Princípios de
Anatomia e Fisiologia

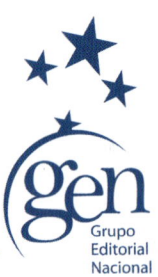

O GEN | Grupo Editorial Nacional – maior plataforma editorial brasileira no segmento científico, técnico e profissional – publica conteúdos nas áreas de ciências da saúde, exatas, humanas, jurídicas e sociais aplicadas, além de prover serviços direcionados à educação continuada e à preparação para concursos.

As editoras que integram o GEN, das mais respeitadas no mercado editorial, construíram catálogos inigualáveis, com obras decisivas para a formação acadêmica e o aperfeiçoamento de várias gerações de profissionais e estudantes, tendo se tornado sinônimo de qualidade e seriedade.

A missão do GEN e dos núcleos de conteúdo que o compõem é prover a melhor informação científica e distribuí-la de maneira flexível e conveniente, a preços justos, gerando benefícios e servindo a autores, docentes, livreiros, funcionários, colaboradores e acionistas.

Nosso comportamento ético incondicional e nossa responsabilidade social e ambiental são reforçados pela natureza educacional de nossa atividade e dão sustentabilidade ao crescimento contínuo e à rentabilidade do grupo.

Princípios de Anatomia e Fisiologia

GERARD J. TORTORA
Bergen Community College

BRYAN DERRICKSON
Valencia College

Revisão Técnica

Marco Aurélio Rodrigues da Fonseca Passos
Médico. Mestre em Anatomia pela Universidade Federal do Rio de Janeiro. Doutor em Ciências pela Universidade do Rio de Janeiro. Professor Titular de Anatomia da Faculdade de Medicina de Petrópolis. Professor Adjunto do Departamento de Anatomia da Universidade do Estado do Rio de Janeiro.

Tradução

Angela Satie Nishikaku
(Capítulos 1, 2, 4-7, 10-12, 15-17, 19, 21, 22, 24, 25, 27, 29, Apêndices e Glossário)

Maria de Fátima Azevedo
(Capítulos 8, 9, 13, 14, 20, 23 e 28)

Patricia Lydie Voeux
(Capítulos 3, 18, 19, 21, 22, 24-27)

Décima sexta edição

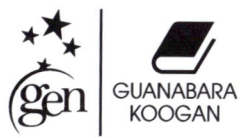

- Os autores deste livro e a editora empenharam seus melhores esforços para assegurar que as informações e os procedimentos apresentados no texto estejam em acordo com os padrões aceitos à época da publicação. Entretanto, tendo em conta a evolução das ciências, as atualizações legislativas, as mudanças regulamentares governamentais e o constante fluxo de novas informações sobre os temas que constam do livro, recomendamos enfaticamente que os leitores consultem sempre outras fontes fidedignas, de modo a se certificarem de que as informações contidas no texto estão corretas e de que não houve alterações nas recomendações ou na legislação regulamentadora.

- Data do fechamento do livro: 30/03/2023

- Os autores e a editora se empenharam para citar adequadamente e dar o devido crédito a todos os detentores de direitos autorais de qualquer material utilizado neste livro, dispondo-se a possíveis acertos posteriores caso, inadvertida e involuntariamente, a identificação de algum deles tenha sido omitida.

- **Atendimento ao cliente: (11) 5080-0751 | faleconosco@grupogen.com.br**

- Traduzido de:
  PRINCIPLES OF ANATOMY AND PHYSIOLOGY, SIXTEENTH EDITION
  Copyright © 2021 John Wiley & Sons, Inc. All rights reserved.
  This translation published under license with the original publisher John Wiley & Sons, Inc.
  ISBN: 9781119662792

- Direitos exclusivos para a língua portuguesa
  Copyright © 2023 by
  Editora Guanabara Koogan Ltda.
  Uma editora integrante do GEN | Grupo Editorial Nacional
  Travessa do Ouvidor, 11
  Rio de Janeiro – RJ – CEP 20040-040
  www.grupogen.com.br

- Reservados todos os direitos. É proibida a duplicação ou reprodução deste volume, no todo ou em parte, em quaisquer formas ou por quaisquer meios (eletrônico, mecânico, gravação, fotocópia, distribuição pela Internet ou outros), sem permissão, por escrito, da Editora Guanabara Koogan Ltda.

- Capa: Bruno Gomes

- Imagem da capa: ©VladNikon (iStock)

- Editoração eletrônica: Anthares

- Ficha catalográfica

T653p
16. ed.

    Tortora, Gerard J.
  Princípios de anatomia e fisiologia / Gerard J. Tortora, Bryan Derrickson ; revisão técnica Marco Aurélio Rodrigues da Fonseca Passos ; tradução Angela Satie Nishikaku, Maria de Fátima Azevedo, Patricia Lydie Voeux ; . - 16. ed. - Rio de Janeiro : Guanabara Koogan, 2023.
    : il. ; 28 cm.

    Tradução de: Principles of anatomy and physiology, sixteenth edition
    Apêndice
    Inclui índice
    Glossário
    ISBN 978-85-277-3935-1

1. Anatomia humana. 2. Fisiologia humana. I. Derrickson, Bryan. II. Passos, Marco Aurélio Rodrigues da Fonseca. III. Nishikaku, Angela Satie. IV. Azevedo, Maria de Fátima. V. Voeux, Patricia Lydie. VI. Título.

23-82909   CDD: 612
                      CDU: 611:612

Meri Gleice Rodrigues de Souza - Bibliotecária - CRB-7/6439

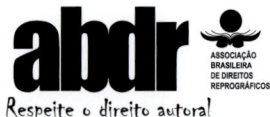

Sobre os autores

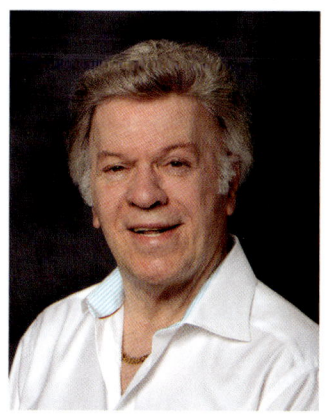 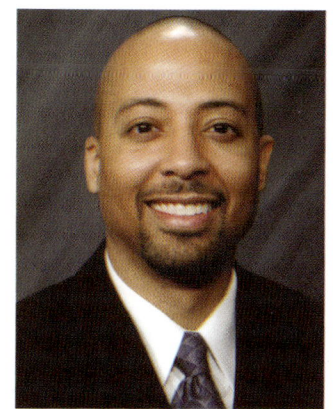

JERRY TORTORA é Professor de Biologia e ex-Coordenador de Biologia no Bergen Community College em Paramus, Nova Jersey, onde ele leciona Anatomia e Fisiologia Humana, bem como Microbiologia. Graduou-se em Biologia na Fairleigh Dickinson University e fez mestrado em Educação em Ciência no Montclair State College.

Jerry se dedica, acima de tudo, a seus estudantes e às aspirações deles. Em reconhecimento e esse comprometimento, recebeu o Metropolitan Association of College and University Biologists (MACUB) 1992 President's Memorial Award. Em 1996, ele recebeu a condecoração por excelência National Institute for Staff and Organizational Development (NISOD) da University of Texas e foi selecionado para representar o Bergen Community College em uma campanha para aumentar a conscientização das contribuições das faculdades locais para a educação superior.

Jerry é autor de vários livros sobre ciência e manuais de laboratório – algo que geralmente demanda uma carga horária de 40 horas semanais de dedicação além de suas responsabilidades acadêmicas.

Mesmo com a rotina agitada, ainda consegue um tempo na agenda para a saúde e o lazer: pratica atividades aeróbicas de quatro a cinco vezes por semana, como ciclismo e corrida, e assiste a jogos de basquete universitário e de hóquei profissional, bem como a espetáculos no Metropolitan Opera House.

Aos meus filhos, Lynne, Gerard Jr., Kenneth, Anthony e Drew, cujo amor e apoio têm sido essencial para meu desempenho. G. J. T.

BRYAN DERRICKSON é Professor de Biologia no Valencia College em Orlando, Flórida, onde ensina Anatomia e Fisiologia Humana, bem como Biologia Geral e Sexualidade Humana. Concluiu seu bacharelado em Biologia no Morehouse College e seu doutorado em Biologia Celular na Duke University concentrando seus estudos na Divisão de Fisiologia do Departamento de Biologia Celular. No Valencia College, ele atua com frequência em comitês de admissão de profissionais. Foi membro do Faculty Senate, que é o núcleo de gerência da faculdade, e do Faculty Academy Committee (agora denominado Teaching and Learning Academy), que estabelece os padrões para a admissão de membros da faculdade. Nacionalmente, ele é membro da Human Anatomy and Physiology Society (HAPS) e da National Association of Biology Teachers (NABT). Bryan sempre desejou lecionar. Inspirado por vários professores de Biologia enquanto estudava na faculdade, decidiu pelo campo da Fisiologia, visando o ensino universitário. Dedica-se inteiramente ao sucesso de seus alunos. Bryan aprecia especialmente os desafios proporcionados pela diversidade dos estudantes – em termos de idade, etnia e capacidade acadêmica – e considera-se apto a repassar para eles, apesar de suas peculiaridades, uma experiência recompensadora. Os esforços e a assistência de Bryan são continuamente reconhecidos por seus alunos, que o indicaram para o prêmio do *campus* conhecido como *Valencia Professor who Makes Valencia a Better Place to Start (o professor que faz de Valencia um lugar melhor para o início de sua carreira acadêmica)*. Bryan recebeu esse prêmio três vezes.

À minha família, Rosalind, Hurley, Cherie e Manuel. O apoio e a motivação que vocês me dão é incalculável. B. H. D.

Prefácio

Sejam bem-vindos ao nosso curso de Anatomia e Fisiologia! Muitos leitores estão fazendo esse curso porque desejam se tornar profissionais de Saúde ou talvez estejam apenas interessados em aprender mais sobre o corpo humano. Seja qual for a motivação, a 16ª edição de *Princípios de Anatomia e Fisiologia* apresenta o conteúdo e as ferramentas necessárias para os leitores dominarem um assunto que pode ser bastante desafiador.

Ao longo das quinze edições anteriores desta obra, nós envidamos todos os esforços para apresentar de modo acurado, didático e bem ilustrado a estrutura e a função do corpo humano, além de explorar as aplicações práticas e relevantes desse conhecimento na vida diária e na carreira. Esta 16ª edição se mantém fiel a esses objetivos e se diferencia das anteriores pelas novas e atualizadas ilustrações.

Epônimos e a terminologia anatômica oficial

Ao longo dos anos, reduzimos gradativamente o número de epônimos e aumentamos o número de termos anatômicos oficialmente aceitos. Isso foi feito para promover uma transição gradual para os preceptores e os estudantes se familiarizarem com as modificações a cada edição. Nesta edição, eliminamos praticamente todos os epônimos e os substituímos pela terminologia anatômica atual. Vale mencionar que conservamos alguns epônimos, como síndrome de Down e doença de Alzheimer, porque são consagrados na literatura médica, nas provas e na linguagem popular. Sempre que um epônimo aparece pela primeira vez no texto e nas figuras, ele está em itálico e seguido imediatamente pelo termo atualizado em negrito. Além disso, embora epônimos sejam arrolados no glossário e no índice remissivo, existe referência cruzada com a terminologia anatômica atual. No apêndice F é apresentada uma lista de epônimos e sua correlação com a Terminologia Anatômica. Isso ajuda a reforçar a conexão entre epônimos e os termos da Terminologia Anatômica.

Destaques da 16ª edição

Para esta edição de *Princípios de Anatomia e Fisiologia*, nós aceitamos as sugestões de diversos de colegas docentes e integramos a terminologia moderna e os achados mais recentes no campo da Anatomia e da Fisiologia. Os leitores também notarão modificações descritas a seguir nesta 16ª edição.

Ao longo das dezesseis edições, nosso livro enfatizou **a importância da homeostasia**. O corpo humano é submetido, todos os dias, a inúmeros estresses internos e externos. Felizmente, existem mecanismos que contrabalançam esses estresses e tentam manter a saúde. Isso consiste na homeostasia, ou seja, a capacidade de preservar condições relativamente estáveis no corpo em resposta a essas forças disruptivas. Ao longo do livro nós reforçamos a importância da homeostasia de várias maneiras:

Ilustrações dos ciclos de *feedback* homeostáticos. Muitas foram aprimoradas e várias foram acrescentadas ao Capítulo 18.

Correlações clínicas. Essas seções fornecem dados clínicos, profissionais e cotidianos que são relevantes no aprendizado de Anatomia e Fisiologia. Cada correlação clínica está colocada logo após a discussão pertinente; nós revisamos muitas correlações clínicas e acrescentamos outras, várias com ilustrações. Recomendamos que os leitores procurem, por exemplo, a correlação clínica sobre traqueostomia, intubação endotraqueal e ventilação mecânica no Capítulo 23. Algumas fotografias relacionadas às correlações clínicas e no início dos capítulos foram tiradas antes da pandemia de Covid-19 e, portanto, não mostram EPIs (equipamentos de proteção individual).

Distúrbios: desequilíbrios homeostáticos. Seções encontradas ao final da maioria dos capítulos que incluem discussões concisas sobre doenças e distúrbios que comprometem a homeostasia. Tratam-se de seções que proporcionam muitas respostas a questionamentos que os estudantes têm sobre condições clínicas.

Foco na homeostasia. De modo geral, esse resumo de cada sistema de órgãos do corpo é encontrado ao final de um capítulo ou de vários capítulos; os resumos ajudam os estudantes a compreender como cada sistema de órgãos do corpo contribui para a homeostasia, tanto isoladamente como por meio de suas interações com os outros sistemas de órgãos. Todos foram reprojetados para esta edição. Ver página 170 no Capítulo 5.

Questões no início dos capítulos com ilustrações. As questões com orientação clínica e fotografias enfatizam um tópico do capítulo e têm por objetivo motivar os estudantes a procurar as respostas antes de lerem o capítulo. Como essas questões são orientadas para a prática clínica, elas também reforçam o equilíbrio entre saúde e doença e sua correlação com a homeostasia, como, por exemplo, como as doenças são diagnosticadas, o motivo de as gorduras não serem boas para a saúde, as dificuldades do tratamento dos vários tipos de câncer, o porquê de as mulheres apresentarem mais frequentemente osteoporose, as causas das lesões nos joelhos de corredores, os efeitos deletérios dos esteroides anabólicos, as indicações da solicitação de exames de sangue, a disseminação do câncer no corpo humano e as causas de acidentes vasculares cerebrais, entre outras possibilidades.

A substituição de **quase todos os epônimos pela terminologia usada atualmente**, segundo a Terminologia Anatômica (2ª edição, 2019) e a Terminologia Histológica (2008).

Agradecimentos

A 16ª edição de *Princípios de Anatomia e Fisiologia* não teria se tornado realidade sem o apoio de muitas pessoas, sobretudo os colegas acadêmicos que colaboraram conosco durante todo o processo. Nós somos muito gratos a Wiley, que criou um quadro de conselheiros em Anatomia e Fisiologia que nos auxiliaram bastante na escolha dos temas, dos desafios e das soluções. Desejamos expressar nossa gratidão sobretudo aos membros desse quadro com experiência no segundo semestre do curso de Anatomia e Fisiologia: DJ Hennager, Kirkwood Community College; Heather Labbe, University of Montana-Missoula; Tom Lancraft, St. Petersburg College; Russel Nolan, Baton Rouge Community College e Terry Thompson, Wor-Wic Community College. Vários colegas acadêmicos contribuíram de modo significativo para esta edição. Os aprimoramentos desta edição se tornaram possível em grande parte graças à competência e ao aporte de informações das seguintes pessoas:

Matthew Abbott, Des Moines Area Community College
Ayanna Alexander-Street, Lehman College of New York
Donna Balding, Macon State College
Celina Bellanceau, Florida Southern College
Dena Berg, Tarrant County College
Betsy Brantley, Valencia Community College
Susan Burgoon, Armadillo College
Steven Burnett, Clayton State University
Heidi Bustamante, University of Colorado, Boulder
Anthony Contento, Colorado State University
Liz Csikar, Mesa Community College
Kent Davis, Brigham Young University, Idaho
Kathryn Durham, Lorain County Community College
Kaushik Dutta, University of New England
Karen Eastman, Chattanooga State Community College
John Erickson, Ivy Tech Community College of Indiana
Tara Fay, University of Scranton
John Fishback, Ozark Tech Community College
Linda Flora, Delaware County Community College
Aaron Fried, Mohawk Valley Community College
Sophia Garcia, Tarrant County Community College
Lynn Gargan, Tarrant County Community College
Caroline Garrison, Carroll Community College
Harold Grau, Christopher Newport University
Mark Hubley, Prince George's Community College
Jason Hunt, Brigham Young University, Idaho
Lena Garrison, Carroll Community College
Geoffrey Goellner, Minnesota State University, Mankato
DJ Hennager, Kirkwood Community College
Lisa Hight, Baptist College of Health Sciences
Alexander Imholtz, Prince George's Community College
Michelle Kettler, University of Wisconsin
Cynthia Kincer, Wytheville Community College
Tom Lancraft, St. Petersburg College
Claire Leonard, William Paterson University
Jerri Lindsey, Tarrant County Community College
Alice McAfee, University of Toledo
Shannon Meadows, Roane State Community College
Shawn Miller, University of Utah
Erin Morrey, Georgia Perimeter College
Qian Moss, Des Moines Area Community College
Mark Nielsen, University of Utah
Margaret Ott, Tyler Junior College
Eileen Preseton, Tarrant County College
Saeed Rahmanian, Roane State Community College
Sandra Reznik, St. John's University
Laura Ritt, Burlington Community College
Amanda Rosenzweig, Delgado Community College
Jeffrey Spencer, University of Akron
Sandy Stewart, Vincennes University
Jane Torrie, Tarrant County College
Maureen Tubbiola, St. Cloud State
Jamie Weiss, William Paterson University

Por fim, desejamos expressar nossa gratidão a toda a equipe da Wiley. Nós gostamos muito de trabalhar com a equipe entusiasmada, dedicada e talentosa de profissionais dessa editora. Nossos agradecimentos a toda a equipe: Natalie Ruffatto, editora executiva; Patrick Farace, editor executivo *freelance*; Linda Muriello, *designer* sênior de produtos; Laura Byrnes, desenvolvedora sênior de conteúdo; Lauren Freestone, especialista sênior em operações de produção; Trish McFadden, editora-chefe; Georgia Larsen, editora assistente; Samantha Hart, assistente editorial; Tom Nery, *designer*; Brittany Hammond, gerente sênior de *marketing* e Lumina Datamatics Inc.

GERARD J. TORTORA
Department of Biology and Horticulture,
School of Math Science and Technology
Bergen Community College
400 Paramus Road
Paramus, NJ 07652
gtortora@bergen.edu

BRYAN DERRICKSON
Department of Science, PO Box 3028
Valencia College
Orlando, FL 32802
bderrickson@valenciacollege.edu

Material Suplementar

Este livro conta com o seguinte material suplementar:

- Atlas resumido do esqueleto e da anatomia de superfície.

O acesso ao material suplementar é gratuito. Basta que o leitor se cadastre, faça seu *login* em nosso *site* (www.grupogen.com.br) e, após, clique em Ambiente de aprendizagem. Em seguida, insira no canto superior esquerdo o código PIN de acesso localizado na orelha deste livro.

O acesso ao material suplementar online fica disponível até seis meses após a edição do livro ser retirada do mercado.

Caso haja alguma mudança no sistema ou dificuldade de acesso, entre em contato conosco pelo e-mail gendigital@grupogen.com.br.

Sumário

1 Introdução ao Corpo Humano, 1

- 1.1 Definição de anatomia e fisiologia, 2
- 1.2 Níveis de organização estrutural e sistemas do corpo, 3
- 1.3 Características do organismo vivo humano, 8
- 1.4 Homeostase ou homeostasia, 9
- 1.5 Terminologia anatômica básica, 14
- 1.6 Envelhecimento e homeostasia, 21
- 1.7 Técnicas de imagem médica, 22

Revisão do capítulo, 26 / Questões para avaliação crítica, 28 / Respostas às questões das figuras, 28

2 Nível Químico de Organização, 29

- 2.1 Como a matéria é organizada, 30
- 2.2 Ligações químicas, 33
- 2.3 Reações químicas, 37
- 2.4 Compostos inorgânicos e soluções, 40
- 2.5 Visão geral dos compostos orgânicos, 44
- 2.6 Carboidratos, 45
- 2.7 Lipídios, 47
- 2.8 Proteínas, 51
- 2.9 Ácidos nucleicos, 56
- 2.10 Adenosina trifosfato, 58

Revisão do capítulo, 59 / Questões para avaliação crítica, 61 / Respostas às questões das figuras, 61

3 Nível Celular de Organização, 62

- 3.1 Partes de uma célula, 63
- 3.2 Membrana plasmática, 64
- 3.3 Transporte através da membrana plasmática, 67
- 3.4 Citoplasma, 77
- 3.5 Núcleo, 88
- 3.6 Síntese de proteínas, 92
- 3.7 Divisão celular, 95
- 3.8 Diversidade celular, 100
- 3.9 Envelhecimento e células, 103

Revisão do capítulo, 106 / Questões para avaliação crítica, 109 / Respostas às questões das figuras, 109

4 Nível Tecidual de Organização, 110

- 4.1 Tipos de tecidos, 111
- 4.2 Junções celulares, 112
- 4.3 Comparação entre os tecidos epiteliais e conjuntivos, 113
- 4.4 Tecido epitelial, 114
- 4.5 Tecido conjuntivo, 126
- 4.6 Membranas, 138
- 4.7 Tecido muscular, 140
- 4.8 Tecido nervoso, 142
- 4.9 Células excitáveis, 142
- 4.10 Reparo tecidual: restauração da homeostasia, 143
- 4.11 Envelhecimento e tecidos, 144

Revisão do capítulo, 145 / Questões para avaliação crítica, 147 / Respostas às questões das figuras, 147

5 Tegumento Comum, 148

- 5.1 Estrutura da pele, 149
- 5.2 Estruturas anexas da pele, 156
- 5.3 Tipos de pele, 162
- 5.4 Funções da pele, 163
- 5.5 Manutenção da homeostasia: cicatrização de feridas na pele, 164
- 5.6 Desenvolvimento do tegumento comum, 166
- 5.7 Envelhecimento e tegumento comum, 166

Revisão do capítulo, 173 / Questões para avaliação crítica, 174 / Respostas às questões das figuras, 175

6 Sistema Esquelético: Tecido Ósseo, 176

- 6.1 Funções dos ossos e do sistema esquelético, 177
- 6.2 Estrutura óssea, 177
- 6.3 Histologia do tecido ósseo, 179
- 6.4 Suprimento sanguíneo e nervoso dos ossos, 183
- 6.5 Formação dos ossos, 184
- 6.6 Fratura e reparo ósseo, 191
- 6.7 Função dos ossos na homeostasia do cálcio, 194

6.8 Exercício e tecido ósseo, 195
6.9 Envelhecimento e tecido ósseo, 196
Revisão do capítulo, 198 / Questões para avaliação crítica, 200 / Respostas às questões das figuras, 200

7 Sistema Esquelético: Esqueleto Axial, 201

7.1 Divisões do sistema esquelético, 202
7.2 Tipos de ossos, 204
7.3 Marcações da superfície óssea, 204
7.4 Crânio: visão geral, 205
7.5 Ossos da cavidade craniana, 206
7.6 Ossos faciais, 215
7.7 Características especiais do crânio, 217
7.8 Osso hioide, 222
7.9 Coluna vertebral, 222
7.10 Regiões vertebrais, 225
7.11 Tórax, 232
Revisão do capítulo, 238 / Questões para avaliação crítica, 239 / Respostas às questões das figuras, 240

8 Sistema Esquelético: Esqueleto Apendicular, 241

8.1 Cíngulo do membro superior, 242
8.2 Membro superior (parte livre), 245
8.3 Cíngulo do membro inferior, 250
8.4 Pelve maior e pelve menor, 252
8.5 Comparação das pelves masculina e feminina, 254
8.6 Membro inferior (parte livre), 254
8.7 Desenvolvimento do sistema esquelético, 262
Revisão do capítulo, 266 / Questões para avaliação crítica, 267 / Respostas às questões das figuras, 268

9 Articulações, 269

9.1 Classificação das articulações, 270
9.2 Articulações fibrosas, 270
9.3 Articulações cartilagíneas, 271
9.4 Articulações sinoviais, 272
9.5 Tipos de movimentos nas articulações sinoviais, 276
9.6 Tipos de articulações sinoviais, 281
9.7 Fatores que influenciam o contato e a amplitude de movimentos nas articulações sinoviais, 284
9.8 Principais articulações do corpo, 284
9.9 Articulação temporomandibular, 287
9.10 Articulação do ombro (glenoumeral), 288
9.11 Articulação do cotovelo, 292
9.12 Articulação do quadril, 293
9.13 Articulação do joelho, 295
9.14 Envelhecimento e articulações, 298
9.15 Artroplastia, 299
Revisão do capítulo, 302 / Questões para avaliação crítica, 304 / Respostas às questões das figuras, 304

10 Tecido Muscular, 305

10.1 Visão geral do tecido muscular, 306
10.2 Estrutura do tecido muscular esquelético, 307
10.3 Contração e relaxamento das fibras musculares esqueléticas, 316
10.4 Metabolismo muscular, 325
10.5 Controle da tensão muscular, 328
10.6 Tipos de fibras musculares esqueléticas, 332
10.7 Exercício e tecido muscular esquelético, 333
10.8 Tecido muscular cardíaco, 334
10.9 Tecido muscular liso, 335
10.10 Regeneração do tecido muscular, 337
10.11 Desenvolvimento dos músculos, 338
10.12 Envelhecimento e tecido muscular, 339
Revisão do capítulo, 341 / Questões para avaliação crítica, 343 / Respostas às questões das figuras, 343

11 Sistema Muscular, 344

11.1 Como os músculos esqueléticos produzem movimentos, 345
11.2 Como os músculos esqueléticos são nomeados, 351
11.3 Visão geral dos principais músculos esqueléticos, 353
11.4 Músculos da cabeça que produzem expressões faciais, 353
11.5 Músculos da cabeça que movimentam os bulbos dos olhos (músculos extrínsecos) e as pálpebras superiores, 355
11.6 Músculos que movimentam a mandíbula e auxiliam na mastigação e na fala, 359
11.7 Músculos da cabeça que movem a língua e auxiliam na mastigação e na fala, 359
11.8 Músculos da região anterior do pescoço que auxiliam na deglutição e na fala, 362
11.9 Músculos do pescoço que movimentam a cabeça, 364
11.10 Músculos do abdome que protegem as vísceras abdominais e movem a coluna vertebral, 366
11.11 Músculos do tórax que auxiliam na respiração, 369
11.12 Músculos do assoalho pélvico que sustentam as vísceras pélvicas e funcionam como esfíncteres, 372
11.13 Músculos do períneo, 374

11.14 Músculos do tórax que movem o cíngulo dos membros superiores, 375
11.15 Músculos do tórax e do ombro que movimentam o úmero, 378
11.16 Músculos do braço que movimentam o rádio e a ulna, 382
11.17 Músculos do antebraço que movimentam o punho, a mão, o polegar e os dedos, 385
11.18 Músculos da palma da mão que movimentam os dedos – músculos intrínsecos da mão, 391
11.19 Músculos do pescoço e do dorso que movimentam a coluna vertebral, 394
11.20 Músculos da região glútea que movimentam o fêmur, 398
11.21 Músculos da coxa que movimentam o fêmur, a tíbia e a fíbula, 404
11.22 Músculos da perna que movimentam o pé e os dedos dos pés, 406
11.23 Músculos intrínsecos do pé que movimentam os dedos do pé, 411
Revisão do capítulo, 416 / Questões para avaliação crítica, 418 / Respostas às questões das figuras, 418

12 Tecido Nervoso, 419

12.1 Visão geral do sistema nervoso, 420
12.2 Histologia do tecido nervoso, 422
12.3 Sinalização elétrica dos neurônios: uma visão geral, 430
12.4 Potencial de membrana em repouso, 434
12.5 Potenciais graduados, 436
12.6 Potenciais de ação, 438
12.7 Transmissão sináptica, 444
12.8 Neurotransmissores, 451
12.9 Circuitos neurais, 454
12.10 Regeneração e reparo do tecido nervoso, 455
Revisão do capítulo, 458 / Questões para avaliação crítica, 460 / Respostas às questões das figuras, 460

13 A Medula Espinal e os Nervos Espinais, 461

13.1 Anatomia da medula espinal, 462
13.2 Nervos espinais, 469
13.3 Plexo cervical, 471
13.4 Plexo braquial, 473
13.5 Plexo lombar, 476
13.6 Plexos sacral e coccígeo, 478
13.7 Fisiologia da medula espinal, 480
Revisão do capítulo, 490 / Questões para avaliação crítica, 491 / Respostas às questões das figuras, 491

14 O Encéfalo e os Nervos Cranianos, 493

14.1 Organização, proteção e irrigação sanguínea do encéfalo, 494
14.2 Líquido cerebrospinal, 497
14.3 O tronco encefálico e a formação reticular, 502
14.4 Cerebelo, 507
14.5 Diencéfalo, 509
14.6 Telencéfalo (cérebro*), 512
14.7 Organização funcional do córtex cerebral, 517
14.8 Nervos cranianos: visão geral, 524
14.9 Nervo olfatório (NC I), 524
14.10 Nervo óptico (NC II), 525
14.11 Nervos oculomotor (NC III), troclear (NC IV) e abducente (NC VI), 527
14.12 Nervo trigêmeo (NC V), 528
14.13 Nervo facial (NC VII), 530
14.14 Nervo vestibulococlear (NC VIII), 530
14.15 Nervo glossofaríngeo (NC IX), 531
14.16 Nervo vago (NC X), 533
14.17 Nervo acessório (NC XI), 535
14.18 Nervo hipoglosso (NC XII), 535
14.19 Desenvolvimento do sistema nervoso, 536
14.20 Envelhecimento e sistema nervoso, 539
Revisão do capítulo, 542 / Questões para avaliação crítica, 545 / Respostas às questões das figuras, 545

15 Divisão Autônoma do Sistema Nervoso, 546

15.1 Comparação entre o sistema nervoso somático e o sistema nervoso autônomo, 547
15.2 Anatomia das vias motoras autônomas, 549
15.3 Neurotransmissores e receptores do SNA, 557
15.4 Fisiologia do SNA, 560
15.5 Integração e controle das funções autônomas, 563
Revisão do capítulo, 566 / Questões para avaliação crítica, 567 / Respostas às questões das figuras, 568

16 Sistemas Sensitivos, Motores e Integrativos, 569

16.1 Sensibilidade, 570
16.2 Sensibilidade somática, 574
16.3 Vias sensitivas somáticas, 580
16.4 Controle do movimento corporal, 584
16.5 Funções integrativas do cérebro, 592
Revisão do capítulo, 597 / Questões para avaliação crítica, 598 / Respostas às questões das figuras, 598

17 Sentidos Especiais, 599

- 17.1 Olfação: sentido do olfato, 600
- 17.2 Gustação: sentido do paladar, 603
- 17.3 Visão: um panorama geral, 606
- 17.4 Estruturas acessórias do olho, 607
- 17.5 Anatomia do bulbo ocular, 610
- 17.6 Fisiologia da visão, 615
- 17.7 Audição, 624
- 17.8 Equilíbrio, 633
- 17.9 Desenvolvimento dos olhos e das orelhas, 638
- 17.10 Envelhecimento e os sentidos especiais, 641

Revisão do capítulo, 643 / Questões para avaliação crítica, 644 / Respostas às questões das figuras, 644

18 Sistema Endócrino, 646

- 18.1 Comparação do controle exercido pelos sistemas nervoso e endócrino, 647
- 18.2 Glândulas endócrinas, 647
- 18.3 Atividade dos hormônios, 649
- 18.4 Mecanismos de ação dos hormônios, 652
- 18.5 Controle homeostático da secreção hormonal, 654
- 18.6 Hipotálamo e hipófise, 654
- 18.7 Glândula tireoide, 664
- 18.8 Glândulas paratireoides, 668
- 18.9 Glândulas suprarrenais (adrenais), 671
- 18.10 Ilhotas pancreáticas, 675
- 18.11 Ovários e testículos, 680
- 18.12 Glândula pineal e timo, 680
- 18.13 Outros tecidos e órgãos endócrinos, eicosanoides e fatores de crescimento, 681
- 18.14 A resposta ao estresse, 683
- 18.15 Desenvolvimento do sistema endócrino, 685
- 18.16 Envelhecimento e sistema endócrino, 686

Revisão do capítulo, 691 / Questões para avaliação crítica, 694 / Respostas às questões das figuras, 694

19 Sistema Circulatório: Sangue, 695

- 19.1 Funções e propriedades do sangue, 696
- 19.2 Formação das células sanguíneas, 700
- 19.3 Eritrócitos (hemácias), 702
- 19.4 Leucócitos, 706
- 19.5 Plaquetas, 709
- 19.6 Transplantes de células-tronco da medula óssea e do sangue do cordão umbilical, 709
- 19.7 Hemostase, 712
- 19.8 Grupos e tipos sanguíneos, 716

Revisão do capítulo, 723 / Questões para avaliação crítica, 725 / Respostas às questões das figuras, 725

20 Sistema Circulatório: Coração, 726

- 20.1 Anatomia do coração, 727
- 20.2 Valvas cardíacas e circulação do sangue, 734
- 20.3 Tecido muscular cardíaco e sistema de condução do coração (complexo estimulante do coração), 741
- 20.4 Ciclo cardíaco, 747
- 20.5 Débito cardíaco, 751
- 20.6 Exercício físico e coração, 755
- 20.7 Suporte para a insuficiência cardíaca, 756
- 20.8 Desenvolvimento do coração, 758

Revisão do capítulo, 766 / Questões para avaliação crítica, 768 / Respostas às questões das figuras, 768

21 Sistema Circulatório: Vasos Sanguíneos e Hemodinâmica, 769

- 21.1 Estrutura e função dos vasos sanguíneos, 770
- 21.2 Troca capilar, 779
- 21.3 Hemodinâmica: fatores que afetam o fluxo sanguíneo, 782
- 21.4 Controle da pressão arterial e do fluxo sanguíneo, 785
- 21.5 Verificação da circulação, 790
- 21.6 Choque e homeostasia, 791
- 21.7 Vias circulatórias: circulação sistêmica, 794
- 21.8 Aorta e seus ramos, 798
- 21.9 Parte ascendente da aorta, 799
- 21.10 Arco da aorta, 800
- 21.11 Parte torácica da aorta, 804
- 21.12 Parte abdominal da aorta, 807
- 21.13 Artérias da pelve e dos membros inferiores, 812
- 21.14 Veias da circulação sistêmica, 815
- 21.15 Veias da cabeça e do pescoço, 817
- 21.16 Veias dos membros superiores, 819
- 21.17 Veias do tórax, 823
- 21.18 Veias do abdome e da pelve, 825
- 21.19 Veias dos membros inferiores, 827
- 21.20 Vias circulatórias: circulação porta hepática, 831
- 21.21 Vias circulatórias: circulação pulmonar, 832
- 21.22 Vias circulatórias: circulação fetal, 834
- 21.23 Desenvolvimento dos vasos sanguíneos e do sangue, 836
- 21.24 Envelhecimento e sistema circulatório, 837

Revisão do capítulo, 840 / Questões para avaliação crítica, 843 / Respostas às questões das figuras, 843

22 Sistema Linfático e Imunidade, 844

- 22.1 Conceito de imunidade, 845
- 22.2 Aspectos gerais do sistema linfático, 845

22.3 Vasos linfáticos e circulação da linfa, 847
22.4 Órgãos e tecidos linfáticos, 849
22.5 Desenvolvimento dos tecidos linfáticos, 856
22.6 Imunidade inata, 857
22.7 Imunidade adaptativa, 862
22.8 Imunidade celular, 868
22.9 Imunidade humoral (mediada por anticorpos), 872
22.10 Autorreconhecimento e autotolerância, 877
22.11 Estresse e imunidade, 878
22.12 Envelhecimento e sistema linfático, 879
Revisão do capítulo, 885 / Questões para avaliação crítica, 887 / Respostas às questões das figuras, 887

23 Sistema Respiratório, 889

23.1 Visão geral do sistema respiratório, 890
23.2 Parte superior do sistema respiratório, 892
23.3 Parte inferior do sistema respiratório, 895
23.4 Ventilação pulmonar, 910
23.5 Volumes e capacidades pulmonares, 915
23.6 Troca de oxigênio e de dióxido de carbono, 916
23.7 Transporte de oxigênio e de dióxido de carbono, 920
23.8 Controle da ventilação pulmonar, 925
23.9 Exercícios físicos e sistema respiratório, 929
23.10 Desenvolvimento do sistema respiratório, 930
23.11 Envelhecimento e sistema respiratório, 931
Revisão do capítulo, 936 / Questões para avaliação crítica, 938 / Respostas às questões das figuras, 938

24 Sistema Digestório, 939

24.1 Aspectos gerais do sistema digestório, 940
24.2 Camadas do canal alimentar, 941
24.3 Inervação do canal alimentar, 943
24.4 Peritônio, 944
24.5 Boca, 946
24.6 Faringe, 953
24.7 Esôfago, 953
24.8 Deglutição, 954
24.9 Estômago, 956
24.10 Pâncreas, 962
24.11 Fígado e vesícula biliar, 964
24.12 Intestino delgado, 969
24.13 Intestino grosso, 981
24.14 Fases da digestão, 986
24.15 Desenvolvimento do sistema digestório, 989
24.16 Envelhecimento e sistema digestório, 989
Revisão do capítulo, 994 / Questões para avaliação crítica, 996 / Respostas às questões das figuras, 996

25 Metabolismo e Nutrição, 998

25.1 Reações metabólicas, 999
25.2 Transferência de energia, 1000
25.3 Metabolismo dos carboidratos, 1001
25.4 Metabolismo dos lipídios, 1011
25.5 Metabolismo das proteínas, 1015
25.6 Moléculas-chave em "cruzamentos metabólicos", 1017
25.7 Adaptações metabólicas, 1018
25.8 Equilíbrio energético, 1023
25.9 Regulação da temperatura corporal, 1027
25.10 Nutrição, 1030
Revisão do capítulo, 1037 / Questões para avaliação crítica, 1039 / Respostas às questões das figuras, 1039

26 Sistema Urinário, 1040

26.1 Aspectos gerais do sistema urinário, 1041
26.2 Anatomia dos rins, 1042
26.3 Néfron, 1046
26.4 Aspectos gerais da fisiologia renal, 1051
26.5 Filtração glomerular, 1053
26.6 Reabsorção e secreção tubulares, 1057
26.7 Produção de urina diluída e concentrada, 1065
26.8 Avaliação da função renal, 1070
26.9 Transporte, armazenamento e eliminação da urina, 1073
26.10 Manejo das escórias em outros sistemas do corpo, 1077
26.11 Desenvolvimento do sistema urinário, 1077
26.12 Envelhecimento e sistema urinário, 1078
Revisão do capítulo, 1082 / Questões para avaliação crítica, 1084 / Respostas às questões das figuras, 1084

27 Homeostasia Hidreletrolítica e Ácido-Básica, 1085

27.1 Compartimentos e homeostasia dos líquidos, 1086
27.2 Eletrólitos nos líquidos corporais, 1092
27.3 Equilíbrio ácido-básico, 1096
27.4 Envelhecimento e homeostasia hidreletrolítica e ácido-básica, 1101
Revisão do capítulo, 1102 / Questões para avaliação crítica, 1103 / Respostas às questões das figuras, 1103

28 Sistemas Genitais Feminino e Masculino, 1104

28.1 Sistema genital masculino, 1105

- 28.2 Sistema genital feminino, 1119
- 28.3 O ciclo reprodutivo feminino, 1135
- 28.4 A resposta sexual humana, 1141
- 28.5 Métodos de controle da natalidade e aborto, 1141
- 28.6 Desenvolvimento dos sistemas genitais, 1145
- 28.7 Envelhecimento e sistemas genitais, 1147

Revisão do capítulo, 1154 / Questões para avaliação crítica, 1156 / Respostas às questões das figuras, 1157

29 Desenvolvimento e Hereditariedade, 1158

- 29.1 Visão geral do desenvolvimento, 1159
- 29.2 As duas primeiras semanas do período embrionário, 1159
- 29.3 Semanas restantes do período embrionário, 1167
- 29.4 Período fetal, 1175
- 29.5 Teratógenos, 1178
- 29.6 Exames diagnósticos pré-natais, 1179
- 29.7 Mudanças maternas durante a gestação, 1181
- 29.8 Exercício e gestação, 1184
- 29.9 Trabalho de parto, 1184
- 29.10 Adaptações do bebê ao nascer, 1186
- 29.11 Fisiologia da lactação, 1187
- 29.12 Hereditariedade, 1189

Revisão do capítulo, 1196 / Questões para avaliação, 1198 / Respostas às questões das figuras, 1198

APÊNDICE A Medidas, 1199
APÊNDICE B Tabela Periódica, 1201
APÊNDICE C Valores Normais nos Exames de Sangue Selecionados, 1202
APÊNDICE D Valores Normais Selecionados em Exames de Urina, 1204
APÊNDICE E Respostas às Questões para Avaliação Crítica, 1206
APÊNDICE F Epônimos Médicos, 1212

GLOSSÁRIO, 1215

ÍNDICE ALFABÉTICO, 1240

CAPÍTULO 1

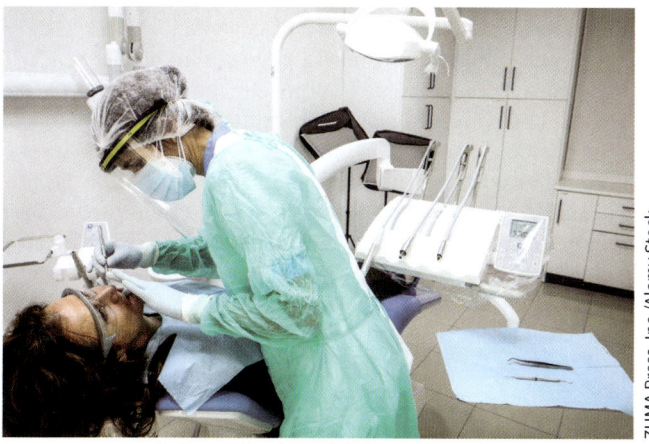

A. Inspeção da cavidade oral (boca)

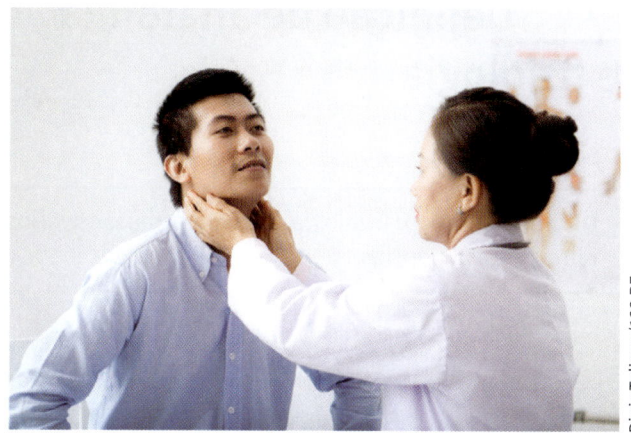

B. Palpação dos linfonodos no pescoço

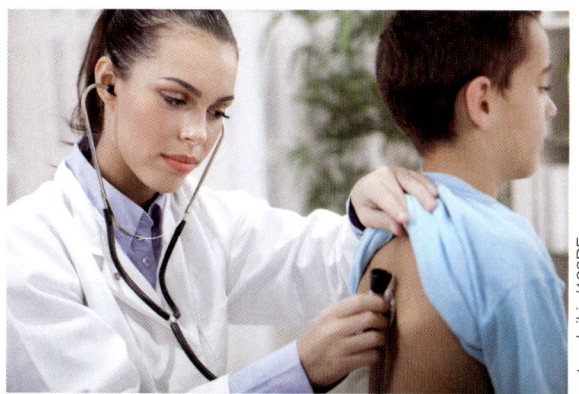

C. Ausculta pulmonar

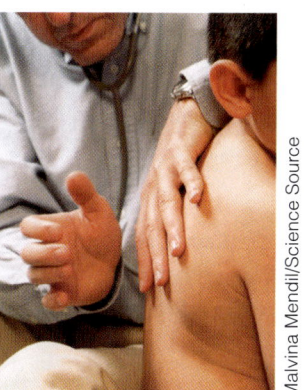

D. Percussão dos pulmões

Consulte o boxe *Correlação clínica: técnicas diagnósticas não invasivas* na Seção 1.2 para descobrir por que os profissionais de saúde observam, palpam, escutam e percutem seu corpo de várias maneiras para auxiliar no diagnóstico de uma doença.

Introdução ao Corpo Humano

O corpo humano e a homeostasia

Os seres humanos têm muitas maneiras de manter a homeostasia, o estado de relativa estabilidade do meio (ou ambiente) interno do corpo. Perturbações da homeostasia muitas vezes colocam em movimento ciclos corretivos, denominados sistemas de retroalimentação (*feedback*), que ajudam a restaurar as condições necessárias para a saúde e a vida.

Nossa fascinante viagem através do corpo humano começa com uma visão geral dos significados de anatomia e fisiologia, seguida por uma discussão sobre a organização do corpo humano e as propriedades que ela compartilha com todos os seres vivos. A seguir, você descobrirá como o corpo regula seu próprio meio interno; esse processo incessante, denominado homeostasia ou homeostasia, é o tema principal em cada capítulo deste livro. Finalmente, apresentamos o vocabulário básico que o ajudará a falar sobre o corpo de uma maneira que seja compreendida igualmente pelos cientistas e pelos profissionais de saúde.

1.1 Definição de anatomia e fisiologia

OBJETIVO

- **Definir** anatomia e fisiologia, além de nomear os vários ramos dessas ciências.

Dois ramos da ciência – a anatomia e a fisiologia – fornecem a base para a compreensão das partes e funções do corpo. **Anatomia** (*ana-* = de alto a baixo; *-tomia* = corte) é a ciência das *estruturas* corporais e das relações entre elas. Foi primeiramente estudada por **dissecção** (*dis-* = separação; *-secção* = cortar), o cuidadoso corte das estruturas corporais para estudar suas relações. Atualmente, uma variedade de técnicas de imagem (ver **Tabela 1.3**) também contribui para o avanço do conhecimento anatômico. Considerando que a anatomia lida com as estruturas do corpo, a **fisiologia** (*fisio-* = natureza; *-logia* = estudo de) é a ciência das *funções* do corpo – como as partes do corpo funcionam. A **Tabela 1.1** descreve vários ramos da anatomia e da fisiologia.

Como a estrutura e a função estão tão intimamente relacionadas, você aprenderá sobre o corpo humano estudando em conjunto sua anatomia e fisiologia. A estrutura de uma parte do corpo frequentemente reflete suas funções. Por exemplo, os ossos do crânio se unem firmemente para formar uma caixa rígida que protege o encéfalo. Os ossos dos dedos são mais frouxamente unidos para permitir uma variedade de movimentos. As paredes dos alvéolos pulmonares (sacos aéreos) são muito finas, o que permite a passagem rápida do oxigênio inalado para o sangue.

Teste rápido

1. Qual função do corpo um fisioterapeuta respiratório pode se esforçar para melhorar? Quais estruturas estão envolvidas?
2. Dê seu próprio exemplo de como a estrutura de uma parte do corpo está relacionada à sua função.

TABELA 1.1 Ramos selecionados da anatomia e da fisiologia.

Ramo da anatomia	Estuda	Ramo da fisiologia	Estuda
Biologia do desenvolvimento	O crescimento e desenvolvimento de um indivíduo desde a fertilização até a morte.	Fisiologia molecular	Funções de moléculas individuais, como proteínas e DNA.
Embriologia (*embrio-* = embrião; *-logia* = estudo de)	As primeiras 8 semanas de crescimento e desenvolvimento após a fertilização de um óvulo humano; o estágio mais precoce da biologia do desenvolvimento.	Neurofisiologia (*neuro-* = nervo)	Propriedades funcionais das células nervosas.
Biologia celular	Estrutura e funções celulares.	Endocrinologia (*endo-* = dentro; *-crino* = secreção)	Hormônios (reguladores químicos no sangue) e como eles controlam as funções do corpo.
Histologia (*histo-* = tecido)	Estrutura microscópica dos tecidos.	Fisiologia cardiovascular (*cardio-* = coração; *vascular* = vasos sanguíneos)	Funções do coração e dos vasos sanguíneos.
Anatomia macroscópica	Estruturas que podem ser examinadas sem um microscópio.	Imunologia (*imuno-* = não suscetível)	As defesas do corpo contra agentes causadores de doenças.
Anatomia sistêmica	Estrutura de sistemas específicos do corpo, como os sistemas nervoso ou respiratório.	Fisiologia respiratória (*respira-* = respirar)	Funções das vias respiratórias e dos pulmões.
Anatomia regional	Regiões específicas do corpo, como a cabeça ou o tórax.	Fisiologia renal (*ren-* = rim)	Funções dos rins.
Anatomia de superfície (topográfica)	Pontos de referência na superfície do corpo para compreender a anatomia interna por meio da visualização e palpação (toque suave).	Fisiologia do exercício	Mudanças nas funções da célula e dos órgãos em função da atividade muscular.
Anatomia em imagens	Estruturas internas do corpo que podem ser visualizadas por técnicas, como raios X, RM, TC e outras tecnologias para análise clínica e intervenção médica.	Fisiopatologia	Alterações funcionais associadas à doença e ao envelhecimento.
Anatomia clínica	A aplicação da anatomia para a prática de medicina, odontologia e outras ciências relacionadas à saúde, por exemplo, para auxiliar no diagnóstico e tratamento de doenças.		
Anatomia patológica (*pato-* = doença)	Alterações estruturais (macroscópicas a microscópicas) associadas a doenças.		

1.2 Níveis de organização estrutural e sistemas do corpo

OBJETIVOS

- **Descrever** os seis níveis de organização estrutural do corpo
- **Listar** os 11 sistemas do corpo humano, os órgãos representativos presentes em cada um deles e suas funções gerais.

Os níveis de organização de uma linguagem – letras, palavras, frases, parágrafos e assim por diante – podem ser comparados com os níveis de organização do corpo humano. A exploração do corpo humano se estenderá de átomos e moléculas para o indivíduo como um todo. Do menor para o maior, os seis níveis de organização irão auxiliá-lo a entender a anatomia e a fisiologia: os níveis de organização química, celular, tecidual, dos órgãos, dos sistemas e do organismo (**Figura 1.1**).

1. **Nível químico.** Esse nível básico pode ser comparado às *letras do alfabeto* e inclui os **átomos**, as menores unidades de matéria que participam das reações químicas e as **moléculas**, dois ou mais átomos juntos. Alguns átomos, tais como o carbono (C), hidrogênio (H), oxigênio (O), nitrogênio (N), fósforo (P),

FIGURA 1.1 Níveis de organização estrutural no corpo humano.

Os níveis de organização estrutural são químico, tecidual, orgânico, sistêmico e organístico.

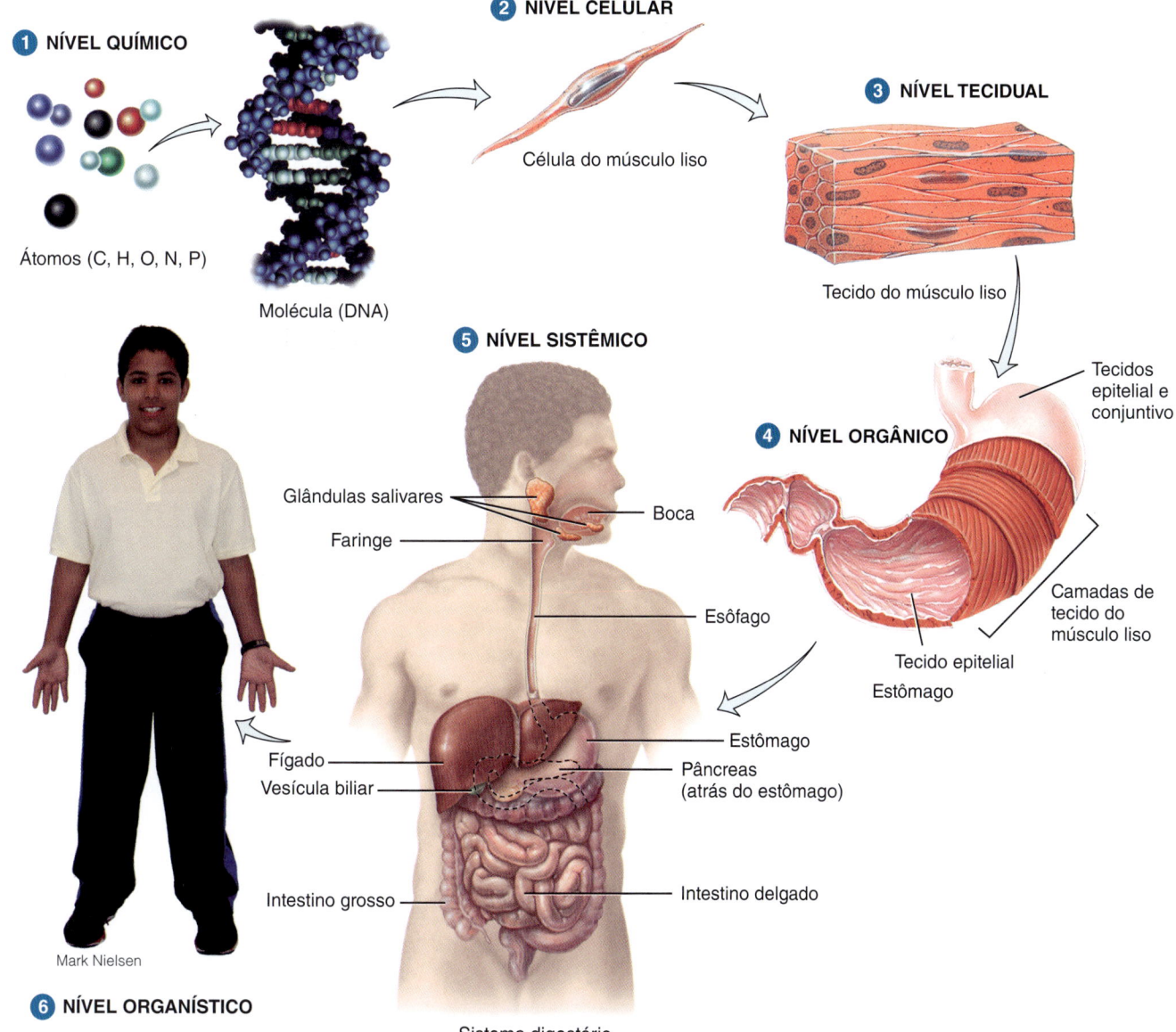

? Qual nível de organização estrutural é composto de dois ou mais diferentes tipos de tecidos que funcionam em conjunto para realizar uma função específica?

cálcio (Ca) e enxofre (S), são essenciais para a manutenção da vida. Dois exemplos encontrados no corpo são o ácido desoxirribonucleico (DNA) – que consiste no material genético transmitido de uma geração a outra – e a glicose, comumente conhecida como açúcar do sangue. Os Capítulos 2 e 25 são focados no nível de organização química.

② **Nível celular.** As moléculas se combinam para formar as **células**, as unidades estruturais e funcionais básicas de um organismo que são compostas de substâncias químicas. Assim como as *palavras* são os menores elementos de linguagem que fazem sentido, as células são as menores unidades vivas do corpo humano. Entre os muitos tipos de células em seu corpo estão as fibras (células) musculares, células nervosas e células epiteliais. A **Figura 1.1** mostra uma célula do músculo liso, um dos três tipos de células musculares do corpo. O nível de organização celular é o foco do Capítulo 3.

③ **Nível tecidual.** Os **tecidos** são grupos de células e materiais que trabalham em conjunto para realizar uma determinada função, semelhante à forma como as palavras são agrupadas para formar as *sentenças*. Existem apenas quatro tipos básicos de tecidos em seu corpo: tecido epitelial, tecido conjuntivo, tecido muscular e tecido nervoso. O *tecido epitelial* cobre as superfícies do corpo, reveste os órgãos ocos e cavidades e forma as glândulas. O *tecido conjuntivo* conecta, suporta e protege os órgãos do corpo, ao mesmo tempo em que distribui os vasos sanguíneos para outros tecidos. Os *tecidos musculares* se contraem para que as partes do corpo se movimentem e no processo ocorra a geração de calor. O *tecido nervoso* transporta informações de uma parte do corpo para outra através dos impulsos nervosos. O Capítulo 4 descreve o nível de organização tecidual em maiores detalhes. O tecido muscular liso é mostrado na **Figura 1.1** e consiste em células musculares lisas firmemente empacotadas.

④ **Nível orgânico.** Em nível de órgãos, diferentes tipos de tecidos estão unidos. Semelhante à relação entre sentenças e *parágrafos*, os **órgãos** são estruturas constituídas de dois ou mais tipos diferentes de tecidos; eles têm funções específicas e geralmente têm formas reconhecíveis. Exemplos de órgãos incluem o estômago, a pele, os ossos, o coração, o fígado, os pulmões e o cérebro. A **Figura 1.1** mostra como vários tecidos compõem o estômago. O revestimento externo do estômago é uma camada de tecido epitelial e de tecido conjuntivo que reduz o atrito quando o estômago se move e é comprimido contra outros órgãos. Abaixo dessa camada estão três outras camadas de um tipo de tecido muscular denominado *tecido muscular liso*, que se contrai para agitar e misturar alimentos e depois empurrá-los para o próximo órgão digestório, o intestino delgado. O revestimento interno é uma *camada de tecido epitelial* que produz líquidos e substâncias químicas responsáveis pela digestão no estômago.

⑤ **Nível sistêmico** (*órgão-sistema*). Um **sistema** (ou *capítulo*, em nossa analogia de linguagem) consiste em órgãos relacionados (*parágrafos*) com uma função comum. Um exemplo de nível sistêmico, também denominado *nível de órgão-sistema*, é o sistema digestório, que decompõe e absorve alimentos. Seus órgãos incluem a boca, glândulas salivares, faringe (garganta), esôfago, estômago, intestino delgado, intestino grosso, fígado, vesícula biliar e pâncreas. Às vezes, um órgão faz parte de mais de um sistema. O pâncreas, por exemplo, é parte tanto do sistema digestório quanto do sistema endócrino produtor de hormônios.

⑥ **Nível organístico.** Um **organismo**, qualquer indivíduo vivo, pode ser comparado a um *livro* em nossa analogia. Todas as partes do corpo humano que funcionam em conjunto constituem o organismo total.

TABELA 1.2 Os onze sistemas do corpo humano.

Sistema tegumentar (Capítulo 5)

Componentes: **Pele** e estruturas associadas, como o **cabelo, unhas das mãos e dos pés, glândulas sudoríparas** e **glândulas sebáceas.**

Funções: Protege o corpo; auxilia na regulação da temperatura corporal; elimina alguns resíduos; auxilia na produção de vitamina D; detecta as sensações, tais como o tato, dor, calor e frio; armazena tecido adiposo e proporciona isolamento.

Rótulos: Cabelo; Pele e glândulas associadas; Dedos das mãos; Dedos dos pés

Sistema esquelético (Capítulos 6 a 9)

Componentes: **Ossos** e **articulações** do corpo e suas **cartilagens** associadas.

Funções: Sustenta e protege o corpo; fornece a área de superfície para as inserções musculares; auxilia nos movimentos do corpo; abriga células que produzem células sanguíneas; armazena minerais e lipídios (gordura).

Rótulos: Ossos; Cartilagem; Articulação

Correlação clínica

Técnicas diagnósticas não invasivas

Profissionais da área de saúde e estudantes de anatomia e fisiologia utilizam comumente várias técnicas diagnósticas não invasivas para avaliar determinados aspectos da estrutura e função do corpo. Uma **técnica diagnóstica não invasiva** é aquela que não envolve a inserção de um instrumento ou dispositivo na pele ou em uma abertura do corpo. Veja as fotos que abrem o capítulo. Na **inspeção**, o examinador observa o corpo para quaisquer alterações que se desviem do normal. Por exemplo, um médico pode examinar a cavidade oral em busca de evidência de doença (Figura A). Após a inspeção, uma ou mais técnicas adicionais podem ser empregadas. Na **palpação** (*palp-* = tocar suavemente), o examinador sente as superfícies corporais com as mãos. Um exemplo é a palpação do pescoço para detectar linfonodos aumentados ou sensíveis (Figura B). Na **auscultação** (*auscult-* = escuta), o examinador ouve os sons corporais para avaliar o funcionamento de determinados órgãos, frequentemente usando um estetoscópio para amplificar os sons. Um exemplo é a ausculta pulmonar durante a respiração para verificar sons crepitantes associados ao acúmulo anormal de líquidos (Figura C). Na **percussão** (*percus-* = bater através), o examinador bate com a ponta dos dedos na superfície do corpo e escuta o som resultante. As cavidades ou espaços vazios produzem um som diferente dos órgãos sólidos. Por exemplo, a percussão pode revelar a presença anormal de líquidos nos pulmões ou ar nos intestinos (Figura D). Também pode fornecer informações sobre o tamanho, a consistência e a posição de uma estrutura subjacente. O entendimento da anatomia é importante para a aplicação eficaz da maioria dessas técnicas diagnósticas.

Teste rápido

3. Defina os seguintes termos: átomo, molécula, célula, tecido, órgão, sistema e organismo.
4. Em quais níveis de organização um fisiologista do exercício estudaria o corpo humano? (*Dica: Consulte a* **Tabela 1.1**)
5. Em relação à **Tabela 1.2**, quais os sistemas do corpo que ajudam a eliminar os resíduos?

Nos capítulos que se seguem, você estudará a anatomia e a fisiologia dos sistemas corporais. A **Tabela 1.2** lista os componentes e introduz as funções desses sistemas. Você também vai descobrir que os sistemas do corpo influenciam uns aos outros. Enquanto você estuda cada um dos sistemas corporais com mais detalhes, você descobrirá como eles trabalham em conjunto para manter a saúde, proporcionar proteção contra doenças e permitir a reprodução da espécie humana.

Sistema muscular (Capítulos 10, 11)

Componentes: Especificamente, o **tecido muscular esquelético** – geralmente o músculo inserido aos ossos (outros tecidos musculares o liso e o cardíaco).

Funções: Participa dos movimentos corporais, como a caminhada; mantém a postura; e é a principal fonte de produção de calor.

— Músculo esquelético
— Tendão

Sistema nervoso (Capítulos 12 a 17)

Componentes: **Encéfalo, medula espinal, nervos** e órgãos sensoriais especiais, tais como **olhos** e **orelhas**.

Funções: Gera potenciais de ação (impulsos nervosos) para regular as atividades corporais; detecta alterações nos meios internos e externos do corpo, interpreta mudanças e responde causando contrações musculares ou secreções glandulares.

— Encéfalo
— Medula espinal
— Nervo

(continua)

TABELA 1.2 Os onze sistemas do corpo humano. (*continuação*)

Sistema endócrino (Capítulo 18)

Componentes: Glândulas produtoras de hormônios (**glândula pineal, hipotálamo, hipófise, timo, glândula tireoide, glândulas paratireoides, glândulas suprarrenais** (*adrenais*), **pâncreas, ovários** e **testículos**) e células produtoras de hormônios em vários outros órgãos.

Funções: Regula as atividades corporais através da liberação de hormônios (mensageiros químicos transportados no sangue, da glândula endócrina ou tecido para o órgão-alvo).

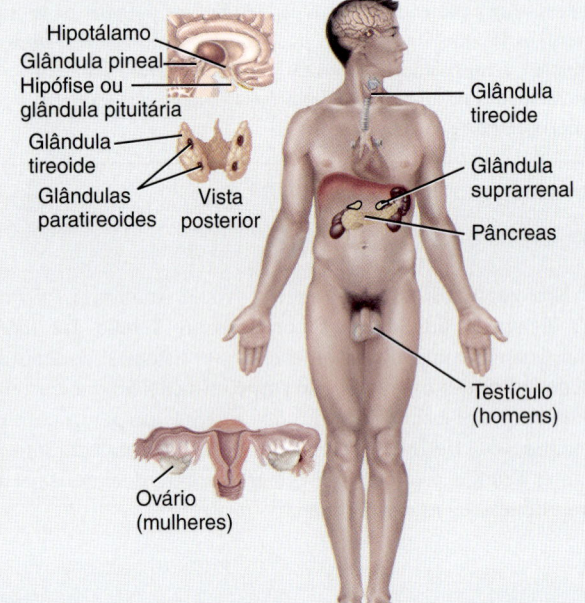

Sistema circulatório (cardiovascular) (Capítulos 19 a 21)

Componentes: **Sangue, coração** e **vasos sanguíneos.**

Funções: O coração bombeia o sangue através dos vasos sanguíneos; o sangue transporta oxigênio e nutrientes para as células e dióxido de carbono e resíduos para fora das células e ajuda a regular o equilíbrio ácido-básico, temperatura e teor dos líquidos corporais; os componentes do sangue auxiliam na defesa contra doenças e reparam os vasos sanguíneos danificados.

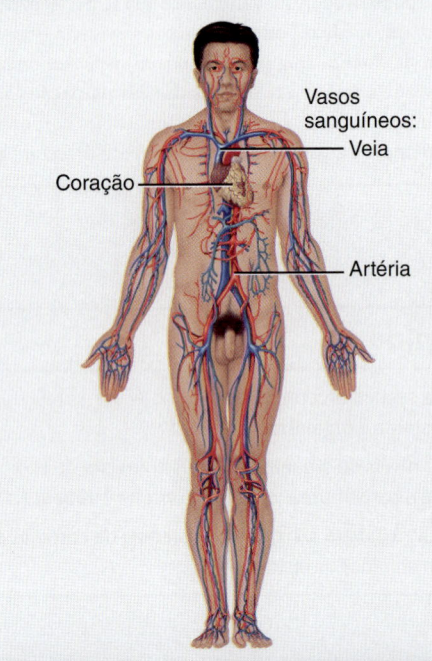

Sistema linfático e imunidade (Capítulo 22)

Componentes: **Líquido linfático** (**linfa**) e **vasos linfáticos; baço, timo, linfonodo** e **tonsilas**; células que realizam respostas imunes (**células B, células T** e outras).

Funções: Retorna as proteínas e os fluidos ao sangue; transporta lipídios do trato gastrintestinal ao sangue; contém sítios de maturação e proliferação de células B e células T que protegem contra microrganismos causadores de doenças.

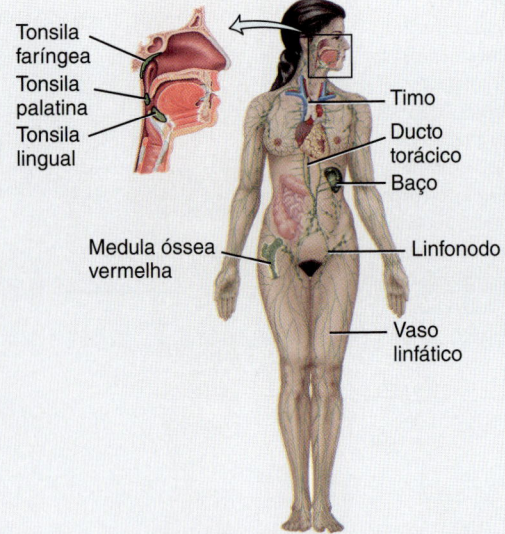

Sistema respiratório (Capítulo 23)

Componentes: **Pulmões** e vias respiratórias, como a **faringe** (*garganta*), **laringe, traqueia** e **brônquios** que entram e saem dos pulmões.

Funções: Transfere oxigênio do ar inalado para o sangue e dióxido de carbono do sangue ao ar exalado; ajuda a regular o equilíbrio acidobásico dos líquidos corporais; o ar que sai dos pulmões e passa entre as cordas vocais produz os sons.

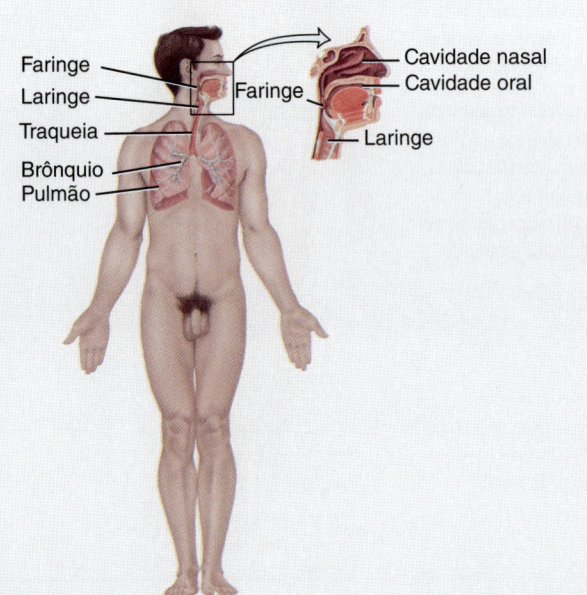

Sistema digestório (Capítulo 24)

Componentes: Órgãos do canal digestório (trato gastrintestinal), um tubo longo que inclui a **boca, faringe** (*garganta*), **esôfago, estômago, intestinos delgado e grosso** e o **ânus**; também inclui órgãos acessórios que auxiliam nos processos de digestão, tais como **glândulas salivares, fígado, vesícula biliar** e **pâncreas.**

Funções: Realiza a quebra física e química dos alimentos; absorve nutrientes; elimina os resíduos sólidos.

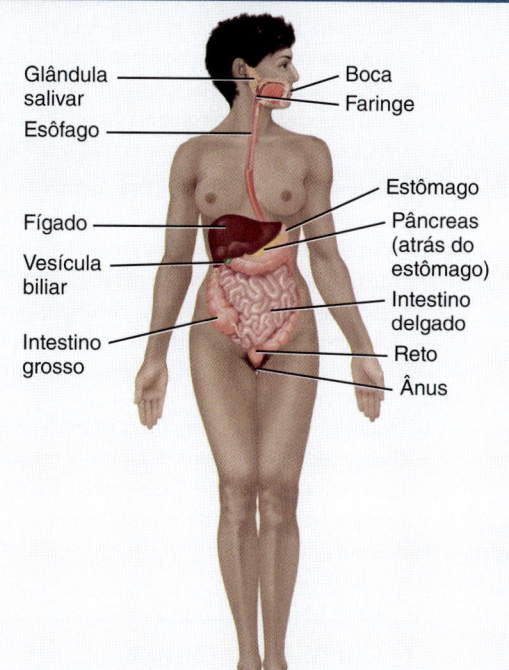

Sistema urinário (Capítulo 26)

Componentes: **Rins, ureteres, bexiga urinária** e **uretra.**

Funções: Produz, armazena e elimina urina; elimina resíduos e regula o volume e a composição química do sangue; ajuda a manter o equilíbrio acidobásico dos líquidos corporais; mantém o equilíbrio mineral do corpo; ajuda a regular a produção de hemácias.

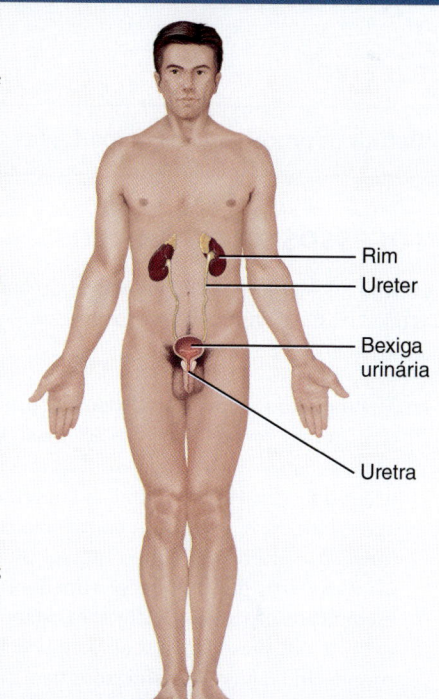

Sistema genital (Capítulo 28)

Componentes: **Gônadas** (**testículos** em homens e **ovários** nas mulheres) e órgãos associados (**tubas uterinas, útero, vagina, clitóris** e **glândulas mamárias** em mulheres e **epidídimo, ducto deferente, glândulas seminais, próstata** e **pênis** nos homens).

Funções: As gônadas produzem gametas (espermatozoides ou oócitos) que se unem para formar um novo organismo; as gônadas também liberam hormônios que regulam a reprodução e outros processos do corpo; órgãos associados transportam e armazenam gametas; as glândulas mamárias produzem leite.

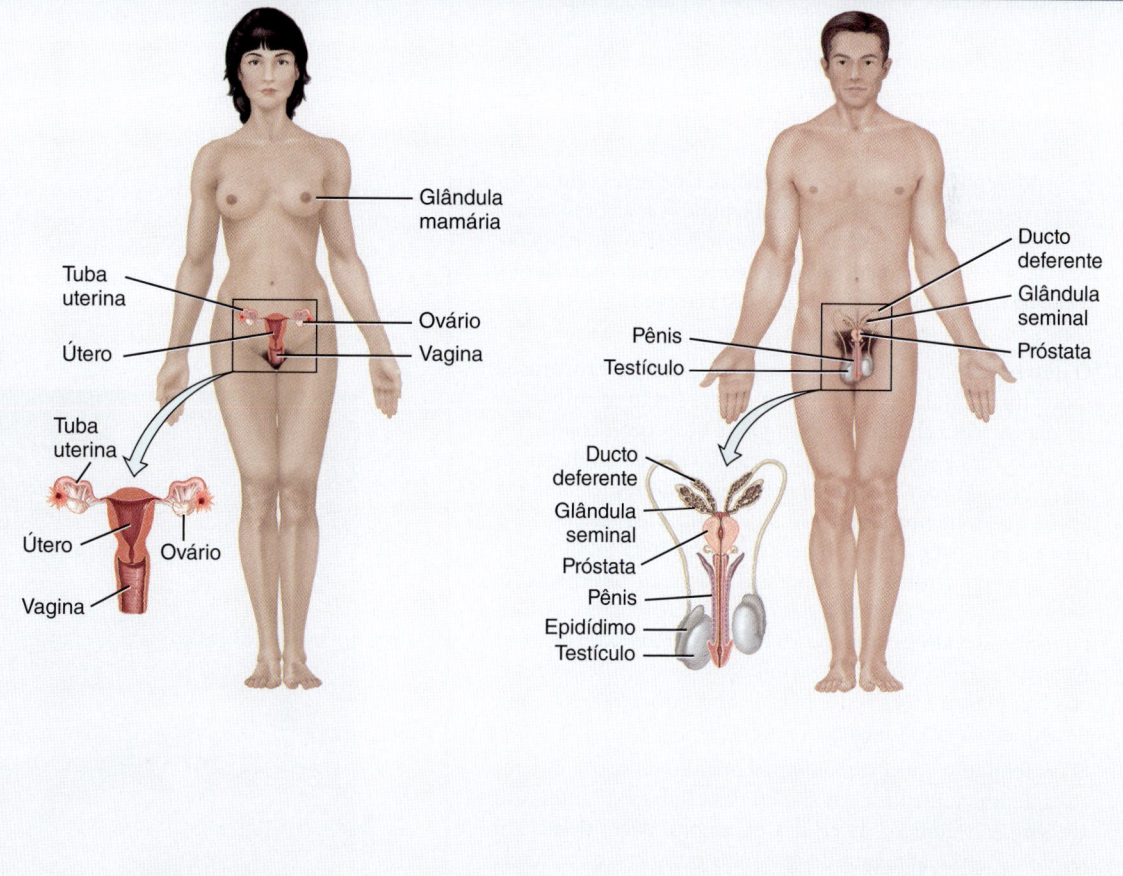

1.3 Características do organismo vivo humano

OBJETIVO

- **Definir** os processos vitais importantes do corpo humano.

Processos vitais básicos

Determinados processos distinguem os organismos ou coisas vivas das não vivas. A seguir, estão descritos os seis processos vitais mais importantes do corpo humano:

1. **Metabolismo** é a soma de todos os processos químicos que ocorrem no corpo. Uma fase do metabolismo é o **catabolismo** (*catabol-* = jogar fora; *-ismo* = uma condição), a decomposição de substâncias químicas complexas em componentes mais simples. A outra fase do metabolismo é o **anabolismo** (*anabol-* = captar), a síntese de substâncias químicas complexas a partir de componentes menores e mais simples. Por exemplo, os processos de digestão catabolizam (decompõem) as proteínas presentes nos alimentos em aminoácidos. Esses aminoácidos são então utilizados para anabolizar (construir) novas proteínas que compõem as estruturas do corpo, tais como músculos e ossos.

2. **Responsividade** é a capacidade do corpo para detectar e responder a mudanças. Por exemplo, um aumento na temperatura corporal durante a febre representa uma mudança no meio interno (dentro do corpo) e girar sua cabeça em direção ao som dos freios guinchantes é uma resposta a uma mudança no meio externo (fora do corpo) com a finalidade de preparar o corpo frente a uma ameaça potencial. Diferentes células do corpo respondem às alterações ambientais de maneiras características. As células nervosas respondem por meio da geração de sinais elétricos conhecidos como impulsos nervosos (potenciais de ação). As células musculares respondem por contração, o que gera força para mover partes do corpo.

3. **O movimento** inclui o deslocamento de todo o corpo, órgãos individuais, células únicas e até mesmo estruturas minúsculas dentro das células. Por exemplo, a ação coordenada dos músculos das pernas move seu corpo inteiro de um lugar ao outro quando você anda ou corre. Depois de comer uma refeição que contenha gorduras, sua vesícula biliar se contrai e libera a bile para o canal digestório para ajudá-lo na digestão. Quando um tecido corporal é lesionado ou infectado, determinados leucócitos se deslocam da corrente sanguínea no tecido afetado para ajudar na limpeza e reparação da área. Dentro da célula, várias partes, tais como as vesículas secretórias (ver **Figura 3.20**), movem-se de uma posição a outra para desempenhar suas funções.

4. **O crescimento** é um aumento no tamanho do corpo que resulta de um aumento no tamanho das células existentes, um aumento no número de células ou ambos. Além disso, um tecido às vezes aumenta de tamanho porque a quantidade de material entre as células aumenta. Em um osso em crescimento, por exemplo, os depósitos de minerais se acumulam entre as células ósseas, promovendo o crescimento ósseo em comprimento e largura.

5. **A diferenciação** é o desenvolvimento de uma célula de um estado não especializado para um estado especializado. Essas células precursoras, que podem dividir e dar origem a células que sofrem diferenciação, são conhecidas como células-tronco. Como você verá mais adiante no texto, cada tipo de célula no corpo tem uma estrutura ou função especializada que difere daquela de suas células precursoras (ancestrais). Por exemplo, uma única célula não especializada na medula vermelha dá origem a todos os diferentes tipos de células sanguíneas. Ver **Figura 19.3**.

6. **Reprodução** refere-se (1) à formação de novas células para crescimento, reparo ou substituição de tecidos ou (2) à produção de um novo indivíduo. A formação de novas células ocorre através da divisão celular. A produção de um novo indivíduo ocorre através da fertilização de um óvulo por um espermatozoide para formar um zigoto, seguido de divisões celulares repetidas e da diferenciação dessas células.

Quando qualquer um dos processos vitais deixa de ocorrer corretamente, o resultado é a morte de células e tecidos, o que pode levar à morte do organismo. Clinicamente, a perda do batimento cardíaco, a ausência de respiração espontânea e a perda das funções cerebrais indicam a morte do corpo humano.

Correlação clínica

Necropsia

A **necropsia** ou autópsia (ver com os próprios olhos) é um exame *post-mortem* (após a morte) do corpo e a dissecação de seus órgãos internos para confirmar ou determinar a causa da morte. A necropsia pode revelar a existência de doenças que não foram detectadas durante a vida, determinar a extensão das injúrias e explicar como essas lesões podem ter contribuído para a morte de alguém. Também pode fornecer mais informações sobre uma doença, auxiliar em dados estatísticos e ensinar os estudantes da área de saúde. Além disso, é capaz de revelar condições que podem afetar descendentes ou irmãos (tais como defeitos cardíacos congênitos). Algumas vezes, a necropsia é legalmente necessária, como durante uma investigação. Também pode ser útil na resolução de disputas entre beneficiários e companhias de seguro sobre a causa da morte.

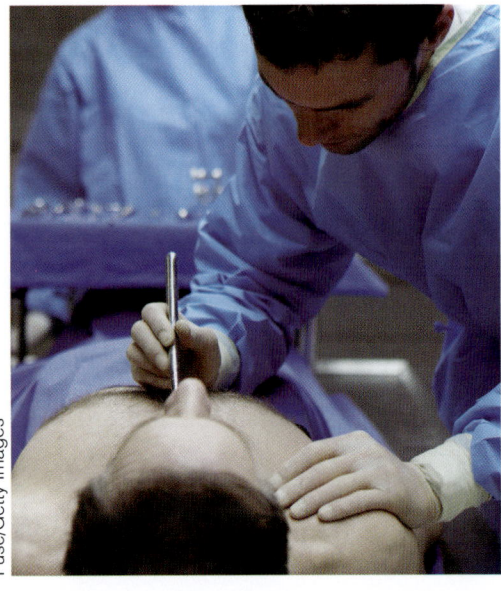

Fuse/Getty Images

> **Teste rápido**
>
> 6. Cite os seis processos vitais mais importantes no corpo humano.

1.4 Homeostase ou homeostasia

OBJETIVOS

- **Definir** homeostasia
- **Descrever** os componentes de um sistema de retroalimentação
- **Comparar** a operação dos sistemas de retroalimentação negativa e positiva
- **Explicar** como os desequilíbrios homeostáticos estão relacionados aos distúrbios.

Homeostasia (*homeo-* = similaridade; *-stasia* = em pé parado) é a manutenção de condições relativamente estáveis no meio interno do corpo. Isso ocorre devido à interação incessante dos muitos sistemas regulatórios do organismo. A homeostasia é uma condição dinâmica. Em resposta às condições variáveis, os parâmetros do corpo podem mudar entre pontos em uma faixa estreita que é compatível com a manutenção da vida. Por exemplo, o nível de glicose no sangue normalmente fica entre 70 e 110 miligramas de glicose por 100 mililitros de sangue.* Cada estrutura, do nível celular para o nível de sistemas, contribui de alguma forma para manter o meio interno do corpo dentro dos limites normais.

Homeostasia e líquidos corporais

Um importante aspecto da homeostasia é manter o volume e a composição dos **líquidos ou fluidos corporais**, diluir, soluções aquosas contendo substâncias químicas dissolvidas que são encontradas dentro das células, assim como ao seu redor (ver **Figura 27.1**). O fluido dentro das células é o **líquido intracelular**, abreviado como *LIC* e também denominado *citosol*. O líquido fora das células do corpo é o **líquido extracelular** (*LEC*). O LEC que preenche os espaços estreitos entre as células nos tecidos é conhecido como **líquido intersticial**. À medida que você avançar com seus estudos, aprenderá que o LEC difere dependendo de onde estiver situado no corpo: o LEC dentro de vasos sanguíneos é denominado **plasma sanguíneo**, dentro de vasos linfáticos é chamado de **linfa**, dentro e ao redor do encéfalo e da medula espinal é conhecido como **líquido cerebrospinal**, nas articulações é chamado de **líquido sinovial** e o LEC dos olhos é denominado **humor aquoso** e **humor vítreo**.

O bom funcionamento das células do corpo depende de uma regulação precisa da composição de seu líquido circundante. Como o líquido extracelular envolve as células do corpo, ele serve como o *meio interno do corpo*. Por outro lado, o *meio externo* do corpo é o espaço que envolve o corpo inteiro.

*O apêndice A descreve os sistemas métricos.

A **Figura 1.2** é uma visão simplificada do corpo que mostra como vários sistemas de órgãos permitem a troca de substâncias entre o meio externo, o meio interno e as células do corpo a fim de manter a homeostasia. Note que o sistema tegumentar cobre a superfície externa do corpo. Embora esse sistema não desempenhe um papel importante na troca de materiais, ele protege o meio interno contra agentes lesivos no meio externo. A partir do meio externo, o oxigênio entra no plasma sanguíneo através do sistema respiratório e os nutrientes entram no plasma sanguíneo através do sistema digestório. Depois de entrar no plasma, essas substâncias são transportadas por todo o corpo pelo sistema circulatório. Oxigênio e nutrientes eventualmente deixam o plasma e entram no líquido intersticial ao atravessarem as paredes dos capilares sanguíneos, os menores vasos sanguíneos do corpo. Os capilares sanguíneos são especializados para permitir a transferência de material entre o plasma sanguíneo e o líquido intersticial. Do líquido intersticial, o oxigênio e os nutrientes são incorporados por células e metabolizados em energia. Durante esse processo, as células produzem produtos residuais, que entram no líquido intersticial e depois atravessam as paredes dos capilares sanguíneos para o plasma sanguíneo. O sistema circulatório transporta esses resíduos aos órgãos apropriados para eliminá-los do corpo para o meio externo. O produto CO_2 residual é removido pelo sistema respiratório; resíduos contendo nitrogênio, como a ureia e a amônia, são eliminados pelo sistema urinário.

Controle da homeostasia

A homeostasia no corpo humano é "desafiada" continuamente. Algumas perturbações provêm do meio externo na forma de agressões físicas, tais como o calor intenso de 1 dia quente de verão ou uma falta de oxigênio suficiente para aquela corrida de três quilômetros. Outras perturbações têm origem no meio interno, tais como um nível de glicose no sangue que cai muito quando você pula o café da manhã. Desequilíbrios homeostáticos também podem ocorrer devido ao estresse psicológico em nosso ambiente social – as exigências do trabalho e da escola, por exemplo. Na maioria dos casos, a perturbação da homeostasia é leve e temporária e as respostas das células do corpo restabelecem rapidamente o equilíbrio no meio interno. No entanto, em alguns casos, o rompimento da homeostasia pode ser intenso e prolongado, como no envenenamento, na superexposição a temperaturas extremas, nas infecções graves ou em cirurgias de grande porte.

Felizmente, o corpo tem muitos sistemas de regulação que podem geralmente trazer o meio interno de volta ao equilíbrio. Com mais frequência, o sistema nervoso e o sistema endócrino, funcionando juntos ou de forma independente, coordenam as medidas corretivas necessárias. O sistema nervoso regula a homeostasia enviando sinais elétricos conhecidos como *impulsos nervosos (potenciais de ação)* para órgãos que podem neutralizar as mudanças do estado de equilíbrio. O sistema endócrino inclui muitas glândulas que secretam as moléculas mensageiras denominadas *hormônios* no sangue. Impulsos nervosos normalmente causam mudanças rápidas, mas os hormônios geralmente funcionam mais lentamente. Ambos os meios de regulação, no entanto, trabalham para a mesma finalidade, geralmente através de sistemas de retroalimentação negativa.

Sistemas de retroalimentação (*feedback*). O corpo pode regular seu meio interno através de muitos sistemas de retroalimentação. Um sistema de retroalimentação, ou *alça de*

FIGURA 1.2 **Uma visão simplificada de trocas entre os meios externo e interno.** Observe que os revestimentos dos sistemas respiratório, digestório e urinário são contínuos com o meio externo.

O líquido extracelular (líquido intersticial e plasma sanguíneo) que envolve as células do corpo é o meio interno do corpo.

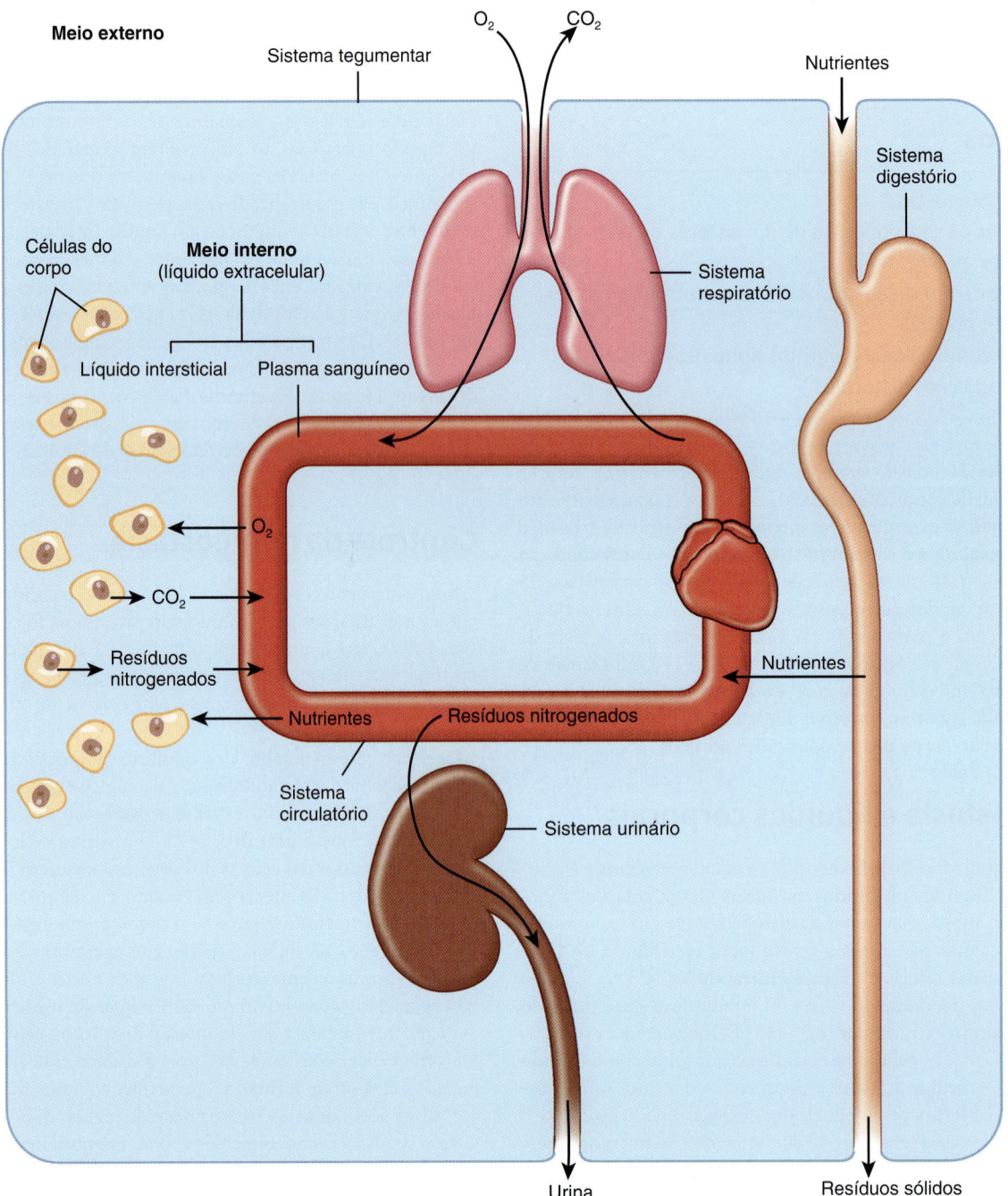

? Como um nutriente do meio externo chega a uma célula do corpo?

retroalimentação, é um ciclo de eventos em que o estado de uma condição corporal é monitorado, avaliado, alterado, monitorado novamente, reavaliado e assim por diante. Cada variável monitorada, tais como a temperatura corporal, pressão arterial ou níveis de glicose no sangue, é chamada de *condição controlada* (*variável controlada*). Qualquer perturbação que altere uma condição controlada é chamada de *estímulo*. Um sistema de retroalimentação inclui três componentes básicos: um receptor, um centro de controle e um efetor (**Figura 1.3**).

1. Um **receptor** é uma estrutura do corpo que monitora as alterações em uma condição controlada e envia o sinal de entrada

a um centro de controle. Essa via é denominada *via aferente* (*af-* = em direção a; *-ferente* = transportada), desde que haja o fluxo de informação em direção ao centro de controle. De modo geral, o sinal de entrada (estímulo) está na forma de impulsos nervosos ou sinais químicos. Por exemplo, algumas terminações nervosas na pele percebem a temperatura e podem detectar mudanças, tais como uma queda drástica na temperatura.

2. Um **centro de controle** no corpo, por exemplo, no encéfalo, define a faixa estreita ou *ponto de ajuste* dentro do qual uma condição controlada deve ser mantida, avalia o sinal de entrada que recebe dos receptores e gera comandos de saída quando são necessários. O *output* do centro de controle normalmente ocorre como impulsos nervosos ou hormônios ou outros sinais químicos. Essa via é denominada *via eferente* (*ef-* = distante), uma vez que as informações fluem *para longe do* centro de controle. Em nosso exemplo de temperatura corporal, o encéfalo atua como o centro de controle, recebendo impulsos nervosos dos receptores da pele e gerando impulsos nervosos como sinal de saída.

3. Um **efetor** é uma estrutura do corpo que recebe o *output* do centro de controle e produz uma **resposta** ou efeito que altera a condição controlada. Quase todos os órgãos ou tecidos do corpo podem se comportar como efetores. Quando sua temperatura corporal cai bruscamente, o encéfalo (centro de controle) envia impulsos nervosos (*output*) para os músculos esqueléticos (efetores). O resultado é um tremor, que gera calor e eleva a temperatura do corpo.

Um grupo de receptores e efetores que se comunicam com seu centro de controle forma um sistema de retroalimentação que pode regular uma condição controlada no meio interno do corpo. Em um sistema de retroalimentação, a resposta do sistema "retroalimenta" a informação para alterar a condição controlada de alguma maneira, causando sua inibição (retroalimentação negativa) ou seu aumento (retroalimentação positiva).

Sistemas de retroalimentação negativa. Um **sistema de retroalimentação negativa** *reverte* uma mudança em uma condição controlada. Considere a regulação da pressão arterial (PA). A PA é a força exercida pelo sangue enquanto pressiona as paredes dos vasos sanguíneos. Quando o coração bate mais rápido ou mais forte, a PA aumenta. Se algum estímulo interno ou externo causa o aumento da pressão arterial (condição controlada), a seguinte sequência de eventos ocorre (**Figura 1.4**). Os *barorreceptores* (os receptores), células nervosas sensíveis à pressão localizada nas paredes de determinados vasos sanguíneos, detectam a pressão mais alta. Os barorreceptores enviam impulsos nervosos (*input*) ao encéfalo (centro de controle), que interpreta os impulsos e responde enviando impulsos nervosos (*output*) para o coração e vasos sanguíneos (os efetores). A frequência cardíaca diminui e os vasos sanguíneos se dilatam (alargam), o que faz com que a PA diminua (resposta). Essa sequência de eventos retorna à condição controlada – pressão arterial – para normal e a homeostasia é restaurada. Observe que a atividade do efetor provoca a queda da PA, um resultado que anula o estímulo original (um aumento na PA). É por isso que é chamado de sistema de retroalimentação negativa.

Sistemas de retroalimentação positiva. Diferente de um sistema de retroalimentação negativa, um sistema de retroalimentação positiva tende a *fortalecer* ou *reforçar* uma mudança em uma das condições controladas do corpo. Em um sistema de retroalimentação positiva, a resposta afeta a condição controlada diferentemente daquela observada em um sistema de retroalimentação negativa. O centro de controle ainda fornece comandos a um efetor, mas desta vez o efetor produz uma resposta fisiológica que acrescenta ou *reforça* a alteração inicial na condição controlada. A ação de um sistema de retroalimentação positiva continua até que seja interrompida por algum mecanismo.

O parto normal é um bom exemplo de um sistema de retroalimentação positiva (**Figura 1.5**). As primeiras contrações do trabalho de parto (estímulo) empurram parte do feto para o colo uterino, a parte mais baixa do útero, que se abre para a vagina. Células nervosas sensíveis ao estiramento (receptores) monitoram a quantidade de dilatação do colo uterino (condição controlada). Com o aumento do estiramento, as células nervosas enviam mais impulsos nervosos (*input*) ao encéfalo (centro de controle), o que, por sua vez, promove a liberação do hormônio ocitocina (*output*) no sangue. A ocitocina promove a contração dos músculos na parede do útero (efetor) de maneira

FIGURA 1.3 Funcionamento de um sistema de retroalimentação.

Os três componentes básicos de um sistema de retroalimentação são o receptor, o centro de controle e o efetor.

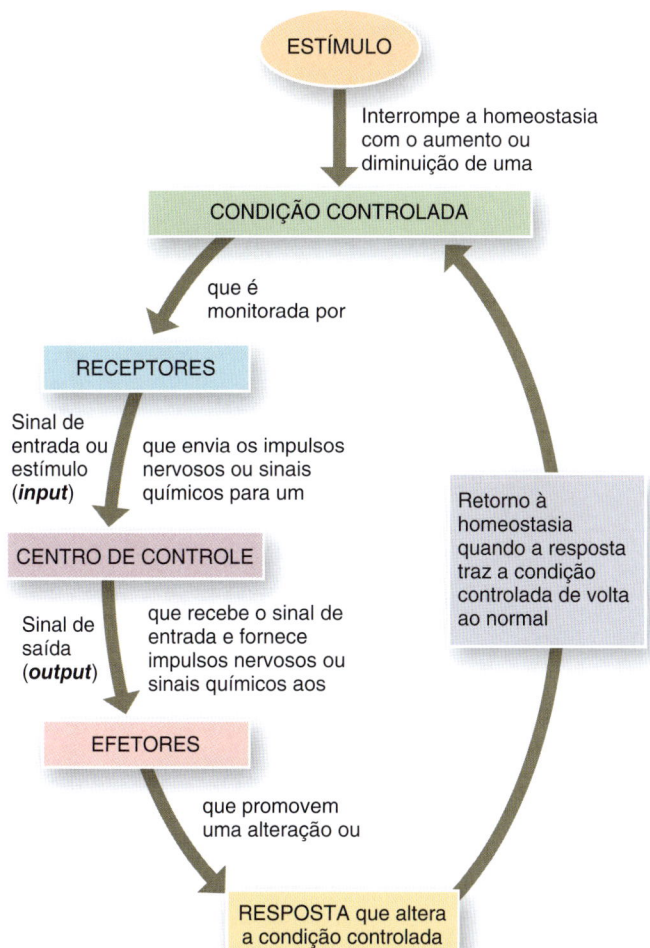

? Qual é a principal diferença entre sistemas de retroalimentação negativa e positiva?

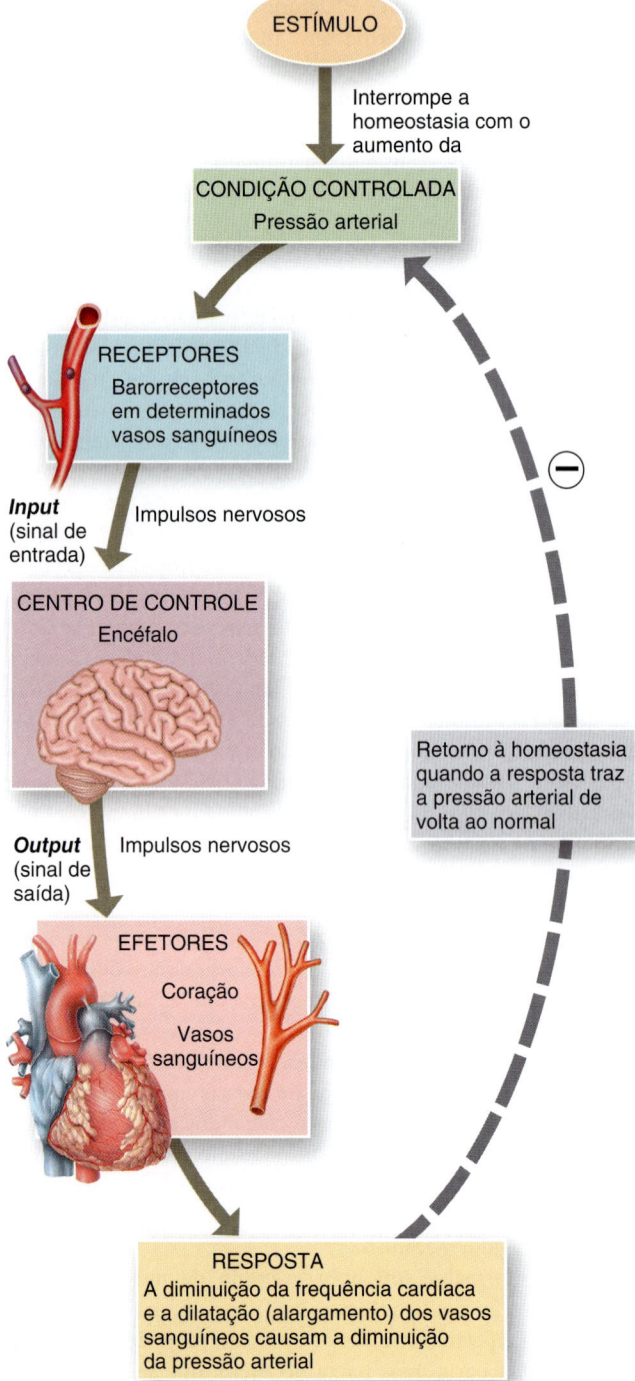

FIGURA 1.4 Regulação homeostática da pressão arterial por um sistema de retroalimentação negativa. A seta tracejada do retorno com um sinal negativo dentro de um círculo simboliza uma retroalimentação negativa.

Se a resposta reverte o estímulo, um sistema está operando por retroalimentação negativa.

? O que aconteceria com a frequência cardíaca, se algum estímulo provocasse a diminuição da pressão arterial? Isso ocorreria pela via de retroalimentação positiva ou negativa?

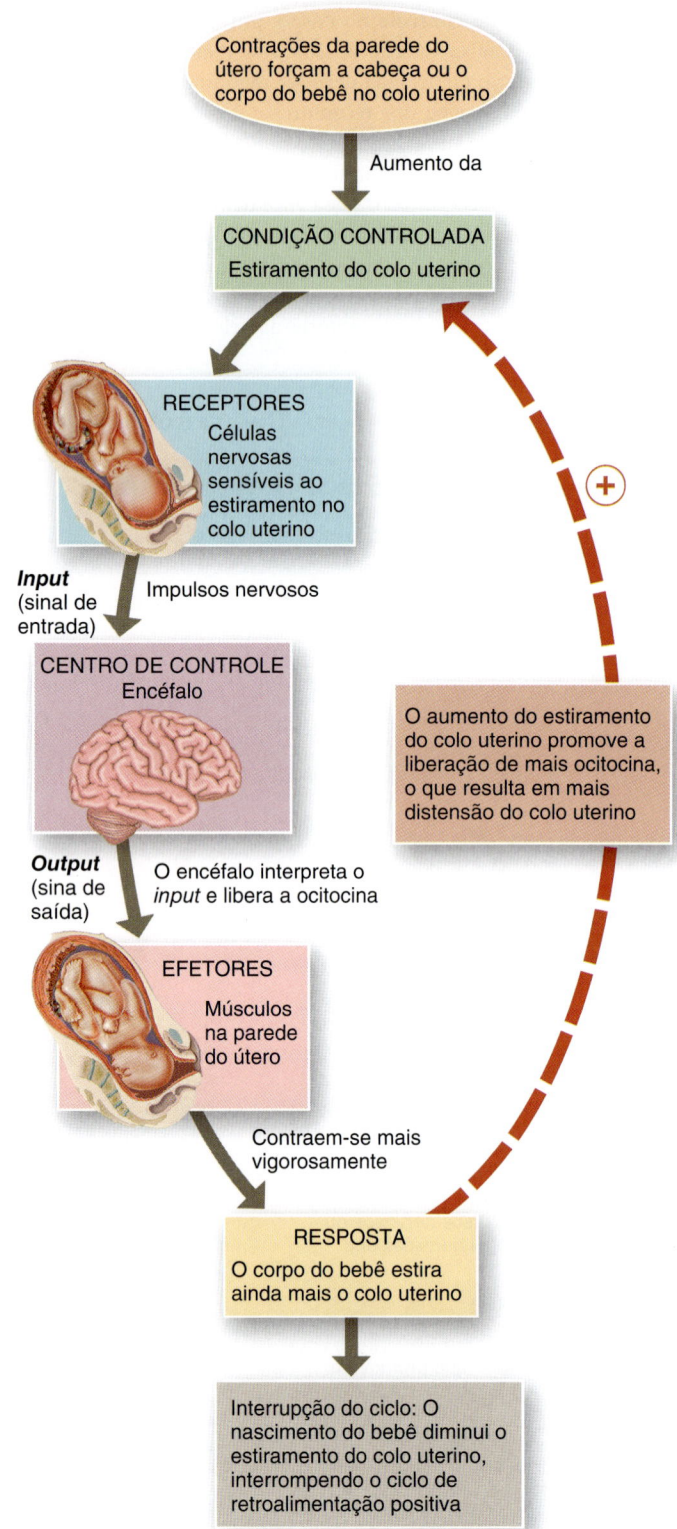

FIGURA 1.5 Controle das contrações do trabalho do parto durante o nascimento de um bebê por retroalimentação positiva. A seta tracejada de retorno com um sinal positivo dentro de um círculo simboliza uma retroalimentação positiva.

Se a resposta aumenta ou intensifica o estímulo, um sistema está operando por retroalimentação positiva.

? Por que os sistemas de retroalimentação positiva que fazem parte de uma resposta fisiológica normal incluem alguns mecanismos que interrompem o sistema?

ainda mais vigorosa. As contrações empurram o feto mais abaixo no útero, estirando o colo uterino ainda mais. O ciclo de estiramento, liberação de hormônios e contrações cada vez mais intensas é interrompido apenas pelo nascimento do bebê. Em seguida, cessa o estiramento do colo uterino e a ocitocina não é mais liberada.

Outro exemplo de retroalimentação positiva é o que acontece com o seu corpo quando você perde uma grande quantidade de sangue. Em condições normais, o coração bombeia o sangue sob pressão suficiente para que as células do corpo recebam oxigênio e nutrientes para manter a homeostasia. Em caso de grave perda de sangue, ocorre a queda de pressão arterial e as células sanguíneas (incluindo células cardíacas) recebem menos oxigênio e funcionam com menos eficiência. Se a perda de sangue continua, as células cardíacas se tornam mais fracas, a ação de bombeamento do coração diminui ainda mais e a pressão arterial continua a cair. Esse é um exemplo de ciclo de retroalimentação positiva que tem sérias consequências e pode até levar à morte se não houver intervenção médica. Como você verá no Capítulo 19, a coagulação do sangue também é um exemplo de sistema de retroalimentação positiva.

Esses exemplos sugerem algumas diferenças importantes entre sistemas de retroalimentação positiva e negativa. Visto que o sistema de retroalimentação positiva reforça continuamente uma mudança em uma condição controlada, alguns eventos fora do sistema devem ser desligados. Se a ação de um sistema de retroalimentação positiva não for interrompida, pode ocorrer o escape do sistema e até mesmo produzir condições de risco ao corpo. A ação de um sistema de retroalimentação negativa, por outro lado, diminui e depois é interrompida quando a condição controlada retorna ao seu estado normal. De modo geral, os sistemas de retroalimentação positiva reforçam as condições que não acontecem com muita frequência e os sistemas de retroalimentação negativa regulam as condições no corpo que permanecem bastante estáveis por longos períodos.

Desequilíbrios homeostáticos

Você já viu a homeostasia definida como uma condição na qual o meio interno do corpo permanece relativamente estável. A capacidade do corpo de manter a homeostasia fornece um tremendo poder de cura e uma notável resistência às agressões. Os processos fisiológicos responsáveis pela manutenção da homeostasia são em grande parte também responsáveis por sua boa saúde.

Para a maioria das pessoas, a boa saúde para toda a vida não é algo que acontece sem esforço. Os muitos fatores nesse equilíbrio chamado saúde incluem:

- O ambiente e seu próprio comportamento
- Sua composição genética
- O ar que você respira, os alimentos que você consome e até mesmo os pensamentos que você tem.

A maneira como você vive sua vida pode apoiar ou interferir com a capacidade de seu corpo de manter a homeostasia e se recuperar do estresse inevitável que a vida lança em seu caminho.

Muitas doenças resultam do mau comportamento em termos de saúde, que interfere na condução natural do corpo para manter a homeostasia. Um exemplo óbvio é a doença relacionada ao tabagismo, que expõe o tecido pulmonar sensível a uma multiplicidade de substâncias químicas que causam câncer e danificam a capacidade de reparo do pulmão. Doenças como o enfisema e o câncer de pulmão são difíceis de tratar e são mais raramente curadas, portanto, é muito mais sábio parar de fumar – ou nunca começar – do que esperar que um médico possa "consertar" você, uma vez diagnosticado com uma doença pulmonar. Desenvolver um estilo de vida que funcione a favor, em vez de contra os processos homeostáticos de seu corpo o ajudam a maximizar o potencial pessoal para a saúde e bem-estar ideais.

Enquanto todas as condições controladas do corpo permanecerem dentro de certos limites estreitos, as células do corpo funcionam eficientemente, a homeostasia é mantida e o corpo permanece saudável. Caso um ou mais componentes do corpo percam sua capacidade de contribuir à homeostasia, no entanto, o equilíbrio normal entre todos os processos do corpo pode ser perturbado. Se o desequilíbrio homeostático é moderado, pode ocorrer um distúrbio ou doença; se for grave, pode resultar em morte.

Um **distúrbio** é qualquer anormalidade de estrutura ou função. **Doença** é um termo mais específico para uma condição caracterizada por um conjunto reconhecível de sinais e sintomas. Uma *doença local* afeta uma parte ou uma região limitada do corpo (p. ex., uma infecção dos seios paranasais); uma *doença sistêmica* afeta todo o corpo ou várias partes dele (p. ex., gripe). As doenças alteram as estruturas do corpo e funções de maneiras características. Uma pessoa com uma doença pode apresentar **sintomas**, alterações *subjetivas* nas funções corporais que não são aparentes para um observador. Exemplos de sintomas são a dor de cabeça, náuseas e ansiedade. Alterações *objetivas* que um profissional de saúde pode observar ou medir são denominadas **sinais**. Os sinais de doença podem ser anatômicos, tais como edema ou erupção cutânea ou, fisiológicos como febre, pressão arterial elevada ou paralisia.

A ciência que lida com o porquê, quando e onde as doenças ocorrem e como elas são transmitidas entre os indivíduos em uma comunidade é conhecida como **epidemiologia** (*epi-* = sobre; *-demio* = povo). **Farmacologia** (*farmaco-* = droga ou fármaco) é a ciência que lida com os efeitos e usos de fármacos no tratamento de doenças.

Correlação clínica

Diagnóstico de doenças

Diagnóstico (*dia-* = através; *-gnóstico* = conhecimento) é a ciência e a habilidade de distinguir um distúrbio ou doença de outro. Os sintomas e sinais do(a) paciente, o histórico médico, um exame físico e testes laboratoriais fornecem a base para realizar um diagnóstico. A análise da *história da doença* (*anamnese*) consiste em coletar informações sobre eventos que possam estar relacionados à doença de um paciente. Esses incluem a queixa principal (razão primária para buscar um atendimento médico), história atual de doença, problemas médicos anteriores, problemas médicos familiares, história social e revisão dos sintomas. Um *exame físico* é uma avaliação ordenada do corpo e de suas funções. Esse processo inclui as técnicas não invasivas de inspeção, palpação, auscultação e percussão que você aprendeu no início do capítulo, juntamente com a mensuração de sinais vitais (temperatura, pulso, frequência respiratória e pressão arterial) e, às vezes, exames laboratoriais.

> **Teste rápido**
>
> 7. Descreva a localização do líquido intracelular, líquido extracelular, líquido intersticial e plasma sanguíneo.
> 8. Por que o líquido extracelular é chamado de meio interno do corpo?
> 9. Quais tipos de distúrbios podem atuar como estímulos que iniciam um sistema de retroalimentação?
> 10. Defina receptor, centro de controle e efetor.
> 11. Qual é a diferença entre sintomas e sinais de uma doença? Dê exemplos de cada um deles.

1.5 Terminologia anatômica básica

OBJETIVOS

- **Descrever** a posição anatômica
- **Relacionar** a nomenclatura anatômica e os termos comuns correspondentes para várias regiões do corpo humano
- **Definir** os planos anatômicos, as secções anatômicas e os termos de direção utilizados para descrever o corpo humano
- **Delinear** as principais cavidades corporais, os órgãos que elas contêm e seus revestimentos associados.

Cientistas e profissionais de saúde utilizam uma linguagem comum de termos especiais quando se referem a estruturas corporais e suas funções. A linguagem em anatomia que eles utilizam tem significados definidos precisamente que nos permitem comunicar de maneira clara e precisa. Por exemplo, é correto dizer: "O punho está acima dos dedos"? Isso pode ser verdade se os seus membros superiores (descritos brevemente) estiverem ao lado do corpo. Mas se você segurar suas mãos acima da cabeça, seus dedos estariam acima de seus punhos. Para evitar esse tipo de confusão, os anatomistas utilizam uma posição anatômica padrão e um vocabulário especial para relacionar partes do corpo umas com as outras.

Posições do corpo

As descrições de qualquer região ou parte do corpo humano assumem que ele está em uma posição padrão de referência chamada de **posição anatômica**. Na posição anatômica, o indivíduo está de pé, de frente para o observador, com a cabeça nivelada e os olhos voltados diretamente para frente. Os membros inferiores estão paralelos e os pés estão apoiados no chão e direcionados para frente e os membros superiores estão ao lado do corpo, com as palmas das mãos voltadas para frente (**Figura 1.6**). Dois termos descrevem um corpo reclinado. Se o corpo está deitado de barriga para baixo, está na posição **prona** ou **decúbito ventral**. Se o corpo estiver deitado de face para cima, está na posição **supina** ou **decúbito dorsal**.

Nomenclaturas regionais

O corpo humano está dividido em várias regiões principais que podem ser identificadas externamente. As principais são a cabeça, o pescoço, o tronco, os membros superiores e os membros inferiores (**Figura 1.6**). A **cabeça** consiste em ossos e tecidos moles associados, tais como pele, músculos e estruturas do sistema nervoso. Os ossos do crânio são os ossos da cavidade craniana que envolvem e protegem o encéfalo e os ossos faciais que formam a porção frontal da cabeça e incluem os olhos, nariz, boca, testa, bochechas e queixo. O **pescoço** sustenta a cabeça e a prende ao tronco. O **tronco** consiste no tórax, abdome e pelve. Cada **membro superior** se liga ao tronco e consiste em ombro, axila, braço (parte do membro desde o ombro até o cotovelo), antebraço (parte do membro desde o cotovelo até o punho), punho e mão. Cada **membro inferior** também se liga ao tronco e consiste em nádega, coxa (porção do membro desde a nádega até o joelho), perna (parte do membro desde o joelho até o tornozelo), tornozelo e pé. A **virilha** é a área na superfície frontal do corpo marcada por uma prega em cada lado, onde o tronco se liga às coxas.

A **Figura 1.6** mostra a nomenclatura anatômica e termos comuns de partes principais do corpo. Por exemplo, se você receber uma injeção antitetânica em sua *região glútea*, a injeção está em sua *nádega*. Como o termo anatômico para uma parte do corpo geralmente é baseado em uma palavra grega ou latina, pode ser diferente do nome comum para a mesma parte ou área. Por exemplo, a palavra em latim *axilla* é o termo anatômico para axila. Assim, o nervo axilar é um dos nervos que passam dentro da axila. Você aprenderá mais sobre as raízes das palavras gregas e latinas de termos anatômicos e fisiológicos enquanto lê este livro.

Termos direcionais

Para localizar várias estruturas corporais, os anatomistas utilizam **termos direcionais** específicos, palavras que descrevem a posição de uma parte do corpo em relação à outra. Vários termos direcionais são agrupados em pares que têm significados opostos, tais como anterior (frente) e posterior (atrás). A **Expo 1.A** e a **Figura 1.7** apresentam os principais termos direcionais.

FIGURA 1.6 **Posição anatômica.** A nomenclatura anatômica e os termos comuns correspondentes (entre parênteses) são indicados para regiões específicas do corpo. Por exemplo, a região cefálica é a cabeça.

Na posição anatômica, a pessoa está de pé, ereta, de frente para o observador com a cabeça nivelada e os olhos voltados para frente. Os membros inferiores estão paralelos e os pés estão apoiados no chão e direcionados para frente, enquanto os membros superiores estão nas laterais com as palmas das mãos viradas para frente.

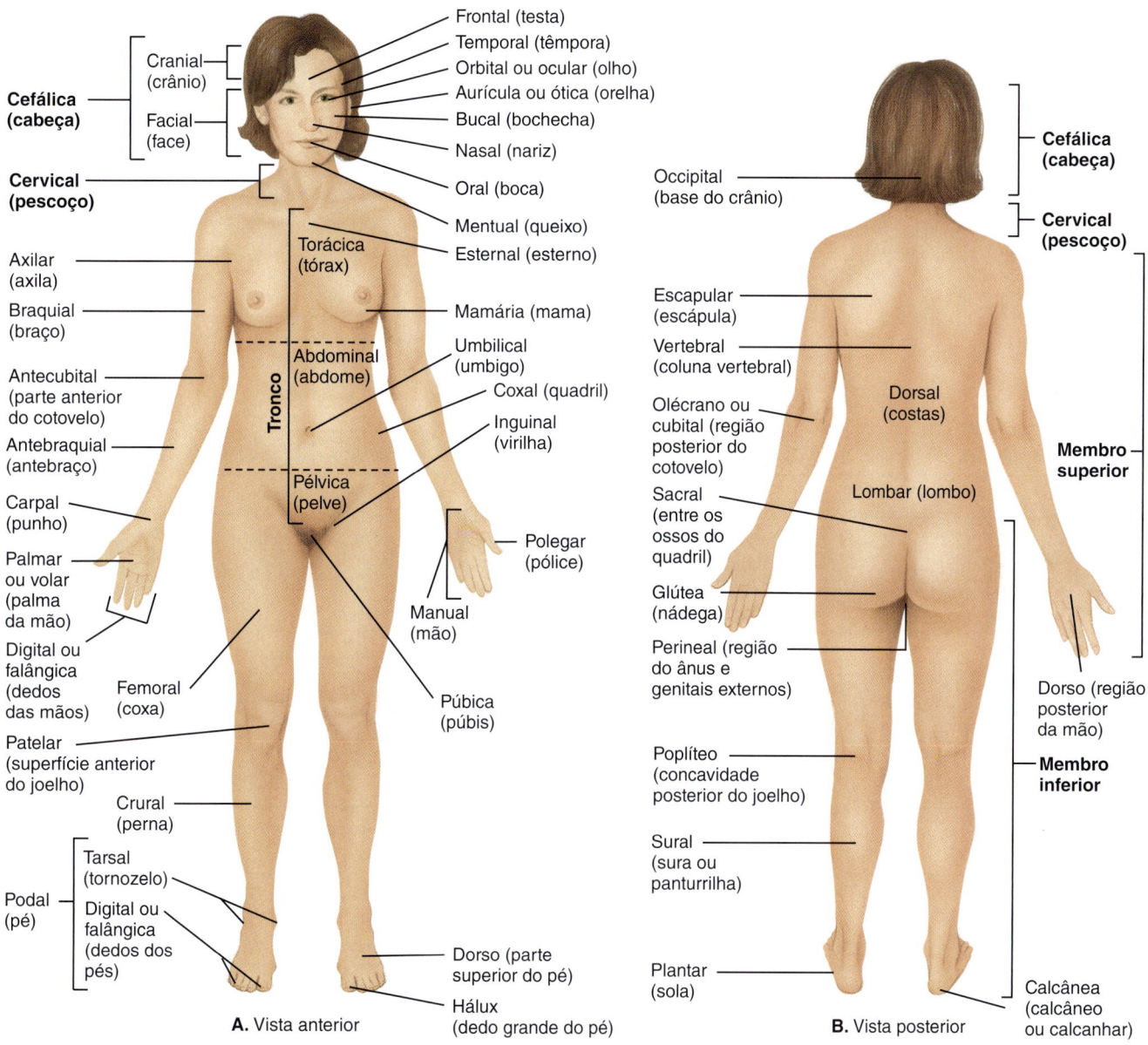

? Qual é a utilidade em definir uma posição anatômica padrão?

Expo 1.A Termos direcionais (Figura 1.7).

OBJETIVO

- **Definir** cada termo direcional utilizado para descrever o corpo humano.

Visão geral

A maioria dos termos direcionais usados para descrever a relação de uma parte do corpo com a outra pode ser agrupada em pares que tenham significados opostos. Por exemplo, **superior** significa em direção à porção superior do corpo e **inferior** significa em direção à porção inferior do corpo. É importante entender que os termos direcionais têm significados relativos; eles só fazem sentido quando utilizados para descrever a posição de uma estrutura em relação a outra. Por exemplo, seu nariz é superior a sua boca, mesmo que ambos estejam localizados na metade superior do corpo. Estude os termos direcionais a seguir e o exemplo de como cada um deles é utilizado. À medida que você lê os exemplos, observe a **Figura 1.7** para ver a localização de cada estrutura.

Teste rápido

12. Quais termos direcionais podem ser utilizados para especificar as relações entre (1) o cotovelo e o ombro, (2) os ombros esquerdo e direito, (3) o esterno e o úmero, além do (4) coração e do diafragma?

Termo direcional	Definição	Exemplo de uso
Superior (*cefálico* ou *cranial*)	Em direção à cabeça ou parte superior de uma estrutura. Não utilizado em referência às posições relativas dentro dos membros.	A cabeça é superior ao fígado.
Inferior (*caudal*)	Distante da cabeça ou parte inferior de uma estrutura. Não utilizado em referência às posições relativas dentro dos membros.	O estômago é inferior aos pulmões.
Anterior (*ventral*)*	Mais próximo ou na frente do corpo.	O esterno é anterior ao coração.
Posterior (*dorsal*)	Mais próximo ou atrás do corpo.	O esôfago é posterior à traqueia.
Medial	Mais próximo à linha mediana (uma linha longitudinal imaginária que divide o corpo externamente em lados direito e esquerdo iguais).	A ulna é medial ao rádio.
Lateral	Mais distante da linha mediana.	Os pulmões são laterais ao coração.
Intermediário	Entre duas estruturas.	O colo transverso é intermediário aos colos ascendente e descendente.
Ipsilateral	Do mesmo lado do corpo que outra estrutura.	A vesícula biliar e o colo ascendente são ipsilaterais.
Contralateral	Do lado oposto do corpo de outra estrutura.	Os colos ascendente e descendente são contralaterais.
Proximal	Mais próximo à inserção de um membro ao tronco; mais próximo à origem de uma estrutura.	O úmero (osso do braço) é proximal ao rádio.
Distal	Mais distante da inserção de um membro ao tronco; mais distante do ponto de origem de uma estrutura.	As falanges (ossos do dedo) são distais aos ossos carpais (ossos do punho).
Superficial (*externo*)	Em direção à ou na superfície do corpo.	As costelas são superficiais aos pulmões.
Profundo (*Interno*)	Distante da superfície do corpo.	As costelas são profundas à pele do tórax e costas.

*Observe que os termos *anterior* e *ventral* têm o mesmo significado em humanos. No entanto, em animais quadrúpedes, *ventral* significa o lado da barriga e é, portanto, *inferior*. De modo similar, os termos *posterior* e *dorsal* significam a mesma coisa em humanos, mas em animais quadrúpedes, *dorsal* refere-se à parte de trás e é, portanto, *superior*.

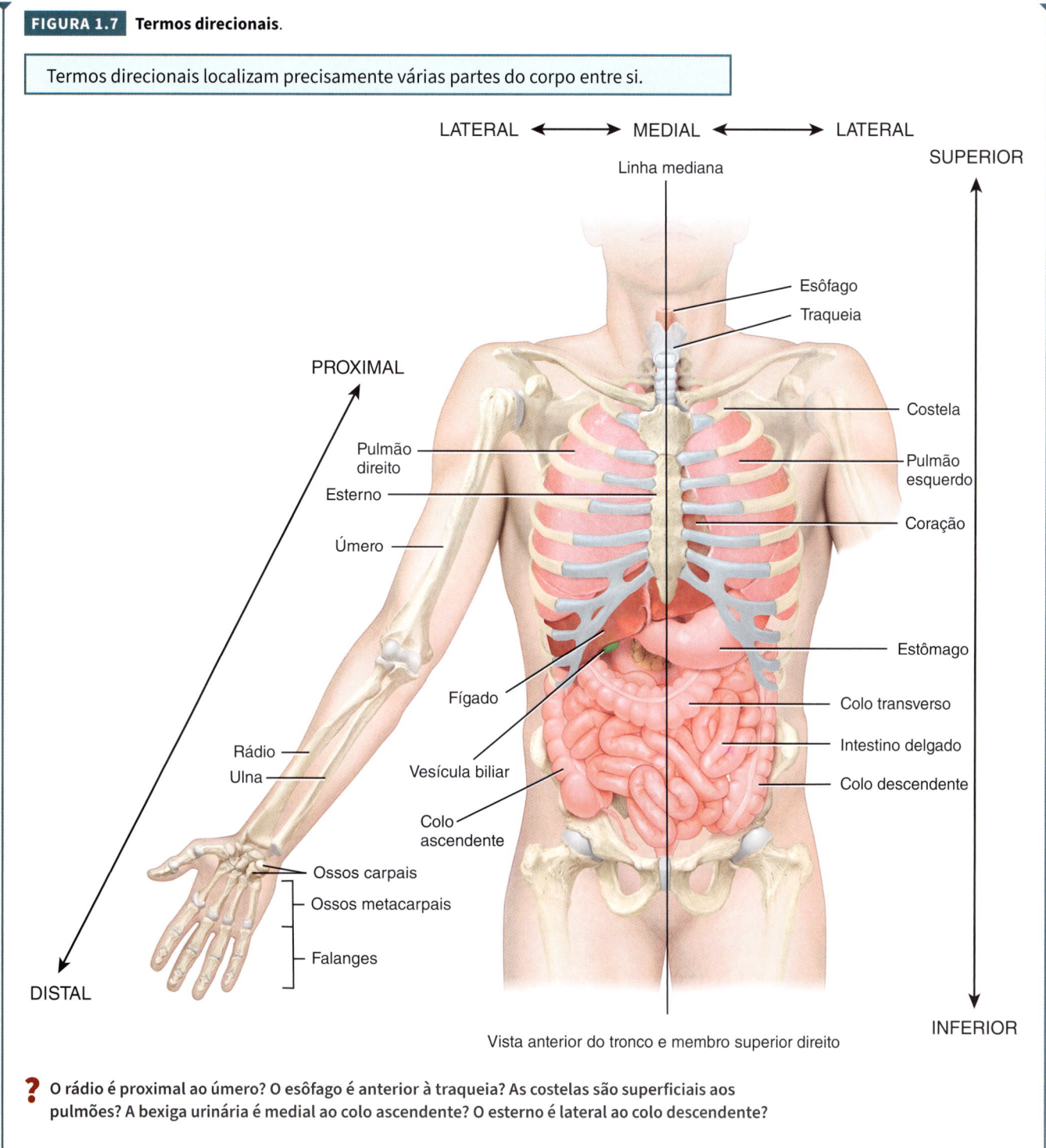

FIGURA 1.7 Termos direcionais.

Termos direcionais localizam precisamente várias partes do corpo entre si.

Vista anterior do tronco e membro superior direito

? O rádio é proximal ao úmero? O esôfago é anterior à traqueia? As costelas são superficiais aos pulmões? A bexiga urinária é medial ao colo ascendente? O esterno é lateral ao colo descendente?

Planos e secções

Você também estudará partes do corpo relativas aos **planos**, superfícies achatadas imaginárias que passam pelo corpo (**Figura 1.8**). O **plano sagital** (*sagita-* = flecha ou seta) é um plano longitudinal que divide o corpo ou um órgão em lados direito e esquerdo. Mais especificamente, quando tal plano passa pela linha mediana do corpo ou um órgão e o divide em lados *iguais*, direito e esquerdo, ele é denominado **plano mediano** ou *plano sagital mediano*. A **linha mediana** é uma linha longitudinal imaginária que divide o corpo em lados iguais, esquerdo e direito. Se o plano sagital não passa através da linha mediana, mas, em vez disso, divide o corpo ou um órgão em lados direito e esquerdo, *desiguais*, é denominado **plano paramediano** (*para-* = próximo) ou *plano parassagital*. Um **plano coronal** (*frontal*) (*corona* = coroa) é também um plano longitudinal, mas divide o corpo ou um órgão em porções anterior (frente) e posterior (costas). Um **plano transverso** é um plano horizontal que divide o corpo ou um órgão em porções superior (de cima) e inferior (de baixo). Outros nomes para um plano transverso são *plano axial* ou *horizontal*. Os planos mediano, paramediano, coronal e transverso formam ângulos retos entre si. Um **plano oblíquo**, por outro

FIGURA 1.8 Planos que dividem o corpo humano.

> Os planos mediano, paramediano, coronal, transversal e oblíquo dividem o corpo de maneiras específicas.

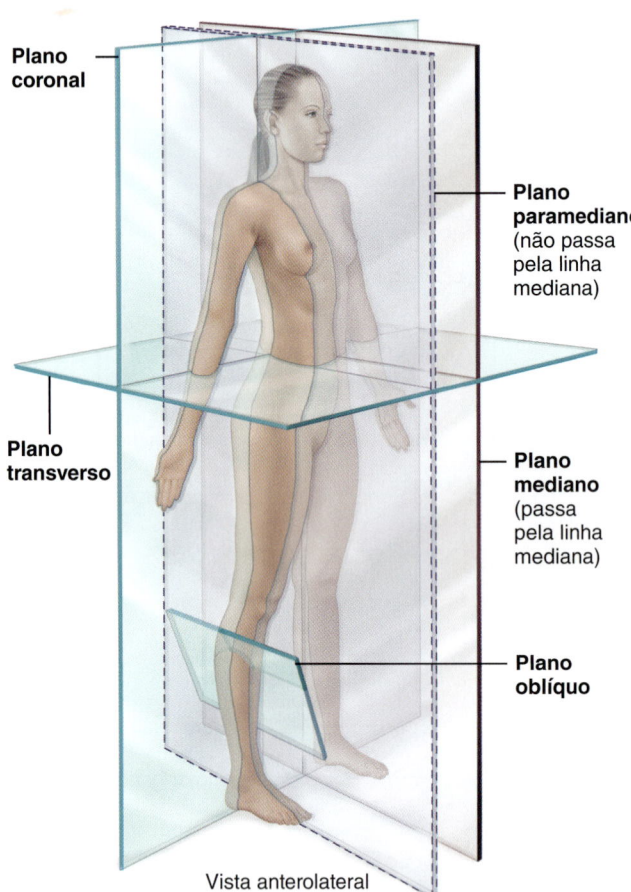

Vista anterolateral

? Qual plano divide o coração em porções anterior e posterior?

FIGURA 1.9 Planos e secções através de diferentes partes do encéfalo. Os diagramas (à esquerda) mostram os planos, e as fotografias (à direita) mostram as secções resultantes. Nota: As setas em "vista" nos diagramas indicam a direção a partir da qual cada secção é visualizada. Esse recurso é utilizado em todo o livro para indicar as perspectivas da visualização.

> Os planos dividem o corpo de várias formas para produzir secções.

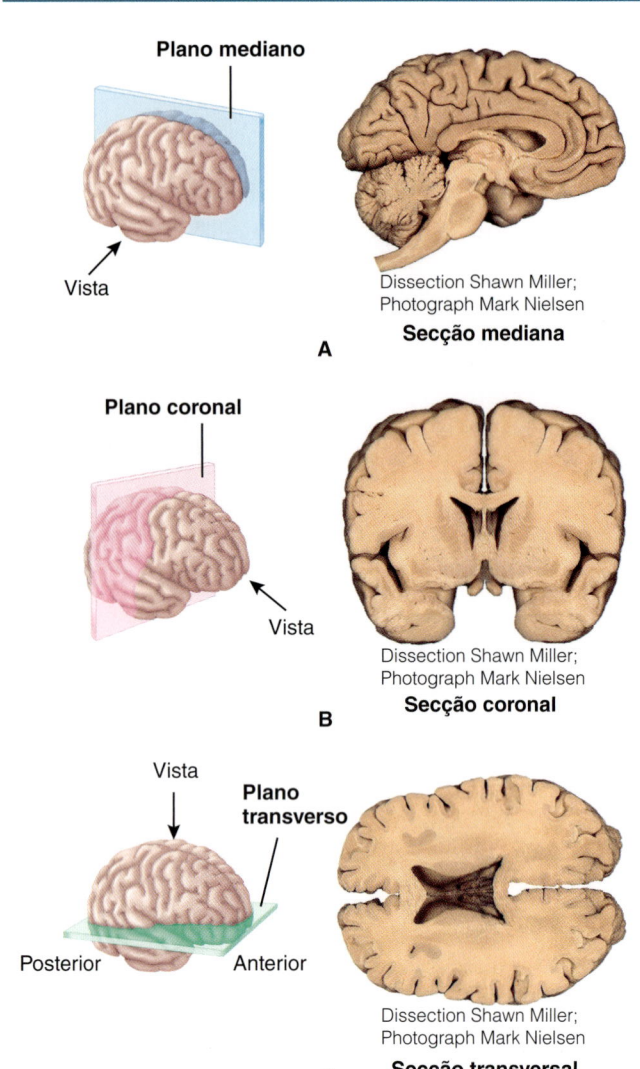

? Qual plano divide o encéfalo em porções desiguais, direita e esquerda?

lado, passa através do corpo ou de um órgão em um ângulo oblíquo (qualquer ângulo que não seja de 90°).

Quando você estuda uma região do corpo, frequentemente você a vê em secção. Uma **secção** é um corte do corpo ou de um de seus órgãos feito ao longo de um dos planos que acabamos de descrever. É importante conhecer o plano da secção para que você possa entender a relação anatômica de uma parte em relação à outra. A **Figura 1.9 A-C** indica como três secções diferentes – *mediana*, *coronal* e *transversal* – fornecem diferentes visões do encéfalo.

Cavidades do corpo

As **cavidades corporais** são espaços que contêm os órgãos internos. São nomeadas com base nos ossos que os circundam ou nos órgãos que os contêm. Ossos, músculos, ligamentos e outras estruturas separam as várias cavidades do corpo entre si. Aqui, discutimos várias cavidades corporais (**Figura 1.10**).

Os ossos da cavidade craniana formam um espaço vazio da cabeça denominado **cavidade craniana**, que contém o encéfalo. Os ossos da coluna vertebral (espinha dorsal) formam o **canal vertebral** (*espinal*), que contém a medula espinal. A cavidade craniana e o canal vertebral são contínuos um com o outro. Três camadas de tecido protetor, as **meninges** e um líquido que absorve choques (líquido cerebrospinal) envolvem o encéfalo e a medula espinal.

As principais cavidades corporais do tronco são as cavidades torácica e abdominopélvica. A **cavidade torácica** (**Figura 1.11**) é formada pelas costelas, os músculos do tórax, o esterno e a porção torácica da coluna vertebral. Dentro da cavidade torácica estão a **cavidade pericárdica** (*peri-* = ao redor; *-cardio* = coração), um espaço cheio de fluido que envolve o coração e dois espaços cheios de fluido chamados cavidades pleurais (*pleuri-* = costela ou lado), ao redor de cada pulmão. A parte central da cavidade torácica é uma região anatômica denominada **mediastino** (*media-* = meio;

FIGURA 1.10 **Cavidades do corpo.** A linha preta tracejada em A indica o limite entre as cavidades abdominal e pélvica.

As principais cavidades do tronco são as cavidades torácica e abdominopélvica.

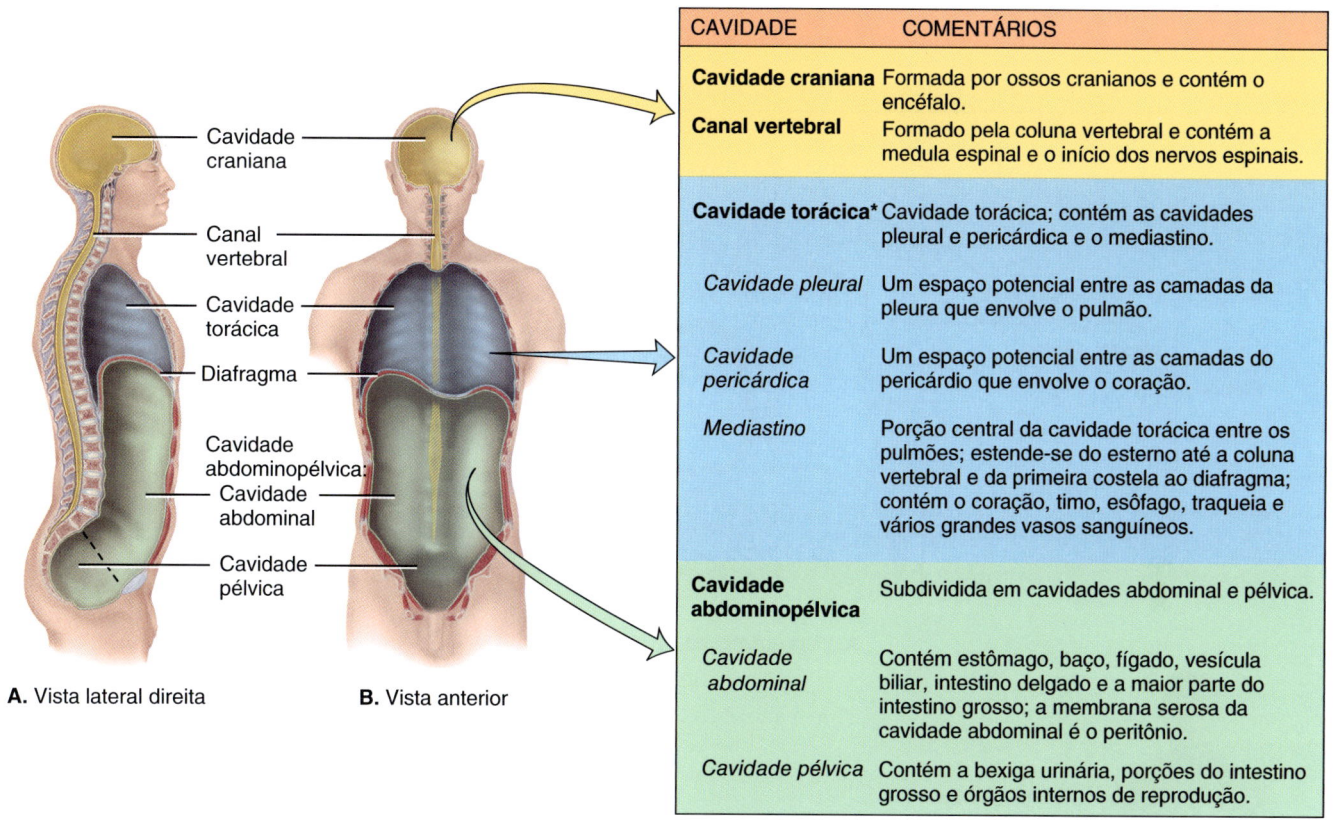

A. Vista lateral direita
B. Vista anterior

CAVIDADE	COMENTÁRIOS
Cavidade craniana	Formada por ossos cranianos e contém o encéfalo.
Canal vertebral	Formado pela coluna vertebral e contém a medula espinal e o início dos nervos espinais.
Cavidade torácica*	Cavidade torácica; contém as cavidades pleural e pericárdica e o mediastino.
Cavidade pleural	Um espaço potencial entre as camadas da pleura que envolve o pulmão.
Cavidade pericárdica	Um espaço potencial entre as camadas do pericárdio que envolve o coração.
Mediastino	Porção central da cavidade torácica entre os pulmões; estende-se do esterno até a coluna vertebral e da primeira costela ao diafragma; contém o coração, timo, esôfago, traqueia e vários grandes vasos sanguíneos.
Cavidade abdominopélvica	Subdividida em cavidades abdominal e pélvica.
Cavidade abdominal	Contém estômago, baço, fígado, vesícula biliar, intestino delgado e a maior parte do intestino grosso; a membrana serosa da cavidade abdominal é o peritônio.
Cavidade pélvica	Contém a bexiga urinária, porções do intestino grosso e órgãos internos de reprodução.

*Ver **Figura 1.11** para detalhes da cavidade torácica.

? Em quais cavidades estão localizados os seguintes órgãos: bexiga urinária, estômago, coração, intestino delgado, pulmões, órgãos genitais femininos internos, timo, baço, fígado? Utilize os seguintes símbolos para suas respostas: T = cavidade torácica, A = cavidade abdominal ou P = cavidade pélvica.

-stino = divisão). Está localizada entre os pulmões, estendendo-se do esterno à coluna vertebral e da primeira costela ao diafragma (**Figura 1.11 A, B**). O mediastino contém todos os órgãos torácicos, exceto os próprios pulmões. Entre as estruturas no mediastino estão o coração, esôfago, traqueia, timo e vários grandes vasos sanguíneos que entram e saem do coração. O **diafragma** (divisão ou parede) é um músculo em forma de cúpula que separa a cavidade torácica da cavidade abdominopélvica.

A **cavidade abdominopélvica** (ver **Figura 1.10**) estende-se desde o diafragma até a virilha e é circundada pela parede muscular abdominal e os ossos e músculos da pelve. Como o nome sugere, a cavidade abdominopélvica é dividida em duas porções, embora nenhuma parede as separe (**Figura 1.12**). A porção superior, a **cavidade abdominal** (*abdome* = barriga), contém o estômago, o baço, o fígado, a vesícula biliar, intestino delgado e a maior parte do intestino grosso. A porção inferior, a **cavidade pélvica** (*pelve-* = bacia), contém a bexiga urinária, porções do intestino grosso e a maioria dos órgãos internos dos sistemas genitais. Os órgãos dentro das cavidades torácica e abdominopélvica são denominados **vísceras**.

Membranas das cavidades torácica e abdominal.

Uma **membrana** é um tecido fino e maleável que cobre, reveste, divide ou conecta estruturas. Um exemplo é uma membrana em camada dupla e escorregadia associada às cavidades corporais, que não se abre diretamente para o exterior, chamada de **membrana serosa**. Ela cobre as vísceras dentro das cavidades torácica e abdominal e também reveste as paredes do tórax e do abdome. As partes de uma membrana serosa são (1) a *camada parietal*, um epitélio fino que reveste as paredes das cavidades e (2) a *camada visceral*, um epitélio fino que cobre e adere às vísceras dentro das cavidades. Entre as duas camadas há um espaço potencial que contém uma pequena quantidade de líquido lubrificante (*líquido seroso*). O líquido permite que as vísceras deslizem um pouco durante os movimentos, como quando os pulmões inflam e desinflam durante a respiração.

A membrana serosa das cavidades pleurais é denominada de **pleura**. A *pleura visceral* adere à superfície dos pulmões e a *pleura parietal* reveste a parede torácica, cobrindo a superfície superior do diafragma (ver **Figura 1.11A**). Entre as duas camadas está situada a *cavidade da pleura*, preenchida com uma pequena quantidade de líquido lubrificante seroso (ver **Figura 1.11**). A membrana serosa da cavidade pericárdica é o **pericárdio**. A *lâmina visceral do pericárdio seroso* cobre a superfície do coração; a *lâmina parietal*, colada ao pericárdio fibroso, reveste a parede do tórax. Entre as lâminas visceral e parietal do pericárdio seroso está a *cavidade pericárdica*, preenchida com uma pequena quantidade de líquido lubrificante seroso (ver **Figura 1.11**). O **peritônio** é a membrana

FIGURA 1.11 **Cavidade torácica.** As linhas tracejadas pretas indicam as margens do mediastino. Nota: Quando as secções transversais são vistas inferiormente (por baixo), a face anterior do corpo aparece na parte superior e o lado esquerdo do corpo aparece no lado direito da ilustração.

A cavidade torácica contém três cavidades menores e o mediastino.

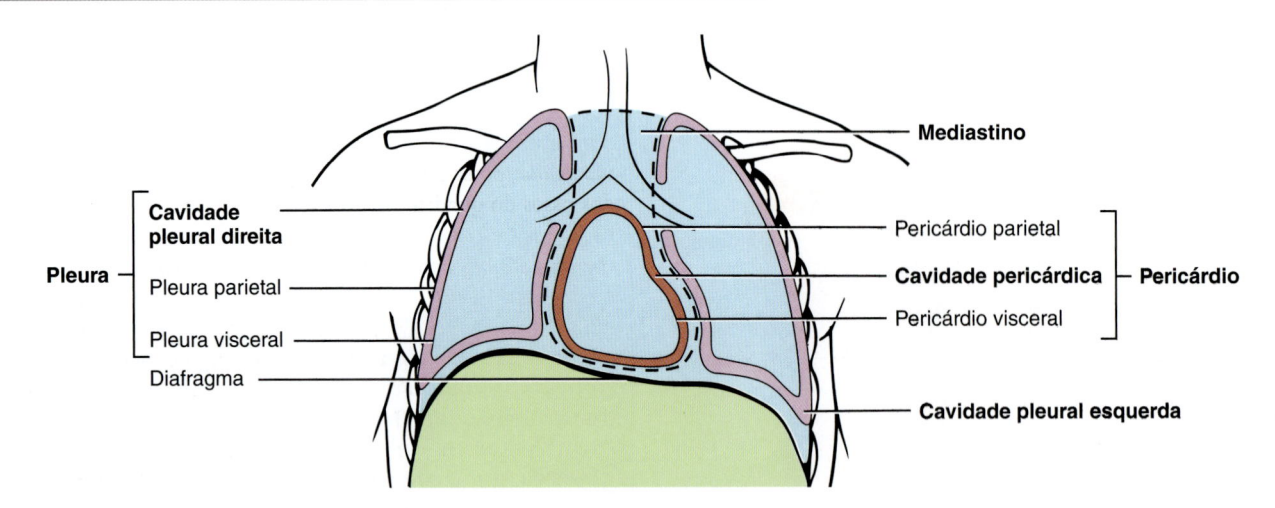

A. Vista anterior da cavidade torácica

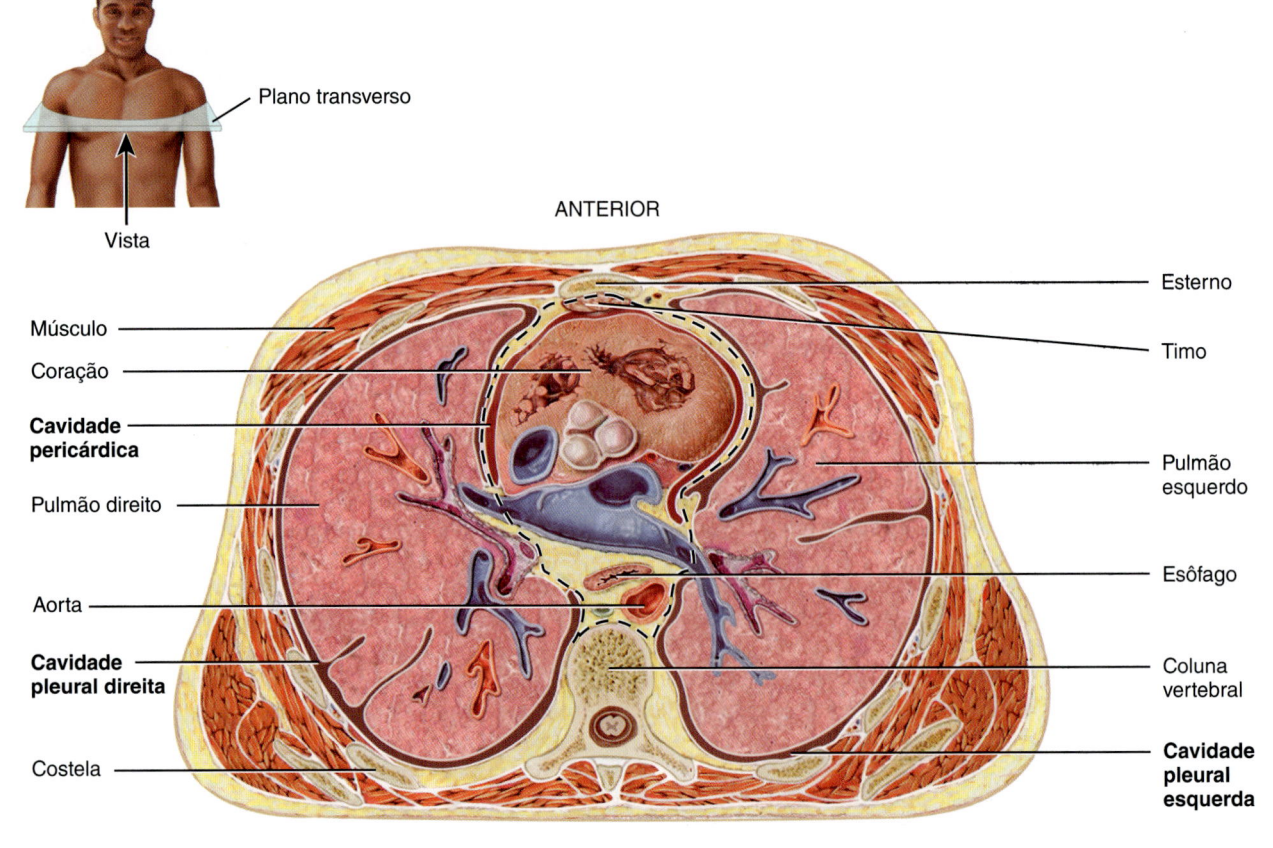

B. Vista inferior da secção transversal da cavidade torácica

? Qual é o nome da cavidade que envolve o coração? Quais cavidades circundam os pulmões?

CAPÍTULO 1 Introdução ao Corpo Humano 21

FIGURA 1.12 **Cavidade abdominopélvica.** A linha inferior tracejada preta mostra o limite aproximado entre as cavidades abdominal e pélvica.

> A cavidade abdominopélvica estende-se do diafragma até a virilha.

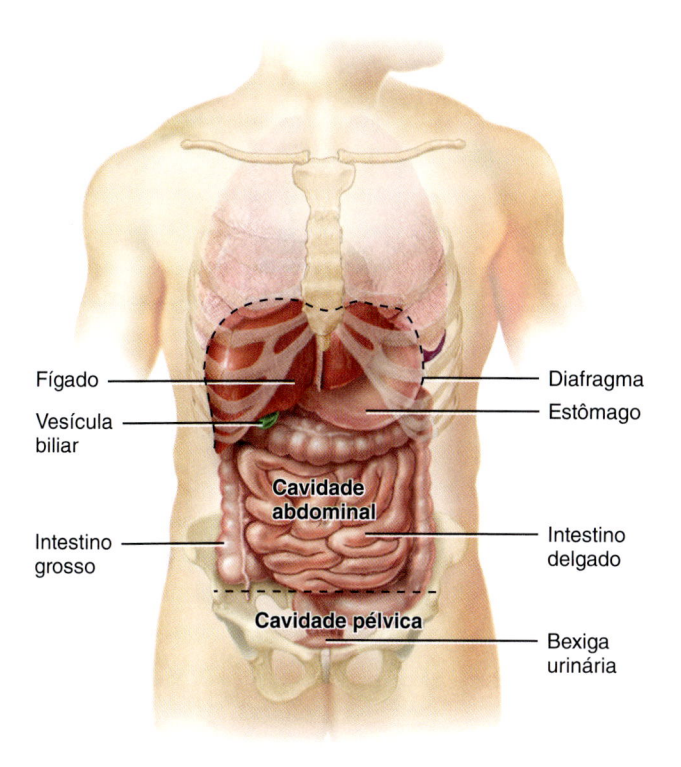

Fígado
Vesícula biliar
Cavidade abdominal
Intestino grosso
Cavidade pélvica
Diafragma
Estômago
Intestino delgado
Bexiga urinária

Vista anterior

? A quais sistemas corporais pertencem os órgãos aqui mostrados dentro das cavidades abdominal e pélvica? (*Dica:* Consulte a **Tabela 1.2**)

serosa da cavidade abdominal. O *peritônio visceral* cobre as vísceras abdominais e o *peritônio parietal* reveste a parede abdominal, cobrindo também a superfície inferior do diafragma. Entre eles está a *cavidade peritoneal*, que contém uma pequena quantidade de líquido lubrificante seroso. A maioria dos órgãos abdominais está rodeada pelo peritônio. Alguns órgãos abdominais não estão envoltos pelo peritônio; em vez disso, eles estão posteriores a ele. Diz-se que tais órgãos são *retroperitoneais* (*retro-* = atrás). Os rins, glândulas suprarrenais, pâncreas, duodeno do intestino delgado, colos ascendente e descendente do intestino grosso e porções da aorta abdominal e da veia cava inferior são retroperitoneais.

Além das principais cavidades corporais que acabamos de descrever, você também aprenderá sobre outras cavidades corporais em capítulos posteriores. Essas incluem a *cavidade oral (boca)*, que contém a língua e os dentes (ver **Figura 24.5**); a *cavidade nasal* no nariz (ver **Figura 23.1**); as *cavidades orbitais (órbitas)*, que contêm os bulbos dos olhos (ver **Figura 7.3**); as *cavidades timpânicas*, que contêm pequenos ossos e músculos na orelha interna (ver **Figura 17.19**); e as *cavidades sinoviais*, que estão localizadas em articulações livremente móveis e contêm líquido sinovial (ver **Figura 9.3**).

Um resumo das principais cavidades corporais e suas membranas é apresentado na Tabela incluída na **Figura 1.10**.

Regiões abdominopélvicas e quadrantes

Para descrever a localização de muitos órgãos abdominais e pélvicos mais facilmente, anatomistas e médicos utilizam dois métodos para dividir a cavidade abdominopélvica em áreas menores. No primeiro método, duas linhas horizontais e duas linhas verticais, alinhadas como uma grade do jogo da velha, dividem essa cavidade em nove **regiões abdominopélvicas** (**Figura 1.13 A**). A linha horizontal superior, o *plano subcostal* (*sub* = abaixo; *costal* = costela), passa pelo nível mais baixo da 10ª cartilagem costal (ver também a **Figura 7.22 B**); a linha horizontal inferior, o *plano transtubercular*, passa através das margens superiores das cristas ilíacas dos ossos do quadril direito e esquerdo (ver **Figura 8.9**). Duas linhas verticais, as linhas hemiclaviculares esquerda e a direita, são traçadas através dos pontos médios das clavículas, imediatamente mediais aos mamilos. As quatro linhas dividem a cavidade abdominopélvica em uma secção intermediária maior e secções menores esquerda e direita. Os nomes das nove regiões abdominopélvicas são o **hipocôndrio direito, epigástrio, hipocôndrio esquerdo, lateral direita, umbilical, lateral esquerda, inguinal direita** ou *ilíaca,* **hipogástrio** *(púbico)* e **inguinal esquerda** ou *ilíaca*.

O segundo método é mais simples e divide a cavidade abdominopélvica em **quadrantes** (*quad-* = um quarto), conforme mostrado na **Figura 1.13B**. Nesse método, um plano mediano e um plano transverso atravessam o **umbigo**. Os nomes dos quadrantes abdominopélvicos são **quadrante superior direito (QSD), quadrante superior esquerdo (QSE), quadrante inferior direito (QID)** e **quadrante inferior esquerdo (QIE)**. A divisão em nove regiões é mais amplamente utilizada para estudos anatômicos e os quadrantes são mais comumente usados por médicos para descrever o local de dor abdominopélvica, um tumor ou outra anormalidade.

> **Teste rápido**
>
> 13. Localize cada região mostrada na **Figura 1.6** em seu próprio corpo e depois a identifique por sua terminologia anatômica e o nome comum correspondente.
> 14. Quais estruturas separam as várias cavidades corporais entre si?
> 15. Localize as nove regiões abdominopélvicas e os quatros quadrantes abdominopélvicos em você mesmo e liste alguns dos órgãos encontrados em cada um deles.

1.6 Envelhecimento e homeostasia

OBJETIVO

- **Descrever** algumas das alterações anatômicas e fisiológicas que ocorrem com o envelhecimento.

Como você verá mais tarde, o **envelhecimento** é um processo normal caracterizado por um declínio progressivo da capacidade do

FIGURA 1.13 Regiões e quadrantes da cavidade abdominopélvica.

A designação de nove regiões é utilizada para estudos anatômicos; a designação de quadrante é utilizada para localizar o sítio de dor, tumores ou alguma outra anormalidade.

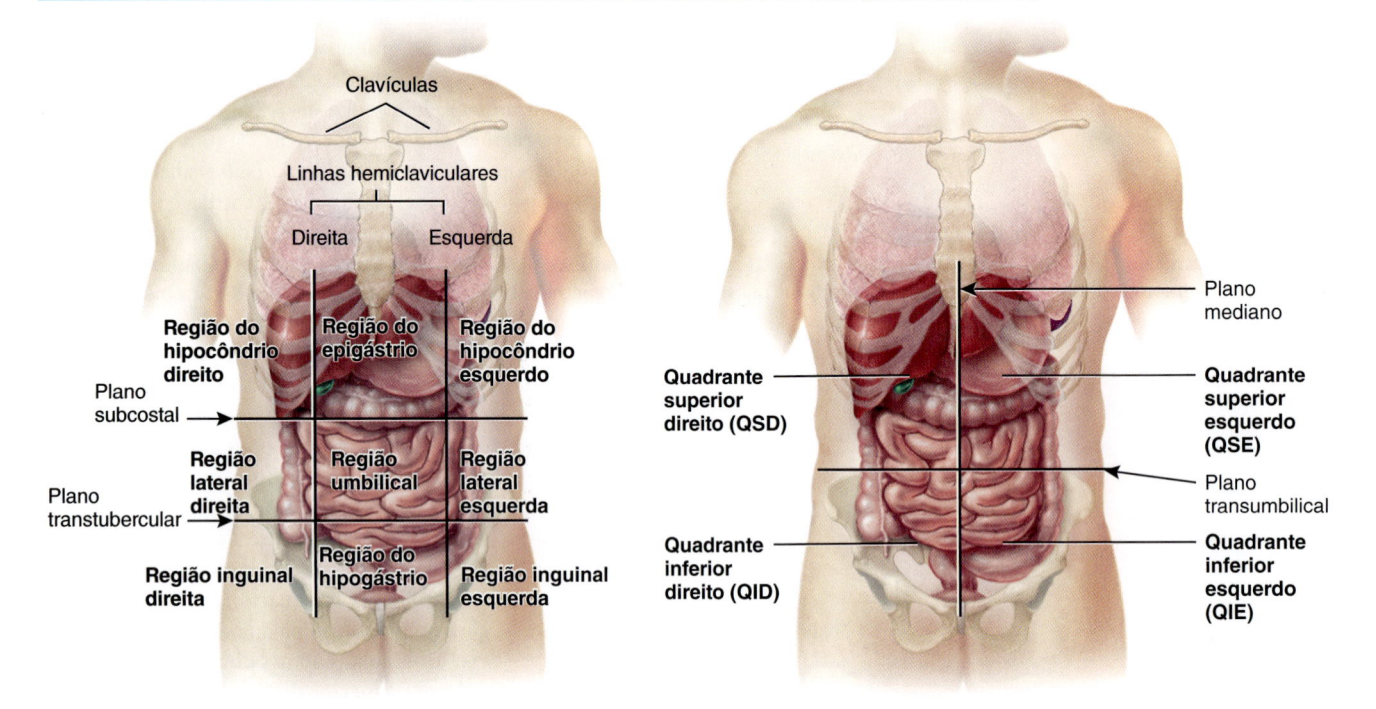

A. Vista anterior mostrando a localização das regiões abdominopélvicas **B.** Vista anterior mostrando a localização de quadrantes abdominopélvicos.

? Em qual região abdominopélvica cada um dos seguintes componentes é encontrado: a maior parte do fígado, colo ascendente, bexiga urinária e grande parte do intestino delgado? Em qual quadrante abdominopélvico poderia ser sentida a dor ocasionada por uma apendicite (inflamação do apêndice)?

corpo de restaurar a homeostasia. O envelhecimento produz mudanças observáveis na estrutura e função e aumenta a vulnerabilidade ao estresse e à doença. As alterações associadas ao envelhecimento estão aparentes em todos os sistemas do corpo. Exemplos incluem enrugamento da pele, cabelos grisalhos, perda de massa óssea, diminuição da massa muscular e da força, redução dos reflexos, diminuição da produção de alguns hormônios, aumento da incidência de doenças cardíacas, aumento da suscetibilidade a infecções e ao câncer, diminuição da capacidade pulmonar, funcionamento menos eficiente do sistema digestório, diminuição da função renal, menopausa e aumento da próstata. Esses e outros efeitos do envelhecimento serão discutidos em detalhes em capítulos posteriores.

Teste rápido

16. Quais são alguns dos sinais de envelhecimento?

1.7 Técnicas de imagem médica

OBJETIVO

- **Descrever** os princípios e a importância dos procedimentos das técnicas de imagem médica na avaliação das funções dos órgãos e do diagnóstico de doenças.

A **imagem médica** refere-se às técnicas e procedimentos utilizados para criar imagens do corpo humano. Vários tipos de técnicas de imagem permitem a visualização das estruturas dentro de nossos corpos e são cada vez mais úteis para o diagnóstico preciso de uma ampla gama de distúrbios anatômicos e fisiológicos. O avô de todas as técnicas de imagem médica é a radiografia convencional (raios X), em uso médico desde o final dos anos 1940. As novas tecnologias de imagem não só contribuem para o diagnóstico de doenças, mas também estão promovendo o avanço de nosso entendimento sobre a anatomia e a fisiologia normais. A **Tabela 1.3** descreve algumas técnicas de imagens médicas comumente empregadas. Outros métodos de imagem, como o cateterismo cardíaco, serão discutidos em capítulos posteriores.

TABELA 1.3 Procedimentos comuns de imagem médica.

Radiografia

Procedimento: Um único bombardeamento de raios X atravessa o corpo, produzindo uma imagem das estruturas interiores em filme sensível aos raios X. A imagem bidimensional resultante é uma *radiografia*, comumente denominada raios X.

Comentários: Relativamente barato, rápido e simples de executar; geralmente fornece informações suficientes para o diagnóstico. Os raios X não passam facilmente através de estruturas densas, de modo que os ossos parecem brancos. Estruturas ocas, como os pulmões, aparecem pretas. Estruturas de densidade intermediária, tais como pele, gordura e músculo, aparecem com diferentes tons de cinza. Em doses baixas, os raios X são úteis para examinar tecidos moles, como a mama (**mamografia**) e para determinar a densidade óssea (**densitometria óssea** ou **DEXA** *scan*).

É necessário utilizar uma substância denominada meio de contraste para tornar visíveis estruturas ocas ou cheias de fluidos (aparecem brancas) em radiografias. Os raios X fazem com que as estruturas que contêm meios de contraste apareçam brancas. O meio pode ser introduzido por injeção VO ou retal, dependendo da estrutura a ser visualizada. Raios X com contraste são utilizados para a imagem dos vasos sanguíneos (**angiografia**), do sistema urinário (**urografia excretora**) e do trato gastrintestinal (**raios X com contraste à base de bário**).

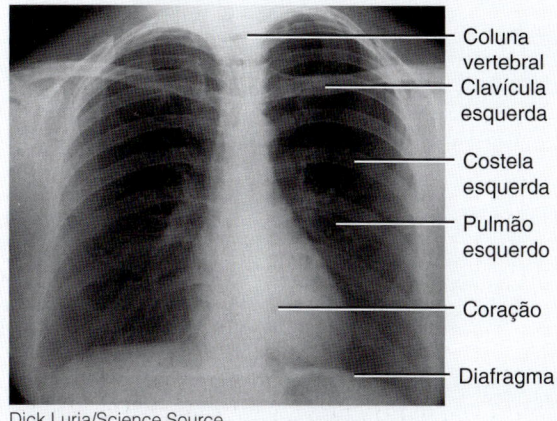

Radiografia do tórax em vista anterior.

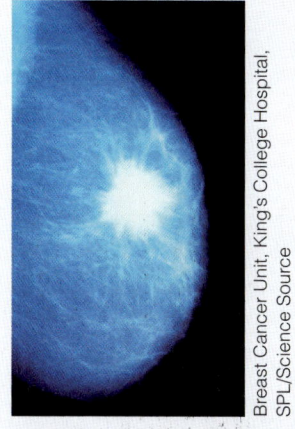

Mamografia da mama feminina mostrando um tumor cancerígeno (massa branca com margem irregular).

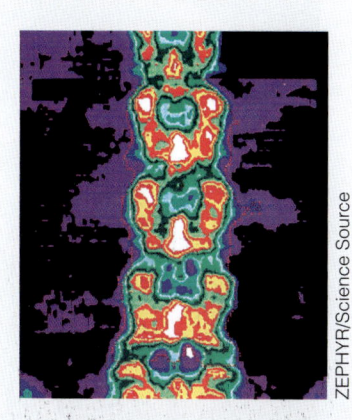

Exame de densitometria óssea da coluna lombar em vista anterior.

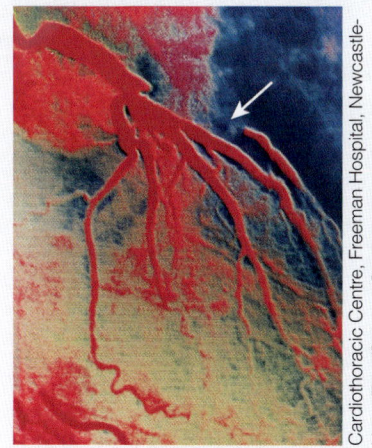

Angiografia do coração humano adulto mostrando o bloqueio na artéria coronária (seta).

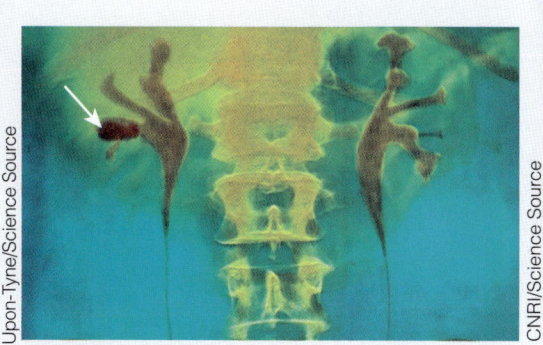

Urografia excretora mostrando um cálculo renal (seta) no rim direito.

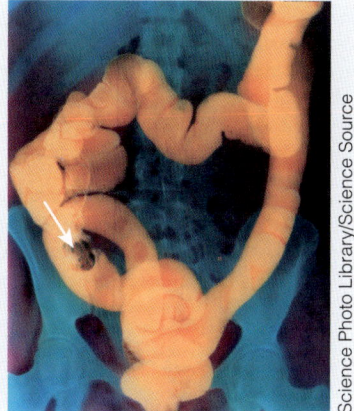

Radiografia com contraste de bário mostrando um câncer do colo ascendente (seta).

(continua)

| TABELA 1.3 | Procedimentos comuns de imagem médica. *(continuação)* |

Ressonância magnética (RM)

Procedimento: O corpo é exposto a um campo magnético de alta energia, que faz com que os prótons (pequenas partículas positivas dentro dos átomos, tais como hidrogênio) se organizem nos líquidos e tecidos corporais em relação ao campo. Então, um pulso de ondas de rádio "lê" esses padrões de íons e uma imagem codificada por cores é montada em um monitor de vídeo. O resultado é um plano bidimensional ou tridimensional da química celular.

Comentários: Relativamente segura, mas não pode ser utilizada em pacientes com metais em seus corpos. Mostra detalhes finos em tecidos moles, mas não em ossos. Mais útil para diferenciar entre tecidos normais e anormais. Utilizada para detectar tumores e placas de gordura que obstruem as artérias; revelar anormalidades encefálicas; medir o fluxo sanguíneo; e detectar uma variedade de distúrbios musculoesqueléticos, hepáticos e renais.

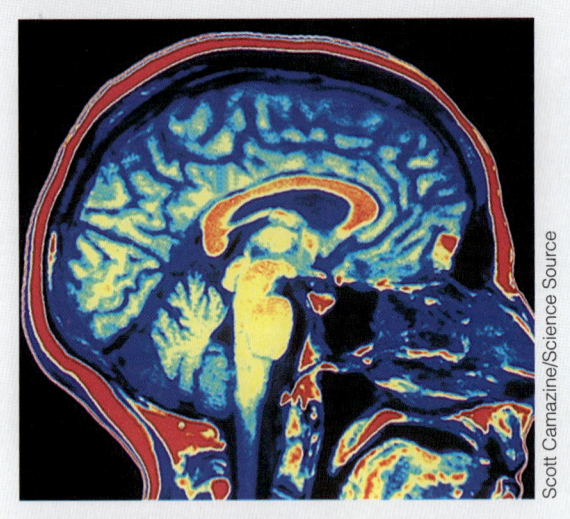

Ressonância magnética do encéfalo em secção sagital.

Tomografia computadorizada (TC)

[antes denominada tomografia axial computadorizada (TAC)].

Procedimento: Nessa forma de radiografia computadorizada, um feixe de raios X traça um arco em múltiplos ângulos ao redor de uma secção do corpo. A secção transversal resultante do corpo, chamada de *varredura por TC*, é mostrada em um monitor de vídeo.

Comentários: Visualiza tecidos moles e órgãos com muito mais detalhes do que as radiografias convencionais. Diferentes densidades de tecidos aparecem como vários tons de cinza. Diversas varreduras podem ser montadas para construir visualizações tridimensionais das estruturas (descritas a seguir). O exame de TC do corpo inteiro normalmente tem como alvo o tronco e parece fornecer o maior benefício na triagem de neoplasias malignas do pulmão, doença arterial coronariana e neoplasias malignas dos rins.

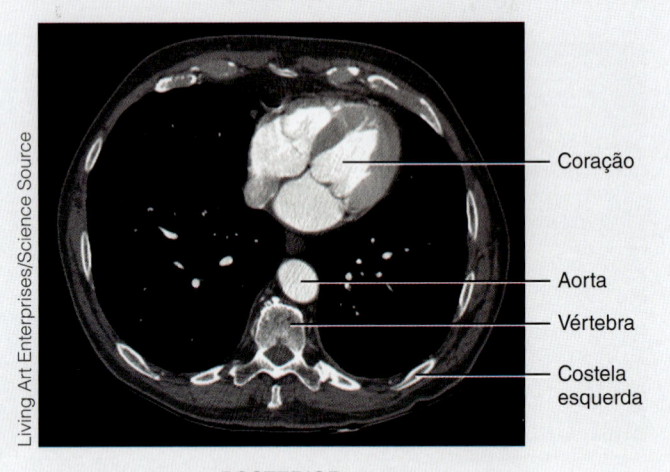

Tomografia computadorizada do tórax em vista inferior.

Ultrassonografia

Procedimento: As ondas sonoras de alta frequência produzidas por uma sonda refletem sobre os tecidos do corpo e são detectadas pelo mesmo instrumento. A imagem, que pode estar imóvel ou em movimento, é chamada de *sonograma* e apresentada em um monitor de vídeo.

Comentários: Segura, não invasiva, indolor e não utiliza corantes. Mais comumente utilizada para visualizar o feto durante a gravidez. Também utilizada para observar o tamanho, localização e ações dos órgãos e do fluxo de sangue nos vasos sanguíneos (**ultrassonografia com Doppler**).

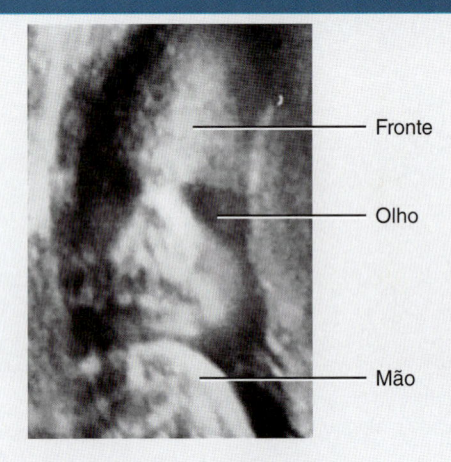

Ultrassonografia de um feto (Cortesia de Andrew Joseph Tortora e Damaris Soler).

TABELA 1.3	Procedimentos comuns de imagem médica. *(continuação)*

Angiotomografia computadorizada de coração (Angio-TC)

Procedimento: Nessa forma de radiografia computadorizada, um meio de contraste contendo iodo é injetado em uma veia e um betabloqueador é administrado para diminuir a frequência cardíaca. Em seguida, numerosos feixes de raios X traçam um arco ao redor do coração e um *scanner* detecta os feixes de raios X e os transmite a um computador, que transforma as informações em uma imagem tridimensional dos vasos sanguíneos coronarianos em um monitor. A imagem produzida é denominada *ACTC* e pode ser gerada em menos de 20 s.

Comentários: Utilizada principalmente para determinar se há alguma obstrução da artéria coronária (p. ex., placa aterosclerótica ou cálcio), que pode exigir uma intervenção como a angioplastia ou o *stent*. A ACTC pode ser rotacionada, ampliada e movida em qualquer ângulo. O procedimento pode tirar milhares de imagens do coração em um único batimento cardíaco, de modo que ele fornece uma grande quantidade de detalhes sobre a estrutura e a função do coração.

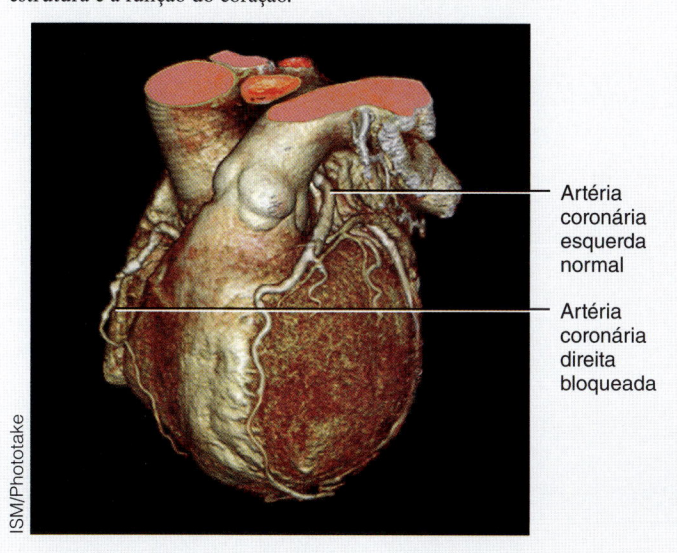

Exame de Angio-TC das artérias coronárias.

Tomografia por emissão de pósitrons (PET)

Procedimento: Uma substância que emite pósitrons (partículas carregadas positivamente) é injetada no corpo, onde é absorvida pelos tecidos. A colisão de pósitrons com elétrons carregados negativamente nos tecidos corporais produz raios gama (semelhantes aos raios X) que são detectados por câmeras gama, posicionadas ao redor do indivíduo. Um computador recebe sinais das câmeras gama e constrói uma imagem *PET scan*, exibida em cores em um monitor de vídeo. A imagem em PET *scan* mostra onde a substância injetada está sendo usada no corpo. Na imagem PET *scan* mostrada aqui, as cores preta e azul indicam uma atividade mínima; as cores vermelha, laranja, amarela e branca indicam áreas de atividade cada vez mais intensas.

Comentários: Utilizada para estudar a fisiologia das estruturas corporais, tais como o metabolismo no encéfalo ou no coração.

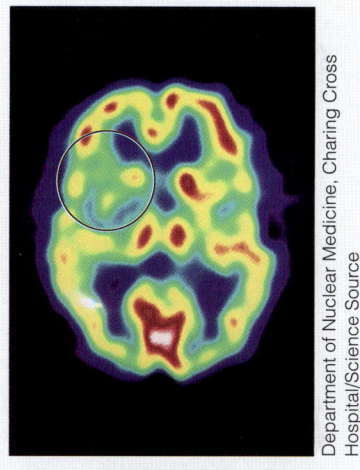

Tomografia por emissão de pósitrons de secção transversal do encéfalo (a área em círculo no canto superior esquerdo indica onde ocorreu um acidente vascular cerebral).

Endoscopia

Procedimento: A endoscopia envolve o exame visual do interior de órgãos ou cavidades corporais utilizando um instrumento iluminado com lentes, denominado *endoscópio*. A imagem é visualizada através de uma ocular no endoscópio ou projetada em um monitor.

Comentários: Os exemplos incluem a *colonoscopia* (utilizada para examinar o interior do colo, que faz parte do intestino grosso), a *laparoscopia* (utilizada para examinar os órgãos dentro da cavidade abdominopélvica) e a *artroscopia* (usada para examinar o interior de uma articulação, geralmente o joelho).

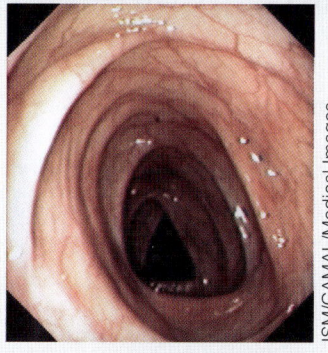

Vista interior do colo como mostrado pela colonoscopia.

(continua)

| TABELA 1.3 | Procedimentos comuns de imagem médica. *(continuação)* |

Cintilografia

Procedimento: Um *radionuclídeo* (substância radioativa) é introduzido IV no corpo e transportado pelo sangue aos tecidos a serem examinados. Os raios gama emitidos pelo radionuclídeo são detectados por uma câmera gama fora do indivíduo e os dados são baixados em um computador. O computador constrói uma *imagem de radionuclídeos* e a exibe em cores em um monitor de vídeo. As áreas de cor intensa incorporam uma grande quantidade de radionuclídeos e representam tecidos de intensa atividade; as áreas de coloração menos intensa incorporam quantidades menores do radionuclídeo e representam uma baixa atividade tecidual. O **exame de tomografia computadorizada por emissão de fóton único (SPECT)** é um tipo especializado de exame com radionuclídeos que é especialmente útil para o estudo do encéfalo, coração, pulmões e fígado.

Comentários: Usado para estudar a atividade de um tecido ou órgão, como a busca de tumores malignos no tecido corporal ou fibroses que podem interferir na atividade muscular do coração.

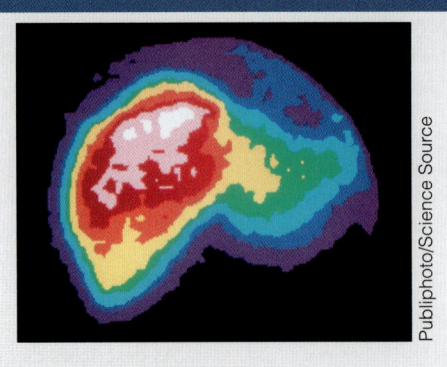

Cintilografia de fígado humano normal.

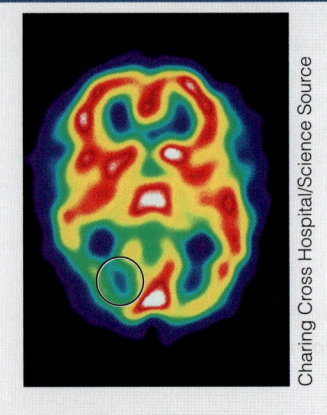

SPECT de secção transversal do encéfalo (a área quase toda verde no canto inferior esquerdo indica a crise de enxaqueca).

Teste rápido

17. Quais técnicas de imagem médica seriam utilizadas para mostrar uma obstrução em uma artéria do coração?
18. Das técnicas de imagem médica descritas na **Tabela 1.3**, qual delas melhor revela a fisiologia de uma estrutura?
19. Qual técnica de imagem médica você usaria para determinar se um osso foi quebrado?

Revisão do capítulo

Conceitos essenciais

1.1 Definição de anatomia e fisiologia

1. A anatomia é a ciência que estuda as estruturas do corpo e as relações entre elas; a fisiologia é a ciência das funções corporais.

2. Dissecção é o corte cuidadoso das estruturas do corpo para estudar suas relações.

3. Alguns ramos da anatomia são a biologia do desenvolvimento, embriologia, biologia celular, histologia, anatomia macroscópica, anatomia sistêmica, anatomia regional, anatomia de superfície, anatomia de imagem, anatomia clínica e anatomia patológica (ver **Tabela 1.1**).

4. Alguns ramos da fisiologia são a fisiologia molecular, neurofisiologia, endocrinologia, fisiologia cardiovascular, imunologia, fisiologia respiratória, fisiologia renal, fisiologia do exercício e fisiopatologia (ver **Tabela 1.1**).

1.2 Níveis de organização estrutural e sistemas do corpo

1. O corpo humano consiste em seis níveis de organização estrutural: químico, celular, tecidual, orgânico, sistêmico e organístico.

2. As células são as unidades vivas estruturais e funcionais básicas de um organismo e são as menores unidades vivas no corpo humano.

3. Os tecidos são grupos de células e os materiais que os rodeiam e que funcionam em conjunto para realizar uma determinada função.

4. Os órgãos são compostos de dois ou mais tipos diferentes de tecidos; eles têm funções específicas e geralmente têm formas reconhecíveis.

5. Os sistemas consistem em órgãos relacionados que têm uma função comum.

6. Um organismo é qualquer indivíduo vivo.

7. A **Tabela 1.2** apresenta os 11 sistemas do organismo humano: os sistemas tegumentar, esquelético, muscular, nervoso, endócrino, circulatório, linfático, respiratório, digestório, urinário e genital.

1.3 Características do organismo vivo humano

1. Todos os organismos realizam determinados processos que os distinguem de coisas não vivas.

2. Entre os processos vitais em humanos estão o metabolismo, a responsividade, o movimento, o crescimento, a diferenciação e a reprodução.

1.4 Homeostasia

1. Homeostasia é a manutenção de condições relativamente estáveis no meio interno do corpo, produzidas pela interação de todos os processos regulatórios do corpo.

2. Os líquidos corporais são soluções diluídas e aquosas. O líquido intracelular (LIC) está localizado dentro das células e o líquido extracelular (LEC) está situado fora das células. O plasma sanguíneo é o LEC dentro dos vasos sanguíneos. O líquido intersticial é o LEC que preenche os espaços entre as células teciduais. Visto que ele envolve as células do corpo, o líquido extracelular é chamado de meio interno do corpo.

3. O rompimento da homeostasia provém de estímulos externos e internos e de estresses psicológicos. Quando a perturbação da homeostasia é branda e temporária, as respostas das células do corpo restabelecem rapidamente o equilíbrio no meio interno. Se a perturbação for extrema, a regulação da homeostasia pode falhar.

4. Na maioria das vezes, os sistemas nervoso e endócrino agem em conjunto ou separadamente para regular a homeostasia. O sistema nervoso detecta as alterações no corpo e envia impulsos nervosos para neutralizar as mudanças em condições controladas. O sistema endócrino regula a homeostasia através da secreção de hormônios.

5. Os sistemas de retroalimentação incluem três componentes: (1) Receptores que monitoram as alterações em uma condição controlada e enviam o sinal de entrada (*input*) para um centro de controle (via aferente). (2) O centro de controle define o valor (pontos definidos) em que uma condição controlada deve ser mantida, avalia a informação que recebe dos receptores (via eferente) e gera comandos de saída (*output*) quando são necessários. (3) Os efetores recebem o sinal de saída (*output*) do centro de controle e produzem uma resposta (efeito) que altera a condição controlada.

6. Se uma resposta reverte o estímulo original, o sistema está funcionando por retroalimentação negativa. Se uma resposta intensifica o estímulo original, o sistema está operando por retroalimentação positiva.

7. Um exemplo de retroalimentação negativa é a regulação da pressão arterial. Se um estímulo provocar um aumento da pressão arterial (condição controlada), os barorreceptores (células nervosas sensíveis à pressão, os receptores) nos vasos sanguíneos enviam impulsos (*input*) para o encéfalo (centro de controle). O encéfalo envia impulsos (*output*) para o coração (efetor). Como resultado, a frequência cardíaca diminui (resposta) e a pressão arterial diminui para o normal (restauração da homeostasia).

8. Um exemplo de retroalimentação positiva ocorre durante o nascimento de um bebê. Quando o parto começa, o colo do útero é estirado (estímulo) e as células nervosas sensíveis ao estiramento no colo uterino (receptores) enviam impulsos nervosos (*input*) para o encéfalo (centro de controle). O encéfalo responde com liberação de ocitocina (*output*), que estimula o útero (efetor) a contrair com mais força (resposta). O movimento do feto alonga ainda mais o colo do útero, mais ocitocina é liberada e ocorrem contrações ainda mais intensas. O ciclo é interrompido com o nascimento do bebê.

9. Perturbações da homeostasia – desequilíbrios homeostáticos – podem levar a distúrbios, doenças e até mesmo a morte. Um distúrbio é um termo geral para qualquer anormalidade de estrutura ou função. Uma doença é uma enfermidade com um conjunto definido de sinais e sintomas.

10. Os sintomas são alterações subjetivas nas funções corporais que não são aparentes a um observador; os sinais são mudanças objetivas que podem ser observadas e mensuradas.

1.5 Terminologia anatômica básica

1. As descrições de qualquer região do corpo assumem que o corpo está na posição anatômica, na qual o indivíduo fica ereto, de frente para o observador, com a cabeça nivelada e os olhos voltados diretamente para frente. Os pés estão planos no chão e dirigidos para frente e os membros superiores estão ao lado do corpo, com as palmas das mãos viradas para frente. Um corpo deitado com a face para baixo está em posição prona ou decúbito ventral; um corpo deitado com a face para cima está em decúbito dorsal ou em posição supina.

2. As nomenclaturas regionais são termos dados a regiões específicas do corpo. As principais regiões são a cabeça, o pescoço, o tronco, os membros superiores e os membros inferiores. Dentro das regiões, partes específicas do corpo apresentam terminologias anatômicas e nomes comuns correspondentes. Exemplos incluem: torácico (tórax), nasal (nariz) e carpal (punho).

3. Os termos direcionais indicam a relação de uma parte do corpo com outra. A **Expo 1.A** resume os termos direcionais comumente utilizados.

4. Os planos são superfícies planas imaginárias que são utilizadas para dividir o corpo ou os órgãos para visualizar as estruturas interiores. Um plano mediano divide o corpo ou um órgão em lados *iguais*, direito e esquerdo. Um plano paramediano divide o corpo ou um órgão em lados *desiguais*, direito e esquerdo. Um plano coronal divide o corpo ou um órgão em porções anterior e posterior. Um plano transversal divide o corpo ou um órgão em porções superior e inferior. Um plano oblíquo atravessa o corpo ou um órgão em um ângulo oblíquo.

5. As secções são cortes do corpo ou de seus órgãos feitos ao longo de um plano. Elas são nomeadas de acordo com o plano ao longo do qual o corte é feito e incluem as secções mediana, coronal e transversal.

6. A **Figura 1.10** resume as cavidades do corpo e suas membranas. As cavidades corporais são espaços no corpo que ajudam a proteger, separar e apoiar os órgãos internos. A cavidade craniana contém o encéfalo, e o canal vertebral contém a medula espinal. As meninges são tecidos protetores que revestem a cavidade craniana e o canal vertebral. O diafragma separa a cavidade torácica da cavidade abdominopélvica. As vísceras são órgãos dentro das cavidades torácica e abdominopélvica. Uma membrana serosa reveste a parede da cavidade e se adere às vísceras.

7. A cavidade torácica é subdividida em três cavidades menores: uma cavidade pericárdica, em torno do coração e duas cavidades pleurais, cada uma das quais em torno de um pulmão. A parte central da cavidade torácica é uma região anatômica denominada mediastino. Ele está localizado entre as cavidades pleuropulmonares, estendendo-se do esterno até a coluna vertebral e da primeira costela até o diafragma. Contém todas as vísceras torácicas, exceto os pulmões.

8. A cavidade abdominopélvica é dividida em cavidade abdominal superior e cavidade pélvica inferior. As vísceras da cavidade abdominal

incluem o estômago, baço, fígado, vesícula biliar, intestino delgado e a maior parte do intestino grosso. As vísceras da cavidade pélvica incluem a bexiga urinária, porções do intestino grosso e a maioria dos órgãos internos dos sistemas genitais.

9. As membranas serosas revestem as paredes das cavidades torácica e abdominal e revestem os órgãos dentro delas. Elas incluem as pleuras, associadas aos pulmões; o pericárdio, associado ao coração; e o peritônio, associado à cavidade abdominal.

10. Para descrever mais facilmente a localização dos órgãos, a cavidade abdominopélvica é dividida em nove regiões: hipocôndrio direito, epigástrio, hipocôndrio esquerdo, região lateral direita, umbilical, região lateral esquerda, inguinal direita, hipogástrio e inguinal esquerda. Para situar o local de uma anormalidade abdominopélvica em estudos clínicos, a cavidade abdominopélvica é dividida em quadrantes: quadrante superior direito (QSD), quadrante superior esquerdo (QSE), quadrante inferior direito (QID) e quadrante inferior esquerdo (QIE).

1.6 Envelhecimento e homeostasia

1. O **envelhecimento** produz alterações observáveis na estrutura e função e aumenta a vulnerabilidade ao estresse e às doenças.

2. As mudanças associadas ao envelhecimento ocorrem em todos os sistemas do corpo.

1.7 Técnicas de imagem médica

1. As técnicas de imagem médica referem-se aos procedimentos utilizados para criar imagens do corpo humano. Eles permitem a visualização de estruturas internas para diagnosticar a anatomia anormal e alterações da fisiologia normal.

2. A **Tabela 1.3** resume e ilustra várias técnicas de imagem médica.

Questões para avaliação crítica

1. Você está estudando para seu primeiro exame de anatomia e fisiologia e quer saber quais áreas de seu encéfalo estão trabalhando mais intensamente quando você estuda. Seu colega de classe sugere que você poderia realizar um exame de tomografia computadorizada (TC) para avaliar sua atividade cerebral. Seria essa a melhor maneira de determinar os níveis de atividade encefálica? Por quê?

2. Há muito interesse no uso de células-tronco para auxiliar no tratamento de doenças como o diabetes tipo 1, que se deve a um mau funcionamento de algumas das células normais do pâncreas. O que tornaria as células-tronco úteis no tratamento de doenças?

3. Em seu primeiro exame de anatomia e fisiologia, Heather definiu a homeostasia como "a condição na qual o corpo se aproxima da temperatura ambiente e permanece constante". Você concorda com a definição de Heather?

Respostas às questões das figuras

1.1 Os órgãos são compostos de dois ou mais tipos diferentes de tecidos que trabalham em conjunto para desempenhar uma função específica.

1.2 Um nutriente move-se do meio externo para o plasma sanguíneo através do sistema digestório, depois para o líquido intersticial e em seguida, para uma célula do corpo.

1.3 A diferença entre os sistemas de retroalimentação negativa e positiva é que em sistemas de retroalimentação negativa, a resposta reverte o estímulo original, mas em sistemas de retroalimentação positiva a resposta intensifica o estímulo original.

1.4 Quando algo faz a pressão arterial diminuir, então a frequência cardíaca aumenta em virtude do funcionamento de um sistema de retroalimentação negativa.

1.5 Visto que os sistemas de retroalimentação positiva se intensificam ou reforçam continuamente o estímulo original, algum mecanismo é necessário para interromper a resposta.

1.6 Ter uma posição anatômica padrão permite que os termos direcionais sejam claramente definidos, de modo que qualquer parte do corpo possa ser descrita em relação a qualquer outra parte.

1.7 Não, o radio é *distal* ao úmero. Não, o esôfago é *posterior* à traqueia. Sim, as costelas são superficiais aos pulmões. Sim, a bexiga urinária é medial ao colo ascendente. Não, o esterno é medial ao colo descendente.

1.8 O plano coronal divide o coração em porções anterior e posterior.

1.9 Um plano paramediano (não mostrado na figura) divide o encéfalo em porções desiguais, direita e esquerda.

1.10 Bexiga urinária = P, estômago = A, coração = T, intestino delgado = A, pulmões = T, órgãos genitais femininos internos = P, timo = T, baço = A, fígado = A.

1.11 A cavidade pericárdica envolve o coração e as cavidades pleurais circundam os pulmões.

1.12 Os órgãos da cavidade abdominal ilustrados pertencem ao sistema digestório (fígado, vesícula biliar, estômago, intestino delgado e a maior parte do intestino grosso). Os órgãos da cavidade pélvica ilustrados pertencem ao sistema urinário (a bexiga urinária) e ao sistema digestório (parte do intestino grosso).

1.13 O fígado está situado, em sua maior parte, na região do epigástrio; o colo ascendente está na região lateral direita; a bexiga urinária está na região do hipogástrio; a maior parte do intestino delgado está na região umbilical. A dor associada à apendicite seria sentida no quadrante inferior direito (QID).

CAPÍTULO 2

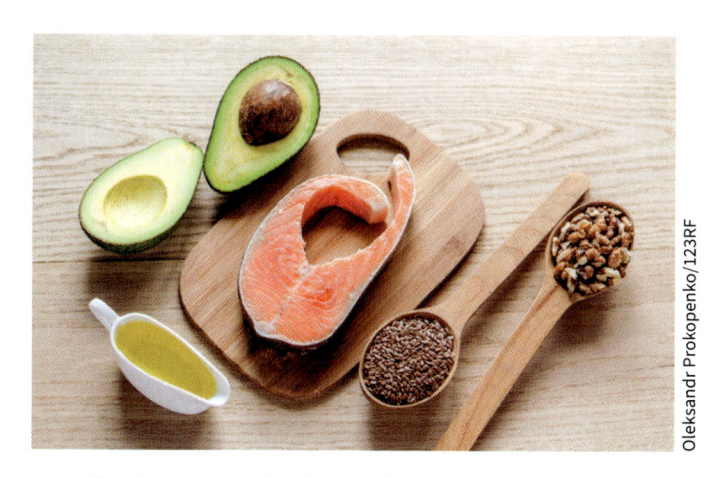

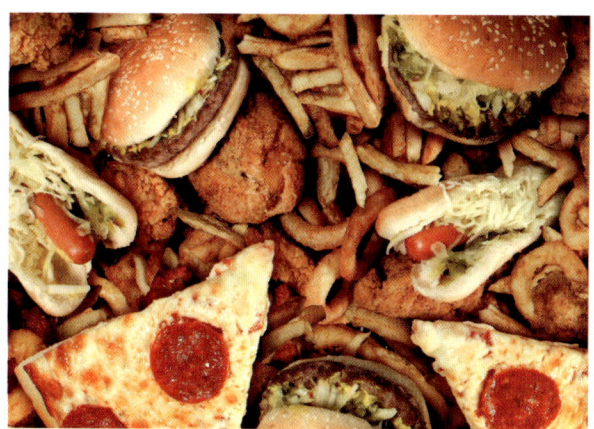

Consulte o boxe *Correlação clínica: lipídios (gorduras) na saúde e na doença* na seção 2.7 para descobrir por que alguns tipos de gordura que comemos são benéficos para a saúde, enquanto outros não são.

Nível Químico de Organização

Química e homeostasia

> A manutenção da composição e da concentração adequada de milhares de substâncias químicas diferentes no corpo e o monitoramento das interações dessas substâncias químicas entre si são dois aspectos importantes da homeostasia.

Você aprendeu no Capítulo 1 que o nível químico de organização, o menor nível de organização estrutural, é composto de átomos e moléculas. Essas letras do alfabeto anatômico em última análise, combinam-se para formar órgãos e sistemas do corpo de tamanho e complexidade surpreendentes. Neste capítulo, consideramos como os átomos se unem para formar moléculas e como os átomos e as moléculas liberam ou armazenam energia em processos conhecidos como reações químicas. Você também aprenderá sobre a importância vital da água – que representa quase dois terços do peso corporal – em reações químicas e na manutenção da homeostasia. Finalmente, apresentamos vários grupos de moléculas cujas propriedades únicas contribuem para a montagem das estruturas do corpo e ajudam a impulsionar os processos que nos permitem viver.

2.1 Como a matéria é organizada

OBJETIVOS

- **Identificar** os principais elementos químicos do corpo humano
- **Descrever** as estruturas dos átomos, íons, molécula, radicais livres e compostos.

Química é a ciência da estrutura e interações da matéria. Todas as coisas vivas e não vivas são constituídas de **matéria**, que é tudo o que ocupa espaço e tem **massa**. Massa é a quantidade de matéria em qualquer objeto, que não muda. **Peso**, a força da gravidade agindo sobre a matéria, que muda. Quando objetos estão mais distantes da Terra, a atração da gravidade é mais fraca; esse é o motivo pelo qual o peso de um astronauta é próximo de zero no espaço sideral.

Elementos químicos

A matéria existe em três estados: sólido, líquido e gasoso. Os *sólidos*, tais como ossos e dentes, são compactos e têm forma e volume definidos. Os *líquidos*, como o plasma sanguíneo, têm um volume definido e assumem a forma de seu recipiente. *Gases*, como oxigênio e dióxido de carbono, não têm forma nem volume definidos.

Todas as formas de matéria – tanto vivas quanto não vivas – são compostas por um número limitado de blocos de construção denominados **elementos químicos**. Cada elemento é uma substância que não pode ser dividida em uma substância mais simples por meios químicos comuns. Os cientistas atualmente reconhecem 118 elementos. Desses, 92 existem naturalmente na Terra. Os demais foram produzidos a partir dos elementos naturais utilizando aceleradores de partículas ou reatores nucleares. Cada elemento nomeado é designado por um **símbolo químico**, uma ou duas letras do nome do elemento em inglês, latim ou outro idioma. Exemplos de símbolos químicos são o H para hidrogênio, C para carbono, O para oxigênio, N para nitrogênio, Ca para cálcio e Na para sódio (*natrium* = sódio).*

Vinte e seis diferentes elementos químicos normalmente estão presentes em seu corpo. Apenas quatro elementos, chamados de **elementos principais** constituem cerca de 96% da massa corporal: oxigênio, carbono, hidrogênio e nitrogênio. Outros oito, os **elementos secundários**, contribuem com aproximadamente 3,6% da massa corporal: cálcio (Ca), fósforo (P), potássio (K), enxofre (S), sódio (Na), cloro (Cl), magnésio (Mg) e ferro (Fe). Quatorze elementos adicionais – os **oligoelementos** – estão presentes em pequenas quantidades. Juntos, eles são responsáveis pela massa corporal restante, cerca de 0,4%. Vários oligoelementos têm funções importantes no corpo. Por exemplo, o iodo é necessário para a produção de hormônios da tireoide. As funções de alguns oligoelementos são desconhecidas. A **Tabela 2.1** lista os principais elementos químicos do corpo humano.

Estrutura dos átomos

Cada elemento é composto de **átomos**, as menores unidades da matéria que retêm as propriedades e características do elemento. Os átomos são extremamente pequenos. Duzentos mil dos

---
*A tabela periódica de elementos, que lista todos os elementos químicos conhecidos, pode ser encontrada no Apêndice B.

TABELA 2.1 Principais elementos químicos no corpo.

Elemento químico (símbolo)	% da massa corporal total	Significado
ELEMENTOS MAJORITÁRIOS	(aproximadamente 96)	
Oxigênio (O)	65,0	Parte da água e de muitas moléculas orgânicas (contendo carbono); utilizado para gerar ATP, uma molécula utilizada pelas células para armazenar temporariamente energia química.
Carbono (C)	18,5	Forma o arcabouço das cadeias e dos anéis de todas as moléculas orgânicas: carboidratos, lipídios (gorduras), proteínas e ácidos nucleicos (DNA e RNA).
Hidrogênio (H)	9,5	Constituinte da água e da maioria das moléculas orgânicas; a forma ionizada (H^+) torna os líquidos corporais mais ácidos.
Nitrogênio (N)	3,2	Componente de todas as proteínas e ácidos nucleicos.
ELEMENTOS MINORITÁRIOS	(aproximadamente 3,6)	
Cálcio (Ca)	1,5	Contribui para a rigidez dos ossos e dentes; forma ionizada (Ca^{2+}) necessária para a coagulação do sangue, liberação de alguns hormônios, contração de músculos e muitos outros processos.
Fósforo (P)	1,0	Componente dos ácidos nucleicos e ATP; necessário para estrutura óssea e dentária normal.
Potássio (K)	0,35	A forma ionizada (K^+) é o cátion mais abundante (partícula positivamente carregada) em líquidos intracelulares; necessário para gerar potenciais de ação.
Enxofre (S)	0,25	Componente de algumas vitaminas e muitas proteínas.
Sódio (Na)	0,2	A forma ionizada (Na^+) é o cátion mais abundante em líquidos extracelulares; essencial para manter o equilíbrio hídrico; necessário para gerar potenciais de ação.
Cloro (Cl)	0,2	A forma ionizada (Cl^-) é o ânion mais abundante (partícula carregada negativamente) em líquidos extracelulares; essencial para a manutenção do equilíbrio hídrico.
Magnésio (Mg)	0,1	Forma ionizada (Mg^{2+}) necessária para a ação de muitas enzimas (moléculas que aumentam a taxa de reações químicas nos organismos).
Ferro (Fe)	0,005	As formas ionizadas (Fe^{2+} e Fe^{3+}) são parte da hemoglobina (proteína de transporte do oxigênio nos glóbulos vermelhos do sangue) e algumas enzimas.

(continua)

TABELA 2.1	Principais elementos químicos no corpo. (continuação)	
Elemento químico (símbolo)	**% da massa corporal total**	**Significado**
OLIGOELEMENTOS	(aproximadamente 0,4)	Alumínio (Al), boro (B), cromo (Cr), cobalto (Co), cobre (Cu), flúor (F), iodo (I), manganês (Mn), molibdênio (Mo), selênio (Se), silício (Si), estanho (Sn), vanádio (V) e zinco (Zn).

ELEMENTOS MAJORITÁRIOS (aproximadamente 96% do total)

ELEMENTOS MINORITÁRIOS (cerca de 3,6% do total)

OLIGOELEMENTOS (aproximadamente 0,4% do total)

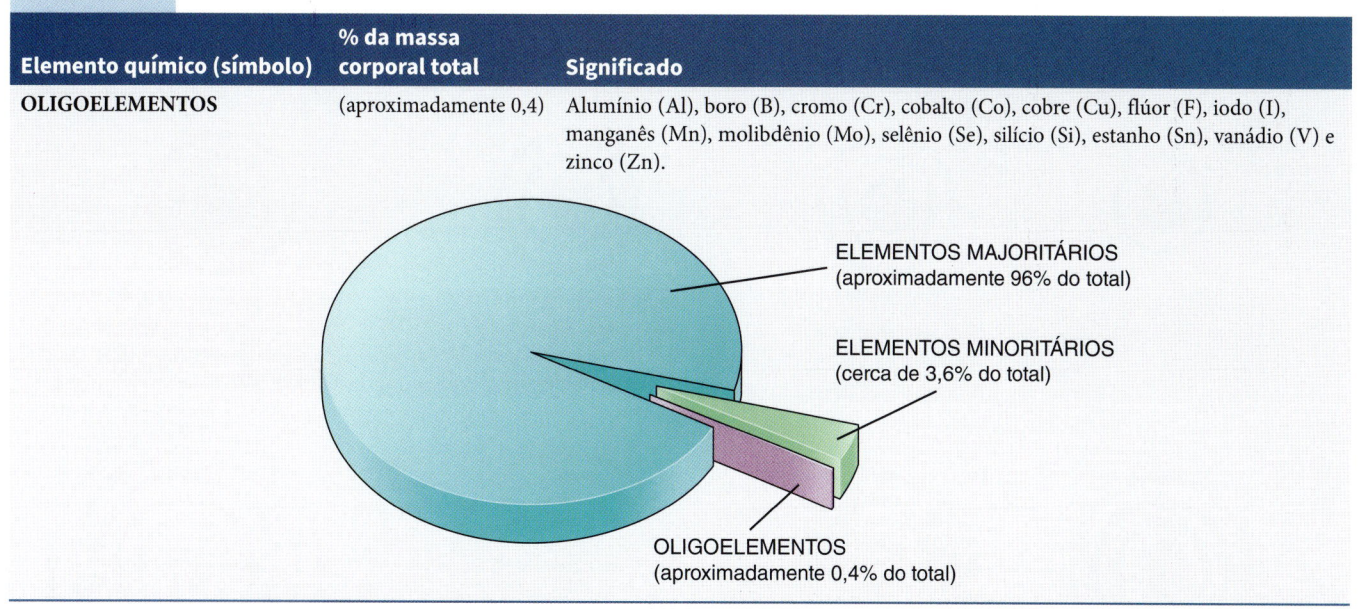

maiores átomos caberiam no período ao final desta frase. Os átomos de hidrogênio, os menores átomos, têm um diâmetro inferior a 0,1 nanômetro ($0,1 \times 10^{-9}$ m = 0,0000000001 m), e os maiores átomos são apenas cinco vezes maiores.

Dezenas de diferentes **partículas subatômicas** compõem os átomos individuais. Entretanto, apenas três tipos de partículas subatômicas são importantes para a compreensão das reações químicas no corpo humano: prótons, nêutrons e elétrons (**Figura 2.1**). O núcleo central denso de um átomo é seu **núcleo**. Dentro do núcleo estão os **prótons** com carga positiva (p^+) e **nêutrons** não carregados (neutros) (n^0). Os minúsculos **elétrons**, carregados negativamente (e^-) se movem em um grande espaço ao redor do núcleo. Eles não seguem uma trajetória fixa ou órbita, mas formam uma "nuvem" carregada negativamente em torno do núcleo (**Figura 2.1 A**).

Mesmo que suas posições exatas não possam ser previstas, grupos específicos de elétrons são mais propensos a se moverem dentro de certas regiões ao redor do núcleo. Essas regiões, chamadas de **camadas de elétrons**, podem ser descritas como círculos simples ao redor do núcleo. Visto que cada camada de elétrons pode conter um número específico de elétrons, o melhor modelo de camada dos elétrons transmite esse aspecto da estrutura atômica (**Figura 2.1 B**). A primeira camada de elétrons (mais próxima do núcleo) nunca contém mais de 2 elétrons. A segunda camada contém um máximo de 8 elétrons e a terceira pode conter até 18 elétrons. As camadas de elétrons são preenchidas com elétrons em uma ordem específica, começando com a primeira camada. Por exemplo, observe na **Figura 2.2** que o sódio (Na), que tem um total de 11 elétrons, contém dois elétrons na primeira camada, oito elétrons na segunda camada e um elétron na terceira camada. O elemento químico de maior massa encontrado no corpo humano é o iodo, que tem um total de 53 elétrons: 2 na primeira camada, 8 na segunda camada, 18 na terceira camada, 18 na quarta camada e 7 na quinta camada.

O número de elétrons em um átomo de um elemento sempre é igual ao número de prótons. Como cada elétron e próton carrega uma carga, os elétrons carregados negativamente e os prótons com carga positiva se equilibram entre si. Assim, cada átomo é eletricamente neutro; sua carga total é zero.

Número atômico e número de massa

O *número de prótons* no núcleo de um átomo é denominado **número atômico** do átomo. Os átomos de diferentes elementos apresentam diferentes números atômicos porque eles têm números

FIGURA 2.1 **Duas representações da estrutura de um átomo**. Os elétrons se movem sobre o núcleo, que contém nêutrons e prótons. **A.** No modelo de nuvem de elétrons de um átomo, o sombreamento representa a chance de encontrar um elétron em regiões fora do núcleo. **B.** No modelo de camada de elétrons, círculos preenchidos representam elétrons individuais, que são agrupados em círculos concêntricos de acordo com as camadas que ocupam. Ambos os modelos retratam um átomo de carbono, com seis prótons, seis nêutrons e seis elétrons.

> Um átomo é a menor unidade da matéria que retém as propriedades e características de seu elemento.

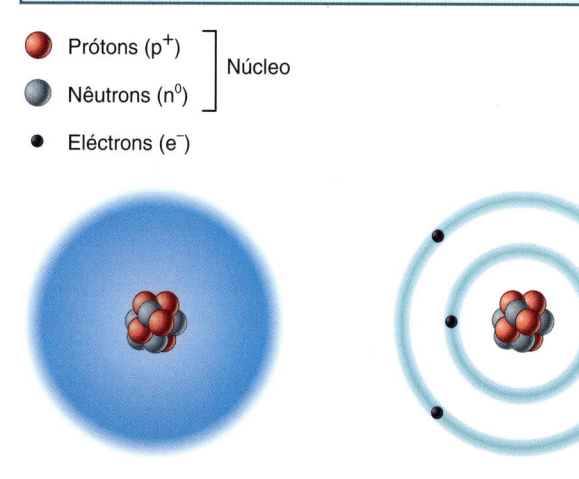

- Prótons (p^+) ⎤ Núcleo
- Nêutrons (n^0) ⎦
- Eléctrons (e^-)

A. Modelo de nuvem dos elétrons

B. Modelo de camada dos elétrons

? Como os elétrons de carbono estão distribuídos entre a primeira e a segunda camada de elétrons?

FIGURA 2.2 Estruturas atômicas de vários átomos estáveis.

> Os átomos de diferentes elementos químicos têm diferentes números atômicos, pois apresentam diferentes números de prótons.

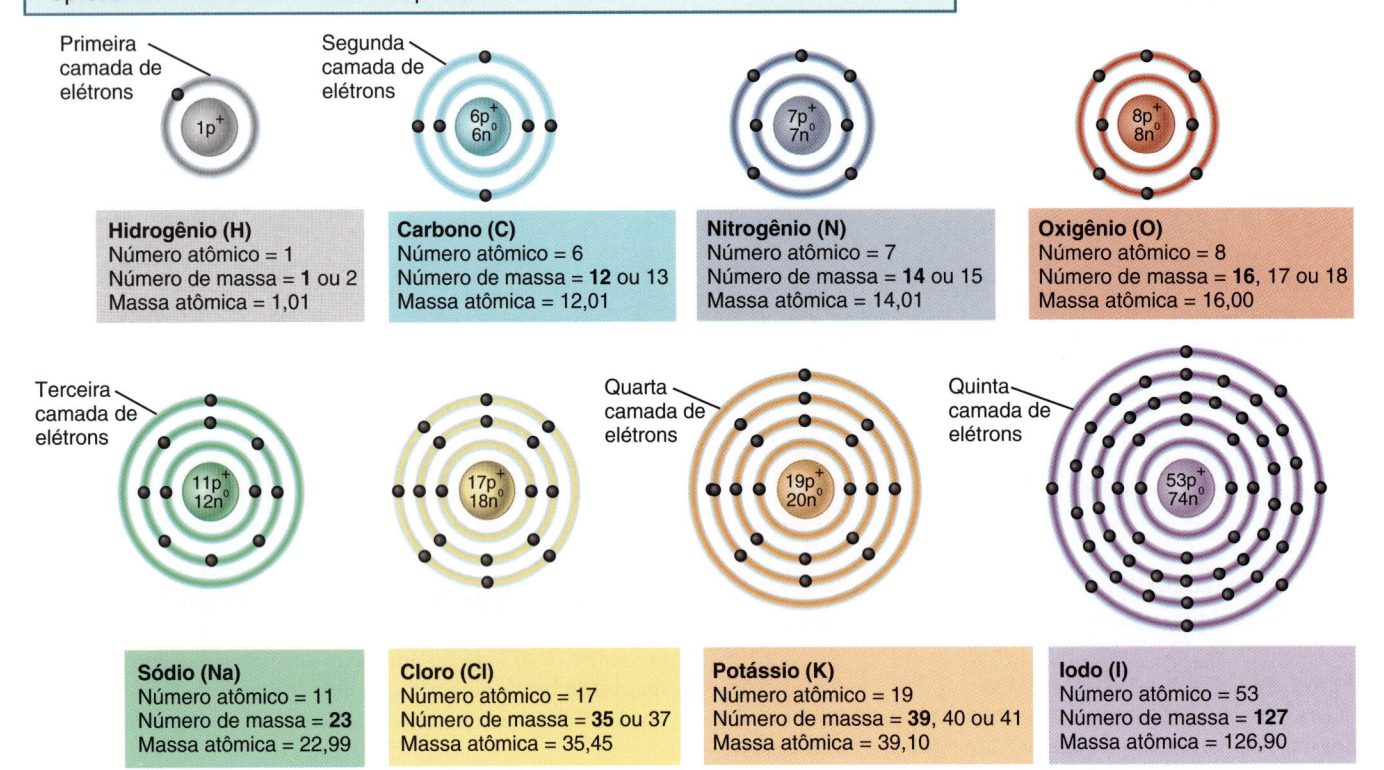

Hidrogênio (H)
Número atômico = 1
Número de massa = **1** ou 2
Massa atômica = 1,01

Carbono (C)
Número atômico = 6
Número de massa = **12** ou 13
Massa atômica = 12,01

Nitrogênio (N)
Número atômico = 7
Número de massa = **14** ou 15
Massa atômica = 14,01

Oxigênio (O)
Número atômico = 8
Número de massa = **16**, 17 ou 18
Massa atômica = 16,00

Sódio (Na)
Número atômico = 11
Número de massa = **23**
Massa atômica = 22,99

Cloro (Cl)
Número atômico = 17
Número de massa = **35** ou 37
Massa atômica = 35,45

Potássio (K)
Número atômico = 19
Número de massa = **39**, 40 ou 41
Massa atômica = 39,10

Iodo (I)
Número atômico = 53
Número de massa = **127**
Massa atômica = 126,90

Número atômico = número de prótons em um átomo
Número de massa = número de prótons e nêutrons em um átomo (o número em negrito indica o isótopo mais comum)
Massa atômica = massa média de todos os átomos estáveis de um determinado elemento em dáltons

? Quais desses quatro elementos estão presentes em maior abundância em organismos vivos?

diferentes de prótons. Por exemplo, o oxigênio tem um número atômico de 8, porque seu núcleo tem 8 prótons e o sódio tem um número atômico de 11, porque seu núcleo tem 11 prótons.

O **número de massa** de um átomo é a soma de seus prótons e nêutrons. O sódio tem 11 prótons e 12 nêutrons, portanto, seu número de massa é 23 (**Figura 2.2**). Embora todos os átomos de um elemento tenham o mesmo número de prótons, eles podem ter números diferentes de nêutrons e, dessa forma, números de massa diferentes. Os **isótopos** são átomos de um elemento que têm diferentes números de nêutrons e, portanto, números de massa diferentes. Em uma amostra de oxigênio, por exemplo, a maioria dos átomos tem 8 nêutrons e alguns têm 9 ou 10, mas todos têm 8 prótons e 8 elétrons. A maioria dos isótopos é estável, o que significa que sua estrutura nuclear não muda com o tempo. Os isótopos estáveis do oxigênio são designados ^{16}O, ^{17}O e ^{18}O (ou O-16, O-17 e O-18). Como você já deve ter determinado, os números indicam o número de massa de cada isótopo. Como você vai descobrir em breve, o número de elétrons de um átomo determina suas propriedades químicas. Embora os isótopos de um elemento apresentem números diferentes de nêutrons, eles têm propriedades químicas idênticas, porque têm o mesmo número de elétrons.

Alguns isótopos chamados **isótopos radioativos** (*radioisótopos*) são instáveis; seus núcleos decaem (mudam espontaneamente) em uma configuração estável. Exemplos são H-3, C-14, O-15 e O-19. À medida que decaem, esses átomos emitem radiação – tanto partículas subatômicas quanto pacotes de energia – e no processo muitas

Correlação clínica

Efeitos benéficos e prejudiciais da radiação

Os isótopos radioativos podem ter efeitos prejudiciais ou úteis. Suas radiações podem romper moléculas, representando uma séria ameaça ao corpo humano, produzindo danos nos tecidos ou causando vários tipos de câncer. Embora o decaimento de isótopos de ocorrência natural normalmente libere apenas uma pequena quantidade de radiação no meio ambiente, podem ocorrer acumulações localizadas. O radônio-222, um gás incolor e inodoro que é um produto de desintegração radioativa do urânio, de ocorrência natural, pode penetrar no solo e se acumular em edifícios. Não apenas está associado a muitos casos de câncer de pulmão em fumantes como também é responsável por muitos casos de câncer de pulmão em não fumantes. Efeitos benéficos de alguns radioisótopos incluem seu uso em procedimentos de imagem para diagnosticar e tratar determinados distúrbios. Alguns radioisótopos podem ser usados como **marcadores** para seguir o movimento de certas substâncias no corpo. O tálio-201 é usado para monitorar o fluxo de sangue no coração durante um teste de esforço físico. O iodo-131 é utilizado para detectar o câncer da glândula tireoide e para avaliar seu tamanho e atividade, além de ser utilizado também para destruir parte de uma glândula tireoide. O césio-137 é usado para tratar o câncer de colo de útero avançado, e o irídio-192 é utilizado para tratar o câncer de próstata.

vezes se transformam em um elemento diferente. Por exemplo, o isótopo radioativo de carbono, C-14, decai para N-14. O decaimento de um radioisótopo pode ser tão rápido quanto uma fração de segundo ou tão lento quanto milhões de anos. A **meia-vida** de um isótopo é o tempo necessário para metade dos átomos radioativos em uma amostra desse isótopo decair para uma forma mais estável. A meia-vida do C-14, que é utilizada para determinar a idade das amostras orgânicas, é de cerca de 5.730 anos; a meia-vida do I-131, uma importante ferramenta clínica, é de 8 dias.

Massa atômica

A unidade padrão para medir a massa dos átomos e suas partículas subatômicas é um **dálton**, também conhecido como *unidade de massa atômica (uma)*. Um nêutron tem uma massa de 1.008 dáltons e um próton tem uma massa de 1.007 dáltons. A massa de um elétron, em 0,0005 dálton, é quase 2.000 vezes menor que a massa de um nêutron ou próton. A **massa atômica** (também chamada de *peso atômico*) de um elemento é a massa média de todos os seus isótopos que ocorrem naturalmente. Normalmente, a massa atômica de um elemento é próxima ao número de massa de seu isótopo mais abundante.

Íons, moléculas e compostos

Como discutimos, átomos do mesmo elemento têm o mesmo número de prótons. Os átomos de cada elemento têm uma maneira característica de perda, ganho ou compartilhamento de seus elétrons ao interagir com outros átomos para alcançar estabilidade. A maneira que elétrons se comportam permite que átomos no corpo existam em formas eletricamente carregadas chamadas íons ou para se juntarem em combinações complexas denominadas moléculas. Se um átomo *cede* ou *ganha* elétrons, torna-se um íon. Um **íon** é uma partícula que tem uma carga positiva ou negativa, porque tem números desiguais de prótons e elétrons. *Ionização* é o processo de ceder ou ganhar elétrons. Um íon de um átomo é simbolizado pela escrita de seu símbolo químico seguido pelo número de suas cargas positivas (+) ou negativas (−). Assim, o Ca^{2+} representa um íon de cálcio que tem duas cargas positivas, porque perdeu dois elétrons.

Quando dois ou mais átomos *compartilham* elétrons, a combinação resultante é denominada **molécula**. Uma *fórmula molecular* indica os elementos e o número de átomos de cada elemento que compõe uma molécula. Uma molécula pode consistir em dois átomos do mesmo tipo, como uma molécula oxigênio (**Figura 2.3 A**). A fórmula molecular de uma molécula de oxigênio é O_2. O subscrito 2 indica que a molécula contém dois átomos de oxigênio. Dois ou mais tipos diferentes de átomos poderiam também formar uma molécula, como em uma molécula de água (H_2O). Na H_2O, um átomo de oxigênio compartilha elétrons com dois átomos de hidrogênio.

Um **composto** é uma substância que contém átomos de dois ou mais elementos diferentes. A maioria dos átomos no corpo é unida em compostos. A água (H_2O) e o cloreto de sódio (NaCl), o sal de cozinha, são compostos. No entanto, uma molécula de oxigênio (O_2) não é um composto, porque consiste em átomos de apenas um elemento.

Um **radical livre** é um átomo ou grupo de átomos com um elétron não pareado na camada mais externa. Um exemplo comum é o superóxido, que é formado pela adição de um elétron a uma molécula de oxigênio (**Figura 2.3 B**). Ter um elétron não pareado torna um radical livre instável, altamente reativo e destrutivo para moléculas próximas. Os radicais livres tornam-se estáveis por ceder seu elétron não pareado para outra molécula, ou receber um elétron de outra molécula. Ao fazer isso, os radicais livres podem romper moléculas importantes do corpo.

FIGURA 2.3 Estruturas atômicas de uma molécula de oxigênio e de um radical livre superóxido.

Um radical livre tem um elétron não pareado em sua camada de elétrons mais externa.

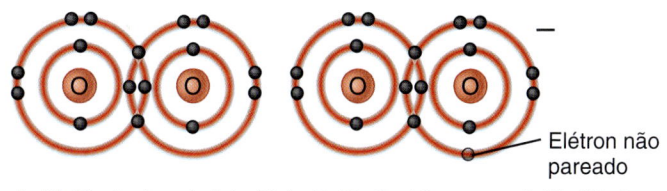

A. Molécula de oxigênio (O_2)   **B.** Radical livre superóxido (O_2^-)

Elétron não pareado

? Quais substâncias no corpo podem inativar radicais livres derivados do oxigênio?

Correlação clínica

Radicais livres e antioxidantes

Existem várias fontes de **radicais livres**, incluindo a exposição à radiação ultravioleta da luz solar, exposição a raios X, ozônio, fumaça de cigarro, poluentes do ar e algumas reações que ocorrem durante os processos metabólicos normais. Certas substâncias nocivas, como o tetracloreto de carbono (um solvente utilizado na limpeza a seco), também dão origem a radicais livres quando participam de reações metabólicas no corpo. Entre os muitos distúrbios, doenças e condições associadas a radicais livres derivados de oxigênio estão o câncer, aterosclerose, doença de Alzheimer, enfisema, diabetes melito, catarata, degeneração macular, artrite reumatoide e deterioração associada ao envelhecimento. O aumento do consumo de **antioxidantes** – substâncias que inativam radicais livres derivados de oxigênio – é responsável pela diminuição do ritmo dos danos causados por radicais livres. Os antioxidantes importantes da dieta incluem selênio, zinco, betacaroteno e vitaminas C e E. Frutas vermelhas, azuis ou roxas e vegetais contêm altos níveis de antioxidantes.

Teste rápido

1. Liste os nomes e símbolos químicos dos 12 elementos químicos mais abundantes no corpo humano.
2. Quais são o número atômico, o número de massa e a massa atômica do carbono? Como estão relacionados?
3. Defina isótopos e radicais livres.

2.2 Ligações químicas

OBJETIVOS

- **Descrever** como os elétrons de valência formam ligações químicas
- **Distinguir** entre ligações iônicas, covalentes e de hidrogênio.

As forças que unem os átomos de uma molécula ou um composto são as **ligações químicas**. A probabilidade de um átomo formar uma ligação química com outro átomo depende do número de elétrons em sua camada mais externa, também denominada **camada de valência**. Um átomo com uma camada de valência contendo oito elétrons é *quimicamente estável*, o que significa que é improvável formar ligações químicas com outros átomos. O neônio, por exemplo, tem oito elétrons em sua camada de valência e por essa razão não se liga facilmente a outros átomos. A camada de valência do hidrogênio e do hélio é a primeira camada de elétrons, que contém no máximo dois elétrons. O hélio tem dois elétrons de valência, portanto, também é estável e raramente se liga a outros átomos. O hidrogênio, por outro lado, tem apenas um elétron de valência (ver **Figura 2.2**), então ele se liga prontamente a outros átomos.

Os átomos dos elementos de maior importância biológica não têm oito elétrons em suas camadas de valência. Sob as condições adequadas, dois ou mais átomos podem interagir de forma a produzir um arranjo quimicamente estável de oito elétrons de valência para cada átomo. Esse princípio químico, chamado **regra do octeto**, ajuda a explicar por que os átomos interagem de formas previsíveis. Um átomo tem mais probabilidade de interagir com outro átomo, se isso deixar ambos com oito elétrons de valência. Para isso acontecer, um átomo esvazia sua camada de valência parcialmente preenchida, preenche-a com elétrons doados ou compartilha elétrons com outros átomos. A forma como os elétrons de valência são distribuídos determina qual é o tipo de ligação química resultante. Consideremos três tipos de ligações químicas: ligações iônicas, ligações covalentes e pontes de hidrogênio.

Ligações iônicas

Como você já aprendeu, quando os átomos perdem ou ganham um ou mais elétrons de valência, são formados os íons. Os íons carregados positivamente e negativamente são atraídos uns pelos outros – os opostos se atraem. A força de atração que mantém unidos os íons com cargas opostas é uma **ligação iônica**. Considere os átomos de sódio e de cloro, os componentes do sal de cozinha comum. O sódio tem um elétron de valência (**Figura 2.4 A**). Se o sódio *perder* esse elétron, ele fica com os oito elétrons em sua segunda camada, que se torna a camada de valência. Como resultado, no entanto, o número total de prótons (11) excede o número de elétrons (10). Portanto, o átomo de sódio torna-se um **cátion** ou íon com carga positiva. Um íon de sódio tem uma carga de 1+ e é escrito Na^+. Por outro lado, o cloro tem sete elétrons de valência (**Figura 2.4 B**). Se o cloro *ganhar* um elétron de um átomo vizinho, ele terá um octeto completo em sua terceira camada de elétrons. Depois de ganhar um elétron, o número total de elétrons (18) excede o número de prótons (17) e o átomo de cloro torna-se um **ânion**, um íon carregado negativamente. A forma iônica do cloro é denominada *íon cloreto*. Ele tem uma carga de 1– e é escrito Cl^-. Quando um átomo de sódio doa seu único elétron de valência a um átomo de cloro, as cargas positivas e negativas resultantes reúnem os dois íons firmemente, formando uma ligação iônica (**Figura 2.4 C**). O composto resultante é o cloreto de sódio ou o sal de cozinha, escrito como NaCl.

Em geral, os compostos iônicos existem como sólidos, com um arranjo ordenado e repetitivo dos íons, como em um

FIGURA 2.4 **Íons e formação de uma ligação iônica**. **A.** Um átomo de sódio pode ter um octeto completo de elétrons em sua camada mais externa pela perda de um elétron. **B.** Um átomo de cloro pode ter um octeto completo pelo ganho de um elétron. **C.** Uma ligação iônica pode se formar entre íons de cargas opostas. **D.** Em um cristal de NaCl, cada Na^+ é cercado por seis Cl^-. Em **A**, **B** e **C**, o elétron perdido ou aceito é indicado em vermelho.

> Uma ligação iônica é a força de atração que mantém unidos os íons com cargas opostas.

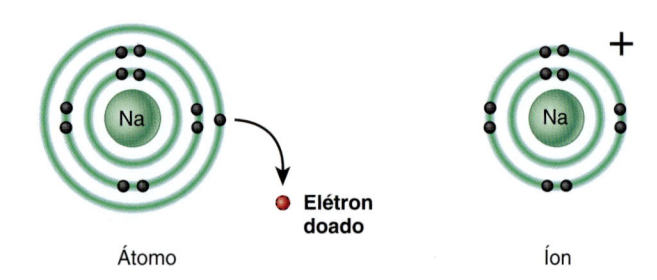

A. Sódio: 1 elétron de valência

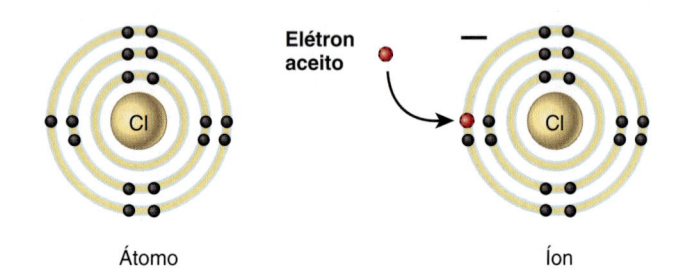

B. Cloro: 7 elétrons de valência

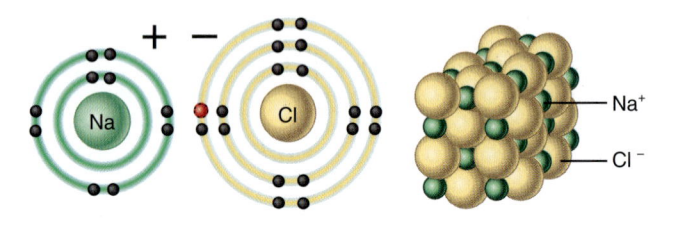

C. Ligação iônica no cloreto de sódio (NaCl)

D. Empacotamento de íons em um cristal de cloreto de sódio

? O que são cátions e ânions?

cristal de NaCl (**Figura 2.4 D**). Um cristal de NaCl pode ser grande ou pequeno – o número total de íons pode variar – mas a proporção de Na^+ para Cl^- é sempre 1:1. No corpo, as ligações iônicas são encontradas principalmente em dentes e ossos, onde elas fornecem grande resistência a esses importantes tecidos estruturais. Um composto iônico que se dissocia em íons positivos e negativos em uma solução é denominado um **eletrólito**. A maioria dos íons no corpo está dissolvida em líquidos corporais como eletrólitos, assim denominados porque suas soluções podem conduzir uma corrente elétrica. (No Capítulo 27, discutiremos a química e a importância dos eletrólitos). A **Tabela 2.2** lista os nomes e os símbolos de íons comuns no corpo.

TABELA 2.2 Íons comuns no corpo.

Cátions		Ânions	
Nome	Símbolo	Nome	Símbolo
Íon hidrogênio	H^+	Íon fluoreto	F^-
Íon sódio	Na^+	Íon cloreto	Cl^-
Íon potássio	K^+	Íon iodeto	I^-
Íon amônio	NH_4^+	Íon hidróxido	OH^-
Íon magnésio	Mg^{2+}	Íon bicarbonato	HCO_3^-
Íon cálcio	Ca^{2+}	Íon óxido	O^{2-}
Íon de ferro (II) ou ferroso	Fe^{2+}	Íon sulfato	SO_4^{2-}
Íon de ferro (III) ou férrico	Fe^{3+}	Íon fosfato	PO_4^{3-}

Ligações covalentes

Quando uma **ligação covalente** se forma, dois ou mais átomos *compartilham* elétrons em vez de ganhá-los ou perdê-los. Os átomos formam uma molécula covalentemente ligada, compartilhando um, dois ou três pares de elétrons de valência. Quanto maior o número de pares de elétrons compartilhados entre dois átomos, mais forte a ligação covalente. As ligações covalentes podem se formar entre átomos do mesmo elemento ou entre átomos de diferentes elementos. São as ligações químicas mais comuns no corpo e os compostos que resultam deles formam a maioria das estruturas do corpo.

Uma **ligação covalente simples** ocorre quando dois átomos compartilham um par de elétrons. Por exemplo, uma molécula de hidrogênio se forma quando dois átomos de hidrogênio compartilham seus elétrons de valência única (**Figura 2.5 A**), o que permite que ambos os átomos tenham uma camada de valência completa, pelo menos parte do tempo. Uma **ligação covalente dupla** ocorre quando dois átomos compartilham dois pares de elétrons, como acontece em uma molécula de oxigênio (**Figura 2.5 B**). Uma **ligação covalente tripla** ocorre quando dois átomos compartilham três pares de elétrons, como em uma molécula de nitrogênio (**Figura 2.5 C**). Observar nas *fórmulas estruturais* das moléculas ligadas por ligações covalentes na **Figura 2.5**, que o número de linhas entre os símbolos químicos para dois átomos indica se a ligação é uma ligação covalente simples (–), dupla (=) ou tripla (≡).

Os mesmos princípios de ligação covalente que se aplicam a átomos do mesmo elemento também se aplicam às ligações covalentes entre átomos de diferentes elementos. O principal componente do gás natural, o metano (CH_4), contém ligações covalentes formadas entre os átomos de dois elementos distintos, um carbono e quatro hidrogênios (**Figura 2.5 D**). A camada de valência do átomo de carbono pode comportar oito elétrons, mas tem apenas quatro de seus próprios elétrons. A única camada de elétrons de um átomo de hidrogênio pode conter dois elétrons, mas cada átomo de hidrogênio tem apenas um. Uma molécula de metano contém quatro ligações covalentes simples separadas. Cada átomo de hidrogênio compartilha um par de elétrons com o átomo de carbono.

Em algumas ligações covalentes, dois átomos compartilham os elétrons igualmente – um átomo não atrai os elétrons compartilhados mais fortemente que o outro átomo. Esse tipo de ligação é uma **ligação covalente não polar**. As ligações entre dois átomos idênticos são sempre ligações covalentes não polares (**Figura 2.5 A-C**). As ligações entre átomos de carbono e hidrogênio são também não polares, tais como as quatro ligações de C–H em uma molécula de metano (**Figura 2.5 D**).

Em uma **ligação covalente polar**, o compartilhamento de elétrons entre dois átomos é desigual – o núcleo de um átomo atrai os elétrons compartilhados mais fortemente do que o núcleo de outro átomo. Quando as ligações covalentes polares se formam, a molécula resultante tem uma carga parcialmente negativa próxima do átomo que atrai os elétrons com mais força. Esse átomo tem maior **eletronegatividade**, a força para atrair elétrons para si mesmo. Pelo menos um outro átomo na molécula então terá uma carga parcialmente positiva. As cargas parciais são indicadas pela letra grega minúscula delta com sinal de menos ou mais: δ^- ou δ^+. Um exemplo muito importante de uma ligação covalente polar em sistemas vivos é a ligação entre oxigênio e hidrogênio em uma molécula de água (**Figura 2.5 E**); nessa molécula, o núcleo do átomo de oxigênio atrai os elétrons mais fortemente do que os núcleos dos átomos de hidrogênio, por essa razão, diz-se que o átomo de oxigênio tem maior eletronegatividade. Mais adiante no capítulo, veremos como as ligações covalentes polares permitem que a água dissolva muitas moléculas que são importantes para a vida. Ligações entre nitrogênio e hidrogênio e aqueles entre oxigênio e carbono também são ligações polares.

Pontes de hidrogênio

As ligações covalentes polares que se formam entre os átomos de hidrogênio, e outros átomos podem dar origem a um terceiro tipo de ligação química, uma ponte de hidrogênio (**Figura 2.6**). Uma **ponte de hidrogênio** se forma quando um átomo de hidrogênio com uma carga parcialmente positiva (δ^+) atrai a carga parcialmente negativa (δ^-) de átomos eletronegativos vizinhos, muitas vezes átomos de oxigênio ou nitrogênio maiores. Portanto, as pontes de hidrogênio resultam da atração de partes das moléculas de cargas opostas, em vez do compartilhamento de elétrons como em ligações covalentes ou a perda ou ganho de elétrons como nas ligações iônicas. As pontes de hidrogênio são fracas em comparação com as ligações iônicas e covalentes. Portanto, eles não podem ligar os átomos em moléculas. Entretanto, as pontes de hidrogênio estabelecem ligações importantes entre as moléculas ou entre diferentes partes de uma molécula grande, tais como uma proteína ou um ácido nucleico (ambos discutidos posteriormente neste capítulo).

As pontes de hidrogênio que se associam às moléculas de água vizinhas fornecem à água uma considerável *coesão*, a tendência das partículas permanecerem unidas. A coesão das moléculas de água cria uma **tensão superficial** muito alta, uma medida da dificuldade de extensão ou ruptura da superfície de um líquido. No limite entre água e ar, a tensão de superfície da água é muito alta porque as moléculas de água são muito mais atraídas entre si do que são atraídas às moléculas no ar. Isso é facilmente visto quando uma aranha caminha sobre a água ou uma folha flutua sobre a água. A influência da tensão superficial da água sobre o corpo pode ser percebida pela maneira que ela aumenta o trabalho necessário para a respiração. Uma fina película de fluido aquoso cobre os sacos alveolares dos pulmões. Assim, cada inalação deve ter força

36 PRINCÍPIOS DE ANATOMIA E FISIOLOGIA

FIGURA 2.5 **Formação da ligação covalente**. Os elétrons vermelhos são compartilhados igualmente em A-D e de forma desigual em E. À direita estão formas mais simples de representar essas moléculas. Em uma fórmula estrutural, cada ligação covalente é denotada por uma linha reta entre os símbolos químicos para dois átomos. Nas fórmulas moleculares, o número de átomos em cada molécula é indicado por subscritos.

Em uma ligação covalente, dois átomos compartilham um, dois ou três pares de elétrons na camada mais externa.

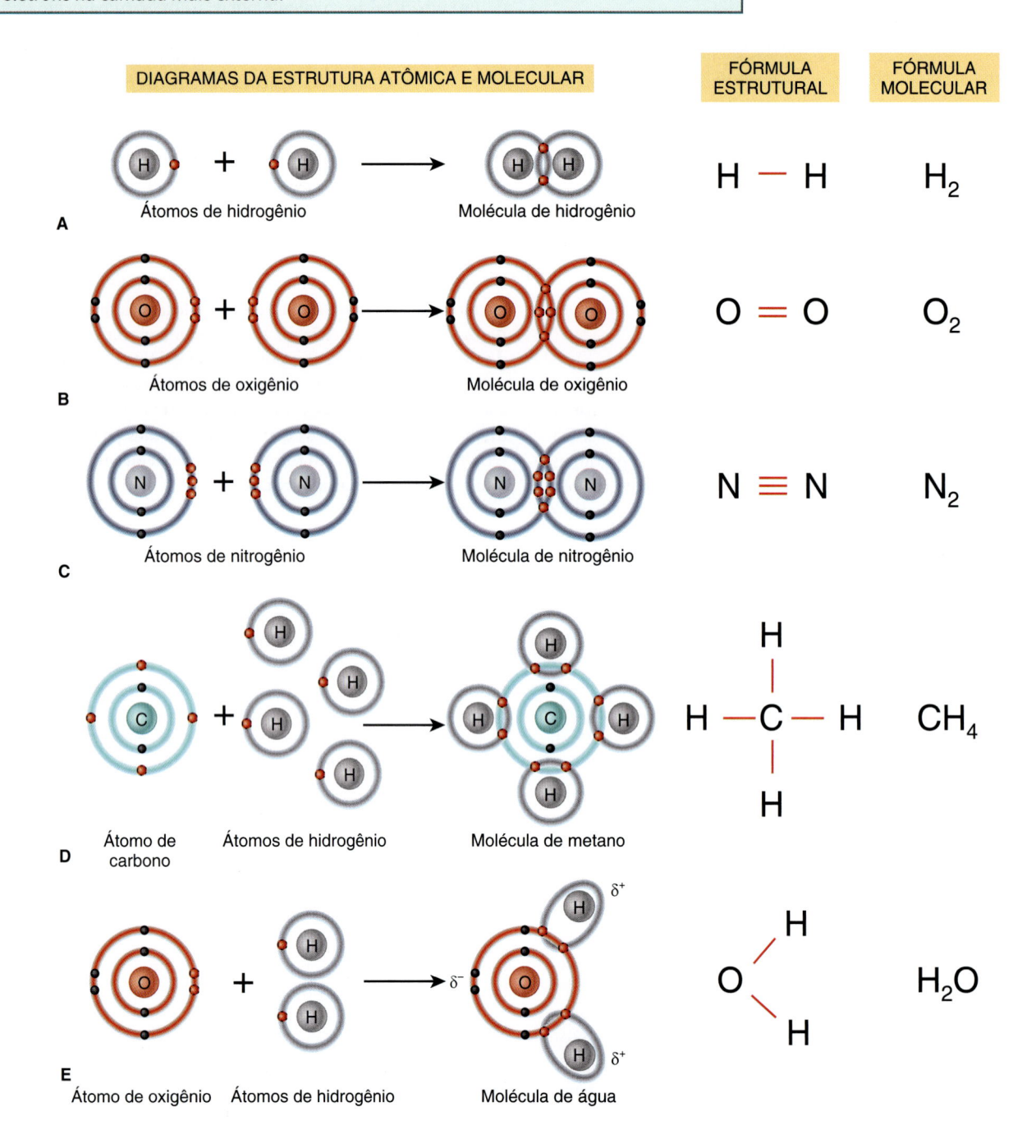

DIAGRAMAS DA ESTRUTURA ATÔMICA E MOLECULAR | FÓRMULA ESTRUTURAL | FÓRMULA MOLECULAR

A. Átomos de hidrogênio → Molécula de hidrogênio — H—H — H_2

B. Átomos de oxigênio → Molécula de oxigênio — O=O — O_2

C. Átomos de nitrogênio → Molécula de nitrogênio — N≡N — N_2

D. Átomo de carbono + Átomos de hidrogênio → Molécula de metano — H—C—H (com H acima e abaixo) — CH_4

E. Átomo de oxigênio + Átomos de hidrogênio → Molécula de água (com δ^+ nos H e δ^- no O) — O com dois H — H_2O

? Qual é a principal diferença entre uma ligação iônica e uma ligação covalente?

---

suficiente para superar o efeito oposto da tensão superficial à medida que os sacos alveolares se esticam e aumentam durante a entrada de ar.

Ainda que as pontes de hidrogênio simples sejam fracas, muitas moléculas grandes podem conter milhares dessas ligações. Ao agir conjuntivamente, as pontes de hidrogênio proporcionam força e estabilidade consideráveis e ajudam a determinar a forma tridimensional de moléculas grandes. Como você verá a seguir neste capítulo, a forma da molécula grande determina como ela funciona.

FIGURA 2.6 **Pontes de hidrogênio entre moléculas de água.** Cada molécula de água forma pontes de hidrogênio (indicada pelas linhas tracejadas) com três a quatro moléculas de água vizinhas.

> As pontes de hidrogênio se formam porque os átomos de hidrogênio em uma molécula de água são atraídos pela carga parcialmente negativa do átomo de oxigênio em outra molécula de água.

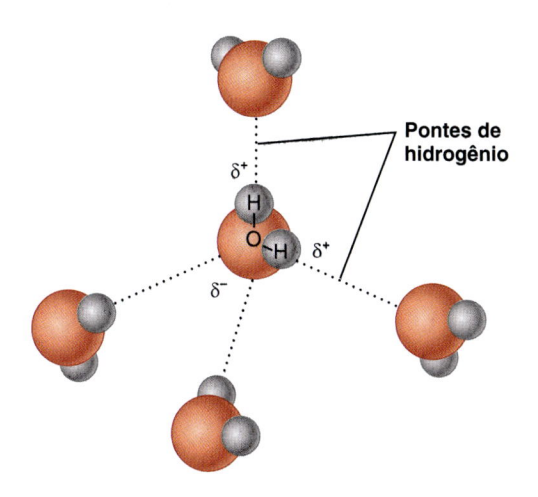

? Por que você espera que a amônia (NH_3) forme pontes de hidrogênio com moléculas de água?

Teste rápido

4. Qual camada de elétrons é a camada de valência de um átomo e qual é o seu significado?
5. Compare as propriedades das ligações iônicas, covalentes e pontes de hidrogênio.
6. Qual informação é transmitida quando você escreve a fórmula molecular ou estrutural de uma molécula?

2.3 Reações químicas

OBJETIVOS

- **Definir** uma reação química
- **Descrever** as várias formas de energia
- **Comparar** as reações químicas exergônicas e endergônicas
- **Explicar** o papel da energia de ativação e dos catalisadores nas reações químicas
- **Descrever** as reações de síntese, decomposição, permuta e reações reversíveis.

Uma **reação química** ocorre quando novas ligações se formam ou ligações antigas se dissociam entre os átomos. As reações químicas são a base de todos os processos vitais e, como já vimos, as interações dos elétrons de valência são a base de todas as reações químicas. Considere como as moléculas de hidrogênio e de oxigênio reagem para formar as moléculas de água (**Figura 2.7**). As substâncias iniciadoras – dois H_2 e um O_2 – são conhecidas como os **reagentes**. As substâncias finais – duas moléculas de H_2O – são os **produtos**. A seta na figura indica a direção em que a reação prossegue. Em uma reação química, a massa total dos reagentes é igual à massa total dos produtos. Portanto, o número de átomos de cada elemento é o mesmo antes e depois da reação. No entanto, devido ao rearranjo dos átomos, os reagentes e os produtos têm propriedades químicas diferentes. Através de milhares de reações químicas diferentes, as estruturas do corpo são construídas e as suas funções são realizadas. O termo **metabolismo** refere-se a todas as reações químicas que ocorrem no corpo.

Tipos de energia e reações químicas

Cada reação química envolve mudanças de energia. **Energia** (*en-* = em; *-ergia* = trabalho) é a capacidade de realizar trabalho. Duas principais formas de energia são a **energia potencial**, que é a *energia armazenada* e a **energia cinética**, que é a *energia em movimento*. Por exemplo, a energia armazenada na água atrás de uma represa ou em uma pessoa prestes a saltar alguns degraus é a energia potencial. Quando os portões da barragem são abertos ou a pessoa salta, a energia potencial é convertida em energia cinética. A **energia química** é uma forma de energia potencial que é armazenada nas ligações de compostos e moléculas. A quantidade total de energia presente no início e no fim de uma reação química é a mesma. Embora a energia não possa ser criada nem destruída, ela pode ser convertida de uma forma para outra. Esse princípio é conhecido como a **lei da conservação de energia**. Por exemplo, parte da energia química nos alimentos que comemos é eventualmente convertida em várias formas de energia cinética, como a energia mecânica utilizada para andar e falar. A conversão de energia de uma forma para outra geralmente libera calor, parte do qual é utilizado para manter a temperatura normal do corpo.

FIGURA 2.7 **Reação química entre duas moléculas de hidrogênio (H_2) e uma molécula de oxigênio (O_2) para formar duas moléculas de água (H_2O).** Observe que a reação ocorre pela quebra de ligações antigas, formando ligações novas.

> O número de átomos de cada elemento é o mesmo antes e depois de uma reação química.

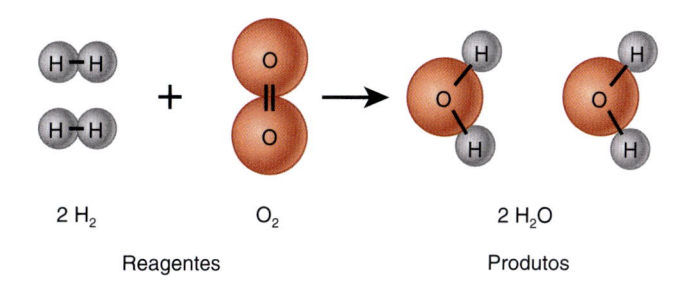

$2 H_2$ + O_2 → $2 H_2O$
Reagentes — Produtos

? Por que esta reação requer duas moléculas de H_2?

Transferência de energia nas reações químicas

As ligações químicas representam a energia química armazenada e as reações químicas ocorrem quando novas ligações são formadas ou as ligações antigas entre os átomos se dissociam. A *reação geral* pode tanto liberar energia quanto absorver. As **reações exergônicas** (*ex-* = para fora) liberam mais energia do que absorvem. Por outro lado, as **reações endergônicas** (*end-* = dentro) absorvem mais energia do que liberam.

Uma característica essencial do metabolismo do corpo é a combinação de reações exergônicas e endergônicas. A energia liberada por uma reação exergônica é frequentemente usada para conduzir uma reação endergônica. Em geral, as reações exergônicas ocorrem quando nutrientes, tais como a glicose, são decompostos. Parte da energia liberada pode ser capturada nas ligações covalentes da adenosina trifosfato (ATP), que descrevemos mais detalhadamente mais adiante neste capítulo. Se uma molécula de glicose for completamente decomposta, a energia química em suas ligações pode ser utilizada para produzir até 32 moléculas de ATP. A energia transferida para as moléculas de ATP é então utilizada para impulsionar reações endergônicas necessárias para construir estruturas corporais, tais como músculos e ossos. A energia no ATP também é empregada para realizar o trabalho mecânico envolvido na contração muscular ou o movimento de substâncias que entram ou saem das células.

Energia de ativação.
As partículas da matéria, tais como átomos, íons e moléculas, têm energia cinética, portanto, estão em constante movimento e colidindo entre si. Uma colisão suficientemente forte pode interromper o movimento dos elétrons de valência, provocando a dissociação de uma ligação química existente ou a formação de uma nova ligação. A energia de colisão necessária para romper as ligações químicas dos reagentes é denominada **energia de ativação** da reação (**Figura 2.8**). Esse "investimento" inicial de energia é necessário para começar uma reação. Os reagentes devem absorver energia suficiente para suas ligações químicas para que se tornem instáveis e seus elétrons de valência formem novas combinações. Então, com a formação de novas ligações, a energia é liberada para o ambiente.

Tanto a concentração de partículas quanto a temperatura influenciam a chance de ocorrer uma colisão e causar uma reação química.

- **Concentração.** Quanto mais partículas de matéria presentes em um espaço confinado, maior a chance de colisão (pense nas pessoas que se aglomeram em um vagão de metrô na hora de pico). A concentração de partículas aumenta quando mais são adicionadas a um determinado espaço ou quando a pressão sobre o espaço aumenta, o que obriga as partículas a se aproximarem mais para que colidam com mais frequência.
- **Temperatura.** À medida que a temperatura aumenta, partículas de matéria movimentam-se mais rapidamente. Portanto, quanto mais alta a temperatura da matéria, mais fortemente as partículas irão colidir e maior a chance de uma colisão produzir uma reação.

Catalisadores.
Como vimos, as reações químicas ocorrem quando as ligações químicas se rompem ou se formam após a colisão de átomos, íons ou moléculas entre si. A temperatura corporal e as concentrações de moléculas nos líquidos corporais, no entanto, são baixas demais para que a maioria das reações químicas ocorra rapidamente o suficiente para manter a vida. Aumentar a temperatura e o número de partículas de matéria reagentes no corpo poderia aumentar a frequência de colisões e assim aumentar a taxa de reações químicas, mas fazer isso também pode danificar ou matar as células do corpo.

As substâncias denominadas catalisadores resolvem esse problema. **Catalisadores** são compostos químicos que aceleram as reações químicas por baixar a energia de ativação necessária para que uma reação ocorra (**Figura 2.9**). Os catalisadores mais importantes do corpo são enzimas, que discutiremos mais adiante neste capítulo.

Um catalisador não altera a diferença de energia potencial entre os reagentes e os produtos. Em vez disso, diminui a quantidade de energia necessária para iniciar a reação.

Para que ocorram reações químicas, algumas partículas da matéria – principalmente moléculas grandes – devem colidir não apenas com força suficiente, mas devem colidir uns nos outros em pontos precisos. Um catalisador ajuda a orientar adequadamente as partículas em colisão. Assim, elas interagem nos locais que fazem a reação acontecer. Embora a ação de um catalisador ajude a acelerar uma reação química, o catalisador em si permanece inalterado no final da reação. Uma única molécula catalisadora pode ajudar uma reação química após outra.

Tipos de reações químicas

Após uma reação química ocorrer, os átomos dos reagentes são rearranjados para gerar produtos com novas propriedades químicas.

FIGURA 2.8 Energia de ativação.

A energia de ativação é a energia necessária para romper as ligações químicas nas moléculas reagentes para que uma reação possa começar.

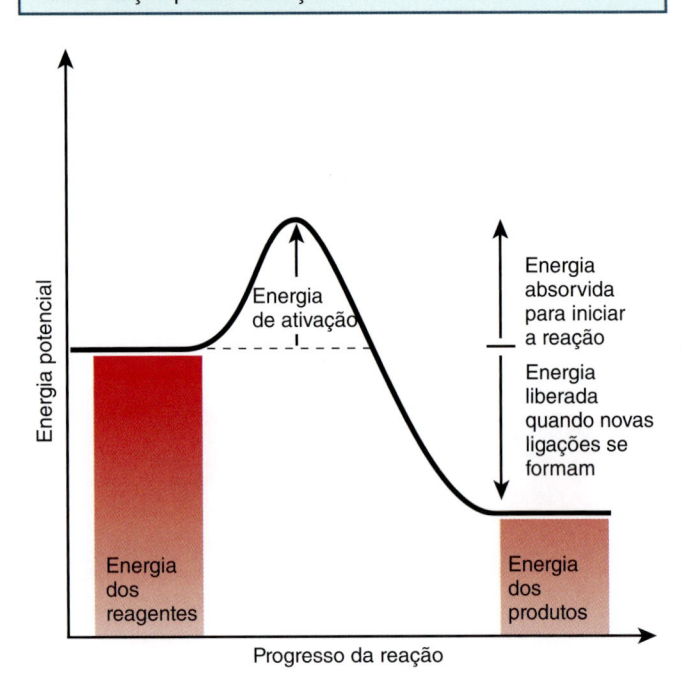

? Por que a reação ilustrada aqui é exergônica?

FIGURA 2.9 Comparação de energia necessária para que uma reação química ocorra com um catalisador (curva azul) e sem um catalisador (curva vermelha).

> Os catalisadores aceleram as reações químicas pela redução da energia de ativação.

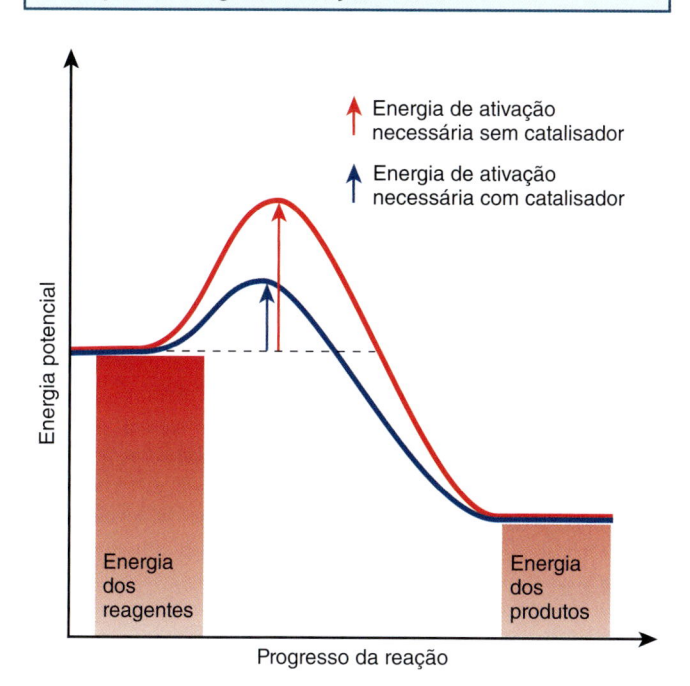

(Gráfico: Energia potencial vs Progresso da reação, mostrando Energia de ativação necessária sem catalisador (seta vermelha) e Energia de ativação necessária com catalisador (seta azul), com Energia dos reagentes e Energia dos produtos)

? Um catalisador altera as energias potenciais dos produtos e reagentes?

Nesta seção vamos analisar os tipos de reações químicas comuns a todas as células vivas. Uma vez que você as tenha aprendido, poderá compreender as reações químicas tão importantes para o funcionamento do corpo humano que são discutidas ao longo do livro.

Reações de síntese – anabolismo.
Quando dois ou mais átomos, íons ou moléculas se combinam para formar moléculas novas e maiores, os processos são denominados **reações de síntese**. A palavra *síntese* significa "agrupar". Uma reação de síntese pode ser expressa da seguinte forma:

$$A + B \xrightarrow{\text{Combinam para formar}} AB$$

Átomo, íon ou molécula A + Átomo, íon ou molécula B → Nova molécula AB

Um exemplo de uma reação de síntese é a reação entre duas moléculas de hidrogênio e uma molécula de oxigênio para formar duas moléculas de água (ver **Figura 2.7**).

$$2H_2 + O_2 \xrightarrow{\text{Combinam para formar}} 2H_2O$$

Duas moléculas de hidrogênio + Uma molécula de oxigênio → Duas moléculas de água

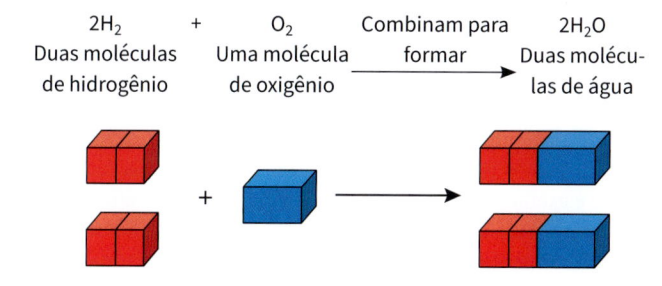

Todas as reações de síntese que ocorrem em seu corpo são coletivamente referidas como **anabolismo**. Em geral, as reações anabolizantes são normalmente endergônicas porque absorvem mais energia do que liberam. A combinação de moléculas simples como aminoácidos (discutido em breve) para formar moléculas grandes, tais como as proteínas, é um exemplo de anabolismo.

Reação de decomposição – catabolismo.
As **reações de decomposição** dividem as moléculas grandes em átomos, íons ou moléculas menores. Uma reação de decomposição é expressa como a seguir:

$$AB \xrightarrow{\text{Divide-se em}} A + B$$

Molécula AB ou molécula A → Átomo, íon ou molécula A + Átomo, íon ou molécula B

Por exemplo, em condições adequadas, uma molécula de metano se decompõe em um átomo de carbono e duas moléculas de hidrogênio:

$$CH_4 \xrightarrow{\text{Dissocia-se em}} C + 2H_2$$

Uma molécula de metano → Um átomo de carbono + Duas moléculas de hidrogênio

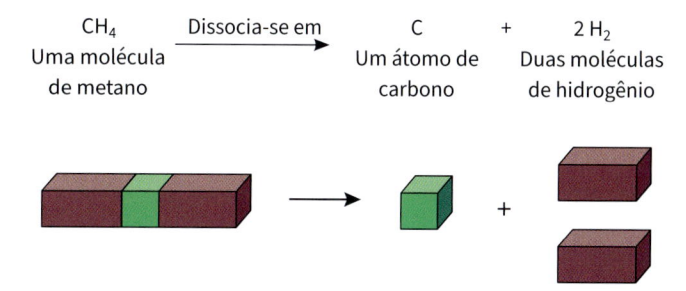

As reações de decomposição que ocorrem em seu corpo são coletivamente referidas como **catabolismo**. Em geral, as reações catabólicas são normalmente exergônicas, porque liberam mais energia do que absorvem. Por exemplo, as séries de reações que decompõem a glicose em ácido pirúvico, com a produção em rede de duas moléculas de ATP, são reações catabólicas importantes no corpo. Essas reações serão discutidas no Capítulo 25.

Reações de permuta.
Muitas reações no corpo são **reações de permuta**; elas consistem em reações de síntese e também de decomposição. Um tipo de reação de permuta funciona como a seguir:

$$AB + CD \longrightarrow AD + BC$$

As ligações entre A e B e entre C e D se dissociam (decomposição) e novas ligações então se formam (síntese) entre A e D e entre B e C. Um exemplo de uma reação de permuta é

$$HCl + NaHCO_3 \longrightarrow H_2CO_3 + NaCl$$

Ácido clorídrico + Bicarbonato de sódio → Ácido carbônico + Cloreto de sódio

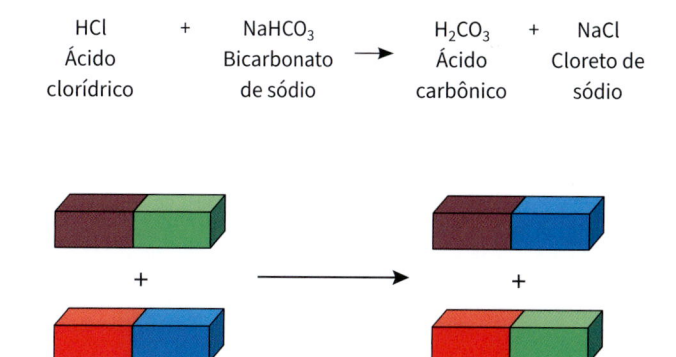

Observe que os íons em ambos os compostos têm "parceiros trocados": O íon hidrogênio (H^+) do HCl se combinou com o íon bicarbonato (HCO_3^-) do $NaHCO_3$ e o íon sódio (Na^+) do $NaHCO_3$ se combinou com o íon cloreto (Cl^-) do HCl.

Reações reversíveis. Algumas reações químicas ocorrem em apenas uma direção, dos reagentes para os produtos, como previamente indicadas pelas setas únicas. Outras reações químicas podem ser reversíveis. Em uma **reação reversível**, os produtos podem reverter nos reagentes originais. Uma reação reversível é indicada por duas meias-setas apontando em direções opostas:

$$AB \underset{\text{Combina-se para formar}}{\overset{\text{Decompõe-se em}}{\rightleftharpoons}} A + B$$

Algumas reações são reversíveis apenas em condições especiais:

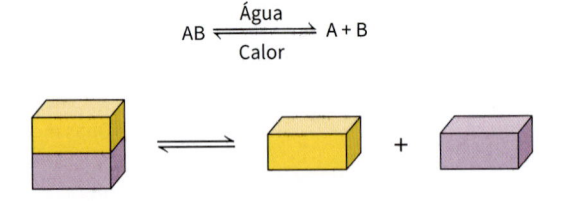

$$AB \underset{\text{Calor}}{\overset{\text{Água}}{\rightleftharpoons}} A + B$$

Nesse caso, o que quer que esteja escrito acima ou abaixo das setas indica a condição necessária para que a reação ocorra. Nessas reações, AB se decompõe em A e B somente quando a água é adicionada, enquanto A e B reagem para produzir AB somente quando o calor é aplicado. Muitas reações reversíveis no corpo necessitam de catalisadores denominados enzimas. Muitas vezes, diferentes enzimas orientam as reações em direções opostas.

Reações de oxidação-redução. Você aprenderá no Capítulo 25 que as reações químicas denominadas reações de oxidação-redução são essenciais à vida, pois são as reações que decompõem as moléculas dos alimentos para produzir energia. Essas reações estão relacionadas à transferência de elétrons entre átomos e moléculas. A **oxidação** se refere à perda de elétrons; no processo a substância oxidada libera energia. A **redução** se refere ao ganho de elétrons; no processo, a substância reduzida ganha energia. As **reações de oxidação-redução** são sempre paralelas; quando uma substância é oxidada, outra é reduzida ao mesmo tempo. Quando uma molécula de alimento, como a glicose, é oxidada, a energia produzida é utilizada por uma célula para desempenhar suas diversas funções.

Teste rápido

7. Qual é a relação entre os reagentes e os produtos em uma reação química?
8. Comparar energia potencial e energia cinética.
9. Como os catalisadores afetam a energia de ativação?
10. Como o anabolismo e o catabolismo estão relacionados às reações de síntese e de decomposição, respectivamente?
11. Por que as reações de oxidação-redução são importantes?

2.4 Compostos inorgânicos e soluções

OBJETIVOS

- **Descrever** as propriedades da água e de ácidos, bases e sais inorgânicos
- **Distinguir** entre soluções, coloides e suspensões
- **Definir** pH e explicar o papel dos sistemas-tampão na homeostasia.

A maioria das substâncias químicas em seu corpo existe na forma de compostos. Biólogos e químicos dividem esses compostos em duas classes principais: compostos inorgânicos e orgânicos. Os **compostos inorgânicos** geralmente carecem de carbono e são estruturalmente simples. Suas moléculas também têm poucos átomos e não podem ser utilizadas por células para realizar funções biológicas complexas. Eles incluem água e muitos sais, ácidos e bases. Os compostos inorgânicos podem ter ligações iônicas ou covalentes. A água constitui 55 a 60% da massa corporal total de um adulto magro; todos os outros compostos inorgânicos combinados adicionam 1 a 2%. Os compostos inorgânicos que contêm carbono incluem o dióxido de carbono (CO_2), o íon bicarbonato (HCO_3^-) e o ácido carbônico (H_2CO_3). Os **compostos orgânicos** sempre contêm carbono, geralmente contêm hidrogênio e sempre têm ligações covalentes. A maioria constitui moléculas grandes, muitas formadas de longas cadeias de átomos de carbono. Os compostos orgânicos compõem os 38 a 43% restantes do corpo humano.

Água

A **água** é o composto inorgânico mais importante e abundante em todos os sistemas vivos. Embora você possa ser capaz de sobreviver por semanas sem comida, você morreria sem água em uma questão de dias. Quase todas as reações químicas do corpo ocorrem em um meio aquoso. A água tem muitas propriedades que a tornam um composto tão indispensável para a vida. Já mencionamos a propriedade mais importante da água, sua polaridade – o compartilhamento desigual de elétrons de valência que confere uma carga parcial negativa próxima a um átomo de oxigênio e duas cargas parcialmente positivas próximas a dois átomos de hidrogênio em uma molécula de água (ver **Figura 2.5 E**). Essa propriedade torna a água um excelente solvente para outras substâncias iônicas ou polares, fornece coesão às moléculas de água (a tendência de se manterem unidas) e permite que a água resista às mudanças de temperatura.

Água como um solvente. Na época medieval, as pessoas procuravam em vão por um "solvente universal", uma substância que dissolveria todos os outros materiais. Não encontraram nada que funcionasse tão bem quanto a água. Embora seja o solvente mais versátil conhecido, a água não era o solvente universal procurado pelos alquimistas medievais. Se fosse, nenhum recipiente poderia segurá-lo porque dissolveria todos os potenciais recipientes! O que é exatamente um solvente? Em uma **solução**, uma substância denominada **solvente** dissolve outra substância chamada **soluto**. Normalmente, há mais solvente do que soluto em uma solução.

Por exemplo, seu suor é uma solução diluída de água (o solvente) com pequenas quantidades de sais (os solutos).

A versatilidade da água como solvente para substâncias ionizadas ou polares é ocasionada por suas ligações covalentes polares e sua forma dobrada, que permite que cada molécula de água interaja com vários íons ou moléculas vizinhas. Solutos que são carregados ou que contêm ligações covalentes polares são **hidrofílicos** (*hidro-* = água; *-fílico* = afeição), que significa que eles se dissolvem facilmente em água. Exemplos comuns de solutos hidrofílicos incluem o açúcar e o sal. As moléculas que contêm principalmente ligações covalentes não polares, pelo contrário, são **hidrofóbicas** (*-fóbica* = medo). Elas não são muito solúveis em água. Exemplos de compostos hidrofóbicos incluem gorduras animais e óleos vegetais.

Para entender o poder de dissolução da água, considere o que acontece quando um cristal de um sal como o cloreto de sódio (NaCl) é colocado na água (**Figura 2.10**). O átomo de oxigênio eletronegativo nas moléculas de água atrai os íons sódio (Na$^+$) e os átomos de hidrogênio eletropositivo nas moléculas de água atraem os íons cloreto (Cl$^-$). Logo, as moléculas de água circundam e separam íons Na$^+$ e Cl$^-$ um do outro na superfície do cristal, rompendo as ligações iônicas que mantinham o NaCl unido. As moléculas de água ao redor dos íons também diminuem a chance de associação de Na$^+$ e Cl$^-$ e a formação de uma nova ligação iônica.

A capacidade da água de formar soluções é essencial para a saúde e sobrevivência. A água pode dissolver tantas substâncias diferentes, que se torna um meio ideal para reações metabólicas. A água permite que os reagentes dissolvidos colidam e formem produtos. A água também dissolve os produtos residuais, o que permite que eles sejam eliminados do corpo na urina.

A água em reações químicas. A água serve como o meio para a maioria das reações químicas no corpo e participa como um reagente ou produto em determinadas reações. Durante a digestão, por exemplo, as reações de decomposição quebram as moléculas grandes de nutrientes em moléculas menores pela adição de moléculas de água. Esse tipo de reação é chamado de **hidrólise** (*-lise* = soltar ou quebrar). Reações de hidrólise permitem que os nutrientes da dieta sejam absorvidos pelo corpo. Por outro lado, quando duas moléculas menores se unem para formar uma molécula maior em uma **reação de síntese por desidratação** (*de-* = de, para baixo ou fora; *hidra-* = água), uma molécula de água é um dos produtos formados. Como você verá mais adiante no capítulo, tais reações ocorrem durante a síntese de proteínas e de outras moléculas grandes (p. ex., ver **Figura 2.21**).

Propriedades térmicas da água. Em comparação com a maioria das substâncias, a água pode absorver ou liberar uma quantidade de calor com apenas uma modesta alteração em sua própria temperatura. Por essa razão, diz-se que a água tem uma alta *capacidade térmica*. A razão para essa propriedade é o grande número de pontes de hidrogênio na água. Como a água absorve energia térmica, parte da energia é utilizada para romper as pontes de hidrogênio. Menos energia é então deixada para aumentar o movimento das moléculas de água, o que elevaria a temperatura da água. A alta capacidade térmica da água é a razão pela qual é utilizada em radiadores de automóveis; ela resfria o motor por absorver calor sem que sua própria temperatura suba a um nível inaceitavelmente elevado. A grande quantidade de água no corpo tem um efeito semelhante: reduz o impacto das mudanças na temperatura ambiental, ajudando a manter a homeostasia da temperatura corporal.

A água também requer uma grande quantidade de calor para passar do estado líquido para o gasoso. Seu *calor de vaporização* é alto. À medida que a água evapora da superfície da pele, ela remove uma grande quantidade de calor, proporcionando um importante mecanismo de resfriamento.

Água como um lubrificante. A água é um componente importante do muco e de outros líquidos lubrificantes em todo o corpo. A lubrificação é principalmente necessária no tórax (cavidades pleural e pericárdica) e abdome (cavidade peritoneal), onde os órgãos internos tocam e deslizam uns sobre os outros. Também é necessária nas articulações, onde os ossos, ligamentos e tendões friccionam uns contra os outros. Dentro do canal digestório, o muco e outras secreções aquosas umedecem os alimentos, o que auxilia sua passagem suave pelo sistema digestório.

FIGURA 2.10 **Como as moléculas polares de água dissolvem sais e substâncias polares.** Quando um cristal de cloreto de sódio é colocado na água, a extremidade do oxigênio ligeiramente negativa (vermelha) das moléculas de água é atraída aos íons de sódio positivos (Na$^+$) e as porções do hidrogênio ligeiramente positivas (cinza) das moléculas de água são atraídas para os íons cloreto negativos (Cl$^-$). Além de dissolver o cloreto de sódio, a água também promove a sua dissociação ou separação em partículas carregadas, o que será discutido em breve.

> A água é um solvente versátil, pois suas ligações covalentes polares, nas quais os elétrons são compartilhados de forma desigual, criam regiões positivas e negativas.

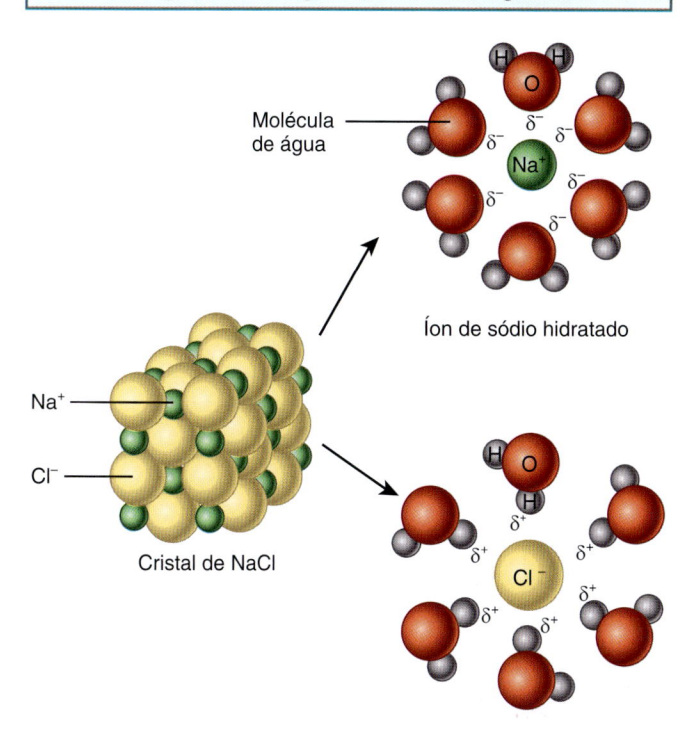

? O açúcar de mesa (sacarose) dissolve-se facilmente na água, mas não é um eletrólito. É provável que todas as ligações covalentes entre os átomos no açúcar de mesa sejam ligações não polares? Por quê?

Soluções, coloides e suspensões

Uma **mistura** é uma combinação de elementos ou compostos que são fisicamente misturados entre si, mas não associados por ligações químicas. Por exemplo, o ar que você está respirando é uma mistura de gases que inclui nitrogênio, oxigênio, argônio e dióxido de carbono. Três misturas líquidas comuns são as soluções, os coloides e as suspensões.

Uma vez misturados, os solutos em uma solução permanecem uniformemente dispersos entre as moléculas de solvente. Como as partículas do soluto em uma solução são muito pequenas, a solução parece transparente.

Um **coloide** difere de uma solução principalmente por causa do tamanho de suas partículas. As partículas de soluto em um coloide são suficientemente grandes para dispersar a luz, assim como as gotas de água na névoa dispersam a luz dos faróis do carro. Por esse motivo, os coloides geralmente aparecem translúcidos ou opacos. O leite é um exemplo de um líquido que é tanto um coloide como uma solução: as grandes proteínas do leite o tornam um coloide, enquanto os sais de cálcio, o açúcar do leite (lactose), íons e outras pequenas partículas estão em solução.

Os solutos, tanto nas soluções como nos coloides, não se depositam e se acumulam no fundo do recipiente. Em uma **suspensão**, por outro lado, o material suspenso pode se misturar com o líquido ou meio de suspensão por algum tempo, mas eventualmente ele vai se depositar. O sangue é um exemplo de uma suspensão. Quando recém-tirado do corpo, o sangue tem uma cor uniforme e avermelhada. Depois que o sangue permanece por um tempo em um tubo de ensaio, os glóbulos vermelhos separam-se da suspensão e vão para o fundo do tubo (ver **Figura 19.1 A**). A camada superior, a porção líquida do sangue, aparece amarelo-pálida e é denominada plasma sanguíneo. O plasma sanguíneo é tanto uma solução de íons e de outros pequenos solutos quanto um coloide em virtude da presença de proteínas maiores no plasma sanguíneo.

A **concentração** de uma solução pode ser expressa de várias maneiras. Uma forma comum é através da **porcentagem** de massa por volume, que fornece a massa relativa de um soluto encontrado em um determinado volume de solução. Por exemplo, você pode ter visto o seguinte no rótulo de uma garrafa de vinho: "Álcool 14,1% em volume". Outra forma expressa a concentração em unidades de **moles por litro (mol/ℓ)**, também chamada *molaridade*, que relaciona o número total de moléculas em um determinado volume de solução. Um **mol** é a quantidade de qualquer substância que tenha uma massa em gramas igual à soma das massas atômicas de todos os seus átomos. Por exemplo, 1 mol do elemento cloro (massa atômica = 35,45) é de 35,45 gramas e 1 mol do sal cloreto de sódio (NaCl) equivale a 58,44 gramas (22,99 de Na + 35,45 de Cl). Assim como uma dúzia sempre significa 12 de algo, um mol de qualquer coisa tem o mesmo número de partículas: $6,023 \times 10^{23}$. Esse enorme número é chamado de *número de Avogadro*. Portanto, as medidas de substâncias que são indicadas em moles nos informam sobre o número de átomos, íons ou moléculas presentes. Isso é importante quando estão ocorrendo reações químicas, pois cada reação requer um número definido de átomos de elementos específicos. A **Tabela 2.3** descreve essas formas de expressar a concentração.

Ácidos, bases e sais inorgânicos

Quando os ácidos, bases ou sais inorgânicos dissolvem na água, eles se **dissociam**; ou seja, eles se separam em íons e tornam-se cercados por moléculas de água. Um **ácido** (**Figura 2.11 A**) é uma substância que se dissocia em um ou mais **íons hidrogênio (H$^+$)** e um ou mais ânions. Como o H$^+$ é um próton único com uma carga positiva, um ácido também é chamado de **doador de prótons**. Uma **base**, pelo contrário (**Figura 2.11 B**), remove o H$^+$ de uma solução e é, portanto, um **aceptor de prótons**. Muitas bases se dissociam em um ou mais **íons hidróxido (OH$^-$)** e um ou mais cátions.

Um **sal**, quando dissolvido na água, dissocia-se em cátions e ânions, nenhum dos quais é H$^+$ ou OH$^-$ (**Figura 2.11 C**). No corpo, sais como o cloreto de potássio são eletrólitos que são importantes para o transporte de correntes elétricas (fluxo de íons de um lugar para outro), particularmente nos tecidos nervosos e musculares. Os íons em sais também fornecem muitos elementos químicos essenciais em líquidos intracelulares e extracelulares, como sangue, linfa e líquido intersticial dos tecidos.

Ácidos e bases reagem entre si para formar sais. Por exemplo, a reação de ácido clorídrico (HCl) e hidróxido de potássio (KOH), uma base, produz o sal de cloreto de potássio (KCl) e a água (H$_2$O). Essa reação de troca pode ser escrita da seguinte forma:

$$\underset{\text{Ácido}}{\text{HCl}} + \underset{\text{Base}}{\text{KOH}} \longrightarrow \underset{\text{Íons dissociados}}{\text{H}^+ + \text{Cl}^- + \text{K}^+ + \text{OH}^-} \longrightarrow \underset{\text{Sal}}{\text{KCl}} + \underset{\text{Água}}{\text{H}_2\text{O}}$$

Equilíbrio ácido-base: o conceito de pH

Para garantir a homeostasia, os líquidos intracelulares e extracelulares devem conter quantidades quase equilibradas de ácidos e

TABELA 2.3 Porcentagem e molaridade.

Definição	Exemplo
Porcentagem (massa por volume) Número de gramas de uma substância por 100 mililitros (mℓ) de solução	Para preparar uma solução de NaCl a 10%, pegue 10 g de NaCl e acrescente água suficiente para fazer um total de 100 mℓ de solução.
Molaridade – (moles por litro) Uma solução 1 molar (1 M) = 1 mol de um soluto em 1 ℓ de solução	Para preparar uma solução de NaCl a 1 molar (1 M), dissolver 1 mol de NaCl (58,44 g) em água suficiente para fazer um total de 1 ℓ de solução.

FIGURA 2.11 Dissociação de ácidos, bases e sais inorgânicos.

Dissociação é a separação de ácidos, bases e sais inorgânicos em íons em uma solução.

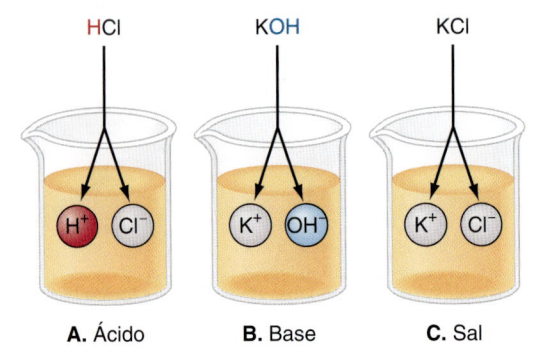

A. Ácido   **B.** Base   **C.** Sal

? O composto CaCO$_3$ (carbonato de cálcio) se dissocia em um íon cálcio (Ca^{2+}) e um íon carbonato (CO$_3^{2-}$). É um ácido, uma base ou um sal? E o H$_2$SO$_4$, que se dissocia em dois H$_1$ e um SO$_4^{2-}$?

bases. Quanto mais íons hidrogênio (H^+) dissolvidos em uma solução, mais ácida a solução; quanto mais íons hidróxido (OH^-), mais básica (alcalina) a solução. As reações químicas que ocorrem no corpo são muito sensíveis até mesmo a pequenas mudanças na acidez ou alcalinidade dos líquidos corporais em que ocorrem. Qualquer desvio dos limites estreitos das concentrações normais de H^+ e OH^- perturba grandemente as funções do corpo.

A acidez ou alcalinidade de uma solução é expressa em **escala de pH** (*potencial de hidrogênio*), que varia de 0 a 14 (**Figura 2.12**). Essa escala é baseada na concentração de H^+ em moles por litro. Um pH de 7 significa que uma solução contém um décimo-milionésimo (0,0000001) de um mol de íons hidrogênio por litro. O número 0,0000001 é escrito como 1×10^{-7} em notação científica, o que indica que o número é 1 com o ponto decimal deslocado sete casas para a esquerda. Para converter esse valor em pH, o expoente negativo (−7) é alterado para um número positivo (7). Uma solução com uma concentração de H^+ de 0,0001 (10^{-4}) mol/ℓ tem um pH de 4; uma solução com uma concentração de H^+ de 0,000000001 (10^{-9}) mol/ℓ tem um pH de 9; e assim por diante. É importante compreender que uma mudança de um número inteiro na escala de pH representa uma mudança de *dez vezes* no número de H^+. Um pH de 6 denota 10 vezes mais H^+ do que um pH de 7 e um pH de 8 indica 10 vezes menos H^+ do que um pH de 7 e 100 vezes menos H^+ do que um pH de 6.

O ponto médio da escala de pH é 7, onde as concentrações de H^+ e OH^- são iguais. Uma substância com um pH de 7, tal como a água pura, é neutra. Uma solução que tem mais H^+ do que OH^- é uma **solução ácida** e tem um pH abaixo de 7. Uma solução que tem mais OH^- do que H^+ é uma **solução básica** (*alcalina*) e tem um pH acima de 7.

Manutenção do pH: sistemas-tampão

Embora o pH dos líquidos corporais possa ser diferente, como discutimos, os limites normais para cada líquido são muito estreitos. A **Tabela 2.4** mostra os valores de pH para alguns líquidos corporais juntamente com aqueles de algumas substâncias comuns fora do corpo. Os mecanismos homeostáticos mantêm o pH do sangue entre 7,35 e 7,45, que é um pouco mais básico do que a água pura. Você aprenderá no Capítulo 27 que, se o pH do sangue atingir um valor inferior a 7,35, uma condição denominada *acidose* ocorre e se o pH for superior a 7,45, isso resulta em uma condição chamada *alcalose*; ambas as condições podem seriamente comprometer a homeostasia. A saliva é ligeiramente ácida e o sêmen é um pouco básico. Como os rins ajudam a remover o excesso de ácido do corpo, a urina pode ser bastante ácida.

Ainda que ácidos e bases fortes sejam continuamente absorvidos e formados pelo corpo, o pH dos líquidos dentro e fora das células permanece quase constante. Uma razão importante é a presença de **sistemas-tampão**, que funcionam para converter ácidos ou bases fortes em ácidos ou bases fracas. Os ácidos (ou bases) fortes ionizam facilmente e contribuem com muitos H^+ (ou OH^-) para uma solução. Portanto, eles podem alterar drasticamente o pH, o que pode perturbar o metabolismo do organismo. Os ácidos (ou bases) fracos não ionizam tanto e contribuem com menos H^+ (ou OH^-). Portanto, eles têm menos efeito no pH. Os compostos químicos que podem converter ácidos ou bases fortes em fraco(a)s são denominados **tampões**. Eles o fazem removendo ou adicionando prótons (H^+).

Um importante sistema-tampão no corpo é o **sistema-tampão de ácido carbônico-bicarbonato**. O ácido carbônico (H_2CO_3) pode agir como um ácido fraco e o íon bicarbonato (HCO_3^-) pode atuar como uma base fraca. Portanto, esse sistema-tampão pode compensar um excesso ou uma escassez de H^+. Por exemplo, se houver um excesso de H^+ (uma condição ácida), o HCO_3^- pode funcionar como uma base fraca e remover o excesso de H^+, como a seguir:

$$H^+ + HCO_3^- \longrightarrow H_2CO_3$$
Íon hidrogênio   Íon bicarbonato   Ácido carbônico
                    (base fraca)

FIGURA 2.12 **A escala de pH.** Um pH abaixo de 7 indica uma solução ácida – mais H^+ do que OH^-. Um pH acima de 7 indica uma solução básica (alcalina); ou seja, existem mais OH^- do que H^+.

Quanto menor o valor numérico do pH, mais ácida é a solução porque a concentração de H^+ se torna progressivamente maior. Quanto mais alto o pH, mais básica a solução.

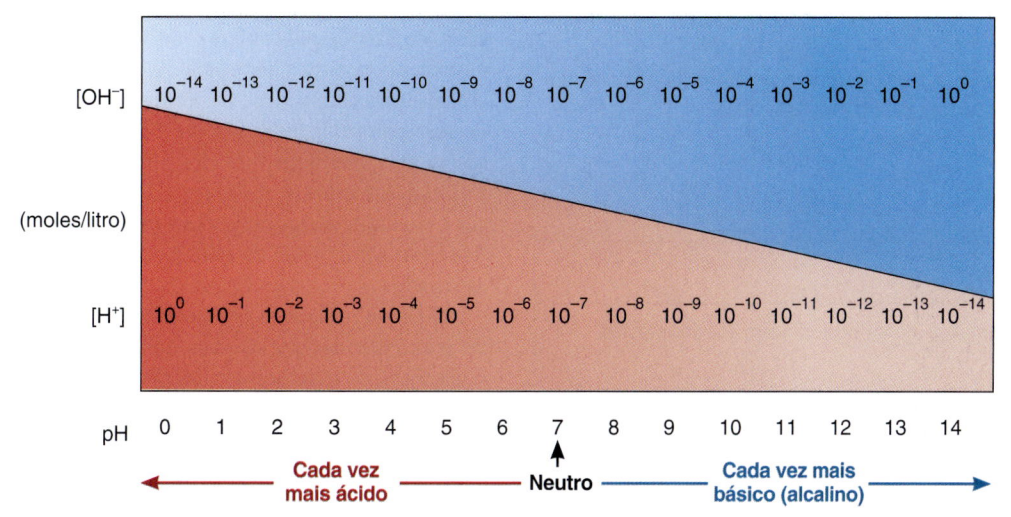

? Em pH 7 (neutralidade), as concentrações de H^+ e OH^- são iguais (10^{-7} mol/litro). Quais são as concentrações de H^+ e OH^- em pH 6? Qual pH é mais ácido, 6,82 ou 6,91? Qual pH está mais próximo do neutro, 8,41 ou 5,59?

TABELA 2.4 — Valores de pH de substâncias selecionadas.

Substância*	Valor de pH
• Suco gástrico (encontrado no estômago)	1,2 a 3,0
Suco de limão	2,3
Vinagre	3,0
Refrigerante gaseificado	3,0 a 3,5
Suco de laranja	3,5
• Secreção vaginal	3,5 a 4,5
Suco de tomate	4,2
Café	5,0
• Urina	4,6 a 8,0
• Saliva	6,35 a 6,85
Leite	6,8
Água destilada (pura)	7,0
• Sangue	7,35 a 7,45
• Sêmen (líquido contendo espermatozoides)	7,20 a 7,60
• Líquido cerebrospinal (líquido associado ao sistema nervoso)	7,4
• Suco pancreático (suco digestório do pâncreas)	7,1 a 8,2
• Bile (secreção biliar que auxilia na digestão de gordura)	7,6 a 8,6
Leite de magnésia	10,5
Soda cáustica (hidróxido de sódio)	14,0

*Marcadores (•) indicam substâncias do corpo humano.

Se houver falta de H⁺ (uma condição alcalina), por outro lado, o H_2CO_3 pode funcionar como um ácido fraco e fornecer o H⁺ necessário como descrito a seguir:

$$H_2CO_3 \longrightarrow H^+ + HCO_3^-$$

Ácido carbônico   Íon hidrogênio   Íon bicarbonato
(ácido fraco)

O Capítulo 27 descreve os tampões e seus papéis na manutenção do equilíbrio acidobásico em mais detalhes.

Teste rápido

12. Como os compostos inorgânicos diferem dos compostos orgânicos?
13. Descreva duas maneiras de expressar a concentração de uma solução.
14. Quais funções a água desempenha no corpo?
15. Como os íons bicarbonato evitam o acúmulo de H⁺ em excesso?

2.5 Visão geral dos compostos orgânicos

OBJETIVOS

- **Descrever** os grupos funcionais das moléculas orgânicas
- **Distinguir** entre monômero e polímeros.

Muitas moléculas orgânicas são relativamente grandes e têm características únicas que lhes permitem realizar funções complexas. As categorias importantes de compostos orgânicos incluem os carboidratos, lipídios, proteínas, ácidos nucleicos e a adenosina trifosfato (ATP).

O carbono tem várias propriedades que o tornam particularmente útil aos organismos vivos. Ele pode formar ligações com um a milhares de outros átomos de carbono para produzir grandes moléculas que podem ter muitas formas diferentes. Em virtude dessa propriedade do carbono, o corpo pode construir muitos compostos orgânicos diferentes, cada um deles com uma estrutura e função únicas. Além disso, o grande tamanho da maioria das moléculas contendo carbono e o fato de algumas não se dissolverem facilmente na água tornam esses materiais úteis para a formação de estruturas corporais.

Os compostos orgânicos são geralmente mantidos unidos por ligações covalentes. O carbono tem quatro elétrons em sua camada mais externa (valência). Pode ligar-se de forma covalente com uma variedade de átomos, incluindo outros átomos de carbono, para formar anéis e cadeias lineares ou ramificadas. Outros elementos que mais frequentemente se unem com o carbono em compostos orgânicos são o hidrogênio, oxigênio e nitrogênio. Enxofre e fósforo também estão presentes nos compostos orgânicos. Os outros elementos listados na **Tabela 2.1** estão presentes em um número menor de compostos orgânicos.

A cadeia de átomos de carbono em uma molécula orgânica é denominada **esqueleto de carbono**. Muitos dos carbonos são ligados a átomos de hidrogênio, produzindo um **hidrocarboneto**. Também ligado ao esqueleto de carbono estão **grupos funcionais** distintos, outros átomos ou moléculas ligadas ao esqueleto de hidrocarboneto. Cada tipo de grupo funcional tem um arranjo específico de átomos que confere propriedades químicas características à molécula orgânica associada. A **Tabela 2.5** lista os grupos funcionais mais comuns das moléculas orgânicas e descreve algumas de suas propriedades. Como as moléculas orgânicas muitas vezes são grandes, existem métodos abreviados para representar suas fórmulas estruturais. A **Figura 2.13** mostra duas formas de indicar a estrutura do açúcar glicose, uma molécula com um esqueleto de carbono em forma de anel que contém vários grupos hidroxila associados.

Pequenas moléculas orgânicas podem se combinar em moléculas muito grandes que são denominadas **macromoléculas** (*macro-* = grandes). As macromoléculas são geralmente **polímeros** (*poli-* = muitos; *-meros* = partes). Um polímero é uma molécula grande formada pela ligação covalente de muitas moléculas pequenas como blocos de construção idênticos ou similares chamadas **monômeros** (*mono-* = um). Normalmente, a reação que une dois monômeros é uma síntese por desidratação. Nesse tipo de reação, um átomo de hidrogênio é removido de um monômero e um grupo

CAPÍTULO 2 Nível Químico de Organização

TABELA 2.5 Principais grupos funcionais das moléculas orgânicas.

Nome e fórmula estrutural*	Ocorrência e significado
Hidroxila R—O—H	Os *alcoóis* contêm um grupo —OH, que é polar e hidrofílico devido ao seu átomo de O eletronegativo. As moléculas com muitos grupos —OH dissolvem-se facilmente na água.
Sulfidrila R—S—H	Os *tióis* têm um grupo —SH, que é polar e hidrofílico devido ao seu átomo S eletronegativo. Alguns aminoácidos (p. ex., cisteína) contêm grupos —SH, que ajudam a estabilizar a forma das proteínas.
Carbonila 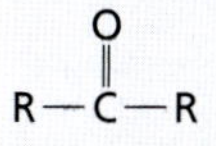 R—C(=O)—R ou R—C(=O)—H 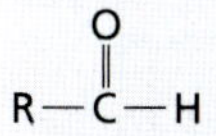	As *cetonas* contêm um grupo carbonila dentro do esqueleto de carbono. O grupo carbonila é polar e hidrofílico por causa de seu átomo O eletronegativo. Os *aldeídos* têm um grupo carbonila na extremidade do esqueleto de carbono.
Carboxila 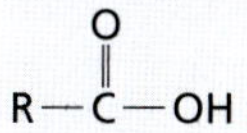 R—C(=O)—OH ou R—C(=O)—O$^-$ 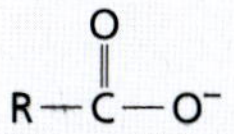	Os *ácidos carboxílicos* contêm um grupo carboxila na extremidade do esqueleto de carbono. Todos os aminoácidos têm um grupo —COOH em uma extremidade. A forma carregada negativamente predomina no pH das células do corpo e é hidrofílica.
Éster 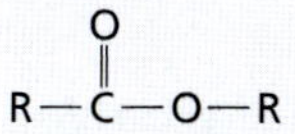 R—C(=O)—O—R	Os *ésteres* predominam nos lipídios e óleos da dieta e também ocorrem em nosso corpo como triglicerídeos. O ácido acetilsalicílico é um éster de ácido salicílico, uma molécula analgésica encontrada na casca do salgueiro.
Fosfato 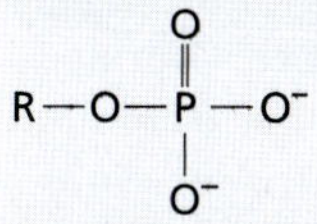 R—O—P(=O)(O$^-$)—O$^-$	Os *fosfatos* contêm um grupo fosfato (—PO$_4^{2-}$), que é muito hidrofílico devido à dupla carga negativa. Um exemplo importante é a adenosina trifosfato (ATP), que transfere energia química entre moléculas orgânicas durante as reações químicas.
Amino 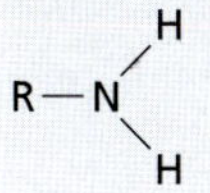 R—N(H)—H ou R—N$^+$(H)(H)—H 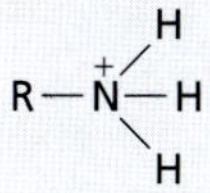	As *aminas* têm um grupo —NH$_2$, que podem atuar como uma base e capturam um íon hidrogênio, fornecendo uma carga positiva ao grupo amino. No pH dos líquidos corporais, a maioria dos grupos amino contêm uma carga de 1$^+$. Todos os aminoácidos têm um grupo amino em uma extremidade.

*R = grupo variável.

hidroxila é removido do outro para formar uma molécula de água (ver **Figura 2.15 A**). Macromoléculas como os carboidratos, lipídios, proteínas e ácidos nucleicos são montadas nas células por reações de síntese por desidratação.

Moléculas que têm a mesma fórmula molecular, mas diferentes estruturas, são chamadas de **isômeros** (*iso-* = igual ou o mesmo). Por exemplo, as fórmulas moleculares para os açúcares glicose e frutose são ambas $C_6H_{12}O_6$. Os átomos individuais, no entanto, estão posicionados de forma diferente ao longo do esqueleto de carbono (ver **Figura 2.15 A**), dando aos açúcares diferentes propriedades químicas.

FIGURA 2.13 Formas alternativas de escrever a fórmula estrutural da glicose.

Em uma abreviatura padrão, os átomos de carbono são entendidos como estando em locais onde duas linhas de ligação se cruzam e os átomos de hidrogênio simples não são indicados.

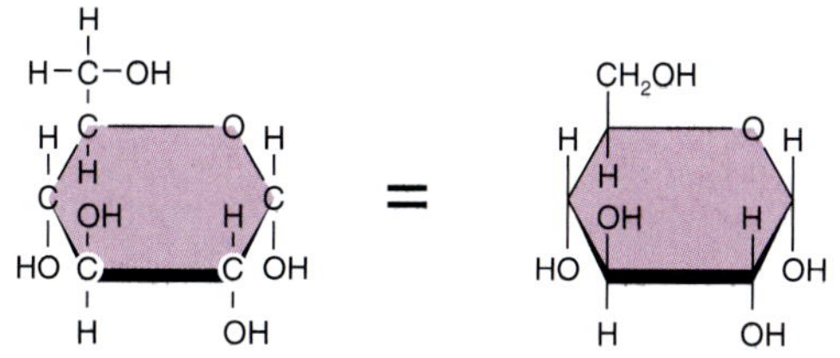

Todos os átomos escritos = Abreviatura padrão

? Quantos grupos hidroxila tem uma molécula de glicose? Quantos átomos de carbono fazem parte do esqueleto de carbono da glicose?

Teste rápido

16. Qual grupo funcional auxilia a estabilizar a forma das proteínas?
17. O que é um isômero?

2.6 Carboidratos

OBJETIVOS

- **Identificar** os blocos de construção dos carboidratos
- **Descrever** as funções dos carboidratos.

Os **carboidratos** incluem açúcares, glicogênio, amidos e celulose. Embora seja um grupo grande e diversificado de compostos orgânicos e com várias funções, os carboidratos representam apenas 2 a 3% da massa corporal total. Em humanos e outros animais, os carboidratos funcionam principalmente como uma fonte de energia química para gerar ATP necessária para conduzir reações metabólicas. Apenas alguns poucos carboidratos são utilizados para a construção de unidades estruturais. Um exemplo é a desoxirribose, um tipo de açúcar que é um bloco de construção do ácido desoxirribonucleico (DNA), a molécula que transporta informações genéticas herdadas.

Os elementos carbono, hidrogênio e oxigênio são encontrados nos carboidratos. A proporção entre os átomos de hidrogênio e oxigênio é geralmente 2:1, a mesma encontrada na água. Embora existam exceções, os carboidratos geralmente contêm uma molécula de água para cada átomo de carbono. Essa é a razão pela qual eles são denominados carboidratos, que significa "carbono aguado". Os três principais grupos de carboidratos, com base em seus tamanhos, são os monossacarídeos, dissacarídeos e polissacarídeos (**Tabela 2.6**).

TABELA 2.6	Principais grupos de carboidratos.
Tipo de carboidrato	**Exemplos**
Monossacarídeos (açúcares simples que contêm de três a sete átomos de carbono)	Glicose (o principal açúcar no sangue). Frutose (encontrada em frutas). Galactose (no açúcar do leite). Desoxirribose (no DNA). Ribose (no RNA).
Dissacarídeos (açúcares simples formados a partir da combinação de dois monossacarídeos pela síntese por desidratação)	Sacarose (açúcar de mesa) = glicose + frutose. Lactose (açúcar do leite) = glicose + galactose. Maltose = glicose + glicose.
Polissacarídeos (de dezenas a centenas de monossacarídeos unidos a partir da síntese por desidratação)	Glicogênio (forma armazenada de carboidratos em animais). Amido (forma armazenada de carboidratos em plantas e principais carboidratos nos alimentos). Celulose (parte das paredes celulares em plantas que não pode ser digerida por humanos, mas ajuda no movimento intestinal dos alimentos).

FIGURA 2.14 **Monossacarídeos.** As fórmulas estruturais dos monossacarídeos selecionados são indicadas.

Monossacarídeos são os monômeros utilizados para produzir os carboidratos.

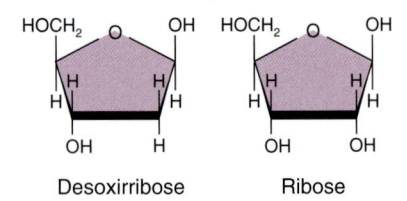

A. Pentoses: Desoxirribose, Ribose

B. Hexoses: Glicose, Frutose, Galactose

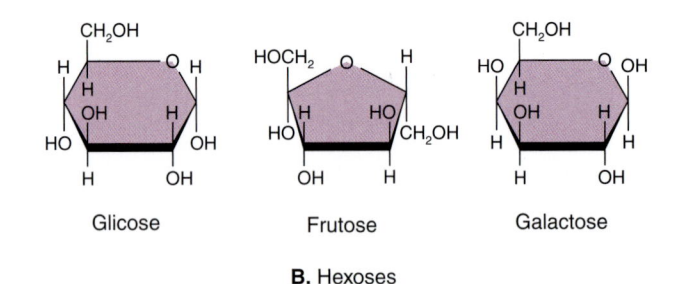

? Quais desses monossacarídeos são hexoses?

Monossacarídeos e dissacarídeos: os açúcares simples

Monossacarídeos e dissacarídeos são conhecidos como **açúcares simples**. Os monômeros de carboidratos, **monossacarídeos** (*sacar-* = açúcar), contêm de três a sete átomos de carbono. Eles são designados por nomes que terminam em "-ose" com um prefixo que indica o número de átomos de carbono. Por exemplo, os monossacarídeos com três carbonos são denominados *trioses* (*tri-* = três). Existem também *tetroses* (açúcares de quatro carbonos), *pentoses* (açúcares de cinco carbonos), *hexoses* (açúcares de seis carbonos) e *heptoses* (açúcares de sete carbonos). Exemplos de pentoses e hexoses são ilustrados na **Figura 2.14**. Células presentes no corpo decompõem a hexose glicose para produzir ATP.

Um **dissacarídeo** (*di-* = dois) é uma molécula formada a partir da combinação de dois monossacarídeos a partir da síntese por desidratação (**Figura 2.15**). Por exemplo, moléculas dos monossacarídeos glicose e frutose se combinam para formar uma molécula do dissacarídeo sacarose (açúcar de mesa), como mostrado na **Figura 2.15 A**. Glicose e frutose são isômeros. Como você aprendeu no início do capítulo, os isômeros têm a mesma fórmula molecular, mas as posições relativas dos átomos de oxigênio e carbono são diferentes, fazendo com que os açúcares tenham diferentes propriedades químicas. Note que a fórmula da sacarose é $C_{12}H_{22}O_{11}$, não $C_{12}H_{24}O_{12}$, porque uma molécula de água é removida quando os dois monossacarídeos são associados.

Os dissacarídeos também podem ser divididos em moléculas menores e mais simples por hidrólise. Uma molécula de sacarose, por exemplo, pode ser hidrolisada em seus componentes, glicose e frutose, pela adição de água. A **Figura 2.15 A** também ilustra essa reação.

Polissacarídeos

O terceiro maior grupo de carboidratos é o dos **polissacarídeos**. Cada molécula de polissacarídeo contém dezenas ou centenas de monossacarídeos unidos através de reações de síntese por desidratação. Ao contrário dos açúcares simples, os polissacarídeos geralmente são insolúveis na água e não têm sabor doce. O principal polissacarídeo do corpo humano é o **glicogênio**, que é constituído inteiramente de monômeros de glicose associados entre si em cadeias ramificadas (**Figura 2.16**). Uma quantidade limitada de carboidratos é armazenada como glicogênio no fígado e nos músculos esqueléticos. Os **amidos** são polissacarídeos formados a partir da glicose de plantas. São encontrados em alimentos como massas e batatas e são os principais carboidratos da dieta. Como os dissacarídeos, os polissacarídeos, como glicogênio e amidos, podem ser decompostos em monossacarídeos através das reações de hidrólise. Por exemplo, quando o nível de glicose no sangue cai, as células hepáticas decompõem o glicogênio em glicose e o liberam no sangue, tornando-o disponível para as células do corpo, que o quebram para sintetizar ATP. A **celulose** é um polissacarídeo formado a partir da glicose das plantas, que não pode ser digerida pelo homem, mas contribui para formar volume para ajudar a eliminar as fezes.

Teste rápido

18. Como os carboidratos são classificados?
19. Como a síntese por desidratação e as reações de hidrólise estão relacionadas?

FIGURA 2.15 Dissacarídeos.

A. Fórmulas estruturais e moleculares dos monossacarídeos glicose e frutose e do dissacarídeo sacarose. Na síntese por desidratação (lida da esquerda para a direita), duas moléculas menores, glicose e frutose, são unidas para formar uma molécula maior de sacarose. Note a perda de uma molécula de água. Na hidrólise (lida da direita para a esquerda), a adição de uma molécula de água à molécula maior de sacarose quebra o dissacarídeo em duas moléculas menores, glicose e frutose. As fórmulas estruturais dos dissacarídeos lactose e maltose são mostradas em **B** e **C**, respectivamente.

Um dissacarídeo consiste em dois monossacarídeos combinados a partir da síntese por desidratação.

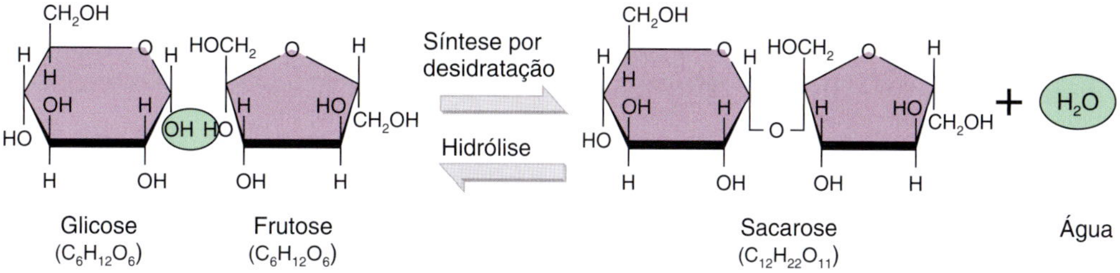

Glicose ($C_6H_{12}O_6$) + Frutose ($C_6H_{12}O_6$) ⇌ Sacarose ($C_{12}H_{22}O_{11}$) + Água

A. Síntese por desidratação e hidrólise da sacarose

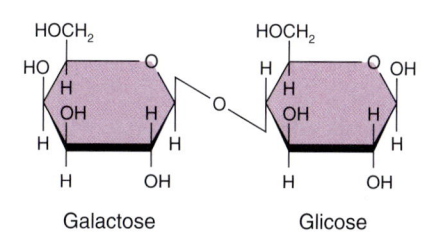

B. Lactose (Galactose + Glicose)

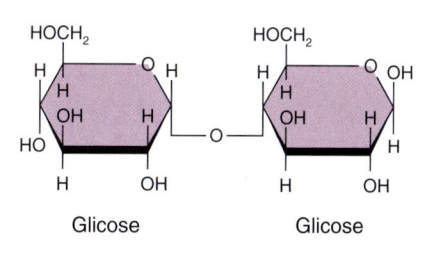

C. Maltose (Glicose + Glicose)

Correlação clínica

Adoçantes artificiais

Alguns indivíduos utilizam **adoçantes artificiais** para limitar seu consumo de açúcar por razões médicas, enquanto outros o fazem para evitar calorias que podem resultar em ganho de peso. Exemplos de adoçantes artificiais incluem aspartame (nomes comerciais NutraSweet® e Equal®), sacarina (Sweet'N Low®) e sucralose (Splenda®). O aspartame é 200 vezes mais doce que a sacarose e não acrescenta essencialmente calorias para a dieta, porque apenas pequenas quantidades dele são utilizadas para produzir um sabor doce. A sacarina é cerca de 400 vezes mais doce que a sacarose, e a sucralose é 600 vezes mais doce do que a sacarose. Tanto a sacarina quanto a sucralose têm zero calorias, porque passam pelo corpo sem serem metabolizadas. Os adoçantes artificiais também são utilizados como substitutos do açúcar, pois eles não causam cáries dentárias. Na verdade, os estudos demonstraram que o uso de adoçantes artificiais na dieta ajuda a reduzir a incidência de cáries dentárias.

? Quantos átomos de carbono existem na frutose? Na sacarose?

FIGURA 2.16 Parte de uma molécula de glicogênio, o principal polissacarídeo no corpo humano.

O glicogênio é composto por monômeros de glicose e é a forma armazenada de carboidrato no corpo humano.

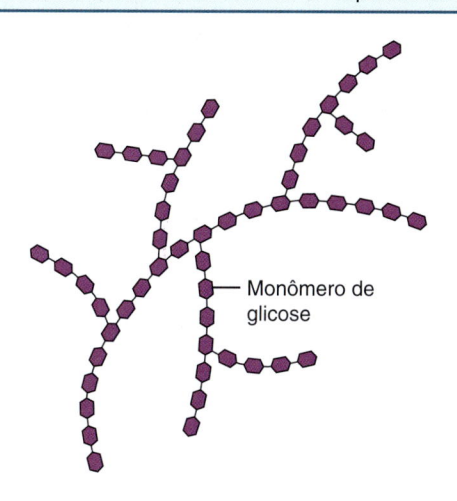

— Monômero de glicose

? Quais células do corpo armazenam glicogênio?

2.7 Lipídios

OBJETIVOS

- **Identificar** os diferentes tipos de lipídios
- **Discutir** as funções dos lipídios.

Um segundo grupo importante de compostos orgânicos é formado pelos **lipídios** (*lip-* = gordura). Os lipídios compõem 18 a 25% da massa corporal em adultos magros. Como os carboidratos, os lipídios contêm carbono, hidrogênio e oxigênio. Ao contrário dos carboidratos, eles não têm uma razão de hidrogênio para o oxigênio de 2:1. A proporção de átomos de oxigênio eletronegativos em lipídios é geralmente menor do que em carboidratos, então existem menos ligações covalentes polares. Como resultado, a maioria dos lipídios é insolúvel em solventes polares como a água; eles são *hidrofóbicos*. Como são hidrofóbicos, apenas os menores lipídios (alguns ácidos graxos) podem se dissolver no plasma sanguíneo aquoso. Para se tornar mais solúvel no plasma sanguíneo, outras moléculas lipídicas se associam às moléculas proteicas hidrofílicas.

Os complexos lipídio-proteína resultantes são denominados **lipoproteínas**. As lipoproteínas são solúveis porque as proteínas estão do lado de fora e os lipídios na parte de dentro.

A família diversificada de lipídios inclui ácidos graxos, triglicerídeos (lipídios e óleos), fosfolipídios (lipídios que contêm fósforo), esteroides (lipídios que contêm anéis de átomos de carbono), eicosanoides (lipídios de 20 carbonos) e uma variedade de outras substâncias, incluindo vitaminas lipossolúveis (vitaminas A, D, E e K) e lipoproteínas. A **Tabela 2.7** apresenta os diversos tipos de lipídios e destaca suas funções no corpo humano.

Ácidos graxos

Entre os lipídios mais simples estão os **ácidos graxos**, que são utilizados para sintetizar triglicerídeos e fosfolipídios. Os ácidos graxos também podem ser catabolizados para gerar adenosina trifosfato (ATP). Um ácido graxo consiste em um grupo carboxila e uma cadeia de hidrocarbonetos (**Figura 2.17 A**). Os ácidos graxos podem ser saturados ou insaturados. Um **ácido graxo saturado** contém apenas *ligações covalentes simples* entre os átomos de carbono da cadeia de hidrocarboneto. Como faltam ligações duplas, cada átomo de carbono da cadeia de hidrocarboneto é *saturado com átomos de hidrogênio* (ver, p. ex., o ácido palmítico na **Figura 2.17 A**). Um **ácido graxo insaturado** contém uma ou mais *ligações covalentes duplas* entre os átomos de carbono da cadeia de hidrocarboneto. Portanto, o ácido graxo não está completamente

FIGURA 2.17 **Estrutura dos ácidos graxos e síntese de triglicerídeos.** Cada vez que um glicerol e um ácido graxo são unidos na síntese por desidratação **B**, uma molécula de água é removida. Uma molécula de triglicerídeo que contém dois ácidos graxos saturados e um ácido graxo monoinsaturado é mostrada em **C**. A dobra (flexão) no ácido oleico ocorre na dupla ligação.

> Um glicerol e três ácidos graxos são os blocos de construção dos triglicerídeos.

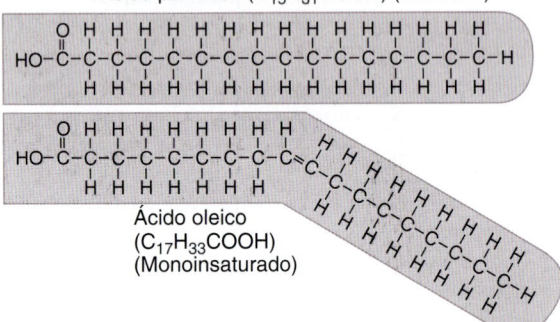

A. Estruturas de ácidos graxos saturados e insaturados

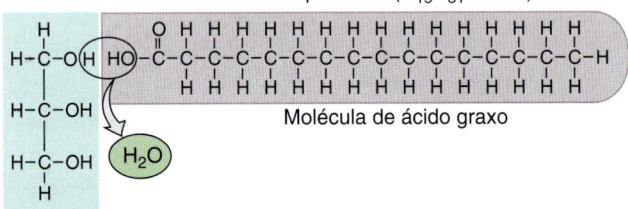

B. Síntese por desidratação envolvendo o glicerol e um ácido graxo

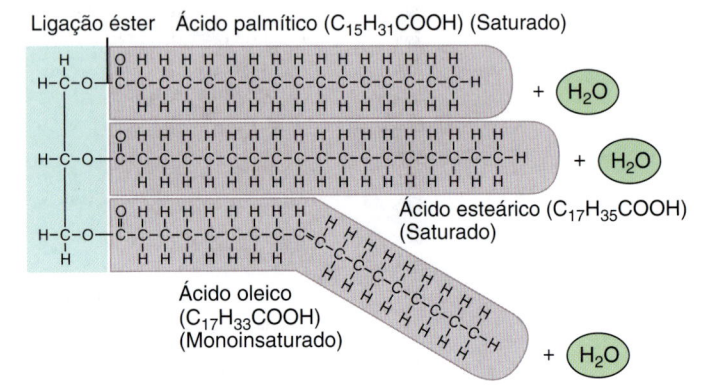

C. Molécula de triglicerídeo (gordura)

? O oxigênio na molécula de água removido durante a síntese por desidratação é proveniente do glicerol ou de um ácido graxo?

TABELA 2.7 Tipos de lipídios no corpo.

Tipo de lipídio	Funções
Ácidos graxos	Utilizados para sintetizar triglicerídeos e fosfolipídios ou catabolizados para gerar a adenosina trifosfato (ATP).
Triglicerídeos (lipídios e óleos)	Proteção, isolamento, armazenamento de energia.
Fosfolipídios	Principal componente lipídico das membranas celulares.
Esteroides	
Colesterol	Menor componente de todas as membranas celulares em animais; precursor dos sais biliares, vitamina D e hormônios esteroides.
Sais biliares	Necessários para a digestão e absorção de lipídios da dieta.
Vitamina D	Ajuda a regular o nível de cálcio no corpo; necessária para o crescimento e reparo ósseo.
Hormônios adrenocorticais	Ajuda a regular o metabolismo, a resistência ao estresse e o equilíbrio de sal e água.
Hormônios sexuais	Estimulam as funções reprodutivas e as características sexuais.
Eicosanoides (prostaglandinas e leucotrienos)	Têm diversos efeitos na modificação de respostas aos hormônios, coagulação do sangue, inflamação, imunidade, secreção de ácido gástrico, calibre das vias respiratórias, quebra de lipídios e contração do músculo liso.
Outros lipídios	
Carotenos	Necessários para a síntese de vitamina A (utilizados para fazer pigmentos visuais nos olhos); funcionam como antioxidantes.
Vitamina E	Promove a cicatrização de feridas, previne a formação de cicatrizes em tecidos, contribui para a estrutura e função normais do sistema nervoso e também atua como antioxidante.
Vitamina K	Necessária para a síntese de proteínas de coagulação do sangue.
Lipoproteínas	Transportam lipídios no sangue, transportam triglicerídeos e colesterol aos tecidos e removem o excesso de colesterol do sangue.

saturado com átomos de hidrogênio (ver, p. ex., o ácido oleico na **Figura 2.17 A**). O ácido graxo insaturado tem uma dobra (flexão) no local da ligação dupla. Se o ácido graxo tem apenas uma dupla ligação na cadeia de hidrocarboneto, ele é *monoinsaturado* e tem apenas uma dobra. Se um ácido graxo tem mais de uma dupla ligação na cadeia de hidrocarboneto, ele é *poli-insaturado* e contém mais de uma dobra.

Triglicerídeos

Os lipídios mais abundantes em seu corpo e em sua dieta são os **triglicerídeos**, também conhecidos como *triacilgliceróis*. Um triglicerídeo consiste em dois tipos de blocos de construção: uma única molécula de glicerol e três moléculas de ácido graxo. Uma molécula de **glicerol** com três carbonos forma a cadeia principal de um triglicerídeo (**Figura 2.17 B, C**). Três ácidos graxos estão associados por reações de síntese por desidratação, um para cada carbono da cadeia principal do glicerol. A ligação química formada onde cada molécula da água é removida representa uma *ligação éster* (ver **Tabela 2.5**). A reação inversa, a hidrólise, decompõe uma única molécula de um triglicerídeo em três ácidos graxos e glicerol.

Os triglicerídeos podem ser sólidos ou líquidos em temperatura ambiente. O **lipídio** (gordura) é um triglicerídeo que é sólido à temperatura ambiente. Os ácidos graxos de uma gordura são, em sua maioria, saturados. Esses ácidos graxos saturados não têm ligações duplas em suas cadeias de hidrocarbonetos, assim, eles podem unir-se firmemente e solidificar em temperatura ambiente. A gordura que consiste principalmente em ácidos graxos saturados é denominada **gordura saturada**. O **óleo** é um triglicerídeo em seu estado líquido à temperatura ambiente. Os ácidos graxos de um óleo são, em sua maioria, insaturados. Lembrar que os ácidos graxos insaturados contêm uma ou mais ligações duplas em suas cadeias de hidrocarboneto. As dobras nos locais das ligações duplas evitam a ligação firme e a solidificação dos ácidos graxos insaturados de um óleo. Os ácidos graxos de um óleo podem ser monoinsaturados ou poli-insaturados. As **gorduras monoinsaturadas** contêm triglicerídeos que consistem principalmente em ácidos graxos monoinsaturados. As **gorduras poli-insaturadas**

Correlação clínica

Lipídios (gorduras) na saúde e na doença

As gorduras saturadas aumentam os riscos à saúde se consumidas em grandes quantidades durante um longo período de tempo. Podem elevar o colesterol total no sangue e a lipoproteína de baixa densidade (LDL, do inglês, *low-density lipoprotein*) ou "colesterol ruim", portanto aumentam o risco de doenças cardiovasculares e de acidente vascular cerebral (AVC). As gorduras saturadas também podem aumentar o risco de diabetes tipo 2 e câncer associado ao colesterol. A maioria das gorduras saturadas provém de carnes vermelhas, carnes processadas e produtos lácteos integrais. Algumas têm origem de produtos vegetais, como óleos de palma e de coco.

As gorduras insaturadas são derivadas de uma variedade de óleos e alimentos e incluem gorduras monoinsaturadas e gorduras poli-insaturadas. As gorduras monoinsaturadas podem ajudar a reduzir o colesterol total no sangue e reduzir os níveis de lipoproteínas de baixa densidade (LDL), diminuindo assim o risco de doença cardiovascular e AVC. Essas gorduras também podem ajudar a diminuir o risco de diabetes tipo 2 e contribuem com a vitamina E para a dieta. As fontes de gorduras monoinsaturadas incluem o azeite de oliva, óleo de amendoim, óleo de canola, abacate, nozes, sementes de girassol, tofu e grãos de soja.

As gorduras poli-insaturadas são de dois tipos principais: gorduras ômega-3 e gorduras ômega-6. Elas são chamadas de gorduras essenciais porque o corpo não pode produzi-las; devem ser obtidas de alimentos ou suplementos. As gorduras ômega-3 podem ajudar a prevenir as doenças cardiovasculares e AVC, reduzindo a pressão arterial, elevando as lipoproteínas de alta densidade (HDL, do inglês, *high-density lipoprotein*) e reduzindo os triglicerídeos. Também podem reduzir o risco de arritmias cardíacas. Boas fontes de ômega-3 são os peixes gordurosos (salmão, cavala e sardinha), sementes de linhaça, nozes e óleos que têm grandes quantidades de gorduras poli-insaturadas. As gorduras ômega-6 também estão associadas à proteção contra doenças cardiovasculares e diabetes tipo 2. As fontes de ômega-6 incluem a maioria dos alimentos processados (cereais, pães, arroz branco), ovos, produtos cozidos, carnes de vísceras e óleos, tais como óleos vegetais, por exemplo, açafrão, soja, nozes e óleo de milho.

O arranjo dos átomos de hidrogênio nos ácidos graxos de óleos vegetais saudáveis é tal que os átomos de hidrogênio em ambos os lados da dupla ligação estão do mesmo lado do ácido graxo:

$$\text{H}-\underset{\underset{H}{|}}{\overset{\overset{H}{|}}{C}}-\underset{\underset{H}{|}}{\overset{\overset{H}{|}}{C}}-\underset{\underset{H}{|}}{\overset{\overset{H}{|}}{C}}=\underset{\underset{}{|}}{\overset{\overset{H}{|}}{C}}-\underset{\underset{H}{|}}{\overset{\overset{H}{|}}{C}}-\overset{\overset{O}{||}}{C}-\text{OH}$$

Ácido graxo *cis*

Ver também a **Figura 2.17 A**, ácido oleico. Os ácidos graxos desses óleos são denominados ácidos graxos *cis*. Os alimentos que contêm esses ácidos graxos podem diminuir o risco de doenças cardiovasculares, AVCs e arritmias cardíacas.

Entretanto, quando os ácidos graxos *cis* saudáveis são aquecidos, pressurizados e combinados com um catalisador de metal pesado, eles são convertidos em ácidos graxos *trans* pouco saudáveis. Esse processo é chamado *hidrogenação*. Os ácidos graxos *trans* são caracterizados pela disposição dos átomos de hidrogênio em ambos os lados da dupla ligação em lados opostos do ácido graxo:

$$\text{H}-\underset{\underset{H}{|}}{\overset{\overset{H}{|}}{C}}-\underset{\underset{H}{|}}{\overset{\overset{H}{|}}{C}}-\underset{\underset{H}{|}}{\overset{\overset{H}{|}}{C}}=\underset{\underset{H}{|}}{\overset{\overset{}{}}{C}}-\underset{\underset{H}{|}}{\overset{\overset{H}{|}}{C}}-\overset{\overset{O}{||}}{C}-\text{OH}$$

Ácido graxo *trans*

Ver também **Figura 2.17 A**, ácido palmítico. A hidrogenação é utilizada pelos fabricantes para tornar os óleos vegetais sólidos em temperatura ambiente e menos provável de se tornar rançosos. Os ácidos graxos *trans* são encontrados em alimentos fritos como batatas fritas, rosquinhas, tortas, bolos, *cookies*, bolachas, margarinas, gordura vegetal, *fast food* e muitos outros produtos cozidos. Se o rótulo nutricional em uma embalagem de alimentos incluir o termo "óleo parcialmente hidrogenado", significa que o alimento contém ácidos graxos *trans*. Entre os efeitos adversos dos ácidos graxos *trans* estão o aumento do colesterol total, uma diminuição do HDL, um aumento do LDL e um aumento dos triglicerídeos. Esses efeitos, que podem aumentar o risco de doenças cardíacas e outras doenças cardiovasculares, são semelhantes àqueles causados por gorduras saturadas.

contêm triglicerídeos que consistem principalmente em ácidos graxos poli-insaturados.

Os triglicerídeos são a forma mais concentrada de energia química do corpo. Os triglicerídeos fornecem duas vezes mais energia por grama em relação aos carboidratos e às proteínas. Nossa capacidade de armazenar triglicerídeos no tecido adiposo (gorduroso) é ilimitada para todos os fins práticos. Os carboidratos, proteínas, gorduras e óleos em excesso na dieta apresentam o mesmo destino: são depositados como triglicerídeos no tecido adiposo.

Fosfolipídios

Como os triglicerídeos, os **fosfolipídios** (**Figura 2.18**) têm uma cadeia principal de glicerol e duas cadeias de ácidos graxos associadas aos dois primeiros carbonos. Na terceira posição, contudo, um grupo fosfato (PO_4^{3-}) liga um pequeno grupo carregado, que geralmente contém nitrogênio (N), à cadeia principal. Essa porção da molécula ("cabeça") é polar e pode formar pontes de hidrogênio com moléculas de água. Os dois ácidos graxos (as "caudas"), por outro lado, são apolares (não polares) e podem interagir apenas com outros lipídios. Moléculas que têm partes polares e apolares são conhecidas como **anfipáticas** (*anfi-* = de ambos os lados; *-pática* = paixão). Os fosfolipídios anfipáticos alinham-se de cauda a cauda em uma carreira dupla para compor a maior parte da membrana que envolve cada célula (**Figura 2.18 C**).

Esteroides

A estrutura dos **esteroides** difere consideravelmente da estrutura dos triglicerídeos. Os esteroides têm quatro anéis de átomos de carbono (cor dourada na **Figura 2.19**). As células do corpo sintetizam outros esteroides a partir do colesterol (**Figura 2.19 A**), que apresenta uma grande região apolar constituída de quatro anéis e uma cauda de hidrocarboneto. No corpo, os esteroides comumente encontrados, como o colesterol, estrógenos, testosterona, cortisol, sais biliares e vitamina D, são conhecidos como **esteróis**, porque também têm pelo menos um grupo hidroxila (álcool) (—OH).

FIGURA 2.18 Fosfolipídios. **A.** Na síntese dos fosfolipídios, dois ácidos graxos associam-se aos dois primeiros carbonos da cadeia principal do glicerol. Um grupo fosfato liga um pequeno grupo carregado ao terceiro carbono no glicerol. Em **B**, o círculo representa a região da cabeça polar, e as duas linhas onduladas representam as duas caudas não polares. As ligações duplas na cadeia de hidrocarbonetos dos ácidos graxos muitas vezes formam dobras na cauda.

Os fosfolipídios são moléculas anfipáticas, que contêm tanto regiões polares como regiões apolares.

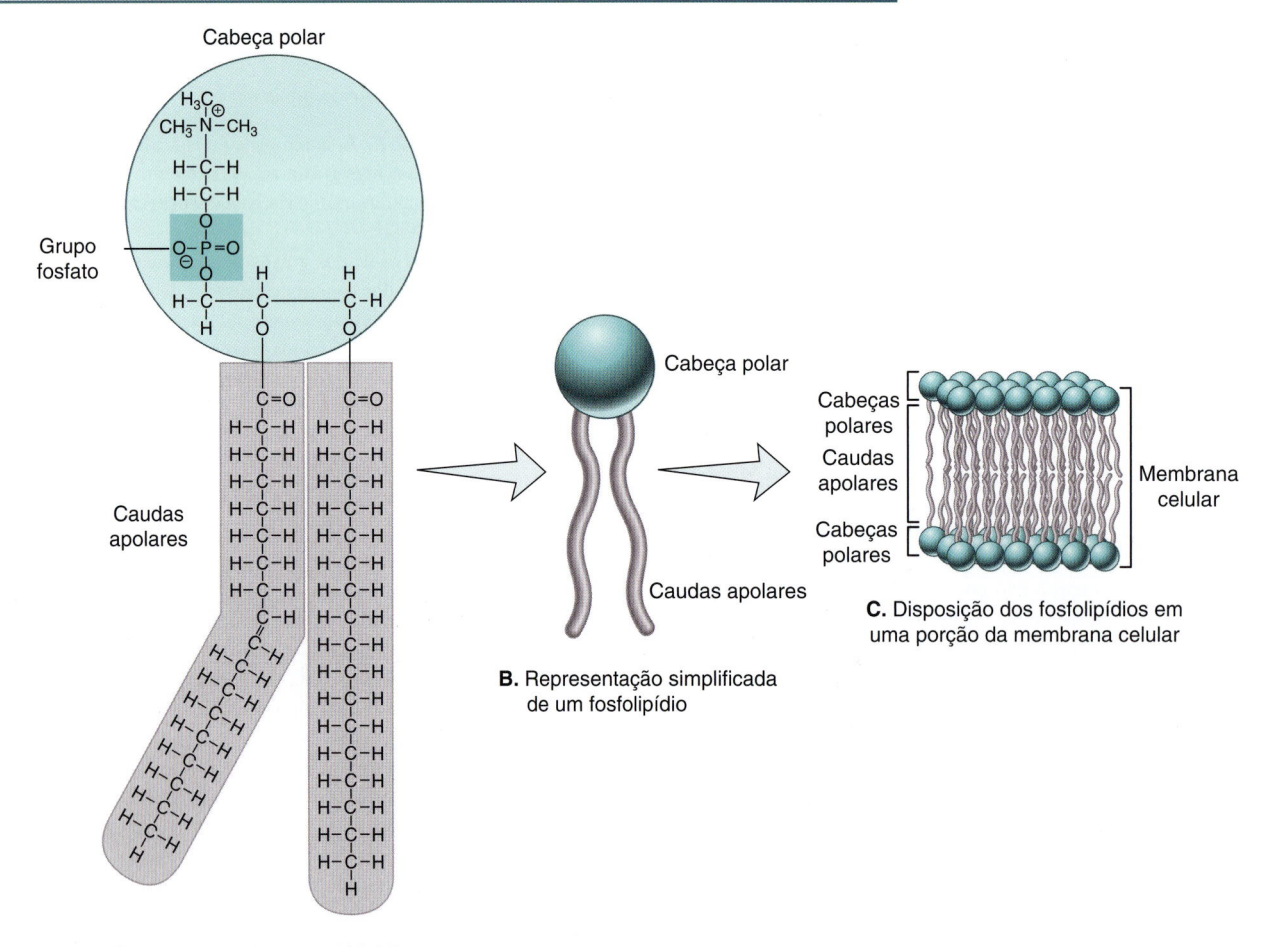

A. Estrutura química de um fosfolipídio

B. Representação simplificada de um fosfolipídio

C. Disposição dos fosfolipídios em uma porção da membrana celular

? Qual porção de um fosfolipídio é hidrofílica e qual porção é hidrofóbica?

FIGURA 2.19 **Esteroides**. Todos os esteroides têm quatro anéis de átomos de carbono. Os anéis individuais são designados pelas letras A, B, C e D.

> O colesterol, que é sintetizado no fígado, é o material inicial para a síntese de outros esteroides no corpo.

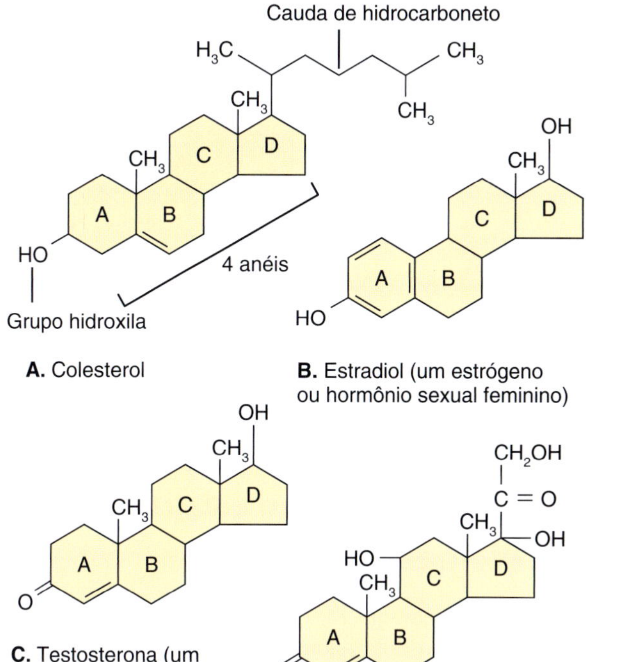

A. Colesterol

B. Estradiol (um estrógeno ou hormônio sexual feminino)

C. Testosterona (um hormônio sexual masculino)

D. Cortisol

? Qual a diferença entre a estrutura do estradiol e a da testosterona?

Os grupos hidroxila polares compõem os esteróis fracamente anfipáticos. O colesterol é necessário para a estrutura da membrana celular; os estrógenos e a testosterona são necessários para a regulação de funções sexuais; o cortisol é necessário para manter os níveis normais de açúcar no sangue; os sais biliares são necessários para a digestão e absorção de lipídios; e a vitamina D está relacionada ao crescimento ósseo. No Capítulo 10, discutiremos o uso de esteroides anabolizantes por atletas para aumentar o tamanho, a força e a resistência muscular.

Outros lipídios

Os **eicosanoides** (*eicosa-* = vinte) são lipídios derivados de um ácido graxo de 20 carbonos denominado ácido araquidônico. As duas principais subclasses de eicosanoides são as **prostaglandinas** e os **leucotrienos**. As prostaglandinas têm uma grande variedade de funções. Elas modificam respostas aos hormônios, contribuem para a resposta inflamatória (Capítulo 22), previnem úlceras gástricas, dilatam (ampliam) as vias respiratórias para os pulmões, regulam a temperatura corporal e influenciam a formação de coágulos de sangue, para citar apenas algumas funções. Os leucotrienos participam em respostas alérgicas e inflamatórias.

Outros lipídios incluem as vitaminas lipossolúveis, como os betacarotenos (os pigmentos amarelo-laranja presentes na gema de ovo, cenouras e tomates que são convertidos em vitamina A); vitaminas D, E e K; e lipoproteínas.

Teste rápido

20. Qual é a importância dos triglicerídeos, fosfolipídios, esteroides, lipoproteínas e eicosanoides para o corpo?

21. Distinguir entre ácidos graxos saturados, monoinsaturados e poli-insaturados.

2.8 Proteínas

OBJETIVOS

- **Identificar** os blocos de construção das proteínas
- **Descrever** os papéis funcionais das proteínas.

As **proteínas** são moléculas grandes que contêm carbono, hidrogênio, oxigênio e nitrogênio. Algumas proteínas também contêm enxofre. Um corpo adulto magro e normal contém de 12 a 18% de proteínas. Muito mais complexas em estrutura que os carboidratos ou lipídios, as proteínas têm muitas funções no corpo e são em grande parte responsáveis pela estrutura dos tecidos corporais. As enzimas são proteínas que aceleram a maioria das reações bioquímicas. Outras proteínas funcionam como "motores" para conduzir a contração muscular. Os anticorpos são proteínas que defendem contra a invasão de microrganismos. Alguns hormônios que regulam a homeostasia também são proteínas. A **Tabela 2.8** descreve várias funções importantes das proteínas.

TABELA 2.8 Funções das proteínas.

Tipo de proteína	Funções
Estrutural	Formam o arcabouço estrutural de várias partes do corpo. *Exemplos:* colágeno em ossos e em outros tecidos conjuntivos; queratina na pele, cabelo e unhas.
Regulatória	Funcionam como hormônios que regulam vários processos fisiológicos; controlam o crescimento e o desenvolvimento; como neurotransmissores, mediam as respostas do sistema nervoso. *Exemplos:* o hormônio insulina (regula o nível de glicose no sangue); o neurotransmissor conhecido como substância P (responsável por mediar a sensação de dor no sistema nervoso).
Contrátil	Permitem o encurtamento das fibras musculares (células), que produz o movimento. *Exemplos:* miosina; actina.
Imunológica	Auxiliam nas respostas que protegem o corpo contra substâncias estranhas e patógenos invasores. *Exemplos:* anticorpos; interleucinas.
Transporte	Transportam substâncias vitais em todo o corpo. *Exemplo:* hemoglobina (transporta a maioria do oxigênio e parte do dióxido de carbono no sangue).
Catalítica	Agem como enzimas que regulam as reações bioquímicas. *Exemplos:* amilase salivar; sacarase; ATPase.

Aminoácidos e polipeptídeos

Os monômeros de proteínas são os **aminoácidos**. Cada um dos 20 aminoácidos diferentes contém um átomo de hidrogênio (H) e três grupos funcionais importantes ligados a um átomo de carbono central (**Figura 2.20 A**): (1) um grupo amino (—NH_2), (2) um grupo carboxila ácido (—COOH) e (3) uma cadeia lateral (grupo R). No pH normal dos líquidos corporais, tanto o grupo amino como o grupo carboxila são ionizados (**Figura 2.20 B**). As diferentes cadeias laterais fornecem a cada aminoácido sua identidade química distinta (**Figura 2.20 C**).

Uma proteína é sintetizada de forma gradual – um aminoácido é unido a um segundo, um terceiro é adicionado aos dois primeiros e assim por diante. A ligação covalente que une cada par de aminoácidos é uma **ligação peptídica**. Essa ligação sempre se forma entre o carbono do grupo carboxila (—COOH) de um aminoácido e o nitrogênio do grupo amino (NH_2) de outro. À medida que a ligação peptídica é formada, uma molécula de água é removida (**Figura 2.21**), tornando esta uma reação de síntese por desidratação. A quebra de uma ligação peptídica, como ocorre durante a digestão das proteínas na dieta, é uma reação de hidrólise (**Figura 2.21**).

A combinação de dois aminoácidos resulta na formação de um **dipeptídeo**. A adição de outro aminoácido a um dipeptídeo produz um **tripeptídeo**. Adições posteriores de aminoácidos resultam na formação de um **peptídeo** em cadeia (4 a 9 aminoácidos) ou **polipeptídeo** (10 a 2.000 ou mais aminoácidos). Pequenas proteínas podem consistir em uma única cadeia de polipeptídeos com apenas 50 aminoácidos. Proteínas maiores têm centenas ou milhares de aminoácidos e podem consistir em duas ou mais cadeias de polipeptídeos dobradas conjuntamente.

Visto que cada variação no número ou sequência de aminoácidos pode produzir uma proteína diferente, é possível haver uma grande variedade de proteínas. A situação é semelhante ao uso de um alfabeto de 20 letras para formar palavras. Cada aminoácido diferente é como uma letra, e suas várias combinações dão origem a uma diversidade aparentemente interminável de palavras (peptídeos, polipeptídeos e proteínas).

Níveis de organização estrutural em proteínas

As proteínas exibem quatro níveis de organização estrutural. A **estrutura primária** é unidimensional e a sequência única de aminoácidos que estão unidos por ligações peptídicas covalentes para formar uma cadeia polipeptídica (**Figura 2.22 A**). A estrutura primária de uma proteína é geneticamente determinada e qualquer alteração na sequência de aminoácidos de uma proteína pode ter consequências graves para as células do corpo. Na **doença falciforme**, por exemplo, um aminoácido não polar (valina) substitui um aminoácido polar (glutamato) através de duas mutações na proteína transportadora de oxigênio, a hemoglobina. Essa mudança de aminoácidos diminui a hidrossolubilidade da hemoglobina. Como resultado, a hemoglobina alterada tende a formar cristais dentro dos glóbulos vermelhos, produzindo células falciformes, deformadas, que não podem atravessar adequadamente os vasos sanguíneos estreitos. Os sintomas e o tratamento da doença falciforme são discutidos em Distúrbios: Desequilíbrios Homeostáticos no Capítulo 19.

A **estrutura secundária** de uma proteína é bidimensional e refere-se à torção ou dobramento repetido dos aminoácidos vizinhos na cadeia polipeptídica (**Figura 2.22 B**). Duas estruturas secundárias comuns são as *alfa (α)-hélices* (espirais no sentido horário) e as *folhas beta (β)-pregueadas*. A estrutura secundária de uma proteína é estabilizada por pontes de hidrogênio, que se formam em intervalos regulares ao longo da cadeia principal da molécula polipeptídica.

A **estrutura terciária** refere-se à forma tridimensional de uma cadeia polipeptídica. Cada proteína tem uma estrutura terciária única que determina como ela funcionará. O padrão de dobramento terciário pode permitir que aminoácidos em extremidades opostas da cadeia sejam vizinhos próximos (**Figura 2.22 C**). Vários tipos de ligações podem contribuir para a estrutura terciária de uma proteína. As ligações mais fortes, mas menos comuns, as ligações covalentes S—S denominadas *pontes de dissulfeto*, formam-se entre os grupos sulfidrilas de dois monômeros do aminoácido

FIGURA 2.20 **Aminoácidos. A.** De acordo com seu nome, os aminoácidos têm um grupo amino (azul sombreado) e um grupo carboxila (ácido) (vermelho sombreado). A cadeia lateral (grupo R) é diferente em cada aminoácido. **B.** Em pH próximo a 7, tanto o grupo amino quanto o grupo carboxila são ionizados. **C.** A glicina é o aminoácido mais simples; a cadeia lateral é um único átomo H. A cisteína é um dos dois aminoácidos que contêm enxofre (S). A cadeia lateral na tirosina contém um anel de seis carbonos. A lisina tem um segundo grupo amino na extremidade de sua cadeia lateral.

> As proteínas do corpo contêm 20 aminoácidos diferentes, cada um dos quais com uma cadeia lateral única.

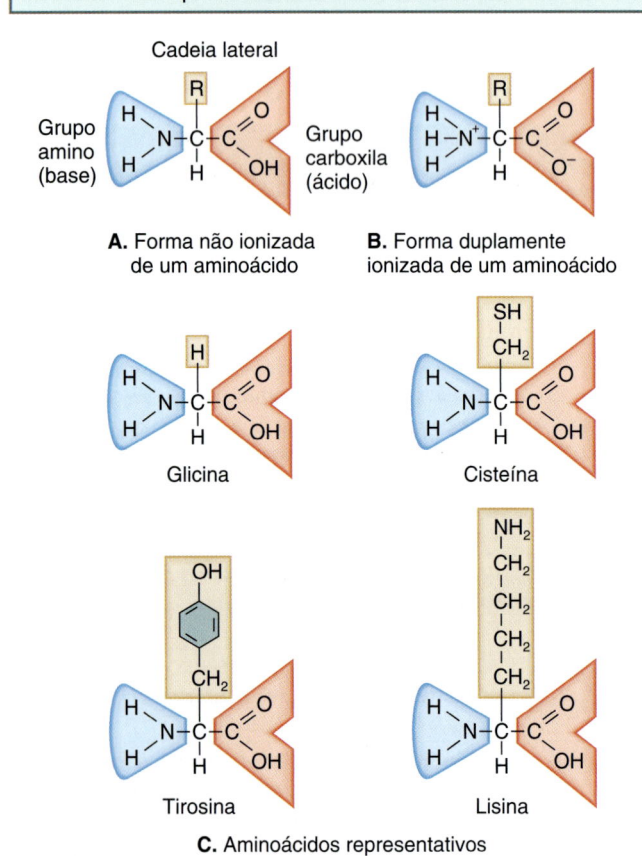

? Em um aminoácido, qual é o número mínimo de átomos de carbono? De átomos de nitrogênio?

FIGURA 2.21 **Formação de uma ligação peptídica entre dois aminoácidos durante a síntese por desidratação.** Neste exemplo, a glicina é unida à alanina, formando um dipeptídeo (lido da esquerda para a direita). A quebra de uma ligação peptídica ocorre por hidrólise (lida da direita para a esquerda).

Os aminoácidos são os monômeros utilizados para construir as proteínas.

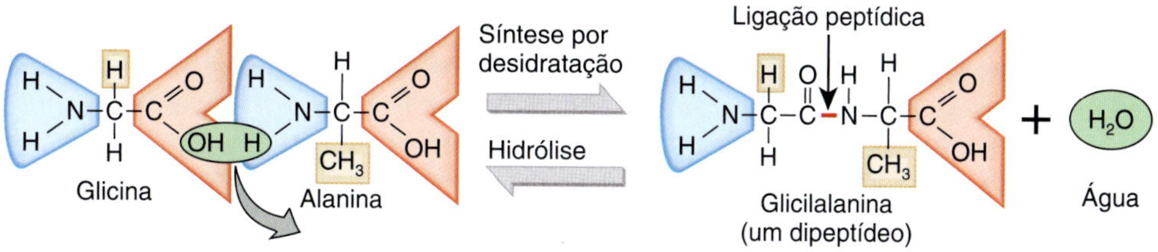

? Qual tipo de reação ocorre durante o catabolismo das proteínas?

cisteína. Muitas ligações fracas – as pontes de hidrogênio, ligações iônicas e as interações hidrofóbicas – também ajudam a determinar o padrão de dobramento. Algumas porções de um polipeptídeo são atraídas pela água (hidrofílicas) e outras partes são repelidas por ela (hidrofóbicas). Como a maioria das proteínas em nosso corpo existe em ambientes aquosos, o processo de dobramento coloca a maioria dos aminoácidos com cadeias laterais hidrofóbicas no núcleo central, longe da superfície da proteína. Com frequência, as moléculas auxiliares conhecidas como *chaperonas* auxiliam no processo de dobramento.

Nas proteínas que contêm mais de uma cadeia de polipeptídeos (nem todas contêm), o arranjo entre as cadeias polipeptídicas individuais é a **estrutura quaternária** (**Figura 2.22 D**). As ligações que mantêm unidas as cadeias polipeptídicas são similares àquelas que mantêm a estrutura terciária.

As proteínas variam enormemente em estrutura. Diferentes proteínas têm diferentes arquiteturas e diferentes formas tridimensionais. Essa variação na estrutura e forma está diretamente relacionada às suas diversas funções. Em praticamente todos os casos, a função de uma proteína depende de sua capacidade de reconhecer e ligar-se a alguma outra molécula. Assim, um hormônio se liga a uma proteína específica em uma célula a fim de alterar sua função, e a proteína na forma de anticorpo liga-se a uma substância estranha (antígeno) que invadiu o corpo. A forma única de uma proteína permite que ela interaja com outras moléculas para realizar uma função específica.

Com base na forma geral, as proteínas são classificadas como fibrosas ou globulares. As **proteínas fibrosas** são insolúveis em água e suas cadeias de polipeptídeos formam longas fitas que são paralelas entre si. As proteínas fibrosas apresentam muitas funções estruturais. Exemplos incluem o *colágeno* (fortalece os ossos, ligamentos e tendões), *elastina* (proporciona elasticidade na pele, vasos sanguíneos e tecido pulmonar), *queratina* (forma a estrutura dos cabelos e unhas e impermeabiliza a pele), *distrofina* (reforça partes das fibras musculares), *fibrina* (forma coágulos de sangue) e *actina* e *miosina* (estão envolvidas na contração das fibras musculares, divisão em todas as células e o transporte de substâncias dentro das células). As **proteínas globulares** são mais ou menos solúveis em água e suas cadeias polipeptídicas são esféricas (globulares) em forma. As proteínas globulares têm funções metabólicas. Exemplos incluem *enzimas*, que funcionam como catalisadores; *anticorpos* e *proteínas do sistema complemento*, que ajudam a proteger-nos contra doenças; *hemoglobina*, que transporta oxigênio; *lipoproteínas*, que transportam lipídios e colesterol; *albuminas*, que ajudam a regular o pH do sangue; *proteínas de membrana*, que transportam substâncias para dentro e fora das células; e alguns *hormônios* como a *insulina*, que ajuda a regular o nível de açúcar no sangue.

Os mecanismos homeostáticos mantêm a temperatura e a composição química dos líquidos corporais, que permitem as proteínas corporais a manter suas próprias formas tridimensionais. Se uma proteína encontra um ambiente alterado, pode se desfazer e perder sua forma característica (estrutura secundária, terciária e quaternária). Esse processo é chamado de **desnaturação**. As proteínas desnaturadas não são mais funcionais. Embora em alguns casos, a desnaturação pode ser revertida, um ovo frito é um exemplo comum de desnaturação permanente. Em um ovo cru, a proteína solúvel da clara do ovo (albumina) é um líquido claro e viscoso. Quando o calor é aplicado ao ovo, as proteínas desnaturam, tornam-se insolúveis e ficam brancas.

Enzimas

Nas células vivas, a maioria dos catalisadores são moléculas proteicas denominadas **enzimas**. Algumas enzimas consistem em duas partes – uma porção proteica, chamada **apoenzima** e uma porção não proteica, denominada **cofator**. O cofator pode ser um íon metal (como ferro, magnésio, zinco ou cálcio) ou uma molécula orgânica chamada *coenzima*. As coenzimas são frequentemente derivadas de vitaminas. Os nomes das enzimas normalmente terminam com o sufixo *ase*. Todas as enzimas podem ser agrupadas de acordo com os tipos de reações químicas que catalisam. Por exemplo, as *oxidases* adicionam oxigênio, as *quinases* adicionam fosfato, as *desidrogenases* removem o hidrogênio, as *ATPases* decompõem o ATP, as *anidrases* removem água, as *proteases* quebram as proteínas e as *lipases* decompõem os triglicerídeos.

As enzimas catalisam reações específicas. Elas o fazem com grande eficiência e com muitos controles intrínsecos. Três propriedades importantes das enzimas são descritas a seguir:

1. **As enzimas são altamente específicas.** Cada enzima em particular liga-se apenas a **substratos** específicos – as moléculas reagentes nas quais a enzima atua. Das mais de 1.000 enzimas conhecidas no corpo, cada uma tem uma forma tridimensional característica com uma configuração de superfície específica, o que lhe permite reconhecer e ligar-se a certos substratos. Em alguns casos, acredita-se que a parte da enzima que catalisa a reação, chamada de **sítio ativo**, encaixa-se

FIGURA 2.22 **Níveis de organização estrutural em proteínas.** **A.** A estrutura primária é a sequência de aminoácidos no polipeptídeo. **B.** As estruturas secundárias comuns incluem alfa-hélices e folhas betapregueadas. Para simplificar, os grupos laterais dos aminoácidos não são mostrados aqui. **C.** A estrutura terciária é o padrão geral de dobramento que produz uma forma distinta, tridimensional. **D.** A estrutura quaternária em uma proteína é o arranjo de duas ou mais cadeias polipeptídicas uma em relação à outra.

A forma única de cada proteína permite que ela desempenhe funções específicas.

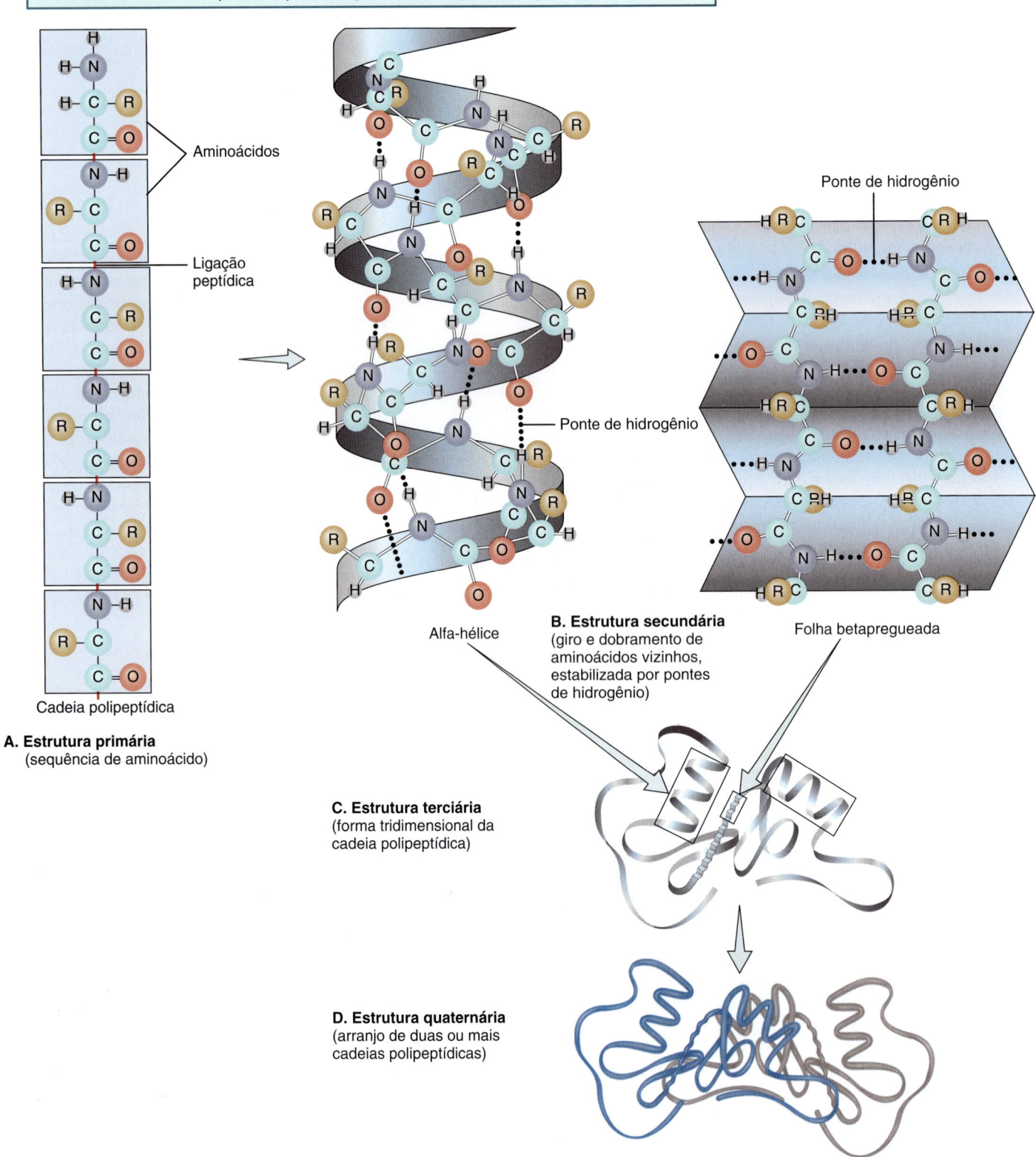

A. Estrutura primária
(sequência de aminoácido)

— Aminoácidos
— Ligação peptídica
— Cadeia polipeptídica

B. Estrutura secundária
(giro e dobramento de aminoácidos vizinhos, estabilizada por pontes de hidrogênio)

Alfa-hélice
Folha betapregueada
Ponte de hidrogênio

C. Estrutura terciária
(forma tridimensional da cadeia polipeptídica)

D. Estrutura quaternária
(arranjo de duas ou mais cadeias polipeptídicas)

? Todas as proteínas têm uma estrutura quaternária?

no substrato como uma chave que cabe em uma fechadura. Em outros casos, o sítio ativo muda sua forma para se ajustar confortavelmente ao substrato, uma vez que ele entra no sítio ativo. Essa mudança de forma é conhecida como um *ajuste induzido*.

Não apenas uma enzima se combina a um determinado substrato; ela também catalisa uma reação específica. Dentre o grande número de moléculas diversas em uma célula, uma enzima deve reconhecer o substrato correto e depois desmontá-lo ou fundi-lo com outro substrato para formar um ou mais produtos específicos.

2. **As enzimas são muito eficientes.** Em condições ótimas, as enzimas podem catalisar reações a taxas a partir de 100 milhões a 10 bilhões de vezes mais rápidas do que as de reações semelhantes que ocorrem sem enzimas. O número de moléculas de substrato que uma única molécula enzimática pode converter em moléculas de produto em um segundo é geralmente entre 1 e 10.000 e pode chegar a 600.000.

3. **As enzimas estão sujeitas a uma variedade de controles celulares.** Sua taxa de síntese e sua concentração em qualquer momento estão sob o controle dos genes de uma célula. Substâncias dentro da célula podem aumentar ou inibir a atividade de uma determinada enzima. Muitas enzimas apresentam formas tanto ativas como inativas em células. A taxa na qual a forma inativa torna-se ativa ou vice-versa é determinada pelo ambiente químico dentro da célula.

As enzimas reduzem a energia de ativação de uma reação química diminuindo a "aleatoriedade" das colisões entre as moléculas. Elas também ajudam a agrupar os substratos na orientação adequada para que a reação possa ocorrer. A **Figura 2.23 A** descreve como funciona uma enzima:

1. Os substratos fazem contato com o sítio ativo na superfície da molécula enzimática, formando um composto intermediário temporário, chamado de **complexo enzima-substrato**. Nessa reação, as duas moléculas do substrato são a sacarose (um dissacarídeo) e a água.

2. As moléculas do substrato são transformadas pelo rearranjo dos átomos existentes, a decomposição da molécula do substrato ou a combinação de várias moléculas de substrato em produtos da reação. Aqui os produtos são dois monossacarídeos: glicose e frutose.

3. Depois que a reação é concluída e os produtos da reação se afastam da enzima, a enzima inalterada é livre para se ligar a outras moléculas do substrato.

Por vezes uma única enzima pode catalisar uma reação reversível em qualquer direção, dependendo das quantidades relativas dos substratos e dos produtos. Por exemplo, a enzima *anidrase carbônica* catalisa a seguinte reação reversível:

$$CO_2 + H_2O \xrightleftharpoons[]{\text{Anidrase carbônica}} H_2CO_3$$

Dióxido de carbono / Água / Ácido carbônico

Durante o exercício, quando mais CO_2 é produzido e liberado no sangue, a reação flui para a direita, aumentando a quantidade de ácido carbônico no sangue. Então, ao exalar CO_2, seu nível no sangue cai e a reação flui para a esquerda, convertendo o ácido carbônico em CO_2 e H_2O.

FIGURA 2.23 **Como uma enzima funciona.**

Uma enzima acelera a reação química sem ser alterada ou consumida.

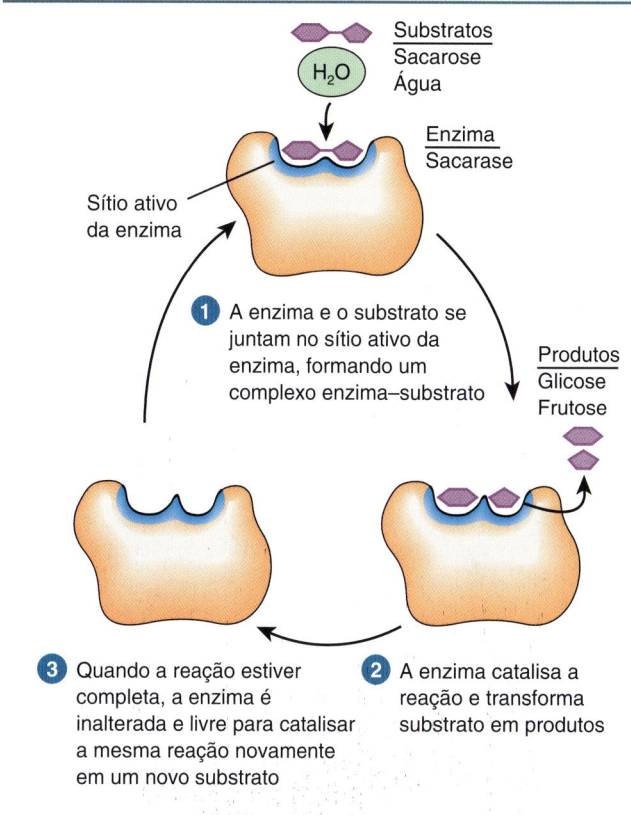

A. Mecanismo de ação da enzima

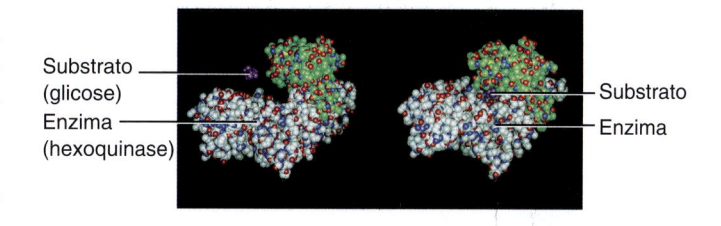

1. A enzima e o substrato se juntam no sítio ativo da enzima, formando um complexo enzima-substrato
2. A enzima catalisa a reação e transforma substrato em produtos
3. Quando a reação estiver completa, a enzima é inalterada e livre para catalisar a mesma reação novamente em um novo substrato

B. Modelo molecular de enzima e substrato não combinados (à esquerda) e complexo enzima–substrato (à direita)

? Por que a sacarase não pode catalisar a formação da sacarose a partir da glicose e da frutose?

Teste rápido

22. Defina uma proteína. O que é uma ligação peptídica?
23. Quais são os diferentes níveis de organização estrutural em proteínas?
24. Por que as enzimas são importantes?

2.9 Ácidos nucleicos

OBJETIVOS

- **Distinguir** entre DNA e RNA
- **Descrever** os componentes de um nucleotídio.

Os **ácidos nucleicos**, assim chamados porque eles foram primeiramente descobertos nos núcleos das células, são enormes moléculas orgânicas que contêm carbono, hidrogênio, oxigênio, nitrogênio e fósforo. Os ácidos nucleicos são de dois tipos. O primeiro, o **ácido desoxirribonucleico (DNA)**, forma o material genético herdado dentro de cada célula humana. Em humanos, cada **gene** é um segmento de uma molécula de DNA. Nossos genes determinam os traços que herdamos e, ao controlar a síntese proteica, eles regulam a maior parte das atividades que ocorrem nas células do corpo ao longo de nossas vidas. Quando uma célula se divide, sua informação hereditária passa para a próxima geração de células. O **ácido ribonucleico (RNA)**, o segundo tipo de ácido nucleico, retransmite as instruções dos genes para guiar a síntese de proteínas de cada célula a partir dos aminoácidos.

Um ácido nucleico é uma cadeia de monômeros repetitivos denominados **nucleotídios**. Cada nucleotídio de DNA é composto de três partes (**Figura 2.24**):

1. **Base nitrogenada.** O DNA contém quatro diferentes tipos de bases nitrogenadas, que contêm átomos de C, H, O e N. No DNA, as quatro **bases nitrogenadas** são a adenina (A), a timina (T), a citosina (C) e a guanina (G). A adenina e a guanina são bases maiores em anel duplo denominadas **purinas**; a timina e a citosina são bases menores, com um anel simples, chamadas **pirimidinas**. Os nucleotídios são nomeados de acordo com a base que está presente. Por exemplo, um nucleotídio contendo timina é denominado nucleotídio timina, um contendo adenina é chamado de nucleotídio adenina e assim por diante.

2. **Açúcar pentose.** Um açúcar de cinco carbonos denominado **desoxirribose** associado a cada base no DNA.

3. **Grupo fosfato.** Os grupos fosfato (PO_4^{3-}) alternam-se com os açúcares pentose para formar a "espinha dorsal" de uma fita de DNA; as bases projetam-se para dentro a partir da cadeia principal (ver **Figura 2.25**).

Em 1953, F.H.C. Crick da Grã-Bretanha e J.D. Watson, um jovem cientista americano, publicaram um breve artigo descrevendo como esses três componentes podem estar dispostos no DNA. Suas observações sobre os dados obtidos por outros os levaram a construir um modelo tão elegante e simples que o mundo científico imediatamente sabia que estava correto! No modelo de **dupla-hélice** de Watson-Crick, o DNA se assemelha a uma escada em espiral (**Figura 2.25**). Duas fitas contendo grupos fosfato alternados e açúcares desoxirribose formam os corrimãos da escada. As bases

FIGURA 2.24 **Componentes de um nucleotídio.** Um nucleotídio do DNA é mostrado.

> Nucleotídios são as unidades repetitivas de ácidos nucleicos. Cada nucleotídio é composto de uma base nitrogenada, um açúcar pentose e um grupo fosfato.

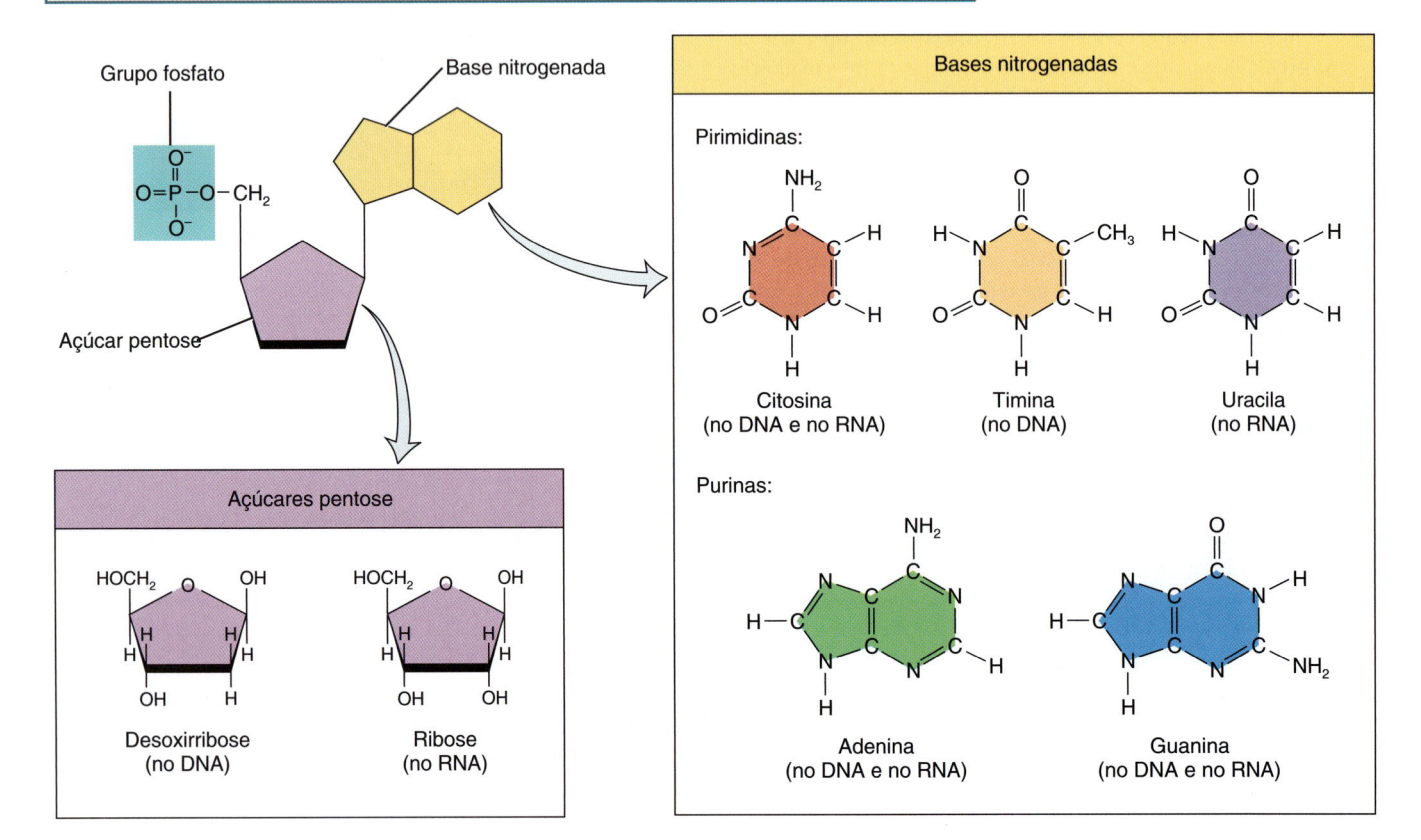

? Quais bases nitrogenadas estão presentes no DNA? E no RNA?

pareadas, unidas por pontes de hidrogênio, formam os degraus. Como a adenina sempre pareia com a timina, e a citosina pareia sempre com a guanina, se você conhece a sequência de bases em uma cadeia de DNA, você pode prever a sequência na fita complementar (segunda). Cada vez que o DNA é copiado, como quando as células vivas se dividem para aumentar seu número, as duas fitas se desenrolam. Cada fita serve como modelo ou molde sobre o qual se pode construir uma nova cadeia (segunda). Qualquer alteração que ocorra na sequência de bases de uma fita de DNA é denominada *mutação*. Algumas mutações podem resultar em morte de uma célula, causar câncer ou produzir defeitos genéticos em gerações futuras.

O RNA, o segundo tipo de ácido nucleico, difere do DNA em vários aspectos. No ser humano, o RNA tem apenas uma fita. O açúcar no nucleotídio do RNA é a pentose **ribose** e o RNA contém a base pirimidina uracila (U) em vez de timina. As células

FIGURA 2.25 **Molécula de DNA**. O DNA apresenta um arranjo em dupla hélice. As bases pareadas se projetam em direção ao centro da dupla hélice. A estrutura de hélice do DNA é estabilizada por pontes de hidrogênio (linhas pontilhadas) entre cada par de bases.

O DNA forma o material genético hereditário dentro de cada célula humana.

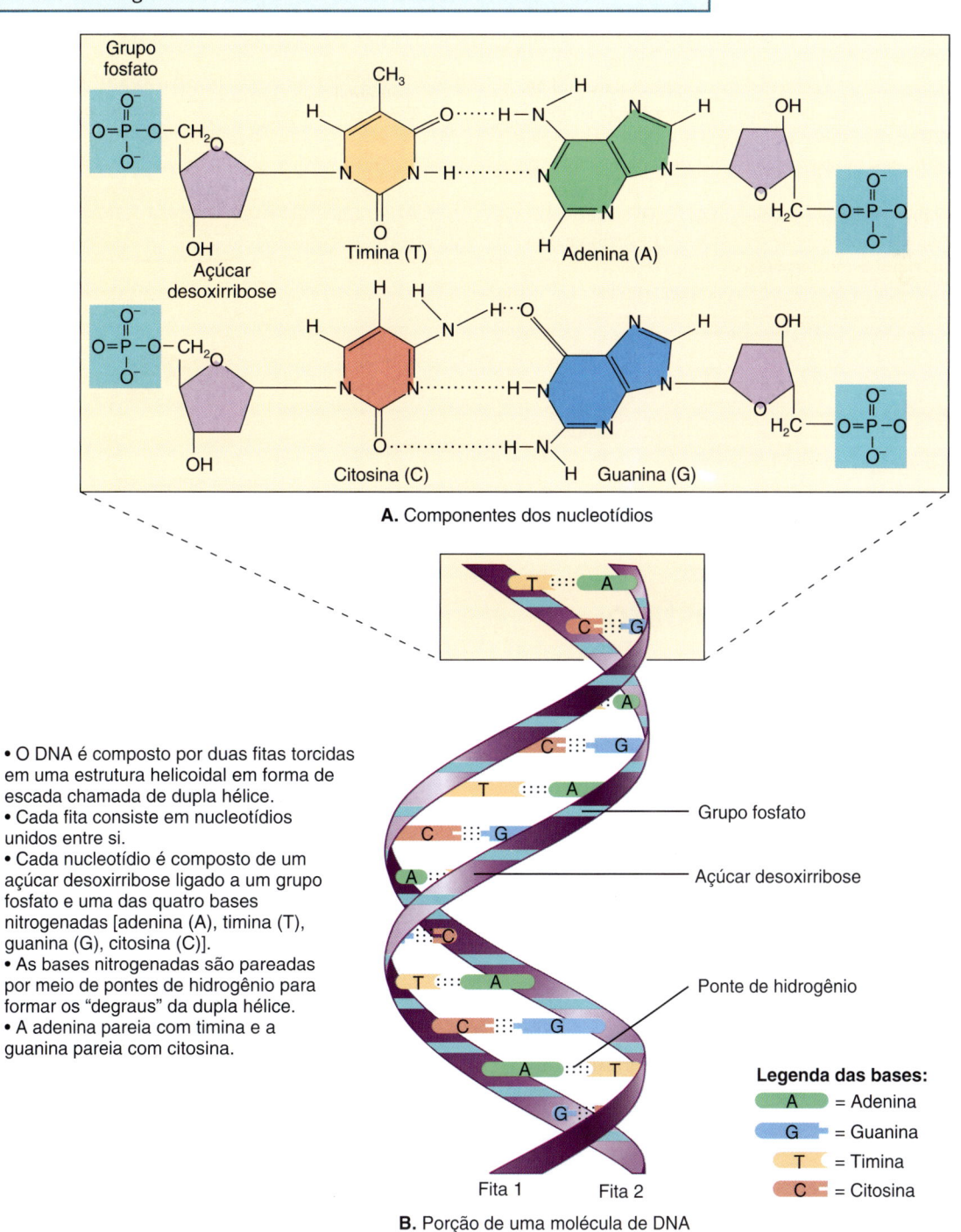

A. Componentes dos nucleotídios

- O DNA é composto por duas fitas torcidas em uma estrutura helicoidal em forma de escada chamada de dupla hélice.
- Cada fita consiste em nucleotídios unidos entre si.
- Cada nucleotídio é composto de um açúcar desoxirribose ligado a um grupo fosfato e uma das quatro bases nitrogenadas [adenina (A), timina (T), guanina (G), citosina (C)].
- As bases nitrogenadas são pareadas por meio de pontes de hidrogênio para formar os "degraus" da dupla hélice.
- A adenina pareia com timina e a guanina pareia com citosina.

Legenda das bases:
A = Adenina
G = Guanina
T = Timina
C = Citosina

B. Porção de uma molécula de DNA

? Quais bases sempre pareiam entre si?

contêm três tipos diferentes de RNA: RNA mensageiro, RNA ribossômico e RNA transportador. Cada um tem um papel específico a desempenhar na execução das instruções codificadas no DNA (ver **Figura 3.29**).

Um resumo das principais diferenças entre o DNA e o RNA é apresentado na **Tabela 2.9**.

Correlação clínica

DNA *fingerprinting* (identificação por DNA)

Uma técnica denominada **identificação por DNA** é utilizada em pesquisa e nos tribunais para verificar se o DNA de uma pessoa corresponde ao DNA obtido a partir de amostras ou partes de evidências legais, tais como manchas de sangue ou cabelos. Em cada pessoa, determinados segmentos de DNA contêm sequências de bases que são repetidas várias vezes. Os números de cópias repetidas em uma região e o número de regiões sujeitas à repetição são diferentes de uma pessoa para outra. A identificação por DNA pode ser feita com quantidades mínimas de DNA – por exemplo, a partir de um único fio de cabelo, uma gota de sêmen ou uma mancha de sangue. Ela também pode ser usada para identificar uma vítima de um crime ou os pais biológicos de uma criança e até para determinar se duas pessoas têm um ancestral em comum.

Teste rápido

25. Quais as diferenças entre o DNA e o RNA?
26. O que é uma base nitrogenada?

2.10 Adenosina trifosfato

OBJETIVOS

- **Descrever** o papel funcional da adenosina trifosfato.

A **adenosina trifosfato (ATP)** é a "moeda energética" dos sistemas vivos (**Figura 2.26**). A ATP transfere a energia liberada em reações catabólicas exergônicas para impulsionar as atividades celulares que requerem energia (reações endergônicas).

Entre essas atividades celulares estão as contrações musculares, o movimento dos cromossomos durante a divisão celular, o movimento de estruturas dentro das células, o transporte de substâncias através das membranas celulares e a síntese de moléculas maiores a partir de moléculas menores. Como seu nome indica, a ATP consiste em três grupos fosfato ligados à adenosina, uma unidade composta de adenina e de um açúcar de cinco carbonos, a ribose.

Quando uma molécula de água é adicionada à ATP, o terceiro grupo fosfato (PO_4^{3-}), simbolizado por ⓟ na discussão a seguir, é removido e a reação geral libera energia. A enzima que catalisa a

FIGURA 2.26 **Estruturas da ATP e da ADP.** O sinal "til" (~) indica os dois grupos fosfato que podem ser utilizados para transferir energia. A transferência de energia geralmente envolve a hidrólise da última ligação fosfato da ATP.

A ATP transfere energia química para impulsionar as atividades celulares.

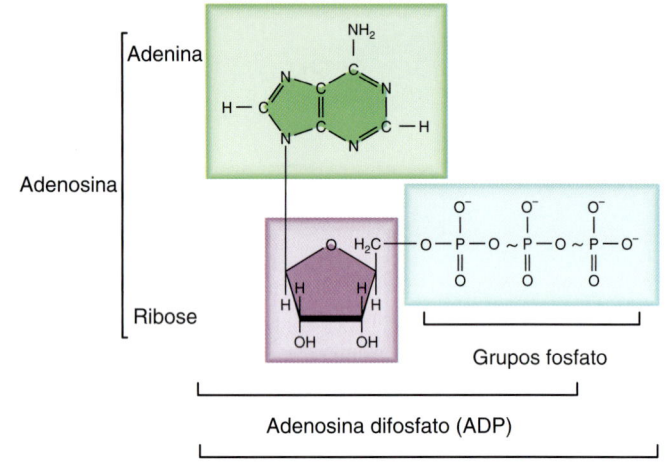

? Cite algumas atividades celulares que dependem de energia fornecida pela ATP.

TABELA 2.9 Comparação entre DNA e RNA.

Característica	DNA	RNA
Bases nitrogenadas	Adenina (A), citosina (C), guanina (G), timina (T).*	Adenina (A), citosina (C), guanina (G), uracila (U).
Açúcar nos nucleotídios	Desoxirribose.	Ribose.
Número de fitas	Duas (dupla hélice, como uma escada em espiral).	Uma.
Pareamento das bases nitrogenadas (número de pontes de hidrogênio)	A com T (2), G com C (3).	A com U (2), G com C (3).
Como é copiado?	Autorreplicação.	Sintetizado com o uso do DNA como molde.
Função	Codifica a informação para a síntese de proteínas.	Carrega o código genético e auxilia na síntese de proteínas.
Tipos	Nuclear, mitocondrial.†	RNA mensageiro (mRNA), RNA transportador (tRNA), RNA ribossômico (rRNA).‡

*As letras e palavras em azul enfatizam as diferenças entre o DNA e o RNA. †O núcleo e a mitocôndria são organelas celulares, que serão discutidas no Capítulo 3. ‡Esses RNAs participam do processo de síntese de proteínas, que também será discutido no Capítulo 3.

hidrólise de ATP é chamada *ATPase*. A remoção do terceiro grupo fosfato produz uma molécula denominada adenosina difosfato (ADP) na reação a seguir:

$$\text{ATP} + \text{H}_2\text{O} \xrightarrow{\text{ATPase}} \text{ADP} + \text{P} + \text{E}$$

Adenosina trifosfato + Água → Adenosina difosfato + Grupo fosfato + Energia

Como observado previamente, a energia fornecida pelo catabolismo de ATP em ADP é constantemente utilizada pela célula. Como o fornecimento de ATP em um determinado tempo é limitado, existe um mecanismo para reabastecê-lo: A enzima *ATP sintase* catalisa a adição de um grupo fosfato à ADP na seguinte reação:

$$\text{ADP} + \text{P} + \text{E} \xrightarrow{\text{ATP sintase}} \text{ATP} + \text{H}_2\text{O}$$

Adenosina difosfato + Grupo fosfato + Energia → Adenosina trifosfato + Água

Onde a célula obtém a energia necessária para produzir ATP? A energia necessária para a ligação de um grupo fosfato à ADP é fornecida principalmente pelo catabolismo da glicose em um processo chamado respiração celular. A respiração celular tem duas fases, anaeróbica e aeróbica:

1. **Fase anaeróbica.** Em uma série de reações que não requerem oxigênio, a glicose é parcialmente decomposta por uma série de reações catabólicas em ácido pirúvico. Cada molécula de glicose que é convertida em uma molécula de ácido pirúvico produz duas moléculas de ATP.
2. **Fase aeróbica.** Na presença de oxigênio, a glicose é completamente decomposta em dióxido de carbono e água. Essas reações geram calor e 30 ou 32 moléculas de ATP.

Os Capítulos 10 e 25 abordam os detalhes da respiração celular.

No Capítulo 1, você aprendeu que o corpo humano compreende vários níveis de organização; este capítulo mostrou o alfabeto de átomos e moléculas que é a base para a linguagem do corpo. Agora que você tem uma compreensão da química do corpo humano, você está pronto para formar palavras; no Capítulo 3, você verá como os átomos e as moléculas são organizados para formar estruturas de células e realizar as atividades celulares que contribuem para a homeostasia.

Teste rápido

27. Na reação catalisada pela ATP sintase, quais são os substratos e produtos? Essa é uma reação exergônica ou endergônica?

Revisão do capítulo

Conceitos essenciais

2.1 Como se organiza a matéria?

1. Química é a ciência da estrutura e das interações da matéria.
2. Todas as formas de matéria são compostas de elementos químicos.
3. Oxigênio, carbono, hidrogênio e nitrogênio constituem cerca de 96% da massa corporal.
4. Cada elemento é composto de pequenas unidades chamadas átomos. Os átomos são constituídos de um núcleo, que contém prótons e nêutrons, além de elétrons que se movem em torno do núcleo em regiões chamadas camadas de elétrons.
5. O número de prótons (o número atômico) distingue os átomos de um elemento em relação aos de outro elemento.
6. O número de massa de um átomo é a soma de seus prótons e nêutrons.
7. Diferentes átomos de um elemento que contêm o mesmo número de prótons, mas números diferentes de nêutrons, são chamados de isótopos. Os isótopos radioativos são instáveis e decaem.
8. A massa atômica de um elemento é a massa média de todos os isótopos de ocorrência natural desse elemento.
9. Um átomo que *fornece* ou *ganha* elétrons torna-se um íon – um átomo que tem uma carga positiva ou negativa porque tem números desiguais de prótons e elétrons. Os íons com carga positiva são os cátions; os íons com carga negativa são os ânions.
10. Se dois átomos compartilham elétrons, é formada uma molécula. Os compostos contêm átomos de dois ou mais elementos.
11. Um radical livre é um átomo ou grupo de átomos com um elétron não pareado em sua camada mais externa. Um exemplo comum é o superóxido, um ânion que é formado pela adição de um elétron a uma molécula de oxigênio.

2.2 Ligações químicas

1. Forças de atração chamadas ligações químicas mantêm os átomos unidos. Essas ligações resultam do ganho, perda ou compartilhamento de elétrons na camada de valência.
2. A maioria dos átomos se torna estável quando têm um octeto de oito elétrons em sua camada de elétrons de valência (mais externa).
3. Quando a força de atração entre íons de carga oposta os mantém unidos, forma-se uma ligação iônica.
4. Em uma ligação covalente, os átomos compartilham pares de elétrons de valência. As ligações covalentes podem ser simples, duplas ou triplas e tanto polares quanto apolares.
5. Um átomo de hidrogênio que forma uma ligação covalente polar com um átomo de oxigênio ou um átomo de nitrogênio, também pode formar uma ligação mais fraca, denominada ponte de hidrogênio, com um átomo eletronegativo. A ligação covalente polar faz com que o átomo de hidrogênio tenha uma carga parcial positiva (δ^+) que atrai a carga parcialmente negativa (δ^-) dos átomos eletronegativos vizinhos, frequentemente oxigênio ou nitrogênio.

2.3 Reações químicas

1. Quando átomos se combinam ou se dissociam de outros átomos, ocorre a reação química. As substâncias iniciadoras são os reagentes e as substâncias finais são os produtos.

2. A energia, a capacidade de fazer trabalho, é de dois tipos principais: energia potencial (armazenada) e energia cinética (energia de movimento).

3. Reações endergônicas requerem energia; reações exergônicas liberam energia. A ATP associa reações endergônicas e exergônicas.

4. A aplicação inicial de energia necessária para começar uma reação é a energia de ativação. As reações são mais prováveis quando as concentrações e as temperaturas das partículas reagentes são mais altas.

5. Os catalisadores aceleram as reações químicas, diminuindo a energia de ativação. A maioria dos catalisadores em organismos vivos é formada por moléculas proteicas denominadas enzimas.

6. As reações de síntese envolvem a combinação de reagentes para produzir moléculas maiores. As reações são anabólicas e geralmente endergônicas.

7. Nas reações de decomposição, uma substância é decomposta em moléculas menores. As reações são catabólicas e geralmente exergônicas.

8. As reações de troca envolvem a substituição de um átomo ou átomos por outro átomo ou átomos.

9. Em reações reversíveis, os produtos finais podem reverter para os reagentes originais.

2.4 Compostos inorgânicos e soluções

1. Os compostos inorgânicos geralmente são pequenos e normalmente carecem de carbono. As substâncias orgânicas sempre contêm carbono, geralmente têm hidrogênio e sempre apresentam ligações covalentes.

2. A água é a substância mais abundante no corpo. É um excelente solvente e meio de suspensão, participa das reações de hidrólise e síntese por desidratação e serve como um lubrificante. Por causa das várias pontes de hidrogênio, as moléculas de água são coesas, o que causa uma elevada tensão superficial. A água também tem uma alta capacidade de absorção de calor e uma alta temperatura de vaporização.

3. Os ácidos, bases e sais inorgânicos se dissociam em íons na água. Um ácido se ioniza em íons hidrogênio (H^+) e ânions e é um doador de prótons; muitas bases se ionizam em cátions e íons hidróxido (OH^-) e todos são aceptores de prótons. Um sal não se ioniza em H^+ nem em OH^-.

4. Misturas são combinações de elementos ou compostos que são fisicamente misturados, mas não estão associados por ligações químicas. Soluções, coloides e suspensões são misturas com diferentes propriedades.

5. Duas formas de expressar a concentração de uma solução são a *porcentagem* (massa por volume), expressa em gramas por 100 mℓ de uma solução e a molaridade, expressa em moles por litro. Um mol é a quantidade em gramas de qualquer substância que tenha uma massa igual à massa atômica combinada de todos os seus átomos.

6. O pH dos líquidos corporais deve permanecer quase sempre constante para que o corpo mantenha a homeostasia. Na escala de pH, 7 representa a neutralidade. Valores abaixo de 7 indicam soluções ácidas e valores acima de 7 indicam soluções alcalinas. O pH normal do sangue é de 7,35 a 7,45.

7. Os sistemas-tampão removem ou adicionam prótons (H^+) para ajudar a manter o pH na condição de homeostasia.

8. Um sistema-tampão importante é o sistema-tampão ácido carbônico-bicarbonato. O íon bicarbonato (HCO_3^-) atua como uma base fraca e remove o excesso de H^+, enquanto o ácido carbônico (H_2CO_3) age como um ácido fraco e adiciona H^+.

2.5 Visão geral dos compostos orgânicos

1. O carbono, com seus quatro elétrons de valência, forma ligações covalentes com outros átomos de carbono para formar moléculas grandes de muitas formas diferentes. Grupos funcionais que conferem propriedades químicas distintas estão associados aos esqueletos de carbono das moléculas orgânicas.

2. Pequenas moléculas orgânicas são unidas para formar moléculas maiores por reações de síntese por desidratação em que uma molécula de água é removida. No processo inverso, chamado hidrólise, as moléculas grandes são decompostas em moléculas menores pela adição de água.

2.6 Carboidratos

1. Os carboidratos incluem monossacarídeos, dissacarídeos e polissacarídeos.

2. Os carboidratos fornecem a maior parte da energia química necessária para gerar ATP.

2.7 Lipídios

1. Os lipídios são um grupo diversificado de compostos que incluem ácidos graxos, triglicerídeos (gorduras e óleos), fosfolipídios, esteroides e eicosanoides.

2. Os ácidos graxos são os lipídios mais simples; eles são utilizados para sintetizar triglicerídeos e fosfolipídios.

3. Os triglicerídeos protegem, isolam e fornecem energia.

4. Os fosfolipídios são componentes importantes da membrana celular.

5. Os esteroides são importantes na estrutura da membrana celular, regulação das funções sexuais, manutenção do nível normal de açúcar no sangue, auxílio na digestão e absorção de lipídios, além de ajudarem no crescimento ósseo.

6. Os eicosanoides (prostaglandinas e leucotrienos) modificam as respostas dos hormônios, atuam no processo inflamatório, dilatam as vias respiratórias e regulam a temperatura corporal.

2.8 Proteínas

1. As proteínas são construídas a partir de aminoácidos.

2. As proteínas fornecem estrutura ao corpo, regulam os processos, proporcionam proteção, ajudam a contrair os músculos, transportam substâncias e atuam como enzimas.

3. Os níveis de organização estrutural entre as proteínas incluem os níveis primário, secundário, terciário e (às vezes) quaternário. Variações na estrutura e forma das proteínas estão relacionadas as suas diversas funções.

2.9 Ácidos nucleicos

1. O ácido desoxirribonucleico (DNA) e o ácido ribonucleico (RNA) são ácidos nucleicos constituídos de bases nitrogenadas, açúcares de cinco carbonos (pentose) e grupos fosfato.

2. O DNA é uma hélice dupla e é a substância química primária nos genes. O RNA participa da síntese de proteínas.

2.10 Adenosina trifosfato

1. A adenosina trifosfato (ATP) é a principal molécula que transfere energia em sistemas vivos.

2. Quando a ATP transfere energia para uma reação endergônica, ela é decomposta em adenosina difosfato (ADP) e um grupo fosfato.

3. A síntese de ATP a partir de ADP e de um grupo fosfato ocorre com o uso de energia fornecida por várias reações de decomposição, particularmente as da glicose.

Questões para avaliação crítica

1. Seu melhor amigo decidiu começar a fritar ovos no café da manhã em margarina no lugar da manteiga, porque ele ouviu dizer que comer manteiga é ruim para seu coração. Será que ele fez uma escolha sábia? Há outras alternativas?

2. Um bebê de 4 meses é internado no hospital com uma temperatura de 38,9°C. Por que é fundamental tratar a febre o mais rápido possível?

3. Durante a aula prática do laboratório de química, Maria coloca a sacarose (açúcar de mesa) em um copo de vidro, acrescenta água e agita. À medida que o açúcar desaparece, ela declara que decompôs quimicamente a sacarose em frutose e glicose. A análise química de Maria está correta?

Respostas às questões das figuras

2.1 No carbono, a primeira camada contém dois elétrons e a segunda camada contém quatro elétrons.

2.2 Os quatro elementos mais abundantes nos organismos vivos são o oxigênio, o carbono, o hidrogênio e o nitrogênio.

2.3 Antioxidantes, tais como selênio, zinco, betacaroteno, vitamina C e vitamina E, podem inativar os radicais livres derivados do oxigênio.

2.4 Um cátion é um íon com carga positiva; um ânion é um íon com carga negativa.

2.5 Uma ligação iônica envolve a *perda* e *ganho* de elétrons; uma ligação covalente envolve o *compartilhamento* de pares de elétrons.

2.6 O átomo N na amônia é eletronegativo. Como ele atrai elétrons mais fortemente do que os átomos H, a extremidade de nitrogênio da amônia adquire uma leve carga negativa, permitindo que os átomos H nas moléculas de água (ou em outras moléculas de amônia) formem pontes de hidrogênio com ela. Da mesma forma, os átomos de O em moléculas de água podem formar pontes de hidrogênio com átomos H em moléculas de amônia.

2.7 O número de átomos de hidrogênio nos reagentes deve ser igual ao número nos produtos – nesse caso, quatro átomos de hidrogênio no total. Em outras palavras, duas moléculas de H_2 são necessárias para reagir com uma molécula de O_2 de modo que o número de átomos H e O presente nos reagentes seja o mesmo presente e nos produtos.

2.8 Essa reação é exergônica porque os reagentes têm mais energia potencial do que os produtos.

2.9 Não. Um catalisador não altera as energias potenciais dos produtos e reagentes; apenas reduz a energia de ativação necessária para que a reação ocorra.

2.10 Não. Como o açúcar se dissolve facilmente em um solvente polar (água), você pode concluir corretamente que ele tem várias ligações covalentes polares.

2.11 $CaCO_3$ é um sal e H_2SO_4 é um ácido.

2.12 Em pH = 6, $[H^+] = 10^{-6}$ mol/ℓ e $[OH^-] = 10^{-8}$ mol/ℓ. Um pH de 6,82 é mais ácido do que um pH de 6,91. Tanto o pH = 8,41 quanto o pH = 5,59 estão 1,41 unidades de pH afastadas do pH neutro (pH = 7).

2.13 A glicose tem cinco grupos —OH e seis átomos de carbono.

2.14 As hexoses são açúcares de seis carbonos; exemplos incluem glicose, frutose e galactose.

2.15 Existem seis carbonos na frutose e 12 na sacarose.

2.16 As células hepáticas e as fibras musculares esqueléticas armazenam glicogênio.

2.17 O oxigênio na molécula da água provém de um ácido graxo.

2.18 A cabeça polar é hidrofílica e as caudas apolares são hidrofóbicas.

2.19 As únicas diferenças entre o estradiol e a testosterona são o número de ligações duplas e os tipos de grupos funcionais associados ao anel A.

2.20 Um aminoácido tem um mínimo de dois átomos de carbono e um átomo de nitrogênio.

2.21 A hidrólise ocorre durante o catabolismo das proteínas.

2.22 Não. As proteínas que consistem em uma única cadeia de polipeptídeos não têm uma estrutura quaternária.

2.23 A sacarase tem especificidade para a molécula de sacarose e, portanto, não "reconheceria" a glicose e a frutose.

2.24 As bases nitrogenadas presentes no DNA são a citosina, timina, adenina e guanina; as bases nitrogenadas presentes no RNA são a citosina, uracila, adenina e guanina.

2.25 No DNA, a timina sempre pareia com a adenina e a citosina sempre pareia com a guanina.

2.26 As atividades celulares que dependem de energia fornecida pela ATP incluem as contrações musculares, movimento de cromossomos, transporte de substâncias através das membranas celulares e reações de síntese (anabólicas).

CAPÍTULO 3

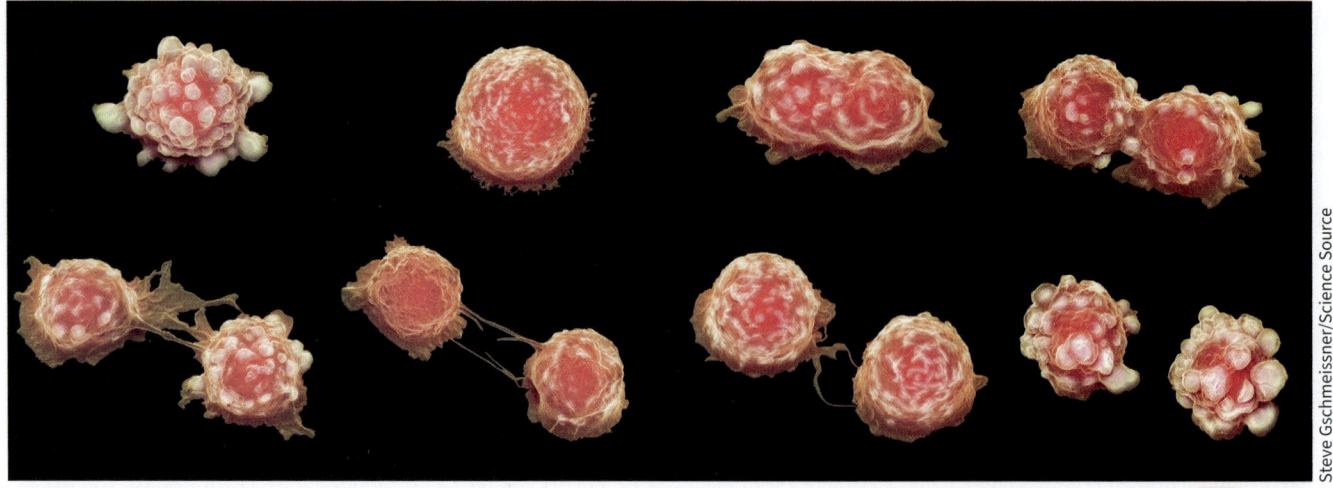

Células cancerosas em divisão — MEV 1.000x

Consulte a Seção *Distúrbios: desequilíbrios homeostáticos, Câncer*, para descobrir por que o tratamento do câncer é difícil pelo fato de não constituir uma doença única.

Nível Celular de Organização

Células e homeostasia

> As células realizam numerosas funções que ajudam cada sistema a contribuir para a homeostasia de todo o corpo. Ao mesmo tempo, todas as células compartilham estruturas e funções essenciais que sustentam a sua intensa atividade.

No capítulo anterior, você aprendeu sobre os átomos e as moléculas que compõem o alfabeto da linguagem do corpo humano. Esses átomos e moléculas combinam-se para formar cerca de 200 tipos diferentes de palavras, denominadas células. Todas as células surgem a partir de células já existentes por um processo em que uma célula se divide, dando origem a duas células idênticas. Diferentes tipos de células desempenham funções singulares, que sustentam a homeostasia e contribuem para as numerosas capacidades funcionais do organismo humano. À medida que você estudar as diversas partes de uma célula e suas relações umas com as outras, aprenderá que a estrutura e a função das células estão intimamente relacionadas. Neste capítulo, você aprenderá que as células realizam uma incrível variedade de reações químicas para gerar e manter os processos vitais – em parte, pelo isolamento de tipos específicos de reações químicas no interior de estruturas celulares especializadas. Apesar de isoladas, as reações químicas são coordenadas para manter a vida em uma célula, tecido, órgão, sistema e organismo.

3.1 Partes de uma célula

OBJETIVO

- **Nomear** e **descrever** as três partes principais de uma célula.

O corpo de um adulto médio é constituído por mais de 100 trilhões de células. As **células** são as unidades básicas vivas, estruturais e funcionais do corpo. O estudo científico das células é denominado **biologia celular** ou *citologia*.

A **Figura 3.1** apresenta uma visão geral das estruturas típicas encontradas nas células do corpo. A maioria das células tem muitas das estruturas mostradas nesse diagrama. Para facilitar o estudo, dividimos a célula em três partes principais: a membrana plasmática, o citoplasma e o núcleo.

1. A **membrana plasmática** (*plasmalema*) forma a superfície externa flexível da célula e separa o seu *ambiente interno* (tudo que se encontra dentro da célula) do seu *ambiente externo* (tudo que está fora da célula). Trata-se de uma barreira seletiva, que regula o fluxo de materiais para dentro e para fora da célula. Essa seletividade ajuda a estabelecer e a manter o ambiente apropriado para a realização das atividades celulares normais. A membrana plasmática também desempenha uma função essencial na comunicação entre as células e entre as células e seu ambiente externo.

2. O **citoplasma** consiste em todo o conteúdo celular entre a membrana plasmática e o núcleo. Esse compartimento apresenta dois componentes: o citosol e as organelas. O **citosol**, que é a parte líquida do citoplasma, também denominado *líquido intracelular*, contém água, solutos dissolvidos e partículas em suspensão. No interior do citosol, encontram-se vários tipos diferentes de **organelas**. Cada tipo de organela exibe um formato característico e desempenha funções específicas. Exemplos de organelas incluem o citoesqueleto, os ribossomos, o retículo endoplasmático, o complexo de Golgi, os lisossomos, os peroxissomos e as mitocôndrias.

3. O **núcleo** é uma grande organela que abriga a maior parte do DNA de uma célula. Dentro do núcleo, cada **cromossomo**, que consiste em uma única molécula de DNA associada a várias proteínas, contém milhares de unidades hereditárias, denominadas **genes**, que controlam a maior parte dos aspectos da estrutura e da função das células.

FIGURA 3.1 Estruturas típicas encontradas nas células do corpo.

A célula é a unidade básica viva, estrutural e funcional do corpo.

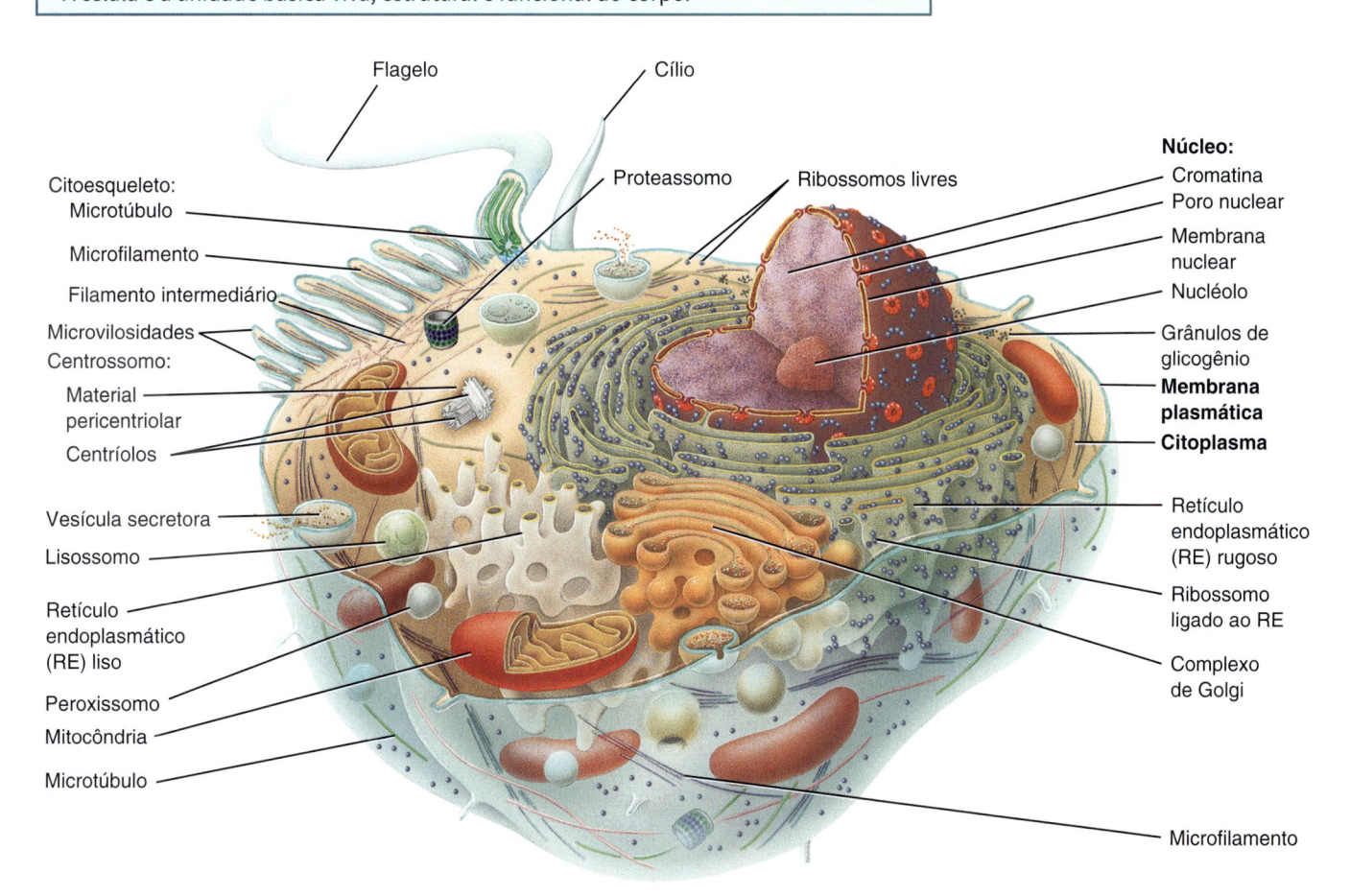

Corte transversal

? Quais são as três partes principais de uma célula?

Teste rápido

1. Cite as três principais partes de uma célula e explique suas funções.

3.2 Membrana plasmática

OBJETIVOS

- **Distinguir** entre citoplasma e citosol
- **Explicar** o conceito de permeabilidade seletiva
- **Definir** gradiente eletroquímico e **descrever** os seus componentes.

A **membrana plasmática**, uma barreira flexível, porém resistente que envolve e contém o citoplasma de uma célula, é descrita de forma mais adequada utilizando um modelo estrutural, denominado **modelo do mosaico fluido**. De acordo com esse modelo, a organização molecular da membrana plasmática assemelha-se a um mar em contínuo movimento de lipídios fluidos, que contém um mosaico de numerosas proteínas diferentes (**Figura 3.2**). Algumas proteínas flutuam livremente como *icebergs* no mar de lipídios, enquanto outras estão ancoradas em locais específicos, como ilhas. Os lipídios da membrana permitem a passagem de vários tipos de moléculas lipossolúveis, porém atuam como barreira para a entrada ou a saída de substâncias carregadas ou polares. Algumas das proteínas na membrana plasmática possibilitam o movimento de moléculas polares e de íons para dentro e para fora da célula. Outras proteínas podem atuar como receptores de sinais ou como moléculas que conectam a membrana plasmática com proteínas intracelulares ou extracelulares.

Estrutura da membrana plasmática

Bicamada lipídica. A estrutura básica da membrana plasmática é a **bicamada lipídica**, que consiste em duas camadas consecutivas formadas por três tipos de moléculas lipídicas – fosfolipídios, colesterol e glicolipídios (**Figura 3.2**). Cerca de 75% dos lipídios da membrana consistem em **fosfolipídios**, lipídios que contêm fósforo. O **colesterol** (cerca de 20%), um esteroide ligado

FIGURA 3.2 A organização em mosaico fluido dos lipídios e das proteínas na membrana plasmática.

As membranas são estruturas fluidas, visto que os lipídios e muitas das proteínas estão livres para girar e se movimentar lateralmente em sua própria metade da bicamada.

Funções da membrana plasmática

1. Atua como barreira para separar o interior e o exterior da célula.
2. Controla o fluxo de substâncias para dentro e para fora da célula.
3. Ajuda a identificar a célula para outras células (p. ex., células imunes).
4. Participa da sinalização intercelular.

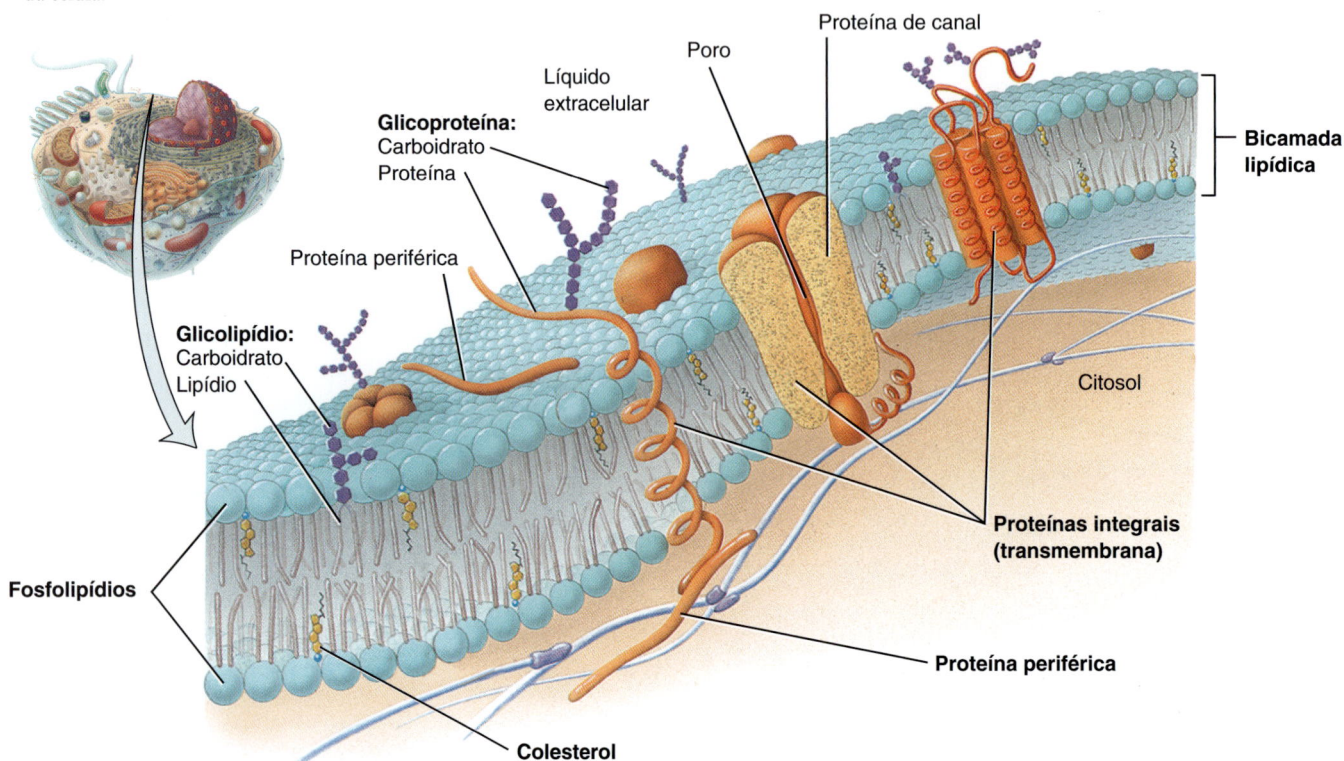

? O que é glicocálice?

a um grupo —OH (hidroxila), e vários glicolipídios (cerca de 5%), lipídios com grupos de carboidratos incorporados.

A organização em bicamada ocorre pelo fato de que os lipídios são moléculas **anfipáticas**, o que significa que elas apresentam partes polares e apolares. Nos fosfolipídios (ver **Figura 2.18**), a parte polar é a "cabeça" que contém fosfato, que é *hidrofílica*. As partes apolares são as duas "caudas" de ácidos graxos longas, que são cadeias de hidrocarboneto *hidrofóbicas*. Como "os semelhantes se misturam", as moléculas de fosfolipídios se orientam na bicamada com as cabeças hidrofílicas voltadas para fora. Dessa maneira, as cabeças estão voltadas para um líquido aquoso de cada lado – o citosol no interior da célula e o líquido extracelular do lado de fora. As caudas de ácidos graxos hidrofóbicas em cada metade da bicamada apontam uma para a outra, formando uma região apolar e hidrofóbica no interior da membrana.

As moléculas de colesterol são fracamente anfipáticas (ver **Figura 2.19 A**) e estão intercaladas entre os outros lipídios em ambas as camadas da membrana. O pequeno grupo —OH é a única região polar do colesterol, que forma ligações de hidrogênio com as cabeças polares dos fosfolipídios e glicolipídios. Os anéis esteroides rígidos e a cauda de hidrocarboneto do colesterol são apolares; encaixam-se entre as caudas de ácidos graxos dos fosfolipídios e dos glicolipídios. Os grupos de carboidrato dos glicolipídios formam uma "cabeça" polar, e suas "caudas" de ácidos graxos são apolares. Os glicolipídios só aparecem na camada da membrana voltada para o líquido extracelular, o que constitui uma razão pela qual os dois lados da bicamada são assimétricos ou diferentes.

Organização das proteínas de membrana.

As proteínas de membrana são classificadas como integrais ou periféricas, dependendo de estarem ou não firmemente incorporadas na membrana (**Figura 3.2**). As **proteínas integrais** estendem-se na bicamada lipídica ou através dela e estão firmemente incorporadas. As proteínas integrais são, em sua maioria, **proteínas transmembrana**, o que significa que elas atravessam toda a bicamada lipídica e projetam-se tanto para o citosol quanto para o líquido extracelular. Algumas proteínas integrais estão firmemente ligadas a um lado da bicamada a ácidos graxos por ligações covalentes. À semelhança dos lipídios de membrana, as proteínas integrais de membrana são anfipáticas. Suas regiões hidrofílicas projetam-se para o líquido extracelular aquoso ou para o citosol, enquanto suas regiões hidrofóbicas estendem-se entre as caudas de ácidos graxos.

Como o seu próprio nome indica, as **proteínas periféricas** não estão firmemente incorporadas na membrana. Ligam-se às cabeças polares dos lipídios de membrana ou a proteínas integrais na superfície interna ou externa da membrana.

Muitas proteínas integrais são **glicoproteínas**, isto é, proteínas com grupos de carboidratos ligados às extremidades que se projetam no líquido extracelular. Os carboidratos são *oligossacarídeos*, que consistem em cadeias de 2 a 60 monossacarídeos que podem ser lineares ou ramificadas. As porções de carboidrato dos glicolipídios e das glicoproteínas formam um extenso revestimento, denominado **glicocálice**. O padrão de carboidratos no glicocálice varia de uma célula para outra. Por conseguinte, o glicocálice atua como uma "assinatura" molecular, que permite o reconhecimento das células entre si. Por exemplo, a capacidade de um leucócito de detectar um glicocálice "estranho" constitui uma das bases da resposta imune que ajuda a destruir os organismos invasores. Além disso, o glicocálice permite a adesão das células umas com as outras em alguns tecidos e as protege contra a digestão por enzimas presentes no líquido extracelular. As propriedades hidrofílicas do glicocálice atraem uma película de líquido para a superfície de muitas células. Essa ação torna os eritrócitos escorregadios à medida que fluem por vasos sanguíneos estreitos e também protege as células que revestem as vias respiratórias e o sistema digestório contra o ressecamento.

Funções das proteínas de membrana

Em geral, os tipos de lipídios nas membranas celulares variam apenas ligeiramente. Em contrapartida, as membranas de diferentes células e de várias organelas intracelulares apresentam uma variedade notavelmente diferente de proteínas, que determinam muitas das funções da membrana (**Figura 3.3**).

- Algumas proteínas integrais formam **canais iônicos** ou *poros* através dos quais íons específicos, como os íons potássio (K^+), podem fluir para entrar ou sair da célula. Os canais iônicos são, em sua maioria, *seletivos*: eles só permitem a passagem de um único tipo de íon

- Outras proteínas integrais atuam como **carreadoras**, movendo seletivamente uma substância polar ou um íon de um lado da membrana para o outro. Os carreadores são também conhecidos como *transportadores*

- As proteínas integrais denominadas **receptores** atuam como sítio de reconhecimento celular. Cada tipo de receptor reconhece e liga-se a um tipo específico de molécula. Por exemplo, os receptores de insulina ligam-se ao hormônio insulina. Uma molécula específica que se liga a determinado receptor é denominada **ligante** desse receptor

- Algumas proteínas integrais são **enzimas** que catalisam reações químicas específicas na superfície interna ou externa da célula

- As proteínas integrais também podem atuar como **ligantes**, que ancoram proteínas nas membranas plasmáticas de células adjacentes umas às outras ou a filamentos de proteína dentro e fora da célula. As proteínas periféricas também atuam como enzimas e ligantes

- As glicoproteínas e os glicolipídios de membrana frequentemente funcionam como **marcadores de identidade celular**. Permitem que uma célula (1) reconheça outras células do mesmo tipo durante a formação tecidual ou (2) reconheça e responda às células estranhas potencialmente perigosas. Os marcadores de tipo sanguíneo ABO fornecem um exemplo de marcadores de identidade celular. Quando você recebe uma transfusão sanguínea, o tipo de sangue precisa ser compatível com o seu próprio sangue, ou os eritrócitos poderão se aglutinar.

Além disso, as proteínas periféricas ajudam a sustentar a membrana plasmática e a ancorar proteínas integrais e também participam de atividades mecânicas, como o movimento de materiais e organelas no interior das células, a mudança do formato das células durante a divisão celular e nas células musculares e a ligação das células umas com as outras.

Fluidez da membrana

As membranas são estruturas fluidas, isto é, a maior parte dos lipídios de membrana e muitas das proteínas de membrana sofrem

FIGURA 3.3 Funções das proteínas de membrana.

As proteínas de membrana refletem, em grande parte, as funções que uma célula pode desempenhar.

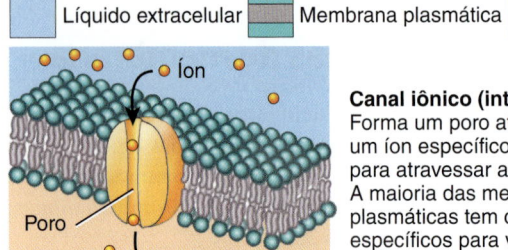

Canal iônico (integral)
Forma um poro através do qual um íon específico pode fluir para atravessar a membrana. A maioria das membranas plasmáticas tem canais específicos para vários íons comuns.

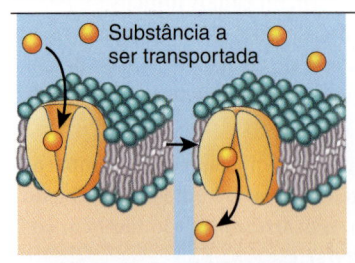

Carreador (integral)
Transporta uma substância específica através da membrana ao sofrer uma mudança de formato. Por exemplo, os aminoácidos, que são necessários para a síntese de novas proteínas, entram nas células do corpo por meio de carreadores. As proteínas carreadoras também são conhecidas como *transportadores*.

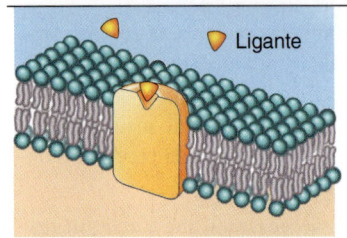

Receptor (integral)
Reconhece um ligante específico e altera de alguma maneira a função da célula. Por exemplo, o hormônio antidiurético liga-se a receptores nos rins e modifica a permeabilidade de certas membranas plasmáticas à água.

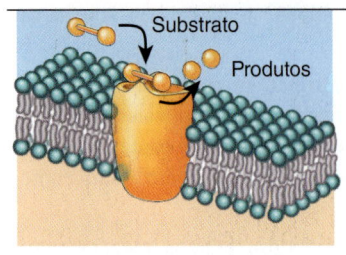

Enzima (integral e periférica)
Catalisa reações dentro e fora das células (dependendo da direção para a qual está voltado o sítio ativo). Por exemplo, a lactase que se projeta das células epiteliais que revestem o intestino delgado cliva o dissacarídio lactose do leite.

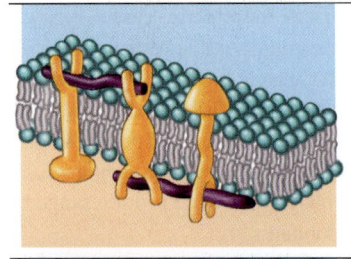

Ligante (integral e periférico)
Ancora filamentos dentro e fora da membrana plasmática, proporcionando estabilidade estrutural e formato para a célula. Além disso, pode participar do movimento da célula e ligar duas células entre si.

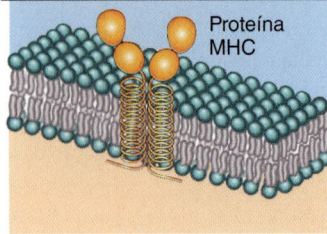

Marcador de identidade celular (glicoproteína)
Diferencia as células daquelas de outra pessoa (a não ser que tenha um gêmeo idêntico). Uma importante classe desses marcadores é constituída pelas proteínas do complexo principal de histocompatibilidade (MHC).

? Quando estimula uma célula, o hormônio insulina liga-se inicialmente a uma proteína na membrana plasmática. Que tipo de função de proteína de membrana representa melhor essa ação?

rotação facilmente e movimentação lateral na sua metade da bicamada. As moléculas de lipídios adjacentes trocam de lugar cerca de 10 milhões de vezes por segundo e podem perambular completamente ao redor de uma célula em apenas alguns minutos! A fluidez da membrana depende tanto do número de ligações duplas nas caudas de ácidos graxos dos lipídios que compõem a bicamada quanto da quantidade de colesterol presente. Cada ligação dupla introduz uma "dobra" na cauda de ácido graxo (ver **Figura 2.18**), o que aumenta a fluidez da membrana ao impedir que as moléculas de lipídios se acondicionem firmemente na membrana. A fluidez da membrana é um excelente meio-termo para a célula; uma membrana rígida não teria mobilidade, enquanto uma membrana completamente fluida careceria da organização estrutural e do suporte mecânico necessários para a célula. A fluidez da membrana possibilita a ocorrência de interações dentro da membrana plasmática, como a montagem de proteínas de membrana. Ela também possibilita o movimento dos componentes da membrana responsáveis pelos processos celulares, como movimento celular, crescimento, divisão e secreção, bem como pela formação de junções celulares. A fluidez permite que a bicamada lipídica realize a sua vedação se for rompida ou perfurada. Quando uma agulha é inserida através de uma membrana plasmática e retirada, o local de punção é vedado espontaneamente, e a célula não sofre ruptura. Essa propriedade da bicamada lipídica permite que um procedimento, denominado injeção intracitoplasmática de espermatozoides, ajude casais inférteis a conceber um filho; os cientistas são capazes de fertilizar um ovócito pela injeção de espermatozoide através de uma pequena seringa. Permite também a remoção e a substituição do núcleo de uma célula em experimentos de clonagem, como aquele que criou Dolly, a famosa ovelha clonada.

Apesar da grande mobilidade dos lipídios e das proteínas de membrana em sua própria metade da bicamada, eles raramente passam de uma metade da bicamada para a outra, visto que é difícil que as partes hidrofílicas das moléculas de membrana passem através do centro hidrofóbico da membrana. Essa dificuldade contribui para a assimetria da bicamada da membrana.

Em virtude da maneira pela qual forma ligações de hidrogênio com as cabeças de fosfolipídios e glicolipídios adjacentes e preenche o espaço entre as caudas dobradas de ácidos graxos, o colesterol torna a bicamada lipídica mais forte, porém menos fluida na temperatura corporal normal. Em baixas temperaturas, o colesterol exerce o efeito oposto – ele aumenta a fluidez da membrana.

Permeabilidade da membrana

O termo *permeável* significa que uma estrutura permite a passagem de substâncias através dela, enquanto *impermeável* significa que a estrutura não permite a passagem de substâncias através dela. A permeabilidade da membrana plasmática a diferentes substâncias varia. As membranas plasmáticas permitem a passagem de algumas substâncias com mais facilidade do que outras. Essa propriedade das membranas é denominada **permeabilidade seletiva**.

A porção lipídica da bicamada da membrana plasmática é altamente permeável a moléculas apolares, como oxigênio (O_2), dióxido de carbono (CO_2) e esteroides; é moderadamente permeável a pequenas moléculas polares sem carga elétrica, como a água e a ureia (um produto da degradação dos aminoácidos); e é impermeável a íons e a grandes moléculas apolares sem carga elétrica, como a glicose. As características de permeabilidade da membrana plasmática devem-se ao fato de que a bicamada lipídica tem uma face interna hidrofóbica apolar (ver **Figura 2.18 C**). Assim, quanto mais hidrofóbica ou lipossolúvel for uma substância, maior será a permeabilidade da membrana a essa substância. Por conseguinte, o interior hidrofóbico da membrana plasmática possibilita a rápida passagem de moléculas apolares, porém impede a passagem de íons e de grandes moléculas polares sem carga elétrica. A permeabilidade da bicamada lipídica à água e à ureia é uma propriedade inesperada, tendo em vista que elas são moléculas polares. Acredita-se que essas duas moléculas atravessem a bicamada lipídica da seguinte maneira: à medida que as caudas dos ácidos graxos dos fosfolipídios e dos glicolipídios de membrana movem-se de modo aleatório, aparecem brevemente pequenas lacunas no ambiente hidrofóbico do interior da membrana. Como a água e a ureia são pequenas moléculas polares, que não têm carga global, elas podem passar de uma lacuna para outra até atravessar a membrana.

As proteínas transmembrana que atuam como canais e carreadores aumentam a permeabilidade da membrana plasmática a uma variedade de íons e de moléculas polares sem carga elétrica que, diferentemente das moléculas de água e de ureia, são incapazes de atravessar a bicamada lipídica sem assistência. Os canais e os carreadores são muito seletivos. Cada um deles ajuda uma molécula ou íon específico a atravessar a membrana. As macromoléculas, como as proteínas, são tão grandes que são incapazes de atravessar a membrana plasmática, exceto por endocitose e exocitose (discutidas mais adiante neste capítulo).

Gradientes através da membrana plasmática

A permeabilidade seletiva da membrana plasmática permite que uma célula viva mantenha diferentes concentrações de determinadas substâncias em um dos lados da membrana plasmática. Um **gradiente de concentração** é uma diferença na concentração de determinada substância química de um lado para o outro, como de dentro para fora da membrana plasmática. Muitos íons e moléculas estão mais concentrados no citosol ou no líquido extracelular. Por exemplo, as moléculas de oxigênio e os íons sódio (Na^+) estão mais concentrados no líquido extracelular do que no citosol; o oposto é verdadeiro para as moléculas de dióxido de carbono e íons potássio (K^+).

A membrana plasmática também cria uma diferença na distribuição de íons de carga positiva e negativa entre os dois lados da membrana plasmática. Normalmente, a superfície interna da membrana plasmática é carregada mais negativamente, enquanto a superfície externa é carregada mais positivamente. Uma diferença nas cargas elétricas entre duas regiões constitui um **gradiente elétrico**. Como ele ocorre através da membrana plasmática, essa diferença de cargas elétricas é denominada **potencial de membrana**.

Como veremos em breve, o gradiente de concentração e o gradiente elétrico são importantes, visto que eles ajudam a mover substâncias através da membrana plasmática. Em muitos casos, uma substância irá se mover através de uma membrana plasmática *a favor de seu gradiente de concentração*. Isso significa que uma substância se moverá "ladeira abaixo", do local em que ela está mais concentrada para outro local em que está menos concentrada, de modo a alcançar o equilíbrio. De modo semelhante, uma substância com carga elétrica positiva tende a se mover para uma área de carga negativa, enquanto uma substância com carga negativa tende a se mover em direção a uma área de carga positiva. A influência combinada do gradiente de concentração e do gradiente elétrico sobre o movimento de determinado íon é designada como **gradiente eletroquímico**.

Teste rápido

2. Como as regiões hidrofóbica e hidrofílica determinam a organização dos lipídios da membrana em uma bicamada?
3. Que substâncias podem ou não se difundir através da bicamada lipídica?
4. "As proteínas presentes em uma membrana plasmática determinam as funções que a membrana pode realizar." Essa afirmativa é verdadeira ou falsa? Explique a sua resposta.
5. Como o colesterol afeta a fluidez da membrana?
6. Por que se afirma que as membranas têm permeabilidade seletiva?
7. Que fatores contribuem para um gradiente eletroquímico?

3.3 Transporte através da membrana plasmática

OBJETIVO

- **Descrever** os processos que transportam as substâncias através da membrana plasmática.

O transporte de materiais através da membrana plasmática é essencial para a vida de uma célula. Determinadas substâncias precisam se mover para dentro da célula, de modo a sustentar as reações metabólicas. Outras substâncias que foram produzidas pelas células para exportação ou como produtos de degradação celular precisam sair da célula.

Em geral, as substâncias movem-se através das membranas celulares por meio de processos de transporte, que podem ser classificados como passivos ou ativos, dependendo da necessidade ou não de energia celular. Nos **processos passivos**, uma substância move-se a favor de seu gradiente de concentração ou elétrico para atravessar a membrana, utilizando apenas a sua própria energia cinética (energia de movimento). A energia cinética é intrínseca às partículas que se movimentam. Não há influxo de energia proveniente da célula. Um exemplo é a difusão simples. Nos **processos ativos**, a energia celular é utilizada para impulsionar uma substância "ladeira acima" contra o seu gradiente de concentração ou elétrico. A energia celular utilizada habitualmente está na forma de trifosfato de adenosina (ATP). Um exemplo é o transporte ativo. Outra maneira pela qual algumas substâncias podem entrar e sair das células consiste em um processo ativo no qual são utilizados pequenos sacos de membrana esféricos, denominados **vesículas**. Os exemplos incluem a endocitose, em que as vesículas se desprendem da membrana plasmática enquanto transportam materiais para dentro da célula, e a exocitose, que consiste na fusão de vesículas com a membrana plasmática para liberar os materiais para fora da célula.

Processos passivos

Princípio de difusão. Entender porque os materiais se difundem através das membranas exige uma compreensão sobre o modo pelo qual a difusão ocorre em uma solução. A **difusão** é um processo passivo, em que ocorre mistura aleatória de partículas em uma solução, devido à energia cinética das partículas. Tanto os *solutos*, as substâncias dissolvidas, quanto o *solvente*, o líquido que dissolve, sofrem difusão. Se um soluto específico estiver presente em altas concentrações em determinada área de uma solução e em baixa concentração em outra área, as moléculas de soluto se difundirão em direção à área de menor concentração – elas se movem *a favor de seu gradiente de concentração*. Depois de algum tempo, as partículas tornam-se uniformemente distribuídas por toda a solução, e diz-se que a solução está em equilíbrio. As partículas continuam se movendo de modo aleatório, em virtude de sua energia cinética, porém suas concentrações não se modificam.

Por exemplo, quando você coloca um cristal de corante em um recipiente cheio de água (**Figura 3.4**), a cor é mais intensa na área mais próxima ao corante, visto que a sua concentração é maior nesse local. Em distâncias crescentes, a cor da água é cada vez mais clara, visto que a concentração do corante é menor. Depois de algum tempo, a solução de água e corante apresentará uma cor uniforme, visto que as moléculas de corante e as moléculas de água se difundiram a favor de seus gradientes de concentração até estarem uniformemente misturadas em solução – elas estarão em equilíbrio.

Nesse exemplo simples, nenhuma membrana foi envolvida. As substâncias também podem se difundir através de uma membrana, se ela for permeável a elas. Diversos fatores influenciam a taxa de difusão de substâncias através das membranas plasmáticas:

- *Extensão do gradiente de concentração.* Quanto maior a diferença de concentração entre os dois lados da membrana, maior a taxa de difusão. Quando partículas com carga elétrica se difundem, a extensão do gradiente eletroquímico determina a taxa de difusão através da membrana
- *Temperatura.* Quanto mais alta a temperatura, mais rápida a taxa de difusão. Todos os processos de difusão do corpo ocorrem mais rapidamente em uma pessoa com febre
- *Massa da substância que se difunde.* Quanto maior for a massa de uma partícula que se difunde, menor será a sua taxa de difusão. As moléculas menores difundem-se mais rapidamente do que as maiores
- *Área de superfície.* Quanto maior for a área de superfície da membrana disponível, maior será a taxa de difusão. Por exemplo, os sacos alveolares dos pulmões apresentam uma grande área de superfície disponível para a difusão de oxigênio do ar para o sangue. Algumas doenças pulmonares, como o enfisema, reduzem a área de superfície. Isso diminui a taxa de difusão do oxigênio e torna a respiração mais difícil
- *Distância de difusão.* Quanto maior for a distância em que a difusão deve ocorrer, mais tempo ela levará. A difusão através de uma membrana plasmática leva apenas uma fração de segundo, visto que a membrana é extremamente fina. Na pneumonia, ocorre acúmulo de líquido nos pulmões; o líquido adicional aumenta a distância de difusão, visto que o oxigênio precisa se mover através do líquido acumulado e da membrana para alcançar a corrente sanguínea.

Agora que você adquiriu uma compreensão básica da natureza da difusão, consideraremos três tipos de difusão: a difusão simples, a difusão facilitada e a osmose.

Difusão simples. A **difusão simples** é um processo passivo, em que as substâncias se movem livremente através da bicamada lipídica das membranas plasmáticas das células, sem a ajuda de proteínas transportadoras de membrana (**Figura 3.5**). As moléculas hidrofóbicas apolares movem-se através da bicamada lipídica pelo processo de difusão simples. Essas moléculas incluem os gases oxigênio, dióxido de carbono e nitrogênio; ácidos graxos; esteroides; e vitaminas lipossolúveis (A, D, E e K). As moléculas polares pequenas e sem carga elétrica, como a água, a ureia e pequenos alcoóis, também atravessam a bicamada lipídica por difusão simples. A difusão simples através da bicamada lipídica é importante para o movimento do oxigênio e do dióxido de carbono entre o sangue e as células do corpo e entre o sangue e o ar nos pulmões durante a respiração. Constitui também a via de absorção de alguns nutrientes e a via de excreção de alguns resíduos pelas células do corpo.

Difusão facilitada. Os solutos que são muito polares ou altamente carregados para atravessar a bicamada lipídica por difusão simples podem atravessar a membrana plasmática por um processo passivo, denominado **difusão facilitada**. Nesse processo, uma proteína de membrana integral ajuda uma substância específica a atravessar a membrana. As proteínas de membrana integrais podem formar um canal ou podem atuar como carreadores.

Difusão facilitada mediada por canais. Na **difusão facilitada mediada por canais**, um soluto move-se a favor de seu gradiente

FIGURA 3.4 **Princípio de difusão**. No início do nosso experimento, um cristal de corante colocado em um recipiente de água se dissolve (A) e, em seguida, se difunde da região de maior concentração do corante para regiões de menor concentração (B). Em equilíbrio (C), a concentração de corante é uniforme em toda solução, embora o movimento aleatório continue.

> Na difusão, uma substância move-se a favor de seu gradiente de concentração.

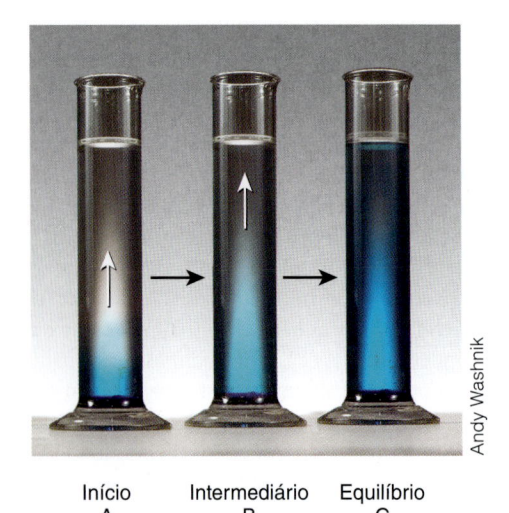

Início — A
Intermediário — B
Equilíbrio — C

? Como a febre afeta os processos corporais que envolvem difusão?

FIGURA 3.5 Difusão simples, difusão facilitada mediada por canais e difusão facilitada mediada por carreadores.

Na difusão simples, uma substância move-se através da bicamada lipídica da membrana plasmática, sem a ajuda de proteínas de membrana transportadoras. Na difusão facilitada, uma substância move-se através da bicamada lipídica com a ajuda de uma proteína de canal ou uma proteína carreadora.

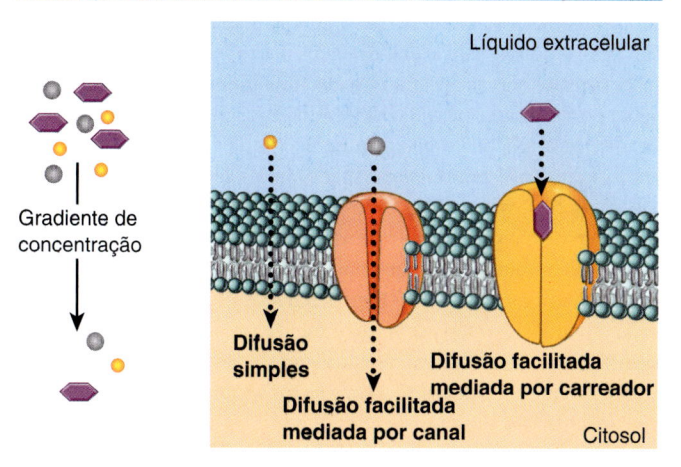

? Que tipos de moléculas se movem através da bicamada lipídica da membrana plasmática por meio de difusão simples?

FIGURA 3.6 Difusão facilitada mediada por canais de íons potássio (K⁺) através de um canal de K⁺ controlado. Um canal controlado é aquele em que uma porção da proteína do canal atua como portão para abrir ou fechar o poro do canal para a passagem de íons.

Os canais são proteínas de membrana integrais, que possibilitam a passagem de pequenos íons inorgânicos específicos através da membrana por difusão facilitada.

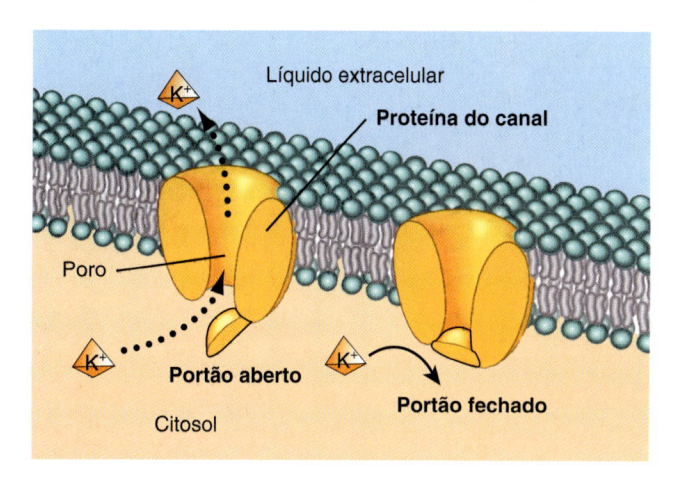

Detalhes do canal de K⁺

? A concentração de K⁺ nas células do corpo é maior no citosol ou no líquido extracelular?

de concentração através da bicamada lipídica por meio de um canal de membrana (**Figura 3.5**). Os canais de membrana são, em sua maioria, *canais iônicos*, isto é, proteínas transmembrana integrais que possibilitam a passagem de pequenos íons inorgânicos, que são muito hidrofílicos para penetrar no interior apolar da bicamada lipídica. Cada íon pode se difundir através da membrana apenas em determinados locais. Nas membranas plasmáticas típicas, os canais iônicos mais numerosos são seletivos para o K⁺ (íons potássio) ou o Cl⁻ (íons cloreto); existe um menor número de canais disponíveis para o Na⁺ (íons sódio) ou o Ca²⁺ (íons cálcio). A difusão de íons através dos canais geralmente é mais lenta do que a difusão livre através da bicamada lipídica, visto que os canais ocupam uma menor fração da área de superfície total da membrana do que os lipídios. Mesmo assim, a difusão facilitada através de canais é um processo muito rápido: mais de 1 milhão de íons potássio podem fluir através de um canal de K⁺ em 1 segundo!

Um canal é considerado *controlado* ou regulado quando parte da proteína do canal atua como "tampão" ou "portão", modificando o seu formato de maneira a abrir o poro e adquirindo outro formato para fechá-lo (**Figura 3.6**). Alguns canais regulados por portões se alternam aleatoriamente entre as posições aberta e fechada; outros são regulados por mudanças químicas ou elétricas dentro e fora da célula. Quando os portões de um canal estão abertos, ocorre difusão de íons para dentro ou para fora das células, a favor de seus gradientes eletroquímicos. As membranas plasmáticas de diferentes tipos de células podem apresentar números diferentes de canais iônicos e, assim, apresentar diferentes permeabilidades a variados íons.

Difusão facilitada mediada por carreadores. Na **difusão facilitada mediada por carreadores**, um *carreador* (também denominado *transportador*) move um soluto a favor de seu gradiente de concentração através da membrana plasmática (ver **Figura 3.5**). Como se trata de um processo passivo, não há necessidade de energia celular. O soluto liga-se a um carreador específico em um dos lados da membrana e é liberado do outro lado após o carreador sofrer uma mudança de seu formato. O soluto liga-se mais frequentemente ao carreador no lado da membrana em que existe uma maior concentração de soluto. Quando a concentração fica igual nos dois lados da membrana, as moléculas de soluto ligam-se ao carreador no lado do citosol e se movem para o líquido extracelular tão rapidamente quanto elas se ligam ao carreador no lado extracelular e se movem para dentro do citosol. A taxa de difusão facilitada mediada por carreador (o quão rapidamente ela ocorre) é determinada pela extensão do gradiente de concentração através da membrana.

O número de carreadores disponíveis em uma membrana plasmática estabelece um limite superior, denominado *transporte máximo*, sobre a taxa em que pode ocorrer difusão facilitada. Uma vez ocupados todos os carreadores, o transporte máximo é alcançado, e um aumento adicional no gradiente de concentração não aumenta a taxa de difusão facilitada. Por conseguinte, assim como uma esponja completamente saturada não consegue absorver mais água, o processo de difusão facilitada mediada por carreadores exibe *saturação*.

As substâncias que se movem através da membrana plasmática por difusão facilitada mediada por carreadores incluem a glicose, a frutose, a galactose e algumas vitaminas. A glicose, que constitui a fonte de energia preferida do corpo para a produção de ATP, entra em muitas células do corpo por difusão facilitada mediada por carreador da seguinte maneira (**Figura 3.7**):

FIGURA 3.7 **Difusão facilitada mediada por carreador da glicose através da membrana plasmática.** A proteína carreadora liga-se à glicose no líquido extracelular e a libera no citosol.

> Os carreadores são proteínas integrais de membrana, que sofrem mudanças em seu formato, de modo a mover substâncias através da membrana por difusão facilitada.

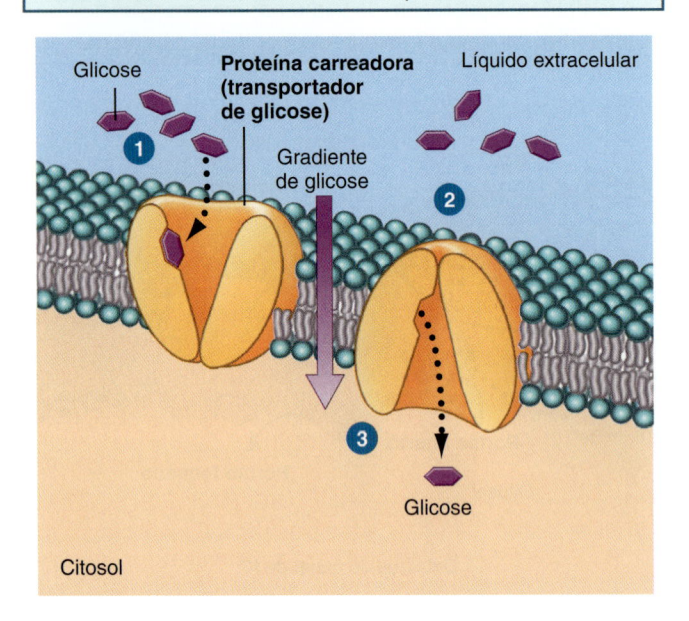

? A insulina altera o transporte da glicose por difusão facilitada?

① A glicose liga-se a um tipo específico de proteína carreadora, denominada *transportador de glicose* (GluT) na superfície externa da membrana.

② À medida que o transportador sofre uma mudança em seu formato, a glicose atravessa a membrana.

③ O transportador libera a glicose do outro lado da membrana.

A permeabilidade seletiva da membrana plasmática é frequentemente regulada para alcançar a homeostasia. Por exemplo, o hormônio insulina, por meio da ação do receptor de insulina, promove a inserção de muitas cópias de transportadores de glicose nas membranas plasmáticas de determinadas células. Assim, o efeito da insulina consiste em aumentar o transporte máximo para a difusão facilitada da glicose para as células. Com a disponibilidade de mais transportadores de glicose, as células do corpo conseguem captar mais rapidamente a glicose do sangue. A incapacidade de produzir ou de utilizar insulina é denominada diabetes melito (Capítulo 18).

Osmose. A **osmose** é um tipo de difusão, em que ocorre movimento efetivo de um solvente através de uma membrana seletivamente permeável. À semelhança de outros tipos de difusão, a osmose é um processo passivo. Nos sistemas vivos, o solvente é a água, que se move por osmose através das membranas plasmáticas de uma área de *maior concentração de água* para uma área de *menor concentração de água*. Outra maneira de entender essa ideia é considerar a concentração de solutos: na osmose, a água move-se através de uma membrana seletivamente permeável de uma área de *menor concentração de soluto* para uma área de *maior concentração de soluto*. Durante a osmose, as moléculas de água passam através da membrana plasmática de duas maneiras: (1) movendo-se entre moléculas de fosfolipídios adjacentes na bicamada lipídica por difusão simples, conforme descrito anteriormente, e (2) movendo-se através de **aquaporinas**, ou **AQPs**, que são proteínas integrais de membrana que atuam como canais de água. As AQPs desempenham um papel fundamental no controle do conteúdo de água das células. Foram encontrados diferentes tipos de AQPs em diferentes células e tecidos por todo o corpo. As AQPs são responsáveis pela produção de líquido cerebrospinal, humor aquoso, lágrimas, suor, saliva e concentração da urina. Mutações em AQPs foram ligadas à ocorrência de cataratas, diabetes insípido, disfunção das glândulas salivares e doenças neurodegenerativas.

A osmose ocorre apenas quando uma membrana é permeável à água, porém impermeável a determinados solutos. A osmose pode ser demonstrada por um experimento simples. Considere um tubo em formato de U, em que uma membrana seletivamente permeável separa os braços esquerdo e direito do tubo. Um volume de água pura é colocado no braço esquerdo, e o mesmo volume de uma solução contendo um soluto que não consegue atravessar a membrana é colocado no braço direito (**Figura 3.8 A**). Como a concentração de *água* é maior no braço esquerdo e menor no braço direito, o movimento efetivo de moléculas de água – a osmose – ocorre da esquerda para a direita, de modo que a água se move a favor de seu gradiente de concentração. Ao mesmo tempo, a membrana impede a difusão do soluto do braço direito para o braço esquerdo. Em consequência, o volume de água no braço esquerdo diminui, enquanto o volume de solução no braço direito aumenta (**Figura 3.8 B**).

Você poderia pensar que a osmose continuaria até que não houvesse mais água no lado esquerdo, porém isso não ocorre. Nesse experimento, quanto mais alta fica a coluna de solução no braço direito, mais pressão ela exerce sobre o seu lado da membrana. A pressão exercida dessa maneira por um líquido, conhecida como **pressão hidrostática**, força as moléculas de água a retornar para o braço esquerdo. O equilíbrio é alcançado quando a quantidade de moléculas de água que se movem da direita para a esquerda, devido à pressão hidrostática, for igual à quantidade que se move da esquerda para a direita por osmose (**Figura 3.8 B**).

Para complicar ainda mais a situação, a solução com o soluto impermeável também exerce uma força, denominada **pressão osmótica**. A pressão osmótica de uma solução é proporcional à concentração das partículas de soluto que não consegue atravessar a membrana – quanto maior for a concentração de soluto, maior será a pressão osmótica da solução. Considere o que aconteceria se fosse utilizado um pistão para aplicar mais pressão ao líquido no braço direito do tubo na **Figura 3.8**. Com uma pressão suficiente, o volume de líquido em cada braço poderia ser restaurado para o seu volume inicial, e a concentração de soluto no braço direito seria igual à concentração existente no início do experimento (**Figura 3.8 C**). A quantidade de pressão necessária para restabelecer a condição inicial equivale à pressão osmótica. Assim, em nosso experimento, a pressão osmótica é a pressão necessária para interromper o movimento de água do tubo esquerdo para o tubo direito. Observe que a pressão osmótica de uma solução não produz o movimento de água durante a osmose. Em vez disso, ela é a pressão que *impediria* esse movimento da água.

Normalmente, a pressão osmótica do citosol é a mesma que a pressão osmótica do líquido intersticial fora das células. Como a pressão osmótica em ambos os lados da membrana plasmática (que é seletivamente permeável) é a mesma, o volume celular permanece relativamente constante. Entretanto, quando as células do corpo são colocadas em uma solução com pressão osmótica diferente

FIGURA 3.8 **Princípio da osmose**. As moléculas de água movem-se através da membrana seletivamente permeável, as moléculas de soluto não. **A.** As moléculas de água movem-se do braço esquerdo para o braço direito, a favor do gradiente de concentração da água. **B.** O volume de água no braço esquerdo diminui, enquanto o volume de solução aumenta no braço direito. **C.** A aplicação de uma pressão à solução no braço direito restabelece as condições iniciais.

A osmose é o movimento de moléculas de água através de uma membrana seletivamente permeável.

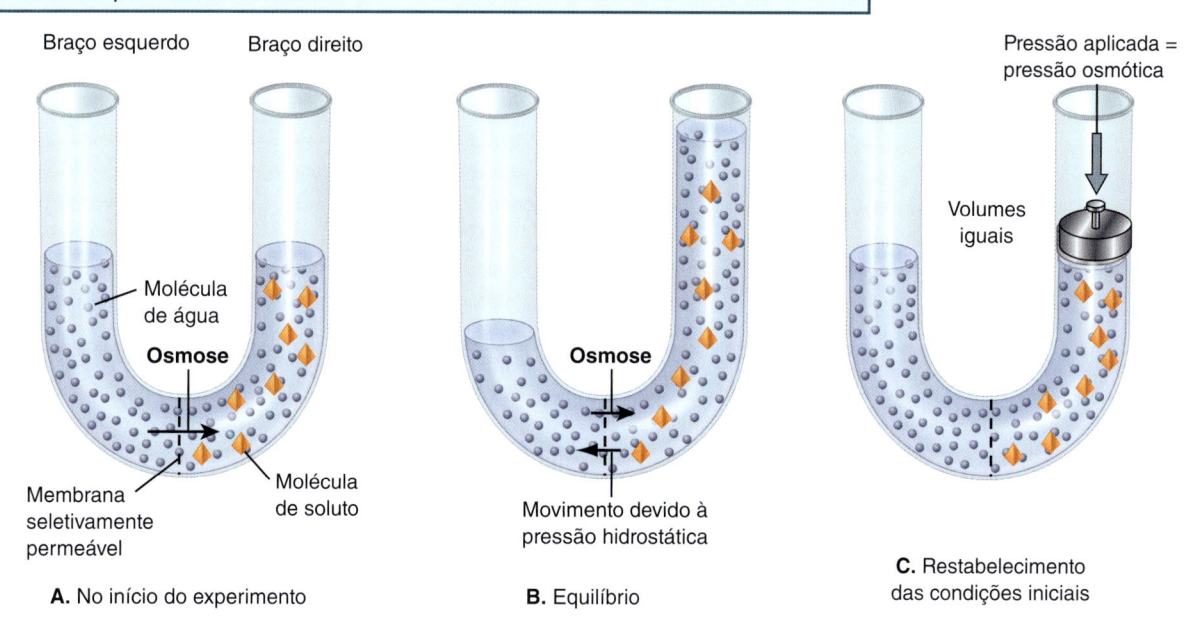

A. No início do experimento
B. Equilíbrio
C. Restabelecimento das condições iniciais

? O nível de líquido no braço direito aumentará até que as concentrações de água sejam as mesmas em ambos os braços?

daquela do citosol, ocorre uma mudança no formato e no volume das células. À medida que a água se move por osmose para dentro ou para fora das células, o seu volume aumenta ou diminui. A **tonicidade** de uma solução é a medida da capacidade da solução de modificar o volume das células ao alterar o seu conteúdo de água.

Qualquer solução em que uma célula – por exemplo, um eritrócito – mantenha o seu formato e volumes normais é uma **solução isotônica** (**Figura 3.9**). As concentrações de solutos que não conseguem atravessar a membrana plasmática são as mesmas em ambos os lados da membrana nessa solução. Por exemplo, uma solução de NaCl a 0,9% (0,9 grama de cloreto de sódio em 100 mℓ de solução), denominada *solução salina normal (soro fisiológico)* é isotônica em relação aos eritrócitos. A membrana plasmática dos eritrócitos permite a passagem de água para dentro e para fora, porém comporta-se como se fosse impermeável ao Na^+ e ao Cl^-, os solutos. (Quaisquer íons Na^+ ou Cl^- que entrem na célula através de canais ou de transportadores são imediatamente removidos por transporte ativo ou por outros meios.) Quando os eritrócitos são banhados em NaCl a 0,9%, as moléculas de água entram e saem na mesma taxa, permitindo a manutenção do formato e volume normais dos eritrócitos.

Algo diferente ocorre se os eritrócitos forem colocados em uma **solução hipotônica**, uma solução que tem uma concentração *menor* de solutos do que o citosol dos eritrócitos (**Figura 3.9**). Nesse caso, as moléculas de água entram nas células mais rapidamente do que saem, causando intumescimento dos eritrócitos e, por fim, a sua ruptura. A ruptura dos eritrócitos dessa maneira é denominada **hemólise**; a ruptura de outros tipos de células como resultado de sua colocação em uma solução hipotônica é denominada simplesmente **lise**. A água pura é muito hipotônica e causa hemólise rápida.

Uma **solução hipertônica** apresenta uma concentração *maior* de solutos do que o citosol dentro dos eritrócitos (**Figura 3.9**). Um exemplo de solução hipertônica é uma solução de NaCl a 2%. Nessa solução, as moléculas de água movem-se para fora das células mais rapidamente do que entram, causando retração das células. Esse encolhimento das células é denominado **crenação**.

Correlação clínica

Usos clínicos de soluções isotônicas, hipertônicas e hipotônicas

Os eritrócitos e outras células do corpo podem ser danificados ou destruídos se forem expostos a soluções hipertônicas ou hipotônicas. Por esse motivo, as **soluções intravenosas (IV)**, líquidos infundidos em uma veia, são, em sua maioria, isotônicos. Exemplos são a solução salina isotônica ou o soro fisiológico (NaCl a 0,9%) e o soro glicosado a 5%. Algumas vezes, a infusão de uma solução hipertônica, como manitol (açúcar alcoólico) é útil no tratamento de pacientes que apresentam *edema cerebral*, que é um excesso de líquido intersticial no encéfalo. A infusão dessa solução alivia a sobrecarga de líquido, provocando osmose de água do líquido intersticial para o sangue. Em seguida, os rins excretam o excesso de água do sangue para a urina. As soluções hipotônicas, que são administradas por via oral ou IV, podem ser utilizadas no tratamento de indivíduos com desidratação. A água na solução hipotônica move-se do sangue para o líquido intersticial e, em seguida, para as células do corpo para reidratá-las. A água e a maioria das bebidas esportivas consumidas para "reidratação" após um exercício são hipotônicas em relação às células do corpo.

FIGURA 3.9 **Tonicidade e seus efeitos sobre os eritrócitos.** As setas indicam o sentido e o grau de movimento de água para dentro e para fora das células.

Os eritrócitos colocados em uma solução isotônica mantêm o seu formato, visto que não há nenhum movimento efetivo de água para dentro ou para fora das células.

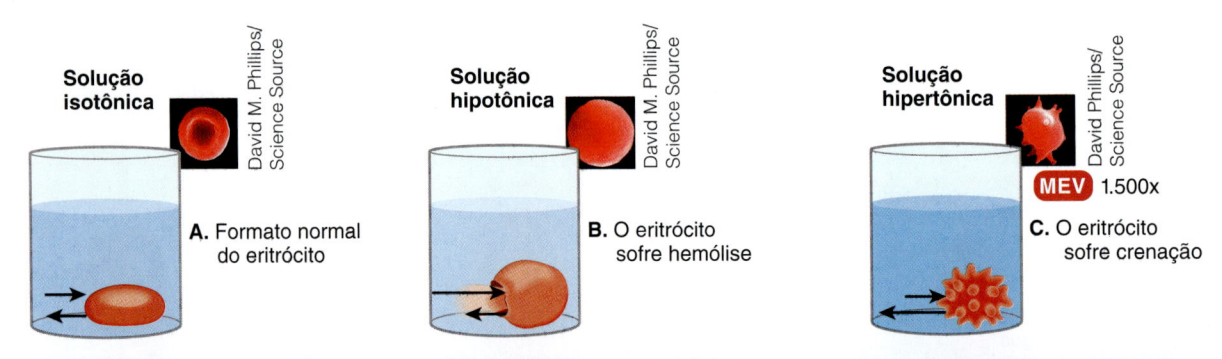

Solução isotônica — **A.** Formato normal do eritrócito

Solução hipotônica — **B.** O eritrócito sofre hemólise

Solução hipertônica — **C.** O eritrócito sofre crenação (MEV 1.500x)

Questão	Isotônica	Hipotônica	Hipertônica
A membrana é permeável à água?	Sim	Sim	Sim
Onde a concentração de soluto é maior?	Igual nos dois lados da célula	Dentro da célula	Fora da célula
Onde a concentração de soluto é menor?	Igual nos dois lados da célula	Fora da célula	Dentro da célula
Onde a concentração de água é maior?	Igual nos dois lados da célula	Fora da célula	Dentro da célula
Onde a concentração de água é menor?	Igual nos dois lados da célula	Dentro da célula	Fora da célula
Em que sentido haverá movimento efetivo de água?	Nenhum	De fora para dentro	De dentro para fora
O que ocorrerá com o tamanho da célula?	Permanece o mesmo	Intumescimento (pode ocorrer ruptura da célula)	Retração

? Uma solução de NaCl a 2% causará hemólise ou crenação dos eritrócitos? Por quê?

Teste rápido

8. Que fatores podem aumentar a taxa de difusão?
9. Como a difusão simples pode ser comparada com a difusão facilitada?
10. O que é pressão osmótica?
11. Diferencie soluções isotônicas, hipotônicas e hipertônicas.

Processos ativos

Transporte ativo. Alguns solutos polares ou com carga elétrica que precisam entrar ou sair das células do corpo são incapazes de atravessar a membrana plasmática por qualquer tipo de transporte passivo, visto que eles necessitam se mover "ladeira acima", *contra* seus gradientes de concentração. Esses solutos podem ser capazes de atravessar a membrana por um processo denominado **transporte ativo**. O transporte ativo é considerado um processo ativo, visto que há necessidade de energia para que as proteínas carreadoras movam os solutos através da membrana contra um gradiente de concentração. Duas fontes de energia celular podem ser utilizadas para impulsionar o transporte ativo: (1) a energia obtida da hidrólise do trifosfato de adenosina (ATP) constitui a fonte no *transporte ativo primário*; (2) a energia armazenada em um gradiente de concentração iônica constitui a fonte no *transporte ativo secundário*. À semelhança da difusão facilitada mediada por carreador, os processos de transporte ativo exibem transporte máximo e saturação. Os solutos ativamente transportados através da membrana plasmática incluem vários íons, como Na^+, K^+, H^+, Ca^{2+}, I^- (íons iodeto) e Cl^-; aminoácidos; e monossacarídios. (Observe que algumas dessas substâncias também atravessam a membrana por difusão facilitada quando há proteínas de canal ou carreadores adequados.)

Transporte ativo primário. No **transporte ativo primário**, a energia derivada da hidrólise do ATP modifica o formato de uma proteína carreadora, que "bombeia" uma substância através da membrana plasmática contra o seu gradiente de concentração. Com efeito, as proteínas carreadoras que mediam o transporte ativo primário são frequentemente denominadas **bombas**. Uma célula comum do corpo gasta cerca de 40% do ATP que ela gera para o transporte ativo primário. As substâncias químicas que interrompem a produção de ATP – por exemplo, o veneno cianeto – são letais, visto que elas interrompem o transporte ativo nas células de todo o corpo.

O mecanismo de transporte ativo primário mais prevalente expele íons sódio (Na$^+$) para fora das células e conduz íons potássio (K$^+$) para dentro. Devido aos íons específicos que ele move, esse carreador é denominado **bomba de sódio-potássio**. Como parte da bomba de sódio-potássio atua como *ATPase*, uma enzima que hidrolisa o ATP, outro nome para essa bomba é **Na$^+$-K$^+$ ATPase**. Todas as células têm milhares de bombas de sódio-potássio em suas membranas plasmáticas. Essas bombas de sódio-potássio mantêm uma baixa concentração de Na$^+$ no citosol ao bombear esses íons para dentro do líquido extracelular contra o gradiente de concentração de Na$^+$. Ao mesmo tempo, as bombas movem o K$^+$ para dentro das células contra o gradiente de concentração de K$^+$. Como o K$^+$ e o Na$^+$ retornam lentamente através da membrana plasmática a favor de seus gradientes eletroquímicos – por meio de transporte passivo ou transporte ativo secundário –, as bombas de sódio-potássio precisam trabalhar de modo ininterrupto para manter uma baixa concentração de Na$^+$ e uma concentração elevada de K$^+$ no citosol.

A **Figura 3.10** ilustra a operação da bomba de sódio-potássio:

1 Três Na$^+$ no citosol ligam-se à proteína da bomba.

2 A ligação do Na$^+$ desencadeia a hidrólise do ATP em ADP, uma reação que também liga um grupo fosfato (P) à proteína da bomba. Essa reação química modifica o formato da proteína da bomba, expelindo os três Na$^+$ para o líquido extracelular. Nesse momento, o formato da proteína da bomba favorece a ligação de dois K$^+$ no líquido extracelular à proteína.

3 A ligação do K$^+$ desencadeia a liberação do grupo fosfato da proteína da bomba. Essa reação mais uma vez provoca mudança no formato da proteína da bomba.

4 À medida que a proteína da bomba retorna a seu formato original, ela libera K$^+$ no citosol. Nesse ponto, a bomba está novamente pronta para ligar três Na$^+$, e o ciclo se repete.

As diferentes concentrações de Na$^+$ e de K$^+$ no citosol e no líquido extracelular são cruciais para a manutenção do volume celular normal e para a capacidade de algumas células de gerar sinais elétricos, como os potenciais de ação. Lembre-se de que a tonicidade de uma solução é proporcional à concentração de suas partículas de soluto que não conseguem penetrar na membrana. Como os íons sódio que se difundem para dentro de uma célula ou que entram por transporte ativo secundário são imediatamente bombeados para fora, a situação é como se eles nunca tivessem entrado. De fato, os íons sódio comportam-se como se não fossem capazes de atravessar a membrana. Por conseguinte, os íons sódio constituem um importante fator contribuinte para a tonicidade do líquido extracelular. Observa-se uma condição semelhante para manter o K$^+$ no citosol. Ao ajudar a manter a tonicidade normal de cada lado da membrana plasmática, as bombas de sódio-potássio asseguram que as células não sofram retração nem intumescimento em consequência do movimento de água por osmose para fora ou para dentro das células.

Transporte ativo secundário. No **transporte ativo secundário**, a energia armazenada em um gradiente de concentração de Na$^+$ ou de H$^+$ é utilizada para impulsionar outras substâncias através da membrana contra seus próprios gradientes de concentração. Como um gradiente de Na$^+$ ou de H$^+$ é estabelecido por transporte

---

FIGURA 3.10 A bomba de sódio-potássio (Na$^+$-K$^+$ ATPase) expele íons sódio (Na$^+$) e transporta íons potássio (K$^+$) para dentro da célula.

As bombas de sódio-potássio mantêm uma baixa concentração intracelular de íons sódio.

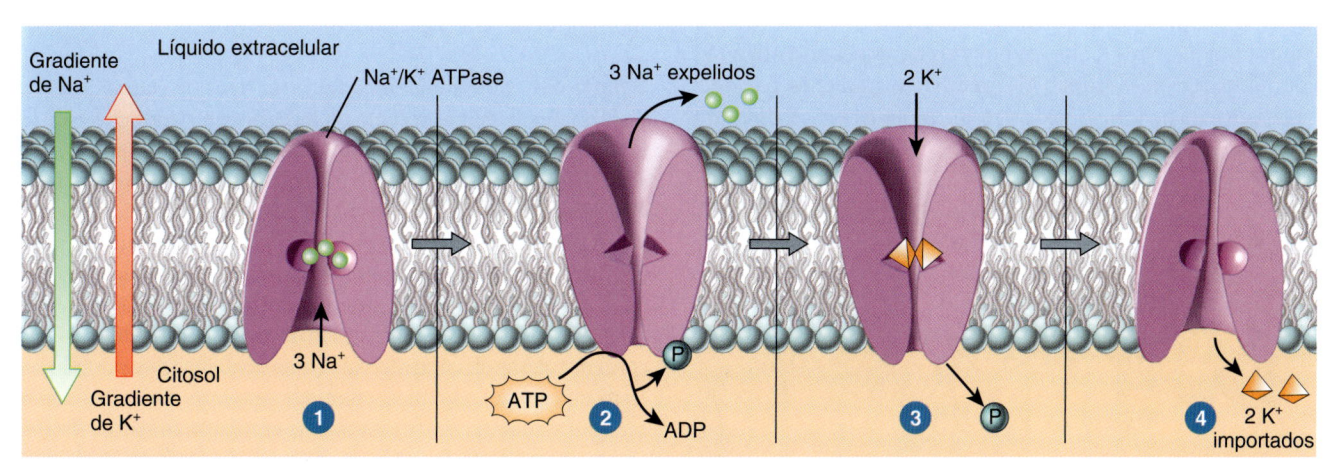

1 3 íons sódio (Na$^+$) do citosol ligam-se à superfície interna da bomba de sódio-potássio

2 A ligação do Na$^+$ desencadeia a ligação do ATP à bomba e a clivagem em ADP e (P) (fosfato). A energia proveniente da clivagem do ATP provoca mudança no formato da proteína, que move o Na$^+$ para fora.

3 2 íons potássio (K$^+$) pousam sobre a superfície externa da bomba e provocam a liberação de (P).

4 A liberação do (P) faz com que a bomba retorne a seu formato original, movendo o K$^+$ para dentro da célula.

? Qual é o papel do ATP na operação dessa bomba?

ativo primário, o transporte ativo secundário utiliza *indiretamente* a energia obtida da hidrólise do ATP.

A bomba de sódio-potássio mantém um alto gradiente de concentração de Na^+ através da membrana plasmática. Em consequência, os íons sódio têm energia armazenada ou potencial, exatamente como a água atrás de uma represa. Portanto, se houver uma via para que o Na^+ volte para dentro, parte da energia armazenada pode ser convertida em energia cinética (energia de movimento) e utilizada para transportar outras substâncias contra seus gradientes de concentração. Em essência, as proteínas de transporte ativo secundário aproveitam a energia no gradiente de concentração de Na^+ ao fornecer vias para a entrada do Na^+ nas células. No transporte ativo secundário, uma proteína carreadora liga-se simultaneamente ao Na^+ e a outra substância e, em seguida, modifica o seu formato, de modo que ambas as substâncias possam atravessar a membrana ao mesmo tempo. Se esses transportadores moverem as duas substâncias na mesma direção, eles são denominados **simportadores** (do inglês, *symporters*); em contrapartida, os **contratransportadores** (do inglês, *antiporters*) movem duas substâncias em direções opostas através da membrana.

As membranas plasmáticas contêm vários contratransportadores e simportadores, que são acionados pelo gradiente de Na^+ (**Figura 3.11**). Por exemplo, a concentração dos íons cálcio (Ca^{2+}) é baixa no citosol, visto que os contratransportadores de Na^+–Ca^{2+} ejetam os íons cálcio. De forma semelhante, os contratransportadores de Na^+–H^+ ajudam a regular o pH (concentração de H^+) do citosol ao expelir o excesso de H^+. Por outro lado, a glicose e os aminoácidos dos alimentos são absorvidos nas células que revestem o intestino delgado por meio de simportadores de Na^+–glicose e de Na^+–aminoácidos (**Figura 3.11 B**). Em cada caso, os íons sódio movem-se a favor de seu gradiente de concentração, enquanto os outros solutos movem-se "ladeira acima" contra seus gradientes de concentração. É importante ter em mente que todos esses simportadores e contratransportadores podem realizar suas funções porque as bombas de sódio-potássio mantêm uma baixa concentração de Na^+ no citosol.

Correlação clínica

Os digitálicos aumentam o Ca^{2+} nas células musculares cardíacas

Os **digitálicos** são frequentemente administrados a pacientes com *insuficiência cardíaca*, uma condição de enfraquecimento da função de bomba do coração. Os digitálicos exercem seus efeitos ao diminuir a ação das bombas de sódio-potássio, resultando em maior acúmulo de Na^+ dentro das células musculares cardíacas. O resultado é uma diminuição do gradiente de concentração de Na^+ através da membrana plasmática, fazendo com que os contratransportadores de Na^+–Ca^{2+} fiquem mais lentos. Em consequência, uma maior quantidade de Ca^{2+} permanece dentro das células musculares cardíacas. O discreto aumento do nível de Ca^{2+} no citosol das células musculares cardíacas aumenta a força de sua contração, intensificando a força dos batimentos cardíacos.

Transporte vesicular. Conforme assinalado anteriormente, a **vesícula** é um pequeno saco esférico. Como você aprenderá mais adiante neste capítulo, diversas substâncias são transportadas em vesículas de uma estrutura para outra dentro das células. As vesículas também importam material a partir do líquido extracelular e liberam material nesse líquido. Durante a **endocitose**, as substâncias entram na célula, em uma vesícula formada a partir da membrana plasmática. Na **exocitose**, as substâncias saem de uma célula por fusão com a membrana plasmática das vesículas formadas no interior da célula. Tanto a endocitose quanto a exocitose necessitam da energia fornecida pelo ATP. Por conseguinte, o transporte em vesículas é um processo ativo.

Endocitose. Consideraremos aqui três tipos de endocitose: a endocitose mediada por receptor, a fagocitose e a endocitose de fase líquida. A **endocitose mediada por receptor** é um tipo altamente seletivo de endocitose por meio da qual as células captam ligantes específicos. (Lembre-se de que os ligantes são moléculas que se ligam a receptores específicos.) Forma-se uma vesícula após uma proteína receptora na membrana plasmática reconhecer determinada partícula no líquido extracelular e ligar-se a ela. Por exemplo, as células captam as lipoproteínas de baixa densidade (LDL) que contêm colesterol, a transferrina (uma proteína transportadora de ferro no sangue), algumas vitaminas, anticorpos e certos hormônios por endocitose mediada por receptor. A endocitose das LDL (e de outros ligantes) mediada por receptor ocorre da seguinte maneira (**Figura 3.12**):

1. *Ligação.* No lado extracelular da membrana plasmática, uma partícula de LDL que contém colesterol liga-se a um receptor específico na membrana plasmática, formando um complexo receptor-LDL. Os receptores são proteínas integrais de membrana, que estão concentrados em regiões da membrana plasmática denominadas *depressões (fossas) revestidas por*

FIGURA 3.11 **Mecanismos de transporte ativo secundário. A.** Os contratransportadores transportam duas substâncias através da membrana em direções opostas. **B.** Os simportadores transportam duas substâncias através da membrana na mesma direção.

> Os mecanismos de transporte ativo secundário utilizam a energia armazenada em um gradiente de concentração iônica (aqui, o Na^+). Como as bombas de transporte ativo primário que hidrolisam o ATP mantêm o gradiente, os mecanismos de transporte ativo secundário consomem indiretamente o ATP.

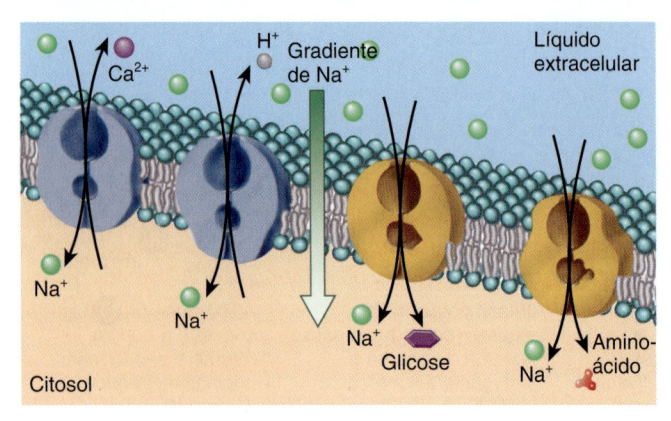

A. Contratransportadores **B.** Simportadores

? Qual é a principal diferença entre os mecanismos de transporte ativo primário e secundário?

FIGURA 3.12 **Endocitose mediada por receptor de uma partícula de lipoproteína de baixa densidade (LDL).**

> A endocitose mediada por receptor importa materiais que são necessários para as células.

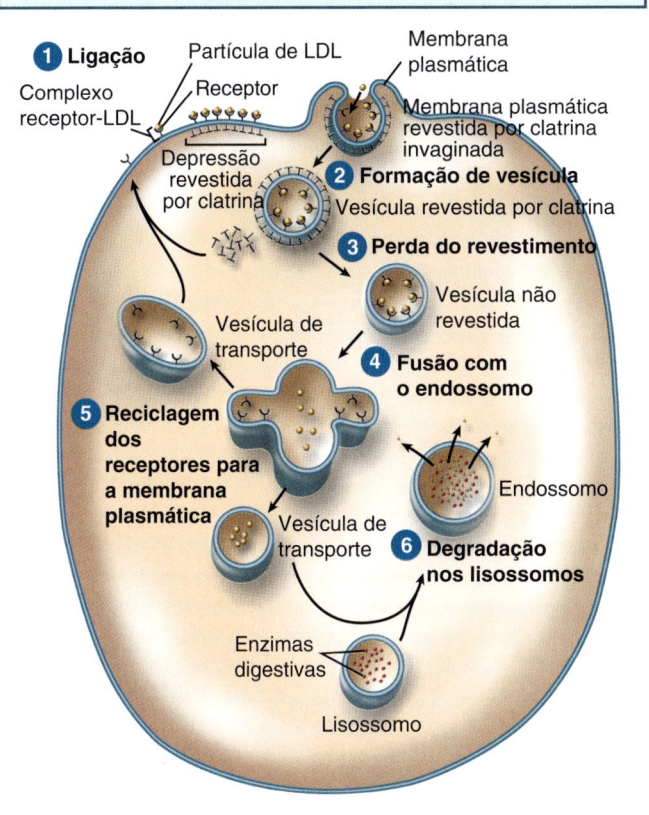

① Ligação
- Complexo receptor-LDL
- Partícula de LDL
- Receptor
- Membrana plasmática
- Depressão revestida por clatrina
- Membrana plasmática revestida por clatrina invaginada

② Formação de vesícula
- Vesícula revestida por clatrina

③ Perda do revestimento
- Vesícula não revestida

④ Fusão com o endossomo
- Vesícula de transporte
- Endossomo

⑤ Reciclagem dos receptores para a membrana plasmática
- Vesícula de transporte

⑥ Degradação nos lisossomos
- Enzimas digestivas
- Lisossomo

? Forneça vários outros exemplos de ligantes que podem sofrer endocitose mediada por receptor.

clatrina. Nesse local, uma proteína denominada *clatrina* liga-se à membrana em seu lado citoplasmático. Muitas moléculas de clatrina se reúnem, formando uma estrutura semelhante a um cesto ao redor dos complexos receptor-LDL, provocando invaginação da membrana (dobra-se para dentro).

② *Formação de vesícula.* As bordas invaginadas da membrana ao redor da depressão revestida por clatrina se fundem, e um pequeno pedaço de membrana se desprende. A vesícula resultante, conhecida como *vesícula revestida por clatrina*, contém os complexos receptor-LDL.

③ *Perda do revestimento.* Quase imediatamente após a sua formação, a vesícula revestida por clatrina perde o seu revestimento de clatrina e passa a ser uma *vesícula não revestida*. As moléculas de clatrina retornam para a superfície interna da membrana plasmática ou ajudam a formar revestimentos em outras vesículas dentro da célula.

④ *Fusão com o endossomo.* A vesícula não revestida funde-se rapidamente com uma vesícula conhecida como *endossomo*. No interior do endossomo, as partículas de LDL separam-se de seus receptores.

⑤ *Reciclagem dos receptores para a membrana plasmática.* A maioria dos receptores acumula-se em protrusões alongadas do endossomo (os braços da vesícula em formato de cruz no centro da figura). Desprendem-se, formando vesículas transportadoras que transportam os receptores de volta para a

membrana plasmática. Um receptor de LDL retorna à membrana plasmática cerca de 10 min após a sua entrada na célula.

⑥ *Degradação nos lisossomos.* Outras vesículas de transporte, que contêm as partículas de LDL, brotam do endossomo e logo se fundem com um *lisossomo*. Os lisossomos contêm muitas enzimas digestivas. Determinadas enzimas quebram as grandes moléculas de proteína e de lipídio da partícula de LDL em aminoácidos, ácidos graxos e colesterol. Essas moléculas menores deixam então o lisossomo. A célula utiliza o colesterol para reconstruir suas membranas e para a síntese de esteroides, como estrogênio. Os ácidos graxos e os aminoácidos podem ser utilizados na produção de ATP ou na formação de outras moléculas necessárias para a célula.

Correlação clínica

Vírus e endocitose mediada por receptor

Embora a endocitose mediada por receptor normalmente realize a importação de material necessário, alguns vírus são capazes de utilizar esse mecanismo para entrar nas células do corpo e infectá-las. Por exemplo, o vírus da imunodeficiência humana (HIV), que causa a síndrome da imunodeficiência adquirida (AIDS), pode ligar-se a um receptor denominado CD4. Esse receptor está presente na membrana plasmática de leucócitos denominados células T auxiliares. Após a sua ligação ao CD4, o HIV entra na célula T auxiliar por meio de endocitose mediada por receptor.

A **fagocitose** é uma forma de endocitose em que a célula engloba grandes partículas sólidas, como células desgastadas, bactérias inteiras ou vírus (**Figura 3.13**). Apenas algumas células do corpo, denominadas **fagócitos**, são capazes de realizar a fagocitose. Dois tipos principais de fagócitos são os *macrófagos*, que estão localizados em muitos tecidos do corpo, e os *neutrófilos*, que constituem um tipo de leucócito. A fagocitose começa quando a partícula se liga a um receptor de membrana plasmática no fagócito, fazendo com que ele estenda **pseudópodes**, que consistem em projeções de sua membrana plasmática e citoplasma. Os pseudópodes envolvem a partícula fora da célula e as membranas fundem-se para formar uma vesícula, denominada *fagossomo*, que entra no citoplasma. O fagossomo funde-se com um ou mais lisossomos, e as enzimas lisossômicas decompõem o material ingerido. Na maioria dos casos, qualquer material não digerido no fagossomo permanece indefinidamente em uma vesícula denominada *corpo residual*. Os corpos residuais são então secretados pela célula por exocitose ou permanecem armazenados na célula como grânulos de lipofuscina.

A maioria das células do corpo realiza a **endocitose de fase líquida**, também denominada *pinocitose*, uma forma de endocitose em que são captadas pequenas gotículas de líquido extracelular (**Figura 3.14**). Não há proteínas receptoras envolvidas; todos os solutos dissolvidos no líquido extracelular são trazidos para dentro da célula. Durante a endocitose de fase líquida, a membrana plasmática dobra-se para dentro e forma uma vesícula que contém uma gotícula de líquido extracelular. A vesícula desprende-se da membrana plasmática e entra no citosol. No interior da célula, a vesícula funde-se com um lisossomo, onde as enzimas degradam os solutos englobados. As moléculas menores resultantes, como aminoácidos e ácidos graxos, deixam o lisossomo para serem utilizadas em outros locais da célula. A endocitose de fase líquida

FIGURA 3.13 Fagocitose. Uma partícula é circundada por pseudópodes, e a membrana funde-se para formar um fagossomo.

A fagocitose constitui um mecanismo de defesa vital, que ajuda a proteger o corpo de doenças.

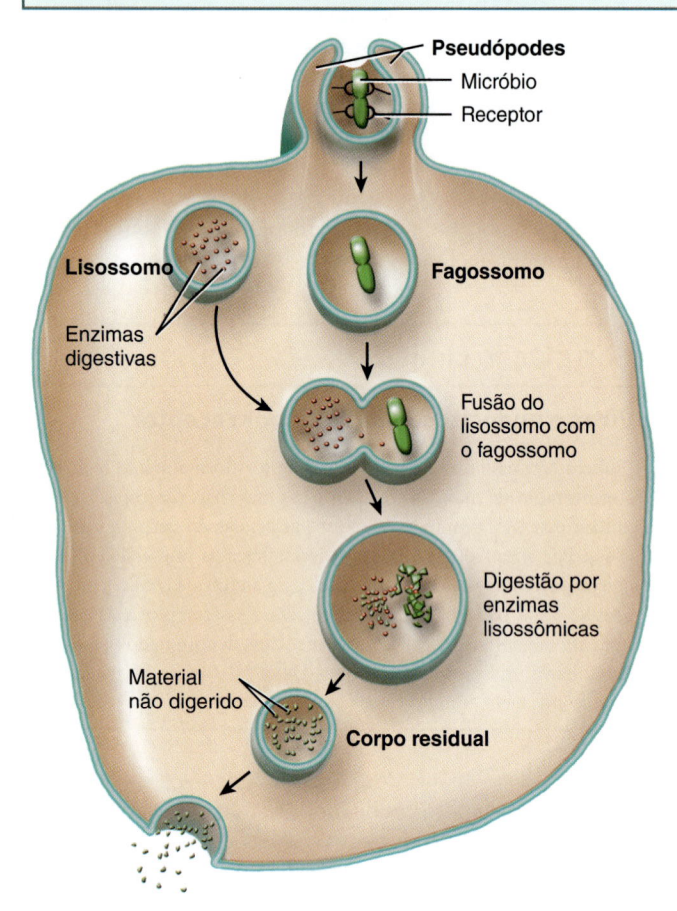

A. Diagrama do processo

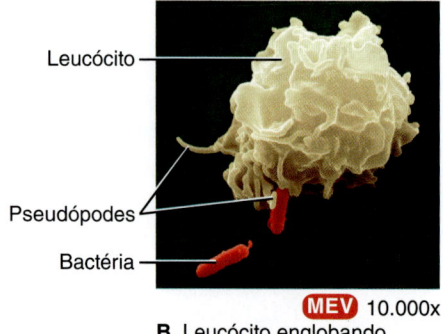

B. Leucócito englobando uma bactéria

MEV 10.000x

Correlação clínica

Fagocitose e micróbios

A fagocitose é um mecanismo de defesa vital, que ajuda a proteger o corpo de doenças. Os macrófagos descartam micróbios invasores e bilhões de eritrócitos senescentes todos os dias; os neutrófilos também ajudam a livrar o corpo de micróbios invasores. O **pus** é uma mistura de neutrófilos, macrófagos, células teciduais mortas e líquido em uma ferida infectada.

? O que desencadeia a formação de pseudópodes

ocorre na maioria das células, particularmente nas células absortivas dos intestinos e dos rins.

Exocitose. Diferentemente da endocitose, que traz substâncias para dentro de uma célula, a exocitose libera substâncias de uma célula. Todas as células realizam a exocitose, porém ela é particularmente importante em dois tipos de células: (1) as células secretoras que liberam enzimas digestivas, hormônios, muco ou outras secreções e (2) as células nervosas que liberam substâncias denominadas *neurotransmissores* (ver **Figura 12.23**). Em alguns casos, os resíduos também são liberados por exocitose. Durante a exocitose, vesículas envolvidas por membrana, denominadas *vesículas secretoras*, formam-se dentro da célula, fundem-se com a membrana plasmática e liberam o seu conteúdo no líquido extracelular.

Os segmentos da membrana plasmática perdidos no processo de endocitose são recuperados e reciclados pela exocitose. O equilíbrio entre endocitose e exocitose mantém a área de superfície da membrana plasmática de uma célula relativamente constante. A troca de membrana é muito extensa em certas células. Por exemplo, no pâncreas, as células que secretam enzimas digestivas podem reciclar uma quantidade de membrana plasmática igual a toda a área de superfície da célula em 90 min.

Transcitose. O transporte em vesículas também pode ser utilizado para mover sucessivamente uma substância para dentro, através e para fora de uma célula. Nesse processo ativo, denominado transcitose, as vesículas sofrem endocitose em um lado da célula, movem-se através da célula e, em seguida, sofrem exocitose no lado oposto. À medida que as vesículas se fundem com a membrana plasmática, o conteúdo vesicular é liberado no líquido extracelular. A transcitose ocorre com mais frequência através das células endoteliais que revestem os vasos sanguíneos e constitui um mecanismo pelo qual as substâncias movem-se entre o plasma sanguíneo e o líquido intersticial. Por exemplo, quando uma mulher está grávida, alguns de seus anticorpos atravessam a placenta e entram na circulação fetal por transcitose.

A **Tabela 3.1** fornece um resumo dos processos pelos quais as substâncias movem-se para dentro e para fora das células.

Teste rápido

12. Qual é a diferença fundamental entre os processos passivos e ativos?
13. Como os simportadores e os contratransportadores realizam suas funções?
14. Quais são as fontes de energia celular para o transporte ativo?
15. Quais são as semelhanças e as diferenças entre a endocitose e a exocitose?

CAPÍTULO 3 Nível Celular de Organização 77

FIGURA 3.14 **Endocitose de fase líquida (pinocitose).** A membrana plasmática se invagina, formando uma vesícula.

A maioria das células do corpo realiza a endocitose de fase líquida ou pinocitose, a captação não seletiva de pequenas gotículas de líquido extracelular.

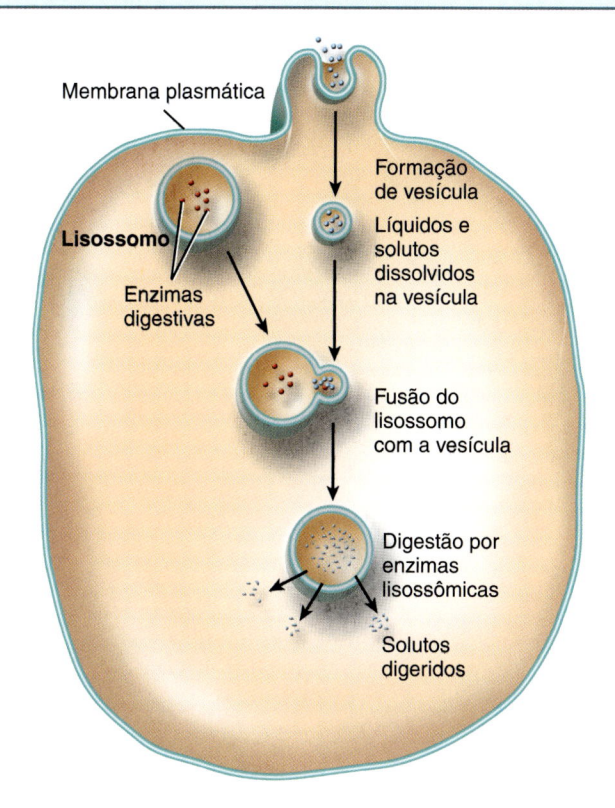

Membrana plasmática
Lisossomo
Enzimas digestivas
Formação de vesícula
Líquidos e solutos dissolvidos na vesícula
Fusão do lisossomo com a vesícula
Digestão por enzimas lisossômicas
Solutos digeridos

? Como a endocitose mediada por receptor e a fagocitose diferem da endocitose de fase líquida?

3.4 Citoplasma

OBJETIVO

- **Descrever** a estrutura e a função do citoplasma, do citosol e das organelas.

O **citoplasma** consiste em todos os conteúdos celulares existentes entre a membrana plasmática e o núcleo e tem dois componentes: (1) o citosol e (2) as organelas, estruturas muito pequenas que desempenham várias funções na célula.

Citosol

O **citosol** (*líquido intracelular*) é a porção líquida do citoplasma que circunda as organelas (ver **Figura 3.1**) e constitui cerca de 55% do volume celular total. Apesar de variar na sua composição e consistência de uma parte da célula para outra, o citosol consiste em 75 a 90% de água, juntamente com vários componentes dissolvidos e em suspensão. Entre esses componentes estão diferentes tipos de íons, glicose, aminoácidos, ácidos graxos, proteínas, lipídios, ATP e produtos de degradação metabólica, alguns dos quais já foram discutidos. Em algumas células, existem também várias moléculas orgânicas que se agregam em massas para armazenamento. Esses agregados podem aparecer e desaparecer em diferentes momentos da vida de uma célula. Alguns exemplos incluem *gotículas lipídicas,* que contêm triglicerídios, e agrupamentos de moléculas de glicogênio, denominados *grânulos de glicogênio* (ver **Figura 3.1**).

O citosol é o local de muitas reações químicas necessárias para a existência de uma célula. Por exemplo, as enzimas no citosol catalisam a *glicólise,* uma série de 10 reações químicas que produzem

TABELA 3.1 Transporte de materiais para dentro e para fora das células.

Processo de transporte	Descrição	Substâncias transportadas
PROCESSOS PASSIVOS	Movimento de substâncias a favor de um gradiente de concentração até que seja alcançado um equilíbrio; não exige energia celular na forma de ATP	
Difusão	Movimento de moléculas ou de íons a favor de um gradiente de concentração devido à sua energia cinética até alcançar o equilíbrio	
Difusão simples	Movimento passivo de uma substância a favor de seu gradiente de concentração através da bicamada lipídica da membrana plasmática, sem a ajuda de proteínas transportadoras de membrana	Solutos hidrofóbicos apolares: gases oxigênio, dióxido de carbono e nitrogênio; ácidos graxos; esteroides; e vitaminas lipossolúveis. Moléculas polares, como água, ureia e pequenos alcoóis
Difusão facilitada	Movimento passivo de uma substância a favor de seu gradiente de concentração através da bicamada lipídica por proteínas transmembrana, que atuam como canais ou carreadores	Solutos polares ou com carga elétrica: glicose, frutose, galactose, algumas vitaminas e íons, como K^+, Cl^-, Na^+ e Ca^{2+}
Osmose	Movimento passivo de moléculas de água através de uma membrana seletivamente permeável, de uma área com maior concentração de água para outra de menor concentração, até que seja alcançado o equilíbrio	Solvente: água nos sistemas vivos

(*continua*)

TABELA 3.1	Transporte de materiais para dentro e para fora das células. (*continuação*)	
Processo de transporte	**Descrição**	**Substâncias transportadas**
PROCESSOS ATIVOS	Movimento de substâncias contra um gradiente de concentração; necessita de energia celular na forma de ATP	
Transporte ativo	Processo ativo em que uma célula gasta energia para mover uma substância através da membrana contra o seu gradiente de concentração por proteínas transmembrana que atuam como carreadores	Solutos polares ou com carga elétrica
Transporte ativo primário	Processo ativo em que uma substância se move através da membrana contra o seu gradiente de concentração por meio de bombas (carreadores), que utilizam a energia fornecida pela hidrólise do ATP	Na^+, K^+, Ca^{2+}, H^+, I^-, Cl^- e outros íons
Transporte ativo secundário	Acoplamento do transporte ativo de duas substâncias através da membrana, utilizando a energia fornecida por um gradiente de concentração de Na^+ ou de H^+, mantido por bombas de transporte ativo primário. Os contratransportadores movem o Na^+ (ou H^+) e outra substância em direções opostas através da membrana; os simportadores movem o Na^+ (ou o H^+) e outra substância na mesma direção através da membrana	Contratransportador: Ca^{2+} e H^+ para fora das células. Simportador: glicose, aminoácidos para dentro das células
Transporte vesicular	Processo ativo em que substâncias se movem para dentro ou para fora das células em vesículas que brotam a partir da membrana plasmática; necessita de energia fornecida pelo ATP	
Endocitose	Movimento de substâncias para dentro de uma célula em vesículas	
Endocitose mediada por receptor	Os complexos ligante-receptor desencadeiam a invaginação de uma depressão revestida por clatrina, que forma uma vesícula contendo ligantes	Ligantes: transferrina, lipoproteínas de baixa densidade (LDL), algumas vitaminas, certos hormônios e anticorpos
Fagocitose	"Ingestão celular"; movimento de uma partícula sólida para dentro de uma célula após ser englobada por pseudópodes, formando um fagossomo	Bactérias, vírus e células senescentes ou mortas
Endocitose de fase líquida (pinocitose)	"Bebida celular"; movimento de líquido extracelular para dentro de uma célula por invaginação da membrana plasmática, formando uma vesícula	Solutos no líquido extracelular
Exocitose	Movimento de substâncias para fora de uma célula em vesículas secretoras que se fundem com a membrana plasmática e liberam seus conteúdos dentro do líquido extracelular	Neurotransmissores, hormônios e enzimas digestivas
Transcitose	Movimento de uma substância através de uma célula como resultado de endocitose em um lado e exocitose do lado oposto	Substâncias, como anticorpos, através das células endoteliais. Trata-se de uma via comum para substâncias que passam entre o plasma sanguíneo e o líquido intersticial

duas moléculas de ATP a partir de uma molécula de glicose (ver **Figura 25.4**). Outros tipos de reações citosólicas fornecem os blocos de construção para a manutenção das estruturas celulares e para o crescimento da célula.

O **citoesqueleto** é uma rede de filamentos de proteína, que se estende por todo o citosol (ver **Figura 3.1**). Três tipos de filamentos contribuem para a estrutura do citoesqueleto, bem como para a estrutura de outras organelas. Por ordem de diâmetro crescente, essas estruturas são microfilamentos, filamentos intermediários e microtúbulos.

Microfilamentos. Os **microfilamentos** são os elementos mais finos do citoesqueleto. São compostos pelas proteínas *actina* e *miosina* e são mais prevalentes na extremidade de uma célula (**Figura 3.15 A**). Os microfilamentos desempenham duas funções gerais: ajudam a gerar movimento e proporcionam uma sustentação mecânica. Quanto ao movimento, os microfilamentos estão envolvidos na contração muscular, na divisão das células e na locomoção celular, como ocorre durante a migração das células embrionárias durante o desenvolvimento, a invasão dos tecidos por leucócitos para combater infecções ou a migração de células da pele durante a cicatrização de feridas.

Os microfilamentos fornecem grande parte da sustentação mecânica responsável pela força básica e pelo formato das células. Eles ancoram o citoesqueleto às proteínas integrais da membrana plasmática. Os microfilamentos também fornecem suporte mecânico para as extensões celulares, denominadas **microvilosidades**, que consistem em projeções digitiformes microscópicas e imóveis da membrana plasmática. Em cada microvilosidade, existe um cerne de microfilamentos paralelos que a sustenta. Como aumentam acentuadamente a área de superfície da célula, as microvilosidades são abundantes em células envolvidas na absorção, como as células epiteliais que revestem o intestino delgado.

Filamentos intermediários. Como o próprio nome sugere, os **filamentos intermediários** são mais espessos do que os

CAPÍTULO 3 Nível Celular de Organização 79

FIGURA 3.15 Citoesqueleto.

O citoesqueleto é uma rede constituída por três tipos de filamentos proteicos – os microfilamentos, os filamentos intermediários e os microtúbulos –, que se estendem por todo citoplasma.

Funções do citoesqueleto
1. Atua como arcabouço que ajuda a determinar o formato da célula e a organizar os conteúdos celulares.
2. Ajuda o movimento das organelas dentro da célula, dos cromossomos durante a divisão celular e de células inteiras, como os fagócitos.

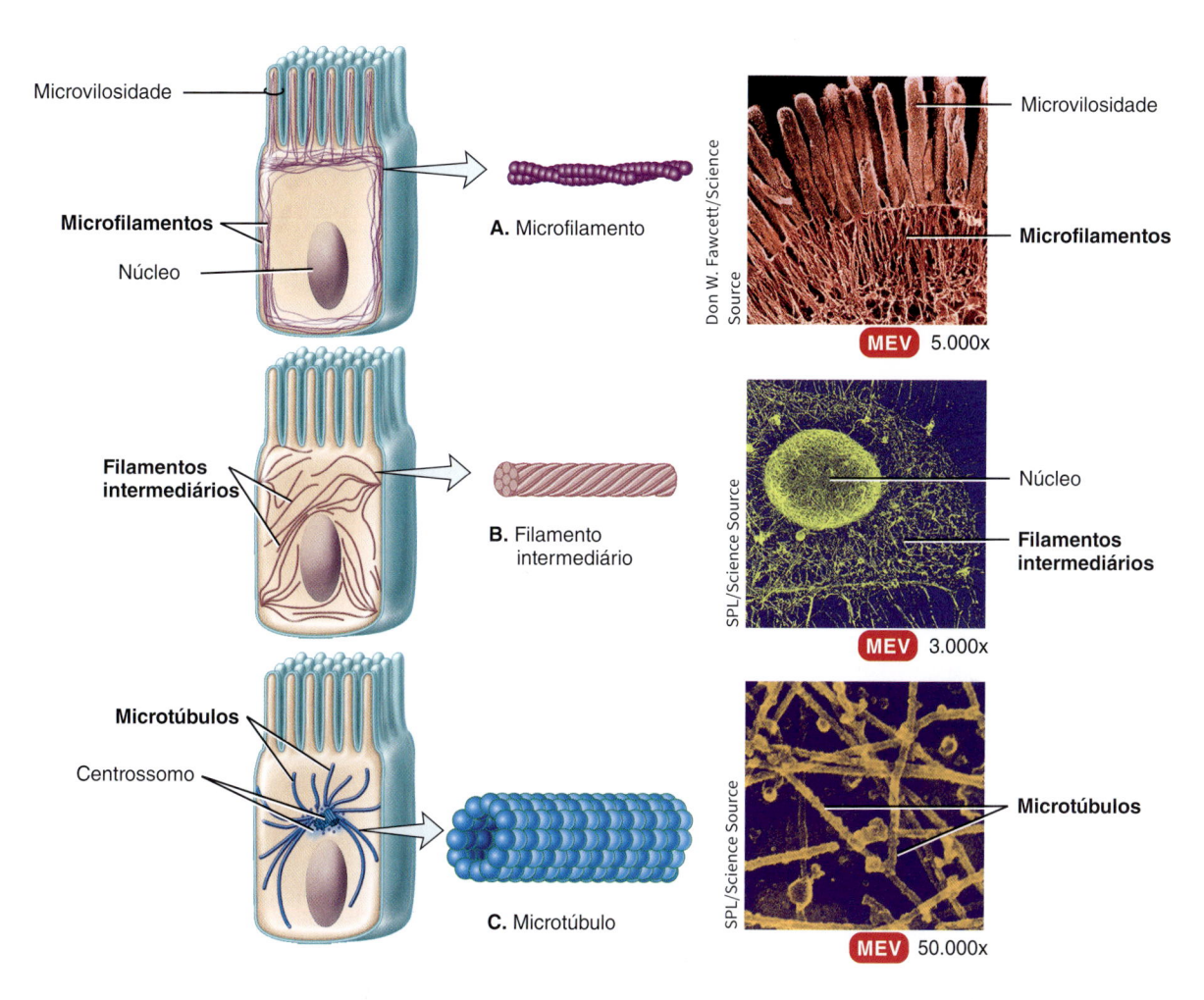

? Que componentes do citoesqueleto ajudam a formar a estrutura dos centríolos, dos cílios e dos flagelos?

microfilamentos, porém mais finos do que os microtúbulos (**Figura 3.15 B**). Várias proteínas diferentes podem compor os microfilamentos intermediários, que são excepcionalmente resistentes. São encontrados em partes das células sujeitas a estresse mecânico; ajudam a estabilizar a posição de organelas, como o núcleo, e ajudam a ligar as células umas às outras.

Microtúbulos. Os **microtúbulos**, os maiores componentes do citoesqueleto, consistem em tubos longos, ocos e não ramificados, compostos principalmente pela proteína *tubulina*. A montagem dos microtúbulos começa em uma organela denominada centrossomo (discutida adiante). Os microtúbulos crescem a partir do centrossomo, em direção à periferia da célula (**Figura 3.15 C**). Os microtúbulos ajudam a determinar o formato das células. Atuam também no movimento das organelas, como as vesículas secretoras, dos cromossomos durante a divisão celular e de projeções celulares especializadas, como cílios e flagelos.

Organelas

Conforme assinalado anteriormente, as **organelas** são estruturas especializadas dentro das células, que têm formatos característicos e que desempenham funções específicas no crescimento, na manutenção e na reprodução das células. Apesar das numerosas reações químicas que ocorrem em uma célula a qualquer momento determinado, há pouca interferência entre as reações, visto que elas ficam confinadas em diferentes organelas. Cada tipo de organela, que tem o seu próprio conjunto de enzimas que realizam reações específicas, atuando como compartimento funcional para processos bioquímicos específicos. A quantidade e os tipos de organelas variam em diferentes células, dependendo da função celular. Embora exerçam funções diferentes, as organelas frequentemente cooperam para manter a homeostasia. Embora o núcleo seja uma grande organela, ele é discutido em uma seção separada, em virtude de sua importância especial no direcionamento da vida celular.

Centrossomo. O **centrossomo** ou *centro organizador de microtúbulos*, localizado próximo ao núcleo, consiste em dois componentes: um par de centríolos e a matriz pericentriolar (**Figura 3.16 A**). Os dois **centríolos** são estruturas cilíndricas, cada uma composta por nove conjuntos de três microtúbulos dispostos em um padrão circular (**Figura 3.16 B**). O eixo longitudinal de um centríolo encontra-se em ângulo reto com o eixo longitudinal do outro (**Figura 3.16 C**). Ao redor dos centríolos, existe a **matriz pericentriolar**, que contém centenas de complexos em formato de anel, constituídos pela proteína *tubulina*. Esses complexos de tubulina são os centros organizadores para o crescimento do fuso mitótico, que desempenha um papel fundamental na divisão celular, bem como para a formação de microtúbulos nas células que não estão se dividindo. Durante a divisão celular, os centrossomos sofrem replicação, de modo que as gerações seguintes de células tenham a capacidade de divisão celular.

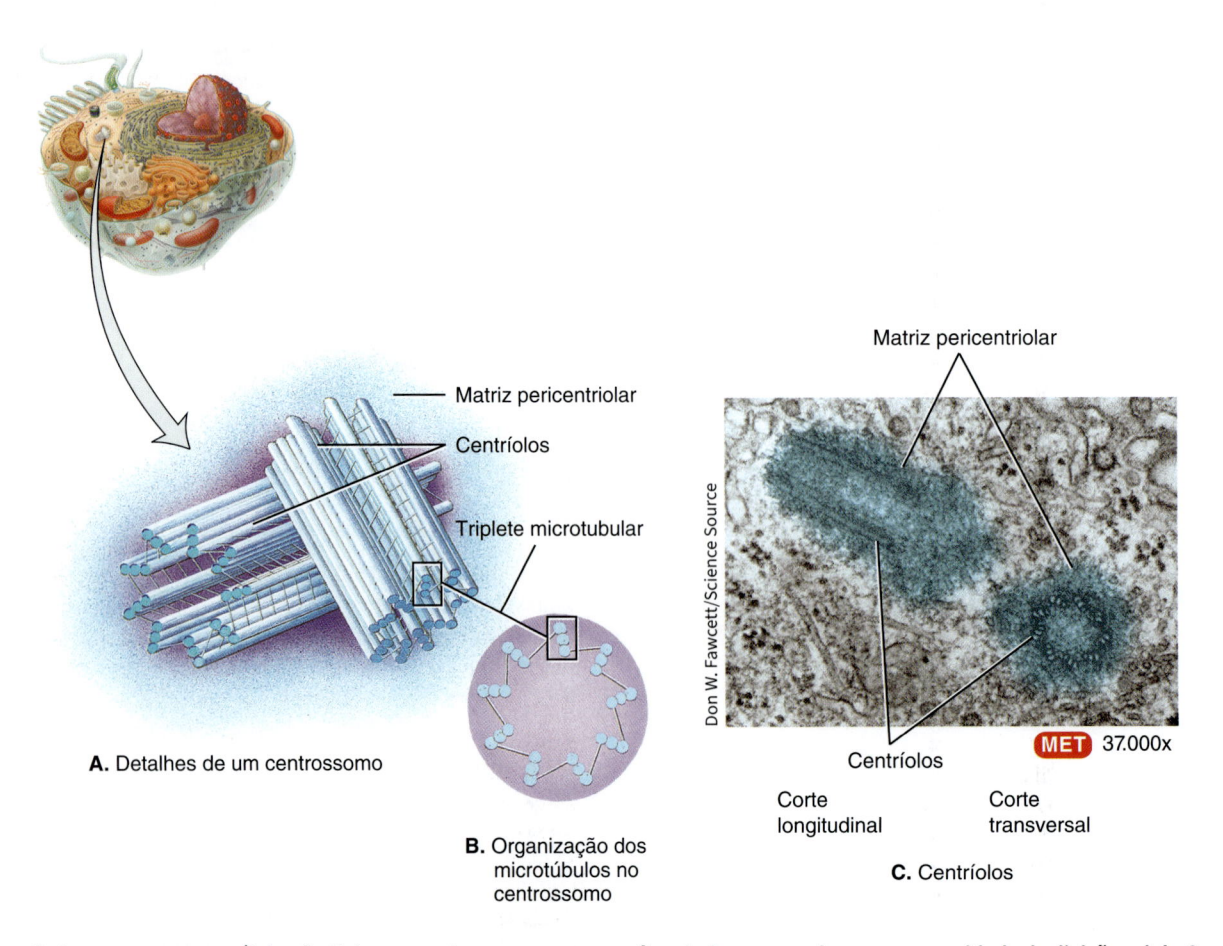

Cílios e flagelos. Os microtúbulos constituem os componentes dominantes dos cílios e dos flagelos, que são projeções móveis da superfície celular. Os **cílios** são projeções numerosas, curtas e semelhantes a pelos, que se estendem a partir da superfície celular (ver **Figuras 3.1** e **3.17 B**). Cada cílio contém um cerne de

FIGURA 3.16 Centrossomo.

O centrossomo, localizado próximo ao núcleo, consiste em um par de centríolos e na matriz pericentriolar.

Funções dos centrossomos

1. A matriz pericentriolar do centrossomo contém tubulinas que formam microtúbulos nas células que não estão em divisão.
2. A matriz pericentriolar do centrossomo forma o fuso mitótico durante a divisão celular.

A. Detalhes de um centrossomo

B. Organização dos microtúbulos no centrossomo

C. Centríolos — Corte longitudinal / Corte transversal (MET 37.000x)

? Se você observou que uma célula não tinha um centrossomo, o que você poderia prever sobre a sua capacidade de divisão celular?

FIGURA 3.17 Cílios e flagelos.

Um cílio contém um cerne de microtúbulos, com um par no centro circundado por nove grupos de microtúbulos duplos.

Funções dos cílios e dos flagelos
1. Os cílios movimentam os líquidos ao longo da superfície celular.
2. Um flagelo movimenta uma célula inteira.

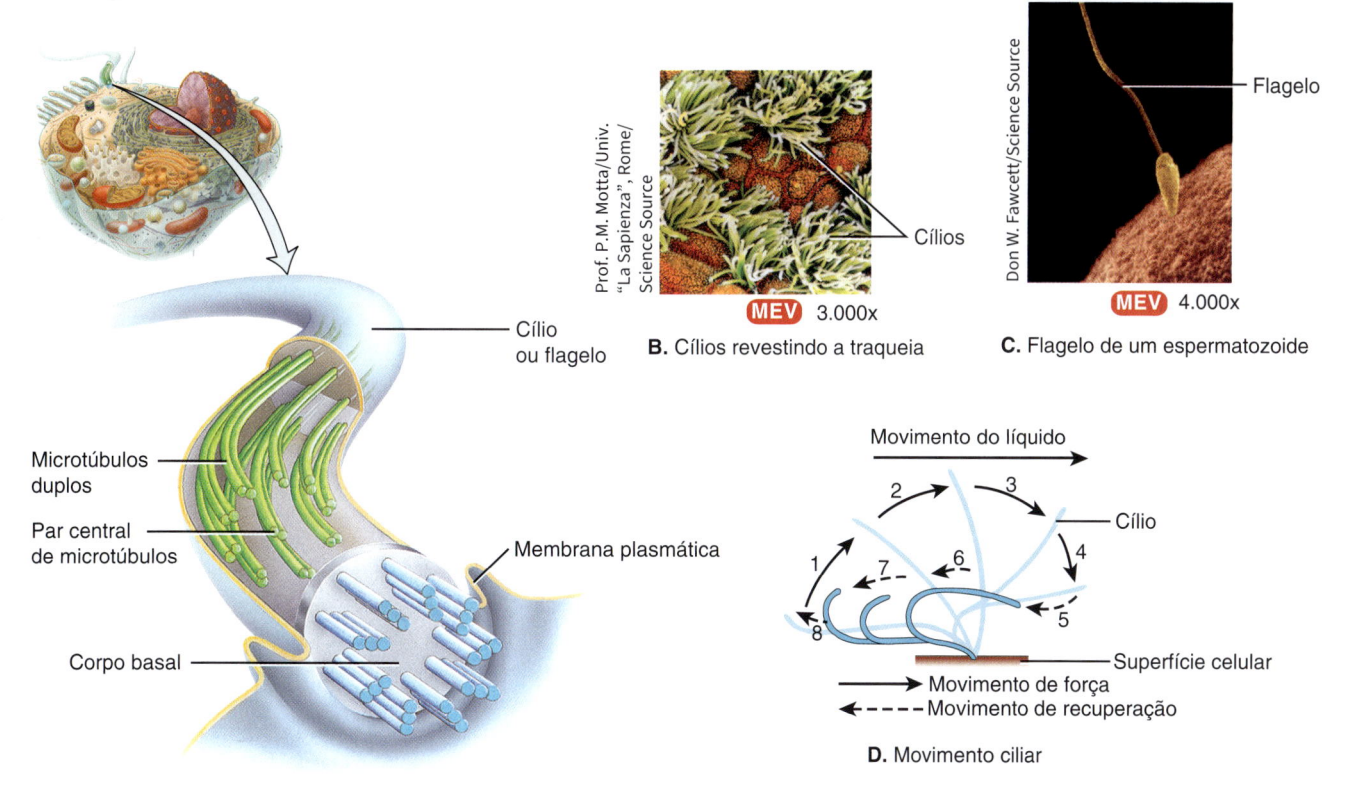

B. Cílios revestindo a traqueia

C. Flagelo de um espermatozoide

A. Organização dos microtúbulos em um cílio ou flagelo

D. Movimento ciliar

E. Movimento do flagelo

Correlação clínica

Cílios e tabagismo

O movimento dos cílios é paralisado pela nicotina na fumaça do cigarro. Por esse motivo, os fumantes frequentemente tossem para remover partículas estranhas das vias respiratórias. As células que revestem as tubas uterinas também têm cílios que movimentam os ovócitos (óvulos) em direção ao útero, e as mulheres que fumam correm risco aumentado de gravidez ectópica (fora do útero).

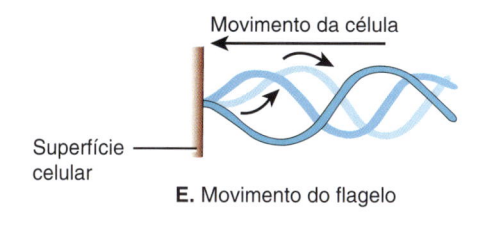

? Qual é a diferença funcional entre cílios e flagelos?

20 microtúbulos circundados por membrana plasmática (**Figura 3.17 A**). Os microtúbulos estão organizados de tal maneira que um par no centro é circundado por nove grupos de dois microtúbulos (duplas) fundidos. Cada cílio está ancorado a um *corpo basal*, imediatamente abaixo da superfície da membrana plasmática. O corpo basal tem uma estrutura semelhante a um centríolo e sua função consiste em iniciar a montagem dos cílios e dos flagelos.

Um cílio apresenta um padrão de batimento semelhante a uma remada; ele é relativamente rígido durante o movimento de força (o remo penetrando a água), porém é mais flexível durante o movimento de recuperação (quando o remo se move acima da água, preparando-se para uma nova remada) (**Figura 3.17 D**). O movimento coordenado de muitos cílios na superfície de uma célula produz o movimento contínuo de líquido ao longo da superfície celular. Por exemplo, muitas células do sistema respiratório têm centenas de cílios que ajudam a remover partículas estranhas retidas no muco para fora dos pulmões. Na fibrose cística, as secreções mucosas extremamente espessas que são produzidas interferem na ação ciliar e nas funções normais do sistema respiratório.

Os **flagelos** têm uma estrutura semelhante a dos cílios, porém normalmente são mais longos. Em geral, os flagelos movimentam uma célula inteira. Um flagelo gera movimento para a frente ao longo de seu eixo ao se agitar rapidamente em um padrão semelhante a uma onda (**Figura 3.17 E**). O único exemplo de flagelo no ser humano é a cauda dos espermatozoides, que impulsiona o espermatozoide em direção do ovócito na tuba uterina (**Figura 3.17 C**).

Ribossomos.
Os **ribossomos** constituem os locais de síntese proteica. O nome dessas pequenas estruturas reflete o seu alto conteúdo de um tipo de ácido ribonucleico (RNA ribossômico ou rRNA), porém cada ribossomo também inclui mais de 50 proteínas. Do ponto de vista estrutural, um ribossomo consiste em duas subunidades, uma com cerca de metade do tamanho da outra (**Figura 3.18**). As subunidades grande e pequena são formadas separadamente no nucléolo, um corpo esférico dentro do núcleo. Uma vez produzidas, as subunidades grande e pequena saem do núcleo separadamente e, em seguida, são unidas no citoplasma.

Alguns ribossomos ligam-se à superfície externa da membrana nuclear e a uma membrana extensivamente dobrada, denominada retículo endoplasmático. Esses ribossomos sintetizam proteínas destinadas a organelas específicas, para inserção na membrana plasmática ou para exportação da célula. Outros ribossomos encontram-se "livres" ou não ligados a outras estruturas citoplasmáticas. Os ribossomos livres sintetizam proteínas utilizadas no citosol. Os ribossomos também estão localizados dentro das mitocôndrias, onde sintetizam proteínas mitocondriais.

Retículo endoplasmático.
O **retículo endoplasmático (RE)** é uma rede de membranas na forma de sacos ou túbulos achatados (**Figura 3.19**). O RE estende-se a partir da membrana nuclear (membrana ao redor do núcleo), à qual está conectado, e projeta-se para o citoplasma. O RE é tão extenso que constitui mais da metade das superfícies membranosas dentro do citoplasma da maioria das células.

As células contêm duas formas distintas de RE, que diferem na sua estrutura e função. O **RE rugoso** é contínuo com a membrana nuclear e, em geral, é dobrado em uma série de sacos achatados (**Figura 3.19**). A superfície externa do RE rugoso é salpicada com ribossomos, que constituem os locais de síntese proteica. As proteínas sintetizadas pelos ribossomos ligados ao RE rugoso entram nos espaços dentro do RE para o seu processamento e seleção. Em alguns casos, enzimas ligam as proteínas a carboidratos, formando glicoproteínas. Em outros casos, as enzimas ligam as proteínas a fosfolipídios, que também são sintetizados pelo RE rugoso. Essas moléculas (glicoproteínas e fosfolipídios) podem ser incorporadas nas membranas das organelas, inseridas na membrana plasmática ou secretadas por exocitose. Assim, o RE rugoso produz proteínas secretoras, proteínas de membrana e muitas proteínas de organelas.

O **RE liso** estende-se a partir do RE rugoso para formar uma rede de túbulos de membrana (**Figura 3.19**). Diferentemente do RE rugoso, o RE liso não tem ribossomos na superfície externa de suas membranas. Entretanto, o RE liso contém enzimas únicas, que o tornam funcionalmente mais diverso do que o RE rugoso. Como o RE liso não tem ribossomos, ele não sintetiza proteínas, porém sintetiza ácidos graxos e esteroides, como estrogênio e testosterona. Nas células hepáticas, as enzimas do RE liso ajudam a liberar glicose na corrente sanguínea e inativam ou destoxificam fármacos lipossolúveis ou substâncias potencialmente prejudiciais, como álcool, pesticidas e *carcinógenos* (agentes que causam câncer). Nas células hepáticas, renais e intestinais, uma enzima do RE liso remove o grupo fosfato da glicose-6-fosfato, possibilitando a entrada da glicose "livre" na corrente sanguínea. Nas fibras musculares, os íons cálcio (Ca^{2+}) que desencadeiam a contração são liberados a partir do retículo sarcoplasmático, um tipo de RE liso.

FIGURA 3.18 Ribossomos.

Os ribossomos constituem o local de síntese proteica.

Funções dos ribossomos

1. Os ribossomos associados ao retículo endoplasmático sintetizam proteínas destinadas para inserção na membrana plasmática ou secreção para fora da célula.
2. Os ribossomos livres sintetizam proteínas utilizadas no citosol.

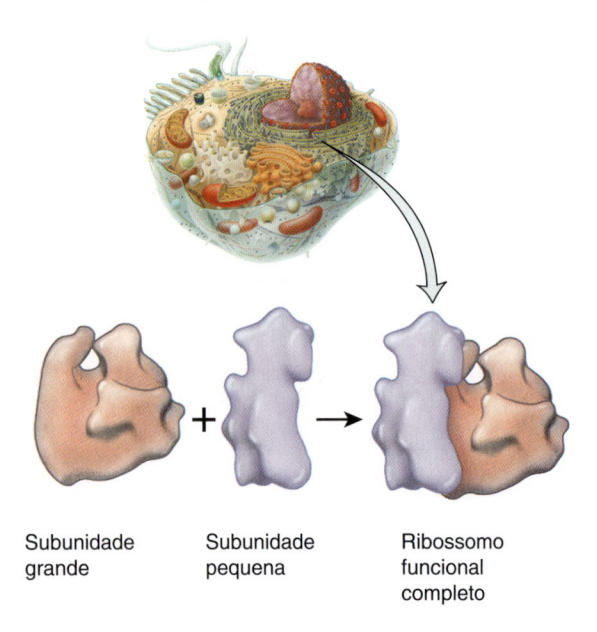

A. Detalhe das subunidades ribossômicas

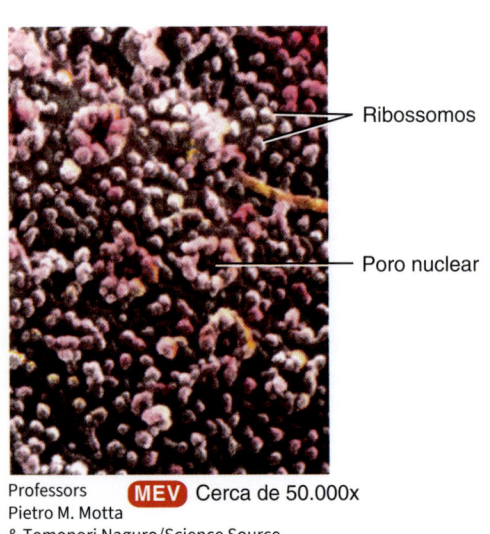

B. Ribossomos e poros na membrana nuclear

? Onde as subunidades dos ribossomos são sintetizadas e organizadas?

FIGURA 3.19 Retículo endoplasmático.

O retículo endoplasmático é uma rede de sacos ou túbulos envolvidos por membrana, que se estendem pelo citoplasma e se conectam com o envelope nuclear.

Funções do retículo endoplasmático

1. O RE rugoso sintetiza glicoproteínas e fosfolipídios, que são transferidos para organelas celulares, inseridos na membrana plasmática ou secretados durante a exocitose.
2. O RE liso sintetiza ácidos graxos e esteroides, como estrogênios e testosterona; inativa ou destoxifica fármacos e outras substâncias potencialmente prejudiciais; remove o grupo fosfato da glicose-6-fosfato; e armazena e libera íons cálcio que desencadeiam a contração nas fibras musculares.

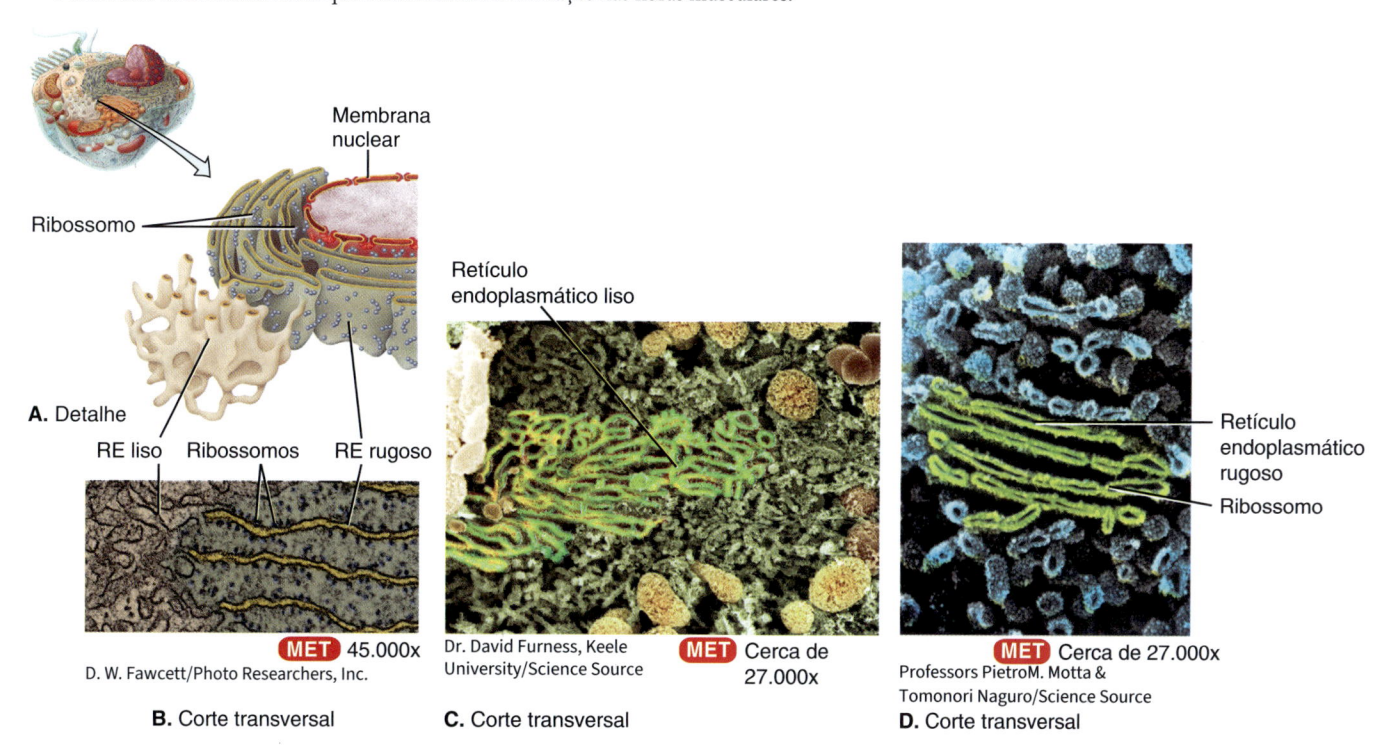

A. Detalhe

B. Corte transversal — MET 45.000x — D. W. Fawcett/Photo Researchers, Inc.

C. Corte transversal — MET Cerca de 27.000x — Dr. David Furness, Keele University/Science Source

D. Corte transversal — MET Cerca de 27.000x — Professors PietroM. Motta & Tomonori Naguro/Science Source

? Quais são as diferenças estruturais e funcionais entre RE rugoso e liso?

Correlação clínica

RE liso e tolerância a fármacos

Conforme assinalado anteriormente, uma das funções do RE liso, consiste em destoxificar certos fármacos. Os indivíduos que ingerem repetidamente esses fármacos, como o sedativo fenobarbital, desenvolvem alterações do RE liso nos hepatócitos. A administração prolongada de fenobarbital resulta em aumento da tolerância ao fármaco; a mesma dose não produz mais o mesmo grau de sedação. Com exposição repetida ao fármaco, a quantidade de RE liso e suas enzimas aumenta para proteger a célula de seus efeitos tóxicos. À medida que aumenta a quantidade de RE liso, são necessárias doses cada vez maiores do fármaco para obter o efeito original. Isso pode levar a um aumento na possibilidade de superdosagem e aumento de dependência química.

Complexo de Golgi. As proteínas sintetizadas pelos ribossomos ligados ao RE rugoso são, em sua maioria, finalmente transportadas para outras regiões da célula. A primeira etapa na via de transporte ocorre por meio de uma organela denominada **complexo de Golgi**. Esse complexo consiste em 3 a 20 **cisternas**, que são pequenos sacos membranosos achatados com extremidades protuberantes, que se assemelham a uma pilha de pães árabes (**Figura 3.20**). As cisternas frequentemente são curvadas, conferindo ao complexo de Golgi um formato semelhante a uma taça. A maioria das células tem vários complexos de Golgi, que são mais extensos em células que secretam proteínas, um indício do papel dessa organela na célula.

As cisternas nas extremidades opostas de um complexo de Golgi diferem umas das outras quanto ao tamanho, formato e atividade enzimática. A **face de entrada (*cis*)** convexa é uma cisterna voltada para o RE rugoso. A **face de saída (*trans*)** côncava é uma cisterna voltada para a membrana plasmática. Os sacos entre as faces de entrada e de saída são denominados **cisternas intermediárias**. As vesículas de transporte (descritas adiante) do RE fundem-se para formar a face de entrada. A partir da face de entrada, acredita-se que as cisternas amadureçam, tornando-se, por sua vez, cisternas intermediárias e, em seguida, de saída.

As diferentes enzimas presentes nas cisternas de entrada e de saída do complexo de Golgi permitem que cada uma dessas áreas modifique, selecione e empacote proteínas em vesículas para o seu transporte para destinos diferentes. A face de entrada recebe e modifica proteínas produzidas pelo RE rugoso. As cisternas

FIGURA 3.20 **Complexo de Golgi**.

As faces opostas de um complexo de Golgi diferem quanto ao tamanho, formato, conteúdo e atividade enzimática.

Funções do complexo de Golgi
1. Modifica, seleciona, empacota e transporta proteínas recebidas do RE rugoso.
2. Forma vesículas secretoras que liberam proteínas processadas por meio de exocitose no líquido extracelular; forma vesículas de membrana que direcionam novas moléculas para a membrana plasmática; forma vesículas de transporte que carregam moléculas para outras organelas, como os lisossomos.

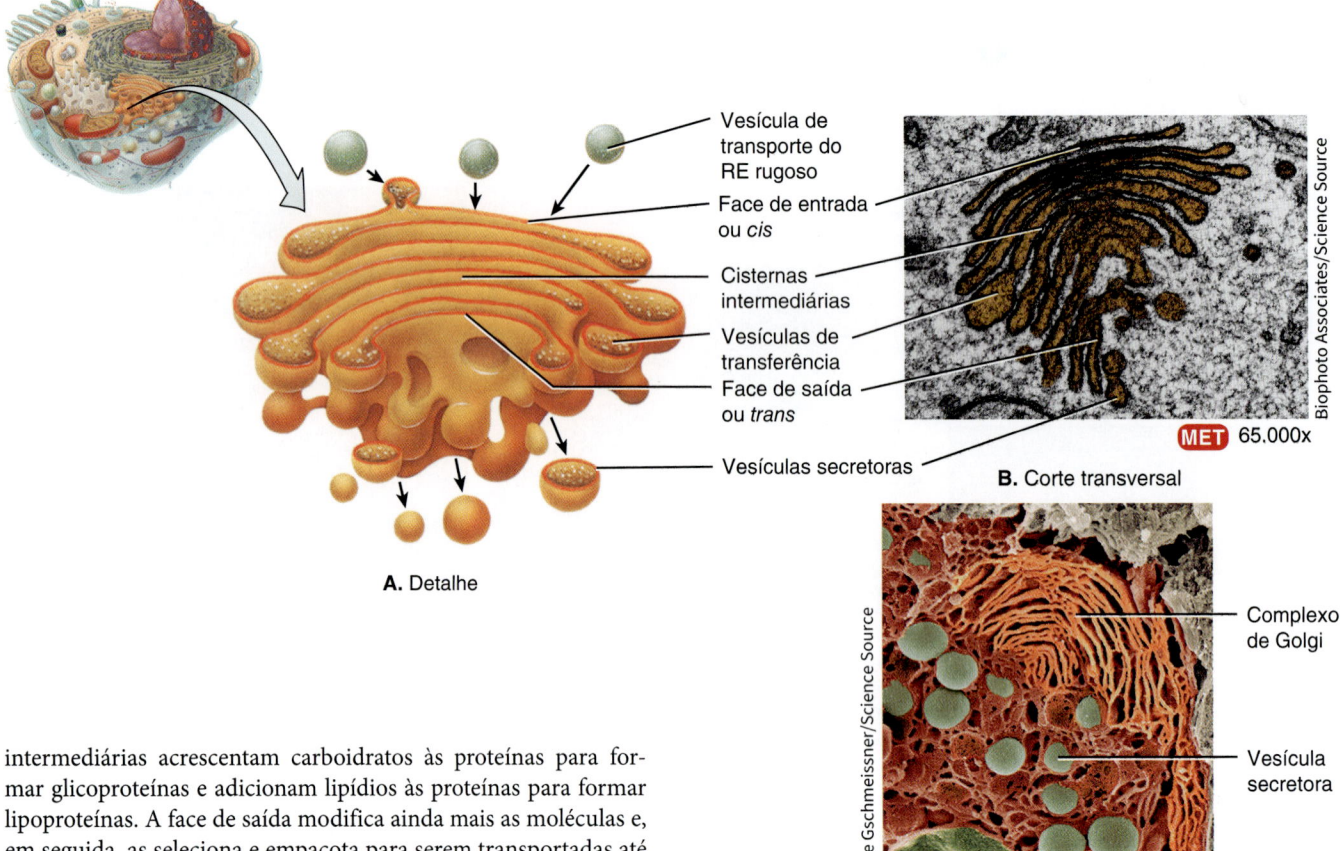

Vesícula de transporte do RE rugoso
Face de entrada ou *cis*
Cisternas intermediárias
Vesículas de transferência
Face de saída ou *trans*
Vesículas secretoras

A. Detalhe

B. Corte transversal — MET 65.000x

Complexo de Golgi
Vesícula secretora

C. — MEV 2.300x

intermediárias acrescentam carboidratos às proteínas para formar glicoproteínas e adicionam lipídios às proteínas para formar lipoproteínas. A face de saída modifica ainda mais as moléculas e, em seguida, as seleciona e empacota para serem transportadas até seus destinos.

As proteínas que chegam, atravessam e saem do complexo de Golgi o fazem por meio de maturação das cisternas e trocas que ocorrem por vesículas de transferência (**Figura 3.21**):

1 As proteínas sintetizadas pelos ribossomos no RE rugoso são circundadas por uma porção da membrana do RE, que finalmente brota da superfície da membrana para formar as vesículas de transporte.

2 As vesículas de transporte movem-se em direção à face de entrada do complexo de Golgi.

3 A fusão de várias vesículas de transporte cria uma face de entrada do complexo de Golgi e libera as proteínas em seu lúmen (espaço).

4 As proteínas movem-se da face de entrada para dentro de uma ou mais cisternas intermediárias. As enzimas nas cisternas médias modificam as proteínas, formando glicoproteínas, glicolipídios e lipoproteínas. As **vesículas de transferência** que brotam a partir das extremidades das cisternas movem enzimas específicas de volta para a face de entrada

? Como as faces de entrada e de saída diferem quanto à sua função?

e movem algumas proteínas parcialmente modificadas para a face de saída.

5 Os produtos das cisternas intermediárias movem-se para o lúmen da face de saída.

6 Dentro da cisterna de saída, os produtos são ainda mais modificados e são selecionados e empacotados.

7 Algumas das proteínas processadas deixam a face de saída e são armazenadas em **vesículas secretoras**. Essas vesículas entregam as proteínas na membrana plasmática, onde são liberadas no líquido extracelular por exocitose. Por exemplo, algumas células pancreáticas liberam o hormônio insulina dessa maneira.

FIGURA 3.21 Processamento e empacotamento de proteínas pelo complexo de Golgi.

Todas as proteínas exportadas pela célula são processadas no complexo de Golgi.

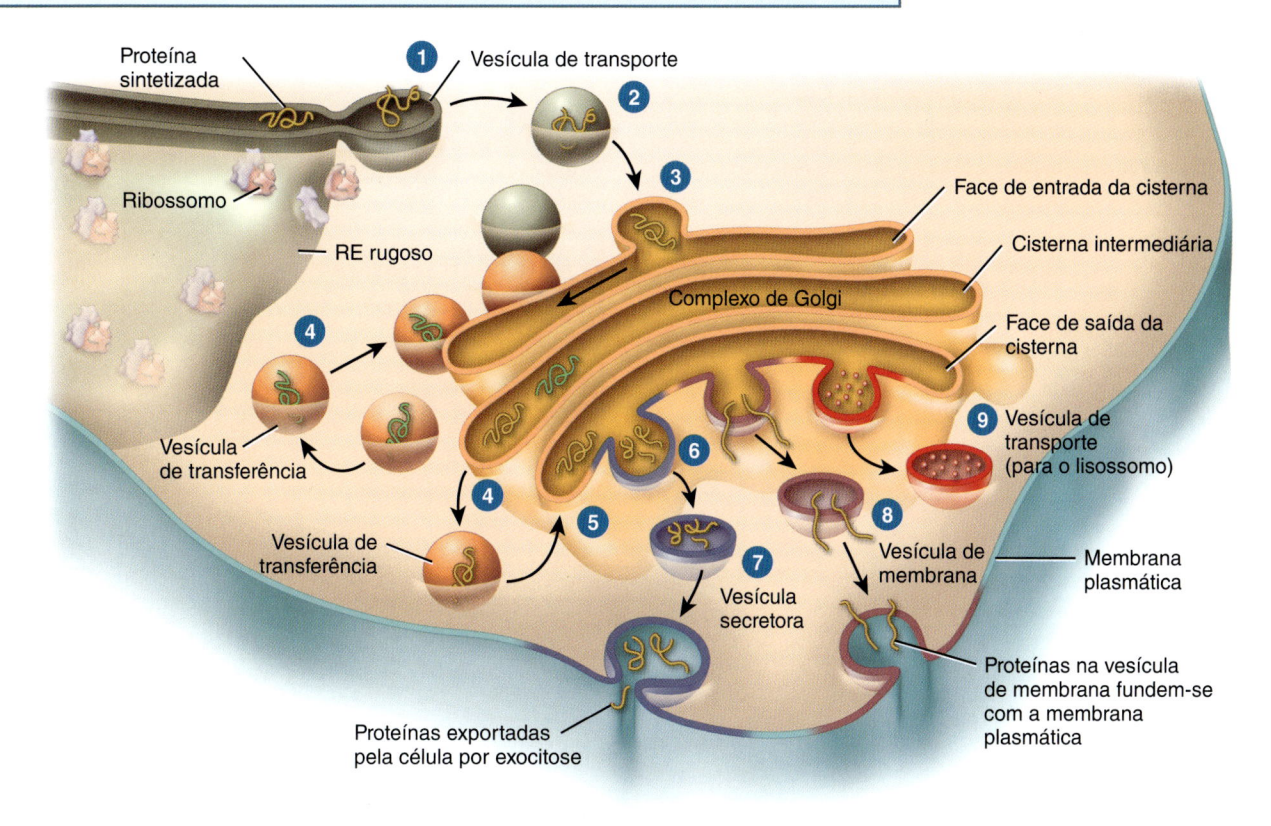

? Quais são os três destinos gerais das proteínas que deixam o complexo de Golgi?

8 Outras proteínas processadas deixam a face de saída em **vesículas de membrana**, que entregam o seu conteúdo na membrana plasmática para incorporação na membrana. Nesse processo, o complexo de Golgi adiciona novos segmentos de membrana plasmática à medida que os segmentos existentes são perdidos e também modifica o número e a distribuição de moléculas da membrana.

9 Por fim, algumas proteínas processadas deixam a face de saída em vesículas de transporte, que carregam as proteínas para outro destino celular. Por exemplo, as vesículas de transporte carregam enzimas digestivas até os lisossomos; a estrutura e a função dessas organelas importantes são discutidas a seguir.

Lisossomos. Os **lisossomos** são vesículas envolvidas por membrana, que se formam a partir do complexo de Golgi (**Figura 3.22**). Podem conter até 60 tipos de enzimas digestivas e hidrolíticas potentes, que são capazes de clivar uma ampla variedade de moléculas após a fusão dos lisossomos com vesículas formadas durante a endocitose. Como as enzimas lisossômicas atuam melhor em pH ácido, a membrana lisossômica inclui bombas de transporte ativo que importam íons hidrogênio (H^+). Por conseguinte, o interior do lisossomo tem um pH de 5, que é 100 vezes mais ácido do que o pH do citosol (pH 7). A membrana lisossômica também inclui transportadores que movem os produtos finais da digestão, como glicose, ácidos graxos e aminoácidos, para o citosol.

As enzimas lisossômicas também ajudam a reciclar estruturas celulares desgastadas. Um lisossomo pode englobar outra organela, digeri-la e devolver os componentes digeridos ao citosol para reutilização. Dessa maneira, as organelas velhas são continuamente substituídas. O processo pelo qual organelas inteiras desgastadas são digeridas é denominado **autofagia**. Na autofagia, a organela a ser digerida é envolta por uma membrana derivada do RE, criando uma vesícula denominada **autofagossomo**; em seguida, a vesícula funde-se com o lisossomo. Dessa maneira, um hepatócito humano, por exemplo, recicla cerca da metade de seu próprio conteúdo citoplasmático toda semana. A autofagia também está envolvida na diferenciação celular, no controle do crescimento, na remodelagem tecidual, na adaptação a ambientes adversos e na defesa celular. As enzimas lisossômicas também são capazes de destruir a célula inteira na qual estão contidas, um processo conhecido como **autólise**. A autólise ocorre em algumas condições patológicas, sendo responsável pela deterioração tecidual que ocorre imediatamente depois da morte.

Conforme já discutimos, a maioria das enzimas lisossômicas atua dentro da célula. Entretanto, algumas operam na digestão extracelular. Um exemplo ocorre durante a fertilização. A cabeça de um espermatozoide libera enzimas lisossômicas que ajudam a sua penetração do ovócito pela dissolução de seu revestimento protetor, em um processo denominado reação acrossômica (ver Seção 29.1).

FIGURA 3.22 Lisossomos.

> Os lisossomos contêm vários tipos de enzimas digestivas potentes.

Funções dos lisossomos

1. Digerem substâncias que entram na célula por endocitose e transportam os produtos finais da digestão para dentro do citosol.
2. Realizam a autofagia, a digestão de organelas desgastadas.
3. Implementam a autólise, que consiste na digestão de uma célula inteira.
4. Realizam a digestão extracelular.

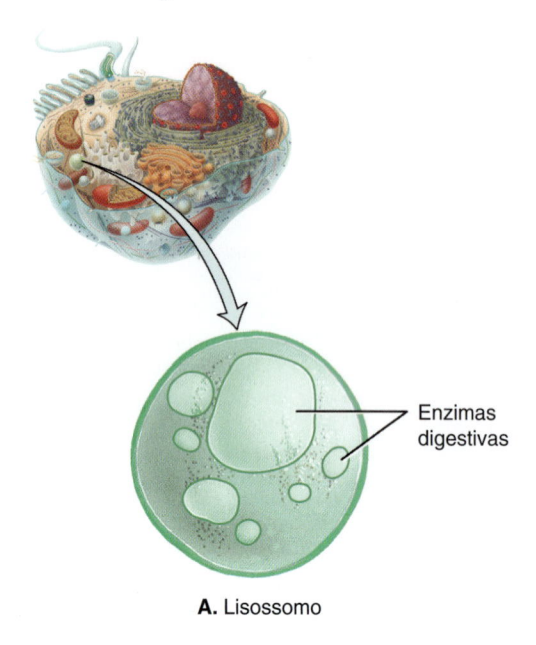

A. Lisossomo

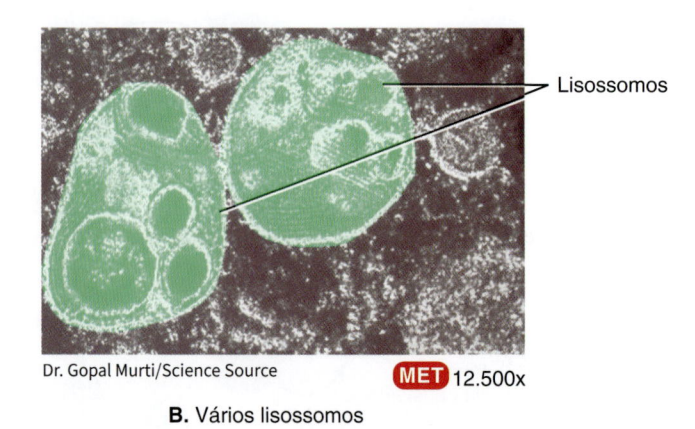

B. Vários lisossomos

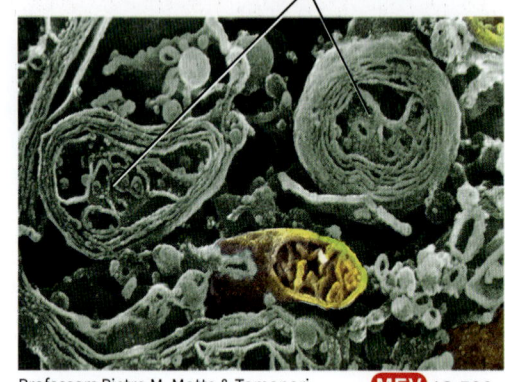

C.

? Qual é o nome do processo pelo qual as organelas desgastadas são digeridas pelos lisossomos?

Correlação clínica

Doença de Tay-Sachs

Alguns distúrbios são causados por enzimas lisossômicas defeituosas ou ausentes. Por exemplo, a **doença de Tay-Sachs**, uma *gangliosidose*, que mais frequentemente afeta crianças de ascendência asquenaze (judeus da Europa Oriental), é uma doença hereditária caracterizada pela ausência de uma única enzima lisossômica, denominada Hex A. Normalmente, essa enzima cliva um glicolipídio de membrana, denominado gangliosídio G_{M2}, que é particularmente prevalente nas células nervosas. À medida que ocorre acúmulo excessivo do gangliosídio G_{M2}, as células nervosas funcionam de maneira menos eficiente. As crianças com doença de Tay-Sachs normalmente apresentam convulsões e rigidez muscular. Elas gradualmente desenvolvem cegueira, demência e falta de coordenação e, em geral, morrem antes dos 5 anos de idade. Atualmente, dispõe-se de exames capazes de identificar um adulto como portador do gene defeituoso.

Peroxissomos. Outro grupo de organelas com estrutura semelhante àquela dos lisossomos, porém menores, são os **peroxissomos** (ver **Figura 3.1**). Os peroxissomos, também denominados *microcorpos*, contêm várias *oxidases*, enzimas que têm a capacidade de oxidar (remover átomos de hidrogênio) várias substâncias orgânicas. Por exemplo, os aminoácidos e os ácidos graxos são oxidados nos peroxissomos como parte do metabolismo normal. Além disso, as enzimas nos peroxissomos oxidam substâncias tóxicas, como o álcool. Assim, os peroxissomos são muito abundantes no fígado, onde ocorre destoxificação do álcool e de outras substâncias lesivas. Um subproduto das reações de oxidação é o peróxido de hidrogênio (H_2O_2), um composto potencialmente tóxico, e radicais livres associados, como o superóxido. Entretanto, os peroxissomos também contêm a enzima *catalase*, que decompõe o H_2O_2. Como a produção e a degradação de H_2O_2 ocorrem na mesma organela, os peroxissomos protegem outras partes da célula dos efeitos tóxicos do H_2O_2. Os peroxissomos também contêm enzimas que destroem o superóxido. Sem peroxissomos, os subprodutos do metabolismo poderiam se acumular dentro da célula, causando sua morte. Os peroxissomos têm a capacidade de autorreplicação. Os peroxissomos novos podem ser formados a partir dos preexistentes por meio de aumento e divisão. Além disso, podem ser formados por um processo em que os componentes se acumulam em determinado local da célula e, em seguida, são acondicionados em um peroxissomo.

Proteassomos. Como você aprendeu, os lisossomos degradam as proteínas liberadas em vesículas. As proteínas citosólicas também devem ser descartadas em determinados momentos na vida de uma célula. A destruição contínua de proteínas desnecessárias, danificadas ou defeituosas é a função de estruturas muito pequenas em formato de barril que consistem em quatro anéis empilhados de proteínas ao redor de um núcleo central, denominadas **proteassomos** (corpos proteicos). Ver **Figura 3.1**. Por exemplo, as proteínas que fazem parte de vias metabólicas precisam ser degradadas após terem realizado as suas funções. Essa destruição proteica desempenha um papel na retroalimentação negativa ao interromper uma via após a obtenção da resposta adequada. Uma célula típica do corpo contém muitos milhares de proteassomos, tanto no citosol quanto no núcleo. Os proteassomos foram descobertos apenas recentemente por serem muito pequenos para serem identificados ao microscópio óptico e pelo fato de não aparecerem adequadamente na microscopia eletrônica. Foram nomeados dessa maneira pela presença de numerosas *proteases*, enzimas que dividem as proteínas em pequenos peptídios. Após as enzimas de um proteassomo terem fragmentado uma proteína em pedaços menores, outras enzimas quebram então os peptídios em aminoácidos, que podem ser reciclados em novas proteínas.

> **Correlação clínica**
>
> **Proteassomos e doença**
>
> Algumas doenças podem resultar da incapacidade dos proteassomos de degradar proteínas anormais. Por exemplo, grupos de proteínas modificadas acumulam-se nas células do encéfalo de indivíduos com doença de Parkinson e doença de Alzheimer. Uma meta das pesquisas atuais é descobrir por que os proteassomos não conseguem remover essas proteínas anormais.

Mitocôndrias. As **mitocôndrias** são designadas como as "usinas de energia" da célula, visto que elas geram a maior parte do ATP por intermédio da respiração aeróbica (que exige a presença de oxigênio). Uma célula pode ter desde apenas algumas centenas até vários milhares de mitocôndrias, dependendo de sua atividade. As células ativas que utilizam o ATP em uma elevada taxa – como aquelas encontradas nos músculos, no fígado e nos rins – apresentam muitas mitocôndrias. Por exemplo, o exercício regular pode levar a um aumento de mitocôndrias nas fibras musculares, o que permite que essas fibras funcionem de forma mais eficiente. Em geral, as mitocôndrias estão localizadas dentro da fibra, onde o oxigênio entra na célula ou onde o ATP é utilizado, por exemplo, entre as proteínas contráteis nas células musculares.

Uma mitocôndria consiste em uma **membrana mitocondrial externa** e uma **membrana mitocondrial interna**, separadas por um pequeno espaço preenchido de líquido (**Figura 3.23**). Ambas as membranas são estruturalmente semelhantes à membrana plasmática. A membrana mitocondrial interna contém uma série de dobras, denominadas **cristas mitocondriais**. A cavidade central preenchida por líquido de uma mitocôndria, envolta pela membrana mitocondrial interna é a **matriz mitocondrial**. As dobras elaboradas das cristas proporcionam uma enorme área de superfície para as reações químicas que fazem parte da fase aeróbica da *respiração celular*, as reações que produzem a maior parte do ATP de uma célula (ver Capítulo 25). As enzimas que catalisam essas reações estão localizadas nas cristas e na matriz das mitocôndrias.

As mitocôndrias também desempenham um papel importante e precoce na **apoptose**, a morte celular organizada e geneticamente programada. Em resposta a estímulos, como grandes quantidades de radicais livres destrutivos, danos ao DNA, privação de fatores de crescimento ou falta de oxigênio e de nutrientes, certas substâncias químicas são liberadas das mitocôndrias após a formação de um poro na membrana mitocondrial externa. Uma das substâncias químicas liberadas no citosol da célula é o citocromo c, que, quando se encontra dentro da mitocôndria, está envolvido na respiração celular aeróbica. Todavia, no citosol, o citocromo c e outras substâncias iniciam uma cascata de ativação de enzimas digestivas das proteínas, que provocam apoptose.

À semelhança dos peroxissomos, as mitocôndrias se autorreplicam, um processo que ocorre em momentos de aumento das demandas energéticas da célula ou antes da divisão celular. A síntese de algumas das proteínas necessárias para as funções mitocondriais ocorre nos ribossomos que estão presentes na matriz mitocondrial. As mitocôndrias têm até mesmo o seu próprio DNA, na forma de múltiplas cópias de uma molécula de DNA circular que contém 37 genes. Esses genes mitocondriais controlam a síntese de dois RNA ribossômicos, 22 RNA transportadores e 13 proteínas que formam componentes mitocondriais.

Embora o núcleo de cada célula somática contenha genes tanto do pai quanto da mãe, os genes mitocondriais são herdados apenas da mãe. Isso se deve ao fato de que todas as mitocôndrias de uma célula são descendentes daquelas que estavam presentes no ovócito (óvulo) durante o processo de fertilização. A cabeça do espermatozoide (a parte que penetra no ovócito e o fertiliza) normalmente carece da maioria das organelas, como mitocôndrias, ribossomos, retículo endoplasmático e complexo de Golgi, e qualquer mitocôndria do espermatozoide que entre no ovócito é logo destruída. Como todos os genes mitocondriais são herdados da mãe, o DNA mitocondrial pode ser utilizado para rastrear a linhagem materna (em outras palavras, para determinar se dois ou mais indivíduos têm parentesco pelo lado materno da família).

> **Teste rápido**
>
> 16. Quais são algumas das substâncias químicas presentes no citosol?
> 17. Qual é a função do citosol?
> 18. Defina uma organela.
> 19. Quais organelas são circundadas por uma membrana e quais não têm membrana?
> 20. Que organelas contribuem para a síntese de hormônios proteicos e seu empacotamento em vesículas secretoras?
> 21. O que ocorre nas cristas e na matriz das mitocôndrias?

FIGURA 3.23 Mitocôndrias.

No interior das mitocôndrias, as reações químicas da respiração celular aeróbica geram ATP.

Funções das mitocôndrias
1. Gerar ATP por meio das reações da respiração celular aeróbica.
2. Desempenhar um papel inicial importante na apoptose.

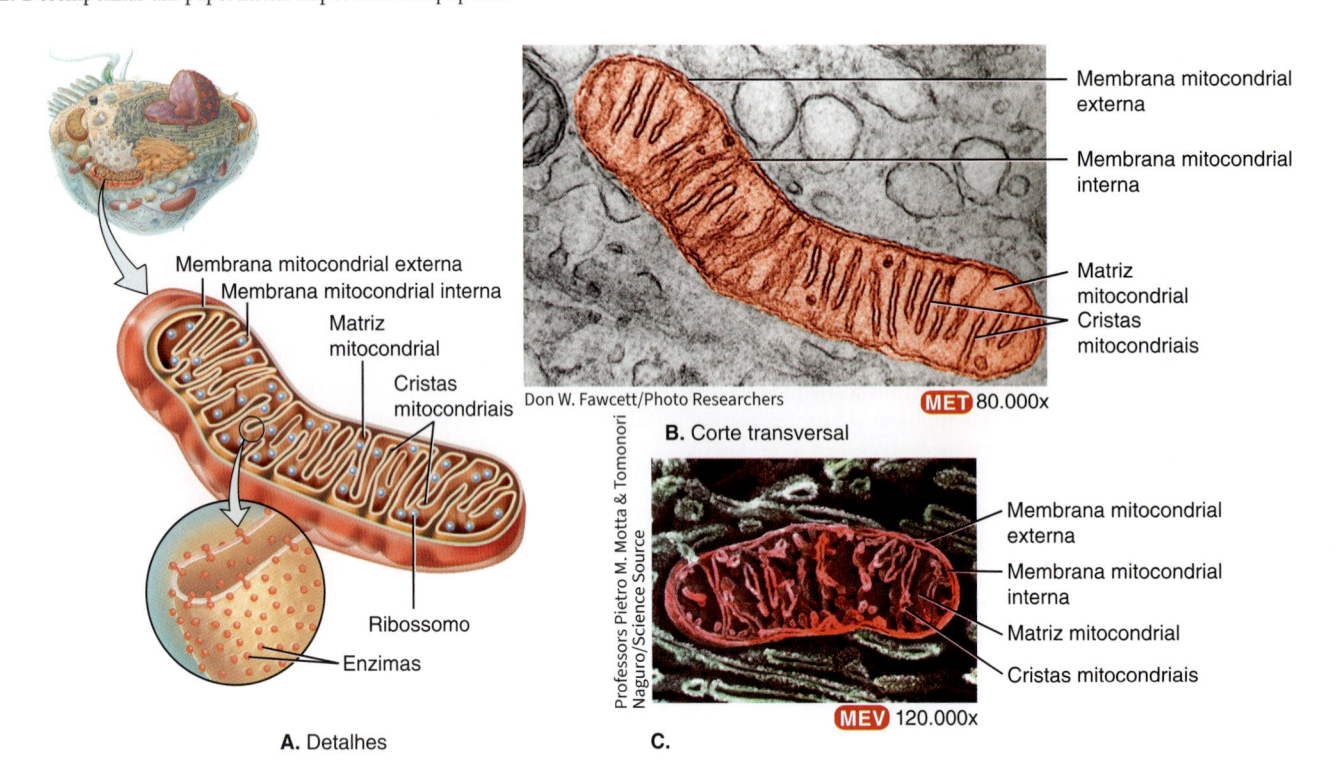

A. Detalhes

B. Corte transversal — MET 80.000x
Don W. Fawcett/Photo Researchers

C. MEV 120.000x
Professors Pietro M. Motta & Tomonori Naguro/Science Source

? Como as cristas mitocondriais contribuem para a sua função de produção de ATP?

3.5 Núcleo

OBJETIVO

- **Descrever** a estrutura e a função do núcleo.

O **núcleo** é uma estrutura esférica ou oval, que habitualmente constitui a característica mais proeminente de uma célula (**Figura 3.24**). A maioria das células tem um único núcleo, e algumas, como os eritrócitos maduros, não têm núcleo. Em contrapartida, as fibras musculares esqueléticas e alguns outros tipos de células têm múltiplos núcleos. Uma membrana dupla, denominada **membrana nuclear**, separa o núcleo do citoplasma. Ambas as camadas da membrana nuclear são bicamadas lipídicas semelhantes às da membrana plasmática. A camada externa da membrana nuclear é contínua com o RE rugoso e assemelha-se a ele na sua estrutura. Muitas aberturas denominadas **poros nucleares** estendem-se através da membrana nuclear. Cada poro nuclear consiste em um arranjo de proteínas que circundam uma abertura central grande, cerca de dez vezes mais larga do que o poro de uma proteína de canal na membrana plasmática.

Os poros nucleares controlam o movimento de substâncias entre o núcleo e o citoplasma. As pequenas moléculas e os íons atravessam os poros passivamente por difusão. A maioria das moléculas grandes, como os RNA e as proteínas, não conseguem passar através dos poros nucleares por difusão. Em vez disso, a sua passagem envolve um processo de transporte ativo, em que as moléculas são reconhecidas e transportadas seletivamente através do poro nuclear para dentro ou para fora do núcleo. Por exemplo, as proteínas necessárias para as funções nucleares movem-se do citosol para dentro do núcleo; as moléculas de RNA recém-formadas movem-se do núcleo para o citosol.

No interior do núcleo, existem um ou mais corpos esféricos, denominados **nucléolos**, cuja função é produzir ribossomos. Cada nucléolo consiste simplesmente em um agrupamento de proteína, DNA e RNA; ele não é revestido por uma membrana. Os nucléolos constituem os locais de síntese de rRNA e de montagem do rRNA e das proteínas em subunidades ribossômicas. Os nucléolos são muito proeminentes nas células que sintetizam grandes quantidades de proteínas, como as células musculares e os hepatócitos. Os nucléolos se dispersam e desaparecem durante a divisão celular, porém se reorganizam uma vez formadas as novas células.

Dentro do núcleo se encontra a maior parte das unidades hereditárias da célula, denominadas *genes*, que controlam a estrutura

CAPÍTULO 3 Nível Celular de Organização

FIGURA 3.24 Núcleo.

O núcleo contém a maior parte dos genes da célula, que estão localizados nos cromossomos.

Funções do núcleo
1. Controla a estrutura celular.
2. Dirige as atividades celulares.
3. Produz ribossomos nos nucléolos.

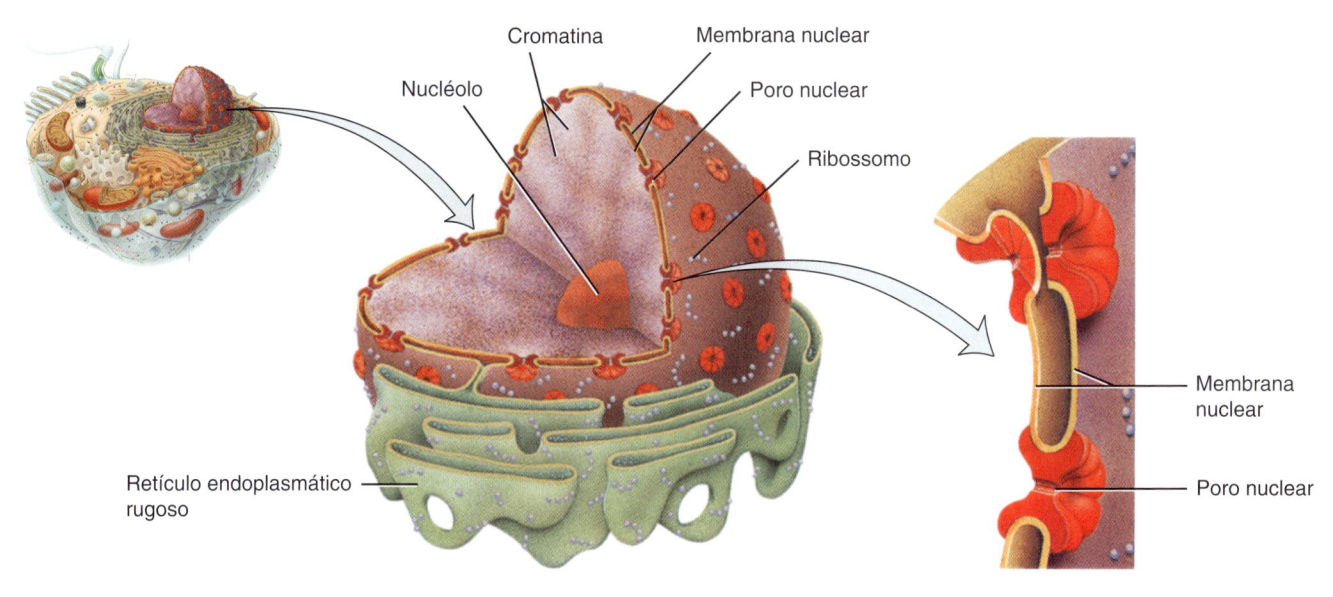

A. Detalhes do núcleo

B. Detalhes da membrana nuclear

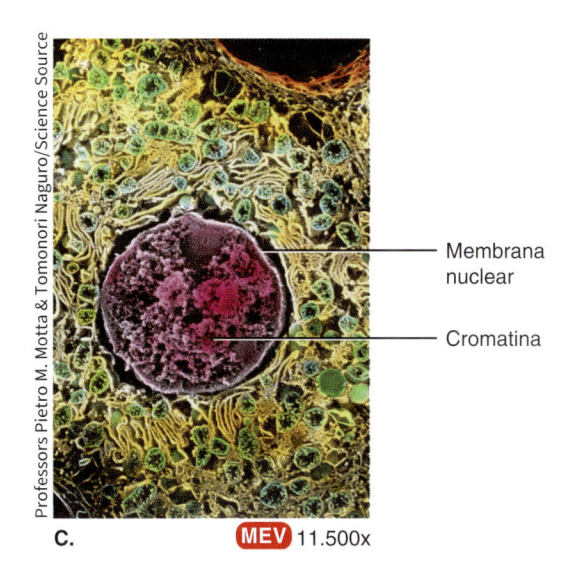

C. MEV 11.500x

? O que é a cromatina?

Correlação clínica

Genômica

Na última década do século XX, foram sequenciados os genomas de seres humanos, camundongos, mosca-das-frutas e mais de 50 micróbios. Como resultado, as pesquisas no campo da **genômica**, o estudo das relações entre o genoma e as funções biológicas de um organismo, cresceram. O Projeto Genoma Humano começou em 1990 como esforço para sequenciar todos os quase 3,2 bilhões de nucleotídios do nosso genoma e foi concluído em abril de 2003. Os cientistas agora sabem que o número total de genes no genoma humano é de cerca de 30.000. As pesquisas sobre o genoma humano e como ele é afetado pelo ambiente buscam identificar e descobrir as funções dos genes específicos que desempenham um papel em doenças genéticas. A medicina genômica também tem por objetivo desenvolver novos fármacos e fornecer exames de rastreamento que permitam aos médicos fornecer um aconselhamento e tratamento mais efetivos para distúrbios que apresentam componentes genéticos significativos, como hipertensão (pressão arterial elevada), obesidade, diabetes melito e câncer.

celular e dirigem as atividades das células. Os genes estão organizados ao longo dos cromossomos. As células somáticas (do corpo) humanas têm 46 cromossomos, 23 herdados de cada genitor. Cada cromossomo é uma longa molécula de DNA enrolada com várias proteínas (**Figura 3.25**). Esse complexo de DNA, proteínas e algum RNA é denominado **cromatina**. A informação genética total carregada em uma célula ou organismo é o seu **genoma**.

Nas células que não estão se dividindo, a cromatina aparece como uma massa granular difusa. As micrografias eletrônicas revelam que a cromatina tem uma estrutura em colar de contas. Cada conta é um **nucleossomo**, que consiste em DNA de dupla fita enrolado duas vezes em torno de um núcleo de oito proteínas, denominadas **histonas**, que ajudam a organizar o enovelamento e as dobras do DNA. O cordão entre as contas, denominado

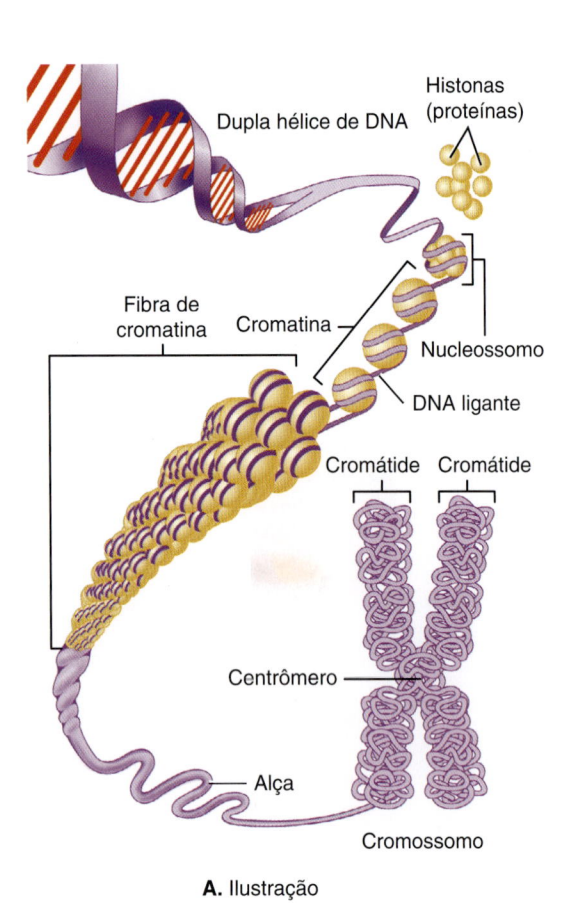

FIGURA 3.25 Empacotamento do DNA em um cromossomo em uma célula durante a divisão. Quando o empacotamento está completo, duas moléculas idênticas de DNA e suas histonas formam um par de cromátides, que são mantidas unidas por um centrômero.

Um cromossomo é uma molécula de DNA altamente espiralada e dobrada, que está combinada com moléculas de proteína.

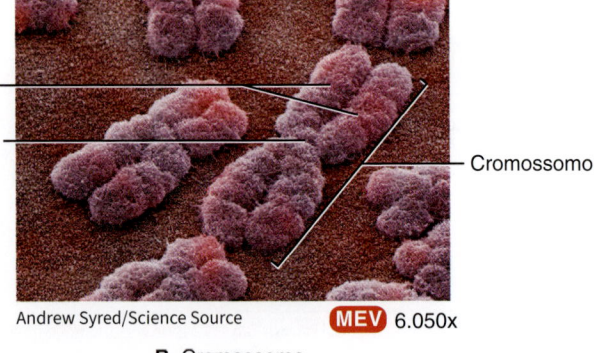

A. Ilustração

B. Cromossomo

Andrew Syred/Science Source — MEV 6.050x

? Quais são os componentes de um nucleossomo?

DNA ligante, mantém os nucleossomos adjacentes unidos. Nas células que não estão se dividindo, outra histona promove o enovelamento dos nucleossomos em uma **fibra de cromatina** de diâmetro maior, o qual, em seguida, se dobra em alças maiores. Entretanto, exatamente antes da ocorrência de divisão celular, o DNA se replica (duplica), e as alças se condensam ainda mais, formando um par de **cromátides**. Como veremos mais adiante, durante a divisão celular, um par de cromátides constitui um cromossomo.

A **Tabela 3.2** fornece um resumo das principais partes de uma célula, suas estruturas e funções.

Teste rápido

22. Como as grandes partículas entram e saem do núcleo?
23. Onde são produzidos os ribossomos?
24. Como o DNA é empacotado no núcleo?

TABELA 3.2 Partes de uma célula e suas funções.

Parte	Descrição	Funções
MEMBRANA PLASMÁTICA	Bicamada lipídica em mosaico fluido (fosfolipídios, colesterol e glicolipídios) salpicada com proteínas; envolve o citoplasma	Protege os conteúdos celulares; estabelece contato com outras células; contém canais, transportadores, receptores, enzimas, marcadores de identidade celular e proteínas de ligação; medeia a entrada e a saída de substâncias
CITOPLASMA	O conteúdo celular entre a membrana plasmática e o núcleo – citosol e organelas	Local de todas as atividades intracelulares, com exceção das que ocorrem no núcleo
Citosol	Composto por água, solutos, partículas em suspensão, gotículas lipídicas e grânulos de glicogênio	Líquido no qual ocorrem muitas das reações metabólicas da célula
	O citoesqueleto é uma rede no citoplasma, que é composto por três filamentos proteicos: microfilamentos, filamentos intermediários e microtúbulos	O citoesqueleto mantém o formato e a organização geral do conteúdo celular; é responsável pelos movimentos celulares

(continua)

TABELA 3.2	Partes de uma célula e suas funções. (*continuação*)	
Parte	**Descrição**	**Funções**
Organelas	Estruturas especializadas com formatos característicos	Cada organela desempenha funções específicas
Centrossomo	Par de centríolos, juntamente com a matriz pericentriolar	A matriz pericentriolar contém tubulinas, que são utilizadas para o crescimento do fuso mitótico e a formação de microtúbulos
Cílios e flagelos	Projeções móveis da superfície celular, que contêm 20 microtúbulos e um corpo basal	Cílios: movem líquidos pela superfície celular; flagelos: movem a célula inteira
Ribossomo	Composto por duas subunidades que contêm RNA ribossômico e proteínas; pode estar livre no citosol ou ligado ao RE rugoso	Síntese de proteínas
Retículo endoplasmático (RE)	Rede membranosa de sacos ou túbulos achatados. O RE rugoso é recoberto por ribossomos e está ligado à membrana nuclear; o RE liso não tem ribossomos	RE rugoso: sintetiza glicoproteínas e fosfolipídios que são transferidos para as organelas celulares, inseridos na membrana plasmática ou secretados durante a exocitose; RE liso: sintetiza ácidos graxos e esteroides, inativa ou destoxifica fármacos, remove o grupo fosfato da glicose-6-fosfato e armazena e libera íons cálcio nas células musculares
Complexo de Golgi	Consiste em 3 a 20 sacos membranosos achatados, denominados cisternas; estrutural e funcionalmente dividido em face de entrada (*cis*), cisternas médias e face de saída (*trans*)	A face de entrada (*cis*) recebe proteínas do RE rugoso; as cisternas médias formam glicoproteínas, glicolipídios e lipoproteínas; a face de saída (*trans*) modifica ainda mais as moléculas, em seguida as seleciona e as empacota para serem transportadas até seus destinos
Lisossomo	Vesícula formada a partir do complexo de Golgi; contém enzimas digestivas	Funde-se e digere os conteúdos dos endossomos, fagossomos e vesículas formadas durante a endocitose de fase líquida (pinocitose) e transporta os produtos finais da digestão para o citosol; digere organelas desgastadas (autofagia), células inteiras (autólise) e materiais extracelulares
Peroxissomo	Vesícula que contém oxidases (enzimas oxidantes) e catalase (que decompõe o peróxido de hidrogênio); os novos peroxissomos brotam a partir de outros preexistentes	Oxida aminoácidos e ácidos graxos; destoxifica substâncias prejudiciais, como o peróxido de hidrogênio e radicais livres associados
Proteassomo	Pequena estrutura em formato de barril, que contém proteases (enzimas proteolíticas)	Degrada proteínas desnecessárias, danificadas ou defeituosas, clivando-as em pequenos peptídios
Mitocôndria	Consiste em uma membrana mitocondrial externa e uma interna, cristas mitocondriais e matriz mitocondrial; as novas mitocôndrias formam-se a partir de outras preexistentes	Local das reações da respiração celular aeróbica que produzem a maior parte do ATP da célula. Desempenha um papel precoce importante na apoptose
NÚCLEO	Consiste em uma membrana nuclear com poros, nucléolos e cromossomos, que existem como massa emaranhada de cromatina nas células na intérfase	Os poros nucleares controlam o movimento de substâncias entre o núcleo e o citoplasma, os nucléolos produzem ribossomos, e os cromossomos consistem em genes que controlam a estrutura celular e dirigem as funções celulares

3.6 Síntese de proteínas

OBJETIVO

- **Descrever** a sequência de eventos na síntese de proteínas.

Embora as células sintetizem muitas substâncias químicas para a manutenção da homeostasia, grande parte da maquinaria celular destina-se à síntese de grandes quantidades de proteínas diversas. Por sua vez, as proteínas determinam as características físicas e químicas das células e, portanto, dos organismos formados por elas. Algumas proteínas ajudam na montagem de estruturas celulares como a membrana plasmática, o citoesqueleto e outras organelas. Outras proteínas atuam como hormônios, anticorpos e elementos contráteis no tecido muscular. Outras ainda atuam como enzimas, regulando as taxas das numerosas reações químicas que ocorrem nas células, ou como transportadores, carregando várias substâncias no sangue. Assim como o genoma refere-se a todos os genes de um organismo, o **proteoma** refere-se a todas as proteínas de um organismo.

No processo denominado **expressão gênica**, o DNA de um gene é utilizado como molde para a síntese de uma proteína específica. Em primeiro lugar, em um processo apropriadamente denominado *transcrição*, a informação codificada em uma região específica do DNA é *transcrita* (copiada) para produzir uma molécula específica de RNA (ácido ribonucleico). Em um segundo processo, designado como tradução, o RNA liga-se a um ribossomo, onde a informação contida no RNA é *traduzida* em uma sequência correspondente de aminoácidos para formar uma nova molécula de proteína (**Figura 3.26**).

FIGURA 3.26 Visão geral da expressão gênica. A síntese de uma proteína específica exige a transcrição do DNA de um gene em RNA e a tradução do RNA em uma sequência correspondente de aminoácidos.

A transcrição ocorre no núcleo; a tradução ocorre no citoplasma.

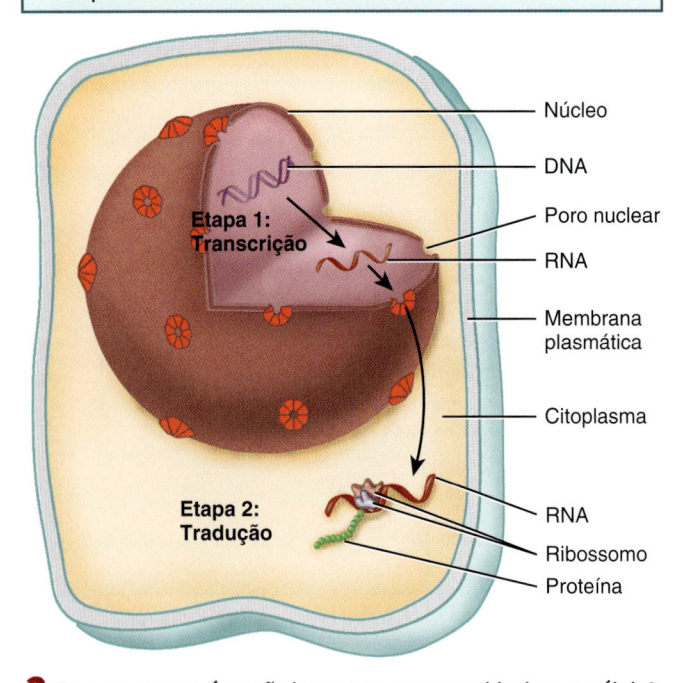

? Por que as proteínas são importantes para a vida de uma célula?

O DNA e o RNA armazenam a informação genética na forma de conjuntos de três nucleotídios. Uma sequência desses três nucleotídios no DNA é denominada **triplete (trinca) de bases**. Cada triplete de bases de DNA é transcrito como uma sequência complementar de três nucleotídios, denominada **códon**. Um determinado códon especifica um aminoácido em particular. O **código genético** é o conjunto de regras que relacionam a sequência de triplete de bases do DNA com os códons correspondentes de RNA e os aminoácidos que eles especificam.

Transcrição

Durante a **transcrição**, que ocorre no núcleo, a informação genética representada pela sequência de tripletes de bases de DNA atua como molde para copiar a informação em uma sequência complementar de códons. São formados três tipos de RNA a partir do molde de DNA:

1. O **RNA mensageiro (mRNA)** dirige a síntese de uma proteína.
2. O **RNA ribossômico (rRNA)** une-se com as proteínas ribossômicas para formar os ribossomos.
3. O **RNA de transferência (tRNA)** liga-se a um aminoácido e o mantém no local em um ribossomo até que seja incorporado em uma proteína durante a tradução. Uma extremidade do tRNA carrega um aminoácido específico, enquanto a extremidade oposta consiste em um triplete de nucleotídios, denominado **anticódon**. Por meio do pareamento entre bases complementares, o anticódon do tRNA liga-se ao códon do mRNA. Cada um dos mais de 20 tipos diferentes de tRNA liga-se a apenas um dos 20 aminoácidos diferentes.

A enzima **RNA polimerase** catalisa a transcrição do DNA. Entretanto, a enzima precisa ser instruída sobre onde iniciar o processo de transcrição e onde terminá-lo. Apenas uma das duas fitas de DNA serve como molde para a síntese de RNA. O segmento do DNA onde começa a transcrição, uma sequência especial de nucleotídios denominada **promotor**, está localizado próximo ao início de um gene (**Figura 3.27 A**). Esse é o local onde a RNA polimerase se liga ao DNA. Durante a transcrição, as bases se emparelham de modo complementar: as bases citosina (C), guanina (G) e timina (T) no molde de DNA emparelham-se com a guanina, a citosina e a adenina (A), respectivamente, na fita de RNA (**Figura 3.27 B**). Entretanto, a adenina no molde de DNA emparelha-se com a uracila (U), e não com a timina, no RNA:

```
A        U
T        A
G        C
C   →    G
A        U
T        A
```

Sequência de bases do molde de DNA → Sequências de bases do RNA complementar

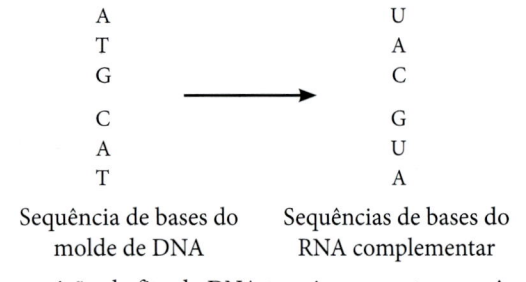

A transcrição da fita de DNA termina em outra sequência especial de nucleotídios, denominada **terminador**, que especifica o final do gene (**Figura 3.27 A**). Quando a RNA polimerase alcança o terminador, a enzima desprende-se da molécula de RNA transcrita e da fita de DNA.

Nem todas as partes de um gene codificam efetivamente partes de uma proteína. Existem regiões dentro de um gene, denominadas **íntrons** que *não* codificam partes de proteínas. Os íntrons

CAPÍTULO 3 Nível Celular de Organização 93

FIGURA 3.27 **Transcrição.** A transcrição do DNA começa em um promotor e termina em um terminador.

> Durante a transcrição, a informação genética no DNA é copiada para o RNA.

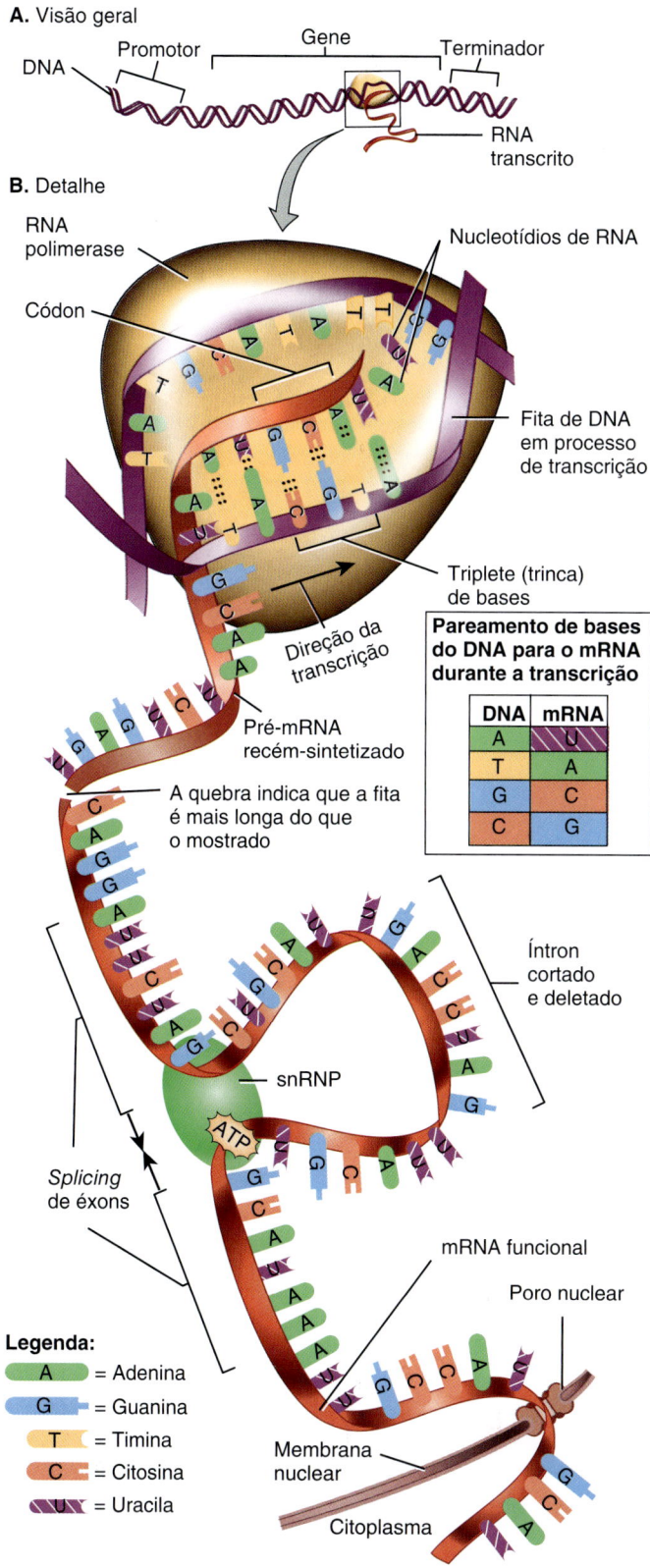

A. Visão geral

B. Detalhe

Pareamento de bases do DNA para o mRNA durante a transcrição

DNA	mRNA
A	U
T	A
G	C
C	G

Legenda:
- A = Adenina
- G = Guanina
- T = Timina
- C = Citosina
- U = Uracila

? Se o molde de DNA tem a sequência de bases AGCT, qual seria a sequência de bases do mRNA e que enzima catalisaria a transcrição do DNA?

estão localizados entre regiões denominadas **éxons**, que codificam segmentos de uma proteína. Imediatamente após a transcrição, o transcrito inclui a informação tanto dos íntrons quanto dos éxons e é denominado **pré-mRNA**. Os íntrons são removidos do pré-mRNA por **ribonucleoproteínas nucleares pequenas** (snRNP, *small nuclear ribonucleoproteins*, **Figura 3.27 B**). As snRNP são enzimas que removem os íntrons e unem os éxons entre si. O produto resultante é uma molécula de mRNA funcional, que passa através de um poro na membrana nuclear para alcançar o citoplasma, onde ocorre a tradução.

Embora o genoma humano contenha cerca de 30.000 genes, existem provavelmente 500.000 a 1 milhão de proteínas humanas. Como é possível que tantas proteínas sejam codificadas por um número tão pequeno de genes? Parte da resposta é encontrada na **junção (*splicing*) alternativa** do mRNA, um processo pelo qual o pré-mRNA transcrito a partir de um gene é "unido" de diferentes maneiras para produzir vários mRNA diferentes. Em seguida, os diferentes mRNA são traduzidos em proteínas diferentes. Dessa maneira, um gene pode codificar 10 ou mais proteínas diferentes. Além disso, as proteínas são submetidas a modificações químicas após a tradução, por exemplo, à medida que as proteínas passam através do complexo de Golgi. Essas alterações químicas podem produzir duas ou mais proteínas diferentes a partir de uma única tradução.

Tradução

No processo de **tradução**, a sequência de nucleotídios em uma molécula de mRNA especifica a sequência de aminoácidos de uma proteína. Os ribossomos no citoplasma realizam a tradução. A subunidade pequena de um ribossomo tem um sítio de ligação para o mRNA; a subunidade maior tem três sítios de ligação para as moléculas de tRNA: um sítio P, um sítio A e um sítio E (**Figura 3.28**). O **sítio P (peptidil)** liga-se ao tRNA que carrega a cadeia polipeptídica em crescimento. O **sítio A (aminoacil)** liga-se o tRNA que carrega o próximo aminoácido a ser adicionado ao polipeptídio em crescimento. O **sítio E (de saída, do inglês, *exit*)** liga-se o tRNA imediatamente antes de sua liberação do ribossomo. A tradução ocorre da seguinte forma (**Figura 3.29**):

FIGURA 3.28 **Tradução.** Durante a tradução, uma molécula de mRNA liga-se a um ribossomo. Em seguida, a sequência de nucleotídios do mRNA especifica a sequência de aminoácidos de uma proteína.

> Os ribossomos têm um sítio de ligação para o mRNA e sítios P, A e E para ligação aos tRNA.

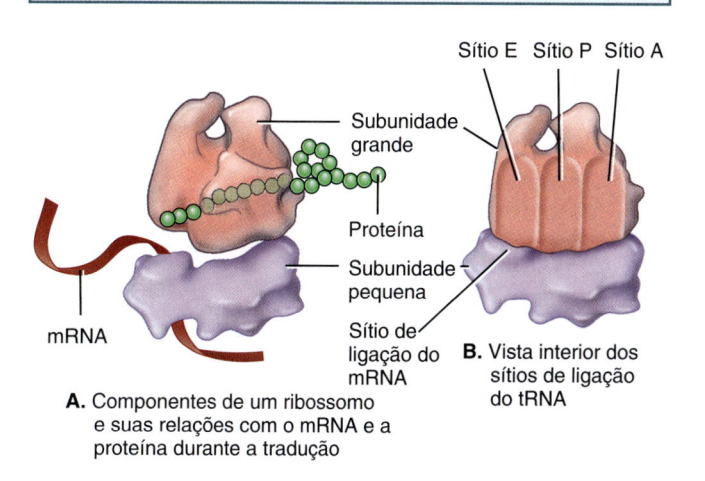

A. Componentes de um ribossomo e suas relações com o mRNA e a proteína durante a tradução

B. Vista interior dos sítios de ligação do tRNA

? Quais são as funções dos sítios P e A?

FIGURA 3.29 Alongamento da proteína e término da síntese proteica durante a tradução.

Durante a síntese de proteínas, as subunidades ribossômicas menor e maior unem-se para formar um ribossomo funcional. Quando o processo termina, elas se separam.

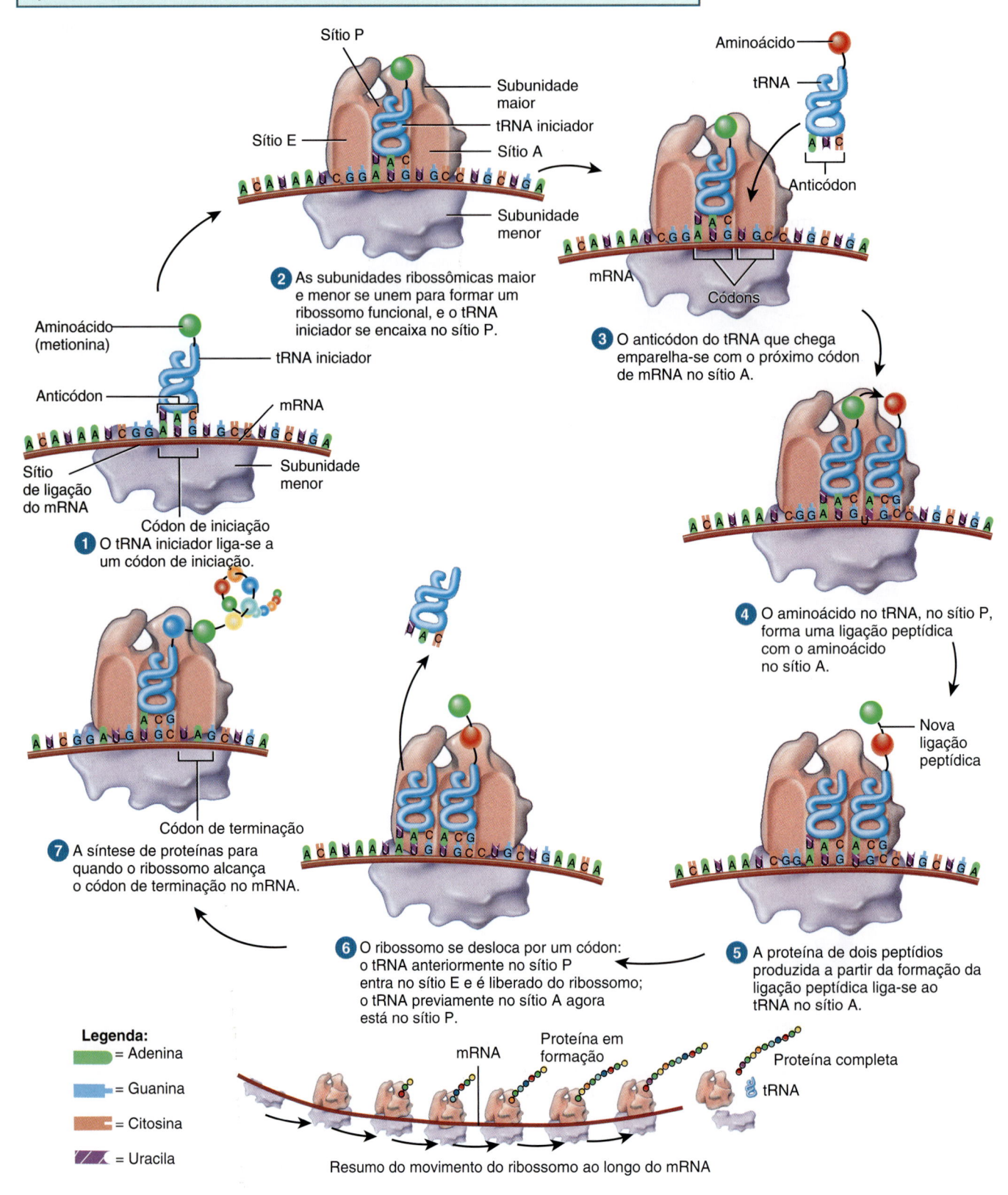

1 O tRNA iniciador liga-se a um códon de iniciação.

2 As subunidades ribossômicas maior e menor se unem para formar um ribossomo funcional, e o tRNA iniciador se encaixa no sítio P.

3 O anticódon do tRNA que chega emparelha-se com o próximo códon de mRNA no sítio A.

4 O aminoácido no tRNA, no sítio P, forma uma ligação peptídica com o aminoácido no sítio A.

5 A proteína de dois peptídios produzida a partir da formação da ligação peptídica liga-se ao tRNA no sítio A.

6 O ribossomo se desloca por um códon: o tRNA anteriormente no sítio P entra no sítio E e é liberado do ribossomo; o tRNA previamente no sítio A agora está no sítio P.

7 A síntese de proteínas para quando o ribossomo alcança o códon de terminação no mRNA.

Legenda:
- = Adenina
- = Guanina
- = Citosina
- = Uracila

Resumo do movimento do ribossomo ao longo do mRNA

? Qual é a função de um códon de terminação?

1 Uma molécula de mRNA liga-se à subunidade menor do ribossomo no sítio de ligação do mRNA. Um tRNA especial, denominado *tRNA iniciador*, liga-se ao códon de iniciação (AUG) no mRNA, onde a tradução começa. O anticódon do tRNA (UAC) liga-se ao códon do mRNA (AUG) por pareamento entre as bases complementares. Além de ser o códon de iniciação, o AUG também é o códon para o aminoácido metionina. Por conseguinte, a metionina é sempre o primeiro aminoácido em um polipeptídio em crescimento.

2 Em seguida, a subunidade ribossômica maior liga-se ao complexo subunidade ribossômica menor-mRNA, criando um ribossomo funcional. O tRNA iniciador, com seu aminoácido (metionina), encaixa-se no sítio P do ribossomo.

3 O anticódon de outro tRNA com seu aminoácido ligado emparelha-se com o segundo códon de mRNA no sítio A do ribossomo.

4 Um componente da subunidade ribossômica maior catalisa a formação de uma ligação peptídica entre a metionina e o aminoácido carregado pelo tRNA no sítio A.

5 Após a formação da ligação peptídica, a proteína de dois peptídios resultante liga-se ao tRNA no sítio A.

6 Após a formação da ligação peptídica, o ribossomo desloca a fita de mRNA por um códon. O tRNA no sítio P entra no sítio E e, subsequentemente, é liberado do ribossomo. O tRNA no sítio A que apresenta a proteína com dois peptídios desloca-se para o sítio P, possibilitando a ligação de outro tRNA com seu aminoácido a um códon recentemente exposto no sítio A. As etapas **3** a **6** ocorrem repetidamente, e a proteína aumenta progressivamente.

7 A síntese de proteína termina quando o ribossomo alcança um códon de terminação no sítio A, provocando o desprendimento da proteína completa do tRNA final. Além disso, o tRNA desocupa o sítio P e o ribossomo se divide em suas subunidades maior e menor.

> ### Correlação clínica
>
> **DNA recombinante**
>
> Os cientistas desenvolveram técnicas para a inserção de genes de outros organismos em uma variedade de células hospedeiras. A manipulação da célula dessa maneira pode fazer com que o organismo hospedeiro produza proteínas que ele normalmente não sintetiza. Os organismos alterados dessa maneira são denominados **recombinantes**, e o seu DNA – uma combinação de DNA de diferentes fontes – é denominado **DNA recombinante**. Quando o DNA recombinante funciona adequadamente, o hospedeiro passa a sintetizar a proteína especificada pelo novo gene adquirido. A tecnologia que surgiu da manipulação de material genético é denominada **engenharia genética**.
>
> As aplicações práticas da tecnologia do DNA recombinante são enormes. Cepas de bactérias recombinantes produzem grandes quantidades de muitas substâncias terapêuticas importantes, inclusive o *hormônio do crescimento (GH)*, que é necessário para o crescimento e o metabolismo normais; a *insulina*, um hormônio que ajuda a regular o nível de glicemia e que é utilizado por diabéticos; a *interferona (IFN)*, uma substância antiviral (e, possivelmente, anticancerígena); e a *eritropoetina (EPO)*, um hormônio que estimula a produção dos eritrócitos.

A síntese de proteínas progride em uma taxa de cerca de 15 ligações peptídicas por segundo. À medida que o ribossomo se move ao longo do mRNA e antes de completar a síntese da proteína inteira, outro ribossomo pode se ligar atrás dele e começar a tradução da mesma fita de mRNA. Vários ribossomos ligados ao mesmo mRNA constituem um **polirribossomo**. O movimento simultâneo de vários ribossomos ao longo da mesma molécula de mRNA permite a tradução de um mRNA em várias proteínas idênticas ao mesmo tempo.

> ### Teste rápido
>
> **25.** Qual o significado de expressão gênica?
>
> **26.** Qual é a diferença entre transcrição e tradução?

3.7 Divisão celular

OBJETIVOS

- **Discutir** os estágios, os eventos e a importância das divisões celulares somática e reprodutiva
- **Descrever** os sinais que induzem a divisão celular somática.

A maioria das células do corpo humano sofre **divisão celular**, o processo pelo qual as células se reproduzem. Os dois tipos de divisão celular – a divisão celular somática e a divisão celular reprodutiva – têm diferentes objetivos no organismo.

Uma **célula somática** refere-se a qualquer célula do corpo que não seja uma célula germinativa. Uma **célula germinativa** é um gameta (espermatozoide ou ovócito) ou qualquer célula precursora destinada a se tornar um gameta. Na **divisão celular somática**, uma célula sofre uma divisão nuclear denominada **mitose** e uma divisão citoplasmática, denominada **citocinese**, para produzir duas células geneticamente idênticas, cada uma com o mesmo número e os mesmos tipos de cromossomos da célula original. A divisão celular somática substitui as células mortas ou lesionadas e acrescenta novas células durante o crescimento dos tecidos.

A **divisão celular reprodutiva** é o mecanismo que produz os gametas, as células necessárias para a formação da próxima geração de organismos sexualmente reprodutivos. Esse processo consiste em uma divisão especial em duas etapas, denominada *meiose*, em que o número de cromossomos no núcleo é reduzido à metade.

Divisão celular somática

O **ciclo celular** é uma sequência ordenada de eventos, em que uma célula somática duplica o seu conteúdo e divide-se em duas células. Algumas células dividem-se mais do que outras. As células humanas, como as do encéfalo, do estômago e dos rins, contêm 23 pares de cromossomos, com um total de 46. Um membro de cada par é herdado de cada genitor. Os dois cromossomos que formam um par são denominados **cromossomos homólogos**; eles contêm genes semelhantes organizados na mesma (ou quase na mesma) ordem. Quando examinados à microscopia óptica, os cromossomos homólogos geralmente têm aparência muito semelhante. A exceção a essa regra é um par de cromossomos, denominados **cromossomos sexuais**, designados como X e Y. Nas mulheres, o par homólogo de cromossomos sexuais consiste em dois cromossomos X grandes; nos homens, o par consiste em um cromossomo X e em um cromossomo Y muito menor. Como as células somáticas contêm dois conjuntos de cromossomos, elas são chamadas **células diploides (2n)**.

Quando uma célula se reproduz, ela precisa replicar (duplicar) todos os seus cromossomos para transferir os seus genes para a próxima geração de células. O ciclo celular consiste em dois períodos principais: a intérfase, quando uma célula não está se dividindo, e a fase mitótica (M), quando a célula está se dividindo (**Figura 3.30**).

Intérfase. Durante a **intérfase**, a célula replica o seu DNA por um processo que será descrito mais adiante. Ela também produz organelas adicionais e componentes citosólicos antes da divisão celular. A intérfase é um estado de alta atividade metabólica; é durante esse período que a célula realiza a maior parte de seu crescimento. A intérfase consiste em três fases: G_1, S e G_2 (**Figura 3.30**). O S refere-se à *síntese* do DNA. Como as fases G são períodos em que não há atividade relacionada com a duplicação do DNA, são consideradas como *intervalos* ou interrupções na duplicação do DNA.

A **fase G_1** é o intervalo entre a fase mitótica e a fase S. Durante a fase G_1, a célula é metabolicamente ativa; ela replica a maior parte de suas organelas e componentes citosólicos, mas não o seu DNA. A replicação dos centrossomos também começa na fase G_1.

FIGURA 3.30 **Ciclo celular**. A citocinese (divisão do citoplasma) não está ilustrada e ela ocorre habitualmente durante a parte final da anáfase da fase mitótica.

Em um ciclo celular completo, uma célula inicial duplica o seu conteúdo e divide-se em duas células idênticas.

Fase G_1
Célula metabolicamente ativa; duplica as organelas e os componentes citosólicos; início da replicação do centrossomo.

Fase G_2
O crescimento celular continua; ocorre síntese das enzimas e de outras proteínas; a replicação do centrossomo é concluída.

INTÉRFASE
Fase S
Replicação do DNA (8 h)

8 a 10 horas
4 a 6 horas

Télofase Anáfase Metáfase Prófase
FASE MITÓTICA (M)

G_0
Saída do ciclo celular (célula que não se divide)

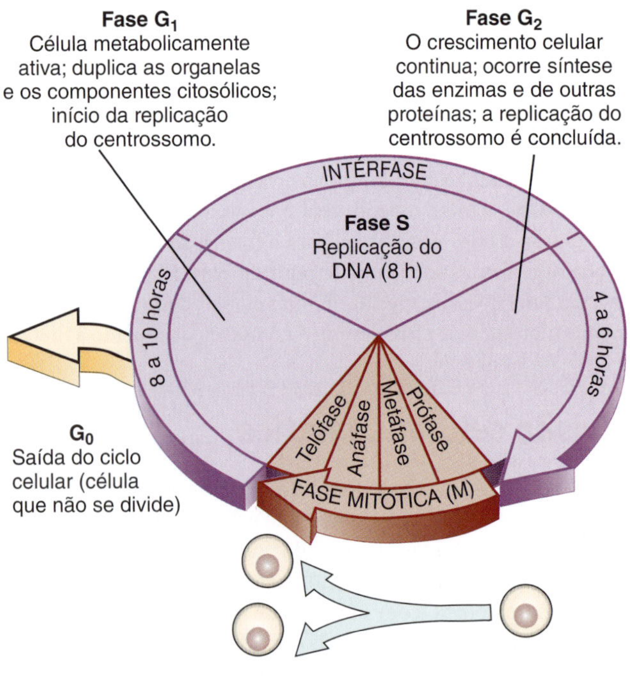

? Em que fase do ciclo celular ocorre a replicação do DNA?

Praticamente todas as atividades celulares descritas neste capítulo ocorrem durante a fase G_1. Para uma célula com ciclo celular total de 24 h de duração, a fase G_1 dura 8 a 10 h. Entretanto, a duração dessa fase é bastante variável. Ela é muito curta em muitas células embrionárias ou em células cancerosas. As células que permanecem em G_1 por um período muito longo, talvez destinadas a nunca se dividir novamente, são consideradas como estando na **fase G_0**. A maioria das células nervosas encontra-se na fase G_0. Entretanto, quando entra na fase S, uma célula torna-se comprometida a prosseguir por todo o ciclo celular.

A **fase S**, que se refere ao intervalo entre G_1 e G_2, dura cerca de 8 h. Durante essa fase, ocorre replicação do DNA. Como resultado da replicação do DNA, as duas células idênticas formadas posteriormente durante a divisão celular no ciclo celular apresentarão o mesmo material genético. A **fase G_2** é o intervalo entre a fase S e a fase mitótica. A sua duração é de 4 a 6 h. Durante essa fase, o crescimento celular continua, ocorre síntese de enzimas e de outras proteínas na preparação para a divisão celular, e a replicação dos centrossomos é concluída. Quando o DNA se replica durante a fase S, a sua estrutura helicoidal se desenrola parcialmente, e as duas fitas separam-se nos pontos onde as ligações de hidrogênio conectam os pares de bases (**Figura 3.31**). Cada base exposta da fita do DNA pareia-se então com a base complementar de um nucleotídio recém-sintetizado. Uma nova fita de DNA forma-se à medida que ocorrem ligações químicas entre nucleotídios vizinhos. O desenrolamento e o pareamento de bases complementares prosseguem até que cada uma das duas fitas do DNA original seja unida a uma fita de DNA complementar recém-formada. A molécula original de DNA tornou-se duas moléculas idênticas de DNA.

Uma vista microscópica de uma célula durante a intérfase mostra uma membrana nuclear claramente definida, um nucléolo e uma massa emaranhada de cromatina (**Figura 3.32 A**). Quando a célula completa as suas atividades durante as fases G_1, S e G_2 da intérfase, começa a fase mitótica.

Fase mitótica. A **fase mitótica (M)** do ciclo celular, que resulta na formação de duas células idênticas, consiste em uma divisão nuclear (mitose) e uma divisão citoplasmática (citocinese), para formar duas células idênticas. Os eventos que ocorrem durante a mitose e a citocinese são claramente visíveis ao microscópio, visto que a cromatina se condensa em cromossomos distintos.

Divisão nuclear: mitose. A mitose, conforme assinalado anteriormente, consiste na distribuição de dois conjuntos de cromossomos em dois núcleos separados. O processo resulta na divisão *exata* da informação genética. Por conveniência, os biólogos dividem o processo em quatro fases: prófase, metáfase, anáfase e telófase. Entretanto, a mitose é um processo contínuo, e uma fase se funde com a próxima sem descontinuidade.

1. **Prófase.** No início da prófase, as fibras de cromatina se condensam e se encurtam, formando cromossomos visíveis ao microscópio óptico (**Figura 3.32 B**). O processo de condensação pode evitar o emaranhamento das fitas longas de DNA à medida que elas se movem durante a mitose. Como a replicação longitudinal do DNA ocorreu durante a fase S da intérfase, cada cromossomo na prófase consiste em um par de fitas idênticas, denominadas **cromátides**. Uma região constrita, denominada **centrômero** mantém o par de cromátides unido. No exterior de cada centrômero, existe um complexo proteico conhecido como **cinetócoro**. Posteriormente na prófase,

FIGURA 3.31 **Replicação do DNA**. As duas fitas da dupla hélice separam-se com a ruptura das ligações de hidrogênio (mostradas como linhas pontilhadas) entre os nucleotídios. Novos nucleotídios complementares ligam-se aos sítios apropriados, e uma nova fita de DNA é sintetizada ao longo de cada uma das fitas originais. As setas indicam a formação das ligações de hidrogênio entre os pares de bases.

A replicação duplica a quantidade de DNA.

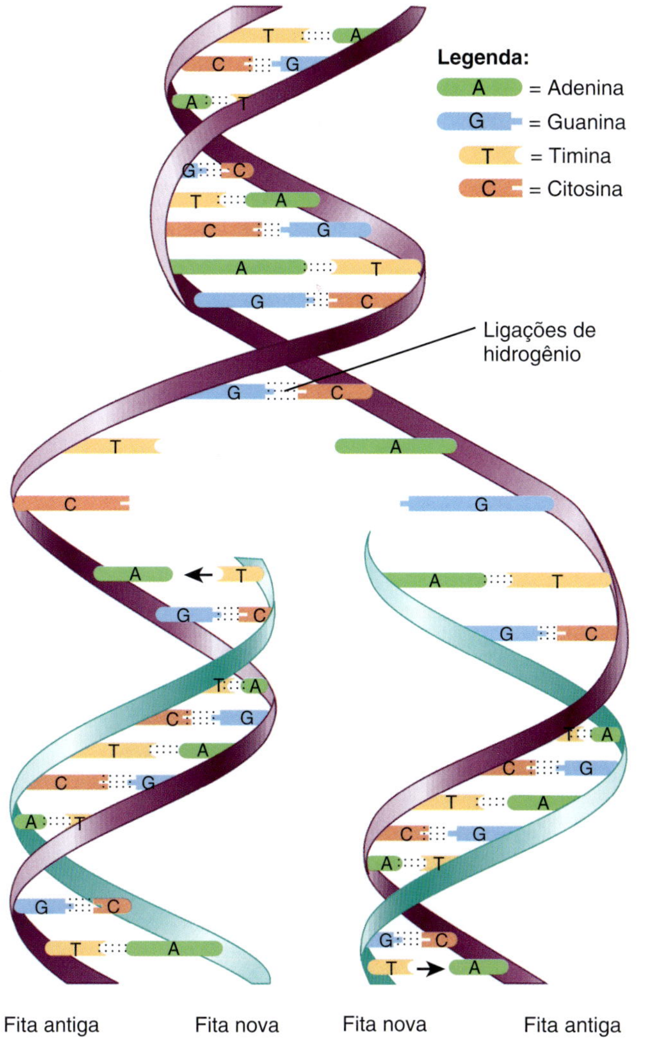

Legenda:
- A = Adenina
- G = Guanina
- T = Timina
- C = Citosina

Ligações de hidrogênio

Fita antiga   Fita nova   Fita nova   Fita antiga

? Por que a replicação do DNA precisa ocorrer antes da citocinese na divisão celular somática?

as tubulinas do material pericentriolar dos centrossomos começam a formar o **fuso mitótico**, a montagem em formato de bola de futebol americano dos microtúbulos que se ligam ao cinetócoro (**Figura 3.32 B**). À medida que os microtúbulos se alongam, eles empurram os centrossomos para os polos (extremidades) da célula, de modo que o fuso mitótico se estende de um polo a outro. O fuso mitótico é responsável pela separação das cromátides nos polos opostos da célula. Em seguida, o nucléolo desaparece, e a membrana nuclear se decompõe.

2. **Metáfase.** Durante a metáfase, os microtúbulos do fuso mitótico alinham os centrômeros dos pares de cromátides no centro exato do fuso mitótico (**Figura 3.32 C**). Esse plano de alinhamento dos centrômeros é denominado **placa de metáfase** (*plano equatorial*).

3. **Anáfase.** Durante a anáfase, ocorre separação dos centrômeros, de modo que os dois membros de cada par de cromátides se separam, movendo-se em direção aos polos opostos da célula (**Figura 3.32 D**). Uma vez separadas, as cromátides são denominadas *cromossomos*. À medida que os cromossomos são atraídos pelos microtúbulos do fuso mitótico durante a anáfase, eles assumem um formato em V, visto que os centrômeros estão à frente, arrastando os braços dos cromossomos em direção ao polo.

4. **Telófase.** A fase final da mitose, a telófase, começa após o término do movimento dos cromossomos (**Figura 3.32 E**). Os conjuntos idênticos de cromossomos, que agora estão nos polos opostos da célula, se desenrolam e retornam ao formato de cromatina semelhante a um filamento. A membrana nuclear forma-se ao redor de cada massa de cromatina, os nucléolos reaparecem nos núcleos idênticos, e o fuso mitótico desaparece.

Divisão celular: citocinese. Conforme assinalado anteriormente, a divisão do citoplasma e das organelas de uma célula em duas células idênticas é denominada **citocinese**. Em geral, esse processo começa no final da anáfase, com a formação do **sulco de clivagem**, uma leve invaginação da membrana plasmática, e termina depois da telófase. Em geral, o sulco de clivagem aparece a meio caminho entre os centrossomos e estende-se ao redor da periferia da célula (**Figura 3.32 D e E**). Os microfilamentos de actina situados exatamente na parte interna da membrana plasmática formam um *anel contrátil*, que traciona a membrana plasmática progressivamente para dentro. O anel provoca uma constrição no centro da célula, como ao apertar um cinto ao redor da cintura, e, finalmente, separa a célula em duas. Como o plano do sulco de clivagem é sempre perpendicular ao fuso mitótico, os dois conjuntos de cromossomos terminam em células separadas. Quando a citocinese é concluída, começa a intérfase (**Figura 3.32 F**).

A sequência de eventos pode ser resumida da seguinte maneira:

$$G_1 \longrightarrow \text{Fase S} \longrightarrow \text{Fase } G_2 \longrightarrow \text{Mitose} \longrightarrow \text{Citocinese}$$

A **Tabela 3.3** fornece um resumo dos eventos do ciclo celular nas células somáticas.

Controle do destino das células

Uma célula tem três destinos possíveis: (1) permanecer viva e funcionar sem sofrer divisão, (2) crescer e se dividir ou (3) morrer. A homeostasia é mantida quando há um equilíbrio entre a proliferação e a morte das células. Diversos sinais indicam para uma célula quando permanecer na fase G_0, quando se dividir e quando morrer.

Dentro de uma célula, existem enzimas denominadas **proteinoquinases dependentes da ciclina (Cdks)**, que têm a capacidade de transferir um grupo fosfato do ATP para uma proteína, de modo a ativá-la; outras enzimas podem remover o grupo fosfato da proteína para desativá-la. A ativação e a desativação das Cdks no momento apropriado são cruciais para iniciar e regular a replicação do DNA, a mitose e a citocinese.

A ativação e desativação das Cdks são a responsabilidade de proteínas celulares denominadas **ciclinas**, assim designadas porque seus níveis aumentam e caem durante o ciclo celular. A união de uma ciclina específica com uma molécula de Cdk desencadeia vários eventos que controlam a divisão celular.

98 PRINCÍPIOS DE ANATOMIA E FISIOLOGIA

FIGURA 3.32 **Divisão celular: mitose e citocinese.** Comece a sequência em 1 na parte superior da figura e proceda à leitura em sentido horário para completar o processo.

Na divisão celular somática, uma única célula inicial se divide para produzir duas células diploides idênticas.

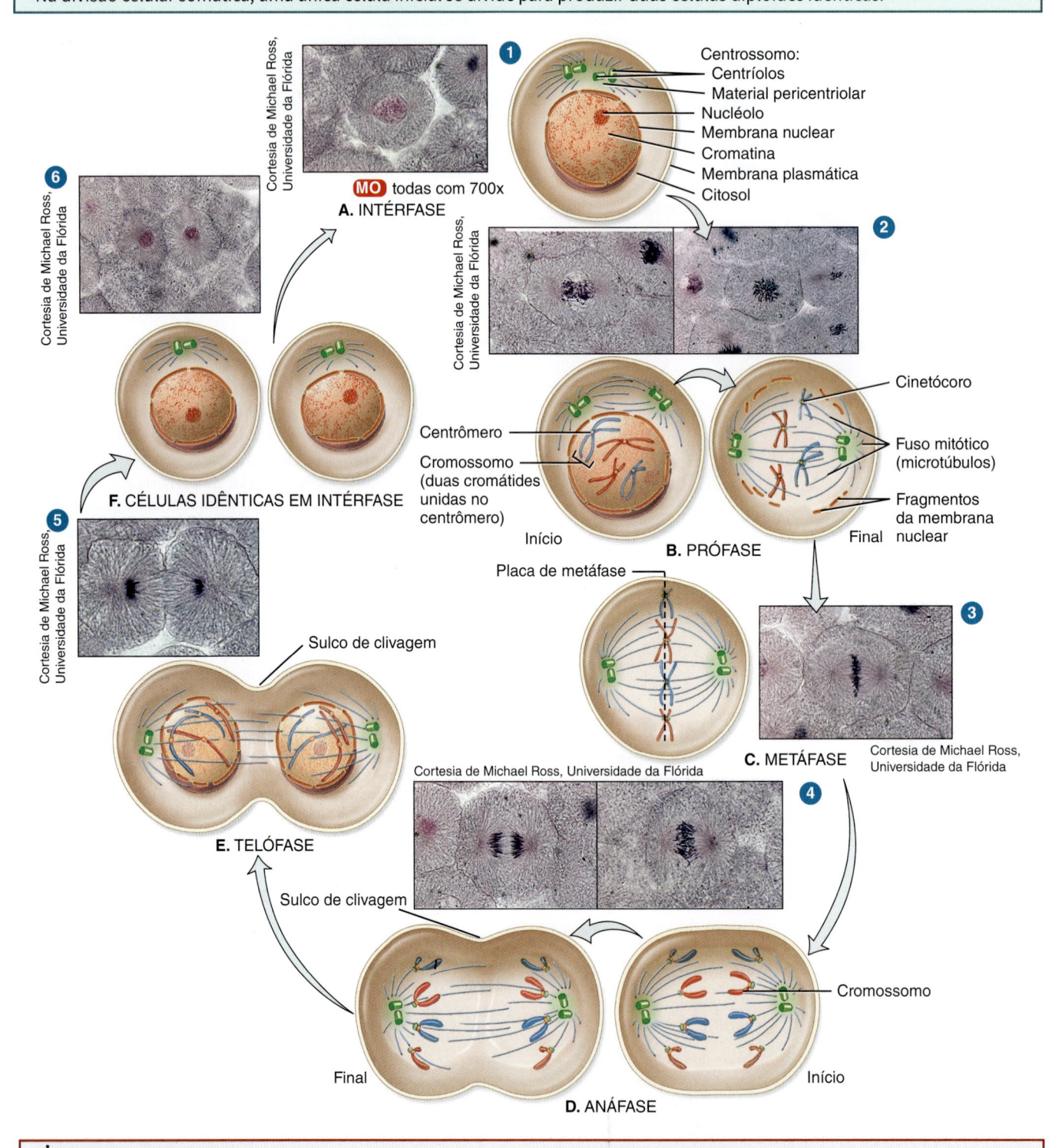

MO todas com 700x

A. INTÉRFASE

Centrossomo:
- Centríolos
- Material pericentriolar
Nucléolo
Membrana nuclear
Cromatina
Membrana plasmática
Citosol

Centrômero
Cromossomo (duas cromátides unidas no centrômero)

Cinetócoro
Fuso mitótico (microtúbulos)
Fragmentos da membrana nuclear

Início — **B. PRÓFASE** — Final

Placa de metáfase

C. METÁFASE

D. ANÁFASE
Início / Final
Cromossomo
Sulco de clivagem

E. TELÓFASE
Sulco de clivagem

F. CÉLULAS IDÊNTICAS EM INTÉRFASE

⚕ Correlação clínica

Fuso mitótico e câncer

Uma das características que distingue as células cancerosas é a divisão descontrolada, que resulta na formação de uma massa de células, denominada neoplasma ou tumor. Uma das maneiras de tratar o câncer consiste na quimioterapia, que é o uso de agentes antineoplásicos. Alguns desses medicamentos interrompem a divisão celular ao inibir a formação do fuso mitótico. Infelizmente, esses tipos de agentes antineoplásicos também matam todos os tipos de células do corpo que se dividem rapidamente, causando efeitos colaterais como náuseas, diarreia, queda dos cabelos, fadiga e diminuição da resistência às doenças.

? Quando começa a citocinese?

TABELA 3.3	Eventos do ciclo celular somático.
Fase	**Atividade**
Intérfase	Período entre as divisões celulares; os cromossomos não são visíveis ao microscópio óptico
Fase G_1	A célula metabolicamente ativa duplica a maior parte de suas organelas e componentes citosólicos; começa a replicação dos cromossomos. (As células que permanecem na fase G_1 por um período muito longo e que, possivelmente, nunca se dividirão novamente, são consideradas como células na fase G_0.)
Fase S	Replicação do DNA e dos centrossomos
Fase G_2	Crescimento da célula, a síntese de enzimas e de proteínas continua; a replicação dos centrossomos termina
Fase mitótica	A célula-mãe produz células idênticas com cromossomos idênticos; os cromossomos são visíveis ao microscópio óptico
Mitose	Divisão nuclear; distribuição de dois conjuntos de cromossomos em núcleos separados
Prófase	As fibras de cromatina se condensam em pares de cromátides; o nucléolo e a membrana nuclear desaparecem; cada centrossomo move-se para o polo oposto da célula
Metáfase	Os centrômeros dos pares de cromátides alinham-se na placa de metáfase
Anáfase	Os centrômeros se separam; conjuntos idênticos de cromossomos movem-se para os polos opostos da célula
Telófase	A membrana nuclear e os nucléolos reaparecem; os cromossomos readquirem a forma de cromatina; o fuso mitótico desaparece
Citocinese	Divisão citoplasmática; um anel contrátil forma o sulco de clivagem ao redor do centro da célula, e o citoplasma é dividido em porções separadas e iguais

A ativação de complexos ciclina-Cdk específicos é responsável pela progressão de uma célula de G_1 para S, para G_2 e para a mitose, em uma sequência específica. Se qualquer etapa nessa sequência tiver um atraso, todas as etapas subsequentes são atrasadas, de modo a manter a sequência normal. Os níveis de ciclinas na célula são muito importantes para determinar o momento e a sequência de eventos na divisão celular. Por exemplo, o nível da ciclina que ajuda a conduzir uma célula de G_2 para a mitose aumenta durante as fases G_1, S e G_2 e na mitose. A presença de um nível elevado desencadeia a mitose; entretanto, no final da mitose, o nível declina rapidamente, e a mitose termina. A destruição dessa ciclina, bem como de outras na célula, é realizada pelos proteassomos.

A morte celular também é regulada. Durante toda a vida de um organismo, determinadas células sofrem apoptose, uma morte ordenada e geneticamente programada (ver a discussão sobre mitocôndrias na Seção 3.4). Na apoptose, um agente desencadeante do lado de fora ou dentro da célula faz com que genes de "suicídio celular" produzam enzimas que provocam dano à célula de diversas maneiras, incluindo ruptura do citoesqueleto e do núcleo. Em consequência, a célula se retrai e se afasta das células vizinhas. Embora a membrana plasmática permaneça intacta, o DNA dentro do núcleo se fragmenta, e o citoplasma encolhe. Em seguida, os fagócitos vizinhos ingerem a célula que está morrendo por meio de um complexo processo, que envolve uma proteína receptora na membrana plasmática do fagócito, que se liga a um lipídio na membrana plasmática da célula que está morrendo. A apoptose remove células desnecessárias durante o desenvolvimento fetal, como o tecido entre os dedos. Continua ocorrendo depois do nascimento para regular o número de células em um tecido e para eliminar células potencialmente perigosas, como células cancerígenas.

A apoptose é um tipo de morte celular normal; em contrapartida, **necrose** é um tipo patológico de morte celular, que resulta de lesão tecidual. Na necrose, muitas células adjacentes intumescem, rompem-se e derramam o seu citoplasma no líquido intersticial. Os restos celulares habitualmente estimulam uma resposta inflamatória pelo sistema imune, um processo que não ocorre na apoptose.

Divisão celular reprodutiva

No processo denominado reprodução sexuada, cada novo organismo é o resultado da união de dois gametas diferentes (fertilização), cada um deles produzido por um genitor. Se os gametas tivessem o mesmo número de cromossomos das células somáticas, o número de cromossomos duplicaria na fertilização. A **meiose**, que é a divisão celular reprodutiva que ocorre nas gônadas (ovários e testículos), produz gametas nos quais o número de cromossomos é reduzido à metade. Como resultado, os gametas contêm um único conjunto de 23 cromossomos e, portanto, são **células haploides (*n*)**. A fertilização restabelece o número diploide de cromossomos.

Meiose. Diferentemente da mitose, que é concluída depois de um único ciclo, a meiose ocorre em dois estágios sucessivos: a **meiose I** e a **meiose II**. Durante a intérfase que precede a meiose I, os cromossomos da célula diploide começam a se replicar. Como resultado da replicação, cada cromossomo consiste em duas cromátides irmãs (geneticamente idênticas), que estão ligadas pelos seus centrômeros. Essa replicação dos cromossomos é semelhante àquela que precede a mitose na divisão celular somática.

Meiose I. A meiose I, que começa após o término da replicação dos cromossomos, consiste em quatro fases: prófase I, metáfase I, anáfase I e telófase I (**Figura 3.33 A**). A prófase I é uma fase extensa, na qual os cromossomos se encurtam e tornam-se espessos, a membrana nuclear e os nucléolos desaparecem e há formação do fuso mitótico. Dois eventos que não são vistos na prófase mitótica ocorrem durante a prófase I da meiose (**Figura 3.33 B**).

Em primeiro lugar, as duas cromátides irmãs de cada par de cromossomos homólogos se emparelham, um evento denominado **sinapse**. As quatro cromátides resultantes formam uma estrutura denominada **tétrade**. Em segundo lugar, partes das cromátides dos dois cromossomos homólogos podem ser trocadas entre si. Esse tipo de troca entre partes de cromátides não irmãs (geneticamente diferentes) é denominado **permuta (*crossing-over*)**. Esse processo, entre outros, possibilita uma troca de genes entre cromátides de cromossomos homólogos. Devido a permuta (*crossing-over*), as células resultantes são geneticamente diferentes umas das outras e também geneticamente diferentes da célula inicial que as produziu. A permuta (*crossing-over*) resulta em **recombinação genética** – isto é, a formação de novas combinações de genes – e responde por parte da grande variação genética observada entre seres humanos e outros organismos que produzem gametas por meiose.

Na metáfase I, as tétrades formadas pelos pares homólogos de cromossomos alinham-se ao longo da placa de metáfase da célula, com os cromossomos homólogos lado a lado (**Figura 3.33 A**). Durante a anáfase I, os membros de cada par homólogo de cromossomos se separam à medida que são puxados para os polos opostos da célula pelos microtúbulos fixados aos centrômeros. Os pares de cromátides, unidas por um centrômero, permanecem juntas. (Lembre-se de que, durante a anáfase mitótica, os centrômeros se dividem, e as cromátides irmãs se separam.) A telófase I e a citocinese da meiose são semelhantes à telófase e citocinese da mitose. O efeito final da meiose I é que cada célula resultante contenha um número haploide de cromossomos, visto que ela tem apenas um membro de cada par dos cromossomos homólogos presentes na célula inicial.

Meiose II. O segundo estágio da meiose, a meiose II, também consiste em quatro fases: a prófase II, a metáfase II, a anáfase II e a telófase II (**Figura 3.33 A**). Essas fases assemelham-se àquelas que ocorrem durante a mitose; os centrômeros se dividem, e as cromátides irmãs se separam e movem-se em direção aos polos opostos da célula.

Em resumo, a meiose I começa com uma célula inicial diploide e termina com duas células, cada uma com o número haploide de cromossomos. Durante a meiose II, cada uma das duas células haploides formadas durante a meiose I se divide; o resultado final consiste em quatro gametas haploides, que são geneticamente diferentes da célula diploide original.

A **Figura 3.34** e a **Tabela 3.4** comparam os eventos da mitose e da meiose.

Teste rápido

27. Diferencie as divisões celulares somática e reprodutiva e explique a importância de cada uma delas.
28. Qual é a importância da intérfase?
29. Descreva em linhas gerais os principais eventos de cada etapa da fase mitótica do ciclo celular.
30. Quais são as semelhanças entre apoptose e necrose? Quais são as diferenças?
31. Quais são as diferenças entre células haploides e diploides?
32. O que são cromossomos homólogos?

3.8 Diversidade celular

OBJETIVO

- **Descrever** como as células diferem quanto ao tamanho e formato.

As células variam consideravelmente quanto ao tamanho. O tamanho das células é medido em unidades denominadas *micrômetros*. Um micrômetro (μm) corresponde a 1 milionésimo de 1 metro ou 10^{-6} m. São necessários microscópios de alta potência para visualizar as menores células do corpo. A maior célula, um ovócito

TABELA 3.4 Comparação entre mitose e meiose.

Característica	Mitose	Meiose
Tipo celular	Somático	Gameta
Número de divisões	1	2
Fases	Intérfase	Apenas intérfase I
	Prófase	Prófases I e II
	Metáfase	Metáfases I e II
	Anáfase	Anáfases I e II
	Telófase	Telófases I e II
Cópia de DNA?	Sim, intérfase	Sim, intérfase I; não, intérfase II
Tétrades?	Não	Sim
Número de células	2	4
Número de cromossomos por célula	46 ou dois conjuntos de 23; essa constituição, denominada diploide ($2n$) é idêntica aos cromossomos da célula inicial	Um conjunto de 23; essa constituição, denominada haploide (n) representa metade dos cromossomos da célula inicial

CAPÍTULO 3 Nível Celular de Organização 101

FIGURA 3.33 **Meiose, divisão celular reprodutiva.** Os detalhes de cada uma das fases são discutidos no texto.

Na divisão celular reprodutiva, uma única célula inicial diploide sofre meiose I e meiose II para produzir quatro gametas haploides, que são geneticamente diferentes da célula inicial que os produziu.

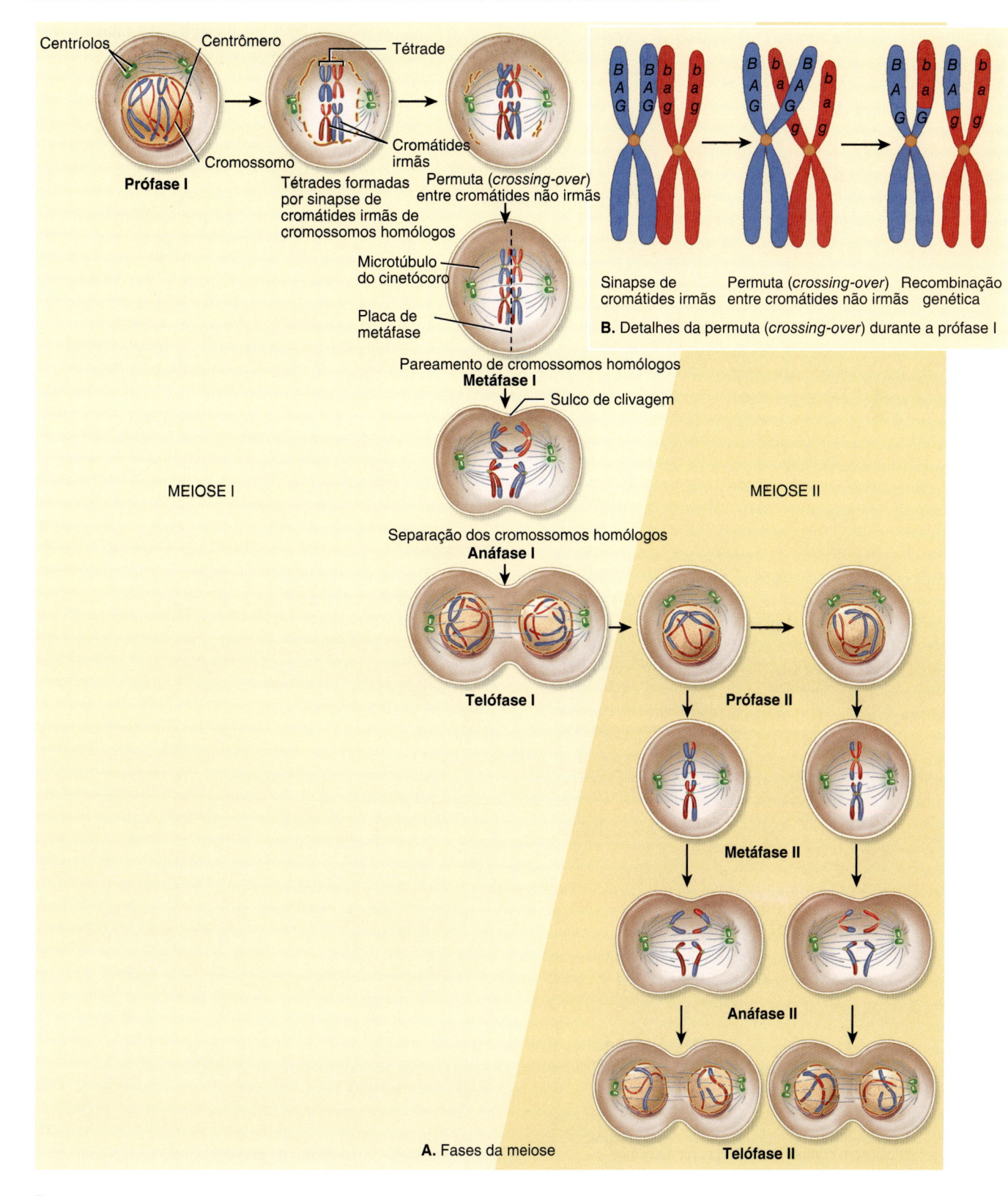

Centríolos — Centrômero — Tétrade
Cromossomo
Cromátides irmãs

Prófase I

Tétrades formadas por sinapse de cromátides irmãs de cromossomos homólogos

Permuta (*crossing-over*) entre cromátides não irmãs

Microtúbulo do cinetócoro
Placa de metáfase

Sinapse de cromátides irmãs | Permuta (*crossing-over*) entre cromátides não irmãs | Recombinação genética

B. Detalhes da permuta (*crossing-over*) durante a prófase I

Pareamento de cromossomos homólogos
Metáfase I

Sulco de clivagem

MEIOSE I

Separação dos cromossomos homólogos
Anáfase I

MEIOSE II

Telófase I

Prófase II

Metáfase II

Anáfase II

A. Fases da meiose

Telófase II

? Como a permuta (*crossing-over*) afeta o conteúdo genético dos gametas haploides?

102 PRINCÍPIOS DE ANATOMIA E FISIOLOGIA

FIGURA 3.34 Comparação entre mitose (à esquerda) e meiose (à direita) em que a célula inicial tem dois pares de cromossomos homólogos.

As fases da meiose II e da mitose são semelhantes.

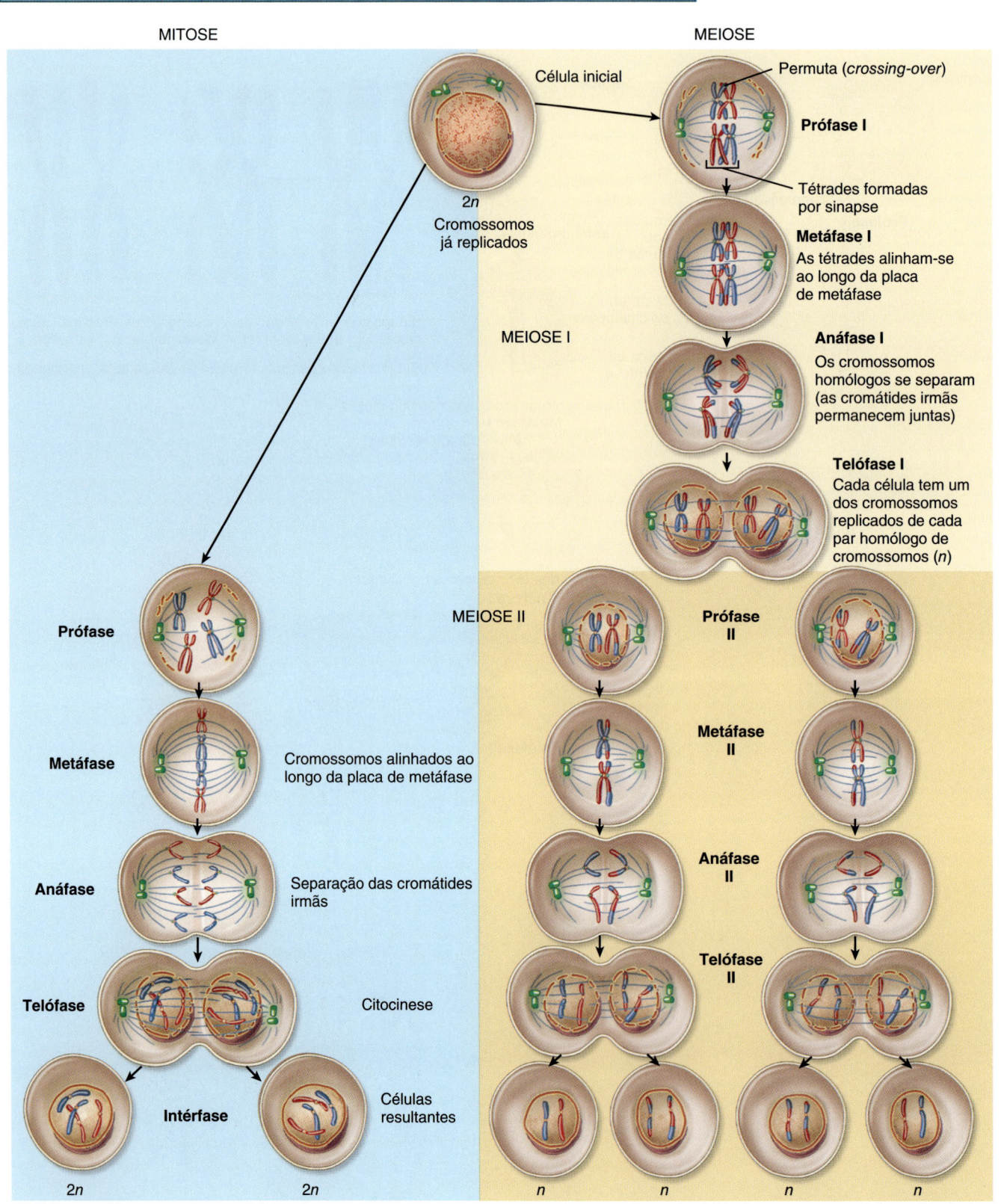

MITOSE

MEIOSE

Célula inicial

2n
Cromossomos já replicados

Permuta (*crossing-over*)

Prófase I

Tétrades formadas por sinapse

Metáfase I
As tétrades alinham-se ao longo da placa de metáfase

MEIOSE I

Anáfase I
Os cromossomos homólogos se separam (as cromátides irmãs permanecem juntas)

Telófase I
Cada célula tem um dos cromossomos replicados de cada par homólogo de cromossomos (n)

Prófase

Metáfase — Cromossomos alinhados ao longo da placa de metáfase

Anáfase — Separação das cromátides irmãs

Telófase — Citocinese

Intérfase — Células resultantes

2n 2n

Células somáticas com número diploide de cromossomos (não replicados)

MEIOSE II

Prófase II

Metáfase II

Anáfase II

Telófase II

n n n n

Gametas com número haploide de cromossomos (não replicados)

? Como a anáfase I da meiose difere da anáfase da mitose?

simples, tem um diâmetro de cerca de 140 μm e é dificilmente visível sem o auxílio de instrumento ópticos. Os eritrócitos têm um diâmetro de 8 μm. Para obter uma melhor ideia, um fio de cabelo médio tem aproximadamente 100 μm de diâmetro.

Os formatos das células também variam de modo considerável (**Figura 3.35**). As células podem ser redondas, ovais, planas, cúbicas, colunares, alongadas, estreladas, cilíndricas ou discoides. O formato de uma célula está relacionado com a sua função no corpo. Por exemplo, um espermatozoide tem uma longa cauda (flagelo) semelhante a um chicote, que é utilizada para locomoção. Os espermatozoides são as únicas células masculinas que precisam se mover a distâncias consideráveis. O formato de disco de um eritrócito lhe confere uma grande área de superfície, que aumenta a sua capacidade de fornecer oxigênio a outras células. O formato fusiforme longo de uma fibra (célula) muscular lisa relaxada se encurta quando ela se contrai. Essa mudança de formato permite que grupos de fibras musculares lisas reduzam ou aumentem a passagem para o fluxo de sangue através dos vasos sanguíneos. Dessa maneira, as fibras musculares lisas regulam o fluxo sanguíneo através de vários tecidos. Lembre-se de que algumas células contêm microvilosidades, que aumentam acentuadamente a sua área de superfície. As microvilosidades são comuns nas células epiteliais que revestem o intestino delgado, onde a grande área de superfície acelera a absorção dos alimentos digeridos. As células nervosas têm longas extensões que possibilitam a condução de impulsos nervosos por grandes distâncias. Como veremos nos capítulos seguintes, a diversidade celular também permite a organização das células em tecidos e órgãos mais complexos.

Teste rápido

33. Como o formato de uma célula está relacionado com a sua função? Dê vários exemplos próprios.

3.9 Envelhecimento e células

OBJETIVO

- **Descrever** as mudanças celulares que ocorrem com o envelhecimento.

O **envelhecimento** é um processo normal acompanhado de alteração progressiva das respostas adaptativas homeostáticas do corpo. Ele produz mudanças observáveis na estrutura e na função e aumenta a vulnerabilidade ao estresse ambiental e às doenças. O ramo especializado da medicina que trata dos problemas clínicos e do cuidado de idosos é a **geriatria**. A **gerontologia** é o estudo científico dos processos e dos problemas associados ao envelhecimento.

Embora muitos milhões de novas células sejam normalmente produzidos a cada minuto, vários tipos de células do corpo – incluindo as células musculares esqueléticas e as células nervosas – não se dividem, visto que elas estão estacionadas permanentemente na fase G_0 (ver discussão sobre intérfase anteriormente neste capítulo). Os experimentos realizados mostraram que muitos outros tipos de células têm apenas uma capacidade limitada de sofrer divisão. Células normais cultivadas fora do corpo dividem-se apenas um certo número de vezes e, em seguida, param. Essas observações sugerem que a interrupção da mitose é um evento normal e geneticamente programado. De acordo com esse ponto de vista, os "genes do envelhecimento" fazem parte da programação genética ao nascimento. Esses genes desempenham uma importante função nas células normais, porém suas atividades diminuem com o passar do tempo. Eles produzem envelhecimento ao diminuir ou interromper processos vitais.

Outro aspecto do envelhecimento envolve os **telômeros**, que são sequências específicas de DNA encontradas apenas nas extremidades de cada cromossomo. Esses segmentos de DNA protegem as extremidades dos cromossomos da erosão e de sua ligação uns aos outros. Entretanto, na maioria das células normais do corpo, cada ciclo de divisão celular encurta os telômeros. Finalmente, depois de muitos ciclos de divisão celular, os telômeros podem desaparecer por completo, e pode ocorrer perda até mesmo de parte do material cromossômico funcional. Essas observações sugerem que a erosão do DNA das extremidades dos cromossomos contribui acentuadamente para o envelhecimento

FIGURA 3.35 Diversos formatos e tamanhos das células humanas. A diferença relativa de tamanho entre as menores e as maiores células é, na realidade, muito maior do que a mostrada aqui.

Os quase 100 trilhões de células em um adulto médio podem ser classificados em cerca de 200 tipos celulares diferentes.

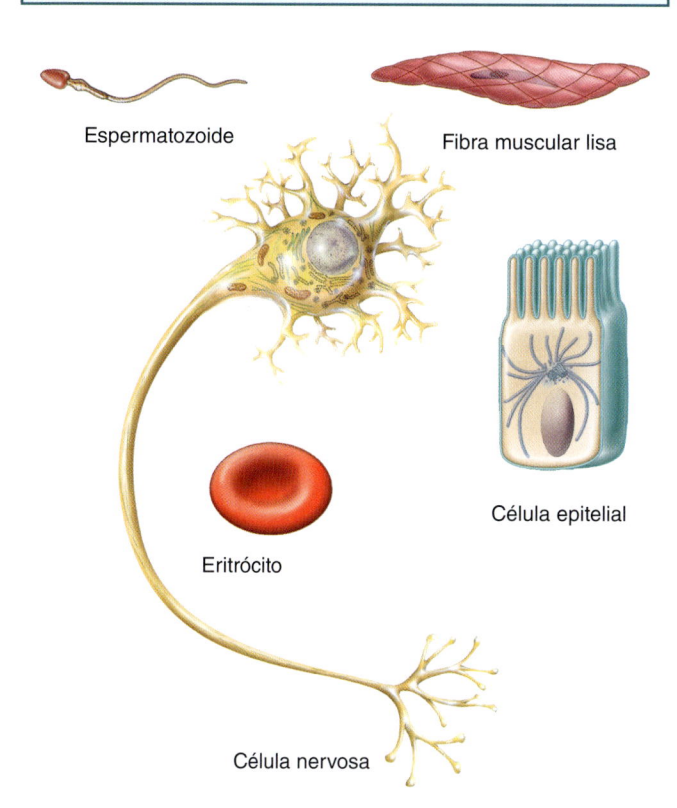

Espermatozoide

Fibra muscular lisa

Célula nervosa

Eritrócito

Célula epitelial

? Por que os espermatozoides são as únicas células do corpo que precisam ter um flagelo?

e a morte das células. Os indivíduos que sofrem altos níveis de estresse apresentam um comprimento significativamente mais curto dos telômeros.

A glicose, o açúcar mais abundante do corpo, desempenha um papel no processo de envelhecimento. A glicose é aleatoriamente acrescentada a proteínas dentro e fora das células, formando ligações cruzadas irreversíveis entre moléculas de proteínas adjacentes. Com o avanço da idade, formam-se mais reações cruzadas, que contribuem para o enrijecimento e perda de elasticidade que ocorrem nos tecidos envelhecidos.

Algumas teorias do envelhecimento explicam o processo em nível celular, enquanto outras se concentram nos mecanismos reguladores que operam em todo o organismo. Por exemplo, o sistema imune pode começar a atacar as células do próprio corpo. Essa *resposta autoimune* pode ser causada por alterações nos marcadores de identidade celular na superfície das células, que fazem com que os anticorpos se anexem à célula e a marquem para destruição. À medida que as alterações nas proteínas da membrana plasmática das células aumentam, a resposta autoimune intensifica-se, produzindo os sinais bem conhecidos do envelhecimento. Nos capítulos subsequentes, discutiremos os efeitos do envelhecimento sobre cada sistema corporal em seções semelhantes a esta.

Correlação clínica

Radicais livres e antioxidantes

Os **radicais livres** produzem dano oxidativo aos lipídios, proteínas ou ácidos nucleicos, visto que "roubam" um elétron para acompanhar seus elétrons não pareados. Alguns efeitos consistem em enrugamento da pele, enrijecimento das articulações e endurecimento das artérias. O metabolismo normal – por exemplo, a respiração celular aeróbica nas mitocôndrias – produz alguns radicais livres. Outros estão presentes na poluição do ar, na radiação e em certos alimentos que consumimos. As enzimas que ocorrem naturalmente nos peroxissomos e no citosol normalmente eliminam os radicais livres. Algumas substâncias dietéticas, como a vitamina E, a vitamina C, o betacaroteno, o zinco e o selênio, são denominadas **antioxidantes**, visto que inibem a formação de radicais livres.

Teste rápido

34. Explique o porquê de alguns tecidos se tornarem mais rígidos à medida que envelhecem?

Distúrbios: desequilíbrios homeostáticos

Os capítulos deste livro são seguidos, em sua maioria, por discussões concisas sobre as principais doenças e distúrbios que ilustram desvios da homeostasia normal. Essas discussões fornecem respostas às numerosas perguntas que você pode fazer a respeito de problemas clínicos.

Câncer

O **câncer** é um grupo de doenças caracterizadas por divisão celular descontrolada ou anormal. Quando células em determinada parte do corpo dividem-se sem qualquer controle, o tecido excessivo que se desenvolve é denominado **tumor** ou *neoplasia*. O estudo dos tumores é denominado **oncologia**. Os tumores podem ser cancerosos e, com frequência, fatais ou podem ser inofensivos. Uma neoplasia cancerosa é denominada **tumor maligno** ou *neoplasia maligna*. Uma propriedade da maioria dos tumores malignos é a sua capacidade de sofrer **metástases**, que consiste na propagação de células cancerosas para outras partes do corpo. Um **tumor benigno** é uma neoplasia que não produz metástase. Um exemplo é a verruga. A maior parte dos tumores benignos pode ser removida cirurgicamente se interferirem na função corporal normal ou se causarem desfiguração. Alguns tumores benignos podem ser inoperáveis e, talvez, fatais.

Tipos de câncer

O nome de um câncer deriva do tipo de tecido no qual se desenvolve. A maior parte dos cânceres humanos consiste em **carcinomas**, que são tumores malignos que surgem a partir de células epiteliais. Os **melanomas**, por exemplo, são crescimentos cancerosos de melanócitos, as células epiteliais da pele que produzem o pigmento melanina. O **sarcoma** é um termo geral para referir-se a qualquer câncer que se origina a partir de fibras musculares ou de tecidos conjuntivos. Por exemplo, o **sarcoma osteogênico**, o tipo mais frequente de câncer infantil, destrói o tecido ósseo normal. A **leucemia** é um câncer dos órgãos formadores do sangue, que se caracteriza pelo rápido crescimento de leucócitos anormais. O **linfoma** é uma doença maligna do tecido linfático – por exemplo, dos linfonodos.

Crescimento e disseminação do câncer

As células dos tumores malignos duplicam-se rapidamente e de modo contínuo. À medida que as células malignas invadem os tecidos adjacentes, elas frequentemente desencadeiam o processo de **angiogênese**, o crescimento de novas redes de vasos sanguíneos. As proteínas que estimulam a angiogênese nos tumores são denominadas *fatores de angiogênese tumoral (TAF)*. A formação de novos vasos sanguíneos pode ocorrer tanto pela superprodução de TAF quanto pela ausência de inibidores da angiogênese de ocorrência natural. À medida que o câncer cresce, ele começa a competir com os tecidos normais por espaço e nutrientes. Por fim, o tecido normal diminui de tamanho e morre. Algumas células malignas podem se desprender do tumor inicial (primário) e invadir uma cavidade corporal ou entrar no plasma sanguíneo ou na linfa e, em seguida, circular e invadir outros tecidos do corpo, estabelecendo tumores secundários. As células malignas resistem às defesas antitumorais do corpo. A dor associada ao câncer desenvolve-se quando o tumor exerce pressão sobre os nervos ou bloqueia uma via de passagem em um órgão, de modo que as secreções exercem pressão, ou como resultado da morte de tecidos ou órgãos.

Causas do câncer

Vários fatores podem levar uma célula normal a perder o controle, tornando-se cancerosa.

Carcinógenos. Os agentes ambientais constituem uma das causas do câncer: substâncias presentes no ar que respiramos, na água que bebemos e nos alimentos que consumimos. Um agente químico ou uma radiação que produza câncer é denominado carcinógeno. Os carcinógenos induzem mutações, que consistem em alterações permanentes na sequência de bases do DNA de um gene. A Organização Mundial da Saúde estima que os carcinógenos estejam associados a 60 a 90% de todos os cânceres humanos. Exemplos de carcinógenos incluem os hidrocarbonetos encontrados no alcatrão dos cigarros, o gás radônio da Terra e a radiação ultravioleta (UV) da luz solar.

Oncogenes. Há esforços intensos de pesquisa concentrados no estudo dos genes causadores de câncer ou oncogenes. Quando inapropriadamente ativados, esses genes têm a capacidade de transformar uma célula normal em célula cancerosa. A maioria dos oncogenes deriva de genes normais, denominados proto-oncogenes, que regulam o crescimento e o desenvolvimento. Os proto-oncogenes sofrem alguma mudança que faz com que (1) eles sejam expressos inapropriadamente, (2) formem seus produtos em quantidades excessivas ou (3) formem seus produtos no momento errado. Alguns oncogenes provocam a produção excessiva de fatores de crescimento, substâncias químicas que estimulam o crescimento celular. Outros podem desencadear mudanças em um receptor na superfície celular, fazendo com que ele envie sinais como se estivesse sendo ativado por um fator de crescimento. Em consequência, o padrão de crescimento da célula torna-se anormal.

Os proto-oncogenes em cada célula desempenham funções celulares normais até que ocorra uma mudança maligna. Parece que alguns proto-oncogenes são ativados em oncogenes, devido a mutações nas quais ocorre alteração do DNA do proto-oncogene. Outros proto-oncogenes são ativados por um rearranjo dos cromossomos, de modo que ocorre troca de segmentos do DNA. Esse rearranjo ativa os proto-oncogenes colocando-os em proximidade com genes que intensificam a sua atividade.

Vírus oncogênicos. Alguns tipos de câncer têm uma origem viral. Os vírus consistem em pequenos pacotes de ácidos nucleicos, de RNA ou de DNA, que conseguem se reproduzir apenas dentro das células que eles infectam. Alguns vírus, denominados vírus oncogênicos, provocam câncer ao estimular a proliferação anormal das células. Por exemplo, o papilomavírus humano (HPV) causa praticamente todos os cânceres de colo do útero em mulheres. O vírus produz uma proteína que induz os proteassomos a destruir a p53, uma proteína que normalmente suprime a divisão celular desregulada. Na ausência dessa proteína supressora, as células proliferam sem controle.

Alguns estudos sugerem que determinados cânceres podem estar ligados a uma célula que apresenta um número anormal de cromossomos. Como resultado, a célula pode potencialmente apresentar cópias extras de oncogenes ou um número insuficiente de cópias de genes supressores de tumores, o que, em ambos os casos, pode levar a uma proliferação descontrolada das células. Há também evidências sugerindo que o câncer possa ser causado por células-tronco normais que se desenvolvem em células-tronco cancerosas capazes de formar tumores malignos.

Posteriormente, neste livro, discutiremos o processo de inflamação, que é uma resposta defensiva ao dano tecidual. Parece que a inflamação contribui para várias etapas no desenvolvimento do câncer. Algumas evidências sugerem que a inflamação crônica estimula a proliferação de células alteradas e aumenta sua sobrevida, promove a angiogênese e contribui para a invasão e a metástase de células cancerosas. Existe uma relação clara entre determinadas condições inflamatórias crônicas e a transformação do tecido inflamado em tecido maligno. Por exemplo, a gastrite crônica (inflamação do revestimento do estômago) e as úlceras pépticas podem constituir um fator causador em 60 a 90% dos cânceres gástricos. Acredita-se que a hepatite crônica (inflamação do fígado) e a cirrose hepática sejam responsáveis por cerca de 80% dos cânceres de fígado. O câncer colorretal tem 10 vezes mais probabilidade de ocorrer em pacientes com doenças inflamatórias crônicas do colo, como a retocolite ulcerativa e a doença de Crohn. A relação entre a asbestose e a silicose, duas doenças pulmonares inflamatórias crônicas, e o câncer de pulmão já é reconhecida há muito tempo. A inflamação crônica também é um fator subjacente que contribui para a artrite reumatoide, a doença de Alzheimer, a depressão, a esquizofrenia, as doenças cardiovasculares e o diabetes melito.

Carcinogênese: um processo polifásico

A **carcinogênese** é um processo polifásico de desenvolvimento do câncer, em que pode haver acúmulo de até 10 mutações distintas em uma célula antes que ela se torne cancerosa. A progressão das alterações genéticas que levam ao câncer está mais bem elucidada no câncer de colo (colorretal). Esses cânceres, bem como os cânceres de pulmão e de mama, levam anos ou décadas para se desenvolver. No câncer de colo, o tumor começa como uma área de aumento da proliferação celular, que resulta de uma mutação. Em seguida, esse crescimento progride para crescimentos anormais, porém não cancerosos, denominados adenomas. Depois de duas ou três mutações adicionais, ocorre uma mutação do gene supressor de tumor p53, e começa a se desenvolver um carcinoma. O fato de que muitas mutações são necessárias para o desenvolvimento de um câncer indica que o crescimento das células é normalmente controlado por muitos conjuntos de checagens e equilíbrios. Portanto, não é surpreendente que um sistema imune comprometido contribua de modo significativo para a carcinogênese.

Tratamento do câncer

O tratamento tradicional do câncer envolve cirurgia, quimioterapia e radiação. Muitos cânceres são removidos cirurgicamente. A cirurgia também pode ser necessária para diagnosticar o câncer e determinar a extensão de sua disseminação. Entretanto, quando um câncer está amplamente distribuído pelo corpo ou quando ocorre em órgãos como o encéfalo, cujo funcionamento seria enormemente prejudicado pelo tratamento cirúrgico, podem ser utilizadas a quimioterapia e a radioterapia. Algumas vezes, a cirurgia, a quimioterapia e a radioterapia são utilizadas em combinação. A quimioterapia envolve a administração de fármacos que provocam morte das células cancerosas por meio de alteração ou destruição de seu DNA. A radioterapia destrói os cromossomos, bloqueando, assim, a divisão celular. Como as células cancerosas se dividem rapidamente, elas são mais vulneráveis aos efeitos destrutivos da quimioterapia e da radioterapia do que as células normais.

Infelizmente para os pacientes, as células dos folículos pilosos, as células da medula óssea vermelha e as células que revestem o sistema digestório também se dividem rapidamente. Por conseguinte, os efeitos colaterais da quimioterapia e da radioterapia incluem queda dos cabelos, devido à morte das células dos folículos pilosos, vômitos e náuseas devido à morte das células que revestem o estômago e o intestino, e suscetibilidade a infecções, devido à produção diminuída de leucócitos na medula óssea vermelha.

O tratamento do câncer é difícil, visto que não é uma única doença e visto que todas as células de uma população de um tumor raramente se comportam da mesma maneira. Embora se acredite que a maioria dos cânceres se origine de uma única célula anormal, quando um tumor alcança um tamanho clinicamente detectável, ele pode conter uma população diversificada de células anormais. Por exemplo, algumas células cancerosas sofrem metástase rapidamente, o que não ocorre com outras células cancerosas. Algumas são sensíveis aos fármacos quimioterápicos, enquanto outras são resistentes. Em virtude das diferenças na resistência aos fármacos, um único agente quimioterápico pode destruir as células suscetíveis, porém permitir a proliferação das células resistentes.

Outras terapias utilizadas no tratamento do câncer incluem as seguintes:

- Imunoterapia, o uso de vários procedimentos que modificam e estimulam as respostas imunes para combater o câncer
- Terapia dirigida contra alvos, que consiste no uso de fármacos direcionados para genes e proteínas específicos encontrados nas células cancerosas, de modo a interromper o crescimento e a divisão das células cancerosas ou eliminar o seu suprimento sanguíneo
- O transplante de células-tronco, que consiste no transplante de células-tronco para restaurar as células formadoras do sangue em indivíduos cuja medula óssea vermelha foi destruída por altas doses de radioterapia e de quimioterapia utilizadas no tratamento do câncer
- Terapia hormonal, que utiliza vários níveis de hormônios para retardar ou interromper o crescimento das células cancerosas em tecidos sensíveis ao controle hormonal do crescimento, como as mamas e a próstata
- Medicina complementar e alternativa (MCA), que consiste no uso de remédios que não pertencem aos procedimentos médicos tradicionais, como fitoterapia, vitaminas e suplementos nutricionais; exercício físico, técnicas de relaxamento, massagem, prece, hipnoterapia e acupuntura.

Terminologia técnica

A maioria dos capítulos deste livro é seguida de um glossário de termos técnicos que incluem condições normais e patológicas. Você deve se familiarizar com esses termos, visto que eles desempenharão um papel essencial em seu vocabulário da área de saúde.

Algumas dessas condições, como aquelas discutidas no texto, são designadas como localizadas ou sistêmicas. Uma *doença localizada* é uma doença que afeta uma parte ou área limitada do corpo. Uma *doença sistêmica* afeta o corpo inteiro ou várias partes dele.

Anaplasia. Perda de diferenciação e da função de um tecido, que é característica da maioria das neoplasias malignas.

Atrofia. Diminuição no tamanho das células, com redução subsequente no tamanho do tecido ou do órgão afetado; desgaste.

Displasia. Alteração no tamanho, no formato e na organização das células, devido a irritação ou inflamação crônica; pode progredir para a neoplasia (formação de tumor, habitualmente maligno) ou pode reverter para a normalidade se a irritação for removida.

Hiperplasia. Aumento no número de células de um tecido, devido a um aumento na frequência de divisão celular.

Hipertrofia. Aumento no tamanho das células, sem divisão celular.

Marcador tumoral. Substância introduzida na circulação pelas células tumorais, que indica a presença de um tumor, bem como o seu tipo específico. Os marcadores tumorais podem ser utilizados para rastreamento, diagnóstico, elaboração de um prognóstico, avaliação da resposta ao tratamento e monitoramento de recorrência de câncer, também denominado *envelhecimento prematuro do adulto*.

Metaplasia. Transformação de um tipo de célula em outro.

Progênie. Prole ou descendentes.

Proteômica. O estudo do proteoma (todas as proteínas de um organismo) para identificar todas as proteínas produzidas; envolve a determinação da estrutura tridimensional das proteínas, de modo que possam ser desenvolvidos fármacos capazes de alterar a atividade das proteínas para ajudar no tratamento e no diagnóstico de doenças.

Revisão do capítulo

Conceitos essenciais

Introdução

1. Uma célula é a unidade estrutural e funcional, viva e básica do corpo.
2. A biologia celular é o estudo científico da estrutura e função das células.

3.1 Partes de uma célula

1. A **Figura 3.1** fornece uma visão geral das estruturas típicas das células do corpo.
2. As principais partes de uma célula são a membrana plasmática; o citoplasma, o conteúdo celular entre a membrana plasmática e o núcleo; e o núcleo.

3.2 Membrana plasmática

1. A membrana plasmática, que circunda e contém o citoplasma de uma célula, é composta por proteínas e lipídios.
2. De acordo com o modelo do mosaico fluido, a membrana é um mosaico de proteínas flutuando como *icebergs* em um mar de bicamada lipídica.
3. A bicamada lipídica consiste em duas camadas consecutivas de fosfolipídios, colesterol e glicolipídios. A organização em bicamada ocorre porque os lipídios são anfipáticos, apresentando partes tanto polares quanto apolares.
4. As proteínas integrais estendem-se através da bicamada lipídica; as proteínas periféricas associam aos lipídios da membrana ou a proteínas integrais na superfície interna ou externa da membrana.

5. Muitas proteínas integrais são glicoproteínas, com grupos de açúcar ligados às extremidades voltadas para o líquido extracelular. Juntamente com os glicolipídios, as glicoproteínas formam um glicocálice na superfície extracelular das células.

6. As proteínas de membrana têm uma variedade de funções. As proteínas integrais consistem em canais e carreadores, que ajudam solutos específicos a atravessar a membrana; em receptores que atuam como sítios de reconhecimento celular; enzimas que catalisam reações químicas específicas; e ligantes que ancoram proteínas nas membranas plasmáticas a filamentos de proteína dentro e fora da célula. As proteínas periféricas funcionam como enzimas e ligantes; sustentam a membrana plasmática; ancoram as proteínas integrais e participam de atividades mecânicas. As glicoproteínas de membrana atuam como marcadores de identidade celular.

7. A fluidez da membrana é maior quando existem mais ligações duplas nas caudas de ácidos graxos dos lipídios que compõem a bicamada. O colesterol torna a bicamada lipídica mais resistente, porém menos fluida na temperatura corporal normal. Sua fluidez possibilita a ocorrência de interações na membrana plasmática, o movimento de componentes da membrana e a vedação da própria bicamada lipídica se for rompida ou perfurada.

8. A permeabilidade seletiva da membrana permite que algumas substâncias passem com mais facilidade do que outras. A bicamada lipídica é permeável à maioria das moléculas apolares sem carga elétrica. Ela é impermeável a íons e a moléculas com carga elétrica ou polares, com exceção da água e da ureia. Os canais e os carreadores aumentam a permeabilidade da membrana plasmática a substâncias polares e com carga elétrica, de tamanho pequeno e médio, incluindo íons, que não conseguem atravessar a bicamada lipídica.

9. A permeabilidade seletiva da membrana plasmática sustenta a existência de gradientes de concentração, diferenças nas concentrações de substâncias químicas entre um lado e outro da membrana.

3.3 Transporte através da membrana plasmática

1. Nos processos passivos, uma substância move-se a favor de seu gradiente de concentração através da membrana utilizando a sua própria energia cinética de movimento. Nos processos ativos, a energia celular é utilizada para impulsionar a substância "ladeira acima", contra o seu gradiente de concentração.

2. Na difusão, as moléculas ou íons movem-se de uma área de maior concentração para uma área de menor concentração até que seja alcançado o equilíbrio. A taxa de difusão através de uma membrana plasmática é afetada pela extensão do gradiente de concentração, pela temperatura, pela massa da substância que se difunde, pela área de superfície disponível para a difusão e pela distância através da qual deve ocorrer a difusão.

3. As moléculas hidrofóbicas apolares, como oxigênio, dióxido de carbono, nitrogênio, esteroides e vitaminas lipossolúveis (A, E, D e K), além de pequenas moléculas polares sem carga elétrica, como água, ureia e pequenos alcoóis, difundem-se através da bicamada lipídica da membrana plasmática por difusão simples.

4. Na difusão facilitada mediada por canais, um soluto move-se a favor de seu gradiente de concentração através da bicamada lipídica por um canal de membrana. Os exemplos incluem os canais iônicos que possibilitam o movimento de íons específicos, como K^+, Cl^-, Na^+ ou Ca^{2+} (que são muito hidrofílicos para penetrar no interior apolar da membrana) através da membrana plasmática. Na difusão facilitada mediada por carreador, um soluto, como a glicose, liga-se a uma proteína carreadora específica em um lado da membrana e é liberado do outro lado após o carreador sofrer uma mudança de formato.

5. A osmose é um tipo de difusão, em que ocorre movimento efetivo de água através de uma membrana seletivamente permeável, de uma área de maior concentração de água para outra área de menor concentração. Em uma solução isotônica, os eritrócitos mantêm o seu formato normal; em uma solução hipotônica, eles aumentam de volume e sofrem lise; em uma solução hipertônica, eles encolhem e sofrem crenação.

6. Certas substâncias podem atravessar a membrana contra o seu gradiente de concentração por transporte ativo. As substâncias transportadas ativamente incluem íons, como Na^+, K^+, H^+, Ca^{2+}, I^- e Cl^-; aminoácidos; e monossacarídios. Duas fontes de energia impulsionam o transporte ativo: a energia obtida da hidrólise do ATP constitui a fonte no transporte primário, enquanto a energia armazenada em um gradiente de concentração de Na^+ ou H^+ é a fonte no transporte ativo secundário. A bomba de transporte ativo primário mais prevalente é a bomba de sódio-potássio, também conhecida como Na^+-K^+ ATPase. Os mecanismos de transporte ativo secundário incluem tanto simportadores quanto contratransportadores, que obtêm a energia por um gradiente de concentração de Na^+ ou H^+. Os simportadores movem duas substâncias na mesma direção através da membrana; enquanto os contratransportadores movem duas substâncias em direções opostas.

7. Na endocitose, pequenas vesículas desprendem-se da membrana plasmática para transportar material através da membrana para dentro da célula; na exocitose, as vesículas fundem-se com a membrana plasmática para mover materiais para fora da célula. A endocitose mediada por receptor refere-se à captação seletiva de grandes moléculas e partículas (ligantes) que se ligam a receptores específicos em áreas da membrana, denominadas depressões revestidas por clatrina. Na endocitose de fase líquida (pinocitose), a ingestão de líquido extracelular, uma vesícula circunda o líquido para capturá-lo dentro da célula.

8. A fagocitose consiste na ingestão de partículas sólidas. Alguns leucócitos destroem micróbios que entram no corpo, dessa maneira.

9. Na transcitose, as vesículas sofrem endocitose em um lado da célula, movem-se através da célula e sofrem exocitose no lado oposto.

3.4 Citoplasma

1. O citoplasma – que inclui todo o conteúdo celular envolvido pela membrana plasmática, com exceção do núcleo – consiste em citosol e organelas. O citosol é a porção líquida do citoplasma, que contém água, íons, glicose, aminoácidos, ácidos graxos, proteínas, lipídios, ATP e produtos de degradação metabólicos. Trata-se do local onde ocorrem muitas reações químicas necessárias para a existência da célula. As organelas são estruturas especializadas com formatos característicos, que desempenham funções específicas.

2. Os componentes do citoesqueleto, uma rede de vários tipos de filamentos proteicos que se estende por todo o citoplasma, inclue microfilamentos, filamentos intermediários e microtúbulos. O citoesqueleto fornece um arcabouço estrutural para a célula e é responsável pelos movimentos celulares.

3. O centrossomo consiste na matriz pericentriolar e em um par de centríolos. A matriz pericentriolar organiza os microtúbulos nas células que não se dividem e o fuso mitótico nas células em divisão.

4. Os cílios e os flagelos, que são projeções móveis da superfície celular, são formados pelos corpos basais. Os cílios movem líquidos ao longo da superfície celular, enquanto os flagelos movem uma célula inteira.

5. Os ribossomos consistem em duas unidades formadas no núcleo, que são compostos de RNA e proteínas ribossômicas. Atuam como locais de síntese de proteínas.

6. O retículo endoplasmático (RE) é uma rede de membranas que forma sacos ou túbulos achatados; estende-se da membrana nuclear para todo o citoplasma. O RE rugoso é salpicado por ribossomos que sintetizam proteínas. Em seguida, as proteínas entram no espaço dentro do RE para processamento e seleção. O RE rugoso produz proteínas secretoras, proteínas de membrana e proteínas de organelas; forma glicoproteínas; sintetiza fosfolipídios; e liga proteínas a fosfolipídios. O RE liso não tem ribossomos. Sintetiza ácidos graxos e esteroides; inativa ou destoxifica fármacos e outras substâncias potencialmente prejudiciais; remove o fosfato da glicose-6-fosfato; e libera íons cálcio que desencadeia a contração das fibras musculares.

7. O complexo de Golgi consiste em sacos achatados, denominados cisternas. As regiões de entrada, intermediária e de saída do complexo de Golgi contêm diferentes enzimas, que permitem que cada uma delas modifique, selecione e acondicione proteínas para transporte em vesículas secretoras, vesículas de membrana ou vesículas de transporte para diferentes destinos celulares.

8. Os lisossomos são vesículas envoltas por membrana, que contêm enzimas digestivas. Os endossomos, os fagossomos e as vesículas pinocíticas liberam substâncias para dentro dos lisossomos para degradação. Os lisossomos atuam na digestão de organelas desgastadas (autofagia), na digestão da própria célula (autólise) e na digestão extracelular.

9. Os peroxissomos contêm oxidases que oxidam aminoácidos, ácidos graxos e substâncias tóxicas; o peróxido de hidrogênio produzido no processo é destruído pela catalase. As proteases contidas nos proteassomos, outro tipo de organela, degradam continuamente proteínas desnecessárias, danificadas ou defeituosas, clivando-as em pequenos peptídios.

10. As mitocôndrias consistem em uma membrana mitocondrial externa lisa, em uma membrana mitocondrial interna contendo cristas mitocondriais e em uma cavidade preenchida por líquido, denominada matriz mitocondrial. Essas denominadas "usinas de energia" da célula produzem a maior parte do ATP de uma célula e podem desempenhar um importante papel na apoptose.

3.5 Núcleo

1. O núcleo consiste em uma membrana nuclear dupla; em poros nucleares, que controlam o movimento de substâncias entre o núcleo e o citoplasma; em nucléolos, que produzem ribossomos; e em genes organizados em cromossomos, que controlam a estrutura celular e dirigem as atividades celulares.

2. As células somáticas humanas têm 46 cromossomos, 23 herdados de cada genitor. A informação genética total contida em uma célula ou em um organismo é o seu genoma.

3.6 Síntese de proteínas

1. As células produzem proteínas por meio de transcrição e tradução da informação genética contida no DNA.

2. O código genético é o conjunto de regras que relacionam a sequência de tripletes (trincas) de bases do DNA com os códons de RNA correspondentes e os aminoácidos que eles especificam.

3. Na transcrição, a informação genética contida na sequência de tripletes de bases no DNA atua como molde para que as informações sejam copiadas em uma sequência complementar de códons no RNA mensageiro. A transcrição começa no DNA em uma região denominada promotor. As regiões do DNA que codificam a síntese de proteínas são denominadas éxons, enquanto as regiões não codificantes são denominadas íntrons.

4. O pré-mRNA recém-sintetizado é modificado antes de sair do núcleo.

5. No processo de tradução, a sequência de nucleotídios do mRNA especifica a sequência de aminoácidos de uma proteína. O mRNA liga-se a um ribossomo, os aminoácidos específicos ligam-se ao tRNA, e os anticódons de tRNA ligam-se aos códons do mRNA, colocando os aminoácidos específicos na posição adequada em um polipeptídio em crescimento. A tradução começa no códon de iniciação e termina no códon de terminação.

3.7 Divisão celular

1. A divisão celular, que é o processo pelo qual as células se reproduzem, consiste na divisão nuclear (mitose ou meiose) e na divisão citoplasmática (citocinese). A divisão celular que substitui células e acrescenta novas células é denominada divisão celular somática e envolve a mitose e a citocinese. A divisão celular que resulta na produção de gametas (espermatozoides e óvulos) é denominada divisão celular reprodutiva e consiste em meiose e citocinese.

2. O ciclo celular, uma sequência ordenada de eventos em que uma célula somática duplica o seu conteúdo e se divide em duas células, consiste na intérfase e em uma fase mitótica. As células somáticas humanas contêm 23 pares de cromossomos homólogos e, portanto, são diploides ($2n$). Antes da fase mitótica, as moléculas de DNA ou cromossomos se replicam, de modo que conjuntos idênticos de cromossomos possam ser transmitidos para a próxima geração de células.

3. Uma célula entre divisões, que está realizando todos os processos vitais, exceto a divisão, é considerada como estando na intérfase, que consiste em três fases: G_1, S e G_2. Durante a fase G_1, a célula replica as suas organelas e componentes citosólicos e começa a replicação dos centrossomos; durante a fase S, ocorre replicação do DNA; durante a fase G_2, são sintetizadas as enzimas e outras proteínas, e a replicação do centrossomo é concluída.

4. A mitose é a divisão dos cromossomos e a distribuição de dois conjuntos idênticos de cromossomos em núcleos separados e iguais; consiste na prófase, metáfase, anáfase e telófase.

5. Na citocinese, que habitualmente começa no final da anáfase e termina uma vez concluída a mitose, um sulco de clivagem se forma na placa de metáfase da célula e progride para dentro da célula até formar duas porções separadas de citoplasma.

6. Uma célula pode permanecer viva e funcional sem se dividir, pode crescer e se dividir, ou pode morrer. O controle da divisão celular depende de proteinoquinases dependentes de ciclina e de ciclinas específicas.

7. A apoptose refere-se à morte celular programada. Ela ocorre pela primeira vez durante o desenvolvimento embriológico e prossegue durante toda a vida de um organismo.

8. Determinados genes regulam tanto a divisão celular quanto a apoptose. A ocorrência de anormalidades nesses genes está associada a uma ampla variedade de doenças e distúrbios.

9. Na reprodução sexuada, cada novo organismo é o resultado da união de dois gametas diferentes, um de cada genitor. Os gametas contêm um único conjunto de cromossomos (23) e, portanto, são haploides (n).

10. A meiose é o processo que produz gametas haploides; consiste em duas divisões nucleares sucessivas, denominadas meiose I e meiose II. Durante a meiose I, os cromossomos homólogos sofrem sinapse (pareamento) e permuta (*crossing-over*); o resultado final consiste em duas células haploides geneticamente diferentes uma da outra e diferentes da célula parental diploide inicial que as produziu. Durante a meiose II, duas células haploides se dividem para formar quatro células haploides.

3.8 Diversidade celular

1. Os tamanhos das células são medidos em micrômetros. Um micrômetro (μm) é igual a 10^{-6} m. As células do corpo humano variam de 8 μm a 140 μm de tamanho.

2. O formato de uma célula está relacionado com a sua função.

3.9 Envelhecimento e células

1. O envelhecimento é um processo normal, acompanhado de alteração progressiva das respostas adaptativas homeostáticas do corpo.

2. Foram propostas muitas teorias sobre o envelhecimento, incluindo a cessação geneticamente programada da divisão celular, acúmulo de radicais livres e resposta autoimune intensificada.

Questões para avaliação crítica

1. A mucina é uma proteína presente na saliva e em outras secreções. Quando misturada com água, torna-se uma substância escorregadia conhecida como muco. Trace o percurso seguido pela mucina na célula, desde a sua síntese até a sua secreção, listando todas as organelas e os processos envolvidos.

2. Sam não consome álcool, enquanto seu irmão Sebastian bebe regularmente grandes quantidades de álcool. Se pudéssemos examinar os hepatócitos de cada um desses irmãos, poderíamos identificar uma diferença no RE liso e nos peroxissomos? Explique.

3. Os corredores de maratona podem sofrer desidratação devido à atividade física extrema. Que tipos de líquidos eles devem consumir para reidratar as suas células?

Respostas às questões das figuras

3.1 As três principais partes de uma célula são a membrana plasmática, o citoplasma e o núcleo.

3.2 O glicocálice é o revestimento glicídico na superfície extracelular da membrana plasmática. É composto pelas porções de carboidratos dos glicolipídios e das glicoproteínas de membrana.

3.3 A proteína de membrana que se liga à insulina atua como receptor.

3.4 Como a febre envolve um aumento da temperatura corporal, as taxas de todos os processos de difusão aumentariam.

3.5 As moléculas hidrofóbicas apolares (gases oxigênio, dióxido de carbono e nitrogênio; ácidos graxos; esteroides; e vitaminas lipossolúveis) juntamente com pequenas moléculas polares sem carga elétrica (água, ureia e pequenos alcoóis) movem-se através da bicamada lipídica da membrana plasmática pelo processo de difusão simples.

3.6 A concentração de K^+ é maior no citosol das células do corpo do que nos líquidos extracelulares.

3.7 Sim. A insulina promove a inserção do transportador de glicose (GluT) na membrana plasmática, o que aumenta a captação celular de glicose por difusão facilitada mediada por carreador.

3.8 Não. As concentrações de água nunca podem ser iguais nos dois braços, visto que o braço esquerdo contém água pura, e o braço direito contém uma solução com menos de 100% de água.

3.9 Uma solução de NaCl a 2% provocará crenação dos eritrócitos, visto que ela é hipertônica.

3.10 O ATP acrescenta um grupo fosfato à proteína da bomba, o que modifica o formato tridimensional da bomba. O ATP transfere energia para acionar a bomba.

3.11 No transporte ativo secundário, a hidrólise do ATP é utilizada indiretamente para impulsionar a atividade das proteínas simportadoras ou contratransportadoras; essa reação aciona diretamente a proteína da bomba no transporte ativo primário.

3.12 A transferrina, as vitaminas e os hormônios são outros exemplos de ligantes, que podem sofrer endocitose mediada por receptor.

3.13 A ligação de partículas a um receptor de membrana plasmática desencadeia a formação de pseudópodes.

3.14 A endocitose e a fagocitose mediada por receptor envolvem proteínas receptoras, o que não ocorre com a endocitose de fase líquida (pinocitose).

3.15 Os microtúbulos ajudam na formação dos centríolos, dos cílios e dos flagelos.

3.16 Uma célula sem um centrossomo provavelmente não será capaz de sofrer divisão celular.

3.17 Os cílios movem líquidos através das superfícies celulares, enquanto os flagelos movem uma célula inteira.

3.18 As subunidades ribossômicas maior e menor são sintetizadas separadamente no nucléolo dentro do núcleo e, em seguida, são organizadas no citoplasma.

3.19 O RE rugoso tem ribossomos fixados a ele, o que não ocorre com o RE liso. O RE rugoso sintetiza proteínas que serão exportadas da célula, enquanto o RE liso está associado à síntese de lipídios e a outras reações metabólicas.

3.20 A face de entrada recebe e modifica proteínas do RE rugoso; a face de saída modifica, seleciona e empacota moléculas que são transportadas para outros destinos.

3.21 Algumas proteínas são secretadas da célula por exocitose, algumas são incorporadas na membrana plasmática e outras ocupam vesículas de armazenamento que se transformam em lisossomos.

3.22 A digestão de organelas desgastadas pelos lisossomos é denominada autofagia.

3.23 As cristas mitocondriais aumentam a área de superfície disponível para as reações químicas e contêm algumas das enzimas necessárias para a produção de ATP.

3.24 A cromatina é um complexo de DNA, proteínas e algum RNA.

3.25 Um nucleossomo é uma molécula de DNA de fita dupla enrolada duas vezes em torno de um núcleo de oito histonas (proteínas).

3.26 As proteínas determinam as características físicas e químicas das células.

3.27 A sequência de bases AGCT do DNA seria transcrita na sequência de bases UCGA do mRNA pela RNA polimerase.

3.28 O sítio P mantém o tRNA ligado ao polipeptídio em crescimento. O sítio A mantém o tRNA carregando o próximo aminoácido a ser acrescentado ao polipeptídio em crescimento.

3.29 Quando um ribossomo encontra um códon de terminação no sítio A, ele libera a proteína completa a partir do tRNA final.

3.30 O DNA se replica durante a fase S da intérfase do ciclo celular.

3.31 A replicação do DNA precisa ocorrer antes da citocinese, de modo que cada uma das células novas tenha um genoma completo.

3.32 A citocinese começa habitualmente no final da anáfase.

3.33 Como resultado da permuta (crossing-over), os quatro gametas haploides são geneticamente diferentes uns dos outros e geneticamente diferentes da célula inicial que os produziu.

3.34 Durante a anáfase I da meiose, as cromátides pareadas são mantidas juntas por um centrômero e não se separam. Durante a anáfase da mitose, as cromátides pareadas separam-se, e os centrômeros desaparecem.

3.35 Os espermatozoides, que utilizam flagelos para sua locomoção, são as únicas células do corpo que precisam percorrer distâncias consideráveis.

CAPÍTULO 4

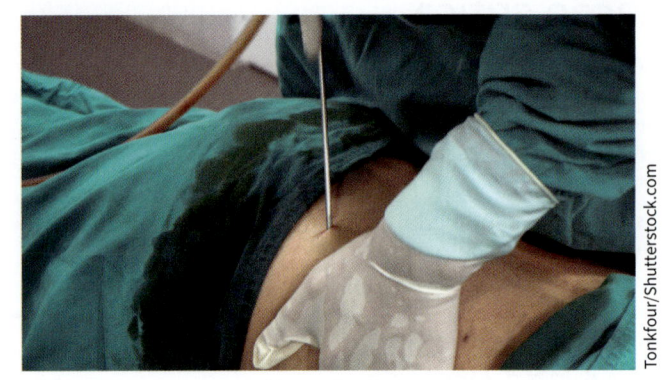

Lipoaspiração

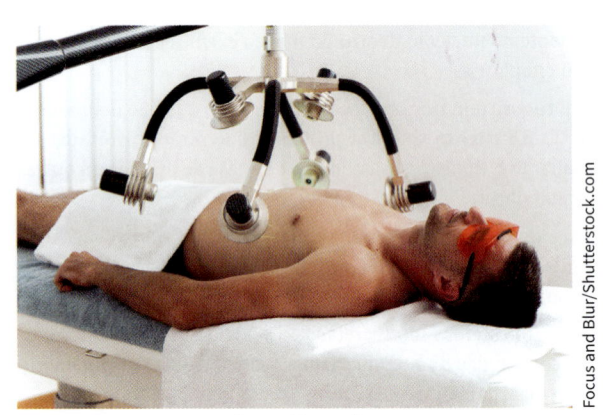

Laser Zerona®

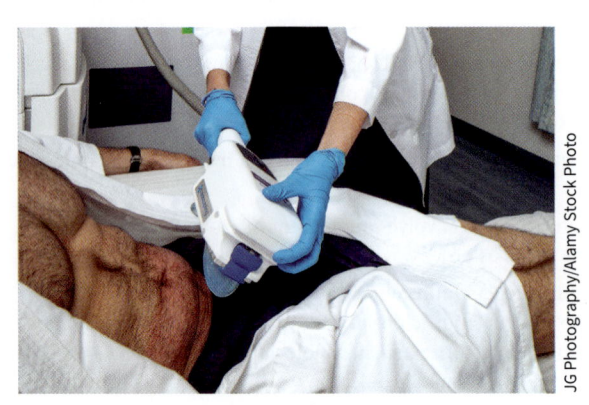

Cool Sculpting® (Criolipólise)

Consulte o boxe *Correlação clínica: técnicas de lipoescultura* na Seção 4.5 para descobrir que existem diversos procedimentos disponíveis para a remoção de gordura e para esculpir o corpo.

Nível Tecidual de Organização

Tecido e homeostasia

> Os quatro tipos básicos de tecidos no corpo humano contribuem para a homeostasia ao fornecer diversas funções, incluindo proteção, sustentação, comunicação entre as células e resistência às doenças, para citar apenas algumas.

Como você aprendeu no Capítulo 3, uma célula é uma coleção complexa de compartimentos, cada uma delas realizando uma série de reações bioquímicas que tornam a vida possível. No entanto, uma célula raramente funciona como uma unidade isolada no corpo. Em vez disso, as células geralmente trabalham em conjunto como parte dos tecidos. A estrutura e as propriedades de um tecido específico são influenciadas por fatores, tais como a natureza do material extracelular que envolve as células e as conexões entre as células que compõem o tecido. Os tecidos podem ser rígidos, semissólidos ou mesmo líquidos em sua consistência, conforme exemplificado pelos ossos, gordura e sangue. Além disso, os tecidos variam enormemente quanto aos tipos de células presentes, a forma como as células estão dispostas e o tipo de material extracelular.

4.1 Tipos de tecidos

OBJETIVO

- **Citar** os quatro tipos básicos de tecidos que constituem o corpo humano e **indicar** as características de cada um deles.

Um **tecido** é um grupo de células que geralmente apresentam uma origem comum em um embrião e funcionam em conjunto para realizar atividades especializadas. A **histologia** é a ciência que lida com o estudo dos tecidos. Um **patologista** é um médico que examina as células e os tecidos para ajudar outros médicos a realizar diagnósticos precisos. Uma das principais funções de um patologista é examinar tecidos para quaisquer alterações que possam indicar doenças.

Os tecidos corporais podem ser classificados em quatro tipos básicos, de acordo com a sua estrutura e função (**Figura 4.1**):

1. O **tecido epitelial** cobre as superfícies do corpo e reveste os órgãos ocos, cavidades corporais e os ductos; também forma as glândulas. Esse tecido permite ao corpo interagir com os ambientes interno e externo.
2. O **tecido conjuntivo** protege e sustenta o corpo e seus órgãos. Vários tipos de tecidos conjuntivos unem os órgãos, armazenam reservas de energia como gordura e ajudam a fornecer imunidade ao corpo contra organismos causadores de doenças.
3. O **tecido muscular** é composto por células especializadas para contração e geração de força. No processo, o tecido muscular gera calor que aquece o corpo.
4. O **tecido nervoso** detecta mudanças em uma variedade de condições dentro e fora do corpo e responde pela geração de sinais elétricos denominados potenciais de ação nervosos (impulsos nervosos) que ativam as contrações musculares e as secreções glandulares.

O tecido epitelial e a maioria dos tipos de tecido conjuntivo, exceto a cartilagem, ossos e sangue, são de natureza mais geral e possuem uma ampla distribuição no corpo. Esses tecidos são componentes da maioria dos órgãos do corpo e têm uma ampla gama de estruturas e funções. Vamos analisar o tecido epitelial e o tecido conjuntivo em alguns detalhes neste capítulo. As características gerais do tecido ósseo e do sangue serão introduzidas aqui, mas sua discussão detalhada é apresentada nos Capítulos 6 e 19, respectivamente. Da mesma forma, a estrutura e a função do tecido muscular e do tecido nervoso são introduzidas aqui e examinadas em detalhes nos Capítulos 10 e 12, respectivamente.

Normalmente, a maioria das células dentro de um tecido permanece ancorada a outras células ou estruturas. Apenas algumas poucas células, como os fagócitos, movem-se livremente através do corpo, procurando invasores para destruir. No entanto, muitas células migram extensivamente durante o crescimento e o processo de desenvolvimento antes do nascimento.

Correlação clínica

Biopsia

Uma biopsia é a remoção de uma amostra de tecido vivo para o exame microscópico. Esse procedimento é utilizado para auxiliar no diagnóstico de muitos distúrbios, principalmente câncer e para descobrir a causa de infecções e inflamações inexplicáveis. Tanto os tecidos normais quanto os potencialmente doentes são removidos para propósitos de comparação. Uma vez retiradas as amostras de tecido, cirurgicamente ou através de uma agulha e seringa, elas podem ser preservadas, coradas para destacar propriedades específicas ou cortadas em secções finas para a observação microscópica. Às vezes é realizada uma biopsia enquanto um paciente está anestesiado durante uma cirurgia para ajudar o médico a determinar o tratamento mais apropriado. Por exemplo, se uma biopsia do tecido da tireoide revela a presença de células malignas, o cirurgião pode seguir imediatamente com o procedimento mais apropriado.

Teste rápido

1. Defina um tecido.
2. Quais são os quatro tipos básicos de tecidos humanos?

FIGURA 4.1 Tipos de tecidos.

Cada um dos quatro tipos de tecidos apresenta diferentes células que variam em forma, estrutura, função e distribuição.

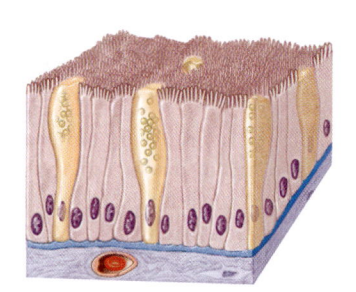

A. Tecido epitelial   **B.** Tecido conjuntivo   **C.** Tecido muscular   **D.** Tecido nervoso

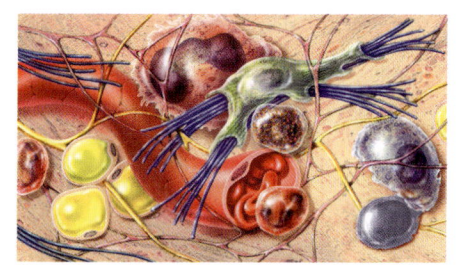

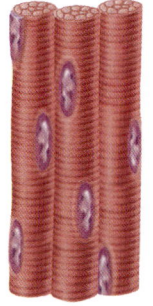

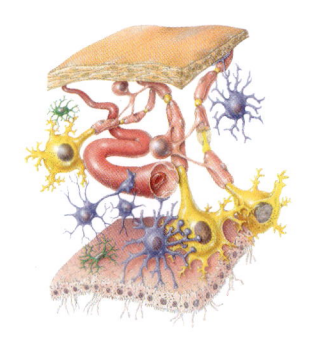

? Cite algumas das diferenças essenciais de função entre os quatro tipos de tecidos.

4.2 Junções celulares

OBJETIVO

- **Descrever** a estrutura e as funções dos cinco tipos principais de junções celulares.

Antes de analisar mais especificamente cada tipo de tecido, vamos examinar primeiro como as células são mantidas unidas para formar os tecidos. A maioria das células epiteliais e algumas células musculares e nervosas estão firmemente unidas em unidades funcionais. As **junções celulares** são pontos de contato entre as membranas plasmáticas das células teciduais. Aqui consideramos os cinco tipos mais importantes de junções celulares: junções de oclusão, junções de adesão, desmossomos, hemidesmossomos e junções comunicantes (*gap junctions*) (**Figura 4.2**).

Junções de oclusão

As **junções de oclusão** consistem em filamentos de proteínas transmembrana semelhantes a teias que unem as superfícies externas das membranas plasmáticas adjacentes para selar as vias de passagem entre as células adjacentes (**Figura 4.2 B**). Células do tecido epitelial que revestem o estômago, intestinos e bexiga urinária possuem muitas junções de oclusão. Elas inibem a passagem de substâncias entre as células e impedem o extravasamento do conteúdo desses órgãos para o sangue ou tecidos circundantes.

Junções de adesão

As **junções de adesão** contêm uma *placa*, uma camada densa de proteínas na face interna da membrana plasmática que se liga tanto a proteínas de membrana quanto aos microfilamentos do citoesqueleto (**Figura 4.2 B**). As glicoproteínas transmembranas

FIGURA 4.2 Junções celulares.

A maioria das células epiteliais e algumas células musculares e nervosas contêm junções celulares.

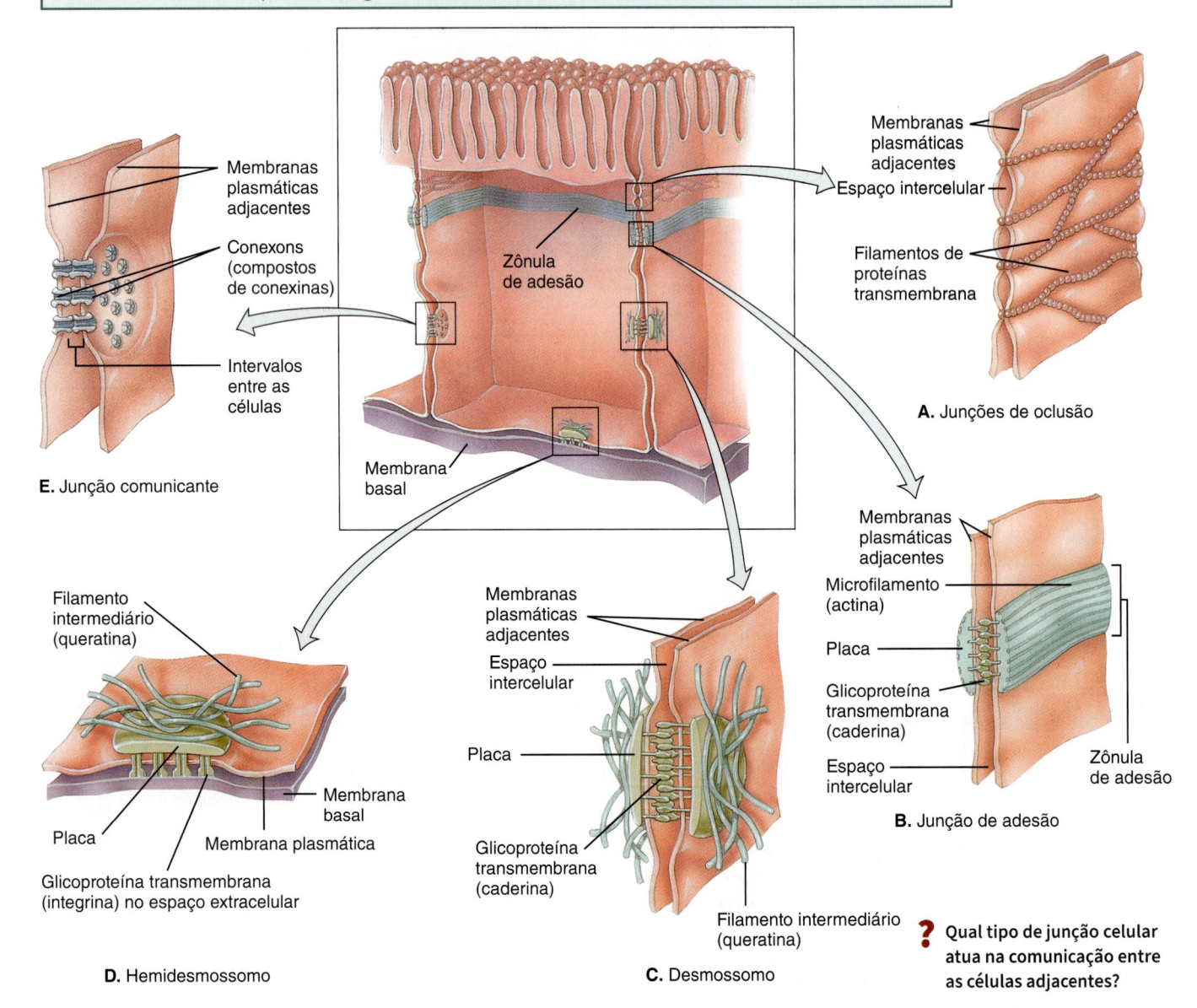

A. Junções de oclusão
B. Junção de adesão
C. Desmossomo
D. Hemidesmossomo
E. Junção comunicante

? Qual tipo de junção celular atua na comunicação entre as células adjacentes?

denominadas **caderinas** unem as células. Cada caderina se insere na placa do lado oposto da membrana plasmática, atravessa parcialmente o espaço intercelular (o espaço entre as células) e se conecta às caderinas de uma célula adjacente. Nas células epiteliais, as junções de adesão frequentemente formam zonas extensas denominadas **zônulas de adesão**, pois circundam a célula de forma semelhante ao de um cinto que circunda sua cintura. As junções de adesão ajudam as superfícies epiteliais a resistirem à separação durante várias atividades contráteis, como quando o alimento se movimenta pelos intestinos.

Desmossomos

Como as junções de adesão, os **desmossomos** contêm placas e possuem glicoproteínas transmembranas (caderinas) que se estendem para o espaço intercelular entre membranas celulares adjacentes e ligam as células entre si (**Figura 4.2 C**). Entretanto, ao contrário das junções de adesão, a placa de desmossomos não se liga aos microfilamentos. Em vez disso, uma placa de desmossomos se liga a elementos do citoesqueleto conhecidos como filamentos intermediários, que consistem na proteína queratina. Os filamentos intermediários se estendem dos desmossomos de um lado da célula através do líquido intracelular (citosol) para os desmossomos no lado oposto da célula. Esse arranjo estrutural contribui para a estabilidade das células e tecidos. Essas junções do tipo pontos de solda são comuns entre as células que compõem a epiderme (a camada mais externa da pele) e entre as células musculares cardíacas no coração. Os desmossomos impedem a separação das células epidérmicas sob tensão e as células musculares cardíacas de se distanciarem durante a contração.

Hemidesmossomos

Os **hemidesmossomos** se assemelham aos desmossomos, mas eles não ligam as células adjacentes. O nome surge do fato de que eles se assemelham à metade de um desmossomo (**Figura 4.2 D**). No entanto, as glicoproteínas transmembranas nos hemidesmossomos são as **integrinas** em vez de caderinas. No interior da membrana plasmática, as integrinas se ligam a filamentos intermediários compostos de proteína queratina. Na parte externa da membrana plasmática, as integrinas se ligam à proteína *laminina*, que está presente na membrana basal (discutido em breve). Assim, os hemidesmossomos ancoram as células não entre si, mas à membrana basal.

Junções comunicantes

Nas **junções comunicantes**, as proteínas de membrana chamadas **conexinas** formam minúsculos túneis cheios de fluidos chamados *conexons* que conectam as células vizinhas (**Figura 4.2 E**). As membranas plasmáticas das junções comunicantes não se unem como nas junções de oclusão, mas estão separadas por uma fenda intercelular muito estreita. Através dos conexons, íons e pequenas moléculas podem se difundir do citosol de uma célula para outra, mas a passagem de grandes moléculas, como proteínas intracelulares vitais é prevenida. A transferência de nutrientes e talvez resíduos metabólicos, ocorre através de junções comunicantes nos tecidos avasculares, tais como a lente e a córnea do olho. As junções comunicantes permitem que as células em um tecido se comuniquem umas com as outras. Em um embrião em desenvolvimento, alguns dos sinais químicos e elétricos que regulam o crescimento e a diferenciação celular se propagam através das junções comunicantes. As junções comunicantes também permitem que os impulsos nervosos ou musculares se espalhem rapidamente entre as células, um processo que é crucial para o funcionamento normal de algumas partes do sistema nervoso e para a contração dos músculos no coração, no trato gastrintestinal e no útero.

> **Teste rápido**
>
> 3. Qual tipo de junção celular impede o extravasamento de conteúdos de órgãos para os tecidos circundantes?
> 4. Quais tipos de junções celulares são encontrados no tecido epitelial?

4.3 Comparação entre os tecidos epiteliais e conjuntivos

OBJETIVO

- **Indicar** as principais diferenças entre os tecidos epiteliais e conjuntivos.

Antes de examinar o tecido epitelial e o tecido conjuntivo em mais detalhes, vamos comparar esses dois tecidos amplamente distribuídos (**Figura 4.3**). As principais diferenças estruturais entre um tecido epitelial e um tecido conjuntivo são imediatamente evidentes em um microscópio óptico. A primeira diferença óbvia é o número de células em relação à matriz extracelular (a substância entre as células). Em um tecido epitelial, muitas células estão fortemente compactadas com pouca ou nenhuma matriz extracelular, enquanto em um tecido conjuntivo uma grande quantidade de material extracelular separa as células, em geral, amplamente

FIGURA 4.3 Comparação entre os tecidos epitelial e conjuntivo.

> A proporção de células em relação à matriz extracelular é a diferença principal entre os tecidos epitelial e conjuntivo.

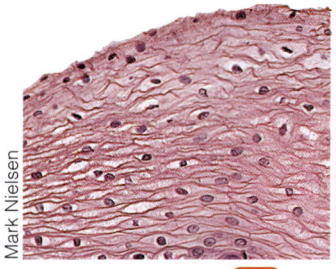

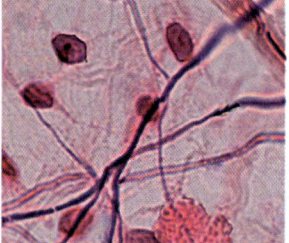

A. Tecido epitelial com muitas células densamente condensadas e pouco ou nenhuma matriz extracelular — MO 500x

B. Tecido conjuntivo com poucas células dispersas e rodeadas por grandes quantidades de matriz extracelular — MO 500x

? Qual relação entre os tecidos epitelial e conjuntivo é importante para a sobrevivência e função dos tecidos epiteliais?

dispersas. A segunda diferença óbvia é que um tecido epitelial não possui vasos sanguíneos, enquanto a maioria dos tecidos conjuntivos possui redes significativas de vasos sanguíneos. Na verdade, o tecido conjuntivo contém e distribui quase todos os vasos sanguíneos no corpo. Outra diferença importante é que o tecido epitelial quase sempre forma camadas de superfície e não é coberto por outro tecido. Uma exceção é o revestimento epitelial dos vasos sanguíneos, onde o sangue flui sobre o epitélio. Embora essas distinções estruturais essenciais sejam responsáveis pelas principais diferenças funcionais entre esses tipos de tecido, também levam a um elo comum. Como o tecido epitelial não tem vasos sanguíneos e forma superfícies, é sempre encontrado imediatamente adjacente ao tecido conjuntivo rico em vasos sanguíneos, o que lhe permite fazer as trocas com o sangue necessárias para o fornecimento de oxigênio e nutrientes e a remoção de resíduos, essenciais para sua sobrevivência e função.

Teste rápido

5. Por que os tecidos epiteliais e conjuntivos são encontrados adjacentes um ao outro?

4.4 Tecido epitelial

OBJETIVOS

- **Descrever** as características gerais do tecido epitelial
- **Listar** a localização, estrutura e função de cada tipo distinto de tecido epitelial.

Um **tecido epitelial** ou *epitélio* consiste em células dispostas em camadas contínuas, única ou múltiplas. Como as células estão densamente compactadas e são firmemente unidas por muitas junções celulares, há pouco espaço intercelular entre as membranas plasmáticas adjacentes. O tecido epitelial pode ser classificado em dois tipos gerais: (1) O **epitélio de revestimento** forma o revestimento externo da pele e de alguns órgãos internos e o revestimento interno de estruturas, tais como vasos sanguíneos, ductos, cavidades corporais e o revestimento dos sistemas respiratório, digestório, urinário e genital. Em outras palavras, cobre ou reveste uma superfície. (2) O **epitélio glandular** compõe a porção secretora das glândulas, como a glândula tireoide, glândulas suprarrenais (adrenais), glândulas sudoríparas e glândulas digestórias. Funcionalmente, o tecido epitelial protege, secreta (muco, hormônios e enzimas), absorve (nutrientes no canal digestório) e excreta (várias substâncias no trato urinário).

As várias superfícies das células epiteliais muitas vezes diferem em estrutura e têm funções especializadas. A **superfície apical** (*livre*) de uma célula epitelial está voltada para a superfície do corpo, uma cavidade corporal, o lúmen (espaço interior) de um órgão interno ou um ducto tubular que recebe secreções celulares (**Figura 4.4**). As superfícies apicais podem conter cílios ou microvilosidades. As **superfícies laterais** de uma célula epitelial, que estão voltadas para as células adjacentes de ambos os lados, podem conter junções oclusivas, junções de adesão, desmossomos e/ou junções comunicantes. A **superfície basal** de uma célula epitelial é oposta à superfície apical.

FIGURA 4.4 Superfícies de células epiteliais e a estrutura e localização da membrana basal.

A membrana basal está situada entre o tecido epitelial e o tecido conjuntivo.

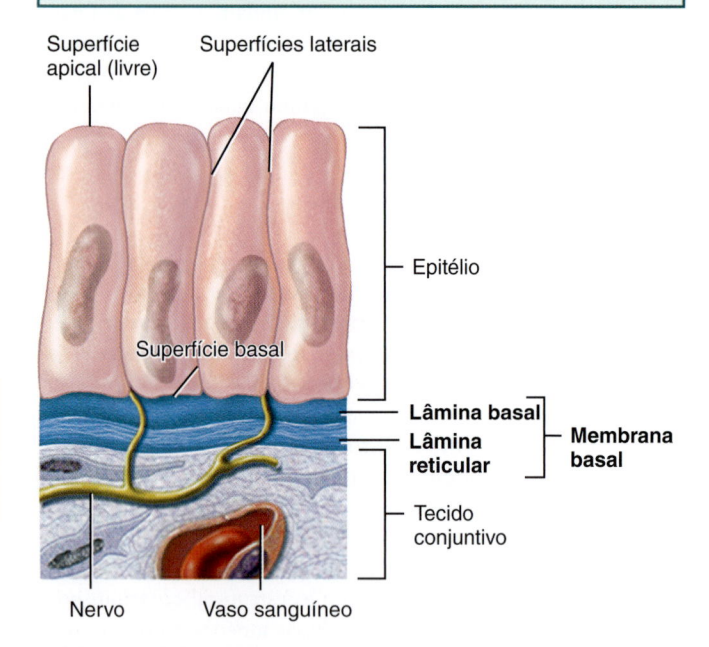

Correlação clínica

Membranas basais e doenças

Em certas condições, as membranas basais tornam-se consideravelmente espessas, em decorrência do aumento da produção de colágeno e laminina. Em casos não tratados de diabetes melito, ocorre espessamento da membrana basal de pequenos vasos sanguíneos (capilares), principalmente nos olhos e rins. Por causa disso, os vasos sanguíneos não funcionam adequadamente, podendo resultar em cegueira e insuficiência renal.

? Quais são as funções da membrana basal?

As superfícies basais da camada mais profunda de células epiteliais aderem a materiais extracelulares, como a membrana basal. Os hemidesmossomos nas superfícies basais da camada mais profunda de células epiteliais ancoram o epitélio à membrana basal (descrito a seguir). Quando nos referimos aos epitélios com várias camadas, a *camada apical* se refere à camada mais superficial de células e a *camada basal* é a camada mais profunda.

A **membrana basal** é uma fina camada extracelular que comumente consiste em duas camadas, a lâmina basal e a lâmina reticular. A *lâmina basal* está mais próxima das – e é secretada pelas – células epiteliais. Ela contém proteínas, tais como a laminina e o colágeno (descritos a seguir), bem como glicoproteínas e proteoglicanos (também descritos em breve). Como você já aprendeu, as moléculas de laminina na lâmina basal aderem a integrinas em hemidesmossomos e assim unem as células epiteliais à membrana basal (ver **Figura 4.2 D**). A *lâmina reticular* está mais próxima do tecido conjuntivo subjacente e contém proteínas como o colágeno produzido por células do tecido conjuntivo denominadas *fibroblastos* (ver **Figura 4.8**). Além disso, para unir e ancorar o epitélio ao tecido conjuntivo subjacente, as membranas basais possuem outras funções. Elas formam uma superfície ao longo da qual as células epiteliais migram durante o crescimento ou durante a cicatrização de feridas, restringem a passagem de moléculas maiores entre o epitélio e o tecido conjuntivo e participam da filtração sanguínea nos rins.

O tecido epitelial tem seu próprio suprimento nervoso, mas como mencionado anteriormente, é **avascular**, dependendo dos vasos sanguíneos do tecido conjuntivo adjacente para trazer nutrientes e remover resíduos. A troca de substâncias entre um tecido epitelial e um tecido conjuntivo ocorre por difusão.

Como o tecido epitelial forma os limites entre os órgãos do corpo ou entre o corpo e o ambiente externo, é repetidamente submetido ao estresse físico e a lesões. Uma alta taxa de divisão celular permite que o tecido epitelial se renove constantemente e seja reparado com a eliminação de células mortas ou lesionadas e substituição por novas células. O tecido epitelial apresenta diferentes funções no corpo; as mais importantes são a proteção, filtração, secreção, absorção e excreção. Além disso, o tecido epitelial se combina com o tecido nervoso para formar órgãos especiais para o olfato, audição, visão e tato.

Classificação do epitélio de revestimento

Os epitélios de revestimento são classificados de acordo com duas características: a disposição das células em camadas e o formato das células (**Figura 4.5**).

1. *Disposição das células em camadas* (**Figura 4.5**). As células estão dispostas em uma ou mais camadas, dependendo da função:

   a. O *epitélio simples* tem uma única camada de células que funciona na difusão, osmose, filtração, secreção ou absorção. **Secreção** é a produção e liberação de substâncias, tais como muco, suor ou enzimas. **Absorção** é a ingestão de líquidos ou outras substâncias, tal como o alimento digerido do trato intestinal.

   b. O *epitélio pseudoestratificado* parece ter múltiplas camadas de células, porque os núcleos celulares se encontram em níveis diferentes e nem todas as células alcançam a superfície apical; na verdade é um epitélio simples porque todas as suas células repousam sobre a membrana basal. As células que se estendem até a superfície apical podem conter cílios; outras (células caliciformes) secretam muco.

   c. O *epitélio estratificado* possui duas ou mais camadas de células que protegem os tecidos subjacentes em locais onde há um desgaste considerável.

2. *Formato das células* (**Figura 4.5**). As células epiteliais variam em forma dependendo de sua função:

   a. As *células pavimentosas* (planas ou achatadas) são finas, permitindo a passagem rápida de substâncias através delas.

   b. As *células cúbicas* são tão altas quanto largas e têm a forma de cubos ou hexágonos. Elas podem ter microvilosidades em sua superfície apical e apresentam tanto a função de secreção quanto de absorção.

   c. As *células colunares* (prismáticas) são muito mais altas do que largas, como colunas, e protegem os tecidos subjacentes. Suas superfícies apicais podem conter cílios ou microvilosidades e muitas vezes são especializadas para a secreção e a absorção.

   d. As *células de transição* mudam de forma, de pavimentosas para cúbicas e vice-versa, como órgãos do sistema urinário, como a bexiga urinária que se estica (distende) para um tamanho maior e, em seguida, se comprime para um tamanho menor.

Quando combinamos as duas características (as disposições em camadas e as formas das células), nós criamos os seguintes tipos de tecidos epiteliais:

I. **Epitélio simples**

   A. Epitélio pavimentoso simples
      1. Endotélio (reveste o coração, vasos sanguíneos, vasos linfáticos)
      2. Mesotélio (forma uma camada epitelial em membranas serosas)
   B. Epitélio cúbico simples
   C. Epitélio colunar simples
      1. Não ciliado (ausência de cílios)
      2. Ciliado (contém cílios)
   D. Epitélio colunar pseudoestratificado
      1. Não ciliado (ausência de cílios)
      2. Ciliado (contém cílios)

II. **Epitélio estratificado**

   A. Epitélio pavimentoso estratificado*
      1. Não queratinizado (ausência de queratina)
      2. Queratinizado (contém queratina)
   B. Epitélio cúbico estratificado*
   C. Epitélio colunar estratificado*
   D. Epitélio de transição ou urotélio (reveste a maior parte do trato urinário)

*Esta classificação do epitélio estratificado é baseada no formato celular na superfície apical.

FIGURA 4.5 Formatos das células e organização das camadas do epitélio de revestimento.

O formato das células e o arranjo das camadas são as bases para a classificação do epitélio de revestimento.

Disposição das camadas: Simples, Pseudoestratificada, Estratificada (Membrana basal)

Formato celular: Pavimentoso, Cúbico, Colunar (prismático) (Membrana basal)

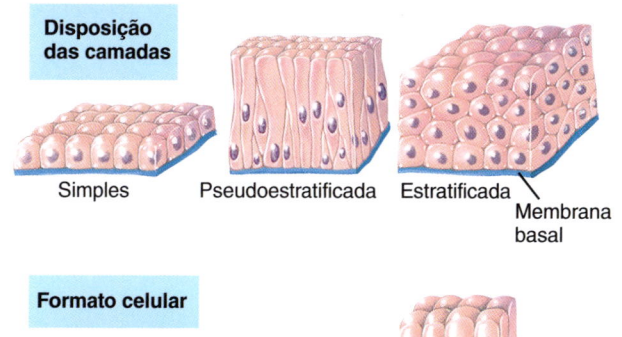

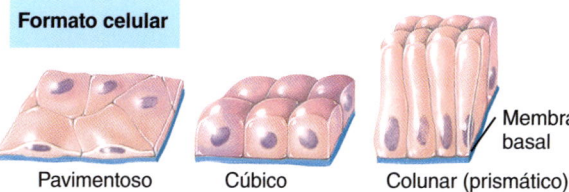

? Qual formato celular é mais bem adaptado ao movimento rápido de substâncias de uma célula para outra?

Epitélio de revestimento

Como observado anteriormente, o epitélio de revestimento forma a cobertura externa da pele e de alguns órgãos internos. Também forma o revestimento interno dos vasos sanguíneos, ductos e cavidades corporais, além do interior dos sistemas respiratório, digestório, urinário e reprodutor. A **Tabela 4.1** descreve o epitélio de revestimento em mais detalhes. A discussão de cada tipo consiste em uma fotomicrografia, um diagrama correspondente e uma gravura que identifica a localização principal do tecido no corpo. As descrições, localizações e funções dos tecidos acompanham cada ilustração.

TABELA 4.1 Tecido epitelial: epitélio de revestimento.

A. Epitélio pavimentoso simples

Descrição	O **epitélio pavimentoso simples** é uma camada única de células achatadas que se assemelha a um piso em mosaico quando visto da superfície apical; o núcleo localizado centralmente é achatado e em forma oval ou esférica.
Localização	Mais comumente (1) reveste os sistemas cardiovascular e linfático (coração, vasos sanguíneos, vasos linfáticos), onde é conhecido como **endotélio** e (2) forma a camada epitelial das membranas serosas das cavidades abdominal e torácica (peritônio, pleura, pericárdio), onde é denominado **mesotélio**. Também encontrado nos alvéolos pulmonares, cápsula glomerular dos rins, superfície interna da córnea, superfície interna da membrana timpânica.
Função	Presente nos locais de filtração (como a filtração do sangue nos rins) ou de difusão (como a difusão do oxigênio nos vasos sanguíneos dos pulmões) e no local de secreção nas membranas serosas. Não encontrado em áreas do corpo sujeitas ao estresse mecânico (desgaste).

Vista de superfície do epitélio pavimentoso simples do revestimento mesotelial do peritônio.

Corte do peritônio do intestino delgado com epitélio pavimentoso simples (mesotélio).

Epitélio pavimentoso simples

(continua)

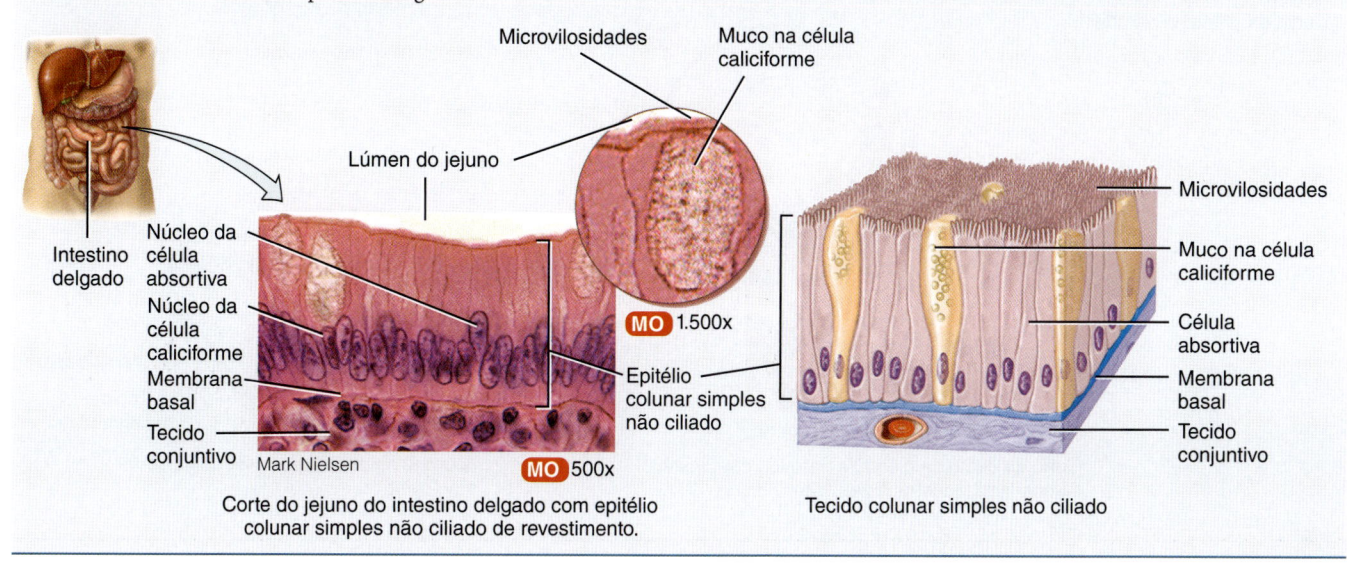

TABELA 4.1	Tecido epitelial: epitélio de revestimento. (*continuação*)

B. Epitélio cúbico simples

Descrição	O **epitélio cúbico simples** é uma camada única de células em forma de cubo; núcleo arredondado, localizado centralmente. A forma cúbica da célula é evidente quando o tecido é seccionado e visto de lado. (Nota: Células estritamente cúbicas não poderiam formar pequenos tubos; essas células cúbicas têm o formato mais piramidal, mas ainda assim são quase tão altas quanto largas na base).
Localização	Cobre a superfície do ovário; reveste a superfície anterior da cápsula da lente do olho; forma o epitélio pigmentado na superfície posterior da retina do olho; reveste os túbulos renais e ductos menores de muitas glândulas; compõe a porção secretora de algumas glândulas, como a glândula tireoide e ductos de algumas glândulas, como o pâncreas.
Função	Secreção e absorção.

Corte dos túbulos renais com epitélio cúbico simples.

Epitélio cúbico simples

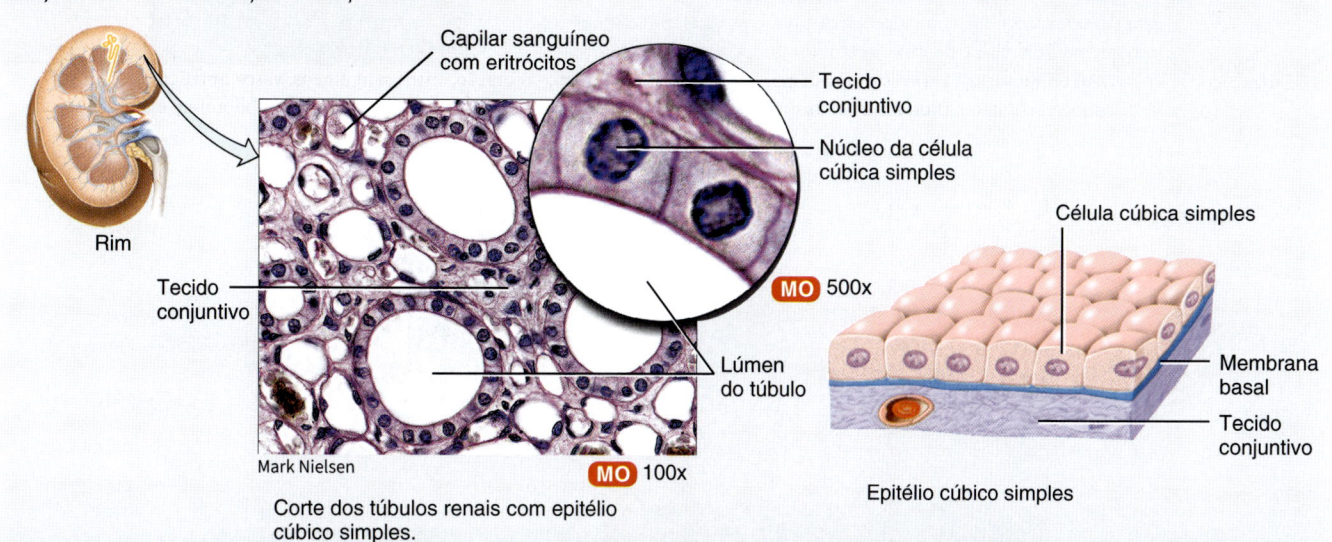

C. Epitélio colunar simples não ciliado

Descrição	O **epitélio colunar simples não ciliado** é uma camada única de células em forma de coluna não ciliada com núcleos ovais próximos à base das células; contém (1) células epiteliais colunares com microvilosidades na superfície apical e (2) células caliciformes. As **microvilosidades**, projeções citoplasmáticas digitiformes, aumentam a área de superfície da membrana plasmática (ver **Figura 3.1**), aumentando assim a taxa de absorção da célula. As **células caliciformes** são células epiteliais colunares modificadas que secretam muco, um líquido ligeiramente viscoso, em suas superfícies apicais. Antes da liberação, o muco se acumula na porção superior da célula, fazendo-a inchar e tornando-a semelhante a uma taça ou copo de vinho.
Localização	Reveste o canal digestório (do estômago ao ânus), ductos de muitas glândulas e vesícula biliar.
Função	Secreção e absorção; as células colunares maiores contêm mais organelas e, portanto, são capazes de um maior nível de secreção e absorção que as células cúbicas. O muco secretado lubrifica os revestimentos dos tratos digestório, respiratório e genital e a maior parte do trato urinário; ajuda a evitar a destruição do revestimento estomacal pelo suco gástrico ácido secretado pelo estômago.

Corte do jejuno do intestino delgado com epitélio colunar simples não ciliado de revestimento.

Tecido colunar simples não ciliado

(*continua*)

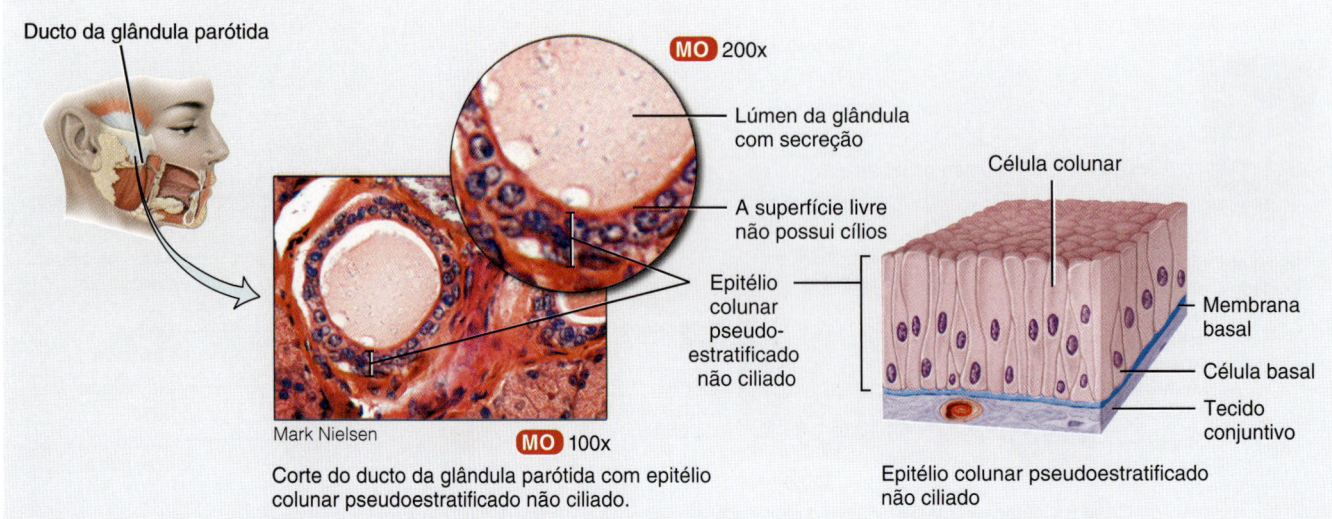

TABELA 4.1 Tecido epitelial: epitélio de revestimento. (continuação)

D. Epitélio colunar simples ciliado

Descrição O **epitélio colunar simples ciliado** é uma camada única de células ciliadas em forma de coluna com núcleos ovais próximos à base das células. As células caliciformes são geralmente intercaladas.

Localização Reveste alguns bronquíolos do trato respiratório, tuba uterina, útero, alguns seios paranasais, canal central da medula espinal e ventrículos do cérebro.

Função No trato respiratório, os cílios batem em uníssono, movendo o muco e as partículas estranhas em direção à garganta, onde podem ser expectorados, engolidos ou cuspidos. A tosse e os espirros aceleram o movimento dos cílios e do muco. Os cílios também ajudam a mover os oócitos (óvulos imaturos) expelidos dos ovários a partir das tubas uterinas para o útero.

Epitélio colunar simples ciliado da tuba uterina (MEV 6.000x)

Corte da tuba uterina com epitélio colunar simples ciliado. (MO 500x, MO 640x)

Epitélio colunar simples ciliado

E. Epitélio colunar pseudoestratificado não ciliado

Descrição O **epitélio colunar pseudoestratificado não ciliado** parece ter várias camadas, porque os núcleos das células estão em vários níveis. Apesar de todas as células estarem ligadas à membrana basal em uma única camada, algumas células não se estendem para a superfície apical. Quando vistas de lado, essas características dão a falsa impressão de um tecido em multicamadas – por isso, o nome epitélio pseudoestratificado. Contém células sem cílios e também carece de células caliciformes.

Localização Reveste o epidídimo, ductos de muitas glândulas e partes da uretra masculina.

Função Absorção e secreção.

Corte do ducto da glândula parótida com epitélio colunar pseudoestratificado não ciliado. (MO 100x, MO 200x)

Epitélio colunar pseudoestratificado não ciliado

(continua)

TABELA 4.1	Tecido epitelial: epitélio de revestimento. (*continuação*)

F. Epitélio colunar pseudoestratificado ciliado

Descrição O **epitélio colunar pseudoestratificado ciliado** parece ter várias camadas, porque os núcleos celulares estão em vários níveis. Todas as células são ligadas à membrana basal em uma única camada, mas algumas células não se estendem até a superfície apical. Quando visto de lado, essas características dão uma falsa impressão de um tecido em multicamadas. Contém células que se estendem para a superfície e secretam muco (células caliciformes) ou que contêm cílios.

Localização Reveste as vias respiratórias de grande parte do trato respiratório superior.

Função Secreta muco que retém partículas estranhas e os cílios varrem o muco para eliminação do corpo.

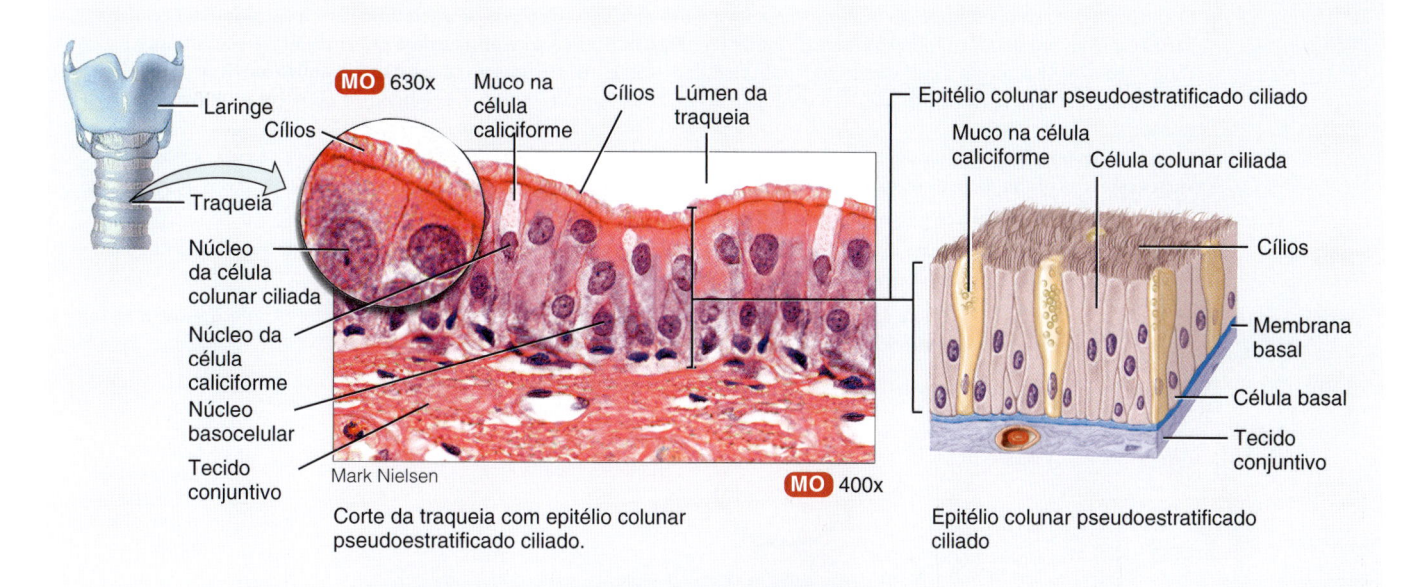

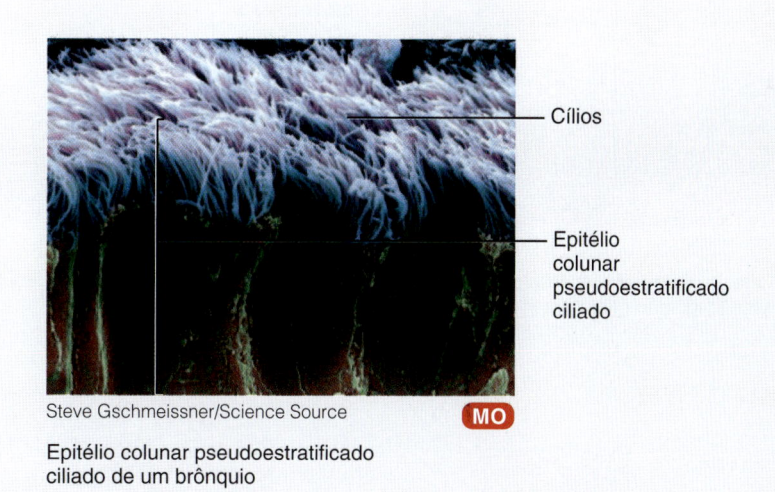

Corte da traqueia com epitélio colunar pseudoestratificado ciliado.

Epitélio colunar pseudoestratificado ciliado

Epitélio colunar pseudoestratificado ciliado de um brônquio

(*continua*)

TABELA 4.1 Tecido epitelial: epitélio de revestimento. (*continuação*)

G. Epitélio pavimentoso estratificado

Descrição O **epitélio pavimentoso estratificado** tem duas ou mais camadas de células; as células na camada apical e em algumas camadas profundas a ela são pavimentosas; as células das camadas mais profundas variam de cúbicas a colunares. À medida que as células basais se dividem, as células-filhas que surgem das divisões celulares são empurradas para cima em direção à camada apical. À medida que se movem em direção à superfície e longe do suprimento sanguíneo no tecido conjuntivo subjacente, elas se tornam desidratadas e menos ativas metabolicamente. As proteínas rígidas predominam à medida que o citoplasma é reduzido e as células se tornam estruturas rígidas e resistentes que eventualmente morrem. Na camada apical, depois que as células mortas perdem as junções celulares, elas são eliminadas, sendo substituídas continuamente conforme novas células emergem basocelular.

O *epitélio pavimentoso estratificado queratinizado* desenvolve uma camada rígida de queratina na camada apical das células e várias camadas profundas em relação à camada apical (ver **Figura 5.3**). (A **queratina** é uma proteína intracelular fibrosa e rígida que ajuda a proteger a pele e os tecidos subjacentes do calor, microrganismos e substâncias químicas). A quantidade relativa de queratina aumenta nas células à medida que elas se afastam do suprimento sanguíneo nutritivo e as organelas morrem.

O *epitélio pavimentoso estratificado não queratinizado* não contém grandes quantidades de queratina na camada apical e em várias camadas profundas e é constantemente umedecido por muco das glândulas salivares e mucosas; as células de superfície não morrem nesse epitélio; em vez disso, são eliminadas antes de morrer.

Localização A variedade queratinizada forma uma camada superficial de pele; a variedade não queratinizada reveste superfícies úmidas (revestimento da boca, esôfago, parte da epiglote, parte da faringe e vagina) e cobre a língua.

Função Proteção contra abrasão, perda de água, radiação ultravioleta e invasão de microrganismos ou corpos estranhos. Ambos os tipos formam a primeira linha de defesa contra microrganismos.

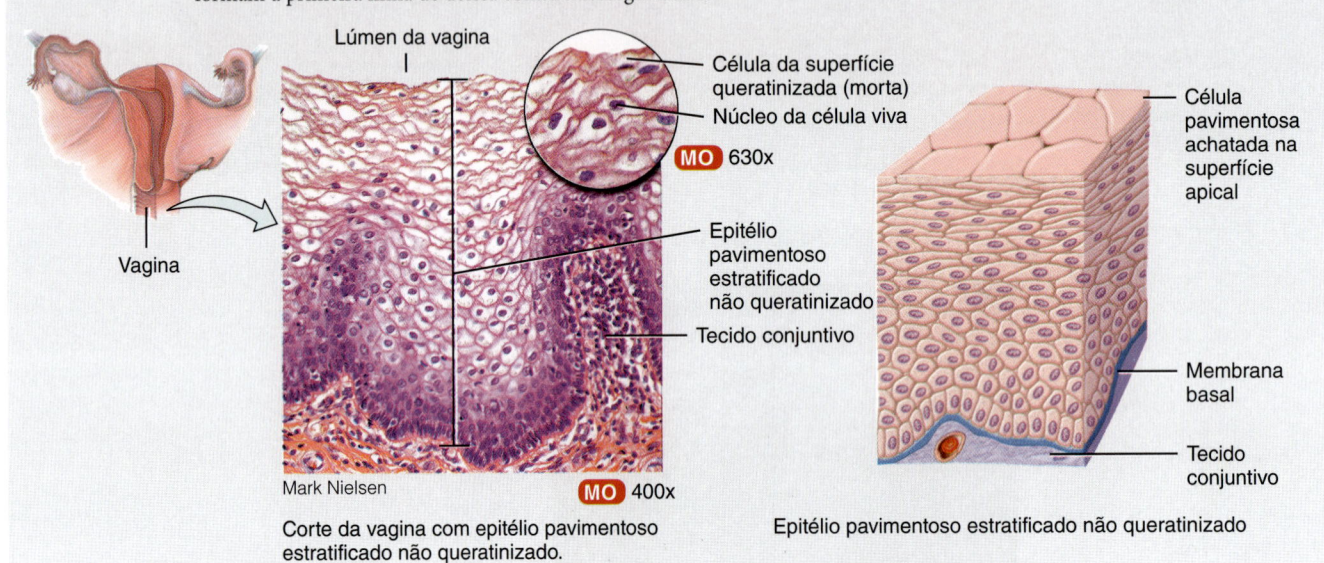

Corte da vagina com epitélio pavimentoso estratificado não queratinizado.

Epitélio pavimentoso estratificado não queratinizado

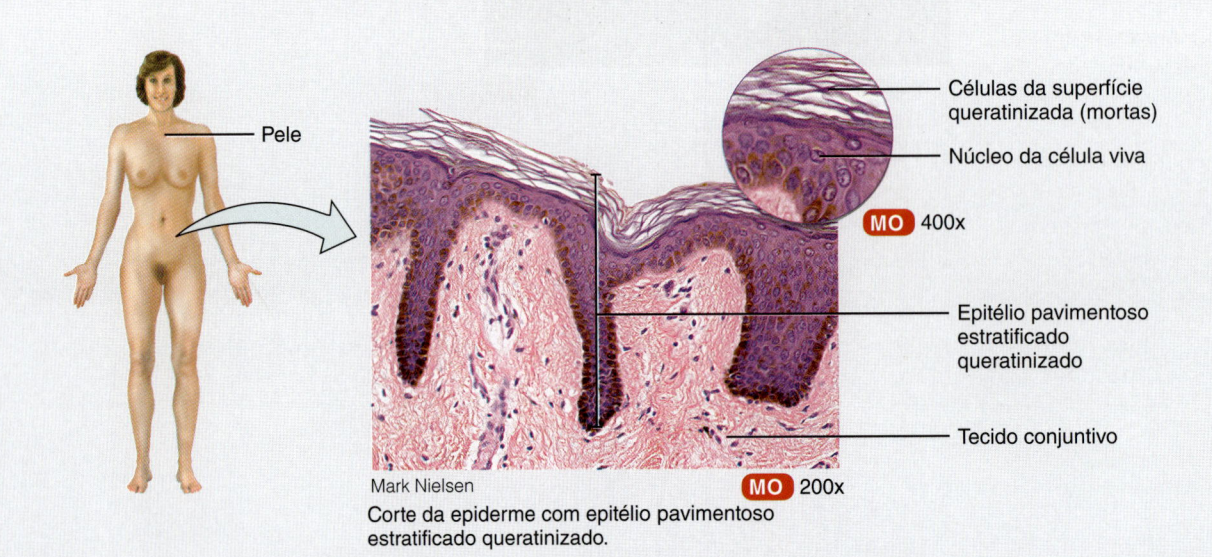

Corte da epiderme com epitélio pavimentoso estratificado queratinizado.

(*continua*)

CAPÍTULO 4 Nível Tecidual de Organização

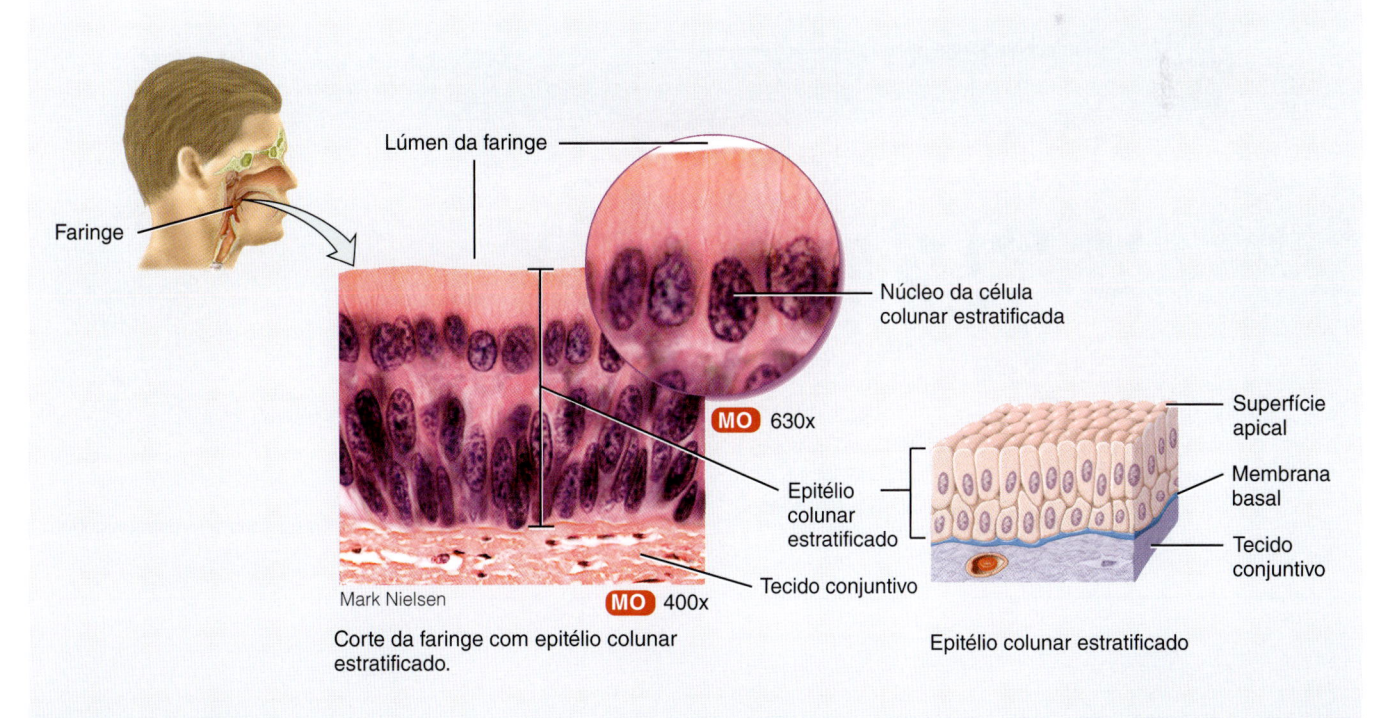

TABELA 4.1	Tecido epitelial: epitélio de revestimento. (*continuação*)

H. Epitélio cúbico estratificado

Descrição	O **epitélio cúbico estratificado** tem duas ou mais camadas de células; as células na camada apical têm forma cúbica; tipo bastante raro.
Localização	Ductos de glândulas sudoríparas e glândulas esofágicas em adultos, parte da uretra masculina.
Função	Proteção; secreção e absorção limitadas.

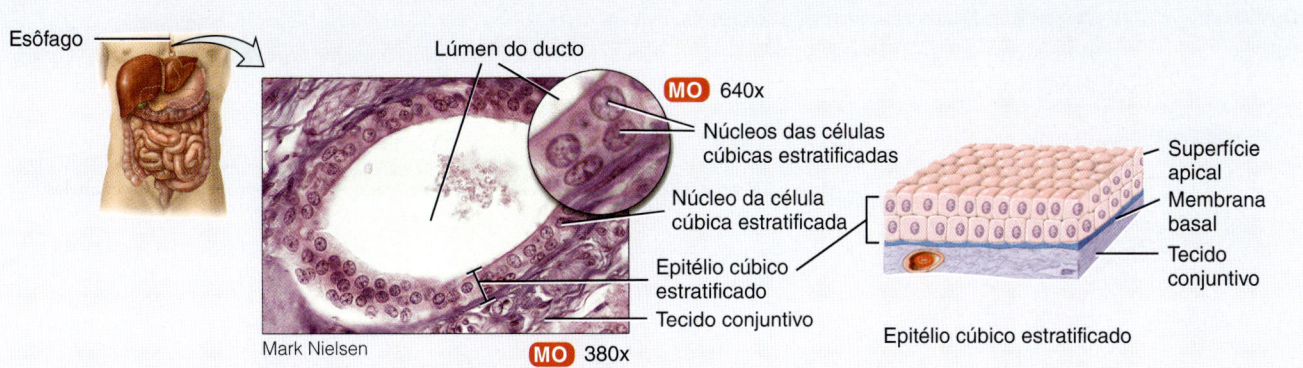

Vista do ducto de uma glândula esofágica com epitélio cúbico estratificado.

Epitélio cúbico estratificado

I. Epitélio colunar estratificado

Descrição	As camadas basais no **epitélio colunar estratificado** consistem geralmente em células com formatos irregulares e encurtadas; apenas a camada apical tem células colunares; pouco comum.
Localização	Reveste parte da uretra; grandes ductos excretores de algumas glândulas, como as glândulas esofágicas; pequenas áreas na membrana da mucosa anal; parte da conjuntiva dos olhos.
Função	Proteção e secreção.

Corte da faringe com epitélio colunar estratificado.

Epitélio colunar estratificado

(*continua*)

TABELA 4.1	Tecido epitelial: epitélio de revestimento. (*continuação*)

J. Epitélio de transição (Urotélio)

Descrição	O **epitélio de transição** tem uma aparência variável (de transição) e é exclusivo do sistema urinário. Em estado relaxado ou não alongado, parece um epitélio cúbico estratificado, exceto pelo fato de as células da camada apical tenderem a ser grandes e arredondadas. À medida que o tecido é esticado, as células tornam-se mais achatadas, dando a aparência de epitélio pavimentoso estratificado. As múltiplas camadas e a elasticidade o tornam ideal para o revestimento de estruturas ocas (bexiga urinária) sujeitas à expansão de dentro para fora.
Localização	Reveste a bexiga urinária, ureteres e porções da uretra.
Função	Permite que os órgãos urinários estirem e mantenham o revestimento protetor, enquanto armazenam quantidades variáveis de líquido, sem ruptura.

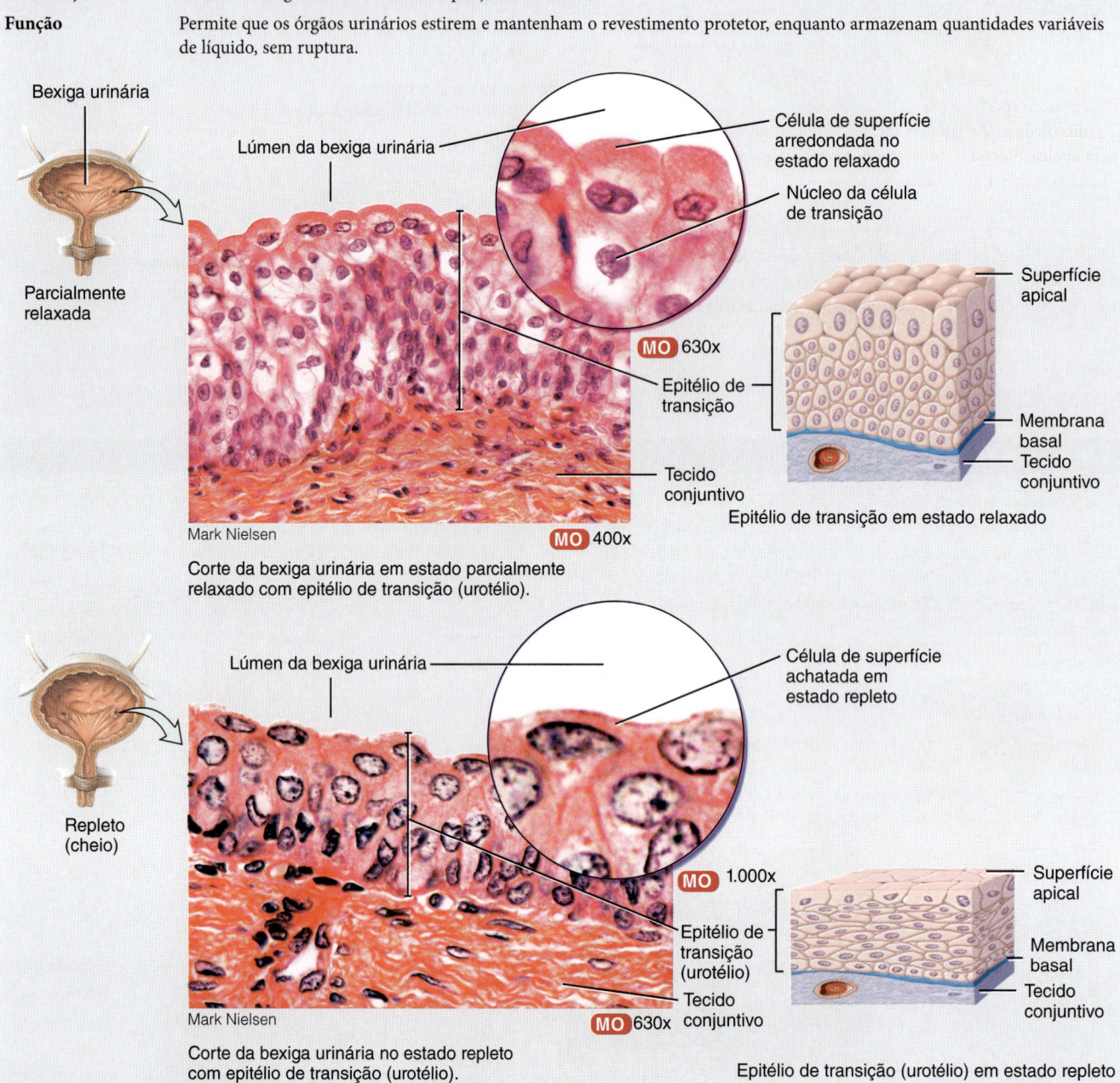

Corte da bexiga urinária em estado parcialmente relaxado com epitélio de transição (urotélio).

Epitélio de transição em estado relaxado

Corte da bexiga urinária no estado repleto com epitélio de transição (urotélio).

Epitélio de transição (urotélio) em estado repleto

Correlação clínica

Teste de Papanicolaou

Um **teste de Papanicolaou**, também chamado *exame preventivo*, envolve coleta e exame microscópico de células epiteliais que foram coletadas da camada apical de um tecido. Um tipo muito comum de teste de Papanicolaou envolve o exame de células do epitélio pavimentoso estratificado não queratinizado do colo uterino (porção inferior) do útero. Esse tipo de exame é realizado principalmente para detectar mudanças precoces nas células do sistema reprodutor feminino que possam indicar uma condição pré-cancerígena ou um câncer. Na realização de um esfregaço de Papanicolaou, as células são raspadas do tecido e depois espalhadas em uma lâmina de microscópio. As lâminas são então enviadas a um laboratório para análise. Recomenda-se que os exames preventivos sejam realizados a cada 3 anos, a partir dos 21 anos de idade. Recomenda-se ainda que as mulheres de 30 a 65 anos devem realizar os testes de Papanicolaou e do HPV (papilomavírus humano) a cada 5 anos ou um teste de Papanicolaou isolado a cada 3 anos. As mulheres com determinados fatores de risco elevados podem necessitar do rastreamento mais frequente ou mesmo continuar a realizar esse exame após os 65 anos de idade.

Epitélio glandular

A função do epitélio glandular é a secreção, que é realizada por células glandulares que muitas vezes se encontram em aglomerados profundos em relação ao epitélio de revestimento. Uma **glândula** consiste no epitélio que secreta substâncias em ductos (tubos), em uma superfície ou eventualmente para o sangue, na ausência de ductos. Todas as glândulas do corpo são classificadas como endócrinas ou exócrinas.

As secreções das **glândulas endócrinas** (Tabela 4.2), denominadas hormônios, entram no líquido intersticial e depois se difundem na corrente sanguínea sem fluir através de um ducto. As glândulas endócrinas serão descritas em detalhes no Capítulo 18. As secreções endócrinas têm efeitos de longo alcance, porque são distribuídas em todo o corpo pela corrente sanguínea.

As **glândulas exócrinas** (Tabela 4.2) secretam seus produtos em ductos que se esvaziam em um epitélio que realiza o revestimento de uma superfície, como a superfície da pele ou o lúmen de um órgão oco. As secreções das glândulas exócrinas apresentam efeitos limitados e algumas delas seriam prejudiciais se entrassem na corrente sanguínea. Como você vai aprender mais tarde no texto, algumas glândulas do corpo, tais como o pâncreas, ovários e testículos, são glândulas mistas que contêm tanto tecido endócrino quanto exócrino.

Classificação estrutural das glândulas exócrinas.

As glândulas exócrinas são classificadas como unicelulares ou multicelulares. Como o nome indica, as **glândulas unicelulares** são glândulas de células únicas. As células caliciformes são importantes glândulas exócrinas unicelulares que secretam muco diretamente sobre a superfície apical de um epitélio de revestimento. A maior parte das glândulas exócrinas são **glândulas multicelulares**, compostas de muitas células que formam uma estrutura microscópica distinta ou órgão macroscópico. Exemplos incluem glândulas sudoríparas (suor), sebáceas (óleo) e salivares.

As glândulas multicelulares são categorizadas de acordo com dois critérios: (1) se seus ductos são ramificados ou não ramificados e (2) a forma das porções secretoras da glândula (**Figura 4.6**).

Se o ducto da glândula não se ramifica, é uma **glândula simples** (**Figura 4.6 A–E**). Se o ducto se ramifica, é uma **glândula composta** (**Figura 4.6 F–H**). Glândulas com partes tubulares secretoras são **glândulas tubulosas**; aquelas com porções secretoras arredondadas são **glândulas acin**osas, também denominadas *glândulas*

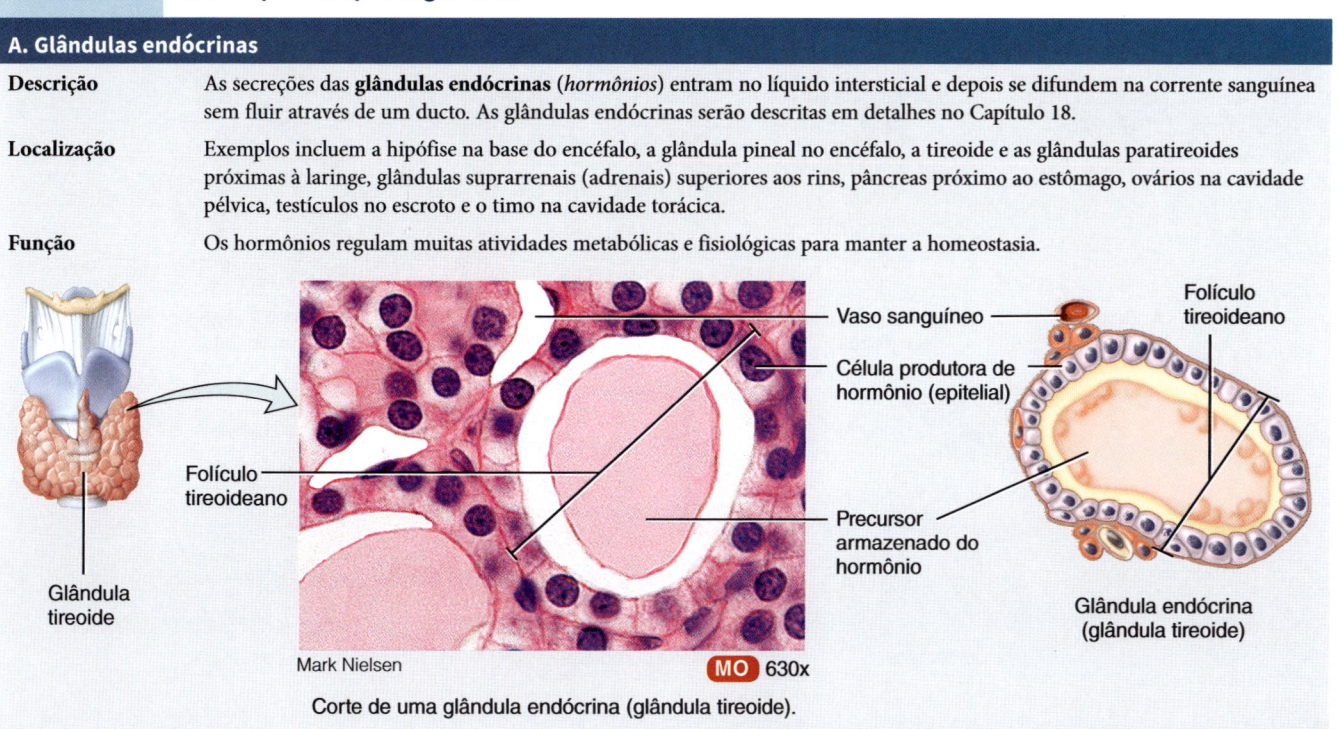

TABELA 4.2 Tecido epitelial: epitélio glandular.

A. Glândulas endócrinas

Descrição	As secreções das **glândulas endócrinas** (*hormônios*) entram no líquido intersticial e depois se difundem na corrente sanguínea sem fluir através de um ducto. As glândulas endócrinas serão descritas em detalhes no Capítulo 18.
Localização	Exemplos incluem a hipófise na base do encéfalo, a glândula pineal no encéfalo, a tireoide e as glândulas paratireoides próximas à laringe, glândulas suprarrenais (adrenais) superiores aos rins, pâncreas próximo ao estômago, ovários na cavidade pélvica, testículos no escroto e o timo na cavidade torácica.
Função	Os hormônios regulam muitas atividades metabólicas e fisiológicas para manter a homeostasia.

Corte de uma glândula endócrina (glândula tireoide).

(continua)

TABELA 4.2 Tecido epitelial: epitélio glandular. (*continuação*)

B. Glândulas exócrinas

Descrição — Os produtos secretados pelas **glândulas exócrinas** são liberados em ductos que se esvaziam em um epitélio que cobre ou reveste uma superfície, tais como a superfície da pele ou o lúmen de um órgão oco.

Localização — Glândulas sudoríparas (sudoríferas, segundo a Terminologia Anatômica Internacional), sebáceas e ceruminosas da pele; glândulas digestivas como glândulas salivares (secretam na cavidade bucal) e pâncreas (secreta no intestino delgado).

Função — Produzem substâncias como o suor para ajudar a baixar a temperatura corporal, óleo, cerume, saliva ou enzimas digestivas.

Pele — Porção secretória da glândula sudorípara

Lúmen do ducto da glândula sudorípara
Núcleo da célula secretória da glândula sudorípara
Membrana basal

Mark Nielsen
MO 400x
Corte da porção secretória de uma glândula exócrina (glândula sudorípara écrina).

Glândula exócrina (glândula sudorípara écrina)

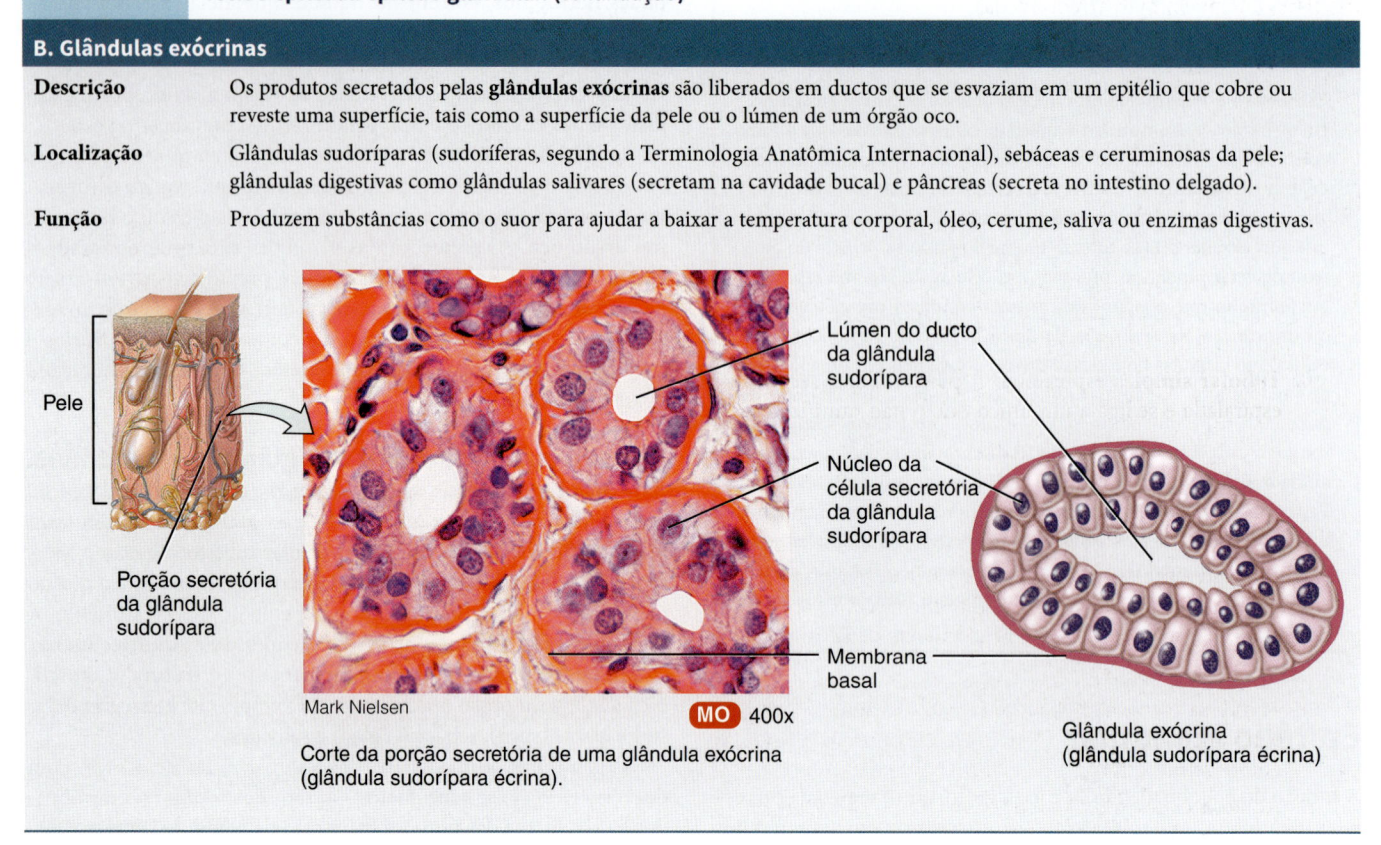

FIGURA 4.6 **Glândulas exócrinas multicelulares.** A cor rosa representa a porção secretora; a cor lilás representa o ducto.

A classificação estrutural das glândulas exócrinas multicelulares é baseada no padrão de ramificação do ducto e no formato da porção secretora.

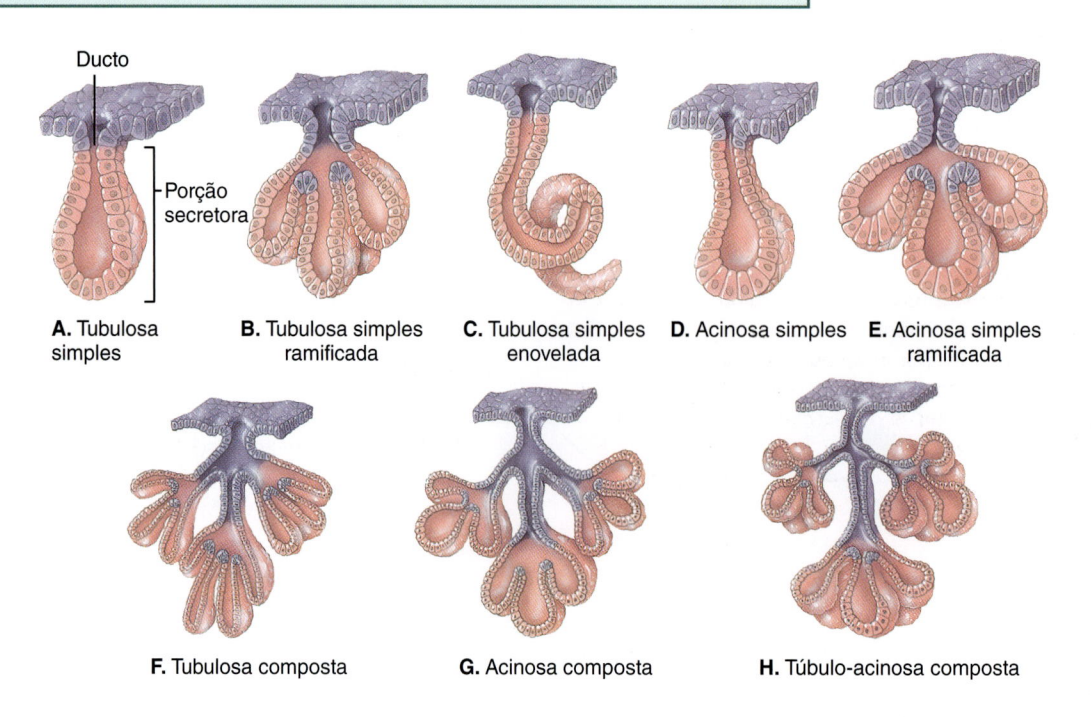

Ducto
Porção secretora

A. Tubulosa simples **B.** Tubulosa simples ramificada **C.** Tubulosa simples enovelada **D.** Acinosa simples **E.** Acinosa simples ramificada

F. Tubulosa composta **G.** Acinosa composta **H.** Túbulo-acinosa composta

? Como as glândulas exócrinas multicelulares simples diferem das glândulas compostas?

alveolares. As **glândulas túbulo-acinosas** contêm partes secretoras tubulares e também mais arredondadas.

As combinações dessas características são os critérios para o seguinte esquema de classificação estrutural para glândulas exócrinas multicelulares:

I. Glândulas simples
   A. **Tubulosa simples.** A parte tubular secretora é reta e se liga a um único ducto não ramificado (**Figura 4.6 A**). Exemplo: glândulas no intestino grosso.
   B. **Tubular simples ramificada.** A parte tubular secretora é ramificada e liga-se a um único ducto não ramificado (**Figura 4.6 B**). Exemplo: glândulas gástricas.
   C. **Tubular simples espiralada.** A parte tubular secretora é espiralada e se liga a um único ducto não ramificado (**Figura 4.6 C**). Exemplo: glândulas sudoríparas.
   D. **Acinosa simples.** A parte secretora é arredondada, liga-se ao ducto não ramificado único (**Figura 4.6 D**). Exemplo: glândulas da uretra esponjosa.
   E. **Acinosa simples ramificada.** A parte secretora arredondada é ramificada e liga-se a um único ducto não ramificado (**Figura 4.6 E**). Exemplo: glândulas sebáceas.

II. Glândulas compostas
   A. **Tubulosa composta.** A parte secretora é tubular e liga-se a um ducto ramificado (**Figura 4.6 F**). Exemplo: glândulas bulbouretrais.
   B. **Acinosa composta.** A porção secretora é arredondada e liga-se a um ducto ramificado (**Figura 4.6 G**). Exemplo: glândulas mamárias.
   C. **Túbulo-acinosa composta.** A porção secretora é tubular e também arredondada e se liga a um ducto ramificado (**Figura 4.6 H**). Exemplo: glândulas acinosas do pâncreas.

Classificação funcional das glândulas exócrinas.

A classificação funcional das glândulas exócrinas é baseada em como suas secreções são liberadas. Cada um desses processos secretores começa com o retículo endoplasmático e o complexo de Golgi trabalhando juntos para formar vesículas secretoras intracelulares que contêm o produto secretor. Secreções de **glândulas merócrinas** são sintetizadas em ribossomos ligados ao RE rugoso; processadas, classificadas e empacotadas pelo complexo de Golgi; e liberadas da célula em vesículas secretoras por exocitose (**Figura 4.7 A**). A maioria das glândulas exócrinas do corpo é constituída de glândulas merócrinas. Exemplos incluem as glândulas salivares e o pâncreas. As **glândulas sudoríparas apócrinas** acumulam seu produto secretado na superfície apical da célula secretora. Então, essa porção da célula se solta do resto da célula, por exocitose, para liberar a secreção (**Figura 4.7 B**). A célula se repara sozinha e repete o processo. A microscopia eletrônica confirmou que esse é o mecanismo de secreção das gorduras do leite nas glândulas mamárias. Evidências recentes revelam que as glândulas sudoríparas da pele nomeadas glândulas sudoríparas apócrinas – por causa desse modo de secreção –, na verdade, realizam secreção merócrina. As células das **glândulas holócrinas** acumulam o produto secretório em seu citosol. À medida que a célula secretora amadurece, ela se rompe e se torna o produto de secreção (**Figura 4.7 C**). Como a célula se rompe nesse modo de secreção, a secreção contém grandes quantidades de lipídios da membrana plasmática e membranas intracelulares. A célula liberada é substituída por uma nova célula. Exemplos de glândulas holócrinas são as glândulas sebáceas da pele.

FIGURA 4.7 **Classificação funcional das glândulas exócrinas multicelulares.**

A classificação funcional das glândulas exócrinas é baseada no fato de a secreção ser um produto de uma célula ou consistir em uma célula glandular inteira ou parcial.

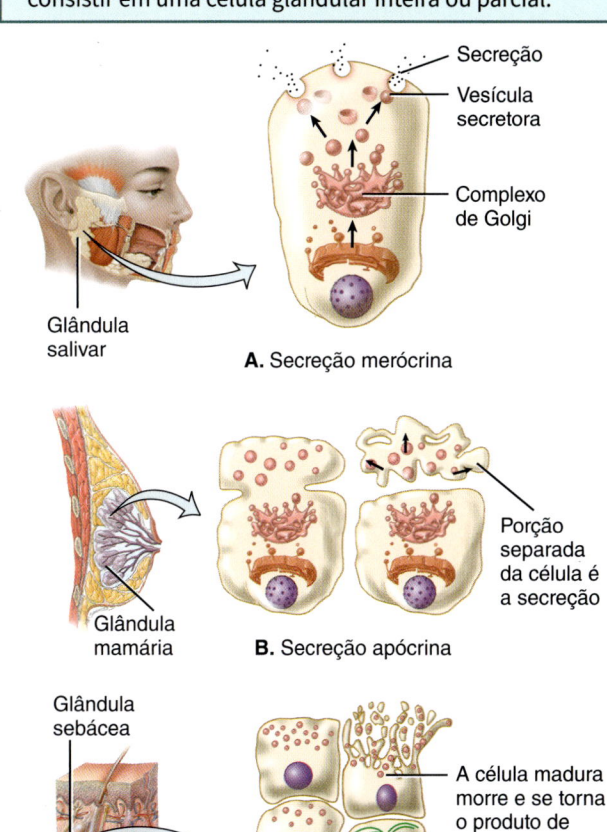

A. Secreção merócrina

B. Secreção apócrina

C. Secreção holócrina

? A qual classe de glândulas pertencem as glândulas sebáceas? E as glândulas salivares?

Teste rápido

6. Descreva os vários arranjos em camadas e formatos das células do tecido epitelial.
7. Quais características são comuns a todos os tecidos epiteliais?
8. Como é a estrutura dos seguintes tecidos epiteliais relacionados às suas funções: pavimentoso simples, cúbico simples, colunar simples (ciliado e não ciliado), colunar pseudoestratificado (ciliado e não ciliado), pavimentoso estratificado (queratinizado e não queratinizado), cúbico estratificado, colunar estratificado e epitélio de transição (urotélio)?
9. Onde estão localizados o endotélio e o mesotélio?
10. Qual é a diferença entre as glândulas endócrinas e as exócrinas? Nomeie e dê exemplos das três classes funcionais de glândulas exócrinas com base na forma de liberação das suas secreções.

4.5 Tecido conjuntivo

OBJETIVOS

- **Explicar** as características gerais do tecido conjuntivo
- **Descrever** a estrutura, localização e função dos vários tipos de tecido conjuntivo.

O **tecido conjuntivo** é um dos tecidos mais abundantes e amplamente distribuídos do corpo. Em suas diversas formas, o tecido conjuntivo tem uma variedade de funções. Ele se associa, sustenta e fortalece outros tecidos corporais; protege e isola os órgãos internos; compartimentaliza as estruturas, como os músculos esqueléticos; serve como o sistema de transporte principal dentro do corpo (sangue, um tecido conjuntivo líquido); contém e distribui quase todos os vasos sanguíneos no corpo; é o principal local de armazenamento das reservas energéticas (tecido adiposo ou gordura); e é a principal fonte de respostas imunes.

Características gerais do tecido conjuntivo

O tecido conjuntivo consiste em dois elementos básicos: matriz extracelular e células. A **matriz extracelular** de um tecido conjuntivo é o material localizado entre suas células amplamente espaçadas. A matriz extracelular consiste em *fibras proteicas* e *substância fundamental*, o material entre as células e as fibras. As fibras extracelulares são secretadas pelas células do tecido conjuntivo e são responsáveis por muitas das propriedades funcionais do tecido, além de controlar o ambiente aquoso circundante por meio de moléculas específicas de proteoglicanos (descritas em breve). A estrutura da matriz extracelular determina muitas das qualidades do tecido. Por exemplo, na cartilagem, a matriz extracelular é firme, mas flexível. A matriz extracelular dos ossos, por outro lado, é rígida e inflexível.

Lembre-se de que, em contraste com o tecido epitelial, o tecido conjuntivo geralmente não está presente nas superfícies do corpo. Além disso, diferentemente do tecido epitelial, o tecido conjuntivo geralmente é altamente vascular; ou seja, tem um rico suprimento sanguíneo. As exceções incluem a cartilagem, que é avascular e os tendões, com um escasso suprimento de sangue. Com exceção da cartilagem, o tecido conjuntivo, como o tecido epitelial, é suprido por nervos.

Células do tecido conjuntivo

As células embrionárias chamadas células mesenquimais dão origem às células do tecido conjuntivo. Cada tipo principal de tecido conjuntivo contém uma classe de células imaturas com um nome que termina em *-blasto*, o que significa "brotar ou germinar". Essas células imaturas são denominadas *fibroblastos* nos tecidos conjuntivos frouxo e denso (descritos em breve), *condroblastos* na cartilagem e *osteoblastos* nos ossos. Os blastos retêm a capacidade para divisão celular e secreção da matriz extracelular que é característico do tecido. Em alguns tecidos conjuntivos, uma vez que a matriz extracelular é produzida, as células imaturas diferenciam-se em células maduras com nomes terminados em *-citos*, denominados *fibrócitos*, *condrócitos* e *osteócitos*. As células maduras têm capacidades reduzidas para divisão celular e formação de matriz extracelular e são em grande parte envolvidas no monitoramento e manutenção da matriz extracelular.

As células do tecido conjuntivo variam de acordo com o tipo de tecido e incluem o seguinte (**Figura 4.8**):

1. Os **fibroblastos** são células grandes e achatadas com processos de ramificação. Eles estão presentes em todos os tecidos conjuntivos e geralmente são os mais numerosos.

2. Os **macrófagos** são fagócitos que se desenvolvem a partir dos *monócitos*, um tipo de glóbulo branco. *Macrófagos em repouso* (residentes ou fixos) residem em um determinado tecido; exemplos incluem macrófagos alveolares nos pulmões e macrófagos esplênicos no baço. *Macrófagos móveis (migratórios)* têm a capacidade de se mover por todo o tecido e se reúnem nos locais de infecção ou inflamação para continuar a fagocitose.

3. Os **plasmócitos** são encontrados em muitos locais no corpo, mas a maioria dos plasmócitos reside no tecido conjuntivo, principalmente no tubo digestório e nas vias respiratórias.

4. Os **mastócitos** estão envolvidos na resposta inflamatória, a reação do corpo a lesões ou infecções e podem se ligar, ingerir e eliminar bactérias.

5. Os **adipócitos** são células gordurosas ou *células do tecido adiposo*, células do tecido conjuntivo que armazenam triglicerídeos (gorduras). Eles são encontrados na porção profunda da pele e ao redor de órgãos, como o coração e os rins.

6. Os **leucócitos** (glóbulos brancos) não são encontrados em números significativos no tecido conjuntivo normal. Entretanto, em resposta a certas condições, migram do sangue para o tecido conjuntivo. Por exemplo, os *neutrófilos* se acumulam nos locais de infecção e os *eosinófilos* migram para locais de invasões parasitárias e de respostas alérgicas.

Matriz extracelular do tecido conjuntivo

Cada tipo de tecido conjuntivo tem propriedades únicas, baseadas no material extracelular específico entre as células. A matriz extracelular consiste em dois componentes principais: (1) a substância fundamental e (2) as fibras.

Substância fundamental. Como observado anteriormente, a **substância fundamental** é o componente de um tecido conjuntivo entre células e fibras. A substância fundamental pode ser fluida, semifluida, gelatinosa ou calcificada. Fornece suporte às células, liga-as entre si, armazena água e oferece um meio para troca de substâncias entre o sangue e as células. Ela desempenha um papel ativo no modo como os tecidos se desenvolvem, migram, proliferam e mudam de forma, além da forma como realizam suas funções metabólicas.

A substância fundamental contém água e uma variedade de grandes moléculas orgânicas, muitas das quais são combinações complexas de polissacarídeos e proteínas. Os polissacarídeos incluem o ácido hialurônico, o sulfato de condroitina, o dermatan

FIGURA 4.8 Células e fibras representativas presentes nos tecidos conjuntivos.

Os fibroblastos são geralmente as células mais numerosas do tecido conjuntivo.

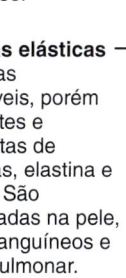

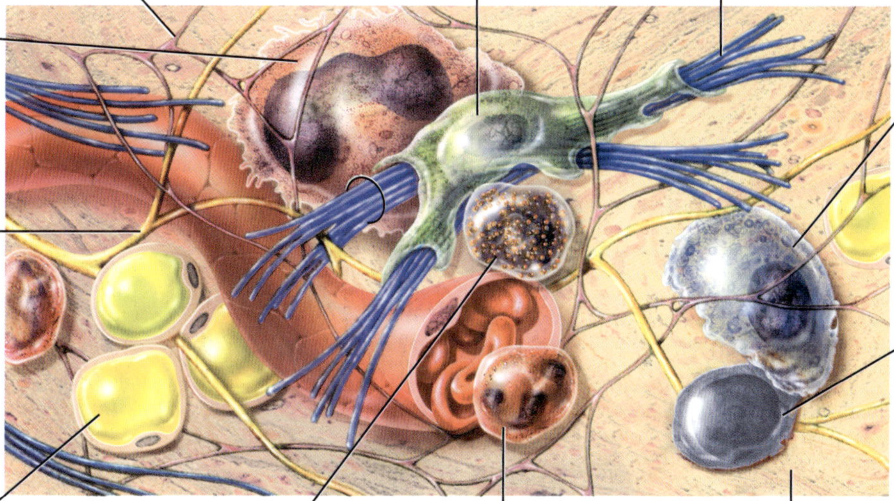

As **fibras reticulares** são constituídas de colágeno e glicoproteínas. Fornecem sustentação às paredes dos vasos sanguíneos e formam redes ramificadas ao redor de várias células (do tecido adiposo, músculo liso e nervos).

Os **fibroblastos** são células grandes achatadas que se movem pelo tecido conjuntivo e secretam fibras e substância fundamental.

As **fibras colágenas** são feixes fortes e flexíveis da proteína colágeno, a proteína mais abundante no corpo.

Os **macrófagos** desenvolvem-se a partir dos monócitos e destroem bactérias e detritos celulares por fagocitose.

Os **mastócitos** são abundantes ao longo dos vasos sanguíneos. Eles produzem histamina, que dilata os pequenos vasos sanguíneos durante a inflamação e mata bactérias.

As **fibras elásticas** são fibras extensíveis, porém resistentes e compostas de proteínas, elastina e fibrilina. São encontradas na pele, vasos sanguíneos e tecido pulmonar.

Os **plasmócitos** desenvolvem-se a partir de linfócitos B. Eles secretam anticorpos que atacam e neutralizam substâncias estranhas.

Os **adipócitos** são células do tecido adiposo que armazenam lipídios. São encontrados abaixo da pele e ao redor dos órgãos (coração, rins).

Os **eosinófilos** são leucócitos que migram para os locais de infecção parasitária e de respostas alérgicas.

Os **neutrófilos** são leucócitos que migram para os locais de infecção, promovendo a destruição de microrganismos por fagocitose.

A **substância fundamental** amorfa é o material entre células e fibras. É constituída de água e moléculas orgânicas (ácido hialurônico, sulfato de condroitina, glicosamina). Oferece suporte às células e às fibras, ligação entre elas e fornece um meio para troca de substâncias entre o sangue e as células.

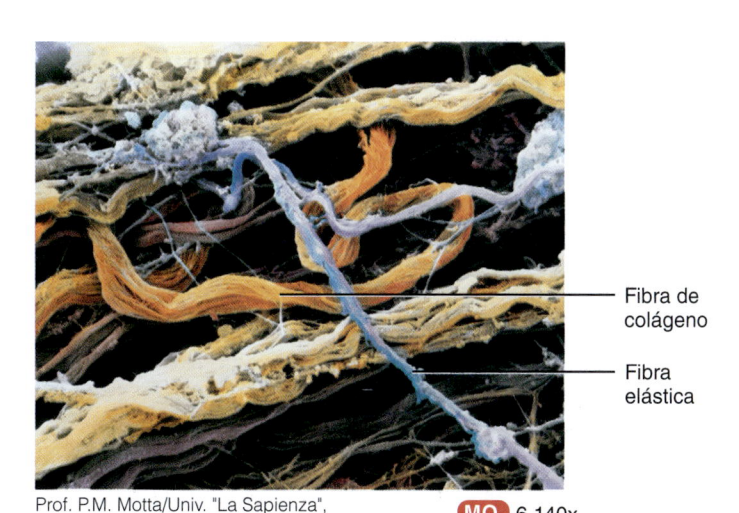

Fibra de colágeno
Fibra elástica

Prof. P.M. Motta/Univ. "La Sapienza", Rome/Science Source
MO 6.140x

? Qual é a função dos fibroblastos?

sulfato e o queratan sulfato. Coletivamente, são denominados **glicosaminoglicanos (GAGs)**. Exceto pelo ácido hialurônico, os GAGs são associados a proteínas denominadas **proteoglicanos**. Os proteoglicanos formam um núcleo proteico e os GAGs projetam-se a partir das proteínas como as cerdas de uma escova. Uma das propriedades mais importantes dos GAGs é que eles retêm água, tornando a substância fundamental mais gelatinosa.

O **ácido hialurônico** é uma substância viscosa, escorregadia que une as células, lubrifica as articulações e ajuda a manter a forma dos bulbos dos olhos. Os leucócitos, espermatozoides e algumas bactérias produzem *hialuronidase*, uma enzima que quebra o ácido hialurônico, assim fazendo com que a substância fundamental do tecido conjuntivo se torne mais líquida. A capacidade de produzir hialuronidase ajuda os leucócitos a se moverem mais facilmente pelo tecido conjuntivo para alcançar locais de infecção e auxiliar na penetração de um oócito ou ovócito por um espermatozoide durante a fertilização. Também é responsável pela rápida disseminação de bactérias pelo tecido conjuntivo. O **sulfato de condroitina** fornece suporte e aderência na cartilagem, ossos, pele e vasos sanguíneos. A pele, tendões, vasos sanguíneos e valvas cardíacas contêm **dermatan sulfato**; os ossos, cartilagem e a córnea do olho contêm **queratan sulfato**. Na substância fundamental estão presentes as **proteínas de adesão**, que são responsáveis pela ligação dos componentes da substância fundamental entre si e às superfícies das células. A principal proteína de adesão dos tecidos conjuntivos é a **fibronectina**, que se liga tanto às fibras colágenas (discutido em breve) quanto à substância fundamental, unindo-as. A fibronectina também une as células à substância fundamental.

> **Correlação clínica**
>
> ### Sulfato de condroitina, glicosamina e doença articular
>
> O **sulfato de condroitina** e a **glicosamina** (um proteoglicano) são utilizados como suplementos nutricionais individualmente ou em combinação para promover e manter a estrutura e a função da cartilagem articular, para proporcionar alívio da dor em decorrência da osteoartrite e para reduzir a inflamação das articulações. Embora esses suplementos beneficiem alguns indivíduos com osteoartrite moderada a grave, o benefício é mínimo em casos menores. Mais pesquisas são necessárias para determinar como eles agem e por que eles ajudam apenas alguns indivíduos.

Fibras. Três tipos de **fibras** estão embebidos na matriz extracelular entre as células: fibras de colágeno, fibras elásticas e fibras reticulares (**Figura 4.8**). Funcionam para fortalecer e oferecer sustentação aos tecidos conjuntivos.

As **fibras colágenas** são muito fortes e resistem às ações de puxar ou esticar, mas não são rígidas, o que permite a flexibilidade do tecido. As propriedades dos diferentes tipos de fibras colágenas variam de tecido para tecido. Por exemplo, as fibras colágenas encontradas na cartilagem e nos ossos formam associações diferentes com as moléculas vizinhas. Como resultado dessas associações, as fibras colágenas na cartilagem são cercadas por mais moléculas de água do que aquelas observadas nos ossos, o que dá à cartilagem um efeito mais amortecedor. As fibras de colágeno frequentemente ocorrem em feixes paralelos (ver **Tabela 4.5 A**, tecido conjuntivo denso modelado). O arranjo dos feixes acrescenta grande resistência à tração no tecido. Quimicamente, as fibras colágenas consistem na proteína *colágeno*, que é a proteína mais abundante no corpo, representando aproximadamente 25% do total. As fibras colágenas são encontradas na maioria dos tipos de tecidos conjuntivos, principalmente ossos, cartilagem, tendões (que ligam o músculo ao osso) e ligamentos (que unem os ossos).

> **Correlação clínica**
>
> ### Entorse
>
> Apesar de sua resistência, os ligamentos (que prendem os ossos entre si) podem estar estirados além de sua capacidade normal. Isso resulta na **entorse**, um ligamento estirado ou rompido. A articulação do tornozelo é aquela que mais frequentemente sofre torção. Por causa de seu suprimento sanguíneo deficiente, a cicatrização de ligamentos mesmo parcialmente rompidos é um processo muito lento; ligamentos completamente rompidos requerem reparo cirúrgico.

As **fibras elásticas**, que têm diâmetro menor do que as fibras colágenas, formam ramificações e se unem para compor uma rede fibrosa dentro de um tecido conjuntivo. Uma fibra elástica consiste em moléculas da proteína *elastina* rodeada por uma glicoproteína chamada *fibrilina*, o que acrescenta resistência e estabilidade. Por causa de sua estrutura molecular única, as fibras elásticas são fortes, mas podem ser alongadas até 150% de seu comprimento relaxado sem romper. Igualmente importante, as fibras elásticas têm a capacidade de retornar à sua forma original após ser esticada, uma propriedade denominada *elasticidade*. As fibras elásticas são abundantes na pele, nas paredes dos vasos sanguíneos e no tecido pulmonar.

As **fibras reticulares**, que consistem em *colágenos* dispostos em feixes finos com um revestimento de glicoproteína, fornecem suporte às paredes dos vasos sanguíneos e formam uma rede ao redor das células em alguns tecidos, tais como o tecido conjuntivo areolar, tecido adiposo, fibras nervosas, e tecido muscular liso. Produzidas por fibroblastos, as fibras reticulares são muito mais finas que as fibras colágenas e formam redes ramificadas. Como as fibras colágenas, as fibras reticulares fornecem apoio e resistência. As fibras reticulares são abundantes no tecido conjuntivo reticular, que forma o **estroma** (estrutura de sustentação) de muitos órgãos moles, tais como o baço e os linfonodos. Essas fibras também ajudam a formar a membrana basal.

Classificação do tecido conjuntivo

Por causa da diversidade de células e da matriz extracelular e as diferenças em suas proporções relativas, a classificação do tecido conjuntivo nem sempre é clara e existem várias classificações. Fornecemos o seguinte esquema de classificação:

I. Tecido conjuntivo embrionário
    A. Mesênquima
    B. Tecido conjuntivo mucoso

II. Tecido conjuntivo maduro
    A. Tecido conjuntivo propriamente dito
        1. Tecido conjuntivo frouxo
            a. Tecido conjuntivo areolar
            b. Tecido adiposo
            c. Tecido conjuntivo reticular
        2. Tecido conjuntivo denso
            a. Tecido conjuntivo denso modelado
            b. Tecido conjuntivo denso não modelado
            c. Tecido conjuntivo elástico
    B. Tecido conjuntivo de suporte
        1. Cartilagem
            a. Cartilagem hialina
            b. Cartilagem fibrosa
            c. Cartilagem elástica
        2. Tecido ósseo
            a. Osso compacto
            b. Osso esponjoso
    C. Tecido conjuntivo líquido
        1. Sangue
        2. Linfa

Antes de examinar cada um dos tecidos conjuntivos em detalhes, será útil descrever a base geral para o esquema de classificação que estamos utilizando. O **tecido conjuntivo embrionário** refere-se ao tecido conjuntivo presente em um embrião ou em um feto. O **tecido conjuntivo maduro** refere-se ao tecido conjuntivo que está presente no nascimento e persiste ao longo da vida. Uma categoria de tecido conjuntivo maduro é o **tecido conjuntivo propriamente dito**, que é flexível e contém uma substância fundamental viscosa com fibras abundantes. Uma segunda categoria de tecido conjuntivo maduro é o **tecido conjuntivo de suporte**, que protege e sustenta os tecidos moles do corpo. A terceira categoria de tecido conjuntivo maduro é o **tecido conjuntivo líquido**, o que significa que a matriz extracelular é líquida.

Tecido conjuntivo embrionário

Observe que nosso esquema de classificação tem duas subclasses principais de tecido conjuntivo: embrionário e maduro. O **tecido conjuntivo embrionário** é de dois tipos: **tecidos conjuntivos mesenquimatoso e mucoso**. O mesênquima está presente principalmente no *embrião* – o humano em desenvolvimento desde a fertilização até os dois primeiros meses de gravidez –, enquanto o tecido conjuntivo mucoso é encontrado no *feto* – o humano em desenvolvimento a partir do terceiro mês de gravidez (**Tabela 4.3**).

Tecido conjuntivo maduro

O primeiro tipo de tecido conjuntivo maduro que vamos considerar é o tecido conjuntivo propriamente dito.

Tecido conjuntivo propriamente dito. Esse tipo de tecido conjuntivo é flexível e tem uma substância fundamental viscosa com fibras abundantes.

Tecido conjuntivo frouxo. As fibras de **tecido conjuntivo frouxo** estão dispostas de forma frouxa entre as células. Os tipos de tecido conjuntivo frouxo são o tecido conjuntivo areolar, tecido adiposo e tecido conjuntivo reticular (**Tabela 4.4**).

Tecido conjuntivo denso. O **tecido conjuntivo denso** é um segundo tipo de tecido conjuntivo propriamente dito que contém mais fibras, que são mais espessas e mais *densamente* empacotadas, mas têm consideravelmente menos células do que o tecido conjuntivo frouxo. Existem três tipos: tecido conjuntivo denso modelado, tecido conjuntivo denso não modelado e tecido conjuntivo elástico (**Tabela 4.5**).

Tecido conjuntivo de sustentação. Esse tipo de tecido conjuntivo maduro inclui cartilagem e ossos.

TABELA 4.3 Tecidos conjuntivos embrionários.

A. Mesênquima

Descrição	O **mesênquima** tem células mesenquimais de formato irregular embebidas em substância fundamental semifluida que contém fibras reticulares delicadas.
Localização	Quase exclusivamente sob a pele e ao longo dos ossos em desenvolvimento do embrião; alguns no tecido conjuntivo em adultos, principalmente ao longo dos vasos sanguíneos.
Função	Forma quase todos os outros tipos de tecido conjuntivo.

(continua)

TABELA 4.3 Tecidos conjuntivos embrionários. (*continuação*)

B. Tecido conjuntivo mucoso

Descrição O **tecido conjuntivo mucoso** tem fibroblastos amplamente dispersos embebidos em substância fundamental viscosa e gelatinosa que contém fibras colágenas finas.

Localização Cordão umbilical do feto.

Função Sustentação.

Corte mostrando o tecido conjuntivo mucoso do cordão umbilical.

Tecido conjuntivo mucoso

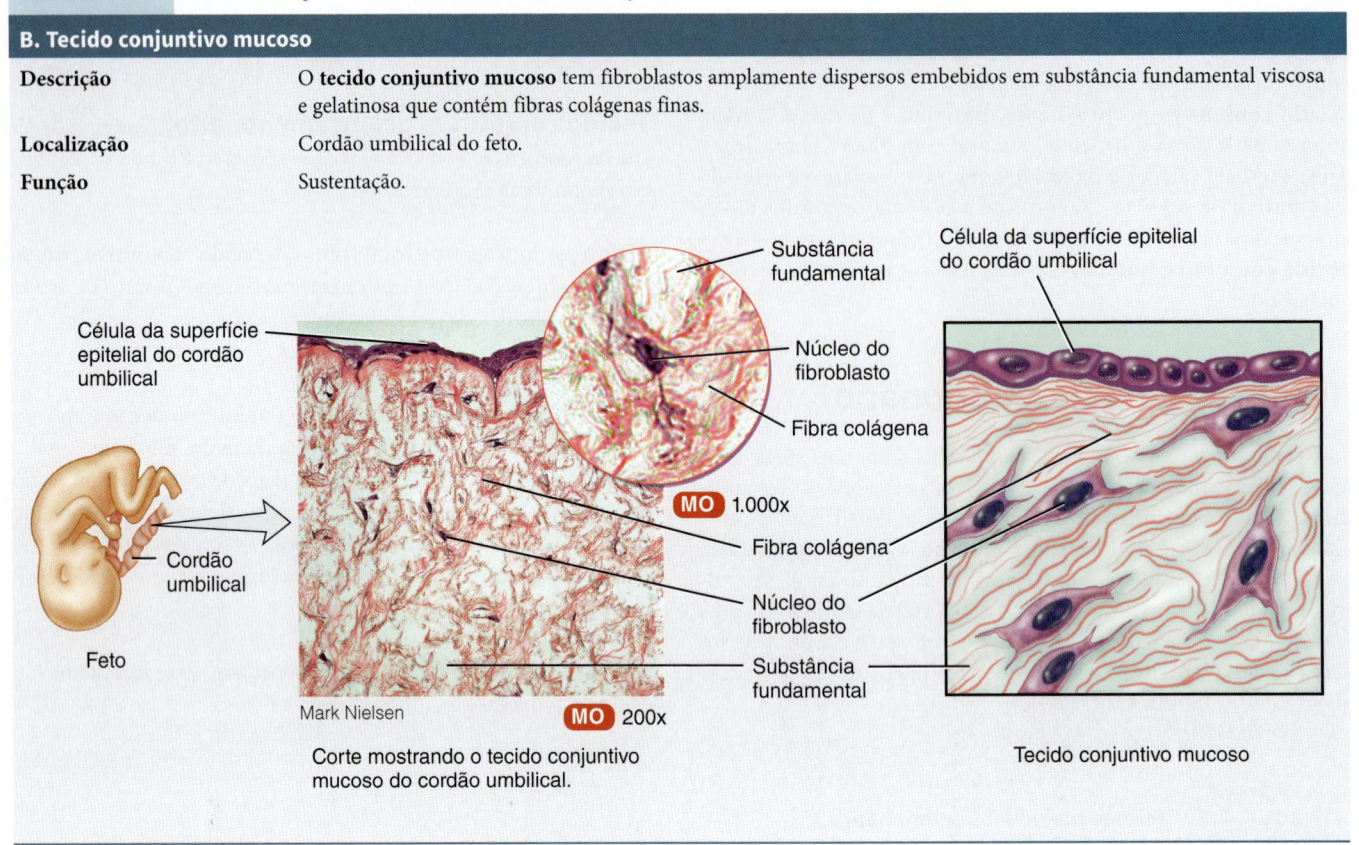

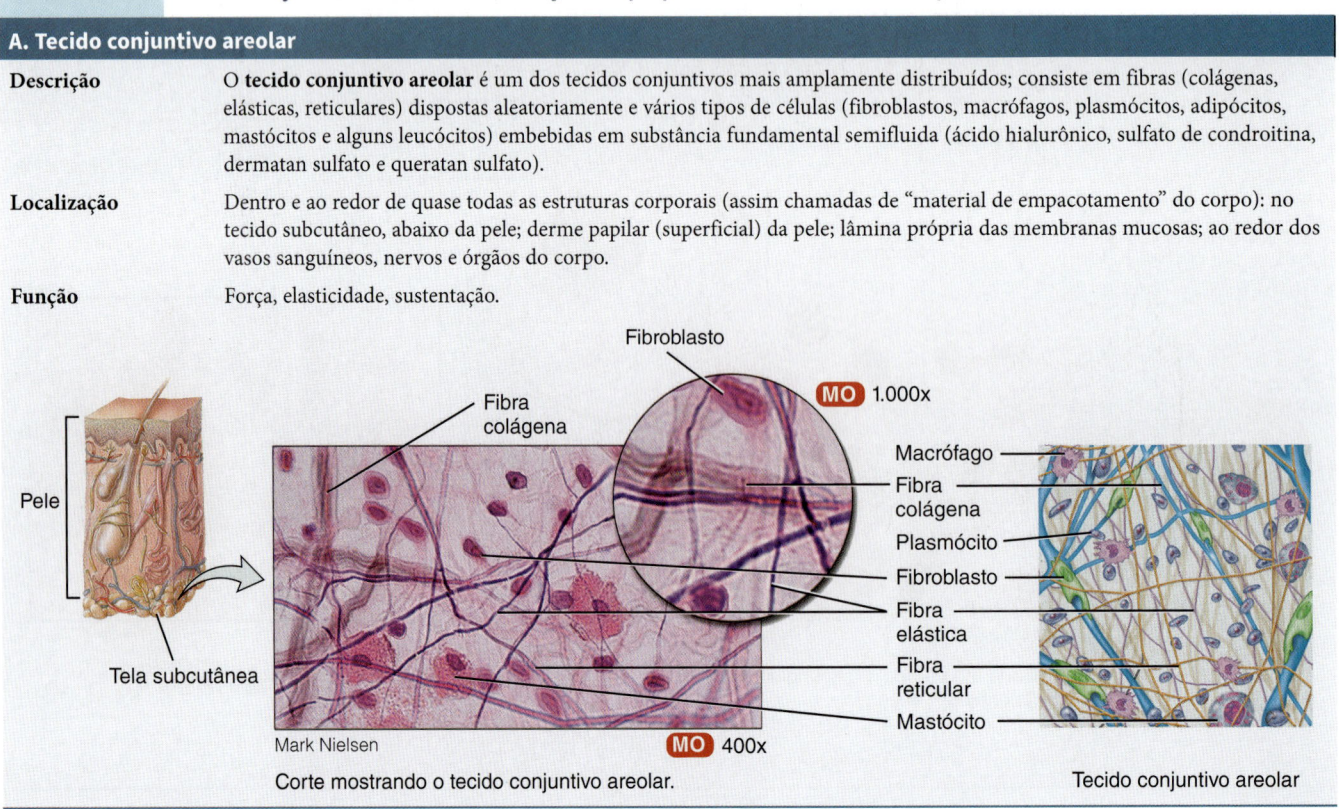

TABELA 4.4 Tecido conjuntivo maduro: tecido conjuntivo propriamente dito – tecido conjuntivo frouxo.

A. Tecido conjuntivo areolar

Descrição O **tecido conjuntivo areolar** é um dos tecidos conjuntivos mais amplamente distribuídos; consiste em fibras (colágenas, elásticas, reticulares) dispostas aleatoriamente e vários tipos de células (fibroblastos, macrófagos, plasmócitos, adipócitos, mastócitos e alguns leucócitos) embebidas em substância fundamental semifluida (ácido hialurônico, sulfato de condroitina, dermatan sulfato e queratan sulfato).

Localização Dentro e ao redor de quase todas as estruturas corporais (assim chamadas de "material de empacotamento" do corpo): no tecido subcutâneo, abaixo da pele; derme papilar (superficial) da pele; lâmina própria das membranas mucosas; ao redor dos vasos sanguíneos, nervos e órgãos do corpo.

Função Força, elasticidade, sustentação.

Corte mostrando o tecido conjuntivo areolar.

Tecido conjuntivo areolar

(*continua*)

CAPÍTULO 4 Nível Tecidual de Organização 131

TABELA 4.4 Tecido conjuntivo maduro: tecido conjuntivo propriamente dito – tecido conjuntivo frouxo. (*continuação*)

B. Tecido adiposo

Descrição O **tecido adiposo** tem células derivadas de fibroblastos (chamados *adipócitos*) que são especializadas no armazenamento de triglicerídeos (gorduras) como uma gota grande, localizada centralmente. A célula é preenchida com uma única gota grande de triglicerídeo, sendo o citoplasma e o núcleo empurrados para a periferia da célula. Com o ganho de peso, a quantidade de tecido adiposo aumenta e novos vasos sanguíneos se formam. Portanto, um indivíduo obeso tem muito mais vasos sanguíneos do que uma pessoa magra, uma situação que pode causar hipertensão arterial, uma vez que o coração tem que trabalhar mais. Grande parte do tecido adiposo em adultos é composta de *tecido adiposo branco* (que acabamos de descrever). O *tecido adiposo marrom* (TAM) é mais escuro devido ao suprimento sanguíneo muito rico e numerosas mitocôndrias pigmentadas que participam da respiração celular aeróbia. O TAM está difundido no feto e na criança; os adultos têm pequenas quantidades.

Localização Onde quer que o tecido conjuntivo areolar esteja presente: abaixo da pele na tela subcutânea, ao redor do coração e dos rins, medula óssea amarela, coxim ao redor das articulações e atrás do globo ocular na órbita do olho.

Função Reduz a perda de calor na pele; serve como reserva de energia; sustenta e protege os órgãos. Em recém-nascidos, o TAM gera calor para manter uma temperatura corporal adequada. O tecido adiposo também é uma excelente fonte de células-tronco, que são utilizadas na medicina de rejuvenescimento para reparar ou substituir o tecido danificado.

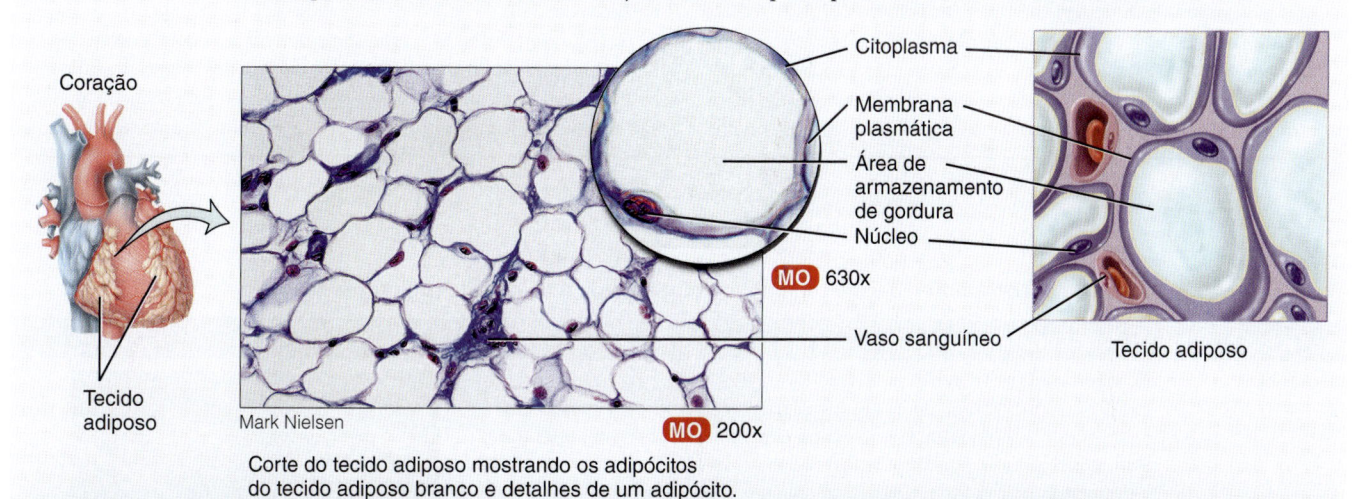

Corte do tecido adiposo mostrando os adipócitos do tecido adiposo branco e detalhes de um adipócito.

C. Tecido conjuntivo reticular

Descrição O **tecido conjuntivo reticular** é uma fina rede entrelaçada de fibras reticulares (forma delgada de fibra colágena) e células reticulares.

Localização O estroma (estrutura de sustentação) do fígado, baço, linfonodos; medula óssea vermelha; lâmina reticular da membrana basal; ao redor de vasos sanguíneos e músculos.

Função Forma o estroma de órgãos; une as células do tecido muscular liso; filtra e remove células sanguíneas envelhecidas no baço e microrganismos nos linfonodos.

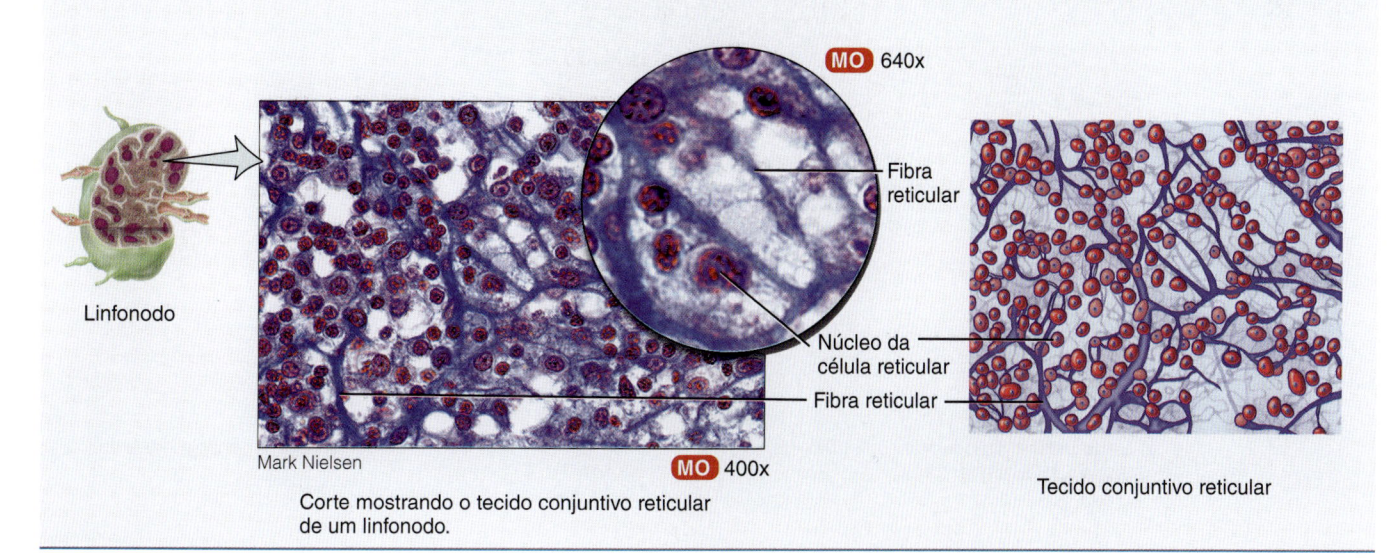

Corte mostrando o tecido conjuntivo reticular de um linfonodo.

Correlação clínica

Técnicas de lipoescultura

Para alguns indivíduos, existem determinadas áreas do corpo onde o tecido adiposo persiste apesar da dieta e do exercício. Essas áreas incluem o abdome, nádegas, coxas, braços e mamas, entre outras. Existem vários tipos de **técnicas de lipoescultura** disponíveis para remover a gordura e esculpir o corpo (ver fotos de abertura do capítulo).

Um desses procedimentos é chamado **lipoaspiração** que literalmente significa a sucção de gordura de áreas específicas do corpo. A lipoaspiração envolve a realização de uma incisão na pele e a inserção de uma cânula (tubo) que remove a gordura com a ajuda de uma poderosa unidade de pressão a vácuo. Após o procedimento, a incisão é fechada com suturas. Existem vários tipos de lipoaspiração disponíveis. Entre eles estão os seguintes:

1. *Lipoaspiração tumescente*. O tipo mais comum de lipoaspiração. Grandes quantidades de líquido contendo anestésico são injetadas na área que está sendo tratada até que ela se torne ingurgitada com líquido ou inchada (tumescente). A solução comprime os vasos sanguíneos e causa o inchaço dos adipócitos, permitindo que o cirurgião tenha melhor controle ao contornar a área. A gordura é então aspirada através de uma cânula.

2. *Lipoaspiração auxiliada por ultrassom (LAU)*. Uma cânula especial envia ondas sonoras de alta frequência que liquefazem os adipócitos, e o líquido é removido por aspiração.

3. *Lipoaspiração assistida por laser (LAL)*. Uma cânula especial fornece a energia a *laser* que liquefaz os adipócitos, e o líquido é removido por aspiração.

Além da lipoaspiração, existem vários procedimentos que não necessitam de incisões ou suturas. Esses procedimentos causam danos aos adipócitos, enquanto poupam tecidos adjacentes, tais como nervos e vasos sanguíneos. Entre eles estão os seguintes:

1. *Terapia a laser de baixa intensidade*. Essa técnica utiliza o *laser* de baixa intensidade de energia que é absorvida pelos adipócitos, que são decompostos. Os triglicerídeos liberados são transportados pelo sistema linfático para o fígado onde são metabolizados. Um exemplo é o Zerona®.

2. *Ultrassonografia*. Esse procedimento utiliza a energia gerada por ultrassom para danificar e liquefazer os adipócitos. Os triglicerídeos liberados são transportados pelo sistema linfático para o fígado, onde eles são metabolizados. Um exemplo é a criolipólise (Cool Sculpting®).

TABELA 4.5 Tecido conjuntivo maduro: tecido conjuntivo propriamente dito – tecido conjuntivo denso.

A. Tecido conjuntivo denso modelado

Descrição	O **tecido conjuntivo denso** modelado forma uma matriz extracelular branca e brilhante; principalmente de fibras colágenas *regularmente* dispostas em feixes com fibroblastos em colunas entre eles. As fibras colágenas (estruturas proteicas secretadas por fibroblastos) não estão vivas, de modo que os tendões e ligamentos lesionados cicatrizam lentamente.
Localização	Forma tendões (prendem o músculo aos ossos), a maioria dos ligamentos (prendem os ossos entre si) e aponeuroses (tendões semelhantes a folhas que prendem os músculos entre si ou o fixam ao osso)
Função	Proporciona uma forte ligação entre várias estruturas. A estrutura tecidual resiste à tensão ao longo de um longo eixo de fibras.

Steve Gschmeissner/Getty Images — MEV 3.000x — Fibras colágenas

Tendão — Músculo esquelético

Mark Nielsen — MO 200x — MO 400x — Fibra colágena — Núcleo do fibroblasto — Fibra colágena

Corte mostrando o tecido conjuntivo denso modelado de um tendão.

Tecido conjuntivo denso modelado

(*continua*)

TABELA 4.5	Tecido conjuntivo maduro: tecido conjuntivo propriamente dito – tecido conjuntivo denso. (*continuação*)
B. Tecido conjuntivo denso não modelado	
Descrição	O **tecido conjuntivo denso não modelado** é composto de fibras colágenas; geralmente *irregularmente* dispostas com alguns fibroblastos.
Localização	Ocorre frequentemente em camadas, tais como a fáscia (tecido sob a pele e ao redor dos músculos e outros órgãos), derme reticular (mais profunda) da pele, pericárdio fibroso do coração, periósteo do osso, pericôndrio da cartilagem, cápsulas articulares, cápsulas membranosas em torno de vários órgãos (rins, fígado, testículos, linfonodos); também em valvas cardíacas.
Função	Fornece resistência elástica (tração) em várias direções.

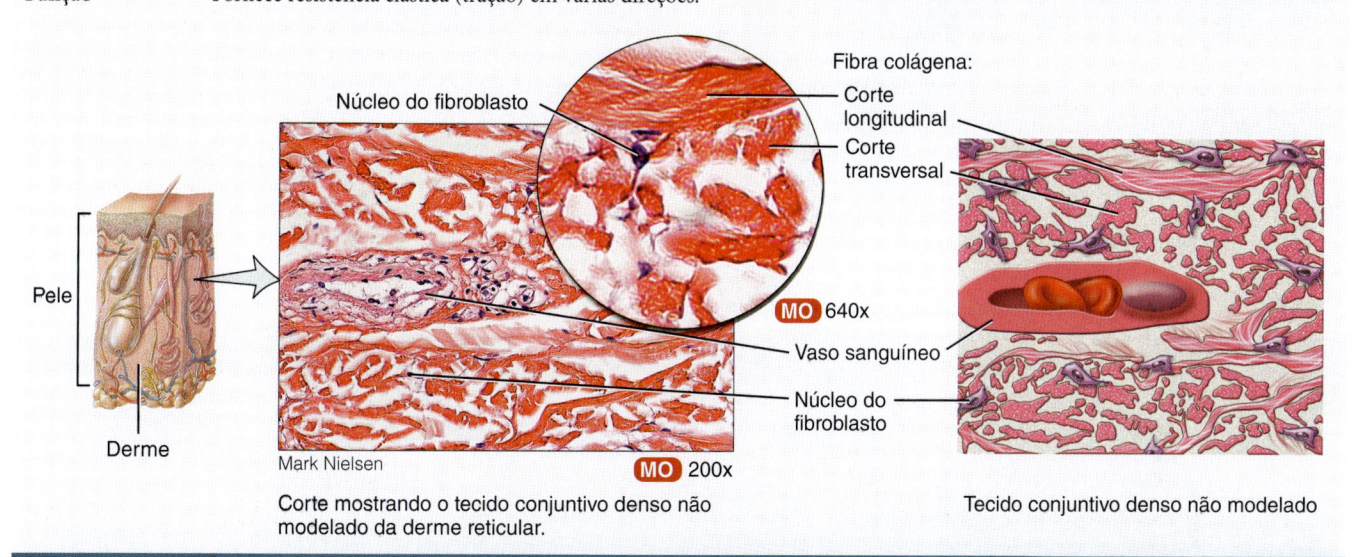

Corte mostrando o tecido conjuntivo denso não modelado da derme reticular.

Tecido conjuntivo denso não modelado

C. Tecido conjuntivo elástico	
Descrição	O **tecido conjuntivo elástico** contém predominantemente fibras elásticas com fibroblastos entre elas; o tecido não corado é amarelado.
Localização	Paredes de artérias elásticas e traqueia, brônquios dentro dos pulmões, cordas vocais verdadeiras, ligamento suspensor do pênis, alguns ligamentos entre as vértebras.
Função	Permite o alongamento de vários órgãos; é forte e pode retornar a forma original após ser estirado. A elasticidade é importante para o funcionamento normal do tecido pulmonar (retração na expiração) e artérias elásticas (retração entre batimentos cardíacos para ajudar a manter o fluxo sanguíneo).

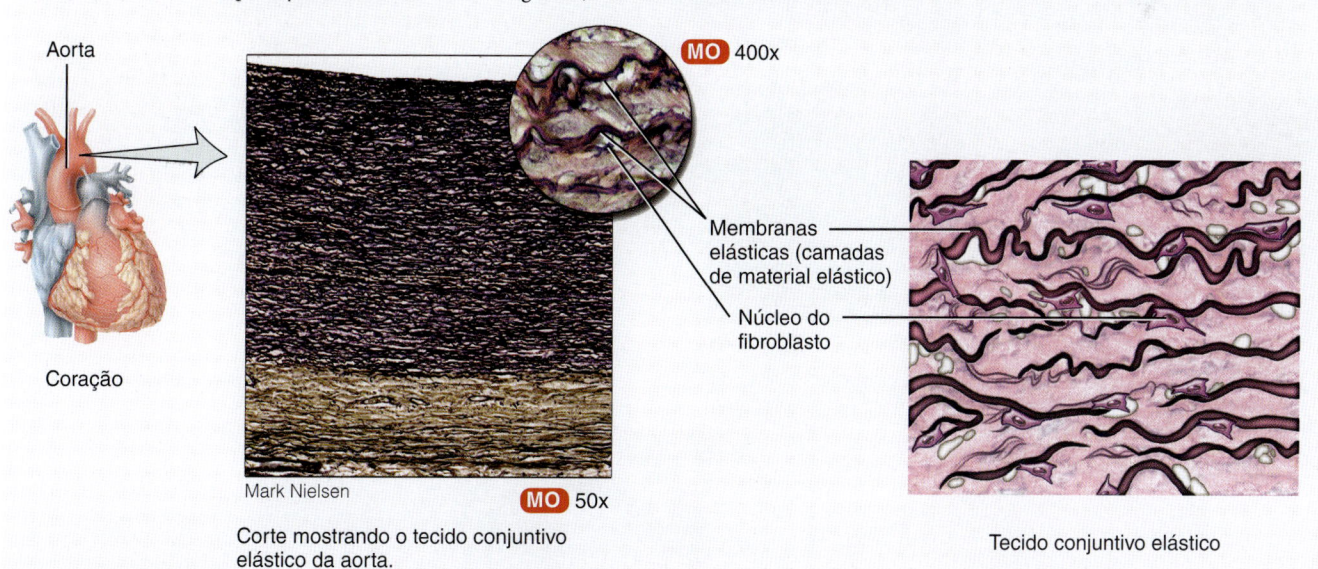

Corte mostrando o tecido conjuntivo elástico da aorta.

Tecido conjuntivo elástico

Cartilagem. A **cartilagem** é composta por uma rede densa de fibras colágenas ou fibras elásticas firmemente embebidas em sulfato de condroitina, um componente em forma de gel da substância fundamental. A cartilagem pode suportar consideravelmente mais tensão do que os tecidos conjuntivos frouxo e denso. A resistência da cartilagem se deve às suas fibras colágenas e sua *resiliência* (capacidade de assumir sua forma original após deformação) é devida ao sulfato de condroitina.

Como outros tecidos conjuntivos, a cartilagem tem poucas células e grandes quantidades de matriz extracelular. Ela difere de outros tecidos conjuntivos, no entanto, ao não conter nervos ou vasos sanguíneos em sua matriz extracelular. Curiosamente, a cartilagem não tem um suprimento de sangue porque secreta um *fator antiangiogênico*, uma substância que impede o crescimento dos vasos sanguíneos. Por causa dessa propriedade, o fator antiangiogênico está sendo estudado como um possível tratamento contra o câncer. Se as células cancerígenas forem impedidas de promover o crescimento de novos vasos sanguíneos, sua rápida taxa de divisão celular e de expansão podem ser desaceleradas ou até mesmo interrompidas.

As células da cartilagem madura, denominadas **condrócitos**, ocorrem isoladamente ou em grupos dentro de espaços denominados **lacunas da cartilagem** na matriz extracelular. Uma cobertura de tecido conjuntivo denso não modelado denominada **pericôndrio** envolve a superfície da maioria das cartilagens e contém vasos sanguíneos e nervos e é a fonte de novas células cartilaginosas. Como a cartilagem não tem suprimento sanguíneo, ela apresenta cicatrização deficiente após um ferimento.

As células e a matriz extracelular embebida em colágeno da cartilagem formam um material forte e firme que resiste à tração, compressão e cisalhamento (empurrar em direções opostas). O sulfato de condroitina na matriz extracelular é em grande parte responsável pela resiliência da cartilagem. Por causa dessas propriedades, a cartilagem desempenha um papel importante como um tecido de sustentação no corpo. É também um precursor do osso, formando quase todo o esqueleto embrionário. Embora o osso gradualmente substitua a cartilagem durante o desenvolvimento posterior, a cartilagem persiste após o nascimento como as placas de crescimento (epifisiais) dentro dos ossos que permitem que os ossos aumentem de comprimento durante os anos de crescimento. A cartilagem também persiste ao longo da vida nas superfícies articulares lubrificadas da maioria das articulações.

Existem três tipos de cartilagem: cartilagem hialina, cartilagem fibrosa e cartilagem elástica (**Tabela 4.6**).

TABELA 4.6 Tecido conjuntivo maduro: tecido conjuntivo de sustentação – cartilagem.

A. Cartilagem hialina

Descrição	A **cartilagem hialina** contém um gel resiliente como a substância fundamental e aparece no corpo como uma substância branco-azulada, brilhante (pode corar de rosa ou roxo quando preparada para o exame microscópico; as fibras finas de colágeno não são visíveis com técnicas normais de coloração); os condrócitos proeminentes são encontrados nas lacunas da cartilagem cercadas por pericôndrio (exceções: cartilagem articular nas articulações e cartilagem das placas de crescimento (epifisiais), onde os ossos se alongam durante o crescimento).
Localização	Cartilagem mais abundante no corpo; nas extremidades dos ossos longos, extremidades anteriores das costelas, nariz, partes da laringe, traqueia, brônquios, esqueleto embrionário e fetal.
Função	Proporciona superfícies lisas para movimentação nas articulações, flexibilidade e suporte; tipo mais fraco de cartilagem e pode ser fraturada.

(continua)

CAPÍTULO 4 Nível Tecidual de Organização **135**

TABELA 4.6	Tecido conjuntivo maduro: tecido conjuntivo de sustentação – cartilagem. (*continuação*)
B. Cartilagem fibrosa	
Descrição	A **cartilagem fibrosa** tem condrócitos entre feixes espessos de fibras colágenas claramente visíveis dentro da matriz extracelular; não tem pericôndrio.
Localização	Sínfise púbica (onde os ossos do quadril se unem anteriormente), discos intervertebrais, meniscos (coxins de cartilagem) do joelho, porções de tendões que se inserem na cartilagem.
Função	Sustentação e união de estruturas. A resistência e a rigidez fazem dela o tipo mais forte de cartilagem.
C. Cartilagem elástica	
Descrição	A **cartilagem elástica** possui condrócitos na rede filamentosas de fibras elásticas dentro da matriz extracelular; presença de pericôndrio.
Localização	Epiglote, parte mais externa da orelha, tubas auditivas.
Função	Oferece resistência e elasticidade; mantém o formato de algumas estruturas.

Metabolicamente, a cartilagem é um tecido relativamente inativo que cresce lentamente. Quando lesionada ou inflamada, o seu reparo ocorre lentamente, em grande parte porque a cartilagem é avascular. Substâncias necessárias para o reparo e as células sanguíneas que participam dele devem se difundir ou migrar para a cartilagem. O crescimento da cartilagem segue dois padrões básicos: crescimento intersticial e crescimento aposicional.

O **crescimento intersticial**, ocorre a partir do interior do tecido. Quando a cartilagem cresce de modo intersticial, aumenta rapidamente em tamanho devido à divisão de condrócitos existentes e o depósito contínuo de quantidades crescentes de matriz extracelular pelos condrócitos. À medida que os condrócitos sintetizam a nova matriz, eles são afastados um do outro. Esses eventos fazem com que a cartilagem se expanda de dentro como um pão que cresce, que é a razão do termo *intersticial*. Esse padrão de crescimento ocorre enquanto a cartilagem é jovem e flexível, durante a infância e a adolescência.

O **crescimento aposicional**, ocorre na superfície externa do tecido. Quando a cartilagem cresce pelo crescimento aposicional, as células na camada celular interna do pericôndrio diferenciam-se em condroblastos. Com a diferenciação contínua, os condroblastos são envoltos por matriz extracelular e se tornam condrócitos. Como resultado, a matriz se acumula sob o pericôndrio na superfície externa da cartilagem, fazendo com que ela cresça em largura. O crescimento aposicional começa mais tardiamente que o crescimento intersticial e continua até a adolescência.

Tecido ósseo. O sistema esquelético é formado por cartilagens, articulações e ossos. Ele fornece sustentação aos tecidos moles, protege estruturas delicadas e trabalha com os músculos esqueléticos para gerar movimento. Os ossos armazenam cálcio e fósforo; abrigam a medula óssea vermelha, que produz células sanguíneas; e contém a medula amarela, um local de armazenamento de triglicerídeos. Os ossos são órgãos compostos de vários tecidos conjuntivos diferentes, incluindo o **tecido ósseo**, o periósteo, a medula óssea vermelha e amarela, e o endósteo (a membrana que reveste o espaço dentro do osso que armazena a medula óssea amarela). O tecido ósseo é classificado como compacto ou esponjoso, dependendo de como sua matriz extracelular e suas células são organizadas.

A unidade básica do **osso compacto** é um **ósteon** ou *sistema de Havers* (**Tabela 4.7**). Cada ósteon tem quatro partes:

1. As **lamelas** são anéis concêntricos de matriz extracelular que consistem em sais minerais (principalmente cálcio e fosfatos), que dão aos ossos rigidez e resistência à compressão, além das fibras colágenas, que conferem ao osso sua resistência à tração. As lamelas ósseas são responsáveis pela natureza compacta desse tipo de tecido ósseo.
2. As **lacunas**, como já mencionado, são pequenos espaços entre as lamelas que contêm células ósseas maduras denominadas **osteócitos**.
3. Os **canalículos** se projetam a partir das lacunas, formando redes de canais minúsculos contendo os prolongamentos dos osteócitos. Os canalículos fornecem rotas para que os nutrientes cheguem aos osteócitos e para que os resíduos sejam eliminados.
4. Um **canal de Havers** contém vasos sanguíneos e nervos.

O **osso esponjoso** não contém ósteons. Ao contrário, consiste em colunas de ossos chamadas **trabéculas** (pequenos feixes), que contêm lamelas, osteócitos, lacunas e canalículos. Os espaços entre as trabéculas são preenchidos com medula óssea vermelha. O Capítulo 6 apresenta a histologia do tecido ósseo em mais detalhes.

Tecido conjuntivo líquido. Esse é o tipo final de tecido conjuntivo maduro. Um **tecido conjuntivo líquido** tem um líquido como sua matriz extracelular.

Tecido sanguíneo. O **sangue**, um dos tecidos conjuntivos líquidos, possui uma matriz extracelular líquida denominada plasma sanguíneo e elementos figurados. O **plasma sanguíneo** é um líquido amarelo claro que consiste principalmente em água com uma grande variedade de substâncias dissolvidas – nutrientes, resíduos,

TABELA 4.7	Tecido conjuntivo maduro: tecido conjuntivo de sustentação – tecido ósseo.
Descrição	O **tecido ósseo compacto** consiste em ósteons que contêm lamelas ósseas, lacunas, osteócitos, canalículos e canais de Havers. Já o **tecido ósseo esponjoso** (ver **Figura 6.3**) é constituído de colunas delgadas denominadas trabéculas ósseas; os espaços entre trabéculas são preenchidos com medula óssea vermelha.
Localização	Tanto o tecido ósseo compacto quanto o esponjoso compõem as várias partes dos ossos do corpo.
Função	Sustentação, proteção, armazenamento; abriga o tecido hematopoético; serve como alavancas que atuam com o tecido muscular para permitir o movimento.

Fêmur

MO 400x

Shawn Miller and Mark Nielsen
MO 100x
Corte de vários ósteons do fêmur

Canalículos
Canal de Havers
Lacuna
Lamela

Matriz extracelular calcificada
Osteócito

Canalículos
Lacuna óssea
Detalhes de um osteócito

TABELA 4.8	Tecido conjuntivo maduro: tecido conjuntivo líquido – sangue.
Descrição	O **sangue** consiste em plasma sanguíneo e elementos figurados: glóbulos vermelhos (eritrócitos), glóbulos brancos (leucócitos), plaquetas (trombócitos).
Localização	Nos vasos sanguíneos (artérias, arteríolas, capilares, vênulas, veias), nas câmaras cardíacas.
Função	Eritrócitos: transportam oxigênio e parte do dióxido de carbono; leucócitos: realizam a fagocitose e são mediadores das reações alérgicas e respostas do sistema imunológico; plaquetas: essenciais para a coagulação do sangue.

Sangue nos vasos sanguíneos

Esfregaço sanguíneo (com aumento de 1.500x) MO 630x
Mark Nielsen

Leucócito
Plasma sanguíneo
Plaqueta
Eritrócito

Eritrócitos
Leucócitos
Plaquetas

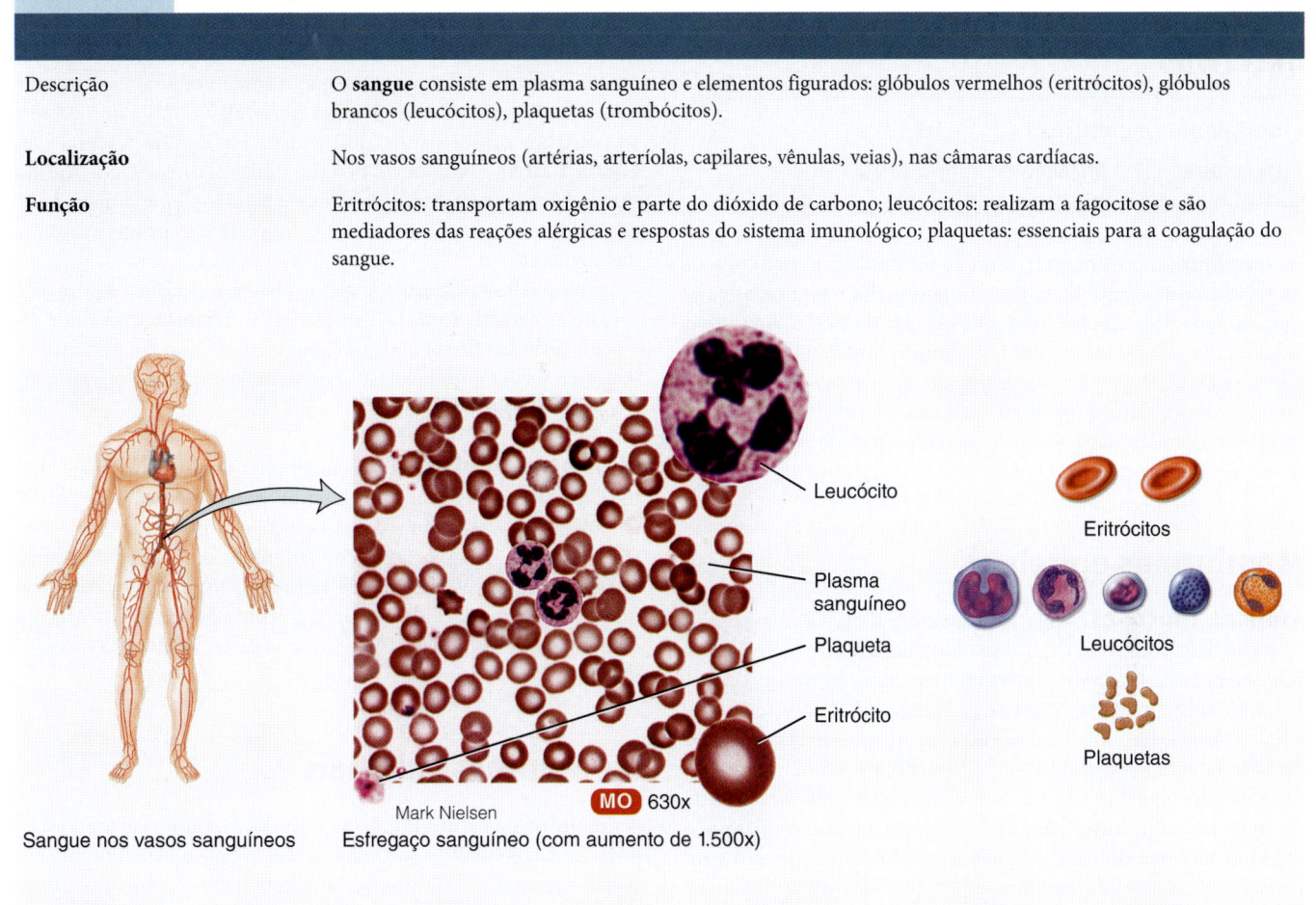

enzimas, proteínas plasmáticas, hormônios, gases respiratórios e íons. Suspensos no plasma sanguíneo estão os **elementos figurados** – células sanguíneas vermelhas (eritrócitos), glóbulos brancos (leucócitos) e plaquetas (trombócitos) (**Tabela 4.8**). Os **eritrócitos** transportam o oxigênio para as células do corpo e removem parte do dióxido de carbono delas. Os **leucócitos** estão envolvidos na fagocitose, imunidade e reações alérgicas. As **plaquetas** participam da coagulação do sangue. Os detalhes do sangue são considerados no Capítulo 19.

Linfa. A **linfa** é o tecido conjuntivo líquido que circula nos vasos linfáticos. Ela consiste em vários tipos de células em uma matriz extracelular líquida translúcida que é semelhante ao plasma sanguíneo, mas com muito menos proteínas. A composição da linfa varia de uma parte do corpo para outra. Por exemplo, a linfa que deixa os linfonodos inclui muitos linfócitos, um tipo de glóbulo branco, ao contrário da linfa do intestino delgado, que tem um alto teor de lipídios recém-absorvidos da dieta. Os detalhes da linfa são considerados no Capítulo 22.

Teste rápido

11. Quais são as diferenças entre os tecidos conjuntivo e epitelial?
12. Quais são as características das células, da substância fundamental e das fibras que constituem o tecido conjuntivo?
13. Como são classificados os tecidos conjuntivos? Liste os vários tipos.
14. Descreva como a estrutura dos seguintes tecidos conjuntivos está relacionada à sua função: tecido conjuntivo areolar, tecido adiposo, tecido conjuntivo reticular, tecido conjuntivo denso modelado, tecido conjuntivo denso não modelado, tecido conjuntivo elástico, cartilagem hialina, cartilagem fibrosa, cartilagem elástica, tecido ósseo, tecido sanguíneo e linfa.
15. Qual é a diferença entre os crescimentos intersticial e aposicional da cartilagem?

4.6 Membranas

OBJETIVOS

- **Definir** uma membrana
- **Descrever** a classificação de membranas.

As **membranas** são lâminas planas de tecido flexível que cobrem ou revestem uma parte do corpo. A maioria das membranas consiste em uma camada epitelial e uma camada de tecido conjuntivo subjacente e são denominadas **membranas epiteliais**. As principais membranas epiteliais do corpo são as membranas mucosas, membranas serosas e a membrana cutânea ou pele. Outro tipo de membrana, a membrana sinovial, reveste as articulações e contém tecido conjuntivo, mas sem epitélio.

Membranas epiteliais

Túnicas mucosas. Uma **túnica mucosa** ou *mucosa* reveste uma cavidade corporal que se abre diretamente para o exterior. As túnicas mucosas também revestem todo o canal digestório, os tratos respiratório e genital, além de grande parte do trato urinário. Elas consistem em uma camada de revestimento epitelial e uma camada subjacente de tecido conjuntivo (**Figura 4.9 A**).

A camada epitelial de uma túnica mucosa é uma característica importante dos mecanismos de defesa do organismo, porque é uma barreira que dificulta a penetração de microrganismos e de outros patógenos. Normalmente, as junções oclusivas conectam as células, de modo que não haja o extravasamento de material entre elas. As células caliciformes e outras células da camada epitelial de uma túnica mucosa secretam muco e esse líquido lubrificante evita o ressecamento das cavidades. Também retém partículas nas vias respiratórias e lubrifica o alimento à medida que ele se move pelo canal digestório. Além disso, a camada epitelial secreta algumas das enzimas necessárias para a digestão e é o local de absorção de alimentos e fluidos no trato gastrintestinal. O epitélio das túnicas mucosas varia consideravelmente nas diferentes partes do corpo. Por exemplo, a túnica mucosa do intestino delgado é um epitélio colunar simples não ciliado e as grandes vias respiratórias dos pulmões consistem em epitélio colunar pseudoestratificado ciliado (ver **Tabela 4.1 F**).

A camada de tecido conjuntivo de uma túnica mucosa é areolar e é chamada de **lâmina própria**, assim denominada porque pertence à túnica mucosa. A lâmina própria sustenta o epitélio, ligando-o às estruturas subjacentes, permite certa flexibilidade à túnica e oferece alguma proteção para as estruturas subjacentes. Ela também mantém os vasos sanguíneos no local e é a fonte vascular para o epitélio sobrejacente. Oxigênio e nutrientes se difundem da lâmina própria até o epitélio de revestimento; a difusão de dióxido de carbono e resíduos ocorre na direção oposta.

Túnicas serosas. Uma **túnica serosa** reveste uma cavidade corporal que não se abre diretamente para o exterior (cavidades torácicas ou abdominais) e cobre os órgãos que estão dentro da cavidade. As túnicas serosas são compostas por tecido conjuntivo areolar coberto por mesotélio (epitélio simples pavimentoso) (**Figura 4.9 B**). Você se lembrará do Capítulo 1 que as túnicas serosas contêm duas lâminas: a lâmina que reveste e está fixada à parede da cavidade é chamada de **lâmina parietal**; a lâmina que cobre e se adere aos órgãos dentro da cavidade é a **lâmina visceral** (ver **Figura 1.10 A**). O mesotélio de uma túnica serosa secreta **líquido seroso**, um lubrificante aquoso que permite que os órgãos deslizem facilmente uns sobre os outros ou deslizem contra as paredes das cavidades.

Lembre-se do Capítulo 1 que a **pleura** é a túnica serosa que reveste a cavidade torácica e os pulmões. A túnica serosa que reveste a cavidade do mediastino médio e o coração é o **pericárdio**. A túnica serosa que reveste a cavidade abdominal e os órgãos abdominais é o **peritônio**.

Membrana cutânea. A membrana cutânea ou *pele* cobre toda a superfície do corpo e consiste em uma porção superficial chamada *epiderme* e uma porção mais profunda chamada *derme* (**Figura 4.9 C**). A epiderme é constituída de epitélio pavimentoso estratificado queratinizado, que protege os tecidos subjacentes. A derme consiste em tecido conjuntivo denso não modelado e tecido conjuntivo areolar. Os detalhes da membrana cutânea são apresentados no Capítulo 5.

Membranas sinoviais

As **membranas sinoviais** (*sin-* = juntas, referem-se aqui a um local onde os ossos se juntam; *-ova* = ovo, por causa de sua semelhança com a clara viscosa de um ovo não cozido) revestem as cavidades (cavidades articulares) de articulações parcialmente a livremente móveis. Assim como as túnicas serosas, as membranas sinoviais revestem estruturas que não se abrem para o exterior. Ao contrário das túnicas mucosas, serosas e membrana cutânea, elas não possuem um epitélio e são, portanto, membranas não epiteliais. As membranas sinoviais são compostas de uma camada descontínua de células chamadas **sinoviócitos**, que estão mais próximos da cavidade articular (espaço entre os ossos) e uma camada de tecido conjuntivo (areolar e adiposo) profunda em relação aos sinoviócitos (**Figura 4.9 D**). Os sinoviócitos secretam alguns dos componentes do líquido sinovial. O **líquido sinovial** lubrifica e nutre a cartilagem que cobre os ossos nas articulações móveis e contém macrófagos que removem microrganismos e resíduos da cavidade articular.

> **Teste rápido**
>
> 16. Defina os seguintes tipos de membranas: mucosas, serosas, cutâneas e sinoviais. Como elas diferem entre si?
> 17. Onde cada tipo de membrana está localizado no corpo? Quais são suas funções?

CAPÍTULO 4 Nível Tecidual de Organização **139**

FIGURA 4.9 Membranas.

Uma membrana é uma camada achatada de tecidos flexíveis que cobre ou reveste uma parte do corpo.

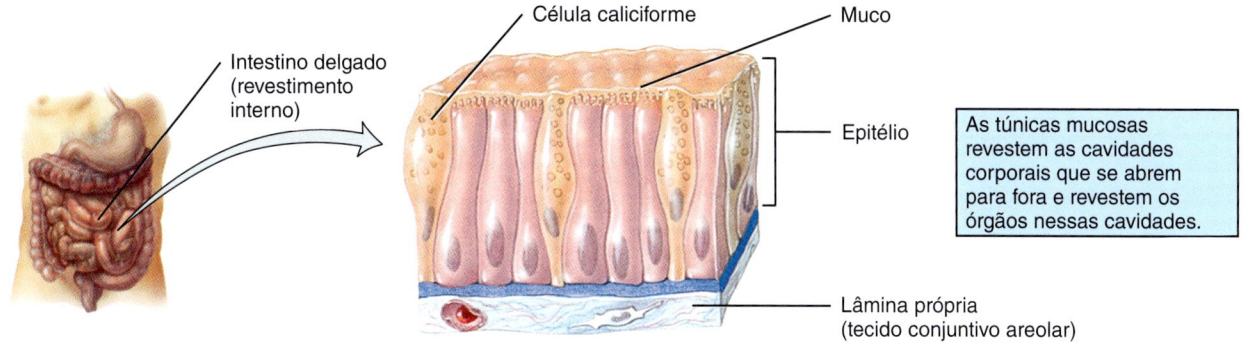

- Intestino delgado (revestimento interno)
- Célula caliciforme
- Muco
- Epitélio
- Lâmina própria (tecido conjuntivo areolar)

As túnicas mucosas revestem as cavidades corporais que se abrem para fora e revestem os órgãos nessas cavidades.

A. Túnica mucosa

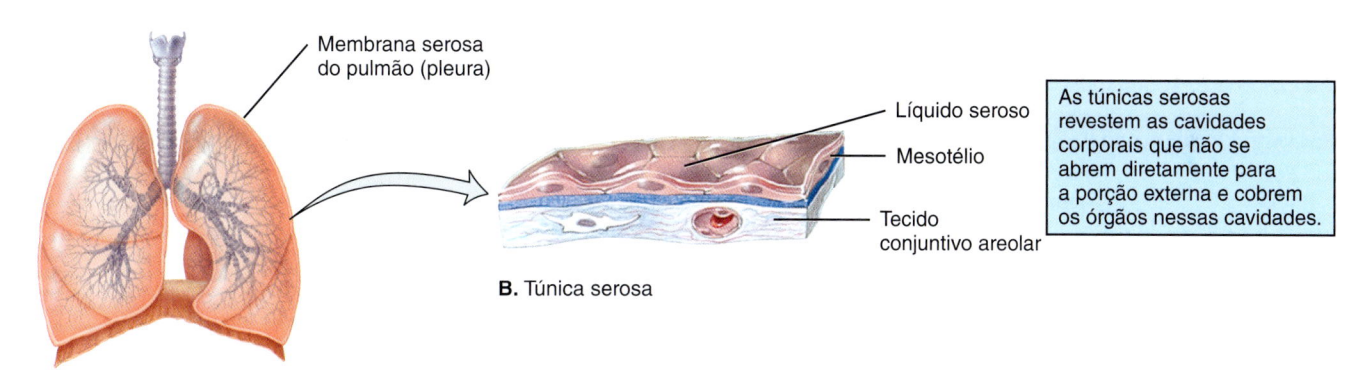

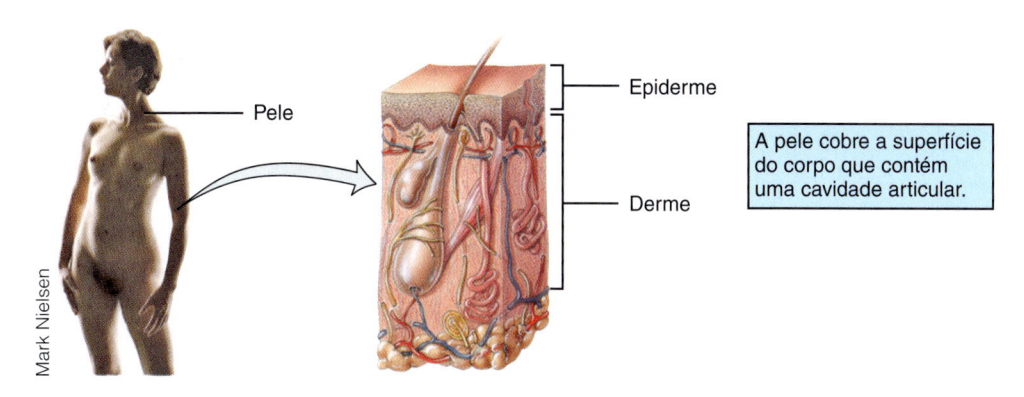

- Membrana serosa do pulmão (pleura)
- Líquido seroso
- Mesotélio
- Tecido conjuntivo areolar

As túnicas serosas revestem as cavidades corporais que não se abrem diretamente para a porção externa e cobrem os órgãos nessas cavidades.

B. Túnica serosa

- Pele
- Epiderme
- Derme

A pele cobre a superfície do corpo que contém uma cavidade articular.

Mark Nielsen

C. Pele (membrana cutânea)

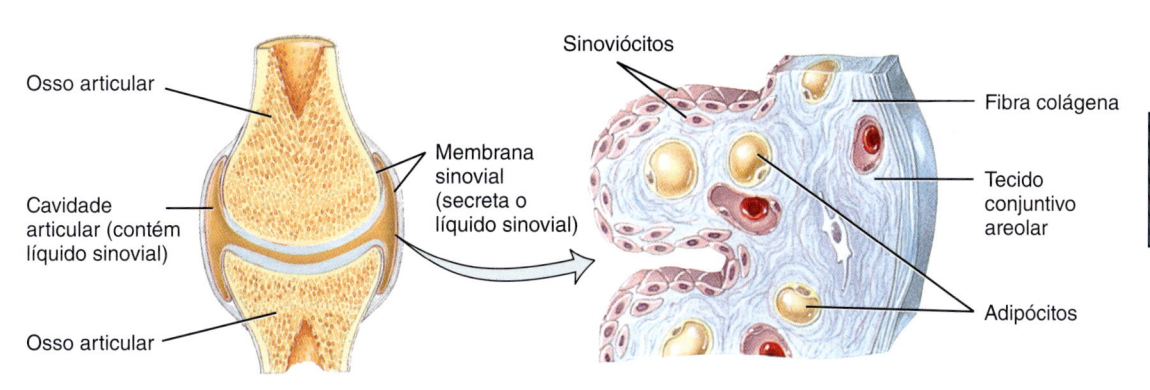

- Osso articular
- Cavidade articular (contém líquido sinovial)
- Osso articular
- Membrana sinovial (secreta o líquido sinovial)
- Sinoviócitos
- Fibra colágena
- Tecido conjuntivo areolar
- Adipócitos

As membranas sinoviais revestem as articulações que contêm uma cavidade articular.

D. Membrana sinovial

? O que é uma membrana epitelial?

4.7 Tecido muscular

OBJETIVOS

- **Descrever** as características gerais do tecido muscular
- **Comparar** a estrutura, localização e modo de controle do tecido muscular esquelético, cardíaco e liso.

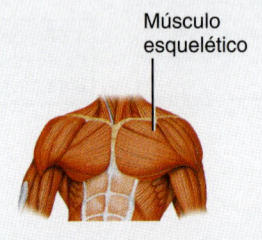

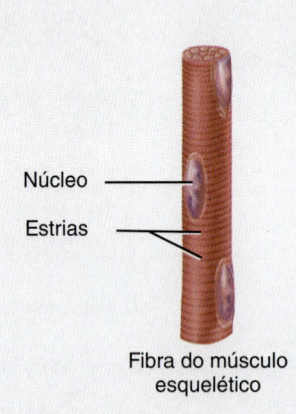

O **tecido muscular** consiste em células alongadas denominadas *fibras musculares* ou *miócitos* que podem usar ATP para gerar força. Como resultado, o tecido muscular produz movimentos corporais, mantém a postura e gera calor. Ele também proporciona proteção. Com base na localização e em determinadas características estruturais e funcionais, o tecido muscular é classificado em três tipos: **esquelético, cardíaco** e **liso** (Tabela 4.9).

O Capítulo 10 fornece uma discussão mais detalhada sobre o tecido muscular.

Teste rápido

18. Quais tipos de tecido muscular são estriados? Qual tipo é liso?
19. Quais tipos de tecido muscular apresentam junções comunicantes?

TABELA 4.9 Tecido muscular.

A. Tecido muscular esquelético	
Descrição	O **tecido muscular esquelético** consiste em fibras estriadas, longas e cilíndricas (*estrias* são bandas claras e escuras alternadas dentro de fibras que são visíveis sob um microscópio óptico). As fibras musculares esqueléticas variam muito em comprimento, desde alguns centímetros nos músculos curtos até 30 a 40 cm nos músculos mais longos. Uma fibra muscular é uma célula multinucleada aproximadamente cilíndrica com núcleos na periferia. O músculo esquelético é considerado *voluntário* porque pode ser contraído ou relaxado por controle consciente.
Localização	Normalmente ligado aos ossos por tendões.
Função	Movimento, postura, produção de calor, proteção.

(continua)

CAPÍTULO 4 Nível Tecidual de Organização 141

TABELA 4.9	Tecido muscular. (*continuação*)

B. Tecido muscular cardíaco

Descrição O **tecido muscular cardíaco** consiste em fibras estriadas e ramificadas com geralmente apenas um núcleo localizado centralmente (ocasionalmente dois). Promove a ligação de uma extremidade à outra por espessamentos transversais da membrana plasmática chamados de *discos intercalados*, que contêm desmossomos e junções comunicantes. Os desmossomos fortalecem o tecido e mantêm as fibras unidas durante as contrações vigorosas. As junções comunicantes fornecem uma via para condução rápida de sinais elétricos (potenciais de ação musculares) em todo o coração. Controle *involuntário* (não consciente).

Localização Parede do coração.

Função Bombeia o sangue para todas as partes do corpo.

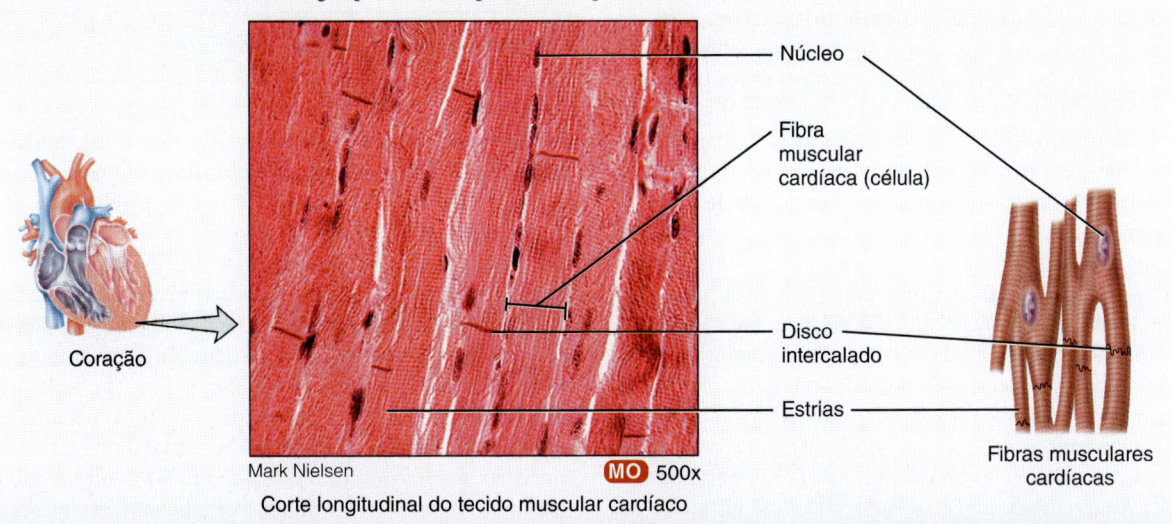

Coração

Núcleo
Fibra muscular cardíaca (célula)
Disco intercalado
Estrias

Mark Nielsen MO 500x
Corte longitudinal do tecido muscular cardíaco

Fibras musculares cardíacas

C. Tecido muscular liso

Descrição O **tecido muscular liso** consiste em fibras não estriadas (sem estrias, daí o termo *liso*). A fibra muscular lisa é uma pequena célula fusiforme mais espessa na porção média, afunilando em cada extremidade e contendo um único núcleo, localizado centralmente. As junções comunicantes conectam muitas fibras individuais em parte do tecido muscular liso (p. ex., na parede de intestinos). Geralmente involuntário; pode produzir contrações intensas à medida que muitas fibras musculares se contraem em uníssono. Onde as junções comunicantes estão ausentes, como a íris dos olhos, as fibras musculares lisas se contraem individualmente, como as fibras musculares esqueléticas.

Localização Íris dos olhos; paredes de estruturas internas ocas, como vasos sanguíneos, vias respiratórias dos pulmões, estômago, intestinos, vesícula biliar, bexiga urinária e útero.

Função Movimento (constrição de vasos sanguíneos e vias respiratórias, propulsão de alimentos através do canal digestório, contração da bexiga urinária e vesícula biliar).

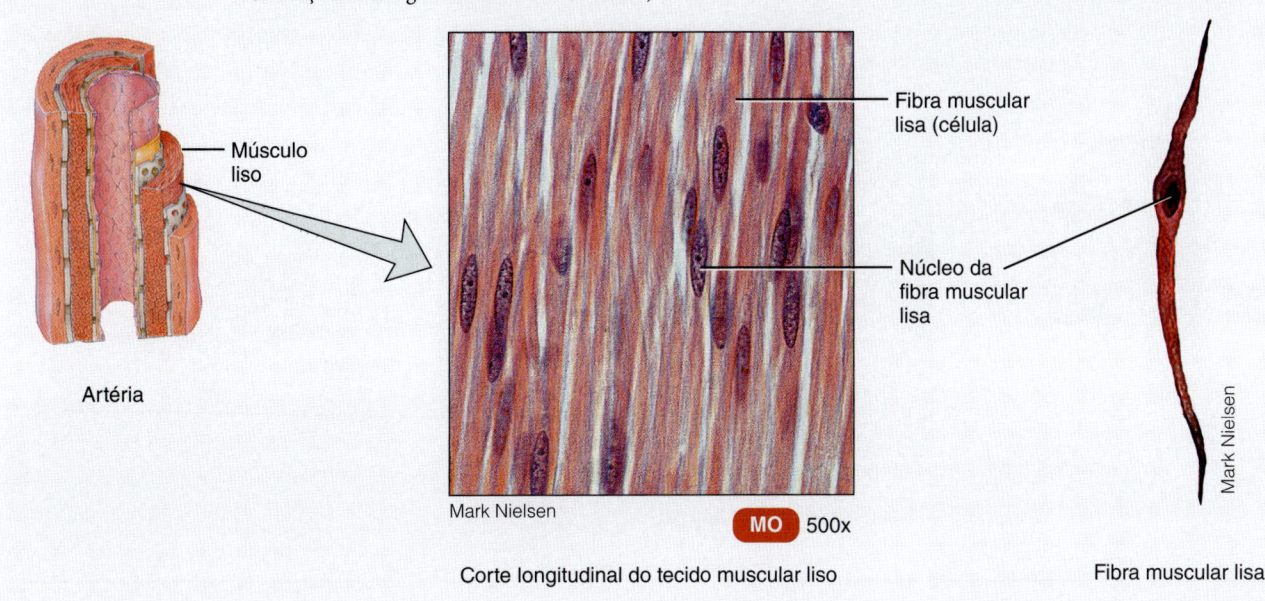

Músculo liso

Artéria

Fibra muscular lisa (célula)
Núcleo da fibra muscular lisa

Mark Nielsen MO 500x
Corte longitudinal do tecido muscular liso

Fibra muscular lisa

4.8 Tecido nervoso

OBJETIVO

- **Descrever** as características estruturais e funções do tecido nervoso.

Apesar da incrível complexidade do sistema nervoso, o **tecido nervoso** consiste em apenas dois tipos principais de células: neurônios e neuróglia (células da glia). Os **neurônios** ou *células nervosas* são sensíveis a vários estímulos. Eles convertem os estímulos em sinais elétricos chamados **potenciais de ação nervosos** (*impulsos nervosos*) e conduzem esses potenciais de ação para outros neurônios, para o tecido muscular ou para as glândulas. A maioria dos neurônios consiste em três partes básicas: um corpo celular e dois tipos de processos celulares – dendritos e axônios (**Tabela 4.10**). O **corpo celular** contém o núcleo e outras organelas. Os **dendritos** são processos celulares afunilados, altamente ramificados e geralmente curtos (extensões), que representam a principal porção de recepção ou entrada de um neurônio. O **axônio** de um neurônio é um processo único, fino e cilíndrico que pode ser muito longo. É a porção de saída de um neurônio, conduzindo impulsos nervosos em direção a outro neurônio ou a algum outro tecido.

Mesmo que a **neuróglia** (*-glia* = cola) não gere ou conduza impulsos nervosos, essas células têm muitas funções importantes de sustentação. A estrutura e função detalhadas dos neurônios e da neuróglia serão consideradas no Capítulo 12.

Teste rápido

20. Quais são as funções dos dendritos, do corpo celular e do axônio de um neurônio?

4.9 Células excitáveis

OBJETIVO

- **Explicar** o conceito de excitabilidade elétrica.

Os neurônios e as fibras musculares são considerados **células excitáveis**, porque exibem **excitabilidade elétrica**, a capacidade de responder a determinados estímulos, produzindo sinais elétricos como os *potenciais de ação*. Os potenciais de ação podem se propagar ao longo da membrana plasmática de um neurônio ou fibra muscular, em decorrência da presença de canais iônicos dependentes de voltagem específicos. Quando um potencial de ação se forma em um neurônio, o neurônio libera substâncias químicas, denominadas *neurotransmissores*, que permitem a comunicação dos neurônios com outros neurônios, fibras musculares ou glândulas. Quando ocorre um potencial de ação em uma fibra muscular, ela se contrai, resultando em atividades como o movimento dos membros, a propulsão de alimentos no intestino delgado e o movimento do sangue para fora do coração e para dentro

TABELA 4.10 Tecido nervoso.

Descrição	O **tecido nervoso** consiste em (1) neurônios (células nervosas), que consistem em corpo celular e processos que se estendem do corpo celular (um a vários dendritos e um único axônio); e (2) neuróglia, que não gera ou conduz impulsos nervosos, mas possui outras funções importantes de sustentação.
Localização	Sistema nervoso.
Função	Apresenta sensibilidade a vários tipos de estímulos; converte estímulos em impulsos nervosos (potenciais de ação); conduz os impulsos nervosos para outros neurônios, fibras musculares ou glândulas.

Neurônio da medula espinal

dos vasos sanguíneos do corpo. O potencial de ação muscular e o potencial de ação das células nervosas são discutidos em detalhes nos Capítulos 10 e 12, respectivamente.

> **Teste rápido**
>
> 21. Por que a excitabilidade elétrica é importante para neurônios e fibras musculares?

4.10 Reparo tecidual: restauração da homeostasia

OBJETIVO

- **Descrever** o papel do reparo tecidual na restauração da homeostasia.

O **reparo tecidual** é a substituição de células envelhecidas, lesionadas ou mortas. Novas células se originam por divisão celular a partir do **estroma** do tecido conjuntivo de sustentação ou a partir do **parênquima**, células que constituem a parte funcional do tecido ou do órgão. Em adultos, cada um dos quatro tipos básicos de tecido (epitelial, conjuntivo, muscular e nervoso) tem uma capacidade diferente para a reposição de células parenquimatosas perdidas por danos, doenças ou outros processos.

As células epiteliais, que suportam um desgaste considerável (e até mesmo lesões) em alguns locais, têm uma capacidade contínua de renovação. Em alguns casos, células imaturas e indiferenciadas denominadas **células-tronco** dividem-se para substituir células perdidas ou lesionadas. Por exemplo, as células-tronco residem em locais protegidos nos epitélios da pele e do trato gastrintestinal para repor as células eliminadas da camada apical, enquanto as células-tronco na medula óssea vermelha continuamente fornecem novos eritrócitos, leucócitos e plaquetas. Em outros casos, células maduras e diferenciadas podem sofrer divisão celular; como os hepatócitos (células hepáticas) e células endoteliais nos vasos sanguíneos.

Alguns tecidos conjuntivos também apresentam uma capacidade contínua de renovação. Um exemplo é o osso, que tem um suprimento sanguíneo abundante. Os tecidos conjuntivos, como a cartilagem, podem repor as células muito menos rapidamente, em parte por causa de um suprimento sanguíneo menor.

O tecido muscular tem uma capacidade relativamente deficiente para renovação de células perdidas. Ainda que o tecido muscular esquelético contenha células-tronco chamadas *células-satélites*, elas não se dividem com rapidez suficiente para substituir as fibras musculares amplamente lesionadas. O tecido muscular cardíaco não possui células-satélites e as fibras musculares cardíacas existentes não sofrem mitose para formar novas células. Evidências recentes sugerem que as células-tronco migram para o coração a partir do sangue. Nesse local, elas podem se diferenciar e substituir um número limitado de fibras musculares cardíacas e células endoteliais nos vasos sanguíneos do coração. As fibras musculares lisas podem proliferar até certo ponto, mas elas fazem isso muito mais lentamente do que as células dos tecidos epiteliais ou conjuntivos.

O tecido nervoso tem a capacidade mais deficiente de renovação. Embora experimentos revelem a presença de algumas células-tronco no encéfalo, elas normalmente não sofrem mitose para substituir os neurônios lesionados. Descobrir o motivo disso é o objetivo principal dos pesquisadores que buscam formas de reparar o tecido nervoso danificado por lesões ou doenças.

A restauração de um tecido ou órgão danificado para a estrutura e função normal depende inteiramente da capacidade de as células parenquimatosas estarem ativas no processo de reparo. Se as células parenquimatosas realizarem o reparo, a **regeneração tecidual** é possível e pode ocorrer uma reconstrução quase perfeita do tecido lesionado. Entretanto, se os fibroblastos do estroma são ativos no reparo, o tecido de substituição será um novo tecido conjuntivo. Os fibroblastos sintetizam colágeno e outros materiais da matriz extracelular que se agregam para formar o tecido de cicatrização, um processo conhecido como **fibrose**. Como o tecido de cicatrização não é especializado para desempenhar as funções do tecido parenquimatoso, a função original do tecido ou órgão é prejudicada.

Quando os danos teciduais são extensos, como em feridas grandes e abertas, tanto o estroma do tecido conjuntivo quanto as células parenquimatosas são ativos no reparo; os fibroblastos se dividem rapidamente e as novas fibras colágenas são produzidas para proporcionar resistência estrutural. Os capilares sanguíneos também geram novos brotos para fornecer o tecido de cicatrização com o material necessário. Todos esses processos criam um tecido conjuntivo de crescimento ativo denominado **tecido de granulação**. Esse novo tecido se forma através de uma ferida ou incisão cirúrgica para fornecer uma estrutura (estroma) que sustente as células epiteliais que migram para a área aberta e a preenchem. O tecido de granulação recém-formado também secreta um líquido que elimina as bactérias.

Por vezes, um pequeno, mas significativo número de pacientes desenvolve uma complicação da cirurgia denominada **deiscência de ferida**, a separação parcial ou completa das camadas externas de uma incisão suturada. Uma causa comum é o erro cirúrgico nos quais suturas ou grampos são colocados muito afastados, ou muito próximos das bordas da incisão ou com demasiada pressão. Também pode ocorrer se as suturas forem removidas muito cedo ou se houver uma infecção profunda na ferida. Outros fatores que contribuem incluem: idade, quimioterapia, tosse, esforço, vômito, obesidade, tabagismo e uso de anticoagulantes, como o ácido acetilsalicílico. Uma grande complicação da deiscência de feridas é a protrusão de um órgão através da ferida aberta, principalmente os intestinos. Isso pode levar à peritonite (inflamação do peritônio) e ao choque séptico (choque que resulta de toxinas bacterianas disseminadas pela vasodilatação).

Três fatores afetam a reparação dos tecidos: nutrição, circulação sanguínea e idade. A nutrição é vital porque o processo de cicatrização provoca uma grande demanda pelos nutrientes armazenados no corpo. O consumo de proteínas adequadas na dieta é importante porque a maioria dos componentes estruturais de um tecido é composta por proteínas. Várias vitaminas também desempenham um papel direto na cicatrização de feridas e no reparo dos tecidos. Por exemplo, a vitamina C afeta diretamente a produção e a manutenção normal de componentes da matriz, principalmente colágeno, assim como fortalece e promove a formação de novos vasos sanguíneos. Em uma pessoa com deficiência em vitamina C, mesmo as feridas superficiais não cicatrizam e as paredes dos vasos sanguíneos se tornam frágeis e são facilmente rompidas.

A circulação sanguínea adequada é essencial para o transporte de oxigênio, de nutrientes, anticorpos e muitas células de defesa para o local da lesão. O sangue também desempenha um papel importante na remoção de líquidos teciduais, bactérias, corpos estranhos e resíduos celulares, elementos que de outra forma interfeririam na cicatrização. O terceiro fator no reparo tecidual, a idade, é o tópico da próxima seção.

> ### Correlação clínica
>
> #### Aderências
>
> O tecido de cicatrização pode formar **aderências**, união anormal dos tecidos. As aderências comumente se formam no abdome em torno de um local de inflamação anterior, como um apêndice inflamado e podem se desenvolver após a cirurgia. Embora as aderências nem sempre causem problemas, elas podem diminuir a flexibilidade do tecido, causar obstrução (como no intestino) e tornar mais difícil uma cirurgia subsequente, como uma cesariana. Em casos raros, as aderências podem resultar em infertilidade. Uma *adesiotomia*, a liberação cirúrgica das aderências, pode ser necessária.

> ### Teste rápido
>
> 22. Qual é a diferença entre os reparos teciduais por meio do estroma ou do parênquima?
> 23. Qual é a importância do tecido de granulação?

4.11 Envelhecimento e tecidos

OBJETIVO

- **Descrever** os efeitos do envelhecimento nos tecidos.

Em capítulos posteriores, serão abordados os efeitos do envelhecimento em sistemas corporais específicos. Com relação aos tecidos, os tecidos epiteliais ficam progressivamente mais finos e os tecidos conjuntivos tornam-se mais frágeis com o envelhecimento. Isso é evidenciado por um aumento da incidência de doenças de pele e mucosas, rugas, maior suscetibilidade a hematomas, aumento da perda de densidade óssea, maiores taxas de fraturas ósseas e aumento de episódios de dor e distúrbios articulares. Há também um efeito do envelhecimento sobre o tecido muscular como evidenciado pela perda de massa muscular esquelética e da força, declínio na eficiência da ação de bombeamento do coração e diminuição da atividade dos órgãos que contêm músculos lisos, por exemplo, órgãos do canal digestório.

Geralmente, os tecidos cicatrizam mais rapidamente e deixam cicatrizes menos evidentes em jovens do que nos idosos. Na verdade, a cirurgia realizada em fetos não deixa nenhuma cicatriz. O corpo mais jovem geralmente está em um melhor estado nutricional, seus tecidos têm um melhor suprimento de sangue e suas células têm uma taxa metabólica mais elevada. Portanto, suas células podem sintetizar as substâncias necessárias e dividir-se mais rapidamente. Os componentes extracelulares dos tecidos também se alteram com a idade. A glicose, o açúcar mais abundante no corpo, desempenha um papel no processo de envelhecimento. À medida que o corpo envelhece, a glicose é adicionada de forma aleatória às proteínas no interior e fora das células, formando ligações cruzadas irreversíveis entre moléculas proteicas adjacentes. Com o avanço da idade, mais ligações cruzadas se formam, o que contribui para o enrijecimento e perda de elasticidade que ocorrem nos tecidos envelhecidos. As fibras colágenas, responsáveis pela resistência dos tendões, aumentam em número e mudam em qualidade com o envelhecimento. Alterações no colágeno das paredes arteriais afetam a flexibilidade das artérias, tanto quanto os depósitos de gordura associados à aterosclerose (ver Capítulo 20). A elastina, outro componente extracelular, é responsável pela elasticidade dos vasos sanguíneos e da pele. Ela se torna espessa, fragmenta e adquire maior afinidade para o cálcio com a idade – alterações que também podem estar associadas ao desenvolvimento da aterosclerose.

> ### Teste rápido
>
> 24. Quais alterações comuns ocorrem nos tecidos epiteliais e conjuntivos com o envelhecimento?

Distúrbios: desequilíbrios homeostáticos

Os distúrbios do tecido epitelial são principalmente específicos para órgãos individuais, como a úlcera péptica (UP), que corrói o revestimento epitelial do estômago ou do intestino delgado. Por essa razão, os distúrbios epiteliais são descritos juntamente com seus sistemas corporais relevantes em todo o texto. As doenças que mais frequentemente envolvem os tecidos conjuntivos são as **doenças autoimunes** – doenças nos quais os anticorpos produzidos pelo sistema imune não conseguem distinguir o que é estranho do que é próprio e atacam os próprios tecidos do corpo. Uma das doenças autoimunes mais comuns é a artrite reumatoide, que ataca as membranas sinoviais das articulações. Visto que o tecido conjuntivo é um dos mais abundantes e amplamente distribuídos dos quatro principais tipos de tecidos, os distúrbios relacionados a eles muitas vezes afetam múltiplos sistemas corporais. Os distúrbios comuns dos tecidos musculares e do tecido nervoso são descritos nos finais dos Capítulos 10 e 12, respectivamente.

Lúpus eritematoso sistêmico

O **lúpus eritematoso sistêmico** (LES) ou simplesmente *lúpus* é uma doença inflamatória crônica do tecido conjuntivo, que ocorre principalmente em mulheres não brancas durante seus anos reprodutivos. É uma doença autoimune que pode causar danos teciduais em todos os sistemas do corpo. A doença, que pode variar de uma condição leve na maioria dos pacientes a uma doença rapidamente fatal, é marcada por períodos de exacerbação e de remissão. A prevalência do LES é de cerca de 1 em 2.000, com as mulheres mais afetadas do que os homens em uma proporção de 8 ou 9 para 1.

Embora a causa do LES seja desconhecida, fatores genéticos, ambientais e hormonais estão envolvidos. O componente genético é sugerido por estudos de gêmeos e história familiar. Fatores ambientais incluem vírus, bactérias, substâncias químicas, drogas, exposição à luz solar excessiva e estresse emocional. Hormônios sexuais, como os estrógenos, podem também estimular o LES.

Sinais e sintomas de LES incluem articulações dolorosas, febre baixa, fadiga, úlceras orais, perda de peso, linfonodos e baço aumentados, sensibilidade à luz solar, perda rápida de grandes quantidades de cabelos do couro cabeludo e anorexia. Uma característica distintiva do lúpus é uma erupção que atravessa a ponte do nariz e bochechas denominada "erupção cutânea em asa de borboleta". Outras lesões cutâneas podem ocorrer, incluindo bolhas e ulceração. A natureza erosiva de algumas lesões cutâneas causadas por LES foi considerada semelhante aos danos provocados pela mordida de um lobo – portanto, o nome *lupus*. As complicações mais graves da doença envolvem a inflamação dos rins, fígado, baço, pulmões, coração, encéfalo e trato gastrintestinal. Como não há cura para o LES, o tratamento é de suporte, incluindo anti-inflamatórios, como ácido acetilsalicílico e medicamentos imunossupressores.

Terminologia técnica

Atrofia. Uma diminuição no tamanho das células, com uma redução subsequente no tamanho do tecido ou órgão afetado.

Hipertrofia. Aumento no tamanho de um tecido, porque suas células aumentam sem sofrer divisão celular.

Rejeição tecidual. Uma resposta imune do corpo dirigida contra proteínas estranhas em um tecido ou órgão transplantado; medicamentos imunossupressores, como a ciclosporina, superaram em grande parte a rejeição tecidual em pacientes com transplante do coração, rim e fígado.

Transplante tecidual. A substituição de um tecido ou órgão doente ou lesionado. Os transplantes mais bem-sucedidos envolvem o uso de tecidos da própria pessoa ou os de um gêmeo idêntico.

Xenotransplante. A substituição de um tecido ou órgão doente ou lesionado com células ou tecidos de um animal. Valvas cardíacas de suínos e de bovinos são utilizadas para algumas cirurgias de substituição das valvas cardíacas.

Revisão do capítulo

Conceitos essenciais

4.1 Tipos de tecidos

1. Um tecido é um grupo de células, geralmente com origem embrionária semelhante, especializado para uma determinada função.

2. Os tecidos do corpo são classificados em quatro tipos básicos: epitelial, conjuntivo, muscular e nervoso.

4.2 Junções celulares

1. As junções celulares são pontos de contato entre as membranas plasmáticas adjacentes.

2. As junções de oclusão formam vedações firmes de líquidos entre as células; junções de adesão, desmossomos e hemidesmossomos ancoram as células umas às outras ou à membrana basal e as junções comunicantes permitem que sinais elétricos e químicos passem entre as células.

4.3 Comparação entre tecido epitelial e tecido conjuntivo

1. O tecido epitelial possui muitas células firmemente empacotadas e é avascular.

2. O tecido conjuntivo tem relativamente poucas células com grandes quantidades de material extracelular.

4.4 Tecido epitelial

1. Os subtipos de tecido epitelial incluem o epitélio de superfície e o epitélio glandular.

2. O tecido epitelial consiste principalmente em células com pouco material extracelular entre as membranas plasmáticas adjacentes. As superfícies apical, lateral, e basal das células epiteliais são modificadas de várias maneiras para realizar funções específicas. Embora o tecido epitelial seja avascular, ele tem um suprimento nervoso. A alta taxa de divisão celular fornece ao tecido epitelial uma alta capacidade de renovação.

3. O epitélio de superfície pode ser simples, pseudoestratificado ou estratificado. As formas celulares podem ser pavimentosas (achatadas), cúbicas (em forma de cubo), colunares (retangulares) ou transitórias (variáveis). Os subtipos de tecido epitelial incluem o epitélio de revestimento e o epitélio glandular.

4. O epitélio pavimentoso simples, uma única camada de células achatadas (**Tabela 4.1 A**), é encontrado em partes do corpo onde a filtração ou difusão é um processo prioritário. O endotélio reveste o coração e os vasos sanguíneos. O mesotélio forma as membranas serosas que revestem o tórax e as cavidades abdominopélvicas e cobre os órgãos dentro delas.

5. O epitélio cúbico simples, uma única camada de células em forma de cubo que funciona na secreção e absorção (**Tabela 4.1 B**), é encontrado cobrindo os ovários, nos rins e olhos, assim como revestindo alguns ductos glandulares.

6. O epitélio colunar simples não ciliado, uma única camada de células retangulares não ciliadas (**Tabela 4.1 C**), reveste a maior parte do trato gastrintestinal e contém células especializadas que realizam a absorção e a secreção de muco. O epitélio colunar simples ciliado, uma única camada de células retangulares ciliadas (**Tabela 4.1 D**), é encontrado em algumas porções do trato respiratório superior, onde move partículas estranhas retidas no muco para fora do trato respiratório. Uma variedade não ciliada não possui células caliciformes e reveste os ductos de muitas glândulas, o epidídimo e parte da uretra masculina (**Tabela 4.1 E**), enquanto uma variedade ciliada do epitélio colunar pseudoestratificado (**Tabela 4.1 F**) contém células caliciformes e reveste a maior parte do trato respiratório superior. A variedade ciliada move o muco no trato respiratório. A variedade não ciliada funciona na absorção e na proteção.

7. O epitélio estratificado consiste em várias camadas de células: células da camada apical de epitélio pavimentoso estratificado e várias

camadas na porção profunda da camada apical são achatadas (**Tabela 4.1 G**); uma variedade não queratinizada reveste a boca e uma variedade queratinizada forma a epiderme. As células na camada apical do epitélio cúbico estratificado possuem a forma de cubo (**Tabela 4.1 H**); encontrado em glândulas sudoríparas em adultos e em uma porção da uretra masculina, o epitélio cúbico estratificado protege e fornece secreção e absorção limitadas. Células da camada apical do epitélio colunar estratificado têm uma forma colunar (**Tabela 4.1 I**); esse tipo é encontrado em uma porção da uretra masculina e em grandes ductos excretores de algumas glândulas, funcionando na proteção e secreção.

8. O epitélio de transição (urotélio) consiste em várias camadas de células cuja aparência varia com o grau de alongamento (**Tabela 4.1 J**). Reveste a bexiga urinária e os ureteres.

9. Uma glândula é uma única célula ou um grupo de células epiteliais adaptadas para a secreção. Existem dois tipos de epitélio glandular: endócrino e exócrino. As glândulas endócrinas secretam hormônios no líquido intersticial e então para o sangue (**Tabela 4.2 A**). As glândulas exócrinas secretam em ductos ou diretamente sobre uma superfície livre (**Tabela 4.2 B**).

10. A classificação estrutural das glândulas exócrinas inclui as glândulas unicelulares e multicelulares. A classificação funcional das glândulas exócrinas inclui as glândulas merócrinas, apócrinas e holócrinas.

4.5 Tecido conjuntivo

1. O tecido conjuntivo, um dos tecidos corporais mais abundantes, é constituído relativamente de poucas células, além de uma abundante matriz extracelular de substância fundamental e de fibras proteicas. De modo geral, possui um suprimento nervoso e é normalmente altamente vascularizado.

2. As células do tecido conjuntivo propriamente dito são derivadas principalmente de células mesenquimais. Os tipos de células incluem fibroblastos (secretam matriz extracelular), macrófagos (realizam fagocitose), plasmócitos (secretam anticorpos), mastócitos (produzem histamina), adipócitos (armazenam gordura) e leucócitos (respondem a infecções).

3. A substância fundamental e as fibras compõem a matriz extracelular. A substância fundamental sustenta e une as células, fornece um meio para a troca de materiais, armazena água e influencia ativamente as funções celulares. As substâncias encontradas na substância fundamental incluem a água e os polissacarídeos. Também estão presentes proteoglicanos e proteínas de adesão.

4. As fibras na matriz extracelular proporcionam resistência e suporte e são de três tipos: (a) As fibras colágenas são encontradas em grandes quantidades nos ossos, tendões e ligamentos. (b) As fibras elásticas são encontradas na pele, paredes dos vasos sanguíneos e pulmões. (c) As fibras reticulares são encontradas ao redor dos adipócitos, fibras nervosas e células musculares esqueléticas e lisas.

5. As duas subclasses principais de tecido conjuntivo são a embrionária (encontrada no embrião e no feto) e a madura (presente no recém-nascido). Os tecidos conjuntivos embrionários (ver **Tabela 4.3**) são o mesênquima, que forma quase todos os outros tecidos conjuntivos e o tecido conjuntivo mucoso, encontrado no cordão umbilical do feto, onde ele dá sustentação. O tecido conjuntivo maduro se diferencia do mesênquima e é subdividido em diversos tipos: tecido conjuntivo propriamente dito (frouxo e denso), tecido conjuntivo de sustentação (cartilagem e osso) e tecido conjuntivo líquido (plasma e linfa).

6. O tecido conjuntivo frouxo inclui o tecido conjuntivo areolar, tecido adiposo e tecido conjuntivo reticular. O tecido conjuntivo areolar consiste nos três tipos de fibras (colágeno, elástico e reticular), vários tipos de células e uma substância fundamental semifluida (**Tabela 4.4 A**); é encontrado na tela subcutânea, nas túnicas mucosas e ao redor de vasos sanguíneos, nervos e órgãos do corpo. O tecido adiposo é constituído por adipócitos, que armazenam triglicerídeos (**Tabela 4.4 B**); encontra-se na tela subcutânea, ao redor dos órgãos e na medula óssea amarela. O tecido adiposo marrom (TAM) gera calor. O tecido conjuntivo reticular é constituído por fibras reticulares e células reticulares e é encontrado no fígado, baço e linfonodos (**Tabela 4.4 C**).

7. O tecido conjuntivo denso inclui o tecido denso modelado, denso não modelado e elástico. O tecido conjuntivo denso modelado é formado por feixes paralelos de fibras colágenas e fibroblastos (**Tabela 4.5 A**); forma tendões, a maioria dos ligamentos e aponeuroses. O tecido conjuntivo denso não modelado geralmente consiste em fibras colágenas e alguns fibroblastos (**Tabela 4.5 B**); é encontrado na fáscia, na derme da pele e nas cápsulas de membrana ao redor dos órgãos. O tecido conjuntivo elástico é constituído por fibras elásticas ramificadas e fibroblastos (**Tabela 4.5 C**) e se encontra nas paredes de grandes artérias, pulmões, traqueia e brônquios.

8. O tecido conjuntivo de sustentação inclui a cartilagem e os ossos. A cartilagem contém condrócitos e tem uma matriz extracelular de consistência emborrachada (sulfato de condroitina) contendo colágeno e fibras elásticas. A cartilagem hialina, que consiste em uma substância fundamental em forma de gel e tem aspecto branco-azulado no corpo, é encontrada no esqueleto embrionário, nas extremidades dos ossos, no nariz e nas estruturas respiratórias (**Tabela 4.6 A**); é flexível, permite o movimento, fornece apoio e geralmente é cercada por um pericôndrio. A cartilagem fibrosa é encontrada na sínfise púbica, no disco intervertebral e meniscos (coxins de cartilagem) da articulação do joelho (**Tabela 4.6 B**); contém condrócitos espalhados entre feixes claramente visíveis de fibras colágenas. A cartilagem elástica mantém a forma dos órgãos, como a epiglote da laringe, tubas auditivas e orelha externa (**Tabela 4.6 C**); seus condrócitos estão localizados dentro de uma rede filamentosa de fibras elásticas e tem um pericôndrio.

9. O tecido ósseo é formado por uma matriz extracelular de sais minerais e fibras colágenas que contribuem para a rigidez dos ossos e por osteócitos que estão localizados em lacunas ósseas (**Tabela 4.7**). Ele sustenta e protege o corpo, proporciona uma área de superfície para fixação muscular, ajuda o corpo a se movimentar, armazena minerais e abriga tecidos hematopoéticos.

10. Existem dois tipos de tecido conjuntivo líquido: o tecido sanguíneo e a linfa. O tecido sanguíneo consiste em plasma sanguíneo e elementos figurados – eritrócitos, leucócitos e plaquetas (**Tabela 4.8**); suas células transportam oxigênio e dióxido de carbono, realizam a fagocitose, participam de reações alérgicas, fornecem imunidade e promovem a coagulação do sangue. A linfa é um tecido conjuntivo líquido transparente semelhante ao plasma sanguíneo, mas com menos proteínas e um número variável de células.

4.6 Membranas

1. Uma membrana epitelial consiste em uma camada epitelial sobreposta a uma camada de tecido conjuntivo. Os tipos incluem as mucosas, serosas e cutâneas.

2. As túnicas mucosas revestem as cavidades que se abrem para o exterior e também revestem todo o canal digestório, tratos respiratórios e genitais, além de grande parte do trato urinário.

3. As túnicas serosas revestem as cavidades que não se abrem diretamente para o exterior (torácica ou abdominal) e cobrem os órgãos nas cavidades. Essas túnicas são constituídas por lâminas parietais e viscerais.

4. A membrana cutânea é a pele. Ela cobre todo o corpo e consiste em uma epiderme superficial (epitélio) e uma derme profunda (tecido conjuntivo).

4.7 Tecido muscular

1. O tecido muscular consiste em células denominadas fibras musculares ou miócitos que são especializados na contração. Proporciona movimento, manutenção da postura, produção de calor e proteção.

2. O tecido muscular esquelético é normalmente ligado aos ossos por tendões e é estriado e voluntário (**Tabela 4.9 A**).

3. O tecido muscular cardíaco, que forma a maior parte da parede do coração e é estriado, possui ação involuntária (**Tabela 4.9 B**).

4. O tecido muscular liso está localizado nas paredes de estruturas internas ocas (vasos sanguíneos e vísceras), não é estriado e apresenta ação involuntária (**Tabela 4.9 C**).

4.8 Tecido nervoso

1. O sistema nervoso é composto por neurônios (células nervosas) e neuróglia ou células da glia (células protetoras e de sustentação) (**Tabela 4.10**).

2. Os neurônios respondem aos estímulos convertendo-os em sinais elétricos denominados potenciais de ação nervosos (impulsos nervosos) e conduzindo esses impulsos nervosos para outras células.

3. A maioria dos neurônios consiste em um corpo celular e dois tipos de processos: dendritos e axônios.

4.9 Células excitáveis

1. A excitabilidade elétrica é a capacidade de responder a certos estímulos com a produção de sinais elétricos, tais como os potenciais de ação.

2. Os neurônios e as fibras musculares exibem excitabilidade elétrica, portanto, eles são considerados células excitáveis.

4.10 Reparo tecidual: restauração da homeostasia

1. O reparo tecidual é a substituição de células envelhecidas, danificadas ou mortas por células saudáveis.

2. As células-tronco podem se dividir para substituir células perdidas ou lesionadas.

3. Se a lesão for superficial, o reparo tecidual envolve a regeneração parenquimatosa; se o dano for extenso, envolve tecido de granulação.

4. A nutrição e a circulação sanguínea adequadas são vitais para o reparo tecidual.

4.11 Envelhecimento e tecidos

1. Os tecidos cicatrizam mais rapidamente e deixam cicatrizes menos evidentes nos jovens do que nos idosos; a cirurgia realizada em fetos não deixa cicatrizes.

2. Os componentes extracelulares dos tecidos, como o colágeno e as fibras elásticas, também mudam com a idade.

Questões para avaliação crítica

1. Imagine que você viva daqui a 50 anos e que você possa projetar um humano sob medida para se adequar ao ambiente. Sua tarefa é personalizar os tecidos humanos para que o indivíduo possa sobreviver em um grande planeta com gravidade, um clima frio e seco e uma atmosfera rarefeita. Quais adaptações você incorporaria na estrutura e/ou quantidade de tecidos e por quê?

2. Você está entrando em um "Concurso do Bebê mais Bonito" e pediu a seus amigos para ajudá-lo a escolher uma foto mais adorável de si mesmo como um bebê. Um de seus amigos lembra rudemente que você era bastante gordinho quando criança. Você, entretanto, não se sente ofendido. Explique a seu colega, o benefício desse "bebê gordinho".

3. Você está em uma dieta de "pão-e-água" há 3 semanas e notou que um corte em sua canela não cicatriza e sangra facilmente. Por quê?

Respostas às questões das figuras

4.1 O tecido epitelial cobre o corpo, reveste várias estruturas e forma as glândulas. O tecido conjuntivo protege, sustenta, une os órgãos, armazena energia e auxilia no fornecimento de imunidade. O tecido muscular contrai e gera força e calor. O tecido nervoso detecta mudanças no ambiente e gera impulsos nervosos que ativam a contração muscular e a secreção glandular.

4.2 As junções comunicantes permitem a comunicação celular através da passagem de sinais químicos e elétricos entre células adjacentes.

4.3 Uma vez que o tecido epitelial é avascular, ele depende dos vasos sanguíneos no tecido conjuntivo para o fornecimento de oxigênio, nutrientes e eliminação de resíduos.

4.4 A membrana basal fornece sustentação física para o tecido epitelial e desempenha parte da função no crescimento e na cicatrização de feridas, restrição do movimento molecular entre os tecidos e filtração do sangue nos rins.

4.5 Como as células são tão finas, as substâncias se movimentam mais rapidamente através das células pavimentosas.

4.6 As glândulas exócrinas multicelulares simples possuem um ducto não ramificado; as glândulas exócrinas multicelulares compostas apresentam um ducto ramificado.

4.7 As glândulas sebáceas são glândulas holócrinas e as glândulas salivares são glândulas merócrinas.

4.8 Os fibroblastos secretam fibras e uma substância fundamental da matriz extracelular.

4.9 Uma membrana epitelial é uma membrana constituída por uma camada epitelial e uma camada subjacente de tecido conjuntivo.

CAPÍTULO 5

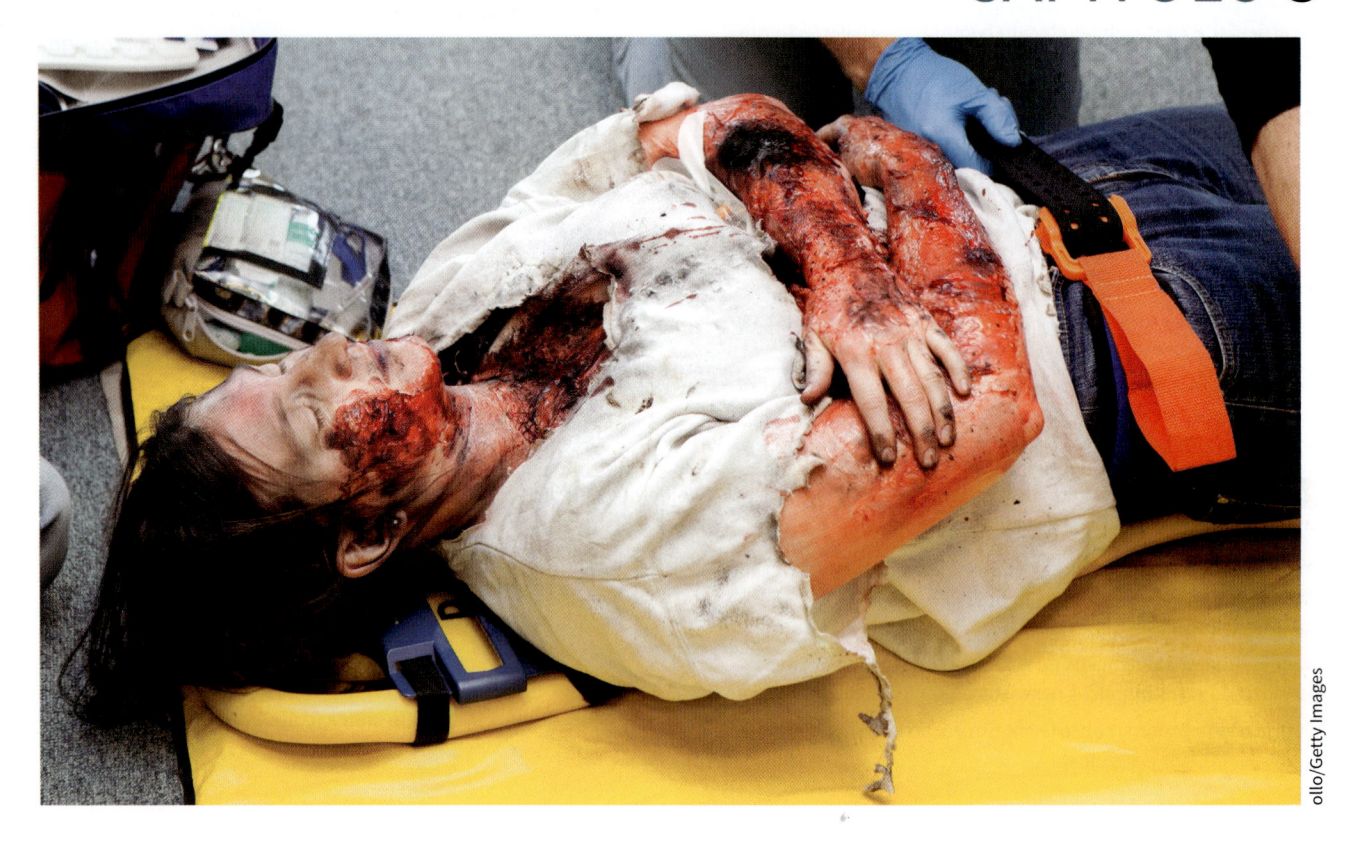

Consulte o tópico *Distúrbios: desequilíbrios homeostáticos*, *Queimaduras*, para saber como as queimaduras são classificadas por profundidade e extensão das áreas envolvidas e como as queimaduras muito extensas apresentam efeitos sistêmicos graves.

Tegumento Comum

Tegumento comum e homeostasia

> O tegumento comum contribui para a homeostasia, protegendo o corpo e ajudando a regular a temperatura corporal. Também permite que você sinta prazer, dor e outros estímulos em seu ambiente externo.

O tegumento comum ajuda a manter uma temperatura corporal constante, protege o corpo e fornece informações sensoriais sobre o meio ambiente. De todos os órgãos do corpo, nenhum é mais facilmente inspecionado ou mais exposto à infecção, doença e lesões que a pele. Embora sua localização a torne vulnerável a danos por trauma, luz solar, microrganismos e poluentes no ambiente, as características protetoras da pele evitam esses danos. Por causa de sua visibilidade, a pele reflete nossas emoções (franzir as sobrancelhas, rubor na face) e alguns aspectos da fisiologia (como a sudorese). Alterações na cor da pele também podem indicar desequilíbrios homeostáticos no corpo. Por exemplo, a cor da pele azulada associada à hipoxia (deficiência de oxigênio tecidual) é um sinal de insuficiência cardíaca, assim como outros distúrbios. Erupções anormais da pele ou erupções cutâneas relacionadas à varicela (catapora), herpes simples ou sarampo podem revelar infecções sistêmicas ou doenças dos órgãos internos, enquanto outras condições, tais como verrugas, manchas de idade ou espinhas, podem envolver apenas a pele. Tão importante é a pele para a autoimagem, que muitas pessoas passam grande parte do tempo e gastam muito dinheiro para restaurá-la a uma aparência considerada normal ou jovial.

5.1 Estrutura da pele

OBJETIVOS

- **Descrever** as camadas da epiderme e as células que as compõem
- **Comparar** a composição da derme papilar e da derme reticular
- **Explicar** a base para as diferentes cores de pele.

Lembre-se do Capítulo 1 que descreveu o sistema como sendo composto por um grupo de órgãos que trabalham em conjunto para realizar atividades específicas. O **tegumento comum** é constituído de pele, pelo (ou cabelo), glândulas sebáceas e sudoríparas, unhas e receptores sensoriais.

A **dermatologia** é a especialidade médica que lida com a estrutura, função e distúrbios do tegumento comum.

A **pele**, também conhecida como a *membrana cutânea*, cobre a superfície externa do corpo e é o maior órgão do corpo em peso. Em adultos, a pele cobre uma área de cerca de 2 metros quadrados e pesa 4,5 a 5 kg, cerca de 7% do peso total do corpo. Varia em espessura de 0,5 mm nas pálpebras até 5,0 mm nos calcanhares. A pele que cobre a maior parte do corpo apresenta 1 a 2 mm de espessura. A pele é constituída de duas partes principais (**Figura 5.1**). A porção

FIGURA 5.1 **Componentes do tegumento comum.** A pele consiste em epiderme superficial, fina e derme profunda, mais espessa. A tela subcutânea é porção mais profunda logo após a pele, que une a derme à fáscia subjacente.

O tegumento comum inclui a pele, os pelos (ou cabelos), as glândulas sebáceas e sudoríparas, além das unhas e dos receptores sensoriais.

Funções do Tegumento comum
1. Regula a temperatura corporal.
2. Armazena sangue.
3. Protege o corpo do ambiente externo.
4. Detecta as sensações cutâneas.
5. Excreta e absorve substâncias.
6. Sintetiza vitamina D.

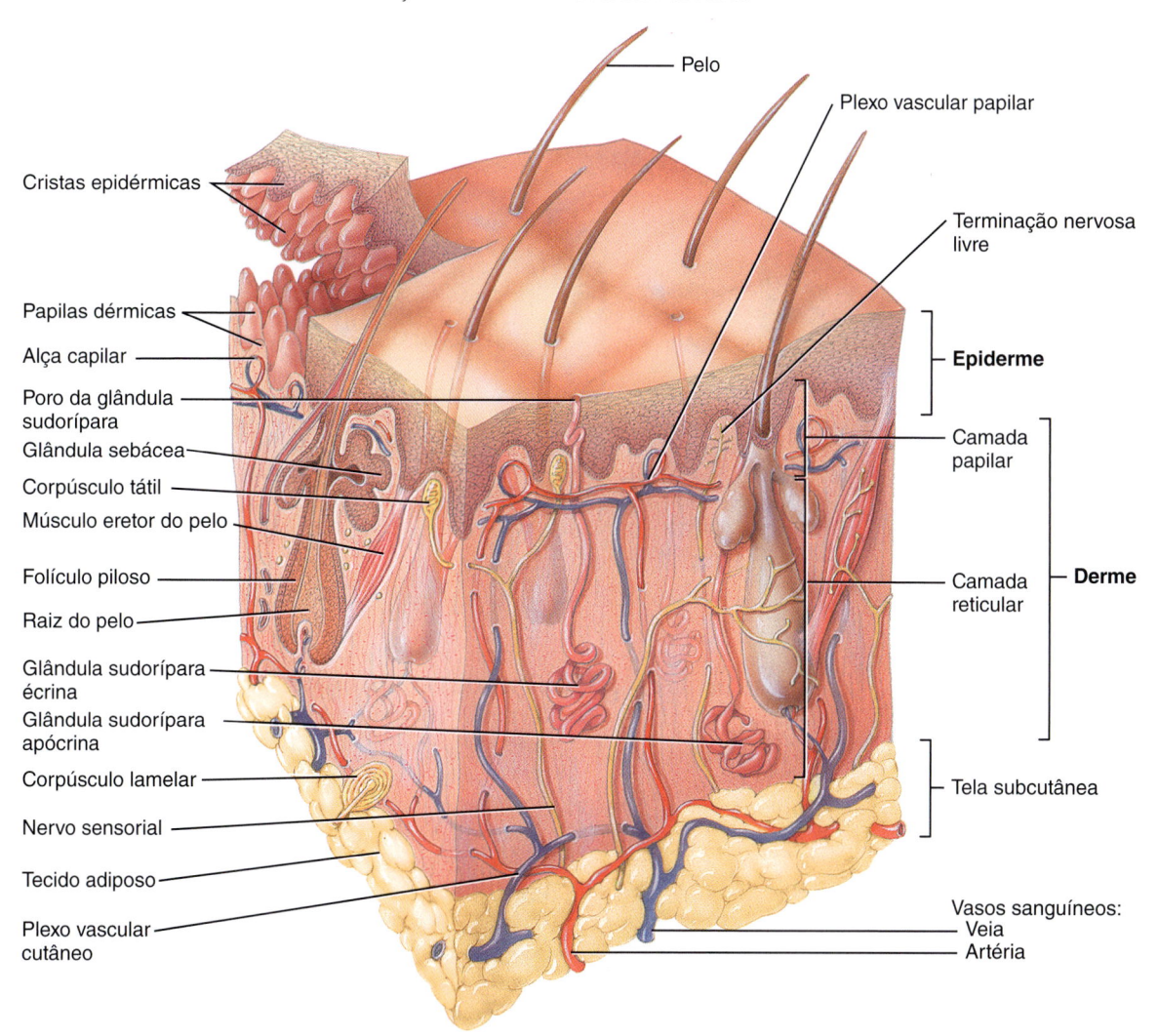

A. Corte da pele e da tela subcutânea

(continua)

FIGURA 5.1 *Continuação.*

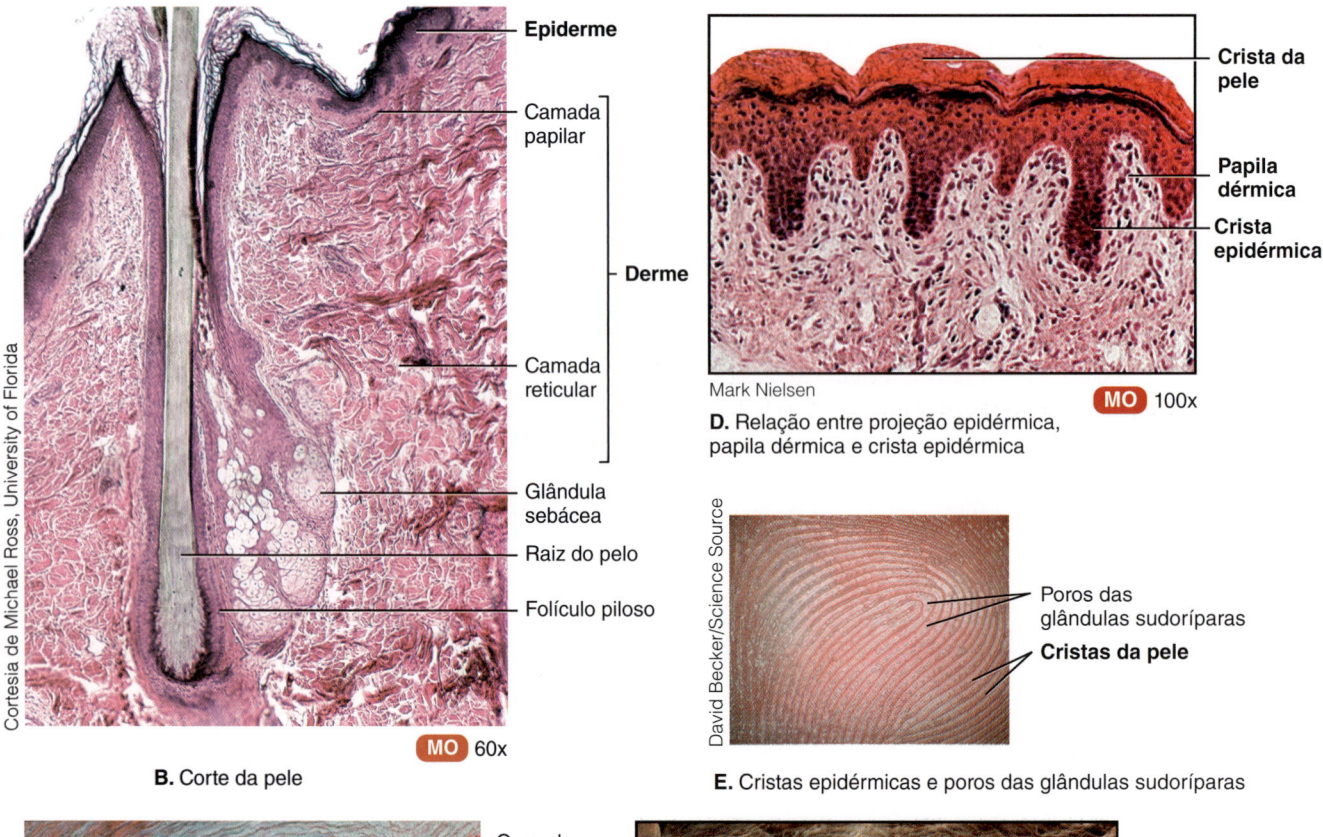

B. Corte da pele — MO 60x

Epiderme
Camada papilar ⎫
Camada reticular ⎬ Derme
Glândula sebácea
Raiz do pelo
Folículo piloso

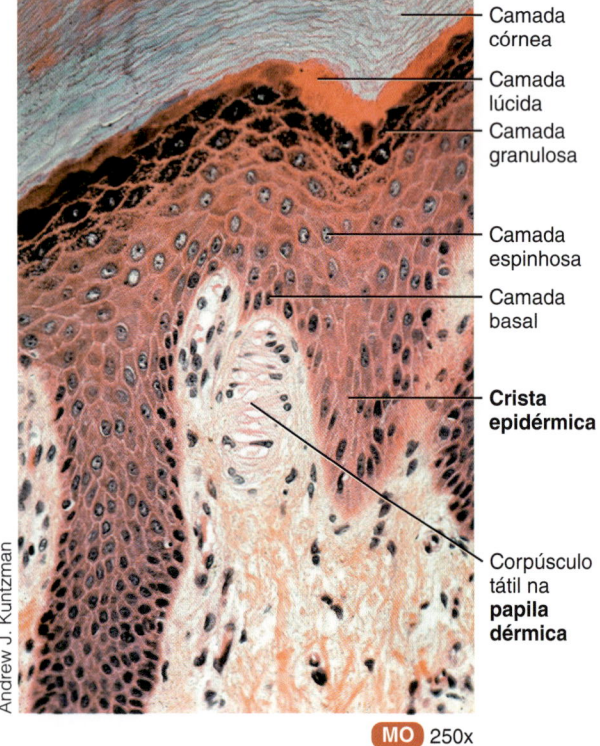

C. Corte da papila dérmica, cristas epidérmicas e camadas epidérmicas — MO 250x

Camada córnea
Camada lúcida
Camada granulosa
Camada espinhosa
Camada basal
Crista epidérmica
Corpúsculo tátil na **papila dérmica**

D. Relação entre projeção epidérmica, papila dérmica e crista epidérmica — MO 100x

Crista da pele
Papila dérmica
Crista epidérmica

E. Cristas epidérmicas e poros das glândulas sudoríparas

Poros das glândulas sudoríparas
Cristas da pele

Epiderme
Camada papilar ⎫
Camada reticular ⎬ Derme — MEV

? Quais os principais tipos de tecidos que compõem a epiderme e a derme?

superficial, mais fina, que é composta de *tecido epitelial*, é a **epiderme**. A porção mais profunda e mais espessa do *tecido conjuntivo* é a **derme**. Enquanto a epiderme é avascular, a derme é vascular. Por essa razão, se você cortar a epiderme, não há sangramento, mas se o corte penetrar na derme haverá sangramento.

Abaixo da derme, mas não fazendo parte da pele, está situada a **tela subcutânea**. Também denominado *hipoderme*, esse tecido consiste em tecidos areolares e adiposos. As fibras que se estendem da derme ancoram a pele à tela subcutânea, que por sua vez se prende à fáscia subjacente, o tecido conjuntivo ao redor dos músculos e dos ossos. A tela subcutânea serve como depósito para o armazenamento de gordura e contém grandes vasos sanguíneos que suprem a pele. Essa região (e às vezes a derme) também contém terminações nervosas chamadas **corpúsculos lamelares** ou *corpúsculos de Pacini* que são sensíveis à pressão (**Figura 5.1**).

Epiderme

A epiderme é composta de epitélio pavimentoso estratificado queratinizado. Contém quatro tipos principais de células: queratinócitos, melanócitos, células dendríticas (de Langerhans) e células epiteliais táteis (de Merkel) (**Figura 5.2**). Cerca de 85% das células epidérmicas são os **queratinócitos**, que estão dispostos em quatro ou cinco camadas e produzem a proteína **queratina** (**Figura 5.2 A**). Lembre-se que no Capítulo 4 foi descrito que a queratina é uma proteína rígida e fibrosa que ajuda a proteger a pele e os tecidos subjacentes de abrasões, calor, microrganismos e substâncias químicas. Os queratinócitos também produzem **grânulos lamelares**, que liberam um selante à prova d'água que diminui a entrada e perda de água e inibe a entrada de corpos estranhos.

Cerca de 8% das células epidérmicas são **melanócitos**, as células produtoras de pigmento do corpo, que migram da ectoderma de um embrião em desenvolvimento e produzem o pigmento melanina (**Figura 5.2 B**). As projeções longas e delgadas se estendem entre os queratinócitos e transferem grânulos de melanina para eles. A **melanina** é um pigmento vermelho-amarelado ou marrom escuro que contribui para a cor da pele e absorve a radiação ultravioleta (UV) prejudicial. Uma vez dentro dos queratinócitos, os grânulos de melanina se aglomeram para formar um véu protetor sobre o núcleo para proteger o DNA nuclear dos danos causados pela luz UV. Embora seus grânulos de melanina protejam eficazmente os queratinócitos, os próprios melanócitos são particularmente suscetíveis aos efeitos nocivos da luz UV.

As **células dendríticas** ou *células de Langerhans* originam-se da medula óssea vermelha e migram para a epiderme (**Figura 5.2 C**), onde elas constituem aproximadamente 5% das células epidérmicas. Essas células participam de respostas imunes induzidas contra microrganismos que invadem a pele e são facilmente lesionadas pela luz UV. Seu papel na resposta imune é ajudar outras células do sistema imunológico no reconhecimento e eliminação de um microrganismo invasor.

As **células epiteliais táteis** ou *células de Merkel* são as menos numerosas das células epidérmicas, constituindo cerca de 2% das células epidérmicas. Elas estão localizadas na camada mais profunda da epiderme, onde fazem contato com o processo achatado de um neurônio sensorial (célula nervosa), denominado **disco tátil** ou *disco de Merkel* (**Figura 5.2 D**). Células epiteliais táteis e seus discos táteis detectam sensações táteis.

Várias camadas distintas de queratinócitos em vários estágios de desenvolvimento formam a epiderme (**Figura 5.3**). Em grande parte das regiões do corpo, a epiderme possui quatro camadas ou camadas – camada basal, camada espinhosa, camada granulosa e uma fina camada córnea. Essa é a chamada **pele fina**. Onde a exposição ao atrito é maior, como nas palmas das mãos, superfícies palmares dos dedos, solas e superfícies plantares dos dedos dos

FIGURA 5.2 **Células na epiderme.** Além dos queratinócitos, a epiderme contém melanócitos, que produzem o pigmento melanina; células dendríticas (macrófagos intraepidérmicos ou células de Langerhans), que participam das respostas imunes; e as células epiteliais táteis (de Merkel), que funcionam na sensação ao toque.

A maior parte da epiderme é constituída de queratinócitos, que produzem a proteína queratina (protege os tecidos subjacentes) e os grânulos lamelares (contêm um selante à prova d'água).

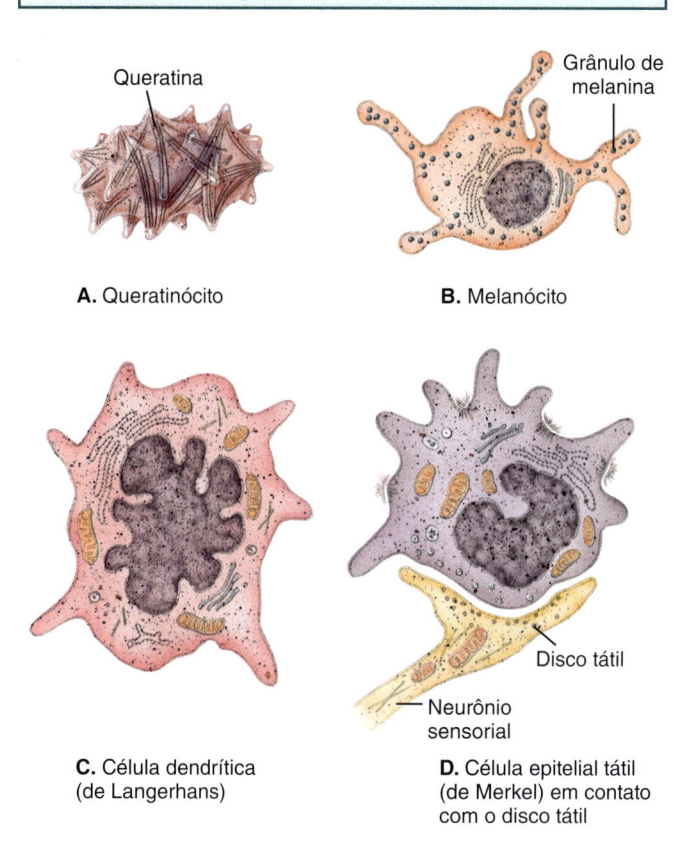

A. Queratinócito

B. Melanócito

C. Célula dendrítica (de Langerhans)

D. Célula epitelial tátil (de Merkel) em contato com o disco tátil

? Qual é a função da melanina?

FIGURA 5.3 **Camadas da epiderme.** Ver também a Figura 5.1 D.

A epiderme consiste em epitélio pavimentoso estratificado queratinizado.

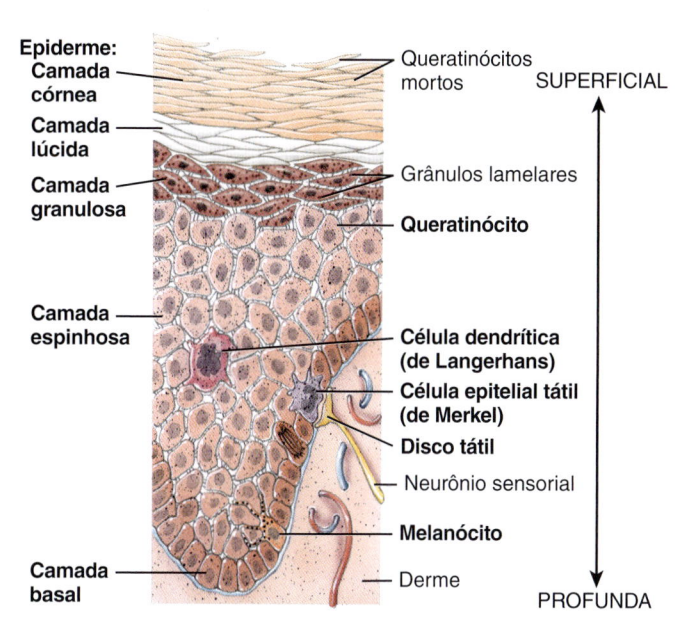

Epiderme:
Camada córnea — Queratinócitos mortos
Camada lúcida
Camada granulosa — Grânulos lamelares — Queratinócito
Camada espinhosa — Célula dendrítica (de Langerhans) — Célula epitelial tátil (de Merkel) — Disco tátil — Neurônio sensorial — Melanócito
Camada basal — Derme

SUPERFICIAL
PROFUNDA

Quatro principais tipos de células na epiderme da pele espessa

? Qual camada epidérmica inclui as células-tronco epidérmicas que continuamente sofrem divisão celular?

pés, a epiderme tem cinco camadas – basal, espinhosa, granulosa, lúcida e uma camada córnea espessa. Essa é a chamada **pele espessa**. Os detalhes da pele fina e da pele espessa são discutidos mais adiante no capítulo (ver seção 5.3).

Camada basal.
A camada mais profunda da epiderme é a **camada basal** (*basal* = base), composta de uma única fileira de queratinócitos cúbicos ou colunares. Algumas células dessa camada são as *células-tronco* epidérmicas que sofrem divisão celular para produzir continuamente novos queratinócitos. Os núcleos dos queratinócitos na camada basal são grandes e seu citoplasma contém muitos ribossomos, um pequeno complexo de Golgi, poucas mitocôndrias e alguns retículos endoplasmáticos rugosos. O citoesqueleto dentro dos queratinócitos da camada basal inclui filamentos intermediários dispersos, chamados *filamentos intermediários de queratina (tonofilamentos)*. Os filamentos intermediários de queratina formam a proteína rígida queratina em suas camadas epidérmicas mais superficiais. A queratina protege as camadas mais profundas contra lesões. Os filamentos intermediários de queratina estão unidos aos desmossomos, que ligam as células da camada basal entre si e às células da camada espinhosa adjacente e também aos hemidesmossomos, que ligam os queratinócitos à membrana basal posicionada entre a epiderme e a derme. Melanócitos e células epiteliais táteis (Merkel) com seus discos táteis associados estão dispersos entre os queratinócitos da camada basal. A camada basal também é conhecida como a *camada germinativa* para indicar seu papel na formação de novas células.

⚕ Correlação clínica

Enxertos de pele

Uma nova pele não pode se regenerar se uma lesão destruir uma grande área da camada basal e suas células-tronco. Feridas cutâneas dessa magnitude requerem enxertos de pele para a cicatrização. Um **enxerto de pele** é a transferência de um fragmento de pele saudável retirado de um local doador para cobrir uma ferida. Um enxerto de pele é realizado para proteger contra a perda de líquidos e infecção, promover o reparo tecidual, reduzir a formação de cicatrizes, evitar a perda de função e por motivos estéticos. Para prevenir a rejeição do tecido, a pele transplantada é geralmente retirada do mesmo indivíduo (*autoenxerto*) ou um gêmeo idêntico (*isoenxerto*). Se as lesões na pele forem tão extensas que um autoenxerto causaria danos, pode ser utilizado um procedimento de autodoação denominado *transplante autólogo de pele*. Nesse procedimento, a maioria frequentemente realizada em pacientes gravemente queimados, pequenas quantidades de epiderme de um indivíduo são removidas e os queratinócitos são cultivados no laboratório para produzir finas camadas de pele. A nova pele é transplantada de volta ao paciente para cobrir a ferida de queimadura e gerar uma pele permanente. Produtos cultivados em laboratório (Apligraft® e Transite®), a partir do prepúcio de bebês circuncisados, também estão disponíveis como enxertos de pele para cobertura de feridas.

Camada espinhosa.
Superficialmente à camada basal, localiza-se a **camada espinhosa**. Essa camada é constituída principalmente de inúmeros queratinócitos dispostos em 8 a 10 camadas. As células presentes nas camadas superficiais tornam-se ligeiramente achatadas. Os queratinócitos na camada espinhosa, que são produzidos pelas células-tronco epidérmicas na camada basal, têm as mesmas organelas que as células da camada basal. Os queratinócitos da camada espinhosa produzem feixes mais espessos de queratina nos filamentos intermediários do que aqueles encontrados na camada basal. Embora sejam arredondadas e maiores no tecido vivo, as células da camada espinhosa encolhem e se separam quando preparadas para o exame microscópico, exceto onde as membranas se juntam nos desmossomos, de modo que parecem estar cobertas com espinhos (por isso o nome) (**Figura 5.3**). Em cada projeção em forma de espinho, feixes de filamentos intermediários de queratina são inseridos em desmossomos, que unem firmemente as células entre si. Esse arranjo proporciona tanto resistência quanto flexibilidade para a pele. As células dendríticas e projeções de melanócitos também estão presentes na camada espinhosa.

Camada granulosa.
Aproximadamente na região central da epiderme, a **camada granulosa** consiste em três a cinco camadas de queratinócitos achatados que estão em processo de apoptose. (Lembre-se do Capítulo 3, no qual é descrito que a *apoptose* é uma morte celular geneticamente programada e ordenada, na qual o núcleo se fragmenta antes da morte das células.) Os núcleos e outras organelas dessas células começam a degenerar à medida que se distanciam de sua fonte de nutrição (os vasos sanguíneos da derme). Ainda que os filamentos intermediários de queratina não sejam mais produzidos por essas células, eles se tornam mais evidentes, porque as organelas nas células estão regredindo. As características distintivas das células dessa camada é a presença de grânulos de coloração escura de uma proteína denominada **querato-hialina**, que une os filamentos intermediários de queratina. Também presentes nos queratinócitos estão os **grânulos lamelares** envoltos por membrana, que se fundem com a membrana plasmática e liberam uma secreção rica em lipídios. Essa secreção é depositada nos espaços entre as células da camada granulosa, camada lúcida e camada córnea. A secreção rica em lipídios atua como selante à prova d'água, retardando a perda e entrada de água e a entrada de materiais estranhos. Como seus núcleos se rompem durante a apoptose, os queratinócitos da camada granulosa não podem mais realizar reações metabólicas vitais e morrem. Portanto, a camada granulosa marca a transição entre as camadas mais profundas e metabolicamente ativas e as células mortas das camadas mais superficiais.

Camada lúcida.
A **camada lúcida** está presente apenas na pele espessa de áreas como as palmas das mãos, as superfícies palmares dos dedos das mãos, solas dos pés e superfícies plantares dos dedos dos pés. Consiste em quatro a seis camadas de queratinócitos achatados, claros e mortos, que contêm grandes quantidades de queratina e membranas plasmáticas espessas. Isso provavelmente fornece um nível adicional de rigidez nessa região de pele espessa.

Camada córnea.
A **camada córnea** é constituída em média de 25 a 30 camadas de queratinócitos mortos e achatados, mas pode variar em espessura desde algumas células na pele fina até 50 ou mais camadas de células na pele espessa. As células são pacotes de queratina extremamente finos e achatados, envoltos por membrana plasmática, que não contêm mais um núcleo ou quaisquer organelas internas. Representam o produto final do processo de diferenciação dos queratinócitos. As células dentro de cada camada se sobrepõem como as escamas na pele de uma cobra. As camadas vizinhas de células também formam fortes conexões umas com as outras. As membranas plasmáticas das células adjacentes estão dispostas em pregas complexas e onduladas que se encaixam

como peças de um quebra-cabeça para segurar as camadas através de cristas e sulcos. Nesse camada externa da epiderme, as células são continuamente liberadas e substituídas por células das camadas mais profundas. Suas múltiplas camadas de células mortas ajudam a camada córnea a proteger as camadas mais profundas de lesões e invasão microbiana. Exposição constante da pele ao atrito estimula o aumento da produção de células e de queratina, que resulta na formação de um **calo**, um espessamento anormal da camada córnea.

Queratinização e crescimento da epiderme

As células recém-formadas na camada basal são lentamente empurradas para a superfície. À medida que as células se movem de uma camada epidérmica para a seguinte, elas acumulam cada vez mais queratina, um processo chamado **queratinização**. Em seguida, as células sofrem apoptose para formar camadas superficiais de células mortas. Eventualmente, as células queratinizadas são eliminadas e são substituídas por células subjacentes, que, por sua vez, tornam-se queratinizadas. Todo o processo pelo qual as células se formam na camada basal, seguem em direção à superfície, tornam-se queratinizadas e são eliminadas, leva cerca de sete a dez semanas em uma epiderme média com 0,1 mm de espessura. Nutrientes e oxigênio se difundem para a epiderme avascular a partir de vasos sanguíneos na derme. As células epidérmicas da camada basal são mais próximas a esses vasos sanguíneos e recebem a maioria dos nutrientes e do oxigênio. Essas células são as mais ativas metabolicamente e continuamente sofrem divisão celular para produzir novos queratinócitos. À medida que os novos queratinócitos são empurrados para mais longe do suprimento sanguíneo por divisão celular contínua, as camadas epidérmicas acima da camada basal recebem menos nutrientes e as células se tornam menos ativa e eventualmente morrem. A taxa de divisão celular na camada basal aumenta quando as camadas externas da epiderme são removidas, como ocorre em abrasões e queimaduras. Os mecanismos que regulam esse crescimento notável não são bem compreendidos, mas proteínas semelhantes a hormônios como o **fator de crescimento epidérmico (EGF)** desempenham um papel importante. Uma quantidade excessiva de células queratinizadas liberadas da pele do couro cabeludo é chamada **caspa**.

> ### Correlação clínica
>
> #### Psoríase
>
> **Psoríase** é um distúrbio cutâneo crônico e comum em que os queratinócitos se dividem e se movem mais rapidamente que o normal, da camada basal para a camada córnea. Eles são liberados prematuramente em menos de 7 a 10 dias. Os queratinócitos imaturos produzem uma queratina anormal, que forma estruturas escamosas e prateadas na superfície da pele, mais frequentemente nos joelhos, cotovelos e couro cabeludo (caspa). Tratamentos eficazes – diversas pomadas de uso tópico e fototerapia ultravioleta – promovem a supressão da divisão celular, diminuem a taxa de crescimento celular ou inibem a queratinização.

A **Tabela 5.1** resume as características distintivas das camadas epidérmicas.

TABELA 5.1 Resumo das camadas epidérmicas (ver Figura 5.3).

Camada	Descrição
Basal	Camada mais profunda, composta de uma única fileira de queratinócitos cúbicos ou colunares que contenham filamentos intermediários de queratina difusos (tonofilamentos); células-tronco epidérmicas sofrem divisão celular para produzir novos queratinócitos; melanócitos e células epiteliais táteis associadas a discos táteis estão dispersos entre as células-tronco epidérmicas.
Espinhosa	Oito a dez fileiras de queratinócitos multilaterais com feixes de filamentos intermediários de queratina; contém projeções de melanócitos e células dendríticas.
Granulosa	Três a cinco fileiras de queratinócitos achatados, nos quais as organelas estão em processo de degeneração; as células contêm a proteína querato-hialina (converte os filamentos intermediários de queratina em queratina) e grânulos lamelares (liberam a secreção rica em lipídios, à prova d'água).
Lúcida	Presente apenas nas palmas das mãos, superfícies palmares dos dedos, solas dos pés e superfícies plantares dos dedos dos pés; consiste em quatro a seis fileiras de queratinócitos mortos, claros e achatados, com grandes quantidades de queratina.
Córnea	Entre poucas ou mais de 50 fileiras de queratinócitos mortos e achatados, que contêm principalmente queratina.

Derme

A segunda parte, mais profunda da pele, a *derme*, é composta de tecido conjuntivo denso não modelado contendo fibras colágenas e elásticas. Essa rede de fibras entrelaçadas tem grande resistência à tração (resiste a forças de tração ou estiramento). A derme também tem a capacidade de ser esticada e retornar facilmente ao estado anterior. É muito mais espessa do que a epiderme e essa espessura varia de região para região no corpo, atingindo sua maior espessura nas palmas das mãos e nas plantas dos pés. O couro, que usamos para cintos, sapatos, luvas de beisebol e bolas de basquete, é a derme seca e tratada de outros animais. As poucas células presentes na derme incluem predominantemente fibroblastos, com alguns macrófagos e poucos adipócitos próximos de seu limite com a tela subcutânea. Vasos sanguíneos, nervos, glândulas e folículos pilosos (invaginações epiteliais da epiderme) estão embebidos na camada dérmica. A derme é essencial para a sobrevivência da epiderme, e essas camadas adjacentes formam muitas relações estruturais e funcionais importantes. Com base em sua estrutura tecidual, a derme pode ser dividida em uma fina camada papilar superficial e uma camada reticular espessa e mais profunda.

A **camada papilar** compõe cerca de um quinto da espessura da camada total (ver **Figura 5.1**). Ela contém fibras colágenas finas e fibras elásticas delicadas. Sua área de superfície é muito aumentada por **papilas dérmicas**, pequenas estruturas em forma de mamilo que se projetam na superfície inferior da epiderme. Todas as papilas dérmicas contêm **alças capilares** (vasos sanguíneos). Algumas também contêm receptores táteis chamados **corpúsculos táteis** ou *corpúsculos de Meissner*, terminações nervosas que são sensíveis ao toque. Ainda, outras papilas dérmicas também contêm **terminações nervosas livres**, dendritos que não possuem qualquer especialização estrutural aparente. Diferentes terminações nervosas livres iniciam os sinais que dão origem a sensações de calor, frio, dor, cócegas e prurido.

A **camada reticular**, que está ligada à tela subcutânea, contém feixes de fibras colágenas espessas, fibroblastos difusos e várias células móveis (como os macrófagos). Algumas células adiposas podem estar presentes na parte mais profunda da camada reticular juntamente com algumas fibras elásticas espessas (ver **Figura 5.1**). As fibras colágenas na camada reticular estão dispostas de uma forma semelhante a uma rede e apresentam um arranjo mais regular do que os da camada papilar. A orientação mais regular das grandes fibras colágenas ajuda a resistência da pele ao estiramento. Vasos sanguíneos, nervos, folículos pilosos, glândulas sebáceas e glândulas sudoríparas ocupam os espaços entre as fibras.

A combinação de fibras colágenas e elásticas na camada reticular proporciona à pele resistência, **extensibilidade**, a capacidade de esticar e, **elasticidade**, a capacidade de retornar à forma original após o estiramento. A extensibilidade da pele pode ser bem observada ao redor das articulações, na gravidez e na obesidade.

> ### Correlação clínica
>
> #### Estrias
>
> Por causa do colágeno, uma estrutura vascular da derme, as **estrias**, uma forma de cicatrização interna, podem resultar dos danos internos a essa camada, que ocorrem quando a pele é esticada demais. Quando ocorre o estiramento excessivo da pele, a ligação lateral entre fibras colágenas adjacentes é rompida e pequenos vasos sanguíneos da derme se rompem. É por isso que as estrias aparecem inicialmente como faixas avermelhadas nesses locais. Posteriormente, depois que o tecido cicatricial (que é pouco vascularizado) se forma nesses locais de ruptura da derme, as estrias aparecem como listras branco-prateadas. As estrias ocorrem frequentemente na pele abdominal durante a gravidez, sobre a pele dos halterofilistas onde ela é esticada por um rápido aumento da massa muscular e na pele esticada em condições de obesidade extrema.

As superfícies das palmas das mãos, superfícies palmares dos dedos das mãos, solas dos pés e superfícies plantares dos dedos dos pés possuem uma série de elevações que aparecem ou como linhas retas ou como um padrão de alças e espirais, como nas pontas dos dedos. Essas elevações, chamadas **cristas da pele**, são produzidas durante o terceiro mês de desenvolvimento fetal e seguem os contornos das papilas dérmicas da derme papilar (ver **Figura 5.1 D**). As **cristas da pele** são extensões da epiderme que se projetam na derme papilar entre as papilas dérmicas (ver **Figura 5.1 D**). As cristas da pele também aumentam a área de superfície da epiderme e assim aumentam a aderência da mão ou do pé com o aumento do atrito. Finalmente, as cristas da pele aumentam consideravelmente a área de superfície, o que eleva o número de corpúsculos táteis e, portanto, aumenta a sensibilidade tátil. Como os ductos das glândulas sudoríparas se abrem na parte superior das cristas da pele como poros sudoríparos, o suor e as cristas formam **impressões digitais** ao tocar um objeto liso (ver **Figura 5.1 E**). O padrão da crista da pele é em parte determinado geneticamente e é único para cada indivíduo. Mesmo gêmeos idênticos têm padrões diferentes. Normalmente, o padrão da crista não muda durante a vida, apenas aumenta e, assim, pode servir como base para a identificação. O padrão de cristas de fricção epidérmicas é denominado **dermatóglifo**.

> ### Correlação clínica
>
> #### Linhas de clivagem (tensão) e cirurgia
>
> Em determinadas regiões do corpo, as fibras colágenas dentro da camada reticular da derme tendem a se orientar mais em uma direção do que em outra, por causa da tensão natural experimentada por essas regiões da pele, como resultado de projeções ósseas, orientação dos músculos e movimentos das articulações. As **linhas de clivagem** (de *tensão*) na pele indicam a direção predominante das fibras colágenas subjacentes. O conhecimento das linhas de clivagem é particularmente importante nas cirurgias plásticas. Por exemplo, uma incisão cirúrgica que corre paralelamente às fibras colágenas cicatrizará como uma cicatriz delicada. Uma incisão cirúrgica feita através de fileiras de fibras causa o rompimento do colágeno e a ferida tende a se abrir e sofrer reparo formando uma cicatriz espessa.

Além de formar cristas epidérmicas, a superfície complexa da derme papilar tem outras propriedades funcionais. As papilas dérmicas aumentam bastante o contato de superfície entre a derme e a epiderme. Esse aumento da superfície de contato da derme, com sua extensa rede de pequenos vasos sanguíneos, serve como uma importante fonte de nutrição para a epiderme sobrejacente. As moléculas se difundem dos pequenos capilares sanguíneos nas papilas dérmicas para as células da camada basal, permitindo a divisão das células-tronco epiteliais basais e o crescimento e desenvolvimento dos queratinócitos. Conforme os queratinócitos dirigem-se rumo à superfície e se afastam da fonte de suprimento sanguíneo na derme, eles não são mais capazes de obter os nutrientes de que necessitam, levando a uma eventual ruptura de suas organelas.

As papilas dérmicas se encaixam com as cristas epidérmicas complementares para formar uma junção extremamente oclusiva entre as duas camadas. Essa conexão em forma de quebra-cabeça fortalece a pele contra as forças que movem a epiderme e a derme em direções opostas (forças de cisalhamento). Essas forças causam danos à pele, pois a força de cisalhamento faz com que a epiderme deslize sobre a derme, rompendo a junção entre as camadas.

A **Tabela 5.2** resume as características estruturais da derme papilar e derme reticular.

TABELA 5.2	Resumo das camadas epidérmicas (ver Figura 5.3).
Região	**Descrição**
Papilar	Porção superficial da derme (cerca de um quinto); consiste em tecido conjuntivo areolar com fibras colágenas finas e fibras elásticas delicadas; contém cristas dérmicas que abrigam os capilares sanguíneos, corpúsculos táteis e terminações nervosas livres.
Reticular	Porção mais profunda da derme (cerca de quatro quintos); consiste em tecido conjuntivo denso não modelado com feixes de colágeno espessos e algumas fibras elásticas grossas. Os espaços entre as fibras contêm algumas células adiposas, folículos pilosos, nervos, glândulas sebáceas e glândulas sudoríparas.

A base estrutural da cor de pele

Melanina, hemoglobina e caroteno são três pigmentos que conferem uma grande variedade de cores à pele. A quantidade de melanina faz com que a cor da pele varie de amarelo claro a marrom-avermelhado e preto. A diferença entre as duas formas de melanina, a *feomelanina* (amarelo a vermelha) e a *eumelanina* (marrom a preta), é mais evidente nos pelos. Os melanócitos, as células produtoras de melanina, são mais abundantes na epiderme do pênis, mamilos, áreas ao redor dos mamilos (aréolas), face e membros. Eles também estão presentes nas túnicas mucosas. Como o *número* de melanócitos é praticamente o mesmo em todas as pessoas, diferenças na cor da pele são devidas principalmente à *quantidade de pigmento* que os melanócitos produzem e transferem aos queratinócitos. Em algumas pessoas que são geneticamente predispostas, a melanina acumula-se em manchas chamadas **sardas**. As sardas geralmente são avermelhadas ou marrons e tendem a ser mais visíveis no verão do que no inverno. À medida que uma pessoa envelhece, as **manchas senis** podem se desenvolver. Essas manchas planas não estão relacionadas ao fígado. Parecem sardas e variam em cores, de marrom claro a preto. Como as sardas, as manchas senis representam acúmulos de melanina, que são mais escuras que as sardas e se acumulam ao longo do tempo, devido à exposição à luz solar. As manchas senis não se desvanecem durante os meses de inverno e são mais comuns em adultos acima de 40 anos. Uma área arredondada, achatada ou elevada, que representa um crescimento excessivo de melanócitos, de padrão benigno localizado e que geralmente se desenvolve na infância ou adolescência é chamada de **nevo**.

Os melanócitos sintetizam melanina a partir do aminoácido *tirosina* na presença de uma enzima denominada *tirosinase*. A síntese ocorre em uma organela chamada **melanossomo**. A exposição à luz ultravioleta (UV) aumenta a atividade enzimática dentro dos melanossomos e assim aumenta a produção de melanina. Tanto a quantidade quanto a cor escura da melanina aumentam com a exposição à luz UV, o que confere à pele uma aparência bronzeada e ajuda a proteger o corpo contra a radiação UV excessiva. A melanina absorve a radiação UV, evita danos ao DNA em células epidérmicas e neutraliza os radicais livres que se formam na pele após os efeitos lesivos causados pela radiação UV. Portanto, dentro dos limites, a melanina tem uma função protetora. Em resposta aos danos no DNA, a produção de melanina aumenta. Como você verá mais tarde, expor a pele a uma *pequena* quantidade de luz UV é na verdade necessário para que a pele inicie o processo de síntese de vitamina D. No entanto, exposições repetitivas da pele a uma *grande* quantidade de luz UV podem causar câncer de pele. O bronzeado é perdido quando os queratinócitos que contêm melanina são eliminados da camada córnea.

Os indivíduos de pele escura apresentam grandes quantidades de melanina na epiderme, de modo que sua cor de pele varia do amarelo ao marrom-avermelhado e ao preto. Indivíduos de pele clara têm pouca melanina na epiderme. Assim, a epiderme aparece translúcida e a cor da pele varia de rosa a vermelho, dependendo do conteúdo de oxigênio do sangue em circulação nos capilares na derme. A cor vermelha ocorre devido à **hemoglobina**, o pigmento de transporte do oxigênio nos eritrócitos.

> ## Correlação clínica
>
> ### Albinismo e vitiligo
>
> **Albinismo** é a incapacidade herdada de um indivíduo para produzir melanina. A maioria dos **albinos**, pessoas afetadas pelo albinismo, tem melanócitos que são incapazes de sintetizar a tirosinase. A melanina está ausente nos pelos, olhos e pele. Isso resulta em problemas de visão e uma tendência da pele a se queimar facilmente com a superexposição à luz solar.
>
> Em outra condição, denominada **vitiligo**, a perda parcial ou completa de melanócitos em áreas da pele produz manchas brancas irregulares. A perda de melanócitos está relacionada a uma disfunção do sistema imune em que os anticorpos atacam os melanócitos.

O **caroteno** é um pigmento amarelo-alaranjado que dá coloração às gemas de ovos e às cenouras. Esse precursor de vitamina A, que é utilizado para sintetizar os pigmentos necessários à visão, é armazenado na camada córnea e nas áreas de tecido adiposo na derme e na tela subcutânea em resposta ao consumo excessivo na dieta. Na verdade, pode ser depositado tanto caroteno na pele após o consumo de grandes quantidades de alimentos ricos em caroteno, que a pele realmente fica laranja, o que é principalmente evidente em indivíduos de pele clara. A diminuição da ingestão de caroteno elimina o problema.

> ## Correlação clínica
>
> ### Pele e cor da membrana mucosa como uma pista diagnóstica
>
> A cor da pele e das membranas mucosas podem fornecer pistas para o diagnóstico de certas condições. Quando o sangue não está captando uma quantidade adequada de oxigênio dos pulmões, como em alguém que parou de respirar, as membranas mucosas, os leitos ungueais e a pele parecem azuladas ou **cianóticas**. A **icterícia** decorre do acúmulo do pigmento amarelo bilirrubina na pele. Essa condição dá uma aparência amarelada à pele e à esclera dos olhos e geralmente indica doença hepática. O **eritema**, vermelhidão da pele, é causado por ingurgitamento de capilares na derme com sangue em decorrência de lesão cutânea, exposição ao calor, infecção, inflamação ou reações alérgicas. A **palidez** da pele pode ocorrer em condições tais como choque e anemia. Todas as mudanças de cor da pele são observadas mais facilmente em pessoas com pele de cor clara e podem ser mais difíceis de distinguir nas pessoas com a pele mais escura. Entretanto, o exame dos leitos ungueais e das gengivas pode fornecer algumas informações sobre a circulação em indivíduos com a pele mais escura.

Tatuagem e *piercing* corporal

A **tatuagem** é uma coloração permanente da pele na qual um pigmento estranho é depositado com uma agulha na derme e em seguida absorvido por macrófagos. Acredita-se que a prática tenha se originado no Egito antigo entre 4.000 e 2.000 A.C. Atualmente, a tatuagem é realizada de uma forma ou de outra por quase todas as pessoas do mundo e estima-se que aproximadamente um em cada três estudantes universitários norte-americanos tenha uma ou mais tatuagens. Elas são criadas por meio de injeção de tinta com uma agulha que perfura a epiderme, move-se entre 50 e 3.000 vezes por minuto e deposita a tinta na derme. Como a derme é estável (ao contrário da epiderme, que é eliminada a cada 4 a 6 semanas), as tatuagens são permanentes. Entretanto, elas podem desaparecer com o tempo em decorrência da exposição à luz solar, cicatrização inadequada, formação de crostas e remoção de partículas de tinta pelo sistema linfoide. Algumas vezes são usadas tatuagens como pontos de referência para radiação e como maquiagem permanente (delineador de olhos, delineador labial, batom, *blush* e sobrancelhas). Entre os riscos das tatuagens estão as infecções (infecções por estafilococos, impetigo e celulite). As tatuagens podem ser removidas por *lasers*, que utilizam feixes concentrados de luz. No procedimento, que requer uma série de sessões, as tintas de tatuagem e os pigmentos absorvem de forma seletiva a luz do *laser* de alta intensidade sem destruir o tecido cutâneo normal circundante. O *laser* faz com que a tatuagem se dissolva em pequenas partículas de tinta que são eventualmente removidas pelo sistema imune. A remoção de tatuagens com o *laser* envolve um considerável investimento de tempo e dinheiro, pode ser bastante dolorosa e pode resultar em cicatrizes e descolorações.

O *piercing* corporal, a inserção de adornos através de uma abertura artificial, é também uma prática antiga empregada pelos faraós egípcios e soldados romanos e é uma tradição atual entre muitos americanos. Hoje se estima que cerca de um em cada dois estudantes universitários americanos tem um *piercing* no corpo. Na maioria dos locais de colocação do *piercing*, o profissional que realiza o procedimento limpa a pele com um antisséptico, retrai a pele com fórceps e empurra uma agulha através da pele. Em seguida, a joia é conectada à agulha e empurrada através da abertura na pele. A cicatrização total pode levar até 1 ano. Entre os locais que são perfurados estão as orelhas, nariz, sobrancelhas, lábios, língua, mamilos, umbigo e genitais. As complicações potenciais do *piercing* corporal são infecções, reações alérgicas e lesões anatômicas (como danos nos nervos ou deformação da cartilagem). Além disso, os adornos utilizados no *piercing* corporal podem interferir em determinados procedimentos médicos, tais como máscaras utilizadas para reanimação, procedimentos de manejo das vias respiratórias, cateterismo urinário, radiografias e o parto de um bebê. Por essa razão, devem ser removidos antes de alguns procedimentos médicos.

Teste rápido

1. Quais estruturas pertencem ao tegumento comum?
2. Como ocorre o processo de queratinização?
3. Quais são as diferenças estruturais e funcionais entre a epiderme e a derme?
4. Como são formadas as cristas da pele?
5. Quais são os três pigmentos na pele e como eles contribuem para a sua cor?
6. O que é uma tatuagem? Quais são os problemas potenciais associados ao *piercing* corporal?

5.2 Estruturas anexas da pele

OBJETIVO

- **Comparar** a estrutura, distribuição e funções do pelo, glândulas da pele e unhas.

As **estruturas anexas da pele** – pelo, glândulas da pele e unhas – desenvolvem-se a partir da epiderme embrionária. Possuem uma série de funções importantes. Por exemplo, o pelo e as unhas protegem o corpo, enquanto as glândulas sudoríparas ajudam a regular a temperatura corporal.

Pelo

Os **pelos** estão presentes na maior parte da superfície da pele, exceto nos mamilos, nas palmas das mãos, face palmar dos dedos, plantas dos pés, face plantar dos dedos dos pés e nos pequenos lábios, além do prepúcio do pênis. Em adultos, o pelo geralmente é mais intensamente distribuído no couro cabeludo, nas sobrancelhas, nas axilas e ao redor dos genitais externos. Influências genéticas e hormonais em grande parte determinam a espessura e o padrão de distribuição do pelo.

Embora a proteção que ele ofereça seja limitada, o cabelo na cabeça protege o couro cabeludo de lesões e dos raios solares. Sua presença também diminui a perda de calor do couro cabeludo. Sobrancelhas e cílios protegem os olhos de partículas estranhas, semelhante à forma como o pelo nas narinas e no meato acústico externo protege essas estruturas. Receptores táteis (plexos da raiz do cabelo ou pelo) associados aos folículos pilosos são ativados sempre que um pelo é movido, mesmo ligeiramente. Portanto, os pelos também funcionam na detecção do toque leve.

Anatomia do pelo. Cada pelo é composto por colunas de células epidérmicas queratinizadas mortas unidas entre si por proteínas extracelulares. A **haste do pelo** é a sua porção superficial, que se projeta acima da superfície da pele (**Figura 5.4 A**). A **raiz do pelo (ou cabelo)** é a porção profunda em relação à haste, que penetra na derme e às vezes na tela subcutânea. Tanto a haste quanto a raiz dos pelos, consistem em três camadas concêntricas de células: medula, córtex e cutícula do pelo (**Figura 5.4 C e D**). A *medula*, interna, que pode estar ausente nos pelos mais finos, é formada de duas ou três fileiras de células de forma irregular, contendo grande quantidade de grânulos de pigmento em cabelos escuros, pequena quantidade de grânulos de pigmento em cabelos grisalhos, sem grânulos de pigmento e com de bolhas de ar em cabelos brancos. O *córtex*, central, forma a maior parte da haste e consiste em células alongadas. A *cutícula do pelo*, a camada mais externa, consiste em uma única camada fina de células achatadas que são as mais intensamente queratinizadas. As células da cutícula na haste estão dispostas como telhas na lateral de uma casa, com suas bordas livres que apontam para a extremidade do cabelo ou pelo (**Figura 5.4 B**).

Em torno da raiz do pelo está localizado o **folículo piloso**, que é composto por uma bainha externa da raiz e uma bainha interna da raiz (**Figura 5.4 C e D**). A *bainha externa da raiz* é uma continuação descendente da epiderme. A *bainha interna da raiz* é produzida pela matriz (descrita em breve) e forma uma bainha tubular celular de epitélio entre a bainha externa da raiz e o pelo. Juntas, as bainhas externa e interna da raiz são referidas como **bainha epitelial da raiz**. A derme densa ao redor do folículo piloso é denominada **bainha dérmica da raiz**.

FIGURA 5.4 Pelo ou cabelo.

Os pelos ou cabelos são crescimentos da epiderme compostos de células epidérmicas queratinizadas, mortas.

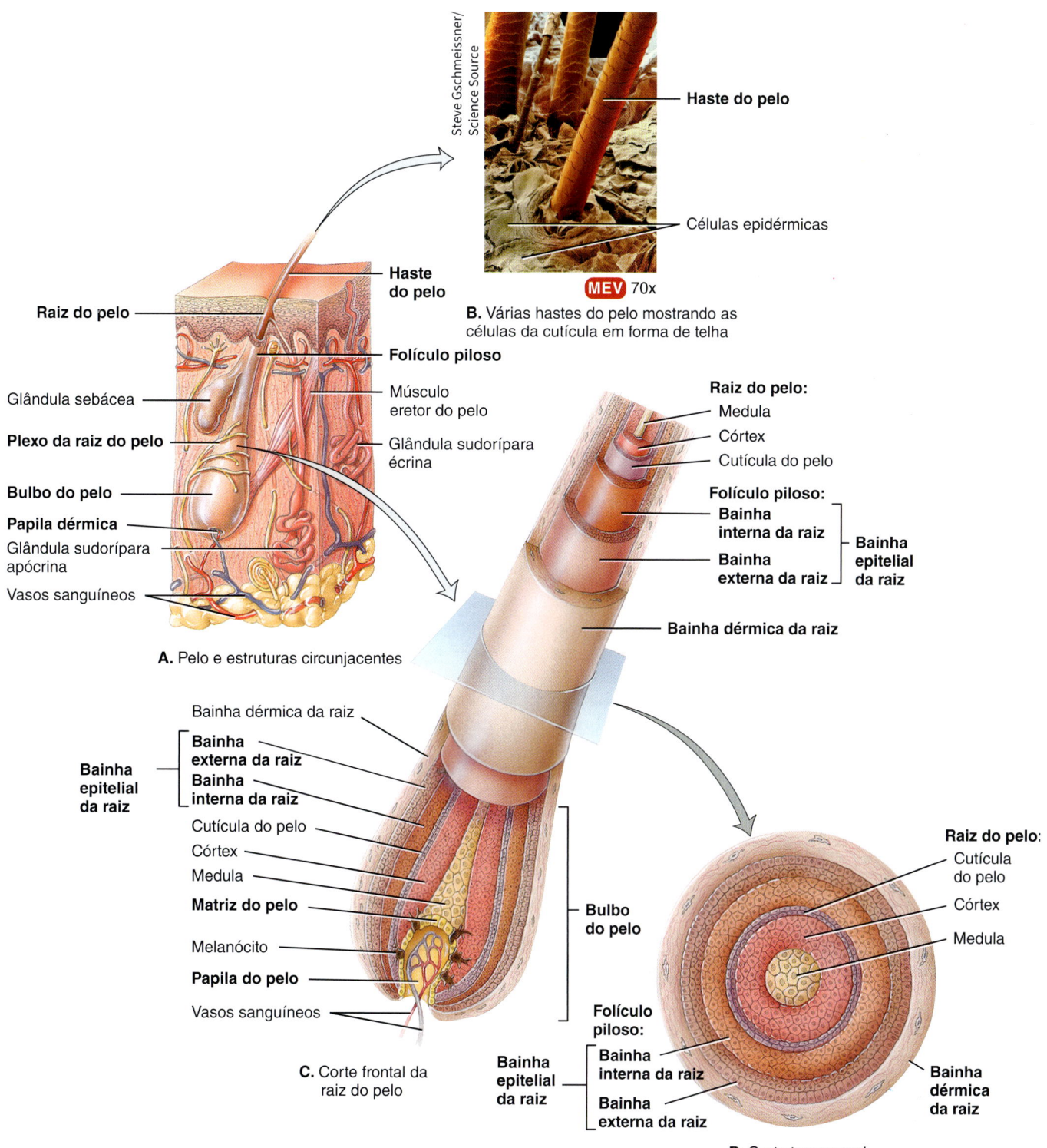

A. Pelo e estruturas circunjacentes

B. Várias hastes do pelo mostrando as células da cutícula em forma de telha

C. Corte frontal da raiz do pelo

D. Corte transversal da raiz do pelo

? Por que dói quando você arranca um fio de cabelo, mas não quando você corta o cabelo?

A base de cada folículo piloso e a bainha dérmica circundante é uma estrutura em forma de cebola, o **bulbo do pelo** (**Figura 5.4 C**). Essa estrutura abriga uma indentação em forma de mamilo, a **papila dérmica**, que contém o tecido conjuntivo areolar e muitos vasos sanguíneos que nutrem o folículo piloso em crescimento. O bulbo também contém uma camada germinativa de células denominada **matriz do pelo**. As células da matriz do pelo são células-tronco epidérmicas da camada basal, o local da divisão celular. Portanto, as células da matriz do pelo são responsáveis pelo crescimento de pelos existentes e produzem novos pelos quando os velhos são eliminados. Esse processo de substituição ocorre dentro do mesmo folículo. As células da matriz do pelo também dão origem às células da bainha interna da raiz.

> ### Correlação clínica
>
> **Remoção do pelo**
>
> Uma substância que remove pelos é denominada **depilatória**. Ela dissolve a proteína na haste do pelo, transformando-a em uma massa gelatinosa que pode ser eliminada. Como a raiz do pelo não é afetada, ocorre o novo crescimento do pelo. Na **eletrólise**, é utilizada uma corrente elétrica para destruir a matriz do pelo para que não haja novo crescimento de pelo. Os **tratamentos a *laser*** também podem ser utilizados para remover os pelos.

As glândulas sebáceas (discutidas em breve) e um feixe de fibras musculares lisas também estão associados aos pelos (**Figura 5.4 A**). O músculo liso é o **músculo eretor do pelo**. Ele se estende desde a derme papilar da pele até a bainha dérmica da raiz ao redor da base do folículo piloso. Em sua posição normal, o pelo emerge em um ângulo inferior a 90° em relação à superfície da pele. Em condições fisiológicas ou sob estresse emocional, como frio ou susto, as terminações nervosas autônomas (involuntárias) estimulam a contração dos músculos eretores do pelo, o que puxa as hastes do pelo perpendicularmente à superfície da pele. Essa ação causa "arrepios" ou "calafrios", porque a pele ao redor da haste forma pequenas elevações.

Ao redor de cada folículo piloso estão os dendritos de neurônios que formam um **plexo da raiz do pelo**, que é sensível ao toque (**Figura 5.4 A**). O plexo da raiz do pelo gera impulsos nervosos se as hastes do pelo forem movimentadas.

Crescimento do pelo.
Cada folículo piloso passa por um ciclo de crescimento, que consiste em um estágio de crescimento, um estágio de regressão e um estágio de repouso. Durante o **estágio de crescimento**, as células da matriz do pelo se dividem. À medida que novas células da matriz são adicionadas à base da raiz do pelo, as células existentes da raiz são empurradas para cima e os pelos crescem mais tempo. Enquanto as células do pelo estão sendo empurradas para cima, elas se tornam queratinizadas e morrem. Durante o estágio de crescimento, o pelo é mais receptivo à remoção. Após o estágio de crescimento, segue-se o **estágio de regressão**, que é caracterizado por movimento dos pelos para longe do suprimento sanguíneo na papila do pelo. Como resultado, as células da matriz deixam de se dividir, os folículos pilosos atrofiam (encolhem) e o pelo para de crescer. Após o estágio de regressão, o folículo piloso entra em um **estágio de repouso** em que a raiz do pelo velho cai ou é empurrada para fora do folículo piloso. Após o estágio de repouso, começa um novo estágio de crescimento. O couro cabeludo permanece no estágio de crescimento por 2 a 6 anos, no estágio de regressão por 2 a 3 semanas e no estágio de repouso por cerca de 3 meses. Em qualquer período, aproximadamente 85% dos cabelos do couro cabeludo estão em estágio de crescimento. O pelo visível está morto, mas até que seja empurrado para fora de seu folículo por um novo pelo, porções de sua raiz dentro do couro cabeludo estão vivas.

A perda normal de cabelo do couro cabeludo adulto é de cerca de 70 a 100 pelos por dia. Tanto a taxa de crescimento quanto o ciclo de substituição podem ser alterados por doença, radioterapia, quimioterapia (descrita em Correlação clínica sobre Quimioterapia e Queda de cabelo), idade, genética, gênero e estresse emocional grave. As dietas para rápida perda de peso que restringem seriamente as calorias ou as proteínas aumentam a queda de cabelo. A taxa de queda também aumenta por 3 a 4 meses após o parto. A **alopecia**, a falta parcial ou completa de cabelos, pode resultar de fatores genéticos, envelhecimento, distúrbios endócrinos, quimioterapia ou doença de pele.

> ### Correlação clínica
>
> **Quimioterapia e perda de cabelo**
>
> A **quimioterapia** é o tratamento de doenças, geralmente câncer, por meio de substâncias químicas ou fármacos. Os agentes quimioterápicos interrompem o ciclo de vida das células cancerosas que se dividem rapidamente. Infelizmente, os medicamentos também afetam outras células que se dividem rapidamente no corpo, tais como as células da matriz capilar. É por esse motivo que as pessoas submetidas à quimioterapia apresentam queda de cabelo. Desde que aproximadamente 15% das células da matriz dos cabelos no couro cabeludo estejam no estágio de repouso, essas células não são afetadas pela quimioterapia. Uma vez interrompida a quimioterapia, as células da matriz capilar substituem os folículos capilares perdidos e o crescimento do cabelo é retomado. Outros efeitos adversos da quimioterapia incluem a supressão da medula óssea vermelha (o que pode resultar em infecções, problemas de sangramento e anemia), náuseas e vômitos, alterações de apetite e peso, diarreia ou constipação intestinal, fadiga, distúrbios do sistema nervoso, distúrbios genitais e danos ao fígado e aos rins.

Tipos de pelos.
Os folículos pilosos se desenvolvem aproximadamente em 12 semanas após a fertilização. Normalmente, no quinto mês de desenvolvimento, os folículos produzem pelos muito finos, não pigmentados e desfiados, chamados **lanugem** (lã ou penugem) que cobrem o corpo do feto. Antes do nascimento, a lanugem, das sobrancelhas, cílios e do couro cabeludo são eliminados e substituídos por pelos longos, grossos e fortemente pigmentados denominados **pelos terminais**. A lanugem do resto do corpo é substituída por **velos**, comumente denominados "penugem de pêssego", que são pelos curtos, finos, claros, pouco visíveis ao olho nu. Durante a infância, os velos cobrem a maioria do corpo, exceto as sobrancelhas, cílios e couro cabeludo, que possuem pelos terminais. Em resposta aos hormônios (andrógenos) secretados na puberdade, os pelos terminais substituem os velos nas axilas e nas regiões púbicas de meninos e meninas e no rosto, membros e tórax de meninos, que levam à formação do bigode, barba, braços e pernas peludas e um peito peludo. Durante a idade adulta, cerca de 95% dos pelos do corpo em homens correspondem ao pelo terminal e 5% a velos; em mulheres, aproximadamente 35% dos pelos do corpo são pelos terminais e 65% são velos.

Cor do pelo.
A cor do pelo é devida principalmente à quantidade e tipo de melanina em suas células queratinizadas. A melanina é sintetizada por melanócitos dispersos na matriz do bulbo e passa para as células do córtex e medula do pelo (**Figura 5.4 C**). O pelo de cor escura contém principalmente eumelanina (marrom a preto); os pelos loiros e ruivos contêm variantes de feomelanina (amarelo a vermelho). Os pelos ficam grisalhos por causa de um progressivo declínio na produção de melanina; os pelos grisalhos contêm apenas alguns grânulos de melanina. Os pelos brancos resultam da falta de melanina e acúmulo de bolhas de ar na haste.

A *coloração do cabelo* é um processo que adiciona ou remove pigmento. As tintas de cabelo temporárias revestem a superfície da haste do cabelo e geralmente são removidas após de duas ou três lavagens com xampus. As tintas semipermanentes penetram na haste capilar moderadamente, desaparecem e saem do cabelo depois de cerca de cinco a dez lavagens com xampus. As tinturas permanentes de cabelo penetram profundamente na haste do cabelo e não são removidas, mas eventualmente são perdidas à medida que o cabelo cresce.

> ### Correlação clínica
>
> #### Pelo e hormônios
>
> Na puberdade, quando os testículos começam a secretar quantidades significativas de andrógenos (hormônios sexuais masculinizantes), os homens desenvolvem o padrão masculino característico de crescimento dos pelos em todo o corpo, incluindo barba e pelos no peito. Em mulheres na puberdade, os ovários e as glândulas suprarrenais produzem pequenas quantidades de andrógenos, que promovem o crescimento do pelo em todo o corpo, incluindo as axilas e a região púbica. Ocasionalmente, um tumor das glândulas suprarrenais, testículos ou ovários produz uma quantidade excessiva de andrógenos. O resultado em mulheres ou homens pré-púberes é o **hirsutismo**, o pelo excessivo no corpo ou pelos do corpo em áreas que normalmente não são peludas.
>
> Surpreendentemente, os andrógenos também devem estar presentes para a ocorrência da forma mais comum de calvície, a **alopecia androgênica** ou *calvície de padrão masculino*. Em adultos geneticamente predispostos, os andrógenos inibem o crescimento do cabelo. Nos homens, a perda de cabelo geralmente começa com um recuo da linha do cabelo seguido pela sua queda nas têmporas e na região frontal da cabeça. As mulheres são mais propensas a ter queda de cabelo no topo da cabeça. O primeiro medicamento aprovado para aumentar o crescimento de cabelo no couro cabeludo foi o minoxidil (Rogaine®). Ele causa vasodilatação, aumentando assim a circulação; estimulação direta das células dos folículos capilares que passam para o estágio de crescimento; e inibição de andrógenos. Em aproximadamente um terço dos indivíduos que usam, o minoxidil melhora o crescimento do cabelo, causando aumento dos folículos no couro cabeludo e prolongando o ciclo de crescimento. Para muitos, no entanto, o crescimento do cabelo é escasso. O minoxidil não ajuda as pessoas que já estão calvas.

> ### Correlação clínica
>
> #### Acne
>
> Durante a infância, as glândulas sebáceas são relativamente pequenas e inativas. Na puberdade, os andrógenos dos testículos, ovários e glândulas suprarrenais estimulam o seu crescimento e aumento da produção de sebo. A **acne** é uma inflamação das glândulas sebáceas que normalmente começa na puberdade, quando as glândulas sebáceas são estimuladas por andrógenos. A acne ocorre predominantemente em folículos sebáceos que foram colonizados por bactérias, algumas das quais proliferam no sebo rico em lipídios. A infecção pode causar a formação de um cisto ou saco de células de tecido conjuntivo, que pode destruir e deslocar as células epidérmicas. Essa condição, chamada **acne cística**, pode cicatrizar permanentemente a epiderme. O tratamento consiste em lavar suavemente as áreas afetadas uma ou duas vezes diariamente com um sabonete suave, antibióticos tópicos (como clindamicina e eritromicina), medicamentos tópicos, como peróxido de benzoíla ou tretinoína e antibióticos orais (como tetraciclina, minociclina, eritromicina e isotretinoína). Ao contrário da crença popular, alimentos como chocolate ou alimentos fritos não causam ou pioram a acne.

Glândulas cutâneas

Lembre-se do Capítulo 4 que as glândulas são células epiteliais que secretam uma substância. Vários tipos de glândulas exócrinas estão associadas à pele: glândulas sebáceas, glândulas sudoríparas e glândulas ceruminosas. As glândulas mamárias, que são glândulas sudoríparas especializadas que secretam leite, são discutidas no Capítulo 28 juntamente com o sistema genital feminino.

Glândulas sebáceas.
Glândulas sebáceas ou *glândulas oleosas* são glândulas acinares simples ramificadas (arredondadas). Com poucas exceções, elas estão conectadas aos folículos pilosos (ver **Figuras 5.1 e 5.4 A**). A porção secretora de uma glândula sebácea encontra-se na derme e geralmente se abre no colo de um folículo piloso. Em alguns locais, tais como os lábios, glande do pênis, lábios menores e glândulas tarsais das pálpebras, as glândulas sebáceas se abrem diretamente sobre a superfície da pele. Ausentes nas palmas das mãos, nas superfícies palmares dos dedos das mãos, nas plantas dos pés e nas superfícies plantares dos dedos dos pés, as glândulas sebáceas são pequenas na maioria das áreas do tronco e dos membros, mas grandes na pele das mamas, da face, do pescoço e na região superior do tórax.

As glândulas sebáceas secretam uma substância oleosa chamada de **sebo**, uma mistura de triglicerídeos, colesterol, proteínas e sais inorgânicos. O sebo reveste a superfície dos pelos e ajuda a evitar que eles sequem e se tornem quebradiços. O sebo também evita a evaporação excessiva de água da pele, mantém a pele suave e flexível, além de inibir o crescimento de algumas (mas não todas) bactérias.

Glândulas sudoríparas.
Existem de três a quatro milhões de **glândulas sudoríparas** ou *glândulas sudoríferas* (como consta na Terminologia Internacional Anatômica) no corpo. As células dessas glândulas liberam suor ou transpiração, em folículos pilosos ou na superfície da pele através dos poros. As glândulas sudoríparas são divididas em dois tipos principais, écrinas e apócrinas, com base em sua estrutura e tipo de secreção.

As **glândulas sudoríparas écrinas** são glândulas tubulares simples enoveladas que são muito mais comuns do que as glândulas sudoríparas apócrinas (ver **Figuras 5.1 e 5.4 A**). Elas estão distribuídas por toda a pele da maioria das regiões do corpo, principalmente na pele da testa, nas palmas das mãos e nas plantas dos pés. As glândulas sudoríparas écrinas não estão presentes, contudo, nas margens dos lábios, leitos ungueais dos dedos das mãos e dos pés, glande do pênis, glande do clitóris, lábios menores ou tímpanos. A parte secretora das glândulas sudoríparas écrinas está localizada principalmente na derme reticular (às vezes na camada superior da tela subcutânea). O ducto excretor se projeta através da derme e epiderme e termina como um poro na superfície da epiderme (ver **Figura 5.1**).

O suor produzido pelas glândulas sudoríparas écrinas (cerca de 600 mℓ/dia) consiste principalmente em água, com pequenas quantidades de íons (principalmente Na^+ e Cl^-), ureia, ácido úrico, amônia, aminoácidos, glicose e ácido láctico. A principal função das glândulas sudoríparas écrinas é ajudar a regular a temperatura corporal através da evaporação. À medida que o suor evapora, grandes quantidades de energia térmica deixam a superfície do corpo. A regulação homeostática da temperatura corporal é conhecida como **termorregulação**. Esse papel das glândulas sudoríparas écrinas em auxiliar o corpo a alcançar a termorregulação é conhecido como **sudorese termorreguladora**. Durante a sudorese termorreguladora, o suor se forma primeiramente na testa e no couro cabeludo e depois se estende ao resto do corpo, formando-se por último sobre as palmas das mãos e as plantas dos pés. O suor que evapora da pele antes que seja percebido como umidade é denominado **transpiração insensível**. O suor que é excretado em maiores quantidades e é visto como umidade na pele é chamado de **transpiração sensível**.

O suor produzido pelas glândulas sudoríparas écrinas também desempenha um pequeno papel na eliminação de resíduos como a ureia, o ácido úrico e amônia do corpo. Entretanto, os rins desempenham um papel mais importante na excreção desses produtos residuais do corpo do que as glândulas sudoríparas écrinas.

As glândulas sudoríparas écrinas também liberam suor em resposta a um estresse emocional, como medo ou constrangimento. Esse tipo de suor é chamado de **sudorese emocional** ou *suor frio*. Em contraste com a sudorese termorreguladora, a sudorese emocional primeiro ocorre nas palmas das mãos, plantas dos pés e axilas e depois se espalha para outras áreas do corpo. Como você aprenderá em breve, as glândulas sudoríparas apócrinas também são ativas durante a sudorese emocional.

Glândulas sudoríparas apócrinas também são glândulas tubulares simples enoveladas, mas apresentam ductos e lúmens maiores que as glândulas écrinas (ver **Figuras 5.1 e 5.4 A**). Elas são encontradas principalmente na pele da axila, virilha, aréolas (áreas pigmentadas ao redor dos mamilos) das mamas e regiões com barba na face em homens adultos. Durante algum tempo acreditou-se que essas glândulas liberassem suas secreções de maneira apócrina (ver texto no Capítulo 4 e **Figura 4.7 B**) – eliminando uma porção da célula. Sabemos agora, no entanto, que sua secreção é via exocitose, que é característico das glândulas écrinas (ver **Figura 5.4 A**). No entanto, o termo *apócrina* ainda é utilizado. A porção secretora dessas glândulas sudoríparas está localizada na derme reticular ou na parte mais superficial da tela subcutânea, enquanto o ducto excretor se abre em folículos pilosos (ver **Figura 5.1**).

Em comparação com o suor écrino, o suor apócrino tem aspecto leitoso ou cor amarelada. O suor apócrino contém os mesmos componentes do suor écrino, além de lipídios e proteínas. O suor secretado pelas glândulas sudoríparas apócrinas é inodoro. Entretanto, quando o suor apócrino interage com as bactérias na superfície da pele, as bactérias metabolizam seus componentes, produzindo um suor apócrino que possui odor almiscarado que é frequentemente referido como odor corporal. As glândulas sudoríparas écrinas começam a funcionar após o nascimento, mas as glândulas sudoríparas apócrinas não começam a funcionar até a puberdade.

As glândulas sudoríparas apócrinas, juntamente com as glândulas sudoríparas écrinas, são ativas durante a sudorese emocional. Além disso, as glândulas sudoríparas apócrinas secretam o suor durante as atividades sexuais. Diferentemente das glândulas sudoríparas écrinas, as glândulas sudoríparas apócrinas não são ativas durante a sudorese termorreguladora e, portanto, não desempenham um papel na termorregulação.

Glândulas ceruminosas. Glândulas sudoríparas modificadas na orelha externa, denominadas **glândulas ceruminosas**, produzem uma secreção lubrificante cerosa. As porções secretoras das glândulas ceruminosas estão situadas na tela subcutânea, na porção profunda das glândulas sebáceas. Seus ductos excretores se abrem diretamente na superfície do meato acústico externo ou em ductos de glândulas sebáceas. A secreção combinada das glândulas ceruminosas e sebáceas é um material amarelado denominado **cerume** ou cera de ouvido. O cerume, junto com os pelos no meato acústico externo, proporciona uma barreira adesiva que impede a entrada de corpos estranhos e insetos. O cerume também impermeabiliza o meato e impede que bactérias e fungos entrem nas células.

A **Tabela 5.3** apresenta um resumo das glândulas cutâneas.

TABELA 5.3 Resumo das glândulas da pele (ver Figuras 5.1 e 5.4 A).

Característica	Glândulas sebáceas	Glândulas sudoríparas écrinas	Glândulas sudoríparas apócrinas	Glândulas ceruminosas
Distribuição	Principalmente nos lábios, glande do pênis, lábios menores e glândulas tarsais; pequenas no tronco e nos membros; ausentes nas palmas das mãos, superfícies palmares dos dedos das mãos, plantas dos pés e superfícies plantares dos dedos dos pés.	Em toda a pele da maioria das regiões do corpo, principalmente pele da testa, palmas das mãos e plantas dos pés.	Pele das axilas, virilha, aréolas, regiões com barba da face, clitóris e lábios menores.	Meato acústico externo.
Localização da porção secretória	Derme.	Principalmente na derme reticular (às vezes na parte superficial da tela subcutânea).	Principalmente na derme reticular e parte superficial da tela subcutânea.	Tecido subcutâneo.
Terminação do ducto excretor	Principalmente conectada ao folículo piloso.	Superfície da epiderme.	Folículos pilosos.	Superfície do canal do meato acústico externo ou nos ductos das glândulas sebáceas.
Secreção	Sebo (mistura de triglicerídeos, colesterol, proteínas e sais inorgânicos).	A transpiração, que é composta de água, íons (Na^+, Cl^-), ureia, ácido úrico, amônia, aminoácidos, glicose e ácido láctico.	A transpiração, que consiste nos mesmos componentes que as glândulas sudoríparas écrinas, além de lipídios e proteínas.	Cerume, um material ceroso.
Funções	Evitar o ressecamento dos pelos, impedir a perda de água da pele, manter a pele macia, inibir o crescimento de algumas bactérias.	Regulação da temperatura corporal, remoção de resíduos; estimuladas durante o estresse emocional.	Estimuladas durante o estresse emocional e excitação sexual.	Impedem a entrada de corpos estranhos e insetos no meato acústico externo, impermeabiliza o meato, previnem que os microrganismos entrem nas células.
Início da função	Relativamente inativas durante a infância; ativadas durante a puberdade.	Logo após o nascimento.	Puberdade.	Logo após o nascimento.

Correlação clínica

Cerume impactado

Algumas pessoas produzem uma quantidade excessiva de cerume no meato acústico externo, considerada anormal. Se ele se acumular até se tornar impactado (firmemente preso), as ondas sonoras podem ser impedidas de atingir a membrana timpânica. Os tratamentos para o cerume impactado incluem irrigação periódica da orelha com enzimas que dissolvem a cera e a sua remoção com um instrumento de ponta romba por profissional médico treinado. O uso de cotonete com ponta de algodão ou objetos pontiagudos não é recomendado para esse propósito, porque eles podem empurrar o cerume ainda mais profundamente no meato acústico externo e lesionar o tímpano.

Unhas

As **unhas** são placas de células epidérmicas queratinizadas, firmemente compactadas, rígidas e mortas que formam uma cobertura clara e sólida sobre as superfícies dorsais das porções distais dos dedos. Cada unha é constituída pelo corpo da unha, uma margem livre e uma margem oculta (raiz da unha) (**Figura 5.5**). O **corpo ungueal** é a porção visível da unha. Ele é comparável à camada córnea da epiderme, exceto pelo fato de que suas células achatadas e queratinizadas são preenchidas por um tipo de queratina mais rígido e não se soltam. Abaixo do corpo estão situadas a região do epitélio e uma camada mais profunda da derme. A maior parte do corpo ungueal parece rósea por causa do sangue que flui através dos capilares na derme subjacente. A **margem livre** é a parte do corpo ungueal que pode se estender para além

FIGURA 5.5 **Unhas.** É mostrada a unha da mão.

As unhas originam-se pela transformação de células superficiais da matriz ungueal.

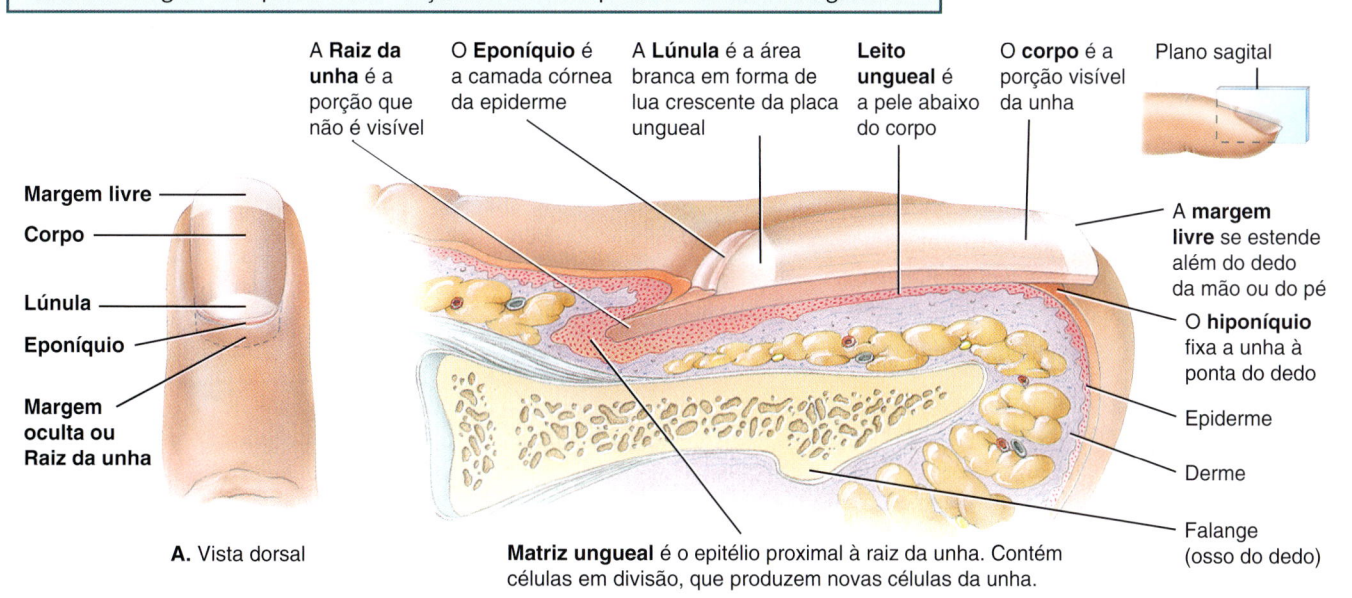

A **Raiz da unha** é a porção que não é visível

O **Eponíquio** é a camada córnea da epiderme

A **Lúnula** é a área branca em forma de lua crescente da placa ungueal

Leito ungueal é a pele abaixo do corpo

O **corpo** é a porção visível da unha

Plano sagital

Margem livre
Corpo
Lúnula
Eponíquio
Margem oculta ou Raiz da unha

A **margem livre** se estende além do dedo da mão ou do pé

O **hiponíquio** fixa a unha à ponta do dedo

Epiderme
Derme
Falange (osso do dedo)

A. Vista dorsal

Matriz ungueal é o epitélio proximal à raiz da unha. Contém células em divisão, que produzem novas células da unha.

B. Corte sagital mostrando o detalhe interno

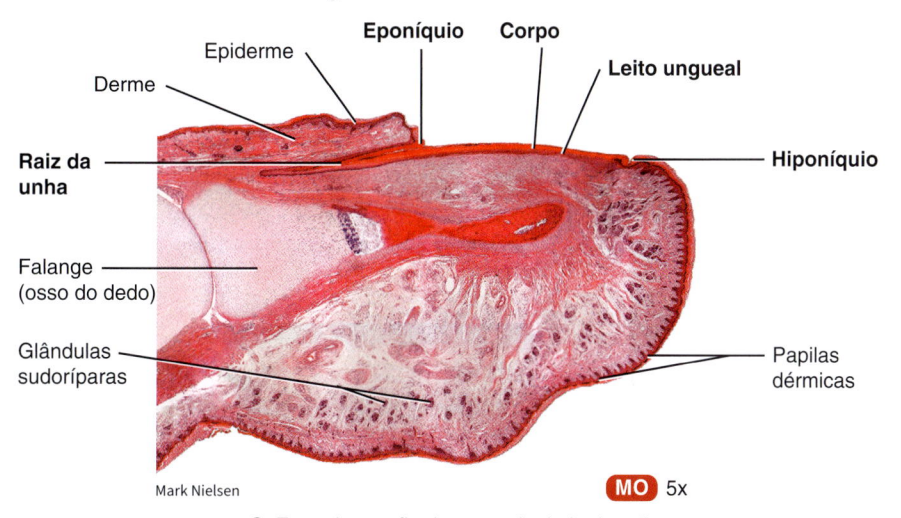

Epiderme
Derme
Raiz da unha
Falange (osso do dedo)
Glândulas sudoríparas

Eponíquio
Corpo
Leito ungueal
Hiponíquio
Papilas dérmicas

Mark Nielsen

MO 5x

C. Fotomicrografia da ponta do dedo da mão

? Por que as unhas são tão rígidas?

da extremidade distal do dedo. A margem livre é branca porque não existem capilares subjacentes. A **margem oculta** (raiz) é a porção da unha que está enterrada em uma prega de pele. A área esbranquiçada, em forma de lua crescente da extremidade proximal do corpo, é denominada **lúnula** (lua pequena). Geralmente é mais proeminente no polegar. A aparência esbranquiçada da lúnula é decorrente da camada espessa opaca de células da matriz parcialmente queratinizadas nessa região. Sob a margem livre há uma região espessa da camada córnea, chamada **hiponíquio**. É a junção entre a margem livre e a pele da ponta do dedo e fixa a unha à ponta do dedo. O **leito ungueal** é a pele abaixo do corpo ungueal que se estende desde a lúnula até o hiponíquio. A epiderme do leito ungueal não apresenta camada granulosa. O **eponíquio** ou *cutícula* é uma faixa estreita de epiderme que se estende da margem lateral da unha e se adere a ela. Ele ocupa a borda proximal da unha e consiste em camada córnea. Você pode se surpreender ao saber que uma **paroníquia** não tem nada a ver com a unha em si. É um pequeno pedaço lacerado de pele na lateral ou na base da unha da mão ou unha do pé, geralmente causado pela secagem do eponíquio.

A porção do epitélio proximal à raiz da unha é a **matriz ungueal**. As células superficiais da matriz ungueal se dividem por mitose para produzir novas células ungueais. A taxa de crescimento das unhas é determinada pela taxa de mitose nas células da matriz, que é influenciada por fatores como a idade, saúde e estado nutricional de uma pessoa. O crescimento da unha também varia de acordo com a estação, a hora do dia e temperatura ambiente. O crescimento médio das unhas em comprimento é de cerca de 1 mm por semana. A taxa de crescimento é um pouco mais lenta nas unhas dos pés. Quanto mais longo o dedo, mais rápido o crescimento da unha.

As unhas apresentam uma variedade de funções:

1. Elas protegem a extremidade distal dos dedos.
2. Fornecem suporte e contrapressão à face palmar dos dedos para melhorar a percepção do tato e a manipulação.
3. Elas nos permitem pegar e manipular pequenos objetos e podem ser utilizadas para arranhar e coçar o corpo de várias maneiras.

Teste rápido

7. Descreva a estrutura de um pelo. O que causa os "arrepios"?
8. Compare as localizações e funções das glândulas sebáceas, glândulas sudoríparas e glândulas ceruminosas.
9. Descreva as partes de uma unha.

5.3 Tipos de pele

OBJETIVOS

- **Comparar** as diferenças estruturais e funcionais na pele fina e na pele grossa ou espessa.

Embora a pele sobre todo o corpo seja semelhante em estrutura, existem algumas variações locais relacionadas à espessura da epiderme, resistência, flexibilidade, grau de queratinização, distribuição e tipo de cabelo, densidade e tipos de glândulas, pigmentação, vascularização (suprimento sanguíneo) e inervação (suprimento nervoso). Dois tipos principais de pele são reconhecidos com base em determinadas propriedades estruturais e funcionais: pele fina (peluda) e pele grossa ou espessa (sem pelos) (ver também seção 5.1). O fator que mais contribui para a espessura epidérmica é o aumento do número de camadas na camada córnea. Isso ocorre em resposta ao maior estresse mecânico em regiões de pele grossa.

A **Tabela 5.4** apresenta uma comparação das características da pele fina e da pele espessa.

Teste rápido

10. Quais critérios são utilizados para distinguir as peles fina e espessa?

TABELA 5.4 Comparação entre pele fina e pele espessa.

Característica	Pele fina	Pele espessa
Distribuição	Todas as partes do corpo, com exceção de áreas como palmas das mãos, superfícies palmares dos dedos das mãos, plantas dos pés e superfícies plantares dos dedos dos pés.	Áreas como palmas das mãos, superfícies palmares dos dedos, plantas dos pés e superfícies plantares dos pés.
Espessura epidérmica	0,10 a 0,15 mm.	0,6 a 4,5 mm, devido principalmente a uma camada córnea mais espessa.
Camadas epidérmicas	Camada lúcida essencialmente ausente; camada espinhosa e córnea mais finas.	Camada lúcida presente; camada espinhosa e córnea mais grossas.
Cristas da pele	Ausência em virtude das papilas dérmicas pouco desenvolvidas, menores e menos organizadas.	Presentes em decorrência das papilas dérmicas bem desenvolvidas e mais numerosas, organizadas em fileiras paralelas.
Folículos pilosos e músculos eretores do pelo	Presentes.	Ausentes.
Glândulas sebáceas	Presentes.	Ausentes.
Glândulas sudoríferas	Menor quantidade.	Mais numerosas.
Receptores sensoriais	Mais esparsos.	Mais concentrados.

5.4 Funções da pele

OBJETIVO

- **Descrever** como a pele contribui para a regulação da temperatura corporal, armazenamento de sangue, proteção, sensação, excreção e absorção, além da síntese de vitamina D.

Agora que você tem uma compreensão básica da estrutura da pele, pode avaliar melhor suas diversas funções, apresentadas no início deste capítulo. As várias funções do tegumento comum (principalmente a pele) incluem termorregulação, armazenamento de sangue, proteção, sensibilidade cutânea, excreção e absorção e síntese de vitamina D.

Termorregulação

Lembre-se de que a **termorregulação** é a regulação homeostática da temperatura corporal. A pele contribui para a termorregulação em duas maneiras: liberando o suor em sua superfície e ajustando o fluxo de sangue na derme. Em resposta à temperatura ambiental elevada ou calor produzido pelo exercício, a produção de suor a partir das glândulas sudoríparas écrinas aumenta; a evaporação do suor da superfície da pele ajuda a diminuir a temperatura corporal. Além disso, vasos sanguíneos na derme da pele dilatam-se; consequentemente, mais sangue flui através da derme, o que aumenta a quantidade de perda de calor do corpo (ver **Figura 25.19**). Em resposta à baixa temperatura ambiental, a produção de suor das glândulas sudoríparas écrinas é diminuída, o que auxilia na conservação de calor. Além disso, é diminuído o calibre dos vasos sanguíneos na derme da pele, diminuindo o fluxo de sangue na pele e reduzindo a perda de calor do corpo. As contrações da musculatura esquelética também geram calor corporal.

Reservatório de sangue

A derme abriga uma extensa rede de vasos sanguíneos que transportam de 8 a 10% do fluxo sanguíneo total em um adulto em repouso. Por isso, a pele atua como um **reservatório de sangue**.

Proteção

A pele oferece **proteção** ao corpo de várias maneiras. A queratina protege os tecidos subjacentes de microrganismos, abrasão, calor e substâncias químicas, enquanto os queratinócitos fortemente interligados resistem à invasão por microrganismos. Lipídios liberados por grânulos lamelares inibem a evaporação da água da superfície da pele, protegendo assim contra a desidratação; eles também retardam a entrada de água através da superfície da pele durante os banhos e a natação. O sebo oleoso das glândulas sebáceas evita que a pele e os pelos ressequem e contém *substâncias químicas bactericidas* (substâncias que matam bactérias). O pH ácido da transpiração retarda o crescimento de alguns microrganismos. O pigmento melanina ajuda a proteger contra os efeitos prejudiciais da luz ultravioleta. Dois tipos de células realizam funções protetoras que são de natureza imunológica. As células dendríticas (de Langerhans) da epiderme alertam o sistema imune quanto à presença de invasores microbianos potencialmente prejudiciais, reconhecendo e processando-os, enquanto os macrófagos na derme fagocitam bactérias e vírus que conseguem passar pela vigilância das células dendríticas.

Sensibilidade cutânea

A **sensibilidade cutânea** tem origem na pele, incluindo a sensibilidade tátil – toque, pressão, vibração e cócegas – bem como a sensibilidade térmica, como calor e frio. Outra sensibilidade cutânea, a dor, geralmente é uma indicação de dano tecidual iminente ou real. Há uma ampla variedade de terminações e receptores nervosos distribuídos por toda a pele, incluindo os discos táteis na epiderme, os corpúsculos táteis na derme, corpúsculos lamelares na derme e tela subcutânea e plexos da raiz do pelo ao redor de cada folículo piloso. O Capítulo 16 fornece mais detalhes sobre o tópico de sensibilidade cutânea.

Excreção e absorção

A pele normalmente tem um pequeno papel na **excreção**, a eliminação de substâncias do corpo e, na **absorção**, a passagem de material do ambiente externo para as células do corpo. Apesar da natureza quase impermeável da camada córnea, aproximadamente 400 mℓ de água evaporam diariamente. Uma pessoa sedentária perde 200 mℓ adicionais por dia como suor; um indivíduo fisicamente ativo perde muito mais. Além de remover água e calor do corpo, o suor também é o veículo para a excreção de pequenas quantidades de sais, dióxido de carbono e duas moléculas orgânicas que resultam da quebra de proteínas – amônia e ureia.

---

§ Correlação clínica

Administração percutânea (tópica) de medicamento transdérmico

A maioria dos medicamentos é absorvida no corpo através do sistema digestório ou injetada na tela subcutânea ou no músculo. Uma via alternativa, a **administração percutânea** (*tópica*) de medicamentos, permite que um fármaco contido dentro de um adesivo de pele atravesse a epiderme e entre nos vasos sanguíneos da derme. O medicamento é liberado continuamente a uma taxa controlada durante um período de um a vários dias. Esse método é principalmente útil para medicamentos que são rapidamente eliminados do corpo, porque tais fármacos, se administrados de outras formas, teriam que ser tomados com bastante frequência. Como a principal barreira à penetração é a camada córnea, a absorção transdérmica é mais rápida nas regiões onde essa camada é fina, como o escroto, a face e o couro cabeludo. Um número crescente de fármacos está disponível para a administração tópica, incluindo nitroglicerina, para a prevenção da angina do peito (dor no peito associada a doenças cardíacas); escopolamina, no enjoo relacionado ao movimento; estradiol, utilizado para a terapia de reposição de estrógeno durante a menopausa; etinilestradiol e norelgestromina em adesivos contraceptivos; nicotina, utilizada para ajudar as pessoas a parar de fumar; e fentanila, utilizado para aliviar a dor intensa em pacientes com câncer.

A absorção de substâncias solúveis em água através da pele é insignificante, mas alguns componentes lipossolúveis penetram na pele. Essas incluem vitaminas lipossolúveis (A, D, E e K), certos medicamentos e os gases oxigênio e dióxido de carbono. O material tóxico que pode ser absorvido pela pele inclui solventes orgânicos como a acetona (em alguns removedores de esmalte); sais de metais pesados como chumbo, mercúrio e arsênico; e as substâncias na urtiga (hera) e carvalho venenosos. Visto que os esteroides tópicos (aplicados na pele), como a cortisona, são lipossolúveis, eles se movem facilmente para a região papilar da derme. Aqui, eles exercem suas propriedades anti-inflamatórias ao inibirem a produção de histamina pelos mastócitos (lembre-se de que a histamina contribui para a inflamação). Alguns medicamentos que são absorvidos pela pele podem ser administrados com a aplicação de adesivos na pele.

Síntese de vitamina D

A **síntese de vitamina D** requer a ativação de uma molécula precursora na pele por raios ultravioleta (UV) presentes na luz solar. Enzimas no fígado e nos rins modificam então a molécula ativada, finalmente produzindo *calcitriol*, a forma mais ativa de vitamina D. O calcitriol é um hormônio que auxilia na absorção de cálcio dos alimentos no trato gastrintestinal para o sangue. Apenas uma pequena quantidade de exposição à luz UV (cerca de 10 a 15 min, no mínimo 2 vezes/semana) é necessária para a síntese de vitamina D. As pessoas que evitam a exposição ao sol e os indivíduos que vivem em climas mais frios, nórdicos, podem necessitar de suplementos de vitamina D para evitar a sua deficiência. A maioria das células do sistema imune tem receptores de vitamina D e ativam essa vitamina em resposta a uma infecção, principalmente uma infecção respiratória, como a gripe. Acredita-se que a vitamina D aumente a atividade fagocítica, assim como a produção de substâncias antimicrobianas em fagócitos, regule as funções imunológicas e ajude a reduzir a inflamação.

> ### Teste rápido
> 11. Quais são as duas formas em que a pele atua para regular a temperatura corporal?
> 12. Como a pele serve como barreira protetora?
> 13. Quais sensações surgem da estimulação de terminações e receptores nervosos na pele?
> 14. Quais tipos de moléculas podem penetrar na camada córnea?

5.5 Manutenção da homeostasia: cicatrização de feridas na pele

OBJETIVO

- **Explicar** como ocorre a cicatrização de feridas na epiderme e de feridas profundas.

Os danos causados à pele desencadeiam uma sequência de eventos que reparam a sua estrutura e função normais (ou quase normais). Dois tipos de processos de cicatrização de feridas podem ocorrer, dependendo da profundidade da lesão. A cicatrização de feridas epidérmicas ocorre depois de feridas que afetam apenas a epiderme; a cicatrização de feridas profundas é desencadeada após a ocorrência de feridas que penetram na derme.

Cicatrização de feridas na epiderme

Mesmo que a porção central de uma ferida epidérmica possa se estender até a derme, as bordas da ferida geralmente envolvem apenas pequenos danos às células epidérmicas superficiais. Os tipos comuns de feridas epidérmicas incluem abrasões, nas quais uma porção de pele é raspada, além de pequenas queimaduras.

Em resposta a uma lesão epidérmica, as células-tronco epidérmicas que envolvem a ferida rompem o contato com a membrana basal. As células então aumentam e migram pela ferida (**Figura 5.6 A**). As células parecem migrar como uma camada até que as células avancem dos lados opostos da ferida e se encontrem. Quando as células epidérmicas se encontram, elas param de migrar por causa de uma resposta celular denominada **inibição por contato**. A migração das células epidérmicas cessa completamente quando cada uma delas está finalmente em contato com outras células epidérmicas em toda a extensão da ferida.

À medida que as células epidérmicas basais migram, um hormônio denominado *fator de crescimento epidérmico* estimula as células-tronco basais a se dividirem e substituírem as que se moveram para dentro da ferida. As células epidérmicas basais realocadas dividem-se para construir novas camadas, assim tornando a nova epiderme mais espessa (**Figura 5.6 B**).

Cicatrização de feridas profundas

A cicatrização de feridas profundas ocorre quando uma lesão se estende até a derme e à tela subcutânea. Como múltiplas camadas de tecido devem ser reparadas, o processo de cicatrização é mais complexo do que na cicatrização de feridas epidérmicas. Além disso, como é formado um tecido cicatricial, o tecido cicatrizado perde parte de sua função normal. A cicatrização da ferida profunda ocorre em quatro fases: uma fase inflamatória, uma fase migratória, uma fase proliferativa e uma fase de maturação.

Durante a **fase inflamatória**, um coágulo sanguíneo se forma na ferida e une frouxamente as suas bordas (**Figura 5.6 C**). Como seu nome indica, essa fase de cicatrização de feridas profundas envolve a **inflamação**, uma resposta vascular e celular que auxilia na eliminação de microrganismos, corpo estranho e tecido morto em preparação para o reparo. A vasodilatação e o aumento da permeabilidade dos vasos sanguíneos associados à inflamação melhoram a liberação de células com funções benéficas. Essas incluem leucócitos fagocíticos denominados neutrófilos; monócitos, que se desenvolvem em macrófagos que fagocitam microrganismos; e células mesenquimais, que se transformam em fibroblastos.

As três fases que se seguem possuem a função de reparo da ferida. Na **fase migratória**, o coágulo se torna uma crosta e as células epiteliais migram sob a crosta para cobrir a ferida. Os fibroblastos migram ao longo dos filamentos de fibrina e começam a sintetizar o tecido cicatricial (fibras de colágeno e glicoproteínas) e os vasos sanguíneos danificados começam a crescer novamente.

FIGURA 5.6 Cicatrização de feridas na pele.

Em uma ferida epidérmica, a lesão é restrita à epiderme; em uma ferida profunda, a lesão se estende profundamente na derme.

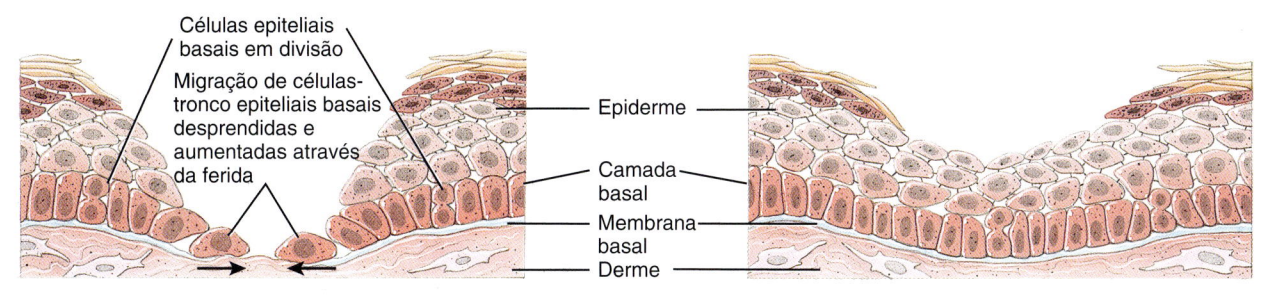

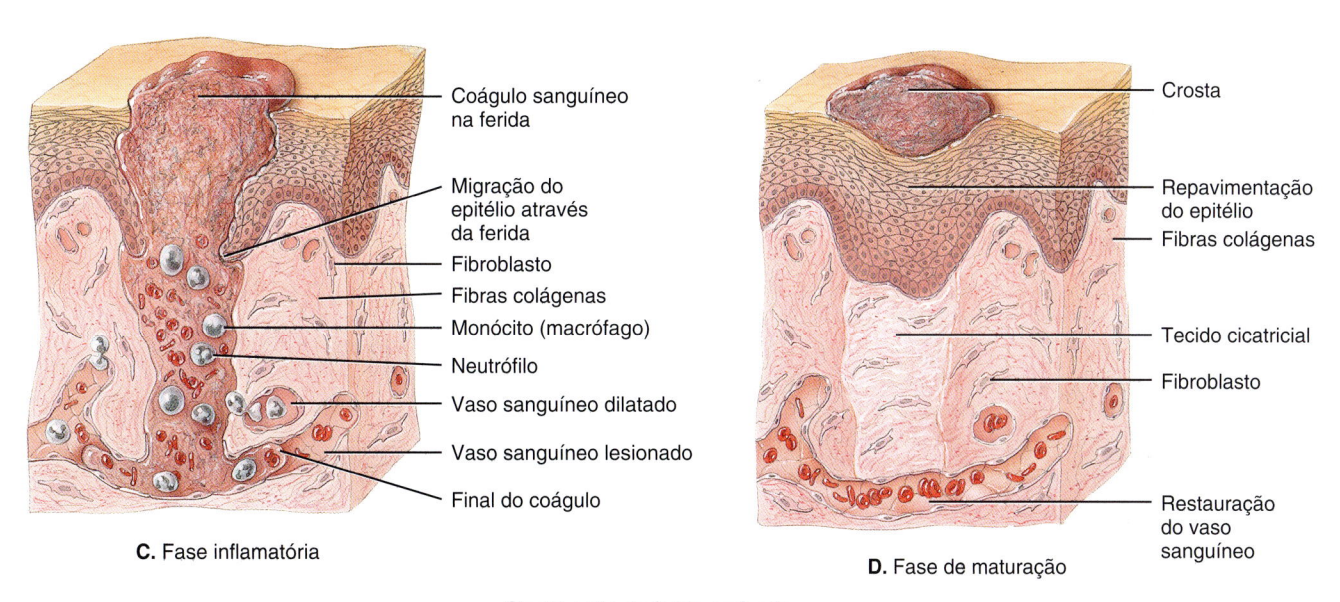

A. Divisão das células-tronco epidérmicas na camada basal e migração através da ferida
- Células epiteliais basais em divisão
- Migração de células-tronco epiteliais basais desprendidas e aumentadas através da ferida
- Epiderme
- Camada basal
- Membrana basal
- Derme

B. Espessamento da epiderme

Cicatrização da ferida na epiderme

C. Fase inflamatória
- Coágulo sanguíneo na ferida
- Migração do epitélio através da ferida
- Fibroblasto
- Fibras colágenas
- Monócito (macrófago)
- Neutrófilo
- Vaso sanguíneo dilatado
- Vaso sanguíneo lesionado
- Final do coágulo

D. Fase de maturação
- Crosta
- Repavimentação do epitélio
- Fibras colágenas
- Tecido cicatricial
- Fibroblasto
- Restauração do vaso sanguíneo

Cicatrização da ferida profunda

? Você esperaria que ocorresse o sangramento de uma ferida epidérmica? Por quê?

Durante essa fase, o tecido que preenche a ferida é denominado **tecido de granulação**. A **fase proliferativa** é caracterizada por um extenso crescimento de células epiteliais sob a crosta, deposição de fibras colágenas por fibroblastos em padrão aleatório, além do crescimento contínuo de vasos sanguíneos. Finalmente, durante a **fase de maturação**, a crosta se desprende uma vez que a epiderme tenha sido restaurada à espessura normal. As fibras colágenas se tornam mais organizadas, os fibroblastos diminuem em número e os vasos sanguíneos são restaurados ao normal (**Figura 5.6 D**).

O processo de formação do tecido cicatricial é denominado **fibrose**. Algumas vezes, é formado tanto tecido cicatricial durante a cicatrização de feridas profundas, que o resultado é uma cicatriz elevada – aquela que está elevada acima da superfície epidérmica normal. Se essa cicatriz permanecer dentro dos limites da ferida original, é uma **cicatriz hipertrófica**. Se ela se estende além dos limites nos tecidos circundantes normais, é uma **cicatriz queloide**. O tecido cicatricial difere da pele normal, na medida em que suas fibras colágenas estão mais densamente dispostas, tem elasticidade reduzida, possui menos vasos sanguíneos e pode ou não conter o mesmo número de pelos, glândulas cutâneas ou estruturas sensitivas, como na pele não lesionada. Por causa da disposição das fibras colágenas e da escassez de vasos sanguíneos, as cicatrizes geralmente são mais claras do que a pele normal.

Teste rápido

15. Por que a cicatrização de feridas na epiderme resulta na formação de cicatriz?

5.6 Desenvolvimento do tegumento comum

OBJETIVO

- **Descrever** o desenvolvimento da epiderme, suas estruturas acessórias e a derme.

A epiderme é derivada do **ectoderma**, que cobre a superfície do embrião. Inicialmente, por volta da quarta semana após a fertilização, a epiderme consiste apenas em uma única camada de células ectodérmicas (**Figura 5.7 A**). No início da sétima semana, a camada única, denominada **camada basal**, divide-se e forma uma camada superficial protegida de células achatadas chamada **periderme** (**Figura 5.7 B**). As células peridérmicas são continuamente eliminadas, e até o quinto mês de desenvolvimento as secreções das glândulas sebáceas se misturam com elas e os pelos para formar uma substância gordurosa denominada **verniz caseoso**. Essa substância cobre e protege a pele do feto da exposição constante ao líquido amniótico no qual ele é banhado. Além disso, o verniz caseoso facilita o nascimento do feto devido à sua natureza escorregadia e protege a pele de ser lesionada pelas unhas.

Em aproximadamente 11 semanas (**Figura 5.7 C**), a camada basal forma uma **camada intermediária** de células. A proliferação basocelular eventualmente forma todas as camadas da epiderme, que estão presentes no nascimento (**Figura 5.7 H**). As *cristas da pele* se formam junto com as camadas epidérmicas. Por volta da décima primeira semana, as células do ectoderma migram para a derme e diferenciam-se em *melanoblastos*. Essas células logo entram na epiderme e diferenciam-se em *melanócitos*. Mais tarde, no primeiro trimestre de gravidez, as *células dendríticas*, que surgem da medula óssea vermelha, invadem a epiderme. As *células epiteliais táteis* aparecem na epiderme no quarto ao sexto mês; sua origem é desconhecida.

A *derme* surge do **mesoderma** localizado profundamente em relação ao ectoderma da superfície. O mesoderma dá origem a um tecido conjuntivo embrionário frouxamente organizado, denominado **mesênquima** (ver **Figura 5.7 A**). Em 11 semanas, as células mesenquimais se diferenciam em fibroblastos e começam a formar fibras colágenas e elásticas. Com a formação das cristas epidérmicas, partes da derme papilar se projetam para a epiderme e desenvolvem-se em *papilas dérmicas*, que contêm alças capilares, corpúsculos táteis e terminações nervosas livres (**Figura 5.7 C**).

Os *folículos pilosos* se desenvolvem em aproximadamente 12 semanas como evaginações da camada basal da epiderme na derme reticular. As evaginações são chamadas de **brotos capilares** ou **pilosos** (**Figura 5.7 D**). Como os brotos capilares penetram mais profundamente na derme, suas extremidades distais tornam-se claviformes e são denominados *bulbos pilosos* (**Figura 5.7 E**). Invaginações dos bulbos pilosos, chamadas papilas do pelo, preenchem-se com o mesoderma e se desenvolvem vasos sanguíneos e terminações nervosas (**Figura 5.7 F**). As células no centro de um bulbo piloso se desenvolvem na *matriz*, que forma os pelos e as células periféricas do bulbo piloso formam a *bainha epitelial da raiz*; o mesênquima na derme circundante se desenvolve até a *bainha da raiz dérmica* e o *músculo eretor do pelo* (**Figura 5.7 G**). Até o quinto mês, os folículos pilosos produzem a lanugem (pelo fetal delicado; ver Tipos de pelos, no início do capítulo). Ela é produzida primeiramente na cabeça e depois em outras partes do corpo e geralmente é eliminada antes do nascimento.

A maioria das *glândulas sebáceas* se desenvolve como evaginações das laterais dos folículos pilosos por volta de 4 meses e permanecem conectadas aos folículos (**Figura 5.7 E**). A maioria das *glândulas sudoríparas* é derivada de evaginações (**brotos**) da camada basal da epiderme para a derme (**Figura 5.7 D**). Como os brotos penetram na derme, a porção proximal forma o ducto da glândula sudorípara e a porção distal se enrola e forma a porção secretora da glândula (**Figura 5.7 G**). As glândulas sudoríparas aparecem em aproximadamente 5 meses nas palmas das mãos e nas plantas dos pés e um pouco mais tarde, em outras regiões.

As *unhas* são desenvolvidas em aproximadamente 10 semanas. Inicialmente são constituídas por uma espessa camada de epitélio denominada **campo primário da unha**. A própria unha é um epitélio queratinizado e cresce distalmente a partir de sua base. Apenas no nono mês é que as unhas realmente alcançam as pontas dos dedos.

> ### Teste rápido
> 16. Quais estruturas se desenvolvem como evaginações da camada basal?

5.7 Envelhecimento e tegumento comum

OBJETIVO

- **Descrever** os efeitos do envelhecimento sobre o tegumento comum.

A maior parte das mudanças relacionadas à idade começa por volta dos 40 anos de idade e ocorre nas proteínas da derme. As fibras colágenas na derme começam a diminuir em número, endurecem, se quebram e se desorganizam em um emaranhado disforme. As fibras elásticas perdem parte de sua elasticidade, se aglomeram e se desgastam, um efeito que é muito acelerado na pele de fumantes. O número de fibroblastos, que produzem tanto fibras colágenas e elásticas, diminui. Como resultado, a pele forma fissuras e sulcos característicos conhecidos como *rugas*.

Os efeitos pronunciados do envelhecimento da pele não se tornam perceptíveis até as pessoas chegarem aos 40 anos de idade. As células dendríticas diminuem em número e se tornam fagócitos menos eficientes, diminuindo assim a capacidade de resposta imunológica da pele. Além disso, a diminuição do tamanho das glândulas sebáceas leva a uma pele seca e quebradiça que é mais suscetível a infecções. A produção de suor diminui, o que provavelmente contribui para o aumento da incidência de insolação nos idosos. Há uma redução no número de melanócitos funcionais, resultando em cabelos grisalhos e pigmentação atípica da pele. A perda de cabelo aumenta com o envelhecimento à medida que os folículos capilares param de produzir cabelos. Cerca de 25% dos

CAPÍTULO 5 Tegumento Comum **167**

FIGURA 5.7 **Desenvolvimento do tegumento comum.**

A epiderme se desenvolve a partir do ectoderma e a derme se desenvolve a partir do mesoderma.

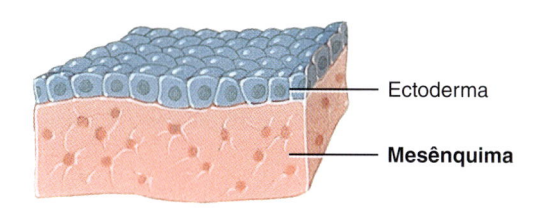

A. Quarta semana
- Ectoderma
- **Mesênquima**

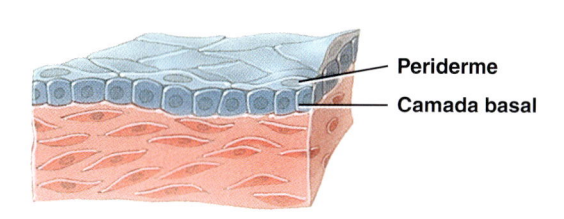

B. Sétima semana
- **Periderme**
- **Camada basal**

C. Décima primeira semana
- **Camada intermediária**
- Crista da pele
- **Camada basal**
- Crista epidérmica
- Papila dérmica
- **Melanoblasto**
- Fibras colágenas e elásticas em desenvolvimento

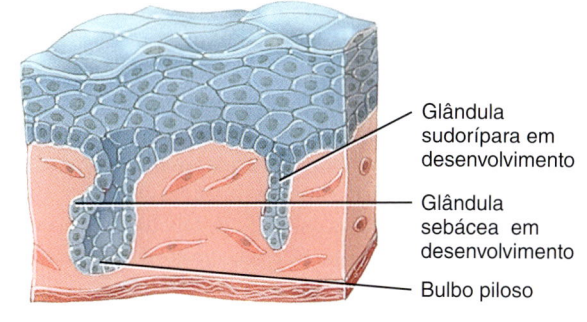

D. Décima segunda semana
- **Camada basal**
- Broto da glândula sudorífera em desenvolvimento
- **Broto capilar**

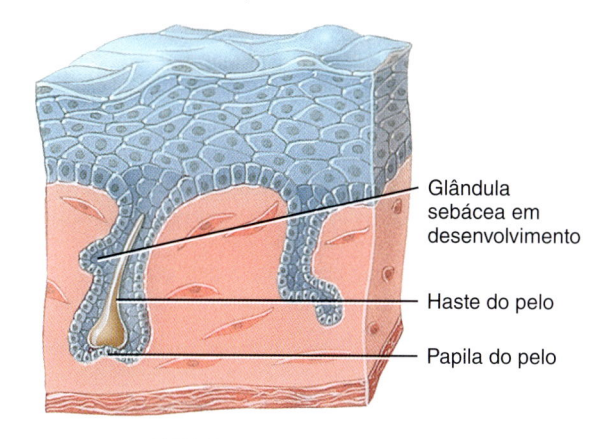

E. Décima quarta semana
- Glândula sudorípara em desenvolvimento
- Glândula sebácea em desenvolvimento
- Bulbo piloso

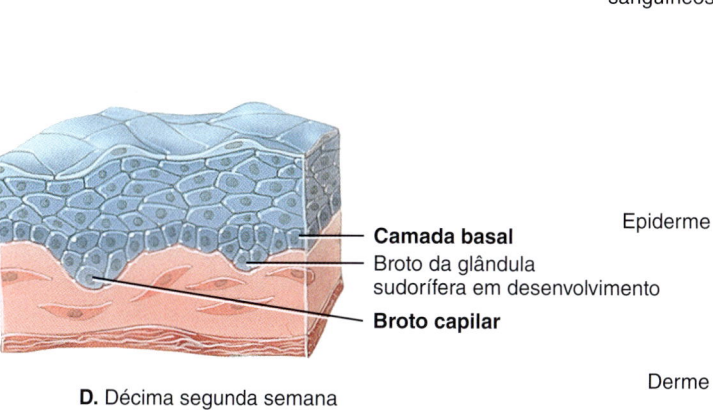

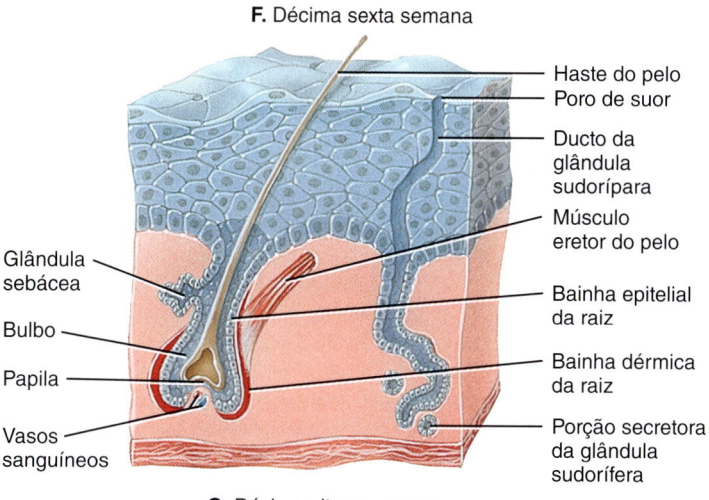

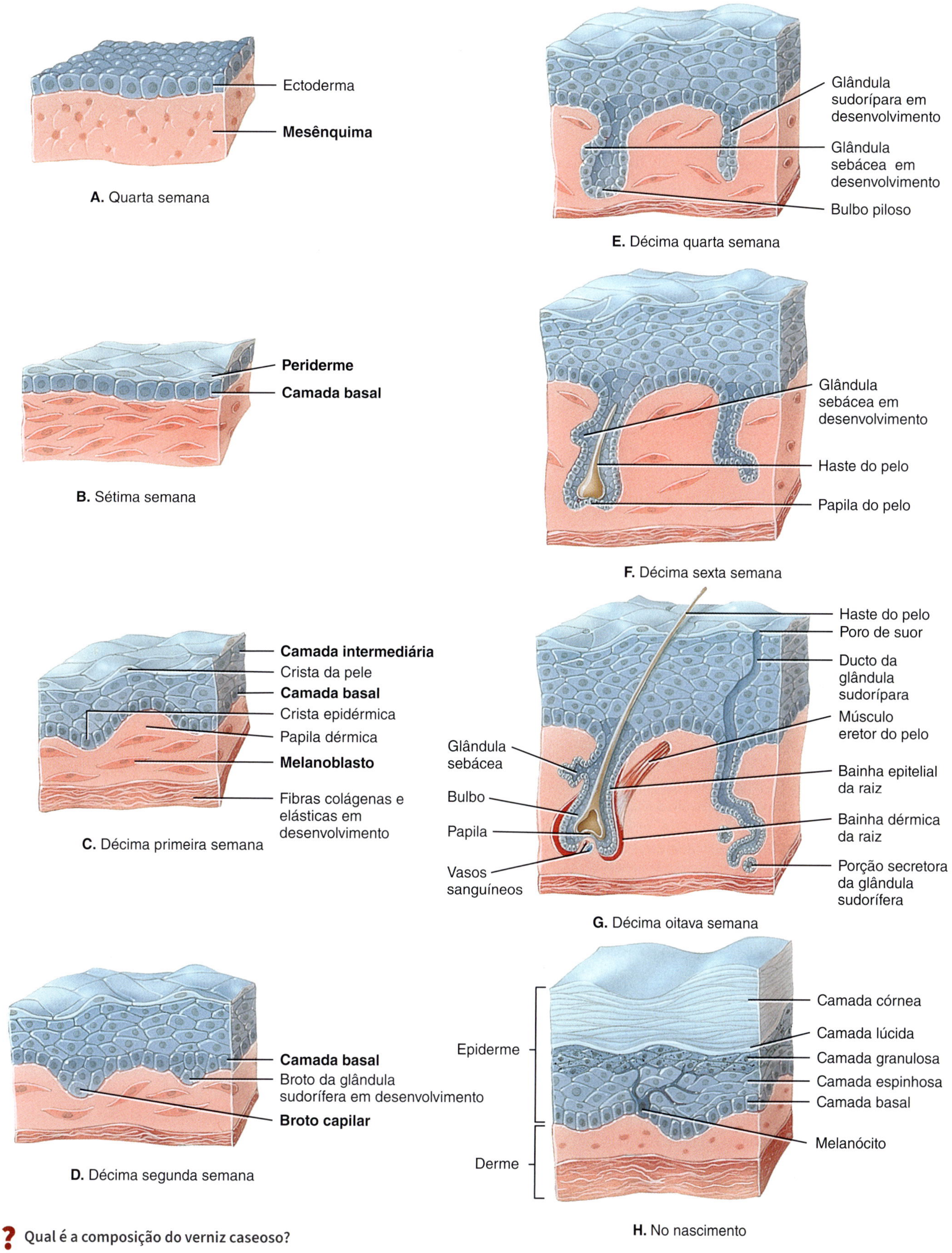

F. Décima sexta semana
- Glândula sebácea em desenvolvimento
- Haste do pelo
- Papila do pelo

G. Décima oitava semana
- Haste do pelo
- Poro de suor
- Ducto da glândula sudorípara
- Músculo eretor do pelo
- Bainha epitelial da raiz
- Bainha dérmica da raiz
- Porção secretora da glândula sudorífera
- Glândula sebácea
- Bulbo
- Papila
- Vasos sanguíneos

H. No nascimento
- Epiderme
  - Camada córnea
  - Camada lúcida
  - Camada granulosa
  - Camada espinhosa
  - Camada basal
- Derme
  - Melanócito

? Qual é a composição do verniz caseoso?

homens começam a mostrar sinais de queda de cabelo aos 30 anos de idade e cerca de dois terços apresentam perda significativa de cabelos até os 60 anos de idade. Tanto os homens quanto as mulheres desenvolvem um padrão de calvície. O aumento no tamanho de alguns melanócitos produz manchas pigmentadas (manchas senis). As paredes de vasos sanguíneos na derme tornam-se mais espessas e menos permeáveis e a perda de tecido adiposo subcutâneo. A pele envelhecida (principalmente a derme) é mais fina que a pele jovem e a migração das células desde a camada basal até a superfície epidérmica diminui consideravelmente. Com o início do envelhecimento, a pele cicatriza de forma deficiente e se torna mais suscetível a condições patológicas, tais como câncer de pele e feridas de pressão. A **rosácea** é uma condição da pele que afeta principalmente adultos de pele clara na faixa etária de 30 a 60 anos. É caracterizada pela vermelhidão, pequenas pápulas e vasos sanguíneos perceptíveis, geralmente na área central do rosto.

O crescimento das unhas e dos cabelos diminui durante a segunda e terceira décadas de vida. As unhas também podem se tornar mais frágeis com a idade, muitas vezes devido à desidratação ou ao uso repetido de removedor de cutícula ou esmalte de unhas.

Vários tratamentos cosméticos antienvelhecimento estão disponíveis para diminuir os efeitos do envelhecimento ou dos danos causados pelo sol à pele. Esses incluem os produtos a seguir:

- **Produtos tópicos** que clarificam a pele para suavizar manchas e imperfeições (hidroquinona) ou diminuem rugas finas e a aspereza (ácido retinoico)
- **Microdermoabrasão**, o uso de minúsculos cristais sob pressão para remover e aspirar as células superficiais da pele, melhorando a textura da pele e reduzindo as manchas
- *Peeling* **químico**, a aplicação de um ácido suave (como o ácido glicólico) na pele para remover células de superfície com o objetivo de melhorar a textura da pele e reduzir as manchas
- *Resurfacing* **a** *laser*, o uso de um *laser* para limpar os vasos sanguíneos próximos à superfície da pele, até suavizar erupções cutâneas e manchas, além de diminuir rugas finas. Um exemplo é o IPL Photofacial®
- **Preenchedores dérmicos**, injeções de colágeno humano (Cosmoderm®), ácido hialurônico (Restylane® e Juvaderm®), hidroxiapatita de cálcio (Radiesse®) ou ácido poli-L-láctico (Sculptra®) que esticam a pele para suavizar as rugas e preenchem sulcos, como os que rodeiam o nariz e a boca e entre as sobrancelhas
- **Transplante de gordura**, no qual a gordura de uma parte do corpo é injetada em outro local, como ao redor dos olhos
- **Toxina botulínica** ou **Botox®**, uma versão diluída de uma toxina que é injetada na pele para paralisar os músculos esqueléticos que provocam rugas na pele
- **Ritidectomia** (*facelift*) **não cirúrgica por radiofrequência**, o uso de emissões de radiofrequência para comprimir as camadas mais profundas da pele da papada (gordura submentoniana), pescoço e flacidez das sobrancelhas e pálpebras

Correlação clínica

Danos causados pelo sol, protetores solares e bloqueadores solares

Embora se aquecer no calor do sol possa ser bom, não é uma prática saudável. Existem duas formas de radiação ultravioleta que afetam a saúde da pele. Os raios ultravioletas A (UVA), com comprimentos de onda mais longos constituem quase 95% da radiação ultravioleta que alcança a terra. Os raios UVA não são absorvidos pela camada de ozônio. Eles penetram mais profundamente na pele, onde são absorvidos por melanócitos e, portanto, estão envolvidos no bronzeamento pelo sol. Os raios UVA também causam a supressão do sistema imune. Os raios ultravioletas B (UVB), com comprimentos de onda mais curtos, são parcialmente absorvidos pela camada de ozônio e não penetram na pele tão profundamente quanto os raios UVA. Os raios UVB provocam queimaduras solares e são responsáveis pela maior parte dos danos teciduais (produção de radicais livres de oxigênio que perturbam as fibras colágenas e elásticas) que resultam em enrugamento e envelhecimento da pele e formação de catarata. Acredita-se que tanto os raios UVA quanto os UVB causam câncer de pele. A exposição excessiva à luz solar por um período prolongado resulta na dilatação dos vasos sanguíneos, manchas senis, sardas e alterações na textura da pele.

A exposição à radiação ultravioleta (seja à luz solar natural ou à luz artificial de uma cabine de bronzeamento) também pode produzir **fotossensibilidade**, uma reação mais acentuada da pele após o consumo de alguns medicamentos ou o contato com determinadas substâncias. A fotossensibilidade é caracterizada por vermelhidão, prurido, bolhas, descamação, urticária e até mesmo choque. Entre os medicamentos ou substâncias que podem causar uma reação de fotossensibilidade estão alguns antibióticos (tetraciclina), medicamentos anti-inflamatórios não esteroides (ibuprofeno ou naproxeno), determinados fitoterápicos (erva de São João), algumas pílulas anticoncepcionais, alguns medicamentos para hipertensão arterial, alguns anti-histamínicos e certos adoçantes artificiais, perfumes, loções pós-barba, cremes, detergentes e cosméticos medicamentosos.

As **loções de autobronzeamento** (*bronzeadores sem exposição ao sol*), substâncias aplicadas topicamente, contêm um aditivo de cor (di-hidroxiacetona) que produz uma aparência bronzeada pela interação com as proteínas da pele.

Os **protetores solares** são preparações aplicadas topicamente que contêm diversos agentes químicos (tais como benzofenona ou um de seus derivados) que absorvem os raios UVB, mas deixam passar a maior parte dos raios UVA.

Os **bloqueadores solares** são preparações aplicadas topicamente que contêm substâncias como o óxido de zinco que refletem e espalham tanto os raios UVB quanto UVA.

Tanto os protetores solares quanto os bloqueadores solares são classificados de acordo com o *fator de proteção solar (FPS)*, que mede o nível de proteção que supostamente fornecem contra os raios UV. Quanto mais alta a classificação, presumivelmente maior o grau de proteção. Como medida de precaução, os indivíduos que planejam utilizar uma quantidade significativa de tempo no sol devem usar um protetor solar ou bloqueador solar com FPS 15 ou superior. Embora os protetores solares protejam contra queimaduras solares, existe uma discussão considerável para saber se eles realmente protegem contra o câncer de pele. Na verdade, alguns estudos sugerem que os protetores solares aumentam a incidência de câncer de pele por causa da falsa sensação de segurança que eles fornecem.

- **Ritidectomia** (*facelift*), **elevação da sobrancelha** (*browlift*) ou **elevação do pescoço** (*necklift*), cirurgia invasiva na qual a pele frouxa e a gordura são removidas cirurgicamente e o tecido conjuntivo subjacente e o músculo são fortalecidos.

> **Teste rápido**
>
> 17. Quais fatores contribuem para a suscetibilidade da pele envelhecida à infecção?

Para compreender as muitas maneiras pelas quais a pele contribui para a homeostasia de outros sistemas do corpo, analise o tópico *Foco na homeostasia: Contribuições do tegumento comum*. Essa característica é a primeira de 11, encontrada no final dos capítulos selecionados, que explicam como o sistema corporal em consideração contribui para a homeostasia de todos os outros sistemas. A seguir, no Capítulo 6, vamos explorar como o tecido ósseo é formado e como os ossos são montados no sistema esquelético, que, como a pele, protege muitos de nossos órgãos internos.

Distúrbios: desequilíbrios homeostáticos

Câncer de pele

A exposição excessiva à radiação ultravioleta do sol ou de camas de bronzeamento causa praticamente um milhão de casos de **câncer de pele** diagnosticado anualmente nos EUA. A metade de todos os cânceres nos EUA é representada por tumores malignos de pele. Existem três formas comuns de câncer de pele. Os **carcinomas basocelulares** são responsáveis por aproximadamente 78% de todos os tipos de cânceres de pele. Os tumores surgem a partir de células na camada basal da epiderme e raramente sofrem metástase. Os **carcinomas de células pavimentosas**, que respondem por cerca de 20% do total de cânceres de pele, surgem da camada espinhosa da epiderme e eles têm uma tendência variável para a metástase. Os carcinomas de células basais e pavimentosas são em conjunto conhecidos como *cânceres de pele não melanômico*.

Os **melanomas malignos** originam-se de melanócitos e representam aproximadamente 2% de todos os tipos de cânceres de pele. O risco estimado de desenvolver melanoma ao longo da vida é de 1 em 75, o dobro do risco de 20 anos atrás. Em parte, esse aumento é devido à destruição da camada do ozônio, que absorve uma parte da luz UV nas camadas superiores da atmosfera. No entanto, a principal razão para o aumento é que mais pessoas estão passando mais tempo ao sol e em cabines de bronzeamento. Os melanomas malignos sofrem metástase rapidamente e podem matar uma pessoa alguns meses após o diagnóstico.

A chave para o tratamento bem-sucedido do melanoma maligno é a detecção precoce. Os sinais precoces de alerta da presença de um melanoma maligno são identificados pela sigla ABCDE (**Figura 5.8**). *A* é para *assimetria*; os melanomas malignos tendem à falta de simetria. Isso significa que eles têm formas irregulares, como duas metades com aparências muitos diferentes. *B* é para borda; melanomas malignos têm bordas irregulares – entalhados, recuados, recortados ou indistintos. *C* é para *cor*; os melanomas malignos têm coloração irregular e podem conter várias cores. *D* é para *diâmetro*; os nevos comuns normalmente são menores que 6 mm, quase o tamanho de uma borracha. *E* é para *evolução*; os melanomas malignos mudam de tamanho, forma e cor. Quando o melanoma maligno possui as características A, B e C, geralmente tem diâmetro maior que 6 mm.

Entre os fatores de risco para câncer de pele estão os seguintes:

1. *Tipo de pele.* Indivíduos com pele de cor clara que nunca se bronzeiam, mas sempre se queimam, estão em alto risco.
2. *Exposição ao sol.* As pessoas que vivem em áreas com muitos dias de luz do sol por ano e em altas altitudes (onde a luz ultravioleta é mais intensa) têm um risco maior de desenvolvimento de câncer de pele. Da mesma forma, as pessoas que realizam atividades ao ar livre e aquelas que sofreram três ou mais queimaduras solares graves têm um risco mais elevado.
3. *História familiar.* As taxas de câncer de pele são mais altas em algumas famílias do que em outras.
4. *Idade.* As pessoas mais velhas são mais propensas ao câncer de pele em decorrência da maior exposição total à luz solar.
5. *Status imunológico.* Indivíduos imunossuprimidos têm uma incidência mais elevada de câncer de pele.

Queimaduras

Uma queimadura é um dano tecidual causado por calor excessivo, eletricidade, radioatividade ou produtos químicos corrosivos que desnaturam (rompem) proteínas na pele. As queimaduras destroem parte das contribuições importantes da pele à homeostasia – proteção contra a invasão microbiana e a desidratação, além da termorregulação.

As queimaduras são classificadas de acordo com sua gravidade. A *queimadura de primeiro grau* envolve apenas a epiderme (**Figura 5.9 A**). É caracterizada por dor leve e eritema (vermelhidão), mas sem bolhas. As funções da pele permanecem intactas. A lavagem imediata com água fria pode diminuir a dor e os danos causados por uma queimadura de primeiro grau. Geralmente, a cura de uma queimadura de primeiro grau ocorrerá em 3 a 6 dias e pode ser acompanhada de descamação. Um exemplo de queimadura de primeiro grau é uma leve queimadura de sol.

A *queimadura de segundo grau* destrói a epiderme e parte da derme (**Figura 5.9 B**). Algumas funções da pele são perdidas. A queimadura de segundo grau resulta em vermelhidão, formação de bolhas, edema e dor. Em uma bolha, a epiderme se separa da derme em decorrência do acúmulo de líquido tecidual entre elas. Estruturas associadas, tais como folículos pilosos, glândulas sebáceas e glândulas sudoríparas, geralmente não são lesionadas. Se não houver infecção, as queimaduras de segundo grau curam sem a enxertia de pele em cerca de 3 a 4 semanas, mas podem resultar em cicatrizes. As queimaduras de primeiro e segundo graus são referidas coletivamente como *queimaduras de espessura parcial*.

Uma *queimadura de terceiro grau* ou de *espessura total* destrói a epiderme, derme e tela subcutânea (**Figura 5.9 C**). A maioria das funções da pele é perdida. Essas queimaduras variam em aparência desde branco-amarelado até uma cor semelhante ao mogno e feridas secas e carbonizadas. Há edema acentuado e a região

Foco na homeostasia

Contribuições do tegumento comum para todos os sistemas do corpo

- A pele e o pelo fornecem barreiras que protegem todos os órgãos internos dos agentes lesivos no ambiente externo
- As glândulas sudoríparas e os vasos sanguíneos na pele regulam a temperatura corporal, necessária para o bom funcionamento de outros sistemas corporais.

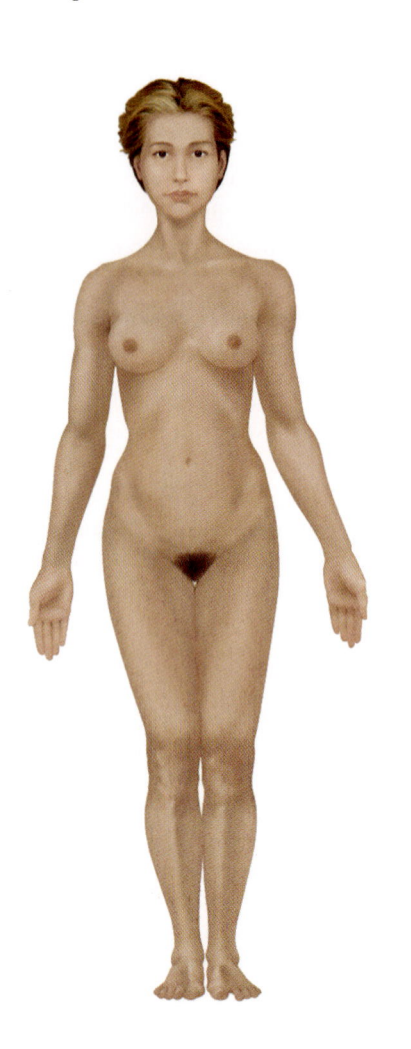

Sistema esquelético
- A pele ajuda a ativar a vitamina D, necessária para a absorção adequada de cálcio e fósforo na dieta, com o intuito de produzir e manter os ossos.

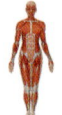

Sistema muscular
- A pele auxilia a fornecer íons cálcio, necessários para a contração muscular.

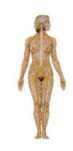

Sistema nervoso
- As terminações nervosas na pele e na tela subcutânea fornecem informação ao encéfalo para o tato, a pressão, sensibilidades térmica e dolorosa.

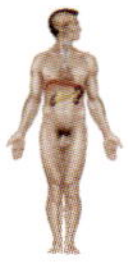

Sistema endócrino
- Os queratinócitos na pele ajudam a ativar a vitamina D em calcitriol, um hormônio que ajuda a absorção de cálcio e fósforo na dieta.

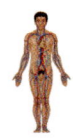

Sistema cardiovascular
- Alterações químicas locais na derme causam dilatação e constrição dos vasos sanguíneos da pele, que ajudam a ajustar o fluxo sanguíneo para a pele.

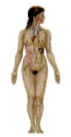

Sistema linfático e imunidade
- A pele é a primeira linha de defesa na imunidade, fornecendo barreiras mecânicas e secreções químicas que inibem a penetração e o crescimento de microrganismos
- Células dendríticas (de Langerhans) na epiderme participam das respostas imunológicas através do reconhecimento e processamento de antígenos estranhos
- Macrófagos na derme fagocitam microrganismos que penetram na superfície da pele.

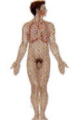

Sistema respiratório
- Pelos no nariz filtram partículas de poeira a partir do ar inalado
- A estimulação das terminações nervosas de dor na pele pode alterar a taxa respiratória.

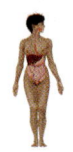

Sistema digestório
- A pele ajuda a ativar a vitamina D para o hormônio calcitriol, que promove a absorção de cálcio e fósforo da dieta no intestino delgado.

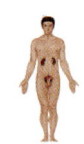

Sistema urinário
- Células renais recebem o hormônio vitamina D parcialmente ativado da pele e o convertem em calcitriol
- Alguns produtos residuais são excretados do corpo no suor, contribuindo para a excreção pelo sistema urinário.

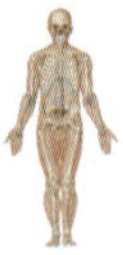

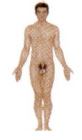

Sistema genital
- Terminações nervosas na pele e na tela subcutânea respondem aos estímulos eróticos, contribuindo assim para o prazer sexual
- A sucção de um bebê estimula as terminações nervosas na pele, levando à ejeção de leite
- As glândulas mamárias (glândulas sudoríparas modificadas) produzem leite
- A pele se estica durante a gravidez à medida que o feto aumenta de tamanho.

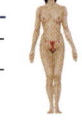

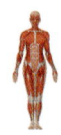

CAPÍTULO 5 Tegumento Comum **171**

FIGURA 5.8 Comparação de um nevo normal e um melanoma maligno.

A exposição excessiva à radiação ultravioleta do sol ou das cabines de bronzeamento é responsável por quase todos os casos de câncer de pele.

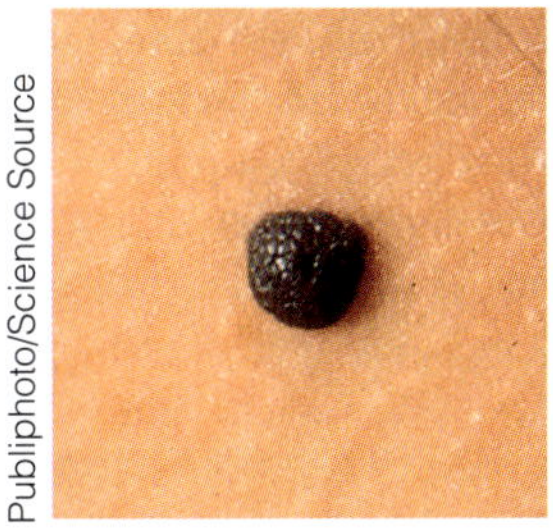

A. Nevo normal 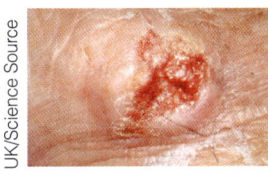
B. Carcinoma basocelular
C. Carcinoma de células pavimentosas
D. Melanoma maligno

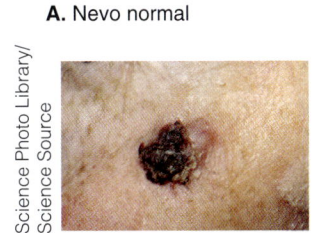

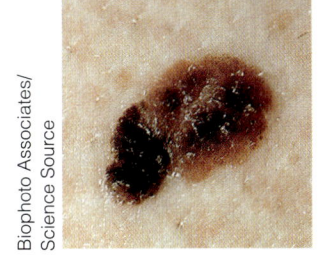

? Qual é o tipo mais comum de câncer de pele?

FIGURA 5.9 Queimaduras.

Uma queimadura é um dano tecidual causado por agentes que destroem as proteínas na pele.

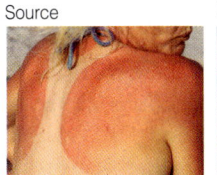

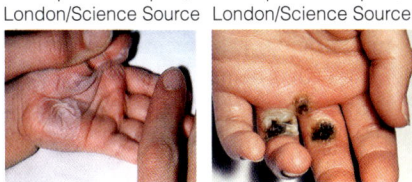

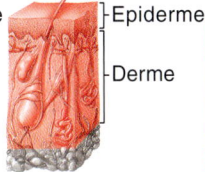

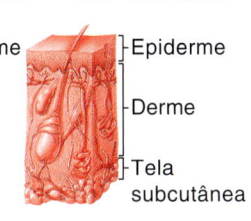

A. Queimadura de primeiro grau (queimadura solar)
B. Queimadura de segundo grau (observar as bolhas na fotografia)
C. Queimadura de terceiro grau

? Quais fatores determinam a gravidade de uma queimadura?

FIGURA 5.10 O método da regra dos noves para determinar a extensão de uma queimadura. As porcentagens são as proporções aproximadas da área de superfície corporal.

A regra dos noves é uma forma rápida de estimar a área de superfície afetada por uma queimadura em um adulto.

Porção anterior da cabeça e do pescoço 4,5%
Porção anterior dos ombros, braços, antebraços e mãos 9%
Tronco anterior 18% (4,5% + 4,5%)
Porção anterior das coxas, pernas e pés 18%
9% 9%

Porção anterior e posterior da cabeça e pescoço 9% (18% em uma criança)
Porção anterior e posterior dos ombros, braços, antebraços e mãos 18% (o mesmo em uma criança)
Porção anterior e posterior do tronco 36% (o mesmo em uma criança)
Períneo 1% (o mesmo em uma criança)
Porção anterior e posterior das coxas, pernas e pés 36% (14% em uma criança)

100%

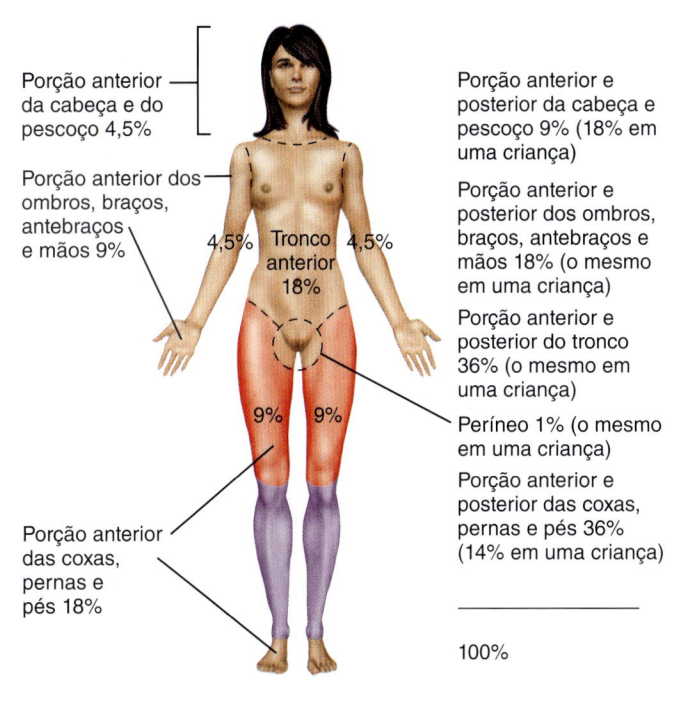

D. Vista anterior ilustrando a regra dos noves

? Qual porcentagem do corpo seria queimada se apenas o tronco anterior e o membro superior esquerdo anterior estivessem envolvidos?

queimada fica dormente, pois as terminações nervosas sensoriais foram destruídas. A regeneração ocorre lentamente e muito tecido de granulação se forma antes de ser coberto por epitélio. Pode ser necessário um enxerto de pele para promover o reparo tecidual e minimizar as cicatrizes.

A lesão dos tecidos cutâneos diretamente em contato com o agente nocivo é o *efeito local* de uma queimadura. Geralmente, contudo, os *efeitos sistêmicos* de uma queimadura grave são uma ameaça maior à vida. Os efeitos sistêmicos de uma queimadura podem incluir (1) uma grande perda de água, plasma sanguíneo e proteínas do plasma sanguíneo, o que causa choque; (2) infecção bacteriana; (3) circulação sanguínea reduzida; (4) diminuição da produção de urina; e (5) diminuição das respostas imunes.

A gravidade de uma queimadura é determinada por sua profundidade e extensão da área envolvida, assim como a idade e a saúde geral do indivíduo. De acordo com a classificação de lesões por queimadura pela American Burn Association, uma queimadura grave inclui as queimaduras de terceiro grau em 10% da área de superfície corporal; ou queimaduras de segundo grau em 25% da área de superfície corporal; ou quaisquer queimaduras de terceiro grau na face, mãos, pés ou *períneo* (que inclui as regiões anal e urogenital). Quando a área de queimadura ultrapassa 70%, mais da metade das vítimas morrem. Um meio rápido para estimar a área de superfície afetada por uma queimadura em um adulto é a **regra dos noves** (**Figura 5.10**):

1. Contar 9% se as superfícies anterior e posterior da cabeça e pescoço são afetadas.
2. Contar 9% para as superfícies anterior e posterior de cada membro superior (total de 18% para ambos os membros superiores).

3. Contar quatro vezes 9 ou 36%, para as superfícies anterior e posterior do tronco, incluindo as nádegas.
4. Contar 9% para a superfície anterior e 9% para a superfície posterior de cada membro inferior até as nádegas (total de 36% para ambos os membros inferiores).
5. Contar 1% para o períneo.

Em pacientes gravemente queimados e com queimaduras de espessura total ou de espessura parcial profunda, onde não há autoenxerto suficiente, um produto de engenharia de tecidos chamado Integra® *Dermal Regeneration Template* (DRT) está disponível. Ele é desenvolvido para promover a regeneração organizada da derme, proporcionando ao mesmo tempo uma barreira protetora contra a perda de calor e de líquidos e microrganismos. O Integra® DRT consiste em duas camadas, assim como a pele humana. A camada basal, denominada camada da matriz, é composta de colágeno do tendão bovino (vaca) e do carboidrato glicosaminoglicano (GAG). Ela mimetiza a derme, funciona como uma camada extracelular e induz as próprias células dérmicas do corpo a migrar para a área e promover a regeneração de uma nova derme. A camada externa, chamada de camada de silicone, consiste em uma fina camada de silicone que mimetiza a epiderme. Seu papel é fechar a ferida, controlar a perda de líquido e servir como uma barreira protetora. Uma vez que a derme tenha se regenerado suficientemente (cerca de 3 semanas), a camada de silicone é removida e é aplicada uma fina camada de células epidérmicas do próprio paciente.

Muitas pessoas que foram queimadas em incêndios também inalam fumaça. Se a fumaça for excepcionalmente quente ou densa ou se a inalação for prolongada, pode haver problemas sérios. A fumaça quente pode danificar a traqueia, causando o inchaço de seu revestimento. Como o inchaço provoca o estreitamento da traqueia, o fluxo de ar para os pulmões é obstruído. Além disso, pequenas vias respiratórias no interior dos pulmões também podem se tornar estreitas, produzindo respiração ofegante ou falta de ar. Uma pessoa que inalou fumaça pode receber oxigênio através de uma máscara facial ou através de um procedimento de intubação traqueal para auxiliar na respiração.

Úlceras de pressão

As **úlceras de pressão**, também conhecidas como *úlceras de decúbito* ou *escaras*, são causadas por uma constante deficiência do fluxo sanguíneo nos tecidos (**Figura 5.11**). De modo geral, o tecido afetado sobrepõe-se a uma projeção óssea que foi submetida a uma pressão prolongada contra um objeto como uma cama, gesso ou tala. Se a pressão for aliviada em poucas horas, ocorre vermelhidão, mas não resulta em danos teciduais duradouros. A formação de bolhas na área afetada pode indicar danos superficiais; uma descoloração azul-avermelhada pode indicar danos profundos aos tecidos. A pressão prolongada causa ulceração dos tecidos. Pequenas rupturas na epiderme se tornam infectadas e a tela subcutânea sensível e tecidos mais profundos são lesionados. Eventualmente, o tecido morre. As úlceras de pressão ocorrem com mais frequência em pacientes acamados. Com o devido cuidado, as úlceras de pressão são evitáveis, mas podem se desenvolver rapidamente em pacientes muito idosos ou muito doentes.

FIGURA 5.11 Úlcera de pressão.

Uma úlcera de pressão é um desprendimento de epitélio causado por uma constante deficiência de fluxo de sangue para os tecidos.

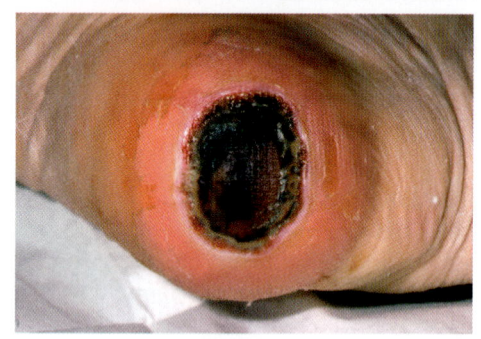

Dr. P. Marazzi/Science Source
Úlcera de pressão no calcanhar

? Quais partes do corpo são normalmente afetadas por úlceras de pressão?

Terminologia técnica

Abrasão. Uma área onde a pele foi raspada.

Bolha. Uma coleção de líquido seroso dentro da epiderme ou entre a epiderme e a derme, ocasionada pelo atrito a curto prazo, mas grave.

Calo (pele dura). Uma área de pele endurecida e espessa que geralmente é vista nas palmas das mãos e solas dos pés e que se deve à pressão ou atrito persistentes.

Calosidade. Um espessamento cônico doloroso da camada córnea da epiderme encontrado principalmente sobre as articulações dos dedos dos pés e entre os dedos dos pés, muitas vezes causado por atrito ou pressão. As calosidades podem ser duras ou moles, dependendo de sua localização. As calosidades duras são geralmente encontradas sobre as articulações dos dedos dos pés, enquanto as calosidades moles são normalmente encontradas entre o quarto e o quinto dedo dos pés.

Queratose. Formação de um crescimento endurecido de tecido epidérmico, como a *queratose solar*, uma lesão pré-maligna na pele da face e das mãos exposta ao sol.

Cisto. Um saco com uma parede de tecido conjuntivo, contendo um líquido ou outro material.

Comedão. Uma coleção de material sebáceo e células mortas no folículo piloso e no ducto excretor da glândula sebácea. Geralmente encontrado sobre o rosto, tórax e costas, sendo mais comum durante a adolescência. Também chamado de **cravo**.

Contusão. Condição na qual o tecido em profundidade à pele é lesionado, mas a epiderme não é rompida.

Dermatite de contato. Inflamação da pele caracterizada por vermelhidão, prurido e inchaço e causada pela exposição da pele a substâncias químicas, que provocam uma reação alérgica, como a toxina da urtiga (hera) venenosa.

Terminologia técnica

Eczema. Uma inflamação da pele caracterizada por manchas de pele avermelhadas, vesiculares, secas, extremamente pruriginosas. Ocorre principalmente nas dobras cutâneas dos punhos, na parte posterior dos joelhos e na parte frontal dos cotovelos. Normalmente começa na infância e muitas crianças superam essa condição. A causa é desconhecida, mas está associada à genética e às alergias.

Geladura. Destruição local da pele e da tela subcutânea em superfícies expostas a um frio extremo. Em casos leves, a pele fica azulada e inchada e há uma leve dor. Em casos graves, observa-se um inchaço considerável, algum sangramento, nenhuma dor e vesiculação. Se não tratada, pode se desenvolver uma gangrena. A geladura é tratada por reaquecimento rápido.

Hemangioma. Tumor benigno localizado na pele e na tela subcutânea que resulta de um aumento anormal do número de vasos sanguíneos. Um tipo é uma **mancha em vinho do porto**, uma lesão plana, rósea, vermelha ou violácea presente ao nascimento, geralmente na nuca.

Laceração. Um corte irregular da pele.

Pápula. Uma pequena elevação de pele arredondada de menos de 1 cm de diâmetro. Um exemplo é uma acne ou espinha.

Piolhos. Artrópodes contagiosos que incluem duas formas básicas. Os **piolhos da cabeça** são pequenos artrópodes saltadores que sugam o sangue do couro cabeludo. Eles põem ovos chamados de lêndeas e sua saliva causa coceira que pode levar a complicações. Os **piolhos púbicos** são pequenos artrópodes que não saltam; eles parecem caranguejos em miniatura.

Prurido. Um dos distúrbios dermatológicos mais comuns. Pode ser causado por distúrbios cutâneos (infecções), distúrbios sistêmicos (câncer, insuficiência renal), fatores psicogênicos (estresse emocional) ou reações alérgicas.

Queloide. Uma área escurecida, elevada e irregular, com excesso de tecido cicatricial causado pela formação de colágeno durante a cicatrização. Estende-se além da lesão original, é sensível e frequentemente doloroso. Ocorre na derme e na tela subcutânea subjacente, geralmente após o trauma, cirurgia, uma queimadura ou acne grave; mais comum em pessoas de descendência africana.

Tinea corporis. Uma infecção fúngica caracterizada por descamação, prurido e, às vezes, lesões dolorosas que podem aparecer em qualquer parte do corpo; também conhecida como **tinha**. Os fungos proliferam em lugares quentes e úmidos, como as dobras de pele da virilha, onde é conhecida como **tinea cruris** (coceira genital) ou entre os dedos dos pés, onde é chamada de **tinea pedis** (*pé de atleta*).

Tópico. Em referência a um medicamento, aplicado na superfície da pele em vez de ingerido ou injetado.

Herpes labial. Uma lesão, geralmente em uma mucosa oral, causada pelo herpes-vírus simples (HSV) tipo 1, transmitido pela via oral ou respiratória. O vírus permanece latente até ser induzido por fatores, tais como luz ultravioleta, alterações hormonais e estresse emocional.

Urticária. Manchas elevadas e avermelhadas de pele que muitas vezes causam prurido. É geralmente causada por infecções, traumas físicos, medicamentos, estresse emocional, aditivos alimentares e determinadas alergias alimentares.

Verruga. Massa produzida pelo crescimento descontrolado de células epiteliais da pele; causada por um papilomavírus. A maioria das verrugas não é cancerosa.

Revisão do capítulo

Conceitos essenciais

5.1 Estrutura da pele

1. O tegumento comum é formado pela pele, pelo ou cabelo, glândulas sebáceas e sudoríparas, unhas e receptores sensitivos.

2. A pele é o maior órgão do corpo em peso. As partes principais da pele são a epiderme (superficial) e a derme (profunda).

3. A tela subcutânea é situada profundamente à derme e não faz parte da pele. Ela ancora a derme aos tecidos e órgãos subjacentes e contém corpúsculos lamelares.

4. Os tipos de células na epiderme são os queratinócitos, melanócitos, células dendríticas e células epiteliais táteis.

5. As camadas epidérmicas, desde a camada profunda até a superficial, são as camadas basal, espinhosa, granulosa, lúcida (apenas na pele espessa) e córnea (ver **Tabela 5.1**). As células-tronco epidérmicas presentes na camada basal sofrem divisão celular contínua, produzindo queratinócitos para as outras camadas.

6. A derme é composta de tecido conjuntivo denso não modelado contendo fibras colágenas e elásticas. É dividida em camadas papilar e reticular. A camada papilar contém fibras colágenas finas e fibras elásticas delicadas, papilas dérmicas e corpúsculos táteis. A camada reticular contém feixes de colágeno espesso e algumas fibras elásticas grossas, fibroblastos e macrófagos, tecido adiposo, folículos pilosos, nervos, glândulas sebáceas e glândulas sudoríparas. (Ver **Tabela 5.2**.)

7. As cristas da pele fornecem a base para as impressões digitais.

8. A cor da pele é devida à presença de melanina, caroteno e hemoglobina.

9. Na tatuagem, um pigmento é depositado com uma agulha na derme. O *piercing* corporal é a inserção de adornos através de uma abertura artificial.

5.2 Estruturas anexas da pele

1. As estruturas anexas da pele – pelo, glândulas na pele e unhas – desenvolvem-se a partir da epiderme embrionária.

2. Um pelo consiste em uma haste, cuja maior parte é superficial e uma raiz que penetra na derme e às vezes na tela subcutânea e um folículo piloso.

3. Associados a cada folículo piloso, há uma glândula sebácea, um músculo eretor do pelo e um plexo da raiz do pelo.

4. Novos pelos se desenvolvem a partir da divisão das células da matriz do pelo no bulbo; a substituição e o crescimento do pelo ocorrem em um padrão cíclico que consiste nos estágios de crescimento, regressão e de repouso.

5. Os pelos oferecem uma quantidade limitada de proteção – do sol, perda de calor e entrada de partículas estranhas nos olhos, nariz e orelhas. Eles também funcionam na detecção do toque suave.

6. A lanugem do feto é eliminada antes do nascimento. A maioria dos pelos do corpo nos indivíduos do gênero masculino é terminal

(grossos, pigmentados); a maioria dos pelos do corpo em indivíduos do gênero feminino corresponde aos pelos velos (finos).

7. As glândulas sebáceas estão normalmente conectadas aos folículos pilosos; elas estão ausentes nas palmas das mãos, superfícies palmares dos dedos, plantas dos pés e superfícies plantares dos pés. As glândulas sebáceas produzem sebo, que umedece os pelos e impermeabiliza a pele. As glândulas sebáceas obstruídas podem produzir a acne.

8. Existem dois tipos de glândulas sudoríparas: a écrina e a apócrina. As glândulas sudoríparas écrinas têm uma distribuição extensa; seus ductos terminam nos poros da superfície da epiderme. Elas estão envolvidas na termorregulação e remoção de resíduos e são estimuladas durante o estresse emocional. As glândulas sudoríparas apócrinas são limitadas à pele das axilas, virilhas e aréolas; seus ductos se abrem nos folículos pilosos. Elas são estimuladas durante o estresse emocional e a excitação sexual. (Ver **Tabela 5.3**)

9. As glândulas ceruminosas são glândulas sudoríparas modificadas que secretam cerume. Elas são encontradas no meato acústico externo.

10. As unhas são células epidérmicas queratinizadas, rígidas e mortas sobre as superfícies dorsais das porções distais dos dedos. As partes principais de uma unha são o corpo ungueal, as margens livre e oculta (raiz), lúnula, hiponíquio, leito ungueal, epiníquio e matriz ungueal. A divisão celular das células da matriz ungueal produz unhas novas.

5.3 Tipos de pele

1. A pele fina cobre todas as partes do corpo, exceto as palmas das mãos, superfícies palmares dos dedos, plantas dos pés e superfícies plantares dos dedos dos pés.

2. A pele espessa cobre as palmas das mãos, superfícies palmares dos dedos das mãos, plantas dos pés e superfícies plantares dos dedos dos pés. (Ver **Tabela 5.4**.)

5.4 Funções da pele

1. As funções da pele incluem a regulação da temperatura corporal, armazenamento de sangue, proteção, sensibilidade, excreção e absorção, além da síntese de vitamina D.

2. A pele participa da termorregulação, liberando o suor em sua superfície e ajustando o fluxo de sangue na derme.

3. A pele fornece barreiras físicas, químicas e biológicas que ajudam a proteger o corpo.

4. A sensibilidade cutânea inclui sensibilidade tátil, térmica e dolorosa.

5.5 Manutenção da homeostasia: cicatrização de feridas na pele

1. Em uma ferida epidérmica, a porção central geralmente se estende até a derme; as bordas da ferida envolvem apenas o dano superficial às células epidérmicas.

2. As feridas epidérmicas são reparadas pelo aumento e migração de células-tronco epidérmicas, inibição por contato e divisão de células basais migratórias e estacionárias.

3. Durante a fase inflamatória de cicatrização de feridas profundas, um coágulo de sangue une as bordas da ferida, as células epiteliais migram através da ferida, a vasodilatação e o aumento da permeabilidade dos vasos sanguíneos estimulam a liberação de fagócitos e as células mesenquimais se desenvolvem em fibroblastos.

4. Durante a fase migratória, os fibroblastos migram ao longo dos filamentos de fibrina e começam a sintetizar as fibras colágenas e as glicoproteínas.

5. Durante a fase proliferativa, as células epiteliais crescem extensivamente.

6. Durante a fase de maturação, a crosta se desprende, a epiderme é restaurada à espessura normal, as fibras colágenas tornam-se mais organizadas, os fibroblastos começam a desaparecer e os vasos sanguíneos são restaurados ao normal.

5.6 Desenvolvimento do tegumento comum

1. A epiderme se desenvolve a partir do ectoderma embrionário e as estruturas anexas da pele (pelo, unhas e glândulas cutâneas) são derivados epidérmicos.

2. A derme é derivada de células mesodérmicas.

5.7 Envelhecimento e tegumento comum

1. A maioria dos efeitos do envelhecimento começa a ocorrer quando as pessoas chegam aos 40 anos de idade.

2. Entre os efeitos do envelhecimento estão a formação de rugas, diminuição da tela subcutânea, atrofia das glândulas sebáceas e diminuição do número de melanócitos e células dendríticas.

Questões para avaliação crítica

1. A quantidade de poeira que se acumula em uma casa com vários cães, gatos e pessoas é realmente incrível. Muitas dessas partículas de poeira tinham uma "vida" anterior, como parte dos ocupantes vivos da casa. Onde a poeira se origina no corpo humano?

2. Josie assegura à sua mãe que a tatuagem que ela recebeu no estúdio de tatuagem eventualmente desaparecerá. Ela sabe disso porque ela aprendeu na aula de biologia que as células da pele são eliminadas a cada 4 semanas. Josie está correta?

3. Há 6 meses, o Chef Eduardo cortou a ponta da unha do polegar direito. Embora a unha ao redor cresça normalmente, essa parte de sua unha permanece fragmentada e não parece querer se "curar". O que aconteceu para causar isso?

Respostas às questões das figuras

5.1 A epiderme é composta de tecido epitelial; a derme é composta de tecido conjuntivo.

5.2 A melanina protege o DNA dos queratinócitos contra os efeitos nocivos da luz UV.

5.3 A camada basal é a camada da epiderme com células-tronco epidérmicas que sofrem continuamente divisão celular.

5.4 Arrancar o cabelo estimula os plexos da raiz capilar na derme, alguns dos quais são sensíveis à dor. Como as células da haste do cabelo já estão mortas e a haste do cabelo não tem nervos, cortar o cabelo não é doloroso.

5.5 As unhas são rígidas porque são compostas de células epidérmicas queratinizadas, firmemente compactadas e duras.

5.6 Uma vez que a epiderme é avascular, uma ferida epidérmica não produz qualquer sangramento.

5.7 O verniz caseoso consiste em secreções de glândulas sebáceas, células peridérmicas descamadas e pelos.

5.8 O carcinoma de células basais é o tipo mais comum de câncer de pele.

5.9 A gravidade de uma queimadura é determinada pela profundidade e extensão da área envolvida, da idade do indivíduo e da saúde geral.

5.10 Aproximadamente 22,5% do corpo estaria envolvido (4,5% [porção anterior do braço]) + 18% [tronco anterior]).

5.11 As úlceras de pressão geralmente se desenvolvem em tecidos que recobrem as projeções ósseas sujeitas à pressão, como ombros, quadris, nádegas, calcanhares e tornozelos.

CAPÍTULO 6

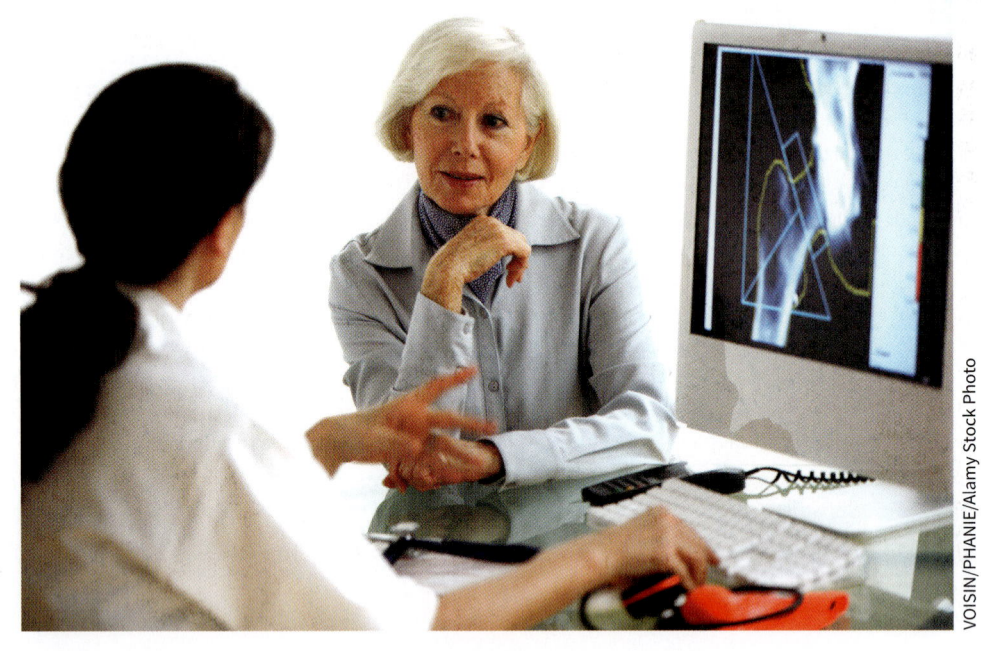

Consulte o tópico *Distúrbios: desequilíbrios homeostáticos, Osteoporose*, para descobrir por que mais mulheres do que homens são acometidos pela osteoporose.

Sistema Esquelético: Tecido Ósseo

Tecido ósseo e homeostasia

> O tecido ósseo está em contínuo processo de crescimento, remodelamento e reparo. Contribui para a homeostasia do corpo, fornecendo sustentação e proteção, produzindo células do sangue e armazenando minerais e triglicerídeos.

O tecido ósseo é um tecido vivo complexo e dinâmico. Ele continuamente envolve um processo denominado *remodelamento ósseo* – a formação de um novo tecido ósseo e a ruptura do tecido ósseo antigo. Quando os astronautas retornaram do espaço pela primeira vez, notou-se que eles sofreram perda de massa óssea. Aprendeu-se que a microgravidade (ausência virtual de gravidade) dos voos espaciais exerce apenas mínima tensão nos ossos. Isso pode resultar na perda de 1 a 2% de massa óssea por mês, principalmente ossos da pelve, coluna vertebral e membros inferiores. Para minimizar a perda de massa óssea, os astronautas praticam exercícios físicos utilizando esteiras espaciais, bicicletas ergométricas e dispositivos que simulam o levantamento de peso por duas horas e meia por dia, 6 dias por semana. Em contraste, os atletas submetem seus ossos a grandes forças, que colocam uma tensão significativa no tecido ósseo. Atletas bem-sucedidos mostram um aumento na densidade óssea geral. Como o osso é capaz de mudar em resposta às diferentes demandas mecânicas que lhe são impostas? Por que os níveis elevados de atividades que causam tensão ao tecido ósseo melhoram consideravelmente a saúde dos ossos? Este capítulo aborda os vários componentes dos ossos para ajudá-lo a entender como os ossos se formam, como envelhecem e como o exercício afeta sua densidade e força.

6.1 Funções dos ossos e do sistema esquelético

OBJETIVO

- **Descrever** as seis principais funções do sistema esquelético.

Um **osso** é um órgão composto por vários tecidos diferentes que trabalham juntos: tecido ósseo, cartilagem, tecido conjuntivo denso, epitélio, tecido adiposo, sangue e tecido nervoso. Toda a estrutura dos ossos e suas cartilagens constituem o **sistema esquelético**. O estudo da estrutura óssea e do tratamento de distúrbios ósseos é referido como **osteologia** (*osteo-* = osso; *-logia* = estudo de).

O sistema esquelético executa várias funções básicas:

1. *Sustentação.* O esqueleto serve como arcabouço estrutural do corpo, fornecendo sustentação aos tecidos moles e também pontos de fixação para os tendões da maioria dos músculos esqueléticos.
2. *Proteção.* O esqueleto protege os órgãos internos mais importantes das lesões. Por exemplo, os ossos da cavidade craniana protegem o cérebro e a caixa torácica protege o coração e os pulmões.
3. *Assistência em movimento.* A maioria dos músculos esqueléticos se liga aos ossos; quando se contraem, puxam os ossos para produzir movimento. Essa função é discutida em detalhes no Capítulo 10.
4. *Homeostasia mineral (armazenamento e liberação).* O tecido ósseo representa cerca de 18% do peso do corpo humano. Armazena vários minerais, principalmente cálcio e fósforo, que contribuem para a resistência dos ossos. O tecido ósseo armazena aproximadamente 99% do cálcio do corpo. Sob demanda, o osso libera minerais no sangue para manter os equilíbrios de minerais essenciais (homeostasia) e para distribuir os minerais para outras partes do corpo.
5. *Produção de células sanguíneas.* Dentro de determinados ossos, um tecido conjuntivo denominado **medula óssea vermelha** produz eritrócitos, leucócitos e plaquetas, um processo denominado **hematopoese** (*hemato-* = sangue; *-poese* = produção). A medula óssea vermelha consiste no desenvolvimento de células do sangue, adipócitos, fibroblastos e macrófagos dentro de uma rede de fibras reticulares. Ela está presente nos ossos em desenvolvimento do feto e em alguns ossos do indivíduo adulto, como os ossos do quadril, costelas, esterno, vértebras (coluna vertebral), crânio e extremidades dos ossos do úmero (osso do braço) e do fêmur (osso da coxa). Em um recém-nascido, toda a medula óssea é vermelha e está envolvida na hematopoese. Com o aumento da idade, grande parte da medula óssea muda de vermelha para amarela. A produção de células sanguíneas é considerada em detalhes na seção 19.2.
6. *Armazenamento de triglicerídeos.* A **medula óssea amarela** é constituída principalmente por células adiposas, que armazenam triglicerídeos. Os triglicerídeos armazenados são uma reserva potencial de energia química.

Teste rápido

1. Como funciona o sistema esquelético na sustentação, proteção, movimento e armazenamento de minerais?
2. Descreva o papel dos ossos na produção de células sanguíneas.
3. Quais ossos contêm a medula óssea vermelha?
4. Como a medula óssea vermelha e a medula óssea amarela diferem em composição e função?

6.2 Estrutura óssea

OBJETIVO

- **Descrever** a estrutura e as funções de cada parte de um osso longo.

Vamos agora examinar a estrutura do osso em nível macroscópico. A estrutura óssea macroscópica pode ser analisada considerando as partes de um osso longo, como o úmero (o osso do braço) mostrado na **Figura 6.1 A**. Um *osso longo* é aquele que tem comprimento maior que a largura. Um osso longo típico consiste nas seguintes partes:

1. A **diáfise** (crescimento longitudinal) é a porção principal, cilíndrica e longa do osso. Ela é também denominada de *corpo* ou *haste*.
2. As **epífises** (crescimento sobre; o singular é *epífise*) são as extremidades proximal e distal dos ossos.
3. As **metáfises** (*meta-* = além; o singular é *metáfise*) são as regiões entre a diáfise e as epífises. Em um osso em crescimento, cada metáfise contém uma *placa epifisária (crescimento)*, uma camada de cartilagem hialina que permite o crescimento em comprimento da diáfise do osso (descrito posteriormente neste capítulo). Quando um osso interrompe o crescimento em comprimento por volta dos 14 a 24 anos, a cartilagem na placa epifisária é substituída por osso; a estrutura óssea resultante é conhecida como *linha epifisária*.
4. A **cartilagem articular** é uma fina camada de cartilagem hialina que cobre parte da epífise, onde o osso forma uma articulação (junta) com outro osso. A cartilagem articular reduz o atrito e absorve o choque nas articulações que se movem livremente. Como a cartilagem articular não tem pericôndrio e não possui vasos sanguíneos, o reparo de danos é limitado.
5. O **periósteo** (*peri-* = ao redor) é uma bainha de tecido conjuntivo resistente e seu suprimento sanguíneo associado, que circunda a superfície óssea em locais em que não esteja coberto por cartilagem articular. É composto por uma *camada fibrosa externa* de tecido conjuntivo denso não modelado e uma *camada osteogênica interna* que consiste em células osteoprogenitoras (descritas em breve). Algumas dessas células permitem o crescimento do osso em espessura, mas não em comprimento. O periósteo também protege o osso, auxilia no reparo de fraturas, ajuda na nutrição do tecido ósseo e serve

178 PRINCÍPIOS DE ANATOMIA E FISIOLOGIA

FIGURA 6.1 **Partes de um osso longo.** O tecido ósseo esponjoso das epífises e metáfises contém medula óssea vermelha ou medula óssea amarela, dependendo do osso, e a cavidade medular da diáfise contém medula óssea amarela em todos os ossos.

Um osso longo é coberto por cartilagem articular nas superfícies articulares de suas epífises proximal e distal e por periósteo ao redor de todas as outras partes do osso.

Funções do Tecido Ósseo
1. Sustenta o tecido mole e fornece fixação aos músculos esqueléticos.
2. Protege os órgãos internos.
3. Auxilia no movimento, juntamente com os músculos esqueléticos.
4. Armazena e libera minerais.
5. Contém medula óssea vermelha, que produz células do sangue.
6. Contém medula óssea amarela, que armazena triglicerídeos (lipídios).

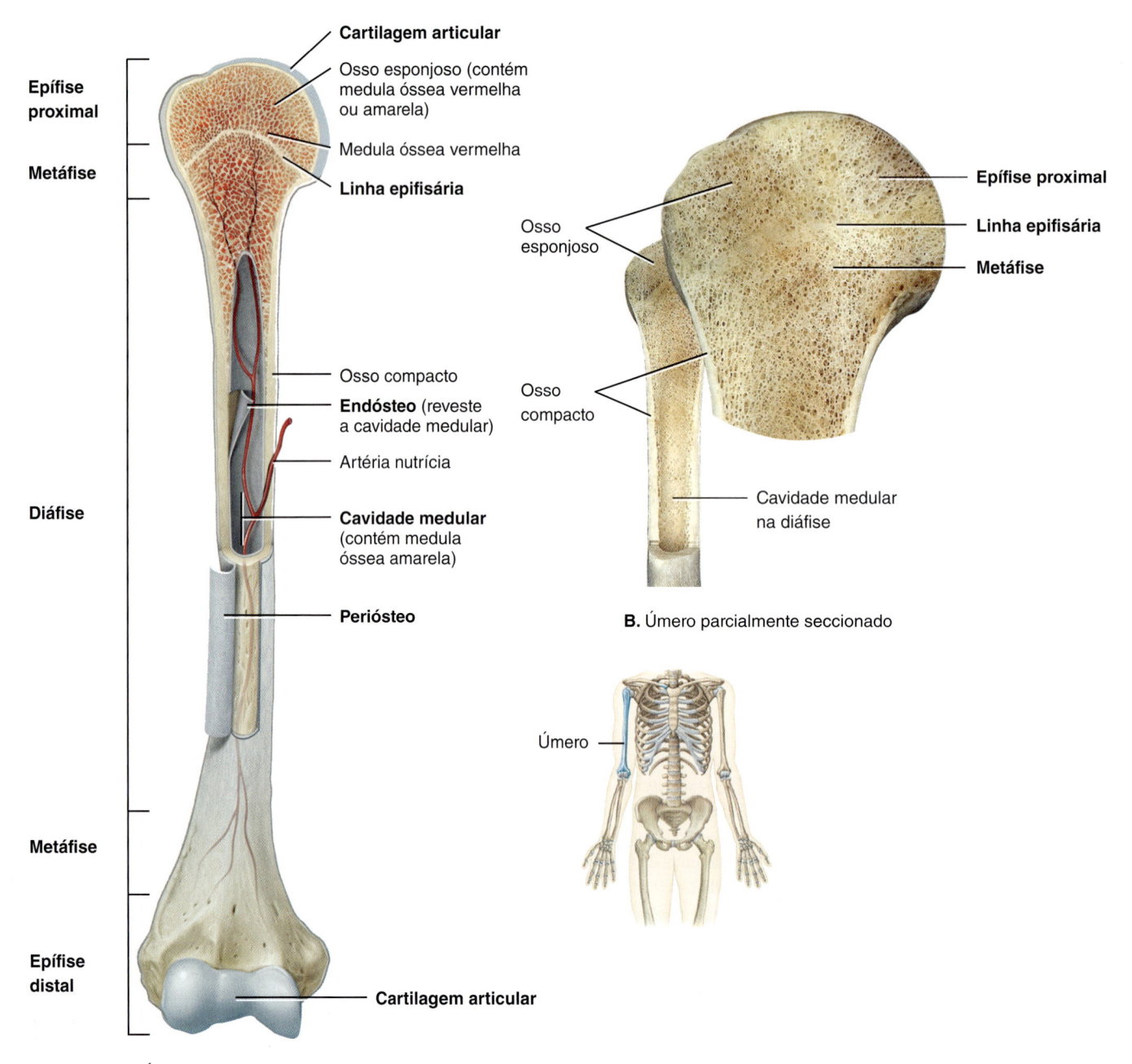

A. Úmero parcialmente seccionado

B. Úmero parcialmente seccionado

? Qual é o significado funcional do periósteo?

como um ponto de fixação para ligamentos e tendões. O periósteo está ligado ao osso subjacente por **fibras perfurantes** ou *fibras de Sharpey*, feixes espessos de colágeno que se estendem do periósteo para a matriz óssea extracelular.

6. A **cavidade medular** (*medula-* = medula) é um espaço oco e cilíndrico dentro da diáfise, que contém medula óssea amarela gordurosa e numerosos vasos sanguíneos. Essa cavidade minimiza o peso do osso, reduzindo o material ósseo denso onde é menos necessário. O modelo tubular dos ossos longos fornece resistência máxima com peso mínimo.

7. O **endósteo** (*endo-* = dentro) é uma membrana fina que reveste a cavidade medular e os espaços do osso esponjoso. Ele contém uma única camada de células osteoprogenitoras e uma pequena quantidade de tecido conjuntivo.

> **Teste rápido**
>
> 5. Faça o diagrama de um osso longo e liste as funções de cada parte.

6.3 Histologia do tecido ósseo

OBJETIVOS

- **Explicar** por que o tecido ósseo é classificado como um tecido conjuntivo
- **Descrever** a composição celular do tecido ósseo e as funções de cada tipo de célula
- **Comparar** as diferenças estruturais e funcionais entre o tecido ósseo compacto e esponjoso.

Vamos agora examinar a estrutura óssea em nível microscópico. Como outros tecidos conjuntivos, o **tecido ósseo**, contém uma abundante matriz extracelular que envolve células amplamente separadas. A matriz extracelular é composta aproximadamente de 15% de água, 30% de fibras colágenas e 55% de sais minerais cristalizados. O sal mineral mais abundante é o fosfato de cálcio [$Ca_3(PO_4)_2$]. Ele se combina com outro sal mineral, o hidróxido de cálcio [$Ca(OH)_2$], para formar cristais de **hidroxiapatita** [$Ca_{10}(PO_4)_6(OH)_2$]. À medida que os cristais se formam, eles se combinam ainda com outros sais minerais, como o carbonato de cálcio ($CaCO_3$) e íons como o magnésio, fluoreto, potássio e sulfato. Quando esses sais minerais são depositados no arcabouço formado pelas fibras colágenas da matriz extracelular, eles se cristalizam e o tecido endurece. Esse processo, denominado **calcificação**, é iniciado pelas células formadoras de ossos chamadas osteoblastos (descritos em breve).

Antigamente, acreditava-se que a calcificação simplesmente ocorria quando uma quantidade suficiente de sais minerais estava presente para formar cristais. Nós agora sabemos que o processo requer a presença de fibras colágenas. Os sais minerais começam a se cristalizar primeiro nos espaços microscópicos entre as fibras colágenas. Depois que os espaços forem preenchidos, os cristais minerais se acumulam ao redor das fibras colágenas. A combinação de sais cristalizados e fibras colágenas é responsável pelas características dos ossos.

Embora a *rigidez* óssea dependa de sais minerais inorgânicos cristalizados, a *flexibilidade* de um osso depende de suas fibras colágenas. Como varetas metálicas de reforço em concreto, as fibras colágenas e outras moléculas orgânicas proporcionam *resistência à tração*, resistência ao estiramento ou laceração. Embeber um osso em uma solução ácida, como o vinagre, dissolve seus sais minerais, fazendo com que o osso se torne elástico e flexível. Como você verá em breve, quando surgir a necessidade de minerais específicos ou como parte da formação ou ruptura óssea, células ósseas chamadas osteoclastos secretam enzimas e ácidos que rompem tanto os sais minerais e as fibras colágenas da matriz extracelular óssea.

Quatro tipos de células estão presentes no tecido ósseo: células osteoprogenitoras, osteoblastos, osteócitos e osteoclastos (**Figura 6.2**).

1. **Células osteoprogenitoras** (*-genicas* = produtoras) são células-tronco ósseas não especializadas derivadas do mesênquima, o tecido do qual quase todos os tecidos conjuntivos são formados. Elas são as únicas células ósseas a sofrer divisão celular; as células resultantes se desenvolvem em osteoblastos. As células osteoprogenitoras são encontradas ao longo da camada osteogênica interna do periósteo, no endósteo e nos canais dentro do osso que contém vasos sanguíneos.

2. **Osteoblastos** (*-blastos* = botões ou brotos) são células formadoras dos ossos. Eles sintetizam e secretam fibras colágenas e outros componentes orgânicos necessários para formar a matriz extracelular do tecido ósseo, um processo denominado **deposição óssea** e eles iniciam a calcificação (descrito em breve). Como os osteoblastos são envolvidos por matriz extracelular, eles ficam presos em suas secreções e se tornam osteócitos. (Nota: A terminação *-blasto* no nome de uma célula óssea ou qualquer outra célula do tecido conjuntivo significa que a célula secreta matriz extracelular.)

3. **Osteócitos** (*-citos* = células), as células ósseas maduras, são as principais células do tecido ósseo e mantêm seu metabolismo diário, como a troca de nutrientes e resíduos com o sangue. Como os osteoblastos, os osteócitos não sofrem divisão celular. (Nota: A terminação *-cito* no nome de uma célula óssea ou qualquer outra célula do tecido significa que a célula mantém e monitora o tecido.)

4. **Osteoclastos** (*-clasto* = quebra ou ruptura) são enormes células derivadas da fusão de até 50 monócitos (um tipo de leucócito) e estão concentrados no endósteo. Na lateral da célula que fica de frente à superfície óssea, a membrana plasmática do osteoclasto está profundamente pregueada em uma *borda em escova*. Aqui, a célula libera poderosas enzimas lisossomais e ácidos que digerem a proteína e os componentes minerais da matriz extracelular óssea subjacente. Essa ruptura da matriz extracelular óssea, denominada **reabsorção óssea**, faz parte do desenvolvimento normal, manutenção e reparo do osso. (Nota: A terminação *-clasto* significa que a célula causa a ruptura da matriz extracelular.) Como você verá mais adiante, em resposta a alguns hormônios, os osteoclastos ajudam a

FIGURA 6.2 Tipos de células no tecido ósseo.

As células osteoprogenitoras sofrem divisão celular e se desenvolvem em osteoblastos, que secretam matriz extracelular óssea.

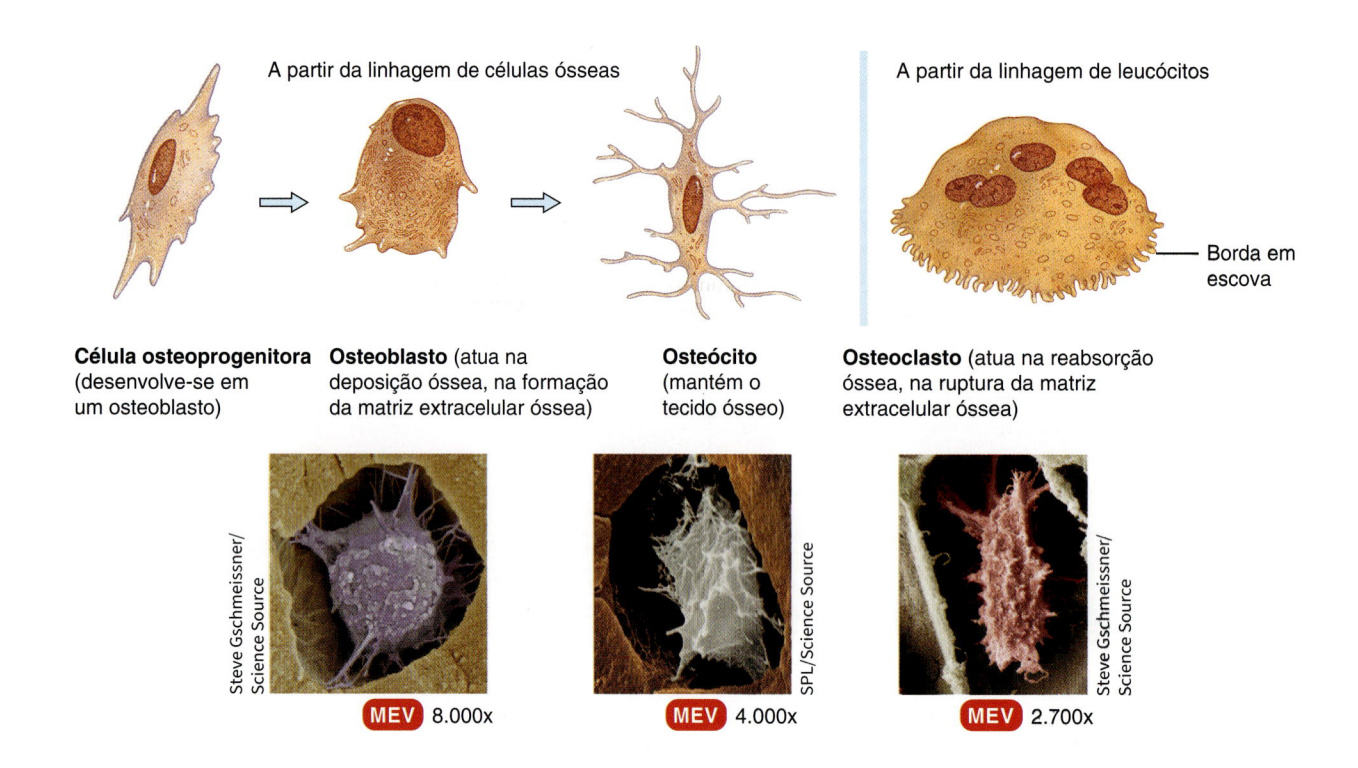

A partir da linhagem de células ósseas

A partir da linhagem de leucócitos

Borda em escova

Célula osteoprogenitora (desenvolve-se em um osteoblasto)

Osteoblasto (atua na deposição óssea, na formação da matriz extracelular óssea)

Osteócito (mantém o tecido ósseo)

Osteoclasto (atua na reabsorção óssea, na ruptura da matriz extracelular óssea)

MEV 8.000x — Steve Gschmeissner/Science Source

MEV 4.000x — SPL/Science Source

MEV 2.700x — Steve Gschmeissner/Science Source

? Por que a reabsorção óssea é importante?

regular o nível de cálcio no sangue (ver seção 6.7). Eles também são células-alvo para a terapia medicamentosa utilizada para tratar a osteoporose (ver *Distúrbios: desequilíbrios homeostáticos* no final deste capítulo).

Você pode achar conveniente usar um auxílio chamado dispositivo mnemônico (memória) para aprender informações novas ou desconhecidas. Um desses mnemônicos que ajudará você a se lembrar da diferença entre a função dos osteoblastos e osteoclastos é o seguinte: os osteo**B**lastos formam (**B**uild) os ossos, enquanto os osteo**C**lastos esculpem (**C**arve out) os ossos.

O osso não é completamente sólido, mas tem muitos espaços pequenos entre suas células e os componentes da matriz extracelular. Alguns espaços servem como canais para os vasos sanguíneos que fornecem nutrientes às células ósseas. Outros espaços funcionam como áreas de armazenamento para a medula óssea vermelha. Dependendo do tamanho e distribuição dos espaços, as regiões de um osso podem ser categorizadas como compactas ou esponjosas (ver **Figura 6.1**). De modo geral, cerca de 80% do esqueleto é constituído de osso compacto e 20% de osso esponjoso.

Tecido ósseo compacto (denso)

O **tecido ósseo compacto** (*denso*) contém poucos espaços (**Figura 6.3 A**) e é o tipo mais forte de tecido ósseo. É encontrado sob o periósteo de todos os ossos e compõe a maior parte das diáfises de ossos longos. O tecido ósseo compacto fornece proteção e apoio e resiste às tensões produzidas pelo peso e movimento.

O tecido ósseo compacto é composto de unidades estruturais repetitivas chamadas **ósteons** ou *sistemas haversianos*. Cada ósteon consiste em lamelas ósseas concêntricas dispostas ao redor de um **canal osteônico** (haversiano ou central). Semelhantes aos anéis de crescimento de uma árvore, as **lamelas ósseas concêntricas** são placas circulares de matriz extracelular mineralizada de diâmetro crescente, ao redor de uma pequena rede de vasos sanguíneos e nervos localizados no canal osteônico (**Figura 6.3 A**). Essas unidades tubulares de osso geralmente formam uma série de cilindros paralelos que, em ossos longos, tendem a correr paralelamente ao eixo longo do osso. Entre as lamelas ósseas concêntricas estão pequenos espaços chamados **lacunas ósseas** (pequenos lagos; o singular é a *lacuna óssea*), que contêm osteócitos. Irradiando em todas as direções a partir das lacunas ósseas estão os pequenos **canalículos ósseos** (pequenos canais), que são preenchidos com líquido extracelular. Dentro dos canalículos ósseos estão os processos digitiformes finos dos osteócitos (ver o inserto à direita da **Figura 6.3 A**). Os osteócitos vizinhos comunicam-se através de junções comunicantes (ver seção 4.2). Os canalículos ósseos conectam as lacunas ósseas entre si e com os canais osteônicos, formando um sistema intrincado, em miniatura de canais interconectados ao longo do osso. Esse sistema fornece muitas rotas para nutrientes e o oxigênio para chegar até os osteócitos e para a remoção de resíduos.

CAPÍTULO 6 Sistema Esquelético: Tecido Ósseo 181

FIGURA 6.3 **Histologia dos ossos compactos e esponjosos. A.** Secções através da diáfise de um osso longo, desde o periósteo circundante à direita, ao osso compacto na região central, até o osso esponjoso e a cavidade medular à esquerda. O inserto na parte superior direita mostra um osteócito em uma lacuna óssea. **B**, **C.** Detalhes do osso esponjoso. Ver **Tabela 4.7** para uma fotomicrografia de tecido ósseo compacto e a **Figura 6.11 A** para a uma micrografia eletrônica de varredura do tecido ósseo esponjoso.

> O tecido ósseo é organizado em lamelas ósseas concêntricas ao redor de um canal osteônico em um osso compacto e em lamelas ósseas irregularmente dispostas nas trabéculas ósseas no osso esponjoso.

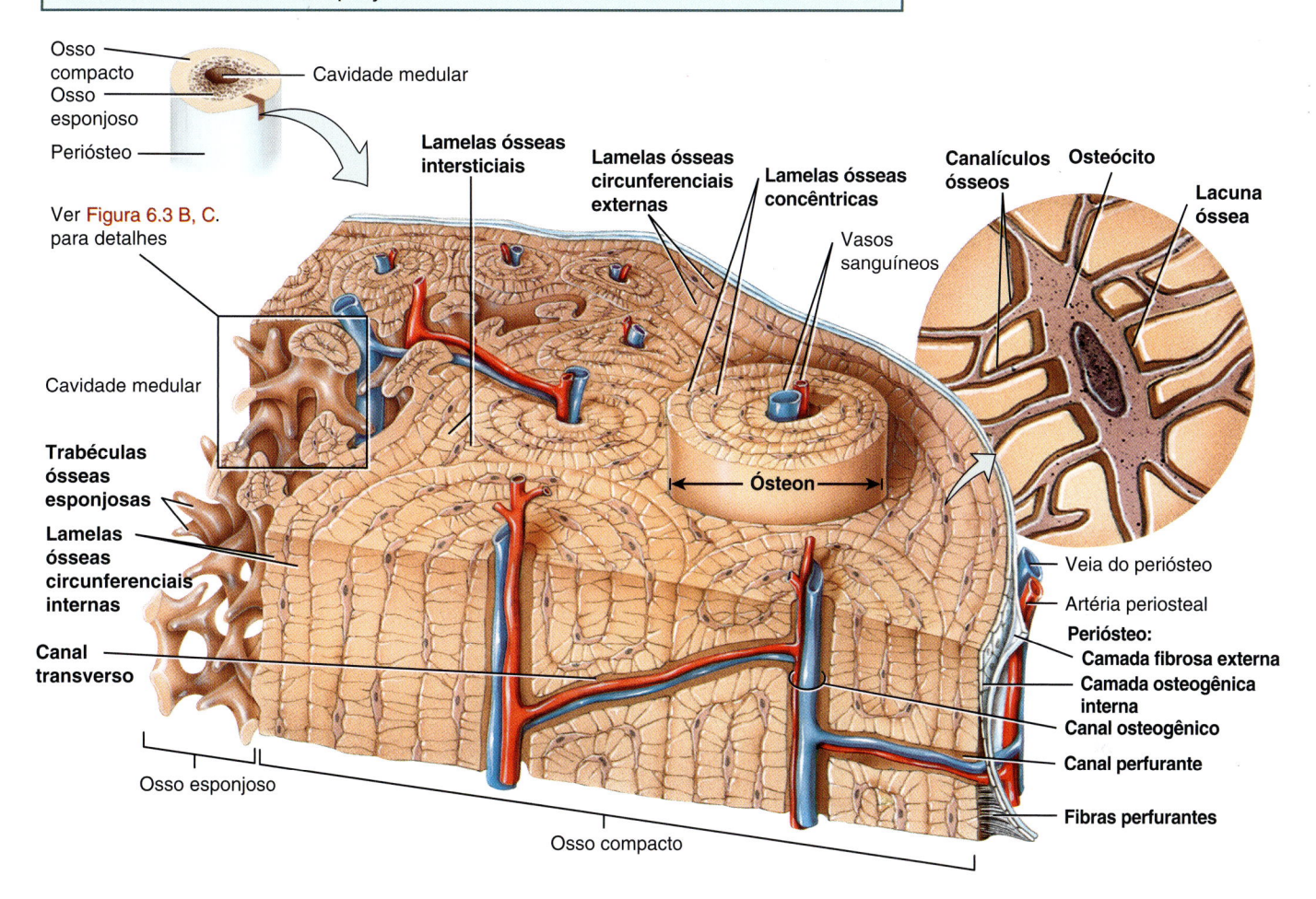

A. Ósteons no osso compacto e trabéculas ósseas no osso esponjoso

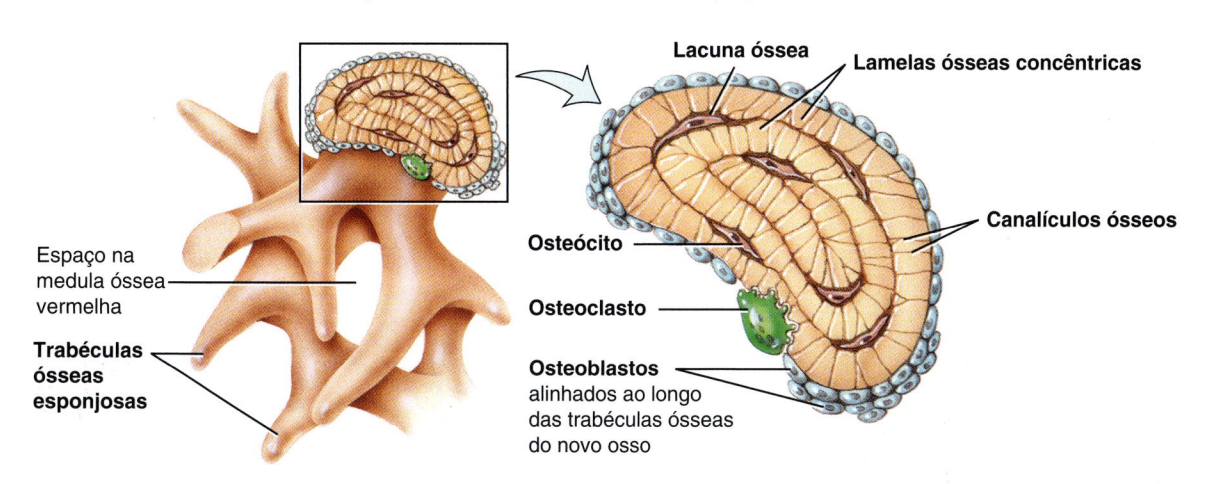

B. Aspecto aumentado das trabéculas ósseas esponjosas   **C.** Detalhes de uma secção de uma trabécula óssea esponjosa

? Conforme as pessoas envelhecem, alguns canais osteônicos podem ficar bloqueados. Qual efeito isso teria sobre os osteócitos circundantes?

Os ósteons no tecido ósseo compacto estão alinhados na mesma direção e são paralelos ao comprimento da diáfise. Como resultado, a diáfise de um osso longo resiste à flexão ou fratura, mesmo quando uma força considerável é aplicada de qualquer uma das extremidades. O tecido ósseo compacto tende a ser mais espesso naquelas partes de um osso onde as tensões são aplicadas em relativamente poucas direções. As linhas de tensão em um osso não são estáticas. Elas mudam conforme uma pessoa aprende a andar e em resposta a repetidas atividades físicas extenuantes, como o treinamento com pesos. As linhas de tensão em um osso também podem mudar por causa de fraturas ou deformidade física. Portanto, a organização dos ósteons não é estática, mas é alterada com o tempo em resposta às demandas físicas impostas ao esqueleto.

As áreas entre os ósteons vizinhos contêm lamelas ósseas denominadas **lamelas ósseas intersticiais** que também apresentam lacunas ósseas com osteócitos e canalículos ósseos. As lamelas ósseas intersticiais são fragmentos de osteócitos mais antigos que foram parcialmente destruídos durante a reconstrução ou crescimento ósseo.

Os vasos sanguíneos e os nervos do periósteo penetram no osso compacto através de **canais perfurantes** transversais (de Volkmann). Os vasos e nervos dos canais perfurantes se conectam com os da cavidade medular, periósteo e canais osteônicos.

Dispostas ao redor de toda a circunferência externa e interna da diáfise de um osso longo encontram-se as lamelas ósseas denominadas **lamelas ósseas circunferenciais**.

Elas se desenvolvem durante a formação óssea inicial. As lamelas ósseas circunferenciais diretamente profundas no periósteo são chamadas *lamelas ósseas circunferenciais externas*. Elas estão conectadas ao periósteo por **fibras perfurantes** (de Sharpey). As lamelas ósseas circunferenciais que revestem a cavidade medular são denominadas *lamelas ósseas circunferenciais internas* (**Figura 6.3 A**).

Tecido ósseo esponjoso (trabecular)

Ao contrário do tecido ósseo compacto, o **tecido ósseo esponjoso** (*trabecular*) não contém ósteons (**Figura 6.3 B, C**). O tecido ósseo esponjoso está bem localizado no *interior* de um osso, protegido por uma cobertura de osso compacto. Ele é constituído por lamelas ósseas que estão dispostas em um padrão irregular de colunas finas chamadas **trabéculas ósseas** (pequenos feixes; o singular é a *trabécula óssea*). Entre as trabéculas ósseas existem espaços visíveis a olho nu. Esses espaços macroscópicos são revestidos pelo endósteo e preenchidos com medula óssea vermelha nos ossos que produzem células sanguíneas e com medula óssea amarela (tecido adiposo) em outros ossos. Ambos os tipos de medula óssea contêm numerosos pequenos vasos sanguíneos que fornecem nutrientes aos osteócitos. Cada trabécula óssea é constituída por lamelas ósseas, osteócitos que se encontram nas lacunas ósseas e canalículos ósseos que irradiam para fora das lacunas ósseas.

---

§ Correlação clínica

Cintilografia óssea

A cintilografia óssea é um procedimento diagnóstico que tira proveito do fato de que o osso é um tecido vivo. Uma pequena quantidade de um composto traçador radioativo que é prontamente absorvido pelo osso é injetada por via intravenosa. O grau de absorção do traçador está relacionado à quantidade do fluxo sanguíneo para o osso. Um aparelho de cintilografia óssea (câmera gama) mede a radiação emitida pelos ossos e a informação é traduzida em uma fotografia que pode ser lida como imagens de raios X em um monitor. O tecido ósseo normal é identificado por uma cor cinza consistente por toda parte por causa da absorção uniforme do traçador radioativo. Áreas mais escuras ou mais claras podem indicar anormalidades ósseas. As regiões de alta dose (*hot spots*) são áreas de metabolismo aumentado que absorvem mais o traçador radioativo devido ao aumento do fluxo sanguíneo. As regiões de alta dose podem indicar câncer ósseo, cicatrização anormal de fraturas ou crescimento ósseo anormal. As regiões de dose baixa (*cold spots*) são áreas de metabolismo reduzido que absorvem menor quantidade do traçador radioativo devido à diminuição do fluxo sanguíneo e que podem indicar problemas como doenças ósseas degenerativas, osso descalcificado, fraturas, infecções ósseas, doença de Paget e artrite reumatoide. Uma cintilografia óssea detecta anormalidades 3 a 6 meses antes dos procedimentos de radiografia padrão e expõe o paciente a menos radiação. A cintilografia óssea é o exame padrão para a triagem da densidade óssea, que é extremamente importante para a triagem da osteoporose nas mulheres (ver tópico *Distúrbios comuns*, no final deste capítulo).

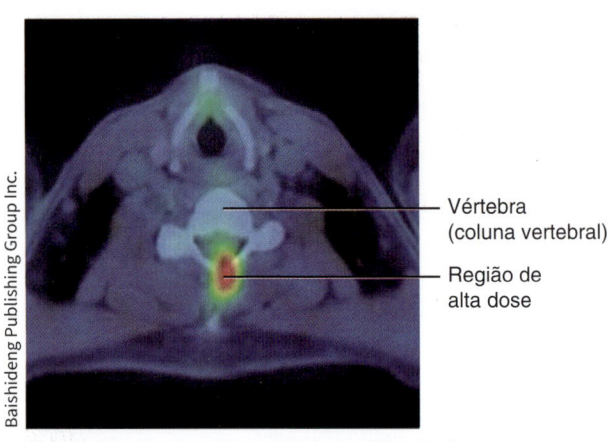

Regiões de alta dose (*hot spot*) da cintilografia óssea em uma vértebra com células cancerosas.

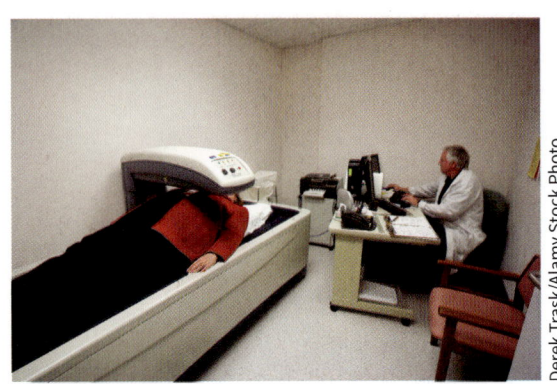

Paciente posicionado em um equipamento de cintilografia óssea.

O tecido ósseo esponjoso compõe a maior parte do tecido ósseo no interior dos ossos curtos, chatos, sesamoides e de formato irregular. Nos ossos longos, forma o núcleo das epífises abaixo da camada fina do osso compacto e forma uma borda estreita variável que contorna a cavidade medular da diáfise. O osso esponjoso é sempre coberto por uma camada de osso compacto para proteção.

À primeira vista, as trabéculas ósseas do tecido ósseo esponjoso podem parecer menos organizadas do que os ósteons do tecido ósseo compacto. No entanto, elas são precisamente orientadas ao longo das linhas de tensão, uma característica que ajuda os ossos a resistir às tensões e a transferir força sem ruptura. O tecido ósseo esponjoso tende a ser localizado onde os ossos não estejam intensamente tensionados ou onde as tensões são aplicadas a partir de várias direções. As trabéculas ósseas não conseguem seu arranjo final até que a locomoção seja completamente aprendida. Na verdade, o arranjo pode até ser alterado conforme as linhas de tensão mudam em decorrência de uma fratura mal cicatrizada ou uma deformidade.

O tecido ósseo esponjoso é diferente do tecido ósseo compacto em dois aspectos. Primeiro, o tecido ósseo esponjoso é leve, o que reduz o peso total de um osso. Essa redução no peso permite que o osso se mova mais rapidamente quando puxado por um músculo esquelético. Segundo, as trabéculas ósseas do tecido ósseo esponjoso sustentam e protegem a medula óssea vermelha. O osso esponjoso nos ossos do quadril, costelas, esterno, vértebras, crânio e as extremidades proximais do úmero e do fêmur representa o único local onde a medula óssea vermelha é armazenada e, portanto, o sítio onde a hematopoese (produção de células sanguíneas) ocorre em adultos.

Teste rápido

6. Por que o osso é considerado um tecido conjuntivo?
7. Quais fatores contribuem para a rigidez e a resistência à tração dos ossos?
8. Liste os quatro tipos de células no tecido ósseo e suas funções.
9. Qual é a composição da matriz extracelular do tecido ósseo?
10. Como os tecidos ósseos compactos e esponjosos diferem no aspecto microscópico, localização e função?
11. O que é uma cintilografia óssea e como ela é utilizada clinicamente?

6.4 Suprimento sanguíneo e nervoso dos ossos

OBJETIVO

- **Descrever** o suprimento sanguíneo e nervoso dos ossos.

O osso é rico em sangue. Os vasos sanguíneos, que são particularmente abundantes em porções dos ossos contendo medula óssea vermelha, passam para os ossos a partir do periósteo. Vamos considerar o suprimento de sangue de um osso longo usando a tíbia madura (osso da canela) mostrada na **Figura 6.4**.

Os **canais perfurantes** (*canais de Volkmann*) são pequenos canais que transportam pequenas artérias do periósteo para o osso. Na diáfise de um osso longo, **artérias periosteais**, pequenas artérias acompanhadas por nervos, entram na diáfise através de numerosos canais perfurantes e entram nos canais osteônicos dos ósteons próximos da superfície. A partir desses canais osteônicos, os **canais transversos** transportam vasos sanguíneos de um canal osteônico para o próximo (ver **Figura 6.3 A**).

Próxima do centro da diáfise, uma grande **artéria nutrícia** entra no osso compacto em um ângulo oblíquo através de um furo chamado **forame nutrício**. Essa artéria passa por um pequeno canal no osso compacto da diáfise denominado **canal nutrício**, que passa para a cavidade medular (**Figuras 6.1** e **6.4**). Ao entrar na cavidade medular, a artéria nutrícia divide-se em ramos proximais e distais que se dirigem para cada extremidade do osso. Esses ramos suprem tanto a parte interna do tecido ósseo compacto da diáfise quanto o tecido ósseo esponjoso e a medula óssea vermelha e a amarela até as placas (ou linhas) epifisárias. A maioria dos ossos, como a tíbia, tem apenas uma artéria nutrícia que entra na diáfise; outros, como o fêmur (osso da coxa), contêm várias artérias.

As extremidades dos ossos longos são supridas pelas artérias metafisária e epifisárias, que surgem de artérias que suprem a articulação associada. Essas pequenas artérias entram no osso através dos canais perfurantes. As **artérias metafisárias** entram nas metáfises de um osso longo e, juntos com ramos da artéria nutrícia, suprem a medula óssea vermelha e a amarela e o tecido ósseo esponjoso das metáfises. As **artérias epifisárias** entram nas

FIGURA 6.4 Suprimento sanguíneo de um osso longo maduro.

O osso é ricamente suprido de vasos sanguíneos.

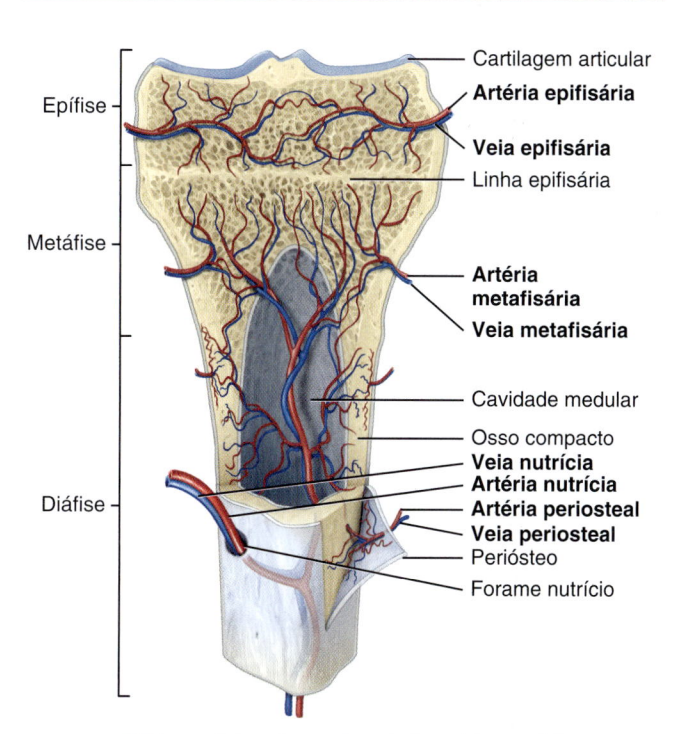

Epífise — Cartilagem articular
— **Artéria epifisária**
— **Veia epifisária**
— Linha epifisária

Metáfise — **Artéria metafisária**
— **Veia metafisária**
— Cavidade medular
— Osso compacto
— **Veia nutrícia**
— **Artéria nutrícia**
Diáfise — **Artéria periosteal**
— **Veia periosteal**
— Periósteo
— Forame nutrício

Tíbia parcialmente seccionada (osso da canela)

? Onde as artérias do periósteo entram no tecido ósseo?

epífises de um osso longo e suprem a medula óssea vermelha e a amarela e o osso esponjoso das epífises.

As veias que transportam o sangue dos ossos longos são evidentes em três sítios: (1) Uma ou duas **veias nutrícias** acompanham a artéria nutrícia e saem pela diáfise; (2) numerosas **veias epifisárias** e **veias metafisárias** acompanham suas respectivas artérias e saem pelas epífises e metáfises, respectivamente; e (3) muitas **veias periosteais** pequenas acompanham suas respectivas artérias e saem pelo periósteo.

Os nervos acompanham os vasos sanguíneos que suprem os ossos. O periósteo é rico em nervos sensoriais, alguns dos quais transmitem sensações de dor. Esses nervos são principalmente sensíveis a lacerações ou tensões, o que explica a dor intensa resultante de uma fratura ou um tumor ósseo. Pelo mesmo motivo, observa-se alguma dor associada a uma biopsia com agulha da medula óssea. Nesse procedimento, uma agulha é inserida na região central do osso para retirar uma amostra de medula óssea vermelha para examiná-la em condições, tais como leucemias, neoplasias metastáticas, linfoma, doença de Hodgkin e anemia aplásica. Conforme a agulha penetra no periósteo, a dor é sentida. Depois de finalizada a passagem da agulha, há pouca dor.

Teste rápido

12. Explique a localização e as funções das artérias nutrícias, forames nutrícios, artérias epifisárias e artérias periosteais.
13. Qual parte de um osso contém nervos sensoriais associados à dor?
14. Descreva uma situação em que esses neurônios sensoriais são importantes.
15. Como é realizada uma biopsia com agulha da medula óssea? Quais condições são diagnosticadas por esse procedimento?

6.5 Formação dos ossos

OBJETIVOS

- **Descrever** as etapas da ossificação intramembranosa e endocondral
- **Explicar** como o osso cresce em comprimento e espessura
- **Descrever** o processo envolvido no remodelamento ósseo.

O processo pelo qual o osso se forma é denominado **ossificação** (*oss-* = osso; *-ficação* = produção) ou *osteogênese*. A formação óssea ocorre em quatro principais situações: (1) a formação inicial de ossos em um embrião e no feto, (2) o crescimento dos ossos durante a primeira infância, a infância e a adolescência até atingir seu tamanho adulto, (3) o remodelamento ósseo (substituição de osso velho por tecido ósseo novo ao longo da vida) e (4) o reparo de fraturas (ruptura nos ossos) ao longo da vida.

Formação óssea inicial em um embrião e no feto

Primeiro consideraremos a formação inicial do osso em um embrião e no feto. O "esqueleto" embrionário, inicialmente composto de mesênquima na forma geral dos ossos, é o local onde a formação da cartilagem e a ossificação ocorrem durante a sexta semana de desenvolvimento embrionário. A formação óssea segue um dos dois padrões.

Os dois padrões de formação óssea, que envolvem a substituição de um tecido conjuntivo preexistente por osso, não levam a diferenças na estrutura dos ossos maduros. Eles são simplesmente dois métodos diferentes de desenvolvimento ósseo. No primeiro tipo de ossificação, denominado **ossificação intramembranosa** (*intra-* = dentro; *-membrana* = membrana), o osso se forma diretamente dentro do mesênquima, que está disposto em camadas laminares semelhantes a membranas. No segundo tipo, a **ossificação endocondral** (*endo-* = dentro; *-condral* = cartilagem), o osso se forma dentro da cartilagem hialina que se desenvolve a partir do mesênquima.

Ossificação intramembranosa. A ossificação intramembranosa é o mais simples dos dois métodos de formação óssea. Os ossos chatos do crânio, a maioria dos ossos da face, mandíbula e a parte medial da clavícula são formados dessa forma. Além disso, as "regiões moles" (fontanelas ou fontículos) que ajudam o crânio do feto a passar pelo canal do parto endurecem posteriormente à medida que sofrem ossificação intramembranosa, que ocorre da seguinte forma (**Figura 6.5**):

1 *Desenvolvimento do centro de ossificação*. No sítio onde o osso se desenvolverá, mensagens químicas específicas causam o agrupamento e diferenciação das células do mesênquima, primeiramente em células osteoprogenitoras e depois em osteoblastos. O local desse agrupamento é denominado **centro de ossificação**. Os osteoblastos secretam a matriz extracelular orgânica dos ossos até que sejam envoltos por ela.

2 *Calcificação*. Em seguida, a secreção da matriz extracelular é interrompida e as células, agora chamadas osteócitos, residem nas lacunas ósseas e estendem seus estreitos processos citoplasmáticos para os canalículos ósseos que irradiam em todas as direções. Dentro de alguns dias, o cálcio e outros sais minerais são depositados e a matriz extracelular endurece ou calcifica-se (calcificação).

3 *Formação de trabéculas ósseas*. À medida que a matriz extracelular óssea se forma, desenvolve-se em trabéculas ósseas que se fundem para formar o osso esponjoso ao redor da rede de vasos sanguíneos no tecido. O tecido conjuntivo associado aos vasos sanguíneos nas trabéculas ósseas diferencia-se em medula óssea vermelha.

4 *Desenvolvimento do periósteo*. Em conjunto com a formação de trabéculas ósseas, o mesênquima condensa na periferia do osso e se desenvolve no periósteo. Eventualmente, uma fina camada de osso compacto substitui as camadas superficiais do osso esponjoso, mas o osso esponjoso permanece no centro. Grande parte do osso recém-formado é remodelada (destruída e reformada) à medida que o osso é transformado em seu tamanho e forma na vida adulta.

FIGURA 6.5 **Ossificação intramembranosa.** Consulte esta figura ao ler os parágrafos correspondentes enumerados no texto. As ilustrações ❶ e ❷ mostram um campo de visão menor no maior aumento do que as ilustrações ❸ e ❹.

> A ossificação intramembranosa envolve a formação óssea dentro do mesênquima disposto em camadas laminadas que se assemelham a membranas.

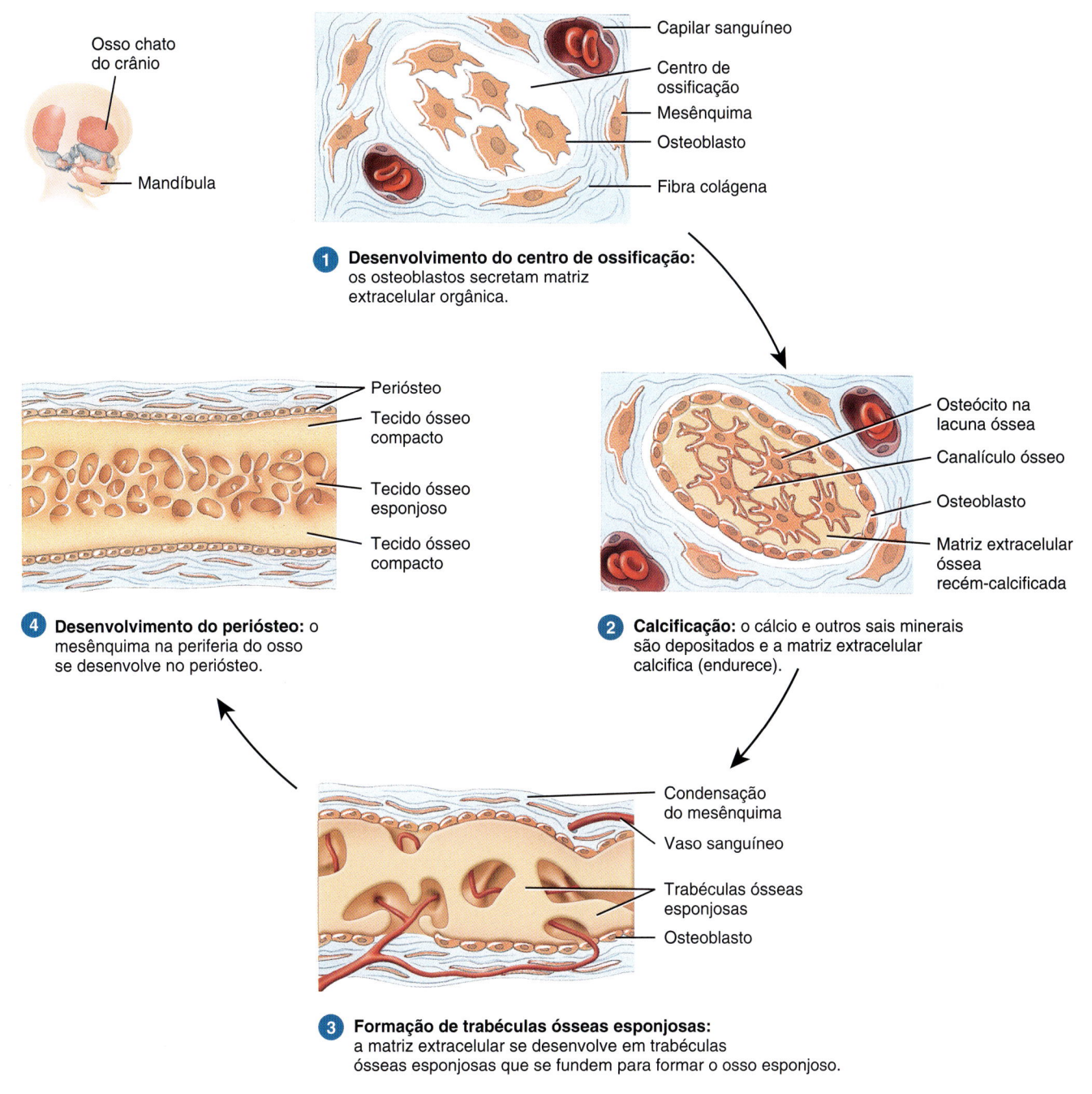

Osso chato do crânio
Mandíbula

Capilar sanguíneo
Centro de ossificação
Mesênquima
Osteoblasto
Fibra colágena

❶ **Desenvolvimento do centro de ossificação:** os osteoblastos secretam matriz extracelular orgânica.

Periósteo
Tecido ósseo compacto
Tecido ósseo esponjoso
Tecido ósseo compacto

❹ **Desenvolvimento do periósteo:** o mesênquima na periferia do osso se desenvolve no periósteo.

Osteócito na lacuna óssea
Canalículo ósseo
Osteoblasto
Matriz extracelular óssea recém-calcificada

❷ **Calcificação:** o cálcio e outros sais minerais são depositados e a matriz extracelular calcifica (endurece).

Condensação do mesênquima
Vaso sanguíneo
Trabéculas ósseas esponjosas
Osteoblasto

❸ **Formação de trabéculas ósseas esponjosas:** a matriz extracelular se desenvolve em trabéculas ósseas esponjosas que se fundem para formar o osso esponjoso.

? Quais ossos do corpo se desenvolvem por ossificação intramembranosa?

Ossificação endocondral. A substituição de cartilagem por osso é denominada ossificação endocondral. Embora a maioria dos ossos do corpo seja formada dessa maneira, o processo é mais bem observado em um osso longo, prosseguindo da seguinte maneira (**Figura 6.6**):

❶ *Desenvolvimento do molde de cartilagem.* No sítio de formação dos ossos, as mensagens químicas específicas fazem com que as células no mesênquima se aglomerem em uma forma geral do futuro osso e então se desenvolvem em condroblastos. Os condroblastos secretam matriz extracelular cartilaginosa, produzindo um **molde de cartilagem** (futura diáfise) consistindo em cartilagem hialina. Uma cobertura denominada **pericôndrio** desenvolve-se ao redor do molde de cartilagem.

❷ *Crescimento do molde de cartilagem.* Uma vez que os condroblastos se tornam profundamente incrustados na matriz

FIGURA 6.6 Ossificação endocondral.

Durante a ossificação endocondral, o osso gradualmente substitui um molde de cartilagem.

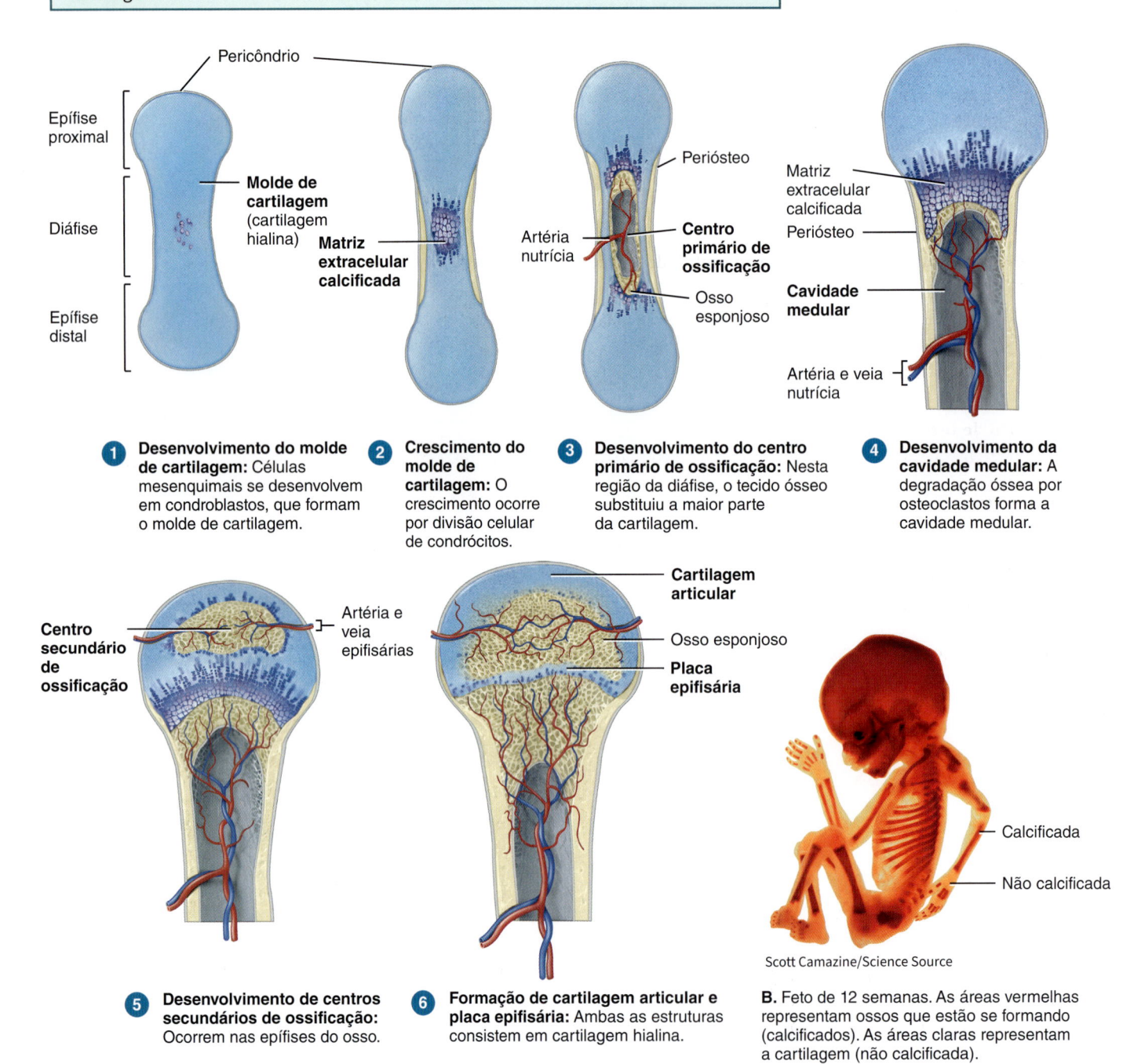

1 **Desenvolvimento do molde de cartilagem:** Células mesenquimais se desenvolvem em condroblastos, que formam o molde de cartilagem.

2 **Crescimento do molde de cartilagem:** O crescimento ocorre por divisão celular de condrócitos.

3 **Desenvolvimento do centro primário de ossificação:** Nesta região da diáfise, o tecido ósseo substituiu a maior parte da cartilagem.

4 **Desenvolvimento da cavidade medular:** A degradação óssea por osteoclastos forma a cavidade medular.

5 **Desenvolvimento de centros secundários de ossificação:** Ocorrem nas epífises do osso.

6 **Formação de cartilagem articular e placa epifisária:** Ambas as estruturas consistem em cartilagem hialina.

B. Feto de 12 semanas. As áreas vermelhas representam ossos que estão se formando (calcificados). As áreas claras representam a cartilagem (não calcificada).

Scott Camazine/Science Source

A. Sequência de eventos

? Em qual local do molde de cartilagem os centros secundários de ossificação se desenvolvem durante a ossificação endocondral?

extracelular da cartilagem, eles são denominados condrócitos. O molde de cartilagem cresce em comprimento por divisão celular contínua de condrócitos, acompanhada por secreção adicional da matriz extracelular da cartilagem. Esse tipo de crescimento cartilaginoso, denominado **crescimento intersticial** (*endógeno*) (crescimento de dentro), resulta em um aumento no comprimento. Por outro lado, o crescimento da cartilagem em espessura é devido principalmente à deposição de material da matriz extracelular na superfície da cartilagem do molde por novos condroblastos que se desenvolvem a partir do pericôndrio. Esse processo é chamado **crescimento aposicional** (*exógeno*), significando crescimento na superfície externa. O crescimento intersticial e o crescimento aposicional da cartilagem são descritos em mais detalhes na seção 4.5.

À medida que o molde de cartilagem continua a crescer, os condrócitos em sua região intermediária sofrem hipertrofia (aumento de tamanho) e a matriz extracelular cartilaginosa circundante começa a se calcificar. Outros condrócitos dentro da cartilagem calcificada morrem, porque os nutrientes não podem mais se difundir com rapidez suficiente através da matriz extracelular. Os condrócitos estão em contato próximo com a matriz cartilaginosa circundante, mas como esses condrócitos morrem, os espaços vazios são deixados para trás na matriz extracelular.

3 *Desenvolvimento do centro primário de ossificação.* A ossificação primária procede *para dentro* a partir da superfície externa do osso. Uma artéria nutrícia penetra no pericôndrio e no molde de cartilagem em processo de calcificação através de um forame nutrício na região central do molde de cartilagem, estimulando a diferenciação das células osteoprogenitoras no pericôndrio em osteoblastos. Uma vez que o pericôndrio começa a formar ossos, é conhecido como o **periósteo**. Próximo da região central do molde, capilares periosteais crescem em direção à cartilagem calcificada em desintegração, induzindo o crescimento de um **centro primário de ossificação**, uma região onde o tecido ósseo irá substituir a maior parte da cartilagem. Os osteoblastos começam então a depositar a matriz extracelular óssea sobre os remanescentes da cartilagem calcificada, formando trabéculas ósseas esponjosas. A ossificação primária se espalha a partir dessa localização central em direção às duas extremidades do molde de cartilagem.

4 *Desenvolvimento da cavidade medular.* À medida que o centro primário de ossificação cresce em direção às extremidades do osso, os osteoclastos rompem algumas trabéculas ósseas esponjosas recém-formadas. Essa atividade deixa uma cavidade, a cavidade medular, na diáfise. Eventualmente, a maior parte da parede da diáfise é substituída por osso compacto.

5 *Desenvolvimento dos centros secundários de ossificação.* Quando os ramos da artéria epifisária entram nas epífises, os **centros secundários de ossificação** se desenvolvem, geralmente durante o nascimento ou depois. A formação óssea é semelhante ao que ocorre em centros primários de ossificação. No entanto, nos centros secundários de ossificação, o osso esponjoso permanece no interior das epífises (não são formadas cavidades medulares aqui). Ao contrário da ossificação primária, a ossificação secundária prossegue *para fora* do centro da epífise em direção à superfície externa do osso.

6 *Formação da cartilagem articular e da placa epifisária (crescimento).* A cartilagem hialina que cobre as epífises se torna a cartilagem articular. Antes da idade adulta, a cartilagem hialina permanece entre a diáfise e a epífise como a placa epifisária, a região responsável pelo crescimento longitudinal dos ossos longos que você vai aprender a seguir.

Crescimento ósseo durante a primeira infância, infância e adolescência

Durante a primeira infância, infância e adolescência, os ossos por toda parte do corpo crescem em espessura por crescimento aposicional, enquanto os ossos longos aumentam pela adição de material ósseo no lado diafisário da placa epifisária por crescimento intersticial.

Crescimento em comprimento.
O crescimento em comprimento dos ossos longos envolve os dois eventos principais a seguir: (1) crescimento intersticial da cartilagem no lado epifisário da placa epifisária e (2) substituição da cartilagem no lado diafisário da placa epifisária por osso através da ossificação endocondral.

Para entender como um osso cresce em comprimento, você precisa conhecer alguns dos detalhes da estrutura da placa epifisária. A **placa epifisária** ou *cartilagem epifisária* é uma camada de cartilagem hialina na metáfise de um osso em crescimento que consiste em quatro zonas (**Figura 6.7 B**):

1. *Zona de cartilagem em repouso.* Essa camada está mais próxima da epífise e consiste em pequenos condrócitos dispersos. O termo "repouso" é utilizado, porque as células não atuam no crescimento ósseo em comprimento. Em vez disso, elas ancoram a placa epifisária à epífise dos ossos.

2. *Zona de cartilagem em proliferação.* Os condrócitos ligeiramente maiores nessa zona estão organizados como pilhas de moedas. Esses condrócitos sofrem crescimento intersticial à medida que se dividem e secretam matriz extracelular. Os condrócitos nessa zona se dividem para substituir as células que morrem no lado diafisário da placa epifisária.

3. *Zona de cartilagem hipertrófica.* Essa camada consiste em grandes condrócitos em maturação dispostos em colunas.

4. *Zona de cartilagem calcificada.* A zona final da placa epifisária tem apenas algumas células em espessura e é constituída principalmente de condrócitos que estão mortos, porque a matriz extracelular em torno deles está calcificada. Os osteoclastos dissolvem a cartilagem calcificada, enquanto os osteoblastos e os capilares provenientes da diáfise invadem a área. Os osteoblastos depositam matriz extracelular óssea, substituindo a cartilagem calcificada pelo processo de ossificação endocondral. Lembre-se de que a ossificação endocondral é a substituição da cartilagem por osso. Como resultado, a zona de cartilagem calcificada torna-se a "nova diáfise" que está firmemente cimentada ao resto da diáfise do osso.

A atividade da placa epifisária é a única maneira que a diáfise pode aumentar em comprimento. À medida que um osso cresce, os condrócitos proliferam no lado epifisário da placa. Novos condrócitos substituem os mais velhos, que são destruídos por calcificação. Portanto, a cartilagem é substituída por osso no lado diafisário da placa. Desse modo, a espessura da placa epifisária permanece relativamente constante, mas o osso no lado diafisário aumenta em comprimento (**Figura 6.7 C**). Se uma fratura óssea lesiona a placa epifisária, o osso fraturado pode ser menor do que o normal quando a estatura adulta é atingida. Isso ocorre porque o dano à cartilagem, que é avascular, acelera o fechamento da placa epifisária devido à interrupção da divisão celular da cartilagem, inibindo, assim, o crescimento longitudinal do osso.

Quando a adolescência chega ao fim (por volta dos 18 anos em mulheres e 21 anos em homens), as placas epifisárias fecham; ou seja, as células da cartilagem epifisária param de se dividir e o osso substitui toda a cartilagem remanescente. A placa epifisária desaparece, deixando uma estrutura óssea chamada **linha epifisária**. Com o aparecimento da linha epifisária, o crescimento ósseo em comprimento é interrompido completamente.

FIGURA 6.7 **Placa epifisária.** A placa epifisária aparece como uma faixa negra entre as áreas calcificadas esbranquiçadas na radiografia (raios X) mostrada na parte **A**.

> A placa epifisária permite o aumento em comprimento da diáfise de um osso.

A. Radiografia mostrando a placa epifisária do fêmur de uma criança de 3 anos de idade

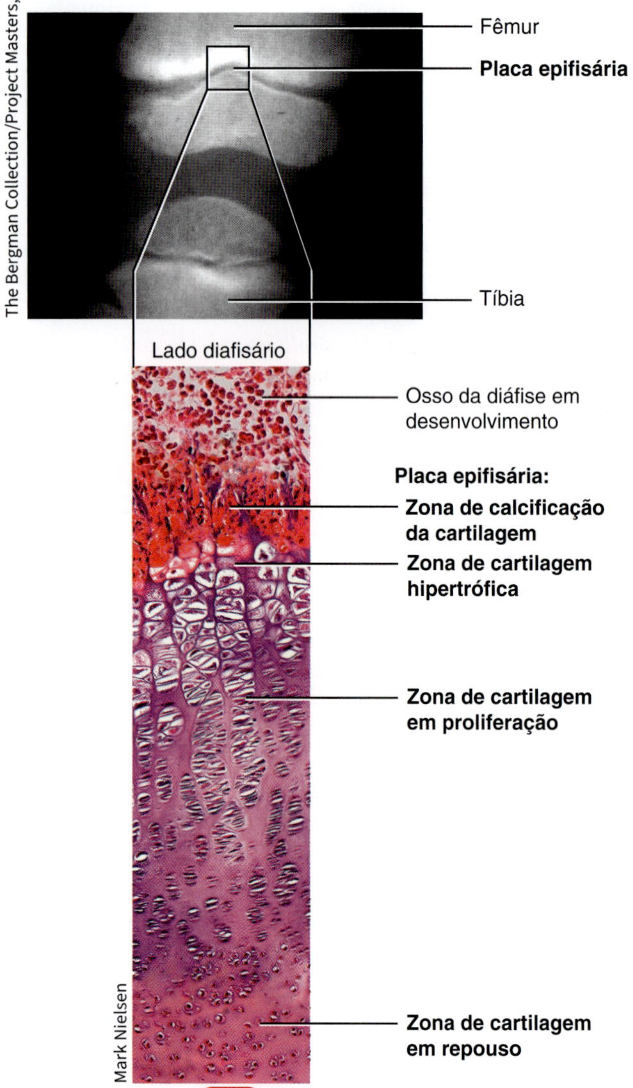

- Fêmur
- Placa epifisária
- Tíbia
- Lado diafisário
- Osso da diáfise em desenvolvimento
- Placa epifisária:
  - Zona de calcificação da cartilagem
  - Zona de cartilagem hipertrófica
  - Zona de cartilagem em proliferação
  - Zona de cartilagem em repouso
- Lado epifisário MO 400x

B. Histologia da placa epifisária

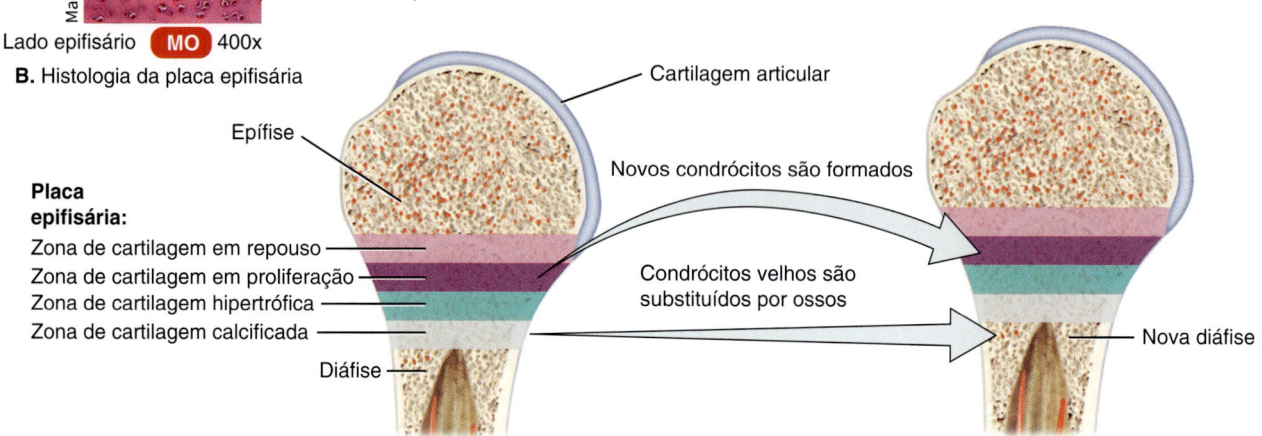

- Epífise
- Placa epifisária:
  - Zona de cartilagem em repouso
  - Zona de cartilagem em proliferação
  - Zona de cartilagem hipertrófica
  - Zona de cartilagem calcificada
- Diáfise
- Cartilagem articular
- Novos condrócitos são formados
- Condrócitos velhos são substituídos por ossos
- Nova diáfise

C. Crescimento longitudinal do osso na placa epifisária

O fechamento da placa epifisária é um processo gradual e o grau em que ocorre é útil para determinar a idade óssea, predizer a altura do adulto e estabelecer a idade na morte a partir de restos de esqueleto, principalmente em bebês, crianças e adolescentes. Por exemplo, uma placa epifisária aberta indica uma pessoa mais jovem, enquanto uma placa epifisária parcialmente fechada ou uma completamente fechada indica uma pessoa idosa. Também deve ser mantido em mente que o fechamento da placa epifisária, em média, ocorre 1 a 2 anos antes nas mulheres.

Crescimento em espessura.
Como a cartilagem, o osso pode crescer em espessura (diâmetro) apenas por crescimento aposicional (**Figura 6.8 A**):

1. Na superfície óssea, células osteoprogenitoras da camada osteogênica do periósteo se diferenciam em osteoblastos, que secretam as fibras colágenas e outras moléculas orgânicas que formam a matriz extracelular óssea. Os osteoblastos tornam-se rodeados por matriz extracelular e desenvolvem-se em osteócitos. Esse processo forma cristas ósseas em ambos os lados de um vaso sanguíneo periosteal. As cristas lentamente alargam e criam um sulco para o vaso sanguíneo do periósteo.

2. Eventualmente, as cristas se dobram e se fundem e o sulco se torna um túnel que envolve o vaso sanguíneo. O antigo periósteo agora se torna o endósteo que reveste o túnel.

3. Osteoblastos formados a partir das células progenitoras no endósteo depositam matriz extracelular óssea, formando novas lamelas ósseas concêntricas. A formação de lamelas ósseas concêntricas adicionais prossegue para dentro em direção ao vaso sanguíneo do periósteo. Dessa forma, o túnel é preenchido e um novo ósteon é criado.

4. À medida que um ósteon está se formando, os osteoblastos sob o periósteo depositam novas lamelas ósseas circunferenciais, aumentando ainda mais a espessura do osso. Conforme os vasos sanguíneos periosteais adicionais tornam-se fechados como na etapa **1**, o processo de crescimento continua.

Lembre-se de que, à medida que o novo tecido ósseo é depositado na superfície externa do osso, o tecido ósseo que reveste a cavidade medular é destruído por osteoclastos no endósteo. Dessa

? Como a placa epifisária (de crescimento) explica o crescimento longitudinal da diáfise?

CAPÍTULO 6 Sistema Esquelético: Tecido Ósseo

FIGURA 6.8 **Crescimento ósseo em espessura.**

Conforme o novo osso é depositado na superfície externa do osso pelos osteoblastos, o tecido ósseo que reveste a cavidade medular é destruído por osteoclastos no endósteo.

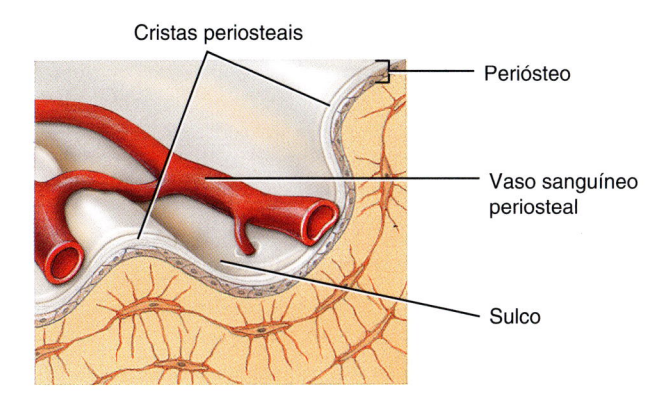

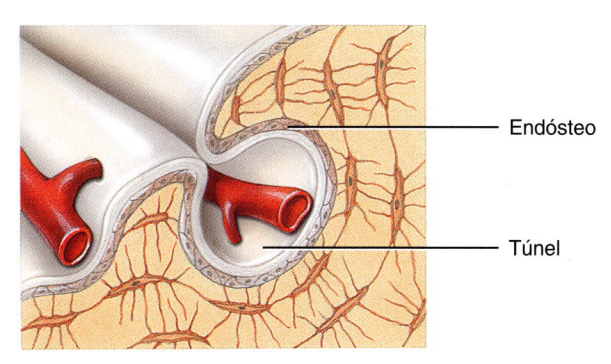

- Cristas periosteais
- Periósteo
- Vaso sanguíneo periosteal
- Sulco

1 Cristas no periósteo criam o sulco para o vaso sanguíneo periosteal.

- Endósteo
- Túnel

2 Cristas periosteais se fundem, formando um túnel revestido por endósteo.

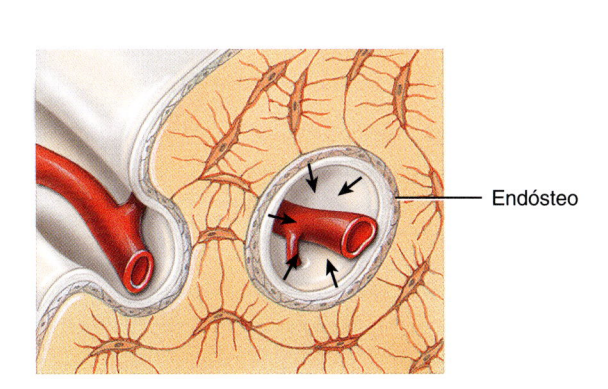

- Endósteo

3 Osteoblastos no endósteo constroem novas lamelas ósseas concêntricas para dentro, em direção ao centro do túnel, formando um novo ósteon.

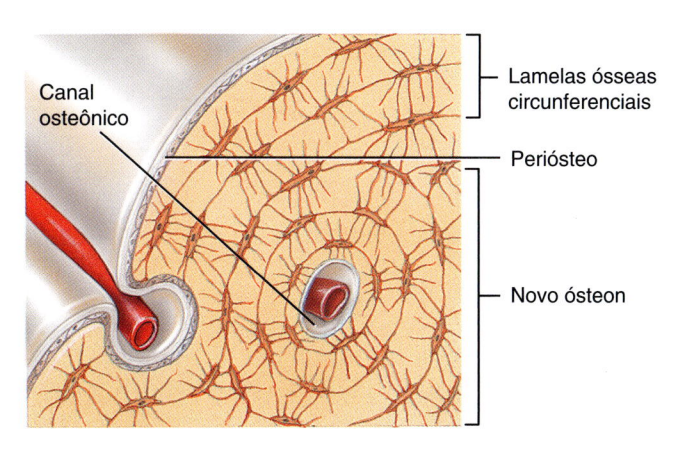

- Canal osteônico
- Lamelas ósseas circunferenciais
- Periósteo
- Novo ósteon

4 O osso cresce para fora quando os osteoblastos no periósteo formam novas lamelas ósseas circunferenciais. A formação de ósteons se repete quando novas cristas periosteais se dobram sobre os vasos sanguíneos.

A. Detalhes microscópicos

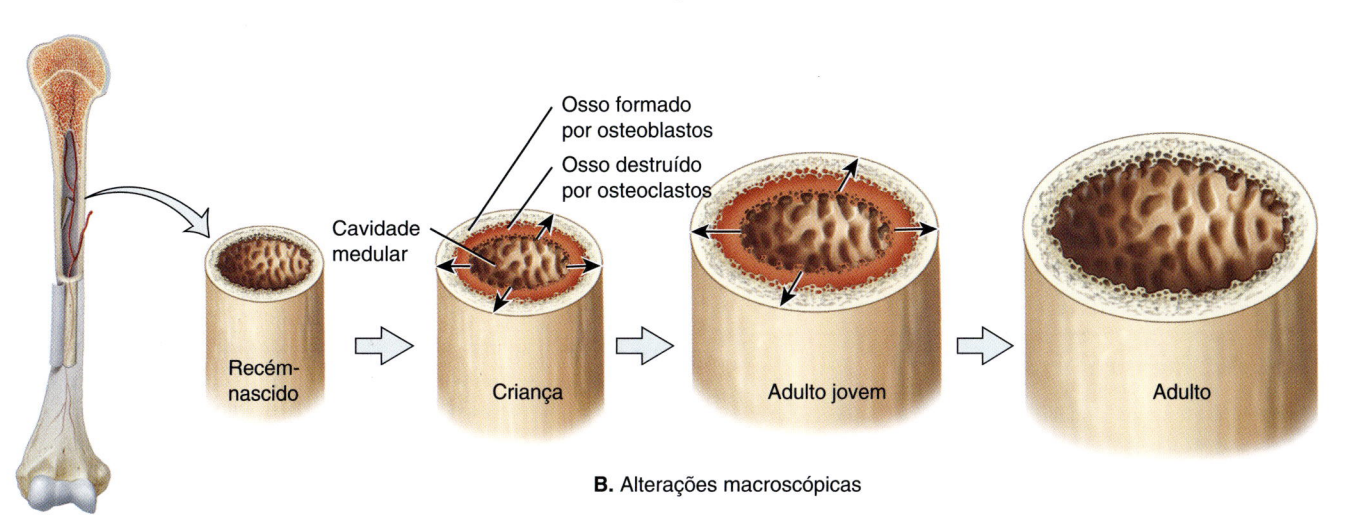

- Osso formado por osteoblastos
- Osso destruído por osteoclastos
- Cavidade medular

Recém-nascido → Criança → Adulto jovem → Adulto

B. Alterações macroscópicas

? Como a cavidade medular aumenta durante o crescimento em espessura?

maneira, a cavidade medular aumenta conforme o osso aumenta de espessura (**Figura 6.8 B**).

Remodelamento ósseo

Como a pele, o osso se forma antes do nascimento, mas se renova continuamente depois disso. O **remodelamento ósseo** é a substituição contínua de tecido ósseo velho por tecido ósseo novo. Envolve a **reabsorção óssea**, a remoção de minerais e fibras de colágeno dos ossos por osteoclastos e a **deposição óssea**, a adição de minerais e fibras colágenas aos ossos por osteoblastos. Portanto, a reabsorção óssea resulta na destruição da matriz extracelular óssea, enquanto a deposição óssea resulta na formação de matriz extracelular óssea. Em qualquer momento, cerca de 5% da massa óssea total no corpo está sendo remodelada. O remodelamento também ocorre em taxas distintas em diferentes regiões do corpo. A porção distal do fêmur é substituída aproximadamente a cada 4 meses. Por outro lado, o osso em determinadas áreas da diáfise do fêmur não será substituído completamente durante a vida de um indivíduo. Mesmo depois que os ossos alcançam suas formas e tamanhos adultos, o osso velho é continuamente destruído e o osso novo é formado em seu lugar. O remodelamento também remove o osso lesionado, substituindo-o por um novo tecido ósseo. O remodelamento pode ser desencadeado por fatores, tais como exercícios, sedentarismo e alterações na dieta.

O remodelamento tem vários outros benefícios. Uma vez que a resistência dos ossos está relacionada ao grau de tensão, se o osso recém-formado é submetido a cargas pesadas, ele se tornará mais espesso e, portanto, será mais forte do que o osso velho. Além disso, a forma de um osso pode ser alterada para uma sustentação adequada com base nos padrões de tensão experimentados durante o processo de remodelamento. Finalmente, os novos ossos são mais resistentes à fratura do que os ossos velhos.

Durante o processo de reabsorção óssea, um osteoclasto se fixa firmemente à superfície óssea no endósteo ou periósteo e forma uma vedação à prova de vazamentos nas margens de sua borda em escova (ver **Figura 6.2**). Em seguida, libera as enzimas lisossomais que digerem proteínas e vários ácidos na bolsa selada. As enzimas digerem as fibras colágenas e outras substâncias orgânicas, enquanto os ácidos dissolvem os minerais ósseos. Trabalhando em conjunto, vários osteoclastos esculpem um pequeno túnel no osso antigo. As proteínas ósseas degradadas e os minerais da matriz extracelular, principalmente cálcio e fósforo, entram em um osteoclasto por endocitose, atravessam a célula em vesículas e sofrem exocitose no lado oposto à borda em escova. Já no líquido intersticial, os produtos de reabsorção óssea difundem-se em capilares sanguíneos próximos. Uma vez que uma pequena área de osso tenha sido reabsorvida, os osteoclastos partem e os osteoblastos se movem para reconstruir o osso naquela área.

> ### Correlação clínica
>
> #### Remodelamento e Ortodontia
>
> **Ortodontia** é o ramo da odontologia relacionado à prevenção e à correção de dentes mal alinhados. O movimento dos dentes por aparelhos ortodônticos coloca uma tensão sobre o osso que forma os encaixes que ancoram os dentes. Em resposta a essa tensão artificial, osteoclastos e osteoblastos remodelam os encaixes para que os dentes se alinhem corretamente.

> ### Correlação clínica
>
> #### Doença de Paget
>
> Existe um equilíbrio delicado entre as ações dos osteoclastos e osteoblastos. Se muito tecido novo for formado, os ossos tornam-se anormalmente espessos e pesados. Se muito material mineral é depositado no osso, o excedente pode formar saliências espessas, denominadas *esporões*, sobre o osso que interferem no movimento nas articulações. A perda excessiva de cálcio ou de tecido enfraquece os ossos e eles podem se romper, como ocorre na osteoporose ou eles podem se tornar muito flexíveis, como no raquitismo e na osteomalacia. Na **doença de Paget** ou *osteíte deformante*, há uma proliferação excessiva de osteoclastos para que a reabsorção óssea ocorra mais rapidamente do que a deposição óssea. Em resposta, os osteoblastos tentam compensar, mas o novo osso é mais fraco porque tem uma proporção maior de osso esponjoso em relação ao osso compacto, a mineralização é diminuída e a matriz extracelular recém-sintetizada contém proteínas anormais. O osso recém-formado, principalmente na pelve, nos membros, nas vértebras inferiores e no crânio, torna-se aumentado, rígido e quebradiço, fraturando-se facilmente.

Fatores que afetam o crescimento ósseo e o remodelamento ósseo

O metabolismo ósseo normal – o crescimento nos jovens e o remodelamento ósseo no adulto – depende de vários fatores. Eles incluem a ingestão adequada de minerais e vitaminas, bem como níveis suficientes de vários hormônios.

1. *Minerais.* Grandes quantidades de cálcio e fósforo são necessárias durante o crescimento dos ossos, assim como pequenas quantidades de magnésio, fluoreto e manganês. Esses minerais também são necessários durante o remodelamento ósseo.

2. *Vitaminas.* A vitamina A estimula a atividade dos osteoblastos. A vitamina C é necessária para a síntese de colágeno, a principal proteína óssea. Como você aprenderá em breve, a vitamina D ajuda a construir os ossos, aumentando a absorção de cálcio dos alimentos no canal digestório para o sangue. As vitaminas K e B_{12} também são necessárias para a síntese de proteínas ósseas.

3. *Hormônios.* Durante a infância, os hormônios mais importantes para o crescimento ósseo são os fatores de crescimento semelhantes à insulina (IGFs), que são produzidos pelo fígado e tecido ósseo (ver seção 18.6). Os IGFs estimulam os osteoblastos, promovem divisão celular na placa epifisária e no periósteo, bem como aumentam a síntese das proteínas necessárias para a formação de novos ossos. Os IGFs são produzidos em resposta à secreção do hormônio do crescimento (GH) do lobo anterior da hipófise ou glândula pituitária (ver seção 18.6). Hormônios da tireoide (T_3 e T_4) derivados da glândula tireoide também promovem o crescimento ósseo através da estimulação de osteoblastos. Além disso, o hormônio insulina do pâncreas promove o crescimento ósseo com o aumento da síntese de proteínas ósseas.

Na puberdade, a secreção de hormônios conhecidos como hormônios sexuais tem um efeito acentuado no crescimento ósseo. Os hormônios sexuais incluem os estrógenos (produzidos pelos ovários) e os andrógenos como a testosterona (produzida pelos testículos). Embora as mulheres tenham níveis muito mais elevados de estrógenos e os homens tenham níveis mais altos de andrógenos, as mulheres também apresentam níveis baixos de andrógenos, enquanto os homens apresentam baixos níveis de estrógenos. As glândulas suprarrenais de ambos os sexos produzem andrógenos, e outros tecidos, como o tecido adiposo, podem converter andrógenos em estrógenos. Esses hormônios são responsáveis pelo aumento da atividade dos osteoblastos, síntese da matriz extracelular óssea e o "estirão de crescimento" repentino que ocorre durante a adolescência. Os estrógenos também promovem alterações no esqueleto que são características das mulheres, como o alargamento da pelve. Finalmente, os hormônios sexuais, principalmente os estrógenos em ambos os sexos, interrompem o crescimento nas placas epifisárias, causando a interrupção do alongamento dos ossos. O crescimento longitudinal dos ossos normalmente termina mais cedo nas mulheres do que nos homens, devido aos seus níveis mais elevados de estrógenos.

Durante a idade adulta, os hormônios sexuais contribuem para o remodelamento ósseo, retardando a reabsorção do osso velho e promovendo a deposição do novo osso. Uma maneira que os estrógenos desaceleram a reabsorção é promover a apoptose (morte programada) dos osteoclastos. Como você verá em breve, o hormônio da paratireoide, o calcitriol (a forma ativa da vitamina D) e a calcitonina são outros hormônios que podem afetar o remodelamento ósseo.

Os exercícios de carga moderada mantêm a tensão suficiente nos ossos para aumentar e manter sua densidade.

Teste rápido

16. Quais são os principais eventos de ossificação intramembranosa e ossificação endocondral e como eles são diferentes?
17. Descreva as zonas da placa epifisária e suas funções, além do significado da linha epifisária.
18. Explique como o crescimento ósseo em comprimento difere do crescimento ósseo em espessura.
19. Como a área metafisária de um osso pode ajudar a determinar a idade de um esqueleto?
20. Defina o remodelamento e descreva as funções dos osteoblastos e osteoclastos no processo.
21. Quais fatores afetam o crescimento ósseo e o remodelamento ósseo?

6.6 Fratura e reparo ósseo

OBJETIVOS

- **Descrever** vários tipos comuns de fraturas
- **Explicar** a sequência de eventos envolvidos no reparo da fratura.

Uma **fratura** é qualquer ruptura de um osso. As fraturas são nomeadas de acordo com sua gravidade, a forma ou posição da linha de fratura ou mesmo o médico que os descreveu pela primeira vez.

Em alguns casos, um osso pode fraturar sem quebrar visivelmente. Uma **fratura por estresse** é uma série de fissuras microscópicas no osso que se forma sem qualquer evidência de lesão a outros tecidos. Em adultos saudáveis, as fraturas por estresse resultam de atividades repetidas e extenuantes como corrida, salto ou dança aeróbica. Fraturas por estresse são bastante dolorosas e também resultam de processos patológicos que interrompem a calcificação óssea normal, como a osteoporose (discutido em *Distúrbios: desequilíbrios homeostáticos*, no final deste capítulo). Aproximadamente 25% das fraturas por estresse envolvem a tíbia. Embora as imagens radiográficas padrões muitas vezes falhem em revelar a presença de fraturas por estresse, elas são visivelmente observadas em uma cintilografia óssea.

O reparo de uma fratura óssea envolve as seguintes fases (**Figura 6.9**):

1 *Fase reativa.* Essa fase é uma fase inflamatória inicial. Os vasos sanguíneos que cruzam a linha de fratura estão rompidos. Conforme o sangue extravasa das extremidades rompidas dos vasos, uma massa de sangue (geralmente coagulada) se forma ao redor do local da fratura. Essa massa de sangue, denominada **hematoma da fratura** (*hemat-* = sangue; *-oma* = tumor), geralmente se forma 6 a 8 h após a lesão. Como a circulação do sangue é interrompida no local onde se forma o hematoma da fratura, células ósseas próximas morrem. O inchaço e

Correlação clínica

Anormalidades hormonais que afetam a altura

A secreção excessiva ou deficiente de hormônios que normalmente controlam o crescimento ósseo pode fazer com que uma pessoa seja anormalmente alta ou baixa. O excesso de secreção do hormônio do crescimento (GH) durante a infância produz **gigantismo**, no qual uma pessoa se torna muito mais alta (2,13 a 2,74 metros de altura) e mais pesada do que o normal. O **nanismo** é uma condição de baixa estatura em que a altura de um indivíduo tem normalmente menos de 1,47 metro, geralmente com média de 1,22 metro. Geralmente, existem dois tipos de nanismo: proporcional e desproporcional. No **nanismo proporcional**, todas as partes do corpo são pequenas, mas são proporcionais entre si. Uma causa do nanismo proporcional é a hipossecreção de GH durante a infância, e a condição é apropriadamente denominada **nanismo hipofisário**. A condição pode ser tratada clinicamente com a administração de GH até o fechamento da placa epifisária. No **nanismo desproporcional**, algumas partes do corpo apresentam tamanho normal ou maiores do que o normal, enquanto outras são menores do que o normal. Por exemplo, o tronco pode ser de tamanho médio, enquanto os membros são curtos e a cabeça pode ser grande em relação ao resto do corpo, com uma testa proeminente e nariz achatado na ponte. A causa mais comum desse tipo de nanismo é uma condição chamada **acondroplasia** (*a* = sem; *condro* = cartilagem; *-plasia* = moldar), uma condição hereditária em que a conversão da cartilagem hialina em osso é anormal e os ossos longos dos membros param de crescer na infância. Outros ossos não são afetados e, portanto, a pessoa tem baixa estatura, mas um tamanho normal de cabeça e tronco. Esse tipo de nanismo é denominado **nanismo acondroplásico**. A condição é essencialmente intratável, embora alguns indivíduos optem pela cirurgia de alongamento de membros.

FIGURA 6.9 Etapas no reparo de uma fratura óssea.

> Os ossos cicatrizam mais rapidamente do que a cartilagem, pois seu suprimento sanguíneo é mais abundante.

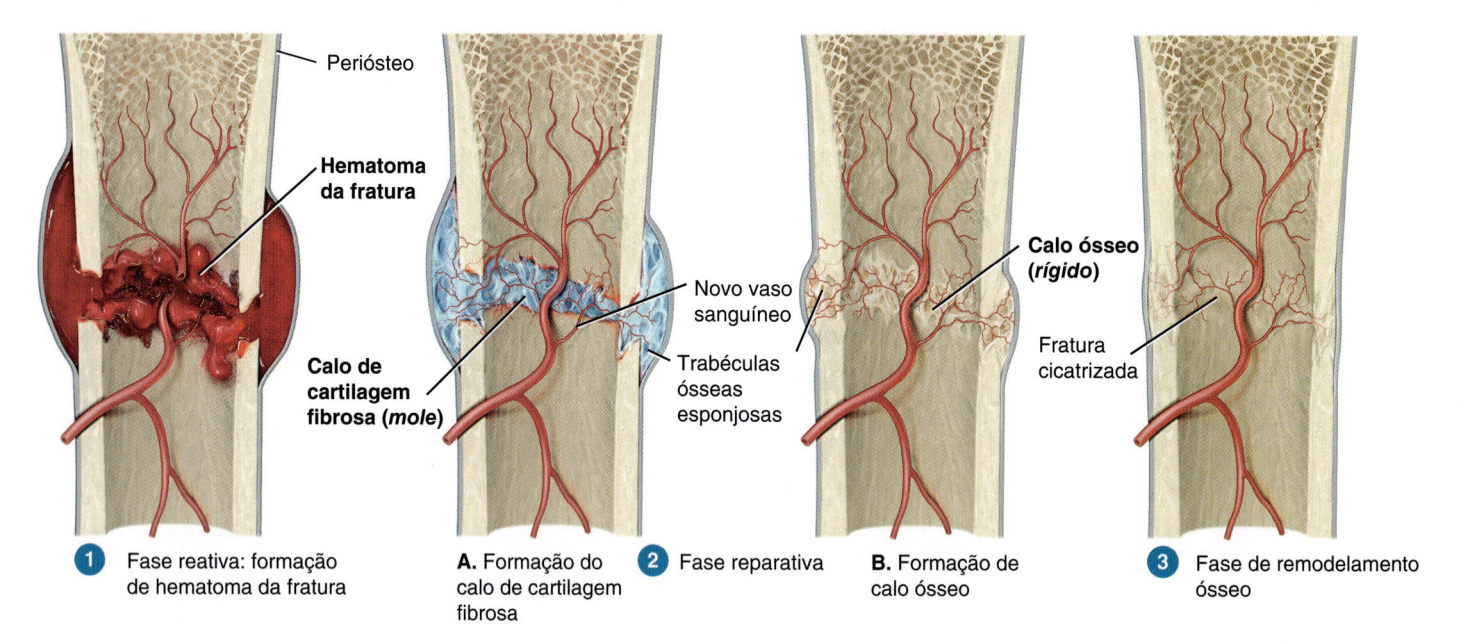

1 Fase reativa: formação de hematoma da fratura
- Periósteo
- Hematoma da fratura

A. Formação do calo de cartilagem fibrosa
- Calo de cartilagem fibrosa (*mole*)

2 Fase reparativa
- Novo vaso sanguíneo
- Trabéculas ósseas esponjosas

B. Formação de calo ósseo
- Calo ósseo (*rígido*)

3 Fase de remodelamento ósseo
- Fratura cicatrizada

? Por que às vezes leva meses para a cicatrização de uma fratura?

a inflamação ocorrem em resposta às células ósseas mortas, produzindo detritos celulares adicionais. Fagócitos (neutrófilos e macrófagos) e osteoclastos começam a remover o tecido morto ou danificado dentro e ao redor do hematoma da fratura. Esse estágio pode durar várias semanas.

2A *Fase reparativa: Formação do calo de cartilagem fibrosa.* A fase reparativa é caracterizada por dois eventos: a formação de um calo de cartilagem fibrosa e de um calo ósseo que preenche a lacuna entre as extremidades rompidas dos ossos.

Os vasos sanguíneos crescem no hematoma da fratura e os fagócitos começam a eliminar as células ósseas mortas. Os fibroblastos do periósteo invadem o sítio da fratura e produzem fibras colágenas. Além disso, as células do periósteo desenvolvem-se em condroblastos e começam a produção de cartilagem fibrosa nessa região. Esses eventos levam ao desenvolvimento de um **calo de cartilagem fibrosa** (*mole*), uma massa de tecido de reparo constituída por fibras colágenas e cartilagem que une as extremidades quebradas do osso. A formação do calo de cartilagem fibrosa leva cerca de 3 semanas.

2B *Fase reparativa: Formação do calo ósseo.* Em áreas mais próximas ao tecido ósseo saudável bem vascularizado, as células osteoprogenitoras desenvolvem-se em osteoblastos, que começam a produzir trabéculas ósseas esponjosas. As trabéculas de osso esponjoso unem porções vivas e mortas dos fragmentos ósseos originais. Com o tempo, a cartilagem fibrosa é convertida em osso esponjoso e o calo é então denominado **calo ósseo** (*rígido*). O calo ósseo dura cerca de 3 a 4 meses.

3 *Fase de remodelamento ósseo.* A fase final de reparo da fratura é o remodelamento ósseo do calo. As porções mortas dos fragmentos originais do osso quebrado são gradualmente reabsorvidas pelos osteoclastos. O osso compacto substitui o osso esponjoso ao redor da periferia da fratura. Algumas vezes, o processo de reparo é tão completo que a linha de fratura é indetectável, mesmo em uma radiografia (raios X). No entanto, uma área espessada na superfície do osso permanece como evidência de uma fratura curada.

Correlação clínica

Tratamentos de fraturas

Os **tratamentos de fraturas** variam de acordo com a idade, tipo de fratura e o osso acometido. Os objetivos finais do tratamento de fraturas incluem o realinhamento dos fragmentos ósseos, a imobilização para manter o realinhamento e a restauração da função. Para que ocorra a união apropriada dos ossos, as extremidades fraturadas devem ser alinhadas. Este processo, denominado **redução**, é comumente referido como ajuste de uma fratura. Na **redução fechada**, as extremidades fraturadas de um osso são colocadas em alinhamento por manipulação manual e a pele permanece intacta. Na **redução aberta**, as extremidades fraturadas de um osso são alinhadas por um procedimento cirúrgico utilizando dispositivos de fixação interna, tais como parafusos, placas, pinos, hastes e fios. Após a redução, um osso fraturado pode ser mantido imobilizado por gesso, tipoia, tala, bandagem elástica, dispositivo de fixação externa ou uma combinação desses dispositivos.

Embora o osso tenha um suprimento sanguíneo abundante, a cicatrização às vezes leva meses. O cálcio e o fósforo necessários para fortalecer e endurecer novos ossos são depositados apenas gradualmente e as células ósseas geralmente crescem e se reproduzem lentamente. A interrupção temporária no suprimento de sangue também ajuda a explicar a lentidão da cicatrização de ossos gravemente fraturados. Alguns dos tipos comuns de fraturas são mostrados na **Tabela 6.1**.

TABELA 6.1 — Algumas fraturas comuns.

Fratura	Descrição	Ilustração	radiografia
Aberta (*Composta*)	As pontas quebradas do osso projetam-se através da pele. Por outro lado, uma *fratura fechada (simples)* não rompe a pele.		Úmero, Rádio, Ulna
Cominutiva (*com-* = juntos; *-minutiva* = partido em pedaços pequenos)	O osso é fragmentado, esmagado ou quebrado em pedaços no local de impacto e os fragmentos ósseos menores ficam entre os dois fragmentos principais.		Úmero
Fratura em galho verde	Uma fratura parcial na qual um lado do osso está quebrado e o outro lado dobrado, semelhante à maneira como um galho verde se quebra de um lado, enquanto o outro lado permanece inteiro, mas dobrado ou flexionado; ocorre apenas em crianças, cujos ossos não estão totalmente ossificados e contêm mais material orgânico do que material inorgânico.		Ulna, Rádio, Ossos do carpo (pulso)
Impactada	Uma extremidade do osso fraturado é empurrada com força para o interior da outra.		Úmero
Pott	Fratura da extremidade distal da fíbula (osso lateral da perna), com lesão grave da articulação distal da tíbia.		Tíbia, Fíbula, Ossos do tornozelo (talocrural)

(*continua*)

TABELA 6.1	Algumas fraturas comuns. (*continuação*)		
Fratura	**Descrição**	**Ilustração**	**radiografia**
Colles	Fratura da extremidade distal do osso lateral do antebraço (rádio) em que o fragmento distal é deslocado posteriormente.		
Fratura vertebral por compressão (FVC)	O corpo vertebral de uma ou mais vértebras é fraturado e se torna comprimido em forma de cunha. Pode ser causada por lesão, trauma ou mais comumente observada em indivíduos com osteoporose.		

Teste rápido

22. Liste os tipos de fraturas e descreva as quatro etapas envolvidas no reparo de fraturas.
23. Defina cada uma das fraturas comuns.

6.7 Função dos ossos na homeostasia do cálcio

OBJETIVOS

- **Descrever** a importância do cálcio no corpo
- **Explicar** como o nível de cálcio no sangue é regulado.

O osso é o principal reservatório de cálcio do corpo, armazenando 99% do cálcio total existente. Uma maneira de manter o nível de cálcio no sangue é controlar as taxas de reabsorção de cálcio do osso para o sangue e de deposição de cálcio do sangue para os ossos. As células nervosas, assim como as células musculares dependem de um nível estável de íons cálcio (Ca^{2+}) no líquido extracelular para funcionar corretamente. A coagulação sanguínea também requer Ca^{2+}. Além disso, muitas enzimas precisam de Ca^{2+} como cofator (uma substância adicional necessária para que uma reação enzimática ocorra). Por esse motivo, o nível de Ca^{2+} no plasma sanguíneo é estritamente regulado entre 9 e 11 mg/100 mℓ. Mesmo pequenas alterações na concentração de Ca^{2+} fora dessa faixa podem ser fatais – o coração pode parar (parada cardíaca) se a concentração for muito elevada ou a respiração pode ser interrompida (parada respiratória) se o nível cair demasiado. O papel dos ossos na homeostasia do cálcio é auxiliar no "tamponamento" do nível de Ca^{2+} no sangue, liberando Ca^{2+} para o plasma sanguíneo (utilizando osteoclastos) quando o nível diminui e absorvendo Ca^{2+} (usando osteoblastos) quando o nível se eleva.

A troca de Ca^{2+} é regulada por hormônios, dos quais o mais importante é o **hormônio da paratireoide** ou **paratormônio (PTH)** secretado pelas glândulas paratireoides (ver **Figura 18.13**). Esse hormônio aumenta o nível de Ca^{2+} no sangue. A secreção de PTH opera por meio de um sistema de retroalimentação negativa (**Figura 6.10**). Se algum estímulo diminuir o nível de Ca^{2+} no sangue, as células da glândula paratireoide (receptores) detectam essa mudança e aumentam a produção de uma molécula conhecida como monofosfato de adenosina cíclico (AMP cíclico). O gene que codifica o PTH dentro do núcleo de uma célula da glândula paratireoide (o centro de controle) detecta o aumento intracelular do AMP cíclico (o estímulo). Como resultado, a síntese de PTH acelera e mais PTH (a resposta) é liberado no sangue. A presença de níveis mais elevados de PTH aumenta o número e a atividade dos osteoclastos (efetores), que intensificam o ritmo de reabsorção óssea. A liberação resultante de Ca^{2+} dos ossos no sangue retorna o nível de Ca^{2+} no sangue ao normal.

O PTH também atua nos rins (efetores) para diminuir a perda de Ca^{2+} na urina, de modo que mais é retido no sangue. E o PTH estimula a formação de **calcitriol** (a forma ativa da vitamina D), um hormônio que promove a absorção de cálcio dos alimentos no trato gastrintestinal para o sangue. Ambas as ações também ajudam a elevar o nível de Ca^{2+} no sangue.

Outro hormônio atua diminuindo o nível de Ca^{2+} no sangue. Quando o Ca^{2+} sanguíneo sobe acima do normal, as *células*

FIGURA 6.10 Sistema de retroalimentação negativa para a regulação da concentração de cálcio (Ca^{2+}) no sangue.

A liberação do cálcio a partir da matriz óssea e a retenção do cálcio pelos rins são as principais maneiras de aumentar o nível de cálcio no sangue.

ESTÍMULO

Interrompe a homeostasia ao diminuir a

CONDIÇÃO CONTROLADA
Nível de cálcio (Ca^{2+}) no sangue

RECEPTORES
Células da glândula paratireoide

Estímulo
Detecta a concentração reduzida de Ca^{2+} que aumenta a produção de AMP cíclico

CENTRO DE CONTROLE
Gene do hormônio da paratireoide (paratormônio)

Resposta
Gene "ligado" que aumenta a liberação de PTH

Retorna à homeostasia quando a resposta trouxer o nível de Ca^{2+} no sangue de volta ao normal

EFETORES
Osteoclastos | Rins

Os osteoclastos aumentam a reabsorção óssea

Os rins retêm Ca^{2+} no sangue, excretam fosfato na urina e produzem calcitriol

RESPOSTA
Aumento do nível de Ca^{2+} no sangue

PTH = hormônio da paratireoide ou paratormônio

? Quais funções do corpo dependem de níveis adequados de Ca^{2+}?

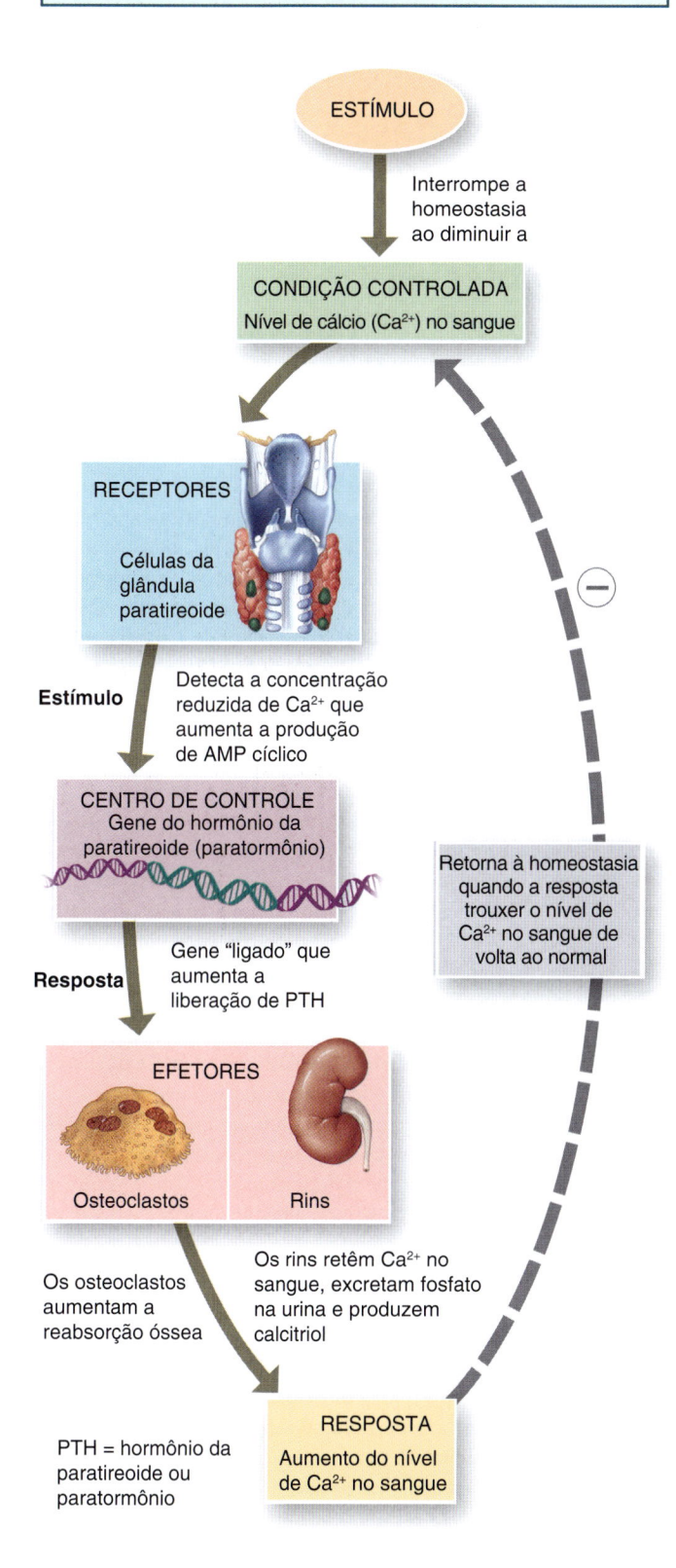

parafoliculares na glândula tireoide secretam **calcitonina (CT)**. A CT inibe a atividade dos osteoclastos, acelera a captação de Ca^{2+} do sangue pelos ossos e acelera a deposição de Ca^{2+} nos ossos. O resultado final é que a CT promove a formação óssea e diminui o nível de Ca^{2+} no sangue. Apesar desses efeitos, o papel da CT na homeostasia normal do cálcio é incerto porque pode estar completamente ausente sem causar sintomas. No entanto, a calcitonina coletada do salmão (Miacalcin®) é um medicamento eficaz para o tratamento da osteoporose, pois retarda a reabsorção óssea.

A **Figura 18.14** resume os papéis do hormônio da paratireoide (paratormônio), calcitriol e calcitonina na regulação do nível de Ca^{2+} no sangue.

Teste rápido

24. Como os hormônios atuam nos ossos para regular a homeostasia do cálcio?

6.8 Exercício e tecido ósseo

OBJETIVO

- **Descrever** como o exercício e o estresse mecânico afetam o tecido ósseo.

Dentro dos limites, o tecido ósseo tem a capacidade de alterar sua resistência em resposta às mudanças na tensão mecânica. Quando colocado sob pressão, o tecido ósseo se torna mais forte com o aumento da deposição de sais minerais e produção de fibras colágenas por osteoblastos. Sem o estresse mecânico, o osso não é remodelado normalmente, porque a reabsorção óssea ocorre mais rapidamente do que a formação óssea. Pesquisas mostraram que as tensões intermitentes de alto impacto influenciam mais fortemente na deposição óssea do que as tensões constantes de menor impacto. Portanto, o ato de correr e pular estimula o remodelamento ósseo de forma mais considerável do que caminhar.

As principais tensões mecânicas nos ossos são aquelas que resultam da tração dos músculos esqueléticos e da tração da gravidade. Se uma pessoa está acamada ou tem um osso fraturado engessado, a resistência dos ossos não tensionados diminui por causa da perda de minerais ósseos e número reduzido de fibras colágenas. Como mencionado no início do capítulo, os astronautas submetidos à microgravidade do espaço também perdem massa óssea. Em qualquer um desses casos, a perda óssea pode ser significativa – até 1 a 2% ao mês. Por outro lado, os ossos dos atletas, que são repetidamente e altamente tensionados, tornam-se consideravelmente mais espessos e mais fortes do que as de astronautas ou não atletas. As atividades com sustentação de peso, como a caminhada ou o levantamento de peso moderado, auxiliam na formação e retenção da massa óssea. Adolescentes e adultos jovens devem praticar exercícios regulares de sustentação de peso antes do fechamento das placas epifisárias, com o intuito de ajudar a produzir a massa total antes de sua inevitável redução com o envelhecimento. Entretanto, indivíduos de todas as idades podem e devem fortalecer seus ossos ao praticarem exercícios de sustentação de peso.

> **Teste rápido**
>
> 25. Como as tensões mecânicas fortalecem o tecido ósseo?
> 26. Será que as crianças criadas no espaço poderiam retornar ao planeta Terra?
> 27. Por que é importante praticar exercícios de sustentação de peso antes que as placas epifisárias fechem?

> **Teste rápido**
>
> 28. O que é a desmineralização e como isso afeta o funcionamento dos ossos?
> 29. Quais mudanças ocorrem na parte orgânica da matriz extracelular óssea com o envelhecimento?

6.9 Envelhecimento e tecido ósseo

OBJETIVO

- **Descrever** os efeitos do envelhecimento no tecido ósseo.

Do nascimento à adolescência, mais tecido ósseo é produzido do que é perdido durante o remodelamento ósseo. Em jovens adultos, as taxas de deposição e de reabsorção óssea são aproximadamente as mesmas. Como o nível de hormônios sexuais diminui durante a meia-idade, principalmente em mulheres após a menopausa, uma diminuição na massa óssea ocorre porque a reabsorção óssea pelos osteoclastos ultrapassa a deposição óssea pelos osteoblastos. Na velhice, a perda óssea através da reabsorção ocorre mais rapidamente do que o ganho ósseo. Como os ossos das mulheres geralmente são menores e menos maciços do que os ossos dos homens, inicialmente, a perda de massa óssea na velhice normalmente tem um efeito adverso maior em mulheres. Esses fatores contribuem para a maior incidência de osteoporose em mulheres.

Existem dois efeitos principais do envelhecimento no tecido ósseo: perda de massa óssea e fragilidade. A perda de massa óssea resulta da **desmineralização**, a perda de cálcio e de outros minerais da matriz extracelular óssea. Essa perda geralmente começa após os 30 anos em mulheres, acelera muito por volta dos 45 anos, conforme os níveis de estrógenos diminuem e continua até que 30% do cálcio nos ossos sejam perdidos aos 70 anos. Uma vez que a perda óssea começa nas mulheres, cerca de 8% da massa óssea é perdida a cada 10 anos. Nos homens, a perda de cálcio normalmente não se inicia antes dos 60 anos e aproximadamente 3% da massa óssea é perdida a cada 10 anos. A perda de cálcio dos ossos é um dos problemas na osteoporose (ver seção *Distúrbios*).

O segundo efeito principal do envelhecimento no sistema esquelético, a fragilidade, resulta de uma diminuição da taxa de síntese de proteínas. Lembre-se de que a parte orgânica da matriz extracelular óssea, principalmente fibras colágenas, oferece ao osso sua resistência à tração. A perda de resistência à tração faz com que os ossos se tornem muito frágeis e suscetíveis a fraturas. Em alguns indivíduos idosos, a síntese de fibras colágenas fica mais lenta, em parte devido à diminuição da produção do hormônio do crescimento. Além de aumentar a suscetibilidade às fraturas, a perda de massa óssea também leva à deformidade, dor, perda de altura e perda dos dentes.

A **Tabela 6.2** resume os fatores que influenciam o metabolismo ósseo.

Distúrbios: desequilíbrios homeostáticos

Osteoporose

O**steoporose** (*-por-* = passagem; *-ose* = condição), literalmente uma condição que causa a porosidade dos ossos, afeta 34 milhões de pessoas por ano nos EUA (**Figura 6.11**). Além disso, 44 milhões de pessoas têm baixa massa óssea (*osteopenia*), o que as coloca em risco de osteoporose. O problema básico é que a reabsorção óssea (ruptura) supera a deposição óssea (formação). Em grande parte, isso se deve à depleção de cálcio do corpo – mais cálcio é perdido na urina, fezes e suor do que é absorvido da dieta. A massa óssea torna-se tão esgotada que os ossos fraturam, muitas vezes espontaneamente, em condições de tensões mecânicas da vida cotidiana. Por exemplo, uma fratura de quadril pode resultar de simplesmente sentar-se muito rapidamente. Nos EUA, a osteoporose causa mais de 1,5 milhão de fraturas por ano, principalmente nos quadris, pulsos e vértebras. A osteoporose atinge todo o sistema esquelético. Além de fraturas, a osteoporose causa encolhimento das vértebras, perda de altura, costas arqueadas e dor óssea.

A osteoporose afeta principalmente indivíduos de meia-idade e idosos, 80% delas mulheres. Mulheres mais velhas sofrem de osteoporose mais frequentemente do que os homens por duas razões: (1) os ossos das mulheres são menos maciços do que os ossos dos homens e (2) a produção de estrógenos em mulheres diminui drasticamente na menopausa, enquanto a produção do principal andrógeno, a testosterona, nos homens mais velhos diminui gradualmente e apenas ligeiramente. Os estrógenos e a testosterona estimulam a atividade osteoblástica e a síntese de matriz óssea. Além do gênero, fatores de risco para o desenvolvimento de osteoporose incluem um histórico familiar da doença, ancestralidade europeia ou asiática, corpo magro ou pequeno, estilo de vida sedentário, tabagismo, uma dieta deficiente em cálcio e vitamina D, mais do que dois copos de bebida alcoólica por dia e o uso de determinados medicamentos.

A osteoporose é diagnosticada por meio de um histórico familiar e um *teste de densidade mineral óssea*. Ver o boxe *Correlação clínica* sobre cintilografia óssea na seção 6.3. Realizados como a radiografia, os testes de DMO medem a densidade óssea. Eles também podem ser utilizados para confirmar o diagnóstico de osteoporose, determinar a taxa de perda óssea e monitorar os efeitos do tratamento. Também há uma ferramenta relativamente nova denominada *FRAX*® que incorpora fatores de risco além da densidade mineral óssea, para estimar com precisão o risco de fratura. Pacientes preenchem um questionário *online* de fatores de risco, como idade, gênero, altura, peso, etnia, história prévia de fratura, história parental de fratura no quadril, uso de glicocorticoides

TABELA 6.2	Resumo dos fatores que afetam o crescimento ósseo.
Fator	**Comentário**
MINERAIS	
Cálcio e fósforo	Endurecem a matriz extracelular óssea.
Magnésio	Auxilia na formação de matriz extracelular óssea.
Fluoreto	Auxilia no fortalecimento de matriz extracelular óssea.
Manganês	Ativa enzimas envolvidas na síntese de matriz extracelular óssea.
VITAMINAS	
Vitamina A	Necessária para a atividade dos osteoblastos durante o remodelamento ósseo; a deficiência retarda o crescimento ósseo; tóxica em altas doses.
Vitamina C	Necessária para a síntese de colágeno, a principal proteína óssea; a deficiência leva à diminuição da produção de colágeno, que desacelera o crescimento ósseo e retarda o reparo de ossos quebrados.
Vitamina D	A forma ativa (calcitriol) é produzida pelos rins; ajuda a construir ossos, aumentando a absorção de cálcio do canal digestório para o sangue; a deficiência causa calcificação defeituosa e retarda o crescimento ósseo; pode reduzir o risco de osteoporose, mas é tóxica se ingerida em altas doses. Indivíduos que têm exposição mínima aos raios ultravioleta ou que não tomam suplementos de vitamina D podem não possuir vitamina D suficiente para absorver o cálcio. Isso interfere no metabolismo do cálcio.
Vitaminas K e B_{12}	Necessárias para a síntese de proteínas ósseas; a deficiência leva à produção anormal de proteína na matriz extracelular óssea e diminuição da densidade óssea.
HORMÔNIOS	
Hormônio do crescimento (GH)	Secretado pelo lobo anterior da glândula pituitária; promove o crescimento geral de todos os tecidos do corpo, incluindo os ossos, principalmente ao estimular a produção de fatores de crescimento semelhantes à insulina.
Fatores de crescimento semelhantes à insulina (IGFs)	Secretados pelo fígado, ossos e outros tecidos com a estimulação pelo hormônio do crescimento; promove o crescimento ósseo normal ao estimular os osteoblastos e ao aumentar a síntese de proteínas necessárias para produzir um novo osso.
Hormônios da tireoide (T_3 e T_4)	Secretados pela glândula tireoide; promovem o crescimento normal dos ossos, estimulando os osteoblastos.
Insulina	Secretada pelo pâncreas; promove o crescimento normal dos ossos, aumentando a síntese de proteínas ósseas.
Hormônios sexuais (estrógenos e testosterona)	Secretados pelos ovários nas mulheres (estrógenos) e pelos testículos nos homens (testosterona); estimulam os osteoblastos e promovem o "estirão de crescimento" repentino que ocorre durante os anos de adolescência; interrompem o crescimento nas placas epifisárias por volta dos 18 a 21 anos, promovendo o término do crescimento longitudinal dos ossos; contribuem para o remodelamento ósseo durante a idade adulta, retardando a reabsorção óssea pelos osteoclastos e promovendo a deposição óssea pelos osteoblastos.
Hormônio da paratireoide ou paratormônio (PTH)	Secretado pelas glândulas paratireoides; promove a reabsorção óssea pelos osteoclastos; aumenta a recuperação de íons cálcio da urina; promove a formação da forma ativa da vitamina D (calcitriol).
Calcitonina (CT)	Secretada pela glândula tireoide; inibe a reabsorção óssea pelos osteoclastos.
EXERCÍCIO	
	Atividades com sustentação de peso estimulam os osteoblastos e, consequentemente, ajudam a produzir ossos mais espessos, mais fortes e retardam a perda de massa óssea que ocorre com o envelhecimento.
ENVELHECIMENTO	
	Como o nível de hormônios sexuais diminui durante a meia-idade até a idade adulta avançada, principalmente em mulheres após a menopausa, a reabsorção óssea por osteoclastos supera a deposição óssea por osteoblastos, o que leva a uma diminuição na massa óssea e a um aumento do risco de osteoporose.

(p. ex., cortisona), tabagismo, ingestão de álcool e artrite reumatoide. Com base nas informações, *FRAX*® fornece uma estimativa da probabilidade que uma pessoa vai sofrer uma fratura no quadril ou outro osso importante da coluna, ombro ou antebraço devido à osteoporose em um período de 10 anos.

As opções de tratamento para a osteoporose são variadas. No que diz respeito à nutrição, uma dieta rica em cálcio é importante para reduzir o risco de fraturas. A vitamina D é necessária para o corpo utilizar cálcio. Em termos de exercício, o desempenho regular de exercícios com sustentação de peso demonstra a manutenção e produção da massa óssea. Esses exercícios incluem caminhada, *jogging*, *hiking*, subir escadas, jogar tênis e dançar. Exercícios de resistência, como levantamento de peso, também aumentam a força óssea e massa muscular.

Os medicamentos utilizados para tratar a osteoporose são geralmente de dois tipos: (1) **medicamentos antirreabsortivos** retardam a progressão de perda óssea e (2) **medicamentos para construção óssea** promovem o aumento da massa óssea. Entre os medicamentos antirreabsortivos estão os (1) *bisfosfonatos*, que inibem os osteoclastos (Fosamax®, Actonel®, Boniva® e calcitonina); (2) *moduladores seletivos do receptor de estrógeno*, que mimetizam os efeitos dos estrógenos sem efeitos adversos indesejados

FIGURA 6.11 Comparação do tecido ósseo esponjoso de A, um adulto jovem normal e B, uma pessoa com osteoporose. Observe as trabéculas ósseas enfraquecidas em **B**. O tecido ósseo compacto é afetado de forma semelhante pela osteoporose.

> Na osteoporose, a reabsorção óssea supera a formação óssea, diminuindo assim a massa óssea.

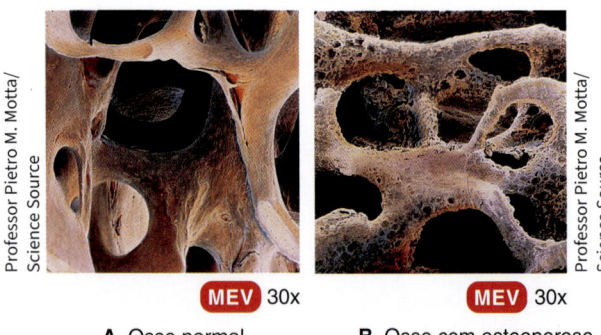

A. Osso normal — MEV 30x
B. Osso com osteoporose — MEV 30x

? Se você quisesse desenvolver um medicamento para diminuir os efeitos da osteoporose, você procuraria uma substância química que inibisse a atividade dos osteoblastos ou a dos osteoclastos?

(Raloxifene®, Evista®); e (3) terapia de reposição de estrógeno (TRE), que substitui estrógenos perdidos durante e após a menopausa (Premarin®) e a terapia de reposição hormonal (TRH), que substitui os estrógenos e a progesterona perdidos durante e após a menopausa (Prempro®). A TRE ajuda a manter e aumentar a massa óssea após a menopausa. Mulheres em TRE têm um risco ligeiramente maior de acidente vascular encefálico e coágulos sanguíneos. A TRH também auxilia a manter e aumentar a massa óssea. Mulheres em TRH têm riscos aumentados de doenças cardíacas, câncer de mama, acidente vascular encefálico, coágulos sanguíneos e demência.

Entre os medicamentos formadores de ossos está o hormônio da paratireoide (PTH), que estimula os osteoblastos a produzirem novos ossos (Forteo®).

Raquitismo e osteomalacia

Raquitismo e **osteomalacia** (*malacia* = amolecimento) são duas formas da mesma doença que resultam de calcificação inadequada da matriz extracelular óssea, geralmente causada por uma deficiência de vitamina D. O raquitismo é uma doença de crianças em que os ossos em crescimento se tornam "moles" ou elásticos e são facilmente deformados. Visto que um novo osso formado nas placas epifisárias não ossifica, pernas arqueadas e deformidades do crânio, caixa torácica e pelve são comuns. A osteomalacia é o equivalente adulto do raquitismo, às vezes denominada *raquitismo do adulto*. O novo osso formado durante o remodelamento não consegue calcificar e a pessoa desenvolve vários graus de dor e sensibilidade nos ossos, principalmente no quadril e nas pernas. Fraturas ósseas também resultam de um pequeno trauma. A prevenção e o tratamento do raquitismo e da osteomalacia consistem na administração de quantidades adequadas de vitamina D e exposição a quantidades moderadas de luz solar.

Terminologia técnica

Osteoartrite (*-artr-* = **articulação**). A degeneração da cartilagem articular de modo que as extremidades ósseas se tocam; o atrito resultante dos ossos entre si agrava a condição. Geralmente associada aos idosos.

Osteomielite. Uma infecção óssea caracterizada por febre alta, sudorese, calafrios, dor, náuseas, formação de pus, edema e calor sobre o osso afetado e músculos rígidos sobrejacentes. É frequentemente causada por bactérias, geralmente *Staphylococcus aureus*. A bactéria pode atingir o osso de fora do corpo (por meio de fraturas expostas, feridas penetrantes ou procedimentos cirúrgicos ortopédicos); de outros sítios de infecção no corpo (dentes com abscesso, infecções por queimaduras, infecções do trato urinário ou infecções do trato respiratório superior) via corrente sanguínea; e de infecções de tecidos moles adjacentes (como ocorre no diabetes melito).

Osteopenia (*penia* = pobreza). Massa óssea reduzida em decorrência de uma diminuição na taxa de síntese óssea para um nível tão baixo para compensar a reabsorção óssea normal; qualquer diminuição na massa óssea abaixo do normal. Um exemplo é a osteoporose.

Osteossarcoma (*sarcoma* = **tumor do tecido conjuntivo**). Câncer ósseo que afeta principalmente os osteoblastos e ocorre mais frequentemente em adolescentes durante o estirão de crescimento; os sítios mais comuns são as metáfises do osso da coxa (fêmur), osso da canela (tíbia) e osso do braço (úmero). As metástases ocorrem com mais frequência em pulmões; o tratamento consiste em quimioterapia com múltiplos fármacos e remoção do crescimento maligno ou amputação do membro.

Revisão do capítulo

Conceitos essenciais

Introdução

1. Um osso é constituído por vários tecidos diferentes: tecido ósseo, cartilagem, tecido conjuntivo denso, epitélio, tecido adiposo, sangue e tecido nervoso.

2. Toda a estrutura dos ossos e suas cartilagens constitui o sistema esquelético.

6.1 Funções dos ossos e do sistema esquelético

1. O sistema esquelético funciona na sustentação, proteção, movimento, homeostasia mineral, produção de células sanguíneas e armazenamento de triglicerídeos.

6.2 Estrutura óssea

1. Partes de um osso longo típico são a diáfise (corpo ou haste), epífises proximal e distal (extremidades), metáfises, cartilagem articular, periósteo, cavidade medular e endósteo.

6.3 Histologia do tecido ósseo

1. O tecido ósseo consiste em células amplamente separadas rodeadas por grandes quantidades de matriz extracelular.

2. Os quatro principais tipos de células do tecido ósseo são as células osteoprogenitoras, osteoblastos (células formadoras de osso), osteócitos (mantêm diariamente a atividade óssea) e osteoclastos (células destruidoras dos ossos).

3. A matriz extracelular do osso contém quantidades abundantes de sais minerais (principalmente hidroxiapatita) e fibras colágenas.

4. O tecido ósseo compacto consiste em ósteons com pouco espaço entre eles.

5. O tecido ósseo compacto encontra-se sobre o tecido ósseo esponjoso nas epífises e constitui a maior parte do tecido ósseo da diáfise. Funcionalmente, o tecido ósseo compacto é a forma mais forte de osso e protege, sustenta e resiste ao estresse.

6. O tecido ósseo esponjoso não contém ósteons. Consiste em trabéculas ósseas ao redor de muitos espaços preenchidos por medula óssea vermelha em alguns ossos.

7. O tecido ósseo esponjoso forma a maior parte da estrutura de ossos curtos, chatos e irregulares e o interior das epífises em ossos longos. Funcionalmente, as trabéculas de tecido ósseo esponjoso oferecem resistência ao longo das linhas de tensão, apoiam e protegem a medula óssea vermelha, assim como tornam os ossos mais leves para um movimento mais fácil.

6.4 Suprimento sanguíneo e nervoso dos ossos

1. Os ossos longos são supridos por artérias periosteais, nutrícias, metafisárias e epifisárias; as veias acompanham as artérias.

2. Os nervos acompanham os vasos sanguíneos nos ossos; o periósteo é rico em neurônios sensoriais.

6.5 Formação dos ossos

1. O processo pelo qual o osso se forma, denominado ossificação, ocorre em quatro situações principais: (1) a formação inicial de ossos em um embrião e no feto; (2) o crescimento dos ossos durante a primeira infância, infância e adolescência até que seus tamanhos adultos sejam alcançados; (3) o remodelamento dos ossos (substituição de osso velho por tecido ósseo novo ao longo da vida); e (4) o reparo das fraturas (ruptura nos ossos) durante a vida.

2. O desenvolvimento ósseo começa durante a sexta ou sétima semana de desenvolvimento embrionário. Os dois tipos de ossificação, intramembranosa e endocondral, envolvem a substituição de um tecido conjuntivo preexistente por osso. A ossificação intramembranosa refere-se à formação óssea diretamente dentro do mesênquima disposto em camadas laminadas que se assemelham a membranas. A ossificação endocondral refere-se à formação de ossos dentro da cartilagem hialina que se desenvolve a partir do mesênquima. O centro primário de ossificação de um osso longo está na diáfise. A cartilagem degenera, deixando cavidades que se fundem para formar a cavidade medular.

Os osteoblastos depositam osso. Em seguida, a ossificação ocorre nas epífises, onde o osso substitui a cartilagem, exceto na placa epifisária (de crescimento).

3. A placa epifisária consiste em quatro zonas: zona de cartilagem em repouso, zona de cartilagem em proliferação, zona de cartilagem hipertrófica e zona de cartilagem calcificada. Por causa da divisão celular na placa epifisária, a diáfise de um osso aumenta em comprimento.

4. O osso cresce em espessura ou diâmetro em virtude da adição de novos tecidos ósseos por osteoblastos periosteais em torno da superfície externa do osso (crescimento aposicional).

5. O remodelamento ósseo é um processo contínuo no qual os osteoclastos esculpam pequenos túneis no tecido ósseo antigo e, em seguida, os osteoblastos o reconstroem.

6. Na reabsorção óssea, os osteoclastos liberam enzimas e ácidos que degradam as fibras colágenas e dissolvem os sais minerais.

7. Minerais (principalmente cálcio e fósforo) e vitaminas da dieta (A, C, D, K e B_{12}) são necessários para o crescimento e manutenção óssea. Os fatores de crescimento semelhantes à insulina (IGFs), hormônio do crescimento, hormônios da tireoide e a insulina estimulam o crescimento ósseo.

8. Os hormônios sexuais retardam a reabsorção do osso velho e promovem a deposição de ossos novos.

6.6 Fratura e reparo ósseo

1. Uma fratura é qualquer ruptura de um osso. Os tipos de fraturas incluem os seguintes: fechado, aberto, cominutivo, em galho verde, impactado, por estresse, Pott, Colles e compressão vertebral.

2. O reparo da fratura envolve a formação de um hematoma da fratura durante a fase reativa, formação de calo de cartilagem fibrosa e de calo ósseo durante a fase reparativa, além de uma fase de remodelamento ósseo.

6.7 Função dos ossos na homeostasia do cálcio

1. O osso é o principal reservatório de cálcio no corpo.

2. O hormônio da paratireoide secretado pelas glândulas paratireoides aumenta o nível de Ca^{2+} no sangue. A calcitonina da glândula tireoide tem o potencial para diminuir o nível de Ca^{2+} no sangue. A vitamina D aumenta a absorção de cálcio e fosfato e, portanto, aumenta os níveis sanguíneos dessas substâncias.

6.8 Exercício e tecido ósseo

1. A tensão mecânica aumenta a resistência óssea, com a elevação da deposição de sais minerais e produção de fibras colágenas.

2. A remoção da tensão mecânica enfraquece o osso através da desmineralização e redução da fibra colágena.

6.9 Envelhecimento e tecido ósseo

1. O principal efeito do envelhecimento é a desmineralização, a perda de cálcio dos ossos, o que se deve à redução da atividade dos osteoblastos.

2. Outro efeito é a diminuição da produção de proteínas da matriz extracelular (principalmente fibras colágenas), o que torna os ossos mais quebradiços e, portanto, mais suscetíveis a fraturas.

Questões para avaliação crítica

1. Taryn está no último ano do ensino médio e está passando por um regime extenuante de corrida por várias horas diárias, a fim de se qualificar para a competição de atletismo do colégio estadual. Ultimamente, ela tem manifestado uma dor intensa na perna direita que está atrapalhando seus treinos. Seu médico realiza o exame da perna direita. O médico não observa qualquer evidência externa de lesão; ele, em seguida, solicita uma cintilografia óssea. Qual é a suspeita do médico sobre o problema?

2. Enquanto jogava basquete, Marcus de 9 anos de idade caiu e quebrou seu braço esquerdo. O braço foi engessado e pareceu cicatrizar normalmente. Já na idade adulta, Marcus ficou intrigado porque parecia que seu braço direito era mais longo que seu braço esquerdo. Ele mediu ambos os braços e estava correto – seu braço direito é mais comprido! Como você explicaria para Marcus o que ocorreu?

3. Os astronautas no espaço se exercitam como parte de sua rotina diária, mas eles ainda têm problemas com fraqueza óssea após permanências prolongadas no espaço. Por que isso acontece?

Respostas às questões das figuras

6.1 O periósteo é essencial para o crescimento da espessura do osso, reparo ósseo e nutrição óssea. Também serve como um ponto de fixação para os ligamentos e tendões.

6.2 A reabsorção óssea é necessária para o desenvolvimento, manutenção e reparo dos ossos.

6.3 Os canais osteônicos são o principal suprimento de sangue para os osteócitos de um ósteon, então seu bloqueio levaria à morte dos osteócitos.

6.4 As artérias periosteais entram no tecido ósseo através de canais perfurantes.

6.5 Ossos chatos do crânio, a maioria dos ossos faciais, a mandíbula e a parte medial da clavícula desenvolvem-se por ossificação intramembranosa.

6.6 Os centros secundários de ossificação se desenvolvem nas regiões do molde de cartilagem que dará origem às epífises.

6.7 O crescimento longitudinal da diáfise é causado por divisões celulares na zona de proliferação da cartilagem e substituição da zona de cartilagem calcificada por osso (nova diáfise).

6.8 A cavidade medular aumenta pela atividade dos osteoclastos no endósteo.

6.9 A cicatrização de fraturas ósseas pode levar meses, porque a deposição de cálcio e de fósforo é um processo lento e as células ósseas geralmente crescem e se reproduzem lentamente.

6.10 Batimentos cardíacos, respiração, funcionamento das células nervosas, funcionamento das enzimas e a coagulação do sangue dependem de níveis adequados de cálcio.

6.11 Um medicamento que inibe a atividade dos osteoclastos pode diminuir os efeitos da osteoporose, porque os osteoclastos são responsáveis pela reabsorção óssea.

CAPÍTULO 7

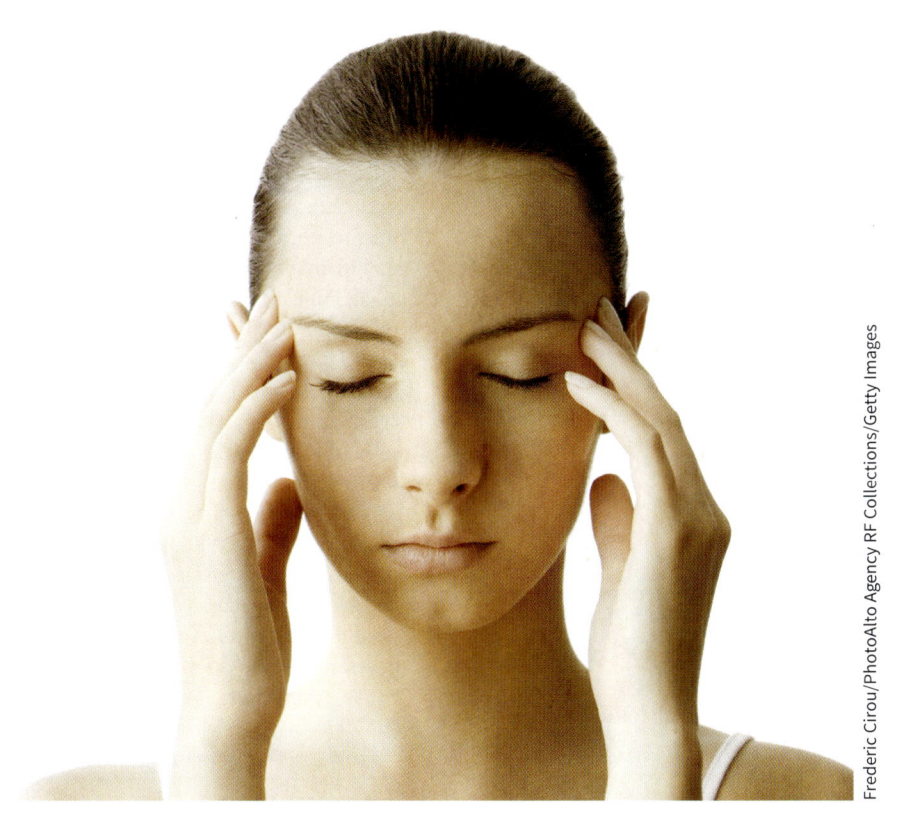

Consulte o boxe *Correlação clínica: sinusite* na Seção 7.7 para descobrir por que a sinusite afeta não somente os seios paranasais, mas também apresenta efeitos generalizados em diversas partes do corpo.

Sistema Esquelético: Esqueleto Axial

Esqueleto axial e homeostasia

Os ossos do esqueleto axial contribuem para a homeostasia, protegendo muitos órgãos do corpo, como cérebro, medula espinal, coração e pulmões. Eles também são importantes na sustentação, além do armazenamento e liberação de cálcio.

Sem os ossos, você não poderia sobreviver. Você seria incapaz de realizar movimentos como caminhar ou agarrar e o golpe mais leve na cabeça ou no tórax poderia lesionar seu cérebro ou coração. O sistema esquelético forma a estrutura do corpo; assim, a familiaridade com os nomes, formas e posições de ossos individuais irá ajudá-lo a localizar e nomear muitas outras características anatômicas. Por exemplo, a artéria radial, o local onde o pulso é normalmente mensurado, é nomeada por sua proximidade com o rádio, o osso lateral do antebraço. O nervo ulnar tem esse nome por sua proximidade com a ulna, o osso medial do antebraço. O lobo frontal do cérebro encontra-se profundamente no osso frontal (testa). O músculo anterior da tíbia encontra-se ao longo da superfície anterior da tíbia (osso da canela). Partes de alguns ossos também servem para localizar estruturas dentro do crânio e delimitar os pulmões, o coração e os órgãos abdominais e pélvicos.

7.1 Divisões do sistema esquelético

OBJETIVO

- **Descrever** como o esqueleto é organizado nas divisões axial e apendicular.

Movimentos como jogar bola, andar de bicicleta e caminhar exigem interações entre ossos e músculos. Para entender como os músculos produzem movimentos diferentes, de cumprimentos a arremessos de três pontos, você precisará aprender onde os músculos se prendem aos ossos individuais e quais tipos de articulações estão envolvidos. Juntos, os ossos, músculos e articulações formam um sistema integrado denominado **sistema musculoesquelético**. O ramo da ciência médica relacionado à prevenção ou correção de distúrbios do sistema musculoesquelético é chamado de **ortopedia** (*orto-* = reto ou correto, direito; *-pedi* = criança).

O esqueleto humano adulto consiste em 206 ossos nomeados, a maioria dos quais é pareada, com um membro de cada par nos lados direito e esquerdo do corpo. Os esqueletos de bebês e crianças possuem mais de 206 ossos, porque alguns de seus ossos se fundem mais tarde na vida. Exemplos são os ossos do quadril e alguns ossos (sacro e cóccix) da coluna vertebral.

Os ossos do esqueleto adulto são agrupados em duas divisões principais: o **esqueleto axial** e o **esqueleto apendicular** (*apendic-* = segurar em). A **Tabela 7.1** apresenta os 80 ossos do esqueleto axial e os 126 ossos do esqueleto apendicular. A **Figura 7.1** mostra como ambas as divisões se unem para formar o esqueleto completo (os ossos do esqueleto axial são mostrados em azul). Você pode lembrar os nomes das divisões se você pensar no esqueleto axial como consistindo em ossos que se encontram em torno do *eixo* do corpo humano, uma linha imaginária longitudinal que atravessa o centro de gravidade do corpo a partir da cabeça até o espaço entre os pés: ossos do crânio, ossículos auditivos (ossos do ouvido), osso hioide (ver **Figura 7.5**), costelas, esterno e ossos da coluna vertebral. O esqueleto apendicular consiste nos ossos dos **membros superiores** e **inferiores** (*extremidades ou apêndices*), além dos ossos que formam os **cíngulos** que conectam os membros ao esqueleto axial. Funcionalmente, os ossículos auditivos na orelha média, que vibram em resposta às ondas sonoras que atingem o tímpano, não fazem parte do esqueleto axial ou mesmo do esqueleto apendicular, mas eles são agrupados com o esqueleto axial por conveniência (ver Capítulo 17).

Vamos organizar nosso estudo sobre o sistema esquelético em torno das duas divisões do esqueleto, com ênfase em como os ossos do corpo estão inter-relacionados. Neste capítulo, nos concentramos no esqueleto axial, olhando primeiro para o crânio e depois para os ossos da coluna vertebral e do tórax. No Capítulo 8, exploramos o esqueleto apendicular, examinando, por sua vez, os ossos do cíngulo do membro superior ou peitoral (ombro) e membros superiores e depois o cíngulo do membro inferior (pélvico) e os membros inferiores. Antes de examinarmos o esqueleto axial, vamos direcionar sua atenção para algumas características gerais dos ossos.

> **Teste rápido**
>
> 1. Qual é o fundamento para agrupar o esqueleto nas divisões axial e apendicular?

TABELA 7.1 Os ossos do sistema esquelético adulto.

Divisão do esqueleto	Estrutura	Número de ossos	Divisão do esqueleto	Estrutura	Número de ossos
Esqueleto axial	Crânio		**Esqueleto apendicular**	Cíngulo do membro superior	
	Ossos da cavidade craniana	8		Clavícula	2
	Ossos da face	14		Escápula	2
	Osso hioide	1		**Membros superiores**	
	Ossículos auditivos (ver Figura 7.5)	6		Úmero	2
	Coluna vertebral	26		Ulna	2
	Tórax			Rádio	2
	Esterno	1		Carpais	16
	Costelas	24		Metacarpais	10
	Número de ossos = 80			Falanges	28
				Cíngulo pélvico	
				Osso do quadril, da pelve ou da coxa	2
				Membros inferiores	
				Fêmur	2
				Patela	2
				Fíbula	2
				Tíbia	2
				Tarsais	14
				Metatarsais	10
				Falanges	28
				Número de ossos = 126	
				Total de ossos em um esqueleto adulto = 206	

CAPÍTULO 7 Sistema Esquelético: Esqueleto Axial 203

FIGURA 7.1 **Divisões do sistema esquelético.** O esqueleto axial é indicado em azul. (Observar a posição do osso hioide na **Figura 7.5**).

O esqueleto humano adulto consiste em 206 ossos agrupados em duas divisões: o esqueleto axial e o esqueleto apendicular.

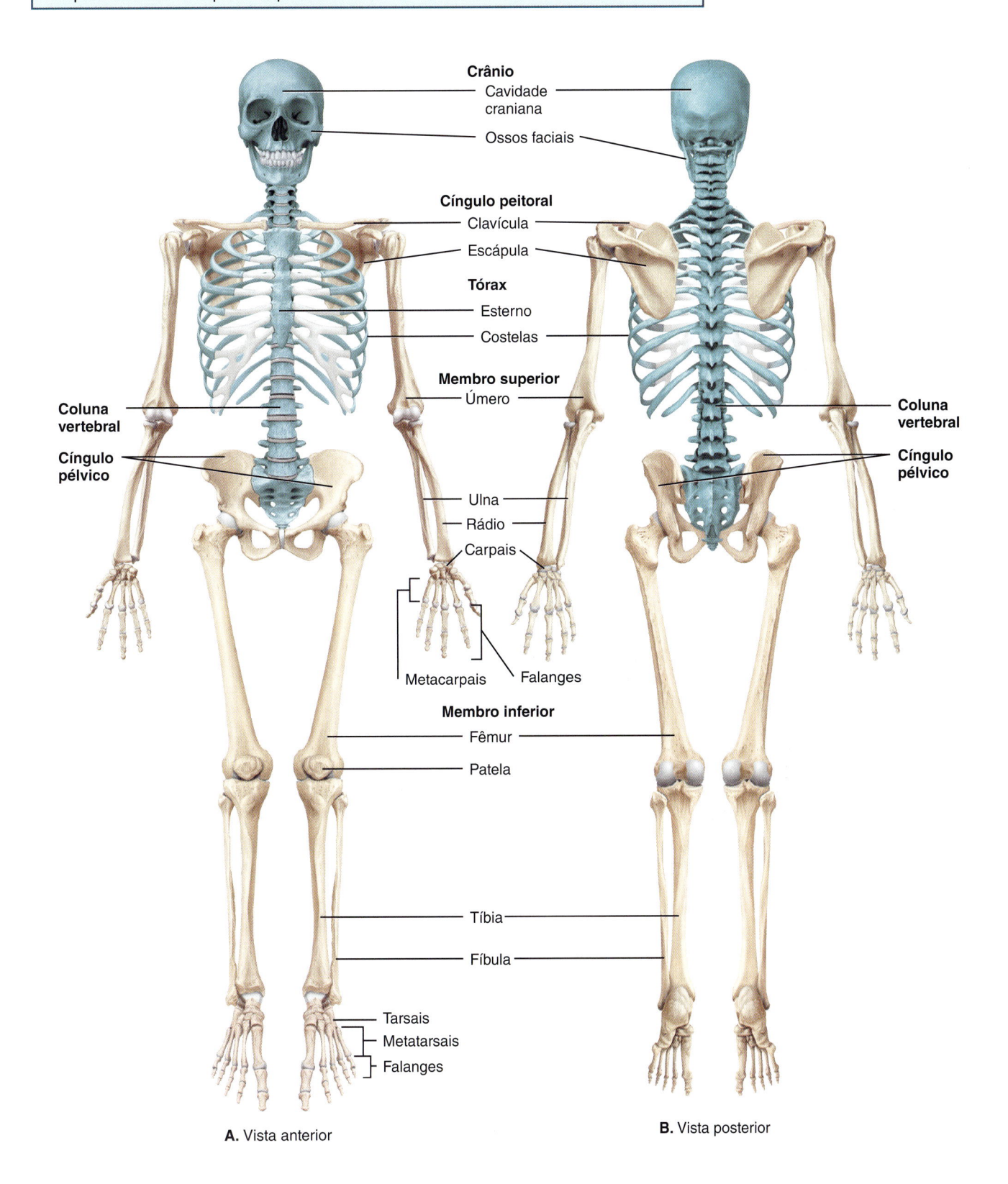

Crânio
- Cavidade craniana
- Ossos faciais

Cíngulo peitoral
- Clavícula
- Escápula

Tórax
- Esterno
- Costelas

Membro superior
- Úmero
- Ulna
- Rádio
- Carpais
- Metacarpais
- Falanges

Coluna vertebral

Cíngulo pélvico

Membro inferior
- Fêmur
- Patela
- Tíbia
- Fíbula
- Tarsais
- Metatarsais
- Falanges

A. Vista anterior

B. Vista posterior

? Quais das seguintes estruturas fazem parte do esqueleto axial e quais fazem parte do esqueleto apendicular? Crânio, clavícula, coluna vertebral, cíngulo escapular, úmero, cíngulo pélvico e fêmur.

7.2 Tipos de ossos

OBJETIVO

- **Classificar** os ossos com base em sua forma ou localização.

Quase todos os ossos do corpo podem ser classificados em cinco tipos principais baseados na forma: longo, curto, chato, irregular e sesamoide (**Figura 7.2**). Como você aprendeu no Capítulo 6, os **ossos longos** têm maior comprimento do que largura, consistem em uma diáfise (corpo) e um número variável de extremidades ou epífises (extremidades) e são levemente curvados para maior resistência. Um osso curvado absorve a tensão do peso do corpo em vários pontos diferentes, de modo que seja uniformemente distribuído. Se os ossos fossem retos, o peso do corpo seria distribuído de forma desigual e o osso sofreria fraturas mais facilmente. Os ossos longos são constituídos principalmente de *tecido ósseo compacto* em suas diáfises, mas têm quantidades consideráveis de *tecido ósseo esponjoso* em suas epífises. Os ossos longos variam tremendamente em tamanho e incluem os do fêmur (osso da coxa), tíbia e fíbula (ossos da perna), úmero (osso do braço), ulna e rádio (ossos do antebraço) e falanges (ossos dos dedos das mãos e dos pés).

Os **ossos curtos** possuem forma ligeiramente cuboide e são quase iguais em comprimento e largura. Eles consistem em tecido ósseo esponjoso, exceto na superfície, que tem uma fina camada de tecido ósseo compacto. Exemplos de ossos curtos são a maioria dos ossos do carpo (pulso) e a maioria dos ossos do tarso (tornozelo).

Os **ossos chatos** são geralmente finos e compostos por duas placas quase paralelas de tecido ósseo compacto envolvendo uma camada de tecido ósseo esponjoso. Os ossos chatos proporcionam uma proteção considerável e fornecem extensas áreas para fixação muscular. Os ossos chatos incluem os ossos da cavidade craniana (que protegem o cérebro) e o esterno e as costelas (que protegem os órgãos no tórax).

Os **ossos irregulares** têm formas complexas e não podem ser agrupados em qualquer uma das categorias anteriores. Elas variam na quantidade de osso esponjoso e compacto presente. Tais ossos incluem as vértebras (coluna vertebral), ossos do quadril, alguns ossos da face e o calcâneo (osso do calcanhar).

Os **ossos sesamoides** (em forma de semente de gergelim) se desenvolvem em determinados tendões onde há atrito considerável, tensão e esforço físico, tais como as palmas das mãos e a sola dos pés. Eles podem variar em número de pessoa para pessoa, nem sempre são completamente ossificados e normalmente medem apenas alguns milímetros de diâmetro. Exceções notáveis são as duas patelas, grandes ossos sesamoides localizados no tendão do quadríceps femoral (ver **Figura 11.20 A**) que estão normalmente presentes em todos. Funcionalmente, os ossos sesamoides protegem os tendões contra o desgaste excessivo e laceração, além de frequentemente alterarem a direção de tração de um tendão, o que melhora a vantagem mecânica em uma articulação.

Um tipo adicional de osso é classificado pela localização, em vez da forma. Os **ossos suturais** (*sutur-* = costura) são pequenos ossos chatos localizados em suturas (articulações) entre alguns ossos da cavidade craniana (ver **Figura 7.6**). O número deles varia muito de indivíduo para indivíduo.

FIGURA 7.2 Tipos de ossos com base no formato. Os ossos não estão em escala.

As formas dos ossos determinam em grande parte suas funções.

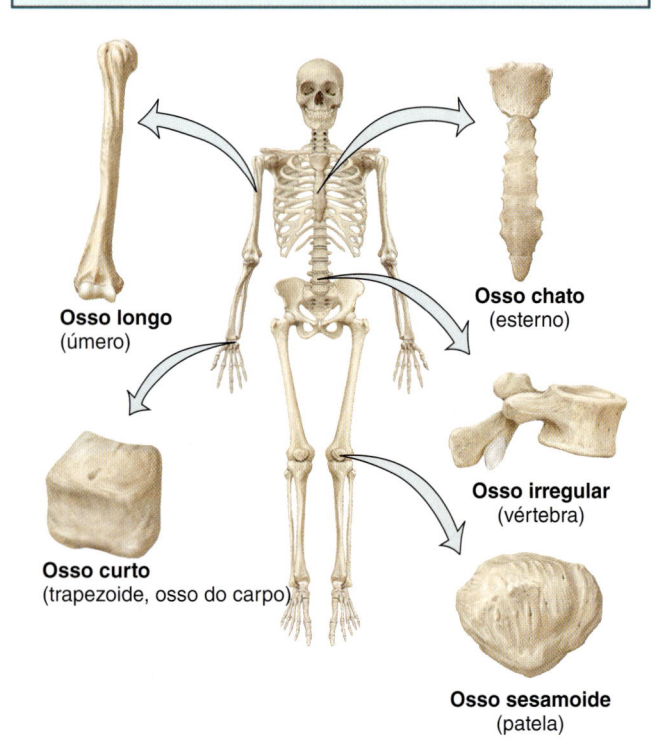

- Osso longo (úmero)
- Osso chato (esterno)
- Osso curto (trapezoide, osso do carpo)
- Osso irregular (vértebra)
- Osso sesamoide (patela)

? Qual tipo de osso fornece principalmente proteção e uma grande área de superfície para fixação muscular?

Teste rápido

2. Dê exemplos de ossos longos, curtos, chatos e irregulares.

7.3 Marcações da superfície óssea

OBJETIVO

- **Descrever** as principais marcações de superfície nos ossos e as funções de cada uma delas.

Os ossos têm **marcações de superfície** características, aspectos estruturais adaptados para funções específicas. A maioria não está presente no nascimento, mas se desenvolvem em resposta a determinadas forças e são mais evidentes no esqueleto adulto. Em resposta à tensão na superfície do osso de tendões, ligamentos, aponeuroses e fáscias, o novo osso é depositado, resultando em áreas elevadas ou ásperas. Por outro lado, a compressão na superfície do osso resulta em uma depressão.

Existem dois tipos principais de marcações de superfície: (1) *depressões e aberturas*, que permitem a passagem de tecidos moles (como vasos sanguíneos, nervos, ligamentos e tendões) ou formam as

TABELA 7.2 Marcações da superfície óssea.

Marcações	Descrição	Exemplo
DEPRESSÕES E ABERTURAS: Sítios que permitem a passagem de tecido mole (nervos, vasos sanguíneos, ligamentos e tendões) ou a formação de articulações		
Fissura	Fenda estreita entre as partes adjacentes dos ossos através do qual passam os vasos sanguíneos ou nervos.	Fissura orbital superior do osso esfenoide (**Figura 7.12**).
Forame (buraco; o plural é *forames*)	Abertura para passagem de vasos sanguíneos, nervos ou ligamentos.	Canal óptico do osso esfenoide (**Figura 7.12**).
Fossa (o plural é *fossas*)	Depressão superficial.	Fossa coronoide do úmero (**Figura 8.4 A**).
Sulco (o plural é *sulcos*)	Sulco ao longo da superfície óssea que acomoda vasos sanguíneos, nervos ou tendões.	Sulco intertubercular do úmero (**Figura 8.4 A**).
Meato (via ou passagem; o plural é *meatos*)	Abertura em forma de tubo.	Meato acústico externo do osso temporal (**Figura 7.4 A**).
PROCESSOS: Projeções ou protuberâncias nos ossos que formam as articulações ou pontos de fixação do tecido conjuntivo, tais como ligamentos e tendões.		
Processos que formam as articulações		
Côndilo (articulação ou junta)	Protuberância grande e arredondada com uma superfície articular lisa na extremidade do osso.	Côndilo lateral do fêmur (**Figura 8.11 A**)
Fóvea	Superfície articular lisa, chata, ligeiramente côncava ou convexa.	Fóvea articular superior da vértebra (**Figura 7.18 D**).
Cabeça	Projeção articular geralmente arredondada apoiada no colo do osso (porção contraída).	Cabeça do fêmur (**Figura 8.11 A**).
Processos que formam os pontos de fixação do tecido conjuntivo		
Crista	Crista proeminente ou projeção alongada.	Crista ilíaca do osso do quadril (**Figura 8.9 B**).
Epicôndilo (*epi-* = acima)	Projeção tipicamente enrugada acima do côndilo.	Epicôndilo medial do fêmur (**Figura 8.11 A**).
Linha	Crista ou borda longa, estreita (menos proeminente que a crista).	Linha áspera do fêmur (**Figura 8.11 B**).
Processo espinhoso	Projeção acentuada, delgada.	Processo espinhoso da vértebra (**Figura 7.17**).
Trocanter	Projeção muito grande.	Trocanter maior do fêmur (**Figura 8.11 B**)
Tubérculo (*tuber-* = saliência)	Projeção arredondada de tamanho variável.	Tubérculo maior do úmero (**Figura 8.4 A**).
Tuberosidade	Projeção de tamanho variável que possui uma superfície áspera, acidentada.	Tuberosidade do ísquio do osso do quadril (**Figura 8.9 B**)

articulações e (2) *processos*, projeções ou protuberâncias que ajudam na formação das articulações ou servem como pontos de fixação para o tecido conjuntivo (como ligamentos e tendões). A **Tabela 7.2** descreve as várias marcações de superfície e fornece exemplos de cada uma.

Teste rápido

3. Quais são as marcações de superfície? Quais são as suas funções gerais?

7.4 Crânio: visão geral

OBJETIVO

- **Nomear** os ossos da cavidade craniana e da face e indicar se eles são pareados ou únicos.

Componentes do crânio

O **crânio** é a estrutura óssea da cabeça. Ele contém 22 ossos (não inclui os ossos da orelha média) e repousa na extremidade superior da coluna vertebral (espinha dorsal). Os ossos do crânio são agrupados em duas partes:

1. **Os ossos da cavidade craniana** juntos formam a **cavidade craniana**. O assoalho da cavidade craniana é denominado **base do crânio**. Os oito ossos que formam a cavidade craniana incluem o osso frontal, dois ossos parietais, dois ossos temporais, o osso occipital, o osso esfenoide e o osso etmoide.

2. Os **ossos faciais** formam a parte anterior do crânio e consistem nos ossos que circundam a boca (maxila superior e inferior), nariz, narinas, cavidade nasal e a maior parte dos orbitais (órbitas dos olhos). Os 14 ossos faciais são os dois ossos nasais, dois maxilares, dois ossos zigomáticos, mandíbula, dois ossos lacrimais, dois ossos palatinos, dois ossos da concha nasal inferior e vômer.

Características gerais e funções do crânio

Além da grande cavidade craniana, o crânio também contém várias cavidades menores, incluindo a cavidade nasal e as órbitas (órbitas oculares), que se abrem para o exterior. Alguns ossos do crânio também contêm cavidades denominadas seios paranasais que são revestidos por membranas mucosas e se abrem na cavidade nasal. Também dentro do crânio estão pequenas cavidades da orelha média nos ossos temporais que abrigam as estruturas que estão envolvidas na audição e no equilíbrio (balanço).

Além dos ossículos auditivos (pequenos ossos envolvidos na audição), que estão localizados dentro dos ossos temporais, a mandíbula é o único osso móvel do crânio. Articulações chamadas suturas unem a maioria dos ossos do crânio e são particularmente perceptíveis na superfície externa do crânio.

O crânio tem muitas marcações de superfície, como forames (passagens arredondadas) e fissuras (aberturas em forma de fenda) pelos quais os vasos sanguíneos e nervos passam. Você aprenderá os nomes de importantes marcações de superfície óssea do crânio conforme a descrição de cada osso.

Além de proteger o cérebro, os ossos da cavidade craniana estabilizam as posições do cérebro, vasos sanguíneos, vasos linfáticos e nervos através da fixação de suas superfícies internas em relação às meninges (membranas). As superfícies externas da cavidade craniana fornecem grandes áreas de fixação para os músculos que movem várias partes da cabeça. Os ossos também fornecem fixação para alguns músculos que produzem expressões faciais como a expressão de concentração que você faz ao estudar este livro. Os ossos faciais formam a estrutura do rosto e fornecem suporte para as entradas dos sistemas digestório e respiratório. Juntos, a cavidade craniana e os ossos faciais protegem e sustentam os delicados órgãos especiais dos sentidos para visão, paladar, olfato, audição e equilíbrio. As seções 7.5 a 7.7 descrevem os vários ossos que compõem o crânio.

> **Teste rápido**
>
> 4. Qual é a finalidade do crânio?

7.5 Ossos da cavidade craniana

OBJETIVO

- **Descrever** os seguintes ossos da cavidade craniana e suas principais características: frontal, parietal, temporal, occipital, esfenoide e etmoide.

Osso frontal

O **osso frontal** forma a testa ou fronte (a parte anterior do crânio), os tetos das *órbitas* (órbitas oculares) e a maior parte da porção anterior da base do crânio (**Figura 7.3**). Logo após o nascimento, os lados esquerdo e direito do osso frontal são unidos pela *sutura metópica* (*metopon* = testa), que geralmente desaparece entre as idades de seis e 8 anos.

Observar a *escama frontal*, uma placa de osso semelhante a uma escama que forma a testa do crânio (**Figura 7.3**). É gradualmente inclinada inferiormente a partir da sutura coronal, no topo do crânio, em seguida inclina-se abruptamente e torna-se quase vertical acima das órbitas. Na borda superior das órbitas, o osso frontal torna-se mais espesso, formando a *margem supraorbital* (*supra-* = acima; *-orbi* = círculo). A partir dessa margem, o osso frontal se estende posteriormente para formar o teto da órbita, que faz parte da base do crânio. Dentro da margem supraorbital, ligeiramente medial ao seu ponto médio, observa-se um buraco denominado *forame supraorbital*. Às vezes, o forame está incompleto e é chamado de *incisura supraorbital*. Enquanto você lê sobre cada forame associado a um osso do crânio, consulte a **Tabela 7.3** para observar quais estruturas passam por ele. Os *seios frontais* situam-se profundamente em relação à escama frontal. Os seios da face ou, mais tecnicamente, seios paranasais, são cavidades revestidas por membrana mucosa dentro de alguns ossos do crânio que serão discutidos mais adiante.

> **Correlação clínica**
>
> **Olho roxo**
>
> Um **olho roxo** é um hematoma ao redor do olho, geralmente devido a uma lesão no rosto e não no olho. Em resposta ao trauma, o sangue e outros fluidos se acumulam no espaço ao redor do olho, causando o inchaço e a descoloração escura. Uma das causas pode ser um golpe na crista afiada logo acima da margem supraorbital que causa a fratura do osso frontal, resultando em sangramento. Outra causa é uma pancada no nariz. Alguns procedimentos cirúrgicos (*lifting* facial, cirurgia da pálpebra, cirurgia da mandíbula ou cirurgia nasal) também podem resultar em olhos roxos.

Ossos parietais

Os dois **ossos parietais** (*pariet-* = parede) formam a maior porção das laterais e do teto da cavidade craniana (**Figura 7.4**). As superfícies internas dos ossos parietais contêm muitas saliências e depressões que acomodam os vasos sanguíneos que irrigam a dura-máter, o tecido conjuntivo superficial (meninge) que cobre o cérebro.

Ossos temporais

Os ossos temporais pareados (*tempor-* = têmpora) formam os aspectos laterais inferiores da cavidade craniana e parte da base do crânio. Na **Figura 7.4 A**, observe a *escama temporal* (= escama), a parte delgada e achatada do osso temporal que forma a parte anterior e a superior da *têmpora* (a região do crânio ao redor da orelha). A projeção da porção inferior da escama temporal é o *processo zigomático*, que se articula (forma uma articulação) com o processo temporal do osso zigomático (bochecha). Juntos, o processo zigomático do osso temporal e o processo temporal do osso zigomático formam o *arco zigomático*.

FIGURA 7.3 Vista anterior do crânio.

O crânio é constituído por ossos da cavidade craniana e ossos faciais.

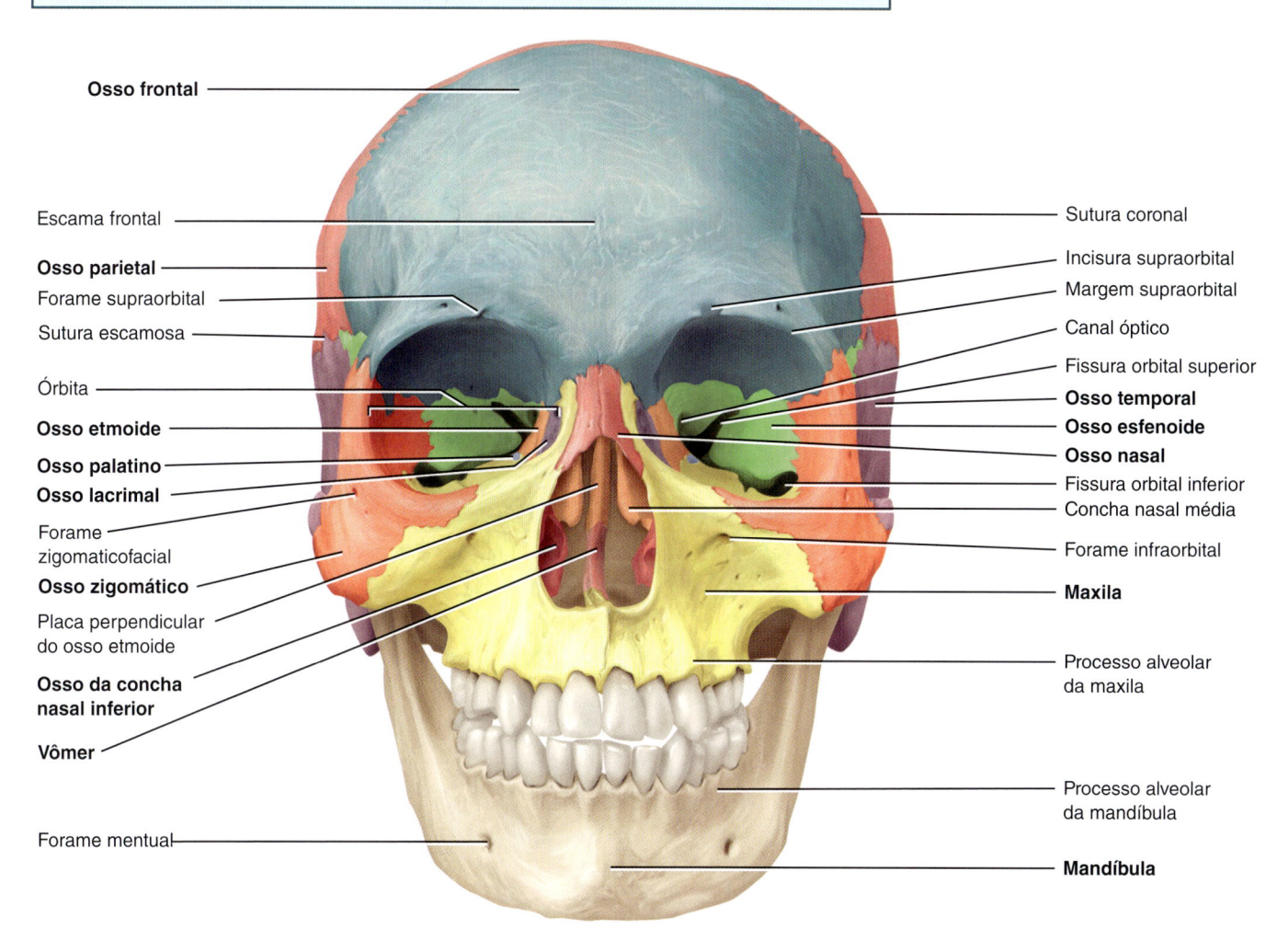

Labels (lado esquerdo): Osso frontal; Escama frontal; **Osso parietal**; Forame supraorbital; Sutura escamosa; Órbita; **Osso etmoide**; **Osso palatino**; **Osso lacrimal**; Forame zigomaticofacial; **Osso zigomático**; Placa perpendicular do osso etmoide; **Osso da concha nasal inferior**; **Vômer**; Forame mentual

Labels (lado direito): Sutura coronal; Incisura supraorbital; Margem supraorbital; Canal óptico; Fissura orbital superior; **Osso temporal**; **Osso esfenoide**; **Osso nasal**; Fissura orbital inferior; Concha nasal média; Forame infraorbital; **Maxila**; Processo alveolar da maxila; Processo alveolar da mandíbula; **Mandíbula**

Vista anterior

? Quais dos ossos mostrados aqui são os ossos da cavidade craniana?

Uma cavidade chamada *fossa mandibular* está localizada na superfície inferoposterior do processo zigomático de cada osso temporal. Anterior à fossa mandibular está situada uma elevação arredondada, o *tubérculo articular* (**Figura 7.4 A**). A fossa mandibular e o tubérculo articular articulam com a mandíbula para formar a *articulação temporomandibular (ATM)*.

A *porção mastóidea* (mastoide = em forma de mama; **Figura 7.4 A**) do osso temporal está localizada em região posterior e inferior ao *meato acústico externo* (meato = passagem) ou canal auricular, que direciona as ondas sonoras para a orelha. Em um adulto, essa porção do osso contém várias *células aéreas mastóideas* que se comunicam com o espaço oco da orelha média. Esses minúsculos compartimentos cheios de ar são separados do cérebro por finas divisões ósseas. Infecções da orelha média que não são tratadas podem se espalhar para as células aéreas mastóideas, causando uma inflamação dolorosa denominada **mastoidite**.

O *processo mastoide* é uma projeção arredondada da porção mastóidea do osso temporal posterior e inferior ao meato acústico externo. É o ponto de fixação de vários músculos do pescoço. O *meato acústico interno* (**Figura 7.5**) é a abertura para a passagem do nervo facial (VII) e do nervo vestibulococlear (VIII). O *processo estiloide* (estil- = estaca ou polo) se projeta inferiormente da superfície inferior do osso temporal e serve como um ponto de fixação para músculos e ligamentos da língua e do pescoço (ver **Figura 7.4 A**). Entre o processo estiloide e o processo mastoide está localizado o *forame estilomastóideo*, através do qual o nervo facial (VII) e vasos sanguíneos estilomastóideos passam (ver **Figura 7.7**).

Na base do crânio (ver **Figura 7.8 A**) está situada a *porção petrosa* (petrosa = rochosa) do osso temporal. Essa parte triangular, localizada na base do crânio entre os ossos esfenoide e occipital, abriga a orelha interna e a orelha média, estruturas envolvidas na audição e no equilíbrio (balanço). Ela também contém o *canal carotídeo*, através do qual passa a artéria carótida (ver **Figura 7.7**). Posterior ao canal carotídeo e anterior ao osso occipital está localizado o *forame jugular*, uma passagem para a veia jugular e três nervos cranianos.

208 PRINCÍPIOS DE ANATOMIA E FISIOLOGIA

FIGURA 7.4 Vistas superior e lateral direita do crânio.

O arco zigomático é formado pelo processo zigomático do osso temporal e o processo temporal do osso zigomático.

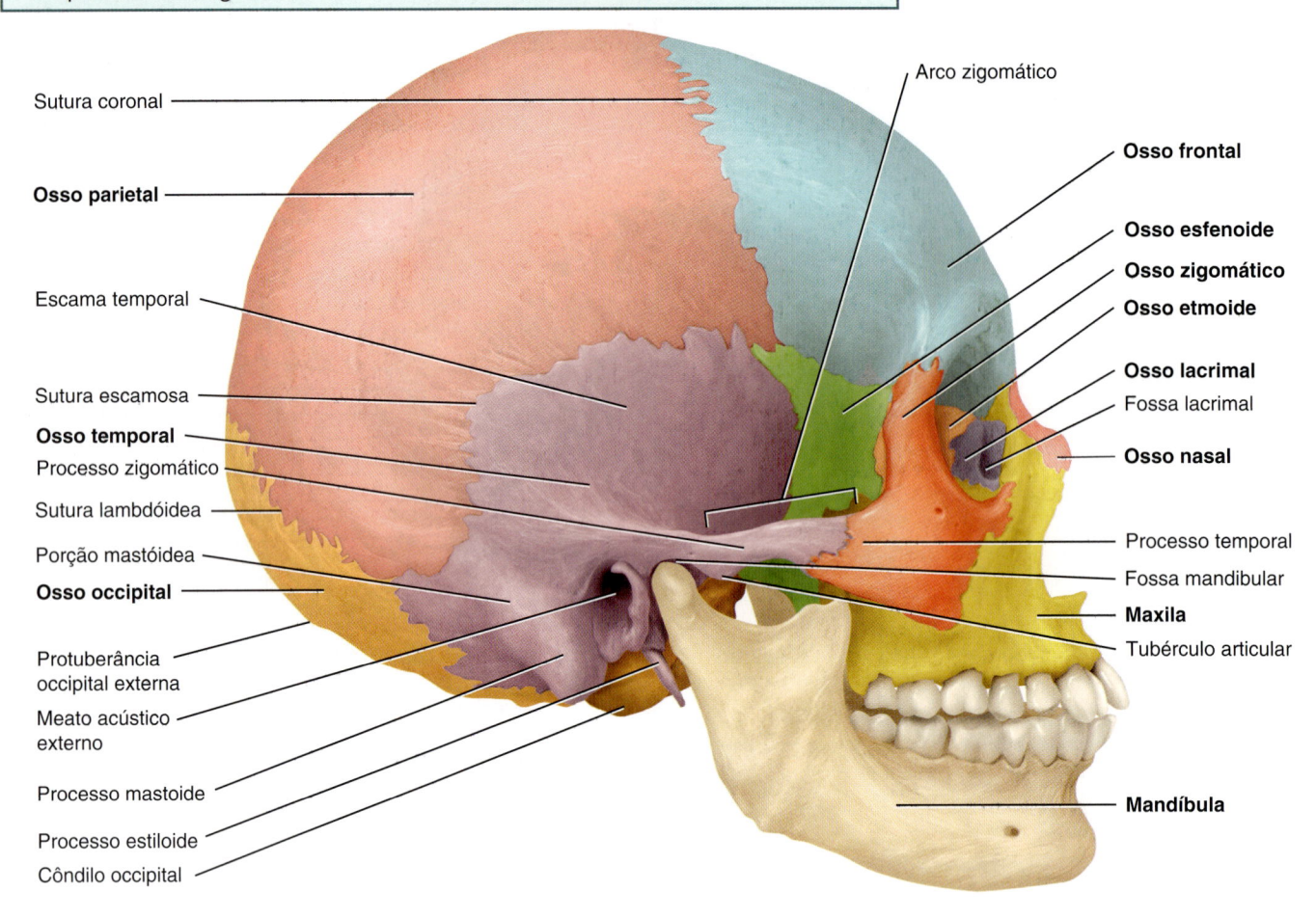

Sutura coronal
Osso parietal
Escama temporal
Sutura escamosa
Osso temporal
Processo zigomático
Sutura lambdóidea
Porção mastóidea
Osso occipital
Protuberância occipital externa
Meato acústico externo
Processo mastoide
Processo estiloide
Côndilo occipital

Arco zigomático
Osso frontal
Osso esfenoide
Osso zigomático
Osso etmoide
Osso lacrimal
Fossa lacrimal
Osso nasal
Processo temporal
Fossa mandibular
Maxila
Tubérculo articular
Mandíbula

A. Vista lateral direita

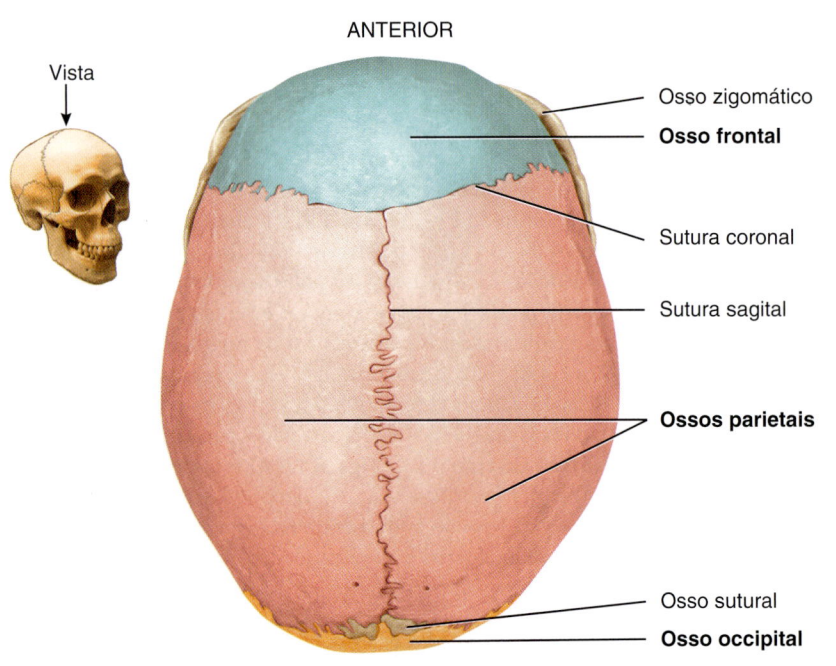

ANTERIOR

Vista

Osso zigomático
Osso frontal
Sutura coronal
Sutura sagital
Ossos parietais
Osso sutural
Osso occipital

B. Vista superior

? Quais ossos principais são unidos pela (1) sutura escamosa, (2) sutura lambdóidea e (3) sutura coronal?

FIGURA 7.5 **Vista medial do corte sagital do crânio.** Embora o osso hioide não faça parte do crânio, ele é incluído aqui para referência. A localização dos ossículos auditivos (bigorna, martelo e estribo) também é mostrada.

> Os ossos da cavidade craniana são os ossos frontal, parietal, temporal, occipital, esfenoide e etmoide. Os ossos faciais são os ossos nasais, maxilas, ossos zigomáticos, ossos lacrimais, ossos palatinos, ossos da concha nasal inferior, mandíbula e vômer.

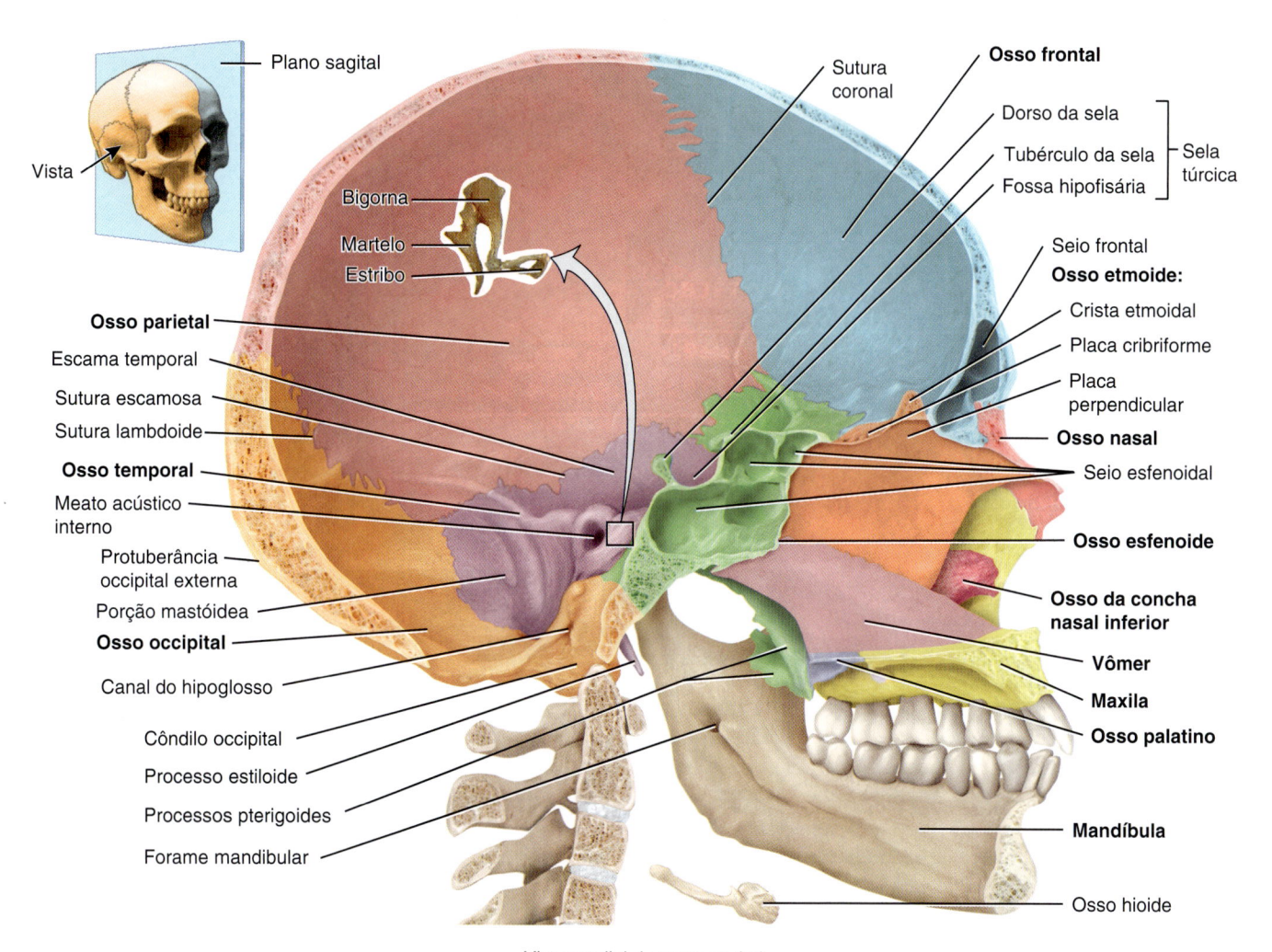

Vista medial do corte sagital

? Com quais ossos o osso temporal se articula?

Osso occipital

O **osso occipital** (*occipital-* = parte de trás da cabeça) forma a parte posterior da cavidade craniana e a maior parte da base craniana (**Figura 7.6**; ver também **Figura 7.4**). Veja também o osso occipital e estruturas circundantes na vista inferior do crânio na **Figura 7.7**. O *forame magno* (= orifício grande) está na parte inferior do osso. O bulbo (parte inferior do cérebro) se conecta à medula espinal dentro desse forame, e as artérias vertebrais e espinais também passam por ela juntamente com o nervo acessório (XI). Os *côndilos occipitais*, processos ovais com superfícies convexas em cada lado do forame magno (**Figura 7.7**), articulam com depressões na primeira vértebra cervical (atlas) para formar a *articulação atlanto-occipital*, o que permite que você acene com a cabeça "sim". Superior a cada côndilo occipital na superfície inferior do crânio está localizado o *canal do hipoglosso* (*hipo-* = sob; *-glosso* = língua) (ver **Figura 7.5**).

A *protuberância occipital externa* é a projeção mais proeminente da linha mediana na superfície posterior do osso logo acima do forame magno. Você pode ser capaz de sentir essa estrutura como uma saliência na parte de trás de sua cabeça, logo acima de seu pescoço. (Ver **Figura 7.4 A**) Um grande ligamento fibroso e elástico, o *ligamento da nuca*, estende-se desde a protuberância occipital externa à sétima vértebra cervical para ajudar a apoiar a cabeça. Duas cristas encurvadas estendem-se lateralmente a partir da protuberância e são denominadas *linhas nucais superiores*, enquanto abaixo delas estão duas *linhas nucais inferiores*, que são áreas de inserção do músculo (**Figura 7.7**).

FIGURA 7.6 **Vista posterior do crânio.** As suturas são exageradas para dar ênfase.

O osso occipital forma a maior parte das porções posterior e inferior da cavidade craniana.

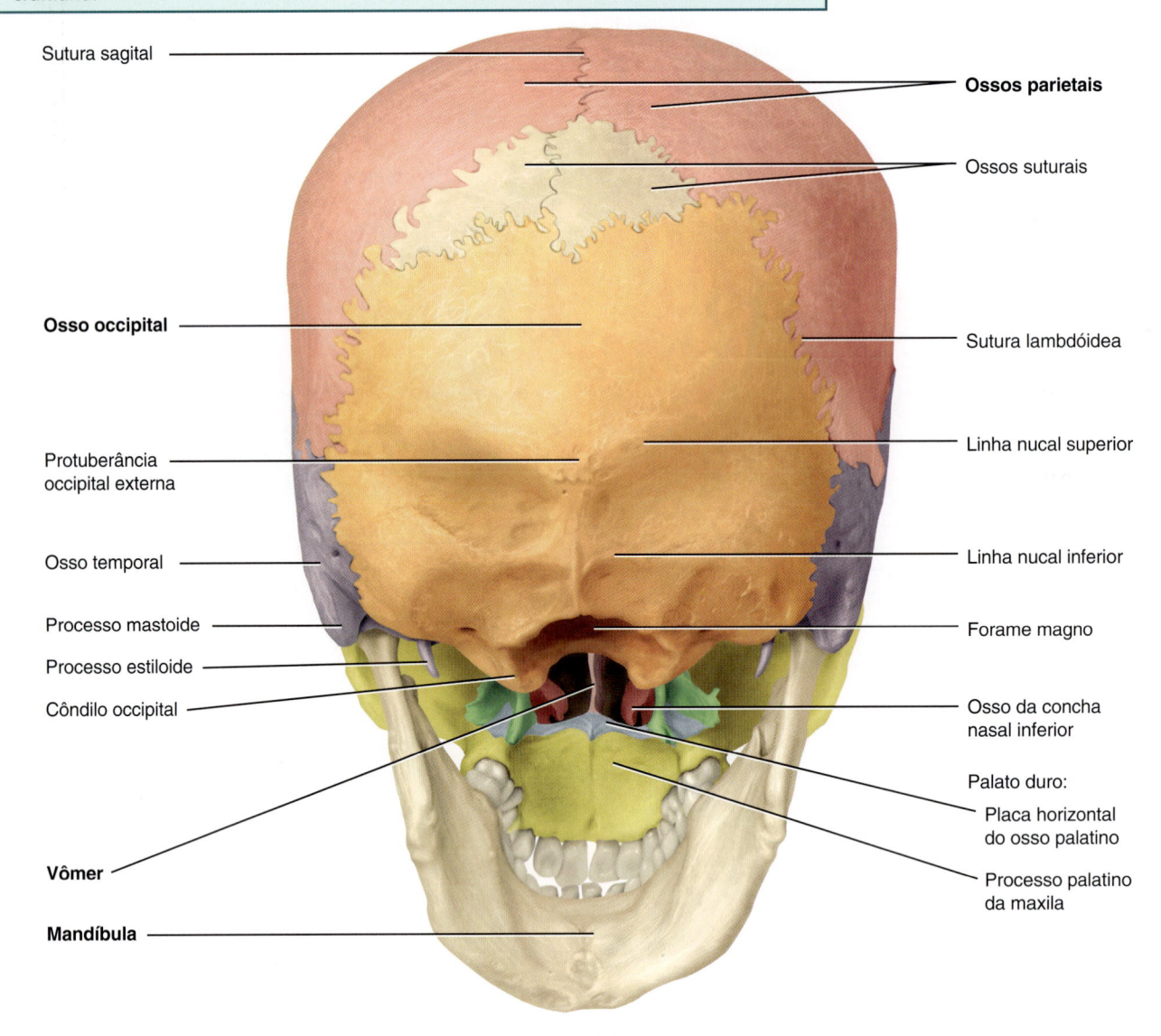

Sutura sagital
Ossos parietais
Ossos suturais
Osso occipital
Sutura lambdóidea
Protuberância occipital externa
Linha nucal superior
Osso temporal
Linha nucal inferior
Processo mastoide
Forame magno
Processo estiloide
Côndilo occipital
Osso da concha nasal inferior
Palato duro:
Placa horizontal do osso palatino
Vômer
Processo palatino da maxila
Mandíbula

Vista posteroinferior

? Quais ossos formam a parte posterior e lateral do crânio?

Osso esfenoide

O **osso esfenoide** (em forma de cunha) encontra-se na parte média da base do crânio (**Figuras 7.7** e **7.8**). Esse osso é conhecido como a pedra angular da base do crânio, porque se articula com todos os outros ossos da cavidade craniana da base do crânio, mantendo-os unidos. Visualize a base do crânio superiormente (**Figura 7.8 A**) e observe as articulações esfenoidais. O osso esfenoide junta-se anteriormente com os ossos frontal e etmoide, lateralmente com os ossos temporais e, posteriormente, com o osso occipital. O esfenoide encontra-se em posição posterior e ligeiramente superior à cavidade nasal e forma parte do assoalho, paredes laterais e parede posterior da órbita (ver **Figura 7.12**).

A forma do esfenoide lembra uma borboleta com asas estendidas (**Figura 7.8 B**). O *corpo* do esfenoide é a porção medial semelhante a um cubo oco entre os ossos etmoide e occipital. O espaço dentro do corpo é o *seio esfenoidal*, que drena para a cavidade nasal (ver **Figura 7.13**). A *sela túrcica* (*túrcica* = turca) é uma estrutura óssea em forma de sela na superfície superior do corpo do esfenoide (**Figura 7.8 A**). A parte anterior da sela túrcica, que forma o corno da sela, é uma crista chamada *tubérculo selar*. O assento da sela é uma depressão, a *fossa hipofisária*, que contém a glândula pituitária (ou hipófise). A parte posterior da sela túrcica, que forma a parte de trás da sela, é outra crista denominada *dorso da sela*.

As *asas maiores* do esfenoide projetam-se lateralmente a partir do corpo e formam a base anterolateral do crânio. As asas maiores também fazem parte da parede lateral da cavidade

FIGURA 7.7 **Vista inferior do crânio.** A mandíbula (maxilar inferior) foi removida.

Os côndilos occipitais do osso occipital se articulam com a primeira vértebra cervical para formar a articulação atlanto-occipital.

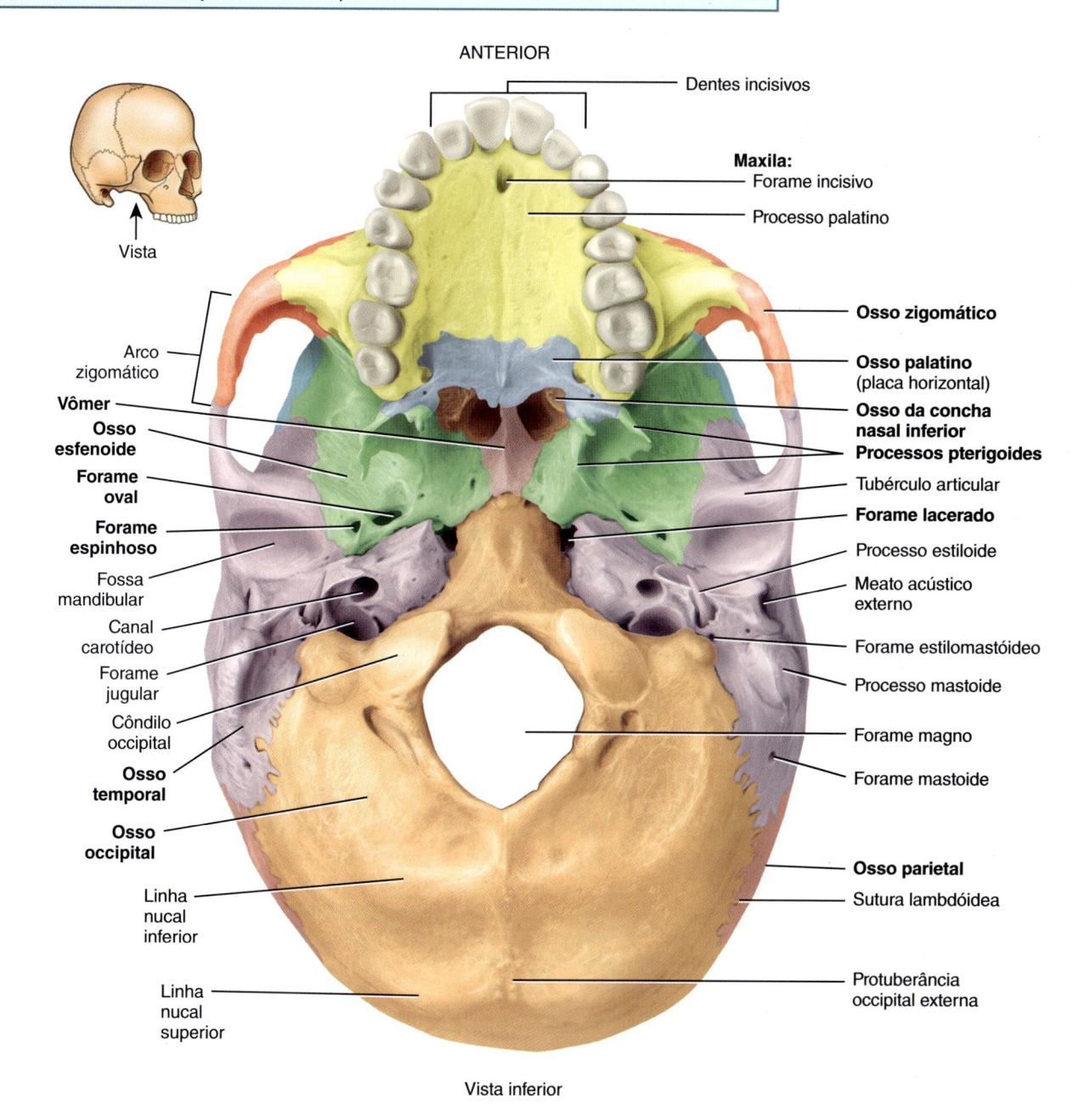

ANTERIOR

Vista

- Dentes incisivos
- **Maxila:** Forame incisivo
- Processo palatino
- Arco zigomático
- **Osso zigomático**
- **Osso palatino** (placa horizontal)
- **Vômer**
- **Osso da concha nasal inferior**
- **Osso esfenoide**
- **Processos pterigoides**
- **Forame oval**
- Tubérculo articular
- **Forame lacerado**
- **Forame espinhoso**
- Processo estiloide
- Fossa mandibular
- Meato acústico externo
- Canal carotídeo
- Forame estilomastóideo
- Forame jugular
- Processo mastoide
- Côndilo occipital
- Forame magno
- **Osso temporal**
- Forame mastoide
- **Osso occipital**
- **Osso parietal**
- Linha nucal inferior
- Sutura lambdóidea
- Linha nucal superior
- Protuberância occipital externa

Vista inferior

? Quais órgãos do sistema nervoso se unem dentro do forame magno?

craniana e da órbita imediatamente anterior ao osso temporal e podem ser vistas externamente. As *asas menores*, que são menores, formam uma crista óssea anterior e superior às asas maiores. Elas formam parte da base do crânio e a parte posterior da órbita do olho.

Entre o corpo e a asa menor imediatamente anterior à sela túrcica está situado o *canal óptico (forame)* (óptico = olho), através do qual o nervo óptico (II) e os vasos sanguíneos oftálmicos passam para a órbita. Lateral ao corpo entre as asas maior e o menor localiza-se uma fenda triangular chamada de *fissura orbital superior*.

Essa fissura também pode ser observada na vista anterior da órbita na **Figura 7.12**. Os vasos sanguíneos e nervos cranianos passam por essas fissuras.

Os *processos pterigoides* (em forma de asa) projetam-se inferiormente a partir dos pontos onde o corpo e as asas maiores do osso esfenoide se unem; eles formam a região posterolateral da cavidade nasal (ver **Figuras 7.7 e 7.8 B**). Alguns dos músculos que movem a mandíbula se ligam aos processos pterigoides. Na base do processo pterigoide lateral na asa maior está situado o *forame oval* (= orifício oval). O *forame lacerado*, coberto em parte por uma camada de

FIGURA 7.8 Osso esfenoide.

O osso esfenoide é chamado de pedra angular da base do crânio, porque se articula com todos os outros ossos da base do crânio, mantendo-os unidos.

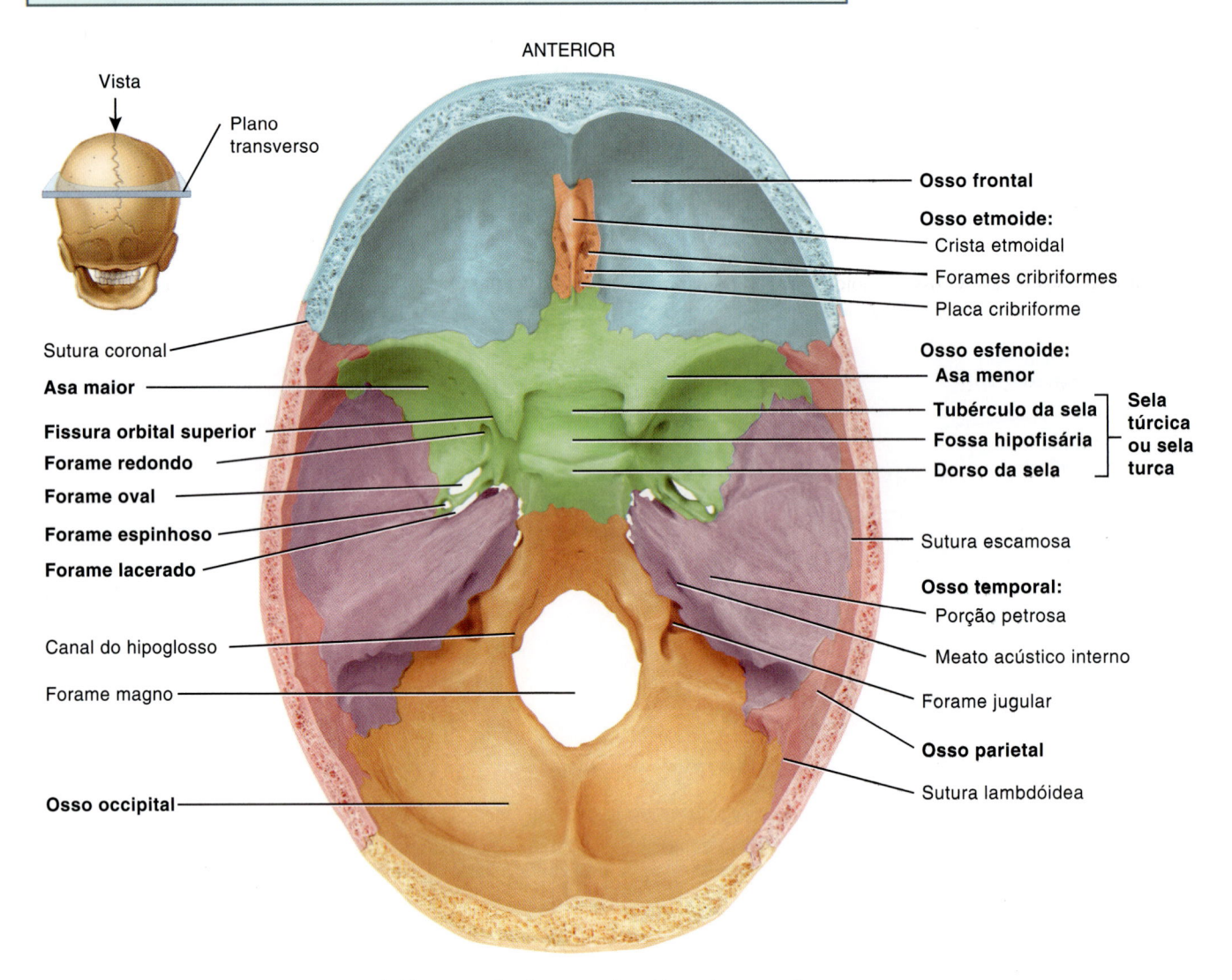

A. Vista superior do osso esfenoide na base craniana

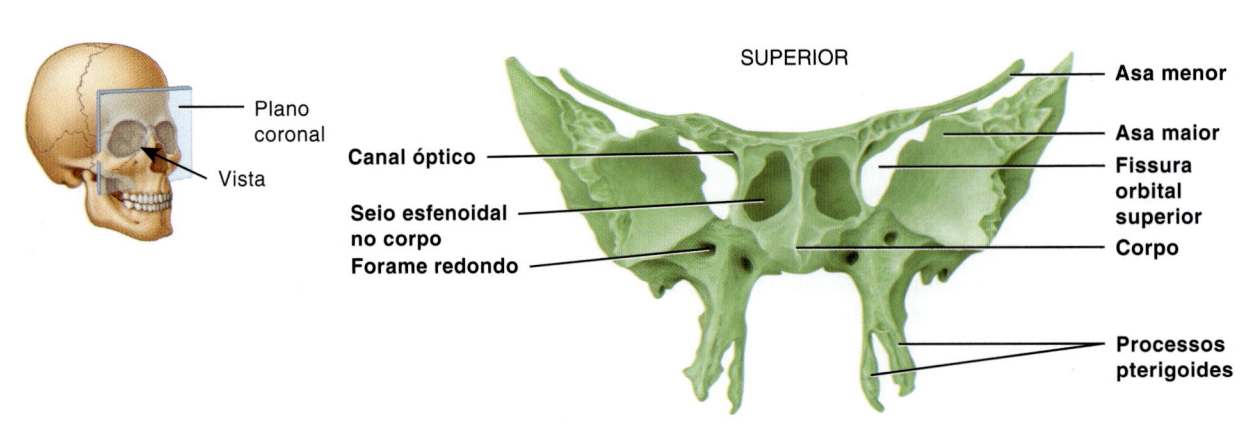

Labels (vista superior):
- Vista / Plano transverso
- Sutura coronal
- Asa maior
- Fissura orbital superior
- Forame redondo
- Forame oval
- Forame espinhoso
- Forame lacerado
- Canal do hipoglosso
- Forame magno
- Osso occipital
- ANTERIOR
- Osso frontal
- Osso etmoide: Crista etmoidal, Forames cribriformes, Placa cribriforme
- Osso esfenoide: Asa menor, Tubérculo da sela, Fossa hipofisária, Dorso da sela (Sela túrcica ou sela turca)
- Sutura escamosa
- Osso temporal: Porção petrosa, Meato acústico interno, Forame jugular
- Osso parietal
- Sutura lambdóidea

B. Vista anterior do osso esfenoide

Labels (vista anterior):
- Plano coronal / Vista
- SUPERIOR
- Canal óptico
- Seio esfenoidal no corpo
- Forame redondo
- Asa menor
- Asa maior
- Fissura orbital superior
- Corpo
- Processos pterigoides

❓ Em uma vista superior da base do crânio, nomeie os ossos que se articulam com o osso esfenoide, começando na crista etmoidal do osso etmoide e indo no sentido horário.

cartilagem fibrosa em indivíduos vivos, é limitado anteriormente pelo osso esfenoide e medialmente pelos ossos esfenoide e occipital. Ele transmite um ramo da artéria faríngea ascendente. Outro forame associado ao osso esfenoide é o *forame redondo* (= orifício redondo) localizado na junção das partes anterior e medial do osso esfenoide. A divisão maxilar do nervo trigêmeo (V) passa pelo forame redondo.

Osso etmoide

O **osso etmoide** (semelhante a uma peneira) é um osso delicado localizado na parte anterior da base do crânio medial às órbitas e tem aparência de esponja (**Figura 7.9**). É anterior ao esfenoide e posterior aos ossos nasais. O osso etmoide forma (1) a parte da porção anterior da base craniana; (2) a parede medial das órbitas; (3) a porção superior do septo nasal, uma partição que divide a cavidade nasal em lados direito e esquerdo; e (4) a maior parte das paredes laterais superiores da cavidade nasal. O osso etmoide é uma importante estrutura de suporte superior e forma uma área de superfície extensa na cavidade nasal.

O osso etmoide é dividido em (1) uma porção horizontal, a placa cribriforme, que faz parte da base do crânio, (2) uma placa perpendicular mediana, que forma parte do septo nasal e (3) e duas porções laterais denominadas labirintos etmoidais, que contêm células aéreas etmoidais.

A *placa cribriforme* horizontal (*cribri-* = peneira) encontra-se na base anterior do crânio e forma o teto da cavidade nasal (**Figura 7.9 B**). A placa cribriforme contém *forames cribriformes* através dos quais os nervos olfatórios (I) passam. (*olfato* = cheiro). A projeção superior a partir da placa cribriforme é um processo triangular denominado crista etmoidal, que funciona como um ponto

FIGURA 7.9 **Osso etmoide**.

O osso etmoide forma parte da porção anterior da base do crânio, a parede medial das órbitas, as porções superiores do septo nasal e a maioria das paredes laterais da cavidade nasal.

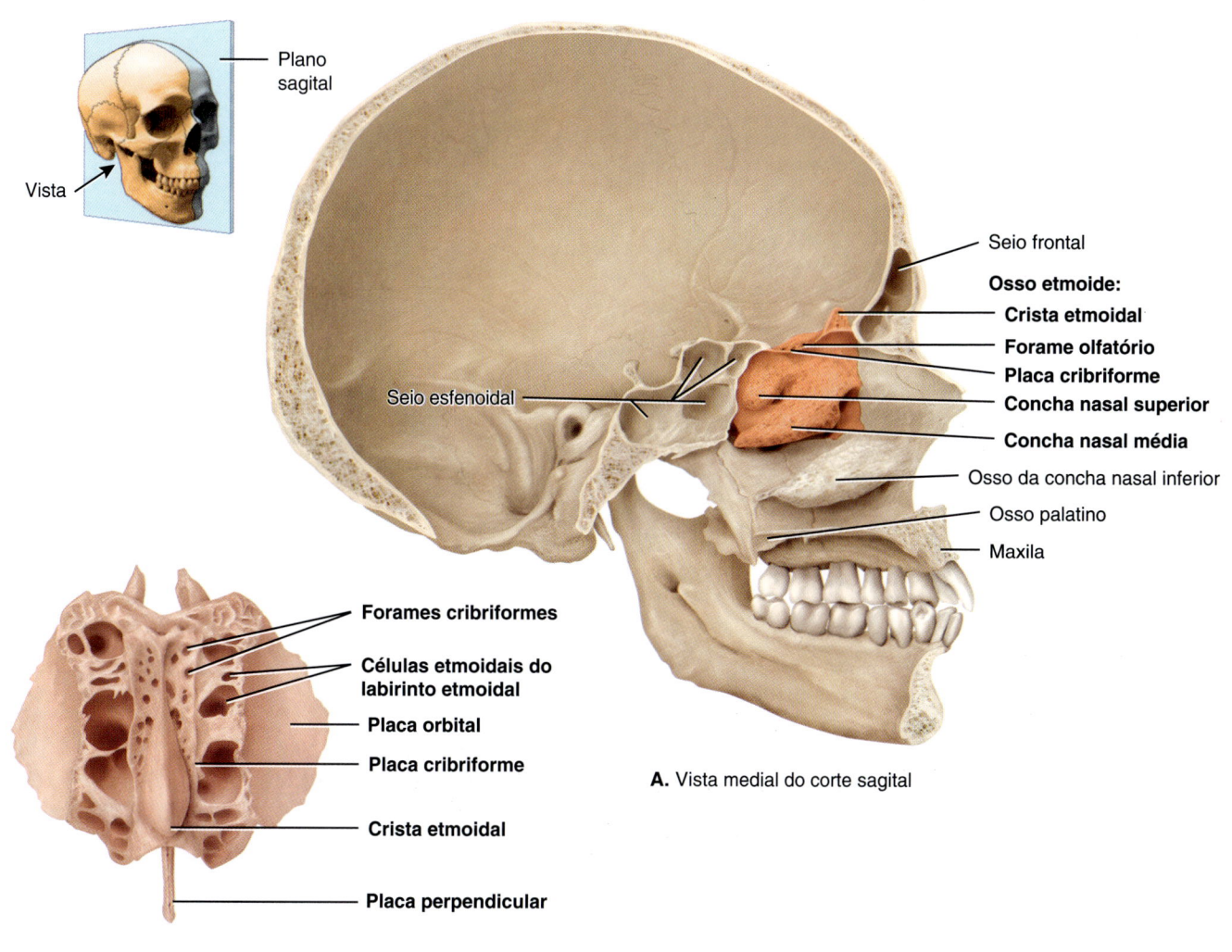

A. Vista medial do corte sagital

B. Vista superior

(continua)

de fixação para a foice do cérebro, a membrana que separa os dois hemisférios cerebrais (metades) do cérebro.

A *placa perpendicular* mediana forma a porção superior do septo nasal (Figura 7.9 B–E).

Os *labirintos etmoidais* são duas massas laterais em qualquer lado da placa perpendicular que compõe a maior parte da parede entre a cavidade nasal e as órbitas. Os labirintos etmoidais contêm 3 a 18 espaços aéreos dos seios paranasais, chamados *células etmoidais* (Figura 7.9 B, C). As superfícies laterais dos labirintos etmoidais são denominadas *placas orbitais* e ajudam a formar as paredes mediais das órbitas (órbitas oculares). Os labirintos etmoidais contêm duas projeções finas, em forma de espiral, laterais ao septo nasal, que são chamados de *concha nasal superior* e a *concha nasal média*. A forma plural é *conchas nasais*. Um terceiro par de conchas, os ossos das conchas nasais inferiores, são ossos separados (discutidos em breve). As conchas aumentam consideravelmente a área de superfície da membrana mucosa e vascular na cavidade nasal, que aquece e umedece (umidifica) o ar inalado antes de passar para os pulmões. As conchas também fazem o ar inspirado girar; como resultado, muitas partículas inaladas ficam presas no muco que reveste a cavidade nasal. Essa ação das conchas ajuda a limpar o ar inalado antes de passar pela porção restante das vias respiratórias. As conchas nasais superiores estão próximas aos forames cribriformes da placa cribriforme onde os receptores sensoriais do olfato (cheiro) terminam na membrana mucosa das conchas nasais superiores. Portanto, elas aumentam a área de superfície para o sentido do olfato.

FIGURA 7.9 *Continuação.*

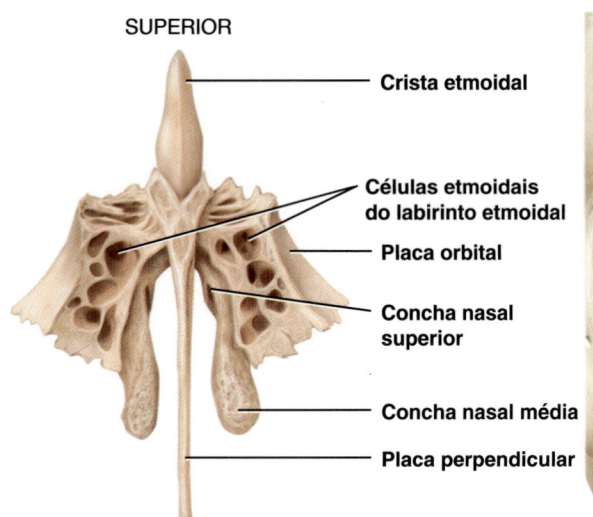

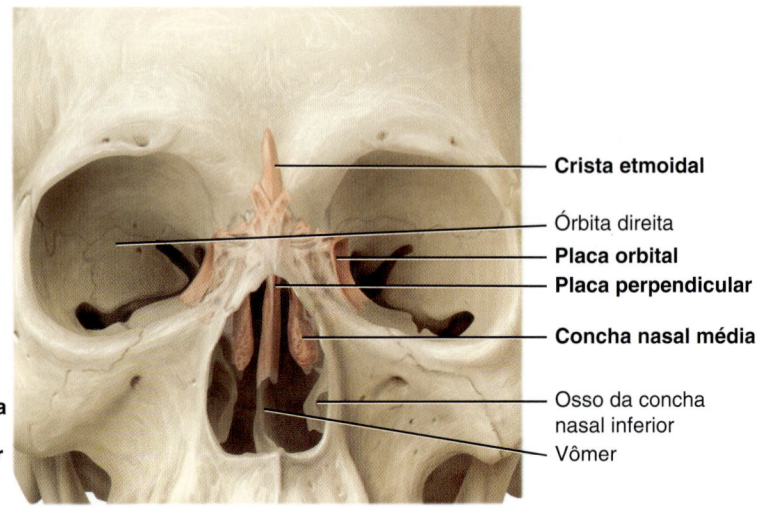

C. Vista anterior

D. Vista anterior da posição do osso etmoide no crânio (projetado para a superfície)

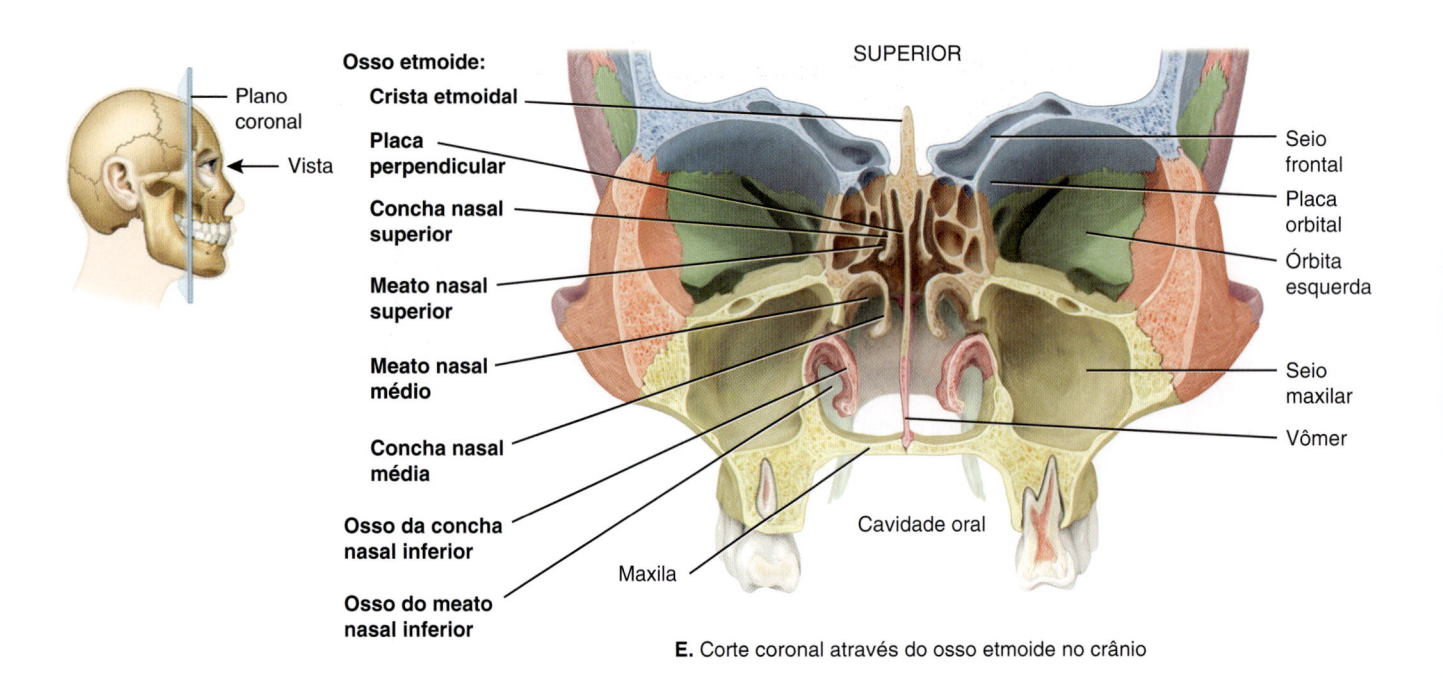

E. Corte coronal através do osso etmoide no crânio

? Qual parte do osso etmoide forma a parte superior do septo nasal? As paredes mediais das órbitas?

> **Teste rápido**
>
> 5. Quais estruturas passam pelo forame supraorbital?
> 6. Como os ossos parietais se relacionam com os ossos da cavidade craniana?
> 7. Quais estruturas formam o arco zigomático?
> 8. Quais estruturas passam pelo canal do hipoglosso?
> 9. Por que o osso esfenoide é chamado de pedra angular da base do crânio?
> 10. O osso etmoide forma quais outras estruturas do crânio?

7.6 Ossos faciais

OBJETIVO

- **Identificar** a localização e as características da superfície dos seguintes ossos faciais: nasal, lacrimal, palatino, ossos da concha nasal inferior, vômer, maxilas, zigomático e mandíbula.

O formato do rosto muda drasticamente durante os dois primeiros anos após o nascimento. Os ossos do cérebro e do crânio se expandem, o primeiro conjunto de dentes se forma e irrompe (emerge) e os seios paranasais aumentam de tamanho. O crescimento da face cessa por volta dos 16 anos de idade. Os 14 ossos faciais incluem dois ossos nasais, dois maxilares, dois ossos zigomáticos, a mandíbula, dois ossos lacrimais, dois ossos palatinos, dois ossos da concha nasal inferior e o vômer.

Ossos nasais

Os **ossos nasais** pareados são pequenos, achatados, de formato retangular que formam o dorso do nariz (ver **Figura 7.3**). Esses pequenos ossos protegem a entrada superior da cavidade nasal e fornecem fixação para alguns músculos finos da expressão facial. Para aqueles que usam óculos, eles são os ossos que formam o local de descanso para a ponte dos óculos. A principal parte estrutural do nariz é constituída de cartilagem.

Ossos lacrimais

Os **ossos lacrimais** pareados (*lacrim-* = lágrimas) são finos e praticamente assemelham-se a uma unha em tamanho e forma (ver **Figuras 7.3**, **7.4 A** e **7.12**). Esses ossos, os menores ossos faciais, são posteriores e laterais aos ossos nasais e formam uma parte da parede medial de cada órbita. Os ossos lacrimais contêm cada um uma *fossa lacrimal*, um túnel vertical formado com a maxila, que abriga o saco lacrimal, uma estrutura que reúne as lágrimas e as leva para a cavidade nasal (ver **Figura 7.12**).

Ossos palatinos

Os dois **ossos palatinos** em forma de L formam a porção posterior do palato duro, parte do assoalho e parede posterolateral da cavidade nasal, além de uma pequena porção dos assoalhos das órbitas (ver **Figuras 7.7** e **7.12**). A porção posterior do palato duro é formada pelas *placas horizontais* dos ossos palatinos (ver **Figuras 7.6** e **7.7**).

Ossos da concha nasal inferior

Os dois **ossos da concha nasal inferior**, que são inferiores às conchas nasais médias do osso etmoide, são ossos separados que não fazem parte do osso etmoide (ver **Figuras 7.3** e **7.9**). Esses ossos em forma de rolo formam uma parte da parede lateral inferior da cavidade nasal e se projetam na cavidade nasal. Todos os três pares de conchas nasais (superior, média e inferior) aumentam a área de superfície da cavidade nasal e ajudam a girar e filtrar o ar antes que ele passe para os pulmões. No entanto, apenas as conchas nasais superiores do osso etmoide são cobertas por epitélio olfatório e envolvidas no sentido do olfato.

> **§ Correlação clínica**
>
> **Fenda palatina e fenda labial**
>
> Normalmente, os processos palatinos dos ossos maxilares se unem durante as semanas 10 a 12 de desenvolvimento embrionário. A falha nesse processo pode resultar em um tipo de **fenda palatina**. A condição também pode envolver a fusão incompleta das placas horizontais dos ossos palatinos (ver **Figura 7.7**). Outra forma dessa condição, chamada fenda labial, envolve uma divisão no lábio superior. A **fenda labial** e a fenda palatina frequentemente ocorrem juntas. Dependendo da extensão e da posição da fenda, a fala e a deglutição podem ser afetadas. Além disso, as crianças com fenda palatina tendem a ter muitas infecções auriculares, que podem levar à perda de audição. Cirurgiões faciais e orais recomendam o fechamento da fenda labial durante as primeiras semanas após o nascimento, e os resultados cirúrgicos são excelentes. O reparo da fenda palatina normalmente é concluído entre 12 e 18 meses de idade, idealmente antes que a criança comece a falar. Como o palato é importante para pronunciar consoantes, a fonoaudiologia pode ser necessária e a terapia ortodôntica pode ser requerida para alinhar os dentes. Pesquisas recentes sugerem fortemente que a suplementação com ácido fólico (uma das vitaminas B) durante o início da gravidez diminui a incidência de fenda palatina e fenda labial. O mecanismo por trás disso ainda não é compreendido.

Vômer

O **vômer** (relha de arado) é um osso quase triangular que forma a parte inferior do septo nasal. Articula superiormente com a placa perpendicular do osso etmoide e do osso esfenoide e inferiormente com ambos os maxilares e ossos palatinos ao longo da linha mediana (ver **Figuras 7.3**, **7.7** e **7.11**).

Maxilas

As **maxilas** pareadas (o singular é *maxila*) unem-se para formar o maxilar superior. Elas articulam com cada osso da face, exceto a mandíbula (maxilar inferior) (ver **Figuras 7.3, 7.4 A** e **7.7**). As maxilas formam parte dos assoalhos das órbitas, parte das paredes laterais e assoalho da cavidade nasal, além da maior parte do palato duro. O **palato duro** é o teto ósseo da boca e é formado pelos processos palatinos das maxilas e placas horizontais dos ossos palatinos. O palato duro separa a cavidade nasal da cavidade oral.

Cada maxila contém um grande *seio maxilar* que se esvazia na cavidade nasal (ver **Figura 7.13**). O *processo alveolar* (*alveol-* = pequena cavidade) da maxila é um arco em forma de crista que contém os *alvéolos dentários* (cavidades) dos dentes maxilares (superiores). O *processo palatino* é uma projeção horizontal da maxila que forma três quartos anteriores do palato duro. A união e fusão dos ossos maxilares normalmente são concluídas antes do nascimento. Se essa fusão falhar, essa condição é chamada de fenda palatina.

O *forame infraorbital* (*infra-* = abaixo; *-orbital* = órbita; ver **Figura 7.3**), uma abertura no maxilar inferior à órbita, permite a passagem dos vasos sanguíneos e nervos infraorbitais, um ramo da divisão maxilar do nervo trigêmeo (V). Outro forame proeminente na maxila é o *forame incisivo* (= dentes incisivos) imediatamente posterior aos dentes incisivos (ver **Figura 7.7**). Ele transmite os ramos dos vasos sanguíneos palatinos maiores e do nervo nasopalatino. Uma estrutura final associada à maxila e ao osso esfenoide é a *fissura orbital inferior*, localizada entre a asa maior do esfenoide e a maxila (ver **Figura 7.12**).

Ossos zigomáticos

Os dois **ossos zigomáticos** (*zigo-* = em forma de jugo), comumente denominados ossos da bochecha, formam as proeminências das bochechas e parte da parede lateral e assoalho de cada órbita (ver **Figura 7.12**). Eles também articulam com os ossos frontais, maxilas, esfenoides e temporais.

O *processo temporal* do osso zigomático projeta-se posteriormente e articula com o processo zigomático do osso temporal para formar o *arco zigomático* (ver **Figura 7.4 A**)

Mandíbula

A **mandíbula** (*mand-* = mastigar) ou maxilar inferior, é o osso facial mais largo e mais forte (**Figura 7.10**). É o único osso móvel do crânio (além dos ossículos auditivos, os pequenos ossos da orelha). Na vista lateral, você pode observar que a mandíbula consiste em uma porção encurvada, horizontal, o *corpo*, além de duas porções perpendiculares, os *ramos* (o singular é *ramo*). O *ângulo* da mandíbula é a área onde cada *ramo* encontra o corpo. Cada ramo tem um *processo condilar* posterior que articula com a fossa mandibular e o tubérculo articular do osso temporal (ver **Figura 7.4 A**) para formar a **articulação temporomandibular (ATM)** e um *processo coronoide* anterior ao qual o músculo temporal se liga. A depressão entre os processos coronoide e condilar é denominada *incisura mandibular*. O *processo alveolar* é o arco em forma de crista contendo os *alvéolos dentários* (cavidades) para os dentes mandibulares (inferiores).

FIGURA 7.10 Mandíbula.

A mandíbula é o maior e mais forte osso da face.

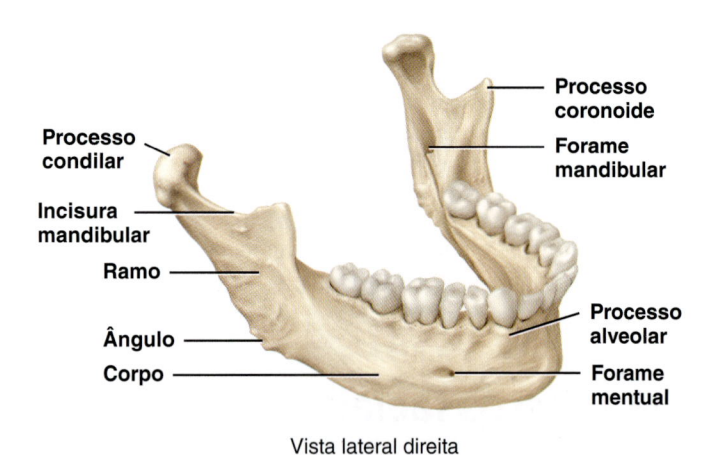

Vista lateral direita

? Qual é a característica funcional distintiva da mandíbula entre quase todos os outros ossos do crânio?

O *forame mentual* (*ment-* = queixo) é aproximadamente inferior ao segundo dente pré-molar. É próximo a esse forame que os dentistas injetam o anestésico para alcançar o nervo mental. Outro forame associado à mandíbula é o *forame mandibular* na superfície medial de cada ramo, outro sítio frequentemente utilizado por dentistas para injetar anestésicos. O forame mandibular é o início do *canal mandibular*, que corre obliquamente no ramo e anteriormente ao corpo. Através do canal passam os nervos alveolares inferiores e os vasos sanguíneos, que são distribuídos para os dentes mandibulares.

Correlação clínica

Disfunção da articulação temporomandibular

Um problema associado à articulação temporomandibular é a **disfunção da articulação temporomandibular (ATM)**, também denominada *síndrome ATM* e *distúrbio ATM*. É caracterizada por dor ao redor da orelha, sensibilidade dos músculos mandibulares, um clique ou ruído de estalo ao abrir ou fechar a boca, abertura limitada ou anormal da boca, dor de cabeça, sensibilidade dentária e desgaste anormal dos dentes. A síndrome ATM pode ser causada por dentes mal alinhados, ranger ou apertar os dentes, trauma na cabeça e pescoço ou artrite. Os tratamentos incluem a aplicação de calor úmido ou gelo, restrição da dieta para alimentos leves, administração de analgésicos, tais como ácido acetilsalicílico, reeducação muscular, uso de uma tala ou placa de mordida para reduzir o aperto e ranger de dentes (principalmente quando utilizada à noite), ajuste ou remodelagem dos dentes (tratamento ortodôntico) e cirurgia.

Teste rápido

11. Quais ossos formam o palato duro? Quais ossos formam o septo nasal?

7.7 Características especiais do crânio

OBJETIVO

- **Descrever** as seguintes características especiais do crânio: suturas, seios paranasais e fontanelas.

Além dos ossos do crânio, o crânio também contém outros componentes: o septo nasal, órbitas, forames, suturas, seios paranasais e fontanelas.

Septo nasal

A cavidade nasal é um espaço dentro do crânio que é dividido em lados direito e esquerdo por uma divisão vertical denominada **septo nasal**, que consiste em osso e cartilagem. Os três componentes do septo nasal são o vômer, a cartilagem do septo nasal e a placa perpendicular do osso etmoide (**Figura 7.11**). A borda anterior do vômer se articula com a cartilagem do septo nasal, que é a cartilagem hialina, para formar a porção anterior do septo. A borda superior do vômer articula-se com a placa perpendicular do osso etmoide para formar o restante do septo nasal. O termo "nariz quebrado", na maioria dos casos, refere-se a danos à cartilagem do septo nasal em vez dos próprios ossos nasais.

Correlação clínica

Desvio de septo nasal

Um **desvio de septo nasal** é aquele que não corre ao longo da linha mediana da cavidade nasal. Ele desvia (dobra) para um lado. Uma pancada no nariz pode facilmente lesionar ou quebrar esse delicado septo ósseo, promovendo o deslocamento e lesionando a cartilagem. Muitas vezes, quando um septo nasal quebrado cicatriza, os ossos e a cartilagem desviam para um lado ou para o outro. Esse desvio de septo pode bloquear o fluxo de ar para o lado estreito do nariz, dificultando a respiração por essa metade da cavidade nasal. O desvio geralmente ocorre na junção do osso vômer com a cartilagem do septo nasal. Os desvios de septo também podem ocorrer devido à anormalidade no desenvolvimento. Se o desvio for grave, pode bloquear a passagem nasal inteiramente. Mesmo um bloqueio parcial pode levar à infecção. Se ocorrer inflamação, pode causar congestão nasal, bloqueio das aberturas dos seios paranasais, sinusite crônica, dor de cabeça e sangramento nasal. A condição geralmente pode ser corrigida ou melhorada cirurgicamente.

Órbitas

Sete ossos do crânio se unem para formar cada **órbita** (cavidade ocular) ou *cavidade orbital*, que contém o globo ocular e estruturas associadas (**Figura 7.12**). Os ossos da órbita são o frontal, esfenoide, etmoide, palatino, zigomático, lacrimal e maxilar. Cada órbita em forma de pirâmide tem quatro regiões que convergem posteriormente:

FIGURA 7.11 Septo nasal.

As estruturas que formam o septo nasal são a placa perpendicular do osso etmoide, o vômer e a cartilagem do septo nasal.

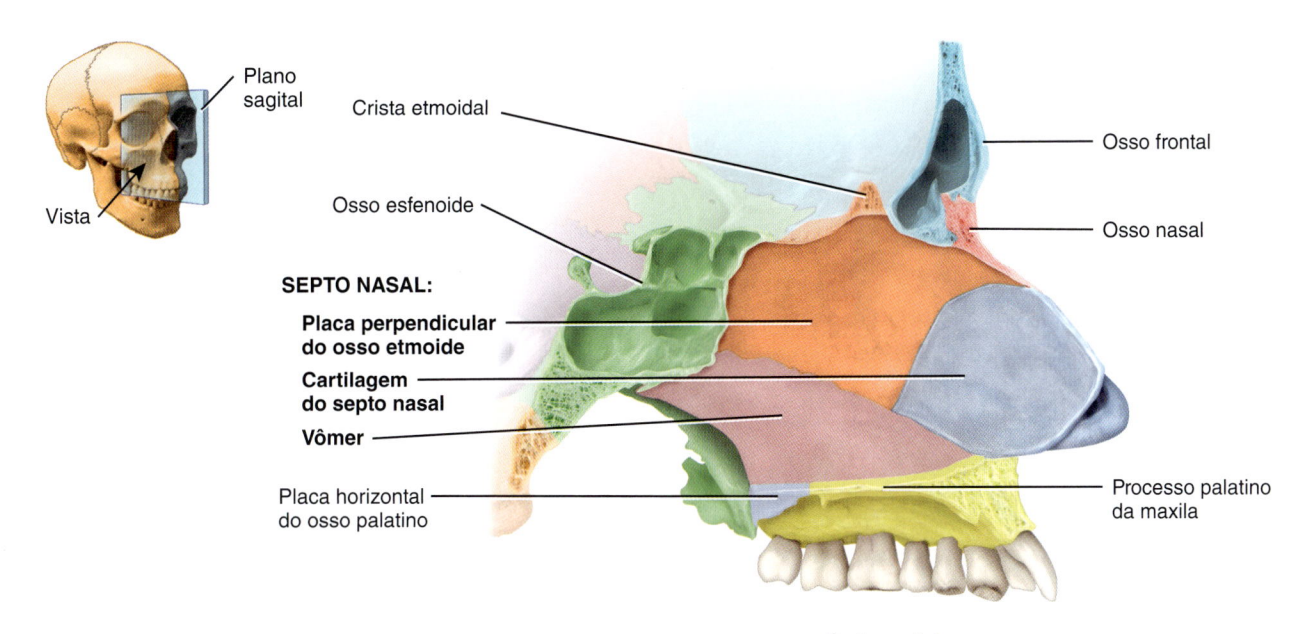

Corte sagital

? Qual é a função do septo nasal?

1. Partes dos ossos frontal e esfenoide compreendem o *teto* da órbita.
2. Partes dos ossos zigomático e esfenoide formam a *parede lateral* da órbita.
3. Partes da maxila, ossos zigomático e palatino constituem o *assoalho* da órbita.
4. Partes da maxila, ossos lacrimal, etmoide e esfenoide formam a *parede medial* da órbita.

Associadas a cada órbita estão presentes cinco aberturas principais:

1. O *canal óptico* está na junção do teto e parede medial.
2. A *fissura orbital superior* está no ângulo lateral superior do ápice.
3. A *fissura orbital inferior* está na junção da parede lateral e assoalho.
4. O *forame supraorbital* está no lado medial da margem supraorbital do osso frontal.
5. A *fossa lacrimal* está localizada no osso lacrimal.

Forame e canais

Mencionamos a maior parte dos **forames** (aberturas para os vasos sanguíneos, nervos ou ligamentos; o singular é *forame*) e canais do crânio nas descrições da cavidade craniana e ossos faciais que eles penetram. Como preparação para estudar outros sistemas do corpo, principalmente os sistemas nervoso e cardiovascular, esses forames e canais e as estruturas que passam por eles estão listados na **Tabela 7.3**. Para sua comodidade e para referência futura, os forames são listados em ordem alfabética.

Características únicas do crânio

O crânio exibe várias características únicas não observadas em outros ossos do corpo. Isso inclui suturas, seios paranasais e fontanelas.

Suturas. Uma **sutura** (costura) é uma articulação fibrosa imóvel (na maioria dos casos em um crânio adulto) que contém a maioria dos ossos do crânio juntos. Suturas no crânio de bebês e crianças, no entanto, muitas vezes são móveis e funcionam como importantes centros de crescimento no crânio em desenvolvimento. Os nomes de muitas suturas refletem os ossos que elas unem. Por exemplo, a sutura frontozigomática está localizada entre o osso frontal e o osso zigomático. Da mesma forma, a sutura esfenoparietal situa-se entre o osso esfenoide e o osso parietal. Em outros casos, no entanto, os nomes de suturas não são tão óbvios. Das muitas suturas encontradas no crânio, identificaremos apenas as quatro suturas proeminentes:

FIGURA 7.12 Detalhes da órbita (cavidade ocular).

A órbita é uma estrutura em forma de pirâmide que contém o globo ocular e estruturas associadas.

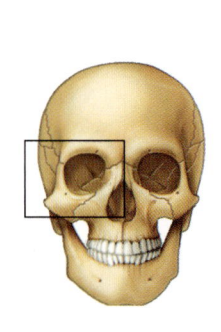

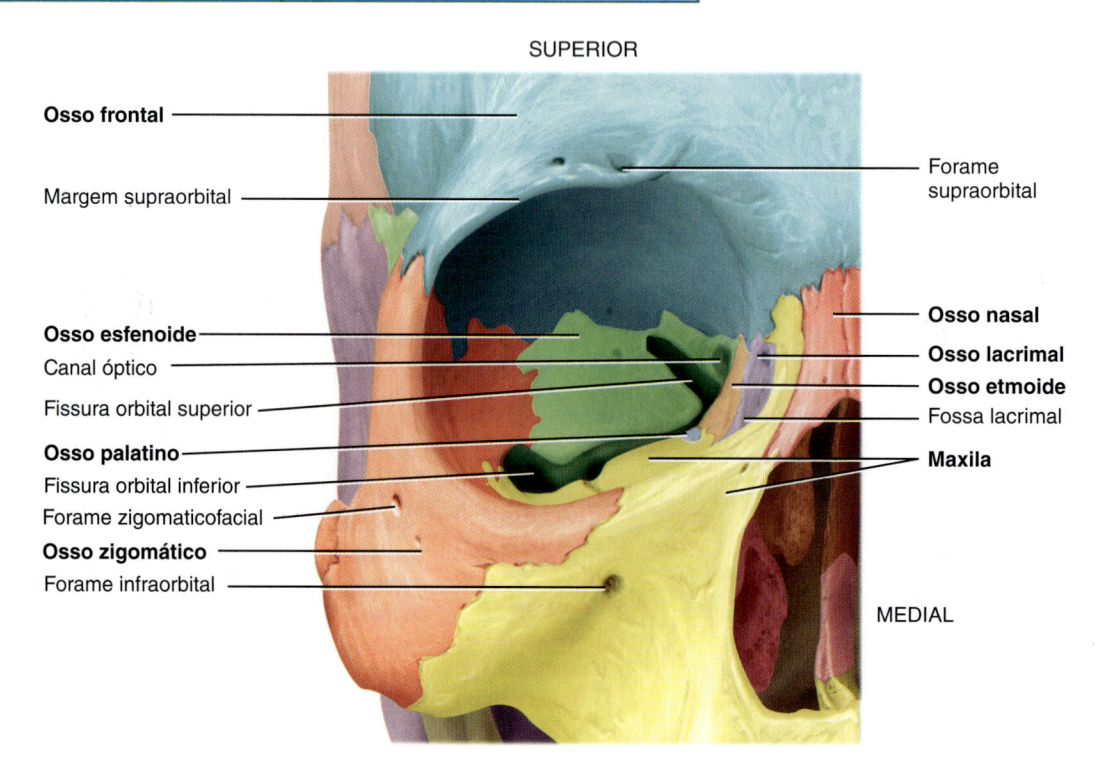

Vista anterior mostrando os ossos da órbita direita

? Quais os sete ossos que formam a órbita?

TABELA 7.3 — Principais forames e canais do crânio.

Forame/canal	Localização	Passagem de estruturas*
Canal carotídeo (relacionado à artéria carótida no pescoço)	Porção petrosa do osso temporal (**Figura 7.8 A**)	Artéria carótida interna, nervos simpáticos dos olhos.
Canal do hipoglosso (*hipo-* = sob; *-glosso* = língua)	Superior à base dos côndilos occipitais (**Figura 7.5 A**)	Nervo hipoglosso (XII), ramo do vaso sanguíneo faríngeo ascendente.
Infraorbital (*infra-* = abaixo)	Inferior à órbita na maxila (**Figura 7.12**)	Nervo infraorbital e vasos sanguíneos, ramo do ramo maxilar do nervo trigêmeo (V).
Jugular (*jugul-* = garganta)	Posterior ao canal carotídeo entre a porção petrosa do osso temporal e osso occipital (**Figura 7.7 A**)	Veia jugular interna; nervos glossofaríngeo (IX), vago (X) e acessório (XI).
Lacerado	Limitado anteriormente pelo osso esfenoide, posteriormente pela porção petrosa do osso temporal, medialmente pelos ossos esfenoide e occipital (**Figura 7.8 A**)	Ramo da artéria faríngea ascendente.
Magno (= grande)	Osso occipital (**Figura 7.7**)	Bulbo e suas membranas (meninges), nervo acessório (XI) e artérias vertebral e espinal.
Mandibular (*mand-* = mastigar)	Superfície medial do ramo da mandíbula (**Figura 7.10**)	Nervo alveolar inferior e vasos sanguíneos.
Mastoide (em forma de mama)	Borda posterior do processo mastoide do osso temporal (**Figura 7.7**)	Veia emissária para o seio transverso, ramo da artéria occipital para a dura-máter.
Mentual (*ment-* = queixo)	Inferior ao segundo dente pré-molar na mandíbula (**Figura 7.10**)	Nervo e vasos mentuais.
Cribriforme (*olfat-* = cheiro ou olfato)	Placa cribriforme do osso etmoide (**Figura 7.8 A**)	Nervo olfatório (I).
Canal óptico (= olho)	Entre as porções superior e inferior da asa menor do osso esfenoide (**Figura 7.12**)	Nervo óptico (II), vasos sanguíneos oftálmicos.
Oval	Asa maior do osso esfenoide (**Figura 7.8 A**)	Divisão mandibular do nervo trigêmeo (V).
Redondo	Junção das partes anterior e medial do osso esfenoide (**Figura 7.8 A, B**)	Divisão maxilar do nervo trigêmeo (V).
Estilomastóideo (*estilo-* = estaca ou polo)	Entre os processos estiloide e mastóideo do osso temporal (**Figura 7.7**)	Nervo facial (VII), vasos sanguíneos estilomastóideos.
Supraorbital (*supra-* = acima)	Margem supraorbital da órbita no osso frontal (**Figura 7.12**)	Nervo e vasos sanguíneos supraorbitais.

*Os nervos cranianos listados aqui (algarismos romanos I–XII) são descritos na **Tabela 14.4**. Os algarismos romanos referem-se à sua localização no cérebro e à ordem em que saem do crânio.

1. A **sutura coronal** (*coron-* = relacionada ao plano coronal) une o osso frontal e ambos os ossos parietais (ver **Figura 7.4**).
2. A **sutura sagital** (*sagit-* = seta ou flecha) une os dois ossos parietais na linha mediana superior do crânio (ver **Figura 7.4 B**). A sutura sagital tem esse nome porque na criança, antes que os ossos do crânio estejam firmemente unidos, a sutura e as fontanelas (regiões moles) associadas a ela assemelham-se a uma flecha.
3. A **sutura lambdóidea** une os dois ossos parietais ao osso occipital. Essa sutura é assim chamada, por causa de sua semelhança com a letra grega maiúscula lambda (Λ), como pode ser visto na **Figura 7.6** (com a ajuda de um pouco de imaginação). Ossos suturais podem ocorrer dentro das suturas sagitais e lambdóideas.
4. As duas **suturas escamosas** (*escam-* = plana, como as escamas achatadas sobrepostas de uma cobra) unem os ossos parietais e temporais nas faces laterais do crânio (ver **Figura 7.4 A**).

Seios paranasais. Os **seios paranasais** (*para-* = ao lado) são cavidades dentro de determinados ossos cranianos próximos à cavidade nasal. São mais evidentes em um corte sagital do crânio (**Figura 7.13 C**). Os seios paranasais são cobertos com membranas mucosas que são contínuas com o revestimento da cavidade nasal. Secreções produzidas pelas membranas mucosas dos seios paranasais drenam na parede lateral da cavidade nasal. Os seios paranasais são muito pequenos ou ausentes ao nascer, mas aumentam de tamanho durante os dois períodos de aumento facial – durante a erupção dos dentes e no início da puberdade. Eles surgem como protuberâncias da mucosa nasal que se projetam nos ossos circundantes. Ossos do crânio contendo os seios paranasais incluem o frontal, esfenoide, etmoide e maxilar.

Os seios paranasais permitem ao crânio aumentar de tamanho sem uma mudança na massa (peso) óssea. Os seios paranasais da face aumentam a área de superfície da mucosa nasal, aumentando assim a produção de muco para ajudar a umedecer e limpar o ar inalado. Além disso, os seios paranasais servem como câmaras de

Correlação clínica

Sinusite

Sinusite é uma inflamação da membrana mucosa de um ou mais seios paranasais. Pode ser causada por uma infecção microbiana (vírus, bactéria ou fungo), reações alérgicas, pólipos nasais ou um septo nasal gravemente desviado. Se a inflamação ou obstrução bloqueia a drenagem de muco na cavidade nasal, a pressão do fluido aumenta nos seios paranasais e a dor de cabeça nos seios da face pode se desenvolver. Outros sinais e sintomas podem incluir congestão nasal, incapacidade de cheirar, febre, dor de garganta, pressão ou dor nos ouvidos e dentes, drenagem pós-nasal e tosse. As opções de tratamento incluem irrigação nasal com salina, *sprays* ou gotas descongestionantes, descongestionantes orais, corticosteroides nasais, antibióticos, analgésicos para aliviar a dor, compressas quentes e cirurgia.

FIGURA 7.13 **Seios paranasais projetados na superfície.**

Os seios paranasais são espaços revestidos por membrana mucosa nos ossos frontal, esfenoide, etmoide e maxilar que se conectam à cavidade nasal.

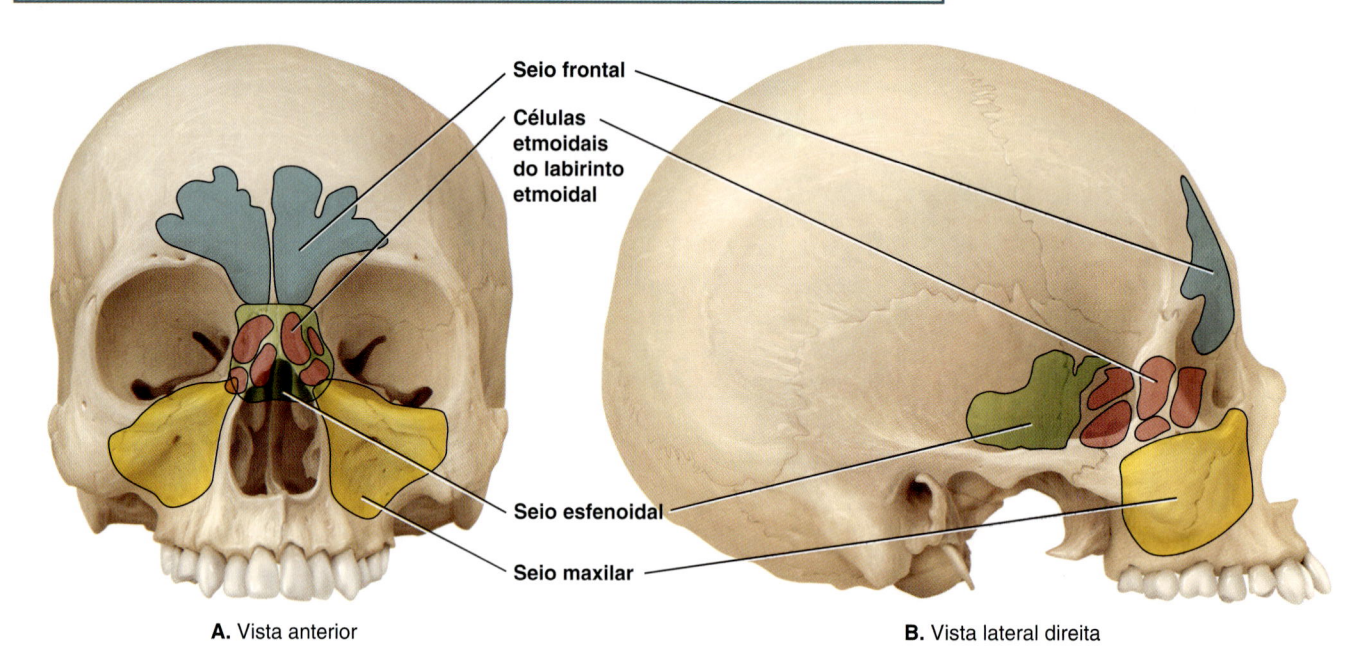

A. Vista anterior

B. Vista lateral direita

C. Corte sagital

? Quais são as funções dos seios paranasais?

ressonância (eco) dentro do crânio que intensificam e prolongam os sons, melhorando assim a qualidade da voz. A influência dos seios paranasais em sua voz torna-se óbvia quando você está resfriado; as passagens através das quais o som viaja para dentro e para fora dos seios paranasais tornam-se bloqueadas pela produção excessiva de muco, alterando a qualidade de sua voz.

Fontículos (fontanelas).

O crânio de um embrião em desenvolvimento é constituído por cartilagem e mesênquima dispostos em placas finas ao redor do cérebro em desenvolvimento. Gradualmente, ocorre a ossificação e o osso lentamente substitui a maior parte da cartilagem e do mesênquima. Ao nascimento, a ossificação é incompleta e os espaços preenchidos por mesênquima tornam-se regiões de tecido conjuntivo denso entre ossos cranianos incompletamente desenvolvidos, denominadas **fontículos ou fontanelas** (pequenas fontes), comumente chamadas de "regiões moles" (**Figura 7.14**). Os fontículos são áreas onde o mesênquima não ossificado se desenvolve em tecidos conjuntivos densos do crânio. Como a formação óssea continua após o nascimento, os fontículos são eventualmente substituídos por osso através da ossificação intramembranosa e as junções de tecido conjuntivo colagenoso fino que permanecem entre os ossos vizinhos tornam-se as suturas. Funcionalmente, os fontículos servem como espaçadores para o crescimento dos ossos cranianos vizinhos e fornecem alguma flexibilidade ao crânio fetal, permitindo que mude de forma conforme passa pelo canal do parto e, mais tarde, possibilitando o crescimento rápido do cérebro durante a infância. Embora uma criança possa ter muitos fontículos ao nascimento, a forma e a localização de seis delas são razoavelmente constantes:

- O **fontículo anterior** não pareado, o maior fontículo, está localizado na linha mediana entre os dois ossos parietais e o osso frontal e possui aproximadamente a forma de diamante. Geralmente fecha 18 a 24 meses após o nascimento

- O **fontículo posterior** não pareado está localizado na linha mediana entre os dois ossos parietais e o osso occipital. Visto que é muito menor do que o fontículo anterior, geralmente fecha cerca de 2 meses após o nascimento

- Os **fontículos anterolaterais** pareados, localizados lateralmente entre os ossos frontal, parietal, temporal e esfenoide, são pequenos e irregulares em forma. Normalmente, fecham cerca de 3 meses após o nascimento

- Os **fontículos posterolaterais** pareados, localizados lateralmente entre os ossos parietais, occipitais e temporais, são irregularmente modelados. Eles começam a fechar 1 a 2 meses após o nascimento, mas o fechamento geralmente não é completo até 12 meses.

A quantidade de fechamento nos fontículos ajuda um médico a avaliar o grau de desenvolvimento do cérebro. Além disso, o fontículo anterior serve como um ponto de referência para a retirada de sangue para análise do seio sagital superior (uma grande veia da linha mediana dentro dos tecidos de revestimento que circundam o cérebro). (Ver a **Figura 21.24**.)

Teste rápido

12. Quais estruturas constituem o septo nasal?
13. Quais forames e fissuras estão associados à órbita?
14. Defina o seguinte: forame, sutura, seio paranasal e fontículo.

FIGURA 7.14 Fontículos ao nascimento.

Fontículos (fontanelas) são espaços preenchidos por mesênquima entre os ossos da cavidade craniana que estão presentes ao nascimento.

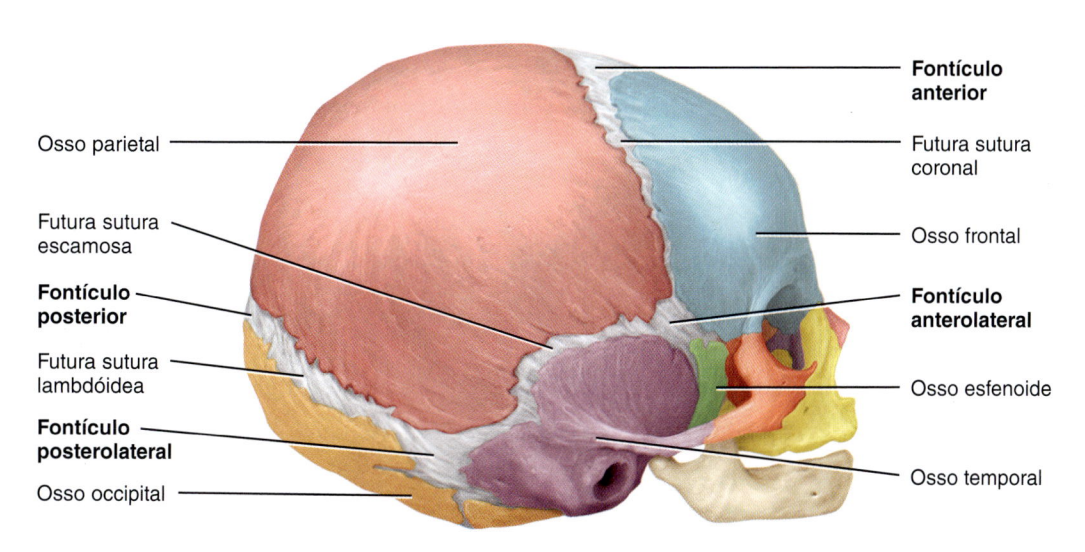

Vista lateral direita

? Qual fontículo é delimitado por quatro ossos cranianos diferentes?

7.8 Osso hioide

OBJETIVO

- **Descrever** a relação do osso hioide ao crânio.

O único **osso hioide** (= em forma de U) é um componente exclusivo do esqueleto axial, porque não se articula com qualquer outro osso. Em vez disso, é suspenso a partir dos processos estiloides dos ossos temporais por ligamentos e músculos. Localizado na porção anterior do pescoço entre a mandíbula e a laringe (**Figura 7.15 A**), o osso hioide sustenta a língua, proporcionando sítios de fixação para alguns músculos da língua e para os músculos do pescoço e da faringe. O osso hioide consiste em um *corpo* horizontal e projeções pareadas denominadas *cornos menores* e *cornos maiores* (**Figura 7.15 B, C**). Os músculos e ligamentos se fixam ao corpo e a essas projeções pareadas.

O osso hioide e as cartilagens da laringe e traqueia são frequentemente fraturados durante o estrangulamento. Como resultado, eles são cuidadosamente examinados na necropsia quando o estrangulamento manual é uma causa suspeita de morte.

Teste rápido

15. Quais são as funções do osso hioide?

FIGURA 7.15 Osso hioide.

O osso hioide sustenta a língua, proporcionando sítios de fixação para músculos da língua, pescoço e faringe.

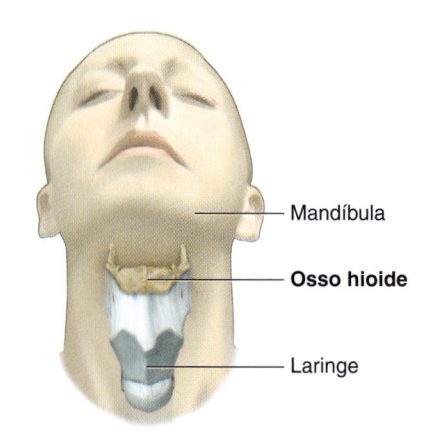

A. Posição do osso hioide

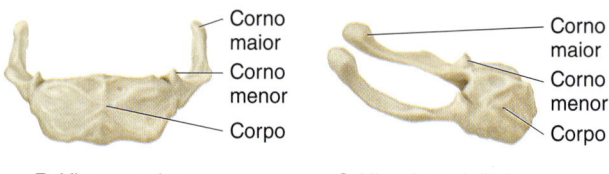

B. Vista anterior

C. Vista lateral direita

? De que forma o osso hioide é diferente de todos os outros ossos do esqueleto axial?

7.9 Coluna vertebral

OBJETIVOS

- **Identificar** as regiões e curvaturas normais da coluna vertebral, descrevendo suas características estruturais e funcionais.

A **coluna vertebral** (**Figura 7.16**), também chamada de *espinha*, *espinha dorsal* ou *coluna espinal*, constitui cerca de dois quintos de sua altura total e é composta por uma série de ossos chamados **vértebras** (o singular é *vértebra*). A coluna vertebral, o esterno e as costelas formam o esqueleto do tronco do corpo. A coluna vertebral consiste em ossos e tecido conjuntivo; a medula espinal que a envolve e protege é constituída de tecidos nervosos e conjuntivos. Em torno de 71 cm em um homem adulto médio e aproximadamente 61 cm em uma mulher adulta média, a coluna vertebral funciona como uma haste forte e flexível com elementos que podem se mover para frente, para trás e lateralmente, além de girar. Envolve e protege a medula espinal, assim como sustenta a cabeça e serve como um ponto de fixação para as costelas, cíngulo pélvico e músculos das costas e membros superiores.

O número total de vértebras durante o desenvolvimento inicial é 33. Conforme a criança cresce, várias vértebras nas regiões sacral e coccígea se fundem. Como resultado, a coluna vertebral adulta geralmente contém 26 vértebras (**Figura 7.16 A**). São distribuídas da seguinte forma:

- Sete **vértebras cervicais** (*cervic-* = pescoço) na região do pescoço
- 12 **vértebras torácicas** (*tórax* = peito) posteriores à cavidade torácica
- Cinco **vértebras lombares** (*lomb-* = lombo) sustentando a parte inferior das costas
- Um **sacro** (osso sagrado) que consiste em cinco **vértebras sacrais** fundidas
- Um **cóccix** (cuco, porque a forma se assemelha ao bico de um pássaro cuco) geralmente consistindo em quatro **vértebras coccígeas** fundidas.

As vértebras cervicais, torácicas e lombares são móveis, ao contrário do sacro e do cóccix. Discutiremos cada uma dessas regiões em detalhes em breve.

Curvaturas normais da coluna vertebral

Quando observada da vista anterior ou posterior, uma coluna vertebral normal de um adulto parece reta. Mas quando vista de lado, ela mostra quatro leves curvaturas, denominadas **curvaturas normais** (**Figura 7.16 B**). Quando vistas de frente do corpo, as *curvaturas torácicas* e *sacrais* (as curvaturas primárias) são côncavas (abauladas) e as *curvaturas cervicais* e *lombares* (as curvaturas secundárias) são convexas (salientes). As curvaturas da coluna vertebral aumentam sua força, ajudam a manter o equilíbrio na posição

CAPÍTULO 7 Sistema Esquelético: Esqueleto Axial **223**

FIGURA 7.16 **Coluna vertebral.** Os números entre parênteses na parte **A**. indicam o número de vértebras em cada região. Na parte **D**, o tamanho relativo do disco foi aumentado para dar ênfase.

A coluna vertebral adulta geralmente contém 26 vértebras.

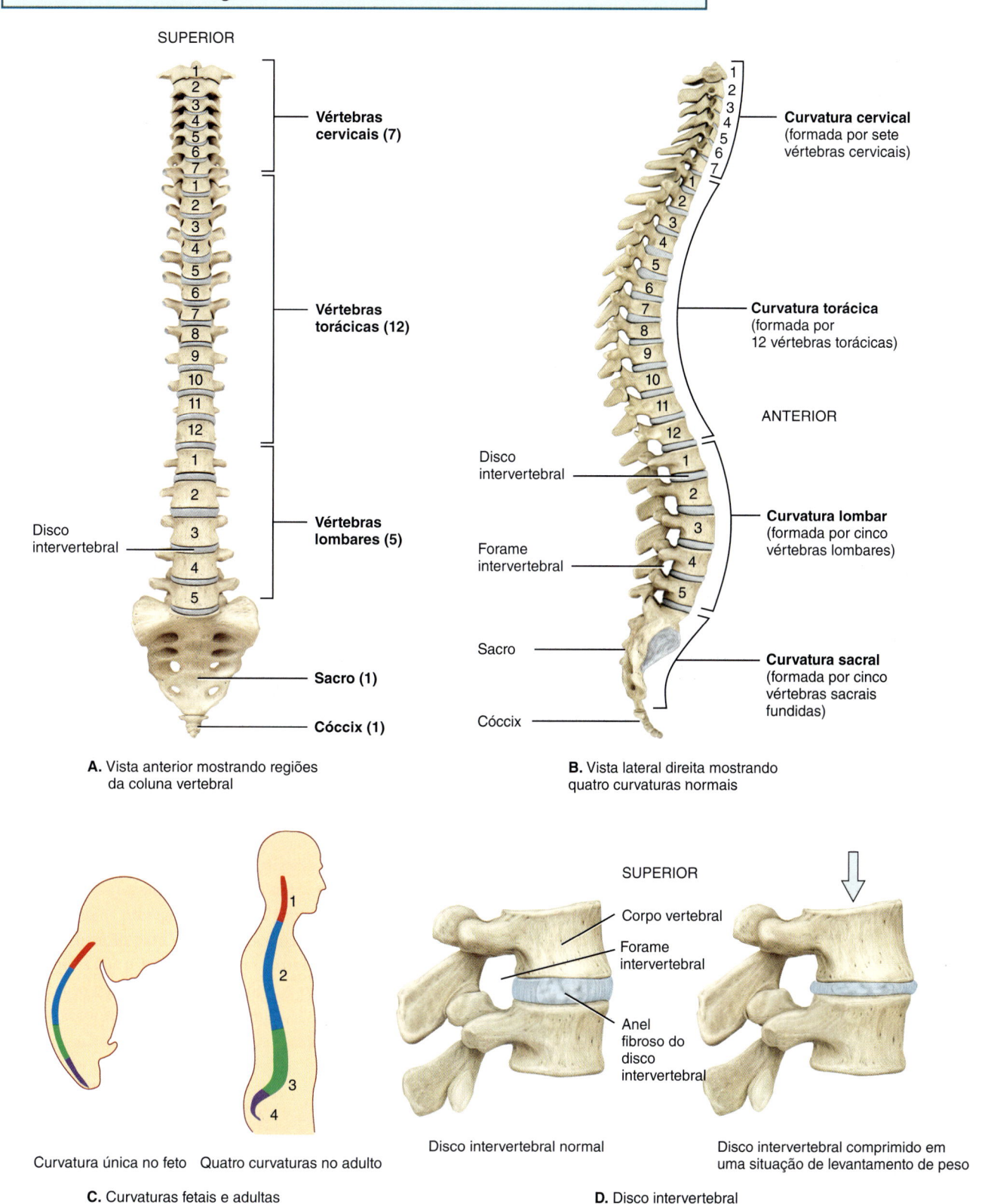

A. Vista anterior mostrando regiões da coluna vertebral
- Vértebras cervicais (7)
- Vértebras torácicas (12)
- Vértebras lombares (5)
- Sacro (1)
- Cóccix (1)
- Disco intervertebral

B. Vista lateral direita mostrando quatro curvaturas normais
- **Curvatura cervical** (formada por sete vértebras cervicais)
- **Curvatura torácica** (formada por 12 vértebras torácicas)
- **Curvatura lombar** (formada por cinco vértebras lombares)
- **Curvatura sacral** (formada por cinco vértebras sacrais fundidas)
- Disco intervertebral
- Forame intervertebral
- Sacro
- Cóccix

C. Curvaturas fetais e adultas
Curvatura única no feto   Quatro curvaturas no adulto

D. Disco intervertebral
- Corpo vertebral
- Forame intervertebral
- Anel fibroso do disco intervertebral

Disco intervertebral normal   Disco intervertebral comprimido em uma situação de levantamento de peso

? Quais curvaturas da coluna vertebral adulta são côncavas (em relação ao lado anterior do corpo)?

vertical, absorvem choques durante a caminhada e auxiliam na proteção das vértebras contra fraturas.

O feto possui uma única curvatura côncava anterior ao longo de toda a extensão da coluna vertebral (**Figura 7.16 C**). Por volta do terceiro mês após o nascimento, quando uma criança começa a manter a cabeça ereta, a curvatura cervical anteriormente convexa se desenvolve. Mais tarde, quando a criança senta, fica de pé e anda, desenvolve-se a curvatura lombar anteriormente convexa. As curvaturas torácicas e sacrais são denominadas **curvaturas primárias**, porque mantêm a curvatura original da coluna vertebral embrionária. As curvaturas cervicais e lombares são conhecidas como **curvaturas secundárias**, pois começam a se formar mais tarde, vários meses após o nascimento. Todas as curvaturas são totalmente desenvolvidas aos 10 anos de idade. No entanto, as curvaturas secundárias podem ser progressivamente perdidas na velhice.

Várias condições podem exacerbar as curvaturas normais da coluna vertebral ou a coluna pode adquirir uma inclinação lateral, resultando em curvaturas anormais da coluna vertebral. Três dessas **curvaturas anormais** – cifose, lordose e escoliose – são descritas na seção *Distúrbios: desequilíbrios homeostáticos* no final deste capítulo.

Discos intervertebrais

Os **discos intervertebrais** (*inter-* = entre) são encontrados entre os corpos das vértebras adjacentes a partir da segunda vértebra cervical até o sacro (**Figura 7.16 D**) e representam aproximadamente 25% da altura da coluna vertebral. Cada disco tem um anel fibroso externo que consiste em cartilagem fibrosa chamada de *anel fibroso* e uma substância interna macia, polpuda e altamente elástica, chamada de *núcleo pulposo* (*pulposo* = pulpar, característica de maciez). As superfícies superior e inferior do disco são constituídas por uma fina placa de cartilagem hialina. Os discos formam articulações fortes, permitem vários movimentos da coluna vertebral e absorvem o choque vertical. Sob compressão, eles achatam e alargam.

Durante o dia, os discos se comprimem e perdem água de sua cartilagem, de modo que somos um pouco mais baixos à noite. Enquanto estamos dormindo, há menos compressão e a reidratação ocorre, de modo que ficamos mais altos quando acordamos pela manhã. Com a idade, o núcleo pulposo endurece e torna-se menos elástico. A diminuição da altura vertebral com a idade resulta da perda óssea nos corpos vertebrais e não uma diminuição na espessura dos discos intervertebrais.

Uma vez que os discos intervertebrais são avasculares, o anel fibroso e o núcleo pulposo dependem dos vasos sanguíneos dos corpos vertebrais para obter oxigênio e nutrientes e remover resíduos. Alguns exercícios de alongamento, como ioga, descomprimem os discos e aumentam a circulação sanguínea geral, sendo que ambos aceleram a absorção de oxigênio e nutrientes pelos discos e a remoção de resíduos.

Partes de uma vértebra característica

As vértebras em diferentes regiões da coluna vertebral variam em tamanho, forma e detalhes, mas são semelhantes o suficiente para que possamos discutir as estruturas (e as funções) de uma vértebra característica (**Figura 7.17**). As vértebras normalmente são constituídas por um corpo vertebral, um arco vertebral e vários processos.

FIGURA 7.17 **Estrutura de uma vértebra característica, como ilustrada por uma vértebra torácica.** Na parte **B**, apenas um nervo espinal foi incluído e estendido além do forame intervertebral para maior clareza.

Uma vértebra consiste em um corpo vertebral, um arco vertebral e vários processos.

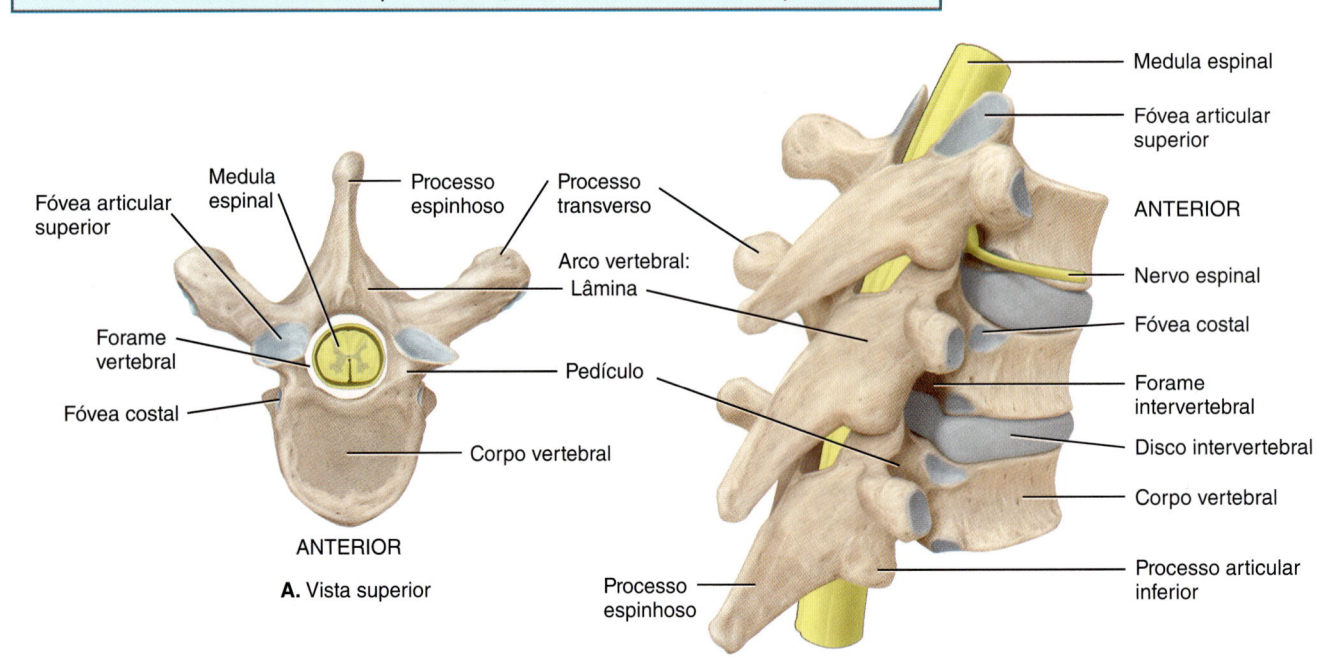

A. Vista superior

B. Vista posterolateral direita das vértebras articuladas

? Quais são as funções dos forames vertebrais e intervertebrais?

Corpo vertebral. O **corpo vertebral**, a porção anterior discoidal espessa, é a parte que sustenta o peso de uma vértebra. Suas superfícies superior e inferior são enrugadas para a fixação de discos intervertebrais cartilaginosos. As superfícies anterior e lateral contêm forames nutrícios, aberturas através dos quais os vasos sanguíneos fornecem nutrientes e oxigênio e removem dióxido de carbono e resíduos do tecido ósseo.

Arco vertebral. Dois processos curtos e espessos, os *pedículos* (pequenos pés), projetam-se posteriormente a partir do corpo vertebral e, em seguida, unem-se às *lâminas* chatas (camadas finas) para formar o **arco vertebral**. O arco vertebral estende-se posteriormente a partir do corpo da vértebra; juntos, o corpo vertebral e o arco vertebral circundam a medula espinal formando o *forame vertebral*. O forame vertebral contém a medula espinal, tecido adiposo, tecido conjuntivo areolar e vasos sanguíneos. Coletivamente, os forames vertebrais de todas as vértebras formam o *canal vertebral*. Os pedículos exibem endentações superiores e inferiores denominadas *incisuras vertebrais*. Quando as incisuras vertebrais são empilhadas umas sobre as outras, elas formam uma abertura entre as vértebras adjacentes em ambos os lados da coluna. Cada abertura, chamada de *forame intervertebral*, permite a passagem de um único nervo espinal transportando informações para e da medula espinal.

Processos. Sete **processos** surgem do arco vertebral. No ponto onde uma lâmina e um pedículo se unem, um *processo transverso* estende-se lateralmente em cada lado. Um único *processo espinhoso* (coluna) projeta-se posteriormente a partir da junção das lâminas. Esses três processos servem como pontos de fixação para os músculos. Os quatro processos restantes formam articulações com outras vértebras acima ou abaixo. Os dois *processos articulares superiores* de uma vértebra articulada (formam articulações) com os dois processos articulares inferiores da vértebra imediatamente acima deles. Por sua vez, os dois *processos articulares inferiores* dessa vértebra se articulam com os dois processos articulares superiores da vértebra imediatamente abaixo deles e assim por diante. As superfícies articuladas dos processos articulares, que são referidos como *fóveas* (pequenas faces), são cobertas por cartilagem hialina. As articulações formadas entre os corpos vertebrais e as fóveas articulares de vértebras sucessivas são denominadas *articulações intervertebrais*.

Regiões da coluna vertebral

A seção 7.10 apresenta as cinco regiões da coluna vertebral, começando superiormente e movendo-se inferiormente. As regiões são as cervicais, torácicas, lombares, sacrais e coccígeas. Observe que as vértebras em cada região são numeradas em sequência, de superior para inferior. Quando você realmente vê os ossos da coluna vertebral, você notará que a transição de uma região para a próxima não é abrupta, mas gradual, uma característica que ajuda as vértebras a se encaixarem.

Alterações na coluna vertebral relacionadas à idade

Com o avançar da idade, a coluna vertebral sofre mudanças que são características do sistema esquelético em geral. Essas alterações incluem redução na massa e densidade do osso juntamente com uma redução no conteúdo de colágeno em relação aos minerais dentro do osso, mudanças que tornam os ossos mais frágeis e suscetíveis a danos. As superfícies articulares, essas superfícies onde os ossos adjacentes se movem uns contra os outros, perdem a cartilagem de cobertura à medida que envelhecem; em seu lugar formam-se crescimentos ósseos ásperos que levam a condições artríticas. Na coluna vertebral, crescimentos ósseos ao redor dos discos intervertebrais, denominados *osteófitos*, podem levar a um estreitamento (estenose) do canal vertebral. Esse estreitamento pode levar à compressão dos nervos espinais e da medula espinal, que pode se manifestar como dor e diminuição da função muscular nas costas e nos membros inferiores.

> **Teste rápido**
>
> 16. Quais são as funções da coluna vertebral?
> 17. Descreva as quatro curvaturas da coluna vertebral.
> 18. Quais são as três partes principais de uma vértebra característica?
> 19. Quais são as principais características distintivas dos ossos das várias regiões da coluna vertebral?

7.10 | Regiões vertebrais

OBJETIVO

- **Identificar** as localizações e características da superfície das vértebras cervicais, torácicas, lombares, sacrais e coccígeas.

Vértebras cervicais

Os corpos das **vértebras cervicais** (C1–C7) são menores do que todas as outras vértebras, exceto aquelas que formam o cóccix (**Figura 7.18 A**). Seus arcos vertebrais, no entanto, são maiores. Todas as vértebras cervicais possuem três forames: um forame vertebral e dois forames transversos (**Figura 7.18 C**). Os *forames vertebrais* das vértebras cervicais são os maiores na coluna vertebral, porque abrigam o alargamento cervical da medula espinal. Cada processo transverso cervical contém um *forame transverso* pelo qual passam a artéria vertebral e suas veias e fibras nervosas acompanhantes. Essa característica é exclusiva das vértebras cervicais. Os processos espinhosos de C2 a C6 são frequentemente *bífidos* – ou seja, eles se ramificam em duas pequenas projeções nas pontas (**Figura 7.18 A, C**).

As duas primeiras vértebras cervicais diferem consideravelmente de outras. O **atlas** (C1), em homenagem ao mitológico Atlas, que carregava o mundo em seus ombros, é a primeira vértebra cervical inferior em relação ao crânio (**Figura 7.18 A, B**). O atlas é um anel ósseo com *arcos anterior* e *posterior* e grandes *massas laterais*. Não apresenta corpo e processo espinhoso. As superfícies superiores das massas laterais, denominadas *fóveas articulares* *superiores*, são côncavas. Elas se articulam com os côndilos occipitais do osso occipital para formar as *articulações atlanto-occipitais*. Essas articulações permitem que você mova sua cabeça para significar "sim". As superfícies inferiores das massas laterais, as *fóveas articulares inferiores*, articulam-se com a segunda vértebra cervical. Os processos transversais e forames transversais do atlas são consideravelmente grandes.

A segunda vértebra cervical (C2), o **áxis** (ver **Figura 7.18 A, D, E**), possui um corpo vertebral. Um processo semelhante a um pivô chamado de *dente* ou *processo odontoide* projeta-se superiormente através da porção anterior do forame vertebral do atlas. O dente constitui um pivô no qual o atlas e a cabeça rotacionam. Esse arranjo permite o movimento lateral da cabeça, como quando você move sua cabeça para indicar "não". A articulação formada entre

FIGURA 7.18 Vértebras cervicais.

As vértebras cervicais são encontradas na região do pescoço.

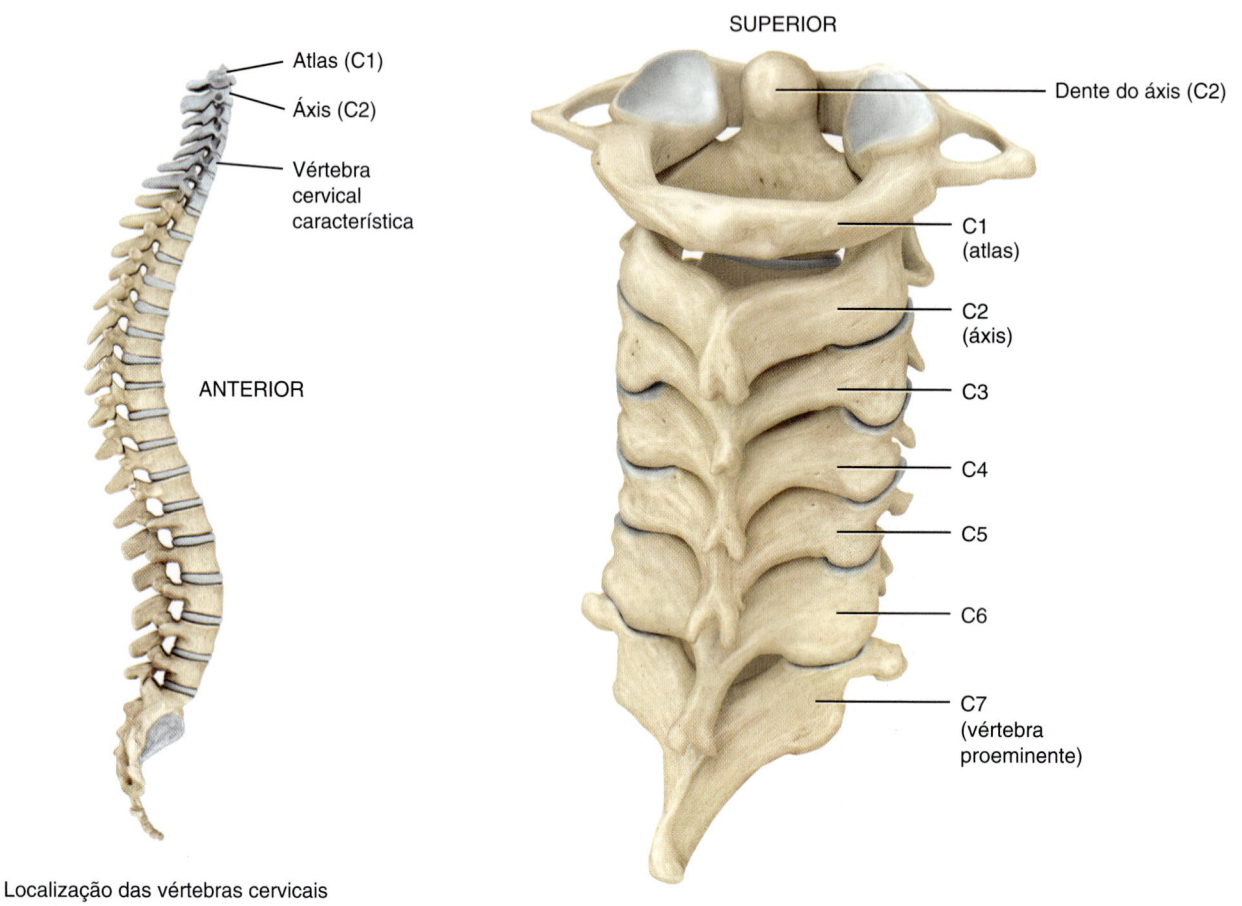

A. Vista posterior das vértebras cervicais articuladas

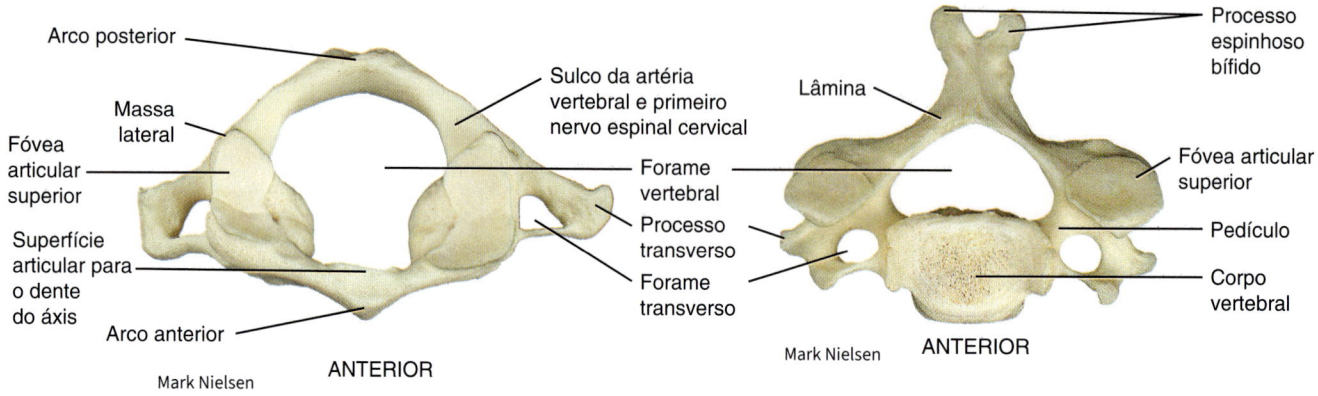

B. Vista superior do atlas (C1)

C. Vista superior de uma vértebra cervical característica

Processo espinhoso
Lâmina
Forame vertebral
Fóvea articular superior
Processo articular inferior
Dente
Lâmina
Processo transverso
Processo espinhoso
Corpo vertebral

Mark Nielsen

ANTERIOR

D. Vista superior do áxis (C2)

ANTERIOR
Superfície articular para o arco anterior do atlas
Fóvea articular superior
Forame transverso
Corpo vertebral
Fóvea articular inferior

Mark Nielsen

E. Vista lateral direita do áxis (C2)

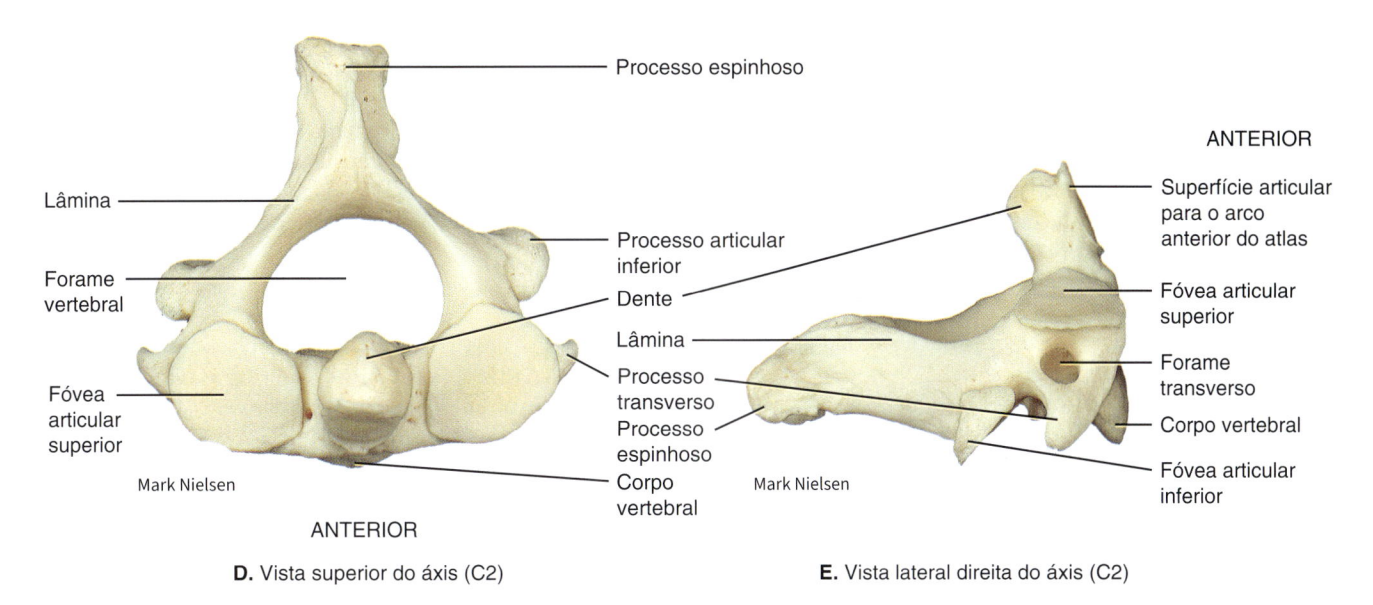

? Qual articulação permite que você mova sua cabeça para significar "não"? Quais ossos estão envolvidos?

⚕ Correlação clínica

Postura anteriorizada da cabeça

Nos últimos anos, uma nova síndrome do uso excessivo foi reconhecida, que resulta da colocação da cabeça para a frente mais de 2,54 cm além do atlas, a primeira vértebra cervical sobre a qual repousa o crânio, juntamente com a inclinação do pescoço. Essa condição é conhecida como **postura anteriorizada da cabeça (PAC)**, também conhecida como postura inclinada do pescoço para uso de dispositivos portáteis, como telefones celulares ou *tablets* ("texting neck"), computadores ("computer neck"), para leitura ("reader's neck") e sentado em casa no sofá ("sofa neck"), entre outros. Embora a condição possa ser causada por lesões no pescoço, maus hábitos de sono, atletismo rotacional (beisebol, golfe, tênis e hóquei) e pessoas envolvidas em determinadas ocupações (massoterapeutas, cabeleireiros, pintores e escritores), a maioria resulta de atividades que trazem a cabeça para frente e inclinam o pescoço, como o uso repetitivo de dispositivos de mensagens de texto, uso de computador, jogos de *videogame* e carregar mochilas pesadas. A postura anteriorizada da cabeça causa uma mudança no centro de gravidade do corpo, resultando em aumento da pressão na coluna cervical. A cabeça na verdade parece 4,5 quilogramas mais pesada para os músculos do pescoço, para cada centímetro que a cabeça passa dos ombros. A PAC pode resultar de uma série de sinais e sintomas, incluindo dor crônica no pescoço, ombros e costas; espasmos musculares; inclinação da cabeça para frente; dores de cabeça crônicas; curvatura aumentada da coluna; início precoce de artrite; compressão e herniação do disco intervertebral; disfunção da articulação temporomandibular (ATM); fadiga; insônia ou sono precário; diminuição da capacidade pulmonar; e dormência e formigamento dos membros superiores. As opções de tratamento incluem assumir uma postura adequada, configurar uma estação de trabalho ergonômica para adotar e manter uma posição neutra, consultar um fisioterapeuta para iniciar e manter exercícios corretivos, evitar carregar mochilas pesadas e utilizar um travesseiro que sustenta a curvatura neutra do pescoço.

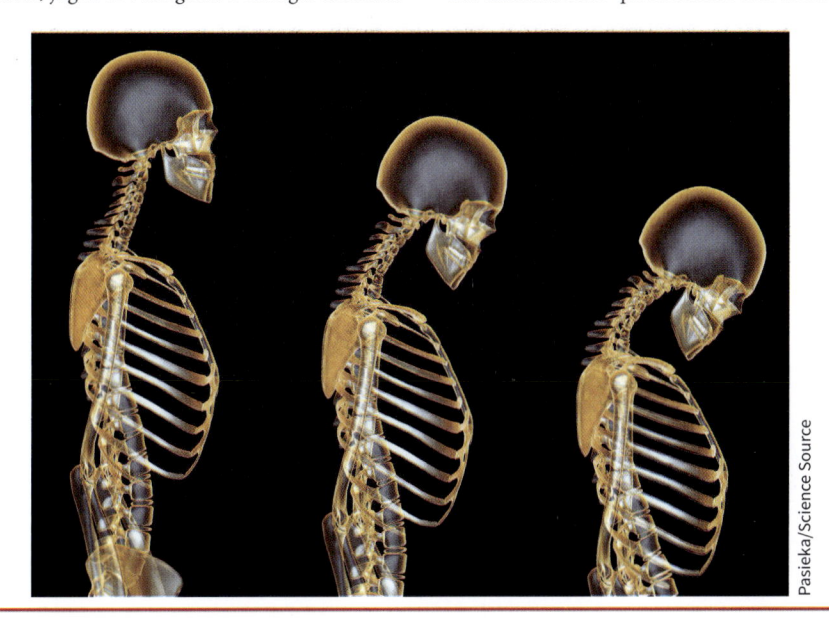

Pasieka/Science Source

o arco anterior do atlas e o dente do áxis e entre suas fóveas articulares, é denominada *articulação atlantoaxial*. Em alguns casos de trauma, o dente do áxis pode ser direcionado para o bulbo do cérebro. Esse tipo de lesão é a causa comum de morte por lesões em chicotada (por extensão-flexão).

A terceira a sexta vértebras cervicais (C3–C6), representadas pela vértebra na **Figura 7.18 C**, correspondem ao padrão estrutural da vértebra cervical característica descrita anteriormente. A sétima vértebra cervical (C7), chamada de *vértebra proeminente*, é um pouco diferente (ver **Figura 7.18 A**). Apresenta um grande processo espinhoso não bífido, que pode ser visto e palpado na base do pescoço, mas por outro lado é característico.

Vértebras torácicas

As **vértebras torácicas** (T1–T12; **Figura 7.19**) são consideravelmente maiores e mais fortes do que as vértebras cervicais. Além disso, os processos espinhosos em T1 a T10 são longos, achatados lateralmente e direcionados inferiormente. Por outro lado, os processos espinhosos em T11 e T12 são mais curtos, mais largos e direcionados mais posteriormente. Comparadas às vértebras cervicais, as vértebras torácicas também possuem processos transversos mais longos e maiores. Elas são facilmente identificadas por suas *fóveas costais* (*cost-* = costela), que são superfícies articulares das costelas.

A característica das vértebras torácicas que as distingue de outras vértebras é a sua articulação com as costelas. Exceto para T11 e T12, os processos transversos das vértebras torácicas possuem *fóveas costais transversas* que se articulam com os *tubérculos* das costelas. Além disso, os corpos vertebrais das vértebras torácicas contêm fóveas costais que formam articulações com as *cabeças* das costelas (ver **Figura 7.23**). Como você pode ver na **Figura 7.19**, em cada lado do corpo vertebral T1 tem uma *fóvea costal superior* da primeira costela e uma *fóvea costal inferior* da segunda costela. Em cada lado do corpo vertebral de T2–T8, observa-se uma fóvea

FIGURA 7.19 Vértebras torácicas.

As vértebras torácicas são encontradas na região torácica e articulam com as costelas.

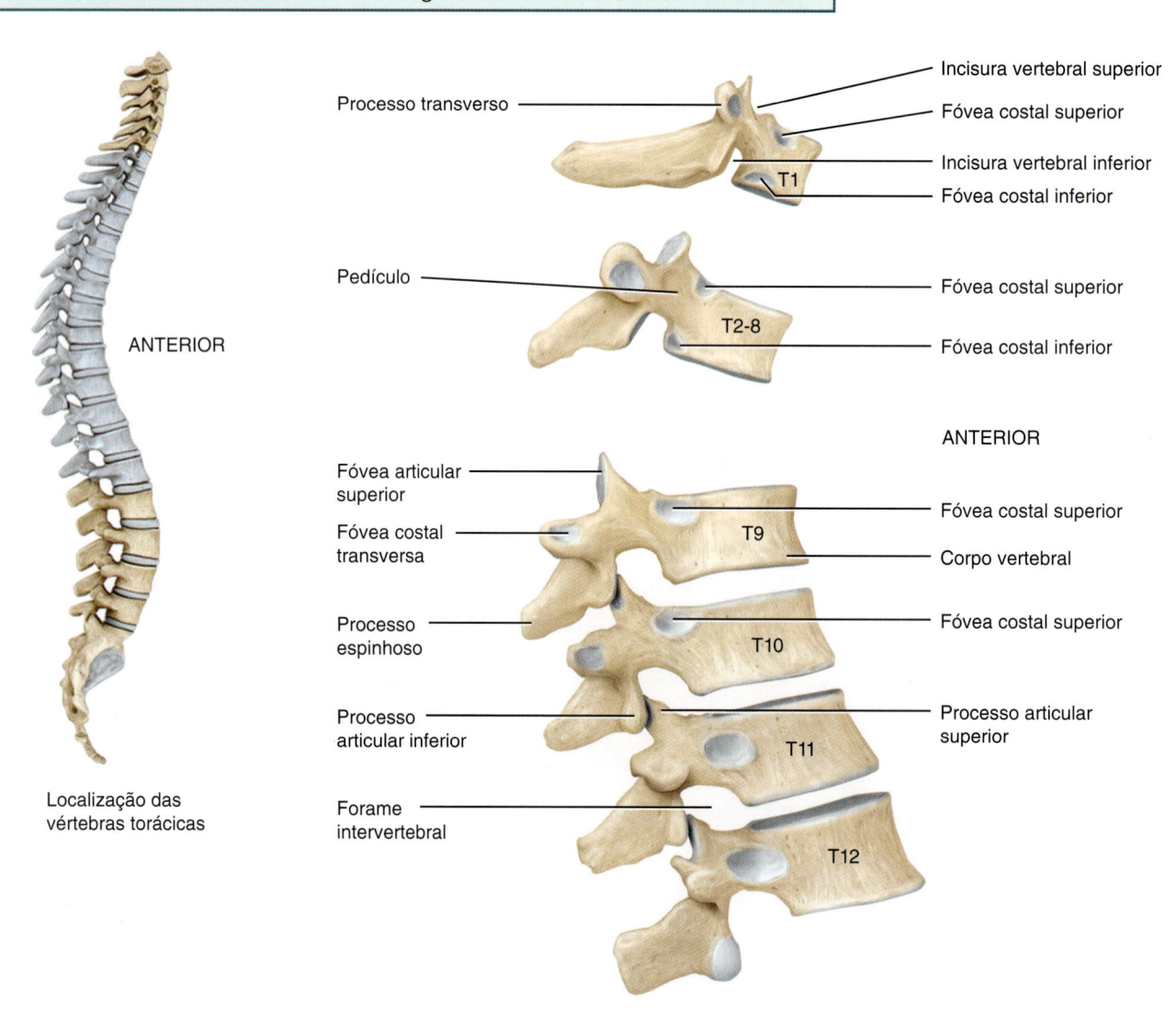

A. Vista lateral direita de várias vértebras torácicas articuladas

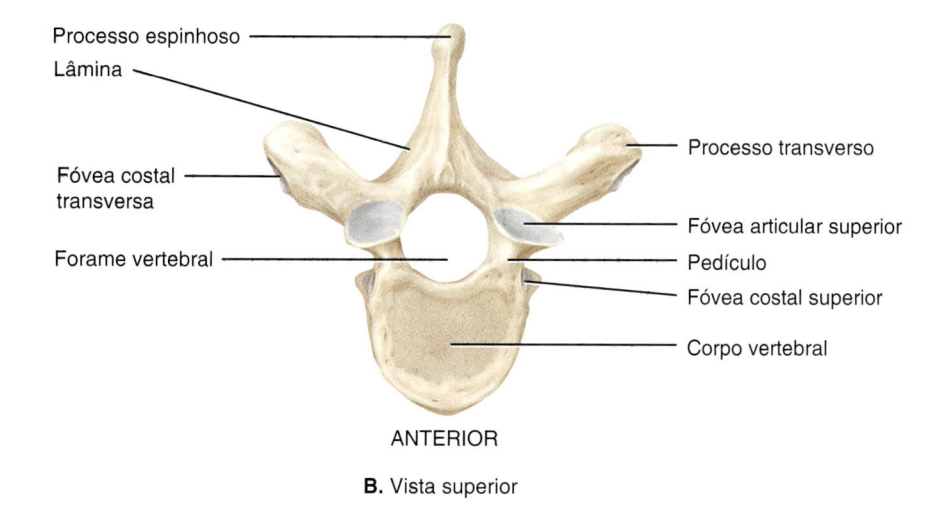

Processo espinhoso
Lâmina
Fóvea costal transversa
Forame vertebral
Processo transverso
Fóvea articular superior
Pedículo
Fóvea costal superior
Corpo vertebral

ANTERIOR

B. Vista superior

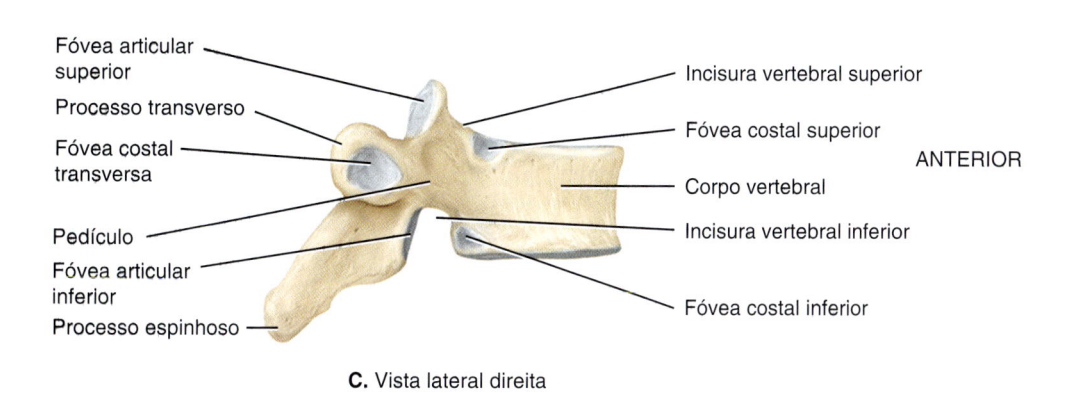

Fóvea articular superior
Processo transverso
Fóvea costal transversa
Pedículo
Fóvea articular inferior
Processo espinhoso
Incisura vertebral superior
Fóvea costal superior
Corpo vertebral
Incisura vertebral inferior
Fóvea costal inferior

ANTERIOR

C. Vista lateral direita

? Quais partes das vértebras torácicas articulam com as costelas?

costal superior e uma fóvea costal inferior quando as costelas 2 a 9 se articulam com duas vértebras e T10–T12 possuem uma fóvea costal em cada lado do corpo vertebral para as costelas 10 a 12. Essas articulações entre as vértebras torácicas e costelas, chamadas *articulações vertebrocostais*, são características distintivas das vértebras torácicas. Os movimentos da região torácica são limitados pela fixação das costelas ao esterno.

Vértebra lombar

As **vértebras lombares** (L1–L5) são as maiores e mais fortes dos ossos não fundidos na coluna vertebral (**Figura 7.20**), pois a quantidade de peso corporal suportada pelas vértebras aumenta em direção à extremidade inferior da coluna vertebral. Suas várias projeções são curtas e espessas. Os processos articulares superiores são direcionados medialmente em vez de superiormente, enquanto os processos articulares inferiores são direcionados lateralmente em vez de inferiormente. Os processos espinhosos possuem o formato quadrilátero, são grossos e largos, com projeções praticamente retas posteriormente. Os processos espinhosos são bem adaptados para a fixação dos grandes músculos das costas.

Um resumo das principais diferenças estruturais entre as vértebras cervicais, torácicas e lombares é apresentado na **Tabela 7.4**.

Vértebras sacrais e coccígeas

Sacro. O **sacro** é um osso triangular formado pela união de cinco vértebras sacrais (S1–S5) (**Figura 7.21 A**). As vértebras sacrais começam a se fundir nos indivíduos entre 16 e 18 anos de idade, um processo geralmente concluído aos 30 anos. Posicionado na porção posterior da cavidade pélvica medial aos dois ossos do quadril, o sacro serve como uma base sólida para o cíngulo pélvico. O sacro feminino é mais curto, mais largo e mais curvo entre S2 e S3 do que o sacro masculino (ver **Tabela 8.1**).

O lado anterior côncavo do sacro está voltado para a cavidade pélvica. É liso e contém quatro *linhas transversais (cristas)* que marcam a união dos corpos vertebrais sacrais (**Figura 7.21 A**). Nas extremidades dessas linhas estão quatro pares de *forames sacrais anteriores*. A porção lateral da superfície superior do sacro contém uma superfície lisa chamada de *asa sacral* (o plural é *asas*), que é formada pelos processos transversos fundidos da primeira vértebra sacral (S1).

A superfície posterior convexa do sacro contém uma *crista sacral mediana*, os processos espinhosos fundidos das vértebras sacrais superiores; uma *crista sacral lateral*, os processos transversos fundidos das vértebras sacrais; e quatro pares de *forames sacrais posteriores* (**Figura 7.21 B**). Esses forames se conectam com os

FIGURA 7.20 Vértebras lombares.

Vértebras lombares são encontradas na parte inferior das costas.

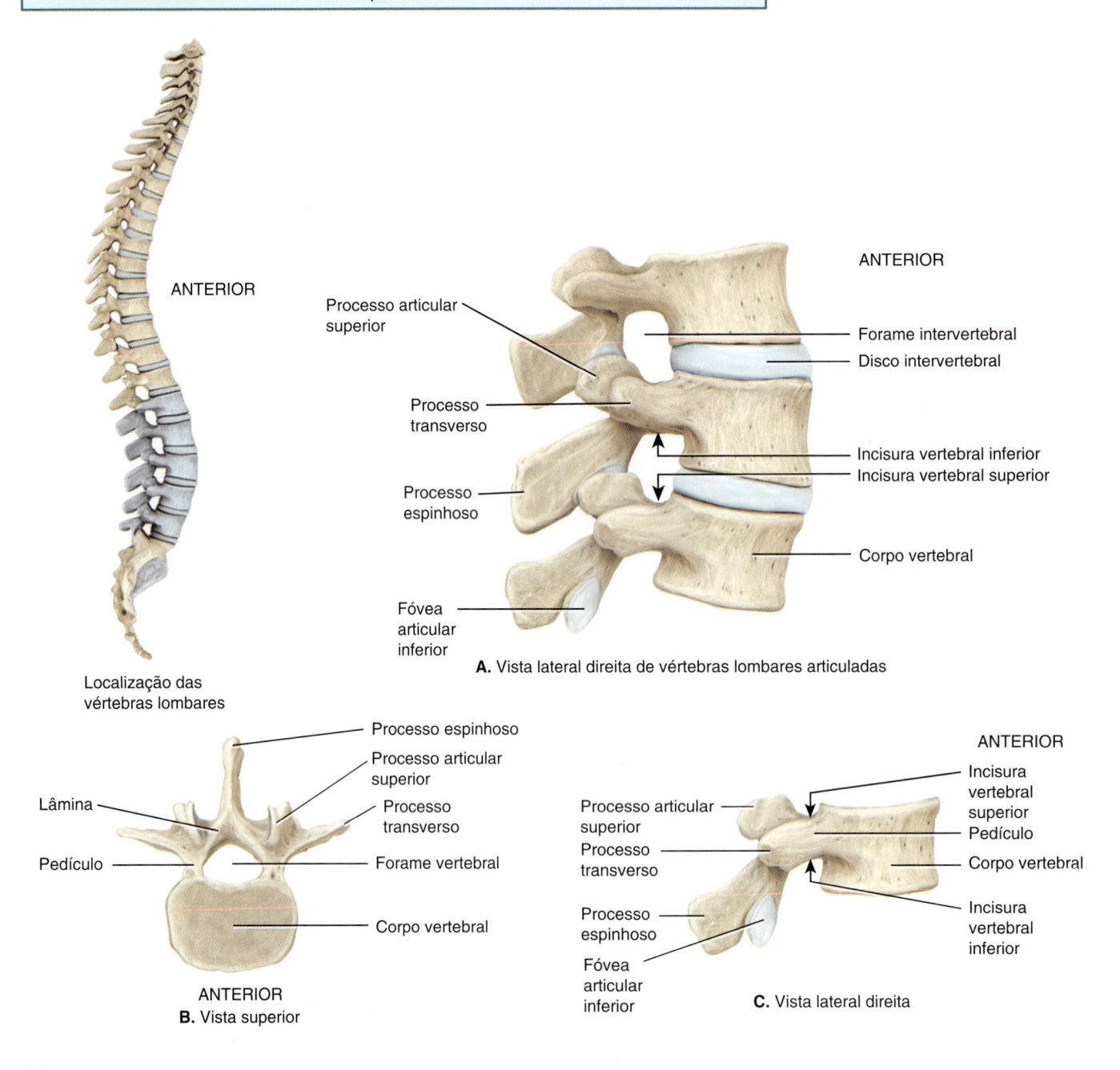

ANTERIOR

Processo articular superior
Processo transverso
Processo espinhoso
Fóvea articular inferior

Forame intervertebral
Disco intervertebral
Incisura vertebral inferior
Incisura vertebral superior
Corpo vertebral

A. Vista lateral direita de vértebras lombares articuladas

Localização das vértebras lombares

Lâmina
Pedículo

Processo espinhoso
Processo articular superior
Processo transverso
Forame vertebral
Corpo vertebral

ANTERIOR
B. Vista superior

Processo articular superior
Processo transverso
Processo espinhoso
Fóvea articular inferior

ANTERIOR
Incisura vertebral superior
Pedículo
Corpo vertebral
Incisura vertebral inferior

C. Vista lateral direita

? Por que as vértebras lombares são as maiores e mais fortes da coluna vertebral?

---

forames sacrais anteriores para permitir a passagem de nervos e vasos sanguíneos. O *canal sacral* é uma continuação do canal vertebral. As lâminas da quinta vértebra sacral e, às vezes, da quarta, não se encontram. Isso deixa uma entrada inferior para o canal vertebral denominada *hiato sacral* (abertura). Em ambos os lados do hiato sacral está localizado um *corno sacral* (corno = chifre; o plural é *cornos*), um processo articular inferior da quinta vértebra sacral. Eles são conectados por ligamentos ao cóccix.

A estreita porção inferior do sacro é conhecida como o *ápice*. A porção superior larga do sacro é denominada *base*. A borda projetada anteriormente da base, chamada de *promontório sacral*, é um dos pontos utilizados para mensurações da pelve. Em ambas as superfícies laterais, o sacro tem uma grande *superfície auricular* em forma de orelha que articula com o ílio de cada osso do quadril para formar a *articulação sacroilíaca* (ver a **Figura 8.8**). Posterior à superfície auricular está localizada uma superfície enrugada, a *tuberosidade sacral*, que contém depressões para a fixação dos ligamentos. A tuberosidade sacral une-se com os ossos do quadril para formar as articulações sacroilíacas. Os *processos articulares superiores* do sacro se articulam com os processos

TABELA 7.4 Comparação das principais características das vértebras cervicais, torácicas e lombares.

Característica	Cervical	Torácica	Lombar
Estrutura geral			
Tamanho	Pequeno.	Maior.	Mais largo.
Forames	Um vertebral e dois transversos.	Um vertebral.	Um vertebral.
Processos espinhosos	Delgados, frequentemente bífidos (C2–C6).	Longos, bastante espessos (a maioria se projeta inferiormente).	Curtos, obtusos (projetam-se posteriormente em vez de inferiormente).
Processos transversos	Pequenos.	Relativamente grandes.	Grandes e obtusos.
Fóveas costais	Ausentes.	Presentes.	Ausentes.
Direção das fóveas articulares			
Superior	Posterossuperior.	Posterolateral.	Medial.
Inferior	Anteroinferior.	Anteromedial.	Lateral.
Tamanho dos discos intervertebrais	Espesso em relação ao tamanho dos corpos vertebrais.	Fino em relação ao tamanho dos corpos vertebrais.	Mais espesso.

FIGURA 7.21 Sacro e cóccix.

O sacro é formado pela união de cinco vértebras sacrais e o cóccix é formado geralmente pela união de quatro vértebras coccígeas.

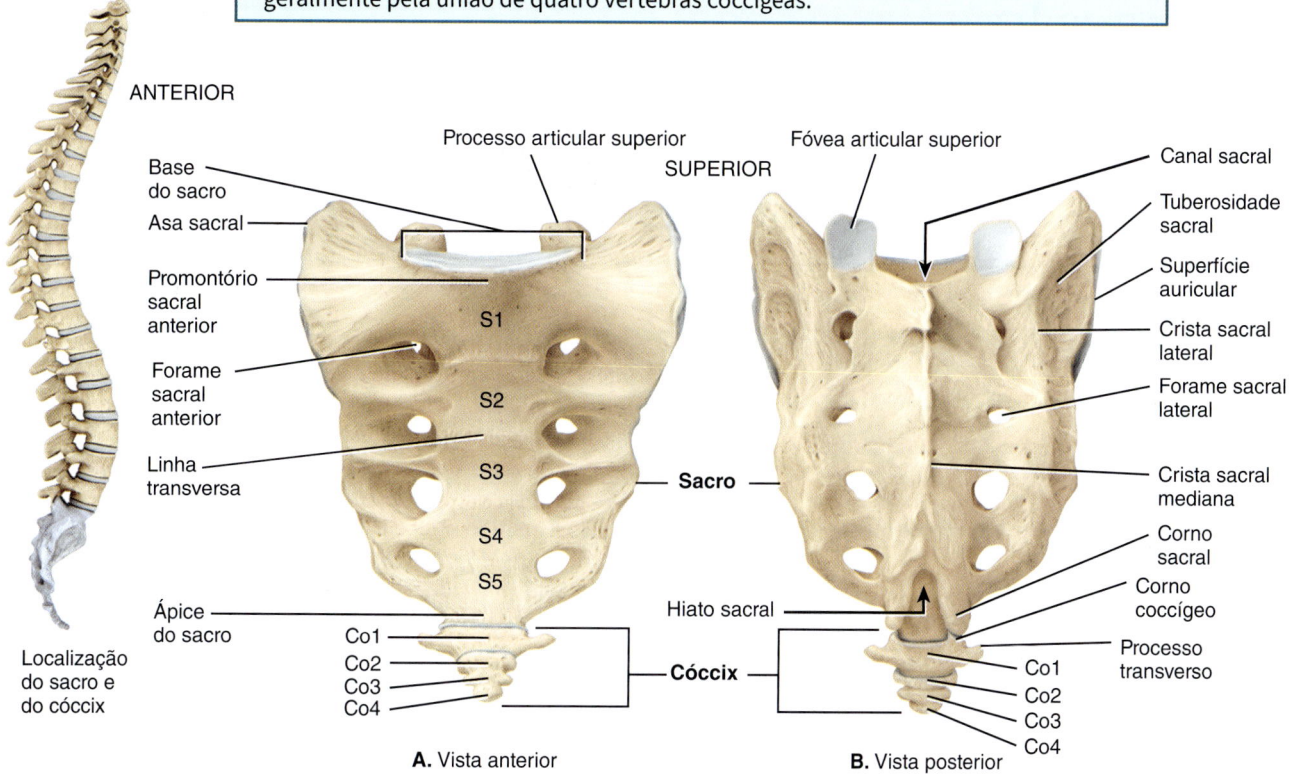

A. Vista anterior

B. Vista posterior

? Quantos forames perfuram o sacro e qual é a sua função?

articulares inferiores da quinta vértebra lombar e a base do sacro se articula com o corpo da quinta vértebra lombar para formar a *articulação lombossacral*.

> ### Correlação clínica
>
> #### Anestesia caudal
>
> Agentes anestésicos que atuam nos nervos sacral e coccígeo às vezes são injetados no hiato sacral, um procedimento denominado **anestesia caudal**. Embora essa abordagem não seja tão comum como bloqueio peridural lombar, é preferível quando a disseminação do anestésico pelo nervo sacral é preferível em relação à disseminação pelo nervo lombar. Como o hiato sacral está localizado entre os cornos sacrais, os cornos são pontos de referência ósseos importantes para localizar o hiato. Os agentes anestésicos também podem ser injetados através dos forames sacrais posteriores. Uma vez que os sítios de injeção no hiato e forame são inferiores à porção mais baixa da medula espinal, há pouco risco de lesão medular. A abordagem lombar é preferida, porque há uma variabilidade considerável na anatomia do hiato sacral, e, com o avanço da idade, os ligamentos dorsais e os cornos tornam-se espessos, dificultando a identificação das margens hiatais.

Cóccix. O **cóccix**, assim como o sacro, tem formato triangular. É formado pela fusão de geralmente quatro vértebras coccígeas, indicadas na **Figura 7.21 A** como Co1–Co4. As vértebras coccígeas fundem-se um pouco mais tarde do que as vértebras sacrais, entre 20 e 30 anos de idade. A superfície dorsal do corpo do cóccix contém dois longos *cornos coccígeos* que são conectados por ligamentos aos cornos sacrais. Os cornos coccígeos são os pedículos e processos articulares superiores da primeira vértebra coccígea. Eles estão nas superfícies laterais do cóccix, formados por uma série de *processos transversos*; o primeiro par é o maior. O cóccix se articula superiormente com o ápice do sacro. Nas mulheres, o cóccix aponta inferiormente para permitir a passagem de um bebê durante o nascimento; nos homens, ele aponta anteriormente (ver **Tabela 8.1**).

> ### Teste rápido
>
> 20. Como o atlas e o áxis diferem de outras vértebras cervicais?
> 21. Descreva várias características distintivas das vértebras torácicas.
> 22. Quais são as características distintivas das vértebras lombares?
> 23. Quantas vértebras geralmente se fundem para formar o sacro e o cóccix?

7.11 Tórax

OBJETIVO

- **Identificar** os ossos do tórax, incluindo o esterno e as costelas, além de suas funções.

O termo **tórax** se refere à região torácica inteira. A parte esquelética do tórax, a **caixa torácica**, é um invólucro ósseo formado pelo esterno, costelas e suas cartilagens costais, além dos corpos das vértebras torácicas. (As cartilagens costais unem as costelas ao esterno.) A caixa torácica é mais estreita em sua extremidade superior e mais larga em sua extremidade inferior, sendo achatada de frente para trás. Ele envolve e protege os órgãos nas cavidades torácica e abdominal superior, fornece suporte para os ossos dos membros superiores e, como você verá no Capítulo 23, desempenha um papel na respiração.

Esterno

O **esterno** é um osso achatado e estreito localizado no centro da parede torácica anterior que mede aproximadamente 15 cm de comprimento e consiste em três partes (**Figura 7.22**). A parte superior é o **manúbrio** (semelhante à mão); a parte média e maior é o **corpo**; e a parte inferior, menor, é o **processo xifoide** (em forma de espada). Os segmentos do esterno normalmente se fundem aos 25 anos e os pontos de fusão são marcados por cristas transversas.

A junção do manúbrio e do corpo forma o *ângulo esternal*. O manúbrio possui uma depressão em sua superfície superior, a *incisura jugular*. Lateral à incisura jugular estão presentes as *incisuras claviculares* que se articulam com as extremidades mediais das clavículas para formar as *articulações esternoclaviculares*. O manúbrio também se articula com as cartilagens costais da primeira e segunda costelas. O corpo do esterno articula-se direta ou indiretamente com as cartilagens costais da segunda a décima costelas. O processo xifoide consiste em cartilagem hialina durante a primeira infância e a infância e não ossifica completamente até os 40 anos. Nenhuma costela está fixada a ele, mas o processo xifoide fornece a ligação para alguns músculos abdominais. O posicionamento incorreto das mãos de um socorrista durante a reanimação cardiopulmonar (RCP) pode fraturar o processo xifoide, levando-o aos órgãos internos. Durante a cirurgia torácica, o esterno pode ser dividido ao longo da linha mediana e as metades separadas, permitindo o acesso dos cirurgiões a estruturas na cavidade torácica, como o timo, coração e grandes vasos do coração. Após a cirurgia, as metades do esterno são mantidas unidas com fios de sutura.

Costelas

Doze pares de **costelas**, numeradas de 1 a 12, da região superior a inferior, fornecem sustentação estrutural para os lados da cavidade torácica (**Figura 7.22 B**). As costelas aumentam de comprimento da primeira até a sétima e, em seguida, diminuem de comprimento até a costela 12. Cada costela se articula posteriormente com sua vértebra torácica correspondente.

O primeiro ao sétimo pares de costelas apresentam uma fixação anterior direta com o esterno por uma faixa de cartilagem hialina denominada *cartilagem costal* (*cost-* = costela). As cartilagens costais contribuem para a elasticidade da caixa torácica e evitam vários golpes no tórax devido à fratura do esterno e/ou costelas. As costelas que possuem cartilagens costais e se fixam diretamente ao esterno são chamadas de *costelas verdadeiras (vertebrosternais)*. As articulações formadas entre as costelas verdadeiras e o esterno são denominadas *articulações esternocostais*. Os cinco pares de costelas restantes são denominados *costelas falsas*, pois suas cartilagens costais se ligam indiretamente ao esterno ou simplesmente

FIGURA 7.22 Esqueleto do tórax.

Os ossos do tórax envolvem e protegem os órgãos da cavidade torácica e da cavidade abdominal superior.

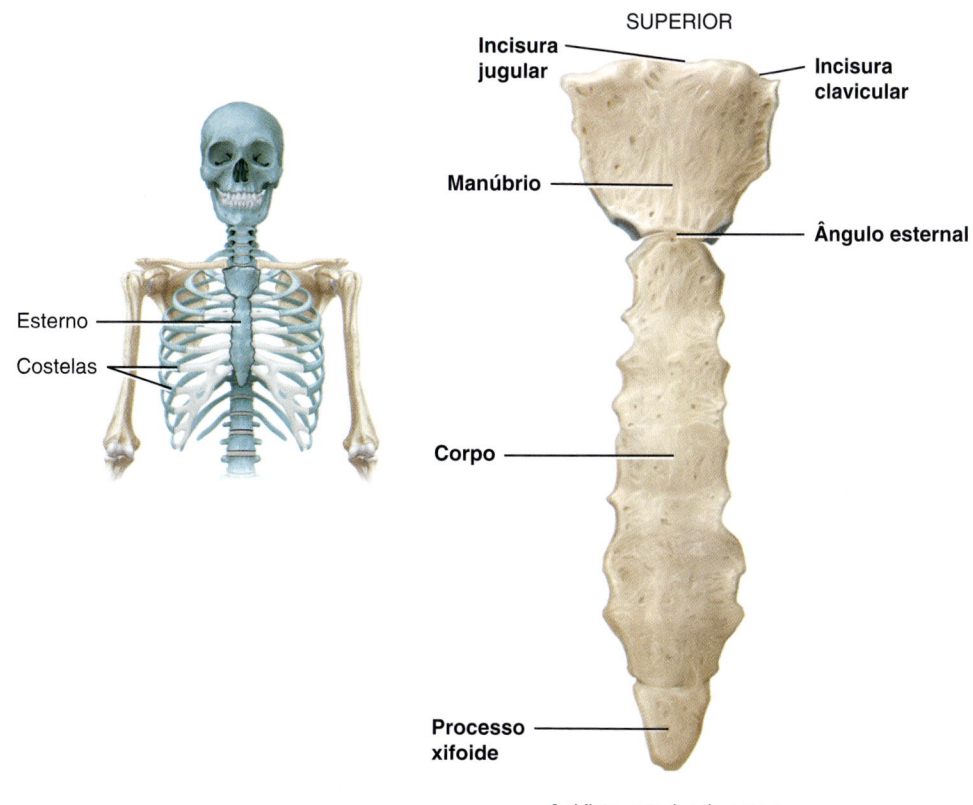

A. Vista anterior do esterno

(continua)

não se fixam ao esterno. As cartilagens do oitavo, nono e décimo pares de costelas se ligam uns aos outros e então às cartilagens do sétimo par de costelas. Essas costelas falsas são denominadas *costelas vertebrocondrais*. O décimo primeiro e décimo segundo pares de costelas são costelas falsas designadas como *costelas flutuantes (vertebrais)*, porque as cartilagens costais em suas extremidades anteriores não se fixam de forma alguma ao esterno. Essas costelas se fixam apenas posteriormente às vértebras torácicas. A inflamação de uma ou mais cartilagens costais, chamada *costocondrite*, é caracterizada por sensibilidade local e dor na parede torácica anterior que podem irradiar. Os sintomas mimetizam a dor no peito (angina de peito) associada a um ataque cardíaco.

A **Figura 7.23 A** mostra as partes de uma costela característica (segunda a nona). A *cabeça* é uma projeção na extremidade posterior da costela que contém um par de *fóveas* articulares (superior e inferior). A fóvea da cabeça pode se encaixar em uma fóvea costal no corpo de uma única vértebra ou nas fóveas costais de duas vértebras adjacentes para formar uma *articulação vertebrocostal*. O *colo* é uma porção contraída de uma costela imediatamente lateral à cabeça. Uma estrutura em forma de botão na superfície posterior, onde o pescoço se junta ao corpo, é denominada *tubérculo*. A *parte*

não articulada do tubérculo se liga ao processo transverso de uma vértebra por um ligamento (ligamento costotransverso lateral). A *parte articular do tubérculo* se articula com a face de uma fóvea costal transversa de uma vértebra (**Figura 7.23 C**) para formar as articulações vertebrocostais. O *corpo (eixo)* é a principal parte da costela. Uma distância curta além do tubérculo, uma mudança abrupta na curvatura do eixo ocorre. Esse ponto é denominado *ângulo costal*. A superfície interna da costela possui um *sulco costal* que protege os vasos sanguíneos intercostais e um pequeno nervo.

Os espaços entre as costelas, denominados *espaços intercostais*, são ocupados pelos músculos intercostais, vasos sanguíneos e nervos. O acesso cirúrgico aos pulmões ou outras estruturas na cavidade torácica é comumente obtido através de um espaço intercostal. Os afastadores especiais das costelas são utilizados para criar uma ampla separação entre as costelas. As cartilagens costais são suficientemente elásticas em indivíduos mais jovens para permitir uma curvatura considerável sem ruptura.

Em resumo, a porção posterior da costela conecta-se a uma vértebra torácica por sua cabeça e a parte articular de um tubérculo. A faceta da cabeça se encaixa em uma fóvea costal no corpo de uma vértebra ou nas fóveas costais superiores e inferiores de duas

234 PRINCÍPIOS DE ANATOMIA E FISIOLOGIA

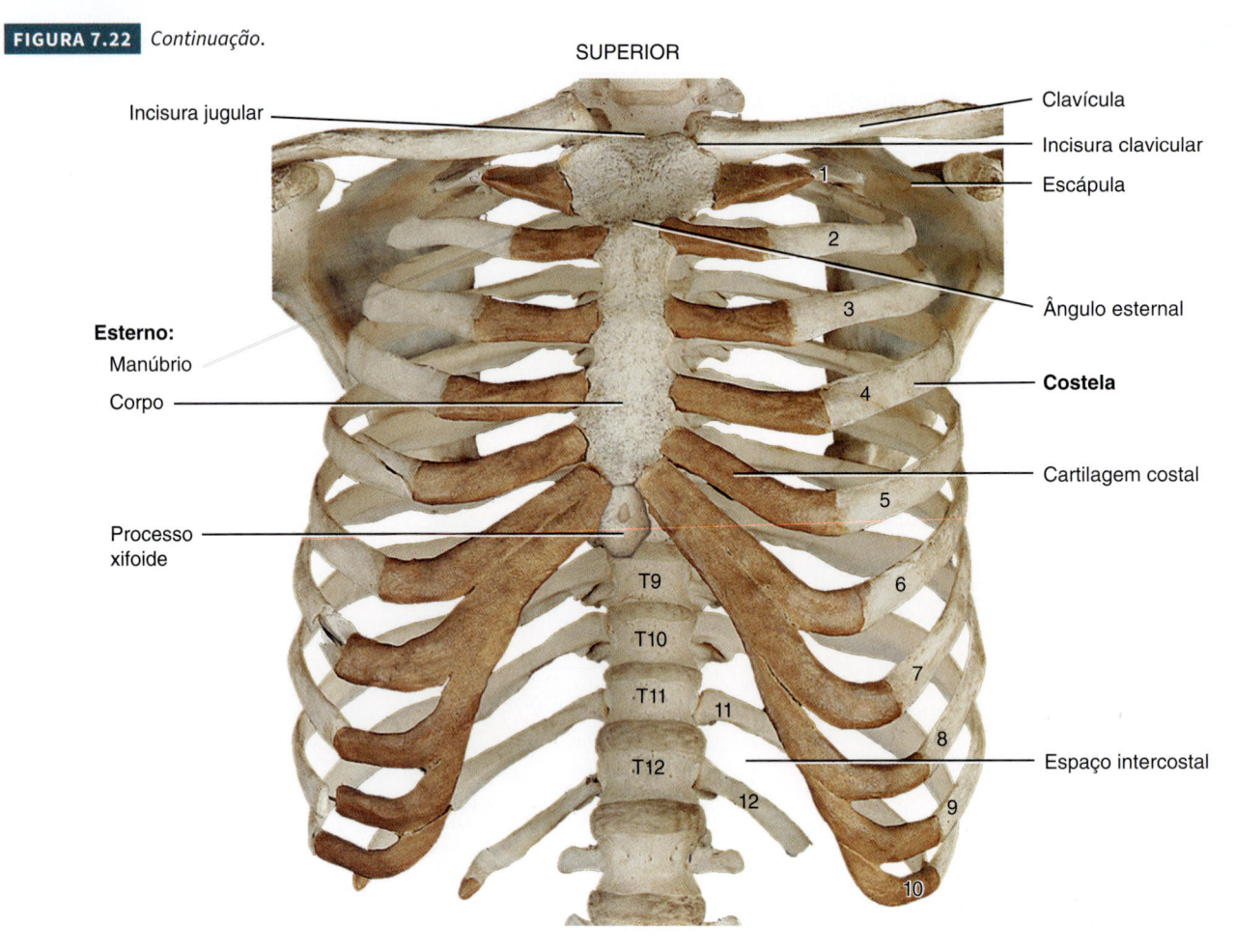

FIGURA 7.22 *Continuação.*

B. Vista anterior do esqueleto do tórax

? Com quais costelas o corpo do esterno se articula?

FIGURA 7.23 **A estrutura das costelas**.

Cada costela se articula posteriormente com sua vértebra torácica correspondente.

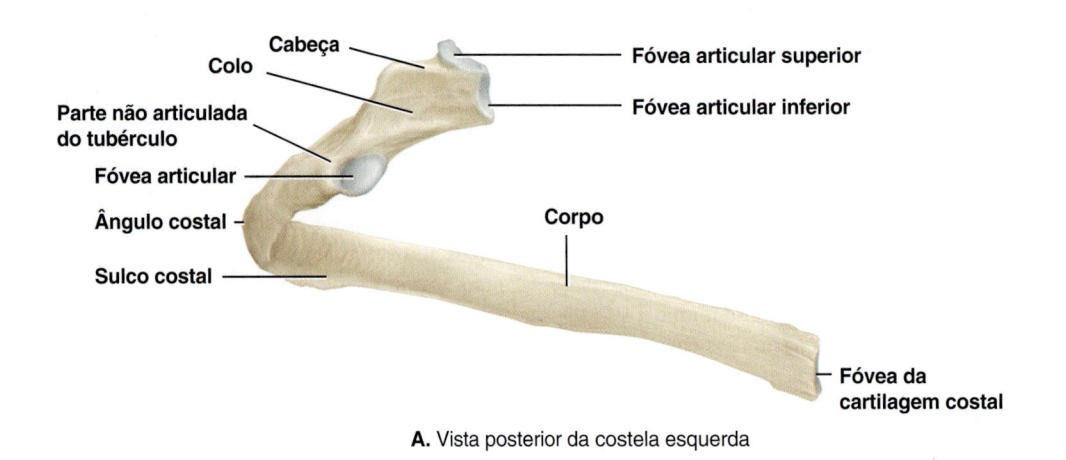

A. Vista posterior da costela esquerda

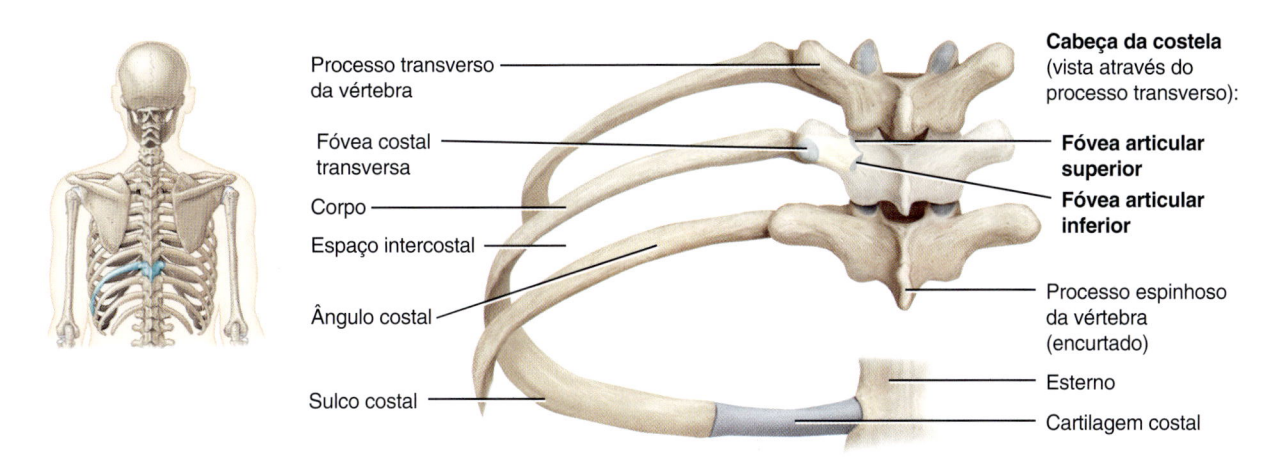

B. Vista posterior das costelas esquerdas articuladas com as vértebras torácicas e o esterno

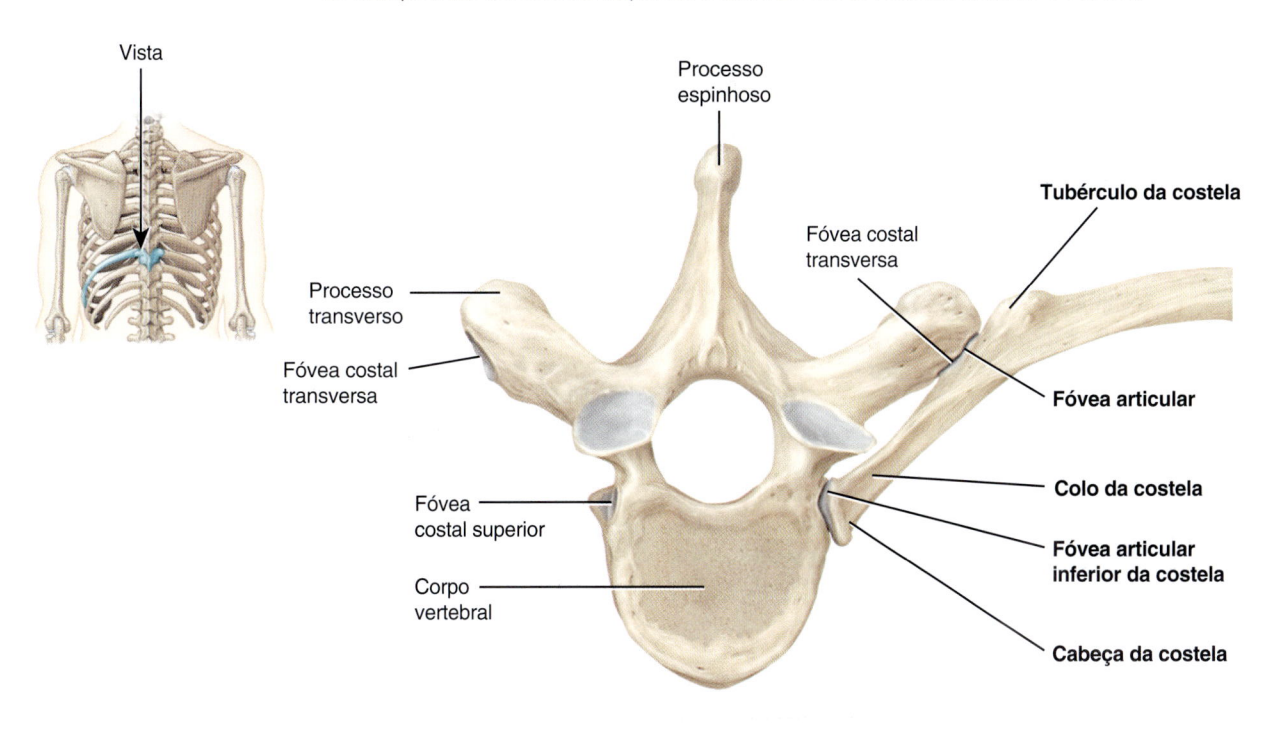

C. Vista superior da costela esquerda articulada com a vértebra torácica

? Como uma costela se articula com uma vértebra torácica?

Correlação clínica

Fraturas, luxações e separações das costelas

As **fraturas das costelas** são as lesões torácicas mais comuns. Elas normalmente resultam de golpes diretos, na maioria das vezes por impacto com um volante de direção, quedas ou lesões por esmagamento no tórax. As costelas tendem a quebrar no ponto onde a maior força é aplicada, mas elas também podem quebrar em seu ponto mais fraco – o sítio de maior curvatura, imediatamente anterior ao ângulo costal. As costelas centrais são as mais comumente fraturadas. Em alguns casos, as costelas fraturadas podem perfurar o coração, grandes vasos do coração, pulmões, traqueia, brônquios, esôfago, baço, fígado e rins. Fraturas das costelas são geralmente muito dolorosas e não são mais ligadas com bandagens por causa da pneumonia que resultaria da falta de ventilação pulmonar adequada.

As **costelas deslocadas**, que são comuns em esportes de contato corporal, envolvem o deslocamento de uma cartilagem costal do esterno, com dor resultante, principalmente durante inalações profundas.

As **costelas separadas** envolvem o deslocamento de uma costela e sua cartilagem costal; como resultado, uma costela pode se mover superiormente, ultrapassando a costela acima e causando dor intensa.

vértebras adjacentes. A face articular do tubérculo se articula com a fóvea costal transversa.

> **Teste rápido**
>
> 24. Quais ossos formam o esqueleto do tórax?
> 25. Quais são as funções dos ossos do tórax?
> 26. Qual é o significado clínico do processo xifoide?
> 27. Como as costelas são classificadas?

Distúrbios: desequilíbrios homeostáticos

Hérnia de disco (deslocado)

Em sua função de amortecedores de choque, os discos intervertebrais são constantemente comprimidos. Se os ligamentos anterior e posterior dos discos são lesionados ou enfraquecidos, a pressão desenvolvida no núcleo pulposo pode ser grande o suficiente para romper a cartilagem fibrosa circundante (anel fibroso). Se isso ocorrer, o núcleo pulposo pode sofrer herniação (protusão) posteriormente ou em um dos corpos vertebrais adjacentes (**Figura 7.24**). Essa condição é chamada de **hérnia de disco** (*deslocado*). Visto que a região lombar suporta grande parte do peso do corpo e é a região que mais se flexiona e se dobra, as hérnias de disco ocorrem com mais frequência na área lombar.

Muitas vezes, o núcleo pulposo desliza posteriormente em direção à medula espinal e nervos espinais. Esse movimento exerce pressão nos nervos espinais, causando fraqueza local e dor aguda. Se as raízes do nervo ciático, que passa da medula espinal até o pé, são comprimidas, a dor irradia pela parte posterior da coxa, através da panturrilha e ocasionalmente para o pé. Se for exercida pressão sobre a própria medula espinal, alguns de seus neurônios podem ser destruídos. As opções de tratamento incluem repouso no leito, medicamentos para a dor, fisioterapia e exercícios, além de *discectomia endoscópica percutânea* (remoção do material do disco usando um *laser*). Uma pessoa com uma hérnia de disco também pode sofrer uma laminectomia, um procedimento em que partes das lâminas da vértebra e do disco intervertebral são removidas para aliviar a pressão sobre os nervos.

Curvaturas anormais da coluna vertebral

Várias condições podem exacerbar as curvaturas normais da coluna vertebral ou a coluna pode adquirir uma curvatura lateral, resultando em **curvaturas anormais da coluna vertebral**.

A **escoliose** (*escolio-* = tortuosa ou curva), a mais comum das curvaturas anormais, é uma curvatura lateral da coluna vertebral, geralmente na região torácica (**Figura 7.25 A**). Pode resultar de malformações congênitas das vértebras (presentes ao nascimento), dor ciática crônica (dor na parte inferior das costas e membro inferior), paralisia dos músculos de um lado da coluna vertebral, má postura ou uma perna sendo mais curta que a outra.

Os sinais de escoliose incluem ombros e cintura irregulares, uma omoplata mais acentuada do que a outra, um quadril mais alto que o outro e inclinação para um lado. Na escoliose grave (uma curvatura maior que 70°), a respiração é mais difícil e a ação de bombeamento do coração é menos eficiente. Dores crônicas nas costas e artrite da coluna vertebral também podem se desenvolver. As opções de tratamento incluem o uso de um colete ortopédico, fisioterapia, quiropraxia e cirurgia (fusão de vértebras e inserção de hastes metálicas, ganchos e fios para reforçar a cirurgia).

A **cifose** (*cifo-* = corcunda; *-ose* = condição) é um aumento na curvatura torácica da coluna vertebral que produz uma aparência "corcunda" (**Figura 7.25 B**). Na tuberculose da coluna vertebral, os corpos vertebrais podem entrar em colapso parcial, causando uma flexão angular aguda da coluna vertebral. Em idosos, a degeneração dos discos intervertebrais leva à cifose. A cifose também pode ser causada por raquitismo e má postura. Também é comum em mulheres com osteoporose avançada.

A **lordose** (*lord-* = curvado para trás), às vezes denominada cavidade das costas, é um aumento da curvatura lombar da coluna vertebral (**Figura 7.25 C**). Ela pode resultar do aumento do peso abdominal, como na gravidez ou na obesidade extrema, má postura, raquitismo, osteoporose ou tuberculose da coluna vertebral.

Espinha bífida

A **espinha bífida** é um defeito congênito da coluna vertebral em que as lâminas de L5 e/ou S1 não conseguem se desenvolver normalmente e se unem na linha mediana. A forma menos grave é denominada *espinha bífida oculta*. Ocorre em L5 ou S1 e não produz sintomas. A única evidência de sua presença é uma pequena covinha com um tufo de cabelo na pele que o recobre. Vários tipos de espinha bífida envolvem a protrusão das meninges (membranas) e/ou medula espinal em decorrência do defeito nas lâminas e são coletivamente denominados *espinha bífida cística* devido à presença de um saco semelhante a cisto projetando-se da coluna vertebral (**Figura 7.26**). Se o saco contém as meninges da medula espinal e o líquido cefalorraquidiano, a condição é chamada de *espinha bífida*

FIGURA 7.24 Hérnia de disco (deslocado).

Na maioria das vezes, o núcleo pulposo sofre herniação posteriormente.

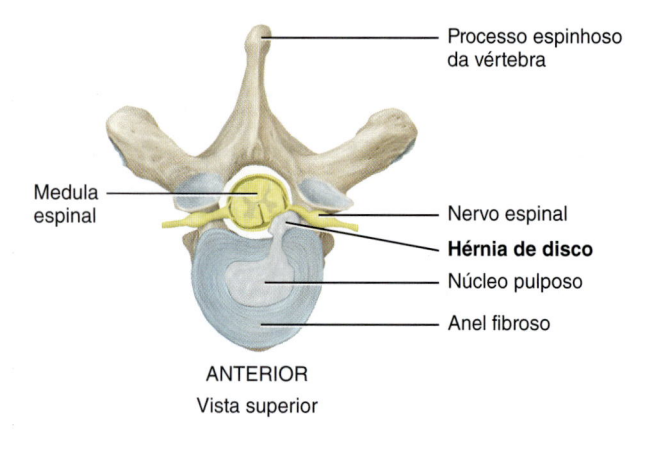

? Por que a maioria das hérnias de disco ocorre na região lombar?

FIGURA 7.25 Curvaturas anormais da coluna vertebral.

Uma curvatura anormal é o resultado de uma curvatura normal exacerbada.

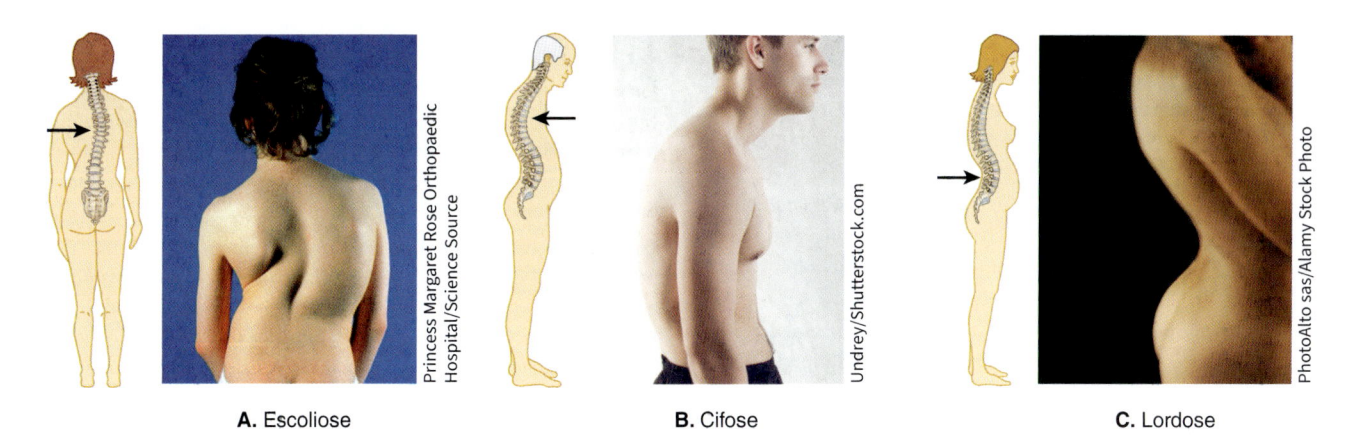

A. Escoliose **B.** Cifose **C.** Lordose

? Qual curvatura anormal é comum em mulheres com osteoporose avançada?

com meningocele. Se a medula espinal e/ou suas raízes nervosas estão no saco, a condição é chamada de *espinha bífida com meningomielocele*. Quanto maior o cisto e o número de estruturas neurais que contém, mais graves são os problemas neurológicos. Em casos graves, pode haver paralisia parcial ou completa, perda parcial ou completa do controle da bexiga urinária e intestino, além de ausência de reflexos normais. Um risco aumentado de espinha bífida está associado a baixos níveis de uma vitamina B, chamada ácido fólico, durante a gravidez. A espinha bífida pode ser diagnosticada no período pré-natal por um teste do sangue da mãe para detecção de uma substância produzida pelo feto denominada alfafetoproteína, por ultrassonografia ou por amniocentese (retirada do líquido amniótico para análise).

Fraturas da coluna vertebral

As **fraturas da coluna vertebral** geralmente envolvem C1, C2, C4–T7 e T12–L2. Fraturas cervicais ou lombares geralmente resultam de um tipo de lesão por flexão-compressão, como a que pode ocorrer ao pousar sobre os pés ou nádegas após uma queda ou queda de peso sobre os ombros. As vértebras cervicais podem ser fraturadas ou deslocadas por uma queda com lesão da cabeça com flexão aguda do pescoço, como pode acontecer ao mergulhar em águas rasas ou ser jogado de um cavalo. Podem ocorrer danos na medula espinal ou nervo espinal como resultado de fraturas da coluna vertebral, se as fraturas comprometerem os forames.

FIGURA 7.26 Espinha bífida com meningomielocele.

A espinha bífida é causada por uma falha das lâminas em se unir na linha mediana.

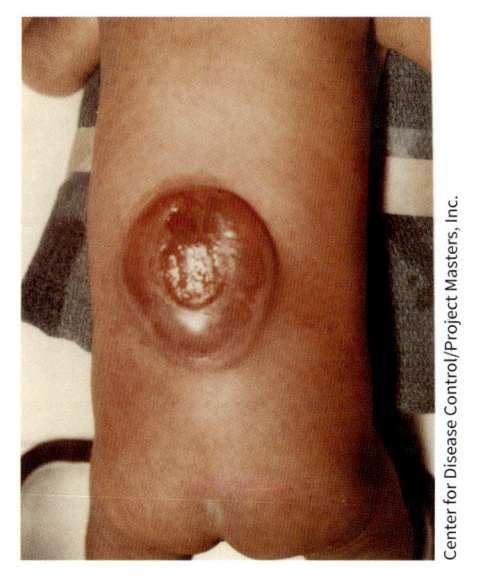

? A deficiência de qual vitamina B está associada à espinha bífida?

Terminologia técnica

Cranioestenose (*cranio-* = **crânio**; *-estenose* = **estreitamento**). Fechamento prematuro de uma ou mais suturas cranianas durante os primeiros 18 a 20 meses de vida, resultando em um crânio distorcido. O fechamento prematuro da sutura sagital produz um crânio longo e estreito; o fechamento prematuro da sutura coronal resulta em um crânio largo. O fechamento prematuro de todas as suturas restringe o crescimento e o desenvolvimento do cérebro; a cirurgia é necessária para prevenir danos cerebrais.

Craniotomia (*cranio-* = **crânio**; *-tomia* = **corte**). Procedimento cirúrgico em que parte do crânio é removida. Pode ser realizada para remover um coágulo sanguíneo, um tumor cerebral ou uma amostra de tecido cerebral para biopsia.

Estenose da coluna lombar (*esten-* = **estreito**). Estreitamento do canal vertebral na parte lombar da coluna vertebral, devido à hipertrofia do osso circundante ou dos tecidos moles. Pode ser causada por alterações artríticas nos discos intervertebrais e é uma causa comum de dores nas costas e nas pernas.

Fusão espinal. Procedimento cirúrgico em que duas ou mais vértebras da coluna vertebral são estabilizadas com um enxerto ósseo ou dispositivo sintético. Pode ser realizado para tratar uma fratura de uma vértebra ou após a remoção de uma hérnia de disco.

Laminectomia (*lâmina-* = **camada**). Procedimento cirúrgico para remover uma lâmina vertebral. Pode ser realizada para acessar a cavidade vertebral e aliviar os sintomas de uma hérnia de disco.

Lesão em chicotada. Lesão na região do pescoço devido à hiperextensão grave (inclinação para trás) da cabeça seguido por hiperflexão grave (inclinação para frente) da cabeça, geralmente associada a uma colisão traseira de automóvel. Os sintomas estão relacionados ao estiramento e laceração de ligamentos e músculos, fraturas vertebrais e hérnias de discos vertebrais.

Quiropraxia (*quiro-* = **mão**; *-praxia* = **eficiente**). A disciplina holística de saúde que se concentra nos nervos, músculos e ossos. Um **quiroprático** é um profissional de saúde preocupado com o diagnóstico, tratamento e prevenção de distúrbios mecânicos do sistema musculoesquelético e os efeitos dessas doenças no sistema nervoso e na saúde em geral. O tratamento envolve o uso das mãos para aplicar força específica para ajustar as articulações do corpo (ajuste manual), principalmente a coluna vertebral. Os quiropráticos também podem usar massagem, termoterapia, ultrassom, estimulação elétrica e acupuntura. Esses profissionais costumam fornecer informações sobre dieta, exercícios, mudanças no estilo de vida e controle do estresse. Entretanto, não prescrevem medicamentos ou realizam cirurgias.

Revisão do capítulo

Conceitos essenciais

Introdução

1. Os ossos protegem as partes moles do corpo e possibilitam o movimento; eles também servem como pontos de referência para localizar partes de outros sistemas corporais.

2. O sistema musculoesquelético é composto pelos ossos, articulações e músculos que trabalham em conjunto.

7.1 Divisões do sistema esquelético (ver Tabela 7.1)

1. O esqueleto axial é constituído por ossos dispostos ao longo do eixo longitudinal. As partes do esqueleto axial incluem o crânio, ossículos auditivos, osso hioide, coluna vertebral, esterno e costelas.

2. O esqueleto apendicular consiste nos ossos dos cíngulos e dos membros superiores e inferiores. As partes do esqueleto apendicular são os cíngulos peitorais, ossos dos membros superiores, cíngulos pélvicos e ossos dos membros inferiores.

7.2 Tipos de ossos

1. Com base no formato, os ossos são classificados como longos, curtos, chatos, irregulares ou sesamoides. Os ossos sesamoides desenvolvem-se em tendões ou ligamentos.

2. Os ossos suturais são encontrados dentro das suturas de alguns ossos do crânio.

7.3 Marcações da superfície óssea

1. As marcações da superfície são características estruturais visíveis nas superfícies dos ossos.

2. Cada marcação – seja uma depressão, uma abertura ou um processo – é estruturada para uma função específica, como formação de articulações, fixação muscular ou passagem de nervos e vasos sanguíneos (ver **Tabela 7.2**).

7.4 Crânio: visão geral

1. Os 22 ossos do crânio incluem ossos da cavidade craniana e ossos faciais.

2. Os oito ossos da cavidade craniana incluem o frontal, parietais (2), temporais (2), occipital, esfenoide e etmoide.

3. Os 14 ossos faciais são os nasais (2), maxilares (2), zigomáticos (2), lacrimais (2), palatinos (2), ossos da concha nasal inferior (2), vômer e mandíbula.

7.5 Ossos da cavidade craniana

1. O osso frontal forma a testa (a parte anterior da cavidade craniana).

2. O osso frontal também forma os tetos das órbitas e a maior parte da porção anterior da base do crânio.

3. Os ossos parietais formam a maior parte das laterais da cavidade craniana.

4. Os ossos parietais também formam a maior parte do teto da cavidade craniana.

5. Os ossos temporais formam os aspectos laterais inferiores da cavidade craniana.

6. Os ossos temporais também fazem parte da base do crânio.

7. O osso occipital forma a parte posterior do crânio.

8. O osso occipital também se forma na base do crânio.

9. O osso esfenoide está situado na parte central da base da cavidade craniana.

10. O osso esfenoide é conhecido como a pedra angular da base craniana, pois se articula com todos os outros ossos da base craniana, mantendo-os unidos.

11. O osso etmoide está localizado na parte anterior da base do crânio, medialmente às órbitas.

12. O osso etmoide é anterior ao esfenoide e posterior aos ossos nasais.

7.6 Ossos faciais

1. Os ossos nasais da ponte do nariz.

2. Os ossos lacrimais são posteriores e laterais aos ossos nasais e formam parte da parede medial de cada órbita.

3. Os ossos palatinos formam a porção posterior do palato duro, parte do assoalho e da parede lateral da cavidade nasal e uma pequena porção dos assoalhos das órbitas.

4. Os ossos da concha nasal inferior formam uma parte da parede lateral inferior da cavidade nasal e se projetam na cavidade nasal.

5. O vômer forma a porção inferior do septo nasal.

6. As maxilas formam o maxilar superior.

7. Os ossos zigomáticos formam as proeminências das bochechas e parte da parede lateral e assoalho de cada órbita.

8. A mandíbula é o maxilar inferior, o maior e mais forte osso da face.

7.7 Características especiais do crânio

1. O septo nasal consiste no vômer, placa perpendicular do etmoide e cartilagem do septo nasal. O septo nasal divide a cavidade nasal nos lados esquerdo e direito.

2. Sete ossos do crânio formam cada uma das órbitas.

3. Os forames dos ossos do crânio fornecem passagens para os nervos e vasos sanguíneos.

4. Suturas são articulações imóveis que conectam a maioria dos ossos do crânio. Exemplos são as suturas coronal, sagital, lambdóidea e escamosa.

5. Seios paranasais são cavidades nos ossos do crânio que estão conectadas à cavidade nasal. Os ossos frontal, esfenoide e etmoide e os maxilares contêm os seios paranasais.

6. Fontanelas ou fontículos são espaços preenchidos por mesênquima entre os ossos cranianos de fetos e bebês. Os principais fontículos são o anterior, posterior, anterolaterais (2) e posterolaterais (2). Após o nascimento, os fontículos são preenchidos por osso e se tornam suturas.

7.8 Osso Hioide

1. O osso hioide é um osso em forma de U que não se articula com qualquer outro osso.

2. Sustenta a língua e fornece fixação para alguns músculos da língua e alguns músculos da faringe e do pescoço.

7.9 Coluna vertebral

1. A coluna vertebral, o esterno e as costelas constituem o esqueleto do tronco do corpo.

2. Os 26 ossos da coluna vertebral adulta são as vértebras cervicais (7), as vértebras torácicas (12), as vértebras lombares (5), o sacro (cinco vértebras sacrais fundidas) e o cóccix (geralmente quatro vértebras coccígeas fundidas).

3. A coluna vertebral adulta contém quatro curvaturas normais (cervical, torácica, lombar e sacral) que fornecem força, sustentação e equilíbrio.

4. Cada vértebra geralmente consiste em um corpo, arco vertebral e sete processos. As vértebras nas diferentes regiões da coluna variam em tamanho, forma e detalhes.

7.10 Regiões vertebrais

1. As vértebras cervicais (C1–C7) são menores do que todas as outras vértebras, exceto aquelas que formam o cóccix.

2. As duas primeiras vértebras cervicais são o atlas (C1) e o áxis (C2).

3. As vértebras torácicas (T1–T12) são consideravelmente maiores e mais fortes do que as vértebras cervicais.

4. As vértebras torácicas se articulam com as costelas.

5. As vértebras lombares (L1–L5) são as maiores e mais fortes dos ossos não fundidos na coluna vertebral.

6. As várias projeções das vértebras lombares são curtas e espessas.

7. O sacro é um osso triangular formado pela união das cinco vértebras sacrais (S1–S5).

8. O cóccix é formado pela fusão geralmente de quatro vértebras coccígeas (Co1–Co4).

7.11 Tórax

1. O esqueleto torácico consiste no esterno, costelas, cartilagens costais e vértebras torácicas.

2. A caixa torácica protege os órgãos vitais na área do tórax e parte superior do abdome.

Esterno

3. O esterno está localizado no centro da parede torácica anterior.

4. O esterno consiste no manúbrio, corpo e processo xifoide.

Costelas

5. Os doze pares de costelas fornecem suporte estrutural às laterais da cavidade torácica.

6. Os três tipos de costelas são as costelas verdadeiras, costelas vertebrocondrais e costelas flutuantes.

Questões para avaliação crítica

1. Jimmy sofre um acidente de carro. Ele não consegue abrir a boca e relata que apresenta os seguintes sintomas: olho roxo, nariz quebrado, bochecha quebrada, maxilar superior quebrado, órbita ocular lesionada e pulmão perfurado. Descreva *exatamente* quais estruturas foram afetadas pelo acidente de carro.

2. Bubba é um especialista em cabo de guerra. Ele pratica dia e noite puxando uma corda presa a uma âncora de 363 quilogramas. Quais tipos de mudanças na estrutura óssea você espera que ele desenvolva?

3. Uma nova mãe traz seu filho recém-nascido para casa e foi informada por sua amiga bem-intencionada para não lavar o cabelo do bebê por vários meses, porque a água e o sabão poderiam "atravessar a área mole no topo da cabeça e causar danos cerebrais". Explique a ela por que isso não é verdade.

Respostas às questões das figuras

7.1 O crânio e a coluna vertebral fazem parte do esqueleto axial. A clavícula, cíngulo escapular, úmero, cíngulo pélvico e fêmur constituem o esqueleto apendicular.

7.2 Os ossos chatos protegem os órgãos subjacentes e fornecem uma grande área de superfície para a fixação do músculo.

7.3 Os ossos frontal, parietal, esfenoide, etmoide e temporal são todos os ossos da cavidade craniana (o osso occipital não é mostrado).

7.4 Os ossos parietal e temporal são unidos pela sutura escamosa, os ossos parietal e occipital são unidos pela sutura lambdóidea e os ossos parietal e frontal são unidos pela sutura coronal.

7.5 O osso temporal articula-se com a mandíbula e os ossos parietal, esfenoide, zigomático e occipital.

7.6 Os ossos parietais formam a porção posterolateral do crânio.

7.7 O bulbo do cérebro se conecta com a medula espinal no forame magno.

7.8 A partir da crista etmoide do osso etmoide, o esfenoide se articula com os ossos frontal, parietal, temporal, occipital, temporal, parietal e frontal, terminando novamente na crista do osso etmoide.

7.9 A placa perpendicular do osso etmoide forma a parte superior do septo nasal e as placas orbitais compõem a maior parte das paredes mediais das órbitas.

7.10 A mandíbula é o único osso móvel do crânio, além dos ossículos auditivos.

7.11 O septo nasal divide a cavidade nasal em lados direito e esquerdo.

7.12 Os ossos que formam a órbita são o frontal, esfenoide, zigomático, maxilar, lacrimal, etmoide e palatino.

7.13 Os seios paranasais produzem muco e servem como câmaras ressonantes para vocalizações.

7.14 As fontanelas anterolaterais pareadas são delimitadas por quatro diferentes ossos da cavidade craniana: ossos frontal, parietal, temporal e esfenoide.

7.15 O osso hioide é o único osso do corpo que não se articula com qualquer outro osso.

7.16 As curvaturas torácicas e sacrais da coluna vertebral são côncavas em relação à parte anterior do corpo.

7.17 Os forames vertebrais envolvem a medula espinal; os forames intervertebrais fornecem espaços através dos quais os nervos espinais saem da coluna vertebral.

7.18 O atlas em movimento no eixo da articulação atlantoaxial permite o movimento da cabeça para indicar "não".

7.19 As fóveas costais nos corpos vertebrais das vértebras torácicas articulam-se com as cabeças das costelas, e as fóveas costais transversas nos processos transversos dessas vértebras articulam com os tubérculos das costelas.

7.20 As vértebras lombares são as maiores e mais fortes do corpo, porque a quantidade de peso suportado pelas vértebras aumenta em direção à extremidade inferior da coluna vertebral.

7.21 Existem quatro pares de forames sacrais, de um total de oito. Cada forame sacral anterior se junta a um forame sacral posterior no forame intervertebral. Nervos e vasos sanguíneos passam por esses túneis nos ossos.

7.22 O corpo do esterno articula-se direta ou indiretamente com as costelas 2 a 10.

7.23 A fóvea articular superior na cabeça de uma costela se encaixa em uma fóvea costal no corpo de uma vértebra e a fóvea articular do tubérculo de uma costela articula-se com a fóvea costal transversa do processo transverso de uma vértebra.

7.24 A maioria das hérnias de disco ocorre na região lombar, pois oferece sustentação para a maior parte do peso corporal e é o local onde ocorre a maioria das flexões e dobras.

7.25 A cifose é comum em indivíduos com osteoporose avançada.

7.26 A deficiência de ácido fólico está associada à espinha bífida.

CAPÍTULO 8

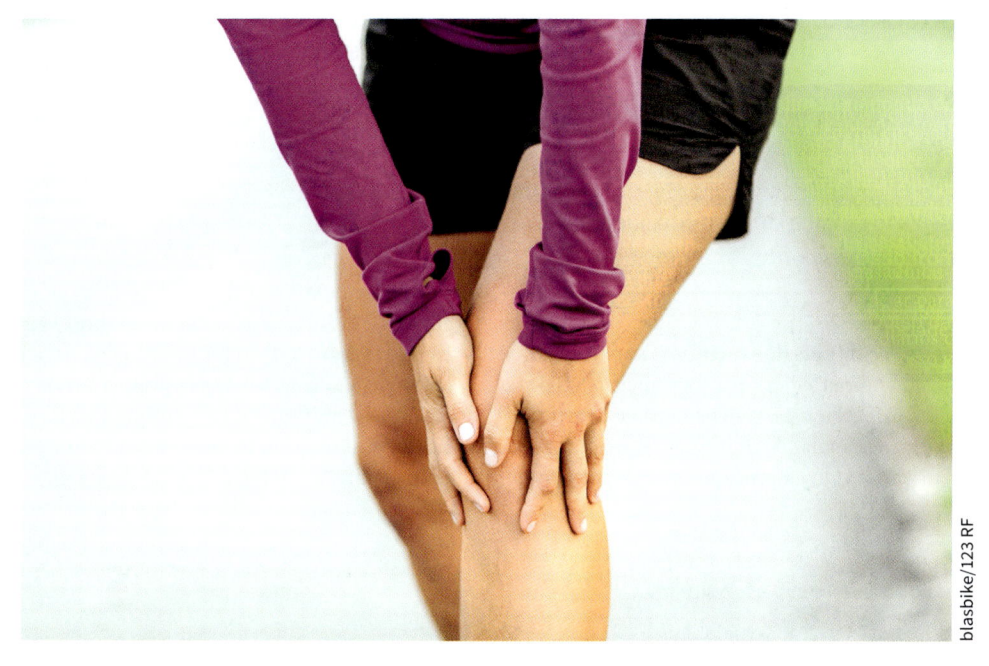

Consulte o boxe *Correlação clínica: síndrome da dor femoropatelar* na Seção 8.6 para entender por que o joelho de corredor é uma das condições mais comuns em corredores.

Sistema Esquelético: Esqueleto Apendicular

O esqueleto apendicular e a homeostasia

Os ossos do esqueleto apendicular contribuem para a homeostasia fornecendo pontos de inserção e ancoragem para os músculos que auxiliam nos movimentos corporais, proporcionando suporte e proteção para os órgãos internos e armazenando e liberando cálcio.

Como mencionado no Capítulo 7, as duas divisões do sistema esquelético são o esqueleto axial e o esqueleto apendicular. A função geral do esqueleto axial é a proteção dos órgãos internos, enquanto a função primária do esqueleto apendicular, o foco deste capítulo, é o movimento. O esqueleto apendicular inclui os ossos que constituem os membros superiores e inferiores, incluindo os seus cíngulos (conhecidos na prática clínica como cinturas escapular e pélvica). Os ossos do esqueleto apendicular são conectados entre si e com os músculos esqueléticos, possibilitando movimentos como, por exemplo, para a caminhada, a escrita, o uso de computadores, a dança, a natação e o uso de instrumentos musicais.

8.1 Cíngulo do membro superior

OBJETIVOS

- **Identificar** os ossos do cíngulo do membro superior, suas funções e seus principais acidentes anatômicos.

O corpo humano tem dois **cíngulos dos membros superiores** que conectam os ossos dos membros superiores ao esqueleto axial por meio de vários músculos (**Figura 8.1**). Cada cíngulo é constituído por uma clavícula e uma escápula. A *clavícula* é o osso anterior e se articula com o manúbrio do esterno na *articulação esternoclavicular*. A escápula se articula com a clavícula na *articulação acromioclavicular* e com o úmero na *articulação do ombro (glenoumeral)*. Os cíngulos dos membros superiores não se articulam com a coluna vertebral e são mantidos na posição e estabilizados por um grupo de grandes músculos que se estendem desde a coluna vertebral e as costelas até a escápula.

Clavícula

Cada **clavícula**, osso delgado em formato de S, exibe trajeto horizontal através da parte anterior do tórax, superiormente à primeira costela (**Figura 8.2**). A localização das clavículas é subcutânea, e esses ossos são facilmente palpáveis em todo o seu comprimento. As clavículas têm formato de S porque a metade medial é convexa anteriormente (na posição anatômica) e a metade lateral é côncava anteriormente. Os homens têm clavículas mais espessas e mais curvas.

FIGURA 8.1 Cíngulo do membro superior direito.

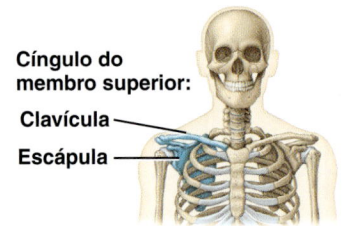

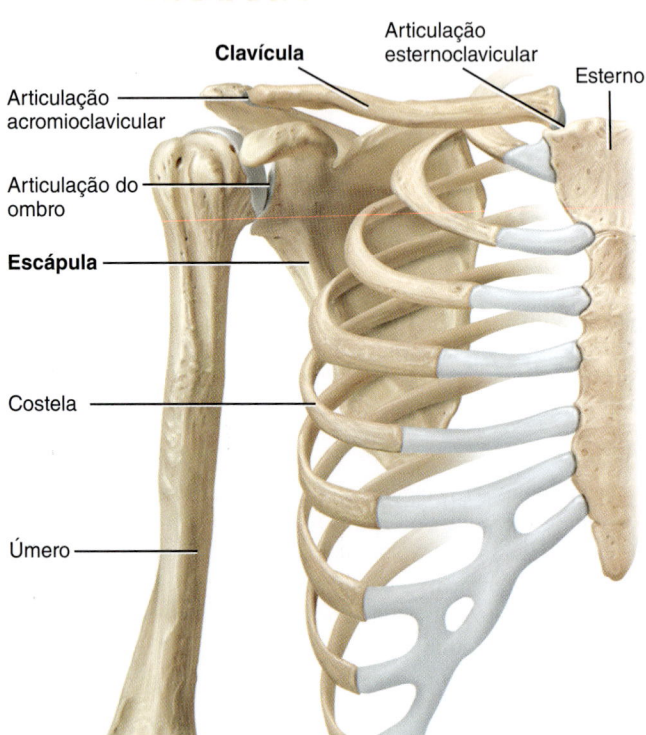

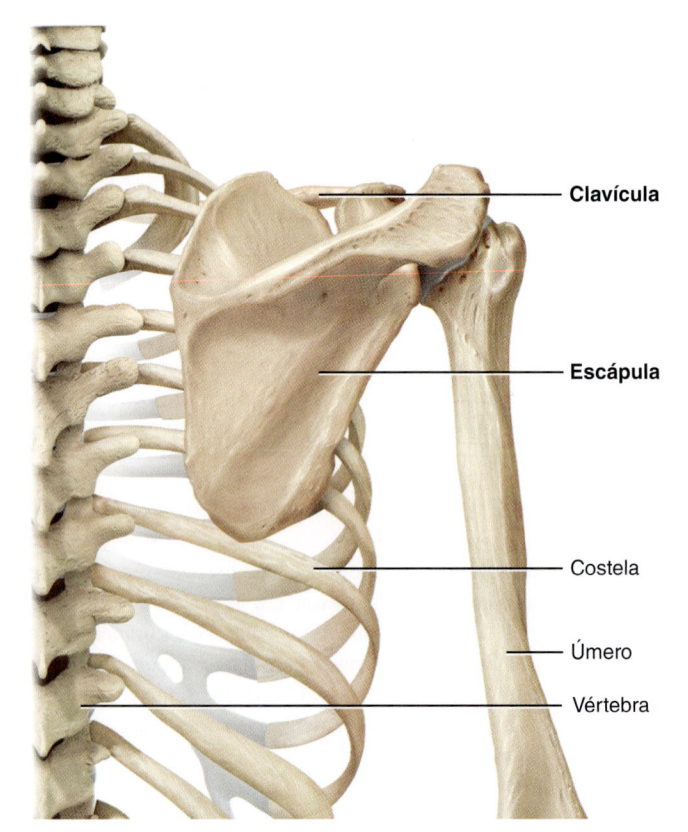

A clavícula é o osso anterior do cíngulo do membro superior, e a escápula é o osso posterior.

A. Vista anterior do cíngulo do membro superior

B. Vista posterior do cíngulo do membro superior

? Qual é a função do cíngulo do membro superior?

FIGURA 8.2 Clavícula direita.

A clavícula articula-se medialmente com o manúbrio do esterno e lateralmente com o acrômio da escápula.

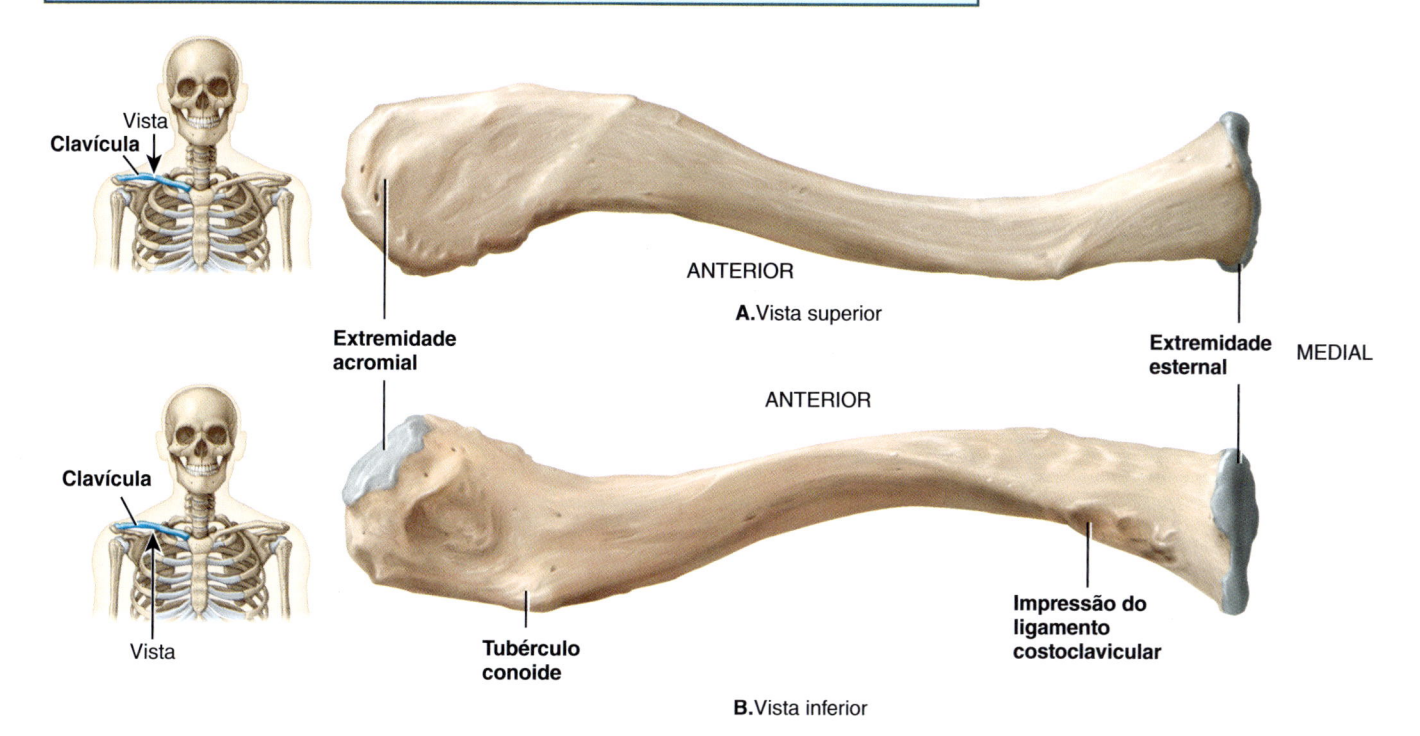

Vista
Clavícula

Extremidade acromial

ANTERIOR
A. Vista superior

Extremidade esternal   MEDIAL

Clavícula
Vista

ANTERIOR

Tubérculo conoide

Impressão do ligamento costoclavicular

B. Vista inferior

? Qual parte da clavícula é o seu ponto mais fraco?

A extremidade medial, denominada *extremidade esternal*, é arredondada e se articula com o manúbrio e forma a articulação esternoclavicular. A extremidade lateral, larga e plana (*extremidade acromial*) articula-se com o acrômio da escápula e forma a *articulação acromioclavicular* (**Figura 8.1**). O *tubérculo conoide*, localizado na face inferior da extremidade lateral da clavícula, é um ponto de inserção para o ligamento conoide, que conecta a clavícula e a escápula. Como o termo indica, a *impressão do ligamento costoclavicular* na face inferior da extremidade esternal é um ponto de inserção para o ligamento costoclavicular (**Figura 8.2 B**), que conecta a clavícula e a primeira costela.

Escápula

Cada **escápula** é um osso grande triangular situado na parte superior da região posterior do tórax, entre os níveis da segunda e da sétima costela (**Figura 8.3**).

Existe uma crista diagonal proeminente, denominada *espinha da escápula*, na face posterior da escápula. A extremidade lateral da espinha da escápula se projeta como um processo expandido e achatado denominado *acrômio*, que é facilmente palpado como o ponto mais elevado do ombro. Os alfaiates medem o comprimento do membro superior a partir do acrômio. Como já mencionado, o acrômio se articula com a extremidade acromial da clavícula e forma a *articulação acromioclavicular*. Inferiormente ao acrômio existe uma depressão rasa, a *cavidade glenoidal*, onde a cabeça do úmero se encaixa e forma a *articulação do ombro* (**Figura 8.1**).

A borda fina da escápula mais próxima da coluna vertebral é denominada *margem medial*, enquanto a borda espessa da escápula mais próxima do membro superior é denominada *margem lateral*. As margens medial e lateral se unem no ângulo inferior da escápula. A borda superior da escápula, denominada

Correlação clínica

Fratura de clavícula

A clavícula transmite força mecânica do membro superior para o tronco. Se a força transmitida for excessiva, como a da queda sobre as mãos espalmadas, o resultado é uma fratura da clavícula. A clavícula também pode ser fraturada como resultado de um golpe aplicado na parte superior da face anterior do tórax, por exemplo, impacto durante um acidente automobilístico. A clavícula é um dos ossos do corpo mais frequentemente fraturados. Como a junção das duas curvas da clavícula é o ponto mais fraco desse osso, a região média da clavícula é o local mais frequente de fratura. Mesmo quando não ocorre fratura, a compressão da clavícula por cinto de segurança diagonal durante um acidente automobilístico frequentemente lesiona o plexo braquial (a rede de nervos que penetra no membro superior), que está localizado entre a clavícula e a segunda costela. Em geral, a fratura de clavícula é tratada com imobilização em 8 para impedir que o membro superior se afaste do tronco.

FIGURA 8.3 Escápula direita.

A cabeça do úmero se encaixa na cavidade glenoidal da escápula e forma a articulação do ombro.

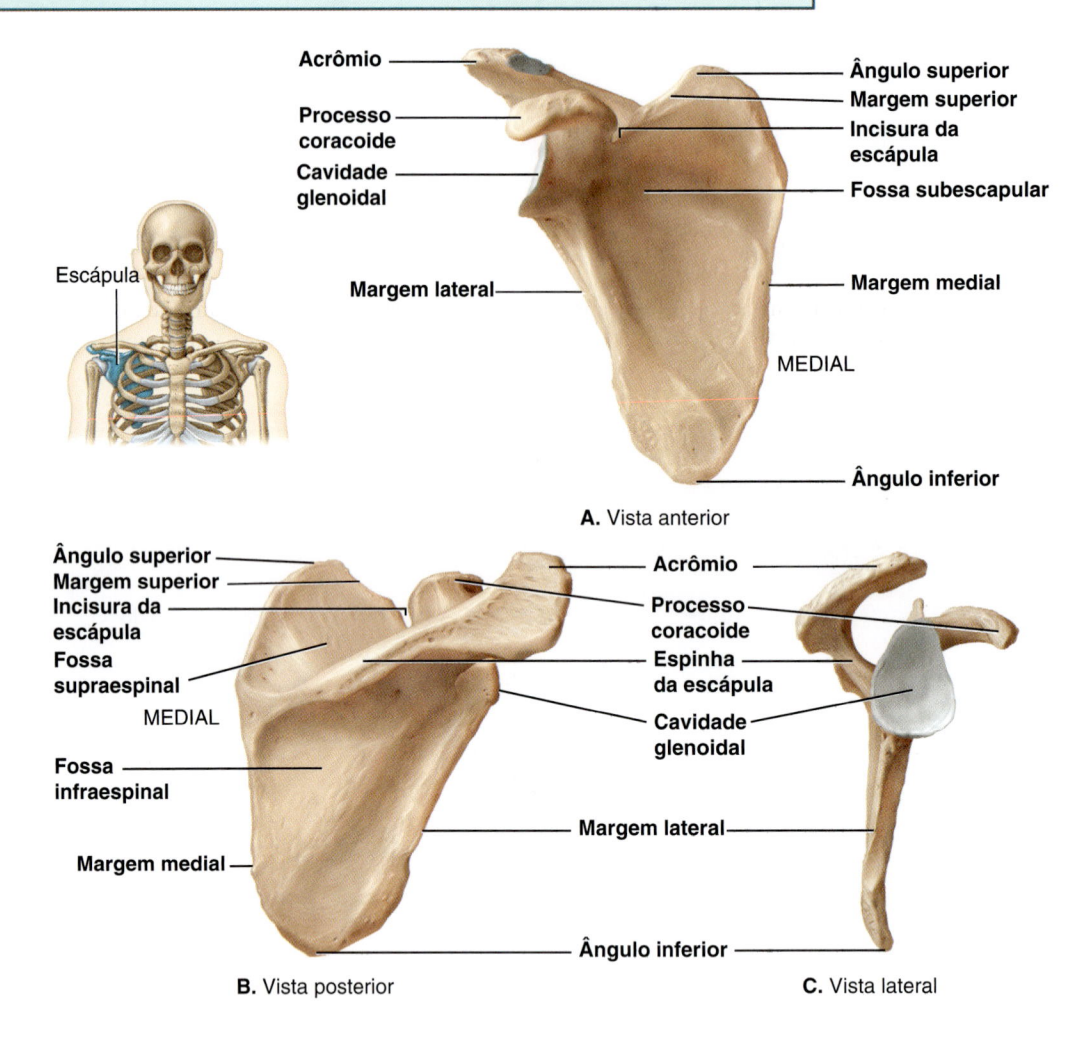

A. Vista anterior

B. Vista posterior

C. Vista lateral

? Que parte da escápula forma o ponto mais alto do ombro?

margem superior, encontra-se com a margem medial no *ângulo superior*. A *incisura da escápula* é uma reentrância proeminente ao longo da margem superior por onde passa o nervo supraescapular.

Na extremidade lateral da margem superior da escápula existe uma projeção da face anterior denominada *processo coracoide* na qual os tendões de músculos (M. peitoral menor, M. coracobraquial e M. bíceps braquial) e ligamentos (coracoacromial, conoide e trapezoide) se inserem. Superior e inferiormente à espinha da escápula na face posterior existem duas fossas: a *fossa supraespinal*, que é uma superfície de inserção para o músculo supraespinal do ombro, e a *fossa infraespinal*, que é uma superfície de inserção para o músculo infraespinal do ombro. Na face costal da escápula existe uma área discretamente escavada, denominada *fossa subescapular*, que é uma superfície de inserção para o músculo subescapular.

Teste rápido

1. Qual é a função do cíngulo do membro superior?
2. Quais articulações são formadas pela clavícula e outros ossos? Quais áreas da clavícula estão envolvidas em cada articulação?
3. Quais articulações são formadas pela escápula e outros ossos? Quais são os nomes das partes da escápula que formam cada articulação?

CAPÍTULO 8 Sistema Esquelético: Esqueleto Apendicular

8.2 Membro superior (parte livre)

OBJETIVO

- **Identificar** os ossos da parte livre do membro superior e seus principais acidentes anatômicos.

Cada parte livre do **membro superior** tem 30 ossos em três localizações: (1) o úmero no braço; (2) a ulna e o rádio no antebraço e (3) os 8 ossos carpais no punho, os 5 ossos metacarpais na palma da mão e as 14 falanges dos dedos das mãos (**Figuras 8.4** e **8.5**).

Osso do braço – úmero

O úmero é o maior e o mais comprido osso do membro superior (**Figura 8.4**); articula-se proximalmente com a escápula para formar a articulação do ombro e distalmente com dois ossos, a ulna e o rádio, para formar a articulação do cotovelo.

A extremidade proximal do úmero consiste em uma *cabeça* arredondada que se articula com a cavidade glenoidal da escápula para formar a *articulação do ombro*. Distal à cabeça do úmero encontra-se o *colo anatômico*, que é visível como um sulco oblíquo, o local onde existia uma lâmina epifisial (lâmina de crescimento). O *tubérculo maior* é uma projeção lateral que se localiza distalmente ao colo anatômico; é o acidente anatômico palpável mais lateral da região do ombro e está imediatamente inferior ao acrômio da escápula, também palpável, mencionado anteriormente. O *tubérculo*

FIGURA 8.4 Úmero direito em relação à escápula, à ulna e ao rádio.

O úmero é o maior e o mais comprido osso do membro superior.

A. Vista anterior   B. Vista posterior

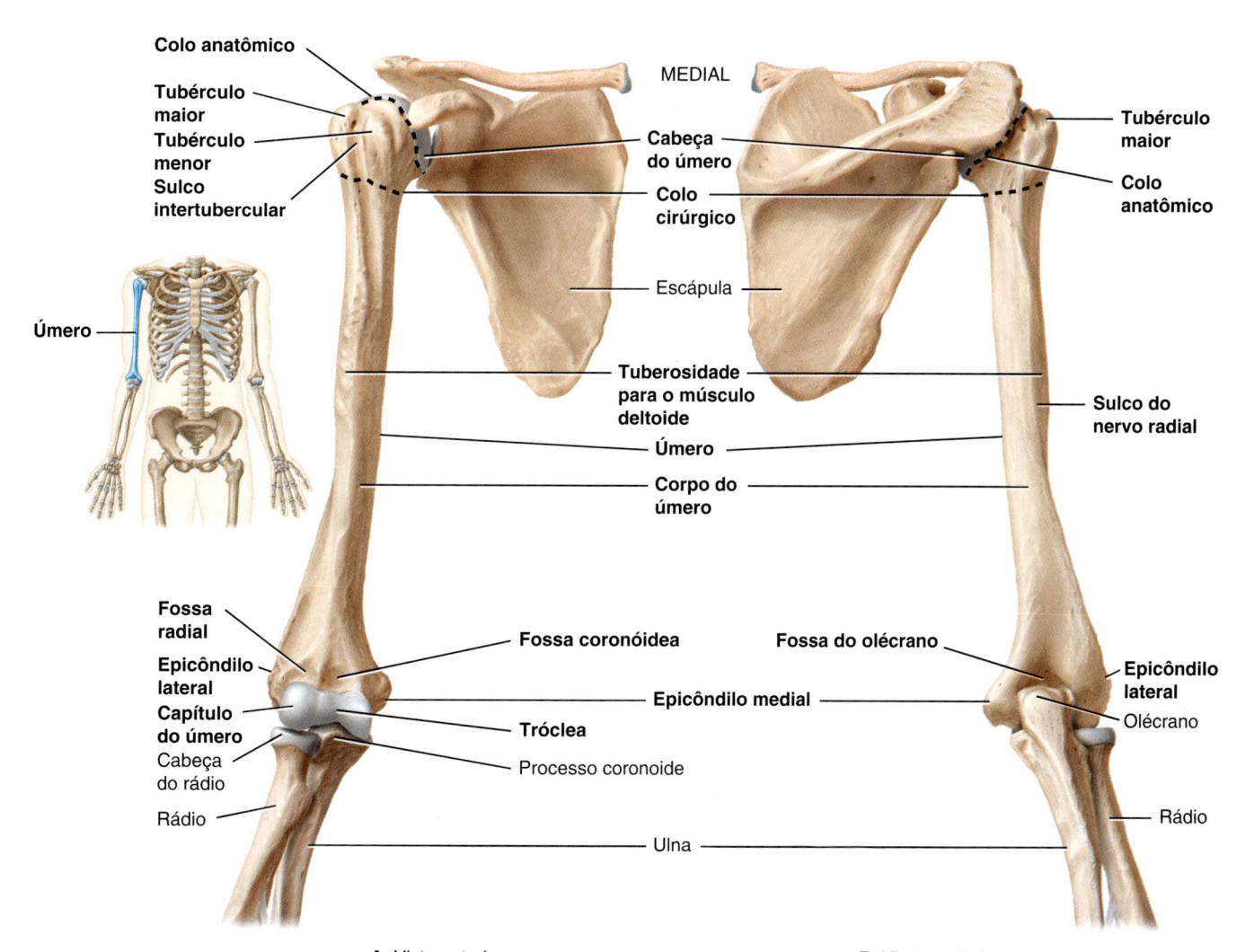

? Quais partes do úmero se articulam com o rádio no cotovelo? Quais se articulam com a ulna no cotovelo?

menor projeta-se anteriormente. Entre os dois tubérculos existe uma depressão denominada *sulco intertubercular*. O colo cirúrgico é uma constrição no úmero imediatamente distal aos tubérculos, onde a cabeça do úmero se conecta com o corpo do úmero que tem um diâmetro menor; o colo cirúrgico recebe essa denominação porque as fraturas mais frequentemente ocorrem nesse local.

O *corpo* do úmero é aproximadamente cilíndrico na sua extremidade proximal, mas torna-se gradativamente triangular até ficar achatado e largo em sua extremidade distal. Lateralmente, na parte média do corpo do úmero, existe uma área rugosa em formato de V que é denominada *tuberosidade para o músculo deltoide*. Essa área é um ponto de inserção para os tendões do músculo deltoide. Na face posterior do úmero encontra-se o *sulco do nervo radial*, que corre ao longo da tuberosidade para o músculo deltoide e contém o nervo radial.

Várias estruturas proeminentes são evidentes na extremidade distal do úmero. O *capítulo do úmero* é uma projeção arredondada na face lateral do úmero que se articula com a cabeça do rádio. A *fossa radial* é uma depressão anterior acima do capítulo do úmero que se articula com a cabeça do rádio quando o antebraço é flexionado. A *tróclea do úmero*, localizada medialmente ao capítulo do úmero, é uma superfície com formato de carretel que se articula com a incisura troclear da ulna. A *fossa coronóidea* é uma depressão anterior que recebe o processo coronoide da ulna quando o antebraço está flexionado. A *fossa do olécrano* é uma grande depressão posterior onde o olécrano da ulna se encaixa quando o antebraço é estendido. O *epicôndilo medial* e o *epicôndilo lateral* são projeções rugosas de cada lado da extremidade distal do úmero onde estão inseridos os tendões da maioria dos músculos do antebraço. O nervo ulnar pode ser palpado se o examinador rolar um dedo da mão sobre a superfície da pele acima da face posterior do epicôndilo medial. Esse nervo é responsável pela dor intensa que a pessoa sente quando bate o cotovelo.

Ossos do antebraço – ulna e rádio

A **ulna** está localizada na face medial (o lado do dedo mínimo) do antebraço e é mais comprida que o rádio (**Figura 8.5**).

Na extremidade proximal da ulna (**Figura 8.5 B**) está o *olécrano*, que forma a proeminência do cotovelo. Com o olécrano, uma projeção anterior, denominada *processo coronoide* (**Figura 8.5 A**), articula-se com a tróclea do úmero. A *incisura troclear* é uma grande área curva entre o olécrano e o processo coronoide que forma parte da articulação do cotovelo (**Figura 8.6 B**). Lateral e inferiormente à incisura troclear existe uma depressão, a *incisura radial*, que se articula com a cabeça do rádio. Imediatamente inferior ao processo coronoide está a *tuberosidade da ulna*, onde se insere o músculo braquial. A extremidade distal da ulna consiste na *cabeça da ulna*, que está separada do punho (carpo) por um disco de cartilagem fibrosa. O *processo estiloide* da ulna está localizado no lado posterior da extremidade distal da ulna; é o local de inserção do ligamento colateral ulnar do carpo no punho.

O **rádio** é o menor osso do antebraço e está localizado na face lateral (lado do polegar) do antebraço (**Figura 8.5 A**). Ao contrário da ulna, o rádio é estreito em sua extremidade proximal e se alarga em sua extremidade distal.

A extremidade proximal do rádio tem uma *cabeça* em formato de disco que se articula com o capítulo do úmero e a incisura radial da ulna. Inferiormente à cabeça do rádio está o *colo do rádio*, uma região estreitada. Uma área rugosa inferior ao colo do rádio, na face anterior medial, denominada *tuberosidade do rádio*, é o ponto de inserção do tendão do músculo bíceps braquial. O corpo do rádio alarga-se distalmente para formar o *processo estiloide* do rádio na face lateral, que pode ser palpado proximalmente ao polegar. A extremidade distal do rádio contém uma concavidade estreita, a *incisura ulnar*, que se articula com a cabeça da ulna. O processo estiloide do rádio é o local de inserção para o músculo braquiorradial e para a inserção do ligamento colateral radial do carpo. A fratura da extremidade distal do rádio é a fratura mais comum em adultos com mais de 50 anos de idade, que ocorre normalmente durante uma queda.

A ulna e o rádio se articulam com o úmero na *articulação do cotovelo*. A articulação ocorre em dois locais (**Figura 8.6 A, B**): onde a cabeça do rádio se articula com o capítulo do úmero e a incisura troclear da ulna se articula com a tróclea do úmero.

A ulna e o rádio se conectam em três locais. O primeiro é uma faixa larga e plana de tecido conjuntivo fibroso denominada *membrana interóssea* que une os corpos dos dois ossos (**Figura 8.5**). Essa membrana também é o local de inserção de alguns dos músculos esqueléticos profundos do antebraço. A ulna e o rádio articulam-se diretamente em suas extremidades proximal e distal (**Figura 8.6 B, C**). Proximalmente, a cabeça do rádio se articula com a incisura radial da ulna, a chamada *articulação radiulnar proximal*. Distalmente, a cabeça da ulna se articula com a *incisura ulnar* do rádio, a chamada *articulação radiulnar distal*. Por fim, a extremidade distal do rádio se articula com dois ossos do punho para formar a *articulação radiocarpal* (*punho*).

Ossos da mão – carpais, metacarpais e falanges

Carpais. O **carpo** (*punho*) é a região proximal da mão e consiste em oito ossos pequenos, os **carpais**, conectados entre si por ligamentos (**Figura 8.7**). As conexões entre os ossos carpais são denominadas *articulações intercarpais*. Os ossos carpais estão dispostos em duas fileiras transversas. Cada fileira tem quatro ossos, e seus nomes refletem seus formatos. Os ossos carpais na fileira proximal, no sentido lateral para medial, são:

- **escafoide** (formato de barco)
- **semilunar** (formato de meia-lua)
- **piramidal** (com três ângulos)
- **pisiforme** (com formato de ervilha).

Dois dos ossos da fileira proximal do carpo (semilunar e escafoide) articulam-se com as extremidades distais do rádio e formam a *articulação radiocarpal* (*punho*). Os ossos carpais da fileira distal, no sentido lateral para medial, são

- **trapézio** (quadrilátero sem dois lados paralelos)
- **trapezoide** (quadrilátero com dois lados paralelos)
- **capitato** (formato de cabeça)
- **hamato** (formato de gancho).

O capitato é o maior osso carpal; sua projeção arredondada, a cabeça, articula-se com o semilunar. O hamato é assim chamado por causa de uma grande projeção unciforme em sua face anterior. Em aproximadamente 70% das fraturas de ossos carpais, apenas

(Continua na p. 250)

CAPÍTULO 8 Sistema Esquelético: Esqueleto Apendicular 247

FIGURA 8.5 Ulna e rádio direitos em relação ao úmero e aos ossos carpais.

No antebraço, a ulna, de comprimento mais longo, está no lado medial; e o rádio, mais curto, está em uma posição lateral.

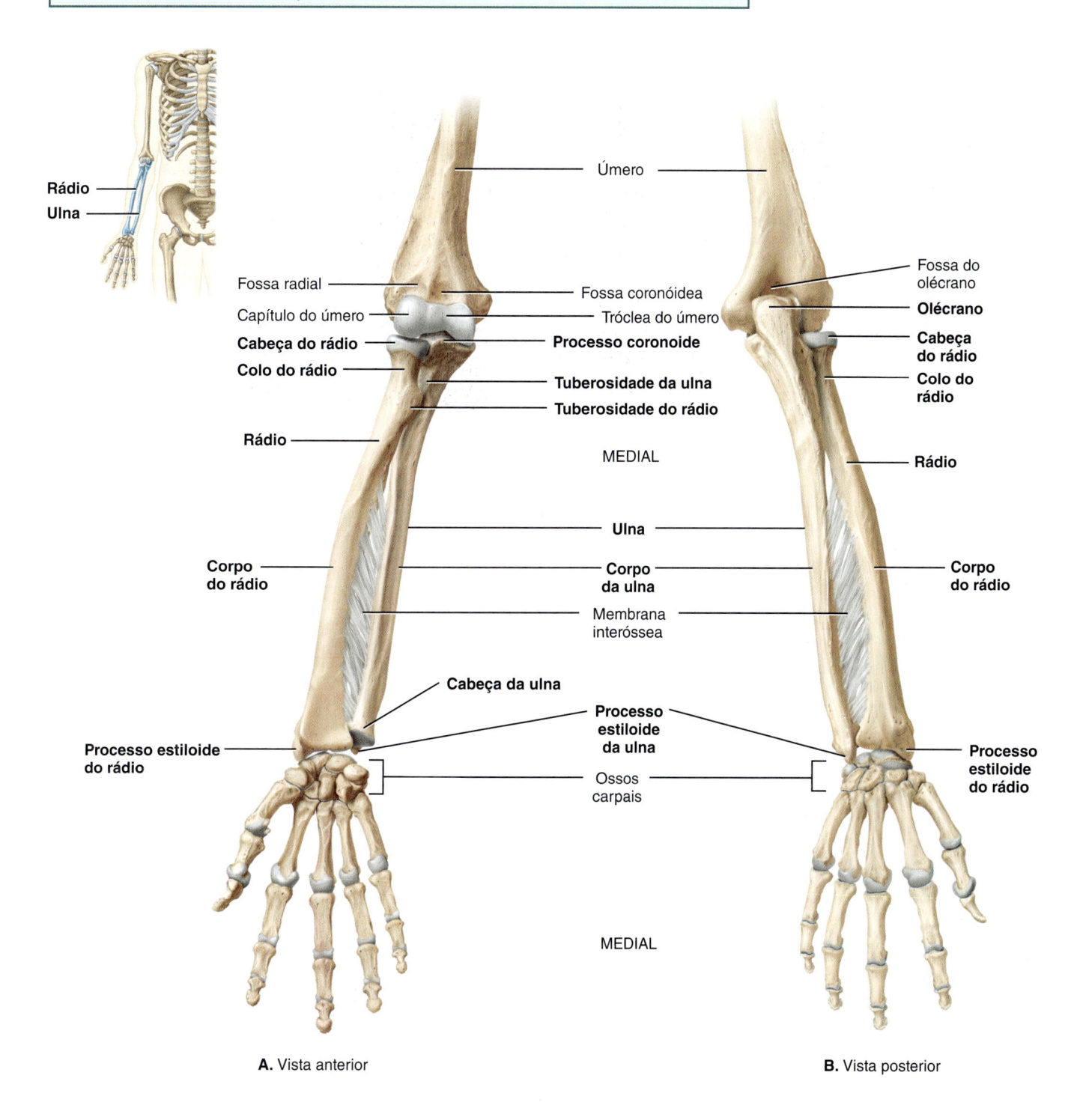

Rádio
Ulna

Fossa radial
Capítulo do úmero
Cabeça do rádio
Colo do rádio

Úmero

Fossa coronóidea
Tróclea do úmero
Processo coronoide
Tuberosidade da ulna
Tuberosidade do rádio

Fossa do olécrano
Olécrano
Cabeça do rádio
Colo do rádio

Rádio

MEDIAL

Rádio

Corpo do rádio

Ulna

Corpo da ulna

Corpo do rádio

Membrana interóssea

Cabeça da ulna

Processo estiloide da ulna

Processo estiloide do rádio

Ossos carpais

Processo estiloide do rádio

MEDIAL

A. Vista anterior

B. Vista posterior

? Qual parte da ulna é denominada "cotovelo"?

FIGURA 8.6 **Articulações formadas pela ulna e pelo rádio.** **A.** Articulação do cotovelo. **B.** Faces articulares na extremidade proximal da ulna. **C.** Faces articulares nas extremidades distais do rádio e da ulna.

A articulação do cotovelo é formada: (1) pela incisura troclear da ulna com a tróclea do úmero e (2) pela cabeça do rádio com o capítulo do úmero.

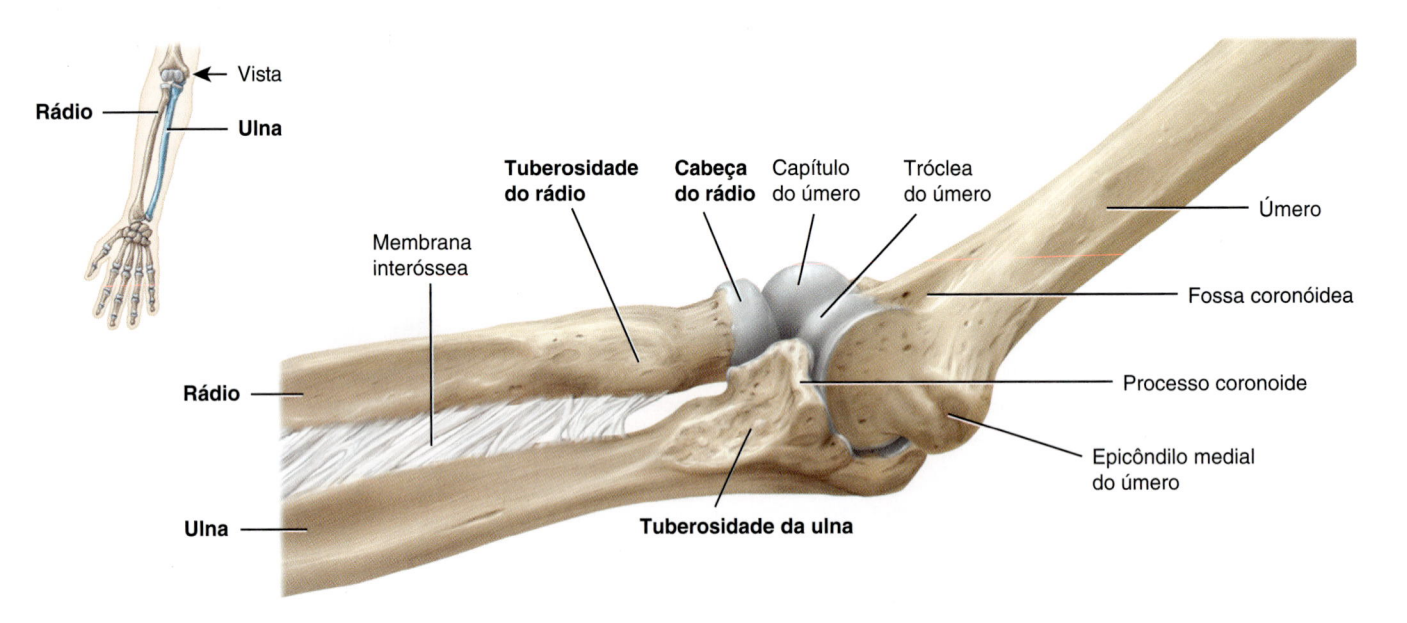

Rádio — Vista
Ulna

Tuberosidade do rádio
Cabeça do rádio
Capítulo do úmero
Tróclea do úmero
Úmero
Membrana interóssea
Fossa coronóidea
Rádio
Processo coronoide
Epicôndilo medial do úmero
Ulna
Tuberosidade da ulna

A. Vista medial em relação ao úmero

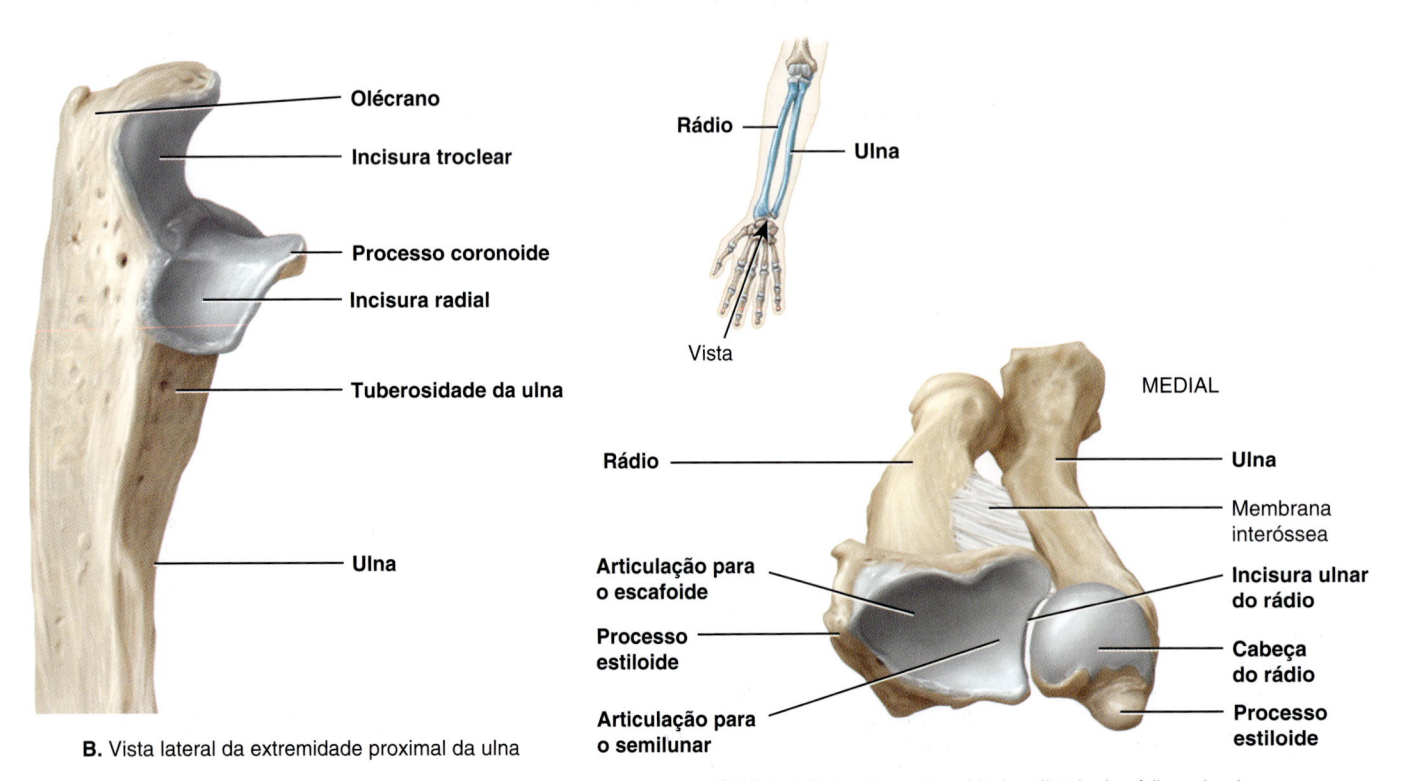

Olécrano
Incisura troclear
Rádio
Ulna
Processo coronoide
Incisura radial
Vista
Tuberosidade da ulna

MEDIAL
Rádio
Ulna
Membrana interóssea
Ulna
Articulação para o escafoide
Incisura ulnar do rádio
Processo estiloide
Cabeça do rádio
Articulação para o semilunar
Processo estiloide

B. Vista lateral da extremidade proximal da ulna

C. Vista inferior das extremidades distais do rádio e da ulna

? Quantos pontos de articulação existem entre o rádio e a ulna?

CAPÍTULO 8 Sistema Esquelético: Esqueleto Apendicular

FIGURA 8.7 Mão e punho direitos em relação à ulna e ao rádio.

Os ossos da mão consistem em carpais proximais, metacarpais intermediários e falanges distais.

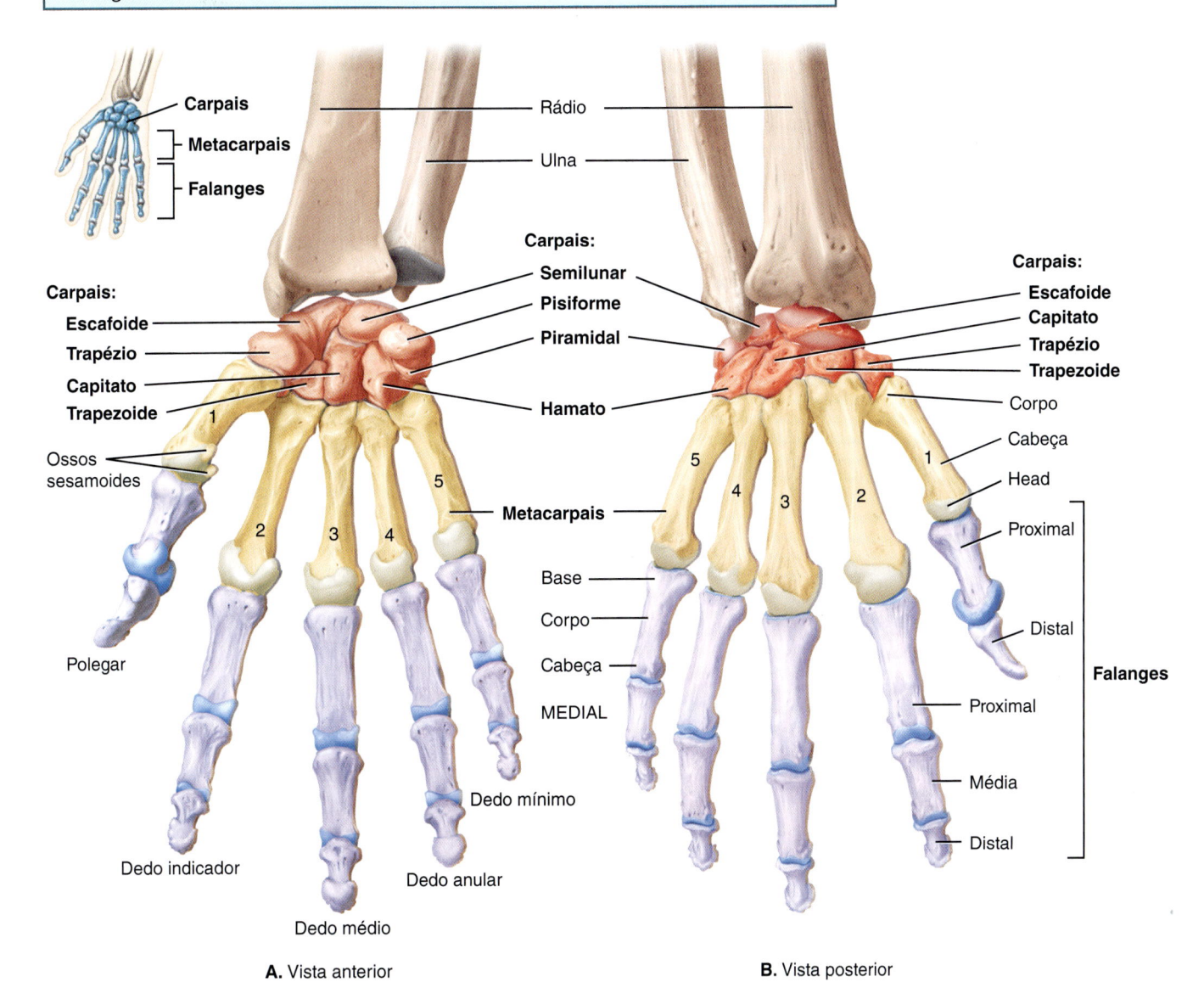

Carpais
Metacarpais
Falanges

Rádio
Ulna

Carpais:
Semilunar
Pisiforme
Piramidal
Hamato

Carpais:
Escafoide
Trapézio
Capitato
Trapezoide

Ossos sesamoides

Metacarpais
Base
Corpo
Cabeça
MEDIAL

Polegar
Dedo indicador
Dedo médio
Dedo anular
Dedo mínimo

A. Vista anterior

Carpais:
Escafoide
Capitato
Trapézio
Trapezoide

Corpo
Cabeça
Head

Falanges
Proximal
Distal

Proximal
Média
Distal

B. Vista posterior

Correlação clínica

Fratura do boxeador

A **fratura do boxeador** é a fratura do quinto metacarpal, geralmente perto da cabeça do osso. Com frequência ocorre após uma pessoa golpear outra pessoa ou um objeto, por exemplo uma parede, com o punho cerrado. Essa fratura é caracterizada por dor espontânea, edema e dor à palpação. Também pode ser observada uma protuberância na borda da mão. O tratamento consiste em imobilização ou cirurgia, e a consolidação da fratura ocorre, em geral, em aproximadamente 6 semanas.

? Qual é o osso mais frequentemente fraturado no punho?

o escafoide é fraturado. Isso ocorre porque a força de uma queda sobre uma mão espalmada é transmitida do capitato através do escafoide para o rádio.

O espaço côncavo anterior formado pelos ossos pisiforme e hamato (no lado ulnar) e pelos ossos escafoide e trapézio (no lado radial), com uma cobertura do *retináculo dos músculos flexores* (faixas fibrosas fortes de tecido conjuntivo), constitui o **túnel do carpo**. Os longos tendões flexores dos dedos das mãos e dos polegares e o nervo mediano passam nesse túnel. O estreitamento do túnel do carpo, consequente a fatores como inflamação, pode provocar a condição conhecida como *síndrome do túnel do carpo* (descrita na *Correlação clínica: síndrome do túnel do carpo* no Capítulo 11).

Metacarpais. O **metacarpo**, ou palma da mão, é a região intermediária da mão e é constituída por cinco ossos denominados **metacarpais**.

Cada osso metacarpal tem uma base proximal, um corpo intermediário e uma cabeça distal (**Figura 8.7 B**). Os ossos metacarpais são numerados de I a V, começando pelo polegar, ou seja, de lateral para medial. As bases dos ossos metacarpais se articulam com a fileira distal de ossos carpais para formar as *articulações carpometacarpais*. As cabeças dos ossos metacarpais são visualizadas com facilidade quando o punho está cerrado.

Falanges. As **falanges**, os ossos dos *dedos*, constituem a parte distal da mão. Como os ossos metacarpais, os dedos são numerados de 1 a 5, começando com o polegar, no sentido lateral para medial. Um osso de um dedo é denominado falange. Nos cinco dedos de cada mão, há 14 falanges.

Cada falange é constituída por uma *base* proximal, um *corpo* intermediário e uma *cabeça* distal. O *polegar* tem duas falanges, uma proximal e outra distal. Os outros quatro dedos têm três falanges, denominadas *proximal*, *média* e *distal*. A partir do polegar, esses outros quatro dedos são comumente denominados *dedo indicador*, *dedo médio*, *dedo anular* e *dedo mínimo*. As falanges proximais de todos os dedos se articulam com os ossos metacarpais. As falanges médias dos dedos indicador, médio, anular e mínimo se articulam com suas falanges distais. (A falange proximal do polegar [primeiro dedo da mão] se articula com sua falange distal.) As articulações entre as falanges são denominadas *articulações interfalângicas*.

Teste rápido

4. Nomeie os ossos que formam o membro superior, no sentido proximal para distal.
5. Aponte a(s) diferença(s) entre o colo anatômico e o colo cirúrgico do úmero. Nomeie as articulações proximal e distal formadas pelo úmero e indique quais partes dos ossos estão envolvidas.
6. Quantas articulações são formadas entre a ulna e o rádio, quais são seus nomes e quais partes dos ossos estão envolvidas?
7. Qual estrutura é mais distal, a base ou a cabeça dos metacarpais? Com quais ossos as falanges proximais se articulam?

8.3 Cíngulo do membro inferior

OBJETIVO

- **Identificar** os ossos que formam o cíngulo do membro inferior e seus principais acidentes anatômicos.

O **cíngulo do membro inferior** é constituído por dois **ossos do quadril** (**Figura 8.8**). Os ossos do quadril unem-se anteriormente na **sínfise púbica** e posteriormente com o sacro nas articulações

FIGURA 8.8 **Pelve óssea**. Aqui é mostrada a pelve óssea feminina.

Os ossos do quadril unem-se anteriormente na sínfise púbica e posteriormente no sacro, formando a pelve óssea.

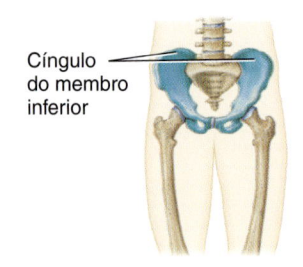

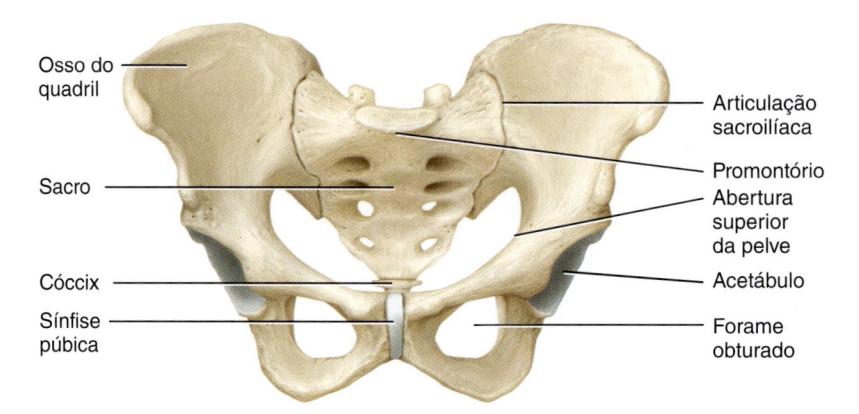

Vista anterior e superior do cíngulo do membro inferior

? Quais são as funções da pelve óssea?

sacroilíacas. O anel completo constituído pelos ossos do quadril, pela sínfise púbica, pelo sacro e pelo cóccix forma uma estrutura profunda, semelhante a uma bacia, denominada **pelve óssea**. Funcionalmente, a pelve óssea confere um suporte forte e estável para a coluna vertebral e para os órgãos da pelve e da parte inferior do abdome. O cíngulo do membro inferior da pelve óssea também conecta os ossos dos membros inferiores ao esqueleto axial.

Cada um dos dois ossos do quadril de um recém-nascido é constituído por três ossos separados por cartilagem: um ílio superior, um *púbis* inferior e anterior e um *ísquio* inferior e posterior. Aos 23 anos, os três ossos separados se fundem (**Figura 8.9 A**). Embora cada osso do quadril funcione como um osso único, os anatomistas comumente descrevem cada osso do quadril dividido em três partes distintas.

Ílio

O **ílio**, o maior dos três componentes do osso do quadril (**Figura 8.9 B**), é constituído pela *asa* do ílio (superior) e pelo *corpo* do ílio (inferior). O corpo do ílio é um dos componentes do *acetábulo*, o encaixe para a cabeça do fêmur. A margem superior do ílio, a crista ilíaca, termina anteriormente na *espinha ilíaca anterossuperior*. A contusão da espinha ilíaca anterossuperior e dos tecidos moles associados, como ocorre em esportes de contato, é conhecida como **hip pointer** (contusão da crista ilíaca). Abaixo da espinha ilíaca anterossuperior está a *espinha ilíaca anteroinferior*.

Posteriormente, a crista ilíaca termina na *espinha ilíaca posterossuperior*. As espinhas ilíacas são pontos de inserção dos tendões dos músculos do tronco, do quadril e das coxas. Abaixo da espinha ilíaca posteroinferior encontra-se a *incisura isquiática maior*, através da qual passa o *nervo isquiático* (o nervo mais longo do corpo), juntamente com outros nervos, vasos sanguíneos e músculos.

A face medial do ílio contém a *fossa ilíaca*, uma concavidade onde se insere o músculo ilíaco. Posteriormente a essa fossa estão a *tuberosidade ilíaca*, um ponto de inserção do ligamento sacroilíaco, e a *face auricular* da face sacropélvica, que se articula com o sacro para formar a *articulação sacroilíaca* (**Figura 8.8**). A *linha arqueada* é uma crista que se projeta anterior e inferiormente à parte da face auricular. Os outros acidentes anatômicos do ílio são três linhas arqueadas na face lateral do ílio denominadas *linha glútea posterior*, a *linha glútea anterior* e a *linha glútea inferior*. Os músculos glúteos se fixam ao ílio entre essas linhas.

Ísquio

O **ísquio**, a parte posterior e inferior do osso do quadril (**Figura 8.9 B, C**), é constituído por um *corpo* superior e um *ramo* inferior. O ramo é a parte do ísquio que se funde com o púbis. O ísquio também apresenta a *espinha isquiática* proeminente, uma *incisura isquiática menor* e um *túber isquiático* espessado e rugoso. Como esse túber proeminente está localizado logo abaixo da pele, comumente dói quando a pessoa se senta sobre uma superfície dura,

FIGURA 8.9 **Osso do quadril direito**. As linhas de fusão do ílio, do ísquio e do púbis mostradas em (**A**) e (**B**) nem sempre são visíveis em um adulto.

> O acetábulo é o encaixe da cabeça do fêmur; também é o local onde as três partes do osso do quadril convergem e se ossificam.

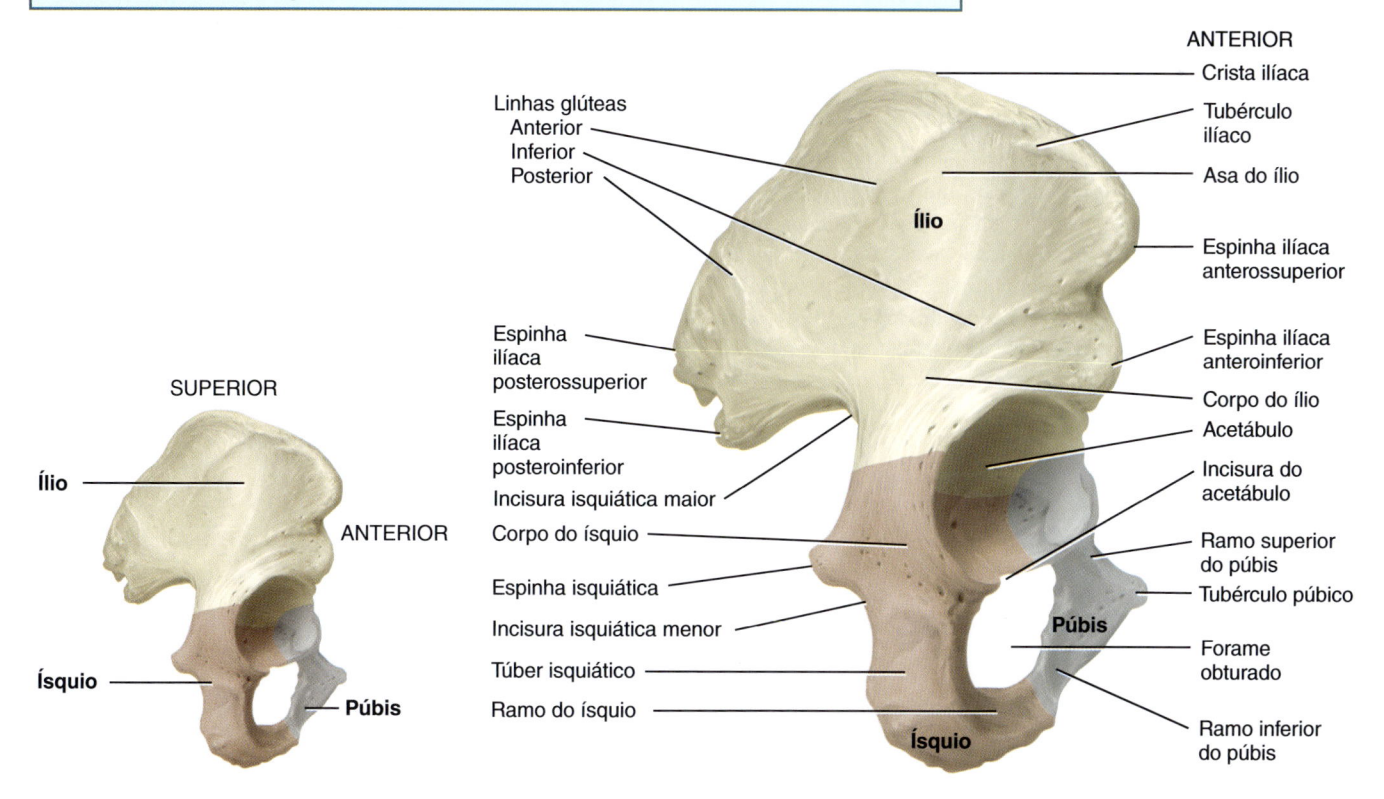

A. Vista lateral mostrando partes do osso do quadril

B. Vista lateral detalhada

(continua)

FIGURA 8.9 *Continuação.*

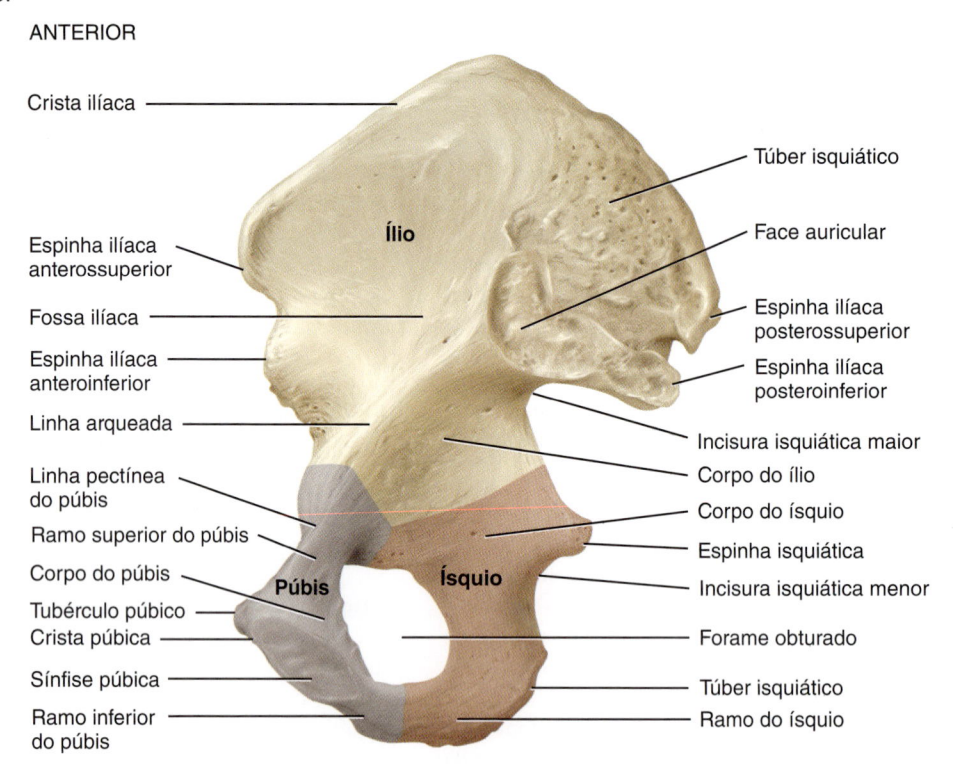

ANTERIOR

- Crista ilíaca
- Espinha ilíaca anterossuperior
- Fossa ilíaca
- Espinha ilíaca anteroinferior
- Linha arqueada
- Linha pectínea do púbis
- Ramo superior do púbis
- Corpo do púbis
- Tubérculo púbico
- Crista púbica
- Sínfise púbica
- Ramo inferior do púbis
- Ílio
- Púbis
- Ísquio
- Túber isquiático
- Face auricular
- Espinha ilíaca posterossuperior
- Espinha ilíaca posteroinferior
- Incisura isquiática maior
- Corpo do ílio
- Corpo do ísquio
- Espinha isquiática
- Incisura isquiática menor
- Forame obturado
- Túber isquiático
- Ramo do ísquio

C. Vista medial detalhada

? Que parte do osso do quadril se articula com o fêmur? E com o sacro?

mesmo após um breve período. O ramo do ísquio e o púbis circundam o *forame obturado*, o maior forame do esqueleto. O forame obturado recebe esse nome porque, embora seja atravessado por vasos sanguíneos e nervos, é quase completamente fechado por uma bainha fibrosa, a *membrana obturadora*.

Púbis

O **púbis** é a parte anteroinferior do osso do quadril (**Figura 8.9 B, C**); é constituído por um *ramo superior*, um *ramo inferior* e um *corpo* entre esses ramos. A margem anterossuperior do corpo do púbis é a *crista púbica* e sua extremidade lateral é uma projeção denominada *linha pectínea do púbis*, que se estende superior e lateralmente ao longo do ramo superior do púbis para se fundir com a linha arqueada do ílio. Essas linhas, como será mostrado adiante, são acidentes anatômicos importantes para diferenciar as partes superior e inferior da pelve óssea.

A *sínfise púbica* conecta os ossos do quadril (**Figura 8.8**); consiste em um disco de cartilagem fibrosa. Inferiormente à sínfise púbica, os ramos inferiores do púbis convergem e formam o *arco púbico*. Nos estágios finais da gravidez, o hormônio relaxina (produzido pelos ovários e pela placenta) aumenta a flexibilidade da sínfise púbica para facilitar o parto. O enfraquecimento da sínfise púbica, associado a alteração do centro de gravidade consequente ao útero aumentado de tamanho, também modifica a marcha da gestante.

O *acetábulo* é uma fossa profunda formada pelo ílio, pelo ísquio e pelo púbis; funciona como um encaixe para a cabeça arredondada do fêmur. O acetábulo e a cabeça do fêmur formam *articulação do quadril*. No lado inferior do acetábulo existe uma reentrância profunda, a *incisura do acetábulo*, que forma um forame através

do qual passam vasos sanguíneos e nervos e que serve como ponto de fixação para ligamentos do fêmur (p. ex., o ligamento da cabeça do fêmur).

Teste rápido

8. Descreva as características específicas dos ossos do cíngulo do membro inferior.
9. Quais ossos formam o acetábulo? Qual é a função do acetábulo?
10. Por que o forame obturado recebeu essa denominação? Quais articulações são formadas pela união dos ossos do quadril com outros ossos?

8.4 Pelve maior e pelve menor

OBJETIVOS

- **Diferenciar** as pelves maior (pelve falsa) e menor (pelve verdadeira)
- **Explicar** a importância clínica das pelves "falsa" e "verdadeira".

A pelve óssea é dividida em partes superior e inferior pela *abertura superior da pelve* que forma a comunicação da cavidade pélvica com a cavidade abdominal (**Figura 8.10 A**). A abertura superior da pelve pode ser delineada por um plano oblíquo imaginário que segue os acidentes anatômicos dos ossos do quadril. O ponto inicial desse plano imaginário é o *promontório do sacro*, a seguir uma linha é traçada lateral e inferiormente ao longo das *linhas arqueadas* do ílio. A linha continua inferiormente, ao longo da *linha pectínea* do púbis. Por fim, a linha é traçada anteriormente, ao longo da *crista púbica* até a parte superior da *sínfise púbica*. Esses pontos formam um plano oblíquo que é mais alto posteriormente do que anteriormente. A circunferência desse plano é a abertura superior da pelve.

A parte da pelve óssea superior à abertura superior da pelve é denominada **pelve maior** (*pelve falsa*) (**Figura 8.10 B**); é limitada pelas vértebras lombares posteriormente, pelas partes superiores do ílio lateralmente e pela parede do abdome anteriormente. O espaço englobado pela pelve maior faz parte da região inferior do abdome e contém a parte superior da bexiga urinária (quando está cheia) e a parte baixa dos intestinos em homens e mulheres e o útero, os ovários e as tubas uterinas nas mulheres.

A parte da pelve óssea inferior à abertura superior da pelve constitui a **pelve menor** (*pelve verdadeira*) (**Figura 8.10 B**); apresenta uma abertura superior, uma abertura inferior e uma cavidade. A pelve menor é limitada pelo sacro e pelo cóccix posteriormente, pelas partes inferiores do ílio e do ísquio lateralmente e pelo púbis anteriormente. A pelve menor circunda a cavidade

FIGURA 8.10 **Pelves maior e menor**. Aqui é mostrada uma pelve feminina. Para fins de simplificação, na parte (**A**) os marcos da abertura superior da pelve são mostrados apenas no lado esquerdo do corpo, e o contorno da abertura superior da pelve é mostrado apenas no lado direito do corpo. A abertura superior da pelve é mostrada plenamente na **Tabela 8.1**.

As pelves maior e menor são separadas pela abertura superior da pelve.

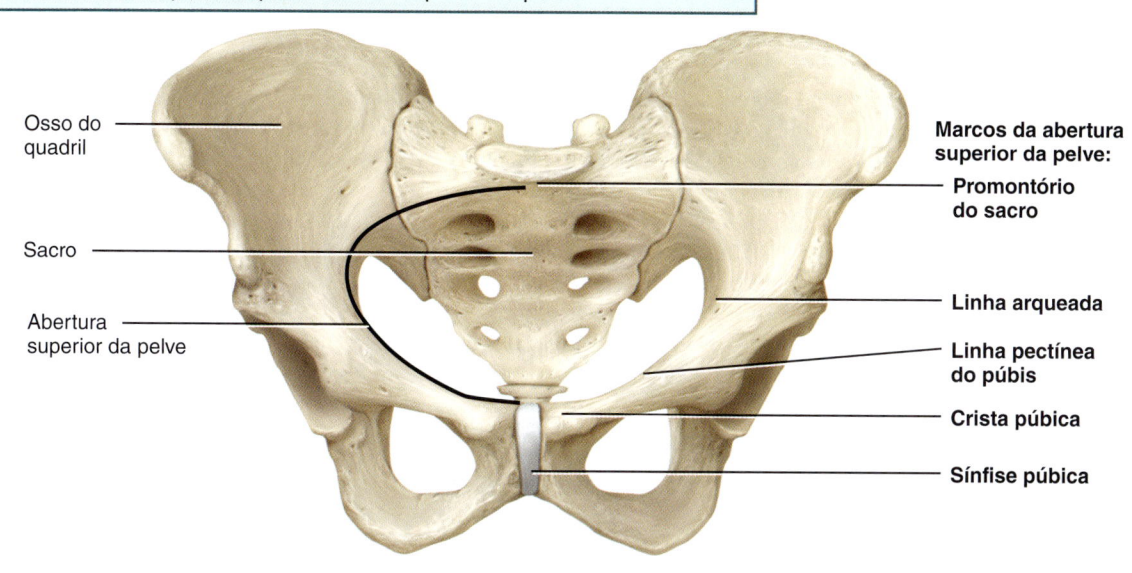

A. Vista anterior e superior do cíngulo do membro inferior

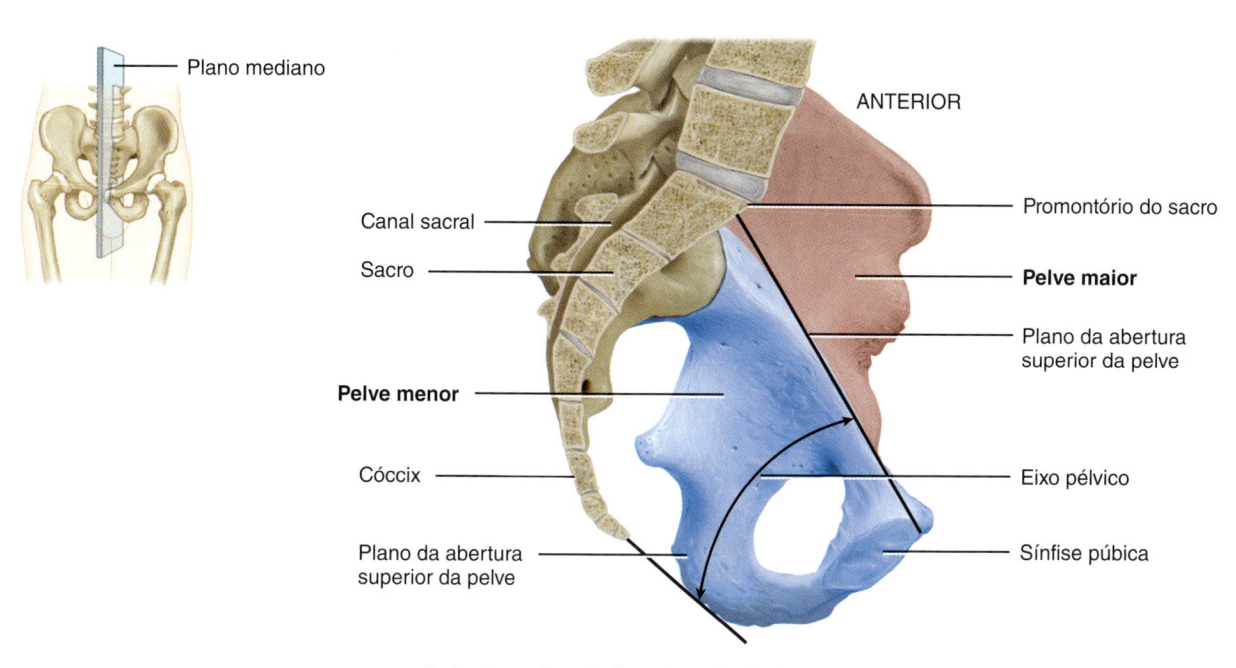

B. Corte mediano indicando os locais das pelves menor (azul) e maior (rosa)

(continua)

FIGURA 8.10 *Continuação.*

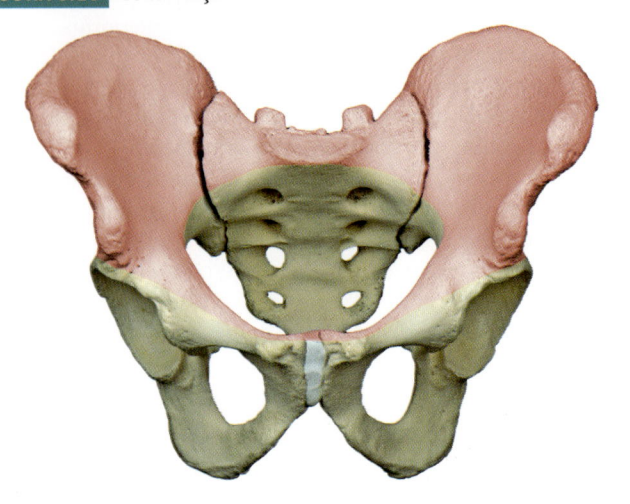

C. Vista anterior e superior da pelve maior (rosa)

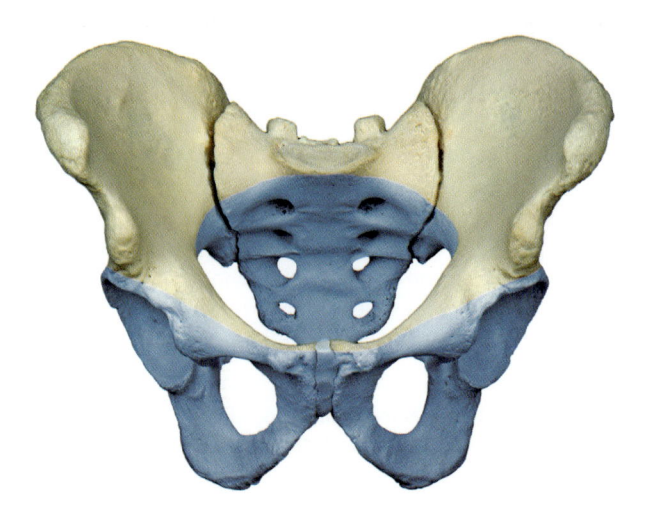

D. Vista anterior e superior da pelve menor (azul)

? Qual é a importância do eixo pélvico?

pélvica, que foi descrita no Capítulo 1 (**Figura 1.9**). A pelve menor contém o reto e a bexiga urinária em homens e mulheres, a vagina e o colo do útero nas mulheres e a próstata e as glândulas seminais nos homens. A abertura superior da pelve menor é denominada *margem pélvica*, e a abertura inferior da pelve menor é coberta pelo músculo no assoalho da pelve. O *eixo pélvico* é uma linha imaginária através da pelve menor, do ponto central no plano da abertura superior da pelve até o ponto central do plano da abertura inferior da pelve. Durante o trabalho de parto o eixo pélvico é o trajeto seguido pela cabeça do feto em seu descenso através da pelve.

> ### Correlação clínica
>
> **Pelvimetria**
>
> **Pelvimetria** é a medida das dimensões da abertura superior da pelve e da abertura inferior da pelve. A pelvimetria pode ser realizada por ultrassonografia ou por exame físico. A medida da cavidade pélvica em gestantes é importante porque o feto precisa atravessar a abertura mais estreita da pelve por causa do nascimento. De modo geral, planeja-se uma cesariana quando se determina que a cavidade pélvica será pequena demais para possibilitar a passagem do feto.

Teste rápido

11. Por que as pelves maior e menor são importantes do ponto de vista clínico?

8.5 Comparação das pelves masculina e feminina

OBJETIVO

- **Comparar** as principais diferenças entre as pelves feminina e masculina.

De modo geral, os ossos dos homens são maiores e mais pesados e têm acidentes anatômicos mais proeminentes do que os ossos das mulheres de idade e compleição física comparáveis. As diferenças relacionadas ao sexo nas características dos ossos são prontamente evidentes quando se comparam as pelves de homens e mulheres adultos. A maioria das diferenças estruturais nas pelves consiste nas adaptações às demandas da gestação e do parto. A pelve feminina é mais larga e menos profunda do que a pelve masculina. Portanto, há mais espaço na pelve menor das mulheres, especialmente nas aberturas superior e inferior da pelve, para acomodar a passagem da cabeça do feto no parto. Outras diferenças estruturais significativas entre as pelves de homens e mulheres são apresentadas e ilustradas na **Tabela 8.1**.

Teste rápido

12. Como a pelve feminina está adaptada à gestação e ao parto?
13. Selecione, com base na **Tabela 8.1**, as três maneiras para diferenciar mais facilmente as pelves masculina e feminina.

8.6 Membro inferior (parte livre)

OBJETIVO

- **Identificar** os ossos da parte livre do membro inferior e seus principais marcos.

A parte livre de cada **membro inferior** tem 30 ossos em quatro localizações: (1) o fêmur na coxa; (2) a patela; (3) a tíbia e a fíbula na perna e (4) os 7 ossos tarsais no tornozelo, os 5 ossos metatarsais no metatarso e as 14 falanges (ossos dos dedos) no pé (**Figuras 8.11** e **8.13**).

TABELA 8.1 — Comparação entre as pelves feminina e masculina.

Ponto de comparação	Pelve feminina	Pelve masculina
Estrutura geral	Leve e delgada	Pesada e espessa
Pelve maior (*pelve falsa*)	Rasa	Profunda
Abertura superior da pelve	Larga e mais oval	Estreita e cordiforme
Acetábulo	Pequeno e voltado anteriormente	Grande e voltado lateralmente
Forame obturado	Oval	Redondo
Arco púbico	Ângulo maior que 90°	Ângulo menor que 90°
Crista ilíaca	Menos curva	Mais curva
Ílio	Menos vertical	Mais vertical
Incisura isquiática maior	Larga (quase 90°)	Estreita (aproximadamente 70°; V invertido)
Sacro	Mais curto, mais largo (vistas anteriores) e menos curvo anteriormente	Mais comprido, mais estreito (vistas anteriores) e mais curvo anteriormente

Vistas anteriores

Ossos da coxa – fêmur e patela

Fêmur. O **fêmur** é o osso mais comprido, mais pesado e mais resistente do corpo (**Figura 8.11**); sua extremidade proximal se articula com o acetábulo do osso do quadril, enquanto sua extremidade distal se articula com a tíbia e a patela. O *corpo do fêmur* faz uma angulação medial e, como resultado, as articulações do joelho são mais próximas da linha mediana do que as articulações do quadril. Esse ângulo do corpo do fêmur (*ângulo de convergência*) é maior nas mulheres porque a pelve feminina é mais larga.

A extremidade proximal do fêmur consiste em uma *cabeça* arredondada que se articula com o acetábulo do osso do quadril e forma a *articulação do quadril*. A cabeça do fêmur contém uma pequena depressão central denominada *fóvea da cabeça do fêmur* para o *ligamento da cabeça do fêmur*. O ligamento da cabeça do fêmur conecta a fóvea da cabeça do fêmur ao acetábulo. O *colo do fêmur* é uma região de diâmetro estreitado distal à cabeça do fêmur. O *trocanter maior* e o *trocanter menor do fêmur* são projeções da junção do colo e do corpo do fêmur que são pontos de inserção dos tendões de alguns músculos da coxa e das nádegas. O trocanter maior do fêmur é a proeminência palpada e visualizada anteriormente à concavidade lateral do quadril. Trata-se de um acidente anatômico usado comumente para localizar o ponto para injeções intramusculares na face lateral da coxa. O trocanter menor do fêmur é inferior e medial ao trocanter maior do fêmur. Entre as faces anteriores dos trocanteres existe uma estreita *linha intertrocantérica* (**Figura 8.11 A**) e a *crista intertrocantérica* é encontrada entre as faces posteriores dos trocanteres (**Figura 8.11 B**).

Inferiormente à crista intertrocantérica na face posterior do corpo do fêmur há uma crista vertical denominada *tuberosidade glútea*, que se funde a outra crista vertical denominada *linha áspera*. As duas cristas são locais de inserção dos tendões de vários músculos da coxa.

A extremidade distal expandida do fêmur inclui os *côndilos medial* e *lateral*. Esses côndilos se articulam com os côndilos medial e lateral da tíbia. Superiormente aos côndilos estão o *epicôndilo medial* e o *epicôndilo lateral*, nos quais se inserem os ligamentos da articulação do joelho. Uma área deprimida entre os côndilos na face posterior é denominada *fossa intercondilar*. A *face patelar* está localizada entre os côndilos na face anterior. Logo acima do epicôndilo medial está o *tubérculo do adutor*, uma projeção rugosa que é o local de inserção do músculo adutor magno.

Patela. A **patela** é um pequeno osso triangular localizado anteriormente à articulação do joelho (**Figura 8.12**). A larga extremidade proximal desse osso sesamoide, que se desenvolve no tendão do músculo quadríceps femoral, é denominada *base da patela*, e a extremidade distal pontiaguda é denominada *ápice da patela*. A face posterior contém duas *faces articulares*, uma para o côndilo medial do fêmur e outra para o côndilo lateral do fêmur. O ligamento da patela conecta a patela à tuberosidade da tíbia. A *articulação patelofemoral*, entre a face posterior da

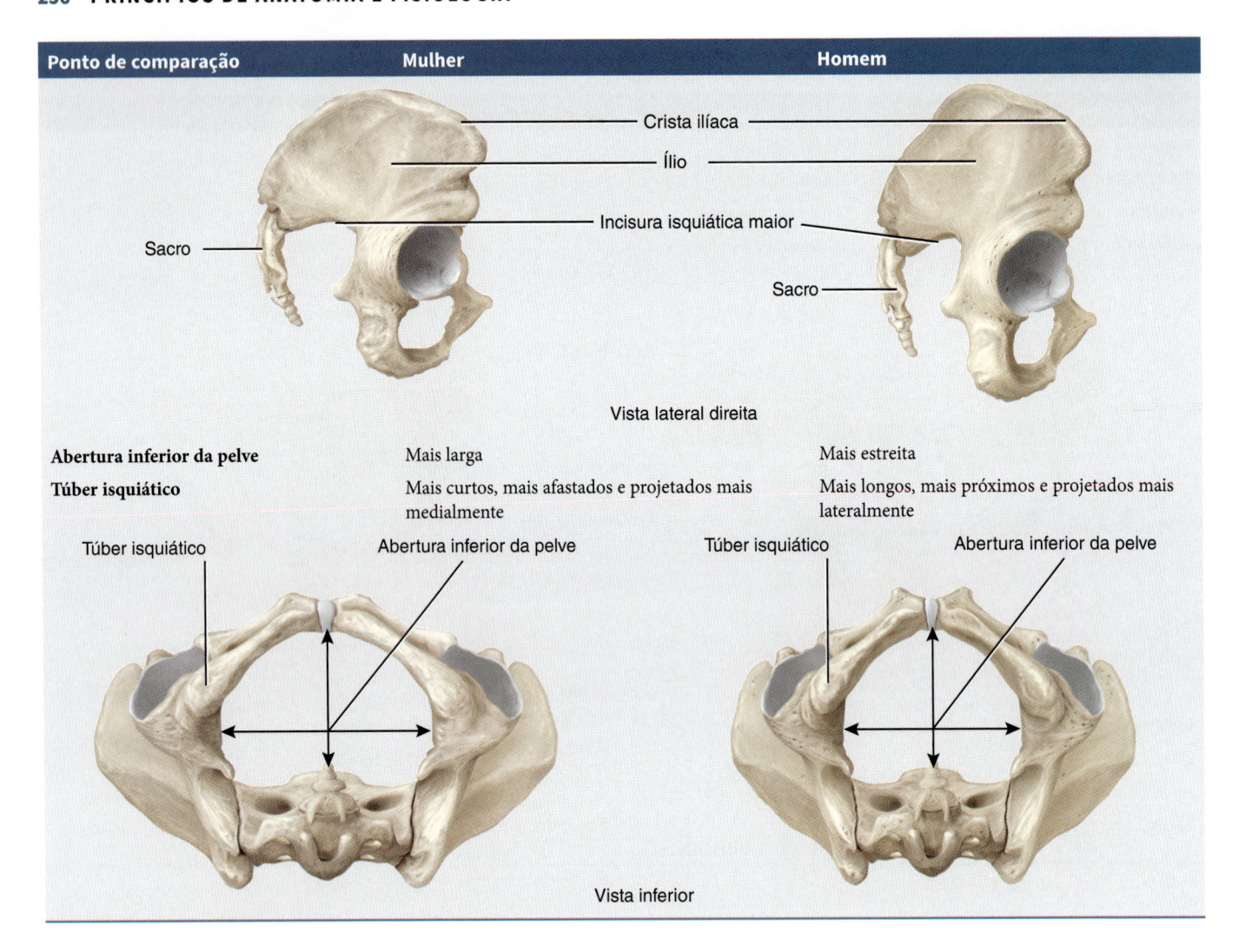

Ponto de comparação	Mulher	Homem
	Vista lateral direita	
Abertura inferior da pelve	Mais larga	Mais estreita
Túber isquiático	Mais curtos, mais afastados e projetados mais medialmente	Mais longos, mais próximos e projetados mais lateralmente
	Vista inferior	

Correlação clínica

Síndrome da dor (transtorno) femoropatelar

A **síndrome de dor femoropatelar** (*joelho de corredor*) é uma das condições clínicas mais comuns em corredores. Durante a flexão e a extensão normais do joelho a patela desliza superior e inferiormente no sulco entre os côndilos do fêmur. Na síndrome de dor femoropatelar esse deslizamento normal não ocorre; em vez disso, a patela desliza lateralmente bem como superior e inferiormente e a pressão aumentada sobre a articulação provoca dor sob a patela ou em torno dela. A dor ocorre, normalmente, após a pessoa ficar sentada por algum tempo, sobretudo após exercício físico. A dor piora com o agachamento ou descida de escadas. Uma causa de joelho do corredor é caminhar, correr ou praticar *jogging* constantemente no mesmo lado da estrada. Outros fatores predisponentes incluem enfraquecimento muscular, atividade físicas vigorosas que tensionam o joelho, correr em colinas, correr longas distâncias e uma deformidade anatômica denominada **joelho valgo** (ver Terminologia Técnica no final do capítulo). Entre as opções de tratamento estão a redução das atividades que agravam a condição, aplicação de gelo, agentes anti-inflamatórios (p. ex., ibuprofeno), imobilização do joelho ou aplicação de fitas adesivas para cinesiologia, órteses customizadas, fisioterapia e artroscopia.*

---

*N.T.: a órtese customizada é confeccionada por escaneamento 3D do membro que necessita ser imobilizado ou do membro contralateral (contrário à afecção, fazendo-se espelhamento para a confecção do produto para o lado correto). Subtrai-se da imagem 3D o membro escaneado, e o resultado final é a órtese customizada pronta para ser enviada para impressão.

patela e a face patelar do fêmur, é o componente intermediário da *articulação do joelho*. A patela aumenta a potência da alavanca do tendão do músculo quadríceps femoral, mantém a posição do tendão quando o joelho é flexionado e protege a articulação do joelho.

Ossos da perna – tíbia e fíbula

Tíbia. A **tíbia** é o maior osso de sustentação de peso da perna, e sua posição é medial (**Figura 8.13**). O termo *tíbia* significa flauta porque as tíbias de pássaros eram usadas na antiguidade para confeccionar instrumentos musicais. A extremidade proximal da tíbia se articula com o fêmur e a fíbula, e a extremidade distal da tíbia se articula com o osso tálus do tornozelo. A tíbia e a fíbula, como a ulna e o rádio, estão conectadas por uma membrana interóssea.

A extremidade proximal da tíbia é expandida e apresenta um *côndilo lateral* e um *côndilo medial* que se articulam com os côndilos do fêmur e formam as faces articulares lateral e medial da *articulação do joelho*. A face inferior do côndilo lateral se articula com a cabeça da fíbula. Os côndilos discretamente côncavos estão separados por uma projeção ascendente denominada *eminência intercondilar* (**Figura 8.13 B**). A *tuberosidade da tíbia* na face anterior é um ponto de inserção para o ligamento da patela. Inferior

CAPÍTULO 8 Sistema Esquelético: Esqueleto Apendicular 257

FIGURA 8.11 Fêmur direito em relação ao osso do quadril, à patela, à tíbia e à fíbula.

O acetábulo do osso do quadril e a cabeça do fêmur formam a articulação do quadril.

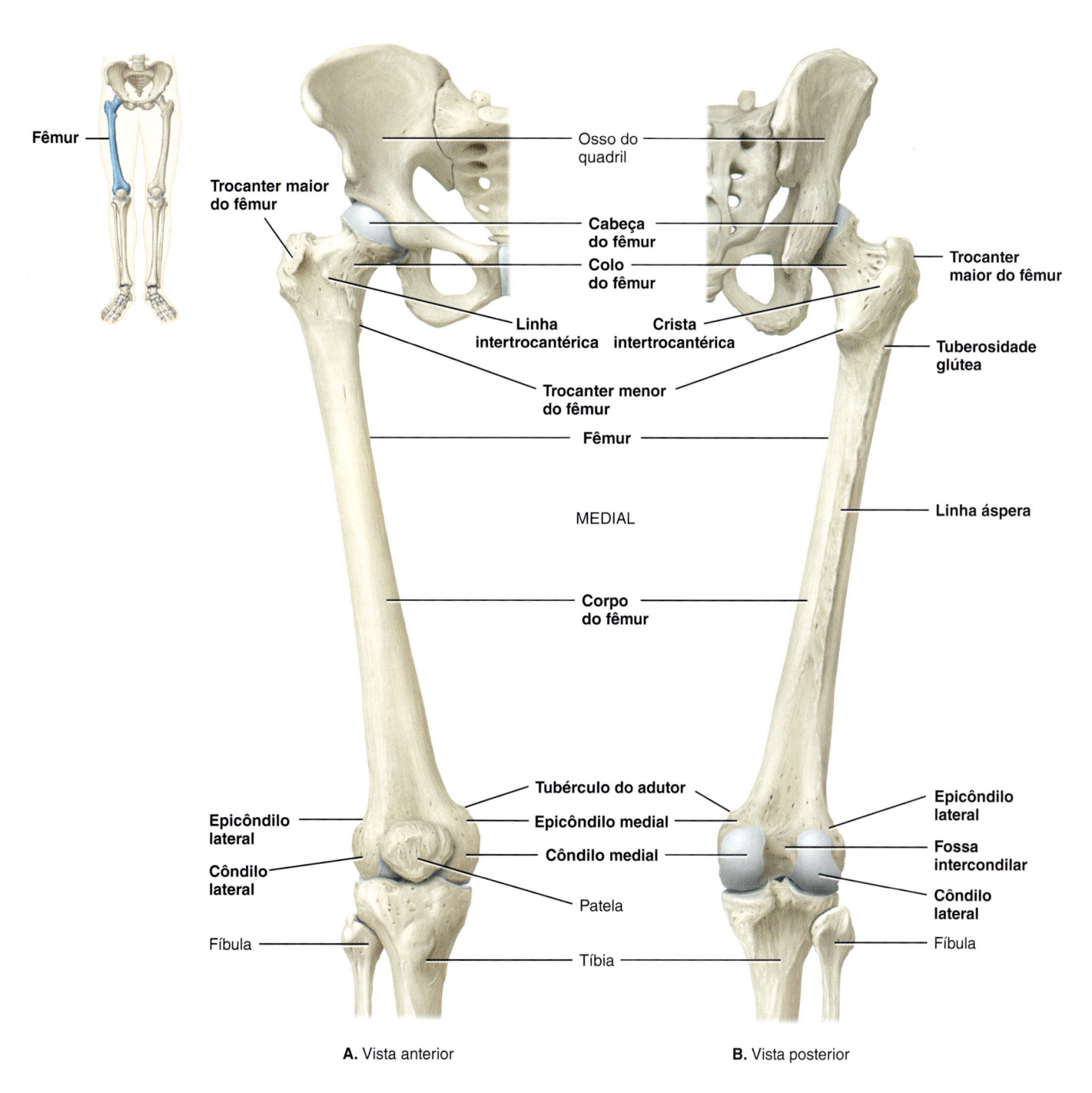

Fêmur

Trocanter maior do fêmur
Osso do quadril
Cabeça do fêmur
Colo do fêmur
Trocanter maior do fêmur
Linha intertrocantérica
Crista intertrocantérica
Tuberosidade glútea
Trocanter menor do fêmur
Fêmur

MEDIAL

Linha áspera

Corpo do fêmur

Tubérculo do adutor
Epicôndilo lateral
Epicôndilo medial
Epicôndilo lateral
Côndilo lateral
Côndilo medial
Fossa intercondilar
Côndilo lateral
Patela
Fíbula
Fíbula
Tíbia

A. Vista anterior **B.** Vista posterior

(*continua*)

FIGURA 8.11 *Continuação.*

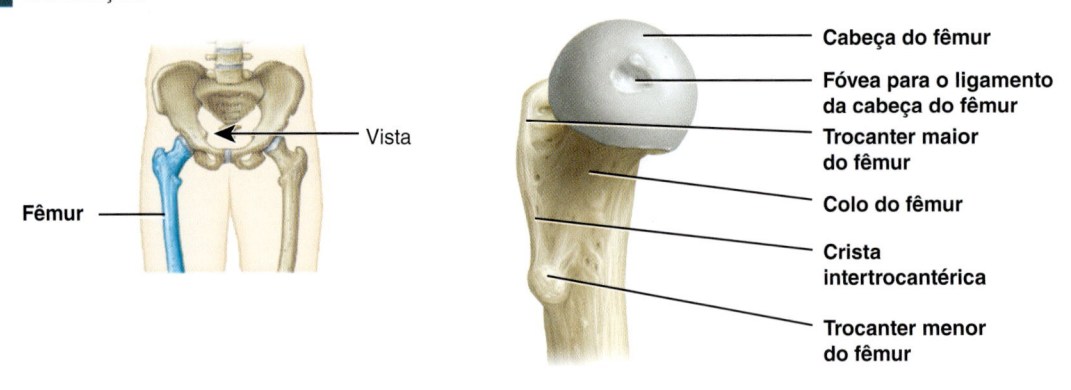

C. Vista medial da extremidade proximal do fêmur

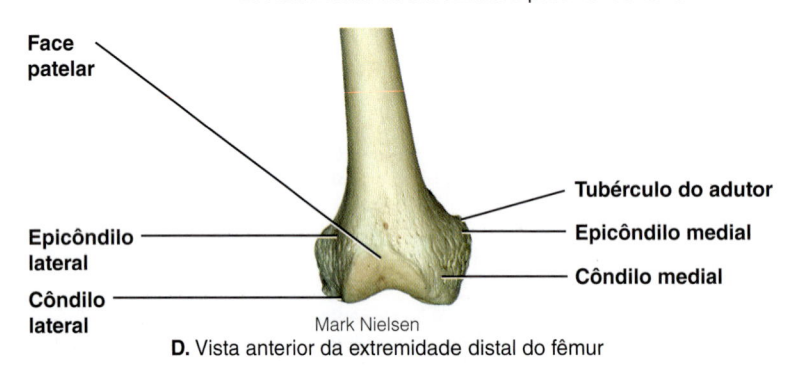

- Cabeça do fêmur
- Fóvea para o ligamento da cabeça do fêmur
- Trocanter maior do fêmur
- Colo do fêmur
- Crista intertrocantérica
- Trocanter menor do fêmur

D. Vista anterior da extremidade distal do fêmur

- Face patelar
- Epicôndilo lateral
- Côndilo lateral
- Tubérculo do adutor
- Epicôndilo medial
- Côndilo medial

Mark Nielsen

? Por que o ângulo de convergência do fêmur é maior nas mulheres do que nos homens?

à tuberosidade da tíbia, e contínua com ela, existe uma crista que pode ser palpada sob a pele, conhecida como *margem anterior*.

A face medial da extremidade distal da tíbia forma o *maléolo medial*. Essa estrutura se articula com o tálus e forma a proeminência que pode ser palpada na face medial da região do tornozelo. A *incisura fibular* (**Figura 8.13 C**) se articula com a extremidade distal da fíbula e forma a *sindesmose tibiofibular*. De todos os ossos longos do corpo, a tíbia é o mais frequentemente fraturado e, além disso, é o local mais frequente de fratura exposta.

Fíbula. A **fíbula** é paralela e lateral à tíbia, embora seja consideravelmente menor. (Ver na **Figura 8.13** o mnemônico que descreve as posições relativas da tíbia e da fíbula.) Ao contrário da tíbia, a fíbula não se articula com o fêmur, mas realmente ajuda a estabilizar a articulação do tornozelo.

A *cabeça da fíbula*, a extremidade proximal, está em contato com a face inferior do côndilo lateral da tíbia abaixo do nível da articulação do joelho e forma a *articulação tibiofibular*. A extremidade distal tem formato de cabeça de seta e apresenta uma projeção

FIGURA 8.12 Patela direita.

A patela se articula com os côndilos medial e lateral do fêmur.

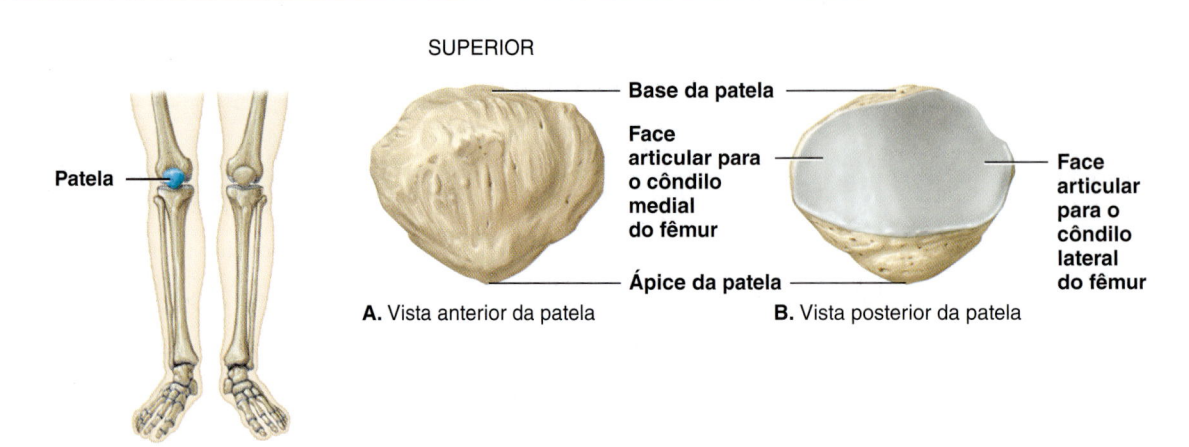

SUPERIOR

- Patela
- Base da patela
- Face articular para o côndilo medial do fêmur
- Ápice da patela
- Face articular para o côndilo lateral do fêmur

A. Vista anterior da patela

B. Vista posterior da patela

? Que tipo de osso é a patela? Explique o motivo dessa classificação.

CAPÍTULO 8 Sistema Esquelético: Esqueleto Apendicular 259

FIGURA 8.13 Tíbia e fíbula direitas em relação ao fêmur, à patela e ao tálus.

A tíbia se articula com o fêmur e a fíbula proximalmente e com a fíbula e o tálus distalmente.

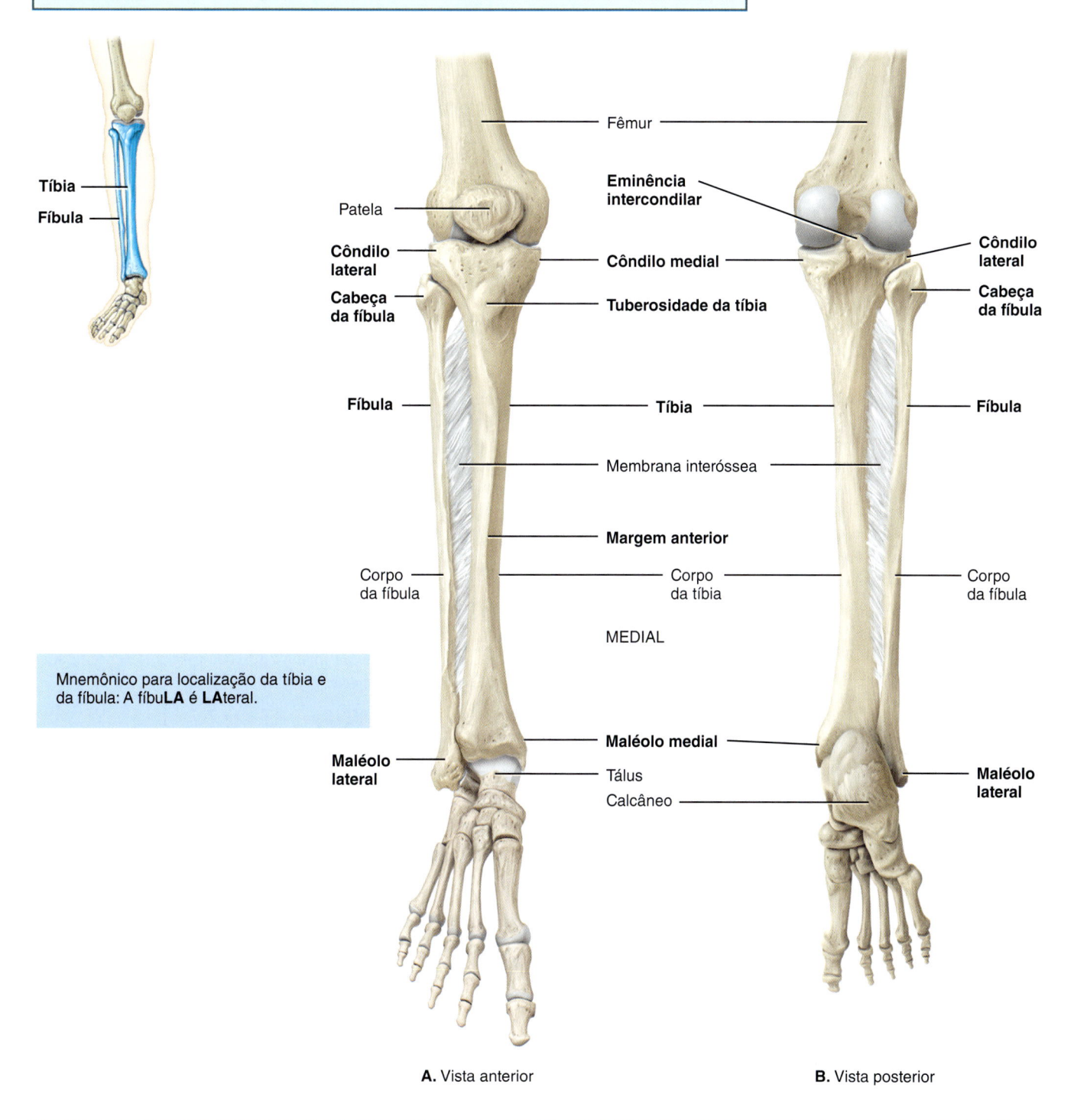

Mnemônico para localização da tíbia e da fíbula: A fíbuLA é LAteral.

A. Vista anterior

B. Vista posterior

Correlação clínica

Enxerto ósseo

De modo geral, o **enxerto ósseo** consiste na coleta de um fragmento de osso, juntamente com seu periósteo e sua artéria nutrícia, de um local do corpo para substituir perda óssea em outra parte do corpo. O osso transplantado restaura a irrigação sanguínea para o local transplantado e, assim, ocorre consolidação como em uma fratura. A fíbula é uma fonte comum de enxerto ósseo porque caminhada, corrida e saltos podem ocorrer normalmente mesmo após a retirada de um fragmento da fíbula. É preciso lembrar que a tíbia é o osso de sustentação de peso da perna.

(*continua*)

FIGURA 8.13 *Continuação.*

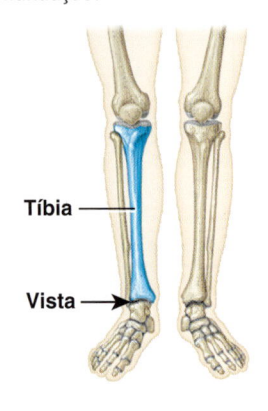

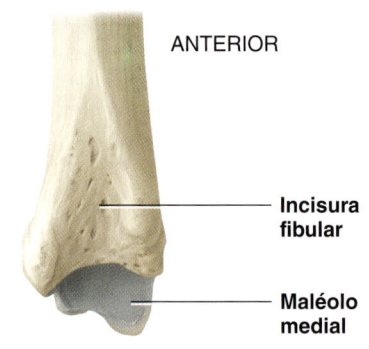

C. Vista lateral da extremidade distal da tíbia

? Que osso da perna sustenta o peso do corpo?

denominada *maléolo lateral* que se articula com o tálus. Isso forma a proeminência na face lateral da região do tornozelo. Como já foi mencionado, a fíbula também se articula com a tíbia na incisura fibular e forma a sindesmose tibiofibular.

Ossos do pé – tarsais, metatarsais e falanges

O **tarso** (tornozelo) é a região proximal do pé e é constituído por sete **ossos tarsais** (**Figura 8.14**) que incluem o **tálus** e o **calcâneo**, localizados na parte posterior do pé. O calcâneo é o maior e o mais resistente osso tarsal. Os ossos tarsais anteriores são o **navicular**, três **cuneiformes** (**medial** (primeiro), **intermédio** (segundo) e **lateral** (terceiro) e o **cuboide**. As *articulações intertarsais* estão localizadas entre os ossos tarsais. O tálus, o osso tarsal mais superior, é o único osso do pé que se articula com a fíbula e a tíbia, ou seja, conecta-se de um lado com o maléolo medial da tíbia e do outro lado com o maléolo lateral da fíbula. Essas conexões formam a articulação *talocrural* (*tornozelo*). Durante a caminhada, o tálus transmite aproximadamente 50% do peso corporal para o calcâneo e o restante do peso é transmitido para os outros ossos tarsais.

O **metatarso**, a região intermediária do pé, é constituída por cinco **ossos metatarsais** que são numerados, segundo a Terminologia Anatômica, de I a V da posição medial para a lateral (**Figura 8.14**). Como os ossos metacarpais da palma da mão, cada metatarsal é constituído por uma *base* proximal, um *corpo* intermediário e uma *cabeça* distal. Os ossos metatarsais articulam-se proximalmente com os ossos cuneiformes medial, intermédio e lateral e com o osso cuboide para formar as *articulações tarsometatarsais*. Distalmente, eles se articulam com a fileira proximal de falanges para formar as *articulações metatarsofalângicas*. O primeiro osso metatarsal é mais espesso que os outros porque sustenta mais peso.

As **falanges** constituem o componente distal do pé e são semelhantes às falanges das mãos, tanto em número como em disposição. Os dedos dos pés são contados a partir do hálux, no sentido medial para lateral. Cada *falange* tem uma *base* proximal, um *corpo* intermediário e uma *cabeça* distal. O *hálux* tem duas falanges grandes e maciças denominadas *falanges proximal e distal*. Os outros quatro dedos do pé têm três falanges – *proximal*, *média* e *distal*. As falanges proximais de todos os dedos do pé se articulam com os ossos metatarsais. As falanges médias do segundo dedo, do terceiro dedo, do quarto dedo e do dedo mínimo se articulam com suas falanges distais, enquanto a falange proximal do hálux (primeiro dedo) se articula com sua falange distal. As articulações entre as falanges do pé, da mesma forma que as da mão, são denominadas *articulações interfalângicas*.

Arcos do pé

Os ossos do pé estão dispostos em dois **arcos** cuja posição é mantida por ligamentos e tendões (**Figura 8.15**). Os arcos possibilitam que o pé sustente o peso do corpo, promovem a distribuição ideal do peso do corpo pelos tecidos moles e duros do pé e proporcionam alavanca durante a locomoção. Os arcos dos pés não são rígidos, eles cedem quando um peso é aplicado e retornam à posição original quando o peso é retirado, armazenando energia para o próximo passo e ajudando a absorver impactos. Habitualmente os arcos dos pés estão plenamente desenvolvidos aos 12 ou 13 anos de idade.

O **arco longitudinal** tem duas partes, ambas constituídas por ossos tarsais e metatarsais dispostos de modo a formar um arco desde a parte anterior do pé (antepé) até a parte posterior do pé (retropé). A *parte medial* do arco longitudinal, que se origina no calcâneo, ascende para o tálus e desce através do osso navicular, dos três ossos cuneiformes e das cabeças dos três metatarsais mediais. A *parte lateral* do arco longitudinal também começa no calcâneo; ascende no osso cuboide e desce para as cabeças dos dois metatarsais laterais. A parte medial do arco longitudinal é tão alta que a parte medial do pé entre as regiões anterior e posterior da planta do pé não encosta no chão quando a pessoa caminha em uma superfície dura. O **arco transverso** é encontrado entre as faces medial e lateral do pé e é formado pelo osso navicular, pelos ossos cuneiformes e pelas bases dos cinco ossos metatarsais.

Correlação clínica

Fraturas dos metatarsais

As **fraturas dos metatarsais** ocorrem quando um objeto pesado cai ou rola sobre o pé. Essas fraturas também são comuns em dançarinos, sobretudo bailarinas. Se uma bailarina fica na ponta dos pés e perde o equilíbrio, todo o peso do corpo está colocado sobre os metatarsais, podendo causar fratura de um ou mais deles.

FIGURA 8.14 Pé direito.

Os ossos do pé consistem nos tarsais proximais, nos metatarsais intermediários e nas falanges distais.

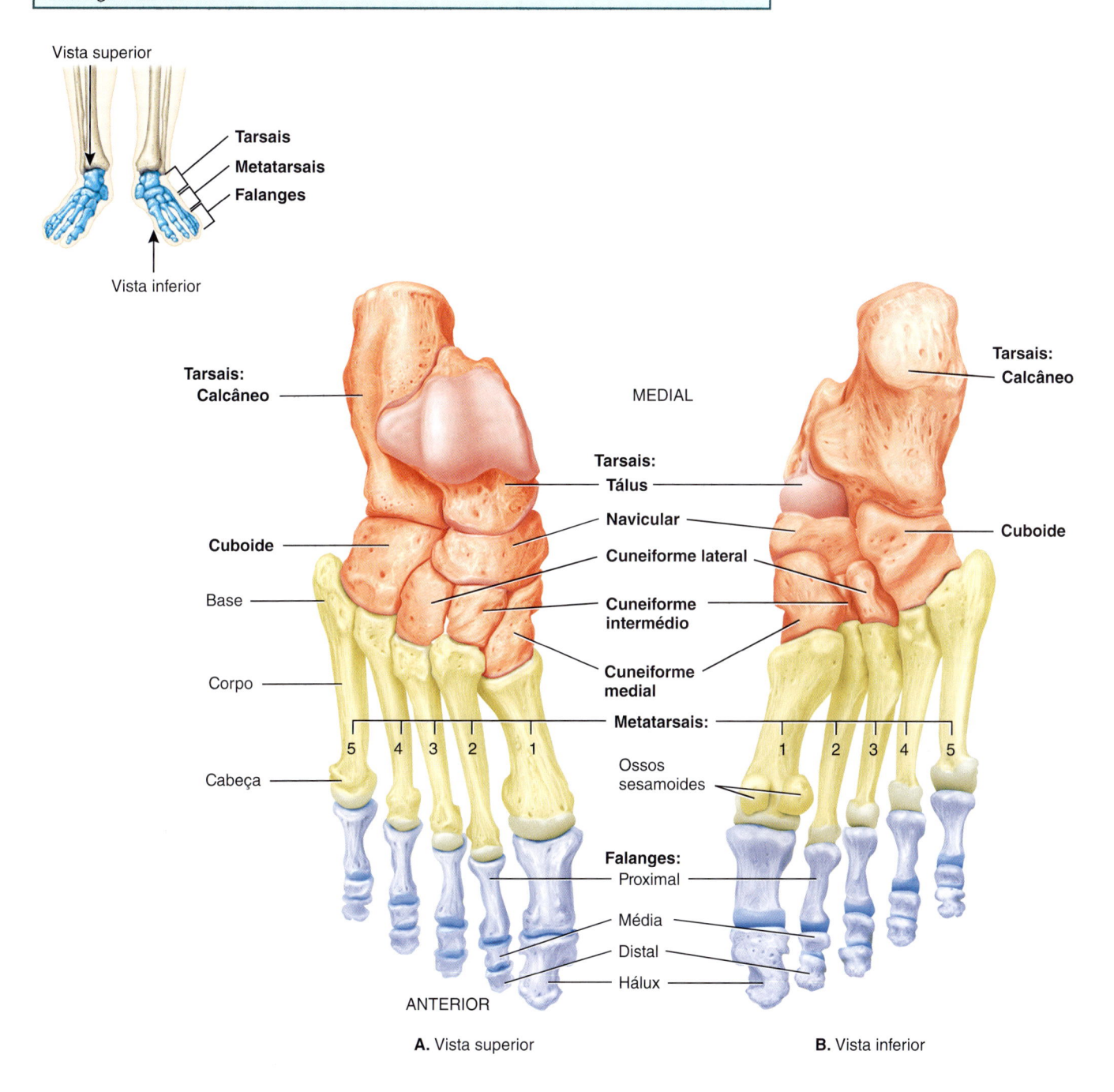

Vista superior

Vista inferior

Tarsais:
Calcâneo

MEDIAL

Tarsais:
Tálus

Navicular

Cuboide

Cuneiforme lateral

Base

Cuneiforme intermédio

Corpo

Cuneiforme medial

Metatarsais:

5 4 3 2 1   1 2 3 4 5

Cabeça

Ossos sesamoides

Tarsais:
Calcâneo

Cuboide

Falanges:
Proximal

Média

Distal

Hálux

ANTERIOR

A. Vista superior   **B.** Vista inferior

? Qual osso tarsal se articula com a tíbia e a fíbula?

Como já mencionado, uma das funções dos arcos do pé é a distribuição do peso do corpo pelos tecidos moles e duros do corpo.

Normalmente, a região anterior da planta do pé sustenta 40% do peso do corpo, e a região posterior da planta do pé sustenta aproximadamente 60%. A região anterior da planta do pé apresenta coxim adiposo superficial às cabeças dos ossos metatarsais.

Quando uma pessoa usa sapatos com saltos altos, entretanto, a região anterior da planta do pé sustenta até 80% do peso do corpo e a parte posterior sustenta 20%. Como resultado, os coxins adiposos da região anterior da planta do pé são danificados, a pessoa sente dor articular, e podem ocorrer alterações estruturais nos ossos.

FIGURA 8.15 Arcos do pé direito.

Os arcos do pé sustentam e distribuem o peso do corpo e conferem alavanca durante a locomoção.

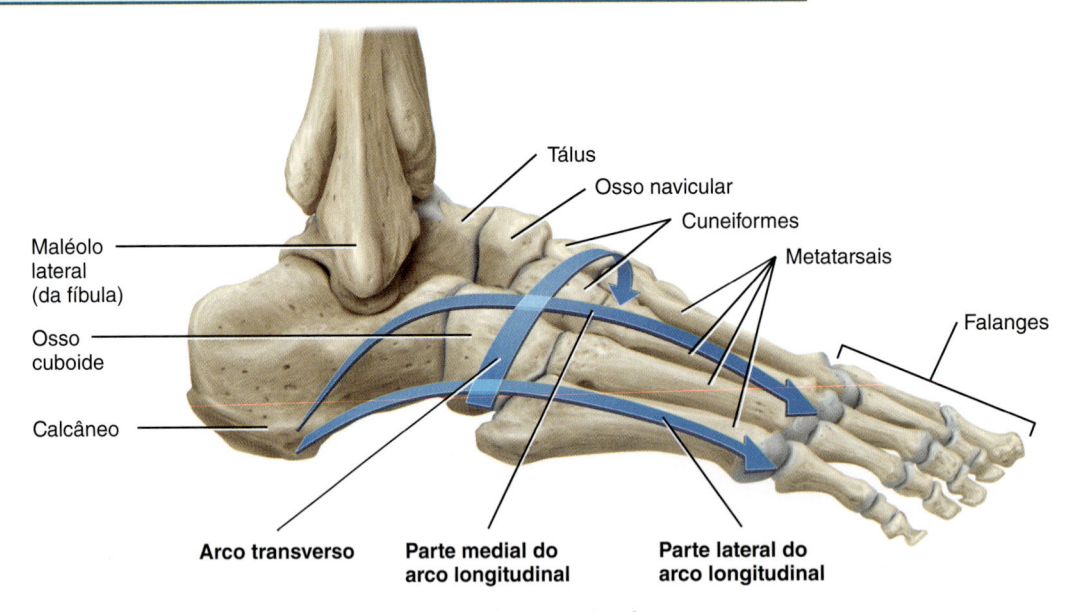

Tálus
Osso navicular
Cuneiformes
Metatarsais
Maléolo lateral (da fíbula)
Falanges
Osso cuboide
Calcâneo
Arco transverso — **Parte medial do arco longitudinal** — **Parte lateral do arco longitudinal**

Vista lateral dos arcos do pé

? Qual característica estrutural dos arcos do pé possibilita a absorção de impactos?

Correlação clínica

Pé plano e pé cavo

Os ossos que compõem os arcos do pé são mantidos em suas posições por ligamentos e tendões. Se esses ligamentos e tendões estiverem enfraquecidos, a altura do arco longitudinal medial diminui. O resultado é conhecido como **pé plano**, e suas causas incluem sobrepeso e obesidade, anormalidades posturais, enfraquecimentos dos tecidos de suporte e predisposição genética. A "queda" do arco do pé evolui para inflamação da aponeurose plantar (fascite plantar), tendinite de Aquiles, síndrome do estresse tibial medial (*shin splint*), fraturas por estresse, hálux valgo (joanete) e calosidades. Com frequência, o ortopedista prescreve um suporte de arco plantar customizado para tratar o pé plano. **Pé cavo** é uma condição na qual o arco longitudinal medial está anormalmente elevado; com frequência é causado por deformidades musculares, como ocorre em pessoas diabéticas cujas lesões neurológicas resultam em atrofia dos músculos do pé.

Teste rápido

14. Nomeie os ossos que formam o membro inferior, no sentido proximal para distal.
15. Compare o número de ossos no carpo e no tarso.
16. Qual é a importância clínica do trocanter maior do fêmur?
17. Quais articulações são formadas pelo fêmur?
18. Quais estruturas formam as proeminências medial e lateral do tornozelo? Quais articulações são formadas pela tíbia e a fíbula com outros ossos?
19. Qual osso tarsal se articula com a tíbia e a fíbula?
20. Quais são os nomes e as funções dos arcos do pé?

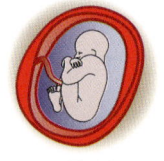

8.7 Desenvolvimento do sistema esquelético

OBJETIVO

- **Descrever** o desenvolvimento do sistema esquelético.

A maior parte do tecido esquelético se origina das *células mesenquimais*, e as células do tecido conjuntivo derivam do **mesoderma**. Todavia, uma boa parte do esqueleto do crânio é proveniente do **ectoderma**. As células mesenquimais se condensam e formam modelos dos ossos nas áreas onde os ossos acabam se formando. Em alguns casos, os ossos se formam diretamente no mesênquima (ossificação intramembranácea; ver **Figura 6.5**). Em outros casos, os ossos se formam de cartilagem hialina que se desenvolve a partir do mesênquima (ossificação endocondral; ver **Figura 6.6**).

O desenvolvimento do *crânio* começa durante a quarta semana após a fertilização; surge a partir do mesênquima em torno do encéfalo em desenvolvimento e consiste em duas partes principais: **neurocrânio** (de origem mesodérmica), que forma os ossos da cavidade craniana, e **viscerocrânio** (de origem ectodérmica), que forma os ossos da face (**Figura 8.16 A**). O neurocrânio é dividido em duas partes:

1. O **neurocrânio cartilagíneo** é constituído por cartilagem hialina desenvolvida a partir do mesênquima na base do crânio em desenvolvimento. Posteriormente, sofre ossificação endocondral para formar os *ossos da base do crânio*.

FIGURA 8.16 **Desenvolvimento do sistema esquelético.** Os ossos que se desenvolvem a partir do neurocrânio cartilagíneo estão indicados em azul-claro; a partir do viscerocrânio cartilagíneo estão em azul-escuro; a partir do neurocrânio membranáceo estão em vermelho-escuro e a partir do viscerocrânio membranáceo estão em vermelho-claro.

> Após o desenvolvimento dos brotos dos membros, a ossificação endocondral dos ossos dos membros começa ao final da oitava semana de vida embrionária.

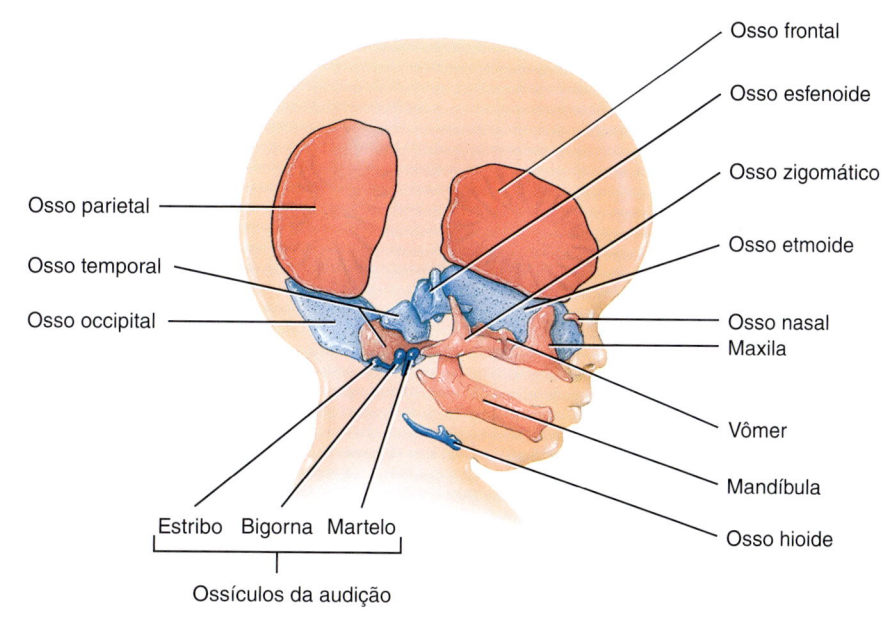

A. Desenvolvimento do crânio

(continua)

2. O **neurocrânio membranáceo** consiste em mesênquima e, posteriormente, sofre ossificação intramembranácea para formar os *ossos planos que constituem o teto e as laterais do crânio*. Durante a vida fetal e o primeiro ano de vida extrauterina os ossos planos são separados por espaços preenchidos por membrana denominados fontículos (**Figura 7.14**).

O viscerocrânio, como o neurocrânio, é dividido em duas partes:

1. O **viscerocrânio cartilagíneo** é derivado da cartilagem dos dois primeiros arcos faríngeos (ver **Figura 29.13**). A ossificação endocondral dessas cartilagens forma partes da *mandíbula*, dos *ossículos* da audição e do *osso hioide*.

2. O **viscerocrânio membranáceo** é derivado do mesênquima no primeiro arco faríngeo e, após ossificação intramembranácea, forma os ossos da face.

As *vértebras* e as *costelas* são derivadas de partes de massas cuboides de mesoderma denominadas somitos (**Figura 10.17**). Células mesenquimais provenientes dessas regiões circundam a notocorda (**Figura 10.17**) aproximadamente 4 semanas após a fertilização. A **notocorda** é um cilindro sólido de células mesodérmicas que induz (estimula) as células mesenquimais a formar os *corpos das vértebras*, os *centros costais* e os *centros dos arcos vertebrais*. Entre os corpos das vértebras a notocorda induz as células mesenquimais a formar o *núcleo pulposo* dos discos intervertebrais, e as células mesenquimais circundantes formam o *anel fibroso* dos discos intervertebrais. À medida que o desenvolvimento continua, outras partes das vertebras se formam e os *arcos vertebrais* circundam a medula espinal (a falha no desenvolvimento apropriado dos arcos vertebrais resulta em uma condição denominada espinha bífida; ver Distúrbios: Desequilíbrios homeostáticos no Capítulo 7). Na região torácica, prolongamentos das vértebras se tornam *costelas*. O *esterno* se desenvolve a partir de mesoderma na parede anterior do corpo.

O *esqueleto dos cíngulos dos membros e dos membros* é derivado do mesoderma. Durante a metade da quarta semana após a fertilização, os membros superiores aparecem como pequenas elevações nas laterais do tronco e são denominados **brotos dos membros superiores** (**Figura 8.16 B**). Aproximadamente 2 dias depois surgem os **brotos dos membros inferiores**. Os brotos dos membros são constituídos por **mesênquima** recoberto por ectoderma. Nesse momento existe um esqueleto mesenquimatoso nos membros; algumas das massas de mesoderma que circundam os ossos em desenvolvimento se tornarão os músculos esqueléticos dos membros.

Na sexta semana, os brotos dos membros desenvolvem uma constrição em torno de sua parte média. A constrição produz segmentos distais achatados dos brotos dos membros superiores denominados **placas das mãos** e os segmentos distais dos brotos dos membros inferiores produzem as **placas dos pés** (**Figura 8.16 C**). Essas placas representam os primórdios das mãos e dos pés, respectivamente. Nesse estágio do desenvolvimento dos membros existe um esqueleto cartilagíneo formado a partir de mesênquima. Na sétima semana (**Figura 8.16 D**), o *braço*, o *antebraço* e a *mão* são evidentes no broto do membro superior e a *coxa*, a *perna* e o *pé* aparecem no broto do membro inferior. Na oitava semana (**Figura 8.16 E**), à medida que as áreas do ombro, do cotovelo e do punho se tornam evidentes, o broto do membro superior passa a ser denominado membro superior e o broto do membro inferior passa a ser chamado membro inferior.

FIGURA 8.16 *Continuação.*

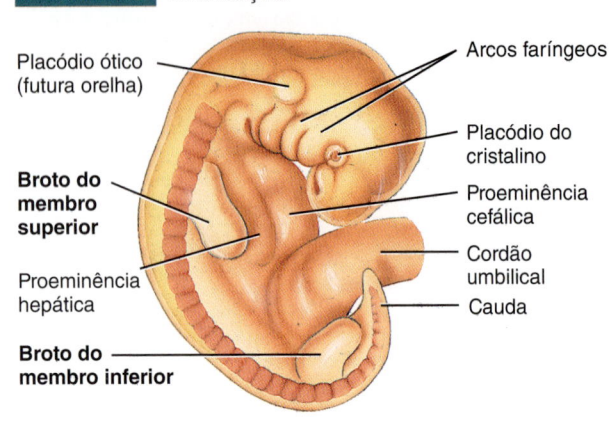

B. Embrião de 4 semanas mostrando desenvolvimento dos brotos dos membros

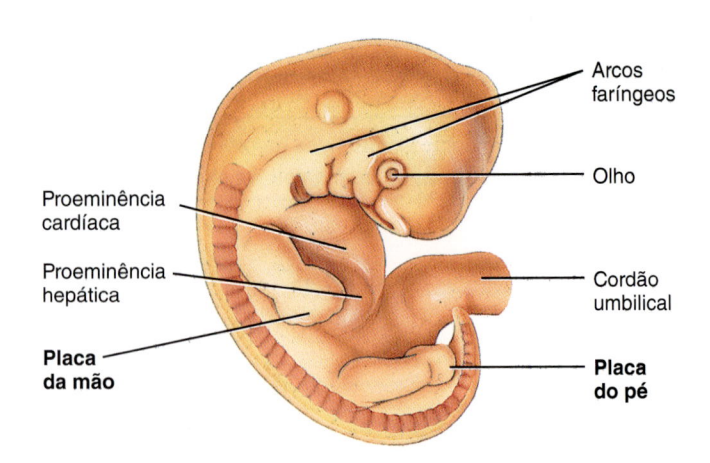

C. Embrião de 6 semanas mostrando desenvolvimento de placas de mãos e pés

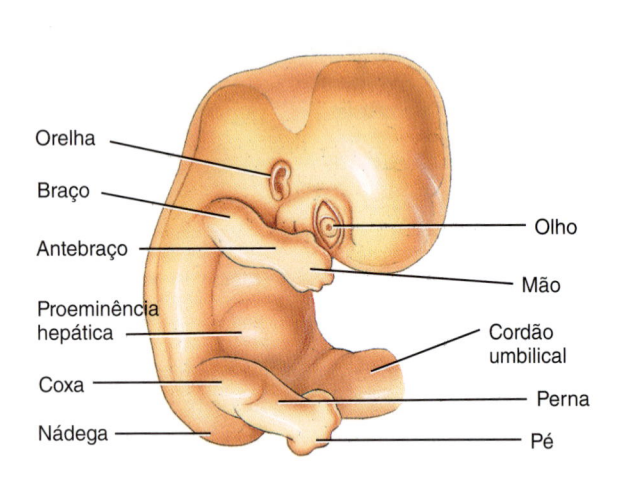

D. Embrião de 7 semanas mostrando desenvolvimento do braço, do antebraço e da mão no broto do membro superior livre e coxa, perna e pé no broto do membro inferior livre

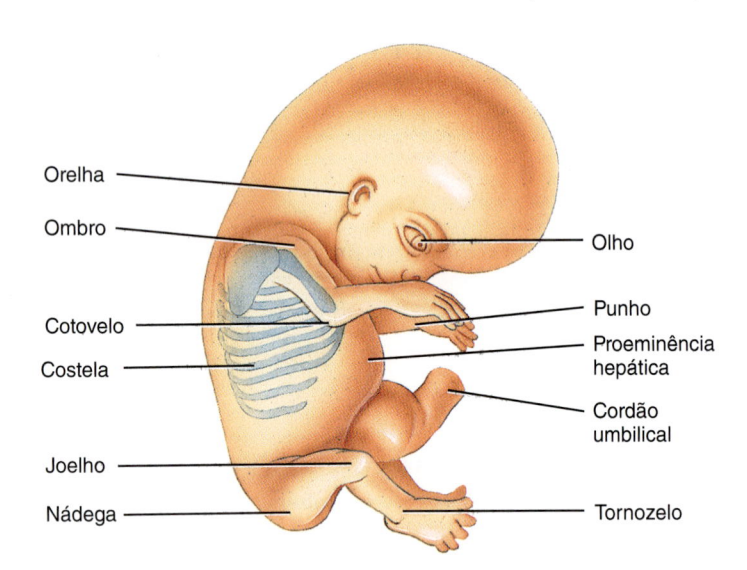

E. Embrião de 8 semanas nos quais os brotos de membros se desenvolveram na parte livre dos membros superiores e inferiores

? Qual dos três tecidos embrionários básicos – ectoderma, mesoderma e endoderma – dá origem ao sistema esquelético?

A ossificação endocondral dos ossos dos membros começa ao final da oitava semana após a fertilização. Na décima-segunda semana, já existem centros de ossificação primária na maioria dos ossos dos membros. A maioria dos centros de ossificação secundária aparece após o nascimento.

Teste rápido

21. Quando e como os membros se desenvolvem?

Para compreender as contribuições do sistema esquelético para a homeostasia dos outros sistemas do corpo, ver *Foco na Homeostasia: Contribuições do sistema esquelético*. No Capítulo 9 será mostrado como as articulações mantêm o esqueleto junto e como possibilitam a participação do sistema esquelético nos movimentos.

Distúrbios: desequilíbrios homeostáticos

Fratura da extremidade proximal do fêmur

Nesse tipo de fratura existe solução de continuidade na extremidade proximal do fêmur (cabeça, colo e trocanter); também pode comprometer os ossos que formam o acetábulo. A maioria das fraturas da extremidade proximal do fêmur ocorre em indivíduos com mais de 60 anos de idade, e a frequência aumenta ainda mais depois dos 60 anos. Nos EUA estima-se que a incidência de fraturas da extremidade proximal do fêmur varia entre 300.000 e 500.000 por ano. Um episódio de queda é a causa mais comum de fraturas da extremidade proximal do fêmur em adultos mais velhos. As causas desse tipo de fratura em pessoas mais jovens incluem acidentes automobilísticos, quedas de grandes alturas ou

Foco na homeostasia

Contribuições do sistema esquelético para todos os sistemas do corpo

- Os ossos fornecem suporte e proteção para os órgãos internos
- Os ossos armazenam e liberam cálcio, que é necessário para o funcionamento apropriado da maioria dos tecidos do corpo

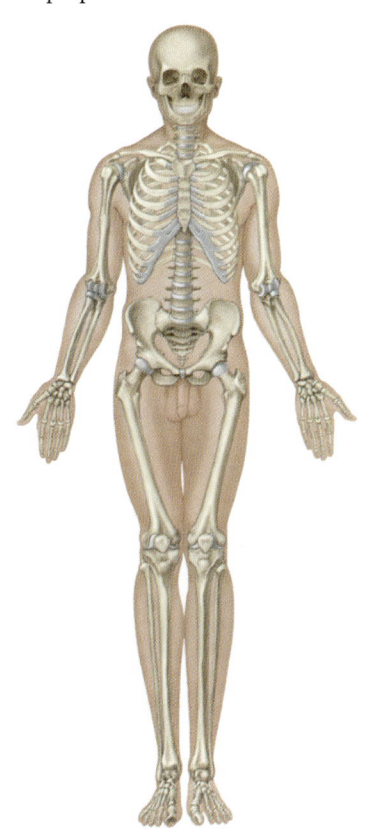

Tegumento
- Os ossos fornecem suporte firme para a pele e os músculos sobrejacentes

Sistema muscular
- Os ossos são pontos de inserção para os músculos e alavanca para os músculos realizarem os movimentos corporais
- A contração dos músculos esqueléticos exige íons cálcio

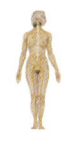

Sistema nervoso
- O crânio e as vértebras protegem o encéfalo e a medula espinal
- Níveis sanguíneos normais de cálcio são necessários para o funcionamento normal de neurônios e neuroglia

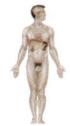

Sistema endócrino
- Os ossos armazenam e liberam cálcio que é necessário durante a exocitose de vesículas preenchidas com hormônios e para as ações normais de muitos hormônios

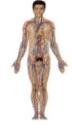

Sistema circulatório
- A medula óssea vermelha é responsável pela hematopoese (formação de eritrócitos)
- A contração rítmica do coração exige íons cálcio

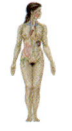

Sistema linfático e imunidade
- A medula óssea vermelha produz linfócitos, leucócitos que estão envolvidos nas respostas imunes

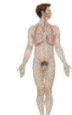

Sistema respiratório
- O esqueleto axial do tórax protege os pulmões
- Os movimentos das costelas auxiliam a respiração
- Alguns músculos usados na respiração estão inseridos em ossos via tendões

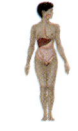

Sistema digestório
- Os dentes mastigam os alimentos
- A caixa torácica protege o esôfago, o estômago e o fígado
- A pelve protege partes dos intestinos

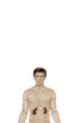

Sistema urinário
- As costelas protegem parcialmente os rins
- A pelve protege a bexiga urinária e a uretra

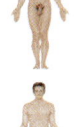

Sistemas genitais
- A pelve protege os ovários, as tubas uterinas e o útero nas mulheres
- A pelve protege parte do ducto deferente e as glândulas acessórias nos homens
- Os ossos são uma fonte importante de cálcio necessário para a síntese de leite durante a lactação

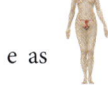

traumatismo significativo. As complicações das fraturas do colo do fêmur incluem coágulos sanguíneos, pneumonia, atrofia muscular (redução da massa muscular), infecção pós-operatória e úlceras de decúbito (úlceras de pressão).

A redução da massa óssea consequente a osteoporose (que ocorre mais frequentemente nas mulheres) predispõe os adultos mais velhos a fraturas da parte proximal do fêmur. Outros fatores contribuintes incluem falta de atividade física, baixo peso corporal, consumo inadequado de cálcio e vitamina D, consumo excessivo de álcool etílico, tabagismo (cigarros), distúrbios visuais e demência.

As fraturas da parte proximal do fêmur exigem, com frequência, tratamento cirúrgico cuja meta é reparar e estabilizar a fratura, aumentar a mobilidade e reduzir a dor. Algumas vezes o reparo é conseguido com o uso de pinos, parafusos, pregos e placas cirúrgicos que estabilizam a cabeça do fêmur. Nas fraturas graves da parte proximal do fêmur a cabeça do fêmur ou o acetábulo pode ser substituído por próteses (dispositivos artificiais). O procedimento de substituição da cabeça do fêmur ou do acetábulo é denominado *hemiartroplastia*, enquanto a substituição da cabeça do fêmur e do acetábulo é denominado *artroplastia total*. A prótese acetabular é feita de plástico e a prótese femoral é metálica – ambas são projetadas para suportar um grau elevado de tensão. As próteses estão inseridas em partes saudáveis do osso com cemento acrílico e parafusos (**Figura 9.16**).

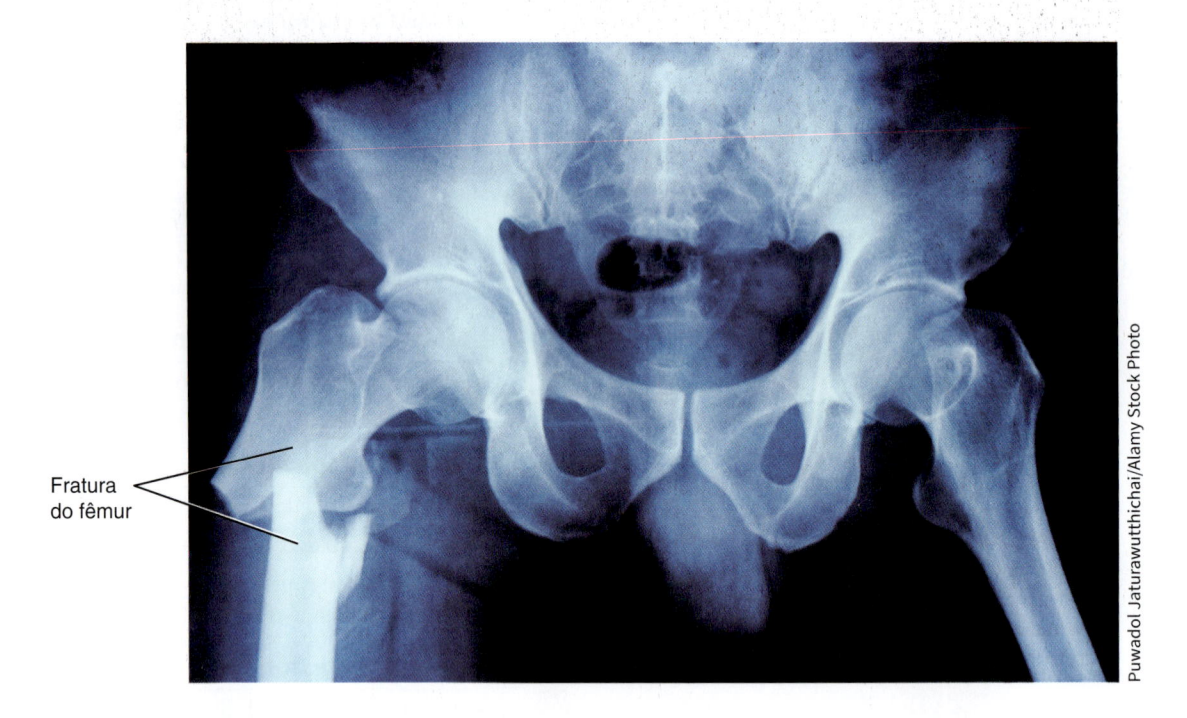

Terminologia técnica

Joelho valgo. Deformidade na qual os joelhos estão anormalmente próximos e o espaço entre os tornozelos está aumentado por causa da angulação da tíbia em relação ao fêmur.

Joelho varo. Deformidade na qual os joelhos estão anormalmente separados, existe uma angulação medial da tíbia em relação ao fêmur, e os membros inferiores estão arqueados lateralmente.

Hálux valgo. Angulação do hálux para longe da linha mediana do corpo, causada normalmente pelo uso de calçados apertados. Quando o hálux está angulado em direção ao segundo dedo do pé, existe protrusão óssea na base do hálux. Também denominado **joanete**.

Pé torto ou *talipes equinovaro*. Deformidade hereditária na qual o pé está torcido inferior e medialmente e o ângulo do arco do pé está aumentado; ocorre em 1 de cada 1.000 nascimentos. O tratamento consiste em manipulação do arco do pé para uma curvatura normal por meio de imobilização ou fitas adesivas, geralmente logo após o nascimento. Calçados corretivos ou cirurgia também podem ser necessários.

Revisão do capítulo

Conceitos essenciais

8.1 Cíngulo do membro superior

1. Cada cíngulo do membro superior é constituído por uma clavícula e uma escápula.

2. Cada cíngulo do membro superior conecta um membro superior ao esqueleto axial.

3. A clavícula está localizada horizontalmente através da parte anterior do tórax superior à primeira costela.

4. A extremidade medial da clavícula se articula com o manúbrio do esterno, enquanto a extremidade lateral da clavícula se articula com o acrômio da escápula.

5. A escápula está localizada na parte superior da região posterior do tórax entre os níveis das costelas II a VII.

6. A escápula se articula com a clavícula e a cabeça do úmero.

8.2 Membro superior (parte livre)

1. Cada parte livre do membro superior contém 30 ossos.

2. Os ossos da parte livre do membro superior são o úmero, a ulna, o rádio, os carpais, os metacarpais e as falanges.

3. O úmero é o maior e o mais comprido osso do membro superior.

4. O úmero articula-se proximalmente com a escápula e distalmente com a ulna e o rádio.

5. A ulna está localizada na face medial do antebraço e é mais comprida que o rádio.

6. O rádio é o menor osso do antebraço e está localizado em sua face lateral.

7. Os oito ossos carpais estão localizados na região proximal da mão.

8. Os cinco ossos metacarpais estão localizados na região intermediária da mão.

9. As 14 falanges estão localizadas na parte distal da mão (dedos).

8.3 Cíngulo do membro inferior

1. O cíngulo do membro inferior é constituído por dois ossos do quadril.

2. Cada osso do quadril tem três partes: o ílio, o púbis e o ísquio.

3. Os ossos do quadril, o sacro e a sínfise púbica formam a pelve óssea que dá suporte à coluna vertebral e às vísceras pélvicas, além de conectar a parte livre dos membros inferiores ao esqueleto axial.

4. O ílio é a parte superior do osso do quadril.

5. O ísquio é a parte posterior inferior do osso do quadril.

6. O púbis é a parte anterior inferior do osso do quadril.

8.4 Pelves maior e menor

1. A pelve maior (pelve falsa) é separada da pelve menor (pelve verdadeira) pela abertura superior da pelve.

2. A pelve menor circunda a cavidade pélvica e abriga o reto e a bexiga urinária em homens e mulheres, a vagina e o colo do útero nas mulheres e a próstata e as glândulas seminais nos homens.

3. A pelve maior é a parte inferior do abdome que está localizada superior à abertura superior da pelve; contém a parte superior da bexiga urinária (quando está cheia) e a parte inferior dos intestinos em homens e mulheres e o útero, as tubas uterinas e os ovários nas mulheres.

8.5 Comparação das pelves feminina e masculina

1. Os ossos do esqueleto masculino são, em geral, maiores e mais pesados do que os ossos do esqueleto feminino. Eles também têm acidentes anatômicos mais proeminentes para inserção dos músculos.

2. A pelve feminina é adaptada para a gravidez e o parto. As diferenças relacionadas ao sexo da estrutura pélvica são ilustradas na **Tabela 8.1**.

8.6 Membro inferior (parte livre)

1. Cada parte livre do membro inferior contém 30 ossos.

2. Os ossos de cada parte livre são o fêmur, a patela, a tíbia, a fíbula, os tarsais, os metatarsais e as falanges.

3. O fêmur é o osso mais comprido, mais pesado e mais forte do corpo.

4. A patela é um pequeno osso triangular localizado anteriormente à articulação do joelho.

5. A tíbia é o maior osso da perna, sua localização é medial e ela sustenta o peso do corpo.

6. A fíbula é paralela e lateral à tíbia, mas é consideravelmente menor.

7. Os sete ossos tarsais estão localizados na região proximal do pé.

8. Os cinco ossos metatarsais estão localizados na região intermediária do pé.

9. As 14 falanges estão localizadas na parte distal do pé (dedos).

10. Os ossos do pé estão dispostos em dois arcos, o arco longitudinal e o arco transverso, proporcionando suporte e alavanca para a locomoção.

8.7 Desenvolvimento do sistema esquelético

1. A maioria dos ossos se forma a partir de mesoderma por meio de ossificação intramembranácea ou endocondral; boa parte do esqueleto do crânio se origina no ectoderma.

2. Os ossos dos membros se desenvolvem a partir dos brotos dos membros que são constituídos por mesênquima.

Questões para avaliação crítica

1. O cão Rover do Sr. Smith escavou um conjunto completo de ossos humanos na floresta perto de sua casa. Após o exame do local, os policiais coletaram os ossos e os transportaram para o escritório do legista para identificação. Posteriormente, o Sr. Smith leu no jornal que os ossos pertenciam a uma mulher idosa. Como isso foi determinado?

2. Um homem segura a filha de 5 meses de idade em posição ortostática com os braços sob os braços dela. Ele diz que ela nunca poderá ser uma bailarina porque os pés dela são planos. Essa declaração é verdadeira? Justifique a sua resposta.

3. O jornal local relata que um fazendeiro prendeu a mão em uma máquina na última terça-feira. Ele perdeu os dois dedos laterais da mão esquerda. Sua filha, que está estudando ciências no ensino médio, diz que ele tem três falanges remanescentes. Ela está correta ou precisa rever os conhecimentos de anatomia? Explique sua resposta.

Respostas às questões das figuras

8.1 O cíngulo dos membros superiores conecta a parte livre dos membros inferiores ao esqueleto axial.

8.2 A parte mais fraca da clavícula é a região média na junção das duas curvaturas.

8.3 O acrômio da escápula forma o ponto mais alto do ombro.

8.4 O rádio se articula no cotovelo com o capítulo e a fossa radial do úmero. A ulna se articula no cotovelo com a tróclea, a fossa coronóidea e a fossa do olécrano do úmero.

8.5 O olécrano é a parte do "cotovelo" da ulna.

8.6 O rádio e a ulna formam as articulações radiulnares proximal e distal. Os corpos desses dois ossos estão conectados pela membrana interóssea.

8.7 O escafoide é o osso do punho (osso carpal) mais frequentemente fraturado.

8.8 A pelve óssea conecta a parte livre dos membros inferiores ao esqueleto axial e dá suporte à coluna vertebral e às vísceras pélvicas.

8.9 O fêmur se articula com o acetábulo do osso do quadril; o sacro se articula com a face auricular do ílio.

8.10 O eixo pélvico é o trajeto seguido pela cabeça do feto durante sua descida através da pelve por ocasião do parto.

8.11 O ângulo de convergência dos fêmures é maior nas mulheres do que nos homens porque a pelve feminina é mais larga.

8.12 A patela é classificada como um osso sesamoide porque se desenvolve em um tendão (especificamente o tendão do músculo quadríceps femoral da coxa).

8.13 A tíbia é o osso da perna que sustenta o peso corporal.

8.14 O tálus é o único osso tarsal que se articula com a tíbia e a fíbula.

8.15 Como os arcos do pé não são rígidos, eles cedem quando um peso é aplicado e retornam à posição original quando o peso é retirado, possibilitando, assim, a absorção do impacto da caminhada.

8.16 A maior parte do sistema esquelético é proveniente do mesoderma embrionário (os ossos do crânio são provenientes do ectoderma).

CAPÍTULO 9

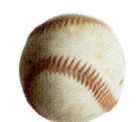

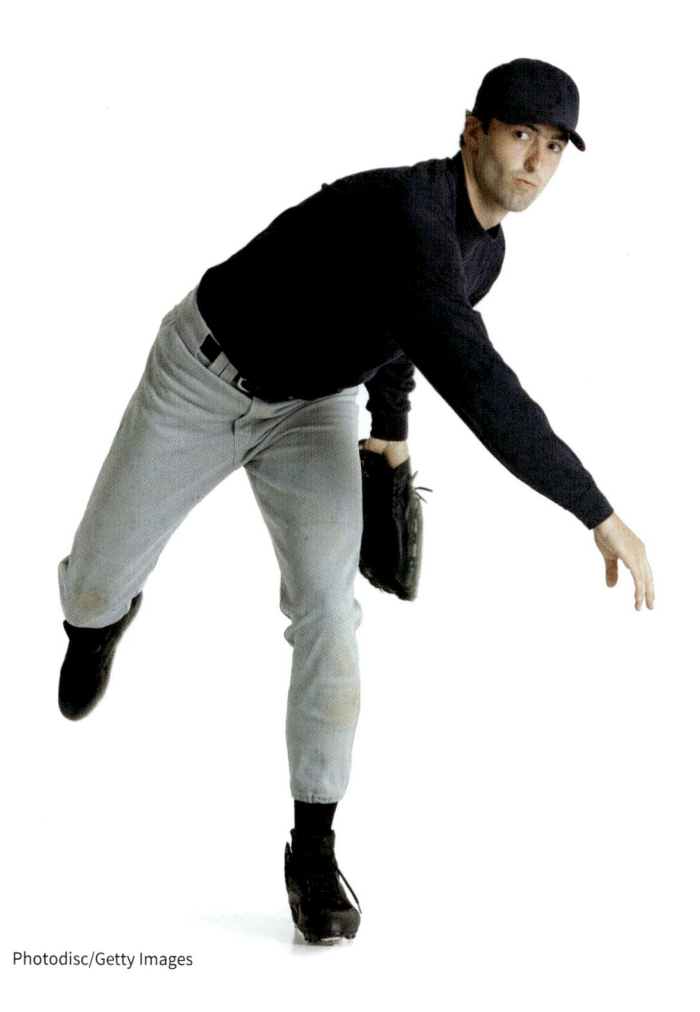

Photodisc/Getty Images

Consulte o boxe *Correlação clínica: lesões da articulação do ombro* da seção 9.10 para descobrir por que as lesões do manguito rotador são o tipo mais comum de lesão do ombro.

Articulações

Articulações e homeostasia

> As articulações do sistema esquelético contribuem para a homeostasia ao manter os ossos juntos de modo a possibilitar movimento e flexibilidade.

O esqueleto humano precisa se mover, mas os ossos são rígidos demais para se dobrar sem se quebrar. Felizmente, o tecido conjuntivo flexível conecta os ossos em pontos denominados articulações e possibilita, na maioria dos casos, algum grau de movimento. Pense, por um minuto, na amplitude fabulosa e na complexidade dos movimentos coordenados que ocorrem quando os ossos do corpo se deslocam uns em relação aos outros; movimentos como bater em uma bola de golfe ou tocar piano são muito mais complexos do que os de qualquer tipo de máquina.

Muitas ações das articulações são repetidas todos os dias e produzem trabalho contínuo desde a infância, passando pela adolescência e por toda a vida adulta. Como a estrutura de uma articulação possibilita essa resistência? Por que ocasionalmente as articulações "deixam de funcionar" e os movimentos se tornam dolorosos? Como pode ser prolongada a função eficiente das articulações? Neste capítulo essas questões serão respondidas ao longo da aprendizagem da estrutura e da função dessa maquinaria que possibilita a realização das atividades cotidianas.

9.1 Classificação das articulações

OBJETIVO

- **Descrever** as classificações estruturais das articulações.

Uma **articulação** é o ponto de contato entre dois ossos, entre osso e cartilagem ou entre osso e dente. O estudo científico das articulações é denominado **artrologia**. O estudo dos movimentos do corpo humano é denominado **cinesiologia**.

As articulações são classificadas em três tipos principais com base no tipo de material daquelas existentes entre as estruturas articuladas e no modo de conexão com os ossos: fibrosa, cartilagínea e sinovial.

Articulações fibrosas. Nessas articulações, os ossos são conectados por tecido conjuntivo denso não modelado (principalmente fibras de colágeno). O grau de movimento de uma articulação fibrosa varia de inexistente a mínimo e depende, na maioria dos casos, do comprimento das fibras de colágeno que conectam os ossos. Como logo será apresentado, existem dois subtipos de articulações fibrosas: suturas e sindesmoses.

Articulações cartilagíneas. Essas articulações são caracterizadas pela existência de uma estrutura sólida de cartilagem hialina ou cartilagem fibrosa que conecta os ossos. Como as articulações fibrosas, as articulações cartilagíneas variam de imóveis a discretamente móveis. Mais adiante serão discutidos dois subtipos de articulações cartilagíneas: sincondroses e sínfises.

Articulações sinoviais. A maioria das articulações do corpo humano é do tipo sinovial. As articulações são caracterizadas por uma cápsula articular bilaminada que conecta os ossos e circunda um espaço lubrificado denominado cavidade articular. A lubrificação é suprida pela camada interna da cápsula articular. As articulações sinoviais possibilitam movimentos que variam de movimento mínimo a movimento livre. Os vários tipos de articulações sinoviais – plana, gínglimo, trocóidea, elipsóidea, selar e esferóidea – serão descritas com detalhes mais adiante neste capítulo.

As próximas seções apresentarão as articulações do corpo humano de acordo com sua classificação estrutural. Durante o estudo da estrutura de cada tipo de articulação, serão descritos seus vários graus de movimento.

Teste rápido

1. Qual é a base da classificação das articulações?

9.2 Articulações fibrosas

OBJETIVO

- **Descrever** a estrutura dos dois tipos de articulações fibrosas.

Como mencionado anteriormente, nas **articulações fibrosas** os ossos são mantidos bem próximos um do outro por tecido conjuntivo denso não modelado. As articulações fibrosas possibilitam pouco ou nenhum movimento. Os dois tipos de articulações fibrosas são as suturas e as sindesmoses.

Suturas

Uma **sutura** (**Figura 9.1 A**) é uma articulação fibrosa constituída por uma camada fina de tecido conjuntivo denso não modelado; suturas são encontradas apenas entre os ossos do crânio. Um exemplo é a sutura coronal entre os ossos parietais e o frontal. As margens irregulares e interligadas das suturas conferem resistência e diminuem a chance de fratura. Suturas são articulações que se formam à medida que os numerosos ossos do crânio entram em contato durante o desenvolvimento. Em adultos mais velhos, as suturas são imóveis, mas em recém-nascidos/lactentes e crianças são discretamente móveis (**Figura 9.1 B**). As suturas têm participações importantes como locais de crescimento e absorção de impactos no crânio.

Algumas suturas, embora existentes durante o crescimento do crânio, são substituídas por osso no adulto. Esse tipo de sutura é denominado **sinostose** ou articulação óssea – uma articulação na qual há fusão completa de dois ossos distintos. Por exemplo, o osso frontal é formado por duas partes que se fundem através de uma linha de sutura. Habitualmente, as duas partes do osso frontal estão totalmente fundidas até os 6 anos de idade e a sutura se torna indistinta. Se a sutura persistir após os 6 anos de idade, é denominada **sutura frontal** (*metópica*). A sutura frontal é imóvel.

Sindesmoses

Uma **sindesmose** é uma articulação fibrosa na qual existe, em geral, uma distância maior entre as faces articulares e mais tecido conjuntivo denso não modelado do que em uma sutura. Existem três tipos de sindesmoses: os dois primeiros têm o tecido conjuntivo fibroso disposto como um **ligamento interósseo** ou uma membrana interóssea e essas articulações possibilitam movimento limitado. Um exemplo de ligamento interósseo é o ligamento tibiofibular anterior que conecta as partes distais da tíbia e da fíbula na sindesmose tibiofibular (**Figura 9.1 C**, esquerda). Uma **membrana interóssea** é uma lâmina substancial de tecido conjuntivo denso não modelado que conecta ossos longos próximos e possibilita movimento discreto. Membranas interósseas são encontradas entre o rádio e a ulna no antebraço (ver **Figura 8.5 A, B**) e entre a tíbia e a fíbula na perna (**Figura 9.1 C**, meio). Essas membranas interósseas não apenas ajudam a manter a proximidade de ossos longos adjacentes, mas têm participação importante na definição da amplitude de movimento entre os ossos adjacentes e proporcionam uma superfície de inserção maior para os músculos que produzem movimentos do tornozelo e do punho e dos dedos das mãos e dos pés. O terceiro tipo de sindesmose é denominado **gonfose** ou *sindesmose dentoalveolar*, na qual uma estrutura cuneiforme se encaixa em uma cavidade com um volume mínimo de tecido conjuntivo denso não modelado. Os únicos exemplos de gonfoses no corpo humano são as articulações entre as raízes dos dentes e seus alvéolos no processo alveolar na maxila e na mandíbula (**Figura 9.1 C**, direita). O tecido conjuntivo denso não modelado entre um dente e seu alvéolo é o delicado ligamento periodontal. Uma

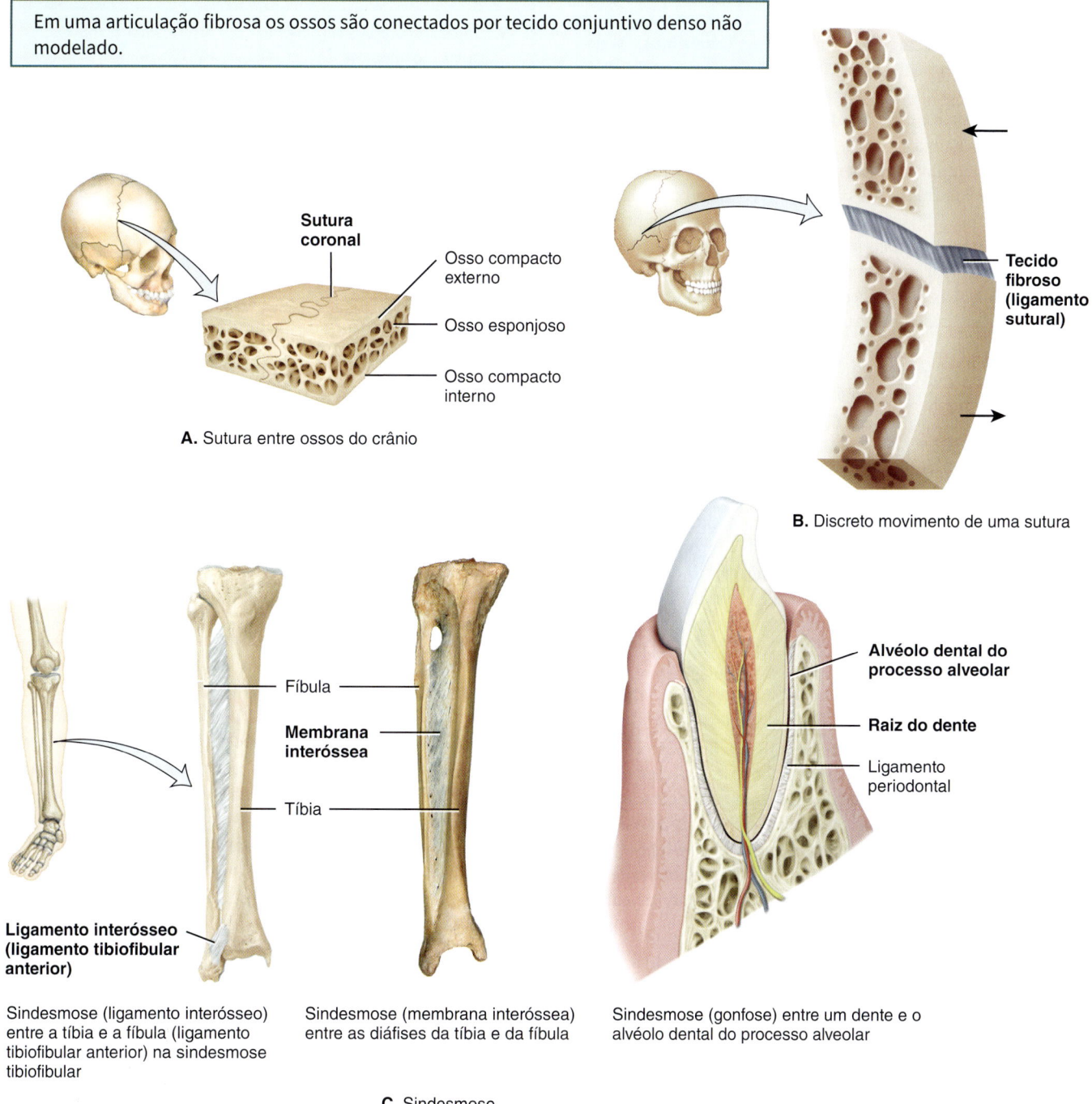

FIGURA 9.1 Articulações fibrosas.

Em uma articulação fibrosa os ossos são conectados por tecido conjuntivo denso não modelado.

A. Sutura entre ossos do crânio

- Sutura coronal
- Osso compacto externo
- Osso esponjoso
- Osso compacto interno

B. Discreto movimento de uma sutura

- Tecido fibroso (ligamento sutural)

C. Sindesmose

- Fíbula
- Membrana interóssea
- Tíbia
- Ligamento interósseo (ligamento tibiofibular anterior)
- Alvéolo dental do processo alveolar
- Raiz do dente
- Ligamento periodontal

Sindesmose (ligamento interósseo) entre a tíbia e a fíbula (ligamento tibiofibular anterior) na sindesmose tibiofibular

Sindesmose (membrana interóssea) entre as diáfises da tíbia e da fíbula

Sindesmose (gonfose) entre um dente e o alvéolo dental do processo alveolar

? Quais são os diferentes tipos de articulações fibrosas e onde elas são encontradas no corpo?

gonfose saudável possibilita diminutos movimentos de absorção de impacto. Inflamação e degeneração das gengivas, do ligamento periodontal e do osso constituem a *doença periodontal*.

Teste rápido

2. Quais são as semelhanças entre os dois tipos de articulação fibrosa? Quais são as diferenças?

9.3 Articulações cartilagíneas

OBJETIVO

- **Descrever** a estrutura dos dois tipos de articulações cartilagíneas.

Como uma articulação fibrosa, uma **articulação cartilagínea** possibilita pouco ou nenhum movimento. Na articulação cartilagínea os ossos estão firmemente conectados por uma estrutura sólida de cartilagem hialina ou cartilagem fibrosa (ver **Tabela 4.6**). Os dois tipos de articulação cartilagínea são sincondroses e sínfises.

Sincondroses. Uma **sincondrose** é uma articulação cartilagínea na qual existe uma estrutura sólida de cartilagem que possibilita pouco ou nenhum movimento. Os ossos na articulação estão discretamente conectados por cartilagem hialina ou cartilagem fibrosa. Um exemplo de sincondrose é a articulação entre a primeira costela e o manúbrio do esterno (**Figura 9.2 A**).

Outro tipo de sincondrose é a cartilagem epifisial. Na verdade, as **cartilagens epifisiais** são centros de crescimento de cartilagem hialina durante a formação óssea endocondral, não articulações associadas a movimentos. Um exemplo de cartilagem epifisial é a lâmina epifisial que conecta a epífise e a diáfise de um osso longo em crescimento (**Figura 9.2 C**). Uma radiografia da lâmina epifisial é mostrada na **Figura 6.7 B**. Se uma radiografia revelar uma lâmina epifisial, a pessoa tem potencial de crescimento. Soluções de continuidade em um osso que se estendem para a lâmina epifisial e danificam a cartilagem da sincondrose comprometem o crescimento adicional do osso, resultando em abreviação do desenvolvimento e encurtamento do osso. A cartilagem epifisial é uma articulação imóvel. Quando o alongamento ósseo cessa, a cartilagem hialina é substituída por osso e se torna uma sinostose, uma articulação óssea.

Sínfises. Uma **sínfise** é uma articulação cartilagínea na qual as extremidades dos ossos estão recobertas por cartilagem hialina, mas um disco plano e largo de cartilagem fibrosa conecta os ossos. Todas as sínfises são encontradas na linha mediana do corpo. A sínfise púbica entre as faces anteriores dos ossos do quadril é um exemplo de sínfise (**Figura 9.2 B**). Esse tipo de articulação também é encontrado na junção do manúbrio com o corpo do esterno (ver **Figura 7.22**) e nas articulações intervertebrais entre os corpos das vértebras (ver **Figura 7.20 A**). Parte do disco intervertebral é constituída por cartilagem fibrosa. Uma sínfise é uma articulação com movimento mínimo.

> **Teste rápido**
>
> **3.** Quais articulações cartilagíneas são discretamente móveis? Quais são imóveis?

9.4 Articulações sinoviais

OBJETIVOS

- **Descrever** a estrutura das articulações sinoviais
- **Discutir** a estrutura e a função das bolsas e das bainhas tendíneas.

Estrutura das articulações sinoviais

As **articulações sinoviais** têm determinadas características que as diferenciam de outras articulações. A característica singular da articulação sinovial é a existência de um espaço entre os ossos (**cavidade articular**) que é circundado por uma cápsula articular que conecta os ossos e contém líquido lubrificante. A cavidade articular possibilita uma grande amplitude de movimentos, portanto, as articulações podem ser discretamente móveis ou ter movimentos livres. Por exemplo, articulações sinoviais entre alguns ossos carpais têm movimentos muito limitados, mas a articulação do ombro consegue se mover livremente em todas as direções. As superfícies dos ossos em uma articulação sinovial são recobertas com uma camada de cartilagem hialina (**cartilagem articular**). A cartilagem recobre as faces articulares dos ossos e as torna lisas e escorregadias. A cartilagem articular reduz o atrito entre os ossos na articulação durante os movimentos e ajuda a absorver impactos.

FIGURA 9.2 Articulações cartilagíneas.

Em uma articulação cartilagínea os ossos são mantidos adjacentes por cartilagem.

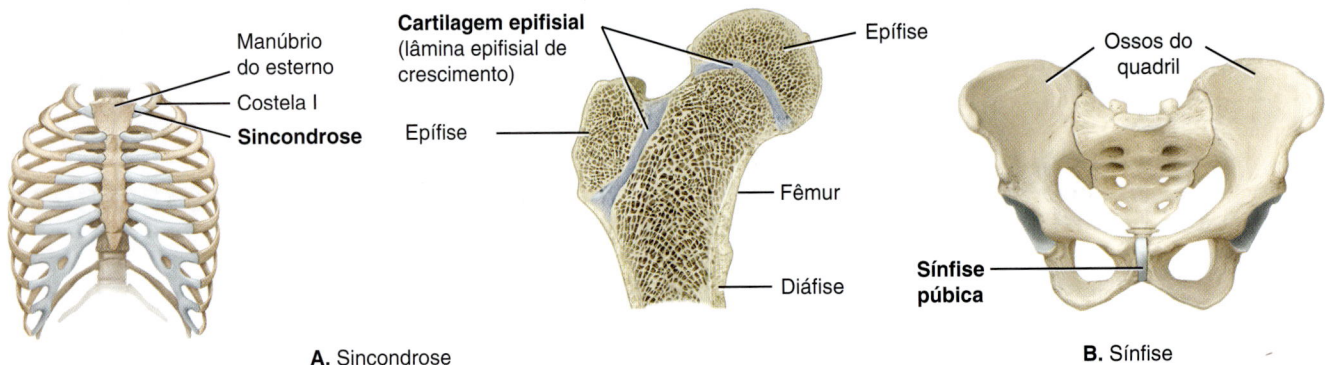

A. Sincondrose

B. Sínfise

? Qual é a diferença estrutural entre uma sincondrose e uma sínfise?

Correlação clínica

Implante autólogo de condrócitos (IAC)

Quando a lesão da cartilagem articular da articulação do joelho é mínima, sobretudo quando compromete o fêmur, há uma alternativa para a artroplastia parcial ou total do joelho (ver seção 9.16) chamada **transplante autólogo de condrócitos (TAC)**. Candidatos ao TAC apresentam lesão de cartilagem consequente a traumatismo agudo ou repetitivo, mas não apresentam artrite. No TAC, condrócitos saudáveis são coletados de uma área do côndilo do fêmur que não sustenta peso corporal e são enviados para o laboratório, onde são cultivados durante 6 a 8 semanas até a geração de 5 a 10 milhões de células. Quando as células cultivadas estão disponíveis é realizado o transplante. A área danificada é preparada por meio de remoção da cartilagem morta do defeito e recobrimento da área por um fragmento de periósteo. A seguir, os condrócitos cultivados são injetados sob o periósteo, onde crescerão e amadurecerão com o passar do tempo. O joelho do paciente consegue sustentar todo o peso do corpo em aproximadamente 10 a 12 semanas.

Cápsula articular. Uma **cápsula articular** envolve a articulação sinovial, circunda a cavidade articular e conecta os ossos. A cápsula articular tem duas camadas, uma membrana fibrosa externa e uma membrana sinovial interna (**Figura 9.3 A**). A **membrana fibrosa** consiste, geralmente, em tecido conjuntivo denso não modelado que se insere no periósteo dos ossos da articulação. Na verdade, a membrana fibrosa é, literalmente, uma continuação espessada do periósteo entre os ossos. A flexibilidade da membrana fibrosa possibilita considerável movimento em uma articulação, enquanto sua grande resistência à tração (resistência ao estiramento) ajuda a prevenir a luxação dos ossos, ou seja, o deslocamento de um osso de sua articulação. As fibras de algumas membranas fibrosas estão dispostas como feixes paralelos de tecido conjuntivo fibroso que são extremamente adaptados à tensão restritiva. A potência desses feixes de fibras, denominados **ligamentos**, é um dos principais fatores mecânicos que mantêm os ossos próximos em uma articulação sinovial. Ligamentos têm, com frequência, nomes específicos. A camada interna da cápsula articular, a membrana sinovial, é constituída por tecido conjuntivo areolar com fibras elásticas e de colágeno. Em muitas articulações sinoviais a membrana sinovial inclui acúmulos de tecido adiposo, denominados **corpos adiposos articulares**. Um exemplo é o corpo adiposo infrapatelar no joelho (ver **Figura 9.15 C**).

Existem pessoas que apresentam maior flexibilidade em suas cápsulas articulares e em seus ligamentos. O consequente aumento da amplitude de movimento possibilita que essas pessoas entretenham os amigos com atividade como encostar o polegar no punho ou colocar os calcanhares ou cotovelos atrás do pescoço. Infelizmente, essas articulações extremamente flexíveis são menos estáveis do ponto de vista estrutural e são mais facilmente deslocadas (luxadas).

Sinóvia. A membrana sinovial secreta **sinóvia** (**líquido sinovial**), um líquido viscoso de coloração transparente ou amarelo-claro, com aspecto e consistência semelhantes aos da clara de ovo crua. A sinóvia (líquido sinovial) consiste em ácido hialurônico secretado pelas células sinoviais (sinoviócitos) na membrana sinovial

FIGURA 9.3 **Estrutura de uma articulação sinovial típica**. Observe as duas camadas da cápsula articular – a membrana fibrosa e a membrana sinovial. A sinóvia (líquido sinovial) lubrifica a cavidade articular, que está localizada entre a membrana sinovial e a cartilagem articular.

A característica diferenciadora da articulação sinovial é a cavidade articular entre os ossos.

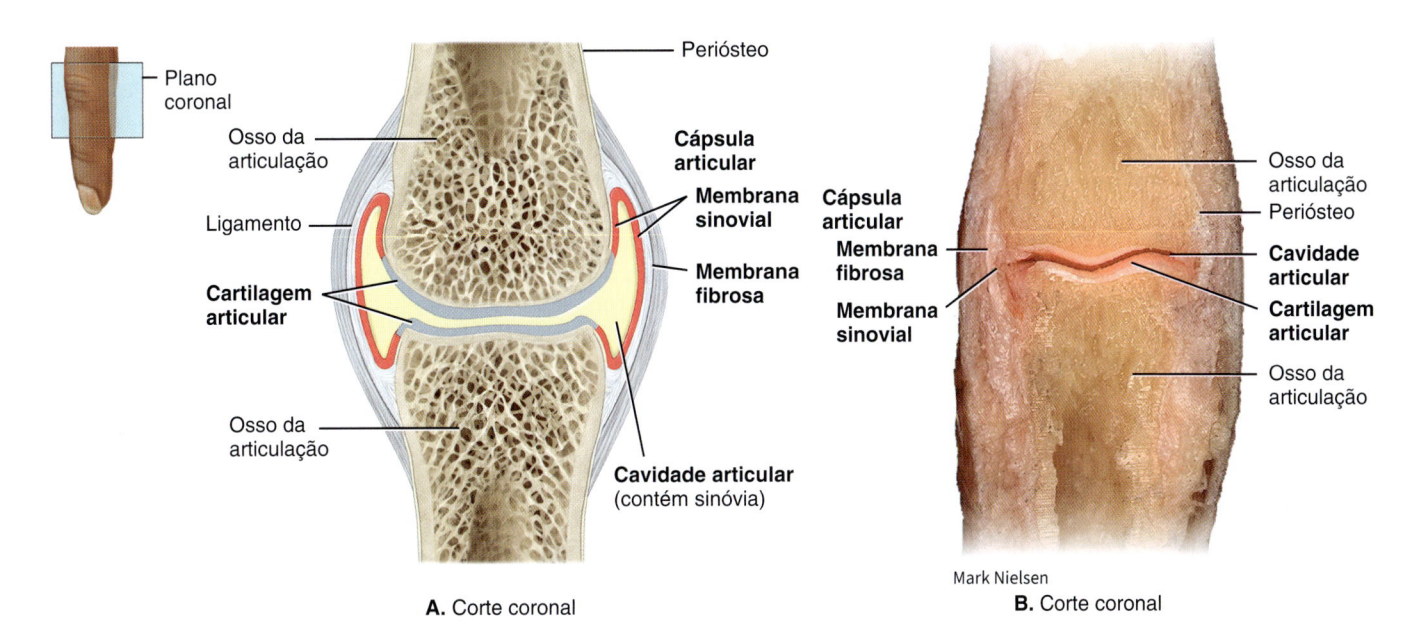

A. Corte coronal

B. Corte coronal

? Qual estrutura das articulações sinoviais possibilita o movimento eficiente entre os ossos?

e líquido intersticial filtrado do plasma sanguíneo; forma uma película fina sobre as superfícies na cápsula articular. As funções do líquido sinovial incluem a redução do atrito por meio de lubrificação da articulação, a absorção de impactos e o fornecimento de oxigênio e nutrientes, além da retirada de dióxido de carbono e resíduos metabólicos dos condrócitos na cartilagem articular. (É preciso lembrar que a cartilagem é um tecido avascular, portanto, não tem vasos sanguíneos para desempenhar essa última função.) O líquido sinovial também contém células fagocitárias que removem micróbios e restos celulares resultantes do desgaste normal da articulação. Quando uma articulação sinovial fica imobilizada por um tempo, o líquido sinovial se torna bastante viscoso; contudo, à medida que os movimentos da articulação aumentam, o líquido sinovial se torna menos viscoso. Um dos benefícios do aquecimento antes da prática de exercícios físicos é a estimulação da produção e da secreção de líquido sinovial; dentro de limites, mais líquido sinovial significa menos tensão nas articulações durante o exercício físico.

Todos estão familiarizados com os estalidos audíveis durante o movimento de determinadas articulações ou com os sons produzidos pela tração dos dedos das mãos. Em 2015, um estudo das articulações feito em tempo real por ressonância magnética (RM) provou que os estalidos resultam da saída de gases da solução com formação de bolhas na cavidade articular. É a formação da bolha que produz o som e, como demora algum tempo para os gases se acumularem de novo, geralmente não é possível produzir esses estalidos repetidamente.

Ligamentos acessórios, discos articulares e lábios articulares. Muitas articulações sinoviais também têm **ligamentos acessórios** denominados ligamentos extracapsulares e ligamentos intracapsulares (ver **Figura 9.15 D**). Os *ligamentos extracapsulares* estão localizados fora da cápsula articular. Exemplos são o ligamento colateral fibular da articulação do joelho ou o espessamento da região externa da cápsula articular do joelho, denominado ligamento colateral tibial. Os *ligamentos intracapsulares* são encontrados dentro da cápsula articular, mas estão excluídos da cavidade articular por dobras da membrana sinovial. Exemplos são os ligamentos cruzados anterior e posterior da articulação do joelho.

No interior de algumas articulações sinoviais, como a articulação do joelho, existem coxins de cartilagem fibrosa, em formato de meia-lua, entre as faces articulares dos ossos, inseridos na membrana fibrosa. Esses coxins de cartilagem são denominados **discos articulares** ou *meniscos*. As **Figuras 9.15 C e 9.15 D** mostram os meniscos lateral e medial na articulação do joelho. Os meniscos fixam-se fortemente ao interior da membrana fibrosa e, em geral, subdividem a cavidade sinovial em dois espaços, possibilitando a ocorrência de movimentos distintos em cada espaço. Como será mostrado mais adiante, movimentos separados também ocorrem nos respectivos compartimentos da articulação temporomandibular (ATM) (ver seção 9.10). As funções dos discos e meniscos não são plenamente compreendidas, mas incluem: (1) absorção de impactos; (2) melhor encaixe das faces articulares dos ossos; (3) proporcionar superfícies adaptáveis para movimentos combinados; (4) distribuição do peso por uma maior superfície de contato e (5) distribuição do líquido sinovial através das faces articulares.

Um **lábio articular**, proeminente nas articulações esferóideas do ombro e do quadril (ver **Figuras 9.12 C, D; 9.14 C**), é uma estrutura de cartilagem fibrosa e formato anular que se estende a partir da circunferência da cavidade articular. O lábio articular ajuda a aprofundar a cavidade articular e aumenta a área de contato entre a cavidade e a superfície arredondada da cabeça do úmero na articulação do ombro ou a cabeça do fêmur na articulação do quadril.

Inervação e irrigação sanguínea

Os nervos que suprem uma articulação são os mesmos que suprem os músculos esqueléticos que movem a articulação. As articulações sinoviais contêm muitas terminações nervosas que são distribuídas para a cápsula articular e os ligamentos associados. Algumas terminações nervosas transmitem informações sobre dor da articulação para processamento na medula espinal e no encéfalo. Outras terminações nervosas respondem ao grau de movimento e estiramento em uma articulação, como o provocado pela percussão feita pelo médico no tendão abaixo da patela para testar o reflexo patelar. A resposta da medula espinal e do encéfalo consiste no envio de impulsos por diferentes nervos para os músculos ajustarem os movimentos corporais.

Embora muitos dos componentes cartilagíneos das articulações sinoviais sejam avasculares, as artérias adjacentes emitem numerosos ramos que penetram nos ligamentos e na cápsula articular para levar oxigênio e nutrientes. As veias removem dióxido de carbono e escórias metabólicas das articulações. Normalmente, as ramificações de várias artérias diferentes se fundem em torno de uma articulação antes de penetrarem na cápsula articular. Os condrócitos na cartilagem articular de uma articulação sinovial recebem oxigênio e nutrientes do líquido sinovial derivado do sangue; todos os outros tecidos articulares são irrigados diretamente por capilares. O dióxido de carbono e os resíduos metabólicos passam dos condrócitos da cartilagem articular para o líquido sinovial e, depois, para as veias; o dióxido de carbono e os resíduos metabólicos de todas as outras estruturas da articulação passam diretamente para as veias.

Bolsas e bainhas tendíneas

Os vários movimentos do corpo criam atrito entre as partes móveis. Estruturas saculares, denominadas bolsas, estão estrategicamente localizadas para reduzir o atrito em algumas articulações, como as articulações do ombro e do joelho (ver **Figuras 9.12 e 9.15 C**). As bolsas não são, estritamente, componentes das articulações sinoviais, mas realmente se assemelham a cápsulas articulares porque suas paredes são constituídas por uma fina membrana fibrosa externa de tecido conjuntivo denso não modelado revestida por uma membrana sinovial. As bolsas são preenchidas por um pequeno volume de líquido semelhante à sínóvia (líquido sinovial). As bolsas podem estar localizadas entre a pele e os ossos, entre os tendões e os ossos, entre os músculos e os ossos ou entre os ligamentos e os ossos. Essas estruturas saculares preenchidas por líquido amortecem a pressão dessas partes corporais umas contra as outras.

Estruturas denominadas bainhas tendíneas também reduzem o atrito em torno das articulações. As **bainhas tendíneas** ou *bainhas sinoviais* são tubulares e envolvem determinados tendões que sofrem atrito considerável ao atravessarem túneis formados por tecido conjuntivo e osso. A camada interna de uma bainha tendínea, a camada visceral, está inserida na superfície do tendão. A

Correlação clínica

Ruptura de cartilagem e artroscopia

A **ruptura dos meniscos** no joelho é uma ocorrência frequente em atletas. Essa cartilagem lesionada sofrerá desgaste e provocará artrite se não for tratada cirurgicamente. Há alguns anos, se um paciente apresentasse ruptura de menisco, todo o menisco era retirado por um procedimento denominado *meniscectomia*. O problema era que, com o passar do tempo, a cartilagem articular sofria desgaste mais rapidamente. Atualmente, os cirurgiões realizam uma meniscectomia parcial, na qual apenas o segmento roto do menisco é retirado. O reparo cirúrgico da ruptura de menisco pode ser feito por **artroscopia**. Esse procedimento minimamente invasivo envolve o exame do interior da articulação, geralmente a articulação do joelho, com um artroscópio, uma câmera de fibra óptica do calibre de um lápis com fonte de luz, que é usado para visualização da natureza e da extensão da lesão. A artroscopia também é realizada para monitorar a evolução da doença e os efeitos da terapia. A introdução de instrumentos cirúrgicos através de outras incisões possibilita que o médico retire a cartilagem rota e repare os ligamentos cruzados danificados na articulação do joelho, colete amostras de tecido para análise e realize cirurgia em outras articulações, como o ombro, o cotovelo, o tornozelo e o punho.

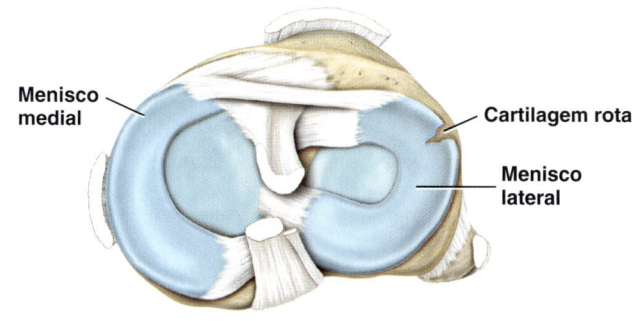

Diagrama de laceração de menisco lateral

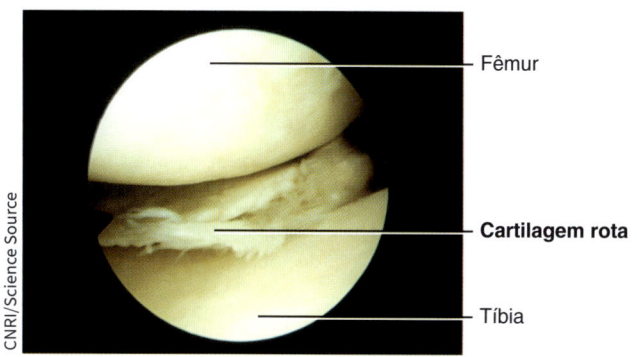

Fotografia de uma cartilagem rota mostrada por um artroscópio

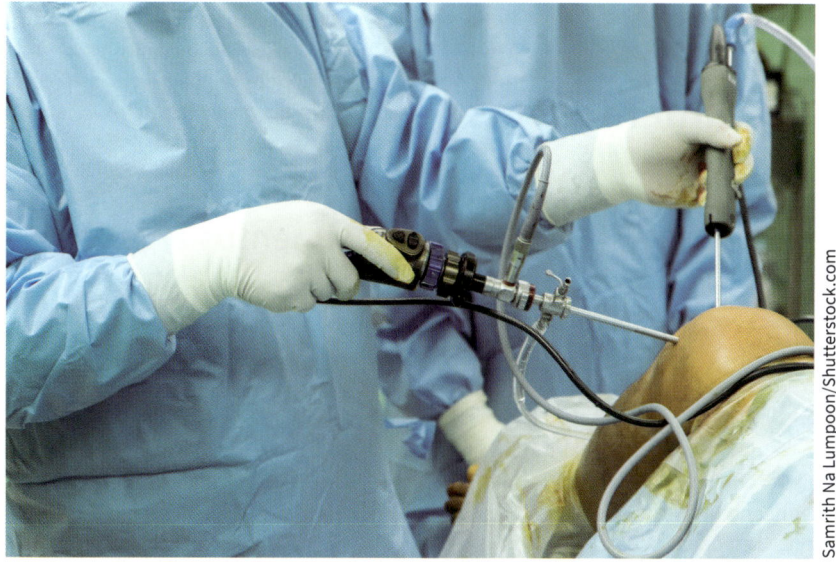

Artroscopia

---

camada externa, conhecida como *camada parietal*, está inserida no osso (ver **Figura 11.18 A**).* Entre as camadas do extrato sinovial existe uma cavidade que contém uma película de sinóvia (líquido sinovial). A bainha tendínea protege todos os lados de um tendão contra atrito enquanto o tendão desliza para a frente e para trás. As bainhas tendíneas são encontradas nos locais onde os tendões atravessam cavidades articulares, tais como o tendão do músculo bíceps braquial na articulação do ombro (**Figura 9.12 C**). Bainhas tendíneas também são encontradas no punho e no tornozelo, onde muitos tendões estão reunidos em um espaço confinado (ver **Figura 11.18 A**), e nos dedos das mãos e dos pés, onde há muito movimento (ver **Figura 11.18**).

---

*N.T.: A Terminologia Anatômica Internacional denomina a camada visceral "Extrato sinovial", e a camada parietal, "Extrato fibroso".

Correlação clínica

Bursite

A inflamação aguda ou crônica de uma bolsa, denominada **bursite**, é geralmente causada por irritação decorrente de esforço repetitivo excessivo de uma articulação. A condição também pode ser causada por traumatismo, por infecção aguda ou crônica (inclusive sífilis e tuberculose) ou por artrite reumatoide (descrita na seção *Distúrbios: desequilíbrios homeostáticos*, no final deste capítulo). A bursite provoca dor espontânea, edema, dor à palpação e limitação dos movimentos. O tratamento inclui agentes anti-inflamatórios orais e injeções de esteroides semelhantes ao cortisol.

Teste rápido

4. Qual é a principal característica de uma articulação sinovial?
5. Quais são as funções da cartilagem articular, da sinóvia (líquido sinovial) e dos discos articulares?
6. Quais são os tipos de sensibilidade percebidos nas articulações e quais são as fontes de nutrientes das articulações?
7. Quais são as semelhanças entre as bolsas e as cápsulas articulares? Quais são as diferenças?

9.5 Tipos de movimentos nas articulações sinoviais

OBJETIVO

- **Descrever** os tipos de movimentos que podem ocorrer nas articulações sinoviais.

Anatomistas, fisioterapeutas e cinesiologistas (profissionais que estudam a ciência dos movimentos humanos e buscam formas de melhorar a eficiência e o desempenho do corpo humano no trabalho, nos esportes e nas atividades da vida diária) utilizam terminologia específica para designar os movimentos que podem ocorrer nas articulações sinoviais. Esses termos precisos indicam a forma do movimento, a sua direção ou a relação entre partes do corpo durante os movimentos. Os movimentos nas articulações sinoviais são agrupados em quatro categoriais principais: (1) deslizamento, (2) movimentos angulares, (3) rotação e (4) movimentos especiais, que só ocorrem em determinadas articulações.

Deslizamento

Deslizamento é um movimento simples no qual as superfícies de ossos planos se movem para a frente e para trás e de um lado para o outro (**Figura 9.4**). Não há alteração significativa do ângulo entre

FIGURA 9.4 Movimentos de deslizamento nas articulações sinoviais.

Os movimentos de deslizamento consistem em movimentos de um lado para outro e para a frente e para trás.

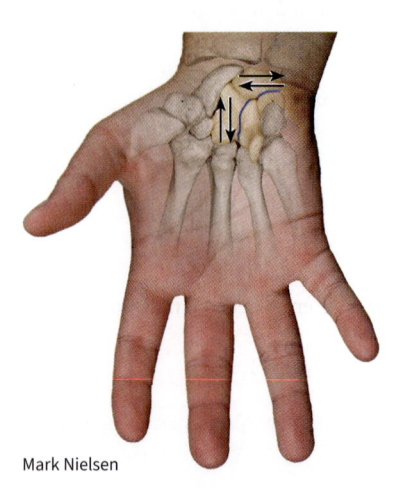

Mark Nielsen

Deslizamento entre os ossos carpais (setas)

? Quais são os dois exemplos de articulações que possibilitam movimentos de deslizamento?

os ossos. Os movimentos de deslizamento têm amplitude limitada em virtude da estrutura da cápsula articular e dos ligamentos e ossos associados; entretanto, esses movimentos de deslizamento também podem ser combinados com rotação. As articulações do carpo e do tarso são exemplos de articulações onde ocorrem movimentos de deslizamento.

Movimentos angulares

Nos **movimentos angulares**, ocorre aumento ou redução do ângulo entre os ossos articulados. Os principais movimentos angulares são flexão, extensão, flexão lateral, abdução, adução e circundução. Esses movimentos são discutidos com o corpo humano em posição anatômica (ver **Figura 1.5**).

Flexão, extensão e flexão lateral. Flexão e extensão são movimentos opostos. Na **flexão** ocorre diminuição do ângulo entre os ossos da articulação, enquanto na **extensão** ocorre o aumento desse ângulo, frequentemente para devolver uma parte do corpo para a posição anatômica após a flexão (**Figura 9.5**). Em geral, esses dois movimentos ocorrem ao longo do plano sagital. Nas articulações esferóideas a flexão é um movimento anterior e a extensão é um movimento posterior. A seguir, apresentaremos exemplos de flexão (como você provavelmente já presumiu, a extensão é simplesmente o reverso desses movimentos):

- Inclinar a cabeça em direção ao tórax nas articulações atlantoccipitais (entre o atlas (a primeira vértebra cervical [C I] e o osso occipital do crânio) e nas articulações intervertebrais cervicais (entre as vértebras cervicais) (**Figura 9.5 A**)
- Inclinar o tórax para a frente nas articulações intervertebrais, como ao fazer exercícios com os músculos do abdome

CAPÍTULO 9 Articulações **277**

- Deslocar o úmero para a frente na articulação do ombro, como os movimentos dos braços para a frente durante a caminhada (**Figura 9.5 B**)
- Mover o antebraço em direção ao braço na articulação do cotovelo entre o úmero, a ulna e o rádio, como ao dobrar o cotovelo (**Figura 9.5 C**)
- Mover a palma da mão em direção ao antebraço na altura do punho (articulação radiocarpal) entre o rádio e os ossos carpais, como no movimento para cima do punho (**Figura 9.5 D**)
- Mover os dedos das mãos nas articulações interfalângicas, como ao cerrar o punho
- Deslocar o fêmur para a frente na articulação do quadril, como ocorre durante a caminhada (**Figura 9.5 E**)
- Mover o calcanhar em direção à nádega na articulação do joelho entre a tíbia, o fêmur e a patela, como ocorre durante a flexão do joelho (**Figura 9.5 F**)

Embora a flexão e a extensão ocorram, geralmente, ao longo do plano sagital, existem algumas exceções. Por exemplo, flexão do polegar envolve movimento do polegar medialmente através da palma da mão na articulação carpometacarpal entre o trapézio e o osso metacarpal do polegar, como ocorre quando a pessoa toca o lado oposto da palma da mão com o polegar (ver **Figura 11.18 G**). Outro exemplo é o movimento lateral (inclinação) do tronco, para a direita ou para a esquerda, na altura da cintura. Esse movimento, que ocorre ao longo do plano coronal e envolve as articulações intervertebrais, é denominado **flexão lateral** (**Figura 9.5 G**).

Hiperextensão é uma condição clínica associada à lesão. Esse termo é utilizado para descrever um movimento além da amplitude normal de movimento. Hiperextensão pode ocorrer em articulações como cotovelo, articulações interfalângicas e articulação do joelho.

Abdução, adução e circundução.
Abdução é o movimento de um osso para longe da linha mediana, enquanto **adução** é o movimento de um osso em direção à linha mediana. Os dois movimentos ocorrem, habitualmente, ao longo do plano frontal (coronal). Exemplos de abdução incluem o movimento do úmero lateralmente na articulação do ombro, deslocando a palma da mão lateralmente na articulação do punho, e deslocando o fêmur

FIGURA 9.5 Movimentos angulares nas articulações sinoviais – flexão, extensão e flexão lateral.

Nos movimentos angulares há aumento ou diminuição do ângulo entre os ossos da articulação.

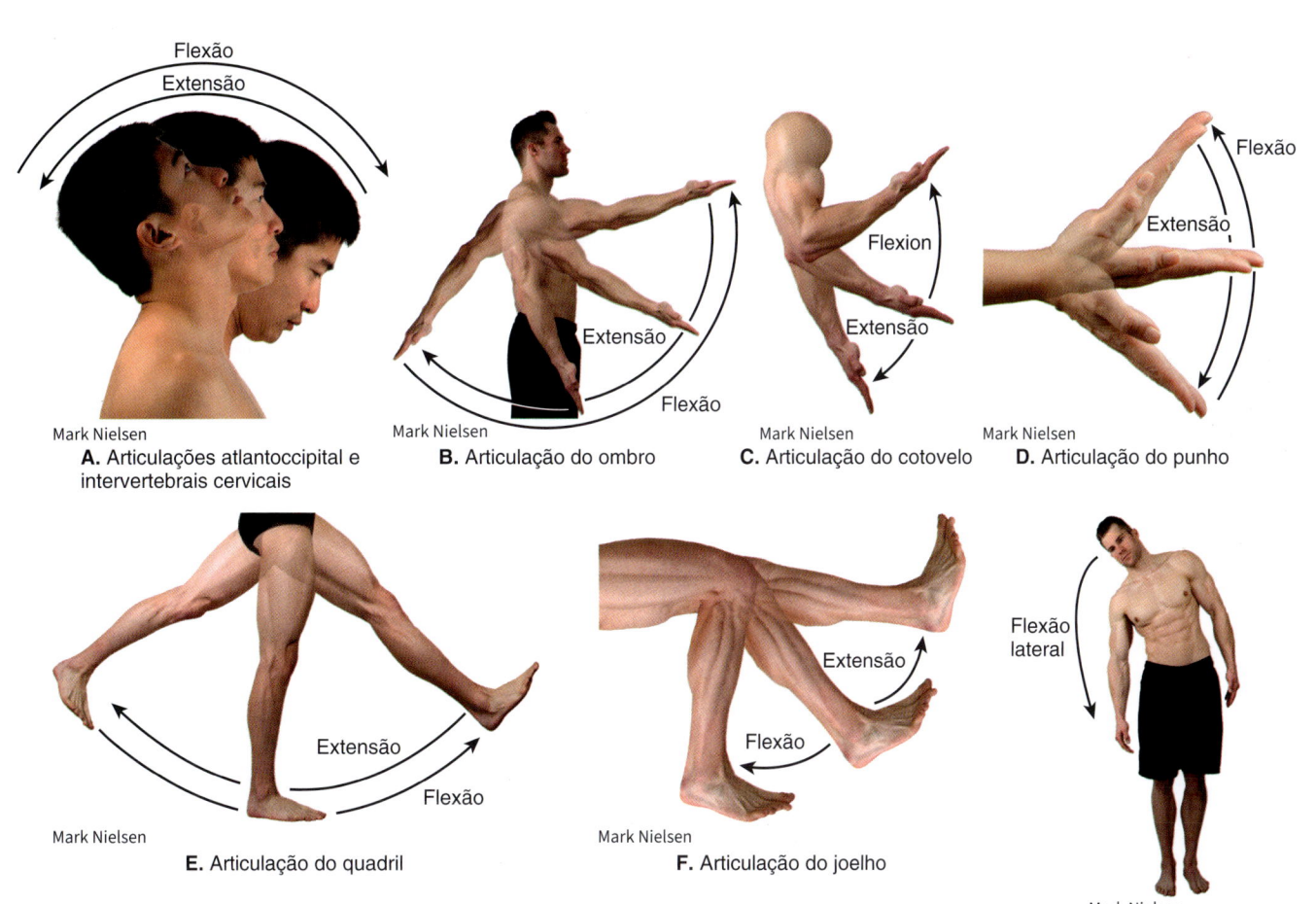

A. Articulações atlantoccipital e intervertebrais cervicais

B. Articulação do ombro

C. Articulação do cotovelo

D. Articulação do punho

E. Articulação do quadril

F. Articulação do joelho

G. Articulações intervertebrais

? Cite dois exemplos de flexão que não ocorrem no plano sagital.

lateralmente na articulação do quadril (**Figura 9.6 A a C**). O movimento que retorna cada uma dessas partes do corpo à posição anatômica é a adução. O movimento da palma da mão lateralmente na articulação do punho é denominado *desvio radial*, enquanto o movimento da palma da mão medialmente na articulação do punho é denominado *desvio ulnar* (**Figura 9.6 A a C**).

A linha mediana do corpo não é usada como ponto de referência para a abdução e a adução dos dedos. Na abdução dos dedos da mão (mas não do polegar), uma linha imaginária é traçada através do eixo longitudinal do dedo médio da mão (o mais comprido) e os dedos da mão se afastam ("se abrem") a partir do dedo médio (**Figura 9.6 D**). Na abdução do polegar, o polegar se afasta da palma da mão no plano sagital (ver **Figura 11.18 G**). A abdução dos dedos do pé é feita em relação a uma linha imaginária traçada através do segundo dedo do pé. A adução dos dedos das mãos e dos pés retorna essas estruturas à posição anatômica. A adução do polegar move o polegar em direção à palma da mão no plano sagital (ver **Figura 11.18 G**).

Circundução é o movimento da extremidade distal de uma parte do corpo em um círculo (**Figura 9.7**). Circundução não é um movimento isolado em si, mas uma sequência contínua de flexão, abdução, extensão, adução e rotação da articulação (ou na ordem inversa); não ocorre ao longo de um eixo ou plano de movimento separado. Exemplos de circundução são a movimentação do úmero em um círculo na articulação do ombro (**Figura 9.7 A**), movimentação da mão em um círculo na articulação do punho, movimentação do polegar em um círculo na articulação carpometacarpal, movimentos circulares dos dedos da mão nas articulações metacarpofalângicas (MCF, entre os ossos metacarpais e as falanges) e movimento circular do fêmur na articulação do quadril (**Figura 9.7 B**). As articulações do quadril e do ombro possibilitam circundução. Flexão, abdução, extensão e adução são mais limitadas nas articulações do quadril do que nas articulações do ombro por causa da tensão imposta por determinados ligamentos e músculos e pela profundidade do acetábulo na articulação do quadril (ver seções 9.11 e 9.13).

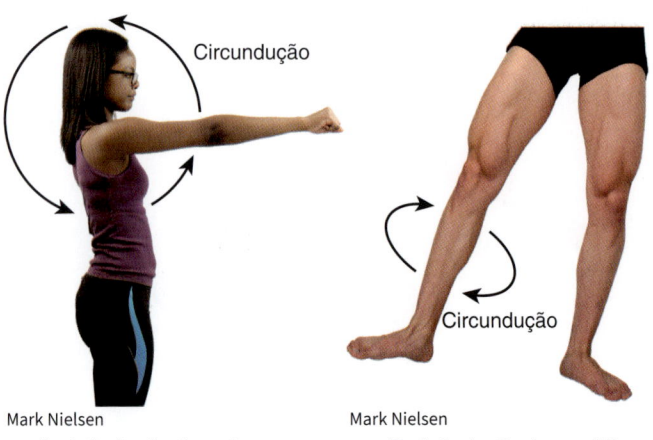

Rotação

Na **rotação**, um osso gira em torno do próprio eixo longitudinal. Um exemplo é o movimento da cabeça da direita para a esquerda (e vice-versa) na articulação atlantoaxial (entre o atlas e o áxis), quando a pessoa nega alguma coisa (**Figura 9.8 A**). Outro exemplo é o movimento do tronco de um lado para o outro nas articulações intervertebrais enquanto a pessoa mantém os quadris e os membros inferiores na posição anatômica. Nos membros, a rotação é definida em relação à linha mediana, e são empregados termos específicos. Se a face anterior de um osso do membro está voltada para a linha mediana, o movimento é denominado *rotação medial (interna)*. É possível rodar o úmero medialmente na articulação do ombro da seguinte maneira: começando na posição anatômica, o cotovelo é flexionado e a mão é deslocada através do tórax (**Figura 9.8 B**). O fêmur pode ser rodado medialmente na articulação do quadril da seguinte maneira: em decúbito dorsal a pessoa flexiona o joelho e, a seguir, move a perna e o pé lateralmente para longe da linha mediana. Embora a perna e o pé sejam movidos lateralmente, o fêmur está rodando medialmente (**Figura 9.8 C**). A rotação medial da perna na articulação

FIGURA 9.6 Movimentos angulares nas articulações sinoviais – **abdução e adução**.

Abdução e adução ocorrem, em geral, ao longo do plano frontal (coronal).

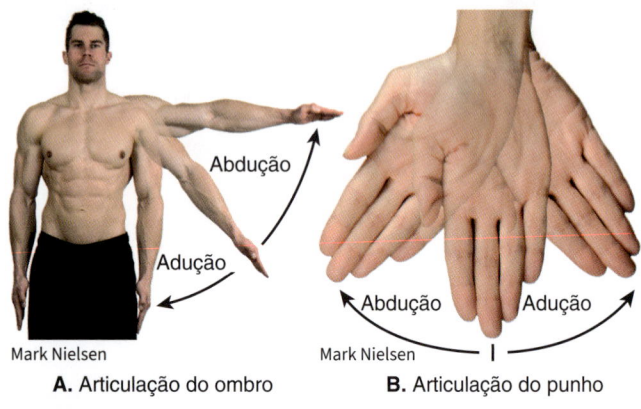

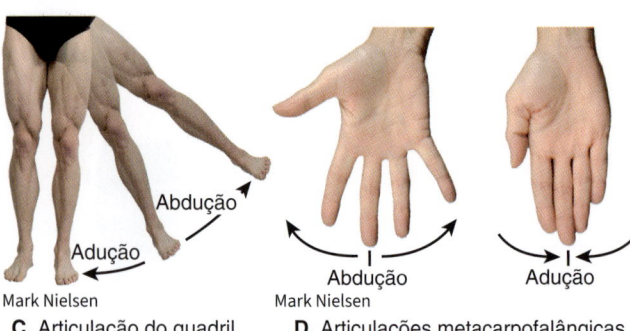

A. Articulação do ombro
B. Articulação do punho
C. Articulação do quadril
D. Articulações metacarpofalângicas dos dedos da mão (não do polegar)

? Por que considerar a adução como um movimento de "aproximar a parte livre dos membros do tronco" é um mecanismo de aprendizado efetivo?

FIGURA 9.7 Movimentos angulares nas articulações sinoviais – **circundução**.

Circundução é o movimento da extremidade distal de uma parte do corpo em um círculo.

A. Articulação do ombro
B. Articulação do quadril

? Quais movimentos em sequência contínua produzem a circundução?

FIGURA 9.8 Rotação nas articulações sinoviais.

Na rotação, um osso gira em torno do próprio eixo longitudinal.

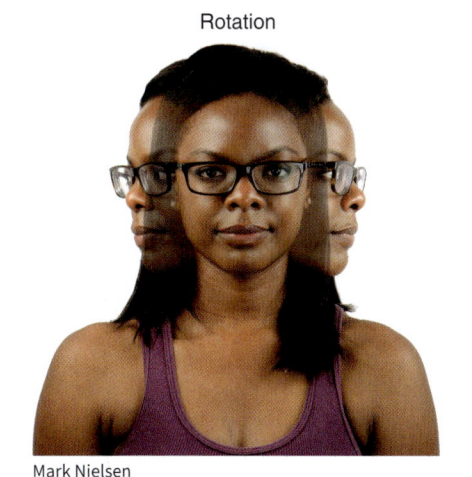

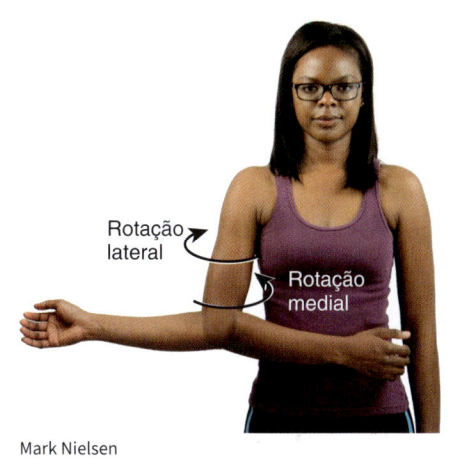

Rotation

Rotação lateral
Rotação medial

Rotação lateral
Rotação medial

Mark Nielsen
A. Articulações atlantoaxiais

Mark Nielsen
B. Articulação do ombro

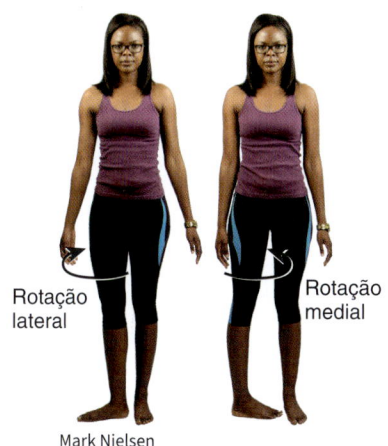

Mark Nielsen
C. Articulação do quadril

? Como diferem as rotações lateral e medial?

do joelho pode ser realizada quando a pessoa se senta em uma cadeira, flexiona o joelho, eleva o membro inferior e move os dedos do pé medialmente. Se a face anterior de um osso estiver voltada para fora da linha mediana, o movimento será denominado *rotação lateral (externa)* (**Figura 9.8 B, C**).

Movimentos especiais

Movimentos especiais só ocorrem em determinadas articulações; incluem elevação, depressão (abaixamento), protração, retração, inversão, eversão, flexão dorsal (dorsiflexão), flexão plantar, supinação, pronação e oposição (**Figura 9.9**):

- **Elevação** é um movimento no plano frontal no qual uma parte do corpo se move no sentido superior (para cima ou cranial), como fechar a boca na articulação temporomandibular (entre a mandíbula e o osso temporal) para elevar a mandíbula (**Figura 9.9 A**) ou encolher os ombros na articulação acromioclavicular para elevar a escápula e a clavícula. O movimento oposto é a depressão (abaixamento). Outros ossos que podem ser elevados (ou deprimidos) incluem o osso hioide e as costelas

- **Depressão** (abaixamento) é um movimento no sentido inferior de uma parte do corpo, como fechar a boca para deprimir (abaixar) a mandíbula (**Figura 9.9 B**) ou retornar os ombros para a posição anatômica para abaixar a escápula e a clavícula

- **Protração** é o deslocamento de uma parte do corpo anteriormente no plano transverso; o movimento oposto é a retração. A mandíbula pode ser protraída na articulação temporomandibular ao ser projetada para a frente (**Figura 9.9 C**) ou as clavículas podem ser protraídas nas articulações acromioclavicular e esternoclavicular quando os braços são cruzados

- **Retração** é o movimento de retorno de uma parte do corpo protraída para a posição anatômica (**Figura 9.9 D**)

- **Inversão** é o movimento da planta do pé medialmente nas articulações intertarsais (entre os ossos tarsais) (**Figura 9.9 E**). O movimento oposto é eversão. Os fisioterapeutas também descrevem a inversão combinada com flexão plantar dos pés como *supinação*

- **Eversão** é o movimento da planta do pé lateralmente nas articulações intertarsais (**Figura 9.9 F**). Os fisioterapeutas também descrevem a eversão combinada com a flexão dorsal dos pés como *pronação*

- **Flexão dorsal** (Dorsiflexão) consiste na flexão do pé na altura da articulação talocrural ou tornozelo (entre a tíbia, a fíbula e o tálus) na direção do dorso (face superior) (**Figura 9.9 G**). A flexão dorsal ocorre quando a pessoa está em posição ortostática apoiada nos calcanhares; o movimento oposto é a flexão plantar

- **Flexão plantar** consiste no movimento do pé na altura da articulação talocrural ou tornozelo em direção à face inferior ou planta do pé (**Figura 9.9 G**), como ocorre quando a pessoa fica na ponta dos pés

- **Supinação** é o movimento do antebraço, na altura das articulações radiulnares proximal e distal, no qual os ossos rádio e ulna estão paralelos entre si e a palma da mão está voltada anteriormente (**Figura 9.9 H**). Essa posição das palmas das mãos é uma das características que definem a posição anatômica; o movimento oposto é a pronação

- **Pronação** é o movimento do antebraço, na altura das articulações radiulnares proximal e distal, no qual a extremidade distal do rádio cruza a extremidade distal da ulna e a palma da mão está voltada posteriormente (**Figura 9.9 H**)

FIGURA 9.9 Movimentos especiais nas articulações sinoviais.

Movimentos especiais só ocorrem em determinadas articulações sinoviais.

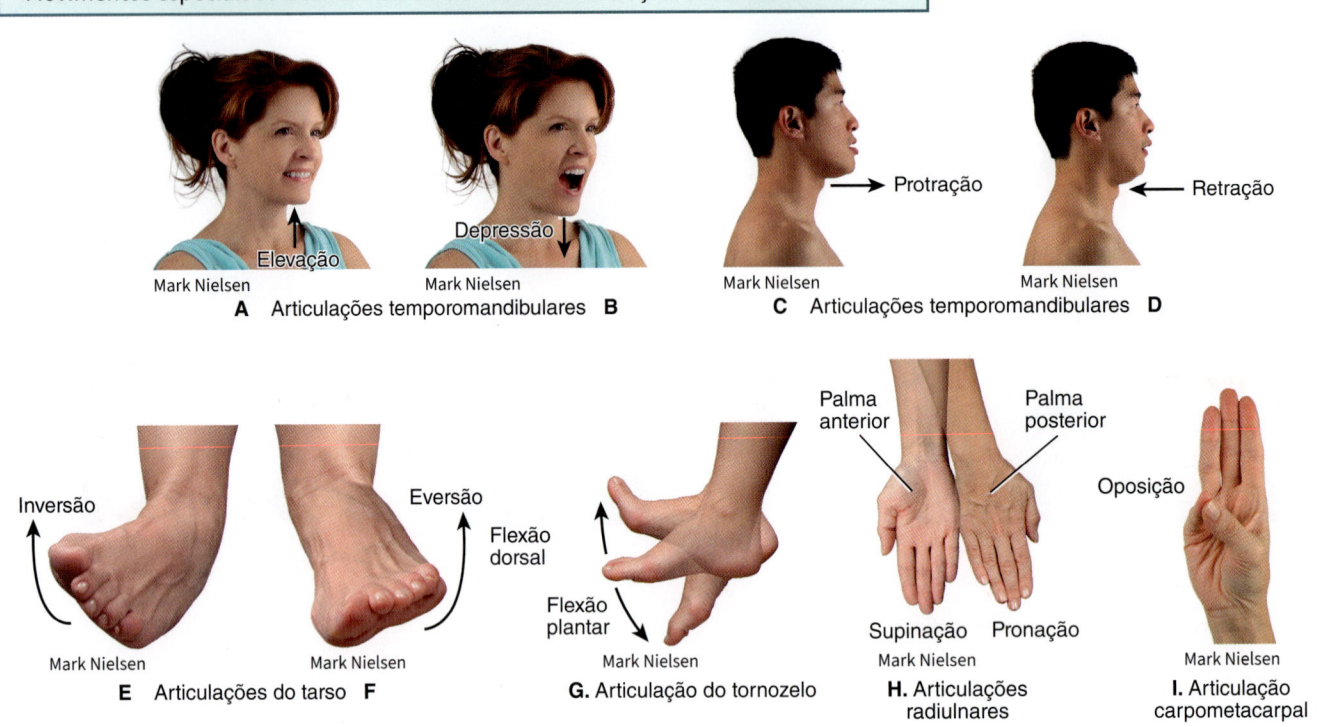

A Articulações temporomandibulares — Elevação
B Articulações temporomandibulares — Depressão
C Articulações temporomandibulares — Protração
D Retração
E Articulações do tarso — Inversão
F Articulações do tarso — Eversão
G. Articulação do tornozelo — Flexão dorsal, Flexão plantar
H. Articulações radiulnares — Supinação (Palma anterior), Pronação (Palma posterior)
I. Articulação carpometacarpal — Oposição

? Qual movimento do cíngulo do membro superior ocorre quando a pessoa move os braços para a frente até os cotovelos se tocarem?

- **Oposição** é o movimento do polegar na articulação carpometacarpal (entre o osso carpal trapézio e o osso metacarpal do polegar) no qual o polegar se move através da palma da mão para tocar as pontas dos dedos dessa mão (**Figura 9.9 I**). Esses "polegares opositores" possibilitam o movimento digital distinto que dá aos seres humanos e a outros primatas a capacidade de segurar e manipular objetos com grande precisão.

Um resumo dos movimentos que ocorrem nas articulações sinoviais é apresentado na **Tabela 9.1**.

TABELA 9.1 Resumo dos movimentos nas articulações sinoviais.

Movimento	Descrição	Movimento	Descrição
Deslizamento	Movimento de superfícies ósseas relativamente planas para a frente e para trás e para os lados umas sobre as outras; pouca alteração do ângulo entre os ossos	**Rotação**	Movimento do osso em torno do eixo longitudinal; nos membros pode ser medial (em direção à linha mediana) ou lateral (afastando-se da linha mediana)
Angular	Aumento ou diminuição do ângulo entre os ossos	**Especial**	Ocorre em articulações específicas
Flexão	Diminuição do ângulo entre os ossos da articulação, geralmente no plano sagital ou um movimento anterior em uma articulação esferóidea	**Elevação** Depressão Protração	Movimento para cima de parte do corpo Movimento para baixo de parte do corpo Movimento anterior de parte do corpo no plano transverso
Flexão lateral	Movimento do tronco no plano frontal	Retração	Movimento posterior de parte do corpo no plano transverso
Extensão	Aumento do ângulo entre os ossos da articulação, habitualmente no plano sagital ou movimento posterior em uma articulação esferóidea	Inversão Eversão Flexão dorsal	Movimento medial da planta do pé Movimento lateral da planta do pé Movimento do pé em direção ao dorso (superfície superior)
Abdução	Movimento do osso para longe da linha mediana, habitualmente no plano coronal	Flexão plantar	Movimento do pé em direção à superfície inferior (planta do pé)
Adução	Movimento do osso em direção à linha mediana, habitualmente no plano coronal	Supinação	Movimento do antebraço que gira a palma da mão anteriormente
Circundução	Flexão, abdução, extensão, adução e rotação em sucessão (ou na ordem inversa); a extremidade distal da parte do corpo se move em círculo	Pronação Oposição	Movimento do antebraço que gira a palma da mão posteriormente. Movimento do polegar através da palma da mão para tocar as pontas dos dedos da mesma mão

> **Teste rápido**
>
> 8. Quais são as quatro principais categorias de movimentos que ocorrem nas articulações sinoviais?
> 9. Demonstre, em você mesmo ou em um colega, cada movimento citado na **Tabela 9.1**.

9.6 Tipos de articulações sinoviais

OBJETIVO

- **Descrever** os seis subtipos de articulações sinoviais.

Embora todas as articulações sinoviais compartilhem muitas características, o formato das faces articulares é variável; portanto, muitos tipos de movimentos são possíveis. As articulações sinoviais são divididas em seis categorias de acordo com o tipo de movimento: plana, gínglimo, trocóidea, elipsóidea, selar e esferóidea.

Articulações planas

As faces articulares dos ossos em uma **articulação plana**, também denominada *articulação artrodial*, são planas ou discretamente curvas (**Figura 9.10 A**). Articulações planas possibilitam, primariamente, movimentos para a frente e para trás e de um lado para outro entre as superfícies planas dos ossos, embora elas também possam girar uma contra a outra. Muitas articulações planas são biaxiais, ou seja, possibilitam movimento em dois eixos. Um *eixo* é uma linha reta em torno da qual um osso roda (revolução) ou desliza. Se as articulações planas rodam além de deslizarem, elas são *triaxiais* (*multiaxiais*), ou seja, ocorre movimento em três eixos. Alguns exemplos de articulações planas são as articulações carpais (entre os ossos carpais no punho), as articulações tarsais (entre os ossos tarsais no tornozelo), as articulações acromioclaviculares (entre o acrômio e a clavícula), as articulações esternocostais (entre o esterno e as extremidades das cartilagens costais nas pontas do segundo ao sétimo pares de costelas) e as articulações costovertebrais (entre as cabeças das costelas e os corpos das vértebras torácicas e entre os tubérculos das costelas e os processos transversos das vértebras torácicas).

Gínglimos

Na **articulação cilíndrica do tipo gínglimo**, a face convexa de um osso se encaixa na face côncava de outro osso (**Figura 9.10 B**). Como o termo indica, os gínglimos produzem um movimento angular de abertura e fechamento semelhante ao de uma porta com dobradiças. Na maioria dos movimentos articulares, um osso permanece em uma posição fixa enquanto o outro osso se move em torno de um eixo. Gínglimos são articulações *uniaxiais* (*monoaxiais*) porque possibilitam movimento em torno de um eixo único. As articulações cilíndricas do tipo gínglimo possibilitam apenas flexão e extensão. Exemplos de gínglimos são as articulações do cotovelo, do tornozelo e interfalângicas (entre as falanges dos dedos das mãos e dos pés).

Articulações trocóideas

Em uma **articulação trocóidea** a face arredondada ou pontiaguda de um osso se articula com um anel formado parcialmente por outro osso e parcialmente por um ligamento (**Figura 9.10 C**). Uma articulação cilíndrica do tipo trocóidea é uniaxial porque possibilita rotação apenas em torno do próprio eixo longitudinal. Exemplos de articulações trocóideas são as articulações atlantoaxial, na qual o atlas (C I) gira em torno do áxis (C II) e possibilita a virada da cabeça de um lado para o outro quando a pessoa deseja expressar negação (**Figura 9.8 A**), e as articulações radiulnares, que possibilitam a rotação das palmas das mãos anteriormente e posteriormente quando a cabeça do rádio gira em torno de seu eixo longo na incisura radial da ulna (**Figura 9.9 H**).

Articulações elipsóideas

Em uma **articulação elipsóidea** (também denominada articulação condilar), a projeção convexa, de formato ovalado, de um osso se encaixa na depressão ovalada de outro osso (**Figura 9.10 D**). Uma articulação elipsóidea é biaxial porque os movimentos que ela possibilita ocorrem em torno de dois eixos (flexão-extensão e abdução-adução), mais circundução limitada (lembre-se de que a circundução não é um movimento isolado). Exemplos de articulações elipsóideas são as articulações radiocarpais (punho) e as articulações metacarpofalângicas (MCF, entre os ossos metacarpais e as falanges proximais) do segundo ao quinto dedo da mão.

Articulações selares

Em uma **articulação selar**, a face articular de um osso tem o formato de uma sela e a face articular do outro osso se encaixa na "sela" como uma pessoa ao montar em um cavalo (**Figura 9.10 E**). Os movimentos em uma articulação selar são os mesmos de uma articulação elipsóidea: *biaxial* (flexão–extensão e abdução–adução) mais circundução limitada. Exemplos de articulações selares são a articulação carpometacarpal entre o trapézio (osso carpal) e o osso metacarpal do polegar e a articulação esternoclavicular (entre o manúbrio do esterno e a clavícula).

Articulações esferóideas

Uma **articulação esferóidea** consiste na face arredondada de um osso que se encaixa na depressão côncava de outro osso (**Figura 9.10 F**). Essas articulações são *triaxiais* (*multiaxiais*), possibilitando movimentos em torno de três eixos (flexão-extensão, abdução-adução e rotação). Exemplos de articulações esferóideas são as articulações do ombro e do quadril. Na articulação do ombro, a cabeça do úmero se encaixa na cavidade glenoidal da

FIGURA 9.10 **Tipos de articulações sinoviais.** Para cada tipo são mostrados uma imagem da articulação verdadeira e um diagrama simplificado.

As articulações sinoviais são classificadas em seis tipos principais de acordo com os formatos das faces articulares dos ossos.

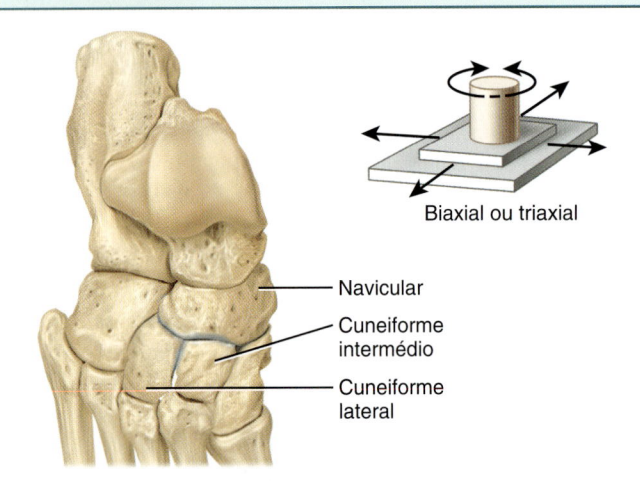

A. Articulação plana entre os ossos navicular e cuneiformes intermédio e lateral (ossos tarsais) do pé

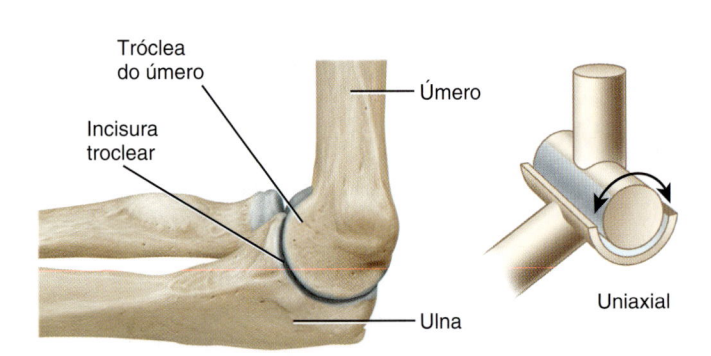

B. Gínglimo entre a tróclea do úmero e a incisura troclear da ulna no cotovelo

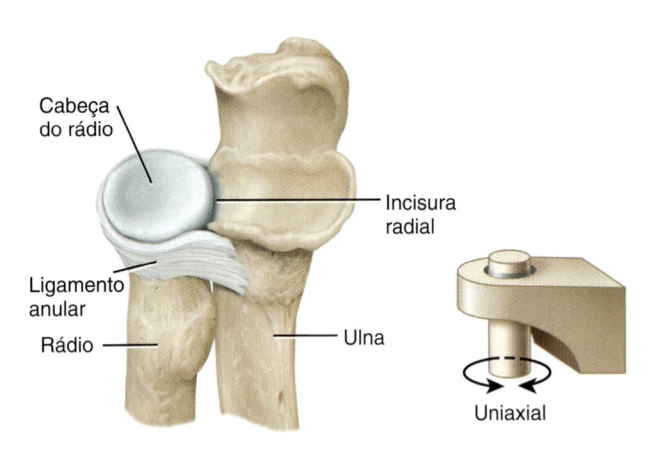

C. Articulação trocóidea entre a cabeça do rádio e a incisura radial da ulna

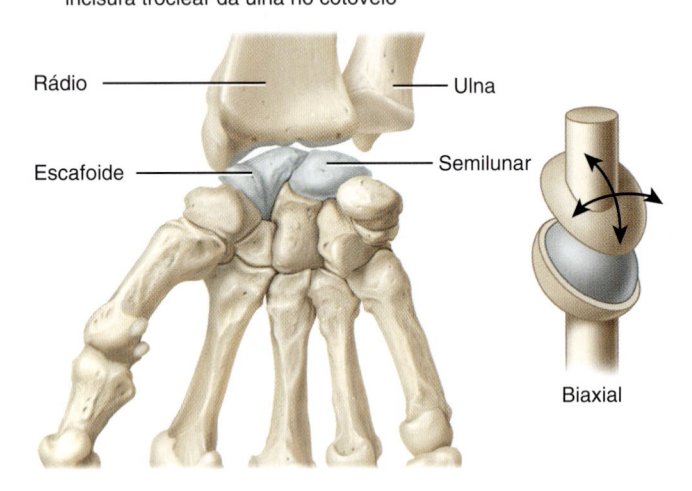

D. Articulação elipsóidea entre o rádio e os ossos carpais escafoide e semilunar (punho)

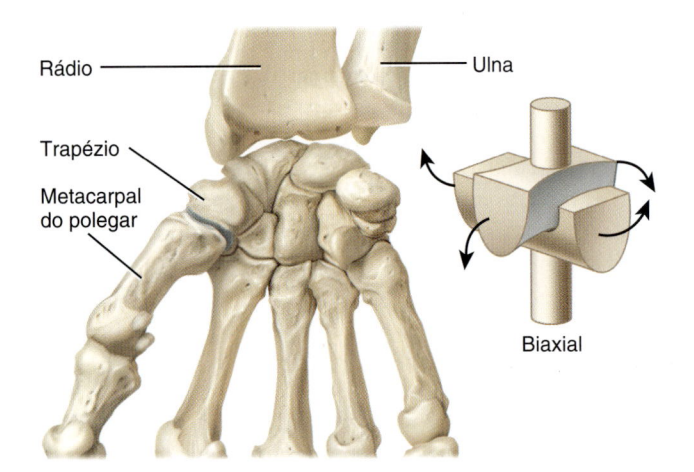

E. Articulação selar entre o osso carpal trapézio (punho) e o osso metacarpal do polegar

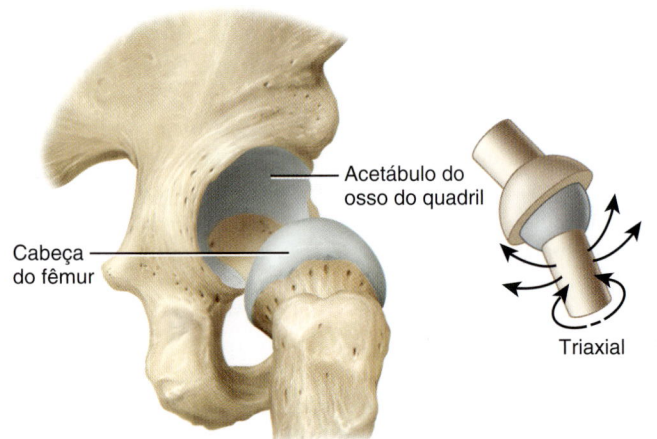

F. Articulação esferóidea entre a cabeça do fêmur e o acetábulo do osso do quadril

? Quais são os outros exemplos de articulações trocóideas (além da articulação mostrada nesta figura)?

escápula. Na articulação do quadril, a cabeça do fêmur se encaixa no acetábulo do osso do quadril.

A **Tabela 9.2** apresenta um resumo das categorias estruturais das articulações.

> **Teste rápido**
>
> **10.** Que tipos de articulações são uniaxial, biaxial e triaxial?

TABELA 9.2 — Resumo da classificação das articulações.

Classificação estrutural	Descrição	Grau de movimento	Exemplo
Fibrosa	Sem cavidade articular; os ossos são mantidos próximos por tecido conjuntivo denso não modelado		
Sutura	Os ossos da articulação são unidos por uma fina camada de tecido conjuntivo denso não modelado; encontrada entre os ossos do crânio; com a idade, algumas suturas são substituídas por sinostoses (ossos separados da cavidade craniana se fundem em um osso único)	Imóvel e pouco móvel	Sutura coronal
Sindesmose	Os ossos na articulação estão conectados por um volume variável de tecido conjuntivo denso não modelado, habitualmente um ligamento ou uma membrana	Discretamente móvel	Sindesmose tibiofibular e a membrana interóssea entre a tíbia e a fíbula (ligamento tibiofibular anterior)
Cartilagínea	Sem cavidade articular; os ossos são mantidos próximos por cartilagem hialina ou cartilagem fibrosa		
Sincondrose	Material conector: cartilagem hialina	Discretamente móvel a imóvel	Entre a primeira costela (C I) e o manúbrio do esterno. Cartilagem epifisial entre a diáfise e a epífise de ossos longos
Sínfise	Material conector: disco achatado e largo de cartilagem fibrosa	Discretamente móvel a imóvel	Sínfise púbica e sínfises intervertebrais
Sinovial	Caracterizada por cavidade sinovial, cartilagem articular e cápsula articular; pode conter ligamentos acessórios, discos articulares e bolsas		
Plana	Faces articulares planas ou discretamente curvas	Muitas são biaxiais: movimentos para a frente e para trás e de um lado para outro. Algumas são triaxiais: movimentos para a frente e para trás, de um lado para outro e rotação	Articulações carpais, tarsais, esternocostais (entre o esterno e o segundo ao sétimo pares de costelas) e costovertebrais
Gínglimo	Superfície convexa se encaixa em superfície côncava	Uniaxial: flexão–extensão	Articulações do cotovelo, do tornozelo e interfalângicas
Trocóidea	Face arredondada ou pontiaguda se encaixa em anel formado parcialmente por osso e parcialmente por ligamento	Uniaxial: rotação	Articulações atlantoaxial e radiulnar
Elipsóidea	Projeção de formato ovalado que se encaixa em depressão de formato ovalado	Biaxial: flexão–extensão, abdução–adução	Articulações radiocarpais e metacarpofalângicas
Selar	Face articular de um osso com formato de sela; a face articular do outro osso se encaixa como se fosse uma sela	Biaxial: flexão–extensão, abdução–adução	Articulação carpometacarpal entre o osso carpal trapézio e o osso metacarpal do polegar
Esferóidea	Superfície arredondada se encaixa em depressão côncava	Triaxial: flexão–extensão, abdução–adução, rotação	Articulações do ombro e do quadril

9.7 Fatores que influenciam o contato e a amplitude de movimentos nas articulações sinoviais

OBJETIVO

- **Descrever** seis fatores que influenciam o tipo de movimento e a amplitude de movimento possíveis em uma articulação sinovial.

As faces articulares das articulações sinoviais entram em contato e determinam o tipo de movimento e a amplitude de movimento possível. **Amplitude de movimento** consiste no movimento possível entre os ossos de uma articulação, medido em graus de um círculo. Os seguintes fatores contribuem para a manutenção do contato das faces articulares e influenciam a amplitude de movimento:

1. *Estrutura ou formato dos ossos na articulação.* A estrutura ou o formato dos ossos na articulação determina o grau de encaixe. As faces articulares de alguns ossos mantêm uma relação complementar. Essa relação espacial é bastante óbvia na articulação do quadril, na qual a cabeça do fêmur se articula com o acetábulo do osso do quadril. Esse encaixe possibilita movimento rotacional.

2. *Força e tensão dos ligamentos da articulação.* Os diferentes componentes de uma cápsula articular são tencionados apenas quando a articulação está em determinadas posições. Ligamentos tensos não apenas limitam a amplitude de movimento, mas também direcionam o movimento dos ossos na articulação. Na articulação do joelho, por exemplo, o ligamento cruzado anterior está tensionado e o ligamento cruzado posterior está relaxado quando o joelho está retificado e o oposto ocorre quando o joelho está flexionado. Na articulação do quadril, alguns ligamentos estão tensionados na posição ortostática e conectam mais firmemente a cabeça do fêmur ao acetábulo do osso do quadril.

3. *Disposição e tensão dos músculos.* A tensão muscular reforça a restrição imposta à articulação por seus ligamentos e, assim, limita o movimento. Um bom exemplo do efeito da tensão muscular sobre uma articulação é visto na articulação do quadril. Quando o quadril está flexionado com o joelho estendido, a flexão do quadril é limitada pela tensão dos músculos isquiotibiais na face posterior da coxa, de modo que a maioria das pessoas não consegue levantar um membro inferior retificado a mais de 90° a partir do assoalho. Todavia, se o joelho também estiver flexionado, a tensão sobre os músculos isquiotibiais é reduzida e a coxa pode ser levantada um pouco mais, possibilitando que a coxa encoste no tórax.

4. *Contato de partes moles.* O ponto no qual uma superfície corporal entra em contato com outra parte do corpo limita a mobilidade. Por exemplo, se a pessoa flexionar o membro superior na altura do cotovelo, o movimento é limitado pelo encontro da face anterior do antebraço com o músculo bíceps braquial. O movimento articular também pode ser limitado por tecido adiposo.

5. *Hormônios.* A flexibilidade articular também pode ser influenciada por hormônios, por exemplo, a relaxina, um hormônio produzido pela placenta e pelos ovários, aumenta a flexibilidade da cartilagem fibrosa da sínfise púbica e relaxa os ligamentos entre o sacro, o osso do quadril e o cóccix na fase final da gravidez. Essas alterações possibilitam a expansão da abertura inferior da pelve, auxiliando a passagem do feto durante o trabalho de parto.

6. *Desuso.* O movimento articular pode ser limitado se uma articulação não for usada durante um período prolongado. Por exemplo, se a articulação do cotovelo for imobilizada com aparelho gessado, a amplitude de movimento na articulação será limitada durante algum tempo após a retirada do aparelho gessado. O desuso também pode resultar em diminuição do volume de sinóvia (líquido sinovial), redução da flexibilidade dos ligamentos e dos tendões e *atrofia muscular* (redução das dimensões ou desgaste muscular).

Teste rápido

11. Como a força e a tensão dos ligamentos determinam a amplitude de movimento?

9.8 Principais articulações do corpo

OBJETIVO

- **Identificar** as principais articulações do corpo por localização, classificação e movimentos.

Nos Capítulo 7 e 8, foram discutidos os principais ossos e seus acidentes anatômicos. Neste capítulo examinaremos como as articulações são classificadas de acordo com suas estruturas e os movimentos que possibilitam. A **Tabela 9.3** (principais articulações do esqueleto axial) e a **Tabela 9.4** (principais articulações do esqueleto apendicular) o ajudarão a integrar as informações apresentadas nos três capítulos. Essas tabelas apresentam algumas das principais articulações do corpo humano de acordo com seus componentes articulares (os ossos que participam em sua formação), sua classificação estrutural e o(s) tipo(s) de movimento que ocorre(m) em cada articulação.

Nas próximas seções deste capítulo, algumas importantes articulações do corpo humano serão abordadas com detalhes. Cada seção analisará uma articulação sinovial específica e contém: (1) uma definição – uma descrição do tipo de articulação e os ossos que formam a referida articulação; (2) os componentes anatômicos – uma descrição dos principais ligamentos de conexão, do disco articular (se existente), da cápsula articular e de outras características significativas da articulação; e (3) os possíveis movimentos da articulação. Cada seção também mostra uma figura que ilustra

TABELA 9.3 Principais articulações do esqueleto axial.

Articulações	Componentes articulares	Classificação	Movimentos
Sutura(s)	Entre os ossos do crânio	Fibrosa	Nenhum
Atlantoccipitais	Entre as faces articulares superiores do atlas e os côndilos occipitais do osso occipital	Sinovial (elipsóidea)	Flexão e extensão da cabeça; flexão lateral discreta da cabeça
Atlantoaxiais	(1) Entre o dente do áxis e o arco anterior do atlas; (2) entre as massas laterais do atlas (C I) e o áxis (C II)	Sinovial (trocóidea) entre o dente do áxis e o arco anterior do atlas; sinovial (plana) entre as massas laterais do atlas e o áxis	Rotação da cabeça
Intervertebrais	(1) Entre os corpos das vértebras; (2) entre os arcos vertebrais	Cartilagínea (sínfise) entre os corpos das vértebras; sinovial (plana) entre os arcos vertebrais	Flexão, extensão, flexão lateral e rotação da coluna vertebral
Costovertebrais	(1) Entre as faces articulares das cabeças das costelas e as fóveas costais dos corpos das vértebras torácicas adjacentes e os discos intervertebrais entre elas; (2) entre a face articular dos tubérculos das costelas e a fóvea costal do processo transverso das vértebras torácicas	Sinovial (plana)	Discreto deslizamento
Esternocostais	Entre o esterno e os primeiros sete pares de costelas	Cartilagínea (sincondrose) entre o esterno e o primeiro par de costelas; sinovial (plana) entre o esterno e o segundo ao sétimo pares de costelas	Nenhum entre o esterno e o primeiro par de costelas; discreto deslizamento entre o esterno e o segundo ao sétimo pares de costelas
Lombossacrais	(1) Entre o corpo da quinta vértebra lombar (L V) e a base do sacro; (2) entre as faces articulares inferiores da quinta vértebra lombar (L V) e as faces articulares superiores da primeira vértebra sacral (S I)	Cartilagínea (sínfise) entre o corpo da L V e a base do sacro; sinovial (planar) entre as faces articulares superiores da primeira vértebra sacral (S I)	Flexão, extensão, flexão lateral e rotação da coluna vertebral

TABELA 9.4 Principais articulações do esqueleto apendicular.

Articulação	Componentes articulares	Classificação	Movimentos
Esternoclavicular	Entre a extremidade esternal da clavícula, o manúbrio do esterno e a primeira cartilagem costal	Sinovial (selar)	Deslizamento, com movimentos limitados em quase todas as direções
Acromioclavicular	Entre o acrômio e a extremidade acromial da clavícula	Sinovial (plana)	Deslizamento e rotação da escápula na clavícula

(*continua*)

a articulação. As articulações descritas são a articulação temporomandibular (ATM), a articulação do ombro, a articulação do cotovelo, a articulação do quadril e a articulação do joelho. Como essas articulações são descritas nas seções 9.10 a 9.14, elas não estão incluídas nas **Tabelas 9.3 e 9.4**.

Teste rápido

12. Identifique, com base nas **Tabelas 9.3 e 9.4**, apenas as articulações cartilagíneas.

TABELA 9.4	Principais articulações do esqueleto apendicular. (*continuação*)		
Articulação	**Componentes articulares**	**Classificação**	**Movimentos**
Radiulnares	Articulação radiulnar proximal entre a cabeça do rádio e a incisura radial da ulna; articulação radiulnar distal entre a incisura ulnar do rádio e a cabeça da ulna	Sinovial (trocóidea)	Rotação do antebraço
Punho (radiocarpal)	Entre a extremidade distal do rádio e os ossos carpais escafoide, semilunar e piramidal	Sinovial (elipsóidea)	Flexão, extensão, abdução, adução, circundução e discreta hiperextensão do punho
Carpais	Entre os ossos da fileira proximal do carpo, entre os ossos da fileira distal do carpo e entre as duas fileiras de ossos carpais (articulação mediocarpal)	Sinovial (plana), exceto para a articulação para hamato, escafoide e semilunar (mediocarpal), que é sinovial (selar)	Deslizamento mais flexão, extensão, abdução, adução e discreta rotação na articulação mediocarpal
Carpometacarpais	Articulação carpometacarpal do polegar entre o osso carpal trapézio e o primeiro osso metacarpal; articulações carpometacarpais dos outros dedos, formadas entre o carpo e o segundo ao quinto metacarpais	Sinovial (selar) no polegar; sinovial (plana) nos outros dedos	Flexão, extensão, abdução, adução e circundução no polegar; deslizamento nos outros dedos
Metacarpofalângicas e metatarsofalângicas	Entre as cabeças dos metacarpais (ou metatarsais) e as bases das falanges proximais	Sinovial (elipsóidea)	Flexão, extensão, abdução, adução e circundução das falanges
Interfalângicas	Entre as cabeças das falanges e as bases das falanges mais distais	Sinovial (gínglimo)	Flexão e extensão das falanges
Sacroilíaca	Entre as faces auriculares do sacro dos ílios dos ossos do quadril	Sinovial (plana)	Discreto deslizamento (principalmente durante a gravidez)
Sínfise púbica	Entre as faces anteriores dos ossos do quadril	Cartilagínea (sínfise)	Movimentos discretos (principalmente durante a gravidez)
Tibiofibulares	Articulação tibiofibular entre o côndilo lateral da tíbia e a cabeça da fíbula; sindesmose tibiofibular entre a extremidade distal da fíbula e a incisura fibular da tíbia	Sinovial (plana) na articulação proximal; fibrosa (sindesmose) na articulação distal	Discreto deslizamento na articulação proximal; discreta rotação da fíbula durante a flexão dorsal do pé
Tornozelo (talocrural)	(1) Entre a extremidade distal da tíbia e seu maléolo medial e o tálus; (2) entre o maléolo lateral da fíbula e o tálus	Sinovial (gínglimo)	Flexão dorsal e flexão plantar do pé
Tarsais	Articulação talocalcânea entre o tálus e o calcâneo (osso tarsal); articulação talocalcaneonavicular entre o tálus e os ossos tarsais calcâneo e navicular; articulação calcaneocubóidea entre os ossos tarsais calcâneo e cuboide	Sinovial (plana) nas articulações talocalcânea e calcaneocubóidea; sinovial (selar) na articulação talocalcaneonavicular	Inversão e eversão do pé
Tarsometatarsais	Entre os três cuneiformes (ossos tarsais) e as bases de cinco ossos metatarsais	Sinovial (plana)	Discreto deslizamento

9.9 Articulação temporomandibular

OBJETIVO

- **Descrever** os componentes anatômicos e os movimentos da articulação temporomandibular.

Definição

A **articulação temporomandibular** (ATM) é uma combinação de gínglimo e articulação plana formada pelo processo condilar da mandíbula e a fossa mandibular e o tubérculo articular do osso temporal. A articulação temporomandibular é a única articulação com movimento livre entre ossos do crânio (com exceção dos ossículos da audição); todas as outras articulações do crânio são fibrosas e, portanto, imóveis ou com pouca mobilidade.

Componentes anatômicos

1. *Disco articular*. Disco de cartilagem fibrosa que separa a cavidade articular em cavidades superior e inferior, cada uma com uma membrana sinovial (**Figura 9.11 C**).
2. *Cápsula articular*. Envoltório fino e relativamente frouxo que circunda a circunferência da articulação (**Figura 9.11 A, B**).
3. *Ligamento lateral*. Duas faixas curtas na face lateral da cápsula articular que se estendem inferior e posteriormente a partir da margem inferior e do tubérculo do processo zigomático do osso temporal para a face lateral posterior do colo da mandíbula. O ligamento lateral é coberto pela glândula parótida e ajuda a reforçar a articulação lateralmente, dificultando o deslocamento (luxação) da mandíbula (**Figura 9.11 A**).
4. *Ligamento esfenomandibular*. Uma faixa delgada que se estende inferior e anteriormente a partir da espinha do osso esfenoide para o ramo da mandíbula (**Figura 9.11 B**); não contribui significativamente para a estabilidade da articulação.
5. *Ligamento estilomandibular*. Faixa espessada da fáscia cervical profunda que se estende do processo estiloide do osso temporal para a margem inferior posterior do ramo da mandíbula. Esse ligamento separa a glândula parótida da glândula submandibular e limita o movimento da mandíbula na articulação temporomandibular (**Figura 9.11 A, B**).

Movimentos

Na articulação temporomandibular, apenas a mandíbula se move porque o osso temporal está firmemente ancorado aos outros ossos do crânio por suturas. Assim, a mandíbula atua na depressão (abertura da boca) e na elevação (fechamento da boca), que ocorre no compartimento inferior, na protração, na retração, no deslocamento lateral e na rotação discreta, que ocorrem no compartimento superior (ver **Figura 9.9 A a D**).

FIGURA 9.11 Articulação temporomandibular (ATM).

A ATM é a única articulação móvel entre ossos do crânio.

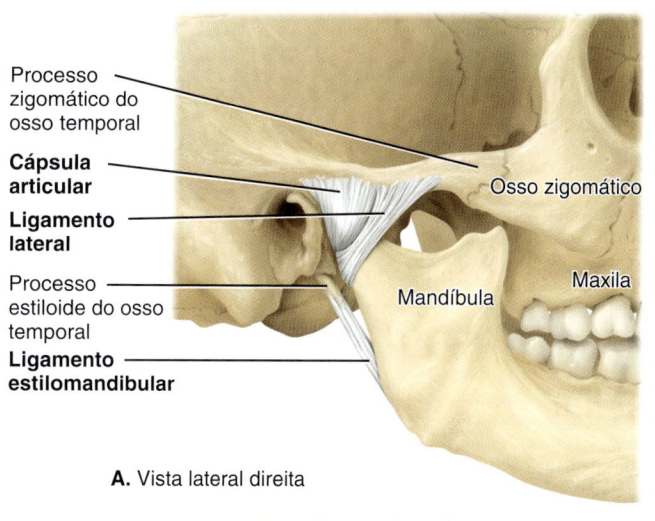

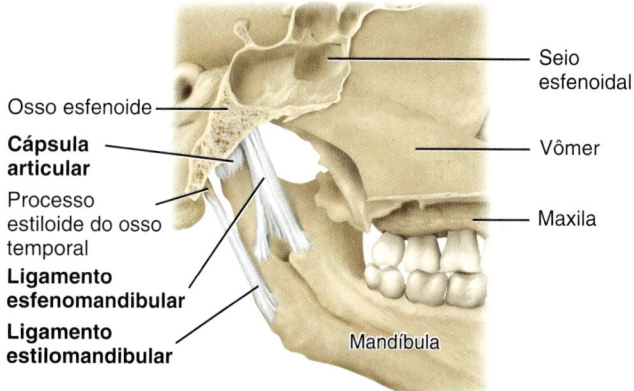

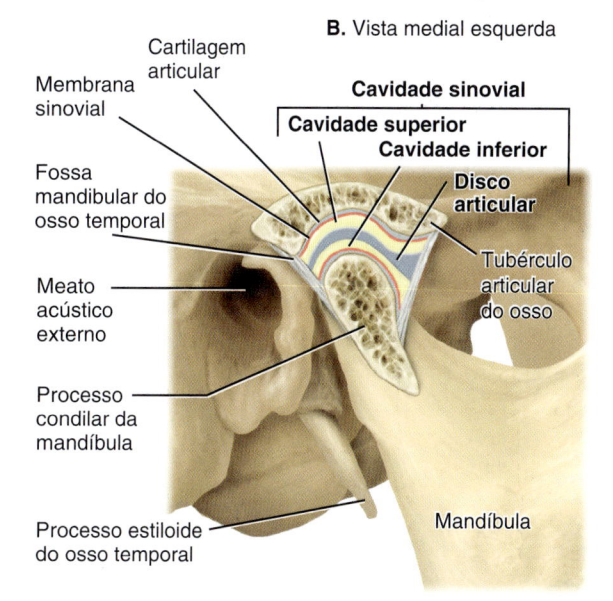

A. Vista lateral direita

B. Vista medial esquerda

C. Corte sagital a partir da direita

? Qual ligamento impede o deslocamento (luxação) da mandíbula?

Teste rápido

13. Qual é a principal diferença entre a articulação temporomandibular e as outras articulações do crânio?

9.10 Articulação do ombro (glenoumeral)

OBJETIVO

- **Descrever** os componentes anatômicos e os movimentos da articulação do ombro.

Definição

A **articulação do ombro** é esferóidea e formada pela cabeça do úmero e a cavidade glenoidal da escápula.

Componentes anatômicos

1. *Cápsula articular*. Estrutura sacular delgada e frouxa que envolve por completo a articulação e se estende a partir da cavidade glenoidal até o colo anatômico do úmero. A parte inferior da cápsula articular é seu ponto mais fraco (**Figura 9.12**).
2. *Ligamento coracoumeral*. Ligamento largo e resistente que fortalece a parte superior da cápsula articular e se estende do processo coracoide para o tubérculo maior do úmero (**Figura 9.12 A, B**). O ligamento reforça as partes superior e anterior da cápsula articular.
3. *Ligamentos glenoumerais*. São três espessamentos da cápsula articular sobre a face anterior da articulação que se estendem da cavidade glenoidal para o tubérculo menor e o colo anatômico do úmero. Esses ligamentos são, com frequência, indistintos ou inexistentes e fornecem resistência mínima (**Figura 9.12 A, B**). Esses ligamentos participam na estabilização da articulação quando o úmero se aproxima de seu limite de movimento ou o ultrapassa.
4. *Ligamento transverso do úmero*. Trata-se de uma lâmina estreita que se estende do tubérculo maior do úmero para o tubérculo

FIGURA 9.12 Articulação do ombro.

Boa parte da estabilidade da articulação do ombro resulta da disposição dos músculos do manguito rotador.

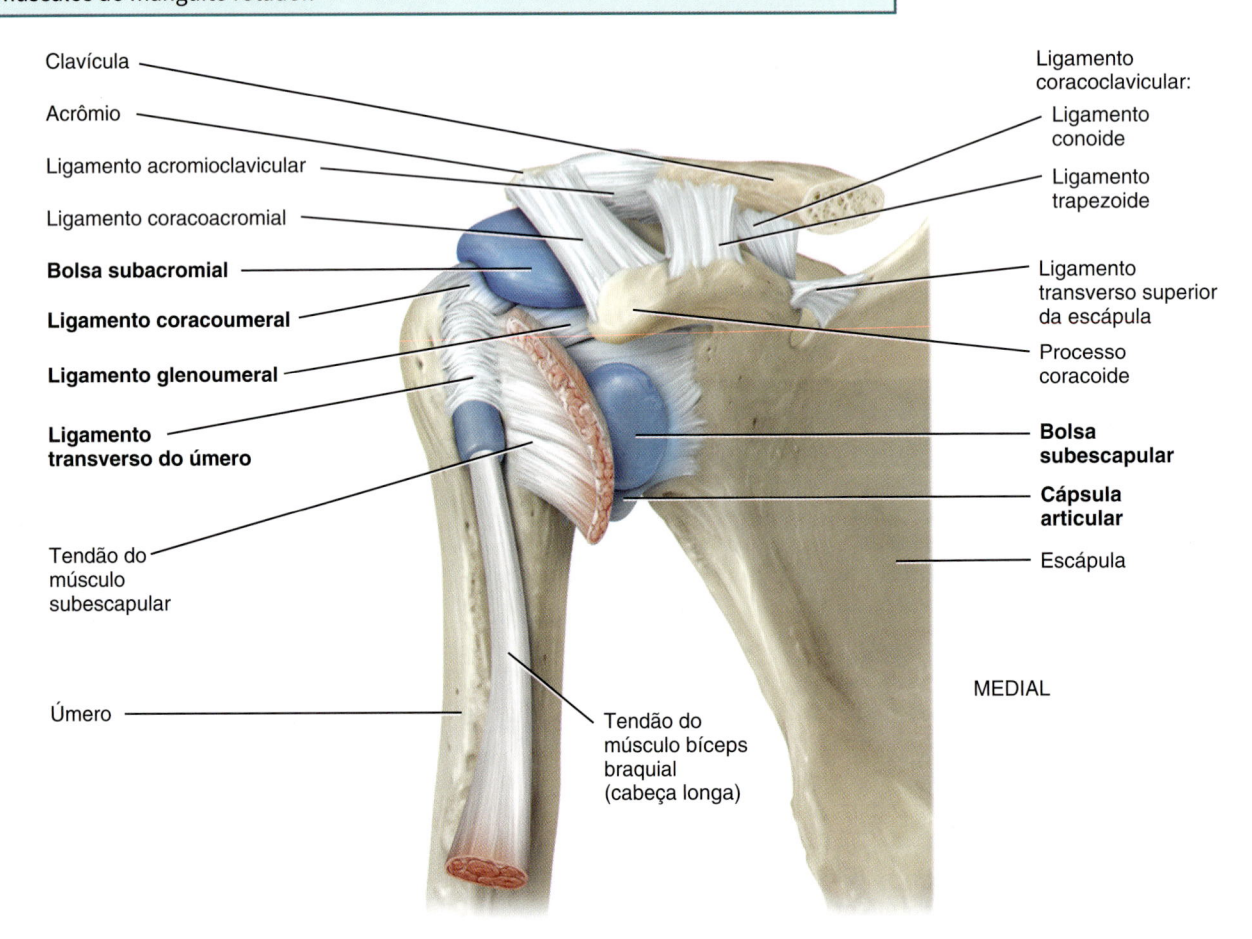

A. Vista anterior

menor (**Figura 9.12 A**). Esse ligamento funciona como um retináculo (faixa de retenção de tecido conjuntivo) para manter no local a cabeça longa do músculo bíceps braquial.

5. **Lábio glenoidal**. Margem estreita de cartilagem fibrosa em torno da margem da cavidade glenoidal que aprofunda discretamente e aumenta a cavidade glenoidal (**Figura 9.12 B, C**).

6. **Bolsas**. Quatro bolsas (ver seção 9.5) estão associadas a articulação do ombro, são elas a bolsa subcutânea subacromial (**Figura 9.12 A a C**), a bolsa subdeltóidea, a bolsa subescapular (**Figura 9.12 A**) e a bolsa subcoracóidea.

Além da articulação do ombro, existe outra articulação muito importante do ombro, conhecida como **articulação**

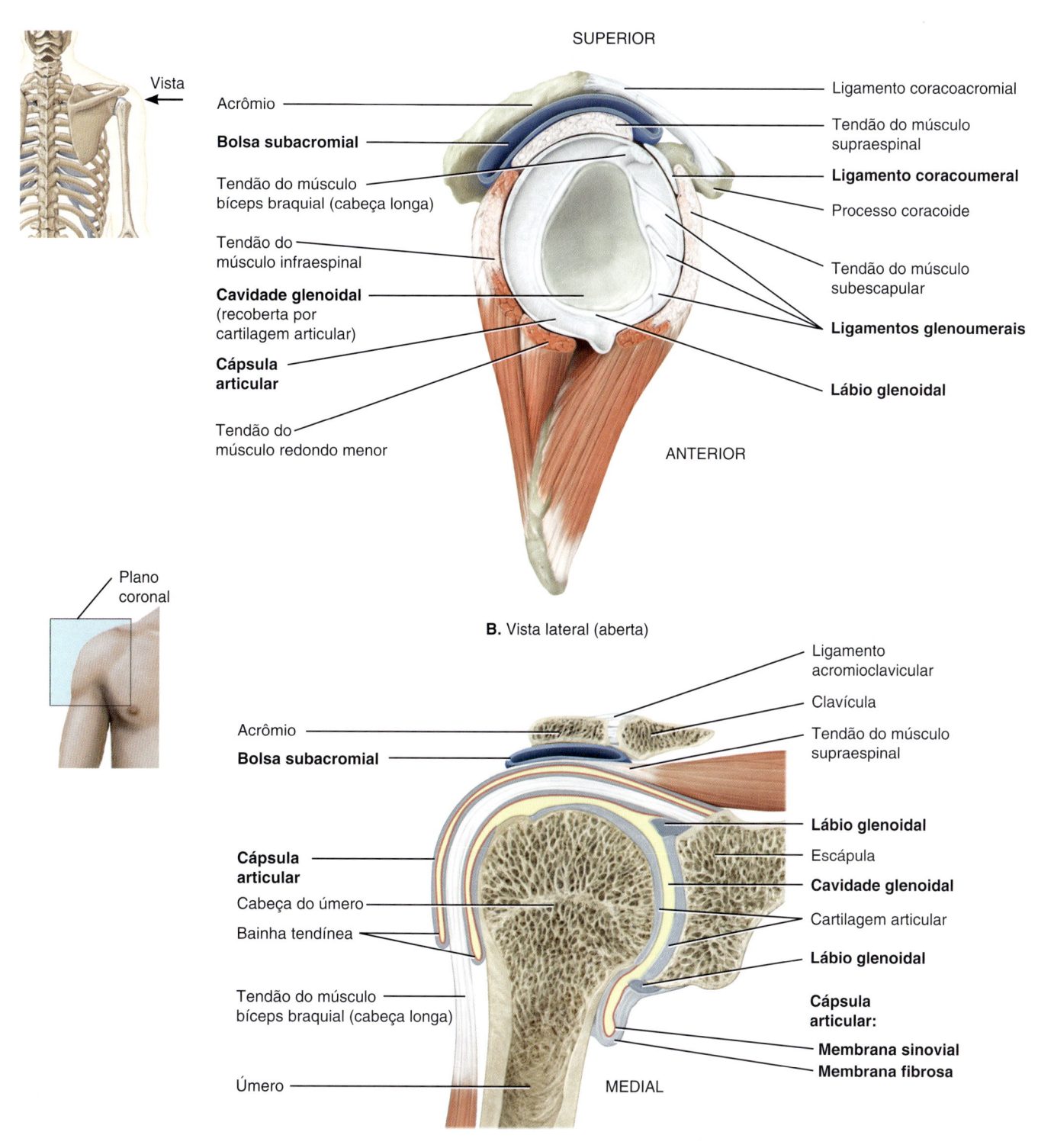

B. Vista lateral (aberta)

C. Corte coronal

(*continua*)

acromioclavicular, formada por conexões entre a escápula e a clavícula. Os ligamentos envolvidos nessas conexões são:

1. O **ligamento acromioclavicular** entre o acrômio e a extremidade acromial da clavícula.
2. O **ligamento coracoclavicular** entre o processo coracoide e a clavícula.

Como será mostrado a seguir, essa articulação é comprometida na condição clínica conhecida como luxação acromioclavicular (ver Correlação clínica: Lesões da articulação do ombro).

Movimentos

A articulação do ombro possibilita flexão, extensão, hiperextensão, abdução, adução, rotação medial, rotação lateral e circundução do braço (**Figuras 9.5 a 9.8**). Essa articulação tem mais liberdade de movimento do que qualquer outra articulação do corpo humano. Essa liberdade de movimento resulta da frouxidão da cápsula articular e da pouca profundidade da cavidade glenoidal em relação às grandes dimensões da cabeça do úmero.

Embora os ligamentos da articulação do ombro o fortaleçam até certo ponto, a maior parte da força resulta dos músculos que circundam a articulação, sobretudo os do manguito rotador. Esses músculos (supraespinal, infraespinal, redondo menor e subescapular) ancoram o úmero à escápula (ver também **Figura 11.15**). Os tendões dos músculos do manguito rotador circundam a articulação (exceto a parte inferior) e mantêm contato próximo com a cápsula articular. Os músculos do manguito rotador trabalham juntos para manter a cabeça do úmero na cavidade glenoidal.

Teste rápido

14. Quais tendões na articulação do ombro de um arremessador de beisebol são, mais provavelmente, rompidos em decorrência de circundução excessiva?

FIGURA 9.12 *Continuação.*

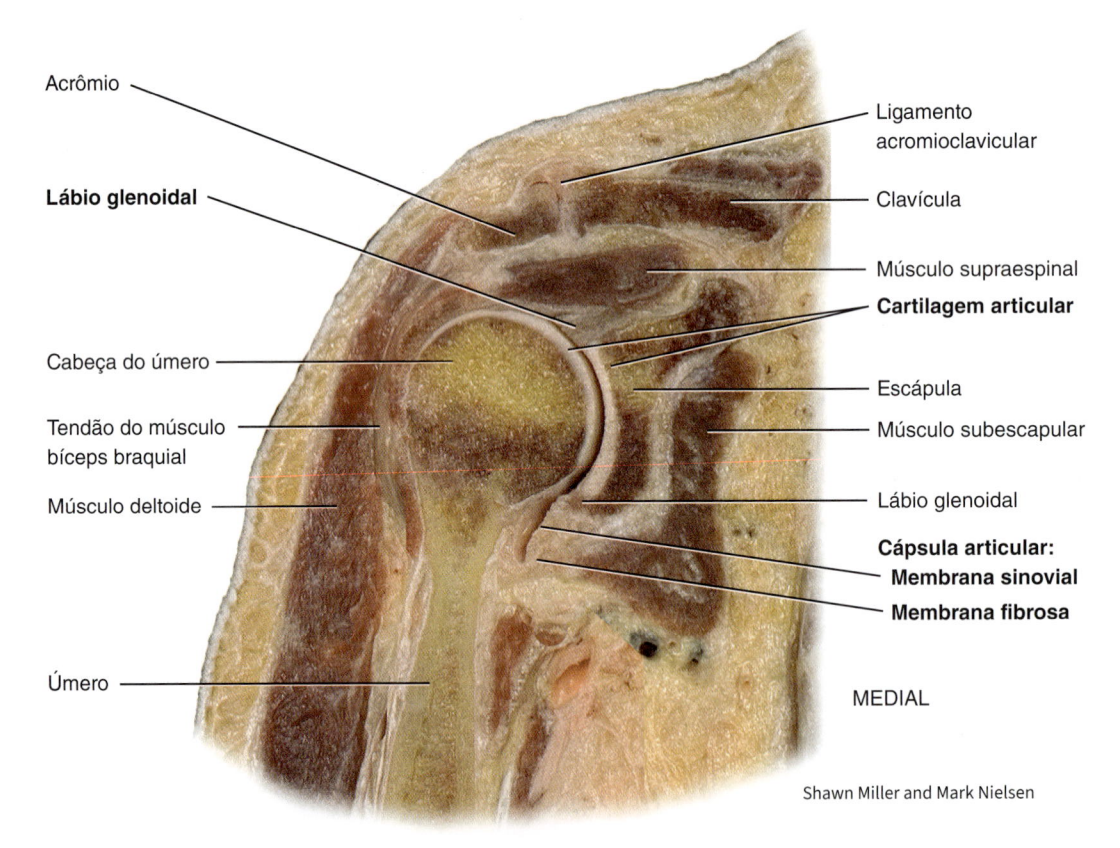

D. Corte coronal

Shawn Miller and Mark Nielsen

? Por que a articulação do ombro tem mais liberdade de movimento que qualquer outra articulação do corpo?

Correlação clínica

Lesões da articulação do ombro

A **lesão do manguito rotador** é a mais comum do ombro. Trata-se de um estiramento ou laceração dos músculos do manguito rotador; é uma lesão comum em arremessadores de beisebol, jogadores de vôlei, atletas de jogos com raquetes, nadadores e violinistas por causa dos movimentos do ombro que envolvem circundução vigorosa. Também pode ser consequente a desgaste, envelhecimento, traumatismo, má postura, levantamento incorreto e movimentos repetitivos em determinadas profissões, como colocar objetos em prateleiras acima do nível da cabeça. Mais frequentemente, ocorre laceração do tendão do músculo supraespinal do manguito rotador. Esse tendão é especialmente propenso a desgaste por causa de sua localização entre a cabeça do úmero e o acrômio, que comprime o tendão durante os movimentos do ombro. Má postura e mecânica corporal insatisfatória também exacerbam a compressão do tendão do músculo supraespinal.

A articulação mais frequentemente luxada em indivíduos adultos é a articulação do ombro porque a cavidade articular é muito rasa e a proximidade dos ossos é mantida por músculos de suporte. Em geral, na **luxação da articulação do ombro**, a cabeça do úmero é deslocada da cavidade glenoidal da escápula com dano significativo dos ligamentos, tendões e músculos circundantes. As luxações são tratadas com repouso, aplicação de gelo, analgésicos, manipulação manual ou cirurgia, seguidos pelo uso de tipoia e fisioterapia.

A **luxação acromioclavicular** se refere a ruptura parcial ou completa do ligamento acromioclavicular e, ocasionalmente, também há lesão do ligamento coracoclavicular. Habitualmente resulta de traumatismo significativo da articulação do ombro, como ocorre quando o ombro se choca contra o assoalho em uma queda. As opções terapêuticas são semelhantes às prescritas para a luxação da articulação do ombro, embora raramente seja necessária intervenção cirúrgica.

Na **ruptura do lábio glenoidal**, o lábio de cartilagem fibrosa é destacado da cavidade glenoidal. Isso faz com que a articulação pareça estar "saindo do lugar" ou "presa". Na verdade, pode ocorrer luxação do ombro como resultado dessa lesão. A ruptura do lábio glenoidal é tratada cirurgicamente com reconexão dele à cavidade glenoidal por suturas e fixadores. A articulação reparada é mais estável.

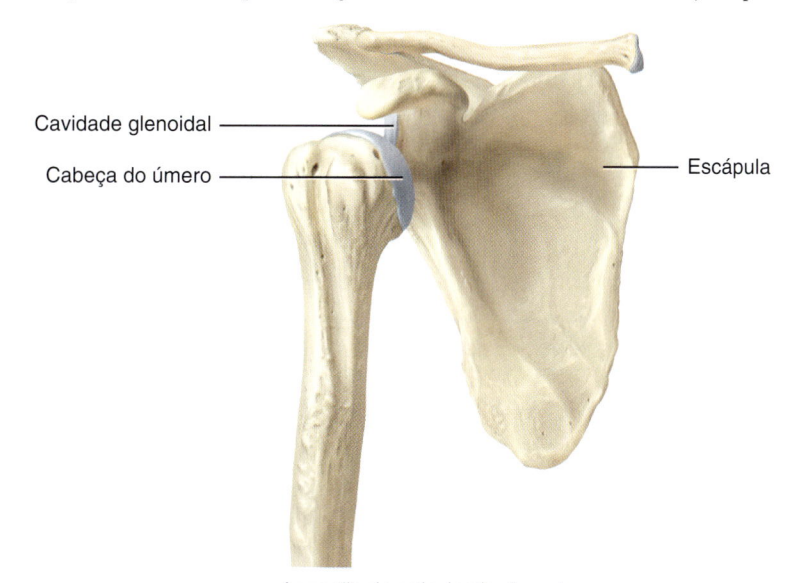

Luxação da articulação do ombro

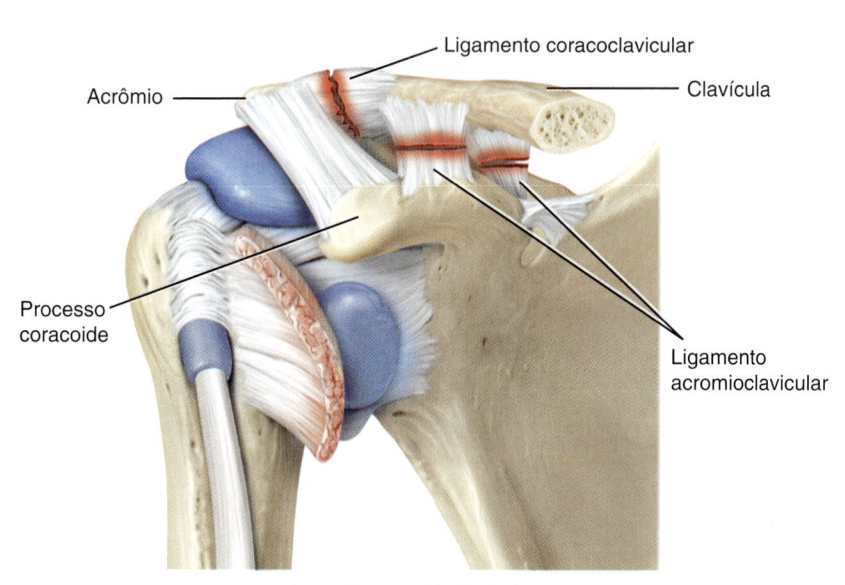

Luxação acromioclavicular

9.11 Articulação do cotovelo

OBJETIVO

- **Descrever** os componentes anatômicos e os movimentos da articulação do cotovelo.

Definição

A **articulação do cotovelo**, um gínglimo (articulação cilíndrica), é formada pela tróclea e pelo capítulo do úmero, pela incisura troclear da ulna e pela cabeça do rádio (articulações umeroulnar e umerorradial) e uma articulação trocóidea formada pela cabeça do rádio e pela incisura radial da ulna (articulação radiulnar proximal).

Componentes anatômicos

1. *Cápsula articular.* A parte anterior da cápsula articular recobre a parte anterior da articulação do cotovelo, desde as fossas radial e coronoide do úmero até o processo coronoide da ulna e o ligamento anular do rádio. A parte posterior se estende desde o capítulo do úmero, a fossa do olécrano e o epicôndilo lateral do úmero até o ligamento anular do rádio, o olécrano e a ulna posterior à incisura radial (**Figura 9.13 A, B**).
2. *Ligamento colateral ulnar.* Ligamento triangular espesso que se estende desde o epicôndilo medial do úmero até o processo coronoide e o olécrano (**Figura 9.13 A**). Parte desse ligamento aprofunda a cavidade para a tróclea do úmero.
3. *Ligamento colateral radial.* Ligamento triangular resistente que se estende desde o epicôndilo lateral do úmero até o ligamento anular do rádio e a incisura radial da ulna (**Figura 9.13 B**).
4. *Ligamento anular do rádio.* É uma faixa resistente que circunda a cabeça do rádio; mantém a cabeça do rádio na incisura radial da ulna (**Figura 9.13 A, B**).

Movimentos

A articulação do cotovelo possibilita a flexão e a extensão do antebraço (ver **Figura 9.5 C**).

Teste rápido

15. Na articulação do cotovelo quais ligamentos conectam (a) o úmero e a ulna e (b) o úmero e o rádio?

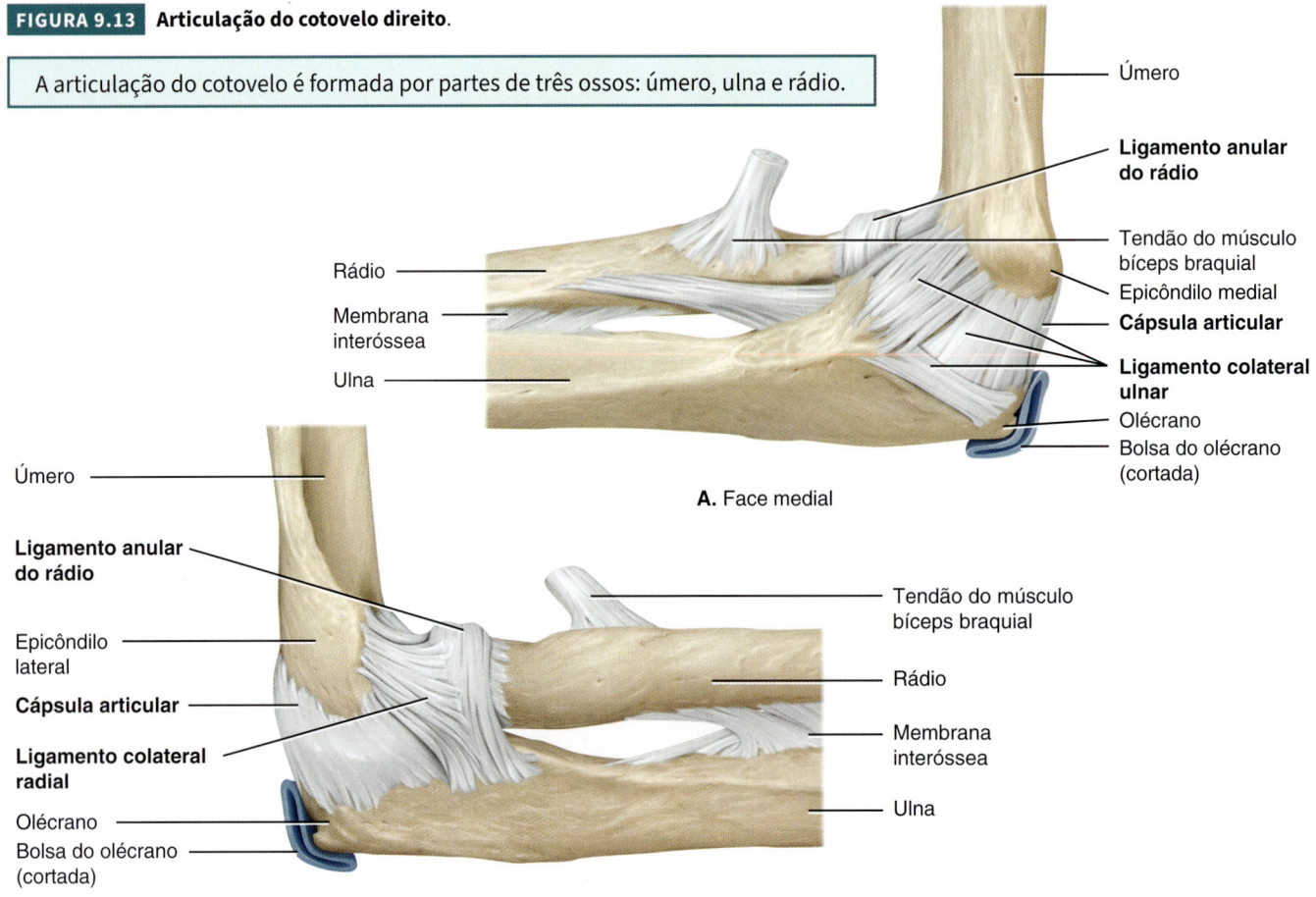

FIGURA 9.13 Articulação do cotovelo direito.

A articulação do cotovelo é formada por partes de três ossos: úmero, ulna e rádio.

A. Face medial

B. Face lateral

? Quais movimentos são possíveis em um gínglimo?

> ### Correlação clínica
>
> **Lesões da articulação do cotovelo**
>
> O termo **cotovelo de tenista** (conhecida pelos ortopedistas como epicondilite lateral) descreve, mais frequentemente, a dor no epicôndilo lateral do úmero ou adjacente a ele, causada habitualmente por um movimento mal executado de *backhand*. Os músculos extensores sofrem entorse ou distensão, resultando em dor. O **cotovelo da liga júnior** (epicondilite medial), inflamação do epicôndilo medial, ocorre geralmente como resultado de esquema pesado de arremesso e/ou que envolva jogar bolas curvas, especialmente em crianças/adolescentes. Nesse distúrbio a articulação do cotovelo pode aumentar, fragmentar ou se separar.
>
> A **luxação da cabeça do rádio** é a luxação do membro superior mais comum em crianças. Nessa lesão, a cabeça do rádio desliza ou rompe o ligamento anular radial, um ligamento que forma um "colarinho" em torno da cabeça do rádio na articulação radiulnar proximal. A ocorrência de luxação é mais provável quando uma forte tração é aplicada ao antebraço enquanto ele se encontra estendido e em supinação, por exemplo, enquanto uma criança é balançada pelos braços estendidos.
>
> Os arremessadores de beisebol fazem mais jogadas ativas que qualquer outro jogador em campo. Como resultado disso e da mecânica de arremesso, a lesão do ligamento colateral ulnar está se tornando cada vez mais comum. Desde 1974, o ligamento danificado é substituído por um tendão retirado do músculo palmar longo no punho ou um enxerto de origem cadavérica. Nos EUA esse tipo de cirurgia reconstrutora para o ligamento colateral ulnar é comumente conhecida como **cirurgia de Tommy John**, em homenagem ao arremessador de beisebol profissional que foi submetido pela primeira vez a esse procedimento.

e *isquiofemoral* reforçam as fibras longitudinais da cápsula articular.

2. *Ligamento iliofemoral.* Parte espessada da cápsula articular que se estende desde a espinha ilíaca anteroinferior do osso do quadril até a linha intertrocantérica do fêmur (**Figura 9.14 A, B**). Esse ligamento é considerado o mais forte do corpo humano e evita a hiperextensão do fêmur na articulação do quadril durante a posição ortostática.

3. *Ligamento pubofemoral.* Parte espessada da cápsula articular que se estende desde a parte púbica da margem do acetábulo até o colo do fêmur (**Figura 9.14 A**). Esse ligamento evita a abdução excessiva do fêmur na articulação do quadril e reforça a cápsula articular.

4. *Ligamento isquiofemoral.* Parte espessada da cápsula articular que se estende desde a parte isquiática adjacente ao acetábulo até o colo do fêmur (**Figura 9.14 B**). Esse ligamento relaxa durante a adução, é tensionado durante a abdução e reforça a cápsula articular.

5. *Ligamento da cabeça do fêmur.* Faixa triangular plana (primariamente uma prega sinovial) que se estende desde a fossa do acetábulo até a fóvea da cabeça do fêmur (**Figura 9.14 C**). O ligamento contém, habitualmente, uma pequena artéria que irriga a cabeça do fêmur.

6. *Lábio do acetábulo.* Faixa de cartilagem fibrosa conectada à margem do acetábulo que aumenta a sua profundidade (**Figura 9.14 C**). Como resultado, é rara a luxação do fêmur.

7. *Ligamento transverso do acetábulo.* Ligamento resistente que cruza sobre a incisura do acetábulo; suporta parte do lábio do acetábulo e está conectado ao ligamento da cabeça do fêmur e a cápsula articular (**Figura 9.14 C**).

9.12 Articulação do quadril

OBJETIVO

- **Descrever** os componentes anatômicos e os movimentos da articulação do quadril.

Definição

A **articulação do quadril** é uma articulação esferóidea formada pela cabeça do fêmur e o acetábulo do osso do quadril.

Componentes anatômicos

1. *Cápsula articular.* Cápsula muito densa e resistente que se estende da margem do acetábulo até o colo do fêmur (**Figura 9.14 C**). Com seus ligamentos acessórios, é uma das estruturas mais fortes do corpo humano. A cápsula articular é constituída por fibras circulares e longitudinais. As fibras circulares, a chamada zona orbicular, forma um "colarinho" em torno do colo do fêmur. Ligamentos acessórios conhecidos como *ligamentos iliofemoral, pubofemoral*

Movimentos

A articulação do quadril possibilita flexão, extensão, abdução, adução, rotação lateral, rotação medial e circundução da coxa (ver **Figuras 9.5 a 9.8**). A grande estabilidade da articulação do quadril está relacionada com a extremamente resistente cápsula articular e seus ligamentos acessórios, com a maneira como o fêmur se encaixa no acetábulo e com os músculos que circundam a articulação. Embora as articulações do ombro e do quadril sejam esferóideas, a articulação do quadril não tem amplitude de movimento igual à da articulação do ombro. A flexão é limitada pela face anterior da coxa que entra em contato com a parede anterior do abdome quando o joelho é flexionado e pela tensão dos músculos isquiotibiais quando o joelho está estendido. A extensão é limitada pela tensão dos iliofemoral, pubofemoral e isquiofemoral. A abdução é limitada pela tensão do ligamento pubofemoral, e a adução é limitada pelo contato com o membro oposto e pela tensão no ligamento da cabeça do fêmur. A rotação medial é limitada pela tensão no ligamento isquiofemoral, e a rotação lateral é limitada pela tensão nos ligamentos iliofemoral e pubofemoral.

> ### Teste rápido
>
> 16. Por que a luxação do fêmur é tão rara?

FIGURA 9.14 Articulação do quadril direito.

A cápsula articular da articulação do quadril é uma das estruturas mais resistentes do corpo humano.

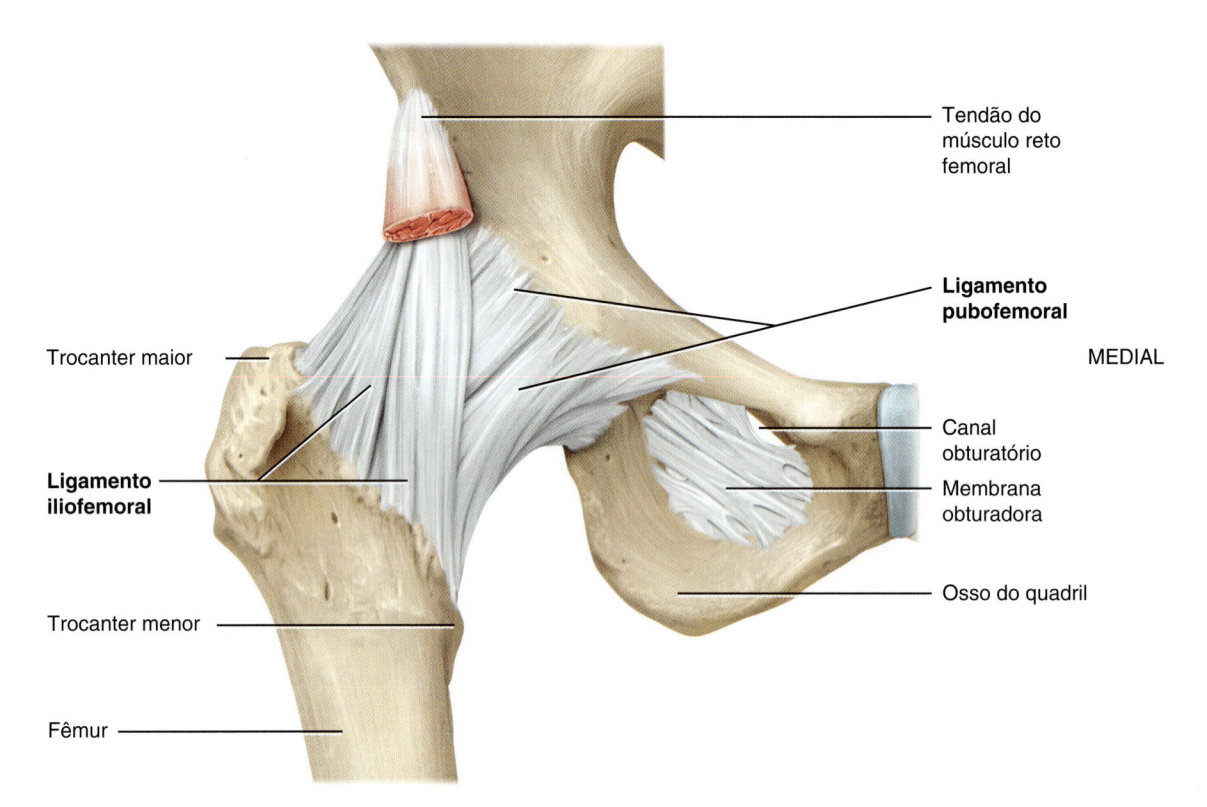

Tendão do músculo reto femoral

Ligamento pubofemoral

MEDIAL

Trocanter maior

Canal obturatório

Membrana obturadora

Ligamento iliofemoral

Osso do quadril

Trocanter menor

Fêmur

A. Vista anterior

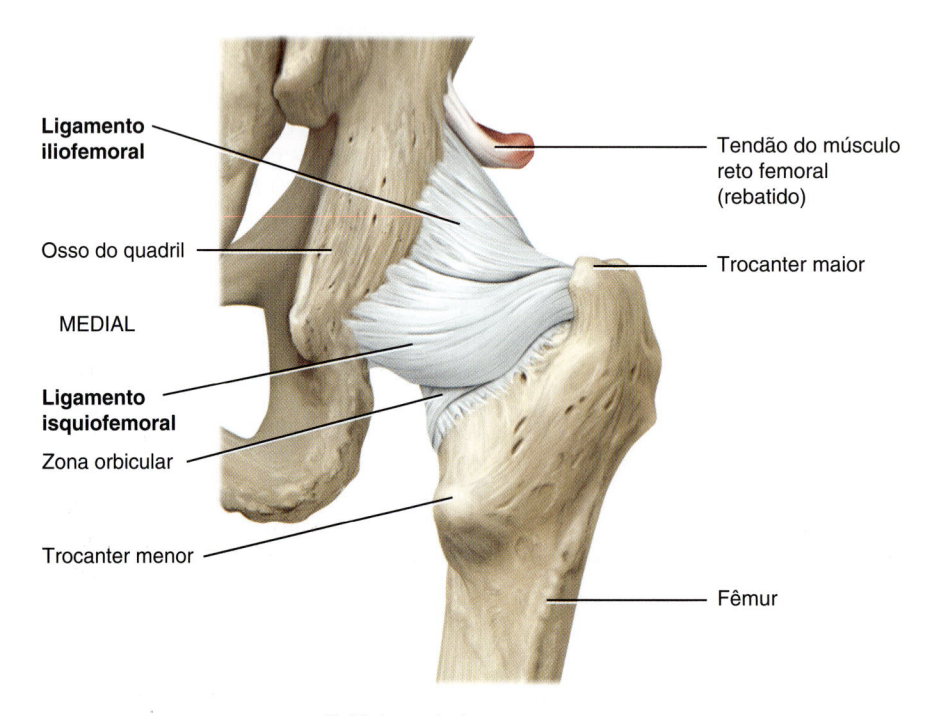

Ligamento iliofemoral

Tendão do músculo reto femoral (rebatido)

Osso do quadril

Trocanter maior

MEDIAL

Ligamento isquiofemoral

Zona orbicular

Trocanter menor

Fêmur

B. Vista posterior

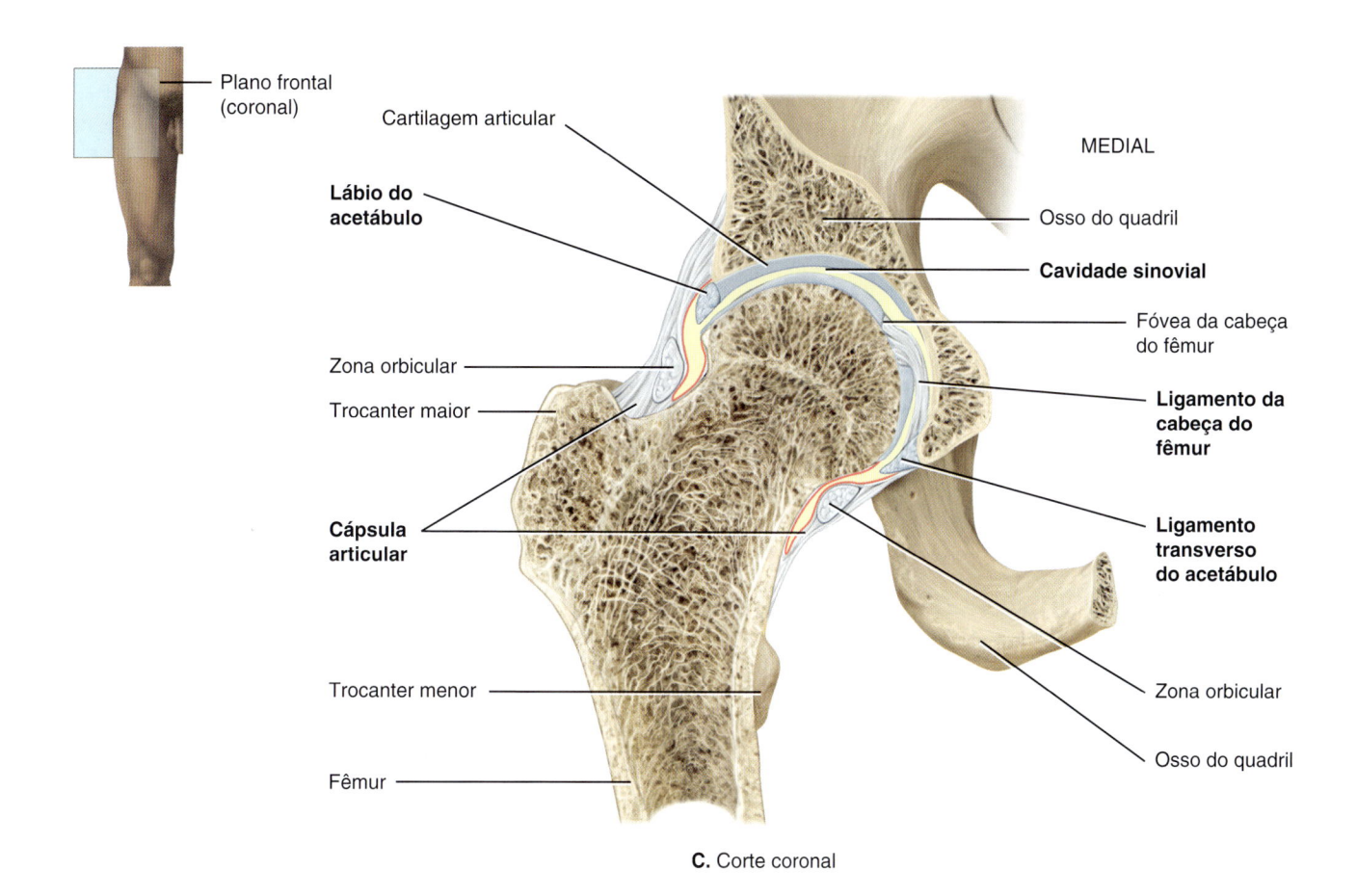

Plano frontal (coronal)
Cartilagem articular
Lábio do acetábulo
Zona orbicular
Trocanter maior
Cápsula articular
Trocanter menor
Fêmur

MEDIAL
Osso do quadril
Cavidade sinovial
Fóvea da cabeça do fêmur
Ligamento da cabeça do fêmur
Ligamento transverso do acetábulo
Zona orbicular
Osso do quadril

C. Corte coronal

? Quais ligamentos limitam a extensão possível na articulação do quadril?

9.13 Articulação do joelho

OBJETIVO

- **Descrever** os principais componentes anatômicos da articulação do joelho e explicar os movimentos que podem ocorrer nessa articulação.

Definição

A **articulação do joelho** é a maior e mais complexa articulação do corpo humano (**Figura 9.15**). É um gínglimo (articulação cilíndrica) modificado (porque seu movimento primário é uniaxial e semelhante a uma dobradiça) que é constituído por três articulações em uma cavidade sinovial única:

1. Lateralmente está a *articulação tibiofemoral*, entre o côndilo lateral do fêmur, o menisco lateral e o côndilo lateral da tíbia, que é o osso sustentador do peso corporal na perna.

2. Medialmente existe outra *articulação tibiofemoral*, entre o côndilo medial do fêmur, o menisco medial e o côndilo medial da tíbia.

3. Uma *articulação patelofemoral* intermediária entre a patela e a face patelar do fêmur

Componentes anatômicos

1. *Cápsula articular*. Não existe uma cápsula completa e independente unindo os ossos da articulação do joelho. A bainha ligamentar que circunda a articulação é constituída, principalmente, por tendões de músculos ou suas expansões (**Figura 9.15 E a G**). Existem, entretanto, algumas fibras capsulares conectando os ossos na articulação.

2. *Retináculos medial e lateral da patela*. Tendões amalgamados de inserção do músculo quadríceps femoral e a fáscia lata que reforçam, a face anterior da articulação (**Figura 9.15 E**).

3. *Ligamento da patela*. Continuação do tendão comum de inserção do músculo quadríceps femoral que se estende da patela para tuberosidade da tíbia; também reforça a face anterior

da articulação. A face posterior do ligamento é separada da membrana sinovial da articulação por um corpo adiposo infrapatelar (**Figura 9.15 C a E**).

4. *Ligamento poplíteo oblíquo*. Ligamento largo e plano que se estende da fossa intercondilar e do côndilo lateral do fêmur até a cabeça e o côndilo medial da tíbia (**Figura 9.15 F, H**). O ligamento reforça a face posterior da articulação.

5. *Ligamento poplíteo arqueado*. Esse ligamento em formato de Y se estende do côndilo lateral do fêmur até a cabeça da fíbula; reforça a parte lateral inferior da face posterior da articulação (**Figura 9.15 F**).

6. *Ligamento colateral tibial*. Ligamento largo e plano na face medial da articulação que se estende do côndilo medial do fêmur para o côndilo medial da tíbia (**Figura 9.15 A, E a H**). Tendões dos músculos sartório, grácil e semitendíneo, que reforçam a face medial da articulação, cruzam esse ligamento. O ligamento colateral tibial está firmemente inserido no menisco medial.

7. *Ligamento colateral fibular*. Forte ligamento arredondado na face lateral da articulação que se estende do côndilo lateral do fêmur para a face lateral da cabeça da fíbula (**Figura 9.15 A, E a H**); reforça a face lateral da articulação. Esse ligamento é recoberto pelo tendão do músculo bíceps femoral. O tendão do músculo poplíteo está localizado profundamente a esse ligamento.

8. *Ligamentos intracapsulares*. Dois ligamentos na camada fibrosa da cápsula articular conectando a tíbia e o fêmur. Os **ligamentos cruzados** anterior e posterior recebem essa denominação com base em suas origens em relação à área intercondilar da tíbia. A partir de suas origens os trajetos desses ligamentos se cruzam até chegar ao fêmur.

FIGURA 9.15 Articulação do joelho, direito.

A articulação do joelho é a maior e mais complexa do corpo humano.

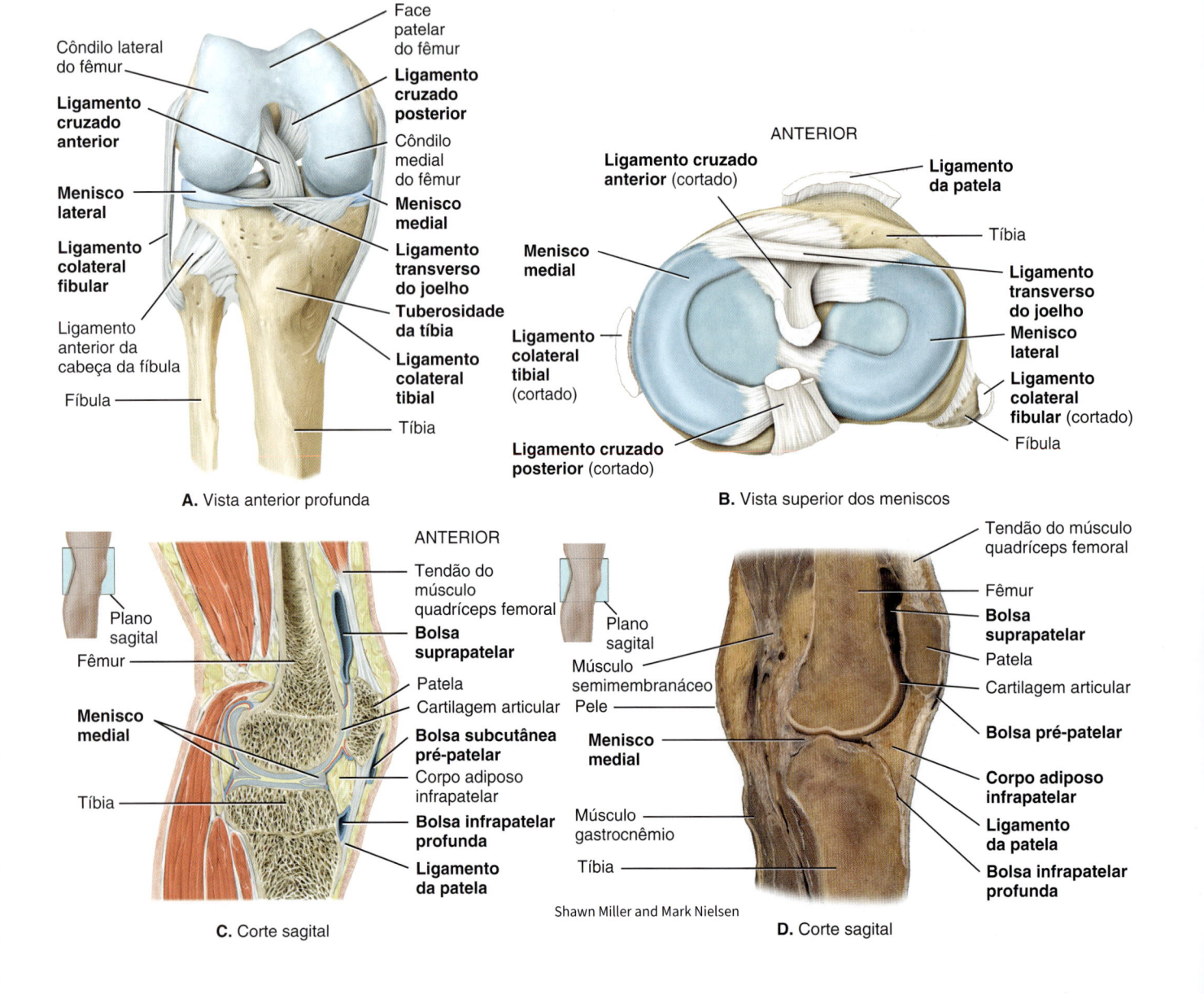

Shawn Miller and Mark Nielsen

A. Vista anterior profunda

B. Vista superior dos meniscos

C. Corte sagital

D. Corte sagital

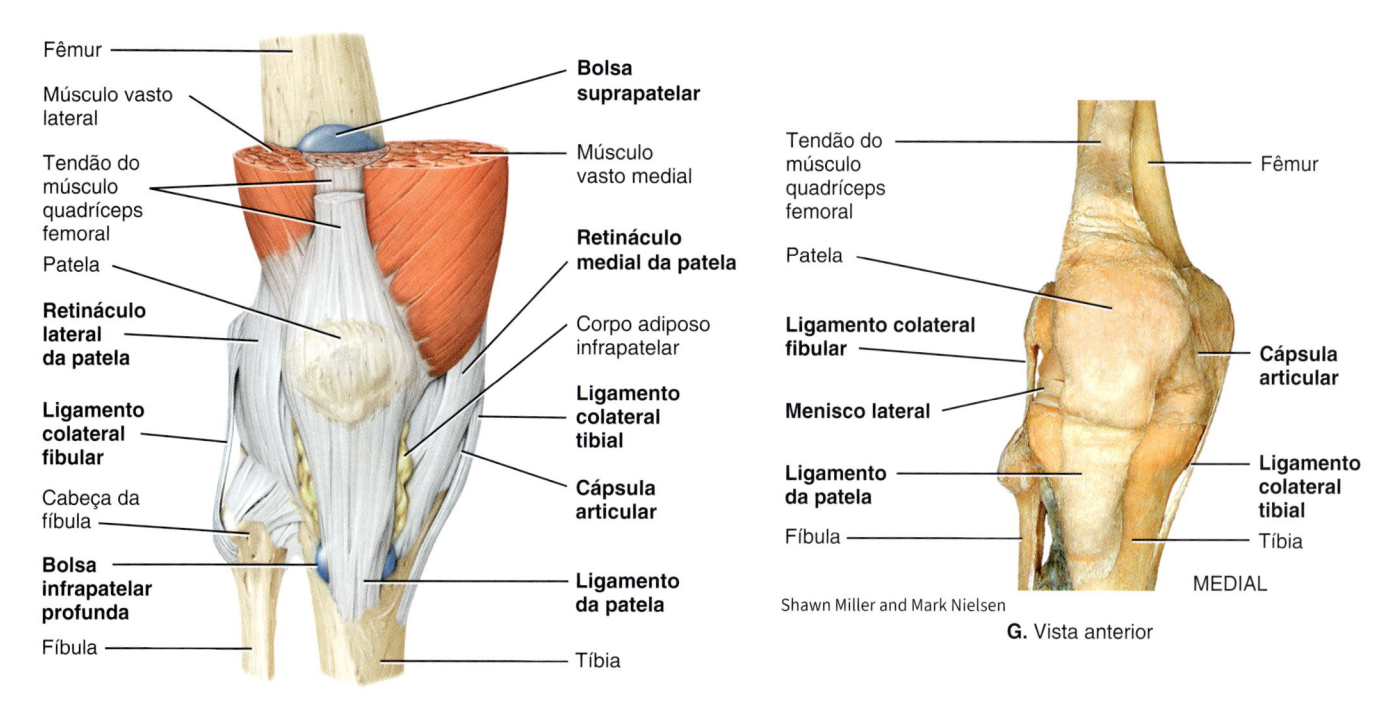

E. Vista anterior superficial

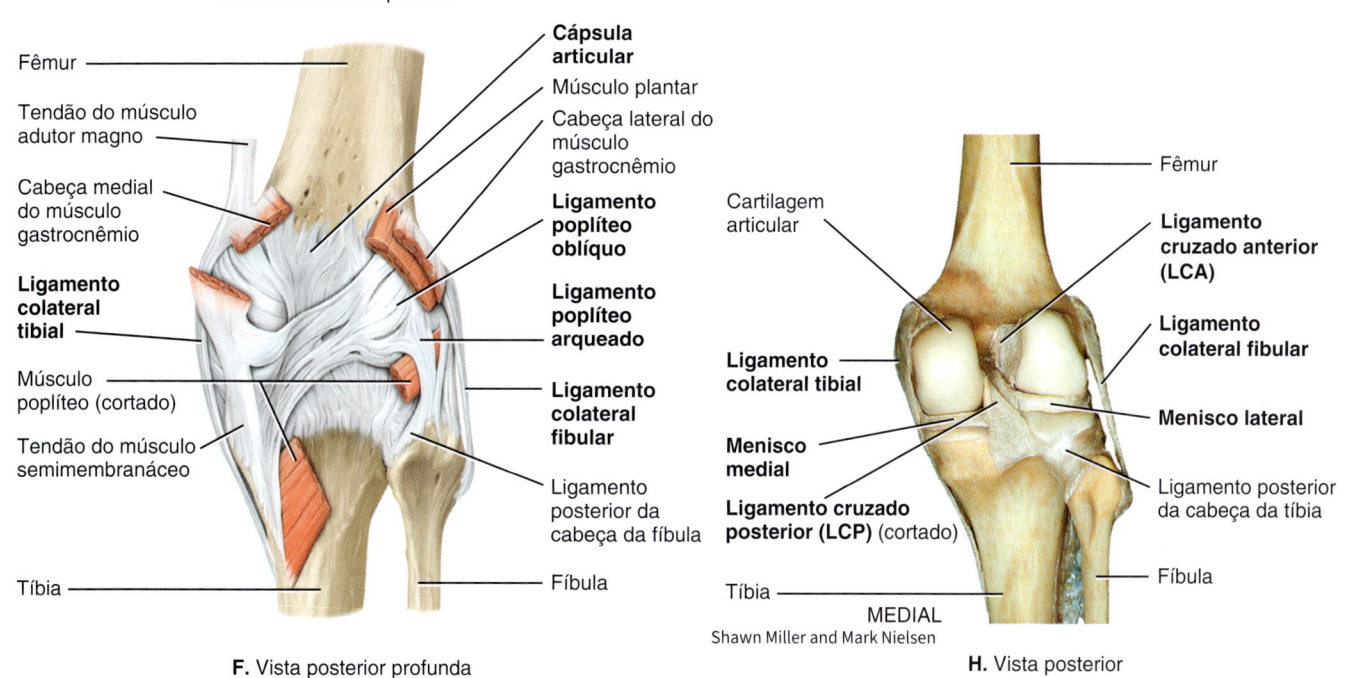

F. Vista posterior profunda

G. Vista anterior

H. Vista posterior

? Qual movimento ocorre na articulação do joelho quando o músculo quadríceps femoral (face anterior da coxa) se contrai?

a. **Ligamento cruzado anterior (LCA).** Esse ligamento se estende posterior e lateralmente a partir de um ponto anterior à área intercondilar da tíbia até a parte posterior da face medial do côndilo lateral do fêmur (**Figura 9.15 A, B, H**). O LCA limita a hiperextensão do joelho (que normalmente não ocorre nessa articulação) e impede o deslizamento anterior da tíbia sobre o fêmur. Esse ligamento é distendido ou rompido em aproximadamente 70% das lesões graves do joelho.

As lesões do LCA são muito mais comuns em mulheres do que em homens, talvez três a seis vezes mais frequentes. Os motivos ainda não foram elucidados, mas parecem estar associados ao menor espaço entre os côndilos do fêmur nas mulheres com consequente limitação do movimento do LCA. Além disso, a pelve mais larga das mulheres cria um ângulo maior entre o fêmur e a tíbia e aumenta o risco de laceração do LCA; os hormônios femininos aumentam a flexibilidade dos ligamentos, dos músculos e dos tendões, mas não possibilitam que essas estruturas absorvam a tensão imposta com consequente transferência dessa tensão para o LCA. Além disso, a menor força muscular das mulheres faz com que dependam mais do LCA para manter o joelho no lugar.

   b. *Ligamento cruzado posterior (LCP)*. O LCP estende-se anterior e medialmente de uma depressão na área intercondilar posterior da tíbia e do menisco lateral para a parte anterior da face lateral do côndilo medial do fêmur (**Figura 9.15 A, B, H**). O LCP impede o deslizamento posterior da tíbia (e o deslizamento anterior do fêmur) quando o joelho é flexionado. Isso é muito importante quando a pessoa desce uma escada ou um terreno muito íngreme.

9. *Meniscos*. Dois meniscos de cartilagem fibrosa entre os côndilos do fêmur e da tíbia ajudam a compensar os formatos irregulares dos ossos e a circulação do líquido sinovial.

   a. *Menisco medial*. Trata-se de uma peça semicircular de cartilagem fibrosa (com formato de C). Sua extremidade anterior está inserida na fossa intercondilar anterior da tíbia, anteriormente ao ligamento cruzado anterior, e sua extremidade posterior está inserida na fossa intercondilar posterior da tíbia, entre as inserções do ligamento cruzado posterior e o menisco lateral (**Figura 9.15 A, B, D, H**).

   b. *Menisco lateral*. Trata-se de uma peça quase circular de cartilagem fibrosa (tem o formato aproximado de um O incompleto) (**Figura 9.15 A, B, D, H**). Sua extremidade anterior está inserida anteriormente na eminência intercondilar da tíbia e lateral e posteriormente ao ligamento cruzado anterior, enquanto sua extremidade posterior está inserida posteriormente na eminência intercondilar da tíbia e anteriormente à extremidade posterior do menisco medial. As faces anteriores dos meniscos medial e lateral estão conectadas entre si pelo *ligamento transverso do joelho* (**Figura 9.15 A**) e estão conectadas às margens superiores da tíbia pelos *ligamentos meniscotibiais (coronários) lateral e medial* (não mostrados).*

10. As bolsas mais importantes do joelho incluem as seguintes:

    a. *Bolsa subcutânea pré-patelar* entre a patela e a pele (**Figura 9.15 C, D**).

    b. *Bolsa infrapatelar* profunda entre a parte superior da tíbia e o ligamento da patela (**Figura 9.15 C a E**).

    c. *Bolsa suprapatelar* entre a parte inferior do fêmur e a face profunda do músculo quadríceps femoral (**Figura 9.15 C a E**).

Movimentos

A articulação do joelho realiza flexão, extensão, discreta rotação medial e rotação lateral da perna na posição flexionada (**Figuras 9.5 F e 9.8 C**).

---
*N.R.T.: Os ligamentos meniscotibiais ou coronários, não são citados pela comissão de Terminologia Internacional Anatômica, entretanto são citados livremente pelos ortopedistas e radiologistas.

Teste rápido

17. Quais são as funções opostas dos ligamentos cruzados anterior e posterior?

Correlação clínica

Lesões do joelho

A articulação do joelho é a articulação mais vulnerável aos traumas porque se trata de uma articulação móvel e que sustenta o peso corporal e sua estabilidade depende quase totalmente de seus músculos e ligamentos associados. Além disso, não apresenta uma boa congruência entre as faces articulares dos ossos que a compõem. Existem vários tipos de **lesões do joelho**. O **edema do joelho** pode ocorrer imediatamente após uma lesão ou horas depois. O edema inicial é consequente ao extravasamento de sangue de vasos sanguíneos lesionados adjacentes às áreas que sofreram o trauma, inclusive ruptura do ligamento cruzado anterior, lesão das membranas sinoviais, ruptura de meniscos, fraturas e estiramentos do ligamento colateral. Edema tardio é consequente a produção excessiva de líquido sinovial, uma condição frequentemente denominada "água no joelho" pelos leigos.

A inserção firme do ligamento colateral tibial no menisco medial é importante do ponto de vista clínico porque a laceração desse ligamento geralmente resulta em laceração do menisco. Esse tipo de dano pode ocorrer em práticas desportivas como futebol americano e rúgbi quando o joelho de um jogador é golpeado na face lateral enquanto o pé está fixado no chão. A força do golpe também pode romper o ligamento cruzado anterior, que também está conectado ao menisco medial. O termo "**tríade infeliz**" é aplicado a uma lesão do joelho que danifica simultaneamente os três componentes do joelho: o ligamento colateral tibial, o menisco medial e o ligamento cruzado anterior.

Luxação do joelho consiste em deslocamento da tíbia em relação ao fêmur. O tipo mais comum é a luxação anterior, resultante de hiperextensão do joelho. Uma consequência frequente da luxação do joelho é lesão da artéria poplítea.

Se não for necessária intervenção cirúrgica, o tratamento das lesões do joelho consiste em proteção da articulação, repouso, aplicação de gelo e elevação do membro inferior associados a exercícios de fortalecimento e, talvez, fisioterapia.

9.14 Envelhecimento e articulações

OBJETIVO

- **Explicar** o efeito do envelhecimento nas articulações.

Em geral, o envelhecimento resulta em diminuição da produção de sinóvia (líquido sinovial) nas articulações. Além disso, a cartilagem articular se torna mais delgada com o passar dos anos, os ligamentos encurtam e perdem parte de sua flexibilidade. Os efeitos do envelhecimento nas articulações são influenciados por fatores genéticos e pelo desgaste e variam consideravelmente de uma pessoa para outra. Embora as alterações degenerativas nas articulações possam começar já a partir da terceira década de vida, a maioria das alterações só ocorre muito tempo depois. Aos 80 anos de idade, quase todos os seres humanos apresentam algum tipo de degeneração nos joelhos, nos cotovelos, nos quadris e nos ombros. Também é comum que adultos mais velhos apresentem alterações degenerativas na coluna vertebral, resultando em postura cifótica e compressão das raízes nervosas. Um tipo de artrite, denominada osteoartrite (ver seção *Distúrbios: desequilíbrios homeostáticos*, no final deste capítulo), é pelo menos parcialmente relacionado ao envelhecimento. Quase todos os seres humanos com mais de 70 anos de idade apresentam evidências de alterações osteoartríticas. Exercícios de alongamento e exercícios aeróbicos que tentam manter a amplitude de movimento plena ajudam a minimizar os efeitos do envelhecimento, além de ajudar a manter a função efetiva dos ligamentos, dos tendões, dos músculos, do líquido sinovial e da cartilagem articular.

> **Teste rápido**
>
> 18. Quais articulações mostram evidências de degeneração em quase todos os indivíduos à medida que envelhecem?

9.15 Artroplastia

OBJETIVO

- **Explicar** os procedimentos envolvidos na artroplastia e **descrever** como é realizada uma artroplastia total do quadril.

Articulações que apresentam danos significativos em decorrência de doenças como artrite ou traumas podem ser substituídas cirurgicamente por dispositivos artificiais em um procedimento conhecido como **artroplastia**. Embora muitas articulações no corpo humano possam ser reparadas por artroplastia, as articulações mais comumente substituídas são as do quadril, do joelho e do ombro. Nos EUA, a cada ano, são realizadas aproximadamente 400.000 artroplastias do quadril e cerca de 300.000 artroplastias de joelho. Durante o procedimento, as extremidades dos ossos danificados são extirpadas e componentes de metal, cerâmica ou plástico são colocados no lugar delas. As metas da artroplastia são alívio da dor e aumento da amplitude de movimento.

Reparo do quadril

A **artroplastia parcial do quadril** envolve apenas o fêmur, enquanto a **artroplastia total do quadril** envolve tanto o acetábulo quanto a cabeça do fêmur (**Figura 9.16 A a C**). As partes danificadas do acetábulo e da cabeça do fêmur são substituídas por próteses pré-fabricadas (dispositivos artificiais). O acetábulo é remodelado para aceitar o dispositivo, a cabeça do fêmur é removida e o centro do fêmur é remodelado para aceitar o componente femoral da prótese. O componente acetabular consiste em plástico, como polietileno, e o componente femoral é constituído por metal, como cobalto-cromo, ligas de titânio ou aço inoxidável. Esses materiais são projetados para suportar um elevado grau de tensão e para evitar uma resposta do sistema imune do paciente. Após a seleção dos componentes acetabular e femoral apropriados, eles são fixados na parte saudável do osso com cimento acrílico, que forma uma conexão mecânica entrelaçada.

Reparo do joelho

A **artroplastia do joelho** é, na verdade, um *resurfacing* ("recapeamento") da cartilagem e, como ocorre na artroplastia de quadril, pode ser parcial ou total. Na **artroplastia total do joelho**, a cartilagem danificada é removida da extremidade distal do fêmur, da extremidade proximal da tíbia e da face posterior da patela (se a face posterior da patela não apresentar dano significativo, pode ser deixada intacta) (**Figura 9.16 D a F**). O fêmur é remodelado, o componente femoral metálico é colocado cimentado no local. A tíbia é remodelada, e o componente tibial de plástico é colocado e cimentado no local. Se a face posterior da patela estiver muito danificada, deve ser substituída por um implante patelar de plástico.

Na **artroplastia parcial do joelho**, também denominada *artroplastia unicompartimental do joelho*, apenas um lado da articulação do joelho é substituído. Após a retirada da cartilagem danificada da extremidade distal do fêmur, o fêmur é remodelado e um componente femoral metálico é cimentado no local. A seguir, a cartilagem danificada da extremidade proximal da tíbia é retirada, juntamente com o menisco. A tíbia é remodelada e um componente tibial de plástico é encaixado e cimentado no local. Se a face posterior da patela estiver muito danificada, deve ser substituída por um implante patelar de plástico.

Os pesquisadores estão continuamente em busca de aprimoramento da resistência do cimento e de maneiras de estimular o crescimento ósseo em torno da área do implante. Entre as complicações potenciais da artroplastia estão infecção, coágulos sanguíneos, afrouxamento ou deslocamento dos componentes da prótese e lesão de nervos.

Por causa da sensibilidade crescente dos detectores de metal nos aeroportos e em outras áreas públicas, é possível que componentes metálicos das próteses ativem esses detectores.

> **Teste rápido**
>
> 19. Em quais articulações do corpo são realizadas mais frequentemente artroplastias?

FIGURA 9.16 Artroplastias totais do quadril e do joelho.

Na artroplastia total do quadril partes danificadas do acetábulo e da cabeça do fêmur são substituídas por próteses.

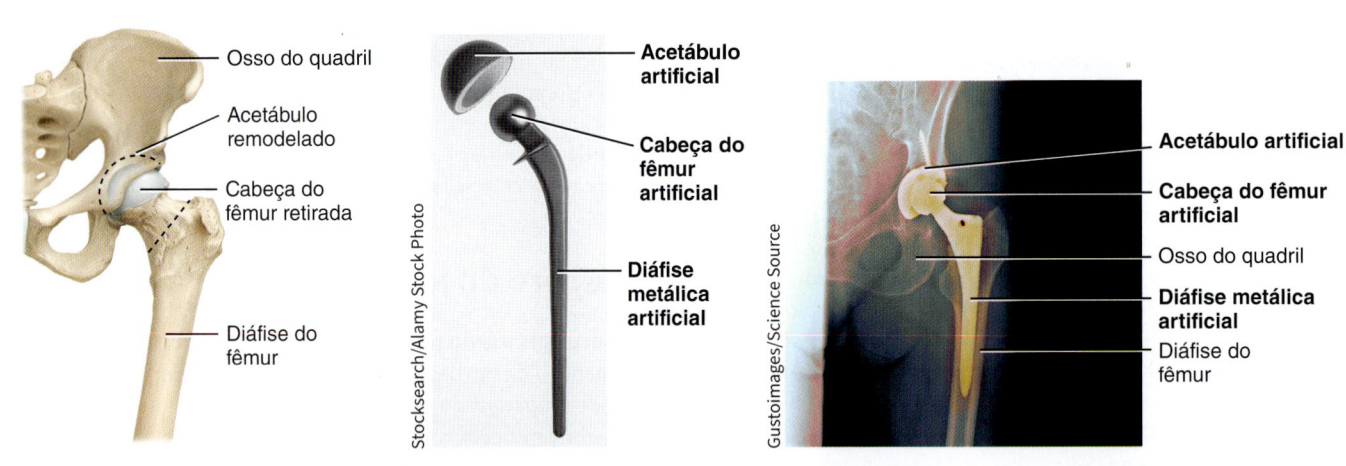

A. Preparação para artroplastia total do quadril

B. Componentes de uma articulação do quadril artificial antes do implante

C. Radiografia de uma articulação do quadril artificial

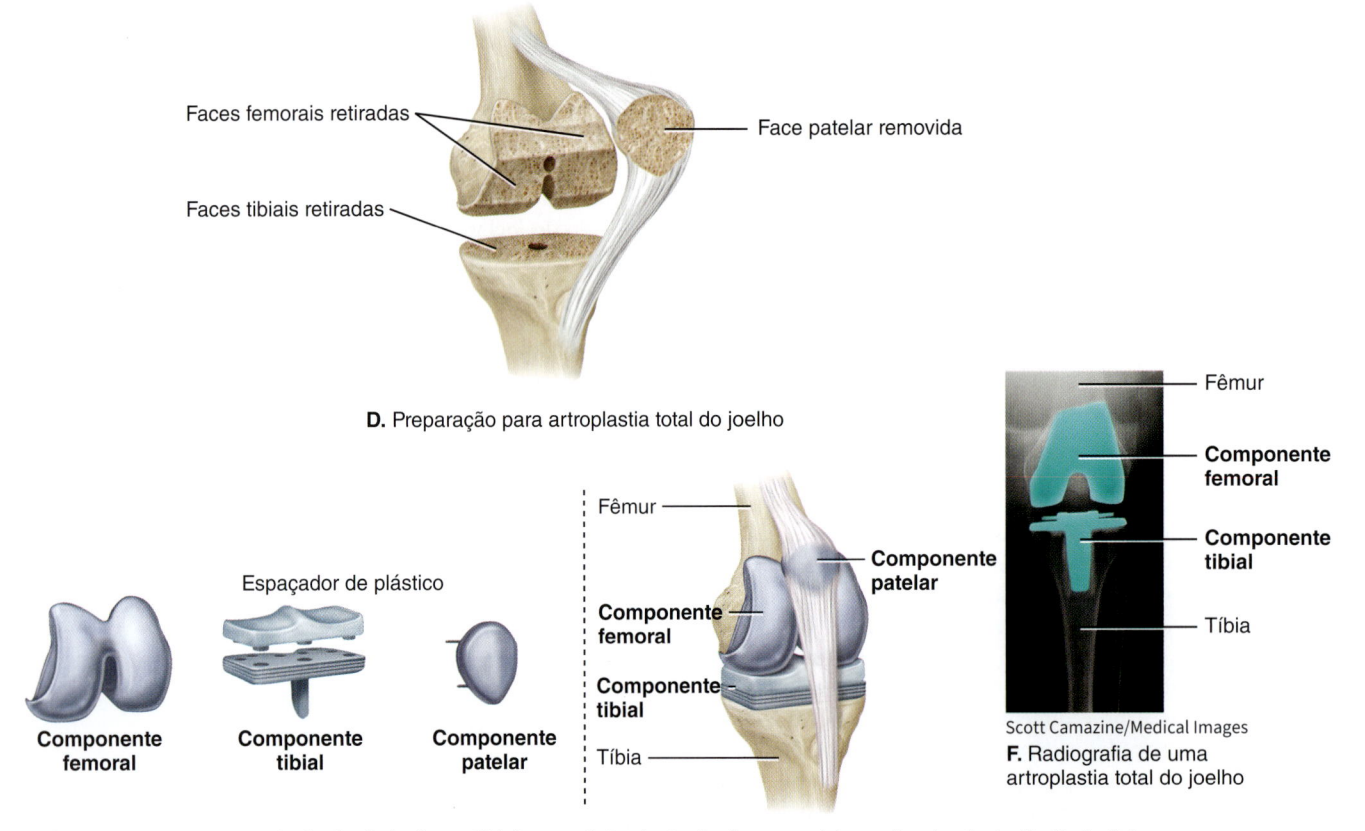

D. Preparação para artroplastia total do joelho

E. Componentes de uma articulação do joelho artificial antes da implantação (à esquerda) e após a implantação (à direita)

F. Radiografia de uma artroplastia total do joelho

? Qual é o propósito da artroplastia?

Distúrbios: desequilíbrios homeostáticos

Reumatismo e artrite

Reumatismo é qualquer distúrbio doloroso das estruturas de sustentação do corpo humano – ossos, ligamentos, tendões ou músculos – que não é causado por infecção ou agravo. **Artrite** é uma forma de reumatismo na qual as articulações se tornam edemaciadas, rígidas e dolorosas; acomete aproximadamente 54 milhões de pessoas nos EUA e é a principal causa de incapacidade física em adultos com mais de 65 anos de idade.

Osteoartrite.
A **osteoartrite** (AO) é uma doença articular degenerativa na qual a cartilagem articular é gradativamente perdida; resulta de uma combinação de envelhecimento, obesidade, irritação das articulações, enfraquecimento muscular, desgaste e abrasão. A osteoartrite é o tipo mais comum de artrite; é um distúrbio de evolução progressiva das articulações sinoviais, sobretudo as articulações que sustentam o peso corporal. A cartilagem articular deteriora, e há formação de osso novo nas áreas subcondrais e nas margens das articulações. A cartilagem degenera lentamente, e as extremidades ósseas se tornam expostas, osteófitos (esporões) de tecido ósseo novo se depositam nas extremidades ósseas expostas em uma tentativa do corpo de proteção contra o aumento do atrito. Esses osteófitos reduzem o espaço da cavidade articular e limitam o movimento articular. Ao contrário da artrite reumatoide (descrita a seguir), a osteoartrite compromete principalmente a cartilagem articular, embora a membrana sinovial frequentemente se torne inflamada nas fases avançadas da doença. Duas diferenças importantes entre a osteoartrite e a artrite reumatoide são que a osteoartrite acomete primeiro as articulações maiores (joelhos, quadril) e é consequente a desgaste, enquanto a artrite reumatoide acomete primeiro articulações menores (articulações interfalângicas das mãos e dos pés) e é um ataque direto à cartilagem. A osteoartrite é a causa mais comum de artroplastias de quadril e de joelho.

Artrite reumatoide.
A **artrite reumatoide** (AR) é uma doença autoimune na qual o sistema imune do corpo ataca seus próprios tecidos – nesse caso, a cartilagem e o revestimento articular. A AR se caracteriza por inflamação articular, que provoca edema, dor e perda de função. Habitualmente, nessa forma de artrite, o acometimento articular é bilateral: se uma mão é acometida, provavelmente a outra mão também apresenta alterações, embora, com frequência, o grau de acometimento não seja igual.

A manifestação primária da AR é a inflamação da membrana sinovial. Se não for tratada, ocorrerão espessamento da membrana e acúmulo do líquido sinovial. A pressão resultante provoca dor espontânea e dor à palpação. Posteriormente, a membrana produz tecido de granulação anormal, denominado *pannus*, que se adere à superfície da cartilagem articular e, às vezes, erode a cartilagem por completo. Quando a cartilagem é destruída, tecido fibroso se junta às extremidades ósseas expostas. O tecido fibroso ossifica e se funde à articulação de tal forma que se torna irremovível – o efeito incapacitante da AR. O crescimento do tecido de granulação provoca a distorção dos dedos da mão, que caracteriza as mãos das pessoas com artrite reumatoide.

Artrite gotosa.
O ácido úrico (uma substância de onde provém o termo urina) é uma resíduo metabólico das subunidades de ácido nucleico (DNA e RNA). Uma pessoa que sofre de **gota** produz, com frequência, concentrações elevadas de ácido úrico ou não consegue excretá-lo tanto quanto as pessoas normais. O resultado é um acúmulo de ácido úrico no sangue. Esse excesso de ácido reage, então, com sódio e há formação do sal urato de sódio. Cristais desse sal se acumulam nos tecidos moles como os rins e na cartilagem das orelhas e das articulações.

Na **artrite gotosa** os cristais de urato de sódio se depositam nos tecidos moles das articulações. A gota acomete, mais frequentemente, as articulações dos pés, especialmente na base do hálux. Os cristais irritam e erodem a cartilagem, provocando inflamação, edema e dor aguda. Os cristais acabam destruindo todos os tecidos articulares. Se a artrite gotosa não for tratada, as extremidades dos ossos nas articulações se fundirão e a articulação perderá a sua mobilidade. O tratamento consiste em alívio da dor (ibuprofeno, naproxeno, colchicina e cortisona) seguido pela administração de alopurinol para manter os níveis de ácido úrico baixos e evitar a formação de cristais de urato de sódio.

Doença de Lyme

Uma bactéria espiralada, denominada *Borrelia burgdorferi*, causa a **doença de Lyme**, assim denominada por causa da cidade de Lyme, Connecticut, onde foi descrita pela primeira vez em 1975. Essas bactérias são transmitidas para os seres humanos principalmente por carrapatos *Ixodes dammini*. Esses carrapatos são tão pequenos que suas picadas com frequência não são percebidas. Algumas semanas após as picadas desses carrapatos, uma erupção cutânea aparece no local. Embora a erupção cutânea seja, com frequência, em "olho de boi", existem muitas variações e algumas pessoas nunca apresentam lesões cutâneas. Outros sinais/sintomas incluem rigidez articular, febre e calafrios, cefaleia, rigidez de nuca, náuseas e lombalgia. Nos estágios avançados da doença, a artrite é a principal complicação. Habitualmente, as articulações maiores, por exemplo, joelho, tornozelo, quadril, cotovelo ou punho, são acometidas. Os antibióticos são, em geral, efetivos contra a doença de Lyme, especialmente se forem administrados imediatamente. Contudo, alguns sintomas persistem por anos.

Entorse e distensão

Entorse é a torção vigorosa de uma articulação com consequente estiramento ou laceração de seus ligamentos, mas sem luxação dos ossos. Ocorre quando os ligamentos são tensionados além de sua capacidade normal. Entorses graves podem ser tão dolorosas que a articulação não pode ser mobilizada. Existe edema considerável, que resulta das substâncias químicas liberadas pelas células lesionadas e de hemorragia consequente a ruptura de vasos sanguíneos. A articulação talocrural lateral é a que mais frequentemente sofre entorse; o punho é outra área que frequentemente sofre entorse. **Distensão** consiste em estiramento ou ruptura parcial de um músculo ou de um músculo e de seu tendão; ocorre frequentemente quando há contração abrupta e vigorosa de um músculo, por exemplo na largada de corridas de velocidade.

Inicialmente a entorse deve ser tratada com: proteção, repouso, aplicação de gelo, compressão e elevação. Essas medidas também são prescritas para distensão muscular, inflamação articular, suspeita de fratura e contusões. As medidas são instituídas da seguinte forma:

- *Proteção* do local contra lesão adicional, por exemplo, interromper a atividade e usar imobilização, tipoias ou muletas, se necessário
- *Repousar* a área lesionada para evitar dano tecidual adicional. Interromper a atividade imediatamente. Evitar exercício físico ou outras atividades que provoquem dor ou edema na área lesionada. O repouso é necessário para o reparo. A prática de exercício físico antes do reparo de uma lesão aumenta a probabilidade de nova lesão
- *Aplicar gelo* na área lesionada o mais cedo possível. A aplicação de gelo alentece o fluxo sanguíneo para a área, reduz o edema e alivia a dor. O gelo é efetivo quando aplicado por 20 min, retirado por 40 min, recolocado por 20 min e assim por diante
- *Compressão* por ataduras ou bandagem ajuda a reduzir o edema. É preciso tomar cuidado ao comprimir a área lesionada para não bloquear o fluxo sanguíneo
- *Elevação* da área lesionada acima do nível do coração, quando possível, reduz o edema potencial.

Tenossinovite

A **tenossinovite** consiste em inflamação dos tendões, das bainhas tendíneas e da membrana sinovial que circundam determinadas articulações. Os tendões mais frequentemente comprometidos são os dos punhos, ombros, cotovelos (resultando no *cotovelo de tenista*), das articulações dos dedos das mãos (resultando em *dedo em gatilho*), dos tornozelos e dos pés. As bainhas comprometidas se tornam, ocasionalmente, visivelmente edemaciadas por causa do acúmulo de líquido. Dor espontânea e à palpação está, com frequência, associada ao movimento da parte do corpo. Em geral, a tenossinovite ocorre após traumatismo, distensão ou exercício físico excessivo. A tenossinovite do dorso do pé pode ser causada por calçados cujos cadarços estão muito apertados. Ginastas são propensos a desenvolver tenossinovite como resultado de extensão máxima, repetitiva e crônica, dos punhos. Outros movimentos repetitivos envolvendo atividades como digitação, cortar cabelo, marcenaria e trabalho em linhas de montagem também podem resultar em tenossinovite.

Luxação da mandíbula

A **luxação** consiste no deslocamento de um osso de uma articulação com ruptura de ligamentos, tendões e cápsulas articulares. A **luxação da mandíbula** pode ocorrer de várias maneiras. A *luxação anterior* é a mais comum e ocorre quando os processos condilares da mandíbula passam anteriormente aos tubérculos articulares. Causas comuns são a abertura extrema da boca, como ao bocejar ou abocanhar uma porção grande de alimento, procedimentos odontológicos ou anestesia geral. A *luxação posterior* pode ser causada por um golpe direto no queixo. A luxação superior é, geralmente, causada por um golpe direto contra a boca parcialmente aberta. *Luxações laterais* estão, habitualmente, associadas a fraturas de mandíbula.

Terminologia técnica

Artralgia. Dor articular.
Bursectomia. Retirada cirúrgica de uma bolsa.
Condrite. Inflamação da cartilagem.
Sinovite. Inflamação da membrana sinovial em uma articulação.
Subluxação. Luxação parcial ou incompleta.

Revisão do capítulo

Conceitos essenciais

Introdução

1. Uma articulação é um ponto de contato entre dois ossos, entre osso e cartilagem ou entre osso e dentes.
2. A estrutura da articulação pode permitir pouco ou nenhum movimento ou movimento livre.

9.1 Classificação das articulações

1. A classificação estrutural se baseia no tipo de tecido conjuntivo e no tipo de conexão dos ossos da articulação.
2. Os três tipos de articulação são fibrosa, cartilagínea e sinovial.

9.2 Articulações fibrosas

1. A proximidade dos ossos das articulações fibrosas é mantida por tecido conjuntivo denso não modelado.
2. Essas articulações incluem uma sutura imóvel em adultos (encontrada entre ossos do crânio), uma sindesmose com pouca ou nenhuma mobilidade (como as raízes dos dentes nos alvéolos dentais, na mandíbula e na maxila, ligamento interósseo (ligamento tibiofibular anterior) e membrana interóssea (encontrada entre o rádio e a ulna no antebraço e entre a tíbia e a fíbula na perna).

9.3 Articulações cartilagíneas

1. A proximidade dos ossos das articulações cartilagíneas é mantida por cartilagem.
2. Essas articulações incluem sincondroses de cartilagem hialina com pouca ou nenhuma mobilidade (junção cartilagínea da primeira costela com o manúbrio do esterno) e sínfises de cartilagem fibrosa com pouca mobilidade (sínfise púbica).

9.4 Articulações sinoviais

1. As articulações sinoviais contêm um espaço preenchido por líquido entre os ossos denominado cavidade articular. Outras características das articulações sinoviais são a existência de cartilagem articular recobrindo as superfícies adjacentes de osso e uma cápsula articular, constituída por uma membrana fibrosa externa e uma membrana sinovial interna.

2. A membrana sinovial secreta sinóvia (líquido sinovial), que forma uma delicada película viscosa sobre as cartilagens articulares e outras superfícies na cápsula articular. Muitas articulações sinoviais também contêm ligamentos acessórios (extracapsular e intracapsular) além de discos articulares e meniscos. Um lábio articular é a cartilagem fibrosa que se estende a partir da margem da cavidade articular e ajuda a aprofundá-la.

3. Articulações sinoviais têm inervação e irrigação sanguínea abundantes. Os nervos transmitem informações sobre dor, movimentos articulares e grau de estiramento em uma articulação. Os vasos sanguíneos penetram na cápsula articular e nos ligamentos.

4. As bolsas são estruturas saculares, com estrutura semelhante à das cápsulas articulares, que minimizam o atrito quando tecidos moles como músculos, tendões e a pele são friccionados entre si ou contra os ossos adjacentes. As bolsas são comumente encontradas em torno de articulações como a articulação do ombro e a articulação do joelho. As bainhas tendíneas são bolsas tubulares em torno de tendões submetidos a atrito considerável, como ocorre no punho, nos dedos das mãos, nos tornozelos e nos dedos dos pés.

9.5 Tipos de movimentos nas articulações sinoviais

1. Em um movimento de deslizamento, as superfícies quase planas dos ossos se movem para a frente e para trás e de um lado para outro.

2. Nos movimentos angulares ocorre alteração do ângulo entre os ossos. Exemplos são flexão–extensão, flexão lateral e abdução–adução. Circundução consiste no movimento da extremidade distal de uma parte do corpo em um círculo e envolve uma sequência contínua de flexão, abdução, extensão, adução e rotação da articulação (ou no sentido inverso).

3. Na rotação um osso se move em torno do próprio eixo longitudinal.

4. Movimentos especiais ocorrem em articulações sinoviais específicas. Exemplos são elevação–depressão, protração–retração, inversão–eversão, flexão dorsal–flexão plantar, supinação–pronação e oposição.

5. Na **Tabela 9.1** é apresentado um sumário dos vários tipos de movimentos nas articulações sinoviais.

9.6 Tipos de articulações sinoviais

1. Os tipos de articulações sinoviais são plana, gínglimo, trocóidea, elipsóidea, selar e esferóidea.

2. Em uma articulação plana, as faces articulares são achatadas e os ossos deslizam primariamente para a frente e para trás e de um lado para o outro (muitas são biaxiais); as articulações planas também possibilitam rotação (triaxial); exemplos são as articulações entre os ossos carpais e tarsais.

3. Em uma articulação cilíndrica do tipo gínglimo, a face convexa de um osso se encaixa na face côncava de outro osso e o movimento é angular em torno de um eixo (uniaxial); exemplos são as articulações do cotovelo e do tornozelo.

4. Em uma articulação cilíndrica do tipo trocóidea, uma face redonda ou pontiaguda de um osso se encaixa em um anel formado por outro osso e um ligamento e o movimento é rotacional (uniaxial); exemplos são as articulações atlantoaxial e radiulnares.

5. Em uma articulação elipsóidea uma projeção ovalada de um osso se encaixa em uma cavidade ovalada de outro osso e o movimento é angular em torno de dois eixos (biaxial); exemplos incluem a articulação do punho e as articulações metacarpofalângicas do segundo ao quinto dedos das mãos.

6. Em uma articulação selar, a face articular de um osso tem formato semelhante a uma sela e o outro osso "cavalga-o"; o movimento é biaxial. Um exemplo é a articulação carpometacarpal entre o osso carpal trapézio e o osso metacarpal do polegar.

7. Em uma articulação esferóidea a face arredondada de um osso se encaixa na depressão cupuliforme de outro osso; o movimento é em torno de três eixos (triaxial). Exemplos incluem a articulação do ombro e a articulação do quadril.

8. Na **Tabela 9.2** é apresentado um resumo das categorias estruturais das articulações.

9.7 Fatores que influenciam o contato e a amplitude de movimento nas articulações sinoviais

1. A forma como as faces articulares das articulações sinoviais entram em contato determinam o tipo de movimento possível

2. Fatores que contribuem para a manutenção do contato das faces articulares e influenciam a amplitude de movimento são a estrutura ou o formato dos ossos na articulação, a potência e a tensão dos ligamentos da articulação, a disposição e a tensão dos músculos, a aposição das partes moles, os hormônios e o uso.

9.8 Articulações importantes do corpo

1. Um resumo de algumas articulações importantes do corpo, incluindo componentes articulares, classificação estrutural e movimentos, é apresentado nas **Tabelas 9.3 e 9.4**.

2. A articulação temporomandibular (ATM), a articulação do ombro, a articulação do cotovelo, a articulação do quadril e a articulação do joelho são descritas nas seções 9.10 a 9.14.

9.9 Articulação temporomandibular

1. A articulação temporomandibular (ATM) está localizada entre o côndilo da mandíbula e a fossa mandibular e o tubérculo articular do osso temporal.

2. A articulação temporomandibular (ATM) é uma combinação de gínglimo (articulação cilíndrica) e articulação plana.

9.10 Articulação do ombro

1. A articulação do ombro está localizada entre a cabeça do úmero e a cavidade glenoidal da escápula.

2. É um tipo de articulação esferóidea.

9.11 Articulação do cotovelo

1. A articulação do cotovelo está localizada entre a tróclea do úmero, a incisura troclear da ulna e a cabeça do rádio.

2. A articulação do cotovelo é um tipo de gínglimo.

9.12 Articulação do quadril

1. A articulação do quadril está localizada entre a cabeça do fêmur e o acetábulo do osso do quadril.

2. A articulação do quadril é um tipo de articulação esferóidea.

9.13 Articulação do joelho

1. A articulação do joelho está localizada entre a patela e a face patelar do fêmur; o côndilo lateral do fêmur, o menisco lateral e o côndilo lateral da tíbia; e o côndilo medial do fêmur, o menisco medial e o côndilo medial da tíbia.

2. A articulação do joelho é um gínglimo modificado.

9.14 Envelhecimento e articulações

1. À medida que a pessoa envelhece ocorrem redução da sinóvia (líquido sinovial), adelgaçamento da cartilagem articular e diminuição da flexibilidade dos ligamentos.

2. A maioria dos seres humanos apresenta alguma degeneração nos joelhos, cotovelos, quadris e ombros em decorrência do processo de envelhecimento.

9.15 Artroplastia

1. Artroplastia consiste em substituição cirúrgica das articulações.
2. As articulações mais frequentemente substituídas são as articulações do quadril, do joelho e do ombro.

Questões para avaliação crítica

1. Katie adora fazer de conta que é uma bola de canhão humana. Quando mergulha do trampolim da piscina, ela adota a seguinte posição antes de atingir a água: cabeça e coxas flexionadas contra o tórax, dorso arredondado, braços pressionados contra as laterais do corpo enquanto os antebraços, cruzados na frente da face anterior das pernas, mantêm os membros inferiores flexionados com força contra o tórax. Use os termos anatômicos corretos para descrever a posição do dorso, da cabeça e dos membros de Katie.

2. Durante um treino de futebol americano, Jeremiah foi atingido e torceu a perna. Ele sentiu dor aguda, seguida imediatamente por edema da articulação do joelho. A dor e o edema pioraram ao longo da tarde até que Jeremiah mal conseguia andar. O treinador disse para Jeremiah procurar um médico que poderia "drenar a água do joelho dele." A que procedimento o treinador estava se referindo e o que você acredita que aconteceu, especificamente, na articulação do joelho de Jeremiah para causar esses sinais/sintomas?

3. Após o almoço, durante uma videoaula especialmente longa e monótona, Antonio sentiu sono e bocejou. Para sua consternação, ele não conseguiu mais fechar a boca. Explique o que aconteceu e o que deve ser feito para corrigir esse problema.

Respostas às questões das figuras

9.1 As articulações fibrosas são as suturas encontradas no crânio e as sindesmoses (o ligamento interósseo na articulação tibiofibular distal, a membrana interóssea entre as diáfises da tíbia e da fíbula e a gonfose entre as raízes dos dentes e os alvéolos dentais).

9.2 Uma sincondrose é unida por cartilagem hialina, e uma sínfise, por cartilagem fibrosa.

9.3 Articulações sinoviais são articulações capsulares que contêm uma fina película de líquido lubrificante para reduzir o atrito entre as faces articulares de cartilagem.

9.4 Movimentos de deslizamento ocorrem nas articulações carpais e nas tarsais.

9.5 Dois exemplos de flexão que não ocorrem ao longo do plano sagital são flexão do polegar e flexão lateral do tronco.

9.6 Quando uma pessoa faz adução de um membro superior ou inferior, ela aproxima esse membro da linha mediana, ou seja, do tronco.

9.7 Circundução envolve flexão, abdução, extensão, adução e rotação em uma sequência contínua (ou na ordem inversa).

9.8 A face anterior de um osso ou membro roda em direção à linha mediana na rotação medial e se afasta da linha mediana na rotação lateral.

9.9 O deslocamento dos membros superiores para a frente do corpo até os cotovelos se tocarem é um exemplo de protração.

9.10 Outro exemplo de articulação trocóidea é a articulação atlantoaxial.

9.11 O ligamento lateral evita o deslocamento da mandíbula.

9.12 A articulação do ombro é a articulação com maior liberdade de movimento por causa da frouxidão de sua cápsula articular e a pouca profundidade da cavidade glenoidal em relação às dimensões da cabeça do úmero.

9.13 Uma articulação cilíndrica do tipo gínglimo possibilita flexão e extensão.

9.14 A tensão aplicada em três ligamentos – iliofemoral, pubofemoral e isquiofemoral – limita o grau de extensão na articulação do quadril.

9.15 A contração do músculo quadríceps femoral causa extensão na articulação do joelho.

9.16 O propósito da artroplastia é aliviar a dor articular e possibilitar aumento da amplitude de movimento.

CAPÍTULO 10

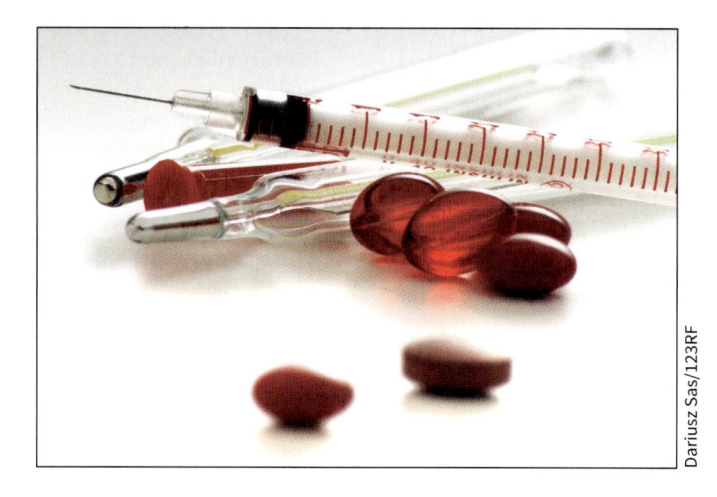

Consulte o boxe *Correlação clínica: esteroides anabolizantes* na Seção 10.7 para descobrir por que os esteroides anabolizantes são, de muitas maneiras, prejudiciais ao corpo humano.

Tecido Muscular

Tecido muscular e homeostasia

O tecido muscular contribui para a homeostasia fornecendo movimentos corporais, movendo substâncias no corpo e produzindo calor para manter a temperatura normal do corpo.

Embora os ossos proporcionem a formação de alavancas e formem o arcabouço do corpo, eles não podem mover partes do corpo por si próprios. O movimento resulta da alternância de contração e relaxamento dos músculos, que constituem 40 a 50% do peso total do corpo adulto (dependendo da porcentagem de gordura corporal, gênero e regime de exercícios). A força muscular reflete a função primária do músculo – a transformação de energia química em energia mecânica para gerar força, executar trabalho e produzir movimento. Além disso, os tecidos musculares estabilizam a posição do corpo, regulam o volume dos órgãos, geram calor e impulsionam líquidos e alimentos através dos vários sistemas do corpo.

10.1 Visão geral do tecido muscular

OBJETIVOS

- **Explicar** as diferenças estruturais entre os três tipos de tecido muscular
- **Comparar** as funções e propriedades especiais dos três tipos de tecido muscular.

Tipos de tecido muscular

Os três tipos de tecido muscular – esquelético, cardíaco e liso – foram apresentados no Capítulo 4 (ver **Tabela 4.9**). O estudo científico dos músculos é conhecido como **miologia**. Embora os diferentes tipos de tecido muscular compartilhem algumas propriedades, eles diferem entre si em sua anatomia microscópica, localização e forma de controle pelos sistemas nervoso e endócrino.

O **tecido muscular esquelético** é assim denominado porque a maioria dos músculos esqueléticos movimenta os ossos do esqueleto. (Alguns músculos esqueléticos se ligam e movem a pele ou outros músculos esqueléticos.) O tecido muscular esquelético é *estriado*: quando o tecido é examinado com um microscópio, faixas de proteínas claras e escuras alternadas (*estriações*) podem ser visualizadas (ver **Tabela 4.9**). O tecido muscular esquelético funciona principalmente de forma *voluntária*. Sua atividade pode ser controlada conscientemente por neurônios que fazem parte da divisão somática (voluntária) do sistema nervoso (a **Figura 12.10** descreve as divisões do sistema nervoso.) A maioria dos músculos esqueléticos também é controlada subconscientemente até certo ponto. Por exemplo, o diafragma continua a contrair e relaxar alternadamente sem controle consciente, para que a respiração não seja interrompida. Além disso, não é preciso contrair conscientemente os músculos esqueléticos que mantêm a postura ou estabilizam as posições corporais.

Apenas o coração contém **tecido muscular cardíaco**, que forma a maior parte da parede do coração. O músculo cardíaco também é *estriado*, mas sua ação é *involuntária*. A alternância de contração e relaxamento do coração não é controlada conscientemente. Em vez disso, o coração bate porque tem um marca-passo natural que inicia cada contração. Esse ritmo integrado é denominado **autorritmicidade**. Vários hormônios e neurotransmissores podem ajustar a frequência cardíaca acelerando ou diminuindo a velocidade do marca-passo.

O **tecido muscular liso** está localizado nas paredes das estruturas internas ocas, como vasos sanguíneos, vias respiratórias e a maioria dos órgãos na cavidade abdominopélvica. Também é encontrado na pele, ligado aos folículos pilosos. Ao microscópio, esse tecido não apresenta estriações como as dos tecidos musculares esquelético e cardíaco. Por essa razão, apresenta aspecto *não estriado*, motivo pelo qual é conhecido como *liso*. A ação do músculo liso é geralmente *involuntária* e parte do tecido muscular liso, como os músculos que impulsionam os alimentos através do seu trato digestório, tem autorritmicidade. Ambos os músculos, cardíaco e liso, são regulados por neurônios que fazem parte da divisão autônoma (involuntária) do sistema nervoso e por hormônios liberados pelas glândulas endócrinas.

Funções do tecido muscular

Por meio da contração sustentada ou alternância entre contração e relaxamento, o tecido muscular tem quatro funções principais: produção de movimentos do corpo, estabilização das posições do corpo, armazenamento e movimento de substâncias dentro do corpo e geração de calor.

1. *Produção de movimentos corporais.* Movimentos do corpo inteiro, como caminhar e correr, além de movimentos localizados, como segurar um lápis, digitar ou acenar com a cabeça, dependem do funcionamento integrado de músculos esqueléticos, ossos e articulações.

2. *Estabilização das posições corporais.* Contrações do músculo esquelético estabilizam as articulações e ajudam a manter as posições do corpo, como ficar em pé ou sentado. Os músculos posturais contraem-se continuamente quando se está acordado; por exemplo, contrações sustentadas dos músculos do pescoço mantêm sua cabeça ereta enquanto você assiste atentamente a sua aula de anatomia e fisiologia.

3. *Armazenamento e movimentação de substâncias dentro do corpo.* O armazenamento é realizado por contrações sustentadas de camadas circulares de músculo liso, denominadas *esfíncteres*, que evitam a saída do conteúdo de um órgão oco. O armazenamento temporário de alimentos no estômago ou de urina na bexiga urinária é possível porque os esfíncteres de músculo liso fecham as saídas desses órgãos. Contrações do músculo cardíaco na parede do coração bombeiam o sangue através dos vasos sanguíneos do corpo. A contração e o relaxamento do músculo liso nas paredes dos vasos sanguíneos auxiliam no ajuste do diâmetro dos vasos sanguíneos e, assim, regulam a taxa de fluxo sanguíneo. As contrações do músculo liso também movem alimentos e substâncias como bile e enzimas através do canal digestório, empurram os gametas (espermatozoides e oócitos) através das passagens dos sistemas genitais e impulsionam a urina pelo sistema urinário. As contrações do músculo esquelético promovem o fluxo da linfa e auxiliam no retorno do sangue venoso ao coração.

4. *Geração de calor.* Conforme o tecido muscular se contrai, ele produz calor, um processo conhecido como **termogênese**. Grande parte do calor gerado pelo músculo é utilizada para manter a temperatura corporal normal. As contrações involuntárias dos músculos esqueléticos, conhecidas como *tremores*, podem aumentar a taxa de produção de calor.

Propriedades do tecido muscular

O tecido muscular tem quatro propriedades especiais que permitem o seu funcionamento e contribuem para a homeostasia:

1. **Excitabilidade elétrica**, uma propriedade tanto das células musculares quanto de células nervosas, que foi introduzida no Capítulo 4, é a capacidade de responder a determinados estímulos por meio da produção de sinais elétricos denominados **potenciais de ação** (*impulsos*). Potenciais de ação nos músculos são chamados de *potenciais de ação musculares*; aqueles observados nas células nervosas são chamados de *potenciais de ação nervosos*. O Capítulo 12 fornece mais detalhes sobre como surgem os potenciais de ação (ver seção 12.3). Para células musculares, dois tipos principais de estímulos

desencadeiam potenciais de ação. Um deles é representado por *sinais elétricos* autorrítmicos que surgem no próprio tecido muscular, como no marca-passo natural do coração. O outro é representado pelos *estímulos químicos*, tais como os neurotransmissores liberados pelos neurônios, hormônios distribuídos pelo sangue ou mesmo alterações locais no pH.

2. **Contratilidade** é a capacidade do tecido muscular de contrair com força quando estimulado por um impulso nervoso. Quando um músculo esquelético se contrai, ele gera tensão (força de contração), enquanto puxa seus locais de inserção. Se a tensão gerada for grande o suficiente para superar a resistência do objeto sendo movido, o músculo encurta e ocorre um movimento. Um exemplo é levantar um livro de uma mesa. Em algumas contrações musculares, contudo, o músculo desenvolve tensão, mas não encurta. Um exemplo é segurar o livro com seu membro superior esticado (Ver **Figura 10.15 C**).

3. **Extensibilidade** é a capacidade do tecido muscular de esticar, dentro de certos limites, sem ser lesionado. O tecido conjuntivo dentro do músculo limita o intervalo de extensibilidade e o mantém dentro da faixa contrátil das células musculares. Normalmente, o músculo liso está sujeito a maior grau de estiramento. Por exemplo, cada vez que o estômago se enche de comida, o músculo liso em sua parede é estirado. O músculo cardíaco também é alongado a cada vez que o coração se enche de sangue.

4. **Elasticidade** é a capacidade do tecido muscular de retornar ao seu comprimento e forma originais após a contração ou extensão.

O músculo esquelético é o foco de grande parte deste capítulo. O músculo cardíaco e o músculo liso são descritos resumidamente aqui. O músculo cardíaco é discutido em mais detalhes no Capítulo 20 (coração), e o músculo liso está incluído no Capítulo 15 (sistema nervoso autônomo), bem como nas discussões dos vários órgãos que contêm o músculo liso.

> ### Teste rápido
> 1. Quais características distinguem os três tipos de tecido muscular?
> 2. Liste as funções gerais do tecido muscular.
> 3. Descreva as quatro propriedades do tecido muscular.

10.2 Estrutura do tecido muscular esquelético

OBJETIVOS

- **Explicar** a importância dos componentes do tecido conjuntivo, vasos sanguíneos e nervos para os músculos esqueléticos
- **Descrever** a anatomia microscópica de uma fibra muscular esquelética
- **Distinguir** filamentos grossos de filamentos finos
- **Descrever** as funções das proteínas do músculo esquelético.

Cada músculo esquelético é um órgão distinto composto de centenas a milhares de células, que são chamadas de **fibras musculares** (*miócitos*), em virtude de suas formas alongadas. Portanto, *célula muscular* e *fibra muscular* são dois termos para a mesma estrutura. O músculo esquelético também contém tecidos conjuntivos ao redor das fibras musculares, além de vasos sanguíneos e nervos (**Figura 10.1**). Para entender como a contração do músculo esquelético pode gerar tensão, você deve primeiro compreender sua anatomia macroscópica e microscópica.

Componentes do tecido conjuntivo

O tecido conjuntivo envolve e protege o tecido muscular. A **tela subcutânea** ou *hipoderme*, que separa o músculo da pele (ver **Figura 11.21**), é composta de tecido conjuntivo areolar e tecido adiposo. Ele fornece uma via para que os nervos, vasos sanguíneos e vasos linfáticos entrem e saiam dos músculos. O tecido adiposo da tela subcutânea armazena grande parte dos triglicerídeos do corpo, serve como uma camada isolante que reduz a perda de calor e protege os músculos de traumas físicos. A **fáscia** é uma camada densa ou uma faixa larga de tecido conjuntivo não modelado que reveste a parede do corpo e membros, sustenta e envolve os músculos e outros órgãos do corpo. Como você verá, a fáscia mantém unidos os músculos com funções semelhantes (ver **Figura 11.21**). A fáscia permite o movimento livre dos músculos; transporta nervos, vasos sanguíneos e vasos linfáticos; e preenche os espaços entre os músculos.

Três camadas de tecido conjuntivo estendem-se da fáscia para proteger e fortalecer o músculo esquelético (**Figura 10.1**):

- O **epimísio** é a camada externa, circundando todo o músculo. Consiste em tecido conjuntivo denso não modelado
- O **perimísio** também é uma camada de tecido conjuntivo denso não modelado, mas envolve grupos de 10 a 100 ou mais fibras musculares, separando-as em feixes chamados **fascículos musculares**. Muitos fascículos musculares são grandes o suficiente para serem vistos a olho nu. Eles fornecem ao corte da "carne" sua aparência granulosa; se você cortar um pedaço de carne, ele se rasga ao longo dos fascículos musculares.

> ### Correlação clínica
>
> #### Fibromialgia
>
> A **fibromialgia** é um distúrbio reumático crônico, doloroso, não articular, que afeta os componentes do tecido conjuntivo fibroso dos músculos, tendões e ligamentos. Um sinal marcante é a dor que é provocada por uma pressão suave em "pontos dolorosos" específicos. Mesmo sem pressão, há dor, sensibilidade e rigidez dos músculos, tendões e tecidos moles circundantes. Além de dores musculares, as pessoas com fibromialgia relatam fadiga grave, sono insatisfatório, dores de cabeça, depressão, síndrome do intestino irritável e incapacidade de realizar suas atividades diárias. Não há uma causa específica identificável. O tratamento consiste na redução do estresse, exercícios regulares, aplicação de calor, massagem suave, fisioterapia, medicação para a dor e doses baixas de antidepressivos para ajudar a melhorar o sono.

FIGURA 10.1 Organização do músculo esquelético e seus revestimentos de tecido conjuntivo.

> Um músculo esquelético é constituído por fibras musculares individuais, agrupadas em fascículos musculares e envoltas por três camadas de tecido conjuntivo que são extensões da fáscia.

Funções dos tecidos musculares
1. Produção de movimentos.
2. Estabilização das posições do corpo.
3. Armazenamento e movimento de substâncias no corpo.
4. Geração de calor (termogênese).

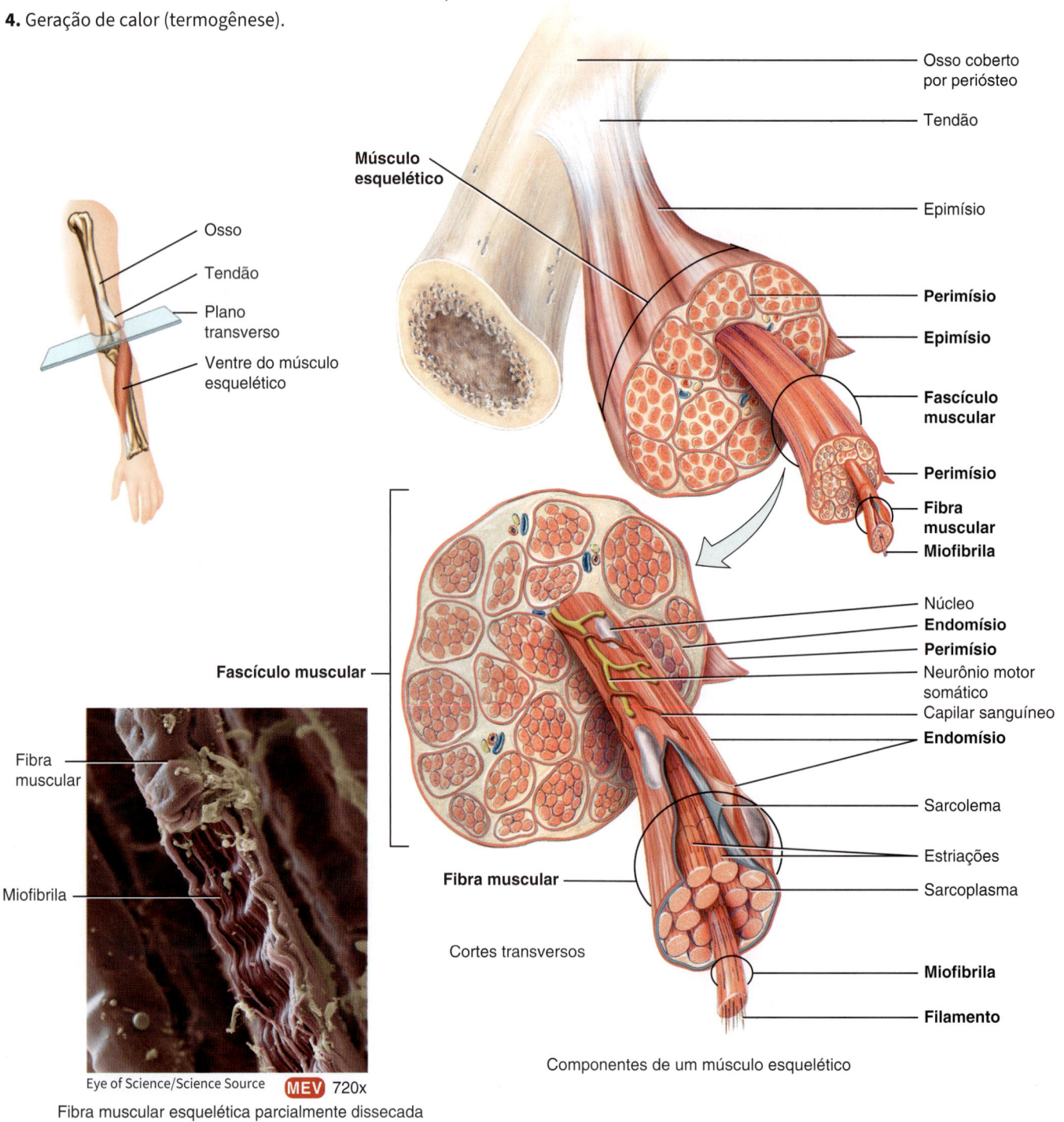

Componentes de um músculo esquelético

Fibra muscular esquelética parcialmente dissecada com miofibrilas densamente compactadas

? Qual revestimento de tecido conjuntivo circunda grupos de fibras musculares, separando-os em fascículos musculares?

- O **endomísio** penetra no interior de cada fascículo muscular e separa as fibras musculares individualmente. O endomísio é principalmente formado por fibras reticulares.

O epimísio, o perimísio e o endomísio são contínuos com o tecido conjuntivo que liga o músculo esquelético a outras estruturas, como ossos ou outros músculos. Por exemplo, todas as três camadas de tecido conjuntivo podem se estender além das fibras musculares para formar um **tendão** semelhante a uma corda que conecta um músculo ao periósteo de um osso. Um exemplo é o *tendão do calcâneo (de Aquiles)* do músculo gastrocnêmio (panturrilha), que fixa o músculo ao calcâneo (osso do calcanhar) (mostrado na **Figura 11.22 C**). Quando os elementos do tecido conjuntivo se estendem como uma camada achatada e larga, são denominados **aponeurose**. Um exemplo é a *aponeurose epicrânica* na parte superior do crânio entre os ventres frontal e occipital do músculo occipitofrontal (mostrado na **Figura 11.4 A, C**).

Suprimento nervoso e sanguíneo

Os músculos esqueléticos são bem supridos de nervos e vasos sanguíneos. De modo geral, uma artéria e uma ou duas veias acompanham cada nervo que penetra em um músculo esquelético. Os neurônios que estimulam o músculo esquelético a se contrair são os *neurônios motores somáticos*. Cada neurônio motor somático tem um axônio filiforme que se estende do encéfalo ou da medula espinal a um grupo de fibras musculares esqueléticas (ver **Figura 10.9 D**). O axônio de um neurônio motor somático geralmente se ramifica muitas vezes, cada ramo se estendendo para uma fibra muscular esquelética diferente.

Os vasos sanguíneos microscópicos denominados capilares sanguíneos são abundantes no tecido muscular; cada fibra muscular está em contato próximo com um ou mais capilares sanguíneos (ver **Figura 10.9 D**). Os capilares sanguíneos trazem oxigênio e nutrientes e removem calor e os produtos residuais do metabolismo muscular. Principalmente durante a contração, uma fibra muscular sintetiza e utiliza uma quantidade considerável de ATP (adenosina trifosfato). Essas reações, que você aprenderá a seguir, requerem oxigênio, glicose, ácidos graxos e outras substâncias que são fornecidas à fibra muscular pelo sangue.

Anatomia microscópica de uma fibra muscular esquelética

Os componentes mais importantes de um músculo esquelético são as próprias fibras musculares. O diâmetro de uma fibra muscular esquelética madura varia de 10 a 100 μm.* O comprimento usual de uma fibra muscular esquelética madura é de aproximadamente 10 cm, embora alguns tenham até 30 cm. Visto que cada fibra do músculo esquelético tem origem durante o desenvolvimento embrionário da fusão de uma centena ou mais de pequenas células mesodérmicas chamadas *mioblastos* (**Figura 10.2 A**), cada fibra muscular esquelética madura tem cem ou mais núcleos. Uma vez que a fusão ocorreu, a fibra muscular perde sua capacidade de sofrer divisão celular. Portanto, o número de fibras musculares esqueléticas é definido antes de você nascer e a maioria dessas fibras dura a vida toda.

Sarcolema, túbulos T e sarcoplasma.

Os múltiplos núcleos de uma fibra muscular esquelética estão localizados logo abaixo do **sarcolema**, a membrana plasmática de uma fibra muscular (**Figura 10.2 B, C**). Milhares de minúsculas invaginações tubulares do sarcolema, denominados **túbulos T** (*túbulos transversais*), formam um túnel a partir da superfície em direção ao centro de cada fibra muscular. Como os túbulos T estão abertos para o exterior da fibra, eles são preenchidos com líquido intersticial. Os potenciais de ação muscular percorrem ao longo do sarcolema e através dos túbulos T, propagando-se rapidamente por toda a fibra muscular. Esse arranjo garante que um potencial de ação promova a excitação de todas as partes da fibra muscular praticamente no mesmo instante.

Dentro do sarcolema está o **sarcoplasma**, o citoplasma de uma fibra muscular. O sarcoplasma inclui uma quantidade substancial de glicogênio, que é uma grande molécula composta de muitas moléculas de glicose (ver **Figura 2.16**). O glicogênio pode ser utilizado para a síntese de ATP. Além disso, o sarcoplasma contém uma proteína de cor avermelhada denominada **mioglobina**. Essa proteína, encontrada apenas no músculo, liga moléculas de oxigênio que se difundem nas fibras musculares do líquido intersticial. A mioglobina libera oxigênio necessário às mitocôndrias para a produção de ATP. As mitocôndrias estão em fileiras ao longo da

> ### Correlação clínica
>
> #### Hipertrofia, fibrose e atrofia muscular
>
> O crescimento muscular que ocorre após o nascimento acontece por aumento das fibras musculares existentes, denominado **hipertrofia muscular**. A hipertrofia muscular é decorrente da produção aumentada de miofibrilas, mitocôndrias, retículo sarcoplasmático e outras organelas. Isso resulta de uma atividade muscular repetitiva muito vigorosa, como o treinamento de força. Visto que os músculos hipertrofiados contêm mais miofibrilas, são capazes de contrações mais vigorosas. Durante a infância, o hormônio do crescimento e outros hormônios estimulam um aumento no tamanho das fibras musculares esqueléticas. O hormônio testosterona promove um crescimento ainda maior das fibras musculares.
>
> Alguns mioblastos persistem no músculo esquelético maduro como *células satélites* (ver **Figura 10.2 A, B**). As células satélites retêm a capacidade de fusão umas com as outras ou com as fibras musculares lesionadas para regenerar as fibras musculares funcionais. Entretanto, quando o número de novas fibras musculares esqueléticas que podem ser formadas por células satélites não é suficiente para compensar o dano ou a degeneração significativa do músculo esquelético, o tecido muscular sofre **fibrose**, a substituição das fibras musculares por tecido fibroso cicatricial.
>
> A **atrofia muscular** é a diminuição no tamanho das fibras musculares individuais como resultado da perda progressiva de miofibrilas. A atrofia que ocorre por falta de uso dos músculos é denominada *atrofia por desuso*. Indivíduos acamados e pessoas com gesso desenvolvem atrofia por desuso, porque o fluxo de impulsos nervosos para o músculo esquelético inativo é bastante reduzido, entretanto a condição é reversível. Se, em vez disso, a inervação for interrompida ou seccionada, o músculo sofre *atrofia por desnervação*. Durante um período de 6 meses a 2 anos, o músculo diminui para cerca de um quarto de seu tamanho original e suas fibras são irreversivelmente substituídas por tecido conjuntivo fibroso.

---

*Um micrômetro (μm) = 10^{-6} metros.

310 PRINCÍPIOS DE ANATOMIA E FISIOLOGIA

FIGURA 10.2 **Organização microscópica do músculo esquelético.** **A** Durante o desenvolvimento embrionário, muitos mioblastos se fundem para formar uma fibra muscular esquelética. Após a fusão, uma fibra muscular esquelética perde a capacidade de sofrer divisão celular, mas as células satélites mantêm essa capacidade. **B** a **D** O sarcolema da fibra envolve o sarcoplasma e as miofibrilas, que são estriadas. O retículo sarcoplasmático envolve cada miofibrila. Milhares de túbulos T, cheios de líquido intersticial, invaginam do sarcolema em direção ao centro da fibra muscular. A **Tabela 4.9** mostra uma fotomicrografia do tecido muscular esquelético.

> Os elementos contráteis de fibras musculares, as miofibrilas, contêm filamentos grossos e finos sobrepostos.

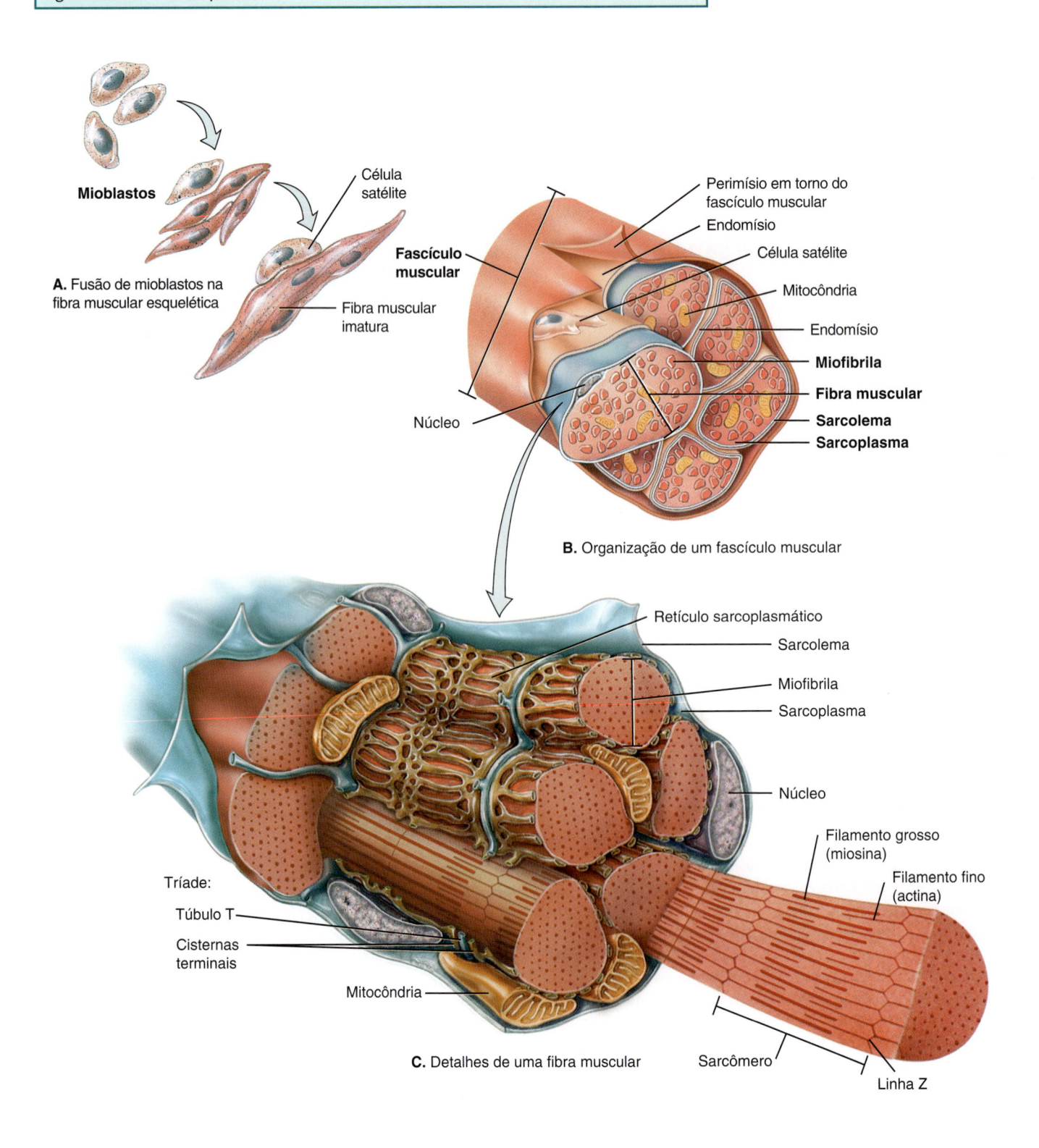

A. Fusão de mioblastos na fibra muscular esquelética

B. Organização de um fascículo muscular

C. Detalhes de uma fibra muscular

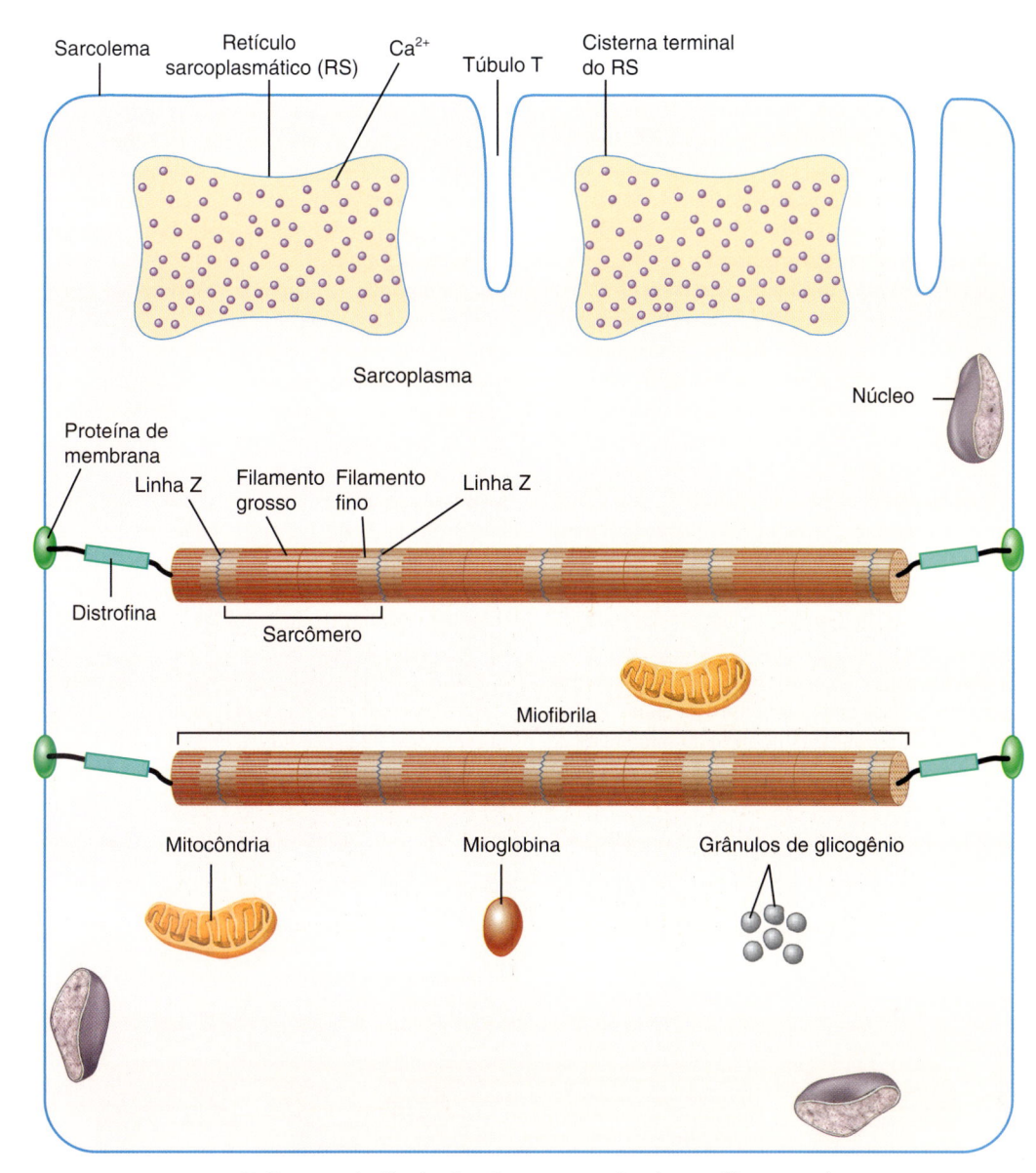

D. Representação simples dos componentes de uma fibra muscular

? Qual estrutura mostrada aqui libera íons cálcio para desencadear a contração muscular?

---

fibra muscular, estrategicamente próximas às proteínas musculares contráteis que usam ATP durante a contração para que ele possa ser produzido rapidamente conforme necessário (**Figura 10.2 C**).

Miofibrilas e retículo sarcoplasmático.
Em maior aumento, o sarcoplasma parece recheado com pequenos fios. Essas pequenas estruturas são as **miofibrilas**, as organelas contráteis do músculo esquelético (**Figura 10.2 C**). As miofibrilas possuem 2 μm de diâmetro e estendem-se por todo o comprimento de uma fibra muscular. Suas estriações proeminentes fazem toda a fibra muscular esquelética parecer listrada (estriada).

Um sistema de sacos membranosos cheio de fluidos denominado **retículo sarcoplasmático (RS)** circunda cada miofibrila (**Figura 10.2 C**). Esse sistema elaborado é semelhante ao retículo endoplasmático liso em células não musculares. Sacos terminais dilatados do retículo sarcoplasmático, chamados **cisternas terminais** (reservatórios), encostam no túbulo T de ambos os lados. Um túbulo T e as duas cisternas terminais em ambas as laterais são referidos como uma **tríade**. Em uma fibra muscular relaxada, o retículo sarcoplasmático armazena íons cálcio (Ca^{2+}). A liberação de Ca^{2+} das cisternas terminais do retículo sarcoplasmático desencadeia a contração muscular.

Filamentos e sarcômero.
Dentro das miofibrilas estão presentes as menores estruturas proteicas chamadas **filamentos** ou *miofilamentos* (**Figura 10.2 C**). Os *filamentos finos* têm 8 nm (1 nm = um bilionésimo de um metro) de diâmetro e 1 a 2 μm de comprimento e são compostos pela proteína actina, enquanto os *filamentos grossos* têm 16 nm de diâmetro e 1 a 2 μm de comprimento e são compostos pela proteína miosina. Os filamentos finos e também os grossos estão diretamente envolvidos no processo contrátil. Em geral, existem dois filamentos finos para cada

filamento grosso nas regiões de sobreposição dos filamentos. Os filamentos em uma miofibrila não se estendem pelo comprimento total de uma fibra muscular. Em vez disso, eles são organizados em compartimentos denominados **sarcômeros**, que são as unidades funcionais básicas de uma miofibrila (**Figura 10.3 A**). Regiões estreitas em forma de placa, de material proteico denso, chamadas **linhas Z** separam um sarcômero do próximo. Assim, um sarcômero se estende de uma linha Z até outra linha Z.

Os componentes de um sarcômero são organizados em uma variedade de bandas e zonas (**Figura 10.3 B**). A parte central mais escura do sarcômero é a **banda A**, que se estende por todo o comprimento dos filamentos grossos (**Figura 10.3 B**). Em direção a cada extremidade da banda A está localizada uma *zona de sobreposição*, onde os filamentos grossos e finos estão lado a lado. A **banda I** é uma área mais clara, menos densa que contém o resto dos filamentos finos, mas sem filamentos grossos (**Figura 10.3 B**), por cujo centro passa uma linha Z. A alternância de bandas A escuras e as bandas I claras criam as estrias que podem ser vistas tanto nas miofibrilas quanto nas fibras musculares esqueléticas e cardíacas inteiras. Uma **banda H** estreita no centro de cada banda A contém filamentos grossos, mas não finos. Um mnemônico que o ajudará a lembrar da composição das bandas I e H é o seguinte: a letra I é fina (contém filamentos finos), enquanto a letra H é grossa (contém filamentos grossos). As proteínas de suporte que mantêm os filamentos grossos juntos no centro da banda H forma a **linha M**, assim chamada porque está no *meio* do sarcômero. A **Tabela 10.1** resume os componentes do sarcômero.

Proteínas musculares

As miofibrilas são construídas a partir de três tipos de proteínas: (1) proteínas contráteis, que geram força durante a contração; (2) proteínas regulatórias, que ajudam a ligar e desligar o processo de contração; e (3) proteínas estruturais, que mantêm os filamentos finos e grossos no alinhamento adequado, dão elasticidade e extensibilidade às miofibrilas e ligam as miofibrilas ao sarcolema e à matriz extracelular.

As duas *proteínas contráteis* no músculo são a miosina e a actina, componentes de filamentos grossos e finos, respectivamente. A **miosina** é o principal componente de filamentos grossos e funciona como uma proteína motora em todos os três tipos de tecido muscular. As *proteínas motoras* puxam várias estruturas celulares para alcançar o movimento por conversão da energia química na ATP para a energia mecânica de movimento, isto é, a produção de força. No músculo esquelético, cerca de 300 moléculas de miosina formam um único filamento grosso. Cada molécula de miosina tem a forma de dois tacos de golfe enroscados (**Figura 10.4 A**). A *cauda de miosina* (as alças dos tacos de golfe) aponta em direção à linha M no centro do sarcômero. As caudas das moléculas de miosina vizinhas ficam paralelas umas às outras, formando o eixo do filamento grosso. As duas projeções de cada molécula miosina (as cabeças dos tacos de golfe) são chamadas de *cabeças de miosina*. Cada cabeça de miosina tem dois locais de ligação (**Figura 10.4 A**): (1) um *local de ligação da actina* e (2) um *local de ligação de ATP*. O local de ligação da ATP também funciona como uma *ATPase*

FIGURA 10.3 **A disposição dos filamentos dentro de um sarcômero.** Um sarcômero se estende de uma linha Z até a próxima.

As miofibrilas contêm dois tipos de filamentos: filamentos grossos e filamentos finos.

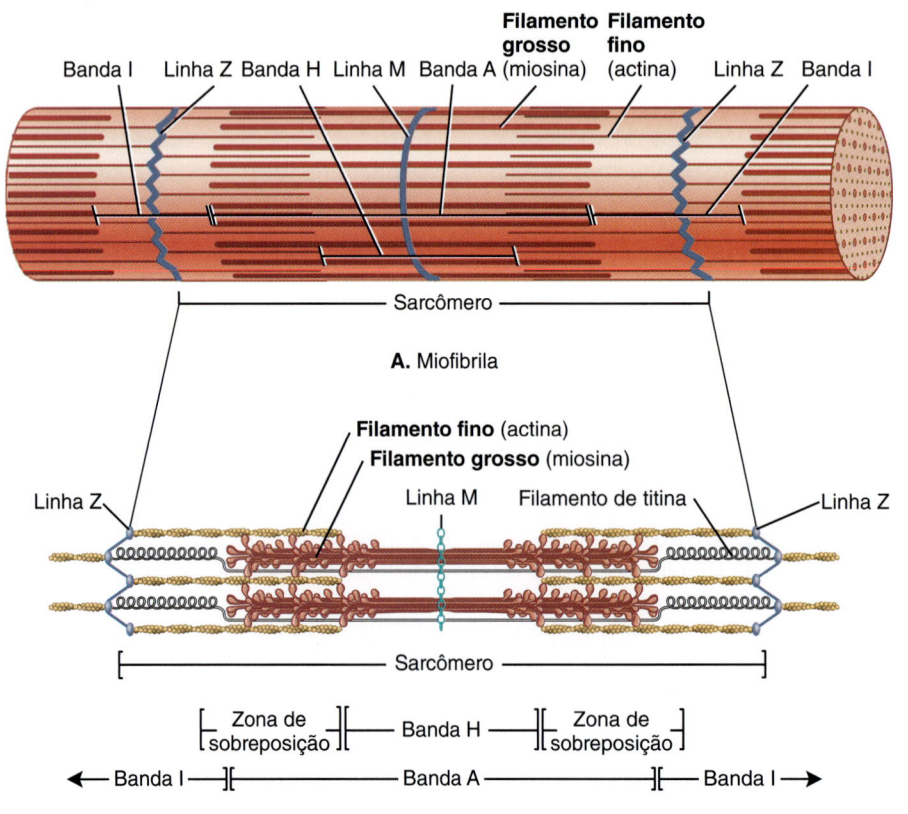

A. Miofibrila

B. Detalhes dos filamentos e linhas Z

? Qual das seguintes é a menor: fibra muscular, filamento grosso ou miofibrila? Qual é a maior?

TABELA 10.1	Componentes de um sarcômero.
Componente	**Descrição**
Linhas Z	Regiões de material denso, estreitas e em forma de placa, que separam um sarcômero do próximo.
Banda A	Parte central e escura do sarcômero que se estende pelo comprimento total de filamentos grossos e inclui aquelas partes de filamentos finos que se sobrepõem aos filamentos grossos.
Banda I	Área mais clara e menos densa do sarcômero que contém o restante dos filamentos finos, mas não os filamentos grossos. Uma linha Z passa pelo centro de cada banda I.
Banda H	Região estreita no centro de cada banda A, que contém filamentos grossos, mas sem filamentos finos.
Linha M	Região no centro da zona H, que contém proteínas que mantêm unidos os filamentos grossos no centro do sarcômero.

Cortesia de Hiroyouki Sasaki, Yale E. Goldman e Clara Franzini-Armstrong

MET 21.600x

– uma enzima que hidrolisa ATP para gerar energia para a contração muscular. As cabeças projetam-se para fora do eixo em espiral, cada uma estendendo-se em direção a um dos seis filamentos finos que circundam cada filamento grosso.

O principal componente do filamento fino é a proteína **actina** (ver **Figura 10.3 B**). Moléculas individuais de actina unem-se para formar um filamento de actina que é torcido como uma hélice (**Figura 10.4 B**). Em cada molécula de actina há um *local de ligação da miosina*, onde uma cabeça de miosina pode se ligar.

FIGURA 10.4 **Estrutura de filamentos grossos e finos.** **A** Um filamento grosso contém cerca de 300 moléculas de miosina, uma das quais é mostrada ampliada. As caudas de miosina formam o eixo do filamento grosso, e as cabeças de miosina projetam-se para fora em direção aos filamentos finos circundantes. **B** Os filamentos finos contêm actina, troponina e tropomiosina.

As proteínas contráteis (miosina e actina) geram força durante a contração; proteínas regulatórias (troponina e tropomiosina) ajudam a ativar e desativar a contração.

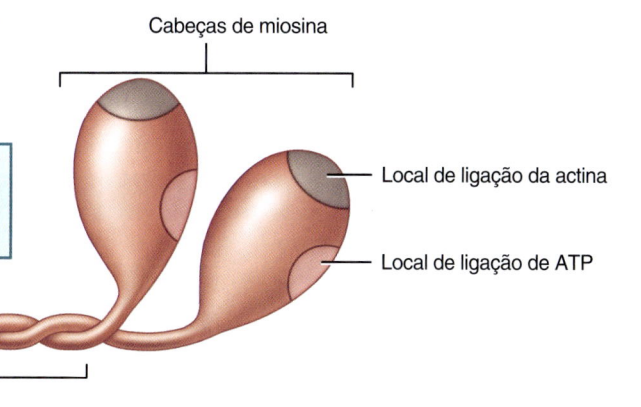

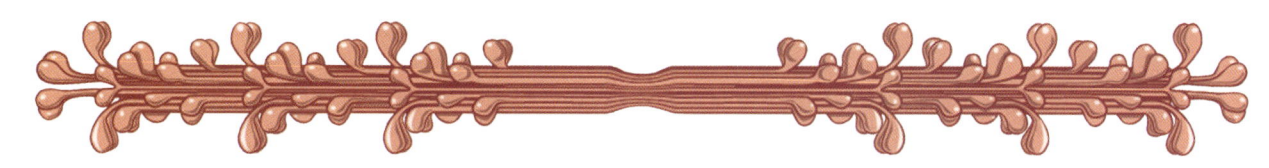

A. Filamento grosso (abaixo) e molécula de miosina (acima)

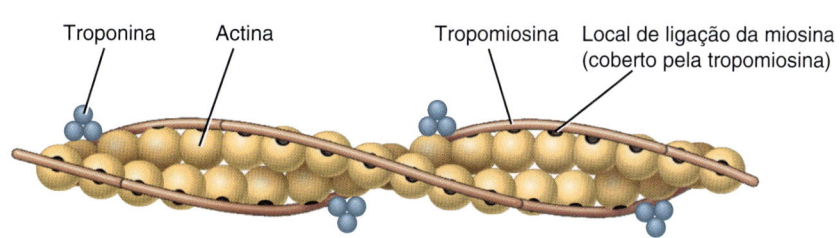

B. Porção de um filamento fino

? Quais proteínas se conectam à linha Z? Quais proteínas estão presentes na banda A? E na banda I?

Quantidades menores de duas proteínas regulatórias – **tropomiosina** e **troponina** – também fazem parte do filamento fino. No músculo relaxado, a ligação da miosina com a actina é bloqueada porque os filamentos de tropomiosina cobrem os locais de ligação com a miosina na actina. Os filamentos de tropomiosina, por sua vez, são mantidos no local por moléculas de troponina. Logo aprenderemos que, quando os íons cálcio (Ca^{2+}) se ligam à troponina, esta sofre uma mudança de forma; essa alteração move a tropomiosina para longe dos locais de ligação da miosina na actina. A contração muscular subsequentemente começa quando a miosina se liga à actina.

Além de proteínas contráteis e regulatórias, o músculo contém cerca de uma dúzia de *proteínas estruturais*, que contribuem para o alinhamento, estabilidade, elasticidade e extensibilidade das miofibrilas. Diversas proteínas estruturais essenciais incluem a titina, α-actinina, miomesina, nebulina e distrofina. A **titina** é a terceira proteína mais abundante no músculo esquelético (após actina e miosina). O nome dessa molécula reflete seu enorme tamanho. Com uma massa molecular de aproximadamente 3 milhões de dáltons, a titina é 50 vezes maior do que uma proteína de tamanho médio. Cada molécula de titina abrange meio sarcômero, de uma linha Z a uma linha M (ver **Figura 10.3 B**), uma distância de 1 a 1,2 μm no músculo relaxado. Cada molécula de titina conecta uma linha Z à linha M do sarcômero, ajudando assim a estabilizar a posição do filamento grosso. A parte da molécula de titina que se estende a partir da linha Z é muito elástica. Uma vez que ela pode se estirar pelo menos quatro vezes o seu comprimento de repouso e depois retornar ao tamanho de repouso sem provocar lesão, a titina é responsável por grande parte da elasticidade e extensibilidade das miofibrilas. A titina provavelmente ajuda o sarcômero a retornar ao seu comprimento de repouso após a contração ou estiramento de um músculo, pode auxiliar na prevenção da hiperextensão dos sarcômeros e mantém a localização central das bandas A.

O material denso das linhas Z contém moléculas de **α-actinina**, que se ligam às moléculas de actina do filamento fino e à titina. Moléculas da proteína **miomesina** formam a linha M. As proteínas da linha M se ligam à titina e conectam os filamentos grossos adjacentes entre si. A miomesina mantém os filamentos grossos em alinhamento na linha M. A **nebulina** é uma proteína longa, não elástica, enrolada em torno de todo o comprimento de cada filamento fino, que auxilia na ancoragem dos filamentos finos às linhas Z e regula o comprimento de filamentos finos durante o desenvolvimento. A **distrofina** liga os filamentos finos do sarcômero às proteínas de membrana integral do sarcolema, que, por sua vez, são ligadas a proteínas na matriz extracelular do tecido conjuntivo, que circunda as fibras musculares (ver **Figura 10.2 D**). Acredita-se que a distrofina e suas proteínas associadas reforçam o sarcolema e ajudam a transmitir a tensão gerada pelos sarcômeros aos tendões. A relação da distrofina com a distrofia muscular é discutida em Distúrbios: desequilíbrios homeostáticos, no final do capítulo.

A **Tabela 10.2** resume os diferentes tipos de proteínas da fibra muscular esquelética, e a **Tabela 10.3** resume os níveis de organização dentro de um músculo esquelético.

> ### Teste rápido
> 4. Quais tipos de fáscia cobrem os músculos esqueléticos?
> 5. Por que um suprimento sanguíneo rico é importante para a contração muscular?
> 6. Como as estruturas de filamentos finos e grossos são diferentes?

TABELA 10.2 Resumo das proteínas da fibra muscular esquelética.

Tipo de proteína	Descrição
Proteínas contráteis	Proteínas que geram força durante as contrações musculares.
Miosina	A proteína contrátil que compõe o filamento grosso; a molécula consiste em uma cauda e duas cabeças, que se ligam aos locais de ligação com a miosina nas moléculas de actina do filamento fino durante a contração muscular.
Actina	A proteína contrátil que é o principal componente do filamento fino; cada molécula de actina tem um local de ligação com a miosina, onde ocorre a ligação da cabeça da miosina do filamento grosso durante a contração muscular.
Proteínas regulatórias	Proteínas que auxiliam na ativação e desativação do processo de contração muscular.
Tropomiosina	A proteína regulatória que é um componente do filamento fino; quando a fibra muscular esquelética é relaxada, a tropomiosina cobre os locais de ligação da miosina nas moléculas de actina, prevenindo, assim, a ligação da miosina à actina.
Troponina	Proteína regulatória que é um componente do filamento fino; quando íons cálcio (Ca^{2+}) se ligam à troponina, esta altera a sua forma e promove a movimentação da tropomiosina para longe dos locais de ligação com a miosina nas moléculas de actina, e a contração muscular subsequentemente é iniciada, quando ocorre a ligação da miosina à actina.
Proteínas estruturais	Proteínas que mantém os filamentos grossos e finos das miofibrilas no alinhamento adequado, fornecem elasticidade e extensibilidade às miofibrilas e ligam as miofibrilas ao sarcolema e à matriz extracelular.
Titina	A proteína estrutural que conecta a linha Z à linha M do sarcômero, auxiliando, assim, a estabilização da posição do filamento grosso; pode estirar e depois retornar ilesa e assim representa grande parte da elasticidade e extensibilidade das miofibrilas.
α-Actinina	Proteína estrutural das linhas Z que se liga às moléculas de actina dos filamentos finos e às moléculas de titina.
Miomesina	A proteína estrutural que forma a linha M do sarcômero; liga-se às moléculas de titina e conecta os filamentos grossos adjacentes entre si.
Nebulina	A proteína estrutural que recobre o comprimento total de cada filamento fino; auxilia na ancoragem de filamentos finos às linhas Z e regula o comprimento dos filamentos finos durante o desenvolvimento.
Distrofina	Proteína estrutural que liga os filamentos finos do sarcômero às proteínas de membrana integral no sarcolema, que são ligadas, por sua vez, às proteínas na matriz de tecido conjuntivo que circunda as fibras musculares; acredita-se que ajuda a reforçar o sarcolema e auxilia na transmissão de tensão gerada pelos sarcômeros aos tendões.

TABELA 10.3	Níveis de organização dentro de um músculo esquelético.
Nível	**Descrição**
Músculo esquelético	Órgão composto de fascículos musculares que contêm fibras musculares, vasos sanguíneos e nervos; envolto pelo epimísio.
Fascículo muscular	Feixe de fibras musculares envolto em perimísio.
Fibra muscular	Célula cilíndrica e longa coberta por endomísio e sarcolema; contém sarcoplasma, miofibrilas, muitos núcleos localizados perifericamente, mitocôndrias, túbulos T, retículo sarcoplasmático e cisternas terminais. A fibra muscular tem uma aparência estriada.
Miofibrila	Elementos contráteis semelhantes a fios dentro do sarcoplasma da fibra muscular, que se estendem por todo o comprimento da fibra; composto de filamentos.
Filamentos (miofilamentos)	Proteínas contráteis dentro das miofibrilas que são de dois tipos: filamentos grossos compostos de miosina e filamentos finos compostos de actina, tropomiosina e troponina; o deslizamento de filamentos finos sobre os filamentos grossos produz encurtamento muscular.

10.3 Contração e relaxamento das fibras musculares esqueléticas

OBJETIVOS

- **Definir** as etapas envolvidas no mecanismo de filamentos deslizantes da contração muscular
- **Descrever** como os potenciais de ação muscular surgem na junção neuromuscular.

Quando os cientistas examinaram as primeiras micrografias eletrônicas do músculo esquelético em meados da década de 1950, eles ficaram surpresos ao observar que os comprimentos dos filamentos grossos e finos eram os mesmos, tanto no músculo relaxado quanto no contraído. Acreditava-se que a contração muscular deveria ser um processo de dobramento, algo como fechar um acordeão. Em vez disso, os pesquisadores descobriram que o músculo esquelético encurta durante a contração, porque os filamentos grossos e finos deslizam uns sobre os outros. O modelo que descreve esse processo é conhecido como o **mecanismo de deslizamento dos filamentos**.

Mecanismo de deslizamento do filamento (ou filamento deslizante)

A contração muscular ocorre porque as cabeças de miosina se fixam e "caminham" ao longo dos filamentos finos em ambas as extremidades de um sarcômero, puxando progressivamente os filamentos finos em direção à linha M (**Figura 10.5**). Como resultado, os filamentos finos deslizam para dentro e se encontram no centro de um sarcômero. Eles podem até se mover tão profundamente para dentro que suas extremidades se sobrepõem (**Figura 10.5 C**). Como os filamentos finos deslizam para dentro, a banda I e a zona H se estreitam e, eventualmente, desaparecem completamente quando o músculo estiver contraído ao máximo. No entanto, a largura da banda A e os comprimentos individuais dos filamentos grossos e finos permanecem inalterados. Uma vez que os filamentos finos de cada lado do sarcômero estão ligados às linhas Z, quando os filamentos finos deslizam para dentro, as linhas Z se aproximam e o sarcômero encurta. O encurtamento dos sarcômeros provoca o encurtamento de toda a fibra muscular, que por sua vez, leva ao encurtamento de todo o músculo.

FIGURA 10.5 Mecanismo do filamento deslizante da contração muscular, como ocorre em dois sarcômeros adjacentes.

Durante as contrações musculares, os filamentos finos se movem em direção à linha M de cada sarcômero.

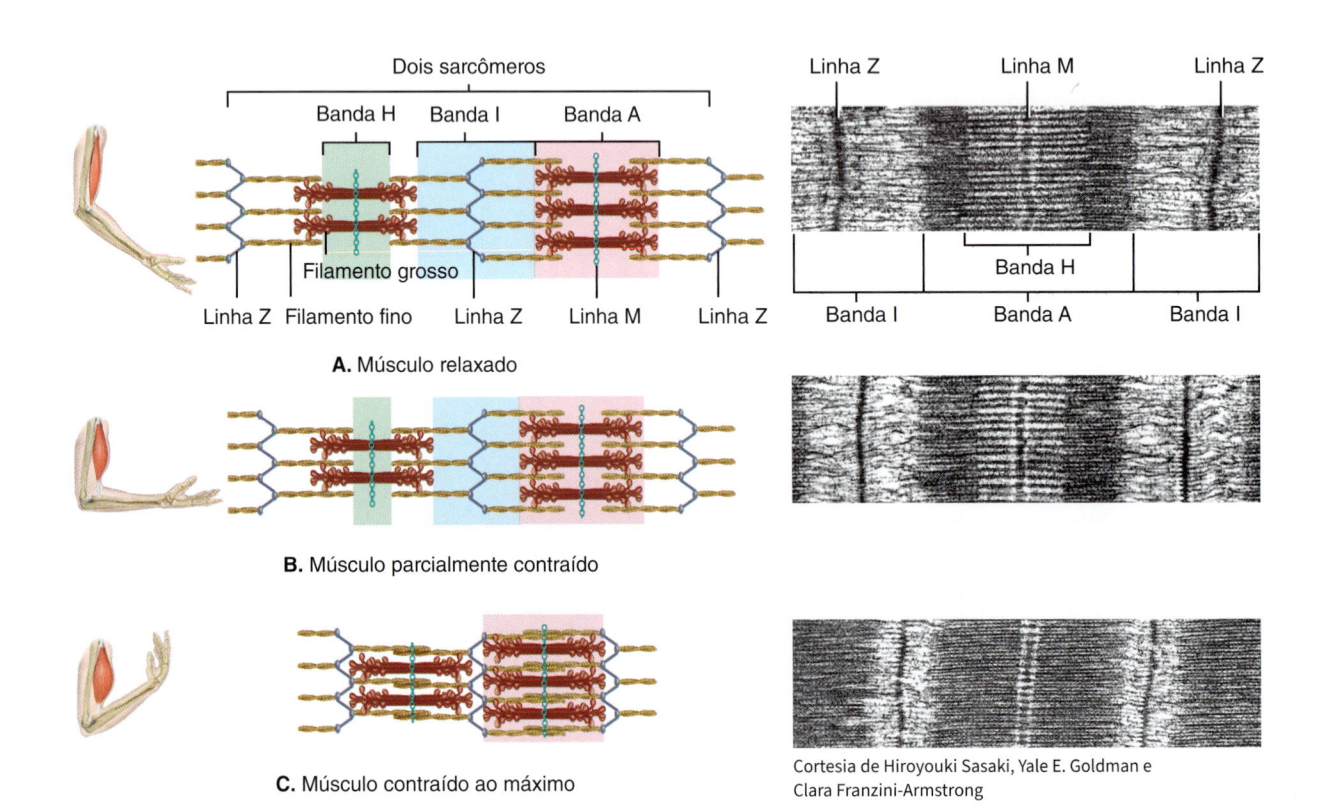

A. Músculo relaxado

B. Músculo parcialmente contraído

C. Músculo contraído ao máximo

Cortesia de Hiroyouki Sasaki, Yale E. Goldman e Clara Franzini-Armstrong

? O que acontece com a banda I e a zona H quando o músculo se contrai? Os comprimentos dos filamentos grossos e finos mudam?

O ciclo de contração. No início da contração, o retículo sarcoplasmático libera íons cálcio (Ca^{2+}) no sarcoplasma. Lá, eles se ligam à troponina, que então move a tropomiosina para longe dos locais de ligação da miosina na actina. Uma vez que os locais de ligação estão "livres", o **ciclo de contração** – a sequência de eventos repetitivos que causa o deslizamento dos filamentos – é iniciado. O ciclo de contração consiste em quatro etapas (**Figura 10.6**):

1. *Hidrólise de ATP.* Como mencionado anteriormente, uma cabeça de miosina inclui um local de ligação de ATP que funciona como uma ATPase – uma enzima que hidrolisa ATP em ADP (adenosina difosfato) e um grupo fosfato. A energia gerada dessa reação de hidrólise é armazenada na cabeça de miosina para uso posterior durante o ciclo de contração. Diz-se que a cabeça de miosina é *energizada* quando contém energia armazenada. A cabeça de miosina energizada assume uma posição "inclinada", como uma mola esticada. Nessa posição, a cabeça da miosina é perpendicular (em um ângulo de 90°) em relação aos filamentos grossos e finos e tem a orientação adequada para se ligar a uma molécula de actina. Observe que os produtos da hidrólise de ATP – ADP e um grupo fosfato – ainda estão ligados à cabeça de miosina.

FIGURA 10.6 **O ciclo de contração.** Os sarcômeros exercem força e são encurtados por meio de ciclos repetidos durante os quais as cabeças de miosina se ligam à actina (formando pontes cruzadas), giram e se desacoplam.

Durante o movimento de força da contração, as pontes cruzadas giram e movem os filamentos finos com os filamentos grossos em direção ao centro do sarcômero.

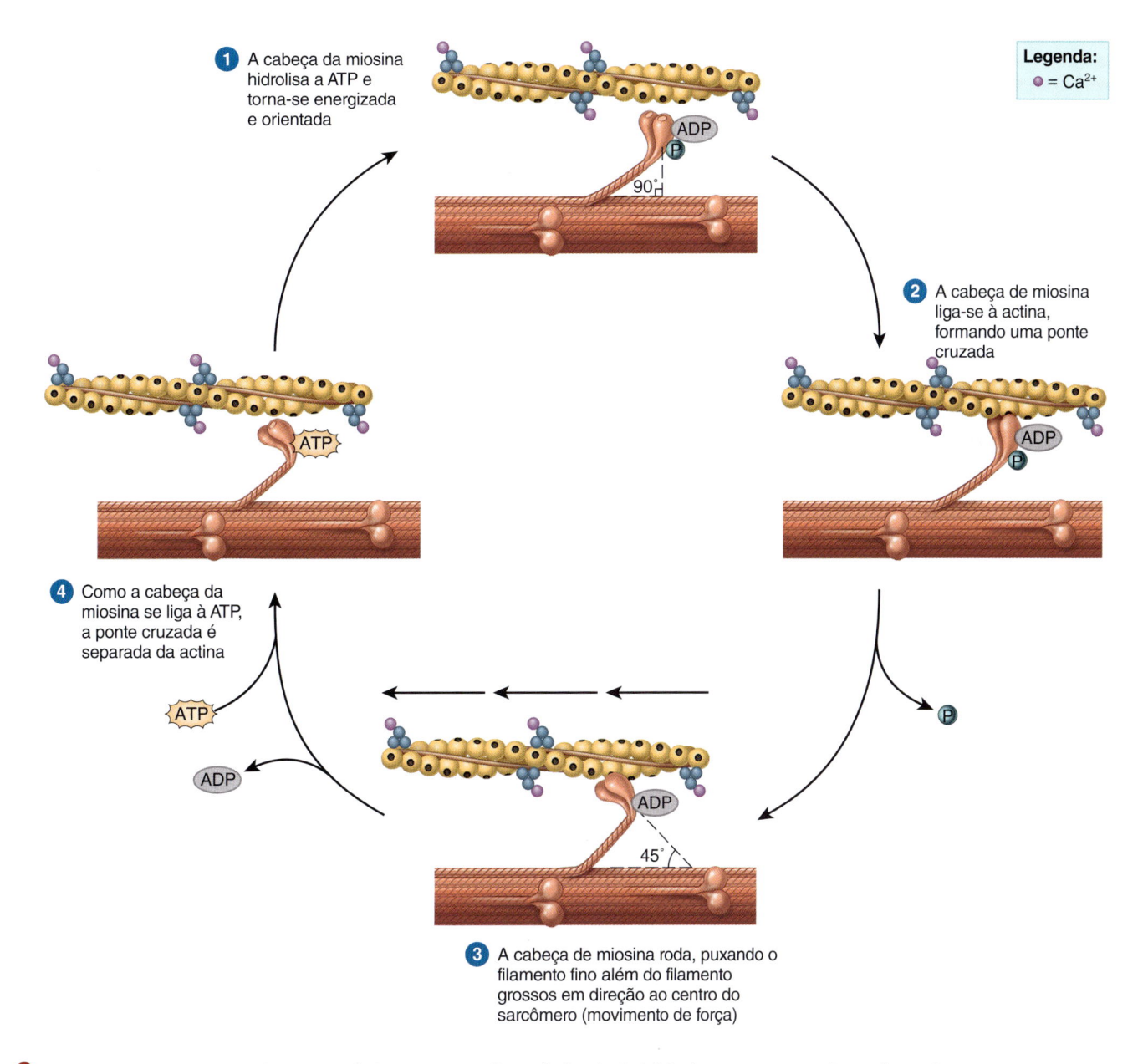

Legenda:
● = Ca^{2+}

1. A cabeça da miosina hidrolisa a ATP e torna-se energizada e orientada

2. A cabeça de miosina liga-se à actina, formando uma ponte cruzada

3. A cabeça de miosina roda, puxando o filamento fino além do filamento grossos em direção ao centro do sarcômero (movimento de força)

4. Como a cabeça da miosina se liga à ATP, a ponte cruzada é separada da actina

? O que aconteceria se repentinamente não houvesse ATP disponível após do início do encurtamento do sarcômero?

2 *Ligação da miosina à actina.* A cabeça de miosina energizada liga-se ao local de ligação da miosina na actina e libera o grupo fosfato previamente hidrolisado. Quando uma cabeça de miosina se liga à actina durante o ciclo de contração, é chamada de **ponte cruzada**. Embora uma única molécula de miosina tenha uma cabeça dupla, apenas uma cabeça se liga à actina por vez.

3 *Movimento de força.* Depois da formação de uma ponte cruzada, a cabeça de miosina gira, mudando sua posição de um ângulo de 90° para um ângulo de 45° em relação aos filamentos grossos e finos. Como a cabeça de miosina muda para sua nova posição, ela puxa o filamento fino em relação ao filamento grosso em direção ao centro do sarcômero, gerando tensão (força) no processo. Esse evento é conhecido como **movimento de força**. A energia necessária para o movimento de força é derivada da energia armazenada na cabeça de miosina a partir da hidrólise de ATP (ver etapa **1**). Uma vez que ocorre o movimento de força, o ADP é liberado da cabeça de miosina.

4 *Separação entre miosina e actina.* No final do movimento de força, a ponte cruzada permanece firmemente ligada à actina até que se ligue a outra molécula de ATP. À medida que a ATP se liga ao local de ligação do ATP na cabeça de miosina, a cabeça de miosina é separada da actina.

O ciclo de contração se repete à medida que a ATPase da miosina hidrolisa a molécula de ATP recém-ligada e continua enquanto o ATP estiver disponível e o nível de Ca^{2+} próximo ao filamento fino for suficientemente elevado. As pontes cruzadas continuam girando para frente e para trás a cada movimento de força, puxando os filamentos finos em direção à linha M. Cada uma das 600 pontes cruzadas em um filamento grosso se conecta e se desprende cerca de cinco vezes por segundo. A qualquer momento, algumas das cabeças de miosina são ligadas à actina, formando pontes cruzadas e gerando força, enquanto outras cabeças de miosina são separadas da actina, preparando-se para nova ligação.

À medida que o ciclo de contração continua, o movimento das pontes cruzadas aplica a força que atrai as linhas Z uma em direção à outra e o sarcômero encurta. Durante a contração muscular máxima, a distância entre duas linhas Z pode diminuir para metade do comprimento em repouso. As linhas Z, por sua vez, puxam os sarcômeros vizinhos e a fibra muscular inteira encurta. Alguns dos componentes de um músculo são elásticos: eles esticam ligeiramente antes de transferirem a tensão gerada pelos filamentos deslizantes. Os componentes elásticos incluem moléculas de titina, tecido conjuntivo ao redor das fibras musculares (endomísio, perimísio e epimísio) e tendões que fixam o músculo ao osso. Quando as fibras de um músculo esquelético começam a encurtar, elas primeiro puxam seus revestimentos de tecido conjuntivo e tendões. As coberturas e os tendões estiram e ficam esticados, enquanto a tensão que atravessa os tendões puxa os ossos aos quais estão fixados. O resultado é o movimento de uma parte do corpo. Você logo aprenderá, contudo, que o ciclo de contração nem sempre resulta em encurtamento das fibras musculares e do músculo inteiro. Em algumas contrações, as pontes cruzadas giram e geram tensão, mas os filamentos finos não podem deslizar para dentro, porque a tensão que eles geram não é grande o suficiente para mover a carga sobre o músculo (como tentar levantar uma caixa inteira de livros com uma mão).

Acoplamento de excitação-contração.

Um aumento na concentração de Ca^{2+} no sarcoplasma inicia a contração muscular e uma diminuição a interrompe. Quando uma fibra muscular é relaxada, a concentração de Ca^{2+} em seu sarcoplasma é muito baixa, apenas cerca de 0,1 micromol por litro (0,1 $\mu mol/\ell$). Entretanto, uma enorme quantidade de Ca^{2+} é armazenada dentro do retículo sarcoplasmático (**Figura 10.7 A**). Quando um potencial de ação muscular se propaga ao longo do sarcolema e nos túbulos T, ele causa a liberação de Ca^{2+} do RS no sarcoplasma e isso desencadeia a contração muscular. A sequência de eventos que liga a excitação (um potencial de ação muscular) à contração (deslizamento dos filamentos) é referida como **acoplamento de excitação-contração**.

O acoplamento de excitação-contração ocorre nas tríades da fibra muscular esquelética. Lembre que uma *tríade* consiste em um túbulo T e duas cisternas terminais opostos do retículo sarcoplasmático (RS). Em uma determinada tríade, o túbulo T e as cisternas terminais são mecanicamente ligados entre si por dois grupos de proteínas integrais de membrana: canais de Ca^{2+} dependentes de voltagem e canais de liberação de Ca^{2+} (**Figura 10.7 A**). Os **canais de Ca^{2+} dependentes de voltagem** estão localizados na membrana do túbulo T; eles estão dispostos em grupos de quatro conhecidos como *tétrades*. O papel principal desses canais de Ca^{2+} dependentes de voltagem no acoplamento de excitação-contração é servir como sensores de voltagem que acionam a abertura dos canais para liberação de Ca^{2+}. Os **canais de liberação de Ca^{2+}** estão presentes na membrana da cisterna terminal do RS. Quando uma fibra muscular esquelética está em repouso, a parte do canal de liberação de Ca^{2+} que se estende até o sarcoplasma é bloqueada por um determinado agrupamento de canais de Ca^{2+} dependentes de voltagem, impedindo o Ca^{2+} de deixar o RS (**Figura 10.7 A**). Quando uma fibra muscular esquelética é excitada e um potencial de ação percorre ao longo do túbulo T, os canais de Ca^{2+} dependentes de voltagem detectam a mudança na voltagem e sofrem uma mudança de forma que, em última análise, causa a abertura dos canais de liberação de Ca^{2+} (**Figura 10.7 B**). Uma vez que esses canais se abrem, grandes quantidades de Ca^{2+} fluem do RS para o sarcoplasma ao redor dos filamentos grossos e finos. Como resultado, a concentração de Ca^{2+} no sarcoplasma aumenta dez vezes ou mais. Os íons cálcio liberados se combinam com a troponina, que, por sua vez, sofre uma mudança de forma que faz com que a tropomiosina se afaste dos locais de ligação da miosina na actina. Uma vez que esses locais estão livres, as cabeças de miosina se ligam a eles para formar pontes cruzadas e a fibra muscular se contrai.

A membrana da cisterna terminal do retículo sarcoplasmático também contém **bombas de Ca^{2+}-ATPase** que utilizam ATP para transportar constantemente o Ca^{2+} do sarcoplasma para o RS (**Figura 10.7 A, B**). Enquanto os potenciais de ação muscular continuam a se propagar ao longo dos túbulos T, os canais de liberação de Ca^{2+} permanecem abertos e o Ca^{2+} flui para o sarcoplasma mais rápido do que é transportado de volta para o RS pelas bombas de Ca^{2+}-ATPase. Após a propagação do último potencial de ação ao longo dos túbulos T, os canais de liberação de Ca^{2+} se fecham. Como as bombas de Ca^{2+}-ATPase movem o Ca^{2+} de volta para o RS, o nível de Ca^{2+} no sarcoplasma diminui rapidamente. Dentro do RS, moléculas de uma proteína conhecida como **calsequestrina** ligam-se ao Ca^{2+}, permitindo que ainda mais Ca^{2+} seja sequestrado (armazenado) dentro do RS. Em uma fibra muscular relaxada, a concentração de Ca^{2+} é 10.000 vezes maior no RS do que no sarcoplasma. Quando o nível de Ca^{2+} no sarcoplasma diminui, o Ca^{2+}

Correlação clínica

Medicina eletrodiagnóstica

A **medicina eletrodiagnóstica** é um ramo da medicina relacionado ao diagnóstico de doenças neuromusculares. Os estudos de velocidade da condução nervosa e de resposta muscular, geralmente realizados em conjunto, são testes que compõem a medicina eletrodiagnóstica.

Os **testes de velocidade de condução nervosa (VCN)** medem a velocidade dos impulsos nervosos conduzidos através dos nervos (fora do encéfalo e da medula espinal), por exemplo, aqueles encontrados em seus membros. Esses estudos envolvem a estimulação de um nervo com um impulso elétrico aplicado à pele e o registro da resposta de um músculo (contração) ou outra porção de um nervo por meio de placas colocadas na pele. Os testes de VCN são utilizados para diagnosticar condições, como a síndrome do túnel do carpo, hérnia de disco e dor isquiática.

Após um teste de velocidade de condução nervosa, é realizado um teste complementar denominado **eletromiografia** ou **EMG**. Nesse teste, uma agulha muito fina, que serve como um dispositivo de registro, é colocada através da pele em um músculo. A agulha é conectada por um fio à tela de um dispositivo (um osciloscópio). O músculo em repouso não produz atividade elétrica, pois não há potenciais de ação muscular. Quanto mais forte a contração, maior o nível de atividade elétrica. Uma vez que a agulha está no lugar, o cliente é solicitado a contrair um músculo e a atividade é registrada no monitor, podendo também ser detectada por áudio com um alto-falante. A EMG é usada para diagnosticar doenças como distrofia muscular, miastenia *gravis* e esclerose lateral amiotrófica.

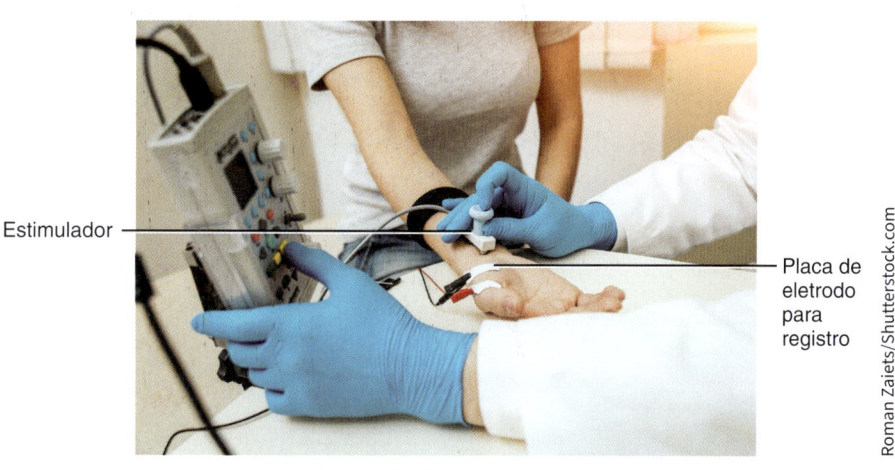

Teste de velocidade de condução nervosa

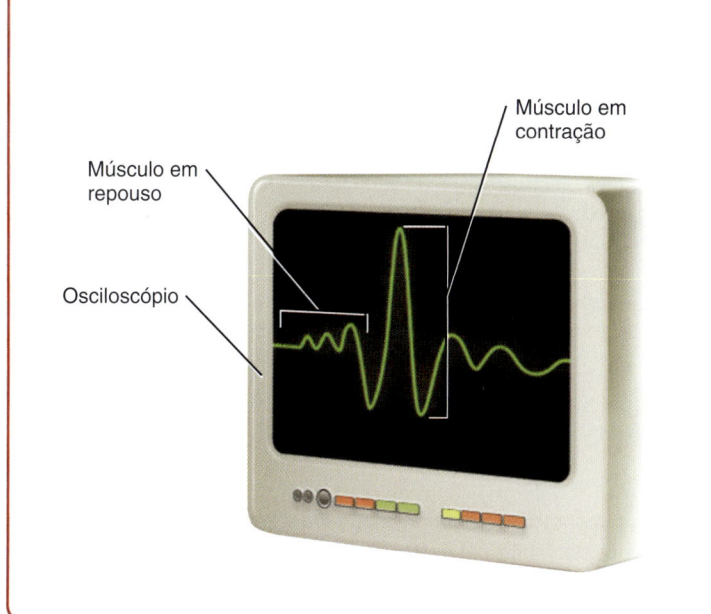

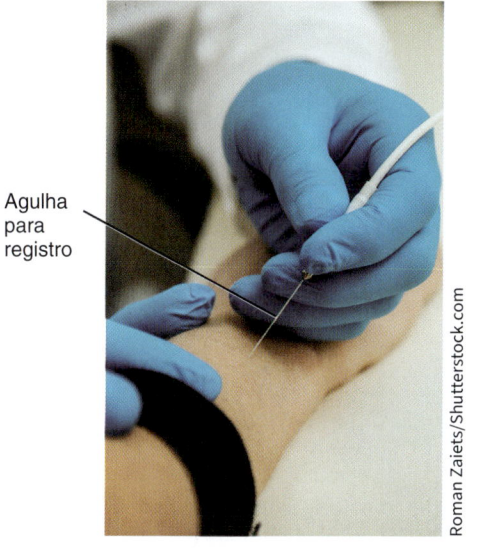

Eletromiografia

FIGURA 10.7 **Mecanismo de acoplamento de excitação-contração em uma fibra muscular esquelética**. **A.** Durante o relaxamento, o nível de Ca^{2+} no sarcoplasma é baixo, apenas 0,1 μM (0,0001 mM), porque os íons cálcio são bombeados para o retículo sarcoplasmático por bombas de Ca^{2+}-ATPase. **B.** Um potencial de ação muscular que se propaga ao longo de um túbulo T faz com que os canais de Ca^{2+} dependentes de voltagem sofram uma mudança de forma que abre os canais de liberação de Ca^{2+} no retículo sarcoplasmático, os íons cálcio fluem para o sarcoplasma e a contração começa.

> Um aumento no nível de Ca^{2+} no sarcoplasma inicia o deslizamento de filamentos finos. Quando o nível de Ca^{2+} no sarcoplasma diminui, o deslizamento é interrompido.

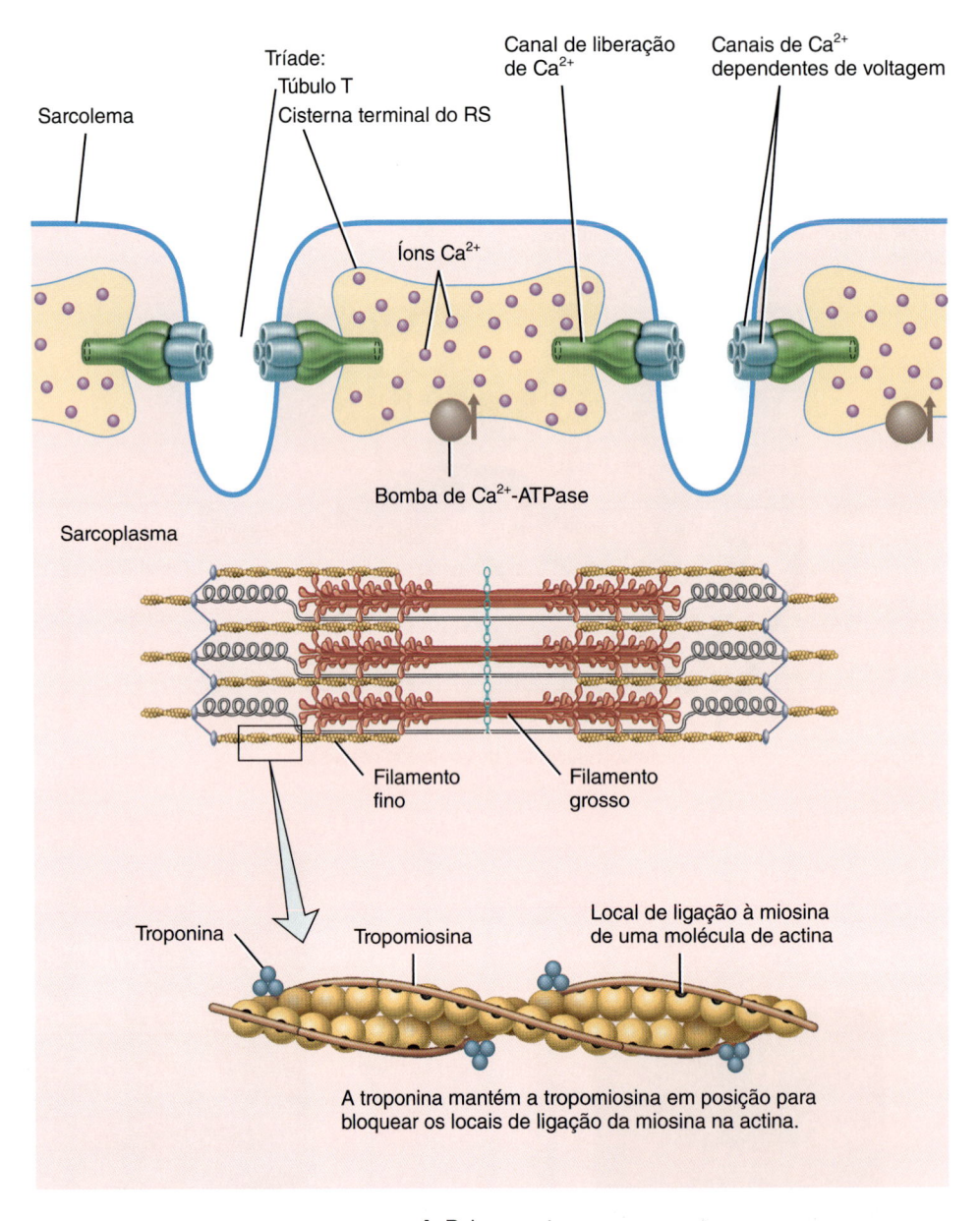

A. Relaxamento

é liberado da troponina, a tropomiosina cobre os locais de ligação da miosina na actina e a fibra muscular relaxa.

Relação comprimento-tensão.

A **Figura 10.8** mostra a **relação comprimento-tensão** do músculo esquelético, que indica como a força da contração muscular depende do comprimento dos sarcômeros dentro de um músculo *antes do início da contração*. Em um sarcômero com comprimento de aproximadamente 2,0 a 2,4 μm (que está muito próximo do comprimento de repouso na maioria dos músculos), a zona de sobreposição em cada sarcômero é ideal e a fibra muscular pode desenvolver tensão máxima. Observe na **Figura 10.8** que a tensão máxima (100%) ocorre quando a zona de sobreposição entre um filamento grosso e fino se estende da borda da zona H para uma extremidade de um filamento grosso.

Sarcolema

Potencial de ação muscular

Túbulo T

Cisterna terminal do RS

Canal de liberação de Ca²⁺

Canais de Ca²⁺ dependentes de voltagem

Íons Ca²⁺

Bomba de Ca²⁺-ATPase

Sarcoplasma

Local de ligação da miosina de uma molécula de actina

Filamento fino

Filamento grosso

Miosina

Tropomiosina

Íon Ca²⁺

Troponina

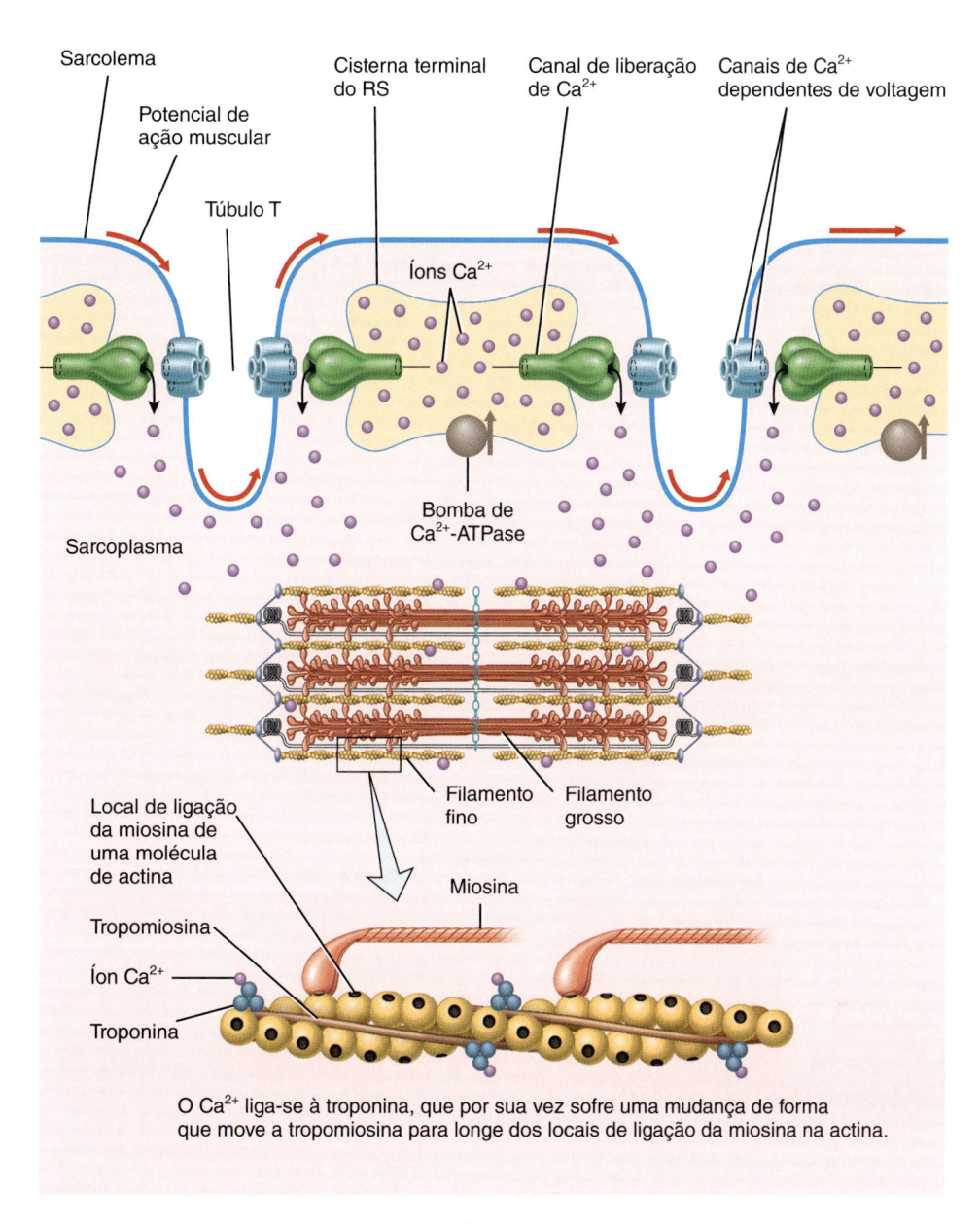

O Ca²⁺ liga-se à troponina, que por sua vez sofre uma mudança de forma que move a tropomiosina para longe dos locais de ligação da miosina na actina.

B. Contração

? Quais são as três funções do ATP na contração muscular?

Correlação clínica

Rigor mortis

Após a morte, as membranas celulares tornam-se permeáveis. Íons cálcio extravasam do retículo sarcoplasmático para o sarcoplasma e permitem que as cabeças de miosina se liguem à actina. A síntese de ATP cessa logo após a interrupção da respiração, no entanto, as pontes cruzadas não podem se separar da actina. A condição resultante, na qual os músculos estão em um estado de rigidez (não podem se contrair ou alongar), é denominada *rigor mortis* (rigidez da morte). O *rigor mortis* começa 3 a 4 h após a morte e dura cerca de 24 h; então ele desaparece à medida que as enzimas proteolíticas dos lisossomos digerem as pontes cruzadas.

À medida que os sarcômeros de uma fibra muscular são alongados para um comprimento mais longo, a zona de sobreposição encurta e menos cabeças de miosina podem fazer contato com filamentos finos. Portanto, a tensão que a fibra pode produzir diminui. Quando uma fibra muscular esquelética é esticada a 170% de seu comprimento ideal, não há sobreposição entre os filamentos grossos e finos. Como nenhuma das cabeças de miosina pode se ligar aos filamentos finos, a fibra muscular não pode se contrair e a tensão é zero. Quando os comprimentos do sarcômero se tornam cada vez mais curtos do que o ideal, a tensão que pode se desenvolver novamente diminui. Isso ocorre porque os filamentos grossos se dobram conforme são comprimidos pelas linhas Z, resultando em menos cabeças de miosina fazendo contato com os filamentos finos. Normalmente, o comprimento da fibra muscular

FIGURA 10.8 **Relação comprimento-tensão em uma fibra muscular esquelética.** A tensão máxima durante a contração ocorre quando o comprimento do sarcômero em repouso é de 2,0 a 2,4 μm.

> Uma fibra muscular desenvolve sua maior tensão quando existe uma zona ideal de sobreposição entre os filamentos grossos e finos.

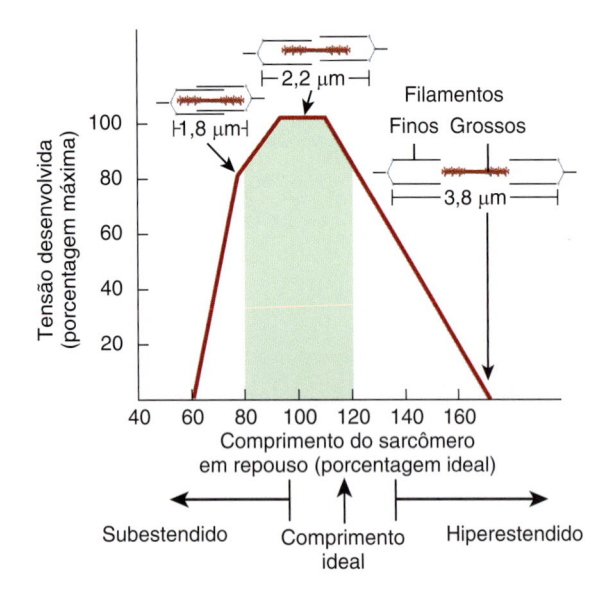

? Por que a tensão máxima no comprimento de um sarcômero é de 2,2 μm?

em repouso é mantido muito próximo do ideal por ligações firmes do músculo esquelético aos ossos (por meio de seus tendões) e a outros tecidos inelásticos.

Junção neuromuscular (sinapse)

Conforme observado no início do capítulo, os neurônios que estimulam a contração das fibras musculares esqueléticas são chamados **neurônios motores somáticos**. Cada neurônio motor somático tem um axônio filiforme que se estende do encéfalo ou medula espinal a um grupo de fibras musculares esqueléticas. Uma fibra muscular se contrai em resposta a um ou mais potenciais de ação propagando-se ao longo de seu sarcolema e através de seu sistema de túbulos T. Os potenciais de ação muscular surgem na **junção neuromuscular (JNM)** ou *sinapse neuromuscular* (SNM), a sinapse entre um neurônio motor somático e uma fibra muscular esquelética (**Figura 10.9 A**). Uma **sinapse** é uma região onde ocorre a comunicação entre dois neurônios ou entre um neurônio e uma célula-alvo – nesse caso, entre um neurônio motor somático e uma fibra muscular. Na maioria das sinapses, uma pequena lacuna, chamada **fenda sináptica**, separa as duas células. Como as células não se tocam fisicamente, o potencial de ação não pode "pular a lacuna" de uma célula para outra. Em vez disso, a primeira célula se comunica com a segunda liberando um mensageiro químico denominado **neurotransmissor**.

Na JNM, a extremidade do neurônio motor, chamada de **terminal axônico**, divide-se em um aglomerado de **botões sinápticos** (**Figura 10.9 A, B**), a *parte neural* da JNM. Centenas de sacos envoltos por membrana denominados **vesículas sinápticas** estão suspensas no citosol dentro de cada botão terminal sináptico. Dentro de cada vesícula sináptica estão presentes milhares de moléculas de **acetilcolina (ACh)**, o neurotransmissor liberado na JNM.

A região do sarcolema oposta aos botões sinápticos, denominada **placa motora** (**Figura 10.9 B, C**), é a *parte muscular* da JNM. Dentro de cada placa motora existem 30 milhões a 40 milhões de **receptores de acetilcolina**, proteínas transmembranas integrais às quais a ACh se liga especificamente. Esses receptores são abundantes nas **dobras juncionais**, sulcos profundos na placa motora que fornecem uma grande área de superfície para a ACh. Como você verá, os receptores de ACh são canais iônicos dependentes de ligante. Portanto, uma JNM inclui todos os botões sinápticos em um lado da fenda sináptica, a própria fenda sináptica, mais a placa motora da fibra muscular do outro lado.

Um impulso nervoso (potencial de ação nervosa) desencadeia um potencial de ação muscular da seguinte maneira (**Figura 10.9 C**):

❶ *Liberação de acetilcolina.* A chegada do impulso nervoso nos botões sinápticos estimula a abertura dos canais dependentes de voltagem. Como os íons cálcio estão mais concentrados no líquido extracelular, o Ca^{2+} flui para dentro através dos canais abertos. A entrada de Ca^{2+}, por sua vez, estimula as vesículas sinápticas ao processo de exocitose. Durante a exocitose, as vesículas sinápticas se fundem com a membrana plasmática do neurônio motor, liberando ACh na fenda sináptica. A ACh então se difunde através da fenda sináptica entre o neurônio motor e a placa motora.

❷ *Ativação de receptores de ACh.* A ligação de duas moléculas de ACh ao receptor na placa motora abre um canal iônico no receptor de ACh. Assim que o canal estiver aberto, pequenos cátions, principalmente Na^+, podem fluir pela membrana.

❸ *Produção do potencial de ação muscular.* O influxo de Na^+ (redução de seu gradiente eletroquímico) torna o interior da fibra muscular carregada mais positivamente. Essa mudança no potencial de membrana ativa um potencial de ação muscular. Cada impulso nervoso normalmente provoca um potencial de ação muscular. O potencial de ação muscular então se propaga ao longo do sarcolema no sistema de túbulos T. Isso faz com que o retículo sarcoplasmático libere seu Ca^{2+} armazenado no sarcoplasma e a fibra muscular subsequentemente se contrai.

❹ *Término da atividade da ACh.* O efeito da ligação de ACh dura pouco, porque a ACh é rapidamente decomposta por uma enzima chamada **acetilcolinesterase (AChE)**. Essa enzima está localizada no lado extracelular da membrana da placa motora terminal. A AChE causa a quebra de ACh em acetil e colina, produtos incapazes de ativar o receptor de ACh.

Se outro impulso nervoso libera mais acetilcolina, as etapas ❷ e ❸ são repetidas. Quando os potenciais de ação no neurônio motor cessam, a ACh não é mais liberada e a AChE rapidamente decompõe a ACh já presente na fenda sináptica. Isso termina com a produção dos potenciais de ação muscular, o Ca^{2+} se move do sarcoplasma da fibra muscular de volta para o retículo sarcoplasmático e os canais de liberação de Ca^{2+} na membrana do retículo sarcoplasmático se fecham.

Uma fibra muscular esquelética tem apenas uma JNM, geralmente localizada próximo ao ponto médio da fibra. Os potenciais

CAPÍTULO 10 Tecido Muscular 323

FIGURA 10.9 **Estrutura da junção neuromuscular (JNM).**

Os botões terminais sinápticos nas extremidades dos terminais axônicos contêm vesículas sinápticas preenchidas com acetilcolina (ACh).

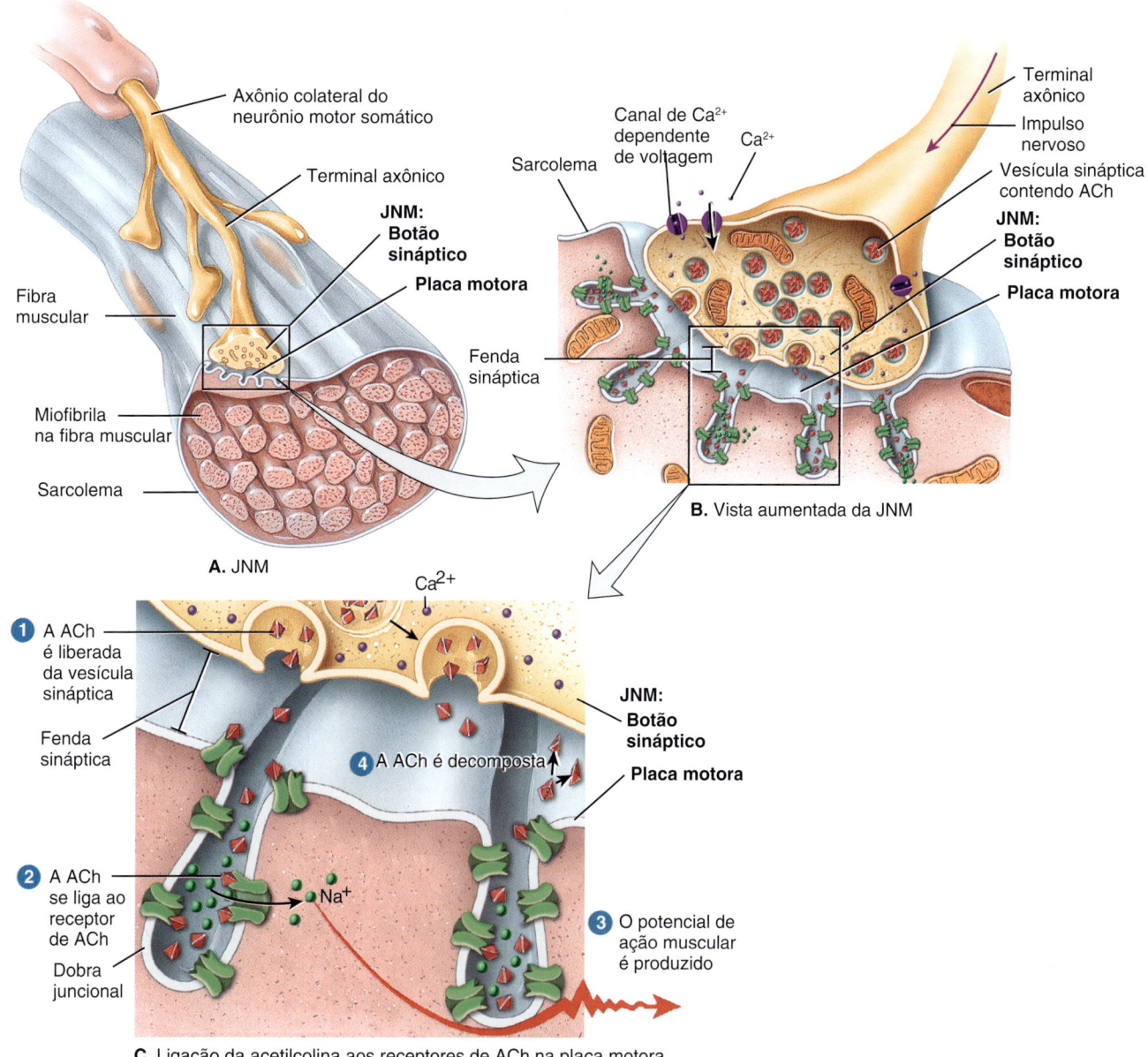

- Axônio colateral do neurônio motor somático
- Terminal axônico
- **JNM: Botão sináptico**
- **Placa motora**
- Fibra muscular
- Fenda sináptica
- Miofibrila na fibra muscular
- Sarcolema

A. JNM

- Sarcolema
- Canal de Ca^{2+} dependente de voltagem
- Ca^{2+}
- Terminal axônico
- Impulso nervoso
- Vesícula sináptica contendo ACh
- **JNM: Botão sináptico**
- **Placa motora**

B. Vista aumentada da JNM

- Ca^{2+}
- ① A ACh é liberada da vesícula sináptica
- Fenda sináptica
- ④ A ACh é decomposta
- **JNM: Botão sináptico**
- **Placa motora**
- ② A ACh se liga ao receptor de ACh
- Na^+
- ③ O potencial de ação muscular é produzido
- Dobra juncional

C. Ligação da acetilcolina aos receptores de ACh na placa motora

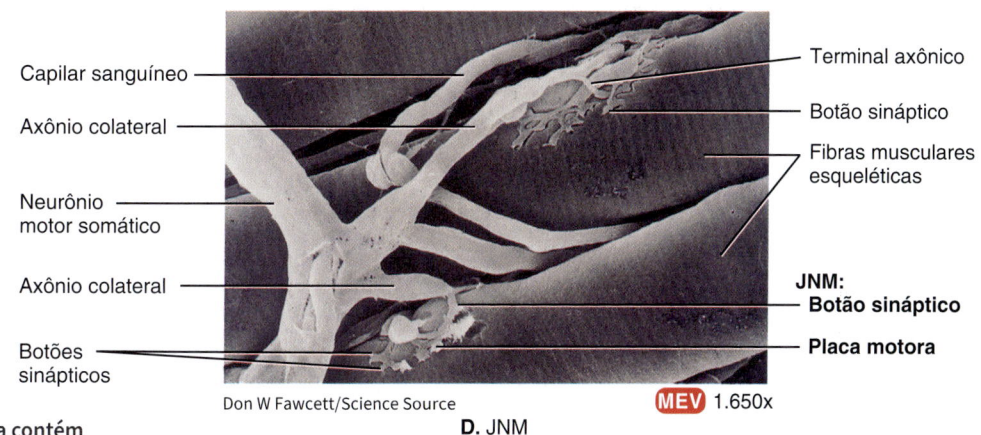

- Capilar sanguíneo
- Axônio colateral
- Neurônio motor somático
- Axônio colateral
- Botões sinápticos
- Terminal axônico
- Botão sináptico
- Fibras musculares esqueléticas
- **JNM: Botão sináptico**
- **Placa motora**

Don W Fawcett/Science Source
MEV 1.650x

D. JNM

? Qual parte do sarcolema contém receptores de acetilcolina?

de ação muscular que surgem na JNM se propagam em direção a ambas as extremidades da fibra muscular. Esse arranjo permite a ativação quase simultânea (e, portanto, contração) de todas as partes da fibra muscular.

A **Figura 10.10** resume os eventos que ocorrem durante a contração e o relaxamento de uma fibra muscular esquelética.

Vários produtos vegetais e medicamentos bloqueiam seletivamente determinados eventos na JNM. A *toxina botulínica*, produzida pela bactéria *Clostridium botulinum*, bloqueia a exocitose de vesículas sinápticas na JNM. Como resultado, a ACh não é liberada e não ocorre a contração muscular. As bactérias proliferam em alimentos enlatados de forma inadequada, e sua toxina é uma das substâncias químicas mais letais conhecidas. Uma pequena quantidade pode causar a morte por paralisia dos músculos esqueléticos. A respiração é interrompida em decorrência da paralisia dos músculos respiratórios, incluindo o diafragma. Contudo, é também a primeira toxina bacteriana a ser usada como medicamento (Botox®). Injeções de Botox® nos músculos afetados podem ajudar

FIGURA 10.10 Resumo dos eventos de contração e relaxamento em uma fibra muscular esquelética.

A acetilcolina liberada na junção neuromuscular desencadeia um potencial de ação muscular, o que leva à contração muscular.

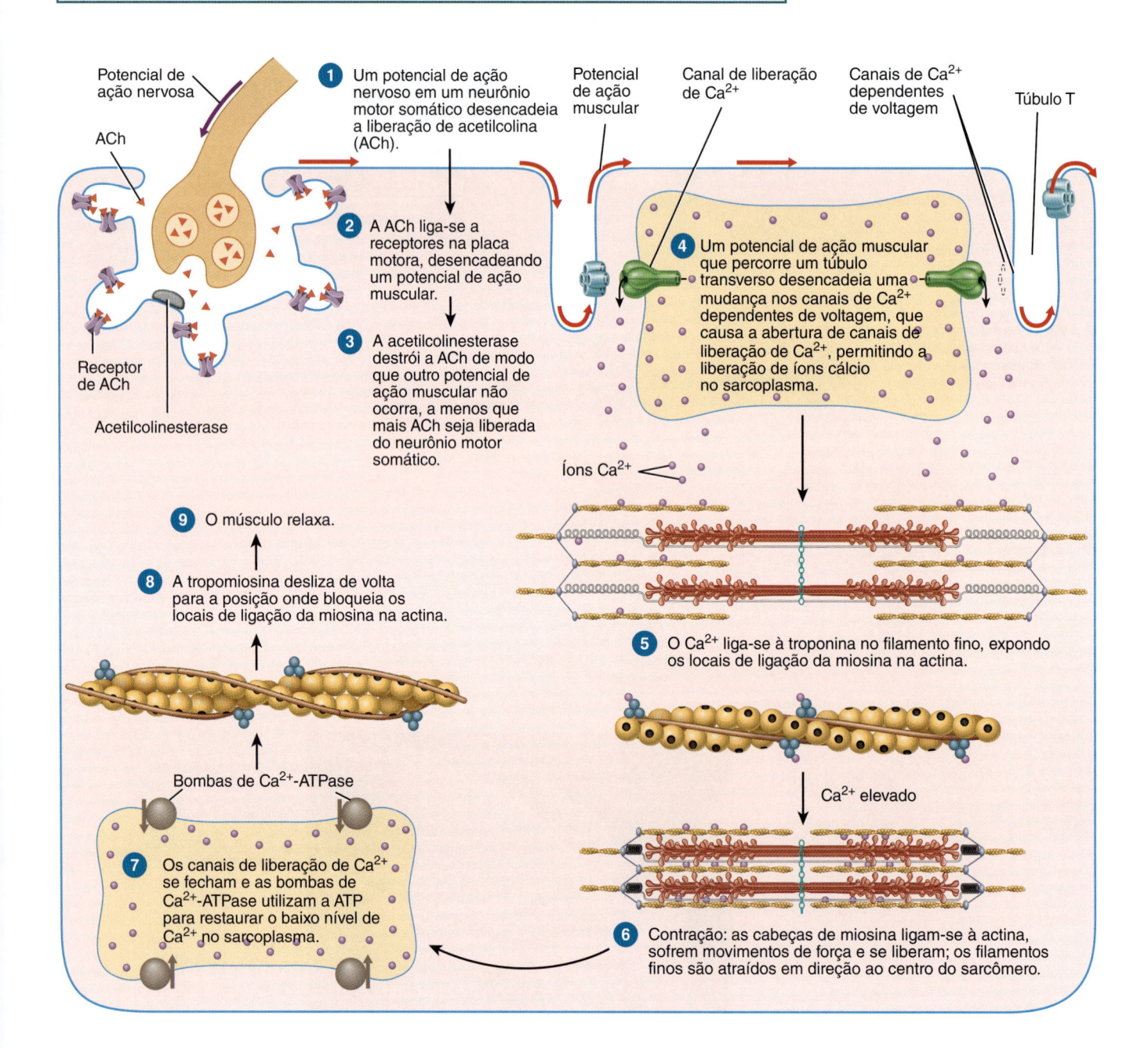

1. Um potencial de ação nervoso em um neurônio motor somático desencadeia a liberação de acetilcolina (ACh).
2. A ACh liga-se a receptores na placa motora, desencadeando um potencial de ação muscular.
3. A acetilcolinesterase destrói a ACh de modo que outro potencial de ação muscular não ocorra, a menos que mais ACh seja liberada do neurônio motor somático.
4. Um potencial de ação muscular que percorre um túbulo transverso desencadeia uma mudança nos canais de Ca^{2+} dependentes de voltagem, que causa a abertura de canais de liberação de Ca^{2+}, permitindo a liberação de íons cálcio no sarcoplasma.
5. O Ca^{2+} liga-se à troponina no filamento fino, expondo os locais de ligação da miosina na actina.
6. Contração: as cabeças de miosina ligam-se à actina, sofrem movimentos de força e se liberam; os filamentos finos são atraídos em direção ao centro do sarcômero.
7. Os canais de liberação de Ca^{2+} se fecham e as bombas de Ca^{2+}-ATPase utilizam a ATP para restaurar o baixo nível de Ca^{2+} no sarcoplasma.
8. A tropomiosina desliza de volta para a posição onde bloqueia os locais de ligação da miosina na actina.
9. O músculo relaxa.

? Quais etapas numeradas nesta figura fazem parte do acoplamento excitação-contração?

pacientes com estrabismo, blefaroespasmo (piscar incontrolável) ou espasmos das cordas vocais que interferem na fala. Também é utilizado para aliviar dores crônicas na coluna em virtude de espasmos musculares na região lombar e como um tratamento cosmético para relaxar os músculos que causam rugas faciais.

O *curare* derivado de plantas, um veneno usado por índios sul-americanos em flechas e dardos de zarabatana, causa a paralisia muscular a partir da ligação e bloqueio de receptores de ACh. Na presença de curare, os canais iônicos não se abrem. Os medicamentos semelhantes ao curare são frequentemente utilizados durante a cirurgia para relaxar os músculos esqueléticos.

Uma família de substâncias químicas chamadas *agentes anticolinesterásicos* tem a propriedade de retardar a atividade enzimática da acetilcolinesterase, assim, retardando a remoção de ACh da fenda sináptica. Em doses baixas, esses agentes podem fortalecer as fracas contrações musculares. Um exemplo é a neostigmina, que é utilizada para tratar pacientes com miastenia *gravis* (consulte a seção *Distúrbios: desequilíbrios homeostáticos*, no final deste capítulo). A neostigmina também é utilizada como antídoto para o envenenamento por curare e para eliminar os efeitos de medicamentos semelhantes ao curare depois da cirurgia.

Teste rápido

7. Quais funções desempenham as proteínas contráteis, regulatórias e estruturais na contração e relaxamento muscular?
8. Como os íons cálcio e ATP contribuem para a contração e o relaxamento muscular?
9. Como o comprimento do sarcômero influencia na tensão máxima que é possível durante a contração muscular?
10. Como a placa motora terminal difere de outras partes do sarcolema?

10.4 Metabolismo muscular

OBJETIVOS

- **Descrever** as reações pelas quais as fibras musculares produzem ATP
- **Diferenciar** respiração celular anaeróbica (glicólise anaeróbica) da aeróbica
- **Descrever** os fatores que contribuem para a fadiga muscular.

Produção de ATP em fibras musculares

Ao contrário da maioria das células do corpo, as fibras musculares esqueléticas, muitas vezes alternam entre um baixo nível de atividade, quando estão relaxadas e usando apenas uma pequena quantidade de ATP e um alto nível de atividade, quando estão contraídas e utilizando ATP em um ritmo rápido. Uma grande quantidade de ATP é necessária para alimentar o ciclo de contração, para bombear Ca^{2+} no retículo sarcoplasmático e para outras reações metabólicas envolvidas na contração muscular. No entanto, a ATP presente nas fibras musculares é suficiente para a força de contração por apenas alguns segundos. Se as contrações musculares continuarem além desse tempo, as fibras musculares precisarão gerar mais ATP. As fibras musculares têm três formas de produzir ATP: (1) a partir de fosfato de creatina, (2) por respiração celular anaeróbica e (3) por respiração celular aeróbica (**Figura 10.11**). O uso de fosfato de creatina para a produção de ATP é exclusivo das fibras musculares, porém todas as células do corpo podem produzir ATP por meio de reações de respiração anaeróbica e aeróbica. Nós consideramos os eventos de respiração anaeróbica e aeróbica brevemente neste capítulo e em mais detalhes no Capítulo 25.

Fosfato de creatina. Enquanto as fibras musculares estão relaxadas, elas produzem mais ATP do que precisam para o metabolismo em repouso. A maior parte do excesso de ATP é utilizada para sintetizar **fosfato de creatina**, uma molécula rica em energia que é encontrada nas fibras musculares (**Figura 10.11 A**). A enzima creatinoquinase (CK) catalisa a transferência de um dos grupos fosfato de alta energia do ATP para a creatina, formando o fosfato de creatina e ADP. A **creatina** é uma pequena molécula do tipo aminoácido, que é sintetizada no fígado, rins e pâncreas e, então transportada para as fibras musculares. O fosfato de creatina é três a seis vezes mais abundantes do que o ATP no sarcoplasma de uma fibra muscular relaxada. Quando a contração inicia e o nível de ADP começa a subir, a CK catalisa a transferência de um grupo fosfato de alta energia do fosfato de creatina de volta para o ADP. Essa reação de fosforilação direta gera rapidamente novas moléculas de ATP. Como a formação de ATP a partir do fosfato de creatina ocorre muito rapidamente, o fosfato de creatina é a primeira fonte de energia quando começa a contração muscular. O outro mecanismo gerador de energia em uma fibra muscular (as vias anaeróbica e aeróbica) leva um período de tempo mais longo para produzir ATP em comparação com o fosfato de creatina. Juntos, os estoques de fosfato de creatina e ATP fornecem energia suficiente para os músculos se contraírem ao máximo por aproximadamente 15 s.

Correlação clínica

Suplementação de creatina

A creatina é sintetizada no corpo, sendo também derivada de alimentos como leite, carne vermelha e alguns peixes. Indivíduos adultos precisam sintetizar e ingerir um total de cerca de 2 g de creatina por dia para compensar a perda urinária de creatinina, o produto de degradação da creatina. Alguns estudos demonstraram melhora do desempenho após **suplementação de creatina** durante movimentos de explosão, como corridas de curta distância. Outros estudos, no entanto, não conseguiram encontrar um efeito de aumento do desempenho a partir da suplementação de creatina. Além disso, a ingestão adicional de creatina diminui a própria síntese de creatina do corpo e não se sabe se a síntese natural é recuperada após longo prazo de suplementação de creatina. Além disso, a suplementação de creatina pode causar desidratação e disfunção renal. Mais pesquisas são necessárias para determinar tanto a segurança a longo prazo quanto o valor da suplementação de creatina.

FIGURA 10.11 **Produção de ATP para a contração muscular.** **A.** O fosfato de creatina, formado a partir de ATP enquanto o músculo está relaxado, transfere um grupo fosfato de alta energia para a ADP, formando ATP durante a contração muscular. **B.** A quebra do glicogênio muscular em glicose e a produção de ácido pirúvico da glicose via glicólise produzem ATP e ácido láctico. Como não há necessidade de oxigênio, essa via é denominada anaeróbica. **C.** Dentro das mitocôndrias, o ácido pirúvico, os ácidos graxos e os aminoácidos são utilizados para produzir ATP por meio da respiração aeróbica, um conjunto de reações que requerem oxigênio.

> Durante um evento de longa duração, como uma maratona, a maior parte da ATP é produzida por respiração celular aeróbica.

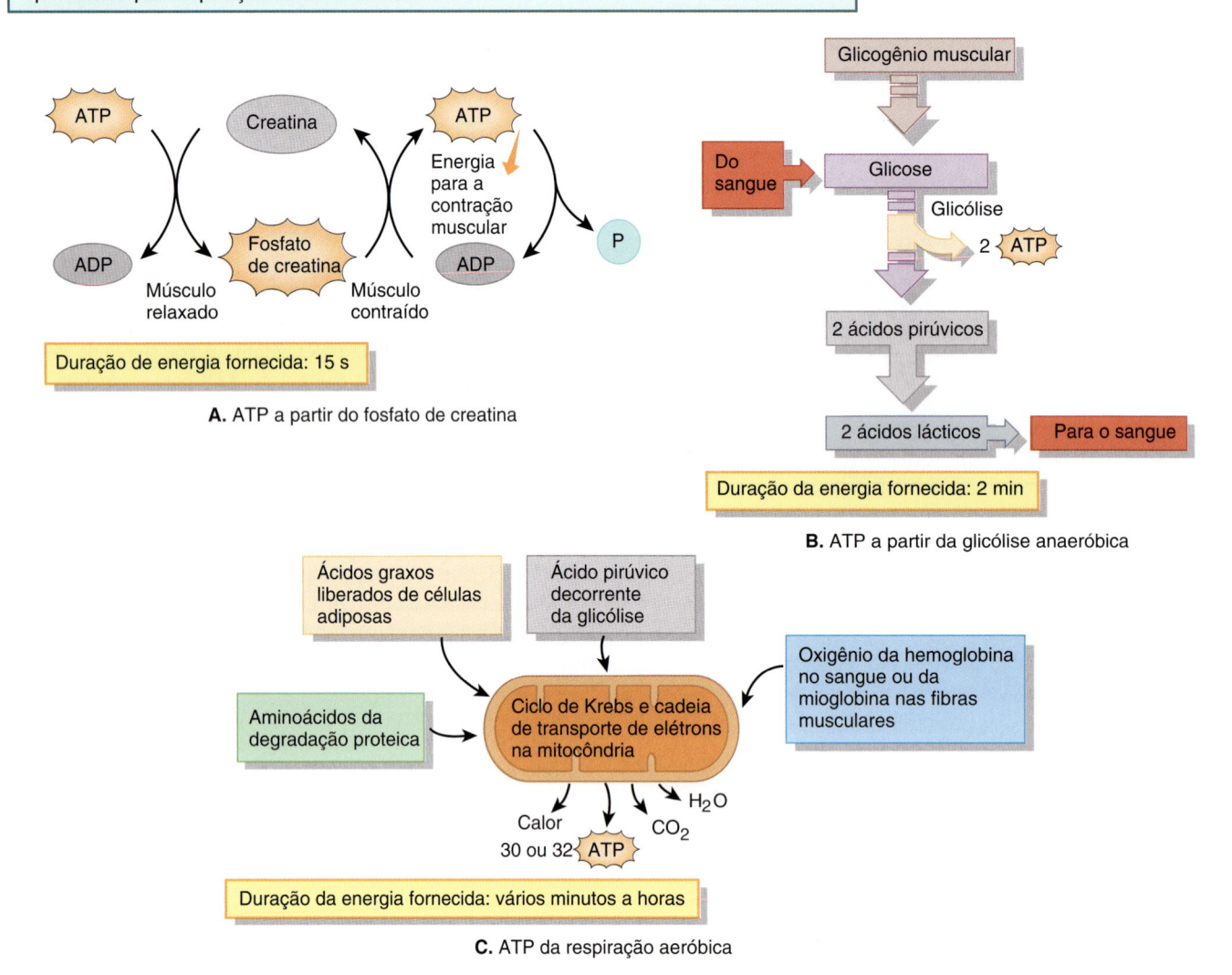

A. ATP a partir do fosfato de creatina
Duração de energia fornecida: 15 s

B. ATP a partir da glicólise anaeróbica
Duração da energia fornecida: 2 min

C. ATP da respiração aeróbica
Duração da energia fornecida: vários minutos a horas

? Em que local da fibra muscular esquelética estão ocorrendo os eventos mostrados na figura?

Respiração celular anaeróbica (glicólise anaeróbica).
Quando a atividade muscular continua e o fornecimento de fosfato de creatina dentro da fibra muscular é esgotado, a glicose é catabolizada para gerar ATP. A glicose passa facilmente do sangue para as fibras musculares em contração via difusão facilitada, sendo também produzida pela decomposição de glicogênio dentro das fibras musculares (**Figura 10.11 B**). Depois disso, uma série de reações conhecidas como *glicólise* decompõe rapidamente cada molécula de glicose em duas moléculas de ácido pirúvico. A glicólise ocorre no citosol e produz um ganho líquido de duas moléculas de ATP. Como a glicólise não requer oxigênio, pode ocorrer que o oxigênio esteja presente (condições aeróbicas) ou ausente (condições anaeróbicas).

Normalmente, o ácido pirúvico formado pela glicólise no citosol entra nas mitocôndrias, onde sofre uma série de reações que exigem oxigênio, chamada respiração aeróbica (descrita a seguir), que produz uma grande quantidade de ATP. Durante exercícios intensos, porém, não há oxigênio suficiente disponível para as fibras musculares esqueléticas. Sob essas condições anaeróbicas, o ácido pirúvico gerado pela glicólise é convertido em ácido láctico. Todo o processo pelo qual a decomposição da glicose dá origem ao ácido láctico quando o oxigênio está ausente ou em baixa concentração é referido como **glicólise anaeróbica** (**Figura 10.11 B**). Cada molécula de glicose catabolizada via glicólise anaeróbica produz duas moléculas de ácido láctico e duas moléculas de ATP. A maioria do ácido láctico produzida por esse processo difunde-se da fibra muscular esquelética para o sangue. As células hepáticas podem captar algumas das moléculas de ácido láctico da corrente sanguínea e convertê-las de volta em glicose. Além de fornecer novas moléculas de glicose, essa conversão reduz a acidez do sangue. Quando produzido em uma taxa rápida, o ácido láctico pode se acumular nas fibras musculares esqueléticas ativas e na corrente sanguínea. Acredita-se que esse acúmulo seja o responsável pela dor muscular que é sentida durante exercícios extenuantes. Comparada à respiração aeróbica, a glicólise anaeróbica produz menos ATPs, mas é mais rápida e pode ocorrer quando os níveis de oxigênio estão baixos. A glicólise anaeróbica fornece energia suficiente para cerca de 2 min da atividade muscular máxima.

Respiração aeróbica. Se houver oxigênio suficiente presente, o ácido pirúvico formado pela glicólise entra na mitocôndria, onde sofre **respiração aeróbica**, uma série de reações que exigem oxigênio (o *ciclo de Krebs* e a *cadeia de transporte de elétrons*), produzem ATP, dióxido de carbono, água e calor (**Figura 10.11 C**). Portanto, quando o oxigênio está presente, ocorrem a glicólise, o ciclo de Krebs e a cadeia de transporte de elétrons. Embora a respiração aeróbica seja mais lenta do que a glicólise anaeróbica, ela produz muito mais ATP. Cada molécula de glicose catabolizada em condições aeróbicas produz cerca de 30 ou 32 moléculas de ATP.

O tecido muscular tem duas fontes de oxigênio: (1) o oxigênio derivado do sangue que se difunde nas fibras musculares e (2) o oxigênio liberado pela mioglobina dentro das fibras musculares. A mioglobina (encontrada apenas em células musculares) e a hemoglobina (encontrada apenas em glóbulos vermelhos) são proteínas ligantes de oxigênio. Elas se ligam ao oxigênio quando ele é abundante e o liberam quando há escassez.

A respiração aeróbica fornece ATP suficiente para os músculos durante períodos de descanso ou exercícios leves a moderados, desde que haja quantidades suficientes de oxigênio e nutrientes disponíveis. Esses nutrientes incluem o ácido pirúvico obtido da glicólise de glicose, ácidos graxos da decomposição de triglicerídeos e aminoácidos derivados da degradação de proteínas. Em atividades que duram vários minutos até uma hora ou mais, a respiração aeróbica fornece quase toda a quantidade de ATP necessária.

Fadiga muscular

A incapacidade de um músculo de manter a força de contração após a atividade prolongada é chamada de **fadiga muscular**. A fadiga resulta, principalmente, de alterações nas fibras musculares. Mesmo antes de ocorrer fadiga muscular real, uma pessoa pode ter sensações de cansaço e desejo de interromper as atividades; essa resposta, denominada *fadiga central*, é causada por alterações no sistema nervoso central (encéfalo e medula espinal). Embora seu mecanismo exato seja desconhecido, pode ser um mecanismo de proteção para impedir uma pessoa de se exercitar antes que os músculos sejam lesionados. Como você verá adiante, determinados tipos de fibras musculares esqueléticas se cansam mais rapidamente do que outros.

Embora os mecanismos precisos que causam a fadiga muscular ainda não estejam claros, acredita-se que vários fatores contribuam. Um deles é a liberação inadequada de íons cálcio do RS, resultando em um declínio da concentração de Ca^{2+} no sarcoplasma. A depleção de fosfato de creatina também está associada à fadiga, mas surpreendentemente, os níveis de ATP no músculo fatigado muitas vezes não são muito mais baixos do que aqueles no músculo em repouso. Outros fatores que contribuem para a fadiga muscular incluem oxigênio insuficiente, depleção de glicogênio e outros nutrientes, acúmulo de ácido láctico e ADP, além de falha dos potenciais de ação no neurônio motor para liberar quantidades suficientes de acetilcolina.

Consumo de oxigênio após o exercício

Durante períodos prolongados de contração muscular, aumentos na taxa respiratória e no fluxo sanguíneo intensificam o fornecimento de oxigênio para o tecido muscular. Depois que a contração muscular é interrompida, a respiração intensa continua por um tempo e o consumo de oxigênio permanece acima do nível de repouso. Dependendo da intensidade do exercício, o período de recuperação pode ser de apenas alguns minutos ou pode durar várias horas. O termo **débito de oxigênio** refere-se ao acréscimo de oxigênio, para além do consumo de oxigênio em repouso, que é levado para o corpo após o exercício. Esse oxigênio adicional é utilizado para restaurar as condições metabólicas ao nível de repouso de três maneiras: (1) conversão do ácido láctico de volta em estoques de glicogênio no fígado, (2) nova síntese de fosfato de creatina e ATP em fibras musculares e (3) reposição do oxigênio removido da mioglobina.

As alterações metabólicas que ocorrem *durante o exercício* podem ser responsáveis por apenas parte do oxigênio suplementar utilizado *após o exercício*. Apenas uma pequena quantidade de ressíntese de glicogênio ocorre a partir do ácido láctico. Em vez disso, a maior parte do glicogênio é produzida muito mais tarde a partir de carboidratos da dieta. Muito do ácido láctico que permanece após o exercício é convertido de volta em ácido pirúvico e usado para a produção de ATP por meio de respiração aeróbica no coração, fígado, rins e músculo esquelético. O uso de oxigênio após o exercício também é impulsionado por mudanças contínuas. Primeiro, a temperatura corporal elevada após exercícios extenuantes aumenta a taxa de reações químicas por todo o corpo. Reações mais rápidas usam ATP mais rapidamente e mais oxigênio é necessário para produzir a ATP. Em segundo lugar, o coração e os músculos utilizados na respiração ainda estão trabalhando com mais intensidade do que em repouso e, portanto, consomem mais ATP. E finalmente, os processos de reparo tecidual estão ocorrendo em um ritmo acelerado. Por essas razões, a **captação de oxigênio da recuperação** é uma expressão melhor do que débito de oxigênio para designar o consumo elevado de oxigênio após o exercício.

> ### Teste rápido
>
> 11. Quais reações produtoras de ATP são aeróbicas e quais são anaeróbicas?
> 12. Quais fontes fornecem ATP durante uma corrida de maratona?
> 13. Quais fatores contribuem para a fadiga muscular?
> 14. Por que a expressão captação de oxigênio da recuperação é mais preciso do que débito de oxigênio?

10.5 Controle da tensão muscular

OBJETIVOS

- **Descrever** a estrutura e a função de uma unidade motora e definir recrutamento de unidade motora
- **Explicar** as fases do abalo muscular
- **Descrever** como a frequência da estimulação afeta a tensão muscular e como é produzido o tônus muscular
- **Distinguir** contrações isotônicas de isométricas.

Um único impulso nervoso em um neurônio motor somático produz o mesmo potencial de ação muscular em todas as fibras musculares esqueléticas com as quais forma sinapses. Os potenciais de ação sempre têm o mesmo tamanho em um determinado neurônio ou fibra muscular. Em contraste, a força de contração das fibras musculares varia; uma fibra muscular é capaz de produzir uma força muito maior do que aquela resultante de um único potencial de ação. A força ou tensão total que uma única fibra muscular pode produzir depende principalmente da taxa na qual os impulsos nervosos chegam à junção neuromuscular. O número de impulsos por segundo é a *frequência de estimulação*. A tensão máxima também é afetada pelo grau de estiramento antes da contração (ver **Figura 10.8**) e pela disponibilidade de nutrientes e de oxigênio. A tensão total que um músculo inteiro pode produzir depende do número de fibras musculares que estão se contraindo em uníssono.

Unidades motoras

Mesmo que cada fibra muscular esquelética tenha apenas uma única junção neuromuscular, o axônio de um neurônio motor somático ramifica-se e forma junções neuromusculares com muitas fibras musculares diferentes. Uma **unidade motora** consiste em um neurônio motor somático mais todas as fibras musculares esqueléticas que ele estimula (**Figura 10.12**). Um único neurônio motor somático faz contato com uma média de 150 fibras musculares esqueléticas e todas as fibras musculares em uma unidade motora se contraem em uníssono. De modo geral, as fibras musculares de uma unidade motora estão dispersas por todo o músculo em vez de agrupadas.

Músculos inteiros que controlam movimentos precisos consistem em muitas unidades motoras pequenas. Por exemplo, os músculos da laringe que controlam a produção de voz têm apenas duas ou três fibras musculares por unidade motora e os músculos que controlam os movimentos oculares podem ter de 10 a 20 fibras musculares por unidade motora. Por outro lado, os músculos esqueléticos responsáveis por movimentos poderosos e em grande escala, como o músculo bíceps braquial no braço e o músculo gastrocnêmio na panturrilha, possuem até 2.000 a 3.000 fibras musculares em algumas unidades motoras. Como todas as fibras musculares de uma unidade motora se contraem e relaxam juntas, a força total de uma contração depende, em parte, do tamanho e

FIGURA 10.12 **Unidades motoras**. Dois neurônios motores somáticos (um roxo e um verde) são mostrados, cada um suprindo as fibras musculares de sua unidade motora.

> Uma unidade motora consiste em um neurônio motor somático mais todas as fibras musculares que estimula.

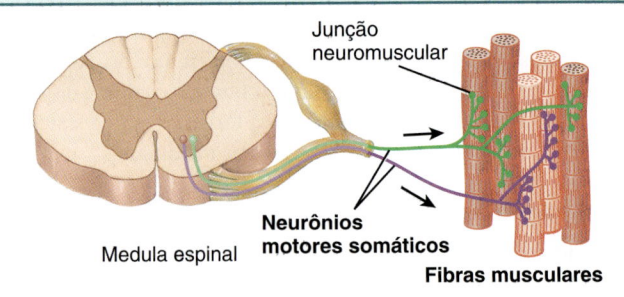

? Qual é o efeito do tamanho de uma unidade motora sobre sua força de contração? (Suponha que cada fibra muscular possa gerar aproximadamente a mesma quantidade de tensão.)

do número de unidades motoras que são ativados em um determinado momento.

Abalo muscular

Um **abalo muscular** é a breve contração de todas as fibras musculares em uma unidade motora em resposta a um único potencial de ação em seu neurônio motor. No laboratório, um abalo pode ser produzido por estimulação elétrica direta de um neurônio motor ou de suas fibras musculares. O registro de uma contração muscular, denominado **miograma**, é mostrado na **Figura 10.13**. Os abalos das fibras musculares esqueléticas duram em torno de 20 a 200 ms.* Isso é muito longo em comparação com os breves 1 a 2 ms que duram um potencial de ação muscular.

---

*Um milissegundo (ms) = 10^{-3} s (0,001 s).

FIGURA 10.13 **Miograma de um abalo muscular**. A seta indica o tempo em que o estímulo ocorreu.

> Um miograma é o registro de uma contração muscular.

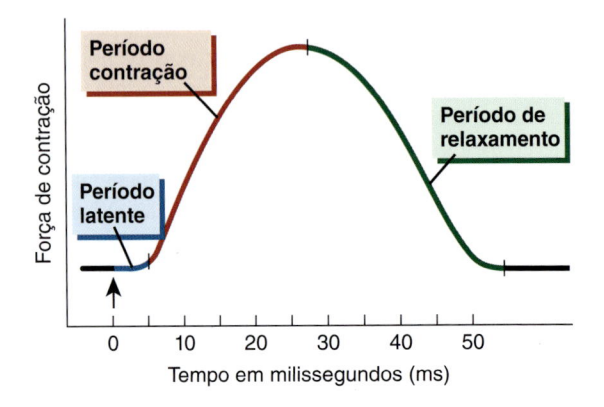

? Quais eventos ocorrem durante o período latente?

Observe que ocorre um breve atraso entre a aplicação do estímulo (tempo zero no gráfico) e o início da contração. O atraso, que dura cerca de 2 ms, é denominado **período de latência**. Durante o período latente, o potencial de ação muscular varre todo o sarcolema e íons cálcio são liberados do *retículo sarcoplasmático*. A segunda fase, o **período de contração**, dura 10 a 100 ms. Durante esse tempo, o Ca^{2+} se liga à troponina, os locais de ligação da miosina são expostos e são formadas as pontes cruzadas. Uma tensão de pico se desenvolve na fibra muscular. Durante a terceira fase, o **período de relaxamento**, também com duração de 10 a 100 ms, o Ca^{2+} é ativamente transportado de volta para o retículo sarcoplasmático, os locais de ligação da miosina são cobertos pela tropomiosina, cabeças de miosina se desprendem da actina e a tensão na fibra muscular diminui. A duração real desses períodos depende do tipo de fibra muscular esquelética. Algumas fibras, como as fibras de contração rápida que movem os olhos (descritas mais adiante), apresentam períodos de contração tão breves quanto 10 ms e períodos de relaxamento igualmente curtos. Outras, como aquelas das fibras de contração lenta que movem as pernas, têm períodos de contração e relaxamento de cerca de 100 ms cada.

Se dois estímulos forem aplicados, um imediatamente após o outro, o músculo responderá ao primeiro estímulo, mas não ao segundo. Quando uma fibra muscular recebe estimulação suficiente para se contrair, ela perde temporariamente sua excitabilidade e não pode responder por um tempo. O período de perda de excitabilidade, chamado de **período refratário**, é uma característica de todos os músculos e células nervosas. A duração do período refratário varia de acordo com o músculo envolvido. O músculo esquelético tem um curto período refratário de aproximadamente 1 ms; o músculo cardíaco tem um período refratário mais longo de cerca de 250 ms.

Frequência de estimulação

Quando ocorre um segundo estímulo após o término do período refratário do primeiro estímulo, mas antes do relaxamento da fibra muscular esquelética, a segunda contração é realmente mais forte do que a primeira (**Figura 10.14 B**). Esse fenômeno, nos quais estímulos que chegam a tempos diferentes causam contrações maiores, é chamado de **somação de ondas**. Quando uma fibra muscular esquelética é estimulada a uma taxa de 20 a 30 vezes por segundo, ela pode relaxar apenas parcialmente entre os estímulos. O resultado é uma contração sustentada, mas oscilante denominada **tétano incompleto** (não fundido, **Figura 10.14 C**). Quando uma fibra muscular esquelética é estimulada a uma taxa mais alta de 80 a 100 vezes por segundo, não relaxa de forma alguma. O resultado é o **tétano completo** (fundido), uma contração sustentada na qual as contrações individuais não podem ser detectadas (**Figura 10.14 D**).

A somação das ondas e ambos os tipos de tétano ocorrem quando o Ca^{2+} adicional é liberado do *retículo sarcoplasmático* por estímulos subsequentes, enquanto os níveis de Ca^{2+} no sarcoplasma ainda estão elevados desde o primeiro estímulo. Por causa do acúmulo no nível de Ca^{2+}, o pico de tensão gerado durante o tétano completo é 5 a 10 vezes maior do que o pico de tensão

FIGURA 10.14 **Miogramas mostrando os efeitos de diferentes frequências de estimulação. A.** Contração única. **B.** Quando um segundo estímulo ocorre antes que a fibra muscular relaxe, a segunda contração é mais forte do que a primeira, um fenômeno denominado somação de ondas. (A linha preta sólida indica a força de contração esperada em um único abalo.) **C.** O tétano incompleto produz uma curva irregular em decorrência de um relaxamento parcial da fibra muscular entre os estímulos. **D.** No tétano completo, que ocorre com 80 a 100 estímulos por segundo, a linha do miograma, como a força de contração, é estável e sustentada.

> Em razão da somação de ondas, a tensão produzida durante uma contração sustentada é maior do que a produzida por um único abalo.

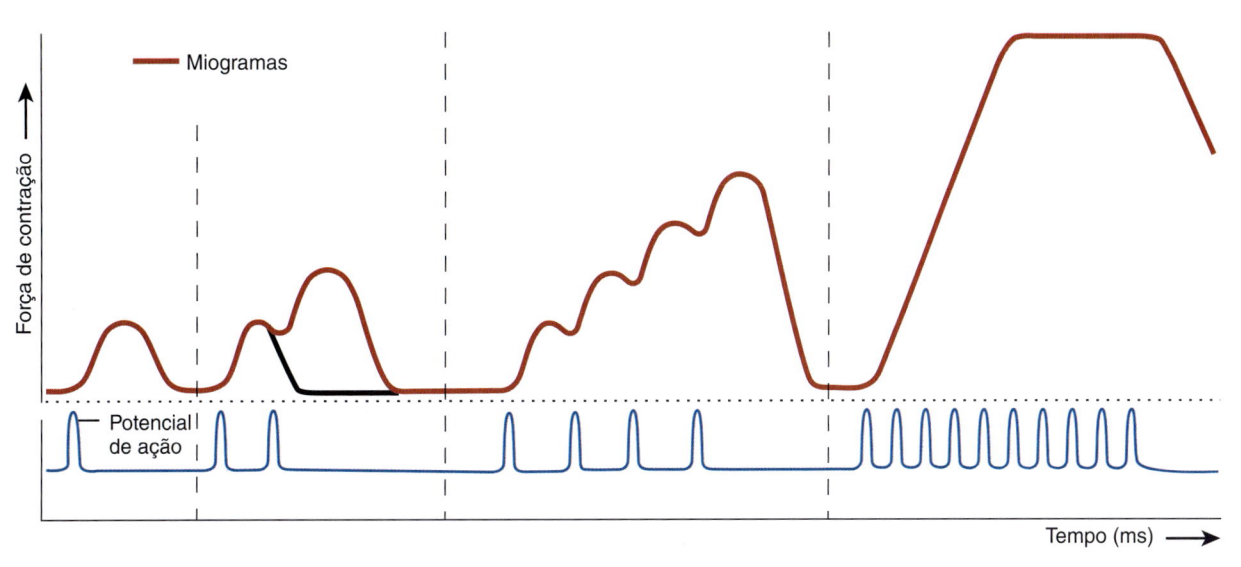

A. Contração única **B.** Somação das ondas **C.** Tétano incompleto **D.** Tétano completo

? O pico de força da segunda contração na parte **B.** seria maior ou menor se o segundo estímulo fosse aplicado alguns milissegundos depois?

produzido durante um único abalo muscular. Mesmo assim, as contrações musculares voluntárias suaves e sustentadas são alcançadas principalmente pelo tétano incompleto fora de sincronia em diferentes unidades motoras.

O alongamento de componentes elásticos, como tendões e tecidos conjuntivos ao redor das fibras musculares, também afeta a somação das ondas. Durante a somação das ondas, os componentes elásticos não têm muito tempo para voltar ao estado normal entre as contrações e, portanto, permanecem tensos. Enquanto estão nesse estado, os componentes elásticos não necessitam de muito alongamento antes do início da próxima contração muscular. A combinação da tensão dos componentes elásticos e do estado parcialmente contraído dos filamentos permite que a força de outra contração seja maior do que a anterior.

Recrutamento de unidade motora

O processo em que o número de unidades motoras ativas aumenta é denominado **recrutamento de unidades motoras**. Normalmente, as diferentes unidades motoras de um músculo inteiro não são estimuladas para contrair em uníssono. Enquanto algumas unidades motoras estão se contraindo, outras estão relaxadas. Esse padrão de atividade da unidade motora retarda a fadiga muscular e permite que a contração de um músculo inteiro seja sustentada por longos períodos. As unidades motoras mais fracas são recrutadas primeiramente, com unidades motoras progressivamente mais fortes adicionadas, se a tarefa exigir mais força.

O recrutamento é um fator responsável pela produção de movimentos suaves, em vez de uma série de solavancos. Como mencionado, o número de fibras musculares inervadas por um neurônio motor varia consideravelmente. Movimentos precisos são provocados por pequenas mudanças na contração muscular. Portanto, os músculos pequenos, que produzem movimentos precisos são constituídos de pequenas unidades motoras. Por esse motivo, quando uma unidade motora é recrutada ou desligada, ocorrem apenas discretas alterações na tensão muscular. Por outro lado, unidades motoras grandes estão ativas quando uma grande quantidade de tensão é necessária e a precisão é menos importante.

Tônus muscular

Mesmo em repouso, um músculo esquelético exibe **tônus muscular**, uma pequena quantidade de tensão muscular em decorrência de contrações fracas e involuntárias de suas unidades motoras. Deve-se lembrar que o músculo esquelético se contrai apenas depois de ser ativado pela acetilcolina liberada por impulsos nervosos em seus neurônios motores. Desse modo, o tônus muscular é estabelecido por neurônios no encéfalo e na medula espinal que excitam os neurônios motores do músculo. Quando os neurônios motores que atendem a um músculo esquelético são lesionados ou cortados, o músculo fica **flácido**, um estado de fraqueza em que é perdido o tônus muscular. Para sustentar o tônus muscular, pequenos grupos de unidades motoras são alternadamente ativados e inativados em um padrão de constante mudança. O tônus muscular mantém músculos esqueléticos firmes, mas não resulta em uma força intensa o suficiente para produzir movimento. Por exemplo, quando se está acordado, os músculos da nuca estão em contração tônica normal; eles mantêm a cabeça ereta e evitam que ela caia para a frente do tórax. O tônus muscular também é importante em tecidos musculares lisos, como os encontrados no trato digestório, onde as paredes dos órgãos digestórios mantêm uma pressão constante sobre seu conteúdo. O tônus das fibras musculares lisas nas paredes dos vasos sanguíneos desempenha um papel crucial na manutenção da pressão sanguínea.

Correlação clínica

Treinamento anaeróbico *versus* treinamento aeróbico

Atividades regulares e repetidas, como corrida ou dança aeróbica, aumentam o suprimento de sangue rico em oxigênio disponível para os músculos esqueléticos na respiração aeróbica. Por outro lado, atividades como levantamento de peso dependem mais da produção anaeróbica de ATP por meio da glicólise. Essas atividades de **treinamento anaeróbico** estimulam a síntese de proteínas musculares e resultam, ao longo do tempo, em aumento do tamanho muscular (hipertrofia muscular). Atletas que praticam atividades de treinamento anaeróbico devem ter uma dieta que inclua uma quantidade adequada de proteínas. Essa ingestão de proteínas permitirá que o corpo sintetize proteínas musculares e aumente a massa muscular. Como resultado, o **treinamento aeróbico** aumenta a resistência para atividades prolongadas; por outro lado, o treinamento anaeróbico desenvolve a força muscular para atividades a curto prazo. O **treinamento com intervalos** é um regime de treino que incorpora ambos os tipos de treinamento – por exemplo, corridas de curta distância alternadas com *jogging*.

Correlação clínica

Hipotonia e hipertonia

Hipotonia refere-se ao tônus muscular reduzido ou perdido. Esses músculos são considerados flácidos. Os músculos flácidos são frouxos e parecem achatados em vez de arredondados. Determinados distúrbios do sistema nervoso e perturbações no equilíbrio eletrolítico (principalmente sódio, cálcio e, em menor extensão, magnésio) podem resultar em **paralisia flácida**, que é caracterizada por perda de tônus muscular, perda ou redução dos reflexos do tendão, além de atrofia (desgaste) e degeneração dos músculos.

Hipertonia refere-se ao aumento do tônus muscular e se expressa de duas maneiras: espasticidade ou rigidez. A **espasticidade** é caracterizada por aumento do tônus muscular (rigidez) associado a uma acentuação dos reflexos tendíneos e ao aparecimento de reflexos patológicos (como o sinal de Babinski, no qual o hálux se estende com ou sem a abertura dos outros dedos do pé em resposta à estimulação da margem lateral da planta do pé). Alguns distúrbios do sistema nervoso e desequilíbrios eletrolíticos como os observados anteriormente podem resultar na **paralisia espástica**, paralisia parcial na qual os músculos manifestam espasticidade. A **rigidez** refere-se ao aumento do tônus muscular sem alteração dos reflexos, como ocorre no tétano. O tétano é uma doença causada por uma bactéria, *Clostridium tetani*, que entra no corpo através de feridas expostas. Isso leva à rigidez e espasmos musculares que podem dificultar a respiração e consequentemente, tornar-se uma ameaça à vida. A bactéria produz uma toxina que interfere nos nervos que controlam os músculos. Os primeiros sinais são habitualmente espasmos e rigidez nos músculos da face e da mandíbula.

Contrações isotônicas e isométricas

As contrações musculares podem ser isotônicas ou isométricas. Em uma **contração isotônica**, a *tensão* (força de contração) desenvolvida no músculo permanece quase constante enquanto o músculo altera seu comprimento. Contrações isotônicas são utilizadas para movimentos corporais e para mover objetos. Os dois tipos de contrações isotônicas são concêntricos e excêntricos. Se a tensão gerada em uma **contração isotônica concêntrica** é grande o suficiente para superar a resistência do objeto a ser movido, o músculo encurta e puxa outra estrutura, como um tendão, para produzir movimento, reduzindo o ângulo na articulação. A ação de pegar um livro de uma mesa envolve contrações isotônicas concêntricas do músculo bíceps braquial no braço (**Figura 10.15 A**). Por outro lado, conforme você abaixa o livro para colocá-lo de volta na mesa, o bíceps anteriormente encurtado se alonga, de maneira controlada, enquanto ele continua a se contrair. Quando o comprimento de um músculo aumenta durante uma contração, ela é denominada **contração isotônica excêntrica** (**Figura 10.15 B**). Durante uma contração excêntrica, a tensão exercida pelas pontes cruzadas de miosina resiste ao movimento de uma carga (o livro, nesse caso) e retarda o processo de alongamento. Por motivos que não são bem compreendidos, contrações isotônicas excêntricas repetidas (p. ex., caminhada em declive) produzem mais danos musculares e dor muscular de início mais tardio do que as contrações isotônicas concêntricas.

Em uma **contração isométrica**, a tensão gerada não é suficiente para exceder a resistência do objeto a ser movido e o músculo não altera seu comprimento. Um exemplo seria segurar um livro firmemente com o braço estendido (**Figura 10.15 C**). Essas contrações são importantes para manter a postura e para apoiar objetos em uma posição fixa. Embora as contrações isométricas não resultem em movimento corporal, ainda há gasto energético. O livro puxa o braço para baixo, estirando os músculos do ombro e do braço. A contração isométrica dos músculos do ombro e do braço contrabalanceia o alongamento. As contrações isométricas são importantes porque estabilizam algumas articulações enquanto outras são movidas. A maioria das atividades inclui contrações isotônicas e isométricas.

Teste rápido

15. Como os tamanhos das unidades motoras estão relacionados ao grau de controle muscular que elas permitem?
16. O que é recrutamento de unidade motora?
17. Por que o tônus muscular é importante?
18. Defina cada um dos seguintes termos: contração isotônica concêntrica, contração isotônica excêntrica e contração isométrica.
19. Demonstre uma contração isotônica. O que você sente ao realizá-la? O que você acha que causa o desconforto físico que está sentindo?

FIGURA 10.15 **Comparação entre contrações isotônicas (concêntricas e excêntricas) e isométricas**. **A** e **B.** Contrações isotônicas do músculo bíceps braquial no braço. **C.** Contração isométrica dos músculos do ombro e do braço.

> Em uma contração isotônica, a tensão permanece constante conforme o comprimento do músculo diminui ou aumenta; em uma contração isométrica, a tensão aumenta muito, sem alteração no comprimento do músculo.

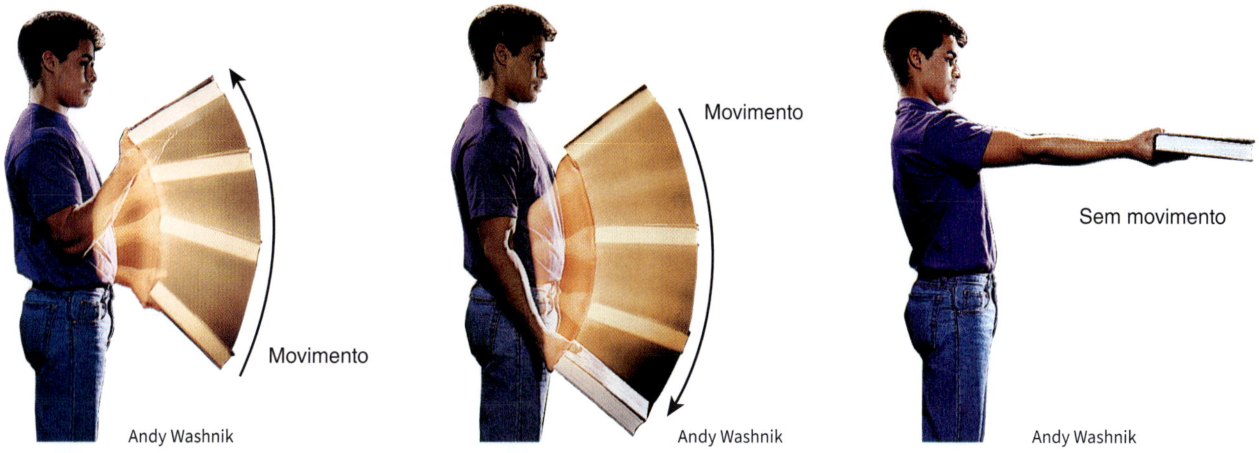

A. Contração concêntrica ao pegar um livro

B. Contração excêntrica ao abaixar um livro

C. Contração isométrica ao segurar um livro com firmeza

? Qual tipo de contração ocorre nos músculos do pescoço enquanto você caminha?

10.6 Tipos de fibras musculares esqueléticas

OBJETIVO

- **Comparar** a estrutura e a função dos três tipos de fibras musculares esqueléticas.

As fibras musculares esqueléticas não são todas iguais em composição e função. Por exemplo, as fibras musculares variam em seu conteúdo de mioglobina, a proteína de cor avermelhada que se liga ao oxigênio nas fibras musculares. As fibras musculares esqueléticas que contêm um alto teor de mioglobina são denominadas *fibras musculares vermelhas* e são mais escuras (a carne escura nas pernas e coxas de frango); aquelas que contêm um baixo teor de mioglobina são chamadas de *fibras musculares brancas* e são mais claras (a carne branca em peitos de frango). As fibras musculares vermelhas também contêm mais mitocôndrias e são supridas por mais capilares sanguíneos.

As fibras musculares esqueléticas também se contraem e relaxam em diferentes velocidades e variam nas reações metabólicas que usam para gerar ATP e na rapidez com que se cansam. Por exemplo, uma fibra é classificada como lenta ou rápida, dependendo da rapidez com que a ATPase em suas cabeças de miosina promove a hidrólise de ATP. Com base nessas características estruturais e funcionais, as fibras musculares esqueléticas são classificadas em três tipos principais: (1) fibras oxidativas lentas, (2) fibras oxidativo-glicolíticas rápidas e (3) fibras glicolíticas rápidas.

Fibras oxidativas lentas

As **fibras oxidativas lentas (OL)** são vermelho-escuras, porque contêm grandes quantidades de mioglobina e muitos capilares sanguíneos. Em razão da presença de muitas mitocôndrias grandes, as fibras OL geram ATP principalmente por respiração aeróbica, motivo pelo qual são denominadas fibras oxidativas. Essas fibras são chamadas "lentas", pois a ATPase nas cabeças de miosina hidrolisa ATP de forma relativamente lenta e o ciclo de contração prossegue em um ritmo mais lento do que em fibras "rápidas". Como resultado, as fibras OL apresentam baixa velocidade de contração. Suas contrações duram 100 a 200 ms, e elas demoram mais para atingir o pico de tensão. No entanto, as fibras lentas são muito resistentes à fadiga e são capazes de contrações prolongadas, sustentadas por muitas horas. Essas fibras de contração lenta, resistentes à fadiga são adaptadas para manter a postura e para atividades aeróbicas de resistência, como correr uma maratona.

Fibras oxidativo-glicolíticas rápidas

As **fibras oxidativo-glicolíticas rápidas (OGR)** são normalmente as maiores fibras. Como as fibras oxidativas lentas, elas contêm grandes quantidades de mioglobina e muitos capilares sanguíneos. Portanto, também têm aspecto vermelho-escuro. As fibras OGR podem gerar quantidade considerável de ATP por respiração aeróbica, o que lhes dá uma resistência moderadamente alta à fadiga. Como seu nível de glicogênio intracelular é elevado, elas também geram ATP por glicólise anaeróbia. Fibras OGR são "rápidas", porque a ATPase em suas cabeças de miosina hidrolisa ATP três a cinco vezes mais rápido do que a ATPase da miosina nas fibras OL, o que torna sua velocidade de contração mais rápida. Portanto, as contrações das fibras OGR atingem o pico de tensão mais rapidamente do que aquelas das fibras OL, mas são mais breves em duração – menos de 100 ms. As fibras OGR contribuem para atividades, como caminhada e corrida de velocidade.

Fibras glicolíticas rápidas

As **fibras glicolíticas rápidas (GR)** contêm baixo teor de mioglobina, relativamente poucos capilares sanguíneos e poucas mitocôndrias, tendo coloração branca. Elas contêm grandes quantidades de glicogênio e geram ATP principalmente por glicólise. Em decorrência de sua capacidade de hidrolisar ATP rapidamente, as fibras GR contraem-se forte e rapidamente. Essas fibras glicolíticas rápidas são adaptadas para movimentos intensos de curta duração, como levantamento de peso ou lançamento de uma bola, mas cansam rapidamente. Programas de treinamento de resistência que envolvem uma pessoa em atividades que exigem grande força em tempos curtos aumentam o tamanho, a força e o conteúdo de glicogênio das fibras glicolíticas rápidas. As fibras GR de um levantador de peso podem ser 50% maiores do que as de uma pessoa sedentária ou atleta de resistência em razão do aumento da síntese de proteínas musculares. O resultado geral é o aumento muscular devido à hipertrofia das fibras GR.

Distribuição e recrutamento de diferentes tipos de fibras

A maioria dos músculos esqueléticos é uma mistura de todos os três tipos de fibras musculares esqueléticos; cerca de metade das fibras em um músculo esquelético típico são fibras OL. No entanto, as proporções variam um pouco, dependendo da ação do músculo, do regime de treinamento do indivíduo e de fatores genéticos. Por exemplo, os músculos posturais continuamente ativos do pescoço, costas e pernas têm uma alta proporção de fibras OL. Músculos dos ombros e braços, em contraste, não são constantemente ativos, mas são utilizados brevemente de vez em quando para produzir grandes quantidades de tensão, como em levantamentos e arremessos. Esses músculos têm uma alta proporção de fibras GR. Os músculos da perna, que não apenas sustentam o corpo, mas também são utilizados para caminhar e correr, apresentam um grande número de fibras OL e OGR.

Dentro de uma unidade motora particular, todas as fibras musculares esqueléticas são do mesmo tipo. As diferentes unidades motoras em um músculo são recrutadas em uma ordem específica, dependendo da necessidade. Por exemplo, se bastam contrações fracas para realizar uma tarefa, apenas as unidades motoras OL são ativadas. Se é necessária mais força, as unidades motoras das fibras OGR também são recrutadas. Finalmente, se é necessária força máxima, as unidades motoras das fibras GR também são acionadas com os outros dois tipos. A ativação das várias unidades motoras é controlada pelo encéfalo e pela medula espinal.

A **Tabela 10.4** resume as características dos três tipos de fibras musculares esqueléticas.

Teste rápido

20. Por que algumas fibras musculares esqueléticas são classificadas como "rápidas" e outras são consideradas "lentas"?
21. Em que ordem os vários tipos de fibras musculares esqueléticas são recrutados quando você corre para chegar ao ponto de ônibus?

10.7 Exercício e tecido muscular esquelético

OBJETIVO

- **Descrever** os efeitos do exercício nos diferentes tipos de fibras musculares esqueléticas.

A proporção relativa de fibras glicolíticas rápidas (GR) e oxidativas lentas (OL) em cada músculo é determinada geneticamente e ajuda a explicar as diferenças individuais no desempenho físico. Por exemplo, pessoas com uma proporção maior de fibras GR (ver **Tabela 10.4**) frequentemente se destacam em atividades que requerem períodos de atividades intensas, como levantamento de peso ou corrida de velocidade. Pessoas com maiores porcentagens de fibras OL são melhores em atividades que exigem resistência, como corridas de longa distância.

Embora o número total de fibras musculares esqueléticas geralmente não aumente com o exercício, as características daquelas presentes podem mudar até certo grau. Vários tipos de exercícios podem induzir alterações nas fibras de um músculo esquelético. Exercícios de resistência (aeróbicos), como corrida ou natação, causam uma transformação gradual de algumas fibras GR em fibras oxidativo-glicolíticas rápidas (OGR). As fibras musculares transformadas mostram ligeiros aumentos em diâmetro, número de mitocôndrias, suprimento de sangue e força. Os exercícios de resistência também resultam em alterações cardiovasculares e respiratórias que fazem com que os músculos esqueléticos recebam melhores suprimentos de oxigênio e nutrientes, mas não aumentam a massa muscular. Por outro lado, exercícios que requerem grande força por curtos períodos produzem um aumento no tamanho e na resistência das fibras GR. O aumento no tamanho é devido ao aumento da síntese de filamentos grossos e finos. O resultado geral é o aumento muscular (hipertrofia), como evidenciado pelos músculos salientes dos fisiculturistas.

Um determinado grau de elasticidade é um atributo importante dos músculos esqueléticos e das ligações de seus tecidos conjuntivos. A maior elasticidade contribui para maior grau de flexibilidade, aumentando a amplitude de movimento de uma articulação. Quando um músculo relaxado é fisicamente alongado, sua capacidade de alongar é limitada por estruturas de tecido conjuntivo,

TABELA 10.4 Características dos três tipos de fibras musculares esqueléticas.

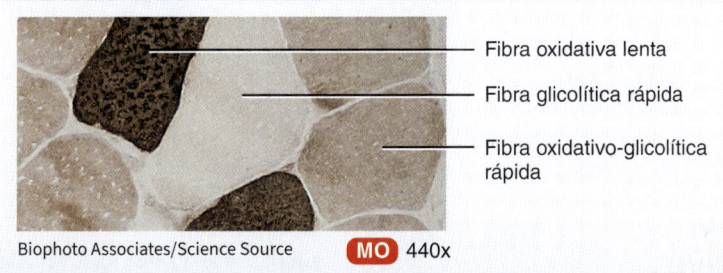

Corte transversal dos três tipos de fibras musculares esqueléticas.

	Fibras oxidativas lentas (OL)	**Fibras oxidativo-glicolíticas rápidas (OGR)**	**Fibras glicolíticas rápidas (GR)**
CARACTERÍSTICA ESTRUTURAL			
Conteúdo de mioglobina	Grande quantidade	Grande quantidade	Pequena quantidade
Mitocôndria	Muitas	Muitas	Poucas
Capilares	Muitos	Muitos	Poucos
Cor	Vermelha	Vermelho-rosada.	Branca (pálida)
CARACTERÍSTICA FUNCIONAL			
Capacidade de geração de ATP e método utilizado	Elevada, por respiração aeróbica.	Intermediária, por respiração aeróbica e glicólise anaeróbica	Baixa, por glicólise anaeróbica
Taxa de hidrólise pela ATPase da miosina	Lenta	Rápida	Rápida
Velocidade de contração	Lenta	Rápida.	Rápida
Resistência à fadiga	Alta	Intermediária	Baixa
Creatinoquinase	Menor quantidade	Quantidade intermediária	Maior quantidade
Armazenamento de glicogênio	Baixo	Intermediário	Elevado
Ordem de recrutamento	Primeira	Segunda	Terceira.
Localização em que as fibras são abundantes	Músculos posturais, como aqueles do pescoço	Músculos do membro inferior	Músculos extrínsecos do bulbo do olho.
Funções primárias das fibras	Manutenção da postura e atividades de resistência aeróbica	Caminhada, corrida de velocidade	Movimentos rápidos, intensos de curta duração

> ### ⚕ Correlação clínica
>
> #### Esteroides anabolizantes
>
> Os esteroides anabolizantes são variações sintéticas da testosterona, o hormônio sexual responsável pelo desenvolvimento das características sexuais masculinas. Nomes comuns (gírias) para os esteroides anabolizantes são "bombas" e "bolas". Especificamente, os esteroides anabolizantes aumentam o tamanho do músculo, com o aumento da síntese proteica nos músculos, acrescentando força. Embora os esteroides anabolizantes possam ser prescritos para produzir massa muscular em pacientes com condições médicas, tais como câncer e AIDS e para tratar a puberdade tardia, atletas e fisiculturistas podem consumir de forma abusiva medicamentos para melhorar a aparência física ou melhorar o desempenho. Indivíduos que utilizam esteroides anabolizantes normalmente os tomam por via oral, por injeção diretamente nos músculos ou por aplicação na pele. Quando há uso abusivo de esteroides anabolizantes, eles geralmente são tomados em doses que variam de 10 a 100 vezes aquelas necessárias para tratar condições médicas.
>
> As grandes doses necessárias para produzir os resultados desejados podem resultar em uma série de efeitos adversos que variam de leves a prejudiciais com risco de vida. Entre eles estão os seguintes:
>
> - *Cardiovascular*. Mudanças nos níveis de colesterol no sangue, coração aumentado, hipertensão arterial e formação de coágulos sanguíneos, que podem aumentar o risco de ataque cardíaco e acidente vascular encefálico
> - *Fígado*. Câncer de fígado, lesões hepáticas e cistos repletos de sangue, que podem se romper e resultar em hemorragia interna
> - *Musculoesquelético*. Baixa estatura, crescimento retardado durante a puberdade e adolescência, além de lesão de tendão
> - *Tegumentar*. Acne grave, pele e cabelos oleosos, calvície e icterícia (por causa de danos hepáticos)
> - *Infecções*. Técnicas de injeção não estéreis e agulhas compartilhadas podem levar à infecção pelo HIV e hepatites B e C
> - *Problemas comportamentais*. Agressividade, aumento da irritabilidade, alterações extremas de humor, delírios e julgamento prejudicado.
>
> Os esteroides anabolizantes também têm efeitos adversos específicos de gênero:
>
> - *Homens*. Atrofia dos testículos, diminuição dos níveis de testosterona, baixa contagem de espermatozoides, desenvolvimento de mamas e aumento do risco de câncer de próstata
> - *Mulheres*. Atrofia das mamas e útero, irregularidades menstruais, clitóris aumentado, esterilidade, crescimento de pelos faciais e engrossamento da voz.

como as fáscias. O estiramento regular alonga gradualmente essas estruturas, mas o processo ocorre muito lentamente. Para melhorar a flexibilidade, deve-se realizar exercícios de alongamento regularmente – diariamente, se possível – por muitas semanas.

Alongamento efetivo

O alongamento dos músculos frios não aumenta a flexibilidade e pode causar lesões. Os tecidos se alongam melhor quando uma força lenta e suave é aplicada em temperaturas elevadas nos tecidos. Uma fonte externa de calor, como compressas quentes ou ultrassom, pode ser utilizada, mas um período de 10 ou mais minutos de contração muscular também é uma boa maneira de aumentar a temperatura muscular. O exercício aquece os músculos de forma mais profunda e completa do que as medidas externas. É daí que vem o termo "aquecimento". Muitas pessoas se alongam antes de fazer exercícios, mas é importante o aquecimento (p. ex., caminhada, *jogging*, nado simples ou aeróbica simples) *antes* de se alongar para evitar lesões.

Treinamento de força

O **treinamento de força** refere-se ao processo de exercício com resistência progressivamente mais intensa, com a finalidade de fortalecer o sistema musculoesquelético. Essa atividade resulta não apenas em músculos mais fortes, mas também em muitos outros benefícios para a saúde. O treinamento de força também ajuda a aumentar a resistência óssea com a deposição elevada de minerais ósseos em adultos jovens e auxilia na prevenção ou, pelo menos, retardo da sua perda na vida adulta. Ao aumentar a massa muscular, o treinamento de força aumenta a taxa de metabolismo em repouso, a quantidade de energia gasta em repouso, permitindo que uma pessoa possa comer mais sem ganhar peso. O treinamento de força auxilia na prevenção de lesões na coluna e outras lesões decorrentes da participação em esportes e outras atividades físicas. Os benefícios psicológicos incluem redução da sensação de estresse e fadiga. À medida que o treinamento repetido aumenta a tolerância ao exercício, leva cada vez mais tempo antes de o ácido láctico ser produzido no músculo, resultando em uma probabilidade reduzida de espasmos musculares.

> ### Teste rápido
>
> 22. Em nível celular, o que causa hipertrofia muscular?

10.8 Tecido muscular cardíaco

OBJETIVO

- **Descrever** as principais características estruturais e funcionais do tecido muscular cardíaco.

O principal tecido na parede cardíaca é o **tecido muscular cardíaco** (descrito em mais detalhes no Capítulo 20 e ilustrado na **Figura 20.9**). Entre as camadas de fibras musculares cardíacas (as células contráteis do coração) existem camadas de tecido conjuntivo que contêm vasos sanguíneos, nervos e o sistema de condução do coração. As fibras do músculo cardíaco têm o mesmo arranjo de actina e miosina e as mesmas bandas, zonas e linhas Z, que as fibras musculares esqueléticas. Os túbulos T do músculo cardíaco são mais largos, mas menos abundantes do que aqueles do músculo esquelético; há um túbulo T por sarcômero, localizado na linha Z. O retículo sarcoplasmático das fibras musculares cardíacas é um pouco menor do que o RS das fibras musculares esqueléticas. No entanto, os *discos intercalares* são exclusivos das fibras musculares cardíacas. Essas estruturas microscópicas são espessamentos transversais irregulares do sarcolema que conectam as extremidades das fibras musculares cardíacas entre si. Os discos contêm *desmossomos*, que mantêm as fibras unidas e *junções comunicantes*, que permitem a propagação dos potenciais de ação muscular a partir de uma fibra muscular cardíaca para outra (ver **Figura 4.2 E**). O tecido muscular cardíaco possui um endomísio e um perimísio, mas não contém um epimísio.

Em resposta a um único potencial de ação, o tecido muscular cardíaco permanece contraído 10 a 15 vezes mais tempo do que o tecido muscular esquelético (ver **Figura 20.11**). A longa contração é devida à liberação prolongada de Ca^{2+} no sarcoplasma. Nas fibras musculares cardíacas, o Ca^{2+} entra no sarcoplasma tanto a partir do retículo sarcoplasmático (como nas fibras musculares esqueléticas) quanto do líquido intersticial que banha as fibras. Graças aos canais que permitem que o influxo de Ca^{2+} a partir do líquido intersticial permaneçam abertos por um tempo relativamente longo, a contração do músculo cardíaco dura muito mais do que uma contração muscular esquelética.

Vimos que o tecido muscular esquelético se contrai apenas quando estimulado pela acetilcolina liberada por um impulso nervoso em um neurônio motor. Por outro lado, o tecido do músculo cardíaco se contrai quando estimulado por suas próprias fibras musculares autorrítmicas. Em condições normais de repouso, o tecido muscular cardíaco se contrai e relaxa cerca de 75 vezes por minuto. Essa atividade rítmica contínua é a principal diferença fisiológica entre o tecido muscular cardíaco e o esquelético. As mitocôndrias nas fibras musculares cardíacas são maiores e mais numerosas do que nas fibras musculares esqueléticas. Essa característica estrutural sugere corretamente que o músculo cardíaco depende muito da respiração aeróbica para gerar ATP e, portanto, requer um suprimento constante de oxigênio. As fibras musculares cardíacas também podem utilizar o ácido láctico produzido por fibras musculares esqueléticas para gerar ATP, um benefício durante o exercício. Como o músculo esquelético, as fibras musculares cardíacas podem sofrer hipertrofia em resposta a um aumento na carga de trabalho. Isso é chamado de *cardiomegalia fisiológica do coração* e é por isso que muitos atletas têm corações maiores. Por outro lado, uma *cardiomegalia patológica* está relacionado a doença cardíaca importante.

> **Teste rápido**
>
> 23. Quais são as similaridades e diferenças entre os músculos esquelético e cardíaco?

10.9 Tecido muscular liso

OBJETIVO

- **Descrever** as principais características estruturais e funcionais do tecido muscular liso.

Como o tecido do músculo cardíaco, o **tecido muscular liso** é geralmente ativado involuntariamente. Entre os dois tipos de tecido muscular liso, o tipo mais comum é o **tecido muscular liso visceral** (*unitário*) (**Figura 10.16 A**). É encontrado na pele e nos arranjos tubulares que compõem as paredes de pequenas artérias e veias e de órgãos ocos, como estômago, intestinos, útero e bexiga urinária. Como o músculo cardíaco, o músculo liso visceral é autorrítmico. As fibras conectam-se entre si por junções comunicantes, formando uma rede através da qual os potenciais de ação muscular podem se propagar. Quando um neurotransmissor, hormônio ou sinal autorrítmico estimula uma fibra, o potencial de ação muscular é transmitido às fibras vizinhas, que em seguida, contraem em uníssono, como uma unidade.

O segundo tipo de tecido muscular liso, o **tecido muscular liso multiunitário** (**Figura 10.16 B**), consiste em fibras individuais, cada uma com seus próprios terminais de neurônios motores e com poucas junções comunicantes entre fibras vizinhas. A estimulação de uma fibra muscular visceral causa a contração de muitas fibras adjacentes, mas a estimulação de uma fibra multiunitária causa contração dessa fibra apenas. O tecido muscular liso multiunitário é encontrado nas paredes das grandes artérias, nas vias respiratórias para os pulmões, nos músculos eretores do pelo que se prendem aos folículos pilosos, nos músculos da íris que ajustam o diâmetro da pupila e no corpo ciliar que ajusta o foco da lente no olho.

Anatomia microscópica do músculo liso

Uma única fibra de músculo liso relaxada tem 30 a 200 μm de comprimento. É mais espessa no meio (3 a 8 μm) e diminui em cada extremidade (**Figura 10.16 C**). Dentro de cada fibra há um único núcleo, oval, localizado centralmente. O sarcoplasma das fibras musculares lisas contém *filamentos grossos* e *filamentos finos*, em proporções entre 1:10 e 1:15, mas eles não estão dispostos em sarcômeros ordenados como no músculo estriado. As fibras musculares lisas também contêm **filamentos intermediários**. Como os vários filamentos não possuem um padrão regular de sobreposição, as fibras musculares lisas não exibem estrias (ver **Tabela 4.9**), o que fornece a aparência lisa. As fibras musculares lisas também não apresentam túbulos T e possuem apenas uma pequena quantidade de retículo sarcoplasmático para armazenamento de Ca^{2+}. Embora não existam túbulos T no tecido muscular liso, observam-se pequenas invaginações em forma de bolsa da membrana plasmática, denominadas **cavéolas** (*cavo* = espaço), que contêm Ca^{2+} extracelular que pode ser utilizado para a contração muscular.

Nas fibras musculares lisas, os filamentos finos se ligam a estruturas chamadas **corpos densos**, que são funcionalmente semelhantes às linhas Z nas fibras musculares estriadas. Alguns corpos densos estão dispersos em todo o sarcoplasma; outros estão ligados ao sarcolema. Feixes de filamentos intermediários também se ligam aos corpos densos e se estendem de um corpo denso ao outro (**Figura 10.16 C**). Durante a contração, o mecanismo de filamento deslizante envolvendo filamentos grossos e finos gera tensão que é transmitida aos filamentos intermediários. Estes por sua vez puxam os corpos densos ligados ao sarcolema, causando um encurtamento longitudinal da fibra muscular. Quando uma fibra muscular lisa se contrai, ela gira como um saca-rolhas. A fibra é

FIGURA 10.16 **Tecido muscular liso. A.** Um neurônio motor autônomo realiza a sinapse com várias fibras do músculo liso visceral e os potenciais de ação se propagam para as fibras vizinhas por meio de junções comunicantes. **B.** Três neurônios motores autônomos fazem sinapse com fibras musculares lisas multiunitárias individuais; a estimulação de uma fibra multiunitária causa a contração dessa fibra apenas. **C.** Fibra muscular lisa relaxada e contraída. Uma fotomicrografia do tecido muscular liso é mostrada na **Tabela 4.9**.

> Fibras do músculo liso visceral conectam-se umas às outras por junções comunicantes e contraem como uma unidade. As fibras musculares lisas multiunitárias não têm junções comunicantes e se contraem independentemente.

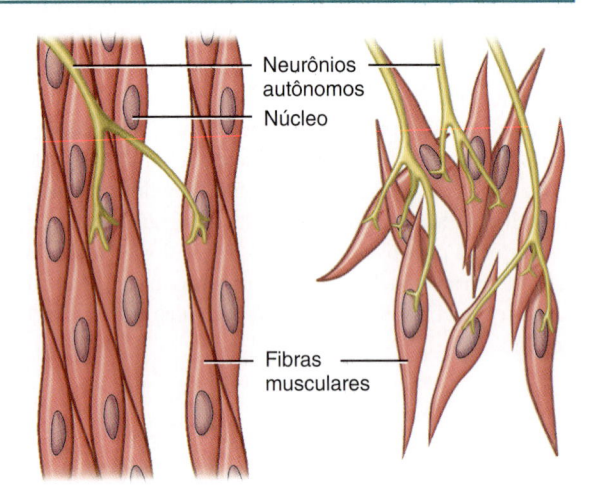

A. Tecido muscular liso visceral (unitário)

B. Tecido muscular liso multiunitário

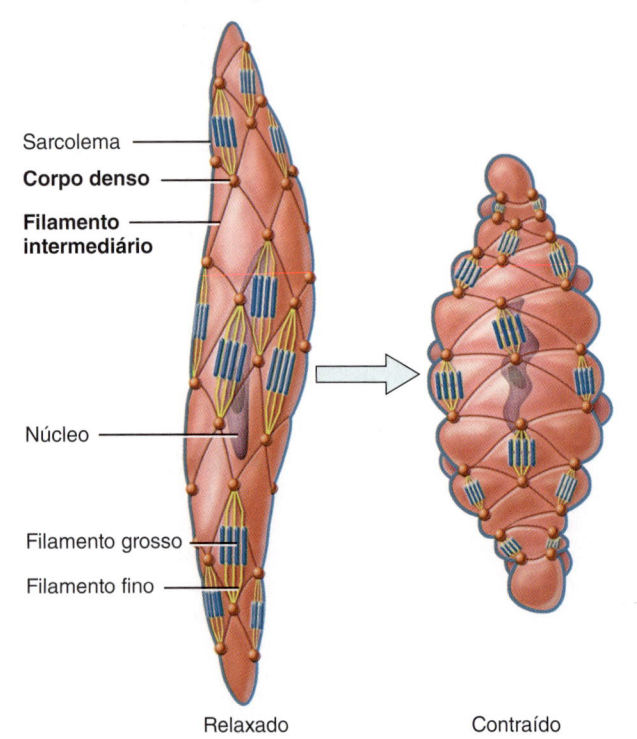

C. Anatomia microscópica da fibra muscular lisa relaxada e contraída

? Qual tipo de músculo liso é mais parecido com o músculo cardíaco em comparação com o músculo esquelético, no que diz respeito à sua estrutura e função?

submetida a uma torção em hélice conforme se contrai e gira na direção oposta à medida que relaxa.

Fisiologia do músculo liso

Embora os princípios de contração sejam semelhantes, o tecido muscular liso exibe algumas diferenças fisiológicas importantes em relação aos tecidos musculares cardíaco e esquelético. A contração em uma fibra muscular lisa começa mais lentamente e dura muito mais tempo do que a contração da fibra muscular esquelética. Outra diferença é que o músculo liso pode encurtar e esticar em maior extensão do que os outros tipos de músculos.

Um aumento na concentração de Ca^{2+} no sarcoplasma de uma fibra muscular lisa inicia a contração, assim como no músculo estriado. O retículo sarcoplasmático (o reservatório do Ca^{2+} no músculo estriado) é encontrado em pequenas quantidades no músculo liso. Os íons cálcio fluem para o sarcoplasma do músculo liso a partir do líquido intersticial e do retículo sarcoplasmático. Como não existem túbulos T nas fibras musculares lisas (em vez disso, estão presentes as cavéolas), leva mais tempo para o Ca^{2+} alcançar os filamentos no centro da fibra e desencadear o processo contrátil. Isso é responsável, em parte, pelo início lento da contração do músculo liso.

Vários mecanismos regulam a contração e o relaxamento de células musculares lisas. Em um desses mecanismos, uma proteína reguladora chamada **calmodulina** liga-se ao Ca^{2+} no sarcoplasma. (Lembre-se de que a troponina desempenha esse papel em fibras musculares estriadas.) Após ligação ao Ca^{2+}, a calmodulina ativa uma enzima denominada *quinase da cadeia leve de miosina*. Essa enzima usa ATP para adicionar um grupo fosfato a uma porção da cabeça de miosina. Uma vez que o grupo fosfato é ligado, a cabeça de miosina pode se ligar à actina e as contrações podem ocorrer. Como a quinase da cadeia leve de miosina funciona bem lentamente, isso contribui para a lentidão da contração do músculo liso.

Os íons cálcio não apenas entram nas fibras musculares lisas lentamente, eles também se movem lentamente para fora da fibra muscular, retardando o relaxamento. A presença prolongada de Ca^{2+} no citosol fornece o **tônus da musculatura lisa**, um estado de contração parcial contínua. O tecido muscular liso pode, portanto, sustentar um tônus a longo prazo, o que é importante no trato digestório, onde as paredes mantêm uma pressão constante sobre o conteúdo do trato e nas paredes dos vasos sanguíneos, denominadas arteríolas, que mantêm uma pressão constante no sangue.

A contração ou o relaxamento da maioria das fibras musculares lisas ocorre em resposta aos impulsos nervosos do sistema nervoso autônomo. Além disso, muitas fibras musculares lisas se contraem ou relaxam em resposta ao estiramento, hormônios ou fatores locais, como mudanças no pH, níveis de oxigênio e dióxido de carbono, temperatura e concentrações de íons. Por exemplo, o hormônio epinefrina (epinefrina), liberado pela medula da suprarrenal, promove o relaxamento do músculo liso nas vias respiratórias e nas paredes de alguns vasos sanguíneos (aqueles que possuem os chamados receptores β_2; ver **Tabela 15.2**).

Ao contrário das fibras musculares estriadas, as fibras musculares lisas podem ser alongadas consideravelmente e ainda manter sua função contrátil. Quando as fibras musculares lisas são alongadas, elas inicialmente se contraem, desenvolvendo um aumento da tensão. Dentro de um minuto, ou em seguida, a tensão diminui. Esse fenômeno, denominado **resposta ao** estresse-relaxamento, permite mudanças consideráveis no comprimento do músculo liso, mantendo a capacidade de contração de maneira eficaz. Assim, embora possa ocorrer o alongamento do músculo liso nas paredes dos vasos sanguíneos e órgãos ocos, como o estômago, intestinos e a bexiga urinária, a pressão sobre o conteúdo dentro deles muda muito pouco. Após o esvaziamento do órgão, o músculo liso na parede se recupera e a parede retém sua firmeza.

> **Teste rápido**
>
> **24.** Quais são as diferenças entre o músculo liso visceral e o multiunitário?
>
> **25.** Quais são as semelhanças entre o músculo esquelético e o músculo liso? No que eles diferem?

10.10 Regeneração do tecido muscular

OBJETIVO

- **Explicar** como ocorre a regeneração das fibras musculares.

Como as fibras musculares esqueléticas maduras perdem a capacidade de sofrer divisão celular, o crescimento do músculo esquelético após o nascimento é devido principalmente à **hipertrofia**, o aumento das células existentes, em vez da **hiperplasia**, o aumento no número de fibras. As células satélites dividem-se lentamente e se fundem com as fibras existentes para auxiliar no crescimento muscular e no reparo de fibras lesionadas. Portanto, o tecido muscular esquelético pode regenerar apenas de forma limitada.

Até recentemente, acreditava-se que as fibras musculares cardíacas lesionadas não poderiam ser substituídas e que a cicatrização ocorria exclusivamente por fibrose, a formação de tecido cicatricial. Uma nova pesquisa descrita no Capítulo 20 indica que, em certas circunstâncias, o tecido muscular cardíaco pode se regenerar. Além disso, as fibras do músculo cardíaco podem sofrer hipertrofia em resposta ao aumento da carga de trabalho. Por essa razão, muitos atletas apresentam corações aumentados.

O tecido muscular liso, como o tecido muscular esquelético e cardíaco, pode sofrer hipertrofia. Além disso, algumas fibras musculares lisas, como aquelas no útero, retêm sua capacidade para divisão e, portanto, podem crescer por hiperplasia. Além disso, novas fibras musculares lisas podem surgir de células chamadas *pericitos*, células-tronco encontradas em associação com os capilares sanguíneos e pequenas veias. As fibras musculares lisas também podem proliferar em algumas condições patológicas, como ocorre no desenvolvimento da aterosclerose (ver *Distúrbios: desequilíbrios homeostáticos*, no Capítulo 20). Comparado com os outros dois tipos de tecido muscular, o tecido muscular liso tem capacidades consideravelmente maiores de regeneração. Tais poderes ainda são limitados quando comparados com outros tecidos, como o epitélio.

A **Tabela 10.5** resume as principais características dos três tipos de tecido muscular.

TABELA 10.5 Principais características dos três tipos de tecido muscular.

Característica	Músculo esquelético	Músculo cardíaco	Músculo liso
Aspecto microscópico e características	Fibra cilíndrica longa com muitos núcleos localizados perifericamente; não ramificado; estriado.	Fibra cilíndrica ramificada com um núcleo centralmente localizado; discos intercalares unem fibras vizinhas; estriado.	Fibra mais espessa na porção central, afilada em cada extremidade e com um núcleo em posição central; não estriado.
Localização	Mais comumente fixado por tendões aos ossos.	Coração	Paredes de vísceras ocas, vias respiratórias, vasos sanguíneos, íris e corpo ciliar do olho, músculos eretores do pelo.
Diâmetro da fibra	Muito grande (10 a 100 μm).	Grande (10 a 20 μm).	Pequeno (3 a 8 μm).
Componentes do tecido conjuntivo	Endomísio, perimísio e epimísio.	Endomísio e perimísio.	Endomísio

(continua)

TABELA 10.5 Principais características dos três tipos de tecido muscular. (continuação)

Característica	Músculo esquelético	Músculo cardíaco	Músculo liso
Comprimento da fibra	Muito grande (100 μm–30 cm).	Grande (50 a 100 μm).	Intermediário (30 a 200 μm).
Proteínas contráteis organizadas em sarcômeros	Sim	Sim	Não
Retículo sarcoplasmático	Abundante	Alguns	Muito pouco
Túbulos T presentes	Sim, alinhados com cada junção de banda A–I.	Sim, alinhados com cada linha Z.	Não
Junções entre fibras	Nenhuma	Discos intercalares contêm junções comunicantes e desmossomos.	Junções comunicantes no músculo liso visceral; nenhuma no músculo liso multiunitário.
Autorritmicidade	Não	Sim	Sim, músculo liso visceral.
Fonte de Ca^{2+} para contração	Retículo sarcoplasmático	Retículo sarcoplasmático e líquido intersticial.	Retículo sarcoplasmático e líquido intersticial.
Proteínas reguladoras da contração	Troponina e tropomiosina	Troponina e tropomiosina	Calmodulina e quinase de cadeia leve de miosina.
Velocidade de contração	Rápida	Moderada	Lenta
Controle nervoso	Voluntário (sistema nervoso somático).	Involuntário (sistema nervoso autônomo).	Involuntário (sistema nervoso autônomo).
Regulação da contração	Acetilcolina liberada por neurônios motores somáticos.	Acetilcolina e norepinefrina liberadas por neurônios motores autônomos; vários hormônios.	Acetilcolina e norepinefrina liberadas por neurônios motores autônomos; vários hormônios; alterações químicas locais; alongamento.
Capacidade de regeneração	Limitada, via células satélites.	Limitada, em determinadas condições.	Considerável (em comparação com outros tecidos musculares, mas limitada em comparação com o epitélio), através de pericitos.

Teste rápido

26. Qual tipo de tecido muscular tem a maior capacidade de regeneração?

10.11 Desenvolvimento dos músculos

OBJETIVO

- **Descrever** o desenvolvimento dos músculos.

Com exceção dos músculos da íris dos olhos e dos músculos eretores do pelo, todos os músculos do corpo são derivados do **mesoderma**. À medida que o mesoderma se desenvolve, parte dele se organiza em colunas densas em ambos os lados do sistema nervoso em desenvolvimento. Essas colunas de mesoderma sofrem segmentação em uma série de estruturas cúbicas denominadas **somitos** (**Figura 10.17 A**). O primeiro par de somitos surge no 20º dia de desenvolvimento embrionário. No final da quinta semana, 42 a 44 pares de somitos são formados. O número de somitos pode ser correlacionado à idade aproximada do embrião.

As células de um somito se diferenciam em três regiões: (1) um **miótomo** que, como o nome sugere, forma os músculos esqueléticos do tronco e dos membros; (2) um **dermátomo**, que forma os tecidos conjuntivos, incluindo a derme da pele e a tela subcutânea; e (3) um **esclerótomo**, que dá origem às vértebras e costelas (**Figura 10.17 B**).

O *músculo cardíaco* desenvolve-se a partir de células mesodérmicas que migram e envolvem o coração em desenvolvimento enquanto ele ainda está na forma de tubos endocárdicos (ver **Figura 20.19**).

O *músculo liso* desenvolve-se a partir de **células mesodérmicas** que migram para envolver o trato digestório e as vísceras em desenvolvimento.

CAPÍTULO 10 Tecido Muscular

FIGURA 10.17 Localização e estrutura dos somitos, estruturas essenciais no desenvolvimento do sistema muscular.

A maioria dos músculos é derivada do mesoderma.

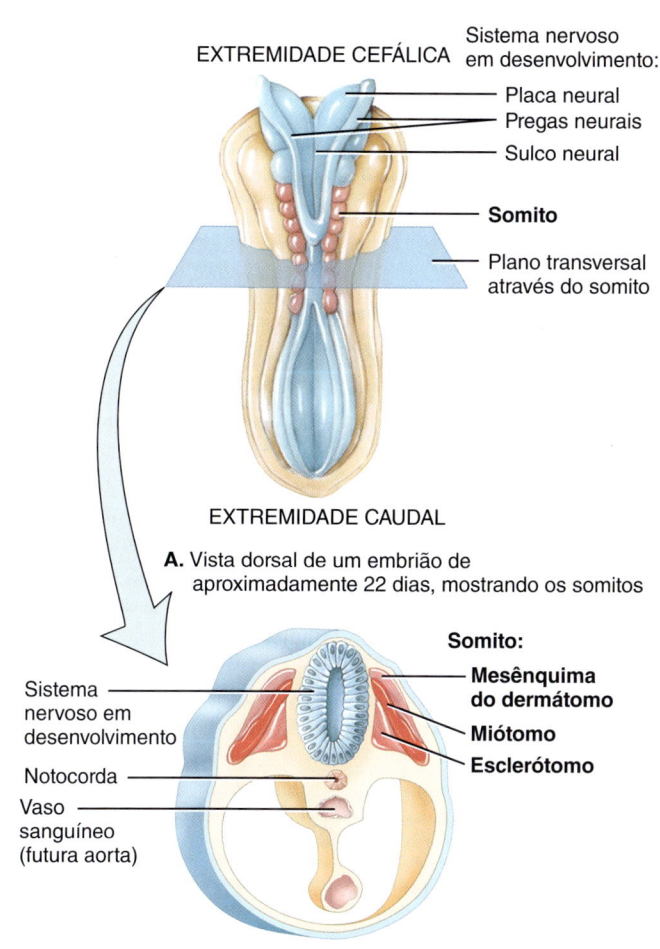

EXTREMIDADE CEFÁLICA
Sistema nervoso em desenvolvimento:
- Placa neural
- Pregas neurais
- Sulco neural
- **Somito**
- Plano transversal através do somito

EXTREMIDADE CAUDAL

A. Vista dorsal de um embrião de aproximadamente 22 dias, mostrando os somitos

Somito:
- **Mesênquima do dermátomo**
- **Miótomo**
- **Esclerótomo**

- Sistema nervoso em desenvolvimento
- Notocorda
- Vaso sanguíneo (futura aorta)

B. Corte transversal através de um somito mostrando suas subdivisões

? Qual parte de um somito é diferenciada em músculo esquelético do tronco e das costelas?

Teste rápido

27. Quais estruturas se desenvolvem a partir de miótomo, dermátomo e esclerótomo?

10.12 Envelhecimento e tecido muscular

OBJETIVO

- **Explicar** os efeitos do envelhecimento no músculo esquelético.

Na faixa etária de 30 a 50 anos, os humanos passam por uma perda progressiva e lenta de massa muscular esquelética, que é substituída principalmente por tecido conjuntivo fibroso e tecido adiposo. Estima-se que 10% da massa muscular sejam perdidas durante esses anos. Em parte, esse declínio pode ser devido à diminuição dos níveis de atividade física. Acompanhando a perda de massa muscular, observa-se a diminuição na força máxima, além da desaceleração dos reflexos musculares e perda de flexibilidade. Com o envelhecimento, o número relativo de fibras oxidativas lentas (OL) parece aumentar. Isso pode ser decorrente da atrofia de outros tipos de fibra ou mesmo sua conversão em fibras oxidativas lentas. Outros 40% de músculo são normalmente perdidos entre os 50 e 80 anos de idade. A perda de força muscular geralmente não é percebida pelas pessoas até chegarem aos 60 a 65 anos de idade. Nesse ponto, é mais comum o enfraquecimento dos músculos dos membros inferiores antes daqueles observados nos membros superiores. Portanto, a independência dos idosos pode ser afetada quando se torna difícil subir escadas ou se levantar da posição sentada.

Supondo que não haja uma condição médica crônica para a qual o exercício seja contraindicado, o exercício tem se mostrado eficaz em qualquer idade. Atividades aeróbicas e programas de treinamento de força são eficazes em pessoas mais velhas e podem retardar ou até mesmo reverter o declínio no desempenho muscular associado à idade.

Teste rápido

28. Por que a força muscular diminui com o envelhecimento?
29. Por que você acha que uma pessoa saudável de 30 anos pode levantar uma carga de 11 quilogramas com muito mais conforto do que uma pessoa de 80 anos de idade?

Distúrbios: desequilíbrios homeostáticos

Anormalidades da função do músculo esquelético podem ser causadas por doenças ou lesões de qualquer um dos componentes de uma unidade motora: neurônios motores somáticos, junções neuromusculares ou fibras musculares. O termo **doença neuromuscular** abrange problemas em todos os três locais; o termo **miopatia** significa uma doença ou distúrbio do próprio músculo esquelético.

Miastenia *gravis*

A **miastenia *gravis*** é uma doença autoimune que causa lesão crônica e progressiva da junção neuromuscular. O sistema imune produz inadequadamente anticorpos que se ligam e bloqueiam alguns receptores de ACh, diminuindo, assim, o número de receptores de ACh funcionais nas placas motoras terminais de músculos esqueléticos (ver **Figura 10.9**). Como 75% dos pacientes com miastenia *gravis* desenvolvem hiperplasia ou tumores do timo, acredita-se que as anormalidades tímicas causem o distúrbio. À medida que a doença progride, mais receptores de ACh são perdidos. Portanto, os músculos tornam-se cada vez mais fracos, a fadiga ocorre mais facilmente, e os músculos podem, por fim, deixar de funcionar.

A miastenia *gravis* ocorre em cerca de 1 em 10.000 pessoas e é mais comum em mulheres, geralmente com idades entre 20 e 40 anos no início dos sintomas; os homens geralmente têm entre 50 e 60 anos no início da manifestação clínica da doença. Os músculos da face e do pescoço são os mais afetados. Os sintomas iniciais incluem fraqueza dos músculos oculares, que pode causar visão dupla, e fraqueza dos músculos da garganta, que pode dificultar a deglutição. Mais tarde, o indivíduo tem dificuldade em mastigar e conversar. Por fim, pode haver comprometimento dos músculos dos membros. A paralisia dos músculos respiratórios pode causar a morte, mas muitas vezes o distúrbio não progride até esse estágio.

Medicamentos anticolinesterásicos, como piridostigmina (Mestinon®) ou neostigmina, a primeira linha de tratamento, atuam como inibidores de acetilcolinesterase, a enzima que decompõe a ACh. Assim, os inibidores aumentam o nível de ACh disponível para se ligar com receptores ainda funcionais. Mais recentemente, fármacos esteroides, como a prednisona, são empregados com sucesso para reduzir os níveis de anticorpos. Outro tratamento é a plasmaférese, um procedimento que remove os anticorpos do sangue. Muitas vezes, é realizada a remoção cirúrgica do timo (timectomia).

Distrofia muscular

O termo distrofia muscular refere-se a um grupo de doenças hereditárias que causam a destruição dos músculos, promovendo a degeneração progressiva de fibras musculares esqueléticas. A forma mais comum de distrofia muscular é a *distrofia muscular de Duchenne* (DMD). Como o gene que sofre mutação está no cromossomo X e os homens têm apenas um cromossomo X, a DMD acomete quase exclusivamente os meninos. (A herança ligada ao sexo é descrita no Capítulo 29.) Em todo o mundo, aproximadamente 1 em cada 3.500 bebês do gênero masculino – cerca de 21.000 ao todo – são nascidos com DMD anualmente. O transtorno geralmente se torna aparente entre 2 e 5 anos de idade, quando os pais percebem que a criança cai com frequência e tem dificuldade para correr, pular e saltar. Aos 12 anos, a maioria dos meninos com DMD não consegue andar. A insuficiência respiratória ou cardíaca geralmente causa a morte em torno dos 20 anos de idade.

Na DMD, o gene que codifica a proteína distrofina sofreu mutação e pouca ou nenhuma distrofina está presente no sarcolema. Sem o efeito de reforço da distrofina, o sarcolema se rompe facilmente durante a contração muscular, causando a ruptura e a morte das fibras musculares. O gene da distrofina foi descoberto em 1987. Os tratamentos incluem esteroides para reduzir a inflamação e fortalecer os músculos; eteplirsen e golodirsen, fármacos que apresentam como alvos mutações do gene; suplementos de creatina para melhorar a força muscular; exercícios de amplitude de movimento; cintas; equipamentos auxiliares de mobilidade.

Contrações anormais do músculo esquelético

Um tipo de contração muscular anormal é o **espasmo**, uma contração involuntária repentina de um único músculo em um grande grupo de músculos. Uma contração espasmódica dolorosa é conhecida como **cãibra**. As cãibras podem ser causadas por fluxo sanguíneo inadequado para os músculos, uso excessivo de um músculo, desidratação, lesão, manutenção de uma posição por períodos prolongados e níveis baixos de eletrólitos no sangue, como o potássio. Um **tique** é um abalo espasmódico produzido involuntariamente por músculos que normalmente estão sob controle voluntário. A contração de abalo da pálpebra e dos músculos faciais corresponde a exemplos de tiques. O **tremor** é uma contração rítmica, involuntária, sem propósito, que produz agitação e movimentos de tremor. A **fasciculação** é uma breve contração involuntária de uma unidade motora inteira que é visível sob a pele; ocorre irregularmente e não está associada ao movimento do músculo afetado. As fasciculações podem ser observadas na esclerose múltipla (ver *Distúrbios: desequilíbrios homeostáticos* no Capítulo 12) ou na esclerose lateral amiotrófica (Doença de Lou Gehrig; ver *Correlação clínica: esclerose lateral amiotrófica* no Capítulo 16). A **fibrilação** é uma contração espontânea de uma única fibra muscular que não é visível sob a pele, mas pode ser detectada por eletromiografia. As fibrilações podem sinalizar a destruição de neurônios motores.

Dano muscular induzido por exercício

A comparação de micrografias eletrônicas do tecido muscular obtido de atletas antes e depois do exercício intenso revela considerável **dano muscular induzido por exercício**, incluindo o rompimento de sarcolemas em algumas fibras musculares, miofibrilas lesionadas e linhas Z rompidas. O dano muscular microscópico após o exercício também é detectado por aumentos nos níveis de proteínas no sangue, como a mioglobina e a enzima creatinoquinase, que normalmente estão confinados às fibras musculares. De 12 a 48 h após um período de exercícios extenuantes, os músculos esqueléticos frequentemente ficam doloridos. Essa **dor muscular de início tardio** (DMIT) é acompanhada por rigidez, sensibilidade e inchaço. Embora as causas da DMIT não sejam completamente compreendidas, o dano muscular microscópico parece ser um fator importante. Na resposta ao dano muscular induzido por exercício, as fibras musculares sofrem reparo: novas regiões do sarcolema são formadas para substituir os sarcolemas rompidos e mais proteínas musculares (incluindo aquelas das miofibrilas) são sintetizadas no sarcoplasma das fibras musculares.

> ### Terminologia técnica
>
> **Contratura de Volkmann.** Encurtamento permanente (contratura) de um músculo devido à substituição de fibras musculares destruídas por tecido conjuntivo fibroso, que não apresenta extensibilidade. Normalmente ocorre nos músculos flexores do antebraço. A destruição das fibras musculares pode ocorrer por interferência na circulação, causada por um curativo apertado, uma bandagem elástica ou um gesso apertado.
>
> **Mialgia.** Dor nos músculos ou associada a eles.
>
> **Mioma.** Um tumor que consiste em tecido muscular.
>
> **Miomalácia.** Amolecimento patológico do tecido muscular.
>
> **Miosite.** Inflamação das fibras musculares.
>
> **Miotonia.** Aumento da excitabilidade e contratilidade muscular, com diminuição do poder de relaxamento; espasmo tônico do músculo.

Revisão do capítulo

Conceitos essenciais

Introdução

1. O movimento resulta da alternância de contração e relaxamento dos músculos, que constituem 40 a 50% do peso corporal total.

2. A principal função do músculo é transformar a energia química em energia mecânica para realizar trabalho.

10.1 Visão geral do tecido muscular

1. Os três tipos de tecido muscular são o esquelético, o cardíaco e o liso. O tecido muscular esquelético está principalmente ligado aos ossos; é estriado e voluntário. O tecido muscular cardíaco forma a parede do coração; é estriado e involuntário. O tecido muscular liso está localizado principalmente em órgãos internos; é involuntário e não estriado (liso).

2. Através da contração e relaxamento, o tecido muscular realiza quatro funções importantes, produção de movimentos corporais, estabilização das posições corporais, movimentação de substâncias dentro do corpo e regulação do volume dos órgãos, além de produção de calor.

3. Quatro propriedades especiais dos tecidos musculares são (1) excitabilidade elétrica, a propriedade de responder a estímulos, produzindo potenciais de ação; (2) contratilidade, a capacidade de gerar tensão para realizar trabalho; (3) extensibilidade, a capacidade de ser estendido (alongado); e (4) elasticidade, a capacidade de retornar à forma original após a contração ou extensão.

10.2 Estrutura do tecido muscular esquelético

1. A tela subcutânea separa a pele dos músculos, fornece um caminho para os vasos sanguíneos e nervos entrarem e saírem dos músculos e protege os músculos do trauma físico. A fáscia reveste a parede do corpo e os membros que envolvem e sustentam os músculos, permite a livre movimentação dos músculos, transporta nervos e vasos sanguíneos e preenche o espaço entre os músculos.

2. Os tecidos conjuntivos que circundam os músculos esqueléticos são o epimísio, que cobre todo o músculo; o perimísio, que reveste os fascículos musculares; e o endomísio, que reveste as fibras musculares. A fáscia reveste todos os músculos de uma região e separa o músculo da pele. Tendões e aponeuroses são extensões de tecido conjuntivo dentro do ventre muscular além das fibras musculares que ligam o músculo ao osso ou a outro músculo.

3. Tendões e aponeuroses são extensões do tecido conjuntivo além das fibras musculares que prendem o músculo ao osso ou a outro músculo. Um tendão geralmente tem o formato de corda; uma aponeurose é ampla e achatada.

4. Os músculos esqueléticos são bem supridos de nervos e vasos sanguíneos. Geralmente, uma artéria e uma ou duas veias acompanham cada nervo que penetra em um músculo esquelético.

5. Os neurônios motores somáticos fornecem os impulsos nervosos que estimulam a contração do músculo esquelético.

6. Os capilares sanguíneos trazem oxigênio e nutrientes e removem o calor e produtos residuais do metabolismo muscular.

7. As principais células do tecido muscular esquelético são denominadas fibras musculares esqueléticas. Cada fibra muscular tem 100 ou mais núcleos, porque surge da fusão de muitos mioblastos. As células satélites são mioblastos que persistem após o nascimento. O sarcolema é a membrana plasmática da fibra muscular; circunda o sarcoplasma. Os túbulos T são invaginações do sarcolema.

8. Cada fibra muscular contém centenas de miofibrilas, os elementos contráteis do músculo esquelético. O retículo sarcoplasmático envolve cada miofibrila. Dentro de uma miofibrila estão presentes filamentos finos e grossos, dispostos em compartimentos chamados sarcômeros.

9. A sobreposição de filamentos grossos e finos produz estrias. As bandas A mais escuras alternam-se com as bandas I mais claras. A **Tabela 10.1** resume os componentes do sarcômero.

10. As miofibrilas são compostas por três tipos de proteínas: contráteis, regulatórias e estruturais. As proteínas contráteis são a miosina (filamento grosso) e a actina (filamento fino). As proteínas regulatórias são a tropomiosina e a troponina, ambas fazem parte do filamento fino. As proteínas estruturais incluem a titina (liga a linha Z à linha M e estabiliza o filamento fino), a miomesina (forma a linha M), a nebulina (ancora filamentos finos às linhas Z e regula o comprimento dos filamentos finos durante o desenvolvimento) e a distrofina (liga os filamentos finos ao sarcolema). A **Tabela 10.2** resume os diferentes tipos de proteínas da fibra muscular esquelética. A **Tabela 10.3** resume os níveis de organização dentro de um músculo esquelético.

11. As projeções da cabeça de miosina contêm locais de ligação de actina e de ligação de ATP e são as proteínas motoras que impulsionam a contração muscular.

10.3 Contração e relaxamento das fibras musculares esqueléticas

1. A contração muscular ocorre porque as pontes cruzadas ligam e "caminham" ao longo dos filamentos finos em ambas as extremidades de um sarcômero, progressivamente puxando os filamentos finos em direção ao centro de um sarcômero. Como os filamentos finos deslizam para dentro, as linhas Z se aproximam e o sarcômero encurta.

2. O ciclo de contração é a sequência repetitiva de eventos que causa o deslizamento dos filamentos: (1) A ATPase da miosina hidrolisa a

ATP e torna-se energizada; (2) a cabeça de miosina liga-se à actina, formando uma ponte cruzada; (3) a ponte cruzada gera força conforme gira em direção ao centro do sarcômero (movimento de força); e (4) a ligação de ATP à cabeça de miosina a separa da actina. A cabeça de miosina hidrolisa novamente a ATP, retorna à sua posição original e se liga a um novo local na actina à medida que o ciclo continua.

3. Um aumento na concentração de Ca^{2+} no sarcoplasma inicia o deslizamento do filamento; uma diminuição desativa o processo de deslizamento.

4. O potencial de ação muscular que se propaga no sistema de túbulo T estimula os canais de Ca^{2+} dependentes de voltagem na membrana do túbulo T. Isso causa a abertura dos canais de liberação de Ca^{2+} na membrana do RS. Os íons cálcio difundem-se do RS para o sarcoplasma e se combinam com a troponina. Essa ligação faz com que a tropomiosina se afaste dos locais de ligação da miosina na actina.

5. As bombas de transporte ativo de Ca^{2+} removem continuamente o Ca^{2+} do sarcoplasma para o RS. Quando a concentração de íons cálcio no sarcoplasma diminui, a tropomiosina desliza de volta e bloqueia os locais de ligação da miosina, com o relaxamento da fibra muscular.

6. Uma fibra muscular desenvolve sua maior tensão quando há uma zona ótima de sobreposição entre filamentos grossos e finos. Essa dependência é a relação de comprimento-tensão.

7. A junção neuromuscular é a sinapse entre um neurônio motor somático e uma fibra muscular esquelética. Inclui os terminais do axônio e botões sinápticos de um neurônio motor, além da placa motora adjacente ao sarcolema da fibra muscular.

8. Quando um impulso nervoso atinge os botões sinápticos de um neurônio motor somático, ele desencadeia a exocitose das vesículas sinápticas, que libera acetilcolina (ACh). A ACh difunde-se pela fenda sináptica e se liga aos receptores de ACh, iniciando um potencial de ação muscular. Em seguida, a acetilcolinesterase rapidamente decompõe a ACh em suas partes integrantes.

10.4 Metabolismo muscular

1. As fibras musculares possuem três fontes para a produção de ATP: creatina, glicólise anaeróbica e respiração aeróbica.

2. A creatinoquinase catalisa a transferência de um grupo fosfato de alta energia do fosfato de creatina para o ADP, formando novas moléculas de ATP. Juntos, o fosfato de creatina e o ATP fornecem energia suficiente para a contração muscular máxima por cerca de 15 s.

3. A glicose é convertida em ácido pirúvico nas reações de glicólise, que geram dois ATPs sem usar oxigênio. A glicólise anaeróbia pode fornecer energia suficiente para, no máximo, 2 min de atividade muscular.

4. A atividade muscular que ocorre por um tempo prolongado depende da respiração aeróbica, reações mitocondriais que requerem oxigênio para produzir ATP.

5. A incapacidade de um músculo de se contrair com força após atividade prolongada é a fadiga muscular.

6. O uso elevado de oxigênio após o exercício é chamado de consumo de oxigênio de recuperação.

10.5 Controle da tensão muscular

1. Um neurônio motor e as fibras musculares que ele estimula formam uma unidade motora. Uma única unidade motora pode conter no mínimo duas ou no máximo 3.000 fibras musculares.

2. O recrutamento é o processo de aumento do número de unidades motoras ativas.

3. Um abalo muscular é uma breve contração de todas as fibras musculares em uma unidade motora em resposta a um único potencial de ação.

4. O registro de uma contração é denominado miograma. Consiste em um período latente, um período de contração e um período de relaxamento.

5. A somatória das ondas é o aumento da força de uma contração que ocorre quando um segundo estímulo chega antes que a fibra muscular tenha relaxado completamente após um estímulo anterior.

6. Estímulos repetidos podem produzir tétano incompleto (não fundido), uma contração muscular sustentada com relaxamento parcial entre os estímulos. Estímulos de repetição mais rápida produzem tétano completo (fundido), uma contração sustentada sem relaxamento parcial entre os estímulos.

7. A ativação involuntária contínua de um pequeno número de unidades motoras produz o tônus muscular, que é essencial para manter a postura.

8. Em uma contração isotônica concêntrica, o músculo encurta para produzir movimento e para reduzir o ângulo em uma articulação. Durante uma contração isotônica excêntrica, o músculo se alonga.

9. As contrações isométricas, nas quais a tensão é gerada sem que um músculo altere seu comprimento, são importantes porque estabilizam algumas articulações à medida que outras são movidas.

10.6 Tipos de fibras musculares esqueléticas

1. Com base em sua estrutura e função, as fibras musculares esqueléticas são classificadas como oxidativas lentas (OL), oxidativo-glicolíticas rápidas (OGR) e glicolíticas rápidas (GR).

2. A maioria dos músculos esqueléticos contém uma mistura dos três tipos de fibras. Suas proporções variam com a ação típica do músculo.

3. As unidades motoras de um músculo são recrutadas na seguinte ordem: primeiro as fibras OL, depois as fibras OGR e, por fim, as fibras GR.

4. A **Tabela 10.4** resume os três tipos de fibras musculares esqueléticas.

10.7 Exercício e tecido muscular esquelético

1. Vários tipos de exercícios podem induzir alterações nas fibras em um músculo esquelético. Exercícios de resistência (aeróbicos) causam uma transformação gradual de algumas fibras glicolíticas rápidas em fibras oxidativo-glicolíticas rápidas.

2. Exercícios que exigem grande força por curtos períodos provocam um aumento no tamanho e na resistência das fibras glicolíticas rápidas. O aumento no tamanho é devido ao aumento da síntese de filamentos grossos e finos.

10.8 Tecido muscular cardíaco

1. O músculo cardíaco é encontrado apenas no coração. As fibras musculares cardíacas apresentam o mesmo arranjo de actina e miosina e as mesmas bandas, zonas e linhas Z que as fibras musculares esqueléticas. As fibras se conectam entre si através de discos intercalares, que contêm tanto os desmossomos quanto junções comunicantes.

2. O tecido muscular cardíaco permanece contraído 10 a 15 vezes mais tempo do que o tecido muscular esquelético, em razão do fornecimento prolongado de Ca^{2+} para o sarcoplasma.

3. O tecido muscular cardíaco se contrai quando estimulado por suas próprias fibras autorrítmicas. Em razão da sua atividade contínua e rítmica, o músculo cardíaco depende consideravelmente da respiração aeróbica para gerar ATP.

10.9 Tecido muscular liso

1. O músculo liso é involuntário não estriado.

2. As fibras musculares lisas contêm filamentos intermediários e corpos densos; a função dos corpos densos é semelhante à das linhas Z no músculo estriado.

3. O músculo liso visceral (unitário) é encontrado nas paredes de órgãos ocos e de pequenos vasos sanguíneos. Muitas fibras formam uma rede que contrai em uníssono.

4. O músculo liso multiunitário é encontrado em grandes vasos sanguíneos, grandes vias respiratórias para os pulmões, músculos eretores do pelo e nos olhos, onde ajusta o diâmetro da pupila e o foco da lente. As fibras operam de forma independente em vez de em uníssono.

5. A duração da contração e relaxamento do músculo liso é mais longa que a do músculo esquelético, uma vez que leva mais tempo para o Ca^{2+} atingir os filamentos.

6. As fibras musculares lisas se contraem em resposta aos impulsos nervosos, hormônios e fatores locais.

7. As fibras musculares lisas podem ser estiradas consideravelmente e ainda manter sua função contrátil.

10.10 Regeneração do tecido muscular

1. As fibras musculares esqueléticas não podem se dividir e têm forças limitadas de regeneração; as fibras musculares cardíacas podem se regenerar em circunstâncias limitadas; e as fibras musculares lisas têm a melhor capacidade para divisão e regeneração.

2. A **Tabela 10.5** resume as principais características dos três tipos de tecido muscular.

10.11 Desenvolvimento do músculo

1. Com poucas exceções, os músculos desenvolvem-se do mesoderma.

2. O mesoderma é segmentado em estruturas cúbicas chamadas somitos.

10.12 Envelhecimento e tecido muscular

1. Com o envelhecimento, há uma perda lenta e progressiva da massa muscular esquelética, que é substituída por tecido conjuntivo fibroso e tecido adiposo.

2. O envelhecimento também resulta em uma diminuição da força muscular, reflexos musculares mais lentos e diminuição de flexibilidade.

Questões para avaliação crítica

1. O levantador de peso Jamal tem praticado muitas horas por dia, e seus músculos ficaram visivelmente maiores. Ele diz que suas células musculares estão "se multiplicando intensamente, tornando-o cada vez mais forte." Você concorda com a explicação dele? Por quê?

2. Os peitos de frango são compostos por "carne branca", enquanto as pernas de frango são compostas de "carne escura". Os peitos e as pernas de patos migratórios são de carne escura. Os peitos de frangos e de patos são utilizados no voo. Como você pode explicar as diferenças de cor da carne (músculos)? Como eles são adaptados para suas funções específicas?

3. A poliomielite é uma doença causada por um vírus que pode atacar os neurônios motores somáticos no sistema nervoso central. Indivíduos que sofrem de poliomielite podem desenvolver fraqueza muscular e atrofia. Em uma determinada porcentagem dos casos, os indivíduos podem morrer em decorrência da paralisia respiratória. Relacione o seu conhecimento sobre como as fibras musculares funcionam aos sintomas exibidos por indivíduos infectados.

Respostas às questões das figuras

10.1 O perimísio reúne grupos de fibras musculares em fascículos musculares.

10.2 O retículo sarcoplasmático libera íons cálcio para desencadear a contração muscular.

10.3 Os seguintes componentes são organizados do menor para o maior: filamento grosso, miofibrila, fibra muscular.

10.4 A actina e a titina são ancoradas na linha Z. As bandas A contêm miosina, actina, troponina, tropomiosina e titina; as bandas I contêm actina, troponina, tropomiosina e titina.

10.5 As bandas I e as zonas H desaparecem durante a contração muscular; os comprimentos dos filamentos finos e grossos não mudam.

10.6 Se não houvesse ATP, as pontes cruzadas não seriam capazes de se separar da actina. Os músculos permaneceriam em um estado de rigidez, como ocorre no *rigor mortis*.

10.7 Três funções da ATP na contração muscular são as seguintes: (1) a sua hidrólise por uma ATPase ativa a cabeça de miosina para que possa se ligar à actina e girar; a (2) sua ligação à miosina causa o desprendimento da actina após o movimento de força; e (3) alimenta as bombas que transportam Ca^{2+} do sarcoplasma de volta ao retículo sarcoplasmático.

10.8 Um comprimento de sarcômero de 2,2 μm fornece uma zona generosa de sobreposição entre as partes dos filamentos grossos que contêm cabeças de miosina e os filamentos finos sem que a sobreposição seja tão grande a ponto de limitar o encurtamento do sarcômero.

10.9 A parte do sarcolema que contém receptores de acetilcolina é a placa motora.

10.10 As etapas ❹ a ❻ fazem parte do acoplamento de excitação-contração (potencial de ação muscular através da ligação das cabeças de miosina à actina).

10.11 A glicólise, a troca de fosfato entre fosfato de creatina e o ADP e a degradação do glicogênio ocorrem no citosol. A oxidação de ácido pirúvico, aminoácidos e ácidos graxos (respiração aeróbica) ocorre nas mitocôndrias.

10.12 As unidades motoras com muitas fibras musculares são capazes de produzir contrações mais fortes do que aquelas com apenas algumas fibras.

10.13 Durante o período latente, o potencial de ação muscular percorre o sarcolema, e os íons cálcio são liberados do retículo sarcoplasmático.

10.14 Se o segundo estímulo fosse aplicado um pouco mais tarde, a segunda contração seria menor do que a ilustrada na parte **B**.

10.15 A manutenção da cabeça ereta sem movimento envolve principalmente contrações isométricas.

10.16 O músculo liso visceral é mais parecido com o músculo cardíaco; ambos contêm junções comunicantes, que permitem que os potenciais de ação se propaguem de cada célula para suas vizinhas.

10.17 O miótomo de um somito diferencia-se nos músculos esqueléticos do tronco e dos membros.

CAPÍTULO 11

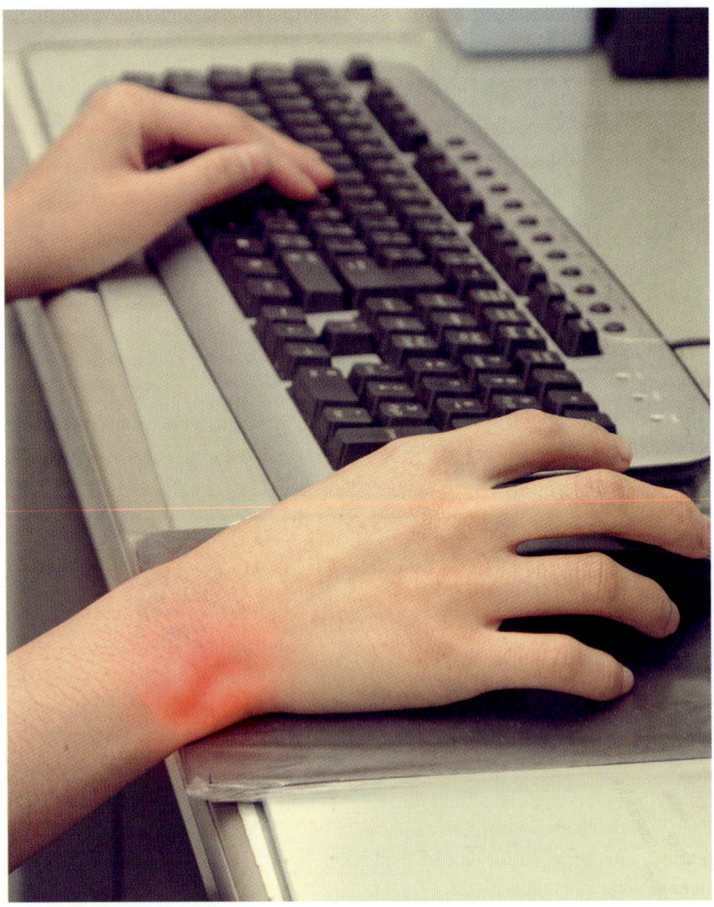

Praisaeng/Shutterstock.com

Consulte o boxe *Correlação clínica: síndrome do túnel do carpo* na Seção 11.8 para descobrir o que causa a síndrome do túnel do carpo.

Sistema Muscular

Sistema muscular e homeostasia

O sistema muscular do corpo contribui para a homeostasia por meio da estabilização da posição do corpo, da produção de movimentos, da regulação de volume dos órgãos, da movimentação das substâncias dentro do corpo e da produção de calor.

Quase todos os 700 músculos que compõem o sistema muscular, como o músculo bíceps braquial, incluem o tecido muscular esquelético e o tecido conjuntivo. A função da maioria dos músculos é produzir movimentos de partes do corpo. Alguns músculos funcionam, principalmente, para estabilizar os ossos para que outros músculos esqueléticos possam executar um movimento com mais eficiência. Este capítulo apresenta muitos dos principais músculos esqueléticos, a maioria dos quais tem representação bilateral no corpo.

Identificaremos os locais de fixação e a inervação de cada músculo descrito. O conhecimento prático desses aspectos principais da anatomia da musculatura esquelética permitirá que você compreenda como ocorrem os movimentos. Esse conhecimento é particularmente importante para os profissionais relacionados às áreas de saúde e reabilitação física, que trabalham com pacientes cujos padrões normais de movimento e mobilidade física foram interrompidos por trauma físico, cirurgia ou paralisia muscular.

11.1 Como os músculos esqueléticos produzem movimentos

OBJETIVOS

- **Descrever** a relação entre os ossos e os músculos esqueléticos na produção de movimentos corporais
- **Definir** a alavanca e o fulcro (ponto de apoio) e comparar os três tipos de alavancas com base na localização do ponto de apoio, esforço e carga
- **Identificar** os tipos de arranjos dos fascículos musculares em um músculo esquelético e relacionar os arranjos à força de contração e amplitude de movimento
- **Explicar** como o motor principal, o antagonista, o sinergista e o fixador em um grupo de músculos trabalham em conjunto para produzir movimento.

Pontos de fixação muscular: origem e inserção

Em conjunto, os músculos controlados voluntariamente em seu corpo compõem o **sistema muscular**. Esses músculos esqueléticos que produzem movimentos o fazem exercendo força sobre os tendões, que por sua vez, tracionam os ossos ou outras estruturas (como a pele). A maioria dos músculos cruza pelo menos uma articulação e geralmente estão fixados aos ossos articulados que formam a articulação (**Figura 11.1 A**).

Quando um músculo esquelético se contrai, ele move um dos ossos da articulação. Os dois ossos articulados geralmente não se movem igualmente em resposta à contração. Um osso permanece estacionário (fixo) ou próximo à sua posição original, seja porque outros músculos estabilizam esse osso, contraindo-o e puxando-o na direção oposta, ou porque sua estrutura o torna menos móvel. A fixação do tendão de um músculo no osso estacionário é denominada **origem**; a fixação de outro tendão do músculo ao osso móvel é chamada de **inserção**. Uma boa analogia é uma mola em uma porta. Nesse exemplo, a parte da mola fixada à estrutura é a origem; a parte fixada à porta representa a inserção. Uma regra prática útil é que a origem é geralmente

FIGURA 11.1 **Relação dos músculos esqueléticos com os ossos.** Os músculos são fixados aos ossos por tendões em suas origens e inserções. Os músculos esqueléticos produzem movimentos ao tracionar os ossos. Os ossos servem como alavancas, e as articulações agem como pontos de apoio (fulcro) para as alavancas. Aqui, o princípio de alavanca-fulcro é ilustrado pelo movimento do antebraço. Observe onde a carga (resistência) e o esforço são aplicados em **B**.

Nos membros, a origem de um músculo é geralmente proximal e a inserção é geralmente distal.

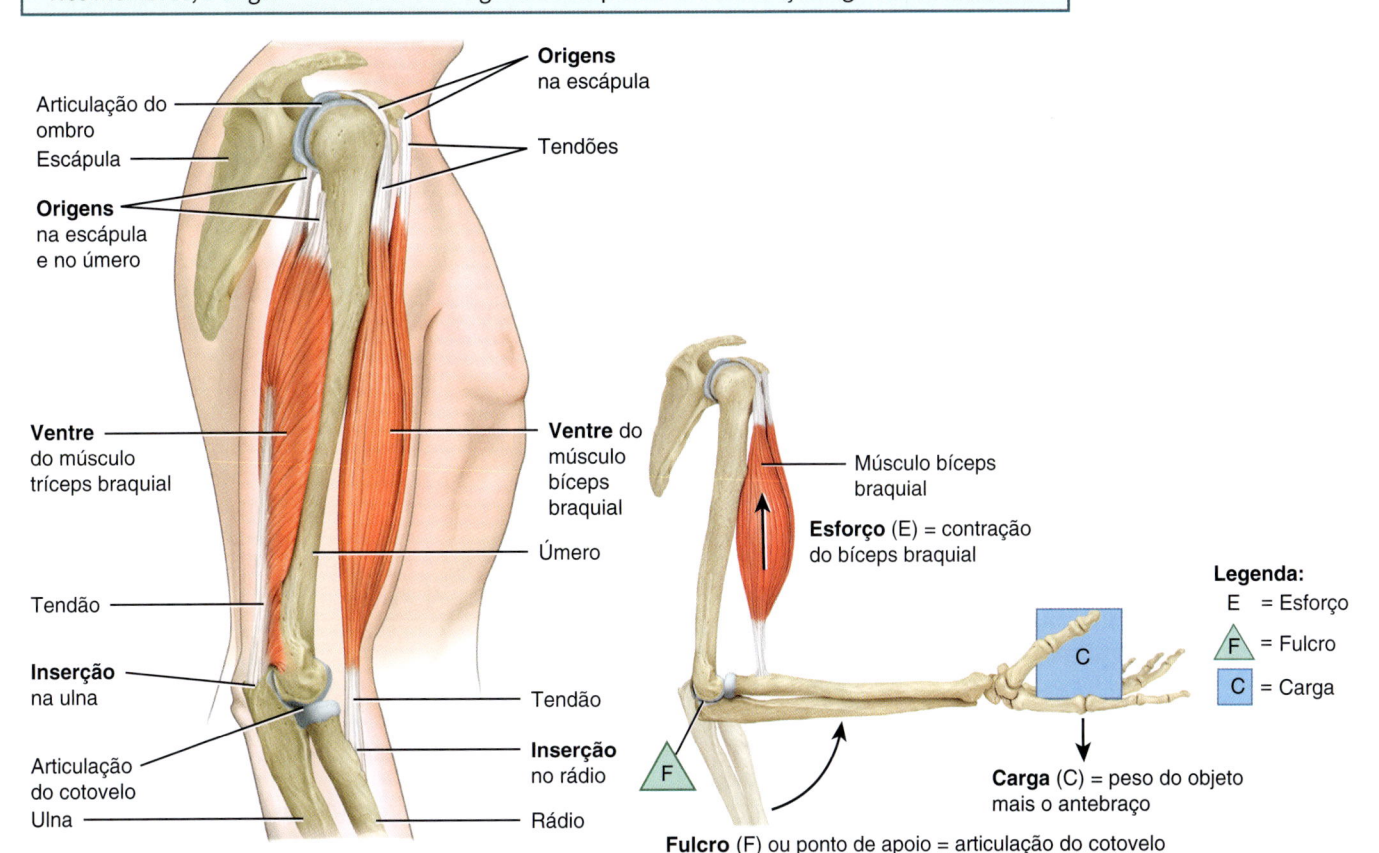

A. Origem e inserção de um músculo esquelético

B. Movimento do antebraço levantando um peso

Legenda:
E = Esforço
F = Fulcro
C = Carga

? Onde está localizado o ventre do músculo que estende o antebraço?

proximal e a inserção, distal; a inserção é geralmente tracionada em direção à origem. A porção carnosa do músculo entre os tendões é denominada **ventre** (*corpo*), a porção intermediária enrolada da mola, em nosso exemplo. As **ações** de um músculo são os principais movimentos que ocorrem quando o músculo se contrai. No exemplo da mola, isso seria o fechamento da porta. Alguns músculos também são capazes de **ação muscular reversa (AMR)**. Isso significa que durante movimentos específicos do corpo, as ações são invertidas; portanto, as posições de origem e inserção de um músculo específico são trocadas.

Os músculos que movem uma parte do corpo muitas vezes não cobrem a porção em movimento, mas sempre cruzam a articulação que eles movem. A **Figura 11.1 B** mostra que embora uma das funções do músculo bíceps braquial seja mover o antebraço, o ventre do músculo fica situado sobre o úmero, não sobre o antebraço, mas observe que ele cruza a articulação do cotovelo. Você também verá que alguns músculos cruzam duas articulações, como o reto femoral e o sartório da coxa, assim como produzem ações em ambas as articulações que cruzam.

Sistemas de alavanca e força de alavanca

Na produção de movimento, os ossos atuam como alavancas e as articulações funcionam como os fulcros (pontos de apoio) dessas alavancas. Uma **alavanca** é uma estrutura rígida que pode se mover em torno de um ponto fixo chamado **fulcro**, simbolizado por F. Uma alavanca é acionada em dois pontos diferentes por duas forças diferentes: o **esforço** (E), que causa o movimento, e a **carga** C ou *resistência*, que se opõe ao movimento. O esforço é a força exercida pela contração muscular; a carga é normalmente o peso da parte do corpo que está em movimento ou alguma resistência que a porção móvel do corpo está tentando superar (como o peso de um livro que você pode estar pegando). O movimento ocorre quando o esforço aplicado ao osso na inserção excede a carga. Considere o bíceps braquial flexionando o antebraço no cotovelo quando um objeto é elevado (**Figura 11.1 B**). Quando o antebraço é levantado, o cotovelo é o ponto de apoio. O peso do antebraço mais o peso do objeto na mão é a carga. A força de contração do bíceps braquial tracionando o antebraço para cima é o esforço.

A distância relativa entre o fulcro e a carga e o ponto em que o esforço é aplicado determina se uma dada alavanca opera com uma vantagem mecânica ou uma desvantagem mecânica. Por exemplo, se a carga estiver mais próxima ao ponto de apoio e o esforço, mais longe do ponto de apoio, então bastará um esforço relativamente pequeno para mover a carga a uma pequena distância. Isso é denominado **vantagem mecânica**. Se, em vez disso, a carga estiver mais distante do ponto de apoio e o esforço for aplicado mais próximo a ele, será necessário um esforço relativamente maior para mover a carga (entretanto ela será movida em maior velocidade). Isso é chamado **desvantagem mecânica**. Compare a mastigação de algo duro (a carga) com os dentes da frente à mastigação com os dentes da parte de trás da boca. É muito mais fácil esmagar o alimento duro com os dentes de trás, porque eles estão mais próximos ao ponto de apoio (a mandíbula ou articulação temporomandibular) do que os dentes da frente. Aqui está mais um exemplo que você pode tentar. Retifique um clipe de papel. Agora pegue uma tesoura e tente cortar o clipe de papel com a ponta da tesoura (desvantagem mecânica) *versus* perto do ponto de articulação da tesoura (vantagem mecânica).

As alavancas são classificadas em três tipos, de acordo com as posições do fulcro, do esforço e da carga:

1. O fulcro (ponto de apoio) está entre o esforço e a carga nas **alavancas de primeira classe** (**Figura 11.2 A**). (Pense em EFC.) As tesouras e as gangorras são exemplos de alavancas de primeira classe. Uma alavanca de primeira classe pode produzir uma vantagem mecânica ou desvantagem mecânica dependendo se o esforço ou a carga está mais próximo ao ponto de apoio. (Pense em um adulto e uma criança em uma gangorra.) Como observamos nos exemplos anteriores, se o esforço (criança) está mais distante do ponto de apoio do que a carga (adulto), uma carga pesada pode ser movida, mas não muito longe ou de forma rápida. Se o esforço estiver mais próximo do fulcro do que da carga, apenas uma carga mais leve pode ser movida, mas ela se move para mais longe e de maneira mais rápida. Existem poucas alavancas de primeira classe no corpo. Um exemplo é a alavanca formada pela cabeça apoiada na coluna vertebral (**Figura 11.2 A**). Quando a cabeça é levantada, a contração dos músculos posteriores do pescoço fornece o esforço (E), a articulação entre o atlas e o osso occipital (articulação atlantoccipital) forma o fulcro F, e o peso da porção anterior do crânio é a carga C.

2. A carga está entre o ponto de apoio e o esforço nas **alavancas de segunda classe** (**Figura 11.2 B**). (Pense ECF.) As alavancas de segunda classe funcionam como um carrinho de mão. Elas sempre produzem uma vantagem mecânica, pois a carga está sempre mais próxima do fulcro do que o esforço. Esse arranjo sacrifica a velocidade e a amplitude de movimento pela força; esse tipo de alavanca produz mais força. Essa classe de alavanca é incomum no corpo humano. Um exemplo é ficar na ponta dos pés. O ponto de apoio ou fulcro F é a planta do pé. A carga C é o peso do corpo. O esforço (E) é a contração dos músculos da panturrilha, que elevam o calcanhar do chão.

3. O esforço está entre o ponto de apoio (fulcro) e a carga nas **alavancas de terceira classe** (**Figura 11.2 C**). (Pense FEC.) Essas alavancas funcionam como um par de pinças e são as alavancas mais comuns no corpo. Elas sempre produzem uma desvantagem mecânica porque o esforço é sempre mais próximo do fulcro do que da carga. No corpo, esse arranjo favorece a velocidade e a amplitude de movimento em relação à força. A articulação do cotovelo, o músculo bíceps braquial e os ossos do braço e antebraço são um exemplo de uma alavanca de terceira classe (**Figura 11.2 C**). Como notamos, ao flexionar o antebraço no cotovelo, a articulação do cotovelo é o fulcro F, a contração do músculo bíceps braquial fornece o esforço (E), e o peso da mão e do antebraço é a carga C.

Efeitos da organização em fascículos

Lembre-se do Capítulo 10 que as fibras (células) no músculo esquelético são organizadas em feixes conhecidos como **fascículos musculares**. Dentro de um fascículo muscular, todas as fibras musculares são paralelas entre si. Os fascículos musculares, contudo, podem formar um dos cinco padrões em relação aos tendões:

FIGURA 11.2 Estrutura da alavanca e os tipos de alavancas.

As alavancas são divididas em três tipos com base na posição do fulcro (ponto de apoio), esforço e carga (resistência).

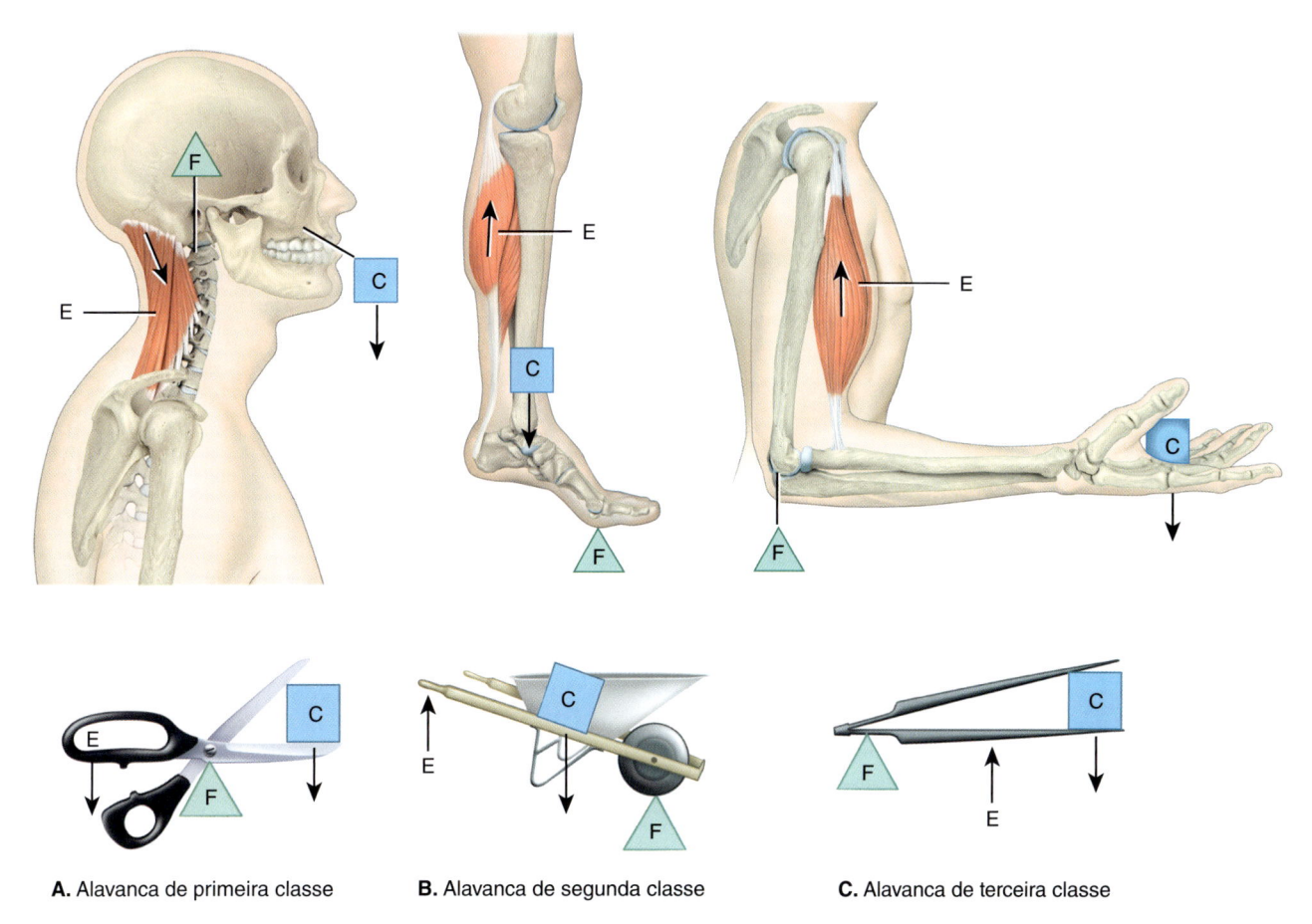

A. Alavanca de primeira classe **B.** Alavanca de segunda classe **C.** Alavanca de terceira classe

? Qual tipo de alavanca produz mais força?

---

paralelo, fusiforme (em forma de fuso, estreito nas pontas e largo no meio), circular, triangular ou peniforme (em forma de pena) (**Tabela 11.1**).

O arranjo fascicular do músculo afeta a sua força e a amplitude de movimento. Conforme uma fibra muscular se contrai, ela encurta aproximadamente 70% de seu comprimento de repouso. Quanto mais longas forem as fibras em um músculo, maior será a amplitude de movimento que elas poderão produzir. No entanto, a força de um músculo não depende do comprimento, mas de sua área transversal total, porque uma fibra curta pode se contrair tão vigorosamente quanto uma fibra longa. Portanto, quanto mais fibras por unidade de área transversal um músculo tem, mais força ele pode produzir. O arranjo fascicular do músculo geralmente representa um meio-termo entre potência e amplitude de movimento. Os músculos peniformes, por exemplo, tem um grande número de fascículos musculares de fibras curtas, distribuídos sobre seus tendões, dando-lhes maior força, mas uma menor amplitude de movimento. Por outro lado, os músculos paralelos têm comparativamente menos fascículos musculares, mas possuem fibras longas que estendem o comprimento do músculo, dando-lhes uma maior amplitude de movimento, mas menos força.

Correlação clínica

Injeções intramusculares

Uma **injeção intramuscular** *(IM)* penetra na pele e na tela subcutânea para entrar no próprio músculo. Injeções intramusculares são preferidas quando é desejada uma absorção imediata, quando são indicadas doses maiores do que as que podem ser administradas por via subcutânea ou quando o medicamento é muito irritante para ser administrado por via subcutânea. Os locais comuns para injeções intramusculares incluem o músculo glúteo médio da nádega (ver **Figura 11.3 B**), parte lateral da coxa na porção média do músculo vasto lateral (ver **Figura 11.3 A**) e o músculo deltoide do ombro (ver **Figura 11.3 B**). Os músculos nessas áreas, principalmente os músculos glúteos, são bastante espessos, e a absorção é promovida por seu extenso suprimento sanguíneo. Para evitar lesões, as injeções intramusculares são administradas na porção profunda do músculo, distante dos principais nervos e vasos sanguíneos. Injeções intramusculares apresentam uma velocidade de liberação mais rápida do que os medicamentos orais, mas são mais lentas do que as infusões intravenosas.

TABELA 11.1 Arranjo dos fascículos musculares.

Paralelo
Fascículos musculares paralelos ao eixo longitudinal do músculo; terminam em qualquer das extremidades em tendões achatados.

Exemplo: músculo esterno-hióideo (ver **Figura 11.8 A**)

Fusiforme
Fascículos musculares quase paralelos ao eixo longitudinal do músculo; terminam em tendões achatados; o músculo afunila em direção aos tendões, onde o diâmetro é menor do que no ventre.

Exemplo: músculo digástrico (ver **Figura 11.8 A**)

Circular
Fascículos musculares em arranjos circulares concêntricos formam os músculos esfíncteres que envolvem um orifício (abertura).

Exemplo: músculo orbicular dos olhos (ver **Figura 11.4 A**)

Triangular
Fascículos musculares espalhados por uma área ampla convergem no tendão central espesso; fornece ao músculo uma aparência triangular.

Exemplo: músculo peitoral maior (ver **Figura 11.3 A**)

Peniforme
Fascículos musculares curtos em relação ao comprimento total do músculo; o tendão se estende por quase todo o comprimento do músculo.

Unipeniforme
Fascículos musculares dispostos em apenas um lado do tendão.

Exemplo: músculo extensor longo dos dedos (ver **Figura 11.22 B**)

Bipeniforme
Fascículos musculares dispostos em ambos os lados dos tendões posicionados centralmente.

Exemplo: músculo reto femoral (ver **Figura 11.20 A**)

Multipeniforme
Fascículos musculares se fixam obliquamente em várias direções a muitos tendões.

Exemplo: músculo deltoide (ver **Figura 11.10 A**)

Coordenação entre os músculos

Os movimentos são frequentemente o resultado da ação de vários músculos esqueléticos que atuam como um grupo. A maioria dos músculos esqueléticos está disposta em pares opostos (antagônicos) nas articulações – isto é, flexores-extensores, abdutores-adutores e assim por diante. Dentro dos pares opostos, um músculo, denominado **motor principal** ou *agonista*, contrai-se para provocar uma ação enquanto o outro músculo, o **antagonista**, estira e cede aos efeitos do motor principal. No processo de flexão do antebraço no cotovelo, por exemplo, o bíceps braquial é o motor principal e o tríceps braquial é o antagonista (ver **Figura 11.1 A**). O antagonista e o motor principal geralmente estão localizados em lados opostos do osso ou da articulação, como é o caso nesse exemplo.

Os papéis de motor principal e de antagonista em um par de músculos podem se inverter em diferentes movimentos. Por exemplo, quando se estende o antebraço no cotovelo contra a resistência (ou seja, baixar a carga mostrada na **Figura 11.2 C**), o tríceps braquial torna-se o motor principal e o bíceps braquial é o antagonista. Se um motor principal e seu antagonista se contraem ao mesmo tempo, com a mesma força, não há movimento.

CAPÍTULO 11 Sistema Muscular 349

FIGURA 11.3 **Principais músculos esqueléticos superficiais**.

A maioria dos movimentos requerem a atuação conjunta e não individual de vários músculos esqueléticos.

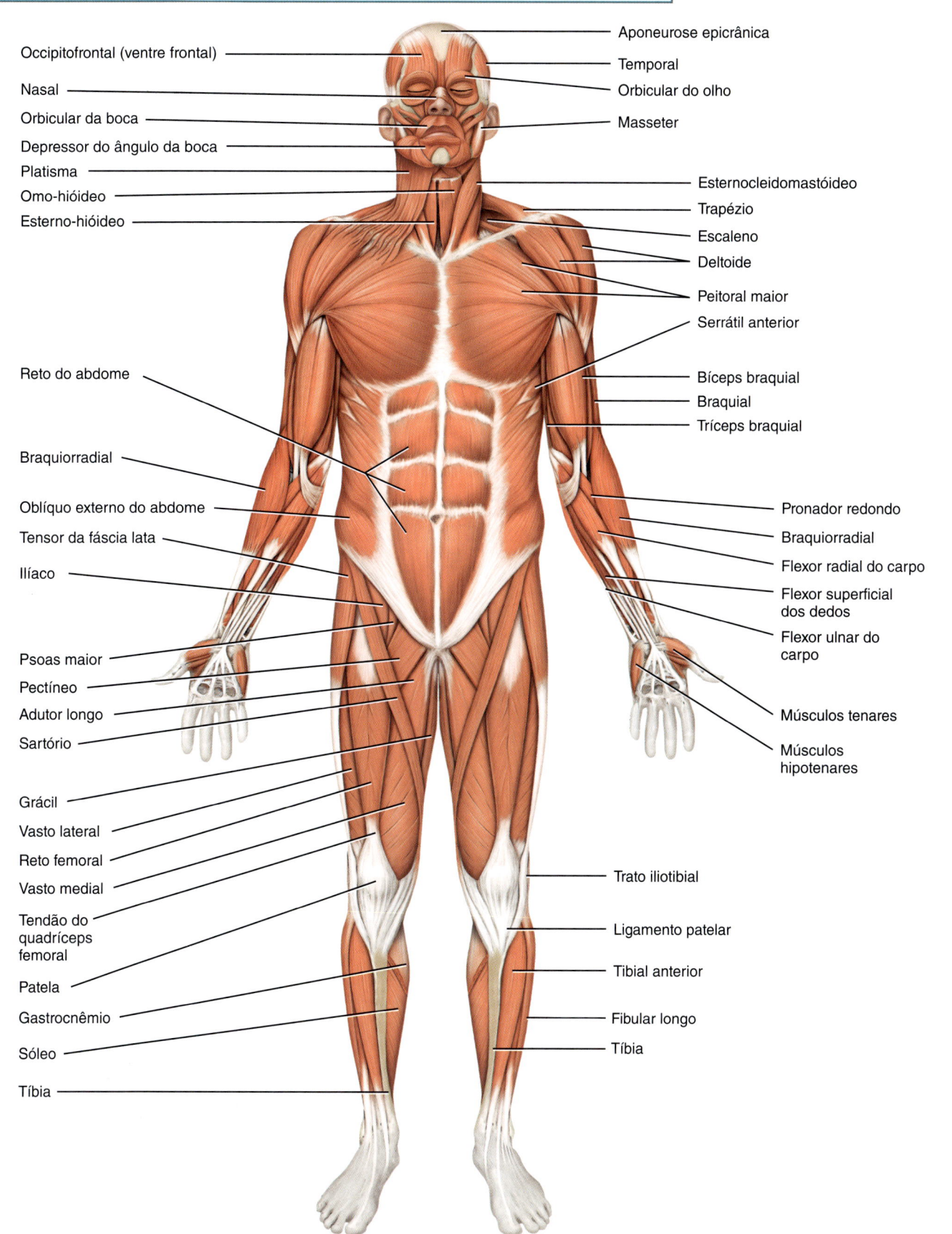

- Occipitofrontal (ventre frontal)
- Nasal
- Orbicular da boca
- Depressor do ângulo da boca
- Platisma
- Omo-hióideo
- Esterno-hióideo
- Reto do abdome
- Braquiorradial
- Oblíquo externo do abdome
- Tensor da fáscia lata
- Ilíaco
- Psoas maior
- Pectíneo
- Adutor longo
- Sartório
- Grácil
- Vasto lateral
- Reto femoral
- Vasto medial
- Tendão do quadríceps femoral
- Patela
- Gastrocnêmio
- Sóleo
- Tíbia

- Aponeurose epicrânica
- Temporal
- Orbicular do olho
- Masseter
- Esternocleidomastóideo
- Trapézio
- Escaleno
- Deltoide
- Peitoral maior
- Serrátil anterior
- Bíceps braquial
- Braquial
- Tríceps braquial
- Pronador redondo
- Braquiorradial
- Flexor radial do carpo
- Flexor superficial dos dedos
- Flexor ulnar do carpo
- Músculos tenares
- Músculos hipotenares
- Trato iliotibial
- Ligamento patelar
- Tibial anterior
- Fibular longo
- Tíbia

A. Vista anterior

(continua)

FIGURA 11.3 *Continuação.*

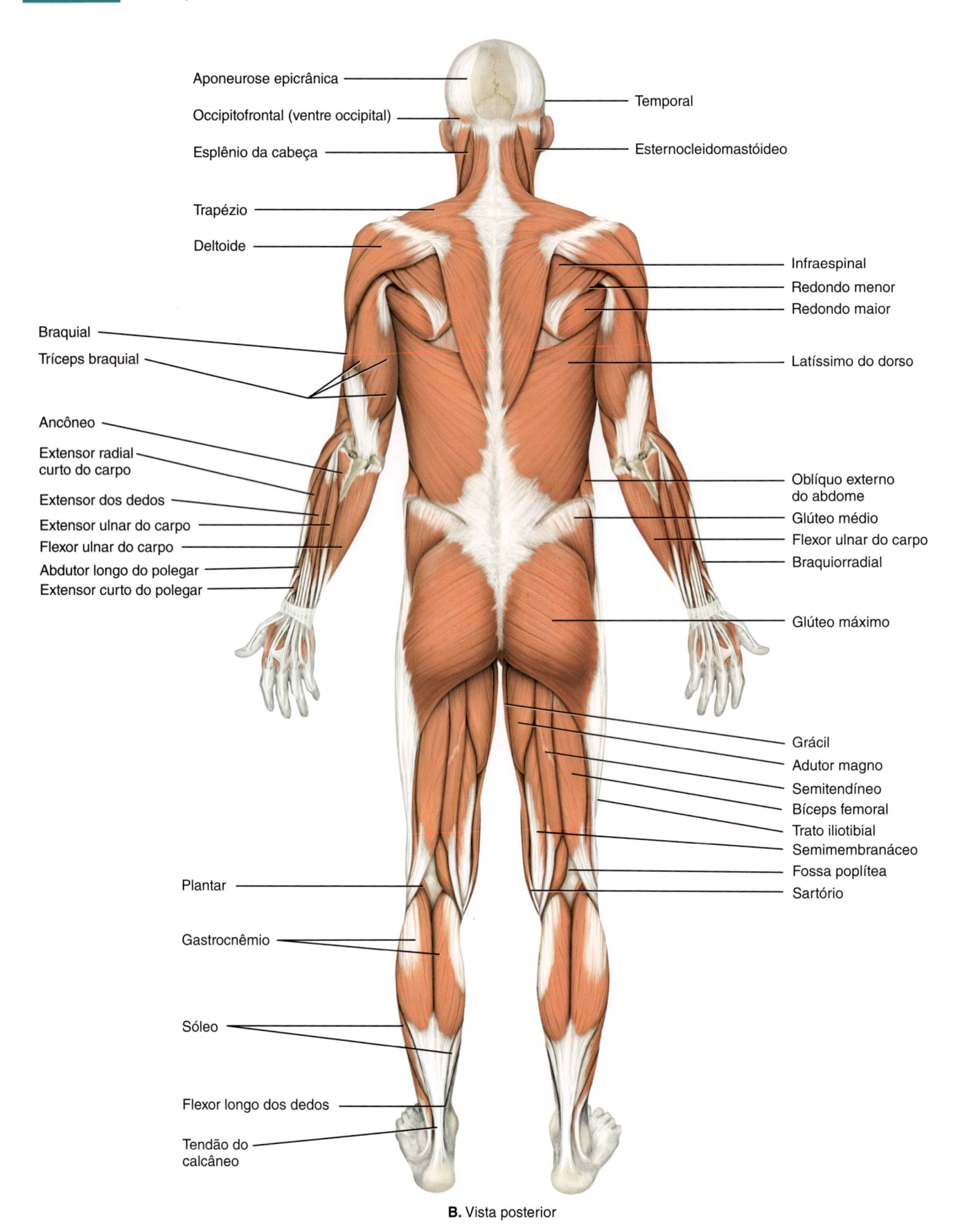

- Aponeurose epicrânica
- Occipitofrontal (ventre occipital)
- Esplênio da cabeça
- Trapézio
- Deltoide
- Braquial
- Tríceps braquial
- Ancôneo
- Extensor radial curto do carpo
- Extensor dos dedos
- Extensor ulnar do carpo
- Flexor ulnar do carpo
- Abdutor longo do polegar
- Extensor curto do polegar
- Plantar
- Gastrocnêmio
- Sóleo
- Flexor longo dos dedos
- Tendão do calcâneo

- Temporal
- Esternocleidomastóideo
- Infraespinal
- Redondo menor
- Redondo maior
- Latíssimo do dorso
- Oblíquo externo do abdome
- Glúteo médio
- Flexor ulnar do carpo
- Braquiorradial
- Glúteo máximo
- Grácil
- Adutor magno
- Semitendíneo
- Bíceps femoral
- Trato iliotibial
- Semimembranáceo
- Fossa poplítea
- Sartório

B. Vista posterior

? Dê um exemplo de um músculo nomeado de acordo com uma das seguintes características: direção das fibras, forma, ação, tamanho, origem e inserção, localização e número de tendões de origem.

Por vezes, um motor principal cruza outras articulações antes de alcançar a articulação na qual ocorre sua ação principal. O bíceps braquial, por exemplo, cruza tanto as articulações do ombro quanto a do cotovelo, com a ação primária no antebraço. Para evitar movimentos indesejáveis nas articulações intermediárias ou para auxiliar de outra forma o movimento do motor principal, músculos denominados **sinergistas** se contraem e estabilizam as articulações intermediárias. Como exemplo, músculos que flexionam os dedos (motores principais) cruzam as articulações intercarpais e radiocarpal (articulações intermediárias). Se o movimento nessas articulações intermediárias for irrestrito, não será possível flexionar os dedos sem flexionar o carpo (punho) simultaneamente. A contração sinérgica dos músculos extensores do carpo estabiliza a articulação do carpo e evita movimentos indesejados, enquanto os músculos flexores dos dedos se contraem para realizar a ação principal, a flexão eficiente dos dedos. Os sinergistas estão normalmente localizados próximos do agonista.

Alguns músculos em um grupo também atuam como **fixadores**, estabilizando a origem do agonista para que ele possa agir de modo mais eficaz. Os fixadores estabilizam a extremidade proximal de um membro enquanto os movimentos ocorrem na extremidade distal. Por exemplo, a escápula é um osso livremente móvel que serve de origem para vários músculos que movem o braço. Quando os músculos dos braços se contraem, a escápula deve ser mantida estável. Na abdução do braço, o músculo deltoide serve como o agonista e os fixadores (músculos peitoral menor, trapézio, subclávio, serrátil anterior e outros) fixam a escápula firmemente contra a porção posterior do tórax (ver **Figura 11.14 A, B**). A inserção do músculo deltoide traciona o úmero para a abdução do braço. Em diferentes condições – ou seja, para diferentes movimentos – e em diferentes tempos, muitos músculos podem atuar como agonistas, antagonistas, sinergistas ou fixadores.

Nos membros, um **compartimento** é composto por um grupo de músculos esqueléticos, seus vasos sanguíneos e nervos, todos eles têm uma função comum. Nos membros superiores, por exemplo, os músculos do compartimento flexor são anteriores e os músculos do compartimento extensor são posteriores.

Correlação clínica

Benefícios do alongamento

O objetivo geral do **alongamento** é atingir a faixa normal de movimento das articulações e a mobilidade dos tecidos moles ao redor das articulações. Para a maioria dos indivíduos, a melhor rotina de alongamento envolve o *alongamento estático*, ou seja, alongamento lento e sustentado que mantém um músculo em uma posição alongada. Os músculos devem ser estirados até ser provocado um leve desconforto (sem dor) e mantidos assim por cerca de 30 s. O alongamento deve ser feito após o aquecimento para aumentar a amplitude de movimento de forma mais eficaz.

1. *Melhoria do desempenho físico.* Uma articulação flexível apresenta uma maior amplitude de movimento, melhorando o desempenho físico.
2. *Diminuição do risco de lesões.* O alongamento diminui a resistência em vários tecidos moles, de modo que há menor probabilidade de se exceder a máxima extensibilidade do tecido durante uma atividade (ou seja, lesão dos tecidos moles).
3. *Redução da dor muscular.* O alongamento pode reduzir parte da dor muscular após o exercício.
4. *Melhoria da postura.* A má postura resulta de uma posição inadequada de várias partes do corpo e os efeitos da gravidade ao longo de vários anos. O alongamento pode ajudar no realinhamento dos tecidos moles para melhorar e manter a boa postura.

Teste rápido

1. Com o uso dos termos origem, inserção e ventre, descreva como os músculos esqueléticos produzem movimentos corporais ao tracionar os ossos.
2. Liste os três tipos de alavancas e dê um exemplo de uma alavanca de primeira, segunda e terceira classe encontrada no corpo.
3. Defina os papéis do agonista (motor principal), antagonista, sinergista e fixador na produção de vários movimentos da parte livre do membro superior.
4. O que é um compartimento muscular?

11.2 Como os músculos esqueléticos são nomeados

OBJETIVO

- **Explicar** as sete características utilizadas para nomear os músculos esqueléticos.

Os nomes da maioria dos músculos esqueléticos contêm combinações das raízes da palavra de suas características distintivas. Isso funciona de duas maneiras. Você pode aprender os nomes dos músculos lembrando-se dos termos que se referem às características musculares, como o padrão dos fascículos musculares; o tamanho, a forma, a ação, o número de origens e a localização do músculo; e os locais de origem e inserção do músculo. O conhecimento dos nomes de um músculo lhe dará pistas sobre suas características. Estude a **Tabela 11.2** para se familiarizar com os termos usados nos nomes dos músculos.

Teste rápido

5. Selecione dez músculos na **Figura 11.3** e identifique as características nas quais seus nomes são baseados. (*Dica:* use o prefixo, sufixo e raiz do nome de cada músculo como um guia.)

TABELA 11.2 — Características utilizadas para nomear os músculos.

Nome	Significado	Exemplo	Figura
DIREÇÃO: orientação dos fascículos musculares em relação à linha mediana do corpo			
Reto	Paralelo à linha mediana	Reto do abdome	11.10 B
Transverso	Perpendicular à linha mediana	Transverso do abdome	11.10 B
Oblíquo	Diagonal à linha mediana	Oblíquo externo do abdome	11.10 A
TAMANHO: tamanho relativo do músculo			
Máximo	Maior	Glúteo máximo	11.20 C
Mínimo	Menor	Glúteo mínimo	11.20 D
Longo	Longo	Adutor longo	11.20 A
Curto	Curto	Adutor curto	11.20 B
Latíssimo	Mais largo	Latíssimo do dorso	11.15 B
Longuíssimo	Mais longo	Longuíssimo da cabeça	11.19 A
Magno	Grande	Adutor magno	11.20 B
Maior	Maior	Peitoral maior	11.10 A
Menor	Menor	Peitoral menor	11.14 A
Vasto	Enorme	Vasto lateral	11.20 A
FORMA: forma relativa do músculo			
Deltoide	Triangular	Deltoide	11.15 B
Trapézio	Trapezoide	Trapézio	11.3 B
Serrátil	Serrilhado	Serrátil anterior	11.14 B
Romboide	Em forma de diamante	Romboide maior	11.15 C
Orbicular	Circular	Orbicular do olho	11.4 A
Pectíneo	Em forma de pente	Pectíneo	11.20 A
Piriforme	Em forma de pera	Piriforme	11.20 D
Platisma	Plano	Platisma	11.4 C
Quadrado	Quadrado, de quatro lados	Quadrado femoral	11.20 D
Grácil	Delgado	Grácil	11.20 A
AÇÃO: ação principal do músculo			
Flexor	Diminui o ângulo da articulação	Flexor radial do carpo	11.17 A
Extensor	Aumenta o ângulo de articulação	Extensor ulnar do carpo	11.17 D
Abdutor	Afasta o osso da linha mediana	Abdutor longo do polegar	11.17 E
Adutor	Move o osso para perto da linha mediana	Adutor longo	11.20 A
Levantador	Aumenta ou eleva parte do corpo	Levantador da escápula	11.14 A
Depressor	Abaixa ou deprime parte do corpo	Depressor do lábio inferior	11.4 A
Supinador	Vira a palma da mão anteriormente	Supinador	11.17 C
Pronador	Vira a palma da mão posteriormente	Pronador redondo	11.17 A
Esfíncter	Diminui o tamanho de uma abertura	Esfíncter anal externo	11.12
Tensor	Torna rígida a parte do corpo	Tensor da fáscia lata	11.20 A
Rotador	Gira o osso ao redor do eixo longitudinal	Rotador	11.19 B
NÚMERO DE ORIGENS: número de tendões de origem			
Bíceps	Duas origens	Bíceps braquial	11.16 A
Tríceps	Três origens	Tríceps braquial	11.16 B
Quadríceps	Quatro origens	Quadríceps femoral	11.20 A
LOCALIZAÇÃO: estrutura próxima à qual um músculo é encontrado			
Exemplo: temporal, músculo próximo do osso temporal.			11.4 C
ORIGEM E INSERÇÃO: sítios de origem e inserção do músculo			
Exemplo: esternocleidomastóideo, com origem no esterno e na clavícula e inserção no processo mastoide do osso temporal.			11.3 A

11.3 Visão geral dos principais músculos esqueléticos

OBJETIVO

- **Descrever** por que é benéfico organizar os músculos em grupos.

Os vários músculos do corpo são frequentemente organizados em grupos que executam determinadas funções. A maioria dos grupos musculares tem muitas características em comum. Agrupar os músculos é uma ótima ferramenta para ajudar a simplificar o processo de aprendizagem. Por exemplo, os músculos dentro de um grupo podem ter fixações comuns nos ossos, ter ações comuns nas articulações e ser inervados pelo mesmo nervo. O agrupamento de músculos por características compartilhadas reduz a quantidade de informações detalhadas que se precisa adquirir conforme se percebe, por exemplo, que a fixação ou ação pode ser aplicada a um grupo de músculos. As Seções 11.4 a 11.23 irão ajudar no aprendizado sobre os principais músculos esqueléticos do corpo. Cada uma dessas seções contém os seguintes elementos:

- *Objetivo.* Descreve o que se deve aprender nessa seção
- *Visão geral.* Uma introdução geral aos músculos em consideração, com ênfase na organização dos músculos em várias regiões. Também destaca as características distintivas dos músculos
- *Nomes dos músculos.* Os radicais das palavras indicam como os músculos são nomeados. Conforme observado anteriormente, depois de dominar a nomenclatura dos músculos, você pode entender mais facilmente suas ações
- *Origens, inserções e ações.* Aprenderemos sobre a origem, a inserção e as ações de cada músculo
- *Inervação.* Aprenderemos qual nervo ou nervos causam contração de cada músculo. Em geral, os nervos cranianos, que surgem das partes inferiores do encéfalo, atuam nos músculos da região da cabeça. Nervos espinais, que surgem da medula espinal dentro da coluna vertebral, promovem a inervação dos músculos no resto do corpo. Os nervos cranianos são designados por um nome e um numeral romano: o nervo facial (VII), por exemplo. Os nervos espinais são numerados em grupos de acordo com a parte da medula espinal da qual eles têm origem: C = cervical (região do pescoço), T = torácica, L = lombar e S = sacral (região das nádegas). Um exemplo é T1, o primeiro nervo espinal torácico
- *Como relacionar os músculos aos movimentos.* Esses exercícios o ajudarão a organizar os músculos na região do corpo de acordo com as ações que eles produzem
- *Perguntas.* Esses testes rápidos de conhecimento se relacionam especificamente às informações em cada seção e assumem a forma de revisão, pensamento crítico e/ou questões de aplicação
- *Correlações clínicas.* As seções selecionadas incluem aplicações clínicas, que exploram a relevância clínica, profissional ou diária de um determinado músculo ou sua função por meio de descrições de distúrbios ou procedimentos clínicos
- *Figuras.* As figuras podem apresentar as vistas superficial, profunda, anterior, posterior, medial ou lateral para mostrar a posição de cada músculo o mais claramente possível. Os nomes dos músculos em letras maiúsculas são especificamente referidos nas tabelas da seção.

Ao estudar grupos de músculos nas seções 11.4 a 11.23, veja na **Figura 11.3** como eles se relacionam entre si.

Teste rápido

6. Liste as diferentes características que a maioria dos grupos musculares compartilha.

11.4 Músculos da cabeça que produzem expressões faciais

OBJETIVO

- **Descrever** a origem, a inserção, a ação e a inervação dos músculos da expressão facial.

Os músculos de expressão facial, que nos permitem expressar uma ampla variedade de emoções, encontram-se na tela subcutânea (**Figura 11.4**). Eles geralmente se originam na fáscia ou ossos do crânio e estão inseridos na pele. Por causa de suas inserções, os músculos da expressão facial movem a pele em vez de uma articulação quando eles se contraem.

Entre os músculos de importância nesse grupo estão aqueles ao redor dos orifícios (aberturas) da cabeça, como os olhos, nariz e boca. Esses músculos funcionam como *esfíncteres*, que fecham os orifícios e como *dilatadores*, que dilatam ou abrem os orifícios. Por exemplo, o músculo **orbicular do olho** fecha o olho, e o músculo levantador da pálpebra superior abre o olho (discutido na Seção 11.5). O **occipitofrontal** é um músculo incomum nesse grupo, porque é composto de duas partes: uma parte anterior denominada **ventre frontal**, que é superficial ao osso frontal e uma parte posterior denominada **ventre occipital**, que é superficial ao osso occipital. As duas porções musculares são mantidas juntas por uma **aponeurose** forte, a **aponeurose epicrânica**, também chamada de *gálea aponeurótica*, que cobre as superfícies superior e lateral do crânio. O músculo **bucinador** forma a maior parte muscular da bochecha. O ducto da glândula parótida (uma glândula salivar) passa através do músculo bucinador para atingir a cavidade oral. O músculo bucinador é assim chamado porque ele comprime as bochechas durante o sopro – por exemplo, quando um músico

FIGURA 11.4 Músculos da cabeça que produzem as expressões faciais.

Quando se contraem, os músculos da expressão facial movem a pele em vez de uma articulação.

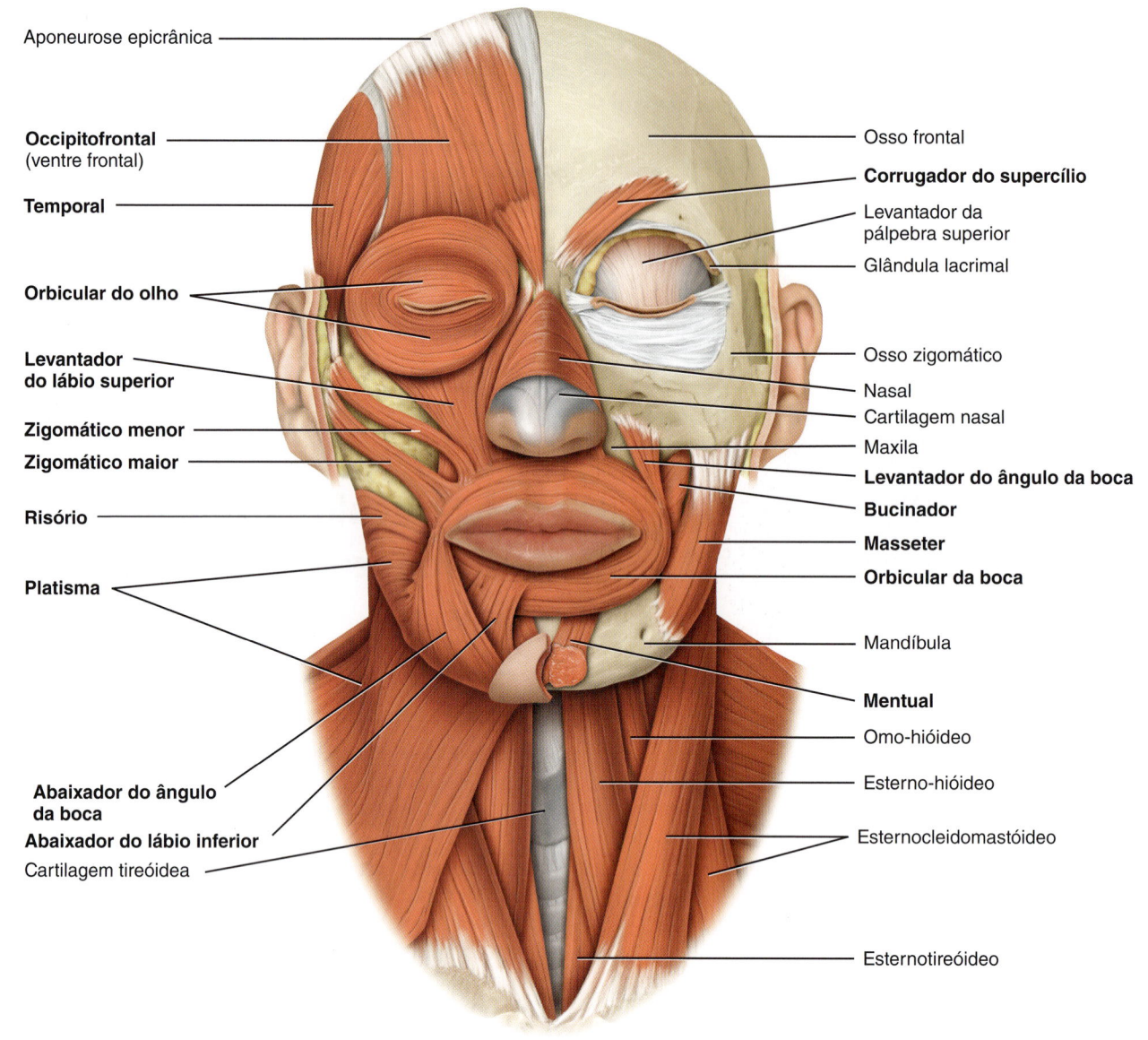

- Aponeurose epicrânica
- Occipitofrontal (ventre frontal)
- Temporal
- Orbicular do olho
- Levantador do lábio superior
- Zigomático menor
- Zigomático maior
- Risório
- Platisma
- Abaixador do ângulo da boca
- Abaixador do lábio inferior
- Cartilagem tireóidea

- Osso frontal
- **Corrugador do supercílio**
- Levantador da pálpebra superior
- Glândula lacrimal
- Osso zigomático
- Nasal
- Cartilagem nasal
- Maxila
- **Levantador do ângulo da boca**
- **Bucinador**
- **Masseter**
- **Orbicular da boca**
- Mandíbula
- **Mentual**
- Omo-hióideo
- Esterno-hióideo
- Esternocleidomastóideo
- Esternotireóideo

A. Vista superficial anterior **B.** Vista profunda anterior

Correlação clínica

Paralisia de Bell

A **paralisia de Bell**, também conhecida como *paralisia facial*, é uma paralisia unilateral dos músculos da expressão facial. Ocorre em decorrência ao dano ou doença do nervo facial (VII). As possíveis causas incluem inflamação do nervo facial causada por uma infecção no ouvido, cirurgia otológica que lesiona o nervo facial ou infecção pelo herpes-vírus simples. A paralisia provoca a "queda" de todo um lado da face em casos graves. A pessoa não pode enrugar a testa, fechar o olho ou franzir os lábios do lado afetado. Também se manifestam a sialorreia e a dificuldade de deglutição. Oitenta por cento dos pacientes se recuperam completamente dentro de poucas semanas a alguns meses. Para outros, a paralisia é permanente. Os sintomas de paralisia de Bell imitam os de um acidente vascular encefálico.

toca um instrumento de sopro, como um trompete. Ele funciona no assobio, sopro e sucção, além de auxiliar na mastigação.

Como relacionar os músculos aos movimentos

Organize os músculos nesta seção em dois grupos: (1) aqueles que atuam na boca e (2) aqueles que atuam nos olhos.

Teste rápido

7. Por que os músculos da expressão facial movem a pele em vez de uma articulação?

CAPÍTULO 11 Sistema Muscular 355

Rótulos da figura (da esquerda para a direita, de cima para baixo):
- Aponeurose epicrânica
- **Temporal**
- **Occipitofrontal** (ventre occipital)
- Arco zigomático
- Auricular posterior
- Mandíbula
- **Masseter**
- Esplênio da cabeça
- Esternocleidomastóideo
- Esplênio do pescoço
- Trapézio
- Levantador da escápula
- Escaleno posterior
- **Occipitofrontal** (ventre frontal)
- Orbicular do olho
- Zigomático menor
- Nasal
- Levantador do lábio superior
- Zigomático maior
- Levantador do ângulo da boca
- Bucinador
- Orbicular da boca
- Risório
- Abaixador do lábio inferior
- Mentual
- Abaixador do ângulo da boca
- Platisma

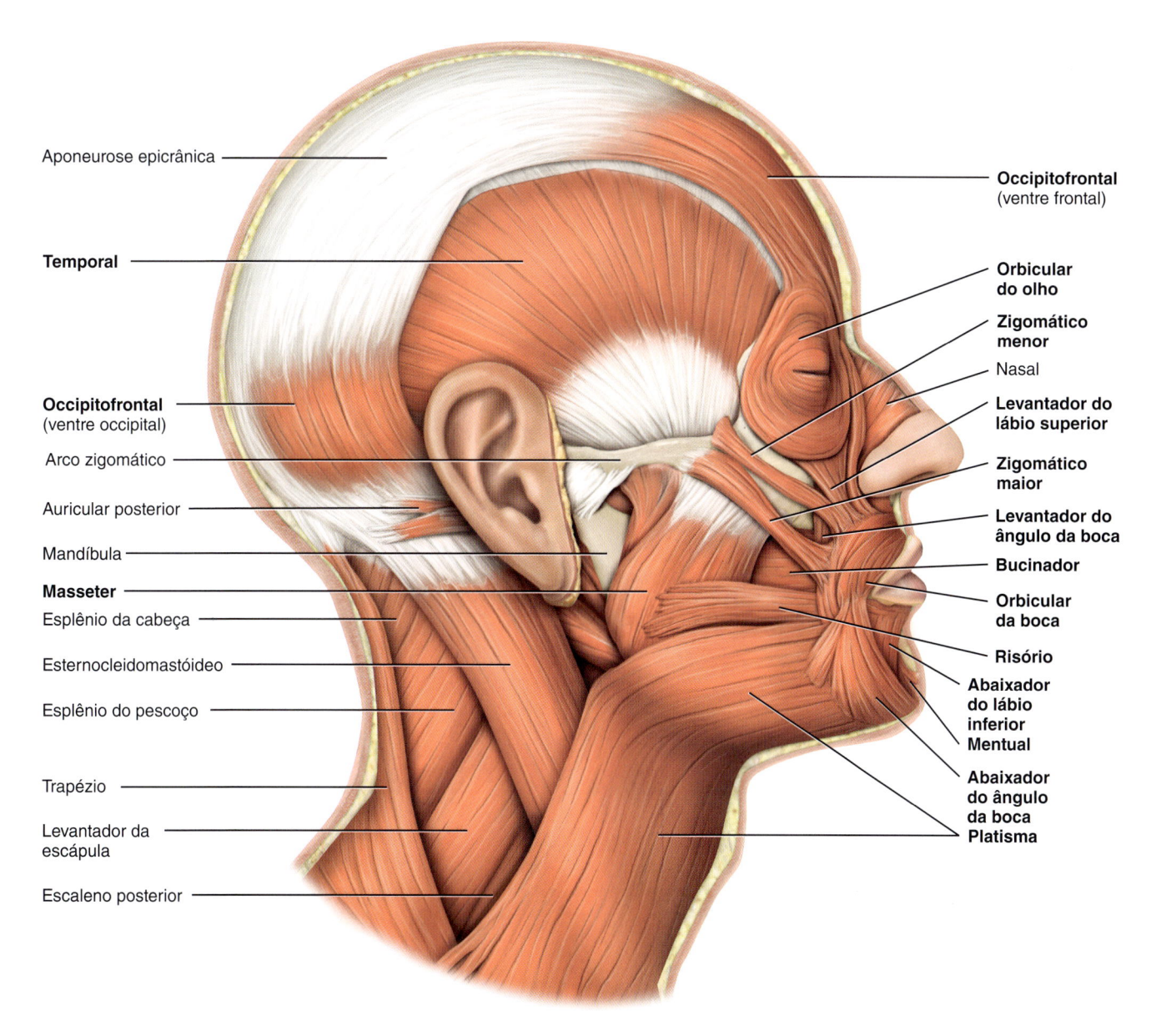

C. Vista superficial lateral direita

? Quais músculos da expressão facial provocam o franzir da testa, sorriso, fazer "beicinho" e estrabismo?

11.5 Músculos da cabeça que movimentam os bulbos dos olhos (músculos extrínsecos) e as pálpebras superiores

OBJETIVO

- **Descrever** a origem, a inserção, a ação e a inervação dos músculos extrínsecos do bulbo do olho.

Os músculos que movem os bulbos dos olhos são denominados **músculos extrínsecos**, pois se originam fora dos bulbos dos olhos e se inserem na superfície externa da esclera (**Figura 11.5**). Eles estão entre os músculos esqueléticos de contração mais rápida e de controle mais preciso no corpo.

Três pares de músculos extrínsecos controlam os movimentos dos bulbos dos olhos: (1) retos superior e inferior, (2) retos lateral e medial e (3) oblíquos superior e inferior. Os quatros músculos retos (superior, inferior, lateral e medial) surgem de um anel tendíneo na órbita e são inseridos na esclera do olho. Como seus nomes indicam, os **retos superior** e **inferior** movem os bulbos dos olhos superior e inferiormente; os **retos lateral** e **medial** movem os bulbos dos olhos lateral e medialmente, respectivamente.

Músculo	Origem	Inserção	Ação	Inervação
MÚSCULOS DO COURO CABELUDO				
Occipitofrontal				
Ventre frontal	Aponeurose epicrânica.	Pele superior à margem supraorbital.	Traciona o couro cabeludo anteriormente, levanta as sobrancelhas e enruga a pele da testa horizontalmente, como no olhar de surpresa.	Nervo facial (VII).
Ventre occipital	Osso occipital e processo mastoide do osso temporal.	Aponeurose epicrânica.	Traciona o couro cabeludo posteriormente.	Nervo facial (VII).
MÚSCULOS DA BOCA				
Orbicular da boca	Fibras musculares ao redor da abertura da boca.	Pele no canto da boca.	Fecha e projeta os lábios, como no beijo; comprime os lábios contra os dentes; e dá forma aos lábios durante a fala.	Nervo facial (VII).
Zigomático maior	Osso zigomático.	Pele no ângulo da boca e orbicular da boca.	Traciona o ângulo da boca superior e lateralmente, como no sorriso.	Nervo facial (VII).
Zigomático menor	Osso zigomático.	Lábio superior.	Levanta (eleva) o lábio superior, expondo os dentes maxilares (superiores).	Nervo facial (VII).
Levantador do lábio superior	Superior ao forame infraorbital da maxila.	Pele no ângulo da boca e orbicular da boca.	Levanta o lábio superior.	Nervo facial (VII).
Abaixador do lábio inferior	Mandíbula.	Pele do lábio inferior.	Deprime (abaixa) o lábio inferior.	Nervo facial (VII).
Abaixador do ângulo da boca	Mandíbula.	Ângulo da boca.	Traciona o ângulo da boca lateral e inferiormente, como na abertura da boca.	Nervo facial (VII).
Levantador do ângulo da boca	Inferior ao forame infraorbital.	Pele do lábio inferior e orbicular da boca.	Traciona o ângulo da boca lateral e superiormente.	Nervo facial (VII).
Bucinador	Processos alveolares da maxila e mandíbula e rafe pterigomandibular (faixa fibrosa que se estende do processo pterigoide do osso esfenoidal até a mandíbula).	Orbicular da boca.	Pressiona as bochechas contra os dentes e os lábios, como no assobio, sopro e sucção; traciona o canto da boca lateralmente; e auxilia na mastigação, mantendo o alimento entre os dentes (e não entre os dentes e as bochechas).	Nervo facial (VII).
Risório	Fáscia sobre a glândula parótida.	Pele no ângulo da boca.	Traciona o ângulo da boca lateralmente, como em uma careta.	Nervo facial (VII).
Mentual	Mandíbula.	Pele do queixo.	Eleva e projeta o lábio inferior e puxa a pele do queixo para cima, como ao fazer "beicinho".	Nervo facial (VII).
MÚSCULOS DO PESCOÇO				
Platisma	Fáscia sobre os músculos deltoide e peitoral maior.	Mandíbula, combinada aos músculos em torno do ângulo da boca e a pele da parte inferior da face.	Traciona a parte externa do lábio em posição inferior e posteriormente como ao fazer "beicinho"; abaixa a mandíbula.	Nervo facial (VII).

Músculo	Origem	Inserção	Ação	Inervação
MÚSCULOS DA ÓRBITA E DO SUPERCÍLIO				
Orbicular do olho	Parede medial da órbita.	Circular ao redor da órbita.	Fecha os olhos.	Nervo facial (VII).
Corrugador do supercílio	Extremidade medial do arco superciliar do osso frontal.	Pele da sobrancelha.	Traciona a sobrancelha inferiormente e enruga a pele da testa verticalmente como ao franzir a testa.	Nervo facial (VII).

FIGURA 11.5 Músculos da cabeça que movem os bulbos dos olhos e a pálpebra superior (músculos extrínsecos do bulbo do olho).

Os músculos extrínsecos do bulbo do olho estão entre os músculos esqueléticos de contração mais rápida e de controle mais preciso do corpo.

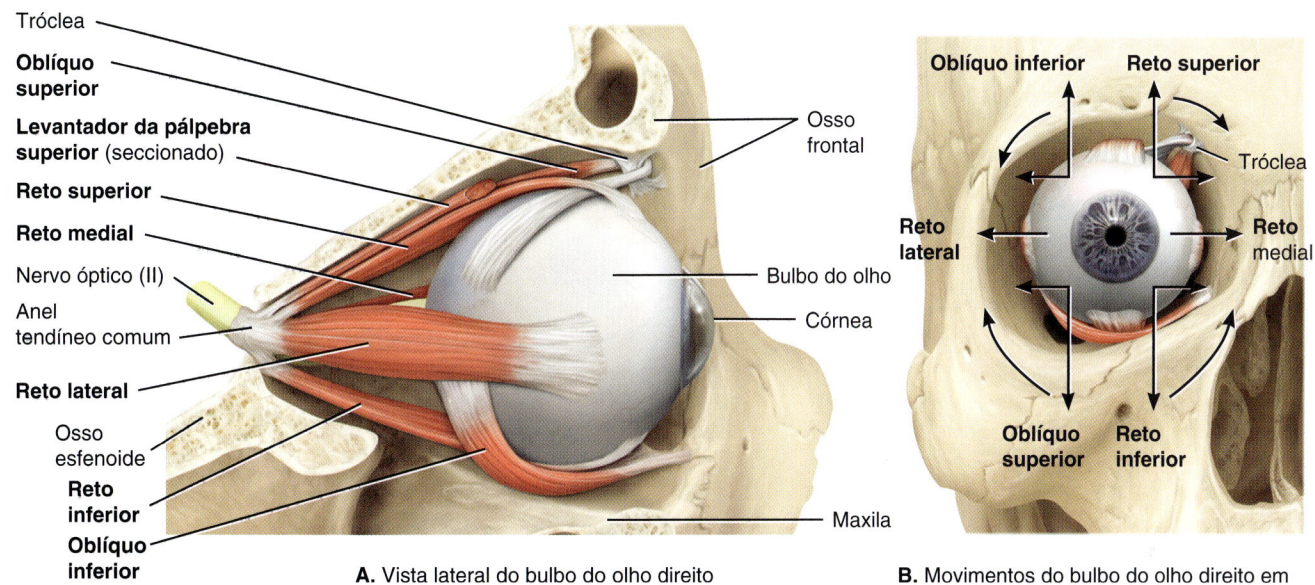

A. Vista lateral do bulbo do olho direito

B. Movimentos do bulbo do olho direito em resposta à contração dos músculos extrínsecos

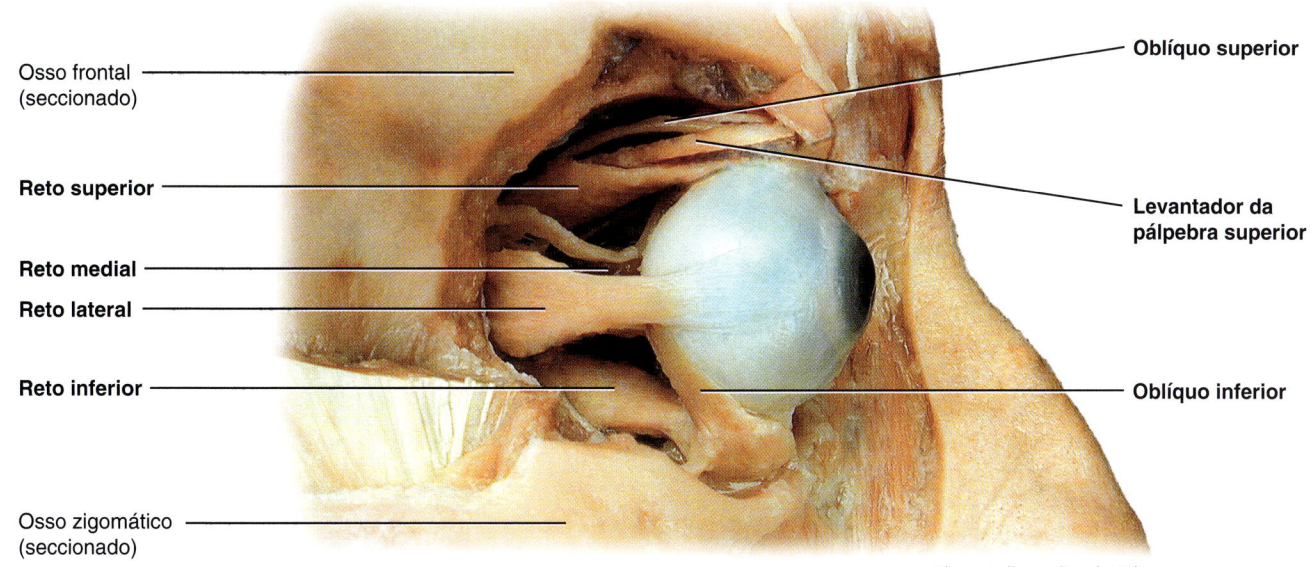

C. Vista lateral direita

Shawn Miller and Mark Nielsen

? Como o músculo oblíquo inferior move o bulbo do olho para cima e lateralmente?

Correlação clínica

Estrabismo

O **estrabismo** é uma condição na qual os dois bulbos dos olhos não estão devidamente alinhados. Isso pode ser hereditário ou pode ser devido a lesões no parto, má fixação dos músculos, problemas com o centro de controle do encéfalo ou doença localizada. O estrabismo pode ser constante ou intermitente. No estrabismo, cada olho envia uma imagem para uma área diferente do encéfalo e como este geralmente ignora as mensagens enviadas por um dos olhos, o olho ignorado fica mais fraco, e se desenvolve uma *ambliopia*. O *estrabismo externo* ocorre quando uma lesão no nervo oculomotor (III) promove o movimento lateral do bulbo do olho quando em repouso e resulta na incapacidade de movê-lo medial e inferiormente. Uma lesão no nervo abducente (VI) resulta em *estrabismo interno*, uma condição em que o bulbo do olho se move medialmente quando em repouso e não pode se mover lateralmente.

As opções de tratamento para o estrabismo dependem do tipo específico de problema e incluem cirurgia, terapia visual (retreinamento do centro de controle central) e ortóptica (treinamento dos músculos oculares para corrigir distúrbios da visão).

Músculo	Origem	Inserção	Ação	Inervação
Reto superior	Anel tendíneo comum (ligado à órbita ao redor do forame óptico).	Parte superior e central dos bulbos dos olhos.	Move os bulbos dos olhos superiormente (elevação) e medialmente (adução), além de girá-los medialmente.	Nervo oculomotor (III).
Reto inferior	A mesma que acima.	Parte inferior e central dos bulbos dos olhos.	Move os bulbos dos olhos inferiormente (depressão) e medialmente (adução), além de girá-los lateralmente.	Nervo oculomotor (III).
Reto lateral	A mesma que acima.	Lado lateral dos bulbos dos olhos.	Move os bulbos dos olhos lateralmente (abdução).	Nervo abducente (VI).
Reto medial	A mesma que acima.	Lado medial dos bulbos dos olhos.	Move os bulbos dos olhos medialmente (adução).	Nervo oculomotor (III).
Oblíquo superior	Osso esfenoide, superior e medial ao anel tendíneo comum na órbita.	Bulbo do olho entre os retos superior e lateral. O músculo se insere nas superfícies superior e lateral do bulbo do olho, por meio do tendão que passa pela tróclea.	Move os bulbos dos olhos inferiormente (depressão) e lateralmente (abdução), além de girá-los medialmente.	Nervo troclear (IV).
Oblíquo inferior	Maxila no assoalho da órbita.	Bulbos dos olhos entre os retos inferior e lateral.	Move os bulbos dos olhos superiormente (elevação) e lateralmente (abdução), além de girá-los lateralmente.	Nervo oculomotor (III).
Levantador da pálpebra superior	Teto da órbita (asa menor do osso esfenoide).	Pele e placa tarsal das pálpebras superiores.	Eleva as pálpebras superiores (abre os olhos).	Nervo oculomotor (III).

As ações dos músculos oblíquos não podem ser deduzidas de seus nomes. O músculo **oblíquo superior** origina-se posteriormente perto do anel tendíneo, em seguida, passa anteriormente superior ao músculo reto medial e termina em um tendão redondo. O tendão se estende através de uma alça semelhante a uma polia de tecido de cartilagem fibrosa denominada *tróclea* na parte anterior e medial do teto da órbita. Finalmente, o tendão gira e se insere na face posterior lateral do bulbo do olho. Assim, o músculo oblíquo superior move o bulbo do olho inferior e lateralmente. O músculo **oblíquo inferior** se origina na maxila na porção anterior medial do assoalho da órbita. Em seguida, passa posterior e lateralmente e se insere na porção posterior lateral do bulbo do olho. Por causa desse arranjo, o músculo oblíquo inferior move o bulbo do olho superior e lateralmente.

Ao contrário dos músculos retos e oblíquos, o **levantador da pálpebra superior** não move o bulbo do olho, uma vez que seu tendão passa por ele e se insere na pálpebra superior. Em vez disso, levanta a pálpebra superior, ou seja, abre o olho. Portanto, é um antagonista do orbicular do olho, que fecha o olho.

Como relacionar os músculos aos movimentos

Organize os músculos nesta seção de acordo com suas ações no bulbo do olho: (1) elevação, (2) depressão, (3) abdução, (4) adução, (5) rotação medial e (6) rotação lateral. O mesmo músculo pode ser mencionado mais de uma vez.

Teste rápido

8. Quais músculos que movem os bulbos dos olhos se contraem e quais relaxam quando você olha para a esquerda sem mover a cabeça?

11.6 Músculos que movimentam a mandíbula e auxiliam na mastigação e na fala

OBJETIVO

- **Descrever** a origem, a inserção, a ação e a inervação dos músculos que movem a mandíbula e auxiliam na mastigação e na fala.

Os músculos que movem a mandíbula na articulação temporomandibular (ATM) são conhecidos como os **músculos da mastigação** (**Figura 11.6**). Dos quatro pares de músculos envolvidos na mastigação, três são poderosos fechos da mandíbula e são responsáveis pela força da mordida: **masseter**, **temporal** e **pterigóideo medial**. Desses, o masseter é o músculo mais forte. Os músculos **pterigóideos lateral** e **medial** auxiliam na mastigação movendo a mandíbula de um lado para o outro para ajudar a triturar alimentos. Além disso, os músculos pterigóideos laterais protraem (projetam) a mandíbula. O músculo masseter foi removido na **Figura 11.6** para ilustrar os músculos pterigóideos profundos; o masseter pode ser visto na **Figura 11.4 C**. Observe o tamanho aumentado do temporal e o enorme volume dos músculos masseter em comparação com a menor massa dos dois músculos pterigóideos.

Como relacionar os músculos aos movimentos

Organize os músculos nesta seção de acordo com suas ações na mandíbula: (1) elevação, (2) depressão, (3) retração, (4) protração e (5) movimento lateral. O mesmo músculo pode ser mencionado mais de uma vez.

Correlação clínica

Gravidade e a mandíbula

Como acabamos de observar, três dos quatro músculos da mastigação fecham a mandíbula e apenas o pterigóideo lateral abre a boca. A força da **gravidade na mandíbula** compensa esse desequilíbrio. Quando os músculos masseter, temporal e pterigóideo medial relaxam, a mandíbula cai. Agora você sabe por que muitas pessoas, especialmente os idosos, ficam com a boca aberta quando dormem em uma cadeira. Por outro lado, os astronautas em gravidade zero devem trabalhar arduamente para abrir suas bocas.

Teste rápido

9. O que aconteceria se você perdesse o tônus nos músculos masseter e temporal?

11.7 Músculos da cabeça que movem a língua e auxiliam na mastigação e na fala

OBJETIVO

- **Descrever** a origem, a inserção, a ação e a inervação dos músculos que movimentam a língua e auxiliam na mastigação e na fala.

A língua é uma estrutura altamente móvel que é vital para as funções digestórias como *mastigação*, detecção de sabor e *deglutição* (engolir). Também é importante na fala. A mobilidade da língua é

Músculo	Origem	Inserção	Ação	Inervação
Masseter (ver **Figura 11.4 C**)	Maxila e arco zigomático.	Ângulo e ramo da mandíbula.	Eleva a mandíbula, como no fechamento da boca.	Divisão mandibular do nervo trigêmeo (NC V).
Temporal	Osso temporal.	Processo coronoide e ramo da mandíbula.	Eleva e retrai a mandíbula.	Divisão mandibular do nervo trigêmeo (NC V).
Pterigóideo medial	Superfície medial da porção lateral do processo pterigoide do osso esfenoide; maxila.	Ângulo e ramo da mandíbula.	Eleva e protrai (projeta) a mandíbula e move a mandíbula de um lado para o outro.	Divisão mandibular do nervo trigêmeo (NC V).
Pterigóideo lateral	Asa maior e superfície lateral da porção lateral do processo pterigoide do osso esfenoide.	Côndilo da mandíbula; articulação temporomandibular (ATM).	Projeta a mandíbula, deprime a mandíbula como na abertura da boca e move a mandíbula de um lado para o outro.	Divisão mandibular do nervo trigêmeo (NC V).

FIGURA 11.6 Músculos que movimentam a mandíbula e auxiliam na mastigação e na fala.

Os músculos que movem a mandíbula também são conhecidos como músculos da mastigação.

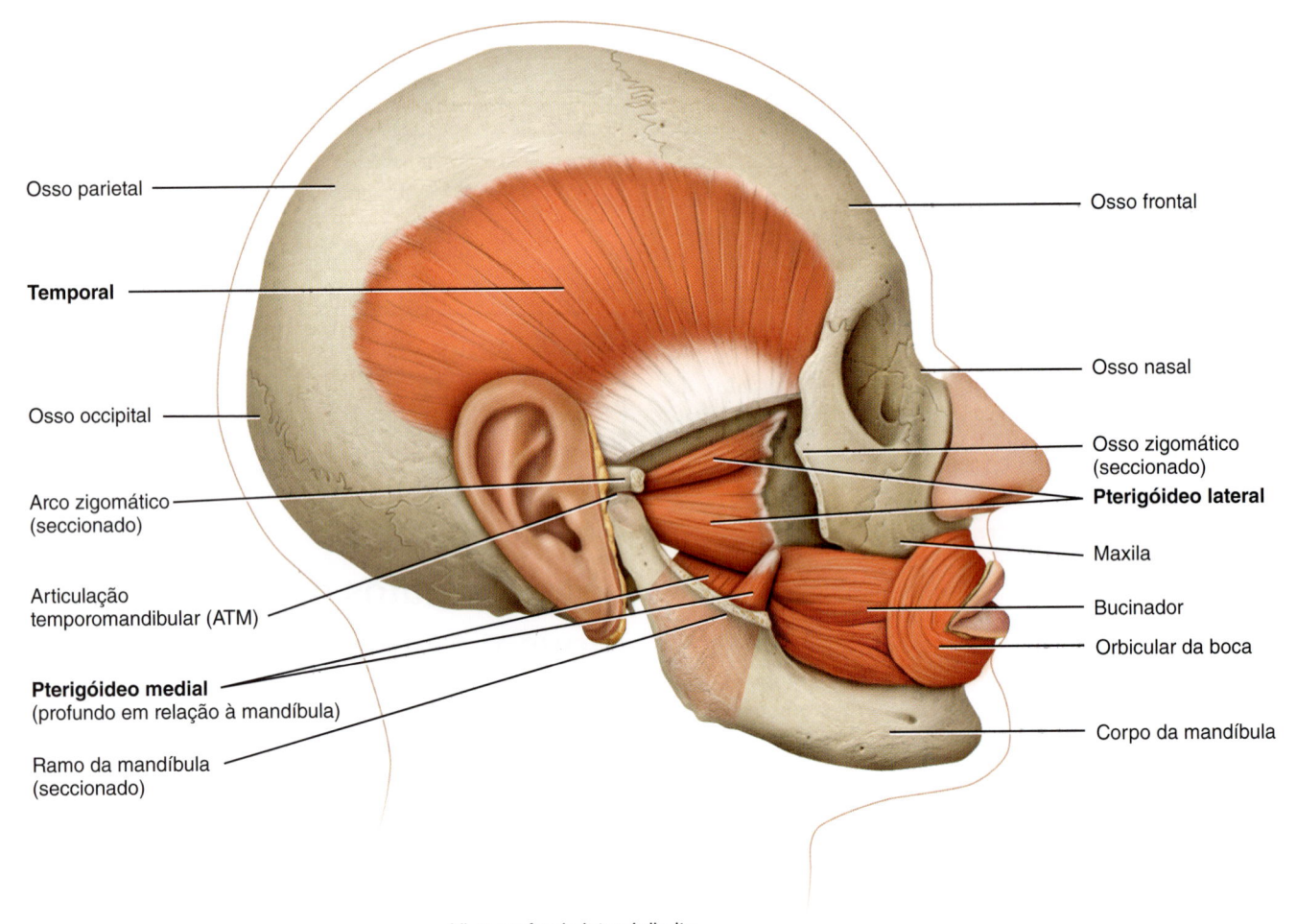

Osso parietal
Temporal
Osso occipital
Arco zigomático (seccionado)
Articulação temporomandibular (ATM)
Pterigóideo medial (profundo em relação à mandíbula)
Ramo da mandíbula (seccionado)

Osso frontal
Osso nasal
Osso zigomático (seccionado)
Pterigóideo lateral
Maxila
Bucinador
Orbicular da boca
Corpo da mandíbula

Vista profunda lateral direita

? Qual é o músculo mais forte da mastigação?

muito facilitada por sua fixação à mandíbula, processo estiloide do osso temporal e osso hioide.

A língua é dividida em metades laterais por um septo fibroso mediano. O septo se estende por todo o comprimento da língua. Inferiormente, o septo se liga ao osso hioide. Os músculos da língua são de dois tipos principais: extrínseco e intrínseco. Os **músculos extrínsecos da língua** originam-se fora da língua e se prendem a ela (**Figura 11.7**). Eles movem a língua inteira em várias direções, anteriormente, posteriormente e lateralmente. Os **músculos intrínsecos da língua** têm origem e se inserem na própria língua. Esses músculos alteram a forma da língua em vez de movê-la por inteiro. Os músculos extrínsecos e intrínsecos da língua se inserem em ambas as metades laterais da língua.

Quando você estuda os músculos extrínsecos da língua, observa que todos os nomes terminam em *glosso*, que significa língua. Observa, também, que as ações dos músculos são óbvias, considerando as posições da mandíbula, processo estiloide, osso hioide e palato mole, que servem como origens desses músculos. Por exemplo, o **genioglosso** (origem: mandíbula) puxa a língua para baixo e para a frente, o **estiloglosso** (origem: processo estiloide) puxa a língua para cima e para trás, o **hioglosso** (origem: osso hioide) puxa a língua para baixo e a achata, e o **palatoglosso** (origem: palato mole) levanta a parte posterior da língua.

Como relacionar os músculos aos movimentos

Organize os músculos nesta seção de acordo com as seguintes ações na língua: (1) depressão, (2) elevação, (3) projeção e (4) retração. O mesmo músculo pode ser mencionado mais de uma vez.

FIGURA 11.7 Músculos da cabeça que movimentam a língua e auxiliam na mastigação e na fala – músculos extrínsecos da língua.

Os músculos extrínsecos e intrínsecos da língua estão dispostos em ambas as metades laterais da língua.

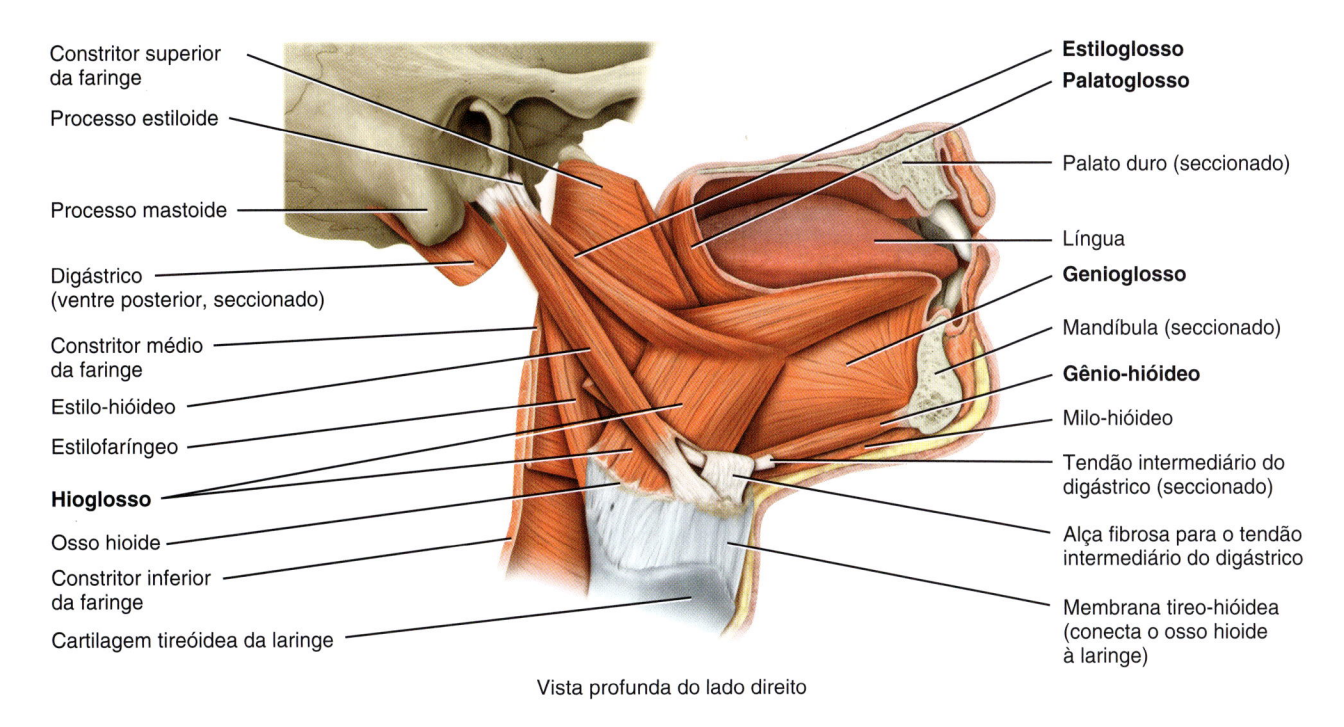

- Constritor superior da faringe
- Processo estiloide
- Processo mastoide
- Digástrico (ventre posterior, seccionado)
- Constritor médio da faringe
- Estilo-hióideo
- Estilofaríngeo
- **Hioglosso**
- Osso hioide
- Constritor inferior da faringe
- Cartilagem tireóidea da laringe

- **Estiloglosso**
- **Palatoglosso**
- Palato duro (seccionado)
- Língua
- **Genioglosso**
- Mandíbula (seccionado)
- **Gênio-hióideo**
- Milo-hióideo
- Tendão intermediário do digástrico (seccionado)
- Alça fibrosa para o tendão intermediário do digástrico
- Membrana tireo-hióidea (conecta o osso hioide à laringe)

Vista profunda do lado direito

? Quais são as funções da língua?

Correlação clínica

Intubação durante a anestesia

Quando a cirurgia é realizada sob anestesia geral, ocorre o relaxamento total dos músculos. Uma vez que são administrados vários tipos de medicamentos para anestesia (principalmente os agentes paralisantes), as vias respiratórias do paciente devem ser protegidas, e os pulmões, ventilados, porque os músculos envolvidos na respiração estão entre os paralisados. A paralisia do músculo genioglosso faz com que a língua caia posteriormente, podendo obstruir as vias respiratórias para os pulmões. Para evitar isso, a mandíbula é empurrada manualmente para a frente e mantida no lugar (conhecido como a "posição de fungadela") ou um tubo é inserido a partir dos lábios através da laringofaringe até a traqueia (**intubação endotraqueal**). As pessoas também podem ser intubadas por via nasal (pelo nariz).

Músculo	Origem	Inserção	Ação	Inervação
Genioglosso	Mandíbula.	Abaixo da superfície da língua e do osso hioide.	Abaixamento e projeção anterior da língua (protração).	Nervo hipoglosso (NC XII).
Estiloglosso	Processo estiloide do osso temporal.	Lado e abaixo da superfície da língua.	Elevação e tração posterior da língua (retração).	Nervo hipoglosso (NC XII).
Hioglosso	Corno maior e corpo do osso hioide.	Lateral da língua.	Abaixamento da língua e tração inferior das suas laterais.	Nervo hipoglosso (NC XII).
Palatoglosso	Superfície anterior do palato mole.	Lateral da língua.	Elevação da porção posterior da língua e tração do palato mole sobre a língua.	Plexo faríngeo, que contém axônios do nervo vago (NC X).

Teste rápido

10. Quando seu médico diz: "Abra a boca, coloque a língua e diga ahh", para examinar o interior de sua boca para possíveis sinais de infecção, quais músculos você contrai?

11.8 Músculos da região anterior do pescoço que auxiliam na deglutição e na fala

OBJETIVO

- **Descrever** a origem, a inserção, a ação e a inervação dos músculos da região anterior do pescoço que auxiliam na deglutição e na fala.

Dois grupos de músculos estão associados à face anterior do pescoço: (1) os **músculos supra-hióideos**, assim chamados porque são localizados em posição superior ao osso hioide e (2) os **músculos infra-hióideos**, nomeados pela posição inferior ao osso hioide (**Figura 11.8**). Ambos os grupos de músculos estabilizam o osso hioide, permitindo que ele sirva como uma base firme sobre a qual a língua pode se mover.

Como um grupo, os músculos supra-hióideos elevam o osso hioide, o assoalho da cavidade oral e a língua durante a deglutição. Como o nome sugere, o músculo **digástrico** tem dois ventres, anterior e posterior, unidos por um tendão intermediário, que é mantido em posição no osso hioide por uma alça fibrosa. Esse músculo eleva o osso hioide e a laringe durante a deglutição e a fala. Quando o hioide é estabilizado, o digástrico deprime a mandíbula e é, portanto, sinérgico ao pterigóideo lateral na abertura da boca. O músculo **estilo-hióideo** eleva e traciona o osso hioide posteriormente, alongando assim o assoalho da cavidade oral durante a deglutição. O músculo **milo-hióideo** eleva o osso hioide e ajuda a pressionar a língua contra o teto da cavidade oral durante a deglutição para mover o alimento da cavidade oral para a garganta. O músculo **genio-hióideo** (ver **Figura 11.7**) eleva e traciona o osso hioide anteriormente para encurtar o assoalho da cavidade oral e alargar a garganta para receber o alimento que está sendo engolido. Também abaixa a mandíbula.

Os músculos infra-hióideos às vezes são chamados de músculos "em banda ou fita" por causa de sua aparência em forma de fita. A maior parte dos músculos infra-hióideos deprime ou abaixa o osso hioide e alguns movem a laringe durante a deglutição e a fala. O músculo **omo-hióideo**, como o músculo digástrico, é composto de dois ventres conectados por um tendão intermediário. Nesse caso, os dois ventres são denominados *superior* e *inferior*, em vez de anterior e posterior. Juntos, os músculos omo-hióideos, **esterno-hióideos** e **tireo-hióideos** deprimem o osso hioide. Além disso,

FIGURA 11.8 Músculos da região anterior do pescoço que auxiliam na deglutição e na fala.

Os músculos supra-hióideos elevam o osso hioide, o assoalho da cavidade oral e a língua durante a deglutição.

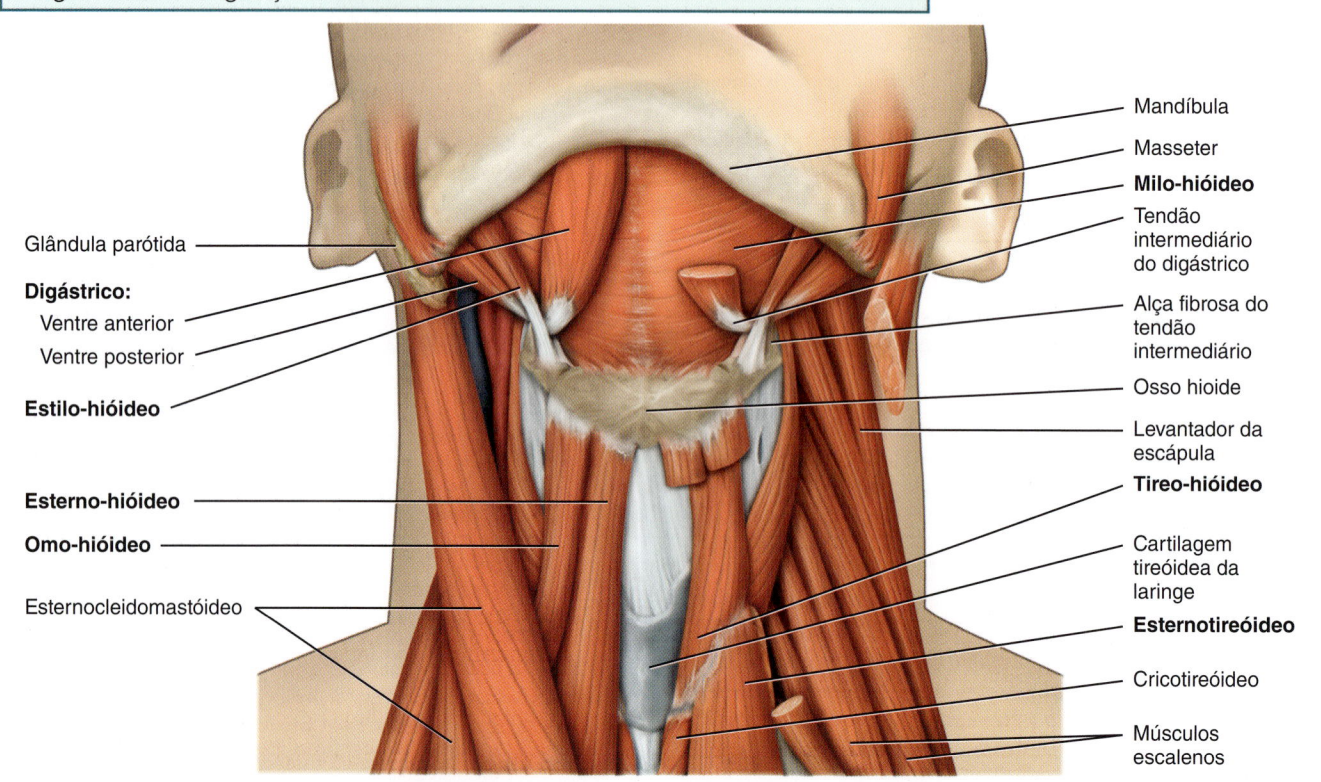

A. Vista superficial anterior
B. Vista profunda anterior

Vista superficial anterior   **C.**   Vista profunda anterior

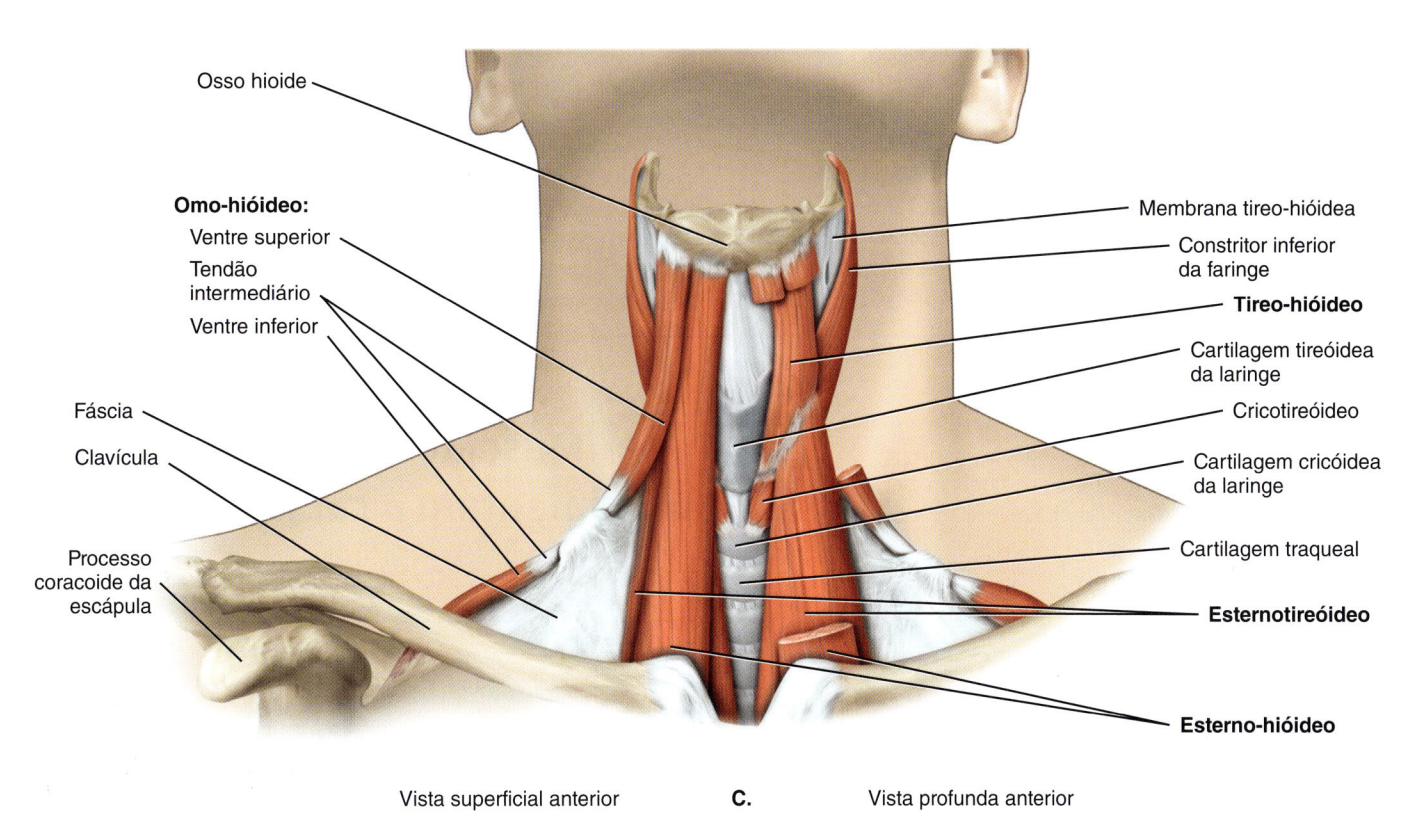

? Qual é a ação combinada dos músculos supra-hióideos e infra-hióideos?

Correlação clínica

Disfagia

Disfagia é um termo clínico para dificuldade em engolir. Alguns indivíduos são incapazes de engolir enquanto outros têm dificuldade em engolir líquidos, alimentos ou saliva. As causas incluem distúrbios do sistema nervoso que enfraquecem ou lesionam os músculos da deglutição (acidente vascular encefálico, doença de Parkinson, paralisia cerebral); infecções; câncer de cabeça, pescoço ou esôfago; e lesões na cabeça, pescoço ou tórax.

Músculo	Origem	Inserção	Ação	Inervação
MÚSCULOS SUPRA-HIÓIDEOS				
Digástrico	Ventre anterior do lado interno da margem inferior da mandíbula; ventre posterior do osso temporal.	Corpo do osso hioide através de um tendão intermediário.	Eleva o osso hioide. AMR: Comprime a mandíbula, como ao abrir a boca.	Ventre anterior: divisão mandibular do nervo trigêmeo (NC V).
Estilo-hióideo	Processo estiloide do osso temporal.	Corpo do osso hioide.	Eleva o osso hioide e o traciona posteriormente.	Nervo facial (NC VII).
Milo-hióideo	Superfície interna da mandíbula.	Corpo do osso hioide.	Eleva o osso hioide e o assoalho da boca e deprime a mandíbula.	Divisão mandibular do nervo trigêmeo (NC V).
Genio-hióideo (ver **Figura 11.7**)	Superfície interna da mandíbula.	Corpo do osso hioide.	Eleva o osso hioide, traciona o osso hioide e a língua anteriormente. Deprime a mandíbula.	Primeiro nervo espinal cervical (C1).
MÚSCULOS INFRA-HIÓIDEOS				
Omo-hióideo	Margem superior da escápula e ligamento transverso superior.	Corpo do osso hioide.	Deprime o osso hioide.	Ramos dos nervos espinais C1–C3.

Músculo	Origem	Inserção	Ação	Inervação
Esterno-hióideo	Extremidade medial da clavícula e manúbrio do esterno.	Corpo do osso hioide.	Deprime o osso hioide.	Ramos dos nervos espinais C1–C3.
Esternotireóideo	Manúbrio do esterno.	Cartilagem tireóidea da laringe.	Deprime a cartilagem tireóidea da laringe.	Ramos dos nervos espinais C1–C3.
Tíreo-hióideo	Cartilagem tireóidea da laringe.	Corno maior do osso hioide.	Eleva a cartilagem tireóidea da laringe. ARM: Deprime o osso hioide.	Ramos do nervo espinal C1 através do nervo hipoglosso (XII) descendente.

O músculo **esternotireóideo** deprime a cartilagem tireóidea (proeminência laríngea ou pomo de Adão) da laringe para produzir sons graves; o músculo tireo-hióideo também eleva a cartilagem tireóidea para produzir sons agudos.

Como relacionar os músculos aos movimentos

Organize os músculos nesta seção de acordo com as seguintes ações no osso hioide: (1) elevação, (2) tração anterior, (3) tração posterior e (4) abaixamento; e na cartilagem tireóidea: (1) elevação e (2) abaixamento. O mesmo músculo pode ser mencionado mais de uma vez.

Teste rápido

11. Quais músculos da língua, faciais e mandibulares você usa para mastigar?

11.9 Músculos do pescoço que movimentam a cabeça

OBJETIVO

- **Descrever** a origem, a inserção, a ação e a inervação dos músculos que movimentam a cabeça.

A cabeça está fixada à coluna vertebral nas articulações atlantoccipitais formadas pelo atlas e osso occipital. O equilíbrio e o movimento da cabeça na coluna vertebral envolvem a ação de vários músculos do pescoço. Por exemplo, a ação conjunta (bilateral), dos dois músculos **esternocleidomastóideos (ECM)** flexiona a porção cervical da coluna vertebral e a cabeça. Agindo isoladamente (unilateralmente), cada músculo esternocleidomastóideo flexiona e gira a cabeça para o lado oposto ao do músculo em contração. Cada ECM consiste em dois ventres (**Figura 11.9 C**); eles são mais evidentes perto das fixações inferiores. A separação dos dois ven-

Músculo	Origem	Inserção	Ação	Inervação
Esternocleido-mastóideo	Cabeça esternal: manúbrio do esterno; cabeça clavicular; terço medial da clavícula.	Processo mastoide do osso temporal e metade lateral da linha superior da nuca do osso occipital.	Ação conjunta (bilateralmente), flexão da porção cervical da coluna vertebral, com extensão da cabeça nas articulações atlantoccipitais; ação isolada (unilateralmente), com flexão lateral do pescoço e da cabeça para o mesmo lado e rotação da cabeça para o lado oposto da contração muscular. Rotação lateral e flexão da cabeça para o lado oposto do músculo em contração. As fibras posteriores do músculo podem auxiliar na extensão da cabeça. AMR: Elevação do esterno durante a inspiração forçada.	Nervo acessório (NC XI), C2 e C3.
Semiespinal da cabeça	Processos articulares de C4–C6 e processos transversos de C7–T7.	Osso occipital entre as linhas superior e inferior da nuca.	Ação conjunta, com extensão da cabeça e da coluna vertebral; ação individual, rotação da cabeça para o lado oposto ao músculo em contração.	Ramos posteriores – nervos espinais cervicais.
Esplênio da cabeça	Ligamento nucal e processos espinhosos de C7–T4.	Osso occipital e processo mastoide.	Extensão da cabeça; ação conjunta, com os músculos de cada região (cervical e torácica) em extensão na coluna vertebral de suas respectivas regiões.	Ramos posteriores – nervos espinais cervicais.
Longuíssimo da cabeça	Processos articulares de T1–T4.	Processo mastoide.	Ação conjunta, com extensão da cabeça e da coluna vertebral; ação individual, com flexão lateral e rotação da cabeça para o mesmo lado do músculo em contração.	Ramos posteriores – nervos espinais cervicais.
Espinal da cabeça	Frequentemente ausente ou muito pequeno; surge com o semiespinal da cabeça.	Osso occipital.	Extensão da cabeça e da coluna vertebral.	Ramos posteriores – nervos espinais cervicais.

FIGURA 11.9 Músculos do pescoço que movimentam a cabeça.

O músculo esternocleidomastóideo divide o pescoço em dois triângulos principais: anterior e posterior.

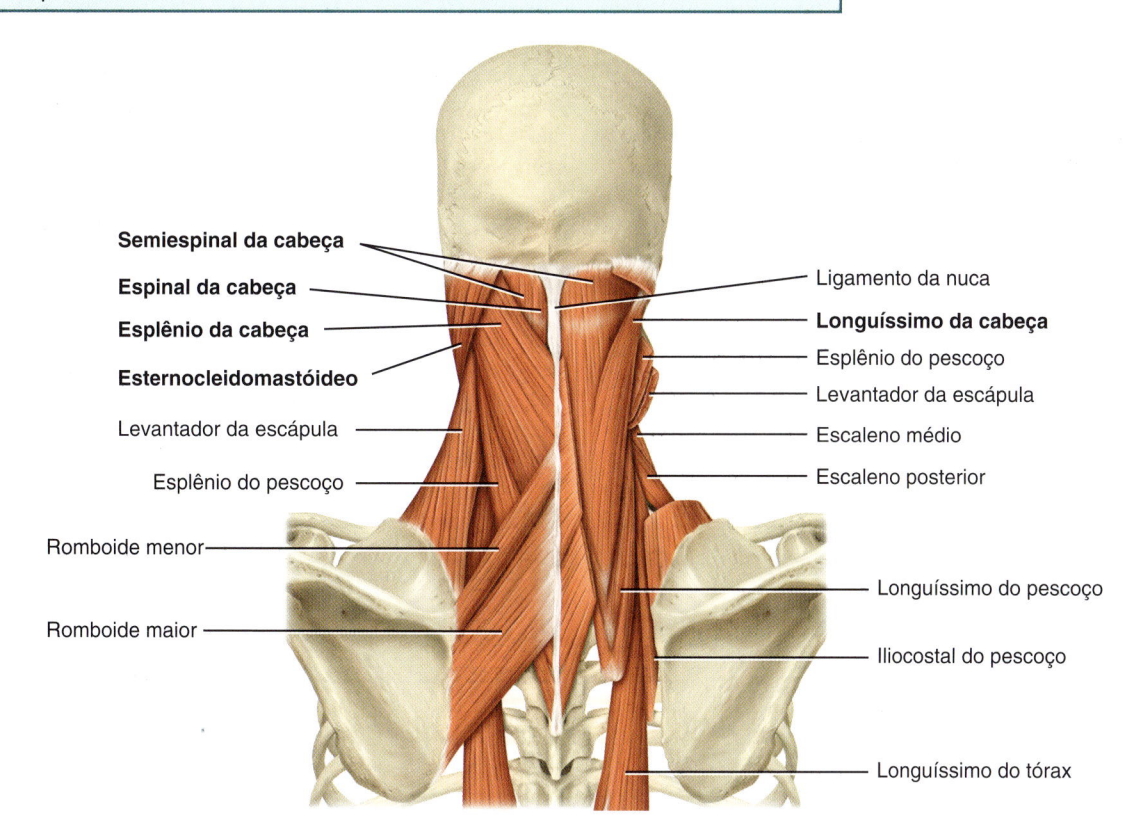

Semiespinal da cabeça
Espinal da cabeça
Esplênio da cabeça
Esternocleidomastóideo
Levantador da escápula
Esplênio do pescoço
Romboide menor
Romboide maior

Ligamento da nuca
Longuíssimo da cabeça
Esplênio do pescoço
Levantador da escápula
Escaleno médio
Escaleno posterior
Longuíssimo do pescoço
Iliocostal do pescoço
Longuíssimo do tórax

A. Vista superficial posterior   **B.** Vista profunda posterior

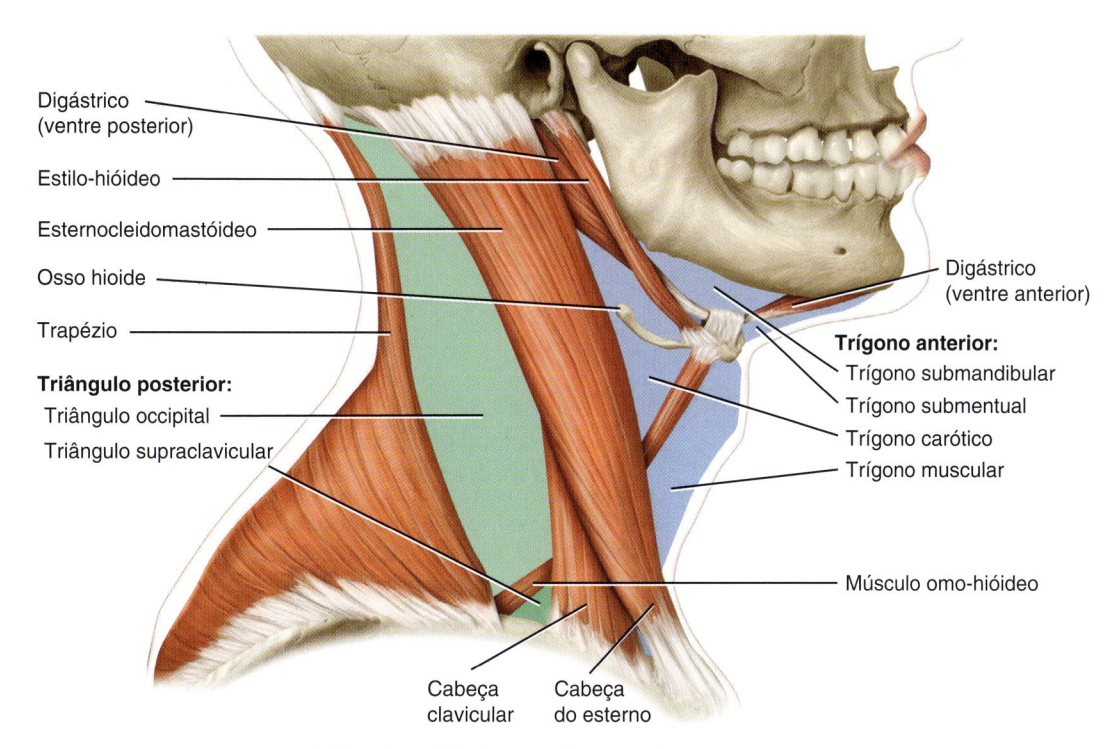

Digástrico (ventre posterior)
Estilo-hióideo
Esternocleidomastóideo
Osso hioide
Trapézio
Triângulo posterior:
Triângulo occipital
Triângulo supraclavicular

Digástrico (ventre anterior)
Trígono anterior:
Trígono submandibular
Trígono submentual
Trígono carótico
Trígono muscular
Músculo omo-hióideo

Cabeça clavicular   Cabeça do esterno

C. Vista lateral direita dos triângulos do pescoço

? Por que os triângulos do pescoço são importantes?

tres é variável e, portanto, mais evidente em algumas pessoas do que em outras. As duas cabeças são fixadas como a **cabeça esternal** e a **cabeça clavicular** do ECM. Os ventres também funcionam de forma diferente; o espasmo muscular nos dois ventres causa sintomas um pouco diferentes. A contração bilateral dos músculos **espinal da cabeça**, **semiespinal da cabeça**, **esplênio da cabeça** e **longuíssimo da cabeça** estende a cabeça (**Figura 11.9 A, B**). No entanto, quando esses mesmos músculos se contraem unilateralmente, suas ações são bastante diferentes, envolvendo, principalmente, a rotação da cabeça.

O músculo esternocleidomastóideo é um ponto de referência importante que divide o pescoço em dois trígonos principais: anterior e posterior (**Figura 11.9 C**). Os trígonos são importantes anatômica e cirurgicamente por causa das estruturas que se encontram dentro de seus limites.

O **trígono anterior** é limitado superiormente pela mandíbula, medialmente pela linha mediana cervical e lateralmente pela margem anterior do músculo esternocleidomastóideo. Tem seu ápice no esterno (**Figura 11.9 C**). O trígono anterior é subdividido em três trígonos pareados: *submandibular*, *carótico* e *muscular*. Um *trígono submentual* não pareado é formado pela parte superior dos trígonos anteriores direito e esquerdo combinados. O trígono anterior contém os linfonodos submentuais, submandibulares e cervicais profundos; a glândula salivar submandibular e uma porção da glândula salivar parótida; a artéria e veia faciais; artérias carótidas e veia jugular interna; a glândula tireoide, a glândula salivar sublingual, músculos infra-hióideos; e os seguintes nervos cranianos: glossofaríngeo (NC IX), vago (NC X), acessório (NC XI) e hipoglosso (NC XII).

O **trígono posterior** é limitado inferiormente pela clavícula, anteriormente pela margem posterior do músculo esternocleidomastóideo e posteriormente pela margem anterior do músculo trapézio (**Figura 11.9 C**). O trígono posterior é subdividido em dois trígonos, *occipital* e *supraclavicular (omoclavicular)*, pelo ventre inferior do músculo omo-hióideo. O trígono posterior contém parte da artéria subclávia, veia jugular externa, linfonodos cervicais, plexo braquial e o nervo acessório (NC XI).

Como relacionar os músculos ao movimento

Organize os músculos nesta seção de acordo com as seguintes ações na cabeça: (1) flexão, (2) flexão lateral, (3) extensão, (4) rotação para o lado oposto ao músculo em contração e (5) rotação para o mesmo lado do músculo em contração. O mesmo músculo pode ser mencionado mais de uma vez.

Teste rápido

12. Quais músculos você contrai para indicar "sim" e "não"?

11.10 Músculos do abdome que protegem as vísceras abdominais e movem a coluna vertebral

OBJETIVO

- **Descrever** a origem, a inserção, a ação e a inervação dos músculos que protegem as vísceras abdominais e movimentam a coluna vertebral.

Músculo	Origem	Inserção	Ação	Inervação
Reto do abdome	Crista do púbis e sínfise púbica.	Cartilagem das costelas 5 a 7 e processo xifoide.	Flexiona a coluna vertebral, principalmente a parte lombar e comprime o abdome para auxiliar na defecação, micção, expiração forçada e parto. AMR: Flexiona a pelve sobre a coluna vertebral.	Nervos espinais torácicos T7–T12.
Oblíquo externo do abdome	Costelas V–XII.	Crista ilíaca e linha alba.	Ação conjunta (bilateralmente), compressão do abdome e flexão da coluna vertebral; ação individual (unilateralmente), flexão lateral da coluna vertebral, principalmente da porção lombar e rotação da coluna vertebral.	Nervos espinais torácicos T7–T12 e o nervo ílio-hipogástrico.
Oblíquo interno do abdome	Crista ilíaca, ligamento inguinal e linha alba.	Cartilagem das costelas VII–X e fáscia toracolombar.	Ação conjunta, compressão do abdome e flexão da coluna vertebral; ação isolada, flexão lateral da coluna vertebral, principalmente a porção lombar e promove a rotação da coluna vertebral.	Nervos espinais torácicos T8–T12, o nervo ilio-hipogástrico e o nervo ilioinguinal.
Transverso do abdome	Crista ilíaca, ligamento inguinal, fáscia lombar e cartilagens das costelas V–X.	Processo xifoide, linha alba e púbis.	Compressão do abdome.	Nervos espinais torácicos T8–T12, nervo ilio-hipogástrico e nervo ilioinguinal.
Quadrado lombar (ver **Figura 11.11 B**)	Crista ilíaca e ligamento iliolombar.	Margem inferior da costela XII e LI–LIV.	Ação conjunta, tração da 12ª costela inferiormente durante a expiração forçada, fixação da 12ª costela para evitar a elevação durante a inspiração profunda e ajuda na extensão da porção lombar da coluna vertebral; ação isolada, flexão lateral da coluna vertebral, principalmente da porção lombar. AMR: Eleva o osso do quadril, geralmente de um lado.	Nervos espinais torácicos T12 e nervos espinais lombares L1–L3 ou L1–L4.

A parede abdominal anterior lateral é composta por pele, fáscia e quatro pares de músculos: o oblíquo externo, oblíquo interno, transverso do abdome e reto do abdome (**Figura 11.10**). Os primeiros três músculos nomeados são organizados do superficial para o profundo.

O **oblíquo externo do abdome** é o músculo mais superficial. Seus fascículos musculares estendem-se inferior e medialmente. O **oblíquo interno do abdome** é o músculo largo intermediário. Seus fascículos musculares estendem-se em ângulos retos em relação àqueles do oblíquo externo do abdome. O **transverso do abdome** é o músculo profundo, com a maioria de seus fascículos musculares direcionados transversalmente ao redor da parede abdominal. Juntos, o oblíquo externo, o oblíquo interno e o transverso do abdome formam três camadas de músculos ao redor do abdome. Em cada camada, os fascículos musculares estendem-se em uma direção diferente. Esse é um arranjo estrutural que oferece força considerável à parede abdominal para ajudar a proteger as vísceras abdominais, principalmente quando os músculos apresentam bom tônus.

O músculo **reto do abdome** é um músculo longo que se estende por todo o comprimento da parede anterior do abdome, originando-se na crista e sínfise púbicas e inserindo-se nas cartilagens das costelas V–VII e no processo xifoide. A superfície anterior do músculo é interrompida por três ou quatro linhas transversais de tecido fibroso denominadas **intersecções tendíneas**, que supostamente são remanescentes de septos que separaram os miótomos durante o desenvolvimento embriológico (ver **Figura 10.17**). De modo geral, existem três intersecções tendíneas, uma no nível do umbigo, uma próximo ao processo xifoide e uma na porção central entre as outras duas. Uma quarta intersecção é por vezes encontrada abaixo do nível do umbigo. Essas intersecções tendíneas são fundidas com a parede anterior da bainha dos retos, mas não têm conexões com a parede abdominal posterior. Pessoas musculosas podem apresentar intersecções facilmente demonstráveis como resultado do exercício e a subsequente hipertrofia do músculo reto. A hipertrofia do tecido muscular, naturalmente, não tem efeito no tecido conjuntivo das intersecções. As construções corporais concentram-se no desenvolvimento do efeito de "seis dobras" ("tanquinho") do abdome. Algumas pessoas têm a variante das intersecções e são capazes de desenvolver "oito dobras" (efeito "tanquinho" mais definido).

Como um grupo, os músculos da parede abdominal anterior lateral auxiliam a conter e proteger as vísceras abdominais; flexionam a coluna anterior e lateralmente, em seguida, giram a coluna vertebral nas articulações intervertebrais; comprimem o abdome durante a expiração forçada e produzem a força necessária para defecação, micção e parto.

As aponeuroses (tendões em forma de bainha) dos músculos oblíquo externo, oblíquo interno do abdome e transverso do abdome formam a **bainha dos retos**, que envolve os músculos retos do abdome. A bainha forma, na sua parte mediana, a **linha alba**, uma faixa resistente e fibrosa que se estende desde o processo xifoide até a sínfise púbica. Nos últimos estágios da gravidez, a linha alba é estirada para aumentar a distância entre os músculos retos do abdome. A margem livre inferior da aponeurose do oblíquo externo forma o **ligamento inguinal**, que se estende da espinha ilíaca anterossuperior até o tubérculo púbico (ver **Figura 11.20 A**). Logo acima da extremidade medial do ligamento inguinal situa-se uma fenda triangular na aponeurose conhecida como **anel inguinal superficial**, a abertura externa do canal inguinal (ver **Figura 28.2**). O **canal inguinal** contém o funículo espermático e o nervo ilioinguinal em homens, ao passo que apresenta o ligamento redondo do útero e o nervo ilioinguinal em mulheres.

A parede abdominal posterior é formada pelas vértebras lombares, partes dos ílios dos ossos do quadril, músculos psoas maior e ilíaco (ver Seção 11.20) e músculo quadrado do lombo. A parede abdominal anterior lateral pode se contrair e se distender; a parede abdominal posterior é volumosa e estável por comparação.

Como relacionar os músculos aos movimentos

Organize os músculos nesta seção de acordo com as seguintes ações na coluna vertebral: (1) flexão, (2) flexão lateral, (3) extensão e (4) rotação. O mesmo músculo pode ser mencionado mais de uma vez.

> **Correlação clínica**
>
> ### Hérnia inguinal e hérnia do esporte
>
> Uma **hérnia** é uma protrusão de um órgão através de uma estrutura que normalmente o contém, o que cria uma protuberância que pode ser vista ou sentida na superfície da pele. A região inguinal é uma área frágil na parede abdominal. Muitas vezes é o local de uma **hérnia inguinal**, uma ruptura ou separação de uma porção da área inguinal da parede abdominal, resultando na protrusão de uma parte do intestino delgado. A hérnia inguinal é muito mais comum em homens do que em mulheres, porque os canais inguinais nos homens são maiores para acomodar o funículo espermático e o nervo ilioinguinal. O tratamento de hérnias geralmente envolve um procedimento cirúrgico. O órgão que se projeta é "empurrado" de volta para a cavidade abdominal, e o defeito nos músculos abdominais é reparado. Além disso, uma malha é frequentemente aplicada para reforçar a área de fragilidade.
>
> A **hérnia do esporte** é uma distensão dolorosa (laceração) nos tecidos moles (músculos, tendões e ligamentos) na parte inferior do abdome ou virilha. Ao contrário da hérnia inguinal, a hérnia do esporte não exibe uma protuberância visível. Ocorre com mais frequência em homens e em decorrência da contração simultânea dos músculos abdominais e adutores que se fixam ao osso do quadril e tracionam em direções distintas. Isso ocorre durante atividades que envolvem aceleração rápida e alterações na direção, chute e movimentos laterais, como os que ocorrem no hóquei no gelo, futebol, futebol americano, rúgbi, tênis e salto em altura. O tratamento da hérnia do esporte inclui repouso, gelo, medicamentos anti-inflamatórios, fisioterapia e cirurgia.

> **Teste rápido**
>
> 13. Quais músculos você contrai quando "encolhe a barriga", comprimindo, assim, a parede anterior do abdome?

FIGURA 11.10 Músculos do abdome que protegem as vísceras abdominais e movimentam a coluna vertebral.

Os músculos abdominais anteriores laterais protegem as vísceras abdominais, movem a coluna vertebral e auxiliam na expiração forçada, defecação, micção e parto.

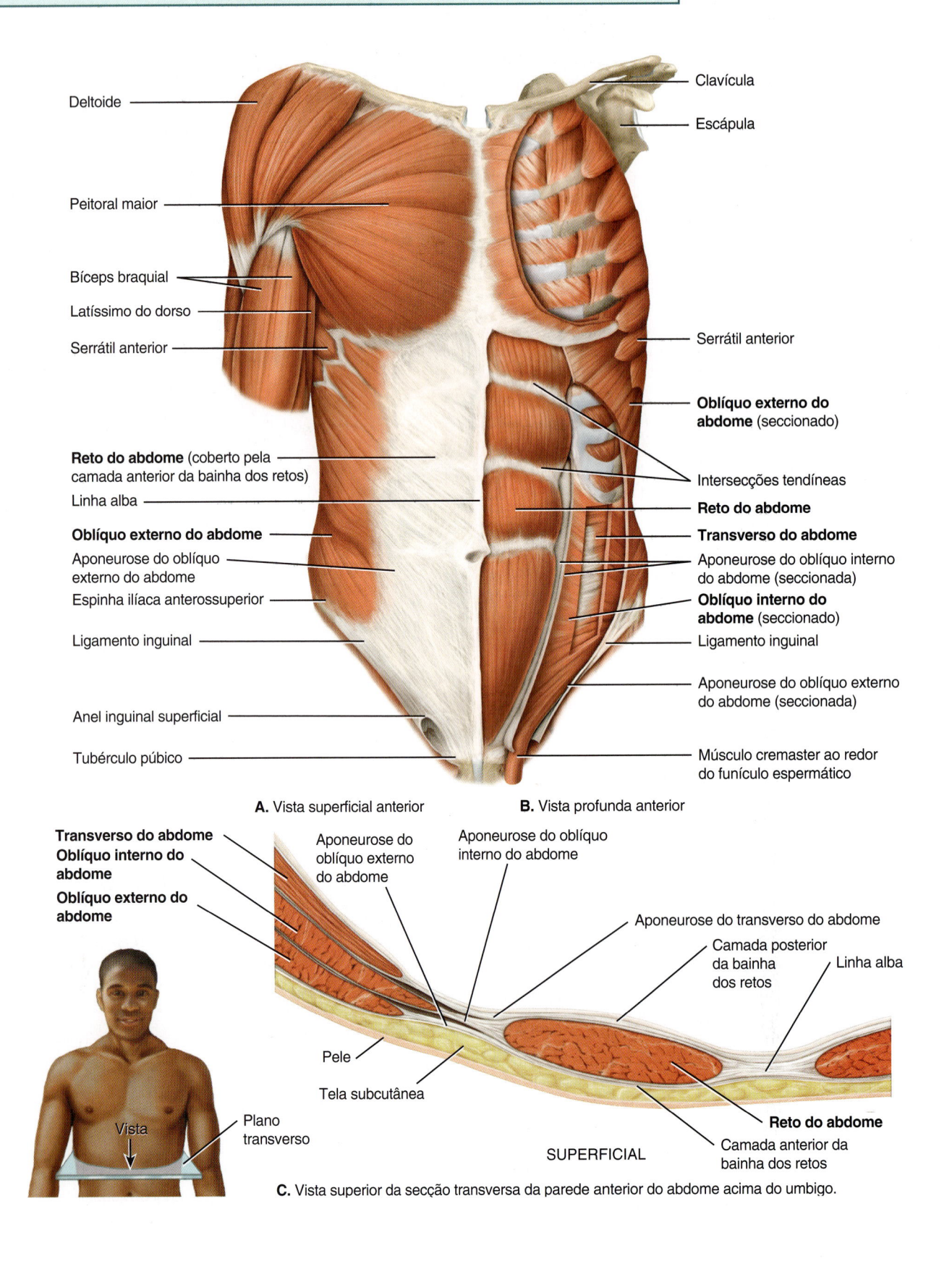

- Deltoide
- Clavícula
- Escápula
- Peitoral maior
- Bíceps braquial
- Latíssimo do dorso
- Serrátil anterior
- Serrátil anterior
- **Oblíquo externo do abdome** (seccionado)
- **Reto do abdome** (coberto pela camada anterior da bainha dos retos)
- Intersecções tendíneas
- Linha alba
- **Reto do abdome**
- **Oblíquo externo do abdome**
- **Transverso do abdome**
- Aponeurose do oblíquo externo do abdome
- Aponeurose do oblíquo interno do abdome (seccionada)
- Espinha ilíaca anterossuperior
- **Oblíquo interno do abdome** (seccionado)
- Ligamento inguinal
- Ligamento inguinal
- Aponeurose do oblíquo externo do abdome (seccionada)
- Anel inguinal superficial
- Tubérculo púbico
- Músculo cremaster ao redor do funículo espermático

A. Vista superficial anterior **B.** Vista profunda anterior

- **Transverso do abdome**
- **Oblíquo interno do abdome**
- **Oblíquo externo do abdome**
- Aponeurose do oblíquo externo do abdome
- Aponeurose do oblíquo interno do abdome
- Aponeurose do transverso do abdome
- Camada posterior da bainha dos retos
- Linha alba
- Pele
- Tela subcutânea
- Vista
- Plano transverso
- **Reto do abdome**
- Camada anterior da bainha dos retos

SUPERFICIAL

C. Vista superior da secção transversa da parede anterior do abdome acima do umbigo.

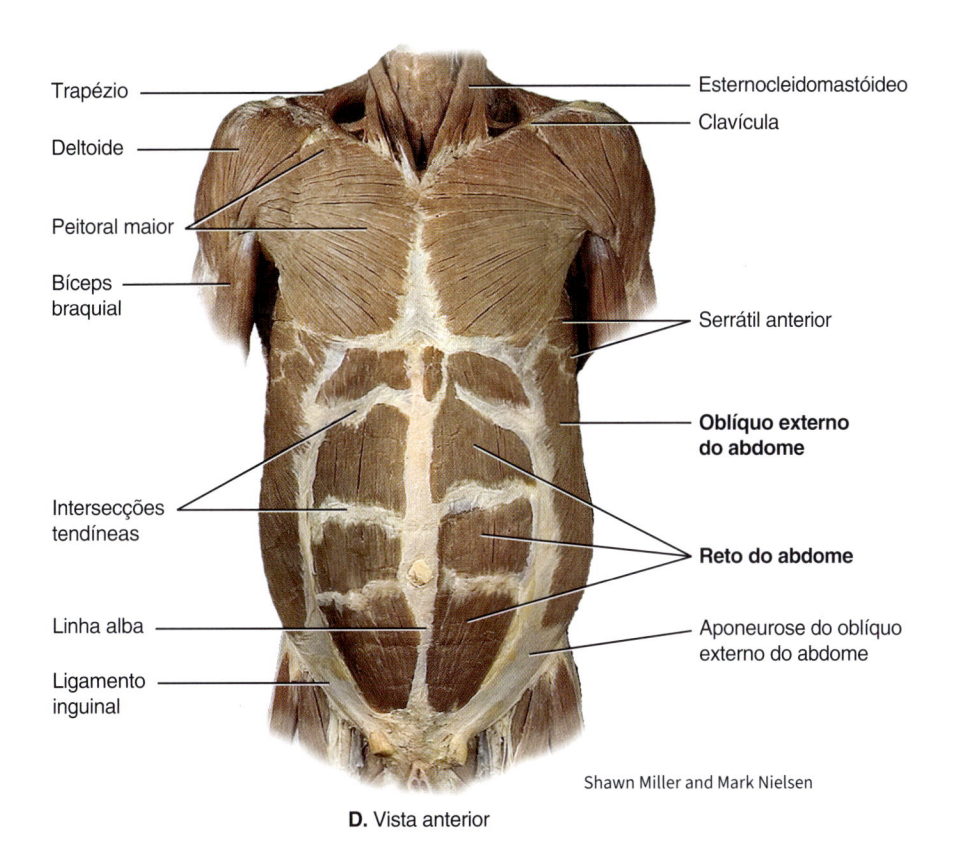

Trapézio
Deltoide
Peitoral maior
Bíceps braquial
Intersecções tendíneas
Linha alba
Ligamento inguinal
Esternocleidomastóideo
Clavícula
Serrátil anterior
Oblíquo externo do abdome
Reto do abdome
Aponeurose do oblíquo externo do abdome

Shawn Miller and Mark Nielsen

D. Vista anterior

? Qual músculo abdominal auxilia na micção?

11.11 Músculos do tórax que auxiliam na respiração

OBJETIVO

- **Descrever** a origem, a inserção, a ação e a inervação dos músculos do tórax que auxiliam na respiração.

Os músculos do tórax alteram o tamanho da cavidade torácica para que a respiração possa ocorrer. A inalação (inspiração) ocorre quando a cavidade torácica aumenta de tamanho e a expiração ocorre quando a cavidade torácica diminui de tamanho.

O **diafragma**, em forma de cúpula, é o músculo mais importante para a respiração. Ele também separa as cavidades torácica e abdominal. O diafragma tem uma superfície superior convexa que forma o assoalho da cavidade torácica (**Figura 11.11 B**) e uma superfície inferior côncava que forma o teto da cavidade abdominal (**Figura 11.11 B**). A **porção muscular periférica** do diafragma origina-se no processo xifoide, nas seis costelas inferiores e

Músculo	Origem	Inserção	Ação	Inervação
Diafragma	Processo xifoide do esterno, cartilagens costais e porções adjacentes das costelas VII–XII, vértebras lombares e seus discos intervertebrais.	Tendão central.	A contração do diafragma faz com que ele se abaixe e aumente a dimensão vertical da cavidade torácica, resultando em inalação; o relaxamento do diafragma promove a sua subida e diminui a dimensão vertical da cavidade torácica, resultando na expiração.	Nervo frênico, que contém axônios dos nervos espinais cervicais (C3–C5).
Intercostais externos	Margem inferior da costela acima.	Margem superior da costela abaixo.	A contração eleva as costelas e aumenta as dimensões anterior posterior e lateral da cavidade torácica, resultando em inalação; o relaxamento deprime as costelas e diminui as dimensões anterior posterior e lateral da cavidade torácica, resultando em expiração.	Nervos espinais torácicos T2–T12.
Intercostais internos	Margem superior da costela abaixo.	Margem inferior da costela acima.	A contração aproxima as costelas adjacentes para diminuir ainda mais as dimensões anterior posterior e lateral da cavidade torácica durante a expiração forçada.	Nervos espinais torácicos T2–T12.

suas cartilagens costais, além das vértebras lombares e seus discos intervertebrais e a décima segunda costela (**Figura 11.11 D**). De suas várias origens, as fibras musculares convergem e se inserem no **tendão central**, uma aponeurose forte localizada no centro do músculo (**Figura 11.11 B a D**). O tendão central funde-se com a superfície inferior do pericárdio (revestimento do coração) e com as pleuras (revestimentos dos pulmões).

O diafragma possui três aberturas principais através das quais várias estruturas passam entre o tórax e o abdome. Essas estruturas incluem a aorta, juntamente com o ducto torácico e a veia ázigo, que passam pelo **hiato aórtico**; o esôfago com os nervos vagos (NC X), que passam através do **hiato esofágico**; e a veia cava inferior, que passa pelo **forame da veia cava**. Em uma condição denominada *hérnia de hiato*, o estômago se projeta superiormente através do hiato esofágico.

Os movimentos do diafragma também ajudam no retorno do sangue venoso pelas veias abdominais até o coração. Junto com os músculos abdominais anteriores laterais, o diafragma auxilia no aumento da pressão intra-abdominal para evacuação dos conteúdos pélvicos durante a defecação, micção e parto. Esse mecanismo

FIGURA 11.11 Músculos do tórax que auxiliam na respiração.

Aberturas no diafragma permitem a passagem da aorta, esôfago e veia cava inferior.

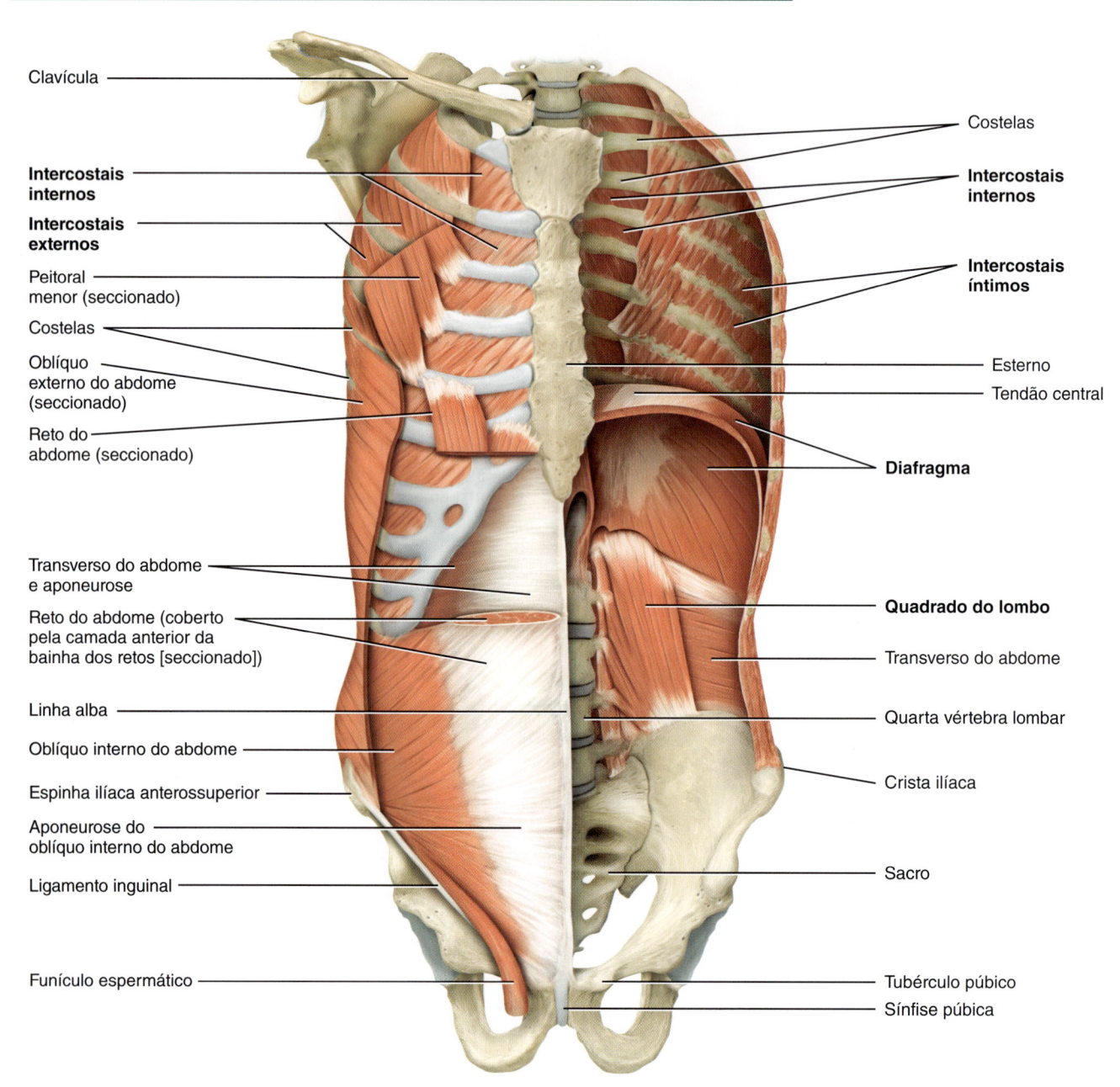

A. Vista superficial anterior   **B.** Vista profunda anterior

CAPÍTULO 11 Sistema Muscular 371

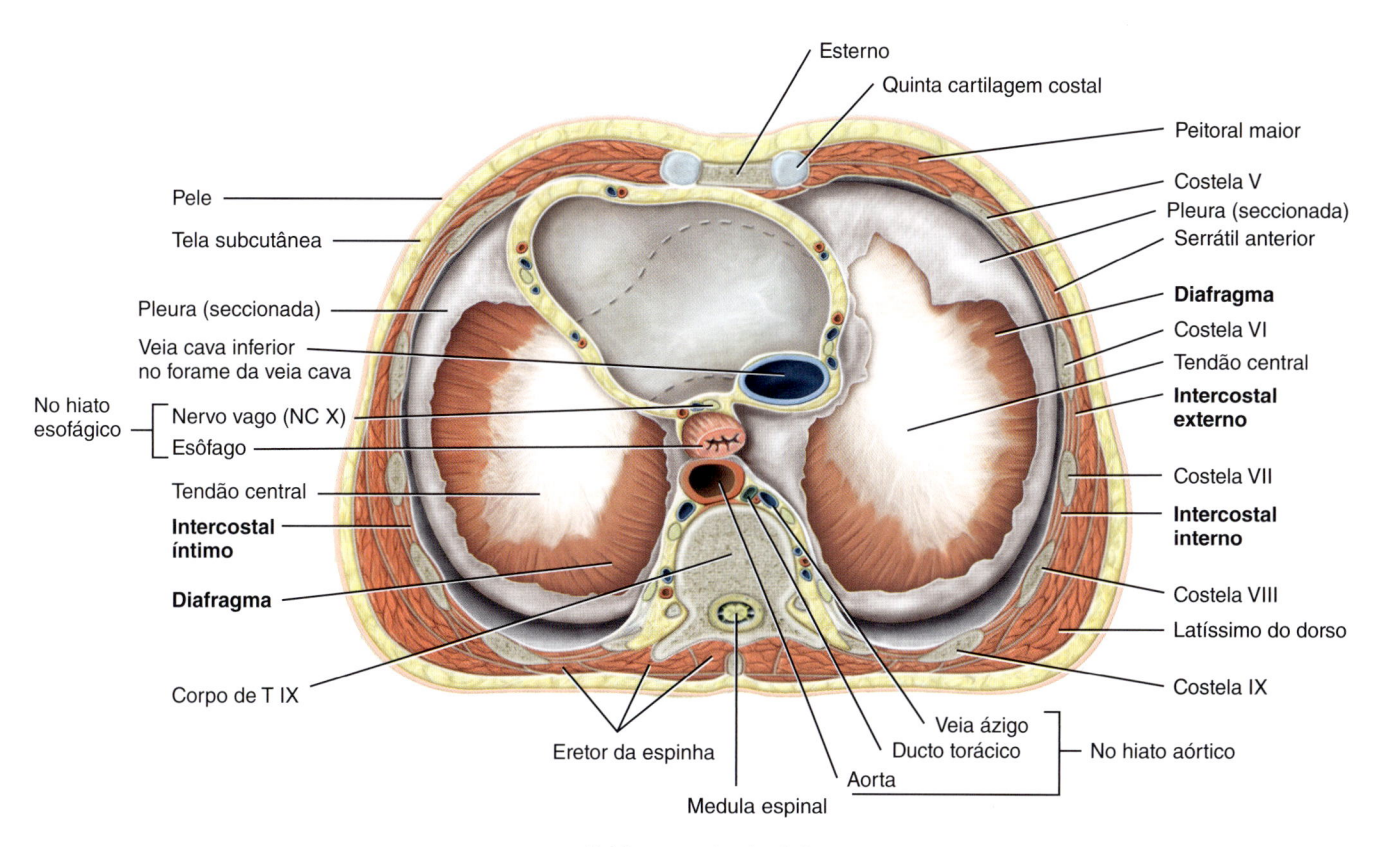

C. Vista superior do diafragma

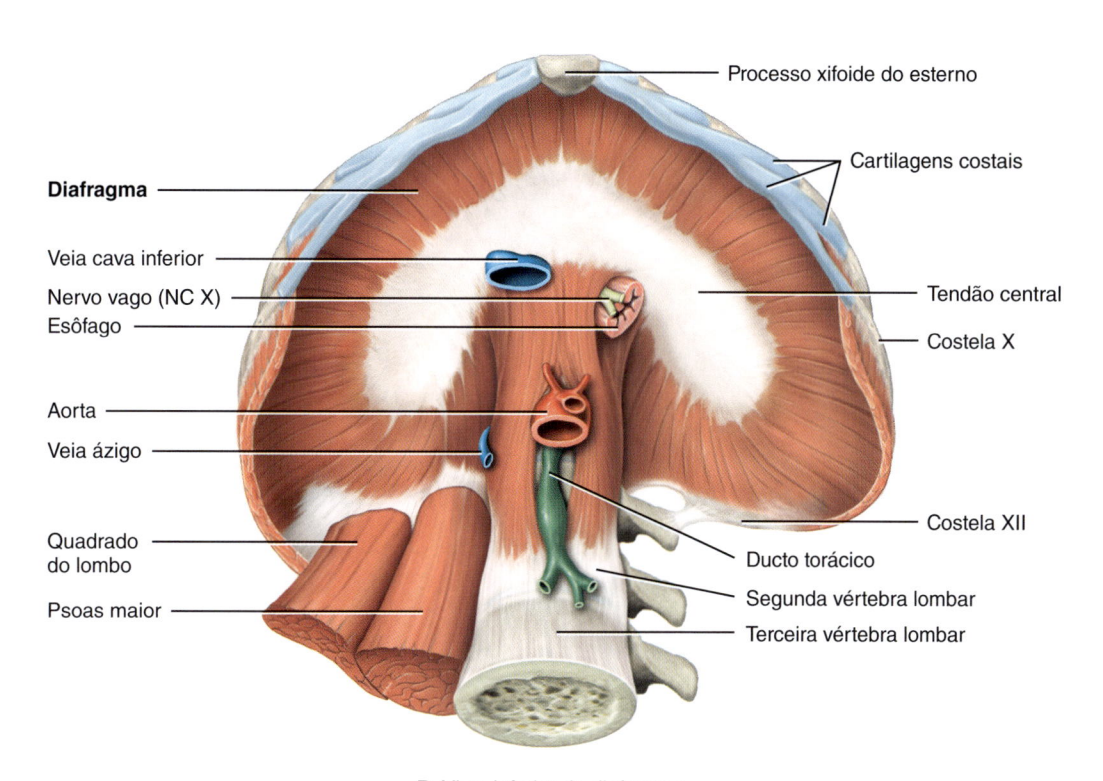

Labels (sentido horário): Esterno; Quinta cartilagem costal; Peitoral maior; Costela V; Pleura (seccionada); Serrátil anterior; **Diafragma**; Costela VI; Tendão central; **Intercostal externo**; Costela VII; **Intercostal interno**; Costela VIII; Latíssimo do dorso; Costela IX; No hiato aórtico (Veia ázigo, Ducto torácico, Aorta); Medula espinal; Eretor da espinha; Corpo de T IX; **Diafragma**; **Intercostal íntimo**; Tendão central; No hiato esofágico (Nervo vago (NC X), Esôfago); Veia cava inferior no forame da veia cava; Pleura (seccionada); Tela subcutânea; Pele.

D. Vista inferior do diafragma

Labels: Processo xifoide do esterno; Cartilagens costais; Tendão central; Costela X; Costela XII; Ducto torácico; Segunda vértebra lombar; Terceira vértebra lombar; Psoas maior; Quadrado do lombo; Veia ázigo; Aorta; Esôfago; Nervo vago (NC X); Veia cava inferior; **Diafragma**.

? Qual músculo associado à respiração é inervado pelo nervo frênico?

é auxiliado ainda mais quando se respira fundo e fecha a rima da glote (o espaço entre as pregas vocais). O ar preso no sistema respiratório impede a elevação do diafragma. O aumento da pressão intra-abdominal também auxilia na sustentação da coluna vertebral e ajuda a prevenir a flexão durante o levantamento de peso. Isso ajuda muito os músculos dorsais no levantamento de um peso pesado.

Outros músculos envolvidos na respiração, chamados **intercostais**, ocupam os *espaços intercostais*, os espaços entre as costelas. Esses músculos são organizados em três camadas, apenas duas delas são discutidas aqui. Os 11 pares de **intercostais externos** ocupam a camada superficial, e suas fibras correm em uma direção oblíqua interior e anteriormente a partir da costela acima para a costela abaixo. Eles elevam as costelas durante a inspiração para ajudar a expandir a cavidade torácica. Os 11 pares de **intercostais internos** ocupam a camada intermediária dos espaços intercostais. As fibras desses músculos correm em ângulos retos para os intercostais externos, em uma direção oblíqua inferior e posteriormente da margem inferior da costela acima para a margem superior da costela abaixo. Eles aproximam as costelas adjacentes durante a expiração forçada para auxiliar a diminuir o tamanho da cavidade torácica.

Como você verá no Capítulo 23, o diafragma e os músculos intercostais externos são utilizados durante a inspiração e a expiração basais. No entanto, durante a inspiração profunda e vigorosa (durante o exercício ou ao tocar um instrumento de sopro), os músculos esternocleidomastóideo, escalenos e peitorais menores também são utilizados; no decorrer da expiração profunda e vigorosa, o oblíquo externo do abdome, oblíquo interno do abdome, transverso do abdome, reto do abdome e intercostais internos também são utilizados.

Como relacionar os músculos aos movimentos

Organize os músculos nesta seção de acordo com as seguintes ações: (1) aumento no comprimento vertical, (2) aumento nas dimensões lateral e anterior posterior e (3) diminuição nas dimensões lateral e anterior posterior do tórax.

> **Teste rápido**
>
> 14. Quais são os nomes das três aberturas no diafragma e quais estruturas passam em cada uma delas?

11.12 Músculos do assoalho pélvico que sustentam as vísceras pélvicas e funcionam como esfíncteres

OBJETIVO

- **Descrever** a origem, a inserção, a ação e a inervação dos músculos do assoalho pélvico que sustentam as vísceras pélvicas e funcionam como esfíncteres.

Músculo	Origem	Inserção	Ação	Inervação
Levantador do ânus	O músculo é dividido em três partes: músculo pubococcígeo, músculo puborretal e músculo iliococcígeo.			
Pubococcígeo	Púbis.	Cóccix, uretra, canal anal, corpo do períneo (massa em forma de cunha do tecido fibroso no centro do períneo) e ligamento anococcígeo (faixa fibrosa estreita que se estende do ânus ao cóccix).	Sustenta e mantém a posição das vísceras pélvicas; resiste ao aumento na pressão intra-abdominal durante a expiração forçada, tosse, vômito, micção e defecação; contrai o ânus, uretra e vagina.	Nervos espinais sacrais S2–S4.
Puborretal	Superfície posterior do corpo púbico.	Forma uma tipoia posterior à junção anorretal.	Auxilia na manutenção da continência fecal e na defecação.	Nervos espinais sacrais S2–S4.
Iliococcígeo	Espinha isquiática.	Cóccix.	A mesmo que pubococcígeo.	Nervos espinais sacrais S2–S4.
Isquiococcígeo	Espinha isquiática.	Sacro inferior e cóccix superior.	Sustenta e mantém a posição das vísceras pélvicas; resiste ao aumento na pressão intra-abdominal durante a expiração forçada, tosse, vômito, micção e defecação; puxa o cóccix anteriormente após a defecação ou parto.	Nervos espinais sacrais S4–S5.

Os músculos do assoalho pélvico são o levantador do ânus e o isquiococcígeo. Juntamente com a fáscia que cobre suas superfícies interna e externa, esses músculos são referidos como o **diafragma pélvico**, que se estende do púbis, anteriormente, ao cóccix, posteriormente, e de uma parede lateral da pelve para a outra. Esse arranjo dá ao diafragma pélvico a aparência de funil suspenso a partir de suas inserções. O diafragma da pelve separa a cavidade pélvica acima do períneo abaixo (ver Seção 11.13). O canal anal e a uretra perfuram o diafragma pélvico em ambos os sexos; a vagina também passa por ele nas mulheres.

Os três componentes do músculo **levantador do ânus** incluem o **pubococcígeo**, o **puborretal** e o **iliococcígeo**. A **Figura 11.12** mostra esses músculos na mulher e a **Figura 11.13**, na Seção 11.13, os ilustra no homem. O levantador do ânus é o maior e mais importante músculo do assoalho pélvico. Ele sustenta as vísceras pélvicas e resiste à pressão inferior que acompanha os aumentos na pressão intra-abdominal durante funções, como a expiração forçada, tosse, vômito, micção e defecação. O músculo também funciona como um esfíncter na junção anorretal, uretra e vagina. Além de auxiliar o levantador do ânus, o **isquiococcígeo** puxa o cóccix anteriormente após ele ter sido empurrado posteriormente durante a defecação ou o parto.

> ## Correlação clínica
>
> ### Lesão do levantador do ânus e incontinência urinária de esforço
>
> Durante o parto, o músculo levantador do ânus apoia a cabeça do feto e pode ser lesionado em um parto difícil com uma *episiotomia* (uma secção feita com tesouras cirúrgicas para prevenir ou promover a laceração direta do períneo durante o nascimento de um bebê). A consequência de tais lesões pode ser a **incontinência urinária de esforço**, ou seja, o extravasamento de urina sempre que há aumento na pressão intra-abdominal – por exemplo, durante a tosse. Uma maneira de tratar a incontinência urinária de esforço é fortalecer e apertar os músculos que apoiam as vísceras pélvicas. Isso é realizado por *exercícios de Kegel*, a contração e o relaxamento alternados dos músculos do assoalho pélvico. Para encontrar os músculos corretos, a pessoa imagina que está urinando e então contrai os músculos como se parasse no meio do fluxo. Os músculos devem ser mantidos contraídos por 3 s e depois relaxados por 3 s. Isso deve ser feito 5 a 10 vezes a cada hora – sentada, em pé ou deitada. Os exercícios de Kegel também são estimulados durante a gravidez para fortalecer os músculos para o parto.

FIGURA 11.12 Músculos do assoalho pélvico que sustentam as vísceras pélvicas auxiliam na resistência à pressão intra-abdominal e funcionam como esfíncteres.

O diafragma pélvico sustenta as vísceras pélvicas.

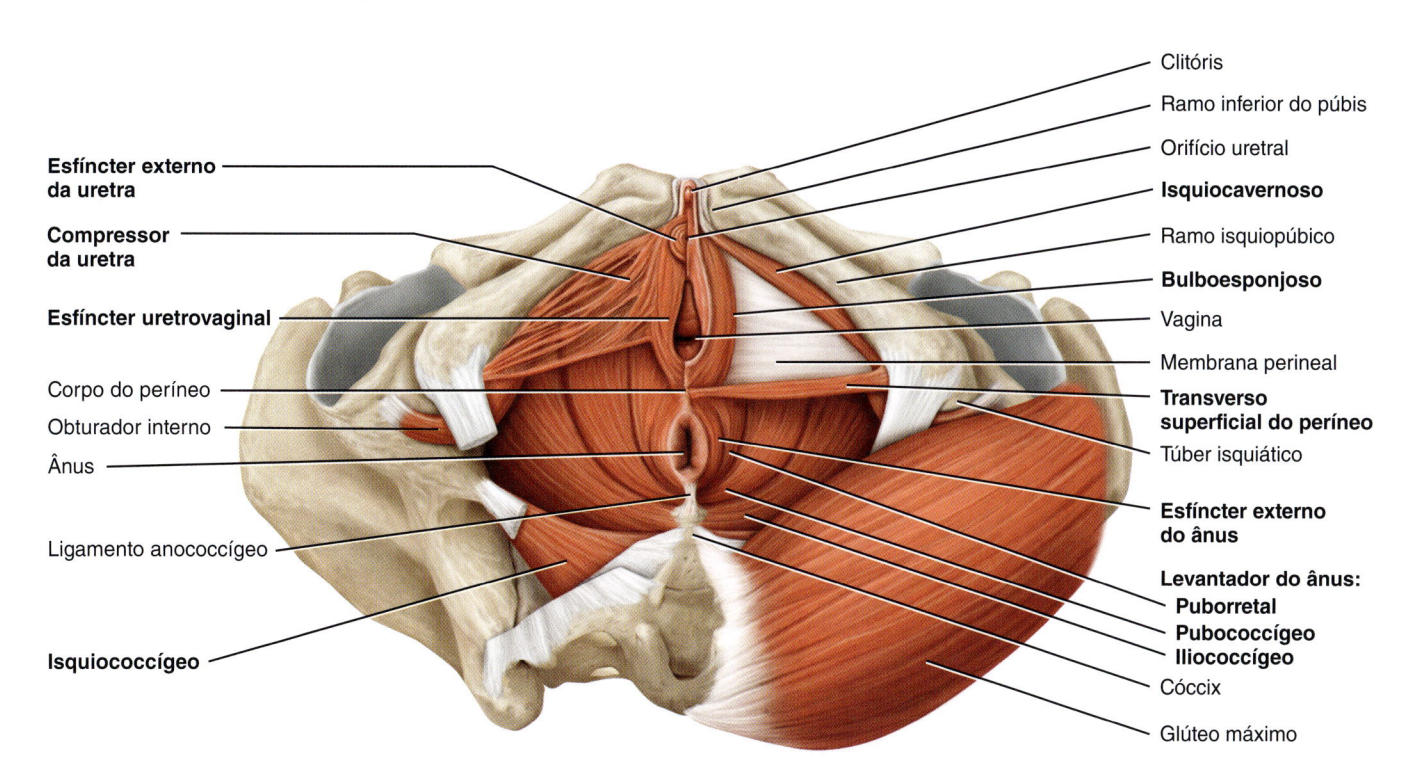

Vista superficial inferior de um períneo feminino

? Quais são as margens do diafragma pélvico?

Como relacionar os músculos aos movimentos

Organize os músculos nesta seção de acordo com as seguintes ações: (1) sustentação e manutenção da posição das vísceras pélvicas; (2) resistência a um aumento na pressão intra-abdominal; e (3) constrição do ânus, uretra e vagina. O mesmo músculo pode ser mencionado mais de uma vez.

Teste rápido

15. Quais músculos são fortalecidos pelos exercícios de Kegel?

11.13 Músculos do períneo

OBJETIVO

- **Descrever** a origem, a inserção, a ação e a inervação dos músculos do períneo.

O **períneo** é a região do tronco inferior ao diafragma pélvico. É uma área em forma de losango que se estende da sínfise púbica, anteriormente, ao cóccix, posteriormente, e aos túberes isquiáticos, lateralmente. Os períneos feminino e masculino podem ser comparados nas **Figuras 11.12** e **11.13**, respectivamente. Uma linha transversal traçada entre os túberes isquiáticos divide o períneo em um **trígono urogenital** anterior que contém os genitais externos e um **trígono anal** posterior que contém o ânus (ver **Figura 28.21**). O *corpo do períneo* é uma intersecção muscular anterior ao ânus onde vários músculos perineais se inserem (Seção 28.1). Clinicamente, o períneo é muito importante para os médicos que cuidam das mulheres durante a gravidez e tratam distúrbios relacionados ao trato genital feminino, órgãos urogenitais e região anorretal.

Os músculos do períneo são organizados em duas camadas: **superficial** e **profunda**. Os músculos da camada superficial são o **transverso superficial do períneo**, o **bulboesponjoso** e o **isquiocavernoso** (**Figuras 11.12** e **11.13**). Os músculos profundos do períneo masculino são o **transverso profundo do períneo** e o **esfíncter externo da uretra** (**Figura 11.13**). Os músculos profundos do períneo feminino são o **compressor da uretra**, o **esfíncter uretrovaginal** e o esfíncter externo da uretra (ver **Figura 11.12**). Os músculos perineais do trígono urogenital auxiliam na micção e ejaculação em homens e na micção e compressão da vagina nas mulheres. O **esfíncter externo do**

FIGURA 11.13 Músculos do períneo.

Os músculos perineais do trígono urogenital auxiliam na micção em mulheres e homens, desempenham um papel na ejaculação em homens e auxiliam no fortalecimento do assoalho pélvico.

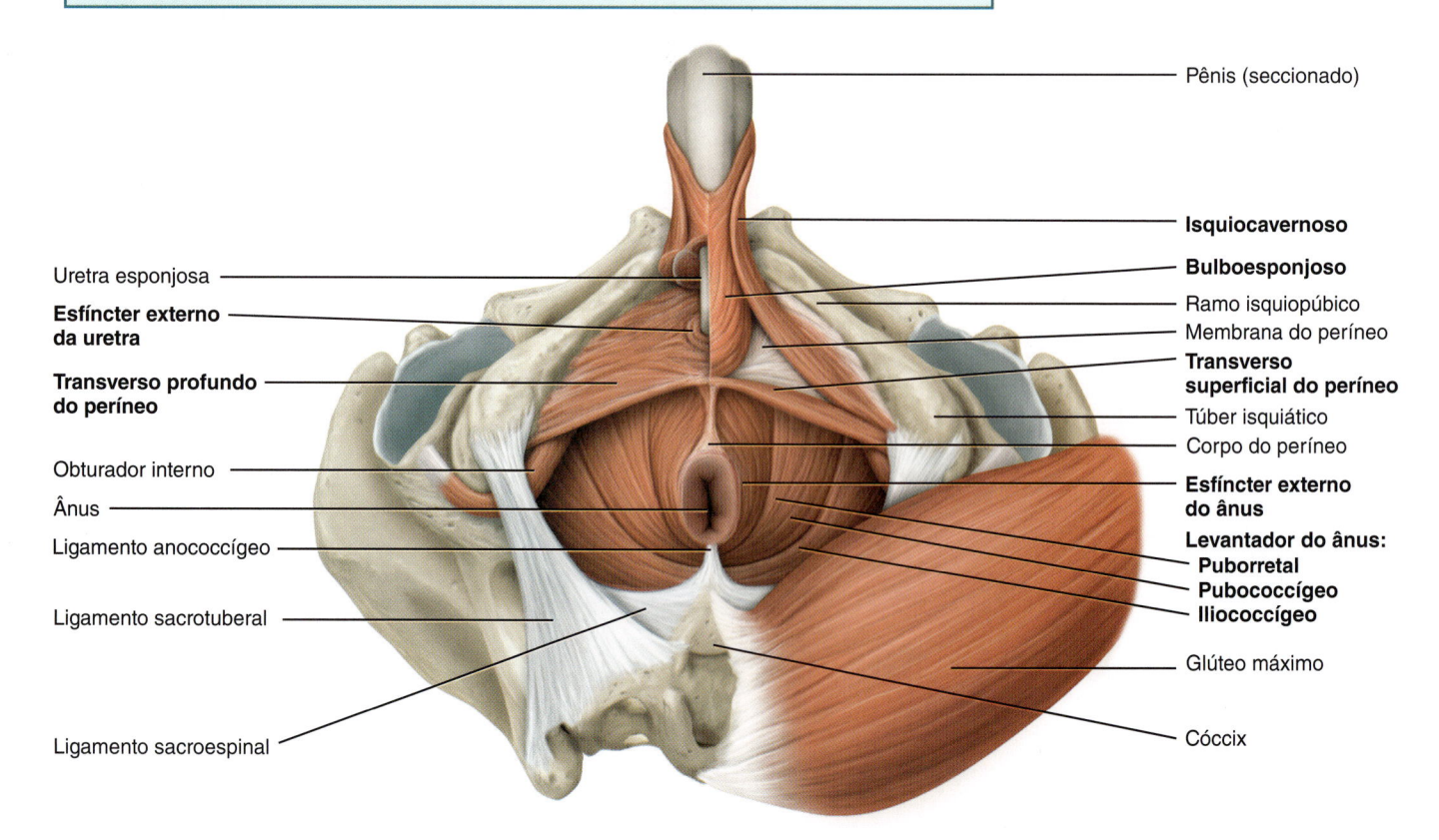

Vista superficial inferior do períneo masculino

? Quais são as margens do períneo?

Músculo	Origem	Inserção	Ação	Inervação
MÚSCULOS SUPERFICIAIS DO PERÍNEO				
Transverso superficial do períneo	Túber isquiático.	Corpo do períneo.	Estabiliza o corpo do períneo.	Ramo perineal do nervo pudendo do plexo sacral.
Bulboesponjoso	Corpo do períneo.	Membrana perineal dos músculos profundos do períneo, corpo esponjoso do pênis e fáscia profunda no dorso do pênis em homens; arco púbico e raiz e dorso do clitóris em mulheres.	Ajuda a expulsar a urina durante a micção, ajuda a impulsionar o sêmen ao longo da uretra, auxilia na ereção do pênis; comprime o orifício vaginal e auxilia na ereção do clitóris.	Ramo perineal do nervo pudendo do plexo sacral.
Isquiocavernoso	Túber isquiático e ramos do ísquio e púbis.	Corpo cavernoso do pênis e clitóris; sínfise púbica.	Mantém a ereção do pênis e do clitóris pela diminuição da drenagem de sangue.	Ramo perineal do nervo pudendo do plexo sacral.
MÚSCULOS PROFUNDOS DO PERÍNEO				
Transverso profundo do períneo	Ramo do ísquio.	Corpo do períneo.	Ajuda a expulsar as últimas gotas de urina e de sêmen em homens.	Ramo perineal do nervo pudendo do plexo sacral.
Esfíncter externo da uretra	Ramos do ísquio e púbis.	Rafe mediana em homens e parede vaginal em mulheres.	Ajuda a expulsar as últimas gotas de urina e de sêmen em homens e de urina em mulheres.	Ramo perineal do nervo pudendo do plexo sacral.
Compressor da uretra (ver **Figura 11.12**)	Ramo isquiopúbico.	Combina com o mesmo músculo do lado oposto anterior à uretra.	Serve como esfíncter acessório da uretra.	Ramo perineal do nervo pudendo do plexo sacral.
Esfíncter uretrovaginal (ver **Figura 11.12**)	Corpo do períneo.	Combina com o mesmo músculo do lado oposto anterior à uretra.	Serve como esfíncter acessório da uretra e facilita o fechamento da vagina.	Ramo perineal do nervo pudendo do plexo sacral.
Esfíncter externo do ânus	Ligamento anococcígeo.	Corpo do períneo.	Mantém o canal anal e o ânus fechados.	Ramo retal inferior do nervo pudendo do plexo sacral.

ânus adere intimamente à pele ao redor da margem do ânus e mantém o canal anal e o ânus fechados, exceto durante a defecação.

Como relacionar os músculos aos movimentos

Organize os músculos nesta seção de acordo com as seguintes ações: (1) expulsão de urina e sêmen, (2) ereção do clitóris e do pênis, (3) fechamento do orifício anal e (4) constrição do orifício vaginal. O mesmo músculo pode ser mencionado mais de uma vez.

Teste rápido

16. Quais são as margens e os conteúdos dos trígonos urogenital e anal?

11.14 Músculos do tórax que movem o cíngulo dos membros superiores

OBJETIVO

- **Descrever** a origem, a inserção, a ação e a inervação dos músculos do tórax que movem o cíngulo dos membros inferiores.

A principal ação dos músculos que movem o cíngulo (clavícula e escápula) dos membros superiores (ombro) é estabilizar a escápula, para que ela possa funcionar como uma base estável para a maioria dos músculos que movem o úmero. Como os movimentos escapulares geralmente acompanham os movimentos do úmero na mesma direção, os músculos também movem a escápula para aumentar a amplitude de movimento do úmero. Por exemplo, não é possível levantar o braço acima da cabeça se a escápula não se mover com o úmero. Durante a abdução do úmero, a escápula acompanha o úmero rodando para cima.

Os músculos que movem o cíngulo dos membros superiores podem ser classificados em dois grupos com base em sua localização no tórax: **músculos torácicos anteriores** e **posteriores** (**Figura 11.14**). Os músculos torácicos anteriores são o subclávio, o peitoral menor e o serrátil anterior. O **subclávio** é um músculo pequeno e cilíndrico, sob a clavícula, que se estende da clavícula até a primeira costela. Ele estabiliza a clavícula durante os movimentos do cíngulo dos membros superiores. O **peitoral menor** é um músculo fino, achatado e triangular, profundo em relação ao peitoral maior. Além de seu papel nos movimentos da escápula, o músculo peitoral menor auxilia na inspiração forçada. O **serrátil anterior** é um músculo grande, achatado e em forma de leque entre as costelas e a escápula. É assim chamado por causa da aparência serrilhada de suas origens nas costelas.

Os músculos torácicos posteriores são o trapézio, levantador da escápula, romboide maior e romboide menor. O **trapézio** é uma camada muscular grande, achatada e triangular que se estende do crânio e coluna vertebral, medialmente, ao cíngulo dos membros superiores, lateralmente. É o músculo dorsal mais superficial e cobre a região posterior do pescoço e porção superior do tronco. Os dois músculos trapézios formam um trapezoide (quadrilátero em forma de diamante) – daí seu nome. O **levantador da escápula** é um músculo alongado e estreito, na porção posterior do pescoço. É profundo em relação aos músculos esternocleidomastóideo e trapézio. Como o nome sugere, uma de suas ações é elevar a escápula (ver **Figura 11.15 C**). O **romboide maior** e o **romboide menor** situam-se profundamente no trapézio e nem sempre são distintos entre si. Eles aparecem como faixas paralelas que passam inferior e lateralmente a partir das vértebras até a escápula (ver **Figura 11.15 C**). Seus nomes são baseados em sua forma – ou seja, um romboide (um paralelogramo oblíquo). O romboide maior é aproximadamente duas vezes mais largo que o romboide menor. Ambos os músculos romboides são utilizados quando abaixamos com força os membros superiores elevados, como ao bater em uma estaca com uma marreta.

Para entender as ações dos músculos que movem a escápula, é útil revisar primeiramente os vários movimentos da escápula:

Músculo	Origem	Inserção	Ação	Inervação
MÚSCULOS TORÁCICOS ANTERIORES				
Subclávio	Costela I.	Clavícula.	Deprime e move a clavícula anteriormente e auxilia na estabilização do cíngulo dos membros superiores.	Nervo subclávio.
Peitoral menor	Costelas II–V, III–V ou II–IV.	Processo coracoide da escápula.	Abdução da escápula e rotação para baixo. AMR: Eleva as costelas III–V durante a inspiração forçada quando a escápula é fixada.	Nervos peitorais medial e lateral.
Serrátil anterior	Costelas I–VIII ou I–IX.	Margem medial (vertebral) e ângulo inferior da escápula.	Promove a abdução da escápula e a rotação ascendente. AMR: Eleva as costelas quando a escápula está estabilizada. Conhecido como o "músculo do boxeador", porque é importante em movimentos horizontais de braço, como socos e empurrões.	Nervo torácico longo.
MÚSCULOS TORÁCICOS POSTERIORES				
Trapézio	Linha nucal superior do osso occipital, ligamento da nuca e vértebras CVII–TXII.	Clavícula e acrômio e espinha da escápula.	As fibras superiores giram a escápula para cima; as fibras médias promovem a adução da escápula; as fibras inferiores deprimem e giram a escápula para cima; as fibras superiores e inferiores juntas giram a escápula para cima; estabiliza a escápula. AMR: As fibras superiores podem auxiliar na extensão da cabeça.	Nervo acessório (NC XI) e nervos espinais cervicais C3–C5.
Levantador da escápula	Processos transversos de CI–CIV.	Parte superior da margem medial da escápula.	Eleva a escápula e a gira para baixo; flexiona lateralmente o pescoço para o mesmo lado.	Nervo dorsal da escápula e nervos espinais cervicais C3–C5.
Romboide maior (ver Figura 11.15 C)	Vértebras TII–TV.	Margem medial da escápula, acima da espinha da escápula.	Promove a adução da escápula e sua rotação para baixo; estabiliza a escápula.	Nervo dorsal da escápula.
Romboide menor (ver Figura 11.15 C)	Vértebras C7–T1.	Margem medial da escápula, abaixo da espinha da escápula.	Promove a adução da escápula e sua rotação para baixo; estabiliza a escápula.	Nervo dorsal da escápula.

FIGURA 11.14 Músculos do tórax que movimentam o cíngulo (clavícula e escápula) dos membros superiores (ombro).

Os músculos que movimentam o cíngulo dos membros superiores se originam no esqueleto axial e se inserem na clavícula ou escápula.

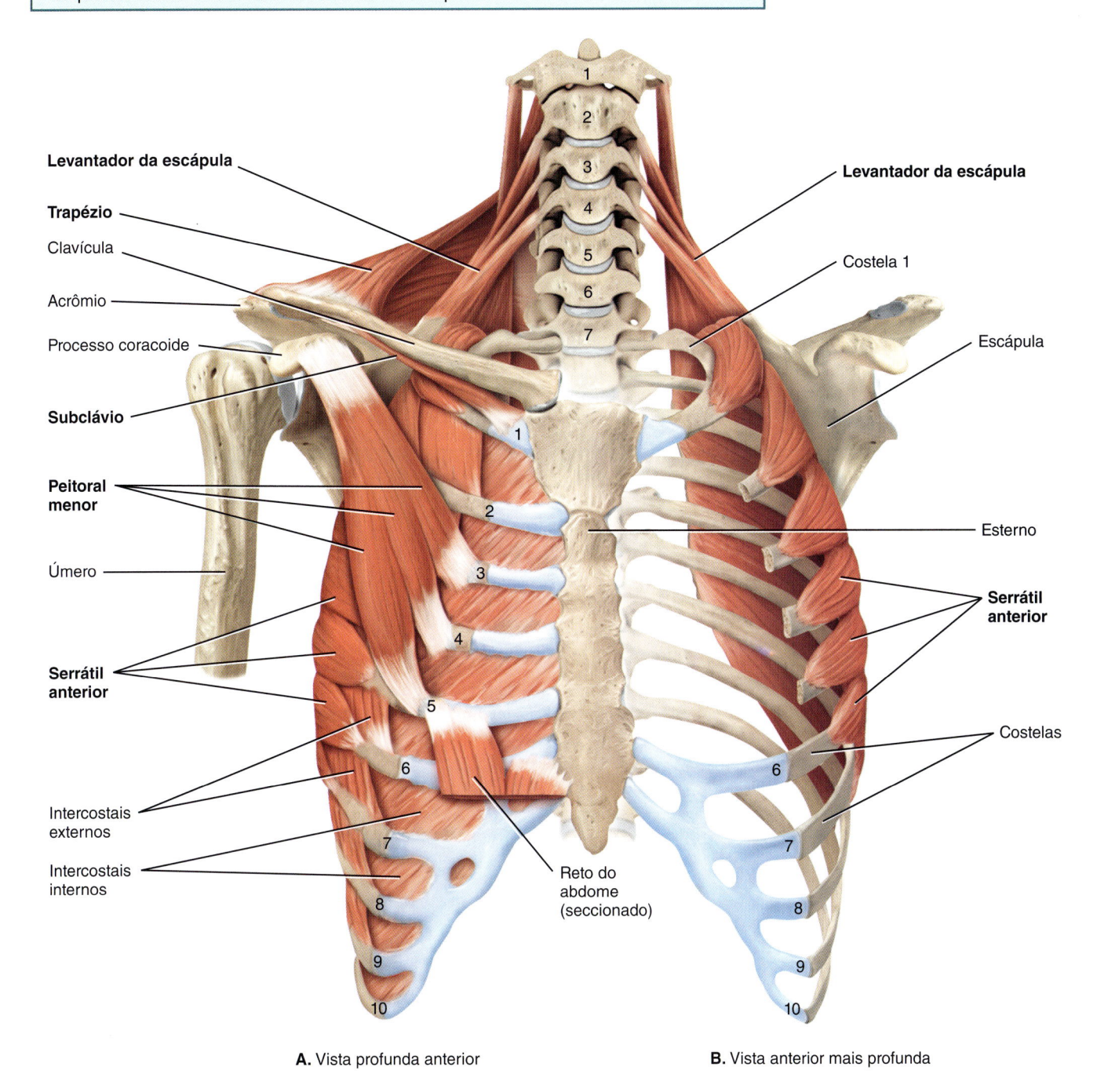

A. Vista profunda anterior

B. Vista anterior mais profunda

? Qual é a principal ação dos músculos que movimentam o cíngulo dos membros superiores?

- **Elevação**: movimento superior da escápula, como encolher os ombros ou levantar um peso sobre a cabeça
- **Abaixamento (depressão)**: movimento inferior da escápula, como puxar para baixo uma corda presa a uma polia
- **Abdução** (*protração*): movimento da escápula lateral e anteriormente, como ao fazer flexões ou dar um soco
- **Adução** (*retração*): movimento da escápula medial e posteriormente, como ao puxar os remos em um bote
- **Rotação para cima**: movimento do ângulo inferior da escápula lateralmente para que a cavidade glenoidal se mova para cima. Esse movimento é necessário para mover o úmero além da posição horizontal, como ao levantar os braços em um polichinelo

- **Rotação para baixo**: movimento do ângulo inferior da escápula medialmente para que a cavidade glenoidal seja movida para baixo. Esse movimento é visto quando uma ginasta em barras paralelas sustenta o peso do corpo nas mãos.

Como relacionar os músculos aos movimentos

Organize os músculos nesta seção de acordo com as seguintes ações na escápula: (1) abaixamento (depressão), (2) elevação, (3) abdução, (4) adução, (5) rotação para cima e (6) rotação para baixo. O mesmo músculo pode ser mencionado mais de uma vez.

> **Teste rápido**
>
> 17. Quais músculos nesta apresentação são utilizados para elevar os ombros, abaixar os ombros, juntar as mãos atrás das costas e unir as mãos na frente do tórax?

11.15 Músculos do tórax e do ombro que movimentam o úmero

OBJETIVO

- **Descrever** a origem, a inserção, a ação e a inervação dos músculos do tórax que movem o úmero.

Dos nove músculos que cruzam a articulação do ombro, todos, exceto o peitoral maior e o latíssimo do dorso, originam-se na escápula. O peitoral maior e o latíssimo do dorso, portanto, são denominados **músculos axiais**, porque se originam no esqueleto axial. Os sete músculos remanescentes, os **músculos escapulares**, originam-se da escápula (**Figura 11.15**).

Músculo	Origem	Inserção	Ação	Inervação
MÚSCULOS AXIAIS QUE MOVIMENTAM O ÚMERO				
Peitoral maior (ver **Figura 11.10 A**)	Clavícula (cabeça clavicular), esterno e cartilagens costais das costelas II a VI e, às vezes, da costela I a VII (cabeça esternocostal)	Tubérculo maior e lábio lateral do sulco intertubercular do úmero	Como um todo, adução e rotação medial do braço na articulação do ombro; a cabeça clavicular faz flexão do braço e a cabeça esternocostal, extensão do braço flexionado para a lateral do tronco	Nervos peitorais medial e lateral
Latíssimo do dorso	Processos espinhosos de T VII a L V, vértebras lombares, cristas do sacro e ílio, costelas IX a XII via fáscia toracolombar	Sulco intertubercular do úmero	Extensão, adução e rotação medial do braço na articulação do ombro; tração inferior e posterior do braço AMR: elevação da coluna vertebral e do tronco	Nervo toracodorsal
MÚSCULOS ESCAPULARES QUE MOVIMENTAM O ÚMERO				
Deltoide	Extremidade acromial da clavícula (fibras anteriores), acrômio da escápula (fibras laterais) e espinha da escápula (fibras posteriores)	Tuberosidade do músculo deltoide do úmero	Fibras laterais: abdução do braço na articulação do ombro; fibras anteriores: flexão e rotação medial do braço na articulação do ombro; fibras posteriores: extensão e rotação lateral do braço na articulação do ombro	Nervo axilar
Subescapular	Fossa subescapular da escápula	Tubérculo menor do úmero	Rotação medial do braço na articulação do ombro	Nervos subescapulares superior e inferior
Supraespinal	Fossa supraespinal da escápula	Tubérculo maior do úmero	Auxílio ao M. deltoide na abdução do braço na articulação do ombro	Nervo supraescapular
Infraespinal	Fossa infraespinal da escápula	Tubérculo maior do úmero	Rotação lateral do braço na articulação do ombro	Nervo supraescapular
Redondo maior	Ângulo inferior da escápula	Lábio medial do sulco intertubercular do úmero	Extensão do braço na articulação do ombro e auxílio a adução e rotação medial do braço na articulação do ombro	Nervo subescapular inferior
Redondo menor	Margem lateral inferior da escápula	Tubérculo maior do úmero	Rotação lateral e extensão do braço na articulação do ombro	Nervo axilar
Coracobraquial	Processo coracoide da escápula	Meio da face medial da diáfise do úmero	Flexão e adução do braço na articulação do ombro	Nervo musculocutâneo

Um dos dois músculos axiais que movem o úmero, o **peitoral maior** é um músculo grande, espesso e em forma de leque, que cobre a parte superior do tórax e forma a linha axilar anterior. Tem duas origens: uma cabeça clavicular menor e uma cabeça esternocostal maior. O **latíssimo do dorso** é um músculo largo e triangular localizado na parte inferior do dorso, que forma a maior parte da parede posterior da axila. A ação muscular reversa (AMR) do latíssimo do dorso permite que a coluna vertebral e o tronco sejam elevados, como ao fazer flexões. É comumente chamado de "músculo do nadador", porque suas muitas ações são empregadas durante a natação; consequentemente, muitos nadadores de competição apresentam esses músculos bem desenvolvidos.

FIGURA 11.15 Músculos do tórax e do ombro que movimentam o úmero (osso do braço).

A força e a estabilidade da articulação do ombro são fornecidas pelos tendões que formam o manguito rotador.

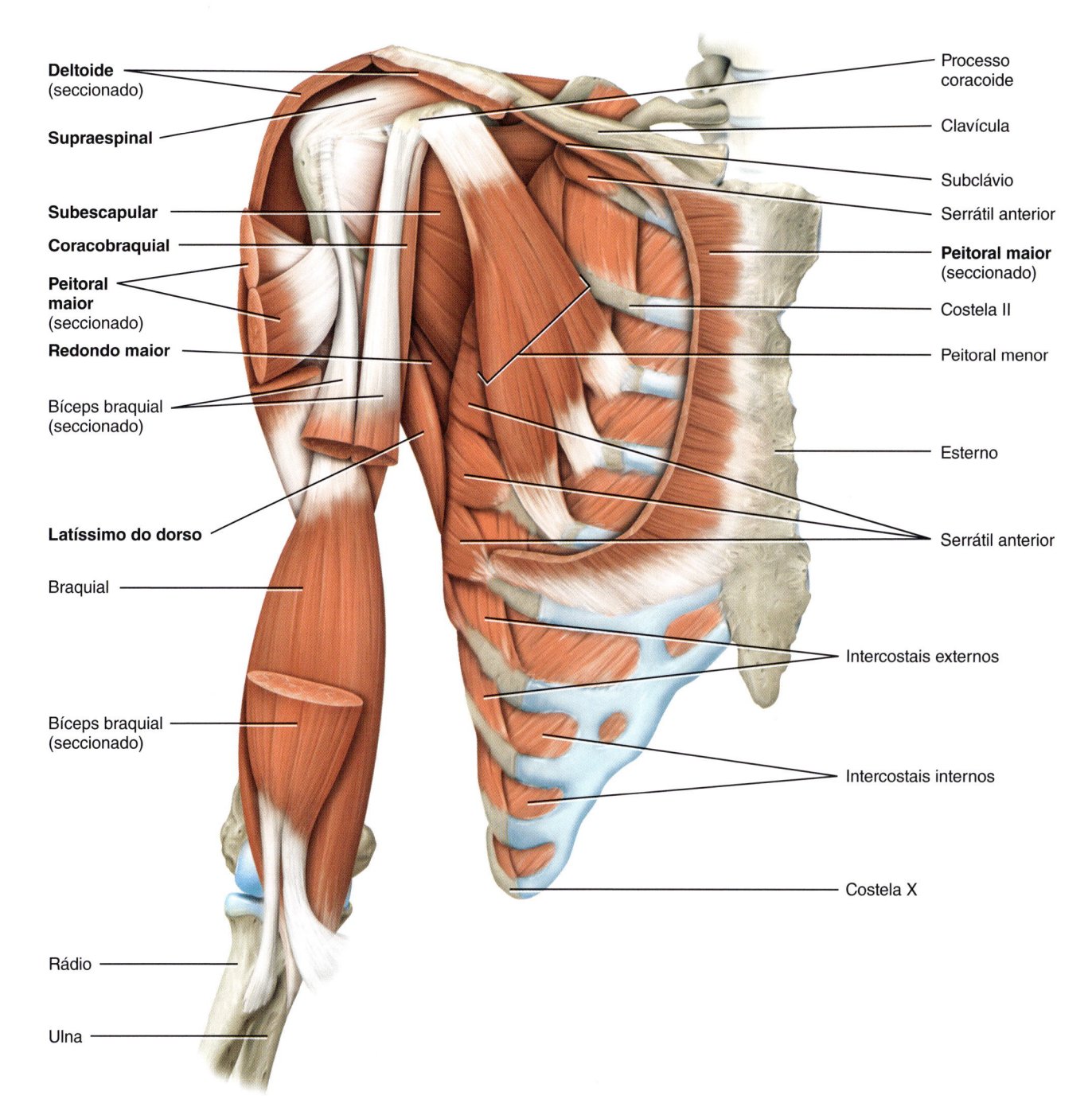

A. Vista profunda anterior (o músculo peitoral maior intacto é mostrado na Figura 11.3 A)

(continua)

FIGURA 11.15 *Continuação.*

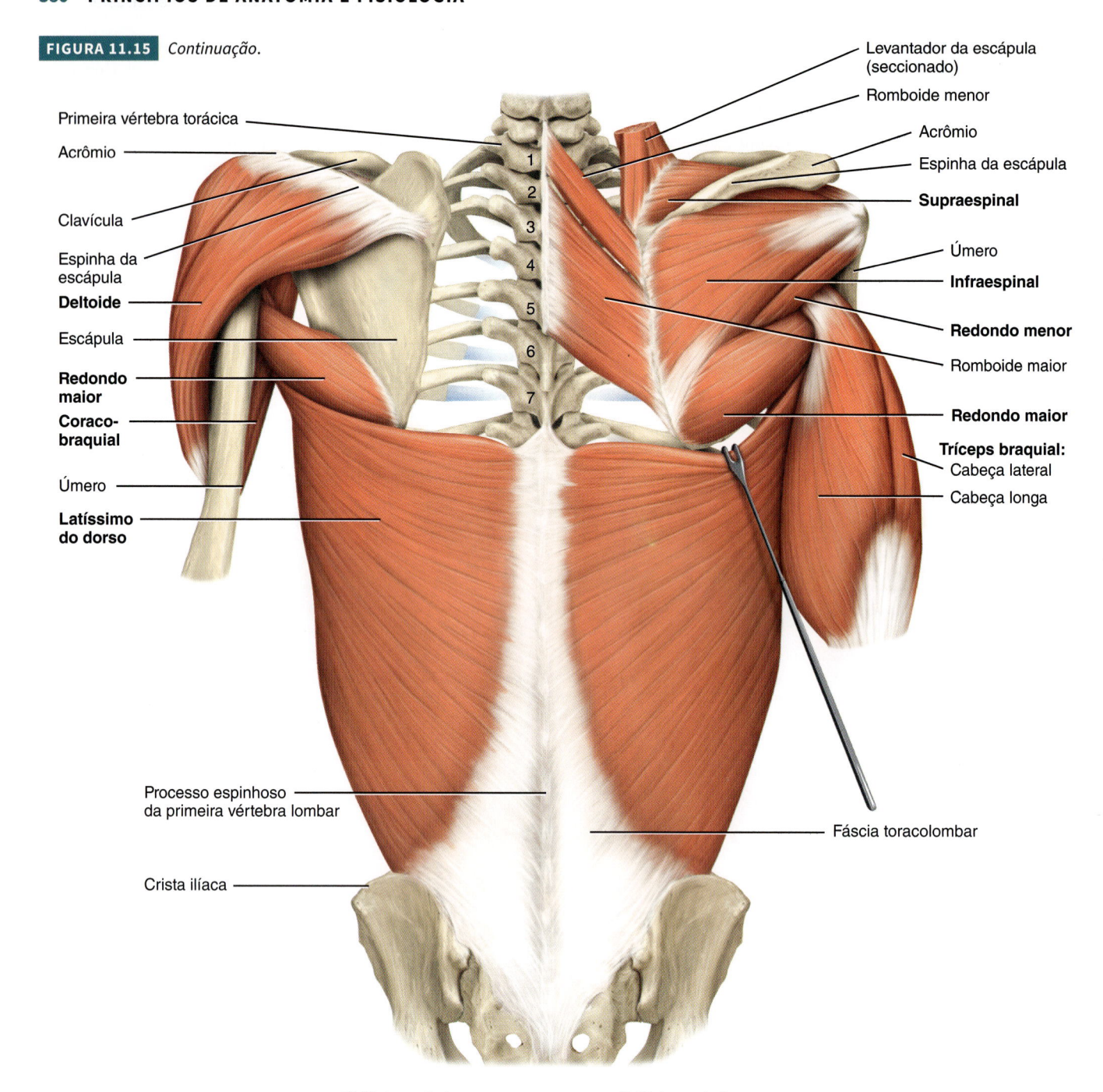

B. Vista posterior   **C.** Vista posterior

⚕ Correlação clínica

Síndrome do impacto

Uma das causas mais comuns de dor e disfunção no ombro em atletas é conhecida como **síndrome do impacto**, que às vezes é confundida com outra queixa comum, a síndrome do compartimento, discutida em *Distúrbios: desequilíbrios homeostáticos*, no final deste capítulo. O movimento repetitivo do braço sobre a cabeça, que é comum no beisebol, em esportes com raquete acima da cabeça, levantamento de pesos sobre a cabeça, arremesso de uma bola de vôlei e natação, coloca esses atletas em risco. A síndrome do impacto também pode ser causada por um golpe direto ou lesão por estiramento. A compressão (pinçamento) contínua do tendão supraespinal, como resultado de movimentos acima da cabeça, faz com que ele fique inflamado, resultando em dor. Se o movimento continuar, apesar da dor, o tendão pode degenerar próximo da fixação ao úmero e, finalmente, pode se soltar do osso (lesão do manguito rotador). O tratamento consiste em repouso dos tendões lesionados, fortalecimento do ombro por meio de exercícios, massagem terapêutica e cirurgia, se a lesão for particularmente grave. Durante a cirurgia, uma bolsa inflamada pode ser removida, o osso pode ser raspado e/ou o ligamento coracoacromial pode ser liberado. Tendões do manguito rotador rompidos podem ser aparados e depois recolocados com suturas, âncoras ou grampos cirúrgicos. Essas etapas criam mais espaço, aliviando, assim, a pressão e permitindo que o braço se mova livremente.

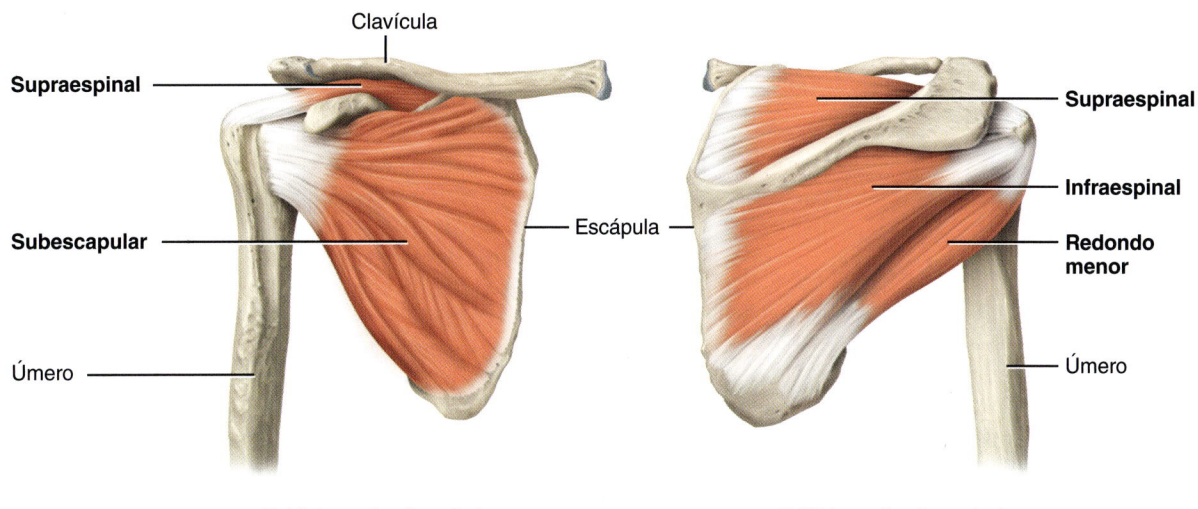

D. Vista profunda anterior

E. Vista profunda posterior

Correlação clínica

Lesão do manguito rotador

A **lesão do manguito rotador** é uma tensão ou ruptura nos músculos do manguito rotador e é comum entre arremessadores de beisebol, jogadores de voleibol, jogadores de esportes com raquete e nadadores, ocasionada por movimentos do ombro que envolvem circundução vigorosa. Também ocorre como resultado do desgaste, envelhecimento, trauma, postura inadequada, levantamento inadequado de peso e movimentos repetitivos em algumas ocupações profissionais, como colocar itens em uma prateleira acima da cabeça. Na maioria das vezes, há laceração do tendão do músculo supraespinal ou do manguito rotador. Esse tendão é particularmente predisposto ao desgaste por causa de sua localização entre a cabeça do úmero e o acrômio da escápula, o que favorece a compressão do tendão durante os movimentos do ombro. A postura inadequada e a má mecânica corporal também aumentam a compressão do tendão do músculo supraespinal.

? Quais tendões constituem o manguito rotador?

Entre os músculos escapulares, o **deltoide** é um músculo espesso e poderoso, que cobre a articulação do ombro e forma o seu contorno arredondado. Esse músculo é muitas vezes utilizado para a aplicação de injeções intramusculares. Enquanto estuda o deltoide, observe que seus fascículos se originam de três diferentes pontos e que cada grupo de fascículos move o úmero de forma diferente. O **subescapular** é um grande músculo triangular que preenche a fossa subescapular da escápula e forma uma pequena parte no ápice da parede posterior da axila. O **supraespinal**, um músculo arredondado nomeado por sua localização na fossa supraespinal da escápula, se localiza profundamente em relação ao trapézio. O **infraespinal** é um músculo triangular, também denominado por sua localização na fossa infraespinal da escápula. O **redondo maior** é um músculo espesso e achatado inferior ao redondo menor, que também ajuda a formar parte da parede posterior da axila. O **redondo menor** é um músculo cilíndrico e alongado, muitas vezes inseparável do infraespinal, o qual está situado ao longo de sua margem superior. O **coracobraquial** é um músculo estreito e alongado presente no braço.

Quatro músculos profundos do ombro – subescapular, supraespinal, infraespinal e redondo menor – fortalecem e estabilizam a articulação do ombro. Esses músculos unem o úmero à escápula. Seus tendões achatados se fundem para formar o **manguito rotador** (*musculotendíneo*), um círculo quase completo de tendões ao redor da articulação do ombro, como o punho de uma manga de camisa. O músculo supraespinal é principalmente sujeito ao desgaste por causa de sua localização entre a cabeça do úmero e o acrômio da escápula, que comprimem seu tendão durante os movimentos do ombro, principalmente a abdução do braço. Isso é ainda mais agravado pela má postura com os ombros caídos.

Como relacionar os músculos aos movimentos

Organize os músculos nesta seção de acordo com as seguintes ações no úmero na articulação do ombro: (1) flexão, (2) extensão, (3) abdução, (4) adução, (5) rotação medial e (6) rotação lateral. O mesmo músculo pode ser mencionado mais de uma vez.

Teste rápido

18. Por que dois músculos que cruzam a articulação do ombro são chamados de músculos axiais e os outros sete são denominados músculos escapulares?

11.16 Músculos do braço que movimentam o rádio e a ulna

OBJETIVO

- **Descrever** a origem, a inserção, a ação e a inervação dos músculos do braço que movimentam o rádio e a ulna.

A maioria dos músculos que movem o rádio e a ulna (ossos do antebraço) causam flexão e extensão no cotovelo, que é uma articulação em dobradiça. Os músculos bíceps braquial, braquial e braquiorradial são os músculos flexores. Os músculos extensores incluem o tríceps braquial e o ancôneo (**Figura 11.16**).

O **bíceps braquial** é o grande músculo localizado na superfície anterior do braço. Como o seu nome indica, ele apresenta duas cabeças de origem (longa e curta), ambas da escápula. O músculo cruza as articulações do ombro e do cotovelo. Além de seu papel em flexionar o antebraço na articulação do cotovelo, ele também promove a supinação do antebraço nas articulações radiulnares e flexiona o braço na articulação do ombro. O **braquial** é profundo em relação ao músculo bíceps braquial. É o flexor mais poderoso do antebraço na articulação do cotovelo. Por esse motivo, é o "burro de carga" dos flexores do cotovelo. O **braquiorradial** flexiona o antebraço na articulação do cotovelo, particularmente quando é necessário um movimento rápido ou quando um peso é levantado lentamente durante a flexão do antebraço.

O **tríceps braquial** é o grande músculo localizado na superfície posterior do braço. É o mais poderoso dos extensores do antebraço na articulação do cotovelo. Como o próprio nome indica, ele tem três cabeças de origem, uma da escápula (cabeça longa) e duas do úmero (cabeças lateral e medial). A cabeça longa cruza a articulação do ombro; as outras cabeças não. O **ancôneo** é um

Músculo	Origem	Inserção	Ação	Inervação
FLEXORES DO ANTEBRAÇO				
Bíceps braquial	A cabeça longa se origina do tubérculo acima da cavidade glenoidal da escápula (tubérculo supraglenoidal). A cabeça curta se origina do processo coracoide da escápula.	Tuberosidade do rádio e aponeurose bicipital.*	Promove a flexão do antebraço na articulação do cotovelo, supinação do antebraço nas articulações radiulnares e flexão do braço na articulação do ombro.	Nervo musculocutâneo.
Braquial	Superfície distal, anterior do úmero.	Tuberosidade da ulna e processo coronoide da ulna.	Promove a flexão do antebraço na articulação do cotovelo.	Nervo musculocutâneo.
Braquiorradial	Margem lateral da extremidade distal do úmero.	Superior ao processo estiloide do rádio.	Promove a flexão do antebraço na articulação do cotovelo de forma mais eficaz quando o membro superior está em posição neutra.	Nervo radial.
EXTENSORES DO ANTEBRAÇO				
Tríceps braquial	A cabeça longa se origina do tubérculo infraglenoidal, uma projeção inferior à cavidade glenoidal da escápula. A cabeça lateral se origina da superfície lateral e posterior do úmero. A cabeça medial se origina de toda a superfície posterior do úmero, inferior ao sulco para o nervo radial.	Olécrano da ulna.	Estende o antebraço na articulação do cotovelo e estende o braço na articulação do ombro.	Nervo radial.
Ancôneo	Epicôndilo lateral do úmero.	Olécrano e porção superior da diáfise da ulna.	Estende o antebraço na articulação do cotovelo.	Nervo radial.
PRONADORES DO ANTEBRAÇO				
Pronador redondo (ver também a **Figura 11.17 A**)	Epicôndilo medial do úmero e processo coronoide da ulna.	Superfície mediolateral do rádio.	Promove a pronação do antebraço nas articulações radiulnares e flexiona ligeiramente o antebraço na articulação do cotovelo.	Nervo mediano.

Músculo	Origem	Inserção	Ação	Inervação
Pronador quadrado (ver também a **Figura 11.17 A a C**)	Porção distal da diáfise da ulna.	Porção distal da diáfise do rádio.	Pronação do antebraço nas articulações radiulnares.	Nervo mediano.
SUPINADOR DO ANTEBRAÇO				
Supinador (ver também a **Figura 11.17 B, C**)	Epicôndilo lateral do úmero e a crista próxima à incisura radial da ulna (crista do músculo supinador).	Superfície lateral do terço proximal do rádio.	Supinação do antebraço nas articulações radiulnares.	Nervo radial.

*A aponeurose bicipital é uma aponeurose larga do tendão de inserção do músculo bíceps braquial que desce medialmente ao longo da artéria braquial e funde-se com a fáscia muscular sobre os músculos flexores do antebraço (ver **Figura 11.17 A**). Também auxilia na proteção do nervo mediano e da artéria braquial.

FIGURA 11.16 Músculos do braço que movimentam o rádio e a ulna.

Os músculos anteriores do braço flexionam o antebraço, e os músculos posteriores do braço o estendem.

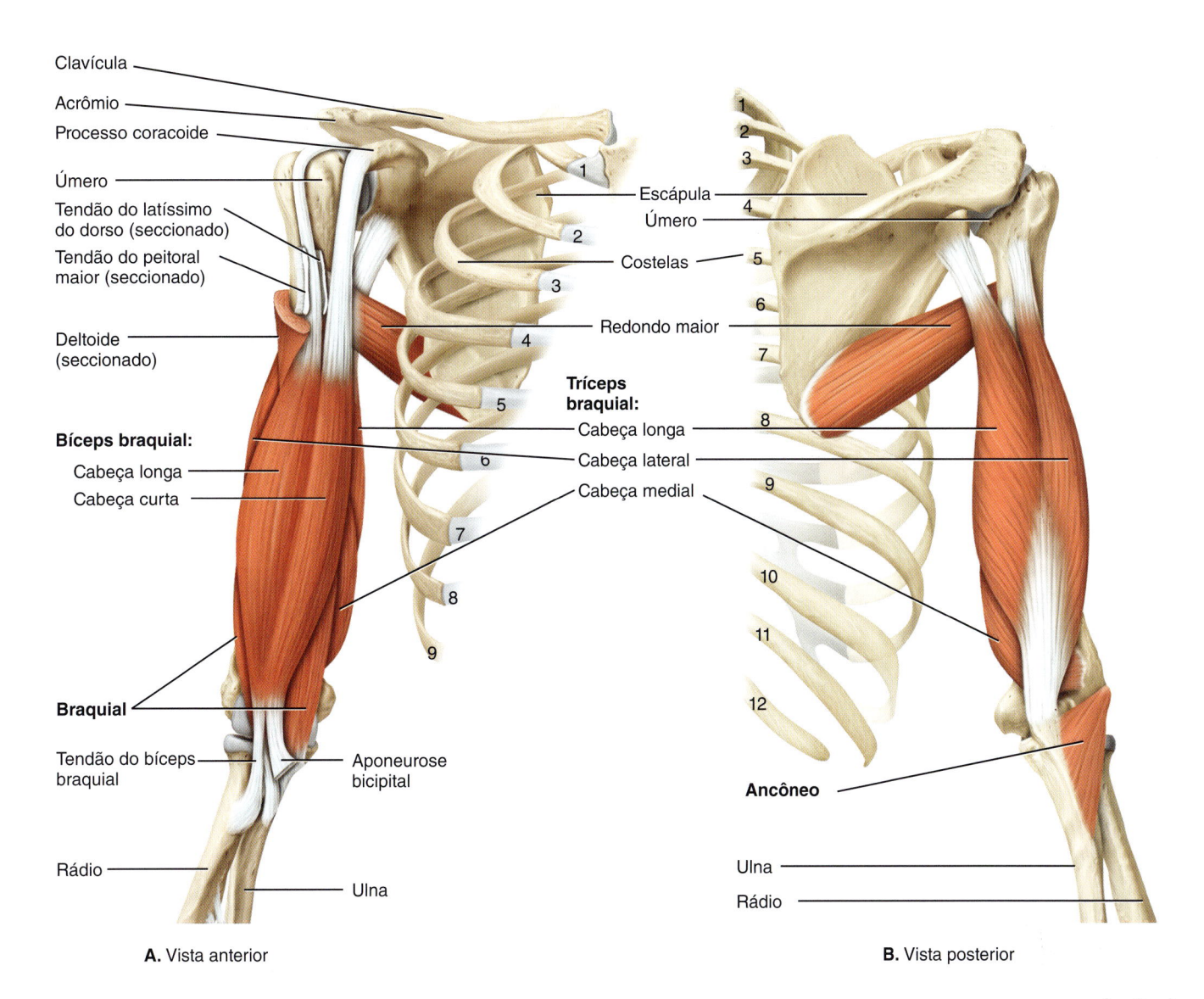

A. Vista anterior

B. Vista posterior

(*continua*)

FIGURA 11.16 *Continuação.*

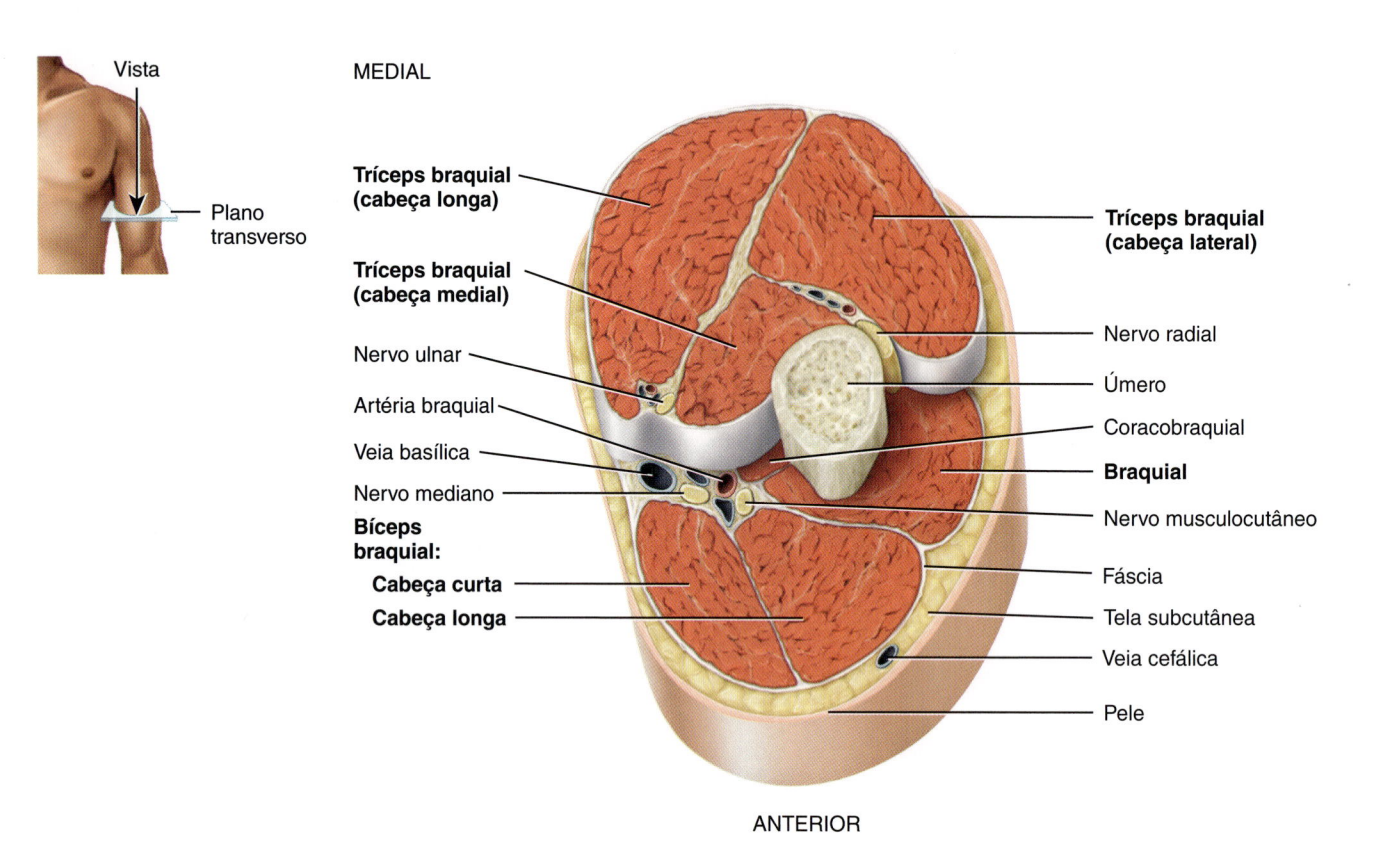

Vista
Plano transverso

MEDIAL

- Tríceps braquial (cabeça longa)
- Tríceps braquial (cabeça lateral)
- Tríceps braquial (cabeça medial)
- Nervo radial
- Nervo ulnar
- Úmero
- Artéria braquial
- Coracobraquial
- Veia basílica
- **Braquial**
- Nervo mediano
- Nervo musculocutâneo
- **Bíceps braquial:**
  - **Cabeça curta**
  - **Cabeça longa**
- Fáscia
- Tela subcutânea
- Veia cefálica
- Pele

ANTERIOR

C. Vista superior da secção transversal do braço

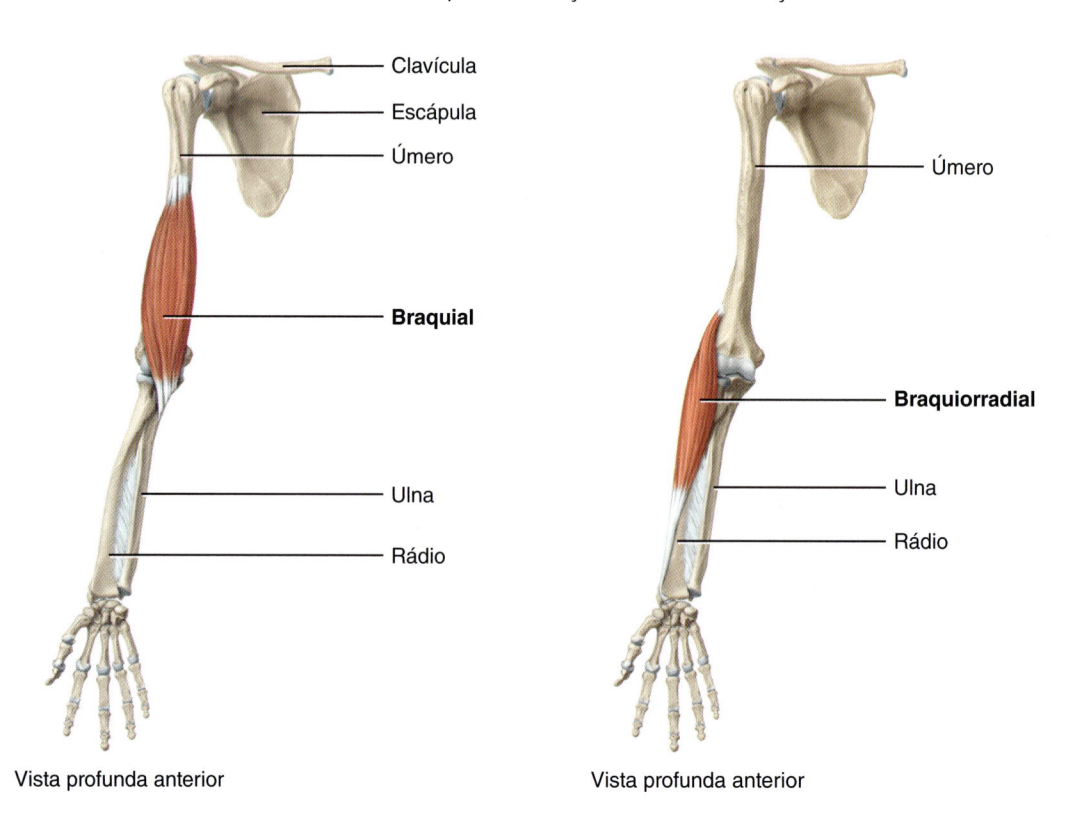

- Clavícula
- Escápula
- Úmero
- **Braquial**
- Ulna
- Rádio

Vista profunda anterior

- Úmero
- **Braquiorradial**
- Ulna
- Rádio

Vista profunda anterior

Úmero

Ancôneo
Supinador

Ulna
Rádio

Vista profunda posterior

Úmero

Pronador redondo

Ulna
Rádio
Pronador quadrado

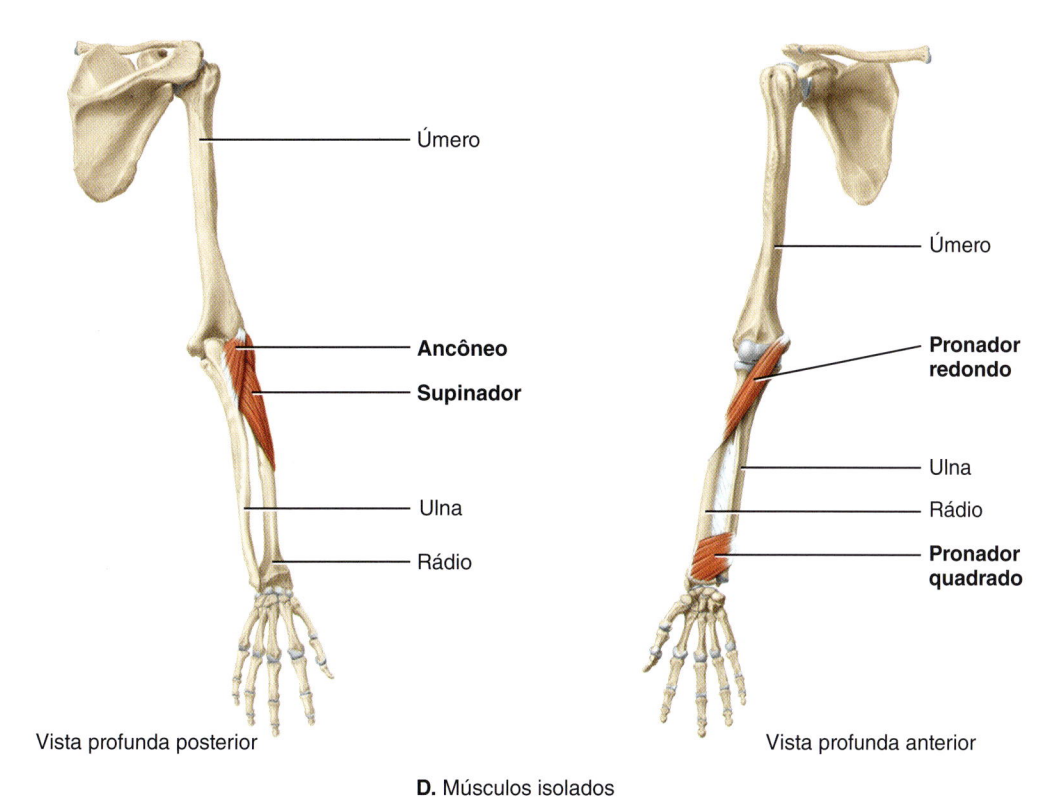

Vista profunda anterior

D. Músculos isolados

? Quais músculos são os flexores e quais são os extensores mais poderosos do antebraço?

pequeno músculo localizado na parte lateral da face posterior do cotovelo que auxilia o tríceps braquial na extensão do antebraço na articulação do cotovelo.

Alguns músculos que movem o rádio e a ulna estão envolvidos na pronação e supinação nas articulações radiulnares. Os pronadores, como sugerido por seus nomes, são os músculos **pronador redondo** e **pronador quadrado**. O supinador do antebraço é apropriadamente denominado músculo **supinador**. Se você for destro, usará a poderosa ação do supinador quando torcer um saca-rolha ou girar um parafuso com uma chave de fenda. Indivíduos canhotos utilizam o supinador para desapertar um parafuso.

Nos membros, os músculos esqueléticos funcionalmente relacionados e seus vasos sanguíneos e nervos associados são agrupados pela fáscia em regiões chamadas de **compartimentos**. No braço, os músculos bíceps braquial, braquial e coracobraquial compõem o **compartimento anterior** (*flexor*). O músculo tríceps braquial forma o **compartimento posterior** (*extensor*).

Como relacionar os músculos aos movimentos

Organize os músculos nesta seção de acordo com as seguintes ações na articulação do cotovelo: (1) flexão e (2) extensão; as seguintes ações no antebraço nas articulações radiulnares: (1) supinação e (2) pronação; e as seguintes ações no úmero na articulação do ombro: (1) flexão e (2) extensão. O mesmo músculo pode ser mencionado mais de uma vez.

Teste rápido

19. Flexione seu braço. Qual grupo de músculos está se contraindo? Qual grupo de músculos deve relaxar para que você possa flexionar o braço?

11.17 Músculos do antebraço que movimentam o punho, a mão, o polegar e os dedos

OBJETIVO

- **Descrever** a origem, a inserção, a ação e a inervação dos músculos do antebraço que movimentam o punho, a mão e os dedos.

Os músculos do antebraço que movem o punho (carpo), a mão e os dedos são muitos e variados (**Figura 11.17**). Aqueles nesse grupo que agem sobre os dedos são conhecidos como **músculos extrínsecos da mão**, porque eles se originam *fora* da mão e inserem nela. Como você verá, os nomes dos músculos que movem o carpo, a mão e os dedos fornecem alguma indicação de sua origem, inserção ou ação. Com base na localização e função, os músculos do antebraço são divididos em dois grupos: (1) músculos do compartimento anterior e (2) músculos do compartimento posterior. Os **músculos do compartimento anterior** (*flexor*) do antebraço originam-se no úmero; normalmente se inserem nos ossos carpais, metacarpais e nas falanges; e funcionam principalmente como flexores. Os ventres desses músculos constituem a maior parte do antebraço. Um dos músculos no compartimento superficial anterior, o músculo palmar longo, está ausente em cerca de 10% dos indivíduos (geralmente no antebraço esquerdo) e é comumente utilizado para o reparo de tendões. Os **músculos do compartimento posterior** (*extensor*) do antebraço originam-se no úmero, se inserem nos ossos metacarpais e nas falanges e funcionam, geralmente como extensores. Dentro de cada compartimento, os músculos são agrupados como superficiais ou profundos.

Os músculos do **compartimento anterior superficial** estão dispostos na seguinte ordem da região lateral para a medial: **flexor radial do carpo**, **palmar longo** e **flexor ulnar do carpo** (o nervo e a artéria ulnar são laterais ao tendão desse músculo no carpo). O músculo **flexor superficial dos dedos** é profundo em relação aos outros três músculos e é o maior músculo superficial no antebraço.

Os músculos do **compartimento anterior profundo** são organizados na seguinte ordem da região lateral para a medial: **flexor longo do polegar** (o único flexor da falange distal do polegar) e o **flexor profundo dos dedos** (termina em quatro tendões que se inserem nas falanges distais dos dedos).

Os músculos do **compartimento posterior superficial** são organizados na seguinte ordem da região lateral para a medial: **extensor radial longo do carpo**, **extensor radial curto do carpo**, **extensor dos dedos** (ocupa a maior parte da superfície posterior do antebraço e se divide em quatro tendões que se inserem nas falanges médias e distais dos dedos), **extensor do dedo mínimo** (um músculo delgado geralmente conectado ao extensor dos dedos) e **extensor ulnar do carpo**.

Os músculos do **compartimento posterior profundo** são organizados na seguinte ordem da região lateral para a medial: **abdutor longo do polegar**, **extensor curto do polegar**, **extensor longo do polegar** e **extensor do indicador**.

Os tendões dos músculos do antebraço que se fixam ao carpo (punho) ou continuam na mão, juntamente com os vasos sanguíneos e os nervos, são mantidos próximos aos ossos por fortes fáscias. Os tendões também são envolvidos por bainhas tendíneas. No carpo, a fáscia profunda torna-se espessa em faixas fibrosas denominadas **retináculos**. O **retináculo dos músculos flexores** está localizado sobre a superfície palmar dos ossos do carpo. Os tendões flexores longos dos dedos e do carpo e o nervo mediano passam profundamente ao retináculo dos flexores. O retináculo dos músculos flexores e os ossos do carpo formam um espaço estreito denominado **túnel do carpo**. Através desse túnel passam o nervo mediano e os tendões dos músculos flexor superficial dos dedos, flexor profundo dos dedos e flexor longo do polegar (**Figura 11.17 F**). O **retináculo dos músculos extensores** está localizado sobre a superfície dorsal dos ossos do carpo. Os tendões extensores do carpo e dos dedos passam profundamente a ele.

> ### Correlação clínica
> #### Cotovelo de golfista
> O **cotovelo de golfista** é uma condição que pode ser causada pela tensão dos músculos flexores, principalmente o flexor radial do carpo, como resultado de movimentos repetitivos, como o balanço do taco de golfe. A tensão pode, entretanto, ser causada por várias ações. Pianistas, violinistas, carregadores, halterofilistas, ciclistas e aqueles que usam computadores estão entre aqueles que podem desenvolver dor em região próxima ao epicôndilo medial (*epicondilite medial*).

Como relacionar os músculos aos movimentos

Organize os músculos nesta seção de acordo com as seguintes ações na articulação do punho: (1) flexão, (2) extensão, (3) abdução (desvio radial) e (4) adução (desvio ulnar); as seguintes ações nos dedos nas articulações metacarpofalângicas: (1) flexão e (2) extensão; as seguintes ações nos dedos nas articulações interfalângicas: (1) flexão e (2) extensão; as seguintes ações no polegar nas articulações carpometacarpais, metacarpofalângicas e interfalângicas: (1) extensão e (2) abdução; e a seguinte ação no polegar na articulação interfalângica: flexão. O mesmo músculo pode ser mencionado mais de uma vez.

> ### Teste rápido
> **20.** Quais músculos e movimentos do carpo, mão, polegar e dedos são utilizados na escrita?

CAPÍTULO 11 Sistema Muscular

FIGURA 11.17 Músculos do antebraço que movimentam o punho (carpo), mão, polegar e os dedos.

Os músculos do compartimento anterior funcionam como flexores, e os músculos do compartimento posterior funcionam como extensores.

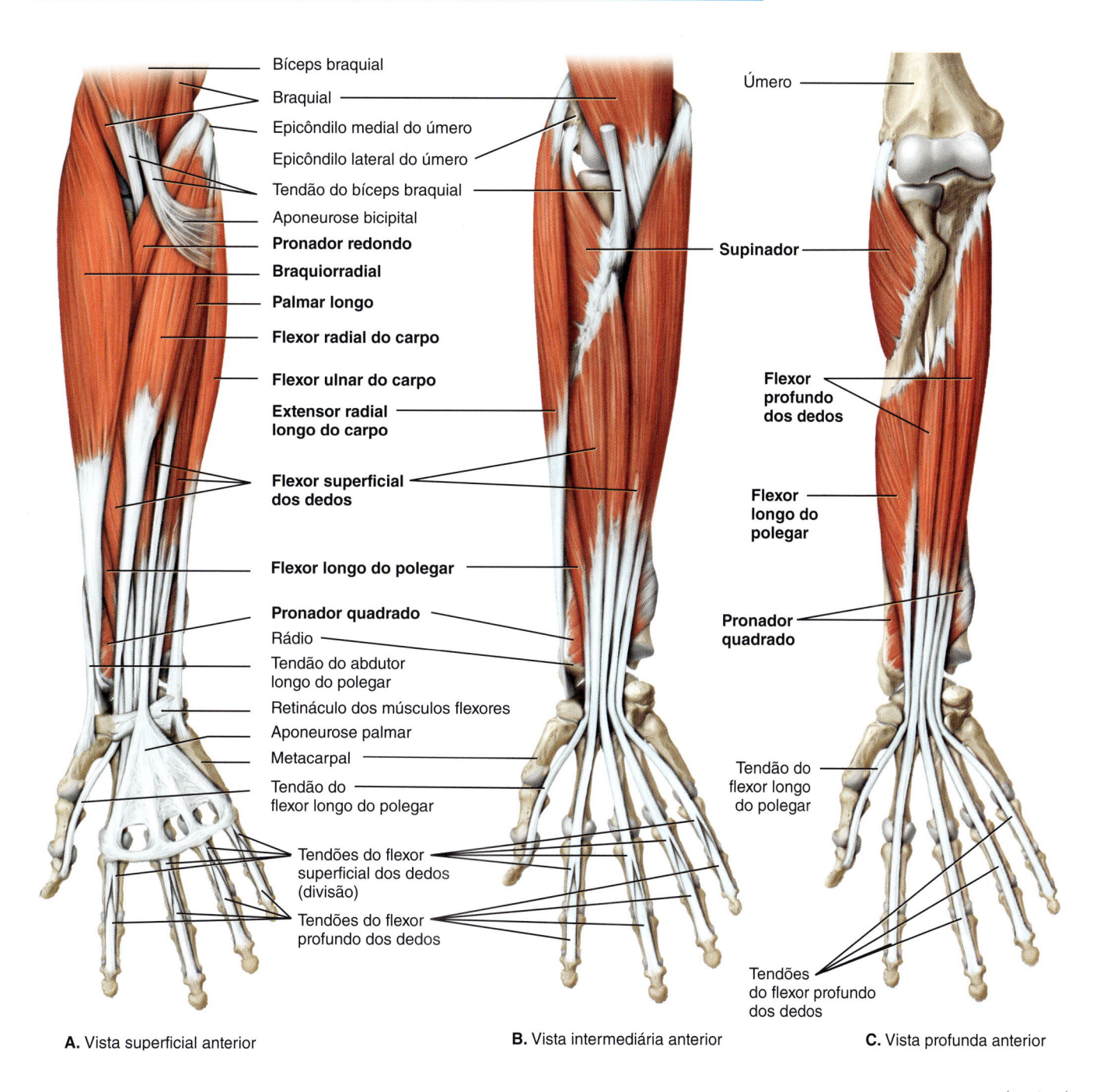

- Bíceps braquial
- Braquial
- Epicôndilo medial do úmero
- Epicôndilo lateral do úmero
- Tendão do bíceps braquial
- Aponeurose bicipital
- **Pronador redondo**
- **Braquiorradial**
- **Palmar longo**
- **Flexor radial do carpo**
- **Flexor ulnar do carpo**
- **Extensor radial longo do carpo**
- **Flexor superficial dos dedos**
- **Flexor longo do polegar**
- **Pronador quadrado**
- Rádio
- Tendão do abdutor longo do polegar
- Retináculo dos músculos flexores
- Aponeurose palmar
- Metacarpal
- Tendão do flexor longo do polegar
- Tendões do flexor superficial dos dedos (divisão)
- Tendões do flexor profundo dos dedos

A. Vista superficial anterior

B. Vista intermediária anterior

- Úmero
- **Supinador**
- **Flexor profundo dos dedos**
- **Flexor longo do polegar**
- **Pronador quadrado**
- Tendão do flexor longo do polegar
- Tendões do flexor profundo dos dedos

C. Vista profunda anterior

(*continua*)

FIGURA 11.17 *Continuação.*

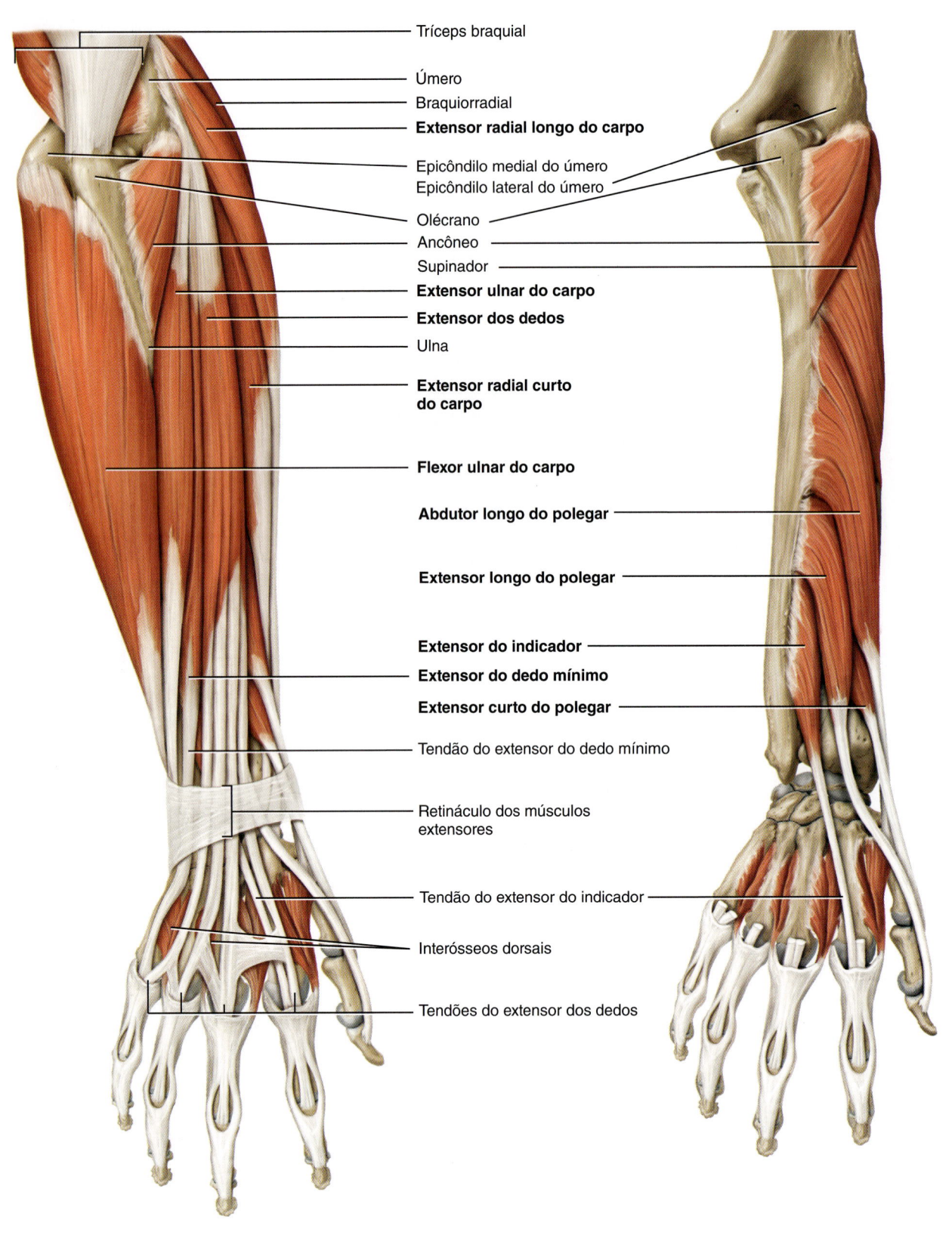

- Tríceps braquial
- Úmero
- Braquiorradial
- **Extensor radial longo do carpo**
- Epicôndilo medial do úmero
- Epicôndilo lateral do úmero
- Olécrano
- Ancôneo
- Supinador
- **Extensor ulnar do carpo**
- **Extensor dos dedos**
- Ulna
- **Extensor radial curto do carpo**
- **Flexor ulnar do carpo**
- **Abdutor longo do polegar**
- **Extensor longo do polegar**
- **Extensor do indicador**
- **Extensor do dedo mínimo**
- **Extensor curto do polegar**
- Tendão do extensor do dedo mínimo
- Retináculo dos músculos extensores
- Tendão do extensor do indicador
- Interósseos dorsais
- Tendões do extensor dos dedos

D. Vista superficial posterior

E. Vista profunda posterior

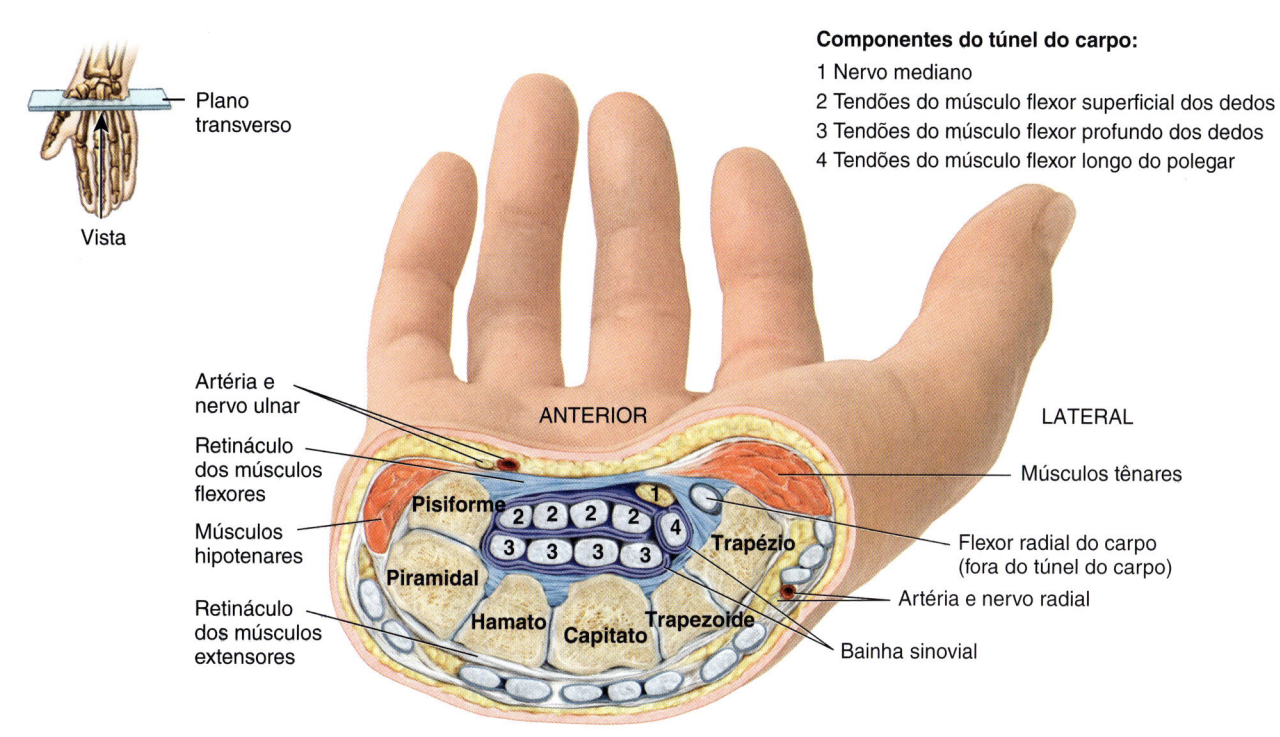

Componentes do túnel do carpo:
1 Nervo mediano
2 Tendões do músculo flexor superficial dos dedos
3 Tendões do músculo flexor profundo dos dedos
4 Tendões do músculo flexor longo do polegar

Plano transverso
Vista

Artéria e nervo ulnar
Retináculo dos músculos flexores
Pisiforme
Músculos hipotenares
Piramidal
Retináculo dos músculos extensores
Hamato
Capitato
Trapezoide
Trapézio
ANTERIOR
LATERAL
Músculos tênares
Flexor radial do carpo (fora do túnel do carpo)
Artéria e nervo radial
Bainha sinovial

F. Corte transversal através do carpo direito

? Quais estruturas passam profundamente ao retináculo dos músculos flexores?

Músculo	Origem	Inserção	Ação	Inervação
COMPARTIMENTO SUPERFICIAL ANTERIOR (FLEXOR) DO ANTEBRAÇO				
Flexor radial do carpo	Epicôndilo medial do úmero.	Metacarpais II e III.	Flexiona e promove a abdução da mão (*desvio radial*) na articulação do punho (carpo).	Nervo mediano.
Palmar longo	Epicôndilo medial do úmero.	Retináculo dos músculos flexores e *aponeurose palmar* (fáscia no centro da palma).	Flexiona fracamente a mão na articulação do punho.	Nervo mediano.
Flexor ulnar do carpo	Epicôndilo medial do úmero e margem posterior superior da ulna.	Pisiforme, hamato e base do metacarpal V.	Flexiona e promove a adução da mão (*desvio ulnar*) na articulação do punho.	Nervo ulnar.
Flexor superficial dos dedos	Epicôndilo medial, processo coronoide e crista ao longo da margem lateral ou superfície anterior (linha oblíqua anterior) do rádio.	Falange média de cada dedo.*	Flexiona a falange média de cada dedo na articulação interfalângica proximal, falange proximal de cada dedo na articulação metacarpofalângica e mão na articulação do punho.	Nervo mediano.
COMPARTIMENTO PROFUNDO ANTERIOR (FLEXOR) DO ANTEBRAÇO				
Flexor longo do polegar	Superfície anterior do rádio e membrana interóssea (lâmina de tecido fibroso que mantém juntas as diáfises da ulna e do rádio).	Base da falange distal do polegar.	Flexiona a falange distal do polegar na articulação interfalângica.	Nervo mediano.

(*continua*)

Músculo	Origem	Inserção	Ação	Inervação
Flexor profundo dos dedos	Superfície anterior do corpo da ulna e lado ulnar da membrana interóssea.	Base da falange distal de cada dedo.	Flexiona as falanges distal e média de cada dedo nas articulações interfalângicas, a falange proximal de cada dedo na articulação metacarpofalângica e a mão na articulação do punho.	Nervos mediano e ulnar.
COMPARTIMENTO SUPERFICIAL POSTERIOR (EXTENSOR) DO ANTEBRAÇO				
Extensor radial longo do carpo	Crista supracondilar lateral do úmero.	Metacarpal II.	Estende e promove a abdução da mão na articulação do punho (desvio ulnar).	Nervo radial.
Extensor radial curto do carpo	Epicôndilo lateral.	Metacarpal III.	Estende e promove a abdução da mão na articulação do punho.	Nervo radial.
Extensor dos dedos	Epicôndilo lateral.	Falanges distal e média de cada dedo.	Estende as falanges distal e média de cada dedo nas articulações interfalângicas, falange proximal de cada dedo na articulação metacarpofalângica e mão na articulação do punho.	Nervo radial.
Extensor do dedo mínimo	Epicôndilo lateral do úmero.	Tendão do extensor dos dedos na falange do mínimo.	Estende a falange proximal do dedo mínimo na articulação metacarpofalângica e a mão na articulação do carpo.	Nervo radial.
Extensor ulnar do carpo	Epicôndilo lateral do úmero e borda posterior da ulna.	Metacarpal V.	Estende e promove a adução da mão na articulação do punho (desvio ulnar).	Nervo radial.
COMPARTIMENTO PROFUNDO POSTERIOR (EXTENSOR) DO ANTEBRAÇO				
Abdutor longo do polegar	Superfície posterior da porção média do rádio e da ulna e membrana interóssea.	Metacarpal I.	Abdução e extensão do polegar na articulação carpometacarpal e abdução da mão na articulação do carpo.	Nervo radial.
Extensor curto do polegar	Superfície posterior da porção média do rádio e membrana interóssea.	Base da falange proximal do polegar.	Estende a falange proximal do polegar na articulação metacarpofalângica, o primeiro metacarpal na articulação carpometacarpal e a mão na articulação do punho.	Nervo radial.
Extensor longo do polegar	Superfície posterior da porção média da ulna e membrana interóssea.	Base da falange distal do polegar.	Estende a falange distal do polegar na articulação interfalângica e o primeiro metacarpal na articulação carpometacarpal, e promove a abdução da mão na articulação do punho.	Nervo radial.
Extensor do indicador	Superfície posterior da ulna e membrana interóssea.	Tendão do extensor do dedo indicador.	Estende as falanges distal e média nas articulações interfalângicas, falange proximal do dedo indicador na articulação metacarpofalângica e a mão na articulação do punho.	Nervo radial.

*Lembrete: O polegar; numerado como I, é o primeiro dedo e tem duas falanges: proximal e distal. Os dedos restantes das mãos, são numerados de II a V e cada um tem três falanges: proximal, média e distal.

11.18 Músculos da palma da mão que movimentam os dedos – músculos intrínsecos da mão

OBJETIVO

- **Descrever** a origem, a inserção, a ação e a inervação dos músculos da palma da mão que movimentam os dedos (os músculos intrínsecos da mão).

Alguns dos músculos discutidos na Seção 11.17 movem os dedos de várias maneiras e são conhecidos como músculos extrínsecos da mão. Eles produzem os movimentos vigorosos, porém grosseiros dos dedos. Os **músculos intrínsecos da mão** na região palmar produzem movimentos fracos, mas complexos e precisos dos dedos que caracterizam o uso da mão humana (**Figura 11.18**). Os músculos nesse grupo são assim chamados porque as suas origens e inserções estão *dentro* da mão.

Os músculos intrínsecos da mão são divididos em três grupos: (1) **tenar**, (2) **hipotenar** e (3) **intermediário**. Os músculos tenares incluem o abdutor curto do polegar, o oponente do polegar, o flexor curto do polegar e o adutor do polegar (atua no polegar, mas não está na eminência tenar). O **abdutor curto do polegar** é um músculo superficial fino, curto e relativamente largo na face lateral da eminência tenar. O **flexor curto do polegar** é um músculo curto e largo, medial ao músculo abdutor curto do polegar. O **oponente do polegar** é um músculo pequeno e triangular que é profundo em relação aos músculos flexor curto do polegar e abdutor curto do polegar. O **adutor do polegar** tem o formato de leque e duas cabeças (oblíqua e transversa) separadas por uma lacuna pela qual passa a artéria radial. Os músculos tenares mais o adutor do polegar formam a **eminência tenar**, o contorno arredondado lateral na palma da mão.

Os três músculos hipotenares atuam no dedo mínimo e formam a **eminência hipotenar**, o contorno arredondado medial na palma da mão. Os músculos hipotenares incluem o abdutor do dedo mínimo, flexor curto do dedo mínimo e oponente do dedo mínimo. O **abdutor do dedo mínimo** é um músculo curto e largo e é o mais superficial dos músculos hipotenares. É um músculo potente que apresenta um papel importante no movimento de pegar um objeto com os dedos estendidos. O músculo **flexor curto do dedo mínimo** também é curto e largo e é lateral ao músculo abdutor do dedo mínimo. O músculo **oponente do dedo mínimo** é triangular e profundo aos outros dois músculos hipotenares.

Os 11 ou 12 músculos intermediários (palmar médio) incluem os lumbricais, interósseos palmares e interósseos dorsais. Os **lumbricais**, como o nome indica, são vermiformes. Originam-se e se inserem nos tendões de outros músculos (flexor profundo dos dedos e extensor dos dedos). Os **interósseos palmares** são os menores e mais anteriores dos músculos interósseos. Os **interósseos dorsais** são os mais posteriores dessa série de músculos. Ambos os conjuntos de músculos interósseos estão localizados entre os metacarpais e são importantes na abdução, adução, flexão e extensão dos dedos, assim como nos movimentos em atividades especializadas, como escrever, digitar e tocar piano.

É possível compreender facilmente a importância funcional da mão quando se considera que algumas lesões nas mãos podem resultar em incapacidade permanente. A maior parte da destreza da mão depende dos movimentos do polegar. As atividades gerais da mão são o movimento livre, aperto forte (movimento forçado dos dedos e polegar contra a palma da mão, como ao apertar), manuseio de precisão (uma mudança na posição de um objeto manuseado que requer controle exato das posições dos dedos e polegares, como ao dar corda em um relógio ou enfiar a linha em uma agulha) e beliscar (compressão entre o polegar e o dedo indicador ou entre o polegar e primeiros dois dedos).

Os movimentos do polegar são muito importantes nas atividades de precisão da mão e são definidos em diferentes planos por movimentos comparáveis de outros dedos, porque o polegar é posicionado em ângulo reto com os outros dedos. Os cinco movimentos principais do polegar são ilustrados na **Figura 11.18 F** e incluem *flexão* (movimento do polegar medialmente na palma da mão), *extensão* (movimento do polegar lateralmente afastado da palma da mão), *abdução* (movimento do polegar em um plano anteroposterior afastado da palma da mão), *adução* (movimento do polegar em um plano anteroposterior em direção à palma da mão) e *oposição* (movimento do polegar na palma da mão de modo que a ponta do polegar encontre a ponta do dedo). A oposição é o movimento mais distinto dos dedos, que fornece aos humanos e a outros primatas a capacidade de pegar e manipular objetos com precisão.

Correlação clínica

Síndrome do túnel do carpo

As estruturas dentro do túnel do carpo (ver **Figura 11.17 F**), principalmente o nervo mediano, são vulneráveis à compressão, e a condição resultante é denominada **síndrome do túnel do carpo**. A compressão do nervo mediano provoca alterações da sensibilidade na face lateral da mão e fraqueza muscular na eminência tenar. Isso resulta em dor, dormência e formigamento dos dedos. A condição pode ser causada por inflamação das bainhas digitais tendíneas, retenção de líquidos, exercício excessivo, infecção, trauma e/ou atividades repetitivas que envolvem flexão do punho (carpo), como digitar, cortar cabelo ou tocar piano. O tratamento pode envolver o uso de fármacos anti-inflamatórios não esteroides (como ibuprofeno ou ácido acetilsalicílico), o uso de uma tala de punho, injeções de corticosteroides ou cirurgia para seccionar o retináculo dos músculos flexores e liberar a pressão no nervo mediano.

Músculo	Origem	Inserção	Ação	Inervação
TENAR (FACE LATERAL DA PALMA DA MÃO)				
Abdutor curto do polegar	Retináculo dos músculos flexores, escafoide e trapézio.	Porção lateral da falange proximal do polegar.	Abdução do polegar na articulação carpometacarpal.	Nervo mediano.
Oponente do polegar (oposto)	Retináculo dos músculos flexores e trapézio.	Face lateral do metacarpal I.	Move o polegar na palma da mão para encontrar qualquer dedo (oposição) na articulação carpometacarpal.	Nervo mediano.
Flexor curto do polegar	Retináculo dos músculos flexores, trapézio, capitato e trapezoide.	Face lateral da falange proximal do polegar.	Flexiona o polegar nas articulações carpometacarpal e metacarpofalângica.	Nervos mediano e ulnar.
Adutor do polegar	A cabeça oblíqua origina-se do capitato e metacarpais II e III. A cabeça transversa origina-se do metacarpal III.	Face medial da falange proximal do polegar pelo tendão contendo o osso sesamoide.	Promove a adução do polegar nas articulações carpometacarpal e metacarpofalângica.	Nervo ulnar.
HIPOTENAR (FACE MEDIAL DA PALMA DAS MÃOS)				
Abdutor do dedo mínimo	Pisiforme e tendão do flexor ulnar do carpo.	Face medial da falange proximal do dedo mínimo.	Promove a abdução e flexão do dedo mínimo na articulação metacarpofalângica.	Nervo ulnar.
Flexor curto do dedo mínimo	Retináculo dos músculos flexores e hamato.	Face medial da falange proximal do dedo mínimo.	Flexiona o dedo mínimo nas articulações carpometacarpal e metacarpofalângica.	Nervo ulnar.
Oponente do dedo mínimo	Retináculo dos músculos flexores e hamato.	Face medial do metacarpal V.	Move o dedo mínimo na palma da mão para encontrar o polegar (oposição) na articulação carpometacarpal.	Nervo ulnar.
INTERMEDIÁRIO (FACE PALMAR MÉDIA)				
Lumbricais (quatro músculos)	Faces laterais dos tendões e flexor profundo dos dedos de cada dedo da mão.	Faces laterais dos tendões do extensor dos dedos nas falanges proximais de cada dedo.	Flexiona cada dedo nas articulações metacarpofalângicas e estende cada dedo nas articulações interfalângicas.	Nervos mediano e ulnar.
Interósseos palmares (três músculos distintos, mas alguns descrevem quatro)	Lados das diáfises dos metacarpais de todos os dedos (exceto o III).	Lados das bases das falanges proximais de todos os dedos (exceto o III).	Promove a adução e flexão de cada dedo (exceto o III) nas articulações metacarpofalângicas e extensão desses dedos nas articulações interfalângicas.	Nervo ulnar.
Interósseos dorsais (quatro músculos)	Lados adjacentes dos metacarpais.	Falange proximal dos dedos II–IV.	Promove a abdução dos dedos II–IV nas articulações metacarpofalângicas, flexão dos dedos II–IV nas articulações metacarpofalângicas e extensão dos dedos II–IV nas articulações interfalângicas.	Nervo ulnar.

Como relacionar os músculos aos movimentos

Organize os músculos nesta seção de acordo com as seguintes ações no polegar nas articulações carpometacarpais e metacarpofalângicas: (1) abdução, (2) adução, (3) flexão e (4) oposição; e as seguintes ações nos dedos nas articulações metacarpofalângicas e interfalângicas: (1) abdução, (2) adução, (3) flexão e (4) extensão. O mesmo músculo pode ser mencionado mais de uma vez.

Teste rápido

21. Como as ações dos músculos extrínsecos e intrínsecos da mão diferem?

CAPÍTULO 11 Sistema Muscular

FIGURA 11.18 Músculos da palma das mãos que movimentam os dedos – músculos intrínsecos da mão.

Os músculos intrínsecos da mão produzem os movimentos complexos e precisos dos dedos que caracterizam a mão humana.

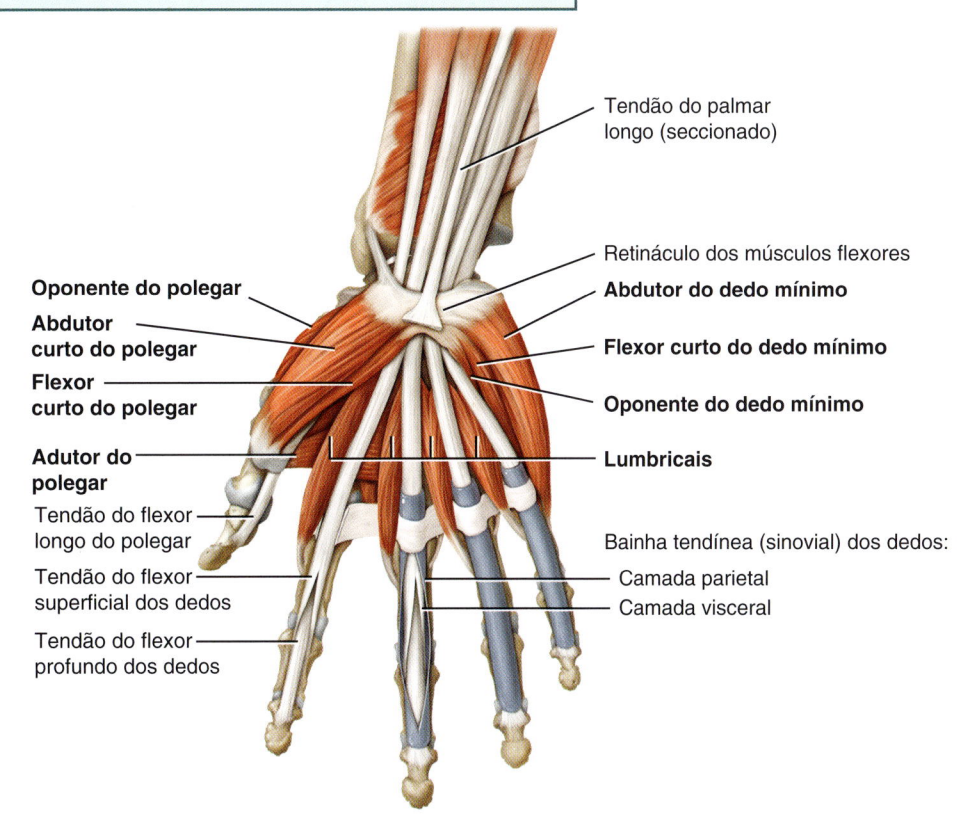

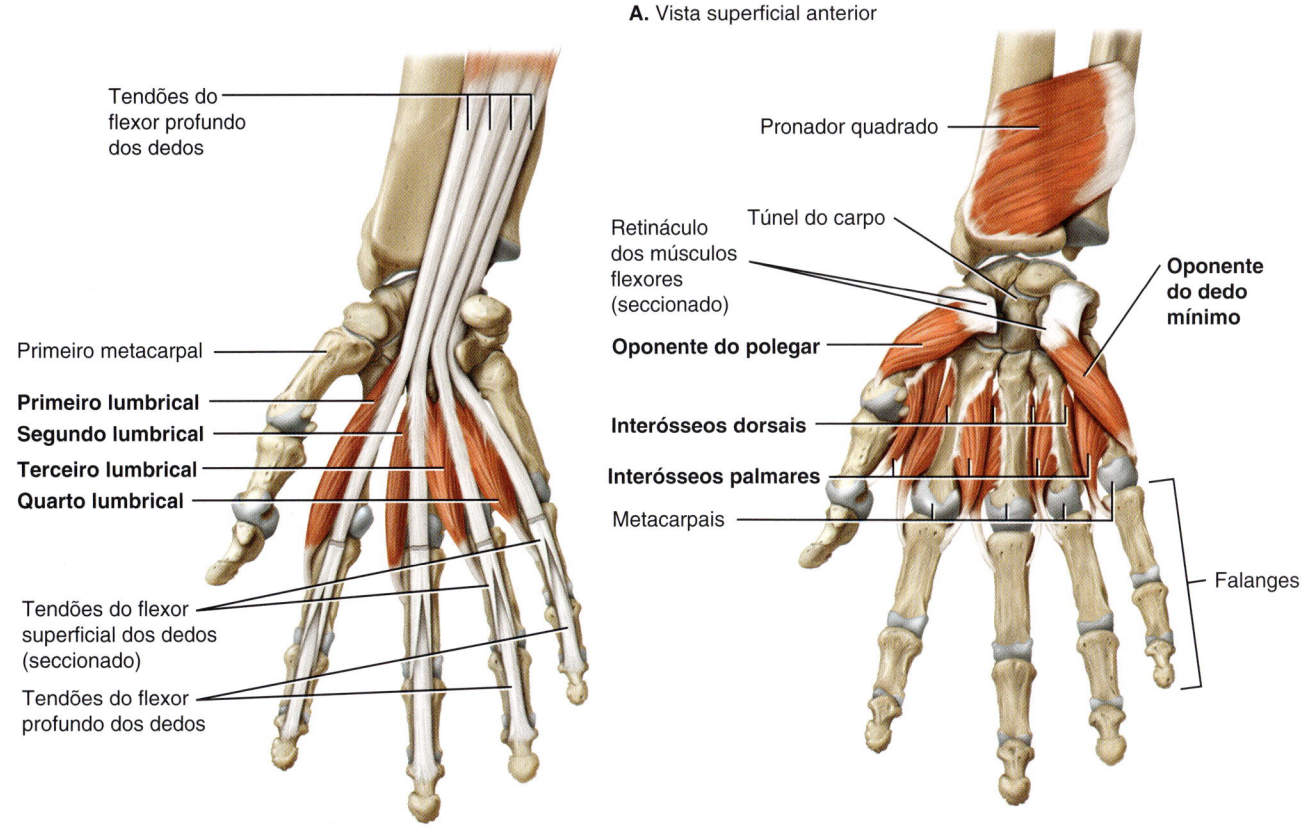

- Tendão do palmar longo (seccionado)
- Retináculo dos músculos flexores
- **Oponente do polegar**
- **Abdutor curto do polegar**
- **Flexor curto do polegar**
- **Adutor do polegar**
- Tendão do flexor longo do polegar
- Tendão do flexor superficial dos dedos
- Tendão do flexor profundo dos dedos
- **Abdutor do dedo mínimo**
- **Flexor curto do dedo mínimo**
- **Oponente do dedo mínimo**
- **Lumbricais**
- Bainha tendínea (sinovial) dos dedos:
  - Camada parietal
  - Camada visceral

A. Vista superficial anterior

- Tendões do flexor profundo dos dedos
- Primeiro metacarpal
- **Primeiro lumbrical**
- **Segundo lumbrical**
- **Terceiro lumbrical**
- **Quarto lumbrical**
- Tendões do flexor superficial dos dedos (seccionado)
- Tendões do flexor profundo dos dedos

B. Vista intermediária anterior dos lumbricais

- Pronador quadrado
- Retináculo dos músculos flexores (seccionado)
- Túnel do carpo
- **Oponente do polegar**
- **Interósseos dorsais**
- **Interósseos palmares**
- Metacarpais
- **Oponente do dedo mínimo**
- Falanges

C. Vista anterior profunda

(*continua*)

394 PRINCÍPIOS DE ANATOMIA E FISIOLOGIA

FIGURA 11.18 *Continuação.*

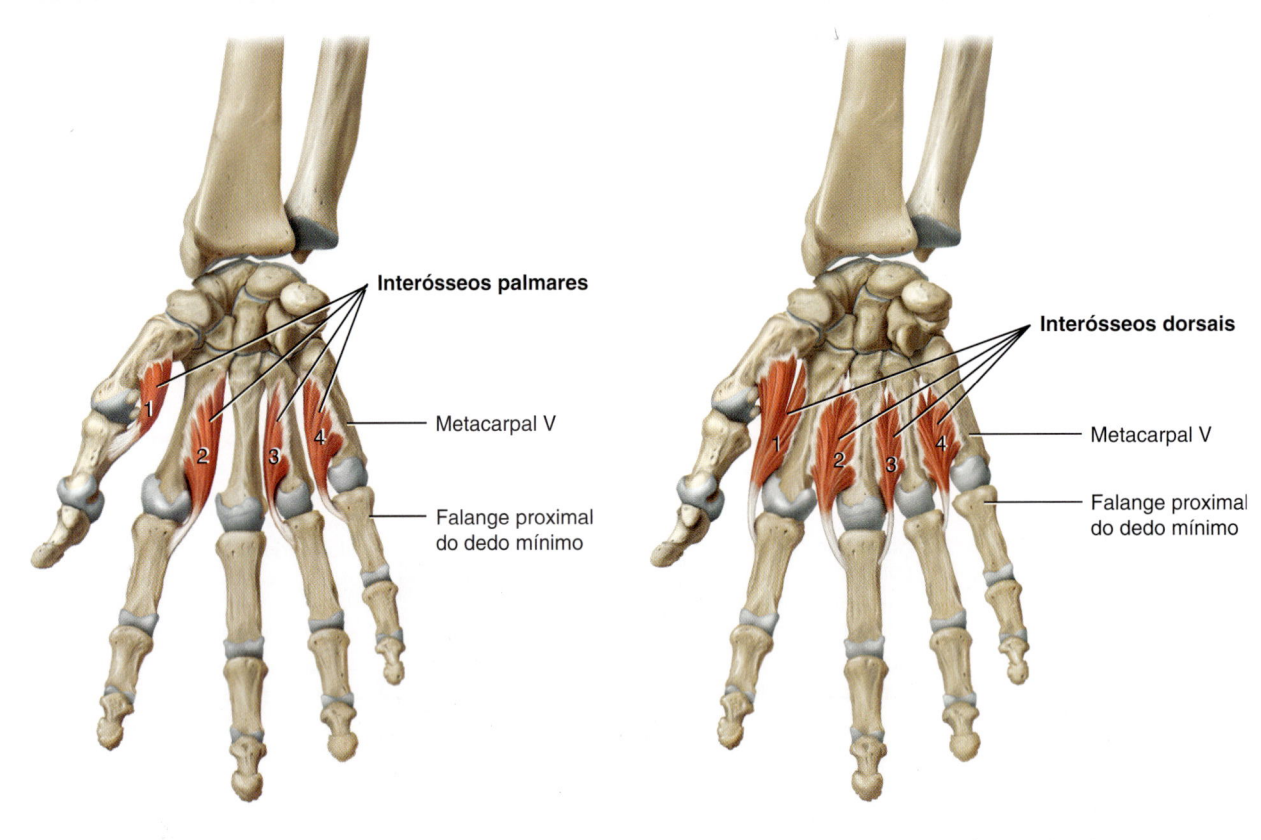

Interósseos palmares
Metacarpal V
Falange proximal do dedo mínimo

Interósseos dorsais
Metacarpal V
Falange proximal do dedo mínimo

D. Vista profunda anterior dos interósseos palmares

E. Vista profunda anterior dos interósseos dorsais

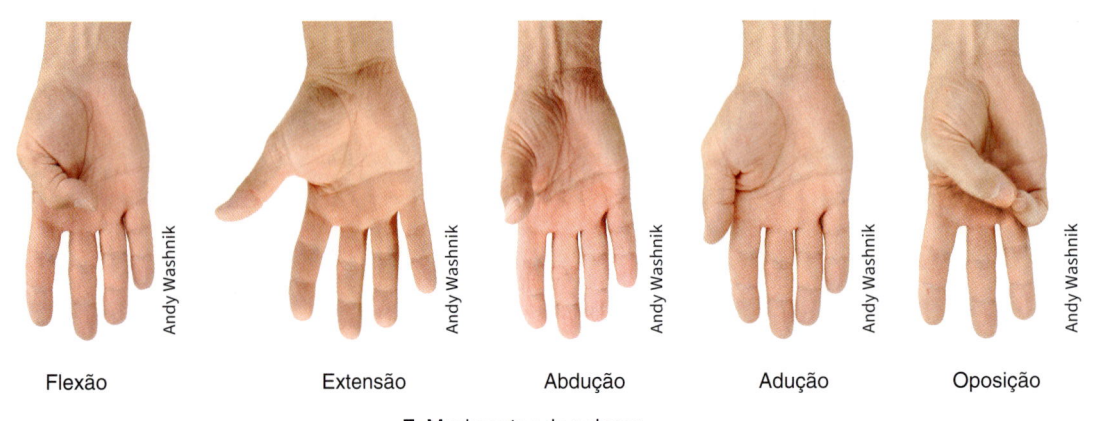

Flexão — Extensão — Abdução — Adução — Oposição

F. Movimentos do polegar

? Os músculos da eminência tenar agem em qual dedo?

11.19 Músculos do pescoço e do dorso que movimentam a coluna vertebral

OBJETIVO

- **Descrever** a origem, a inserção, a ação e a inervação dos músculos que movimentam a coluna vertebral.

Os músculos que movimentam a coluna vertebral são muito complexos, porque apresentam múltiplas origens e inserções e há uma sobreposição considerável entre eles. Uma maneira de agrupar os músculos é com base na direção geral dos feixes musculares e seus comprimentos aproximados. Por exemplo, os músculos esplênios surgem dos processos espinhosos das vértebras cervicais na linha mediana e estendem-se superior e lateralmente para movimentar a vértebra superior e o crânio (**Figura 11.19 A**). O grupo de músculos eretores da espinha (constituído pelos músculos iliocostais, longuíssimos e espinal) surge também da linha mediana ou mais lateralmente, mas geralmente tem trajeto quase longitudinal, sem direção lateral ou medial significativa. Os músculos do

Músculo	Origem	Inserção	Ação	Inervação
ESPLÊNIO				
Esplênio da cabeça	Ligamento nucal* e processos espinhosos de CVII–TIV.	Osso occipital e processo mastoide.	Com a ação conjunta (bilateralmente), promovem a extensão da cabeça e a extensão da coluna vertebral; com a ação individual (unilateralmente), realizam a flexão lateral e/ou rotação da cabeça para o mesmo lado do músculo contraído.	Nervos espinais cervicais médios.
Esplênio do pescoço	Processos espinhosos de TIII–TVI.	Processos transversos de CI–CII ou CI–CIV.	Ao agir em conjunto, realizam a extensão da cabeça; com a ação individual, fazem a flexão lateral e/ou rotação da cabeça para o mesmo lado do músculo contraído.	Nervos espinais cervicais inferiores.
ERETOR DA ESPINHA Consiste nos músculos iliocostais (laterais), músculos longuíssimos (intermediários) e músculos espinais (mediais)				
GRUPO ILIOCOSTAL (LATERAL)				
Iliocostal do pescoço	Costelas I–VI.	Processos transversos de CIV–CVI.	Com a ação conjunta, os músculos de cada região (cervical, torácica e lombar) estendem e mantêm a postura ereta da coluna vertebral de suas respectivas regiões; com a ação individual, promovem a flexão lateral da coluna vertebral de suas respectivas regiões para o mesmo lado do músculo contraído.	Nervos espinais cervicais e torácicos.
Iliocostal do lombo (parte torácica)	Costelas VII–XII.	Costelas I–VI.		Nervos espinais torácicos.
Iliocostal do lombo (parte lombar)	Crista ilíaca.	Costelas 7 a 12.		Nervos espinais lombares.
GRUPO LONGUÍSSIMO (Intermediário)				
Longuíssimo da cabeça	Processos articulares de CIV–CVII e processos transversos de TI–TIV.	Processo mastoide.	Com a ação conjunta, ambos os músculos longuíssimos da cabeça estendem a coluna vertebral; com a ação individual, realizam a rotação da cabeça para o mesmo lado do músculo contraído.	Nervos espinais cervicais médios e inferiores.
Longuíssimo do pescoço	Processos transversos de TIV–TV.	Processos transversos de CII–CVI.	Com a ação conjunta, o músculo longuíssimo do pescoço e ambos os músculos longuíssimos do tórax estendem a coluna vertebral de suas respectivas regiões; com a ação individual, promovem a flexão lateral da coluna vertebral de suas respectivas regiões.	Nervos espinais torácicos superiores e cervicais.
Longuíssimo do tórax	Processos transversos das vértebras lombares.	Processos transversos de todas as vértebras torácicas e lombares superiores e costelas IX e X.		Nervos espinais torácicos e lombares.
GRUPO ESPINAL (MEDIAL)				
Espinal da cabeça	Frequentemente ausente ou muito pequena. Surge com o semiespinal da cabeça.	Osso occipital.	Com a ação conjunta, os músculos de cada região (cervical, torácica e lombar) estendem a coluna vertebral de suas respectivas regiões e estendem a cabeça.	Nervos espinais cervicais.
Espinal do pescoço	Ligamento nucal e processo espinhoso de CVII.	Processo espinhoso do áxis.		Nervos espinais cervicais inferiores e torácicos.
Espinal do tórax	Processos espinhosos de T10–L2.	Processos espinhosos das vértebras torácicas superiores.		Nervos espinais torácicos.

*Tecido fibroelástico espesso que se estende do osso occipital até os processos espinhosos de TI–TVII.

(continua)

Músculo	Origem	Inserção	Ação	Inervação
TRANSVERSOESPINAIS				
Semiespinal da cabeça	Processos articulares de CIV–CVI e processos transversos de CVII–TVII.	Osso occipital entre as linhas nucais superior e inferior.	Com a ação conjunta, realizam a extensão da cabeça e coluna vertebral; com a ação individual, promovem a rotação da cabeça para o lado oposto ao do músculo contraído.	Nervos espinais cervicais e torácicos.
Semiespinal do pescoço	Processos transversos de TI–TV.	Processos espinhosos de CI–CV.	Com a ação conjunta, ambos os músculos semiespinais do pescoço e ambos os músculos semiespinais do tórax estendem a coluna vertebral de suas respectivas regiões; com a ação individual, realizam a rotação da cabeça para o lado oposto do músculo contraído.	Nervos espinais cervicais e torácicos.
Semiespinal do tórax	Processos transversos de TVI–TX.	Processos espinhosos de CVI–TIV.		Nervos espinais torácicos.
Multífidos	Sacro; ílio; processos transversos de LI–LV, TI–TXII e CIV–CVII.	Processo espinhoso de uma vértebra mais superior.	Com a ação conjunta, fazem a extensão da coluna vertebral; com a ação isolada, realizam a flexão ligeiramente lateral da coluna vertebral e a rotação fraca da coluna vertebral para o lado oposto do músculo em contração.	Nervos espinais cervicais, torácicas e lombares.
Rotadores	Processos transversos das vértebras abaixo.	Lâmina da vértebra acima.	Com a ação conjunta, realizam a extensão ligeira da coluna vertebral; com a ação isolada, promovem a rotação ligeira da coluna vertebral para o lado oposto do músculo contraído.	Nervos espinais cervicais, torácicos e lombares.
SEGMENTARES				
Interespinais	Superfície superior do processo espinhoso adjacente abaixo.	Superfície inferior do processo espinhoso adjacente acima.	Com a ação conjunta, realizam a extensão ligeira da coluna vertebral; com a ação isolada, estabilizam a coluna vertebral durante o movimento.	Nervos espinais cervicais, torácicos e lombares.
Intertransversários	Processo transverso da vértebra inferior adjacente.	Processo transverso da vértebra superior adjacente.	Com a ação conjunta, estendem ligeiramente a coluna vertebral; com a ação isolada, promovem a flexão ligeiramente lateral da coluna vertebral, estabilizando-a durante os movimentos.	Nervos espinais cervicais, torácicos e lombares.
ESCALENOS				
Escaleno anterior	Processos transversos de CIII–CVI.	Costela I.	Com a ação conjunta, os músculos escalenos anteriores direito e esquerdo e escaleno médio elevam as primeiras costelas durante a inspiração forçada.	Nervos espinais cervicais.
Escaleno médio	Processos transversos de CII–CVII.	Costela I.	AMR: flexão das vértebras cervicais; com a ação individual, promovem a flexão lateral e a rotação discreta das vértebras cervicais.	Nervos espinais cervicais.
Escaleno posterior	Processos transversos de CIV–CVI.	Costela II.	Com a ação conjunta, os músculos escalenos direito e esquerdo posterior elevam as segundas costelas durante a inspiração forçada. AMR: flexão das vértebras cervicais; com a ação individual, realizam flexão lateral e discreta rotação das vértebras cervicais.	Nervos espinais cervicais.

grupo transversoespinal (semiespinal, multífido, rotadores) estendem-se de lateral para medial conforme seguem superiormente. Na região profunda em relação a esses três grupos de músculos estão pequenos músculos segmentares que se estendem entre os processos espinhosos ou processos transversos das vértebras. Observe na Seção 11.10 que os músculos reto do abdome, oblíquo externo, oblíquo interno e quadrado lombar também desempenham um papel na movimentação da coluna vertebral.

Os músculos **esplênios**, semelhantes a bandagens, são fixados às laterais e à parte posterior do pescoço. Os dois músculos nesse grupo são nomeados com base em suas fixações superiores (inserções): **esplênio da cabeça** (região da cabeça) e **esplênio do pescoço** (região cervical). Eles estendem e flexionam lateralmente a cabeça, além de promoverem a sua rotação e a do pescoço.

O **eretor da espinha** é a maior massa muscular da região dorsal, formando uma proeminência em cada lado da coluna vertebral. Esse grupo de músculos é o principal extensor da coluna vertebral. Também é importante no controle da flexão, flexão lateral e rotação da coluna vertebral e na manutenção da curvatura lombar. Conforme observado anteriormente, consiste em três grupos: iliocostal (posicionado lateralmente), longuíssimo (em posição intermediária) e espinal (posicionado medialmente). Esses grupos, por sua vez, são constituídos por uma série de músculos sobrepostos, e os músculos dentro dos grupos são nomeados de acordo com as regiões do corpo com as quais estão associados. O **grupo iliocostal** é composto por três músculos: o **iliocostal cervical** (região cervical), **iliocostal do lombo, região torácica**, e **iliocostal do lombo, região lombar**. O **grupo longuíssimo** assemelha a uma espinha de peixe e consiste em três músculos: o **longuíssimo da cabeça** (região da cabeça), **longuíssimo do pescoço** (região cervical) e **longuíssimo do tórax** (região torácica). O **grupo espinal** também consiste em três músculos: o **espinal da cabeça**, o **espinal do pescoço** e o **espinal do tórax**.

Os músculos **transversoespinais** são assim chamados porque suas fibras que vão dos processos transversos aos processos espinhosos das vértebras. Os músculos semiespinais neste grupo também são nomeados de acordo com a região do corpo com a qual estão associados: **semiespinal da cabeça** (região da cabeça), **semiespinal do pescoço** (região cervical) e **semiespinal do tórax** (região torácica). Esses músculos estendem a coluna vertebral e rodam a cabeça.

O músculo **multífido** neste grupo, como o seu nome indica, é segmentado em vários feixes. Estende e flexiona lateralmente a coluna vertebral. Esse músculo é grande e espesso na região lombar e é importante na manutenção da curvatura lombar. Os músculos **rotadores** deste grupo são curtos e são encontrados ao longo de toda a extensão da coluna vertebral. Esses pequenos músculos contribuem pouco para o movimento vertebral, mas desempenham

FIGURA 11.19 Músculos do pescoço e da região dorsal que movimentam a coluna vertebral. Os músculos trapézio e occipitofrontal foram removidos.

O grupo eretor da espinha (músculos iliocostais, longuíssimos e espinais) é a maior massa muscular da região dorsal e é o principal grupo extensor da coluna vertebral.

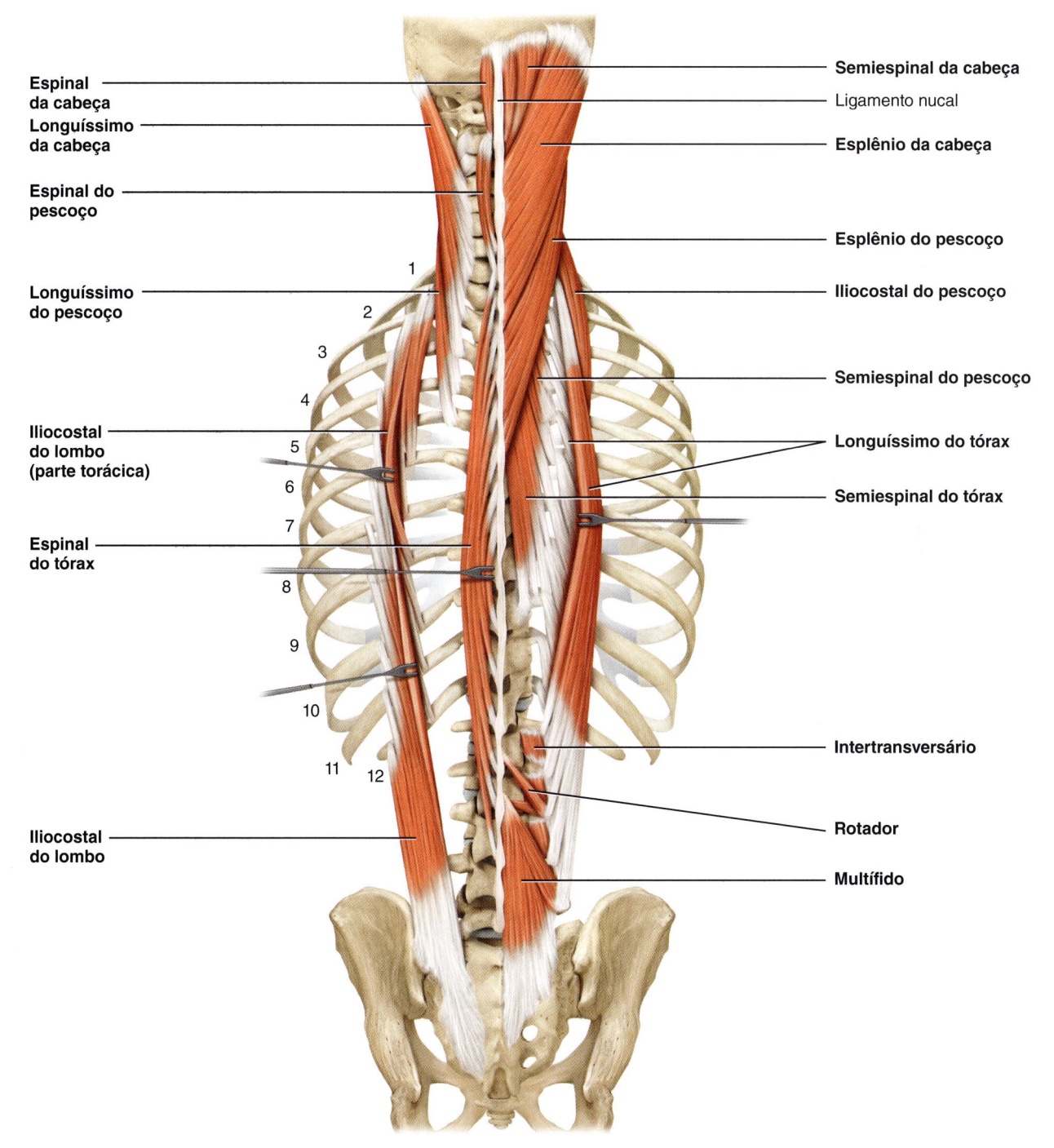

A. Vista posterior

(*continua*)

FIGURA 11.19 *Continuação.*

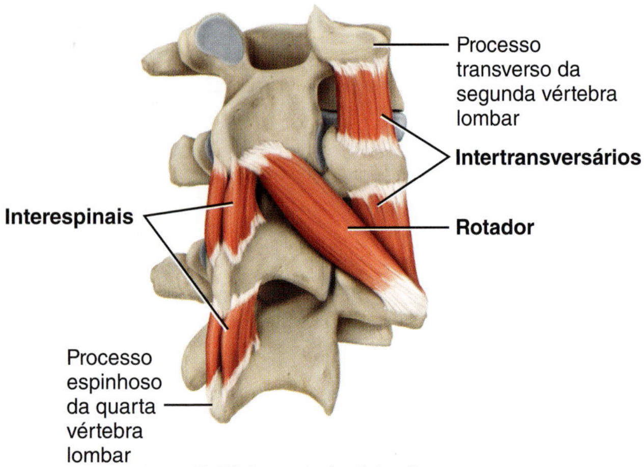

B. Vista posterior lateral

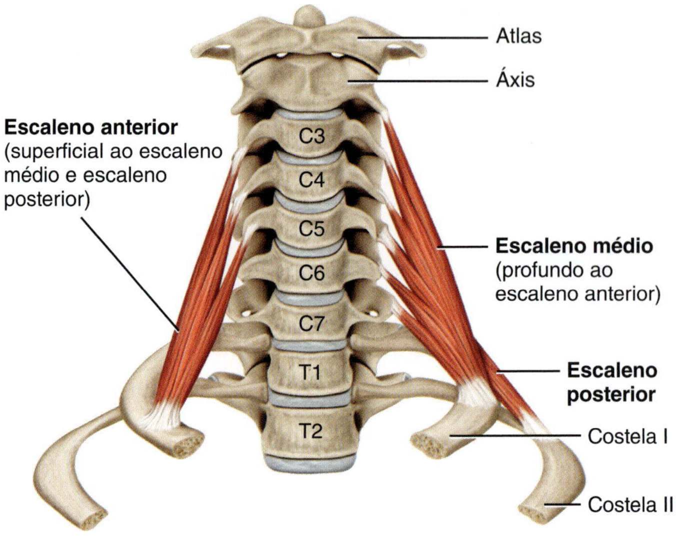

C. Vista anterior

? Quais músculos se originam na linha mediana e se estendem lateral e superiormente até suas inserções?

papéis importantes no monitoramento da posição da coluna vertebral e no fornecimento de retroalimentação (*feedback*) proprioceptiva para a ação dos músculos vertebrais mais fortes.

No grupo dos **músculos segmentares** (**Figura 11.19 B**), os músculos **interespinais** e **intertransversários** unem os processos espinhosos e transversos de vértebras consecutivas. Atuam principalmente na estabilização da coluna vertebral durante os seus movimentos, assim como fornecem retroalimentação proprioceptiva.

No grupo dos **músculos escalenos** (**Figura 11.19 C**), o músculo **escaleno anterior** é anterior ao músculo escaleno médio, o músculo **escaleno médio** apresenta posição intermediária e é o mais longo e o maior dos músculos escalenos, enquanto o músculo **escaleno posterior** é posterior ao músculo escaleno médio e é o menor dos músculos escalenos. Esses músculos flexionam anterior, lateralmente, depois giram a cabeça, além de auxiliarem na inspiração profunda.

Como relacionar os músculos aos movimentos

Organize os músculos nesta seção de acordo com as seguintes ações da cabeça nas articulações atlantoccipitais e intervertebrais: (1) extensão, (2) flexão lateral, (3) rotação para o mesmo lado do músculo contraído e (4) rotação para o lado oposto à contração muscular; e organize os músculos de acordo com as seguintes ações na coluna vertebral nas articulações intervertebrais: (1) flexão, (2) extensão, (3) flexão lateral, (4) rotação e (5) estabilização. O mesmo músculo pode ser mencionado mais de uma vez.

Teste rápido

22. Qual é o maior grupo muscular da região dorsal?

Correlação clínica

Lesões dorsais e levantamento de peso

Os quatro fatores associados ao aumento do risco de **lesão do dorso** são a intensidade de força, repetição, postura e estresse aplicados à coluna vertebral. Má condição física, má postura, falta de exercício e o excesso de peso contribuem para o número e a gravidade de entorses e distensões. A dor no dorso causada por uma distensão muscular ou entorse de ligamento normalmente cessa em um curto período de tempo e pode não causar mais problemas. No entanto, se os ligamentos e músculos são fracos, os discos intervertebrais na parte inferior da coluna podem se tornar enfraquecidos e desenvolver hérnias (rupturas) com o levantamento excessivo ou uma queda repentina, causando dor considerável.

A flexão total na cintura, como ao tocar os dedos dos pés, causa o estiramento excessivo dos músculos eretores da espinha. Músculos que estão estirados excessivamente não conseguem se contrair efetivamente. A elevação do tronco a partir dessa posição é iniciada pelos músculos isquiotibiais na parte posterior da coxa e pelos músculos glúteos máximos das nádegas. Os músculos eretores da espinha se unem conforme o grau de flexão diminui. O levantamento inadequado de uma carga pesada, porém, pode distender os músculos eretores da espinha. O resultado pode ser espasmos musculares dolorosos, rompimento de tendões e ligamentos da parte inferior do dorso e hérnia dos discos intervertebrais. Os músculos lombares são adaptados para manter a postura, não para o levantamento. É por isso que é importante dobrar os joelhos e usar os poderosos músculos extensores das coxas e nádegas ao levantar uma carga pesada.

11.20 Músculos da região glútea que movimentam o fêmur

OBJETIVO

- **Descrever** a origem, a inserção, a ação e a inervação dos músculos da região glútea que movimentam o fêmur.

Como você verá, os músculos dos membros inferiores são maiores e mais poderosos do que os dos membros superiores por causa das diferenças relacionadas à função. Enquanto os músculos dos membros superiores são caracterizados pela versatilidade de movimento, os músculos dos membros inferiores atuam na estabilidade, locomoção e manutenção da postura. Além disso, os músculos dos membros inferiores frequentemente cruzam duas articulações e agem em ambas.

A maioria dos músculos que movem o fêmur (osso da coxa) tem origem no cíngulo dos membros inferiores e insere-se no fêmur (**Figura 11.20**). Os músculos **psoas maior** e **ilíaco** compartilham uma inserção comum (trocanter menor do fêmur) e são coletivamente conhecidos como músculo **iliopsoas**. Existem três músculos glúteos: glúteo máximo, glúteo médio e glúteo mínimo. O **glúteo máximo** é o maior e mais pesado dos três músculos e é um dos maiores músculos no corpo. É o principal extensor do fêmur. Em sua ação muscular reversa (AMR), é um extensor poderoso do tronco na articulação do quadril. O **glúteo médio** é principalmente profundo ao glúteo máximo e é um poderoso abdutor do fêmur na articulação do quadril. É um local usual de injeção intramuscular. O **glúteo mínimo** é o menor dos músculos glúteos e situa-se profundamente ao glúteo médio.

> ### Correlação clínica
>
> #### Músculos centrais
>
> Nos últimos anos, grande atenção vem sendo dada aos músculos centrais e a lesões centrais, particularmente entre atletas. Como os músculos centrais estão entre os grupos musculares mais ativos no corpo, eles também são usados em muitas atividades não atléticas. Mas, em primeiro lugar, o que são músculos centrais? Em geral, os **músculos centrais** são constituídos por aproximadamente 29 pares de músculos que ligam a parte superior e inferior do corpo, transferindo a força entre os dois segmentos. Esses músculos incluem os músculos abdominais, músculos dorsais, músculos eretores da espinha, latíssimo do dorso, músculos iliopsoas, músculos glúteos e músculos do assoalho pélvico.
>
> Os músculos centrais estão envolvidos em sentar-se, ficar em pé ou até mesmo ficar parado, dobrar, torcer, levantar, alcançar, e assim por diante. Agora aplique essas ações às atividades diárias e terá uma lista quase infinita: sair da cama, tomar banho, calçar os sapatos, tomar café da manhã, levantar uma mochila, dirigir um carro, observar os sinais de trânsito, caminhar para a aula, sentar-se em uma mesa, utilizar um telefone celular, digitar, carregar livros, participar em atividades esportivas, espirrar, tossir, rir, urinar, defecar e talvez até mesmo realizar o trabalho de parto.
>
> As inúmeras funções dos músculos centrais podem ser agrupadas em três categorias básicas:
> 1. Conter e sustentar órgãos internos.
> 2. Estabilizar o tórax e a pelve durante vários movimentos.
> 3. Proporcionar maior mobilidade à coluna vertebral e ao tronco.

O músculo **tensor da fáscia lata** está localizado na superfície lateral da coxa. A *fáscia lata* é uma camada de fáscia profunda, composta por tecido conjuntivo denso, que circunda toda a coxa. É bem desenvolvida lateralmente onde, junto com os tendões dos músculos tensor da fáscia lata e glúteo máximo, ela forma uma estrutura chamada **trato iliotibial**. O trato é inserido no côndilo lateral da tíbia.

Os músculos **piriforme**, **obturador interno**, **obturador externo**, **gêmeo superior**, **gêmeo inferior** e **quadrado femoral** são todos profundos em relação ao músculo glúteo máximo e funcionam como rotadores laterais do fêmur na articulação do quadril.

Três músculos na face medial da coxa são o **adutor longo**, **adutor curto** e **adutor magno**. Eles se originam no púbis e se inserem no fêmur. Esses três músculos realizam a adução da coxa e são únicos em sua capacidade de girar medial e lateralmente a coxa. Quando o pé está no chão, esses músculos giram medialmente a coxa, mas quando o pé está fora do chão, eles são rotadores laterais da coxa. Isso resulta de sua orientação oblíqua, de uma origem anterior a uma inserção posterior. Além disso, o adutor longo flexiona a coxa e o adutor magno estende a coxa. O músculo pectíneo também realiza a adução e flexiona o fêmur na articulação do quadril.

Tecnicamente, os músculos adutores e os pectíneos são componentes do compartimento medial da coxa e poderiam ser incluídos na Seção 11.21. No entanto, eles estão incluídos aqui porque agem no fêmur.

Na junção entre o tronco e o membro inferior existe um espaço denominado **trígono femoral**. A base é formada superiormente pelo ligamento inguinal, o limite medial pela margem lateral do músculo adutor longo e o limite lateral pela margem medial do músculo sartório. O ápice é formado pelo cruzamento do adutor longo com o músculo sartório (**Figura 11.20 A**). O conteúdo do trígono femoral, da porção lateral para a medial, inclui o nervo femoral e seus ramos, a artéria femoral e vários de seus ramos, a veia femoral e suas tributárias próximas e os linfonodos inguinais profundos. A artéria femoral é facilmente acessível dentro do trígono e é um local para inserção de cateteres que podem se estender para a aorta e, finalmente, para os vasos coronários do coração. Esses cateteres são utilizados durante o cateterismo cardíaco, angiografia coronária e outros procedimentos envolvendo o coração. As hérnias inguinais aparecem com frequência nessa área.

> ### Correlação clínica
>
> #### Estiramento (distensão) inguinal
>
> Os cinco principais músculos da parte medial da coxa funcionam para mover os membros inferiores medialmente. Esse grupo muscular é importante nas atividades como corrida, corrida com obstáculos e equitação. Uma ruptura ou laceração de um ou mais desses músculos pode causar um **estiramento inguinal**, que ocorre mais frequentemente durante a corrida ou torção, ou chute em um objeto sólido, talvez fixo ou estacionário. Os sintomas do estiramento na região inguinal podem ser repentinos ou podem não ser aparentes até o dia após a lesão; eles incluem dor aguda na região inguinal, inchaço, hematomas ou incapacidade de contrair os músculos. Como na maioria das lesões por esforço, o tratamento envolve PRGCE (*P*roteção, *R*epouso, *G*elo, *C*ompressão e *E*levação). Depois que a parte lesionada está protegida de mais danos, o gelo deve ser aplicado imediatamente e a parte lesionada deve ser elevada e ficar em repouso. Deve ser aplicada uma bandagem elástica, se possível, para comprimir o tecido com lesão.

Músculo	Origem	Inserção	Ação	Inervação
Iliopsoas Psoas maior	Processos transversos e corpos das vértebras lombares.	Com o ilíaco no trocanter menor do fêmur.	Os músculos psoas maior e ilíaco agem em conjunto para flexionar a coxa na articulação do quadril, giram a coxa lateralmente e flexionam o tronco no quadril, como ao sentar-se a partir da posição supina.	Nervos espinais lombares L2–L3.
Ilíaco	Fossa ilíaca e sacro.	Com o psoas maior no trocanter menor do fêmur.		Nervo femoral.
Glúteo máximo	Crista ilíaca, sacro, cóccix e aponeurose toracolombar.	Trato iliotibial, fáscia lata e parte superior lateral da linha áspera (tuberosidade glútea) sob o trocanter maior do fêmur.	Estende e gira lateralmente a articulação do quadril.	Nervo glúteo inferior.
Glúteo médio	Superfície lateral do ílio.	Trocanter maior do fêmur.	Promove a abdução e a rotação medial da articulação do quadril.	Nervo glúteo superior.
Glúteo mínimo	Superfície lateral do ílio.	Trocanter maior do fêmur.	Abdução e rotação medial da articulação do quadril.	Nervo glúteo superior.
Tensor da fáscia lata	Crista ilíaca anterior e espinha ilíaca anterossuperior.	Tíbia por meio do trato iliotibial.	Flexão e abdução da articulação do quadril.	Nervo glúteo superior.
Piriforme	Face pélvica do sacro.	Ápice do trocanter maior do fêmur.	Gira lateralmente e promove a abdução da articulação do quadril.	Nervos espinais sacrais S1 ou S2, principalmente S1.
Obturador interno	Superfície interna do forame obturado, púbis e ísquio.	Superfície medial do trocanter maior do fêmur.	Gira lateralmente e promove a abdução da articulação do quadril.	Nervo para o músculo obturador interno.
Obturador externo	Superfície externa da membrana obturadora.	Depressão profunda inferior ao trocanter maior (fossa trocantérica) do fêmur.	Gira lateralmente e promove a abdução da articulação do quadril.	Nervo obturatório.
Gêmeo superior	Espinha isquiática.	Face medial do trocanter maior do fêmur.	Gira lateralmente e promove a abdução da articulação do quadril.	Nervo para o músculo obturador interno.
Gêmeo inferior	Túber isquiático.	Face medial do trocanter maior do fêmur.	Gira lateralmente e promove a abdução da articulação do quadril.	Nervo para o músculo quadrado femoral.
Quadrado femoral	Túber isquiático.	Elevação superior à porção média da crista intertrocantérica (tubérculo quadrado) na face posterior do fêmur.	Gira lateralmente e estabiliza a articulação do quadril.	Nervo para o músculo quadrado femoral.
Adutor longo	Crista e sínfise púbicas.	Linha áspera do fêmur.	Promove adução, flexão e rotação da coxa na articulação do quadril.*	Nervo obturatório.
Adutor curto	Ramo inferior do púbis.	Metade superior da linha áspera do fêmur.	Promove adução, flexão e rotação da coxa na articulação do quadril.*	Nervo obturatório.
Adutor magno	Ramo inferior do púbis e ísquio até o túber isquiático.	Linha áspera do fêmur.	Promove a adução e rotação da coxa na articulação do quadril; a parte anterior flexiona a coxa na articulação do quadril e a parte posterior estende a coxa na articulação do quadril.*	Obturatório e nervo tibial a partir do nervo ciático.
Pectíneo	Ramo superior do púbis.	Linha pectínea do fêmur, entre o trocanter menor e a linha áspera.	Flexiona e promove a adução da coxa na articulação do quadril.	Nervo femoral.

*Todos os adutores são músculos únicos que cruzam a articulação da coxa obliquamente de uma origem anterior para uma inserção posterior. Como resultado, eles giram lateralmente a articulação do quadril quando o pé está fora do solo, mas giram medialmente a articulação do quadril quando o pé está no solo.

CAPÍTULO 11 Sistema Muscular 401

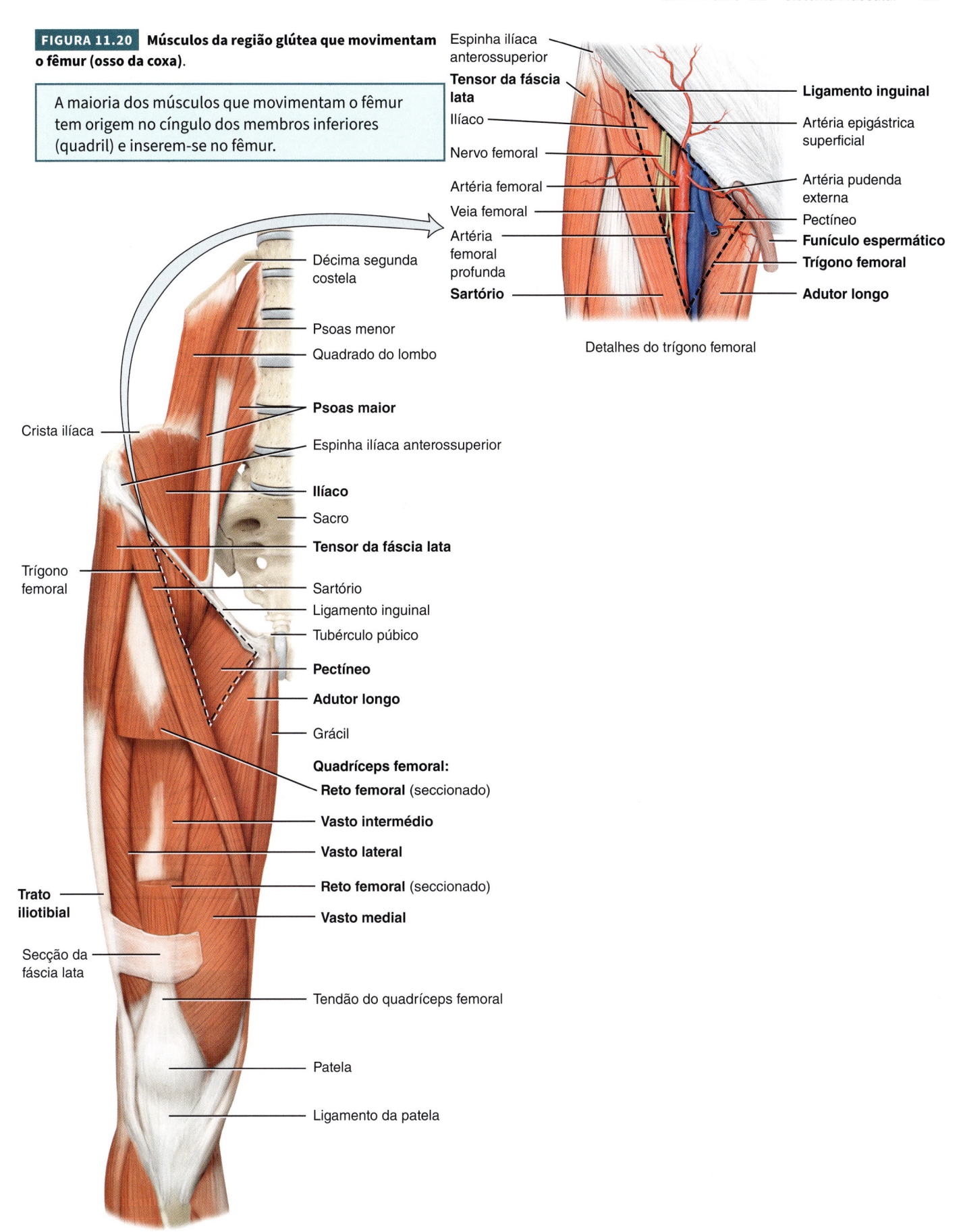

FIGURA 11.20 Músculos da região glútea que movimentam o fêmur (osso da coxa).

A maioria dos músculos que movimentam o fêmur tem origem no cíngulo dos membros inferiores (quadril) e inserem-se no fêmur.

Espinha ilíaca anterossuperior
Tensor da fáscia lata
Ilíaco
Nervo femoral
Artéria femoral
Veia femoral
Artéria femoral profunda
Sartório

Ligamento inguinal
Artéria epigástrica superficial
Artéria pudenda externa
Pectíneo
Funículo espermático
Trígono femoral
Adutor longo

Detalhes do trígono femoral

Décima segunda costela
Psoas menor
Quadrado do lombo
Psoas maior
Espinha ilíaca anterossuperior
Ilíaco
Sacro
Tensor da fáscia lata
Sartório
Ligamento inguinal
Tubérculo púbico
Pectíneo
Adutor longo
Grácil
Quadríceps femoral:
Reto femoral (seccionado)
Vasto intermédio
Vasto lateral
Reto femoral (seccionado)
Vasto medial
Tendão do quadríceps femoral
Patela
Ligamento da patela

Crista ilíaca
Trígono femoral
Trato iliotibial
Secção da fáscia lata

A. Vista superficial anterior (o trígono femoral é indicado por uma linha tracejada)

(continua)

FIGURA 11.20 *Continuação.*

- Tensor da fáscia lata (seccionado)
- Sartório (seccionado)
- **Reto femoral** (seccionado)
- Ligamento iliofemoral da articulação do quadril
- Ligamento inguinal
- **Pectíneo** (seccionado)
- Púbis
- **Obturador externo**
- **Adutor longo** (seccionado)
- **Pectíneo** (seccionado)
- **Adutor curto**
- **Adutor magno**
- **Adutor longo** (seccionado)
- Grácil
- Fêmur
- Hiato dos adutores
- Sartório (seccionado)
- Patela

B. Vista profunda anterior

- **Glúteo médio**
- **Glúteo máximo**
- **Tensor da fáscia lata**

C. Vista superficial posterior

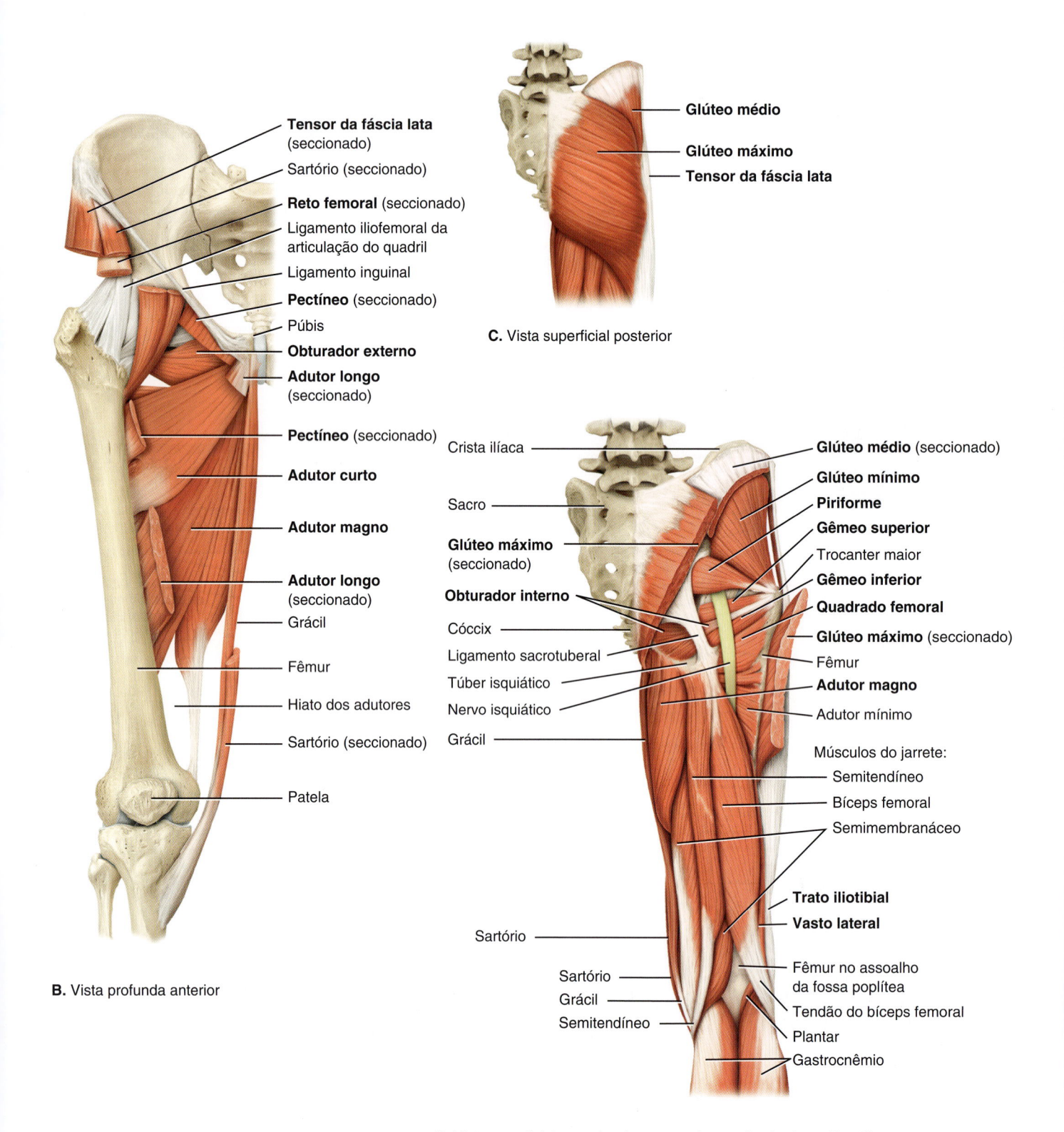

- Crista ilíaca
- Sacro
- **Glúteo máximo** (seccionado)
- **Obturador interno**
- Cóccix
- Ligamento sacrotuberal
- Túber isquiático
- Nervo isquiático
- Grácil
- Sartório
- Sartório
- Grácil
- Semitendíneo
- **Glúteo médio** (seccionado)
- **Glúteo mínimo**
- **Piriforme**
- **Gêmeo superior**
- Trocanter maior
- **Gêmeo inferior**
- **Quadrado femoral**
- **Glúteo máximo** (seccionado)
- Fêmur
- **Adutor magno**
- Adutor mínimo
- Músculos do jarrete:
  - Semitendíneo
  - Bíceps femoral
  - Semimembranáceo
- **Trato iliotibial**
- **Vasto lateral**
- Fêmur no assoalho da fossa poplítea
- Tendão do bíceps femoral
- Plantar
- Gastrocnêmio

D. Vista superficial posterior da coxa e vista profunda da região glútea

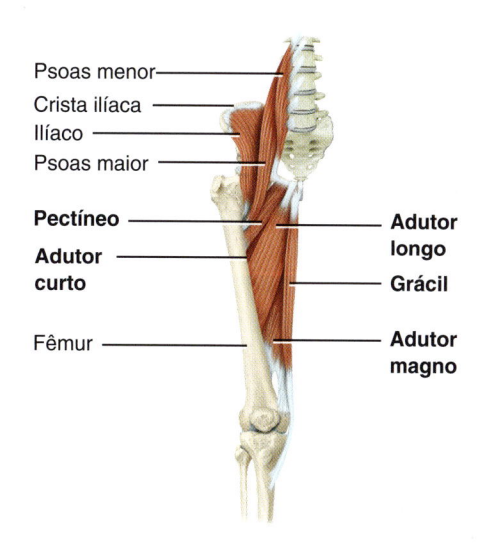

Psoas menor
Crista ilíaca
Ilíaco
Psoas maior
Pectíneo
Adutor curto
Fêmur
Adutor longo
Grácil
Adutor magno

Vista profunda anterior

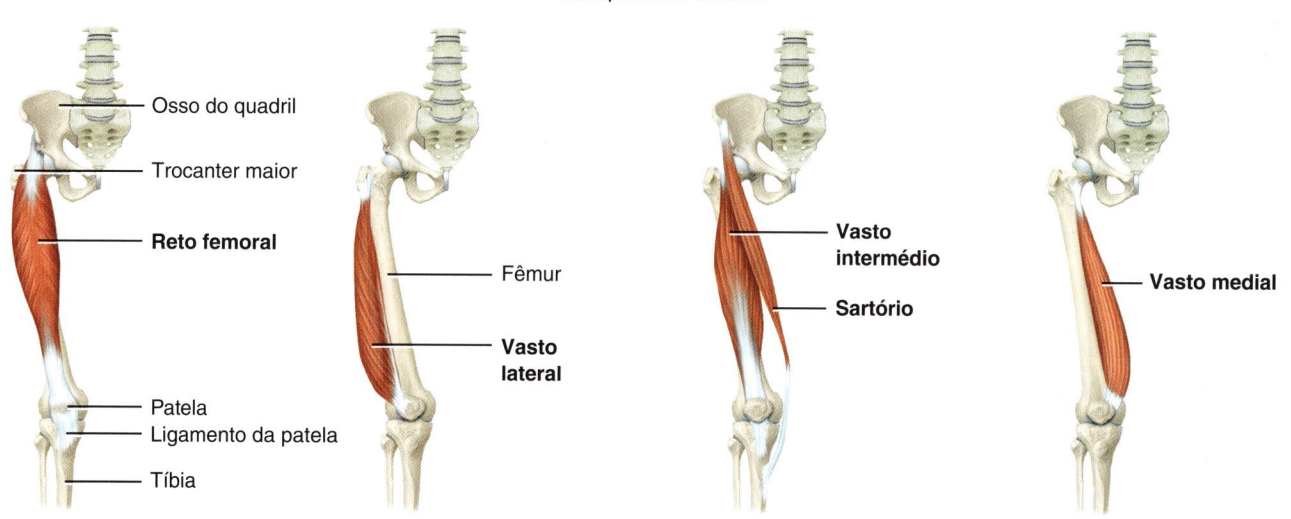

Osso do quadril
Trocanter maior
Reto femoral
Patela
Ligamento da patela
Tíbia

Fêmur
Vasto lateral

Vasto intermédio
Sartório

Vasto medial

Vistas anteriores

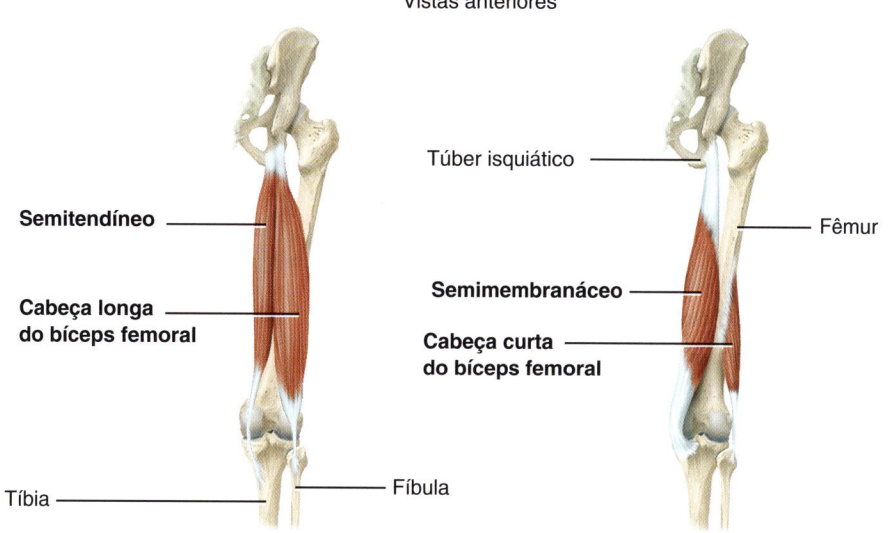

Semitendíneo
Cabeça longa do bíceps femoral
Tíbia
Fíbula

Túber isquiático
Fêmur
Semimembranáceo
Cabeça curta do bíceps femoral

Vistas posteriores

E. Músculos isolados

? Quais são as principais diferenças entre os músculos das partes livres dos membros superiores e inferiores?

Como relacionar os músculos aos movimentos

Organize os músculos nesta seção de acordo com as seguintes ações na coxa na articulação do quadril: (1) flexão, (2) extensão, (3) abdução, (4) adução, (5) rotação medial e (6) rotação lateral. O mesmo músculo pode ser mencionado mais de uma vez.

> **Teste rápido**
>
> 23. Qual é a origem da maioria dos músculos que movimentam o fêmur?

11.21 Músculos da coxa que movimentam o fêmur, a tíbia e a fíbula

OBJETIVO

- **Descrever** a origem, a inserção, a ação e a inervação dos músculos que movimentam o fêmur, a tíbia e a fíbula.

A fáscia profunda (*septo intermuscular*) separa os músculos da coxa que atuam no fêmur, na tíbia e na fíbula em compartimentos medial, anterior e posterior (**Figura 11.21**). A maioria dos músculos do **compartimento medial** (*adutor*) **da coxa** tem uma orientação semelhante e promove a adução do fêmur na articulação do quadril. (Ver adutor magno, adutor longo, adutor curto e pectíneo, que são os componentes do compartimento medial, na Seção 11.20.). O **grácil**, o outro músculo no compartimento medial, é um músculo longo e reto na face medial da coxa e do joelho. Esse músculo realiza a adução da coxa e a rotação medial da perna na articulação do joelho. Por esse motivo, é discutido aqui.

Os músculos do **compartimento anterior** (*extensor*) **da coxa** estendem a perna e flexionam a coxa. Esse compartimento contém os músculos quadríceps femoral e sartório. O músculo **quadríceps femoral** é o maior músculo no corpo e cobre a maior parte da superfície anterior e lateral da coxa. O músculo é, na verdade, um músculo composto, geralmente descrito como a união de quatro músculos distintos: (1) **reto femoral**, na face anterior da coxa; (2) **vasto lateral**, na face lateral da coxa; (3) **vasto medial**, na face medial da coxa; e (4) **vasto intermédio**, localizado profundamente ao reto femoral entre o vasto lateral e o vasto medial. O tendão comum para os quatro músculos, conhecido como o **tendão do quadríceps**, insere-se na patela. O tendão continua abaixo da patela como o **ligamento da patela**, que se liga à tuberosidade da tíbia. O músculo quadríceps femoral é o maior músculo extensor da perna. O **sartório** é um músculo longo e estreito que forma uma faixa através da coxa, a partir do ílio do osso do quadril até a face medial da tíbia. Os vários movimentos que produz (flexão da perna na articulação do joelho e flexão, abdução e rotação lateral

Músculo	Origem	Inserção	Ação	Inervação
COMPARTIMENTO MEDIAL (ADUTOR) DA COXA				
Adutor magno	Ver Seção 11.20.			
Adutor longo				
Adutor curto				
Pectíneo				
Grácil (ver também **Figura 11.20 A**)	Corpo e ramo inferior do púbis.	Superfície medial do corpo da tíbia.	Adução e rotação medial da coxa na articulação do quadril e flexão da perna na articulação do joelho.	Nervo obturatório.
COMPARTIMENTO ANTERIOR (EXTENSOR) DA COXA (ver também Figura 11.20 A)				
Quadríceps femoral				
Reto femoral	Espinha ilíaca anteroinferior.	Patela via tendão do quadríceps e, em seguida, a tuberosidade da tíbia via ligamento da patela.	Todas as quatro cabeças estendem a perna na articulação do joelho; o músculo reto femoral atuando sozinho também flexiona a coxa na articulação do quadril.	Nervo femoral.
Vasto lateral	Trocanter maior e linha áspera do fêmur.			
Vasto medial	Linha áspera do fêmur.			
Vasto intermédio	Superfícies anterior e lateral do corpo do fêmur.			

Músculo	Origem	Inserção	Ação	Inervação
Sartório	Espinha ilíaca anterossuperior.	Superfície medial do corpo da tíbia.	Flexiona fracamente a perna na articulação do joelho; flexiona fracamente, promove a abdução e a rotação lateral da coxa na articulação do quadril.	Nervo femoral.
COMPARTIMENTO POSTERIOR (FLEXOR) DA COXA (ver também Figura 11.20 D)				
Músculos do jarrete	Uma designação coletiva para três músculos distintos.			
Bíceps femoral	A cabeça longa surge do túber isquiático; a cabeça curta surge da linha áspera do fêmur.	Cabeça da fíbula e côndilo lateral da tíbia.	Estende a coxa na articulação do quadril.	Divisões tibial e fibular do nervo isquiático.
Semitendíneo	Túber isquiático.	Parte proximal da tíbia medial até a tuberosidade da tíbia.	Estende a coxa na articulação do quadril.	Nervo tibial.
Semimembranáceo	Túber isquiático.	Côndilo medial da tíbia.	Flexiona a perna na articulação do joelho e estende a coxa na articulação do quadril.	Nervo tibial.

FIGURA 11.21 Músculos da coxa que movimentam o fêmur, a tíbia e a fíbula.

Os músculos que agem na perna se originam no quadril e na coxa e são separados em compartimentos por uma fáscia profunda.

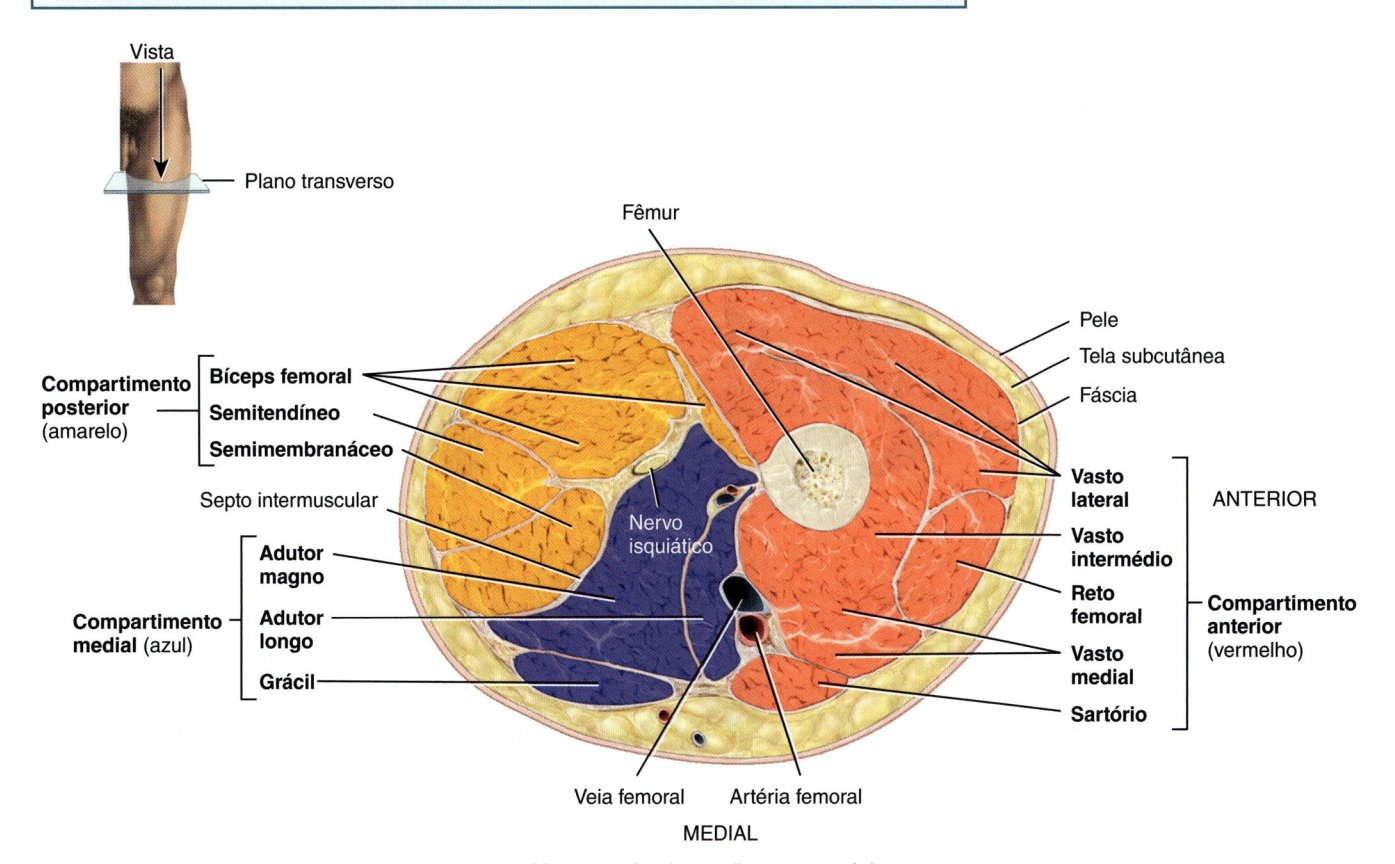

Vista superior da secção transversal da coxa

? Quais músculos constituem o músculo quadríceps femoral? Quais são os músculos do jarrete?

na articulação do quadril) ajudam a efetuar a posição sentada com as pernas cruzadas em que o calcanhar de um membro é colocado sobre o joelho do membro oposto. Seu nome significa "*músculo do alfaiate ou costureiro*"; era assim chamado porque os alfaiates frequentemente assumem uma posição sentada de pernas cruzadas. (Como a ação principal do músculo sartório é mover a coxa em vez da perna, poderia ter sido incluído na Seção 11.20.)

Os músculos do **compartimento posterior** (*flexor*) **da coxa** flexionam a perna (e estendem a coxa). Esse compartimento é composto por três músculos chamados coletivamente de **músculos do jarrete**: (1) **bíceps femoral**, (2) **semitendíneo** e (3) **semimembranáceo**. Os isquiotibiais são assim chamados porque seus tendões são longos e semelhantes a fios se inserem na região poplítea. Visto que eles cruzam isquiotibiais e abrangem duas articulações (quadril e joelho), ambos são extensores da coxa e flexores da perna. A **fossa poplítea** é um espaço em forma de diamante na face posterior do joelho, limitado lateralmente pelos tendões do músculo bíceps femoral e medialmente pelos tendões dos músculos semitendíneo e semimembranáceo.

Correlação clínica

Estiramento dos músculos do jarrete

Uma tensão ou ruptura parcial, proximal, dos músculos do jarrete é referida como **distensão dos isquiotibiais** ou *estiramento dos isquiotibiais*. Como o estiramento da região inguinal (ver Seção 11.20), correspondem às lesões comuns em práticas esportivas observadas em indivíduos que correm em alta velocidade e/ou são obrigados a realizar partidas e paradas rápidas. Às vezes, o esforço muscular violento necessário para realizar uma atividade esportiva promove a laceração de parte das origens tendíneas dos isquiotibiais, principalmente do bíceps femoral, a partir do túber isquiático. Isso geralmente é acompanhado por uma contusão (escoriação), rompimento de algumas das fibras musculares e ruptura dos vasos sanguíneos, produzindo um hematoma e dor aguda. O treinamento adequado com bom equilíbrio entre os músculos quadríceps femoral e isquiotibiais e os exercícios de alongamento antes de correr ou competir são importantes na prevenção desse tipo de lesão.

Como relacionar os músculos aos movimentos

Organize os músculos nesta seção de acordo com as seguintes ações na coxa na articulação do quadril: (1) abdução, (2) adução, (3) rotação lateral, (4) flexão e (5) extensão; e de acordo com as seguintes ações na perna na articulação do joelho: (1) flexão e (2) extensão. O mesmo músculo pode ser mencionado mais de uma vez.

Teste rápido

24. Quais músculos fazem parte dos compartimentos medial, anterior e posterior da coxa?

11.22 Músculos da perna que movimentam o pé e os dedos dos pés

OBJETIVO

- **Descrever** a origem, a inserção, a ação e a inervação dos músculos da perna que movimentam o pé e os dedos do pé.

Os músculos que movem o pé e os dedos dos pés estão localizados na perna (**Figura 11.22**). Os músculos da perna, como os da coxa, são divididos pela fáscia profunda em três compartimentos: anterior, lateral e posterior. O **compartimento anterior da perna** é formado pelos músculos que realizam a flexão dorsal do pé. Em uma situação análoga àquela no punho, os tendões dos músculos do compartimento anterior são mantidos firmemente no tornozelo por espessamentos da fáscia muscular denominados **retináculo superior dos músculos extensores** e **retináculo inferior dos músculos extensores**.

No compartimento anterior, o **tibial anterior** é um músculo longo e espesso na face lateral da tíbia, onde é facilmente palpável. O **extensor longo do hálux** é um músculo delgado entre os músculos tibial anterior e **extensor longo dos dedos**, um pouco mais profundo. Esse músculo peniforme se localiza lateralmente ao músculo tibial anterior e também pode ser palpado facilmente. O músculo **fibular terceiro** faz parte do extensor longo dos dedos, com o qual compartilha uma origem comum.

O **compartimento lateral** (*fibular*) **da perna** contém dois músculos que fazem a flexão plantar e a eversão do pé: o **fibular longo** e o **fibular curto**.

O **compartimento posterior da perna** divide os músculos nos grupos superficial e profundo. Os músculos superficiais compartilham um tendão comum de inserção, o **tendão do calcâneo** (*Aquiles*), o tendão mais forte do corpo. Ele se insere no calcâneo do tornozelo. Os músculos superficiais e a maioria dos músculos profundos fazem a flexão plantar na articulação do tornozelo. Os músculos superficiais do compartimento posterior são o **tríceps sural** e o **plantar**. O termo tríceps sural refere-se aos músculos da panturrilha e é composto das cabeças lateral e média dos músculo gastrocnêmio e do músculo sóleo. O grande tamanho desses músculos está diretamente relacionado à postura ereta característica dos humanos. O **gastrocnêmio** é o músculo mais superficial e forma a proeminência da panturrilha. O **sóleo**, que fica profundamente no gastrocnêmio, é largo e plano. Seu nome deriva de sua semelhança com um peixe chato (linguado). O **plantar** é um pequeno músculo que pode estar ausente; por outro lado, às vezes existem dois deles em cada perna. Corre obliquamente entre os músculos gastrocnêmio e sóleo.

Os músculos profundos do compartimento posterior incluem o poplíteo, o tibial posterior, o flexor longo dos dedos e o flexor longo do hálux. O **poplíteo** é um músculo triangular que forma o assoalho da fossa poplítea. O **tibial posterior** é o músculo mais profundo do compartimento posterior. Localiza-se entre os músculos flexor longo dos dedos e flexor longo do hálux. O **flexor longo dos dedos** é menor que o **flexor longo do hálux**, embora o primeiro flexione quatro dedos e o último flexione apenas o grande dedo do pé na articulação interfalângica.

Como relacionar os músculos aos movimentos

Organize os músculos nesta seção de acordo com as seguintes ações no pé na articulação do tornozelo: (1) flexão dorsal e (2) flexão plantar; de acordo com as seguintes ações no pé nas articulações intertarsais: (1) inversão e (2) eversão; e de acordo com as seguintes ações nos dedos dos pés nas articulações metatarsofalângicas e interfalângicas: (1) flexão e (2) extensão. O mesmo músculo pode ser mencionado mais de uma vez.

> **Teste rápido**
>
> **25.** O que são os retináculos superior e inferior dos músculos extensores?

FIGURA 11.22 Músculos da perna que movimentam o pé e os dedo do pé.

Os músculos superficiais do compartimento posterior compartilham um tendão comum de inserção, o tendão do calcâneo (Aquiles), que se insere no osso calcâneo do tornozelo.

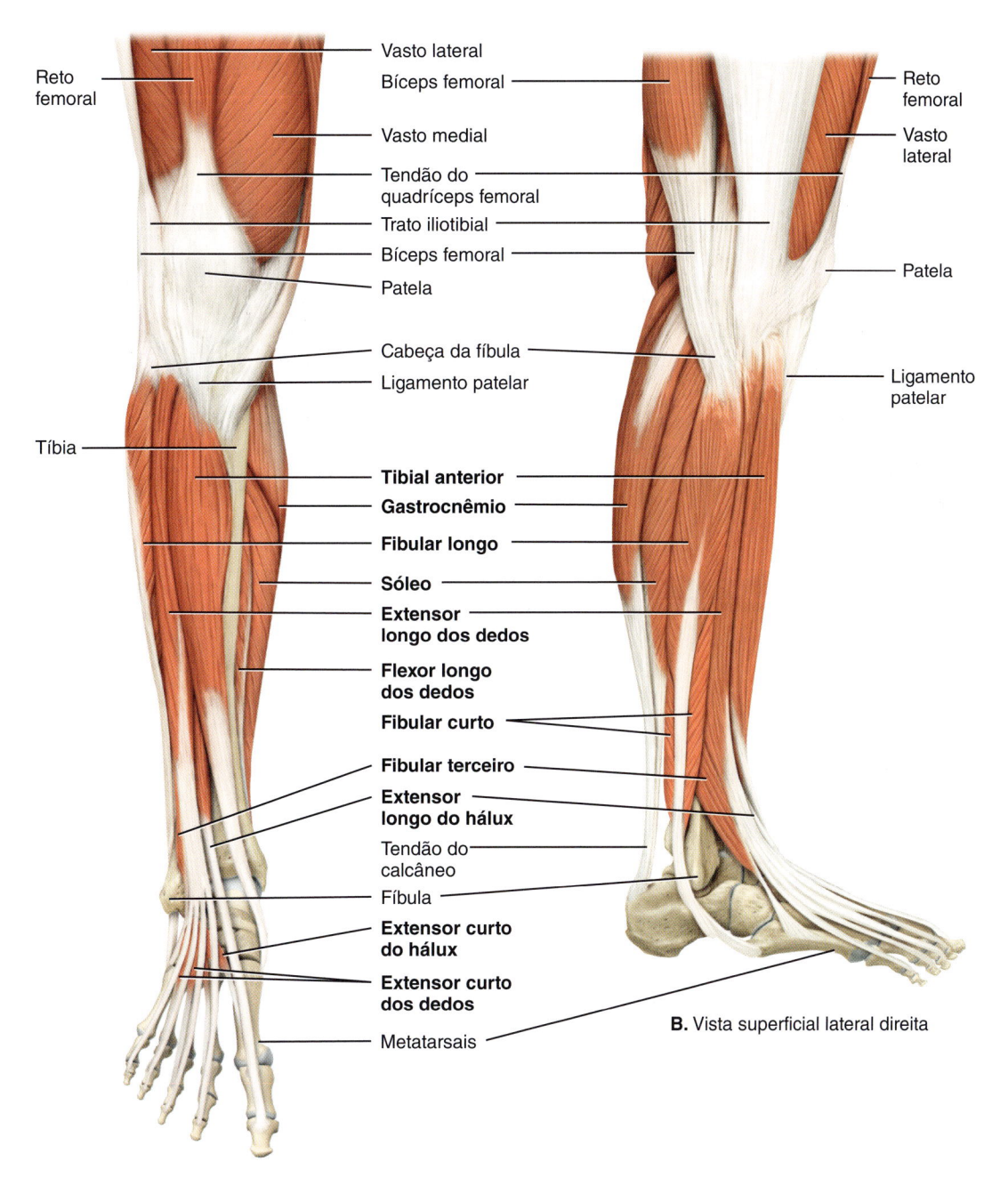

A. Vista superficial anterior

B. Vista superficial lateral direita

(*continua*)

FIGURA 11.22 *Continuação.*

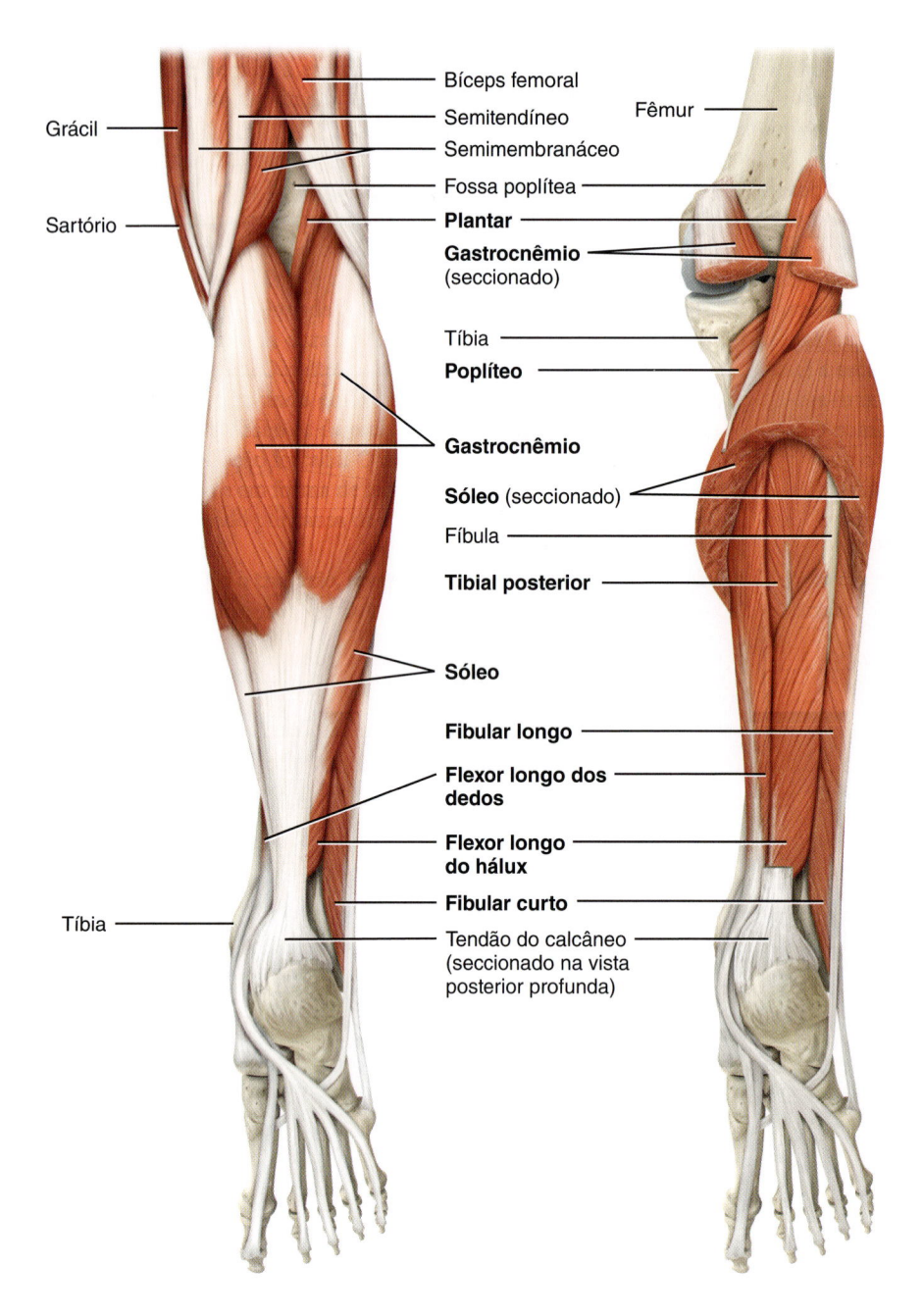

C. Vista posterior superficial

D. Vista posterior profunda

Correlação clínica

Síndrome do estresse tibial

A **síndrome do estresse tibial** refere-se à dor ou desconforto ao longo da tíbia, especialmente nos dois terços, mediais e distais. Isso pode ser causado por tendinite dos músculos do compartimento anterior, principalmente do músculo tibial anterior, inflamação do periósteo (periostite) ao redor da tíbia ou fraturas por estresse. A tendinite geralmente ocorre quando corredores mal condicionados correm em superfícies duras ou inclinadas com tênis de corrida com pouco apoio. A condição também pode ocorrer com atividade vigorosa das pernas após um período de relativa inatividade ou corrida em clima frio sem aquecimento adequado. Os músculos do compartimento anterior (principalmente o tibial anterior) podem ser fortalecidos para equilibrar os músculos do compartimento posterior mais fortes.

Vistas anteriores

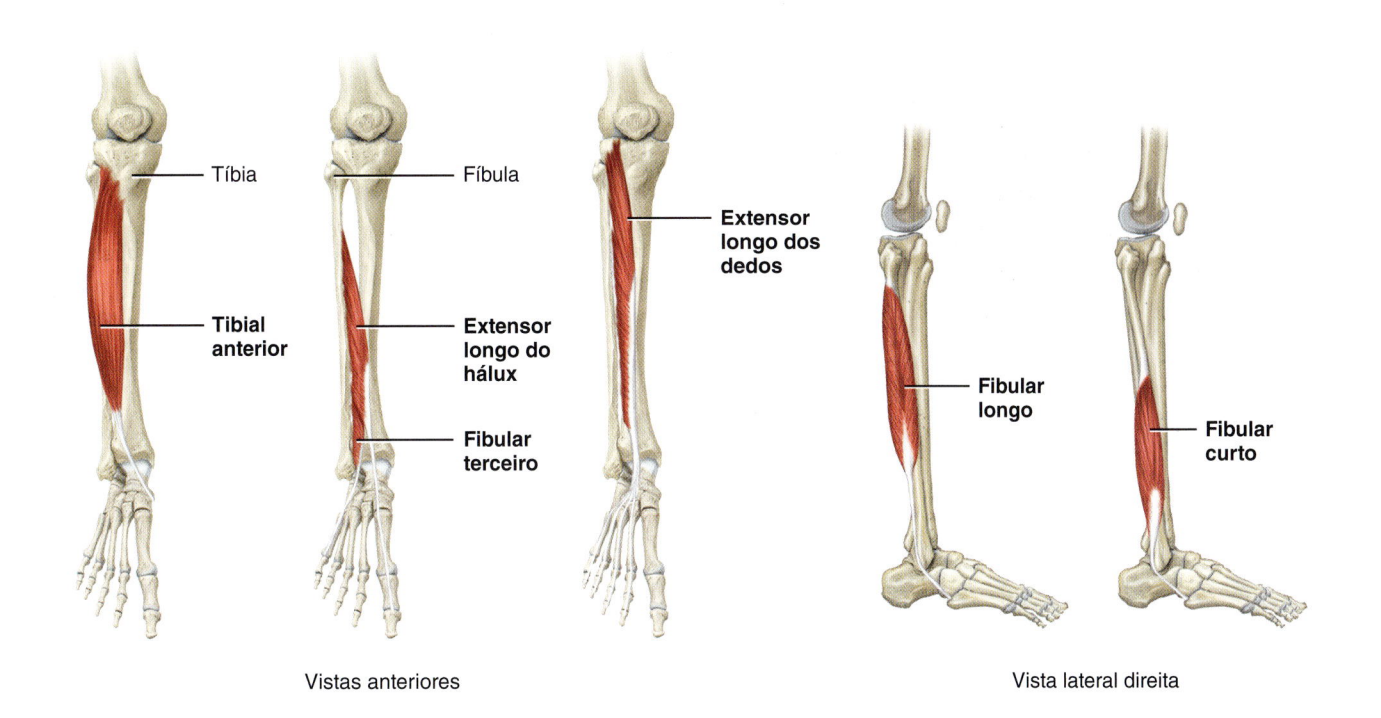

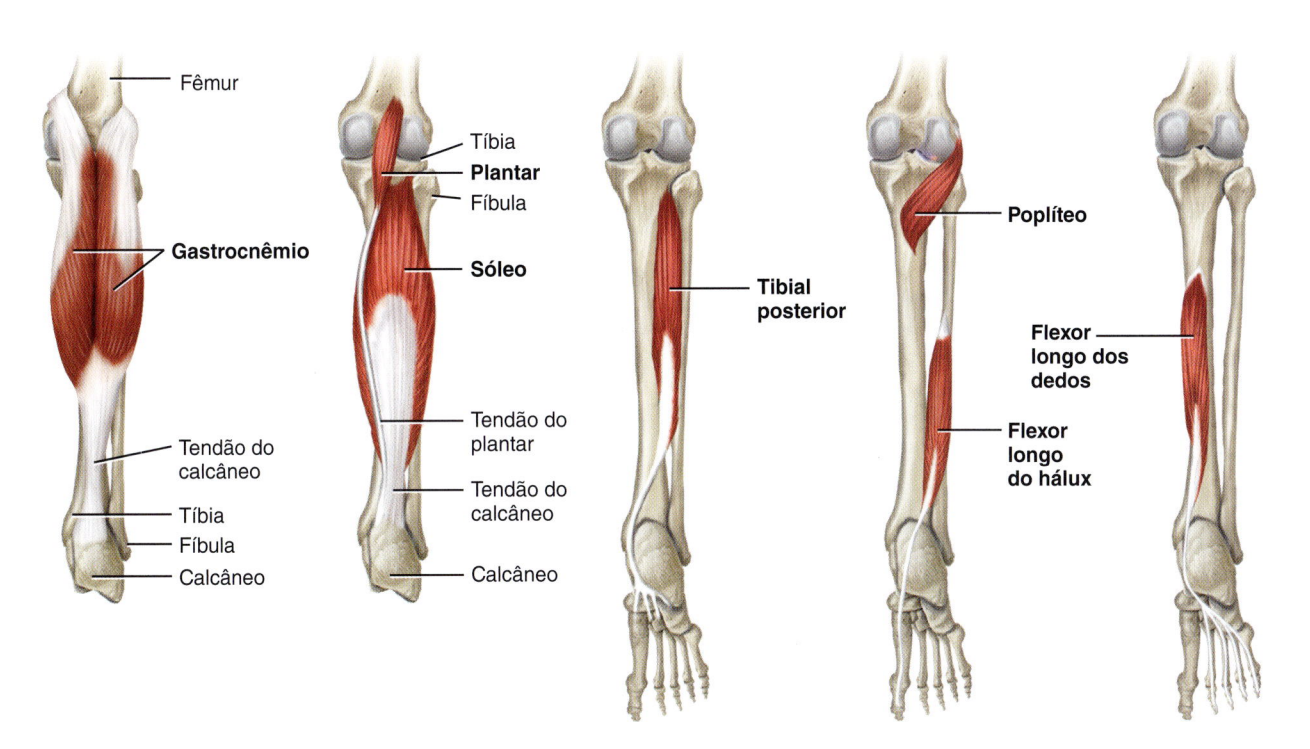

Vista lateral direita

Vistas profundas posteriores

E. Músculos isolados

? Quais estruturas prendem firmemente os tendões dos músculos do compartimento anterior ao tornozelo?

Músculo	Origem	Inserção	Ação	Inervação
COMPARTIMENTO ANTERIOR DA PERNA				
Tibial anterior	Côndilo lateral e corpo da tíbia e membrana interóssea.	Metatarsal I e o primeiro cuneiforme (medial).	Realiza a flexão dorsal do pé na articulação do tornozelo e a inversão (supinação) do pé nas articulações intertarsais.	Nervo fibular profundo.
Extensor longo do hálux	Superfície anterior do terço médio da fíbula e membrana interóssea.	Falange distal do hálux.	Realiza a flexão dorsal do pé na articulação do tornozelo e a extensão da falange proximal do hálux na articulação metatarsofalângica.	Nervo fibular profundo.
Extensor longo dos dedos	Côndilo lateral da tíbia, superfície anterior da fíbula e membrana interóssea.	Falanges média e distal dos dedos dos pés II–V.*	Realiza a flexão dorsal do pé na articulação do tornozelo e a extensão das falanges distal e média de cada dedo do pé nas articulações interfalângicas e da falange proximal de cada dedo do pé na articulação metatarsofalângica.	Nervo fibular profundo.
Fibular terceiro	Terço distal da fíbula e membrana interóssea.	Base do metatarsal V.	Flexão dorsal do pé na articulação do tornozelo e eversão (pronação) do pé nas articulações intertarsais.	Nervo fibular profundo.
COMPARTIMENTO LATERAL (FIBULAR) DA PERNA				
Fibular longo	Cabeça e corpo da fíbula.	Metatarsal I e primeiro cuneiforme.	Flexão plantar na articulação do tornozelo e eversão (pronação) do pé nas articulações intertarsais.	Nervo fibular superficial.
Fibular curto	Metade distal do corpo da fíbula.	Base do metatarsal V.	Flexão plantar na articulação do tornozelo e eversão (pronação) do pé nas articulações intertarsais.	Nervo fibular superficial.
COMPARTIMENTO SUPERFICIAL POSTERIOR DA PERNA				
Tríceps sural				
• Gastrocnêmio	Côndilo lateral do fêmur (cabeça lateral), côndilo medial do fêmur (cabeça medial) e cápsula articular do joelho.	Calcâneo pelo do tendão do calcâneo.	Flexão plantar na articulação do tornozelo e flexão da perna na articulação do joelho.	Nervo tibial.
• Sóleo	Cabeça da fíbula e margem medial da tíbia.	Calcâneo pelo do tendão do calcâneo.	Flexão plantar na articulação do tornozelo.	Nervo tibial.
Plantar	Linha supracondilar lateral do fêmur.	Calcâneo medial ao tendão do calcâneo (ocasionalmente fundido com o tendão do calcâneo).	Flexão plantar na articulação do tornozelo e flexão da perna na articulação do joelho.	Nervo tibial.

Músculo	Origem	Inserção	Ação	Inervação
COMPARTIMENTO POSTERIOR PROFUNDO DA PERNA				
Poplíteo	Côndilo lateral do fêmur.	Parte proximal da tíbia.	Flexão da perna na articulação do joelho e rotação medial da tíbia para destravar o joelho estendido.	Nervo tibial.
Tibial posterior	Parte proximal da tíbia, fíbula e membrana interóssea.	Metatarsais II–IV; navicular; e todos os três cuneiformes.	Flexão plantar na articulação do tornozelo e inversão (supinação) do pé nas articulações intertarsais.	Nervo tibial.
Flexor longo dos dedos	Terço médio da superfície posterior da tíbia.	Falanges distais dos dedos dos pés II–V.	Flexão plantar na articulação do tornozelo; flexão das falanges distal e média dos dedos dos pés II–V nas articulações interfalângicas e falange proximal dos dedos dos pés II–V na articulação metatarsofalângica.	Nervo tibial.
Flexor longo do hálux	Dois terços inferiores da porção posterior da fíbula.	Falange distal do hálux.	Flexão plantar na articulação do tornozelo; flexão da falange distal do hálux na articulação interfalângica e falange proximal do hálux na articulação metatarsofalângica.	Nervo tibial.

*Lembrete: O grande dedo do pé ou hálux é o primeiro dedo do pé e tem duas falanges: proximal e distal. Os demais dedos restantes são numerados de 2 a 5 e cada um tem três falanges: proximal, média e distal.

11.23 Músculos intrínsecos do pé que movimentam os dedos do pé

OBJETIVO

- **Descrever** a origem, a inserção, a ação e a inervação dos músculos intrínsecos do pé que movimentam os dedos do pé.

Os músculos neste grupo são denominados **músculos intrínsecos do pé**, porque eles se originam e se inserem no pé (**Figura 11.23**). Os músculos da mão são especializados para movimentos precisos e complexos, mas aqueles do pé são limitados ao apoio e à locomoção. A fáscia muscular do pé forma a **aponeurose plantar** que se estende do osso calcâneo até as falanges dos dedos do pé. A aponeurose sustenta o arco longitudinal do pé e envolve os tendões dos flexores do pé.

Os músculos intrínsecos do pé são divididos em dois grupos: **músculos dorsais do pé** e **músculos plantares do pé**. Existem dois músculos dorsais, o **extensor curto do hálux** e o **extensor curto dos dedos**. O último é um músculo de quatro partes localizado profundamente em relação aos tendões do músculo extensor longo dos dedos, que estende os dedos II–V nas articulações metatarsofalângicas.

Os músculos plantares são organizados em quatro camadas. A camada mais superficial, denominada primeira camada, é constituída por três músculos. O **abdutor do hálux**, que se encontra ao longo da margem medial da planta do pé e é comparável ao abdutor curto do polegar na mão, realiza a abdução do hálux na articulação metatarsofalângica. O **flexor curto dos dedos**, que está situado na porção média da planta do pé, flexiona os dedos II–V nas articulações interfalângica e metatarsofalângica. O **abdutor do dedo mínimo**, que se encontra ao longo da margem lateral da planta do pé e é comparável ao mesmo músculo na mão, faz a abdução do dedo mínimo do pé.

A segunda camada consiste no **quadrado plantar**, um músculo retangular que surge por duas cabeças e flexiona os dedos II–V nas articulações metatarsofalângicas e os **lumbricais**, quatro pequenos músculos semelhantes aos lumbricais nas mãos. Eles flexionam as falanges proximais e estendem as falanges distais dos dedos dos pés II–V.

Três músculos compõem a terceira camada. O **flexor curto do hálux**, que fica adjacente à superfície plantar do metatarsal do hálux e é comparável ao mesmo músculo na mão, flexiona o hálux. O **adutor do hálux**, que tem uma cabeça oblíqua e transversal como o adutor do polegar na mão, realiza a adução desse dedo. O **flexor curto do dedo mínimo**, que está localizado em posição superficial ao metatarsal do dedo mínimo do pé e é comparável ao mesmo músculo na mão, flexiona o dedo mínimo.

A quarta camada é a mais profunda e consiste em dois grupos musculares. Os **interósseos dorsais** são quatro músculos que

Músculo	Origem	Inserção	Ação	Inervação
DORSAL				
Extensor curto do hálux (ver **Figura 11.22 A**)	Calcâneo e retináculo inferior dos músculos extensores.	Falange proximal do hálux.	Estende o hálux na articulação metatarsofalângica.	Nervo fibular profundo.
Extensor curto dos dedos (ver **Figura 11.22 A**)	Calcâneo e retináculo inferior dos músculos extensores.	Falanges médias dos dedos II–IV.	Estende os dedos II–IV nas articulações interfalângicas.	Nervo fibular profundo.
PLANTAR				
Primeira camada (mais superficial)				
Abdutor do hálux	Calcâneo, aponeurose plantar e retináculo dos músculos flexores.	Lado medial da falange proximal do hálux com o tendão do flexor curto do hálux.	Abdução e flexão do hálux na articulação metatarsofalângica.	Nervo plantar medial.
Flexor curto dos dedos	Calcâneo, aponeurose plantar e retináculo dos músculos flexores.	Lados da falange média dos dedos II–V.	Flexão dos dedos II–V nas articulações metatarsofalângicas e interfalângicas proximais.	Nervo plantar medial.
Abdutor do dedo mínimo	Calcâneo, aponeurose plantar e retináculo dos músculos flexores.	Face lateral da falange proximal do dedo mínimo com o tendão do flexor curto do dedo mínimo.	Abdução e flexão do dedo mínimo na articulação metatarsofalângica.	Nervo plantar lateral.
Segunda camada				
Quadrado plantar	Calcâneo.	Tendão do flexor longo dos dedos.	Auxilia o flexor longo dos dedos na flexão apenas dos dedos II–V nas articulações interfalângicas e metatarsofalângicas.	Nervo plantar lateral.
Lumbricais	Tendões do flexor longo dos dedos.	Tendões do extensor longo dos dedos nas falanges proximais dos dedos II–V.	Estende os dedos II–V nas articulações interfalângicas e flexiona os dedos II–V nas articulações metatarsofalângicas.	Nervos plantares medial e lateral.
Terceira camada				
Flexor curto do hálux	Cuboide e terceiro cuneiforme (lateral).	Lados medial e lateral da falange proximal do hálux via tendão contendo o osso sesamoide.	Flexiona o dedo grande do pé na articulação metatarsofalângica.	Nervo plantar medial.
Adutor do hálux (aproxima parte da linha mediana)	Metatarsais II–IV, ligamentos dos metatarsais III–V nas articulações metatarsofalângicas e tendão do fibular longo.	Lado lateral da falange proximal do hálux.	Realiza a adução e flexão do hálux na articulação metatarsofalângica.	Nervo plantar lateral.
Flexor curto do dedo mínimo	Metatarsal V e tendão do fibular longo.	Porção lateral da falange proximal do dedo mínimo.	Flexiona o dedo mínimo na articulação metatarsofalângica.	Nervo plantar lateral.
Quarta camada (mais profunda)				
Interósseos dorsais	Lados adjacentes de todos os metatarsais.	Falanges proximais: ambos os lados do dedo II e porção lateral dos dedos III e IV.	Realiza a abdução e flexão dos dedos II–IV nas articulações metatarsofalângicas e a extensão dos dedos nas articulações interfalângicas.	Nervo plantar lateral.
Interósseos plantares	Metatarsais III–V.	Lado medial das falanges proximais dos dedos III–V.	Realiza a adução e flexão das articulações metatarsofalângicas proximais e a extensão dos dedos nas articulações interfalângicas.	Nervo plantar lateral.

CAPÍTULO 11 Sistema Muscular 413

FIGURA 11.23 Músculos intrínsecos do pé que movimentam os dedos do pé.

Os músculos da mão são especializados para movimentos precisos e complexos; os do pé são limitados ao apoio e ao movimento.

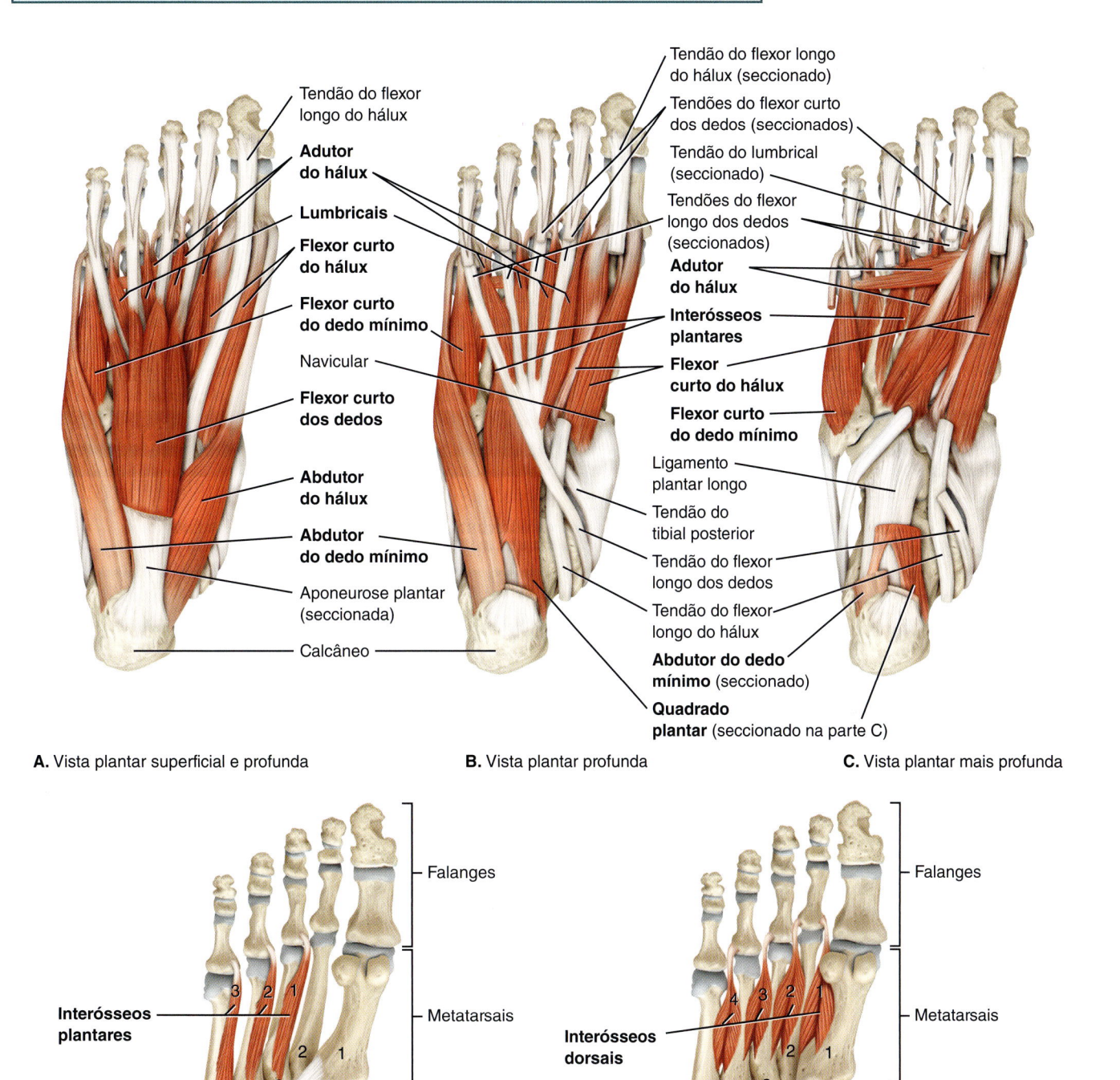

A. Vista plantar superficial e profunda

Labels: Tendão do flexor longo do hálux; **Adutor do hálux**; **Lumbricais**; **Flexor curto do hálux**; **Flexor curto do dedo mínimo**; Navicular; **Flexor curto dos dedos**; **Abdutor do hálux**; **Abdutor do dedo mínimo**; Aponeurose plantar (seccionada); Calcâneo

B. Vista plantar profunda

Labels: Tendão do flexor longo do hálux (seccionado); Tendões do flexor curto dos dedos (seccionados); Tendão do lumbrical (seccionado); Tendões do flexor longo dos dedos (seccionados); **Adutor do hálux**; **Interósseos plantares**; **Flexor curto do hálux**; **Flexor curto do dedo mínimo**; Ligamento plantar longo; Tendão do tibial posterior; Tendão do flexor longo dos dedos; Tendão do flexor longo do hálux; **Abdutor do dedo mínimo** (seccionado); **Quadrado plantar** (seccionado na parte C)

C. Vista plantar mais profunda

D. Vista plantar — **Interósseos plantares** — Falanges, Metatarsais, Tarsais

E. Vista plantar — **Interósseos dorsais**; Tendão do fibular longo; Tendão do fibular curto — Falanges, Metatarsais, Tarsais

? Qual estrutura sustenta o arco longitudinal e envolve os tendões flexores do pé?

realizam a abdução dos dedos II–V, a flexão das falanges proximais e a extensão das falanges distais. Os três **interósseos plantares** fazem a abdução dos III–V, a flexão das falanges proximais e a extensão das falanges distais. Os interósseos dos pés são semelhantes àqueles da mão. No entanto, o referencial das suas ações é a linha mediana do segundo dedo, em vez do terceiro, como na mão.

Como relacionar os músculos aos movimentos

Organize os músculos nesta seção de acordo com as seguintes ações no hálux na articulação metatarsofalângica: (1) flexão, (2) extensão, (3) abdução e (4) adução; e de acordo com as seguintes ações nos dedos II-V nas articulações metatarsofalângicas e interfalângicas: (1) flexão, (2) extensão, (3) abdução e (4) adução. O mesmo músculo pode ser mencionado mais de uma vez.

> **Teste rápido**
>
> 26. Como os músculos intrínsecos da mão e do pé diferem em função?

Distúrbios: desequilíbrios homeostáticos

Lesões relacionadas à prática de corrida

Muitos indivíduos que praticam *jogging* ou correm sofrem algum tipo de **lesão relacionada à prática de corrida**. Embora essas lesões possam ser leves, algumas podem ser muito sérias. Lesões não tratadas ou tratadas de forma inadequada podem se tornar crônicas. Entre os corredores, locais comuns de lesão incluem o tornozelo, joelho, tendão do calcâneo (Aquiles), quadril, região inguinal, pé e dorso. Desses, o joelho geralmente é a área em que ocorrem as lesões mais graves.

Lesões relacionadas à prática de corrida são frequentemente associadas a técnicas de treinamento incorreto. Isso pode envolver inadequação ou falta de rotinas de aquecimento suficientes, correr excessivamente ou correr logo após uma lesão. Também, pode envolver corridas prolongadas em superfícies rígidas e/ou irregulares. Calçados de corrida de má fabricação ou desgastados também podem contribuir para lesões, assim como qualquer problema biomecânico (como um arco plantar caído) agravado pela corrida.

A maioria das lesões por atividade esportiva é tratada inicialmente com PRGCE (*Proteção, Repouso, Gelo, Compressão e Elevação*). Proteger imediatamente a parte lesionada, descansar e aplicar gelo imediatamente após o ferimento e elevar a parte lesionada. Em seguida, aplicar uma bandagem elástica, se possível, para comprimir o tecido lesado. Continuar realizando PRGCE por 2 a 3 dias e resistir à tentação de aplicar calor, o que pode piorar o inchaço. O tratamento de seguimento pode incluir alternância de calor úmido e massagem com gelo para melhorar a irrigação sanguínea na área com lesão. Às vezes é útil administrar medicamentos anti-inflamatórios não esteroides (AINEs) ou injeções locais de corticosteroides. Durante o período de recuperação, é importante se manter ativo, utilizando um programa de condicionamento físico alternativo que não leve ao agravamento da lesão original. Essa atividade deve ser determinada em consulta com um médico. Por fim, o exercício cuidadoso é necessário para reabilitar a própria área lesionada. A massoterapia também pode ser utilizada para prevenir ou tratar muitas lesões causadas por atividades esportivas.

Síndrome compartimental

Conforme observado anteriormente neste capítulo, os músculos esqueléticos dos membros são organizados em unidades funcionais chamadas de *compartimentos*. Em um distúrbio denominado **síndrome compartimental**, alguma pressão externa ou interna constringe as estruturas dentro de um compartimento, resultando em danos aos vasos sanguíneos e redução subsequente do suprimento sanguíneo (isquemia) para as estruturas contidas no compartimento. Os sintomas incluem dor, queimação, pressão, palidez e paralisia. Causas comuns da síndrome compartimental incluem lesões por esmagamento e perfuração, contusão (danos aos tecidos subcutâneos sem que a pele seja rompida), tensão muscular (estiramento excessivo de um músculo) ou gesso mal ajustado. O aumento de pressão no compartimento pode apresentar consequências graves, como hemorragia, lesão tecidual e edema (acúmulo de líquido intersticial). Como as fáscias musculares que envolvem os compartimentos são muito fortes, o sangue acumulado e o líquido intersticial não podem escapar e o aumento da pressão pode literalmente obstruir o fluxo sanguíneo e privar os músculos e nervos próximos de oxigênio. Uma opção de tratamento é a **fasciotomia**, um procedimento cirúrgico em que a fáscia muscular é cortada para aliviar a pressão. Sem intervenção, os nervos podem sofrer danos e os músculos podem desenvolver tecido cicatricial que resulta no seu encurtamento, uma condição chamada de *contratura*. Se não tratados, os tecidos podem morrer e o membro pode não ser mais capaz de funcionar. Quando a síndrome atinge esse estágio, a amputação pode ser a única opção de tratamento.

Fasciite plantar

A **fasciite plantar** ou a *síndrome do calcanhar doloroso* é uma reação inflamatória em decorrência da irritação crônica da aponeurose plantar (fáscia) em sua fixação no calcâneo. A aponeurose torna-se menos elástica com a idade. Essa condição também está relacionada a atividades com carga ou levantamento de peso (caminhada, *jogging*, levantamento de objetos pesados), calçados fabricados e ajustados de modo inadequado, excesso de peso (que exerce pressão sobre os pés) e biomecânica deficiente (pés chatos, arcos plantares elevados e anormalidades na marcha que podem causar distribuição irregular de peso nos pés). A fasciite plantar é a causa mais comum de dor no calcanhar em corredores e surge em resposta ao impacto repetido da corrida. Os tratamentos incluem gelo, calor profundo, exercícios de alongamento, perda de peso, próteses (como palmilhas ortopédicas), injeções de esteroide e cirurgia.

Foco na homeostasia

Contribuições do sistema muscular para todos os sistemas do corpo

- Produz movimentos corporais
- Estabiliza as posições corporais
- Movimenta substâncias dentro do corpo
- Produz calor que ajuda a manter a temperatura corporal normal.

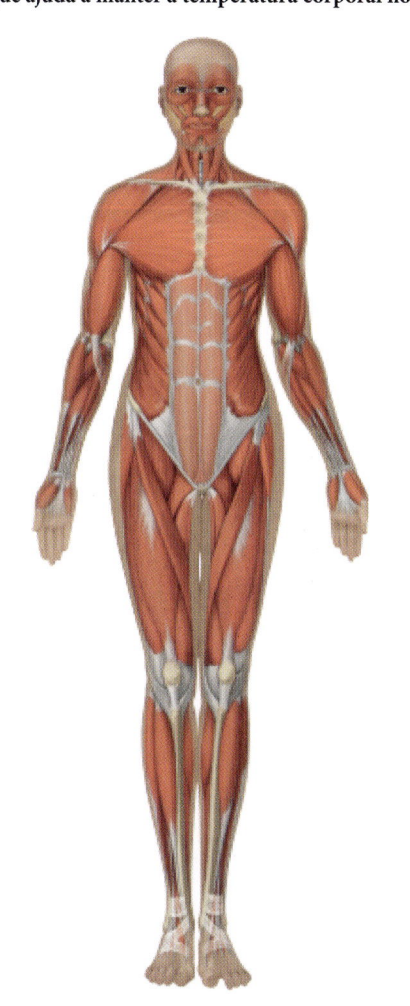

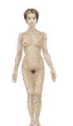

Sistema tegumentar
- A tração dos músculos esqueléticos nas fixações à pele da face produz as expressões faciais
- O exercício muscular aumenta o fluxo sanguíneo da pele.

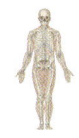

Sistema esquelético
- O músculo esquelético causa o movimento de partes do corpo, com a tração nas fixações aos ossos
- O músculo esquelético fornece estabilidade para ossos e articulações.

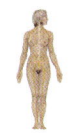

Sistema nervoso
- Os músculos lisos, cardíacos e esqueléticos executam comandos para o sistema nervoso
- Tremores – contração involuntária dos músculos esqueléticos que é regulada pelo encéfalo – gera calor para elevar a temperatura corporal.

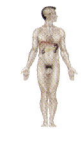

Sistema endócrino
- A atividade regular dos músculos esqueléticos (exercício) melhora a ação e os mecanismos de sinalização de alguns hormônios, como a insulina
- Os músculos protegem algumas glândulas endócrinas.

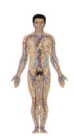

Sistema cardiovascular
- O músculo cardíaco fortalece a ação de bombeamento do coração
- A contração e o relaxamento do músculo liso nas paredes do vaso sanguíneo ajudam a regular a quantidade de sangue que flui em vários tecidos do corpo
- A contração dos músculos esqueléticos nas pernas auxilia no retorno do sangue para o coração
- O exercício regular causa hipertrofia (aumento) cardíaca e aumenta a eficiência de bombeamento do coração
- O ácido láctico produzido por músculos esqueléticos ativos pode ser utilizado para a produção de ATP pelo coração.

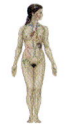

Sistema linfático e imunidade
- Os músculos esqueléticos protegem alguns linfonodos e vasos linfáticos e promovem o fluxo de plasma para os vasos linfáticos
- O exercício pode aumentar ou diminuir algumas respostas imunes.

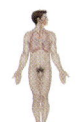

Sistema respiratório
- Os músculos esqueléticos envolvidos na respiração fazem o ar fluir para dentro e para fora dos pulmões
- As fibras musculares lisas ajustam o tamanho das vias respiratórias
- As vibrações nos músculos esqueléticos da laringe controlam o fluxo de ar que passa pelas cordas vocais, regulando a produção da voz
- Tossir e espirrar, devido às contrações do músculo esquelético, ajuda a limpar as vias respiratórias
- O exercício regular melhora a eficiência da respiração.

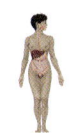

Sistema digestório
- Os músculos esqueléticos protegem e sustentam os órgãos na cavidade abdominal
- A contração e o relaxamento alternados dos músculos esqueléticos fortalecem a mastigação vigorosa e iniciam a deglutição
- Os esfíncteres do músculo liso controlam o volume dos órgãos do trato digestório
- Os músculos lisos nas paredes do trato digestório se misturam e movimentam seu conteúdo através do trato.

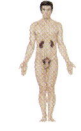

Sistema urinário
- Os esfíncteres do músculo esquelético e liso e o músculo liso na parede da bexiga urinária controlam se a urina é armazenada na bexiga urinária ou excretada (micção).

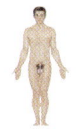

Sistemas genitais (reprodutores)
- As contrações do músculo esquelético e liso ejetam o sêmen nos homens
- As contrações do músculo liso impulsionam o oócito ao longo da tuba uterina, ajudam a regular o fluxo de sangue menstrual do útero e forçam o bebê a sair do útero durante o parto
- Durante a relação sexual, as contrações do músculo esquelético estão associadas ao orgasmo e a sensações de prazer em ambos os sexos.

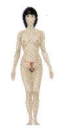

Terminologia técnica

Cavalo Charley. Um nome popular nos EUA para uma cãibra ou rigidez dos músculos em decorrência de uma ruptura do músculo, seguida por sangramento na área. É uma lesão por prática esportiva comum causada por trauma ou atividade excessiva e, em geral, ocorre no músculo quadríceps femoral, especialmente entre os jogadores de futebol.

Lesões por esforço repetitivo (LERs). Condições resultantes do uso excessivo de equipamentos, má postura, má mecânica corporal ou atividade que requer movimentos repetitivos, por exemplo, várias condições de trabalhadores da linha de montagem. Exemplos do uso excessivo de equipamentos incluem a utilização exagerada de um computador, martelo, guitarra ou piano. Também denominadas lesões por movimentos repetitivos.

Paralisia. Perda da função muscular (movimento voluntário) por lesão, doença ou dano ao seu suprimento nervoso. A maioria das paralisias é devida a um acidente vascular encefálico ou lesão da medula espinal.

Rabdomiossarcoma. Um tumor do músculo esquelético. Normalmente ocorre em crianças e é altamente maligno, com rápida metástase.

Tensão muscular. Rompimento de fibras em um músculo esquelético ou em seu tendão que fixa o músculo ao osso. O rompimento também pode causar danos aos pequenos vasos sanguíneos, provocando o sangramento local (hematomas) e dor (causada pela irritação das terminações nervosas na região). As tensões musculares geralmente ocorrem quando um músculo é estirado além de seu limite, por exemplo, em resposta ao levantamento repentino e rápido de pesos; durante atividades esportivas; ou durante a realização de tarefas de trabalho. Também denominada **distensão muscular** ou **ruptura muscular**.

Tique. Contrações espasmódicas realizadas involuntariamente por músculos que estão geralmente sob controle consciente, por exemplo, de uma pálpebra

Torcicolo. Uma contração ou encurtamento do músculo esternocleidomastóideo que faz com que a cabeça se incline para o lado afetado e o queixo gire em direção ao lado oposto. Pode ser adquirido ou congênito.

Revisão do capítulo

Conceitos essenciais

11.1 Como os músculos esqueléticos produzem movimentos

1. Os músculos esqueléticos que produzem movimento o fazem tracionando os ossos.

2. A fixação à parte menos móvel do osso é a origem; a fixação à parte mais móvel é a inserção.

3. Os ossos servem como alavancas, e as articulações servem como fulcros (ponto de apoio). Duas forças diferentes atuam na alavanca: carga (resistência) e esforço.

4. As alavancas são classificadas em três tipos – primeira classe, segunda classe e terceira classe (mais comum) – de acordo com as posições do fulcro, o esforço e a carga na alavanca.

5. Os arranjos fasciculares dos músculos incluem o paralelo, o fusiforme, o circular, o triangular e o peniforme (ver **Tabela 11.1**). O arranjo dos fascículos musculares afeta a potência e a amplitude de movimento do músculo.

6. O músculo agonista (motor principal) produz a ação desejada; um antagonista produz uma ação oposta. Os sinergistas auxiliam o agonista ao reduzir o movimento desnecessário. Os fixadores estabilizam a origem do agonista para que ele possa atuar de forma mais eficiente.

11.2 Como são nomeados os músculos esqueléticos

1. As características distintivas de diferentes músculos esqueléticos incluem a direção dos fascículos musculares; tamanho, forma, ação, número de origens (ou cabeças) e localização do músculo; além de locais de origem e inserção do músculo (ver **Tabela 11.2**).

2. A maioria dos músculos esqueléticos é nomeada com base em combinações de características.

11.3 Visão geral dos principais músculos esqueléticos

1. Nas Seções 11.4 a 11.23, foram descritos os principais músculos esqueléticos das várias regiões do corpo.

2. Cada uma dessas seções contém várias características que ajudam a entender a importância dos principais músculos esqueléticos do corpo.

11.4 Músculos da cabeça que produzem expressões faciais

1. Os músculos da cabeça que produzem expressões faciais movem a pele, em vez de uma articulação, quando se contraem.

2. Esses músculos nos permitem expressar uma ampla variedade de emoções.

11.5 Músculos da cabeça que movimentam os bulbos dos olhos (extrínsecos do bulbo do olho) e as pálpebras superiores

1. Os músculos da cabeça que movimentam os bulbos dos olhos estão entre os músculos esqueléticos de contração mais rápida e controle mais preciso do corpo; eles nos permitem elevar, pressionar, abduzir, aduzir e girar medial e lateralmente os bulbos dos olhos.

2. Os músculos que movimentam as pálpebras superiores abrem os olhos.

11.6 Músculos da cabeça que movimentam a mandíbula e auxiliam na mastigação e na fala

1. Os músculos que movimentam a mandíbula na articulação temporomandibular são conhecidos como músculos da mastigação.

2. Os músculos que movimentam a mandíbula desempenham um papel não apenas na mastigação, mas também na fala.

11.7 Músculos da cabeça que movimentam a língua e auxiliam na mastigação e na fala

1. Os músculos da cabeça que movimentam a língua são importantes na mastigação e na fala.

2. Esses músculos também estão envolvidos na deglutição.

11.8 Músculos da região anterior do pescoço que auxiliam na deglutição e na fala

1. Os músculos da região anterior do pescoço que auxiliam na deglutição e na fala, denominados músculos supra-hióideos, estão localizados acima do osso hioide.

2. A região anterior do pescoço também contém músculos infra-hióideos, que, juntamente com os músculos supra-hióideos, ajudam a estabilizar o osso hioide.

11.9 Músculos do pescoço que movimentam a cabeça

1. Os músculos do pescoço movimentam e alteram a posição da cabeça.

2. Esses músculos também ajudam a equilibrar a cabeça na coluna vertebral.

11.10 Músculos do abdome que protegem as vísceras abdominais e movimentam a coluna vertebral

1. Os músculos do abdome ajudam a conter e proteger as vísceras abdominais e movimentam a coluna vertebral.

2. Esses músculos também comprimem o abdome e ajudam a produzir a força necessária para a defecação, micção, vômito e parto.

11.11 Músculos do tórax que auxiliam na respiração

1. Os músculos do tórax utilizados na respiração alteram o tamanho da cavidade torácica para que possam ocorrer a inspiração e a expiração.

2. Esses músculos também auxiliam no retorno venoso do sangue ao coração.

11.12 Músculos do assoalho pélvico que sustentam as vísceras pélvicas e funcionam como esfíncteres

1. Os músculos do assoalho pélvico sustentam as vísceras pélvicas e resistem ao impulso que acompanha o aumento na pressão intra-abdominal.

2. Esses músculos também funcionam como esfíncteres na junção anorretal, uretra e vagina.

11.13 Músculos do períneo

1. O períneo é a região do tronco inferior ao diafragma pélvico.

2. Os músculos do períneo auxiliam na micção, ereção do pênis e do clitóris, ejaculação e defecação.

11.14 Músculos do tórax que movimentam o cíngulo dos membros superiores

1. Os músculos do tórax que movimentam o cíngulo dos membros superiores estabilizam a escápula para que ela possa funcionar como uma base estável de origem para a maioria dos músculos que movem o úmero.

2. Esses músculos também movimentam a escápula para aumentar a amplitude de movimento do úmero.

11.15 Músculos do tórax e do ombro que movimentam o úmero

1. Os músculos do tórax que movimentam o úmero se originam principalmente na escápula (músculos escapulares).

2. Os músculos restantes se originam no esqueleto axial (músculos axiais).

11.16 Músculos do braço que movimentam o rádio e a ulna

1. Os músculos do braço que movimentam o rádio e a ulna estão envolvidos na flexão e extensão na articulação do cotovelo.

2. Esses músculos são organizados em compartimentos flexores e extensores.

11.17 Músculos do antebraço que movimentam o carpo, mão, polegar e dedos

1. Os músculos do antebraço que movimentam o carpo (pulso), a mão, o polegar e os dedos são muitos e variados.

2. Esses músculos que agem sobre os dedos são chamados de músculos extrínsecos.

11.18 Músculos da palma da mão que movimentam os dedos – músculos intrínsecos da mão

1. Os músculos da palma da mão que movimentam os dedos (músculos intrínsecos) são importantes em atividades especializadas e fornecem a capacidade de agarrar e manipular objetos de forma contínua.

11.19 Músculos do pescoço e do dorso que movimentam a coluna vertebral

1. Os músculos do pescoço que movimentam a cabeça alteram sua posição e ajudam a equilibrá-la na coluna vertebral.

2. Os músculos do pescoço que movimentam a coluna vertebral são bastante complexos, pois apresentam múltiplas origens e inserções e porque há uma considerável sobreposição entre eles.

11.20 Músculos da região glútea que movimentam o fêmur

1. Os músculos da região glútea que movimentam o fêmur originam-se em grande parte do cíngulo pélvico e inserem-se no fêmur.

2. Esses músculos são maiores e mais poderosos do que músculos comparáveis no membro superior.

11.21 Músculos da coxa que movimentam o fêmur, a tíbia e a fíbula

1. Os músculos da coxa que movimentam o fêmur, a tíbia e a fíbula são divididos em compartimentos medial (adutor), anterior (extensor) e posterior (flexor).

11.22 Músculos da perna que movimentam o pé e os dedos dos pés

1. Os músculos da perna que movimentam o pé e os dedos dos pés são divididos em compartimentos anterior, lateral e posterior.

11.23 Músculos intrínsecos do pé que movimentam os dedos dos pés

1. Os músculos intrínsecos do pé que movimentam os dedos dos pés, ao contrário daqueles encontrados na mão, limitam-se às funções de apoio e locomoção.

Questões para avaliação crítica

1. Se durante uma ritidoplastia ou *lifting* facial, o cirurgião plástico seccionasse acidentalmente o nervo facial no lado direito do rosto, quais seriam as consequências para o paciente e quais músculos estariam envolvidos?

2. Enquanto pega o ônibus para o supermercado, Desmond, um menino de 11 anos de idade, diz à mãe que precisa "ir ao banheiro" (urinar). Sua mãe diz que ele deve "segurar" até que eles cheguem à loja. Quais músculos devem permanecer contraídos para que ele possa prevenir a micção?

3. José, o arremessador da liga secundária, tem lançado cem arremessos por dia para aperfeiçoar sua bola curva. Ultimamente ele tem sentido dor em seu braço de arremesso. O médico diagnosticou uma ruptura do manguito rotador. José ficou confuso, porque não conhecia essa estrutura do ombro. Explique a José o que o médico quer dizer e como essa lesão pode afetar a movimentação do braço.

Respostas às questões das figuras

11.1 O ventre do músculo que estende o antebraço, o tríceps braquial, está localizado posteriormente ao úmero.

11.2 As alavancas de segunda classe produzem mais força.

11.3 Para músculos nomeados de acordo com suas várias características, aqui estão as possíveis respostas corretas (para outros, ver **Tabela 11.2**): direção das fibras: oblíquo externo do abdome; forma: deltoide; ação: extensor dos dedos; tamanho: glúteo máximo; origem e inserção: esternocleidomastóideo; localização: tibial anterior; número de tendões de origem: bíceps braquial.

11.4 O músculo corrugador do supercílio é o responsável pela expressão de desaprovação pelo franzimento da fronte; o músculo zigomático maior se contrai quando você sorri; o músculo mentual contribui para o "beicinho"; o músculo orbicular dos olhos contribui para apertar os olhos.

11.5 O músculo oblíquo inferior move o bulbo do olho superior e lateralmente, porque se origina na face anterior medial do assoalho da órbita e se insere na face posterior lateral do bulbo do olho.

11.6 O masseter é o músculo mastigatório mais forte.

11.7 As funções da língua incluem mastigação, detecção do sabor, deglutição e fala.

11.8 Os músculos supra e infra-hióideos estabilizam o osso hioide para auxiliar nos movimentos da língua.

11.9 Os triângulos no pescoço, formados pelos músculos esternocleidomastóideos, são importantes anatômica e cirurgicamente por causa das estruturas aí contidas.

11.10 O músculo reto do abdome auxilia na micção.

11.11 O diafragma é inervado pelo nervo frênico.

11.12 As margens do diafragma pélvico se prendem à sínfise púbica, anteriormente, ao cóccix, posteriormente, e às paredes da pelve, lateralmente.

11.13 Os limites do períneo são a sínfise púbica, anteriormente, o cóccix, posteriormente, e os túberes isquiáticos, lateralmente.

11.14 A principal ação dos músculos que movimentam o cíngulo dos membros superiores é estabilizar a escápula para auxiliar nos movimentos do úmero.

11.15 O manguito rotador consiste nos tendões planos dos músculos subescapular, supraespinal, infraespinal e redondo menor, que formam um círculo quase completo em torno da articulação do ombro.

11.16 O braquial é o flexor mais forte do antebraço; o tríceps braquial é o principal extensor do antebraço.

11.17 Tendões flexores dos dedos e do carpo (pulso) e o nervo mediano passam profundamente ao retináculo dos músculos flexores.

11.18 Os músculos da eminência tenar agem no polegar.

11.19 Os músculos esplênios surgem da linha mediana e se estendem lateral e superiormente até as suas inserções.

11.20 Os músculos dos membros superiores apresentam diversidade de movimentos; os músculos do membro inferior funcionam na estabilidade, na locomoção e na manutenção da postura. Além disso, os músculos dos membros inferiores geralmente cruzam duas articulações e agem em ambas.

11.21 O quadríceps femoral consiste no reto femoral, vasto lateral, vasto medial e vasto intermédio; músculos do jarrete (isquiotibiais) são constituídos pelo bíceps femoral, semitendíneo e semimembranáceo.

11.22 Os retináculos superior e inferior dos músculos extensores seguram firmemente os tendões dos músculos do compartimento anterior no tornozelo.

11.23 A aponeurose plantar fornece sustentação ao arco longitudinal e envolve os tendões dos flexores do pé.

CAPÍTULO 12

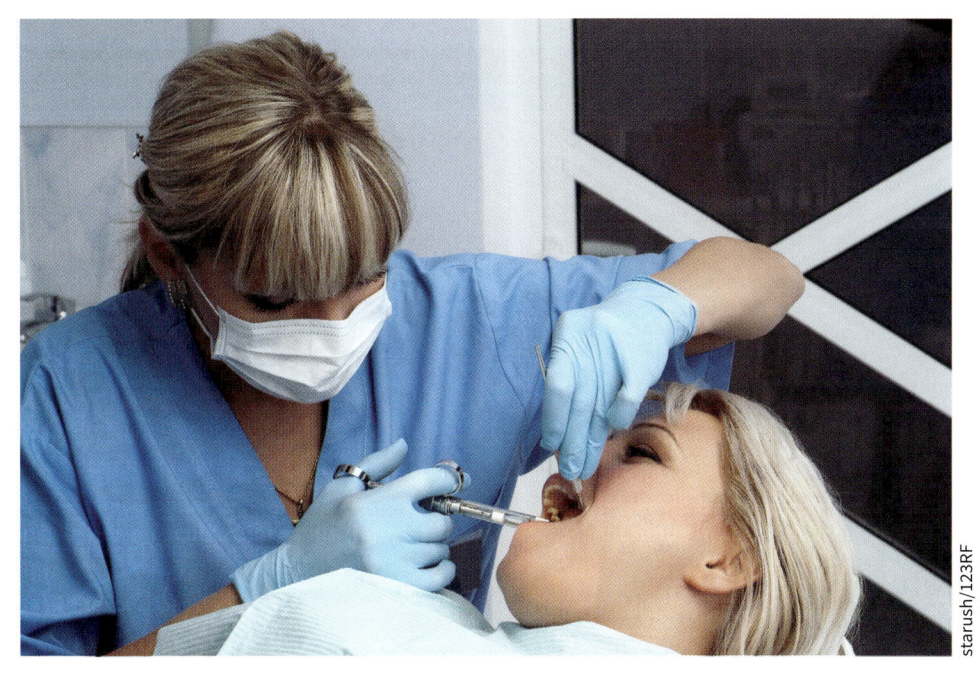

Consulte o boxe *Correlação clínica: anestésicos* na Seção 12.6, *Potenciais de ação*, em que se descreve como a anestesia pode tornar indolores alguns procedimentos, como a sutura de feridas, obtenção de biopsias de pele e tratamentos de remoção de cáries e preenchimento de cavidades dentárias.

Tecido Nervoso

Tecido nervoso e homeostasia

> A característica excitável do tecido nervoso permite a geração de impulsos nervosos (potenciais de ação) que promovem comunicação e regulação da maioria dos órgãos do corpo.

Os sistemas nervoso e endócrino têm o mesmo objetivo: manter as condições controladas dentro de limites que mantêm a vida. O sistema nervoso regula as atividades do corpo respondendo rapidamente por meio de impulsos nervosos; o sistema endócrino responde liberando hormônios. O Capítulo 18 compara os papéis de ambos os sistemas na manutenção da homeostasia.

Ademais, o sistema nervoso é responsável por nossas percepções, comportamentos e memórias, além de iniciar todos os movimentos voluntários. Como esse sistema é bastante complexo, discutiremos sua estrutura e função em vários capítulos. Este capítulo enfoca a organização do sistema nervoso e as propriedades dos neurônios (células nervosas) e da neuróglia (células que fornecem suporte às atividades dos neurônios). Em seguida, examinaremos a estrutura e as funções da medula espinal e dos nervos espinais (Capítulo 13), além do encéfalo e dos nervos cranianos (Capítulo 14). O sistema nervoso autônomo, que opera sem controle voluntário, será abordado no Capítulo 15. No Capítulo 16, discutiremos os sentidos somáticos – tato, pressão, calor, frio, dor e outros – e suas vias sensitivas e motoras para mostrar como os impulsos nervosos passam para a medula espinal e encéfalo ou da medula espinal e encéfalo para músculos e glândulas. A abordagem sobre o sistema nervoso termina com uma discussão sobre os sentidos especiais: olfato, paladar, visão, audição e equilíbrio (Capítulo 17).

12.1 Visão geral do sistema nervoso

OBJETIVOS

- **Descrever** a organização do sistema nervoso
- **Descrever** as três funções básicas do sistema nervoso.

Organização do sistema nervoso

Com uma massa de apenas 2 kg, cerca de 3% do peso corporal total, o **sistema nervoso** é um dos menores e, ainda assim, o mais complexo dos 11 sistemas corporais. Essa intrincada rede de bilhões de neurônios, mais a neuróglia, é organizada em duas subdivisões principais: o sistema nervoso central (SNC) e o sistema nervoso periférico (SNP). A **neurologia** trata do funcionamento normal e dos distúrbios do sistema nervoso. Um **neurologista** é um médico que diagnostica e trata distúrbios do sistema nervoso.

Sistema nervoso central. O **sistema nervoso central (SNC)** é formado pelo encéfalo e pela medula espinal (**Figura 12.1 A**). O encéfalo é a parte do SNC localizada no crânio e contém cerca de 85 bilhões de neurônios. A medula espinal está conectada ao encéfalo pelo forame magno do osso occipital e é circundada pelos ossos da coluna vertebral. A medula espinal contém cerca de 100 milhões de neurônios. O SNC processa muitos tipos diferentes de informações sensitivas que recebe. É também a fonte de pensamentos, emoções e memórias. A maioria dos sinais que estimulam a contração dos músculos e a secreção de glândulas origina-se no SNC.

Sistema nervoso periférico. O **sistema nervoso periférico (SNP)** consiste em todo o sistema nervoso fora do SNC (**Figura 12.1 A**). Os componentes do SNP incluem nervos e receptores sensitivos. Um **nervo** é um feixe composto de centenas a milhares de axônios mais o tecido conjuntivo e os vasos sanguíneos associados que ficam fora do encéfalo e da medula espinal. Do encéfalo, emergem 12 pares de **nervos cranianos**, já da medula espinal, emergem 31 pares de **nervos espinais**. Cada nervo segue um caminho definido e serve a uma região específica do corpo. O termo **receptor sensitivo** refere-se a uma estrutura do sistema nervoso que monitora mudanças no ambiente externo ou no interno. Exemplos de receptores sensitivos incluem receptores táteis na pele, fotorreceptores no olho e receptores olfatórios.

O SNP está organizado em divisões sensitivas e motoras (**Figura 12.1 B**). A **divisão sensitiva** ou *aferente* transmite o estímulo (*inputs*) para o SNC por meio de receptores sensitivos no corpo. Essa divisão fornece ao SNC informações sensitivas sobre os *sentidos somáticos* (sensações táteis, térmicas, dolorosas e proprioceptivas) e *sentidos especiais* (olfato, paladar, visão, audição e equilíbrio).

A **divisão motora** ou *eferente* do SNP transmite a resposta (*output*) do SNC para os efetores (músculos e glândulas). Essa divisão é subdividida em sistema nervoso somático e sistema nervoso autônomo (**Figura 12.1 B**). O **sistema nervoso somático (SNS)** transmite a resposta do SNC apenas para os *músculos esqueléticos*; como suas respostas motoras podem ser controladas de forma consciente, a ação dessa parte do SNP é voluntária. O **sistema nervoso autônomo (SNA)** transmite a resposta do SNC para: *músculo liso, músculo cardíaco e glândulas*; nesses casos, como as respostas motoras normalmente não estão sob controle consciente, a ação do SNA é *involuntária*. O SNA é composto de duas partes principais, a divisão **simpática** e a divisão **parassimpática**. Com algumas exceções, os efetores recebem inervação de ambas as partes e, geralmente, as duas divisões têm ações opostas. Por exemplo, os neurônios da parte simpática aumentam a frequência cardíaca, e os neurônios da divisão parassimpática a diminuem. Em geral, a parte parassimpática cuida das atividades de "repouso e digestão", já a simpática ajuda a apoiar o exercício ou ações de emergência – as chamadas respostas de "luta ou fuga". Os **plexos entéricos** são uma terceira parte do SNA e constituem uma extensa rede de mais de 100 milhões de neurônios confinados à parede do sistema digestório. Os plexos entéricos ajudam a regular a atividade do músculo liso e das glândulas do sistema digestório. Embora os plexos entéricos possam funcionar de forma independente, eles se comunicam e são regulados por outras partes do SNA.

Funções do sistema nervoso

O sistema nervoso executa uma complexa gama de tarefas. Ele nos permite sentir vários cheiros, produzir fala e lembrar eventos passados; além disso, fornece sinais que controlam os movimentos do corpo e regulam o funcionamento dos órgãos internos. Essas diversas atividades podem ser agrupadas em três funções básicas: sensitiva (aporte), integradora (processamento) e motora (resposta)

- **Função sensitiva.** Os receptores sensitivos *detectam* estímulos internos, como um aumento na pressão arterial, ou estímulos externos (p. ex., uma gota de chuva caindo sobre o braço de uma pessoa). Essa informação sensitiva é então transportada para o encéfalo e a medula espinal através dos nervos cranianos e espinais
- **Função integradora.** O sistema nervoso *processa* informações sensitivas, analisando-as e tomando decisões para fornecer respostas apropriadas – uma atividade conhecida como **integração**
- **Função motora.** Uma vez que as informações sensitivas são integradas, o sistema nervoso *pode induzir uma resposta motora apropriada*, ao ativar os **efetores** (músculos e glândulas) através dos nervos cranianos e espinais. Os estímulos dos efetores promovem a contração dos músculos e a atividade de secreção pelas glândulas.

As três funções básicas do sistema nervoso são ativadas, por exemplo, quando você atende ao telefone celular depois de ouvi-lo tocar. O som do telefone estimula os receptores sensitivos em seus ouvidos (função sensitiva). Essa informação auditiva é posteriormente retransmitida para o seu encéfalo, onde é processada e é tomada a decisão de atender ao telefone (função integradora). O encéfalo então estimula a contração de músculos específicos que permitirão que você pegue o telefone e pressione o botão apropriado para atendê-lo (função motora).

FIGURA 12.1 **Organização do sistema nervoso**. **A.** Subdivisões do sistema nervoso. **B.** Organograma do sistema nervoso: as caixas azuis representam os componentes sensitivos do sistema nervoso periférico; as caixas vermelhas representam os componentes motores do SNP; e as caixas verdes representam os efetores (músculos e glândulas).

As duas principais subdivisões do sistema nervoso são: (1) o sistema nervoso central (SNC), que consiste no encéfalo e medula espinal; e (2) o sistema nervoso periférico (SNP), que consiste em todo o tecido nervoso fora do SNC.

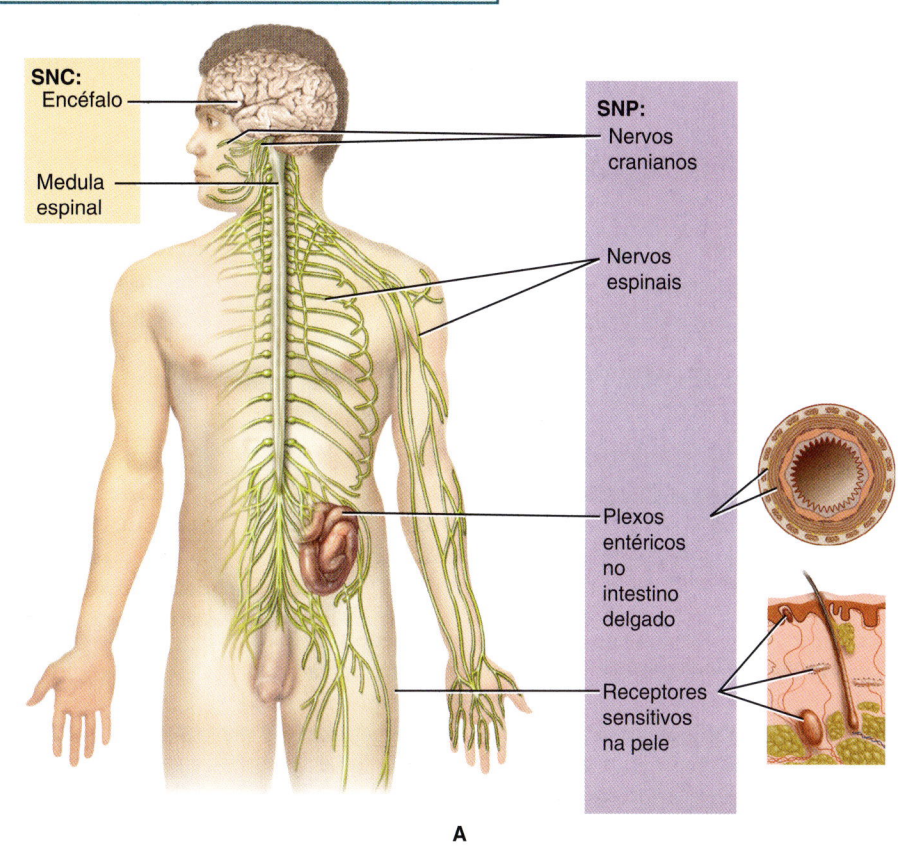

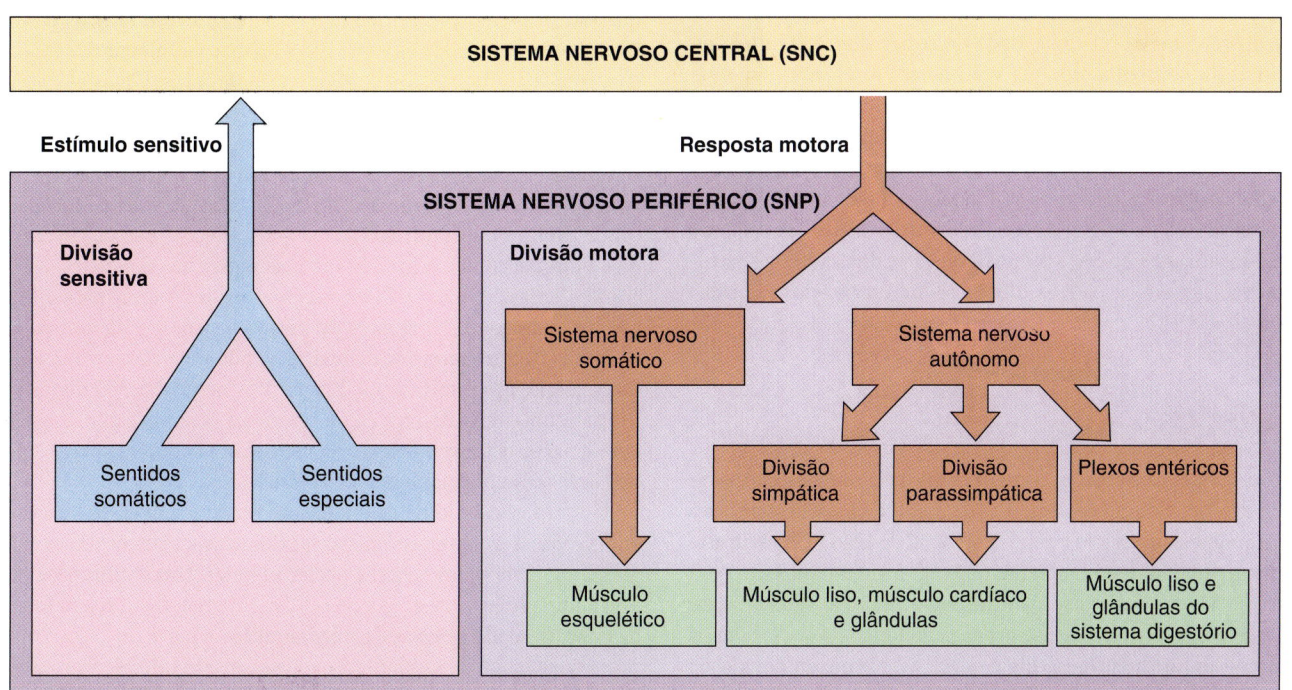

SNC:
- Encéfalo
- Medula espinal

SNP:
- Nervos cranianos
- Nervos espinais
- Plexos entéricos no intestino delgado
- Receptores sensitivos na pele

A

SISTEMA NERVOSO CENTRAL (SNC)

Estímulo sensitivo | Resposta motora

SISTEMA NERVOSO PERIFÉRICO (SNP)

- **Divisão sensitiva**
  - Sentidos somáticos
  - Sentidos especiais

- **Divisão motora**
  - Sistema nervoso somático
    - Músculo esquelético
  - Sistema nervoso autônomo
    - Divisão simpática
    - Divisão parassimpática
      - Músculo liso, músculo cardíaco e glândulas
    - Plexos entéricos
      - Músculo liso e glândulas do sistema digestório

B

? Quais são algumas das funções do SNC?

> **Teste rápido**
>
> 1. Qual é a finalidade de um receptor sensitivo?
> 2. Quais são os componentes e funções do SNS e SNA?
> 3. Quais subdivisões do SNP controlam as ações voluntárias? E quais controlam as ações involuntárias?
> 4. Explique o conceito de integração e forneça um exemplo.

12.2 Histologia do tecido nervoso

OBJETIVOS

- **Comparar** as características histológicas e as funções dos neurônios e da neuróglia
- **Distinguir** entre as substâncias cinzenta e branca.

O tecido nervoso compreende dois tipos de células – *neurônios* e *neuróglia*. Essas células combinam-se de várias maneiras em diferentes regiões do sistema nervoso. Além de formarem as complexas redes de processamento do encéfalo e da medula espinal, os neurônios também conectam todas as regiões do corpo ao encéfalo e à medula espinal. Como células altamente especializadas, capazes de alcançar grandes extensões e fazer conexões extremamente complexas com outras células, os neurônios fornecem a maioria das funções exclusivas do sistema nervoso, como sentir, pensar, lembrar, controlar a atividade muscular e regular as secreções glandulares. Como resultado de sua especialização, a maioria dos neurônios perdeu a capacidade de sofrer divisões mitóticas. As células da neuróglia, por sua vez, são menores, mas superam em muito o número de neurônios – talvez em até 25 vezes. Elas apoiam, nutrem e protegem os neurônios, bem como mantêm o líquido intersticial que as banha. Ao contrário dos neurônios, a neuróglia continua a se dividir ao longo da vida de um indivíduo. Os neurônios e a neuróglia diferem estruturalmente, dependendo se estão localizados no SNC ou no SNP; essas diferenças na estrutura correlacionam-se com as diferenças na função dos referidos sistemas.

Neurônios

Como as células musculares, os **neurônios** (*células nervosas*) apresentam **excitabilidade elétrica**, ou seja, habilidade de responder a um estímulo e convertê-lo em um potencial de ação. Um **estímulo** é qualquer mudança no ambiente que seja forte o suficiente para iniciar um impulso nervoso. Um **impulso nervoso** (*potencial de ação*) é um sinal elétrico que se propaga ao longo da superfície da membrana de um neurônio. Ele começa e se propaga devido ao movimento de íons (como sódio e potássio) entre o líquido intersticial e o interior do neurônio através de canais iônicos específicos em sua membrana plasmática. Uma vez iniciado, um impulso nervoso propaga-se rapidamente e com uma força constante.

Alguns neurônios são minúsculos e propagam impulsos nervosos em uma distância curta (menos de 1 mm) dentro do SNC; já outros são as maiores células do corpo. Os neurônios que permitem mexer os dedos dos pés, por exemplo, estendem-se da região lombar da medula espinal (logo acima do nível da cintura) até os músculos do pé. Alguns neurônios são ainda mais longos, por exemplo aqueles que permitem sentir uma pena fazendo cócegas nos dedos dos pés, os quais se estendem do pé até a porção inferior do encéfalo. Os impulsos nervosos percorrem essas grandes distâncias a velocidades que variam de 0,5 a 130 m/segundo (1 a 290 mi/hora).

Partes de um neurônio. A maioria dos neurônios contém três partes: (1) um corpo celular, (2) dendritos e (3) um axônio (**Figura 12.2**). O **corpo celular**, também conhecido como *pericário* ou *soma*, contém um núcleo cercado por citoplasma que inclui organelas celulares típicas, como lisossomos, mitocôndrias e um complexo de Golgi. Os corpos celulares dos neurônios também contêm ribossomos livres e grupos proeminentes de retículo endoplasmático rugoso, denominados **corpúsculos de Nissl**. Os ribossomos são os locais de síntese de proteínas. Proteínas recém-sintetizadas por corpúsculos de Nissl são utilizadas para substituir componentes celulares, como material para o crescimento de neurônios e para regenerar axônios lesionados no SNP. O citoesqueleto inclui **neurofibrilas**, compostas de feixes de filamentos intermediários que fornecem a forma e o suporte da célula, além dos **microtúbulos**, que auxiliam na movimentação de substâncias entre o corpo celular e o axônio. Os neurônios em envelhecimento também contêm **lipofuscina**, um pigmento que ocorre como aglomerados de grânulos marrom-amarelados no citoplasma. A lipofuscina é um produto de lisossomos neuronais que se acumula com o envelhecimento do neurônio, mas não parece prejudicá-lo. A membrana plasmática do corpo celular neuronal varia de lisa a muito irregular. Essas saliências são causadas por minúsculas projeções da membrana plasmática, chamadas **espinhos somáticos**, que são sítios receptores que ligam mensageiros químicos de outros neurônios; assim, os espinhos somáticos aumentam a área de superfície para interações com outros neurônios. Uma coleção de corpos celulares de neurônios fora do SNC é denominada **gânglio**.

Fibra nervosa é um termo geral para qualquer processo neuronal que emerge do corpo celular de um neurônio. A maioria dos neurônios tem dois tipos de processos: múltiplos dendritos e um único axônio. Os **dendritos** são as partes receptoras ou de entrada de um neurônio. A membrana plasmática dos dendritos, assim como o corpo celular, contém vários sítios receptores para a ligação de mensageiros químicos de outros neurônios, denominados **espinhas dendríticas**. Os dendritos geralmente são curtos, afilados e altamente ramificados. Em muitos neurônios, os dendritos formam uma série de processos em forma de árvore que se estendem a partir do corpo celular. Seu citoplasma contém corpúsculos de Nissl, mitocôndrias e outras organelas.

Um único **axônio** de um neurônio propaga impulsos nervosos em direção a outro neurônio, uma fibra muscular ou uma célula glandular. Um axônio é uma projeção longa, fina e cilíndrica que normalmente se junta ao corpo celular em uma elevação em forma de cone chamada de **cone de implantação**. A parte do axônio mais próxima ao cone de implantação é o **segmento inicial**. Na maioria dos neurônios, os impulsos nervosos surgem na junção do cone de implantação com o segmento inicial, uma área chamada **zona de gatilho**, a partir da qual viajam ao longo do axônio até seu destino. Um axônio contém mitocôndrias, microtúbulos e neurofibrilas.

FIGURA 12.2 **Estrutura de um neurônio multipolar.** Um neurônio multipolar tem um corpo celular, vários dendritos curtos e um único axônio longo. As setas indicam a direção do fluxo de informações: dendritos → corpo celular → axônio → terminais axônicos.

> As partes básicas de um neurônio são os dendritos, um corpo celular e um axônio.

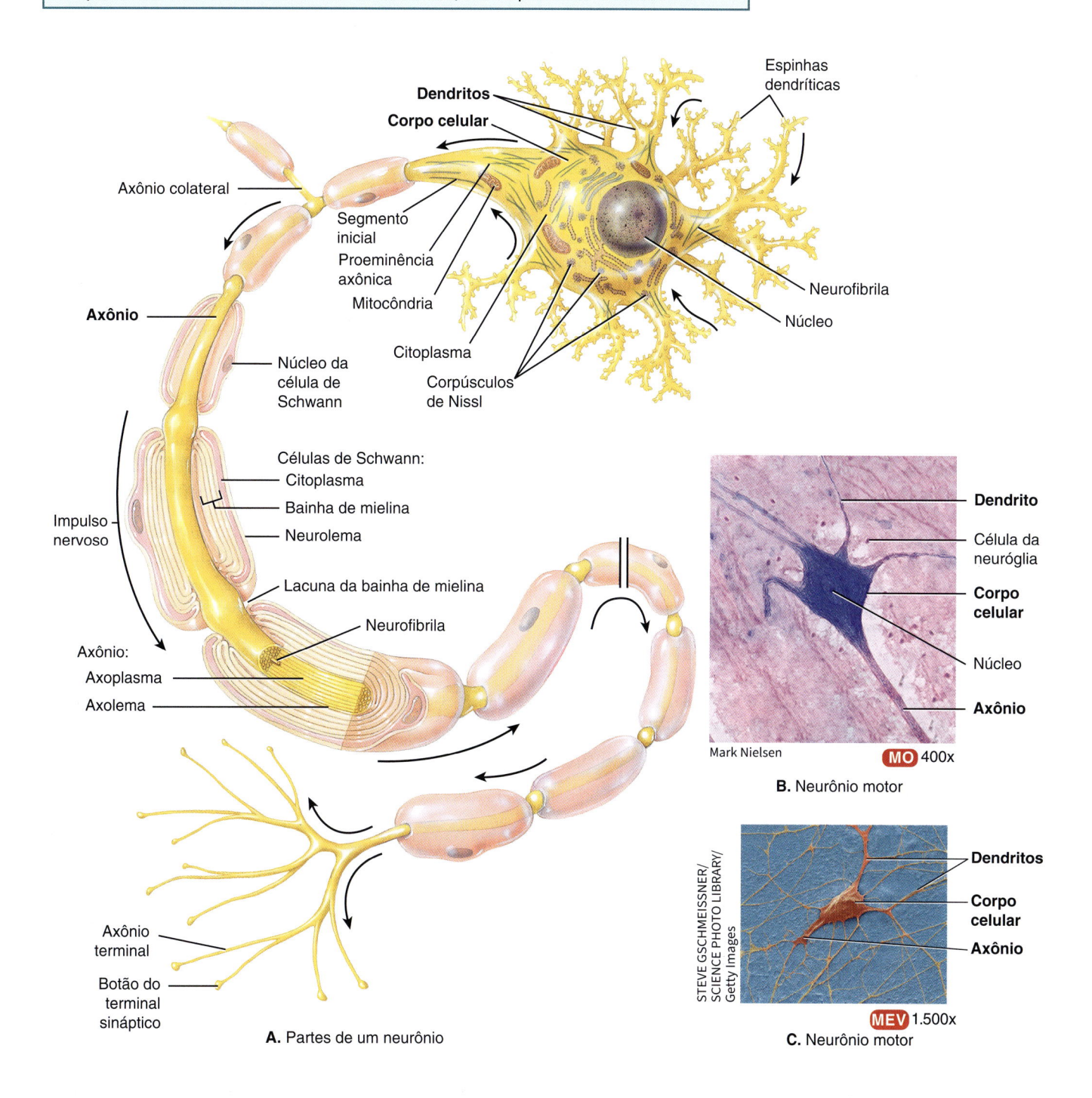

A. Partes de um neurônio

B. Neurônio motor

C. Neurônio motor

? Quais funções os dendritos, o corpo celular e o axônio desempenham na comunicação de sinais?

Como o retículo endoplasmático rugoso não está presente, não ocorre síntese de proteínas no axônio. O citoplasma de um axônio, o **axoplasma**, é circundado por uma membrana plasmática conhecida como **axolema**. Ao longo do comprimento de um axônio, ramificações laterais, chamadas **axônio colaterais**, podem se projetar, normalmente em um ângulo reto com o axônio. O axônio e seus colaterais terminam dividindo-se em muitos processos finos, os chamados **terminais axônicos** ou *telodendros*.

O local de comunicação entre dois neurônios ou entre um neurônio e uma célula efetora é denominado **sinapse**. As extremidades de alguns terminais dos axônios dilatam-se e originam estruturas em forma de bulbo ou botão, denominadas **botões** sinápticos; outros exibem uma série de tumefações, as **varicosidades**. Tanto os botões sinápticos quanto as varicosidades contêm vários sacos muito pequenos envoltos por membrana, as **vesículas sinápticas**, as quais armazenam uma substância química chamada **neurotransmissor**. O neurotransmissor é uma molécula liberada de uma vesícula sináptica que excita ou inibe outro neurônio, fibra muscular ou célula glandular. Muitos neurônios contêm dois ou até três tipos de neurotransmissores, cada um com efeitos diferentes na célula pós-sináptica.

Como algumas substâncias sintetizadas ou recicladas no corpo do neurônio são necessárias no axônio ou nos terminais axônicos, dois tipos de sistemas de transporte carregam substâncias do corpo celular para os terminais do axônio e vice-versa. O sistema mais lento, que move substâncias cerca de 1 a 5 mm por dia, é denominado **transporte axônico lento**; ele transporta o axoplasma em apenas uma direção – do corpo celular em direção aos terminais axônicos. O transporte axônico lento fornece novo axoplasma para os axônios em desenvolvimento ou regeneração e repõe o axoplasma nos axônios em crescimento e maduros.

O **transporte axônico rápido**, que é capaz de mover substâncias a uma distância de 200 a 400 mm por dia, utiliza proteínas que funcionam como "motores" para mover substâncias ao longo das superfícies dos microtúbulos do citoesqueleto do neurônio. O transporte axônico rápido move as substâncias em ambas as direções – para longe e em direção ao corpo celular. O transporte axônico rápido que ocorre na direção **anterógrada** (para frente) move organelas e vesículas sinápticas do corpo celular para os terminais dos axônios. O transporte axônico rápido que ocorre em uma direção **retrógrada** (para trás) move as vesículas da membrana e outras substâncias celulares dos terminais axônicos para o corpo celular para serem degradadas ou recicladas. As substâncias que entram no neurônio, nos terminais dos axônios, também são movidas para o corpo celular por transporte retrógrado rápido. Essas substâncias incluem substâncias químicas tróficas, como o fator de crescimento do nervo, e agentes prejudiciais, como a toxina do tétano e os vírus que causam a raiva, o herpes simples e a poliomielite.

Diversidade estrutural dos neurônios.
Os neurônios apresentam grande diversidade de tamanho e forma. Por exemplo, seus corpos celulares variam em diâmetro de 5 μm (ligeiramente menor do que um glóbulo vermelho) até 135 μm (grande o suficiente para enxergar a olho nu). O padrão de ramificação dendrítica é variado e distinto para neurônios em diferentes partes do sistema nervoso. Alguns neurônios pequenos não têm um axônio e vários outros têm axônios muito curtos. Conforme visto, os axônios mais longos são quase tão longos quanto a altura de uma pessoa, estendendo-se dos dedos dos pés à parte inferior do encéfalo.

Classificação dos neurônios.
As características estruturais e funcionais são utilizadas para classificar os vários neurônios no corpo.

Classificação estrutural. Estruturalmente, os neurônios são classificados de acordo com o número de processos que se estendem do corpo celular (**Figura 12.3**):

1. Os **neurônios multipolares** geralmente têm vários dendritos e um axônio (**Figura 12.3 A**). A maioria dos neurônios do encéfalo e da medula espinal é composta por esse tipo, assim como todos os neurônios motores (descritos brevemente).

2. Os **neurônios bipolares** têm um dendrito principal e um axônio (**Figura 12.3 B**). Eles são encontrados na retina, na orelha interna e na área olfatória do cérebro.

FIGURA 12.3 **Classificação estrutural de neurônios.** As interrupções indicam que os axônios são mais longos do que o mostrado. **A.** Neurônio multipolar. **B.** Neurônio bipolar. **C.** Neurônio pseudounipolar.

Um neurônio multipolar tem muitos processos que se estendem do corpo celular, um neurônio bipolar tem dois processos e um neurônio pseudounipolar tem um.

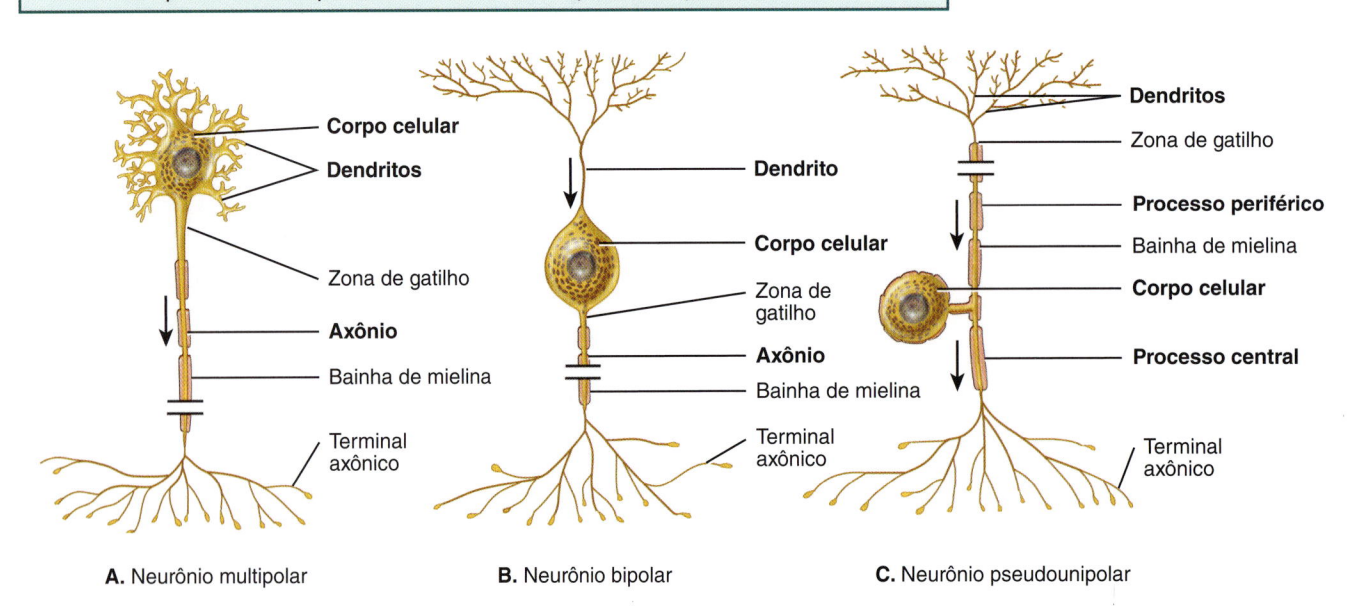

A. Neurônio multipolar

B. Neurônio bipolar

C. Neurônio pseudounipolar

? Qual tipo de neurônio mostrado nessa figura é o tipo mais abundante no SNC?

3. Os *neurônios* **pseudounipolares** ou *unipolares* apresentam dendritos e um axônio que se fundem para formar um processo contínuo que emerge do corpo celular (**Figura 12.3 C**). Esses neurônios são assim chamados porque começam no embrião como neurônios bipolares. Durante o desenvolvimento, porém, os dendritos e o axônio fundem-se e tornam-se um único processo. Os dendritos da maioria dos neurônios pseudounipolares funcionam como **receptores sensitivos** que detectam um estímulo sensitivo, como tato, pressão, dor ou estímulos térmicos. A zona de gatilho de impulsos nervosos em um neurônio pseudounipolar está na junção dos dendritos e do axônio (**Figura 12.3 C**). Os impulsos então se propagam em direção aos botões sinápticos. Os corpos celulares da maioria dos neurônios pseudounipolares estão localizados nos gânglios dos nervos espinais e cranianos.

Além do esquema de classificação estrutural que acabamos de descrever, alguns neurônios são nomeados em homenagem ao histologista que os descreveu pela primeira vez ou por um aspecto de sua forma ou aparência, por exemplo: **células de Purkinje**, no cerebelo, e **células piramidais**, encontradas no córtex cerebral, que têm corpos celulares em forma de pirâmide (**Figura 12.4**).

Classificação funcional. Funcionalmente, os neurônios são classificados de acordo com a direção em que o impulso nervoso é transmitido em relação ao SNC (**Figura 12.5**).

1. Os **neurônios sensitivos** ou *neurônios aferentes* contêm receptores sensitivos em suas extremidades distais (dendritos) (ver também **Figura 12.10**) ou estão localizados logo após os receptores sensitivos, que são células separadas. Uma vez que um estímulo apropriado ativa um receptor sensitivo, o neurônio sensitivo forma um impulso nervoso em seu axônio e esse impulso é transmitido *para o* SNC através dos nervos cranianos ou espinais. A maioria dos neurônios sensitivos têm estrutura unipolar.

2. Os **neurônios motores** ou *neurônios eferentes* transmitem os impulsos nervosos do SNC *para longe* do SNC, em direção aos **efetores** (músculos e glândulas), na periferia (SNP) através dos nervos cranianos ou espinais (ver também **Figura 12.10**). Os neurônios motores são multipolares em estrutura.

3. Os **interneurônios** ou *neurônios de associação* estão localizados principalmente no SNC, entre os neurônios sensitivos e os motores (ver também a **Figura 12.10**). Os interneurônios integram (processam) as informações sensitivas recebidas dos neurônios sensitivos e, em seguida, induzem uma resposta motora ativando os neurônios motores apropriados. A maioria dos interneurônios tem estrutura multipolar.

Neuróglia

A **neuróglia** ou *glia* constitui cerca de metade do volume do SNC. Seu nome deriva da ideia dos primeiros histologistas de que ela era a "cola" que mantinha o tecido nervoso unido. Agora sabemos que a neuróglia não é meramente espectadora passiva, mas participa ativamente nas atividades do tecido nervoso. Geralmente, as células da neuróglia são menores do que os neurônios e são 5 a 25 vezes mais numerosas. Diferentemente dos neurônios, as células da glia não geram ou propagam impulsos nervosos e podem se multiplicar e se dividir no sistema nervoso maduro. Em casos de lesão ou doença, a neuróglia multiplica-se para preencher os espaços anteriormente ocupados por neurônios. Os tumores derivados da glia, chamados **gliomas**, tendem a ser altamente malignos e crescer rapidamente. Dos seis tipos de células da neuróglia, quatro – astrócitos, oligodendrócitos, micróglia e células ependimárias – são encontrados apenas no SNC. Os dois tipos restantes – células de Schwann e células satélite – estão presentes no SNP.

Neuróglia do SNC. Pode ser classificada, com base no tamanho, processos citoplasmáticos e organização intracelular, em quatro tipos: astrócitos, oligodendrócitos, células microgliais e células ependimárias (**Figura 12.6**).

Astrócitos. Essas células em forma de estrela apresentam muitos processos e são as maiores e mais numerosas da neuróglia. Existem dois tipos de **astrócitos**: os *protoplasmáticos*, que têm muitos processos de ramificação curtos e são encontrados na substância cinzenta (conforme será descrito a seguir); e os *fibrosos*, que têm muitos processos longos não ramificados e estão localizados principalmente na substância branca (que também será descrito a seguir). Os processos dos astrócitos entram em contato com os capilares sanguíneos, neurônios e a pia-máter (uma membrana fina ao redor do encéfalo e da medula espinal).

As funções dos astrócitos incluem o seguinte:

1. Oferecer suporte aos neurônios. Os astrócitos contêm microfilamentos que lhes conferem uma força considerável, o que lhes permite oferecer suporte aos neurônios.

FIGURA 12.4 **Dois exemplos de neurônios do SNC.** As setas indicam a direção do fluxo de informações.

O padrão de ramificação dendrítico geralmente é exclusivo para um determinado tipo de neurônio.

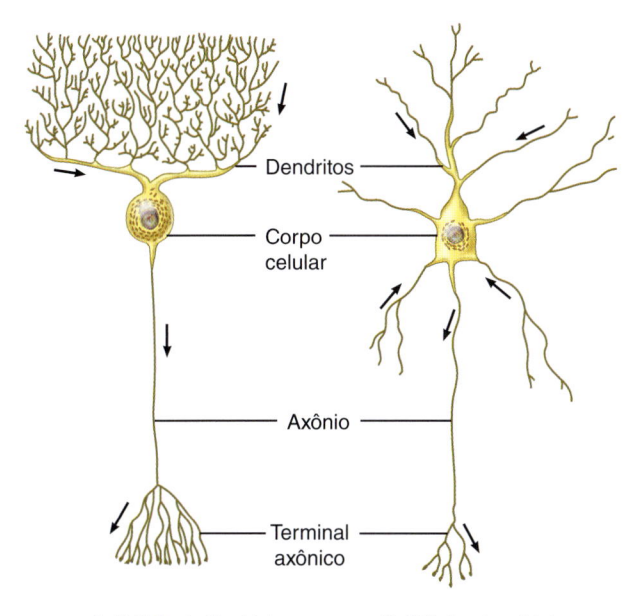

A. Célula de Purkinje   **B.** Célula piramidal

? Por que as células piramidais receberam esse nome?

FIGURA 12.5 Classificação funcional dos neurônios.

Os neurônios são divididos em três classes funcionais: neurônios sensitivos, interneurônios e neurônios motores.

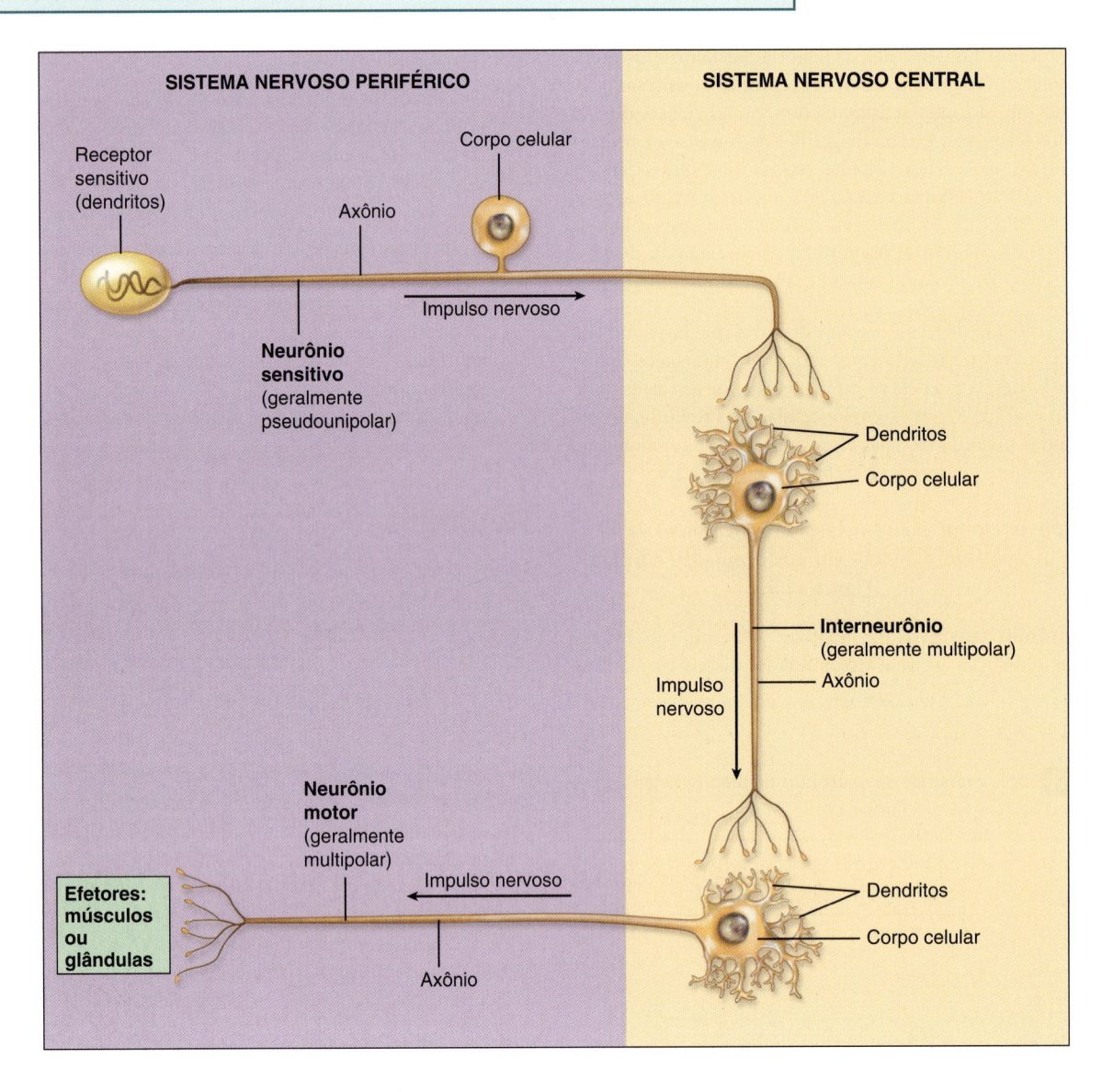

SISTEMA NERVOSO PERIFÉRICO — Receptor sensitivo (dendritos); Axônio; Corpo celular; Impulso nervoso; **Neurônio sensitivo** (geralmente pseudounipolar); **Neurônio motor** (geralmente multipolar); Efetores: músculos ou glândulas; Impulso nervoso; Axônio.

SISTEMA NERVOSO CENTRAL — Dendritos; Corpo celular; **Interneurônio** (geralmente multipolar); Axônio; Impulso nervoso; Dendritos; Corpo celular.

? Qual classe funcional de neurônios é responsável pela integração?

---

2. Proteger os neurônios. Os astrócitos enrolam-se em torno dos capilares sanguíneos e isolam os neurônios do SNC de várias substâncias potencialmente nocivas presentes no sangue, por meio da secreção de substâncias químicas que mantêm as características únicas de permeabilidade seletiva das células endoteliais dos capilares. Com efeito, as células endoteliais criam uma *barreira hematencefálica* que restringe o movimento de substâncias entre o sangue e o líquido intersticial do SNC. Os detalhes da barreira hematencefálica serão discutidos no Capítulo 14.

3. Regular o crescimento, a migração e a interconexão. No embrião, os astrócitos secretam substâncias químicas que parecem regular o crescimento, a migração e a interconexão entre os neurônios no encéfalo.

4. Manter o ambiente químico adequado para a geração de impulsos nervosos. Por exemplo, os astrócitos ajudam a regular a concentração de íons importantes como K^+; absorvem neurotransmissores em excesso; e servem como um canal para a passagem de nutrientes e outras substâncias entre os capilares sanguíneos e os neurônios.

5. Influenciar formação de sinapses. Os astrócitos também podem desempenhar um papel na aprendizagem e na memória, influenciando a formação de sinapses neurais (ver Seção 16.5).

Oligodendrócitos. Essas células assemelham-se aos astrócitos, mas são menores e apresentam menos processos, sendo

FIGURA 12.6 Neuróglia do sistema nervoso central.

A neuróglia do SNC é diferenciada com base no tamanho, processos citoplasmáticos e organização intracelular.

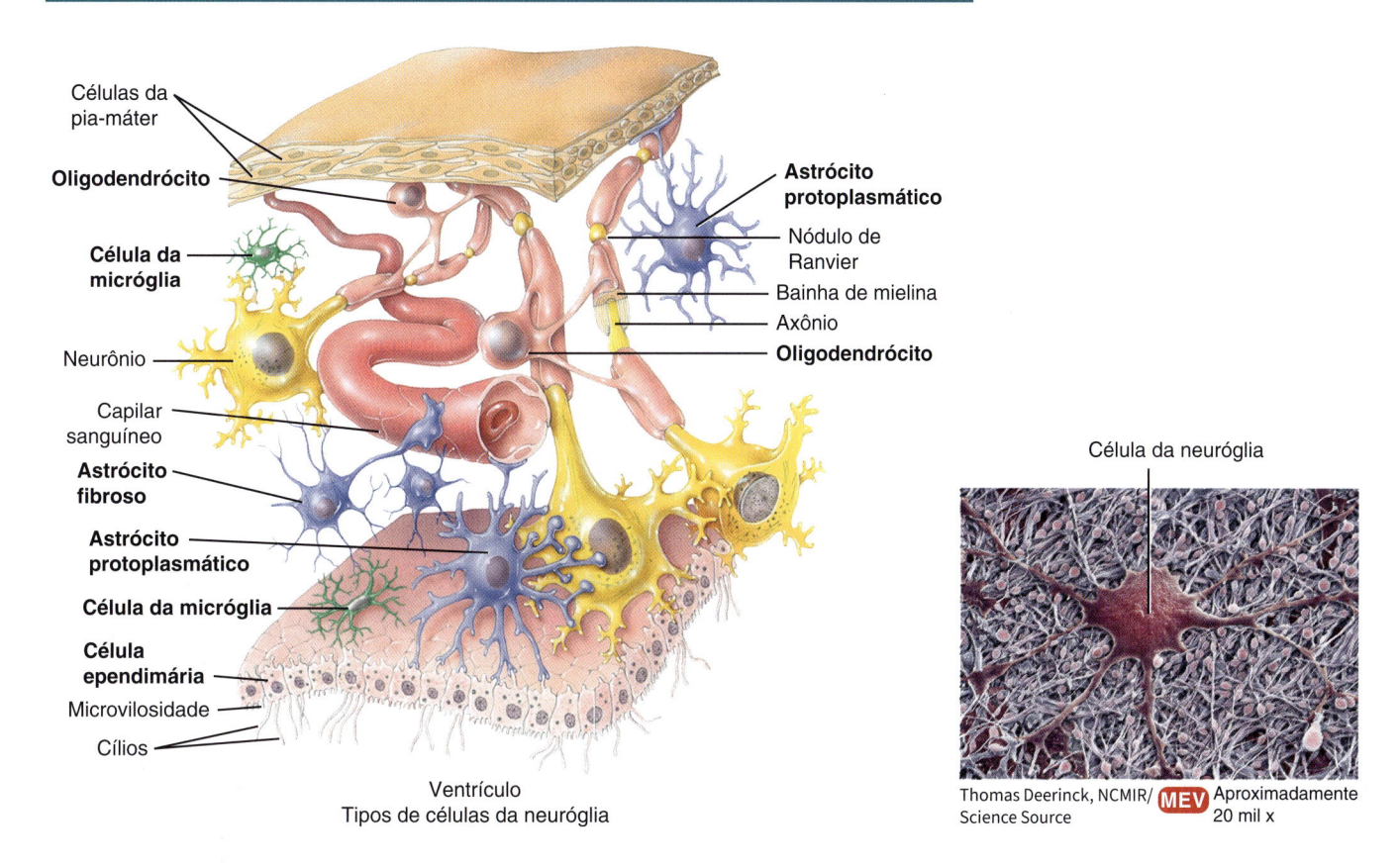

Tipos de células da neuróglia

Thomas Deerinck, NCMIR/Science Source — MEV Aproximadamente 20 mil x

? Quais células da neuróglia do SNC funcionam como fagócitos?

responsáveis pela formação e manutenção da bainha de mielina ao redor dos axônios do SNC. Como veremos mais adiante, a **bainha de mielina** é um revestimento com multicamadas de lipídios e proteínas em torno de alguns axônios; sua função é isolar e aumentar a velocidade de condução dos impulsos nervosos. Esses axônios são considerados *mielinizados*.

Micróglia. Essas células da neuróglia são pequenas e com finos processos que emitem numerosas projeções semelhantes a espinhos. As **células microgliais** ou *microgliócitos* funcionam como fagócitos. Como os macrófagos do tecido, elas removem os restos celulares formados durante o desenvolvimento normal do sistema nervoso e fagocitam os microrganismos e o tecido nervoso lesionado.

Células ependimárias. São células desde cúbicas a colunares dispostas em uma única camada, que têm microvilosidades e cílios. Essas células revestem os ventrículos do encéfalo e o canal central da medula espinal (espaços preenchidos com líquido cerebrospinal, o qual protege e nutre o encéfalo e a medula espinal). Funcionalmente, as células ependimárias produzem, possivelmente monitoram e auxiliam na circulação do líquido cerebrospinal (ou liquor). Elas também formam a barreira hematoliquórica, que é discutida no Capítulo 14.

Neuróglia do SNP. A neuróglia do SNP envolve completamente os axônios e os corpos celulares. Os dois tipos de células da glia no SNP são as células de Schwann e as células satélite (**Figura 12.7**).

Células de Schwann. Essas células circundam os axônios do SNP. Como os oligodendrócitos, elas formam a bainha de mielina ao redor dos axônios. Um único oligodendrócito mieliniza vários axônios, mas cada **célula de Schwann** mieliniza um único axônio (**Figuras 12.7 A** e **12.8 A** e **C**). Uma célula de Schwann também pode conter até 20 ou mais axônios amielínicos, axônios que não dispõem de uma bainha de mielina (**Figura 12.7 B**). As células de Schwann participam da regeneração dos axônios, que é mais facilmente realizada no SNP do que no SNC.

Células satélite. Essas células planas circundam os corpos celulares dos neurônios dos gânglios do SNP (**Figura 12.7 C**). Além de fornecer suporte estrutural, as **células satélite** regulam as trocas de substâncias entre os corpos celulares dos neurônios e o líquido intersticial.

FIGURA 12.7 Neuróglia do sistema nervoso periférico.

A neuróglia do SNP envolve completamente os axônios e os corpos celulares dos neurônios.

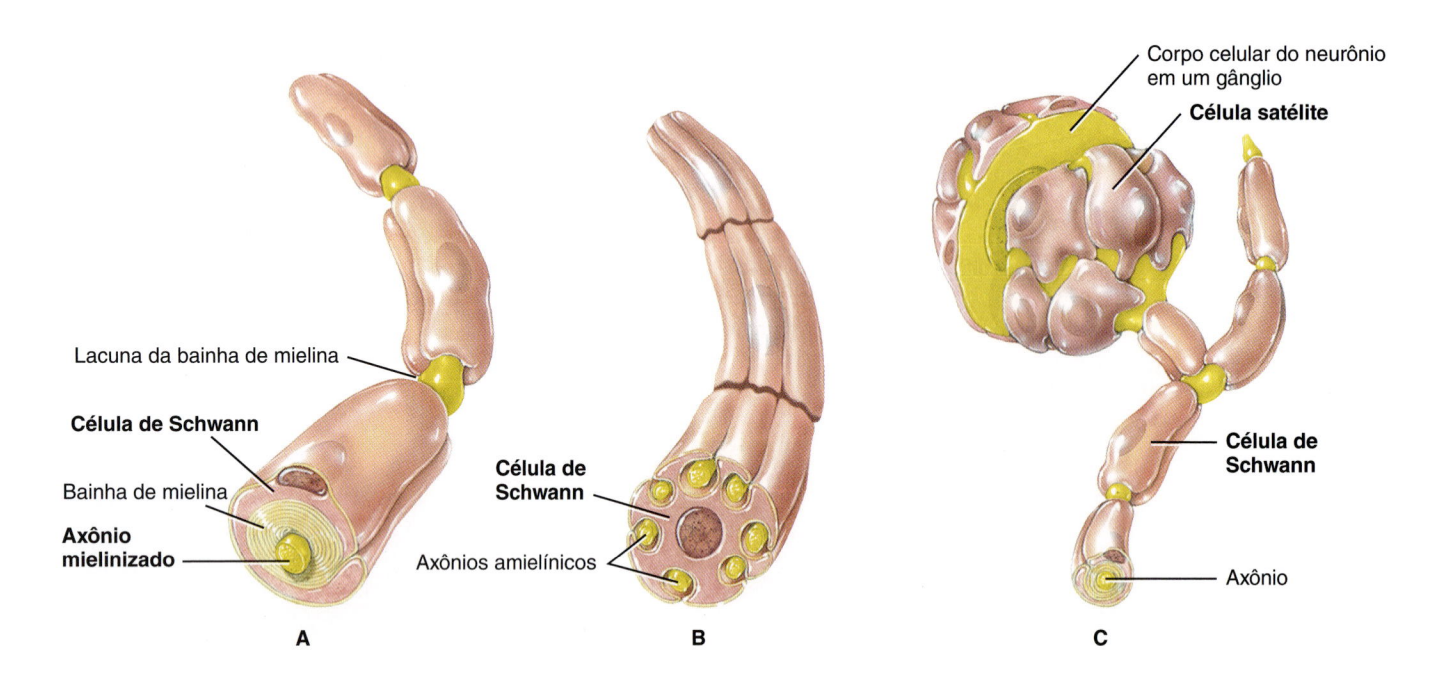

A
- Lacuna da bainha de mielina
- **Célula de Schwann**
- Bainha de mielina
- **Axônio mielinizado**

B
- **Célula de Schwann**
- Axônios amielínicos

C
- Corpo celular do neurônio em um gânglio
- **Célula satélite**
- **Célula de Schwann**
- Axônio

? Como as células de Schwann e os oligodendrócitos diferem em relação ao número de axônios que mielinizam?

Mielinização

Os axônios circundados por uma cobertura multicamada de lipídios e proteínas, chamada de **bainha de mielina**, são considerados **mielinizados** (**Figura 12.8 A**). A bainha isola eletricamente o axônio de um neurônio e aumenta a velocidade de condução do impulso nervoso. Os axônios sem essa cobertura são considerados **amielínicos** (**Figura 12.8 B**).

Dois tipos de neuróglia produzem bainhas de mielina: células de Schwann (no SNP) e oligodendrócitos (no SNC). As células de Schwann começam a formar bainhas de mielina ao redor dos axônios durante o desenvolvimento fetal. Cada célula de Schwann envolve cerca de 1 mm de comprimento de um único axônio, formando uma espiral que se enrola muitas vezes em torno dele (**Figura 12.8 A**). Eventualmente, várias camadas de membrana plasmática da glia circundam o axônio, com o citoplasma da célula de Schwann e o núcleo formando a camada mais externa. A porção interna, que consiste em até 100 camadas da membrana da célula de Schwann, é a bainha de mielina. A camada citoplasmática nucleada externa da célula de Schwann, que envolve a bainha de mielina, é o **neurolema** (*bainha de Schwann*). O neurolema é encontrado apenas em torno dos axônios no SNP. Quando um axônio é lesionado, o neurolema auxilia na regeneração ao formar um tubo que orienta e estimula o novo crescimento do axônio. As lacunas na bainha de mielina, denominadas **nódulos de Ranvier**, aparecem em intervalos ao longo do axônio (**Figura 12.8**; ver também a **Figura 12.2**). Cada célula de Schwann envolve um segmento de axônio entre dois nódulos.

No SNC, um oligodendrócito mieliniza partes de vários axônios. Cada oligodendrócito produz aproximadamente 15 processos amplos e planos que se espiralam em torno dos axônios do SNC, formando uma bainha de mielina. No entanto, o neurolema não está presente porque o corpo celular e o núcleo dos oligodendrócitos não envolvem o axônio. As lacunas na bainha de mielina estão presentes, mas são em menor número. Os axônios no SNC exibem pouco crescimento após uma lesão. Acredita-se que isso se deva, em parte, à ausência de um neurolema e, em parte, a uma influência inibitória exercida pelos oligodendrócitos na regeneração do axônio.

A quantidade de mielina aumenta do nascimento até a maturidade e, conforme mencionado anteriormente, a presença dessa barreira aumenta muito a velocidade de condução dos impulsos nervosos. As respostas de um bebê aos estímulos não são tão rápidas nem tão coordenadas quanto as de uma criança mais velha ou de um adulto, em parte porque a mielinização ainda está em desenvolvimento durante a infância.

Agrupamentos de tecido nervoso

Os componentes do tecido nervoso são agrupados de várias maneiras. Os corpos celulares neuronais costumam ser reunidos em aglomerados. Os axônios dos neurônios geralmente são agrupados em feixes. Além disso, regiões difundidas do tecido nervoso são agrupadas como substância cinzenta ou substância branca.

Aglomerados de corpos celulares dos neurônios.

Lembre-se de que o termo **gânglio** refere-se a um agrupamento de corpos celulares neuronais localizados no SNP. Como mencionado anteriormente, os gânglios estão intimamente associados aos

CAPÍTULO 12 Tecido Nervoso **429**

FIGURA 12.8 **A.** Axônios mielinizados (mielínicos). **B.** Axônios não mielinizados (amielínicos).

Diz-se que os axônios circundados por uma bainha de mielina produzida pelas células de Schwann no SNP ou por oligodendrócitos no SNC são mielinizados.

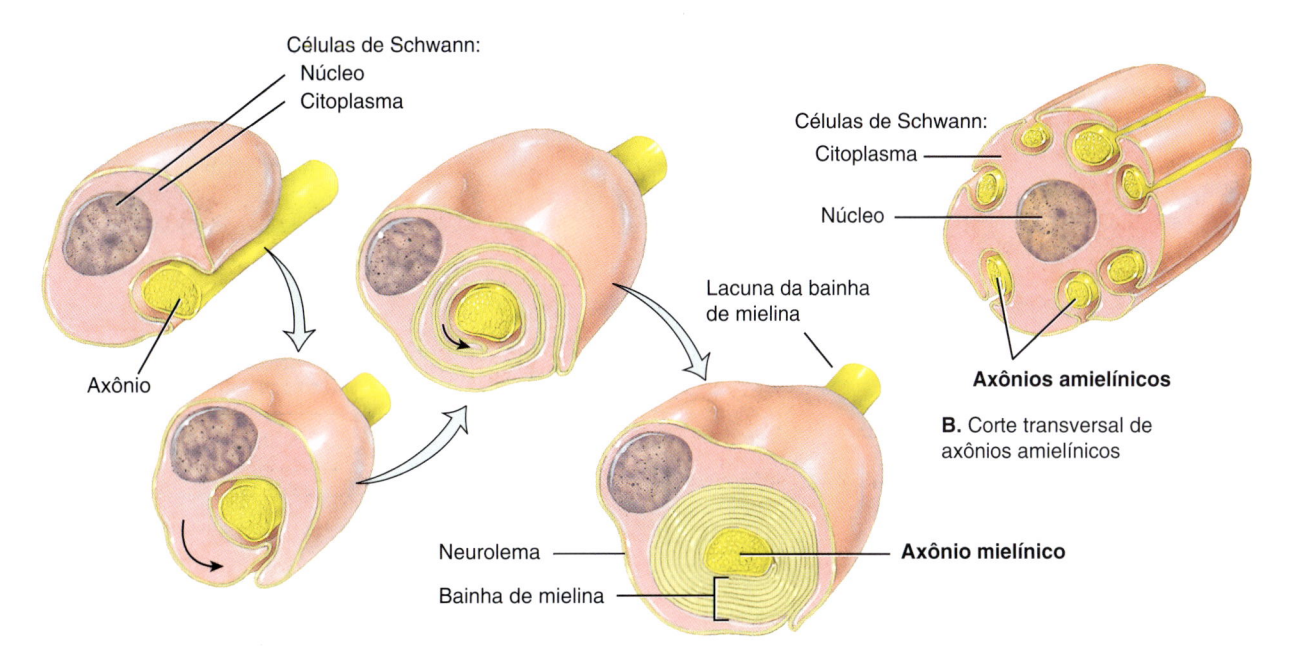

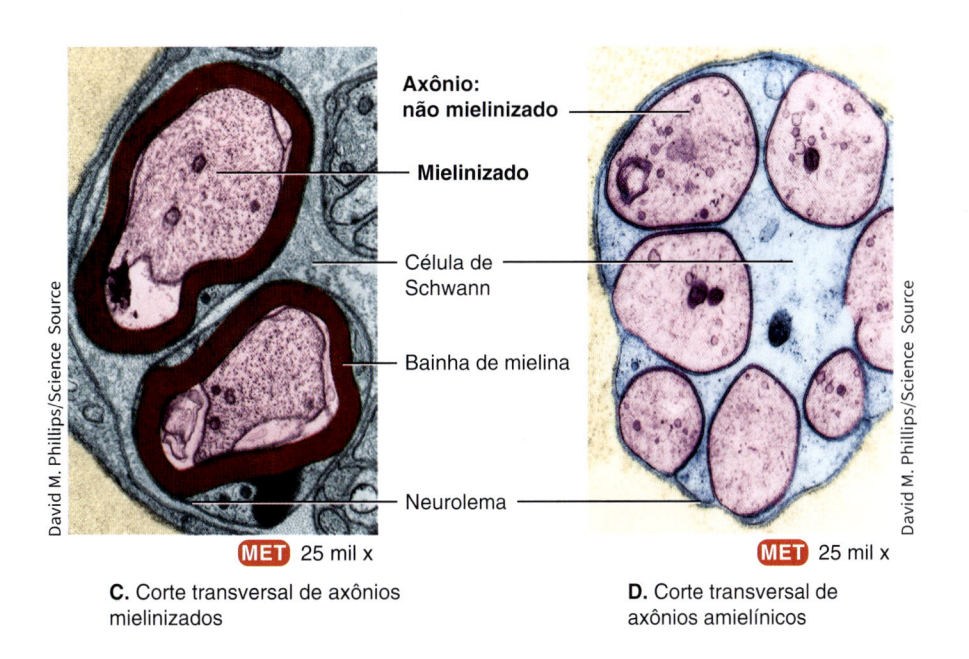

Células de Schwann:
Núcleo
Citoplasma

Células de Schwann:
Citoplasma
Núcleo

Axônio

Lacuna da bainha de mielina

Axônios amielínicos

B. Corte transversal de axônios amielínicos

Neurolema
Bainha de mielina

Axônio mielínico

A. Cortes transversais dos estágios da formação de uma bainha de mielina

Axônio:
não mielinizado
Mielinizado
Célula de Schwann
Bainha de mielina
Neurolema

MET 25 mil x

C. Corte transversal de axônios mielinizados

MET 25 mil x

D. Corte transversal de axônios amielínicos

? Qual é a vantagem funcional da mielinização?

nervos cranianos e espinais. Por outro lado, um **núcleo** é um aglomerado de corpos celulares neuronais localizados no SNC.

Feixes de axônios. É importante relembrar que um **nervo** é um feixe de axônios localizado no SNP. Os nervos cranianos conectam o encéfalo à periferia, já os nervos espinais conectam a medula espinal à periferia. Um **trato** é um feixe de axônios que está localizado no SNC. Os tratos interconectam neurônios na medula espinal e no encéfalo.

Substâncias cinzenta e branca. Em um corte recente do encéfalo ou medula espinal, algumas regiões parecem brancas e brilhantes, ao passo que outras parecem cinza (**Figura 12.9**). A **substância branca** é composta principalmente de axônios mielinizados; a cor esbranquiçada da mielina dá nome à substância branca. A **substância cinzenta** do sistema nervoso contém corpos celulares neuronais, dendritos, axônios amielínicos, terminais axônicos e neuróglia; parece acinzentado porque os corpúsculos de Nissl conferem essa cor e há pouca ou nenhuma mielina nessas

FIGURA 12.9 Distribuição da substância cinzenta e da substância branca na medula espinal e no encéfalo.

A substância branca consiste principalmente de axônios mielinizados de muitos neurônios. A substância cinzenta consiste em corpos celulares de neurônios, dendritos, axônios amielínicos, terminais axônicos e neuróglia.

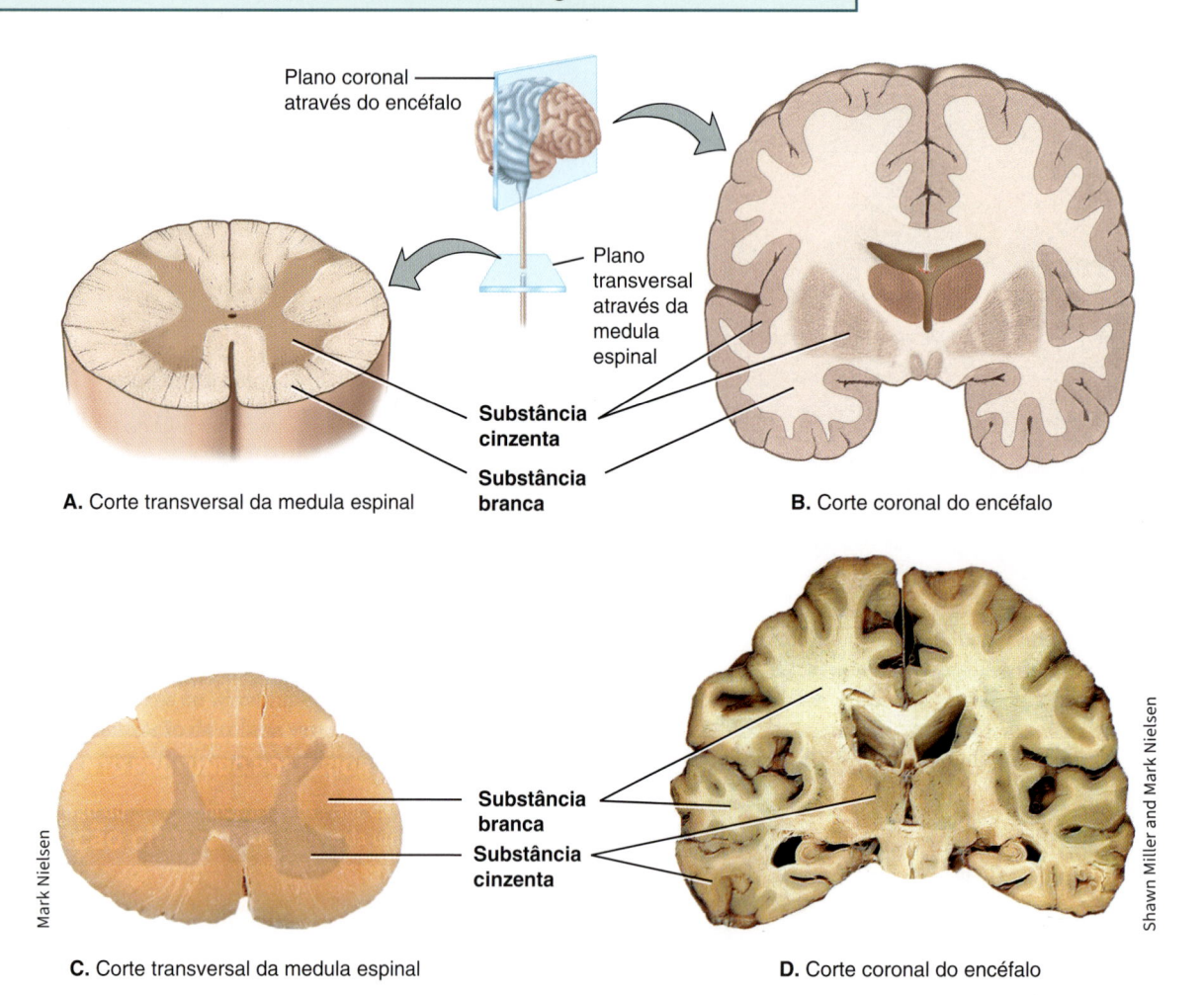

A. Corte transversal da medula espinal

B. Corte coronal do encéfalo

C. Corte transversal da medula espinal

D. Corte coronal do encéfalo

? O que é responsável pelo aspecto esbranquiçado da substância branca?

áreas. Os vasos sanguíneos estão presentes nas substâncias branca e cinzenta. Na medula espinal, a substância branca circunda um núcleo interno de substância cinzenta o qual, para alguns, tem a forma de uma borboleta ou da letra H em corte transversal; no encéfalo, uma fina camada de substância cinzenta cobre a superfície das maiores porções do cérebro e do cerebelo (**Figura 12.9**). O arranjo da substância cinzenta e da substância branca na medula espinal e no encéfalo será discutido de modo mais aprofundado nos Capítulos 13 e 14, respectivamente.

Teste rápido

5. Descreva as partes de um neurônio e as funções de cada uma delas.
6. Dê vários exemplos de classificações estruturais e funcionais dos neurônios.
7. O que é neurolema e por que ele é importante?
8. Com referência ao sistema nervoso, o que é um núcleo?

12.3 Sinalização elétrica dos neurônios: uma visão geral

OBJETIVOS

- **Descrever** as propriedades celulares que permitem a comunicação entre neurônios e efetores
- **Comparar** os tipos básicos de canais iônicos e **explicar** como eles se relacionam com potenciais graduados e potenciais de ação.

Como as fibras musculares, os neurônios são eletricamente excitáveis. Eles se comunicam entre si usando dois tipos de sinais elétricos: (1) **potenciais graduados** (descritos a seguir), que são utilizados apenas para comunicação a curta distância; (2) **potenciais de** ação (também descritos a seguir), que permitem a comunicação a longas distâncias dentro do corpo. Lembre-se: um potencial de ação em uma fibra muscular é denominado **potencial de ação muscular**; quando ocorre em um neurônio, é chamado **potencial de ação nervoso** (*impulso nervoso*). Para entender as funções dos potenciais graduados e dos potenciais de ação, considere como o sistema nervoso permite que você sinta a superfície lisa de uma caneta que você pegou de uma mesa (**Figura 12.10**):

1. Conforme você toca a caneta, um potencial graduado desenvolve-se em um receptor sensitivo na pele dos dedos.

2. O potencial graduado aciona o axônio do neurônio sensitivo para formar um impulso nervoso, que percorre o axônio em direção ao SNC e, por fim, causa a liberação do neurotransmissor em uma sinapse com um interneurônio.

3. O neurotransmissor estimula o interneurônio a formar um potencial graduado em seus dendritos e corpo celular.

4. Em resposta ao potencial graduado, o axônio do interneurônio forma um impulso nervoso. Esse impulso percorre o axônio, o que resulta na liberação do neurotransmissor na próxima sinapse com outro interneurônio.

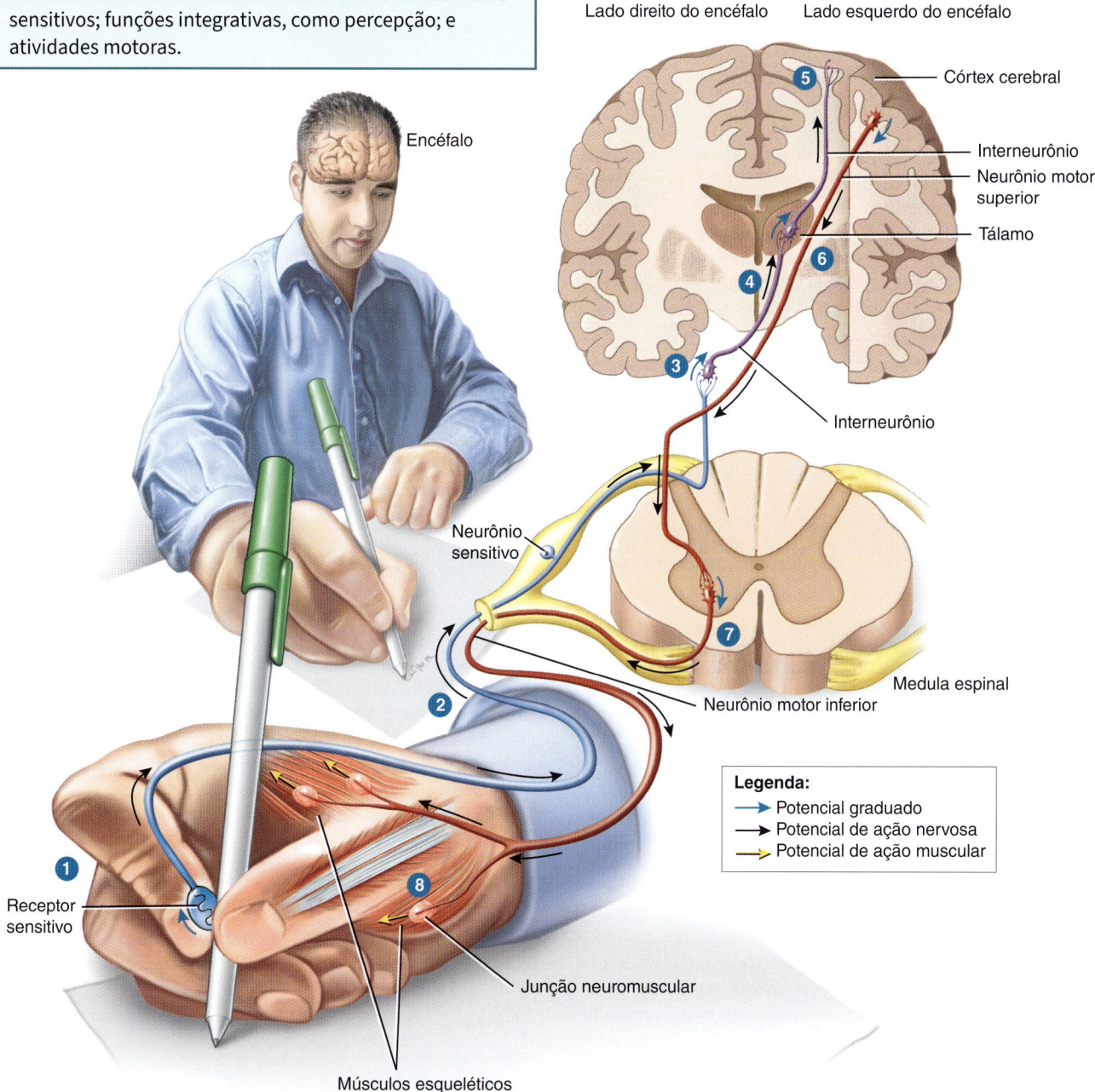

FIGURA 12.10 Visão geral das funções do sistema nervoso.

Potenciais graduados e potenciais de ação nervosa e muscular estão envolvidos em: transmissão de estímulos sensitivos; funções integrativas, como percepção; e atividades motoras.

? Em qual região do encéfalo, basicamente, ocorre a percepção consciente de um estímulo?

5. Esse processo de liberação de neurotransmissores em uma sinapse seguido pela formação de um potencial graduado e, em seguida, pela geração de um impulso nervoso ocorre repetidamente à medida que interneurônios em partes superiores do encéfalo (como o tálamo e o córtex cerebral) são ativados. Quando os interneurônios no **córtex cerebral**, a parte externa do cérebro, são ativados, ocorre a percepção e você é capaz de sentir a superfície lisa da caneta tocar os seus dedos. Como você aprenderá no Capítulo 14, a percepção, ou seja, o conhecimento consciente de uma sensação é principalmente uma função do córtex cerebral. Suponha que você queira usar a caneta para escrever uma carta. O sistema nervoso responderia da seguinte maneira (**Figura 12.10**):

6. Um estímulo no encéfalo causa a formação de um potencial graduado nos dendritos e no corpo celular de um **neurônio motor superior**, um tipo de neurônio motor que faz sinapses com um neurônio motor inferior mais abaixo no SNC para contrair um músculo esquelético. O potencial graduado subsequentemente faz com que um impulso nervoso ocorra no axônio do neurônio motor superior, seguido pela liberação do neurotransmissor.

7. O neurotransmissor gera um potencial graduado em um **neurônio motor inferior**, um tipo de neurônio motor que supre diretamente as fibras musculares esqueléticas. O potencial graduado desencadeia a formação de um impulso nervoso e, em seguida, a liberação do neurotransmissor nas junções neuromusculares formadas por fibras musculares esqueléticas que controlam os movimentos dos dedos.

8. O neurotransmissor estimula as fibras musculares que controlam os movimentos dos dedos para formar potenciais de ação muscular. Os potenciais de ação muscular fazem com que essas fibras musculares se contraiam, o que permite que você escreva com a caneta.

A produção de potenciais graduados e de potenciais de ação dependem de duas características básicas da membrana plasmática das células excitáveis: (1) a existência de um potencial de membrana em repouso e (2) a presença de tipos específicos de canais iônicos. Como a maioria das outras células no corpo, a membrana plasmática das células excitáveis exibe um **potencial de membrana**, uma diferença de potencial elétrico (voltagem) através da membrana. Em células excitáveis, essa voltagem é denominada **potencial de membrana em repouso**. O potencial da membrana é como a voltagem armazenada em uma bateria: se você conectar os terminais positivo e negativo de uma bateria com um pedaço de fio metálico, os elétrons fluirão ao longo desse fio. Esse fluxo de partículas carregadas é chamado de **corrente**. Em células vivas, o fluxo de íons (em vez de elétrons) constitui a corrente elétrica.

Os potenciais graduados e os impulsos nervosos ocorrem porque as membranas dos neurônios contêm muitos tipos diferentes de canais iônicos que se abrem ou fecham em resposta a estímulos específicos. Como a bicamada lipídica da membrana plasmática é um bom isolante elétrico, os principais caminhos para que a corrente flua através da membrana são os canais iônicos, os quais serão descritos a seguir.

Canais iônicos

Quando os canais iônicos estão abertos, eles permitem que íons específicos movam-se através da membrana plasmática, diminuindo seu **gradiente eletroquímico** – uma diferença de concentração (química) mais uma diferença elétrica. É importante destacar que os íons movem-se de áreas de concentração maior para áreas de concentração menor (a parte química do gradiente). Além disso, os cátions, carregados positivamente, movem-se em direção a uma área carregada negativamente; por sua vez, os ânions, carregados negativamente, movem-se em direção a uma área carregada positivamente (o aspecto elétrico do gradiente). Conforme os íons se movem, eles criam um fluxo de corrente elétrica que pode alterar o potencial de membrana.

Os canais iônicos abrem e fecham em razão da presença de "portões", uma parte da proteína do canal que pode selar o poro do canal ou se mover para o lado para abri-lo (ver **Figura 3.6**). Os sinais elétricos produzidos por neurônios e fibras musculares dependem de quatro tipos de canais iônicos: canais de vazamento, canais ativados por ligante, canais mecanoativados e canais dependentes de voltagem, os quais são descritos a seguir:

1. Os portões dos **canais de vazamento** alternam aleatoriamente entre as posições aberta e fechada (**Figura 12.11 A**). Normalmente, as membranas plasmáticas têm muito mais canais de vazamento de íon potássio (K^+) do que canais de vazamento de íon sódio (Na^+), outrossim, os canais de vazamento de íon potássio são mais abertos do que os canais de vazamento de íon sódio. Portanto, a permeabilidade da membrana ao K^+ é muito maior do que ao Na^+. Os canais de vazamento são encontrados em quase todas as células, incluindo os dendritos, corpos celulares e axônios de todos os tipos de neurônios.

2. Um **canal ativado por ligante** abre-se e fecha-se em resposta à ligação de um estímulo do ligante (substância química). Uma ampla variedade de ligantes químicos, incluindo neurotransmissores, hormônios e íons específicos, pode abrir ou fechar os canais. O neurotransmissor acetilcolina, por exemplo, abre canais de cátions que permitem a difusão de Na^+ e Ca^{2+} para dentro e a difusão de K^+ para fora (**Figura 12.11 B**). Canais ativados por ligantes estão localizados nos dendritos de alguns neurônios sensitivos, como receptores de dor, e em dendritos e corpos celulares de interneurônios e neurônios motores.

3. Um **canal mecanoativado** abre-se ou fecha-se em resposta ao estímulo mecânico na forma de vibração (como ondas sonoras), toque, pressão ou estiramento do tecido (**Figura 12.11 C**). A força distorce o canal de sua posição de repouso e, assim, abre o portão. Exemplos de canais mecanoativados são aqueles encontrados em receptores auditivos nos ouvidos, receptores que monitoram o alongamento de órgãos internos e em receptores de tato e de pressão na pele.

4. Um **canal dependente de voltagem** abre-se em resposta a uma mudança no potencial de membrana (voltagem) (**Figura 12.11 D**). Esse tipo de canal participa da geração e condução dos impulsos nervosos nos axônios de todos os tipos de neurônios.

A **Tabela 12.1** apresenta um resumo dos quatro principais tipos de canais iônicos em neurônios.

> ### Teste rápido
> 9. Quais tipos de sinais elétricos ocorrem nos neurônios?
> 10. Por que os canais dependentes de voltagem são importantes?

CAPÍTULO 12 Tecido Nervoso 433

FIGURA 12.11 **Canais iônicos na membrana plasmática**. **A.** Canais de vazamento abrem e fecham aleatoriamente. **B.** Um estímulo químico – aqui, o neurotransmissor acetilcolina – abre um canal ativado por ligante. **C.** Um estímulo mecânico abre um canal mecanoativado. **D.** Uma mudança no potencial de membrana abre canais de K^+ dependentes de voltagem durante um potencial de ação.

> Os sinais elétricos produzidos por neurônios e fibras musculares dependem de quatro tipos de canais iônicos: canais de vazamento, canais ativados por ligante, canais mecanoativados e canais dependentes de voltagem.

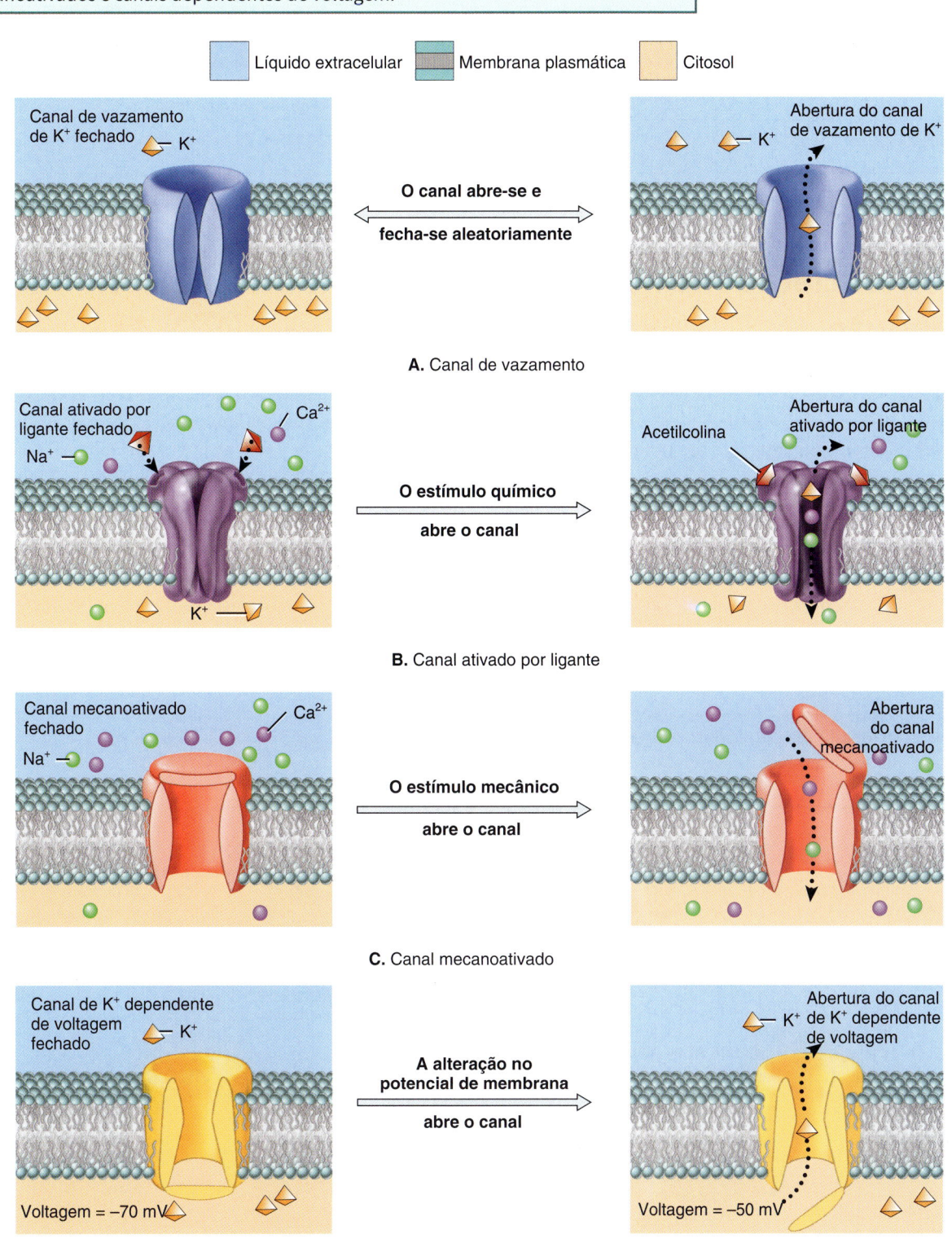

Líquido extracelular   Membrana plasmática   Citosol

Canal de vazamento de K^+ fechado — K^+

O canal abre-se e fecha-se aleatoriamente

Abertura do canal de vazamento de K^+ — K^+

A. Canal de vazamento

Canal ativado por ligante fechado — Na^+ — Ca^{2+}

O estímulo químico abre o canal

Acetilcolina — Abertura do canal ativado por ligante

B. Canal ativado por ligante

Canal mecanoativado fechado — Na^+ — Ca^{2+}

O estímulo mecânico abre o canal

Abertura do canal mecanoativado

C. Canal mecanoativado

Canal de K^+ dependente de voltagem fechado — K^+
Voltagem = –70 mV

A alteração no potencial de membrana abre o canal

Abertura do canal de K^+ dependente de voltagem — K^+
Voltagem = –50 mV

D. Canal dependente de voltagem

? Qual tipo de canal dependente (com portão) é ativado por um toque no braço?

TABELA 12.1 Canais iônicos em neurônios.

Tipo de canal iônico	Descrição	Localização
Canais de vazamento	Canais que se abrem e se fecham aleatoriamente.	Em quase todas as células, além de dendritos, corpos celulares e axônios de todos os tipos de neurônios.
Canais ativados por ligante	Canais que se abrem em resposta à ligação de um estímulo ligante (químico).	Dendritos de alguns neurônios sensitivos, como receptores de dor, além de dendritos, corpos celulares de interneurônios e neurônios motores.
Canais mecanoativados	Canais que se abrem em resposta ao estímulo mecânico (como toque, pressão, vibração ou alongamento do tecido).	Dendritos de alguns neurônios sensitivos, como receptores de toque, receptores de pressão e alguns receptores de dor.
Canais dependentes de voltagem	Canais que se abrem em resposta a um estímulo elétrico (mudança no potencial da membrana).	Axônios de todos os tipos de neurônios.

12.4 Potencial de membrana em repouso

OBJETIVO

- **Descrever** os fatores que mantêm um potencial de membrana em repouso.

O potencial de membrana em repouso existe devido a um pequeno acúmulo de íons negativos no citosol ao longo do interior da membrana e um acúmulo igual de íons positivos no líquido extracelular (LEC) ao longo da superfície externa da membrana (**Figura 12.12 A**). Essa separação de cargas elétricas positivas e negativas é uma forma de energia potencial, que é medida em volts ou milivolts (1 mV = 0,001 V). Quanto maior a diferença de carga através da membrana, maior será o potencial de membrana (voltagem). Observe na **Figura 12.12 A** que o acúmulo de carga ocorre apenas muito próximo à

FIGURA 12.12 **Potencial de membrana em repouso. A.** Distribuição de cargas que produz o potencial de membrana em repouso de um neurônio. **B.** Medição do potencial de membrana em repouso de um neurônio. Para medir o potencial de membrana em repouso, a ponta do microeletrodo de registro é inserida dentro do neurônio, e o eletrodo de referência é colocado no líquido extracelular. Os eletrodos são conectados a um voltímetro, que mede a diferença de carga na membrana plasmática (nesse caso –70 mV, o que indica que o interior da célula é negativo em relação ao exterior).

> O potencial de membrana em repouso é uma diferença de potencial elétrico (voltagem) que existe através da membrana plasmática de uma célula excitável em condições de repouso.

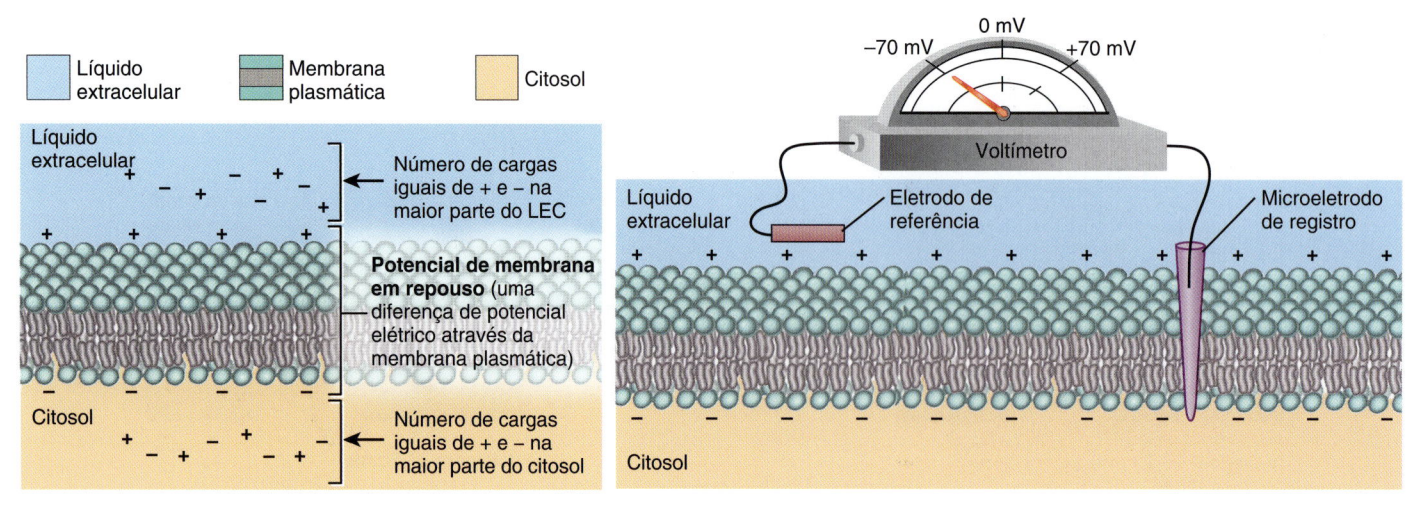

A. Distribuição de cargas que produz o potencial de membrana em repouso de um neurônio

B. Medição do potencial de membrana em repouso de um neurônio

? O potencial de membrana em repouso de um neurônio normalmente é de –70 mV. O que isso significa?

membrana. O citosol ou o LEC em outra parte da célula contém números iguais de cargas positivas e negativas e é eletricamente neutro.

O potencial de membrana em repouso de uma célula pode ser mensurado da seguinte maneira: a ponta de um microeletrodo de registro é inserida dentro da célula, e um eletrodo de referência é colocado fora da célula no líquido extracelular. *Eletrodos* são dispositivos que conduzem cargas elétricas. O microeletrodo de registro e o eletrodo de referência são conectados a um instrumento conhecido como *voltímetro*, que detecta a diferença elétrica (voltagem) através da membrana plasmática (**Figura 12.12 B**). Nos neurônios, o potencial de membrana em repouso varia de −40 a −90 mV. Um valor comum é −70 mV. O sinal de menos indica que o interior da célula é negativo em relação ao exterior. Uma célula que exibe um potencial de membrana é considerada **polarizada**. A maioria das células do corpo é polarizada; o potencial de membrana varia de +5 mV a −100 mV nos diferentes tipos de células.

O potencial de membrana em repouso surge de três fatores principais:

1. *Distribuição desigual de íons no LEC e no citosol*. Um fator importante que contribui para o potencial de membrana em repouso é a distribuição desigual de vários íons no líquido extracelular e no citosol (**Figura 12.13**). O LEC é rico em íons Na^+ e cloreto (Cl^-). No citosol, entretanto, o cátion principal é o K^+, e os dois ânions dominantes são os fosfatos ligados às moléculas, como os três fosfatos no ATP (sigla em inglês para *adenosine triphosphate*) e os aminoácidos nas proteínas. Como a membrana plasmática normalmente tem mais canais de vazamento de K^+ do que canais de vazamento de Na^+, o número de íons potássio que se difundem ao longo do seu gradiente de concentração para fora da célula, para o LEC, é maior do que o número de íons sódio que se difundem ao longo do seu gradiente de concentração do LEC para a célula. À medida que mais íons positivos de potássio saem, o interior

FIGURA 12.13 Três fatores que contribuem para o potencial de membrana em repouso: (1) como a membrana plasmática tem mais canais de vazamento de K^+ (azul) do que canais de vazamento de Na^+ (ferrugem), o número de íons K^+ que sai da célula é maior do que o número de íons Na^+ que entra na célula. À medida que mais íons K^+ deixam a célula, o interior da membrana torna-se cada vez mais negativo, ao passo que o exterior torna-se cada vez mais positivo; (2) ânions retidos (turquesa e vermelho) não podem seguir o K^+ para fora da célula porque estão ligados a moléculas não difusíveis, como ATP e proteínas grandes; (3) a Na^+–K^+ ATPase eletrogênica (roxo) expulsa três íons Na^+ para cada dois íons K^+ importados.

O potencial de membrana em repouso é determinado por três fatores principais: (1) distribuição desigual de íons no LEC e no citosol, (2) incapacidade da maioria dos ânions de deixar a célula e (3) natureza eletrogênica das Na^+–K^+ ATPases.

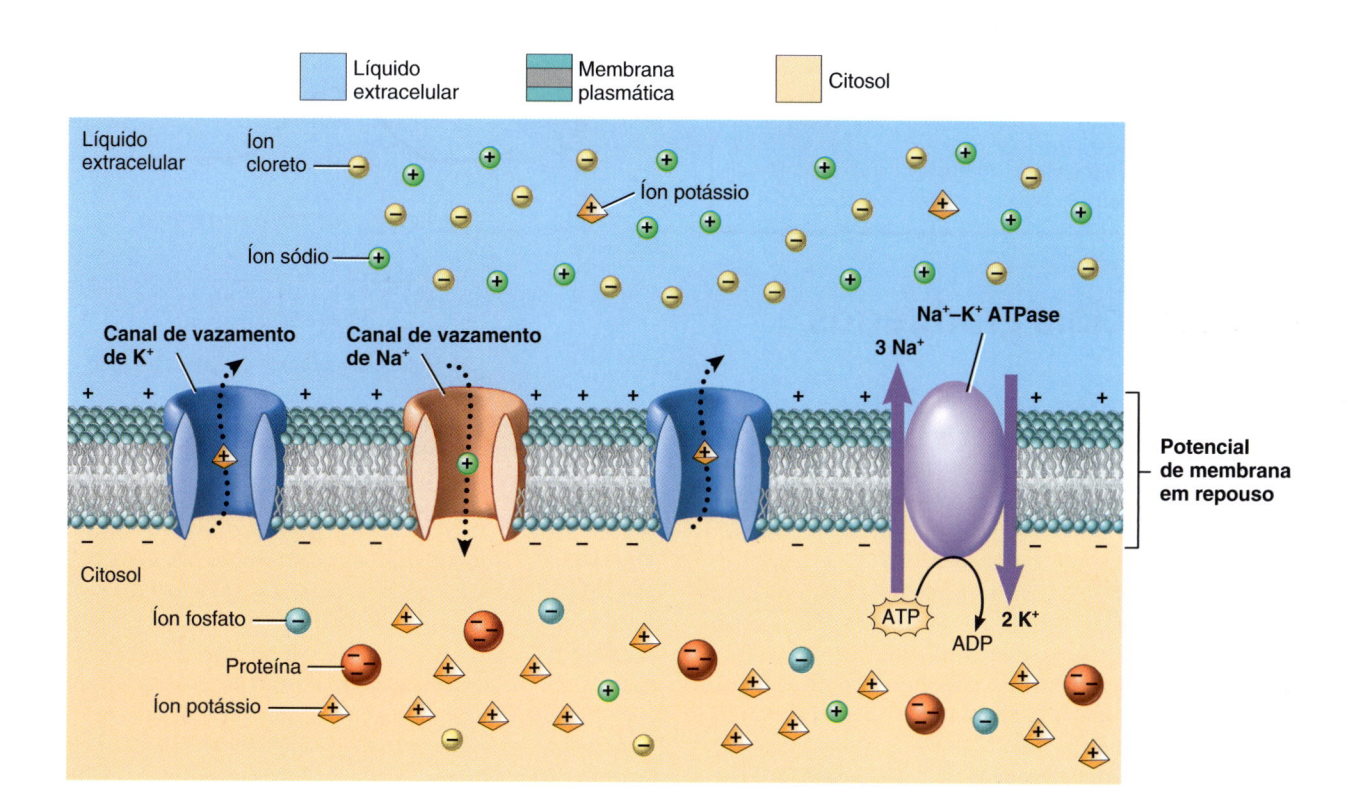

? Suponha que a membrana plasmática de um neurônio tenha mais canais de vazamento de Na^+ do que canais de K^+. Qual efeito isso teria no potencial de membrana em repouso?

da membrana torna-se cada vez mais negativo e o exterior, mais positivo.

2. *Incapacidade da maioria dos ânions de deixar a célula*. Outro fator contribui para o potencial de membrana em repouso ser negativo: a maioria dos ânions dentro da célula não está livre para sair (**Figura 12.13**). Eles não podem seguir o K^+ para fora da célula, porque estão ligados a moléculas não difusíveis, como ATP e proteínas grandes.

3. *Natureza eletrogênica das Na^+–K^+ ATPases*. A permeabilidade da membrana ao Na^+ é muito baixa, porque existem poucos canais de vazamento de sódio. No entanto, os íons sódio difundem-se lentamente para dentro, diminuindo seu gradiente de concentração. Persistindo, essa entrada de Na^+ eventualmente destruiria o potencial de membrana em repouso. A pequena entrada de Na^+ e a saída de K^+ são compensadas pelas Na^+–K^+ ATPases (bombas de sódio–potássio) (**Figura 12.13**). Essas bombas ajudam a manter o potencial de membrana em repouso, por meio da retirada de Na^+ tão rápido quanto ele entra. Ao mesmo tempo, as Na^+–K^+ ATPases captam o K^+. Não obstante, os íons potássio invariavelmente sairão da célula à medida que seu gradiente de concentração é diminuído; nesse ponto, lembre-se de que as Na^+–K^+ ATPases expulsam três íons Na^+ para cada dois íons K^+ importados (ver **Figura 3.10**). Como essas bombas removem mais cargas positivas da célula do que as trazem para dentro, elas são *eletrogênicas*, o que significa que contribuem para a manutenção da negatividade do potencial de membrana em repouso. Sua contribuição total, contudo, é muito pequena: apenas –3 mV do potencial total de membrana em repouso, que é de –70 mV em um neurônio comum.

Teste rápido

11. Qual é o potencial de membrana em repouso típico de um neurônio?
12. Como os canais de vazamento contribuem para o potencial de membrana em repouso?

12.5 Potenciais graduados

OBJETIVO

- **Descrever** como é gerado um potencial graduado.

O **potencial graduado** é um pequeno desvio do potencial de membrana em repouso que torna a membrana mais polarizada (parte interna mais negativa) ou menos polarizada (parte interna menos negativa). Quando a resposta torna a membrana mais polarizada (dentro mais negativa), ela é denominada **potencial graduado de hiperpolarização** (**Figura 12.14 A**). Quando a resposta torna a membrana menos polarizada (interior menos negativo), ela é denominada **potencial graduado de despolarização** (**Figura 12.14 B**).

Um potencial graduado ocorre quando um estímulo faz com que canais mecanoativados ou canais ativados por ligante se abram ou se fechem em uma membrana plasmática de uma célula excitável

FIGURA 12.14 **Potenciais graduados**. A maioria dos potenciais graduados ocorre nos dendritos e no corpo celular (áreas coloridas em azul). **A.** Hiperpolarização. **B.** Despolarização.

> Durante um potencial graduado de hiperpolarização, o potencial de membrana é mais negativo internamente em comparação ao nível de repouso; durante um potencial graduado de despolarização, o potencial de membrana é menos negativo internamente do que no nível de repouso.

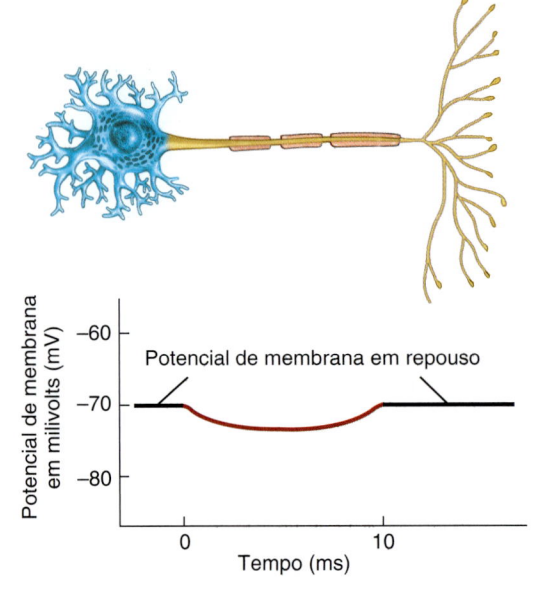

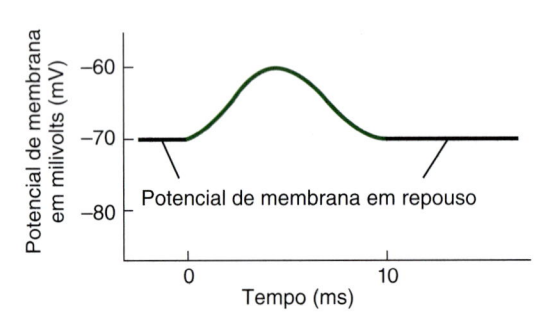

A. Potencial graduado de hiperpolarização

B. Potencial graduado de despolarização

? Qual tipo de potencial graduado descreve uma mudança no potencial de membrana de –70 para –60 mV? De –70 para –80 mV?

(**Figura 12.15**). Normalmente, os canais mecanoativados e os canais ativados por ligante podem estar presentes nos dendritos de neurônios sensitivos, todavia, os canais ativados por ligante são numerosos nos dendritos e nos corpos celulares de interneurônios e neurônios motores. Consequentemente, os potenciais graduados ocorrem principalmente nos dendritos e no corpo celular de um neurônio.

Dizer que esses sinais elétricos são *graduados* significa que eles variam em amplitude (tamanho), dependendo da força do estímulo (**Figura 12.16**). Eles são maiores ou menores dependendo de quantos canais ativados por ligante ou mecanoativados foram abertos (ou fechados) e de quanto tempo cada um permanece aberto. A abertura ou o fechamento desses canais iônicos altera

CAPÍTULO 12 Tecido Nervoso **437**

FIGURA 12.15 **Geração de potenciais graduados em resposta à abertura de canais mecanoativados ou canais ativados por ligante.**
A. Um estímulo mecânico (pressão) abre um canal mecanoativado que permite a passagem de cátions (principalmente Na^+ e Ca^{2+}) para a célula, causando um potencial graduado de despolarização. **B.** O neurotransmissor acetilcolina (estímulo ligante) abre um canal catiônico que permite a passagem de Na^+, K^+ e Ca^{2+}; o influxo de Na^+ é maior do que o influxo de Ca^{2+} ou o efluxo de K^+, causando um potencial graduado de despolarização. **C.** O neurotransmissor glicina (estímulo ligante) abre um canal de Cl^- que permite a passagem de íons Cl^- para a célula, causando um potencial graduado de hiperpolarização.

Um potencial graduado forma-se em resposta à abertura de canais mecanoativados ou canais ativados por ligante.

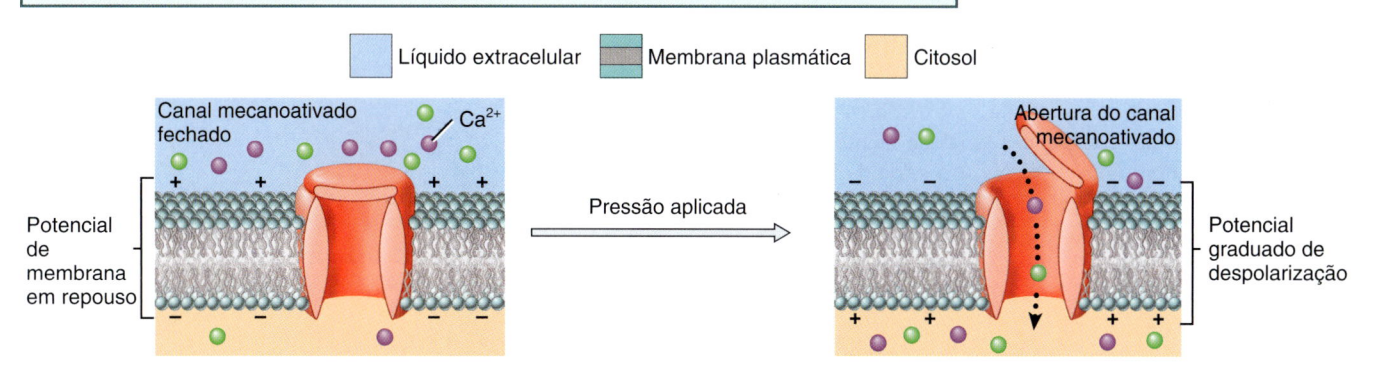

A. Potencial graduado de despolarização causado por pressão, um estímulo mecânico

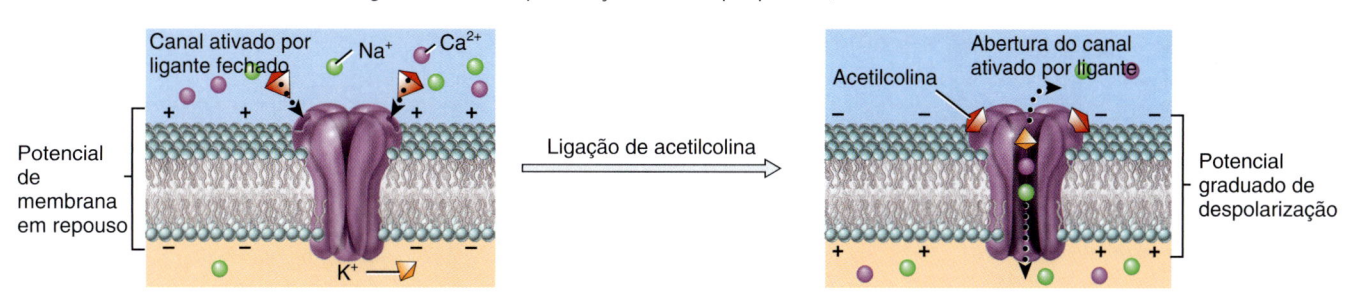

B. Potencial graduado de despolarização causado pelo neurotransmissor acetilcolina, um estímulo ligante

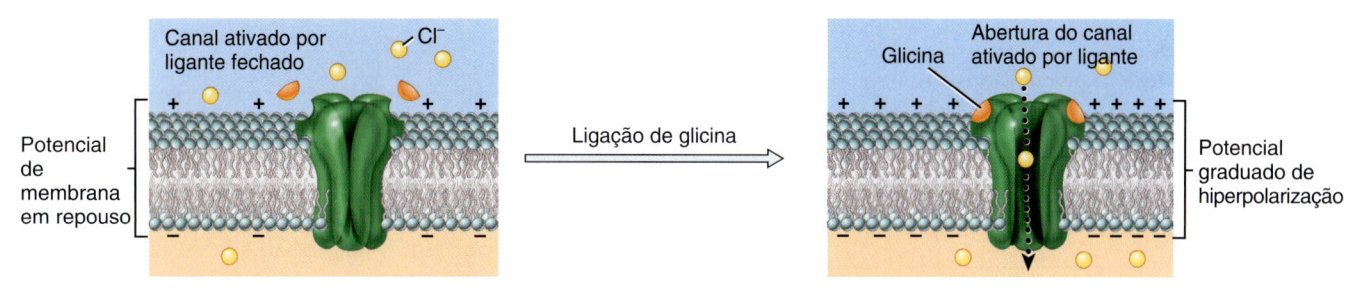

C. Potencial graduado de hiperpolarização causado pelo neurotransmissor glicina, um estímulo ligante

? Quais partes de um neurônio contêm canais mecanoativados? E quais contêm canais ativados por ligante?

o fluxo de íons específicos através da membrana, produzindo um fluxo de corrente que é *localizado*, o que significa que se espalha para regiões adjacentes ao longo da membrana plasmática, em qualquer direção da fonte de estímulo, por uma curta distância e depois desaparece gradualmente à medida que as cargas são perdidas através da membrana, por meio dos canais de vazamento. Esse modo de transporte pelo qual os potenciais graduados são extintos à medida que se espalham ao longo da membrana é conhecido como **condução decrescente**. Como eles são extintos poucos milímetros após seu ponto de origem, são úteis apenas para comunicação a curta distância.

Embora um potencial graduado individual sofra uma condução decrescente, ele pode tornar-se mais forte e durar mais ao se somar a outros potenciais graduados. A **somação** é o processo pelo qual os potenciais graduados se agregam. Se dois potenciais graduados de despolarização se incorporam, o resultado líquido é um potencial graduado de despolarização maior (**Figura 12.17**). Igualmente, se dois potenciais graduados de hiperpolarização se somam, o resultado líquido é um potencial graduado de hiperpolarização maior. Por outro lado, se dois potenciais graduados iguais, mas opostos, somam-se (um despolarizando e o outro hiperpolarizando), um cancela o outro, e o potencial graduado geral desaparece. O processo de somação será discutido de modo mais aprofundado posteriormente neste capítulo.

Os potenciais graduados têm nomes diferentes, dependendo do tipo de estímulo que os causa e de onde ocorrem. Por exemplo,

FIGURA 12.16 **Características dos potenciais graduados.** À medida que a força do estímulo aumenta (estímulos 1, 2 e 3), a amplitude (tamanho) de cada potencial graduado de despolarização resultante aumenta. Embora não mostrado, uma relação semelhante existe entre a força do estímulo e a amplitude de um potencial graduado de hiperpolarização.

> A amplitude de um potencial graduado depende da força do estímulo. Quanto maior for a força do estímulo, maior será a amplitude.

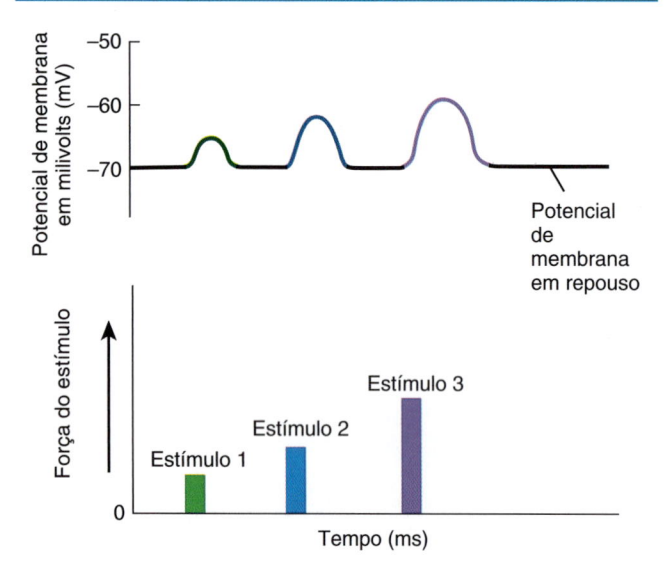

? Por que um estímulo mais forte causa um potencial graduado maior do que um estímulo mais fraco?

FIGURA 12.17 **Somação de potenciais graduados.** A somação de dois potenciais graduados de despolarização ocorre em resposta a dois estímulos da mesma força que ocorrem quase ao mesmo tempo. As linhas pontilhadas representam os potenciais graduados de despolarização individuais que se formariam caso a somação não ocorresse.

> A somação ocorre quando dois ou mais potenciais graduados somam-se para se tornarem maiores em amplitude.

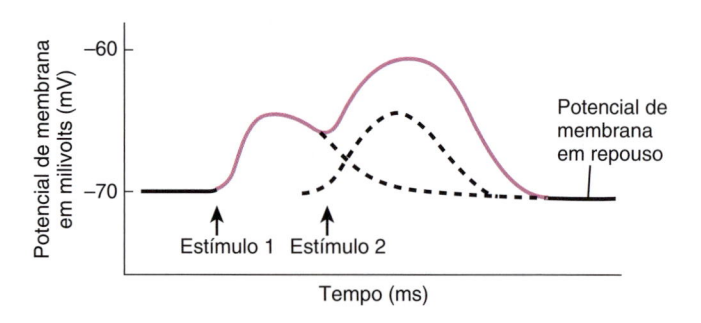

? O que aconteceria se não ocorresse a somação dos potenciais graduados em um neurônio?

quando um potencial graduado ocorre nos dendritos ou no corpo celular de um neurônio em resposta a um neurotransmissor, é chamado de *potencial pós-sináptico* (o que será explicado mais adiante). Por outro lado, os potenciais graduados que ocorrem nos receptores sensitivos são denominados *potenciais receptores* (ver Capítulo 16).

Teste rápido

13. O que é um potencial graduado de hiperpolarização?
14. O que é um potencial graduado de despolarização?

12.6 Potenciais de ação

OBJETIVOS

- **Descrever** as fases de um potencial de ação
- **Discutir** como os potenciais de ação são propagados.

Um **potencial de ação (PA)** é uma sequência de eventos de ocorrência rápida que diminuem e revertem o potencial de membrana e, por fim, o restauram eventualmente ao estado de repouso. Em um neurônio, um PA é chamado de **impulso nervoso**. Um impulso nervoso tem duas fases principais: a de despolarização e a de repolarização (**Figura 12.18**). Durante a **fase de despolarização**, o potencial de membrana negativo torna-se menos negativo, chega a zero e depois se torna positivo. Durante a **fase de repolarização**, o potencial de membrana é restaurado ao estado de repouso de −70 mV. Após a fase de repolarização, pode haver uma **fase pós-hiperpolarização**, durante a qual o potencial de membrana temporariamente torna-se mais negativo do que o nível de repouso. Dois tipos de canais dependentes de voltagem abrem-se e fecham-se durante um impulso nervoso. Esses canais estão presentes sobretudo na membrana plasmática do axônio e nos terminais axônicos. Os primeiros canais que se abrem, os canais de Na^+ dependentes de voltagem, permitem que o Na^+ entre na célula, o que causa a fase de despolarização. Em seguida, os canais de K^+ dependentes de voltagem se abrem, permitindo que o K^+ flua para fora, o que produz a fase de repolarização. A fase pós-hiperpolarização ocorre quando os canais de K^+ dependentes de voltagem permanecem abertos após o término da fase de repolarização.

Um impulso nervoso no axolema de um neurônio ocorre quando a despolarização atinge um certo nível, denominado **limiar** (cerca de −55 mV em muitos neurônios). Neurônios diferentes podem ter limiares diferentes para a geração de um potencial de ação, mas o limiar em um neurônio particular geralmente é constante. A geração de um impulso nervoso depende se um determinado estímulo é capaz de trazer o potencial de membrana ao limiar (**Figura 12.19**). Um impulso nervoso não ocorrerá em resposta a um **estímulo sublimiar**, uma despolarização fraca que não pode trazer o potencial de membrana ao limiar. Entretanto, um impulso nervoso ocorrerá em resposta a um **estímulo limiar**, um estímulo que é forte o suficiente para despolarizar a membrana até o limiar. Vários impulsos nervosos se formarão em resposta a um **estímulo supralimiar**, um estímulo que é forte o suficiente para despolarizar a membrana *acima* do limiar. Cada um dos impulsos nervosos causados por um estímulo supralimiar tem a mesma amplitude (tamanho) que um impulso nervoso causado por um estímulo limiar, isto é, a amplitude de um impulso nervoso é sempre

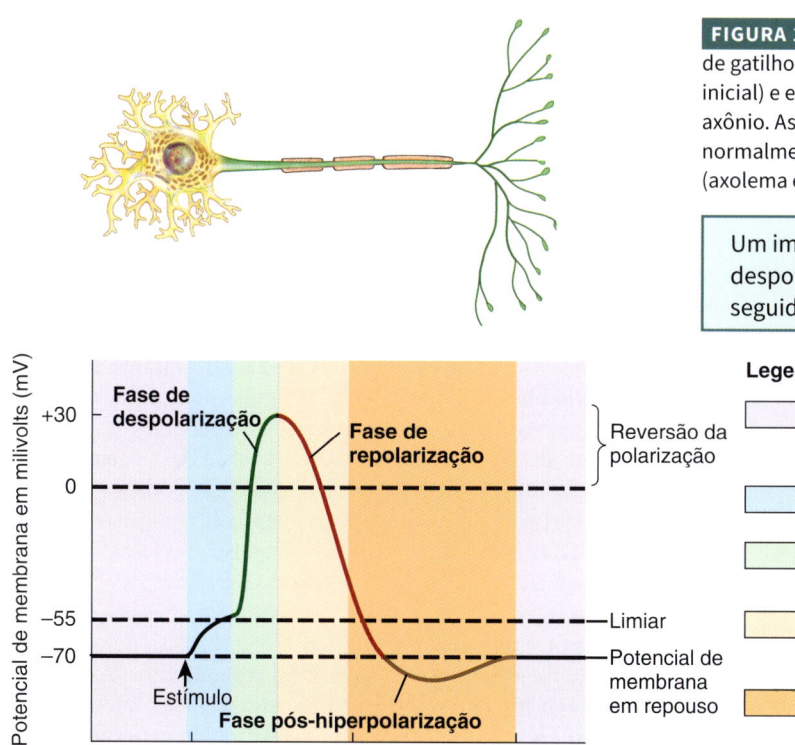

FIGURA 12.18 **Impulso nervoso.** O impulso nervoso surge na zona de gatilho (aqui, na junção do cone de implantação com o segmento inicial) e então se propaga ao longo do axônio até os terminais do axônio. As regiões do neurônio (em cor verde) indicam partes que normalmente têm canais de Na⁺ e K⁺ dependentes de voltagem (axolema e terminais axônicos).

> Um impulso nervoso consiste em uma fase de despolarização e uma fase de repolarização, que pode ser seguida por uma fase de pós-hiperpolarização.

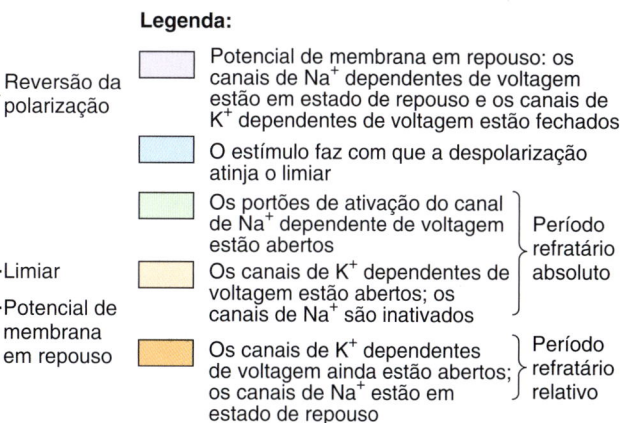

Legenda:
- Potencial de membrana em repouso: os canais de Na⁺ dependentes de voltagem estão em estado de repouso e os canais de K⁺ dependentes de voltagem estão fechados
- O estímulo faz com que a despolarização atinja o limiar
- Os portões de ativação do canal de Na⁺ dependente de voltagem estão abertos } Período refratário absoluto
- Os canais de K⁺ dependentes de voltagem estão abertos; os canais de Na⁺ são inativados
- Os canais de K⁺ dependentes de voltagem ainda estão abertos; os canais de Na⁺ estão em estado de repouso } Período refratário relativo

? Quais canais estão abertos durante a fase de despolarização? E durante a fase de repolarização?

---

a mesma, não depende da intensidade do estímulo. Em vez disso, quanto maior for a força do estímulo acima do limiar, maior será a frequência do impulso nervoso até que uma frequência máxima seja alcançada conforme determinado pelo período refratário absoluto (descrito adiante).

Conforme visto, um impulso nervoso é gerado em resposta a um estímulo limiar, mas não se forma quando há um estímulo sublimiar. Em outras palavras, um impulso nervoso ocorre completamente ou simplesmente não ocorre. Essa característica de um impulso nervoso é conhecida como **princípio do tudo ou nada**. Esse princípio é semelhante a empurrar o primeiro dominó em uma longa fileira de dominós em pé. Quando o empurrão no primeiro dominó é forte o suficiente (quando a despolarização atinge o limiar), esse dominó cai contra o segundo dominó e *toda* a fileira tomba (ocorre um potencial de ação). Empurrões mais fortes no primeiro dominó produzem o efeito idêntico – derrubar toda a fileira. Portanto, empurrar o primeiro dominó produz um evento de tudo ou nada: todos os dominós caem ou nenhum cai.

Fase de despolarização

Quando um potencial graduado de despolarização ou algum outro estímulo faz com que a membrana do axônio se despolarize até o limiar, os canais de Na⁺ dependentes de voltagem abrem-se rapidamente. Os gradientes elétricos, assim como os químicos, favorecem o movimento de Na⁺ para dentro e o influxo resultante de Na⁺ causa a fase de despolarização dos impulsos nervosos (ver **Figura 12.18**). O influxo de Na⁺ altera o potencial de membrana de −55 mV para +30 mV. No pico do impulso nervoso, o interior da membrana é 30 mV mais positivo do que o exterior.

Cada canal de Na⁺ dependente de voltagem tem dois portões separados, um *portão de ativação* e um de *inativação*. No *estado de repouso* de um canal de Na⁺ dependente de voltagem, o portão de inativação está aberto, mas o portão de ativação está fechado (etapa 1 na **Figura 12.20**); como resultado, o Na⁺ não consegue entrar na célula por meio desses canais. No limiar, os canais de Na⁺ dependentes de voltagem são ativados. No *estado ativado* de um canal de Na⁺ dependente de voltagem, ambos os portões, o de ativação e o de inativação, estão abertos e o influxo de Na⁺ começa (etapa 2 na **Figura 12.20**). À medida que mais canais se abrem, o influxo de Na⁺ aumenta, a membrana despolariza-se ainda mais e mais canais de Na⁺ se abrem. Esse é um exemplo de mecanismo de retroalimentação positiva. Durante os poucos dez milésimos de segundos em que o canal de Na⁺ dependente de voltagem está aberto, cerca de 20 mil íons Na⁺ fluem através da membrana e mudam o potencial da membrana consideravelmente. No entanto, a concentração de Na⁺ dificilmente muda por causa dos milhões de Na+ presentes no líquido extracelular. As bombas de sódio-potássio facilmente liberam os 20 mil ou mais íons Na⁺ que entram na célula durante um único potencial de ação e mantêm a baixa concentração de Na⁺ dentro da célula.

Fase de repolarização

Logo após a abertura dos portões de ativação dos canais de Na⁺ dependentes de voltagem, os portões de inativação se fecham (etapa 3 na **Figura 12.20**). Agora, o canal de Na⁺ dependente de voltagem está em um *estado inativado*. Além de abrir canais de Na⁺ dependentes de voltagem, uma despolarização em nível de limiar também abre canais de K⁺ dependentes de voltagem (etapas 3 e 4 na

FIGURA 12.19 **Intensidade de um estímulo e geração de impulso nervoso (potencial de ação).** Um estímulo sublimiar não gera um impulso nervoso. Um impulso nervoso ocorre em resposta a um estímulo limiar, intenso o suficiente para despolarizar a membrana até o limiar. Vários impulsos nervosos formam-se em resposta a um estímulo supralimiar. Cada um dos impulsos nervosos causados pelo estímulo supralimiar tem a mesma amplitude (tamanho) que os impulsos nervosos causados pelo estímulo limiar. Para simplificar, a fase pós-hiperpolarização dos impulsos nervosos não é mostrada.

> Um impulso nervoso ocorrerá apenas quando o potencial de membrana atingir o limiar.

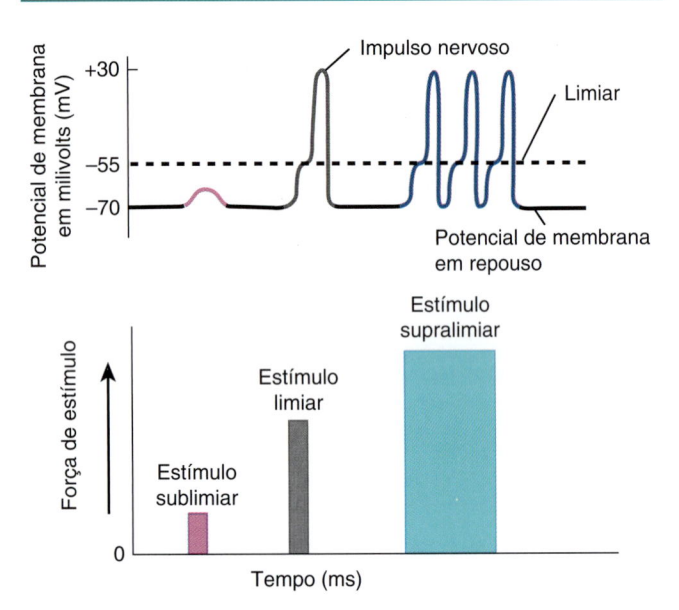

? Será gerado um impulso nervoso (potencial de ação) em resposta a um potencial graduado de hiperpolarização que se espalha dos dendritos ou do corpo celular para a zona de gatilho do axônio de um neurônio. Sim ou não? Por quê?

Figura 12.20). Como os canais de K^+ dependentes de voltagem se abrem mais lentamente, sua abertura ocorre aproximadamente ao mesmo tempo que ocorre o fechamento dos canais de Na^+ dependentes de voltagem. A abertura mais lenta dos canais de K^+ dependentes de voltagem e o fechamento dos canais de Na^+ dependentes de voltagem anteriormente abertos produzem a fase de repolarização do impulso nervoso. À medida que os canais de Na^+ são inativados, o influxo de Na^+ diminui. Ao mesmo tempo, os canais de K^+ abrem-se e aceleram o efluxo de K^+. A desaceleração do influxo de Na^+ e a aceleração do efluxo de K^+ fazem com que o potencial de membrana mude de +30 mV para –70 mV. A repolarização também permite que os canais de Na^+ inativados voltem ao estado de repouso.

Fase pós-hiperpolarização

Enquanto os canais de K^+ dependentes de voltagem estão abertos, o efluxo de K^+ pode ser grande o suficiente para causar uma fase pós-hiperpolarização do impulso nervoso (ver **Figura 12.18**). Durante essa fase, os canais de K^+ dependentes de voltagem permanecem abertos e o potencial de membrana torna-se ainda mais negativo (aproximadamente –90 mV). À medida que os canais de K^+ dependentes de voltagem se fecham, o potencial de membrana retorna ao nível de repouso de –70 mV. Ao contrário dos canais de Na^+ dependentes de voltagem, a maioria dos canais de K^+ dependentes de voltagem não exibe um estado inativado. Em vez disso, eles alternam entre os estados fechado (em repouso) e aberto (ativado).

Período refratário

O período após o início do impulso nervoso, durante o qual uma célula excitável não consegue gerar outro impulso nervoso em resposta a um estímulo limiar *normal*, é chamado de **período refratário** (PR) (ver a legenda na **Figura 12.18**). Durante o **período refratário absoluto**, mesmo um estímulo muito forte não pode iniciar um segundo impulso nervoso. Esse período coincide com o período de ativação e inativação do canal de Na^+ (etapas 2 a 4 na **Figura 12.20**). Os canais de Na^+ inativados não podem ser reabertos; eles primeiro devem retornar ao estado de repouso (etapa 1 na **Figura 12.20**). Em contraste com os impulsos nervosos, os potenciais graduados não exibem um período refratário.

Os axônios de grande diâmetro apresentam uma área de superfície maior e um breve período refratário absoluto de aproximadamente 0,4 milissegundo. Como um segundo impulso nervoso pode surgir muito rapidamente, são possíveis até 1 mil impulsos/segundo. Os axônios de pequeno diâmetro têm períodos refratários absolutos de até 4 milissegundos, o que lhes permite transmitir no máximo 250 impulsos/segundo. Em condições normais do corpo, a frequência máxima de impulsos nervosos em diferentes axônios varia entre 10 e 1 mil/segundo.

O **período refratário relativo** é o espaço de tempo durante o qual um segundo impulso nervoso pode ser iniciado, mas apenas por um estímulo maior do que o normal. Ele coincide com o período em que os canais de K^+ dependentes de voltagem ainda estão abertos após os canais de Na^+ inativados terem retornado ao seu estado de repouso (ver **Figura 12.18**).

Propagação de potenciais de ação

Para comunicar informações de uma parte do corpo a outra, os impulsos nervosos em um neurônio devem percorrer de onde surgem na zona de gatilho do axônio para os terminais axônicos. Ao contrário do potencial graduado, um impulso nervoso não é decrescente (não se extingue); em vez disso, mantém sua força à medida que se espalha ao longo da membrana. Esse modo de condução é denominado **propagação** e depende da retroalimentação positiva. Conforme explicado anteriormente, quando os íons sódio entram na célula, causam a abertura dos canais de Na^+ dependentes de voltagem em segmentos adjacentes da membrana. Portanto, o impulso nervoso percorre ao longo da membrana de modo semelhante à atividade daquela longa fileira de dominós. Na verdade, não é o mesmo impulso nervoso que se propaga ao longo de todo o axônio, pois o impulso nervoso regenera-se continuamente nas regiões adjacentes da membrana, desde a zona de gatilho até os terminais axônicos. Em um neurônio, um impulso nervoso pode se propagar somente nessa direção, isto é, ele não pode se propagar de volta para o corpo celular, porque qualquer região da membrana que acabou de sofrer um impulso nervoso estará temporariamente no período refratário absoluto e não poderá gerar outro impulso nervoso. Como podem percorrer ao longo de uma membrana sem serem extintos, os impulsos nervosos servem para a comunicação a longas distâncias.

FIGURA 12.20 Mudanças no fluxo de íons através de canais dependentes de voltagem durante as fases de despolarização e repolarização de um impulso nervoso. Canais de vazamento e bombas de sódio–potássio não são mostrados.

O influxo de íons sódio (Na⁺) causa a fase de despolarização, e o efluxo de íons potássio (K⁺) resulta na fase de repolarização de um impulso nervoso.

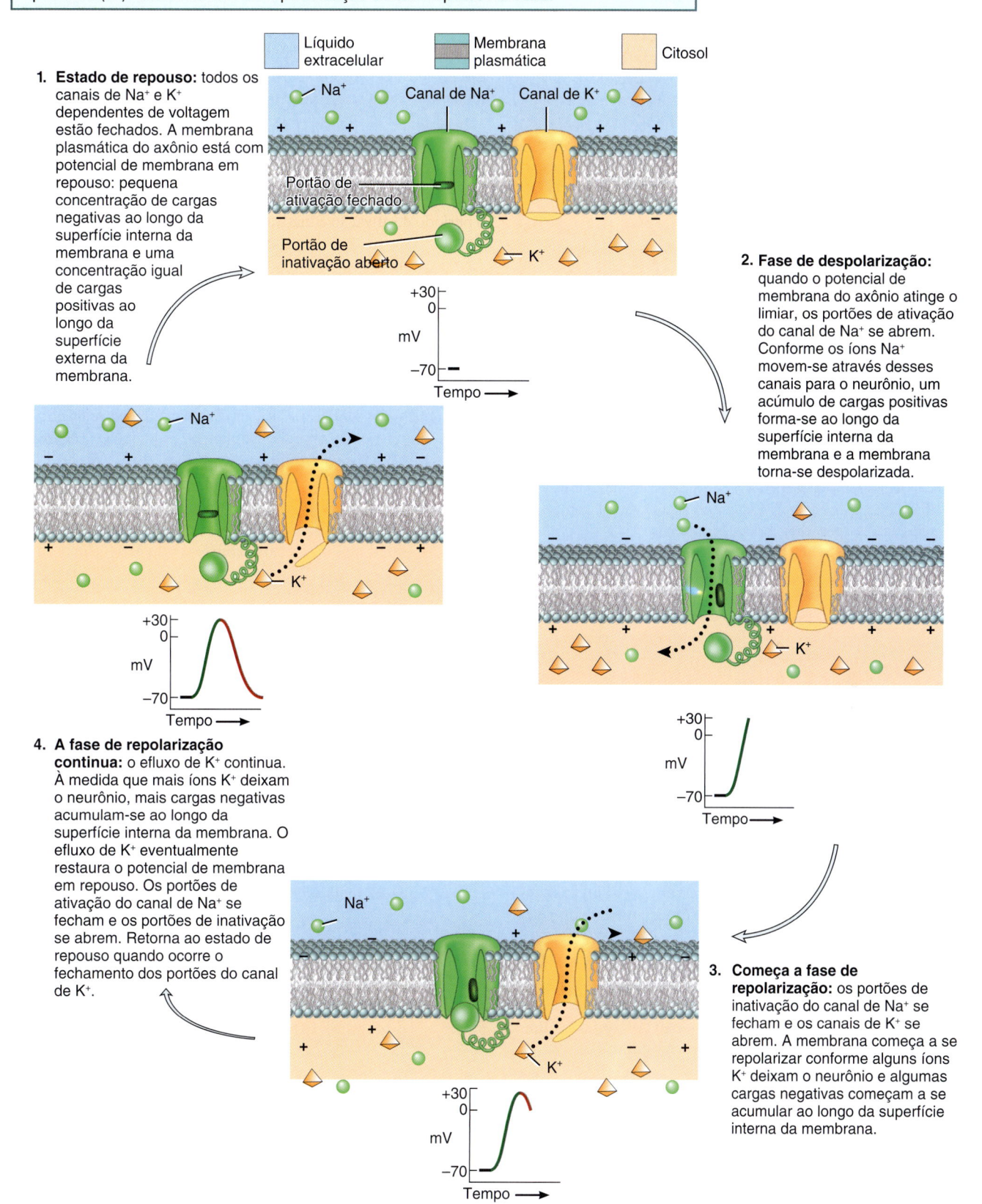

1. **Estado de repouso:** todos os canais de Na⁺ e K⁺ dependentes de voltagem estão fechados. A membrana plasmática do axônio está com potencial de membrana em repouso: pequena concentração de cargas negativas ao longo da superfície interna da membrana e uma concentração igual de cargas positivas ao longo da superfície externa da membrana.

2. **Fase de despolarização:** quando o potencial de membrana do axônio atinge o limiar, os portões de ativação do canal de Na⁺ se abrem. Conforme os íons Na⁺ movem-se através desses canais para o neurônio, um acúmulo de cargas positivas forma-se ao longo da superfície interna da membrana e a membrana torna-se despolarizada.

3. **Começa a fase de repolarização:** os portões de inativação do canal de Na⁺ se fecham e os canais de K⁺ se abrem. A membrana começa a se repolarizar conforme alguns íons K⁺ deixam o neurônio e algumas cargas negativas começam a se acumular ao longo da superfície interna da membrana.

4. **A fase de repolarização continua:** o efluxo de K⁺ continua. À medida que mais íons K⁺ deixam o neurônio, mais cargas negativas acumulam-se ao longo da superfície interna da membrana. O efluxo de K⁺ eventualmente restaura o potencial de membrana em repouso. Os portões de ativação do canal de Na⁺ se fecham e os portões de inativação se abrem. Retorna ao estado de repouso quando ocorre o fechamento dos portões do canal de K⁺.

❓ Dada a existência de canais de vazamento para K⁺ e Na⁺, a membrana poderia se repolarizar caso os canais de K⁺ dependentes de voltagem não existissem?

> ## Correlação clínica
>
> ### Anestésicos
>
> Os **anestésicos** são fármacos que induzem a perda parcial ou total da sensação, principalmente de dor. Dependendo do tipo e da duração da cirurgia, estado de saúde do paciente e a preferência do médico e a do paciente, o anestésico pode ser utilizado localmente para bloquear a dor em uma pequena área do corpo (p. ex., procedimento odontológico), regionalmente para inibir a dor em uma área maior (p. ex., peridural) ou para deixar uma pessoa completamente inconsciente, sem memória de dor ou quaisquer outras sensações (p. ex., cirurgia cardíaca aberta). Aqui, nos concentramos nos anestésicos locais.
>
> Dois **anestésicos locais** comuns são a Novocaine® e a lidocaína. Eles bloqueiam a transmissão dos impulsos nervosos aos centros de dor no sistema nervoso central (SNC), inibindo a abertura dos canais de Na$^+$ dependentes de voltagem. Essa ação obstrui o movimento dos impulsos nervosos que resultam em dor além do local onde o anestésico é aplicado, de forma que os sinais de dor não cheguem ao SNC. Não há mudanças na consciência e percepção sensitiva em outras áreas. Embora existam inúmeras situações que levem ao uso de anestésicos locais, a seguir estão alguns exemplos mais comuns de uso: (1) biopsias, como de mama e próstata; (2) sutura de pequenas feridas; (3) cirurgia estética, como filtros dérmicos; (4) tratamentos de pele a *laser*; (5) remoção de lesões de pele; (6) cirurgia de catarata; (7) vasectomia; (8) enxertos de pele; e (9) alívio temporário da dor, irritação e prurido causados por herpes labial, aftas, garganta inflamada, queimaduras de sol, picadas de insetos, urtiga e pequenos cortes e hematomas.
>
> O resfriamento local de um nervo também pode produzir um efeito anestésico, porque os axônios propagam os impulsos nervosos em velocidades mais baixas quando resfriados. Assim, a aplicação de gelo no tecido lesionado pode reduzir a dor, já que a propagação das sensações de dor ao longo dos axônios é parcialmente bloqueada.

Condução contínua e condução saltatória. Existem dois tipos de propagação: condução contínua e condução saltatória. O tipo de propagação do impulso nervoso descrito até agora é a **condução contínua**, que envolve a despolarização e a repolarização passo a passo de cada segmento adjacente da membrana plasmática (**Figura 12.21 A**). Nesse tipo de condução, os íons fluem através de seus canais dependentes de voltagem em cada segmento adjacente da membrana. Observe que o impulso nervoso propaga-se por uma distância relativamente curta em alguns milissegundos. A condução contínua ocorre nos axônios amielínicos e nas fibras musculares.

Os impulsos nervosos propagam-se mais rapidamente ao longo dos axônios mielínicos do que ao longo dos axônios amielínicos. Se você comparar as partes **A** e **B** na **Figura 12.21**, verá que o impulso nervoso propaga-se muito mais ao longo do axônio mielínico no mesmo intervalo de tempo. A **condução saltatória**, o modo especial de propagação do impulso nervoso que ocorre ao longo dos axônios mielínicos, acontece em decorrência da distribuição desigual dos canais dependentes de voltagem. Poucos canais dependentes de voltagem estão presentes em regiões onde uma bainha de mielina cobre o axolema. Por outro lado, nos nódulos de Ranvier (onde não há bainha de mielina), o axolema contém muitos canais dependentes de voltagem. Desse modo, a corrente transportada por Na$^+$ e K$^+$ flui através da membrana principalmente nos nódulos.

Quando um impulso nervoso propaga-se ao longo de um axônio mielinizado, uma corrente elétrica (transportada por íons) flui através do líquido extracelular ao redor da bainha de mielina e através do citosol de um nódulo para o próximo. O impulso nervoso no primeiro nódulo gera as correntes iônicas no citosol e no líquido extracelular que despolarizam a membrana até o limiar, abrindo canais de Na$^+$ dependentes de voltagem na segunda lacuna. O fluxo iônico resultante através dos canais abertos constitui um impulso nervoso no segundo nódulo. Por conseguinte, o impulso nervoso no segundo nódulo gera uma corrente iônica que abre os canais de Na$^+$ dependentes de voltagem no terceiro e assim por diante. Cada nódulo repolariza-se após se despolarizar.

O fluxo de corrente através da membrana, somente nos nódulos, tem duas consequências:

1. O impulso nervoso parece "saltar" de nódulo em nódulo conforme cada área do nodo se despolariza para o limiar, daí o nome "saltatório". Como um impulso nervoso salta por longos segmentos do axolema mielinizado à medida que a corrente flui de um nódulo para o próximo, ele se propaga muito mais rápido do que em um axônio amielínico do mesmo diâmetro.

2. A abertura de um número menor de canais apenas nos nódulos, em vez de muitos canais em cada segmento adjacente da membrana, representa um modo de condução mais eficiente em termos de energia. Como apenas pequenas regiões da membrana despolarizam-se e se repolarizam, ocorrem mínimas entradas de Na$^+$ e saídas de K$^+$ cada vez que um impulso nervoso passa. Dessa maneira, menos ATP é utilizada pelas bombas de sódio–potássio para manter a baixa concentração intracelular de Na$^+$ e a baixa concentração extracelular de K$^+$.

Fatores que afetam a velocidade de propagação. A velocidade de propagação de um impulso nervoso é afetada por três fatores principais: quantidade de mielinização, diâmetro do axônio e temperatura.

1. *Quantidade de mielinização*. Os impulsos nervosos propagam-se mais rapidamente ao longo dos axônios mielinizados do que ao longo dos axônios não mielinizados.
2. *Diâmetro do axônio*. Os axônios de diâmetros maiores propagam mais rapidamente os impulsos do que os menores em decorrência de suas áreas de superfície maiores.
3. *Temperatura*. Os axônios propagam impulsos nervosos em velocidades mais baixas quando resfriados.

Classificação das fibras nervosas. Os axônios podem ser classificados em três grupos principais com base em: quantidade de mielinização, diâmetros e velocidades de propagação:

- As **fibras A** são os axônios de maior diâmetro (5 a 20 μm) e são mielinizadas. Essas fibras têm um breve período refratário absoluto e conduzem impulsos nervosos a velocidades de 12 a 130 m/segundo (27 a 290 mi/hora). Os axônios dos neurônios sensitivos que propagam impulsos associados a tato, pressão, posição das articulações e algumas sensações térmicas e de dor são fibras A, assim como os axônios dos neurônios motores que conduzem impulsos aos músculos esqueléticos

- As **fibras B** são axônios com diâmetros de 2 a 3 μm. Como as fibras A, as fibras B são mielinizadas e apresentam condução

CAPÍTULO 12 Tecido Nervoso 443

FIGURA 12.21 **Propagação de um impulso nervoso em um neurônio depois que ele surge na zona de gatilho.** As linhas pontilhadas indicam o fluxo de corrente iônica. As inserções mostram o caminho do fluxo da corrente. **A.** Na condução contínua ao longo de um axônio amielínico, correntes iônicas fluem através de cada segmento adjacente da membrana. **B.** Na condução saltatória ao longo de um axônio mielínico, o impulso nervoso no nódulo de Ranvier gera correntes iônicas no citosol e no líquido intersticial que abrem canais de Na$^+$ dependentes de voltagem no segundo nódulo e assim por diante em cada nódulo subsequente.

> Os axônios amielínicos exibem condução contínua; os axônios mielínicos exibem condução saltatória.

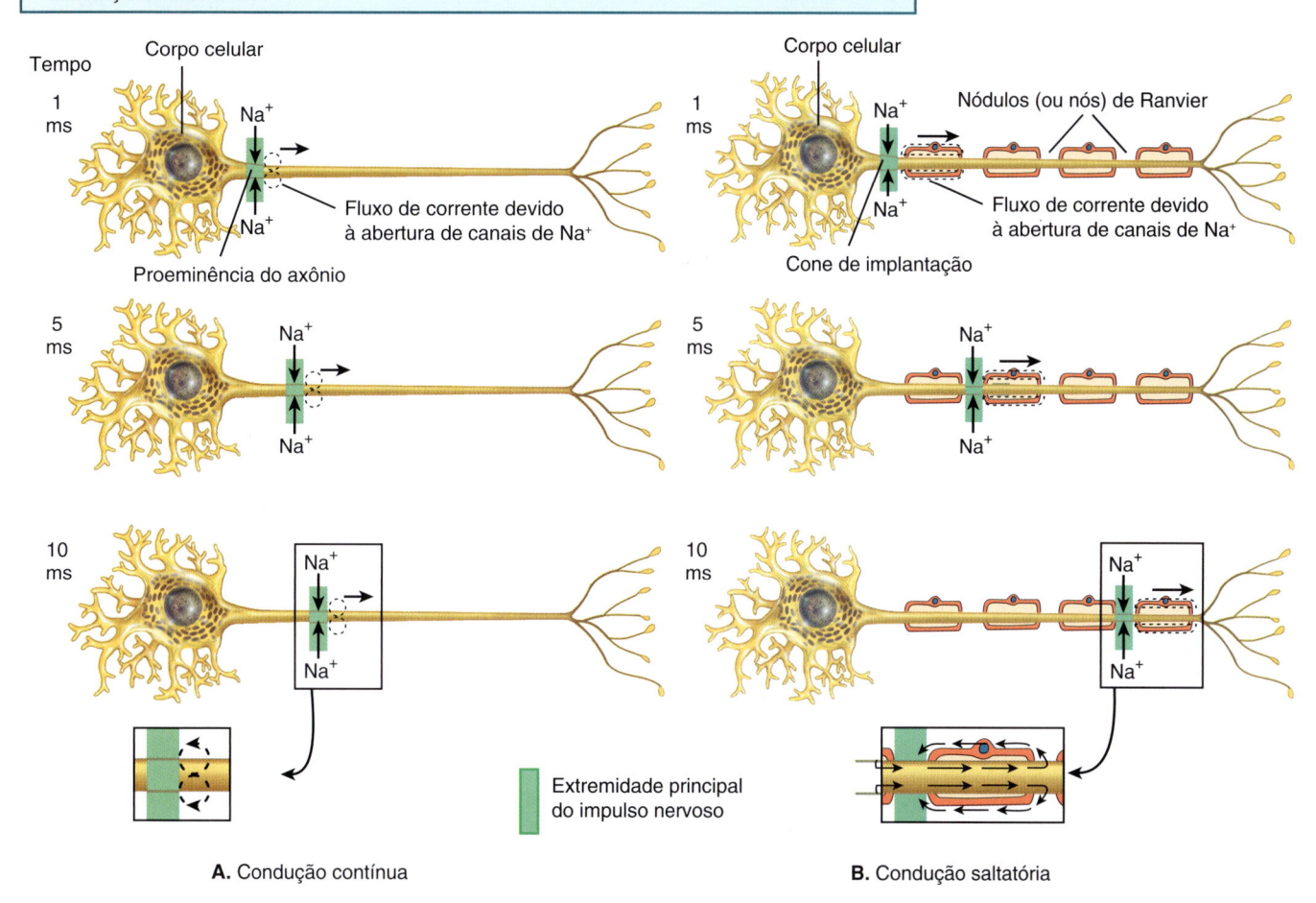

A. Condução contínua

B. Condução saltatória

? Quais fatores determinam a velocidade de propagação de um impulso nervoso?

saltatória a velocidades de até 15 m/segundo (34 mi/horas). As fibras B têm um período refratário absoluto um pouco mais longo do que as fibras A. Outrossim, as fibras B conduzem os impulsos nervosos sensitivos das vísceras para o encéfalo e a medula espinal. Também constituem todos os axônios dos neurônios motores autônomos que se estendem do encéfalo e da medula espinal às estações retransmissoras do SNA, chamadas de gânglios autônomos

- As **fibras C** são os axônios de menor diâmetro (0,5 a 1,5 μm) e todas são amielínicas. A propagação do impulso nervoso ao longo de uma fibra C varia de 0,5 a 2 m/segundo (1 a 4 mi/hora). As fibras C exibem os períodos refratários absolutos mais longos. Esses axônios amielínicos conduzem alguns impulsos sensitivos de dor, tato, pressão, calor e frio da pele, além de impulsos de dor das vísceras. As fibras motoras autônomas que se estendem dos gânglios autônomos para estimular o coração, o músculo liso e as glândulas são fibras C. Exemplos de funções motoras das fibras B e C são contrair e dilatar as pupilas, aumentar e diminuir a frequência cardíaca e contrair e relaxar a bexiga urinária.

Codificação da intensidade do estímulo

Como os sistemas sensitivos podem detectar estímulos de intensidades diferentes se todos os impulsos nervosos são do mesmo tamanho? Por que um toque leve é diferente de uma pressão mais firme? A principal resposta a essas questões é a *frequência dos impulsos nervosos*, isto é, com que frequência eles são gerados na zona de gatilho. Um leve toque gera uma baixa frequência de impulsos nervosos. Uma pressão mais firme provoca impulsos nervosos que passam pelo axônio em uma frequência mais alta. Além desse "código de frequência", um segundo fator é o número de neurônios sensitivos recrutados (ativados) pelo estímulo. Uma pressão firme estimula um número maior de neurônios sensíveis à pressão do que um toque leve.

TABELA 12.2 — Comparação de potenciais graduados e potenciais de ação em neurônios.

Característica	Potenciais graduados	Impulsos nervosos
Origem	Surgem principalmente nos dendritos e no corpo celular.	Surgem nas zonas de gatilho e se propagam ao longo do axônio.
Tipos de canais	Canais de íons ativados por ligante ou mecanoativados.	Canais dependentes de voltagem para o Na^+ e o K^+.
Condução	Decrescente (não propagada); permitem a comunicação a distâncias curtas.	Propagam-se e assim permitem a comunicação a distâncias mais longas.
Amplitude (tamanho)	Dependendo da força do estímulo, varia de menos de 1 mV a mais de 50 mV.	Tudo ou nada; normalmente cerca de 100 mV.
Duração	Normalmente mais longa, entre vários milissegundos a vários minutos.	Mais curta, entre 0,5 a 2 ms.
Polaridade	Pode ser hiperpolarizante (inibitória para geração de potencial de ação) ou despolarizante (excitatória para geração de potencial de ação).	Sempre consiste na fase de despolarização seguida pela fase de repolarização e retorno ao potencial de membrana em repouso.
Período refratário	Não presente; pode ocorrer somação.	Presente; não ocorre somação.

Comparação de sinais elétricos produzidos por células excitáveis

Vimos que as células excitáveis (neurônios e fibras musculares) produzem dois tipos de sinais elétricos: potenciais graduados e impulsos nervosos. Uma diferença óbvia entre eles é: a propagação dos impulsos nervosos permite a comunicação a longas distâncias, mas os potenciais graduados podem funcionar apenas na comunicação a curta distância porque não são propagados. A **Tabela 12.2** apresenta um resumo das diferenças entre potenciais graduados e impulsos nervosos.

Como discutimos no Capítulo 10, a propagação de um potencial de ação muscular ao longo do sarcolema e no sistema de túbulo T inicia os eventos de contração muscular. Embora os potenciais de ação nas fibras musculares e nos neurônios sejam semelhantes, existem algumas diferenças notáveis. O potencial de membrana em repouso típico de um neurônio é –70 mV, mas está mais próximo de –90 mV nas fibras musculares esqueléticas e cardíacas. A duração de um impulso nervoso é 0,5 a 2 milissegundos, mas um potencial de ação muscular é consideravelmente mais longo, cerca de 1 a 5 milissegundos para fibras musculares esqueléticas e 10 a 300 milissegundos para fibras musculares lisas e cardíacas. Finalmente, a velocidade de propagação dos potenciais de ação nervosos ao longo dos axônios mielinizados, de maior diâmetro, é cerca de 18 vezes mais rápida do que a velocidade de propagação ao longo do sarcolema de uma fibra muscular esquelética.

Teste rápido

15. O que acontece durante a fase de despolarização de um impulso nervoso?
16. Como a condução saltatória é diferente da condução contínua?
17. Qual efeito a mielinização produz na velocidade de propagação de um impulso nervoso?

12.7 Transmissão sináptica

OBJETIVOS

- **Explicar** os eventos de transmissão de sinal nas sinapses elétricas e químicas
- **Distinguir** entre somação espacial e temporal
- **Dar** exemplos de neurotransmissores excitatórios e inibitórios e **descrever** como eles agem.

No Capítulo 10, vimos que uma **sinapse** é uma região onde ocorre a comunicação entre dois neurônios ou entre um neurônio e uma célula efetora (célula muscular ou célula glandular). O termo **neurônio pré-sináptico** refere-se a uma célula nervosa que carrega um impulso nervoso em direção a uma sinapse. É a célula que envia o sinal. Uma **célula pós-sináptica** é a célula que recebe um sinal. Pode ser uma célula nervosa chamada **neurônio pós-sináptico** que carrega um impulso nervoso de uma sinapse ou uma **célula efetora** que responde ao impulso na sinapse.

A maioria das sinapses entre neurônios é **axodendrítica** (do axônio ao dendrito), as outras são **axossomáticas** (do axônio ao corpo celular) ou **axoaxônicas** (entre dois axônios) (**Figura 12.22**). Além disso, as sinapses podem ser elétricas ou químicas e diferem tanto estrutural quanto funcionalmente.

No Capítulo 10, também foram descritos os eventos que ocorrem em um tipo de sinapse, a junção neuromuscular. Neste capítulo, o foco é a comunicação sináptica entre bilhões de neurônios no sistema nervoso. As sinapses são essenciais para a homeostasia, porque permitem que as informações sejam filtradas e integradas. Durante o aprendizado, a estrutura e a função de determinadas sinapses mudam. As alterações podem permitir que alguns sinais sejam transmitidos, enquanto outros são bloqueados. Por exemplo, as mudanças em suas sinapses ao estudar determinarão o quão bem você se sairá em seus testes de anatomia e fisiologia. As sinapses também são importantes porque algumas doenças e distúrbios neurológicos resultam de interrupções da comunicação sináptica,

FIGURA 12.22 Exemplos de sinapses entre neurônios. Os neurônios pré-sinápticos podem formar uma sinapse com dendritos (axodendrítica), corpos celulares (axossomática) ou axônios (axoaxônica) de um neurônio pós-sináptico.

Os neurônios comunicam-se com outros neurônios nas sinapses, que são junções entre um neurônio e outro ou entre um neurônio e uma célula efetora.

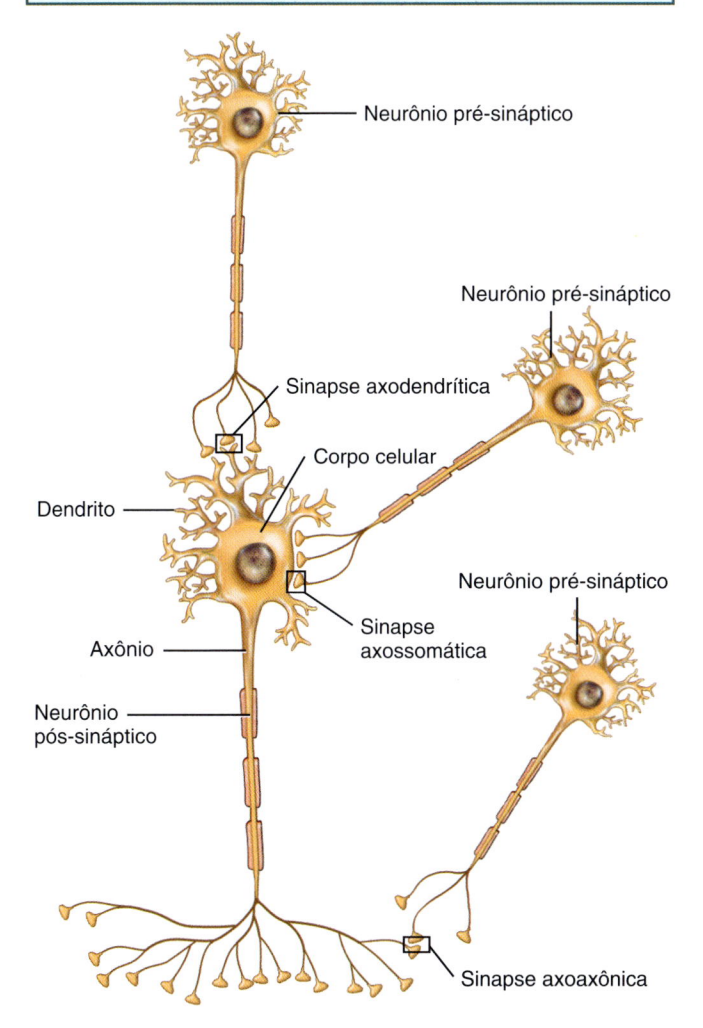

? O que é uma sinapse?

outrossim, muitas substâncias químicas terapêuticas e viciantes afetam o corpo nessas junções.

Sinapses elétricas

Em uma **sinapse elétrica**, os potenciais de ação são conduzidos diretamente entre as membranas plasmáticas de neurônios adjacentes por meio de estruturas denominadas **junções comunicantes**. Cada junção comunicante contém cerca de cem *conexinas* tubulares, que agem como túneis para conectar o citosol das duas células diretamente (ver **Figura 4.2 E**). À medida que os íons fluem de uma célula para outra através das conexinas, o potencial de ação espalha-se de uma célula para outra. As junções comunicantes são comuns no músculo liso visceral, no músculo cardíaco e no embrião em desenvolvimento. Elas também ocorrem no encéfalo.

As sinapses elétricas têm duas vantagens principais:

1. *Comunicação mais rápida*. Como os potenciais de ação são conduzidos diretamente através das junções comunicantes, as sinapses elétricas são mais rápidas do que as sinapses químicas. Em uma sinapse elétrica, o potencial de ação passa diretamente da célula pré-sináptica para a célula pós-sináptica. Os eventos que ocorrem em uma sinapse química demoram algum tempo e atrasam ligeiramente a comunicação.

2. *Sincronização*. As sinapses elétricas podem sincronizar (coordenar) a atividade de um grupo de neurônios ou fibras musculares. Em outras palavras, um grande número de neurônios ou de fibras musculares pode produzir potenciais de ação em uníssono se estiverem conectados por junções comunicantes. A consequência dos potenciais de ação sincronizados no coração ou no músculo liso visceral é a contração coordenada dessas fibras para produzir um batimento cardíaco ou mover o alimento através do sistema digestório.

Sinapses químicas

Apesar de as membranas plasmáticas dos neurônios pré-sinápticos e pós-sinápticos em uma **sinapse química** estarem próximo, elas não se tocam, pois são separadas pela **fenda sináptica**, um espaço de 20 a 50 nm* que é preenchido com líquido intersticial. Os impulsos nervosos não podem ser conduzidos através da fenda sináptica, então ocorre uma forma alternativa e indireta de comunicação. Em resposta a um impulso nervoso, o neurônio pré-sináptico libera um neurotransmissor que se difunde através do fluido na fenda sináptica e se liga a receptores na membrana plasmática do neurônio pós-sináptico. O neurônio pós-sináptico recebe o sinal químico e, por sua vez, produz um **potencial pós-sináptico**, um tipo de potencial graduado. Assim, o neurônio pré-sináptico converte um sinal elétrico (impulso nervoso) em um sinal químico (neurotransmissor liberado). O neurônio pós-sináptico recebe o sinal químico e, por sua vez, gera um sinal elétrico (potencial pós-sináptico). O tempo necessário para que esses processos ocorram em uma sinapse química, um **retardo sináptico** de cerca de 0,5 milissegundo, é a razão pela qual as sinapses químicas retransmitem os sinais mais lentamente do que as sinapses elétricas.

Uma sinapse química comum transmite um sinal da seguinte forma (**Figura 12.23**):

① Um impulso nervoso chega a um botão sináptico (ou varicosidade) de um axônio pré-sináptico.

② A fase de despolarização do impulso nervoso abre **canais de Ca^{2+} dependentes de voltagem** que estão presentes na membrana dos botões sinápticos. Como os íons cálcio estão mais concentrados no líquido extracelular, o Ca^{2+} flui para dentro através dos canais abertos.

③ Um aumento na concentração de Ca^{2+} dentro do neurônio pré-sináptico serve como um sinal que desencadeia a exocitose das vesículas sinápticas. À medida que as membranas das vesículas fundem-se com a membrana plasmática, as moléculas de neurotransmissores dentro das vesículas são liberadas na fenda sináptica. Cada vesícula sináptica contém vários milhares de moléculas do neurotransmissor.

---
*1 nanômetro (nm) = 10^{-9} (0,000000001) metro.

4. As moléculas de neurotransmissores difundem-se através da fenda sináptica e se ligam aos **receptores de neurotransmissores** na membrana plasmática do neurônio pós-sináptico. O receptor mostrado na **Figura 12.23** é parte de um canal ativado por ligante (ver **Figura 12.11 B**) e recebe o nome de *receptor ionotrópico*. Nem todos os neurotransmissores ligam-se a receptores ionotrópicos; alguns ligam-se a *receptores metabotrópicos* (descritos a seguir).

5. A ligação de moléculas de neurotransmissores a seus receptores em canais ativados por ligante abre os canais e permite que íons específicos fluam através da membrana.

6. Conforme os íons fluem através dos canais abertos, a voltagem através da membrana muda. Essa alteração na voltagem é um **potencial pós-sináptico**. Dependendo de quais íons os canais admitem, o potencial pós-sináptico pode ser uma despolarização (excitação) ou uma hiperpolarização (inibição). Por exemplo, a abertura dos canais de Na^+ permite o influxo de Na^+, o que causa despolarização. No entanto, a abertura dos canais de Cl^- ou K^+ causa hiperpolarização. A abertura dos canais de Cl^- permite que esse íon mova-se para dentro da célula, já a abertura dos canais de K^+ permite que o K^+ mova-se para fora – em qualquer dos eventos, o interior da célula torna-se mais negativo.

7. Quando um potencial despolarizante pós-sináptico atinge o limiar, ele dispara um impulso nervoso no axônio do neurônio pós-sináptico.

FIGURA 12.23 **Transmissão de sinal em uma sinapse química**. Por meio da exocitose das vesículas sinápticas, um neurônio pré-sináptico libera moléculas de neurotransmissores. Depois de se difundir pela fenda sináptica, o neurotransmissor liga-se aos receptores na membrana plasmática do neurônio pós-sináptico e produz um potencial pós-sináptico.

Em uma sinapse química, um neurônio pré-sináptico converte um sinal elétrico (impulso nervoso) em um sinal químico (liberação de neurotransmissor). O neurônio pós-sináptico então converte o sinal químico de volta em um sinal elétrico (potencial pós-sináptico).

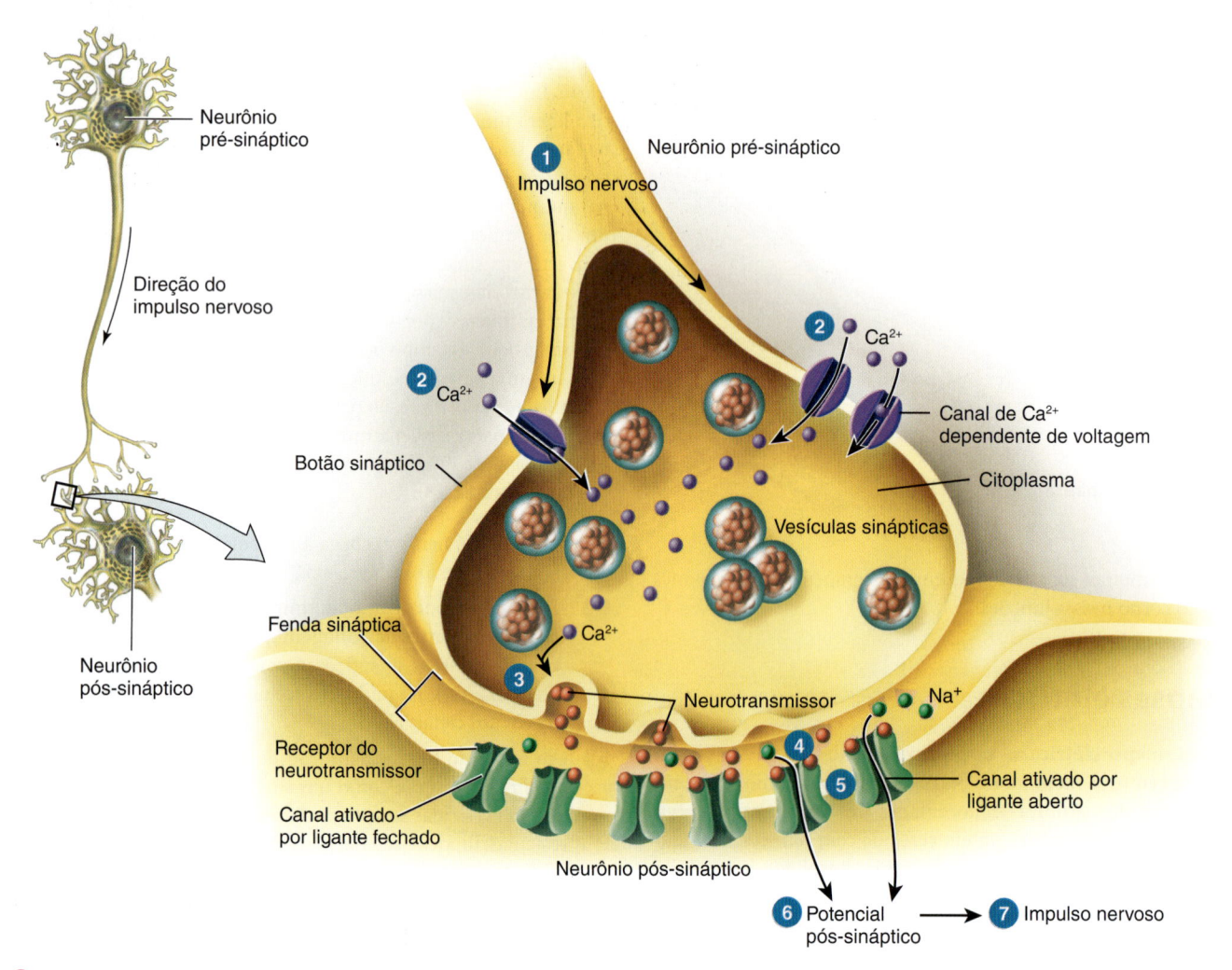

? Por que as sinapses elétricas podem funcionar em duas direções, mas as sinapses químicas podem transmitir um sinal em apenas uma direção?

Na maioria das sinapses químicas, a *transferência de informação* pode ocorrer *apenas em um sentido* – de um neurônio pré-sináptico para um neurônio pós-sináptico ou um efetor, como uma fibra muscular ou uma célula glandular. Por exemplo, a transmissão sináptica em uma junção neuromuscular (JNM) prossegue de um neurônio motor somático para uma fibra muscular esquelética (mas não na direção oposta). Apenas os botões sinápticos dos neurônios pré-sinápticos podem liberar neurotransmissores e apenas a membrana do neurônio pós-sináptico tem as proteínas receptoras que podem reconhecer e ligar esse neurotransmissor. Como resultado, os potenciais de ação movem-se apenas em uma direção.

Potenciais pós-sinápticos excitatórios e inibitórios

Um neurotransmissor pode gerar tanto um potencial graduado excitatório quanto inibitório. O neurotransmissor que causa *despolarização* da membrana pós-sináptica é excitatório porque aproxima a membrana do limiar (ver **Figura 12.14 B**). Um potencial pós-sináptico despolarizante é denominado **potencial pós-sináptico excitatório (PPSE)**. Embora normalmente um único PPSE não inicie um potencial de ação, a célula pós-sináptica torna-se mais excitável, parcialmente despolarizada, sendo mais provável que atinja o limiar quando ocorrer o próximo PPSE.

Um neurotransmissor que causa *hiperpolarização* da membrana pós-sináptica (ver **Figura 12.14 A**) é inibitório. Durante a hiperpolarização, a geração de um potencial de ação é mais difícil do que o normal, porque o potencial de membrana torna-se mais negativo por dentro e, portanto, ainda mais distante do limiar do que em seu estado de repouso. Um potencial pós-sináptico de hiperpolarização é denominado **potencial pós-sináptico inibitório (PPSI)**.

Estrutura dos receptores de neurotransmissores

É importante lembrar que os neurotransmissores liberados de um neurônio pré-sináptico ligam-se aos **receptores de neurotransmissores** na membrana plasmática de uma célula pós-sináptica. Cada tipo de receptor de neurotransmissor tem um ou mais sítios de ligação do neurotransmissor onde seu neurotransmissor específico se liga. Quando um neurotransmissor liga-se ao receptor correto, um canal iônico abre-se e se forma um potencial pós-sináptico (PPSE ou PPSI) na membrana da célula pós-sináptica. Os receptores de neurotransmissores são classificados como receptores ionotrópicos ou receptores metabotrópicos, com base no fato de o local de ligação do neurotransmissor e o canal iônico serem componentes da mesma proteína ou componentes de proteínas diferentes.

Receptores ionotrópicos.
Um **receptor ionotrópico** é um tipo de receptor de neurotransmissor que contém um local de ligação do neurotransmissor e um canal iônico, na *mesma* proteína. Um receptor ionotrópico é um tipo de canal ativado por ligante (ver **Figura 12.11 B**). Na ausência do neurotransmissor (o ligante), o componente do canal iônico do receptor ionotrópico é fechado. Quando o neurotransmissor correto liga-se ao receptor ionotrópico, o canal iônico abre-se e um PPSE ou PPSI ocorre na célula pós-sináptica.

Muitos neurotransmissores excitatórios ligam-se a receptores ionotrópicos que contêm canais de cátions (**Figura 12.24 A**). Os PPSEs resultam da abertura desses canais de cátions. Quando os canais de cátions se abrem, eles permitem a passagem dos três cátions mais abundantes (Na^+, K^+ e Ca^{2+}) através da membrana da célula pós-sináptica, mas o influxo de Na^+ é maior do que o influxo de Ca^{2+} ou o efluxo de K^+ e o interior da célula pós-sináptica torna-se menos negativo (despolarizado).

Muitos neurotransmissores inibitórios ligam-se a receptores ionotrópicos que contêm canais de Cl^- (**Figura 12.24 B**). Os PPSIs resultam da abertura desses canais: quando os canais de Cl^- se abrem, um grande número de íons cloreto difunde-se para dentro da célula. O fluxo interno de íons Cl^- faz com que o interior da célula pós-sináptica torne-se mais negativo (hiperpolarizado).

Receptores metabotrópicos.
Um **receptor metabotrópico** é um tipo de receptor de neurotransmissor que contém um local de ligação do neurotransmissor, mas não tem um canal iônico como parte de sua estrutura. No entanto, um receptor metabotrópico é acoplado a um canal iônico separado por um tipo de proteína de membrana chamada *proteína G*. Quando um neurotransmissor liga-se a um receptor metabotrópico, a proteína G abre diretamente (ou fecha) o canal iônico ou pode atuar indiretamente ativando outra molécula, um "segundo mensageiro", no citosol, que, por sua vez, abre (ou fecha) o canal iônico (ver Seção 18.4, para uma discussão detalhada sobre proteínas G). Portanto, um receptor metabotrópico difere de um receptor ionotrópico, pois o local de ligação do neurotransmissor e o canal iônico são componentes de *diferentes* proteínas.

Alguns neurotransmissores inibitórios ligam-se a receptores metabotrópicos que estão ligados aos canais de K^+ (**Figura 12.24 C**). Os PPSIs resultam da abertura desses canais: quando os canais de K^+ se abrem, um grande número de íons potássio difunde-se para fora da célula. O fluxo externo de íons K^+ faz com que o interior da célula pós-sináptica torne-se mais negativo (hiperpolarizado).

Diferentes efeitos pós-sinápticos para o mesmo neurotransmissor.
O mesmo neurotransmissor pode ser excitatório em algumas sinapses e inibitório em outras, dependendo da estrutura do receptor do neurotransmissor ao qual se liga. Por exemplo, em algumas sinapses excitatórias, a acetilcolina (Ach) liga-se a receptores ionotrópicos que contêm canais de cátions que se abrem e, subsequentemente, geram PPSEs na célula pós-sináptica (**Figura 12.24 A**). Por outro lado, em algumas sinapses inibitórias, a Ach liga-se a receptores metabotrópicos acoplados a proteínas G que abrem canais de K^+, resultando na formação de PPSIs na célula pós-sináptica (**Figura 12.24 C**).

Remoção do neurotransmissor

A remoção do neurotransmissor da fenda sináptica é essencial para a função sináptica normal. Se um neurotransmissor permanecer na fenda sináptica, pode influenciar indefinidamente o

FIGURA 12.24 **Receptores de neurotransmissores ionotrópicos e metabotrópicos**. **A.** O receptor ionotrópico da acetilcolina (ACh) contém dois locais de ligação para o neurotransmissor Ach e um canal catiônico. A ligação da Ach a esse receptor faz com que o canal catiônico se abra. Com isso, ocorrem a passagem dos três cátions mais abundantes e a geração de um potencial pós-sináptico excitatório (PPSE). **B.** O receptor ionotrópico do ácido gama-aminobutírico (GABA) contém dois locais de ligação para o neurotransmissor GABA e um canal de Cl⁻. A ligação de GABA a esse receptor faz com que o canal de Cl⁻ se abra, permitindo que um maior número de íons cloreto difunda-se para dentro da célula e seja gerado um potencial pós-sináptico inibitório (PPSI). **C.** O receptor metabotrópico de acetilcolina (Ach) tem um local de ligação para o neurotransmissor Ach. A ligação da Ach a esse receptor ativa uma proteína G, que, por sua vez, abre um canal de K^+, permitindo que um grande número de íons de potássio difunda-se para fora da célula e se forme um PPSI.

> Um receptor ionotrópico é um tipo de receptor de neurotransmissor que contém um local de ligação do neurotransmissor e um canal iônico na mesma proteína; um receptor metabotrópico é um tipo de receptor de neurotransmissor que contém um local de ligação do neurotransmissor e é acoplado a um canal iônico separado por uma proteína G.

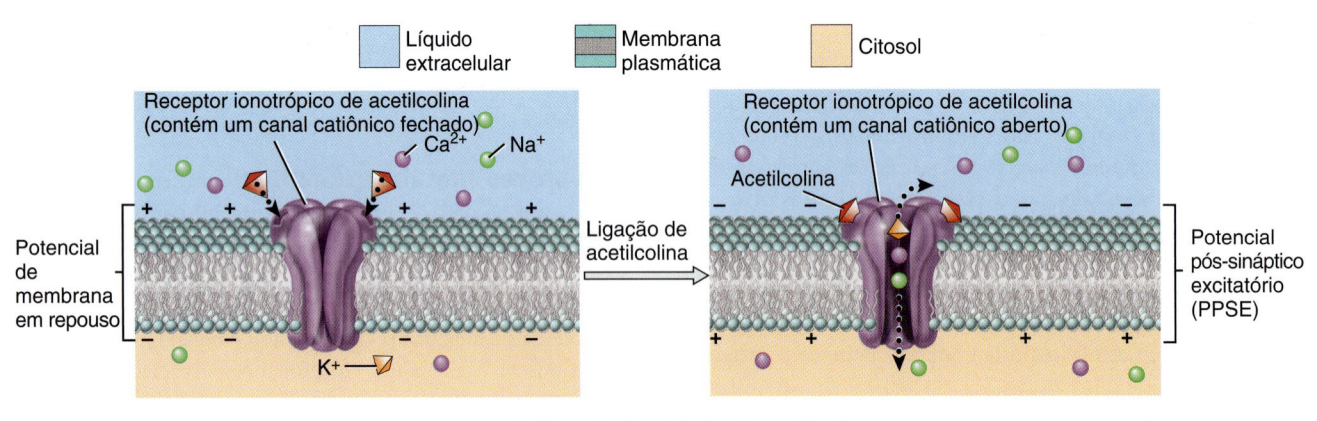

A. Receptor ionotrópico de acetilcolina

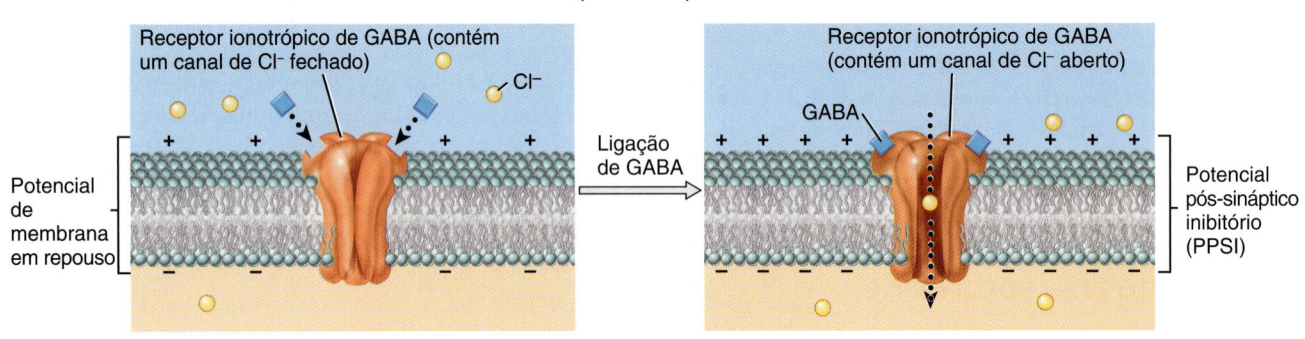

B. Receptor ionotrópico de GABA

C. Receptor metabotrópico de acetilcolina

? Como o neurotransmissor acetilcolina (Ach) pode ser excitatório em algumas sinapses e inibitório em outras?

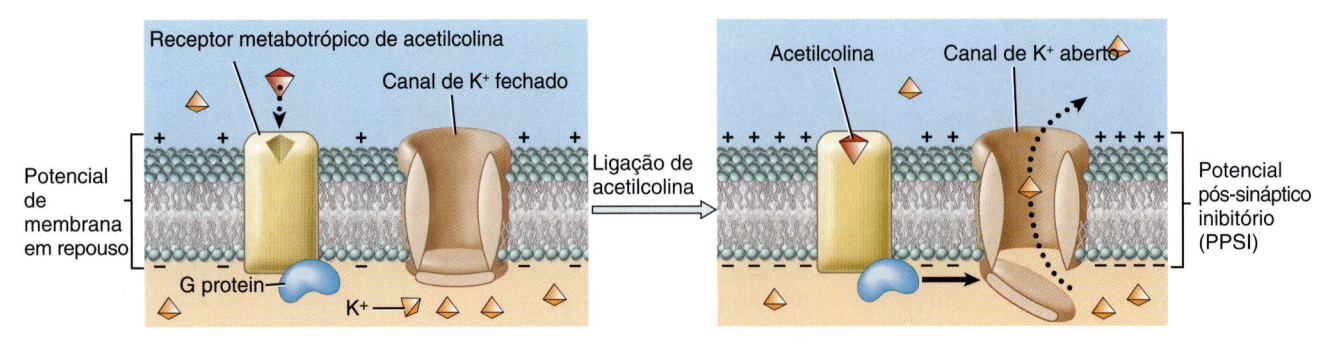

neurônio pós-sináptico, a fibra muscular ou a célula glandular. O neurotransmissor é removido de três maneiras:

1. *Difusão*. Algumas das moléculas de neurotransmissores liberadas difundem-se para longe da fenda sináptica. Uma vez que uma molécula de neurotransmissor está fora do alcance de seus receptores, ela não pode mais exercer um efeito.
2. *Degradação enzimática*. Certos neurotransmissores são inativados por degradação enzimática. Por exemplo, a enzima acetilcolinesterase decompõe a acetilcolina na fenda sináptica.
3. *Captação pelas células*. Muitos neurotransmissores são ativamente transportados de volta para o neurônio que os liberou (recaptação). Outros são transportados para a neuróglia vizinha (captação). Os neurônios que liberam norepinefrina, por exemplo, rapidamente absorvem a norepinefrina e a reciclam em novas vesículas sinápticas. As proteínas de membrana que realizam essa captação são chamadas de *transportadores de neurotransmissores*.

Somações espacial e temporal de potenciais pós-sinápticos

Um neurônio típico no SNC recebe o estímulo de 1 mil a 10 mil. A integração desses estímulos envolve a somação dos potenciais pós-sinápticos que se formam no neurônio pós-sináptico. Lembre-se de que a somação é o processo pelo qual os potenciais graduados se adicionam. Quanto maior for a somação de PPSEs, maior será a chance de que o limiar seja atingido. No limiar, podem ser gerados um ou mais potenciais de ação.

Existem dois tipos de somação: somação espacial e somação temporal. A **somação espacial** é a soma de potenciais pós-sinápticos em resposta a estímulos que ocorrem em diferentes *locais* na membrana de uma célula pós-sináptica ao mesmo tempo; a somação espacial resulta, por exemplo, do acúmulo de neurotransmissor liberado simultaneamente por *vários* botões sinápticos (**Figura 12.25 A**). A **somação temporal** é a soma de potenciais pós-sinápticos em resposta a estímulos que ocorrem no mesmo

FIGURA 12.25 Somações espacial e temporal. **A.** Quando os neurônios pré-sinápticos 1 e 2 geram separadamente os PPSEs (setas) no neurônio pós-sináptico 3, o nível de limiar não é alcançado no neurônio 3. A somação espacial ocorre apenas quando os neurônios 1 e 2 agem simultaneamente no neurônio 3; seus PPSEs somam-se para atingir o nível limiar e desencadear um potencial de ação. **B.** A somação temporal ocorre quando estímulos aplicados ao mesmo axônio em sucessão rápida (setas) causam PPSEs sobrepostos que se somam; quando a despolarização atinge o nível limiar, um potencial de ação é acionado.

> A somação espacial resulta do acúmulo de neurotransmissor liberado simultaneamente por vários botões sinápticos; a somação temporal resulta do acúmulo de neurotransmissor liberado por um único botão sináptico duas ou mais vezes em rápida sucessão.

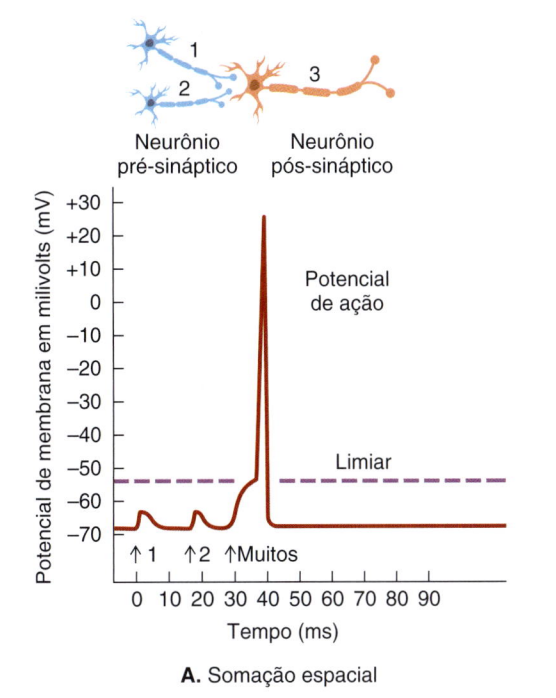

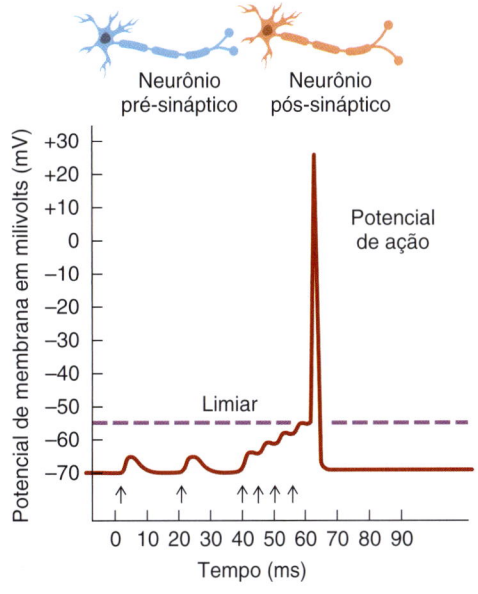

A. Somação espacial

B. Somação temporal

? Suponha que os PPSEs sejam somados em um neurônio pós-sináptico em resposta à estimulação simultânea pelos neurotransmissores glutamato, serotonina e acetilcolina liberados por três neurônios pré-sinápticos distintos. Esse é um exemplo de somação espacial ou temporal?

local na membrana da célula pós-sináptica, mas em *tempos* diferentes; essa somação resulta, por exemplo, do acúmulo de neurotransmissor liberado por um *único* botão sináptico duas ou mais vezes em rápida sucessão (**Figura 12.25 B**). Como um PPSE típico dura cerca de 15 milissegundos, a segunda (e subsequente) liberação do neurotransmissor deve ocorrer logo após a primeira, se a somação temporal ocorrer. A somação é como um voto na internet: muitas pessoas que votam "sim" ou "não" em uma questão ao mesmo tempo podem ser comparadas à somação espacial; uma pessoa que vota repetidamente e rapidamente é como uma somação temporal. Na maioria das vezes, as somações espaciais e temporais atuam juntas para influenciar a chance de um neurônio disparar um potencial de ação.

Um único neurônio pós-sináptico recebe o estímulo de muitos neurônios pré-sinápticos, alguns dos quais liberam neurotransmissores excitatórios; outros, neurotransmissores inibitórios (**Figura 12.26**). A somação de todos os efeitos excitatórios e inibitórios em um determinado momento determina o efeito no neurônio pós-sináptico, que pode responder das seguintes maneiras:

1. *PPSE.* Se os efeitos excitatórios totais forem maiores do que os efeitos inibitórios totais, mas menores do que o limiar de estímulo, o resultado é um PPSE que não atinge o limiar. Após um PPSE, os estímulos subsequentes podem gerar mais facilmente um impulso nervoso por meio da somação, porque o neurônio está parcialmente despolarizado.
2. *Impulso(s) nervoso(s).* Se os efeitos excitatórios totais forem maiores do que os efeitos inibitórios totais e o limiar for atingido, serão disparados um ou mais impulsos nervosos. Os impulsos continuam a ser gerados enquanto o PPSE estiver no nível ou acima do limiar.
3. *PPSI.* Se os efeitos inibitórios totais forem maiores que os efeitos excitatórios, a membrana se hiperpolariza (PPSI). O resultado é a inibição do neurônio pós-sináptico e a incapacidade de gerar um impulso nervoso.

FIGURA 12.26 **Somação de potenciais pós-sinápticos na zona de gatilho de um neurônio pós-sináptico.** Os neurônios pré-sinápticos 1, 3 e 5 liberam neurotransmissores excitatórios (pontos roxos) que geram potenciais pós-sinápticos excitatórios (PPSEs) (setas roxas) na membrana de um neurônio pós-sináptico. Os neurônios pré-sinápticos 2 e 4 liberam neurotransmissores inibitórios (pontos vermelhos) que geram potenciais pós-sinápticos inibitórios (PPSIs) (setas vermelhas) na membrana do neurônio pós-sináptico. A somação líquida desses PPSEs e PPSIs determina se um impulso nervoso será gerado na zona de gatilho do neurônio pós-sináptico.

> Se a somação líquida de PPSEs e PPSIs for uma despolarização que atinge o limiar, então será gerado um impulso nervoso na zona de gatilho de um neurônio pós-sináptico.

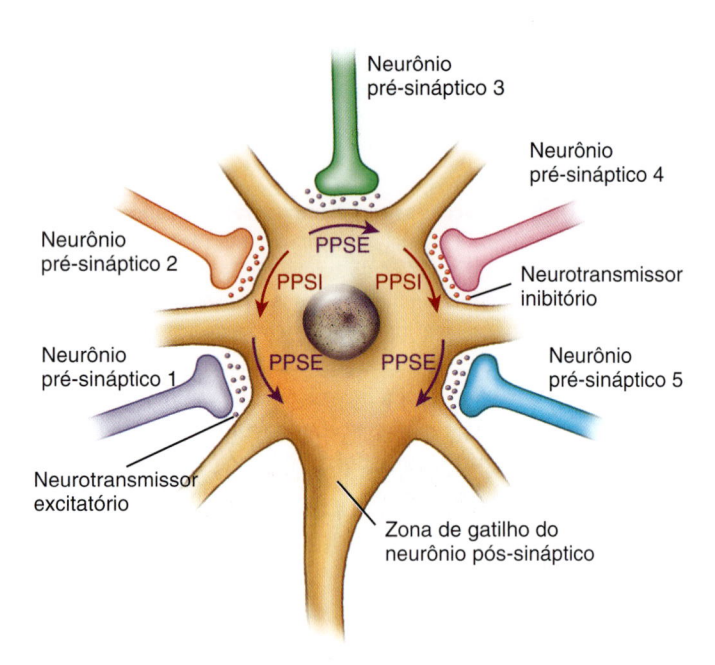

? Suponha que a somação líquida dos PPSEs e PPSIs mostrados nesta figura seja uma despolarização que traz o potencial de membrana da zona de disparo do neurônio pós-sináptico a −60 mV. Será gerado um impulso nervoso no neurônio pós-sináptico?

A **Tabela 12.3** resume os elementos estruturais e funcionais de um neurônio.

Correlação clínica

Envenenamento por estricnina

A importância dos neurônios inibitórios pode ser avaliada ao se observar o que acontece quando sua atividade é bloqueada. Normalmente, os neurônios inibitórios na medula espinal, chamados de *células de Renshaw*, liberam o neurotransmissor glicina em sinapses inibitórias com neurônios motores somáticos. Esse estímulo inibitório para seus neurônios motores evita a contração excessiva dos músculos esqueléticos. A **estricnina** é um veneno letal usado principalmente como pesticida para controlar ratos, toupeiras, esquilos e coiotes. Quando ingerida, a estricnina liga-se e bloqueia os receptores de glicina. Com isso, o delicado equilíbrio normal entre a excitação e a inibição no SNC é perturbado, e os neurônios motores geram impulsos nervosos sem restrição. Todos os músculos esqueléticos, incluindo o diafragma, contraem-se totalmente e permanecem contraídos. Como o diafragma não pode relaxar, a vítima não consegue inspirar e o resultado é a asfixia.

Teste rápido

18. Como o neurotransmissor é removido da fenda sináptica?
19. Quais são as semelhanças e as diferenças entre os potenciais pós-sinápticos excitatórios e os inibitórios?
20. Por que os potenciais de ação são considerados "tudo ou nada" e os PPSEs e PPSIs são descritos como "graduados"?

TABELA 12.3 Resumo da estrutura e das funções de um neurônio.

Estrutura	Funções
Dendritos	Receber estímulos por meio da ativação de canais iônicos ativados por ligante ou mecanoativados; em neurônios sensitivos, produzem potenciais geradores ou receptores; em neurônios motores e interneurônios, produzem potenciais pós-sinápticos excitatórios e inibitórios (PPSEs e PPSIs).
Corpo celular	Recebe estímulos e produz PPSEs e PPSIs por meio da ativação de canais iônicos ativados por ligante.
Junção do **cone de implantação** e **segmento inicial** do axônio	Zona de gatilho em muitos neurônios; integra PPSEs e PPSIs e, se a somação for a despolarização que atinge o limiar, inicia um impulso nervoso.
Axônio	Propaga os impulsos nervosos do segmento inicial (ou dos dendritos dos neurônios sensitivos) para os terminais dos axônios de maneira autorregenerativa; a amplitude do impulso não é alterada à medida que se propaga ao longo do axônio.
Terminais axônicos e botões terminais sinápticos (ou varicosidades)	O influxo de Ca^{2+} causado pela fase de despolarização do impulso nervoso desencadeia a exocitose do neurotransmissor a partir das vesículas sinápticas.

Legenda:
- A membrana plasmática inclui canais quimiossensíveis
- A membrana plasmática inclui canais de Na^+ e K^+ dependentes de voltagem
- A membrana plasmática inclui canais de Ca^{2+} dependentes de voltagem

12.8 Neurotransmissores

OBJETIVO

- **Descrever** as classes e as funções dos neurotransmissores.

Cerca de 100 substâncias são conhecidas ou parecem agir como neurotransmissores. Alguns neurotransmissores ligam-se a seus receptores e agem rapidamente para abrir ou fechar canais iônicos na membrana. Outros agem mais lentamente por meio de sistemas de segundo mensageiro para influenciar as reações químicas dentro das células. O resultado de qualquer um dos processos pode ser a excitação ou a inibição dos neurônios pós-sinápticos. Muitos neurotransmissores também são hormônios liberados na corrente sanguínea por células endócrinas em órgãos de todo o corpo. Dentro do encéfalo, alguns neurônios, denominados **células neurossecretoras**, também secretam hormônios. Os neurotransmissores podem ser divididos em duas classes com base no tamanho: os neurotransmissores de moléculas pequenas e os neuropeptídios (**Figura 12.27**).

Neurotransmissores de moléculas pequenas

Os neurotransmissores de moléculas pequenas incluem acetilcolina, aminoácidos, aminas biogênicas, ATP e outras purinas, óxido nítrico e monóxido de carbono.

Acetilcolina. O neurotransmissor mais estudado é a **acetilcolina (ACh)**, que é liberada por muitos neurônios do SNP e por alguns neurônios do SNC. A ACh é um neurotransmissor excitatório em algumas sinapses, como a junção neuromuscular, em que a ligação da ACh aos receptores ionotrópicos abre canais catiônicos (ver **Figura 12.24 A**). É também um neurotransmissor inibitório em outras sinapses; nesse caso, liga-se a receptores metabotrópicos acoplados a proteínas G que abrem canais de K^+ (ver **Figura 12.24 C**). A ACh diminui, por exemplo, a frequência cardíaca em sinapses inibitórias feitas por neurônios parassimpáticos do nervo vago (X). A enzima *acetilcolinesterase* (AChE) inativa a ACh dividindo-a em fragmentos de acetato e colina.

Aminoácidos. Vários aminoácidos são neurotransmissores no SNC. O **glutamato** (ácido glutâmico) e o **aspartato** (ácido aspártico) têm efeitos excitatórios poderosos. A maioria dos neurônios excitatórios no SNC e talvez metade das sinapses cerebrais comunicam-se via glutamato. Em algumas sinapses de glutamato, a ligação do neurotransmissor aos receptores ionotrópicos abre canais de cátions. O influxo consequente de cátions (principalmente íons Na^+) produz um PPSE. A inativação do glutamato ocorre via recaptação. Os transportadores de glutamato o transportam ativamente de volta para os botões sinápticos e para a neuróglia vizinha.

O **ácido gama-aminobutírico (GABA)** e a **glicina** são neurotransmissores inibitórios importantes. Em muitas sinapses, a ligação do GABA aos receptores ionotrópicos abre os canais de Cl^- (ver **Figura 12.24 B**). O GABA é encontrado apenas no SNC, onde é o neurotransmissor inibitório mais comum. Até um terço de todas as sinapses cerebrais usa GABA. Os ansiolíticos, como o diazepam, aumentam a ação do GABA. A ligação da glicina aos

FIGURA 12.27 Neurotransmissores são divididos em duas classes principais: neurotransmissores de moléculas pequenas e os neuropeptídios. O neuropeptídio mostrado é a substância P, que consiste em 11 aminoácidos ligados por ligações peptídicas na seguinte ordem: arginina (Arg), prolina (Pro), lisina (Lys), prolina, glutamina (Gln), glutamina, fenilalanina (Phe), fenilalanina, glicina (Gly), leucina (Leu) e metionina (Met).

> Neurotransmissores são substâncias químicas que os neurônios utilizam para se comunicar com outros neurônios, fibras musculares e glândulas.

NEUROTRANSMISSORES DE PEQUENAS MOLÉCULAS

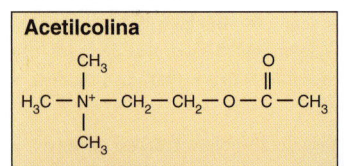

- Acetilcolina
- Óxido nítrico
- Monóxido de carbono
- Aminoácidos: Glutamato, Aspartato, Ácido gama aminobutírico (GABA), Glicina
- Aminas biogênicas: Norepinefrina, Epinefrina, Dopamina, Serotonina
- Purinas (Exemplo: ATP) — Adenosina (Adenina + Ribose), Grupos fosfato

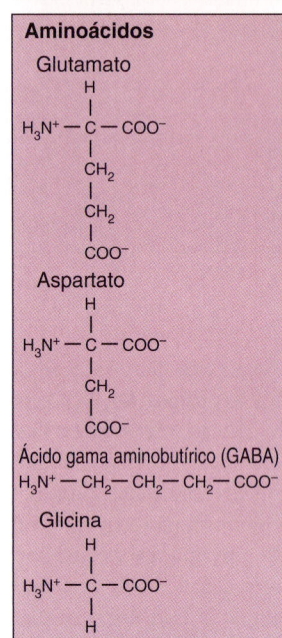

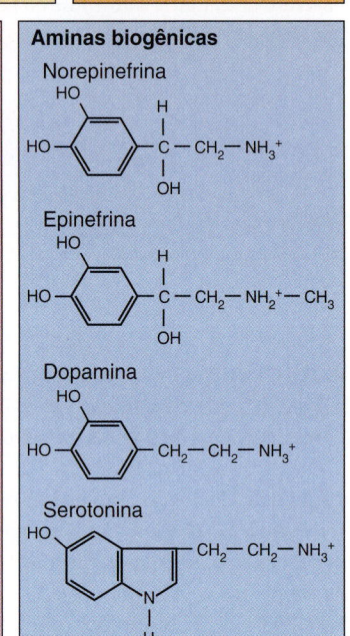

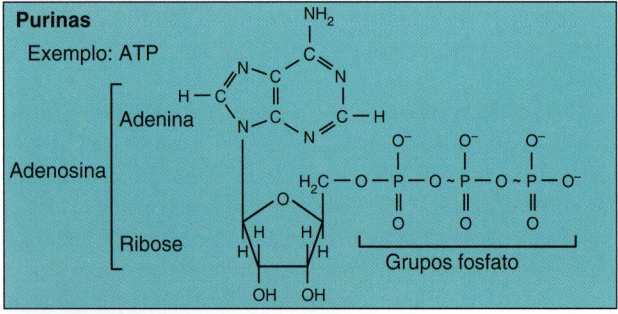

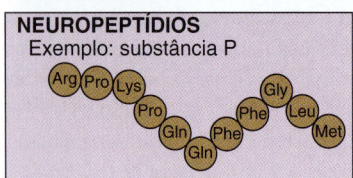

NEUROPEPTÍDIOS
Exemplo: substância P
Arg-Pro-Lys-Pro-Gln-Phe-Phe-Gly-Leu-Met

? Por que a norepinefrina, a epinefrina, a dopamina e a serotonina são classificadas como aminas biogênicas?

---

receptores ionotrópicos, assim como ocorre com o GABA, abre os canais de Cl^-. Cerca de metade das sinapses inibitórias na medula espinal utiliza o aminoácido glicina; os demais utilizam o GABA.

Aminas biogênicas.
Certos aminoácidos são modificados e descarboxilados (grupo carboxila removido) para produzir aminas biogênicas. Aqueles que são prevalentes no sistema nervoso incluem norepinefrina, epinefrina, dopamina e serotonina. A maioria das aminas biogênicas liga-se a receptores metabotrópicos; existem muitos tipos diferentes de receptores metabotrópicos para cada amina biogênica. As aminas biogênicas podem causar excitação ou inibição, dependendo do tipo de receptor metabotrópico na sinapse.

A **norepinefrina (NA)** desempenha papel na excitação (despertar de um sono profundo), nos sonhos e na regulação do humor. Um número menor de neurônios no encéfalo usa a **epinefrina** como neurotransmissor. Tanto a epinefrina quanto a norepinefrina atuam também como hormônios. As células da medula suprarrenal, a porção interna da glândula, liberam-nas no sangue.

Os neurônios encefálicos que contêm o neurotransmissor **dopamina (DA)** são ativos durante as respostas emocionais, comportamentos de dependência e experiências prazerosas. Além disso, os neurônios liberadores de dopamina ajudam a regular o tônus do músculo esquelético e alguns aspectos do movimento devido à contração dos músculos esqueléticos. A rigidez muscular que ocorre na doença de Parkinson é devida à degeneração dos neurônios que liberam dopamina (ver *Distúrbios: desequilíbrios homeostáticos*, no Capítulo 16). Uma forma de esquizofrenia ocorre em decorrência do acúmulo excessivo de dopamina.

A norepinefrina, a dopamina e a epinefrina são classificadas quimicamente como **catecolaminas**. Todas contêm um grupo amina ($-NH_2$) e um anel catecol composto de seis carbonos e dois grupos hidroxila ($-OH$) adjacentes. As catecolaminas são sintetizadas a partir do aminoácido tirosina. A inativação das catecolaminas ocorre por meio da recaptação nos botões sinápticos. Em seguida, elas são recicladas de volta para as vesículas sinápticas ou destruídas por enzimas. As duas enzimas que decompõem as catecolaminas são a **catecol-O-metiltransferase (COMT)** e a **monoamina oxidase (MAO)**.

A **serotonina**, também conhecida como *5-hidroxitriptamina (5-HT)*, está concentrada nos neurônios em uma parte do encéfalo chamada núcleos da rafe. Acredita-se que esteja envolvida na percepção sensitiva, regulação da temperatura, controle do humor, apetite e indução do sono.

ATP e outras purinas.
A estrutura em anel característica da porção de adenosina da ATP (**Figura 12.27**) é chamada de **anel de purina**. A própria adenosina, bem como seus derivados trifosfato, difosfato e monofosfato (ATP, ADP e AMP), é um neurotransmissor excitatório tanto no SNC quanto no SNP. A maioria das vesículas sinápticas que contêm ATP também contém outro neurotransmissor. No SNP, a ATP e a norepinefrina são liberadas juntas por alguns neurônios simpáticos; alguns neurônios parassimpáticos liberam ATP e acetilcolina nas mesmas vesículas.

Óxido nítrico.
O **óxido nítrico (NO)**, um gás simples, é um importante neurotransmissor excitatório secretado no encéfalo, na medula espinal, nas glândulas suprarrenais e nos nervos do pênis e tem efeitos generalizados por todo o corpo. O NO contém um único átomo de nitrogênio, em contraste com o óxido nitroso

(N_2O) ou gás hilariante, que contém dois átomos de nitrogênio. O N_2O às vezes é utilizado como anestésico durante procedimentos odontológicos.

A enzima **óxido nítrico-sintase (NOS)** catalisa a formação de NO a partir do aminoácido arginina. Com base na presença de NOS, estima-se que mais de 2% dos neurônios do encéfalo produzam NO. Ao contrário de todos os neurotransmissores conhecidos anteriormente, o NO não é sintetizado com antecedência e empacotado em vesículas sinápticas. Em vez disso, ele é formado sob demanda e atua imediatamente. Sua ação é breve porque o NO é um radical livre altamente reativo. Ele existe por menos de 10 s antes de se combinar com o oxigênio e a água para formar nitratos e nitritos inativos. Como o NO é lipossolúvel, ele difunde-se das células que o produzem para as células vizinhas, onde ativa uma enzima para a produção de um segundo mensageiro chamado GMP (sigla em inglês para *guanosine monophosphate*) cíclico. Algumas pesquisas sugerem que o NO desempenha um papel na memória e no aprendizado.

O NO foi reconhecido pela primeira vez como uma molécula reguladora em 1987, quando se descobriu que uma substância química chamada FRDE (fator de relaxamento derivado do endotélio) era, na verdade, o NO. As células endoteliais nas paredes dos vasos sanguíneos liberam NO, que se difunde nas fibras musculares lisas vizinhas e causa relaxamento. O resultado é a vasodilatação, um aumento no diâmetro dos vasos sanguíneos. Os efeitos dessa vasodilatação variam desde a redução da pressão arterial até a ereção do pênis nos homens. O sildenafila alivia a disfunção erétil (impotência) aumentando o efeito do NO. Em grandes quantidades, o NO é altamente tóxico. As células fagocíticas, como macrófagos e certos leucócitos no sangue, produzem NO para matar microrganismos e células tumorais.

Monóxido de carbono. O monóxido de carbono (CO), como o NO, não é produzido com antecedência e empacotado em vesículas sinápticas. Ele também é formado conforme a necessidade e se difunde das células que o produzem para as células adjacentes. O CO é um neurotransmissor excitatório produzido no encéfalo e em resposta a algumas funções neuromusculares e neuroglandulares. O CO pode proteger contra o excesso de atividade neuronal e pode estar relacionado com: dilatação de vasos sanguíneos, memória, olfato, visão, termorregulação, liberação de insulina e atividade anti-inflamatória.

Neuropeptídios

Neurotransmissores que consistem em 3 a 40 aminoácidos associados por ligações peptídicas, denominados **neuropeptídios**, são numerosos e difundidos tanto no SNC quanto no SNP. Os neuropeptídios ligam-se a receptores metabotrópicos e apresentam ações excitatórias ou inibitórias, dependendo do tipo de receptor metabotrópico na sinapse. São formados no corpo celular do neurônio, empacotados em vesículas e transportados para os terminais axônicos. Além de seu papel como neurotransmissores, muitos neuropeptídios atuam como hormônios que regulam as respostas fisiológicas em outras partes do corpo.

Os cientistas descobriram que alguns neurônios encefálicos apresentam receptores de membrana plasmática para fármacos opiáceos, como morfina e heroína. Nesse cenário, a busca por substâncias naturais que usam esses receptores trouxe à luz os primeiros neuropeptídios: duas moléculas, cada uma com uma cadeia de cinco aminoácidos, denominadas **encefalinas**. Seu potente efeito analgésico é 200 vezes mais forte do que a morfina. Outros, chamados *peptídios opioides*, incluem as **endorfinas** e as **dinorfinas**. Acredita-se que os peptídios opioides são os analgésicos naturais do corpo. A acupuntura, por exemplo, pode produzir analgesia (perda da sensação de dor), pois aumenta a liberação de opioides. Esses neuropeptídios também são associados a: melhoria da memória e do aprendizado; sentimentos de prazer ou euforia; controle da temperatura corporal; regulação de hormônios que afetam o início da puberdade, impulso sexual e reprodução; e doenças mentais, como depressão e esquizofrenia.

Outro neuropeptídio, a **substância P**, é liberado por neurônios que transmitem os estímulos relacionados com a dor, a partir de receptores periféricos de dor, para o SNC, aumentando a percepção da dor. A encefalina e a endorfina suprimem a liberação da substância P e, assim, diminuem o número de impulsos nervosos transmitidos ao encéfalo para as sensações de dor. Além disso, essa substância também demonstrou combater os efeitos de determinadas substâncias químicas prejudiciais aos nervos, o que levou

---

§ Correlação clínica

Modificação dos efeitos dos neurotransmissores

Substâncias naturalmente presentes no corpo, bem como drogas e toxinas, podem modificar de várias maneiras os efeitos dos neurotransmissores:

1. A síntese de neurotransmissores pode ser estimulada ou inibida. Muitos pacientes com doença de Parkinson, por exemplo, recebem benefícios da droga L-dopa, porque ela é um precursor da dopamina (ver *Distúrbios: desequilíbrios homeostáticos*, no Capítulo 16). Por um período limitado, o uso de L-dopa estimula a produção de dopamina nas áreas afetadas do encéfalo.

2. A liberação do neurotransmissor pode ser aumentada ou bloqueada. As anfetaminas promovem a liberação de dopamina e norepinefrina. A toxina botulínica causa paralisia ao bloquear a liberação de acetilcolina dos neurônios motores somáticos.

3. Os receptores de neurotransmissores podem ser ativados ou bloqueados. Um agente que se liga a receptores e aumenta ou mimetiza o efeito de um neurotransmissor natural é um **agonista**. O isoproterenol é um poderoso agonista da epinefrina e da norepinefrina; assim, pode ser utilizado para dilatar as vias respiratórias durante um ataque de asma. Um agente que se liga e bloqueia os receptores de neurotransmissores é um **antagonista**. Zyprexa®, por exemplo, um medicamento prescrito para esquizofrenia, é um antagonista da serotonina e da dopamina.

4. A remoção do neurotransmissor pode ser estimulada ou inibida. A cocaína, por exemplo, produz euforia – sensações intensamente prazerosas – ao bloquear os transportadores para a recaptação da dopamina. Essa ação permite que a dopamina permaneça mais tempo nas fendas sinápticas, produzindo estímulo excessivo em determinadas regiões do encéfalo.

TABELA 12.4	Neuropeptídios.
Substância	**Descrição**
Substância P	Encontrada em neurônios sensitivos, vias da medula espinal e partes do encéfalo associadas à dor; aumenta a percepção da dor.
Encefalinas	Inibem os impulsos de dor suprimindo a liberação da substância P. Podem desempenhar um papel na memória e no aprendizado, no controle da temperatura corporal, na atividade sexual e na doença mental.
Endorfinas	Inibem a dor a partir do bloqueio da liberação de substância P. Podem desempenhar um papel na memória e no aprendizado, na atividade sexual, no controle da temperatura corporal e na doença mental.
Dinorfinas	Podem estar relacionadas com o controle da dor e com o registro de emoções.
Hormônios hipotalâmicos de liberação e inibição	Produzidos pelo hipotálamo, regulam a liberação de hormônios pela hipófise anterior.
Angiotensina II	Estimula a sede e pode regular a pressão arterial no encéfalo. Como um hormônio, causa vasoconstrição e promove a liberação de aldosterona, o que aumenta a taxa de reabsorção de sal e água pelos rins.
Colecistocinina (CCK)	Encontrada no encéfalo e no intestino delgado, pode regular a alimentação como um sinal de "parar de comer". Como um hormônio, regula a secreção de enzimas pancreáticas durante a digestão e a contração do músculo liso no tubo gastrintestinal.
Neuropeptídio Y	Estimula a ingestão de alimentos e pode desempenhar um papel na resposta ao estresse.

à especulação de que pode ser útil como um tratamento para a degeneração nervosa.

A **Tabela 12.4** fornece descrições resumidas desses neuropeptídios, além de outros que serão discutidos em capítulos posteriores.

Teste rápido

21. Quais neurotransmissores são excitatórios e quais são inibitórios? Como eles exercem seus efeitos?
22. De que modo o óxido nítrico é diferente de todos os neurotransmissores conhecidos anteriormente?

12.9 Circuitos neurais

OBJETIVO

- **Identificar** os vários tipos de circuitos neurais do sistema nervoso.

O SNC contém bilhões de neurônios organizados em redes complexas denominadas **circuitos neurais**, que são grupos funcionais de neurônios responsáveis por processar tipos específicos de informação. Em um **circuito em série simples**, um neurônio pré-sináptico estimula um único neurônio pós-sináptico; o segundo neurônio então estimula outro e assim por diante. No entanto, a maioria dos circuitos neurais é mais complexa.

Um único neurônio pré-sináptico pode fazer sinapse com vários neurônios pós-sinápticos. Tal arranjo, denominado **divergência**, permite que um neurônio pré-sináptico influencie vários neurônios pós-sinápticos (ou várias fibras musculares ou células glandulares) ao mesmo tempo. Em um **circuito divergente**, o impulso nervoso de um único neurônio pré-sináptico causa o estímulo de um número crescente de células ao longo do circuito (**Figura 12.28 A**). Um número pequeno de neurônios encefálicos que governam um movimento corporal específico, por exemplo, estimula um número muito maior de neurônios na medula espinal. Os sinais sensitivos também estão dispostos em circuitos divergentes, o que permite que um impulso sensitivo seja retransmitido para várias regiões do encéfalo. Esse arranjo amplifica o sinal.

Em outro arranjo, denominado **convergência**, vários neurônios pré-sinápticos fazem sinapses com um único neurônio pós-sináptico. Tal arranjo permite um estímulo ou inibição mais eficaz do neurônio pós-sináptico. Em um **circuito convergente** (**Figura 12.28 B**), o neurônio pós-sináptico recebe impulsos nervosos de várias fontes diferentes, por exemplo: um único neurônio motor que faz sinapses com fibras musculares esqueléticas nas junções neuromusculares recebe informações de várias vias que se originam em diferentes regiões do encéfalo.

Alguns circuitos são organizados de forma que o estímulo da célula pré-sináptica faça com que a célula pós-sináptica transmita uma série de impulsos nervosos. Um desses circuitos é denominado **circuito reverberante** (**Figura 12.28 C**). Nesse padrão, o impulso que chega estimula o primeiro neurônio, o qual estimula o segundo, que, por sua vez, estimula o terceiro e assim sucessivamente. Ramos de neurônios posteriores fazem sinapses com os anteriores. Esse arranjo envia impulsos de volta ao circuito repetidas vezes. O sinal de resposta pode durar de alguns segundos a muitas horas, dependendo do número de sinapses e da disposição dos neurônios no circuito; após um certo período, os neurônios inibitórios podem desligar um circuito reverberante. Entre as respostas do corpo consideradas como resultantes de sinais de resposta dos circuitos reverberantes, estão: respiração, atividades musculares coordenadas, despertar e memória a curto prazo.

Um quarto tipo de circuito é o **circuito paralelo de pós-descarga** (**Figura 12.28 D**). Nesse circuito, uma única célula pré-sináptica estimula um grupo de neurônios, cada um dos quais faz sinapses com uma célula pós-sináptica comum. Um número diferente de sinapses entre o primeiro e o último neurônios impõe atrasos sinápticos variáveis, de modo que o último neurônio exibe múltiplos PPSEs ou PPSIs. Se o estímulo for excitatório, o neurônio

FIGURA 12.28 **Exemplos de circuitos neurais.** **A.** Circuito divergente. **B.** Circuito convergente. **C.** Circuito reverberante. **D.** Circuito paralelo.

Um circuito neural é um grupo funcional de neurônios que processa um tipo específico de informação.

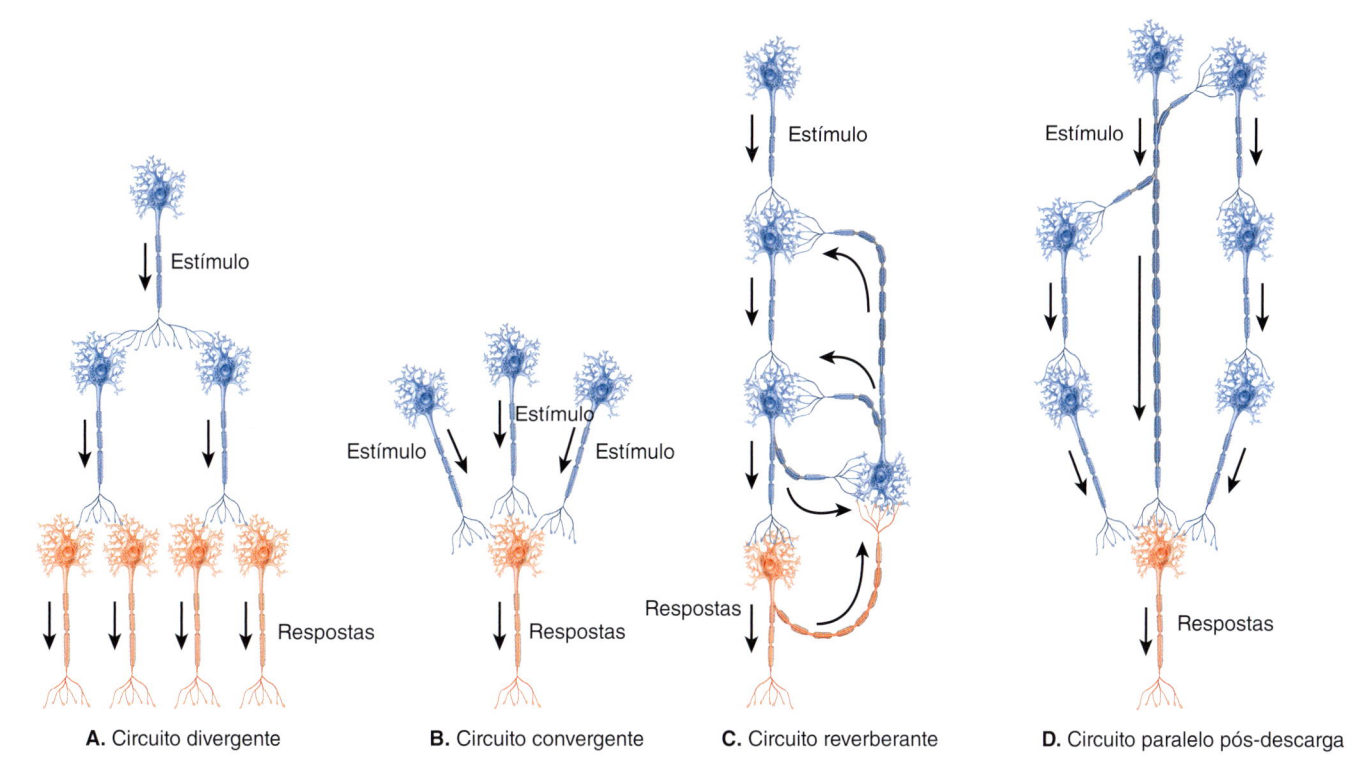

A. Circuito divergente **B.** Circuito convergente **C.** Circuito reverberante **D.** Circuito paralelo pós-descarga

? Um neurônio motor na medula espinal normalmente recebe estímulos de neurônios que se originam em várias regiões diferentes do encéfalo. Esse é um exemplo de convergência ou divergência? Explique.

pós-sináptico pode então enviar um fluxo de impulsos em rápida sucessão. Os circuitos paralelos de pós-descarga podem estar envolvidos em atividades precisas, como cálculos matemáticos.

Teste rápido

23. O que é um circuito neural?
24. Quais são as funções dos circuitos divergentes, convergentes, reverberantes e paralelos pós-descarga?

12.10 Regeneração e reparo do tecido nervoso

OBJETIVOS

- **Definir** plasticidade e neurogênese
- **Descrever** os eventos envolvidos no dano e no reparo dos nervos periféricos.

Ao longo da vida de uma pessoa, o sistema nervoso apresenta **plasticidade**, a capacidade de mudar com base na experiência. No nível de neurônios individuais, as mudanças que podem ocorrer incluem: surgimento de novos dendritos, síntese de novas proteínas e alterações nos contatos sinápticos com outros neurônios. Sem dúvida, tanto os sinais químicos quanto os elétricos direcionam essas mudanças. A despeito dessa plasticidade, os neurônios dos mamíferos apresentam capacidade muito limitada de **regeneração**, isto é, a capacidade de se replicar ou se reparar. No SNP, os danos aos dendritos e axônios mielinizados podem ser reparados se o corpo celular permanecer intacto e se as células de Schwann, que produzem mielina, permanecerem ativas. No SNC, ocorre pouco ou nenhum reparo de danos aos neurônios; nesse caso, mesmo quando o corpo celular permanece intacto, um axônio lesionado não pode ser reparado ou crescer novamente.

Neurogênese no sistema nervoso central

A **neurogênese** – o nascimento de novos neurônios a partir de células-tronco indiferenciadas – ocorre regularmente em alguns animais, em alguns pássaros canoros, por exemplo, novos neurônios aparecem e desaparecem a cada ano. Até recentemente, o dogma em humanos e outros primatas era "nenhum novo neurônio" no encéfalo adulto. Todavia, em 1992, pesquisadores publicaram uma descoberta inesperada de que a proteína semelhante a hormônios, o **fator de crescimento epidérmico** (*epidermal growth factor* [EGF]), estimulou células retiradas do encéfalo de camundongos adultos a proliferar em neurônios e astrócitos. Anteriormente, o EGF era conhecido por desencadear a mitose em uma variedade de células não neuronais e por promover a cicatrização de feridas e a regeneração de tecidos. Em 1998, cientistas descobriram que um número significativo de novos neurônios surge no hipocampo humano adulto, uma área do cérebro que é crucial para o aprendizado.

A quase completa ausência de neurogênese em outras regiões do encéfalo e da medula espinal parece resultar de dois fatores: (1) influências inibitórias da neuróglia, particularmente dos oligodendrócitos; e (2) ausência de sinais estimulantes do crescimento que estavam presentes durante o desenvolvimento fetal. Os axônios no SNC são mielinizados por oligodendrócitos, em vez de células de Schwann, e essa mielina do SNC é um dos fatores que inibe a regeneração dos neurônios. Talvez esse mesmo mecanismo promova a interrupção do crescimento axônico, uma vez que uma região-alvo foi alcançada durante o desenvolvimento. Além disso, após o dano axônico, os astrócitos que estão próximo a ele proliferam-se rapidamente e formam um tipo de tecido cicatricial, como uma barreira física para a regeneração. Portanto, a lesão do encéfalo ou da medula espinal geralmente é permanente. A pesquisa em andamento busca maneiras de melhorar o ambiente para os axônios da medula espinal existentes a fim de preencher o espaço formado pela lesão. Os cientistas também têm tentado encontrar maneiras de estimular as células-tronco dormentes a substituir os neurônios perdidos (por danos ou doenças) e desenvolver neurônios cultivados em tecidos que podem ser usados para fins de transplante.

Dano e reparo no sistema nervoso periférico

Axônios e dendritos associados a um neurolema podem sofrer reparo se o corpo celular estiver intacto, se as células de Schwann forem funcionais e se a formação de tecido cicatricial não ocorrer muito rapidamente (**Figura 12.29**). A maioria dos nervos do SNP consiste em processos cobertos por um neurolema. Uma pessoa que lesiona os axônios de um nervo em um membro superior, por exemplo, tem uma boa chance de recuperar a função nervosa.

Quando o axônio sofre um dano, geralmente ocorrem mudanças no corpo celular do neurônio afetado e na porção do axônio distal ao local da lesão. Também podem ocorrer mudanças na porção do axônio proximal ao local da lesão.

Aproximadamente 24 a 48 horas após a lesão em um processo de um neurônio periférico normal (**Figura 12.29 A**), os corpúsculos de Nissl dividem-se em massas granulares finas. Essa alteração é chamada de **cromatólise**. Do terceiro ao quinto dia, a parte do axônio distal à região danificada torna-se levemente inchada e, então, fragmenta-se; a bainha de mielina também se deteriora (**Figura 12.29 B**). Mesmo que o axônio e a bainha de mielina se degenerem, o neurolema permanece. A degeneração da porção distal do axônio e da bainha de mielina é chamada de **degeneração Walleriana**.

Após a cromatólise, os sinais de recuperação no corpo celular tornam-se evidentes. Os macrófagos fagocitam os detritos. A síntese de RNA e proteínas acelera, favorecendo a reconstrução ou a regeneração do axônio. As células de Schwann em cada lado do local lesionado multiplicam-se por mitose, crescem em direção umas às outras e podem formar um **tubo de regeneração** através da área lesada (**Figura 12.29 C**). O tubo guia o crescimento de um novo axônio da área proximal através da área lesionada para a área distal anteriormente ocupada pelo axônio original. No entanto, novos axônios não podem crescer se a lacuna no local da lesão for muito grande ou se for preenchida com fibras colágenas.

Durante os primeiros dias após o dano, brotos de axônios em regeneração começam a invadir o tubo formado pelas células de Schwann (**Figura 12.29 B**). Os axônios da área proximal crescem a uma taxa de cerca de 1,5 mm por dia em toda a área do dano, encontram seu caminho para os tubos de regeneração distal e crescem em direção aos receptores e efetores localizados distalmente. Portanto, algumas conexões sensitivas e motoras são restabelecidas e algumas funções são restauradas. Com o tempo, as células de Schwann formam uma nova bainha de mielina.

FIGURA 12.29 Dano e reparo de um neurônio no sistema nervoso periférico. **A.** Neurônio normal. **B.** Cromatólise e degeneração Walleriana. **C.** Regeneração.

Os axônios mielinizados no sistema nervoso periférico podem ser reparados se o corpo celular permanecer intacto, se as células de Schwann permanecerem ativas e se a formação cicatricial não ocorrer muito rapidamente.

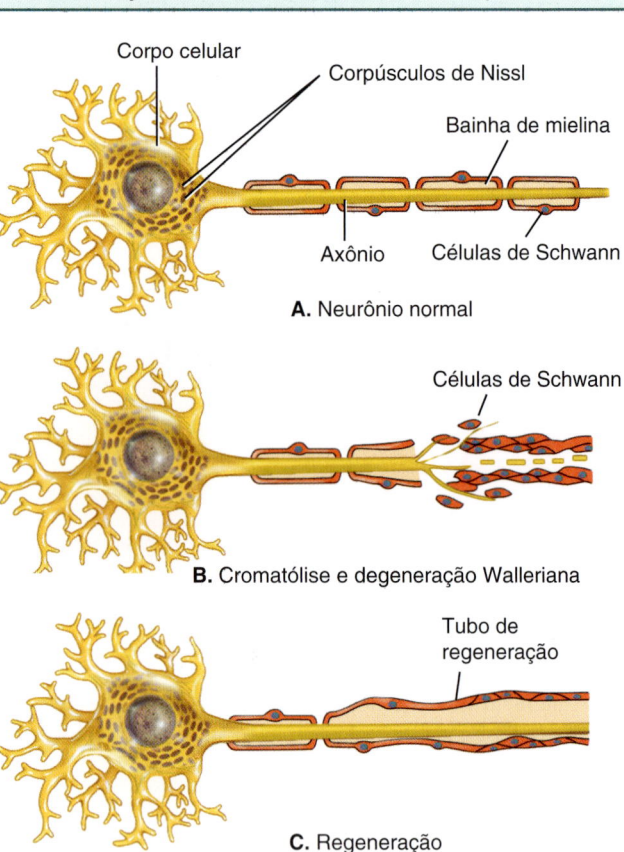

A. Neurônio normal

B. Cromatólise e degeneração Walleriana

C. Regeneração

? Qual é o papel do neurolema na regeneração?

Teste rápido

25. Quais fatores contribuem para a falta de neurogênese na maioria das partes do encéfalo?
26. Qual é a função do tubo de regeneração no reparo dos neurônios?

Distúrbios: desequilíbrios homeostáticos

Esclerose múltipla

A **esclerose múltipla (EM)** é uma doença autoimune em que o próprio sistema imunológico do corpo comanda o ataque responsável por causar destruição progressiva das bainhas de mielina que circundam os neurônios no SNC. Afeta cerca de 350 mil pessoas nos EUA e 2 milhões de pessoas em todo o mundo. Geralmente, aparece entre 20 e 40 anos, afetando mulheres duas vezes mais que os homens. A EM é mais comum em brancos, menos comum em negros e rara em asiáticos. O nome da condição descreve a patologia anatômica: em várias regiões, as bainhas de mielina deterioram-se em esclerose, ou seja, cicatrizes ou placas endurecidas. Os estudos de ressonância magnética (RM) revelam inúmeras placas na substância branca do encéfalo e da medula espinal. A destruição das bainhas de mielina retarda e causa um curto-circuito na propagação dos impulsos nervosos.

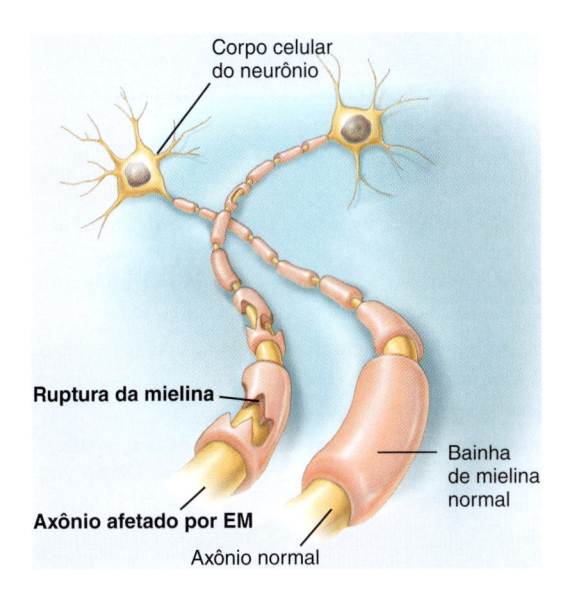

A forma mais comum da doença é a EM recorrente-remitente (surto-remissão), que, em geral, aparece no início da idade adulta. Os primeiros sintomas podem incluir uma sensação de peso ou fraqueza nos músculos, sensações anormais ou visão dupla. Um surto é seguido por um período de remissão durante o qual os sintomas desaparecem temporariamente. Podem ocorrer outros surtos ao longo dos anos, geralmente a cada 1 ou 2 anos. O resultado é uma perda progressiva da função intercalada com períodos de remissão, durante os quais os sintomas diminuem.

Embora a causa da EM não seja clara, tanto a suscetibilidade genética quanto a exposição a algum fator ambiental (talvez uma infecção por herpes-vírus) parecem contribuir para desencadear a condição. Desde 1993, muitos pacientes com EM recorrente-remitente têm sido tratados com injeções de interferona-beta. Esse tratamento prolonga o tempo entre as recidivas, diminui a gravidade das recidivas e retarda a formação de novas lesões em alguns casos. Infelizmente, nem todos os pacientes com EM toleram a terapia com interferona-beta, o que faz com que o tratamento torne-se menos eficaz à medida que a doença progride.

Epilepsia

A **epilepsia** é caracterizada por ataques curtos e recorrentes de disfunção motora, sensitiva ou psicológica, embora quase nunca afete a inteligência. Os ataques, chamados de *crises epilépticas*, afetam cerca de 1% da população mundial. Eles são iniciados por descargas elétricas síncronas anormais de milhões de neurônios no encéfalo, talvez resultantes de circuitos reverberantes anormais. As descargas estimulam muitos neurônios a enviar impulsos nervosos por suas vias de condução. Como resultado, luzes, ruídos ou cheiros podem ser detectados, mesmo quando os olhos, ouvidos e nariz não foram estimulados. Além disso, os músculos esqueléticos de uma pessoa durante a convulsão podem contrair-se involuntariamente. As *convulsões parciais* começam em uma pequena área em um lado do cérebro e produzem sintomas mais leves; *convulsões generalizadas* envolvem áreas maiores em ambos os lados do cérebro e perda de consciência.

A epilepsia tem muitas causas, por exemplo: dano encefálico no nascimento (a causa mais comum); distúrbios metabólicos (hipoglicemia, hipocalcemia, uremia, hipoxia); infecções (encefalite ou meningite); toxinas (álcool, tranquilizantes, alucinógenos); distúrbios vasculares (hemorragia, hipotensão); ferimentos na cabeça; e tumores e abscessos do encéfalo. As convulsões associadas à febre são mais comuns em crianças menores de 2 anos. No entanto, a maioria das crises epilépticas não tem causa evidente.

Crises epilépticas geralmente podem ser eliminadas ou aliviadas por medicamentos antiepilépticos, como fenitoína, carbamazepina e valproato de sódio. Um dispositivo implantável que estimula o nervo vago (X) produz resultados consideráveis na redução das convulsões em alguns pacientes cuja epilepsia não é bem-controlada por medicamentos. Em casos muito graves, a intervenção cirúrgica pode ser uma opção.

Excitotoxicidade

Um alto nível de glutamato no líquido interticial do SNC causa **excitotoxicidade** – destruição de neurônios por meio da ativação prolongada da transmissão sináptica excitatória. A causa mais comum de excitotoxicidade é a privação encefálica de oxigênio ocasionada por isquemia (fluxo sanguíneo inadequado), como acontece durante um acidente vascular encefálico (AVE). A falta de oxigênio faz com que os transportadores de glutamato falhem; desse modo, o glutamato acumula-se nos espaços intersticiais entre os neurônios e a neuróglia, literalmente estimulando os neurônios até sua morte. Ensaios clínicos estão em andamento para verificar se os medicamentos antiglutamatérgicos administrados após um AVE podem oferecer alguma proteção contra a excitotoxicidade.

Depressão

Nos EUA, mais de 18 milhões de pessoas são afetadas anualmente pelo distúrbio da **depressão**. Pessoas que estão deprimidas se sentem tristes e desamparadas, têm falta de interesse em atividades que antes gostavam e apresentam pensamentos suicidas. Existem vários tipos de depressão: **depressão maior**, em que os sintomas da doença duram mais de 2 semanas; **distimia**, cujos episódios de depressão se alternam com períodos sem manifestação de sintomas da doença; **transtorno bipolar,** ou doença *maníaco-depressiva*, caracterizado por episódios recorrentes de depressão e euforia extrema (mania); e **transtorno afetivo sazonal (TAS)**, caracterizado pela manifestação da doença durante os meses de inverno, quando a duração do dia é curta (ver *Correlação clínica: transtorno afetivo sazonal e jet lag*, no Capítulo 18). Embora a causa exata seja desconhecida, pesquisas sugerem que a depressão está ligada a um desequilíbrio dos neurotransmissores serotonina, norepinefrina e dopamina no encéfalo. Fatores que podem contribuir para a depressão incluem: hereditariedade, estresse, doenças crônicas, certos traços de personalidade (como baixa autoestima) e mudanças hormonais. A medicação é o tratamento mais comum para a depressão. Os **inibidores seletivos da recaptação de serotonina** (ISRSs), por exemplo, são medicamentos que aliviam algumas formas de depressão. Ao inibir a recaptação de serotonina pelos transportadores de serotonina, os ISRSs prolongam a atividade desse neurotransmissor nas sinapses encefálicas. Os ISRSs incluem fluoxetina, paroxetina e sertralina.

Terminologia técnica

Neuroblastoma. Tumor maligno que consiste em células nervosas imaturas (neuroblastos); ocorre mais comumente no abdome e frequentemente nas glândulas suprarrenais. Embora raro, é o tumor mais comum em crianças pequenas.

Neuropatia. Qualquer distúrbio que afete o sistema nervoso, mas particularmente um distúrbio de um nervo craniano ou espinal. Um exemplo é a *neuropatia facial* (paralisia de Bell), um distúrbio do nervo facial (VII).

Raiva. Doença fatal causada por um vírus que atinge o SNC por meio de transporte axônico rápido. Geralmente é transmitida pela mordida de um cão infectado ou outro animal carnívoro. Os sintomas são excitação, agressividade e loucura, seguidos de paralisia e morte.

Síndrome de Guillain-Barré (SGB). Distúrbio desmielinizante agudo em que os macrófagos retiram a mielina dos axônios no SNP. É a causa mais comum de paralisia aguda na América do Norte e na Europa e pode resultar da resposta do sistema imunológico a uma infecção bacteriana. A maioria dos pacientes se recupera total ou parcialmente, mas aproximadamente 15% permanecem paralisados.

Revisão do capítulo

Conceitos essenciais

12.1 Visão geral do sistema nervoso

1. O sistema nervoso central (SNC) é composto de encéfalo e medula espinal.

2. O sistema nervoso periférico (SNP) consiste em todo o tecido nervoso fora do SNC. Os componentes do SNP incluem nervos e receptores sensitivos.

3. O SNP é separado em uma divisão sensitiva (aferente) e uma divisão motora (eferente).

4. A divisão sensitiva envia estímulos sensitivos para o SNC a partir de receptores sensitivos.

5. A divisão motora envia a resposta motora do SNC para os efetores (músculos e glândulas).

6. A divisão eferente do SNP é subdividida em sistema nervoso somático (envia a resposta motora do SNC apenas para os músculos esqueléticos) e sistema nervoso autônomo (transmite a resposta motora do SNC para músculo liso, músculo cardíaco e glândulas). O sistema nervoso autônomo, por sua vez, é dividido em divisão simpática, divisão parassimpática e plexos entéricos. Os plexos entéricos na parede do sistema digestório regulam o músculo liso e as glândulas do sistema digestório.

7. O sistema nervoso ajuda a manter a homeostasia e integra todas as atividades do corpo: percebe mudanças (função sensitiva), interpreta-as (função integrativa) e reage a elas (função motora).

12.2 Histologia do tecido nervoso

1. O tecido nervoso é constituído de neurônios (células nervosas) e neuróglia. Os neurônios têm a propriedade de excitabilidade elétrica e são responsáveis pela maioria das funções exclusivas do sistema nervoso: sentir, pensar, lembrar, controlar a atividade muscular e regular as secreções glandulares.

2. A maioria dos neurônios é composta de três partes. Os dendritos são a principal região receptora ou de estímulo (*input*). A integração ocorre no corpo celular, que inclui organelas celulares típicas. A porção da resposta ou ação (*output*), em geral, é um único axônio, que propaga impulsos nervosos em direção a outro neurônio, uma fibra muscular ou uma célula glandular.

3. As sinapses são locais de contato funcional entre duas células excitáveis. Os terminais axônicos contêm vesículas sinápticas preenchidas com moléculas de neurotransmissores.

4. O transporte axônico lento e o transporte axônico rápido são sistemas para transmitir substâncias de e para o corpo celular e os terminais axônicos.

5. Com base em sua estrutura, os neurônios são classificados como multipolares, bipolares ou pseudounipolares.

6. Os neurônios são funcionalmente classificados como neurônios sensitivos (aferentes), neurônios motores (eferentes) e interneurônios. Os neurônios sensitivos transportam informações sensitivas para o SNC. Os neurônios motores levam informações do SNC para os efetores (músculos e glândulas). Os interneurônios estão localizados dentro do SNC entre neurônios sensitivos e motores.

7. A neuróglia apoia, nutre e protege os neurônios e mantém o líquido intersticial que os banha. No SNC, a neuróglia inclui astrócitos, oligodendrócitos, células microgliais e células ependimárias. No SNP, inclui células de Schwann e células satélite.

8. Dois tipos de neuróglia produzem bainhas de mielina: os oligodendrócitos mielinizam os axônios no SNC, e as células de Schwann mielinizam os axônios no SNP.

9. A substância branca consiste em agregados de axônios mielinizados; a substância cinzenta contém corpos celulares, dendritos e terminais axônicos de neurônios, axônios amielínicos e neuróglia.

10. Na medula espinal, a substância cinzenta forma um núcleo interno em forma de H o qual é cercado por substância branca. No encéfalo, uma cobertura fina e superficial de substância cinzenta cobre os hemisférios cerebrais e cerebelares.

12.3 Sinalização elétrica dos neurônios: uma visão geral

1. Os neurônios comunicam-se uns com os outros por meio de: potenciais graduados, que são utilizados apenas para comunicação a curta distância; e impulsos nervosos, que permitem a comunicação a longas distâncias dentro do corpo.

2. Os sinais elétricos produzidos por neurônios e fibras musculares dependem de quatro tipos de canais iônicos: canais de vazamento, canais ativados por ligante, canais mecanoativados e canais dependentes de voltagem. A **Tabela 12.1** resume os diferentes tipos de canais iônicos em neurônios.

12.4 Potencial de membrana em repouso

1. Existe um potencial de membrana em repouso através da membrana plasmática das células excitáveis que não são estimuladas (em repouso). O potencial de membrana em repouso existe devido a: um pequeno acúmulo de íons negativos no citosol, ao longo da superfície interna da membrana; e um acúmulo igual de íons positivos no líquido extracelular, ao longo da superfície externa da membrana.

2. O valor típico para o potencial de membrana em repouso de um neurônio é −70 mV. Uma célula que exibe um potencial de membrana está polarizada.

3. O potencial de membrana em repouso é determinado por três fatores principais: (1) distribuição desigual de íons no LEC e no citosol; (2) incapacidade da maioria dos ânions citosólicos de deixar a célula; e (3) natureza eletrogênica das Na^+/K^+ ATPases.

12.5 Potenciais graduados

1. Um potencial graduado é um pequeno desvio do potencial de membrana em repouso que ocorre porque os canais ativados por ligante ou mecanoativados abrem-se ou se fecham.

2. Um potencial graduado de hiperpolarização torna o potencial de membrana mais negativo (mais polarizado).

3. Um potencial graduado de despolarização torna o potencial de membrana menos negativo (menos polarizado).

4. A amplitude de um potencial graduado varia conforme a força do estímulo.

12.6 Potenciais de ação

1. De acordo com o princípio de "tudo ou nada", se um estímulo é forte o suficiente para gerar um potencial de ação, o impulso gerado é de tamanho constante. Um estímulo mais forte não gera um potencial de ação maior. Em vez disso, quanto maior for a força do estímulo acima do limiar, maior será a frequência dos potenciais de ação.

2. Durante um potencial de ação, os canais de Na^+ e K^+ dependentes de voltagem se abrem e se fecham em sequência. Isso resulta primeiro na despolarização, a reversão da polarização da membrana (de −70 mV para +30 mV). Em seguida, ocorre a repolarização, a recuperação do potencial de membrana em repouso (de +30 mV para −70 mV).

3. Durante a primeira parte do período refratário (PR), outro potencial de ação não pode ser gerado (PR absoluto); um pouco mais tarde, ele pode ser disparado apenas por um estímulo maior do que o normal (PR relativo).

4. Como um potencial de ação percorre de um ponto a outro, ao longo da membrana, sem ficar menor, ele é útil para comunicação a longa distância.

5. A propagação do impulso nervoso em que o impulso "salta" de um nódulo de Ranvier na bainha de mielina para o próximo ao longo de um axônio mielinizado é a condução saltatória. A condução saltatória é mais rápida do que a contínua.

6. Os axônios com diâmetros maiores conduzem impulsos nervosos em velocidades maiores do que os axônios com diâmetros menores.

7. A intensidade de um estímulo é codificada na frequência dos impulsos nervosos e no número de neurônios sensitivos recrutados.

8. A **Tabela 12.2** compara potenciais graduados e impulsos nervosos.

12.7 Transmissão sináptica

1. Uma sinapse é a junção funcional entre um neurônio e outro ou entre um neurônio e um efetor, como um músculo ou uma glândula. As sinapses podem ser elétricas ou químicas.

2. Uma sinapse química produz transferência de informação unidirecional: de um neurônio pré-sináptico para um neurônio pós-sináptico.

3. Um neurotransmissor excitatório é aquele que pode despolarizar a membrana do neurônio pós-sináptico, trazendo o potencial de membrana para mais perto do limiar. Um neurotransmissor inibitório hiperpolariza a membrana do neurônio pós-sináptico, afastando-o mais do limiar.

4. Existem dois tipos principais de receptores de neurotransmissores: receptores ionotrópicos e receptores metabotrópicos. Um receptor ionotrópico tem um local de ligação do neurotransmissor e um canal iônico. Um receptor metabotrópico tem um local de ligação do neurotransmissor e é acoplado a um canal iônico separado por uma proteína G.

5. O neurotransmissor é removido da fenda sináptica de três maneiras: difusão, degradação enzimática e captação pelas células (neurônios e neuróglia).

6. Se vários botões sinápticos liberarem seu neurotransmissor aproximadamente ao mesmo tempo, o efeito combinado pode gerar um impulso nervoso, devido à somação. A somação pode ser espacial ou temporal.

7. O neurônio pós-sináptico é um integrador. Ele recebe sinais excitatórios e inibitórios, integra-os e responde de forma apropriada.

8. A **Tabela 12.3** resume os elementos estruturais e funcionais de um neurônio.

12.8 Neurotransmissores

1. Ambos os neurotransmissores, excitatórios e inibitórios, estão presentes no SNC e no SNP. Um determinado neurotransmissor pode ser excitatório em alguns locais e inibitório em outros.

2. Com base no tamanho, os neurotransmissores podem ser divididos em duas classes: (1) neurotransmissores de moléculas pequenas (acetilcolina, aminoácidos, aminas biogênicas, ATP e outras purinas, óxido nítrico e monóxido de carbono); e (2) neuropeptídios, que são compostos de 3 a 40 aminoácidos.

3. A transmissão sináptica química pode ser modificada afetando a síntese, liberação ou remoção de um neurotransmissor ou, ainda, ao bloquear ou estimular os receptores de neurotransmissores.

4. A **Tabela 12.4** descreve vários neuropeptídios importantes.

12.9 Circuitos neurais

1. Os neurônios do sistema nervoso central são organizados em redes chamadas circuitos neurais.

2. Os circuitos neurais incluem circuitos em séries simples, divergentes, convergentes, reverberantes e paralelos de pós-descarga.

12.10 Regeneração e reparo do tecido nervoso

1. O sistema nervoso exibe plasticidade (capacidade de se modificar com base na experiência), mas tem capacidade de regeneração (i. e., de replicar ou reparar neurônios lesionados) muito limitada.

2. A neurogênese é o nascimento de novos neurônios a partir de células-tronco indiferenciadas e é normalmente muito limitada. O reparo de axônios lesionados não ocorre na maioria das regiões do SNC.

3. Axônios e dendritos associados a um neurolema no SNP podem ser reparados se o corpo celular estiver intacto, as células de Schwann forem funcionais e a formação de tecido cicatricial não ocorrer muito rapidamente.

Questões para avaliação crítica

1. O ruído sonoro do despertador acordou Carrie. Ela se espreguiçou, bocejou e começou a salivar ao sentir o cheiro do café. Ela podia sentir seu estômago roncar. Liste as divisões do sistema nervoso que estão envolvidas em cada uma dessas ações.

2. O bebê Ming está aprendendo a engatinhar. Ele também gosta de se sentar no parapeito das janelas, roendo a madeira pintada de sua casa centenária enquanto olha pelas janelas. Ultimamente, sua mãe, uma estudante de anatomia e fisiologia, percebeu alguns comportamentos estranhos e levou Ming ao pediatra. O exame de sangue revelou que Ming tinha um alto nível de chumbo no sangue, ingerido da velha tinta com chumbo do parapeito da janela. O médico indicou que a intoxicação por chumbo é um tipo de distúrbio de desmielinização. Por que a mãe de Ming deveria se preocupar?

3. Como um procedimento de tortura para seus inimigos, o cientista louco Dr. Moro está tentando desenvolver uma droga que aumentará os efeitos da substância P. Quais mecanismos celulares ele poderia usar para desenvolver tal droga?

Respostas às questões das figuras

12.1 O SNC processa muitos tipos diferentes de informações sensitivas. É a fonte de pensamentos, emoções e memórias, além disso, dá origem a sinais que estimulam a contração dos músculos e a secreção glandular.

12.2 Os dendritos e o corpo celular recebem estímulos ou informações; o axônio conduz impulsos nervosos e transmite a mensagem a outro neurônio ou célula efetora, liberando um neurotransmissor em seus botões sinápticos.

12.3 A maioria dos neurônios do SNC são neurônios multipolares.

12.4 O corpo celular de uma célula piramidal tem a forma de uma pirâmide.

12.5 Os interneurônios são responsáveis pela integração.

12.6 As micróglias funcionam como fagócitos no sistema nervoso central.

12.7 Uma célula de Schwann mieliniza um único axônio; um oligodendrócito mieliniza vários axônios.

12.8 A mielinização aumenta a velocidade de condução do impulso nervoso.

12.9 A mielina faz com que a substância branca pareça brilhante e branca.

12.10 A percepção ocorre principalmente no córtex cerebral.

12.11 Um toque no braço ativa canais mecanoativados.

12.12 O potencial de membrana de um neurônio em repouso de −70 mV significa que o interior do neurônio é 70 mV mais negativo do que o exterior quando o neurônio está em repouso (não excitado por um estímulo).

12.13 Mais íons Na^+ entrariam na célula e menos íons K^+ sairiam dela, o que tornaria o potencial de membrana em repouso mais positivo.

12.14 Uma mudança no potencial de membrana de −70 para −60 mV é um potencial graduado de despolarização, uma vez que o potencial de membrana é menos negativo no interior do que em repouso. Uma mudança no potencial de membrana de −70 para −80 mV é um potencial graduado de hiperpolarização, uma vez que o potencial de membrana é mais negativo dentro do que em repouso.

12.15 Canais ativados por ligante e canais mecanoativados podem estar presentes nos dendritos de neurônios sensitivos; e os canais ativados por ligante são numerosos nos dendritos e nos corpos celulares de interneurônios e neurônios motores.

12.16 Um estímulo mais forte abre mais canais mecanoativados ou canais ativados por ligante do que um estímulo mais fraco.

12.17 Como os potenciais graduados individuais sofrem condução decrescente, se não ocorresse a somação, eles morreriam à medida que se difundissem pelos dendritos e corpo celular, e não seria gerado um impulso nervoso na zona de gatilho do axônio.

12.18 Os canais de Na^+ dependentes de voltagem estão abertos durante a fase de despolarização, já os canais de K^+ dependentes de voltagem estão abertos durante a fase de repolarização.

12.19 Não ocorrerá um potencial de ação em resposta a um potencial graduado de hiperpolarização, porque um potencial graduado de hiperpolarização faz com que o potencial de membrana torne-se mais negativo dentro e, portanto, mais distante do limiar (−55 mV).

12.20 Sim, porque os canais de vazamento ainda permitiriam que o K^+ saísse mais rapidamente do que o Na^+ poderia entrar no axônio. Alguns axônios mielinizados de mamíferos têm apenas alguns canais de K^+ dependentes de voltagem.

12.21 O diâmetro de um axônio, a presença ou a ausência de uma bainha de mielina e a temperatura determinam a velocidade de propagação de um impulso nervoso.

12.22 Uma sinapse é uma região de contato entre dois neurônios ou entre um neurônio e um efetor.

12.23 Em algumas sinapses elétricas (junções comunicantes), os íons podem fluir igualmente bem em qualquer direção, portanto, qualquer neurônio pode ser o pré-sináptico. Em uma sinapse química, um neurônio libera o neurotransmissor e o outro neurônio tem receptores que se ligam a essa substância química. Desse modo, o sinal pode prosseguir em apenas uma direção.

12.24 Em algumas sinapses excitatórias, a ACh liga-se a receptores ionotrópicos com canais catiônicos que se abrem e subsequentemente geram PPSEs na célula pós-sináptica. Em algumas sinapses inibitórias, a ACh liga-se a receptores metabotrópicos acoplados a proteínas G que abrem os canais de K^+, formando PPSIs na célula pós-sináptica.

12.25 Esse é um exemplo de somação espacial, uma vez que a somação resulta do acúmulo de neurotransmissor liberado simultaneamente por vários botões sinápticos.

12.26 Como −60 mV está abaixo do limiar, não ocorrerá um impulso nervoso no neurônio pós-sináptico.

12.27 A norepinefrina, a epinefrina, a dopamina e a serotonina são classificadas como aminas biogênicas, porque são derivadas de aminoácidos que foram quimicamente modificados.

12.28 Um neurônio motor recebendo estímulos de vários outros neurônios é um exemplo de convergência.

12.29 O neurolema fornece um tubo de regeneração que orienta o processo regenerativo de um axônio rompido.

CAPÍTULO 13

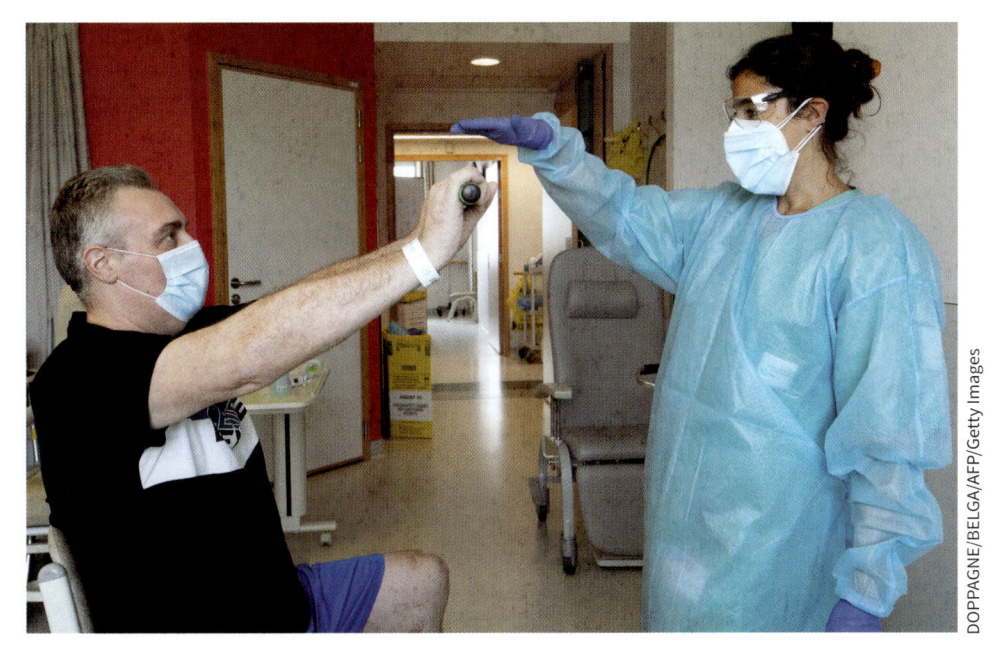

Consulte o boxe *Distúrbios: desequilíbrios homeostáticos, lesões traumáticas,* para descobrir por que as lesões da medula espinal não apenas acometem a medula espinal, mas também têm efeitos disseminados no corpo.

A Medula Espinal e os Nervos Espinais

A medula espinal e os nervos espinais e a homeostasia

A medula espinal e os nervos espinais contribuem para a homeostasia ao promover respostas reflexas rápidas a muitos estímulos. A medula espinal é a via de aporte sensitivo para o encéfalo e da resposta motora proveniente do encéfalo.

Aproximadamente 100 milhões de neurônios, além da neuróglia (células da glia), compõem a medula espinal, a parte do sistema nervoso central que se estende do encéfalo. A medula espinal e seus nervos espinais associados contêm circuitos neurais que controlam algumas das reações mais rápidas às alterações ambientais. Se uma pessoa segurar um objeto quente, os seus músculos relaxarão e ela deixará cair o objeto antes mesmo da percepção consciente do calor extremo ou da dor. Este é um exemplo de reflexo da medula espinal – uma resposta rápida e automática a determinados tipos de estímulos que envolve neurônios apenas nos nervos espinais e na medula espinal. Além do processamento dos reflexos, a substância cinzenta da medula espinal também é um local de integração (agregação) de potenciais pós-sinápticos excitatórios (PPSEs) e potenciais pós-sinápticos inibitórios (PPSIs), que foram descritos no Capítulo 12. Esses potenciais graduados surgem quando os neurotransmissores interagem com seus receptores em sinapses na medula espinal. A substância branca da medula espinal contém vários tratos motores e sensitivos importantes que funcionam como vias de trânsito para o aporte sensitivo para o encéfalo e o efluxo motor do encéfalo para os músculos esqueléticos e outros efetores. É preciso lembrar que a medula espinal é contínua com o encéfalo; juntos eles constituem o sistema nervoso central.

13.1 Anatomia da medula espinal

OBJETIVOS

- **Descrever** as estruturas protetoras e as características anatômicas macroscópicas da medula espinal
- **Explicar** como os nervos espinais estão conectados à medula espinal.

Estruturas protetoras

Como vimos no capítulo anterior, o tecido nervoso do sistema nervoso central, é extremamente delicado e não responde bem a agravos ou danos. Portanto, o tecido nervoso precisa de considerável proteção. A primeira camada de proteção do sistema nervoso central é formada pelo crânio ósseo e a coluna vertebral. O crânio circunda o encéfalo e a coluna vertebral circunda a medula espinal, proporcionando fortes defesas protetoras contra danos causados por golpes ou quedas. A segunda camada protetora é formada pelas meninges – três membranas localizadas entre o envoltório ósseo e o tecido nervoso do encéfalo e da medula espinal. Por fim, um espaço entre duas membranas meníngeas contém líquido cerebrospinal, que mantém o sistema nervoso central suspenso e sem peso ao mesmo tempo que forma uma camada hidráulica de absorção de impacto.

Coluna vertebral. A medula espinal está localizada no canal vertebral da coluna vertebral. Como foi mostrado no Capítulo 7, os forames vertebrais de todas as vértebras, empilhados, formam o canal vertebral. As vértebras circundantes protegem a medula espinal (ver **Figura 13.1 B**). Os ligamentos vertebrais, as meninges e o líquido cerebrospinal conferem proteção adicional.

Meninges. As **meninges** são três revestimentos distintos de tecido conjuntivo que envolvem e protegem a medula espinal e o encéfalo. Da camada mais superficial para a mais profunda as meninges são: (1) dura-máter, (2) aracnoide-máter e (3) pia-máter. As **meninges espinais** recobrem a medula espinal (**Figura 13.1 A**) e são contínuas com as **meninges encefálicas**, que recobrem o encéfalo (isso é mostrado na **Figura 14.2 A**). As três meninges espinais recobrem e envolvem os nervos espinais até o ponto em que esses nervos saem da coluna vertebral através dos forames intervertebrais. A medula espinal também é protegida por um coxim de gordura e tecido conjuntivo localizado no espaço extradural, um espaço entre a dura-máter e a parede do canal vertebral (**Figura 13.1 B**). A seguir é apresentada uma descrição de cada camada meníngea:

1. **Dura-máter.** A mais superficial das três meninges espinais é uma camada espessa e resistente de tecido conjuntivo denso não modelado. A dura-máter forma uma estrutura sacular desde o nível do forame magno no osso occipital, onde é contínua com a parte encefálica da dura-máter, até a segunda vértebra sacral (S II). A dura-máter também é contínua com o epineuro, o revestimento externo dos nervos espinais e cranianos.

2. **Aracnoide-máter.** Essa camada, a camada meníngea média, é um revestimento avascular delgado constituído por células e delicadas fibras elásticas e de colágeno dispostas em um arranjo frouxo. É denominada aracnoide-máter por causa do arranjo em formato de teia de aranha das delicadas fibras de colágeno e de algumas fibras elásticas que se estendem entre a aracnoide-máter e a pia-máter. Sua localização é profunda em relação a dura-máter e é contínua, através do forame magno, com a parte encefálica da aracnoide-máter. Entre a dura-máter e a aracnoide-máter existe um **espaço subdural** estreito, que contém líquido intersticial.

3. **Pia-máter.** Essa meninge mais interna é uma camada fina e transparente de tecido conjuntivo que adere à superfície da medula espinal e do encéfalo; é constituída por finas células pavimentosas a cúbicas em fascículos entrelaçados com fibras de colágeno e algumas delicadas fibras elásticas. Na pia-máter existem muitos vasos sanguíneos que fornecem oxigênio e nutrientes para a medula espinal. Extensões membranáceas triangulares da pia-máter suspendem a medula espinal no meio de sua cobertura dural. Essas extensões, denominadas **ligamentos denticulados**, são espessamentos da pia-máter. Elas se projetam lateralmente e se fundem com a aracnoide-máter e a face interna da dura-máter entre as raízes anterior e posterior dos nervos espinais de ambos os lados (**Figura 13.1 A, B**). Os ligamentos denticulados, que se estendem por todo o comprimento da medula espinal, protegem a medula espinal contra deslocamento abrupto que poderia resultar em lesão medular. Entre a aracnoide-máter e a pia-máter existe um espaço, o espaço subaracnóideo, que também contém líquido cerebrospinal que amortece os impactos.

Anatomia externa da medula espinal

O formato da **medula espinal** é aproximadamente oval, um tanto achatado anteroposteriormente. Nos adultos a medula espinal se estende desde o bulbo, a parte inferior do encéfalo, até a margem superior da segunda vértebra lombar (**Figura 13.2**). Nos recém-nascidos a medula espinal se estende até a terceira ou quarta vértebra lombar. Durante os primeiros anos de vida a medula espinal e a coluna vertebral crescem como parte do crescimento global do corpo. O crescimento da medula espinal para em torno dos 4 ou 5 anos de idade, mas o crescimento da coluna vertebral persiste. Por conseguinte, a medula espinal não se estende por todo o comprimento da coluna vertebral no adulto. O comprimento da medula espinal em um adulto varia de 42 a 45 cm; seu diâmetro máximo é de aproximadamente 1,5 cm na região cervical inferior e diminui na região torácica e em sua extremidade inferior.

Quando a medula espinal é observada externamente, duas dilatações evidentes podem ser observadas. A dilatação superior, a **intumescência cervical**, estende-se da quarta vértebra cervical (C IV) até a primeira vértebra torácica (T I). Os nervos para os membros superiores se originam na intumescência cervical. A dilatação inferior, denominada **intumescência lombossacral**, estende-se da nona até a décima segunda vértebras torácicas (T IX a T XII). Os nervos para os membros inferiores se originam na intumescência lombossacral.

Inferiormente à intumescência lombossacral, a medula espinal termina como uma estrutura cônica denominada **cone medular**, que termina no nível do disco intervertebral entre a primeira e a segunda vértebra lombar (L I – L II) em adultos. O **filo terminal**, que se origina no cone medular, é uma extensão da pia-máter que se estende inferiormente e se funde com a aracnoide-máter e a dura-máter, ancorando a medula espinal ao cóccix.

Os **nervos espinais** são as vias de comunicação entre a medula espinal e regiões específicas do corpo. A medula espinal parece ser segmentada porque os 31 pares de nervos espinais emergem em intervalos regulares dos forames intervertebrais (**Figura 13.2**). Na verdade, cada par de nervos espinais surge de um *segmento espinal*.

CAPÍTULO 13 A Medula Espinal e os Nervos Espinais

FIGURA 13.1 Anatomia macroscópica da medula espinal.

As meninges são revestimentos de tecido conjuntivo que circundam a medula espinal e o encéfalo.

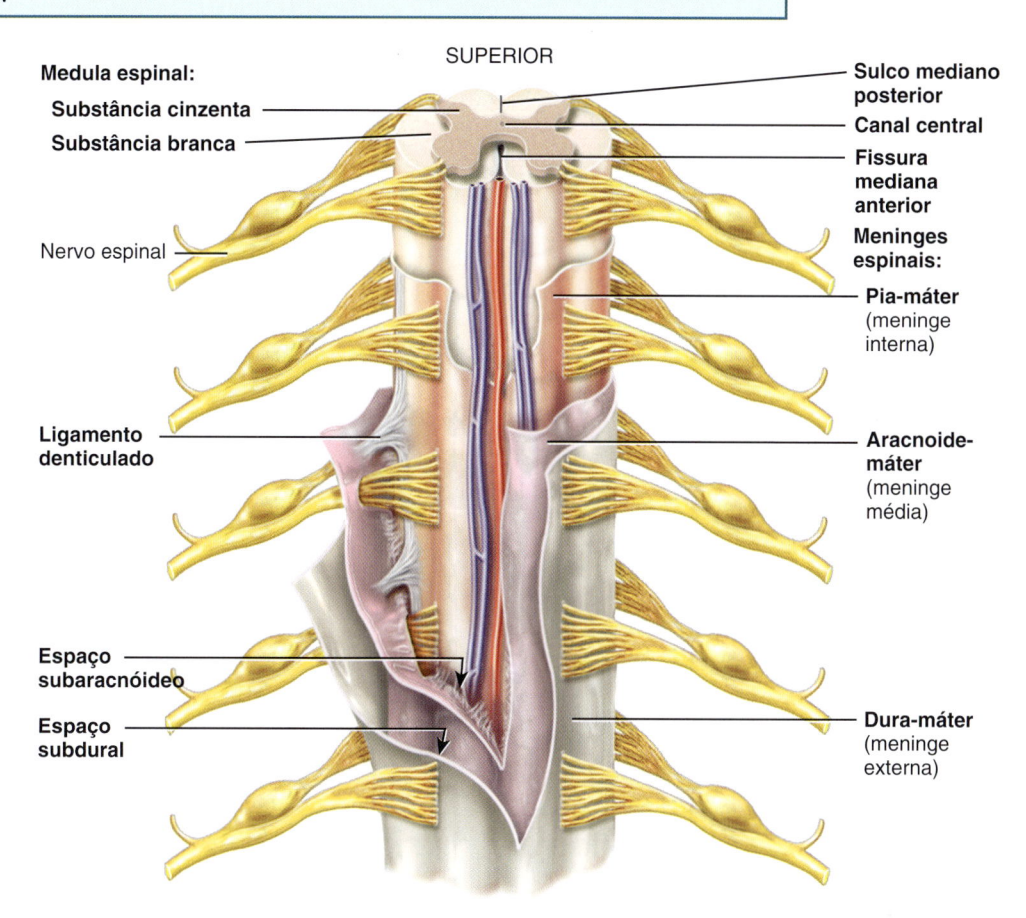

SUPERIOR

Medula espinal:
- Substância cinzenta
- Substância branca

Sulco mediano posterior
Canal central
Fissura mediana anterior

Nervo espinal

Meninges espinais:
- Pia-máter (meninge interna)

Ligamento denticulado

Aracnoide-máter (meninge média)

Espaço subaracnóideo
Espaço subdural

Dura-máter (meninge externa)

A. Vista anterior e corte transversal da medula espinal

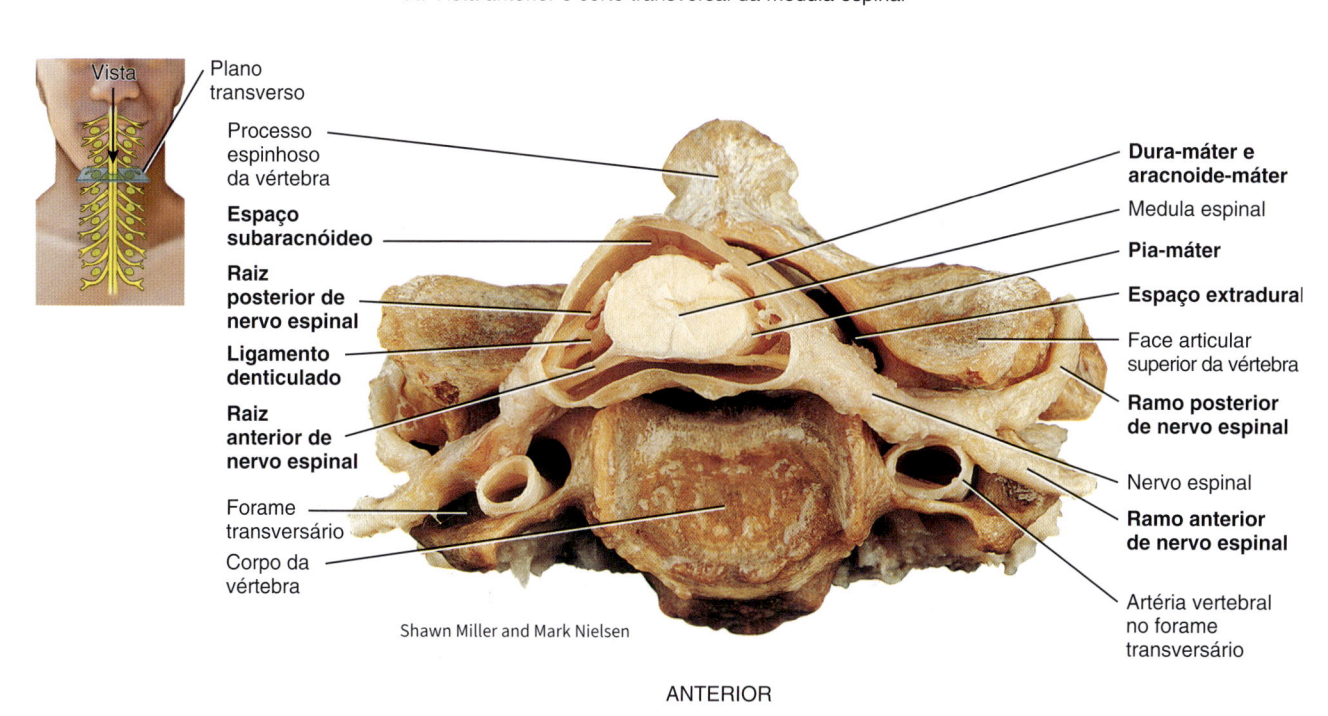

Vista
Plano transverso
Processo espinhoso da vértebra
Espaço subaracnóideo
Raiz posterior de nervo espinal
Ligamento denticulado
Raiz anterior de nervo espinal
Forame transversário
Corpo da vértebra

Dura-máter e aracnoide-máter
Medula espinal
Pia-máter
Espaço extradural
Face articular superior da vértebra
Ramo posterior de nervo espinal
Nervo espinal
Ramo anterior de nervo espinal
Artéria vertebral no forame transversário

Shawn Miller and Mark Nielsen

ANTERIOR

B. Corte transversal da medula espinal no interior de uma vértebra cervical

? Quais são os limites superior e inferior da parte espinal da dura-máter?

Correlação clínica

Punção lombar

Para a realização da punção lombar, primeiro é aplicado um anestésico local, e uma agulha longa e oca é inserida no espaço subaracnóideo para coletar líquido cerebrospinal (LCS) para fins diagnósticos; para administrar antibióticos, meios de contraste para exame radiográfico da medula espinal ou anestésicos; para administrar quimioterapia; para aferir a pressão do LCS e/ou para avaliar os efeitos do tratamento de doenças como meningite. Durante esse procedimento, o paciente fica em decúbito lateral com a coluna vertebral flexionada. A flexão da coluna vertebral aumenta a distância entre os processos espinhosos das vértebras, facilitando o acesso ao espaço subaracnóideo. A medula espinal termina aproximadamente no nível da segunda vértebra lombar (L II); entretanto, as meninges espinais e o líquido cerebrospinal circulante se estendem até a segunda vértebra sacral (S II). Entre as vértebras L II e S II existem meninges espinais, mas não há medula espinal. Portanto, habitualmente a punção lombar de adultos é realizada entre a terceira e quarta vértebras lombares (L III e L IV) ou entre L IV e L V porque essa região proporciona acesso seguro ao espaço subaracnóideo sem o risco de lesão da medula espinal. (Uma linha imaginária traçada através dos pontos mais altos das cristas ilíacas, denominada linha supracristal, atravessa o processo espinhoso da quarta vértebra lombar e é utilizada como marco para a punção lombar.)

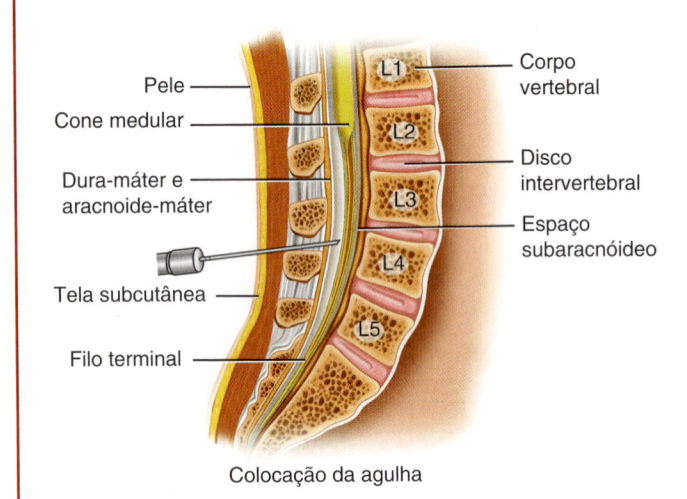

Colocação da agulha

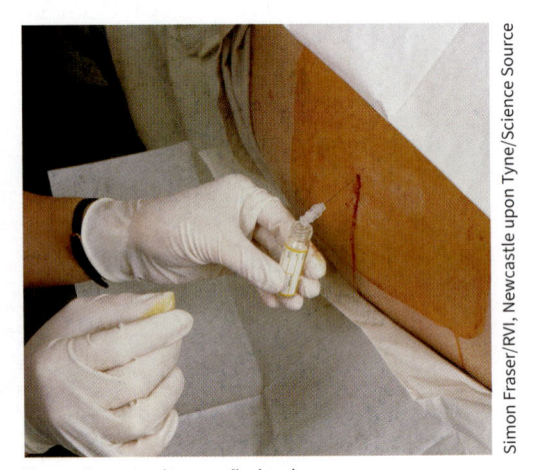

Procedimento de punção lombar

Na medula espinal não existe segmentação evidente, mas, por conveniência, os nervos espinais são nomeados com base no segmento onde estão localizados. Existem 8 pares de *nervos cervicais* (representados na **Figura 13.2** como C1 a C8), 12 pares de *nervos torácicos* (T1 a T12), 5 pares de *nervos lombares* (L1 a L5), 5 pares de *nervos sacrais* (S1 a S5) e 1 par de *nervos coccígeos* (Co1).

Dois feixes de axônios, denominados **raízes**, conectam cada nervo espinal com um segmento da medula espinal por feixes de axônios ainda menores denominados **radículas** (ver **Figura 13.3**). A **raiz posterior** e as radículas posteriores contêm apenas axônios sensitivos, que conduzem impulsos nervosos de receptores sensitivos na pele, nos músculos e em órgãos internos para o sistema nervoso central. Cada raiz posterior tem uma protuberância, o **gânglio** sensitivo do nervo **espinal** (gânglio da raiz dorsal), que contém os corpos celulares de neurônios sensitivos. A **raiz anterior** e as radículas anteriores contêm axônios de neurônios motores, que conduzem impulsos nervosos da parte central do sistema nervoso (sistema nervoso central, SNC) para os efetores (músculos e glândulas).

Os nervos espinais ramificam-se a partir da medula espinal e passam lateralmente para sair do canal vertebral através dos forames intervertebrais entre vértebras adjacentes. Todavia, como a medula espinal é mais curta do que a coluna vertebral, nervos que se originam das regiões lombar, sacral e coccígeo da medula espinal não saem da coluna vertebral no mesmo nível que saem da medula espinal. As raízes desses nervos espinais inferiores angulam inferiormente em paralelo ao filo terminal no canal vertebral e são coletivamente denominadas cauda equina (**Figura 13.2**).

Anatomia interna da medula espinal

Um corte transversal da medula espinal revela regiões de substância branca que circundam um cerne de substância cinzenta (**Figura 13.3**). A substância branca da medula espinal consiste primariamente em feixes de axônios mielinizados. Dois sulcos penetram na substância branca da medula espinal e a dividem em lados direito e esquerdo. A **fissura mediana anterior** é um sulco largo na face anterior e o **sulco mediano posterior** é uma depressão estreita na face posterior da medula espinal. A **substância cinzenta** da medula espinal tem formato semelhante ao da letra H ou de uma borboleta; é constituída por dendritos e corpos celulares de neurônios, axônios não mielinizados e neuróglia. A **comissura cinzenta** forma a barra da letra H. No centro da comissura cinzenta é um espaço pequeno denominado **canal central**; esse canal se estende por todo o comprimento da medula espinal e é preenchido por líquido cerebrospinal. Em sua extremidade superior, o canal central é contínuo com o quarto ventrículo (um espaço que contém líquido cerebrospinal) no bulbo do encéfalo. Anteriormente à comissura cinzenta está a **comissura branca anterior**, que conecta a substância branca dos lados direito e esquerdo da medula espinal.

Na substância cinzenta da medula espinal e do encéfalo, aglomerados de corpos celulares neuronais formam grupos funcionais denominados **núcleos**. *Núcleos sensitivos* recebem aporte de receptores via neurônios sensitivos, e *núcleos motores* proporcionam eferência para tecidos efetores via neurônios motores. A substância cinzenta de cada lado da medula espinal é subdividida em regiões denominadas **cornos** (**Figura 13.3**). Os **cornos posteriores de substância**

CAPÍTULO 13 A Medula Espinal e os Nervos Espinais 465

FIGURA 13.2 Anatomia externa da medula espinal e dos nervos espinais.

A medula espinal se estende desde o bulbo (medula oblonga) do encéfalo até a margem superior da segunda vértebra lombar (L II).

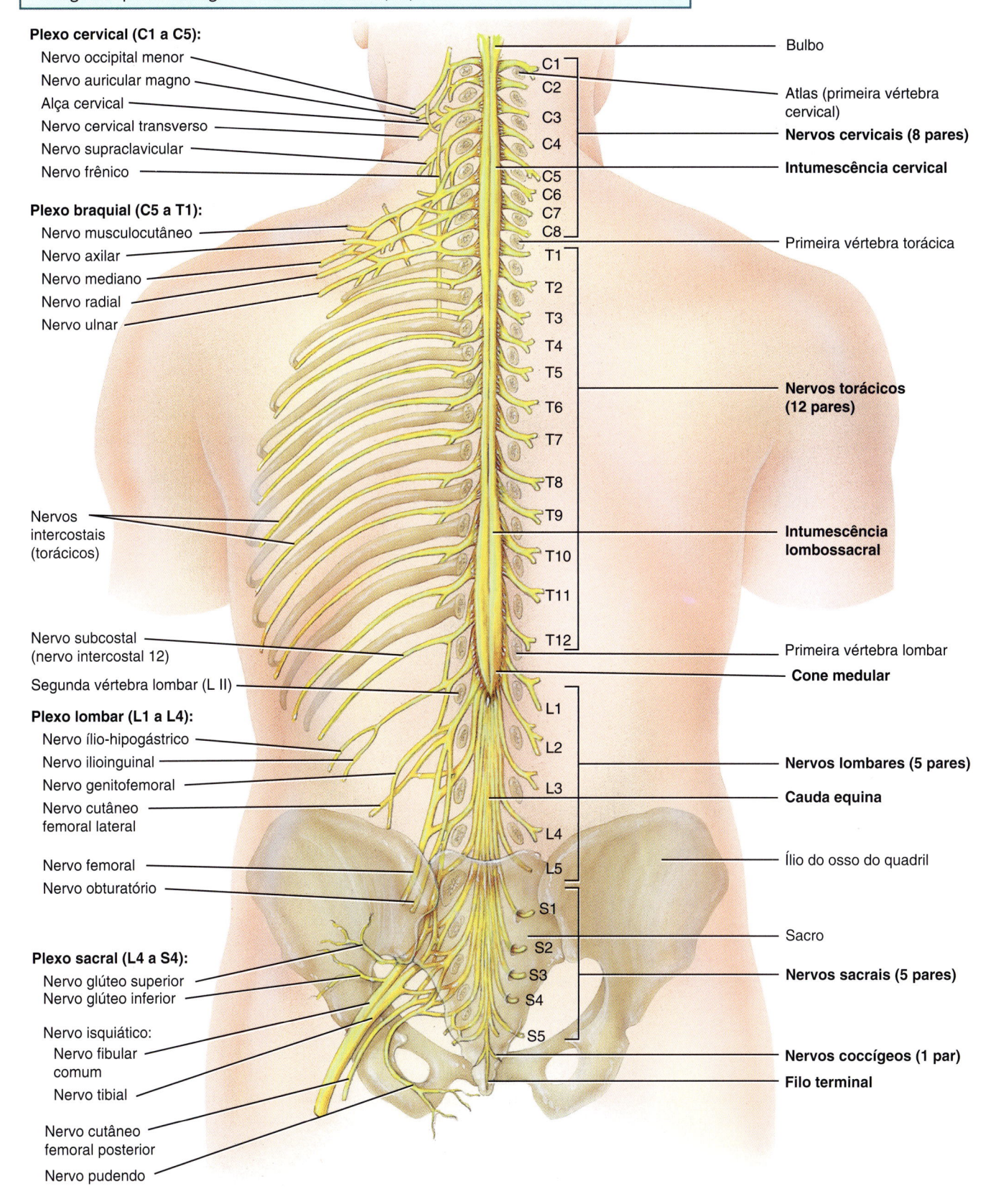

Plexo cervical (C1 a C5):
- Nervo occipital menor
- Nervo auricular magno
- Alça cervical
- Nervo cervical transverso
- Nervo supraclavicular
- Nervo frênico

Plexo braquial (C5 a T1):
- Nervo musculocutâneo
- Nervo axilar
- Nervo mediano
- Nervo radial
- Nervo ulnar

Nervos intercostais (torácicos)

Nervo subcostal (nervo intercostal 12)

Segunda vértebra lombar (L II)

Plexo lombar (L1 a L4):
- Nervo ílio-hipogástrico
- Nervo ilioinguinal
- Nervo genitofemoral
- Nervo cutâneo femoral lateral
- Nervo femoral
- Nervo obturatório

Plexo sacral (L4 a S4):
- Nervo glúteo superior
- Nervo glúteo inferior
- Nervo isquiático:
  - Nervo fibular comum
  - Nervo tibial
- Nervo cutâneo femoral posterior
- Nervo pudendo

Bulbo
Atlas (primeira vértebra cervical)
Nervos cervicais (8 pares)
Intumescência cervical
Primeira vértebra torácica
Nervos torácicos (12 pares)
Intumescência lombossacral
Primeira vértebra lombar
Cone medular
Nervos lombares (5 pares)
Cauda equina
Ílio do osso do quadril
Sacro
Nervos sacrais (5 pares)
Nervos coccígeos (1 par)
Filo terminal

A. Vista posterior de toda a medula espinal e de partes dos nervos espinais

? Qual parte da medula espinal se conecta aos nervos dos membros superiores?

FIGURA 13.3 **Anatomia interna da medula espinal: a organização da substância cinzenta e da substância branca.** Para fins de simplificação, não são mostrados dendritos nesta e em algumas outras ilustrações de cortes transversais da medula espinal. As setas azuis, vermelhas e verdes indicam o sentido da propagação dos impulsos nervosos.

> O corno de substância cinzenta posterior contém axônios de neurônios sensitivos e corpos celulares de interneurônios; o corno de substância cinzenta lateral contém corpos celulares de neurônios motores autônomos, e o corno de substância cinzenta anterior contém corpos celulares de neurônios motores somáticos.

Rótulos (lado esquerdo):
- Gânglio sensitivo do nervo espinal
- Nervo espinal
- Funículo lateral (substância branca)
- Corno lateral (substância cinzenta)
- Raiz anterior do nervo espinal
- Corno anterior (substância cinzenta)
- Comissura cinzenta
- Axônio de interneurônio
- Comissura anterior (substância branca)
- Funículo anterior (substância branca)
- Corpo celular de neurônio motor somático
- Fissura mediana anterior
- Radículas anteriores
- Axônios de neurônios motores
- Corte transversal da parte lombar da medula espinal

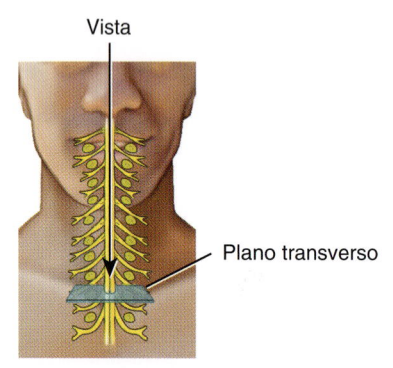

Rótulos (lado direito):
- Raiz posterior de nervo espinal
- Radículas posteriores
- Corno posterior (substância cinzenta)
- Sulco mediano posterior
- Funículo posterior (substância branca)
- Canal central
- Axônio de neurônio sensitivo
- Corpo celular de interneurônio
- Corpo celular de neurônio motor autônomo
- Corpo celular de neurônio sensitivo
- Impulsos nervosos sensitivos
- Impulsos nervosos para o músculo cardíaco, para a musculatura lisa e para as glândulas
- Impulsos nervosos para os músculos esqueléticos

Vista — Plano transverso

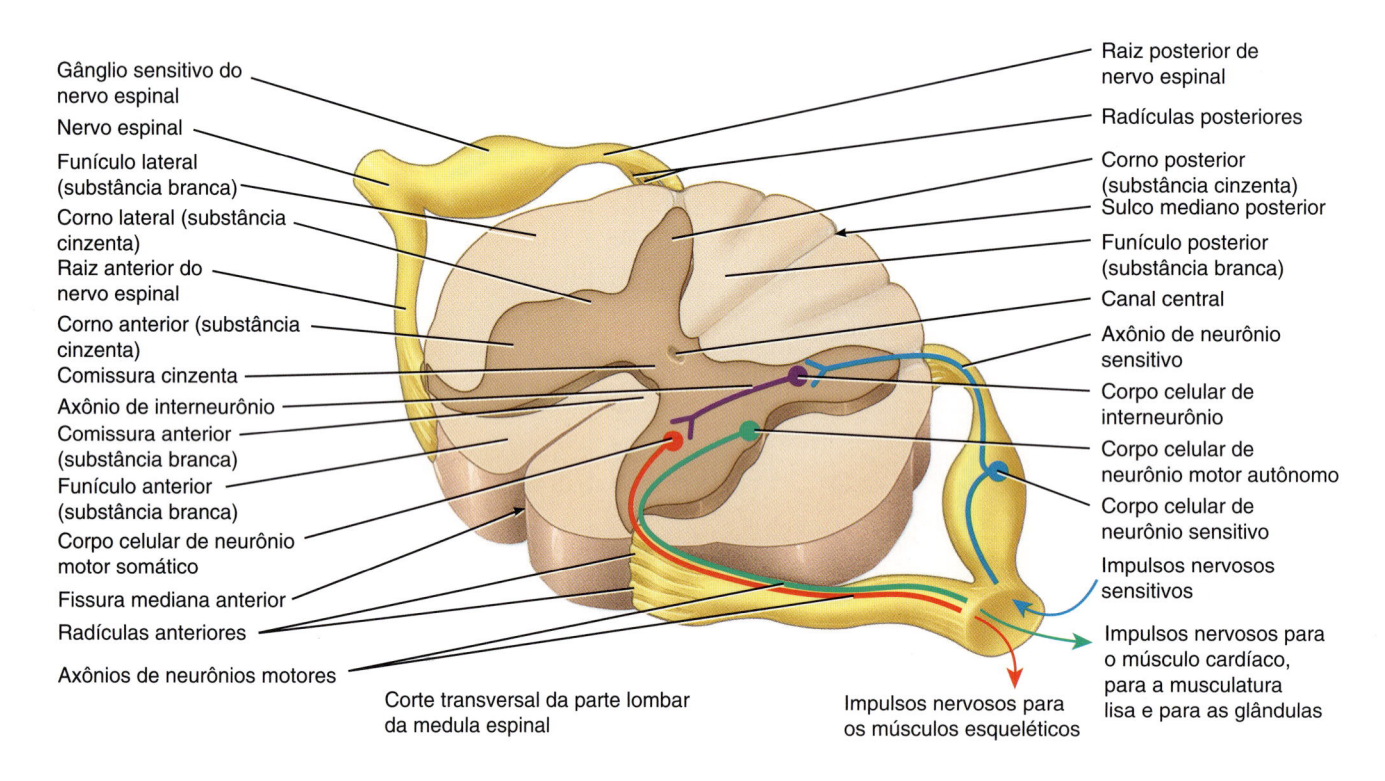

? Qual é a diferença entre um corno e um funículo na medula espinal?

cinzenta contêm axônios de neurônios sensitivos assim como corpos celulares e axônios de interneurônios. É preciso lembrar que os corpos celulares dos neurônios sensitivos estão localizados no gânglio de um nervo espinal. Os **cornos anteriores de substância cinzenta** contêm *núcleos motores somáticos*, que são agrupamentos de corpos celulares de neurônios motores somáticos que fornecem impulsos nervosos para contração de músculos esqueléticos. Entre os cornos de substância cinzenta posteriores e anteriores estão os **cornos laterais de substância cinzenta**, que são encontrados apenas nos segmentos torácicos e lombares superiores e sacrais médios da medula espinal. Os cornos laterais de substância cinzenta contêm *núcleos motores autônomos*, que são agrupamentos de corpos celulares de neurônios motores autônomos que regulam a atividade do músculo cardíaco, da musculatura lisa e das glândulas.

A substância branca da medula espinal, assim como a substância cinzenta, é organizada em regiões. Os cornos de substância cinzenta anterior e posterior dividem a substância branca de cada lado em três áreas amplas denominadas **funículos**: (1) **funículos anteriores**,

(2) **funículos posteriores** e (3) **funículos laterais** (**Figura 13.3**). Cada funículo, por sua vez, contém feixes distintos de axônios que têm o funículo como origem ou destino e carreiam informações semelhantes. Esses feixes, que se estendem para cima ou para baixo por longas distâncias na medula espinal, são denominados **tratos** ou **fascículos**. É preciso lembrar que tratos são feixes de axônios na parte central do sistema nervoso, enquanto nervos são feixes de axônios na parte periférica do sistema nervoso. **Tratos sensitivos** (*ascendentes*) são constituídos por axônios que conduzem impulsos nervosos para o encéfalo. Tratos constituídos por axônios que carreiam impulsos nervosos do encéfalo são denominados **tratos motores** (*descendentes*). Tratos sensitivos e motores da medula espinal são contínuos com tratos sensitivos e motores no encéfalo.

A organização interna da medula espinal possibilita que o aporte (aferência) sensitivo e a eferência motora sejam processados pela medula espinal da seguinte maneira (**Figura 13.4**):

1. Receptores sensitivos detectam um estímulo sensitivo.
2. Neurônios sensitivos comunicam essa aferência sensitiva na forma de impulsos nervosos ao longo de seus axônios, que se estendem dos receptores sensitivos para o nervo espinal e, daí, para a raiz posterior. A partir da raiz posterior, axônios de

FIGURA 13.4 Processamento do aporte sensitivo e do efluxo motor pela medula espinal.

O aporte (aferência) sensitivo é transmitido dos receptores sensitivos para os cornos posteriores de substância cinzenta da medula espinal e a eferência motora é transmitida dos cornos anterior e lateral de substância cinzenta da medula espinal para os efetores (músculos e glândulas).

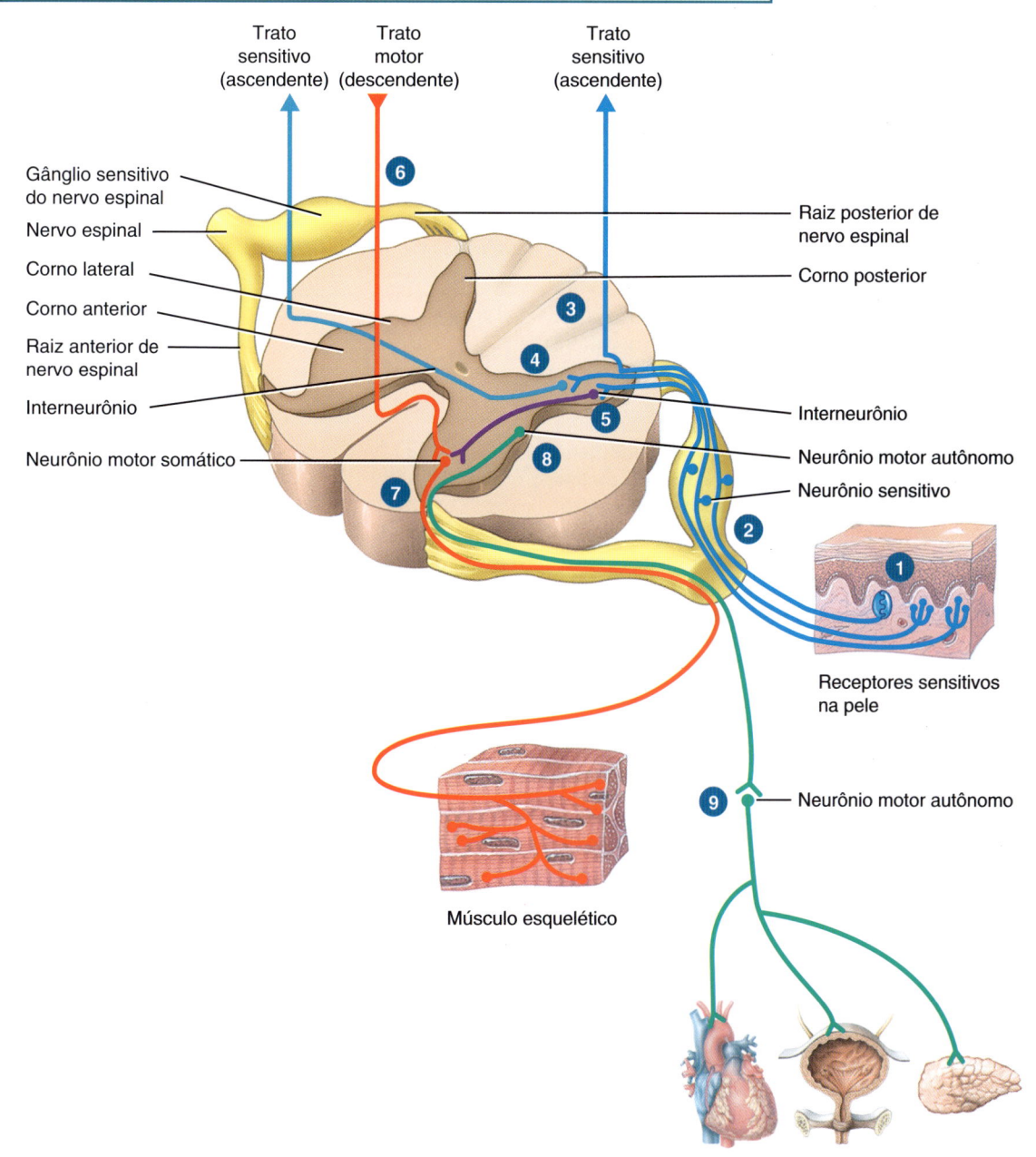

? Os cornos laterais são encontrados em quais segmentos da medula espinal?

neurônios sensitivos seguem por três vias possíveis (ver etapas ③, ④ e ⑤).

③ Axônios de neurônios sensitivos penetram no corno posterior de substância cinzenta e depois se estendem para a substância branca da medula espinal e ascendem para o encéfalo como parte de um trato sensitivo.

④ Axônios de neurônios sensitivos penetram no corno posterior de substância cinzenta e fazem sinapse com interneurônios cujos axônios se estendem para a substância branca da medula espinal e, depois, ascendem para o encéfalo como parte de um trato sensitivo.

⑤ Axônios de neurônios sensitivos penetram no corno posterior de substância cinzenta e fazem sinapse com interneurônios que, por sua vez, fazem sinapse com neurônios motores somáticos que estão envolvidos nas vias reflexas espinais. Os reflexos mediados pela medula espinal são descritos com maiores detalhes mais adiante neste capítulo.

⑥ A eferência motora da medula espinal para os músculos esqueléticos envolve neurônios motores somáticos do corno anterior de substância cinzenta. Muitos neurônios motores somáticos são regulados pelo encéfalo. Axônios oriundos de centros encefálicos mais altos formam tratos motores que descem do encéfalo para a substância branca da medula espinal. Nesse local eles fazem sinapse com neurônios motores somáticos, seja direta ou indiretamente ao fazer sinapse primeiro com interneurônios e depois com neurônios motores somáticos.

⑦ Quando os neurônios motores somáticos são ativados, eles transmitem eferência motora na forma de impulsos nervosos ao longo de seus axônios, que atravessam de modo sequencial o corno anterior de substância cinzenta e a raiz anterior para penetrar no nervo espinal. A partir do nervo espinal, axônios de neurônios motores somáticos se estendem para os músculos esqueléticos do corpo.

⑧ A eferência motora da medula espinal para o músculo cardíaco, para a musculatura lisa e para as glândulas envolve neurônios motores autônomos do corno lateral. Quando os neurônios motores autônomos são ativados, eles transmitem a eferência motora autônoma na forma de impulsos nervosos ao longo de seus axônios, que atravessam de modo sequencial o corno lateral, o corno anterior e a raiz anterior para penetrar no nervo espinal.

⑨ A partir do nervo espinal, axônios de neurônios motores autônomos provenientes da medula espinal fazem sinapse com outro grupo de neurônios motores autônomos localizados no sistema nervoso periférico (SNP). Os axônios desse segundo grupo de neurônios motores autônomos, por sua vez, fazem sinapse com o músculo cardíaco, a musculatura lisa e as glândulas. Os neurônios motores autônomos serão descritos com mais detalhes no Capítulo 15 que trata do sistema nervoso autônomo.

Os vários segmentos da medula espinal variam em termos de dimensões, formato, quantidades relativas das substâncias cinzenta e branca e distribuição e formato da substância cinzenta. Por exemplo, a quantidade de substância cinzenta é maior nos segmentos cervical e lombar da medula espinal porque esses segmentos são responsáveis pela inervação sensitiva e motora dos membros. Além disso, existem mais tratos sensitivos e motores nos segmentos superiores da medula espinal do que nos segmentos inferiores. Portanto, a quantidade de substância branca diminui dos segmentos cervicais para os segmentos sacrais da medula espinal. Há dois motivos principais para essa variação na substância branca da medula espinal: (1) À medida que a medula espinal ascende dos segmentos sacrais para os segmentos cervicais, mais axônios ascendentes são acrescidos à substância branca da medula espinal para formar mais tratos sensitivos. (2) À medida que a medula espinal desce dos segmentos cervicais para os segmentos sacrais, a espessura dos tratos motores diminui porque mais axônios descendentes deixam os tratos motores para fazer sinapse com neurônios na substância cinzenta da medula espinal. Na **Tabela 13.1** é apresentado um resumo das variações nos segmentos da medula espinal.

TABELA 13.1 Comparação de vários segmentos da medula espinal.

Segmento	Características diferenciadoras
Cervical 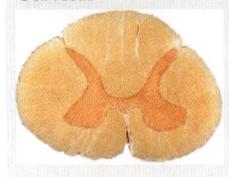	Diâmetro relativamente grande, relativa abundância de substância branca, oval; nos segmentos cervicais superiores (C1 a C4), o corno posterior é grande, mas o corno anterior é relativamente pequeno; nos segmentos cervicais inferiores (C5 e abaixo), os cornos posteriores são bem desenvolvidos, assim como os cornos anteriores.
Torácico 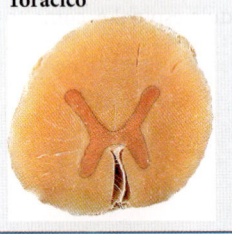	Diâmetro pequeno devido à relativa escassez de substância cinzenta; exceto pelo primeiro segmento torácico, os cornos anterior e posterior são relativamente pequenos; existe um pequeno corno lateral.
Lombar 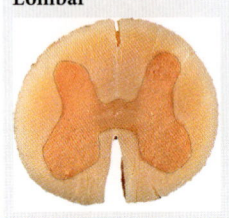	Aproximadamente circular; cornos anterior e posterior muito grandes; nos segmentos superiores há um pequeno corno lateral; há relativamente menos substância branca do que nos segmentos cervicais
Sacral 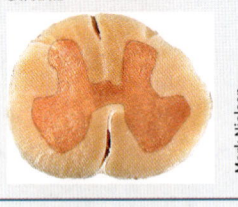	Relativamente pequeno, mas com relativa abundância de substância cinzenta; uma certa escassez de substância branca; os cornos anterior e posterior são grandes e espessos
Coccígeo	Assemelha-se aos segmentos sacrais inferiores, mas muito menores.

Teste rápido

1. Onde estão localizadas as meninges espinais? Onde estão localizados os espaços extradural, subdural e subaracnóideo?
2. O que são as intumescências cervical e lombossacral?
3. Defina cone medular, filo terminal e cauda equina. O que é um segmento espinal? Como a medula espinal é parcialmente dividida em lados direito e esquerdo?
4. Qual é o significado dos seguintes termos? Comissura cinzenta, canal central, corno anterior, corno lateral, corno posterior, funículo anterior, funículo lateral, funículo posterior, trato ascendente e trato descendente.

13.2 Nervos espinais

OBJETIVOS

- **Descrever** os componentes, os revestimentos de tecido conjuntivo e a ramificação de um nervo espinal
- **Definir** plexo e **identificar** os principais plexos de nervos espinais
- **Descrever** a importância clínica dos dermátomos.

Os **nervos espinais** estão associados à medula espinal e, como todos os nervos do sistema nervoso periférico, são compostos por feixes paralelos de axônios e sua neuróglia associada, envoltos por várias camadas de tecido conjuntivo. Os nervos espinais conectam o sistema nervoso central à receptores sensitivos, músculos e glândulas em todas as partes do corpo. Os 31 pares de nervos espinais são denominados e numerados de acordo com a região e o nível da coluna vertebral de onde emergem (**Figura 13.2**). Nem todos os segmentos da medula espinal estão alinhados com suas vértebras correspondentes. É preciso lembrar que a medula espinal termina próximo do nível da margem superior da segunda vértebra lombar (L II) e que as raízes dos nervos lombares, sacrais e coccígeos se angulam inferiormente para alcançar seus respectivos forames antes de emergir da coluna vertebral. Esse arranjo constitui a cauda equina.

O primeiro par cervical de nervos espinais emerge da medula espinal entre o osso occipital e o atlas (primeira vértebra cervical ou C I). A maioria dos outros nervos espinais emerge da medula espinal através dos forames intervertebrais entre vértebras adjacentes. Os nervos espinais C1 a C7 saem do canal vertebral acima de suas vértebras correspondentes. O nervo espinal C8 sai do canal vertebral entre as vértebras C VII e T I. Os nervos espinais T1 a L5 saem do canal vertebral abaixo de suas vértebras correspondentes. A partir da medula espinal, as raízes dos nervos espinais sacrais (S1 a S5) e os nervos espinais coccígeos (Co1) entram no canal sacral, a parte do canal vertebral no sacro (ver **Figura 7.21**). Subsequentemente, os nervos espinais S1 a S4 saem do canal sacral pelos quatro pares de forames sacrais anteriores e posteriores, e os nervos espinais S5 e Co1 saem do canal sacral pelo hiato sacral.

Como já mencionado, um nervo espinal tem duas conexões com a medula espinal: uma raiz posterior e uma raiz anterior (**Figura 13.3**). As raízes posterior e anterior se unem para formar o nervo espinal no forame intervertebral. Como a raiz posterior contém axônios sensitivos e a raiz anterior contém axônios motores, os nervos espinais são classificados como **nervos mistos**. A raiz posterior contém o gânglio sensitivo do nervo espinal no qual estão localizados os corpos celulares dos neurônios sensitivos.

Revestimentos de tecido conjuntivo dos nervos espinais

Os nervos espinais e os nervos cranianos (NC) são constituídos por muitos axônios individuais e apresentam camadas de revestimentos protetoras de tecido conjuntivo (**Figura 13.5**). Os axônios individuais em um nervo, sejam eles mielinizados ou não mielinizados, estão envoltos por **endoneuro**, a camada mais interna. O endoneuro é constituído por uma trama de fibras de colágeno, fibroblastos e macrófagos. Grupos de axônios com seus endoneuros são mantidos junto em fascículos. Cada fascículo é revestido pelo **perineuro**, a camada média. O perineuro é uma camada mais espessa de tecido conjuntivo; é constituído por até 15 camadas de

FIGURA 13.5 Organização e revestimentos de tecido conjuntivo de um nervo espinal.

Três camadas de tecido conjuntivo protegem os axônios: o endoneuro envolve axônios individualmente, o perineuro circunda feixes de axônios (fascículos nervosos) e o epineuro reveste todo o nervo

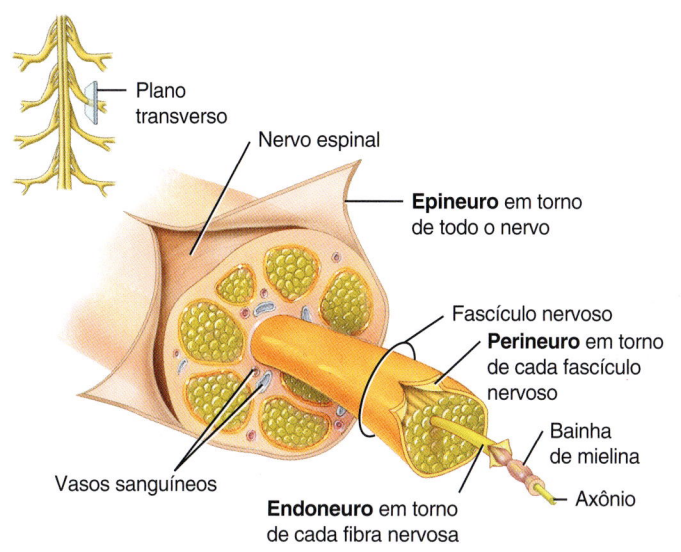

A. Corte transversal mostrando os revestimentos de um nervo espinal

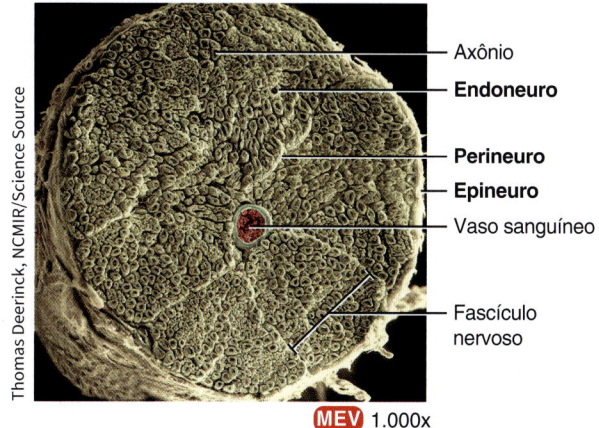

B. Corte transversal de vários fascículos nervosos

? Por que todos os nervos espinais são classificados como nervos mistos?

fibroblastos em uma trama de fibras de colágeno. O revestimento mais externo de todo o nervo é denominado **epineuro**. O epineuro é constituído por fibroblastos e espessas fibras de colágeno. Extensões do epineuro também preenchem os espaços entre os fascículos nervosos. A parte espinal da dura-máter se funde com o epineuro quando o nervo atravessa o forame intervertebral. Vasos sanguíneos nutrem a parte espinal das meninges (**Figura 13.5 B**). Como mostrado no Capítulo 10, a organização dos revestimentos de tecido conjuntivo dos músculos esqueléticos – endomísio, perimísio e epimísio – é semelhante a organização dos revestimentos dos nervos.

Distribuição dos nervos espinais

Ramos. A uma curta distância da passagem através do seu forame intervertebral, um nervo espinal se divide em vários **ramos** (**Figura 13.6**). O **ramo posterior** (*dorsal*) inerva os músculos profundos e a pele da face posterior do tronco. O **ramo anterior** (*ventral*) inerva os músculos e as estruturas dos membros superiores e inferiores e a pele das faces lateral e anterior do tronco. Além dos ramos posteriores e anteriores, os nervos espinais também apresentam um **ramo meníngeo**. Esse ramo torna a entrar no canal vertebral através do forame intervertebral e inerva as vértebras, os ligamentos vertebrais, os vasos sanguíneos da medula espinal e as meninges. Outras subdivisões de um nervo espinal são os **ramos comunicantes**, componentes do sistema nervoso autônomo que será discutido no Capítulo 15.

Plexos. Axônios dos ramos anteriores dos nervos espinais, com exceção dos nervos torácicos T2 a T12, não se dirigem diretamente para as estruturas corporais supridas por eles. Em vez disso, eles formam redes nos lados direito e esquerdo do corpo ao se unirem a inúmeros axônios de ramos anteriores dos nervos adjacentes. Essa rede de axônios é denominada **plexo**. Os principais plexos são o **plexo cervical**, o **plexo braquial**, o **plexo lombar** e o **plexo sacral**.

FIGURA 13.6 Ramos de um nervo espinal, mostrados em corte transversal através da parte torácica da medula espinal. (Ver também Figura 13.1 B).

As divisões de um nervo espinal são o ramo posterior, o ramo anterior, o ramo meníngeo e os ramos comunicantes.

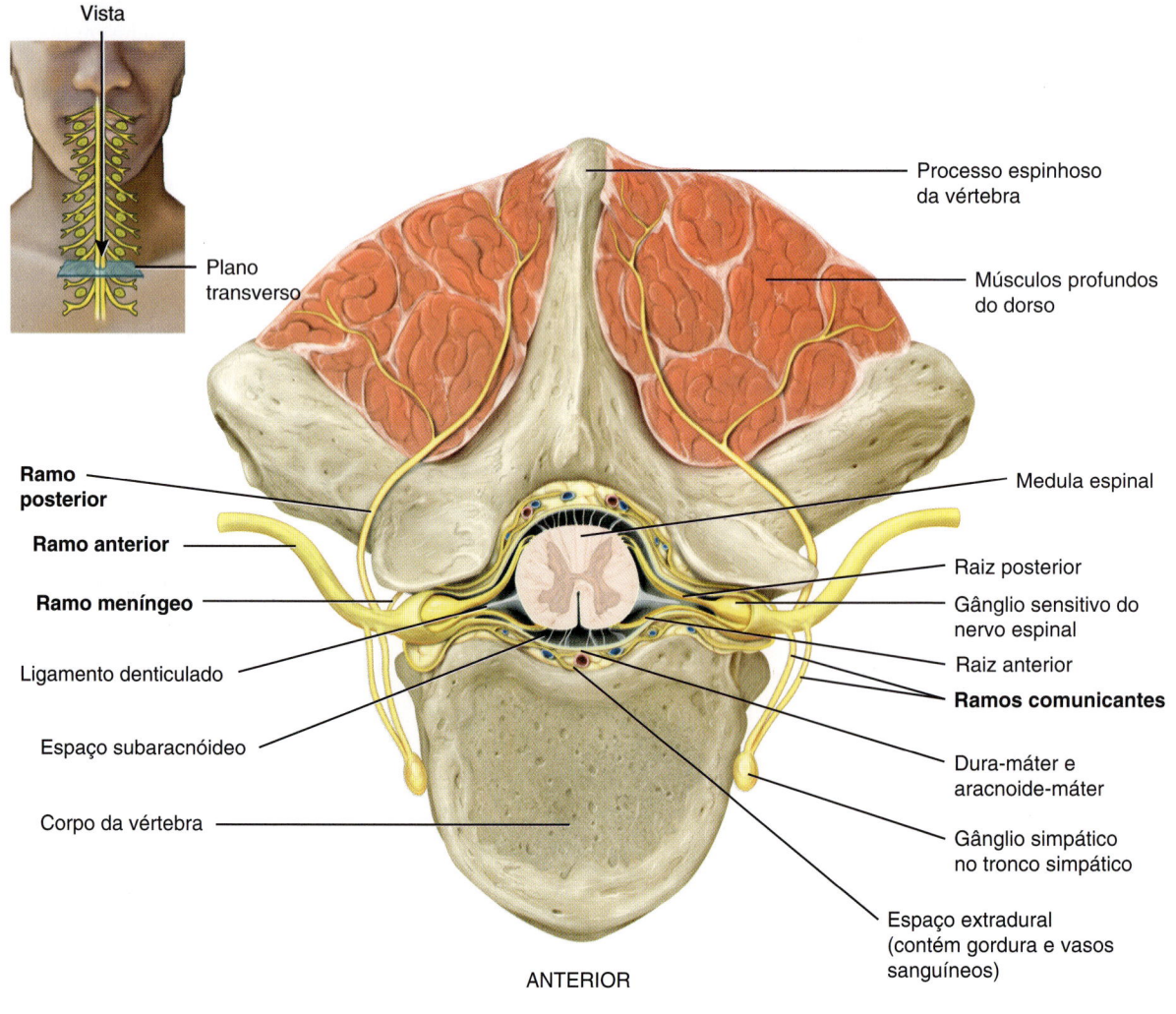

A. Vista superior

? Qual ramo do nervo espinal supre os membros superiores e inferiores?

Também existe um plexo menor, o chamado **plexo coccígeo**. A **Figura 13.2** mostra as relações desses plexos entre si. Os nervos que emergem dos plexos recebem, com frequência, denominações que descrevem as regiões que eles suprem ou o trajeto deles. Cada um desses nervos, por sua vez, apresenta várias ramificações nomeadas de acordo com as estruturas específicas inervadas por elas.

Nas Seções 13.3 a 13.6 estão resumidos os principais plexos. Os ramos anteriores dos nervos espinais T2 a T12 são denominados nervos intercostais e serão discutidos a seguir.

Nervos intercostais. Os ramos anteriores dos nervos espinais T2 a T12 não formam plexos e são conhecidos como nervos intercostais ou nervos torácicos. Esses nervos se conectam diretamente com as estruturas que suprem nos espaços intercostais. Após atravessar seu forame intervertebral, o ramo anterior do nervo T2 supre os músculos intercostais do segundo espaço intercostal, a pele da axila e a face posterior medial do braço. Os nervos T3 a T6 se estendem ao longo dos sulcos costais das costelas e, depois, para os músculos intercostais e a pele das paredes anterior e lateral do tórax. Os nervos T7 a T12 suprem os músculos intercostais e os músculos do abdome, juntamente com a pele sobrejacente. Os ramos posteriores dos nervos intercostais suprem os músculos profundos do dorso e a pele da face posterior do tórax.

Dermátomos

A pele que recobre todo o corpo humano é suprida por neurônios sensitivos somáticos que carreiam impulsos nervosos da pele para a medula espinal e para o encéfalo. Cada nervo espinal contém neurônios sensitivos que suprem um segmento específico e conhecido do corpo. Um dos nervos cranianos, o nervo trigêmeo (NC V), supre boa parte da pele da face e do escalpo. A área da pele que fornece aporte (aferência) sensitivo para o sistema nervoso central via um par de nervos espinais ou pelo nervo trigêmeo (NC V) é denominada **dermátomo** (**Figura 13.7**). A inervação dos dermátomos adjacentes apresenta alguma superposição. O conhecimento de quais segmentos da medula espinal suprem cada dermátomo possibilita a localização das regiões lesionadas da medula espinal. Se a pele em uma região específica for estimulada, mas a sensação não for percebida, provavelmente os nervos que suprem esse dermátomo estão lesionados. Nas regiões onde há superposição considerável, haverá pouca perda de sensibilidade se apenas um dos nervos que suprem o dermátomo for danificado. Informações sobre os padrões de inervação dos nervos espinais também podem ser úteis do ponto de vista terapêutico. A secção das raízes posteriores ou a infusão de anestésicos locais consegue bloquear a dor, temporária ou permanentemente. Como os dermátomos se superpõem, a indução deliberada de uma região de anestesia completa exige que pelo menos três nervos espinais adjacentes sejam seccionados ou bloqueados por um agente anestésico.

Teste rápido

5. Como os nervos espinais são nomeados e numerados? Por que todos os nervos espinais são classificados como nervos mistos?
6. Como os nervos espinais se conectam com a medula espinal?
7. Quais regiões do corpo são supridas por plexos e por nervos intercostais?

FIGURA 13.7 Distribuição dos dermátomos.

Um dermátomo é uma área de pele que fornece aferência sensitiva para a parte central do sistema nervoso via raízes posteriores de um par de nervos espinais ou via nervo trigêmeo (NC V).

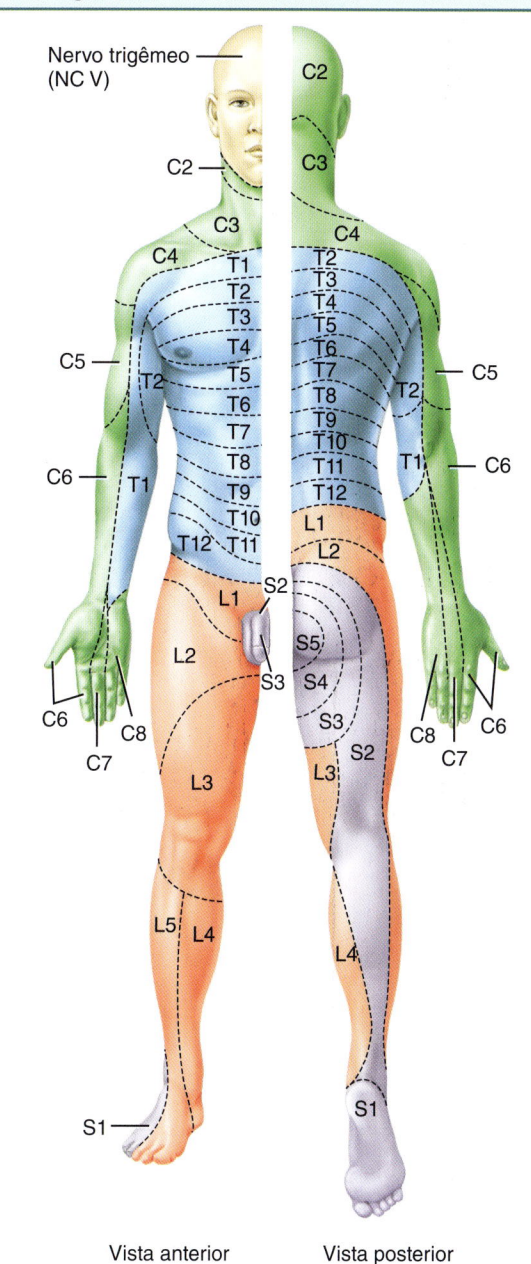

Vista anterior   Vista posterior

? Qual é o único nervo espinal que não tem um dermátomo correspondente?

13.3 Plexo cervical

OBJETIVO

- **Descrever** a origem e a distribuição do plexo cervical.

O **plexo cervical** é formado pelas raízes dos primeiros quatro nervos cervicais (C1 a C4), com contribuições de C5 (**Figura 13.8**).

Existe um plexo cervical de cada lado do pescoço ao longo das primeiras vértebras cervicais (C I a C IV).

O plexo cervical inerva a pele e os músculos da cabeça, do pescoço e da parte superior dos ombros e do tórax. Os nervos frênicos se originam do plexo cervical e fornecem as fibras motoras para o diafragma. Ramificações do plexo cervical também correm paralelamente a dois nervos cranianos, o nervo acessório (NC XI) e o nervo hipoglosso (NC XII).

Nervo	Origem	Descrição
RAMOS SUPERFICIAIS (SENSITIVOS)		
Nervo occipital menor	C2	Pele posterior da cabeça e superior à orelha
Nervo auricular magno	C2-C3	Pele anterior, inferior à orelha (inclusive a própria orelha) e sobre as glândulas parótidas
Nervo cervical transverso	C2-C3	Pele nas faces anterior e lateral do pescoço
Supraclavicular	C3-C4	Pele na parte superior do tórax e dos ombros
RAMOS PROFUNDOS (PRINCIPALMENTE MOTORES)		
Alça cervical		Divide-se nas raízes superior e inferior
Raiz superior	C1	Músculos infra-hióideos e gênio-hióideo
Raiz inferior	C2-C3	Músculos infra-hióideos
Nervo frênico	C3-C5	Diafragma
Ramos segmentares	C1-C5	Músculos pré-vertebrais (profundos) do pescoço, músculo levantador da escápula e escaleno médio

FIGURA 13.8 Vista anterior do plexo cervical.

O plexo cervical inerva a pele e os músculos da cabeça, do pescoço, da parte superior dos ombros, do tórax e o diafragma.

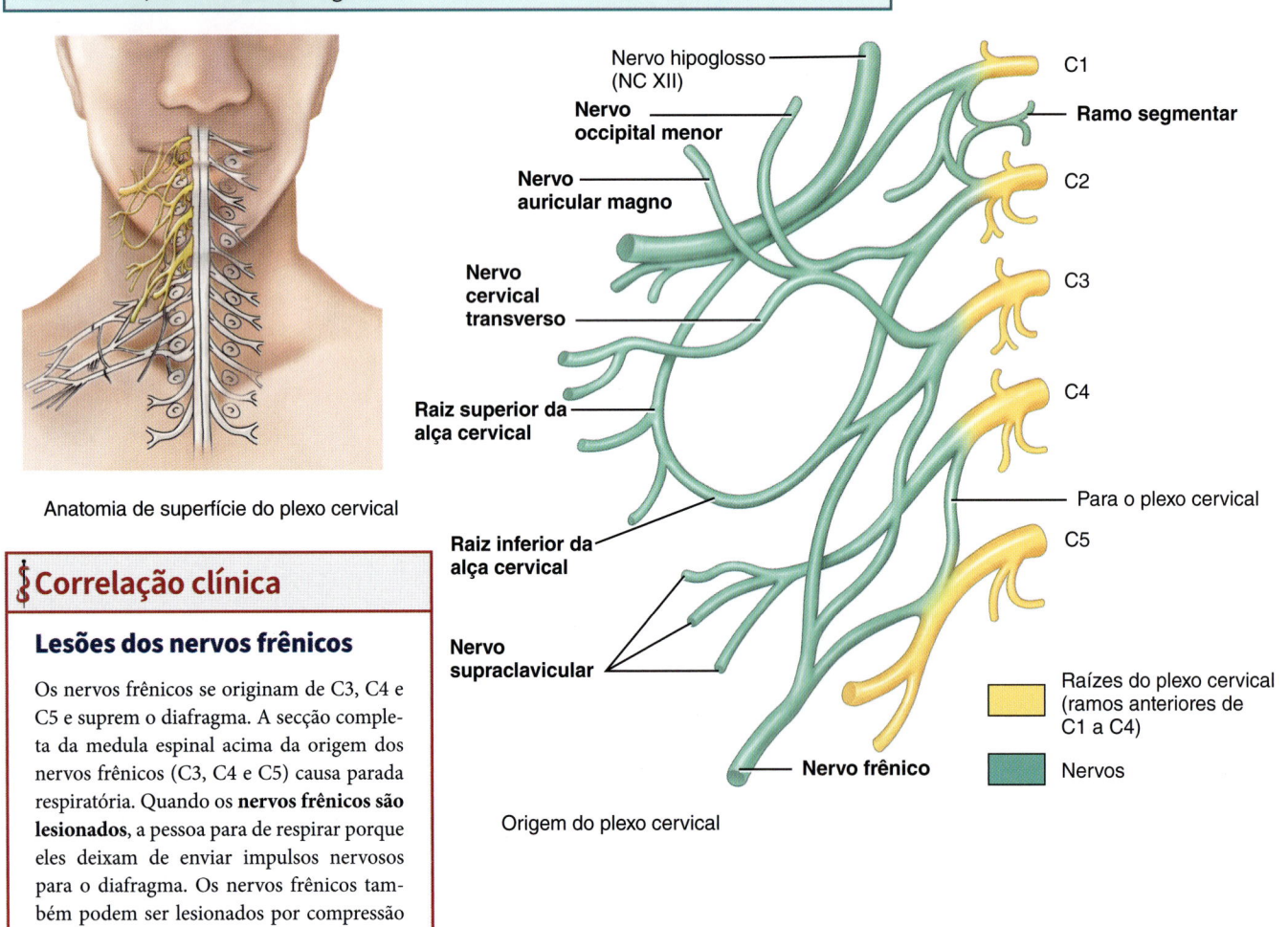

Anatomia de superfície do plexo cervical

Origem do plexo cervical

Correlação clínica

Lesões dos nervos frênicos

Os nervos frênicos se originam de C3, C4 e C5 e suprem o diafragma. A secção completa da medula espinal acima da origem dos nervos frênicos (C3, C4 e C5) causa parada respiratória. Quando os **nervos frênicos são lesionados**, a pessoa para de respirar porque eles deixam de enviar impulsos nervosos para o diafragma. Os nervos frênicos também podem ser lesionados por compressão exercida por tumores malignos traqueais ou esofágicos no mediastino.

? Por que a secção completa da medula espinal no nível de C2 provoca parada respiratória?

Teste rápido

8. Qual nervo do plexo cervical provoca contração do diafragma?

13.4 Plexo braquial

OBJETIVO

- **Descrever** a origem, a distribuição e os efeitos da lesão do plexo braquial.

Os ramos anteriores dos nervos espinais C5 a C8 e T1 formam as raízes do **plexo braquial**, que se estende inferior e lateralmente de cada lado das quatro últimas vértebras cervical e da primeira vértebra torácica (**Figura 13.9 A**); passa sobre a primeira costela posteriormente à clavícula e, então, penetra na axila.

Como o plexo braquial é muito complexo, devemos entender a formação das suas várias partes. Como ocorre com plexo cervical e outros plexos, as **raízes** são os ramos anteriores de vários nervos espinais, que se unem e formam **troncos** na parte inferior do pescoço; os troncos superior, médio e inferior. Posteriormente às clavículas, os troncos divergem nas **divisões** anterior e posterior. Nas axilas, as divisões se unem e formam os **fascículos** *lateral, medial e posterior*. Os fascículos são denominados de acordo com sua relação com a artéria axilar, uma artéria calibrosa que irriga o membro superior. Os **ramos** do plexo braquial formam os principais nervos do plexo braquial.

O plexo braquial é responsável por quase toda a inervação dos ombros e dos membros superiores (**Figura 13.9 B**). Cinco grandes ramos terminais se originam no plexo braquial: (1) o **nervo axilar** supre os músculos deltoide e redondo menor; (2) o **nervo musculocutâneo** supre os músculos anteriores do braço; (3) o **nervo radial** supre os músculos na face posterior do braço e do antebraço; (4) o **nervo mediano** supre a maioria dos músculos da face anterior do antebraço e alguns músculos da mão; (5) o **nervo ulnar** supre alguns músculos anteriores e mediais do antebraço e a maioria dos músculos da mão.

Nervo	Origem	Distribuição
Dorsal da escápula	C5	Músculos levantador da escápula, romboide maior e romboide menor
Torácico longo	C5-C7	Músculo serrátil anterior
Subclávio	C5-C6	Músculo subclávio
Supraescapular	C5-C6	Músculos supraespinal e infraespinal
Musculocutâneo	C5-C7	Músculos coracobraquial, bíceps braquial e braquial
Peitoral lateral	C5-C7	Músculo peitoral maior
Subescapular superior	C5-C6	Músculo subescapular
Toracodorsal	C6-C8	Músculo latíssimo do dorso
Subescapular inferior	C5-C6	Músculos subescapular e redondo maior
Axilar	C5-C6	Músculos deltoide e redondo menor; a pele sobre o músculo deltoide e a face superior e posterior do braço
Mediano	C5-T1	Músculos flexores do antebraço, exceto o músculo flexor ulnar do carpo; metade ulnar do músculo flexor profundo dos dedos e alguns músculos da mão (face lateral da palma); pele dos dois terços laterais da palma e dos 3½ dedos laterais.
Radial	C5-T1	Músculos tríceps braquial, ancôneo e extensores do antebraço; pele da face posterior do braço e do antebraço, dois terços laterais do dorso da mão e dos 3½ dedos laterais
Peitoral medial	C8-T1	Músculos peitorais maior e menor
Cutâneo medial do braço	C8-T1	Pele das faces medial e posterior do terço distal do braço.
Cutâneo medial do antebraço	C8-T1	Pele das faces medial e posterior do antebraço
Ulnar	C8-T1	Músculo flexor ulnar do carpo, metade ulnar do músculo flexor profundo dos dedos e a maioria dos músculos da mão; pele do lado medial da mão e do 1 ½ dedo medial

Correlação clínica

Lesões dos nervos que emergem do plexo braquial

As raízes superiores do plexo braquial (C5 e C6) podem ser lesionadas como resultado de tração vigorosa da cabeça para longe do ombro, como poderia ocorrer em uma queda sobre o ombro ou distensão excessiva do pescoço do feto durante o parto. O quadro clínico típico dessa lesão é caracterizado por adução do ombro, rotação medial do braço, extensão do cotovelo, pronação do antebraço e flexão do punho (**Figura 13.9 C**). Essa condição é denominada **paralisia de Erb-Duchenne** ou "posição de gorjeta de garçom". Ocorre perda da sensibilidade ao longo da face lateral do braço.

A **lesão do nervo radial** (e do nervo axilar) pode ser causada por injeção intramuscular administrada de modo impróprio no músculo deltoide. O nervo radial também pode ser lesionado quando um aparelho gessado em torno da parte média do úmero está muito apertado. A lesão do nervo radial é indicada por **queda do punho** e incapacidade de estender o punho e os dedos da mão (**Figura 13.9 C**). A perda sensitiva é mínima devido a superposição de nervos sensitivos adjacentes.

A **lesão do nervo mediano** pode resultar em **paralisia do nervo mediano**, que é indicada por dormência, formigamento e dor na palma da mão e nos 3½ dedos laterais. O paciente também perde a capacidade de pronação do antebraço e de flexão das articulações interfalângicas proximais de todos os dedos e das articulações interfalângicas distais do segundo e do terceiro dedo (**Figura 13.9 C**). Além disso, a flexão do punho é comprometida e acompanhada por adução, e os movimentos do polegar também são comprometidos.

A **lesão do nervo ulnar** pode resultar em **paralisia do nervo ulnar**, que se manifesta como incapacidade de abduzir ou aduzir os dedos da mão, atrofia dos músculos interósseos da mão, hiperextensão das articulações metacarpofalângicas e flexão das articulações interfalângicas, uma condição conhecida como **mão em garra** (**Figura 13.9 C**). Há, também, perda da sensibilidade no 1 ½ dedo medial da mão

A **lesão do nervo torácico longo** resulta em paralisia do músculo serrátil anterior. A margem medial da escápula se projeta, lembrando uma asa. Quando o braço é levantado, a margem vertebral e o ângulo inferior da escápula se afastam da parede torácica e se projetam para fora, provocando protrusão da margem medial da escápula; como a escápula se assemelha a uma assa, essa condição é denominada **escápula alada** (**Figura 13.9 C**). Não é possível abduzir o braço para além da posição horizontal.

A compressão de um ou mais nervos do plexo braquial é, às vezes, denominada **síndrome do desfiladeiro torácico**. A artéria subclávia e a veia subclávia também podem ser comprimidas. A compressão pode resultar de espasmo dos músculos escalenos ou peitoral menor, da existência de uma costela cervical (uma anomalia embriológica) ou costelas desalinhadas. O paciente pode sentir dor, dormência, fraqueza ou formigamento no membro superior, através da área torácica superior e sobre a escápula no lado comprometido. Os sintomas da síndrome do desfiladeiro torácico são exacerbados durante estresse físico ou emocional porque a tensão adicional aumenta a contração dos músculos envolvidos.

Teste rápido

9. A lesão de qual nervo poderia causar paralisia do músculo serrátil anterior?

FIGURA 13.9 Vista anterior do plexo braquial.

O plexo braquial inerva os ombros e os membros superiores.

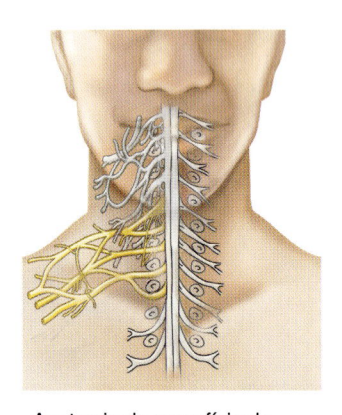

Anatomia de superfície do plexo braquial

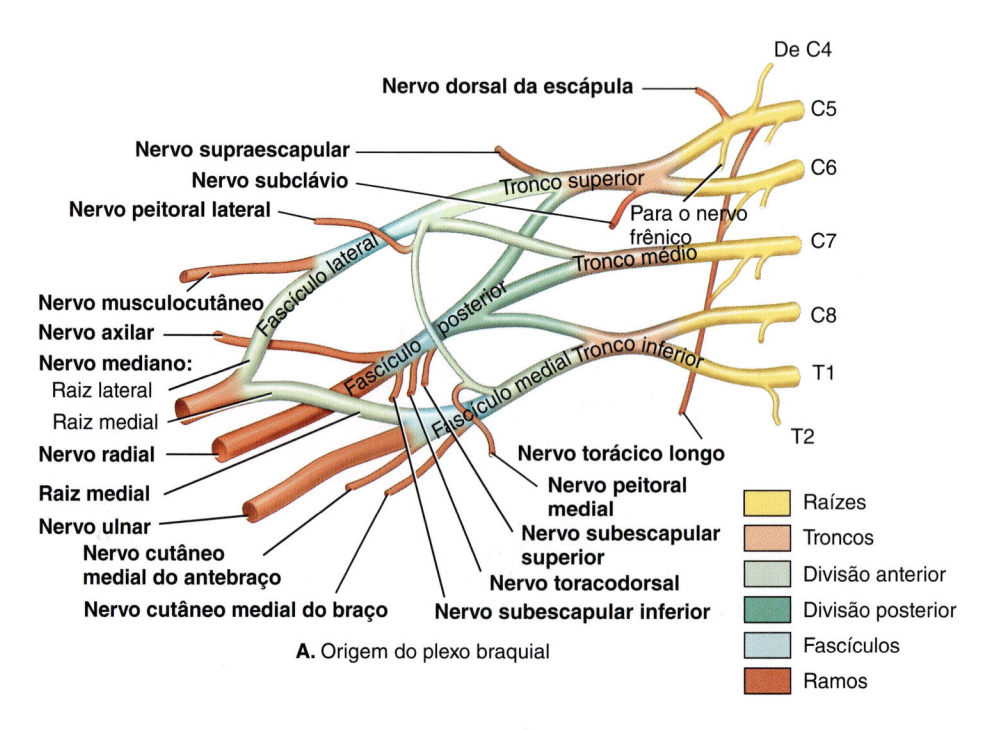

A. Origem do plexo braquial

CAPÍTULO 13 A Medula Espinal e os Nervos Espinais

Nervo dorsal da escápula
Nervo subclávio
Nervo supraescapular
Tronco superior
Tronco médio
Tronco inferior
Fascículo lateral
Fascículo posterior
Nervo peitoral lateral
Nervo subescapular superior
Nervo toracodorsal
Nervo subescapular inferior
Nervo axilar
Fascículo medial
Nervo musculocutâneo
Nervo radial
Nervo mediano
Ramo profundo do nervo radial
Ramo superficial do nervo radial
Nervo mediano
Nervo radial

De C4
C5
C6
C7
C8
T1
Clavícula
Nervo torácico longo
Nervo peitoral medial
Nervo cutâneo medial do braço
Nervo cutâneo medial do antebraço
Escápula
Nervo ulnar
Úmero
Rádio
Ulna
Nervo ulnar
Ramo superficial do nervo ulnar
Ramo digital palmar próprio do nervo mediano
Ramo digital palmar próprio do nervo ulnar

B. Distribuição dos nervos do plexo braquial

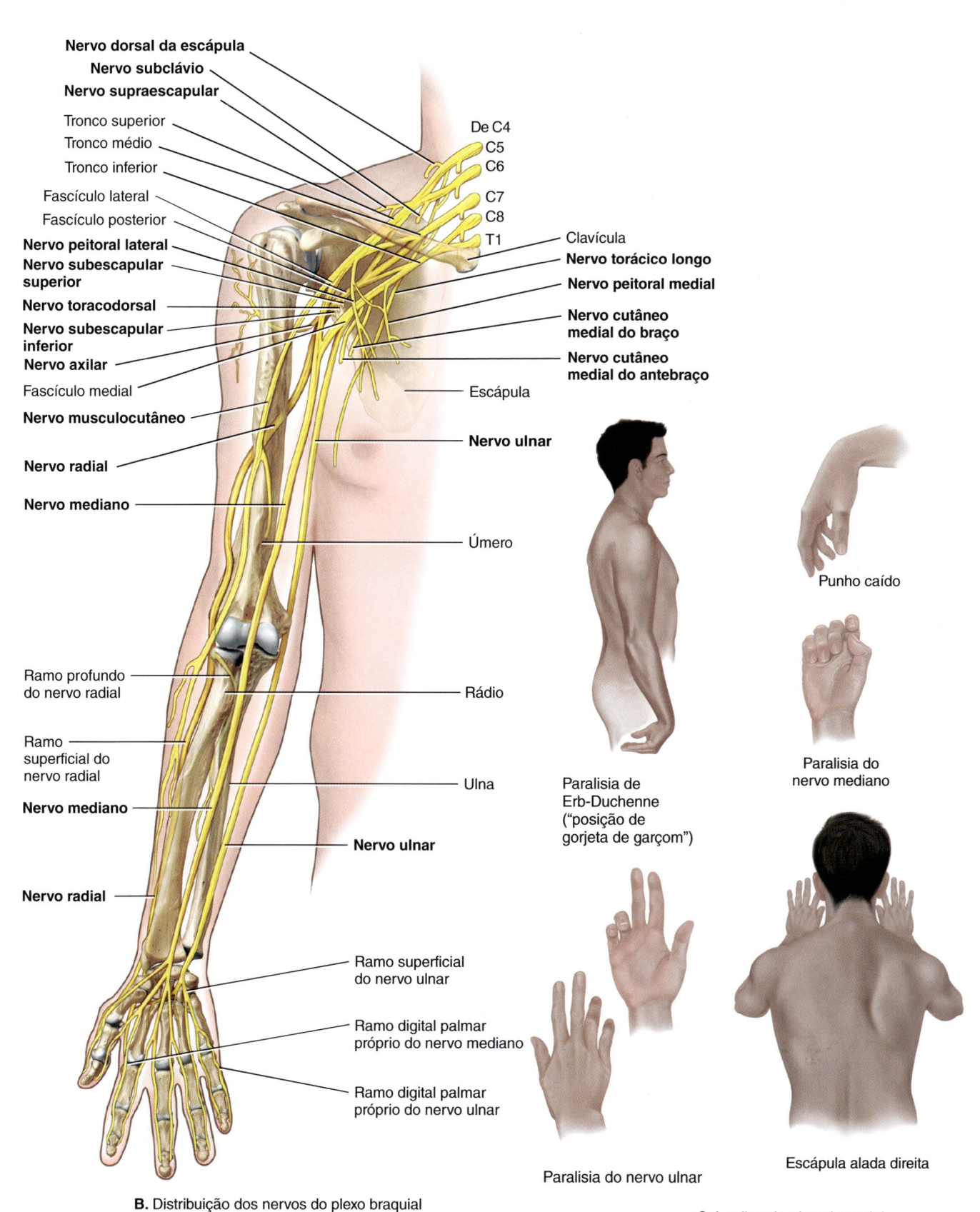

Punho caído
Paralisia do nervo mediano
Paralisia de Erb-Duchenne ("posição de gorjeta de garçom")
Paralisia do nervo ulnar
Escápula alada direita

C. Lesões do plexo braquial

? Quais são os cinco importantes nervos oriundos do plexo braquial?

13.5 Plexo lombar

OBJETIVO

- **Descrever** a origem e a distribuição do plexo lombar.

As raízes (ramos anteriores) dos nervos espinais L1 a L4 formam o **plexo lombar** (Figura 13.10). Ao contrário do plexo braquial, há fusão mínima de fibras no plexo lombar. O plexo lombar, dos dois lados das quatro primeiras vértebras lombares, passa obliquamente para fora entre as cabeças superficial e profunda do músculo psoas maior e anteriormente ao músculo quadrado do lombo. Entre as cabeças do músculo psoas maior, as raízes do plexo lombar

Nervo	Origem	Distribuição
Ílio-hipogástrico	L1	Músculos da parede anterior lateral do abdome; pele da parte inferior do abdome e das nádegas
Ilioinguinal	L1	Músculos da parede anterior lateral do abdome; pele da face superior e medial da coxa, raiz do pênis e escroto nos homens e lábios maiores do pudendo e monte do púbis nas mulheres
Genitofemoral	L1-L2	Músculo cremaster; pele na face anterior média da coxa, escroto nos homens e lábios maiores do pudendo nas mulheres
Cutâneo femoral lateral	L2-L3	Pele nas faces lateral, anterior e posterior da coxa
Femoral	L2-L4	Maior nervo do plexo lombar; distribuído para os músculos flexores da articulação do quadril e músculos extensores da articulação do joelho, pele nas faces anterior e medial da coxa e lado medial da perna e do pé
Obturatório	L2-L4	Músculos adutores da articulação do quadril; pele na face medial da coxa

FIGURA 13.10 Vista anterior do plexo lombar.

O plexo lombar inerva a parede anterolateral do abdome, os órgãos genitais externos e parte dos membros inferiores.

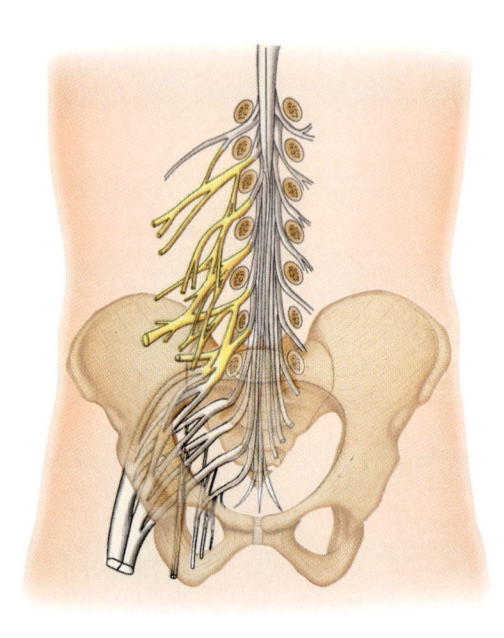

Anatomia de superfície do plexo lombar

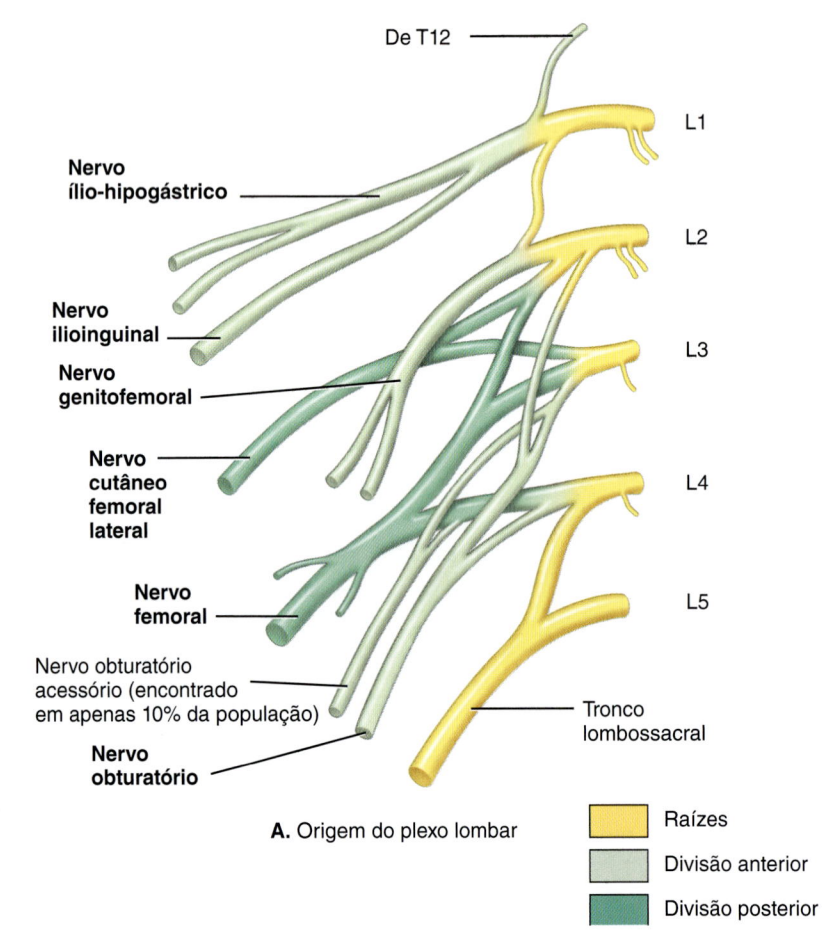

A. Origem do plexo lombar

Raízes
Divisão anterior
Divisão posterior

> ### Correlação clínica
>
> #### Lesões do plexo lombar
>
> O maior nervo oriundo do plexo lombar é o nervo femoral. **Lesões do nervo femoral**, que podem ocorrer em ferimentos por projetil de arma de fogo ou por arma branca, manifestam-se como incapacidade de estender o membro inferior e perda da sensibilidade na pele da face anterior medial da coxa.
>
> As **lesões do nervo obturatório** resultam em paralisia dos músculos adutores da coxa e perda da sensibilidade na face medial da coxa; podem resultar de compressão do nervo pela cabeça fetal durante a gravidez.

se separam nas divisões anterior e posterior, que por sua vez se subdividem nos ramos periféricos do plexo.

O plexo lombar inerva a parede anterior lateral do abdome, os órgãos genitais externos e parte dos membros inferiores.

> ### Teste rápido
>
> 10. Qual é o maior nervo oriundo do plexo lombar?

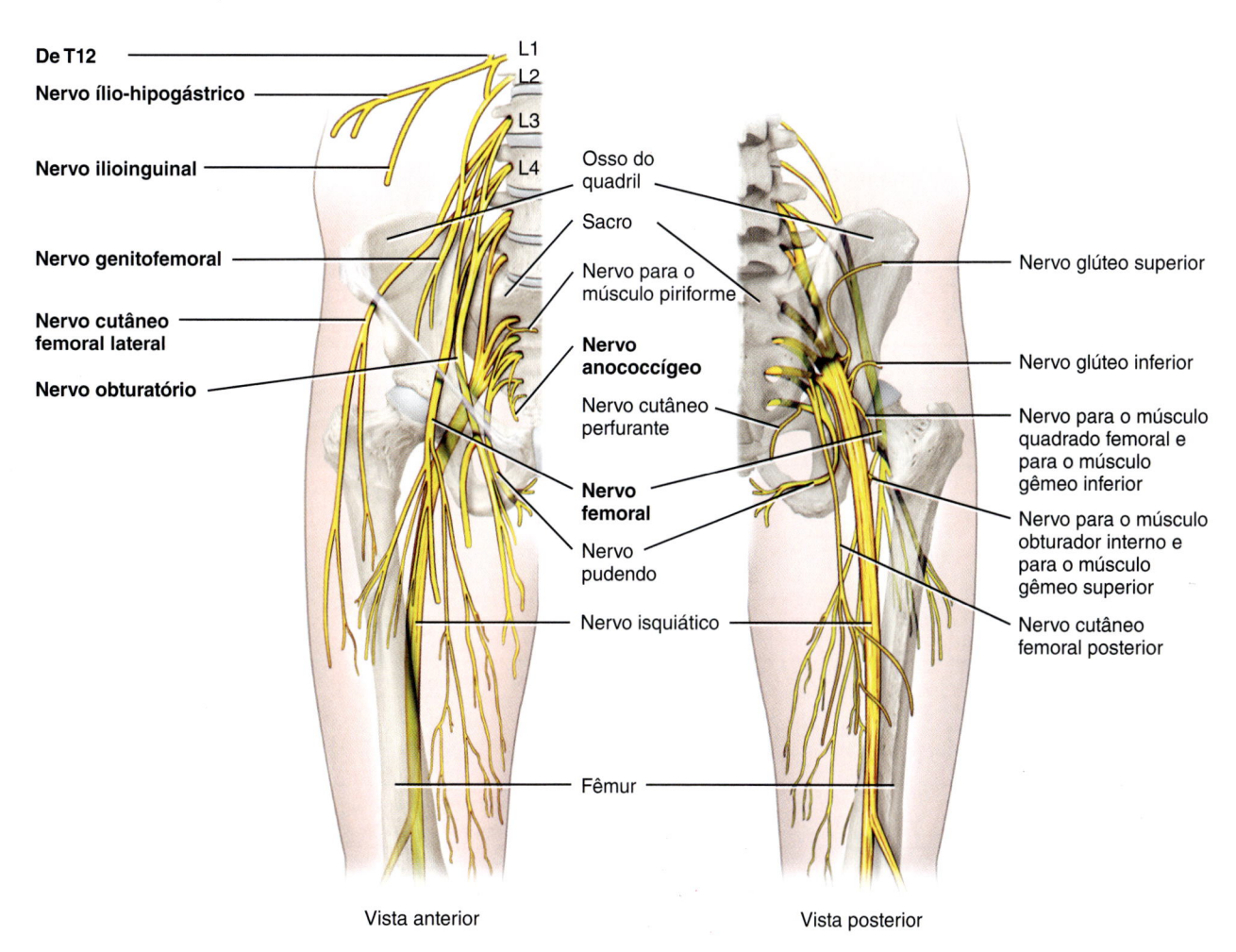

B. Distribuição dos nervos do plexo lombar

? Quais são os sinais de lesão do nervo femoral?

13.6 Plexos sacral e coccígeo

OBJETIVO

- **Descrever** a origem e a distribuição dos plexos sacral e coccígeo.

As raízes (ramos anteriores) dos nervos espinais L4 e L5 e S1 a S4 formam o **plexo sacral** (**Figura 13.11**). Esse plexo está localizado principalmente anterior ao sacro. O plexo sacral inerva as regiões glúteas, o períneo e os membros inferiores. O maior nervo do corpo humano – o nervo isquiático – se origina no plexo sacral.

Os ramos anteriores dos nervos espinais S4 e S5 e os nervos coccígeos formam um pequeno **plexo coccígeo**. Desse plexo surgem os nervos anococcígeos (**Figura 13.11 A**), que suprem uma pequena área de pele na região coccígea.

> **Teste rápido**
>
> 11. A lesão de qual nervo provoca queda do pé?

Correlação clínica

Lesão do nervo isquiático

A forma mais comum de dorsalgia é causada por compressão ou irritação do nervo isquiático, o nervo mais longo do corpo humano. O nervo isquiático consiste, na verdade, em dois nervos – tibial e fibular comum – unidos por uma bainha compartilhada de tecido conjuntivo. O nervo isquiático se separa em suas duas divisões, habitualmente no joelho. A **lesão do nervo isquiático** resulta em lombociatalgia, dor que se estende desde a nádega até a face posterior lateral da perna e a face lateral do pé. O nervo isquiático pode ser lesionado por herniação de um disco intervertebral, luxação da articulação do quadril, osteoartrite da região lombossacral da coluna vertebral, encurtamento patológico dos músculos rotadores laterais da coxa (especialmente o músculo piriforme), compressão exercida pelo útero durante a gravidez, inflamação, irritação ou administração imprópria de injeção no músculo glúteo. Além disso, sentar-se em cima da carteira ou outro objeto por um longo período de tempo pode comprimir o nervo isquiático e induzir dor.

Em muitos casos de lesão do nervo isquiático, a parte fibular comum é a mais comprometida, frequentemente em fraturas da fíbula ou por compressão imposta por aparelhos gessados ou imobilização da coxa ou da perna. A lesão do nervo fibular comum provoca flexão plantar do pé, conhecida como **queda do pé**, e inversão do pé, conhecida como **pé equinovaro**. Também ocorre perda da sensibilidade ao longo da face anterior lateral da perna e no dorso do pé e dos dedos do pé. A lesão da parte tibial do nervo isquiático resulta em flexão dorsal do pé mais eversão, uma condição denominada **pé calcaneovalgo**. Também ocorre perda da sensibilidade na planta do pé. As medidas terapêuticas para a lombociatalgia são semelhantes às prescritas para hérnia de disco intervertebral, ou seja, repouso, analgésicos, exercícios, aplicação de gelo ou calor e massagem.

Nervo	Origem	Distribuição
Glúteo superior	L4-L5 e S1	Músculos glúteo mínimo, glúteo médio e tensor da fáscia lata
Glúteo inferior	L5-S2	Músculo glúteo máximo
Nervo para o músculo piriforme	S1-S2	Músculo piriforme
Nervo para o músculo quadrado femoral e para o músculo gêmeo inferior	L4-L5 e S1	Músculos quadrado femoral e gêmeo inferior
Nervo para o músculo obturador interno e para o músculo gêmeo superior	L5-S2	Músculos obturador interno e gêmeo superior
Cutâneo perfurante	S2-S3	Pele na face medial inferior da região glútea
Cutâneo femoral posterior	S1-S3	Pele na região anal, na face lateral inferior da região glútea, face superior posterior da coxa, parte superior da panturrilha, escroto nos homens e lábios maiores do pudendo nas mulheres
Pudendo	S2-S4	Músculos do períneo; pele do pênis e do escroto nos homens e clitóris, lábios maiores do pudendo e vagina nas mulheres
Isquiático	L4-S3	Na verdade, trata-se de dois nervos – tibial e fibular comum – unidos por uma bainha comum de tecido conjuntivo; separa-se em duas divisões, geralmente no joelho. (Ver adiante as distribuições.) À medida que o nervo isquiático desce através da coxa, emite ramificações para os músculos isquiotibiais e adutor magno
Tibial	L4-S3	Músculos gastrocnêmio, plantar, sóleo, poplíteo, tibial posterior, flexor longo dos dedos e flexor longo do hálux. Os ramos do nervo tibial no pé são os nervos plantar medial e plantar lateral
Plantar medial		Músculo abdutor do hálux, flexor curto dos dedos e flexor curto do hálux; pele nos dois terços mediais da face plantar do pé
Plantar lateral		Os músculos que não são supridos pelo nervo plantar medial; pele no terço lateral da face plantar do pé

Nervo	Origem	Distribuição
Fibular comum	L4-S2	Divide-se em ramos fibular superficial e fibular profundo
Fibular superficial		Músculos fibular longo e fibular curto; pele no terço distal da face anterior da perna e do dorso do pé
Fibular profundo		Músculos tibial anterior, extensor longo do hálux, fibular terceiro e extensor longo dos dedos e extensor curto dos dedos; pele dos lados adjacentes do hálux e do segundo dedo do pé

FIGURA 13.11 Plexos coccígeo e sacral (vista anterior).

O plexo sacral inerva a região glútea, o períneo e os membros inferiores.

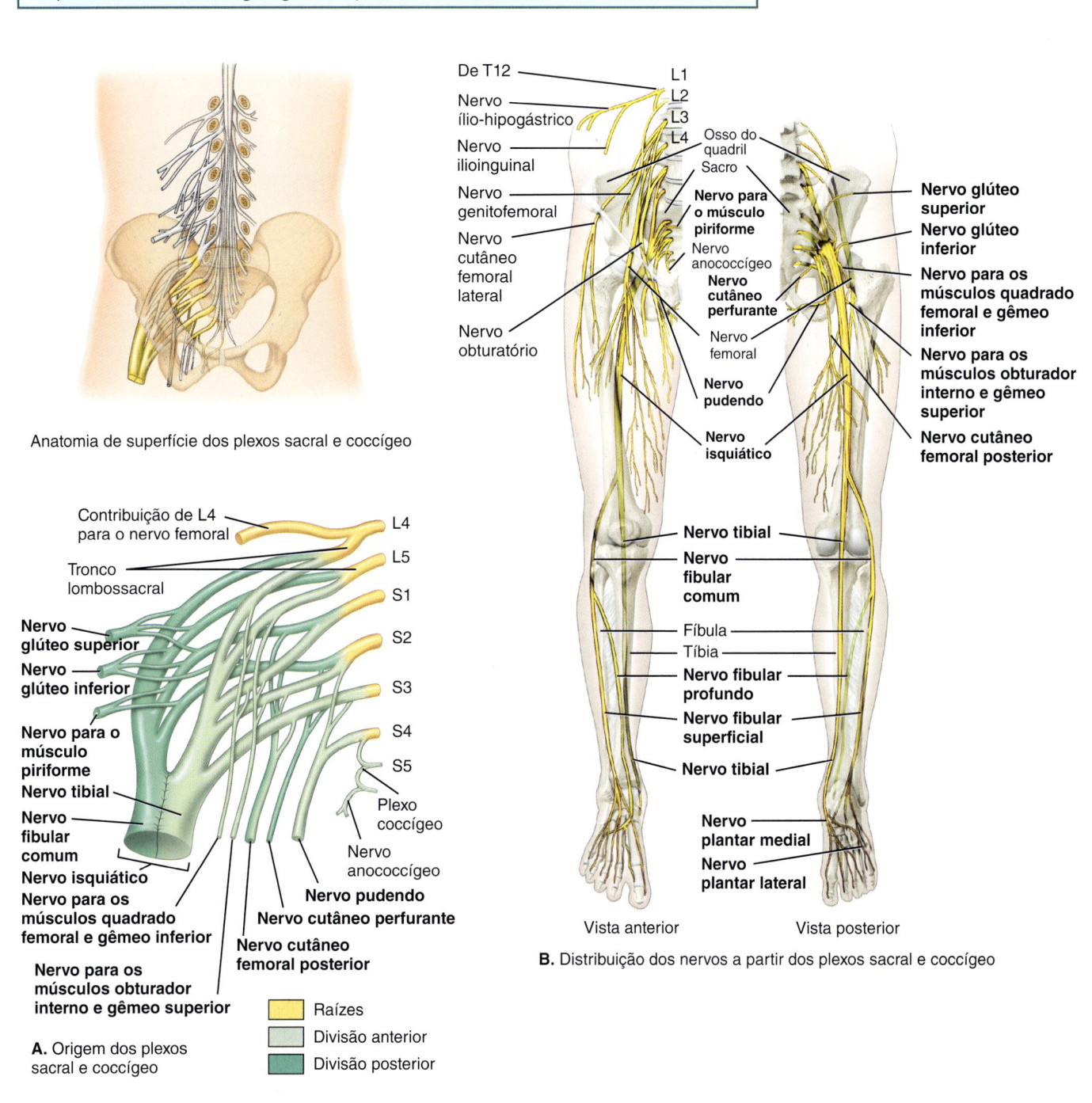

Anatomia de superfície dos plexos sacral e coccígeo

A. Origem dos plexos sacral e coccígeo

- Raízes
- Divisão anterior
- Divisão posterior

B. Distribuição dos nervos a partir dos plexos sacral e coccígeo

? Qual é a origem do plexo sacral?

13.7 Fisiologia da medula espinal

OBJETIVOS

- **Descrever** as funções dos principais tratos sensitivos e motores da medula espinal
- **Descrever** os componentes funcionais de um arco reflexo e como os reflexos mantêm a homeostasia.

A medula espinal tem duas funções principais na manutenção da homeostasia: propagação de impulsos nervosos e integração das informações. Os tratos de substância branca na medula espinal são vias de propagação dos impulsos nervosos. O aporte sensitivo se propaga por esses tratos para o encéfalo e a informação motora do encéfalo se propaga por esses tratos para os músculos esqueléticos e outros tecidos efetores. A substância cinzenta da medula espinal recebe e integra as informações aferentes e eferentes.

Tratos sensitivos e motores

Como já mencionado, uma das maneiras de a medula espinal promover homeostasia consiste na condução de impulsos nervosos ao longo dos tratos. Com frequência, o nome de um trato indica sua posição na substância branca e onde começa e onde termina. Por exemplo, o trato corticospinal anterior está localizado no funículo *anterior*; começa no *córtex cerebral* (substância cinzenta superficial do telencéfalo) e termina na *medula espinal*. Vale mencionar que a localização das terminações axônicas é o último componente do nome do trato. Essa regularidade na nomenclatura ajuda a determinar o sentido do fluxo de informações em qualquer trato que siga essa convenção. Como o trato corticospinal anterior transmite impulsos nervosos do encéfalo para a medula espinal, é um trato motor (descendente). Na **Figura 13.12** são mostrados os principais tratos sensitivos e motores na medula espinal. Esses tratos são descritos com detalhes no Capítulo 16 e resumidos nas **Tabelas 16.3 e 16.4**.

Impulsos nervosos provenientes de receptores sensitivos ascendem na medula espinal em direção ao encéfalo por duas vias principais de cada lado: o trato espinotalâmico e os tratos dos funículos posteriores. O **trato espinotalâmico** transmite impulsos nervosos para percepção de dor, temperatura, prurido e cócegas. Os tratos dos **funículos posteriores** transmitem impulsos nervosos para percepção de tato, pressão, vibração e propriocepção consciente (a conscientização das posições de movimentos dos músculos, dos tendões e das articulações).

Os sistemas sensitivos mantêm a parte central do sistema nervoso informada das modificações nos ambientes externo e interno. As informações sensitivas são integradas (processadas) por interneurônios na medula espinal e no encéfalo. As respostas às decisões integrativas são promovidas por atividades motoras (contrações musculares e secreções glandulares). O córtex

FIGURA 13.12 Localizações dos principais tratos sensitivos e motores, mostradas em um corte transversal da medula espinal. Os tratos sensitivos são indicados em uma metade da medula espinal, e os tratos motores são mostrados na outra metade da medula espinal; contudo, todos os tratos são encontrados nos dois lados. A localização precisa e as dimensões dos tratos mudam em níveis diferentes da medula espinal.

A denominação de um trato indica, com frequência, sua localização na substância branca e onde começa e onde termina.

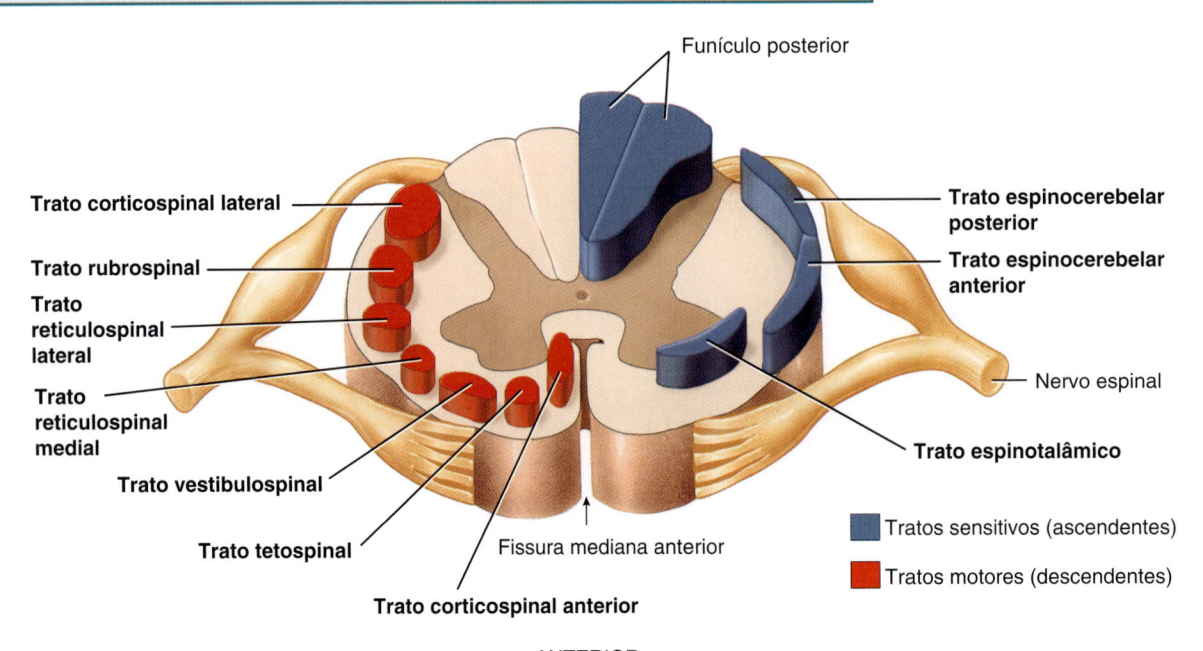

- Trato corticospinal lateral
- Trato rubrospinal
- Trato reticulospinal lateral
- Trato reticulospinal medial
- Trato vestibulospinal
- Trato tetospinal
- Trato corticospinal anterior
- Funículo posterior
- Trato espinocerebelar posterior
- Trato espinocerebelar anterior
- Nervo espinal
- Trato espinotalâmico
- Fissura mediana anterior

ANTERIOR

■ Tratos sensitivos (ascendentes)
■ Tratos motores (descendentes)

? Com base em seu nome, descreva a origem e o destino do trato espinotalâmico. É um trato sensitivo ou motor?

cerebral, a parte mais externa do encéfalo, tem uma participação importante no controle de movimentos musculares voluntários precisos. Outras regiões do encéfalo promovem integração importante para a regulação de movimentos automáticos. A eferência motora para os músculos esqueléticos se propaga na medula espinal em dois tipos de vias descendentes: direta e indireta. As **vias motoras diretas**, também denominadas *vias piramidais*, incluem os **tratos corticospinal lateral, corticospinal anterior** e **corticonucleares**. Eles transmitem impulsos nervosos que se originam no córtex cerebral e são destinados a promover movimentos *voluntários* nos músculos esqueléticos. As **vias motoras indiretas**, também denominadas *vias extrapiramidais*, incluem os **tratos rubrospinal, tetospinal, vestibulospinal, reticulospinal lateral** e **reticulospinal medial**. Esses tratos transmitem impulsos nervosos provenientes do tronco encefálico para provocar *movimentos automáticos* e ajudam a coordenar os movimentos corporais com os estímulos visuais. As vias indiretas também mantêm o tônus da musculatura esquelética, mantêm a contração dos músculos posturais e têm participação importante no equilíbrio ao regular o tônus muscular em resposta aos movimentos da cabeça.

Reflexos e arcos reflexos

A segunda contribuição da medula espinal para a homeostasia é sua atuação como centro integrador de alguns reflexos. Um **reflexo** é uma sequência rápida, involuntária e não planejada de ações que ocorrem em resposta a um estímulo específico. Alguns reflexos são inatos, como afastar a mão de uma superfície quente antes da percepção consciente do calor. Outros reflexos são aprendidos ou adquiridos. Por exemplo, a pessoa aprende muitos reflexos enquanto aprende a dirigir um veículo automotivo. Pisar no freio em uma emergência é um exemplo de reflexo adquirido. Quando a integração ocorre na substância cinzenta da medula espinal, o reflexo é denominado **reflexo espinal**. Um exemplo é o conhecido reflexo patelar. Se a integração ocorrer no tronco encefálico em vez de ocorrer na medula espinal, o reflexo é denominado **reflexo craniano**. Um exemplo é a movimentação dos olhos quando a pessoa está lendo uma frase impressa em um livro. A pessoa está provavelmente mais consciente dos **reflexos somáticos**, que envolvem a contração de músculos esqueléticos. Igualmente importantes, no entanto, são os **reflexos autônomos** (*viscerais*), que geralmente não são percebidos de modo consciente; eles envolvem respostas da musculatura lisa, do músculo cardíaco e das glândulas. Como será mostrado no Capítulo 15, funções corporais como frequência cardíaca, digestão, micção e defecação são controladas pelo sistema nervoso autônomo via reflexos autônomos.

Os impulsos nervosos que se propagam para o sistema nervoso central, no seu interior e para fora dele, seguem vias específicas que dependem do tipo de informação, de sua origem e de seu destino. A via seguida pelos impulsos nervosos que produzem um reflexo é denominada **arco reflexo**. Um arco reflexo inclui os seguintes componentes funcionais (**Figura 13.13**):

1. **Receptor sensitivo.** A extremidade distal de um neurônio sensitivo (dendrito) ou uma estrutura sensitiva associada atua como receptor sensitivo; responde a um **estímulo** específico – uma modificação do ambiente interno ou externo – produzindo um potencial graduado denominado potencial gerador (ou receptor) (descrito na Seção 16.1). Se um potencial gerador atingir o limiar de despolarização, deflagrará um ou mais impulsos nervosos no neurônio sensitivo.

2. **Neurônio sensitivo.** Os impulsos nervosos se propagam a partir do receptor sensitivo, ao longo do axônio do neurônio sensitivo, para as terminações axônicas, que estão localizadas na substância cinzenta da medula espinal ou do tronco encefálico. A partir daí, neurônios de retransmissão enviam impulsos nervosos para a área do encéfalo que viabiliza a conscientização de que ocorreu o reflexo.

3. **Centro integrador.** Uma ou mais regiões de substância cinzenta na parte central do sistema nervoso atuam como centro integrador. No tipo mais simples de reflexo, o centro integrador é uma sinapse única entre um neurônio sensitivo e um neurônio motor. Uma via reflexa que tem apenas uma sinapse no sistema nervoso central é denominada **arco reflexo monossináptico**. Mais frequentemente, o centro integrador consiste em um ou mais interneurônios, que retransmitem impulsos para outros interneurônios, bem como para um neurônio motor. Um **arco reflexo polissináptico** envolve mais de dois tipos de neurônios e mais de uma sinapse no sistema nervoso central.

4. **Neurônio motor.** Impulsos deflagrados pelo centro integrador se propagam para fora do sistema nervoso central ao longo de um neurônio motor para a parte efetora do corpo.

5. **Efetor.** A parte do corpo que responde ao impulso nervoso motor, como um músculo ou uma glândula, é o efetor e sua ação é denominada reflexo. Se o efetor for um músculo esquelético, o reflexo é denominado **reflexo somático**. Se o efetor for um músculo liso, o músculo cardíaco ou uma glândula, trata-se de um **reflexo autônomo** (*visceral*).

Como os reflexos são, normalmente, muito previsíveis, eles fornecem informações úteis sobre a saúde do sistema nervoso e ajudam bastante no diagnóstico de doenças. Dano ou patologia em algum ponto de um arco reflexo pode tornar o reflexo anormal ou pode até abolir o reflexo. Por exemplo, a percussão do ligamento da patela provoca normalmente extensão reflexa da articulação do joelho. A ausência do reflexo patelar poderia indicar lesão dos neurônios sensitivos ou motores ou uma lesão na região lombar da medula espinal. De modo geral, os reflexos somáticos podem ser testados por meio de percussão ou estimulação superficial da superfície corporal.

A seguir, serão descritos quatro importantes reflexos espinais somáticos: o reflexo de estiramento, o reflexo tendinoso, o reflexo flexor (de retirada) e o reflexo extensor cruzado.

Reflexo de estiramento.
Um **reflexo de estiramento** causa contração de um músculo esquelético (o efetor) em resposta ao estiramento (alongamento) do músculo. Esse tipo de reflexo se dá via arco reflexo monossináptico. O reflexo pode ocorrer por ativação de um único neurônio sensitivo que forma uma sinapse no sistema nervoso central com um único neurônio motor. Reflexos de estiramento podem ser provocados por percussão de tendões conectados aos músculos nas articulações do cotovelo, punho, joelho e tornozelo. Um exemplo de reflexo de estiramento é o reflexo patelar, que é descrito no boxe *Correlação clínica: Reflexos e diagnóstico* mais adiante neste capítulo.

FIGURA 13.13 **Componentes gerais de um arco reflexo.** As setas mostram o sentido da propagação do impulso nervoso.

Um reflexo é uma sequência rápida e previsível de ações involuntárias que ocorrem em resposta a determinadas modificações no ambiente.

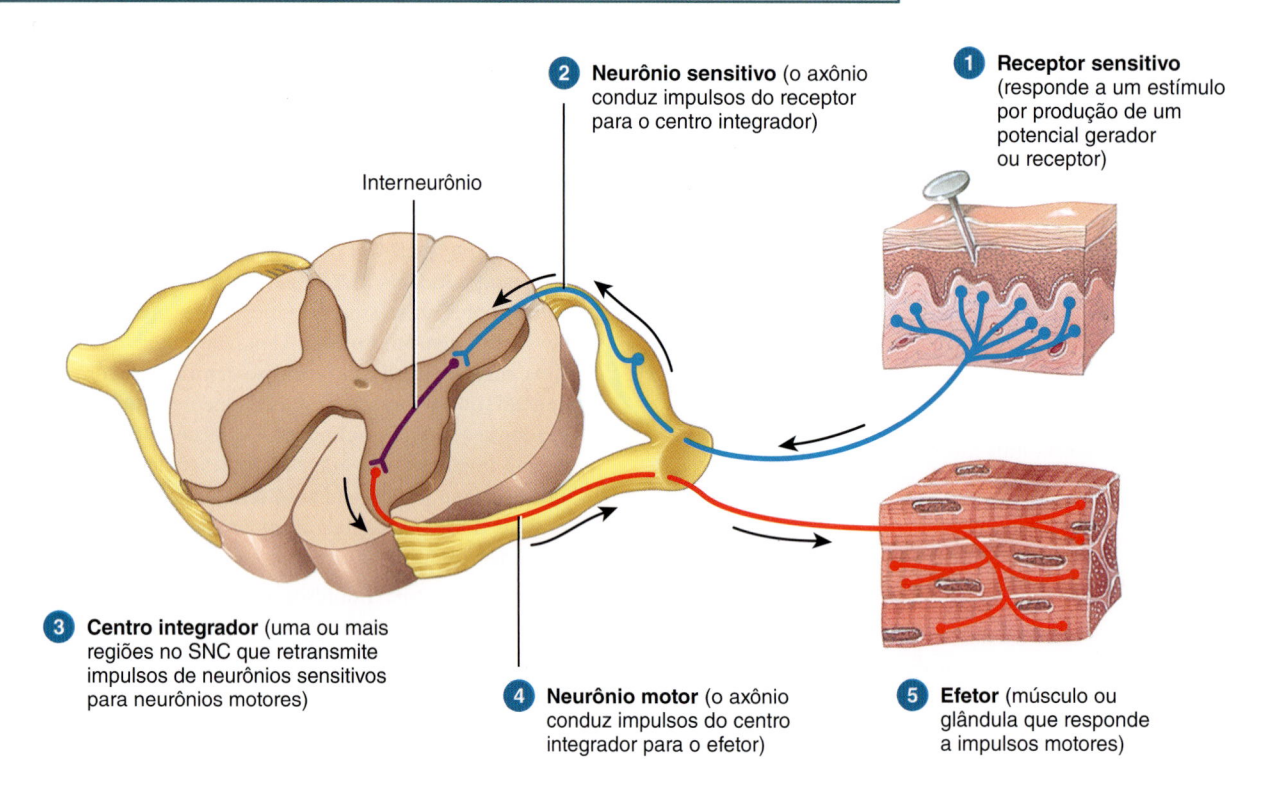

1 **Receptor sensitivo** (responde a um estímulo por produção de um potencial gerador ou receptor)

2 **Neurônio sensitivo** (o axônio conduz impulsos do receptor para o centro integrador)

Interneurônio

3 **Centro integrador** (uma ou mais regiões no SNC que retransmite impulsos de neurônios sensitivos para neurônios motores)

4 **Neurônio motor** (o axônio conduz impulsos do centro integrador para o efetor)

5 **Efetor** (músculo ou glândula que responde a impulsos motores)

? O que desencadeia um impulso nervoso em um neurônio sensitivo? Qual divisão do sistema nervoso inclui todos os centros integradores de reflexos?

Um reflexo de estiramento funciona da seguinte maneira (**Figura 13.14**):

1 Alongamento discreto de um músculo estimula receptores sensitivos no músculo denominados **fusos musculares** (mostrados com mais detalhes na **Figura 16.4**). Os fusos musculares monitoram as alterações do comprimento do músculo.

2 Em resposta ao alongamento (estiramento), um fuso muscular gera um ou mais impulsos nervosos que se propagam ao longo de um neurônio sensitivo somático através da raiz posterior do nervo espinal e para a medula espinal.

3 Na medula espinal (centro integrador), o neurônio sensitivo faz uma sinapse excitatória com um neurônio motor, no corno anterior de substância cinzenta e o ativa.

4 Se a excitação for forte suficiente, um ou mais impulsos nervosos se originarão no neurônio motor e se propagarão, ao longo de seu axônio, que se estende da medula espinal para a raiz anterior e via nervos periféricos para o músculo estimulado. As terminações axônicas do neurônio motor formam junções neuromusculares (JNMs) com as fibras de músculo esquelético estirado.

5 A acetilcolina liberada por impulsos nervosos nas JNM deflagra um ou mais impulsos nervosos no músculo alongado (efetor) com consequente contração. Portanto, o estiramento (alongamento) muscular é seguido por contração muscular, que alivia esse estiramento.

No arco reflexo descrito, impulsos nervosos sensitivos penetram na medula espinal do mesmo lado da saída dos impulsos nervosos motores. Esse arranjo é denominado **reflexo ipsilateral**. Todos os reflexos monossinápticos são ipsilaterais.

Além dos neurônios motores de grande diâmetro que suprem fibras musculares esqueléticas típicas, neurônios motores de menor diâmetro suprem fibras musculares especializadas menores no interior dos fusos musculares. O encéfalo regula a sensibilidade dos fusos musculares por meio de vias para esses neurônios motores menores. Essa regulação assegura sinalização apropriada dos fusos musculares em uma ampla gama de comprimentos musculares durante contrações voluntárias e reflexas. Ao ajustar quão vigorosamente um fuso muscular reage ao estiramento, o encéfalo estabelece um nível global de **tônus muscular**, que é o pequeno grau de contração existente enquanto o músculo está em repouso. Como o estímulo para o reflexo de estiramento é o alongamento do músculo, esse reflexo ajuda a evitar lesão porque impede o alongamento excessivo dos músculos.

Embora a via do reflexo de estiramento seja monossináptica (apenas dois neurônios e uma sinapse), um arco reflexo polissináptico para os músculos antagonistas atua ao mesmo tempo. Esse arco envolve três neurônios e duas sinapses. Um colateral (ramo) do neurônio sensitivo do fuso muscular também faz sinapse com um interneurônio inibitório no centro integrador. O interneurônio, por sua vez, faz sinapse com um neurônio motor (e o inibe) que normalmente excita os músculos antagonistas (**Figura 13.14**).

Portanto, quando o músculo estirado se contrai durante um reflexo de estiramento, há relaxamento dos músculos antagonistas que se opõem à contração. Esse tipo de arranjo, no qual os componentes de um circuito neural causam simultaneamente contração de um músculo e relaxamento de seus antagonistas, é denominado **inervação recíproca**. A inervação recíproca impede o conflito entre músculos com funções opostas (antagonistas) e é crucial na coordenação dos movimentos corporais.

Colaterais axônicos do neurônio sensitivo do fuso muscular também retransmitem impulsos nervosos para o encéfalo em vias ascendentes específicas. Desse modo, o encéfalo recebe informações sobre o estado de estiramento (alongamento) ou contração dos músculos esqueléticos, possibilitando a coordenação dos movimentos musculares. Os impulsos nervosos que seguem para o encéfalo também possibilitam a percepção consciente da ocorrência do reflexo.

O reflexo de estiramento também ajuda a manter a postura corporal. Por exemplo, se uma pessoa em posição ortostática começa a se inclinar para a frente, os músculos gastrocnêmio e outros da panturrilha são alongados. Consequentemente, são iniciados reflexos de estiramento nesses músculos, promovendo a sua contração e restabelecendo a posição ortostática da pessoa. Tipos semelhantes de reflexo de estiramento ocorrem nos músculos da face anterior da perna quando a pessoa em posição ortostática começa a se inclinar para trás.

Reflexo tendinoso. O reflexo de estiramento atua como um mecanismo de f*eedback* para controlar o comprimento muscular ao provocar contração muscular. Em contrapartida, o **reflexo tendinoso** atua como mecanismo de *feedback* para controlar a tensão muscular ao promover relaxamento muscular antes que ocorra ruptura dos tendões. Embora o reflexo tendinoso seja menos

FIGURA 13.14 **Reflexo de estiramento**. Esse arco reflexo monossináptico tem apenas uma sinapse no sistema nervoso central – entre um neurônio sensitivo e um neurônio motor. Também é mostrado um arco reflexo polissináptico para os músculos antagonistas, que inclui duas sinapses no sistema nervoso central e um interneurônio. Sinais (+) indicam sinapses excitatórias; o sinal (–) indica uma sinapse inibitória.

O reflexo de estiramento causa contração de um músculo que estava alongado.

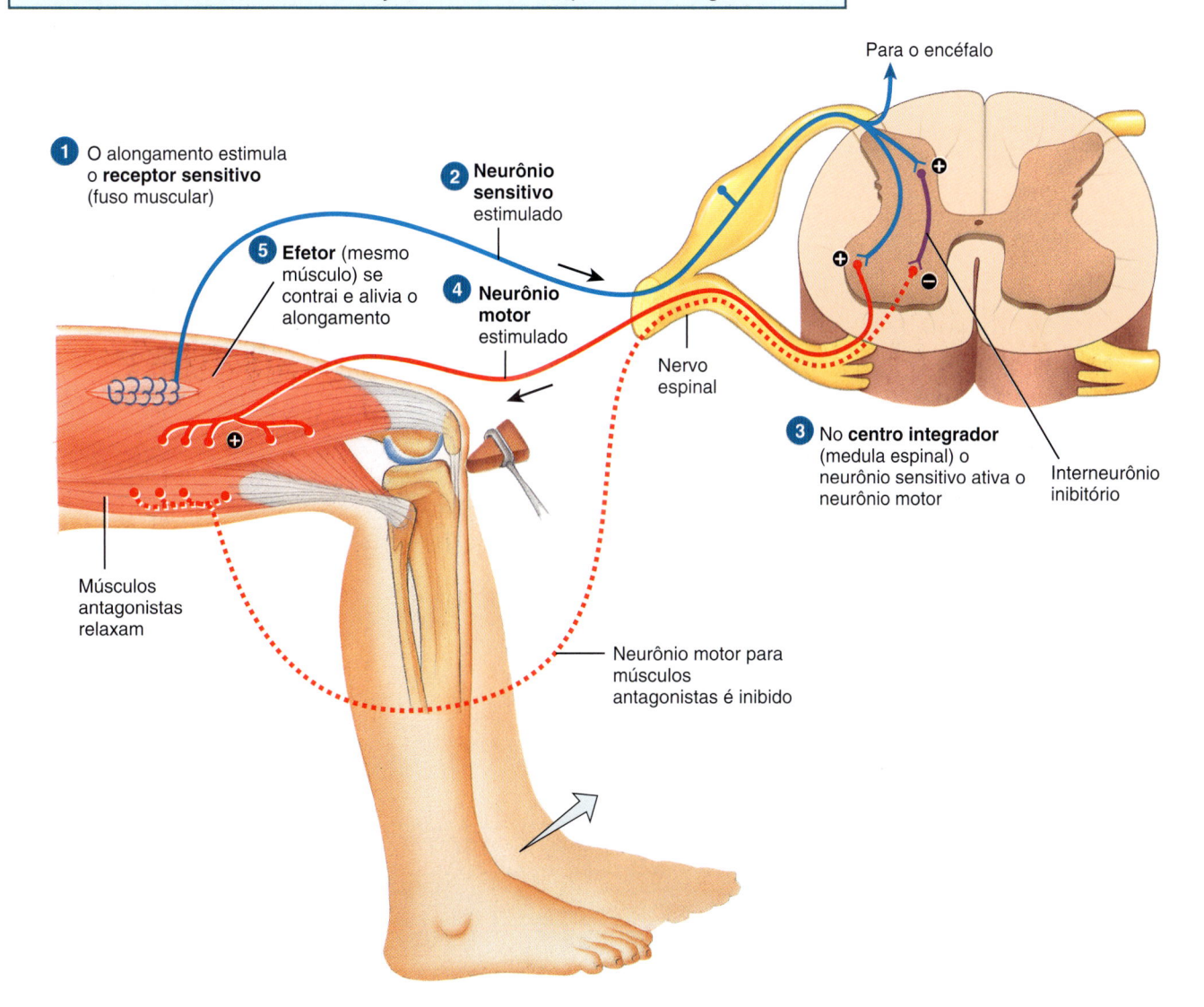

1. O alongamento estimula o **receptor sensitivo** (fuso muscular)
2. **Neurônio sensitivo** estimulado
3. No **centro integrador** (medula espinal) o neurônio sensitivo ativa o neurônio motor
4. **Neurônio motor** estimulado
5. **Efetor** (mesmo músculo) se contrai e alivia o alongamento

Para o encéfalo

Nervo espinal

Interneurônio inibitório

Músculos antagonistas relaxam

Neurônio motor para músculos antagonistas é inibido

? O que torna isso um reflexo ipsilateral?

sensível do que o reflexo de estiramento, ele consegue sobrepujar o reflexo de estiramento quando a tensão é grande, fazendo com que a pessoa solte um objeto pesado demais, por exemplo. Como o reflexo de estiramento, o reflexo tendinoso é ipsilateral. Os receptores sensitivos desse reflexo são denominados **órgãos tendinosos** (*órgãos de Golgi*) (mostrados em mais detalhes na **Figura 16.4**), que estão localizados em um tendão próximo a sua junção com um músculo. Ao contrário dos fusos musculares, que são sensíveis a alterações do comprimento muscular, os órgãos tendinosos detectam e respondem a alterações da tensão muscular que são causadas por estiramento passivo ou contração muscular.

Um reflexo tendinoso atua da seguinte maneira (**Figura 13.15**):

1. À medida que aumenta a tensão aplicada a um tendão, o órgão tendinoso (receptor sensitivo) é estimulado (despolarizado até o limiar).

2. Impulsos nervosos são gerados e se propagam para a medula espinal por um neurônio sensitivo.

3. Na medula espinal (centro integrador), o neurônio sensitivo ativa um interneurônio inibitório que faz sinapse com um neurônio motor.

4. O neurotransmissor inibitório inibe (hiperpolariza) o neurônio motor, que gera então menos impulsos nervosos.

5. O músculo relaxa e alivia a tensão excessiva.

Assim, à medida que aumenta a tensão no órgão tendinoso, a frequência de impulsos inibitórios também aumenta; a inibição dos neurônios motores para o músculo desenvolvendo tensão excessiva (efetor) provoca relaxamento do músculo. Dessa forma, o reflexo tendinoso protege o tendão e o músculo de lesão por tensão excessiva.

FIGURA 13.15 **Reflexo tendinoso**. Esse arco reflexo é polissináptico – mais de uma sinapse no sistema nervoso central e mais de dois neurônios diferentes estão envolvidos na via. O neurônio sensitivo faz sinapse com dois interneurônios. Um interneurônio inibitório causa relaxamento do efetor e interneurônio estimulador provoca contração do músculo antagonista. Os sinais (+) indicam sinapses excitatórias, enquanto os sinais (−) indicam sinapses inibitórias.

O reflexo tendinoso provoca relaxamento do músculo inserido no órgão tendinoso estimulado.

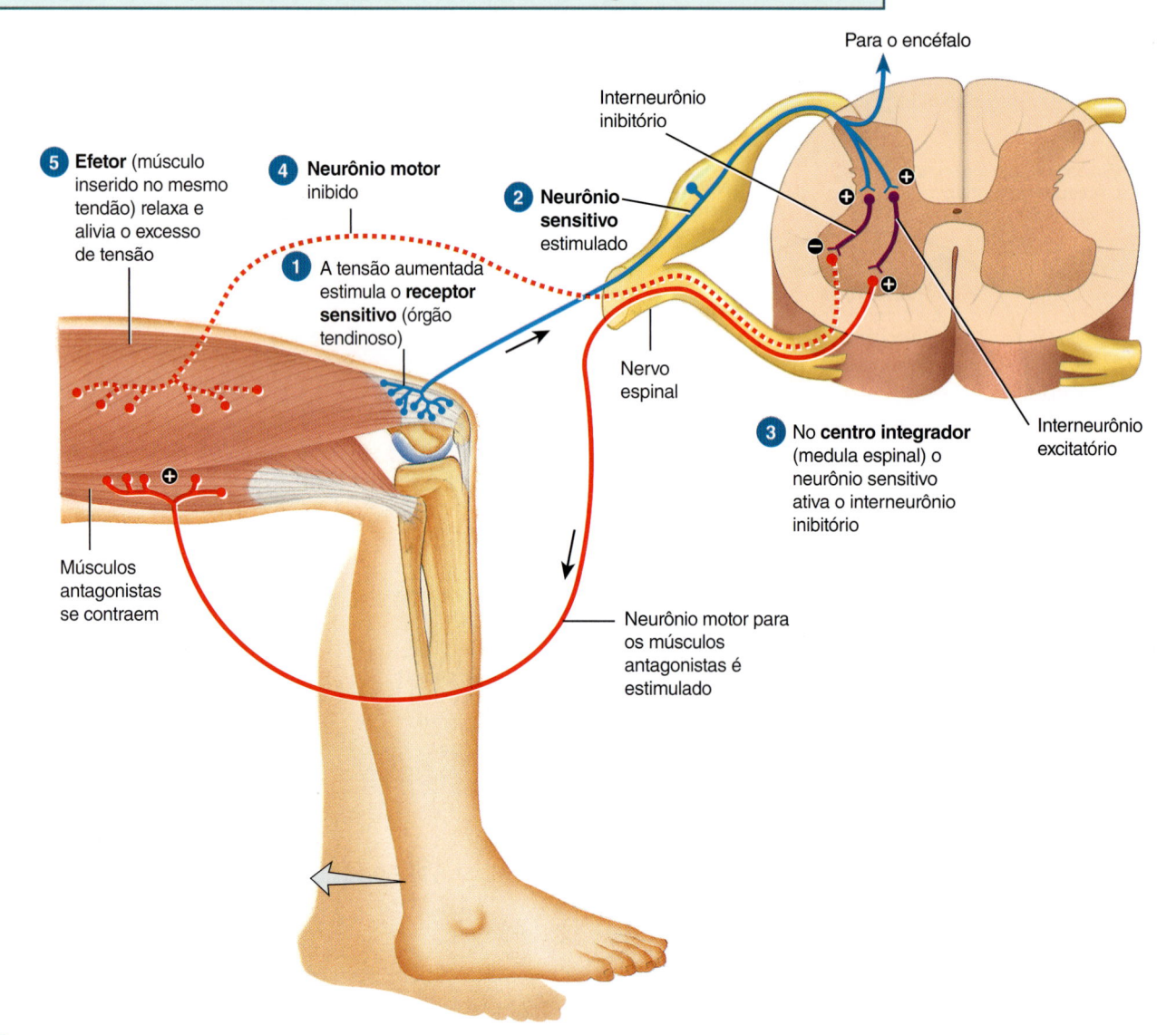

? O que é inervação recíproca?

CAPÍTULO 13 A Medula Espinal e os Nervos Espinais 485

Observe que na **Figura 13.15** o neurônio sensitivo do órgão tendinoso também faz sinapse com um interneurônio excitatório na medula espinal. O interneurônio excitatório, por sua vez, faz sinapse com neurônios motores que controlam os músculos antagonistas. Portanto, enquanto o reflexo tendinoso promove relaxamento do músculo ligado ao órgão tendinoso, também deflagra a contração dos músculos antagonistas. Aqui temos outro exemplo de inervação recíproca. O neurônio sensitivo também retransmite impulsos nervosos para o encéfalo via tratos sensitivos, informando o estado de tensão muscular em todo o corpo.

Reflexos de retirada (flexor) e extensor cruzado.

Outro reflexo envolvendo um arco reflexo polissináptico ocorre, quando, por exemplo, uma pessoa pisa em um prego. Em resposta a esse estímulo álgico, a pessoa imediatamente flexiona a perna. Esse reflexo, denominado **reflexo flexor** ou reflexo de retirada, atua da seguinte maneira (**Figura 13.16**):

1. Pisar em um prego estimula os dendritos (receptor sensitivo) de um neurônio sensível à dor.
2. Esse neurônio sensitivo gera, então, impulsos nervosos, que se propagam para a medula espinal

FIGURA 13.16 **Reflexo flexor (de retirada)**. Os sinais positivos (+) indicam sinapses excitatórias.

O reflexo flexor provoca afastamento de uma parte do corpo em resposta a um estímulo doloroso.

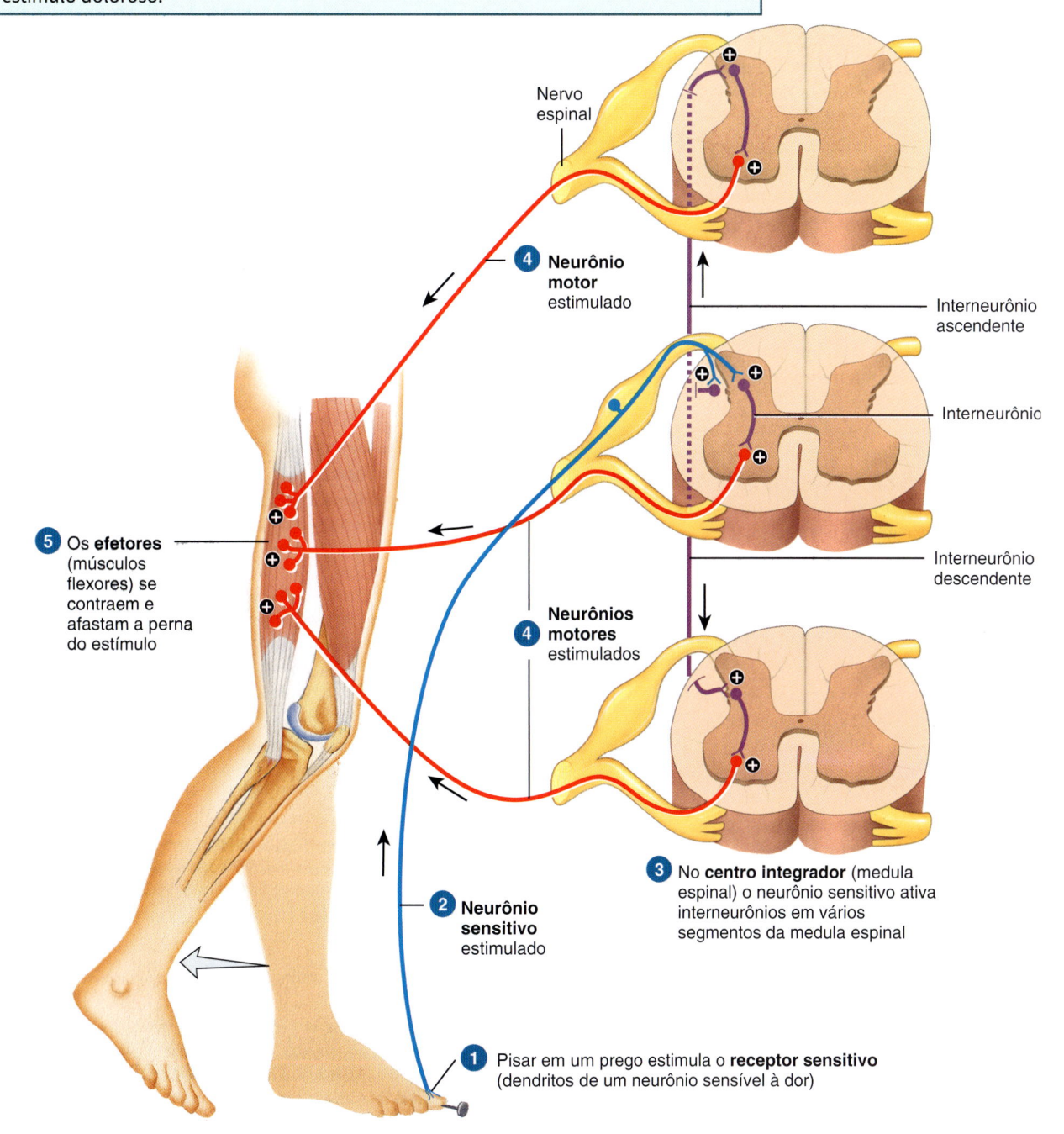

- Nervo espinal
- 4 **Neurônio motor** estimulado
- Interneurônio ascendente
- Interneurônio
- 5 Os **efetores** (músculos flexores) se contraem e afastam a perna do estímulo
- Interneurônio descendente
- 4 **Neurônios motores** estimulados
- 2 **Neurônio sensitivo** estimulado
- 3 No **centro integrador** (medula espinal) o neurônio sensitivo ativa interneurônios em vários segmentos da medula espinal
- 1 Pisar em um prego estimula o **receptor sensitivo** (dendritos de um neurônio sensível à dor)

? Por que o reflexo flexor é classificado como arco reflexo intersegmentar?

③ Na medula espinal (centro integrador), o neurônio sensitivo ativa interneurônios que se estendem para vários segmentos da medula espinal.

④ Os interneurônios ativam neurônios motores em vários segmentos da medula espinal. Como resultado, os neurônios motores geram impulsos nervosos, que se propagam para as terminações axônicas.

⑤ A acetilcolina liberada pelos neurônios motores promove contração dos músculos flexores na coxa (efetores), provocando afastamento do membro inferior do estímulo álgico. Esse reflexo é protetor porque a contração dos músculos flexores afasta o membro da origem do estímulo possivelmente danoso.

O reflexo flexor, como o reflexo de estiramento, é ipsilateral – os impulsos aferentes e eferentes se propagam do mesmo lado da medula espinal. O reflexo flexor também ilustra outro aspecto dos arcos reflexos polissinápticos. O afastamento do membro superior ou inferior de um estímulo álgico envolve a contração de mais de um grupo muscular. Portanto, vários neurônios motores precisam transmitir simultaneamente impulsos para vários músculos do membro superior ou inferior. Como os impulsos nervosos de um neurônio sensitivo ascendem e descem na medula espinal e ativam interneurônios em vários segmentos da medula espinal, esse tipo de reflexo é denominado **arco reflexo intersegmentar**. Graças aos arcos reflexos intersegmentares, um único neurônio sensitivo consegue ativar vários neurônios motores, estimulando assim mais de um efetor. O reflexo de estiramento monossináptico, em contrapartida, envolve músculos que recebem impulsos nervosos de um segmento apenas da medula espinal.

Quando a pessoa pisa em um prego também ocorre o seguinte: ela começa a perder o equilíbrio quando o peso do corpo é deslocado para o outro pé. Além de desencadear o reflexo flexor que afasta o membro do estímulo álgico, os impulsos álgicos provenientes do local de contato com o prego também deflagram um **reflexo extensor cruzado** para ajudar a manter o equilíbrio; isso ocorre da seguinte maneira (**Figura 13.17**):

① Pisar em um prego estimula o receptor sensitivo de um neurônio sensível à dor no pé direito.

② Esse neurônio sensitivo gera, então, impulsos nervosos, que se propagam para a medula espinal.

③ Na medula espinal (centro integrador), o neurônio sensitivo ativa vários interneurônios que fazem sinapse com neurônios motores no lado esquerdo de vários segmentos da medula espinal. Portanto, os sinais de dor aferentes cruzam para o lado oposto via interneurônios nesse nível e em alguns níveis acima e abaixo do ponto de entrada na medula espinal.

④ Os interneurônios estimulam neurônios motores em vários segmentos da medula espinal que inervam músculos extensores. Os neurônios motores, por sua vez, geram mais impulsos nervosos, que se propagam para as terminações axônicas.

⑤ A acetilcolina liberada pelos neurônios motores provoca a contração dos músculos extensores na coxa (efetores) do membro esquerdo não estimulado, resultando em extensão do membro inferior esquerdo. Dessa forma, o peso corporal pode ser colocado no pé que precisa sustentar todo o corpo. Um reflexo comparável ocorre quando há estimulação do membro inferior esquerdo ou do membro superior direito ou esquerdo.

Correlação clínica

Reflexos e diagnóstico

Os reflexos são, com frequência, usados para diagnosticar transtornos do sistema nervoso e para localização da lesão. Se um reflexo desaparece ou se torna anormal, o médico pode suspeitar que a lesão está localizada ao longo de uma via de condução específica. Muitos reflexos somáticos podem ser testados de modo muito simples com um martelo de percussão. Entre os reflexos somáticos de importância clínica estão os seguintes:

- **Reflexo patelar.** Esse reflexo de estiramento envolve a extensão do membro inferior na articulação do joelho por contração do músculo quadríceps femoral em resposta à percussão do ligamento da patela com um martelo de reflexo (ver **Figura 13.14**). Esse reflexo é bloqueado por danos aos nervos sensitivos ou motores que suprem o músculo ou os centros integradores no segundo, no terceiro ou no quarto segmentos lombares da medula espinal. Com frequência, não é detectado em pessoas com diabetes melito ou neurossífilis, porque esses dois distúrbios provocam degeneração dos nervos. O reflexo patelar está exacerbado em casos de lesão ou doença envolvendo determinados tratos motores descendentes de centros encefálicos para a medula espinal

- **Reflexo aquileu.** Esse reflexo de estiramento envolve flexão plantar por contração dos músculos gastrocnêmio e sóleo em resposta à percussão do tendão do calcâneo (tendão de Aquiles). O desaparecimento do reflexo aquileu indica lesão dos nervos que suprem os músculos posteriores da perna ou dos neurônios na região lombossacral da medula espinal. Esse reflexo também pode desaparecer em pessoas com diabetes melito, neurossífilis, alcoolismo e hemorragia subaracnóidea. A exacerbação do reflexo aquileu indica compressão da região cervical da medula espinal ou lesão dos tratos motores do primeiro ou do segundo segmento sacral da medula espinal

- **Sinal de Babinski** ou *reflexo plantar extensor*. Esse reflexo é induzido por estimulação delicada da margem externa (lateral) da planta do pé; ocorre extensão do hálux associada ou não a abdução dos outros dedos do pé. Esse fenômeno ocorre normalmente em crianças com menos de 18 meses de idade e é consequência da mielinização incompleta das fibras do trato corticospinal. Um sinal de Babinski positivo após essa idade é considerado anormal e indica interrupção do trato corticospinal como resultado de uma lesão, habitualmente na parte superior. A resposta normal após os 18 meses de idade é o **reflexo de flexão plantar**, ou *sinal de Babinski ausente* – flexão de todos os dedos do pé

- **Reflexo cutâneo abdominal.** Esse reflexo envolve a contração dos músculos que comprimem a parede do abdome após estimulação da parede lateral do abdome. A resposta é a contração da musculatura abdominal com deslocamento do umbigo em direção ao estímulo. O desaparecimento desse reflexo está associado a lesão dos tratos corticospinais; também pode desaparecer em casos de lesão dos nervos periféricos, lesões dos centros integradores na parte torácica da medula espinal ou na esclerose múltipla.

A maioria dos reflexos autônomos não constitui ferramentas diagnósticas práticas por causa da dificuldade para estimular efetores viscerais, cuja localização é profunda no corpo. Uma exceção é o reflexo pupilar à luz, no qual o diâmetro das pupilas dos olhos diminui quando há exposição à luz. Como o arco reflexo inclui sinapses nas partes inferiores do encéfalo, a **ausência de reflexo pupilar à luz** indica lesão ou dano encefálico.

FIGURA 13.17 **Reflexo extensor cruzado.** O arco reflexo flexor é mostrado (à esquerda) para comparação com o arco reflexo extensor cruzado. Os sinais (+) indicam sinapses excitatórias.

Um reflexo extensor cruzado causa contração dos músculos que estendem as articulações no membro oposto ao estímulo doloroso.

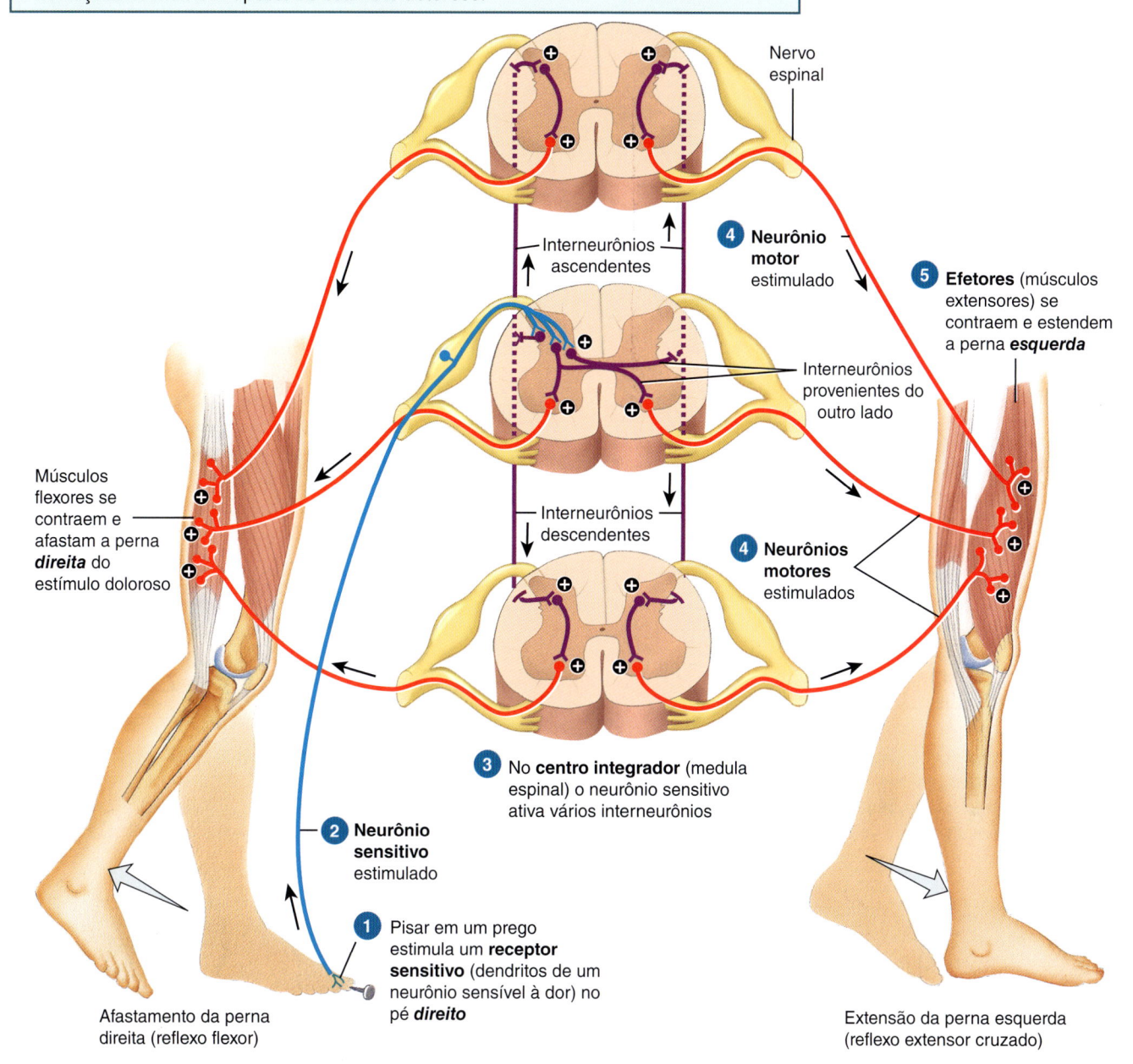

- Interneurônios ascendentes
- Nervo espinal
- **4** **Neurônio motor** estimulado
- **5** **Efetores** (músculos extensores) se contraem e estendem a perna *esquerda*
- Interneurônios provenientes do outro lado
- Músculos flexores se contraem e afastam a perna *direita* do estímulo doloroso
- Interneurônios descendentes
- **4** **Neurônios motores** estimulados
- **3** No **centro integrador** (medula espinal) o neurônio sensitivo ativa vários interneurônios
- **2** **Neurônio sensitivo** estimulado
- **1** Pisar em um prego estimula um **receptor sensitivo** (dendritos de um neurônio sensível à dor) no pé *direito*

Afastamento da perna direita (reflexo flexor)

Extensão da perna esquerda (reflexo extensor cruzado)

? Por que o reflexo extensor cruzado é denominado arco reflexo contralateral?

Ao contrário do reflexo flexor, que é ipsilateral, o reflexo extensor cruzado envolve um **arco reflexo contralateral**: impulsos sensitivos entram em um lado da medula espinal e impulsos motores saem do lado oposto. Portanto, o reflexo extensor cruzado sincroniza a extensão do membro contralateral com a flexão (afastamento) do membro estimulado. Inervação recíproca ocorre tanto no reflexo flexor quanto no reflexo extensor cruzado. No reflexo flexor, quando os músculos flexores de um membro que recebeu estímulo álgico estão se contraindo, os músculos extensores do mesmo membro estão se relaxando em algum grau. Se os dois grupos de músculos fossem contraídos ao mesmo tempo, os dois grupos de músculos tracionariam os ossos em sentidos opostos e isso imobilizaria o membro. Por causa da inervação recíproca, um grupo de músculos se contrai enquanto o outro relaxa.

Teste rápido

12. Quais tratos da medula espinal são ascendentes? Quais são os tratos descendentes?
13. Quais são as diferenças e as semelhanças entre os reflexos somáticos e autônomos?
14. Descreva o mecanismo e a função do reflexo de estiramento, do reflexo tendinoso, do reflexo de retirada (flexor) e do reflexo extensor cruzado.
15. Qual é o significado dos seguintes termos em relação aos arcos reflexos? Monossináptico, ipsilateral, polissináptico, intersegmentar, contralateral e inervação recíproca.

Distúrbios: desequilíbrios homeostáticos

A medula espinal pode ser lesionada de várias maneiras. Os desfechos variam de pouco ou nenhum déficit neurológico a longo prazo até déficits significativos e até mesmo morte.

Lesões traumáticas

A maioria das **lesões da medula espinal** é consequente a traumatismo como resultado de acidentes automobilísticos, quedas, esportes de contato, mergulho e atos de violência. Os efeitos da lesão dependem da magnitude do traumatismo direto na medula espinal ou da compressão da medula espinal por vértebras fraturadas ou deslocadas ou coágulos sanguíneos. Embora qualquer segmento da medula espinal possa ser comprometido, os locais mais comuns são as regiões cervical, torácica inferior e lombar superior. De acordo com a localização e a extensão da lesão da medula espinal pode haver paralisia. **Monoplegia** é a paralisia de apenas um membro. **Diplegia** é a paralisia dos dois membros superiores ou dos dois membros inferiores. **Paraplegia** é a paralisia dos dois membros inferiores. **Hemiplegia** é a paralisia do membro superior, do tronco e do membro inferior de um lado do corpo, e **tetraplegia** é a paralisia dos quatro membros.

Transecção da medula espinal significa que a medula espinal foi seccionada de um lado ao outro, com consequente secção de todos os tratos sensitivos e motores; resulta em perda de toda a sensibilidade e do movimento voluntário abaixo do nível da transecção. A pessoa terá perda permanente de todas as sensações nos dermátomos abaixo da lesão porque os impulsos nervosos ascendentes não conseguem se propagar para o encéfalo. Ao mesmo tempo, todas as contrações musculares voluntárias desaparecem abaixo da transecção porque os impulsos nervosos descendentes provenientes do encéfalo também não conseguem se propagar. A extensão da paralisia dos músculos esqueléticos depende do nível da lesão. Quanto mais próximo da cabeça, maior a área do corpo comprometida. A seguir mostramos quais funções musculares podem ser conservadas em níveis progressivamente mais baixos de transecção da medula espinal. (Esses são níveis da medula espinal, e não da coluna vertebral. É preciso lembrar que os níveis da medula espinal são diferentes dos níveis da coluna vertebral por causa do crescimento diferente da medula espinal e da coluna vertebral, sobretudo nos níveis mais baixos.)

- C1 a C3: nenhuma função é preservada abaixo do pescoço; é necessária ventilação mecânica; também é necessário o uso de cadeira de rodas elétrica com dispositivo controlado pela respiração, pela cabeça ou pelo ombro (ver **Figura A**)
- C4 a C5: diafragma, possibilita respiração
- C6 a C7: alguns músculos dos braços e do tórax, possibilitando a alimentação e alguma atividade ao vestir-se; é necessário uso de cadeira de rodas manual (ver **Figura B**)
- T1 a T3: conservação da função dos braços
- T4 a T9: controle do tronco acima do umbigo
- T10 a L1: a maioria dos músculos da coxa, possibilitando a deambulação com muletas axilares (ver **Figura C**)
- L1 a L2: a maioria dos músculos da perna, possibilitando a deambulação com muletas de antebraço (ver **Figura D**)

Hemissecção consiste na transecção parcial da medula espinal no lado direito ou no lado esquerdo. Após a hemissecção ocorrem três manifestações principais, conhecidas como *síndrome de Brown-Séquard*, abaixo do nível da lesão: (1) a lesão do funículo posterior (tratos sensitivos) provoca perda da propriocepção e da percepção tátil epicrítica do mesmo lado (ipsilateral) da lesão; (2) a lesão do trato corticospinal lateral (trato motor) causa paralisia ipsilateral e (3) o dano aos tratos espinotalâmicos (tratos sensitivos) provoca perda da sensibilidade térmico dolorosa no lado oposto (contralateral) à lesão.

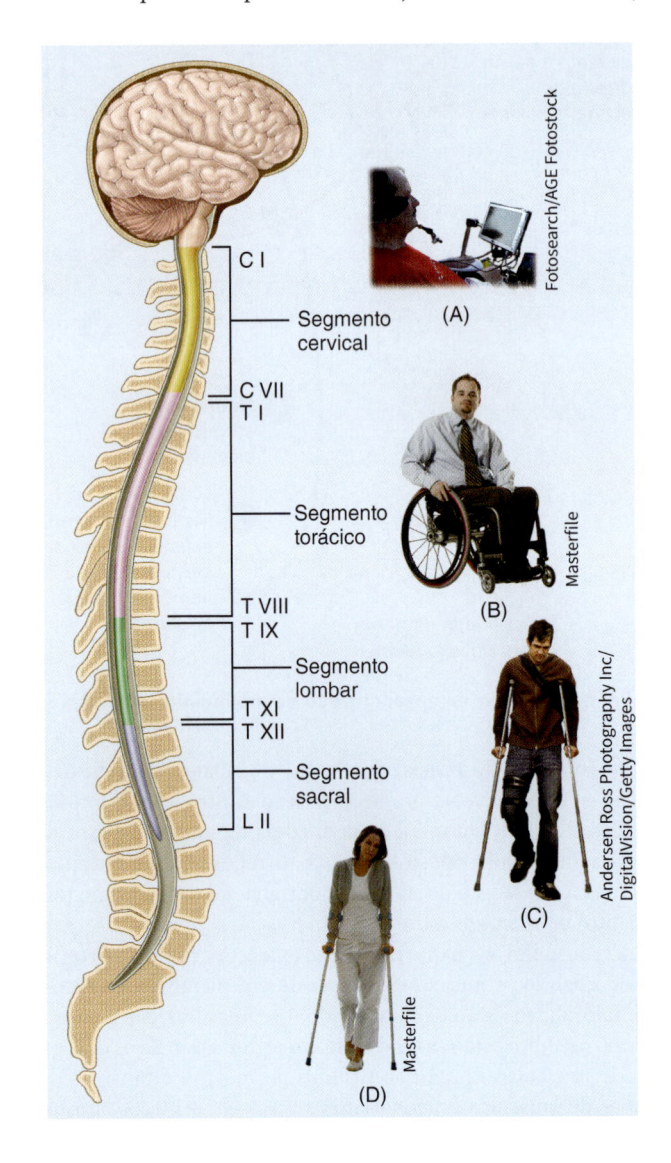

O choque espinal (choque medular) ocorre após transecção completa e graus variáveis de hemissecção. Essa é a resposta imediata à lesão medular e se caracteriza por **arreflexia** (ausência de reflexos) temporária. A arreflexia ocorre nas partes do corpo supridas pelos nervos espinais abaixo do nível da lesão. Sinais de choque espinal agudo incluem bradicardia (redução da frequência cardíaca), queda dos níveis de pressão arterial, paralisia flácida de músculos esqueléticos, perda das sensações somáticas e disfunção da bexiga urinária. O choque espinal pode surgir na primeira hora após a lesão e persistir por alguns minutos a vários meses. Após esse período a atividade reflexa retorna gradualmente.

Em muitos casos de lesão traumática da medula espinal, o desfecho do paciente pode ser melhorado se um corticosteroide anti-inflamatório (metilprednisolona) for administrado nas primeiras 8 horas após o agravo. O motivo é que o déficit neurológico é maior imediatamente após uma lesão traumática como resultado de edema (acúmulo de líquido nos tecidos) quando o sistema imune responde à lesão.

Compressão da medula espinal

Embora a medula espinal seja, normalmente, protegida pela coluna vertebral, determinados distúrbios comprimem a medula espinal e comprometem suas funções normais. A compressão da medula espinal pode resultar de fratura de vértebras, hérnias de discos intervertebrais, tumores, osteoporose ou infecções. Se a causa da compressão for determinada antes que ocorra destruição do tecido neural, a função da medula espinal geralmente retorna ao normal. Os sinais/sintomas variam de acordo com a localização e o grau de compressão e incluem dor, fraqueza ou paralisia e diminuição ou perda completa da sensibilidade abaixo do nível da lesão.

Doenças degenerativas

Várias **doenças degenerativas** comprometem as funções da medula espinal. Uma dessas doenças é a esclerose múltipla, cujos detalhes foram apresentados na Seção *Distúrbios: desequilíbrios homeostáticos*, no final do Capítulo 12. Outra doença degenerativa de evolução progressiva é a esclerose lateral amiotrófica (doença de Lou Gehrig), que compromete os neurônios motores do encéfalo e da medula espinal e resulta em fraqueza e atrofia dos músculos. Detalhes sobre essa patologia são apresentados no boxe *Correlação clínica: esclerose lateral amiotrófica*, no Capítulo 16.

Herpes-zóster

Herpes-zóster é uma infecção aguda da parte periférica do sistema nervoso causada pelo vírus varicela-zóster (VZV). Após uma pessoa se recuperar da varicela (catapora), o vírus permanece latente em um gânglio sensitivo do nervo espinal. Se o vírus for reativado, o sistema imune geralmente impede sua disseminação. Contudo, o vírus reativado ocasionalmente sobrepuja um sistema imune debilitado, sai do gânglio e se desloca pelos neurônios sensitivos da pele (transporte axonal rápido descrito na Seção 12.2). O resultado é dor, alteração da coloração da pele e uma linha característica de bolhas na pele. A linha de bolhas acompanha a distribuição (dermátomo) do nervo sensitivo cutâneo específico associado ao gânglio sensitivo do nervo espinal (da raiz dorsal) infectado. A vacinação contra herpes-zóster é preconizada para adultos com 60 anos de idade ou mais, independentemente do fato de eles terem contraído ou não varicela.

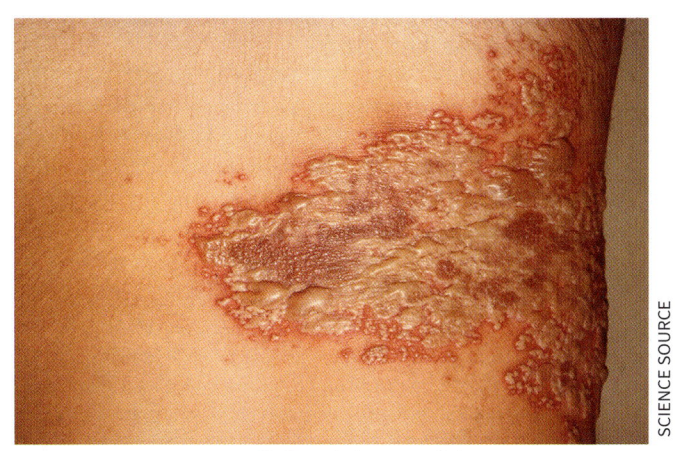

Bolhas do herpes-zóster

Poliomielite

A **poliomielite**, ou simplesmente pólio, é causada por um poliovírus. O início da doença é caracterizado por febre, cefaleia intensa, rigidez de nuca, rigidez do dorso, fraqueza e dor muscular profunda e desaparecimento de determinados reflexos somáticos. Na sua forma mais grave, o vírus provoca paralisia ao destruir os corpos celulares dos neurônios motores, especificamente aqueles localizados nos cornos anteriores da medula espinal e nos núcleos dos nervos cranianos. A poliomielite pode causar morte em decorrência de insuficiência respiratória ou cardíaca se o vírus invadir neurônios em centros vitais que controlam a respiração e as funções cardíacas no tronco encefálico. Mesmo após as vacinas contra poliomielite terem praticamente erradicado essa doença nos EUA, surtos de poliomielite ainda ocorrem no restante do planeta. Por causa das viagens internacionais, o poliovírus pode ser facilmente reintroduzido na América do Norte se os indivíduos não forem vacinados de modo apropriado.

Várias décadas após um episódio grave de poliomielite e da recuperação, alguns indivíduos desenvolvem uma condição denominada **síndrome pós-poliomielite (SPP)**. Esse transtorno neurológico é caracterizado por fraqueza muscular progressiva, fadiga extrema, perda funcional e dor, sobretudo nos músculos e nas articulações. A síndrome pós-poliomielite parece envolver degeneração lenta dos neurônios motores que suprem as fibras musculares. Fatores deflagradores parecem ser um episódio de queda, um acidente de pequenas proporções, uma intervenção cirúrgica ou repouso no leito por períodos prolongados. Causas possíveis incluem sobrecarga dos neurônios motores sobreviventes com o passar do tempo, diminuição do tamanho dos neurônios motores por causa da infecção viral inicial, reativação de partículas quiescentes do poliovírus, respostas imunomediadas, deficiências hormonais e toxinas ambientais. O tratamento consiste em exercícios físicos para fortalecimento da musculatura, administração de piridostigmina para reforçar a ação da acetilcolina na estimulação da contração muscular e administração de fatores de crescimento neuronal para estimular o crescimento de nervos e músculos.

Terminologia técnica

Anestesia (bloqueio) epidural. Injeção de um agente anestésico no espaço extradural, o espaço entre a dura-máter e a coluna vertebral, com o propósito de provocar perda temporária da sensibilidade. Essas injeções na região lombar são usadas para o controle da dor durante o parto.

Bloqueio nervoso. Perda da sensibilidade em uma região decorrente da injeção de um anestésico local; um exemplo é a anestesia local para procedimentos odontológicos.

Meningite. Inflamação das meninges em decorrência de infecção, geralmente causada por uma bactéria ou um vírus. Os sinais/sintomas incluem febre, cefaleia, rigidez de nuca, vômitos, confusão mental, letargia e sonolência. A meningite bacteriana é muito mais grave e é tratada com antibióticos. A meningite viral não tem, em geral, tratamento específico, mas a meningite por herpes-vírus pode ser tratada com aciclovir. A meningite bacteriana pode ser fatal se não for tratada imediatamente, já a meningite viral, em geral regride espontaneamente em 1 a 2 semanas. Já existem vacinas que protegem contra alguns tipos de meningite bacteriana.

Mielite. Inflamação da medula espinal.

Neuralgia. Episódios de dor ao longo de todo o trajeto de um nervo sensitivo ou de um ramo de nervo sensitivo.

Neurite. Inflamação de um ou vários nervos que resulta de irritação do nervo provocada por golpes diretos, fraturas ósseas, contusões ou ferimentos penetrantes. Outras causas incluem infecções, deficiência de vitaminas (geralmente tiamina) e venenos como monóxido de carbono, tetracloreto de carbono, metais pesados e alguns fármacos.

Parestesia. Sensação anormal, como queimação, cócegas ou formigamento, resultante de distúrbio de um nervo sensitivo

Revisão do capítulo

Conceitos essenciais

13.1 Anatomia da medula espinal

1. A medula espinal é protegida pela coluna vertebral, pelas meninges, pelo líquido cerebrospinal e pelos ligamentos denticulados.

2. As três meninges são revestimentos contínuos em torno da medula espinal e do encéfalo. Elas são denominadas dura-máter, aracnoide-máter e pia-máter.

3. A medula espinal começa como uma continuação do bulbo e termina aproximadamente na altura da segunda vértebra lombar (L II) no indivíduo adulto.

4. A medula espinal contém as intumescências cervical e lombossacral que servem como pontos de origem dos nervos para os membros.

5. A parte afunilada inferior da medula espinal é o cone medular, a partir do qual surge o filo terminal e a cauda equina.

6. Nervos espinais se conectam a cada segmento da medula espinal por duas raízes. A raiz posterior contém axônios sensitivos e a raiz anterior contém axônios de neurônios motores.

7. A fissura mediana anterior e o sulco mediano posterior dividem parcialmente a medula espinal em lados direito e esquerdo.

8. A substância cinzenta na medula espinal é dividida em cornos, e a substância branca é dividida em funículos. No centro da medula espinal está o canal central, que corre ao longo do comprimento da medula espinal.

9. As partes da medula espinal observadas no corte transversal são comissura cinzenta; canal central; cornos anterior, posterior e lateral (substância cinzenta); e funículos anterior, posterior e lateral (substância branca), que contêm tratos ascendentes e descendentes. Cada parte desempenha funções específicas.

10. A medula espinal transmite informações sensitivas e motoras por meio de tratos ascendentes e descendentes, respectivamente.

13.2 Nervos espinais

1. Os 31 pares de nervos espinais são nomeados e numerados de acordo com a região e o nível da medula espinal de onde emergem. Existem 8 pares de nervos cervicais, 12 pares de nervos torácicos, 5 pares de nervos lombares, 5 pares de nervos sacrais e 1 par de nervos coccígeos.

2. Nervos espinais são, tipicamente, conectados com a medula espinal por uma raiz posterior e uma raiz anterior. Todos os nervos espinais contêm axônios sensitivos e axônios motores (eles são nervos mistos).

3. Três revestimentos de tecido conjuntivo associados aos nervos espinais recebem a denominação de endoneuro, perineuro e epineuro.

4. As divisões de um nervo espinal incluem o ramo posterior, o ramo anterior, o ramo meníngeo e os ramos comunicantes.

5. Os ramos anteriores dos nervos espinais, com exceção de T2 a T12, formam redes de nervos denominadas plexos.

6. Ao emergir dos plexos os nervos recebem denominações que geralmente descrevem as regiões gerais que eles suprem ou a trajetória que eles seguem.

7. Ramos anteriores dos nervos T2 a T12 não formam plexo e são denominados nervos intercostais; eles são distribuídos diretamente para as estruturas que inervam nos espaços intercostais.

8. Neurônios sensitivos nos nervos espinais suprem segmentos específicos e constantes da pele denominados dermátomos.

9. O conhecimento dos dermátomos ajuda o médico a determinar qual segmento da medula espinal ou qual nervo espinal está danificado.

13.3 Plexo cervical

1. O plexo cervical é formado pelos ramos anteriores dos primeiros quatro nervos cervicais (C1 a C4), com contribuições de C5.

2. Os nervos do plexo cervical suprem a pele e os músculos da cabeça, do pescoço e da parte superior dos ombros; eles se conectam com alguns nervos cranianos e inervam o diafragma.

13.4 Plexo braquial

1. Os ramos anteriores dos nervos espinais C5 a C8 e T1 formam o plexo braquial.

2. Nervos do plexo braquial suprem os membros superiores e alguns músculos do pescoço e dos ombros.

13.5 Plexo lombar

1. Os ramos anteriores dos nervos espinais L1 a L4 formam o plexo lombar.

2. Nervos do plexo lombar suprem a parede anterior lateral do abdome, os órgãos genitais externos e parte dos membros inferiores.

13.6 Plexos sacral e coccígeo

1. Os ramos anteriores dos nervos espinais L1 a L5 e S1 a S4 formam o plexo sacral.

2. Nervos do plexo sacral suprem a região glútea, o períneo e parte dos membros inferiores.

3. Os ramos anteriores dos nervos espinais S4 e S5 e os nervos coccígeos formam o plexo coccígeo.

4. Nervos do plexo coccígeo suprem a pele da região coccígea.

13.7 Fisiologia da medula espinal

1. Os tratos de substância branca na medula espinal são vias de propagação de impulsos nervosos. Ao longo desses tratos, a aferência sensitiva se propaga para o encéfalo e a eferência motora se propaga do encéfalo para os músculos esqueléticos e outros tecidos efetores. A aferência sensitiva se propaga ao longo de duas vias principais na substância branca da medula espinal: os tratos dos funículos posteriores e o trato espinotalâmico. A eferência motora se propaga por duas vias principais na substância branca da medula espinal: vias diretas e vias indiretas.

2. Uma segunda função importante da medula espinal é atuar como centro integrador de reflexos espinais. Essa integração ocorre na substância cinzenta.

3. Um reflexo consiste é uma sequência rápida e previsível de ações involuntárias, tais como contrações musculares ou secreções glandulares, que ocorre em resposta a determinadas modificações no meio ambiente. Os reflexos podem ser espinais ou cranianos e somáticos ou autônomos.

4. Os componentes de um arco reflexo são receptor sensitivo, neurônio sensitivo, centro integrador, neurônio motor e efetor.

5. Reflexos espinais somáticos incluem o reflexo de estiramento, o reflexo tendinoso, o reflexo de retirada (flexor) e o reflexo extensor cruzado; todos apresentam inervação recíproca.

6. Um arco reflexo monossináptico é constituído por um neurônio sensitivo e um neurônio motor. Um reflexo de estiramento, como o reflexo patelar, é um exemplo.

7. O reflexo de estiramento é ipsilateral e é importante na manutenção do tônus muscular.

8. Um arco reflexo polissináptico contém neurônios sensitivos, interneurônios e neurônios motores. Os reflexos tendinosos, flexor (de retirada) e extensor cruzado são exemplos.

9. O reflexo tendinoso, também denominado reflexo profundo, é ipsilateral e evita danos aos músculos e tendões quando a força muscular se torna extrema. O reflexo flexor é ipsilateral e afasta um membro da fonte de um estímulo doloroso. O reflexo extensor cruzado estende o membro contralateral ao membro submetido ao estímulo doloroso, possibilitando o desvio do peso do calor quando um membro é flexionado.

10. Vários reflexos somáticos importantes são usados para diagnosticar alguns distúrbios, entre eles estão o reflexo patelar, reflexo aquileu, reflexo plantar (reflexo de Babinski) e reflexo abdominal.

Questões para avaliação crítica

1. Os episódios de cefaleia intensa e outros sinais/sintomas de Evalina eram sugestivos de meningite, portanto, o médico solicitou uma punção lombar. Enumere as estruturas atravessadas pela agulha, desde a mais superficial até a mais profunda. Por que o médico solicitaria uma punção na região da coluna para diagnosticar uma condição na cabeça de Evalina?

2. Sunil desenvolveu uma infecção que está destruindo as células nos cornos anteriores da parte inferior da medula cervical. Quais sinais/sintomas seriam esperados neste caso?

3. Em um acidente automobilístico, Allyson sofreu compressão da parte inferior da medula espinal. Embora ela sinta dor, não consegue perceber quando o médico toca sua panturrilha ou seus dedos dos pés. Ela também tem dificuldade em descrever como seus membros inferiores são posicionados pelo médico durante o exame físico. Qual parte da medula espinal foi comprometida pelo acidente automobilístico?

Respostas às questões das figuras

13.1 O limite superior da dura-máter espinal é o forame magno do osso occipital. O limite inferior é a segunda vértebra sacral (S II).

13.2 A intumescência cervical se conecta a nervos sensitivos e motores dos membros superiores.

13.3 Um corno é uma área de substância cinzenta, e um funículo é uma região de substância branca na medula espinal.

13.4 Os cornos laterais são encontrados nos segmentos torácicos e lombares superiores da medula espinal.

13.5 Todos os nervos espinais são classificados como mistos porque suas raízes posteriores contêm axônios sensitivos e suas raízes anteriores contêm axônios motores.

13.6 Os ramos anteriores suprem os membros superiores e inferiores.

13.7 O único nervo espinal sem um dermátomo correspondente é C1.

13.8 A secção da medula espinal no nível da segunda vértebra cervical (C II) provoca parada respiratória porque impede impulsos nervosos descendentes cheguem ao nervo frênico, que estimula a contração do diafragma, o principal músculo da respiração.

13.9 Os nervos axilar, musculocutâneo, radial, mediano e ulnar são cinco nervos importantes que se originam no plexo braquial.

13.10 Sinais de lesão do nervo femoral incluem incapacidade de estender o membro inferior e perda da sensibilidade na pele da face anterior da coxa.

13.11 A origem do plexo sacral consiste nos ramos anteriores dos nervos espinais L4–L5 e S1–S4.

13.12 O trato espinotalâmico se origina na medula espinal e termina no tálamo (a região do encéfalo). Como "espinal" é o primeiro elemento da palavra, é possível deduzir que contém axônios ascendentes e, portanto, é um trato sensitivo.

13.13 Um receptor sensitivo produz um potencial gerador, que deflagra um impulso nervoso se o potencial gerador atingir o limiar. Os centros integradores de reflexos estão localizados no sistema nervoso central.

13.14 Em um reflexo ipsilateral, os neurônios motores e sensitivos estão do mesmo lado da medula espinal.

13.15 Inervação recíproca é um tipo de arranjo de um circuito neural e envolvendo contração simultânea de um músculo e relaxamento de seu antagonista.

13.16 O reflexo de retirada (flexor) é intersegmentar porque os impulsos saem de neurônios motores localizados em vários nervos espinais, cada um deles se originando em um segmento diferente da medula espinal.

13.17 O reflexo extensor cruzado é um arco reflexo contralateral porque os impulsos motores saem da medula espinal do lado oposto à entrada dos impulsos sensitivos.

CAPÍTULO 14

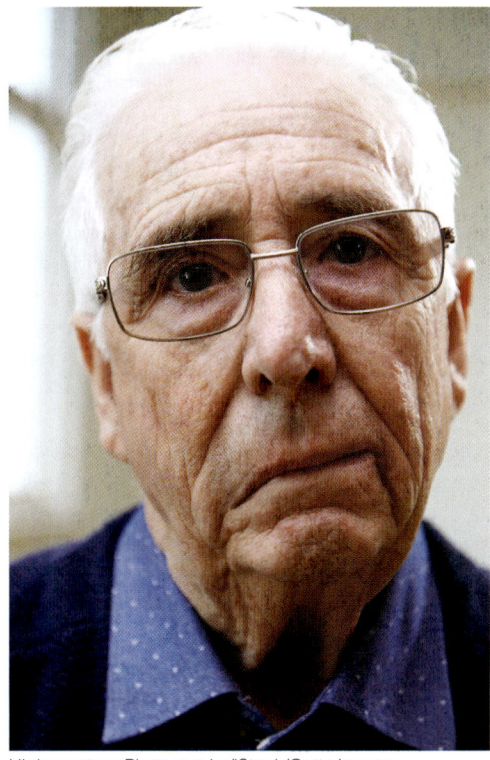

Highwaystarz-Photography/iStock/Getty Images

Consulte o boxe *Correlação clínica: Acidente vascular encefálico e ataque isquêmico transitório* na Seção 14.6 para descobrir as causas dos acidentes vasculares encefálicos e o seu tratamento.

O Encéfalo e os Nervos Cranianos

O encéfalo, os nervos cranianos e a homeostasia

> O encéfalo contribui para a homeostasia ao receber aporte (aferência) sensitivo, integrando informações novas e armazenadas, tomando decisões e executando respostas por meio de atividades motoras.

A resolução de uma equação, a sensação de fome, rir – os processos neurais necessários para cada uma dessas atividade ocorrem em diferentes regiões do encéfalo, a parte central do sistema nervoso contida no crânio. Aproximadamente 90 bilhões de neurônios e cerca de 100 bilhões de neuróglias constituem o encéfalo, que tem uma massa de aproximadamente 1.300 g nos indivíduos adultos. Cada neurônio forma, em média, 1.000 sinapses com outros neurônios. Portanto, o número total de sinapses, aproximadamente 10^{15}, é maior que o número de estrelas em nossa galáxia.

O encéfalo é o centro de controle que registra sensações, correlacionando-as entre si e com as informações armazenadas, tomando decisões e realizando ações; também é o centro do intelecto, das emoções, do comportamento e da memória. O encéfalo compreende, ainda, um domínio maior: direciona o comportamento dos seres humanos entre si. Os pensamentos e as ações de uma pessoa, seja por ideias estimuladoras, obras de arte deslumbrantes ou retórica encantadora, influenciam e moldam as vidas de muitos seres humanos. Como será mostrado adiante, diferentes regiões do encéfalo são especializadas em diferentes funções. Partes distintas do encéfalo também interagem para realizar determinadas funções compartilhadas. Neste capítulo serão explorados como o encéfalo é protegido e nutrido, quais as funções das principais regiões do encéfalo e como a medula espinal e os 12 pares de nervos cranianos se conectam com o encéfalo para formar o centro de controle do corpo humano.

14.1 Organização, proteção e irrigação sanguínea do encéfalo

OBJETIVOS

- **Identificar** as principais partes do encéfalo
- **Descrever** como o encéfalo é protegido
- **Descrever** a irrigação sanguínea do encéfalo.

Para compreender a terminologia utilizada para descrever as principais partes do encéfalo de um adulto, é importante saber como ele se desenvolve. O encéfalo e a medula espinal se desenvolvem a partir do **tubo neural** ectodérmico (ver **Figura 14.27**). A parte anterior do tubo neural se expande, juntamente com o tecido associado da crista neural. Logo surgem constrições nesse tubo expandido, criando três regiões denominadas **vesículas encefálicas primárias**: *prosencéfalo, mesencéfalo* e *rombencéfalo* (ver **Figura 14.28**). Tanto o prosencéfalo quanto o rombencéfalo se subdividem e formam as **vesículas encefálicas secundárias**. O *prosencéfalo* dá origem ao telencéfalo e ao diencéfalo, e o *rombencéfalo* evolui para metencéfalo e mielencéfalo. As várias vesículas encefálicas dão origem às seguintes estruturas no indivíduo adulto:

- O **telencéfalo** torna-se os *hemisférios cerebrais* e os *ventrículos laterais*
- O **diencéfalo** forma o *tálamo*, o *hipotálamo*, o *epitálamo* e o *terceiro ventrículo*
- O **mesencéfalo** dá origem ao mesencéfalo e ao aqueduto do mesencéfalo
- O **metencéfalo** torna-se a *ponte*, o *cerebelo* e a *parte superior do quarto ventrículo*
- O **mielencéfalo** forma o *bulbo (medula oblonga)* e a *parte inferior do quarto ventrículo*.

As paredes dessas regiões encefálicas se tornam tecido nervoso, enquanto o interior oco do tubo é transformado em vários ventrículos (espaços preenchidos por líquido). O tecido expandido da crista neural se torna proeminente no desenvolvimento da cabeça. A maioria das estruturas protetoras do encéfalo – ou seja, a maioria dos ossos do crânio, os tecidos conjuntivos associados e as meninges – provém desse tecido expandido da crista neural. Essas correlações estão resumidas na **Tabela 14.1**.

Principais partes do encéfalo

O **encéfalo** do adulto tem quatro partes importantes: tronco encefálico, cerebelo, diencéfalo e telencéfalo (cérebro) (**Figura 14.1**). O **tronco encefálico** é contínuo com a medula espinal e consiste em bulbo (medula oblonga), ponte e mesencéfalo. Posteriormente ao tronco encefálico está o **cerebelo**. Superiormente ao tronco encefálico está o **diencéfalo**, que é constituído pelo tálamo, hipotálamo e epitálamo. O **cérebro** (**telencéfalo**), a maior parte do encéfalo, é suportado pelo diencéfalo e pelo tronco encefálico.

Revestimentos protetores do encéfalo

Os ossos da cavidade craniana (ver **Figura 7.4**) e as meninges (parte encefálica) circundam e protegem o encéfalo. A **parte encefálica das meninges** é contínua com a parte espinal das meninges, ambas com a mesma estrutura básica e recebendo as mesmas denominações: **dura-máter** (meninge externa), **aracnoide-máter** (meninge média) e **pia-máter** (meninge interna) (**Figura 14.2**).

TABELA 14.1 Desenvolvimento do encéfalo.

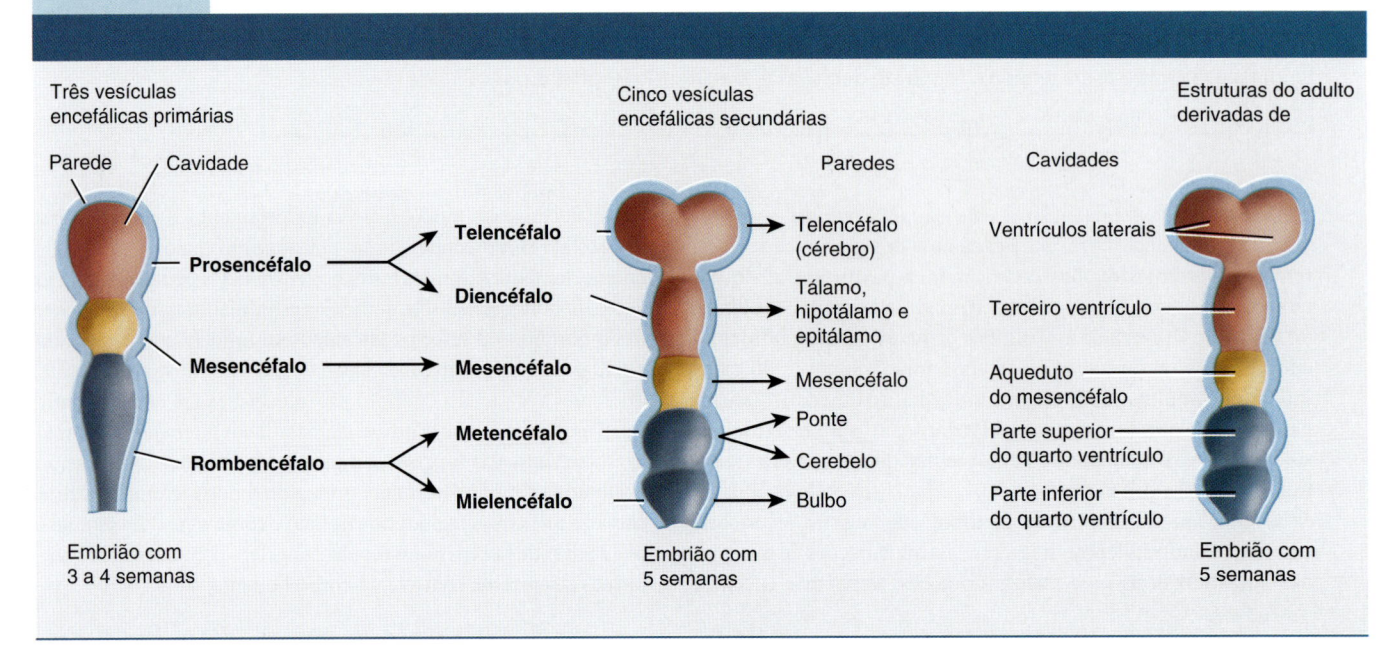

Três vesículas encefálicas primárias	Cinco vesículas encefálicas secundárias	Estruturas do adulto derivadas de
	Paredes	Cavidades
Prosencéfalo → Telencéfalo	Telencéfalo (cérebro)	Ventrículos laterais
Prosencéfalo → Diencéfalo	Tálamo, hipotálamo e epitálamo	Terceiro ventrículo
Mesencéfalo → Mesencéfalo	Mesencéfalo	Aqueduto do mesencéfalo
Rombencéfalo → Metencéfalo	Ponte, Cerebelo	Parte superior do quarto ventrículo
Rombencéfalo → Mielencéfalo	Bulbo	Parte inferior do quarto ventrículo
Embrião com 3 a 4 semanas	Embrião com 5 semanas	Embrião com 5 semanas

CAPÍTULO 14 O Encéfalo e os Nervos Cranianos **495**

FIGURA 14.1 **O encéfalo.** A glândula hipófise é discutida juntamente com o sistema endócrino no Capítulo 18.

As quatro partes principais do encéfalo são o tronco encefálico, o cerebelo, o diencéfalo e telencéfalo.

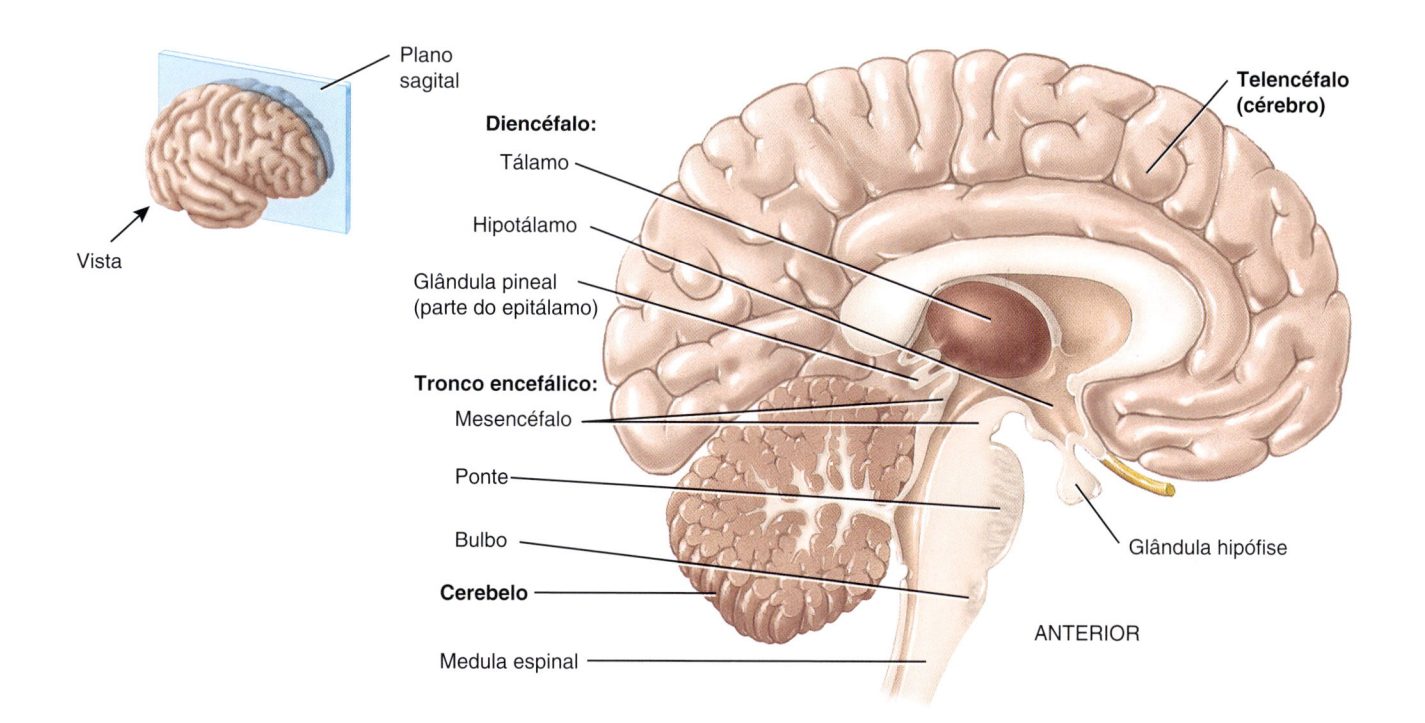

Plano sagital

Vista

Diencéfalo:
- Tálamo
- Hipotálamo
- Glândula pineal (parte do epitálamo)

Tronco encefálico:
- Mesencéfalo
- Ponte
- Bulbo

Cerebelo

Medula espinal

Telencéfalo (cérebro)

Glândula hipófise

ANTERIOR

A. Corte sagital, vista medial

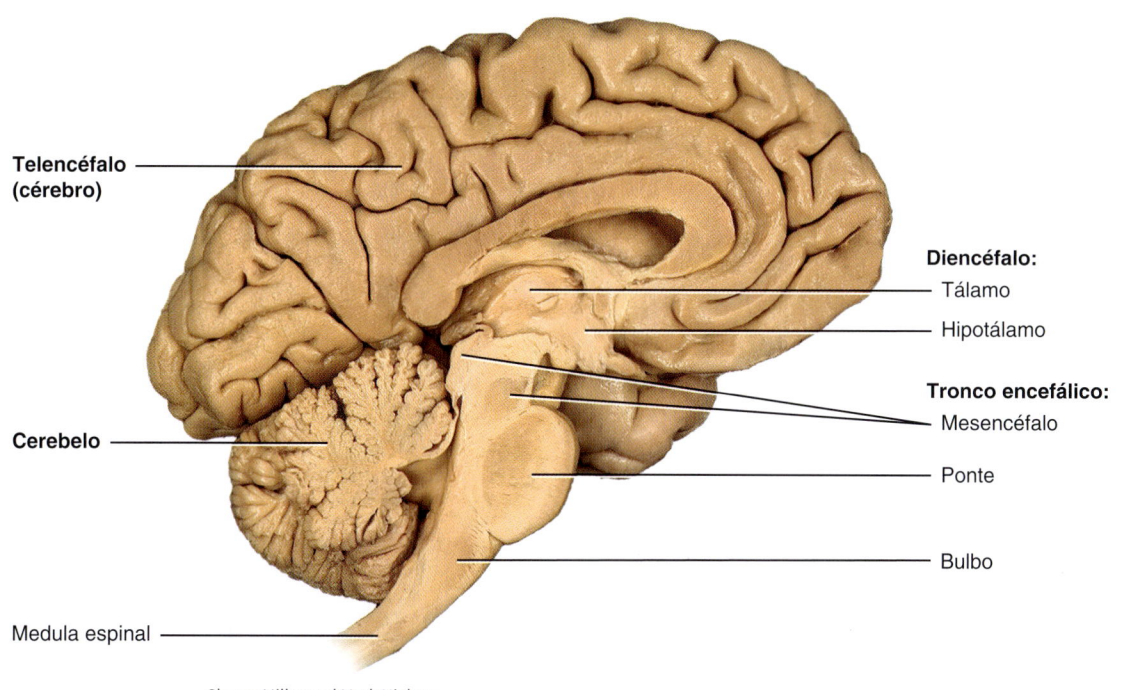

Telencéfalo (cérebro)

Cerebelo

Medula espinal

Diencéfalo:
- Tálamo
- Hipotálamo

Tronco encefálico:
- Mesencéfalo
- Ponte
- Bulbo

Shawn Miller and Mark Nielsen
B. Corte sagital, vista medial

? Qual é a maior parte do encéfalo?

No entanto, a dura-máter encefálica tem duas camadas e a dura-máter espinal tem apenas uma camada. As duas camadas da dura-máter encefálica são denominadas *camada periosteal* (externa) e *camada meníngea* (interna). As camadas da dura-máter em torno do encéfalo são fundidas, exceto no ponto onde se separam para circundar os seios venosos da dura-máter (canais venosos revestidos por endotélio) que drenam o sangue venoso do encéfalo para as veias jugulares internas. Além disso, não existe espaço extradural em torno do encéfalo. Os vasos sanguíneos que penetram no tecido nervoso passam ao longo da superfície do encéfalo e, quando penetram no tecido nervoso, são envoltos por uma bainha frouxa de pia-máter. Três extensões da dura-máter separam partes do encéfalo: (1) a **foice do cérebro** separa os dois hemisférios (lados) cerebrais; (2) a **foice do cerebelo** separa os dois hemisférios do cerebelo; e (3) o **tentório do cerebelo** separa o telencéfalo (cérebro) do cerebelo.

Fluxo sanguíneo cerebral e a barreira hematencefálica

O sangue flui para o encéfalo principalmente pelas artérias carótida interna e vertebrais (ver **Figura 21.19**); os seios venosos da dura-máter drenam para as veias jugulares internas, retornando, assim, o sangue da cabeça para o coração (ver **Figura 21.24**).

FIGURA 14.2 Os revestimentos protetores do encéfalo.

Os ossos do crânio e as meninges cranianas protegem o encéfalo.

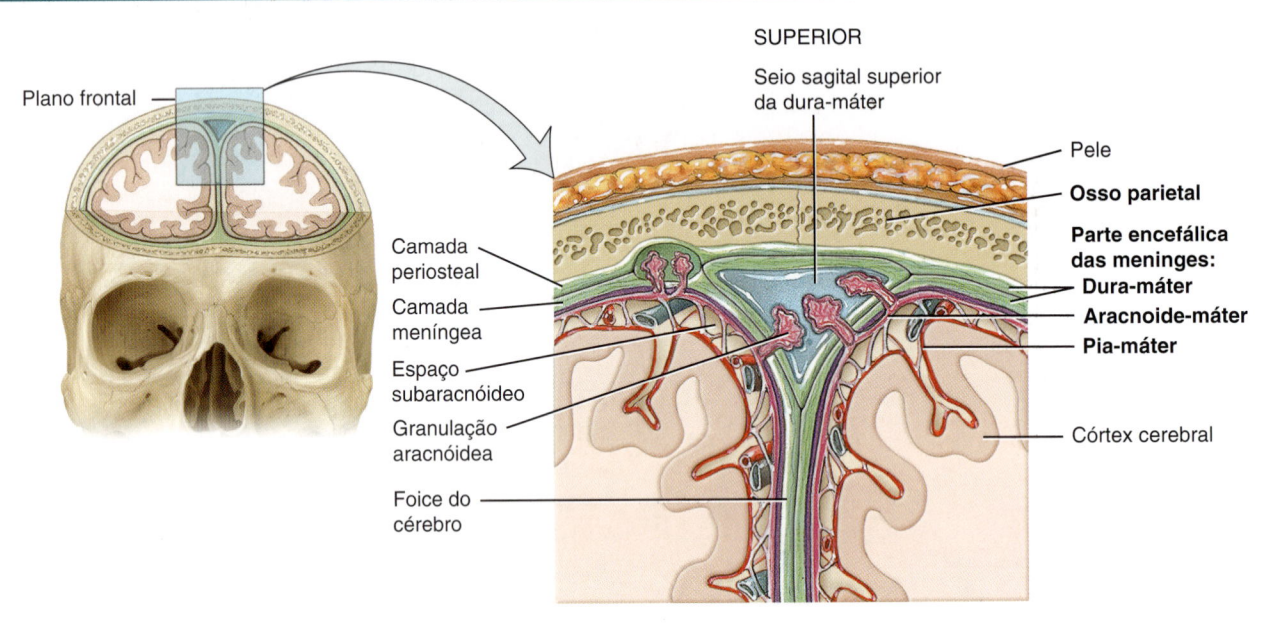

A. Vista anterior de corte frontal através do crânio mostrando a parte encefálica das meninges

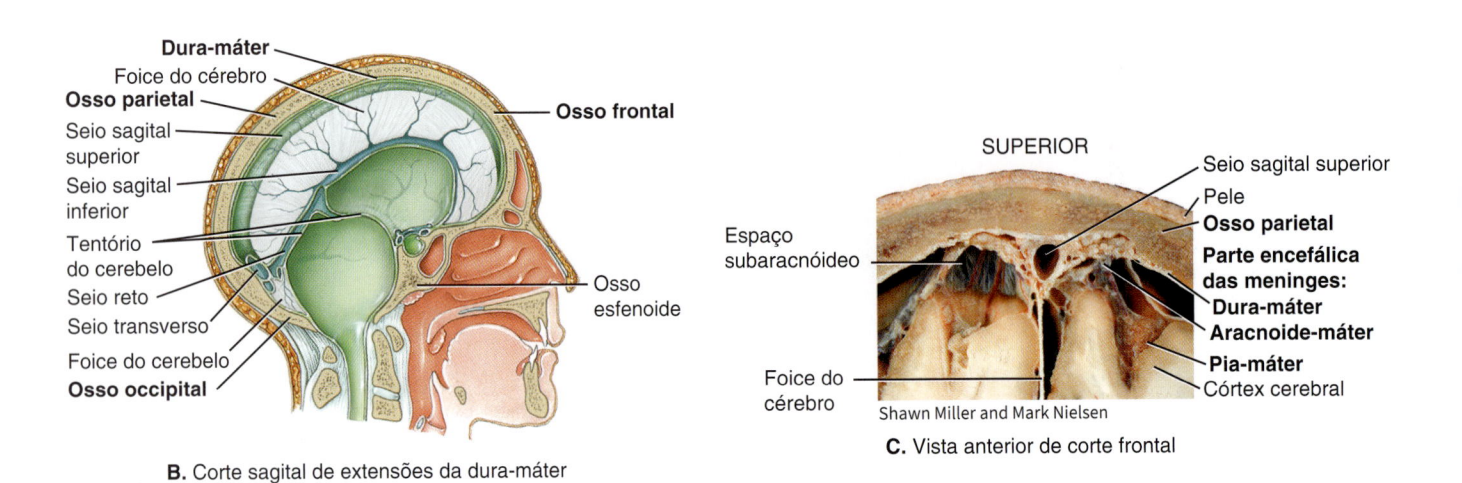

B. Corte sagital de extensões da dura-máter

C. Vista anterior de corte frontal

? Quais são as três camadas das meninges cranianas, da superficial à profunda?

Em um indivíduo adulto, o encéfalo representa apenas 2% do peso corporal total, mas consome aproximadamente 20% do oxigênio e da glicose usados pelo corpo, mesmo quando o indivíduo está em repouso. Os neurônios sintetizam ATP quase exclusivamente a partir de glicose via reações aeróbicas (que utilizam oxigênio). Quando a atividade dos neurônios e da neuróglia aumenta em uma região específica do encéfalo, o fluxo sanguíneo para essa área também aumenta. Até mesmo uma breve diminuição do fluxo sanguíneo encefálico provoca desorientação ou perda da consciência, como ocorre quando uma pessoa se levanta rapidamente após ficar sentada por um período prolongado. Normalmente, uma interrupção do fluxo sanguíneo durante 1 ou 2 minutos compromete a função neuronal, e a privação total de oxigênio por aproximadamente 4 minutos provoca lesão permanente. Como não existe quase nenhuma reserva de glicose no encéfalo, o seu aporte também precisa ser contínuo. Se o sangue que chega ao encéfalo tiver níveis baixos de glicose, a pessoa pode apresentar confusão mental, tontura, convulsões e perda da consciência. Pessoas com diabetes melito precisam estar alerta para seus níveis sanguíneos de glicose porque esses níveis podem cair rapidamente, resultando em choque hipoglicêmico, que se caracteriza por convulsões, coma e, possivelmente, morte.

A **barreira hematencefálica** (BHE) consiste principalmente em junções de oclusão que promovem vedação das células endoteliais dos capilares encefálicos e da espessa membrana basal que circunda os capilares. Como mostrado no Capítulo 12, os astrócitos são um tipo de neuróglia; os prolongamentos de muitos astrócitos pressionam os capilares e secretam substâncias químicas que mantêm a "vedação" das junções de oclusão. A BHE possibilita que determinadas substâncias no sangue penetrem no tecido nervoso, enquanto impede a passagem de outras substâncias. Substâncias lipossolúveis (inclusive O_2, CO_2, hormônios esteroides, álcool etílico, barbitúricos, nicotina e cafeína) e moléculas de água cruzam facilmente a barreira hematencefálica por difusão através da camada lipídica dupla das membranas plasmáticas das células endoteliais. Algumas substâncias hidrossolúveis, como a glicose, atravessam rapidamente a BHE via transporte facilitado. Outras substâncias hidrossolúveis, como a maioria dos íons, são transportadas através da BHE muito lentamente. Existem outras substâncias – proteínas e a maioria dos agentes antibióticos – que simplesmente não passam do sangue para o tecido encefálico. Traumatismo, determinadas toxinas e inflamação podem comprometer a barreira hematencefálica.

> ### Teste rápido
> 1. Compare as dimensões e as localizações do telencéfalo (cérebro) e do cerebelo.
> 2. Descreva as localizações das meninges (parte encefálica).
> 3. Explique a irrigação sanguínea do encéfalo e a importância da barreira hematencefálica.

14.2 Líquido cerebrospinal

OBJETIVO

- **Explicar** a formação e a circulação do líquido cerebrospinal.

O **líquido cerebrospinal** (LCS) é transparente, incolor e constituído principalmente por água que protege o encéfalo e a medula espinal de agressões químicas e físicas. O LCS também contém baixas concentrações de oxigênio, glicose e outros elementos químicos do sangue para os neurônios e a neuróglia. O LCS circula continuamente através de cavidades no encéfalo e na medula espinal e em torno do encéfalo e da medula espinal no espaço subaracnóideo (o espaço entre a aracnoide-máter e a pia-máter). O volume total de LCS é 80 a 150 mℓ em um indivíduo adulto. O LCS contém baixos teores de glicose, proteínas, ácido láctico, ureia, cátions (Na^+, K^+, Ca^{2+}, Mg^{2+}) e ânions (Cl^- e HCO_3^-); também contém alguns leucócitos.

A **Figura 14.3** mostra as quatro cavidades preenchidas por LCS no encéfalo, que são denominadas **ventrículos**. Existe um **ventrículo lateral** em cada hemisfério cerebral. (Pense neles como ventrículos 1 e 2.) Anteriormente, os ventrículos laterais são separados por uma fina membrana, o **septo pelúcido**. O **terceiro ventrículo** é uma cavidade estreita ao longo da linha mediana, superior ao hipotálamo entre as metades direita e esquerda do tálamo. O **quarto ventrículo** está localizado entre a ponte e o bulbo anteriormente e o cerebelo posteriormente.

Funções do líquido cerebrospinal

O LCS tem três funções básicas na manutenção da homeostasia.

1. *Proteção mecânica*. O LCS atua como um meio que absorve impactos e protege os delicados tecidos do encéfalo e da medula espinal de solavancos que poderiam fazer com que esses tecidos se chocassem contra as paredes ósseas da cavidade craniana e do canal vertebral. O líquido cerebrospinal também possibilita que o encéfalo "flutue" na cavidade craniana.

2. *Proteção química*. O LCS proporciona um ambiente químico ótimo para a sinalização neuronal acurada. Até mesmo alterações discretas da composição iônica do LCS no encéfalo conseguem comprometer seriamente a produção de potenciais de ação e de potenciais pós-sinápticos.

> ### ⚕ Correlação clínica
>
> #### Ruptura da barreira hematencefálica
>
> A barreira hematencefálica, por ser extremamente efetiva, impede tanto a passagem de substâncias úteis como a de substâncias potencialmente prejudiciais. Os pesquisadores estão investigando maneiras de possibilitar a passagem de fármacos, que poderiam ser terapêuticos para tumores encefálicos ou outros transtornos do sistema nervoso central, através da barreira hematencefálica. Em um método, o fármaco é injetado em uma solução glicosada concentrada, e a elevada pressão osmótica dessa solução glicosada promove o "encolhimento" das células endoteliais dos capilares, abrindo, assim, lacunas entre suas junções de oclusão, tornando a BHE mais porosa e possibilitando a penetração do fármaco no tecido nervoso.

FIGURA 14.3 **Localização dos ventrículos em um encéfalo "transparente".** Um forame interventricular de cada lado conecta um ventrículo lateral com o terceiro ventrículo, e o aqueduto do mesencéfalo conecta o terceiro ventrículo ao quarto ventrículo.

Ventrículos são cavidades no encéfalo preenchidas com líquido cerebrospinal.

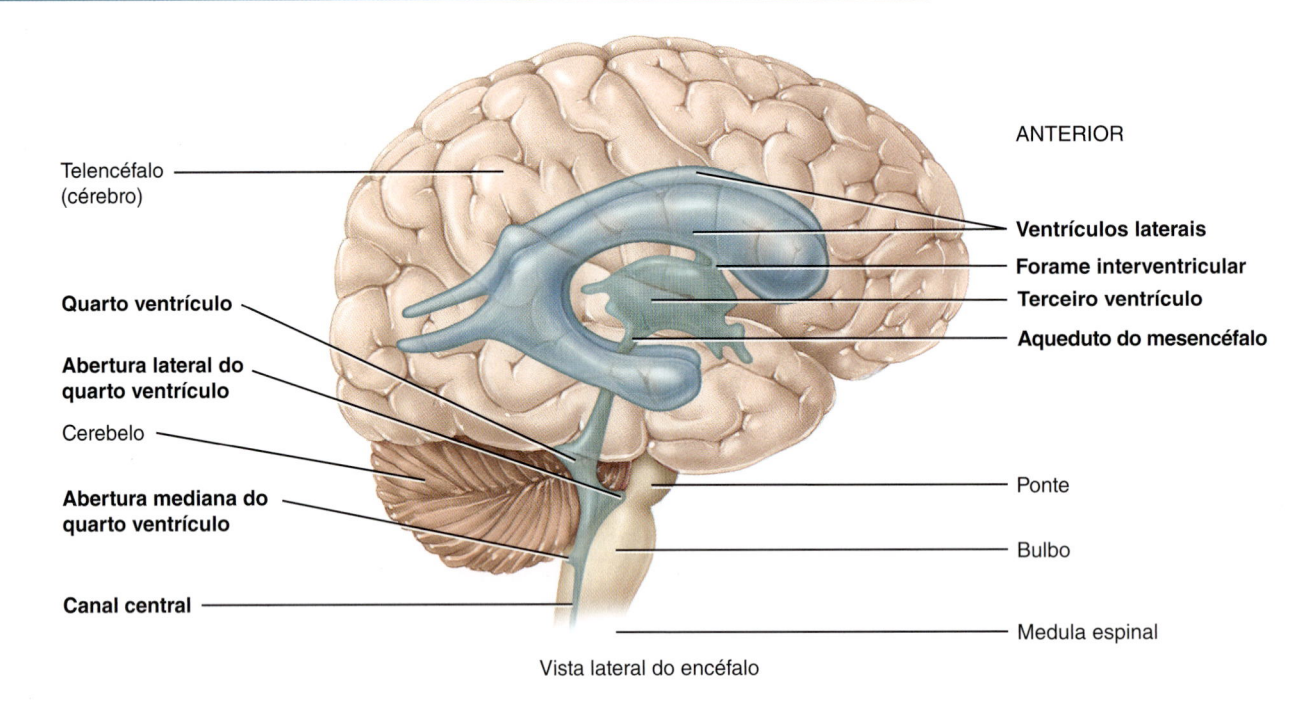

Vista lateral do encéfalo

? Qual região do encéfalo é anterior ao quarto ventrículo? Qual é posterior?

3. *Circulação*. O LCS é um meio que viabiliza a troca mínima de nutrientes e escórias metabólicas entre o sangue e o tecido nervoso adjacente.

Formação de líquido cerebrospinal nos ventrículos

A maior parte do líquido cerebrospinal é produzida pelos **plexos corióideos**, redes de capilares sanguíneos nas paredes dos ventrículos (**Figura 14.4 A**). Células ependimárias unidas por junções de oclusão recobrem os capilares dos plexos corióideos. Determinadas substâncias (sobretudo água) provenientes do plasma sanguíneo, que são filtradas a partir dos capilares, são secretadas pelas células ependimárias para produzir o líquido cerebrospinal. Essa capacidade secretória é bidirecional e é responsável pela produção contínua de LCS e transporte de metabólitos do tecido nervoso para o sangue. Por causa das junções de oclusão entre as células ependimárias, substâncias que chegam ao LCS a partir de capilares corióideos não conseguem extravasar entre essas células; essas substâncias precisam atravessar as células ependimárias. Essa **barreira entre o sangue e o líquido cerebrospinal** permite a entrada de determinadas substâncias no LCS, mas impede a entrada de outras, protegendo o encéfalo e a medula espinal de substâncias potencialmente deletérias provenientes do sangue. Ao contrário da barreia hematencefálica, que é formada principalmente por junções de oclusão das células endoteliais dos capilares encefálicos, a barreira entre o sangue e o líquido cerebrospinal é formada pelas junções de oclusão das células ependimárias.

Circulação do líquido cerebrospinal

O LCS formado nos plexos corióideos de cada ventrículo lateral flui para o terceiro ventrículo através de duas aberturas estreitas ovaladas, os chamados **forames interventriculares** (**Figura 14.4 B**). Mais LCS é acrescentado pelo plexo corióideo no teto do terceiro ventrículo. O líquido cerebrospinal flui, então, através do **aqueduto do mesencéfalo**, que atravessa o mesencéfalo, para o quarto ventrículo. O plexo corióideo do quarto ventrículo contribui com mais líquido. O LCS chega ao espaço subaracnóideo através de três aberturas no teto do quarto ventrículo: uma **abertura mediana** e **aberturas laterais** pareadas, uma de cada lado. A seguir, o LCS circula no canal central da medula espinal e no espaço subaracnóideo em torno da superfície do encéfalo e da medula espinal.

O líquido cerebrospinal é gradualmente reabsorvido para o sangue através das **granulações aracnóideas**, extensões digitiformes da aracnoide-máter que se projetam para os seios venosos da dura-máter, especialmente o **seio sagital superior** (ver **Figura 14.2**). Normalmente, o líquido cerebrospinal é reabsorvido tão rapidamente quanto é formado pelos plexos corióideos, em uma taxa de aproximadamente 20 mℓ/h (480 mℓ/dia). Como as taxas de formação e reabsorção são iguais, a pressão do líquido cerebrospinal é, normalmente, constante. Pelo mesmo motivo, o volume de líquido cerebrospinal permanece constante. Na **Figura 14.4 D** é mostrado um sumário da produção e do fluxo de líquido cerebrospinal.

Correlação clínica

Hidrocefalia

Anormalidades no encéfalo – tumores, inflamação ou malformações do desenvolvimento – podem interferir na circulação do LCS a partir dos ventrículos para o espaço subaracnóideo. Quando há acúmulo de LCS nos ventrículos, ocorre aumento da pressão intracraniana. A pressão elevada do LCS provoca uma condição denominada **hidrocefalia**. O acúmulo anormal de LCS pode ser consequente à obstrução do fluxo de LCS ou alteração da produção e/ou reabsorção do LCS. Em um lactente cujos fontículos ainda não fecharam, a circunferência da cabeça aumenta por causa da elevação da pressão do LCS. Se a condição persistir, o acúmulo de líquido cerebrospinal comprime e danifica o delicado tecido nervoso. A hidrocefalia é aliviada pela drenagem do excesso de LCS. O tratamento mais comum da hidrocefalia é a colocação cirúrgica de uma derivação (*shunt*), que consiste em (1) inserção de um cateter em um ventrículo através de um pequeno orifício no crânio e tunelização desse cateter sob a pele até a conexão com (2) uma válvula colocada sob a pele no ápice da cabeça ou através da orelha que ajusta a pressão do LCS e que mantém o fluxo unidirecional do LSC e com (3) um cateter de efluxo que está conectado com a válvula e colocado sob a pele e é avançado para a cavidade peritoneal, onde o LCS é absorvido para o sangue pelo sistema circulatório. O cateter de efluxo também pode terminar em uma câmara cardíaca. Nos adultos, a hidrocefalia pode ocorrer após traumatismo craniano, meningite ou hemorragia subaracnóidea. Como os ossos do crânio adulto estão fundidos, essa condição pode se tornar potencialmente fatal em pouco tempo e exige intervenção imediata.

Teste rápido

4. Que estruturas produzem LCS, e onde elas estão localizadas?
5. Qual é a diferença entre a barreira hematencefálica e a barreira hematoliquórica?

FIGURA 14.4 Vias do líquido cerebrospinal circulante.

O líquido cerebrospinal é formado a partir do plasma sanguíneo por células ependimárias que recobrem os plexos corióideos dos ventrículos.

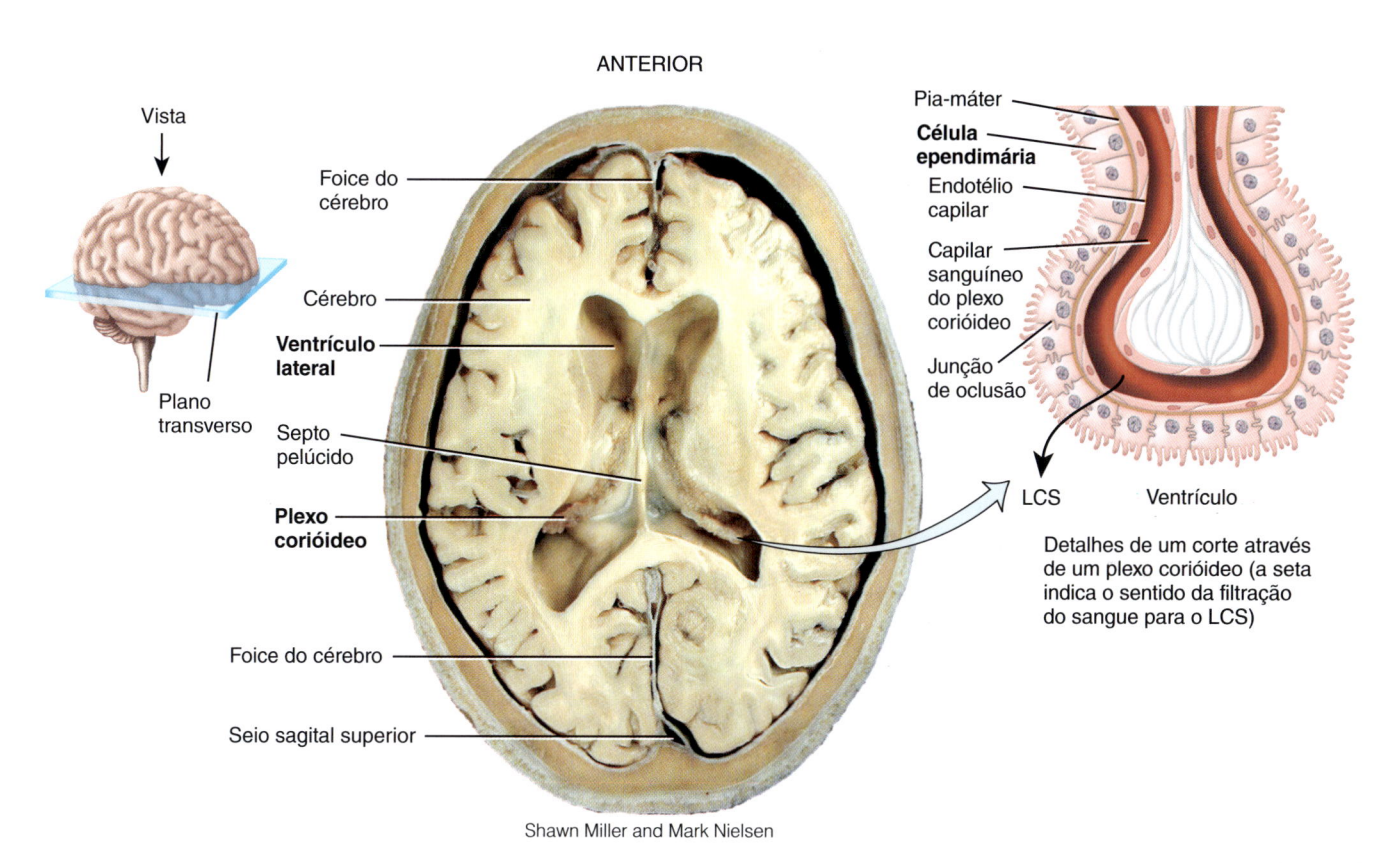

Shawn Miller and Mark Nielsen

A. Vista superior de corte transversal do encéfalo mostrando os plexos corióideos

(*continua*)

FIGURA 14.4 *Continuação.*

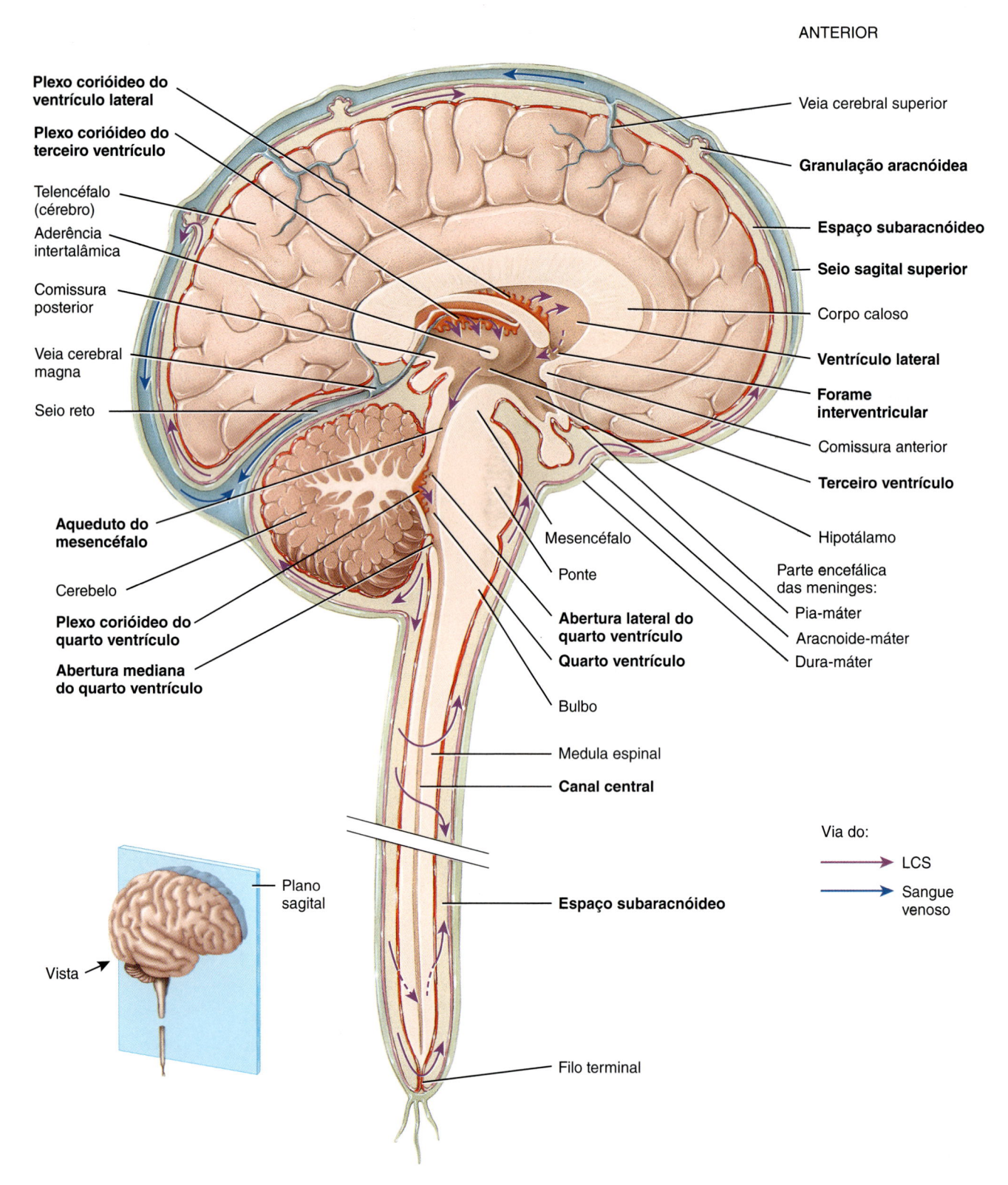

B. Corte sagital do encéfalo e da medula espinal

CAPÍTULO 14 O Encéfalo e os Nervos Cranianos **501**

SUPERIOR

- Seio sagital superior
- **Granulação aracnóidea**
- Foice do cérebro
- **Ventrículo lateral**
- **Plexo corióideo**
- Corpo caloso
- Septo pelúcido
- Telencéfalo (cérebro)
- **Terceiro ventrículo**
- **Aqueduto do mesencéfalo**
- **Espaço subaracnóideo** (circundando o encéfalo)
- Cerebelo
- Tentório do cerebelo
- **Quarto ventrículo**
- **Abertura lateral do quarto ventrículo**
- **Abertura mediana do quarto ventrículo**
- Plano coronal
- Medula espinal
- **Espaço subaracnóideo** (circundando a medula espinal)
- Vista

C. Corte coronal do encéfalo e da medula espinal

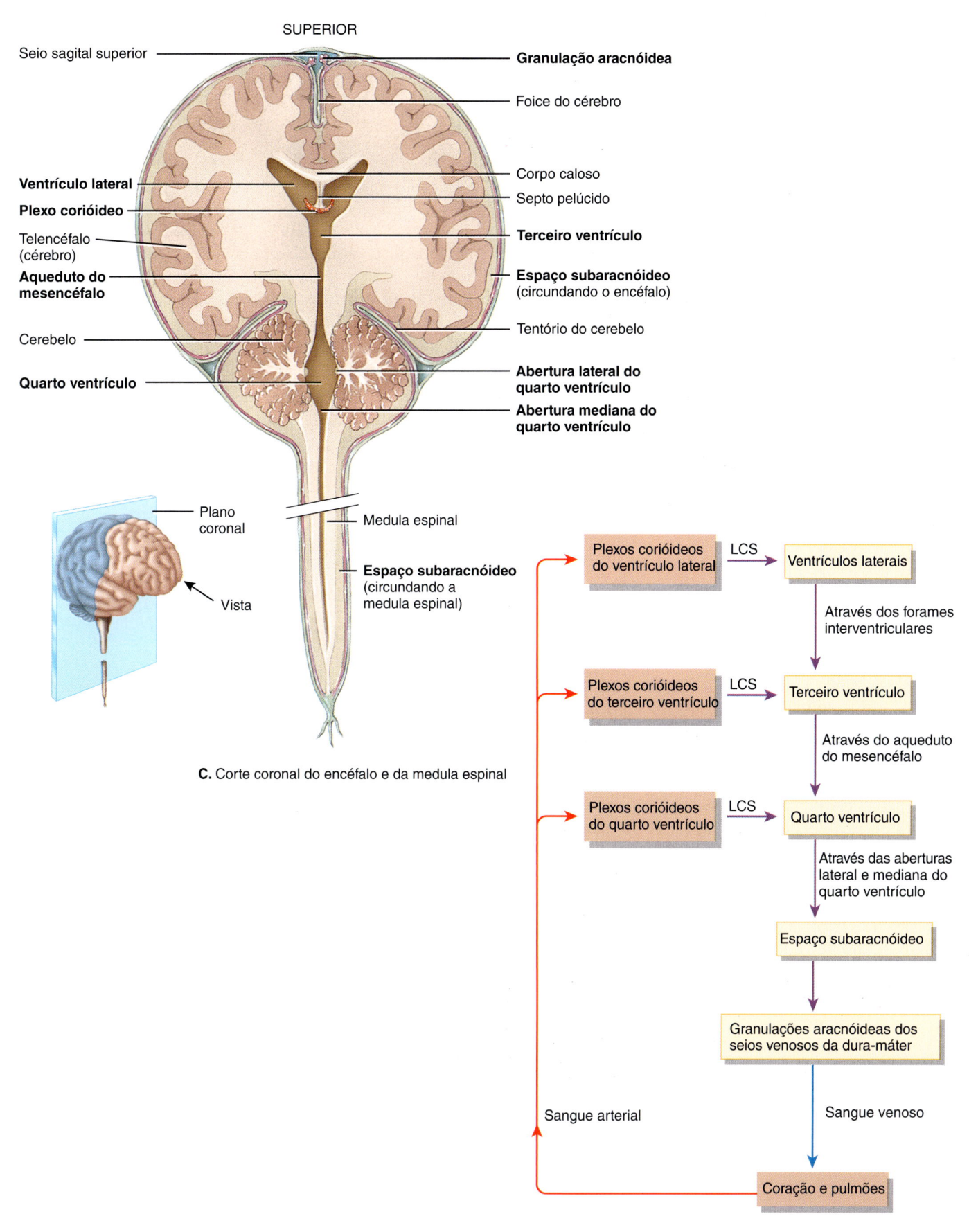

Fluxograma:

Plexos corióideos do ventrículo lateral → LCS → Ventrículos laterais
→ Através dos forames interventriculares
Plexos corióideos do terceiro ventrículo → LCS → Terceiro ventrículo
→ Através do aqueduto do mesencéfalo
Plexos corióideos do quarto ventrículo → LCS → Quarto ventrículo
→ Através das aberturas lateral e mediana do quarto ventrículo
→ Espaço subaracnóideo
→ Granulações aracnóideas dos seios venosos da dura-máter
Sangue arterial ← → Sangue venoso → Coração e pulmões

D. Sumário da formação, da circulação e da absorção do líquido cerebrospinal (LCS)

? Onde o LCS é reabsorvido?

14.3 O tronco encefálico e a formação reticular

OBJETIVO

- **Descrever** as estruturas e as funções do tronco encefálico e da formação reticular.

O tronco encefálico é a parte do encéfalo entre a medula espinal e o diencéfalo; consiste em três estruturas: (1) bulbo ou medula oblonga, (2) ponte e (3) mesencéfalo. A formação reticular, uma região reticulada de substâncias branca e cinzenta intercaladas, estende-se através do tronco encefálico.

Bulbo ou medula oblonga

O **bulbo** é contínuo com a parte superior da medula espinal; forma a parte inferior do tronco encefálico (**Figura 14.5**; ver também **Figura 14.1**). O bulbo começa no forame magno, a partir da margem inferior da ponte, e se estende por uma distância de aproximadamente 3 cm.

A substância branca do bulbo contém todos os tratos sensitivos (ascendentes) e motores (descendentes) que se estendem entre a medula espinal e outras partes do encéfalo. Parte da substância branca forma protrusões na face anterior do bulbo. Essas protrusões, denominadas **pirâmides** (**Figura 14.6**; ver também **Figura 14.5**), são formadas pelos grandes tratos corticospinais que passam do telencéfalo para a medula espinal. Os tratos corticospinais controlam os movimentos voluntários dos membros e do tronco (ver **Figura 16.10**). Imediatamente acima da junção do bulbo com

FIGURA 14.5 Bulbo em relação ao restante do tronco encefálico.

O tronco encefálico consiste no bulbo, na ponte e no mesencéfalo.

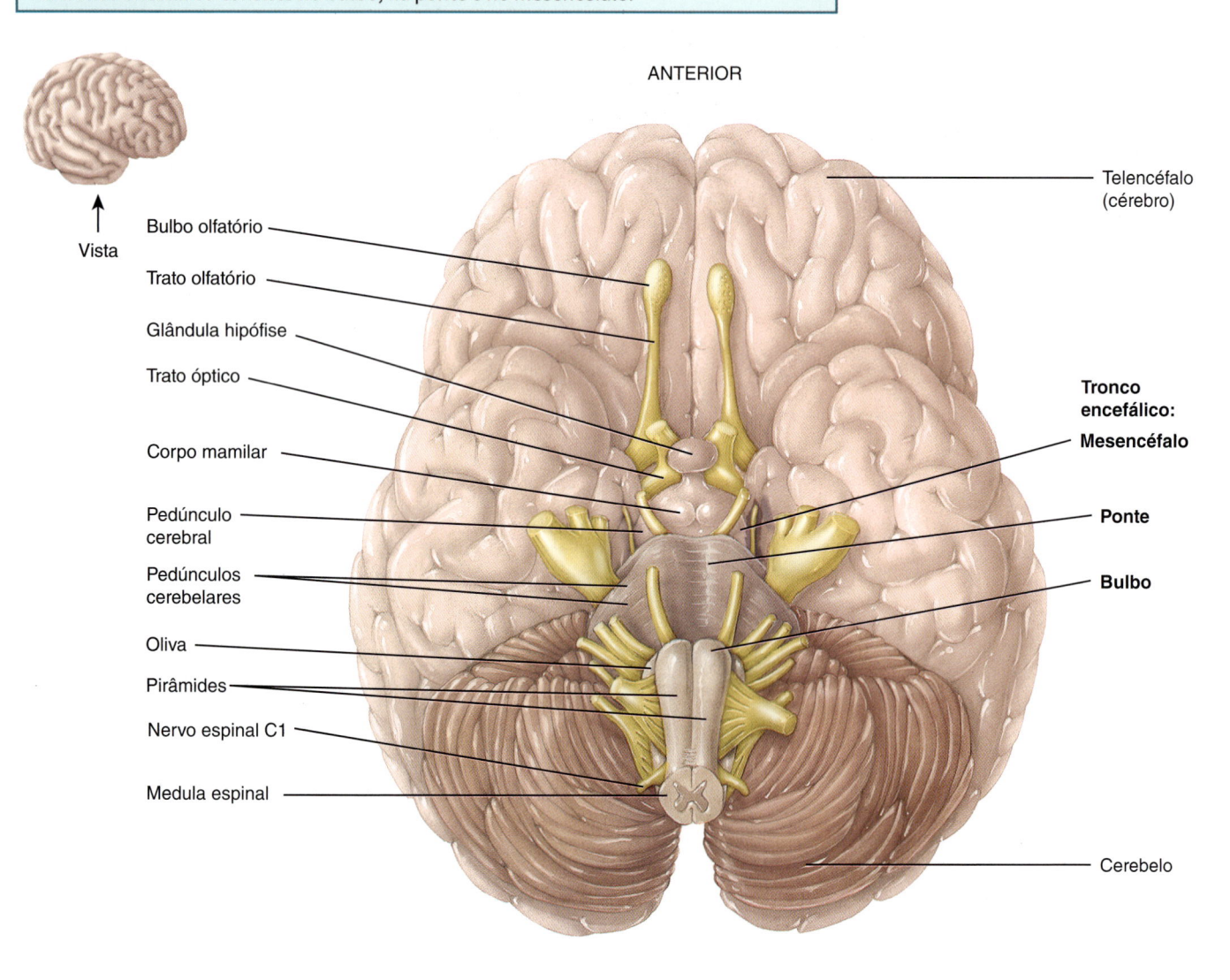

Vista

Bulbo olfatório
Trato olfatório
Glândula hipófise
Trato óptico
Corpo mamilar
Pedúnculo cerebral
Pedúnculos cerebelares
Oliva
Pirâmides
Nervo espinal C1
Medula espinal

ANTERIOR

Telencéfalo (cérebro)

Tronco encefálico:
Mesencéfalo
Ponte
Bulbo

Cerebelo

Face inferior do encéfalo

? Qual parte do tronco encefálico contém as pirâmides? Os pedúnculos cerebrais? Qual parte está abaixo do mesencéfalo?

FIGURA 14.6 Anatomia interna do bulbo.

As pirâmides do bulbo contêm os grandes tratos motores que correm do telencéfalo (cérebro) para a medula espinal.

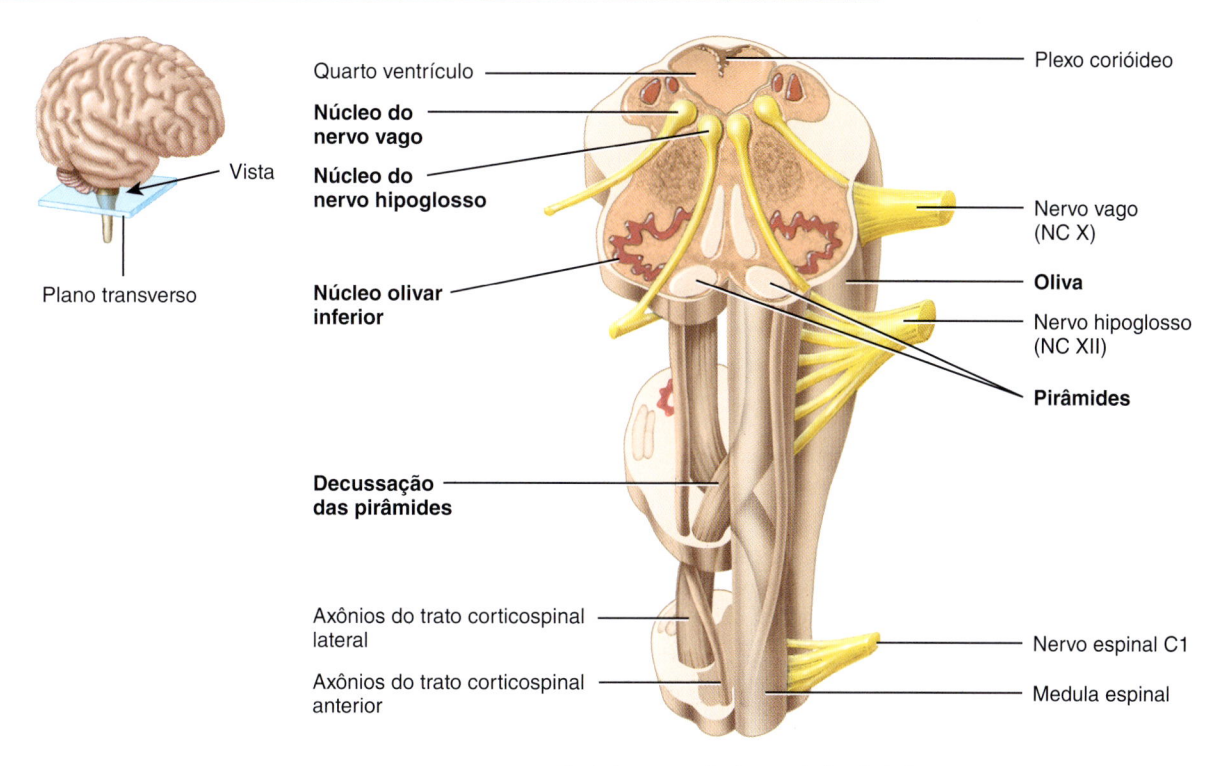

Rótulos da figura:
- Vista
- Plano transverso
- Quarto ventrículo
- **Núcleo do nervo vago**
- **Núcleo do nervo hipoglosso**
- **Núcleo olivar inferior**
- **Decussação das pirâmides**
- Axônios do trato corticospinal lateral
- Axônios do trato corticospinal anterior
- Plexo corióideo
- Nervo vago (NC X)
- **Oliva**
- Nervo hipoglosso (NC XII)
- **Pirâmides**
- Nervo espinal C1
- Medula espinal

Corte transversal e face anterior do bulbo

? O que significa decussação? Qual é a consequência funcional da decussação das pirâmides?

a medula espinal, 90% dos axônios na pirâmide esquerda cruzam para o lado direito e 90% dos axônios na pirâmide direita cruzam para o lado esquerdo. Esse cruzamento é denominado **decussação das pirâmides** e explica por que cada lado do telencéfalo controla os movimentos voluntários do lado oposto do corpo.

O bulbo também contém vários **núcleos**. (Lembre-se de que um núcleo é uma coleção de corpos celulares neuronais no SNC.) Alguns desses núcleos controlam funções corporais vitais. Exemplos de núcleos do bulbo que regulam atividades vitais incluem o centro cardiovascular e a área respiratória rítmica. O **centro cardiovascular (CV)** regula a frequência e a força das contrações cardíacas e o diâmetro dos vasos sanguíneos (**Figura 21.13**). O centro respiratório bulbar ajusta o ritmo básico da respiração (**Figura 23.23**).

Além de regular o batimento cardíaco, o diâmetro dos vasos sanguíneos e o ritmo respiratório normal, os núcleos no bulbo também controlam o reflexo de vômito, a deglutição, os espirros, a tosse e os soluços. O **centro do vômito** no bulbo provoca **vômitos**, a expulsão vigorosa do conteúdo do tubo digestório superior através da boca (ver Seção 24.9). O **centro de deglutição** no bulbo promove a **deglutição** de uma massa de alimento que se deslocou da cavidade oral para a faringe (garganta) (ver Seção 24.8). O **ato de espirrar** envolve a contração espasmódica dos músculos respiratórios que expelem vigorosamente o ar através do nariz e da boca. A **tosse** envolve a inalação profunda e demorada seguida por expiração vigorosa que emite subitamente ar através das vias respiratórias superiores. Os **soluços** são causados por contrações espasmódicas do diafragma que resultam na produção de um som agudo na inalação. Espirros, tosse e soluços são descritos com mais detalhes na **Tabela 23.2**.

Imediatamente lateral a cada pirâmide existe uma protrusão ovalada denominada **oliva** (**Figuras 14.5, 14.6**). Na oliva existe um **núcleo olivar inferior**, que recebe aporte do córtex cerebral, do núcleo rubro do mesencéfalo e da medula espinal. Os neurônios do núcleo olivar inferior estendem seus axônios para o cerebelo, onde regulam a atividade dos neurônios cerebelares. O núcleo olivar inferior, ao influenciar a atividade dos neurônios cerebelares, fornece instruções que o cerebelo utiliza para fazer ajustes da atividade muscular durante a aquisição de habilidades motoras.

Os núcleos associados a sensações de tato, pressão, vibração e propriocepção consciente estão localizados na parte posterior do bulbo. Esses núcleos são os **núcleos grácil e cuneiforme** direitos e esquerdos. Axônios sensitivos ascendentes dos **fascículos grácil e cuneiforme**, que são dois tratos dos funículos posteriores da medula espinal, formam sinapses nesses núcleos (ver **Figura 16.5**). Neurônios pós-sinápticos transmitem, então, as informações sensitivas para o tálamo no lado oposto. Os axônios ascendem para o tálamo em uma faixa de substância branca denominada **lemnisco medial**, que se estende através do bulbo, da ponte e do mesencéfalo (ver **Figura 14.7 B**). Os tratos dos funículos posteriores e os axônios do lemnisco medial são coletivamente conhecidos como a **via do funículo posterior–lemnisco medial**.

O bulbo também contém núcleos que são componentes de vias sensitivas para a gustação (paladar), audição e equilíbrio. O

núcleo gustatório no bulbo faz parte da via gustatória desde a língua até o encéfalo; recebe aporte gustatório dos cálculos gustatórios na língua (ver **Figura 17.3 E**). Os **núcleos cocleares** do bulbo fazem parte da via auditiva desde a orelha interna até o encéfalo (ver **Figura 17.23**). Os **núcleos vestibulares** no bulbo e na ponte são componentes da via do equilíbrio desde a orelha interna até o encéfalo; recebem informações sensitivas associadas ao equilíbrio de proprioceptores (receptores que fornecem informações sobre a posição do corpo e os movimentos) no aparelho vestibular da orelha interna (ver **Figura 17.26**).

Por fim, o bulbo contém núcleos associados aos seguintes cinco pares de nervos cranianos.

1. **Nervos vestibulococleares (NC VIII).** Vários núcleos no bulbo recebem aporte sensitivo (aferência) da cóclea da orelha interna, via nervos vestibulococleares, e fornecem eferência motora para cóclea da orelha interna. Esses nervos transmitem impulsos relacionados a audição.
2. **Nervos glossofaríngeos (NC IX).** Núcleos no bulbo transmitem impulsos sensitivos e motores relacionados com o paladar, a deglutição e salivação via nervos glossofaríngeos.
3. **Nervos vagos (NC X).** Núcleos no bulbo recebem impulsos sensitivos (aferentes) da laringe e da faringe e de muitas vísceras torácicas e abdominais pelos nervos vagos e enviam impulsos motores (eferentes) para essas mesmas estruturas, também pelos nervos vagos.
4. **Nervos acessórios (NC XI) (parte craniana).** Essas fibras são, na verdade, parte dos nervos vagos (NC X). Núcleos no bulbo são a origem de impulsos nervosos que controlam a deglutição via nervos vago (parte craniana dos nervos acessórios).
5. **Nervos hipoglossos (NC XII).** Núcleos no bulbo são a origem dos impulsos nervosos que controlam os movimentos da língua durante a fala e a deglutição via nervos hipoglossos.

Ponte

A **ponte** está localizada diretamente acima do bulbo e anteriormente ao cerebelo; tem aproximadamente 2,5 cm de comprimento (ver **Figuras 14.1, 14.5**). Como o bulbo, a ponte é constituída por núcleos e tratos. Como seu nome indica, a ponte conecta partes do encéfalo entre si. Essas conexões são formadas por feixes de axônios. Alguns axônios da ponte conectam os lados direito e esquerdo do cerebelo. Outros axônios fazem parte dos tratos sensitivos ascendentes e dos tratos motores descendentes.

A ponte tem dois componentes estruturais principais: uma região ventral e uma região dorsal. A região ventral da ponte forma uma grande estação de retransmissão sináptica que é constituída por centros esparsos de substância cinzenta denominados **núcleos pontinos**. Numerosos tratos de substância branca penetram e saem desses núcleos; cada um deles proporciona uma conexão entre o córtex (camada externa) de um hemisfério cerebral e o córtex do hemisfério do cerebelo oposto. Esse circuito complexo tem participação crucial na coordenação e na maximização da eficiência da eferência motora voluntária em todo o corpo. A região dorsal da ponte é mais parecida com as outras regiões do tronco encefálico, do bulbo e do mesencéfalo; contém tratos ascendentes e descendentes ao longo dos núcleos dos nervos cranianos.

Na ponte também se encontra o **centro respiratório pontino**, mostrado na **Figura 23.23**. Juntamente com o centro respiratório bulbar, o centro respiratório pontino ajuda a controlar a respiração.

A ponte também contém núcleos associados aos seguintes quatro pares de nervos cranianos.

1. **Nervos trigêmeos (NC V).** Núcleos na ponte recebem impulsos sensitivos para sensações somáticas da cabeça e da face e fornecem impulsos motores que comandam a mastigação.
2. **Nervos abducentes (NC VI).** Núcleos na ponte fornecem impulsos motores que controlam o movimento do bulbo do olho via nervos abducentes.
3. **Nervos Faciais (NC VII).** Núcleos na ponte recebem impulsos sensitivos do paladar e fornecem impulsos motores para regular a secreção de saliva e lágrimas e a contração dos músculos da expressão facial via nervos faciais.
4. **Nervos vestibulococleares (NC VIII).** Núcleos na ponte recebem impulsos sensitivos do aparelho vestibular e fornecem impulsos motores para o aparelho vestibular via nervos vestibulococleares. Esses nervos transmitem impulsos relacionados com a sensação de equilíbrio.

Mesencéfalo

O **mesencéfalo** estende-se da ponte para o diencéfalo (ver **Figuras 14.1 e 14.5**) e tem aproximadamente 2,5 cm de comprimento. O aqueduto do mesencéfalo atravessa o mesencéfalo, conectando o terceiro ventrículo (acima) com o quarto ventrículo (abaixo). Como o bulbo e a ponte, o mesencéfalo contém núcleos e tratos (**Figura 14.7**).

A parte anterior do mesencéfalo contém feixes pareados de axônios conhecidos como **pedúnculos cerebrais** (ver **Figuras 14.5 e 14.7 B**). Os pedúnculos cerebrais são constituídos por axônios dos tratos corticospinal, corticonucleares e corticopontino, que conduzem impulsos nervosos de áreas motoras no córtex telencefálico (cerebral para a medula espinal, para o bulbo e para a ponte).

A parte posterior do mesencéfalo, denominada **teto do mesencéfalo**, contém quatro elevações arredondadas (**Figura 14.7 A**). As duas elevações superiores, núcleos conhecidos como **colículos superiores**, atuam como centros reflexos de determinadas atividades

> ### Correlação clínica
>
> #### Lesão do bulbo
>
> Tendo em vista as atividades vitais controladas pelo bulbo, não é surpreendente que uma **lesão no bulbo,** em decorrência de um golpe forte na parte posterior da cabeça ou na parte superior do pescoço, como uma queda ao patinar no gelo, possa ser fatal. A lesão do centro respiratório no bulbo é especialmente grave e pode levar rapidamente à morte. Os sinais/sintomas de lesão não fatal do bulbo incluem disfunções de nervos cranianos no mesmo lado da lesão, paralisia e perda da sensibilidade no lado oposto do corpo e irregularidades do ritmo respiratório ou do ritmo cardíaco. A intoxicação alcoólica também suprime o centro de ritmicidade respiratória no bulbo e pode resultar em morte.

visuais. Graças a circuitos neurais da retina para os colículos superiores e para os músculos extrínsecos do bulbo do olho, estímulos visuais incitam movimentos do bulbo do olho para acompanhar imagens móveis (p. ex., um carro em movimento) e examinar imagens estacionárias (p. ex., enquanto a pessoa está lendo um livro). Os colículos superiores também são responsáveis pelos reflexos que controlam movimentos da cabeça, dos olhos e do tronco em resposta a estímulos visuais. As duas elevações inferiores, os **colículos inferiores**, fazem parte da via auditiva e transmitem impulsos dos receptores de audição na orelha interna para o encéfalo. Esses dois núcleos também são centros do reflexo do susto, ou seja, movimentos abruptos da cabeça, dos olhos e do tronco quando uma pessoa, por exemplo, é surpreendida por um ruído alto como o disparo de uma arma de fogo.

O mesencéfalo contém vários outros núcleos, inclusive a **substância negra** direita e esquerda, que são grandes núcleos com pigmentação escura (**Figura 14.7 B**). Neurônios que liberam dopamina e se estendem da substância negra para o corpo estriado, ajudam a controlar as atividades musculares subconscientes. A perda desses neurônios está associada à doença de Parkinson (ver *Distúrbios: desequilíbrios homeostáticos* no final do Capítulo 16). Também são encontrados os **núcleos rubros** direito e esquerdo, que são avermelhados por causa de sua irrigação sanguínea abundante e dos pigmentos contendo ferro (hemoglobina nos eritrócitos e ferritina, uma proteína que armazena ferro no fígado, no baço, nos músculos esqueléticos e na medula óssea) em seus corpos celulares. Axônios do cerebelo e do córtex telencefálico (cerebral) formam sinapses nos núcleos rubros que ajudam a controlar os movimentos musculares.

Existem, ainda, outros núcleos no mesencéfalo que estão associados a dois pares de nervos cranianos.

1. **Nervos oculomotores (NC III)**. Núcleos no mesencéfalo fornecem impulsos motores que controlam os movimentos do bulbo do olho, enquanto núcleos oculomotores acessórios proporcionam controle motor dos músculos lisos que regulam a constrição da pupila do olho e as modificações no formato da lente via nervos oculomotores.
2. **Nervos trocleares (NC IV)**. Núcleos no mesencéfalo proporcionam impulsos motores que controlam os movimentos do bulbo do olho via nervos trocleares.

Formação reticular

Além dos núcleos bem definidos já descritos, boa parte do tronco encefálico é constituída por pequenas aglomerações de corpos celulares neuronais (substância cinzenta) localizadas entre pequenos feixes de axônios mielinizados (substância branca). A larga região onde a substância branca e a substância cinzenta exibem um arranjo reticulado é conhecida como **formação reticular** (**Figura 14.7 C**). a formação reticular estende-se desde a parte superior da medula espinal, através do tronco encefálico,

FIGURA 14.7 Mesencéfalo.

O mesencéfalo conecta a ponte ao diencéfalo.

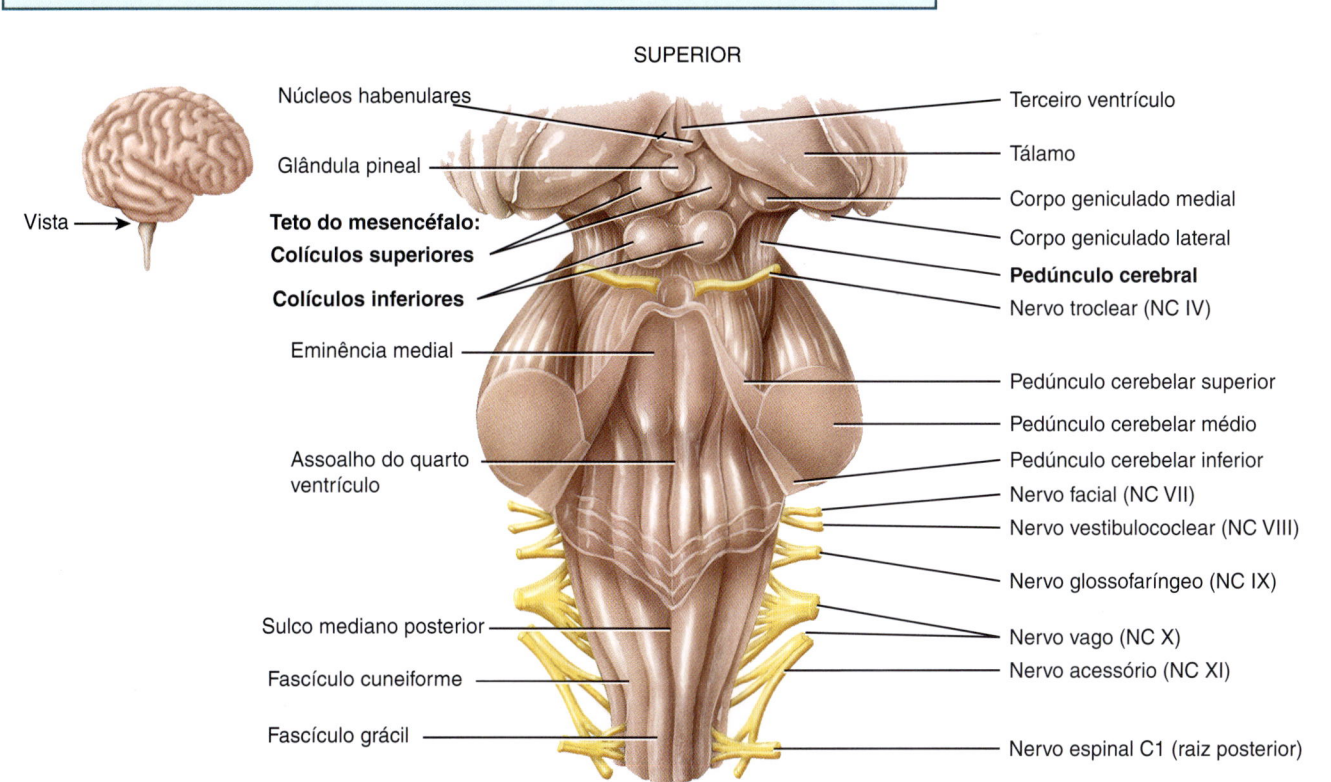

A. Vista posterior do mesencéfalo em relação ao tronco encefálico

(continua)

FIGURA 14.7 *Continuação.*

B. Corte transversal do mesencéfalo

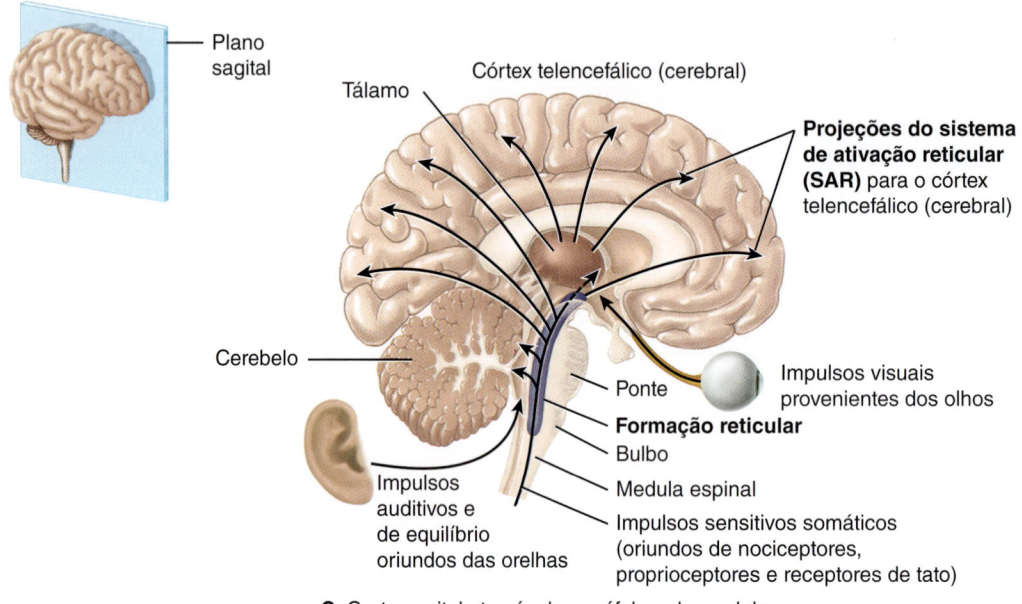

C. Corte sagital através do encéfalo e da medula espinal mostrando a formação reticular

? Qual é a importância dos pedúnculos cerebrais?

---

até a parte inferior do diencéfalo. Os neurônios na formação reticular têm funções ascendente (sensitiva) e descendente (motora).

A parte ascendente da formação reticular é denominada sistema de ativação reticular (SAR), que consiste em axônios sensitivos que se projetam para o córtex telencefálico (cerebral), tanto diretamente quanto através do tálamo. Muitos estímulos sensitivos conseguem ativar a parte ascendente do SAR, por exemplo, estímulos visuais e auditivos, atividades mentais, estímulos de receptores de dor, tato e pressão e receptores nos membros e na cabeça que propiciam a percepção da posição das partes do corpo humano. A função mais importante do SAR é, talvez, a **consciência**, um estado de vigília no qual o indivíduo está plenamente lúcido, consciente e orientado. Estímulos visuais e auditivos e atividades mentais conseguem estimular o SAR para ajudar a manter o nível de consciência. O SAR também está ativo durante o **despertar do sono**. Outra função do SAR é ajudar a manter a atenção (concentração em um único objeto ou pensamento) e a vigília. O sistema de ativação reticular também previne a **sobrecarga sensitiva** (estimulação visual e/ou auditiva excessiva) ao filtrar informações insignificantes e impedir que atinjam o nível consciente. Por exemplo, enquanto um estudante está no corredor esperando pelo início de sua aula de anatomia e fisiologia, ele não se conscientiza dos ruídos ao seu redor porque está revisando as anotações em seu caderno. A inativação do SAR provoca **sono**, um estado de perda parcial da consciência do qual o indivíduo pode ser despertado. Por outro lado, a lesão do SAR resulta em **coma**, um estado de perda da consciência do qual o indivíduo não pode ser despertado. Nos estágios mais leves do coma, os reflexos do tronco encefálico e da medula espinal persistem, mas no coma profundo até mesmo esses reflexos desaparecem e, se os controles respiratório e cardiovascular forem perdidos, o paciente morre. Substâncias como a melatonina influencia o SAR ao ajudar a induzir sono, e anestésicos gerais promovem perda da consciência via SAR. A parte descendente do SAR tem conexões com o cerebelo e a medula espinal e ajuda a regular o **tônus muscular**, o discreto grau de contração involuntária nos músculos esqueléticos normais em repouso. Essa parte do SAR também ajuda na regulação da frequência cardíaca, da pressão arterial e da frequência respiratória. Embora o SAR receba aporte (aferência) dos olhos, das orelhas e de outros receptores sensitivos, não recebe aferência de receptores para o sentido do olfato; mesmo odores fortes não provocam o despertar. Pessoas que morrem em incêndios em suas residências geralmente morrem por causa de inalação de fumaça antes de despertarem. Por esse motivo, todos os dormitórios devem ter um detector de fumaça que emita um som alto. Um travesseiro vibratório ou uma luz piscante podem ter a mesma função se a pessoa tiver déficit auditivo.

As funções do tronco encefálico estão resumidas na **Tabela 14.2**.

> ### Teste rápido
>
> 6. Qual é a correlação anatômica do bulbo, da ponte e do mesencéfalo?
> 7. Quais funções corporais são controladas por núcleos no tronco encefálico?
> 8. Arrolar as funções da formação reticular.

14.4 Cerebelo

OBJETIVO

- **Descrever** a estrutura e as funções do cerebelo.

O **cerebelo**, cujas dimensões são superadas apenas pelo cérebro (telencéfalo), ocupa as partes inferior e posterior da cavidade craniana. Como o telencéfalo (cérebro), o cerebelo apresenta uma superfície extremamente pregueada que aumenta substancialmente a área superficial de seu córtex externo de substância cinzenta, possibilitando um número maior de neurônios. O cerebelo representa 1/10 da massa encefálica, mas contém quase metade dos neurônios do encéfalo. O cerebelo está localizado posteriormente ao bulbo e a ponte e inferior à parte posterior do telencéfalo (cérebro) (ver **Figura 14.1**). Um sulco profundo conhecido como **fissura transversa do cérebro**, juntamente com o **tentório do cerebelo**, que sustenta a parte posterior do cérebro, separa o cerebelo do cérebro (ver **Figuras 14.2 B, 14.11 B**).

Nas vistas superiores ou inferiores, o formato do cerebelo assemelha-se ao de uma borboleta. A área central é o **verme do cerebelo** e as "asas" ou lobos laterais são os **hemisférios do cerebelo** (**Figura 14.8 A, B**). Cada hemisfério é constituído por lobos separados por fissuras profundas e distintas. O **lobo anterior** e o **lobo posterior** controlam aspectos subconscientes dos movimentos da musculatura esquelética. O **lóbulo floculonodular** na face inferior contribui para o equilíbrio.

A camada superficial do cerebelo, denominada **córtex cerebelar**, consiste em substância cinzenta em uma série de delicadas cristas paralelas denominadas **folhas do cerebelo**. Em uma localização profunda em relação à substância cinzenta existem tratos de substância branca denominados **árvore da vida** que realmente lembram galhos de uma árvore. Ainda mais profundamente, na substância branca, estão os **núcleos do cerebelo**, regiões de substância cinzenta que dão origem aos axônios que carreiam impulsos do cerebelo para outros centros do encéfalo.

Três **pedúnculos cerebelares** pareados conectam o cerebelo ao tronco encefálico (ver **Figura 14.8 B**). Esses feixes de substância branca consistem em axônios que conduzem impulsos entre o cerebelo e outras partes do encéfalo. Os **pedúnculos cerebelares superiores** contêm axônios que se estendem do cerebelo para os núcleos rubros do mesencéfalo e para vários núcleos do tálamo. Os **pedúnculos cerebelares médios** são os maiores pedúnculos; seus axônios carreiam impulsos para movimentos voluntários dos núcleos pontinos (que recebem aferência de áreas motoras do córtex cerebral) para o cerebelo. Os **pedúnculos cerebelares inferiores** são constituídos por: (1) axônios dos tratos espinocerebelares que carreiam informações sensitivas para o cerebelo a partir de proprioceptores no tronco e nos membros; (2) axônios do aparelho vestibular da orelha interna e dos núcleos vestibulares do bulbo e da ponte que carreiam informações sensitivas para o cerebelo a partir de proprioceptores na cabeça; (3) axônios do núcleo olivar inferior do bulbo que penetram no cerebelo e regulam a atividade dos neurônios cerebelares; (4) axônios que se estendem do cerebelo para os núcleos vestibulares do bulbo e da ponte; e (5) axônios que se estendem do cerebelo para a formação reticular.

A função primária do cerebelo é avaliar quão bem os movimentos iniciados pelas áreas motoras no telencéfalo (cérebro) são realmente realizados. Quando movimentos iniciados pelas áreas motoras cerebrais não são realizados corretamente, o cerebelo detecta as discrepâncias. O cerebelo, então, envia sinais de *feedback* para as áreas motoras do córtex cerebral, via suas conexões com o tálamo. Os sinais de *feedback* ajudam a corrigir os erros, uniformizam os movimentos e coordenam sequências complexas de contrações dos músculos esqueléticos. Além dessa coordenação de movimentos especializados, o cerebelo é a principal região do encéfalo que regula a postura e o equilíbrio. Esses aspectos da função cerebelar possibilitam todas as atividades musculares especializadas, desde pegar uma bola de beisebol até dançar e falar. O fato de existirem conexões recíprocas entre o cerebelo e as áreas de associação do córtex cerebral sugere que o cerebelo também tem funções não motoras como cognição (aquisição de conhecimento), processamento da linguagem e aprendizado e resposta a recompensas antecipadas. Essa ideia é apoiada por exames de imagem como ressonância magnética (RM) e tomografia por emissão de pósitrons (PET). Alguns estudos também sugerem que o cerebelo participa no processamento de informações sensitivas.

As funções do cerebelo estão resumidas na **Tabela 14.2**.

FIGURA 14.8 Cerebelo.

O cerebelo coordena movimentos especializados e regula a postura e o equilíbrio.

Correlação clínica

A lesão do cerebelo pode resultar em incapacidade de coordenar movimentos musculares, uma condição denominada **ataxia**. Pessoas com ataxia cujos olhos são vendados têm dificuldade de coordenação para tocar a ponta do nariz com um dedo da mão porque não conseguem coordenar o movimento com a percepção de onde estão localizadas as partes do corpo. Outro sinal de ataxia é a alteração do padrão de fala por causa da falta de coordenação dos músculos da fala. A lesão cerebelar também pode resultar em movimentos anormais da marcha ou marcha cambaleante. Pessoas que consomem um volume significativo de bebidas alcoólicas mostram sinais de ataxia porque o álcool etílico inibe a atividade do cerebelo. Esses indivíduos têm dificuldade em passar nos testes de sobriedade. A ataxia também pode ocorrer como resultado de doenças degenerativas (esclerose múltipla e doença de Parkinson), traumatismo, tumores encefálicos, fatores genéticos e como efeito colateral de medicamentos prescritos para transtorno bipolar.

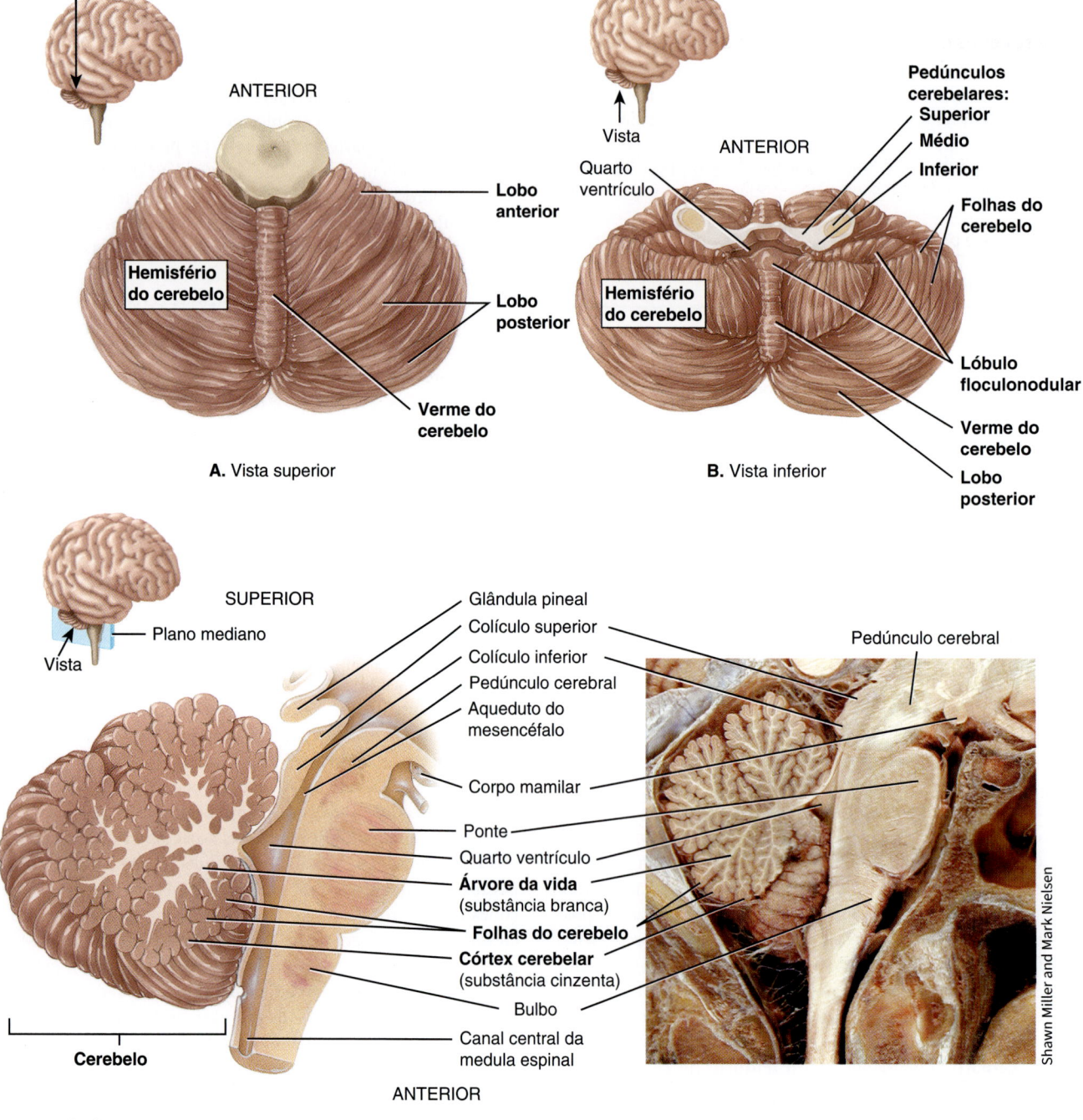

A. Vista superior

B. Vista inferior

C. Corte mediano do cerebelo e do mesencéfalo

D. Corte mediano

? Quais estruturas contêm os axônios que carreiam informações aferentes e eferentes para o cerebelo?

Teste rápido

9. Descrever a localização e as principais partes do cerebelo.
10. Onde os axônios de cada um dos três pares de pedúnculos cerebelares começam e terminam? Quais são as suas funções?

14.5 Diencéfalo

OBJETIVO

- **Descrever** os componentes e as funções do diencéfalo (tálamo, hipotálamo e epitálamo).

O diencéfalo forma um núcleo central de tecido encefálico logo acima do mesencéfalo; está quase totalmente circundado pelos hemisférios cerebrais e contém numerosos núcleos que participam em uma ampla gama de processamentos sensitivos e motores entre os centros encefálicos superiores e inferiores. O diencéfalo se estende desde o tronco encefálico até o telencéfalo (cérebro) e circunda o terceiro ventrículo; inclui o tálamo, o hipotálamo e o epitálamo. A hipófise se projeta do hipotálamo. Partes do diencéfalo na parede do terceiro ventrículo são denominadas órgãos circunventriculares e serão discutidas sucintamente. Os tratos ópticos, que contêm neurônios provenientes da retina, penetram no diencéfalo.

Tálamo

O **tálamo**, que tem aproximadamente 3 cm de comprimento e constitui 80% do diencéfalo, consiste em massas ovaladas e pareadas de substância cinzenta organizadas em núcleos com tratos de substância branca intercalados (**Figura 14.9**). Uma massa de

FIGURA 14.9 **Tálamo**. Observar a posição do tálamo na vista lateral (**A**) e na vista medial (**B**). Os vários núcleos talâmicos mostrados em (**C**) e (**D**) são correlacionados por cores com as regiões corticais para as quais eles se projetam em (**A**) e (**B**).

O tálamo é a principal estação de retransmissão de impulsos sensitivos que chegam ao córtex cerebral a partir de outras partes do encéfalo e da medula espinal

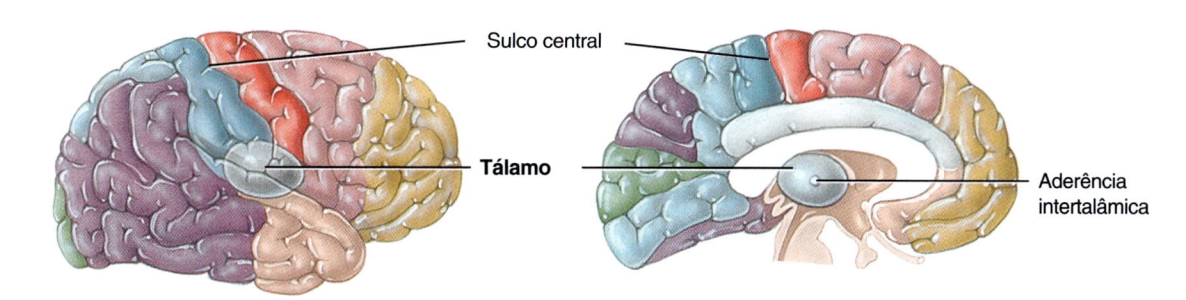

A. Vista lateral do hemisfério cerebral direito

B. Vista medial do hemisfério cerebral esquerdo

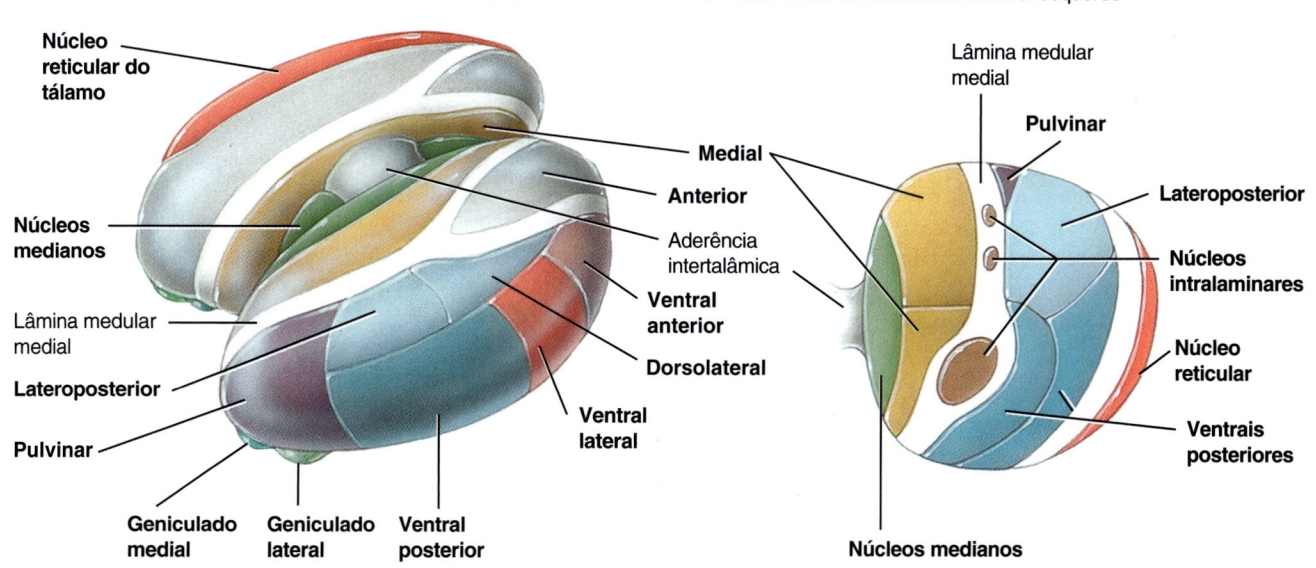

C. Vista superior lateral do tálamo mostrando as localizações dos núcleos talâmicos (o núcleo reticular do tálamo é mostrado no lado esquerdo apenas; todos os outros núcleos são mostrados no lado direito)

D. Corte transversal do tálamo mostrando as localizações dos núcleos talâmicos

? Qual estrutura conecta habitualmente as metades direita e esquerda do tálamo?

substância cinzenta denominada **aderência intertalâmica** (*massa intermediária*) conecta as metades direita e esquerda do tálamo em aproximadamente 70% dos encéfalos humanos. Uma lâmina vertical de substância branca, com formato de Y, denominada **lâmina medular medial** divide a substância cinzenta dos lados direito e esquerdo do tálamo (**Figura 14.9 C**); é constituída por axônios mielinizados que entram e saem dos vários núcleos talâmicos. Os axônios que conectam o tálamo e o córtex cerebral atravessam a **cápsula interna**, uma faixa espessa de substância branca lateral ao tálamo (ver **Figura 14.13 B**).

O tálamo é a principal estação de retransmissão da maioria dos impulsos sensitivos que chegam ao córtex sensitivo primário telencefálico a partir da medula espinal e do tronco encefálico. O tálamo também contribui para as funções motoras ao transmitir informações do cerebelo e do corpo estriado para o córtex motor primário do telencéfalo (cérebro). Além disso, o tálamo retransmite impulsos nervosos entre diferentes áreas do telencéfalo (cérebro) e participa na manutenção do nível de consciência.

Existem, de acordo com suas posições e funções, sete grupos principais de núcleos em cada lado do tálamo (**Figura 14.9 C, D**):

1. O **núcleo anterior** recebe aporte do hipotálamo e envia impulsos para o sistema límbico (descrito na Seção 14.6); atua nas emoções e na memória.
2. Os **núcleos mediais** recebem aporte do sistema límbico e dos núcleos da base e enviam impulsos para o córtex cerebral; atuam nas emoções, no aprendizado, na memória e na cognição (pensamento e conhecimento).
3. Núcleos no **grupo lateral** recebem aporte do sistema límbico, dos colículos superiores e do córtex cerebral e enviam impulsos para o córtex cerebral. O **núcleo dorso lateral** atua na expressão das emoções. O **núcleo lateroposterior** e o **núcleo pulvinar** ajudam a integrar as informações sensitivas.
4. Cinco núcleos fazem parte do **grupo ventral**. O **núcleo ventral anterior** recebe aporte dos núcleos da base e envia impulsos para o córtex motor do cérebro; participa no controle dos movimentos. O **núcleo ventral lateral** recebe aporte do cerebelo e do corpo estriado e envia impulsos para as áreas motoras do córtex cerebral; também participa no controle dos movimentos. O **núcleo ventral posterior** transmite impulsos para sensações somáticas (tais como, tato, pressão, vibração, prurido, cócegas, temperatura, dor e propriocepção) da face e do corpo para o córtex cerebral. O **corpo geniculado lateral** retransmite impulsos visuais da retina para o córtex visual primário do cérebro. O **corpo geniculado medial** retransmite impulsos auditivos da orelha para o córtex auditivo primário do cérebro.
5. Os **núcleos intralaminares** estão localizados na lâmina medular interna e estabelecem conexões com a formação reticular, o cerebelo, o corpo estriado e amplas áreas do córtex cerebral. Os núcleos intralaminares atuam na ativação do córtex cerebral pela formação reticular no tronco encefálico) e na integração de informações sensitivas e motoras.
6. O **núcleo mediano** forma uma faixa fina adjacente ao terceiro ventrículo e acredita-se que atue na memória e na olfação.
7. O **núcleo reticular do tálamo** circunda a face lateral do tálamo, adjacente à cápsula interna. Esse núcleo monitora, filtra e integra atividades dos outros núcleos talâmicos.

Hipotálamo

O **hipotálamo** é uma pequena parte do diencéfalo localizada inferiormente ao tálamo; é constituído por aproximadamente doze núcleos em quatro regiões principais:

1. A **área hipotalâmica posterior** (*mamilar*), adjacente ao mesencéfalo, é a parte mais posterior do hipotálamo; inclui os *corpos mamilares* e o *núcleo posterior do hipotálamo* (**Figura 14.10**). Os **núcleos mamilares** formam duas pequenas projeções arredondadas, os corpos mamilares, que atuam como estações de retransmissão para os reflexos relacionados com o sentido do olfato.
2. A **área hipotalâmica intermédia** (*tuberal*), a parte mais larga do hipotálamo, inclui o *núcleo dorsomedial*, o *núcleo ventromedial* e o *núcleo arqueado*, bem como o **infundíbulo**, que conecta a hipófise ao hipotálamo (**Figura 14.10**). A **eminência mediana** é uma região discretamente elevada que envolve o infundíbulo (ver **Figura 14.7 A**).
3. A **área hipotalâmica rostral** (*supraóptica*) está localizada superiormente ao quiasma óptico (ponto de cruzamento dos nervos ópticos) e contém o *núcleo paraventricular,* o *núcleo supraóptico,* o *núcleo periventricular ventral* e o *núcleo supraquiasmático* (**Figura 14.10**). Axônios provenientes dos núcleos paraventricular e supraóptico formam o trato hipotálamo-hipofisial, que se estende através do infundíbulo para a neuro-hipófise, o lobo posterior da hipófise (ver **Figura 18.8**).
4. A **área pré-óptica** anterior à região supraóptica é, em geral, considerada parte do hipotálamo porque participa com o hipotálamo da regulação de determinadas atividades autônomas. A área pré-óptica contém os *núcleos pré-ópticos medial e lateral* (**Figura 14.10**).

O hipotálamo controla muitas atividades corporais e é um dos principais reguladores da homeostasia. Impulsos sensitivos relacionados com os sentidos somáticos e viscerais chegam ao hipotálamo, bem como impulsos de receptores para visão, paladar e olfato. Outros receptores no próprio hipotálamo monitoram continuamente a pressão osmótica, o nível sanguíneo de glicose, a concentração de determinados hormônios e a temperatura do sangue. O hipotálamo tem várias conexões muito importantes com a glândula hipófise e produz vários hormônios, que são descritos de modo mais detalhado no Capítulo 18. Algumas funções podem ser atribuídas a núcleos hipotalâmicos específicos, mas outras não são tão precisamente localizadas. Funções importantes do hipotálamo incluem as seguintes:

- *Controle do sistema nervoso autônomo*. O hipotálamo controla e integra atividades do sistema nervoso autônomo, que regula a contração da musculatura lisa e do músculo cardíaco e as secreções de muitas glândulas. Axônios se estendem do hipotálamo para núcleos parassimpáticos e simpáticos no tronco encefálico e na medula espinal. O hipotálamo é, via sistema nervoso autônomo, um importante regulador das atividades viscerais, inclusive a frequência cardíaca, a movimentação do alimento pelo sistema digestório e a contração da bexiga urinária
- *Produção de hormônios*. O hipotálamo produz vários hormônios e tem dois tipos de conexões importantes com a

FIGURA 14.10 Hipotálamo.
Aqui são mostradas partes selecionadas do hipotálamo e uma representação tridimensional dos núcleos hipotalâmicos (baseado no Netter).

O hipotálamo controla muitas atividades corporais e é um importante regulador da homeostasia.

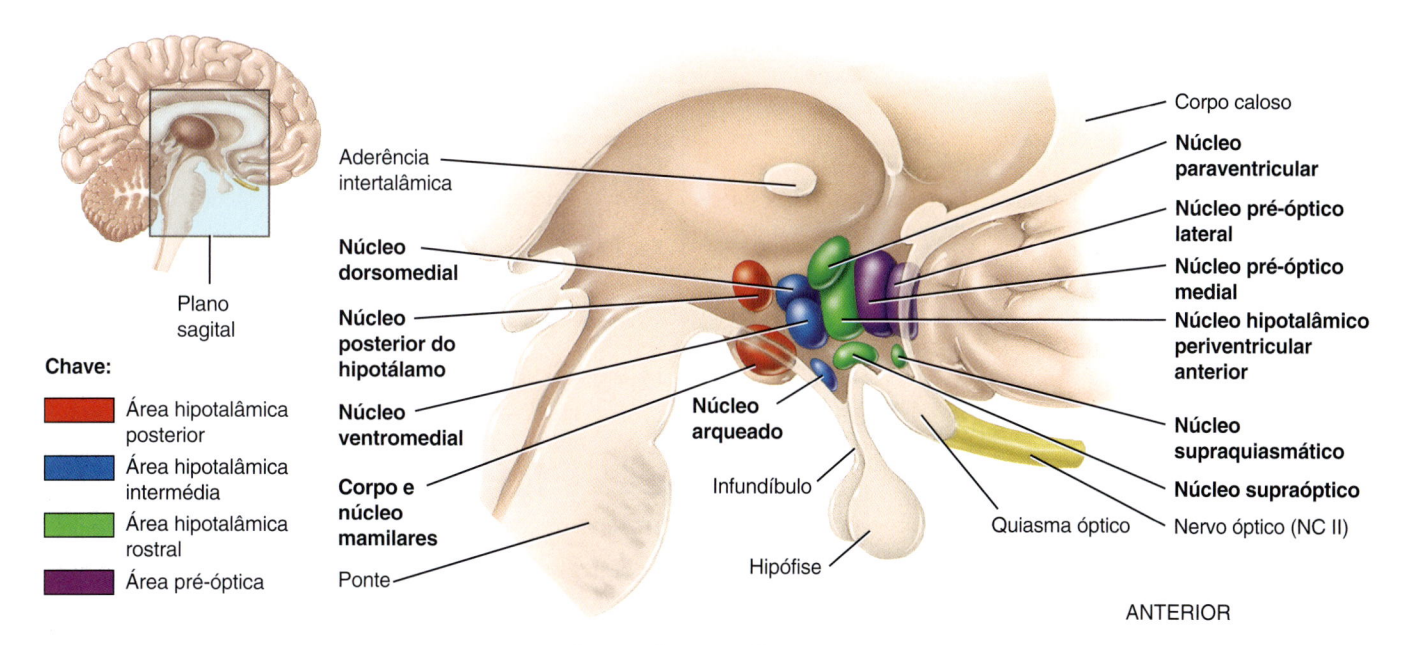

Chave:
- Área hipotalâmica posterior
- Área hipotalâmica intermédia
- Área hipotalâmica rostral
- Área pré-óptica

Estruturas identificadas: Plano sagital, Aderência intertalâmica, Núcleo dorsomedial, Núcleo posterior do hipotálamo, Núcleo ventromedial, Corpo e núcleo mamilares, Ponte, Núcleo arqueado, Infundíbulo, Hipófise, Corpo caloso, Núcleo paraventricular, Núcleo pré-óptico lateral, Núcleo pré-óptico medial, Núcleo hipotalâmico periventricular anterior, Núcleo supraquiasmático, Núcleo supraóptico, Quiasma óptico, Nervo óptico (NC II).

Corte sagital do encéfalo mostrando os núcleos hipotalâmicos

? Quais são as quatro principais regiões do hipotálamo, da mais posterior até a mais anterior?

---

hipófise, uma glândula endócrina localizada inferiormente ao hipotálamo (ver **Figura 14.1**). Primeiro, hormônios hipotalâmicos conhecidos como *hormônios liberadores* e *hormônios inibitórios* são lançados nas redes capilares da eminência mediana (ver **Figura 18.5**). A corrente sanguínea carreia esses hormônios diretamente para a adeno-hipófise (lobo anterior da hipófise), onde eles estimulam ou inibem a secreção de hormônios da adeno-hipófise. Segundo, axônios se estendem dos núcleos paraventricular e supraóptico através do infundíbulo para a neuro-hipófise (lobo posterior da hipófise) (ver **Figura 18.8**). Os corpos celulares desses neurônios produzem um de dois hormônios (*ocitocina* ou *hormônio antidiurético*). Os axônios desses neurônios transportam os hormônios para a neuro-hipófise, onde são liberados

- **Regulação de padrões emocionais e comportamentais.** O hipotálamo, juntamente com o sistema límbico (descrito adiante), participa nas expressões de raiva, agressividade, dor e prazer e os padrões comportamentais relacionados com a excitação sexual

- **Regulação da ingestão de alimentos sólidos e líquidos.** O hipotálamo regula o consumo de alimentos; contém um **centro da fome**, que promove a ingestão de alimentos, e um **centro da saciedade**, que promove a sensação de plenitude e a interrupção do consumo de alimentos. O hipotálamo também contém um **centro da sede**. Quando determinadas células no hipotálamo são estimuladas pela elevação da pressão osmótica do líquido extracelular, elas provocam a sensação de sede. A ingestão de água restaura a pressão osmótica aos valores normais, removendo a estimulação e reduzindo a sede

- **Controle da temperatura corporal.** O hipotálamo também atua como **termostato** do corpo, detectando a temperatura corporal de modo que seja mantida em no ponto preestabelecido desejado. Se a temperatura do sangue que flui através do hipotálamo estiver acima do normal, o hipotálamo direciona o sistema nervoso autônomo a estimular atividades que promovam perda de calor. Em contrapartida, quando a temperatura está abaixo do normal, o hipotálamo gera impulsos nervosos que promovem produção e retenção de calor

- **Regulação dos ritmos circadianos.** O núcleo supraquiasmático (NSQ) do hipotálamo funciona como o relógio biológico interno do corpo porque estabelece **ritmos circadianos** (diários), padrões de atividade biológica (como o ciclo de sono–vigília) que ocorrem segundo um esquema circadiano (ciclo de aproximadamente 24 h). Esse núcleo recebe aporte (aferência) dos olhos (retina) e envia impulsos para outros núcleos hipotalâmicos, para a formação reticular e para a glândula pineal. O aporte visual para o NSQ sincroniza os neurônios do NSQ para o ciclo luz–escuro associado com o dia e a noite. Sem esse aporte o NSQ ainda promove ritmos biológicos, mas os ritmos se tornam progressivamente dessincronizados com o ciclo luz-escuro normal porque a atividade inerente do NSQ cria ciclos que duram aproximadamente 25 h em vez de 24 h. Portanto, o NSQ precisa receber indícios de luz–escuro do ambiente externo para criar ritmos que ocorram em um ciclo de 24 h. O mecanismo responsável pelo relógio interno em um neurônio do NSQ é decorrente da "ligação e do desligamento" rítmico de genes específicos (**genes sincronizadores**) no núcleo da célula, resultando em níveis alternantes de **proteínas sincronizadoras** no citosol da célula. Os genes sincronizadores são autoiniciadores, ou seja, eles são "ligados" automaticamente e, depois, são transcritos e traduzidos. As proteínas sincronizadoras resultantes se acumulam no citosol e, depois, penetram no núcleo para "desligar" os genes sincronizadores. Aos poucos, as proteínas sincronizadoras são degradadas e, sem essas proteínas, os genes sincronizadores são novamente ativados e o ciclo se repete, com cada ciclo correspondendo a um período de 24 horas. Os níveis alternantes das proteínas sincronizadoras provocam alterações rítmicas na eferência dos neurônios do NSQ, que por sua vez provoca alterações rítmicas em outras partes do corpo, sobretudo na glândula pineal (descritas adiante).

Epitálamo

O **epitálamo**, uma pequena região superior e posterior ao tálamo, consiste na glândula pineal e nos núcleos habenulares. A **glândula pineal** tem o tamanho aproximado de uma ervilha pequena e se projeta da linha mediana posterior do terceiro ventrículo (ver **Figura 14.1**). A glândula pineal faz parte do sistema endócrino porque secreta o hormônio **melatonina**. A melatonina ajuda a regular os ritmos circadianos, que são estabelecidos pelo núcleo supraquiasmático (NSQ) do hipotálamo. Em resposta ao aporte (aferência) proveniente dos olhos (retina), o NSQ estimula a glândula pineal (via conexões neurais com neurônios simpáticos do sistema nervoso autônomo) a secretar o hormônio melatonina em um padrão rítmico, com níveis baixos de melatonina sendo secretados durante o dia e níveis significativamente mais elevados sendo secretados durante o período da noite. Os níveis variáveis de melatonina promovem, por sua vez, alterações rítmicas do sono, da vigília, da secreção de hormônios e da temperatura corporal. Além de sua participação na regulação dos ritmos circadianos, a melatonina desempenha outras funções – induz sono, atua como antioxidante e inibe as funções reprodutoras em determinados animais. Como mais melatonina é liberada durante os períodos de escuridão do que durante os períodos com luz, acredita-se que esse hormônio promove sonolência. A melatonina, quando ingerida, também parece contribuir para o ajuste do relógio biológico do corpo ao induzir sono e ajudar o corpo a se ajustar a dissincronose (*jet lag*). Os **núcleos habenulares**, mostrados na **Figura 14.7 A**, estão envolvidos na olfação, especialmente respostas emocionais a odores como o perfume de uma pessoa amada ou os biscoitos de chocolate da mamãe assando no forno.

As funções das três partes do diencéfalo estão resumidas na **Tabela 14.2**.

Órgãos circunventriculares

Partes do diencéfalo são denominadas **órgãos circunventriculares** (**OCVs**) porque estão localizadas em torno do terceiro ventrículo. Os OCVs conseguem monitorar alterações químicas no sangue porque não têm barreira hematencefálica (BHE). Os OCVs incluem parte do hipotálamo, a glândula pineal, a glândula hipófise e algumas outras estruturas próximas. Do ponto de vista funcional, essas regiões coordenam as atividades homeostáticas dos sistemas endócrino e nervoso, tais como a regulação da pressão arterial, do balanço hídrico, da fome e da sede. Além disso, acredita-se que os OCVs sejam os locais de entrada no encéfalo do HIV, o vírus que causa a AIDS. Uma vez no encéfalo, o HIV pode causar demência (deterioração irreversível do estado mental) e outros transtornos neurológicos.

> ### Teste rápido
> 11. Por que o tálamo é considerado uma "estação de retransmissão" no encéfalo?
> 12. Por que o hipotálamo é considerado parte do sistema nervoso assim como do sistema endócrino?
> 13. Quais são as funções do epitálamo?
> 14. Definir um órgão circunventricular.

14.6 Telencéfalo (cérebro*)

OBJETIVOS

- **Descrever** os giros, os sulcos e as fissuras do cérebro
- **Localizar** os lobos do cérebro
- **Descrever** os tratos que constituem a substância branca cerebral
- **Descrever** os núcleos da base
- **Descrever** as estruturas e as funções do sistema límbico.

O **cérebro** (**telencéfalo**) é a "sede da inteligência"; confere aos seres humanos a capacidade de ler, escrever e falar; fazer cálculos e compor música; e lembrar o passado, planejar para o futuro e imaginar coisas que nunca existiram. O cérebro consiste em um córtex cerebral externo, uma região interna de substância branca cerebral e núcleos de substância cinzenta localizados profundamente na substância branca.

Córtex cerebral

O **córtex cerebral** é uma região de substância cinzenta que forma a margem externa do cérebro (**Figura 14.11 A**). Embora tenha apenas 2 a 4 mm de espessura, o córtex cerebral contém bilhões de neurônios dispostos em camadas distintas. Durante o desenvolvimento embrionário, quando as dimensões do encéfalo aumentam rapidamente, a substância cinzenta do córtex aumenta muito mais rapidamente do que a substância branca mais profunda. Como resultado, a região cortical dobra sobre si mesma e forma várias cristas elevadas e depressões denominadas sulcos do cérebro. As cristas são denominadas **giros do cérebro** (**Figura 14.11**). Os sulcos são de vários tipos diferentes:

1. Os **sulcos** separam os giros do cérebro.
2. Os **sulcos interlobares** separam os vários lobos do cérebro.
3. As **fissuras do cérebro** separam partes do encéfalo.

---

*N.R.T.: Segundo a Terminologia Internacional Anatômica, telencéfalo e cérebro são sinônimos.

CAPÍTULO 14 O Encéfalo e os Nervos Cranianos 513

FIGURA 14.11 **Telencéfalo (cérebro).** Como não é possível ver a ínsula externamente, essa estrutura foi projetada para a superfície em (**B**).

O cérebro é a "sede da inteligência"; proporciona aos seres humanos a capacidade de ler, escrever e falar; fazer cálculos e compor música; lembrar o passado e planejar para o futuro; e criar.

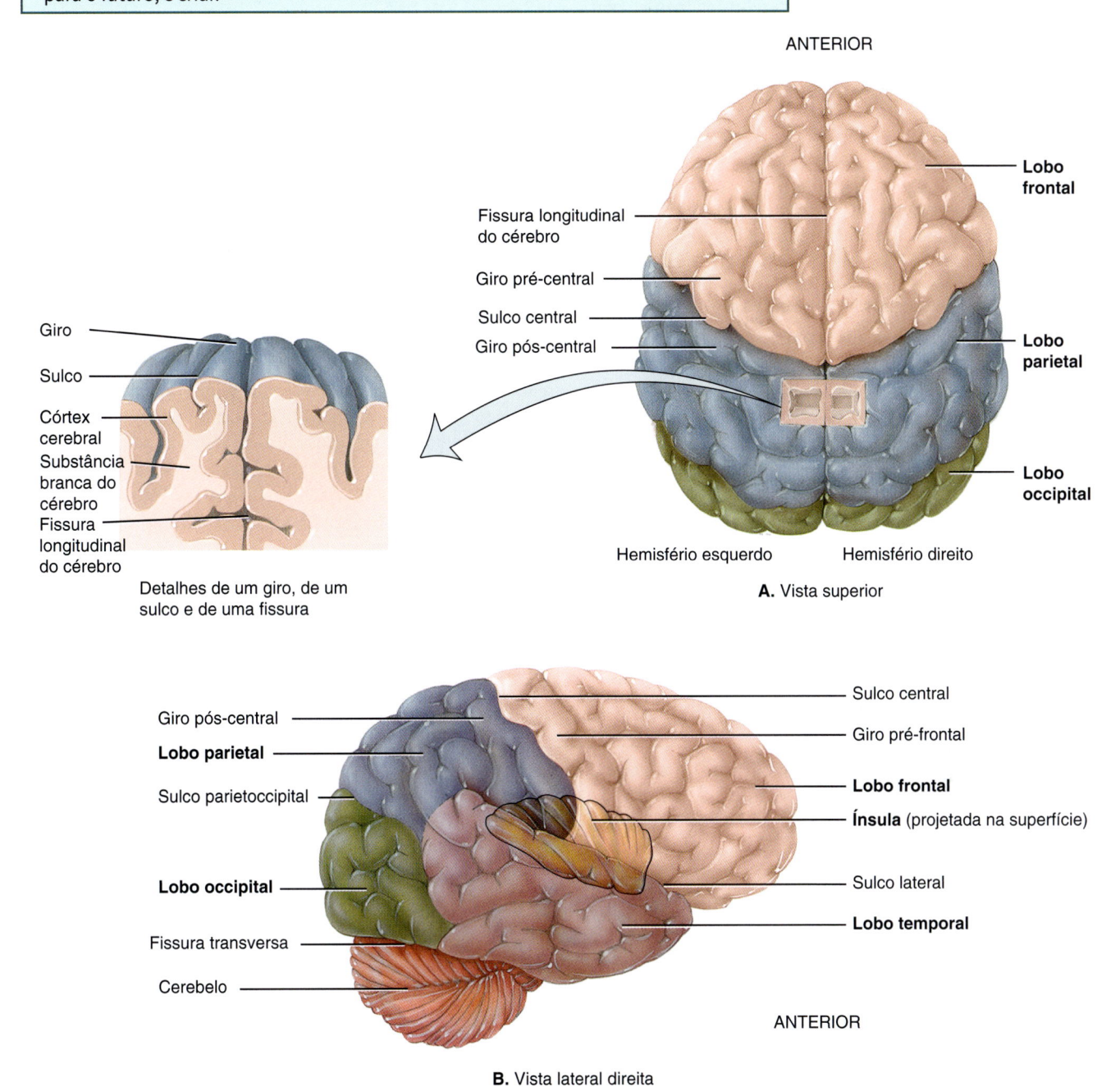

A. Vista superior

B. Vista lateral direita

? Durante o desenvolvimento, quem cresce mais rápido, a substância branca ou a substância cinzenta? Como são chamadas as elevações e depressões do cérebro?

A fissura cerebral mais proeminente, a **fissura longitudinal do cérebro**, separa suas metades direita e esquerda, que são denominadas **hemisférios cerebrais**. Na fissura longitudinal do cérebro entre os hemisférios cerebrais está localizada a foice do cérebro. Os hemisférios cerebrais são conectados internamente pelo **corpo caloso**, uma faixa larga de substância branca contendo axônios que se estendem entre os hemisférios cerebrais no assoalho da fissura longitudinal (ver **Figura 14.12**).

Lobos cerebrais

Cada hemisfério cerebral pode ser subdividido em vários lobos. Os lobos são nomeados de acordo com os ossos que os recobrem: lobos frontal, parietal, temporal e occipital (ver **Figura 14.11**). O **sulco central** separa o **lobo frontal** do **lobo parietal**. Um giro importante, o **giro pré-central** – localizado imediatamente anterior ao sulco central – contém o córtex motor primário do cérebro. Outro giro importante, o **giro pós-central**, que está localizado imediatamente posterior ao sulco central, contém o córtex somatossensorial primário do cérebro. O **sulco lateral do cérebro** separa o lobo frontal do **lobo temporal**. O **sulco parietoccipital** separa o lobo parietal do lobo occipital. Uma quinta parte do cérebro, a **ínsula**, não pode ser vista na superfície porque está localizada no sulco lateral, profundamente em relação aos lobos parietal, frontal e temporal (**Figura 14.11 B**).

Substância branca cerebral

A **substância branca cerebral** consiste primariamente em axônios mielinizados em três tipos de fibras (**Figura 14.12**):

1. **Fibras de associação** contendo axônios que conduzem impulsos nervosos entre giros do mesmo hemisfério.
2. **Fibras comissurais** contendo axônios que conduzem impulsos nervosos dos giros de um hemisfério cerebral para giros correspondentes do outro hemisfério. O **corpo caloso** (o maior grupo de fibras no encéfalo, contendo aproximadamente 300 milhões de fibras), a **comissura anterior** e a **comissura posterior**, são três importantes grupos de fibras comissurais.
3. As **fibras de projeção** contêm axônios que conduzem impulsos nervosos do cérebro para partes inferiores do sistema nervoso central (tálamo, tronco encefálico ou medula espinal) ou das partes inferiores do sistema nervoso central para o cérebro. Um exemplo é a **cápsula interna**, uma faixa espessa de substância branca que contém axônios ascendentes assim como axônios descendentes (ver **Figura 14.13 B**).

Núcleos da base

Localizados profundamente em cada hemisfério cerebral existem núcleos (massas de substância cinzenta) que são denominados coletivamente **núcleos da base** (**Figura 14.13**). O termo corpo estriado (denominação de parte dos núcleos da base) se refere ao aspecto listrado (estriado) da cápsula interna quando passa entre os núcleos do corpo estriado.

Dois dos núcleos do corpo estriado estão posicionados lado a lado, imediatamente laterais ao tálamo. Eles são o **globo pálido**, que está posicionado mais próximo ao tálamo, e o **putame**, que está posicionado mais próximo ao córtex cerebral. Juntos, o globo pálido e o putame são denominados **núcleo lentiforme**. O terceiro núcleo do corpo estriado é o **núcleo caudado**, que apresenta uma grande "cabeça" conectada a uma "cauda" menor por um longo "corpo" em formato de vírgula. As estruturas próximas que são funcionalmente ligadas ao corpo estriado são a *substância negra* do mesencéfalo e os *núcleos subtalâmicos* do diencéfalo (ver **Figuras 14.7 B, 14.13 B**). Axônios da substância negra terminam no núcleo caudado e no putame. Os núcleos subtalâmicos se interconectam com o globo pálido.

O **claustro** é uma fina lâmina de substância cinzenta localizada lateralmente ao putame; é considerado por alguns estudiosos uma subdivisão do corpo estriado. A função do claustro nos seres

---

FIGURA 14.12 Organização dos tratos de substância branca no hemisfério cerebral esquerdo.

Fibras de associação, fibras comissurais e fibras de projeção formam os tratos de substância branca nos hemisférios cerebrais.

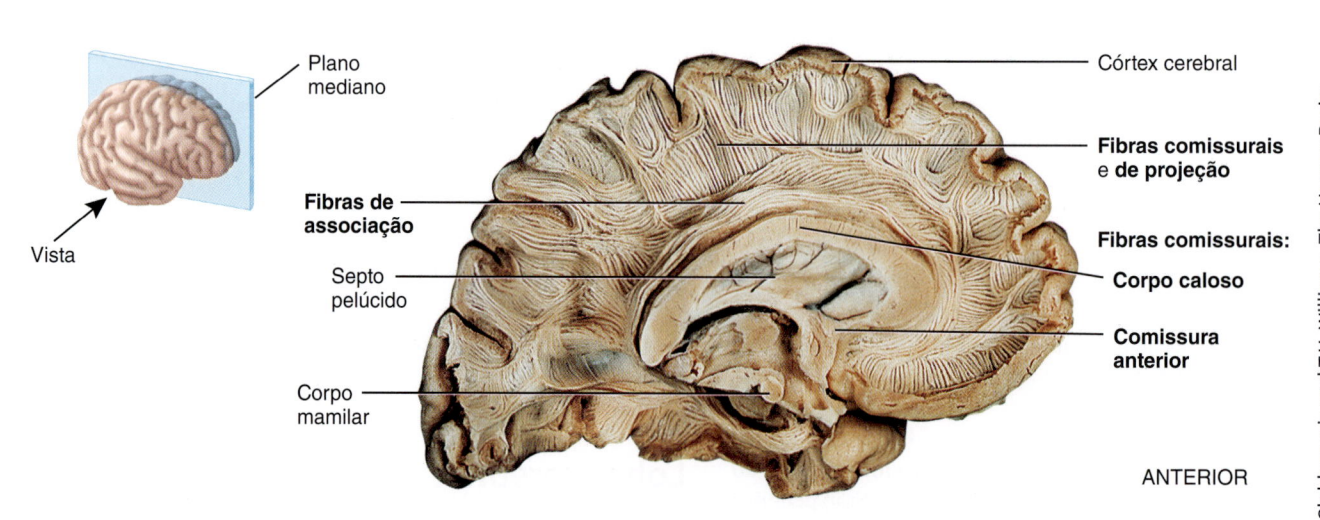

Vista medial das fibras revelada pela remoção da substância cinzenta a partir de um corte mediano

From N. Gluhbegovic and T.H. Williams, The Human Brain: A Photographic Guide, Harper and Row, Publishers, Inc. Hagerstown, MD, 1980. Reproduced with permission

? Quais fibras carreiam impulsos entre os giros do mesmo hemisfério cerebral? Quais fibras carreiam impulsos entre giros de hemisférios cerebrais opostos? Quais fibras carreiam impulsos entre o cérebro e o tálamo, o tronco encefálico e a medula espinal?

FIGURA 14.13 **Núcleos da base.** Em (**A**), os núcleos da base foram projetados para a superfície. Em (**A**) e (**B**) eles são mostrados em roxo.

> Os núcleos da base ajudam a iniciar e terminar movimentos, suprimem movimentos indesejados e regulam o tônus muscular.

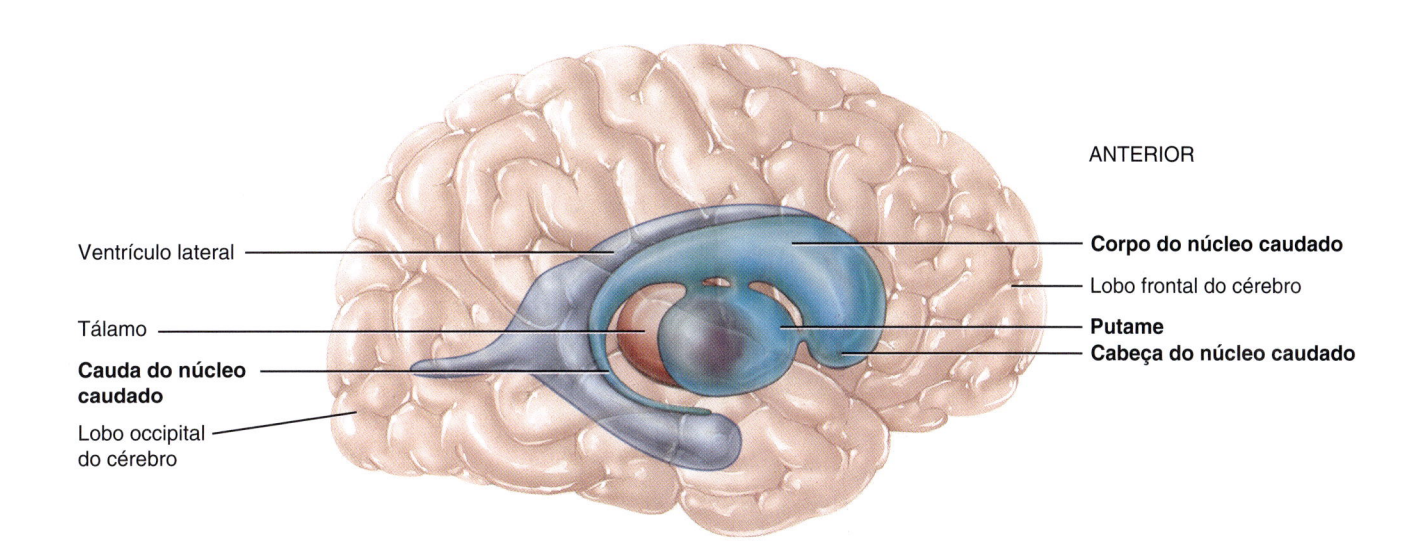

A. Vista lateral do lado direito do cérebro

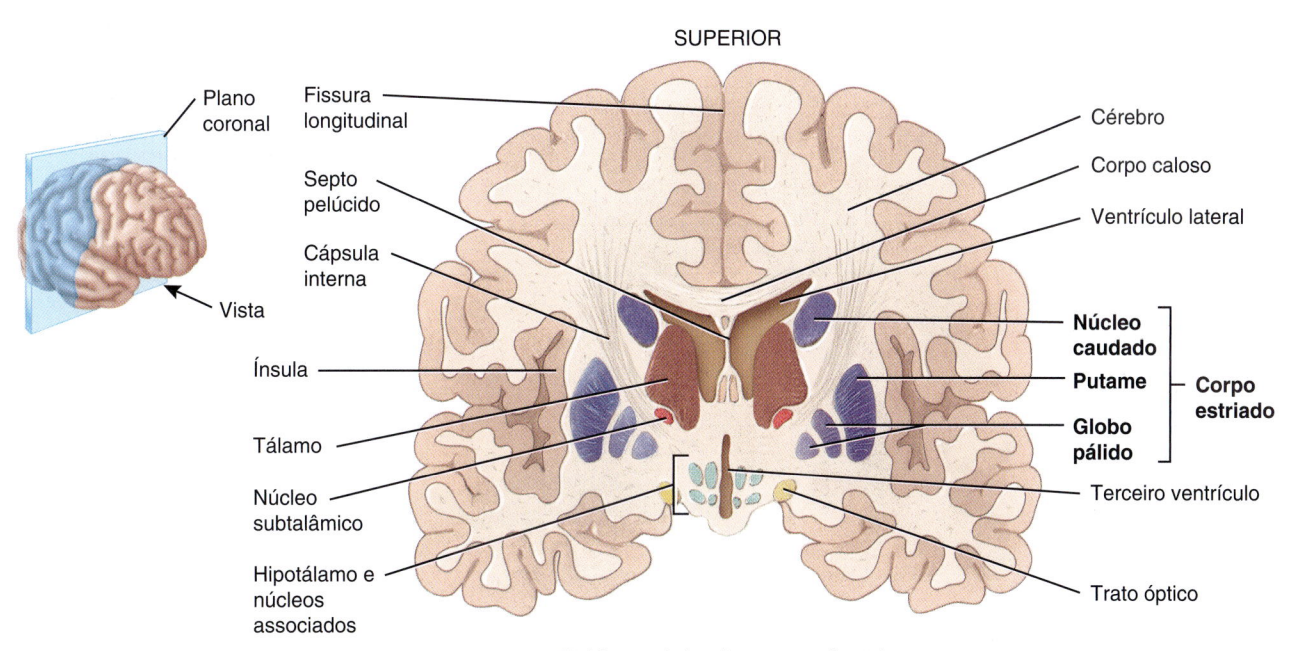

B. Vista anterior de um corte frontal

? Onde estão localizados os núcleos da base em relação ao tálamo?

humanos ainda não foi bem definida, mas está envolvida na atenção visual.

Os núcleos da base recebem aferências do córtex cerebral e enviam eferências para as partes motoras do córtex via núcleos dos grupos mediais e ventrais do tálamo. Além disso, os núcleos da base apresentam várias conexões entre si. Uma importante função dos núcleos da base é ajudar a regular o início e o término dos movimentos. A atividade dos neurônios no putame precede ou antecipa os movimentos corporais, e a atividade dos neurônios no núcleo caudado ocorre antes dos movimentos oculares. O globo pálido ajuda a regular o tônus muscular necessário para movimentos corporais específicos. O corpo estriado também controla contrações subconscientes dos músculos esqueléticos. Exemplos incluem o balanço automático dos braços durante a caminhada e a gargalhada em resposta a uma piada.

Além de influenciar as funções motoras, os núcleos da base também ajudam a iniciar e terminar alguns processos cognitivos, atenção, memória e planejamento, além de interagir com o sistema límbico para regular comportamentos emocionais. Acredita-se que transtornos como a doença de Parkinson, o transtorno obsessivo–compulsivo (TOC), a esquizofrenia e a ansiedade crônica envolvam disfunção de circuitos entre os núcleos da base e o sistema límbico e são descritos com mais detalhes no Capítulo 16.

Sistema límbico

Em torno da parte superior do tronco encefálico e do corpo caloso existe um anel de estruturas na face interna do cérebro e no assoalho do diencéfalo que constitui o **sistema límbico**. Os principais componentes do sistema límbico são os seguintes (**Figura 14.14**):

- O **lobo límbico** consiste em uma margem de córtex cerebral na superfície medial de cada hemisfério; inclui o **giro do cíngulo**, que está localizado acima do corpo caloso, e o **giro para-hipocampal**, que está localizado no lobo temporal abaixo. O hipocampo é uma parte do giro para-hipocampal que se estende até o assoalho do ventrículo lateral

- O **giro denteado** está localizado entre o hipocampo e o giro para-hipocampal

- A **amígdala** é constituída por vários grupos de neurônios localizados próximo à cauda do núcleo caudado

- Os **núcleos septais** estão localizados na área septal formada pelas regiões sob o corpo caloso e o giro paraterminal (um giro do cérebro)

- Os **corpos mamilares** do hipotálamo são duas massas redondas localizadas perto da linha mediana adjacentes aos pedúnculos cerebrais

- Dois núcleos do tálamo, o núcleo anterior e o núcleo medial, participam nos circuitos límbicos (ver **Figura 14.9 C, D**)

- Os **bulbos olfatórios** são corpos achatados da via olfatória que estão localizados sobre a lâmina cribriforme

- O **fórnice**, a **estria terminal**, a **estria medular do tálamo**, o **feixe prosencefálico medial** e o **trato mamilotalâmico** são ligados por feixes de axônios mielinizados interconectados.

O sistema límbico é, ocasionalmente, denominado "encéfalo emocional" porque tem uma participação primária em uma gama de emoções, inclusive dor, prazer, docilidade, afeto e raiva. O sistema límbico também está envolvido na olfação e na memória. Experimentos já demonstraram que, quando diferentes áreas do sistema límbico de animais eram estimuladas, as reações dos

FIGURA 14.14 Componentes do sistema límbico (sombreado em verde) e as estruturas circundantes.

O sistema límbico controla aspectos emocionais do comportamento.

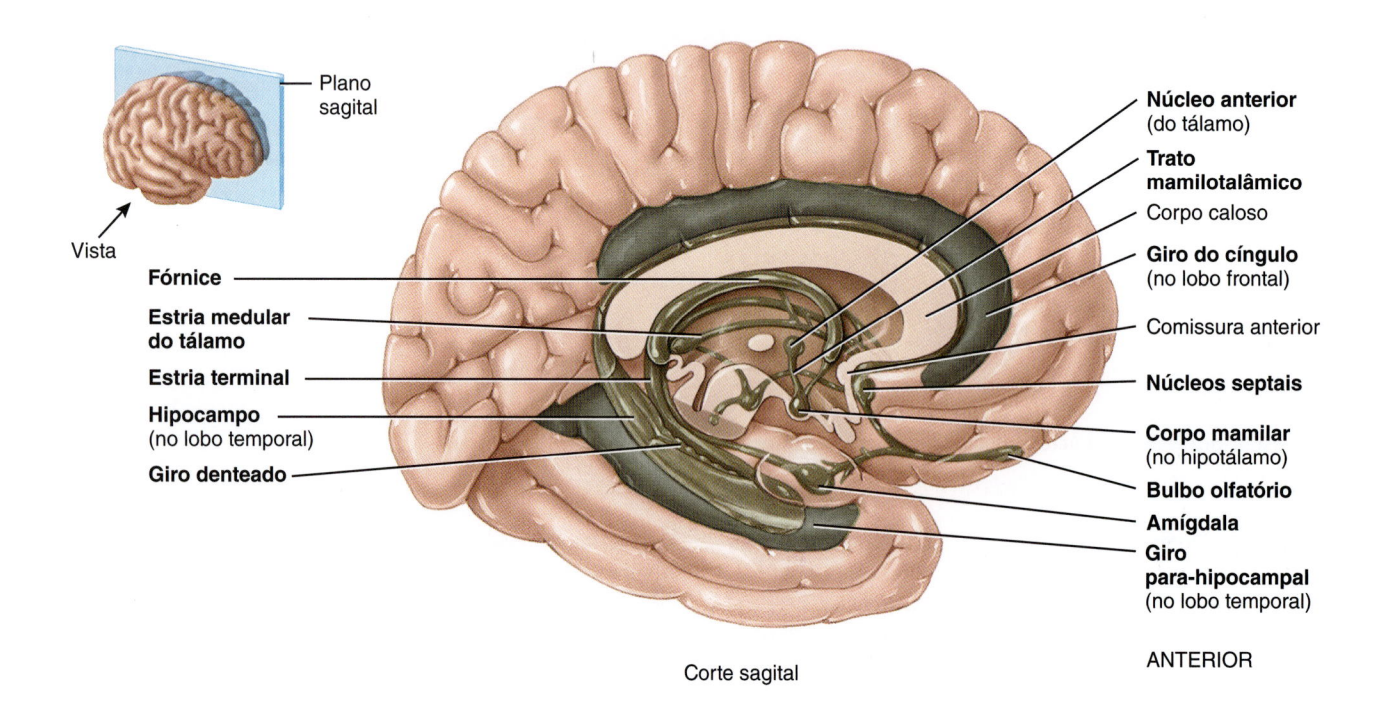

Corte sagital

? Qual parte do sistema límbico funciona junto com o telencéfalo na memória?

animais indicavam que eles estavam sentindo dor intensa ou prazer extremo. A estimulação de outras áreas do sistema límbico de animais provoca mansidão e sinais de afeto. A estimulação da amígdala ou de determinados núcleos do hipotálamo de um gato provoca um padrão comportamental denominado raiva – o gato estende suas garras, levanta o rabo, abre bem os olhos e apresenta salivação excessiva. Em contrapartida, a retirada da amígdala faz com que o animal perca o medo e a agressividade. Da mesma forma, um ser humano cuja amígdala é danificada não consegue reconhecer expressões de medo em outras pessoas ou expressar medo em situações nas quais essa emoção seria normalmente apropriada, por exemplo, durante o ataque por um animal.

O sistema límbico, juntamente com partes do cérebro, também atua na memória; lesões do sistema límbico provocam comprometimento da memória. Uma parte do sistema límbico, o hipocampo, é especialmente singular entre as estruturas da parte central do sistema nervoso – ele contém células que conseguem se dividir. Portanto, a parte do encéfalo que é responsável por alguns aspectos da memória desenvolve novos neurônios, mesmo em adultos mais velhos.

As funções do cérebro são resumidas na **Tabela 14.2**.

Teste rápido

15. Arrolar e localizar os lobos do cérebro (telencéfalo). Como eles estão separados uns dos outros? O que é a ínsula?
16. Diferenciar o giro pré-central e o giro pós-central.
17. Descrever a organização da substância branca cerebral e indicar a função de cada grupo importante de fibras.
18. Arrolar os componentes dos núcleos da base. Quais são suas funções?
19. Definir o sistema límbico e arrolar algumas de suas funções.

14.7 Organização funcional do córtex cerebral

OBJETIVOS

- **Descrever** as localizações e as funções das áreas sensitivas, de associação e motoras do córtex cerebral
- **Explicar** a relevância da lateralização hemisférica
- **Indicar** a importância das ondas cerebrais.

Tipos específicos de sinais sensitivos, motores e integradores são processados em determinadas regiões do córtex cerebral (**Figura 14.15**). De modo geral, as **áreas sensitivas** recebem informações sensitivas e estão envolvidas na **percepção**, a conscientização de uma sensação; as **áreas motoras** controlam a execução de movimentos voluntários e as **áreas de associação** lidam com funções integradoras mais complexas como memória, emoções, raciocínio, vontade, discernimento, traços da personalidade e inteligência. Nessa seção também serão comentadas a lateralização hemisférica e as ondas cerebrais.

Áreas sensitivas

Impulsos sensitivos chegam principalmente na metade posterior dos dois hemisférios cerebrais, em regiões atrás dos sulcos centrais do cérebro. No córtex cerebral, áreas sensitivas primárias recebem informações sensitivas que foram retransmitidas de receptores periféricos através das regiões inferiores do encéfalo. Áreas de associação sensitivas estão, com frequência, adjacentes às áreas primárias; geralmente recebem aporte (aferência) das áreas primárias e de outras regiões do encéfalo. As áreas de associação sensitivas integram experiências sensitivas para gerar padrões significativos de reconhecimento e conscientização. Por exemplo, uma pessoa com lesão no córtex visual primário ficaria cega em pelo menos parte de seu campo visual, entretanto, uma pessoa com lesão de uma área de associação visual poderia enxergar normalmente, mas não conseguiria reconhecer objetos comuns como uma lâmpada ou uma escova de dentes apenas por sua visualização.

As seguintes áreas sensitivas são importantes (**Figura 14.15**):

- O **córtex somatossensorial primário** está localizado imediatamente posterior ao sulco central de cada hemisfério cerebral no giro pós-central de cada lobo parietal; estende-se desde o sulco lateral, ao longo da superfície lateral do lobo parietal até a fissura longitudinal e, depois, ao longo da superfície medial do lobo parietal. O córtex somatossensorial primário recebe impulsos nervosos para tato, pressão, vibração, prurido, cócegas, temperatura (frio e calor), dor e propriocepção (posição das articulações e dos músculos) e está envolvido na percepção dessas sensações somáticas. Um "mapa" do corpo inteiro é encontrado no córtex somatossensorial primário: cada ponto na área recebe impulsos nervosos de uma parte específica do corpo (ver **Figura 16.8 A**). O tamanho da área cortical que recebe impulsos nervosos de uma parte específica do corpo depende do número de receptores existentes nessa parte do corpo e não do seu tamanho. Por exemplo, a região do córtex somatossensorial que recebe impulsos nervosos dos lábios e das pontas dos dedos das mãos é maior do que a que recebe impulsos do tórax ou do quadril. Esse mapa sensitivo somático distorcido do corpo é conhecido como **homúnculo sensitivo**. O córtex somatossensorial primário possibilita que uma pessoa localize acuradamente a origem de sensações somáticas, de tal forma que possa esmagar um mosquito que a tenha picado
- O **córtex visual primário**, localizado na extremidade posterior do lobo occipital principalmente na superfície medial (adjacente à fissura longitudinal), recebe informações visuais e está envolvido na percepção visual
- O **córtex auditivo primário**, localizado na parte superior do lobo temporal, próximo ao sulco lateral do cérebro, recebe informações sonoras e está envolvido na percepção auditiva

TABELA 14.2 Resumo das funções das principais partes do encéfalo.

Parte	Função	Parte	Função
TRONCO ENCEFÁLICO (Bulbo medula oblonga)	**Bulbo**: contém tratos sensitivos (ascendentes) e motores (descendentes). O centro cardiovascular regula a frequência cardíaca e o diâmetro dos vasos sanguíneos. O centro respiratório do bulbo (junto com a ponte) regula a respiração. Contém os núcleos grácil, cuneiforme, gustativo, cocleares e vestibulares (componentes de vias sensitivas para o encéfalo). O núcleo olivar inferior fornece instruções que o cerebelo utiliza para ajustar a atividade muscular durante o aprendizado de novas habilidades motoras. Outros núcleos coordenam o vômito, a deglutição, o espirro, a tosse e o soluço. Contém os núcleos de origem dos nervos vestibulococlear (VIII), glossofaríngeo (IX), vago (X), acessório (XI) e hipoglosso (XII). A formação reticular (também presente na ponte, no mesencéfalo e no diencéfalo) está relacionada com a consciência e o despertar. **Ponte**: contém tratos sensitivos e motores. Núcleos pontinos transmitem impulsos nervosos de áreas motoras do córtex cerebral para o cerebelo. Contém núcleos vestibulares (junto com o bulbo) que fazem parte da via de equilíbrio do encéfalo. O grupo respiratório pontino (junto com o bulbo) auxilia no controle respiratório. Contém núcleos de origem dos nervos trigêmeo (V), abducente (VI), facial (VII) e vestibulococlear (VIII). **Mesencéfalo**: contém tratos sensitivos e motores. Os colículos superiores coordenam os movimentos da cabeça, dos olhos e do tronco em resposta a estímulos visuais. Os colículos inferiores coordenam os movimentos da cabeça, dos olhos e do tronco em resposta a estímulos auditivos. A substância negra e o núcleo rubro contribuem para o controle dos movimentos. Contém os núcleos de origem dos nervos oculomotor (III) e troclear (IV).	**DIENCÉFALO** (Epitálamo, Tálamo, Hipotálamo)	**Tálamo**: transmite quase todas as aferências sensitivas para o córtex cerebral. Contribui com as funções motoras transmitindo impulsos do cerebelo e dos núcleos da base para a área motora primária do córtex cerebral. Auxilia na manutenção da consciência. **Hipotálamo**: controla e integra as atividades da divisão autônoma do sistema nervoso. Produz vários hormônios – tais como os hormônios liberadores e inibidores, a oxitocina e o hormônio antidiurético (ADH). Regula os padrões emocionais e comportamentais (junto com o sistema límbico). Contém os centros da fome e da saciedade, o centro da sede e o núcleo supraquiasmático (que regula os ritmos circadianos). Funciona como um termostato para regular a temperatura corporal. **Epitálamo**: formado pela glândula pineal (que produz melatonina) e pelos núcleos habenulares (envolvidos com o olfato).
CEREBELO (Cerebelo)	Suaviza e coordena as contrações dos músculos esqueléticos. Regula a postura e o equilíbrio. Parece ter funções relacionadas com a cognição e o processamento da linguagem.	**TELENCÉFALO (CÉREBRO)** (Cérebro)	As áreas sensitivas do córtex cerebral estão envolvidas na percepção de informações sensitivas; as áreas motoras controlam a execução de movimentos voluntários; as áreas de associação desempenham funções integradoras mais complexas como memória, traços da personalidade e inteligência. Os núcleos da base ajudam a iniciar e terminar movimentos, suprimem movimentos indesejados e regulam o tônus muscular. O sistema límbico está relacionado a uma série de emoções, inclusive prazer, dor, docilidade, afeto, medo e raiva.

CAPÍTULO 14 O Encéfalo e os Nervos Cranianos **519**

FIGURA 14.15 **Áreas funcionais do telencéfalo (cérebro)**. **A.** As áreas de Broca e de Wernicke estão localizadas no hemisfério cerebral esquerdo da maioria das pessoas; aqui são mostradas suas localizações relativas. A figura menor (**B**) mostra a vista lateral do hemisfério cerebral direito com os lobos frontal, parietal e temporal rebatidos. A figura menor (**C**) mostra detalhes da ínsula.

> Áreas específicas do córtex cerebral processam sinais sensitivos, motores e integradores.

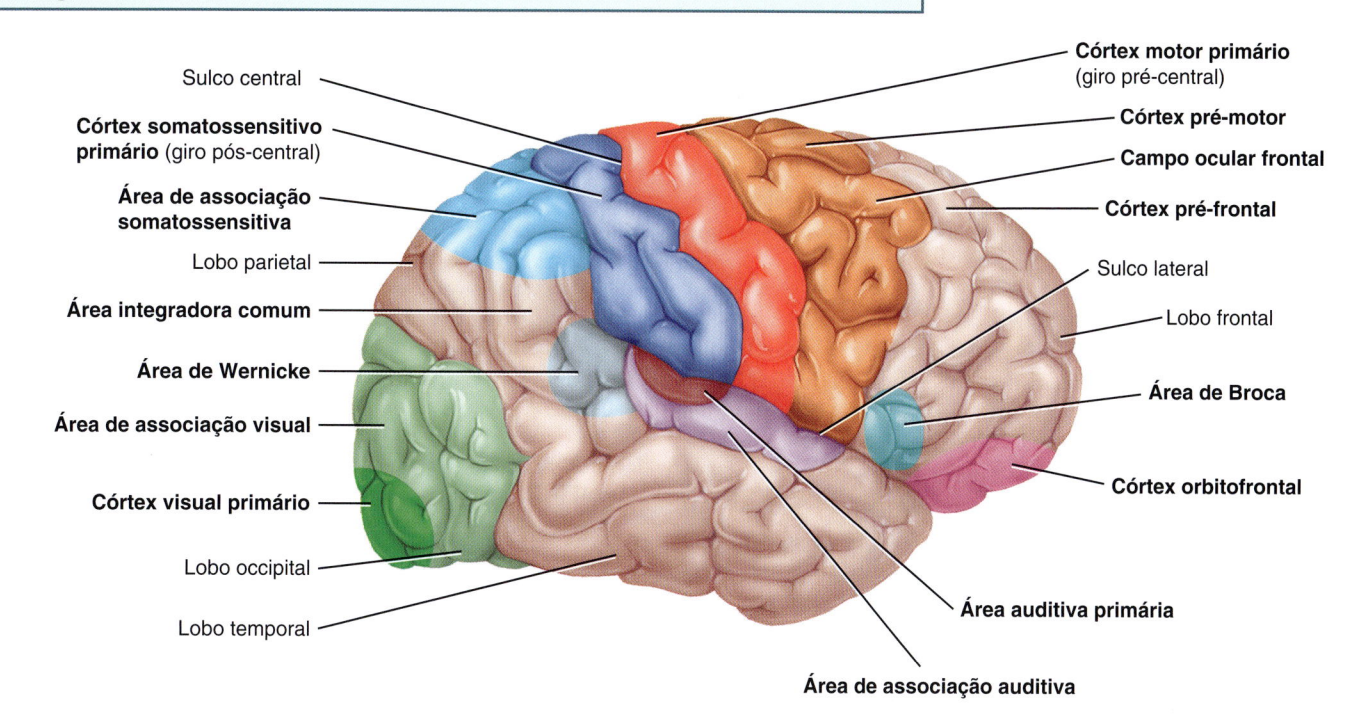

Sulco central
Córtex somatossensitivo primário (giro pós-central)
Área de associação somatossensitiva
Lobo parietal
Área integradora comum
Área de Wernicke
Área de associação visual
Córtex visual primário
Lobo occipital
Lobo temporal

Córtex motor primário (giro pré-central)
Córtex pré-motor
Campo ocular frontal
Córtex pré-frontal
Sulco lateral
Lobo frontal
Área de Broca
Córtex orbitofrontal
Área auditiva primária
Área de associação auditiva

A. Vista lateral do hemisfério direito

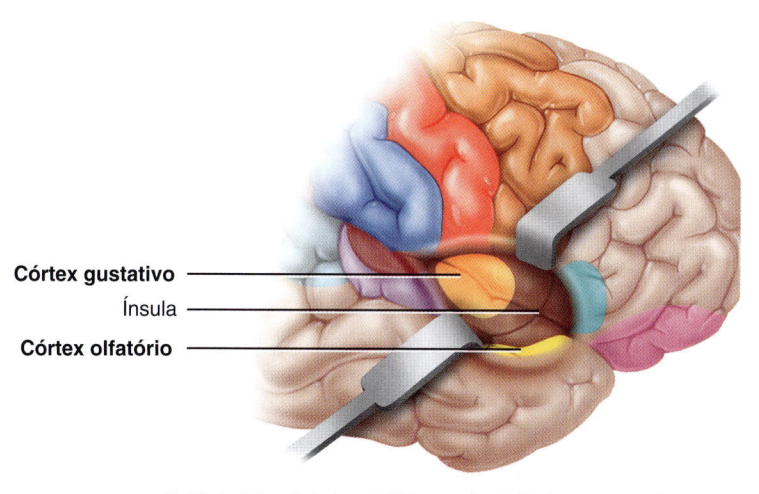

Córtex gustativo
Ínsula
Córtex olfatório

B. Vista lateral do hemisfério cerebral direito mostrando a ínsula, o córtex gustativo e o córtex olfatório

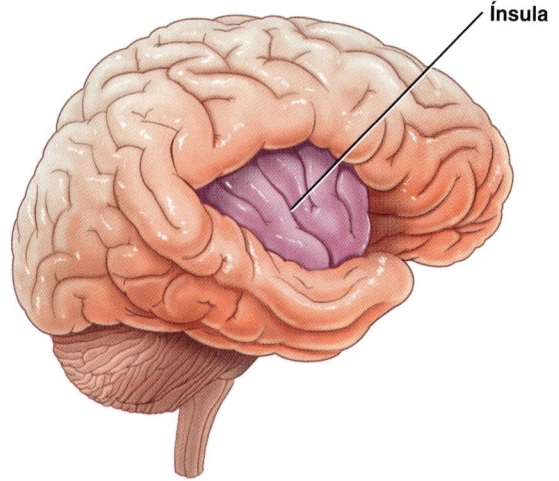

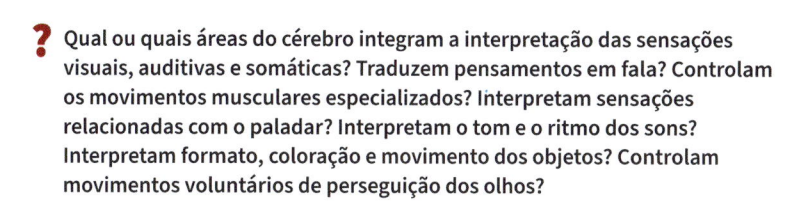

Ínsula

C. Detalhes da ínsula

? Qual ou quais áreas do cérebro integram a interpretação das sensações visuais, auditivas e somáticas? Traduzem pensamentos em fala? Controlam os movimentos musculares especializados? Interpretam sensações relacionadas com o paladar? Interpretam o tom e o ritmo dos sons? Interpretam formato, coloração e movimento dos objetos? Controlam movimentos voluntários de perseguição dos olhos?

- O **córtex gustativo**, localizado na ínsula, recebe impulsos relacionados ao paladar e está envolvido na percepção gustativa e na discriminação dos sabores
- O **córtex olfatório**, localizado na face medial do lobo temporal, recebe impulsos relacionados ao olfato e está envolvido na percepção olfatória.

Áreas motoras

Os impulsos eferentes motores do córtex cerebral fluem principalmente da parte anterior de cada hemisfério cerebral. Entre as áreas motoras mais importantes estão as seguintes (**Figura 14.15**):

- O **córtex motor primário** está localizado no giro pré-central do lobo frontal. Como ocorre no córtex somatossensitivo primário, existe um "mapa" de todo o corpo no córtex motor primário: cada região na área controla as contrações voluntárias de músculos ou de grupos de músculos específicos (ver **Figura 16.8 B**). A estimulação elétrica de qualquer ponto no córtex motor primário provoca contração de fibras específicas dos músculos esqueléticos no lado oposto do corpo. Músculos diferentes estão representados de modo desigual no córtex motor primário. A área cortical dedicada aos músculos envolvidos em movimentos delicados, especializados ou complexos, é maior. Por exemplo, a região cortical dedicada aos músculos que movem os dedos das mãos é muito maior do que a região dedicada aos músculos que movem os dedos dos pés. Esse mapa muscular distorcido do corpo é denominado **homúnculo motor**
- O **córtex pré-motor** está localizado imediatamente anterior ao córtex motor primário. O córtex pré-motor envia impulsos para o córtex motor primário que planeja movimentos que provocam a contração simultânea ou sequencial de grupos de músculos específicos. Essas atividades incluem digitação, escrever o próprio nome e tocar um instrumento musical. O córtex pré-motor também serve como um banco de memória para esses movimentos coordenados
- A **área de Broca** está localizada no lobo frontal perto do sulco lateral. A fala e a compreensão da linguagem são atividades complexas que envolvem várias áreas sensitivas, de associação e motoras do córtex. Em aproximadamente 97% da população essas áreas da linguagem estão localizadas no hemisfério cerebral esquerdo. O planejamento e a produção da fala ocorrem no lobo frontal esquerdo na maioria das pessoas. A partir da área de Broca, impulsos nervosos passam para as regiões pré-motoras que controlam os músculos da laringe, da faringe e da boca. Os impulsos provenientes do córtex pré-motor resultam em contrações musculares específicas e coordenadas. Ao mesmo tempo, impulsos propagam-se da área de Broca para o córtex motor primário. A partir daí, impulsos também controlam os músculos da respiração para regular o fluxo apropriado pelas pregas vocais. As contrações coordenadas dos músculos da fala e da respiração possibilitam que os seres verbalizem seus pensamentos. As pessoas que sofrem um acidente vascular cerebral (AVC) ou encefálico (AVE) nessa área ainda têm pensamentos claros, mas não conseguem formar palavras, um fenômeno conhecido como *afasia motora (não fluente)*; ver no Capítulo 16, a *Correlação clínica: Afasia*
- O **campo visual frontal** está localizado parcialmente no córtex pré-motor e anterior ao mesmo e superior à área de Broca. O campo visual frontal controla os movimentos voluntários dos olhos, por exemplo, os movimentos realizados enquanto a pessoa lê um livro.

Áreas de associação

As áreas de associação do cérebro consistem em grandes áreas dos lobos occipitais, parietais e temporais e dos lobos frontais anteriormente às áreas motoras. As áreas de associação estão conectadas entre si por fibras de associação e incluem as seguintes (**Figura 14.15**):

- A **área de associação somatossensitiva** está localizada imediatamente posterior ao córtex somatossensitivo primário e recebe aferência dele, bem como do tálamo e de outras partes do encéfalo. Essa área possibilita a determinação do formato exato e da textura de um objeto quando a pessoa o segura, a determinação da orientação de um objeto em relação a outro objeto enquanto são segurados e a percepção da relação das partes corporais entre si. Outra função da área de associação somatossensitiva é o armazenamento de memórias de experiências sensitivas somáticas pregressas que possibilita a comparação de sensações atuais com as experiências prévias. Por exemplo, a área de associação somatossensitiva possibilita o reconhecimento de objetos como um lápis e um clipe de papel quando a pessoa os segura
- A **área de associação visual**, localizada no lobo occipital, recebe impulsos sensitivos do córtex visual primário e do tálamo. Essa área correlaciona experiências atuais e pregressas e é crucial para o reconhecimento e a análise do que a pessoa está vendo. Por exemplo, a área de associação visual possibilita o reconhecimento de um objeto como uma colher apenas olhando para ele
- A **área de reconhecimento facial**, no lobo temporal inferior, recebe impulsos nervosos da área de associação visual. Essa área armazena informações sobre faces e possibilita o reconhecimento das pessoas por suas faces. A área de reconhecimento facial no hemisfério cerebral direito é, geralmente, dominante
- A **área de associação auditiva**, localizada inferior e posteriormente ao córtex auditivo primário no lobo temporal, possibilita o reconhecimento de um determinado som como fala, música ou ruído
- O **córtex orbitofrontal**, localizado ao longo da parte lateral do lobo frontal, recebe impulsos sensitivos do córtex olfatório. Essa área possibilita a identificação de odores e a discriminação de odores diferentes. Durante o processamento olfatório, o córtex orbitofrontal do hemisfério cerebral direito exibe

maior atividade do que a região correspondente no hemisfério cerebral esquerdo

- A **área de Wernicke** (*área posterior da linguagem*), uma região larga nos lobos temporal e parietal esquerdos, interpreta o significado da fala por meio do reconhecimento das palavras pronunciadas. Essa área é ativa enquanto a pessoa traduz palavras em pensamentos. As regiões no hemisfério cerebral direito que correspondem às áreas de Broca e Wernicke no hemisfério cerebral esquerdo também contribuem para a comunicação verbal ao acrescentar conteúdo emocional, como raiva ou alegria, às palavras pronunciadas. Ao contrário dos pacientes que sofrem acidentes vasculares cerebrais na área de Broca, as pessoas que sofrem acidentes vasculares cerebrais na área de Wernicke ainda conseguem falar, mas não conseguem dispor as palavras de modo coerente (afasia sensitiva (fluente) ou "salada de palavras")
- A **área integradora comum** é delimitada pelas áreas de associação somatossensitiva, visual e auditiva; recebe impulsos nervosos dessas áreas, do córtex gustativo, do córtex olfatório, do tálamo e de partes do tronco encefálico. Essa área integra interpretações sensitivas das áreas de associação e impulsos de outras áreas, possibilitando a formação de pensamentos com base em vários aportes sensitivos. A seguir, transmite sinais para outras partes do encéfalo de modo que seja dada uma resposta apropriada aos sinais sensitivos interpretados
- O **córtex pré-frontal** é uma área extensa na parte anterior do lobo frontal, bem desenvolvida nos primatas, especialmente nos seres humanos. Essa área tem numerosas conexões com outras áreas do córtex cerebral, com o tálamo, com o hipotálamo, com o sistema límbico e com o cerebelo. O córtex pré-frontal está envolvido na composição da personalidade, do intelecto, da capacidade de aprendizado complexo, da lembrança de informações, da iniciativa, do discernimento, na antevisão, no raciocínio, na moral, no planejamento do futuro e do desenvolvimento de ideias abstratas. Uma pessoa com dano bilateral do córtex pré-frontal torna-se, geralmente, rude, imprudente, incapaz de aceitar orientações, temperamental, desatenta, menos criativa, incapaz de planejar o futuro e incapaz de antecipar as consequências de comportamento ou palavras descorteses ou irrefletidos.

As funções das várias partes do encéfalo estão resumidas na **Tabela 14.2**.

Lateralização hemisférica

Embora o encéfalo seja quase simétrico em seus lados direito e esquerdo, existem diferenças anatômicas sutis entre os dois hemisférios cerebrais. Por exemplo, em aproximadamente 2/3 da população, o plano temporal, a região do lobo temporal que inclui a área de Wernicke, é 50% maior no lado esquerdo do que no lado direito. Essa assimetria aparece no feto humano aproximadamente na 30ª semana de gestação. Além disso, existem diferenças fisiológicas; embora os dois hemisférios cerebrais compartilhem o desempenho de muitas funções, cada um também se especializa na realização de determinadas funções específicas. Essa assimetria funcional é denominada **lateralização hemisférica**.

Apesar de existirem algumas diferenças significativas nas funções dos dois hemisférios cerebrais, existe variação considerável de uma pessoa para outra. Além disso, a lateralização parece ser menos notável nas mulheres do que nos homens, para a linguagem (hemisfério cerebral esquerdo), habilidades visuais e espaciais (hemisfério cerebral direito). Por exemplo, é menos provável que as mulheres apresentem afasia após dano ao hemisfério cerebral esquerdo. Uma observação possivelmente relacionada é que a comissura anterior é 12% maior e que o corpo caloso apresente uma parte posterior mais larga nas mulheres. Vale lembrar que a comissura anterior e o corpo caloso são fibras comissurais que possibilitam a comunicação entre os dois hemisférios cerebrais.

Na **Tabela 14.3** é apresentado um sumário de algumas das diferenças funcionais entre os dois hemisférios cerebrais.

Ondas cerebrais

Em todos os momentos da vida de uma pessoa, neurônios do encéfalo estão gerando milhões de impulsos nervosos. Esses sinais elétricos são denominados **ondas cerebrais**. As ondas cerebrais geradas por neurônios próximos à superfície do encéfalo, sobretudo neurônios no córtex cerebral, podem ser detectadas por sensores denominados eletrodos colocados na fronte e no escalpo. O registro dessas ondas é denominado **eletroencefalograma** (**EEG**).

Os padrões de ativação dos neurônios do encéfalo produzem quatro tipos de ondas cerebrais (**Figura 14.16**):

1. **Ondas alfa**. Essas ondas rítmicas ocorrem em uma frequência de aproximadamente 8 a 13 ciclos por segundo. (A unidade comumente utilizada para expressar a frequência é o hertz [Hz]. Um hertz significa um ciclo por segundo.) Ondas alfa são encontradas nos EEGs de quase todos os indivíduos normais quando eles estão acordados e quando estão repousando com os olhos fechados. Essas ondas desaparecem por completo durante o sono.

2. **Ondas beta**. A frequência dessas ondas varia entre 14 e 30 Hz. De modo geral, as ondas beta aparecem quando o sistema nervoso está ativo – ou seja, durante períodos de aporte sensitivo e atividade mental.

3. **Ondas teta**. As ondas teta têm frequências de 4 a 7 Hz. Normalmente, essas ondas ocorrem em crianças e adultos sob estresse emocional.

4. **Ondas delta**. A frequência dessas ondas varia entre 1 e 5 Hz. As ondas delta surgem durante o sono profundo nos adultos, mas elas são normais em lactentes acordados. Quando ocorrem em adultos acordados, indicam dano encefálico.

Eletroencefalogramas são exames úteis, tanto para estudar funções encefálicas normais (p. ex., alterações que ocorrem durante o sono) como para diagnosticar vários transtornos

TABELA 14.3 Diferenças funcionais entre os hemisférios cerebrais direito e esquerdo.

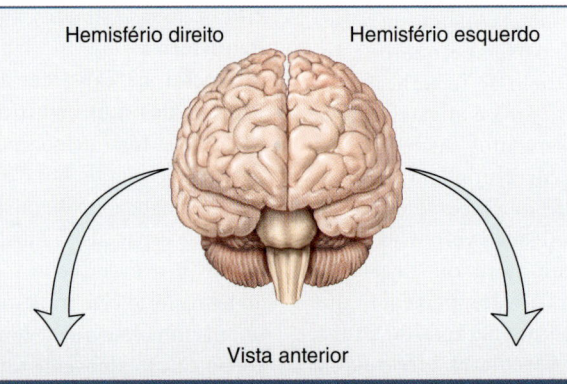

Hemisfério direito — Hemisfério esquerdo

Vista anterior

Funções do hemisfério direito	Funções do hemisfério esquerdo
Recebe sinais sensitivos somáticos dos músculos do lado esquerdo do corpo e controla os músculos desse dimídio	Recebe sinais sensitivos somáticos dos músculos do lado direito do corpo e controla os músculos desse dimídio
Conscientização musical e artística	Raciocínio
Percepção espacial e de padrão	Habilidades numéricas e científicas
Reconhecimento de faces e conteúdo emocional das expressões faciais	Capacidade de usar e compreender a linguagem dos sinais
Geração de conteúdo emocional da linguagem	Linguagem escrita e falada
Geração de imagens mentais para comparar relações espaciais	Pessoas com danos no hemisfério esquerdo apresentam, com frequência, afasia
Identificação e discriminação de odores	
Pacientes com lesão no hemisfério cerebral direito que correspondem às áreas de Broca e de Wernicke no hemisfério esquerdo apresentam voz monótona e perdem a capacidade de imprimir um tom emocional à sua fala	

FIGURA 14.16 Tipos de ondas cerebrais registradas em um eletroencefalograma (ECG).

As ondas cerebrais indicam atividade elétrica do córtex cerebral.

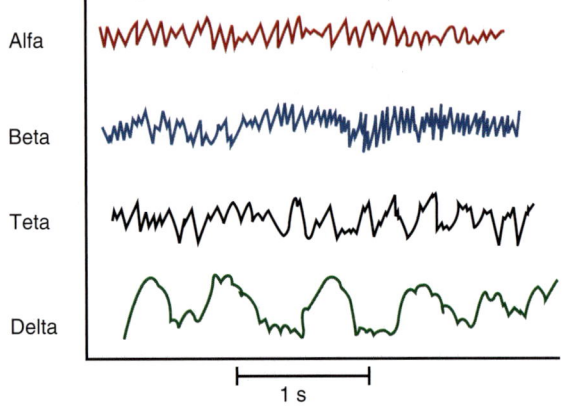

Alfa
Beta
Teta
Delta

1 s

? Qual tipo de onda cerebral indica estresse emocional?

encefálicos (p. ex., epilepsia, tumores, traumatismo, hematomas, anormalidades metabólicas, locais de traumatismo e doenças degenerativas). O EEG também é realizado para determinar se existe "vida", ou seja, para estabelecer ou confirmar morte encefálica.

Teste rápido

20. Compare as funções das áreas sensitivas, motoras e de associação do córtex cerebral.
21. Definir lateralização hemisférica?
22. Qual é o valor diagnóstico do EEG?

Correlação clínica

Lesões encefálicas

As **lesões encefálicas** estão, comumente, associadas a traumatismo cranioencefálico (TCE) e resultam, em parte, de deslocamento e distorção do tecido neural no momento do impacto. Pode ocorrer dano tecidual adicional quando o fluxo sanguíneo normal é restaurado após um período de isquemia (redução do fluxo sanguíneo). O aumento abrupto do nível do oxigênio produz um grande número de radicais livres de oxigênio (moléculas de oxigênio com um elétron não pareado). As células do encéfalo que estão se recuperando dos efeitos de um acidente vascular cerebral ou de uma parada cardíaca também liberam radicais livres. Os radicais livres são deletérios ao comprometer as enzimas e o DNA das células e ao modificar a permeabilidade da membrana plasmática. Lesões encefálicas também podem ser causadas por hipoxia (deficiência celular de oxigênio).

Vários graus de lesão encefálica são descritos em termos específicos. **Concussão** é uma lesão caracterizada por perda da consciência abrupta, mas temporária (de segundos a horas), distúrbios da visão e comprometimento do equilíbrio. A concussão é causada por um traumatismo direto na cabeça ou por desaceleração súbita da cabeça (como ocorre em um acidente automobilístico) e é a lesão encefálica mais comum. A concussão não provoca alteração evidente no encéfalo. Os sinais/sintomas de concussão são cefaleia, sonolência, náuseas e/ou vômitos, perda da concentração, confusão ou amnésia pós-traumática (perda da memória).

Existe um imenso interesse e preocupação do público em relação a uma condição denominada **encefalopatia traumática crônica** (**ETC**). Trata-se de um transtorno encefálico degenerativo progressivo causada por concussões e outras lesões cranianas repetidas que ocorre primariamente em atletas que praticam esportes de contato como futebol americano, hóquei no gelo e boxe, bem como em militares veteranos de guerra e indivíduos com história de traumatismo cranioencefálico (TCE) repetitivo. Nos axônios dos neurônios existem microtúbulos que atuam como arcabouços que dão suporte aos axônios e atuam como "trilhos" para o transporte axonal (ver Seção 12.2). A montagem dos microtúbulos em uma unidade estrutural e funcional nos axônios é promovida por uma proteína no tecido encefálico denominada proteína *tau*. Lesões encefálicas repetidas podem provocar acúmulo da proteína tau, com o aparecimento de novelos e grumos dessa proteína. A princípio, os grumos matam as células encefálicas afetadas e, depois, espalham-se para as células próximas, destruindo-as. Essas alterações no encéfalo podem começar meses, anos ou, até mesmo, décadas após o último episódio de traumatismo cranioencefálico – isso é a chamada ETC. Possíveis sinais/sintomas de ETC. incluem perda da memória, confusão, comportamento impulsivo ou errático, comprometimento do discernimento, depressão, paranoia, agressividade, desequilíbrio, comprometimento das habilidades motoras e, por fim, demência. Atualmente, não existe tratamento ou cura para a ETC e um diagnóstico definitivo só pode ser feito após a morte por análise do tecido encefálico quando é realizada a necropsia.

A lesão cerebral traumática (**LCT**), também denominada *lesão intracraniana*, é um dano cerebral adquirido como resultado de uma força externa aplicada à cabeça de um indivíduo. As causas comuns são acidentes com veículos automotores ou traumatismo e esportes de contato ou atividade física, quedas, violência física ou explosões. Os sinais e sintomas de LCT variam de leves a moderados e graves, dependendo da extensão do dano encefálico. Uma pessoa que sofreu uma LCT leve pode permanecer consciente ou perder a consciência. Outros sinais e sintomas de LCT leve são cefaleia, fala arrastada, confusão, sensação de desmaio, tontura, borramento visual, tinido, fadiga, transtornos do sono, perda da memória, alterações do comportamento ou do humor e dificuldades de memória, concentração, atenção e pensamento. Um indivíduo que sofreu uma LCT moderada a grave pode apresentar as mesmas alterações associadas a LCT leve combinadas com cefaleia crônica e intensa, episódios repetidos de náuseas e vômitos, convulsões, dilatação pupilar unilateral ou bilateral, dormência nos membros, perda da coordenação e incapacidade de ser despertado. Pessoas com LCT moderada a grave precisam de programas de reabilitação individualizados que incluem fisioterapia, terapia ocupacional, fonoaudiologia, tratamento psicológico e/ou psiquiátrico e suporte social. Vários medicamentos também podem ser prescritos para as queixas de dor, ansiedade, depressão, insônia e perda de memória.

Uma **contusão encefálica** é consequente a traumatismo e inclui extravasamento de sangue a partir de vasos microscópicos. De modo geral, está associada com uma concussão. Em uma contusão, a pia-máter está rompida, possibilitando a entrada de sangue no espaço subaracnóideo. A área mais frequentemente comprometida é o lobo frontal. Uma contusão resulta, habitualmente, em perda imediata da consciência (em geral por não mais que 5 min), perda de reflexos, parada respiratória transitória e queda da pressão arterial. Geralmente, os sinais vitais estabilizam em alguns segundos.

Uma **laceração** é uma perda de continuidade no encéfalo, geralmente em decorrência de fratura do crânio ou um ferimento por projetil de arma de fogo (PAF). Uma laceração resulta em ruptura de vasos sanguíneos calibrosos, com sangramento no encéfalo e no espaço subaracnóideo. Entre as consequências desse tipo de lesão estão hematoma cerebral (acúmulo localizado de sangue, geralmente coagulado, que comprime o tecido encefálico), edema e elevação da pressão intracraniana. Se o coágulo sanguíneo for pequeno o suficiente, não representa uma ameaça importante e pode ser reabsorvido. Se o coágulo sanguíneo for grande, pode exigir retirada cirúrgica. O edema invade o espaço limitado que o encéfalo ocupa na cavidade craniana. O edema provoca cefaleia excruciante. O tecido encefálico também pode sofrer *necrose* (morte celular) em decorrência do edema; se o edema for grave o suficiente, pode haver herniação do encéfalo através do forame magno, resultando em morte.

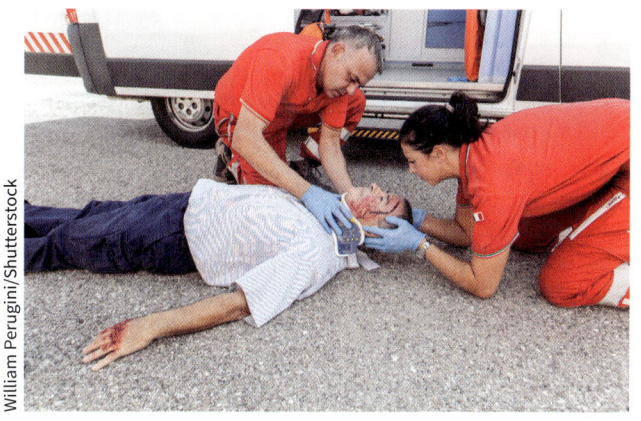

Traumatismo craniano

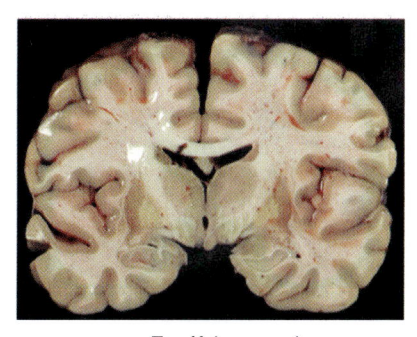

Encéfalo normal

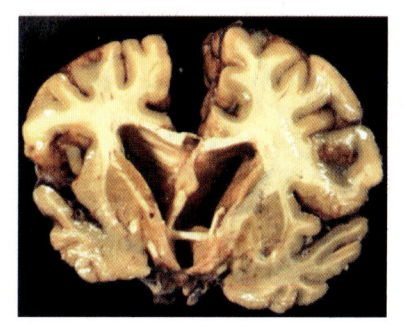

Encéfalo na ETC

Fonte: Boston University Center for the Study of Traumatic Encephalopathy.

14.8 Nervos cranianos: visão geral

OBJETIVO

- **Identificar** os nervos cranianos (nome, número e tipo).

Os 12 pares de **nervos cranianos** recebem esse nome porque atravessam vários forames nos ossos do crânio e, com uma exceção, originam-se no encéfalo dentro da cavidade craniana. Como os 31 pares de nervos espinais, os nervos cranianos fazem parte do sistema nervoso periférico (SNP). Cada nervo craniano tem uma numeração (em algarismos romanos) e um nome. Os números indicam a ordem, de anterior para posterior, na qual os nervos se originam no encéfalo. Os nomes dos nervos cranianos descrevem sua distribuição, estrutura ou função.

Três nervos cranianos (NC I, NC II e NC VIII) carreiam axônios de neurônios sensitivos e, portanto, são denominados **nervos sensitivos especiais**. Esses nervos são da cabeça e estão associados com os sentidos especiais do olfato, da visão e da audição. Os corpos celulares da maioria dos neurônios sensitivos estão localizados em gânglios fora do encéfalo.

Cinco nervos cranianos (NC III, NC IV, NC VI, NC XI e NC XII) são classificados como **nervos motores** porque contêm apenas axônios de neurônios motores quando saem do tronco encefálico. Os corpos celulares dos neurônios estão localizados em núcleos no encéfalo. Os axônios motores que inervam músculos esqueléticos são de dois tipos:

1. *Axônios motores* faríngeos (*branquiais*) inervam músculos esqueléticos que se desenvolvem a partir dos arcos faríngeos (branquiais) (ver **Figura 14.28**). Esses neurônios deixam o encéfalo via nervos cranianos mistos e nervo acessório.

2. *Axônios motores somáticos* inervam músculos esqueléticos que se desenvolvem a partir de somitos da cabeça (músculos dos olhos e da língua). Esses neurônios saem do encéfalo por cinco nervos cranianos motores (NC III, NC IV, NC VI, NC XI e NC XII). Axônios motores que inervam a musculatura lisa, o músculo cardíaco e as glândulas são denominados *axônios motores autônomos* e fazem parte da divisão parassimpática do sistema nervoso.

Os quatro nervos cranianos remanescentes (NC V, NC VII, NC IX e NC X) são **nervos mistos** – eles contêm axônios de neurônios sensitivos, que penetram no tronco encefálico, e neurônios motores, que saem do tronco encefálico.

Cada nervo craniano é descrito com detalhes nas Seções 14.9 a 14.18. Embora os nervos cranianos sejam mencionados como estruturas ímpares durante a descrição do tipo, da localização e da função, é preciso lembrar que são estruturas pareadas.

A **Tabela 14.4** apresenta um sumário dos componentes e das principais funções dos nervos cranianos.

Teste rápido

23. Como os nervos cranianos são nomeados e numerados?
24. Qual é a diferença entre os nervos cranianos sensitivo especial, motor e misto?
25. Quais nervos cranianos são nervos sensitivos especiais?

14.9 Nervo olfatório (NC I)

OBJETIVO

- **Identificar** o término do nervo olfatório (NC I) no encéfalo, os forames que ele atravessa e sua função.

O **nervo olfatório (NC I)** é totalmente sensitivo; contém axônios que conduzem impulsos nervosos relacionados com o olfato (**Figura 14.17**). O epitélio olfatório ocupa a parte superior da cavidade nasal, recobrindo a superfície inferior da lâmina cribriforme e se estendendo para baixo ao longo da concha nasal superior. Os neurônios sensitivos olfatórios no epitélio olfatório são neurônios bipolares. Cada um desses neurônios tem um dendrito único, arredondado e sensível a odores que se projeta de um lado do corpo celular e um axônio não mielinizado se estendendo a partir do outro lado. Feixes de axônios de neurônios sensitivos olfatórios se estendem através de aproximadamente 20 forames (olfatórios) na lâmina cribriforme do osso etmoide em cada lado do nariz. Esses aproximadamente 40 feixes de axônios formam, coletivamente, os nervos olfatórios direito e esquerdo.

Os nervos olfatórios terminam no encéfalo em massas pareadas de substância cinzenta denominadas **bulbos olfatórios**, duas extensões do encéfalo que estão localizadas sobre a lâmina cribriforme. Nos bulbos olfatórios, as terminações axônicas dos neurônios sensitivos olfatórios fazem sinapses com os dendritos e os corpos celulares dos neurônios seguintes da via olfatória. Os axônios desses neurônios constituem os **tratos olfatórios**, que se estendem posteriormente a partir dos bulbos olfatórios (**Figura 14.17**). Os axônios dos tratos olfatórios terminam no córtex olfatório no lobo temporal do cérebro.

Teste rápido

26. Onde está localizado o epitélio olfatório?

CAPÍTULO 14 O Encéfalo e os Nervos Cranianos **525**

FIGURA 14.17 Nervo olfatório (NC I).

O epitélio olfatório está localizado na face inferior da lâmina cribriforme e nas conchas nasais superiores.

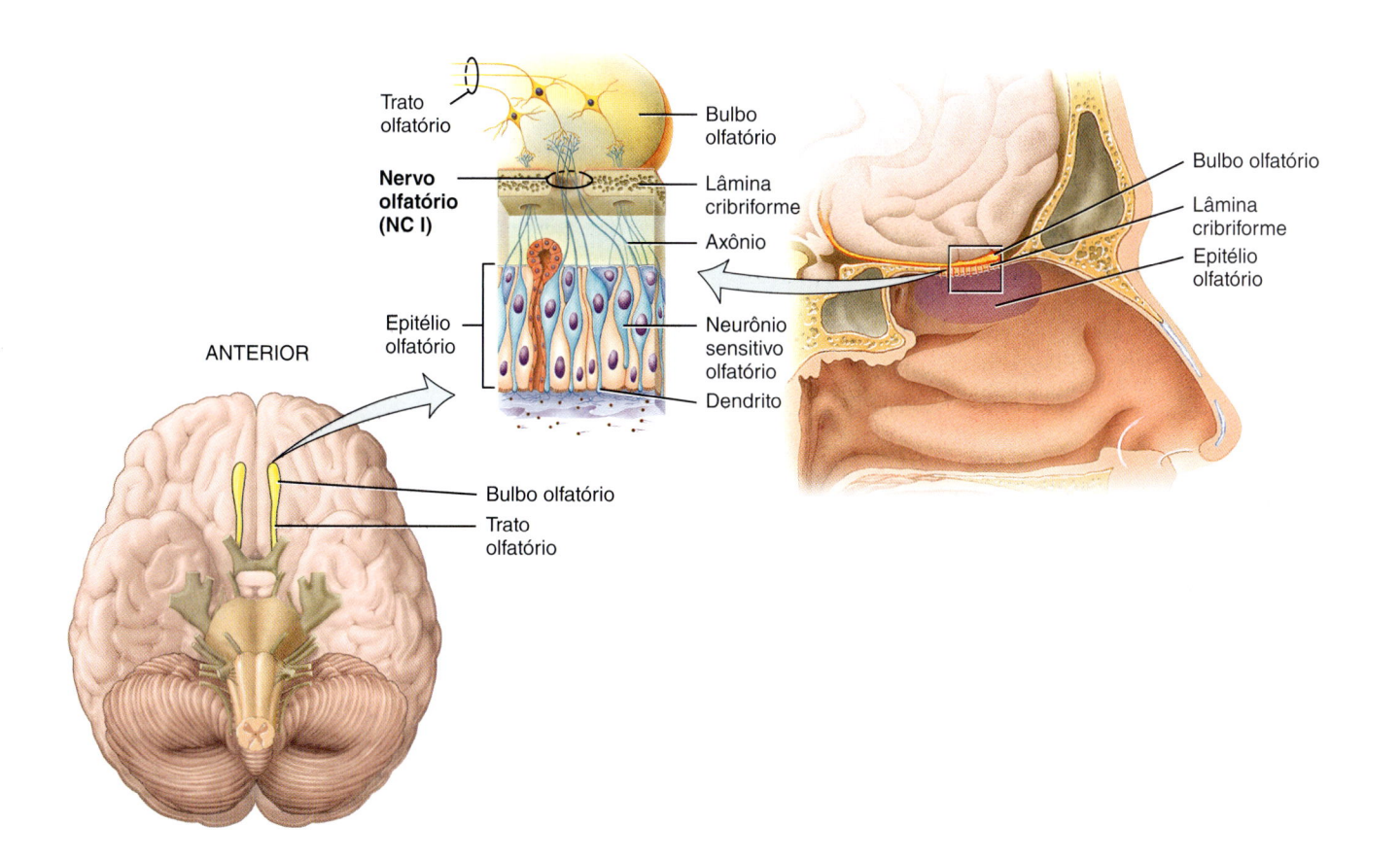

Correlação clínica

Anosmia

A perda do sentido do olfato, denominada **anosmia**, pode resultar de infecções da mucosa nasal, de lesões cranianas nas quais há fratura da lâmina cribriforme, de lesões ao longo da via olfatória ou no encéfalo, meningite, tabagismo ou uso de cocaína.

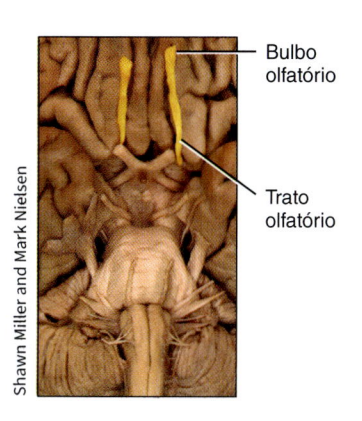

? Onde terminam os axônios dos tratos olfatórios?

14.10 Nervo óptico (NC II)

OBJETIVO

- **Identificar** o destino do nervo óptico (NC II) no encéfalo, o forame através do qual sai do crânio e sua função

O **nervo óptico (NC II)** é totalmente sensitivo e, tecnicamente, é um trato do encéfalo em vez de um nervo; ele contém axônios que conduzem impulsos nervosos para a visão (**Figura 14.18**). Na retina, bastonetes e cones iniciam sinais visuais e transmitem esses sinais para as células bipolares, que transmitem os sinais para as células ganglionares. Axônios de todas as células ganglionares na retina de cada olho se reúnem e formam um nervo óptico, que atravessa o canal óptico. Cerca de 10 mm posteriormente ao bulbo do olho, os dois nervos ópticos se fundem e formam o quiasma óptico. No quiasma óptico, axônios da metade medial de cada olho cruzam para o lado oposto; axônios da metade lateral permanecem do mesmo lado. Posteriormente ao quiasma óptico, os axônios reagrupados formam os **tratos ópticos**. Muitos axônios nos tratos ópticos terminam no corpo geniculado lateral do tálamo. Nesse

FIGURA 14.18 Nervo óptico (NC II).

> Os sinais visuais são transmitidos, de modo sequencial, dos bastonetes e cones para as células bipolares e, destas, para as células ganglionares.

Correlação clínica

Anopsia (anopia)

Fraturas da órbita, lesões encefálicas, lesão ao longo da via visual, doenças do sistema nervoso (como a esclerose múltipla), tumores da hipófise ou aneurismas cerebrais (dilatações dos vasos sanguíneos consequentes a enfraquecimento de suas paredes) podem resultar em defeitos do campo visual e perda da acuidade visual. A cegueira subsequente a um defeito ou a perda de um ou ambos os olhos são denominadas **anopsia**.

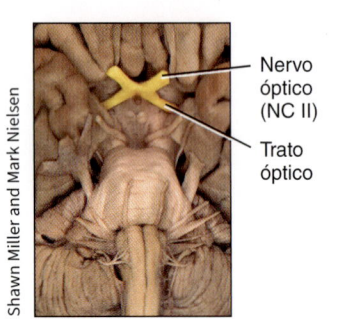

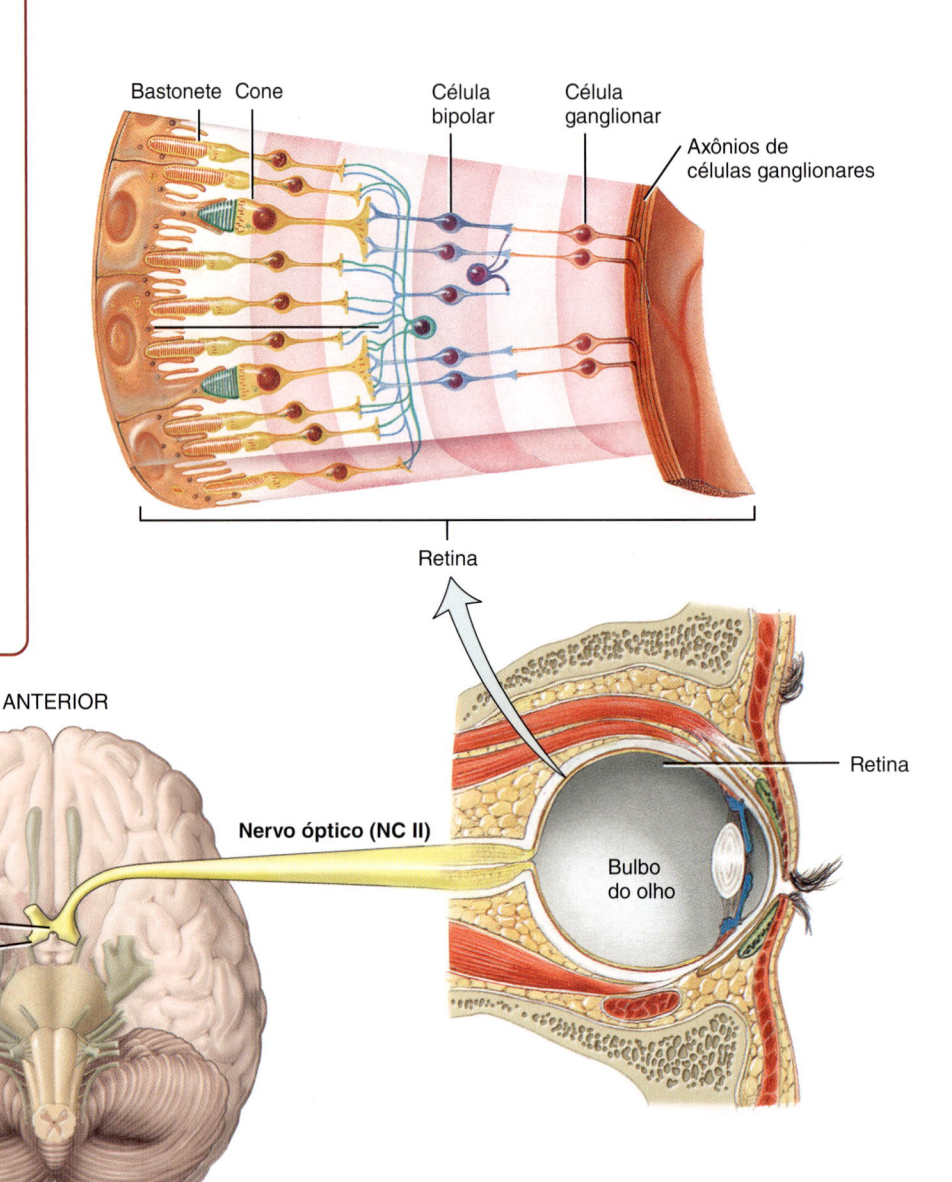

? Onde termina a maioria dos axônios nos tratos ópticos?

local eles fazem sinapse com neurônios cujos axônios se estendem para o córtex visual primário no lobo occipital do cérebro (**Figura 14.15**). Alguns axônios passam pelo corpo geniculado lateral e, depois, estendem-se para os colículos superiores do mesencéfalo e para os núcleos motores do tronco encefálico onde fazem sinapse com neurônios motores que controlam os músculos intrínsecos e extrínsecos do bulbo do olho.

Teste rápido

27. Descreva a sequência de células nervosas que processam os impulsos visuais na retina.

14.11 Nervos oculomotor (NC III), troclear (NC IV) e abducente (NC VI)

OBJETIVO

- **Identificar** as origens dos nervos oculomotor (NC III), troclear (NC IV) e abducente (NC VI) no encéfalo, os forames através dos quais cada um desses nervos sai do crânio e suas funções.

Os nervos oculomotor, troclear e abducente são os nervos cranianos que controlam os músculos que movem os bulbos dos olhos. Todos são nervos motores que contêm apenas axônios motores quando saem do tronco encefálico. Axônios sensitivos provenientes dos músculos extrínsecos do bulbo do olho começam seu trajeto para o encéfalo em cada um desses nervos, mas esses axônios sensitivos acabam saindo desses nervos para se unir ao ramo oftálmico do nervo trigêmeo. Os axônios sensitivos não retornam para o encéfalo nos nervos oculomotor, troclear ou abducente. Os corpos celulares dos neurônios sensitivos unipolares estão localizados no núcleo mesencefálico e penetram no mesencéfalo via nervo trigêmeo (NC V). Esses axônios transmitem impulsos nervosos dos músculos extrínsecos para propriocepção, a percepção dos movimentos e da posição do corpo independente da visão.

O **nervo oculomotor (NC III)** tem seu núcleo motor na parte anterior do mesencéfalo. O nervo oculomotor se estende anteriormente e se divide em ramos superior e inferior, ambos atravessam a fissura orbital superior para a órbita (**Figura 14.19 A**). Axônios no ramo superior inervam o músculo reto superior (músculo extrínseco do bulbo do olho) e o músculo levantador da pálpebra. Axônios no ramo inferior suprem os músculos reto medial, reto

FIGURA 14.19 Nervos oculomotor (NC III), troclear (NC IV) e abducente (NC VI).

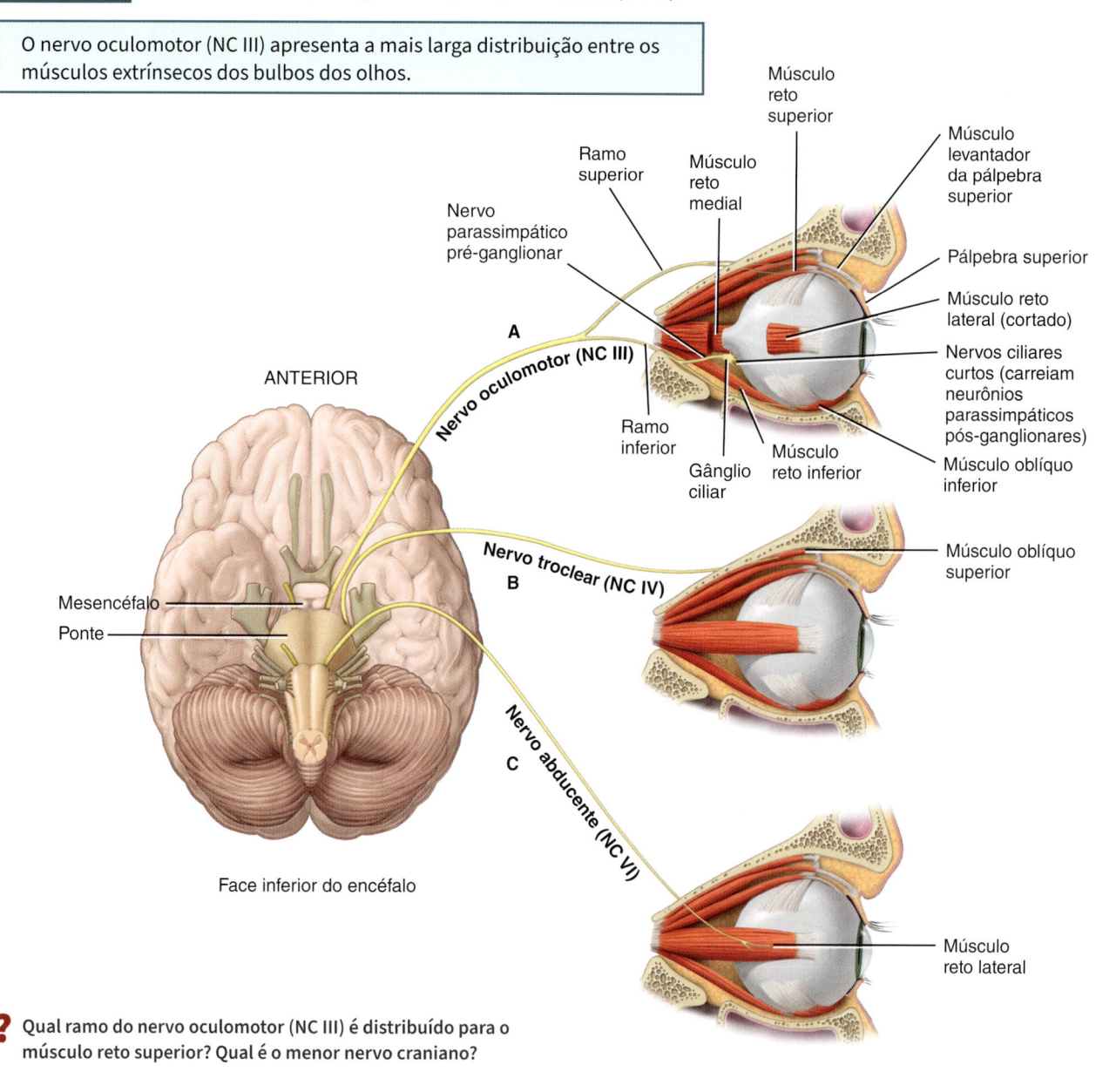

O nervo oculomotor (NC III) apresenta a mais larga distribuição entre os músculos extrínsecos dos bulbos dos olhos.

? Qual ramo do nervo oculomotor (NC III) é distribuído para o músculo reto superior? Qual é o menor nervo craniano?

Correlação clínica

Estrabismo, ptose e diplopia

A lesão do nervo oculomotor (NC III) provoca **estrabismo** (uma condição na qual os olhos não conseguem se fixar em um mesmo objeto e um ou os dois olhos se movem medial ou lateralmente), **ptose** (queda) da pálpebra superior, dilação da pupila, movimento do bulbo do olho para baixo ou para cima no lado comprometido, perda da acomodação para visão de perto e **diplopia** (visão dupla).

A lesão do nervo troclear (NC IV) também pode resultar em estrabismo e diplopia.

Quando o nervo abducente (NC VI) é lesionado, o bulbo do olho comprometido não consegue se mover lateralmente além do ponto médio e o bulbo do olho está, em geral, direcionado medialmente. Isso resulta em estrabismo e diplopia.

As causas de lesão dos nervos oculomotor, troclear e abducente incluem traumatismo cranioencefálico (TCE), compressão por aneurismas e lesões da fissura orbital superior. Indivíduos com lesões desses nervos são forçados a inclinar a cabeça em várias direções para colocar o bulbo do olho comprometido no plano frontal adequado.

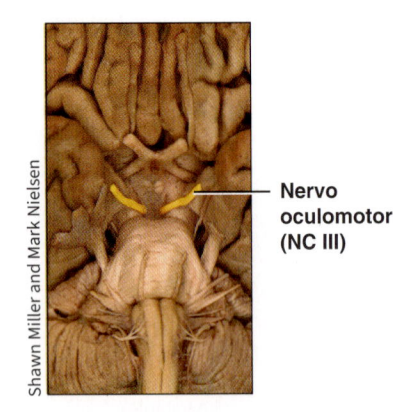

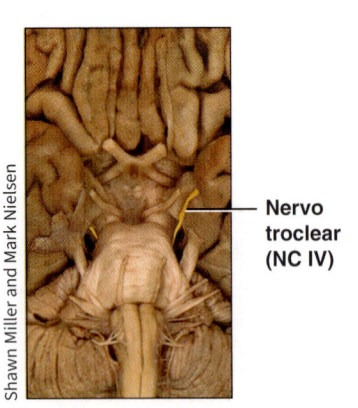

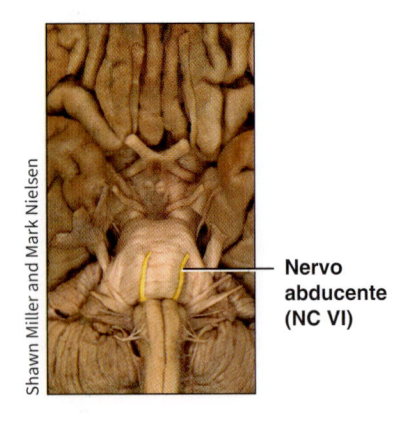

---

inferior e oblíquo inferior (músculos extrínsecos do bulbo do olho). Esses neurônios motores somáticos controlam movimentos do bulbo do olho e da pálpebra superior.

O ramo inferior do nervo oculomotor também supre axônios motores parassimpáticos para os músculos intrínsecos do bulbo do olho, que são músculos lisos. Eles incluem o músculo ciliar do bulbo do olho e os músculos circulares (músculo esfíncter da pupila) da íris. Impulsos parassimpáticos se propagam a partir de um núcleo no mesencéfalo (*núcleo acessório do nervo oculomotor*) para o **gânglio ciliar**, um centro de retransmissão sináptico para os dois neurônios motores do sistema nervoso parassimpático. A partir do gânglio ciliar, axônios motores craniossacrais (parassimpáticos) se estendem para o músculo ciliar, que ajusta a lente para a visão de perto (*acomodação*). Outros axônios motores craniossacrais estimulam a contração dos músculos circulares da íris quando luz brilhante incide nos olhos, reduzindo assim as dimensões da pupila (*miose*).

O **nervo troclear (NC IV)** é o menor dos 12 nervos cranianos e é o único que se origina na face posterior do tronco encefálico. Os neurônios motores somáticos se originam em um núcleo no mesencéfalo (núcleo do nervo troclear) e axônios desse núcleo cruzam para o lado oposto quando saem do encéfalo em sua face posterior. O nervo troclear, então, circunda a ponte e sai através da fissura orbital superior para a órbita. Esses axônios motores somáticos inervam o músculo oblíquo superior, outro músculo extrínseco do bulbo do olho (**Figura 14.19 B**).

Neurônios do **nervo abducente (NC VI)** se originam em um núcleo na ponte (núcleo do nervo abducente). Axônios motores somáticos se estendem a partir desse núcleo para o músculo reto lateral, outro músculo extrínseco do bulbo do olho, através da fissura orbital superior (**Figura 14.19 C**). O nervo abducente recebe esse nome porque seus impulsos nervosos promovem abdução (rotação lateral) do bulbo do olho.

Teste rápido

28. Qual é a correlação funcional dos nervos oculomotor (NC III), troclear (NC IV) e abducente (NC VI)?

14.12 Nervo trigêmeo (NC V)

OBJETIVO

- **Identificar** a origem do nervo trigêmeo (NC V) no encéfalo, descrever os forames através dos quais cada um dos seus principais ramos sai do crânio e explicar a função de cada ramo.

O **nervo trigêmeo (NC V)** é um nervo craniano misto e é o maior dos nervos cranianos. Ele emerge de duas raízes na face anterior lateral da ponte. A grande raiz sensitiva apresenta uma tumefação denominada **gânglio trigeminal** (*semilunar*), que está localizado na face interna da parte petrosa do osso temporal. O gânglio contém corpos celulares da maioria dos neurônios sensitivos primários. Neurônios da raiz motora, que é menor, originam-se em um núcleo na ponte.

Como é indicado por seu nome, o nervo trigêmeo tem três ramos: oftálmico, maxilar e mandibular (**Figura 14.20**). O **nervo oftálmico**, o menor ramo, passa para a órbita através da fissura orbital superior. As dimensões do **nervo maxilar** são intermediárias entre os nervos oftálmico e mandibular e ele atravessa o

FIGURA 14.20 Nervo trigêmeo (NC V).

Os três ramos do nervo trigêmeo (NC V) saem do crânio através da fissura orbital superior, do forame redondo e do forame oval.

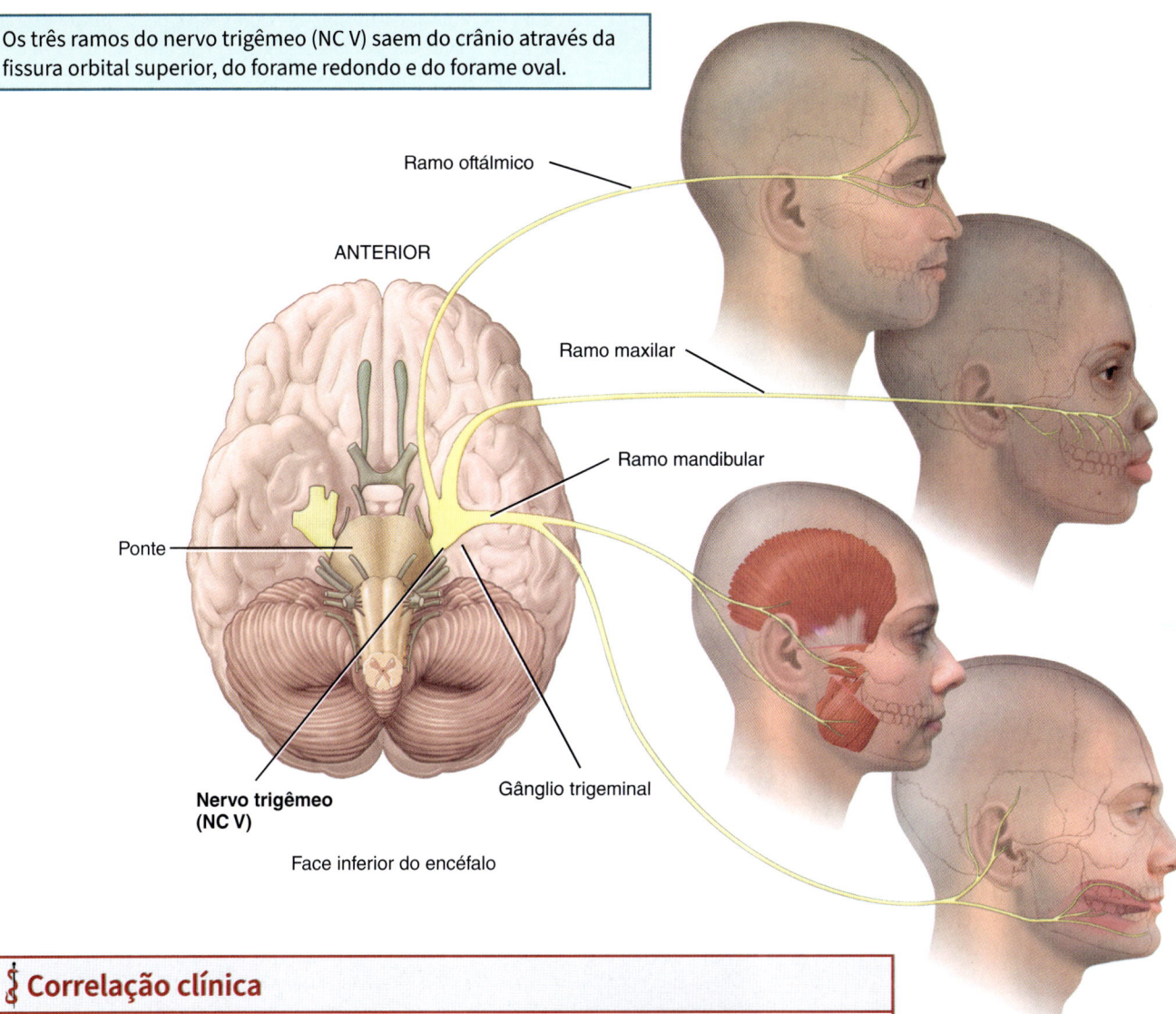

- Ramo oftálmico
- ANTERIOR
- Ramo maxilar
- Ramo mandibular
- Ponte
- Nervo trigêmeo (NC V)
- Gânglio trigeminal

Face inferior do encéfalo

Correlação clínica

Neuralgia do trigêmeo

A neuralgia (dor) transmitida por um ou mais ramos do nervo trigêmeo (NC V), causada por condições como inflamação ou lesões, é denominada **neuralgia do trigêmeo** (*tic douloureux*). Trata-se de uma dor excruciante que dura de alguns segundos até um minuto e é causada por compressão do nervo trigêmeo ou de seus ramos. Ocorre quase exclusivamente em pessoas com mais de 60 anos de idade e pode ser o primeiro sinal de patologias como a esclerose múltipla, o diabetes melito, ou de falta de vitamina B12. A lesão do nervo mandibular pode causar paralisia dos músculos da mastigação e perda das sensações táteis e térmicas e da propriocepção na parte inferior da face.

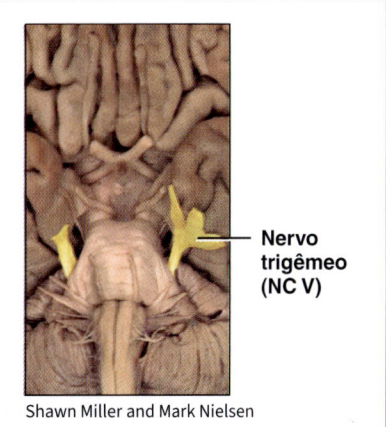

Nervo trigêmeo (NC V)

Shawn Miller and Mark Nielsen

? Qual é o tamanho do nervo trigêmeo em relação aos demais nervos cranianos?

forame redondo. O **nervo mandibular**, o maior ramo, atravessa o forame oval.

Os axônios sensitivos no nervo trigêmeo carreiam impulsos nervosos para sensações táteis, álgicas e térmicas (calor e frio). O nervo oftálmico contém axônios sensitivos provenientes da pele sobre a pálpebra superior, da córnea, das glândulas lacrimais, da parte superior da cavidade nasal, da face lateral do nariz, da fronte e da metade anterior do escalpo. O nervo maxilar inclui axônios sensitivos da mucosa do nariz, do palato, de parte da faringe, dos dentes superiores, do lábio superior e da pálpebra inferior. O nervo mandibular contém axônios sensitivos dos dois terços anteriores da língua (não do paladar), da bochecha e da mucosa inferior à bochecha, dentes mandibulares, pele sobre a mandíbula e a lateral da cabeça anterior à orelha, e mucosa do assoalho da boca. Os axônios sensitivos provenientes dos três ramos penetram no gânglio trigeminal, onde seus corpos celulares estão localizados, e terminam em núcleos na ponte. O nervo trigêmeo também contém axônios sensitivos provenientes de proprioceptores localizados nos músculos da mastigação e nos músculos extrínsecos do bulbo do olho, mas os corpos celulares desses neurônios estão localizados no núcleo mesencefálico.

Neurônios motores branquiais do nervo trigêmeo fazem parte do nervo mandibular e suprem os músculos da mastigação (músculos masseter, temporal, pterigóideo medial, pterigóideo lateral, ventre anterior do músculo digástrico e milo-hióideo, bem como o músculo tensor do véu palatino no palato mole e o músculo tensor do tímpano na orelha média). Esses neurônios motores são os principais controladores dos movimentos de mastigação.

> **Teste rápido**
>
> 29. Qais são os três ramos do nervo trigêmeo (NC V) e qual é o maior ramo?

14.13 Nervo facial (NC VII)

OBJETIVO

- **Identificar** as origens do nervo facial (NC VII) no encéfalo, o forame através do qual ele sai do encéfalo e suas funções.

O **nervo facial (NC VII)** é um nervo craniano misto; seus axônios sensitivos se estendem a partir dos cálculos gustatórios nos dois terços anteriores da língua e entram no osso temporal para se unir ao nervo facial. A partir daí, os axônios sensitivos passam para o **gânglio geniculado**, um aglomerado de corpos celulares de neurônios sensitivos do nervo facial no osso temporal, e terminam na ponte. A partir da ponte os axônios se estendem para o tálamo e, depois, para as áreas gustativas do córtex cerebral (**Figura 14.21**). A parte sensitiva do nervo facial também contém axônios provenientes da pele no meato acústico externo que transmitem sensações táteis, álgicas e térmicas. Além disso, proprioceptores dos músculos da face e do escalpo transmitem informações via seus corpos celulares para um núcleo no mesencéfalo.

Axônios de neurônios motores branquiais se originam em um núcleo na ponte e saem através do forame estilomastóideo para inervar os músculos da orelha média, da face, do escalpo e do pescoço. Os impulsos nervosos que se propagam ao longo desses axônios provocam a contração dos músculos da expressão facial, bem como do músculo estilo-hióideo, do ventre posterior do músculo digástrico e do músculo estapédio. O nervo facial supre mais músculos do que qualquer outro nervo do corpo.

Axônios dos neurônios motores parassimpáticos correm em ramos do nervo facial e terminam em dois gânglios: o **gânglio pterigopalatino** e o **gânglio submandibular**. A partir de transmissões sinápticas nos dois gânglios, axônios motores parassimpáticos pós-ganglionares se estendem para as glândulas lacrimais, para as glândulas nasais, para as glândulas palatinas e para as glândulas sublinguais e submandibulares (estas duas últimas produtoras de saliva).

O nervo alveolar inferior, um ramo do nervo mandibular (NC V), a cada lado, supre todos os dentes de metade correspondente da mandíbula, sendo com frequência, anestesiado em procedimentos odontológicos. O mesmo procedimento anestesia o lábio inferior porque o nervo mentual é um ramo do nervo alveolar inferior. Como o nervo lingual corre muito próximo do nervo alveolar inferior e do forame mentual, com frequência também é anestesiado ao mesmo tempo. Quando se deseja anestesiar os dentes superiores, as terminações do nervo alveolar superior, que são ramos do nervo maxilar, são bloqueadas pela inserção da agulha sob a mucosa. A solução anestésica é, então, infiltrada lentamente através da área das raízes dos dentes a serem tratados.

> **Teste rápido**
>
> 30. Por que o nervo facial (NC VII) é considerado o principal nervo motor da cabeça?

14.14 Nervo vestibulococlear (NC VIII)

OBJETIVO

- **Identificar** a origem do nervo vestibulococlear (NC VIII) no encéfalo, suas relações ósseas e as funções de seus ramos.

O nervo vestibulococlear (NC VIII) já foi conhecido como *nervo acústico ou auditivo*. Trata-se de um nervo craniano sensitivo que tem dois ramos, o ramo vestibular e o ramo coclear (**Figura 14.22**).

FIGURA 14.21 Nervo facial (NC VII).

O nervo facial (NC VII) provoca contração dos músculos da expressão facial.

Face inferior do encéfalo

Correlação clínica

Paralisia de Bell

A lesão do nervo facial (NC VII) por condições como infecção viral (herpes-zóster) ou bacteriana (doença de Lyme) provoca a **paralisia de Bell** (paralisia facial), perda de paladar, redução da salivação e perda da capacidade de fechar os olhos, mesmo durante o sono. O nervo facial também pode ser comprometido por traumatismo, tumores e acidente vascular cerebral.

Shawn Miller and Mark Nielsen

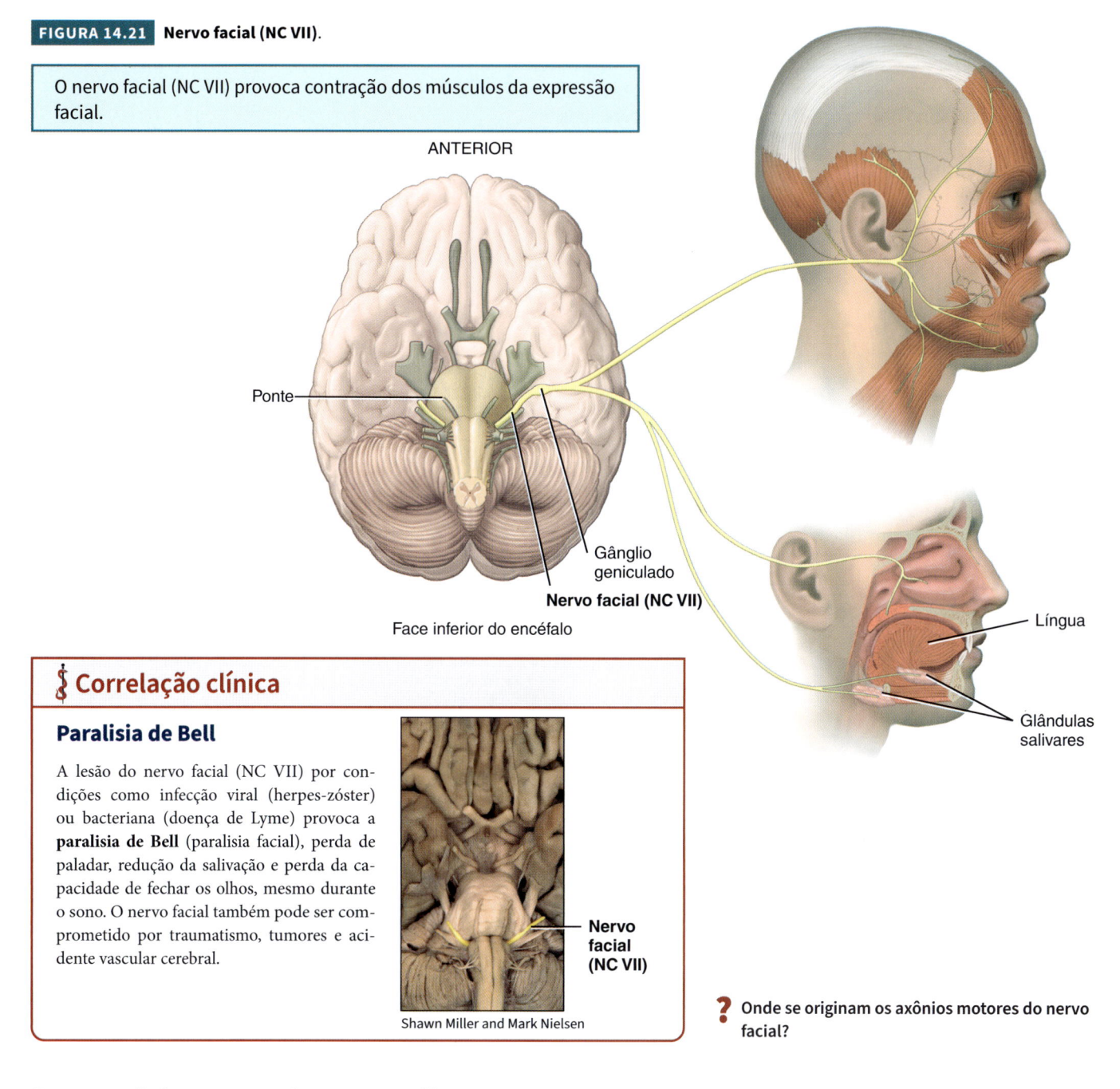

? Onde se originam os axônios motores do nervo facial?

O **ramo vestibular** carreia impulsos para o equilíbrio e o **ramo coclear** carreia impulsos para a audição.

Axônios sensitivos no ramo vestibular se estendem a partir dos canais semicirculares, do sáculo e do utrículo da orelha interna para os **gânglios vestibulares**, onde estão localizados os corpos celulares dos neurônios (ver **Figura 17.21 B**), e terminam nos núcleos vestibulares na ponte e no cerebelo. Alguns axônios sensitivos também penetram no cerebelo via pedúnculo cerebelar inferior.

Os axônios sensitivos no ramo coclear surgem no órgão espiral na cóclea da orelha interna. Os corpos celulares dos neurônios sensitivos do ramo coclear estão localizados no **gânglio espiral** da cóclea (ver **Figura 17.21 B**). A partir daí, axônios se estendem para núcleos no bulbo e terminam no tálamo.

O nervo contém algumas fibras motoras, mas essas fibras não suprem tecido muscular. Na verdade, elas suprem as células pilosas na orelha interna.

Teste rápido

31. Quais são as funções de cada um dos dois ramos do nervo vestibulococlear (NC VIII)?

14.15 Nervo glossofaríngeo (NC IX)

OBJETIVO

- **Identificar** a origem do nervo glossofaríngeo (NC IX) no encéfalo, o forame através do qual sai do crânio e suas funções.

FIGURA 14.22 Nervo vestibulococlear (NC VIII).

O ramo vestibular do nervo vestibulococlear (NC VIII) carreia impulsos nervosos para equilíbrio, enquanto o ramo coclear carreia impulsos para audição.

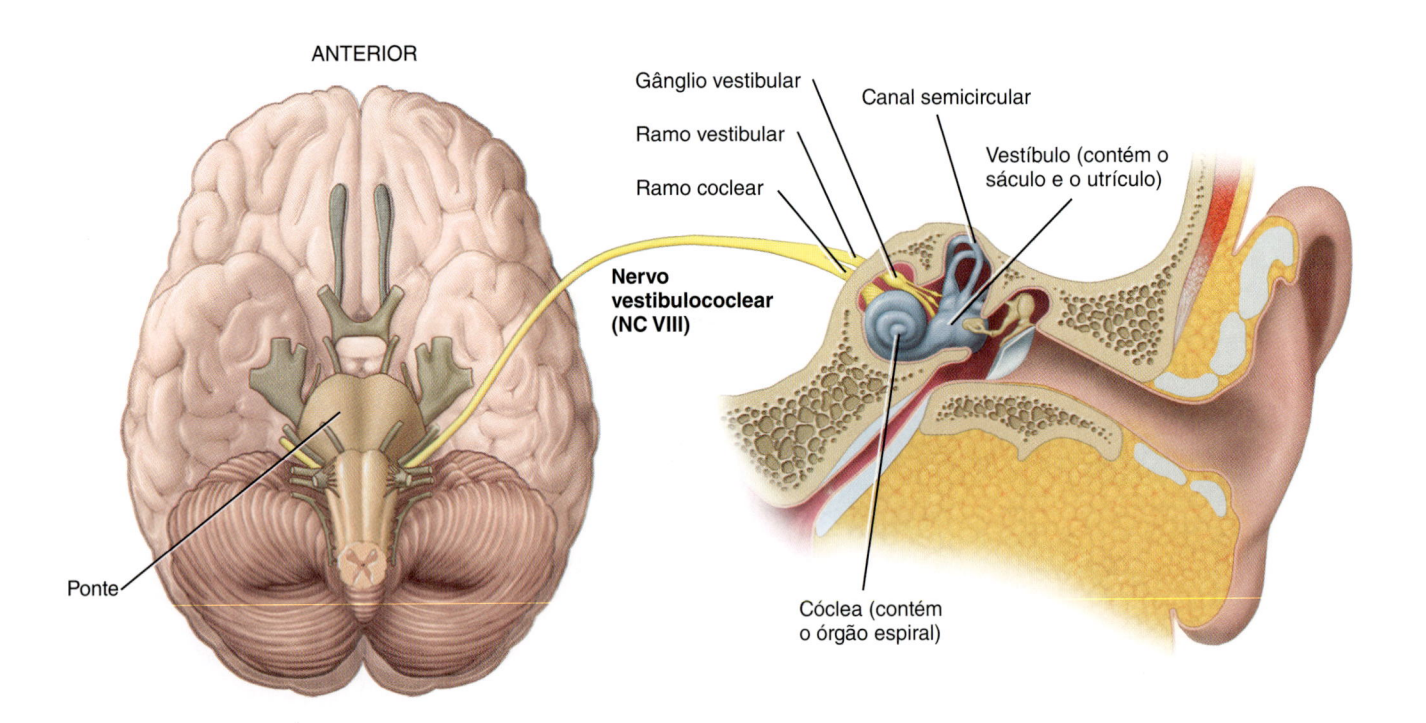

Correlação clínica

Vertigem, ataxia, nistagmo e tinido

A lesão do ramo vestibular do nervo vestibulococlear (NC VIII) pode provocar **vertigem** (sensação subjetiva de que o corpo da pessoa ou o ambiente está girando), **ataxia** (descoordenação motora) e **nistagmo** (movimento rápido e involuntário do bulbo do olho). A lesão do ramo coclear provoca **tinido** (percepção de som contínuo nas orelhas) ou surdez. O nervo vestibulococlear pode ser comprometido como resultado de traumatismo, lesões ou infecções da orelha média.

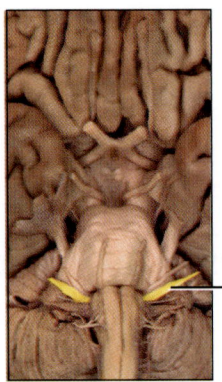

Shawn Miller and Mark Nielsen

? Que estruturas são encontradas nos gânglios vestibular e espiral da cóclea?

O **nervo glossofaríngeo (NC IX)** é um nervo craniano misto (**Figura 14.23**). Axônios sensitivos do nervo glossofaríngeo surgem de (1) cálculos gustatórios no terço posterior da língua, (2) proprioceptores em alguns músculos da deglutição supridos pela parte motora, (3) barorreceptores (receptores que monitoram pressão) no seio carótico que monitoram a pressão arterial, (4) quimiorreceptores (receptores que monitoram os níveis sanguíneos de oxigênio e dióxido de carbono) nos glomos caróticos localizados perto das artérias carótidas (ver **Figura 23.26**) e glomos para-aórticos próximo ao arco da aorta (ver **Figura 23.26**) e (5) orelha externa e transmitem sensações táteis, dolorosas e térmicas (calor e frio). Os corpos celulares desses neurônios sensitivos estão localizados nos **gânglios superiores** e **inferiores**. A partir dos gânglios, axônios sensitivos atravessam o forame jugular e terminam no bulbo.

Axônios de neurônios motores no nervo glossofaríngeo surgem nos núcleos do bulbo e saem do crânio através do forame jugular. Neurônios motores branquiais suprem o músculo estilofaríngeo, que auxilia na deglutição, e axônios de neurônios motores parassimpáticos estimulam a secreção de saliva pela glândula parótida. Os corpos celulares pós-ganglionares de neurônios motores parassimpáticos estão localizados no **gânglio ótico**.

Teste rápido

32. Que outros nervos cranianos também são distribuídos para a língua?

CAPÍTULO 14 O Encéfalo e os Nervos Cranianos 533

FIGURA 14.23 Nervo glossofaríngeo (NC IX).

Axônios sensitivos no nervo glossofaríngeo (NC IX) suprem os cálculos gustatórios.

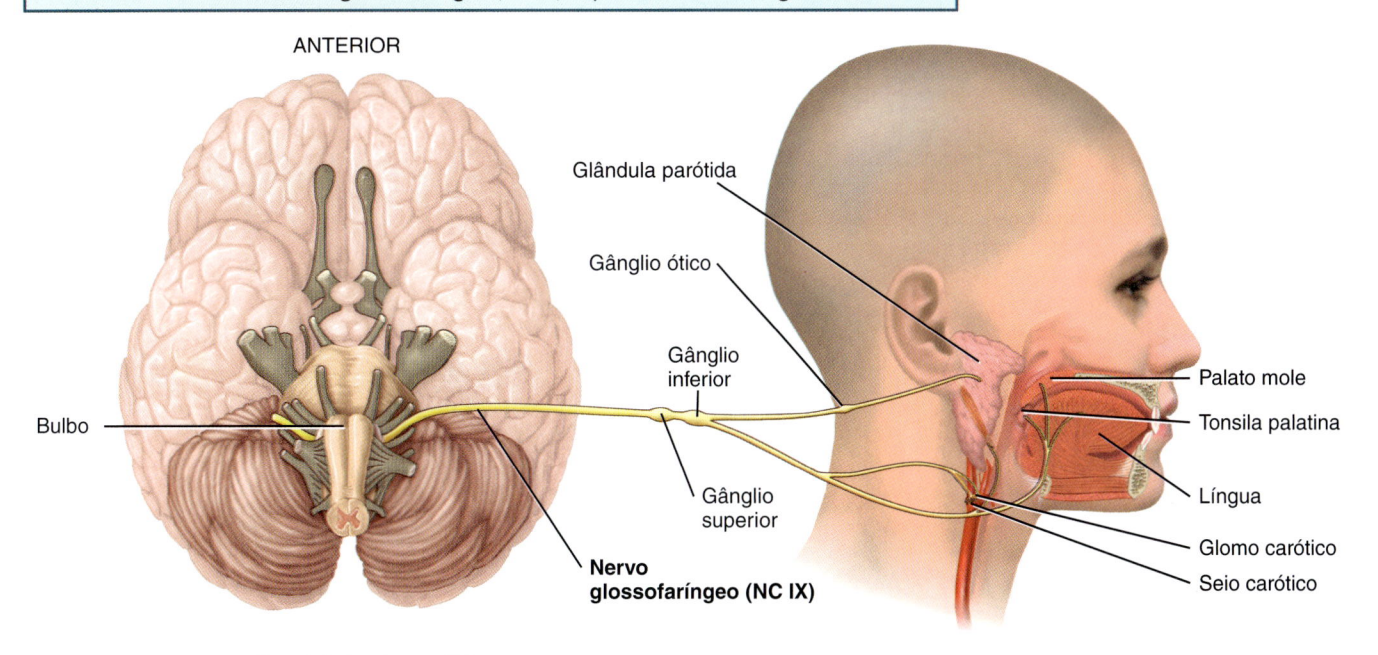

ANTERIOR

Bulbo
Glândula parótida
Gânglio ótico
Gânglio inferior
Gânglio superior
Nervo glossofaríngeo (NC IX)
Palato mole
Tonsila palatina
Língua
Glomo carótico
Seio carótico

Face inferior do encéfalo

Nervo glossofaríngeo (NC IX)

Correlação clínica

Disfagia, aptialia e ageusia

A lesão do nervo glossofaríngeo (NC IX) causa **disfagia** (comprometimento da deglutição); **aptialia** (redução da secreção de saliva); perda de sensibilidade na faringe e **ageusia** (perda do paladar). O nervo glossofaríngeo pode ser comprometido por condições como traumatismo ou lesões.

O **reflexo faríngeo** (*reflexo do engasgo ou vômito*) consiste em uma contração rápida e intensa dos músculos da faringe. Com exceção da deglutição normal, o reflexo faríngeo visa impedir a sufocação ao não permitir que objetos penetrem na faringe. O reflexo é iniciado pelo contato de um objeto com o palato, com a parte posterior da língua, com a área em torno das tonsilas e com a parte posterior da faringe. A estimulação dos receptores nessas áreas envia informações sensitivas para o encéfalo via nervos glossofaríngeo (NC IX) e vago (NC X). O retorno de informações motoras pelos mesmos nervos resulta na contração dos músculos da faringe. As pessoas com um reflexo faríngeo hiperativo têm dificuldade em engolir comprimidos e são muito sensíveis a vários procedimentos clínicos e odontológicos.

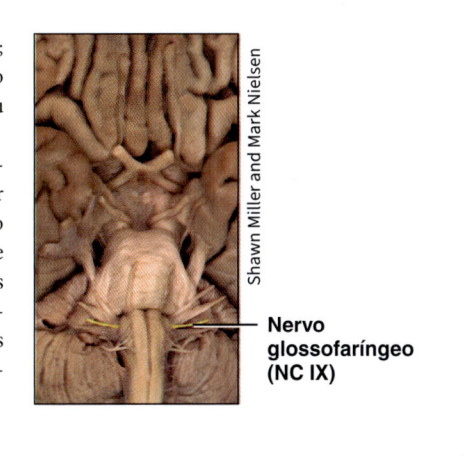

? Através de qual forame o nervo glossofaríngeo (NC IX) sai do crânio?

14.16 Nervo vago (NC X)

OBJETIVO

• **Identificar** a origem do nervo vago (NC X) no encéfalo, o forame através do qual sai do crânio e suas funções.

O **nervo vago (NC X)** é um nervo craniano misto que é distribuído a partir da cabeça e do pescoço para o tórax e para o abdome (**Figura 14.24**). O nome desse nervo é consequente a sua ampla distribuição (ele "vagueia" pelo corpo); no pescoço, está localizado medial e posteriormente à veia jugular interna e à artéria carótida comum.

Axônios sensitivos no nervo vago surgem da pele da orelha externa (detectam sensações táteis, dolorosas e térmicas); alguns receptores gustativos na epiglote e na faringe e proprioceptores nos músculos do pescoço e da faringe. Além disso, os axônios sensitivos provêm de barorreceptores no seio carótico e em quimiorreceptores nos glomos carótico e para-aórticos. A maioria dos neurônios sensitivos provêm de receptores sensitivos viscerais em muitos órgãos das cavidades torácica e abdominal e transmitem

FIGURA 14.24 Nervo vago (NC X).

O nervo vago (NC X) está amplamente distribuído na cabeça, no pescoço, no tórax e no abdome.

Correlação clínica

Neuropatia vagal, disfagia e taquicardia

O comprometimento do nervo vago (NC X) consequente a condições como traumatismos ou lesões provoca **neuropatia vagal** ou interrupções das sensações provenientes de muitos órgãos nas cavidades torácica e abdominal; **disfagia** (comprometimento da deglutição) e taquicardia (aumento da frequência cardíaca.

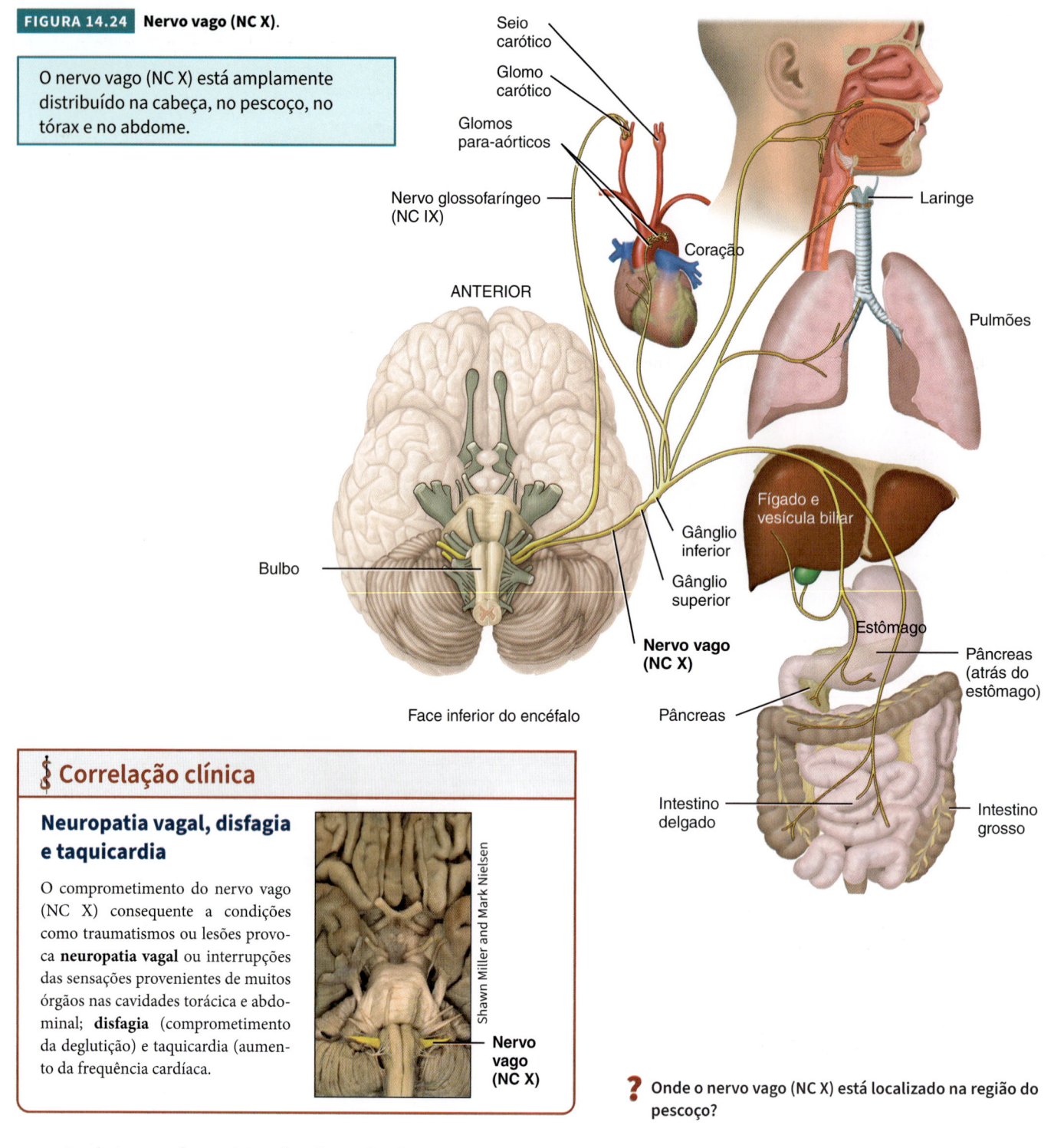

? Onde o nervo vago (NC X) está localizado na região do pescoço?

sensações (tais como fome, plenitude e desconforto) provenientes desses órgãos. Os neurônios sensitivos têm corpos celulares nos **gânglios superiores** e **inferiores** e, depois, atravessam o forame jugular para terminar no bulbo e na ponte.

Os neurônios motores branquiais, que percorrem uma curta distância com o nervo acessório, originam-se em núcleos no bulbo e suprem músculos da faringe, da laringe e do palato mole que são utilizados na deglutição, na vocalização e na tosse. Historicamente esses neurônios motores foram denominados nervo acessório craniano, mas essas fibras pertencem, na verdade, ao nervo vago (NC X).

Os axônios dos neurônios motores parassimpáticos no nervo vago se originam nos núcleos do bulbo e suprem os pulmões, o coração, as glândulas do sistema digestório e a musculatura lisa das vias respiratórias, do esôfago, do estômago, da vesícula biliar, do intestino delgado e de boa parte do intestino grosso (**Figura 15.3**). Os axônios motores parassimpáticos iniciam as contrações da musculatura lisa no tubo digestivo para ajudar a motilidade e estimular a secreção pelas glândulas digestivas; ativam a musculatura lisa para contrair as vias respiratórias e reduzem a frequência cardíaca.

Teste rápido

33. Por que o nervo vago (NC X) recebeu esse nome?

14.17 Nervo acessório (NC XI)

OBJETIVO

- **Identificar** a origem do nervo acessório (NC XI) na medula espinal, os forames através dos quais entra e, depois, sai do crânio e sua função.

O **nervo acessório (NC XI)** é um nervo craniano motor branquial (**Figura 14.25**). Historicamente era dividido em duas partes, um nervo acessório craniano e um nervo acessório espinal. O nervo acessório craniano é, na verdade, parte do nervo vago (NC X) (ver Seção 14.16). O "antigo" nervo acessório espinal é o nervo acessório aqui discutido. Seus axônios motores se originam no corno anterior de substância cinzenta dos primeiros cinco segmentos da parte cervical da medula espinal. Os axônios dos segmentos saem da medula espinal lateralmente e se aproximam, ascendem através do forame magno e depois saem através do forame jugular juntamente com os nervos vago e glossofaríngeo. O nervo acessório transmite impulsos motores para os músculos esternocleidomastóideo e trapézio de modo a coordenar os movimentos da cabeça. Alguns axônios sensitivos no nervo acessório, que se originam em proprioceptores nos músculos esternocleidomastóideo e trapézio, começam seu trajeto para o encéfalo no nervo acessório, mas acabam deixando esse nervo para se juntar aos nervos do plexo cervical, enquanto outros permanecem no nervo acessório. A partir do plexo cervical eles penetram na medula espinal via as raízes posteriores dos nervos espinais cervicais; seus corpos celulares estão localizados nos gânglios sensitivos desses nervos. Na medula espinal os axônios ascendem para núcleos no bulbo.

Teste rápido

34. Onde se originam os axônios motores do nervo acessório (NC XI)?

14.18 Nervo hipoglosso (NC XII)

OBJETIVO

- **Identificar** a origem do nervo hipoglosso (NC XII) no encéfalo, o forame através do qual ele sai do crânio e suas funções.

FIGURA 14.25 Nervo acessório (NC XI).

O nervo acessório (NC XI) sai do crânio através do forame jugular.

ANTERIOR

- Bulbo
- Medula espinal
- Nervo acessório (NC XI)

Face inferior do encéfalo

- Músculo trapézio
- Músculo esternocleidomastóideo

Correlação clínica

Paralisia dos músculos esternocleidomastóideo e trapézio

Se o nervo acessório (NC XI) for lesado por condições como traumatismo ou acidente vascular cerebral (AVC), o resultado é **paralisia dos músculos esternocleidomastóideo e trapézio** de modo que a pessoa não consegue levantar os ombros e tem dificuldade para virar a cabeça para os lados.

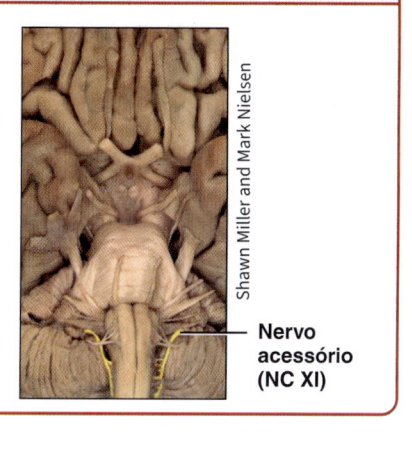

Nervo acessório (NC XI)

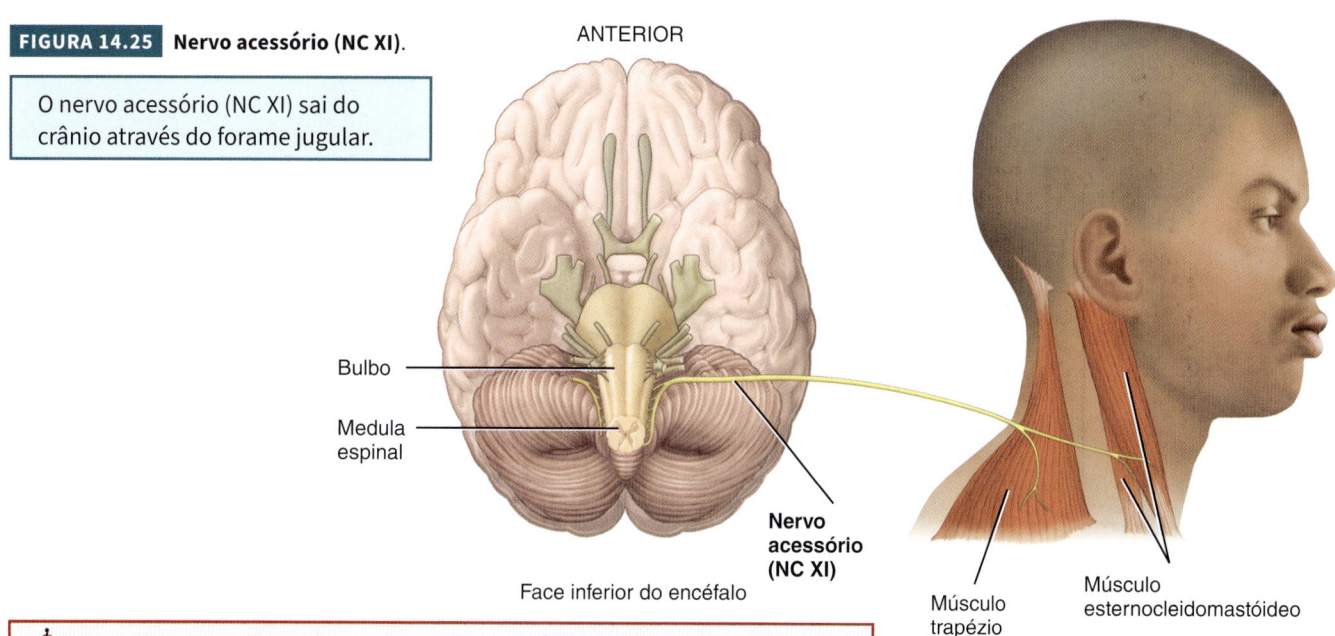

? Quais são as diferenças entre o nervo acessório (NC XI) e os outros nervos cranianos?

O **nervo hipoglosso (NC XII)** é um nervo craniano motor. Os axônios motores somáticos se originam em um núcleo no bulbo (núcleo do nervo hipoglosso), saem do bulbo em sua face anterior e atravessam o canal do nervo hipoglosso para suprir os músculos da língua (**Figura 14.26**). Esses axônios conduzem impulsos nervosos para a fala e a deglutição. Os axônios sensitivos não retornam ao encéfalo no nervo hipoglosso, em vez disso, os axônios sensitivos que se originam em proprioceptores nos músculos da língua começam seu trajeto para o encéfalo no nervo hipoglosso, mas deixam esse nervo para se juntar aos nervos espinais cervicais e terminam no bulbo, reentrando no sistema nervoso central via raízes posteriores dos nervos espinais cervicais.

Teste rápido

35. Em qual parte do encéfalo o núcleo do nervo hipoglosso se origina?

Um resumo dos nervos cranianos é apresentado na **Tabela 14.4**.

14.19 Desenvolvimento do sistema nervoso

OBJETIVO

- **Descrever** o desenvolvimento das várias partes do encéfalo.

O desenvolvimento do sistema nervoso começa na terceira semana de gestação com um espessamento do **ectoderma** denominado **placa neural** (**Figura 14.27**). A placa neural se dobra para dentro e forma um sulco longitudinal denominado sulco neural. As bordas elevadas da placa neural são denominadas **pregas neurais**. Durante o desenvolvimento, a altura das pregas neurais aumenta até formar o denominado **tubo neural**.

FIGURA 14.26 Nervo hipoglosso (NC XII).

O nervo hipoglosso (NC XII) sai do crânio através do canal hipoglosso

ANTERIOR

Bulbo

Nervo hipoglosso (NC XII)

Face inferior do encéfalo

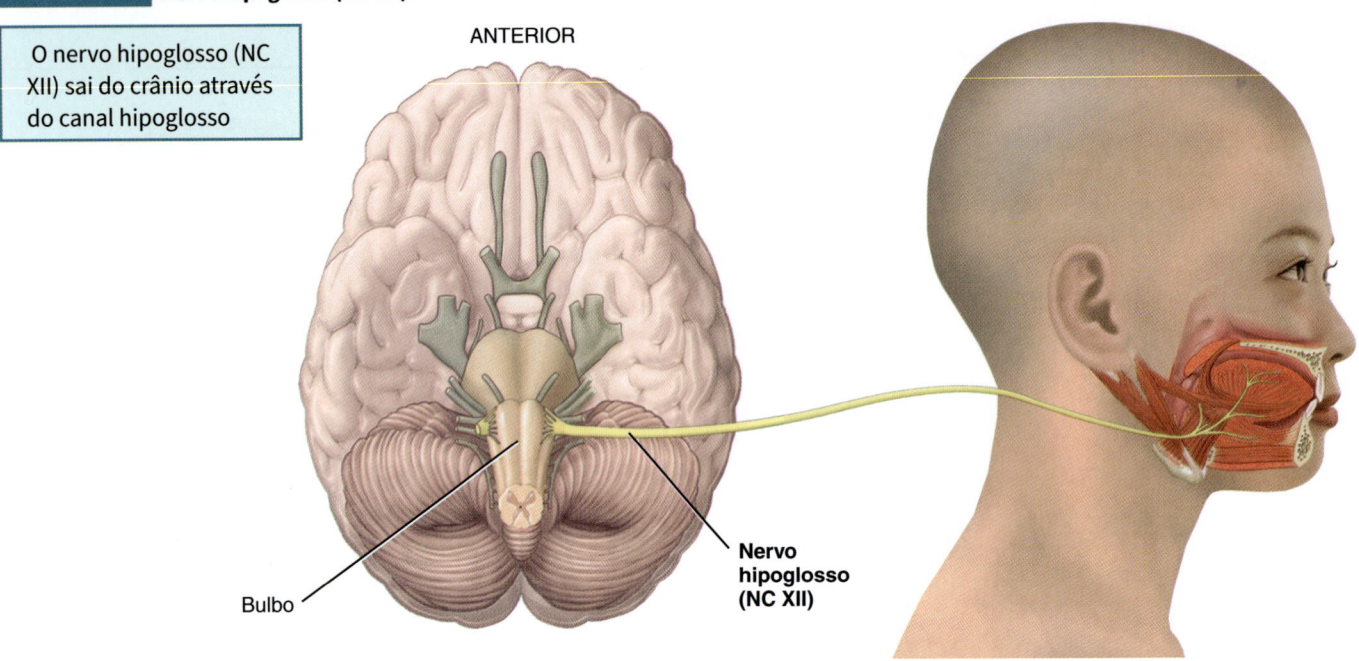

Correlação clínica

Disartria e disfagia

A lesão do nervo hipoglosso (NC XII) resulta em comprometimento da mastigação; **disartria** (dificuldade para falar) e **disfagia** (dificuldade na deglutição). A língua, quando projetada para fora da boca, curva-se em direção ao lado comprometido, que sofre atrofia. O nervo hipoglosso pode ser lesionado como resultado de condições como traumatismo, lesões, acidente vascular cerebral, esclerose lateral amiotrófica (doença de Lou Gehrig) ou infecções no tronco encefálico.

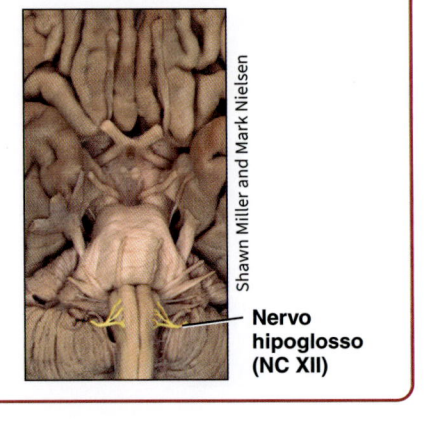

Nervo hipoglosso (NC XII)

Shawn Miller and Mark Nielsen

? Quais funções motoras importantes estão relacionadas com o nervo hipoglosso (NC XII)?

TABELA 14.4 Sumário dos nervos cranianos.

Nervo craniano	Componentes	Principais funções
Olfatório (NC I)	*Sensitivo especial*	Olfação
Óptico (NC II)	*Sensitivo especial*	Visão
Oculomotor (NC III)	*Motor:*	
	Somático	Movimento dos bulbos dos olhos e da pálpebra superior
	Motor (autônomo)	Ajusta a lente para visão de perto (acomodação)
		Constrição da pupila
Troclear (NC IV)	*Motor*	
	Somático	Movimento dos globos dos olhos
Trigêmeo (NC V)	*Misto*	
	Sensitivo	Sensações táteis, dolorosas e térmicas provenientes do escalpo, da face e da cavidade oral (incluindo os dentes e os dois terços anteriores da língua)
	Motor (branquial)	Mastigação e controle muscular da orelha média
Abducente (NC VI)	*Motor*	
	Somático	Movimento dos bulbos dos olhos
Facial (NC VII)	*Misto*	
	Sensitivo	Paladar nos dois terços anteriores da língua
	Motor (branquial)	Sensações táteis, álgicas e térmicas provenientes da pele no meato acústico externo
	Motor (autônomo)	Controle dos músculos da expressão facial e da orelha média
		Secreção de lágrimas e saliva
Vestibulococlear (NC VIII)	*Sensitivo especial*	Audição e equilíbrio
Glossofaríngeo (NC IX)	*Misto*	
	Sensitivo	Paladar no terço posterior da língua
		Propriocepção em alguns músculos da deglutição
		Monitoramento da pressão arterial e dos níveis sanguíneos de oxigênio e dióxido de carbono
		Sensações táteis, álgicas e térmicas provenientes da pele da orelha externa e da parte superior da faringe
	Motor (branquial)	Ajuda na deglutição
	Motor (autônomo)	Secreção de saliva
Vago (NC X)	*Misto*	
	Sensitivo	Paladar proveniente da epiglote
		Propriocepção proveniente dos músculos da faringe e da laringe
		Monitoramento da pressão arterial e dos níveis sanguíneos de oxigênio e dióxido de carbono
		Sensações táteis, álgicas e térmicas provenientes da pele da orelha externa
	Motor (branquial)	Sensações provenientes de órgãos torácicos e abdominais
	Motor (autônomo)	Deglutição, vocalização e tosse
		Motilidade e secreção dos órgãos no tubo digestivo. Constrição das vias respiratórias.
		Redução da frequência cardíaca
Acessório (NC XI)	*Motor*	
	Branquial	Movimento da cabeça e do cíngulo do membro superior
Hipoglosso (NC XII)	*Motor*	
	Somático	Fala, manipulação dos alimentos e deglutição

Três camadas de células se diferenciam a partir da parede que circunda o tubo neural. As células da **camada marginal** ou externa evoluem e se tornam a substância branca do sistema nervoso. As células da **camada do manto** ou médias evoluem e se tornam a *substância cinzenta*. As células da **camada ependimária** ou interna acabam formando o *revestimento do canal central da medula espinal* e dos *ventrículos cerebrais*.

A **crista neural** é uma massa de tecido entre o tubo neural e o ectoderma cutâneo (**Figura 14.27 B**); diferencia-se e acaba formando os *gânglios sensitivos dos nervos espinais*, os *nervos espinais*, os *gânglios de nervos cranianos*, os *nervos cranianos*, os *gânglios do sistema nervoso autônomo*, a *medula suprarrenal* e as *meninges*.

Como já foi comentado no início deste capítulo, durante a terceira e a quarta semana de desenvolvimento embrionário, a parte anterior do tubo neural evolui e se torna três áreas dilatadas denominadas **vesículas encefálicas primárias** que são nomeadas de acordo com suas posições relativas: **prosencéfalo**, **mesencéfalo** e **rombencéfalo** (**Figura 14.28 A**; ver também **Tabela 14.1**). Durante a quinta semana de desenvolvimento começam a se desenvolver as **vesículas encefálicas secundárias**. O prosencéfalo desenvolve duas vesículas encefálicas secundárias denominadas **telencéfalo** e **diencéfalo** (**Figura 14.28 B**). O rombencéfalo também se torna duas vesículas encefálicas secundárias denominadas **metencéfalo** e o **mielencéfalo**. A área do tubo neural inferior ao mielencéfalo dá origem à *medula espinal*.

As vesículas telencefálicas continuam a se desenvolver da seguinte maneira (**Figura 14.28 C, D**; ver também **Tabela 14.1**):

- O telencéfalo se torna os *hemisférios cerebrais*, incluindo os *núcleos da base*, e abriga os *ventrículos laterais* pareados
- O diencéfalo se torna o *tálamo*, o *hipotálamo* e o *epitálamo*
- O mesencéfalo se torna o *mesencéfalo*, que circunda o *aqueduto do mesencéfalo*
- O metencéfalo se torna a ponte e o cerebelo e abriga parte do *quarto ventrículo*
- O mielencéfalo se torna o *bulbo ou medula oblonga* e abriga o restante do *quarto ventrículo*.

FIGURA 14.27 **Origem do sistema nervoso. A.** Vista dorsal de um embrião cujas pregas neurais estão parcialmente unidas, formando o tubo neural inicial. **B.** Cortes transversais através do embrião mostrando a formação do tubo neural.

O sistema nervoso começa a se desenvolver na terceira semana a partir de um espessamento do ectoderma denominado placa neural.

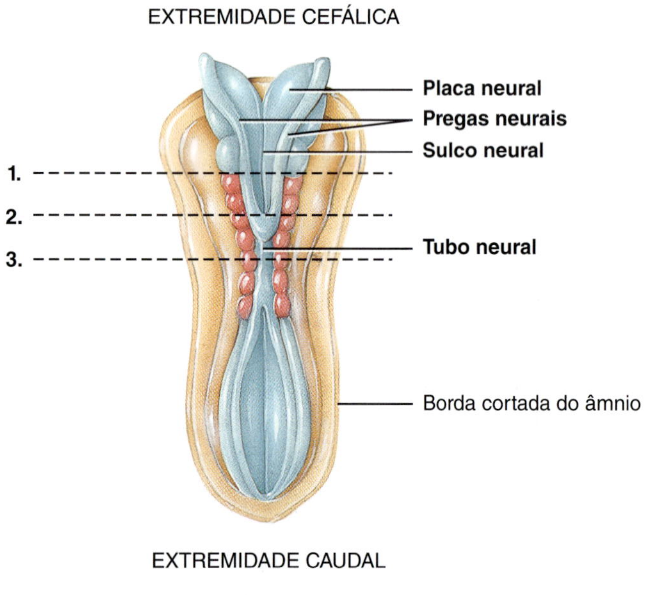

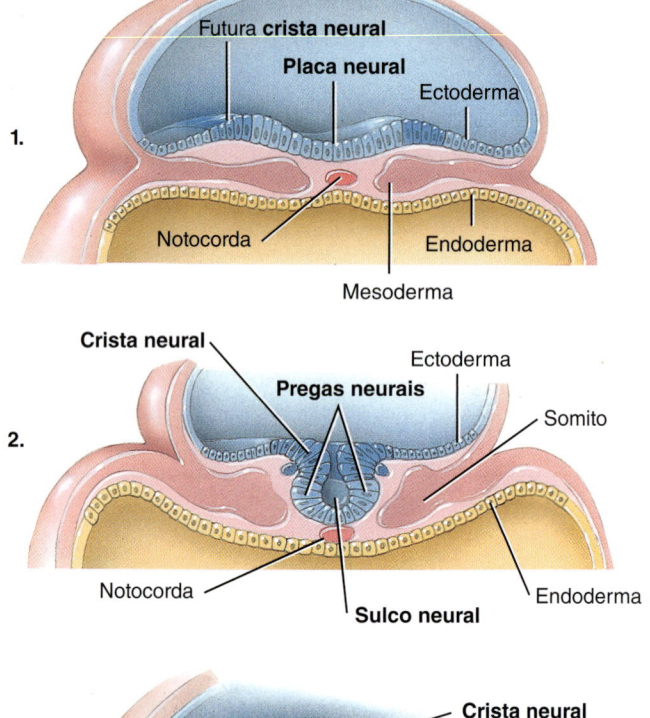

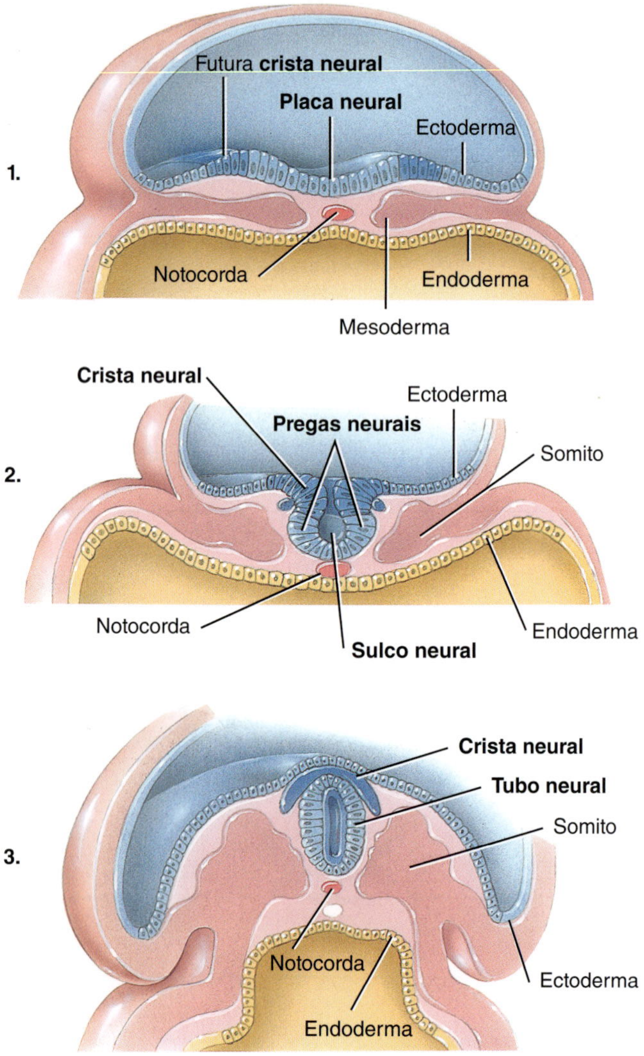

? Qual é a origem da substância cinzenta do sistema nervoso?

FIGURA 14.28 Desenvolvimento do encéfalo e da medula espinal.

As várias partes do encéfalo se desenvolvem a partir das vesículas encefálicas primárias.

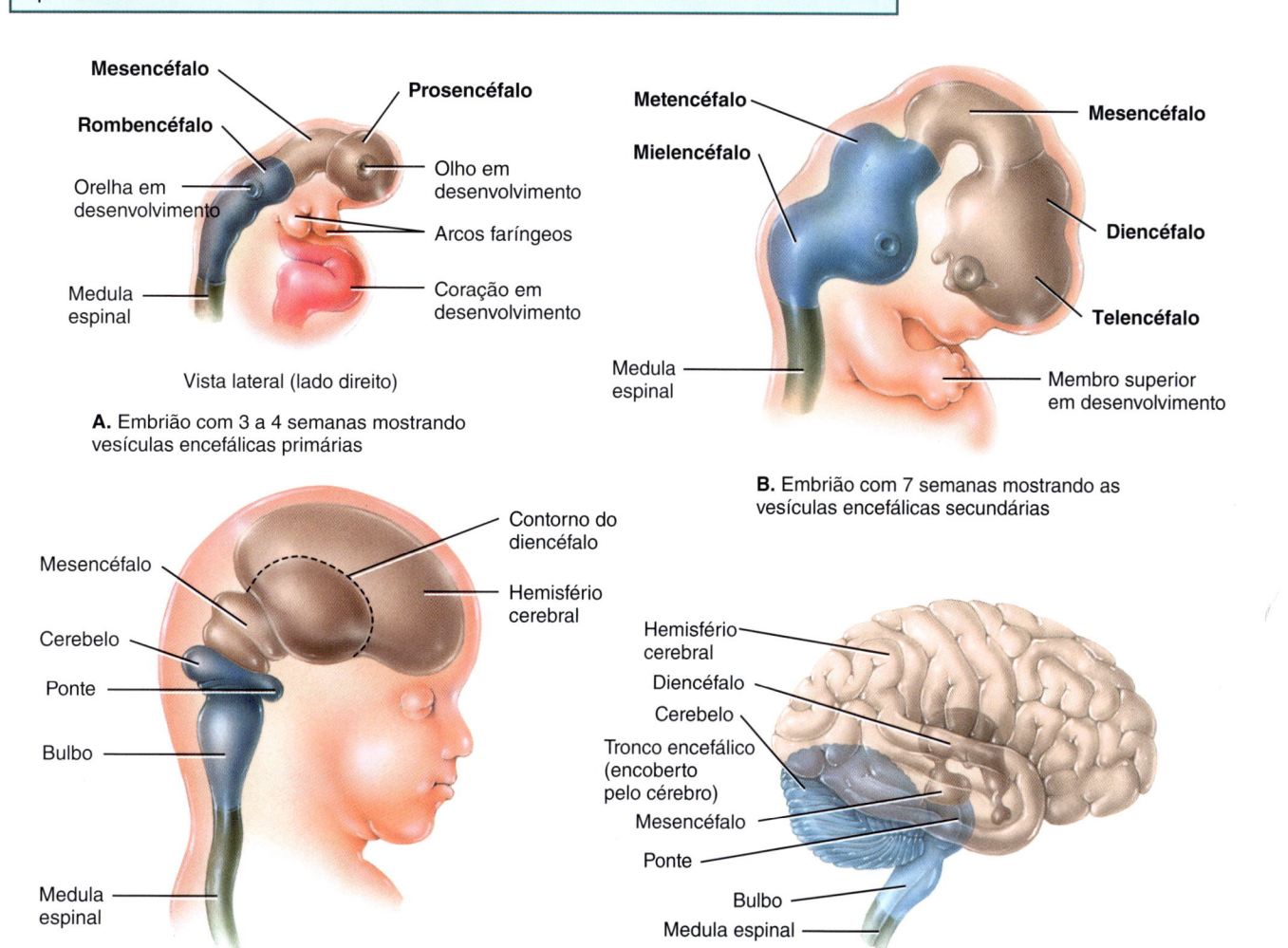

A. Embrião com 3 a 4 semanas mostrando vesículas encefálicas primárias
Vista lateral (lado direito)

B. Embrião com 7 semanas mostrando as vesículas encefálicas secundárias

C. Embrião de onze semanas mostrando os hemisférios cerebrais em expansão sobre o diencéfalo

D. Encéfalo ao nascimento (o diencéfalo e a parte superior do tronco encefálico foram projetados na superfície)

? Qual vesícula encefálica primária não se torna uma vesícula encefálica secundária?

Dois **defeitos do tubo neural** – espinha bífida (ver *Distúrbios: desequilíbrios homeostáticos* no final do Capítulo 7) e anencefalia (ausência do crânio e dos hemisférios cerebrais, discutida na Seção 29.1) – estão associados com níveis baixos de ácido fólico (folato), uma das vitaminas B, nas primeiras semanas de desenvolvimento. Esses e outros defeitos ocorrem quando o tubo neural não se fecha apropriadamente. Atualmente, muitos alimentos, especialmente cereais e pães, são enriquecidos com ácido fólico; contudo, a incidência dos dois distúrbios diminui bastante quando as mulheres que planejam engravidar ou estão grávidas ingerem suplementos de ácido fólico.

Teste rápido

36. Quais partes do encéfalo se desenvolvem a partir de cada vesícula encefálica primária?

14.20 Envelhecimento e sistema nervoso

OBJETIVO

- **Descrever** os efeitos do envelhecimento no sistema nervoso.

O encéfalo cresce rapidamente durante os primeiros anos de vida. Esse crescimento se deve principalmente ao aumento das dimensões dos neurônios preexistentes, a proliferação e ao crescimento da neuróglia, ao desenvolvimento de ramificações dendríticas e contatos sinápticos e a mielinização contínua dos axônios. A partir dos primeiros anos da vida adulta a massa encefálica diminui e quando a pessoa chega aos 80 anos de idade, o encéfalo pesa aproximadamente 7% menos do que pesava na juventude. Embora o número de neurônios existentes não diminua muito, o número de sinapses diminui. Associada com a redução da massa encefálica ocorre redução da capacidade de emitir impulsos nervosos para dentro e para fora do encéfalo. Como resultado, o processamento das informações diminui. A velocidade de condução diminui, os movimentos motores voluntários diminuem e o tempo dos reflexos aumenta.

> **Teste rápido**
>
> 37. Qual é a relação entre a massa encefálica e envelhecimento?

Distúrbios: desequilíbrios homeostáticos

Acidente vascular cerebral

O transtorno cerebral mais comum é o **acidente vascular cerebral** (**AVC**), também denominado *acidente vascular encefálico* (AVE). Os AVCs acometem 750.000 pessoas nos EUA a cada ano e representam a terceira principal causa de morte, atrás apenas do infarto do miocárdio e câncer. Basicamente, um AVC representa a morte das células encefálicas em decorrência da falta de oxigênio. As células encefálicas utilizam aproximadamente 20% do oxigênio do corpo. A falta de oxigênio resulta de um coágulo sanguíneo que reduz ou impede o fluxo sanguíneo para as células encefálicas. Esses coágulos sanguíneos podem ser o resultado de aterosclerose (o acúmulo de depósitos de gordura) em uma artéria que irriga o encéfalo localizada mais distante ou no próprio encéfalo. Os coágulos sanguíneos também podem se formar em uma parte distante do corpo e serem transportados para uma artéria que irriga o encéfalo. Esse tipo de acidente vascular cerebral que mata células nervosas em decorrência de um coágulo sanguíneo é denominado *acidente vascular cerebral isquêmico* e representa aproximadamente 85% de todos os AVCs. Um acidente vascular cerebral também pode resultar de um vaso sanguíneo rompido ou com extravasamento no encéfalo por causa de hipertensão arterial, tratamento excessivo com anticoagulantes ou pontos fracos nos vasos sanguíneos (aneurismas). Esse tipo de acidente vascular cerebral é denominado *AVC hemorrágico* e representa aproximadamente 15% de todos os acidentes vasculares cerebrais.

Os acidentes vasculares cerebrais, independentemente de sua causa, destroem células nervosas e o dano não pode ser revertido. As células privadas de oxigênio por cerca de 4 a 6 min morrem – aproximadamente 1.900.000 células por minuto. Os segundos são cruciais. Quanto mais tempo um paciente que sofre um acidente vascular cerebral fica sem tratamento, maior é o potencial de dano e incapacidade. Assim que forem reconhecidos os sinais e sintomas de um acidente vascular cerebral, é necessária atenção médica imediata. O **tempo perdido significa perda de tecido encefálico**. Uma vítima de acidente vascular cerebral pode apresentar fraqueza ou paralisia de um lado do corpo (face, membro superior, membro inferior), dificuldade para falar ou compreender as outras pessoas, comprometimento visual e cefaleia, entre outros sinais e sintomas.

Entre os fatores de risco implicados nos AVCs estão hipertensão arterial, hipercolesterolemia, tabagismo (cigarros), doença cardiovascular (DCV), diabetes melito, obesidade, inatividade física, consumo excessivo de bebidas alcoólicas, uso de substâncias psicomotoras, história familiar de acidente vascular cerebral, idade (55 anos ou mais), etnia (afro-americanos correm o risco mais elevado), gênero (homens correm o risco mais elevado) e ataques isquêmicos transitórios (discutidos mais adiante).

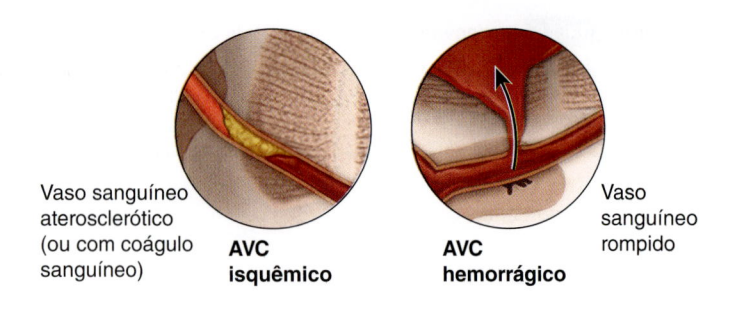

O tratamento do acidente vascular cerebral (AVC) depende do tipo de AVC e das áreas acometidas. Por exemplo, o tratamento de AVCs isquêmicos visa a dissolução de coágulos ou a prevenção da formação de novos coágulos pela administração de ácido acetilsalicílico (AAS) (ou outro agente antiagregante plaquetário), heparina (ou outro anticoagulante) ou outro agente que dissolve coágulos denominado *ativador do plasminogênio tecidual* (t-PA). O t-PA é administrado por via intravenosa e realmente dissolve os coágulos sanguíneos, contudo, tem de ser administrado nas primeiras 3 h (até 4,5 h em determinados pacientes elegíveis) após o início dos sinais e sintomas. Outras opções terapêuticas para AVCs isquêmicos são retiradas cirúrgicas da placa das artérias carótidas e a colocação de *stents* nas artérias. Os acidentes vasculares cerebrais hemorrágicos são tratados pela eliminação de medicamentos que dissolvem ou previnem a formação de novos coágulos e a realização de procedimentos para reparar os vasos sanguíneos rotos ou lesionados no encéfalo.

Ataque isquêmico transitório

Um **ataque isquêmico transitório** (**AIT**) é um episódio de disfunção cerebral temporária causado por comprometimento do fluxo sanguíneo para determinada parte do encéfalo. Os sinais/sintomas incluem tontura, fraqueza muscular, dormência ou paralisia de um membro ou de um dimídio; paralisia de um lado do rosto; cefaleia; alteração da voz ou dificuldade para entender a fala e/ou perda parcial da visão ou diplopia (visão dupla). Algumas vezes o paciente também apresenta náuseas ou vômitos. O aparecimento dos sinais/sintomas é abrupto e atinge sua intensidade máxima quase imediatamente. De modo geral, um ataque isquêmico transitório (AIT) persiste por 5 a 10 minutos e muito raramente persiste por até 24 horas; não deixa déficits neurológicos permanentes. As causas de AIT incluem coágulos sanguíneos, aterosclerose e determinados distúrbios hematológicos. Aproximadamente um terço dos pacientes que sofrem um AIT acaba apresentando um acidente vascular cerebral. O tratamento do AIT inclui fármacos como o ácido acetilsalicílico (AAS), que bloqueia a agregação plaquetária, e anticoagulantes; cirurgia de enxerto em artéria cerebral e endarterectomia (remoção das placas contendo colesterol e do revestimento interno da artéria) carotídea.

Doença de Alzheimer

A **doença de Alzheimer** (DA) ou *demência progressiva* é uma demência senil incapacitante com perda do raciocínio e da capacidade de autocuidado, que acomete aproximadamente 11% da população com mais de 65 anos de idade. Nos EUA, mais de 5 milhões de pessoas são acometidas pela doença. A DA, responsável por mais de 100.000 mortes a cada ano, é a quarta principal causa de morte de adultos, após cardiopatia, câncer e acidente vascular cerebral (AVC). A causa da maioria dos casos de DA ainda é desconhecida, mas as evidências sugerem que é consequente da combinação de fatores genéticos, ambientais, de estilo de vida e do processo de envelhecimento. Mutações em três genes diferentes (que codificam a presenilina 1, a presenilina 2 e a proteína precursora amiloide) resultam em formas de aparecimento precoce de DA nas famílias acometidas, mas são responsáveis por menos de 1% de todos os casos. Um exemplo de fator de risco ambiental de desenvolvimento da DA é a história de ocorrência de traumatismo cranioencefálico (TCE). Um quadro demencial semelhante ocorre em boxeadores, provavelmente causado pela aplicação repetida de golpes na cabeça.

A princípio, os indivíduos com doença de Alzheimer apresentam dificuldade em lembrar eventos recentes; depois eles apresentam confusão mental e esquecimento, frequentemente repetindo perguntas ou se perdendo quando se deslocam para locais familiares. A desorientação piora, as memórias de eventos passadas desaparecem e surgem episódios de paranoia, alucinação ou agressividade. Enquanto ocorre a deterioração mental, os pacientes perdem a capacidade de ler, escrever, comer ou caminhar. A doença culmina em demência. De modo geral, uma pessoa com doença de Alzheimer morre em decorrência de alguma complicação relacionada com o fato de estar acamada, por exemplo, pneumonia.

É um fato aceito que quase todas as doenças neurodegenerativas, como a doença de Alzheimer, estão associadas com degeneração neuronal e acúmulo de escórias metabólicas tóxicas (secundárias a alterações de forma dos neurônios). Essas alterações são detectadas na necropsia e incluem as seguintes características da doença de Alzheimer:

1. *Degeneração neuronal.* Um local de degeneração neuronal consiste nos núcleos da base, localizados inferiormente ao globo pálido e que liberam acetilcolina. A acetilcolina é um neurotransmissor excitatório ou inibitório importante para a vigília, a memória, os pensamentos, o aprendizado e o discernimento. Axônios desses neurônios se projetam amplamente através do córtex cerebral e do sistema límbico. Outra área de degeneração neuronal envolve o hipocampo, que tem participação importante na formação da memória, na navegação espacial e no aprendizado.

2. *Placas de proteína beta-amiloide.* Beta-amiloide é uma proteína produzida normalmente a partir de uma proteína transmembrana na membrana plasmática de células nervosas que funcionam no crescimento e no reparo neuronais. Todavia, quando se acumulam fora dos neurônios cerebrais, são formados aglomerados insolúveis tóxicos de placas de beta-amiloide, que causam a morte das células nervosas ao interferir no contato intercelular nas sinapses.

3. *Novelos neurofibrilares.* Outra proteína, denominada tau, é um componente dos microtúbulos nos neurônios, onde confere estabilidade aos microtúbulos. É preciso lembrar que os microtúbulos facilitam o transporte de nutrientes e outras moléculas essenciais nos neurônios. Quando as proteínas tau são anormais, os microtúbulos perdem sua estabilidade e se tornam massas retorcidas e semelhantes a chamas de vela – os denominados novelos neurofibrilares. A formação dos novelos neurofibrilares também provoca a morte dos neurônios.

Uma pesquisa recente baseada em ressonância magnética (RM) e outras técnicas de imagem sugeriu que existe uma possível relação entre os acúmulos de placas e novelos, líquido cerebrospinal e sono. Durante o estágio 4 do sono não REM (NREM), o nível mais profundo de sono, o líquido cerebrospinal flui em ondas para dentro e para fora do encéfalo a aproximadamente cada 20 s. Acredita-se que essa **lavagem cerebral natural** elimina as placas de proteínas beta-amiloide e os novelos neurofibrilares tóxicos. Os elementos tóxicos são levados para o sistema linfático, para o sistema circulatório e, por fim, para o fígado onde são degradados. São necessárias mais pesquisas para se correlacionar a "limpeza cerebral natural" com uma compreensão mais abrangente da fisiopatologia, do diagnóstico, do prognóstico e do tratamento de doenças neurodegenerativas.

Duas classes de fármacos ajudam no manejo dos sinais e sintomas da doença de Alzheimer: inibidores da colinesterase e memantina. Os inibidores da colinesterase são substâncias químicas que impedem que a enzima acetilcolinesterase degrade a acetilcolina. Assim, aumentam os níveis de acetilcolina nas sinapses. Os inibidores da colinesterase são prescritos para tratar problemas relacionados com a memória, o pensamento, a linguagem, o discernimento e outros processos mentais. Além dos inibidores da colinesterase, uma substância denominada memantina também é prescrita no manejo da doença de Alzheimer. A memantina regula a atividade do glutamato, um neurotransmissor excitatório que é muito importante para a comunicação das células nervosas e em muitos aspectos da função cerebral normal. O glutamato é, especificamente, importante na cognição, na memória e no aprendizado. A memantina é prescrita para melhorar a memória, a atenção, o raciocínio, a linguagem e a capacidade de desempenhar tarefas simples.

A pesquisa a procura de medicamentos mais efetivos para a doença de Alzheimer continua. Além disso, os pesquisadores estão explorando atualmente maneiras de desenvolver substâncias que previnam a formação das placas de proteína beta-amiloide por meio da inibição das enzimas envolvidas na síntese de proteína beta-amiloide e pelo aumento da atividade das enzimas envolvidas na sua degradação. Os pesquisadores também estão tentando elaborar substâncias que reduzam a formação de novelos neurofibrilares por meio da inibição das enzimas que hiperfosforilam a proteína tau.

Tumores encefálicos

Um **tumor encefálico** é um crescimento anormal no encéfalo que pode ser maligno ou benigno. Ao contrário da maioria dos tumores em outros locais do corpo, tumores encefálicos malignos e benignos são igualmente graves, com compressão dos tecidos adjacentes e elevação da pressão intracraniana. Os tumores malignos mais comuns são tumores secundários, ou seja, metástases de cânceres em outros locais do corpo como câncer de pulmão, câncer de mama, câncer de pele (melanoma maligno), câncer hematológico (leucemia) e câncer de órgãos linfoides (linfoma). A maioria dos tumores primários (aqueles que se originam no encéfalo) consiste em gliomas, que se desenvolvem na neuróglia. Os sinais e sintomas dependem das dimensões, da localização e da velocidade de crescimento do tumor. Entre os sinais e sintomas estão cefaleia, comprometimento do equilíbrio e da coordenação, tontura, diplopia (visão dupla), comprometimento da fala, náuseas e vômitos, febre, frequências de pulso e respiratória anormais, alterações da personalidade, dormência e fraqueza nos membros e convulsões. As opções de tratamento variam de acordo com suas dimensões, sua localização e seu tipo histológico e incluem cirurgia, radioterapia e/ou quimioterapia. Infelizmente, os agentes quimioterápicos não cruzam facilmente a barreira hematencefálica (BHE).

Transtorno de déficit de atenção e hiperatividade

O **transtorno de déficit de atenção e hiperatividade (TDAH)** é um transtorno de aprendizado caracterizado por comprometimento da atenção, nível consistente de hiperatividade e nível de impulsividade inapropriado para a idade da criança. Acredita-se que o TDAH acometa aproximadamente 5% das crianças, sendo diagnosticada 10 vezes mais frequentemente em meninos do que em meninas. Normalmente o TDAH começa na infância e persiste até a adolescência e a vida adulta. As manifestações do TDAH surgem nos primeiros anos de vida, com frequência antes dos 4 anos de idade, e incluem dificuldade em organizar e terminar tarefas, falta de atenção a detalhes, comprometimento da atenção e incapacidade de concentração, dificuldade de seguir instruções, falar excessivamente e, com frequência, interrupção de outras pessoas, corrida frequente ou excesso de atividade física, incapacidade de brincar sozinho com tranquilidade e dificuldade para esperar ou revezar tarefas.

As causas de TDAH não são plenamente compreendidas, contudo, realmente existe um forte componente genético. Algumas evidências também sugerem que o TDAH está relacionado a alterações dos neurotransmissores. Além disso, recentes estudos de imagem demonstraram que as pessoas com TDAH têm menos tecido nervoso em regiões específicas do encéfalo, tais como os lobos frontal e temporal, núcleo caudado e cerebelo. O tratamento inclui estabelecimento de metas, técnicas de modificação comportamental, reestruturação de rotinas e medicamentos.

Terminologia técnica

Agnosia. Incapacidade de reconhecer a importância de estímulos sensitivos, tais como sons, imagens, odores, sabores e tato.

Apraxia. Incapacidade de realização de movimentos intencionais na ausência de paralisia.

Consciência. Um estado de vigília no qual o indivíduo está plenamente lúcido, orientado e alerta, parcialmente como resultado de *feedback* entre o córtex cerebral e o sistema de ativação reticular.

Delirium. Transtorno temporário da cognição e da atenção acompanhado por comprometimento do ciclo sono-vigília e do comportamento psicomotor (hiperatividade ou hipoatividade dos movimentos e da fala). Também denominado **estado confusional agudo**.

Demência. Perda generalizada, permanente ou progressiva da capacidade intelectual, incluindo comprometimento da memória, do discernimento e do pensamento abstrato, além de alterações da personalidade.

Encefalite. Inflamação aguda do encéfalo causada por agentes infecciosos, por exemplo, bactérias, vírus e parasitas. Também há casos de encefalite autoimune. Se também houver comprometimento da medula espinal é denominada **encefalomielite**.

Encefalopatia. Qualquer transtorno encefálico.

Letargia. Apatia, inércia e/ou desinteresse.

Microcefalia. Condição congênita que inclui o subdesenvolvimento do encéfalo e do crânio e, com frequência, resulta em retardo mental.

Prosopagnosia. Incapacidade de reconhecer faces, causada geralmente por lesão da área de reconhecimento facial no lobo temporal dos dois hemisférios cerebrais.

Síndrome de Reye. Ocorre após uma infecção viral, sobretudo varicela (catapora) ou *influenza* (gripe), mais frequentemente em crianças ou adolescentes que ingeriram ácido acetilsalicílico (AAS); caracterizada por vômitos e disfunção cerebral (desorientação, letargia e alterações da personalidade) que podem evoluir para coma e morte.

Torpor. Perda da consciência da qual o paciente pode ser despertado por breves períodos e apenas por estimulação vigorosa e repetida.

Revisão do capítulo

Conceitos essenciais

14.1 Organização, proteção e irrigação sanguínea do encéfalo

1. As principais partes do encéfalo são o tronco encefálico, o cerebelo, o diencéfalo e o telencéfalo (cérebro).

2. O encéfalo é protegido pelos ossos cranianos e pelas meninges (parte encefálica).

3. A parte encefálica das meninges é contínua com a parte espinal das meninges. As meninges, da mais superficial para a mais profunda, são a dura-máter, a aracnoide-máter e a pia-máter.

4. O encéfalo é irrigado principalmente pelas artérias carótidas internas e pelas artérias vertebrais.

5. Qualquer interrupção do fornecimento de oxigênio ou glicose para o encéfalo pode resultar em dano permanente ou até morte das células encefálicas.

6. A barreira hematencefálica (BHE) permite o fluxo de diferentes substâncias entre o sangue e o encéfalo em diferentes velocidades e evita a passagem de alguns compostos do sangue para o encéfalo.

14.2 Líquido cerebrospinal

1. O líquido cerebrospinal é formado nos plexos corióideos e circula através dos ventrículos laterais, terceiro ventrículo, quarto ventrículo, espaço subaracnóideo e canal central. Boa parte do líquido cerebrospinal é absorvida para o sangue através das granulações aracnóideas do seio sagital superior.

2. O líquido cerebrospinal proporciona proteção mecânica, proteção química e circulação de nutrientes.

14.3 O tronco encefálico e a formação reticular

1. O bulbo é contínuo com a parte superior da medula espinal e contém tratos sensitivos e tratos motores. O bulbo contém um centro cardiovascular, que regula a frequência cardíaca e o diâmetro dos vasos sanguíneos (centro cardiovascular), e um centro respiratório bulbar, que ajuda a controlar a respiração. O bulbo também contém o núcleo grácil, núcleo cuneiforme, núcleo gustatório, núcleos cocleares e núcleos vestibulares, que são componentes das vias sensitivas para o encéfalo. No bulbo também são encontrados o núcleo olivar inferior, que fornece instruções que o cerebelo utiliza para ajustar a atividade muscular quando uma pessoa aprende novas habilidades motoras. Outros núcleos do bulbo coordenam o vômito, a deglutição, os espirros, a tosse e os soluços. O bulbo também contém núcleos associados com os nervos vestibulococlear (NC VIII), glossofaríngeo (NC IX), vago (NC X), acessório (NC XI) e hipoglosso (NC XII).

2. A ponte está localizada acima do bulbo; contém tratos sensitivos bem como tratos motores. Núcleos pontinos transmitem impulsos nervosos relacionados com movimentos esqueléticos voluntários, provenientes do córtex cerebral, para o cerebelo. A ponte também contém o grupo respiratório pontino, que ajuda a controlar a respiração. Núcleos vestibulares, que são encontrados na ponte e no bulbo, fazem parte da via do equilíbrio para o encéfalo. Na ponte também são encontrados núcleos associados com os nervos trigêmeo (NC V), abducente (NC VI) e facial (NC VII) e o ramo vestibular do nervo vestibulococlear (NC VIII).

3. O mesencéfalo conecta a ponte e o diencéfalo e circunda o aqueduto do mesencéfalo; contém tratos sensitivos bem como tratos motores. Os colículos superiores coordenam movimentos da cabeça, dos olhos e do tronco em resposta a estímulos visuais; os colículos inferiores coordenam movimentos da cabeça, dos olhos e do tronco em resposta a estímulos auditivos. O mesencéfalo também contém núcleos associados com os nervos oculomotor (NC III) e troclear (NC IV).

4. Uma grande parte do tronco encefálico consiste em pequenas áreas de substância cinzenta e substância branca denominadas formação reticular, que ajudam a manter o nível de consciência, promove o despertar do sono e contribui para a regulação do tônus muscular.

14.4 O Cerebelo

1. O cerebelo ocupa a parte inferior e posterior da cavidade craniana; consiste em dois hemisférios laterais e um verme medial.

2. O cerebelo se conecta com o tronco encefálico por três pares de pedúnculos cerebelares.

3. O cerebelo harmoniza e coordena as contrações dos músculos esqueléticos; também mantém a postura e o equilíbrio.

14.5 O Diencéfalo

1. O diencéfalo circunda o terceiro ventrículo e consiste no tálamo, no hipotálamo e no epitálamo.

2. O tálamo está localizado superiormente ao mesencéfalo e contém núcleos que servem como estações de retransmissão da maior parte do aporte sensitivo para o córtex cerebral; também contribui para as funções motoras ao transmitir informações do cerebelo e dos núcleos da base para o córtex motor primário do cérebro. Além disso, o tálamo participa na manutenção do nível de consciência.

3. O hipotálamo está localizado abaixo do tálamo; controla a divisão autônoma do sistema nervoso, produz hormônios e regula padrões emocionais e comportamentais (juntamente com o sistema límbico). O hipotálamo também possui um centro de fome e um centro de saciedade, que regulam o consumo de alimentos, e um centro de sede, que regula o consumo de líquidos. Além disso, o hipotálamo controla a temperatura corporal ao atuar como um termostato do corpo. No hipotálamo também existe o núcleo supraquiasmático, que determina os ritmos circadianos e funciona como relógio biológico interno do corpo.

4. O epitálamo consiste na glândula pineal e os núcleos habenulares. A glândula pineal secreta melatonina, que se acredita ser promotora do sono e da regulação do relógio biológico do corpo.

5. Órgãos circunventriculares conseguem monitorar alterações químicas no sangue porque não apresentam barreira hematencefálica.

14.6 O telencéfalo (cérebro)

1. O telencéfalo é a maior parte do encéfalo; seu córtex contém os giros, os sulcos, os sulcos e as fissuras do cérebro.

2. Os hemisférios cerebrais são divididos em quatro lobos: frontal, parietal, temporal e occipital.

3. A substância branca do cérebro está localizada profundamente em relação ao córtex e consiste primariamente em axônios mielinizados que estendem para outras regiões como as fibras de associação, comissurais e de projeção.

4. Os núcleos da base consistem em vários grupos de núcleos em cada hemisfério cerebral. Esses núcleos ajudam a iniciar e terminar movimentos, suprimem movimentos indesejados e regulam o tônus muscular.

5. O sistema límbico circunda a parte superior do tronco encefálico e o corpo caloso; atua nos aspectos emocionais do comportamento e da memória.

6. Na **Tabela 14.2** é apresentado um sumário das funções de várias partes do encéfalo.

14.7 Organização funcional do córtex cerebral

1. As áreas sensitivas do córtex cerebral possibilitam a percepção das informações sensitivas. As áreas motoras controlam a execução de movimentos voluntários. As áreas de associação estão envolvidas nas funções integradoras mais complexas, tais como memória, traços de personalidade e inteligência.

2. O córtex somatossensorial primário recebe impulsos nervosos de receptores sensitivos somáticos para tato, pressão, vibração, prurido, cócegas, temperatura, dor e propriocepção e está envolvido na percepção dessas sensações. Cada ponto na área recebe impulsos de uma parte específica da face ou do corpo. O córtex visual primário recebe informações visuais e está envolvido na percepção visual. O córtex auditivo primário recebe informações sonoras e participa na percepção auditiva. O córtex gustativo recebe impulsos sobre paladar e está envolvido na percepção gustativa e discriminação dos sabores. O córtex olfatório recebe impulsos sobre odores e participa na percepção olfatória.

3. As áreas motoras incluem o córtex motor primário, que controla as contrações voluntárias de músculos ou grupos de músculos específicos. O córtex pré-motor, que envia impulsos para o córtex motor primário que planeja movimentos que contraem de modo simultâneo e sequencial grupos específicos de músculos; para o campo ocular frontal, que controla os movimentos voluntários de rastreamento dos olhos; e para a área de Broca, que controla a produção da fala.

4. A área de associação somatossensitiva possibilita a determinação do formato e da textura exatos de um objeto pelo toque, além da percepção da correlação das partes do corpo entre si. A área de associação somatossensitiva também armazena memórias de experiências sensitivas somáticas pregressas.

5. A área de associação visual correlaciona experiências visuais pregressas e é essencial para o reconhecimento e a avaliação do que é visto. A área de associação auditiva possibilita o reconhecimento de um som específico como a fala, uma música ou um ruído.

6. O córtex orbitofrontal possibilita a identificação de odores e a discriminação de odores diferentes. A área de Wernicke interpreta o significado da fala pela tradução de palavras em pensamentos. A área integradora comum incorpora interpretações sensitivas das áreas de associação e impulsos de outras áreas, possibilitando pensamentos baseados em aportes sensitivos.

7. O córtex pré-frontal é responsável pela personalidade, pelo intelecto, pela capacidade de aprendizado complexo, pelo discernimento, pelo raciocínio, pelos valores morais, pela intuição e pelo desenvolvimento de ideias abstratas.

8. Existem diferenças anatômicas sutis entre os dois hemisférios e cada hemisfério desempenha funções singulares. Cada hemisfério recebe sinais sensitivos do lado oposto do corpo e controla os movimentos do lado oposto do corpo. O hemisfério esquerdo é mais importante para habilidades linguísticas, numéricas e científicas e raciocínio. O hemisfério direito é mais importante para conscientização musical e artística, percepção espacial e de padrão, reconhecimento de faces, conteúdo emocional da linguagem, identificação de odores e geração de imagens mentais de visão, som, tato, paladar e olfato.

9. As ondas cerebrais geradas pelo córtex cerebral são registradas na superfície da cabeça em um eletroencefalograma (EEG). O EEG pode ser usado para diagnosticar epilepsia, infecções e tumores.

14.8 Nervo cranianos: visão geral

1. Doze pares de nervos cranianos se originam do nariz, dos olhos, da orelha interna, do tronco encefálico e da medula espinal.

2. Esses nervos cranianos são nomeados, primariamente, com base em sua distribuição e são numerados (NC I a NC XII) segundo a ordem de inserção no encéfalo.

14.9 Nervo olfatório (NC I)

1. O nervo olfatório (NC I) é totalmente sensitivo.

2. O nervo olfatório (NC I) contém axônios que conduzem impulsos nervosos para a olfação.

14.10 Nervo óptico (NC II)

1. O nervo óptico (NC II) é puramente sensitivo.

2. O nervo óptico (NC II) contém axônios que conduzem impulsos nervosos para a visão.

14.11 Nervos oculomotor (NC III), troclear (NC IV) e abducente (NC VI)

1. Os nervos oculomotor (NC III), troclear (NC IV) e abducente (NC VI) são os nervos cranianos que controlam os músculos que movem os bulbos dos olhos.

2. Todos são nervos motores.

14.12 Nervo trigêmeo (NC V)

1. O nervo trigêmeo (NC V) é um nervo craniano misto e o maior dos nervos cranianos.

2. O nervo trigêmeo (NC V) transmite sensações táteis, álgicas e térmicas a partir do escalpo, da face e da cavidade oral e controla os músculos da mastigação e um músculo da orelha média.

14.13 Nervo facial (NC VII)

1. O nervo facial (NC VII) é um nervo craniano misto.

2. O nervo facial transmite o sentido do paladar dos 2/3 anteriores da língua, bem como sensações táteis, álgicas e térmicas da pele do meato acústico externo; também controla os músculos da expressão facial e um músculo da orelha média; promove secreção de lágrimas e a secreção de saliva.

14.14 Nervo vestibulococlear (NC VIII)

1. O nervo vestibulococlear (NC VIII) é um nervo craniano sensitivo.

2. O nervo vestibulococlear transmite informações sensitivas para audição e equilíbrio.

14.15 Nervo glossofaríngeo (NC IX)

1. O nervo glossofaríngeo (NC IX) é um nervo craniano misto.

2. O nervo glossofaríngeo transmite a sensação de paladar do terço posterior da língua, propriocepção de alguns músculos da deglutição e sensações de tato, dor e temperatura da pele da orelha externa e da parte superior da faringe; monitora a pressão arterial e os níveis sanguíneos de oxigênio e dióxido de carbono; auxilia na deglutição e promove secreção de saliva.

14.16 Nervo vago (NC X)

1. O nervo vago (NC X) é um nervo craniano misto.

2. O nervo vago transmite o sentido do paladar a partir da epiglote, propriocepção a partir dos músculos da faringe e da laringe, sensações de tato, dor e temperatura da pele da orelha externa e sensações de órgãos torácicos e abdominais; monitora a pressão arterial e os níveis sanguíneos de oxigênio e dióxido de carbono; promove a deglutição, a vocalização e a tosse, motilidade e excreção de órgãos do sistema digestório, constrição das vias respiratórias e reduz a frequência cardíaca.

14.17 Nervo Acessório (NC XI)

1. O nervo acessório (NC XI) é um nervo craniano motor.

2. O nervo acessório controla os movimentos da cabeça.

14.18 Nervo Hipoglosso (NC XII)

1. O nervo hipoglosso (NC XII) é um nervo craniano motor.

2. O nervo hipoglosso promove a fala e a deglutição.

14.19 Desenvolvimento do sistema nervoso

1. O desenvolvimento do sistema nervoso começa com o espessamento de uma região do ectoderma denominada placa neural.

2. Durante o desenvolvimento embriológico, são formadas, a partir do tubo neural, as vesículas encefálicas primárias, que são precursoras das várias partes do encéfalo.

3. O telencéfalo forma o cérebro, o diencéfalo se torna o tálamo e o hipotálamo, o mesencéfalo se torna o mesencéfalo, o metencéfalo se torna a ponte e o cerebelo e o mielencéfalo forma o bulbo.

14.20 Envelhecimento e sistema nervoso

1. O encéfalo cresce rapidamente durante os primeiros anos de vida.

2. Os efeitos relacionados ao envelhecimento incluem redução da massa encefálica e redução da capacidade de enviar impulsos nervosos.

Questões para avaliação crítica

1. Uma idosa sofreu um AVC (acidente vascular cerebral) e agora apresenta dificuldade para mover o braço direito, bem como comprometimento da fala. Quais áreas do encéfalo foram atingidas pelo acidente vascular cerebral?

2. Nicky contraiu, recentemente, uma infecção viral e agora ela não consegue movimentar os músculos do lado direito da face. Ela também relata perda do paladar, xerostomia (ressecamento da cavidade oral) e incapacidade de fechar o olho direito. Qual nervo craniano foi comprometido pela infecção viral?

3. Você foi contratado por uma indústria farmacêutica para desenvolver um fármaco voltado para o tratamento de uma doença encefálica específica. Qual seria um importante obstáculo à elaboração desse fármaco e como seria possível sobrepujar esse obstáculo de modo que a substância conseguisse chegar ao encéfalo onde é necessária?

Respostas às questões das figuras

14.1 A maior parte do encéfalo é o telencéfalo (cérebro).

14.2 As três meninges (parte encefálica) são, da mais superficial para a mais profunda, dura-máter, aracnoide-máter e pia-máter.

14.3 O tronco encefálico está localizado anteriormente ao quarto ventrículo e o cerebelo está localizado posteriormente a ele.

14.4 O líquido cerebrospinal é reabsorvido pelas granulações aracnóideas que se projetam para os seios venosos da dura-máter.

14.5 O bulbo contém as pirâmides; o mesencéfalo contém os pedúnculos cerebrais.

14.6 O termo decussação significa interseção em formato de X. A consequência funcional da decussação das pirâmides é que cada lado do cérebro controla os músculos do lado oposto do corpo.

14.7 Os pedúnculos cerebrais são os principais locais através dos quais os tratos se estendem e os impulsos nervosos são conduzidos entre as partes superiores do encéfalo e as partes inferiores do encéfalo e a medula espinal.

14.8 Os pedúnculos cerebelares carreiam informações para dentro e para fora do cerebelo.

14.9 Em aproximadamente 70% dos encéfalos humanos, a aderência intertalâmica conecta as metades direita e esquerda do tálamo.

14.10 As quatro principais regiões do hipotálamo, de posterior para anterior, são a área hipotalâmica dorsal, a área hipotalâmica intermédia, a área hipotalâmica rostral e a área pré-óptica.

14.11 A substância cinzenta aumenta mais rapidamente durante o desenvolvimento, produzindo no processo cristas denominadas giros, sulcos, que separam giros adjacentes, sulcos interlobares que separam vários lobos do cérebro (telencéfalo) e fissuras que separam partes do encéfalo.

14.12 Fibras de associação conectam giros do cérebro do mesmo hemisfério; tratos de comissuras conectam giros do cérebro em hemisférios opostos; tratos de projeção conectam o cérebro (telencéfalo) com o tálamo, o tronco encefálico e a medula espinal.

14.13 Os núcleos da base estão localizados lateral, superior e inferiormente ao tálamo.

14.14 O hipocampo é a parte do sistema límbico que funciona com o cérebro na memória.

14.15 A área integradora comum incorpora a interpretação de sensações visuais, auditivas e somáticas; a área de Broca traduz pensamentos em fala; o córtex pré-motor controla movimentos musculares especializados; o córtex gustativo interpreta sensações relacionadas com o paladar; o córtex auditivo primário possibilita a interpretação do tom e do ritmo dos sons; o córtex visual primário possibilita a interpretação do formato, a cor e o movimento dos objetos e o campo ocular frontal controla movimentos voluntários de busca dos olhos.

14.16 Em um EEG, as ondas teta indicam estresse emocional.

14.17 Os axônios nos tratos olfatórios terminam na área olfatória primária no lobo temporal do córtex cerebral.

14.18 Muitos axônios nos tratos ópticos terminam no corpo geniculado lateral do tálamo.

14.19 O ramo superior do nervo oculomotor é distribuído para o músculo reto superior do bulbo do olho; o nervo troclear é o menor nervo craniano.

14.20 O nervo trigêmeo é o maior nervo craniano.

14.21 Os axônios motores do nervo facial se originam na ponte.

14.22 O gânglio vestibular contém corpos celulares de axônios sensitivos que se originam nos canais semicirculares, no sáculo e no utrículo; o gânglio espiral contém corpos celulares de axônios que se original no órgão espiral da cóclea.

14.23 O nervo glossofaríngeo sai do crânio através do forame jugular.

14.24 O nervo vago está localizado medial e posteriormente à veia jugular interna e a artéria carótida comum no pescoço.

14.25 O nervo acessório é o único nervo craniano que se originam do encéfalo e da medula espinal.

14.26 Duas funções motoras do nervo hipoglosso são fala e deglutição.

14.27 A substância cinzenta do sistema nervoso deriva das células da camada do manto do tubo neural.

14.28 O mesencéfalo não se desenvolve em uma vesícula encefálica secundária.

CAPÍTULO 15

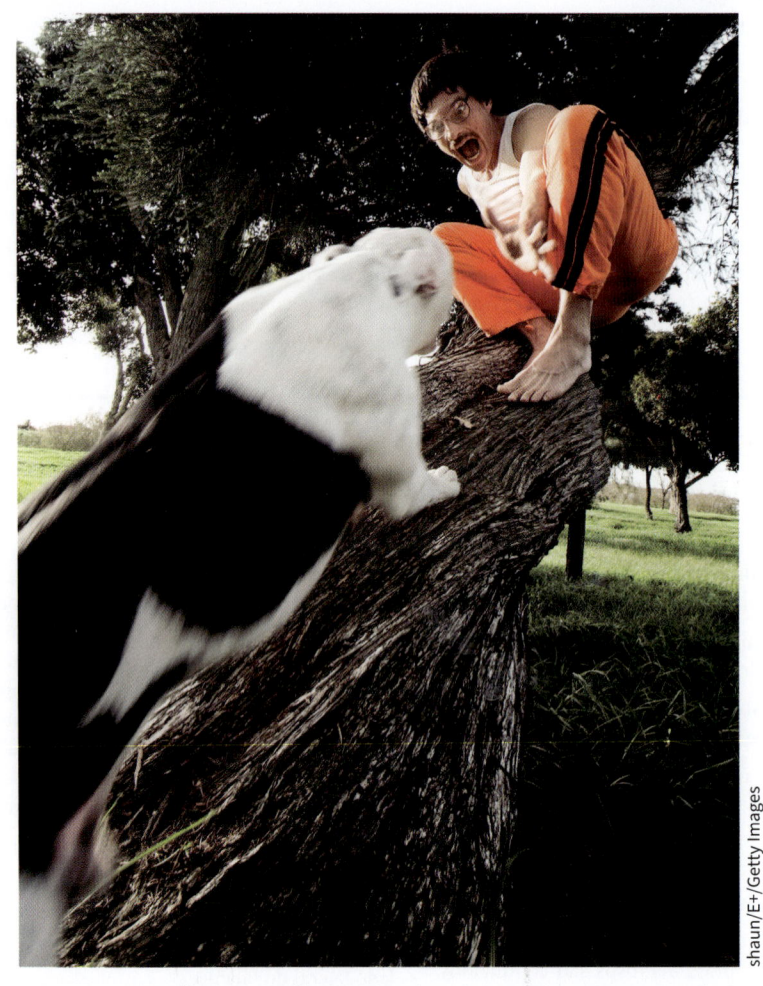

Consulte o boxe *Respostas simpáticas* na Seção 15.4 para descobrir como o corpo responde a situações de ameaça à vida, com o início de uma série de respostas fisiológicas para combater a ameaça ou escapar em segurança.

Divisão Autônoma do Sistema Nervoso

Divisão autônoma do sistema nervoso e homeostasia

> A divisão autônoma do sistema nervoso ou simplesmente sistema nervoso autônomo (SNA), como é conhecida no meio da saúde, contribui para a homeostasia ao transmitir a resposta motora do sistema nervoso central para o músculo liso, músculo cardíaco e glândulas para respostas apropriadas às informações sensoriais integradas.

Como você aprendeu no Capítulo 12, a divisão motora (eferente) do sistema nervoso periférico (SNP) é dividida em sistema nervoso somático (SNS) e sistema nervoso autônomo (SNA). O SNA geralmente funciona sem controle consciente. Contudo, os centros no hipotálamo e tronco encefálico regulam os reflexos do SNA. Neste capítulo, compararemos as características estruturais e funcionais do sistema nervoso somático e sistema nervoso autônomo. Em seguida, discutiremos a anatomia da porção motora do SNA e compararemos a organização e as ações de suas três divisões principais: os plexos simpático, parassimpático e entérico.

15.1 Comparação entre o sistema nervoso somático e o sistema nervoso autônomo

OBJETIVO

- **Comparar** as diferenças estruturais e funcionais entre as divisões somática e autônoma do sistema nervoso.

Sistema nervoso somático

O **sistema nervoso somático** consiste em neurônios motores somáticos que inervam os músculos esqueléticos do corpo. Quando um neurônio motor somático estimula um músculo esquelético, ele se contrai; o efeito é sempre a excitação. Se os neurônios motores somáticos interrompem o estímulo de um músculo esquelético, o resultado é um músculo flácido e paralisado, que não possui tônus muscular.

O sistema nervoso somático geralmente opera em controle voluntário (consciente). O controle voluntário do movimento envolve áreas motoras do córtex cerebral que ativam os neurônios motores somáticos sempre que você deseja se mover. Por exemplo, se você deseja realizar um determinado movimento (chutar uma bola, virar a chave de fenda, sorrir para uma foto etc.), as vias neurais da área motora primária do córtex cerebral ativam os neurônios motores somáticos, promovendo a contração dos músculos esqueléticos apropriados. O sistema nervoso somático, porém, nem sempre está sob controle voluntário. Os neurônios motores somáticos que inervam os músculos esqueléticos envolvidos na postura, equilíbrio, respiração e reflexos somáticos (como o reflexo flexor) são involuntariamente controlados por centros de integração no tronco encefálico e na medula espinal.

O sistema nervoso somático também pode receber estímulos sensoriais de neurônios sensitivos que transmitem informações para os sentidos somáticos (sensações táteis, térmicas, dolorosas e proprioceptivas; ver Capítulo 16) ou para os sentidos especiais (visão, audição, paladar, olfato e equilíbrio; ver Capítulo 17). Todas essas sensações normalmente são percebidas conscientemente. Em resposta a essa informação sensitiva, os neurônios motores somáticos desencadeiam a contração de músculos esqueléticos apropriados do corpo.

Divisão autônoma do sistema nervoso (sistema nervoso autônomo)

O **sistema nervoso autônomo** (SNA) é a parte do sistema nervoso que regula o músculo cardíaco, o músculo liso e as glândulas. Esses tecidos são frequentemente referidos como **efetores viscerais**, porque geralmente estão associados às vísceras do corpo. O termo *autônomo* é derivado das palavras *auto-* = próprio e *-nomo* = lei, porque o SNA já foi considerado autogovernado.

O sistema nervoso autônomo é constituído por neurônios motores autônomos que regulam as atividades viscerais aumentando (excitando) ou diminuindo (inibindo) as atividades em curso em seus tecidos efetores (músculo cardíaco, músculo liso e glândulas). Alterações no diâmetro das pupilas, dilatação e constrição de vasos sanguíneos e ajuste da frequência e força do batimento cardíaco são exemplos de respostas motoras autônomas. Ao contrário do músculo esquelético, os tecidos inervados pelo SNA frequentemente funcionam até um certo ponto, mesmo se houver lesão a sua rede nervosa. O coração continua a bater quando é removido para o transplante em outra pessoa, o músculo liso no revestimento do trato digestório se contrai ritmicamente por conta própria e as glândulas produzem algumas secreções na ausência de controle do SNA.

O SNA geralmente opera sem controle consciente. Por exemplo, você provavelmente não pode diminuir voluntariamente sua frequência cardíaca; em vez disso, sua frequência cardíaca é regulada subconscientemente. Por essa razão, algumas respostas autônomas são a base para os testes de *polígrafo* ("detector de mentiras"). No entanto, os praticantes de ioga ou outras técnicas de meditação podem aprender como regular ao menos algumas de suas atividades autônomas após algum tempo de prática. A **biorretroalimentação** (*biofeedback*), em que dispositivos de monitoramento exibem informações sobre a função corporal, como frequência cardíaca ou pressão arterial, aumenta a capacidade para aprender esse controle consciente. (Para mais informações sobre a *biofeedback*, veja a seção *Terminologia técnica* no final do capítulo).

O SNA também pode receber estímulos sensitivos de neurônios associados a **interoceptores**, receptores sensitivos localizados em vasos sanguíneos, órgãos viscerais, músculos e o sistema nervoso que monitora as condições no *ambiente interno*. Exemplos de interoceptores são os quimiorreceptores que monitoram o nível de CO_2 no sangue e os mecanorreceptores que detectam o grau de estiramento nas paredes dos órgãos ou vasos sanguíneos. Diferentemente daqueles desencadeados por um perfume de uma flor, uma bela pintura ou uma deliciosa refeição, esses sinais sensitivos não são percebidos conscientemente na maioria das vezes, embora a intensa ativação dos interoceptores possa produzir sensações conscientes. Dois exemplos de sensações viscerais percebidas são sensações de dor derivadas de vísceras lesionadas e angina do peito (dor no peito) ocasionadas por fluxo sanguíneo inadequado para o coração. Sinais dos sentidos somáticos e especiais, com a ação através do sistema límbico, também influenciam as respostas de neurônios motores autônomos. Visualizar uma bicicleta prestes a bater em você, ouvir o barulho dos freios de um carro próximo ou ser agarrado por um agressor aumentam a frequência e a força de seus batimentos cardíacos.

O SNA é composto por duas divisões principais (partes): o **sistema nervoso simpático** e o **sistema nervoso parassimpático**. A maioria dos órgãos recebe nervos de ambas as divisões, um arranjo conhecido como **inervação dupla**. Em geral, uma divisão estimula o órgão a aumentar sua atividade (excitação) e a outra divisão diminui a atividade do órgão (inibição). Por exemplo, neurônios do sistema nervoso simpático aumentam a frequência cardíaca, e neurônios do sistema nervoso parassimpático causam sua diminuição. O sistema nervoso simpático promove a resposta de *luta ou fuga*, que prepara o corpo para situações de emergência. Em contraste, o sistema nervoso parassimpático aumenta as atividades de *descanso e digestão*, que conservam e restauram a energia corporal durante os momentos de repouso ou digestão de uma refeição. Embora tanto a divisão simpática quanto a divisão parassimpática estejam preocupadas em manter a saúde, elas o fazem de maneiras consideravelmente diferentes.

O SNA também é composto por uma terceira divisão conhecida como **plexos entéricos**, que consistem em milhões de neurônios

548 PRINCÍPIOS DE ANATOMIA E FISIOLOGIA

que se estendem pela maior parte do comprimento do trato digestório. Seu funcionamento é involuntário. Embora os neurônios dos plexos entéricos possam funcionar de forma autônoma, eles também podem ser regulados pelas outras divisões do SNA. Os plexos entéricos contêm neurônios sensitivos, interneurônios e neurônios motores. Os neurônios sensitivos entéricos monitoram as alterações químicas dentro do trato digestório, bem como o estiramento de suas paredes. Os interneurônios entéricos integram a informação proveniente dos neurônios sensitivos e fornecem o estímulo para os neurônios motores. Os neurônios motores entéricos governam a contração do músculo liso, assim como a secreção de glândulas do trato digestório. Os plexos entéricos são descritos em maiores detalhes na discussão do sistema digestório no Capítulo 24. A maior parte deste capítulo é dedicada às divisões simpática e parassimpática do SNA.

Lembre-se do Capítulo 10 que o axônio de um único neurônio motor somático mielinizado se estende do SNC, em toda a sua extensão, para as fibras musculares esqueléticas em sua unidade motora (**Figura 15.1 A**). Por outro lado, a maioria das vias motoras autônomas é constituída por dois neurônios motores em série;

FIGURA 15.1 Vias dos neurônios motores no A. sistema nervoso somático e B. sistema nervoso autônomo (SNA). Observe que os neurônios motores autônomos liberam acetilcolina (ACh) ou norepinefrina (NA); os neurônios motores somáticos liberam apenas ACh.

A estimulação do sistema nervoso somático sempre excita seus efetores (fibras musculares esqueléticas); a estimulação pelo sistema nervoso autônomo excita ou inibe os efetores viscerais.

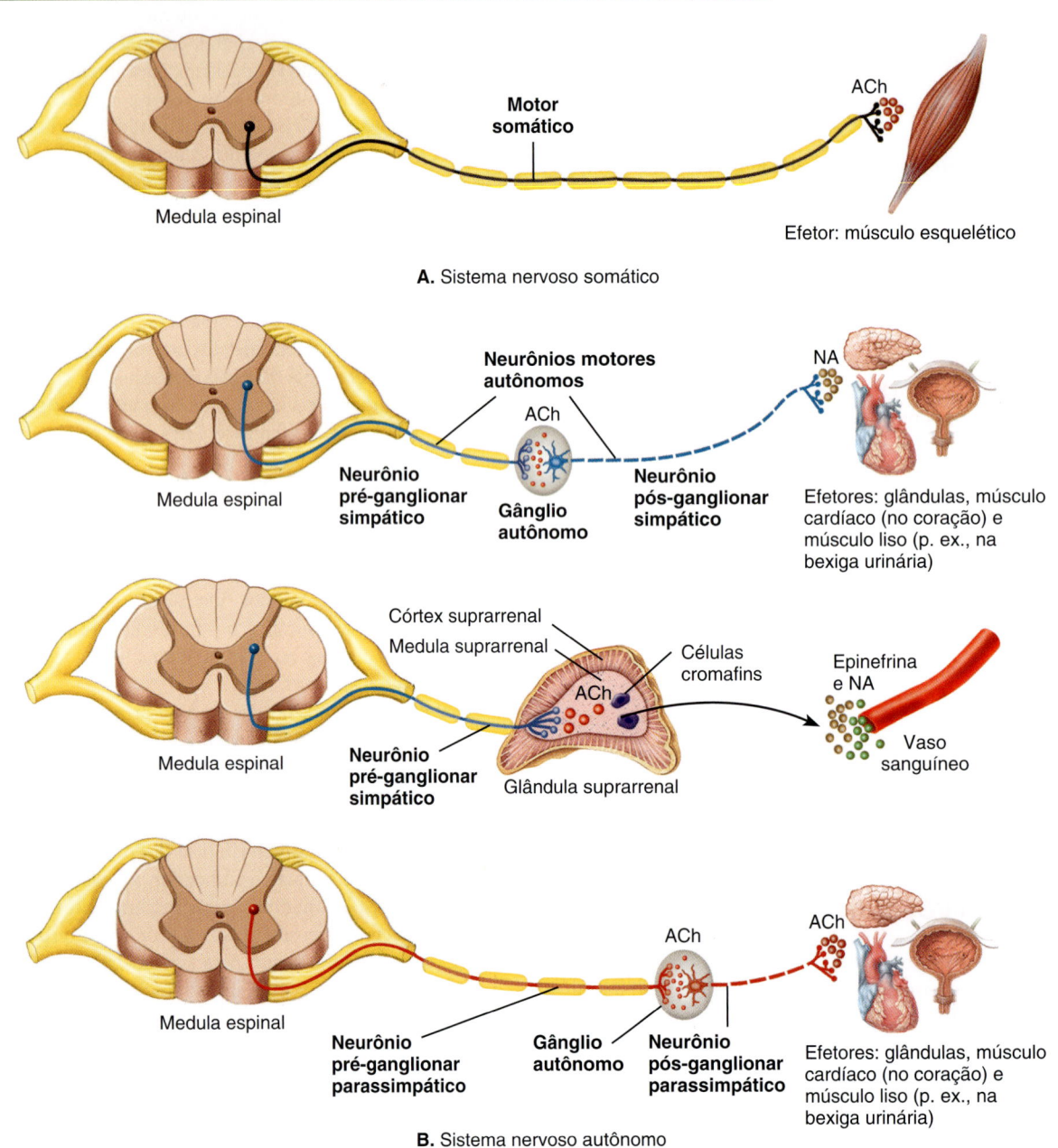

A. Sistema nervoso somático

B. Sistema nervoso autônomo

? O que significa a inervação dupla?

isto é, um seguindo o outro (**Figura 15.1 B**). O primeiro neurônio (neurônio pré-ganglionar) tem seu corpo celular no SNC; seu axônio mielinizado (mielínico) estende-se do SNC a um **gânglio autônomo**. (Lembre-se de que um *gânglio* é uma coleção de corpos celulares neuronais no SNP.) O corpo celular do segundo neurônio (neurônio pós-ganglionar) está nesse mesmo gânglio autônomo; seu axônio amielínico estende-se diretamente do gânglio ao efetor (músculo liso, músculo cardíaco ou uma glândula). De modo alternativo, em algumas vias autônomas, o primeiro neurônio motor se estende até as células especializadas chamadas *células cromafins* na medula suprarrenal (porção interna das glândulas suprarrenais) em vez de até um gânglio autônomo. As células cromafins secretam os neurotransmissores epinefrina e norepinefrina (NA). Todos os neurônios motores somáticos liberam apenas acetilcolina (ACh) como seu neurotransmissor, mas os neurônios motores autônomos liberam tanto a ACh quanto a norepinefrina (NA).

A **Tabela 15.1** compara o sistema nervoso somático e o sistema nervoso autônomo.

> **Teste rápido**
>
> 1. Quais são as diferenças estruturais e funcionais entre os sistemas nervosos autônomo e somático?
> 2. Quais são os principais componentes aferentes e eferentes do sistema nervoso autônomo?

15.2 Anatomia das vias motoras autônomas

OBJETIVOS

- **Descrever** os neurônios pré-ganglionares e pós-ganglionares do sistema nervoso autônomo
- **Comparar** os componentes anatômicos das divisões simpática e parassimpática do sistema nervoso autônomo.

Componentes anatômicos

Cada divisão do SNA possui dois neurônios motores. O primeiro dos dois neurônios motores em qualquer via motora autônoma é denominado **neurônio pré-ganglionar** (**Figura 15.1 B**). Seu corpo celular está no encéfalo ou medula espinal; seu axônio sai do SNC como parte de um nervo craniano ou nervo espinal. O axônio de um neurônio pré-ganglionar é uma fibra do tipo B mielinizada, de pequeno diâmetro, que geralmente se estende até um gânglio autônomo, onde faz sinapses com um **neurônio pós-ganglionar**, o segundo neurônio na via motora autônoma. Observe que o neurônio pós-ganglionar se localiza inteiramente fora do SNC no SNP. Seu corpo celular e dendritos estão

TABELA 15.1 Comparação entre o sistema nervoso somático e o sistema nervoso autônomo.

	Sistema nervoso somático	Sistema nervoso autônomo
Estímulo sensitivo	A partir dos sentidos somáticos e sentidos especiais.	Principalmente proveniente dos interoceptores; alguns derivados dos sentidos somáticos e sentidos especiais.
Controle da resposta motora	Controle voluntário a partir do córtex cerebral, com contribuições do corpo estriado, cerebelo, tronco encefálico e medula espinal.	Controle involuntário a partir do hipotálamo, sistema límbico, tronco encefálico e medula espinal; controle limitado do córtex cerebral.
Via do neurônio motor	Via de um neurônio: os neurônios motores somáticos que se estendem a partir do SNC fazem sinapses diretamente com o efetor.	Via geralmente de dois neurônios: os neurônios pré-ganglionares que se estendem a partir do SNC fazem sinapses com neurônios pós-ganglionares no gânglio autônomo e os neurônios pós-ganglionares que se estendem a partir do gânglio fazem sinapses com o efetor visceral. Alternativamente, os neurônios pré-ganglionares podem se estender do SNC para realizar sinapses com células cromafins da medula suprarrenal.
Neurotransmissores e hormônios	Todos os neurônios motores somáticos liberam apenas a acetilcolina (ACh).	Todos os neurônios pré-ganglionares simpáticos e parassimpáticos liberam ACh. A maioria dos neurônios pós-ganglionares simpáticos liberam NA; os das glândulas sudoríparas liberam ACh. Todos os neurônios pós-ganglionares parassimpáticos liberam ACh. As células cromafins da medula suprarrenal liberam epinefrina e norepinefrina (NA).
Efetores	Músculo esquelético.	Músculo liso, músculo cardíaco e glândulas.
Respostas	Contração do músculo esquelético.	Contração ou relaxamento do músculo liso; aumento ou diminuição da frequência e força de contração do músculo cardíaco; aumento ou diminuição das secreções glandulares.

localizados em um **gânglio autônomo**, onde forma sinapses com um ou mais axônios pré-ganglionares. O axônio de um neurônio pós-ganglionar é uma fibra não mielinizada tipo C, de pequeno diâmetro, que termina em um efetor visceral. Portanto, os neurônios pré-ganglionares transmitem impulsos nervosos do SNC para os gânglios autônomos, enquanto os neurônios pós-ganglionares retransmitem os impulsos dos gânglios autônomos para os efetores viscerais.

Neurônios pré-ganglionares.
Na divisão simpática, os neurônios pré-ganglionares apresentam seus corpos celulares nos cornos laterais da substância cinzenta nos 12 segmentos torácicos e nos primeiros dois (e às vezes três) segmentos lombares da medula espinal (**Figura 15.2**). Por esse motivo, a divisão simpática é também denominada **divisão toracolombar** e os axônios dos neurônios pré-ganglionares simpáticos são conhecidos como o **eferente toracolombar**.

Os corpos celulares de neurônios pré-ganglionares da divisão parassimpática estão localizados nos núcleos de quatro nervos cranianos no tronco encefálico (III, VII, IX e X) e na substância cinzenta lateral do segundo até o quarto segmentos sacrais da medula espinal (**Figura 15.3**). Portanto, a divisão parassimpática também é conhecida como a **divisão craniossacral** e os axônios dos neurônios pré-ganglionares parassimpáticos são referidos como o **efluxo craniossacral**.

Gânglios autônomos.
Existem dois grupos principais de gânglios autônomos: (1) gânglios simpáticos, que são componentes da divisão simpática do SNA e (2) gânglios parassimpáticos, que são componentes da divisão parassimpática do SNA.

Gânglios simpáticos. Os gânglios simpáticos são os locais de sinapses entre os neurônios pré-ganglionares e pós-ganglionares simpáticos. Existem dois tipos principais de gânglios simpáticos: gânglios do tronco simpático e gânglios pré-vertebrais. Os **gânglios do tronco simpático** (também chamados de *gânglios da cadeia vertebral* ou *gânglios paravertebrais*) situam-se em uma fileira vertical em ambos os lados da coluna vertebral. Esses gânglios se estendem da base do crânio ao cóccix (**Figura 15.2**). Os axônios pós-ganglionares dos gânglios do tronco simpático inervam principalmente os órgãos acima do diafragma, como cabeça, pescoço, ombros e coração. Os gânglios do tronco simpático no pescoço possuem nomes específicos. Eles são os **gânglios cervicais superiores, médios e inferiores**. Os gânglios do tronco simpático remanescentes não possuem nomes individuais. Como os gânglios do tronco simpático estão próximos da medula espinal, a maioria dos axônios pré-ganglionares simpáticos é curta e a maioria dos axônios pós-ganglionares simpáticos é longa.

O segundo grupo de gânglios simpáticos, os **gânglios pré-vertebrais** (*colaterais*), encontram-se anteriores à coluna vertebral e próximos às grandes artérias abdominais. Em geral, os axônios pós-ganglionares de gânglios pré-vertebrais inervam os órgãos abaixo do diafragma. Existem cinco gânglios pré-vertebrais principais (**Figura 15.2**; veja também a **Figura 15.5**): (1) O **gânglio celíaco** está em cada lado do tronco celíaco, uma artéria que é imediatamente inferior ao diafragma. (2) O **gânglio mesentérico superior** está próximo ao início da artéria mesentérica superior na porção superior do abdome. (3) O **gânglio mesentérico inferior** está próximo ao início da artéria mesentérica inferior na região média do abdome. (4) O **gânglio aorticorrenal** e (5) o **gânglio renal** estão próximos à artéria renal de cada rim.

Gânglios parassimpáticos. Os axônios pré-ganglionares da divisão parassimpática fazem sinapse com neurônios pós-ganglionares em **gânglios parassimpáticos** (*intramurais*). A maioria desses gânglios está localizada próxima ou na verdade dentro da parede de um órgão visceral. Os gânglios parassimpáticos na cabeça possuem nomes específicos. Eles incluem o **gânglio ciliar**, o **gânglio pterigopalatino**, o **gânglio submandibular** e o **gânglio ótico** (**Figura 15.3**). Os gânglios parassimpáticos restantes não têm nomes específicos. Visto que os gânglios parassimpáticos estão localizados próximos ou na parede do órgão visceral, os axônios pré-ganglionares parassimpáticos são longos, em contraste com os pós-ganglionares, que são curtos.

Neurônios pós-ganglionares.
Uma vez que os axônios dos neurônios pré-ganglionares simpáticos passam para os gânglios do tronco simpático, eles podem se conectar com neurônios pós-ganglionares em uma das seguintes maneiras (**Figura 15.4**):

❶ Um axônio pode fazer sinapses com neurônios pós-ganglionares no gânglio que atinge primeiramente.

❷ Um axônio pode subir ou descer para um gânglio superior ou inferior antes de fazer sinapses com os neurônios pós-ganglionares. Os axônios dos neurônios pré-ganglionares simpáticos aferentes, sobem ou descem o tronco simpático de um gânglio para outro.

❸ Um axônio pode continuar, sem sinapses, através do gânglio do tronco simpático para terminar em um gânglio pré-vertebral e realizar sinapses com neurônios pós-ganglionares ali.

❹ Um axônio também pode passar, sem sinapses, através do gânglio do tronco simpático e um gânglio pré-vertebral e, em seguida, estender-se às células cromafins da medula suprarrenal que são funcionalmente semelhantes aos neurônios pós-ganglionares simpáticos.

Uma única fibra pré-ganglionar simpática possui muitos axônios colaterais (ramos) e pode fazer sinapse com 20 ou mais neurônios pós-ganglionares. Esse padrão de projeção é um exemplo de divergência e ajuda a explicar por que muitas respostas simpáticas afetam quase todo o corpo simultaneamente. Depois de sair de seus gânglios, os axônios pós-ganglionares geralmente terminam em vários efetores viscerais (ver **Figura 15.2**).

Axônios de neurônios pré-ganglionares da divisão parassimpática passam pelos gânglios parassimpáticos próximos ou dentro de um efetor visceral (ver **Figura 15.3**). No gânglio, o neurônio pré-sináptico geralmente realiza sinapses com apenas quatro ou cinco neurônios pós-sinápticos, todos os quais fornecem um único efetor visceral, permitindo que as respostas parassimpáticas estejam localizadas em um único efetor.

Plexos autônomos.
No tórax, abdome e pelve, os axônios de ambos os neurônios simpáticos e parassimpáticos formam redes emaranhadas denominadas **plexos autônomos**, muitos dos quais se situam ao longo das artérias principais. Os plexos autônomos também podem conter gânglios simpáticos e axônios de

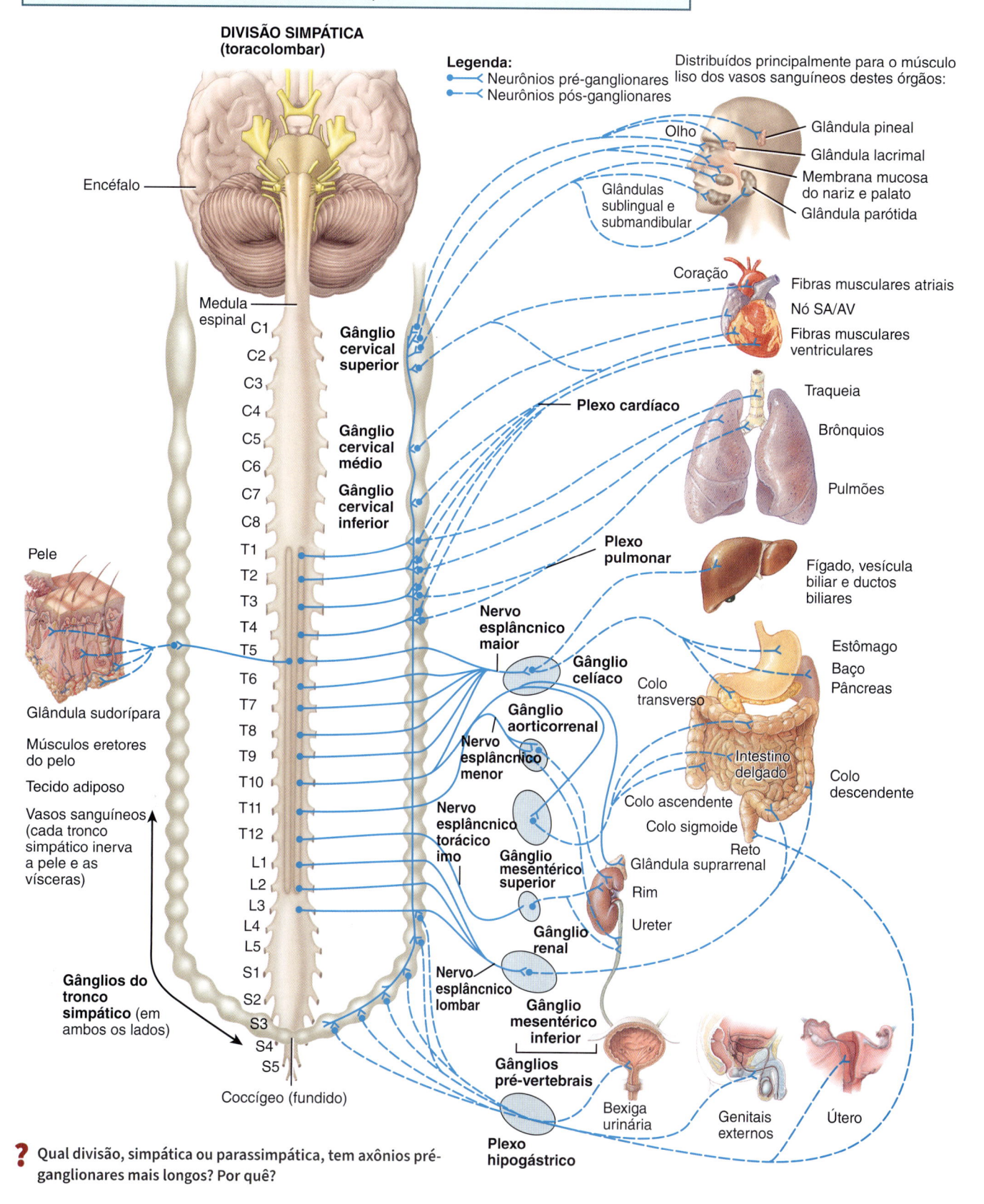

CAPÍTULO 15 Divisão Autônoma do Sistema Nervoso 551

FIGURA 15.2 Estrutura da divisão simpática do sistema nervoso autônomo. As linhas sólidas representam os axônios pré-ganglionares; as linhas tracejadas representam os axônios pós-ganglionares. Embora as estruturas inervadas sejam mostradas apenas de um lado do corpo para fins diagramáticos, a divisão simpática, na verdade, inerva os tecidos e órgãos de ambos os lados.

Os corpos celulares dos neurônios pré-ganglionares simpáticos estão localizados nos cornos laterais da substância cinzenta nos 12 segmentos torácicos e nos dois primeiros segmentos lombares da medula espinal.

DIVISÃO SIMPÁTICA (toracolombar)

Legenda:
- Neurônios pré-ganglionares
- Neurônios pós-ganglionares

Distribuídos principalmente para o músculo liso dos vasos sanguíneos destes órgãos:

- Encéfalo
- Medula espinal
- Olho
- Glândula pineal
- Glândula lacrimal
- Membrana mucosa do nariz e palato
- Glândulas sublingual e submandibular
- Glândula parótida
- Gânglio cervical superior
- Gânglio cervical médio
- Gânglio cervical inferior
- Coração
- Fibras musculares atriais
- Nó SA/AV
- Fibras musculares ventriculares
- Plexo cardíaco
- Traqueia
- Brônquios
- Pulmões
- Plexo pulmonar
- Fígado, vesícula biliar e ductos biliares
- Nervo esplâncnico maior
- Gânglio celíaco
- Estômago
- Baço
- Pâncreas
- Colo transverso
- Gânglio aorticorrenal
- Nervo esplâncnico menor
- Intestino delgado
- Colo ascendente
- Colo descendente
- Colo sigmoide
- Nervo esplâncnico torácico imo
- Gânglio mesentérico superior
- Glândula suprarrenal
- Rim
- Ureter
- Gânglio renal
- Nervo esplâncnico lombar
- Gânglio mesentérico inferior
- Gânglios pré-vertebrais
- Bexiga urinária
- Genitais externos
- Útero
- Plexo hipogástrico
- Pele
- Glândula sudorípara
- Músculos eretores do pelo
- Tecido adiposo
- Vasos sanguíneos (cada tronco simpático inerva a pele e as vísceras)
- Gânglios do tronco simpático (em ambos os lados)
- Coccígeo (fundido)

? Qual divisão, simpática ou parassimpática, tem axônios pré-ganglionares mais longos? Por quê?

FIGURA 15.3 **Estrutura da divisão parassimpática do sistema nervoso autônomo**. As linhas sólidas representam os axônios pré-ganglionares; as linhas tracejadas representam os axônios pós-ganglionares. Embora as estruturas inervadas sejam mostradas apenas de um lado do corpo para fins diagramáticos, a divisão parassimpática, na verdade, inerva os tecidos e órgãos de ambos os lados.

Os corpos celulares dos neurônios pré-ganglionares parassimpáticos estão localizados nos núcleos do tronco encefálico e na substância cinzenta lateral do segundo ao quarto segmentos sacrais da medula espinal.

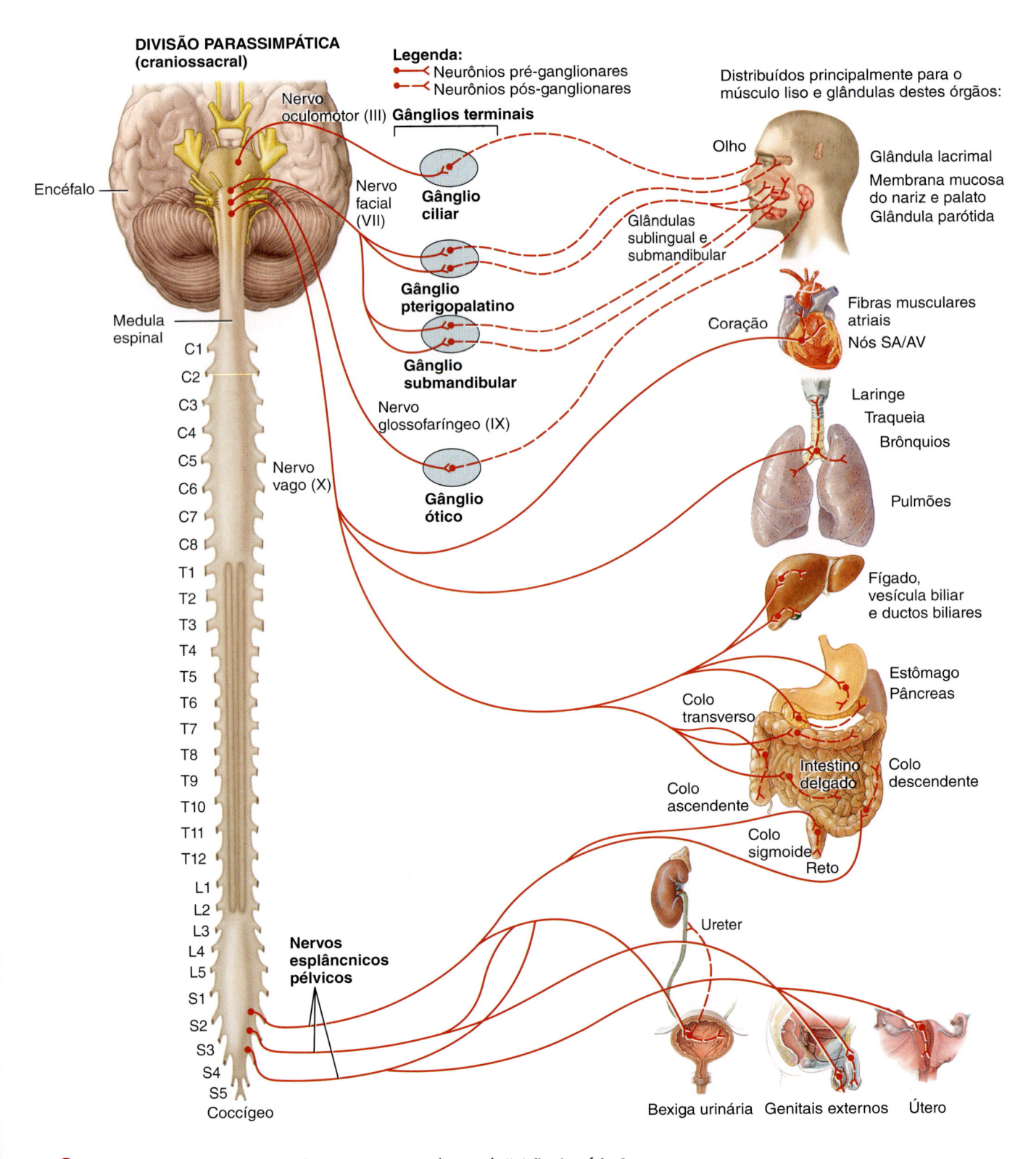

DIVISÃO PARASSIMPÁTICA (craniossacral)

Legenda:
- Neurônios pré-ganglionares
- Neurônios pós-ganglionares

Distribuídos principalmente para o músculo liso e glândulas destes órgãos:

- Encéfalo
- Nervo oculomotor (III)
- Nervo facial (VII)
- Nervo glossofaríngeo (IX)
- Nervo vago (X)
- Medula espinal
- Gânglios terminais
- Gânglio ciliar
- Gânglio pterigopalatino
- Gânglio submandibular
- Gânglio ótico
- Nervos esplâncnicos pélvicos

Órgãos inervados: Olho; Glândula lacrimal; Membrana mucosa do nariz e palato; Glândula parótida; Glândulas sublingual e submandibular; Coração (Fibras musculares atriais, Nós SA/AV); Laringe, Traqueia, Brônquios, Pulmões; Fígado, vesícula biliar e ductos biliares; Estômago, Pâncreas; Colo transverso; Intestino delgado; Colo ascendente; Colo descendente; Colo sigmoide; Reto; Ureter; Bexiga urinária; Genitais externos; Útero.

Segmentos medulares: C1–C8, T1–T12, L1–L5, S1–S5, Coccígeo.

? Quais gânglios estão associados à divisão parassimpática? E à divisão simpática?

CAPÍTULO 15 Divisão Autônoma do Sistema Nervoso 553

FIGURA 15.4 **Tipos de conexões entre os gânglios e neurônios pós-ganglionares na divisão simpática do SNA.** Também estão ilustrados os ramos comunicantes cinzentos e brancos.

Os gânglios simpáticos encontram-se em duas cadeias de cada lado da coluna vertebral (gânglios do tronco simpático) e próximos às grandes artérias abdominais anteriores à coluna vertebral (gânglios pré-vertebrais).

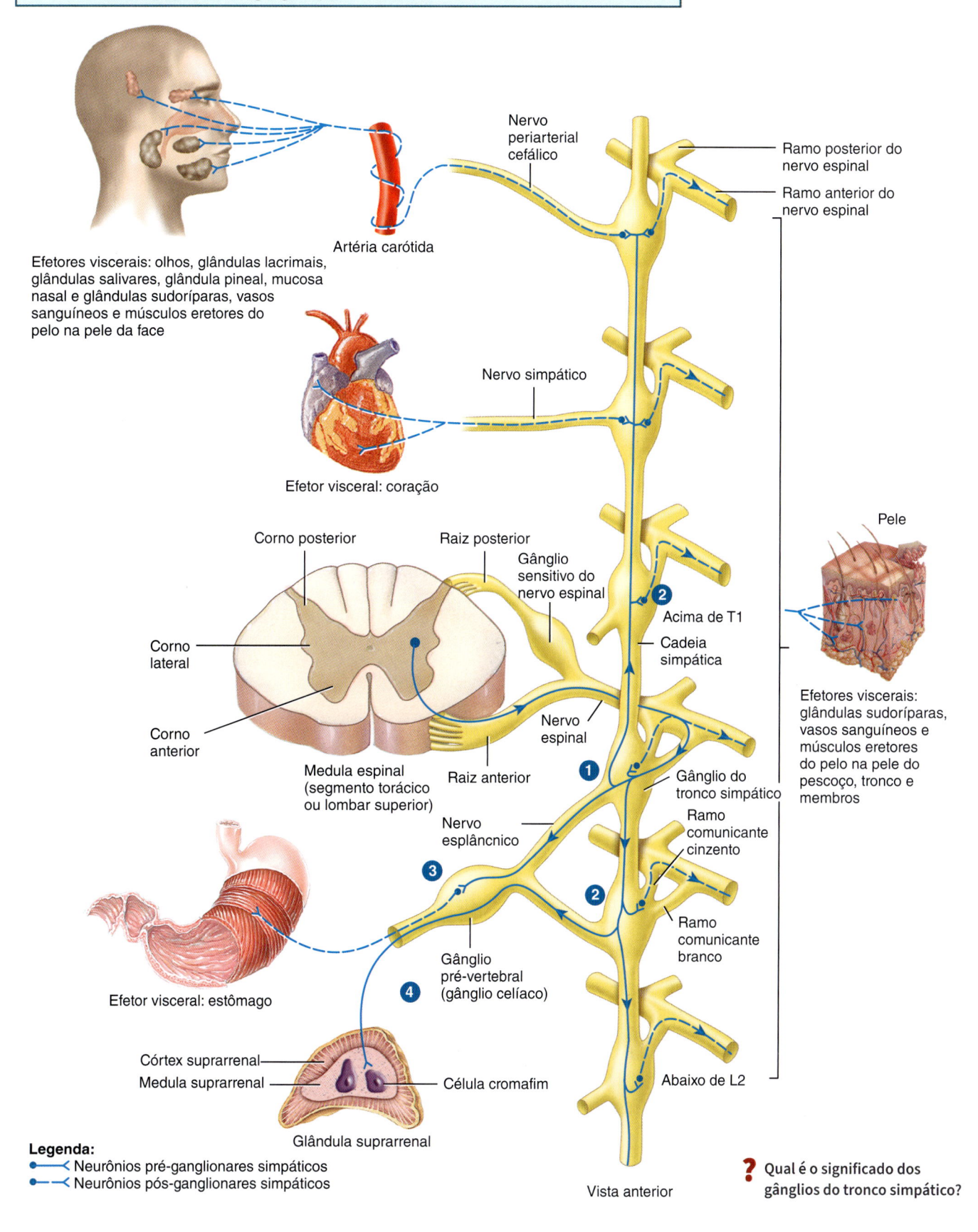

Efetores viscerais: olhos, glândulas lacrimais, glândulas salivares, glândula pineal, mucosa nasal e glândulas sudoríparas, vasos sanguíneos e músculos eretores do pelo na pele da face

Artéria carótida

Nervo periarterial cefálico

Ramo posterior do nervo espinal

Ramo anterior do nervo espinal

Nervo simpático

Efetor visceral: coração

Corno posterior

Raiz posterior

Gânglio sensitivo do nervo espinal

Pele

Acima de T1

Cadeia simpática

Corno lateral

Corno anterior

Medula espinal (segmento torácico ou lombar superior)

Raiz anterior

Nervo espinal

Efetores viscerais: glândulas sudoríparas, vasos sanguíneos e músculos eretores do pelo na pele do pescoço, tronco e membros

Gânglio do tronco simpático

Nervo esplâncnico

Ramo comunicante cinzento

Ramo comunicante branco

Efetor visceral: estômago

Gânglio pré-vertebral (gânglio celíaco)

Córtex suprarrenal
Medula suprarrenal

Célula cromafim

Abaixo de L2

Glândula suprarrenal

Legenda:
●─◄ Neurônios pré-ganglionares simpáticos
●──◄ Neurônios pós-ganglionares simpáticos

Vista anterior

? Qual é o significado dos gânglios do tronco simpático?

neurônios autônomos. Os plexos principais no tórax são o **plexo cardíaco**, que supre o coração e o **plexo pulmonar**, que supre a árvore brônquica (**Figura 15.5**).

O abdome e a pelve também contêm os principais plexos autônomos (**Figura 15.5**) e muitas vezes os plexos recebem o nome da artéria ao longo da qual estão distribuídos. O **plexo celíaco** (*solar*) é o maior plexo autônomo e circunda o tronco celíaco. Ele contém dois grandes gânglios celíacos, dois gânglios aorticorrenais e uma densa rede de axônios autônomos e, encontra-se distribuído no estômago, baço, pâncreas, fígado, vesícula biliar, rins, medula suprarrenal, testículos e ovários. O **plexo mesentérico superior** contém o gânglio mesentérico superior e supre os intestinos delgado e grosso. O **plexo mesentérico inferior** contém o gânglio mesentérico inferior, que inerva o intestino grosso. Os axônios de alguns neurônios pós-ganglionares simpáticos a partir do gânglio mesentérico inferior também se estendem através do **plexo hipogástrico**, que é anterior à quinta vértebra lombar, para suprir as vísceras pélvicas. O **plexo renal** contém o gânglio renal e supre as artérias renais dentro dos rins e ureteres.

Tendo em mente esse contexto, podemos agora examinar algumas das características estruturais específicas das divisões simpática e parassimpática do SNA em mais detalhes.

Estrutura da divisão simpática

Via da medula espinal até os gânglios do tronco simpático.
Os corpos celulares de neurônios pré-ganglionares simpáticos fazem parte dos cornos cinzentos laterais de todos os segmentos torácicos e dos dois primeiros segmentos lombares da medula espinal (ver **Figura 15.2**). Os axônios pré-ganglionares deixam a medula espinal juntamente com os neurônios motores somáticos no mesmo nível segmentar. Depois de sair pelos foramens intervertebrais, os axônios simpáticos pré-ganglionares mielinizados passam para a raiz anterior de um nervo espinal e entram em uma via curta, chamada **ramo comunicante branco** antes de passar para o gânglio do tronco simpático mais próximo do mesmo lado (ver **Figura 15.4**). Coletivamente, os ramos brancos são denominados **ramos comunicantes brancos**. Portanto, os ramos comunicantes brancos são estruturas que contêm axônios pré-ganglionares simpáticos que conectam o ramo anterior do nervo espinal com os gânglios do tronco simpático. O "branco" em seu nome indica que eles contêm axônios mielinizados. Apenas os nervos torácicos e os primeiros dois ou três nervos lombares possuem ramos comunicantes brancos.

Organização dos gânglios do tronco simpático.
Os **gânglios do tronco simpático** pareados estão dispostos anterior e lateralmente à coluna vertebral, um de cada lado. Normalmente, existem três gânglios do tronco simpático cervical, 11 ou 12 torácicos, quatro ou cinco lombares, quatro ou cinco sacrais e um gânglio coccígeo. Os gânglios coccígeos direito e esquerdo se fundem e geralmente estão localizados na linha mediana. Embora os gânglios do tronco simpático se estendam inferiormente do pescoço, tórax e abdome ao cóccix, eles recebem axônios pré-ganglionares apenas dos segmentos torácico e lombar da medula espinal (ver **Figura 15.2**).

A porção cervical de cada tronco simpático está localizada no pescoço e é subdividida em gânglios superior, médio e inferior (ver **Figura 15.2**). Os neurônios pós-ganglionares que deixam o **gânglio cervical superior** inervam a cabeça e o coração. Eles são distribuídos para as glândulas sudoríparas, músculo liso do olho, vasos sanguíneos da face, glândulas lacrimais, glândula pineal, mucosa nasal, glândulas salivares (que incluem as glândulas submandibular, sublingual e parótida) e coração. Os neurônios pós-ganglionares que deixam o **gânglio cervical médio** e o **gânglio cervical inferior** inervam o coração e os vasos sanguíneos do pescoço, ombro e membro superior.

A porção torácica de cada tronco simpático encontra-se anterior aos colos das costelas correspondentes. Essa região do tronco simpático recebe a maior parte dos axônios pré-ganglionares simpáticos. Neurônios pós-ganglionares do tronco simpático torácico inervam o coração, pulmões, brônquios e outras vísceras torácicas. Na pele, esses neurônios também inervam as glândulas sudoríparas, vasos sanguíneos e músculos eretores do pelo. A porção lombar de cada tronco simpático encontra-se lateralmente às vértebras lombares correspondentes. A região sacral do tronco simpático encontra-se na cavidade pélvica medialmente aos forames sacrais anteriores.

Vias dos gânglios do tronco simpático até os efetores viscerais.
Os axônios deixam o tronco simpático em quatro vias possíveis: (1) eles podem entrar nos nervos espinais; (2) eles podem formar os nervos cefálicos periarteriais; (3) eles podem formar os nervos simpáticos; e (4) eles podem formar os nervos esplâncnicos (que se relacionam às vísceras, principalmente no abdome).

Nervos espinais. Lembre-se de que alguns dos neurônios pré-ganglionares simpáticos aferentes fazem sinapses com neurônios pós-ganglionares no tronco simpático, no mesmo nível de entrada no tronco ou em um gânglio acima ou abaixo da entrada. Os axônios de alguns desses neurônios pós-ganglionares deixam o tronco simpático ao entrarem em uma via curta, denominada **ramo cinzento** e, em seguida, se incorporam ao ramo anterior de um nervo espinal. Portanto, os **ramos cinzentos comunicantes** são estruturas contendo axônios pós-ganglionares simpáticos que conectam os gânglios do tronco simpático aos nervos espinais (ver **Figura 15.4**). O "cinzento" em seu nome indica que eles contêm axônios amielínicos. Os ramos comunicantes cinzentos superam em número os ramos brancos, porque há um ramo cinzento que conduz a cada um dos 31 pares de nervos espinais. Os axônios dos neurônios pós-ganglionares que deixam o tronco simpático para entrar nos nervos espinais fornecem a inervação simpática para os efetores viscerais na pele do pescoço, tronco e membros, incluindo as glândulas sudoríparas, o músculo liso nos vasos sanguíneos e os músculos eretores do pelo.

Nervos periarteriais cefálicos. Alguns neurônios pré-ganglionares simpáticos que entram no tronco simpático sobem para o gânglio cervical superior, onde fazem sinapse com os neurônios pós-ganglionares. Os axônios de alguns desses neurônios pós-ganglionares deixam o tronco simpático ao formarem os **nervos periarteriais cefálicos**, nervos que se estendem até a cabeça envolvendo e seguindo o curso de várias artérias (tais como as artérias carótidas) que passam do pescoço à cabeça (ver **Figura 15.4**). Os nervos periarteriais cefálicos fornecem a inervação simpática para os efetores viscerais na pele da face (glândulas sudoríparas, músculo liso dos vasos sanguíneos e músculos eretores do pelo), assim como outros efetores viscerais da cabeça (músculo liso do olho, glândulas lacrimais, glândula pineal, mucosa nasal e glândulas salivares).

CAPÍTULO 15 Divisão Autônoma do Sistema Nervoso

FIGURA 15.5 Plexos autônomos no tórax, abdome e pelve.

Um plexo autônomo é uma rede de axônios simpáticos e parassimpáticos que às vezes também inclui gânglios simpáticos.

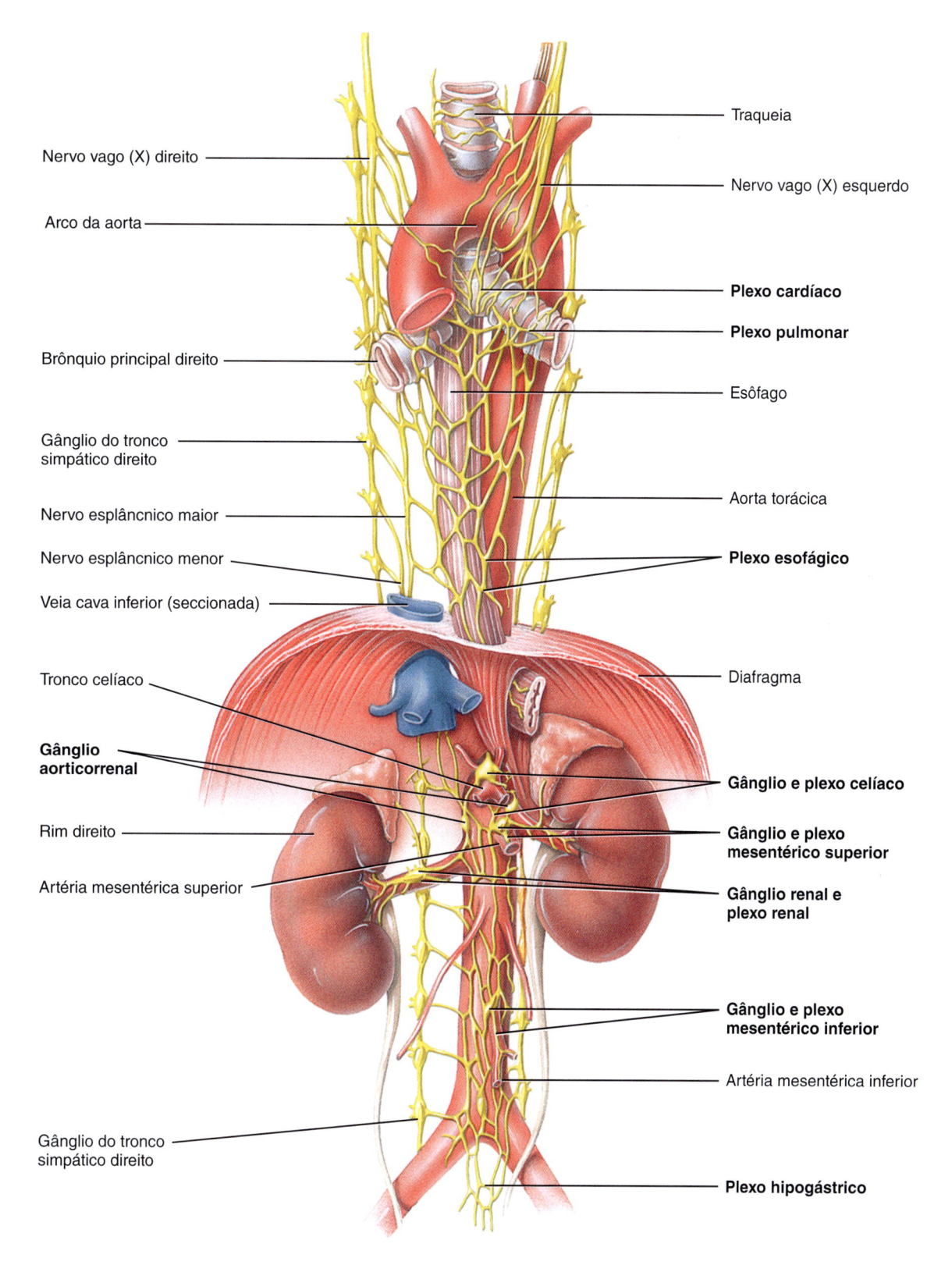

Legendas (da esquerda/direita):
- Nervo vago (X) direito
- Arco da aorta
- Brônquio principal direito
- Gânglio do tronco simpático direito
- Nervo esplâncnico maior
- Nervo esplâncnico menor
- Veia cava inferior (seccionada)
- Tronco celíaco
- **Gânglio aorticorrenal**
- Rim direito
- Artéria mesentérica superior
- Gânglio do tronco simpático direito
- Traqueia
- Nervo vago (X) esquerdo
- **Plexo cardíaco**
- **Plexo pulmonar**
- Esôfago
- Aorta torácica
- **Plexo esofágico**
- Diafragma
- **Gânglio e plexo celíaco**
- **Gânglio e plexo mesentérico superior**
- **Gânglio renal e plexo renal**
- **Gânglio e plexo mesentérico inferior**
- Artéria mesentérica inferior
- **Plexo hipogástrico**

A. Vista anterior

? Qual é o maior plexo autônomo?

Nervos simpáticos. Alguns dos neurônios pré-ganglionares simpáticos aferentes fazem sinapse com os neurônios pós-ganglionares em um ou mais gânglios do tronco simpático. Em seguida, os axônios dos neurônios pós-ganglionares deixam o tronco formando os **nervos simpáticos** que se estendem aos efetores viscerais na cavidade torácica (**Figura 15.4**). Os nervos simpáticos fornecem inervação simpática para o coração e pulmões.

- *Nervos simpáticos para o coração.* A inervação simpática do coração consiste em axônios de neurônios pré-ganglionares que entram no tronco simpático e, em seguida, formam sinapses com neurônios pós-ganglionares nos gânglios cervicais superiores, médios e inferiores e do primeiro ao quarto gânglios torácicos (T1–T4). A partir desses gânglios, axônios de neurônios pós-ganglionares saem do tronco simpático formando nervos simpáticos que entram no plexo cardíaco para suprir o coração (ver **Figura 15.2**).

- *Nervos simpáticos para os pulmões.* A inervação simpática dos pulmões consiste em axônios de neurônios pré-ganglionares que entram no tronco simpático e, em seguida, formam sinapses com neurônios pós-ganglionares no segundo ao quarto gânglios torácicos (T2–T4). Desses gânglios, os axônios de neurônios pós-ganglionares simpáticos saem do tronco ao formar nervos simpáticos que entram no plexo pulmonar para suprir o músculo liso dos brônquios e bronquíolos dos pulmões (ver **Figura 15.2**).

Nervos esplâncnicos. Lembre-se de que alguns axônios pré-ganglionares simpáticos passam pelo tronco simpático sem terminar nele. Após ultrapassarem o tronco, eles formam nervos conhecidos como **nervos esplâncnicos** (ver **Figuras 15.2** e **15.4**), que se estendem aos gânglios pré-vertebrais periféricos. O termo esplâncnico refere-se às vísceras, principalmente no abdome.

- *Nervos esplâncnicos para os órgãos abdominopélvicos.* A maioria dos axônios pré-ganglionares simpáticos que entram nos nervos esplâncnicos é destinada a fazer sinapses com os neurônios pós-ganglionares simpáticos nos gânglios pré-vertebrais que suprem os órgãos da cavidade abdominopélvica. Os axônios pré-ganglionares do quinto ao nono ou décimo gânglios torácicos (T5–T9 ou T10) formam o **nervo esplâncnico maior**. Ele perfura o diafragma e entra no **gânglio celíaco**. A partir daí, os neurônios pós-ganglionares seguem e inervam os vasos sanguíneos para o estômago, baço, fígado, rins e intestino delgado. Os axônios pré-ganglionares do décimo e décimo primeiro gânglios torácicos (T10–T11) formam o **nervo esplâncnico menor**. Ele perfura o diafragma e atravessa o plexo celíaco para entrar no gânglio aorticorrenal e gânglio mesentérico superior do plexo mesentérico superior. Os neurônios pós-ganglionares do gânglio mesentérico superior seguem e inervam os vasos sanguíneos do intestino delgado e do colo proximal. O **nervo esplâncnico imo**, que nem sempre está presente, é formado por axônios pré-ganglionares do décimo segundo gânglio torácico (T12) ou um ramo do nervo esplâncnico torácico menor. Ele perfura o diafragma e entra no plexo renal próximo ao rim. Os neurônios pós-ganglionares do plexo renal irrigam as arteríolas renais e os ureteres. Os axônios pré-ganglionares que formam o **nervo esplâncnico lombar** saem do primeiro ao quarto gânglios lombares (L1–L4) entram no plexo mesentérico inferior e terminam no **gânglio mesentérico inferior**, onde eles fazem sinapses com neurônios pós-ganglionares. Os axônios dos neurônios pós-ganglionares se estendem através do plexo mesentérico inferior para suprir o colo distal e o reto; eles também se estendem através do plexo hipogástrico para inervar vasos sanguíneos do colo distal, reto, bexiga urinária e órgãos genitais. Os axônios pós-ganglionares que saem dos gânglios pré-vertebrais seguem o curso de várias artérias até o abdome e efetores viscerais pélvicos

- *Nervos esplâncnicos para a medula suprarrenal.* Alguns axônios pré-ganglionares simpáticos passam, sem realizar sinapses, através do tronco simpático, nervos esplâncnicos maiores e gânglio celíaco e, em seguida, estendem-se para as **células cromafins** na medula das glândulas suprarrenais (ver **Figuras 15.1** e **15.4**). Em termos de desenvolvimento, as medulas suprarrenais e os gânglios simpáticos são derivados do mesmo tecido, a crista neural (ver **Figura 14.27 B**). As medulas suprarrenais são gânglios simpáticos modificados e as células cromafins são semelhantes aos neurônios pós-ganglionares simpáticos, exceto pela ausência de dendritos e axônios. Em vez de se estender a outro órgão, porém, essas células liberam hormônios no sangue. Com a estimulação por neurônios pré-ganglionares simpáticos, as células cromafins das medulas suprarrenais liberam uma mistura de catecolaminas – cerca de 80% de **epinefrina**, 20% de **norepinefrina** e uma pequena quantidade de **dopamina**. Esses hormônios circulam por todo o corpo e intensificam as respostas induzidas por neurônios pós-ganglionares simpáticos.

> **Correlação clínica**
>
> **Síndrome de Horner**
>
> Na **síndrome de Horner** ou *paralisia oculossimpática*, a inervação simpática de um lado da face é perdida em decorrência de uma mutação hereditária, lesão ou doença que afeta o efluxo simpático através do gânglio cervical superior. Os sintomas ocorrem no lado afetado e incluem ptose (queda da pálpebra superior), miose (constrição das pupilas) e anidrose (ausência de suor).

Estrutura da divisão parassimpática

Corpos celulares de neurônios pré-ganglionares parassimpáticos são encontrados em núcleos no tronco encefálico e na substância cinzenta lateral do segundo ao quarto segmentos sacrais da medula espinal (ver **Figura 15.3**). Seus axônios emergem como parte de um nervo craniano ou como parte da raiz anterior de um nervo espinal. O **efluxo parassimpático craniano** consiste em axônios pré-ganglionares que se estendem do tronco encefálico em quatro nervos cranianos. O **efluxo parassimpático sacral** consiste em axônios pré-ganglionares nas raízes anteriores do segundo ao quarto nervos espinais sacrais. Os axônios pré-ganglionares dos efluxos cranianos e sacrais terminam em gânglios parassimpáticos, onde fazem sinapses com neurônios pós-ganglionares.

O efluxo craniano apresenta quatro pares de gânglios e os gânglios associados ao nervo vago (X). Os quatro pares de gânglios parassimpáticos cranianos inervam estruturas na cabeça e estão localizados perto desses órgãos (ver **Figura 15.3**).

1. Os **gânglios ciliares** situam-se lateralmente a cada nervo óptico (II) próximo à face posterior da órbita. Axônios pré-ganglionares passam com os nervos oculomotores (III) aos gânglios ciliares. Os axônios pós-ganglionares dos gânglios inervam as fibras musculares lisas no bulbo do olho.
2. Os **gânglios pterigopalatinos** estão localizados lateralmente aos forames esfenopalatinos, entre os ossos esfenoide e palatino. Eles recebem axônios pré-ganglionares do nervo facial (VII) e enviam os axônios pós-ganglionares para a mucosa nasal, palato, faringe e glândulas lacrimais.
3. Os **gânglios submandibulares** são encontrados próximos aos ductos das glândulas salivares submandibulares. Eles recebem axônios pré-ganglionares dos nervos faciais e enviam axônios pós-ganglionares para as glândulas submandibulares e salivares sublinguais.
4. Os **gânglios óticos** estão situados logo abaixo de cada forame oval. Eles recebem axônios pré-ganglionares dos nervos glossofaríngeos (IX) e enviam axônios pós-ganglionares às glândulas salivares parótidas.

Axônios pré-ganglionares que deixam o encéfalo como parte dos nervos vagos (X) carregam quase 80% do efluxo craniossacral total. Os axônios vagais se estendem a muitos gânglios terminais no tórax e abdome. À medida que o nervo vago atravessa o tórax, ele envia axônios ao coração e às vias respiratórias dos pulmões. No abdome, supre o fígado, vesícula biliar, estômago, pâncreas, intestino delgado e parte do intestino grosso.

O efluxo parassimpático sacral é constituído por axônios pré-ganglionares das raízes anteriores do segundo até o quarto nervos espinais sacrais (S2–S4). Como os axônios pré-ganglionares cursam através dos nervos espinais sacrais, eles se ramificam a partir desses nervos para formar os **nervos esplâncnicos pélvicos** (**Figura 15.6**). Os nervos esplâncnicos pélvicos fazem sinapses com os neurônios pós-ganglionares parassimpáticos localizados em gânglios parassimpáticos nas paredes das vísceras inervadas. Dos gânglios parassimpáticos, os axônios pós-ganglionares parassimpáticos inervam o músculo liso e as glândulas nas paredes do colo, ureteres, bexiga urinária e órgãos reprodutores.

Teste rápido

3. Por que a divisão simpática é chamada de divisão toracolombar mesmo que seus gânglios se estendam da região cervical até a região sacral?
4. Liste os órgãos inervados por cada gânglio simpático e parassimpático.
5. Descreva as localizações dos gânglios do tronco simpático, gânglios pré-vertebrais e gânglios parassimpáticos. Quais tipos de neurônios autônomos fazem sinapses em cada tipo de gânglio?
6. Por que a divisão simpática produz efeitos simultâneos em todo o corpo, diferentemente dos efeitos parassimpáticos, que normalmente estão localizados em órgãos específicos?

FIGURA 15.6 **Nervos esplâncnicos pélvicos.**

Através dos nervos esplâncnicos pélvicos, os axônios de neurônios pré-ganglionares parassimpáticos se estendem aos neurônios pós-ganglionares parassimpáticos nos gânglios parassimpáticos presentes nas paredes do colo, ureteres, bexiga urinária e órgãos genitais.

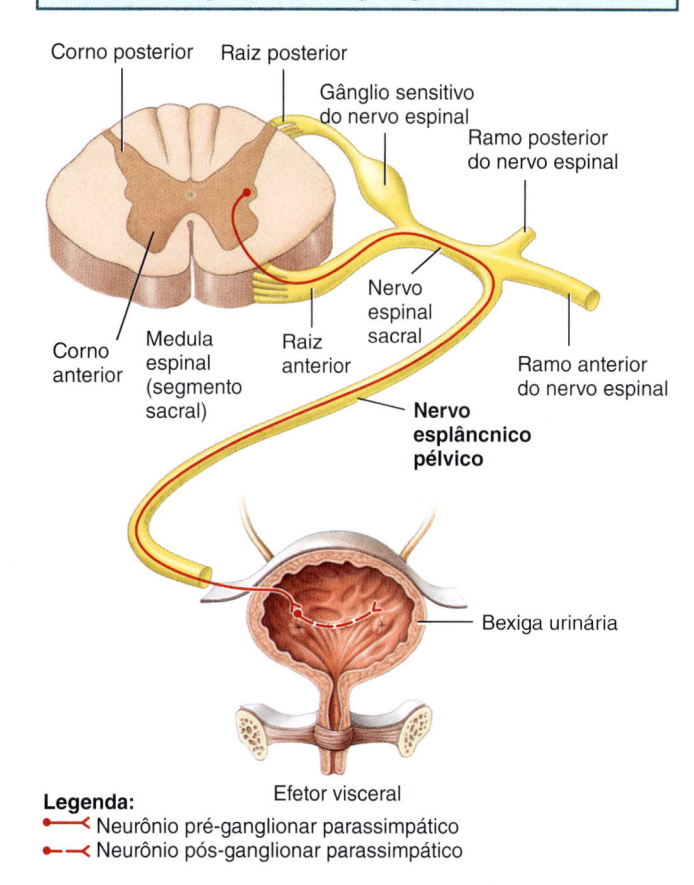

Legenda:
- Neurônio pré-ganglionar parassimpático
- Neurônio pós-ganglionar parassimpático

? Os nervos esplâncnicos pélvicos se ramificam a partir de quais nervos espinais?

15.3 Neurotransmissores e receptores do SNA

OBJETIVO

- **Descrever** os neurotransmissores e receptores envolvidos nas respostas autônomas.

Com base no neurotransmissor que eles produzem e liberam, os neurônios autônomos são classificados como colinérgicos ou adrenérgicos. Os receptores para os neurotransmissores são proteínas integrais da membrana localizadas na membrana plasmática do neurônio pós-sináptico ou célula efetora.

Neurônios e receptores colinérgicos

Os **neurônios colinérgicos** liberam o neurotransmissor **acetilcolina (ACh)**. No SNA, os neurônios colinérgicos incluem (1) todos os neurônios pré-ganglionares simpáticos e parassimpáticos, (2) neurônios pós-ganglionares simpáticos que inervam a maioria das glândulas sudoríparas e (3) todos os neurônios pós-ganglionares parassimpáticos (**Figura 15.7**).

A ACh é armazenada em vesículas sinápticas e liberada por exocitose. Em seguida, ele se difunde através da fenda sináptica e se liga aos **receptores colinérgicos** específicos, proteínas integrais de membrana na membrana plasmática *pós-sináptica*. Os dois tipos de receptores colinérgicos, ambos dos quais se ligam à ACh, são receptores nicotínicos e receptores muscarínicos. Os receptores nicotínicos estão presentes na membrana plasmática dos dendritos e corpos celulares de neurônios pós-ganglionares simpáticos e parassimpáticos (**Figura 15.7**), nas membranas plasmáticas de células cromafins das medulas suprarrenais e na placa motora terminal na junção neuromuscular. Eles são chamados assim porque a nicotina mimetiza a ação da ACh, a partir da ligação a esses receptores. (A nicotina, uma substância natural contida nas folhas de tabaco, não é uma substância de ocorrência natural em humanos e não está normalmente presente em não fumantes.) Os **receptores muscarínicos** estão presentes nas membranas plasmáticas de todos os efetores (músculo liso, músculo cardíaco e glândulas) inervados por axônios pós-ganglionares parassimpáticos. Além disso, a maior parte das glândulas sudoríparas recebe sua inervação de neurônios pós-ganglionares simpáticos *colinérgicos* e possuem receptores muscarínicos (ver **Figura 15.7 B, C**). Esses receptores são assim denominados, porque um veneno de cogumelo chamado muscarina mimetiza as ações da ACh, ligando-se a eles. A nicotina não ativa os receptores muscarínicos e a muscarina não ativa os receptores nicotínicos, mas a ACh ativa ambos os tipos de receptores colinérgicos.

A ativação de receptores nicotínicos pela ACh causa despolarização e, portanto, a excitação da célula pós-sináptica, que pode ser um neurônio pós-ganglionar, um efetor autônomo ou uma fibra muscular esquelética. A ativação de receptores muscarínicos pela ACh às vezes causa a despolarização (excitação) e por vezes, causa a hiperpolarização (inibição), dependendo de qual célula em particular possui os receptores muscarínicos. Por exemplo, a ligação de ACh a receptores muscarínicos inibe (relaxa) os esfíncteres do músculo liso no trato digestório. Por outro lado, a ACh excita os receptores muscarínicos nas fibras musculares lisas nos músculos circulares da íris do olho, fazendo com que se contraiam. Como a acetilcolina é rapidamente inativada pela enzima **acetilcolinesterase (AChE)**, os efeitos desencadeados pelos neurônios colinérgicos tem curta duração.

Neurônios e receptores adrenérgicos

No SNA, os **neurônios adrenérgicos** liberam **norepinefrina (NA)**, também conhecida como *noradrenalina* (**Figura 15.7 A.**). A maioria dos neurônios pós-ganglionares simpáticos é adrenérgica. Como a ACh, a NA é armazenada em vesículas sinápticas e liberada por exocitose. Moléculas de NA se difundem através da fenda sináptica e se ligam a receptores adrenérgicos específicos na membrana pós-sináptica, causando excitação ou mesmo inibição da célula efetora.

Os **receptores adrenérgicos** ligam-se à norepinefrina e à epinefrina. A norepinefrina pode ser liberada como um neurotransmissor por neurônios pós-ganglionares simpáticos ou liberados como um hormônio no sangue por células cromafins das medulas suprarrenais; a epinefrina é liberada apenas como um hormônio. Os dois principais tipos de receptores adrenérgicos são os **receptores alfa** (α) e **receptores beta** (β), que são encontrados em efetores viscerais inervados pela maioria dos axônios pós-ganglionares simpáticos. Esses receptores são ainda classificados posteriormente em subtipos – $\alpha 1$, $\alpha 2$, $\beta 1$, $\beta 2$ e $\beta 3$ – com base nas respostas específicas que eles induzem e por sua ligação seletiva aos fármacos que os ativam ou bloqueiam. Embora existam algumas exceções, a ativação dos receptores $\alpha 1$ e $\beta 1$ geralmente produz excitação, e a ativação dos receptores $\alpha 2$ e $\beta 2$ causa inibição de tecidos efetores. Os receptores $\beta 3$ estão presentes apenas nas células do tecido

---

FIGURA 15.7 Neurônios colinérgicos e neurônios adrenérgicos nas divisões simpática e parassimpática.

Os neurônios colinérgicos liberam acetilcolina; os neurônios adrenérgicos liberam norepinefrina. Os receptores colinérgicos (nicotínicos ou muscarínicos) e os receptores adrenérgicos são proteínas integrais de membrana localizadas na membrana plasmática de um neurônio pós-sináptico ou de uma célula efetora.

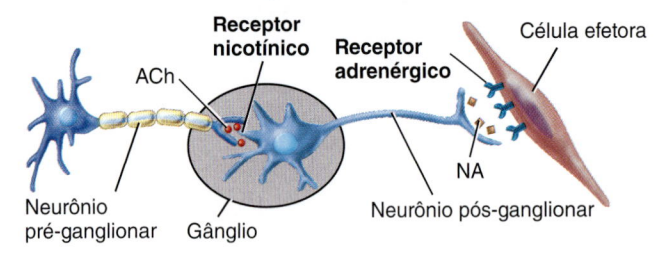

A. Divisão simpática – inervação para a maioria dos tecidos efetores

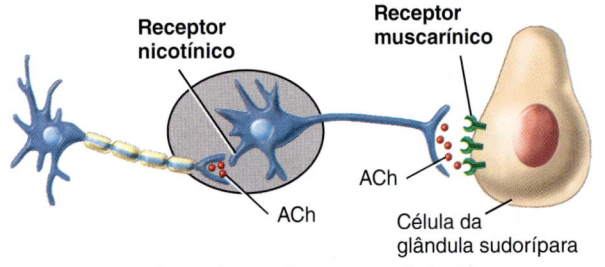

B. Divisão simpática – inervação para a maioria das glândulas sudoríparas

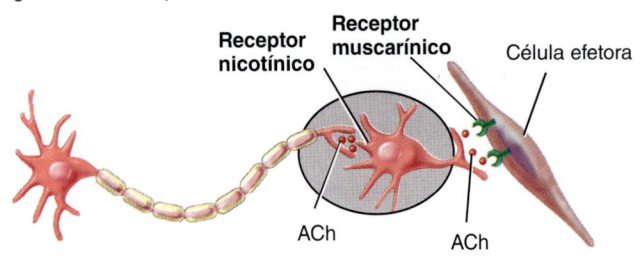

C. Divisão parassimpática

? Quais neurônios do SNA são adrenérgicos? Quais tipos de tecidos efetores contêm receptores muscarínicos?

adiposo marrom, onde sua ativação causa *termogênese* (produção de calor). As células da maioria dos efetores contêm tanto receptores alfa quanto beta; algumas células efetoras viscerais contêm ambos. A norepinefrina estimula os receptores alfa mais intensamente do que os receptores beta; a epinefrina é um estimulador potente de receptores alfa e também de receptores beta.

A atividade da norepinefrina em uma sinapse acaba quando ela é incorporada pelo axônio que a liberou ou quando é inativada pela **catecol-O-metiltransferase (COMT)** ou **monoamina oxidase (MAO)**. Em comparação com a ACh, a norepinefrina permanece na fenda sináptica por mais tempo. Desse modo, os efeitos desencadeados por neurônios adrenérgicos normalmente duram mais do que aqueles desencadeados por neurônios colinérgicos.

A **Tabela 15.2** descreve as localizações de receptores colinérgicos e adrenérgicos e resume as respostas que ocorrem quando cada tipo de receptor é ativado.

TABELA 15.2 Localização e respostas dos receptores adrenérgicos e colinérgicos.

Tipo de receptor	Localizações principais	Efeitos da ativação do receptor
COLINÉRGICO	Proteínas integrais nas membranas plasmáticas pós-sinápticas; ativado pelo neurotransmissor acetilcolina.	
Nicotínico	Membrana plasmática de neurônios pós-ganglionares simpáticos e parassimpáticos.	Excitação → impulsos nos neurônios pós-ganglionares.
	Células cromafins das medulas suprarrenais.	Secreção de epinefrina e norepinefrina.
	Sarcolema de fibras musculares esqueléticas (placa motora terminal).	Excitação → contração.
Muscarínico	Efetores inervados por neurônios pós-ganglionares parassimpáticos.	Em alguns receptores, excitação; em outros, inibição.
	Glândulas sudoríparas inervadas por neurônios pós-ganglionares simpáticos colinérgicos.	Sudorese aumentada.
	Vasos sanguíneos do músculo esquelético inervados por neurônios pós-ganglionares simpáticos colinérgicos.	Inibição → relaxamento → vasodilatação.
ADRENÉRGICO	Proteínas integrais nas membranas plasmáticas pós-sinápticas; ativado pelo neurotransmissor norepinefrina e pelos hormônios norepinefrina e epinefrina.	
α_1	Fibras musculares lisas nos vasos sanguíneos que inervam as glândulas salivares, pele, membranas mucosas, rins e vísceras abdominais; músculo dilatador da pupila; músculos esfíncteres do estômago e da bexiga urinária.	Excitação → contração, que causa vasoconstrição, dilatação da pupila e fechamento dos esfíncteres.
	Células das glândulas salivares.	Secreção de K^+ e água.
	Glândulas sudoríparas nas palmas das mãos e solas dos pés.	Sudorese aumentada.
α_2	Fibras musculares lisas em alguns vasos sanguíneos.	Inibição → relaxamento → vasodilatação.
	Células das ilhotas pancreáticas (células beta) que secretam o hormônio insulina.	Secreção diminuída de insulina.
	Células acinares exócrinas pancreáticas.	Inibição da secreção de enzimas digestivas.
	Plaquetas no sangue.	Agregação para formar o tampão plaquetário.
β_1	Fibras musculares cardíacas.	Excitação → aumento da força e frequência de contração.
	Células justaglomerulares dos rins.	Secreção de renina.
	Hipófise posterior.	Secreção do hormônio antidiurético (ADH).
	Células adiposas.	Decomposição de triglicerídeos → liberação de ácidos graxos para o sangue.
β_2	Músculo liso nas paredes das vias respiratórias; nos vasos sanguíneos que irrigam o coração, músculo esquelético, tecido adiposo e fígado; e nas paredes dos órgãos viscerais, como a bexiga urinária.	Inibição → relaxamento, que causa a dilatação das vias respiratórias, vasodilatação e relaxamento das paredes dos órgãos.
	Músculo ciliar no bulbo do olho.	Inibição → relaxamento.
	Hepatócitos no fígado.	Glicogênio (decomposição de glicogênio em glicose).
β_3	Tecido adiposo marrom.	Termogênese (produção de calor).

Receptores agonistas e antagonistas

Uma grande variedade de medicamentos e produtos naturais pode seletivamente ativar ou bloquear receptores colinérgicos ou adrenérgicos específicos. Um **agonista** é uma substância que se liga e ativa um receptor, no processo, mimetizando o efeito de um neurotransmissor ou hormônio natural. A fenilefrina, um agonista adrenérgico nos receptores α_1, é um ingrediente comum em medicamentos para resfriado e sinusite. Visto que promove a constrição dos vasos sanguíneos na mucosa nasal, a fenilefrina reduz a produção de muco, aliviando assim a congestão nasal. Um **antagonista** é uma substância que se liga e bloqueia um receptor, evitando dessa forma um neurotransmissor natural ou hormônio de exercer seu efeito. Por exemplo, a atropina bloqueia os receptores muscarínicos de ACh, dilata as pupilas, reduz as secreções glandulares e relaxa o músculo liso no trato digestório. Como resultado, é utilizado para dilatar as pupilas durante os exames oftalmológicos, no tratamento de distúrbios do músculo liso, como irite e hipermotilidade intestinal, além do uso como um antídoto para agentes de guerra química que inativam a acetilcolinesterase.

O propranolol (Inderal®) é frequentemente prescrito para pacientes com hipertensão arterial. É um betabloqueador não seletivo, o que significa que se liga a todos os tipos de receptores beta e impede sua ativação pela epinefrina e norepinefrina. Os efeitos desejados do propranolol são decorrentes do *bloqueio* de receptores β_1 – ou seja, diminuição da frequência cardíaca e força de contração e uma consequente redução na pressão sanguínea. Efeitos indesejados ocasionados pelo bloqueio dos receptores β_2 podem incluir hipoglicemia, resultante da diminuição da quebra de glicogênio e redução da gliconeogênese (a conversão de um não carboidrato em glicose no fígado) e leve broncoconstrição (estreitamento das vias respiratórias). Se esses efeitos adversos representarem uma ameaça para o paciente, um bloqueador β_1 seletivo (que se liga apenas a receptores beta específicos), como metoprolol (Lopressor®), pode ser prescrito em vez de propranolol.

> ### Teste rápido
> 7. Por que os neurônios colinérgicos e adrenérgicos são assim nomeados?
> 8. Quais neurotransmissores e hormônios ligam-se aos receptores adrenérgicos?
> 9. Qual o significado dos termos agonista e antagonista?

15.4 Fisiologia do SNA

OBJETIVO

- **Descrever** as principais respostas do corpo ao estímulo pelas divisões simpática e parassimpática do SNA.

Tônus autônomo

Conforme observado anteriormente, a maioria dos órgãos do corpo recebe inervação de ambas as divisões do SNA, que normalmente atuam em oposição entre si. O equilíbrio entre atividade simpática e parassimpática, denominado **tônus autônomo**, é regulado pelo hipotálamo. Normalmente, o hipotálamo aumenta o tônus simpático, ao mesmo tempo em que, diminui o tônus parassimpático e vice-versa. As duas divisões podem afetar os órgãos do corpo de maneiras distintas, porque seus neurônios pós-ganglionares liberam diferentes neurotransmissores e porque os órgãos efetores possuem diferentes receptores adrenérgicos e colinérgicos. Algumas estruturas recebem apenas inervação simpática – glândulas sudoríparas, músculos eretores do pelo, os rins, o baço, a maioria dos vasos sanguíneos e as medulas suprarrenais (ver **Figura 15.2**). Nessas estruturas, não há oposição da divisão parassimpática. Ainda assim, um aumento no tônus simpático apresenta um efeito, e uma diminuição no tônus simpático produz o efeito oposto.

Respostas simpáticas

Durante o estresse físico ou emocional, a divisão simpática domina a divisão parassimpática. O tônus simpático elevado favorece as funções do corpo que podem dar suporte à atividade física intensa e rápida produção de ATP. Ao mesmo tempo, a divisão simpática reduz as funções corporais que favorecem o armazenamento de energia. Além do esforço físico, várias emoções – tais como medo, constrangimento ou raiva – estimulam a divisão simpática. Visualizar mudanças corporais que ocorrem durante "situações E", tais como exercícios, emergência, excitação e embaraço (ou constrangimento) o ajudará a lembrar da maioria das respostas simpáticas. A ativação da divisão simpática e a liberação de hormônios pelas medulas suprarrenais desencadeiam uma série de respostas fisiológicas chamadas coletivamente de **resposta de luta ou fuga**, que inclui os seguintes efeitos:

- As pupilas dilatam
- Aumento da frequência cardíaca, força de contração cardíaca e pressão arterial
- As vias respiratórias se dilatam, permitindo o movimento mais rápido de ar para dentro e fora dos pulmões
- Os vasos sanguíneos que irrigam os rins e o trato gastrintestinal se contraem, o que diminui o fluxo sanguíneo nesses tecidos. O resultado é uma desaceleração da formação da urina e atividades digestivas, que não são essenciais durante o exercício
- Os vasos sanguíneos que suprem órgãos envolvidos no exercício ou luta contra o perigo – músculos esqueléticos, músculo cardíaco, fígado e tecido adiposo – dilatam, permitindo o aumento do fluxo sanguíneo nesses tecidos
- As células do fígado realizam glicogenólise (decomposição do glicogênio em glicose) e as células do tecido adiposo realizam a lipólise (decomposição de triglicerídeos em ácidos graxos e glicerol)
- A liberação de glicose pelo fígado aumenta o nível de glicose no sangue

- Processos que não são essenciais para enfrentar a situação estressante são inibidos. Por exemplo, os movimentos musculares do trato digestório e as secreções digestivas diminuem ou até são interrompidos.

Os efeitos da estimulação simpática são mais duradouros e mais difundidos do que os efeitos da estimulação parassimpática por três razões: (1) Os axônios pós-ganglionares simpáticos divergem mais extensivamente; como resultado, muitos tecidos são ativados simultaneamente. (2) A acetilcolinesterase inativa rapidamente a acetilcolina, mas a norepinefrina permanece na fenda sináptica por um período mais longo. (3) A epinefrina e a norepinefrina secretadas no sangue pelas medulas suprarrenais intensificam e prolongam as respostas causadas pela NA liberada de axônios pós-ganglionares simpáticos. Esses hormônios provenientes do sangue circulam por todo o corpo, afetando todos os tecidos que possuem receptores alfa e beta. Com o tempo, a NA e a epinefrina derivadas do sangue são destruídas por enzimas no fígado.

Respostas parassimpáticas

Ao contrário das respostas de luta ou fuga da divisão simpática, a divisão parassimpática é caracterizada pelas atividades de **repouso e digestão**. As respostas parassimpáticas dão suporte às funções corporais que conservam e restauram a energia corporal durante os tempos de repouso e recuperação. Nos intervalos tranquilos entre os períodos de exercício, impulsos parassimpáticos para as glândulas digestivas e o músculo liso do trato digestório predominam sobre os impulsos simpáticos. Isso permite que os alimentos que fornecem energia sejam digeridos e absorvidos. Simultaneamente, as respostas parassimpáticas reduzem as funções corporais que fornecem suporte à atividade física.

O acrônimo *SLUDD* pode ser útil para lembrar as cinco respostas parassimpáticas. Significa salivação (S), lacrimejamento (L), micção ou ato de urinar (U), digestão (D) e defecação (D). Todas essas atividades são estimuladas principalmente pela divisão parassimpática. Além do aumento das respostas SLUDD, outras respostas parassimpáticas importantes são as "três diminuições": diminuição da frequência cardíaca, diminuição do diâmetro das vias respiratórias (broncoconstrição) e diminuição do diâmetro (constrição) das pupilas.

A **Tabela 15.3** compara as características estruturais e funcionais das divisões simpática e parassimpática do SNA.

A **Tabela 15.4** lista as respostas das glândulas, músculo cardíaco e músculo liso à estimulação pelas divisões simpática e parassimpática do SNA.

Teste rápido

10. Defina o tônus autônomo.
11. Cite alguns exemplos dos efeitos antagônicos das divisões simpática e parassimpática do sistema nervoso autônomo?
12. O que acontece durante a resposta de luta ou fuga?
13. Por que a divisão parassimpática do SNA é chamada de sistema de conservação/restauração de energia?
14. Descreva a resposta simpática em uma situação de alarme de cada uma das seguintes partes do corpo: folículos pilosos, íris do olho, pulmões, baço, medulas suprarrenais, bexiga urinária, estômago, intestinos, vesícula biliar, fígado, coração, arteríolas das vísceras abdominais e as arteríolas dos músculos esqueléticos.

TABELA 15.3 Comparação das divisões simpática e parassimpática do SNA.

	Simpática (toracolombar)	Parassimpática (craniossacral)
Distribuição	Amplas regiões do corpo: pele, glândulas sudoríparas, músculos eretores do pelo, tecido adiposo, músculo liso dos vasos sanguíneos.	Limitada principalmente à cabeça e às vísceras do tórax, abdome e pelve; alguns vasos sanguíneos.
Localização dos corpos celulares de neurônios pré-ganglionares e do local de efluxo	Cornos cinzentos laterais dos segmentos da medula espinal T1–L2. Axônios de neurônios pré-ganglionares constituem o efluxo toracolombar.	Núcleos dos nervos cranianos III, VII, IX e X e substância cinzenta lateral dos segmentos da medula espinal S2–S4. Os axônios de neurônios pré-ganglionares constituem o efluxo craniossacral.
Gânglios associados	Gânglios do tronco simpáticos e gânglios pré-vertebrais.	Gânglios parassimpáticos.
Localizações dos gânglios	Próxima ao SNC e distante dos efetores viscerais.	Normalmente próximo ou dentro da parede dos efetores viscerais.
Comprimento do axônio e divergência	Neurônios pré-ganglionares com axônios curtos fazem sinapses com muitos neurônios pós-ganglionares com longos axônios que passam para muitos efetores viscerais.	Neurônios pré-ganglionares com axônios longos geralmente fazem sinapses com quatro a cinco neurônios pós-ganglionares com axônios curtos que passam para o efetor visceral único.
Ramos comunicantes brancos e cinzentos	Ambos presentes; os ramos comunicantes brancos contêm axônios pré-ganglionares mielinizados (mielínicos); os ramos comunicantes cinzentos contêm axônios pós-ganglionares amielínicos.	Nenhum presente.
Neurotransmissores	Os neurônios pré-ganglionares liberam acetilcolina (ACh), que é excitatória e estimula os neurônios pós-ganglionares; a maioria dos neurônios pós-ganglionares libera norepinefrina (NA); neurônios pós-ganglionares que inervam a maioria das glândulas sudoríparas e alguns vasos sanguíneos no músculo esquelético liberam ACh.	Os neurônios pré-ganglionares liberam ACh, que é excitatória e estimula os neurônios pós-ganglionares; os neurônios pós-ganglionares liberam ACh.
Efeitos fisiológicos	Respostas de luta ou fuga.	Atividades de repouso e digestão.

TABELA 15.4	Efeitos das divisões simpática e parassimpática do SNA.	
Efetor visceral	Efeito da estimulação simpática (receptores α ou β adrenérgicos, exceto quando indicado)*	Efeito da estimulação parassimpática (receptores muscarínicos de ACh)
GLÂNDULAS		
Medulas suprarrenais	Secreção de epinefrina e norepinefrina (receptores nicotínicos de ACh).	Nenhum efeito conhecido.
Glândulas lacrimais	Ligeira secreção de lágrimas (α).	Secreção de lágrimas.
Pâncreas	Inibe a secreção de enzimas digestivas e do hormônio insulina (α_2); promove a secreção do hormônio glucagon (β_2).	Secreção de enzimas digestivas e do hormônio insulina.
Neuro-hipófise	Secreção do hormônio antidiurético (ADH) (β_1).	Nenhum efeito conhecido.
Pineal	Aumenta a síntese e liberação de melatonina (β).	Nenhum efeito conhecido.
Suor	Aumenta a sudorese na maior parte das regiões do corpo (receptores muscarínicos de ACh); sudorese nas palmas das mãos e plantas dos pés (α_1).	Nenhum efeito conhecido.
Tecido adiposo†	Lipólise (decomposição de triglicerídeos em ácidos graxos e glicerol) (β_1); liberação de ácidos graxos no sangue (β_1 e β_3).	Nenhum efeito conhecido.
Fígado†	Glicogenólise (conversão de glicogênio em glicose); gliconeogênese (conversão de não carboidratos em glicose); secreção biliar reduzida (α e β_2).	Síntese de glicogênio; secreção aumentada de bile.
Células justaglomerulares do rim†	Secreção de renina (β_1).	Sem inervação.
MÚSCULO CARDÍACO (CORAÇÃO)		
	Aumento da frequência cardíaca e força das contrações atriais e ventriculares (β_1).	Frequência cardíaca reduzida; diminuição da força de contração atrial.
MÚSCULO LISO		
Íris, músculo dilatador da pupila	Contração → dilatação da pupila (α_1).	Nenhum efeito conhecido.
Íris, músculo esfíncter da pupila	Nenhum efeito conhecido.	Contração → constrição da pupila.
Músculo ciliar do bulbo do olho	Relaxamento para ajustar a forma da lente para visão distante (β_2).	Contração para visão de perto.
Pulmões, musculatura bronquial	Relaxamento → dilatação das vias respiratórias (β_2).	Contração → constrição das vias respiratórias.
Vesícula e ductos biliares	Relaxamento para facilitar o armazenamento de bile na vesícula biliar (β_2).	Contração → liberação de bile no intestino delgado.
Estômago e intestinos	Motilidade e tônus diminuídos (α_1, α_2, β_2); contração dos esfíncteres (α_1).	Aumento da motilidade e do tônus; relaxamento dos esfíncteres.
Baço	Contração e descarga de sangue armazenado na circulação geral (α_1).	Nenhum efeito conhecido.
Ureter	Aumenta a motilidade (α_1).	Aumenta a motilidade (?).
Bexiga urinária	Relaxamento da parede muscular (β_2); contração do esfíncter interno da uretra (α_1).	Contração da parede muscular; relaxamento do esfíncter interno da uretra.
Útero	Inibe a contração em mulheres não grávidas (β_2); promove a contração em mulheres grávidas (α_1).	Efeito mínimo.
Órgãos sexuais	Em homens: contração do músculo liso do ducto deferente, próstata e glândulas seminais resultando em ejaculação (α_1).	Vasodilatação; ereção do clitóris (mulheres) e pênis (homens).
Músculos eretores do pelo	Contração → ereção dos pelos resultando em arrepios (α_1).	Nenhum efeito conhecido.

*Subcategorias de receptores α e β são listadas, se conhecidas.
†Agrupadas com as glândulas, pois liberam substâncias para o sangue.

Efetor visceral	Efeito da estimulação simpática (receptores α ou β adrenérgicos, exceto quando indicados)*	Efeito da estimulação parassimpática (receptores muscarínicos de ACh)
MÚSCULO LISO VASCULAR		
Arteríolas das glândulas salivares	Vasoconstrição, que diminui a secreção de saliva (α_1).	Vasodilatação, que aumenta a secreção de saliva.
Arteríolas das glândulas gástricas	Vasoconstrição, que inibe a secreção (α_1).	Secreção de suco gástrico.
Arteríolas das glândulas intestinais	Vasoconstrição, que inibe a secreção (α_1).	Secreção de suco intestinal.
Arteríolas coronárias (coração)	Relaxamento → vasodilatação (β_2); contração → vasoconstrição (α_1, α_2); contração → vasoconstrição (receptores muscarínicos de ACh).	Nenhum efeito conhecido.
Arteríolas na pele e mucosas	Contração → vasoconstrição (α_1).	Vasodilatação, que pode não ser fisiologicamente significativa.
Arteríolas no músculo esquelético	Contração → vasoconstrição (α_1); relaxamento → vasodilatação (β_2); relaxamento → vasodilatação (receptores muscarínicos de ACh).	Nenhum efeito conhecido.
Arteríolas nas vísceras abdominais	Contração → vasoconstrição (α_1, β_2).	Nenhum efeito conhecido.
Arteríolas cerebrais	Contração ligeira → vasoconstrição (α_1).	Nenhum efeito conhecido.
Arteríolas renais	Constrição de vasos sanguíneos → volume urinário diminuído (α_1).	Nenhum efeito conhecido.
Veias sistêmicas	Contração → constrição (α_1); relaxamento → dilatação (β_2).	Nenhum efeito conhecido.

15.5 Integração e controle das funções autônomas

OBJETIVOS

- **Descrever** os componentes de um reflexo autônomo (visceral)
- **Explicar** a relação do hipotálamo com o SNA.

Reflexos autônomos (viscerais)

Os **reflexos autônomos (viscerais)** são respostas que ocorrem quando os impulsos nervosos passam por um arco reflexo autônomo. Esses reflexos desempenham um papel fundamental na regulação das condições controladas no corpo, como a *pressão arterial*, ajustando a frequência cardíaca, a força de contração ventricular e o diâmetro do vaso sanguíneo; *digestão*, ajustando a motilidade (movimento) e o tônus muscular do trato digestório; e *defecação* e *micção*, por meio da regulação da abertura e do fechamento dos esfíncteres.

Os componentes de um arco reflexo autônomo são os seguintes:

- **Receptor sensitivo.** Como em um arco reflexo somático (ver **Figura 13.14**), o receptor sensitivo em um arco reflexo autônomo é a extremidade distal de um neurônio sensitivo, que responde a um estímulo e produz uma mudança que irá, em última análise, desencadear impulsos nervosos. Esses receptores sensitivos estão principalmente associados aos interoceptores (que respondem a estímulos internos, como alongamento de uma parede visceral ou composição química de um líquido corporal)

- **Neurônio sensitivo.** Conduz impulsos nervosos de receptores para o SNC
- **Centro de integração.** Interneurônios dentro do SNC que retransmitem os sinais de neurônios sensitivos para os neurônios motores. Os principais centros de integração para a maioria dos reflexos autônomos estão localizados no hipotálamo e no tronco encefálico. Alguns reflexos autônomos, como os da micção e defecação, apresentam centros de integração na medula espinal
- **Neurônios motores.** Impulsos nervosos desencadeados pelos centros de integração se propagam para fora do SNC ao longo dos neurônios motores para um efetor. Em um arco reflexo autônomo, dois neurônios motores conectam o SNC a um efetor: o neurônio pré-ganglionar conduz impulsos motores do SNC para um gânglio autônomo e o neurônio pós-ganglionar conduz os impulsos motores de um gânglio autônomo para um efetor (ver **Figura 15.1**)
- **Efetor.** Em um arco reflexo autônomo, os efetores incluem o músculo liso, o músculo cardíaco e as glândulas, enquanto o reflexo é chamado de reflexo autônomo.

Controle autônomo por centros superiores

Normalmente, não estamos cientes das contrações musculares de nossos órgãos digestórios, nosso batimento cardíaco, mudanças no diâmetro de nossos vasos sanguíneos, assim como da dilatação e constrição da pupila, porque os centros de integração para essas respostas autônomas estão na medula espinal ou nas regiões inferiores encefálicas. Os neurônios sensitivos enviam o estímulo a esses centros e os neurônios motores autônomos fornecem a resposta que ajusta a atividade no efetor visceral, geralmente sem nossa percepção consciente.

Foco na homeostasia

Contribuições do sistema nervoso para todos os sistemas do corpo

- Juntamente com os hormônios do sistema endócrino, os impulsos nervosos fornecem comunicação e regulação para a maioria dos tecidos do corpo.

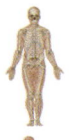

Sistema esquelético
- Os receptores de dor no tecido ósseo avisam sobre o trauma ou danos ósseos.

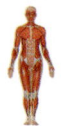

Sistema muscular
- Os neurônios motores somáticos recebem instruções de áreas motoras do encéfalo e estimulam a contração dos músculos esqueléticos para gerar os movimentos corporais
- O corpo estriado e a formação reticular definem o nível de tônus muscular
- O cerebelo coordena os movimentos especializados.

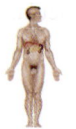

Sistema endócrino
- O hipotálamo regula a secreção de hormônios da hipófise anterior e posterior
- O SNA regula a secreção de hormônios das medulas suprarrenais e do pâncreas.

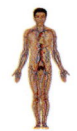

Sistema cardiovascular
- O centro cardiovascular no bulbo fornece impulsos nervosos para o SNA que governam a frequência cardíaca e a força do batimento cardíaco
- Os impulsos nervosos do SNA também regulam a pressão arterial e o fluxo de sangue pelos vasos sanguíneos.

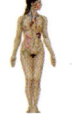

Sistema linfático e imunidade
- Alguns neurotransmissores ajudam a regular as respostas imunológicas
- A atividade no sistema nervoso pode aumentar ou diminuir as respostas imunológicas.

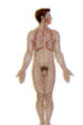

Sistema respiratório
- As áreas respiratórias no tronco encefálico controlam a taxa e profundidade de respiração
- O SNA ajuda a regular o diâmetro das vias respiratórias.

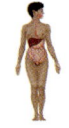

Sistema digestório
- Os plexos entéricos do SNA ajudam a regular a digestão
- A divisão parassimpática do SNA estimula muitos processos de digestão.

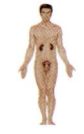

Sistema urinário
- O SNA ajuda a regular o fluxo sanguíneo para os rins, influenciando assim a taxa de formação de urina
- Os centros do encéfalo e da medula espinal controlam o esvaziamento da bexiga urinária.

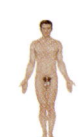

Sistemas genitais (reprodutores)
- O hipotálamo e o sistema límbico governam uma variedade de comportamentos sexuais
- O SNA promove a ereção do pênis em homens e do clitóris em mulheres e a ejaculação do sêmen em homens
- O hipotálamo regula a liberação de hormônios da hipófise anterior que controlam as gônadas (ovários e testículos)
- Os impulsos nervosos induzidos por estímulos táteis, derivados da sucção pelo bebê, causam a liberação de ocitocina e a ejeção de leite em mães lactantes.

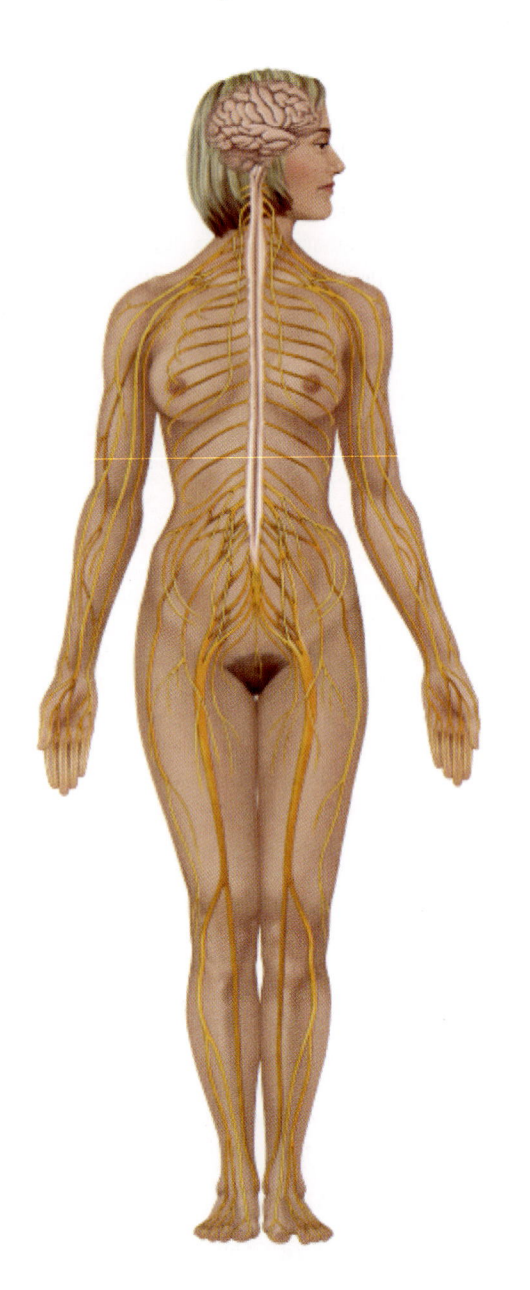

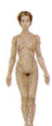

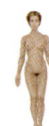

Tegumento comum
- Os nervos simpáticos do sistema nervoso autônomo (SNA) controlam a contração dos músculos eretores do pelo e a secreção pela transpiração a partir das glândulas sudoríparas.

O hipotálamo é o principal centro de controle e integração do SNA. O hipotálamo recebe estímulos sensoriais relacionados às funções viscerais, olfato (cheiro) e gustação (sabor), bem como alterações na temperatura, osmolaridade e níveis de várias substâncias no sangue. Ele também recebe o estímulo relacionado às emoções do sistema límbico. A resposta do hipotálamo influencia os centros autônomos, no tronco encefálico (como centros cardiovasculares, de salivação, deglutição e de vômito) e na medula espinal (como os centros reflexos de defecação e micção na porção sacral da medula espinal).

Anatomicamente, o hipotálamo está conectado às divisões simpática e parassimpática do SNA por axônios de neurônios cujos dendritos e corpos celulares se encontram em vários núcleos hipotalâmicos. Os axônios formam tratos a partir do hipotálamo para os núcleos parassimpáticos e simpáticos no tronco encefálico e na medula espinal através de retransmissões na formação reticular. As partes posterior e lateral do hipotálamo controlam a divisão simpática. A estimulação dessas áreas produz um aumento na frequência e força de contração do coração, um aumento na pressão arterial devido à constrição dos vasos sanguíneos, um aumento na temperatura corporal, dilatação das pupilas e inibição do trato digestório. Por outro lado, as partes anterior e medial do hipotálamo controlam a divisão parassimpática. A estimulação dessas áreas resulta em uma diminuição da frequência cardíaca, redução da pressão arterial, constrição das pupilas e aumento da secreção e motilidade do trato gastrintestinal.

> **Teste rápido**
>
> 15. Dê três exemplos de condições controladas no corpo que são mantidos no equilíbrio homeostático por reflexos autônomos (viscerais).
> 16. Como um arco reflexo autônomo (visceral) difere de um arco reflexo somático?

• • •

Agora que discutimos a estrutura e a função do sistema nervoso, você pode apreciar as muitas maneiras que esse sistema contribui para a homeostasia de outros sistemas do corpo ao examinar *Foco na Homeostasia: Contribuições do sistema nervoso*.

Distúrbios: desequilíbrios homeostáticos

Disreflexia autônoma

A **disreflexia autônoma** é uma resposta exacerbada da divisão simpática do SNA, que ocorre em aproximadamente 85% dos indivíduos com lesão na medula espinal no nível de T6 ou acima. A condição é observada após recuperação do choque medular (ver *Distúrbios: desequilíbrios homeostáticos* no Capítulo 13) e ocorre em decorrência da interrupção do controle de neurônios no SNA pelos centros superiores. Quando determinados impulsos sensitivos, tais como aqueles resultantes do alongamento de uma bexiga urinária cheia, são incapazes de subir à medula espinal, ocorre a estimulação em massa dos nervos simpáticos inferiores ao nível da lesão. Outros gatilhos incluem a estimulação de receptores de dor e as contrações viscerais resultantes do estímulo sexual, trabalho de parto/parto e estimulação intestinal. Entre os efeitos do aumento da atividade simpática está a vasoconstrição grave, que eleva a pressão arterial. Em resposta, o centro cardiovascular no bulbo (1) aumenta a resposta parassimpática através do nervo vago (X), que diminui a frequência cardíaca e (2) diminui a resposta simpática, o que causa dilatação dos vasos sanguíneos superiores ao nível da lesão.

A condição é caracterizada por uma forte dor de cabeça; hipertensão; pele avermelhada e quente com suor abundante acima do nível de lesão; pele pálida, fria e seca abaixo do nível da lesão; e ansiedade. Essa condição de emergência requer intervenção imediata. A primeira abordagem é identificar e remover rapidamente o estímulo problemático. Se isso não aliviar os sintomas, pode ser administrado um medicamento anti-hipertensivo, como clonidina ou nitroglicerina. A disreflexia autônoma não tratada pode causar convulsões, acidente vascular cerebral ou infarto.

Fenômeno de Raynaud

No **fenômeno de Raynaud** ou *acrocianose*, os dedos das mãos e dos pés tornam-se isquêmicos (falta de sangue) após a exposição ao frio ou por estresse emocional. A condição é devida à estimulação simpática excessiva do músculo liso nas arteríolas dos dedos e uma resposta intensificada aos estímulos que causam vasoconstrição. Quando ocorre a vasoconstrição das arteríolas nos dedos em resposta à estimulação simpática, o fluxo sanguíneo é muito diminuído. Como resultado, os dedos podem empalidecer (parecem esbranquiçados em decorrência do bloqueio do fluxo sanguíneo) ou tornam-se cianóticos (parecem azulados por causa do sangue desoxigenado nos capilares). Em casos extremos, os dedos podem se tornar necróticos por falta de oxigênio e nutrientes. Com o reaquecimento após a exposição ao frio, as arteríolas podem dilatar, fazendo com que os dedos das mãos e dos pés fiquem avermelhados. Muitos pacientes com o fenômeno de Raynaud apresentam pressão arterial baixa. Alguns têm o aumento no número de receptores alfa-adrenérgicos. O fenômeno de Raynaud é mais comum em mulheres jovens e ocorre com mais frequência em climas frios. Pacientes com esse distúrbio devem evitar a exposição ao frio, vestir roupas quentes e manter as mãos e os pés aquecidos. Os medicamentos utilizados para tratar o fenômeno de Raynaud incluem a nifedipino, um bloqueador de canal de cálcio que relaxa o músculo liso vascular e, a prazosina, que relaxa o músculo liso, bloqueando os receptores alfa. O tabagismo e o consumo de álcool ou drogas ilícitas podem agravar os sintomas dessa condição.

Correlação clínica

Disautonomia

A **disautonomia**, também denominada *disfunção autônoma* ou *neuropatia autônoma*, é uma doença hereditária e é uma denominação muito geral que se refere a um grupo de sinais e sintomas que resultam de danos ao SNA. Pode envolver parte ou a totalidade do SNA e pode variar de dano leve a potencialmente fatal. Alguns sinais e sintomas que podem indicar disautonomia incluem tonturas e desmaios em pé (hipotensão ortostática), frequência cardíaca anormal, problemas digestórios (constipação intestinal, diarreia, perda de apetite, distensão abdominal, náuseas, dificuldade em engolir e vômitos de alimentos não digeridos), problemas urinários (dificuldade para começar a urinar, incontinência e esvaziamento incompleto da bexiga urinária), anormalidades na sudorese (muito ou pouco, afetando a regulação da temperatura corporal), problemas sexuais (dificuldade em manter a ereção e produzir a ejaculação em homens e ressecamento vaginal e dificuldade em ter orgasmo em mulheres) e problemas visuais (visão embaçada ou reação lenta da pupila).

A disautonomia é observada com o diabetes, doença de Parkinson, HIV/AIDS, esclerose múltipla, síndrome de Guillain-Barré, consumo abusivo de álcool, lesões na medula espinal, cirurgia ou lesão envolvendo nervos e distúrbios nervosos hereditários, entre outros. O tratamento consiste em controlar a doença de base e o tratamento dos sinais e sintomas.

Terminologia técnica

Biorretroalimentação (*Biofeedback*). Uma técnica em que um indivíduo recebe informações sobre uma resposta autônoma, como a frequência cardíaca, pressão arterial ou temperatura da pele. Vários dispositivos de monitoramento eletrônico fornecem sinais visuais ou auditivos sobre as respostas autônomas. Ao se concentrar em pensamentos positivos, os indivíduos aprendem a alterar as respostas autônomas. Por exemplo, a biorretroalimentação é utilizada para diminuir a frequência cardíaca e a pressão arterial e, aumentar a temperatura da pele, a fim de diminuir a gravidade das enxaquecas.

Distrofia simpática reflexa (DSR). Uma síndrome que inclui dor espontânea, hipersensibilidade dolorosa a estímulos como o toque leve e sensação de frio e calor excessiva na parte envolvida do corpo. O distúrbio frequentemente envolve os antebraços, mãos, joelhos e pés. Parece que a ativação da divisão simpática do sistema nervoso autônomo está envolvida em decorrência de nociceptores traumatizados, como consequência de trauma ou cirurgia nos ossos ou articulações. O tratamento consiste em anestésicos e fisioterapia. Estudos clínicos recentes também sugerem que o medicamento baclofeno pode ser utilizado para reduzir a dor e restaurar a função normal da parte afetada do corpo. Também denominada **síndrome da dor regional complexa tipo 1**.

Hiperidrose. Transpiração excessiva ou profusa devida à intensa estimulação das glândulas sudoríparas.

Megacolo. Um colo anormalmente grande. No megacolo congênito, os nervos parassimpáticos para o segmento distal do colo não se desenvolvem adequadamente. A perda da função motora no segmento causa dilatação maciça do colo proximal normal. A condição resulta em constipação intestinal extrema, distensão abdominal e ocasionalmente, vômito. A remoção cirúrgica do segmento afetado do colo corrige o distúrbio.

Neuropatia autônoma. Uma *neuropatia* (distúrbio de um nervo craniano ou espinal) que afeta um ou mais nervos autônomos, com múltiplos efeitos no sistema nervoso autônomo, incluindo constipação intestinal, incontinência urinária, impotência e desmaios, além de baixa pressão arterial ao ficar de pé (*hipotensão ortostática*) em decorrência da diminuição do controle simpático do sistema cardiovascular. Frequentemente causada por diabetes melito em longo prazo (*neuropatia diabética*).

Reflexo em massa. Em casos de lesão grave da medula espinal acima do nível da sexta vértebra torácica, a estimulação da pele ou enchimento excessivo de um órgão visceral (como a bexiga urinária ou colo) abaixo do nível da lesão resulta em intensa ativação da resposta autônoma e somática a partir da medula espinal conforme a atividade reflexa retorna. A resposta exacerbada ocorre porque não há estímulo inibitório encefálico. O reflexo em massa consiste em espasmos flexores dos membros inferiores, evacuação da bexiga urinária e colo, além de sudorese profusa abaixo do nível da lesão.

Vagotomia. Secção do nervo vago (X). É frequentemente realizada para diminuir a produção de ácido clorídrico em pessoas com úlceras.

Revisão do capítulo

Conceitos essenciais

15.1 Comparação entre o sistema nervoso somático e o sistema nervoso autônomo

1. O sistema nervoso somático funciona sob controle consciente; o SNA geralmente funciona sem controle consciente.

2. O estímulo sensitivo para o sistema nervoso somático é principalmente derivado dos sentidos somáticos e sentidos especiais; o estímulo sensitivo para o SNA é proveniente de interoceptores, além dos sentidos somáticos e sentidos especiais.

3. Os axônios dos neurônios motores somáticos se estendem a partir do SNC e fazem sinapses diretamente com um efetor. As vias motoras autônomas são constituídas por dois neurônios motores em série. O

axônio do primeiro neurônio motor estende-se do SNC e realiza sinapses em um gânglio autônomo com o segundo neurônio motor; o segundo neurônio faz sinapses com um efetor.

4. A porção de resposta (motora) do SNA contém duas divisões principais: simpática e parassimpática. A maioria dos órgãos do corpo recebe dupla inervação; de modo geral, uma divisão do SNA causa excitação e a outra causa inibição. Os plexos entéricos consistem em nervos e gânglios dentro da parede do trato digestório.

5. Os efetores do sistema nervoso somático são músculos esqueléticos; os efetores do SNA incluem músculo cardíaco, músculo liso e glândulas.

6. A **Tabela 15.1** compara o sistema nervoso somático e o sistema nervoso autônomo.

15.2 Anatomia das vias motoras autônomas

1. Um neurônio pré-ganglionar é o primeiro dos dois neurônios motores em qualquer via motora autônoma; o axônio do neurônio pré-ganglionar estende-se a um gânglio autônomo, onde faz sinapses com um neurônio pós-ganglionar, o segundo neurônio na via motora autônoma. Os neurônios pré-ganglionares são mielínicos (mielinizados); os neurônios pós-ganglionares são amielínicos (não mielinizados).

2. Os corpos celulares dos neurônios pré-ganglionares simpáticos estão nas substâncias cinzentas laterais dos 12 segmentos torácicos e os primeiros dois ou três segmentos lombares da medula espinal; os corpos celulares dos neurônios pré-ganglionares parassimpáticos estão em quatro núcleos de nervos cranianos (III, VII, IX e X) no tronco encefálico e substância cinzenta lateral do segundo ao quarto segmentos sacrais da medula espinal.

3. Existem dois grupos principais de gânglios autônomos: gânglios simpáticos e gânglios parassimpáticos. Os gânglios simpáticos incluem gânglios do tronco simpático (em ambos os lados da coluna vertebral) e gânglios pré-vertebrais (anterior à coluna vertebral). Os gânglios parassimpáticos são encontrados próximos ou dentro dos efetores viscerais.

4. Os neurônios pré-ganglionares simpáticos realizam sinapses com neurônios pós-ganglionares nos gânglios do tronco simpático ou nos gânglios pré-vertebrais; os neurônios pré-ganglionares parassimpáticos fazem sinapses com neurônios pós-ganglionares em gânglios parassimpáticos.

15.3 Neurotransmissores e receptores do SNA

1. Os neurônios colinérgicos liberam acetilcolina. No SNA, os neurônios colinérgicos incluem todos os neurônios pré-ganglionares simpáticos e parassimpáticos, os neurônios pós-ganglionares simpáticos que inervam a maioria das glândulas sudoríparas e todos os neurônios pós-ganglionares parassimpáticos.

2. A acetilcolina se liga aos receptores colinérgicos. Os dois tipos de receptores colinérgicos, ambos os quais se ligam à acetilcolina, são receptores nicotínicos e receptores muscarínicos. Os receptores nicotínicos estão presentes nas membranas plasmáticas de dendritos e corpos celulares de neurônios pós-ganglionares simpáticos e parassimpáticos, nas membranas plasmáticas das células cromafins das medulas suprarrenais e na placa motora terminal na junção neuromuscular. Os receptores muscarínicos estão presentes nas membranas plasmáticas de todos os efetores inervados por neurônios pós-ganglionares parassimpáticos e na maioria das glândulas sudoríparas inervadas por neurônios pós-ganglionares simpáticos colinérgicos.

3. No SNA, os neurônios adrenérgicos liberam norepinefrina. Grande parte dos neurônios pós-ganglionares simpáticos são adrenérgicos.

4. Tanto a epinefrina quanto a norepinefrina se ligam aos receptores adrenérgicos, que são encontrados em efetores viscerais inervados pela maioria dos neurônios simpáticos pós-ganglionares. Os dois principais tipos de receptores adrenérgicos são os receptores alfa e os receptores beta.

5. A **Tabela 15.2** resume os tipos de receptores colinérgicos e adrenérgicos.

6. Um agonista é uma substância que se liga e ativa um receptor, mimetizando o efeito de um neurotransmissor ou hormônio natural. Um antagonista é uma substância que se liga e bloqueia um receptor, assim impedindo um neurotransmissor ou hormônio natural de exercer seu efeito.

15.4 Fisiologia do SNA

1. A divisão simpática favorece as funções do corpo que podem apoiar a atividade física vigorosa e a produção rápida de ATP (resposta de luta ou fuga); a divisão parassimpática regula atividades que conservam e restauram a energia corporal.

2. Os efeitos da estimulação simpática são mais duradouros e mais amplamente difundidos do que os efeitos da estimulação parassimpática.

3. A **Tabela 15.3** compara as características estruturais e funcionais das divisões simpática e parassimpática.

4. A **Tabela 15.4** lista as respostas simpática e parassimpática.

15.5 Integração e controle das funções autônomas

1. Um reflexo autônomo ajusta as atividades do músculo liso, músculo cardíaco e glândulas.

2. Um arco reflexo autônomo consiste em um receptor, um neurônio sensitivo, um centro de integração, dois neurônios motores autônomos e um efetor visceral.

3. O hipotálamo é o principal centro de controle e integração do SNA. Ele está conectado às divisões simpática e parassimpática.

Questões para avaliação crítica

1. Você já esteve em um *buffet* livre e consumiu grandes quantidades de comida. Depois de voltar para casa, você se reclinou no sofá para assistir televisão. Qual divisão do sistema nervoso estará lidando com as atividades do corpo depois do jantar? Liste vários órgãos envolvidos, o principal suprimento nervoso para cada órgão e os efeitos do sistema nervoso em suas funções.

2. Ciara está dirigindo da escola para casa, ouvindo suas músicas favoritas, quando um cachorro dispara para a rua na frente do carro. Ela consegue desviar para evitar bater no cão. Conforme ela continua em seu caminho, ela percebe que seu coração está acelerado, ela está arrepiada e suas mãos estão suadas. Por que ela está manifestando esses efeitos?

3. A Sra. Young está passando por um surto de diarreia que a está mantendo reclusa em casa. Ela gostaria de ir à festa de aniversário de seu irmão, mas tem medo de comparecer por causa da diarreia. Qual tipo de medicamento, relacionado à função do sistema nervoso autônomo, ela poderia tomar para ajudar a aliviar a diarreia?

Respostas às questões das figuras

15.1 A inervação dupla significa que um órgão do corpo recebe a inervação neural de neurônios simpáticos e parassimpáticos do SNA.

15.2 A maioria dos axônios pré-ganglionares parassimpáticos são mais longos do que os axônios pré-ganglionares simpáticos, porque grande parte dos gânglios parassimpáticos está nas paredes dos órgãos viscerais, mas boa parte dos gânglios simpáticos está próxima à medula espinal no tronco simpático.

15.3 Os gânglios parassimpáticos estão associados à divisão parassimpática; o tronco simpático e os gânglios pré-vertebrais estão associados à divisão simpática.

15.4 Os gânglios do tronco simpático contêm neurônios pós-ganglionares simpáticos que ficam em uma fileira vertical em cada lado da coluna vertebral.

15.5 O maior plexo autônomo é o plexo celíaco (solar).

15.6 Os nervos esplâncnicos pélvicos se ramificam do segundo ao quarto nervos espinais sacrais.

15.7 A maioria (mas não todos) dos neurônios pós-ganglionares simpáticos é adrenérgica. Os receptores muscarínicos estão presentes nas membranas plasmáticas de todos os efetores (músculo liso, músculo cardíaco e glândulas) inervados por neurônios pós-ganglionares parassimpáticos e nas glândulas sudoríparas inervadas por neurônios pós-ganglionares simpáticos colinérgicos.

CAPÍTULO 16

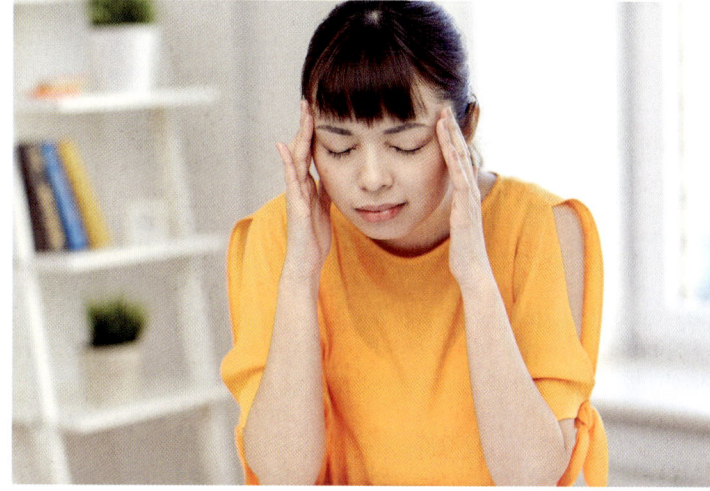

Consulte o boxe *Correlação clínica: analgesia e acupuntura* na Seção 16.2 para descobrir como os fármacos, tais como o ácido acetilsalicílico e o ibuprofeno, assim como a acupuntura, aliviam a dor de diferentes formas.

Sistemas Sensitivos, Motores e Integrativos

Sistemas sensitivos, motores e integrativos e a homeostasia

As vias sensitivas e motoras do corpo fornecem rotas para o estímulo no encéfalo e na medula espinal e para a resposta aos órgãos-alvo como a contração muscular.

Nos quatro capítulos anteriores, descrevemos a organização do sistema nervoso. Neste capítulo, exploramos os níveis e componentes da sensibilidade. Também examinamos as vias que conduzem os impulsos nervosos sensitivos somáticos do corpo para o encéfalo e as vias que conduzem os impulsos do encéfalo aos músculos esqueléticos para produzir movimentos. À medida que os impulsos sensitivos alcançam o SNC, eles se tornam parte de um grande conjunto de estímulos ou sinais sensitivos. No entanto, nem todo impulso nervoso transmitido ao SNC provoca uma resposta. Em vez disso, cada informação recebida é combinada com outras informações recebidas e armazenadas anteriormente em um processo denominado *integração*. A integração ocorre em muitos locais ao longo das vias do SNC, como medula espinal, tronco encefálico, cerebelo, núcleos da base e córtex cerebral. Você também aprenderá como as respostas motoras que governam a contração muscular são modificadas em vários desses níveis. Para concluir este capítulo, apresentamos três funções integrativas complexas do encéfalo: (1) vigília e sono, (2) aprendizagem e memória e (3) linguagem.

16.1 Sensibilidade

OBJETIVOS

- **Definir** a sensibilidade e discutir os seus componentes
- **Descrever** as diferentes formas de classificar os receptores sensitivos.

Em sua definição mais ampla, **sensibilidade** é a percepção consciente ou subconsciente das mudanças no ambiente externo ou interno. A natureza da sensibilidade e o tipo de reação gerada variam de acordo com a destinação final dos impulsos nervosos que transmitem informações sensitivas ao SNC. Os impulsos sensitivos que alcançam a medula espinal podem servir de estímulo para os reflexos espinais, como o reflexo de estiramento que você aprendeu no Capítulo 13. Impulsos sensitivos que alcançam a parte inferior do tronco encefálico provocam reflexos mais complexos, como mudanças na frequência cardíaca ou respiratória. Quando os impulsos sensitivos atingem o córtex cerebral, nos tornamos conscientes dos estímulos sensitivos e podemos localizar e identificar, com precisão, sensações específicas, como tato, dor, audição ou paladar. Como você aprendeu no Capítulo 14, a **percepção** é a interpretação consciente das sensações e é principalmente uma função do córtex cerebral. Se não temos a percepção de alguma informação sensitiva, é porque ela não chega ao córtex cerebral. Por exemplo, determinados receptores sensitivos monitoram constantemente a pressão do sangue nos vasos sanguíneos. Como os impulsos nervosos que transmitem as informações sobre a pressão arterial se propagam para o centro cardiovascular no bulbo (bulbo) e não para o córtex cerebral, a pressão arterial não é percebida conscientemente.

Modalidades sensitivas

Cada tipo único de sensibilidade – como tato, dor, visão ou audição – é chamado de **modalidade sensitiva**. Um determinado neurônio sensitivo carrega informações para apenas uma modalidade sensitiva. Os neurônios que transmitem os impulsos nervosos do tato para o córtex somatossensorial primário do cérebro não transmitem os impulsos nervosos para a dor. Da mesma forma, os impulsos nervosos dos olhos são percebidos como visão e os dos ouvidos são percebidos como sons.

As diferentes modalidades sensitivas podem ser agrupadas em duas classes: sentidos gerais e sentidos especiais.

1. Os **sentidos gerais** referem-se aos sentidos somáticos e aos sentidos viscerais. Os **sentidos somáticos** incluem sensações táteis (toque, pressão, vibração, prurido e cócegas), sensações térmicas (calor e frio), sensações de dor e sensações proprioceptivas. As sensações proprioceptivas permitem a percepção das posições estáticas (imóveis) dos membros e partes do corpo (sentido da posição das articulações e músculos) e dos movimentos dos membros e da cabeça. Os **sentidos viscerais** fornecem informações sobre as condições nos órgãos internos, por exemplo, pressão, estiramento, produtos químicos, náuseas, fome e temperatura.
2. Os **sentidos especiais** incluem as modalidades sensitivas de olfato, paladar, visão, audição e equilíbrio ou balanço.

Neste capítulo, discutiremos os sentidos somáticos e a dor visceral. Os sentidos especiais são o foco do Capítulo 17. Os sentidos viscerais foram discutidos no Capítulo 15 e serão descritos em associação aos órgãos individuais em capítulos posteriores.

Processo de sensibilidade

O processo de sensibilidade começa em um **receptor sensitivo**, que pode ser uma célula especializada ou os dendritos de um neurônio sensitivo. Um determinado receptor sensitivo responde vigorosamente a um tipo particular de **estímulo**, uma mudança no ambiente que pode ativar certos receptores. Um receptor sensitivo responde apenas fracamente ou não responde a outros estímulos. Essa característica desses receptores é conhecida como **seletividade**.

Para o surgimento de uma sensibilidade, normalmente ocorrem os quatro eventos a seguir (**Figura 16.1 A**):

1. *Estimulação do receptor sensitivo*. Um estímulo apropriado deve ocorrer dentro do *campo receptivo* do receptor, ou seja, a região do corpo onde o estímulo ativa o receptor e produz uma resposta.
2. *Transdução do estímulo*. Um receptor sensitivo converte a energia do estímulo em um potencial graduado, um processo conhecido como **transdução**. Lembre-se de que os potenciais graduados variam em amplitude (tamanho), dependendo da força do estímulo que os causa e não são propagados. (Consulte a Seção 12.3 para revisar as diferenças entre os potenciais de ação e os potenciais graduados.) Cada tipo de receptor sensitivo exibe seletividade: ele pode fazer a transdução de apenas um tipo de estímulo. Por exemplo, moléculas odoríferas no ar estimulam neurônios sensitivos olfatórios no nariz, responsáveis pela transdução da energia química das moléculas em energia elétrica na forma de um potencial graduado.
3. *Geração de impulsos nervosos*. Quando um potencial graduado em um neurônio sensitivo atinge o limiar, ele dispara um ou mais impulsos nervosos, que então se propagam em direção ao SNC. Os neurônios sensitivos que conduzem impulsos nervosos do SNP para o SNC são chamados de neurônios de primeira ordem (ver Seção 16.3).
4. *Integração do estímulo sensitivo*. Uma região específica do SNC recebe e integra (processa) os impulsos nervosos sensitivos. As sensações ou percepções conscientes são integradas no córtex cerebral. Você parece ver com seus olhos, ouvir com os ouvidos e sentir dor em uma parte lesionada do corpo, porque os impulsos sensitivos de cada parte do corpo chegam a uma região específica do córtex cerebral, que interpreta a sensibilidade como proveniente dos receptores sensitivos estimulados.

Receptores sensitivos

Tipos de receptores sensitivos. Diversas características estruturais e funcionais dos receptores sensitivos podem ser utilizadas para agrupá-los em diferentes classes. Isso inclui (1) estrutura microscópica, (2) localização dos receptores e a origem dos estímulos que os ativam e (3) tipo de estímulo detectado.

Estrutura microscópica. Em um nível microscópico, os receptores sensitivos podem ser um dos seguintes: (1) terminações nervosas livres de neurônios sensitivos de primeira ordem, (2) terminações nervosas encapsuladas de neurônios sensitivos de primeira ordem ou (3) células distintas e especializadas que fazem sinapses com neurônios sensitivos de primeira ordem. **As terminações nervosas livres** são dendritos não encapsulados; eles carecem de qualquer especialização estrutural que possa ser vista em um microscópio de luz (**Figura 16.1 B**). Receptores para dor, temperatura, cócegas, prurido e algumas sensações táteis são terminações nervosas livres. Receptores para outras sensações somáticas e viscerais, como pressão, vibração e algumas sensações táteis, são **terminações nervosas encapsuladas**. Seus dendritos estão envolvidos em uma cápsula de tecido conjuntivo que possui uma estrutura microscópica distinta – por exemplo, corpúsculos lamelares (**Figura 16.1 C**). Os diferentes tipos de cápsulas aumentam a sensibilidade ou especificidade do receptor. Os receptores sensitivos para alguns sentidos especiais são **células distintas** e especializadas que fazem sinapses com os neurônios sensitivos. Isso inclui *células ciliadas* para audição e equilíbrio na orelha interna, *receptores gustatórios* nos cálculos gustatórios (**Figura 16.1 D**) e *fotorreceptores* na retina para visão. Os neurônios sensitivos olfatórios não são células distintas; em vez disso, eles estão localizados nos cílios olfatórios, que são estruturas semelhantes a cabelos que se projetam do dendrito de um neurônio sensitivo olfatório. Você aprenderá mais sobre os receptores para os sentidos especiais no Capítulo 17.

Um receptor sensitivo responde a um estímulo com a geração de um potencial graduado conhecido como **potencial receptor**

FIGURA 16.1 Processo de sensibilidade e tipos de receptores sensitivos e sua relação com os neurônios sensitivos de primeira ordem.
A. Eventos que produzem uma sensibilidade. **B.** Terminações nervosas livres: nesse caso, um receptor sensível ao frio. Essas terminações são dendritos livres de neurônios de primeira ordem sem nenhuma especialização estrutural aparente. **C.** Uma terminação nervosa encapsulada: nesse caso, um receptor sensível à vibração. As terminações nervosas encapsuladas são dendritos de neurônios de primeira ordem. **D.** Uma célula receptora separada – aqui, um receptor gustatório (paladar) – e sua sinapse com um neurônio de primeira ordem.

Os receptores sensitivos respondem a estímulos gerando potenciais do receptor.

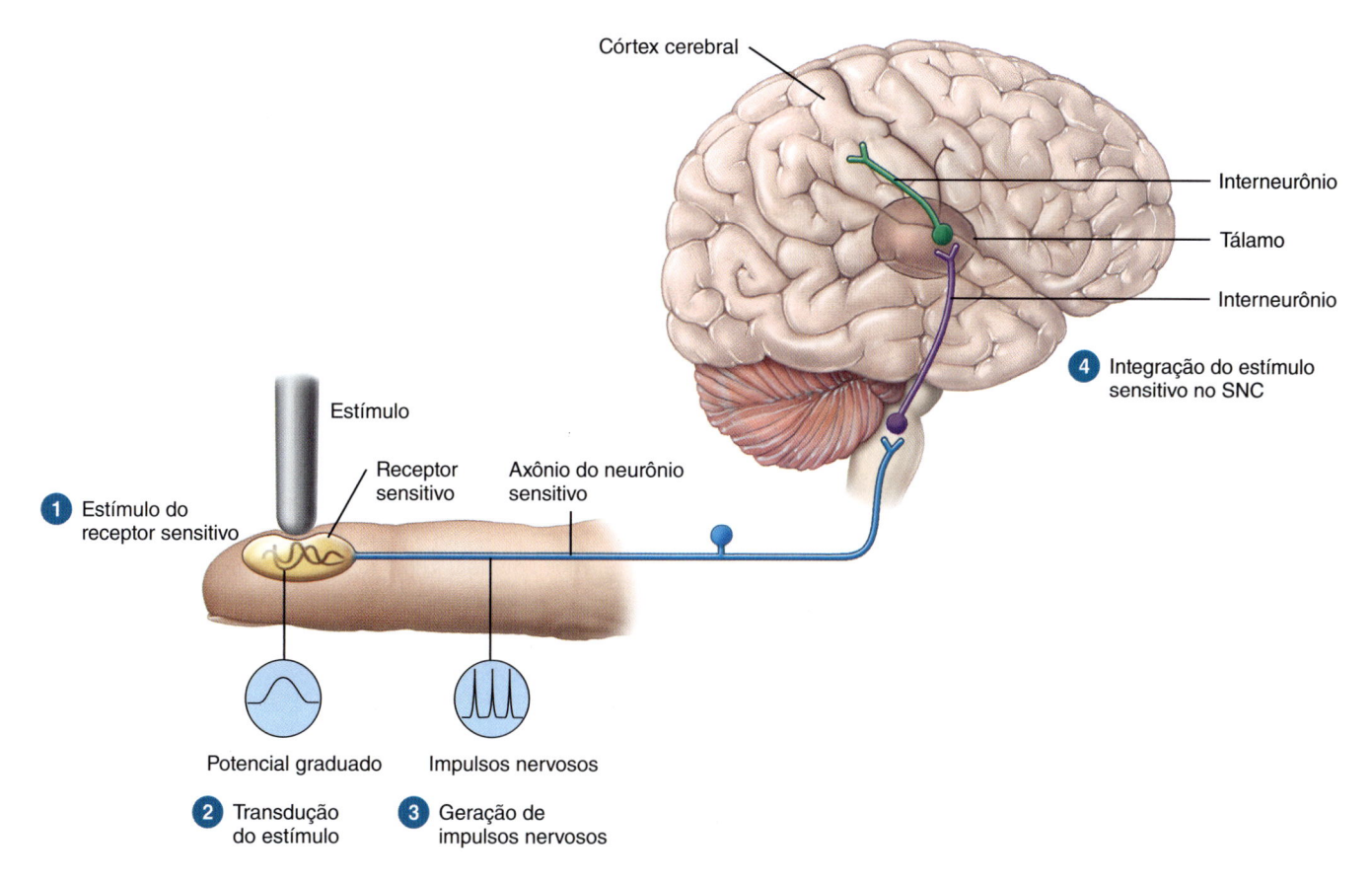

A. Principais eventos de sensibilidade

(continua)

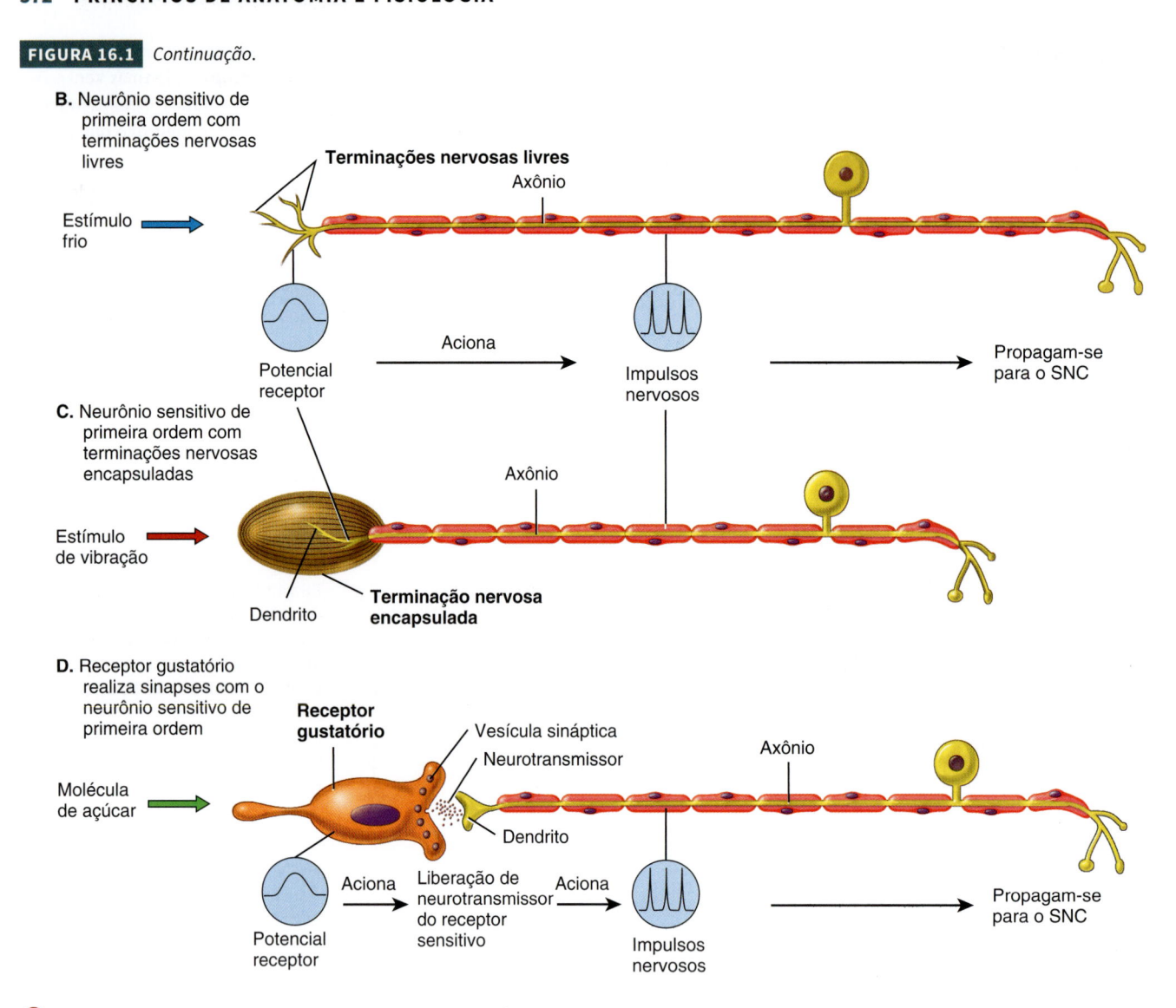

FIGURA 16.1 *Continuação.*

B. Neurônio sensitivo de primeira ordem com terminações nervosas livres

Estímulo frio → Terminações nervosas livres — Axônio — Potencial receptor — Aciona → Impulsos nervosos → Propagam-se para o SNC

C. Neurônio sensitivo de primeira ordem com terminações nervosas encapsuladas

Estímulo de vibração → Dendrito — Terminação nervosa encapsulada — Axônio

D. Receptor gustatório realiza sinapses com o neurônio sensitivo de primeira ordem

Molécula de açúcar → Receptor gustatório — Vesícula sináptica — Neurotransmissor — Dendrito — Axônio
Potencial receptor — Aciona → Liberação de neurotransmissor do receptor sensitivo — Aciona → Impulsos nervosos → Propagam-se para o SNC

? Quais sentidos são percebidos por receptores que são células especializadas?

(**Figura 16.1 B–D**). Em receptores sensitivos que são terminações nervosas livres ou terminações nervosas encapsuladas, se o potencial receptor for grande o suficiente para atingir o limiar, ele dispara um ou mais impulsos nervosos no axônio do neurônio sensitivo (**Figura 16.1 B, C**). Os impulsos nervosos então se propagam ao longo do axônio para o SNC. Em receptores sensitivos que são células distintas, o potencial receptor desencadeia a liberação do neurotransmissor por meio da exocitose das vesículas sinápticas (**Figura 16.1 C**). As moléculas do neurotransmissor liberadas das vesículas sinápticas se difundem pela fenda sináptica e produzem um potencial pós-sináptico (PPS), um tipo de potencial graduado, no neurônio sensitivo. Se o limiar for atingido, o PPS irá desencadear um ou mais impulsos nervosos, que se propagam ao longo do axônio para o SNC.

A amplitude do potencial receptor varia com a intensidade do estímulo, com um estímulo intenso produzindo um grande potencial e um estímulo fraco produzindo um pequeno. Da mesma forma, grandes potenciais receptores desencadeiam impulsos nervosos em altas frequências no neurônio de primeira ordem, em contraste com pequenos potenciais receptores, que disparam impulsos nervosos em frequências mais baixas.

Localização dos receptores e origem dos estímulos ativadores. Outra forma de agrupar receptores sensitivos é baseada na localização dos receptores e na origem dos estímulos que os ativam.

- **Os exteroceptores** estão localizados na superfície externa do corpo ou próximos a ela; eles são sensíveis a estímulos originados fora do corpo e fornecem informações sobre o *ambiente externo*. As sensações de audição, visão, olfato, paladar, tato, pressão, vibração, temperatura e dor são transmitidas por exteroceptores
- Os **interoceptores** ou *visceroceptores* estão localizados nos vasos sanguíneos, órgãos viscerais, músculos e sistema nervoso e monitoram as condições no *ambiente interno*. Os impulsos nervosos produzidos pelos interoceptores geralmente não são percebidos conscientemente; ocasionalmente, entretanto, a ativação de interoceptores por estímulos fortes pode ser sentida como dor ou pressão
- Os **proprioceptores** estão localizados nos músculos, tendões e articulações. Eles fornecem informações sobre o equilíbrio (balanço), isto é, a posição do corpo, o comprimento e

a tensão muscular, assim como a posição e o movimento das articulações.

Tipo de estímulo detectado. Uma terceira maneira de agrupar receptores sensitivos é de acordo com o tipo de estímulo que eles detectam. A maioria dos estímulos está na forma de energia mecânica, como ondas sonoras ou mudanças de pressão; a energia eletromagnética, como luz ou calor; ou a energia química, como em uma molécula de glicose

- **Os mecanorreceptores** são sensíveis a estímulos mecânicos, como deformação, alongamento ou dobramento das células. Os mecanorreceptores fornecem sensações de tato, pressão, vibração, propriocepção, audição e equilíbrio. Eles também monitoram o estiramento dos vasos sanguíneos e órgãos internos
- **Os termorreceptores** detectam mudanças na temperatura
- **Os nociceptores** respondem a estímulos dolorosos resultantes de danos físicos ou químicos ao tecido
- **Os fotorreceptores** detectam a luz que atinge a retina
- **Os quimiorreceptores** detectam substâncias químicas na boca (sabor), nariz (cheiro) e líquidos corporais
- Os **osmorreceptores** detectam a pressão osmótica dos líquidos corporais.

A **Tabela 16.1** resume a classificação dos receptores sensitivos.

Adaptação em receptores sensitivos.

Uma característica da maioria dos receptores sensitivos é a **adaptação**, na qual o potencial receptor diminui em amplitude durante um estímulo constante e mantido. Como você já deve ter percebido, isso faz com que a frequência dos impulsos nervosos no neurônio sensitivo diminua. Por causa da adaptação, a percepção de uma sensibilidade pode enfraquecer ou desaparecer, mesmo que o estímulo persista. Por exemplo, quando você entra em um banho quente pela primeira vez, a água pode parecer muito quente, mas logo a sensibilidade diminui para um calor confortável, mesmo que o estímulo (a alta temperatura da água) não mude.

Os receptores variam na rapidez com que se adaptam. Os **receptores de adaptação rápida** se adaptam muito rapidamente. Eles são especializados em sinalizar *alterações* em um estímulo. Os receptores associados à vibração, tato e cheiro se adaptam rapidamente. Os **receptores de adaptação lenta**, ao contrário, adaptam-se lentamente e continuam a disparar impulsos nervosos enquanto o estímulo persistir. Os receptores de adaptação lenta monitoram os estímulos associados à dor, à posição do corpo e à composição química do sangue.

Teste rápido

1. Qual é a diferença entre sensibilidade e percepção?
2. O que é uma modalidade sensitiva?
3. O que é um potencial receptor?
4. Qual é a diferença entre os receptores de adaptação rápida e de adaptação lenta?

TABELA 16.1 Classificação dos receptores sensitivos.

Base da classificação	Descrição
ESTRUTURA MICROSCÓPICA	
Terminações nervosas livres	Dendritos sem cápsula associados a sensações de dor, sensibilidade térmica, cócegas, coceira e algumas sensações táteis.
Terminações nervosas encapsuladas	Dendritos envolvidos em cápsulas de tecido conjuntivo para pressão, vibração e algumas sensações táteis.
Células distintas, especializadas	As células receptoras fazem sinapses com os neurônios sensitivos de primeira ordem; localizadas na retina (fotorreceptores), orelha interna (células ciliadas) e cálculos gustatórios da língua (células receptoras gustatórias).
LOCALIZAÇÃO DO RECEPTOR E ATIVAÇÃO DOS ESTÍMULOS	
Exteroceptores	Localizados na superfície corporal ou próximo a ela; sensíveis a estímulos originados fora do corpo; fornecem informações sobre o ambiente externo; transmitem sensações visuais, de cheiro, de sabor, de tato, de pressão, de vibração, térmicas e de dor.
Interoceptores	Localizados nos vasos sanguíneos, órgãos viscerais e sistema nervoso; fornecem informações sobre o ambiente interno; os impulsos geralmente não são percebidos conscientemente, mas ocasionalmente podem ser sentidos como dor ou pressão.
Proprioceptores	Localizados nos músculos, tendões, articulações e orelha interna; fornecem informações sobre a posição do corpo, comprimento e tensão muscular, posição e movimento das articulações e equilíbrio.
TIPO DE ESTÍMULO DETECTADO	
Mecanorreceptores	Detectam estímulos mecânicos; fornecem sensações de tato, pressão, vibração, propriocepção, além de audição e equilíbrio; também monitoram o alongamento dos vasos sanguíneos e órgãos internos.
Termorreceptores	Detectam mudanças na temperatura.
Nociceptores	Respondem a estímulos dolorosos resultantes de danos físicos ou químicos ao tecido.
Fotorreceptores	Detectam a luz que atinge a retina.
Quimiorreceptores	Detectam substâncias químicas na boca (gosto), nariz (cheiro) e líquidos corporais.
Osmorreceptores	Detectam a pressão osmótica dos líquidos corporais.

16.2 Sensibilidade somática

OBJETIVOS

- **Descrever** a localização e a função dos receptores sensitivos somáticos para sensações táteis, térmicas e dolorosas
- **Identificar** os receptores da propriocepção e **descrever** suas funções.

A **sensibilidade somática** surge do estímulo de receptores sensitivos presentes na pele ou tela subcutânea; nas membranas mucosas da boca, vagina e ânus; e nos músculos esqueléticos, tendões e articulações. Os receptores sensitivos para as sensações somáticas são distribuídos de forma desigual – algumas partes da superfície do corpo são densamente povoadas por receptores e outras contêm apenas alguns. As áreas com maior densidade de receptores sensitivos somáticos são a ponta da língua, os lábios e as pontas dos dedos. A sensibilidade somática que surge a partir do estímulo da superfície da pele é a **sensibilidade cutânea**.

Existem quatro modalidades de sensibilidades somáticas: tátil, térmica, dolorosa e proprioceptiva.

Sensibilidade tátil

A **sensibilidade tátil** inclui toque, pressão, vibração, prurido e cócegas. Embora percebamos diferenças entre essas sensações, elas surgem pela ativação de alguns dos mesmos tipos de receptores. Vários tipos de mecanorreceptores encapsulados ligados a fibras As mielinizadas de grande diâmetro mediam sensações de toque, pressão e vibração. Outras sensações táteis, como sensações de prurido e cócegas, são detectadas por terminações nervosas livres ligadas a fibras C amielínicas de pequeno diâmetro. Lembre-se de que os axônios mielinizados de maior diâmetro propagam os impulsos nervosos mais rapidamente do que os axônios amielínicos de menor diâmetro. Os receptores táteis na pele ou tela subcutânea incluem corpúsculos táteis (Meissner), plexos da raiz do pelo, corpúsculos sensitivos não encapsulados, corpúsculos lamelares (Pacini), corpúsculos bulbosos (Ruffini) e terminações nervosas livres (**Figura 16.2**).

Tato. A sensação de **tato** geralmente resulta da estimulação de receptores táteis na pele ou tela subcutânea. Existem dois tipos de

FIGURA 16.2 Estrutura e localização dos receptores sensitivos na pele e tela subcutânea.

A sensibilidade somática de tato, pressão, vibração, calor, frio e dor se origina em receptores sensitivos na pele, tela subcutânea e membranas mucosas.

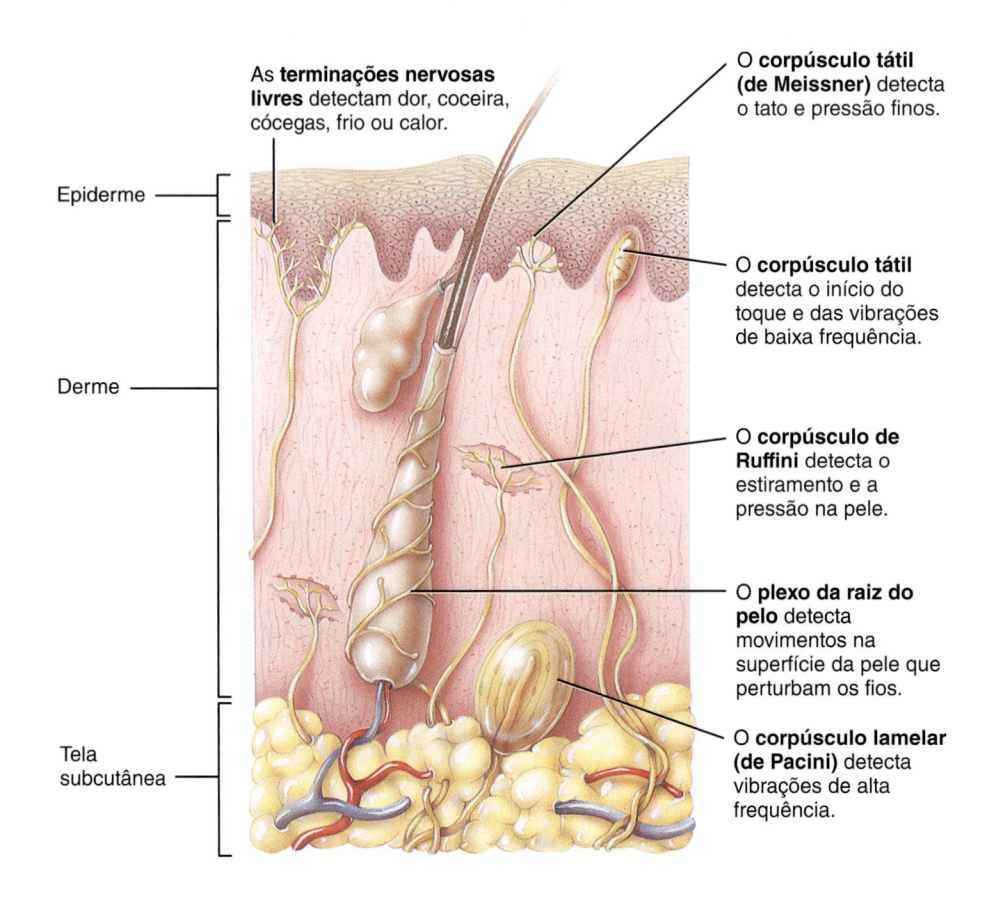

As **terminações nervosas livres** detectam dor, coceira, cócegas, frio ou calor.

O **corpúsculo tátil (de Meissner)** detecta o tato e pressão finos.

O **corpúsculo tátil** detecta o início do toque e das vibrações de baixa frequência.

O **corpúsculo de Ruffini** detecta o estiramento e a pressão na pele.

O **plexo da raiz do pelo** detecta movimentos na superfície da pele que perturbam os fios.

O **corpúsculo lamelar (de Pacini)** detecta vibrações de alta frequência.

Epiderme — Derme — Tela subcutânea

? Quais sensações podem surgir quando as terminações nervosas livres são estimuladas?

receptores de tato de adaptação rápida. Os **corpúsculos táteis** ou *corpúsculos de Meissner* são receptores de tato localizados nas papilas dérmicas da pele sem pelos. Cada corpúsculo é uma massa oval de células de Schwann modificadas e terminações nervosas envolvidas por uma cápsula de tecido conjuntivo. Como os corpúsculos táteis são receptores de adaptação rápida, eles geram impulsos nervosos principalmente no início de um toque. Eles são abundantes nas pontas dos dedos, mãos, pálpebras, extremidade da língua, lábios, mamilos, plantas dos pés, clitóris e extremidade do pênis. Os **plexos da raiz do pelo** são receptores táteis de adaptação rápida encontrados na pele com pelos; eles consistem em terminações nervosas livres enroladas nos folículos pilosos. Os plexos da raiz do pelo detectam movimentos na superfície da pele que perturbam os fios. Por exemplo, um inseto pousando sobre o pelo, causa o movimento da haste do pelo que estimula as terminações nervosas livres.

Existem também dois tipos de receptores de toque de adaptação lenta. **Discos táteis** (*de Merkel*) são terminações nervosas livres, achatadas em forma de pires, que fazem contato com células epiteliais táteis (*células de Merkel*) do estrato basal (ver **Figura 5.2 D**). Eles são abundantes nas pontas dos dedos, mãos, lábios e órgãos genitais externos. Esses receptores respondem ao toque contínuo, como segurar um objeto na mão por um longo período de tempo. Os **corpúsculos bulbosos** ou *corpúsculos de Ruffini* são receptores alongados e encapsulados localizados na derme, tela subcutânea e outros tecidos do corpo. Eles consistem em terminações nervosas ramificadas e células de Schwann. Eles são altamente sensíveis ao alongamento, como quando um massagista estica sua pele durante uma massagem.

Pressão. A **pressão**, uma sensibilidade sustentada que é sentida em uma área maior do que a provocada pelo toque, ocorre com deformação mais profunda da pele e da tela subcutânea. Os receptores que contribuem para as sensações de pressão são os corpúsculos lamelares (Pacini) e bulbosos (Ruffini). Esses receptores são capazes de responder a um estímulo de pressão constante, porque estão se adaptando lentamente.

Vibração. As sensações de **vibração** resultam de sinais sensitivos de repetição rápida derivados de corpúsculos táteis. Os receptores para as sensações vibratórias são os corpúsculos lamelares e os corpúsculos táteis. Um **corpúsculo lamelar** ou *corpúsculo de Pacini* consiste em terminações nervosas cercadas por uma cápsula de tecido conjuntivo com várias camadas, que se assemelha a uma cebola fatiada. Como os corpúsculos táteis, os corpúsculos lamelares se adaptam rapidamente. Eles são encontrados na derme, tela subcutânea e outros tecidos do corpo. Os corpúsculos lamelares respondem a vibrações de alta frequência, como as vibrações que você sente ao usar uma furadeira ou outras ferramentas elétricas. Os corpúsculos táteis também detectam vibrações, mas respondem a vibrações de baixa frequência. Um exemplo são as vibrações que você sente quando sua mão se move sobre um objeto texturizado, como uma cesta ou porta com painéis.

Prurido. A sensação de **prurido** resulta da estimulação das terminações nervosas livres por determinadas substâncias químicas, como a bradicinina (uma cinina, um potente vasodilatador), histamina ou antígenos na saliva do mosquito injetados em uma picada, geralmente por causa de uma resposta inflamatória local. Coçar geralmente alivia o prurido, ativando uma via que bloqueia a transmissão do sinal de prurido através da medula espinal.

Cócegas. Acredita-se que as terminações nervosas livres medeiam a sensação de **cócegas**. Essa sensibilidade intrigante normalmente surge apenas quando outra pessoa o toca, não quando você se toca. A solução para esse quebra-cabeça parece estar nos impulsos nervosos conduzidos para dentro e para fora do cerebelo quando você está movendo os dedos e se tocando, o que não ocorre quando outra pessoa está fazendo cócegas em você.

> ### Correlação clínica
>
> #### Sensação do membro fantasma
>
> Pacientes que tiveram um membro amputado ainda podem experimentar sensações como coceira, pressão, formigamento ou dor como se o membro ainda estivesse lá. Esse fenômeno é denominado **sensibilidade do membro fantasma**. Embora o membro tenha sido removido, as terminações cortadas dos axônios sensitivos ainda estão presentes no coto remanescente. Se essas terminações cortadas são ativadas, o córtex cerebral interpreta a sensibilidade como vinda dos receptores sensitivos no membro não existente (fantasma). Outra explicação para a sensibilidade de membro fantasma é que a área do córtex cerebral que recebeu anteriormente o estímulo sensitivo do membro ausente passa por extensa reorganização funcional que lhe permite responder a estímulos de outra parte do corpo. Acredita-se que o remodelamento dessa área cortical dê origem a falsas percepções sensitivas do membro ausente. A dor em um membro fantasma pode ser muito angustiante para um amputado. Muitos relatam que a dor é forte ou extremamente intensa e que muitas vezes não responde à terapia tradicional de analgésicos. Nesses casos, os tratamentos alternativos podem incluir estimulação elétrica do nervo, acupuntura e biorretroalimentação (*biofeedback*).

Sensibilidade térmica

Os **termorreceptores** são terminações nervosas livres que possuem campos receptivos com cerca de 1 mm de diâmetro na superfície da pele. Duas **sensações térmicas** distintas – frio e calor – são detectadas por diferentes receptores. Os **receptores de frio** estão localizados na camada basal da epiderme e estão ligados a fibras tipo A mielinizadas de diâmetro médio, embora alguns se conectem a fibras C amielínicas de diâmetro pequeno. Temperaturas entre 10° e 35°C ativam os receptores de frio. Os **receptores de calor**, que não são tão abundantes quanto os receptores de frio, estão localizados na derme e estão ligados a fibras C amielínicas de pequeno diâmetro; eles são ativados por temperaturas entre 30 e 45°C. Os receptores de frio e calor se adaptam rapidamente no início de um estímulo, mas continuam a gerar impulsos nervosos em uma frequência mais baixa durante um estímulo prolongado. As temperaturas abaixo de 10°C e acima de 45°C estimulam principalmente os receptores de dor, em vez dos termorreceptores, produzindo sensações dolorosas, que discutiremos a seguir.

Sensações de dor

A dor é indispensável para a sobrevivência. Ela tem uma função protetora ao sinalizar a presença de condições nocivas, que causam danos aos tecidos. Do ponto de vista médico, a descrição subjetiva e a indicação da localização da dor podem ajudar a identificar a causa subjacente da doença.

Os **nociceptores**, os receptores da dor, são terminações nervosas livres encontradas em todos os tecidos do corpo, exceto no encéfalo (**Figura 16.2**). Estímulos térmicos, mecânicos ou químicos intensos podem ativar os nociceptores. A irritação ou lesão do tecido libera substâncias químicas, tais como prostaglandinas, cininas e íons potássio (K^+) que estimulam os nociceptores. A dor pode persistir, mesmo depois que o estímulo que a produziu seja removido, porque as substâncias químicas mediadoras da dor permanecem e porque os nociceptores exibem muito pouca adaptação. As condições que provocam dor incluem distensão excessiva (alongamento) de uma estrutura, contrações musculares prolongadas, espasmos musculares ou isquemia (fluxo sanguíneo inadequado para um órgão).

Tipos de dor. Existem dois tipos de dor: rápida e lenta. A percepção da **dor rápida** ocorre muito rapidamente, geralmente dentro de 0,1 s após a aplicação do estímulo, porque os impulsos nervosos se propagam ao longo das fibras tipo A mielínicas, de diâmetro médio. Esse tipo de dor também é conhecido como dor aguda, penetrante ou em pontada. A dor sentida por uma punção com agulha ou corte com faca na pele é uma dor rápida. Dessa forma, a dor rápida não é sentida nos tecidos mais profundos do corpo. A percepção da **dor lenta**, ao contrário, começa um segundo ou mais após a aplicação de um estímulo. Em seguida, aumenta de intensidade, de forma gradual, por um período de vários segundos ou minutos. Os impulsos para a dor lenta são conduzidos ao longo das fibras tipo C amielínicas, de pequeno diâmetro. Esse tipo de dor, que pode ser insuportável, também é conhecido como dor crônica, ardente, intensa ou latejante. A dor lenta pode ocorrer tanto na pele quanto em tecidos mais profundos ou órgãos internos. Um exemplo é a dor de dente. Você pode perceber a diferença no início desses dois tipos de dor melhor quando você fere uma parte do corpo que está longe do encéfalo, porque a distância de condução é longa. Quando você dá uma topada com o dedo do pé, por exemplo, primeiro tem a sensibilidade aguda de uma dor rápida e, em seguida, a sensibilidade de dor lenta.

A dor que surge a partir do estímulo de receptores na pele é chamada de **dor somática superficial**; o estímulo de receptores nos músculos esqueléticos, articulações, tendões e fáscia causa **dor somática profunda**. A **dor visceral** resulta do estímulo de nociceptores em órgãos viscerais. Se o estímulo for *difuso* (envolver grandes áreas), a dor visceral pode ser intensa. O estímulo difuso dos nociceptores viscerais pode resultar de distensão ou isquemia de um órgão interno. Por exemplo, um cálculo renal ou biliar pode causar dor intensa ocasionada por obstrução e distensão do ureter ou ducto biliar.

Localização da dor. A dor rápida é localizada com muita precisão na área estimulada. Por exemplo, se alguém o picar com um alfinete, você sabe exatamente qual parte do seu corpo foi estimulada. A dor somática lenta também é bem localizada, porém mais difusa (envolve grandes áreas); geralmente parece vir de uma área maior da pele. Em alguns casos de dor visceral lenta, a área afetada é onde a dor é sentida. Se as membranas pleurais, ao redor dos pulmões, estiverem inflamadas, por exemplo, você sentirá dor no peito.

No entanto, em muitos casos de dor visceral, a dor é sentida, apenas, ou na parte mais profunda da pele que recobre o órgão estimulado ou em uma área de superfície longe do órgão estimulado. Esse fenômeno é denominado **dor referida**. A **Figura 16.3** mostra as regiões da pele às quais a dor visceral pode ser referida. Em geral, o órgão visceral envolvido e a área para a qual a dor é referida são associados ao mesmo segmento da medula espinal. Por exemplo, as fibras sensitivas do coração, da pele superficial ao coração e da pele ao longo da face medial do braço esquerdo entram nos segmentos T1 a T5 da medula espinal. Portanto, a dor de um infarto geralmente é sentida na pele, sobre o coração e ao longo da face medial do braço esquerdo.

FIGURA 16.3 **Distribuição da dor referida.** As partes coloridas indicam áreas da pele nas quais a dor visceral é referida.

Os nociceptores estão presentes em quase todos os tecidos do corpo.

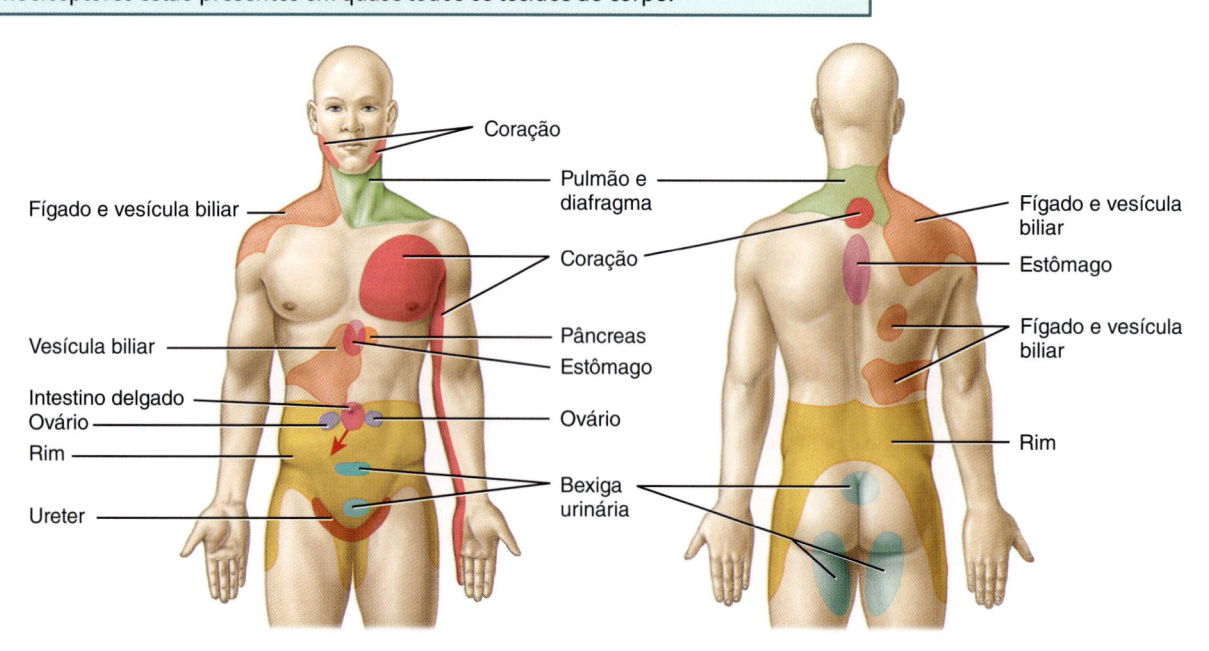

A. Vista anterior

B. Vista posterior

? Qual órgão visceral tem a área mais ampla de dor referida?

Correlação clínica

Analgesia e acupuntura

As sensações de dor às vezes ocorrem desproporcionalmente a danos menores, persistem cronicamente devido a uma lesão ou mesmo aparecem sem motivo aparente. Nesses casos, é necessária a **analgesia** (alívio da dor). Medicamentos analgésicos como ácido acetilsalicílico e ibuprofeno (p. ex., Advil® ou Motrin®) bloqueiam a formação de prostaglandinas, que estimulam os nociceptores. Anestésicos locais, como Novocaína®, fornecem alívio para dor a curto prazo através do bloqueio da condução dos impulsos nervosos ao longo dos axônios dos neurônios da dor de primeira ordem. A morfina e outros medicamentos opiáceos e opioides (medicamentos derivados de ou contendo ópio) alteram a qualidade da percepção da dor no encéfalo; a dor ainda é sentida, mas não é mais percebida como tão nociva. Muitas clínicas de dor usam medicamentos anticonvulsivantes e antidepressivos para tratar pessoas que sofrem de dor crônica.

A **acupuntura** é um tipo de terapia que se originou na China há mais de 2.000 anos. É baseado na ideia de que a energia vital chamada *qi* flui pelo corpo ao longo de caminhos chamados *meridianos* (canais). Os praticantes de acupuntura acreditam que a doença ocorre quando o fluxo de qi ao longo de um ou mais meridianos é bloqueado ou desequilibrado. A acupuntura é realizada inserindo agulhas finas na pele em locais específicos para desbloquear e reequilibrar o fluxo de qi. O principal objetivo do uso da acupuntura é o alívio da dor. De acordo com uma teoria, a acupuntura alivia a dor ativando neurônios sensitivos que, em última análise, desencadeiam a liberação de neurotransmissores (como endorfinas, encefalinas e dinorfinas) que podem ter um efeito analgésico (consulte a Seção 12.8, *Transmissão sináptica*). Por outro lado, muitos médicos ocidentais veem os pontos de acupuntura como locais para estimular nervos, músculos e o tecido conjuntivo. Estudos demonstram que a acupuntura é um procedimento seguro, desde que administrada por um profissional treinado que use uma agulha estéril para cada local de aplicação. Portanto, muitos membros da comunidade médica consideram a acupuntura uma alternativa viável aos métodos tradicionais de alívio da dor.

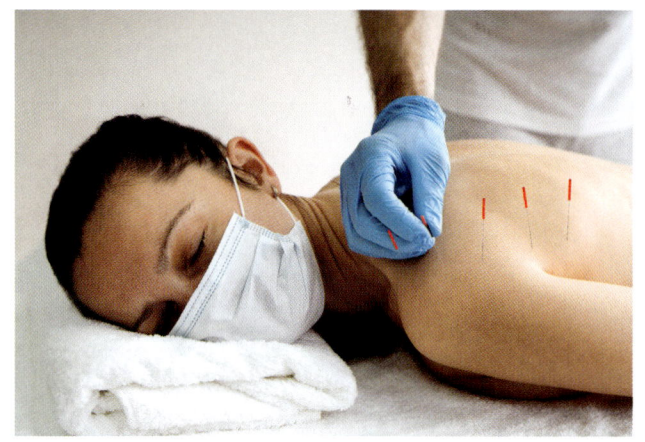

Andrey_Popov/Shutterstock.com

Sensibilidade proprioceptivas

A **sensibilidade proprioceptiva** também é denominada *propriocepção*. A sensibilidade proprioceptiva permite o reconhecimento das partes do nosso corpo. Ela também nos permite saber onde nossa cabeça e membros estão localizados e como eles se movem, mesmo que não estejamos olhando para eles, para que possamos andar, digitar ou vestir-nos sem usar os olhos. A **cinestesia** é a percepção dos movimentos do corpo. As sensações proprioceptivas surgem em receptores denominados **proprioceptores**. Esses proprioceptores presentes nos músculos (principalmente músculos posturais) e tendões nos informam sobre o grau de contração muscular, a tensão nos tendões e as posições das articulações. As células ciliadas da orelha interna monitoram a orientação da cabeça em relação ao solo e a posição da cabeça durante os movimentos. A maneira como elas fornecem informações para manter a estabilidade e o equilíbrio será descrita no Capítulo 17. Como a maioria dos proprioceptores se adapta lenta e apenas ligeiramente, o encéfalo recebe continuamente os impulsos nervosos relacionados à posição de diferentes partes do corpo e faz ajustes para garantir a coordenação.

Os proprioceptores também permitem a **discriminação de peso**, a capacidade de avaliar o peso de um objeto. Esse tipo de informação ajuda a determinar o esforço muscular necessário para realizar uma tarefa. Por exemplo, ao pegar uma sacola de compras, você rapidamente percebe se ela contém livros ou penas e, então, exerce a quantidade correta de esforço necessária para erguê-la.

Aqui, discutiremos três tipos de proprioceptores: fusos musculares, órgãos tendinosos e receptores cinestésicos articulares.

Fusos musculares. Os **fusos musculares** são os proprioceptores que monitoram as mudanças no comprimento dos músculos esqueléticos e participam dos reflexos de estiramento (mostrado na **Figura 13.14**). Ao ajustar o quão vigorosamente um fuso muscular responde ao alongamento de um músculo esquelético, o encéfalo define um nível geral de **tônus muscular**, o pequeno grau de contração que ocorre enquanto o músculo está em repouso.

Cada **fuso muscular** é constituído por várias terminações nervosas sensitivas de adaptação lenta, que envolvem cerca de três a 10 fibras musculares especializadas, denominadas **fibras intrafusais**. Uma cápsula de tecido conjuntivo envolve as terminações nervosas sensitivas e as fibras intrafusais, assim como ancora o fuso ao endomísio e perimísio (**Figura 16.4**). Os fusos musculares são intercalados entre a maioria das fibras musculares esqueléticas e alinhados paralelamente a elas. Nos músculos que produzem movimentos controlados com precisão, como os dos dedos ou dos olhos enquanto você lê uma música e toca um instrumento musical, os fusos musculares são abundantes. Os músculos envolvidos em movimentos mais grosseiros, porém mais vigorosos como o quadríceps femoral e os músculos isquiotibiais da coxa, possuem menos fusos musculares. Os únicos músculos esqueléticos que não têm fusos são os minúsculos músculos da orelha média.

A principal função dos fusos musculares é medir o *comprimento do músculo* – quanto um músculo está sendo alongado. O alongamento súbito ou prolongado das áreas centrais das fibras musculares intrafusais estimula as terminações nervosas sensitivas. Os impulsos nervosos resultantes se propagam para o SNC. As informações dos fusos musculares chegam rapidamente ao córtex somatossensorial primário, o que permite a percepção consciente das posições e movimentos dos membros. Ao mesmo tempo, os impulsos dos fusos musculares passam para o cerebelo, onde a entrada é utilizada para coordenar as contrações musculares.

FIGURA 16.4 **Dois tipos de proprioceptores: um fuso muscular e um órgão tendinoso.** Nos fusos musculares, que monitoram as mudanças no comprimento do músculo esquelético, as terminações nervosas sensitivas envolvem a porção central das fibras musculares intrafusais. Nos órgãos tendinosos, que monitoram a força da contração muscular, as terminações nervosas sensitivas são ativadas pelo aumento da tensão em um tendão. Se você examinar a **Figura 13.14**, poderá ver a relação de um fuso muscular com a medula espinal como um componente de um reflexo de estiramento. Na **Figura 13.15**, você pode ver a relação de um órgão tendinoso com a medula espinal como um componente de um reflexo tendinoso.

> Os proprioceptores fornecem informações sobre a posição e o movimento do corpo.

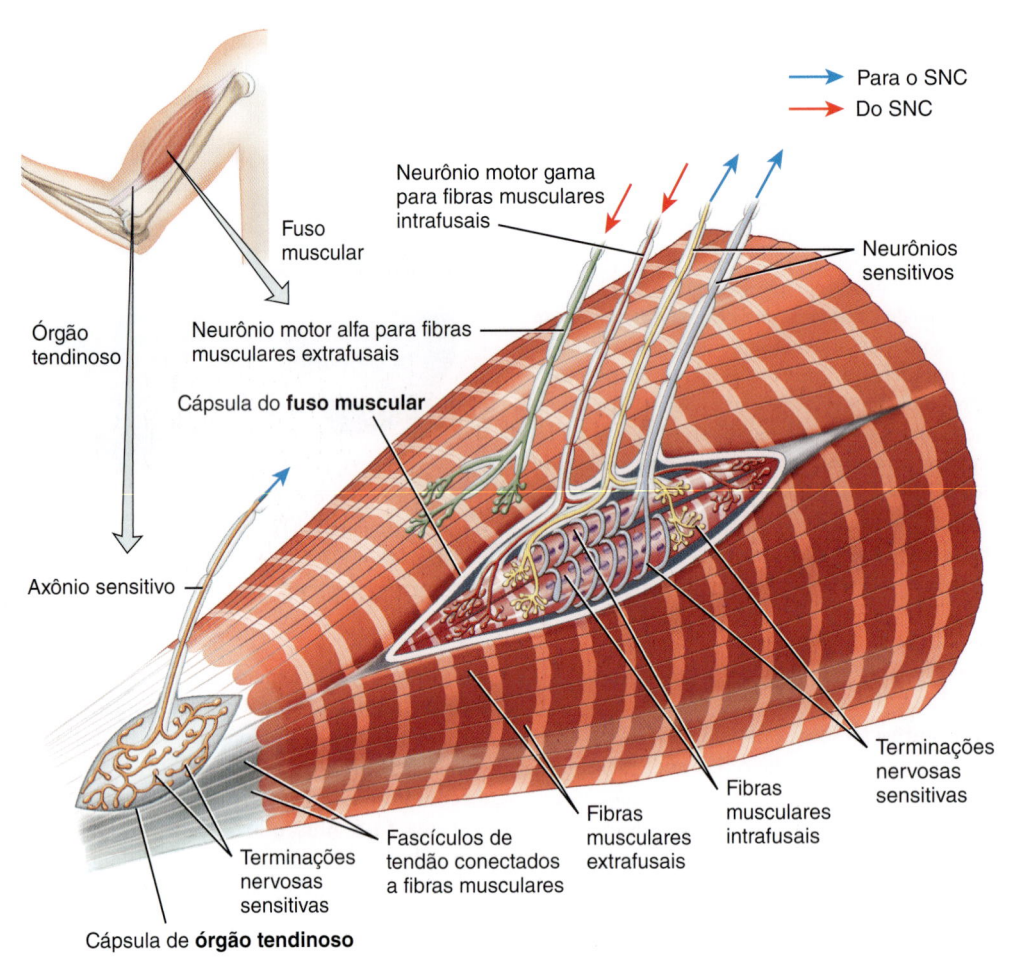

? Como um fuso muscular é ativado?

Além de suas terminações nervosas sensitivas próximas à porção central das fibras intrafusais, os fusos musculares contêm neurônios motores chamados **neurônios motores gama**. Esses neurônios motores terminam próximos de ambas as extremidades das fibras intrafusais e ajustam a tensão em um fuso muscular às variações no comprimento do músculo. Por exemplo, quando o músculo bíceps encurta em resposta ao levantamento de peso, os neurônios motores gama estimulam as extremidades das fibras intrafusais a se contraírem ligeiramente. Isso mantém as fibras intrafusais tensas, embora as fibras musculares contráteis, ao redor do fuso, estejam reduzindo sua tensão. Isso mantém a sensibilidade do fuso muscular ao alongamento do músculo. À medida que a frequência dos impulsos em seu neurônio motor gama aumenta, um fuso muscular torna-se mais sensível ao alongamento de sua região intermediária.

Os fusos musculares circundantes são fibras musculares esqueléticas comuns, chamadas **fibras musculares extrafusais**, que são fornecidas por fibras tipo A de grande diâmetro, denominadas **neurônios motores alfa**. Os corpos celulares dos neurônios motores gama e alfa estão localizados no corno cinzento anterior da medula espinal (ou no tronco encefálico para os músculos da cabeça). Durante o reflexo de estiramento, os impulsos nervosos nos axônios sensitivos do fuso muscular se propagam para a medula espinal e o tronco encefálico e ativam os neurônios motores alfa que se conectam às fibras musculares extrafusais no mesmo músculo. Dessa forma, a ativação de seus fusos musculares provoca a contração de um músculo esquelético, aliviando o alongamento.

Órgãos tendinosos. Os **órgãos tendinosos** são receptores de adaptação lenta localizados na junção de um tendão e um músculo. Ao iniciar os reflexos do tendão (ver **Figura 13.15**), os órgãos tendinosos protegem os tendões e seus músculos associados de danos causados por tensão excessiva. (Quando um músculo se contrai, ele exerce uma força que puxa os pontos de fixação do músculo em cada extremidade, um em direção ao outro. Essa força é a *tensão muscular*.) Cada órgão tendinoso consiste em uma cápsula fina de tecido conjuntivo que envolve poucos *fascículos tendinosos* (feixes de fibras colágenas) (**Figura 16.4**). Uma ou mais terminações nervosas sensitivas penetram na cápsula e se entrelaçam com as fibras colágenas do tendão. Quando a tensão é aplicada a um músculo, os órgãos tendinosos geram impulsos nervosos que se propagam para o SNC, fornecendo informações sobre as mudanças na tensão muscular. Os reflexos tendinosos resultantes diminuem a tensão no músculo, causando relaxamento muscular.

Receptores cinestésicos articulares.
Vários tipos de **receptores cinestésicos articulares** estão presentes dentro e ao redor das cápsulas das articulações sinoviais. As terminações nervosas livres e os corpúsculos bulbosos nas cápsulas das articulações respondem à pressão. Pequenos corpúsculos lamelares no tecido conjuntivo, fora das cápsulas articulares, respondem à aceleração e à desaceleração das articulações durante o movimento. Os ligamentos das articulações contêm receptores semelhantes aos órgãos tendinosos que ajustam a inibição reflexa dos músculos adjacentes quando uma tensão excessiva é aplicada à articulação. A **Tabela 16.2** resume os tipos de receptores sensitivos somáticos e as sensações que eles transmitem.

> ### Teste rápido
> 5. Quais receptores sensitivos somáticos são encapsulados?
> 6. Por que alguns receptores se adaptam lentamente e outros se adaptam rapidamente?
> 7. Quais receptores sensitivos somáticos medeiam as sensações táteis?
> 8. Como a dor rápida difere da dor lenta?
> 9. O que é dor referida e como ela é útil no diagnóstico de distúrbios internos?
> 10. Quais aspectos da função muscular são monitorados pelos fusos musculares e órgãos tendinosos?

TABELA 16.2 Resumo dos receptores para a sensibilidade somática.

Tipo de receptor	Estrutura e localização do receptor	Sensações	Taxa de Adaptação
RECEPTORES TÁTEIS			
Corpúsculos táteis (de Meissner)	A cápsula envolve a massa de células de Schwann modificadas e terminações nervosas nas papilas dérmicas da pele sem pelos.	Início do toque e vibrações de baixa frequência.	Rápida.
Plexos da raiz do pelo	Terminações nervosas livres envoltas por folículos pilosos na pele.	Movimentos na superfície da pele que perturbam os pelos.	Rápida.
Discos táteis (de Merkel)	As terminações nervosas livres em forma de pires entram em contato com as células epiteliais táteis na epiderme.	Toque e pressão contínuos.	Lenta.
Corpúsculos bulbosos (de Ruffini)	A cápsula alongada envolve as terminações nervosas e as células de Schwann profundamente na derme e nos ligamentos e tendões.	Alongamento e pressão da pele.	Lenta.
Corpúsculos lamelares (de Pacini)	A cápsula oval em camadas envolve as terminações nervosas; presentes na derme e tela subcutânea, tecidos submucosos, articulações, periósteo e algumas vísceras.	Vibrações de alta frequência.	Rápida.
Receptores de coceira e cócegas	Terminações nervosas livres na pele e nas membranas mucosas.	Prurido e cócegas.	Lenta e rápida.
TERMORRECEPTORES			
Receptores de calor e receptores de frio	Terminações nervosas livres na pele e nas membranas mucosas da boca, vagina e ânus.	Quente ou frio.	Inicialmente rápida, depois lenta.
RECEPTORES DE DOR			
Nociceptores	Terminações nervosas livres em todos os tecidos do corpo, exceto no encéfalo.	Dor.	Lenta.
PROPRIOCEPTORS			
Fusos musculares	As terminações nervosas sensitivas envolvem a área central das fibras musculares intrafusais encapsuladas na maioria dos músculos esqueléticos.	Comprimento do músculo.	Lenta.
Órgãos tendinosos	A cápsula envolve as fibras colágenas e as terminações nervosas sensitivas na junção do tendão e do músculo.	Tensão muscular.	Lenta.
Receptores cinestésicos articulares	Corpúsculos lamelares, corpúsculos bulbosos, órgãos tendinosos e terminações nervosas livres.	Posição e movimento das articulações.	Rápida.

16.3 Vias sensitivas somáticas

OBJETIVOS

- **Descrever** os componentes gerais de uma via sensitiva somática
- **Descrever** os componentes e as funções neuronais da via coluna posterior* – lemnisco medial, via anterolateral e via trigeminotalâmica
- **Explicar** a base para mapear o córtex somatossensorial primário.

As **vias sensitivas somáticas** (*somatossensitivas*) transmitem informações de receptores sensitivos somáticos na pele, músculos e articulações para o córtex somatossensorial primário (giro pós-central) no lobo parietal do cérebro e para o cerebelo. Uma via sensitiva somática consiste em milhares de conjuntos de três neurônios: um neurônio de primeira ordem, um neurônio de segunda ordem e um neurônio de terceira ordem. A integração (processamento) de informações ocorre em cada sinapse ao longo da via.

1. **Neurônios de primeira ordem** (*primários*) são neurônios sensitivos que conduzem impulsos nervosos de receptores sensitivos somáticos para o tronco encefálico ou medula espinal. Todos os outros neurônios em uma via sensitiva somática são interneurônios, que estão localizados completamente dentro do sistema nervoso central (SNC). Da face, cavidade nasal, cavidade oral, dentes e olhos, os impulsos sensitivos somáticos se propagam ao longo dos *nervos cranianos* até o tronco encefálico. Do pescoço, tronco, membros e face posterior da cabeça, os impulsos sensitivos somáticos se propagam ao longo dos *nervos espinais* até a medula espinal.

2. **Neurônios de segunda ordem** (*secundários*) conduzem impulsos nervosos do tronco encefálico ou medula espinal para o tálamo. Os axônios dos neurônios de segunda fazem **decussação** (cruzamento em X) à medida que percorrem o tronco encefálico ou a medula espinal antes de ascenderem ao tálamo.

3. **Neurônios de terceira ordem** (*terciários*) conduzem impulsos nervosos do tálamo para o córtex somatossensorial primário no mesmo lado. À medida que os impulsos alcançam o córtex somatossensorial primário, ocorre a percepção da sensibilidade. Como os axônios dos neurônios de segunda ordem decussam à medida que passam pelo tronco encefálico ou medula espinal, as informações sensitivas somáticas de um lado do corpo são percebidas pelo córtex somatossensorial primário no lado *oposto* do cérebro.

As regiões dentro do SNC, onde os neurônios fazem sinapses com outros neurônios que fazem parte de uma via sensitiva ou motora específica, são conhecidas como **estações retransmissoras**, pois os sinais neurais estão sendo retransmitidos de uma região do SNC para outra. Por exemplo, os neurônios de muitas vias sensitivas fazem sinapse com neurônios no tálamo; portanto, o tálamo funciona como uma importante estação retransmissora.

Além do tálamo, muitas outras regiões do SNC, incluindo a medula espinal e o tronco encefálico, podem funcionar como estações retransmissoras.

Os impulsos sensitivos somáticos ascendem ao córtex cerebral por meio de três vias gerais: (1) a via funículo posterior – lemnisco medial, (2) a via anterolateral (espinotalâmica) e (3) a via trigeminotalâmica. Os impulsos sensitivos somáticos alcançam o cerebelo por meio dos tratos espinocerebelares.

Vias coluna posterior – lemnisco medial, anterolateral e trigeminotalâmica para o córtex cerebral

As vias sensitivas somáticas transmitem informações dos receptores sensitivos somáticos para o córtex somatossensorial primário no lobo parietal. Essas vias decussam tanto no tronco encefálico quanto na medula espinal. Portanto, as sensações somáticas que ocorrem em um lado do corpo são percebidas pelo córtex somatossensorial primário no lado oposto do cérebro.

Via coluna posterior – lemnisco medial

A **via coluna posterior – lemnisco medial** transmite impulsos nervosos de tato, pressão, vibração e propriocepção para o córtex cerebral (**Figura 16.5**). Essa via começa com neurônios de primeira ordem que se estendem dos receptores sensitivos periféricos até a medula espinal. Após entrar na medula espinal, os axônios desses neurônios de primeira ordem sobem para a medula por meio de tratos conhecidos como **fascículos da coluna posterior**. Uma vez que os axônios dos neurônios de primeira ordem estão na medula, eles fazem sinapses com os neurônios de segunda ordem. Os axônios dos neurônios de segunda ordem cruzam para o lado oposto da medula e entram no **lemnisco medial** (fita), uma projeção fina em forma de fita do trato, que se estende da medula ao tálamo. No tálamo, os terminais dos axônios dos neurônios de segunda ordem fazem sinapses com os neurônios de terceira ordem. Os axônios dos neurônios de terceira ordem, por sua vez, projetam-se para o córtex somatossensorial primário do cérebro.

Via anterolateral (espinotalâmica)

A **via anterolateral** (*espinotalâmica*) transmite os impulsos nervosos de dor, temperatura, toque e pressão para o córtex cerebral (**Figuras 16.6** e **9.18 B**). Nessa via, os neurônios de primeira ordem se estendem dos receptores sensitivos periféricos até a medula espinal, onde fazem sinapses com os neurônios de segunda ordem. Os axônios dos neurônios de segunda ordem decussam na medula espinal e então ascendem ao tálamo como o **trato espinotalâmico**. No tálamo, os axônios dos neurônios de segunda ordem fazem sinapse com os neurônios de terceira ordem, que projetam seus axônios para o córtex somatossensorial primário do cérebro.

---

*N.R.T.: Os fascículos grácil e cuneiforme, do funículo posterior, são comumente descritos como fascículos da coluna posterior.

FIGURA 16.5 A via coluna posterior – lemnisco medial.

A via coluna posterior – lemnisco medial transmite impulsos nervosos de tato, pressão, vibração e propriocepção dos membros para o córtex somatossensorial primário.

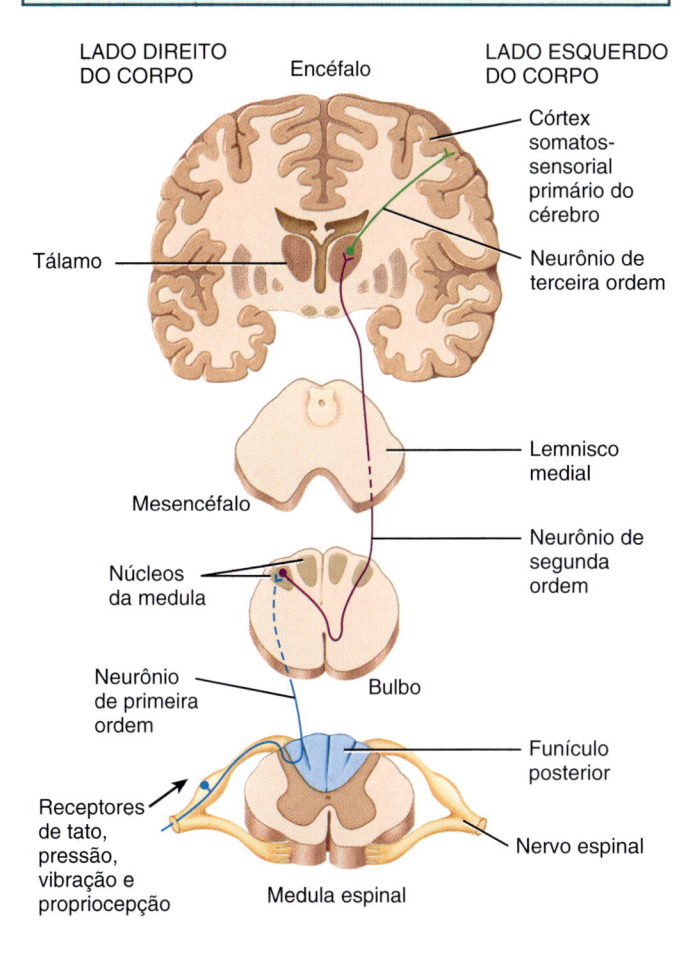

Via coluna posterior – lemnisco medial

? Onde ocorre a decussação nessa via?

FIGURA 16.6 A via anterolateral (espinotalâmica).

A via anterolateral transmite os impulsos nervosos de dor, temperatura, tato e pressão para o córtex somatossensorial primário.

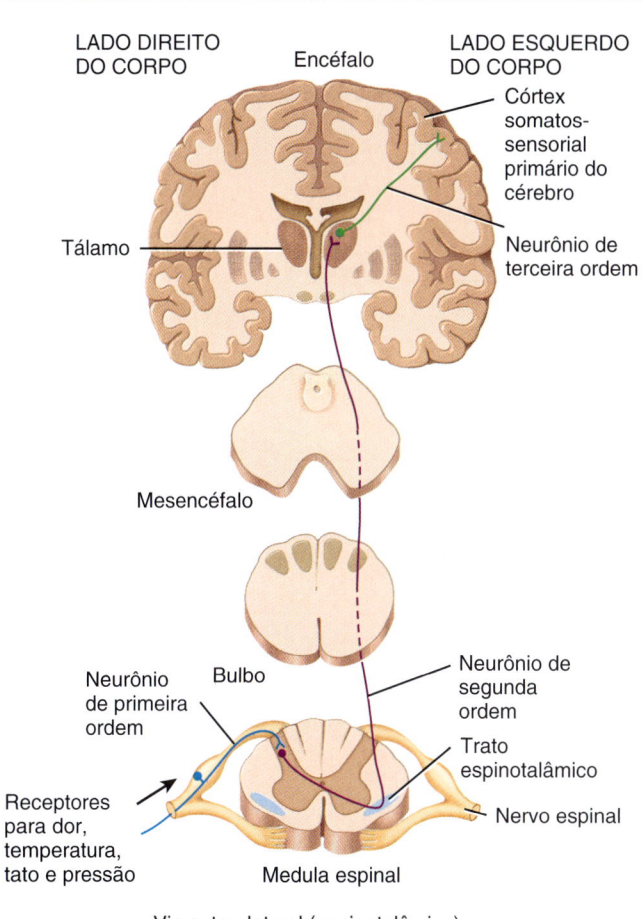

Via anterolateral (espinotalâmica)

? Quais tipos de déficits sensitivos podem ser produzidos por danos ao trato anterolateral direito?

Via trigeminotalâmica para o córtex cerebral

Impulsos nervosos para dor, temperatura, tato e propriocepção da face, cavidade nasal, cavidade oral e dentes ascendem até o córtex cerebral ao longo da **via trigeminotalâmica**. Os neurônios de primeira ordem da via trigeminotalâmica se estendem dos receptores sensitivos na face, cavidade nasal, cavidade oral e dentes até a ponte através dos nervos trigêmeos (V) (**Figura 16.7**). Os corpos celulares desses neurônios de primeira ordem estão no gânglio trigeminal. Os terminais dos axônios de alguns neurônios de primeira ordem fazem sinapses com neurônios de segunda ordem na ponte. Os axônios de outros neurônios de primeira ordem descem para a medula para fazer sinapses com os neurônios de segunda ordem. Os axônios dos neurônios de segunda ordem cruzam para o lado oposto na ponte e na medula e, em seguida, sobem como o **trato trigeminotalâmico** até o tálamo. No tálamo, os terminais dos axônios dos neurônios de segunda ordem fazem sinapse com os neurônios de terceira ordem, que projetam seus axônios para o córtex somatossensorial primário no mesmo lado do córtex cerebral do tálamo.

Mapeamento do córtex somatossensorial primário

Áreas específicas do córtex cerebral recebem estímulos sensitivos somáticos de partes específicas do corpo. Outras áreas do córtex cerebral fornecem informações na forma de instruções para o movimento de partes específicas do corpo. O *mapa sensitivo somático* e o *mapa motor somático* relacionam partes do corpo a essas áreas corticais.

FIGURA 16.7 A via trigeminotalâmica.

A via trigeminotalâmica transmite os impulsos nervosos para dor, temperatura, tato e propriocepção da face, cavidade nasal, cavidade oral e dentes ao córtex cerebral.

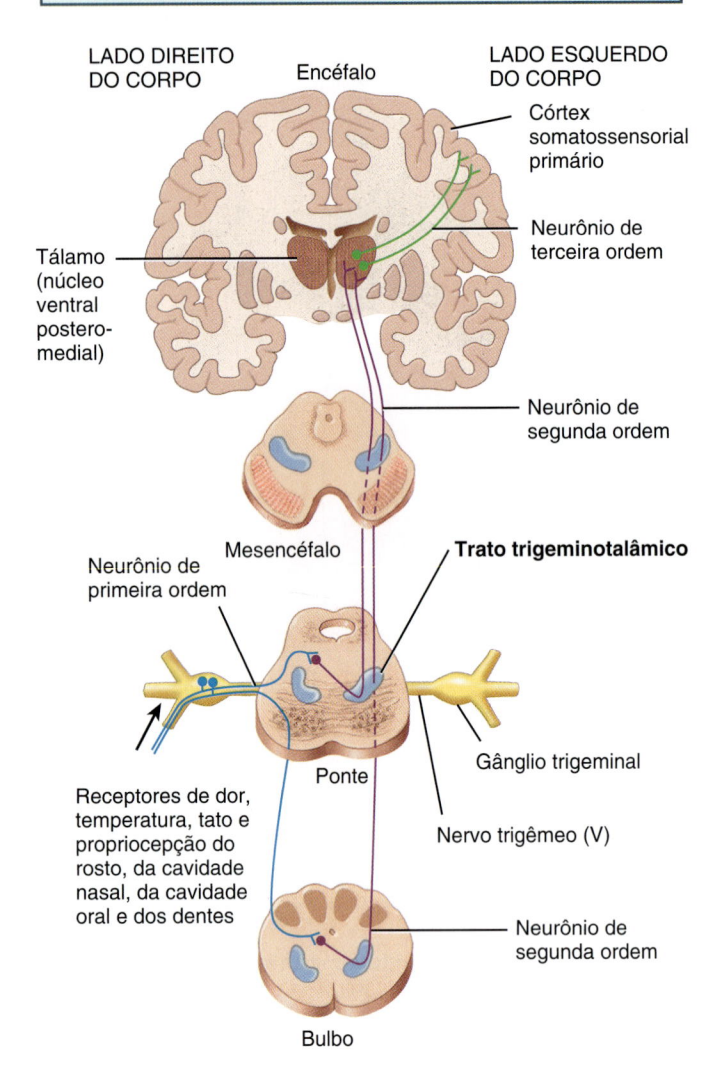

[Figura: diagrama da via trigeminotalâmica mostrando LADO DIREITO DO CORPO e LADO ESQUERDO DO CORPO, com Encéfalo, Córtex somatossensorial primário, Neurônio de terceira ordem, Tálamo (núcleo ventral posteromedial), Neurônio de segunda ordem, Mesencéfalo, Neurônio de primeira ordem, Trato trigeminotalâmico, Ponte, Gânglio trigeminal, Nervo trigêmeo (V), Receptores de dor, temperatura, tato e propriocepção do rosto, da cavidade nasal, da cavidade oral e dos dentes, Neurônio de segunda ordem, Bulbo]

? Qual nervo craniano transmite impulsos para a maioria das sensações somáticas do lado esquerdo do rosto para a ponte?

A localização precisa das sensações somáticas ocorre quando os impulsos nervosos chegam ao **córtex somatossensorial primário** (ver **Figura 14.15**), que ocupa os giros pós-centrais dos lobos parietais do córtex cerebral. Cada região nessa área recebe estímulos sensitivos de uma parte diferente do corpo. A **Figura 16.8** A mapeia o destino dos sinais sensitivos somáticos de diferentes partes do lado esquerdo do corpo no córtex somatossensorial primário do hemisfério cerebral direito. O hemisfério cerebral esquerdo tem um córtex somatossensorial primário semelhante que recebe estímulos sensitivos do lado direito do corpo.

Observe que algumas partes do corpo – principalmente os lábios, face, língua e mão – fornecem estímulos para grandes regiões no córtex somatossensorial primário. Outras partes do corpo, como tronco e membros inferiores, projetam-se para regiões corticais muito menores. Os tamanhos relativos dessas regiões no córtex somatossensorial primário são proporcionais ao número de receptores sensitivos especializados na parte correspondente do corpo. Por exemplo, existem muitos receptores sensitivos na pele dos lábios, mas poucos na pele do tronco. Esse mapa sensitivo somático distorcido do corpo é conhecido como **homúnculo sensitivo**. O tamanho da região cortical que representa uma parte do corpo pode se expandir ou encolher um pouco, dependendo da quantidade de impulsos sensitivos recebidos dessa parte do corpo. Por exemplo, as pessoas que aprendem a ler Braille eventualmente possuem uma região cortical maior no córtex somatossensorial primário que representa as pontas dos dedos.

Vias sensitivas somáticas para o cerebelo

Dois tratos na medula espinal – o **trato espinocerebelar anterior** e o **trato espinocerebelar posterior** – são as principais rotas que os impulsos nervosos proprioceptivos fazem para alcançar o cerebelo. Embora não sejam percebidos conscientemente, os impulsos nervosos sensitivos transmitidos ao cerebelo ao longo dessas duas vias são essenciais para a postura, o equilíbrio e a coordenação de movimentos precisos.

A **Tabela 16.3** resume as principais vias e tratos sensitivos somáticos.

Correlação clínica

Sífilis

A **sífilis** é uma doença sexualmente transmissível causada pela bactéria *Treponema pallidum*. Por ser uma infecção bacteriana, pode ser tratada com antibióticos. No entanto, se a infecção não for tratada, o terceiro estágio da sífilis geralmente causa sintomas neurológicos debilitantes. Um desfecho comum é a degeneração progressiva das porções posteriores da medula espinal, incluindo os funículos posteriores, os tratos espinocerebelares posteriores e as raízes posteriores. As sensações somáticas são perdidas e a marcha da pessoa torna-se descoordenada e irregular, porque os impulsos proprioceptivos não chegam ao cerebelo.

Teste rápido

11. Quais são as diferenças funcionais entre a via coluna posterior – lemnisco medial, a via anterolateral e a via trigeminotalâmica?
12. Quais partes do corpo apresentam maior representação no córtex somatossensorial primário?
13. Qual tipo de informação sensitiva é transportado no trato espinocerebelar?

CAPÍTULO 16 Sistemas Sensitivos, Motores e Integrativos 583

FIGURA 16.8 **Mapas sensitivo e motor somáticos no córtex cerebral, hemisfério direito**. **A.** Córtex somatossensorial primário (giro pós-central) e **B.** córtex motor primário (giro pré-central) do hemisfério cerebral direito. O hemisfério esquerdo tem representação semelhante. (Baseado em Penfield e Rasmussen.)

Cada ponto na superfície do corpo é mapeado para uma região específica tanto no córtex somatossensorial primário quanto no córtex motor primário.

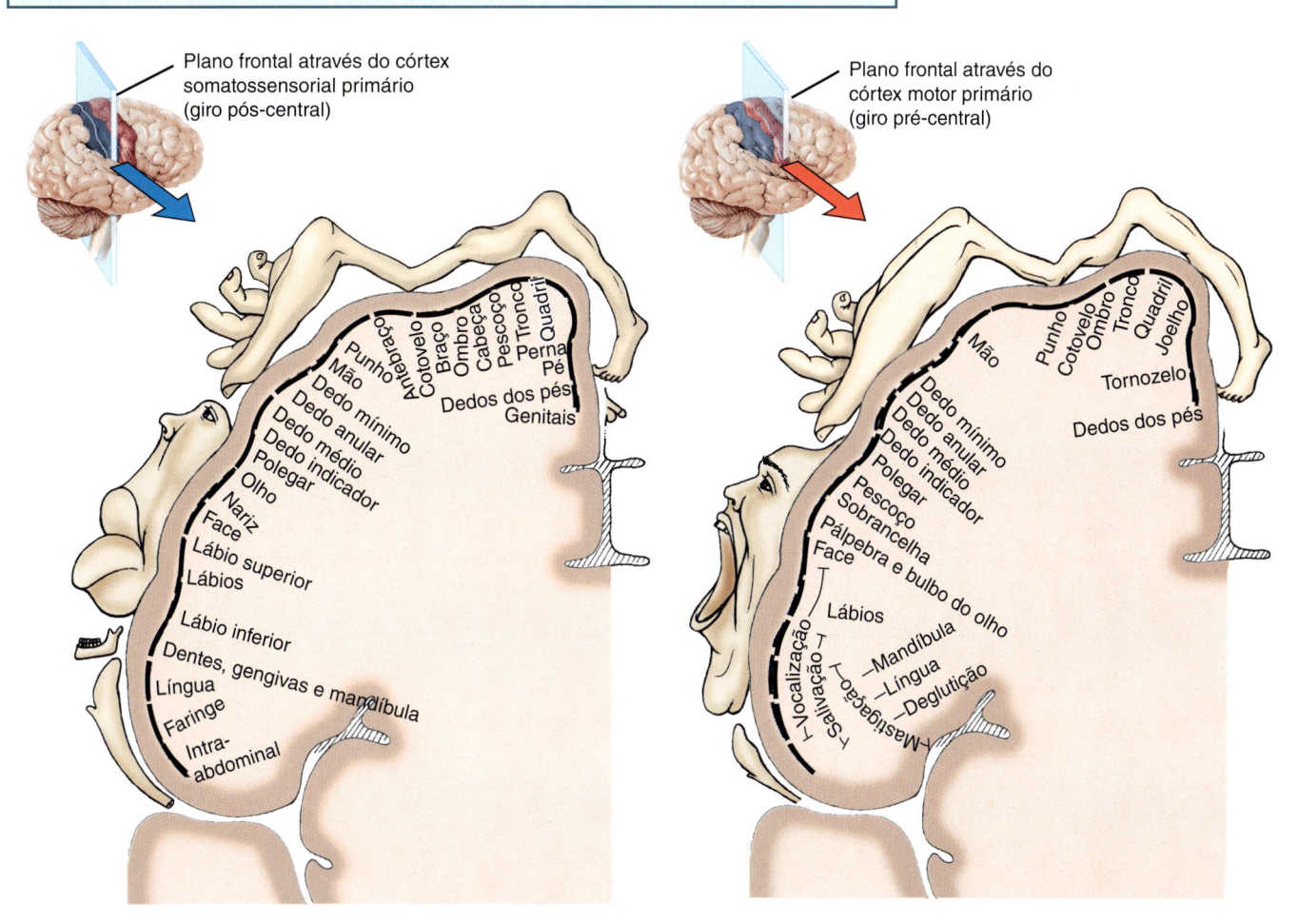

A. Secção frontal do córtex somatossensorial primário no hemisfério cerebral direito

B. Secção frontal do córtex motor primário no hemisfério cerebral direito

? Como podemos comparar as representações somatossensoriais e motoras para a mão? Qual é o significado dessa diferença?

TABELA 16.3 Principais vias e tratos sensitivos somáticos.

Tratos e localização	Funções das vias
Funículo (coluna) posterior — Medula espinal	**Via coluna posterior – lemnisco medial:** Transmite impulsos nervosos para tato, pressão, vibração e propriocepção. Os axônios dos neurônios de primeira ordem de um lado do corpo formam os tratos da coluna posterior do mesmo lado e terminam no bulbo, onde fazem sinapses com dendritos e corpos celulares de neurônios de segunda ordem. Os axônios dos neurônios de segunda ordem decussam, entram no lemnisco medial no lado oposto e se estendem até o tálamo. Os neurônios de terceira ordem transmitem impulsos nervosos do tálamo para o córtex somatossensorial primário no lado oposto ao local de estimulação.

(continua)

TABELA 16.3 Principais vias e tratos sensitivos somáticos. (continuação)

Tratos e localização	Funções das vias
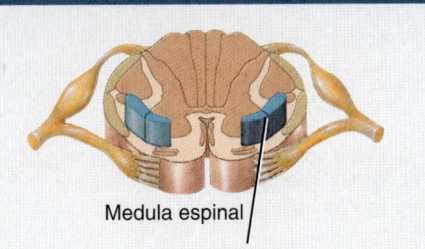 Medula espinal — Trato espinotalâmico	**Via anterolateral** (*espinotalâmica*): transmite impulsos nervosos para dor, temperatura, tato e pressão. Axônios de neurônios de primeira ordem de um lado do corpo fazem sinapses com dendritos e corpos celulares de neurônios de segunda ordem no corno posterior da substância cinzenta no mesmo lado do corpo. Axônios de neurônios de segunda ordem decussam, entram no trato espinotalâmico no lado oposto e se estendem até o tálamo. Os neurônios de terceira ordem transmitem impulsos nervosos do tálamo para o córtex somatossensorial primário no lado oposto ao local de estimulação.
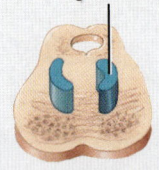 Trato trigeminotalâmico — Ponte	**Via trigeminotalâmica:** transmite impulsos nervosos para dor, temperatura, tato e propriocepção. Axônios de neurônios de primeira ordem de um lado da cabeça fazem sinapses com dendritos e corpos celulares de neurônios de segunda ordem na ponte e no bulbo no mesmo lado da cabeça. Os axônios dos neurônios de segunda ordem decussam, entram no trato trigeminotalâmico no lado oposto e se estendem até o tálamo. Os neurônios de terceira ordem transmitem impulsos nervosos do tálamo para o córtex somatossensorial primário no lado oposto ao local de estimulação.
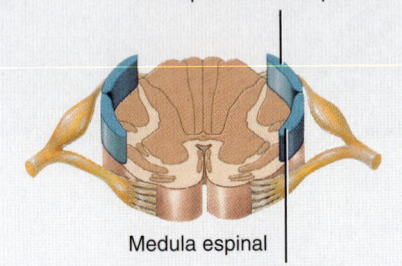 Trato espinocerebelar posterior — Medula espinal — Trato espinocerebelar anterior	**Vias espinocerebelares anteriores e posteriores:** transmitem impulsos nervosos dos proprioceptores de um lado do corpo para o mesmo lado do cerebelo. O estímulo proprioceptivo informa ao cerebelo sobre os movimentos reais, permitindo-lhe coordenar, suavizar e refinar os movimentos especializados e manter a postura e o equilíbrio.

16.4 Controle do movimento corporal

OBJETIVOS

- **Identificar** as localizações e funções dos diferentes tipos de neurônios que regulam os neurônios motores inferiores
- **Explicar** como o córtex cerebral, o tronco encefálico, os núcleos da base e o cerebelo contribuem para o movimento corporal
- **Comparar** as localizações e funções das vias motoras diretas e indiretas.

Os circuitos neurais no encéfalo e na medula espinal orquestram todos os movimentos voluntários. Em última análise, todos os sinais excitatórios e inibitórios que controlam o movimento convergem para os neurônios motores que se estendem do tronco encefálico e da medula espinal para inervar os músculos esqueléticos no corpo. Esses neurônios são conhecidos como **neurônios motores inferiores (NMIs),** porque têm seus corpos celulares nas partes *inferiores* do SNC (tronco encefálico e medula espinal). Do tronco encefálico, os axônios dos NMIs se estendem pelos *nervos cranianos* para inervar os músculos esqueléticos da face e da cabeça. Da medula espinal, os axônios dos NMIs se estendem pelos *nervos espinais* para inervar os músculos esqueléticos dos membros e do tronco. Apenas os NMIs fornecem a resposta do SNC para as fibras musculares esqueléticas. Por esse motivo, eles também são chamados de *via final comum.*

Os neurônios em quatro circuitos neurais distintos, mas altamente interativos, participam do controle do movimento, fornecendo estímulos aos neurônios motores inferiores (**Figura 16.9**):

1 *Neurônios do circuito local*. O estímulo chega aos neurônios motores inferiores proveniente de interneurônios próximos chamados **neurônios do circuito local**. Esses neurônios estão localizados próximos aos corpos celulares dos neurônios motores inferiores no tronco encefálico e na medula espinal. Os neurônios do circuito local recebem os estímulos de receptores sensitivos somáticos, como nociceptores e fusos musculares, bem como de centros superiores do encéfalo. Eles ajudam a coordenar a atividade rítmica em grupos musculares

FIGURA 16.9 Circuitos neurais que regulam os neurônios motores inferiores. Os neurônios motores inferiores recebem entrada diretamente de ① neurônios do circuito local (seta roxa) e ② neurônios motores superiores no córtex cerebral e tronco encefálico (setas verdes). Os circuitos neurais envolvendo ③ neurônios dos núcleos da base e ④ neurônios cerebelares regulam a atividade dos neurônios motores superiores (setas vermelhas).

Como os neurônios motores inferiores fornecem toda a resposta para os músculos esqueléticos, eles são chamados de via final comum.

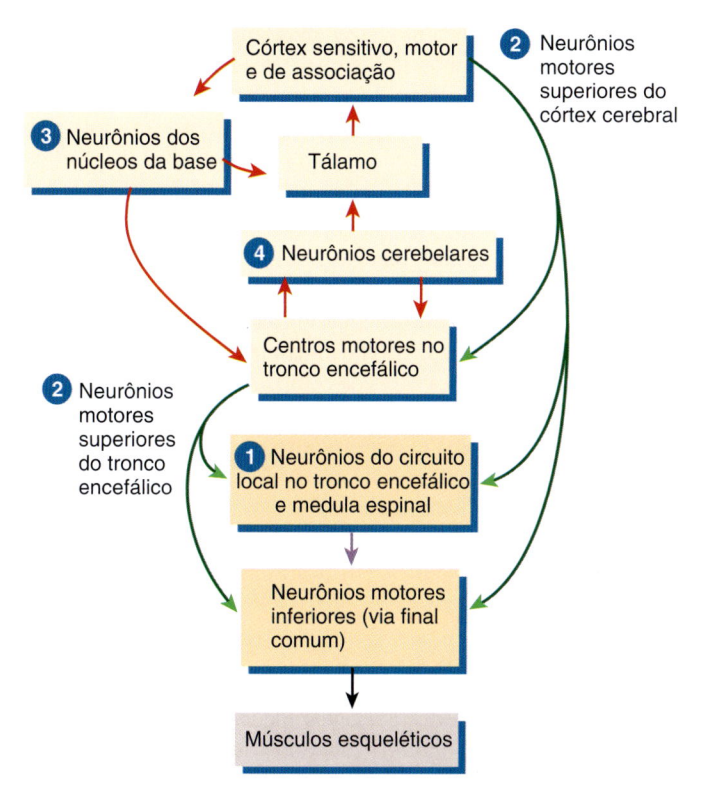

? Como as funções dos neurônios motores superiores derivados do córtex cerebral e do tronco encefálico diferem?

específicos, como a alternância de flexão e extensão dos membros inferiores durante a caminhada.

② *Neurônios motores superiores.* Os neurônios do circuito local e também os neurônios motores inferiores recebem os estímulos de **neurônios motores superiores** (NMSs),* neurônios que têm corpos celulares em centros de processamento motor nas partes *superiores* do SNC. A maioria dos neurônios motores superiores faz sinapses com os neurônios do circuito local, que por sua vez fazem sinapses com os neurônios motores inferiores. Alguns neurônios motores superiores fazem sinapse diretamente com os neurônios motores inferiores. Os neurônios motores superiores do córtex motor primário do cérebro são essenciais para o planejamento e execução dos movimentos voluntários do corpo. Outros neurônios motores superiores se originam nos centros motores do tronco encefálico: os núcleos vestibulares, a formação reticular, o colículo superior e o núcleo rubro. Neurônios motores superiores do tronco encefálico ajudam a regular a postura, o equilíbrio, o tônus muscular e os movimentos reflexos da cabeça e do tronco.

③ *Neurônios dos núcleos da base.* Os **neurônios dos núcleos da base** auxiliam o movimento fornecendo estímulos aos neurônios motores superiores. Os circuitos neurais interconectam os núcleos da base com as áreas motoras do córtex cerebral (via tálamo) e do tronco encefálico. Esses circuitos ajudam a iniciar e encerrar movimentos, suprimir movimentos indesejados e estabelecer um nível normal de tônus muscular.

④ *Neurônios cerebelares.* Os **neurônios cerebelares** também auxiliam no movimento, controlando a atividade dos neurônios motores superiores. Os circuitos neurais interconectam o cerebelo com áreas motoras do córtex cerebral (via tálamo) e do tronco encefálico. A principal função do cerebelo é monitorar as diferenças entre os movimentos pretendidos e os movimentos realmente realizados. Em seguida, ele emite comandos para os neurônios motores superiores para reduzir os erros de movimento. O cerebelo, portanto, coordena os movimentos do corpo e ajuda a manter a postura e o equilíbrio normais.

> **§ Correlação clínica**
>
> **Paralisia**
>
> Danos ou doenças dos neurônios motores *inferiores* produzem **paralisia flácida** dos músculos no mesmo lado do corpo. Não há ação voluntária ou reflexa das fibras musculares inervadas, o tônus muscular é diminuído ou perdido e o músculo permanece mole ou flácido. A lesão ou doença dos neurônios motores *superiores* no córtex cerebral remove as influências inibitórias que alguns desses neurônios têm nos neurônios motores inferiores, o que causa **paralisia espástica** dos músculos do lado oposto do corpo. Nessa condição, o tônus muscular é aumentado, os reflexos são exagerados e aparecem reflexos patológicos, como o sinal de Babinski (ver *Correlação clínica: reflexos e diagnóstico* na Seção 13.3).

Controle do movimento pelo córtex cerebral

O controle dos movimentos corporais envolve vias motoras que começam nas áreas motoras do córtex cerebral. Duas dessas áreas são o **córtex pré-motor** (ver **Figura 14.15**) e o **córtex motor primário** (**Figura 14.15**).

Córtex pré-motor. O papel do córtex pré-motor nos movimentos do corpo é o seguinte. A ideia ou desejo de mover uma parte do corpo é gerado em uma ou mais áreas corticais, como o córtex pré-frontal, a área de associação somatossensorial, a área de associação auditiva ou a área de associação visual (ver **Figura 14.15**). Essa informação é enviada aos núcleos da base, que processam a informação e a enviam ao tálamo e depois ao córtex pré-motor, onde é desenvolvido um plano motor. Esse plano identifica quais músculos devem se contrair, quanto eles precisam se contrair e em que ordem. Do córtex pré-motor, o plano é transmitido ao

---

*Um neurônio motor superior é na verdade um interneurônio e não um neurônio motor verdadeiro; é assim chamado porque a célula se origina na parte superior do SNC e regula a atividade dos neurônios motores inferiores. Apenas um neurônio motor inferior é um verdadeiro neurônio motor, porque transmite potenciais de ação do SNC para os músculos esqueléticos na periferia.

córtex motor primário para execução. O córtex pré-motor também armazena informações sobre atividades motoras aprendidas. Ao ativar os neurônios apropriados do córtex motor primário, o córtex pré-motor faz com que grupos específicos de músculos se contraiam em uma sequência específica.

Córtex motor primário. O córtex motor primário é a principal região de controle para a execução de movimentos voluntários. A estimulação elétrica de qualquer ponto do córtex motor primário causa contração de músculos específicos do lado oposto do corpo. O córtex motor primário controla os músculos formando vias descendentes que se estendem até a medula espinal e ao tronco encefálico (descrito brevemente). Como acontece com a representação sensitivo somática no córtex somatossensorial primário, um "mapa" do corpo está presente na área motora primária: cada ponto dentro da área controla as fibras musculares em uma parte diferente do corpo. Diferentes músculos são representados, distintivamente, no córtex motor primário (ver **Figura 16.8 B**). Uma área cortical maior é dedicada aos músculos envolvidos em movimentos especializados, complexos ou delicados. Os músculos do polegar, dedos, lábios, língua e cordas vocais têm grandes representações; o tronco tem uma representação muito menor. Esse mapa muscular distorcido do corpo é chamado de **homúnculo motor**.

Vias motoras diretas. Os axônios dos neurônios motores superiores se estendem do encéfalo aos neurônios motores inferiores por meio de dois tipos de vias – direta e indireta. As vias motoras diretas fornecem estímulos aos neurônios motores inferiores por meio de axônios que se estendem diretamente a partir do córtex motor primário. As vias motoras indiretas fornecem estímulos aos neurônios motores inferiores a partir dos centros motores no tronco encefálico. Ambas as vias diretas e indiretas governam a geração de impulsos nervosos nos neurônios motores inferiores, os neurônios que estimulam a contração dos músculos esqueléticos.

Os impulsos nervosos para os movimentos voluntários se propagam do córtex motor primário para os neurônios motores inferiores por meio das **vias motoras diretas**. Também conhecidas como *vias piramidais*, as vias motoras diretas consistem em axônios que descem das *células piramidais* do córtex motor primário e do córtex pré-motor. As *células piramidais* são neurônios motores superiores com corpos celulares piramidais (ver **Figura 12.5 B**). São as principais células de resposta do córtex cerebral. As vias motoras diretas consistem nas vias corticospinais e na via corticonuclear.

Vias corticospinal. As **vias corticospinais** conduzem impulsos nervosos para o controle dos músculos dos membros e do tronco. Os axônios dos neurônios motores superiores no córtex motor primário formam os **tratos corticospinais**, que descem através da *cápsula interna* do cérebro e do pedúnculo cerebral do mesencéfalo. No bulbo (bulbo), os feixes de axônios dos tratos corticospinais formam as protuberâncias ventrais conhecidas como *pirâmides*. Cerca de 90% dos axônios corticospinais *decussam* (cruzam) para o lado *contralateral* no bulbo e então descem para a medula espinal, onde fazem sinapses com um neurônio do circuito local ou um neurônio motor inferior. Os 10% que permanecem no lado *ipsilateral* eventualmente decussam nos níveis da medula espinal, onde fazem sinapses com um neurônio do circuito local ou neurônio motor inferior. Portanto, o córtex motor primário direito controla a maioria dos músculos do lado esquerdo do corpo e o córtex motor primário esquerdo controla a maioria dos músculos do lado direito do corpo. Existem dois tratos corticospinais: o trato corticospinal lateral e o trato corticospinal anterior.

1. *Trato corticospinal lateral.* Os axônios corticospinais que decussam na medula formam o **trato corticospinal lateral** no funículo lateral da medula espinal (**Figura 16.10 A**). Esses axônios fazem sinapses com os neurônios do circuito local ou com os neurônios motores inferiores no corno anterior da medula espinal. Os axônios desses neurônios motores inferiores saem da medula nas raízes anteriores dos nervos espinais e terminam nos músculos esqueléticos que produzem movimentos das partes distais dos membros. Os músculos distais são responsáveis por movimentos precisos, ágeis e altamente especializados das mãos e dos pés. Os exemplos incluem os movimentos necessários para abotoar uma camisa ou tocar piano.

2. *Trato corticospinal anterior.* Os axônios corticospinais que não decussam na medula formam o **trato corticospinal anterior** no funículo anterior da medula espinal (**Figura 16.10 B**). Em cada nível da medula espinal, alguns desses axônios decussam através da comissura branca anterior. Em seguida, eles fazem sinapses com os neurônios do circuito local ou neurônios motores inferiores no corno anterior da substância cinzenta. Os axônios desses neurônios motores inferiores saem da medula nas raízes anteriores dos nervos espinais. Eles terminam em músculos esqueléticos que controlam os movimentos do tronco e das partes proximais dos membros.

Via corticonuclear. A **via corticonuclear** conduz impulsos nervosos para o controle dos músculos esqueléticos na cabeça. Os axônios dos neurônios motores superiores do córtex motor primário formam o **trato corticonuclear (fibras corticomesencefálicas, corticopontinas e corticobulbares)**, que desce juntamente com os tratos corticospinais através da cápsula interna do cérebro e do pedúnculo cerebral do mesencéfalo (**Figura 16.11**). Alguns dos axônios do trato corticonuclear decussam; outros não. Os axônios terminam nos núcleos motores de nove pares de nervos cranianos no tronco encefálico e medula espinal: oculomotor (III), troclear (IV), trigêmeo (V), abducente (VI), facial (VII), glossofaríngeo (IX), vago (X), acessório (XI) e hipoglosso (XII). Os neurônios motores inferiores dos nervos cranianos transmitem impulsos nervosos que controlam movimentos voluntários e precisos dos olhos, língua e pescoço, além de mastigação, expressão facial, fala e deglutição.

Controle do movimento pelo tronco encefálico

O tronco encefálico é outra região importante para o controle motor. Ele contém quatro centros motores principais que ajudam a regular os movimentos do corpo – (1) os **núcleos vestibulares** no bulbo e na ponte; (2) a **formação reticular** localizada em todo o tronco encefálico; (3) o **colículo superior** no mesencéfalo e (4) o **núcleo rubro**, também presente no mesencéfalo (**Figura 16.12**).

CAPÍTULO 16 Sistemas Sensitivos, Motores e Integrativos 587

FIGURA 16.10 Vias motoras diretas: as vias corticospinais.

As vias corticospinais conduzem impulsos nervosos para o controle dos músculos dos membros e do tronco.

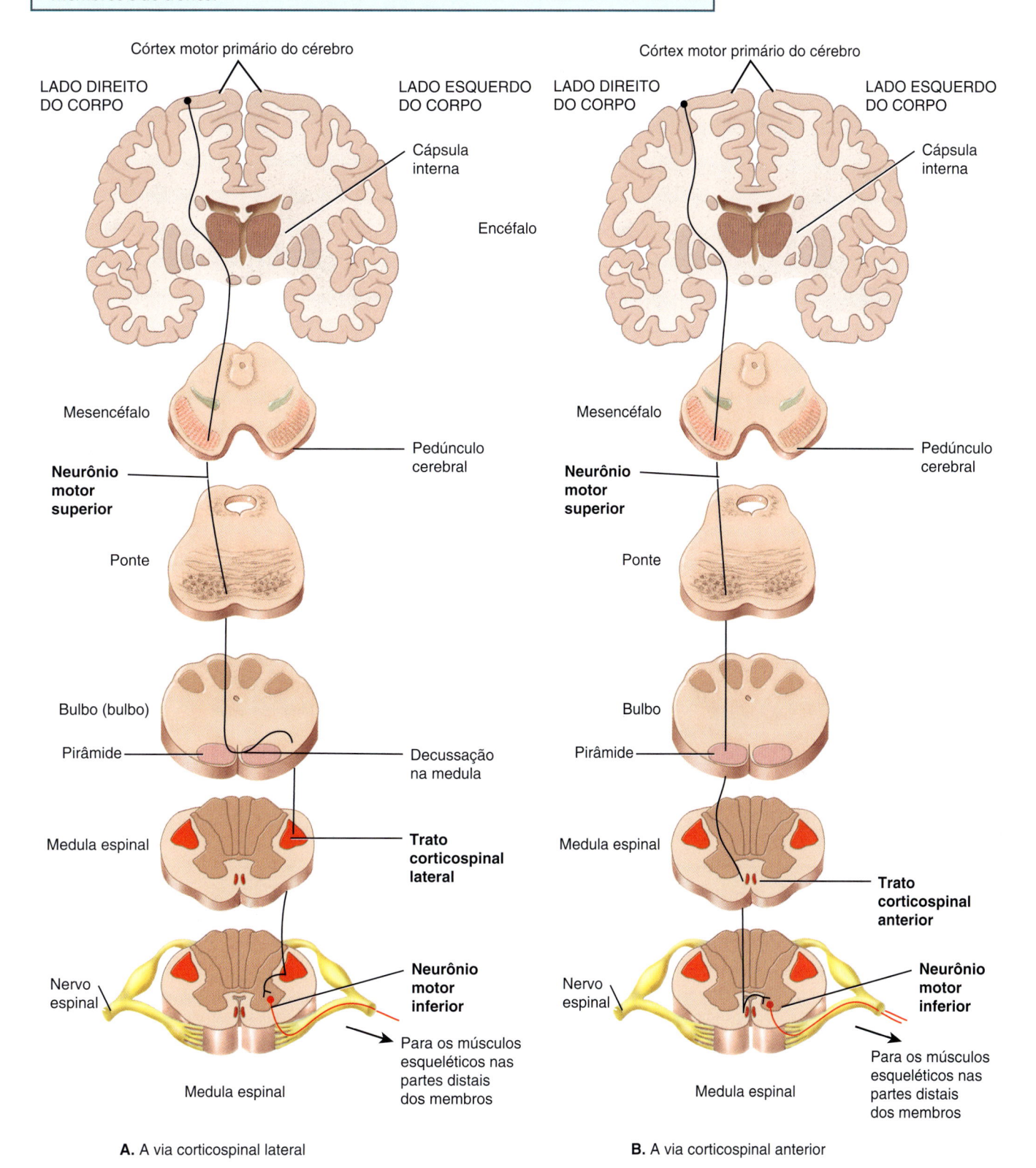

A. A via corticospinal lateral

B. A via corticospinal anterior

? Qual trato transmite impulsos nervosos que resultam em contrações dos músculos nas partes distais dos membros?

FIGURA 16.11 Via motora direta: a via corticonuclear. Para simplificar, apenas dois nervos cranianos são ilustrados.

> A via corticonuclear conduz impulsos nervosos para o controle dos músculos esqueléticos na cabeça.

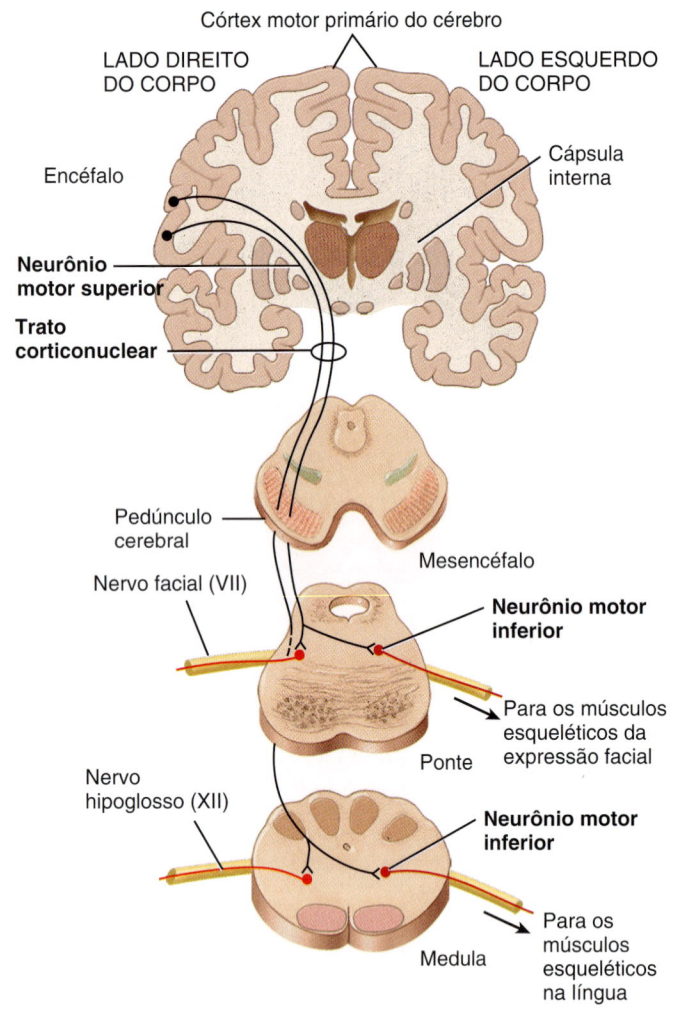

Córtex motor primário do cérebro
LADO DIREITO DO CORPO
LADO ESQUERDO DO CORPO
Encéfalo
Cápsula interna
Neurônio motor superior
Trato corticonuclear
Pedúnculo cerebral
Mesencéfalo
Nervo facial (VII)
Neurônio motor inferior
Ponte
Para os músculos esqueléticos da expressão facial
Nervo hipoglosso (XII)
Neurônio motor inferior
Medula
Para os músculos esqueléticos na língua

? Os axônios do trato corticonuclear terminam nos núcleos motores de quais nervos cranianos?

FIGURA 16.12 As vias motoras indiretas. Para simplificar, o núcleo vestibular é mostrado apenas na ponte, a formação reticular é mostrada apenas no bulbo e apenas um trato reticulospinal é mostrado na medula espinal.

> Em geral, as vias motoras indiretas conduzem os impulsos nervosos para causar os movimentos involuntários que regulam a postura, o equilíbrio, o tônus muscular e os movimentos reflexos da cabeça e do tronco.

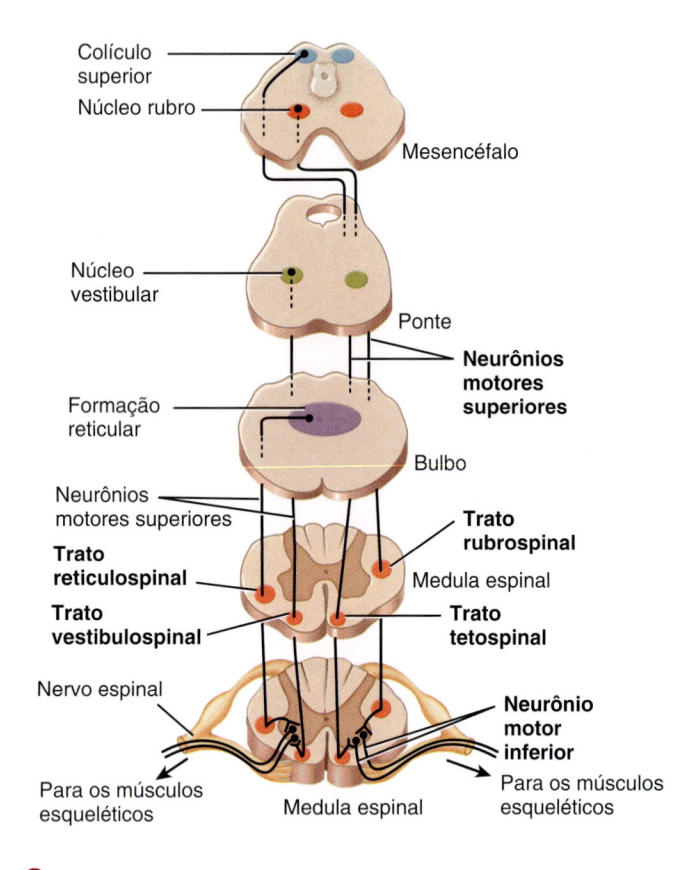

Colículo superior
Núcleo rubro
Mesencéfalo
Núcleo vestibular
Ponte
Neurônios motores superiores
Formação reticular
Bulbo
Neurônios motores superiores
Trato rubrospinal
Trato reticulospinal
Medula espinal
Trato vestibulospinal
Trato tetospinal
Nervo espinal
Neurônio motor inferior
Para os músculos esqueléticos
Medula espinal
Para os músculos esqueléticos

? Como o trato rubrospinal difere de outros tratos das vias motoras indiretas?

§ Correlação clínica

Esclerose lateral amiotrófica

A **esclerose lateral amiotrófica (ELA)** é uma doença degenerativa progressiva que acomete as regiões do córtex motor primário do cérebro, axônios dos neurônios motores superiores no funículo lateral (tratos corticospinal e rubrospinal) e corpos celulares dos neurônios motores inferiores. Causa fraqueza muscular progressiva e atrofia. A ELA começa frequentemente em partes da medula espinal que inervam às mãos e braços, mas rapidamente se espalha envolvendo todo o corpo e a face, sem afetar o intelecto ou a sensibilidade. A morte normalmente ocorre em 2 a 5 anos. Nos EUA a ELA é comumente conhecida como *doença de Lou Gehrig*, em homenagem ao jogador de beisebol do New York Yankees que morreu em decorrência dessa doença aos 37 anos em 1941. Mutações herdadas são responsáveis por aproximadamente 15% de todos os casos de ELA (ELA familiar). Os casos não herdados (esporádicos) de ELA parecem ter vários fatores implicantes. De acordo com uma teoria, há um acúmulo do neurotransmissor glutamato na fenda sináptica, liberado pelos neurônios motores devido a uma mutação da proteína que normalmente desativa e recicla o neurotransmissor. O excesso de glutamato faz com que os neurônios motores funcionem mal e acabem morrendo. O medicamento riluzol, usado para tratar ELA, reduz os danos aos neurônios motores ao diminuir a liberação de glutamato. Outros fatores podem incluir: danos aos neurônios motores por radicais livres, respostas autoimunes, infecções virais, deficiência do fator de crescimento do nervo, apoptose (morte celular programada), toxinas ambientais e trauma.

Além do riluzol, a ELA é tratada com medicamentos que aliviam sintomas como fadiga, dores musculares e espasticidade, salivação excessiva e dificuldade para dormir. Outros tratamentos incluem: cuidados de suporte fornecidos por fisioterapeutas, terapeutas ocupacionais e fonoaudiólogos; nutricionistas; assistentes sociais e enfermeiras domiciliares e de cuidados paliativos.

Vias motoras indiretas. Os centros motores do tronco encefálico dão origem às **vias motoras indiretas**, também conhecidas como *vias extrapiramidais*, que incluem todos os tratos motores somáticos, exceto os tratos corticospinais e corticonuclear. Os axônios dos neurônios motores superiores descem dos centros motores do tronco encefálico para os cinco tratos principais da medula espinal e terminam nos neurônios do circuito local ou neurônios motores inferiores. Esses tratos são os *rubrospinal, tetospinal, vestibulospinal, reticulospinal lateral* e o *reticulospinal medial* (**Figura 16.12**). Em geral, as vias motoras indiretas transmitem impulsos nervosos do tronco encefálico para produzir movimentos involuntários que regulam a postura, o equilíbrio, o tônus muscular e os movimentos reflexos da cabeça e do tronco. Uma exceção é o trato rubrospinal, que desempenha um papel auxiliar para o trato corticospinal lateral na regulação dos movimentos voluntários dos membros superiores.

Núcleos vestibulares. Muitos músculos posturais do tronco e dos membros são controlados reflexivamente pelos neurônios motores superiores no tronco encefálico. Os **reflexos posturais** mantêm o corpo em posição ereta e equilibrada. O estímulo para os reflexos posturais vem de três fontes: (1) os olhos, que fornecem informações visuais sobre a posição do corpo no espaço; (2) o aparelho vestibular da orelha interna, que fornece informações sobre a posição da cabeça; e (3) os proprioceptores nos músculos e articulações, que fornecem informações sobre a posição dos membros. Em resposta a esse estímulo sensitivo, os neurônios motores superiores no tronco encefálico ativam os neurônios motores inferiores, que por sua vez fazem com que os músculos posturais apropriados se contraiam para manter o corpo devidamente orientado no espaço.

Os núcleos vestibulares desempenham um papel importante na regulação da postura. Eles recebem informações neurais do nervo vestibulococlear (VIII) em relação ao estado de equilíbrio (estabilidade) do corpo (principalmente da cabeça) e aos estímulos neurais do cerebelo. Em resposta a essa entrada, os núcleos vestibulares geram impulsos nervosos ao longo dos axônios do **trato vestibulospinal**, que transmitem sinais aos músculos esqueléticos do tronco e partes proximais dos membros (**Figura 16.12**). O trato vestibulospinal causa a contração desses músculos para manter a postura em resposta às mudanças no equilíbrio.

Formação reticular. A formação reticular também ajuda a controlar a postura. Além disso, pode alterar o tônus muscular. A formação reticular recebe os estímulos de várias fontes, incluindo olhos, ouvido, cerebelo e núcleos da base. Em resposta a esse estímulo, núcleos na formação reticular geram impulsos nervosos ao longo dos **tratos reticulospinais medial** e **lateral**, os quais transmitem sinais aos músculos esqueléticos do tronco e membros proximais (**Figura 16.12**). Embora as vias sejam semelhantes, o trato reticulospinal medial *excita* os músculos esqueléticos do tronco e os músculos extensores dos membros proximais, enquanto o trato reticulospinal lateral *inibe* os músculos esqueléticos do tronco e os músculos extensores dos membros proximais. Os tratos reticulospinais medial e lateral trabalham juntos para manter a postura e regular o tônus muscular *durante os movimentos contínuos*. Por exemplo, ao se exercitar na academia, quando você usa o músculo bíceps braquial para levantar um peso pesado, outros músculos do tronco e membros devem se contrair (ou relaxar) para manter sua postura. Os músculos que precisam se contrair serão ativados pelo trato reticulospinal medial, enquanto os músculos que precisam relaxar serão inibidos pelo trato reticulospinal lateral.

Colículo superior. O colículo superior recebe estímulos visuais dos olhos e estímulos auditivos das orelhas (por meio de conexões com o colículo inferior). Quando esse estímulo ocorre de maneira repentina e inesperada, o colículo superior produz potenciais de ação ao longo do **trato tetospinal**, que transmite sinais neurais que ativam os músculos esqueléticos da cabeça e do tronco (**Figura 16.12**). Isso permite que o corpo gire na direção do estímulo visual súbito (como um inseto disparando pelo chão) ou do estímulo auditivo repentino (como um raio de trovão). Essas respostas servem para protegê-lo de estímulos potencialmente perigosos.

O colículo superior também é um centro de integração para os **movimentos oculares sacádicos**, pequenos movimentos bruscos e rápidos dos olhos que ocorrem quando uma pessoa olha para diferentes pontos do campo visual. Embora você em geral não perceba, seus olhos estão constantemente fazendo movimentos sacádicos, enquanto você lê as frases nas páginas deste livro ou quando olha para diferentes partes de uma imagem ou estátua. Além dos neurônios motores superiores que dão origem ao trato tetospinal, o colículo superior também contém neurônios motores superiores que fazem sinapses com os neurônios do circuito local nos **centros do olhar conjugado** na formação reticular do mesencéfalo e ponte. Os neurônios do circuito local nos centros do olhar conjugado, por sua vez, fazem sinapses com os neurônios motores inferiores nos núcleos dos três nervos cranianos que regulam os músculos extrínsecos do bulbo do olho: oculomotor (III), troclear (IV) e abducente (VI). Diferentes combinações de contrações desses músculos geram os movimentos oculares sacádicos horizontais e/ou verticais.

Núcleo rubro. O núcleo rubro recebe estímulos do córtex cerebral e do cerebelo. Em resposta a esse sinal, o núcleo rubro gera impulsos nervosos ao longo dos axônios do **trato rubrospinal**, que transmite sinais neurais que ativam os músculos esqueléticos, gerando os movimentos voluntários finos e precisos das partes distais dos membros superiores (**Figura 16.12**). Observe que os músculos esqueléticos nas partes distais dos membros inferiores não são ativados pelo trato rubrospinal. Lembre-se de que o trato corticospinal lateral do córtex cerebral também provoca movimentos finos e precisos das partes distais dos membros *superiores* e *inferiores*. Comparado ao trato corticospinal lateral, o trato rubrospinal desempenha um papel menor na contração dos músculos das partes distais dos membros superiores. No entanto, o trato rubrospinal torna-se funcionalmente significativo se o trato corticospinal lateral for lesionado.

A **Tabela 16.4** resume os principais tratos e vias motoras somáticos.

TABELA 16.4 — Principais vias e tratos motores somáticos.

Tratos e localização	Funções das vias
VIAS DIRETAS Trato corticospinal lateral Trato corticospinal anterior Medula espinal Pedúnculo cerebral Trato corticonuclear Mesencéfalo do tronco encefálico	**Via corticospinal lateral:** transmite os impulsos nervosos do córtex motor primário para os músculos esqueléticos no lado oposto do corpo para movimentos voluntários e precisos das partes distais dos membros. Os axônios dos neurônios motores superiores (NMSs) descem do giro pré-central do córtex para a medula. Aqui, 90% decussam (cruzam para o lado oposto) e, em seguida, entram no lado contralateral da medula espinal para formar esse trato. Em seu nível de terminação, os NMSs terminam no corno anterior do mesmo lado. Eles fornecem os estímulos aos neurônios motores inferiores, que inervam os músculos esqueléticos. **Via corticospinal anterior:** transmite os impulsos nervosos do córtex motor primário para os músculos esqueléticos no lado oposto do corpo para movimentos do tronco e partes proximais dos membros. Os axônios dos NMSs descem do córtex para a medula. Aqui os 10% que não decussam entram na medula espinal e formam esse trato. Em seu nível de terminação, os NMSs decussam e terminam no corno anterior no lado oposto do corpo. Eles fornecem os estímulos aos neurônios motores inferiores, que inervam os músculos esqueléticos. **Via corticonuclear:** transmite os impulsos nervosos do córtex motor primário para os músculos esqueléticos da cabeça para coordenar movimentos voluntários precisos. Os axônios dos NMSs descem do córtex para o tronco encefálico, onde alguns decussam e outros não. Eles fornecem os estímulos aos neurônios motores inferiores nos núcleos dos nervos: oculomotor (III), troclear (IV), trigêmeo (V), abducente (VI), facial (VII), glossofaríngeo (IX), vago (X), acessório (XI) e hipoglosso (XII), que controlam os movimentos voluntários dos olhos, língua e pescoço; mastigação; expressão facial e fala.
VIAS INDIRETAS 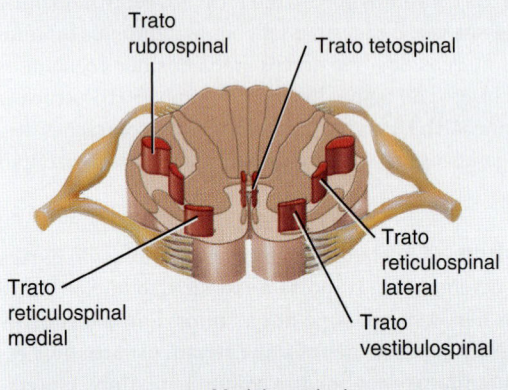 Trato rubrospinal Trato tetospinal Trato reticulospinal lateral Trato reticulospinal medial Trato vestibulospinal Medula espinal	**Via rubrospinal:** transmite impulsos nervosos do núcleo rubro (que recebe o estímulo do córtex cerebral e do cerebelo) para os músculos esqueléticos contralaterais que coordenam movimentos voluntários e precisos das partes distais dos membros superiores. **Via tetospinal:** transmite os impulsos nervosos do colículo superior para os músculos esqueléticos contralaterais que movem reflexivamente a cabeça, os olhos e o tronco em resposta a estímulos visuais ou auditivos. **Via vestibulospinal:** transmite os impulsos nervosos do núcleo vestibular (que recebe os estímulos sobre os movimentos da cabeça a partir da orelha interna) para os músculos esqueléticos ipsilaterais do tronco e partes proximais dos membros para manter a postura e o equilíbrio em resposta aos movimentos da cabeça. **Vias reticulospinais laterais e mediais:** transmitem os impulsos nervosos da formação reticular para os músculos esqueléticos ipsilaterais do tronco e partes proximais dos membros para manter a postura e regular o tônus muscular em resposta aos movimentos corporais contínuos.

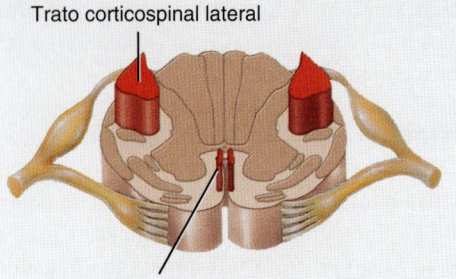

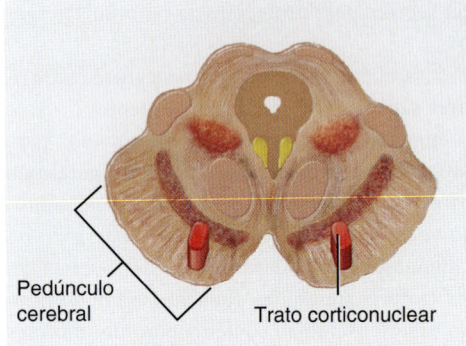

Núcleos da base e controle do motor

Como observado anteriormente, os núcleos da base e o cerebelo influenciam o movimento por meio de seus efeitos nos neurônios motores superiores. As funções dos núcleos da base são descritas a seguir:

- **Início dos movimentos.** Os núcleos da base desempenham um papel importante no início dos movimentos. Neurônios dos núcleos da base recebem estímulos de áreas sensitivas, de associação e motoras do córtex cerebral. A resposta proveniente dos núcleos da base é enviada pelo tálamo para o córtex pré-motor, que por sua vez se comunica com neurônios motores superiores no córtex motor primário. Os neurônios motores superiores, então, ativam o córtex e tratos corticospinais e corticonuclear para promover o movimento. Portanto, este circuito – do córtex cerebral para os núcleos da base, deles ao tálamo e daí ao córtex cerebral – é responsável pelo início dos movimentos

- *Supressão de movimentos indesejados.* Os núcleos da base suprimem os movimentos indesejados ao inibir tonicamente os neurônios do tálamo, que afetam a atividade dos neurônios motores superiores no córtex motor. Quando um movimento particular é desejado, a inibição dos neurônios talâmicos pelos núcleos da base é removida, o que permite aos neurônios talâmicos ativar os neurônios motores superiores apropriados no córtex motor
- *Regulação do tônus muscular.* Os núcleos da base influenciam o tônus muscular. Os neurônios dos núcleos da base enviam impulsos nervosos para a formação reticular que reduzem o tônus muscular por meio dos tratos reticulospinais medial e lateral. Danos ou destruição de algumas conexões dos núcleos da base causam um aumento generalizado no tônus muscular
- *Regulação de processos não motores.* Os núcleos da base influenciam vários aspectos não motores da função cortical, incluindo funções sensitivas, límbicas, cognitivas e linguísticas. Por exemplo, os núcleos da base ajudam a iniciar e encerrar alguns processos cognitivos, como atenção, memória e planejamento. Além disso, os núcleos da base podem atuar com o sistema límbico para regular os comportamentos emocionais.

Modulação do movimento pelo cerebelo

Além de manter a postura e o equilíbrio adequados, o cerebelo é ativo tanto no aprendizado quanto na execução de movimentos rápidos, coordenados e altamente qualificados, como bater uma bola de golfe, falar e nadar. A função cerebelar envolve quatro atividades (**Figura 16.13**):

1. **Monitoramento das intenções de movimento.** O cerebelo recebe impulsos nervosos do córtex motor e dos núcleos da base através dos núcleos pontinos em relação aos movimentos planejados (setas vermelhas).
2. **Monitoramento do movimento real.** O cerebelo recebe os estímulos de proprioceptores nas articulações e músculos que

Correlação clínica

Distúrbios dos núcleos da base

Os **distúrbios dos núcleos da base** podem afetar os movimentos do corpo, cognição e comportamento. O tremor incontrolável e a rigidez muscular são sinais característicos da **doença de Parkinson (DP)** (ver *Distúrbios: desequilíbrios homeostáticos* no final deste capítulo). Nesse distúrbio, os neurônios liberadores de dopamina, que se estendem da substância negra ao putame e núcleo caudado sofrem degeneração.

A **doença de Huntington (DH)** é uma doença hereditária na qual o núcleo caudado e o putame degeneram, com perda de neurônios que normalmente liberam GABA ou acetilcolina. Um sinal-chave de DH é a **coreia** (também significa dança), em que movimentos rápidos e espasmódicos ocorrem involuntariamente e sem propósito. Também ocorre deterioração mental progressiva. Os sintomas da DH frequentemente não se manifestam até os 30 ou 40 anos de idade. A morte ocorre de 10 a 20 anos após o surgimento dos primeiros sintomas.

A **síndrome de Tourette** é um distúrbio caracterizado por movimentos involuntários do corpo (tiques motores) e o uso de sons ou palavras inapropriadas ou desnecessárias (tiques vocais). Embora a causa seja desconhecida, pesquisas sugerem que esse distúrbio envolve uma disfunção dos circuitos neurais cognitivos entre os núcleos da base e o córtex pré-frontal.

Acredita-se que alguns transtornos psiquiátricos, como esquizofrenia e transtornos obsessivo-compulsivos, envolvam a disfunção dos circuitos neurais comportamentais entre os núcleos da base e o sistema límbico. Na **esquizofrenia**, o excesso de atividade da dopamina no encéfalo faz com que uma pessoa manifeste delírios, distorções da realidade, paranoia e alucinações. Pessoas que apresentam o **transtorno obsessivo-compulsivo (TOC)** manifestam pensamentos repetitivos (obsessões) que causam comportamentos repetitivos (compulsões) que eles se sentem obrigados a realizar. Por exemplo, uma pessoa com TOC pode ter pensamentos repetitivos sobre alguém invadir a casa; esses pensamentos podem levar a pessoa a verificar as portas da casa repetidamente (por minutos ou horas) para se certificar de que estão fechadas.

FIGURA 16.13 Estímulo e resposta do cerebelo.

> O cerebelo coordena e suaviza as contrações dos músculos esqueléticos durante os movimentos especializados e ajuda a manter a postura e o equilíbrio.

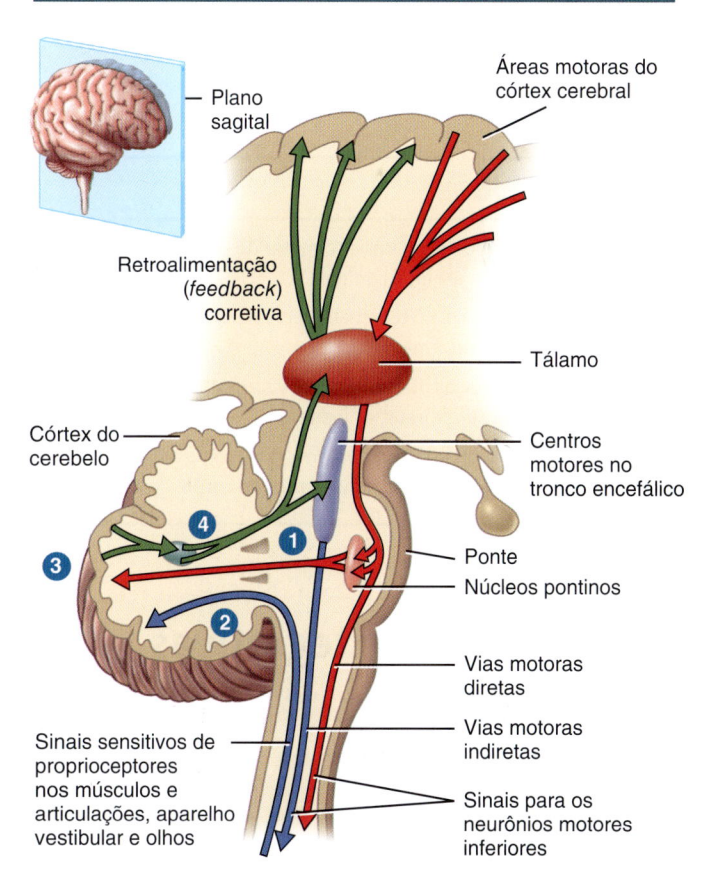

Corte sagital através do encéfalo e medula espinal

? Quais tratos levam as informações dos proprioceptores nas articulações e músculos para o cerebelo?

revelam o que realmente está acontecendo. Esses impulsos nervosos percorrem os tratos espinocerebelares anterior e posterior. Os impulsos nervosos do aparelho vestibular (sensor de equilíbrio) na orelha interna e dos olhos também entram no cerebelo.

3. **Comparação dos sinais de comando com informações sensitivas.** O cerebelo compara as intenções de movimento com o movimento real realizado.

4. **Envio de retroalimentação (*feedback*) corretiva.** Se houver uma discrepância entre o movimento pretendido e o real, o cerebelo envia o *feedback* aos neurônios motores superiores. Essa informação passa do tálamo para os NMSs no córtex cerebral, mas vai diretamente para os NMSs nos centros motores do tronco encefálico (setas verdes). Conforme vão ocorrendo os movimentos, o cerebelo vai fornecendo continuamente correções de erro aos neurônios motores superiores, diminuindo as falhas e suavizando o movimento. Também contribui, em períodos mais longos, para a aprendizagem de novas habilidades motoras.

Atividades especializadas, como tênis ou vôlei, fornecem bons exemplos da contribuição do cerebelo para o movimento. Para fazer um bom saque ou um bloqueio, você deve trazer sua raquete ou braços para frente apenas o suficiente para fazer um contato sólido. Como você para exatamente no ponto certo? Antes mesmo de você acertar a bola, o cerebelo enviou impulsos nervosos para o córtex cerebral e núcleos da base, informando-os onde seu golpe deve parar. Em resposta aos impulsos do cerebelo, o córtex e os núcleos da base transmitem impulsos motores aos músculos opostos do corpo para interromper o movimento.

> ### Teste rápido
>
> 14. Trace o caminho de um impulso motor dos neurônios motores superiores até a via final comum.
> 15. Quais partes do corpo têm maior representação no córtex motor? Quais têm a menor?
> 16. Explique por que as duas principais vias motoras somáticas são chamadas de "direta" e "indireta".
> 17. Explique o papel do córtex cerebral, núcleos da base, tronco encefálico e cerebelo nos movimentos do corpo.

16.5 Funções integrativas do cérebro

OBJETIVOS

- **Comparar** as funções cerebrais integrativas de vigília e sono, coma, aprendizagem e memória e de linguagem
- **Descrever** os quatro estágios do sono
- **Explicar** os fatores que contribuem para a memória.

Passamos agora a uma fascinante, embora incompletamente compreendida, função do cérebro: a **integração** e o processamento de informações sensitivas por meio de sua análise e armazenamento e a tomada de decisões para várias respostas. As **funções integrativas** incluem atividades cerebrais, como vigília e sono, aprendizagem e memória e linguagem.

Vigília e sono

Os seres humanos dormem e acordam em um ciclo de 24 horas denominado **ritmo circadiano**, que é estabelecido pelo núcleo supraquiasmático do hipotálamo (ver **Figura 14.10**). Uma pessoa que está acordada está em um estado de prontidão e é capaz de reagir, de forma consciente, a vários estímulos. Registros de EEG mostram que o córtex cerebral é muito ativo durante a vigília; menos impulsos surgem durante a maioria dos estágios do sono.

O papel do sistema de ativação reticular no despertar.
Como o seu sistema nervoso faz a transição entre esses dois estados? Como o estímulo de algumas de suas partes aumenta a atividade do córtex cerebral, uma parte da formação reticular é conhecida como **sistema de ativação reticular (SAR)** (ver **Figura 14.7 C**). Quando essa área está ativa, muitos impulsos nervosos são transmitidos a áreas disseminadas do córtex cerebral, tanto diretamente quanto por meio do tálamo. O efeito é um aumento generalizado da atividade cortical.

A **excitação** ou despertar do sono, também envolve aumento da atividade no SAR. Para que ocorra o despertar, o SAR deve ser estimulado. Muitos estímulos sensitivos podem ativar o SAR: estímulos dolorosos detectados por nociceptores, toque e pressão na pele, movimento dos membros, luz forte ou o som de um despertador. Uma vez que o SAR é ativado, o córtex cerebral também é estimulado e ocorre o despertar. O resultado é um estado de vigília chamado **consciência**. Observe na **Figura 14.7 C** que, embora o SAR receba estímulos dos receptores sensitivos somáticos, dos olhos e dos ouvidos, não há informações das células do nervo olfatório, mesmo os odores fortes podem não causar o despertar. Pessoas que morrem em incêndios domésticos geralmente sucumbem à inalação de fumaça sem acordar. Por esse motivo, todas as áreas em que as pessoas dormem devem ter um detector de fumaça próximo que emita um alarme alto. Uma almofada vibratória ou uma luz intermitente pode servir para o mesmo propósito para aqueles que têm deficiência auditiva.

Sono.
O **sono** é um estado de consciência alterada ou inconsciência parcial do qual um indivíduo pode ser despertado. Embora seja essencial, as funções exatas do sono ainda não estão claras. A privação de sono prejudica a atenção, o aprendizado e o desempenho. O sono normal consiste em dois componentes: o sono sem movimento rápido dos olhos (NREM; do inglês *non-rapid eye movement*) e sono com movimento rápido dos olhos (REM; do inglês *rapid eye movement*).

O **sono NREM** consiste em quatro estágios que se misturam gradualmente:

1. O *estágio 1* é um estágio de transição entre a vigília e o sono que normalmente dura de 1 a 7 minutos. A pessoa está relaxada com os olhos fechados e tem pensamentos fugazes. As pessoas despertadas nessa fase, muitas vezes dizem não ter dormido.

2. O *estágio 2* ou *sono leve* é o primeiro estágio do sono verdadeiro. Nele, é fácil despertar uma pessoa. Fragmentos de sonhos podem ser experimentados e os olhos podem girar lentamente de um lado para o outro.

3. O *estágio 3* é um período de sono moderadamente profundo. A temperatura corporal e a pressão arterial diminuem e fica um pouco mais difícil acordar a pessoa. Essa fase ocorre cerca de 20 minutos depois de adormecer.

4. O *estágio 4* é o nível mais profundo do sono. Embora o metabolismo cerebral diminua significativamente e a temperatura corporal caia ligeiramente nesse momento, a maioria dos reflexos está intacta e o tônus muscular diminui apenas ligeiramente. Durante essa fase, é muito difícil despertar uma pessoa.

Várias mudanças fisiológicas acontecem durante o sono NREM. Ocorrem diminuições nas frequências cardíaca e respiratória e na pressão arterial. O tônus muscular também diminui, mas apenas ligeiramente. Como resultado, há uma quantidade moderada de tônus muscular durante o sono NREM, o que permite que a pessoa adormecida mude suas posições corporais enquanto está na cama. O sonho às vezes ocorre durante o sono NREM, mas apenas ocasionalmente. Você logo aprenderá que a maioria dos sonhos ocorre durante o sono REM. Quando o sonho ocorre durante o sono NREM, os sonhos são geralmente menos vívidos, menos emocionais e mais lógicos do que os sonhos REM.

Durante o **sono REM**, os olhos se movem com mais rapidez para frente e para trás sob as pálpebras fechadas. O sono REM também é conhecido como *sono paradoxal*, pois as leituras de EEG feitas durante esse período mostram ondas de alta frequência e pequena amplitude, que são semelhantes às de uma pessoa que está acordada. A atividade neuronal é, surpreendentemente, alta durante o sono REM – o fluxo sanguíneo cerebral e o uso de oxigênio são, na prática, maiores durante o sono REM do que durante a intensa atividade física ou mental enquanto você está acordado! Apesar dessa alta quantidade de atividade neuronal, é ainda mais difícil acordar uma pessoa durante o sono REM do que durante qualquer um dos estágios do sono NREM.

O sono REM está associado a várias mudanças fisiológicas. Por exemplo, as frequências cardíaca e respiratória e a pressão arterial aumentam durante o sono REM. Além disso, a maioria dos neurônios motores somáticos é inibida durante o sono REM, o que causa uma diminuição significativa no tônus muscular e até paralisa os músculos esqueléticos. As principais exceções a essa inibição são os neurônios motores somáticos que governam a respiração e os movimentos dos olhos. O sono REM também é o período em que ocorre a maioria dos sonhos. Estudos de imagens cerebrais em pessoas que estão passando pelo sono REM revelam que há aumento da atividade tanto na área de associação visual (que está envolvida no reconhecimento de imagens visuais) quanto no sistema límbico (que desempenha um papel importante na geração de emoções) e diminuição da atividade no córtex pré-frontal (que se preocupa com o raciocínio). Esses estudos ajudam a explicar por que os sonhos durante o sono REM costumam ser cheios de imagens vívidas, respostas emocionais e situações que podem ser ilógicas ou mesmo atípicas. A ereção do pênis e o aumento do clitóris também podem ocorrer durante o sono REM, mesmo quando o conteúdo do sonho não é sexual. A presença de ereções penianas durante o sono REM em um homem com disfunção erétil (incapacidade de obter uma ereção enquanto acordado) indica que seu problema tem uma causa psicológica, em vez de física.

Os intervalos de sono NREM e REM se alternam ao longo da noite. Inicialmente, uma pessoa adormece ao passar sequencialmente pelos estágios do sono NREM (do estágio 1 ao estágio 4) em cerca de 45 minutos. Em seguida, a pessoa passa pelos estágios do sono NREM em ordem reversa (do estágio 4 ao estágio 1) aproximadamente na mesma quantidade de tempo antes de entrar em um período de sono REM. Depois disso, a pessoa desce novamente pelos estágios do sono NREM e então sobe de volta pelos estágios do sono NREM para entrar em outro período do sono REM. Durante um período típico de sono de 8 horas, há quatro ou cinco desses ciclos NREM a REM. O primeiro episódio de sono REM dura de 10 a 20 minutos. Os períodos REM, que ocorrem aproximadamente a cada 90 minutos, aumentam gradativamente, com o último durando cerca de 50 minutos. Em adultos, o sono REM totaliza 90 a 120 minutos durante um período típico de sono de 8 horas. À medida que uma pessoa envelhece, o tempo total médio gasto dormindo diminui e a porcentagem de sono REM declina. Até 50% do sono de uma criança são sono REM, em oposição a 35% para crianças de 2 anos e 25% para adultos. Embora ainda não entendamos a função do sono REM, acredita-se que a alta porcentagem de sono REM em bebês e crianças seja importante para a maturação do encéfalo.

Diferentes partes do encéfalo mediam o sono NREM e REM. O sono NREM é induzido pelos **centros do sono NREM** no hipotálamo e no prosencéfalo basal, enquanto o sono REM é promovido por um **centro do sono REM** na ponte e no mesencéfalo. Várias linhas de evidência sugerem a existência de substâncias químicas indutoras do sono no encéfalo. Um aparente indutor do sono é a adenosina, que se acumula durante os períodos de alto uso de ATP (adenosina trifosfato) pelo sistema nervoso. A adenosina inibe os neurônios do SAR que participam do despertar. A adenosina se liga a receptores específicos, chamados receptores A1, e inibe certos neurônios colinérgicos (liberadores de acetilcolina) do SAR que participam do despertar. Assim, a atividade no SAR durante o sono é baixa devido ao efeito inibitório da adenosina. Cafeína (no café) e teofilina (no chá) – substâncias conhecidas por sua capacidade de manter a vigília – se ligam e bloqueiam os receptores A1, impedindo que a adenosina se ligue e induza o sono.

O sono é essencial para o funcionamento normal do corpo. Estudos demonstram que a privação do sono prejudica a atenção, a memória, o desempenho e a imunidade; se o sono for insuficiente, pode causar alterações de humor, alucinações e até a morte. Embora sejam essenciais, as funções exatas do sono ainda não estão claras. Tem havido um debate considerável na comunidade científica sobre a importância do sono, mas algumas funções propostas do sono são amplamente aceitas: (1) restauração, fornece tempo para o corpo se reparar; (2) consolidação de memórias; (3) aumento da função do sistema imune; e (4) maturação do encéfalo.

Coma. Lembre-se de que o sono é um estado de inconsciência do qual um indivíduo pode ser despertado por estímulos. Por outro lado, o coma é um estado de inconsciência em que um indivíduo tem pouca ou nenhuma resposta aos estímulos. As causas do coma incluem traumatismos cranianos, danos ao sistema de ativação reticular, infecções cerebrais, intoxicação por álcool e superdosagens de drogas. Se o dano encefálico for menor ou reversível, a pessoa pode sair do coma e se recuperar totalmente; se o dano for grave e irreversível, a recuperação é improvável.

Depois de algumas semanas em coma, alguns pacientes entram em um **estado vegetativo persistente,** no qual tem ciclos normais de sono-vigília, mas não tem consciência do ambiente. Indivíduos nesse estado são incapazes de falar ou responder a comandos. Eles podem sorrir, rir ou chorar, mas não entendem o significado dessas ações.

É importante ressaltar que as pessoas que estão em coma ou em estado vegetativo persistente não têm morte cerebral, porque seus EEGs ainda exibem atividade em formato de ondas. Um dos critérios usados para confirmar que ocorreu morte cerebral é a ausência de ondas cerebrais (EEG plano).

> ### Correlação clínica
>
> #### Distúrbios do sono
>
> Anualmente, os distúrbios do sono afetam mais de 70 milhões de americanos. Os distúrbios do sono comuns incluem insônia, apneia do sono e narcolepsia. Uma pessoa com **insônia** tem dificuldade em adormecer ou em permanecer dormindo. As possíveis causas da insônia incluem estresse, ingestão excessiva de cafeína, perturbação dos ritmos circadianos (p. ex., trabalhar no turno da noite em vez do turno do dia) e depressão. A **apneia do sono** é um distúrbio em que uma pessoa para de respirar repetidamente por 10 ou mais segundos durante o sono. Na maioria das vezes, ocorre porque a perda de tônus muscular nos músculos da faringe permite o colapso das vias respiratórias. A **narcolepsia** é uma condição em que o sono REM não pode ser inibido durante os períodos de vigília. Como resultado, períodos involuntários de sono que duram aproximadamente 15 min ocorrem ao longo do dia. Estudos recentes revelaram que as pessoas com narcolepsia têm uma deficiência do neuropeptídeo *orexina*, também conhecido como **hipocretina**. A orexina é liberada por determinados neurônios do hipotálamo e tem um papel na promoção da vigília.

Aprendizado e memória

Sem memória, repetiríamos os erros e seríamos incapazes de aprender. Da mesma forma, não seríamos capazes de repetir nossos sucessos ou realizações, exceto pelo acaso. Embora tanto o aprendizado quanto a memória tenham sido estudados extensivamente, ainda não temos uma explicação completamente satisfatória de como nos lembramos de informações ou de eventos. No entanto, sabemos algo sobre como as informações são adquiridas e armazenadas e, é claro que existem diferentes categorias de memória.

Aprender é a capacidade de adquirir novas informações ou habilidades por meio de instrução ou experiência. Existem duas categorias principais de aprendizagem: aprendizagem associativa e aprendizagem não associativa. A **aprendizagem associativa** ocorre quando é estabelecida uma conexão entre dois estímulos. O fisiologista russo Ivan Pavlov deu um exemplo clássico de aprendizagem associativa quando observou que o toque de um sino estimulava o reflexo de salivação em cães. Quando ele começou esse experimento, Pavlov tocou a campainha e então forneceu comida para os cães. A presença da comida fazia com que os cães salivassem. Depois de repetir essa atividade várias vezes, Pavlov observou que os cães ainda salivariam mesmo se ele não lhes fornecesse comida, o que indicava que os cães aprenderam a associar a comida ao toque do sino. A **aprendizagem não associativa** ocorre quando a exposição repetida a um único estímulo causa uma mudança no comportamento. Existem dois tipos de aprendizagem não associativa: habituação e sensibilização. Na **habituação**, a exposição repetida a um estímulo irrelevante causa uma *diminuição* da resposta comportamental. Por exemplo, quando você ouve um som alto pela primeira vez, pode fazer você pular. No entanto, se esse som alto ocorrer repetidamente, você pode parar de prestar atenção nele. A habituação demonstra que um animal aprendeu a ignorar um estímulo sem importância. Na **sensibilização**, a exposição repetida a um estímulo nocivo causa uma resposta comportamental *aumentada*. Por exemplo, se um membro é atingido repetidamente por um estímulo doloroso, o reflexo flexor (retração) do membro afetado torna-se mais vigoroso. A sensibilização demonstra que o animal aprendeu a responder mais rapidamente a um estímulo prejudicial.

Memória é o processo pelo qual as informações que foram adquiridas por meio do aprendizado são armazenadas e recuperadas. Existem dois tipos principais de memória: memória declarativa e memória procedimental. **Memória declarativa** (*explícita*) é a memória de experiências que podem ser verbalizadas (declaradas), tais como fatos, eventos, objetos, nomes e lugares. Esse tipo de memória requer uma evocação consciente e é armazenada nas áreas de associação do córtex cerebral. Por exemplo, as memórias visuais são armazenadas na área de associação visual e as memórias auditivas são armazenadas na área de associação auditiva. A **memória procedimental** (*implícita*) é a memória das habilidades motoras, procedimentos e regras. Os exemplos incluem andar de bicicleta, entregar uma bola de tênis e executar os passos de sua dança favorita. Esse tipo de memória não requer evocação consciente e é armazenada nos núcleos da base, cerebelo e área pré-motora.

A memória, seja declarativa ou procedimental, ocorre em estágios ao longo de um período de tempo. A **memória de curto prazo** é a capacidade temporária de lembrar algumas informações por segundos a minutos; tem uma capacidade muito limitada. Por exemplo, se você procurar um número de telefone pela primeira vez ou alguém recitar um número de telefone para você pela primeira vez, sua memória desse número será de curta duração e você irá esquecê-lo em alguns segundos, a menos que o anote ou coloque-o no seu iPhone. Depois de registrar o número do telefone e usá-lo repetidamente, as informações podem ser transformadas em um tipo de memória mais permanente, chamada **memória de longo prazo**, que dura de dias a anos. Embora o cérebro receba muitos estímulos, normalmente você presta atenção a apenas alguns deles por vez. Estima-se que apenas 1% de todas as informações que chegam à sua consciência são armazenadas como memória de longo prazo. Observe que a memória não grava todos os detalhes como se fosse um gravador de vídeos. Mesmo quando os detalhes são perdidos, muitas vezes você pode explicar a ideia ou conceito usando suas próprias palavras e maneiras de ver as coisas.

Algumas evidências apoiam a noção de que a memória de curto prazo depende mais de eventos elétricos e químicos no cérebro do que de mudanças estruturais nas sinapses. Várias condições que inibem a atividade elétrica do cérebro, como anestesia, coma e eletroconvulsoterapia (ECT), interrompem as memórias de curto prazo sem alterar as memórias de longo prazo previamente estabelecidas. Estudos também sugerem que a memória de curto prazo pode envolver um aumento temporário na atividade de sinapses preexistentes, principalmente aquelas que são componentes de circuitos reverberantes. Lembre-se de que, em um circuito reverberante, um neurônio estimula um segundo neurônio, que estimula um terceiro neurônio e assim por diante. Ramos de neurônios posteriores fazem sinapses com os anteriores. Esse arranjo envia potenciais de ação de volta ao circuito repetidas vezes (ver **Figura 12.28 C**).

O processo pelo qual uma memória de curto prazo é transformada em uma memória de longo prazo é chamado de **consolidação da memória**. O hipocampo desempenha um papel importante na consolidação das memórias declarativas. Ele serve como uma instalação de armazenamento temporário para novas memórias declarativas de longo prazo e, em seguida, transfere essas memórias para as áreas apropriadas do córtex cerebral para armazenamento permanente. Um fator chave que contribui para a consolidação da memória é a repetição. Portanto, você se lembrará de mais informações se revisar todos os dias para um próximo exame de anatomia e fisiologia, em vez de estudar para o exame na noite anterior!

Para que uma experiência se torne parte da memória de longo prazo, ela deve produzir alterações estruturais e funcionais persistentes que representem a experiência no cérebro. Essa capacidade de mudança associada ao aprendizado é denominada **plasticidade** e ela envolve mudanças em neurônios individuais, bem como mudanças nas forças das conexões sinápticas entre os neurônios. Por exemplo, micrografias eletrônicas de neurônios submetidos à atividade intensa e prolongada revelam um aumento no número de terminais pré-sinápticos e alargamento dos botões sinápticos em neurônios pré-sinápticos, bem como um aumento no número de ramos dendríticos em neurônios pós-sinápticos. Além disso, os neurônios desenvolvem novos botões sinápticos, provavelmente por causa do aumento do uso. Mudanças opostas ocorrem quando os neurônios estão inativos. Por exemplo, a área visual do córtex cerebral de animais que perderam a visão torna-se mais fina.

Acredita-se que um fenômeno denominado **potenciação de longo prazo (LTP,** *long-term potentiation***)** seja a base de alguns aspectos da memória; a transmissão em algumas sinapses dentro do hipocampo é intensificada (potencializada) por horas ou semanas após um breve período de estimulação de alta frequência. O neurotransmissor liberado é o glutamato, que atua nos receptores de glutamato NMDA* nos neurônios pós-sinápticos. Em alguns casos, a indução de LTP depende da liberação de óxido nítrico (NO) dos neurônios pós-sinápticos após terem sido ativados pelo glutamato. O NO, por sua vez, difunde-se nos neurônios pré-sinápticos e causa a LTP.

---

*Composto químico *N*-metil-D-aspartato, que é usado para detectar esse tipo de receptor de glutamato.

> ### Correlação clínica
>
> #### Amnésia
>
> **Amnésia** se refere à falta ou perda de memória. É uma incapacidade total ou parcial de lembrar experiências anteriores. Na *amnésia anterógrada*, há perda de memória para eventos que ocorrem *após* o trauma ou doença que causou a condição. Em outras palavras, é uma incapacidade de formar novas memórias. Na *amnésia retrógrada*, há uma perda de memória para eventos que ocorreram *antes* do trauma ou doença que causou a condição. Em outras palavras, é uma incapacidade de recordar eventos passados.

Linguagem

Animais tão diversos quanto formigas, pássaros, baleias e humanos desenvolveram maneiras de se comunicar com membros de suas próprias espécies. Os humanos utilizam a linguagem para se comunicarem. A **linguagem** é um sistema de sons e símbolos vocais que transmite informações. Mais comumente, é falado e/ou escrito.

O córtex cerebral contém duas **áreas de linguagem** – a área de Wernicke e a área de Broca, que geralmente estão presentes apenas no hemisfério cerebral *esquerdo* (ver **Figura 14.15**). A *área de Wernicke*, uma área de associação encontrada no lobo temporal, interpreta o significado de palavras escritas ou faladas. Essencialmente, traduz palavras em pensamentos. A área de Wernicke recebe informações da área visual primária (para palavras escritas) e da área auditiva primária (para palavras faladas). A *área de Broca*, uma área motora localizada no lobo frontal, está ativa enquanto você traduz pensamentos em fala. Para realizar esta função, a área de Broca recebe informações da área de Wernicke e, em seguida, gera um padrão motor para a ativação dos músculos necessários para as palavras que você deseja dizer. O padrão motor é transmitido da área de Broca para o córtex motor primário, que por sua vez ativa os músculos da fala apropriados. As contrações dos músculos da fala permitem que você expresse seus pensamentos.

Para entender melhor como as áreas da linguagem funcionam, considere as vias neurais utilizadas quando você vê ou ouve uma palavra específica e, em seguida, diz essa palavra:

1. As informações sobre a palavra são transmitidas para a área de Wernicke. Se a palavra for escrita, a área de Wernicke recebe informações sobre a palavra do córtex visual primário. Se a palavra for falada, a área de Wernicke recebe os estímulos sobre a palavra do córtex auditivo primário.

2. Assim que a área de Wernicke recebe essas informações, ela traduz a palavra escrita ou falada no pensamento apropriado.

3. Para uma pessoa dizer esta palavra, a área de Wernicke transmite informações sobre a palavra para a área de Broca.

4. A área de Broca recebe esse estímulo e, em seguida, desenvolve um padrão motor para ativação dos músculos necessários para dizer a palavra.

5. O padrão motor é transmitido da área de Broca para o córtex motor primário, que posteriormente ativa os músculos

apropriados da fala. A contração dos músculos da fala permite que a palavra seja falada.

> ### Correlação clínica
>
> #### Afasia
>
> Muito do que sabemos sobre as áreas da linguagem vem de estudos de pacientes com distúrbios da linguagem ou da fala resultantes de danos cerebrais. Lesões nas áreas da linguagem do córtex cerebral resultam em **afasia**, uma incapacidade de usar ou compreender palavras. Danos na área de Broca resultam em **afasia expressiva**, uma incapacidade de articular ou formar palavras adequadamente. Pessoas com esse tipo de afasia sabem o que desejam dizer, mas têm dificuldade para falar. Danos à área de Wernicke resultam em **afasia receptiva**, caracterizada por compreensão deficiente de palavras faladas ou escritas. Uma pessoa com esse tipo de afasia pode produzir fluentemente sequências de palavras sem significado ("salada de palavras"). Por exemplo, alguém com afasia receptiva pode dizer: "Eu carro rio jantar luz tocou lápis correr". O déficit subjacente pode ser de **surdez de palavras** (incapacidade de compreender palavras faladas), **cegueira de palavras** (incapacidade de compreender palavras escritas) ou ambas.

> ### Teste rápido
>
> 18. Descreva como o sono e a vigília estão relacionados ao sistema de ativação reticular.
> 19. Quais são os quatro estágios do sono sem movimento rápido dos olhos (NREM)? Como o sono NREM se diferencia do sono com movimento rápido dos olhos (REM)?
> 20. Defina a memória. Quais são os três tipos de memória? O que é consolidação de memória?
> 21. O que é potenciação de longo prazo?
> 22. O que é linguagem?

Distúrbios: desequilíbrios homeostáticos

Doença de Parkinson

A **doença de Parkinson (DP)** é um distúrbio progressivo do SNC que afeta cerca de 1,5 milhão de pessoas nos EUA e os sintomas geralmente aparecem por volta dos 60 anos. Neurônios que se estendem da substância negra ao putame e núcleo caudado, onde liberam o neurotransmissor dopamina (DA), degeneram na DP. O núcleo caudado, um dos núcleos da base, contém neurônios que liberam o neurotransmissor acetilcolina (ACh). Embora o nível de ACh não mude com o declínio do nível de DA, acredita-se que o desequilíbrio da atividade do neurotransmissor – pouca DA e muita ACh – causa a maioria dos sintomas. A causa da DP é desconhecida, mas produtos químicos ambientais tóxicos, como pesticidas, herbicidas e monóxido de carbono, são suspeitos de serem agentes que contribuem para o desenvolvimento dessa doença. Apenas 5% dos pacientes com DP têm história familiar da doença.

Em pacientes com DP, as contrações involuntárias do músculo esquelético frequentemente interferem no movimento voluntário. Por exemplo, os músculos do membro superior podem se contrair e relaxar alternadamente, fazendo com que a mão trema. Essa vibração, denominada **tremor**, é o sintoma mais comum da DP. Além disso, o tônus muscular pode aumentar muito, causando rigidez na parte do corpo envolvida. A rigidez dos músculos faciais dá ao rosto a aparência de uma máscara. A expressão é caracterizada por um olhar fixo, olhos arregalados, sem piscar e uma boca ligeiramente aberta com sialorreia descontrolada.

O desempenho motor também é prejudicado pela **bradicinesia**, lentidão dos movimentos. Atividades como fazer a barba, cortar a comida e abotoar uma camisa demoram mais e se tornam cada vez mais difíceis à medida que a doença progride. Os movimentos musculares também exibem **hipocinesia**, diminuindo a amplitude de movimento. Por exemplo, as palavras são escritas em tamanho menor, as letras são malformadas e, eventualmente, a escrita à mão se torna ilegível. Frequentemente, a marcha é prejudicada; os passos tornam-se mais curtos e arrastados, assim como ocorre a diminuição do balanço do braço. Até a fala pode ser afetada.

O tratamento da DP é direcionado ao aumento dos níveis de DA e à diminuição dos níveis de ACh. Embora as pessoas com DP não produzam dopamina suficiente, tomá-la por via oral é inútil, porque a DA não pode cruzar a barreira hematencefálica. Embora os sintomas sejam parcialmente aliviados por um medicamento desenvolvido na década de 1960, chamado levodopa (L-DOPA), um precursor da DA, o fármaco não retarda a progressão da doença. À medida que mais e mais células cerebrais afetadas morrem, o medicamento se torna inútil. Outro fármaco, chamado selegilina (Deprenyl®), é utilizado para inibir a monoamina oxidase (MAO), uma enzima que degrada a dopamina. Esse medicamento retarda a progressão da DP e pode ser utilizado junto com a levodopa. Os medicamentos anticolinérgicos, como a benztropina e o triexifenidil, também podem ser utilizados para bloquear os efeitos da ACh em algumas das sinapses entre os neurônios dos núcleos da base. Isso ajuda a restaurar o equilíbrio entre ACh e DA. Os medicamentos anticolinérgicos reduzem efetivamente o tremor sintomático, a rigidez e a salivação.

Por mais de uma década, os cirurgiões têm procurado reverter os efeitos da doença de Parkinson através do transplante de tecido nervoso fetal rico em dopamina nos núcleos da base (geralmente o putame) de pacientes com DP grave. Apenas alguns pacientes pós-cirúrgicos mostraram algum grau de melhora, como menos rigidez e maior rapidez de movimento. Outra técnica cirúrgica que tem trazido melhora para alguns pacientes é a *palidotomia*, em que uma parte do globo pálido que gera tremores e produz rigidez muscular é destruída. Além disso, alguns pacientes estão sendo tratados com um procedimento cirúrgico denominado *estimulação cerebral profunda (ECP)*, que envolve o implante de eletrodos no núcleo subtalâmico. As correntes elétricas liberadas pelos eletrodos implantados reduzem muitos dos sintomas da DP.

Terminologia técnica

Limiar da dor. A menor intensidade de um estímulo doloroso a partir do qual uma pessoa percebe a dor. Todos os indivíduos têm o mesmo limiar de dor.

Paralisia cerebral (PC). Um distúrbio motor que resulta na perda de controle e coordenação muscular; causada por danos nas áreas motoras do encéfalo durante a vida fetal, nascimento ou infância. A radiação durante a vida fetal, a falta temporária de oxigênio durante o nascimento e a hidrocefalia durante a infância também podem causar paralisia cerebral.

Sinestesia. Condição em que sensações de duas ou mais modalidades se acompanham. Em alguns casos, um estímulo para uma sensibilidade é percebido como um estímulo para outro; por exemplo, um som produz uma sensibilidade de cor. Em outros casos, um estímulo de uma parte do corpo é experimentado como vindo de uma parte diferente.

Tolerância à dor. A maior intensidade de estimulação dolorosa que uma pessoa é capaz de tolerar. Os indivíduos variam em sua tolerância à dor.

Revisão do capítulo

Conceitos essenciais

16.1 Sensibilidade

1. Sensibilidade é a percepção consciente ou subconsciente das mudanças no ambiente externo ou interno. A percepção é a compreensão consciente e a interpretação das sensações e é principalmente uma função do córtex cerebral.

2. A natureza de uma sensibilidade e o tipo de reação gerada variam de acordo com o destino dos impulsos sensitivos no SNC.

3. Cada tipo diferente de sensibilidade é uma modalidade sensitiva; geralmente, um determinado neurônio sensitivo serve apenas a uma modalidade.

4. Os sentidos gerais incluem sentidos somáticos (tato, pressão, vibração, calor, frio, dor, coceira, cócegas e propriocepção) e sentidos viscerais; os sentidos especiais incluem as modalidades de olfato, paladar, visão, audição e equilíbrio.

5. Para o surgimento de uma sensibilidade, normalmente ocorrem quatro eventos: estimulação, transdução, geração de impulsos e integração.

6. Receptores simples, que consistem em terminações nervosas livres e terminações nervosas encapsuladas, estão associados aos sentidos gerais; os receptores complexos estão associados aos sentidos especiais.

7. Os receptores sensitivos respondem a estímulos, produzindo potenciais receptores.

8. A **Tabela 16.1** resume a classificação dos receptores sensitivos.

9. Adaptação é uma diminuição da sensibilidade durante um estímulo de longa duração. Os receptores estão se adaptando rapidamente ou se adaptando lentamente.

16.2 Sensibilidade somática

1. A sensibilidade somática inclue sensações táteis (toque, pressão, vibração, coceira e cócegas), sensações térmicas (calor e frio), dor e propriocepção.

2. Os receptores para as sensações táteis, térmicas e de dor estão localizados na pele, tela subcutânea e membranas mucosas da boca, vagina e ânus.

3. Os receptores para o tato são (a) corpúsculos táteis (Meissner) e plexos da raiz do pelo, que se adaptam rapidamente, e (b) discos táteis que se adaptam lentamente. Os corpúsculos bulbosos (Ruffini), que se adaptam lentamente, são sensíveis ao estiramento.

4. Os receptores de pressão incluem corpúsculos táteis e corpúsculos lamelares.

5. Os receptores de vibração são corpúsculos táteis e corpúsculos lamelares.

6. Receptores de coceira, receptores de cócegas e termorreceptores são terminações nervosas livres. Os receptores de frio estão localizados no estrato basal da epiderme; os receptores de calor estão localizados na derme.

7. Os receptores da dor são terminações nervosas livres localizadas em quase todos os tecidos do corpo.

8. Os impulsos nervosos para a dor rápida propagam-se ao longo das fibras tipo A mielínicas, de diâmetro médio; já os para dor lenta fazem a condução ao longo de fibras tipo C amielínicas, de pequeno diâmetro.

9. Os receptores sensitivos proprioceptivos (posição e movimento das partes do corpo) estão localizados nos músculos, tendões, articulações e orelha interna. Os proprioceptores incluem fusos musculares, órgãos tendinosos, receptores cinestésicos articulares e células ciliadas da orelha interna.

10. A **Tabela 16.2** resume os receptores sensitivos somáticos e as sensações que eles transmitem.

16.3 Vias sensitivas somáticas

1. As vias sensitivas somáticas dos receptores ao córtex cerebral envolvem neurônios de primeira, segunda e terceira ordem.

2. Axônios colaterais (ramos) de neurônios sensitivos somáticos simultaneamente carregam sinais para o cerebelo e para a formação reticular do tronco encefálico.

3. Impulsos nervosos para tato, pressão, vibração e propriocepção alcançam o córtex cerebral ao longo da via coluna posterior – lemnisco medial.

4. Impulsos nervosos para dor, temperatura, tato e pressão sobem ao córtex cerebral ao longo da via anterolateral (espinotalâmica).

5. Impulsos nervosos para dor, temperatura, toque e propriocepção da face, cavidade nasal, cavidade oral e dentes ascendem ao córtex cerebral ao longo da via trigeminotalâmica.

6. Regiões específicas do córtex somatossensorial primário (giro pós-central) do cérebro recebem estímulos sensitivos somáticos de diferentes partes do corpo.

7. As vias neurais para o cerebelo são os tratos espinocerebelares anterior e posterior, que transmitem impulsos nervosos para postura, equilíbrio e coordenação de movimentos especializados.

8. A **Tabela 16.3** resume as principais vias sensitivas somáticas.

16.4 Controle do movimento corporal

1. Todos os sinais excitatórios e inibitórios que controlam o movimento convergem para os neurônios motores, também conhecidos como neurônios motores inferiores ou via final comum.

2. Os neurônios em quatro circuitos neurais participam do controle do movimento, fornecendo estímulos aos neurônios motores inferiores: os neurônios do circuito local, neurônios motores superiores, neurônios dos núcleos da base e neurônios cerebelares.

3. O córtex motor primário (giro pré-central) é a principal região de controle para a execução de movimentos voluntários.

4. Os axônios dos neurônios motores superiores se estendem do encéfalo aos neurônios motores inferiores por meio de vias motoras diretas e indiretas.

5. As vias diretas incluem as vias corticospinais e a via corticonuclear. As vias corticospinais transmitem impulsos nervosos do córtex motor para os músculos esqueléticos nos membros e tronco. A via corticonuclear transmite os impulsos nervosos do córtex motor para os músculos esqueléticos da cabeça.

6. As vias indiretas se estendem de vários centros motores do tronco encefálico até a medula espinal. As vias indiretas incluem os tratos rubrospinal, tetospinal, vestibulospinal e reticulospinal medial e lateral.

7. A **Tabela 16.4** resume as principais vias motoras somáticas.

8. Os neurônios dos núcleos da base auxiliam o movimento fornecendo estímulos aos neurônios motores superiores. Eles ajudam a iniciar e suprimir movimentos.

9. Os núcleos vestibulares no bulbo e na ponte desempenham um papel importante na regulação da postura; a formação reticular ajuda a controlar a postura e o tônus muscular; o colículo superior permite que o corpo responda a estímulos visuais súbitos e permite movimentos rápidos dos olhos; e o núcleo rubro permite movimentos voluntários finos e precisos das partes distais dos membros superiores.

10. O cerebelo é ativo no aprendizado e na execução de movimentos rápidos, coordenados e altamente qualificados. Também contribui para manter o equilíbrio e a postura.

16.5 Funções integrativas do encéfalo

1. O sono e a vigília são funções integrativas controladas pelo núcleo supraquiasmático e pelo sistema de ativação reticular.

2. O sono sem movimentos rápidos dos olhos consiste em quatro estágios.

3. A maioria dos sonhos ocorre durante o sono com movimentos rápidos dos olhos.

4. Coma é um estado de inconsciência em que um indivíduo tem pouca ou nenhuma resposta a estímulos.

5. Aprendizagem é a capacidade de adquirir novas informações ou habilidades por meio de instrução ou experiência.

6. Memória é o processo pelo qual as informações adquiridas por meio do aprendizado são armazenadas e recuperadas.

7. A linguagem é um sistema de sons e símbolos vocais que transmite as informações.

Questões para avaliação crítica

1. Quando Joni pisou pela primeira vez no veleiro, sentiu o cheiro forte do mar e o movimento da água sob seus pés. Depois de alguns minutos, ela não percebeu mais o cheiro, mas infelizmente ela ficou ciente do movimento de deslizamento por horas. Quais tipos de receptores estão envolvidos no olfato e na detecção de movimento? Por que a sensibilidade do olfato desapareceu, mas a sensibilidade de deslizamento permaneceu?

2. Monique mergulha a mão esquerda em uma banheira aquecida a aproximadamente 43°C para decidir se deseja entrar. Trace o caminho envolvido na transmissão da sensibilidade de calor de sua mão esquerda para o córtex somatossensorial primário.

3. Marvin tem problemas para dormir. Na noite passada, sua mãe o encontrou sonâmbulo e gentilmente o levou de volta para a cama. Quando Marvin foi acordado por seu despertador no dia seguinte, ele não se lembrava do epsódio de sonambulismo e, na verdade, contou a sua mãe sobre os sonhos vívidos que teve. Por quais estágios específicos do sono Marvin passou durante a noite? Qual mecanismo neurológico despertou Marvin pela manhã?

Respostas às questões das figuras

16.1 Os sentidos especiais de visão, paladar, audição e equilíbrio são atendidos por células sensitivas separadas.

16.2 Dor, sensibilidade térmica, cócegas e coceira surgem com a ativação de diferentes terminações nervosas livres.

16.3 Os rins têm a área mais ampla de dor referida.

16.4 Os fusos musculares são ativados quando as áreas centrais das fibras intrafusais são estiradas.

16.5 A decussação ocorre no bulbo.

16.6 Danos no trato anterolateral direito podem resultar em perda de dor, temperatura, tato e sensações de pressão no lado esquerdo do corpo.

16.7 O nervo trigêmeo (V) esquerdo transmite impulsos nervosos para a maioria das sensações somáticas do lado esquerdo da face para a ponte.

16.8 A mão tem uma representação maior no córtex motor primário do que no córtex somatossensorial primário, o que implica que há maior precisão no controle do movimento da mão do que sensibilidade.

16.9 Os neurônios motores superiores do córtex cerebral são essenciais para a execução dos movimentos voluntários do corpo. Os neurônios motores superiores do tronco encefálico regulam o tônus muscular, controlam os músculos posturais e ajudam a manter o equilíbrio e a orientação da cabeça e do corpo.

16.10 O trato corticospinal lateral conduz impulsos que resultam em contrações dos músculos nas partes distais dos membros.

16.11 Os axônios do trato corticonuclear terminam nos núcleos motores dos seguintes nervos cranianos: oculomotor (III), troclear (IV), trigêmeo (V), abducente (VI), facial (VII), glossofaríngeo (IX), vago (X), acessório (XI) e hipoglosso (XII).

16.12 O trato rubrospinal ajuda a promover contrações voluntárias das partes distais dos membros superiores, enquanto o resto das vias motoras indiretas causam contrações involuntárias dos músculos no corpo.

16.13 Os tratos espinocerebelares anterior e posterior carregam informações dos proprioceptores nas articulações e músculos para o cerebelo.

CAPÍTULO 17

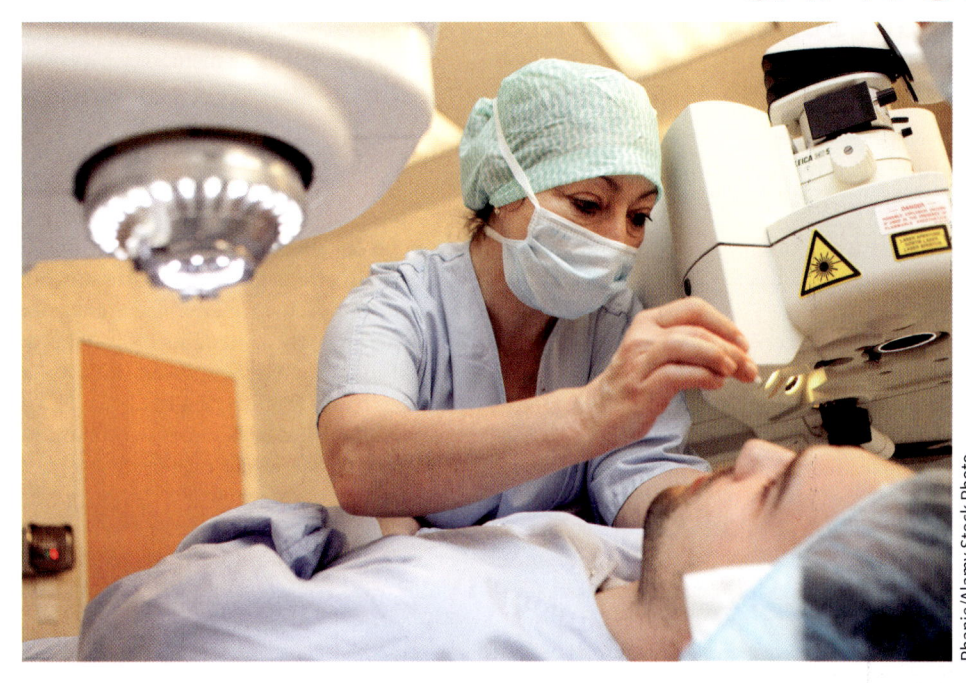

Consulte o boxe *Correlação clínica: LASIK* da Seção 17.6 para descobrir como essa técnica remodela a superfície do bulbo ocular para melhorar a visão.

Sentidos Especiais

Sentidos especiais e homeostasia

> Órgãos sensitivos têm receptores especiais que nos permitem cheirar, saborear, ver, ouvir e manter o equilíbrio ou a estabilidade. As informações transmitidas por meio desses receptores para o sistema nervoso central são utilizadas para ajudar a manter a homeostasia.

No Capítulo 16, vimos que os sentidos gerais incluem as sensibilidades somática (tátil, térmica, dor e proprioceptiva) e visceral. Conforme visto naquele capítulo, os receptores dos sentidos gerais estão espalhados por todo o corpo e têm uma estrutura relativamente simples. Eles variam de dendritos modificados de neurônios sensitivos a estruturas especializadas associadas às extremidades dos dendritos. Os receptores para os sentidos especiais – olfato, paladar, visão, audição e equilíbrio – são anatomicamente distintos uns dos outros e estão concentrados em locais específicos na cabeça. Eles geralmente estão embutidos no tecido epitelial, dentro de órgãos sensitivos complexos, como olhos e ouvidos. As vias neurais para os sentidos especiais também são mais complexas do que para os sentidos gerais. Neste capítulo, examinamos a estrutura e a função dos órgãos dos sentidos especiais, bem como as vias envolvidas na transmissão de suas informações ao sistema nervoso central (SNC).

17.1 Olfação: sentido do olfato

OBJETIVOS

- **Descrever** a estrutura dos receptores olfatórios e de outras células envolvidas no olfato
- **Definir** a via neural para o olfato.

Ontem à noite, enquanto você estava estudando anatomia e fisiologia na sala, de repente, foi cercado pelo cheiro de *brownies* recém-assados. Quando você seguiu seu nariz e implorou por um, morder a guloseima úmida e saborosa o transportou de volta, aos 10 anos, para a cozinha de sua mãe. Tanto o olfato quanto o paladar são sentidos químicos; as sensações surgem da interação de moléculas com receptores de olfato ou paladar. Para serem detectadas por qualquer um dos sentidos, as moléculas estimulantes devem ser dissolvidas. Como os impulsos de odor e de sabor propagam-se para o sistema límbico (também para áreas corticais superiores), certos odores e sabores podem evocar fortes respostas emocionais ou uma enxurrada de memórias.

Anatomia dos receptores olfatórios

Os receptores para o sentido do olfato, ou **olfação**, estão localizados no epitélio olfatório do nariz. Com uma área total de 5 cm², o **epitélio olfatório** ocupa a parte superior da cavidade nasal, cobrindo a superfície inferior da lâmina cribriforme e se estendendo ao longo da concha nasal superior (**Figura 17.1 A**). O epitélio olfatório consiste em três tipos de células: olfatórias, de sustentação e células basais (**Figura 17.1 B**).

Células olfatórias são os neurônios de primeira ordem da via olfatória. Cada célula olfatória é um neurônio bipolar com um dendrito exposto, em forma de botão, e um axônio que se projeta através da lâmina cribriforme e termina no bulbo olfatório. Estendendo-se do dendrito de uma célula olfatória estão vários **cílios olfatórios** não móveis, que são os locais da transdução olfatória,

FIGURA 17.1 **Epitélio olfatório e via olfatória**. **A.** Localização do epitélio olfatório na cavidade nasal. **B.** Detalhes do epitélio olfatório. **C.** Neurônio olfativo sensorial. **D.** Via olfatória.

O epitélio olfatório consiste em células: olfatórias, de sustentação e células basais.

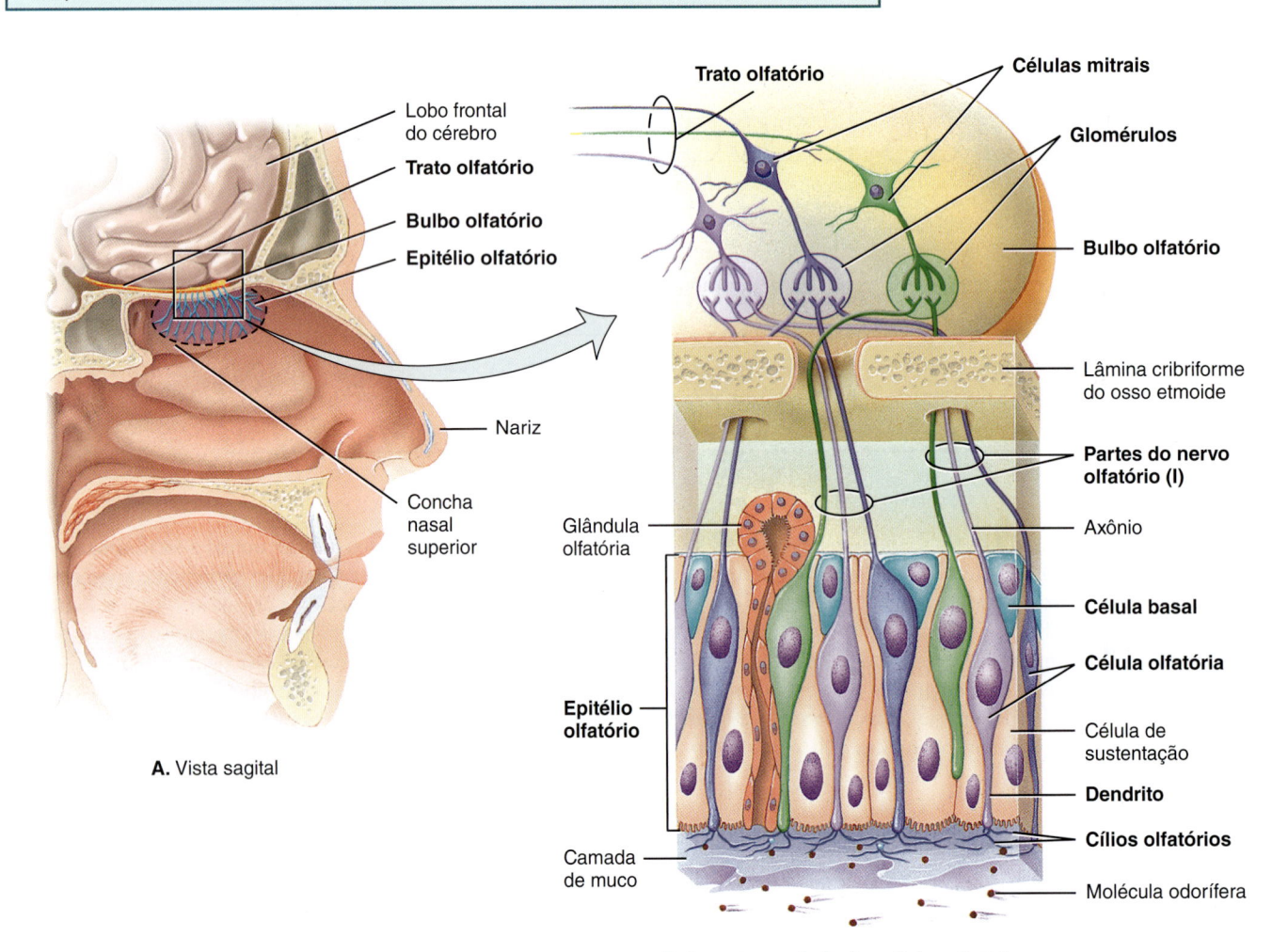

A. Vista sagital

B. Aspecto ampliado das células olfatórias

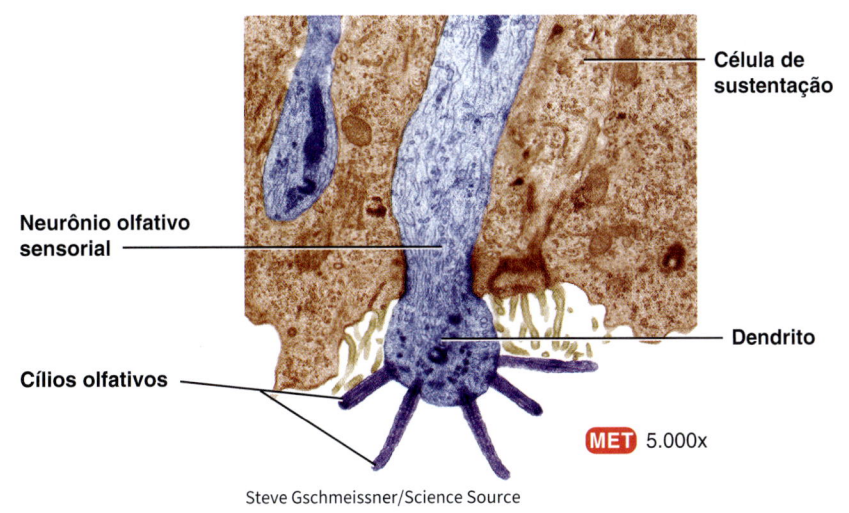

C. Neurônio olfativo sensorial (azul)

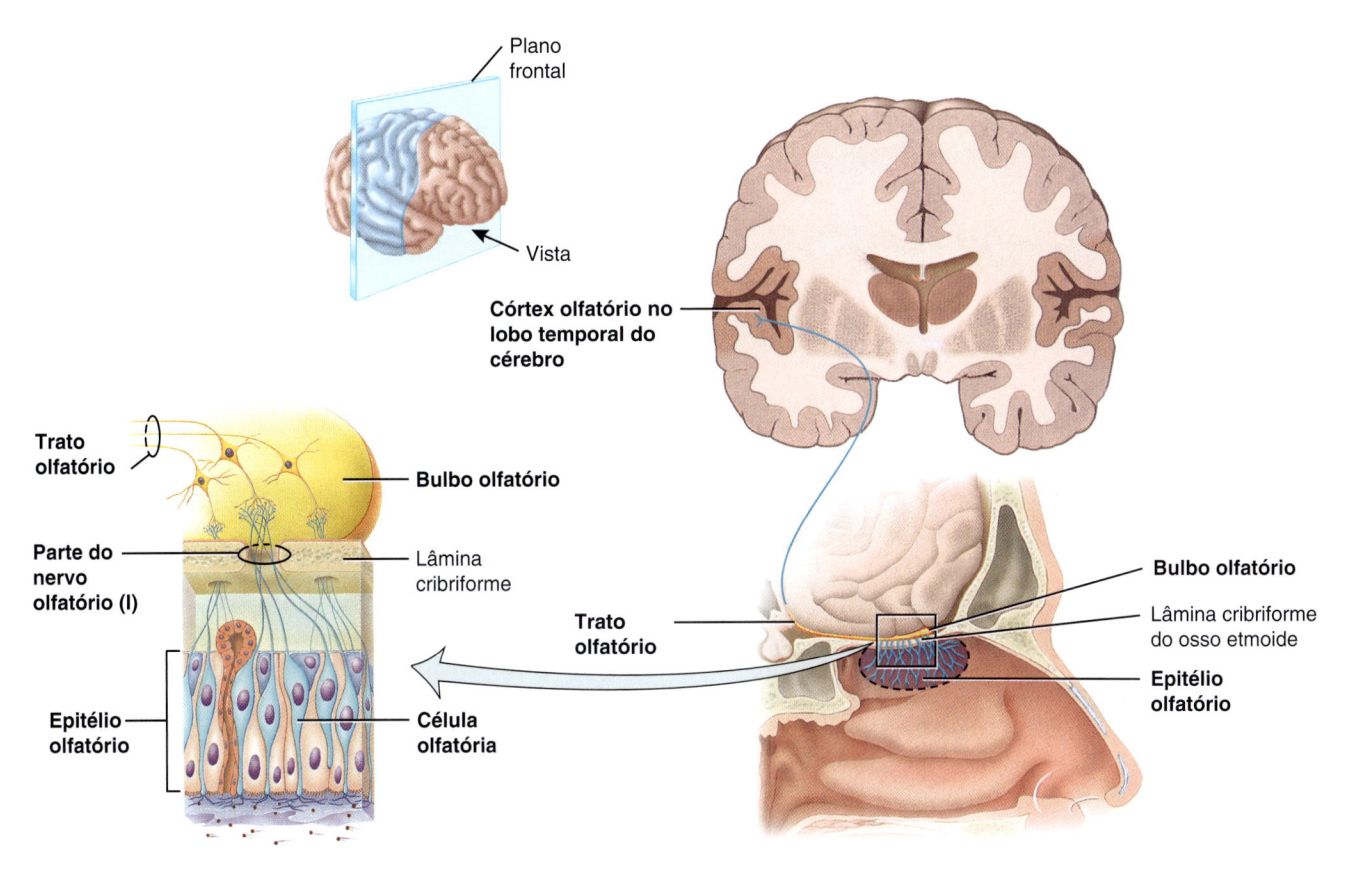

D. Via olfatória

? Qual é a expectativa de vida de uma célula olfatória?

isto é, locais onde ocorre a conversão da energia do estímulo em um potencial graduado em um receptor sensitivo. Dentro das membranas plasmáticas dos cílios olfatórios estão proteínas **receptoras olfatórias** as quais detectam substâncias químicas inaladas. As substâncias químicas que se ligam e estimulam as células olfatórias nos cílios olfatórios são denominadas de **odoríferas**. As células olfatórias respondem ao estímulo químico de uma molécula odorífera produzindo um potencial receptor, que, por sua vez, dá origem à resposta olfatória.

Células de sustentação são células epiteliais colunares da membrana mucosa que reveste o nariz. Elas fornecem suporte físico, nutrição e isolamento elétrico para as células olfatórias e ajudam a desintoxicar as substâncias químicas que entram em contato com o epitélio olfatório. As **células basais** são células-tronco localizadas entre as bases das células de sustentação; elas sofrem continuamente a divisão celular para produzir novas células olfatórias, que vivem cerca de 2 meses apenas, antes de serem substituídas. Esse processo é notável, considerando que as células olfatórias são neurônios e, como você já aprendeu, os neurônios maduros geralmente não são substituídos.

Dentro do tecido conjuntivo, que suporta o epitélio olfatório, estão as **glândulas olfatórias** ou *glândulas de Bowman*, as quais produzem o muco que é transportado para a superfície do epitélio por meio de ductos. A secreção umedece a superfície do epitélio olfatório e dissolve os odores para que ocorra a transdução. As glândulas olfatórias do epitélio nasal são inervadas por neurônios parassimpáticos dos ramos do nervo facial (VII), que podem ser estimulados por determinadas substâncias químicas. Os impulsos nesses nervos, por sua vez, estimulam as glândulas lacrimais dos olhos e as glândulas mucosas nasais. O resultado são lágrimas e coriza após a inalação de substâncias como pimenta ou vapores de amônia doméstica.

Fisiologia do olfato

As células olfatórias reagem às moléculas odoríferas da mesma maneira que a maioria dos receptores sensitivos reage a seus estímulos específicos: um potencial receptor (despolarização) desenvolve-se e desencadeia um ou mais impulsos nervosos. Esse processo, denominado *transdução olfatória*, ocorre da seguinte maneira (**Figura 17.2**): a ligação de um odorífero a uma proteína do neurônio sensitivo olfatório em um cílio olfatório estimula uma proteína de membrana denominada *proteína G*, a qual, por sua vez, ativa a enzima *adenilato ciclase* para produzir uma substância chamada *adenosina monofosfato cíclica (cAMP)*, um tipo de segundo mensageiro (ver Seção 18.4). A cAMP abre um canal catiônico que permite a entrada de Na^+ e Ca^{2+} no citosol, o que causa a formação de um potencial receptor despolarizante na membrana da célula olfatória. Se a despolarização atinge o limiar, é gerado um impulso nervoso ao longo do axônio da célula olfatória.

O nariz humano contém cerca de 10 milhões de receptores olfatórios, divididos em cerca de 400 tipos funcionais diferentes. Cada tipo de célula olfatória pode reagir a apenas um grupo seleto de

FIGURA 17.2 **Transdução olfatória**. A ligação de uma molécula odorífera a uma proteína do neurônio sensitivo olfatório ativa a proteína G e a adenilato ciclase, resultando na produção de AMP cíclica. A cAMP abre canais de cátions, e os íons Na^+ e Ca^{2+} entram na célula olfatória. A despolarização resultante pode gerar impulso nervoso, que se propaga ao longo do axônio da célula olfatória.

> As moléculas odoríferas podem produzir potenciais receptores despolarizantes, os quais podem gerar impulsos nervosos.

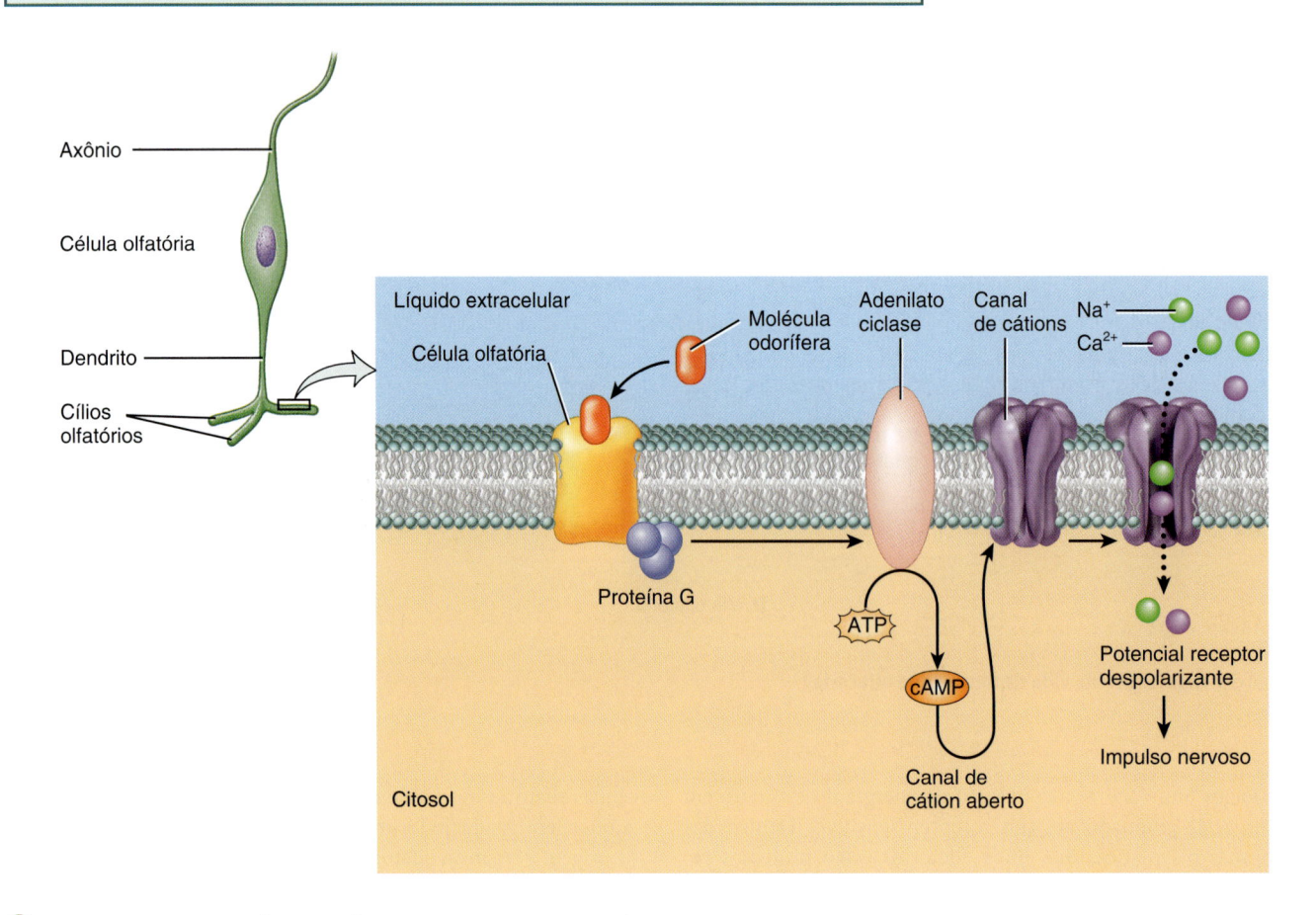

? Em qual parte de uma célula olfatória ocorre a transdução olfatória?

moléculas odoríferas. No entanto, há apenas um tipo de receptor em qualquer célula olfatória. Portanto, 400 tipos diferentes de células olfatórias estão presentes no epitélio olfatório.

Muitas tentativas foram feitas para distinguir e classificar as sensações olfatórias "primárias". Atualmente, evidências genéticas sugerem a existência de centenas de odores primários. Nossa capacidade de reconhecer aproximadamente 10 mil odores diferentes depende, provavelmente, de padrões de atividade no cérebro que surgem da ativação de muitas combinações diferentes de células receptoras olfatórias.

Limiares de odor e adaptação

O olfato, como todos os sentidos especiais, tem um limiar baixo. Bastam algumas moléculas de certas substâncias presentes no ar para que sejam percebidas como um odor. Um bom exemplo é o agente metilmercaptana, que tem o odor de repolho deteriorado e pode ser detectado em concentrações tão baixas quanto 1/25 bilionésimo de miligrama por mililitro de ar. Como o gás natural utilizado para cozinhar e aquecer é inodoro, mas letal e potencialmente explosivo caso se acumule, uma pequena quantidade de metilmercaptana é adicionada a ele para fornecer um aviso olfatório quando há vazamentos.

A adaptação (diminuição da sensibilidade) aos odores ocorre rapidamente. As células olfatórias adaptam-se em cerca de 50% no primeiro segundo, ou logo depois da estimulação, mas se adaptam muito lentamente depois disso. Ainda assim, a completa insensibilidade a determinados odores fortes ocorre aproximadamente um minuto após a exposição. Aparentemente, a sensibilidade reduzida também envolve um processo de adaptação no SNC.

Via olfatória

A **via olfatória** é a rota percorrida pela informação olfatória desde sua origem, nas células olfatórias, até a parte do cérebro onde ocorre a percepção consciente do olfato. Em cada lado do nariz, cerca de 40 feixes de axônios de células olfatórias formam os **nervos olfatórios (I)** direito e esquerdo (ver **Figura 17.1 A**). Os nervos olfatórios passam através dos forames da lâmina cribriforme do osso etmoide e se estendem para porções do cérebro conhecidas como **bulbos olfatórios**, que contêm arranjos semelhantes a bolas denominados **glomérulos**. Dentro de cada glomérulo, os axônios das células olfatórias convergem para as **células mitrais** – os neurônios de segunda ordem da via olfatória. Cada glomérulo recebe o estímulo de apenas um tipo de célula olfatória. Isso permite que as células mitrais de um glomérulo específico transmitam informações sobre um grupo selecionado de moléculas odoríferas para as partes restantes da via olfatória. Os axônios das células mitrais formam o **trato olfatório**. Alguns desses axônios projetam-se para o **córtex olfatório** no lobo temporal do cérebro, onde ocorre a percepção consciente do olfato (**Figura 17.1 D**). As sensações olfatórias são as únicas sensações que atingem o córtex cerebral sem primeiro fazer sinapses no tálamo. Outros axônios do trato olfatório projetam-se para o sistema límbico; essas conexões neurais são responsáveis por nossas respostas emocionais aos odores. Do córtex olfatório, uma via estende-se desde o tálamo até o **córtex orbitofrontal** no lobo frontal, onde ocorre a identificação e a discriminação de odores (ver **Figura 14.15**). Pessoas que sofrem danos nessa área têm dificuldade em identificar odores diferentes.

Estudos de tomografia por emissão de pósitrons (PET) sugerem algum grau de lateralização hemisférica: o córtex orbitofrontal do hemisfério *direito* exibe maior atividade durante o processamento olfatório do que a área correspondente no hemisfério *esquerdo*.

Correlação clínica

Hiposmia

Mulheres costumam ter olfato mais apurado do que homens, particularmente na época da ovulação. Fumar prejudica seriamente o sentido do olfato em curto prazo e pode causar danos às células olfatórias em longo prazo. Com o envelhecimento, o olfato se deteriora. **Hiposmia**, a capacidade reduzida de olfato, afeta metade das pessoas com mais de 65 anos e 75% das pessoas com mais de 80 anos. Pode também ser causada por: alterações neurológicas, como traumatismo cranioencefálico, doença de Alzheimer ou doença de Parkinson; alguns medicamentos, tais como anti-histamínicos, analgésicos ou esteroides; e efeitos prejudiciais do tabagismo.

Teste rápido

1. Como as células epiteliais basais contribuem para o olfato?
2. Qual é a sequência de eventos desde a ligação de uma molécula odorífera a um cílio olfatório até a chegada de um impulso nervoso na área orbitofrontal?

17.2 Gustação: sentido do paladar

OBJETIVOS

- **Identificar** os cinco sabores principais
- **Explicar** o processo de transdução do sabor ou paladar
- **Descrever** a via gustativa até o cérebro.

Como o olfato, a **gustação**, ou paladar, é um sentido químico. No entanto, a gustação é muito mais simples do que o olfato, pois apenas cinco sabores principais podem ser diferenciados: *salgado, azedo, doce, amargo* e *umami*. O sabor salgado é causado pela presença de íons sódio (Na^+) nos alimentos. Uma fonte comum de Na^+ na dieta é o NaCl (sal de cozinha). O sabor azedo é produzido por íons hidrogênio (H^+) liberados de ácidos, os limões, por exemplo, têm um sabor azedo porque contêm ácido cítrico. O sabor doce é provocado por açúcares como glicose, frutose e sacarose e por adoçantes artificiais como sacarina, aspartame e sucralose. O sabor amargo é causado por uma ampla variedade de substâncias, incluindo cafeína, morfina e quinina. Além disso, muitas substâncias tóxicas como a estricnina têm um sabor amargo. Quando algo tem gosto amargo, uma resposta natural é cuspir, uma reação que serve para proteger o indivíduo da ingestão de substâncias potencialmente prejudiciais. O sabor umami, relatado pela primeira vez por cientistas japoneses, é descrito como "carnoso" ou "saboroso", sendo estimulado por aminoácidos (principalmente o glutamato) que estão presentes nos alimentos; essa é a razão pela qual o aditivo glutamato monossódico (GMS) é utilizado como intensificador de sabor em muitos alimentos. Todos os outros sabores, como chocolate, pimenta e café, são combinações dos cinco sabores primários, além de quaisquer sensações olfatórias, táteis e térmicas que o acompanham. Os odores dos alimentos podem passar da boca para a cavidade nasal, onde estimulam as células olfatórias. Como o olfato é muito mais sensível do que o paladar, uma determinada concentração de uma substância alimentar pode estimular o sistema olfatório milhares de vezes mais fortemente do que estimula o sistema gustativo. Durante um resfriado ou alergia, a pessoa não consegue sentir o gosto da comida, na verdade, é o olfato que está bloqueado, e não o paladar.

Anatomia dos calículos (botões) gustatórios e papilas linguais

Os receptores do paladar estão localizados nos calículos gustatórios (**Figura 17.3**). A maioria dos quase 10 mil calículos gustatórios de um jovem adulto está na língua, mas alguns são encontrados no palato mole (porção posterior do céu da boca), faringe (garganta) e epiglote (parte superior da laringe). O número de calículos gustatórios diminui com a idade. Cada **calículo gustatório** é um corpo oval que consiste em três tipos de células epiteliais: de sustentação, gustativas e epiteliais basais (ver **Figura 17.3 C**). As **células epiteliais de sustentação** circundam cerca de 50 **células gustativas** em cada calículo gustatório. As **microvilosidades gustativas** (*cílios gustativos*) projetam-se de cada célula gustativa para a superfície externa através do **poro gustatório**, uma abertura no calículo gustatório. Por sua vez, as **células basais**, células-tronco encontradas na periferia do calículo gustatório, próximo à camada de tecido conjuntivo, produzem células de sustentação, que então se desenvolvem em células gustativas. Cada célula gustativa tem uma vida útil de cerca de 10 dias. É por isso que os receptores de sabor na língua não demoram muito para se recuperarem da queimadura por uma xícara de café ou chocolate muito quente. Em sua base, as células gustativas fazem sinapse com os dendritos dos neurônios de primeira ordem que formam a primeira parte da via gustativa. Os dendritos de cada neurônio de primeira ordem ramificam-se profusamente e entram em contato com muitas células gustativas em vários calículos gustatórios.

Os calículos gustatórios são encontrados em elevações na língua denominadas **papilas linguais**, as quais aumentam a área de superfície e fornecem uma textura áspera à superfície superior da língua (**Figuras 17.3 A e B**). Três tipos de papilas linguais contêm calículos gustatórios:

1. Aproximadamente 12 **papilas valadas**, circulares e muito grandes, ou *papilas circunvaladas*, formam uma fileira em formato de "V" invertido na parte posterior da língua. Cada uma dessas papilas contém de 100 a 300 calículos gustatórios.
2. **Papilas fungiformes** (semelhantes a um cogumelo) são elevações em forma de cogumelo espalhadas por toda a superfície da língua que contêm cerca de cinco calículos gustatórios cada.
3. **Papilas folhadas** estão localizadas em pequenas valas nas margens laterais da língua, mas a maioria de seus calículos gustatórios degenera na primeira infância.

Além disso, toda a superfície da língua tem **papilas filiformes**. Essas estruturas pontiagudas e filiformes contêm receptores táteis, mas não têm calículos gustatórios. Elas aumentam o atrito entre a língua e os alimentos, de modo a tornar mais fácil para a língua mover os alimentos na cavidade oral.

Fisiologia da gustação

As substâncias químicas que estimulam as células gustativas são conhecidas como **elementos gustativos**. Quando um elemento gustativo é dissolvido na saliva, ele pode entrar em contato com as membranas plasmáticas das microvilosidades gustativas, que são os sítios de transdução do paladar. O resultado é um potencial receptor despolarizante capaz de estimular a exocitose das vesículas sinápticas da célula gustativa. Por sua vez, as moléculas de neurotransmissores liberadas desencadeiam potenciais graduados que produzem impulsos nervosos nos neurônios sensitivos de primeira ordem responsáveis por fazer sinapses com células gustativas.

O potencial receptor surge de forma diferente para elementos gustativos distintos. Os íons sódio (Na^+) em um alimento salgado, por exemplo, entram nas células gustativas através dos canais de Na^+ na membrana plasmática. O acúmulo de Na^+ dentro da célula causa despolarização, o que leva à liberação do neurotransmissor. Os íons hidrogênio (H^+) em estimulantes gustativos azedos, por sua vez, fluem para as células gustativas através dos canais de H^+. Novamente, o resultado é a despolarização e a liberação do neurotransmissor.

Outros elementos gustativos, responsáveis por estimular os sabores doce, amargo e umami, não entram nas células gustativas. Em vez disso, eles se ligam a receptores na membrana plasmática que estão ligados às proteínas G. Essas proteínas então ativam enzimas produtoras do segundo mensageiro, o *inositol trifosfato* (IP_3), que, por sua vez, causa despolarização da célula gustativa e a liberação do neurotransmissor.

Uma célula gustativa individual responde a apenas um tipo de estimulante gustativo. Isso se deve ao fato de que a membrana de uma célula gustativa dispõe de canais iônicos ou receptores para apenas um dos sabores primários; por exemplo: uma célula gustativa que detecta sabores amargos tem apenas receptores para eles, não é capaz de responder a sabores salgados, azedos, doces ou umami. Portanto, cada célula gustativa é "sintonizada" para detectar um sabor primário específico e essa segregação é mantida à medida que a informação do sabor específico é retransmitida para o cérebro. Também é importante mencionar que um determinado calículo gustatório contém células gustativas para cada tipo de estimulante gustativo, permitindo que todos os sabores primários sejam detectados em todas as partes da língua.

Se todos os estimulantes gustativos causam liberação de neurotransmissor das células gustativas, por que os alimentos têm sabores diferentes? Acredita-se que a resposta a essa pergunta esteja nos padrões de atividade do cérebro que surgem quando as células gustativas são ativadas. Diferentes sabores surgem da ativação de diferentes combinações de células gustativas. Por exemplo, os estimulantes gustativos do chocolate ativam uma determinada combinação de células gustativas, assim, o padrão de atividade resultante no cérebro é interpretado como o sabor do chocolate. Em contraste, os estimulantes gustativos na baunilha ativam uma combinação diferente de células gustativas, desse modo, o padrão de atividade resultante no cérebro é interpretado como o sabor da baunilha.

CAPÍTULO 17 Sentidos Especiais 605

FIGURA 17.3 **Relação das células epiteliais gustativas nos cálculos gustatórios com as papilas linguais.** **A.** Dorso da língua, onde se localizam as papilas linguais. **B.** Detalhes das papilas linguais. **C.** Estrutura de um cálculo gustatório. **D.** Histologia de um cálculo gustatório de uma papila valada. **E.** Via gustativa.

As células epiteliais gustativas estão localizadas nos cálculos gustatórios.

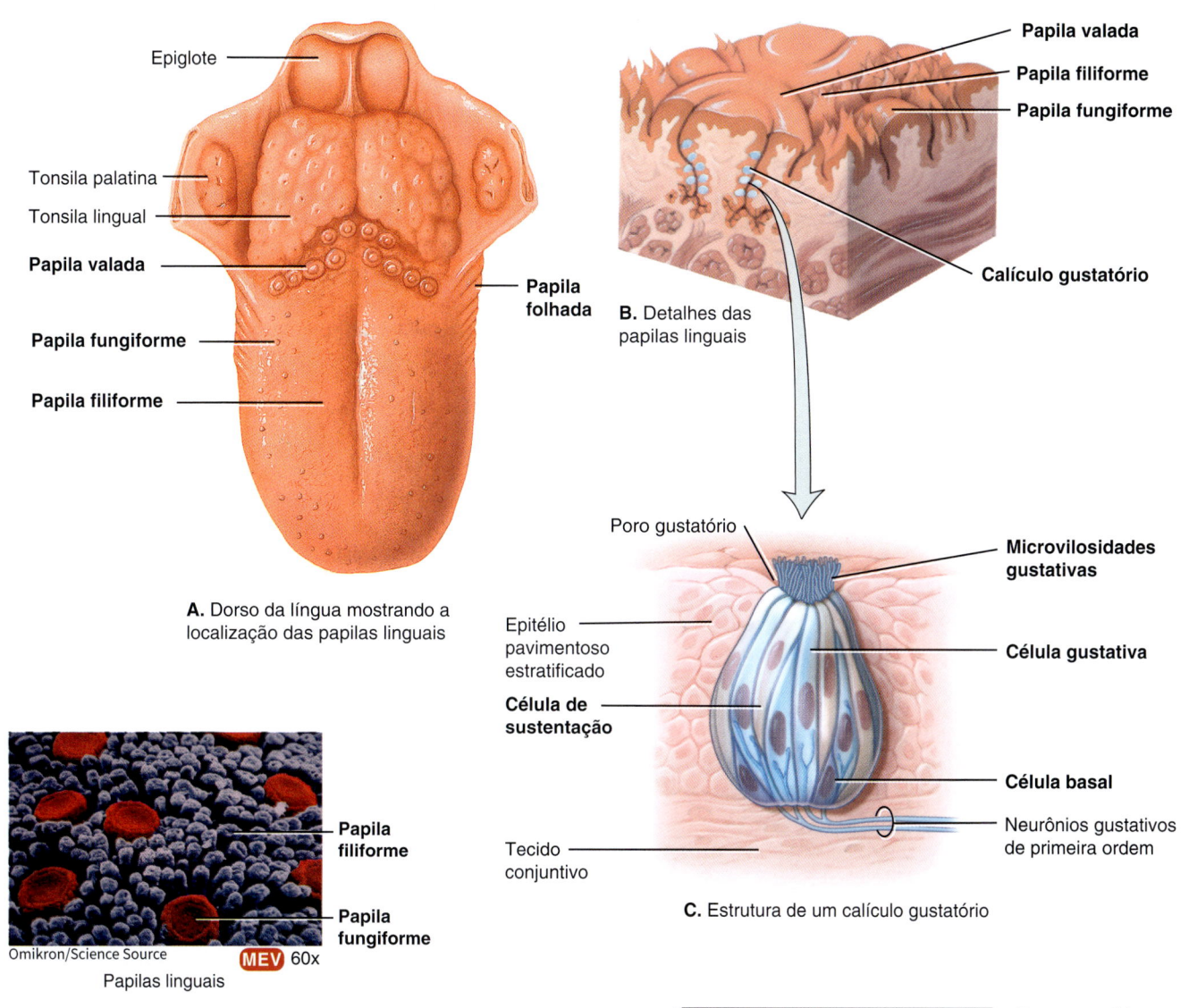

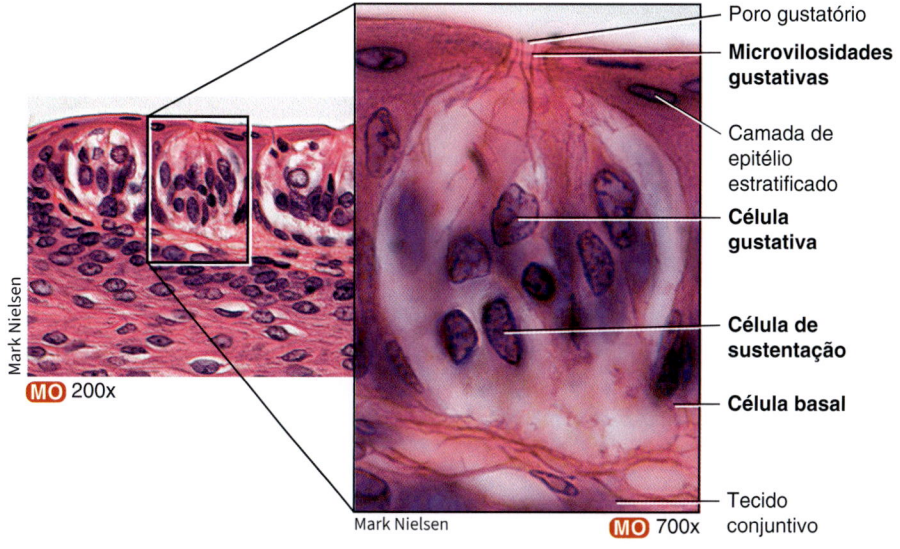

A. Dorso da língua mostrando a localização das papilas linguais

B. Detalhes das papilas linguais

C. Estrutura de um cálculo gustatório

D. Histologia de um cálculo gustatório de uma papila valada

(*continua*)

FIGURA 17.3 *Continuação.*

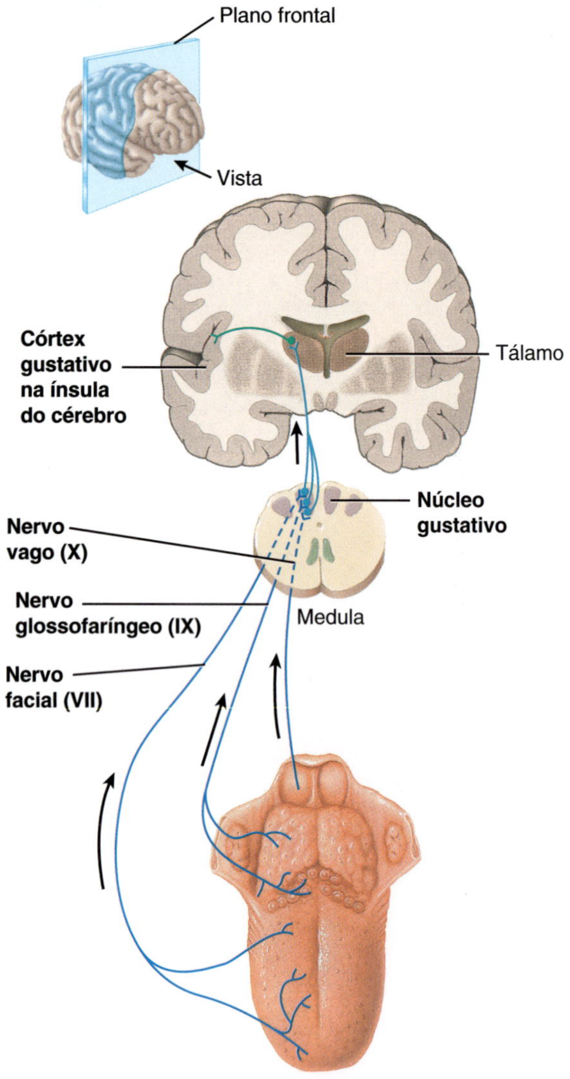

E. Via gustativa

? Qual papel as células basais desempenham nos cálculos gustatórios?

Limiar e adaptação do paladar

O limiar de sabor varia para cada um dos paladares primários. O limiar para substâncias amargas, como quinina, é mais baixo. Como as substâncias tóxicas geralmente são amargas, o limiar baixo (ou alta sensibilidade) pode ter uma função protetora. O limiar para substâncias azedas (como limão), medido pelo uso de ácido clorídrico, é um pouco mais alto. Os limiares para substâncias salgadas (representadas pelo cloreto de sódio) e para substâncias doces (conforme medido pelo uso de sacarose) são semelhantes e mais altos do que para substâncias amargas ou azedas.

A adaptação completa a um gosto específico pode ocorrer no período de 1 a 5 minutos de estimulação contínua. A adaptação do paladar se deve a mudanças que ocorrem nos receptores gustativos, nos receptores olfatórios e nos neurônios da via gustativa no SNC.

Via gustativa

A **via gustativa** é a rota percorrida pela informação gustativa desde sua origem nas células gustativas até a parte do cérebro onde ocorre a percepção consciente do paladar. Três nervos cranianos contêm axônios dos neurônios gustativos de primeira ordem que inervam os cálculos gustatórios. O **nervo facial (VII)** atende aos cálculos gustatórios nos dois terços anteriores da língua; o **nervo glossofaríngeo (IX)** atende aos cálculos gustatórios no terço posterior da língua; e o **nervo vago (X)** atende aos cálculos gustatórios na garganta e na epiglote (**Figura 17.3 E**). Das células gustativas nos cálculos gustatórios, os impulsos nervosos propagam-se ao longo desses nervos cranianos até o **núcleo gustativo** no bulbo. Do bulbo, alguns axônios que transportam sinais gustativos projetam-se para o **sistema límbico** e o **hipotálamo**; outros projetam-se para o **tálamo**. Os sinais gustativos que se projetam do tálamo para o **córtex gustativo** na ínsula do cérebro (ver **Figura 14.15**) dão origem à percepção consciente do paladar e à discriminação das sensações gustativas.

Correlação clínica

Aversão gustativa

Provavelmente por causa das projeções gustativas no hipotálamo e no sistema límbico, existe uma forte ligação entre o paladar e as emoções agradáveis ou desagradáveis. Alimentos doces estimulam reações de prazer, ao passo que os amargos causam expressões de repulsa, mesmo em bebês recém-nascidos. Esse fenômeno é a base da **aversão gustativa**, em que as pessoas e os animais aprendem rapidamente a evitar um alimento se ele perturba o sistema digestório. A vantagem de evitar alimentos que causam essa doença é a sobrevivência mais longa. Nesse ponto, é relevante destacar uma particularidade: medicamentos e tratamentos de radiação usados para combater o câncer geralmente causam náuseas e distúrbios do sistema digestório, independentemente dos alimentos consumidos. Portanto, os pacientes com câncer podem perder o apetite porque desenvolvem aversão gustativa para a maioria dos alimentos.

Teste rápido

3. Como as células olfatórias e as células gustativas diferem em estrutura e função?
4. Trace o caminho de um estímulo gustativo desde o contato de um estimulante gustativo com a saliva até o córtex gustativo no cérebro.
5. Compare as vias olfatórias e as gustativas.

17.3 Visão: um panorama geral

OBJETIVOS

- **Discutir** por que a visão é importante
- **Definir** a luz visível.

Visão, o ato de ver, é extremamente importante para a sobrevivência humana, porque nos permite ver objetos potencialmente perigosos ao nosso redor. Mais da metade dos receptores sensitivos do corpo humano está localizada nos olhos, e uma grande parte do córtex cerebral é dedicada ao processamento de informações visuais. Nesta seção, você aprenderá sobre radiação eletromagnética e luz visível. Nas Seções 17.4 a 17.6, você aprenderá sobre as estruturas acessórias do olho, a anatomia do bulbo ocular e a fisiologia da visão. A **oftalmologia** é a ciência que trata dos olhos e de seus distúrbios.

A **radiação eletromagnética** é a energia na forma de ondas que irradia do Sol. Existem muitos tipos de radiação eletromagnética, incluindo raios gama, raios X, raios UV, luz visível, radiação infravermelha, micro-ondas e ondas de rádio. Essa faixa de radiação eletromagnética é conhecida como **espectro eletromagnético** (**Figura 17.4**). A distância entre dois picos consecutivos de uma onda eletromagnética é o *comprimento de onda*, que varia de curto a longo; por exemplo, os raios gama têm comprimentos de onda menores do que 1 nm e a maioria das ondas de rádio apresenta comprimentos de onda maiores do que 1 m.

Os olhos são responsáveis pela detecção da **luz visível**, a parte do espectro eletromagnético com comprimentos de onda que variam de cerca de 400 a 700 nm. A luz visível exibe cores conforme seu comprimento de onda: a luz com comprimento de onda de 400 nm, por exemplo, é violeta; e a luz com comprimento de onda de 700 nm é vermelha. Um objeto pode absorver certos comprimentos de onda da luz visível e refletir outros; o objeto aparecerá na cor do comprimento de onda que é refletido: uma maçã verde, por exemplo, parece verde porque reflete principalmente a luz verde e absorve a maioria dos outros comprimentos de onda da luz visível; um objeto parece branco porque reflete todos os comprimentos de onda da luz visível; um objeto parece preto porque absorve todos os comprimentos de onda da luz visível.

> **Teste rápido**
>
> **6.** O que é luz visível?

17.4 Estruturas acessórias do olho

OBJETIVO

- **Identificar** as estruturas acessórias do olho.

As **estruturas acessórias do olho** incluem: pálpebras, cílios, sobrancelhas, aparelho lacrimal (produtor de lágrimas) e músculos extrínsecos do bulbo ocular.

Pálpebras

As **pálpebras** superiores e inferiores cobrem os olhos durante o sono, protegem os olhos da luz excessiva e de objetos estranhos, bem como espalham secreções lubrificantes sobre os bulbos oculares (**Figura 17.5**). A pálpebra superior é mais móvel que a inferior e contém em sua região superior o **músculo levantador da pálpebra superior** (ver **Figura 17.6 A**). Às vezes, um indivíduo pode sentir uma *contração* incômoda na pálpebra, um tremor involuntário semelhante a espasmos musculares na mão, antebraço, perna ou pé. Essas contrações quase sempre são inofensivas e geralmente duram apenas alguns segundos; em geral, estão associadas a estresse e fadiga. O espaço entre as pálpebras superior e inferior que expõe o bulbo do olho é a **fenda palpebral**. Seus ângulos são conhecidos como **comissura lateral**, que é mais estreita e próxima do osso temporal, e **comissura medial**, que é mais larga e próxima ao osso nasal. Na comissura medial, há uma pequena elevação avermelhada, a **carúncula lacrimal**, que contém glândulas sebáceas e glândulas sudoríparas. O material esbranquiçado que às vezes acumula na comissura medial vem dessas glândulas.

De superficial a profunda, cada pálpebra consiste em epiderme, derme, tela subcutânea, fibras do músculo orbicular do olho, tarso, glândulas tarsais e conjuntiva. O **tarso** é uma dobra espessa de tecido conjuntivo que dá forma e suporte às pálpebras. Inserida em cada tarso está uma fileira de glândulas sebáceas modificadas alongadas, conhecidas como **glândulas tarsais** ou *glândulas de Meibomio*, que secretam um líquido

---

FIGURA 17.4 O espectro eletromagnético.

A luz visível é a parte do espectro eletromagnético com comprimentos de onda que variam de cerca de 400 a 700 nm.

A. Espectro eletromagnético

B. Uma onda eletromagnética

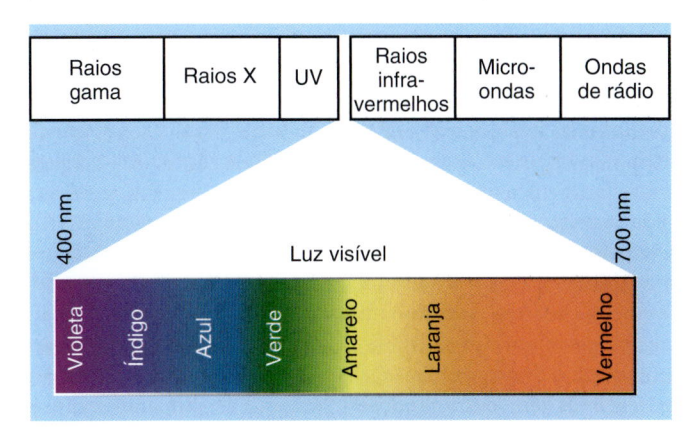

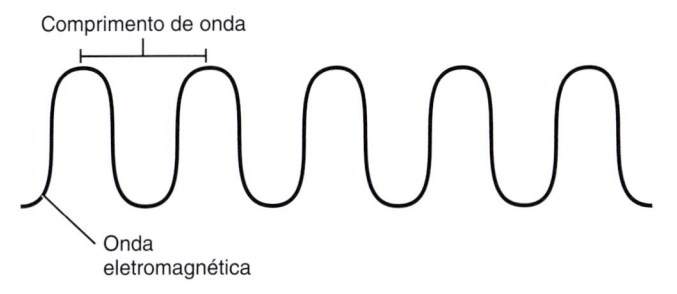

? De que cor é a luz visível que tem um comprimento de onda de 700 nm?

FIGURA 17.5 Anatomia de superfície do olho direito.

A fenda palpebral é o espaço entre as pálpebras superior e inferior que expõe o bulbo do olho.

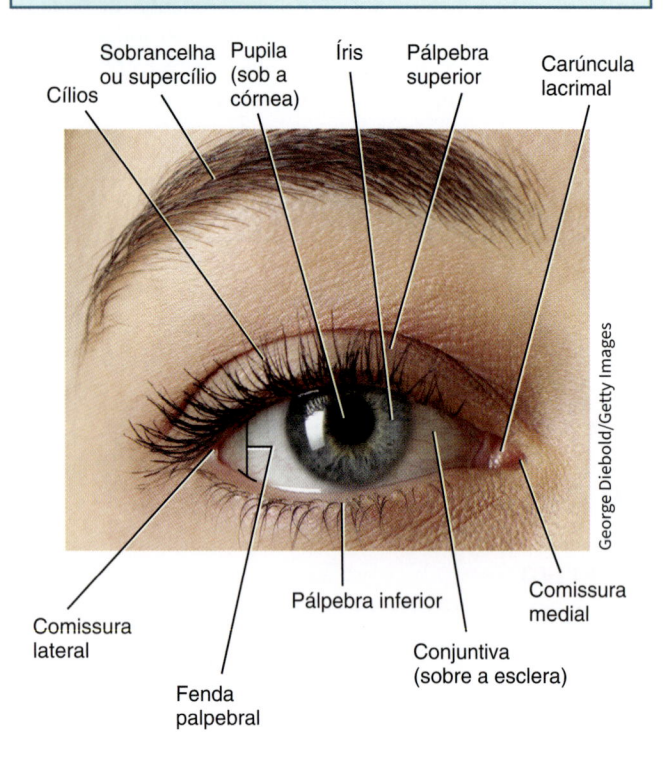

Imagem com as seguintes legendas: Cílios; Sobrancelha ou supercílio; Pupila (sob a córnea); Íris; Pálpebra superior; Carúncula lacrimal; Comissura lateral; Fenda palpebral; Pálpebra inferior; Conjuntiva (sobre a esclera); Comissura medial. (George Diebold/Getty Images)

? Qual estrutura mostrada aqui é contínua com o revestimento interno das pálpebras?

que ajuda a evitar que as pálpebras se colem (**Figura 17.6 A**). A infecção das glândulas do tarso produz um tumor ou cisto na pálpebra denominado **calázio**. A **túnica conjuntiva** é uma fina membrana mucosa protetora, composta de epitélio pavimentoso estratificado não queratinizado com numerosas células caliciformes sustentadas por tecido conjuntivo areolar. A **conjuntiva palpebral** reveste a face interna das pálpebras, já a **conjuntiva bulbar** vai das pálpebras para a superfície do bulbo ocular, onde cobre a esclera (o "branco" do olho), mas não a córnea, que é uma região transparente que forma a superfície anterior externa do bulbo ocular. Sobre a esclera, a conjuntiva é vascularizada. A esclera e a córnea serão discutidas detalhadamente mais adiante. A dilatação e a congestão dos vasos sanguíneos da conjuntiva bulbar em decorrência de irritação ou infecção local são a causa da **vermelhidão (congestão sanguínea) nos olhos**.

Cílios e supercílios

Os **cílios**, que se projetam da borda de cada pálpebra e os **supercílios (sobrancelhas)**, que se erguem transversalmente acima das pálpebras superiores, ajudam a proteger o bulbo ocular de objetos estranhos, transpiração e dos raios diretos solares. As glândulas sebáceas na base dos folículos pilosos dos cílios, denominadas **glândulas ciliares sebáceas**, liberam um líquido lubrificante para os folículos. A infecção dessas glândulas, geralmente por bactérias, causa um inchaço dolorido e cheio de pus, chamado **terçol**.

Aparelho lacrimal

O **aparelho lacrimal** é um grupo de estruturas que produz e drena o **líquido lacrimal** ou *lágrimas* em um processo denominado *lacrimejamento*. As **glândulas lacrimais**, cada uma com o tamanho e a forma de uma amêndoa, secretam o líquido lacrimal, responsável por drenar para 6 a 12 **dúctulos excretores** que escoam as lágrimas na superfície da conjuntiva da pálpebra superior (**Figura 17.6 B**). A partir de então, as lágrimas passam medialmente sobre a superfície anterior do bulbo ocular para entrar em duas pequenas aberturas, os **pontos lacrimais**. Em seguida, as lágrimas passam por dois ductos, os **canalículos lacrimais** superiores e inferiores, os quais levam ao **saco lacrimal** (dentro da fossa lacrimal do osso lacrimal) e, na sequência, ao **ducto lacrimonasal**. Esse último ducto leva o líquido lacrimal para a cavidade nasal imediatamente inferior à concha nasal inferior, onde se mistura com o muco. Uma infecção dos sacos lacrimais é chamada de **dacriocistite**, geralmente causada por uma infecção bacteriana, que resulta no bloqueio dos ductos lacrimonasais.

As glândulas lacrimais são supridas por fibras parassimpáticas dos nervos faciais (VII). O líquido lacrimal produzido por essas glândulas é uma solução aquosa contendo sais, um pouco de muco e **lisozima**, uma enzima bactericida protetora. O fluido protege, limpa, lubrifica e umedece o bulbo ocular. Depois de ser secretado pela glândula lacrimal, o líquido lacrimal é espalhado medialmente sobre a superfície do bulbo ocular pelo piscar das pálpebras. Cada glândula produz cerca de 1 mℓ de líquido lacrimal por dia.

Normalmente, as lágrimas são removidas tão rapidamente quanto são produzidas, seja por evaporação, seja por passar para os canais lacrimais e depois para a cavidade nasal. Se, por acaso, uma substância irritante entrar em contato com a conjuntiva, as glândulas lacrimais são estimuladas a secretar de forma exagerada, assim, as lágrimas se acumulam (olhos lacrimejantes). O lacrimejamento é um mecanismo de proteção, pois as lágrimas diluem e lavam a substância irritante. Olhos lacrimejantes também ocorrem quando uma inflamação da mucosa nasal, como ocorre em um resfriado, obstrui os ductos lacrimonasais e bloqueia a drenagem das lágrimas. Além de proteger os olhos, as lágrimas têm outra "função": somente os humanos expressam emoções, tanto felicidade quanto tristeza, pelo **choro**. Em resposta à estimulação parassimpática, as glândulas lacrimais produzem líquido lacrimal excessivo que pode transbordar das pálpebras e até encher a cavidade nasal com líquido. Por esse motivo, o choro provoca a coriza.

Músculos extrínsecos do bulbo ocular

Os olhos ficam nas depressões ósseas do crânio chamadas de *órbitas*, as quais ajudam a proteger os olhos, estabilizá-los no espaço tridimensional e ancorá-los nos músculos que produzem seus movimentos essenciais. Os músculos extrínsecos do bulbo ocular estendem-se das paredes da órbita óssea até a esclera (branca) do olho e são circundados na órbita por uma quantidade significativa de gordura do **corpo adiposo da órbita**. Esses músculos são

CAPÍTULO 17 Sentidos Especiais 609

FIGURA 17.6 **Estruturas acessórias do olho. A.** Secção sagital do olho e suas estruturas acessórias. **B.** Vista anterior do aparelho lacrimal.

As estruturas acessórias do olho incluem pálpebras, cílios, supercílios, aparelho lacrimal e músculos extrínsecos do bulbo ocular.

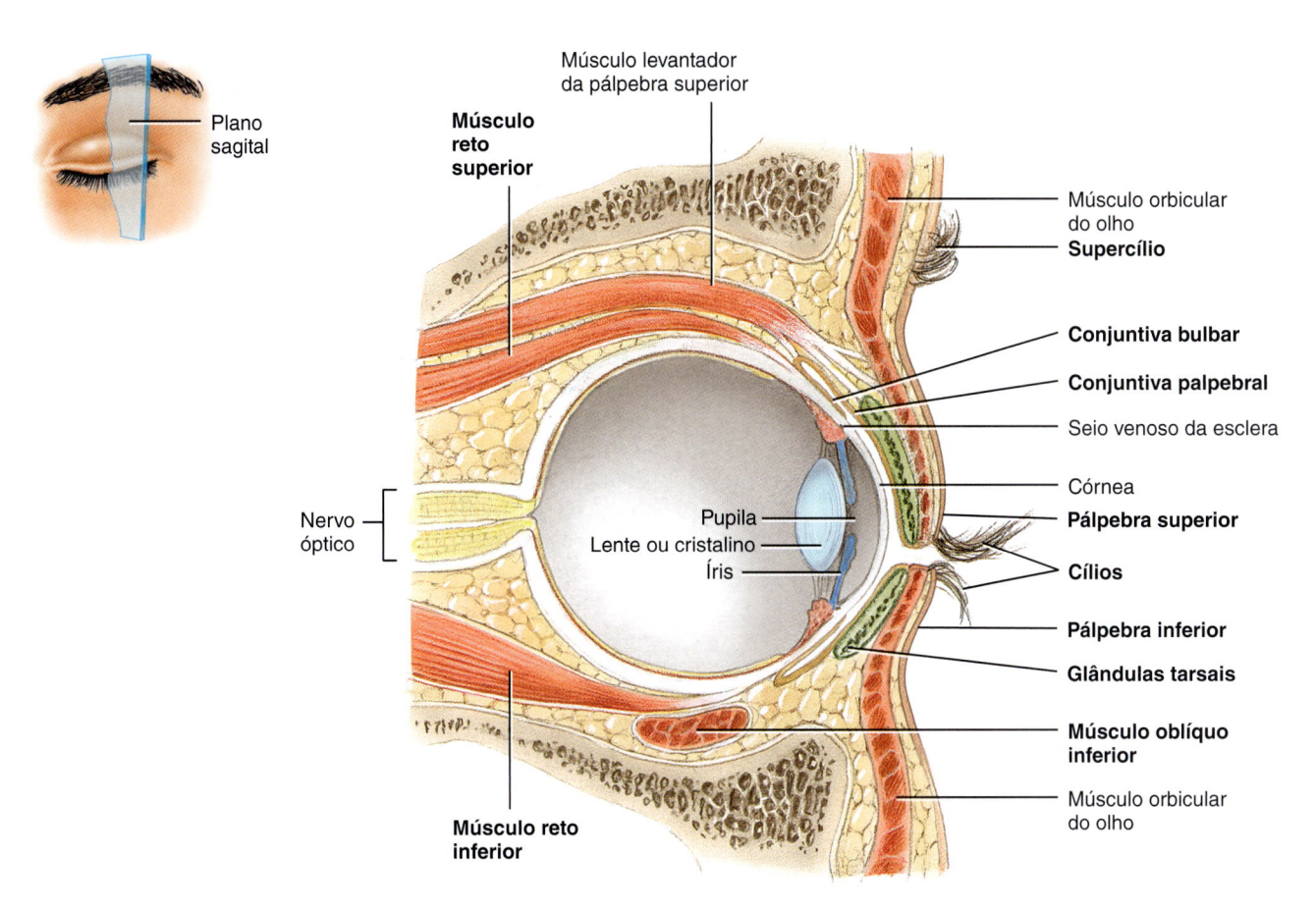

Plano sagital

Músculo levantador da pálpebra superior

Músculo reto superior

Músculo orbicular do olho
Supercílio

Conjuntiva bulbar
Conjuntiva palpebral
Seio venoso da esclera
Córnea
Pálpebra superior

Nervo óptico
Pupila
Lente ou cristalino
Íris

Cílios

Pálpebra inferior
Glândulas tarsais

Músculo oblíquo inferior

Músculo orbicular do olho

Músculo reto inferior

A. Secção sagital do olho e suas estruturas acessórias

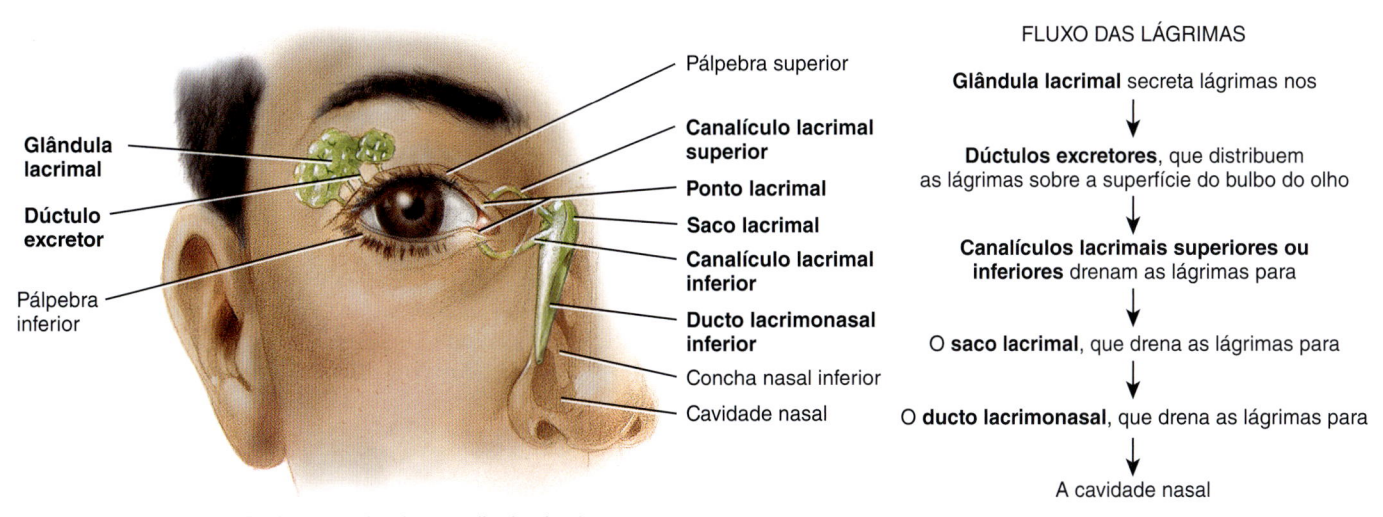

Glândula lacrimal
Dúctulo excretor
Pálpebra inferior

Pálpebra superior
Canalículo lacrimal superior
Ponto lacrimal
Saco lacrimal
Canalículo lacrimal inferior
Ducto lacrimonasal inferior
Concha nasal inferior
Cavidade nasal

B. Vista anterior do aparelho lacrimal

FLUXO DAS LÁGRIMAS

Glândula lacrimal secreta lágrimas nos
↓
Dúctulos excretores, que distribuem as lágrimas sobre a superfície do bulbo do olho
↓
Canalículos lacrimais superiores ou inferiores drenam as lágrimas para
↓
O **saco lacrimal**, que drena as lágrimas para
↓
O **ducto lacrimonasal**, que drena as lágrimas para
↓
A cavidade nasal

? O que é o líquido lacrimal e quais as suas funções?

capazes de mover o olho em quase todas as direções. Seis músculos extrínsecos do bulbo ocular movem cada olho: **reto superior**, **reto inferior**, **reto lateral**, **reto medial**, **oblíquo superior** e **oblíquo inferior** (**Figura 17.6 A**.; ver também **Figura 17.7**). Eles são inervados pelos nervos oculomotor (III), troclear (IV) ou abducente (VI). Em geral, as unidades motoras desses músculos são pequenas. Alguns neurônios motores servem apenas a duas ou três fibras musculares – menos do que em qualquer outra parte do corpo, exceto a laringe. Essas pequenas unidades motoras permitem um movimento suave, preciso e rápido dos olhos. Conforme indicado na Seção 11.5, os músculos extrínsecos do bulbo ocular movem o bulbo de quatro modos: lateral, medial, superior e inferiormente. Por exemplo, olhar para a direita requer a *contração* simultânea dos músculos reto lateral direito e reto medial esquerdo e o *relaxamento* do reto lateral esquerdo e reto medial direito. Os músculos oblíquos preservam a estabilidade rotacional do bulbo ocular. Os circuitos neurais no tronco encefálico e no cerebelo coordenam e sincronizam os movimentos dos olhos.

> ### Teste rápido
> 7. O que é a conjuntiva?
> 8. Por que o aparelho lacrimal é importante?

17.5 Anatomia do bulbo ocular

OBJETIVOS

- **Identificar** os componentes do olho
- **Discutir** as funções desses componentes.

O **bulbo do olho (ou globo ocular)** do adulto mede aproximadamente 2,5 cm de diâmetro. De sua área de superfície total, apenas o sexto anterior está exposto; o restante é coberto e protegido pela órbita na qual se encaixa. Anatomicamente, a parede do bulbo ocular consiste em três camadas: (1) túnica fibrosa, (2) túnica vascular e (3) túnica interna (retina).

Túnica fibrosa

A **túnica fibrosa** é a camada superficial do bulbo ocular e consiste na córnea anterior e na esclera posterior (**Figura 17.7**). A **córnea** é uma camada transparente que cobre a íris colorida. Por ser curva, a córnea ajuda a focar a luz na retina. Sua superfície externa consiste em epitélio pavimentoso estratificado não queratinizado. A camada média da córnea consiste em fibras de colágeno e fibroblastos, já a superfície interna é de epitélio pavimentoso simples. Como a parte central da córnea recebe oxigênio do ar externo, as lentes de contato usadas por longos períodos devem ser permeáveis para permitir que o oxigênio passe por elas. A **esclera**, o "branco" do olho, é uma camada de tecido conjuntivo denso composta principalmente de fibras colágenas e fibroblastos. A esclera cobre todo o bulbo do olho, exceto a córnea; isso dá forma ao bulbo ocular, torna-o mais rígido, protege suas partes internas e serve como local de fixação para os músculos extrínsecos do bulbo ocular. Na junção da esclera e da córnea, há uma abertura conhecida como **seio venoso da esclera** (*canal de Schlemm*); um líquido chamado humor aquoso, que será descrito mais adiante, drena para esse seio (**Figura 17.7**).

Túnica vascular

A **túnica vascular**, ou *úvea*, é a camada média do bulbo ocular. É composta de três partes: corioide, corpo ciliar e íris (**Figura 17.7**). A **corioide** altamente vascularizada, que é a porção posterior da túnica vascular, reveste a maior parte da superfície interna da esclera. Seus numerosos vasos sanguíneos fornecem nutrientes para a superfície posterior da retina. A corioide também contém melanócitos que produzem o pigmento melanina, o que faz com que essa camada tenha coloração marrom escura. A melanina na corioide absorve os raios de luz dispersos, o que impede a reflexão e a dispersão da luz dentro do bulbo ocular. Como resultado, a imagem lançada na retina pela córnea e pela lente permanece nítida e clara. Os albinos carecem de melanina em todas as partes do corpo, incluindo os olhos; assim, geralmente eles precisam usar óculos de sol, mesmo em ambientes fechados, porque mesmo a luz moderadamente brilhante é percebida como brilho intenso por causa da dispersão da luz.

Na porção anterior da camada vascular, a corioide torna-se o **corpo ciliar**, que se estende da **ora serrata**, a margem anterior irregular da retina, até um ponto imediatamente posterior à junção da esclera e da córnea. Assim como a corioide, o corpo ciliar aparece na cor marrom escura, porque contém melanócitos produtores de melanina. Além disso, o corpo ciliar consiste em processos ciliares e músculo ciliar. Os **processos ciliares** são protrusões ou pregas, na superfície interna do corpo ciliar, que contém capilares sanguíneos secretores de humor aquoso. Estendendo-se do processo ciliar, estão as **fibras zonulares**, ou *ligamentos suspensores*, que se ligam à lente. As fibras consistem em fibrilas finas e ocas que se assemelham a fibras elásticas de tecido conjuntivo. O **músculo ciliar** é uma faixa circular de músculo liso; a contração ou o relaxamento desse músculo altera a rigidez das fibras zonulares, o que, por conseguinte, altera a forma da lente, adaptando-a para visão de perto ou de longe.

A **íris**, a parte colorida do bulbo ocular, tem a forma de uma rosquinha achatada. Está suspensa entre a córnea e a lente, fixada em sua margem externa aos processos ciliares. Consiste em melanócitos e fibras musculares lisas circulares e radiais. A quantidade de melanina na íris determina a cor dos olhos: os olhos parecem castanhos a pretos quando a íris contém uma grande quantidade de melanina; azuis quando sua concentração de melanina é muito baixa; e verdes quando sua concentração de melanina é moderada.

Uma função principal da íris é regular a quantidade de luz que entra no bulbo ocular através da **pupila** (a "menina dos olhos", que recebe esse nome porque é onde você vê um reflexo de si mesmo ao olhar nos olhos de alguém), o orifício no centro da íris. A pupila parece preta porque, ao olhar através da lente, você vê a parte de trás do olho fortemente pigmentada (corioide e retina). Entretanto, se a luz brilhante é direcionada para a pupila, a luz refletida é vermelha por causa dos vasos sanguíneos na superfície da retina. É por essa razão que os olhos de uma pessoa aparecem vermelhos em uma fotografia quando o *flash* é direcionado para a pupila. Os reflexos autônomos regulam o diâmetro da pupila em resposta aos

FIGURA 17.7 Anatomia do bulbo ocular.

A parede do bulbo ocular consiste em três camadas: túnica fibrosa, túnica vascular e túnica interna (retina).

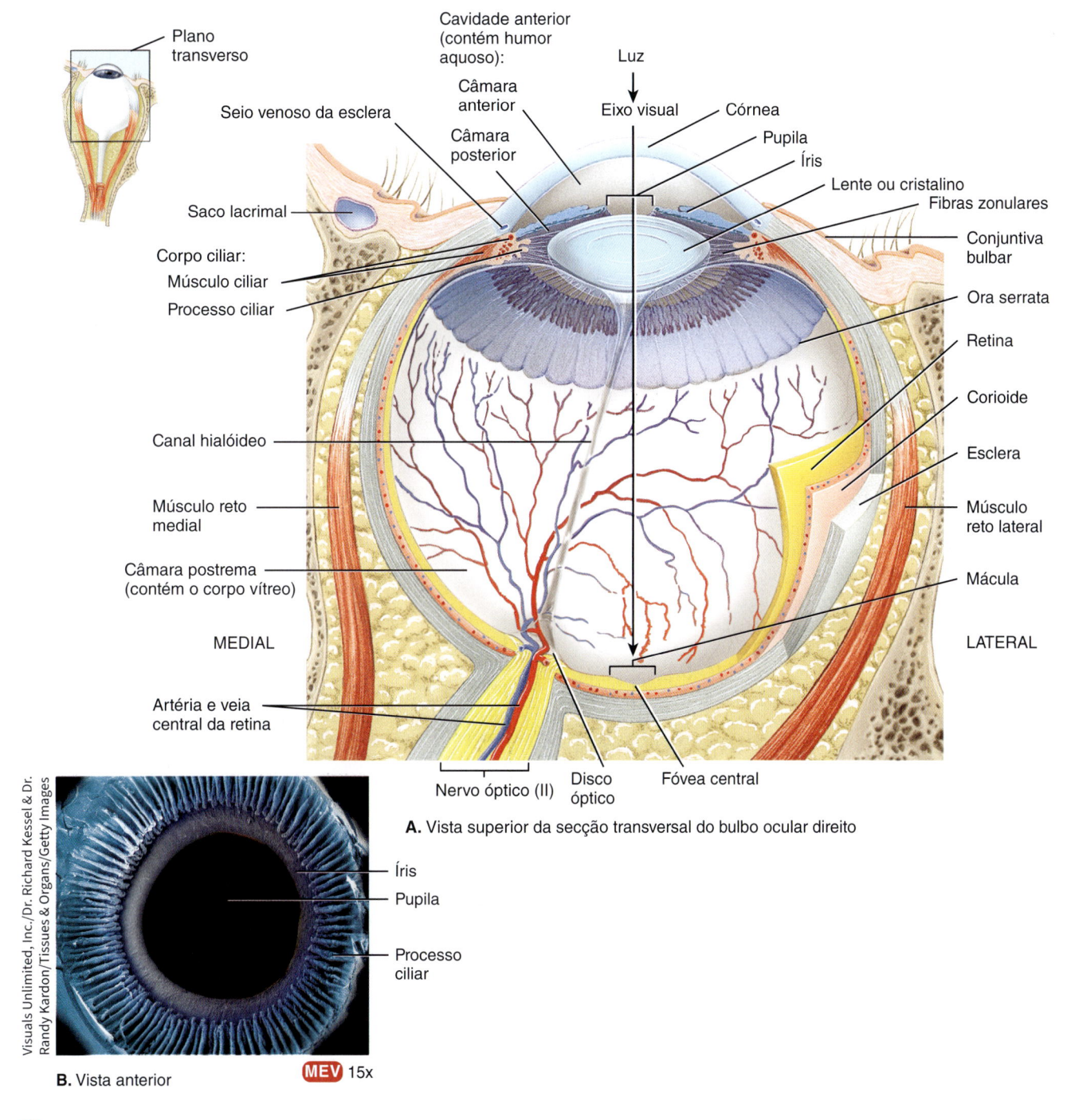

Plano transverso

Cavidade anterior (contém humor aquoso):
- Câmara anterior
- Câmara posterior

Luz

Seio venoso da esclera

Eixo visual

Córnea

Pupila

Íris

Lente ou cristalino

Fibras zonulares

Saco lacrimal

Conjuntiva bulbar

Corpo ciliar:
- Músculo ciliar
- Processo ciliar

Ora serrata

Retina

Corioide

Canal hialóideo

Esclera

Músculo reto medial

Músculo reto lateral

Câmara postrema (contém o corpo vítreo)

Mácula

MEDIAL

LATERAL

Artéria e veia central da retina

Nervo óptico (II)

Disco óptico

Fóvea central

A. Vista superior da secção transversal do bulbo ocular direito

- Íris
- Pupila
- Processo ciliar

B. Vista anterior — MEV 15x

? Quais são os componentes da túnica fibrosa e da túnica vascular?

---

níveis de luz (**Figura 17.8**). Quando a luz brilhante estimula o olho, as fibras parassimpáticas do nervo oculomotor (III) estimulam a contração das fibras circulares do **músculo esfíncter da pupila** da íris, causando uma diminuição do tamanho da pupila (constrição). Na penumbra, os neurônios simpáticos estimulam a contração das fibras radiais do **músculo dilatador da pupila**, o que faz com que ocorra um aumento no tamanho da pupila (dilatação).

Túnica interna (retina)

A terceira e **mais interna camada** do bulbo ocular, a **retina**, reveste os três quartos posteriores do bulbo e é o início da via visual (ver **Figura 17.7**). A anatomia dessa camada pode ser visualizada com um *oftalmoscópio*, um instrumento que ilumina o olho e permite que um observador olhe através da pupila, fornecendo uma

FIGURA 17.8 Respostas da pupila à luz de brilho variável.

A contração do músculo esfíncter da pupila causa constrição da pupila; a contração do músculo dilatador da pupila promove a dilatação da pupila.

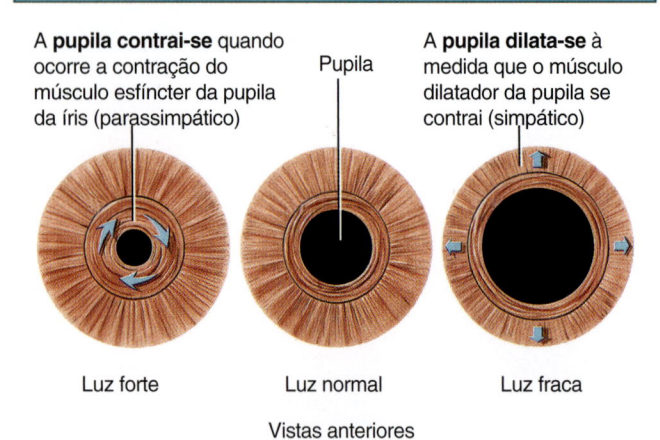

A **pupila contrai-se** quando ocorre a contração do músculo esfíncter da pupila da íris (parassimpático)

Pupila

A **pupila dilata-se** à medida que o músculo dilatador da pupila se contrai (simpático)

Luz forte — Luz normal — Luz fraca

Vistas anteriores

? Qual divisão do sistema nervoso autônomo causa constrição pupilar? O que causa dilatação pupilar?

imagem ampliada da retina e seus vasos sanguíneos, bem como do nervo óptico (II) (**Figura 17.9**). A superfície da retina é o único local do corpo onde os vasos sanguíneos podem ser visualizados diretamente e examinados quanto à presença de alterações patológicas, como aquelas que ocorrem na hipertensão, diabetes melito, catarata e degeneração macular relacionada à idade. Vários pontos de referência são visíveis através de um oftalmoscópio. O **disco óptico** (*ponto cego*) é o local onde o nervo óptico (II) sai do bulbo ocular. Com o nervo óptico, estão a **artéria central da retina**, um ramo da artéria oftálmica, e a **veia central da retina** (ver **Figura 17.7**). Ramos da artéria central da retina espalham-se para nutrir a superfície anterior da retina; a veia central da retina drena o sangue da retina através do disco óptico. Também são visíveis a mácula e a fóvea central, que são descritas adiante.

FIGURA 17.9 Uma retina normal, vista por meio de um **oftalmoscópio**. Os vasos sanguíneos na retina podem ser visualizados diretamente e examinados quanto a alterações patológicas.

O disco óptico é o local onde o nervo óptico sai do bulbo ocular. A fóvea central é a área de maior acuidade visual.

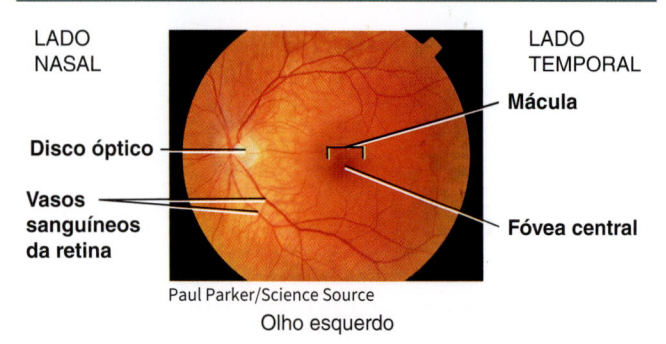

LADO NASAL

LADO TEMPORAL

Mácula

Disco óptico

Vasos sanguíneos da retina

Fóvea central

Paul Parker/Science Source

Olho esquerdo

? Quais doenças podem ser evidenciadas por meio de exame com um oftalmoscópio?

A retina consiste em um estrato pigmentoso e um estrato neural. O **extrato pigmentoso da retina** é uma lâmina de células epiteliais que contém melanina localizada entre a corioide e a parte neural da retina. A melanina no extrato pigmentoso da retina, como na corioide, também ajuda a absorver os raios de luz dispersos. O **extrato neural** (*sensitivo*) **da retina** é uma protuberância em multicamadas do cérebro que processa dados visuais extensivamente antes de enviar impulsos nervosos para os axônios que formam o nervo óptico. Três camadas distintas de neurônios da retina – a **camada de células fotorreceptoras**, a **camada de células bipolares** e a **camada de células ganglionares** – são separadas por duas zonas, as camadas sinápticas *externa* e *interna*, onde ocorrem os contatos sinápticos (**Figura 17.10**). Observe que a luz passa pelas camadas de células ganglionares e bipolares e ambas as camadas sinápticas antes de atingir a camada fotorreceptora. Dois outros tipos de células presentes na camada de células bipolares da retina são denominados **células horizontais** e **células amácrinas**. Essas células formam circuitos neurais direcionados lateralmente que modificam os sinais transmitidos ao longo da via dos fotorreceptores para as células bipolares e para as células ganglionares.

Os fotorreceptores são células especializadas na camada fotorreceptora que iniciam o processo pelo qual os raios de luz são finalmente convertidos em impulsos nervosos. Existem dois tipos de fotorreceptores: bastonetes e cones. Cada retina tem cerca de 6 milhões de cones e 120 milhões de bastonetes. Os **bastonetes** nos permitem ver com pouca luz, como o luar; como os bastonetes não fornecem visão de cores, com pouca luz, podemos ver apenas preto, branco e todos os tons de cinza entre eles. As luzes mais brilhantes estimulam os **cones**, que produzem a visão de cores. Três tipos de cones estão presentes na retina: (1) *cones azuis*, que são sensíveis à luz azul, (2) *cones verdes*, sensíveis à luz verde e (3) *cones vermelhos*, sensíveis à luz vermelha. A visão de outras cores resulta da estimulação de várias combinações desses três tipos de cones. A maioria de nossas experiências é mediada pelo sistema de cones, cuja perda produz cegueira legal. Uma pessoa que perde a visão dos bastonetes tem principalmente dificuldade em enxergar com pouca luz e, portanto, não deve dirigir à noite.

Correlação clínica

Degeneração macular relacionada à idade

A **degeneração macular relacionada à idade (DMRI)**, também conhecida como *degeneração macular*, é um distúrbio degenerativo da retina em indivíduos com 50 anos ou mais. Na DMRI, ocorrem anormalidades na região da mácula, que normalmente é a área de visão mais aguçada. Pessoas com DMRI avançada mantêm sua visão periférica, mas perdem a capacidade de ver à frente. Por exemplo, eles não podem ver características faciais para identificar uma pessoa na frente deles. A DMRI é a principal causa de cegueira em pessoas com mais de 75 anos, afetando 13 milhões de americanos, e é 2,5 vezes mais comum em pessoas que fumam mais de um maço por dia do que em não fumantes. Inicialmente, uma pessoa pode sentir embaçamento e distorção no centro do campo visual. Na DMRI "seca", a visão central diminui gradualmente, porque o extrato pigmentoso atrofia-se e degenera. Não existe tratamento eficaz. Em cerca de 10% dos casos, a DMRI seca progride para DMRI "úmida", na qual novos vasos sanguíneos formam-se na corioide, havendo vazamento de plasma ou sangue sob a retina. A perda de visão pode ser retardada usando cirurgia a *laser* para destruir os vasos sanguíneos com vazamento.

CAPÍTULO 17 Sentidos Especiais **613**

FIGURA 17.10 **Estrutura microscópica da retina.** A seta azul para baixo, à direita, indica a direção dos sinais que passam pelo extrato neural da retina. Eventualmente, os impulsos nervosos surgem nas células ganglionares e se propagam ao longo de seus axônios, que compõem o nervo óptico (II).

Na retina, os sinais visuais passam dos fotorreceptores (bastonetes e cones) para as células bipolares e para as células ganglionares.

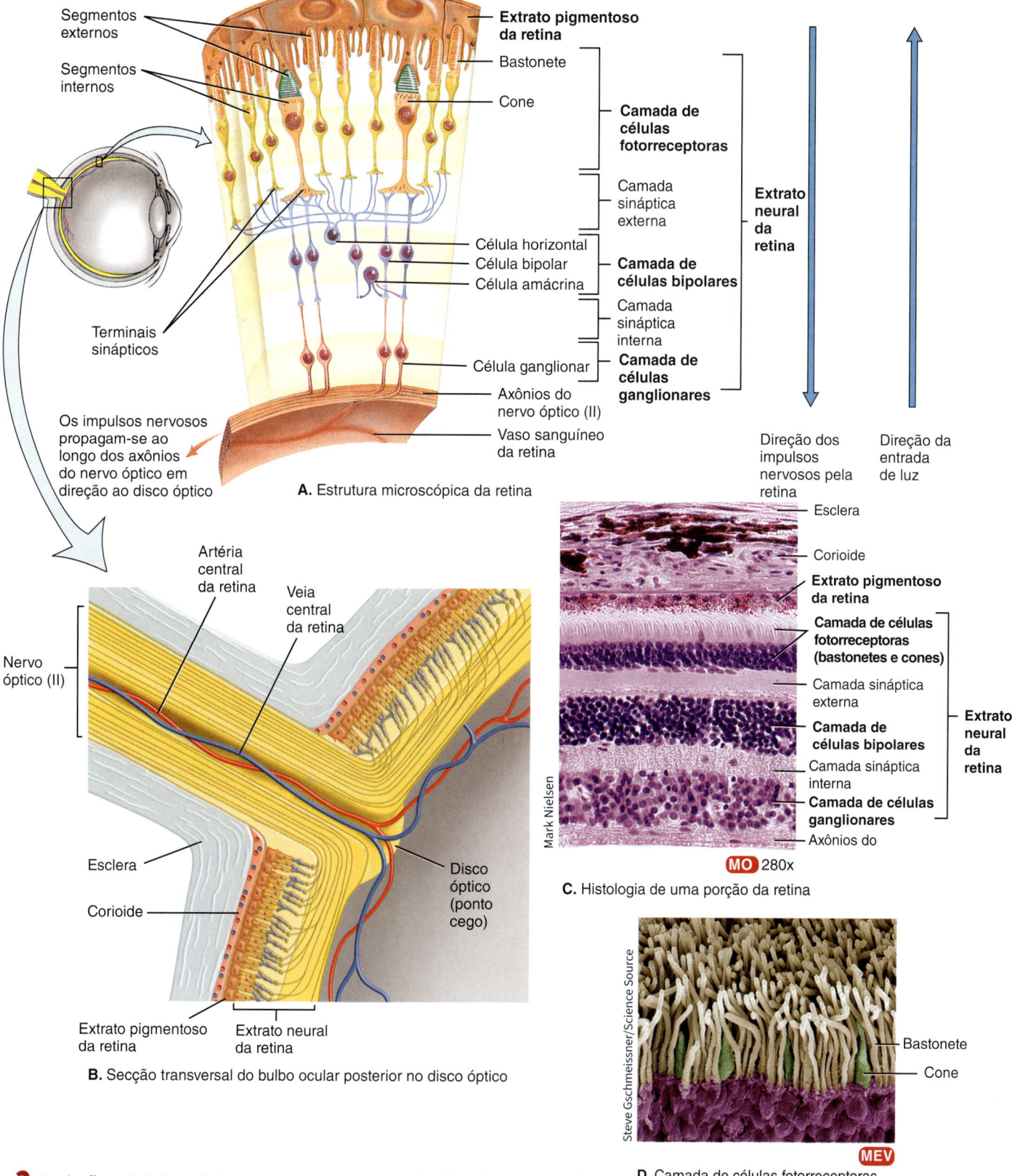

- Segmentos externos
- Segmentos internos
- Terminais sinápticos
- Os impulsos nervosos propagam-se ao longo dos axônios do nervo óptico em direção ao disco óptico
- Extrato pigmentoso da retina
- Bastonete
- Cone
- **Camada de células fotorreceptoras**
- Camada sináptica externa
- Célula horizontal
- Célula bipolar
- Célula amácrina
- **Camada de células bipolares**
- Camada sináptica interna
- Célula ganglionar
- **Camada de células ganglionares**
- Axônios do nervo óptico (II)
- Vaso sanguíneo da retina

Extrato neural da retina

Direção dos impulsos nervosos pela retina | Direção da entrada de luz

A. Estrutura microscópica da retina

- Nervo óptico (II)
- Artéria central da retina
- Veia central da retina
- Esclera
- Corioide
- Disco óptico (ponto cego)
- Extrato pigmentoso da retina
- Extrato neural da retina

B. Secção transversal do bulbo ocular posterior no disco óptico

- Esclera
- Corioide
- **Extrato pigmentoso da retina**
- **Camada de células fotorreceptoras (bastonetes e cones)**
- Camada sináptica externa
- **Camada de células bipolares**
- Camada sináptica interna
- **Camada de células ganglionares**
- Axônios do

Extrato neural da retina

MO 280x

C. Histologia de uma porção da retina

- Bastonete
- Cone

MEV

D. Camada de células fotorreceptoras

? Quais são os dois tipos de fotorreceptores e como suas funções diferem entre si?

A partir dos fotorreceptores, a informação flui através da camada sináptica externa para as células bipolares e destas através da camada sináptica interna para as células ganglionares. Os axônios das células ganglionares estendem-se posteriormente ao disco óptico e saem do bulbo ocular como o nervo óptico (II). O disco óptico também é denominado **ponto cego**. Uma vez que não contém bastonetes ou cones, não podemos ver imagens que atingem o ponto cego. Em geral, você não tem consciência de ter um ponto cego, mas pode, facilmente, demonstrar sua presença. Segure este livro a cerca de 50,8 cm de seu rosto com a cruz mostrada no final deste parágrafo diretamente na frente de seu olho direito. Você deve ser capaz de ver a cruz e o quadrado quando fechar o olho esquerdo. Agora, mantendo o olho esquerdo fechado, aproxime lentamente a página do seu rosto enquanto mantém o olho direito na cruz. A uma certa distância, o quadrado desaparecerá do seu campo de visão, porque a imagem dele cai no ponto cego.

+   ■

A **mácula lútea** (uma pequena mancha achatada) está no centro exato da porção posterior da retina, no eixo visual do olho (ver **Figura 17.9**). A **fóvea central** (ver **Figuras 17.7** e **17.9**), uma pequena depressão no centro da mácula, contém apenas cones. Além disso, as camadas de células bipolares e ganglionares, que dispersam a luz até certo ponto, não cobrem os cones aqui; essas camadas são deslocadas para a periferia da fóvea central. Como resultado, a fóvea central é a área de maior **acuidade visual** ou *resolução* (nitidez da visão). A principal razão pela qual você move a cabeça e os olhos enquanto olha para algo é colocar imagens de interesse em sua fóvea central – como você faz para ler as palavras nesta frase. Os bastonetes estão ausentes na fóvea central e são mais abundantes na periferia da retina. Como a visão do bastonete é mais sensível do que a visão do cone, você pode ver um objeto tênue (como uma estrela fraca) melhor se olhar ligeiramente para um lado, em vez de olhar diretamente para ele.

> ### Correlação clínica
>
> #### Descolamento da retina
>
> Um **descolamento da retina** pode ocorrer nas seguintes situações: trauma, como um golpe na cabeça; vários distúrbios oculares; ou como resultado de degeneração relacionada à idade. O descolamento ocorre entre o extrato neural da retina e o extrato pigmentoso da retina. O fluido acumula-se entre essas camadas, forçando a retina fina e flexível a se expandir para fora. O resultado é visão distorcida e cegueira no campo de visão correspondente. A retina pode ser reposicionada por cirurgia a *laser* ou criocirurgia (aplicação localizada de frio extremo); o reposicionamento deve ser realizado rapidamente para evitar danos permanentes à retina.

Lente (cristalino)

Atrás da pupila e da íris, dentro da cavidade do bulbo ocular, está **a lente** (ver **Figura 17.7**). Dentro das células da lente, proteínas chamadas **cristalinas**, dispostas como as camadas de uma cebola, compõem o meio refrativo da lente, que, em geral, é perfeitamente transparente e carece de vasos sanguíneos. É envolta por uma cápsula de tecido conjuntivo transparente e mantida em posição por fibras zonulares circundantes, que se ligam aos processos ciliares. A lente ajuda a focar as imagens na retina para facilitar a visão clara.

Interior do bulbo ocular

A lente divide o interior do bulbo ocular em dois segmentos: segmento anterior e câmara vítrea. O **segmento anterior** – espaço entre a córnea e a lente – consiste em duas câmaras: a **anterior**, que se situa entre a córnea e a íris; e a **posterior**, que fica atrás da íris e na frente das fibras zonulares e da lente (**Figura 17.11**). Ambas as câmaras do segmento anterior são preenchidas com **humor aquoso**, um líquido aquoso transparente que nutre a lente e a córnea. O humor aquoso flui continuamente dos capilares sanguíneos nos processos ciliares do corpo ciliar e entra na câmara posterior. Em seguida, flui para frente, entre a íris e a lente, através da pupila, e para a câmara anterior. Da câmara anterior, o humor aquoso drena para o seio venoso da esclera e depois para o sangue. Normalmente, o humor aquoso é completamente substituído a cada 90 minutos.

A porção posterior maior do bulbo ocular é a **câmara postrema**, que fica entre a lente e a retina. Dentro do segmento posterior, há uma substância gelatinosa transparente, o **humor vítreo**, que mantém a retina rente à corioide, dando àquela uma superfície uniforme para a recepção de imagens nítidas. Ocupa cerca de quatro quintos do bulbo ocular. Ao contrário do humor aquoso, o humor vítreo não sofre reposição constante. É formado durante a vida embrionária e é constituído principalmente de água mais fibras colágenas e ácido hialurônico. O humor vítreo também contém células fagocitárias que removem detritos, mantendo essa parte do olho límpida para uma visão desobstruída. Ocasionalmente, coleções de detritos podem projetar uma sombra na retina e criar a aparência de manchas que entram e saem do campo de visão. Esses *flutuadores vítreos*, que são mais comuns em indivíduos mais velhos, geralmente são inofensivos e não requerem tratamento. O **canal hialóideo** é um canal estreito imperceptível em adultos e percorre o segmento posterior do disco óptico até a face posterior da lente. No feto, é ocupado pela artéria hialóidea (ver **Figura 17.27 D**).

A pressão no olho, chamada de **pressão intraocular**, é produzida principalmente pelo humor aquoso e, em parte, pelo humor vítreo; normalmente, a pressão é de cerca de 16 mmHg. A pressão intraocular mantém a forma do bulbo ocular e evita que ele entre em colapso. As perfurações no bulbo do olho podem levar à perda do humor aquoso e do humor vítreo. Isso, por sua vez, causa uma diminuição da pressão intraocular, um descolamento de retina e, em alguns casos, cegueira.

A **Tabela 17.1** resume as estruturas associadas ao bulbo do olho.

> ### Teste rápido
>
> 9. Quais tipos de células compõem o extrato neural da retina e o extrato pigmentoso da retina?
> 10. Por que o humor aquoso é importante?

FIGURA 17.11 **A íris separando as câmaras anterior e posterior do segmento anterior do olho.** A secção é através da porção anterior do bulbo ocular, na junção da córnea e esclera. As setas indicam o fluxo do humor aquoso.

> O segmento anterior do olho contém humor aquoso.

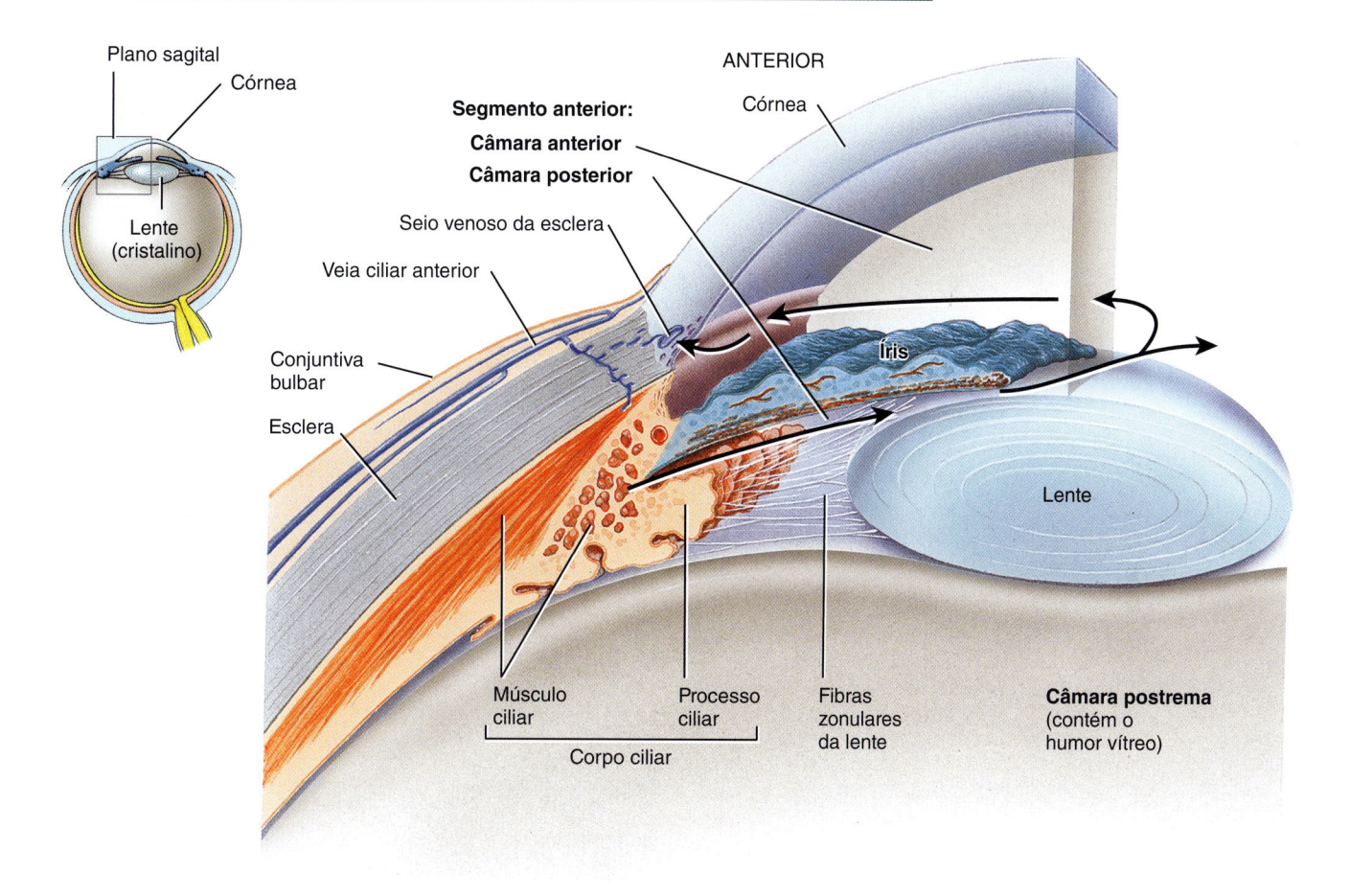

? Onde o humor aquoso é produzido, qual é o seu caminho de circulação e onde ele é drenado do bulbo ocular?

17.6 Fisiologia da visão

OBJETIVOS

- **Discutir** como uma imagem é formada pelo olho
- **Descrever** o processamento de sinais visuais na retina e a via neural para a visão.

Formação da imagem

De certa forma, o olho é como uma câmera: seus elementos ópticos focam uma imagem de algum objeto em um "filme" sensível à luz – a retina – enquanto asseguram a quantidade correta de luz para fazer a "exposição" adequada. Para entender como o olho forma imagens nítidas de objetos na retina, devemos examinar três processos: (1) a refração ou curvatura da luz pela lente e pela córnea; (2) a acomodação, a mudança na forma da lente; e (3) a constrição ou estreitamento da pupila.

Refração de raios de luz. Quando os raios de luz que atravessam uma substância transparente (como o ar) passam para uma segunda substância transparente com uma densidade distinta (como a água), eles se curvam na junção entre as duas substâncias. Essa curvatura é chamada de **refração** (**Figura 17.12 A**). À medida que os raios de luz entram no olho, sofrem refração nas superfícies anterior e posterior da córnea. Ambas as superfícies da lente do olho refratam ainda mais os raios de luz para que eles entrem com o foco exato na retina.

As imagens focadas na retina são invertidas (de cabeça para baixo) (**Figura 17.12 B e C**). Elas também sofrem reversão da direita para a esquerda; isto é, a luz do lado direito de um objeto atinge o lado esquerdo da retina e vice-versa. A razão pela qual o mundo não parece invertido e revertido é que o encéfalo "aprende" cedo na vida a coordenar imagens visuais com as orientações dos objetos. O encéfalo armazena as imagens invertidas e revertidas que adquirimos quando alcançamos e tocamos objetos pela

TABELA 17.1 Resumo das estruturas do bulbo ocular.

Estrutura	Função
Túnica fibrosa 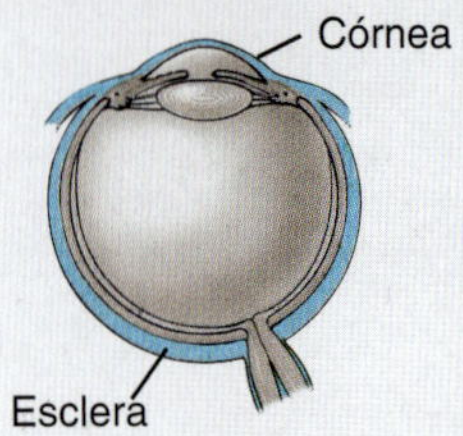	*Córnea:* recebe e refrata a luz. *Esclera:* dá forma e protege as partes internas.
Túnica vascular 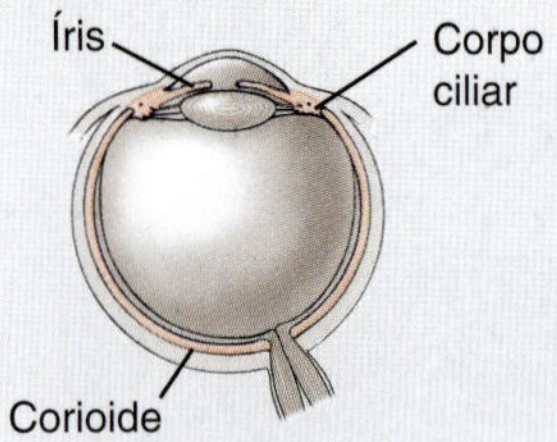	*Íris:* regula a quantidade de luz que entra no bulbo do olho. *Corpo ciliar:* secreta o humor aquoso e altera a forma da lente para visão de perto ou de longe (acomodação). *Corioide:* fornece suprimento sanguíneo e absorve a luz dispersa.
Túnica interna (retina) 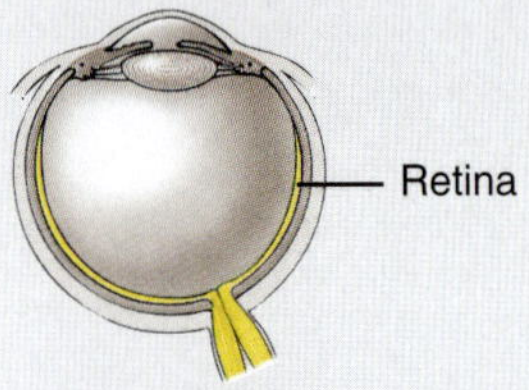	Recebe luz e a converte em potenciais receptores e impulsos nervosos. A resposta para o cérebro se dá por meio de axônios de células ganglionares, que formam o nervo óptico (II).
Lente (cristalino) 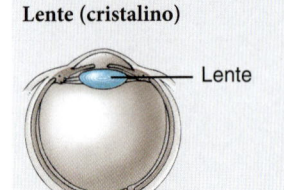	Refrata a luz.
Segmento anterior 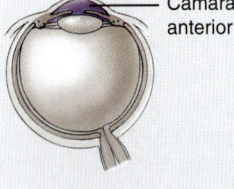	Contém humor aquoso que ajuda a manter a forma do bulbo ocular e fornece oxigênio e nutrientes à lente e à córnea.
Câmara postrema 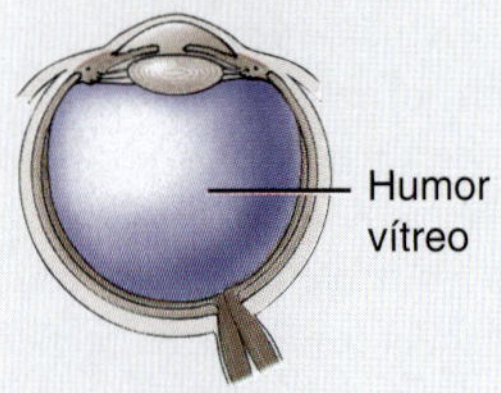	Contém humor vítreo que ajuda a manter a forma do bulbo ocular e mantém a retina ligada à corioide.

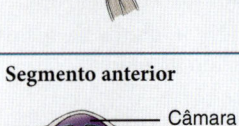

FIGURA 17.12 **Refração dos raios de luz**. **A.** Refração é a curvatura dos raios de luz na junção de duas substâncias transparentes com densidades diferentes. **B.** A córnea e a lente refratam os raios de luz de objetos distantes, de modo que a imagem é focada na retina. **C.** Na acomodação, a lente torna-se mais esférica, o que aumenta a refração da luz.

> As imagens focadas na retina são invertidas horizontalmente e verticalmente.

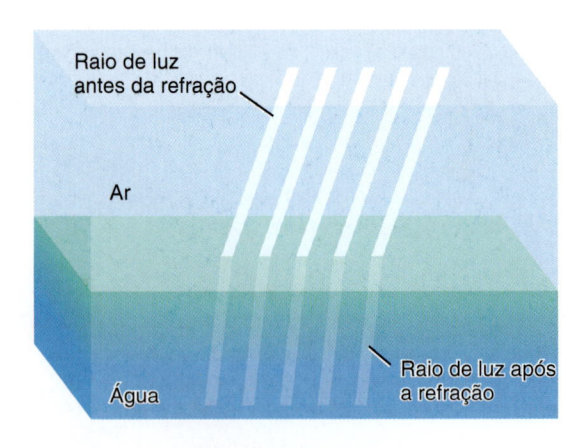

A. Refração dos raios de luz

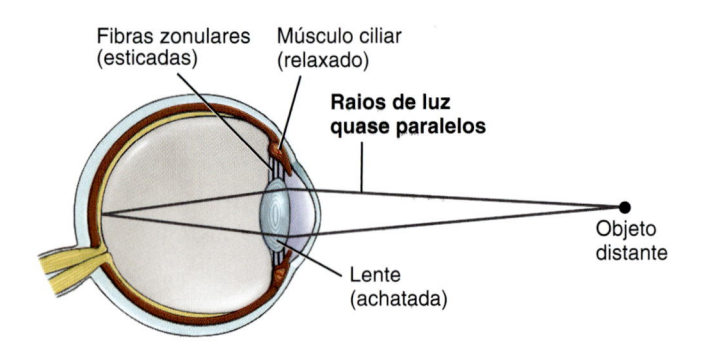

B. Visualização de um objeto distante

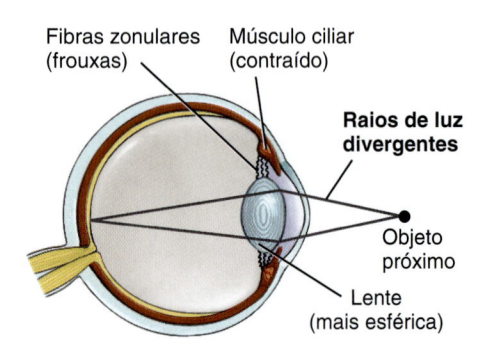

C. Visualização de um objeto próximo por meio da acomodação

? Qual é a sequência de eventos que ocorre durante a acomodação?

primeira vez e interpreta essas imagens visuais como estando corretamente orientadas no espaço.

Aproximadamente 75% da refração total da luz ocorrem na córnea. A lente fornece os 25% restantes do poder de foco e altera o foco para visualizar objetos de perto ou de longe. Quando um objeto está a 6 m ou mais de distância do observador, os raios de luz refletidos do objeto são quase paralelos entre si (**Figura 17.12 B**). A lente deve dobrar esses raios paralelos apenas o suficiente para que eles caiam exatamente focados na fóvea central, onde a visão é mais nítida. Como os raios de luz que são refletidos de objetos a menos de 6 m são divergentes em vez de paralelos (**Figura 17.12 C**), devem ser mais refratados para serem focalizados na retina. Essa refração adicional é realizada por meio de um processo chamado acomodação.

Acomodação e o ponto próximo de visão.
Uma superfície que se curva para fora, como a superfície de uma bola, é chamada de *convexa*. Quando a superfície de uma lente é convexa, essa lente irá refratar os raios de luz incidentes entre si, de modo que eles eventualmente se cruzem. Se a superfície de uma lente se curva para dentro, como o interior de uma bola oca, diz-se que a lente é *côncava* e faz com que os raios de luz sejam refratados um para longe do outro. A lente do olho é convexa em suas superfícies anterior e posterior, e seu poder de foco aumenta à medida que sua curvatura torna-se maior. Quando o olho está focando um objeto próximo, a lente fica mais curvada, causando maior refração dos raios de luz. Esse aumento na curvatura da lente para visão de perto é denominado **acomodação** (**Figura 17.12 C**). O **ponto próximo de visão** é a distância mínima do olho que um objeto pode ser claramente focado com acomodação máxima. Essa distância é de cerca de 10 cm em um adulto jovem.

Como ocorre a acomodação? Quando você está vendo objetos distantes, o músculo ciliar do corpo ciliar está relaxado e a lente está mais achatada porque é esticada em todas as direções por fibras zonulares tensas (ver **Figura 17.12 B**). Quando você vê um objeto próximo, o músculo ciliar se contrai, o que puxa o processo ciliar e a corioide para frente em direção à lente. Essa ação libera a tensão na lente e nas fibras zonulares. Por ser elástica, a lente torna-se mais esférica (mais convexa), o que aumenta seu poder de focalização e causa maior convergência dos raios de luz (ver **Figura 17.12 C**). As fibras parassimpáticas do nervo oculomotor (III) inervam o músculo ciliar do corpo ciliar e, portanto, fazem a mediação do processo de acomodação.

> ### Correlação clínica
>
> #### Presbiopia
>
> Com o envelhecimento, a lente perde elasticidade e, portanto, sua capacidade de se curvar para focalizar objetos que estão próximo do observador. Portanto, as pessoas mais velhas não podem ler impressos à mesma distância que os mais jovens. Essa condição é denominada de **presbiopia**. Aos 40 anos, o ponto de visão para perto pode ter aumentado para 20 cm e aos 60 anos pode chegar a 80 cm. A presbiopia geralmente começa em torno dos 40 anos de idade. Por volta dessa idade, as pessoas que nunca usaram óculos começam a precisar deles para ler. Quem já usa óculos normalmente começa a precisar de lentes bifocais, lentes que podem focar tanto para visão distante quanto para perto.

Anormalidades de refração.
O olho normal, conhecido como **olho emetrópico**, pode refratar suficientemente os raios de luz de um objeto a 6 m de distância para que uma imagem nítida seja focalizada na retina. No entanto, muitas pessoas não têm essa capacidade devido a anormalidades de refração. Entre essas anormalidades, estão a **miopia**, que ocorre quando o bulbo do olho é muito longo em relação à capacidade de focalização da córnea e da lente ou quando a lente é mais espessa que o normal, de modo que a imagem converge na frente da retina. Indivíduos míopes podem ver claramente objetos de perto, mas não objetos distantes. Na **hipermetropia**, também conhecida como *hiperopia*, o comprimento do bulbo do olho é curto em relação ao poder de foco da córnea e da lente ou a lente é mais fina que o normal, de modo que a imagem converge para trás da retina. Indivíduos hipermétropes podem ver objetos distantes claramente, mas não de perto.

A **Figura 17.13** ilustra essas condições e explica como elas são corrigidas. Outra anormalidade de refração é o **astigmatismo**, no qual a córnea (ou a lente) tem uma curvatura irregular. Como resultado, partes da imagem ficam fora de foco e, portanto, a visão fica borrada ou distorcida.

A maioria dos erros de visão pode ser corrigida com óculos, lentes de contato ou procedimentos cirúrgicos. Uma lente de contato flutua em um filme de lágrimas sobre a córnea. A superfície externa anterior da lente de contato corrige o defeito visual e sua superfície posterior corresponde à curvatura da córnea. A LASIK (sigla em inglês para *laser-assisted in situ keratomileusis*) é uma técnica utilizada para remodelar a córnea a fim de corrigir permanentemente anormalidades de refração.

> ### Correlação clínica
>
> #### LASIK
>
> Uma alternativa cada vez mais popular ao uso de óculos ou lentes de contato é a cirurgia refrativa para corrigir a curvatura da córnea em condições como hipermetropia, miopia e astigmatismo. O tipo mais comum de cirurgia refrativa é a **LASIK** (em português: ceratomileuse assistida por *excimer laser in situ*). Depois que as gotas de anestésico são colocadas no olho, é cortado um retalho circular de tecido do centro da córnea. Esse retalho é rebatido, e a camada subjacente da córnea é remodelada com *laser*, uma camada microscópica de cada vez. Um computador auxilia o médico na remoção de camadas muito precisas da córnea. Após a conclusão da modelagem, o retalho corneano é reposicionado sobre a área tratada. É colocado um curativo oclusivo sobre o olho durante a noite e o retalho rapidamente se reconecta ao resto da córnea.

Constrição da pupila.
As fibras musculares circulares da íris também têm um papel na formação de imagens nítidas na retina. Conforme visto, a **constrição da pupila** é um estreitamento do diâmetro do orifício pelo qual a luz entra no olho devido à contração dos músculos circulares da íris. Esse reflexo autônomo ocorre simultaneamente com a acomodação e impede que os raios de luz entrem no olho através da periferia da lente. Os raios de luz que entram na periferia não seriam focalizados na retina e resultariam em visão turva. A pupila, como observado anteriormente, também contrai-se na luz brilhante.

FIGURA 17.13 **Anormalidades de refração no bulbo do olho e sua correção. A.** Olho normal (emetrópico). **B.** Olho míope: a imagem é focada na frente da retina; a condição pode resultar de um bulbo ocular alongado ou lente espessada. **C.** A correção da miopia é feita pelo uso de uma lente côncava que diverge dos raios de luz que entram em foco diretamente na retina. **D.** Olho hiperópico ou hipermetrope: a imagem é focada atrás da retina; a condição resulta de um bulbo ocular encurtado ou uma lente fina. **E.** A correção da hipermetropia é feita por uma lente convexa que converge os raios de luz que entram, de modo que o foco ocorra diretamente na retina.

Na miopia, apenas objetos próximos ao observador podem ser vistos nitidamente; na hipermetropia, apenas objetos distantes podem ser vistos de forma nítida.

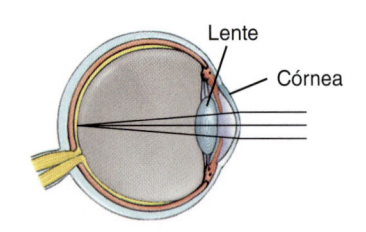

A. Olho normal (emetrópico)

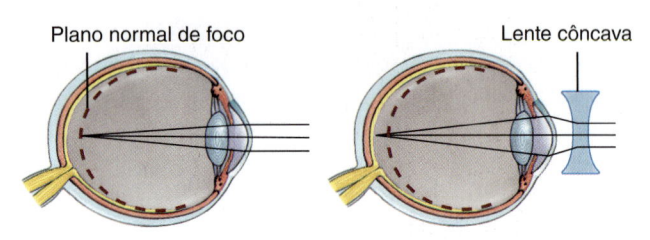

B. Olho míope não corrigido

C. Olho míope corrigido

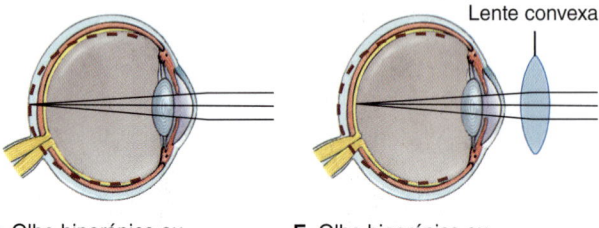

D. Olho hiperópico ou hipermétrope

E. Olho hiperópico ou hipermétrope corrigido

? O que é presbiopia?

Convergência

Por causa da posição dos olhos na cabeça, muitos animais, como cavalos e cabras, veem um conjunto de objetos à esquerda por meio de um olho e um conjunto totalmente diferente de objetos à direita, por meio do outro. Nos humanos, ambos os olhos concentram-se em apenas um conjunto de objetos – uma característica chamada **visão binocular**. Essa característica do nosso sistema visual permite a percepção de profundidade e uma apreciação da natureza tridimensional dos objetos.

A visão binocular ocorre quando os raios de luz de um objeto atingem pontos correspondentes nas duas retinas. Quando olhamos diretamente para um objeto distante, os raios de luz que chegam são direcionados diretamente para ambas as pupilas e são refratados para pontos comparáveis nas retinas de ambos os olhos. À medida que nos aproximamos de um objeto, no entanto, os olhos devem girar medialmente para que os raios de luz do objeto atinjam os mesmos pontos em ambas as retinas. O termo **convergência** refere-se a esse movimento medial dos dois bulbos dos olhos para que ambos sejam direcionados ao objeto que está sendo visualizado, por exemplo, seguindo um lápis que se move em direção aos seus olhos. Quanto mais próximo o objeto, maior o grau de convergência necessário para manter a visão binocular. A ação coordenada dos músculos extrínsecos do olho promove a convergência.

Função do fotorreceptor

Fotorreceptores e fotopigmentos.
Bastonetes e cones foram nomeados pela aparência diferente do *segmento externo* – a extremidade distal próxima ao extrato pigmentoso – de cada um desses tipos de fotorreceptores. Os segmentos externos dos bastonetes são cilíndricos ou em forma de bastão; os dos cones são afunilados ou em forma de cone (**Figura 17.14**). A transdução da energia luminosa em um potencial receptor ocorre no segmento externo de bastonetes e cones. Os fotopigmentos são proteínas integrais na membrana plasmática do segmento externo. Nos cones, a membrana plasmática é dobrada para frente e para trás de forma preguada; em bastonetes, as pregas destacam-se da membrana plasmática para formar discos. O segmento externo de cada bastonete contém uma pilha de cerca de 1 mil discos, empilhados como moedas dentro de um invólucro.

Os segmentos externos dos fotorreceptores são renovados em um ritmo surpreendentemente rápido. Nos bastonetes, um a três novos discos são adicionados à base do segmento externo a cada hora, enquanto os discos antigos desprendem-se na ponta e são fagocitados por células epiteliais pigmentadas. O *segmento interno* contém o núcleo da célula, complexo de Golgi e muitas mitocôndrias. Em sua extremidade proximal, o fotorreceptor expande-se em terminais sinápticos semelhantes a bulbos preenchidos com vesículas sinápticas.

O primeiro passo na transdução visual é a absorção da luz por um **fotopigmento** (*pigmento visual*), uma proteína colorida que sofre alterações estruturais ao absorver a luz, no segmento externo de um fotorreceptor. A absorção inicia os eventos que levam à produção de um potencial receptor. O único tipo de fotopigmento nos bastonetes é a **rodopsina**. Três **fotopigmentos de cone** diferentes fazem parte da retina, um em cada um dos três tipos de cones (cones azuis, cones verdes e cones vermelhos). A visão de cores resulta de diferentes cores de luz que ativam de modo seletivo os diferentes fotopigmentos dos cones.

Correlação clínica

Daltonismo e cegueira noturna

A maioria das formas de **daltonismo**, uma incapacidade herdada de distinguir certas cores, resulta da ausência ou deficiência de um dos três tipos de cones. O tipo mais comum é o *daltonismo para cores vermelho-verde*, no qual faltam cones vermelhos ou cones verdes. Como resultado, a pessoa não consegue distinguir entre vermelho e verde. A deficiência prolongada de vitamina A e a quantidade resultante abaixo do normal de rodopsina podem causar **cegueira noturna** ou *nictalopia*, uma incapacidade de enxergar bem em níveis baixos de luz.

FIGURA 17.14 **Estrutura dos fotorreceptores de bastonetes e cones.** Os segmentos internos contêm a maquinaria metabólica para a síntese de fotopigmentos e produção de ATP (sigla em inglês para *adenosine triphosfate*). Os fotopigmentos estão inseridos nos discos de membrana ou dobras dos segmentos externos. Novos discos nos bastonetes e novas dobras nos cones formam-se na base do segmento externo. Células epiteliais pigmentadas fagocitam os antigos discos e dobras que se desprendem da extremidade distal dos segmentos externos.

A transdução de energia luminosa em um potencial receptor ocorre nos segmentos externos de bastonetes e cones.

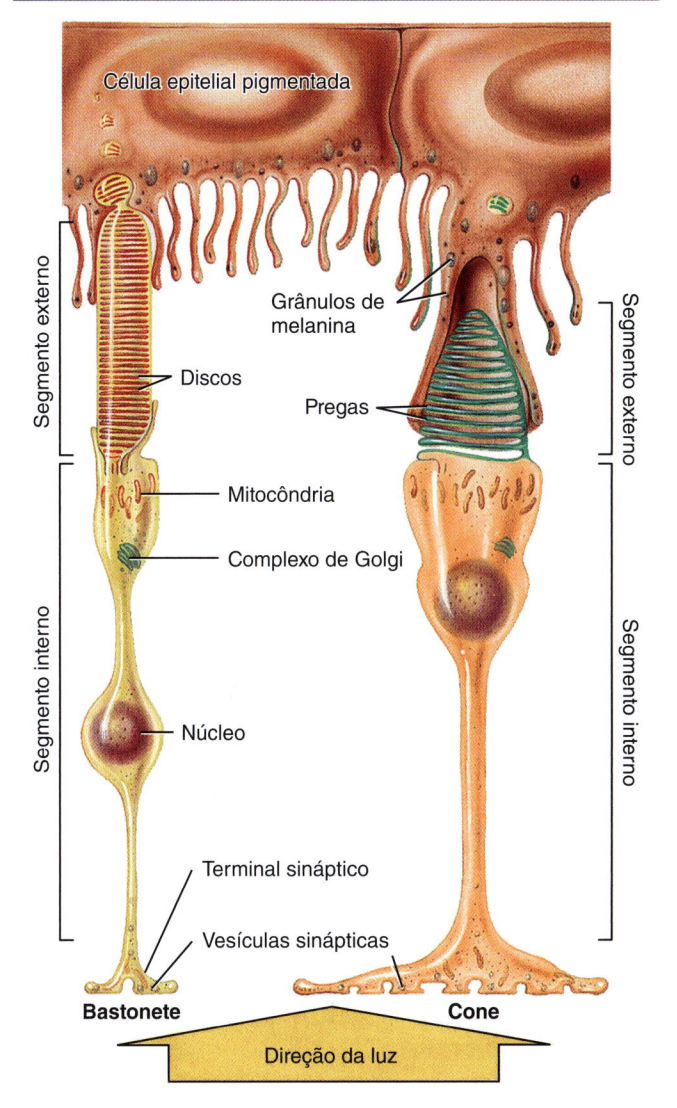

[Figura: estrutura dos fotorreceptores, mostrando bastonete e cone, com rótulos: Célula epitelial pigmentada, Grânulos de melanina, Discos, Pregas, Mitocôndria, Complexo de Golgi, Núcleo, Terminal sináptico, Vesículas sinápticas, Segmento externo, Segmento interno, Direção da luz]

? Quais são as semelhanças funcionais entre bastonetes e cones?

Todos os fotopigmentos associados à visão contêm duas partes: uma glicoproteína conhecida como **opsina** e um derivado da vitamina A, o **retinal** (**Figura 17.15 A**). Os derivados da vitamina A são formados a partir do caroteno, o pigmento vegetal que dá às cenouras sua cor laranja. Uma boa visão depende da ingestão adequada de vegetais ricos em caroteno, como cenoura, espinafre, brócolis e abóbora amarela ou alimentos que contenham vitamina A, como fígado.

O retinal é a parte absorvente de luz de todos os fotopigmentos visuais. Na retina humana, existem quatro opsinas diferentes, três nos cones e uma nos bastonetes. Pequenas variações nas sequências de aminoácidos das diferentes opsinas permitem que os bastonetes e cones absorvam diferentes cores (comprimentos de onda) da luz incidente.

Os fotopigmentos respondem à luz no seguinte processo cíclico (**Figura 17.15 B**):

❶ *Isomerização*. Na escuridão, o retinal tem uma forma dobrada, denominada *cis*-retinal, que se encaixa perfeitamente na porção de opsina do fotopigmento. Quando o *cis*-retinal absorve um fóton de luz, ele endireita-se para uma forma chamada *trans*-retinal. Essa conversão *cis*- para *trans*- é a **isomerização**, que consiste no primeiro passo na transdução visual. Após a isomerização do retinal, ocorrem modificações químicas no segmento externo do fotorreceptor. Essas alterações químicas levam à produção de um potencial receptor (ver **Figura 17.16**).

❷ *Clareamento*. Em cerca de 1 min, o *trans*-retinal separa-se completamente da opsina. O retinal é responsável pela cor do fotopigmento; então a separação do *trans*-retinal da opsina faz com que esta pareça incolor. Por causa da mudança de cor, essa parte do ciclo é intitulada **clareamento** do fotopigmento.

❸ *Conversão*. Uma enzima chamada **isomerase retinal** converte o *trans*-retinal de volta em *cis*-retinal.

❹ *Regeneração*. O *cis*-retinal então pode ligar-se à opsina, reformando um fotopigmento funcional. Essa parte do ciclo – a ressíntese de um fotopigmento – é a **regeneração**.

O extrato pigmentoso da retina adjacente aos fotorreceptores armazena uma grande quantidade de vitamina A e contribui para o processo de regeneração nos bastonetes. A extensão da regeneração da rodopsina diminui drasticamente se a retina desprender-se do extrato pigmentoso. Os fotopigmentos do cone regeneram-se muito mais rapidamente do que a rodopsina em bastonetes e são menos dependentes do extrato pigmentoso. Após o clareamento completo, a regeneração de metade da rodopsina leva 5 minutos; a metade dos fotopigmentos do cone regenera-se em apenas 90 segundos. A regeneração completa da rodopsina clareada leva de 30 a 40 minutos.

Adaptação à luz e à escuridão.
Quando você sai de um ambiente escuro, como um túnel, para a luz do Sol, ocorre a **adaptação à luz** – seu sistema visual ajusta-se em segundos ao ambiente mais claro, diminuindo sua sensibilidade. Por outro lado, quando você entra em uma sala escura, como um teatro, seu sistema visual sofre uma **adaptação à escuridão** – sua sensibilidade aumenta lentamente ao longo de muitos minutos. A diferença nas taxas de clareamento e regeneração dos fotopigmentos nos bastonetes e cones é responsável por algumas (mas não todas) das mudanças de sensibilidade durante a adaptação à luz e ao escuro.

À medida que o nível de luz aumenta, mais e mais fotopigmentos são clareados. Enquanto a luz está clareando algumas moléculas de fotopigmento, outras estão sendo regeneradas. À luz do dia, a regeneração da rodopsina não consegue acompanhar o processo de clareamento, de modo que os bastonetes contribuem pouco para a visão à luz do dia. Em contraste, fotopigmentos do cone regeneram-se com rapidez suficiente para que parte da forma *cis* esteja sempre presente, mesmo sob luz muito brilhante.

Se o nível de luz diminuir abruptamente, a sensibilidade aumentará de forma rápida no início e depois mais lentamente. Na escuridão completa, a regeneração total dos fotopigmentos do cone ocorre durante os primeiros 8 minutos de adaptação ao escuro. Nesse tempo, um *flash* de luz de limiar (pouco perceptível) é

FIGURA 17.15 Fotopigmentos e visão.

O retinal, um derivado da vitamina A, é a parte que absorve luz de todos os fotopigmentos visuais.

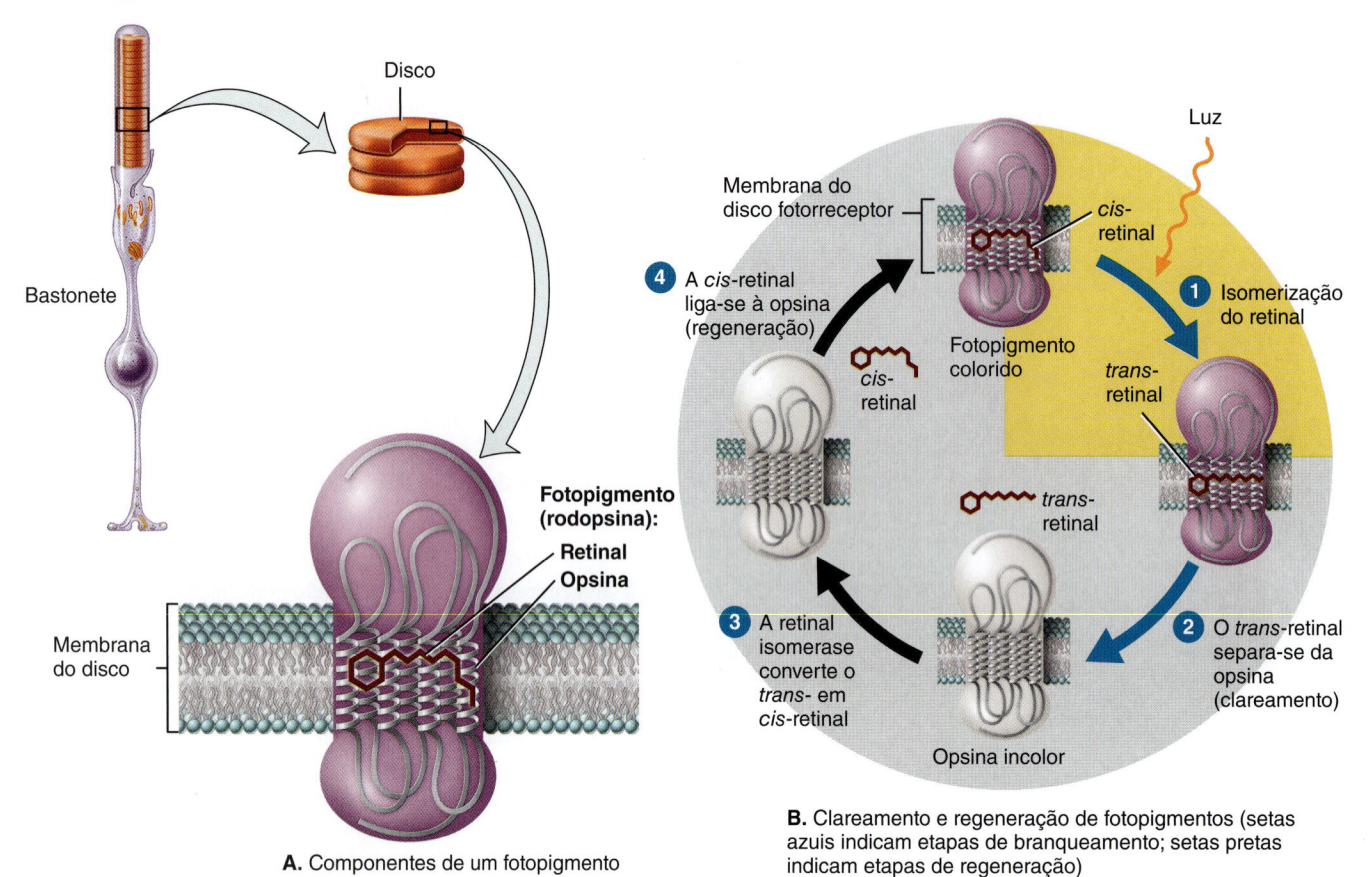

A. Componentes de um fotopigmento

B. Clareamento e regeneração de fotopigmentos (setas azuis indicam etapas de branqueamento; setas pretas indicam etapas de regeneração)

? Como é denominada a conversão de *cis*-retinal em *trans*-retinal?

visto como tendo cor. A rodopsina regenera-se mais lentamente e nossa sensibilidade visual aumenta até que um único fóton (a menor unidade de luz) possa ser detectado. Nessa situação, embora muita luz mais fraca possa ser detectada, os *flashes* de limiar aparecem em branco-acinzentado, independentemente de sua cor. Em níveis de luz muito baixos, como uma noite iluminada apenas pela luz das estrelas, os objetos aparecem como tons de cinza, porque apenas os bastonetes estão funcionando.

Fototransdução. A **fototransdução** é o processo pelo qual a energia da luz é convertida em um potencial receptor no segmento externo de um fotorreceptor. Na maioria dos sistemas sensitivos, a ativação de um receptor sensitivo por seu estímulo adequado desencadeia um potencial receptor despolarizante. No sistema visual, contudo, a ativação de um fotorreceptor por seu estímulo adequado (luz) causa um potencial receptor hiperpolarizante. Igualmente surpreendente é que, quando o fotorreceptor está em repouso – ou seja, no escuro –, a célula está relativamente despolarizada. Para entender como ocorre a fototransdução, você deve primeiro examinar a operação de um fotorreceptor na ausência de luz (**Figura 17.16 A**):

① No escuro, o *cis*-retinal é a forma do retinal associada ao fotopigmento do fotorreceptor. As moléculas de fotopigmento estão presentes nas membranas do disco do segmento externo do fotorreceptor.

② Outra ocorrência importante na escuridão é que há uma alta concentração de **GMP cíclica (GMPc**, sigla em inglês para *cyclic guanosine monophosphate*) no citosol do segmento externo do fotorreceptor. Isso deve-se à produção contínua de GMPc pela enzima **guanilato ciclase** na membrana do disco.

③ Depois de produzido, a GMP liga-se à membrana do segmento externo e abre canais de cátions não seletivos nessa membrana. Esses **canais dependentes de GMPc** permitem principalmente a entrada de íons Na^+ na célula.

④ O influxo de Na^+, denominado **corrente escura**, despolariza o fotorreceptor. Como resultado, no escuro, o potencial de membrana de um fotorreceptor é de cerca de −40 mV. Isso é muito mais próximo de zero do que o potencial de membrana de repouso de um neurônio típico de −70 mV.

⑤ A despolarização no escuro espalha-se do segmento externo para o terminal sináptico, que contém **canais de Ca^{2+} dependentes de voltagem** em sua membrana. A despolarização mantém esses canais abertos, permitindo a entrada de Ca^{2+} na célula. A entrada de Ca^{2+}, por sua vez, desencadeia a exocitose das vesículas sinápticas, o que resulta na liberação tônica de grandes quantidades de neurotransmissor do terminal sináptico. O neurotransmissor em bastonetes e cones é o aminoácido glutamato (ácido glutâmico). Nas sinapses entre bastonetes e algumas células bipolares, o glutamato é um neurotransmissor

FIGURA 17.16 Fototransdução.

A luz causa um potencial receptor hiperpolarizante nos fotorreceptores, o que diminui a liberação de um neurotransmissor inibitório (glutamato).

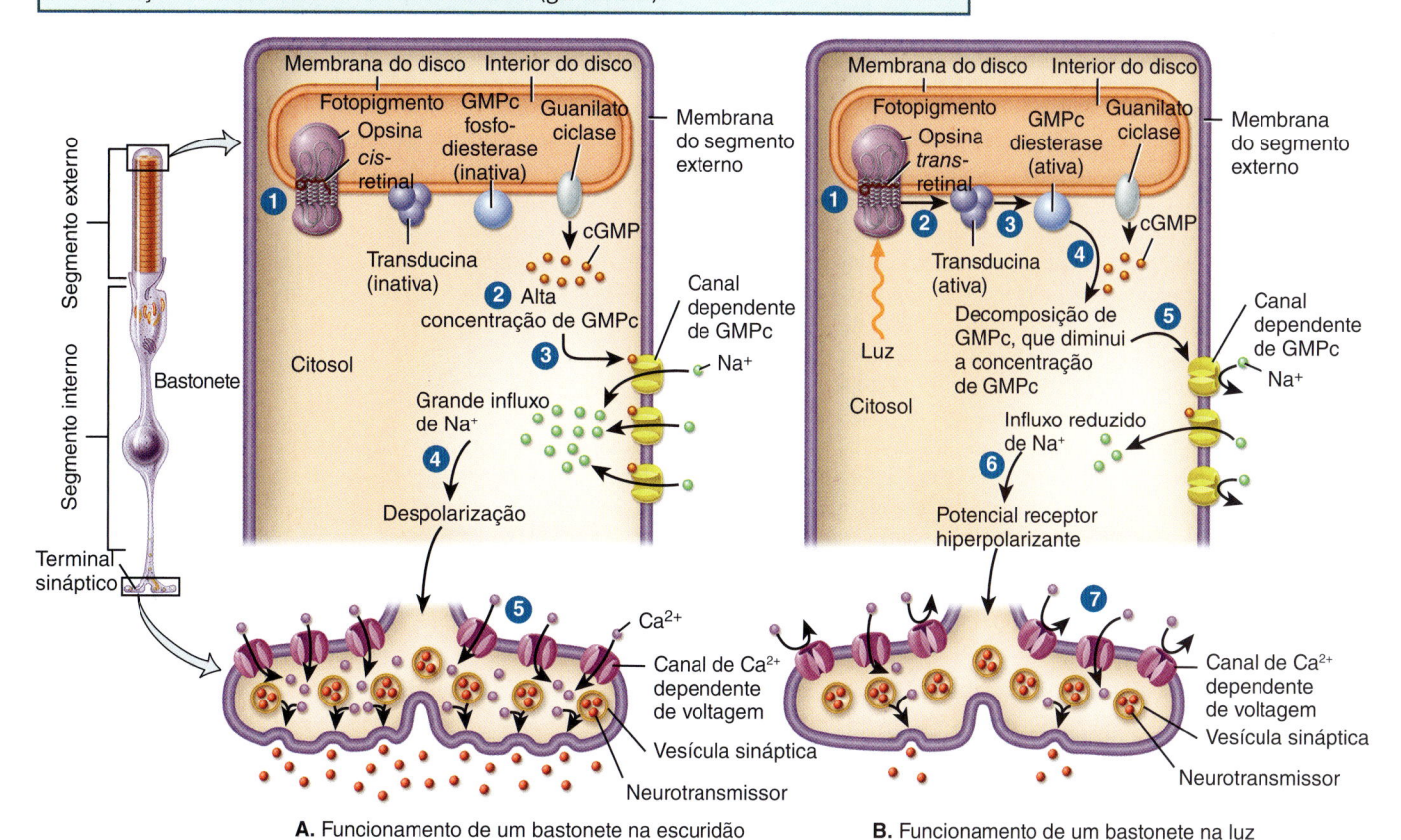

A. Funcionamento de um bastonete na escuridão
B. Funcionamento de um bastonete na luz

? Qual é a função de GMPc na fotorrecepção?

inibitório: desencadeia potenciais pós-sinápticos inibitórios (PPSIs) que hiperpolarizam as células bipolares e as impedem de enviar sinais para as células ganglionares.

A absorção de luz e a isomerização da retina iniciam mudanças químicas no segmento externo do fotorreceptor que permitem a fototransdução (**Figura 17.16 B**):

1. Quando a luz atinge a retina, o *cis*-retinal sofre isomerização em *trans*-retinal.

2. A isomerização do retinal causa a ativação de uma proteína G conhecida como **transducina**, que está localizada na membrana do disco.

3. A transducina, por sua vez, ativa uma enzima denominada **GMPc fosfodiesterase**, que também está presente na membrana do disco.

4. Uma vez ativada, a GMPc fosfodiesterase degrada a GMPc. A quebra de GMPc reduz a concentração de GMPc no citosol do segmento externo.

5. Como resultado, o número de canais abertos dependentes de GMPc na membrana do segmento externo é reduzido e o influxo de Na^+ diminui.

6. A diminuição do influxo de Na^+ faz com que o potencial de membrana caia para cerca de −65 mV, produzindo assim um potencial receptor hiperpolarizante.

7. A hiperpolarização espalha-se do segmento externo para o terminal sináptico, causando uma diminuição no número de canais abertos de Ca^{2+} dependentes de voltagem. A entrada de Ca^{2+} na célula é reduzida, o que diminui a liberação do neurotransmissor do terminal sináptico. Luzes fracas causam potenciais receptores pequenos e breves que desligam parcialmente a liberação de neurotransmissores; luzes mais brilhantes provocam potenciais receptores maiores e mais longos que desligam a liberação de neurotransmissores mais amplamente. Portanto, a luz excita as células bipolares que fazem sinapse com os bastonetes, desligando a liberação de um neurotransmissor inibitório. As células bipolares excitadas subsequentemente estimulam as células ganglionares a formar potenciais de ação em seus axônios.

Lembre-se de que os discos de bastonetes formam-se por pinçamento da membrana plasmática do segmento externo; nos cones, os discos são contínuos com a membrana do segmento externo. Sendo assim, nos bastonetes, as moléculas de fotopigmento, a transducina, a GMPc fosfodiesterase e o guanilato ciclase estão localizados em uma membrana diferente dos canais dependentes de GMPc; nos cones, todas essas proteínas estão localizadas na mesma membrana.

Processamento do estímulo visual na retina.
Dentro do extrato neural da retina, determinadas características do estímulo visual são aprimoradas, ao passo que outras podem ser descartadas. O sinal de estímulo de várias células pode convergir para um número menor de neurônios pós-sinápticos (*convergência*) ou

divergir para um grande número (*divergência*). No geral, a convergência predomina: existem apenas 1 milhão de células ganglionares, mas 126 milhões de fotorreceptores no olho humano.

Quando os potenciais receptores surgem nos segmentos externos de bastonetes e cones, espalham-se pelos segmentos internos até os terminais sinápticos. Moléculas de neurotransmissores liberadas por bastonetes e cones induzem potenciais graduados locais em células bipolares e em células horizontais. Entre 6 e 600 bastonetes fazem sinapses com uma única célula bipolar na camada sináptica externa da retina; um cone faz mais sinapses com uma única célula bipolar. A convergência de muitos bastonetes em uma única célula bipolar aumenta a sensibilidade à luz da visão dos bastonetes, mas borra levemente a imagem percebida. A visão do cone, embora menos sensível, é mais nítida por causa das sinapses individuais entre os cones e suas células bipolares.

A atividade sináptica entre fotorreceptores e células bipolares é influenciada por células horizontais (ver **Figura 17.10 A**). Tais células formam sinapses com fotorreceptores e têm apenas efeitos indiretos nas células bipolares. Em áreas adjacentes da retina, um fotorreceptor geralmente forma uma sinapse excitatória com uma célula horizontal, e a célula horizontal, por sua vez, forma uma sinapse inibitória com os terminais pré-sinápticos de outro fotorreceptor. Dessa forma, um fotorreceptor pode excitar a célula horizontal, que pode então inibir o outro fotorreceptor, diminuindo a quantidade de neurotransmissor liberada em uma célula bipolar. Portanto, as células horizontais podem transmitir sinais inibitórios direcionados lateralmente para os fotorreceptores, o que ajuda a melhorar o contraste visual entre áreas adjacentes da retina.

A atividade sináptica entre as células bipolares e as células ganglionares é influenciada pelas células amácrinas (ver **Figura 17.10 A**). As células amácrinas transmitem sinais inibitórios direcionados lateralmente (inibição lateral) em sinapses formadas com células bipolares e células ganglionares. Existem muitos tipos diferentes de células amácrinas, com uma variedade de funções. Dependendo de quais células amácrinas estão envolvidas, elas podem responder a uma mudança no nível de iluminação na retina, ao início ou deslocamento de um sinal visual ou ao movimento de um sinal visual em uma determinada direção.

Via visual

A **via visual** é o caminho percorrido pela informação visual de bastonetes e cones para a parte do cérebro onde ocorre o processamento. Os axônios das células ganglionares da retina formam o **nervo óptico (II)**, que fornece a resposta da retina para o encéfalo. Os nervos ópticos (II) passam pelo **quiasma óptico** (um cruzamento, como na letra X), um ponto de cruzamento dos nervos

FIGURA 17.17 **A via visual. A.** Dissecção parcial do encéfalo revela as radiações ópticas (axônios que se estendem do tálamo ao lobo occipital). **B.** Um objeto no campo visual binocular pode ser visto com ambos os olhos. **C e D.** Observe que a informação do lado direito do campo visual de cada olho projeta-se para o lado esquerdo do encéfalo, enquanto a informação do lado esquerdo do campo visual de cada olho se projeta para o lado direito.

Os axônios das células ganglionares na metade temporal de cada retina estendem-se até o tálamo do mesmo lado; os axônios das células ganglionares na metade nasal de cada retina estendem-se até o tálamo no lado oposto.

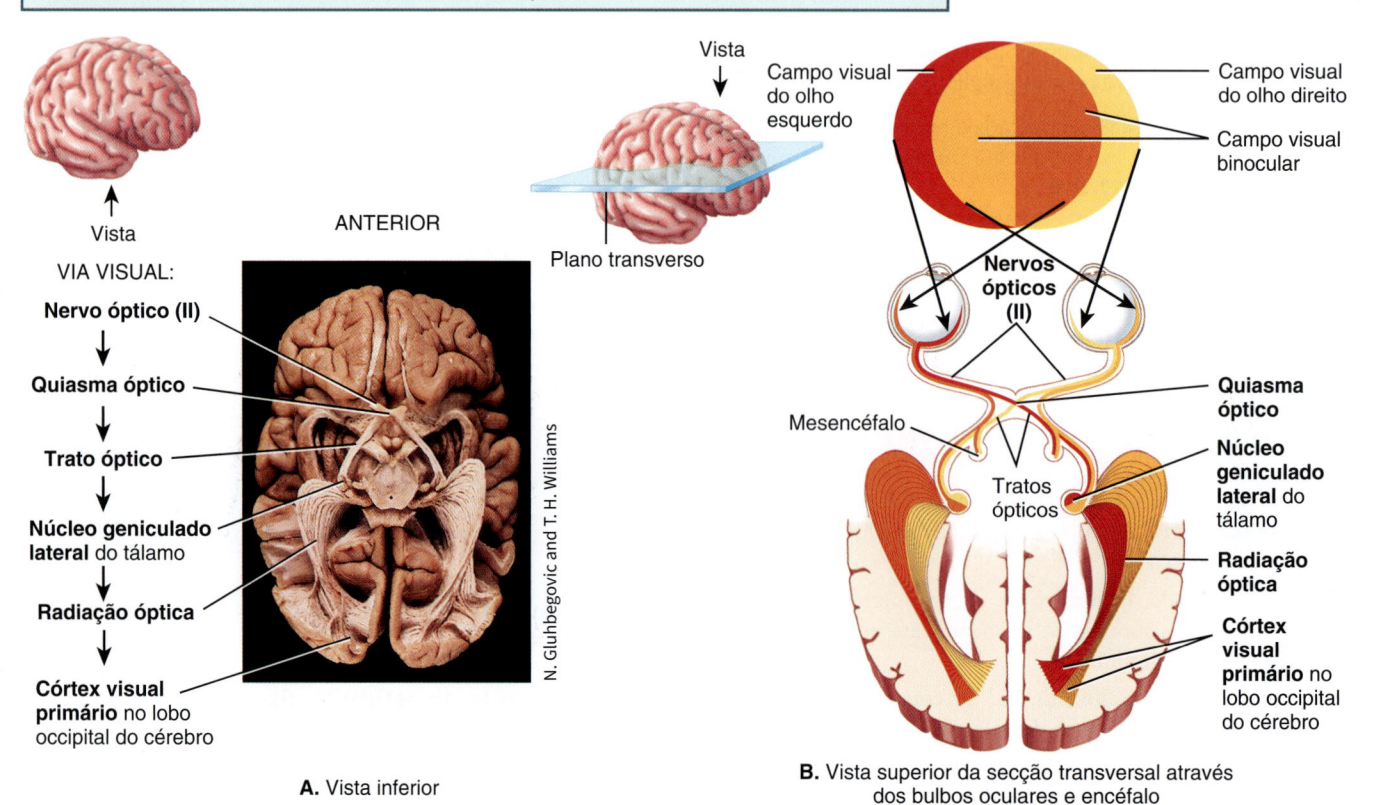

A. Vista inferior

B. Vista superior da secção transversal através dos bulbos oculares e encéfalo

C. Olho esquerdo e suas vias

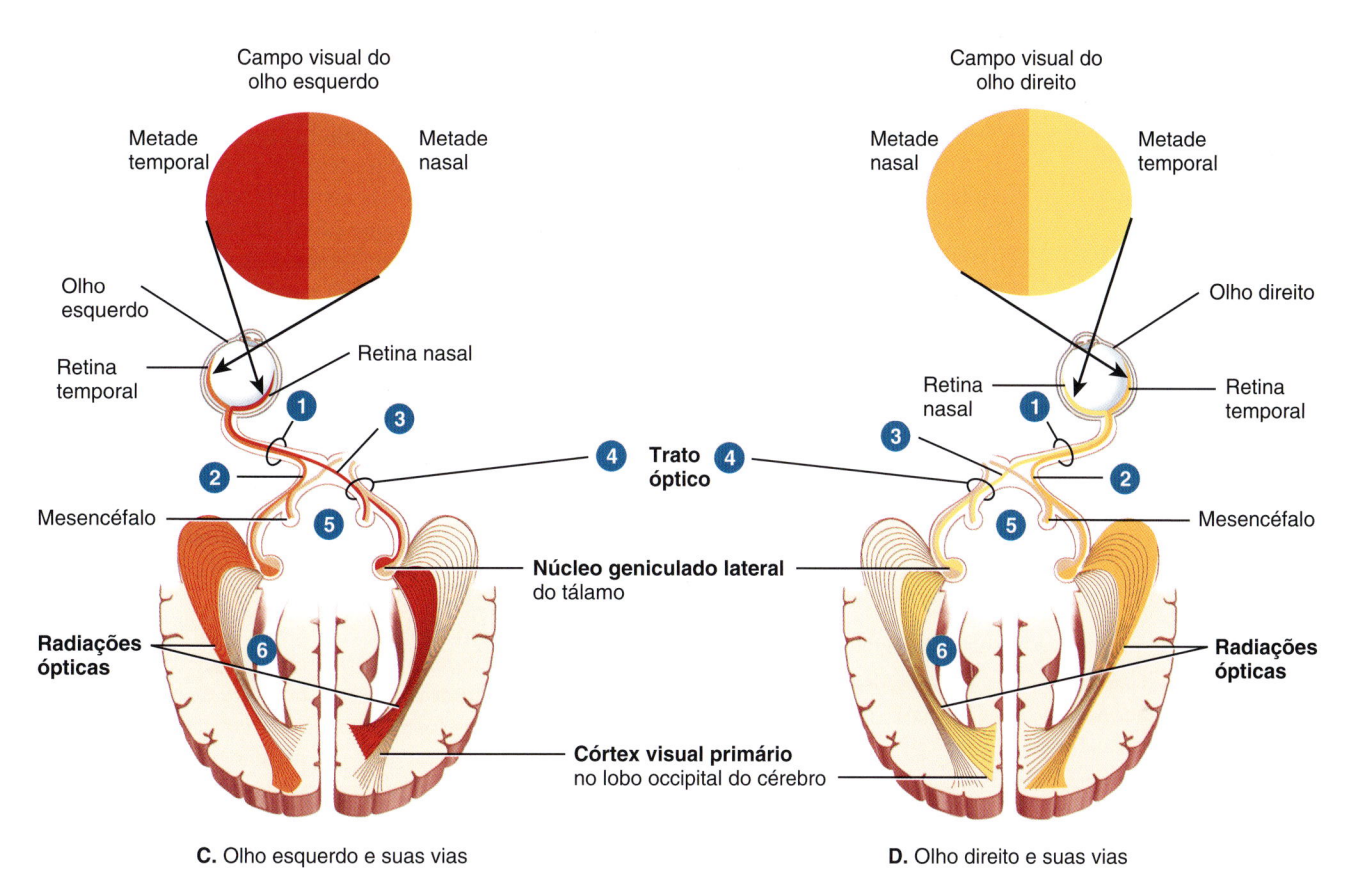

D. Olho direito e suas vias

? Os raios de luz de um objeto na metade temporal do campo visual atingem qual metade da retina?

ópticos (**Figura 17.17 A** e **B**). Alguns axônios cruzam para o lado oposto, mas outros permanecem não cruzados. Depois de atravessar o quiasma óptico, os axônios, agora parte do **trato óptico**, entram no encéfalo e a maioria deles termina no **núcleo geniculado lateral** do tálamo. Nesse lugar, eles fazem sinapse com neurônios cujos axônios formam as **radiações ópticas**, que se projetam para o **córtex visual primário** nos lobos occipitais do cérebro (ver **Figura 14.15**) e a percepção visual começa. Algumas das fibras dos tratos ópticos terminam nos **colículos superiores**, os quais controlam os músculos extrínsecos do bulbo ocular, e nos **núcleos pré-tectais**, que controlam os reflexos pupilares e de acomodação.

Tudo o que pode ser visto por um olho é o **campo visual** desse olho. Como observado anteriormente, em humanos, os olhos estão localizados anteriormente na cabeça, assim, os campos visuais sobrepõem-se consideravelmente (**Figura 17.17 B**). Temos visão binocular em razão da grande região onde os campos visuais dos dois olhos se sobrepõem – o **campo visual binocular**. O campo visual de cada olho é dividido em duas regiões: a **metade nasal** (*central*) e a **metade temporal** (*periférica*). Para cada olho, os raios de luz de um objeto na metade nasal do campo visual caem na metade temporal da retina, já os raios de luz de um objeto na metade temporal caem na metade nasal da retina. A informação visual da metade *direita* de cada campo visual é transmitida para o lado *esquerdo* do encéfalo, por outro lado, a informação visual da metade *esquerda* de cada campo visual é transmitida para o lado *direito*, como segue (**Figura 17.17 C** e **D**):

1 Os axônios de todas as células ganglionares da retina em um olho saem do bulbo ocular no disco óptico e formam o nervo óptico desse lado.

2 No quiasma óptico, os axônios da metade temporal de cada retina não se cruzam, mas continuam diretamente para o núcleo geniculado lateral do tálamo do mesmo lado.

3 Em contraste, os axônios da metade nasal de cada retina cruzam o quiasma óptico e continuam até o tálamo oposto.

4 Cada trato óptico consiste em axônios cruzados e não cruzados que se projetam do quiasma óptico para o tálamo de um lado.

5 Axônios colaterais (ramos) das células ganglionares da retina projetam-se para o mesencéfalo, onde participam de circuitos neurais que controlam a constrição das pupilas em resposta à luz e à coordenação dos movimentos da cabeça e dos olhos. Os axônios colaterais também estendem-se ao núcleo supraquiasmático do hipotálamo, que estabelece padrões de sono e outras atividades que ocorrem em um ritmo circadiano ou diário em resposta a intervalos de luz e escuridão.

6 Os axônios dos neurônios talâmicos formam as radiações ópticas à medida que se projetam do tálamo para o **córtex visual primário** no lobo occipital do cérebro do mesmo lado.

A chegada de impulsos nervosos no córtex visual primário permite que você perceba a luz. O córtex visual primário tem um mapa do espaço visual: cada região dentro do córtex recebe o estímulo de uma parte diferente da retina, que, por sua vez, recebe os sinais de uma parte específica do campo visual. Uma grande quantidade de área cortical é dedicada ao estímulo da porção do campo visual que atinge a mácula. Lembre-se de que a mácula contém a fóvea, a parte da retina com a maior acuidade visual. Quantidades relativamente menores de áreas corticais são dedicadas às porções do campo visual que atingem as partes periféricas da retina.

O estímulo do córtex visual primário é transmitido para a **área de associação visual** no lobo occipital; há também áreas nos lobos parietal e temporal que recebem e processam os estímulos visuais; para simplificação, essas áreas serão consideradas como uma extensão da área de associação visual. Essa área de associação processa ainda o estímulo visual para fornecer padrões visuais mais complexos, como a posição tridimensional, a forma geral, o movimento e a cor. Além disso, a área de associação visual armazena memórias visuais e relaciona experiências visuais passadas e presentes, o que nos permite reconhecer o que estamos vendo. Por exemplo: a área de associação visual permite que você reconheça um objeto como um lápis apenas olhando para ele.

Teste rápido

11. Como os fotopigmentos respondem à luz e se recuperam na escuridão?
12. Como surgem os potenciais receptores nos fotorreceptores?
13. Por qual via os impulsos nervosos desencadeados por um objeto na metade nasal do campo visual do olho esquerdo atingem a área visual primária do córtex?

17.7 Audição

OBJETIVOS

- **Descrever** a anatomia das estruturas nas três principais regiões da orelha
- **Listar** os principais eventos na fisiologia da audição
- **Descrever** a via auditiva até o encéfalo.

Audição é a capacidade de perceber sons. A orelha é uma maravilha da engenharia, porque seus receptores sensitivos permitem a transdução de vibrações sonoras, com amplitudes tão pequenas quanto o diâmetro de um átomo de ouro (0,3 nm), em sinais elétricos 1 mil vezes mais rápido do que os fotorreceptores podem responder à luz. A orelha também contém receptores para o equilíbrio, o sentido que ajuda a manter o equilíbrio e a estar ciente de sua orientação no espaço. A **otorrinolaringologia** é a ciência que trata das orelhas, do nariz e da garganta (dando à especialidade médica a sigla **ORL**), bem como da laringe, e seus distúrbios.

Anatomia da orelha

A orelha é dividida em três regiões principais: (1) a orelha externa, que coleta as ondas sonoras e as canaliza para dentro; (2) a orelha média, que transmite as vibrações sonoras para a janela do vestíbulo; e (3) a orelha interna, que abriga os receptores para audição e equilíbrio.

Orelha externa. A **orelha externa** consiste na aurícula, meato acústico externo e tímpano (**Figura 17.18**). A **aurícula**, ou *pavilhão auricular*, é um retalho de cartilagem elástica com formato da ponta alargada de uma trombeta e coberta por pele. A margem da aurícula é a **hélice**; a porção inferior é o **lóbulo**. Ligamentos e músculos prendem a aurícula à cabeça. O **meato acústico externo**, também chamado de *canal auditivo*, é um tubo curvo com aproximadamente 2,5 cm de comprimento localizado no osso temporal e leva ao tímpano. A **membrana timpânica**, ou *tímpano*, é uma divisão fina e semitransparente entre o meato acústico externo e a orelha média; essa membrana é coberta por epiderme e revestida por epitélio cúbico simples. Entre as camadas epiteliais está o tecido conjuntivo composto de colágeno, fibras elásticas e fibroblastos. A ruptura da membrana timpânica é denominada **perfuração do tímpano**, o que pode ser causada por: pressão de um cotonete, trauma ou infecção na orelha média; geralmente, cura-se em 1 mês. A membrana timpânica pode ser examinada diretamente por um **otoscópio**, instrumento de visualização que ilumina e amplia o meato acústico externo e a membrana timpânica.

Próximo à abertura externa, o meato acústico externo contém alguns pelos e glândulas sudoríparas especializadas, denominadas **glândulas ceruminosas**, que secretam **cera de ouvido** ou *cerume*. A combinação de pelos e cerume ajuda a evitar que poeira e objetos estranhos entrem na orelha. O cerume também previne danos à pele delicada do canal auditivo externo por água e insetos. O cerume geralmente seca e cai do meato acústico externo. No entanto, algumas pessoas produzem uma grande quantidade de cerume, que pode ser impactado, abafando os sons recebidos. O tratamento para o **cerume impactado** geralmente é a irrigação periódica da orelha ou a remoção da cera com um instrumento sem corte por pessoal médico treinado.

Orelha média. A **orelha média** é uma pequena cavidade cheia de ar, (*cavidade timpânica*) na porção petrosa do osso temporal, que é revestida por epitélio (**Figura 17.19**). É separada da orelha externa pela membrana timpânica, e da orelha interna por uma fina partição óssea que contém duas pequenas aberturas: a janela do vestíbulo e a janela da cóclea. Estendendo-se através da orelha média e ligados a ela, estão os três menores ossos do corpo, os **ossículos auditivos**, que são conectados por articulações sinoviais. Os ossos, nomeados por suas formas, são: martelo, bigorna e estribo. O cabo do **martelo** prende-se à superfície interna da membrana timpânica; a cabeça do martelo articula-se com o corpo da bigorna. A **bigorna**, o osso do meio da série, articula-se com a cabeça do estribo. A base do **estribo** encaixa-se na **janela do vestíbulo** (*oval*). Diretamente abaixo da janela oval, há outra abertura, a **janela da cóclea** (*redonda*), que é cercada pela **membrana timpânica secundária**.

Além dos ligamentos, dois minúsculos músculos esqueléticos também ligam-se aos ossículos (**Figura 17.19**). O músculo **tensor do tímpano**, que é suprido pelo ramo mandibular do nervo trigêmeo (V), limita o movimento e aumenta a tensão no tímpano para evitar danos à orelha interna por ruídos altos. O músculo **estapédio**, suprido pelo nervo facial (VII), é o menor músculo esquelético do corpo humano; ao amortecer grandes vibrações do estribo causadas por ruídos altos, o estapédio protege a janela do vestíbulo, mas também diminui a sensibilidade da audição. Por esse motivo, a paralisia do músculo estapédio está associada à **hiperacusia**, uma audição anormalmente

FIGURA 17.18 Anatomia da orelha.

A orelha tem três regiões principais: a orelha externa, a orelha média e a orelha interna.

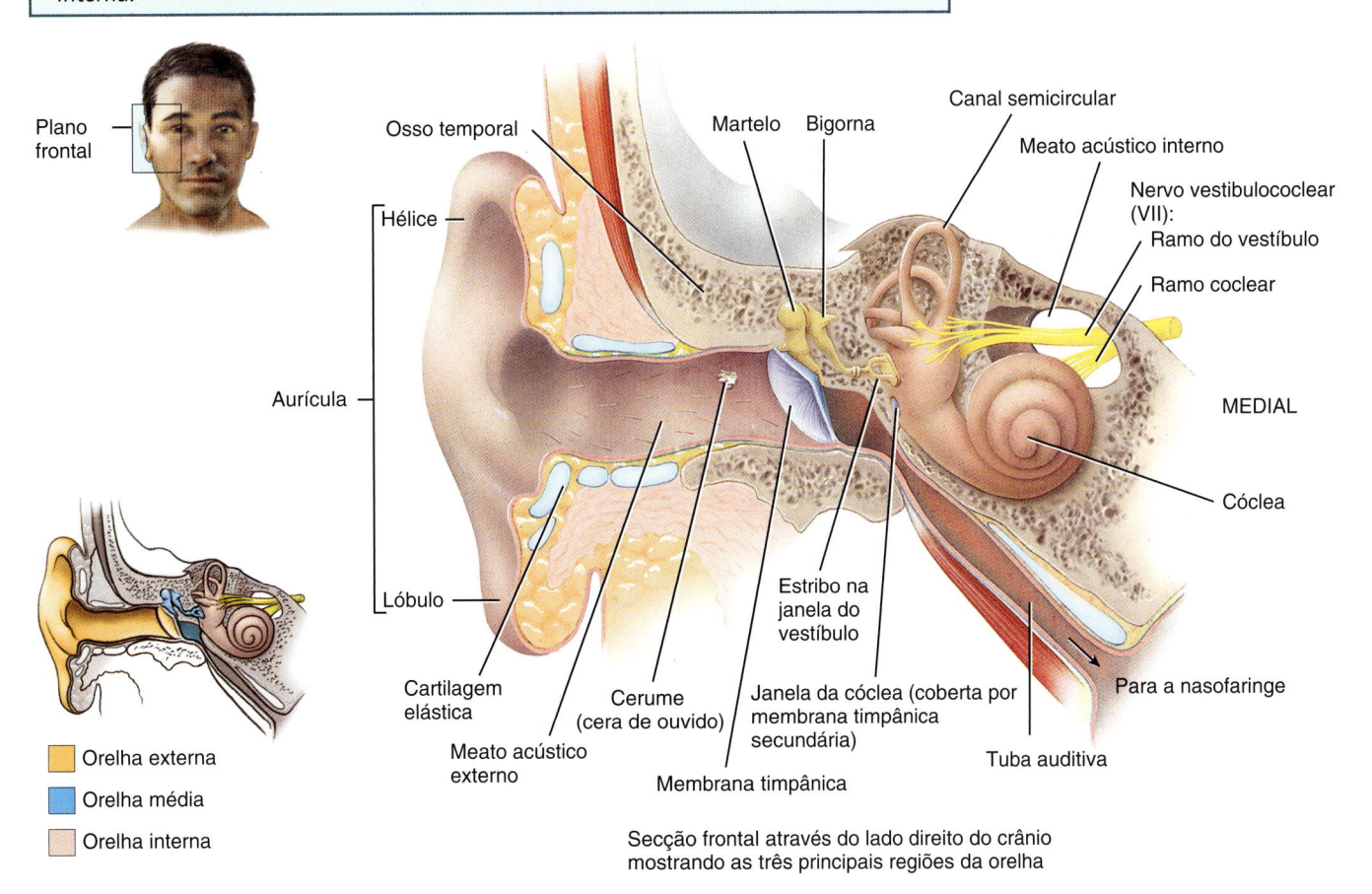

Secção frontal através do lado direito do crânio mostrando as três principais regiões da orelha

- Orelha externa
- Orelha média
- Orelha interna

? A qual estrutura da orelha externa se fixa o martelo da orelha média?

sensível. Como leva uma fração de segundo para os músculos tensor do tímpano e do estapédio se contraírem, eles podem proteger a orelha interna de ruídos altos prolongados, mas não de ruídos breves, como um tiro.

A parede anterior da cavidade timpânica contém uma abertura que conduz diretamente para a **tuba auditiva**, ou *tuba faringotimpânica*, conhecida também pelo epônimo *tuba auditiva*. A tuba auditiva, que consiste em osso e cartilagem elástica, conecta a cavidade timpânica à nasofaringe (porção superior da garganta). Em geral, sua extremidade medial (faríngea) é fechada. Durante a deglutição e o bocejo, ela se abre, permitindo que o ar entre ou saia da cavidade timpânica até que a pressão nessa cavidade iguale-se à pressão atmosférica. A maioria de nós já sentiu os ouvidos estalando à medida que as pressões se equalizam. Quando as pressões são equilibradas, a membrana timpânica vibra livremente conforme as ondas sonoras atingem-na. Se a pressão não for equalizada, pode haver dor intensa, deficiência auditiva, zumbido nas orelhas e vertigem. A tuba auditiva também é uma rota para os patógenos viajarem do nariz e da garganta para a cavidade timpânica, causando o tipo mais comum de infecção auricular (ver *otite média* em *Distúrbios: desequilíbrios homeostáticos*, no final deste capítulo).

Orelha interna. A **orelha interna** também é denominada *labirinto* em decorrência de sua complicada série de canais (**Figura 17.20**). Estruturalmente, consiste em duas divisões principais: um labirinto ósseo externo que circunda um labirinto membranáceo interno. É como longos balões colocados dentro de um tubo rígido. O **labirinto ósseo** consiste em uma série de cavidades na porção petrosa do osso temporal divididas em três áreas: (1) os canais semicirculares; (2) o vestíbulo; e (3) a cóclea. O labirinto ósseo é revestido com periósteo e contém **perilinfa**; esse líquido, quimicamente semelhante ao líquido cerebrospinal, envolve o **labirinto membranáceo**, uma série de sacos e tubos epiteliais dentro do labirinto ósseo que têm a mesma forma geral do labirinto ósseo e abrigam os receptores para audição e equilíbrio. O labirinto membranáceo epitelial, por sua vez, contém **endolinfa**. O nível de íons potássio (K^+) na endolinfa é excepcionalmente alto para um líquido extracelular e desempenham um papel na geração de sinais auditivos (descritos mais adiante).

O **vestíbulo** é a porção central oval do labirinto ósseo. O labirinto membranáceo no vestíbulo consiste em dois sacos denominados **utrículo** e **sáculo**, que são conectados por um pequeno ducto. Projetando-se superior e posteriormente do vestíbulo, estão os três **canais semicirculares** ósseos, cada um

FIGURA 17.19 A orelha média direita e os ossículos auditivos.

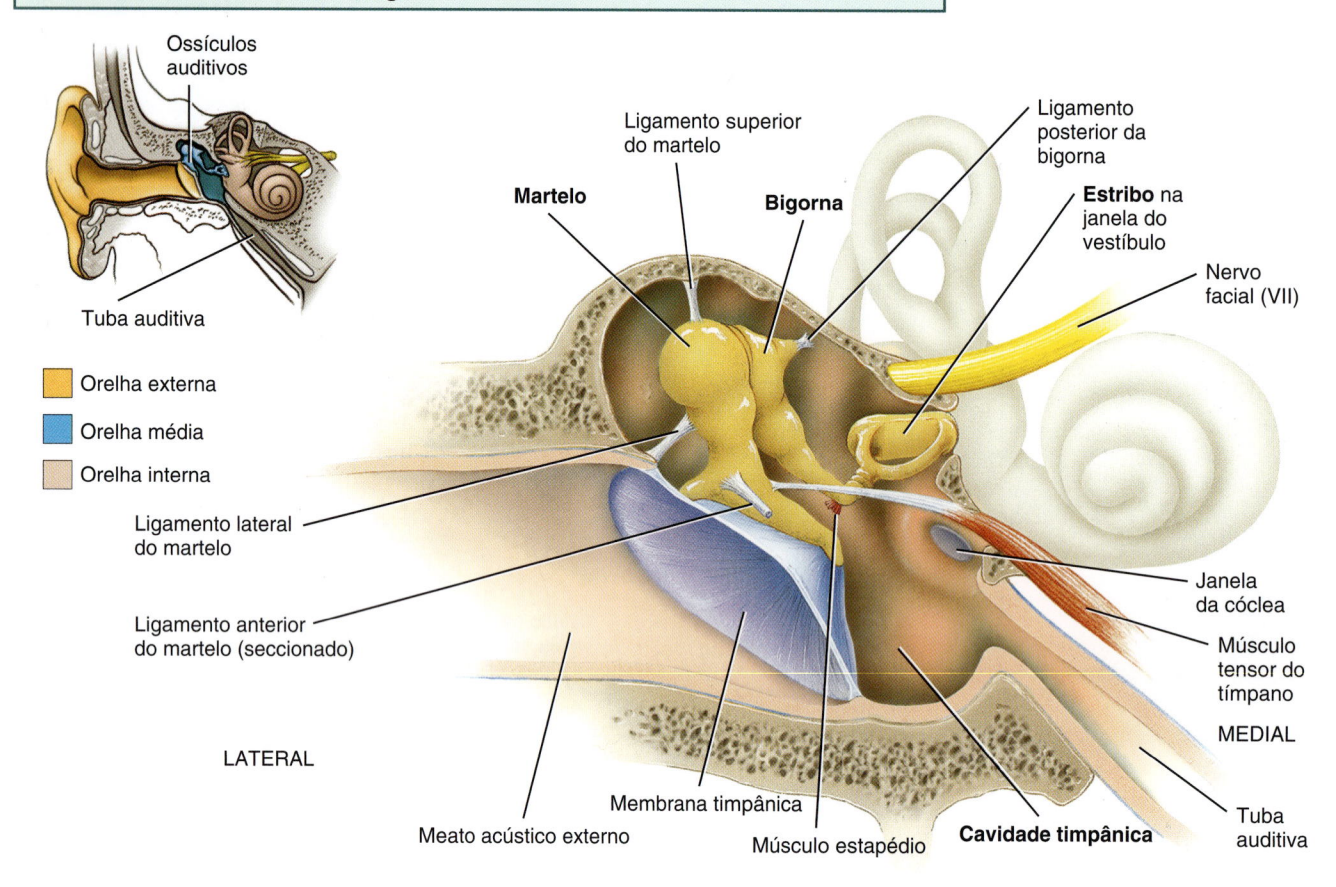

Os nomes comuns são martelo, bigorna e estribo.

Ossículos auditivos
Ligamento superior do martelo
Martelo
Bigorna
Ligamento posterior da bigorna
Estribo na janela do vestíbulo
Nervo facial (VII)
Tuba auditiva

- Orelha externa
- Orelha média
- Orelha interna

Ligamento lateral do martelo
Ligamento anterior do martelo (seccionado)
LATERAL
Meato acústico externo
Membrana timpânica
Músculo estapédio
Cavidade timpânica
Janela da cóclea
Músculo tensor do tímpano
MEDIAL
Tuba auditiva

A. Corte frontal mostrando a localização dos ossículos auditivos na orelha média

? Quais estruturas separam a orelha média da orelha interna?

dos quais se situa em ângulos aproximadamente retos com os outros dois. Com base em suas posições, eles são denominados canais semicirculares anterior, posterior e lateral. Os canais semicirculares anterior e posterior são orientados verticalmente; o lateral é orientado horizontalmente. Em uma extremidade de cada canal, há uma dilatação inchada, a **ampola** (ducto em forma de saco). As porções do labirinto membranáceo que se encontram dentro dos canais semicirculares ósseos são os **ductos semicirculares**. Essas estruturas conectam-se ao utrículo do vestíbulo.

O nervo vestibular, parte do nervo vestibulococlear (VIII), consiste nos nervos *ampular*, *utricular* e *sacular*. Esses nervos contêm neurônios sensitivos de primeira ordem e neurônios eferentes que fazem sinapses com receptores para o equilíbrio. Os neurônios sensitivos de primeira ordem carregam informações sensitivas dos receptores, e os neurônios sensitivos carregam sinais de retroalimentação para os receptores, a fim de modificar sua sensibilidade. Os corpos celulares dos neurônios sensitivos estão localizados nos **gânglios vestibulares** (ver **Figura 17.21 B**).

Anterior ao vestíbulo está a **cóclea** (em forma de caracol), um canal ósseo espiral (**Figura 17.21 A**) que se assemelha a uma concha de caracol e faz quase três voltas em torno de um núcleo ósseo central, o **modíolo** (**Figura 17.21 B**). Os cortes através da cóclea revelam que ela é dividida em três canais: ducto coclear, rampa do vestíbulo e rampa do tímpano (**Figura 17.21 A, B** e **C**.). O **ducto coclear** é uma continuação do labirinto membranáceo em direção à cóclea; é preenchido com endolinfa. O canal acima desse ducto é a **rampa do vestíbulo**, que termina na janela do vestíbulo. O canal abaixo é a **rampa do tímpano**, que termina na janela da cóclea. Tanto a rampa do vestíbulo quanto a rampa do tímpano fazem parte do labirinto ósseo da cóclea; portanto, essas câmaras são preenchidas com perilinfa. A rampa do vestíbulo e a rampa do tímpano são completamente separadas pelo ducto coclear, exceto por uma abertura no ápice da cóclea, o **helicotrema** (ver **Figura 17.22**). A cóclea é adjacente à parede do vestíbulo, na qual se abre a rampa do vestíbulo. A perilinfa no vestíbulo é contínua com a da rampa do vestíbulo.

A **membrana vestibular** separa o ducto coclear da rampa do vestíbulo, e a **lâmina basilar** separa o ducto coclear da rampa do tímpano. Repousando na lâmina basilar, está o **órgão espiral** ou *órgão de Corti* (**Figura 17.21 C** e **D**). O órgão espiral é uma camada espiralada de células epiteliais, incluindo células de sustentação e cerca de 16 mil **células ciliadas**, que são os receptores

FIGURA 17.20 **Orelha interna direita.** A área externa, de cor creme, faz parte do labirinto ósseo; a área interna, cor-de-rosa, é o labirinto membranáceo.

O labirinto ósseo contém perilinfa, e o labirinto membranáceo contém endolinfa.

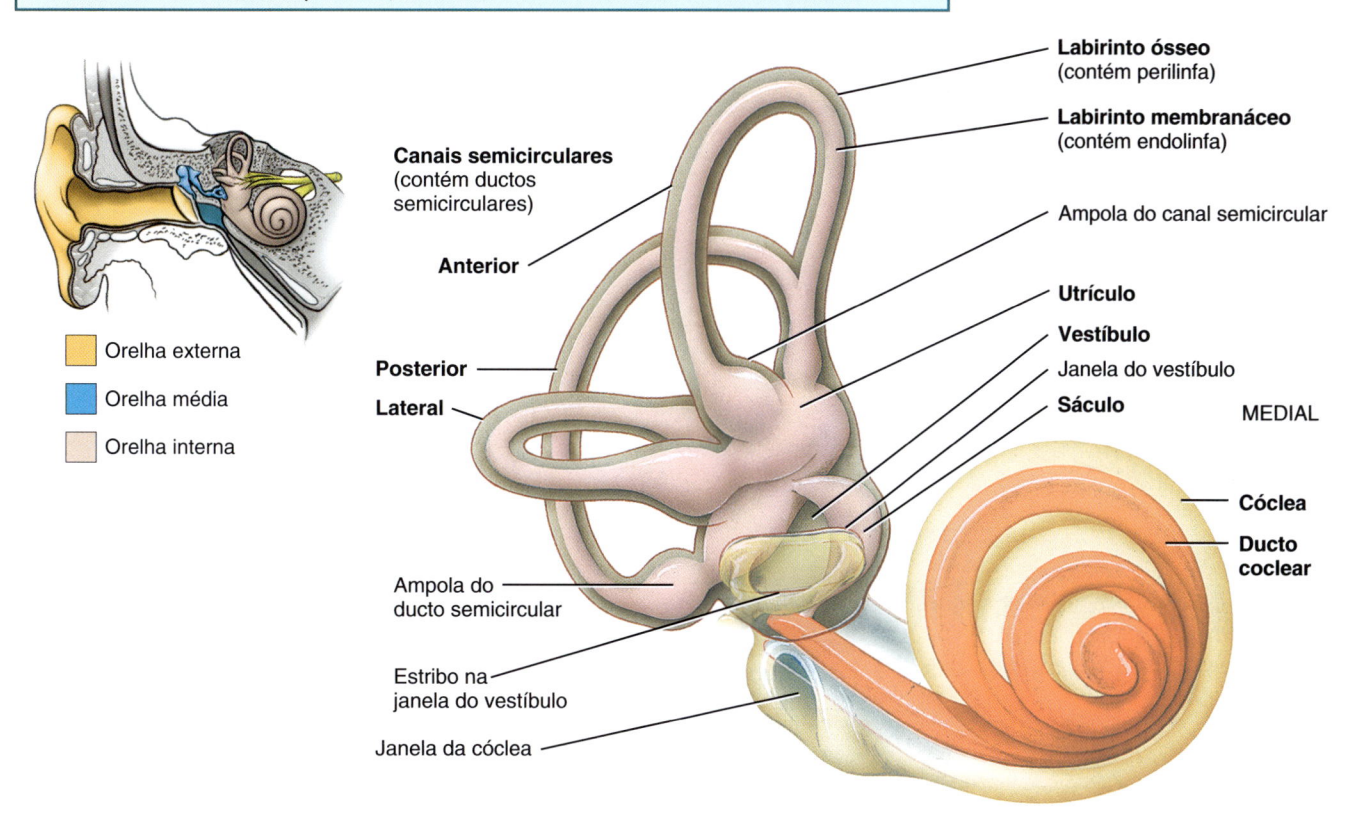

Componentes da orelha interna direita

? Quais são os nomes dos dois sacos que se encontram no labirinto membranáceo do vestíbulo?

---

da audição. Existem dois grupos de células ciliadas: as *ciliadas internas*, dispostas em uma única fileira; e as *ciliadas externas*, dispostas em três fileiras. Na extremidade apical de cada célula ciliada estão os **estereocílios**, que se estendem até a endolinfa do ducto coclear. Apesar do nome, os estereocílios são, na verdade, microvilosidades longas e semelhantes a pelos, dispostas em várias fileiras de altura graduada.

Em suas extremidades basais, as células ciliadas internas e externas fazem sinapse tanto com neurônios sensitivos de primeira ordem quanto com neurônios motores derivados da parte coclear do nervo vestibulococlear (VIII). Os corpos celulares dos neurônios sensitivos estão localizados no **gânglio espiral** (**Figura 17.21 B** e **C**). Embora as células ciliadas externas sejam em número de três para um, as células ciliadas internas fazem sinapse com 90 a 95% dos neurônios sensitivos de primeira ordem no nervo coclear que transmitem informações auditivas ao encéfalo. Por outro lado, 90% dos neurônios motores no nervo coclear fazem sinapse com células ciliadas externas. A **membrana tectória**, uma estrutura gelatinosa flexível, cobre as células ciliadas do órgão espiral (**Figura 17.21 D**). De fato, as extremidades dos estereocílios das células ciliadas estão inseridas na membrana tectória, ao passo que os corpos dessas células repousam na lâmina basilar. As células ciliadas internas e externas têm diferentes papéis funcionais: as internas são os receptores da audição, convertem as vibrações mecânicas do som em sinais elétricos; as externas não servem como receptores auditivos, em vez disso, aumentam a sensibilidade das células ciliadas internas.

Natureza das ondas sonoras

Para entender a fisiologia da audição, é necessário aprender algo sobre seus estímulos, que ocorrem na forma de ondas sonoras. As **ondas sonoras** são regiões alternadas de alta e baixa pressão percorrendo na mesma direção através de algum meio (como o ar). Elas se originam de um objeto vibrante da mesma forma que as ondulações surgem e percorrem pela superfície de um lago quando você joga uma pedra nele. A *frequência* de uma vibração sonora é o seu *tom*. Quanto maior a frequência de vibração, maior é o tom. Os sons ouvidos mais agudamente pela orelha humana são aqueles provenientes de fontes que vibram em frequências entre 500 e 5 mil **hertz** (**Hz**; 1 Hz = 1 ciclo por segundo). Toda a faixa audível estende-se de 20 a 20 mil Hz. Os sons da fala contêm principalmente frequências entre 100 e 3 mil Hz, e o "C agudo" cantado por uma soprano tem uma frequência dominante em 1.048 Hz. Os sons de um avião a jato a várias milhas de distância variam de 20 a 100 Hz.

FIGURA 17.21 **Canais semicirculares, vestíbulo e cóclea da orelha direita.** Observe que a cóclea dá quase três voltas completas. **A.** Cortes através da cóclea. **B.** Componentes do nervo vestibulococlear (VIII). **C.** Corte através de uma volta da cóclea. **D.** Ampliação do órgão espiral.

> Os três canais na cóclea são a rampa do vestíbulo, a rampa do tímpano e o ducto coclear.

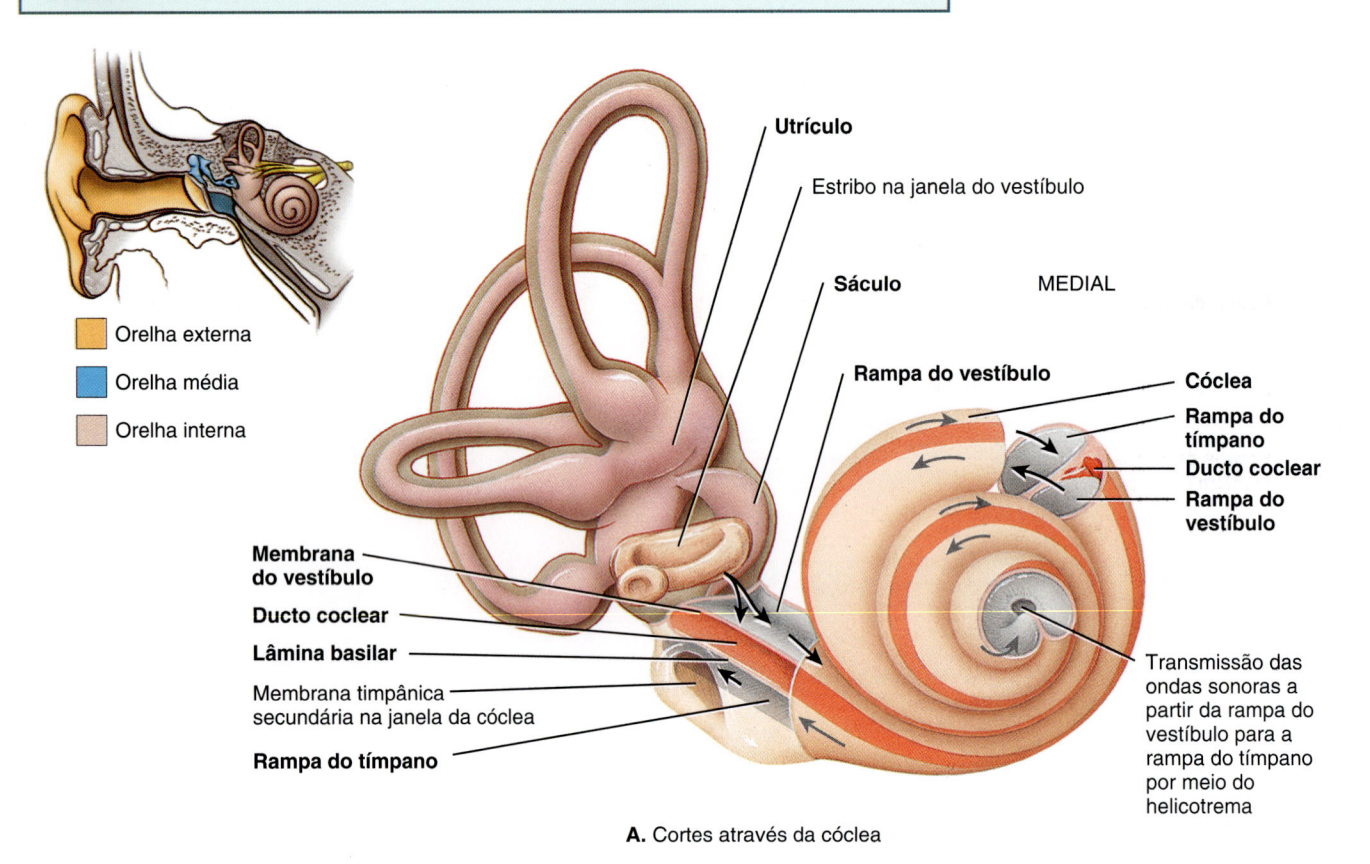

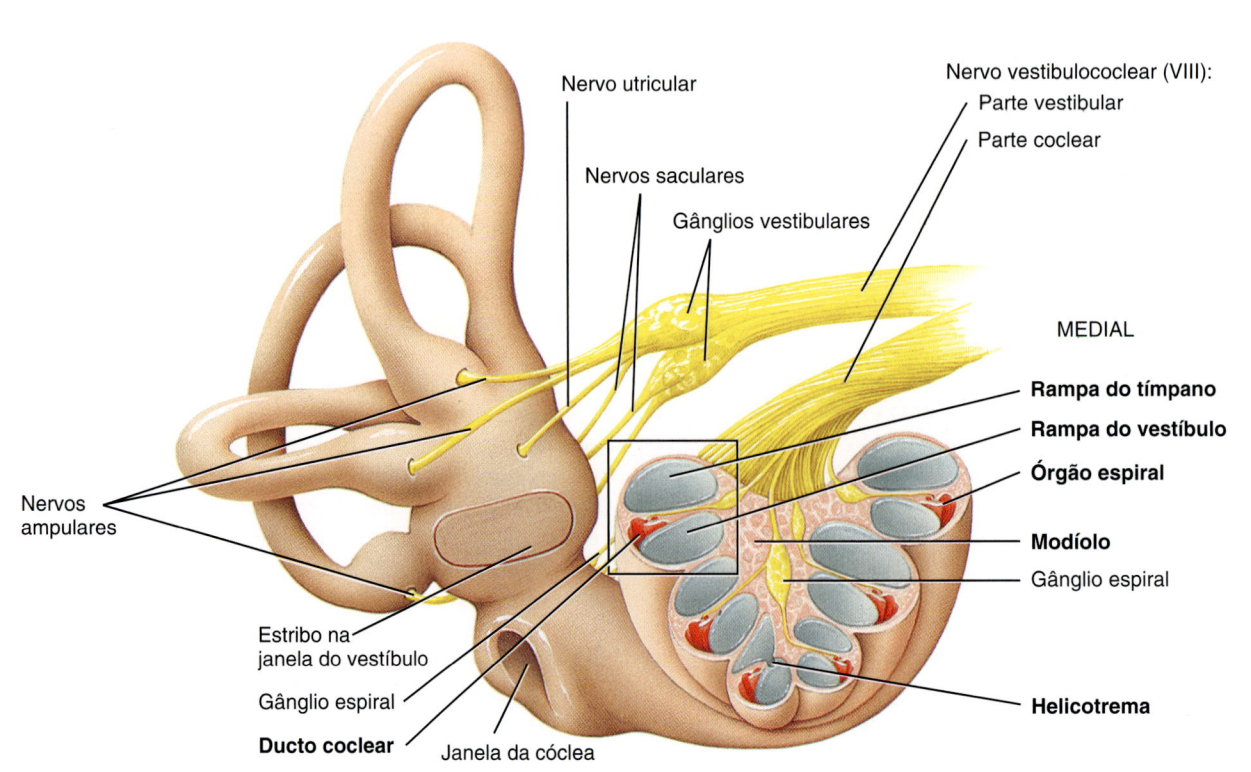

- Orelha externa
- Orelha média
- Orelha interna

Utrículo
Estribo na janela do vestíbulo
Sáculo
MEDIAL
Rampa do vestíbulo
Cóclea
Rampa do tímpano
Ducto coclear
Rampa do vestíbulo
Membrana do vestíbulo
Ducto coclear
Lâmina basilar
Membrana timpânica secundária na janela da cóclea
Rampa do tímpano
Transmissão das ondas sonoras a partir da rampa do vestíbulo para a rampa do tímpano por meio do helicotrema

A. Cortes através da cóclea

Nervo utricular
Nervo vestibulococlear (VIII):
 Parte vestibular
 Parte coclear
Nervos saculares
Gânglios vestibulares
MEDIAL
Rampa do tímpano
Rampa do vestíbulo
Órgão espiral
Modíolo
Gânglio espiral
Helicotrema
Nervos ampulares
Estribo na janela do vestíbulo
Gânglio espiral
Ducto coclear
Janela da cóclea

B. Componentes do nervo vestibulococlear (VIII)

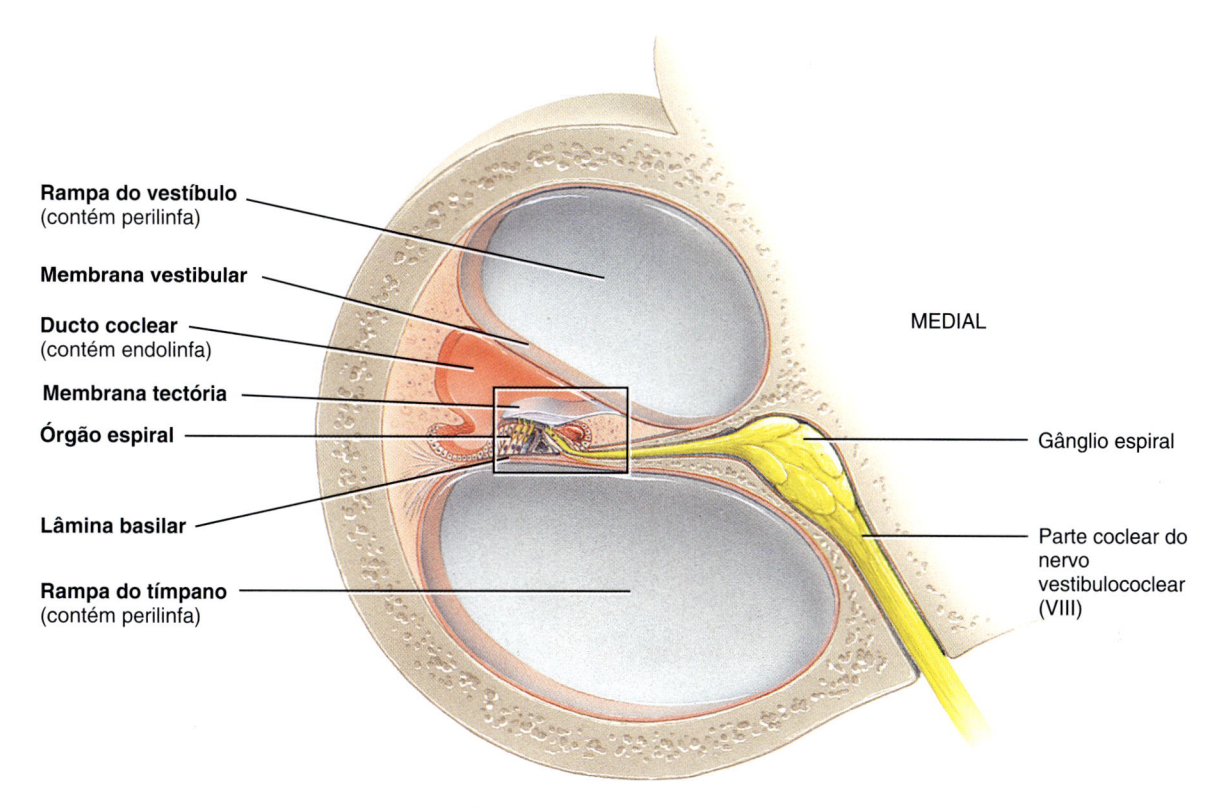

Rampa do vestíbulo (contém perilinfa)
Membrana vestibular
Ducto coclear (contém endolinfa)
Membrana tectória
Órgão espiral
Lâmina basilar
Rampa do tímpano (contém perilinfa)

MEDIAL

Gânglio espiral

Parte coclear do nervo vestibulococlear (VIII)

C. Corte através de uma volta da cóclea

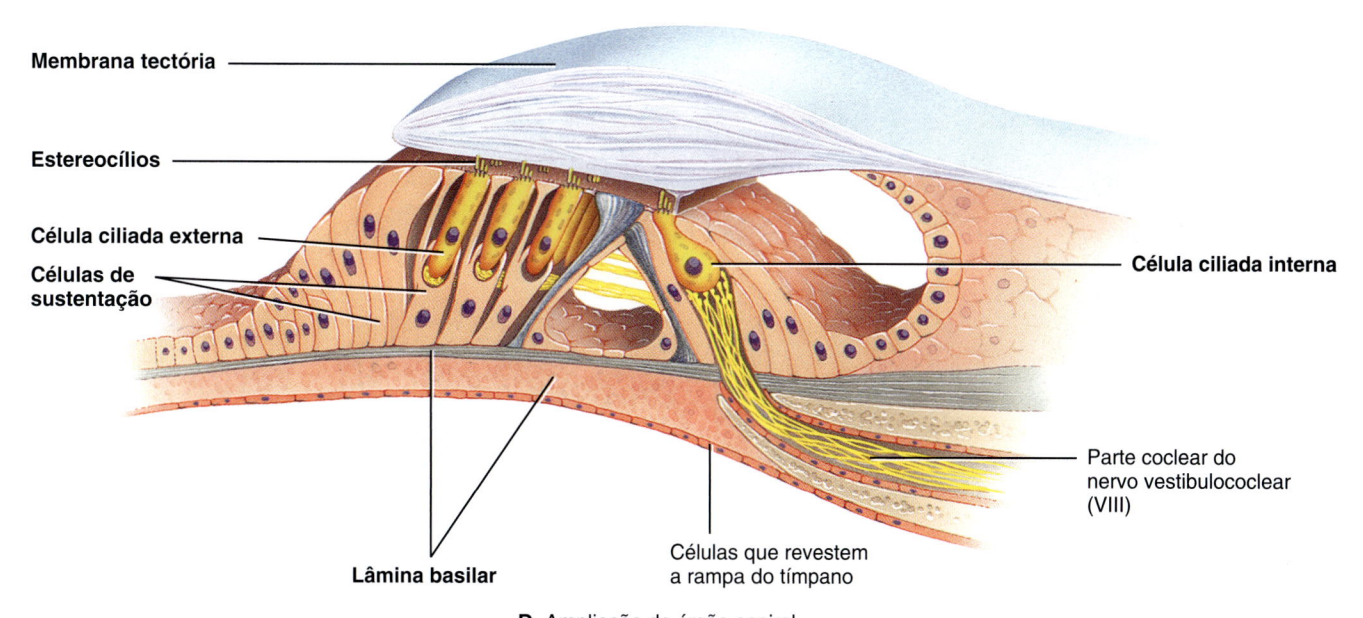

Membrana tectória
Estereocílios
Célula ciliada externa
Células de sustentação
Célula ciliada interna
Lâmina basilar
Células que revestem a rampa do tímpano
Parte coclear do nervo vestibulococlear (VIII)

D. Ampliação do órgão espiral

? Quais são as três subdivisões do labirinto ósseo?

Quanto maior a *intensidade* (tamanho ou amplitude) da vibração, *mais alto* é o som. A intensidade do som é medida em unidades denominadas **decibéis (dB)**. Um aumento de um decibel representa um aumento de 10 vezes na intensidade sonora. O limiar auditivo – o ponto em que um jovem adulto médio consegue distinguir o som do silêncio – é definido como 0 dB a 1 mil Hz. As folhas farfalhantes têm intensidade de 15 decibéis; fala sussurrada, 30; conversa normal, 60; um aspirador de pó, 75; grito, 80; e uma motocicleta ou britadeira próximo, 90. O som torna-se desconfortável para uma orelha normal em cerca de 120, doloroso acima de 140 dB.

Correlação clínica

Sons altos e danos às células ciliadas

A exposição à música alta e ao barulho do motor de aviões a jato, motocicletas aceleradas, cortadores de grama e aspiradores de pó danifica as células ciliadas da cóclea. Como a exposição prolongada ao ruído causa perda auditiva, os empregadores nos EUA exigem que os trabalhadores usem protetores auditivos quando os níveis de ruído ocupacional excedem 90 dB. Concertos de *rock* e até fones de ouvido baratos podem facilmente produzir sons acima de 110 dB. A exposição contínua a sons de alta intensidade é uma causa de **surdez**, perda auditiva significativa ou total. Quanto mais altos os sons, mais rápida a perda auditiva. A surdez geralmente começa com a perda de sensibilidade para sons agudos. Se você estiver ouvindo música através de fones de ouvido e os espectadores puderem ouvi-la, o nível de decibéis está na faixa prejudicial. A maioria das pessoas não percebe sua perda auditiva progressiva até que a destruição seja extensa e comecem a ter dificuldade em entender a fala. Usar tampões de ouvido com uma classificação de redução de ruído de 30 dB durante atividades ruidosas pode proteger a sensibilidade auditiva.

Fisiologia da audição

Os seguintes eventos estão envolvidos na audição (**Figura 17.22**):

1. O pavilhão direciona as ondas sonoras para o meato acústico externo.

2. As ondas sonoras alternadas de alta e baixa pressão no ar, quando atingem a membrana timpânica, fazem com que a membrana vibre para frente e para trás. A membrana timpânica vibra lentamente em resposta a sons de baixa frequência (graves) e rapidamente em resposta a sons de alta frequência (agudos).

3. A área central da membrana timpânica conecta-se ao martelo, que vibra com a membrana timpânica. Essa vibração é transmitida do martelo para a bigorna e depois para o estribo.

4. À medida que o estribo move-se para frente e para trás, sua placa basal de formato oval, que é fixada por meio de um ligamento à circunferência da janela do vestíbulo, faz vibrar essa janela. Essas vibrações são cerca de 20 vezes mais vigorosas do que as da membrana timpânica, porque os ossículos auditivos transformam eficientemente pequenas vibrações espalhadas

FIGURA 17.22 **Eventos na estimulação de receptores auditivos na orelha direita.** A cóclea foi desenrolada para visualizar mais facilmente a transmissão das ondas sonoras e sua distorção nas membranas vestibular e basilar do ducto coclear.

As células ciliadas do órgão espiral convertem uma vibração mecânica (estímulo) em um sinal elétrico (potencial receptor).

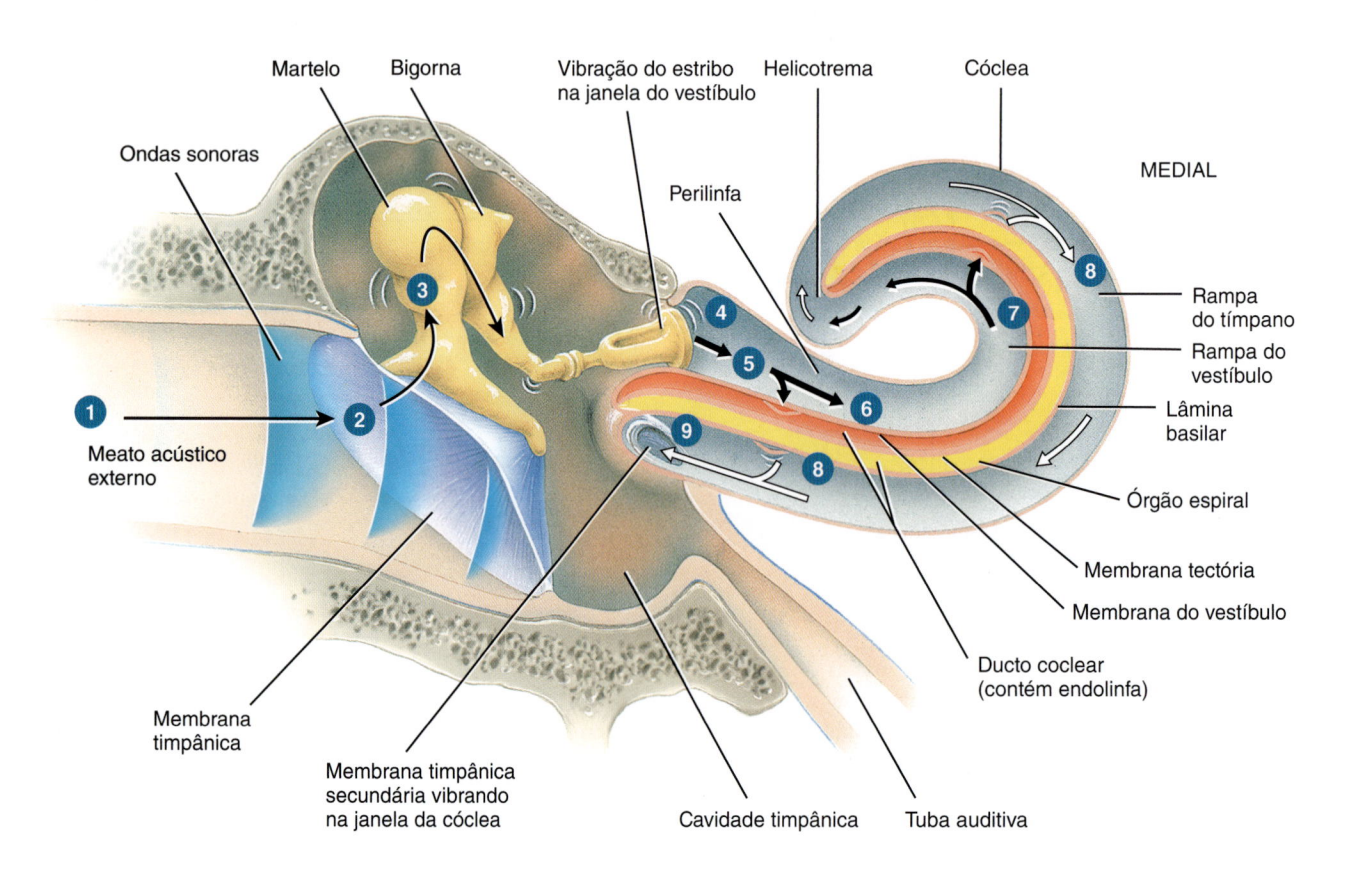

? Qual parte da lâmina basilar vibra mais vigorosamente em resposta a sons de alta frequência (agudos)?

por uma grande área de superfície (a membrana timpânica) em vibrações maiores em uma superfície menor (a janela do vestíbulo).

5 O movimento do estribo na janela do vestíbulo estabelece ondas de pressão fluida na perilinfa da cóclea. À medida que a janela do vestíbulo projeta-se para dentro, ela empurra a perilinfa da rampa do vestíbulo.

6 Ondas de pressão são transmitidas da rampa do vestíbulo para a rampa do tímpano e, eventualmente, para a janela da cóclea, fazendo com que ela projete-se para fora na orelha média. (Ver **9** na **Figura 17.22**)

7 À medida que as ondas de pressão deformam as paredes da rampa do vestíbulo e da rampa do tímpano, elas também empurram a membrana do vestíbulo para frente e para trás, criando ondas de pressão na endolinfa dentro do ducto coclear.

8 As ondas de pressão na endolinfa fazem a lâmina basilar vibrar, o que move as células ciliadas do órgão espiral contra a membrana tectória. Isso leva à flexão dos estereocílios e, finalmente, à geração de impulsos nervosos em neurônios de primeira ordem nas fibras nervosas cocleares.

Ondas sonoras de várias frequências fazem com que certas regiões da lâmina basilar vibrem mais intensamente do que outras. Cada segmento da lâmina basilar é "afinado" para um tom particular. Como a membrana é mais estreita e rígida na base da cóclea (mais perto da janela do vestíbulo), sons de alta frequência (agudos) induzem vibrações máximas nessa região. Em direção ao ápice da cóclea, a lâmina basilar é mais larga e flexível; sons de baixa frequência (graves) causam vibração máxima da lâmina basilar. O ruído é determinado pela intensidade das ondas sonoras: ondas sonoras de alta intensidade causam vibrações maiores da lâmina basilar, o que leva a uma maior frequência de impulsos nervosos que chegam ao encéfalo. Além disso, sons mais altos também podem estimular um número maior de células ciliadas.

Transdução sonora

As células ciliadas internas promovem a transdução das vibrações mecânicas em sinais elétricos (**Figura 17.23**). Conforme a lâmina basilar vibra, os estereocílios no ápice da célula ciliada dobram-se para frente e para trás e deslizam uns contra os outros. Canais de cátions mecanossensíveis estão localizados na membrana dos estereocílios. A abertura desses canais permite que cátions na endolinfa, principalmente K^+, entrem no citosol das células ciliadas. Aqui, é importante lembrar que os níveis de K^+ na endolinfa são muito altos, o que normalmente não ocorre em outros líquidos extracelulares do corpo. À medida que os cátions entram, eles produzem um potencial receptor despolarizante. Uma proteína de *ligação de ponta* une um canal de cátions mecanossensível em um estereocílio à ponta de seu estereocílio vizinho mais alto. Quando a célula ciliada está em repouso, os estereocílios apontam para cima e os canais de cátions estão em um estado parcialmente aberto (**Figura 17.23 A**). Isso permite que alguns íons K^+ entrem na célula, causando um potencial receptor despolarizante fraco. A despolarização fraca espalha-se ao longo da membrana plasmática e abre alguns canais de Ca^{2+} dependentes de voltagem na base da célula. Como resultado, uma pequena quantidade de Ca^{2+} entra na célula e desencadeia a exocitose de um pequeno número de vesículas sinápticas contendo neurotransmissor. O baixo nível de liberação de neurotransmissores gera uma baixa frequência de impulsos nervosos no neurônio auditivo de primeira ordem que faz sinapse com a célula ciliada. Quando a vibração da lâmina basilar promove a curvatura dos estereocílios em direção aos estereocílios mais altos, as ligações de ponta são esticadas e puxadas nos canais de cátions, fazendo com que os canais de cátions abram-se completamente (**Figura 17.23 B**). Como resultado, uma quantidade maior de K^+ entra na célula, causando um forte potencial receptor despolarizante. Isso leva à abertura de mais canais de Ca^{2+} dependentes de voltagem e liberação de mais neurotransmissores. O aumento da liberação de neurotransmissores gera uma maior frequência de impulsos nervosos no neurônio auditivo de primeira ordem. Quando a vibração da lâmina basilar faz com que os estereocílios desviem-se do estereocílio mais alto, as ligações de ponta ficam frouxas e todos os canais de cátions fecham-se (**Figura 17.23 C**). Como o K^+ não é capaz de entrar na célula ciliada, a célula torna-se mais negativa no interior (em comparação ao estado de repouso) e um potencial receptor hiperpolarizante se desenvolve. Essa hiperpolarização resulta em pouca liberação de neurotransmissor e o neurônio auditivo de primeira ordem gera muito poucos impulsos nervosos.

Além de seu papel na detecção de sons, a cóclea tem a surpreendente capacidade de produzir sons. Esses sons geralmente inaudíveis, denominados **emissões otoacústicas**, podem ser captados colocando um microfone sensível próximo ao tímpano. São causadas por vibrações das células ciliadas externas que ocorrem em resposta às ondas sonoras e aos sinais dos neurônios eferentes. À medida que se despolarizam e repolarizam, as células ciliadas externas encurtam-se e alongam-se rapidamente. Esse comportamento vibratório parece alterar a rigidez da membrana tectória e acredita-se que amplifica o movimento da lâmina basilar, o que amplifica as respostas das células ciliadas internas. Ao mesmo tempo, as vibrações das células ciliadas externas estabelecem uma onda que retorna ao estribo e sai da orelha como uma emissão otoacústica. A detecção desses sons produzidos pela orelha interna é uma maneira rápida, barata e não invasiva de detectar defeitos auditivos em recém-nascidos. Em bebês surdos, as emissões otoacústicas não são produzidas ou são de amplitude muito reduzida.

Via auditiva

A **via auditiva** é o caminho percorrido pelas informações auditivas das células ciliadas no órgão espiral para o encéfalo, onde ocorre o processamento. A liberação do neurotransmissor das células ciliadas do órgão espiral gera, por fim, impulsos nervosos nos neurônios auditivos de primeira ordem que inervam as células ciliadas. Os axônios desses neurônios formam a parte coclear do nervo vestibulococlear (VIII) (**Figura 17.24**). Esses axônios fazem sinapse com neurônios nos **núcleos cocleares** no bulbo. Alguns dos axônios dos núcleos cocleares cruzam na medula, ascendem em um trato chamado **lemnisco lateral** no lado oposto e terminam no **colículo inferior** do mesencéfalo, já outros terminam no **núcleo olivar superior** da ponte. Pequenas diferenças no tempo dos impulsos nervosos que chegam provenientes das duas orelhas aos núcleos olivares superiores permitem-nos localizar a fonte de um som. Os axônios dos núcleos olivares superiores ascendem ao mesencéfalo, onde terminam nos colículos inferiores. De cada colículo inferior, os axônios estendem-se até o **núcleo geniculado medial** do tálamo. Os neurônios no tálamo, por sua vez, projetam

FIGURA 17.23 **Transdução sonora. A.** Célula ciliada em repouso (fracamente despolarizada). **B.** Célula ciliada fortemente despolarizada. **C.** Célula ciliada hiperpolarizada.

> As células ciliadas do órgão espiral convertem uma vibração mecânica em um potencial receptor.

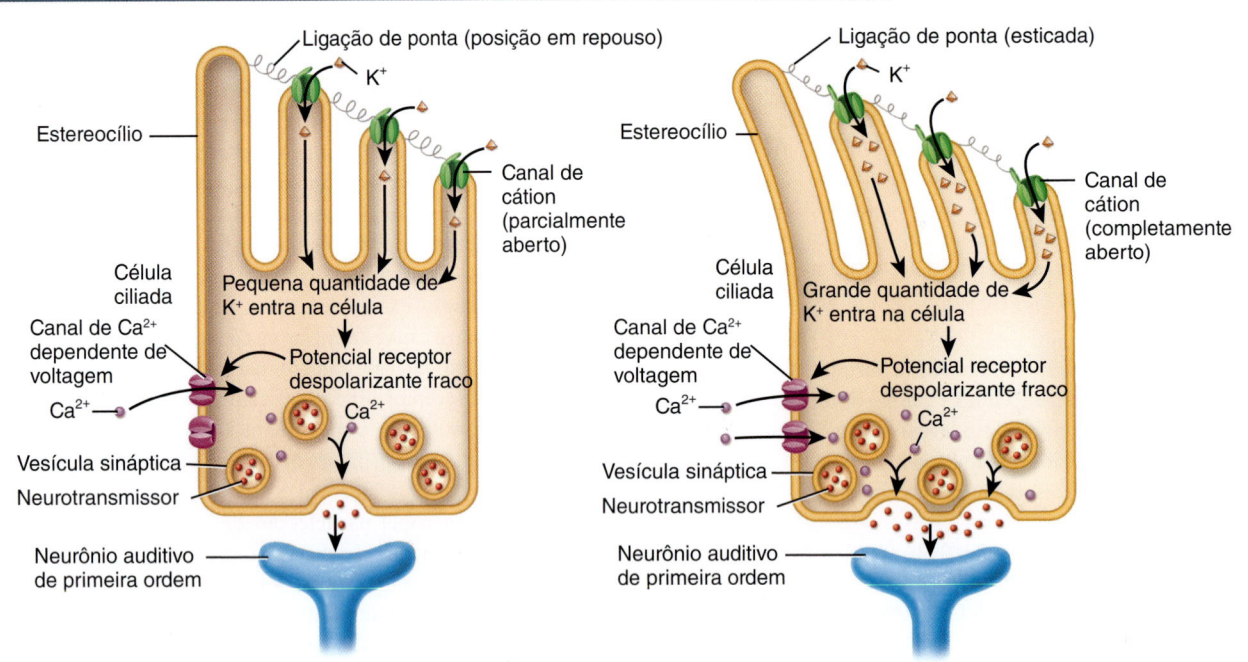

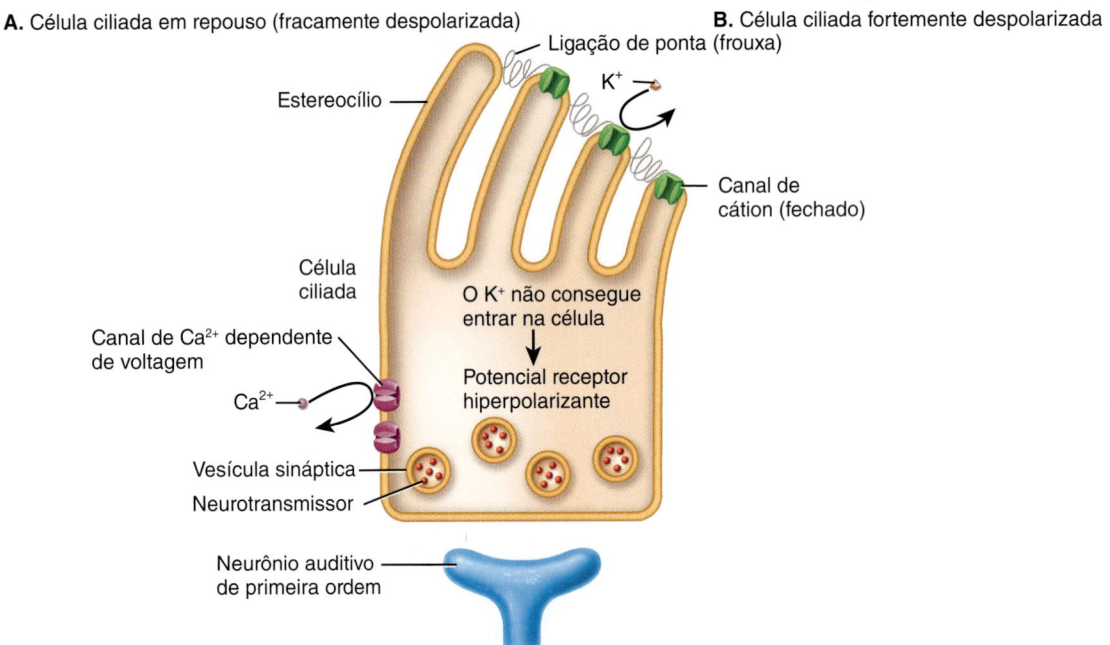

A. Célula ciliada em repouso (fracamente despolarizada)

B. Célula ciliada fortemente despolarizada

C. Célula ciliada hiperpolarizada

? Qual é a finalidade das proteínas de ligação de ponta associadas às células ciliadas do órgão espiral?

axônios para o **córtex auditivo primário** no lobo temporal do cérebro (ver **Figura 14.15**), onde ocorre a percepção consciente do som. Do córtex auditivo primário, os axônios estendem-se para a **área de associação auditiva** do córtex cerebral do lobo temporal (ver **Figura 14.15**) para uma integração mais complexa do estímulo sonoro.

A chegada de impulsos nervosos no córtex auditivo primário permite que você perceba o som. Um aspecto do som que é percebido por essa área é o tom (frequência). O córtex auditivo primário é mapeado de acordo com o tom: o estímulo sobre o tom de cada porção da lâmina basilar é transmitido para uma parte diferente do córtex auditivo primário. Sons de alta frequência ativam uma parte do córtex auditivo, sons de baixa frequência ativam outra parte e sons de média frequência ativam a região intermediária. Por conseguinte, diferentes neurônios corticais respondem a diferentes tons. Os neurônios no córtex auditivo primário também

FIGURA 17.24 Via auditiva.

Das células ciliadas da cóclea, a informação auditiva é transmitida ao longo da parte coclear do nervo vestibulococlear (VIII) e depois para o tronco encefálico, tálamo e córtex cerebral.

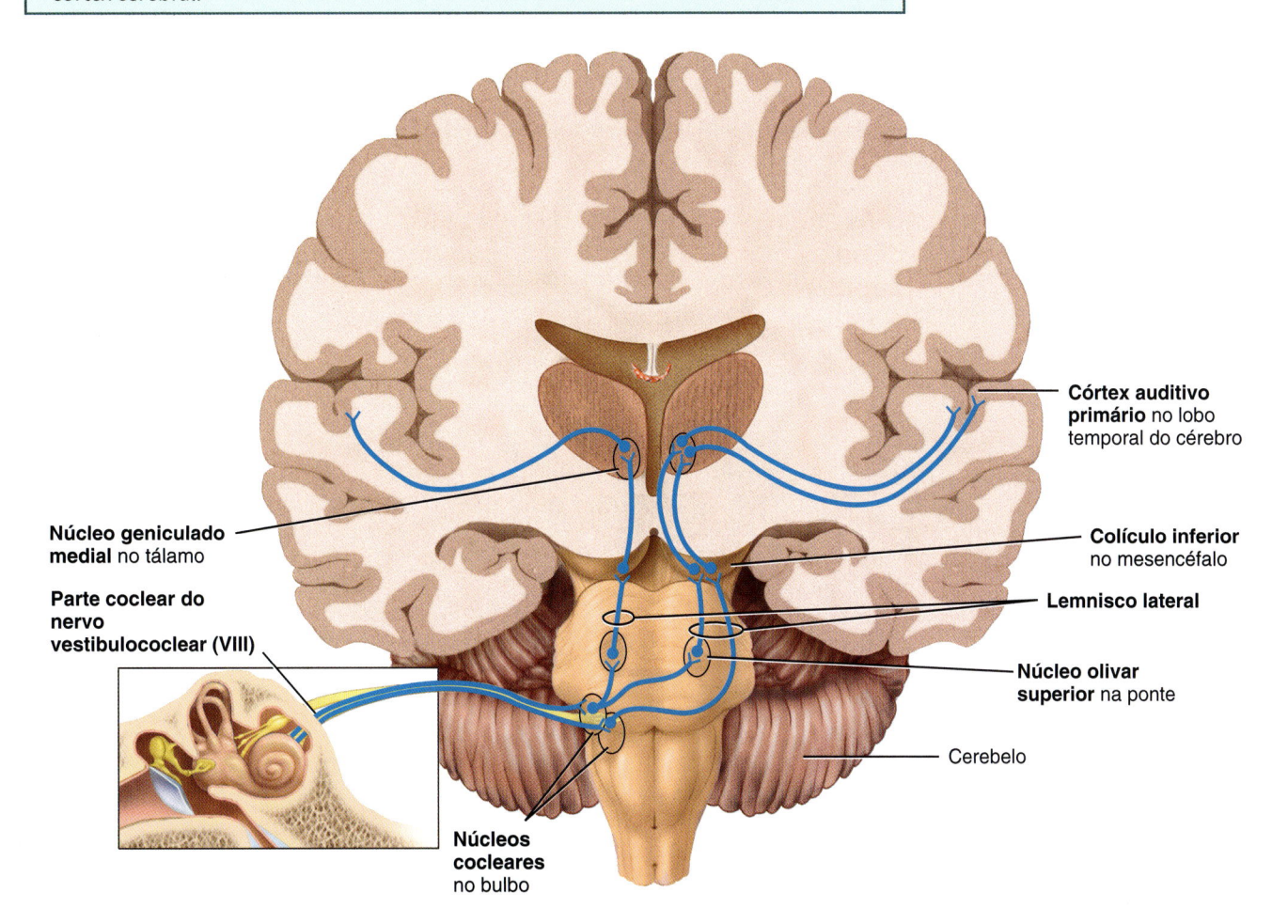

Córtex auditivo primário no lobo temporal do cérebro

Núcleo geniculado medial no tálamo

Parte coclear do nervo vestibulococlear (VIII)

Colículo inferior no mesencéfalo

Lemnisco lateral

Núcleo olivar superior na ponte

Cerebelo

Núcleos cocleares no bulbo

? Qual é a função do núcleo olivar superior da ponte?

permitem que você perceba outros aspectos do som, como volume e duração.

A partir do córtex auditivo primário, a informação auditiva é transmitida para a área de associação auditiva no lobo temporal, a qual armazena memórias auditivas e compara experiências auditivas presentes e passadas, o que faz com que você reconheça um som específico como fala, música ou ruído. Se o som for a fala, o sinal de estímulo na associação auditiva é transmitido para a área de Wernicke na parte adjacente do lobo temporal, que interpreta o significado das palavras, traduzindo-as em pensamentos (ver **Figura 14.15**).

Teste rápido

14. Como as ondas sonoras são transmitidas do pavilhão para o órgão espiral?
15. Como as células ciliadas da cóclea e do aparelho vestibular transformam as vibrações mecânicas em sinais elétricos?
16. Qual é a via para os impulsos auditivos da cóclea para o córtex cerebral?

17.8 Equilíbrio

OBJETIVOS

- **Explicar** a função de cada um dos órgãos receptores para o equilíbrio
- **Descrever** a via de equilíbrio para o encéfalo.

A orelha não apenas detecta o som, mas também mudanças no **equilíbrio** ou na estabilidade. Os movimentos do corpo que estimulam os receptores para o equilíbrio incluem: aceleração ou desaceleração linear, como um carro quando sai disparado ou para de repente; inclinação da cabeça para frente ou para trás, como se dissesse "sim"; e aceleração ou desaceleração rotacional (angular), como uma montanha-russa quando faz uma curva rápida. Coletivamente, os órgãos receptores para o equilíbrio são denominados **aparelho vestibular** e incluem o *utrículo* e o *sáculo* do vestíbulo, bem como os *ductos semicirculares* dos canais semicirculares.

Órgãos otolíticos: utrículo e sáculo

Os dois **órgãos otolíticos** são o utrículo e o sáculo. Cada um deles tem uma região pequena e espessa ligada à sua parede interna chamada **mácula** (ver **Figura 17.25**). As duas *máculas* contêm os receptores para aceleração ou desaceleração linear e para detecção da posição da cabeça (inclinação da cabeça). As máculas consistem em dois tipos de células: **ciliadas**, que são os receptores sensitivos; e **de sustentação**. As células ciliadas têm estereocílios (na verdade, microvilosidades) de altura graduada em sua superfície. Cada célula tem também um *cinocílio*, um cílio convencional que se estende além do estereocílio mais longo.

FIGURA 17.25 **Localização e estrutura dos receptores nas máculas da orelha direita.** Ambos os neurônios sensitivos de primeira ordem (azul) e neurônios eferentes (vermelho) fazem sinapse com as células ciliadas.

O movimento dos estereocílios inicia os potenciais receptores despolarizantes.

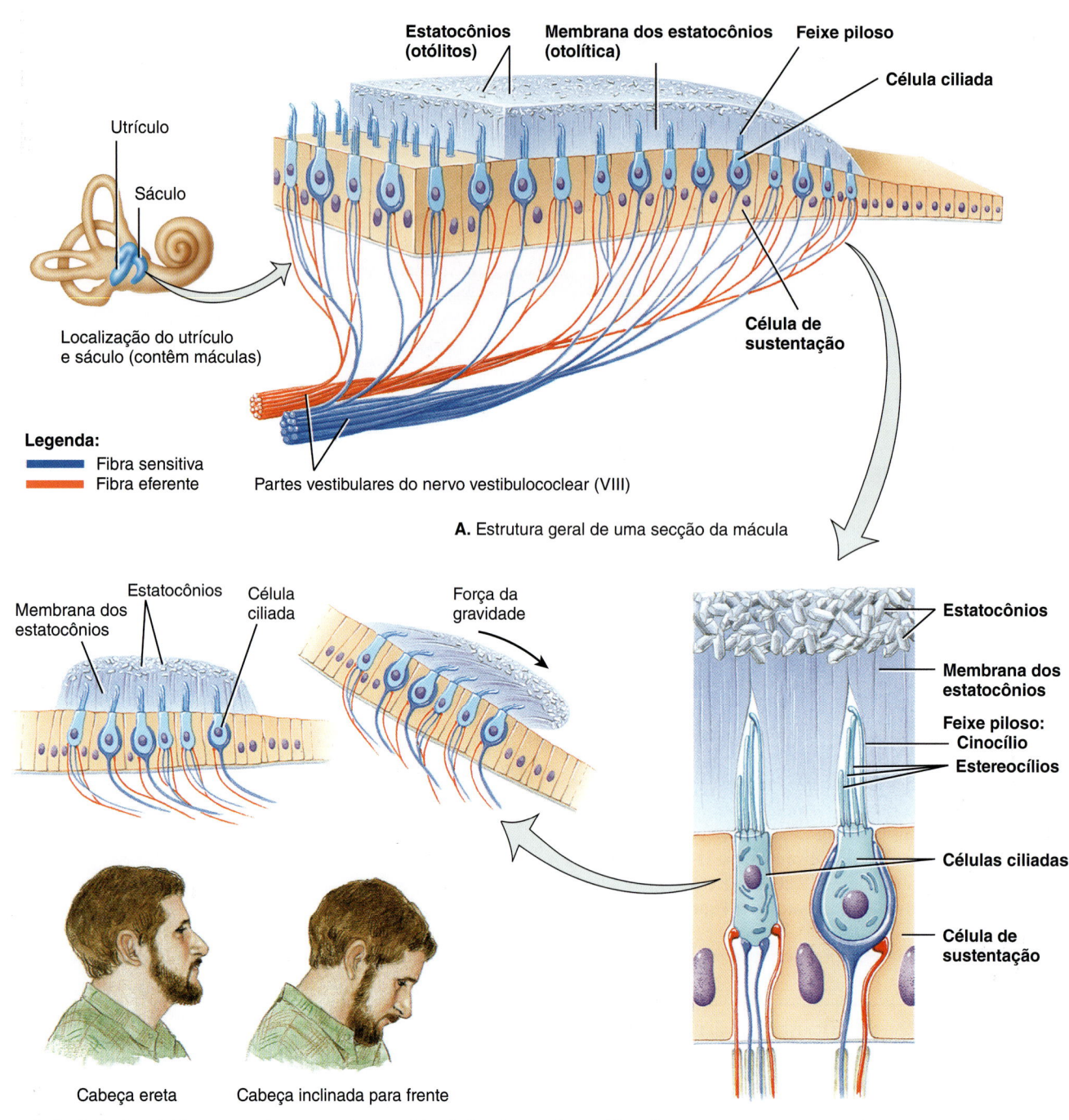

A. Estrutura geral de uma secção da mácula

B. Detalhes de duas células ciliadas

C. Posição da mácula com a cabeça ereta (esquerda) e inclinada para frente (direita)

? Quais são as funções do utrículo e do sáculo?

Como na cóclea, os estereocílios são conectados por ligações de ponta. Juntamente, os estereocílios e o cinocílio formam o **feixe piloso**. Espalhadas entre as células ciliadas, estão as células colunares de sustentação, que provavelmente secretam a camada de glicoproteína espessa e gelatinosa, denominada **membrana dos estatocônios (otolítica)**, a qual repousa sobre as células ciliadas. Uma camada de cristais densos de carbonato de cálcio, os estatocônios (**otólitos**), estende-se por toda a superfície da membrana homônima.

As máculas do utrículo e do sáculo são perpendiculares entre si. Quando a cabeça está na posição ereta ou vertical, a mácula do utrículo é orientada horizontalmente e a mácula do sáculo é orientada verticalmente. Por conta dessas orientações, o utrículo e o sáculo têm diferentes papéis funcionais: o utrículo responde à aceleração ou desaceleração linear que ocorre na direção horizontal, por exemplo, quando o corpo está sendo movido em um carro que está acelerando ou desacelerando, além disso também responde quando a cabeça inclina-se para frente ou para trás; o sáculo, por sua vez, responde à aceleração ou desaceleração linear que ocorre na direção vertical, por exemplo, quando o corpo está sendo movido para cima ou para baixo em um elevador.

Como a membrana dos estatocônios fica no topo da mácula, se você inclinar a cabeça para frente, ela (com os estatocônios) é puxada pela gravidade. Ele desliza "para baixo" sobre as células ciliadas na direção da inclinação, dobrando os feixes ciliados. No entanto, se você estiver sentado ereto em um carro que de repente se move para frente, a membrana dos estatocônios fica atrás do movimento da cabeça em virtude da inércia, puxa os feixes pilosos e os faz dobrar na outra direção. A curvatura dos feixes em uma direção estica as ligações de ponta, o que abre os canais de cátions, produzindo potenciais receptores de despolarização; a curvatura na direção oposta fecha os canais de cátions e produz hiperpolarização.

À medida que as células ciliadas despolarizam-se e se hiperpolarizam, liberam neurotransmissores em uma taxa mais rápida ou mais lenta. As células ciliadas fazem sinapses com neurônios sensitivos de primeira ordem da parte vestibular do nervo vestibulococlear (VIII) (ver **Figura 17.21 B**). Esses neurônios disparam impulsos nervosos em um ritmo lento ou rápido, dependendo da quantidade de neurotransmissor presente. Os neurônios eferentes também fazem sinapse com as células ciliadas e os neurônios sensitivos. Evidentemente, os neurônios eferentes regulam a sensibilidade das células ciliadas e dos neurônios sensitivos.

Ductos semicirculares

Os três ductos semicirculares estão perpendiculares entre si em três planos (**Figura 17.26**). Os dois ductos verticais são os ductos semicirculares anterior e posterior, ao passo que o horizontal é o ducto semicircular lateral (ver também a **Figura 17.20**). Esse posicionamento os permite detectar aceleração ou desaceleração rotacional. A porção dilatada de cada ducto, a **ampola**, contém uma pequena elevação denominada **crista**; cada crista consiste em um grupo de **células ciliadas** e **células de sustentação**. As células ciliadas contêm um cinocílio e estereocílios (coletivamente conhecidos como **feixe piloso**), e os estereocílios são interconectados por meio de ligações de ponta. Cobrindo a crista, há uma massa de material gelatinoso, a **cúpula.**

Quando a cabeça gira, os ductos semicirculares e as células ciliadas anexados movem-se com ela (**Figura 17.26**). No entanto, a endolinfa dentro da ampola não está presa e fica para trás

FIGURA 17.26 **Localização e estrutura dos ductos semicirculares da orelha direita.** Ambos os neurônios sensitivos de primeira ordem (azul) e neurônios eferentes (vermelho) fazem sinapses com as células ciliadas. Os nervos ampulares são ramos da divisão vestibular do nervo vestibulococlear (VIII).

A ampola de cada ducto semicircular contém uma crista que é coberta por uma cúpula.

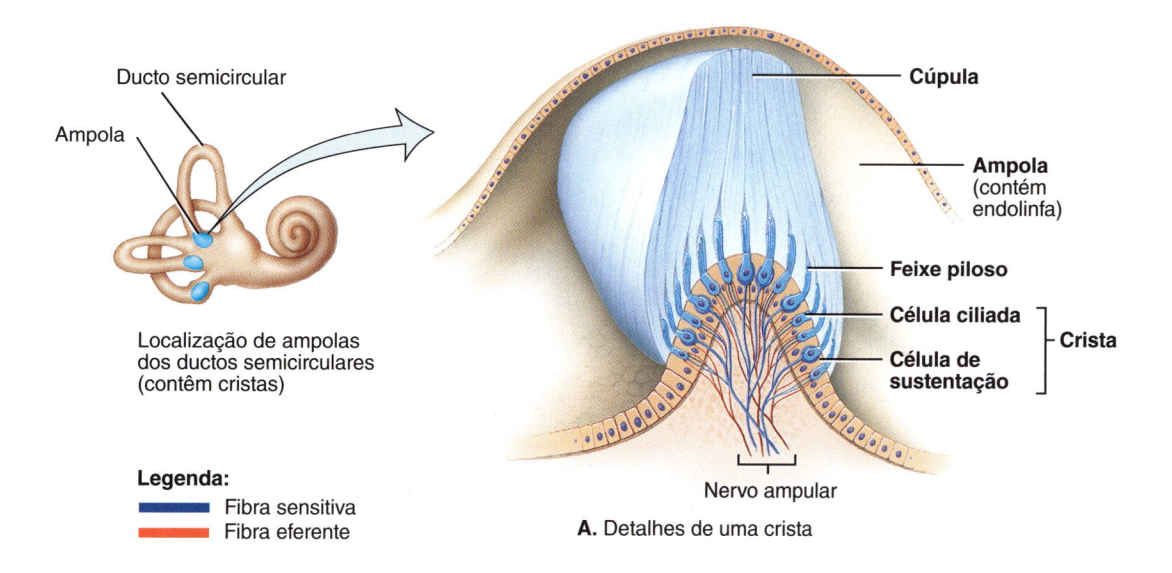

A. Detalhes de uma crista

(continua)

FIGURA 17.26 *Continuação.*

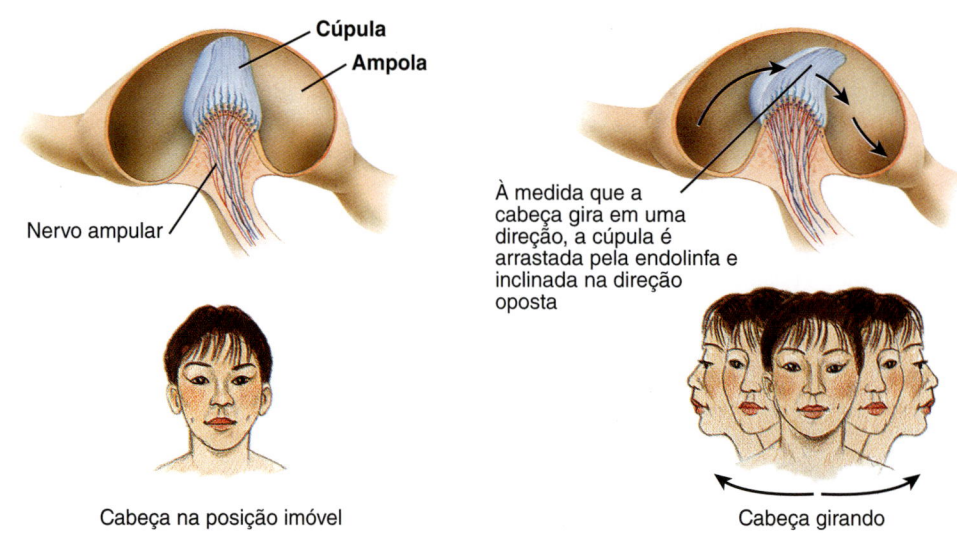

B. Posição de uma cúpula com a cabeça imóvel (esquerda) e quando a cabeça gira (direita)

? Qual é a função dos ductos semicirculares?

em decorrência da inércia. O deslocamento da endolinfa faz com que a cúpula e os feixes pilosos que se projetam nela curvem-se na direção oposta ao movimento da cabeça. Se a cabeça continua a se mover em um ritmo constante, a endolinfa começa a se mover na mesma velocidade que o resto da cabeça. Isso faz com que a cúpula e seus feixes pilosos inseridos parem de dobrar e retornem às suas posições de repouso. Quando a cabeça para de se mover, a endolinfa continua se movendo temporariamente devido à inércia, o que faz com que a cúpula e seus feixes pilosos dobrem-se na mesma direção do movimento anterior da cabeça. Em algum momento, a endolinfa para de se mover, e a cúpula e seus feixes pilosos retornam às suas posições de repouso e não dobradas. Observe que a curvatura dos feixes pilosos em uma direção despolariza as células ciliadas; a curvatura na direção oposta hiperpolariza as células. Conforme visto, as células ciliadas fazem sinapse com neurônios sensitivos de primeira ordem da parte vestibular do nervo vestibulococlear (VIII). Quando as células ciliadas são despolarizadas, há uma maior frequência de impulsos nervosos gerados no nervo vestibulococlear (VIII) do que quando as células ciliadas estão hiperpolarizadas.

Via do equilíbrio

A **via do equilíbrio** é o caminho tomado pela informação vestibular das células ciliadas dos ductos semicirculares, utrículo e sáculo até o encéfalo, onde se dá o processamento. A **curvatura dos feixes pilosos das células ciliadas** nos ductos semicirculares, utrículo ou sáculo causa a liberação de um neurotransmissor (provavelmente glutamato), o qual gera impulsos nervosos nos neurônios sensitivos que inervam as células ciliadas. Os corpos celulares dos neurônios sensitivos estão localizados nos **gânglios vestibulares**. Os impulsos nervosos passam ao longo dos axônios desses neurônios, que formam a **parte vestibular do nervo vestibulococlear (VIII)**

Correlação clínica

Enjoo de movimento (cinetose)

O **enjoo de movimento (cinetose)** é uma condição que resulta de um conflito entre os sentidos em relação ao movimento. Por exemplo, o aparelho vestibular detecta o movimento angular e vertical, enquanto os olhos e os proprioceptores nos músculos e nas articulações determinam a posição do corpo no espaço. Se você estiver na cabine de um navio em movimento, seu aparelho vestibular informa ao encéfalo que há movimento das ondas, mas seus olhos não veem nenhum movimento. Isso leva ao conflito entre os sentidos. O enjoo também pode ser experimentado em outras situações que envolvem movimento, como em um carro ou avião ou em um passeio de trem ou parque de diversões.

Os sintomas do enjoo de movimento incluem palidez, inquietação, salivação excessiva, náuseas, tontura, suores frios, dor de cabeça e mal-estar que podem progredir para o vômito. Quando o movimento é interrompido, os sintomas desaparecem. Se não for possível parar o movimento, você pode tentar sentar-se no assento da frente de um carro, o vagão dianteiro de um trem, o andar superior de um barco ou os assentos próximos às asas de um avião; olhar para o horizonte e não ler também ajuda. Medicamentos para enjoo de movimento geralmente são tomados antes da viagem e incluem escopolamina em comprimidos ou adesivos de ação retardada, dimenidrinato (Dramamine®) e meclizina (Bonine®).

(**Figura 17.27**). A maioria desses axônios faz sinapse com neurônios sensitivos nos **núcleos vestibulares**, os principais centros de integração do equilíbrio, no bulbo e na ponte. Os núcleos vestibulares também recebem estímulos dos olhos e de proprioceptores, principalmente dos músculos do pescoço e dos membros que

FIGURA 17.27 Via de equilíbrio.

A partir das células ciliadas dos ductos semicirculares, utrículo e sáculo, a informação vestibular é transmitida ao longo da porção vestibular do nervo vestibulococlear (VIII) e depois para o tronco encefálico, cerebelo, tálamo e córtex cerebral.

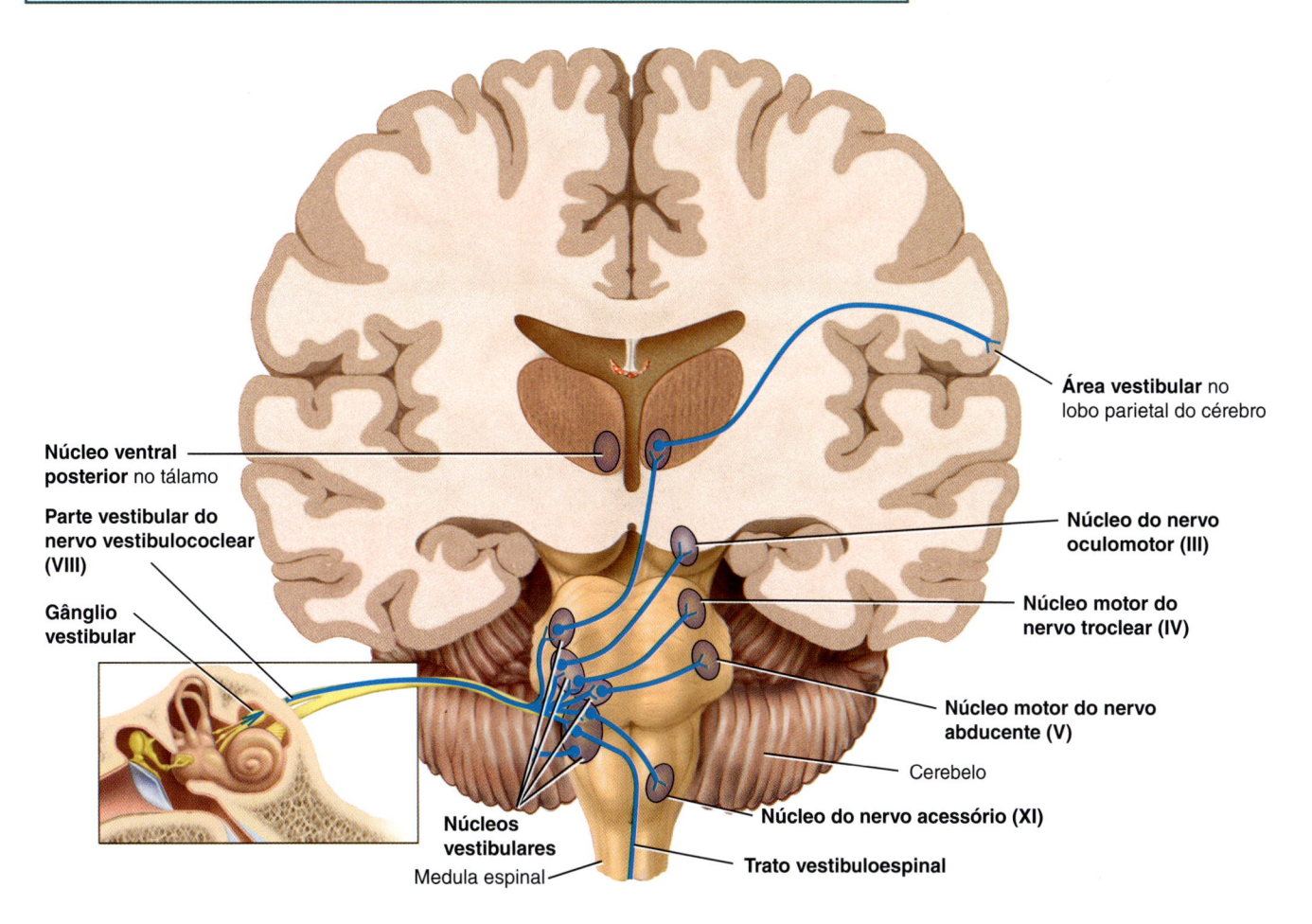

- **Núcleo ventral posterior** no tálamo
- **Parte vestibular do nervo vestibulococlear (VIII)**
- **Gânglio vestibular**
- **Núcleos vestibulares**
- Medula espinal
- **Área vestibular** no lobo parietal do cérebro
- **Núcleo do nervo oculomotor (III)**
- **Núcleo motor do nervo troclear (IV)**
- **Núcleo motor do nervo abducente (V)**
- Cerebelo
- **Núcleo do nervo acessório (XI)**
- **Trato vestibuloespinal**

? Onde estão localizados os núcleos vestibulares?

indicam a posição da cabeça e dos membros. Os axônios restantes entram no cerebelo através dos **pedúnculos cerebelares inferiores** (ver **Figura 14.8 B**). Vias bidirecionais conectam o cerebelo e os núcleos vestibulares.

Os núcleos vestibulares integram informações dos receptores vestibulares, visuais e somáticos e então enviam comandos para: (1) os **núcleos dos nervos cranianos** – oculomotor (III), troclear (IV) e abducente (VI) – que controlam os movimentos acoplados dos olhos com os da cabeça para ajudar a manter o foco no campo visual; (2) **núcleos dos nervos acessórios (XI)** para ajudar a controlar os movimentos da cabeça e do pescoço, de modo a auxiliar na manutenção do equilíbrio; (3) o **trato vestibuloespinal**, que transmite impulsos descendentes na medula espinal para manter o tônus dos músculos esqueléticos, ajudando a manter o equilíbrio; e (4) o **núcleo ventral posterior** no tálamo e depois para a **área vestibular** no lobo parietal do cérebro (que faz parte do córtex somatossensorial primário; ver **Figura 14.15**) para nos fornecer a percepção consciente da posição e dos movimentos da cabeça e dos membros.

A **Tabela 17.2** resume as estruturas da orelha relacionadas à audição e ao equilíbrio.

Teste rápido

17. Compare as funções do utrículo, sáculo e ductos semicirculares.
18. Qual é o papel do estímulo vestibular para o cerebelo?
19. Descreva as vias de equilíbrio.

TABELA 17.2 Resumo das estruturas da orelha.

Regiões da orelha e estruturas-chave	Função
Orelha externa 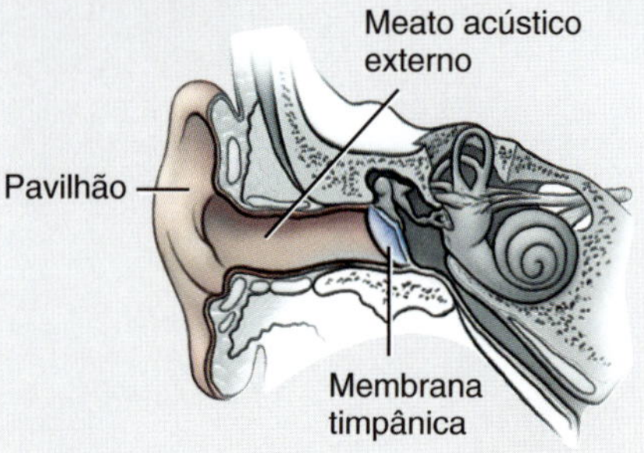 Pavilhão, Meato acústico externo, Membrana timpânica	*Pavilhão:* coleta as ondas sonoras. *Meato acústico externo:* direciona as ondas sonoras para o tímpano. *Membrana timpânica:* as ondas sonoras fazem com que ela vibre, o que, por sua vez, promove a vibração do martelo.
Orelha média 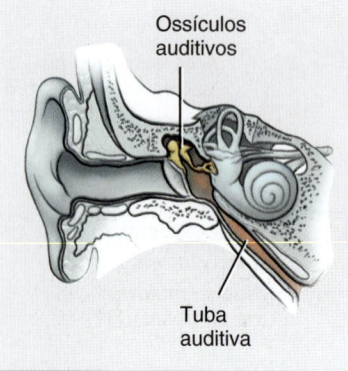 Ossículos auditivos, Tuba auditiva	*Ossículos auditivos:* transmitem e amplificam as vibrações da membrana timpânica para a janela do vestíbulo. *Tuba auditiva:* equaliza a pressão do ar em ambos os lados da membrana timpânica.
Orelha interna 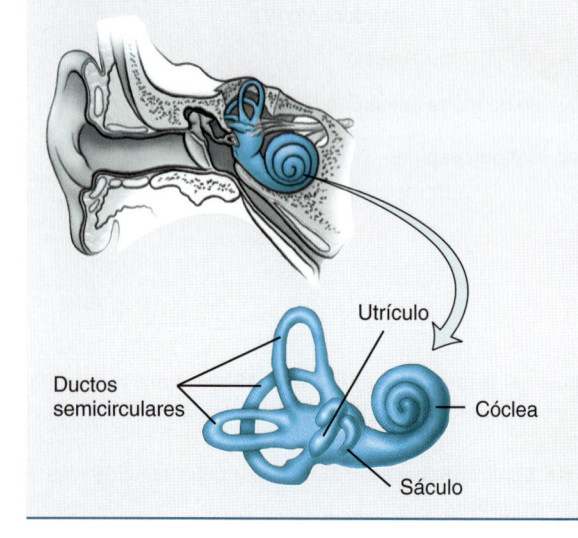 Ductos semicirculares, Utrículo, Cóclea, Sáculo	*Cóclea:* contém uma série de fluidos, canais e membranas que transmitem vibrações ao órgão espiral, o órgão da audição; células ciliadas no órgão espiral produzem potenciais receptores, que provocam impulsos nervosos na parte coclear do nervo vestibulococlear (VIII). *Aparelho vestibular:* inclui ductos semicirculares, utrículo e sáculo, os quais geram impulsos nervosos que se propagam ao longo da parte vestibular do nervo vestibulococlear (VIII). *Ductos semicirculares:* detectam aceleração ou desaceleração rotacional. *Utrículo:* detecta a aceleração ou desaceleração linear que ocorre na direção horizontal, bem como a inclinação da cabeça. *Sáculo:* detecta a aceleração ou desaceleração linear que ocorre na direção vertical.

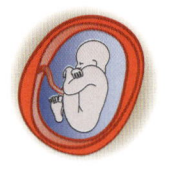

17.9 Desenvolvimento dos olhos e das orelhas

OBJETIVO

- **Descrever** o desenvolvimento dos olhos e das orelhas.

Olhos

Começam a se desenvolver cerca de 22 dias após a fertilização, quando o **ectoderma** das paredes laterais do prosencéfalo projeta-se para formar um par de sulcos rasos denominados **sulcos ópticos**. Após alguns dias, à medida que o tubo neural está se fechando, esses sulcos aumentam e crescem em direção à superfície da ectoderme e tornam-se conhecidos como **vesículas ópticas**. Quando essas vesículas atingem o ectoderma superficial, este sofre espessamento para formar os **placoides da lente**. Além disso, as porções distais das vesículas ópticas invaginam, formando os **cálices ópticos**; eles permanecem ligados ao prosencéfalo por estruturas proximais estreitas e ocas chamadas **pedículos ópticos**. A **Figura 17.28** mostra os estágios no desenvolvimento dos olhos.

Os placoides da lente também invaginam e formam as **vesículas da lente** que ficam nos cálices ópticos. Essas vesículas acabam formando as *lentes*. O sangue é fornecido às lentes em desenvolvimento (e retina) pelas artérias hialóideas, as quais obtêm acesso aos olhos em desenvolvimento por meio de um sulco na superfície inferior do cálice óptico e do pedículo óptico chamado **fissura corióidea**. À medida que as lentes amadurecem, parte das artérias hialóideas que passam pela câmara vítrea se degenera; as porções restantes das artérias hialóideas tornam-se as *artérias centrais da retina*.

A parede interna do cálice óptico forma o *extrato neural* da retina, já a camada externa forma o *extrato pigmentoso* da retina. Os axônios do extrato neural crescem ao longo do pedículo óptico até o encéfalo, convertendo o pedículo óptico em *nervo óptico (II)*. Embora a mielinização dos nervos ópticos comece em uma fase mais tardia na vida fetal, ela não é completada até a 10ª semana após o nascimento.

A porção anterior do cálice óptico forma o epitélio do *corpo ciliar*, *íris* e *fibras musculares circulares* e *radiais* da íris. O tecido

FIGURA 17.28 Desenvolvimento dos olhos.

Os olhos começam a se desenvolver aproximadamente 22 dias após a fertilização, a partir da ectoderme do prosencéfalo.

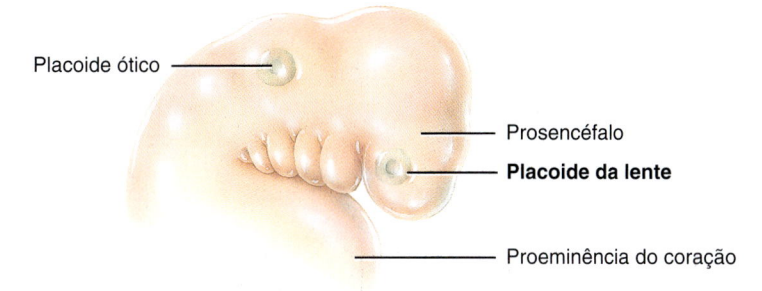

Placoide ótico

Prosencéfalo

Placoide da lente

Proeminência do coração

Vista externa, embrião de cerca de 28 dias

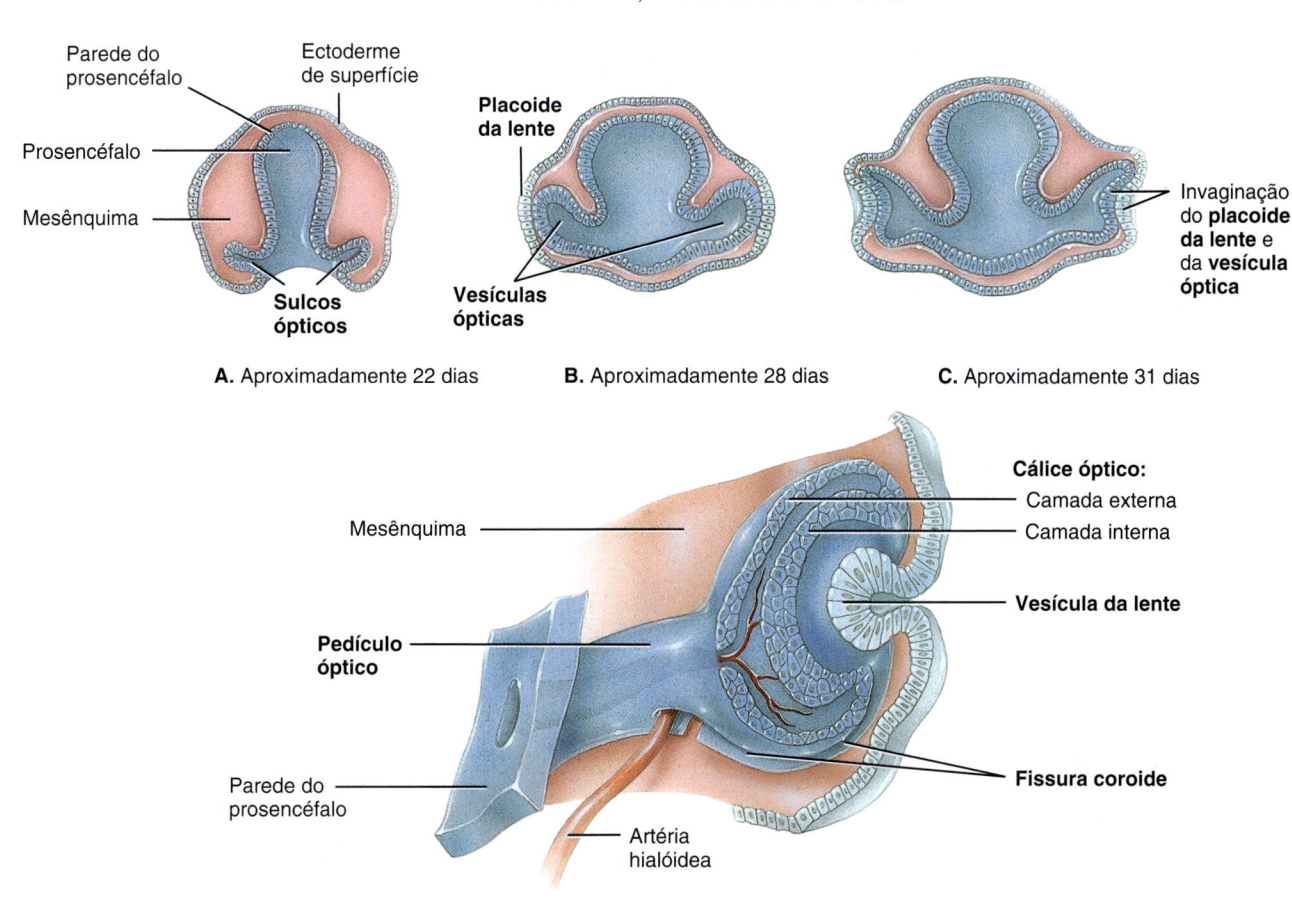

Parede do prosencéfalo

Ectoderme de superfície

Prosencéfalo

Mesênquima

Sulcos ópticos

A. Aproximadamente 22 dias

Placoide da lente

Vesículas ópticas

B. Aproximadamente 28 dias

Invaginação do **placoide da lente** e da **vesícula óptica**

C. Aproximadamente 31 dias

Mesênquima

Pedículo óptico

Parede do prosencéfalo

Artéria hialóidea

Cálice óptico:
Camada externa
Camada interna

Vesícula da lente

Fissura coroide

D. Aproximadamente 32 dias

? Qual estrutura dá origem aos extratos neural e pigmentoso da retina?

conjuntivo do corpo ciliar, do *músculo ciliar* e das *fibras zonulares* da lente desenvolvem-se a partir do **mesênquima** ao redor da porção anterior do cálice óptico.

O mesênquima que envolve o cálice óptico e o pedículo óptico diferencia-se em uma camada interna que dá origem à *corioide* e uma camada externa que origina a *esclera* e parte da *córnea*. O restante da córnea é derivado do ectoderma superficial.

A *câmara anterior* desenvolve-se a partir de uma cavidade formada no mesênquima entre a íris e a córnea; a *câmara posterior* desenvolve-se a partir de uma cavidade que se forma no mesênquima entre a íris e a lente.

Parte do mesênquima, ao redor do olho em desenvolvimento, entra no cálice óptico através da fissura corióidea. Esse mesênquima ocupa o espaço entre a lente e a retina e se diferencia em uma delicada rede de fibras. Mais tarde, os espaços entre as fibras enchem-se de uma substância gelatinosa, formando assim o *humor vítreo* na câmara vítrea.

As *pálpebras* formam-se a partir do ectoderma superficial e do mesênquima. As pálpebras superior e inferior encontram-se e se fundem em cerca de 8 semanas de desenvolvimento e permanecem fechadas até aproximadamente 26 semanas de desenvolvimento.

Orelhas

A primeira parte da orelha a se desenvolver é a *orelha interna*. Começa a se formar cerca de 22 dias após a fertilização como um espessamento do ectoderma superficial, denominado **placoide ótico** (**Figura 17.29 A**), que aparece em ambos os lados do rombencéfalo. Os placoides óticos invaginam rapidamente (**Figura 17.29 B**)

FIGURA 17.29 **Desenvolvimento das orelhas**. **A.** Aproximadamente 22 dias. **B.** Aproximadamente 24 dias. **C.** Aproximadamente 27 dias. **D.** Aproximadamente 32 dias.

As primeiras partes das orelhas a se desenvolverem são as orelhas internas, que começam a se formar cerca de 22 dias após a fertilização como espessamentos do ectoderma superficial.

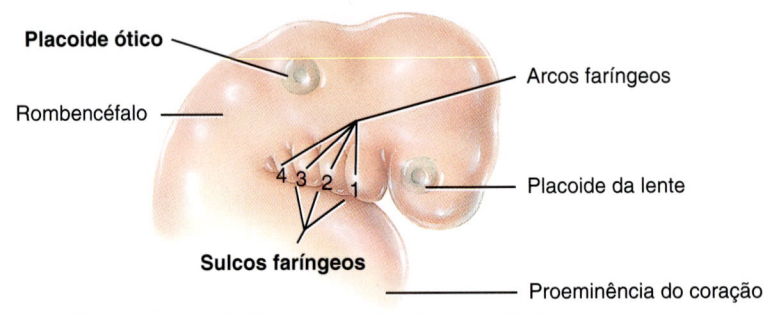

Vista externa, embrião com aproximadamente 28 dias

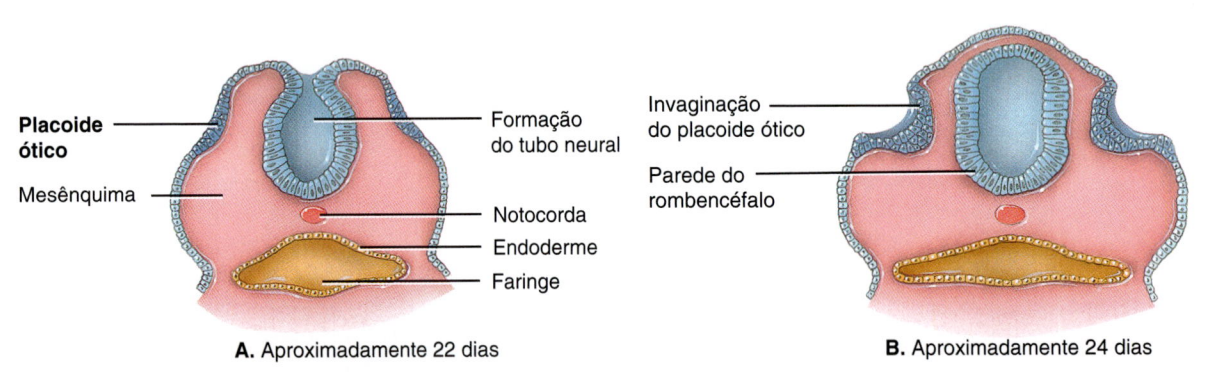

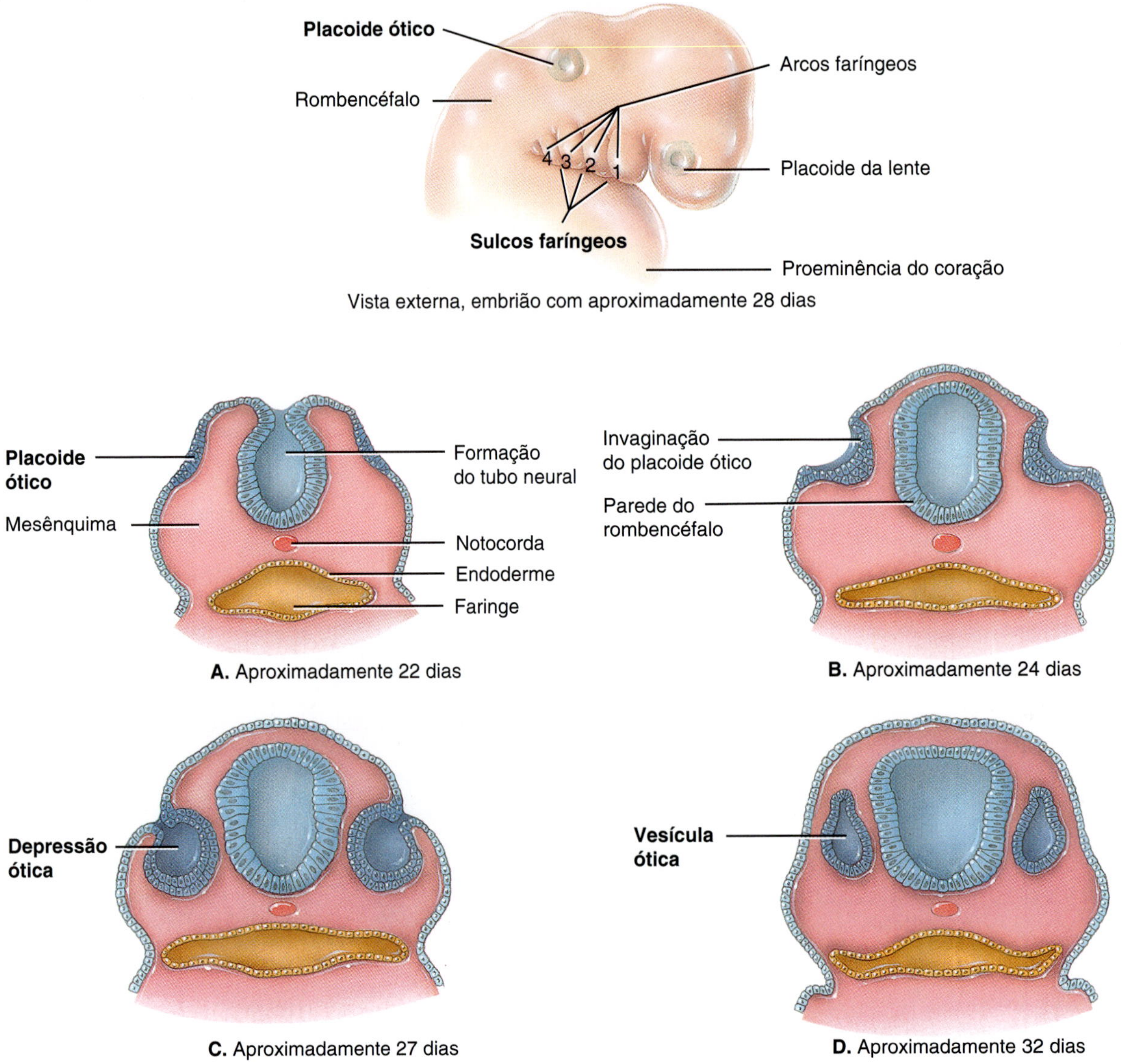

A. Aproximadamente 22 dias

B. Aproximadamente 24 dias

C. Aproximadamente 27 dias

D. Aproximadamente 32 dias

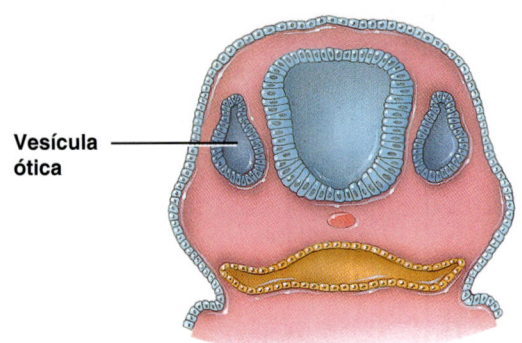

? Como as três partes da orelha diferem em origem?

para formar as **depressões óticas** (**Figura 17.29 C**). Em seguida, as depressões óticas separam-se do ectoderma superficial para formar as **vesículas óticas** dentro do mesênquima da cabeça (**Figura 17.29 D**). Durante o desenvolvimento posterior, as vesículas óticas formarão as estruturas associadas ao *labirinto membranáceo* da orelha interna. O mesênquima ao redor das vesículas óticas produz a cartilagem que posteriormente se ossifica para formar o osso associado ao *labirinto ósseo* da orelha interna.

A *cavidade timpânica* desenvolve-se a partir de uma estrutura chamada primeira **bolsa faríngea** (*branquial*), uma protuberância revestida de **endoderme** da faringe primitiva (ver **Figura 18.21 A**). As bolsas faríngeas são discutidas detalhadamente na Seção 29.1. Os *ossículos auditivos* desenvolvem-se a partir do primeiro e do segundo arcos faríngeos.

A *orelha externa* desenvolve-se a partir do primeiro **sulco faríngeo**, um sulco revestido por endoderma entre o primeiro e segundo arcos faríngeos (ver **Figura 17.29**). Os sulcos faríngeos são discutidos aprofundadamente na Seção 29.1.

> **Teste rápido**
>
> 20. Como diferem as origens dos olhos e das orelhas?

17.10 Envelhecimento e os sentidos especiais

OBJETIVO

- **Descrever** as mudanças relacionadas à idade que ocorrem nos olhos e nas orelhas.

A maioria das pessoas não experimenta nenhum problema com os sentidos do olfato e paladar até os 50 anos. Isso se deve a uma perda gradual de neurônios sensitivos olfatórios e células receptoras gustativas, bem como à taxa de reposição mais lenta conforme envelhecemos.

Várias mudanças relacionadas à idade ocorrem nos olhos. Como observado anteriormente, a lente perde parte de sua elasticidade e, portanto, não pode mudar tão facilmente, resultando em presbiopia (ver Seção 17.6). A catarata (perda de transparência das lentes) também ocorre com o envelhecimento (ver *Distúrbios: desequilíbrios homeostáticos*). Na velhice, a esclera torna-se espessa e rígida e desenvolve uma coloração amarelada ou acastanhada devido a muitos anos de exposição a luz ultravioleta, vento e poeira. A esclera também pode desenvolver manchas aleatórias de pigmento, principalmente em pessoas com pele escura. A íris desbota ou desenvolve pigmentos irregulares. Os músculos que regulam o tamanho da pupila enfraquecem com a idade e as pupilas ficam menores, reagem mais lentamente à luz e dilatam mais lentamente no escuro. Por essas razões, os idosos acham que os objetos não são tão brilhantes, seus olhos podem se ajustar mais lentamente ao sair ao ar livre e têm problemas para ir de lugares bem iluminados para lugares escuros. Algumas doenças da retina são mais prováveis de ocorrer na velhice, incluindo a degeneração macular relacionada à idade e o descolamento de retina (ver *Correlações clínicas* nas Seções 17.5 e 17.6). Um distúrbio chamado glaucoma (ver *Distúrbios: desequilíbrios homeostáticos*) desenvolve-se nos olhos de pessoas idosas como resultado do acúmulo de humor aquoso. A produção de lágrimas e o número de células mucosas na conjuntiva podem diminuir com a idade, resultando em olhos secos. As pálpebras perdem a elasticidade, tornando-se largas e enrugadas. A quantidade de gordura ao redor das órbitas pode diminuir, fazendo com que os globos oculares afundem nas órbitas. Finalmente, com o envelhecimento, a nitidez da visão diminui, a percepção de cor e profundidade é reduzida e os "corpos flutuantes no vítreo" aumentam.

Por volta dos 60 anos, aproximadamente 25% dos indivíduos experimentam uma perda auditiva perceptível, especialmente para sons mais agudos. A perda auditiva progressiva associada à idade em ambas as orelhas é denominada **presbiacusia**. Pode estar relacionada a células ciliadas lesionadas e perdidas no órgão espiral ou à degeneração da via nervosa para a audição. O tinido (zumbido na orelha) e o desequilíbrio vestibular também ocorrem com mais frequência em idosos.

> **Teste rápido**
>
> 21. Quais alterações nos olhos e nas orelhas estão relacionadas ao processo de envelhecimento e como elas ocorrem?

Distúrbios: desequilíbrios homeostáticos

Catarata

Uma causa comum de cegueira é a perda de transparência da lente, distúrbio conhecido como **catarata**. A lente torna-se turva (menos transparente) em decorrência de alterações na estrutura de suas proteínas. A catarata geralmente ocorre com o envelhecimento, mas também pode ser causada por lesões, exposição excessiva aos raios ultravioleta, certos medicamentos (como o uso prolongado de esteroides) ou complicações de outras doenças (p. ex., diabetes). As pessoas que fumam também têm maior risco de desenvolver catarata. Felizmente, a visão geralmente pode ser restaurada pela remoção cirúrgica da lente velha e implantação de uma nova artificial.

Glaucoma

O **glaucoma** é a causa mais comum de cegueira nos EUA, afetando cerca de 2% da população acima de 40 anos. Em muitos casos, o distúrbio é devido a uma pressão intraocular anormalmente alta, como resultado de um acúmulo de humor aquoso no segmento anterior. O fluido comprime a lente no humor vítreo e exerce pressão sobre os neurônios da retina. A pressão persistente resulta em uma progressão de deficiência visual leve para destruição irreversível de neurônios da retina, dano ao nervo óptico e cegueira. O glaucoma é indolor, e o outro olho compensa em grande parte a visão, de modo que uma pessoa pode sofrer danos consideráveis na retina e perda de visão antes que a condição seja diagnosticada. Como o glaucoma ocorre com mais frequência com o avançar da idade, a medição regular da pressão intraocular é uma parte cada vez mais importante de um exame oftalmológico à medida que as pessoas envelhecem. Os fatores de risco incluem: etnia (afro-americanos são mais suscetíveis), aumento da idade, histórico familiar, além de lesões e distúrbios oculares anteriores.

Alguns indivíduos têm outra forma de glaucoma denominada **glaucoma de tensão normal** (*baixa tensão*). Nessa condição, há lesão do nervo óptico com perda de visão correspondente, mesmo que a pressão intraocular seja normal. Embora a causa seja desconhecida, parece estar relacionada a um nervo óptico frágil, vasoespasmo de vasos sanguíneos ao redor do nervo óptico e isquemia em virtude de vasos sanguíneos estreitados ou obstruídos ao redor do nervo óptico. A incidência de glaucoma de tensão normal é maior entre japoneses e coreanos e entre as mulheres.

Surdez

A **surdez** é uma perda auditiva significativa ou total. A **surdez neurossensorial** é causada por comprometimento das células ciliadas na cóclea ou lesão da parte coclear do nervo vestibulococlear (VIII). Esse tipo de surdez pode ser causado por: aterosclerose, que reduz o suprimento de sangue às orelhas; exposição repetida ao ruído alto, que destrói as células ciliadas do órgão espiral; certos medicamentos, como ácido acetilsalicílico e estreptomicina; e/ou fatores genéticos. A **surdez de condução** é causada pelo comprometimento dos mecanismos da orelha externa e média para a transmissão de sons para a cóclea. As causas da surdez de condução incluem: otosclerose, a deposição de osso novo ao redor da janela do vestíbulo (oval); cerume impactado; lesão no tímpano; e envelhecimento, que muitas vezes resulta em espessamento do tímpano e enrijecimento das articulações dos ossículos auditivos.

O teste de *Weber* é usado para distinguir surdez neurossensorial e surdez de condução. Nesse teste auditivo, a base de um diapasão é colocada na testa. Em pessoas com audição normal, o som é ouvido igualmente em ambas as orelhas. Todavia, se o som for ouvido de forma mais adequada na orelha afetada, a surdez provavelmente é do tipo condução; se o som for ouvido de modo adequado na orelha normal, provavelmente é do tipo neurossensorial.

Doença de Ménière

A **doença de Ménière** resulta de uma quantidade aumentada de endolinfa que aumenta o labirinto membranáceo. Os principais sintomas são: perda auditiva flutuante (causada pela distorção da lâmina basilar da cóclea) e tinido ruidoso (zumbido). A vertigem giratória ou de rodopio (tontura) também é característica da doença de Ménière. A destruição quase total da audição pode ocorrer ao longo de um período de anos.

Otite média

A **otite média** é uma infecção aguda da orelha média causada sobretudo por bactérias e associada a infecções do nariz e da garganta. Os sintomas incluem dor, mal-estar, febre, vermelhidão e protrusão do tímpano, que pode se romper, a menos que seja recebido tratamento imediato (o qual pode envolver a drenagem de pus da orelha média). As bactérias que passam para a tuba auditiva a partir da nasofaringe são a principal causa de infecções da orelha média. As crianças são mais suscetíveis que os adultos às infecções da orelha média, porque suas tubas auditivas são quase horizontais, o que diminui a drenagem. Se a otite média ocorrer com frequência, um procedimento cirúrgico chamado **timpanotomia** é frequentemente empregado e consiste na inserção de um pequeno tubo no tímpano para fornecer um caminho para a drenagem do fluido derivado da orelha média

Terminologia técnica

Abrasão da córnea. arranhão na superfície da córnea, por exemplo, a partir de uma partícula de sujeira ou lentes de contato danificadas. Os sintomas incluem dor, vermelhidão, lacrimejamento, visão embaçada, sensibilidade à luz brilhante e piscadas frequentes.

Ageusia. perda do sentido do paladar.

Ambliopia. termo usado para descrever a perda de visão em um olho normal que, devido ao desequilíbrio muscular, não consegue focalizar em sincronia com o outro olho. Às vezes chamado de "olho errante" ou "olho preguiçoso".

Anosmia. perda total do sentido de olfato.

Barotrauma. danos ou dores, principalmente na orelha média, como resultado de alterações de pressão. Ocorre quando a pressão no lado externo da membrana timpânica é maior do que no lado interno, por exemplo, ao voar em um avião ou mergulhar. Engolir ou segurar o nariz e expirar com a boca fechada geralmente é uma técnica que abre as tubas auditivas, permitindo que o ar entre na orelha média para equalizar a pressão.

Blefarite. inflamação da pálpebra.

Ceratite. inflamação ou infecção da córnea.

Conjuntivite (olho vermelho). inflamação da conjuntiva; quando causada por bactérias como *pneumococos*, *estafilococos* ou *Haemophilus influenzae*, é muito contagiosa e mais comum em crianças. A conjuntivite também pode ser causada por irritantes, como poeira, fumaça ou poluentes no ar, caso em que não é contagiosa.

Escotoma. área de visão reduzida ou perdida no campo visual.

Estrabismo. desalinhamento dos globos oculares de forma que os olhos não se movem em uníssono ao visualizar um objeto; o olho afetado gira medial ou lateralmente em relação ao olho normal, e o resultado é visão dupla (diplopia). Pode ser causado por trauma físico, lesões vasculares ou tumores dos músculos extrínsecos do bulbo ocular ou dos nervos cranianos oculomotor (III), troclear (IV) ou abducente (VI).

Exotropia. olhos voltados para fora.

Fotofobia. intolerância visual anormal à luz.

Midríase. dilatação da pupila.

Miose. constrição da pupila.

Nistagmo. movimento rápido e involuntário dos bulbos oculares, possivelmente causado por uma doença do sistema nervoso central. Está associado a condições que causam vertigem.

Otalgia. dor de ouvido.

Ptose (queda). pálpebra caída ou queda da pálpebra (ou deslizamento de qualquer órgão, como um rim, abaixo de sua posição normal).

Retinoblastoma. tumor que surge de células imaturas da retina; é responsável por 2% dos cânceres infantis.

Retinopatia diabética. doença degenerativa da retina devida ao diabetes melito, na qual os vasos sanguíneos da retina são lesionados ou novos crescem e interferem na visão.

Tonômetro. instrumento para medir a pressão, principalmente a pressão intraocular.

Tracoma. forma grave de conjuntivite e a maior causa isolada de cegueira no mundo; é causada pela bactéria *Chlamydia trachomatis*. A doença produz um crescimento excessivo de tecido subconjuntival e invasão de vasos sanguíneos na córnea, que progride até que toda a córnea fique opaca.

Transplante de córnea. procedimento no qual uma córnea defeituosa é removida e uma córnea doadora de diâmetro semelhante é colocada no lugar da antiga. É a operação de transplante mais comum e de maior sucesso. Como a córnea é avascular, os anticorpos no sangue que podem causar rejeição não entram no tecido transplantado e a rejeição raramente ocorre. A escassez de córneas doadoras foi parcialmente superada pelo desenvolvimento de córneas artificiais feitas de plástico.

Vertigem. sensação de giro ou movimento, o mundo parece girar ou a pessoa parece girar no espaço, muitas vezes associada a náuseas e, em alguns casos, vômitos. Pode ser causada por artrite do pescoço ou infecção do aparelho vestibular.

Zumbido ou tinido. zumbido, crepitação ou estalido nos ouvidos.

Revisão do capítulo

Conceitos essenciais

17.1 Olfação: sentido do olfato

1. Os receptores para o olfato são os neurônios sensitivos olfatórios, que são neurônios bipolares. Estão no epitélio nasal com as glândulas olfatórias, as quais produzem muco que dissolve as moléculas odoríferas.

2. Na recepção olfatória, um potencial receptor desenvolve-se e desencadeia um ou mais impulsos nervosos.

3. O limiar do olfato é baixo e a adaptação aos odores ocorre rapidamente.

4. Os axônios dos neurônios sensitivos olfatórios formam os nervos olfatórios (I), que transmitem impulsos nervosos para os bulbos olfatórios, tratos olfatórios, sistema límbico e córtex olfatório no lobo temporal do cérebro.

17.2 Gustação: sentido do paladar

1. Os receptores da gustação, as células epiteliais gustativas, estão localizados nos cálculos gustatórios.

2. Substâncias químicas dissolvidas, chamadas de elementos gustativos, estimulam células receptoras gustativas, fazendo com que elas fluam através de canais iônicos na membrana plasmática ou liguem-se a receptores acoplados a proteínas G na membrana.

3. Os potenciais receptores desenvolvidos nas células epiteliais gustativas causam a liberação de neurotransmissores, que podem gerar impulsos nervosos em neurônios sensitivos de primeira ordem.

4. O limiar varia de acordo com o paladar envolvido e a adaptação ao paladar ocorre rapidamente.

5. As células epiteliais gustativas desencadeiam impulsos nervosos nos nervos facial (VII), glossofaríngeo (IX) e vago (X). Os sinais gustativos passam então para o bulbo, tálamo e córtex gustativo na ínsula do lobo parietal do cérebro.

17.3 Visão: um panorama geral

1. Mais da metade dos receptores sensitivos do corpo humano está localizada nos olhos.

2. Os olhos são responsáveis pela detecção da luz visível, a parte do espectro eletromagnético com comprimentos de onda que variam de cerca de 400 a 700 nm.

17.4 Estruturas acessórias dos olhos

1. As estruturas acessórias dos olhos incluem: sobrancelhas (supercílios), pálpebras, cílios, aparelho lacrimal e músculos extrínsecos do bulbo ocular.

2. O aparelho lacrimal é constituído de estruturas que produzem e drenam as lágrimas.

17.5 Anatomia do bulbo ocular

1. O olho é constituído de três camadas: (a) camada fibrosa (esclera e córnea), (b) camada vascular (corioide, corpo ciliar e íris) e (c) camada interna (retina).

2. A retina consiste em um extrato pigmentoso e um extrato neural que inclui uma camada fotorreceptora, camada de células bipolares, camada de células ganglionares, células horizontais e células amácrinas.

3. A cavidade anterior contém humor aquoso; a câmara vítrea contém o humor vítreo.

17.6 Fisiologia da visão

1. A formação da imagem na retina envolve a refração dos raios de luz pela córnea e pela lente, que focam uma imagem invertida na fóvea central da retina.

2. Para ver objetos de perto, a lente aumenta sua curvatura (acomodação) e a pupila contrai-se para evitar que os raios de luz entrem no olho através da periferia da lente.

3. O ponto de visão de perto é a distância mínima do olho na qual um objeto pode ser claramente focalizado com acomodação máxima.

4. Na convergência, os bulbos dos olhos movem-se medialmente, de modo que ambos são direcionados para um objeto que está sendo visualizado.

5. O primeiro passo na visão é a absorção da luz por fotopigmentos em bastonetes e cones e isomerização *cis*-retinal. Os potenciais receptores em bastonetes e cones diminuem a liberação de neurotransmissor inibitório, que induz potenciais graduados em células bipolares e células horizontais.

6. Células horizontais transmitem sinais inibitórios entre fotorreceptores e células bipolares; as células bipolares ou amácrinas transmitem sinais excitatórios para as células ganglionares, que, por sua vez, despolarizam-se e iniciam os impulsos nervosos.

7. Os impulsos nervosos das células ganglionares são conduzidos ao nervo óptico (II) pelo quiasma óptico e do trato óptico até o tálamo. Do tálamo, os impulsos nervosos para a visão propagam-se para o córtex visual primário no lobo occipital do cérebro. Os axônios colaterais das células ganglionares da retina estendem-se ao mesencéfalo e ao hipotálamo.

17.7 Audição

1. A orelha externa consiste em: pavilhão, meato acústico externo e membrana timpânica.

2. A orelha média consiste em: cavidade timpânica, tuba auditiva, ossículos, janela do vestíbulo e janela da cóclea.

3. A orelha interna consiste em: labirinto ósseo e labirinto membranáceo. Além disso, a orelha interna contém os órgãos espiral e da audição, bem como o sistema vestibular.

4. As ondas sonoras entram no meato acústico externo, atingem a membrana timpânica, passam pelos ossículos, atingem a janela do vestíbulo, estabelecem ondas na perilinfa, atingem a membrana vestibular e a rampa do tímpano, aumentam a pressão na endolinfa, vibram a lâmina basilar e estimulam os feixes pilosos no órgão espiral.

5. As células ciliadas convertem as vibrações mecânicas em um potencial receptor, o qual libera neurotransmissores que podem iniciar impulsos nervosos em neurônios sensitivos de primeira ordem.

6. Os axônios sensitivos no ramo coclear do nervo vestibulococlear (VIII) terminam no bulbo. Os sinais auditivos passam então para o colículo inferior, tálamo e córtex auditivo primário no lobo temporal do cérebro.

17.8 Equilíbrio

1. As máculas do utrículo e do sáculo detectam a aceleração ou desaceleração linear e a inclinação da cabeça.

2. As cristas nos ductos semicirculares detectam aceleração ou desaceleração rotacional.

3. A maioria dos axônios da parte vestibular do nervo vestibulococlear entra no tronco encefálico e termina no bulbo e na ponte; outros axônios entram no cerebelo.

17.9 Desenvolvimento dos olhos e das orelhas

1. Os olhos começam seu desenvolvimento cerca de 22 dias após a fertilização a partir do ectoderma das paredes laterais do prosencéfalo.

2. As orelhas começam seu desenvolvimento aproximadamente 22 dias após a fertilização a partir de um espessamento do ectoderma em ambos os lados do rombencéfalo (ou porção mais à frente). A sequência de desenvolvimento da orelha é orelha interna, orelha média e orelha externa.

17.10 Envelhecimento e os sentidos especiais

1. A maioria das pessoas não tem problemas com os sentidos do olfato e paladar até os 50 anos.

2. Entre as alterações dos olhos relacionadas à idade estão: presbiopia, catarata, dificuldade de adaptação à luz, degeneração macular, glaucoma, olhos secos e diminuição da nitidez visual.

3. Com a idade, há uma perda progressiva da audição e o zumbido ocorre com mais frequência.

Questões para avaliação crítica

1. Mario sofreu danos no nervo facial. Como isso afetaria seus sentidos especiais?

2. A enfermeira do turno traz o jantar para Gertrude, uma senhora de 80 anos que está doente. Visto que Gertrude come uma pequena quantidade de sua comida e comenta que não está com fome e que a "comida de hospital simplesmente não tem gosto bom!", a enfermeira entrega a Gertrude um cardápio para que ela possa escolher seu café da manhã. Gertrude reclama que está com dificuldade para ler o cardápio e pede à enfermeira que leia para ela. Quando a enfermeira começa a ler, a paciente pede em voz alta que ela "fale e desligue o zumbido". Quais conhecimentos a enfermeira tem sobre o envelhecimento e os sentidos especiais que ajudam a explicar os comentários de Gertrude?

3. Enquanto você ajuda sua vizinha a pingar o colírio nos olhos da filha de 6 anos, a filha diz: "Esse remédio tem um gosto ruim". Como você explica à sua vizinha como sua filha pode "sentir o sabor" do colírio?

Respostas às questões das figuras

17.1 Um neurônio sensitivo olfatório tem uma vida útil de cerca de 1 mês.

17.2 A transdução olfatória ocorre nos cílios olfatórios de um neurônio sensitivo olfatório.

17.3 As células epiteliais basais desenvolvem-se em células receptoras gustativas.

17.4 A luz visível com comprimento de onda de 700 nm é vermelha.

17.5 A conjuntiva é contínua com o revestimento interno das pálpebras.

17.6 O líquido lacrimal, ou lágrima, é uma solução aquosa contendo sais, um pouco de muco e lisozima, que protege, limpa, lubrifica e umedece o bulbo do olho.

17.7 A camada fibrosa consiste na córnea e na esclera; a túnica vascular consiste em corioide, corpo ciliar e íris.

17.8 A divisão parassimpática do SNA causa constrição pupilar; a divisão simpática causa dilatação pupilar.

17.9 Um exame oftalmoscópico dos vasos sanguíneos do olho pode revelar evidências de hipertensão, diabetes melito, catarata e degeneração macular relacionada à idade.

17.10 Os dois tipos de fotorreceptores são bastonetes e cones. Os bastonetes fornecem visão em preto e branco com pouca luz; os cones fornecem alta acuidade visual e visão de cores em luz brilhante.

17.11 Após o humor aquoso ser secretado pelo processo ciliar, flui para a câmara posterior, ao redor da íris, para a câmara anterior e para fora do bulbo ocular por meio do seio venoso da esclera.

17.12 Durante a acomodação, o músculo ciliar se contrai, promovendo o afrouxamento das fibras zonulares. A lente torna-se então mais convexa, aumentando o seu poder de focalização.

17.13 A presbiopia é a perda da elasticidade da lente que ocorre com o envelhecimento.

17.14 Tanto os bastonetes quanto os cones promovem a transdução da luz em potenciais receptores, utilizam um fotopigmento inserido em discos ou dobras do segmento externo e liberam neurotransmissores nas sinapses com células bipolares e células horizontais.

17.15 A conversão de *cis*-retinal em *trans*-retinal é chamada de isomerização.

17.16 A GMP cíclica é o ligante que abre os canais de Na$^+$ nos fotorreceptores, promovendo o fluxo de corrente escura.

17.17 Raios de luz de um objeto na metade temporal do campo visual caem na metade nasal da retina.

17.18 O martelo da orelha média está ligado à membrana timpânica, que faz parte da orelha externa.

17.19 As janelas do vestíbulo e da cóclea separam a orelha média da orelha interna.

17.20 Os dois sacos no labirinto membranáceo do vestíbulo são o utrículo e o sáculo.

17.21 As três subdivisões do labirinto ósseo são: canais semicirculares, vestíbulo e cóclea.

17.22 A região da lâmina basilar localizada próximo às janelas do vestíbulo e da cóclea vibra mais vigorosamente em resposta aos sons de alta frequência.

17.23 A extremidade de uma proteína de ligação de ponta conecta um canal de cátions em um estereocílio à extremidade mais alta de seu estereocílio vizinho. Quando os estereocílios curvam-se em direção ao estereocílio mais alto, a ligação de ponta é esticada e puxa o canal de cátions, fazendo com que ele se abra completamente. Isso permite que uma grande quantidade de K$^+$ entre na célula ciliada, resultando na formação de um forte potencial receptor despolarizante.

17.24 O núcleo olivar superior da ponte é a parte da via auditiva que permite uma pessoa localizar a fonte de um som.

17.25 O utrículo detecta aceleração ou desaceleração linear que ocorre na direção horizontal, bem como a inclinação da cabeça; o sáculo detecta a aceleração ou desaceleração linear que ocorre na direção vertical.

17.26 Os ductos semicirculares detectam aceleração ou desaceleração rotacional.

17.27 Os núcleos vestibulares estão localizados no bulbo e na ponte.

17.28 O cálice óptico forma as camadas neurais e pigmentadas da retina.

17.29 A orelha interna desenvolve-se a partir da ectoderme superficial, a orelha média desenvolve-se a partir das bolsas faríngeas e a orelha externa, a partir de um sulco faríngeo.

CAPÍTULO 18

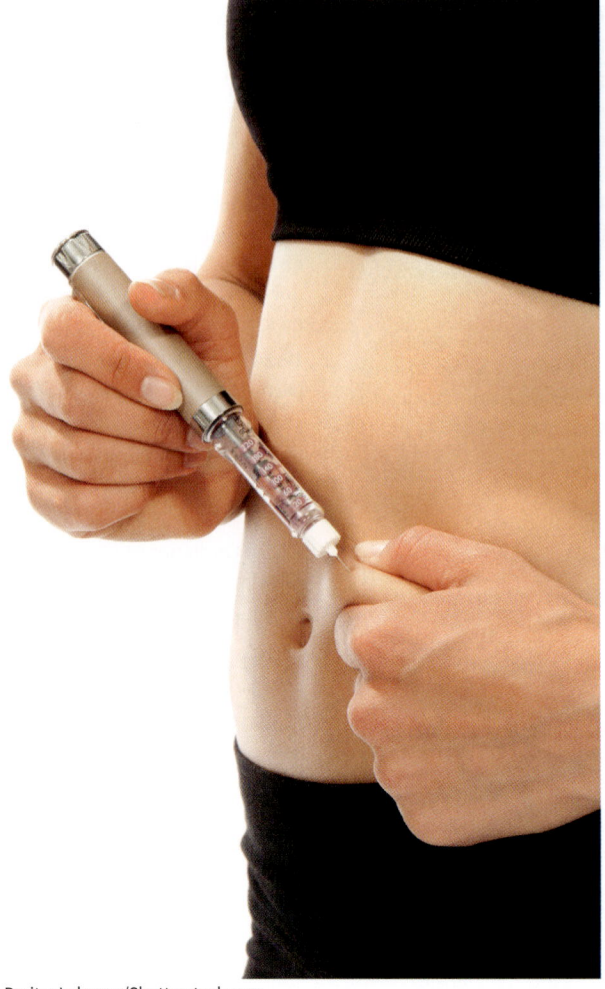

Consulte *Distúrbios: desequilíbrios homeostáticos* e *Distúrbios das ilhotas pancreáticas* para saber por que o diabetes melito afeta milhões de indivíduos e tem efeitos generalizados no corpo.

Sistema Endócrino

Sistema endócrino e homeostasia

> Os hormônios do sistema endócrino contribuem para a homeostasia ao regular a atividade e o crescimento das células-alvo no corpo. Os hormônios também regulam o metabolismo.

Ao entrar na puberdade, meninas e meninos começam a desenvolver diferenças notáveis na sua aparência física e comportamento. Talvez nenhum outro período da vida mostre de forma tão expressiva o impacto do sistema endócrino no controle do desenvolvimento e na regulação das funções corporais. Nas meninas, os estrogênios promovem o acúmulo de tecido adiposo nas mamas e nos quadris, modelando a forma feminina. Ao mesmo tempo ou um pouco depois, níveis cada vez mais altos de testosterona nos meninos começam a produzir a massa muscular e a aumentar as pregas vocais, resultando em uma voz mais grave. Essas mudanças são apenas alguns exemplos da poderosa influência das secreções endócrinas. Talvez de maneira menos expressiva, numerosos hormônios ajudam a manter a homeostasia diariamente. Esses hormônios regulam a atividade do músculo liso, do músculo cardíaco e de algumas glândulas; alteram o metabolismo; estimulam o crescimento e o desenvolvimento; influenciam os processos reprodutivos e participam dos ritmos circadianos (diários) estabelecidos pelo núcleo supraquiasmático do hipotálamo.

18.1 Comparação do controle exercido pelos sistemas nervoso e endócrino

OBJETIVO

- **Comparar** o controle das funções corporais pelo sistema nervoso e pelo sistema endócrino.

Os sistemas nervoso e endócrino atuam em conjunto para coordenar as funções de todos os sistemas do corpo. Lembre-se de que o sistema nervoso atua por meio de impulsos nervosos conduzidos ao longo dos axônios dos neurônios. Nas sinapses, os impulsos nervosos desencadeiam a liberação de moléculas mediadoras (mensageiras), denominadas *neurotransmissores* (mostrados na **Figura 12.23**). O sistema endócrino também controla as atividades corporais por meio da liberação de mediadores, denominados *hormônios*, embora os meios de controle desses dois sistemas sejam muito diferentes.

Um **hormônio** é uma molécula que é liberada em determinada parte do corpo, mas que regula a atividade de células em outras partes do corpo. A maioria dos hormônios entra no líquido intersticial e, em seguida, na corrente sanguínea. O sangue circulante leva os hormônios até as células de todo o corpo. Tanto os neurotransmissores quanto os hormônios exercem seus efeitos por meio de sua ligação a receptores presentes na superfície ou no interior de suas "células-alvo". Diversas substâncias químicas atuam tanto como neurotransmissores quanto como hormônios. Um exemplo familiar é a norepinefrina, que é liberada como neurotransmissor pelos neurônios pós-ganglionares simpáticos e como hormônio pelas células cromafins da medula das glândulas suprarrenais.

Com frequência, as respostas do sistema endócrino são mais lentas do que as do sistema nervoso; embora alguns hormônios atuem em questão de segundos, a maioria leva vários minutos ou mais para produzir uma resposta. Em geral, os efeitos da ativação pelo sistema nervoso são mais breves do que os do sistema endócrino. O sistema nervoso atua sobre músculos e glândulas específicos. A influência do sistema endócrino é muito mais ampla; ele ajuda a regular praticamente todos os tipos de células do corpo.

Teremos também várias oportunidades para observar como os sistemas nervoso e endócrino atuam em conjunto, como um "supersistema" interligado. Por exemplo, determinadas partes do sistema nervoso estimulam ou inibem a liberação de hormônios pelo sistema endócrino.

A **Tabela 18.1** compara as características dos sistemas nervoso e endócrino. Neste capítulo, focalizaremos as principais glândulas endócrinas e tecidos produtores de hormônios e examinaremos como seus hormônios controlam as atividades corporais.

Teste rápido

1. Enumere as semelhanças e as diferenças entre os sistemas nervoso e endócrino em relação ao controle da homeostasia.

18.2 Glândulas endócrinas

OBJETIVO

- **Distinguir** as glândulas exócrinas das glândulas endócrinas.

Conforme discutido no Capítulo 4, lembre-se de que o corpo contém dois tipos de glândulas: as glândulas exócrinas e as glândulas endócrinas. As **glândulas exócrinas** secretam seus produtos em ductos que transportam as secreções para as cavidades corporais, para o lúmen de um órgão ou para a superfície externa do corpo. As glândulas exócrinas incluem as glândulas sudoríparas, as glândulas sebáceas e as glândulas mucosas e digestivas. As **glândulas endócrinas** secretam seus produtos (hormônios) no líquido intersticial que circunda as células secretoras, e não em ductos. A partir do líquido intersticial, os hormônios difundem-se para os capilares sanguíneos, e o sangue os transporta até as células-alvo em todo o corpo. Em virtude da dependência do sistema cardiovascular para distribuir seus produtos, as glândulas endócrinas são alguns dos tecidos mais vascularizados do corpo. Tendo em vista que os hormônios são, em sua maior parte, necessários em quantidades muito pequenas, os níveis circulantes normalmente são baixos.

A hipófise e as glândulas tireoide, paratireoides, suprarrenais e pineal são glândulas endócrinas (**Figura 18.1**). Além disso, diversos órgãos e tecidos não são exclusivamente classificados como

TABELA 18.1	Comparação do controle exercido pelos sistemas nervoso e endócrino.	
Característica	**Sistema nervoso**	**Sistema endócrino**
Moléculas	Neurotransmissores liberados localmente em resposta a impulsos nervosos	Hormônios levados pelo sangue até os tecidos de todo o corpo
Local de ação	Próximo ao local de liberação, na sinapse; liga-se a receptores presentes na membrana pós-sináptica	Distante do local de liberação (habitualmente); liga-se a receptores presentes na superfície das células-alvo ou em seu interior
Tipos de células-alvo	Fibras musculares (lisas, cardíacas e esqueléticas), células glandulares, outros neurônios	Células por todo o corpo
Tempo levado para o início da ação	Normalmente em milissegundos (milionésimos de segundo)	Segundos a horas ou dias
Duração da ação	Geralmente mais breve (milissegundos)	Geralmente mais longa (segundos a dias)

FIGURA 18.1 **Localização de muitas glândulas endócrinas.** São também mostrados outros órgãos que contêm células endócrinas e estruturas associadas.

> As glândulas endócrinas secretam hormônios, que são transportados pelo sangue até os tecidos-alvo.

Funções dos Hormônios

1. Ajudam a regular:
   - A composição química e o volume do meio interno (líquido extracelular)
   - O metabolismo e o equilíbrio energético
   - A contração das fibras musculares lisas e cardíacas
   - As secreções glandulares
   - Algumas atividades do sistema imune
2. Controlam o crescimento e o desenvolvimento
3. Regulam o funcionamento dos sistemas genitais
4. Ajudam a estabelecer os ritmos circadianos

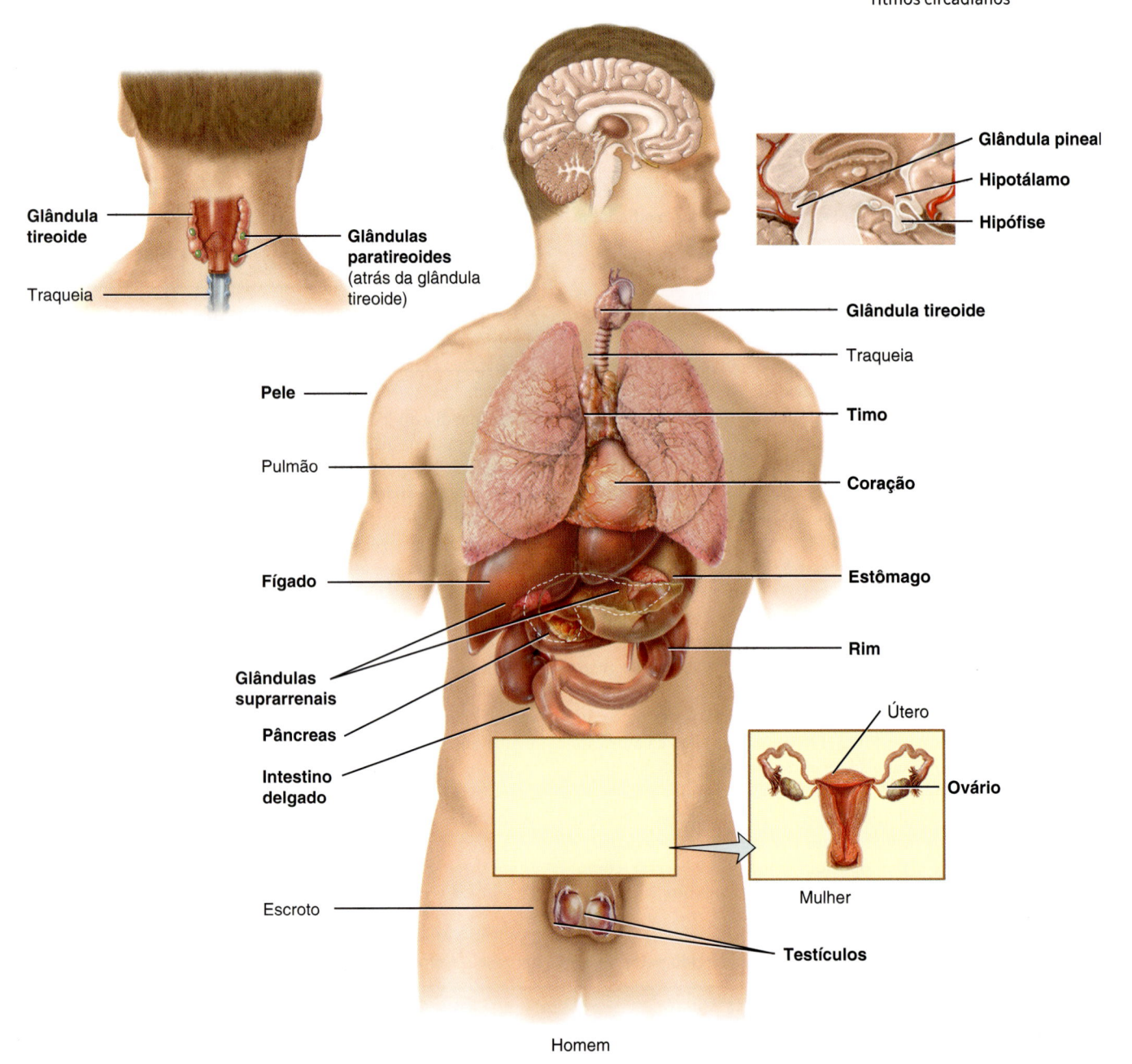

Glândula tireoide
Traqueia
Glândulas paratireoides (atrás da glândula tireoide)
Glândula pineal
Hipotálamo
Hipófise
Glândula tireoide
Traqueia
Pele
Timo
Pulmão
Coração
Fígado
Estômago
Glândulas suprarrenais
Rim
Pâncreas
Útero
Intestino delgado
Ovário
Escroto
Mulher
Testículos
Homem

? Qual é a diferença básica entre glândulas endócrinas e glândulas exócrinas?

glândulas endócrinas, porém contêm células que secretam hormônios. Esses órgãos e tecidos incluem hipotálamo, timo, pâncreas, ovários, testículos, rins, estômago, fígado, intestino delgado, pele, coração, tecido adiposo e placenta. Em seu conjunto, todas as glândulas endócrinas e as células secretoras de hormônios constituem o **sistema endócrino**. A ciência da estrutura e da função das glândulas endócrinas e do diagnóstico e tratamento das doenças desse sistema é conhecida como **endocrinologia**.

> **Teste rápido**
>
> 2. Enumere três órgãos ou tecidos que não sejam exclusivamente classificados como glândulas endócrinas, mas que contenham células que secretem hormônios.

18.3 Atividade dos hormônios

OBJETIVOS

- **Descrever** como os hormônios interagem com os receptores nas células-alvo
- **Comparar** as duas classes químicas de hormônios, com base na sua solubilidade.

Função dos receptores hormonais

Embora um determinado hormônio percorra todo o corpo pelo sangue, ele só afeta células-alvo específicas. À semelhança dos neurotransmissores, os hormônios influenciam suas células-alvo por meio de sua ligação química a **receptores** proteicos específicos. Apenas as células-alvo de determinado hormônio possuem receptores que se ligam a esse hormônio e o reconhecem. Por exemplo, o hormônio tireoestimulante (TSH) liga-se a receptores presentes nas células da glândula tireoide, porém não se liga a células dos ovários, visto que estas últimas não possuem receptores de TSH.

Os receptores, assim como outras proteínas celulares, são constantemente sintetizados e degradados. Em geral, uma célula-alvo tem 2.000 a 100.000 receptores para um determinado hormônio. Se houver um hormônio em excesso, o número de receptores na célula-alvo pode diminuir – um efeito denominado **infrarregulação**. Por exemplo, quando determinadas células dos testículos são expostas a uma concentração elevada de hormônio luteinizante (LH), o número de receptores de LH diminui. A infrarregulação torna uma célula-alvo *menos sensível* ao hormônio. Em contrapartida, quando ocorre deficiência de determinado hormônio, o número de seus receptores pode aumentar. Esse fenômeno, conhecido como **suprarregulação**, torna uma célula-alvo *mais sensível* a um hormônio.

> ### Correlação clínica
>
> #### Como bloquear receptores hormonais
>
> Há hormônios sintéticos que são utilizados como fármacos para **bloquear os receptores** de alguns hormônios de ocorrência natural. Por exemplo, a mifepristona (RU486), que é utilizada para induzir aborto, liga-se aos receptores de progesterona (um hormônio sexual feminino) e impede a progesterona de exercer o seu efeito normal que, nesse caso, consiste em preparar o revestimento do útero para a implantação. Quando se administra mifepristona a uma gestante, as condições uterinas necessárias para a nutrição de um embrião não são mantidas, o desenvolvimento embrionário é interrompido, e o embrião se desprende juntamente com o revestimento uterino. Esse exemplo ilustra um importante princípio endócrino: se um hormônio for impedido de interagir com seus receptores, ele é incapaz de desempenhar suas funções normais.

Hormônios circulantes e locais

Os hormônios endócrinos são, em sua maioria, **hormônios circulantes** – eles passam das células secretoras que os produzem para dentro do líquido intersticial e, em seguida, para o sangue (**Figura 18.2 A**). Outros hormônios, denominados **hormônios locais**, atuam localmente nas células adjacentes ou nas mesmas células que os secretaram, sem entrar na corrente sanguínea (**Figura 18.2 B**). Os hormônios locais que atuam em células adjacentes são denominados **parácrinos**, enquanto os que atuam nas mesmas células que os secretaram são denominados **autócrinos**. Um exemplo de hormônio local é a interleucina-2 (IL-2), que é liberada pelas células T auxiliares (um tipo de leucócito) durante as respostas imunes (ver Capítulo 22). A IL-2 ajuda a ativar outras células imunes de

FIGURA 18.2 Comparação entre hormônios circulantes e hormônios locais (hormônios autócrinos e parácrinos).

> Os hormônios circulantes são transportados pela corrente sanguínea para atuar em células-alvo distantes. Os hormônios parácrinos atuam em células adjacentes, enquanto os autócrinos atuam nas mesmas células que os produzem.

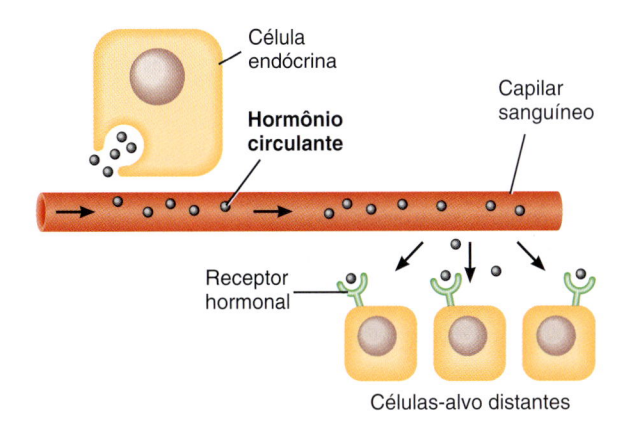

A. Hormônios circulantes

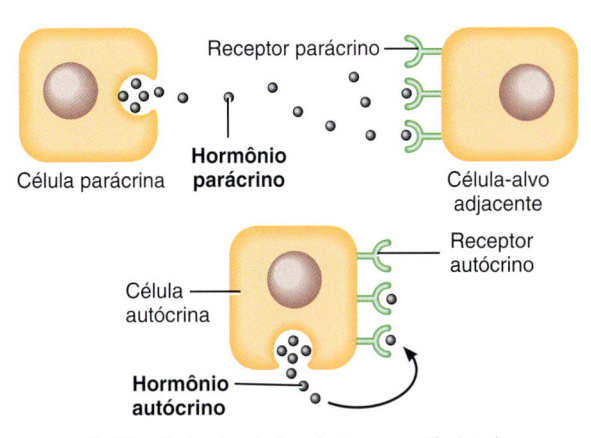

B. Hormônios locais (parácrinos e autócrinos)

? No estômago um estímulo para a secreção de ácido clorídrico pelas células parietais é a liberação de histamina pelos mastócitos adjacentes. Nessa situação, a histamina é autócrina ou parácrina?

localização próxima, constituindo um efeito parácrino. Entretanto, a IL-2 também atua como hormônio autócrino ao estimular a proliferação da mesma célula que a liberou. Essa ação gera mais células T auxiliares, as quais podem secretar quantidades ainda maiores de IL-2 e, assim, intensificar a resposta imune. Outro exemplo de um hormônio local é o gás óxido nítrico (NO), que é liberado pelas células endoteliais que revestem os vasos sanguíneos. O NO provoca relaxamento das fibras musculares lisas adjacentes nos vasos sanguíneos, o que, por sua vez, causa vasodilatação (aumento do diâmetro dos vasos sanguíneos). Os efeitos dessa vasodilatação variam desde uma redução da pressão arterial até a ereção do pênis nos homens. O medicamento sildenafila aumenta os efeitos estimulados pelo óxido nítrico no pênis.

Em geral, os hormônios locais são rapidamente inativados; os hormônios circulantes podem permanecer no sangue e exercer seus efeitos por alguns minutos ou, em certas ocasiões, por algumas horas. No devido tempo, os hormônios circulantes são inativados pelo fígado e excretados pelos rins. Em casos de insuficiência renal ou hepática, pode ocorrer acúmulo de níveis excessivos de hormônios no sangue.

Classes químicas dos hormônios

Do ponto de vista químico, os hormônios podem ser divididos em duas grandes classes: os hormônios lipossolúveis e os hormônios hidrossolúveis. Essa classificação química também é funcionalmente útil, visto que as duas classes exercem seus efeitos de maneira diferente.

Hormônios lipossolúveis. Os hormônios lipossolúveis incluem os hormônios esteroides, os hormônios da tireoide, o óxido nítrico e os hormônios eicosanoides.

1. Os **hormônios esteroides** são derivados do colesterol. Cada hormônio esteroide é único, em virtude da presença de diferentes grupos químicos ligados a vários sítios nos quatro anéis no núcleo de sua estrutura (ver **Tabela 18.2**). Essas pequenas diferenças possibilitam uma grande diversidade de funções.
2. Dois **hormônios da tireoide** (T_3 e T_4) são sintetizados pela fixação de iodo ao aminoácido tirosina. A presença de dois anéis de benzeno na molécula de T_3 ou de T_4 torna essas moléculas muito lipossolúveis (ver **Tabela 18.2**).
3. O gás **óxido nítrico (NO)** é tanto um hormônio quanto um neurotransmissor. A sua síntese é catalisada pela enzima óxido nítrico sintase.
4. Os **hormônios eicosanoides** são derivados do ácido araquidônico, um ácido graxo de 20 carbonos. Os dois principais tipos de eicosanoides são as **prostaglandinas (PG)** e os **leucotrienos (LT)**. Os eicosanoides são hormônios locais importantes, que também podem atuar como hormônios circulantes.

Hormônios hidrossolúveis. Os hormônios hidrossolúveis incluem os hormônios do grupo das aminas e os hormônios peptídicos e proteicos.

1. Os **hormônios do grupo das aminas** são sintetizados por descarboxilação (remoção de uma molécula de CO_2) e modificação de determinados aminoácidos. São denominados aminas porque retêm um grupo amina ($-NH_3^+$). As catecolaminas – epinefrina, norepinefrina e dopamina – são sintetizadas pela modificação do aminoácido tirosina. A histamina é sintetizada a partir do aminoácido histidina pelos mastócitos e pelas plaquetas. A serotonina e a melatonina derivam do triptofano.
2. Os **hormônios peptídicos** e os **hormônios proteicos** são polímeros de aminoácidos. Os menores hormônios peptídicos consistem em cadeias de 3 a 49 aminoácidos; os hormônios proteicos maiores apresentam 50 a 200 aminoácidos. Entre os exemplos de hormônios peptídicos estão o hormônio antidiurético e a ocitocina; os hormônios proteicos incluem o hormônio do crescimento e a insulina. Vários hormônios proteicos, como o hormônio tireoestimulante, possuem grupos de carboidrato fixados e, portanto, são **hormônios glicoproteicos**.

A **Tabela 18.2** fornece um resumo das classes dos hormônios lipossolúveis e hidrossolúveis, bem como uma visão geral dos principais hormônios e seus locais de secreção.

Transporte de hormônios no sangue

As moléculas de hormônios hidrossolúveis circulam, em sua maioria, no plasma sanguíneo aquoso em uma forma "livre" (não ligada a outras moléculas), porém a maioria das moléculas de hormônios lipossolúveis está ligada a **proteínas de transporte**. As proteínas de transporte, que são sintetizadas pelos hepatócitos, possuem três funções:

1. Elas tornam os hormônios lipossolúveis temporariamente hidrossolúveis, aumentando, assim, a sua solubilidade no sangue.
2. Elas retardam a passagem de pequenas moléculas hormonais pelo mecanismo de filtração dos rins, reduzindo, assim, a taxa de perda hormonal na urina.
3. Elas proporcionam uma reserva imediata de hormônio, que já está presente na corrente sanguínea.

Em geral, 0,1 a 10% das moléculas de um hormônio lipossolúvel não estão ligadas a uma proteína transportadora. Essa **fração livre** difunde-se para fora dos capilares, liga-se a receptores e desencadeia respostas. À medida que as moléculas de hormônio livres deixam o sangue e se ligam a seus receptores, as proteínas de transporte liberam novas moléculas para repor a fração livre.

> ### Correlação clínica
>
> #### Como administrar hormônios
>
> Tanto os hormônios esteroides quanto os hormônios tireoidianos são efetivos quando administrados por via oral. Eles não são degradados durante a digestão e atravessam facilmente o revestimento intestinal por serem lipossolúveis. Em contrapartida, os hormônios peptídicos e proteicos, como a insulina, não são medicamentos efetivos por via oral, visto que as enzimas digestivas os destroem, rompendo suas ligações peptídicas. Essa é a razão pela qual as pessoas que necessitam de insulina precisam administrá-la por injeção.

TABELA 18.2 Resumo dos hormônios por classe química.

Classe química	Hormônios	Local de secreção
LIPOSSOLÚVEIS		
Hormônios esteroides	Aldosterona, cortisol, androgênios	Córtex da glândula suprarrenal
	Calcitriol (forma ativa da vitamina D)	Rins
	Testosterona	Testículos
	Estrogênios, progesterona	Ovários
Hormônios tireoidianos	T_3 (tri-iodotironina), T_4 (tiroxina)	Glândula tireoide (tireócitos T)
Gás	Óxido nítrico (NO)	Células endoteliais que revestem os vasos sanguíneos
Eicosanoides	Prostaglandinas, leucotrienos	Todas as células, com exceção dos eritrócitos
HIDROSSOLÚVEIS		
Aminas	Epinefrina, norepinefrina (catecolaminas)	Medula da glândula suprarrenal
	Melatonina	Glândula pineal
	Histamina	Mastócitos nos tecidos conjuntivos
	Serotonina	Plaquetas no sangue
Peptídios e proteínas	Todos os hormônios hipotalâmicos de liberação e de inibição	Hipotálamo
	Ocitocina, hormônio antidiurético	Neuro-hipófise
	Hormônio do crescimento, hormônio tireoestimulante, hormônio adrenocorticotrófico, hormônio foliculoestimulante, hormônio luteinizante, prolactina, hormônio melanócito-estimulante	Adeno-hipófise
	Insulina, glucagon, somatostatina, polipeptídio pancreático	Pâncreas
	Paratormônio	Glândulas paratireoides
	Calcitonina	Glândula tireoide (tireócitos C)
	Gastrina, secretina, colecistocinina, GIP (peptídio insulinotrópico dependente de glicose)	Estômago e intestino delgado (células enteroendócrinas)
	Eritropoetina	Rins
	Leptina	Tecido adiposo

> **Teste rápido**
>
> 3. Qual é a diferença entre infrarregulação e suprarregulação?
> 4. Identifique as classes químicas dos hormônios e forneça um exemplo de cada uma delas.
> 5. Como os hormônios são transportados no sangue?

18.4 Mecanismos de ação dos hormônios

OBJETIVO

- **Descrever** os dois mecanismos gerais de ação dos hormônios.

A resposta a um hormônio depende tanto do próprio hormônio quanto de sua célula-alvo. Várias células-alvo respondem de maneira diferente ao mesmo hormônio. Por exemplo, a insulina estimula a síntese de glicogênio nas células hepáticas e a síntese de triglicerídios nas células adiposas.

A resposta a um determinado hormônio nem sempre consiste na síntese de novas moléculas, como no caso da insulina. Outros efeitos hormonais incluem a mudança da permeabilidade da membrana plasmática, a estimulação do transporte de uma substância para dentro ou para fora das células-alvo, a alteração na velocidade de reações metabólicas específicas e a produção de contração do músculo liso ou do músculo cardíaco. Em parte, esses efeitos variados dos hormônios são possíveis graças à capacidade de um único hormônio de desencadear várias respostas celulares diferentes. Todavia, um hormônio precisa em primeiro lugar "anunciar a sua chegada" a uma célula-alvo por meio de ligação a seus receptores. Os receptores da maioria dos hormônios lipossolúveis estão localizados dentro das células-alvo. Os receptores para os hormônios hidrossolúveis habitualmente fazem parte da membrana plasmática das células-alvo.

Ação dos hormônios lipossolúveis

Conforme descrito anteriormente, os hormônios lipossolúveis, incluindo os hormônios esteroides e os hormônios tireoidianos, ligam-se, em sua maioria, a receptores situados dentro das células-alvo. Seu mecanismo de ação é o seguinte (**Figura 18.3**):

1. Uma molécula de hormônio lipossolúvel livre difunde-se a partir do sangue, pelo líquido intersticial e através da bicamada lipídica da membrana plasmática para entrar em uma célula.
2. Se a célula for uma célula-alvo, o hormônio liga-se a receptores localizados no citosol ou no núcleo e os ativa. O complexo receptor-hormônio ativado modifica, então, a expressão gênica: ativa ou desativa genes específicos do DNA nuclear.
3. Com a transcrição do DNA, ocorre formação de novo RNA mensageiro (mRNA), que deixa o núcleo e entra no citosol.

FIGURA 18.3 Mecanismo de ação dos hormônios lipossolúveis esteroides e da tireoide.

> Os hormônios lipossolúveis ligam-se a receptores dentro das células-alvo.

1. O **hormônio lipossolúvel** difunde-se para dentro da célula
2. O complexo receptor-hormônio ativado altera a expressão gênica
3. O mRNA recém-formado dirige a síntese de proteínas específicas nos ribossomos
4. As novas proteínas alteram a atividade da célula

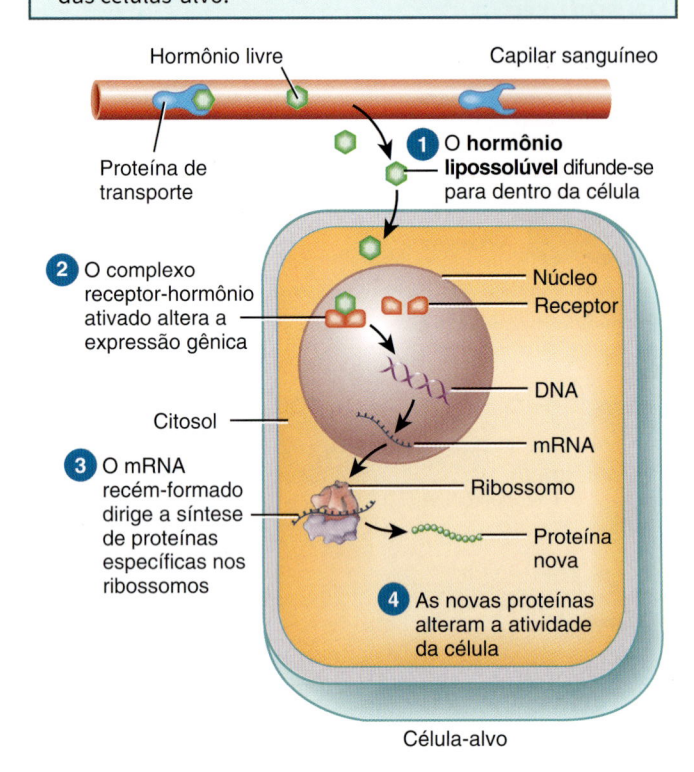

? Qual é a ação do complexo receptor-hormônio?

No citosol, o mRNA dirige a síntese de uma nova proteína, frequentemente uma enzima, nos ribossomos.

4. As novas proteínas alteram a atividade da célula e causam as respostas típicas do hormônio em questão.

Convém assinalar que nem todos os hormônios lipossolúveis ligam-se a receptores dentro das células-alvo. Os hormônios eicosanoides são hormônios lipossolúveis que se ligam a receptores presentes na membrana plasmática das células-alvo, utilizando o mecanismo que é típico dos hormônios hidrossolúveis (descrito adiante).

Ação dos hormônios hidrossolúveis

Por não serem lipossolúveis, os hormônios do grupo das aminas e os hormônios peptídicos e proteicos são incapazes de sofrer difusão através da bicamada lipídica da membrana plasmática e de se ligar a receptores dentro das células-alvo. Em vez disso, os hormônios hidrossolúveis ligam-se a receptores que se projetam da superfície da célula-alvo. Esses receptores são proteínas transmembranares integrantes da membrana plasmática. Quando um hormônio hidrossolúvel se liga a seu receptor na superfície externa da membrana plasmática, ele atua como **primeiro mensageiro**. Em seguida, o primeiro mensageiro (o hormônio) induz a produção de um **segundo mensageiro** no interior da célula, onde ocorrem respostas específicas estimuladas pelo hormônio.

O **monofosfato de adenosina cíclico**, também conhecido como **AMP cíclico (cAMP)** é um segundo mensageiro comum. Os neurotransmissores, os neuropeptídios e vários mecanismos de transdução sensoriais (p. ex., visão; ver **Figura 17.16**) também atuam por meio de sistemas de segundo mensageiro.

A ação de um hormônio hidrossolúvel típico ocorre da seguinte maneira (**Figura 18.4**):

1 O hormônio hidrossolúvel (o primeiro mensageiro) difunde-se do sangue para o líquido intersticial e, em seguida, liga-se a seu receptor na superfície externa da membrana plasmática de uma célula-alvo. O complexo hormônio-receptor ativa uma proteína da membrana, denominada **proteína G**. Por sua vez, a proteína G ativada ativa a **adenilato ciclase**.

2 A adenilato ciclase converte ATP em AMP cíclico (cAMP). Como o sítio ativo da enzima está situado na superfície interna da membrana plasmática, essa reação ocorre no citosol da célula.

3 O AMP cíclico (o segundo mensageiro) ativa uma ou mais proteinoquinases, que podem estar livres no citosol ou ligadas à membrana plasmática. A **proteinoquinase** é uma enzima que fosforila (acrescenta um grupo fosfato) outras proteínas celulares (como enzimas). O doador do grupo fosfato é o ATP, que é convertido em ADP.

4 As proteinoquinases ativadas fosforilam uma ou mais proteínas celulares. A fosforilação ativa algumas dessas proteínas e inativa outras, de maneira bastante semelhante ao ligar ou desligar um interruptor.

5 Por sua vez, as proteínas fosforiladas causam reações que produzem respostas fisiológicas. Existem diferentes proteinoquinases no interior de células-alvo diferentes e dentro de diferentes organelas da mesma célula-alvo. Por conseguinte, uma proteinoquinase pode desencadear a síntese de glicogênio, uma segunda pode causar a degradação de triglicerídio, uma terceira pode promover a síntese de proteínas, e assim por diante. Conforme observado na etapa **4**, a fosforilação por uma proteinoquinase também pode inibir determinadas proteínas. Por exemplo, algumas das quinases liberadas quando a epinefrina liga-se aos hepatócitos inativam uma enzima necessária para a síntese de glicogênio.

6 Depois de um breve período, uma enzima denominada **fosfodiesterase** inativa o cAMP. Assim, a resposta da célula é desativada, a não ser que novas moléculas de hormônio continuem a se ligar a seus receptores na membrana plasmática.

A ligação de um hormônio a seu receptor ativa muitas moléculas de proteína G, as quais, por sua vez, ativam moléculas de adenilato ciclase (como observado na etapa **1**). A não ser que sejam ainda mais estimuladas pela ligação de mais moléculas de hormônio a seus receptores, as proteínas G são lentamente inativadas, diminuindo, assim, a atividade da adenilato ciclase e ajudando a interromper a resposta hormonal. As proteínas G constituem uma característica comum da maioria dos sistemas de segundos mensageiros.

Muitos hormônios exercem, pelo menos, parte de seus efeitos fisiológicos por meio de um *aumento* na síntese de cAMP. Entre os exemplos, estão incluídos o hormônio antidiurético (ADH), o hormônio tireoestimulante (TSH), o hormônio adrenocorticotrófico (ACTH), o glucagon, a epinefrina e os hormônios de liberação do hipotálamo. Em outros casos, como o hormônio inibidor do hormônio do crescimento (GHIH), o nível de AMP cíclico *diminui* em resposta à ligação de um hormônio a seu receptor. Além do cAMP, outros segundos mensageiros incluem íons cálcio (Ca^{2+}), o **monofosfato guanosina cíclico**, também designado como **GMP cíclico (cGMP)**, um nucleotídio cíclico semelhante ao cAMP; o **inositol trifosfato (IP3)** e o **diacilglicerol (DAG)**. Um determinado hormônio pode utilizar segundos mensageiros distintos em diferentes células-alvo.

Os hormônios que se ligam aos receptores de membrana plasmática podem induzir seus efeitos em concentrações muito baixas, visto que eles iniciam uma cascata ou reação em cadeia, em que cada etapa multiplica ou amplifica o efeito inicial. Por exemplo, a ligação de uma única molécula de epinefrina a seu receptor em uma célula hepática pode ativar uma centena ou mais de proteínas

FIGURA 18.4 **Mecanismo de ação dos hormônios hidrossolúveis (aminas, peptídios, proteínas e eicosanoides).**

Os hormônios hidrossolúveis ligam-se a receptores inseridos nas membranas plasmáticas das células-alvo.

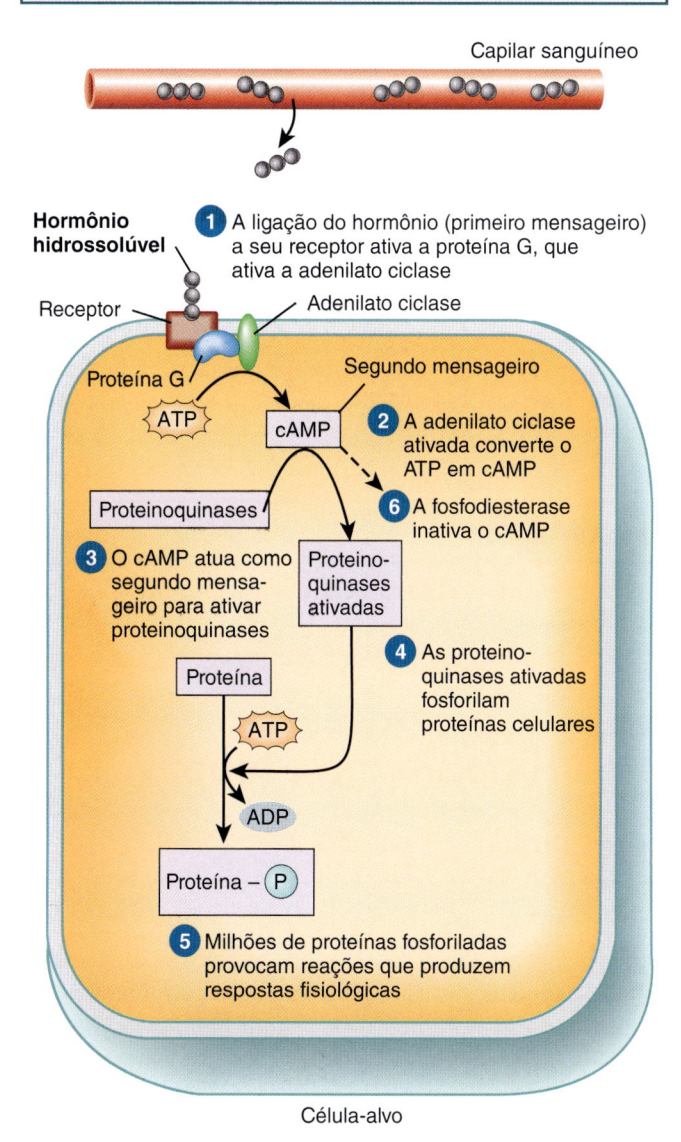

1 A ligação do hormônio (primeiro mensageiro) a seu receptor ativa a proteína G, que ativa a adenilato ciclase

2 A adenilato ciclase ativada converte o ATP em cAMP

3 O cAMP atua como segundo mensageiro para ativar proteinoquinases

4 As proteinoquinases ativadas fosforilam proteínas celulares

5 Milhões de proteínas fosforiladas provocam reações que produzem respostas fisiológicas

6 A fosfodiesterase inativa o cAMP

? Por que o cAMP é um "segundo mensageiro"?

G, cada uma das quais ativará uma molécula de adenilato ciclase. Se cada adenilato ciclase produzir até mesmo 1.000 cAMP, então 100.000 desses segundos mensageiros serão liberados no interior da célula. Cada cAMP pode ativar uma proteinoquinase, a qual, por sua vez, pode atuar sobre centenas ou milhares de moléculas de substrato. Algumas das quinases fosforilam e ativam uma enzima-chave necessária para a degradação do glicogênio. O resultado final da ligação de uma única molécula de epinefrina a seu receptor consiste na degradação de milhões de moléculas de glicogênio em monômeros de glicose.

Interações hormonais

A responsividade de uma célula-alvo a determinado hormônio depende (1) da concentração do hormônio no sangue, (2) da abundância de receptores hormonais na célula-alvo e (3) de influências exercidas por outros hormônios. Uma célula-alvo responde de maneira mais vigorosa quando o nível de um hormônio aumenta ou quando ele apresenta mais receptores (suprarregulação). Além disso, as ações de alguns hormônios sobre as células-alvo exigem a exposição simultânea ou recente de um segundo hormônio. Nesses casos, diz-se que o segundo hormônio tem um **efeito permissivo**. Por exemplo, a epinefrina isoladamente estimula fracamente a lipólise (degradação de triglicerídios); entretanto, na presença de pequenas quantidades de hormônios tireoidianos (T_3 e T_4), a mesma quantidade de epinefrina estimula a lipólise de forma muito mais intensa. Algumas vezes, o hormônio permissivo aumenta o número de receptores para o outro hormônio e, algumas vezes, ele promove a síntese de uma enzima necessária para a expressão dos efeitos do outro hormônio.

Quando o efeito de dois hormônios que atuam em conjunto é maior do que a soma de seus efeitos individuais, diz-se que os dois hormônios possuem um **efeito sinérgico**. Por exemplo, tanto o glucagon quanto a norepinefrina aumentam o nível de glicemia ao estimular a degradação do glicogênio nas células hepáticas. Quando ambos os hormônios estão presentes, o aumento no nível de glicemia é maior do que a soma das respostas a cada hormônio individualmente. Acredita-se que os efeitos sinérgicos ocorrem pelo fato de que os hormônios ativam vias que levam à formação dos mesmos tipos de segundos mensageiros, amplificando, assim, a resposta celular.

Quando um hormônio se opõe às ações de outro hormônio, diz-se que os dois hormônios possuem **efeitos antagônicos**. Um exemplo de um par de hormônios com efeitos antagônicos é a insulina e o glucagon: a insulina promove a síntese de glicogênio pelos hepatócitos, enquanto o glucagon estimula a degradação do glicogênio no fígado. Os efeitos antagônicos ocorrem porque os hormônios ativam vias que induzem respostas celulares opostas ou porque um hormônio diminui o número de receptores (infrarregulação) do outro hormônio.

Teste rápido

6. Que fatores determinam a responsividade de uma célula-alvo a determinado hormônio?
7. Quais são as diferenças entre efeitos permissivos, efeitos sinérgicos e efeitos antagônicos dos hormônios?

18.5 Controle homeostático da secreção hormonal

OBJETIVO

- **Descrever** os mecanismos de controle da secreção dos hormônios.

A liberação da maioria dos hormônios ocorre em salvas curtas, com pouca ou nenhuma secreção entre as salvas. Quando estimulada, uma glândula endócrina libera o seu hormônio em salvas mais frequentes, aumentando a concentração sanguínea do hormônio. Na ausência de estimulação, o nível sanguíneo do hormônio diminui. Normalmente, a regulação da secreção evita a produção excessiva ou insuficiente de qualquer hormônio, de modo a ajudar a manter a homeostasia.

A secreção de hormônios é regulada por (1) sinais provenientes do sistema nervoso, (2) alterações químicas no sangue e (3) outros hormônios. Por exemplo, impulsos nervosos para a medula da glândula suprarrenal regulam a liberação de epinefrina; o nível sanguíneo de Ca^{2+} regula a secreção do paratormônio; e um hormônio da adeno-hipófise (o hormônio adrenocorticotrófico) estimula a liberação de cortisol pelo córtex da suprarrenal. A maioria dos sistemas reguladores hormonais atua por retroalimentação (*feedback*) negativa (ver **Figura 1.4**), porém alguns operam por meio de retroalimentação (*feedback*) positiva (ver **Figura 1.5**). Por exemplo, durante o parto, o hormônio ocitocina estimula as contrações do útero, as quais, por sua vez, estimulam a liberação de mais ocitocina, constituindo um efeito de retroalimentação positiva.

Uma vez adquirida uma compreensão geral das funções dos hormônios no sistema endócrino, passamos agora ao estudo das várias glândulas endócrinas e os hormônios que elas secretam.

Teste rápido

8. Quais os três tipos de sinais que controlam a secreção dos hormônios?

18.6 Hipotálamo e hipófise

OBJETIVOS

- **Descrever** as localizações e as relações entre o hipotálamo e a hipófise
- **Descrever** a localização, a histologia, os hormônios e as funções da adeno-hipófise e da neuro-hipófise.

Durante muitos anos, a **hipófise** foi designada como glândula endócrina "mestra", por ser uma glândula que secreta vários hormônios que controlam outras glândulas endócrinas. Hoje, sabemos que a hipófise propriamente dita tem um "mestre" – o **hipotálamo**. Essa pequena região do encéfalo abaixo do tálamo representa a principal ligação entre os sistemas nervoso e endócrino. As células no hipotálamo sintetizam, pelo menos, nove hormônios diferentes, enquanto a hipófise secreta sete. Em seu conjunto, esses hormônios desempenham funções importantes na regulação de praticamente todos os aspectos do crescimento, desenvolvimento, metabolismo e homeostasia.

A hipófise é uma estrutura em forma de ervilha, com 1 a 1,5 cm de diâmetro, localizada na fossa hipofisial da sela turca do esfenoide. Está ligada ao hipotálamo por meio de uma haste, o **infundíbulo** (funil; **Figura 18.5 A**), e apresenta duas partes anatômica e funcionalmente separadas: a **adeno-hipófise**, também denominada *hipófise anterior* (*lobo anterior*), representa cerca de 75% do peso total da glândula e é composta por tecido epitelial. No adulto, a adeno-hipófise consiste em duas partes: a **parte**

FIGURA 18.5 Hipotálamo e hipófise.

Os hormônios hipotalâmicos representam uma importante ligação entre os sistemas nervoso e endócrino.

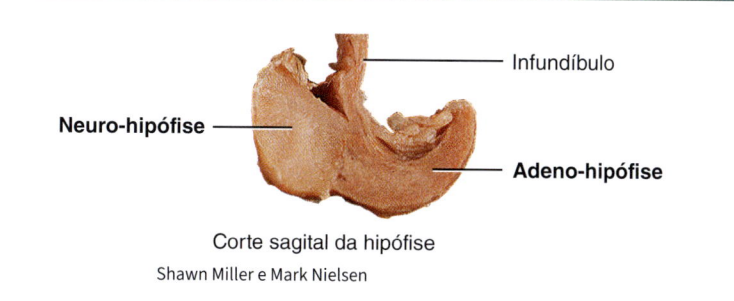

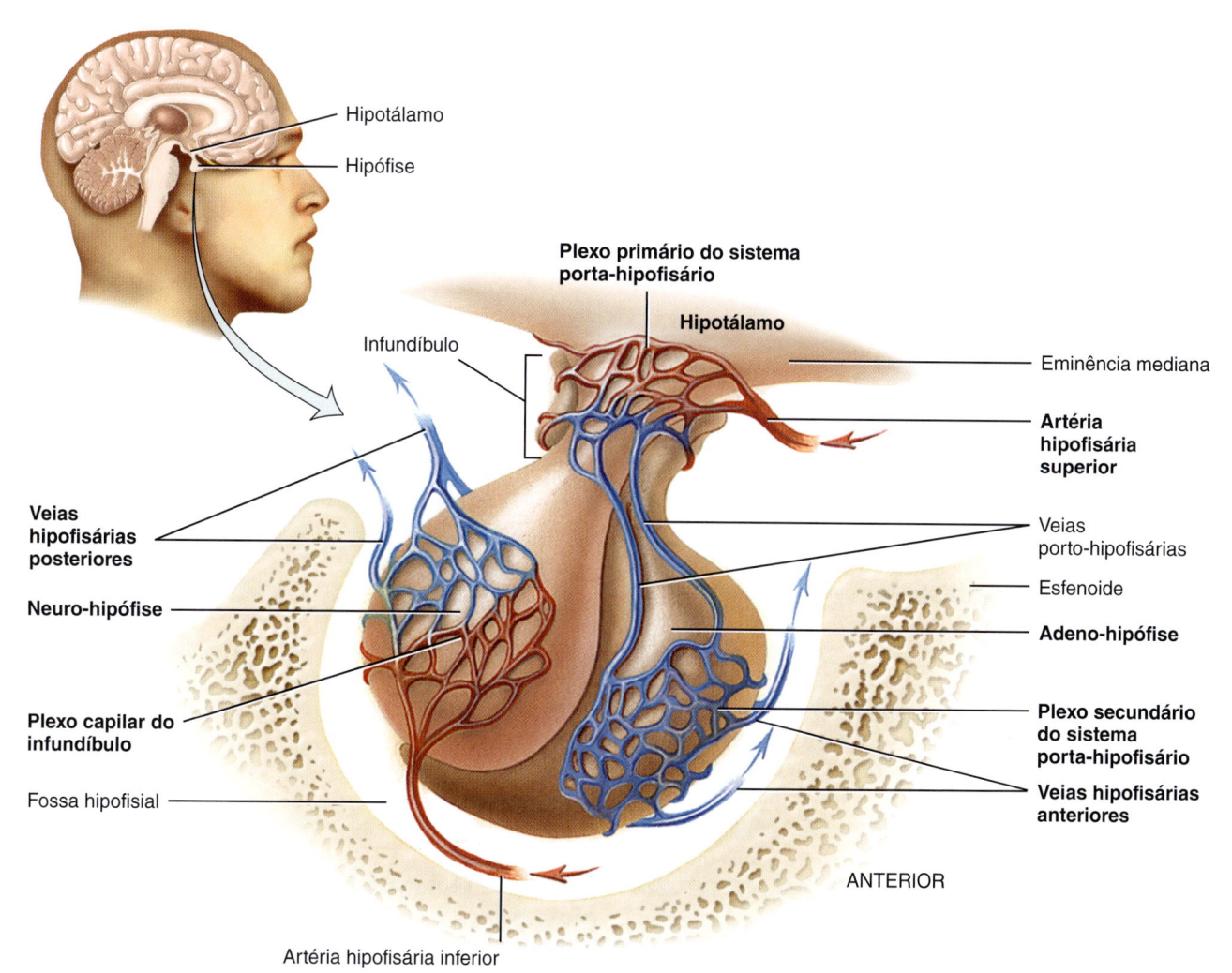

Corte sagital da hipófise
Shawn Miller e Mark Nielsen

A. Relação do hipotálamo com a hipófise

(*continua*)

FIGURA 18.5 *Continuação.*

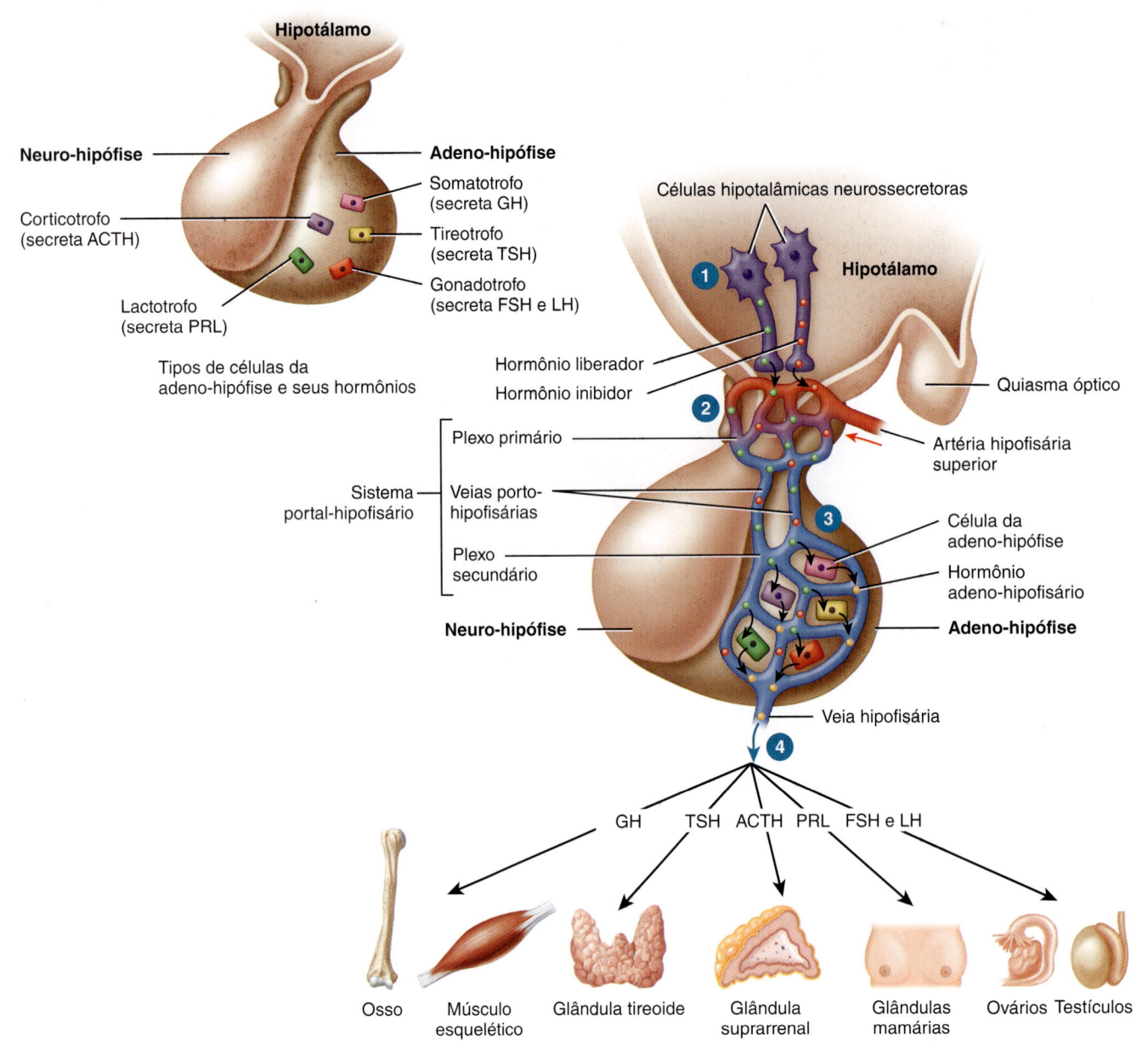

B. Controle hipotalâmico da secreção de hormônios adeno-hipofisários

? Qual é a importância funcional das veias porto-hipofisárias?

distal, que é a porção maior, e a **parte tuberal**, que forma uma bainha ao redor do infundíbulo. A **neuro-hipófise**, também denominada *hipófise posterior* (*lobo posterior*), é composta por tecido neural. Ela também consiste em duas partes: a **parte nervosa**, que é a porção bulbar maior, e o infundíbulo. Uma terceira região da hipófise, denominada **parte intermédia**, sofre atrofia durante o desenvolvimento fetal humano e deixa de existir como lobo separado nos adultos (ver **Figura 18.20 B**). Entretanto, algumas de suas células migram para partes adjacentes da adeno-hipófise, onde persistem.

Adeno-hipófise

A **adeno-hipófise** secreta hormônios que regulam uma ampla variedade de atividades corporais, desde o crescimento até a reprodução.

Tipos de células da adeno-hipófise e seus hormônios. Cinco tipos de células da adeno-hipófise – somatotrofos, tireotrofos, gonadotrofos, lactotrofos e corticotrofos – secretam sete hormônios (**Tabela 18.3**):

TABELA 18.3 — Hormônios e células da adeno-hipófise.

Hormônio	Secretado por	Hormônio hipotalâmico liberador (estimula a secreção)	Hormônio hipotalâmico inibidor (suprime a secreção)
Hormônio do crescimento (GH), também conhecido como *somatotrofina*	Somatotrofos	Hormônio liberador do hormônio do crescimento (GHRH), também conhecido como somatocrinina	Hormônio inibidor do hormônio do crescimento (GHIH), também conhecido como somatostatina
Hormônio tireoestimulante (TSH), também conhecido como *tireotrofina*	Tireotrofos	Hormônio liberador de tireotrofina (TRH)	Hormônio inibidor do hormônio do crescimento (GHIH)
Hormônio foliculoestimulante (FSH)	Gonadotrofos	Hormônio liberador de gonadotrofina (GnRH)	–
Hormônio luteinizante (LH)	Gonadotrofos	Hormônio liberador de gonadotrofina (GnRH)	–
Prolactina (PRL)	Lactotrofos	Hormônio liberador de prolactina (PRH)*	Hormônio inibidor de prolactina (PIH), que é a dopamina
Hormônio adrenocorticotrófico (ACTH), também conhecido como *corticotrofina*	Corticotrofos	Hormônio liberador de corticotrofina (CRH)	–
Hormônio melanócito estimulante (MSH)	Corticotrofos	Hormônio liberador de corticotrofina (CRH)	Dopamina

*Acredita-se que esse hormônio exista, porém a sua natureza exata é incerta.

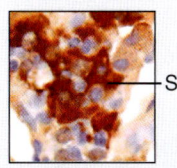

Cortesia de James Lowe, University of Nottingham, Nottingham, Reino Unido.

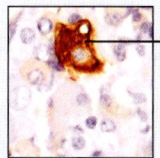

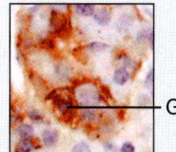

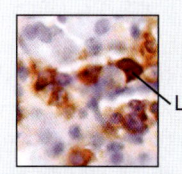

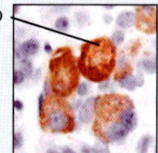

MO todos com aumento de cerca de 65x

Histologia da adeno-hipófise

---

1. Os **somatotrofos** secretam o **hormônio do crescimento (GH)**, também conhecido como *somatotrofina*. O hormônio do crescimento estimula o crescimento corporal geral e regula aspectos do metabolismo.

2. Os **tireotrofos** secretam o **hormônio tireoestimulante (TSH)**, também conhecido como *tireotrofina*. O TSH controla as secreções e outras atividades da glândula tireoide.

3. Os **gonadotrofos** secretam duas **gonadotrofinas**: o **hormônio foliculoestimulante (FSH)** e o **hormônio luteinizante (LH)**. Tanto o FSH quanto o LH atuam nas gônadas (testículos e ovários). Nos homens, estimulam os testículos para a produção de espermatozoides e a secreção de testosterona. Nas mulheres, estimulam os ovários para a maturação dos ovócitos e a secreção de estrogênios e progesterona.

4. Os **lactotrofos** secretam a **prolactina (PRL)**, que inicia a produção de leite nas glândulas mamárias.

5. Os **corticotrofos** secretam o **hormônio adrenocorticotrófico (ACTH)**, também conhecido como *corticotrofina*, que estimula o córtex da suprarrenal a secretar glicocorticoides, como o cortisol. Alguns corticotrofos, remanescentes da parte intermédia, também secretam o **hormônio melanócito-estimulante (MSH)**.

Controle hipotalâmico da adeno-hipófise.

A liberação dos hormônios da adeno-hipófise é regulada, em parte, pelo hipotálamo. O hipotálamo secreta cinco **hormônios liberadores**, que estimulam a secreção dos hormônios adeno-hipofisários (**Tabela 18.3**):

1. O **hormônio liberador do hormônio do crescimento (GHRH)**, também conhecido como *somatocrinina*, estimula a secreção do hormônio do crescimento.

2. O **hormônio liberador de tireotrofina (TRH)** estimula a secreção do hormônio tireoestimulante.

3. O **hormônio liberador de corticotrofina (CRH)** estimula a secreção do hormônio adrenocorticotrófico.

4. O **hormônio liberador de prolactina (PRH)** estimula a secreção de prolactina.

5. O **hormônio liberador de gonadotrofina (GnRH)** estimula a secreção de FSH e de LH.

O hipotálamo também produz dois **hormônios inibidores**, que suprimem a secreção dos hormônios da adeno-hipófise.

1. O **hormônio inibidor do hormônio do crescimento (GHIH)**, também conhecido como *somatostatina*, suprime a secreção do hormônio do crescimento.
2. O **hormônio inibidor de prolactina (PIH)**, que é a dopamina, suprime a secreção de prolactina.

Sistema portal-hipofisário.
Os hormônios hipotalâmicos que liberam ou que inibem os hormônios da adeno-hipófise alcançam a glândula por meio de um sistema portal. Em geral, o sangue passa do coração por uma artéria, um capilar e uma veia e volta ao coração. Em um sistema portal, o sangue flui de uma rede capilar para uma veia porta e, em seguida, para uma segunda rede capilar antes de retornar ao coração. O nome do sistema portal indica a localização da segunda rede capilar. No **sistema portal-hipofisário**, o sangue flui dos capilares no hipotálamo para as veias porta que conduzem o sangue para os capilares da adeno-hipófise. Em outras palavras, os hormônios transportados pelo sistema possibilitam uma comunicação entre o hipotálamo e a adeno-hipófise e estabelecem uma importante conexão entre o sistema nervoso e o sistema endócrino.

As **artérias hipofisárias superiores**, ramos das artérias carótidas internas, conduzem sangue para o hipotálamo (**Figura 18.5 A**). Na junção da eminência mediana do hipotálamo com o infundíbulo, essas artérias se dividem em uma rede de capilares, denominada **plexo primário do sistema porta-hipofisário**. A partir do plexo primário, o sangue drena para as veias porto-hipofisárias, que seguem para baixo ao longo da parte externa do infundíbulo. Na adeno-hipófise, as veias porto-hipofisárias dividem-se mais uma vez e formam outra rede de capilares, denominada **plexo secundário do sistema portal-hipofisário**. As **veias hipofisárias** drenam sangue da adeno-hipófise.

Controle da secreção pela adeno-hipófise.
A regulação da secreção da adeno-hipófise pelo hipotálamo ocorre da seguinte maneira (**Figura 18.5 B**):

1. Acima do quiasma óptico, encontram-se aglomerações de neurônios especializados, denominados **células neurossecretoras**. Essas células sintetizam os hormônios hipotalâmicos liberadores e inibidores em seus corpos celulares e acondicionam os hormônios dentro de vesículas, que alcançam os terminais axônicos por meio de transporte axônico rápido (ver Seção 12.2), onde são armazenadas.

2. Quando as células neurossecretoras do hipotálamo são excitadas, impulsos nervosos desencadeiam a exocitose das vesículas. Em seguida, os hormônios hipotalâmicos difundem-se no sangue do plexo primário do sistema porta-hipofisário.

3. Rapidamente, os hormônios hipotalâmicos são transportados pelo sangue através das veias porto-hipofisárias para o plexo secundário. Essa via direta possibilita a ação imediata dos hormônios hipotalâmicos sobre as células da adeno-hipófise, antes que os hormônios sejam diluídos ou destruídos na circulação geral. No plexo secundário, os hormônios hipotalâmicos difundem-se para fora da corrente sanguínea e interagem com as células da adeno-hipófise. Quando estimulada pelos hormônios hipotalâmicos liberadores apropriados, as células da adeno-hipófise secretam nos capilares do plexo secundário.

4. A partir dos capilares do plexo secundário, os hormônios da adeno-hipófise drenam nas veias hipofisárias e para fora, na circulação geral. Em seguida, os hormônios adeno-hipofisários seguem o seu trajeto até os tecidos-alvo em todo o corpo. Os hormônios da adeno-hipófise que atuam sobre outras glândulas endócrinas são denominados **hormônios tróficos** ou *trofinas*.

A liberação dos hormônios da adeno-hipófise é regulada não apenas pelo hipotálamo (ver **Tabela 18.3**), mas também por retroalimentação (*feedback*) negativa. A atividade secretora de três tipos de células da adeno-hipófise (tireotrofos, corticotrofos e gonadotrofos) diminui quando os níveis sanguíneos dos hormônios de suas glândulas-alvo aumentam. Por exemplo, o hormônio adrenocorticotrófico (ACTH) estimula o córtex das glândulas suprarrenais a secretar glicocorticoides, principalmente cortisol (**Figura 18.6**). Por sua vez, o nível sanguíneo elevado de cortisol diminui a secreção tanto de ACTH (corticotrofina) quanto do hormônio liberador de corticotrofina (CHR) ao suprimir a atividade dos corticotrofos da adeno-hipófise e das células neurossecretoras do hipotálamo.

Hormônio do crescimento.
Os somatotrofos são as células mais numerosas da adeno-hipófise, e o hormônio do crescimento (GH) é o hormônio mais abundante da adeno-hipófise. O GH promove o crescimento dos tecidos corporais, incluindo ossos e músculo esquelético, e regula certos aspectos do metabolismo. O GH exerce os seus efeitos na promoção do crescimento indiretamente por meio de pequenos hormônios proteicos, denominados **fatores de crescimento semelhantes à insulina (IGF)** ou *somatomedinas*. Em resposta ao hormônio do crescimento, as células no fígado, no músculo esquelético, na cartilagem e no osso secretam IGF. Os IGF sintetizados no fígado entram na corrente sanguínea como hormônios que circulam até as células-alvo em todo o corpo, causando crescimento. Os IGF produzidos no músculo, na cartilagem e no osso atuam localmente como hormônios autócrinos ou parácrinos, induzindo o crescimento desses tecidos. Diferentemente dos efeitos do GH sobre o crescimento do corpo, os efeitos do GH no metabolismo são diretos, o que significa que o GH interage diretamente com as células-alvo, causando reações metabólicas específicas.

O GH, utilizando os IGF como mediadores, induz o crescimento dos ossos e de outros tecidos do corpo. Por meio de seus efeitos diretos, o GH ajuda a regular certas reações metabólicas nas células do corpo. As funções específicas dos IGF e do GH incluem as seguintes:

1. *Aumentam o crescimento dos ossos e dos tecidos moles.* Nos ossos, os IGF estimulam os osteoblastos, promovem a divisão celular na lâmina epifisial e intensificam a síntese das proteínas necessárias para a formação de mais matriz óssea. Nos tecidos moles, como o músculo esquelético, os rins e os intestinos, os IGF fazem com que as células cresçam por meio de aumento da captação de aminoácidos nas células e aceleração da síntese de proteínas. Os IGF também reduzem a degradação das proteínas e o uso de aminoácidos para a produção de ATP. Devido aos efeitos dos IGF, o GH aumenta o crescimento

FIGURA 18.6 Regulação das células neurossecretoras hipotalâmicas e dos corticotrofos da adeno-hipófise por retroalimentação negativa. As setas verdes sólidas indicam a estimulação das secreções; as setas vermelhas tracejadas indicam inibição da secreção por retroalimentação negativa.

> O cortisol secretado pelo córtex da suprarrenal suprime a secreção de CRH e de ACTH.

- Hormônio liberador de corticotrofina (CHR)
- Hipotálamo
- O CHR estimula a liberação de ACTH (corticotrofina)
- Adeno-hipófise
- Corticotrofina (ACTH)
- O nível elevado de cortisol inibe a liberação de CHR pelas células neurossecretoras hipotalâmicas
- O nível elevado de cortisol inibe a liberação de ACTH pelos corticotrofos da adeno-hipófise
- O ACTH estimula a secreção de cortisol pelo córtex da suprarrenal
- Córtex da suprarrenal
- Cortisol

? Que outros hormônios de glândulas-alvo suprimem a secreção de hormônios hipotalâmicos e adeno-hipofisários por retroalimentação negativa?

do esqueleto e dos tecidos moles durante a infância e a adolescência. Nos adultos, o GH (atuando por meio dos IGF) ajuda a manter a massa dos ossos e dos tecidos moles e promove a cicatrização de lesões e o reparo tecidual.

2. *Aumentam a lipólise.* O GH aumenta a lipólise no tecido adiposo, o que resulta em aumento da utilização dos ácidos graxos liberados para a produção de ATP pelas células corporais.

3. *Diminuição da captação de glicose.* O GH influencia o metabolismo dos carboidratos por meio de redução da captação de glicose, o que diminui a utilização de glicose para a produção de ATP pela maioria das células corporais. Essa ação preserva a glicose, de modo a deixá-la disponível para os neurônios para a produção de ATP em períodos de escassez de glicose. O GH também estimula os hepatócitos a liberar glicose no sangue.

Os somatotrofos na adeno-hipófise liberam salvas de hormônio do crescimento com intervalos de poucas horas, particularmente durante o sono. A sua atividade secretora é controlada principalmente por dois hormônios hipotalâmicos: (1) o hormônio liberador de hormônio do crescimento (GHRH), que promove a secreção de hormônio do crescimento, e (2) o hormônio inibidor do hormônio do crescimento (GHIH), que o suprime. A regulação da secreção de hormônio do crescimento pelo GHRH e pelo GHIH ocorre da seguinte maneira (**Figura 18.7**).

FIGURA 18.7 Regulação da secreção de hormônio do crescimento (GH). Cada seta tracejada e sinal negativo indicam retroalimentação negativa.

> A secreção de GH é estimulada pelo hormônio liberador de hormônio do crescimento (GHRH) e inibida pelo hormônio inibidor de hormônio do crescimento (GHIH).

- Hipoglicemia
- Diminuição dos níveis sanguíneos de ácidos graxos
- Aumento dos níveis sanguíneos de aminoácidos
- Atividade simpática
- Sono profundo
- Testosterona, estrogênios, hormônios tireoidianos e grelina

- Hiperglicemia
- Aumento dos níveis sanguíneos de ácidos graxos
- Diminuição dos níveis sanguíneos de aminoácidos
- Obesidade
- Envelhecimento
- Níveis sanguíneos elevados de GH e de IGF

- Hipotálamo
- GHRH GHIH
- Adeno-hipófise
- GH Sem secreção de GH
- Efeitos metabólicos nas células
- Fígado, osso, músculo esquelético e cartilagem
- IGF
- Crescimento dos ossos, músculos e outros tecidos

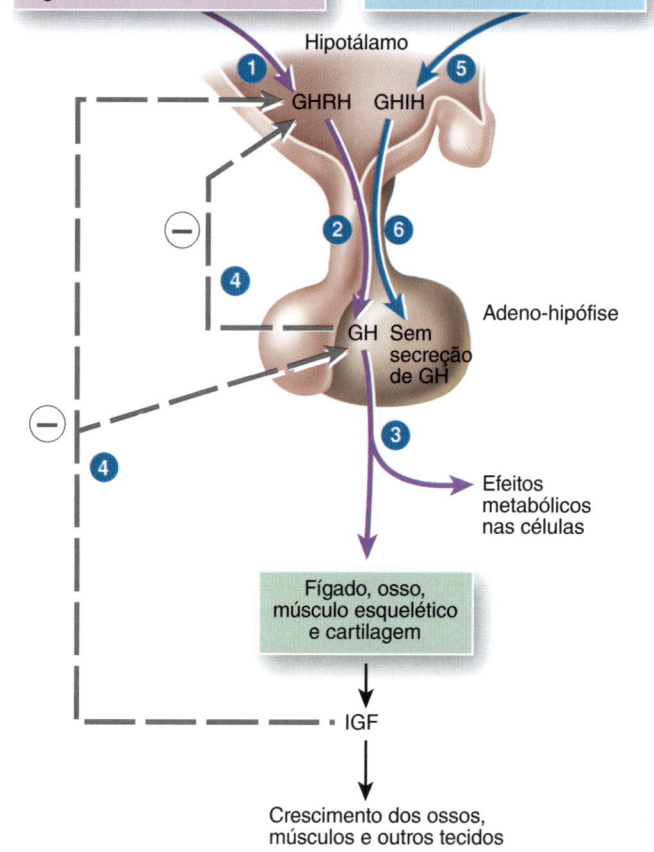

? Se uma pessoa apresentar um tumor hipofisário que secreta grandes quantidades de GH, e as células tumorais não forem responsivas à regulação pelo GHRH e GHIH, o que ocorrerá com mais probabilidade: hiperglicemia ou hipoglicemia?

① O GHRH é secretado pelo hipotálamo. Os fatores que promovem a secreção de GHRH incluem hipoglicemia (baixo nível de glicemia); diminuição dos níveis sanguíneos de ácidos graxos; aumento dos níveis sanguíneos de aminoácidos; sono profundo (estágios 3 e 4 do sono sem movimentos oculares rápidos); aumento da atividade do sistema nervoso simpático, como o que pode ocorrer em caso de estresse ou exercício físico vigoroso; e outros hormônios, incluindo testosterona, estrogênios, hormônios tireoidianos e grelina.

② Uma vez secretado, o GHRH entra no sistema porta hipofisário e flui para a adeno-hipófise, onde estimula os somatotrofos a secretar GH.

③ O GH atua diretamente sobre várias células para promover reações metabólicas. No fígado, nos ossos, no músculo esquelético e na cartilagem, o GH é convertido em IGFs, os quais, por sua vez, promovem o crescimento dos ossos, do músculo esquelético e de outros tecidos.

④ Os níveis elevados de GH e de IGF inibem a liberação de GHRH e de GH (inibição por retroalimentação negativa).

⑤ O GHIH é secretado pelo hipotálamo. Os fatores que promovem a secreção de GHIH incluem hiperglicemia (nível elevado de glicemia); aumento dos níveis sanguíneos de ácidos graxos; diminuição dos níveis sanguíneos de aminoácidos; obesidade; envelhecimento; e níveis sanguíneos elevados de GH e de IGF.

⑥ Após ser secretado, o GHIH entra no sistema porta hipofisário e flui para a adeno-hipófise, onde impede a secreção de GH pelos somatotrofos ao interferir na via de sinalização utilizada pelo GHRH.

> ### Correlação clínica
>
> #### Efeito diabetogênico do GH
>
> A hiperglicemia é um sintoma de excesso de hormônio do crescimento (GH). Por sua vez, a hiperglicemia persistente estimula a secreção contínua de insulina pelo pâncreas. Essa estimulação excessiva, caso dure semanas ou meses, pode causar "esgotamento das células beta", que consiste em uma acentuada redução na capacidade das células beta do pâncreas de sintetizar e secretar insulina. Por conseguinte, a secreção excessiva de hormônio do crescimento pode ter efeito diabetogênico, isto é, provocar diabetes melito (ausência de atividade da insulina).

Hormônio tireoestimulante. O hormônio tireoestimulante (TSH) estimula a síntese e a secreção dos dois hormônios tireoidianos, a tri-iodotironina (T_3) e a tiroxina (T_4), que são produzidos pela glândula tireoide. O hormônio liberador de tireotrofina (TRH) do hipotálamo controla a secreção de TSH. Por sua vez, a liberação de TRH depende dos níveis sanguíneos de T_3 e T_4; os níveis elevados de T_3 e de T_4 inibem a secreção de TRH por meio de retroalimentação negativa. Não há nenhum hormônio inibidor da tireotrofina. A liberação do TRH é explicada posteriormente neste capítulo (ver **Figura 18.12**).

Hormônio foliculoestimulante. Nas mulheres, os ovários constituem os alvos do hormônio foliculoestimulante (FSH). A cada mês, o FSH inicia o desenvolvimento de vários folículos ovarianos, que são arranjos em forma de saco de células secretoras que circundam o óvulo em desenvolvimento. O FSH também estimula as células foliculares a secretar estrogênios (hormônios sexuais femininos). Nos homens, o FSH estimula a produção de espermatozoides nos testículos. O hormônio liberador de gonadotrofina (GnRH) do hipotálamo estimula a liberação de FSH. A liberação de GnRH e de FSH é suprimida pelos estrogênios nas mulheres e pela testosterona (o principal hormônio sexual masculino) nos homens por sistemas de retroalimentação negativa. Não existe nenhum hormônio inibidor de gonadotrofina.

Hormônio luteinizante. Nas mulheres, o hormônio luteinizante (LH) desencadeia a **ovulação**, que consiste na liberação de um ovócito secundário (futuro ovo) por um ovário. O LH estimula a formação do corpo lúteo (uma estrutura formada após a ovulação) no ovário e a secreção de progesterona (outro hormônio sexual feminino) pelo corpo lúteo. Em conjunto, o FSH e o LH também estimulam a secreção de estrogênios pelas células ovarianas. Os estrogênios e a progesterona preparam o útero para a implantação de um óvulo fertilizado e ajudam a preparar as glândulas mamárias para a secreção de leite. Nos homens, o LH estimula as células dos testículos a secretar testosterona. À semelhança do FSH, a secreção de LH é controlada pelo hormônio liberador de gonadotrofina (GnRH).

Prolactina. A prolactina (PRL), juntamente com outros hormônios, inicia e mantém a produção de leite pelas glândulas mamárias. A prolactina por si só exerce apenas um efeito fraco. Somente após a preparação das glândulas mamárias pelos estrogênios, progesterona, glicocorticoides, hormônio do crescimento, tiroxina e insulina, que exercem efeitos permissivos, é que a PRL promove a produção de leite. A ejeção de leite das glândulas mamárias depende da ocitocina, um hormônio liberado pela neuro-hipófise. Em conjunto, a produção e a ejeção de leite constituem a *lactação*.

O hipotálamo secreta hormônios tanto inibitórios quanto excitatórios, que regulam a secreção de prolactina. Nas mulheres, o hormônio inibidor de prolactina (PIH), que é a dopamina, inibe a liberação de prolactina da adeno-hipófise na maior parte do tempo. Todo mês, imediatamente antes do início da menstruação, a secreção de PIH diminui, e ocorre elevação dos níveis sanguíneos de prolactina, porém não o suficiente para estimular a produção de leite. A hipersensibilidade das mamas imediatamente antes da menstruação pode ser causada pela elevação da prolactina. Quando o ciclo menstrual começa de novo, o PIH é mais uma vez secretado, e o nível de prolactina cai. Durante a gravidez, o nível de prolactina aumenta, devido à estimulação pelo hormônio liberador de prolactina (PRH) do hipotálamo. A ação de sucção do recém-nascido provoca uma redução na secreção hipotalâmica de PIH.

A função da prolactina não é conhecida nos homens, porém a sua hipersecreção provoca disfunção erétil (impotência, a incapacidade de apresentar ereção do pênis). Nas mulheres, a hipersecreção de prolactina causa galactorreia (lactação inapropriada) e amenorreia (ausência de ciclos menstruais).

Hormônio adrenocorticotrófico. Os corticotrofos secretam principalmente o hormônio adrenocorticotrófico (ACTH). O ACTH controla a produção e a secreção de cortisol e de outros glicocorticoides pelo córtex das glândulas suprarrenais. O hormônio liberador de corticotrofina (CRH) do hipotálamo estimula a secreção de ACTH pelos corticotrofos. Estímulos relacionados com o estresse, como baixo nível de glicemia ou trauma físico, e a interleucina-1, uma substância produzida por macrófagos, também estimulam a liberação de ACTH. Os glicocorticoides inibem a liberação de CRH e de ACTH por retroalimentação negativa.

Hormônio melanócito-estimulante. O hormônio melanócito-estimulante (MSH) aumenta a pigmentação da pele nos anfíbios ao estimular a dispersão dos grânulos de melanina nos melanócitos. A sua função exata nos seres humanos é desconhecida, porém a presença de receptores de MSH no encéfalo sugere que esse hormônio pode influenciar a atividade encefálica. Existe pouco MSH circulante nos seres humanos. Entretanto, a administração contínua de MSH por vários dias produz um escurecimento da pele. Os níveis excessivos de hormônio liberador de corticotrofina (CRH) podem estimular a liberação de MSH; a dopamina inibe a liberação de MSH.

A **Tabela 18.4** fornece um resumo das principais ações dos hormônios da adeno-hipófise.

Neuro-hipófise

Embora não *sintetize* hormônios, a **neuro-hipófise** *armazena* e *libera* dois hormônios. É composta por axônios e terminais axônicos de mais de 10.000 células neurossecretoras hipotalâmicas. Os corpos celulares das células neurossecretoras encontram-se nos **núcleos paraventriculares** e **supraópticos** do hipotálamo; seus axônios formam o **trato hipotálamo-hipofisial**. Esse trato começa no hipotálamo e termina perto dos capilares sanguíneos na neuro-hipófise (**Figura 18.8 A**). Os corpos das células neuronais dos núcleos paraventriculares e supraópticos sintetizam os hormônios **ocitocina** (OT) e o hormônio **antidiurético** (ADH), também denominado *vasopressina*. Os terminais axônicos na neuro-hipófise estão associados à neuróglia especializada, denominada **pituícitos**. Essas células desempenham um papel de sustentação semelhante ao dos astrócitos (ver Capítulo 12).

O sangue que irriga a neuro-hipófise chega pelas **artérias hipofisárias inferiores**, ramos da artéria carótida interna. Na neuro-hipófise, as artérias hipofisárias inferiores drenam no **plexo capilar do infundíbulo**, uma rede capilar que recebe a ocitocina e o hormônio antidiurético secretados (ver **Figura 18.5**). A partir desse plexo, os hormônios passam para as **veias hipofisárias** para serem distribuídos para as células-alvo em outros tecidos.

TABELA 18.4 — Resumo das principais ações dos hormônios da adeno-hipófise.

Hormônio	Tecidos-alvo	Principais ações
Hormônio do crescimento (GH)	Fígado (e outros tecidos)	Estimula o fígado, o músculo, a cartilagem, o osso e outros tecidos a sintetizar e a secretar fatores de crescimento semelhantes à insulina, que, por sua vez, promovem o crescimento dos tecidos corporais. O GH atua diretamente sobre as células-alvo, aumentando a lipólise e diminuindo a captação de glicose
Hormônio tireoestimulante (TSH)	Glândula tireoide	Estimula a síntese e a secreção dos hormônios tireoidianos pela glândula tireoide
Hormônio foliculoestimulante (FSH)	Ovário, Testículo	Nas mulheres, inicia o desenvolvimento dos ovócitos e induz a secreção ovariana de estrogênios. Nos homens, estimula a produção de espermatozoides pelos testículos
Hormônio luteinizante (LH)	Ovário, Testículo	Nas mulheres, estimula a secreção de estrogênios e progesterona, a ovulação e a formação do corpo lúteo. Nos homens, estimula a produção de testosterona pelos testículos
Prolactina (PRL)	Glândulas mamárias	Juntamente com outros hormônios, promove a produção de leite pelas glândulas mamárias
Hormônio adrenocorticotrófico (ACTH)	Córtex da suprarrenal	Estimula a secreção de glicocorticoides (principalmente cortisol) pelo córtex da suprarrenal
Hormônio melanócito-estimulante (MSH)	Encéfalo	A função exata nos seres humanos é desconhecida, porém esse hormônio pode influenciar a atividade encefálica; quando presente em excesso, pode causar escurecimento da pele

Controle da secreção da neuro-hipófise. A liberação dos hormônios pela neuro-hipófise ocorre da seguinte maneira (**Figura 18.8 B**):

1. As células neurossecretoras nos núcleos paraventriculares e supraópticos do hipotálamo sintetizam ocitocina e hormônio antidiurético (ADH). Em seguida, esses hormônios são acondicionados em vesículas.

2. As vesículas são conduzidas por transporte axônico rápido ao longo do trato hipotálamo-hipofisial até os terminais axônicos na neuro-hipófise, onde são armazenadas.

3. Quando um estímulo apropriado excita o hipotálamo, os impulsos nervosos desencadeiam a exocitose e liberação de ocitocina ou de ADH na corrente sanguínea (artéria hipofisária inferior, plexo capilar do infundíbulo e veia hipofisária).

4. Após a sua liberação, a ocitocina ou o ADH são transportados até seus tecidos-alvo no corpo.

Ocitocina. Durante e após o parto, a ocitocina afeta dois tecidos-alvo: o útero e as mamas da mãe. Durante o parto, o estiramento do colo do útero estimula a liberação de ocitocina, que, por sua vez, intensifica a contração das fibras musculares lisas na parede do útero (ver **Figura 1.5**); depois do parto, a ocitocina estimula a ejeção de leite ("descida") das glândulas mamárias em resposta ao estímulo mecânico proporcionado pela sucção do lactente. A função da ocitocina nos homens e nas mulheres não grávidas não está bem esclarecida. Experimentos realizados em animais sugeriram que a ocitocina possui ações no encéfalo, que promovem o comportamento parental de cuidados com a prole. Ela também é responsável, em parte, pelas sensações de prazer sexual durante e após o coito.

Correlação clínica

Ocitocina e parto

Anos antes da descoberta da ocitocina, era prática comum em obstetrícia permitir que o primeiro gêmeo nascido sugasse a mama da mãe para acelerar o nascimento do segundo filho. Hoje, sabemos por que essa prática é útil – ela estimula a liberação de ocitocina. Mesmo após o nascimento de um único lactente, a amamentação promove a expulsão da placenta e ajuda o útero a readquirir seu tamanho menor. Com frequência, administra-se ocitocina sintética para induzir o trabalho de parto ou para aumentar o tônus uterino e controlar a hemorragia imediatamente após o parto.

FIGURA 18.8 O trato hipotálamo-hipofisial e a regulação da liberação de hormônios pela neuro-hipófise.

A ocitocina e o hormônio antidiurético são sintetizados no hipotálamo e liberados no plexo capilar do infundíbulo na neuro-hipófise.

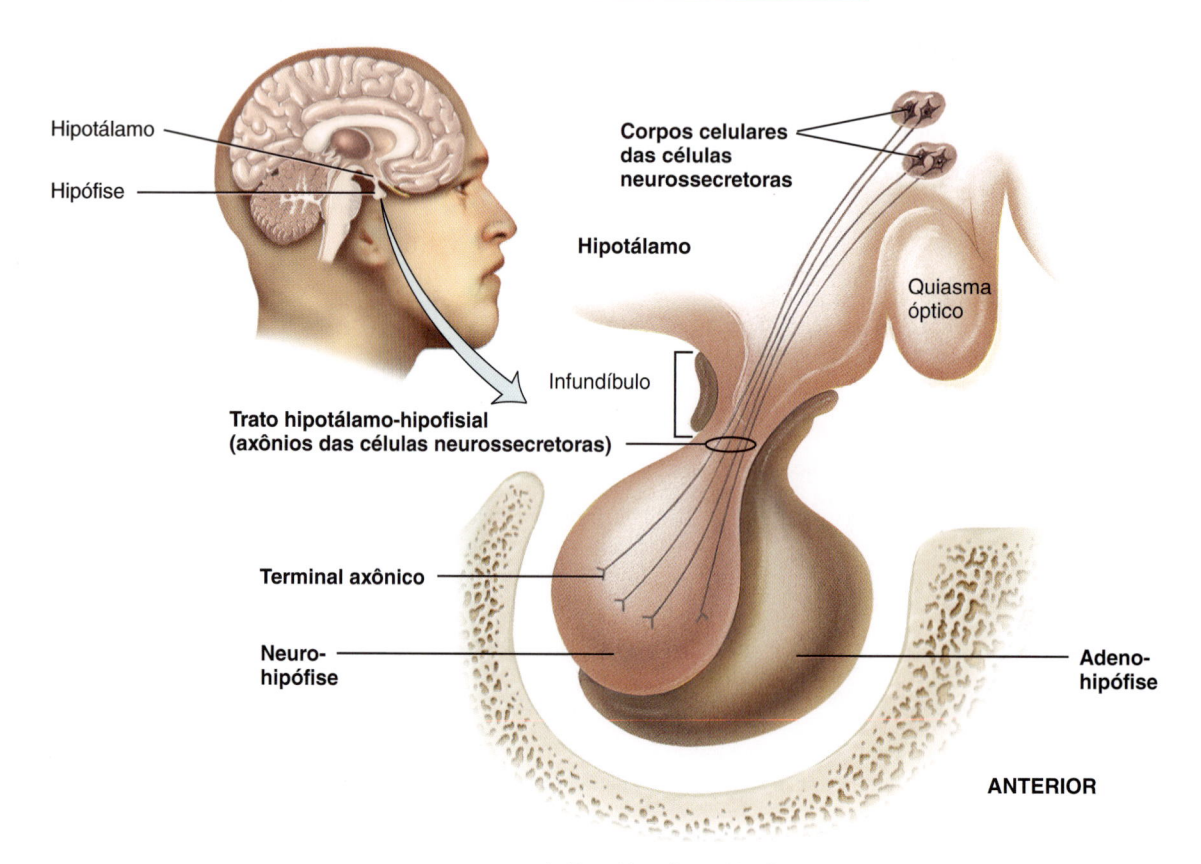

A. Trato hipotálamo-hipofisial

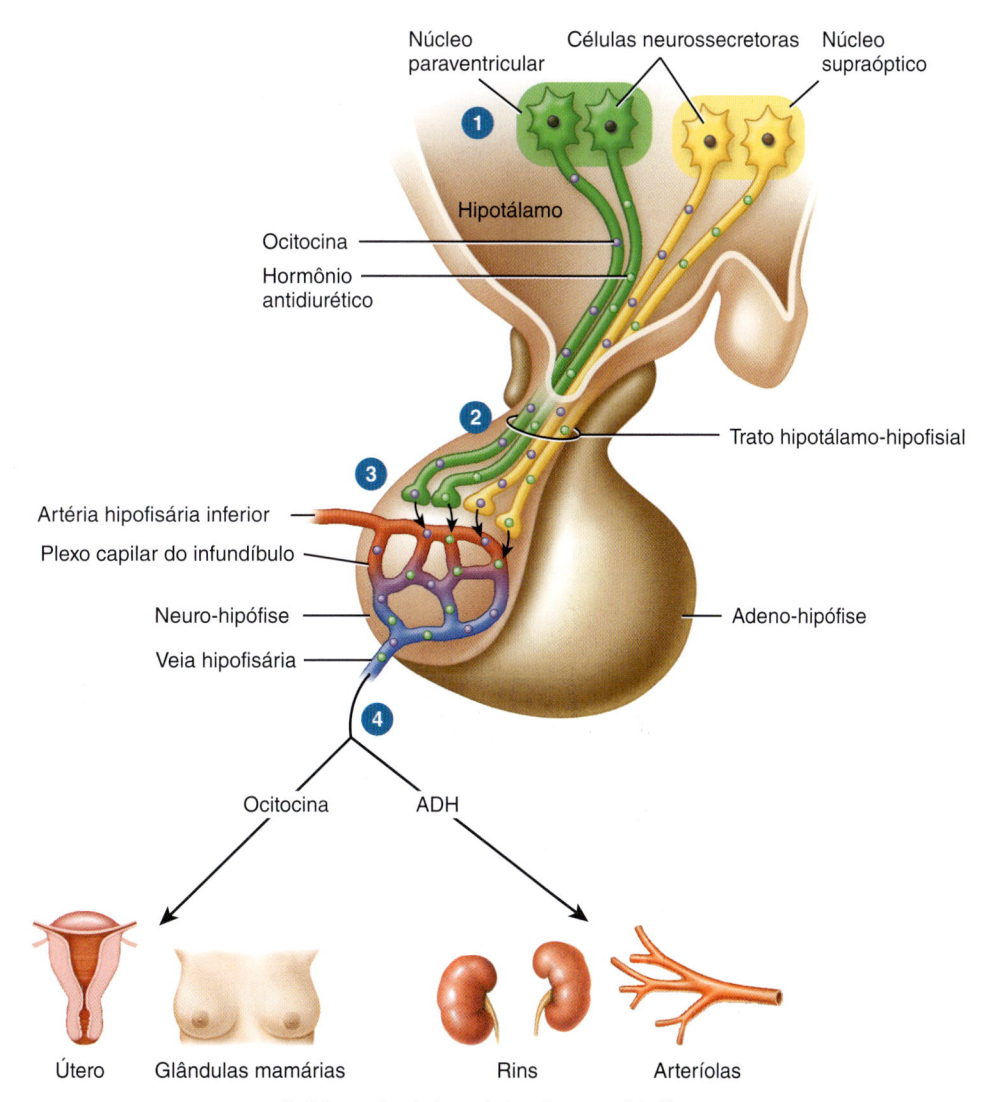

B. Liberação de hormônios da neuro-hipófise

? Do ponto de vista funcional, como o trato hipotálamo-hipofisial e as veias porto-hipofisárias são semelhantes? Do ponto de vista estrutural, como diferem?

Hormônio antidiurético. Como o próprio nome sugere, um **antidiurético** é uma substância que diminui a produção de urina. O ADH faz com que os rins devolvam mais água ao sangue, diminuindo, assim, o volume de urina. Na ausência de ADH, o débito urinário aumenta mais de 10 vezes, passando do normal de 1 a 2 ℓ para cerca de 20 ℓ por dia. Com frequência, o consumo de álcool provoca micção frequente e copiosa, visto que o álcool inibe a secreção de ADH. (Esse efeito desidratante do álcool pode causar tanto a sede quanto a cefaleia típicas de uma ressaca.) O ADH também diminui a perda de água pela sudorese e provoca constrição das arteríolas, o que eleva a pressão arterial. Outro nome desse hormônio, a *vasopressina*, reflete esse efeito sobre a pressão arterial.

A secreção de ADH é promovida por dois estímulos principais: a elevação da osmolaridade do sangue e a diminuição do volume sanguíneo. A osmolaridade sanguínea elevada é detectada por **osmorreceptores**, que são neurônios no hipotálamo que monitoram mudanças na osmolaridade do sangue. A diminuição do volume sanguíneo é detectada por receptores de volume nos átrios do coração e por barorreceptores nas paredes de certos vasos sanguíneos. Uma vez estimulados, os osmorreceptores, os receptores de volume atriais e os barorreceptores ativam as células neurossecretoras hipotalâmicas, que sintetizam e liberam ADH na corrente sanguínea. O sangue transporta o ADH para dois tecidos-alvo: os rins e a musculatura lisa das paredes dos vasos sanguíneos. Os rins respondem com retenção de mais água, diminuindo o débito urinário. A musculatura lisa nas paredes das arteríolas (pequenas artérias) se contrai em resposta a níveis elevados de ADH, causando constrição do lúmen desses vasos sanguíneos e elevando a pressão arterial.

A secreção de ADH também pode ser alterada de outras maneiras. A dor, o estresse, o trauma, a ansiedade, a acetilcolina, a nicotina e substâncias como morfina, tranquilizantes e alguns anestésicos estimulam a secreção de ADH.

TABELA 18.5 Resumo dos hormônios da neuro-hipófise.

Hormônio e tecidos-alvo	Controle da secreção	Principais ações
Ocitocina (OT) — Útero, Glândulas mamárias	As células neurossecretoras do hipotálamo secretam OT em resposta à distensão uterina e à estimulação dos mamilos	Estimula a contração das células musculares lisas do útero durante o parto; estimula a contração das células mioepiteliais nas glândulas mamárias, causando a ejeção de leite
Hormônio antidiurético (ADH) ou *vasopressina* — Rins, Glândulas sudoríparas, Arteríolas	As células neurossecretoras do hipotálamo secretam ADH em resposta à elevação da pressão osmótica do sangue, desidratação, perda de volume sanguíneo, dor ou estresse; os inibidores da secreção de ADH incluem baixa pressão osmótica do sangue, volume sanguíneo elevado e álcool	Conserva a água corporal por meio de diminuição do volume de urina; diminui a perda de água através da perspiração; eleva a pressão arterial por meio de constrição das arteríolas

A **Tabela 18.5** lista os hormônios da neuro-hipófise, o controle de sua secreção e suas principais ações.

Teste rápido

9. Em que aspecto a hipófise consiste, na verdade, em duas glândulas?
10. Como os hormônios liberadores e inibidores do hipotálamo influenciam as secreções da adeno-hipófise?
11. Descreva a estrutura e a importância do trato hipotálamo-hipofisial.

18.7 Glândula tireoide

OBJETIVO

- **Descrever** a localização, a histologia, os hormônios e as funções da glândula tireoide.

A **glândula tireoide**, em forma de borboleta está localizada imediatamente abaixo da laringe. É composta pelos **lobos direito** e **esquerdo**, um em cada lado da traqueia, conectados por um **istmo** anterior à traqueia (**Figura 18.9 A**). Cerca de 50% das glândulas tireoides apresentam um terceiro lobo pequeno, denominado *lobo piramidal*. Esse lobo se estende superiormente a partir do istmo. A massa normal da tireoide tem cerca de 30 g.

A maior parte da glândula tireoide é constituída por sacos esféricos microscópicos, denominados **folículos da tireoide** (**Figura 18.9 B**). A parede de cada folículo consiste principalmente em células denominadas **tireócitos T** (*células foliculares*), cuja maioria se estende até o lúmen (espaço interno) do folículo. Cada folículo é circundado por uma **membrana basal**. Quando os tireócitos T são inativos, o seu formato varia de cúbico baixo a pavimentoso; todavia, sob a influência do TSH, tornam-se ativos na sua secreção e o seu formato varia de cúbico a colunar baixo. Os tireócitos T produzem dois hormônios: a **tiroxina**, que também é denominada *tetraiodotironina* (T_4), visto que contém quatro átomos de iodo, e a **tri-iodotironina** (T_3), que contém três átomos de iodo. A T_3 e a T_4 juntas são também conhecidas como **hormônios tireoidianos**. Os tireócitos T produzem tireoglobulina (discutida de modo sucinto). Algumas células denominadas **tireócitos C** (*células parafoliculares*) situam-se entre os folículos. Essas células produzem o hormônio **calcitonina** (**CT**), que ajuda a regular a homeostasia do cálcio.

Formação, armazenamento e liberação dos hormônios da tireoide

A glândula tireoide é a única glândula endócrina que armazena o seu produto secretor em grandes quantidades – normalmente, um suprimento para 100 dias. A síntese e a secreção de T_3 e de T_4 ocorrem da seguinte maneira (**Figura 18.10**):

CAPÍTULO 18 Sistema Endócrino

FIGURA 18.9 Localização, suprimento sanguíneo e histologia da glândula tireoide.

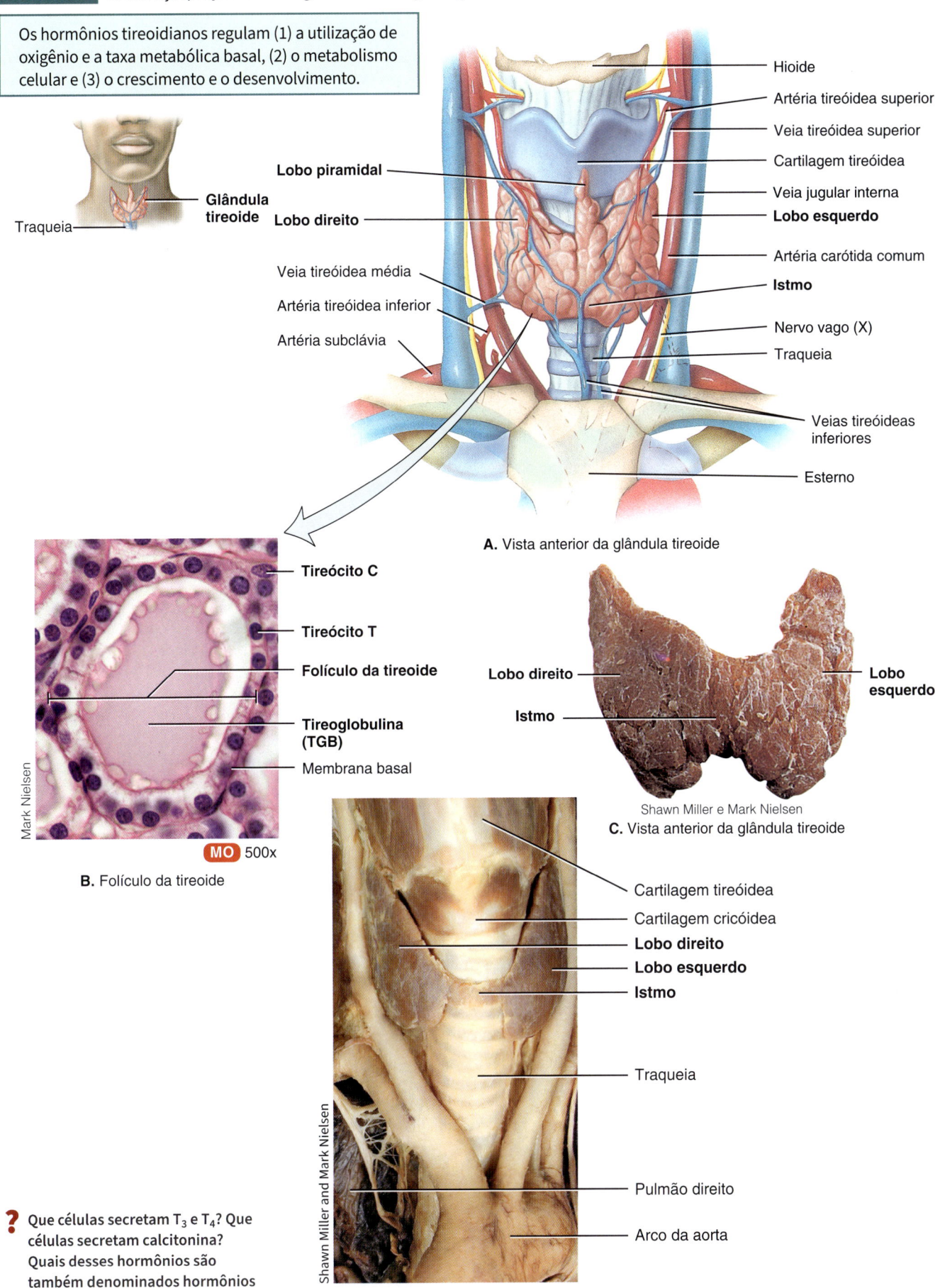

Os hormônios tireoidianos regulam (1) a utilização de oxigênio e a taxa metabólica basal, (2) o metabolismo celular e (3) o crescimento e o desenvolvimento.

Labels (A. Vista anterior da glândula tireoide):
- Traqueia
- Glândula tireoide
- Lobo piramidal
- Lobo direito
- Veia tireóidea média
- Artéria tireóidea inferior
- Artéria subclávia
- Hioide
- Artéria tireóidea superior
- Veia tireóidea superior
- Cartilagem tireóidea
- Veia jugular interna
- **Lobo esquerdo**
- Artéria carótida comum
- **Istmo**
- Nervo vago (X)
- Traqueia
- Veias tireóideas inferiores
- Esterno

A. Vista anterior da glândula tireoide

Labels (B. Folículo da tireoide, MO 500x):
- **Tireócito C**
- **Tireócito T**
- **Folículo da tireoide**
- **Tireoglobulina (TGB)**
- Membrana basal

B. Folículo da tireoide

Labels (C):
- Lobo direito
- Istmo
- **Lobo esquerdo**

C. Vista anterior da glândula tireoide

Labels (D):
- Cartilagem tireóidea
- Cartilagem cricóidea
- **Lobo direito**
- **Lobo esquerdo**
- **Istmo**
- Traqueia
- Pulmão direito
- Arco da aorta

D. Vista anterior

? Que células secretam T_3 e T_4? Que células secretam calcitonina? Quais desses hormônios são também denominados hormônios tireoidianos?

FIGURA 18.10 Etapas na síntese e secreção dos hormônios tireoidianos.

Os hormônios tireoidianos são sintetizados pela ligação de átomos de iodo ao aminoácido tirosina.

Legenda:
I^- = iodeto; I^0 = iodo
TGB = tireoglobulina
TBG = globulina transportadora de tiroxina

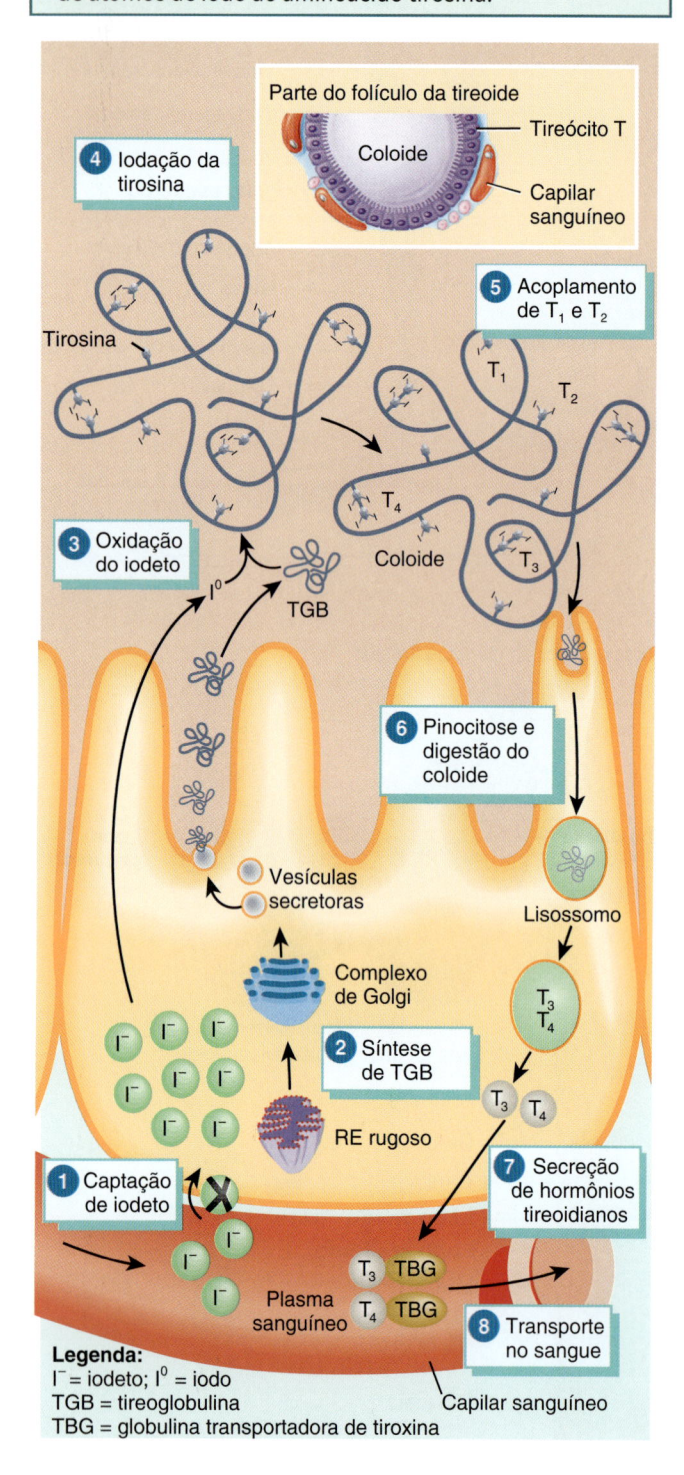

? Qual é a forma de armazenamento dos hormônios tireoidianos?

1 *Captação de iodeto.* As células foliculares da tireoide captam íons iodeto (I^-) por meio de seu transporte ativo do sangue para o citosol. Em consequência, a glândula tireoide normalmente contém a maior parte do iodeto do corpo.

2 *Síntese de tireoglobulina.* Enquanto os tireócitos T capitam o I^-, eles também sintetizam a **tireoglobulina (TGB)**, uma grande glicoproteína produzida no retículo endoplasmático rugoso, modificada no complexo de Golgi e acondicionada em vesículas secretoras. Em seguida, as vesículas sofrem exocitose, liberando a TGB no lúmen do folículo.

3 *Oxidação do iodeto.* Alguns dos aminoácidos na TGB consistem em tirosinas que se tornarão iodadas. Entretanto, os íons iodeto com carga elétrica negativa não são incapazes de se ligar à tirosina até sofrer oxidação (remoção de elétrons) a iodo: $I^- \rightarrow I^0$. À medida que os íons iodeto são oxidados, eles atravessam a membrana e alcançam o lúmen do folículo.

4 *Iodação da tirosina.* À medida que se formam, os átomos de iodo (I^0) reagem com tirosinas que fazem parte das moléculas de tireoglobulina. A ligação de um átomo de iodo produz a monoiodotirosina (T_1), e uma segunda iodação produz a di-iodotirosina (T_2). A TGB com átomos de iodo fixados, é um material viscoso que se acumula e é armazenado no lúmen do folículo da tireoide, denominado **coloide**.

5 *Acoplamento de T_1 e T_2.* Durante a última etapa na síntese do hormônio tireoidiano, duas moléculas de T_2 se unem para formar T_4, ou uma molécula de T_1 e uma molécula de T_2 se unem para formar T_3.

6 *Pinocitose e digestão do coloide.* As gotículas de coloide penetram de novo nos tireócitos T por pinocitose e unem-se aos lisossomos. As enzimas digestivas presentes nos lisossomos degradam a TGB, clivando as moléculas de T_3 e T_4.

7 *Secreção dos hormônios tireoidianos.* Como a T_3 e a T_4 são lipossolúveis, elas se difundem através da membrana plasmática para o líquido intersticial e, em seguida, para o sangue. Normalmente, a T_4 é secretada em maior quantidade do que a T_3, porém, a T_3 é várias vezes mais potente. Além disso, após a entrada de T_4 em uma célula do corpo, a maior parte é convertida em T_3 pela remoção de um iodo.

8 *Transporte no sangue.* Mais de 99% da T_3 e da T_4 combinam-se com proteínas transportadoras no sangue, principalmente a **globulina transportadora de tiroxina (TBG)**.

Ações dos hormônios da tireoide

Como a maioria das células do corpo possui receptores para os hormônios da tireoide, a T_3 e a T_4 afetam os tecidos em todo o corpo. Os hormônios tireoidianos atuam sobre as suas células-alvo principalmente por meio de indução da transcrição gênica e síntese de proteínas. Por sua vez, as proteínas recém-formadas efetuam a resposta celular. As funções dos hormônios da tireoide são as seguintes:

1. *Aumento da taxa metabólica basal.* Os hormônios tireoidianos aumentam a **taxa metabólica basal (TMB)**, a taxa de gasto de energia em condições padrão ou basais (estado de vigília, em repouso e em jejum). Quando a TMB aumenta, o metabolismo celular dos carboidratos, lipídios e proteínas aumenta. Os hormônios tireoidianos aumentam a TMB de várias maneiras: (1) Estimulam a síntese de Na^+/K^+ ATPases adicionais, que utilizam grandes quantidades de ATP para a ejeção contínua de íons sódio (Na^+) do citosol para o líquido extracelular e de íons potássio (K^+) do líquido extracelular

para o citosol; (2) aumentam as concentrações de enzimas envolvidas na respiração celular, o que aumenta a degradação de combustíveis orgânicos e a produção de ATP; e (3) aumentam o número e a atividade das mitocôndrias nas células, o que também aumenta a produção de ATP. Como as células produzem e utilizam mais ATP, a TMB aumenta, ocorre liberação de mais calor e a temperatura corporal aumenta, um fenômeno denominado **efeito calorigênico**. Dessa maneira, os hormônios tireoidianos desempenham uma importante função na manutenção da temperatura corporal normal. Os mamíferos normais são capazes de sobreviver a temperaturas muito baixas, porém aqueles cuja glândula tireoide foi removida são incapazes de sobreviver.

2. *Aumento das ações das catecolaminas.* Os hormônios tireoidianos possuem efeitos permissivos sobre as catecolaminas (epinefrina e norepinefrina), visto que suprarregulam os receptores beta-adrenérgicos. Lembre-se de que as catecolaminas se ligam a receptores beta-adrenérgicos, promovendo respostas simpáticas. Por conseguinte, os sintomas de níveis excessivos de hormônios tireoidianos incluem aumento da frequência cardíaca, batimentos cardíacos mais fortes e elevação da pressão arterial.

3. *Regulação do desenvolvimento e crescimento do tecido nervoso e dos ossos.* Os hormônios tireoidianos são necessários para o desenvolvimento do sistema nervoso: eles promovem a formação de sinapses, a produção de mielina e o crescimento de dendritos. Os hormônios tireoidianos também são necessários para o crescimento do sistema esquelético: promovem a formação de centros de ossificação nos ossos em desenvolvimento, a síntese de muitas proteínas do osso e a secreção de hormônio do crescimento (GH) e dos fatores de crescimento semelhantes à insulina (IGF). A deficiência de hormônios tireoidianos durante o desenvolvimento fetal, a lactância ou a infância provoca grave deficiência intelectual e restrição do crescimento ósseo.

Controle da secreção dos hormônios tireoidianos

O hormônio liberador de tireotrofina (TRH) do hipotálamo e o hormônio tireoestimulante (TSH) da adeno-hipófise estimulam a secreção dos hormônios tireoidianos, como mostra a **Figura 18.11**:

- Os baixos níveis sanguíneos de T_3 e T_4 ou a taxa metabólica baixa estimulam a secreção de TRH pelo hipotálamo
- O TRH entra no sistema hipotalâmico-porta hipofisário e flui para a adeno-hipófise, onde estimula a secreção de TSH pelos tireotrofos
- O TSH estimula praticamente todos os aspectos da atividade das células foliculares da tireoide, incluindo captação de iodeto, síntese e secreção de hormônio e crescimento dos tireócitos T (ver **Figura 18.10**)
- Os tireócitos T liberam T_3 e T_4 no sangue até a normalização da taxa metabólica
- Os níveis elevados de T_3 inibem a liberação de TRH e de TSH (inibição por retroalimentação negativa).

As condições que aumentam a demanda de ATP – ambiente frio, hipoglicemia, grandes altitudes e gravidez – aumentam a secreção dos hormônios da tireoide.

FIGURA 18.11 **Regulação da secreção e ações dos hormônios tireoidianos.** TRH = hormônio liberador da tireotrofina, TSH = hormônio tireoestimulante, T_3 = tri-iodotironina e T_4 = tiroxina (tetraiodotironina).

O TSH promove a liberação dos hormônios tireoidianos (T_3 e T_4) pela glândula tireoide.

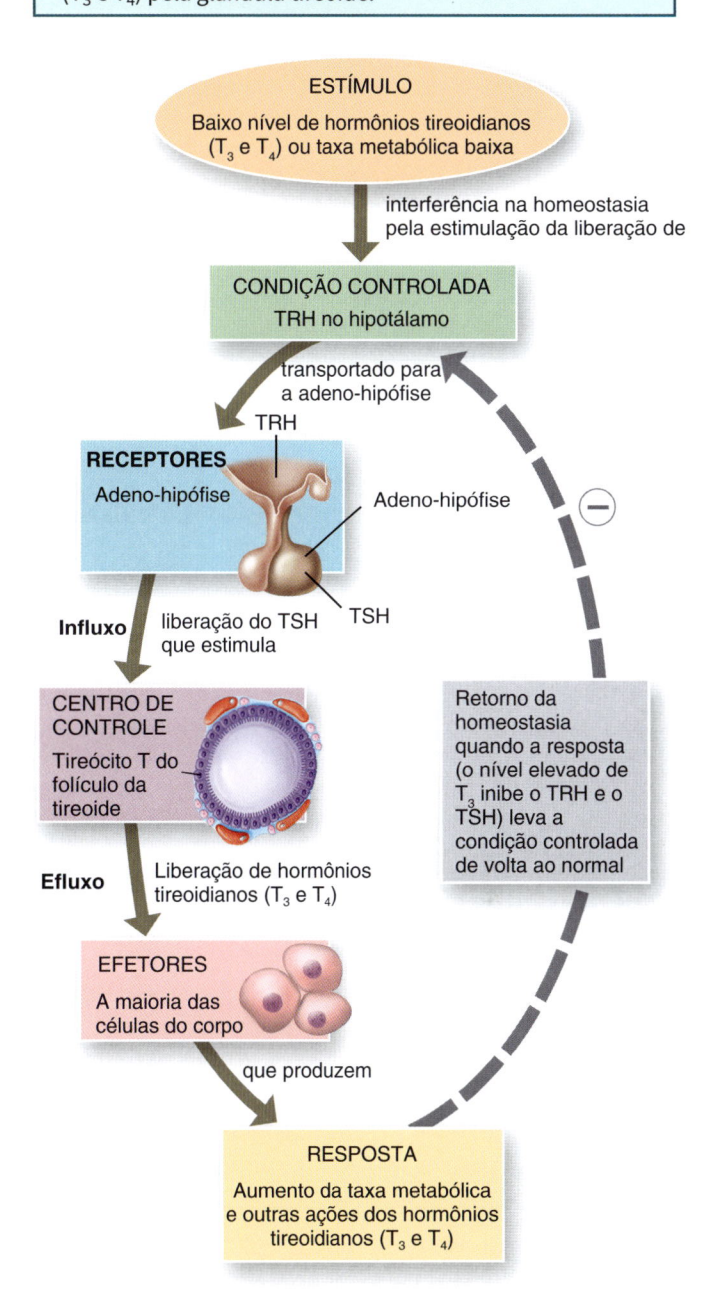

ESTÍMULO
Baixo nível de hormônios tireoidianos (T_3 e T_4) ou taxa metabólica baixa

interferência na homeostasia pela estimulação da liberação de

CONDIÇÃO CONTROLADA
TRH no hipotálamo

transportado para a adeno-hipófise
TRH

RECEPTORES
Adeno-hipófise

Adeno-hipófise

Influxo liberação do TSH que estimula
TSH

CENTRO DE CONTROLE
Tireócito T do folículo da tireoide

Retorno da homeostasia quando a resposta (o nível elevado de T_3 inibe o TRH e o TSH) leva a condição controlada de volta ao normal

Efluxo Liberação de hormônios tireoidianos (T_3 e T_4)

EFETORES
A maioria das células do corpo

que produzem

RESPOSTA
Aumento da taxa metabólica e outras ações dos hormônios tireoidianos (T_3 e T_4)

? Como uma dieta deficiente em iodo pode levar ao bócio, que consiste em aumento da glândula tireoide?

Calcitonina

O hormônio produzido pelos **tireócitos C** da glândula tireoide (ver **Figura 18.9 B**) é a **calcitonina (CT)**. A CT pode diminuir o nível sanguíneo de cálcio por meio de inibição da ação dos osteoclastos, as células que degradam a matriz extracelular do osso.

TABELA 18.6	Resumo dos hormônios da glândula tireoide.		
Hormônio e fonte	**Controle da secreção**		**Principais ações**
T_3 (tri-iodotironina) e T_4 (tiroxina) ou **hormônios tireoidianos** das células foliculares	A secreção é aumentada pelo hormônio liberador de tireotrofina (TRH), que estimula a liberação do hormônio tireoestimulante (TSH) em resposta a baixos níveis de hormônios da tireoide, taxa metabólica baixa, frio, gravidez e grandes altitudes; as secreções de TRH e de TSH são inibidas em resposta a níveis elevados de hormônios tireoidianos; os níveis elevados de iodo suprimem a secreção de T_3/T_4		Aumentam a taxa metabólica basal; estimulam a síntese de proteínas; aumentam a utilização de glicose e de ácidos graxos para a produção de ATP; aumentam a lipólise; intensificam a excreção de colesterol; aceleram o crescimento corporal; contribuem para o desenvolvimento do sistema nervoso
Calcitonina (CT) dos tireócitos C	Os níveis sanguíneos elevados de Ca^{2+} estimulam a secreção; os baixos níveis sanguíneos de Ca^{2+} inibem a secreção		Diminui os níveis sanguíneos de Ca^{2+} e HPO_4^{2-} ao inibir a reabsorção óssea pelos osteoclastos e ao acelerar a captação de cálcio e de fosfatos na matriz extracelular óssea

A secreção de CT é controlada por um sistema de retroalimentação negativa (ver **Figura 18.13**).

Quando o seu nível sanguíneo está elevado, a calcitonina diminui a quantidade de cálcio e fosfatos no sangue ao inibir a reabsorção óssea (degradação da matriz extracelular do osso) pelos osteoclastos e ao acelerar a captação de cálcio e de fosfatos na matriz extracelular óssea. A miacalcina, um extrato da calcitonina derivado do salmão, que é 10 vezes mais potente do que a calcitonina humana, é prescrita no tratamento da osteoporose.

A **Tabela 18.6** fornece um resumo dos hormônios produzidos pela glândula tireoide, do controle de sua secreção e principais ações.

Teste rápido

12. Explique como os níveis sanguíneos de T_3/T_4, TSH e TRH seriam alterados em um animal de laboratório submetido à tireoidectomia (retirada completa da glândula tireoide).
13. Como os hormônios da tireoide são sintetizados, armazenados e secretados?
14. Como a secreção de T_3 e T_4 é regulada?
15. Quais são os efeitos fisiológicos dos hormônios da tireoide?

18.8 Glândulas paratireoides

OBJETIVO

- **Descrever** a localização, a histologia, o hormônio e as funções das glândulas paratireoides.

Parcialmente inseridas na face posterior dos lobos da glândula tireoide, encontram-se várias massas pequenas e arredondadas de tecido, denominadas **glândulas paratireoides**. Cada uma apresenta uma massa de cerca de 40 mg (0,04 g). Em geral, uma glândula paratireoide superior e uma inferior estão aderidas a cada lobo da tireoide (**Figura 18.12 A**), em um total de quatro glândulas paratireoides.

Microscopicamente, as glândulas paratireoides contêm dois tipos de células epiteliais (**Figura 18.12 B** e **C**). As células mais numerosas, denominadas **células principais**, produzem o **paratormônio (PTH)**. A função do outro tipo de célula, denominada **célula oxifílica das paratireoides**, não é conhecida na glândula paratireoide normal. Entretanto, a sua presença ajuda claramente a identificar a glândula paratireoide do ponto de vista histológico, em virtude de suas características singulares de coloração. Além disso, no câncer de glândulas paratireoides, as células oxifílicas secretam PTH em excesso.

Paratormônio

O paratormônio é o principal regulador dos níveis de íons cálcio (Ca^{2+}), magnésio (Mg^{2+}) e fosfato (HPO_4^{2-}) no sangue. A ação específica do PTH consiste em aumentar o número e a atividade dos osteoclastos. O resultado consiste em *reabsorção óssea elevada*, que libera íons cálcio (Ca^{2+}) e fosfatos (HPO_4^{2-}) no sangue. O PTH também atua nos rins. Em primeiro lugar, ele retarda a taxa de perda de Ca^{2+} e de Mg^{2+} do sangue para a urina. Em segundo lugar, aumenta a perda de HPO_4^{2-} do sangue para a urina. Como uma maior quantidade de HPO_4^{2-} é perdida na urina em relação ao ganho dos ossos, o PTH diminui o nível sanguíneo de HPO_4^{2-} e aumenta os níveis sanguíneos de Ca^{2+} e Mg^{2+}. Um terceiro efeito do PTH sobre os rins consiste em promover a formação do hormônio **calcitriol**, a forma ativa da vitamina D. O calcitriol, também conhecido como *1,25-di-hidroxivitamina D_3*, aumenta a taxa de *absorção* de Ca^{2+}, HPO_4^{2-} e Mg^{2+} do sistema digestório para o sangue.

CAPÍTULO 18 Sistema Endócrino 669

FIGURA 18.12 Localização, suprimento sanguíneo e histologia das glândulas paratireoides.

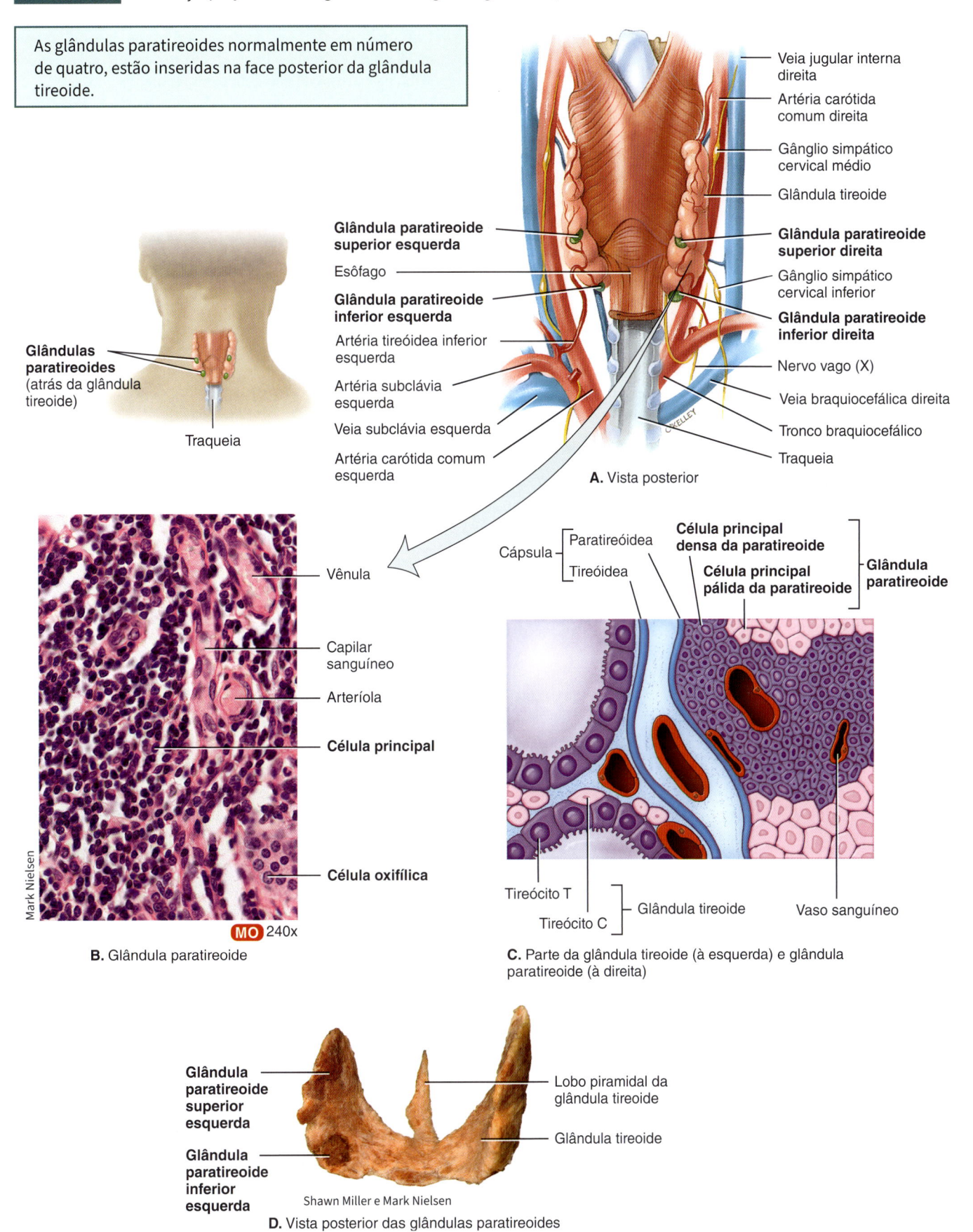

As glândulas paratireoides normalmente em número de quatro, estão inseridas na face posterior da glândula tireoide.

- Veia jugular interna direita
- Artéria carótida comum direita
- Gânglio simpático cervical médio
- Glândula tireoide
- **Glândula paratireoide superior esquerda**
- Esôfago
- **Glândula paratireoide inferior esquerda**
- Artéria tireóidea inferior esquerda
- Artéria subclávia esquerda
- Veia subclávia esquerda
- Artéria carótida comum esquerda
- **Glândula paratireoide superior direita**
- Gânglio simpático cervical inferior
- **Glândula paratireoide inferior direita**
- Nervo vago (X)
- Veia braquiocefálica direita
- Tronco braquiocefálico
- Traqueia

Glândulas paratireoides (atrás da glândula tireoide)
Traqueia

A. Vista posterior

- Vênula
- Capilar sanguíneo
- Arteríola
- **Célula principal**
- **Célula oxifílica**

MO 240x

B. Glândula paratireoide

- Cápsula
  - Paratireóidea
  - Tireóidea
- **Célula principal densa da paratireoide**
- **Célula principal pálida da paratireoide**
- Glândula paratireoide
- Tireócito T
- Tireócito C
- Glândula tireoide
- Vaso sanguíneo

C. Parte da glândula tireoide (à esquerda) e glândula paratireoide (à direita)

- **Glândula paratireoide superior esquerda**
- **Glândula paratireoide inferior esquerda**
- Lobo piramidal da glândula tireoide
- Glândula tireoide

Shawn Miller e Mark Nielsen
D. Vista posterior das glândulas paratireoides

? Quais são os produtos da secreção (1) dos tireócitos C (células foliculares) da glândula tireoide e (2) das células principais das glândulas paratireoides?

Controle da secreção de calcitonina e de paratormônio

O nível sanguíneo de cálcio controla diretamente a secreção de calcitonina e de paratormônio por meio de alças de retroalimentação negativa que não envolvem a hipófise (**Figura 18.13**):

- Um nível de íons cálcio (Ca^{2+}) no sangue acima do normal (**Figura 18.13 A**) estimula a liberação de mais calcitonina pelos tireócitos T da glândula tireoide
- A calcitonina inibe a atividade dos osteoclastos, diminuindo, assim, o nível sanguíneo de Ca^{2+}
- Um nível de Ca^{2+} no sangue abaixo do normal (**Figura 18.13 B**) estimula a liberação de mais PTH pelas células principais densas da glândula paratireoide
- O PTH promove a reabsorção da matriz extracelular óssea, o que libera Ca^{2+} no sangue e retarda a perda de Ca^{2+} na urina, com consequente elevação do nível sanguíneo de Ca^{2+}
- O PTH também estimula os rins a sintetizar calcitriol, a forma ativa da vitamina D

FIGURA 18.13 Funções da calcitonina, do paratormônio e do calcitriol na homeostasia do cálcio.

Em relação à regulação do nível sanguíneo de Ca^{2+}, a calcitonina e o PTH têm efeitos antagônicos.

A. Papel da calcitonina

ESTÍMULO → interferência na homeostasia por diminuição

CONDIÇÃO CONTROLADA: Níveis sanguíneos de Ca^{2+}

que são monitorados por

RECEPTORES: Glândula tireoide

Influxo que estimula

CENTRO DE CONTROLE: Tireócito T da glândula tireoide

Efluxo que libera mais calcitonina (CT) para inibir

EFETORES: Osteoclastos

que produzem

RESPOSTA: Diminuição dos níveis sanguíneos de Ca^{2+}

Retorno da homeostasia quando a resposta leva a condição controlada de volta ao normal (−)

B. Papel do paratormônio

ESTÍMULO → interferência da homeostasia por diminuição

CONDIÇÃO CONTROLADA: Níveis sanguíneos de Ca^{2+}

que são monitorados por

RECEPTORES: Glândulas paratireoides

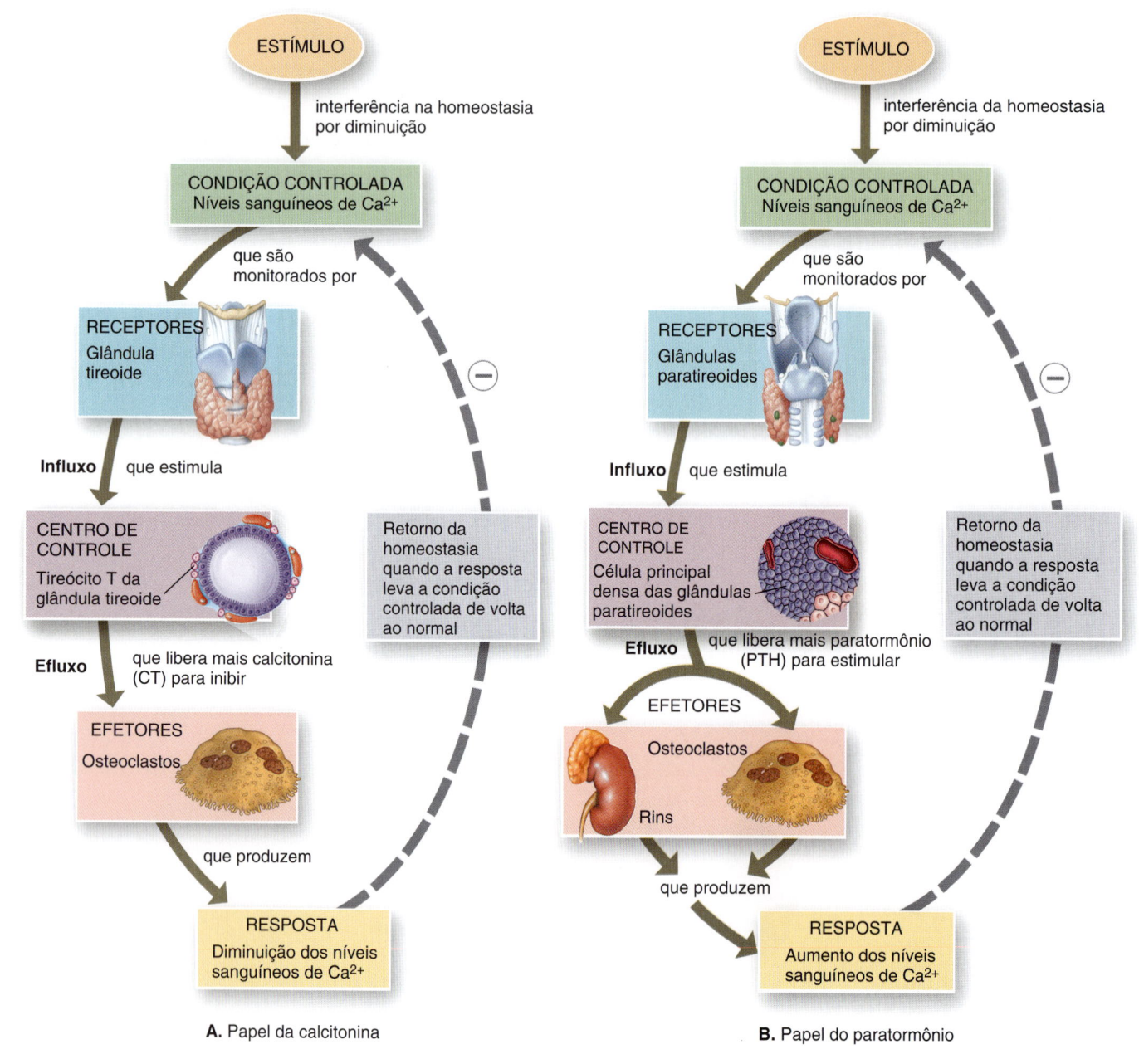

Influxo que estimula

CENTRO DE CONTROLE: Célula principal densa das glândulas paratireoides

Efluxo que libera mais paratormônio (PTH) para estimular

EFETORES: Osteoclastos, Rins

que produzem

RESPOSTA: Aumento dos níveis sanguíneos de Ca^{2+}

Retorno da homeostasia quando a resposta leva a condição controlada de volta ao normal (−)

? Quais são os principais tecidos-alvo do PTH, da CT e do calcitriol?

TABELA 18.7	Resumo do hormônio das glândulas paratireoides.		
Hormônio e fonte		**Controle da secreção**	**Principais ações**
Célula principal	**Paratormônio (PTH)** das células principais	Os níveis sanguíneos baixos de Ca^{2+} estimulam a secreção; os níveis sanguíneos elevados de Ca^{2+} inibem a secreção	Aumenta os níveis sanguíneos de Ca^{2+} e Mg^{2+} e diminui o nível sanguíneo de HPO_4^{2-}; aumenta a reabsorção óssea pelos osteoclastos; aumenta a reabsorção de Ca^{2+} e a excreção de HPO_4^{2-} pelos rins; promove a formação de calcitriol (a forma ativa da vitamina D), o que aumenta a taxa de absorção de Ca^{2+} e de Mg^{2+} da dieta

- O calcitriol estimula a absorção aumentada de Ca^{2+} dos alimentos no sistema digestório, o que ajuda a aumentar o nível sanguíneo de Ca^{2+}.

A **Tabela 18.7** fornece um resumo do controle da secreção e das principais ações do paratormônio.

Teste rápido

16. Como é regulada a secreção do paratormônio?
17. Quais são as semelhanças e as diferenças entre as ações do paratormônio e do calcitriol?

18.9 Glândulas suprarrenais (adrenais)

OBJETIVO

- **Descrever** a localização, a histologia, os hormônios e as funções das glândulas suprarrenais.

As **glândulas suprarrenais** pareadas, cada uma localizada superiormente a cada rim no espaço retroperitoneal (**Figura 18.14 A**), apresentam a forma de uma pirâmide achatada. No adulto, cada glândula suprarrenal mede 3 a 5 cm de altura, 2 a 3 cm de largura e um pouco menos de 1 cm de espessura, com uma massa de 3,5 a 5 g, correspondendo a apenas metade de seu tamanho ao nascimento. Durante o desenvolvimento embrionário, as glândulas suprarrenais diferenciam-se em duas regiões distintas do ponto de vista estrutural e funcional: um grande **córtex** de localização periférica, que compreende 80 a 90% da glândula, e uma pequena **medula** de localização central (**Figura 18.14 B**). A glândula é recoberta por uma cápsula de tecido conjuntivo. As suprarrenais, à semelhança da glândula tireoide, são altamente vascularizadas.

O córtex da suprarrenal produz hormônios esteroides, que são essenciais para a vida. A perda total dos hormônios adrenocorticais leva à morte em consequência de desidratação e desequilíbrios eletrolíticos no decorrer de poucos dias a 1 semana, a não ser que seja iniciada imediatamente uma terapia de reposição hormonal. A medula da suprarrenal produz três hormônios catecolaminas – a norepinefrina, a epinefrina e uma pequena quantidade de dopamina.

Córtex da glândula suprarrenal

O córtex da suprarrenal é subdividido em três zonas, e cada uma delas secreta hormônios diferentes (**Figura 18.14 D**). A zona mais externa, imediatamente abaixo da cápsula de tecido conjuntivo, é a **zona glomerulosa**. Suas células, que estão densamente acondicionadas e dispostas em agrupamentos esféricos e colunas arqueadas, secretam hormônios denominados **mineralocorticoides**, visto que eles afetam a homeostasia mineral. A zona intermediária, ou **zona fasciculada**, é a mais larga das três zonas e consiste em células distribuídas em longas colunas retas. As células da zona fasciculada secretam principalmente **glicocorticoides**, em particular o cortisol, assim denominados por afetarem a homeostasia da glicose. As células da zona mais interna, a **zona reticular**, estão organizadas em cordões ramificados. Essas células sintetizam pequenas quantidades de **androgênios** fracos, que são hormônios esteroides que possuem efeitos masculinizantes.

Mineralocorticoides. A **aldosterona** é o principal mineralocorticoide. Esse hormônio regula a homeostasia de dois íons minerais – os íons sódio (Na^+) e os íons potássio (K^+) – e ajuda a ajustar a pressão arterial e o volume sanguíneo. A aldosterona também promove a excreção de H^+ na urina; essa remoção de ácidos do corpo pode ajudar a prevenir a acidose (pH do sangue abaixo de 7,35), que é discutida no Capítulo 27.

Controle da secreção de aldosterona. A **via renina-angiotensina-aldosterona (RAA)** controla a secreção de aldosterona (**Figura 18.15**):

- Os estímulos que iniciam a via da renina-angiotensina-aldosterona incluem desidratação, deficiência de Na^+ ou hemorragia

FIGURA 18.14 Localização, suprimento sanguíneo e histologia das glândulas suprarrenais.

O córtex da suprarrenal secreta hormônios esteroides, que são essenciais para a vida. A medula da suprarrenal secreta norepinefrina e epinefrina.

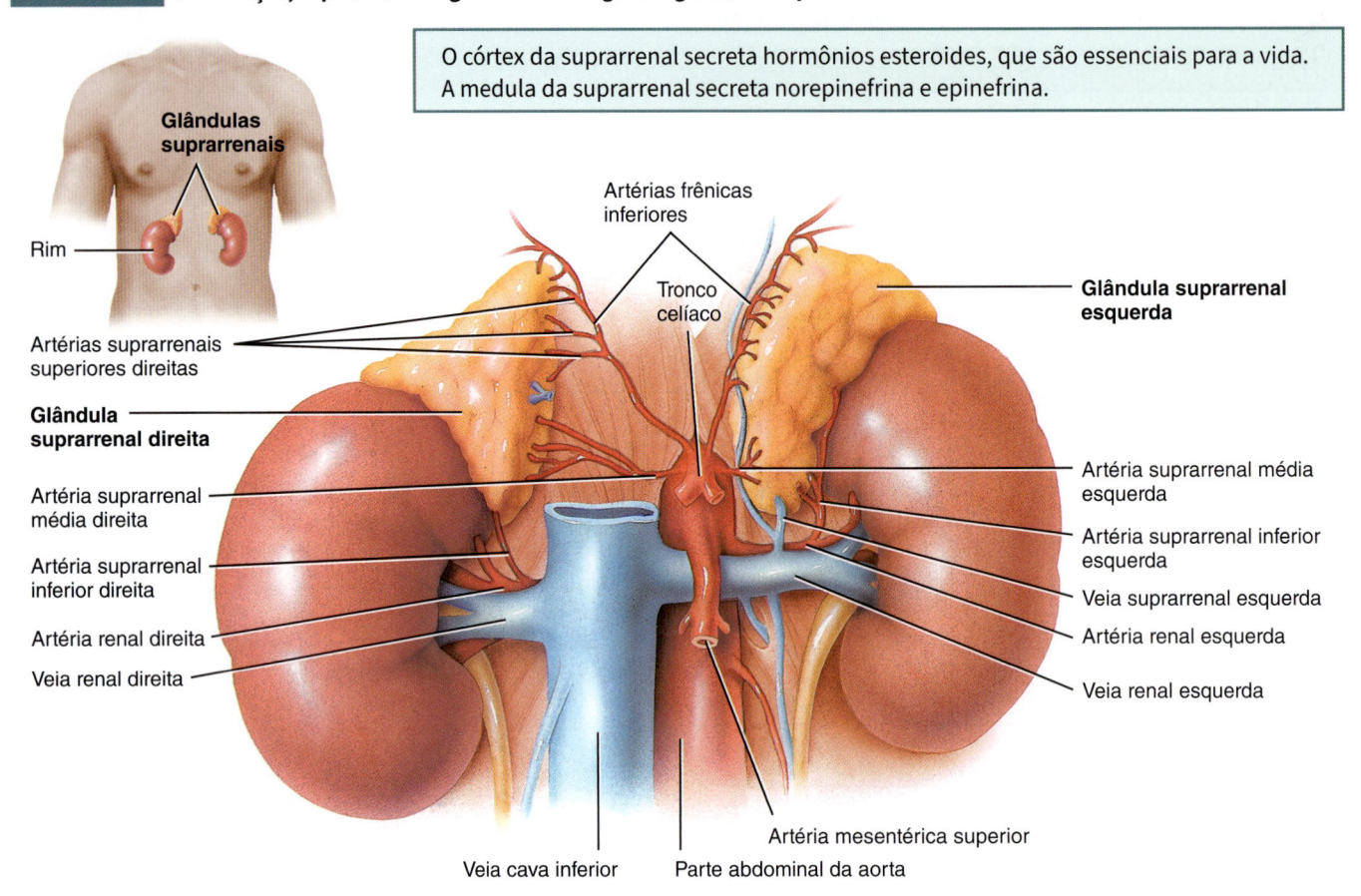

Glândulas suprarrenais
Rim
Artérias suprarrenais superiores direitas
Glândula suprarrenal direita
Artéria suprarrenal média direita
Artéria suprarrenal inferior direita
Artéria renal direita
Veia renal direita
Artérias frênicas inferiores
Tronco celíaco
Glândula suprarrenal esquerda
Artéria suprarrenal média esquerda
Artéria suprarrenal inferior esquerda
Veia suprarrenal esquerda
Artéria renal esquerda
Veia renal esquerda
Veia cava inferior
Parte abdominal da aorta
Artéria mesentérica superior

A. Vista anterior

Cápsula
Córtex
Medula

B. Corte através da glândula suprarrenal esquerda

Glândula suprarrenal
Rim

C. Vista superior da glândula suprarrenal e do rim

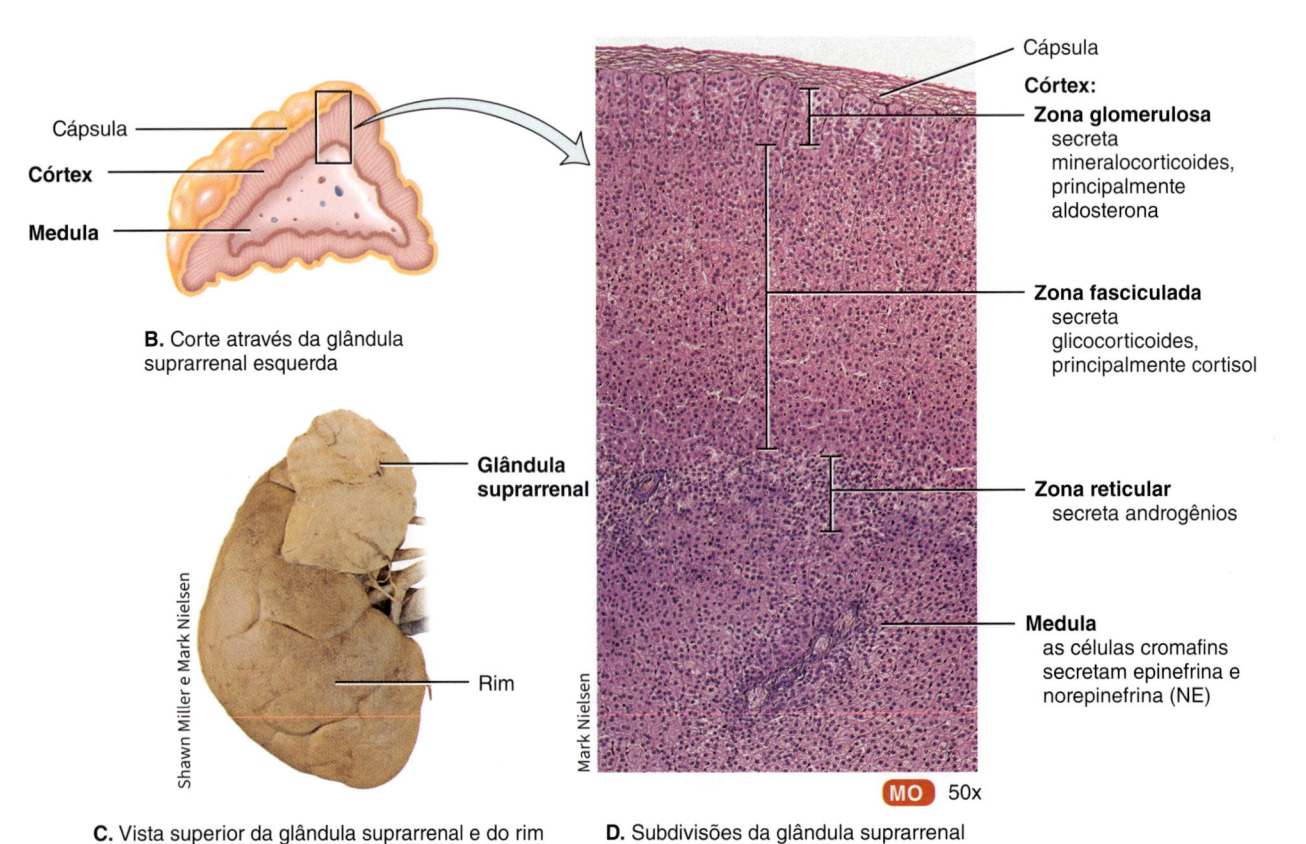

Cápsula
Córtex:
Zona glomerulosa secreta mineralocorticoides, principalmente aldosterona

Zona fasciculada secreta glicocorticoides, principalmente cortisol

Zona reticular secreta androgênios

Medula as células cromafins secretam epinefrina e norepinefrina (NE)

MO 50x

D. Subdivisões da glândula suprarrenal

? Qual é a posição das glândulas suprarrenais em relação aos rins?

- Essas condições provocam diminuição do volume sanguíneo
- A diminuição do volume sanguíneo leva a uma redução da pressão arterial
- A pressão arterial mais baixa estimula certas células dos rins, denominadas células justaglomerulares, a secretar a enzima **renina**
- O nível de renina no sangue aumenta
- A renina converte o **angiotensinogênio**, uma proteína plasmática produzida pelo fígado, em **angiotensina I**
- O sangue contendo níveis aumentados de angiotensina I circula pelo corpo
- À medida que o sangue flui pelos capilares, particularmente os dos pulmões, a **enzima conversora de angiotensina (ECA)** converte a angiotensina I no hormônio **angiotensina II**
- O nível sanguíneo de angiotensina II aumenta
- A angiotensina II estimula o córtex da suprarrenal a secretar aldosterona
- O sangue que contém níveis aumentados de aldosterona circula para os rins
- Nos rins, a aldosterona aumenta a reabsorção de Na$^+$, o que, por sua vez, provoca reabsorção de água por osmose. Em consequência, ocorre perda de menos água na urina. A aldosterona também estimula os rins a aumentar a secreção de K$^+$ e H$^+$ na urina
- Com o aumento da reabsorção de água pelos rins, o volume sanguíneo aumenta
- À medida que o volume sanguíneo aumenta, a pressão arterial eleva-se para seu valor normal
- A angiotensina II também estimula a contração do músculo liso nas paredes das arteríolas. A consequente vasoconstrição das arteríolas aumenta a pressão arterial e, assim, ajuda a elevar a pressão arterial para o seu valor normal
- Além da angiotensina II, um segundo fator de estimulação da secreção de aldosterona consiste em aumento da concentração de K$^+$ no sangue (ou no líquido intersticial). A diminuição do nível sanguíneo de K$^+$ possui o efeito oposto.

Glicocorticoides. Os glicocorticoides, que regulam o metabolismo e a resistência ao estresse, incluem o **cortisol** (também denominado *hidrocortisona*), a **corticosterona** e a **cortisona**. Desses três hormônios secretados pela zona fasciculada, o cortisol é o mais abundante, sendo responsável por cerca de 95% da atividade glicocorticoide.

Os glicocorticoides exercem os seguintes efeitos:

1. *Degradação de proteínas.* Os glicocorticoides aumentam a taxa de degradação das proteínas, principalmente nas fibras musculares e, portanto, aumentam a liberação de aminoácidos na corrente sanguínea. Os aminoácidos podem ser utilizados pelas células do corpo na síntese de novas proteínas ou na produção de ATP.
2. *Formação de glicose.* Sob a estimulação dos glicocorticoides, os hepatócitos podem converter determinados aminoácidos ou o ácido láctico em glicose, que pode ser utilizada por neurônios e outras células para a produção de ATP. Essa conversão de uma substância diferente do glicogênio ou de outro monossacarídio em glicose é denominada **gliconeogênese**.

FIGURA 18.15 Regulação da secreção de aldosterona pela via renina-angiotensina-aldosterona.

A aldosterona ajuda a regular o volume sanguíneo, a pressão arterial e os níveis de Na$^+$, K$^+$ e H$^+$ no sangue.

ESTÍMULO
Desidratação, deficiência de Na$^+$ ou hemorragia

Interrupção da homeostasia pela diminuição

CONDIÇÃO CONTROLADA
Volume sanguíneo e pressão arterial

que é monitorada por

RECEPTORES
Células justaglomerulares dos rins

Influxo — que liberam renina e convertem o angiotensinogênio em angiotensina I

CENTRO DE CONTROLE
Pulmões

Efluxo — onde a ECA converte a angiotensina I inativa em angiotensina II ativa

EFETORES
Células do córtex da suprarrenal

liberação de aldosterona

RESPOSTA
Nos rins, uma maior quantidade de água e de Na$^+$ retorna ao sangue, e ocorre mais eliminação de K$^+$ e H$^+$ na urina; aumento do volume sanguíneo e da pressão arterial.

Retorno da homeostasia quando a resposta leva a condição controlada de volta ao normal

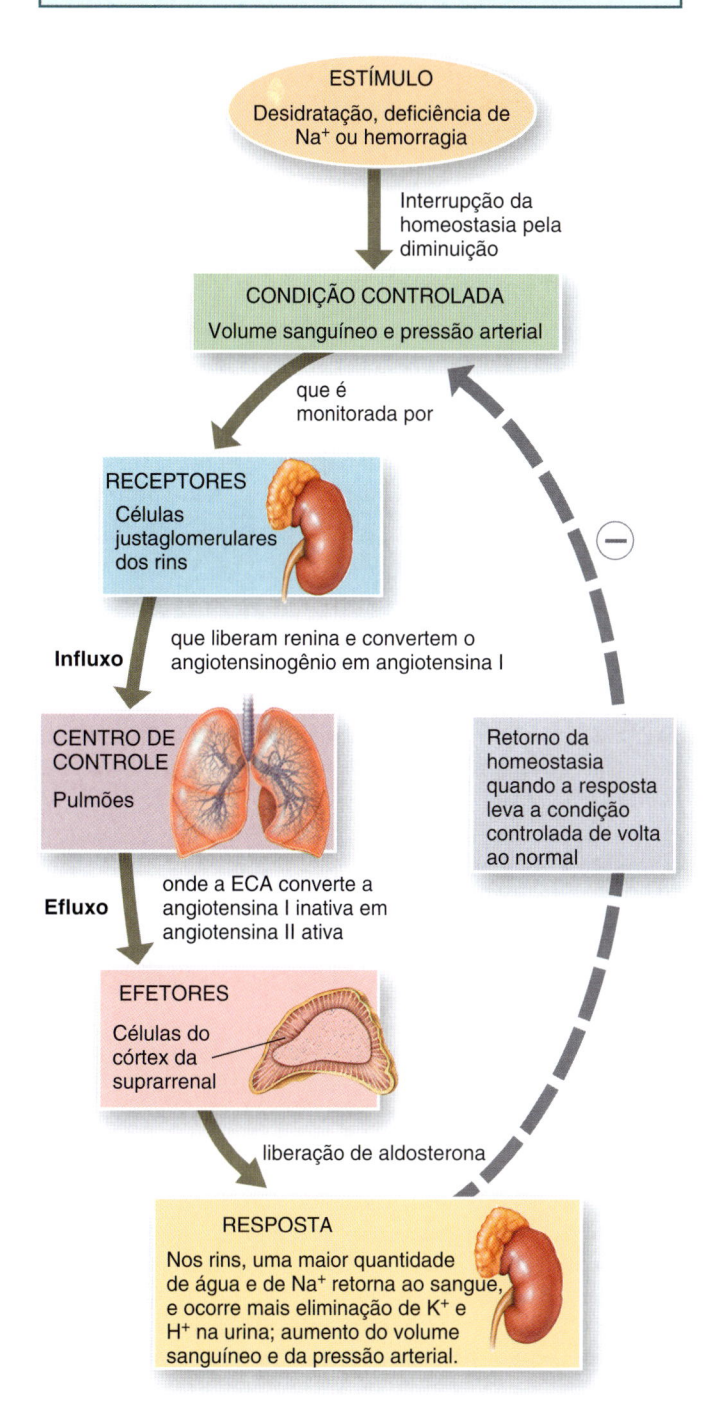

? Quais são as duas maneiras pelas quais a angiotensina II pode elevar a pressão arterial e quais são os tecidos-alvo em cada caso?

3. *Lipólise.* Os glicocorticoides estimulam a **lipólise**, que é a degradação dos triglicerídios e liberação de ácidos graxos do tecido adiposo para o sangue.
4. *Resistência ao estresse.* Os glicocorticoides atuam de muitas maneiras para proporcionar resistência ao estresse. A glicose

adicional fornecida pelos hepatócitos proporciona aos tecidos uma rápida fonte de ATP para combater uma variedade de tipos de estresse, incluindo exercício, jejum, medo, temperaturas extremas, grandes altitudes, sangramento, infecção, cirurgia, trauma e doença. Como os glicocorticoides tornam os vasos sanguíneos mais sensíveis a outros hormônios que causam vasoconstrição, eles elevam a pressão arterial. Esse efeito representaria uma vantagem nos casos de grave perda de sangue, que provoca queda da pressão arterial.

5. *Efeitos anti-inflamatórios.* Os glicocorticoides inibem os leucócitos que participam das reações inflamatórias. Infelizmente, os glicocorticoides também retardam o reparo dos tecidos; em consequência, eles retardam a cicatrização de feridas. Embora os glicocorticoides em altas doses possam causar transtornos mentais graves, eles são muito úteis no tratamento de distúrbios inflamatórios crônicos, como a artrite reumatoide.

6. *Depressão das respostas imunes.* Os glicocorticoides em altas doses deprimem as respostas imunes. Por essa razão, os glicocorticoides são prescritos para receptores de transplante de órgãos, de modo a retardar a rejeição tecidual pelo sistema imune.

Controle da secreção de glicocorticoides. O controle da secreção de glicocorticoides ocorre por meio de um sistema de retroalimentação negativa (**Figura 18.16**). A presença de baixos níveis sanguíneos de glicocorticoides, principalmente cortisol, estimula a secreção de **hormônio liberador de corticotrofina (CRH)** pelas células neurossecretoras do hipotálamo. O CRH (juntamente com baixos níveis de cortisol) promove a liberação de ACTH da adeno-hipófise. O ACTH flui no sangue até alcançar o córtex da glândula suprarrenal, onde ele estimula a secreção de glicocorticoides (o ACTH, em grau muito menor, também estimula a secreção de aldosterona). A discussão sobre estresse no final do capítulo descreve como o hipotálamo também aumenta a liberação de CRH em resposta a uma variedade de estresses físicos e emocionais (ver Seção 18.14).

Andrógenios. Tanto em homens quanto em mulheres, o córtex da glândula suprarrenal secreta pequenas quantidades de andrógenios fracos. O principal andrógenio secretado pela glândula suprarrenal é a **desidroepiandrosterona (DHEA)**. Nos homens, após a puberdade, o andrógenio testosterona também é liberado em quantidade muito maior pelos testículos. Por conseguinte, a quantidade de andrógenios secretada pela glândula suprarrenal nos homens é habitualmente tão baixa que seus efeitos são insignificantes. Todavia, nas mulheres, os andrógenios suprarrenais desempenham funções importantes. Eles promovem a libido (desejo sexual) e são convertidos em estrogênios (esteroides sexuais feminizantes) por outros tecidos corporais. Depois da menopausa, quando a secreção ovariana de estrogênios cessa, todos os estrogênios femininos provêm da conversão dos andrógenios suprarrenais. Os andrógenios suprarrenais também estimulam o crescimento dos pelos axilares e púbicos em meninos e meninas e contribuem para o estirão de crescimento pré-puberal. Embora o controle da secreção suprarrenal de andrógenio não seja totalmente compreendido, o ACTH é o principal hormônio que estimula a sua secreção.

FIGURA 18.16 **Regulação da secreção de glicocorticoides por retroalimentação negativa.**

Os níveis elevados de CRH e os baixos níveis de glicocorticoides promovem a liberação de ACTH, que estimula a secreção de glicocorticoides pelo córtex da suprarrenal.

ESTÍMULO
Interrupção da homeostasia pela diminuição

CONDIÇÃO CONTROLADA
Nível de glicocorticoides no sangue

RECEPTORES
Células neurossecretoras no hipotálamo

Influxo — Aumento do CRH e diminuição do cortisol

CENTRO DE CONTROLE
Corticotrofos na adeno-hipófise

Efluxo — Aumento do ACTH

EFETORES
Células da zona fasciculada do córtex da glândula suprarrenal

Secreção de glicocorticoides

RESPOSTA
Aumento do nível de glicocorticoides no sangue

Retorno da homeostasia quando a resposta leva o nível de glicocorticoides de volta ao normal

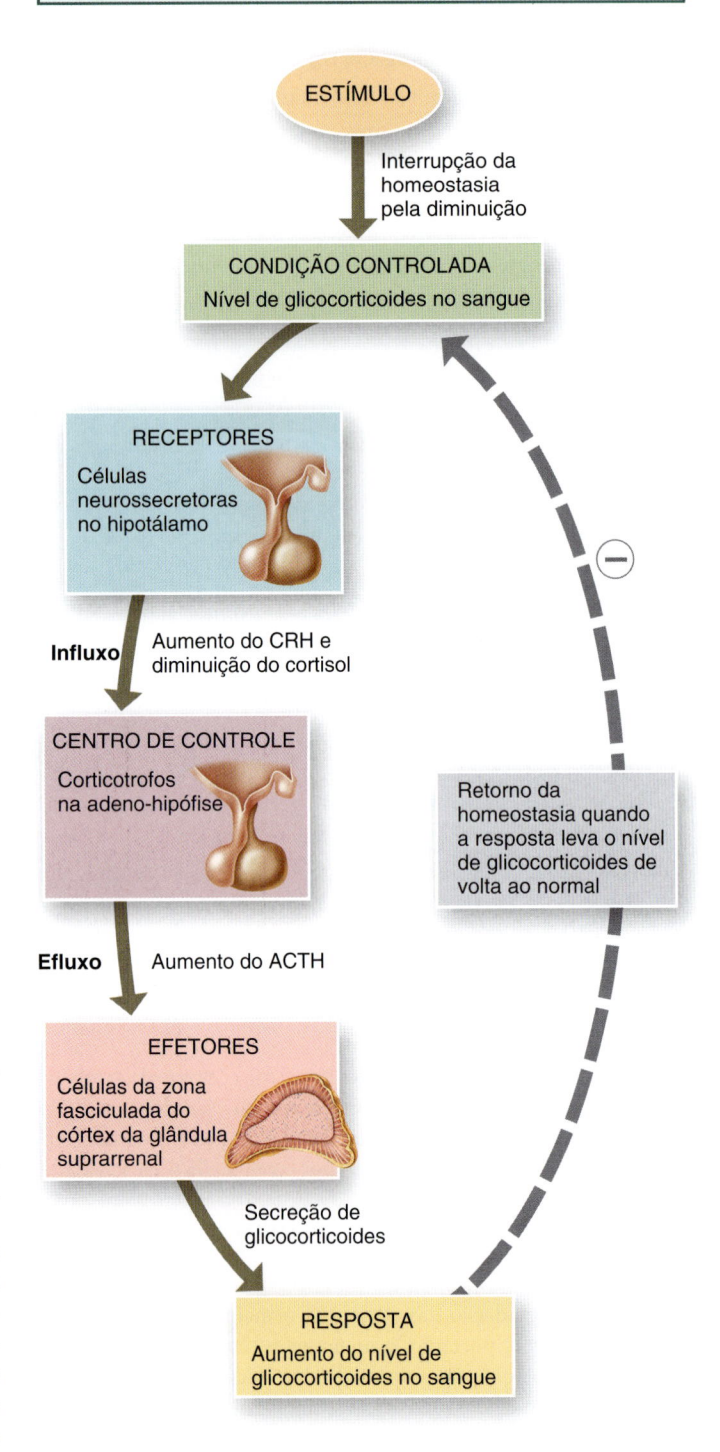

? Se um paciente submetido a transplante de coração receber prednisona (um glicocorticoide) para ajudar a prevenir a rejeição do tecido transplantado, os níveis sanguíneos de ACTH e de CRH estarão elevados ou baixos?

> ### Correlação clínica
>
> #### Hiperplasia congênita da suprarrenal
>
> A **hiperplasia congênita da suprarrenal** ou **hiperplasia adrenal congênita** é um distúrbio genético, caracterizado pela ausência de uma ou mais enzimas necessárias para a síntese de cortisol. Como o nível de cortisol está baixo, a secreção de ACTH pela adeno-hipófise está elevada, devido à ausência de inibição por retroalimentação negativa. Por sua vez, o ACTH estimula o crescimento e a atividade secretora do córtex da glândula suprarrenal. Em consequência, ambas as glândulas suprarrenais estão aumentadas. Entretanto, determinadas etapas que levam à síntese de cortisol são bloqueadas. Por conseguinte, ocorre acúmulo de moléculas precursoras, e algumas delas consistem em androgênios fracos que podem sofrer conversão em testosterona, resultando em **virilismo** ou masculinização. Na mulher, as características viris incluem crescimento de barba, desenvolvimento de uma voz muito mais grave e distribuição masculina dos pelos corporais, crescimento do clitóris de tal modo que pode se assemelhar a um pênis, atrofia das mamas e aumento da musculatura, produzindo um corpo masculinizado. Nos meninos pré-puberais, a síndrome provoca as mesmas características que nas meninas, além do rápido desenvolvimento dos órgãos sexuais masculinos e surgimento de desejo sexual masculino. Nos homens adultos, os efeitos virilizantes da hiperplasia em geral são completamente mascarados pelos efeitos virilizantes normais da testosterona secretada pelos testículos. Em consequência, é frequentemente difícil estabelecer o seu diagnóstico em homens adultos. O tratamento envolve cortisol, que inibe a secreção de ACTH e, portanto, reduz a produção de androgênios suprarrenais.

Medula da glândula suprarrenal

A região interna da glândula suprarrenal, a **medula**, consiste em um gânglio simpático modificado da divisão autônoma do sistema nervoso (DASN). Desenvolve-se a partir do mesmo tecido embrionário de todos os outros gânglios simpáticos, porém suas células, que carecem de axônios, formam agrupamentos em torno de grandes vasos sanguíneos. Em vez de liberar um neurotransmissor, as células da medula da suprarrenal secretam hormônios. As células produtoras de hormônio, denominadas **células cromafins** (ver **Figura 18.14 D**), são inervadas por neurônios pré-ganglionares simpáticos da DASN. Como a DASN exerce um controle direto sobre as células cromafins, a liberação de hormônio pode ocorrer muito rapidamente.

Os dois principais hormônios sintetizados pela medula da glândula suprarrenal são a **epinefrina** e a **norepinefrina** (NE), também denominadas *adrenalina* e *noradrenalina*, respectivamente. As células cromafins da medula da suprarrenal secretam quantidades desiguais desses hormônios – cerca de 80% de epinefrina e 20% de norepinefrina. Os hormônios da medula da suprarrenal intensificam as respostas simpáticas que ocorrem em outras partes do corpo.

Controle da secreção de epinefrina e norepinefrina. Em situações de estresse e durante o exercício, impulsos provenientes do hipotálamo estimulam os neurônios pré-ganglionares simpáticos, os quais, por sua vez, estimulam as células cromafins a secretar epinefrina e norepinefrina. Esses dois hormônios intensificam acentuadamente a resposta de luta ou fuga descrita no Capítulo 15. Ao aumentar a frequência e a força de contração cardíacas, a epinefrina e a norepinefrina aumentam o débito cardíaco, elevando a pressão arterial. Esses hormônios também aumentam o fluxo sanguíneo para o coração, o fígado, os músculos esqueléticos e o tecido adiposo; dilatam as vias respiratórias dos pulmões e aumentam os níveis sanguíneos de glicose e de ácidos graxos.

A **Tabela 18.8** fornece um resumo dos hormônios produzidos pelas glândulas suprarrenais, do controle das suas secreções e de suas principais ações.

> ### Teste rápido
>
> 18. Como o córtex e a medula da suprarrenal podem ser comparados em relação à sua localização e histologia?
> 19. Como é regulada a secreção dos hormônios do córtex da suprarrenal?
> 20. Como a medula da suprarrenal está relacionada com a divisão autônoma do sistema nervoso?

18.10 Ilhotas pancreáticas

OBJETIVO

- **Descrever** a localização, a histologia, os hormônios e as funções das ilhotas pancreáticas.

O **pâncreas** é uma glândula tanto endócrina quanto exócrina. As suas funções endócrinas serão discutidas neste capítulo, e as suas funções exócrinas, no Capítulo 24, que trata do sistema digestório. O pâncreas é um órgão achatado, que mede cerca de 12,5 a 15 cm de comprimento e está localizado na concavidade da curvatura do duodeno, a primeira parte do intestino delgado. É constituído por cabeça, corpo e cauda (**Figura 18.17 A**). Cerca de 99% das células do pâncreas são células exócrinas organizadas em agrupamentos denominados **ácinos pancreáticos**. Os ácinos do pâncreas produzem enzimas digestivas que fluem para o sistema digestório por meio de uma rede de ductos. Espalhados entre os ácinos pancreáticos, existem 1 a 2 milhões de minúsculos agrupamentos de células endócrinas, denominados **ilhotas pancreáticas** ou *ilhotas de Langerhans* (**Figura 18.17 B** e **C**). Os capilares, que são abundantes, irrigam tanto a parte exócrina quanto a parte endócrina do pâncreas.

Tipos de células nas ilhotas pancreáticas

Cada ilhota pancreática possui quatro tipos de células secretoras de hormônio:

TABELA 18.8 Resumo dos hormônios das glândulas suprarrenais.

Hormônio e fonte	Controle da secreção	Principais ações
HORMÔNIOS DO CÓRTEX DA SUPRARRENAL		
Mineralocorticoides (principalmente aldosterona) das células da zona glomerulosa	Os níveis sanguíneos elevados de K+ e a angiotensina II estimulam a secreção	Aumentam os níveis sanguíneos de Na^+ e água; diminuem o nível sanguíneo de K^+
Glicocorticoides (principalmente cortisol) das células da zona fasciculada	O ACTH estimula a liberação; o hormônio liberador de corticotrofina (CRH) promove a secreção de ACTH em resposta ao estresse e a baixos níveis sanguíneos de glicocorticoides	Aumentam a degradação de proteínas (exceto no fígado), estimulam a gliconeogênese e a lipólise, proporcionam resistência ao estresse, diminuem a inflamação, deprimem as respostas imunes
Androgênios (principalmente desidroepiandrosterona ou DHEA) das células da zona reticular	O ACTH estimula a secreção	Auxiliam no crescimento precoce dos pelos axilares e púbicos em ambos os sexos; nas mulheres contribuem para a libido e constituem uma fonte de estrogênios depois da menopausa
HORMÔNIOS DA MEDULA DA SUPRARRENAL		
Epinefrina e norepinefrina das células cromafins	Os neurônios pré-ganglionares simpáticos liberam acetilcolina, que estimula a secreção	Intensificam os efeitos da parte simpática da divisão autônoma do sistema nervoso durante o estresse

1. As **células alfa** ou *A* constituem cerca de 17% das células das ilhotas pancreáticas e secretam **glucagon**.
2. As **células beta** ou *B* constituem cerca de 70% das células das ilhotas pancreáticas e secretam **insulina**.
3. As **células delta** ou *D* constituem cerca de 7% das células das ilhotas pancreáticas e secretam **somatostatina**.
4. As **células secretoras de polipeptídio pancreático** constituem o restante das células das ilhotas pancreáticas e secretam o **polipeptídio pancreático**.

As interações dos quatro hormônios pancreáticos são complexas e não estão totalmente elucidadas. Sabemos que o glucagon eleva o nível de glicemia, enquanto a insulina o reduz. A somatostatina atua de forma parácrina para inibir a liberação tanto de insulina quanto de glucagon pelas células beta e alfa adjacentes. Ela também pode atuar como hormônio circulante para retardar a absorção de nutrientes do sistema digestório. Além disso, a somatostatina inibe a secreção do hormônio do crescimento. O polipeptídio pancreático inibe a secreção de somatostatina, a contração da vesícula biliar e a secreção de enzimas digestivas pelo pâncreas.

Controle da secreção de glucagon e de insulina

A principal ação do glucagon consiste em elevar o nível de glicemia quando ele cai abaixo do normal. Por outro lado, a insulina ajuda a reduzir o nível de glicemia quando ele está excessivamente elevado. O nível de glicose no sangue controla a secreção de glucagon e de insulina por retroalimentação negativa (**Figura 18.18**):

- O baixo nível de glicemia (hipoglicemia) estimula a secreção de glucagon pelas células alfa das ilhotas pancreáticas
- O glucagon atua nos hepatócitos (células hepáticas) para acelerar a conversão do glicogênio em glicose (glicogenólise) e para promover a formação de glicose a partir do ácido láctico e de certos aminoácidos (gliconeogênese)
- Em consequência, os hepatócitos liberam glicose no sangue mais rapidamente, e ocorre elevação do nível de glicemia
- Se a glicemia continua aumentando, o elevado nível de glicose no sangue (hiperglicemia) inibe a liberação de glucagon (retroalimentação negativa)
- O nível elevado de glicemia (hiperglicemia) estimula a secreção de insulina pelas células beta das ilhotas pancreáticas
- A insulina atua sobre várias células do corpo para acelerar a difusão facilitada de glicose para dentro das células; para acelerar a conversão de glicose em glicogênio (glicogênese); para aumentar a captação de aminoácidos pelas células e aumentar a síntese de proteínas; para acelerar a síntese de ácidos graxos (lipogênese); para retardar a conversão do glicogênio em glicose (glicogenólise) e para diminuir a velocidade de formação de glicose a partir do ácido láctico e de aminoácidos (gliconeogênese)
- O resultado consiste em queda do nível de glicemia

CAPÍTULO 18 Sistema Endócrino 677

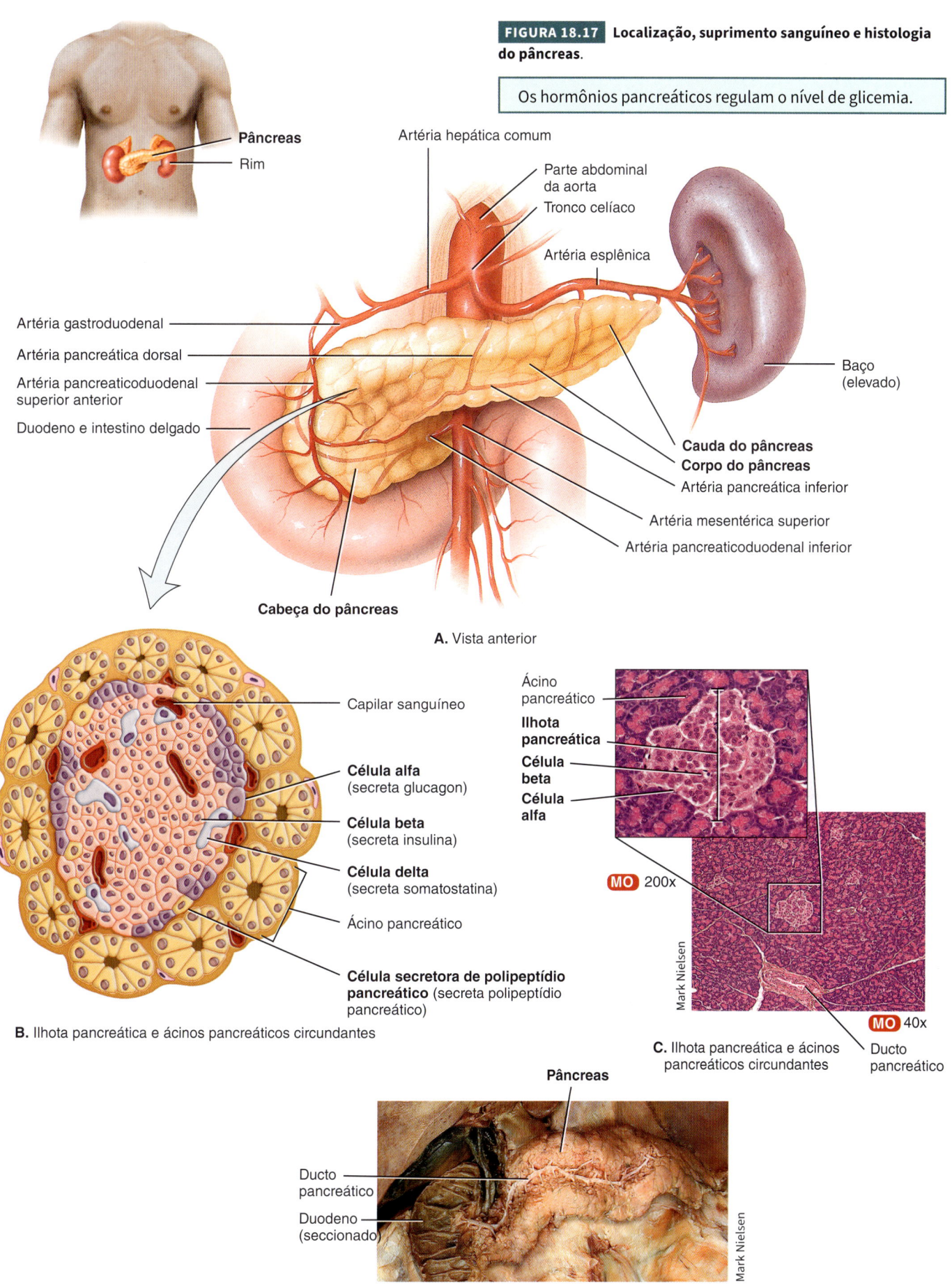

FIGURA 18.17 Localização, suprimento sanguíneo e histologia do pâncreas.

Os hormônios pancreáticos regulam o nível de glicemia.

- Pâncreas
- Rim
- Artéria hepática comum
- Parte abdominal da aorta
- Tronco celíaco
- Artéria esplênica
- Artéria gastroduodenal
- Artéria pancreática dorsal
- Artéria pancreaticoduodenal superior anterior
- Duodeno e intestino delgado
- Baço (elevado)
- **Cauda do pâncreas**
- **Corpo do pâncreas**
- Artéria pancreática inferior
- Artéria mesentérica superior
- Artéria pancreaticoduodenal inferior
- **Cabeça do pâncreas**

A. Vista anterior

- Capilar sanguíneo
- **Célula alfa** (secreta glucagon)
- **Célula beta** (secreta insulina)
- **Célula delta** (secreta somatostatina)
- Ácino pancreático
- **Célula secretora de polipeptídio pancreático** (secreta polipeptídio pancreático)

B. Ilhota pancreática e ácinos pancreáticos circundantes

- Ácino pancreático
- **Ilhota pancreática**
- **Célula beta**
- **Célula alfa**

MO 200x
MO 40x

C. Ilhota pancreática e ácinos pancreáticos circundantes
- Ducto pancreático

Pâncreas
- Ducto pancreático
- Duodeno (seccionado)

D. Vista anterior do pâncreas dissecado para revelar o ducto pancreático

? O pâncreas é uma glândula exócrina ou endócrina?

FIGURA 18.18 Regulação da secreção de glucagon e de insulina por retroalimentação negativa.

> O baixo nível de glicemia estimula a liberação de glucagon; o nível de glicemia elevado estimula a secreção de insulina.

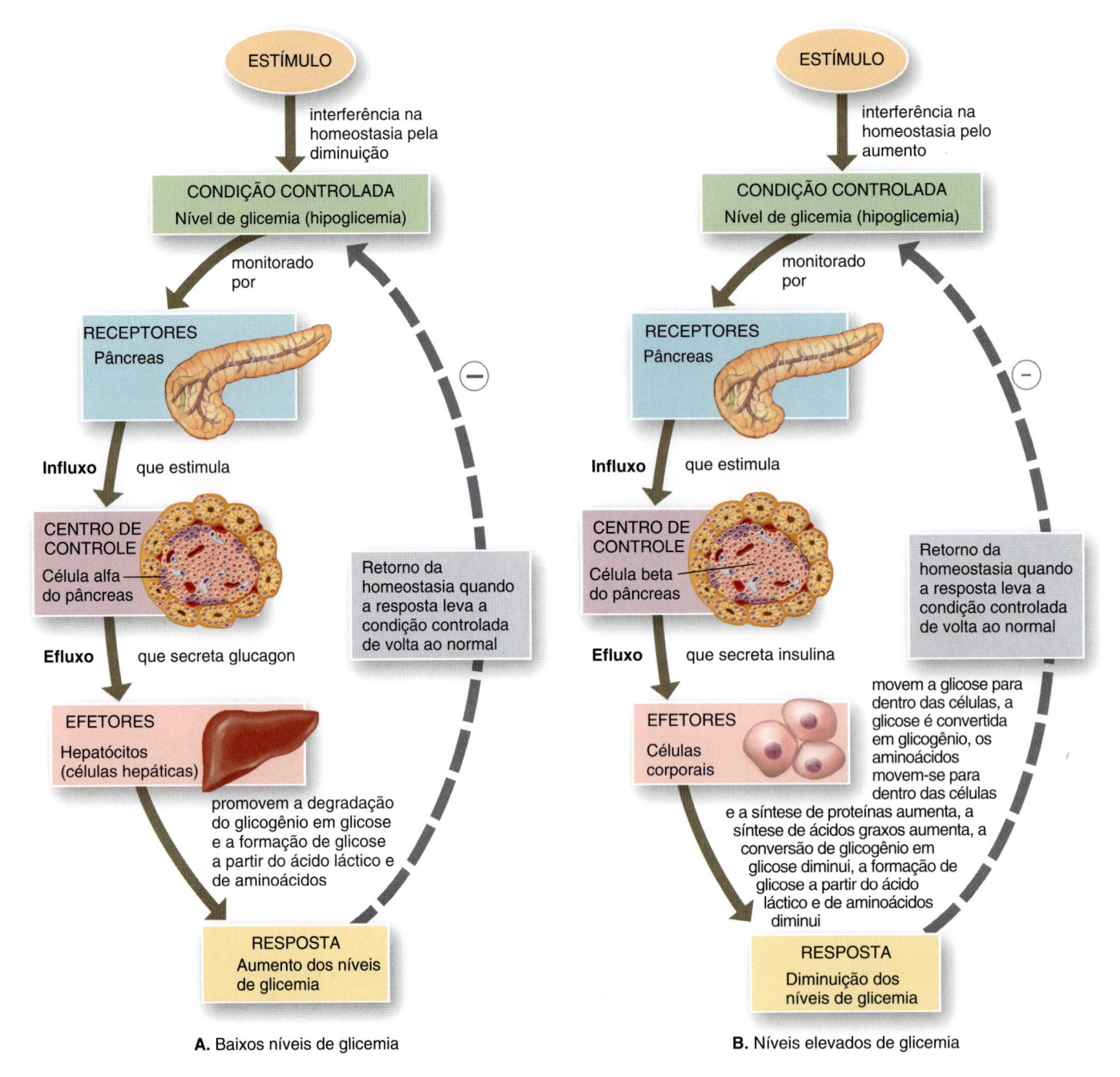

A. Baixos níveis de glicemia

B. Níveis elevados de glicemia

? A glicogenólise aumenta ou diminui o nível de glicemia?

- Se o nível de glicemia cair abaixo dos valores normais, o baixo nível de glicose no sangue inibirá a liberação de insulina (retroalimentação negativa) e estimulará a liberação de glucagon.

Embora o nível de glicemia constitua o regulador mais importante da insulina e do glucagon, vários hormônios e neurotransmissores também regulam a liberação desses dois hormônios. Além das respostas ao nível de glicemia anteriormente descritas, o glucagon estimula diretamente a liberação de insulina; a insulina exerce o efeito oposto, causando supressão da secreção de glucagon. À medida que o nível de glicemia declina e ocorre menos secreção de insulina, as células alfa do pâncreas ficam livres do efeito inibitório da insulina, de modo que elas podem secretar mais glucagon. Indiretamente, o hormônio do crescimento (GH) e o hormônio adrenocorticotrófico (ACTH) estimulam a secreção de insulina, visto que eles atuam para elevar a glicemia.

A secreção de insulina também é estimulada por:

1. Acetilcolina, o neurotransmissor liberado dos terminais axônicos das fibras parassimpáticas do nervo vago, que inervam as ilhotas pancreáticas.
2. Aminoácidos arginina e leucina, que estão presentes no sangue em níveis mais elevados depois de uma refeição contendo proteína.
3. Peptídio insulinotrópico dependente de glicose (GIP),* um hormônio liberado pelas células enteroendócrinas do intestino delgado em resposta à presença de glicose no sistema digestório.

*O GIP – anteriormente denominado peptídio inibidor gástrico – foi renomeado, visto que, em concentrações fisiológicas, seu efeito inibitório sobre a função do estômago é insignificante.

Por conseguinte, a digestão e a absorção de alimentos que contêm tanto carboidratos quanto proteínas proporcionam um forte estímulo para a liberação de insulina.

A secreção de glucagon é estimulada por:

1. Aumento da atividade da parte simpática do SNA, como ocorre durante o exercício.
2. Elevação dos aminoácidos sanguíneos se o nível de glicemia estiver baixo, o que pode ocorrer após uma refeição contendo principalmente proteína.

A **Tabela 18.9** fornece um resumo dos hormônios produzidos pelo pâncreas, do controle de sua secreção e de suas principais ações.

TABELA 18.9 Resumo dos hormônios das ilhotas pancreáticas.

Hormônio e fonte	Controle da secreção	Principais ações
Glucagon das células alfa das ilhotas pancreáticas (Célula alfa)	O nível diminuído de glicemia, o exercício físico e principalmente as refeições contendo proteína estimulam a secreção; a somatostatina e a insulina inibem a secreção	Eleva o nível de glicemia ao acelerar a degradação do glicogênio em glicose no fígado (glicogenólise), ao converter outros nutrientes em glicose no fígado (gliconeogênese) e ao liberar glicose no sangue
Insulina das células beta das ilhotas pancreáticas (Célula beta)	O aumento do nível de glicemia, a acetilcolina (liberada pelas fibras parassimpáticas do nervo vago), a arginina e leucina (dois aminoácidos), o glucagon, GIP, GH e ACTH estimulam a secreção; a somatostatina inibe a secreção	Reduz o nível de glicemia ao acelerar o transporte de glicose para dentro das células, ao converter a glicose em glicogênio (glicogênese) e ao diminuir a glicogenólise e a gliconeogênese; aumenta a lipogênese e estimula a síntese de proteínas
Somatostatina das células delta das ilhotas pancreáticas (Célula delta)	O polipeptídio pancreático inibe a secreção	Inibe a secreção de insulina e de glucagon; retarda a absorção de nutrientes no sistema digestório
Polipeptídio pancreático da célula secretora de polipeptídio pancreático das ilhotas pancreáticas (Célula secretora de polipeptídio pancreático)	As refeições que contêm proteína, o jejum, o exercício físico e a hipoglicemia aguda estimulam a secreção; a somatostatina e o nível elevado de glicemia inibem a secreção	Inibe a secreção de somatostatina, a contração da vesícula biliar e a secreção de enzimas digestivas do pâncreas

> **Teste rápido**
>
> 21. Como são controlados os níveis sanguíneos de glucagon e de insulina?
> 22. Quais são os efeitos do exercício físico *versus* a ingestão de uma refeição rica em carboidratos e rica em proteínas sobre a secreção de insulina e de glucagon?

18.11 Ovários e testículos

OBJETIVO

- **Descrever** a localização, os hormônios e as funções das gônadas masculinas e femininas.

As **gônadas** são os órgãos que produzem gametas – espermatozoides nos homens e ovócitos nas mulheres. Além de sua função reprodutora, as gônadas secretam hormônios. Os **ovários**, um par de corpos ovais localizados na cavidade pélvica feminina, produzem vários hormônios esteroides, incluindo dois **estrogênios** (estradiol e estrona) e **progesterona**. Esses hormônios sexuais femininos, juntamente com o hormônio foliculoestimulante (FSH) e o hormônio luteinizante (LH) da adeno-hipófise, regulam o ciclo menstrual, mantêm a gravidez e preparam as glândulas mamárias para a lactação. Além disso, promovem o aumento das mamas e o alargamento dos quadris na puberdade e ajudam a manter essas características sexuais secundárias femininas. Os ovários também produzem **inibina**, um hormônio proteico que inibe a secreção de FSH. Durante a gravidez, os ovários e a placenta produzem um hormônio peptídico denominado **relaxina** (**RLX**), que aumenta a flexibilidade da sínfise púbica durante a gravidez e ajuda a dilatar o colo do útero durante o trabalho de parto e o parto. Essas ações ajudam a facilitar a passagem do bebê pelo alargamento do canal do parto.

As gônadas masculinas, os **testículos**, são glândulas ovais situadas no escroto. O principal hormônio produzido e secretado pelos testículos é a **testosterona**, um **androgênio** ou hormônio sexual masculino. A testosterona estimula a descida dos testículos antes do nascimento, regula a produção de espermatozoides e estimula o desenvolvimento e a manutenção das características sexuais secundárias masculinas, como crescimento da barba e engrossamento da voz. Os testículos também produzem inibina, que inibe a secreção de FSH. A estrutura detalhada dos ovários e dos testículos e as funções específicas dos hormônios sexuais são discutidas no Capítulo 28.

A **Tabela 18.10** fornece um resumo dos hormônios produzidos pelos ovários e pelos testículos e suas principais ações.

> **Teste rápido**
>
> 23. Por que os ovários e os testículos são classificados como glândulas endócrinas e como órgãos reprodutores?

TABELA 18.10 Resumo dos hormônios dos ovários e dos testículos.

Hormônio	Principais ações
HORMÔNIOS OVARIANOS	
Estrogênio e progesterona (Ovário)	Juntamente com os hormônios gonadotróficos da adeno-hipófise, regulam o ciclo reprodutivo feminino, mantêm a gravidez, preparam as glândulas mamárias para a lactação e promovem o desenvolvimento e a manutenção das características sexuais secundárias femininas
Relaxina	Aumenta a flexibilidade da sínfise púbica durante a gravidez; ajuda a dilatar o colo do útero durante o trabalho de parto e o parto
Inibina	Inibe a secreção de FSH pela adeno-hipófise
HORMÔNIOS TESTICULARES	
Testosterona (Testículo)	Estimula a descida dos testículos antes do nascimento; regula a produção de espermatozoides; promove o desenvolvimento e a manutenção das características sexuais secundárias masculinas
Inibina	Inibe a secreção de FSH pela adeno-hipófise

18.12 Glândula pineal e timo

OBJETIVOS

- **Descrever** a localização, a histologia, o hormônio e as funções da glândula pineal
- **Descrever** a função do timo na imunidade.

A **glândula pineal** é uma pequena glândula endócrina localizada no teto do terceiro ventrículo do encéfalo, na linha mediana (ver **Figura 18.1**). A glândula pineal, que faz parte do epitálamo, está localizada entre os dois colículos superiores, tem uma massa de 0,1 a 0,2 g e está recoberta por uma cápsula formada pela pia-máter. A glândula consiste em massas de neuróglia e células secretoras, denominadas **pinealócitos**.

A glândula pineal secreta **melatonina**, um hormônio amina derivado da serotonina. A melatonina parece contribuir para o ajuste do relógio biológico do corpo, que é controlado pelo núcleo supraquiasmático do hipotálamo. Tendo em vista que a melatonina é liberada em maior quantidade no escuro do que na presença de luz, acredita-se que esse hormônio promova o estado de sonolência. Em resposta ao estímulo visual dos olhos (retina), o núcleo supraquiasmático estimula os neurônios pós-ganglionares simpáticos do gânglio cervical superior, que, por sua vez, estimulam os pinealócitos da glândula pineal a secretar melatonina em um padrão rítmico, com secreção de baixos níveis do hormônio durante o dia e secreção de níveis significativamente mais elevados à noite. Durante o sono, os níveis plasmáticos de melatonina aumentam 10 vezes e, em seguida, declinam novamente para baixos níveis antes do despertar. Pequenas doses de melatonina administradas por via oral podem induzir o sono e reajustar os ritmos diários, o que pode beneficiar profissionais cujos turnos de trabalho alternam entre horas do dia e horas da noite. A melatonina também é um potente antioxidante, que pode proporcionar alguma proteção contra radicais livres.

Nos animais que procriam em estações específicas, a melatonina inibe as funções reprodutoras, porém ainda não foi bem esclarecido se a melatonina influencia a função reprodutora nos seres humanos. Os níveis de melatonina são mais elevados em crianças e declinam com a idade na vida adulta, porém não há evidências de que mudanças na secreção de melatonina tenham alguma correlação com o início da puberdade e a maturação sexual. Entretanto, como a melatonina provoca atrofia das gônadas em várias espécies animais, deve-se estudar a possibilidade de efeitos adversos na reprodução humana antes que se possa recomendar o uso desse hormônio no reajuste dos ritmos diários.

> ### Correlação clínica
>
> #### Transtorno afetivo sazonal e dessincronose (jet lag)
>
> O **transtorno afetivo sazonal (TAS)** é um tipo de depressão, que afeta alguns indivíduos durante os meses de inverno, quando a duração do dia é menor. Acredita-se que resulte, em parte, da produção excessiva de melatonina. A fototerapia de amplo espectro – doses repetidas de várias horas de exposição à luz artificial tão clara quanto a luz do sol – proporciona alívio em algumas pessoas. Uma exposição à luz de 3 a 6 horas também parece acelerar a recuperação da dessincronose (*jet lag*), a fadiga sofrida por viajantes que cruzam rapidamente várias áreas de fusos horários.

O **timo** está localizado atrás do esterno, entre os pulmões. Devido à sua função na imunidade, os detalhes de sua estrutura e funções são discutidos no Capítulo 22. Os hormônios produzidos pelo timo – **timosina**, **fator humoral tímico (THF)**, **fator tímico (TF)** e **timopoetina** – promovem a maturação das células T (um tipo de leucócito que destrói micróbios e substâncias estranhas) e podem retardar o processo de envelhecimento.

> ### Teste rápido
>
> 24. Qual é a relação entre a melatonina e o sono?
> 25. Que hormônios tímicos desempenham uma função na imunidade?

18.13 Outros tecidos e órgãos endócrinos, eicosanoides e fatores de crescimento

OBJETIVOS

- **Descrever** de maneira resumida as funções de cada um dos hormônios secretados por células de tecidos e órgãos diferentes das glândulas endócrinas
- **Descrever** as ações dos eicosanoides e dos fatores de crescimento.

Hormônios de outros tecidos e órgãos endócrinos

Conforme assinalado no início deste capítulo, células de órgãos que habitualmente não estão incluídas na classificação das glândulas endócrinas apresentam uma função endócrina e secretam hormônios. Vários desses órgãos foram citados neste capítulo: o hipotálamo, o timo, o pâncreas, os ovários e os testículos. A **Tabela 18.11** fornece uma visão geral desses órgãos e tecidos, juntamente com seus hormônios e ações.

Eicosanoides

Duas famílias de moléculas de eicosanoides – as **prostaglandinas (PG)** e os **leucotrienos (LT)** – são encontradas em praticamente todas as células do corpo, com exceção dos eritrócitos, onde atuam como hormônios locais (parácrinos ou autócrinos) em resposta a estímulos químicos ou mecânicos. São sintetizados a partir da retirada de um ácido graxo de 20 carbonos, denominado **ácido araquidônico**, das moléculas fosfolipídicas da membrana. A partir do ácido araquidônico, diferentes reações enzimáticas produzem as PG e os LT. O **tromboxano (TX)** é uma PG modificada, que causa constrição dos vasos sanguíneos e que promove a ativação das plaquetas. Os eicosanoides, que aparecem no sangue em quantidades mínimas, estão presentes apenas por um breve período, em virtude de sua rápida inativação.

Para exercer seus efeitos, os eicosanoides ligam-se a receptores nas membranas plasmáticas das células-alvo e estimulam ou inibem a síntese de segundos mensageiros, como o AMP cíclico. Os leucotrienos estimulam a quimiotaxia (atração por um estímulo químico) dos leucócitos e medeiam a inflamação. As prostaglandinas alteram a contração da musculatura lisa, as secreções glandulares, o fluxo sanguíneo, os processos reprodutivos, a função plaquetária, a respiração, a transmissão de impulsos nervosos, o metabolismo dos lipídios e as respostas imunes. Além disso, desempenham funções na promoção da inflamação e da febre e na intensificação da dor.

TABELA 18.11	Resumo dos hormônios produzidos por outros órgãos e tecidos que contêm células endócrinas.
Hormônio	**Principais ações**
PELE	
Colecalciferol	Desempenha um papel na síntese de calcitriol, a fórmula ativa de vitamina D
SISTEMA DIGESTÓRIO	
Gastrina	Promove a secreção de suco gástrico; aumenta os movimentos do estômago
Peptídio insulinotrópico dependente de glicose (GIP)	Estimula a liberação de insulina pelas células beta do pâncreas
Secretina	Estimula a secreção de suco pancreático e de bile
Colecistocinina (CCK)	Estimula a secreção de suco gástrico; regula a liberação de bile da vesícula biliar; provoca uma sensação de plenitude após a alimentação
PLACENTA	
Gonadotrofina coriônica humana (hCG)	Estimula o corpo lúteo no ovário a continuar a produção de estrogênios e progesterona para manter a gravidez
Estrogênios e progesterona	Mantém a gravidez; ajudam a preparar as glândulas mamárias para a secreção de leite
Somatomamotrofina coriônica humana (hCS)	Estimula o desenvolvimento das glândulas mamárias para a lactação
RINS	
Renina	Parte da sequência de reações que eleva a pressão arterial ao produzir vasoconstrição e secreção de aldosterona
Eritropoetina (EPO)	Aumenta a taxa de formação dos eritrócitos
Calcitriol* (forma ativa da vitamina D)	Auxilia na absorção de cálcio e fósforo da dieta
CORAÇÃO	
Peptídio natriurético atrial (PNA)	Diminui a pressão arterial
TECIDO ADIPOSO	
Leptina	Suprime o apetite; pode aumentar a atividade do FSH e do LH

*A síntese começa na pele, continua no fígado e termina nos rins.

Fatores de crescimento

Vários dos hormônios anteriormente descritos – fator de crescimento semelhante à insulina, timosina, insulina, hormônios da tireoide, hormônio do crescimento e prolactina – estimulam o crescimento e a divisão das células. Além disso, vários hormônios descobertos mais recentemente, denominados **fatores de crescimento**, desempenham importantes funções no desenvolvimento, crescimento e reparo dos tecidos. Os fatores de crescimento são substâncias *mitogênicas* – induzem o crescimento por meio de estimulação da divisão celular. Muitos fatores de crescimento possuem ação local, como autócrinos ou parácrinos.

Correlação clínica

Anti-inflamatórios não esteroides

Em 1971, cientistas solucionaram o antigo enigma de como o ácido acetilsalicílico funciona. O ácido acetilsalicílico e os anti-inflamatórios não esteroides (AINEs) relacionados, como o ibuprofeno, inibem a ciclo-oxigenase (COX), uma enzima essencial envolvida na síntese de prostaglandinas. Os AINEs são utilizados no tratamento de uma ampla variedade de distúrbios inflamatórios, desde a artrite reumatoide até a epicondilite lateral "cotovelo de tenista". O sucesso dos AINEs na redução da febre, da dor e da inflamação mostra como as prostaglandinas contribuem para esses padecimentos.

A **Tabela 18.12** fornece um resumo das fontes e das ações de seis fatores de crescimento importantes.

TABELA 18.12	Resumo de fatores de crescimento selecionados.
Fator de crescimento	**Comentário**
Fator de crescimento epidérmico (EGF)	Produzido nas glândulas submandibulares (salivares); estimula a proliferação de células epiteliais, fibroblastos, neurônios e astrócitos; suprime algumas células cancerígenas e a secreção de suco gástrico pelo estômago
Fator de crescimento derivado das plaquetas (PDGF)	Produzido nas plaquetas sanguíneas; estimula a proliferação da neuróglia, das fibras musculares lisas e dos fibroblastos; parece desempenhar uma função na cicatrização de feridas; pode contribuir para o desenvolvimento de aterosclerose
Fator de crescimento de fibroblastos (FGF)	Encontrado na hipófise e no encéfalo; estimula a proliferação de muitas células derivadas do mesoderma embrionário (fibroblastos, células adrenocorticais, fibras musculares lisas, condrócitos e células endoteliais); estimula a formação de novos vasos sanguíneos (angiogênese)
Fator de crescimento dos nervos (NGF)	Produzido nas glândulas submandibulares (salivares) e no hipocampo do encéfalo; estimula o crescimento dos gânglios no embrião; mantém o sistema nervoso simpático; estimula a hipertrofia e a diferenciação dos neurônios
Fatores de angiogênese tumoral (TAF)	Produzidos por células normais e tumorais; estimulam o crescimento de novos capilares, a regeneração de órgãos e a cicatrização de feridas
Fatores de crescimento transformadores (TGF)	Produzidos por várias células como moléculas separadas: o TGF-alfa tem atividades semelhantes ao fator de crescimento epidérmico; o TGF-beta inibe a proliferação de muitos tipos de células

> **Teste rápido**
>
> 26. Que hormônios são secretados pelo sistema digestório, pela placenta, pelos rins, pela pele, pelo tecido adiposo e pelo coração?
> 27. Cite algumas das funções das prostaglandinas, dos leucotrienos e dos fatores de crescimento.

18.14 A resposta ao estresse

OBJETIVO

- **Descrever** como o corpo responde ao estresse.

É impossível remover todo o estresse da nossa vida diária. Alguns tipos de estresse, denominados **eustresse**, nos preparam para enfrentar certos desafios e, portanto, são úteis. Outros estresses, denominados **distresses**, são prejudiciais. Todo estímulo capaz de produzir uma resposta ao estresse é denominado **estressor**. Um estressor pode ser praticamente quase qualquer tipo de perturbação do corpo humano – calor ou frio, venenos ambientais, toxinas liberadas por bactérias, sangramento intenso de uma ferida ou cirurgia, ou uma forte reação emocional. As respostas aos estressores podem ser agradáveis ou desagradáveis e variam entre as pessoas e até mesmo na mesma pessoa em diferentes momentos.

Os mecanismos homeostáticos do corpo procuram neutralizar o estresse. Quando bem-sucedidos, o ambiente interno permanece dentro dos limites fisiológicos normais. Se o estresse for extremo, incomum ou de longa duração, os mecanismos normais podem não ser suficientes. Várias condições estressantes ou agentes nocivos desencadeiam uma sequência semelhante de alterações corporais. Essas alterações, denominadas **resposta ao estresse** ou *síndrome de adaptação geral (SAG)*, são controladas principalmente pelo hipotálamo. A resposta ao estresse ocorre em três estágios: (1) uma resposta de luta ou fuga inicial, (2) uma reação de resistência mais lenta e, por fim, (3) exaustão.

A resposta de luta ou fuga

A **resposta de luta ou fuga**, que é iniciada por impulsos nervosos do hipotálamo para a parte simpática da divisão autônoma do sistema nervoso (SNA), incluindo a medula da suprarrenal, mobiliza rapidamente os recursos do corpo para uma atividade física imediata (**Figura 18.19 A**). Mobiliza enormes quantidades de glicose e de oxigênio para os órgãos mais ativos no combate ao perigo: o encéfalo, que precisa se tornar altamente alerta; os músculos esqueléticos, que podem ter que lutar contra um agressor ou fugir; e o coração, que precisa trabalhar de modo vigoroso para bombear sangue suficiente ao encéfalo e aos músculos. Durante a resposta de luta ou fuga, as funções corporais não essenciais, como as atividades digestórias, urinárias e reprodutoras, são inibidas. A redução do fluxo sanguíneo para os rins promove a liberação de renina, que desencadeia a via renina-angiotensina-aldosterona (ver **Figura 18.15**). A aldosterona atua sobre os rins, provocando retenção de Na^+, o que leva à retenção de água e elevação da pressão arterial. A retenção de água também ajuda a preservar o volume de líquidos corporais em caso de sangramento grave.

A reação de resistência

O segundo estágio da resposta ao estresse é a **reação de resistência** (**Figura 18.19 B**). Diferentemente da resposta de luta ou fuga de curta duração, que é iniciada por impulsos nervosos provenientes do hipotálamo, a reação de resistência é iniciada, em grande parte, por hormônios liberadores do hipotálamo e constitui uma resposta de maior duração. Os hormônios envolvidos são o hormônio liberador da corticotrofina (CRH), o hormônio liberador de hormônio do crescimento (GHRH) e o hormônio liberador de tireotrofina (TRH).

O CRH estimula a adeno-hipófise a secretar ACTH, que, por sua vez, estimula o córtex da glândula suprarrenal a aumentar a liberação de cortisol. Em seguida, o cortisol estimula a gliconeogênese pelos hepatócitos, a degradação de triglicerídios em ácidos graxos (lipólise) e o catabolismo de proteínas em aminoácidos. Os tecidos de todo o corpo podem utilizar a glicose, os ácidos graxos e os aminoácidos resultantes, para a produção de ATP ou para o reparo de células danificadas. O cortisol também reduz a inflamação.

Um segundo hormônio liberador hipotalâmico, o GHRH, estimula a adeno-hipófise a secretar o hormônio do crescimento (GH). O GH, que atua por meio de fatores de crescimento semelhantes à insulina, estimula a lipólise e a glicogenólise, a degradação de glicogênio em glicose, no fígado. Um terceiro hormônio liberador do hipotálamo, o TRH, estimula a adeno-hipófise a secretar o hormônio tireoestimulante (TSH). O TSH promove a secreção dos hormônios tireoidianos, que estimulam o uso aumentado de glicose para a produção de ATP. As ações combinadas do GH e do TSH fornecem quantidades adicionais de ATP para as células metabolicamente ativas em todo o corpo.

O estágio de resistência ajuda o corpo a continuar lutando contra o estressor, muito tempo após a dissipação da resposta de luta ou fuga. Essa é a razão pela qual o coração continua batendo forte por vários minutos, mesmo após a retirada do estressor. Em geral, esse estágio é bem-sucedido quando nos defrontamos com um episódio estressante, e o nosso corpo volta ao normal. Todavia, em certas ocasiões, o estágio de resistência não consegue combater o estressor, e o corpo passa para o estado de exaustão.

Exaustão

Os recursos do corpo podem finalmente se esgotar a ponto de não serem capazes de sustentar o estágio de resistência, com consequente **exaustão**. A exposição prolongada a níveis elevados de cortisol e outros hormônios envolvidos na reação de resistência provoca perda da massa muscular, supressão do sistema imune, ulceração do sistema digestório e falência das células beta do pâncreas. Além disso, podem ocorrer alterações patológicas, visto que as reações de resistência persistem após a remoção do estressor.

FIGURA 18.19 **Respostas aos estressores durante a resposta ao estresse.** As setas em vermelho (respostas hormonais) e as setas em verde (respostas neurais) em (**A**) indicam as reações de luta ou fuga imediatas; as setas pretas em (**B**) indicam as reações de resistência de longa duração.

Os estressores estimulam o hipotálamo a iniciar a resposta ao estresse por meio da resposta de luta ou fuga e reação de resistência.

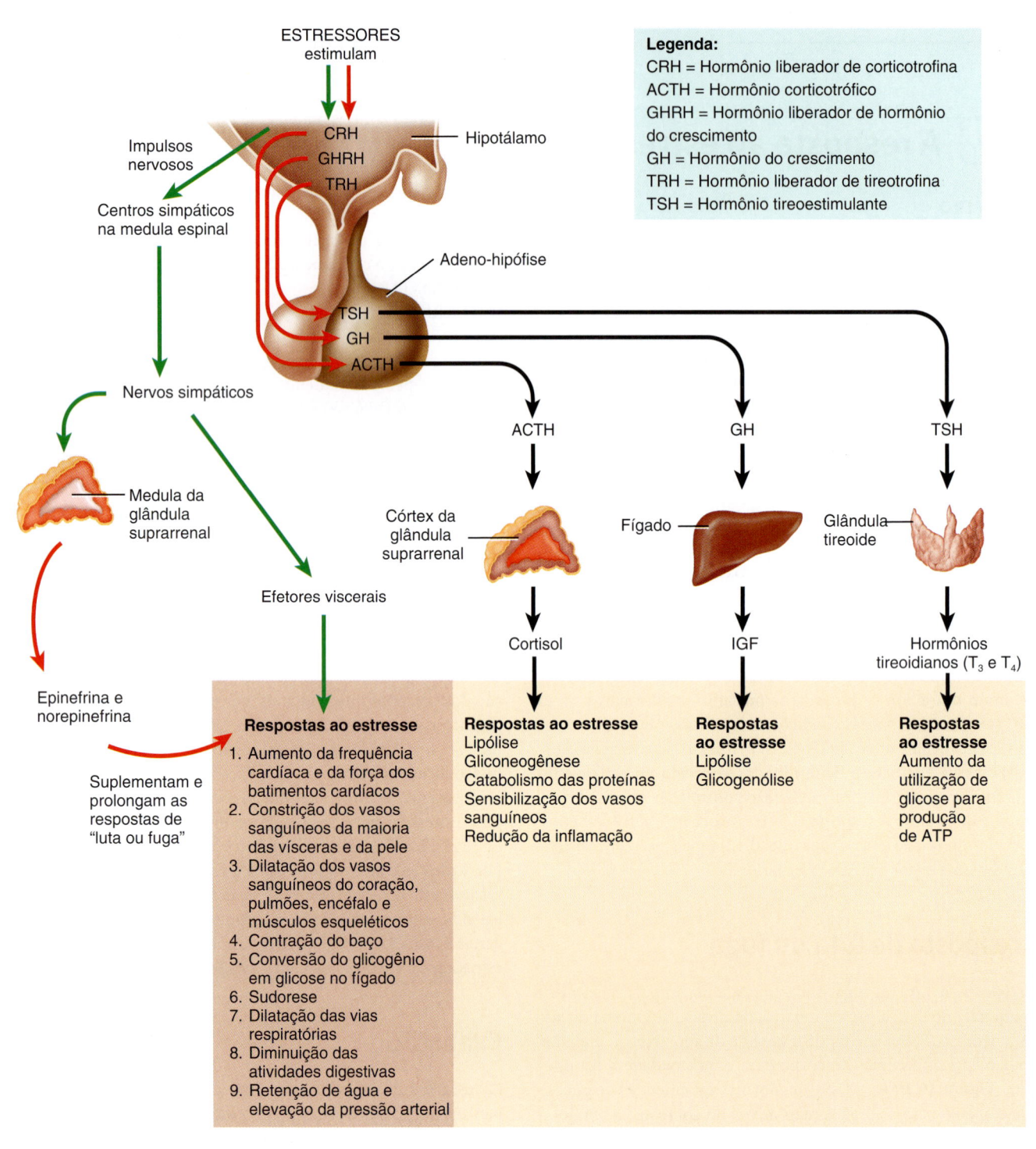

Legenda:
CRH = Hormônio liberador de corticotrofina
ACTH = Hormônio corticotrófico
GHRH = Hormônio liberador de hormônio do crescimento
GH = Hormônio do crescimento
TRH = Hormônio liberador de tireotrofina
TSH = Hormônio tireoestimulante

A. Respostas de luta ou fuga

Impulsos nervosos → Centros simpáticos na medula espinal → Nervos simpáticos → Medula da glândula suprarrenal → Epinefrina e norepinefrina (Suplementam e prolongam as respostas de "luta ou fuga")

Efetores viscerais

Respostas ao estresse
1. Aumento da frequência cardíaca e da força dos batimentos cardíacos
2. Constrição dos vasos sanguíneos da maioria das vísceras e da pele
3. Dilatação dos vasos sanguíneos do coração, pulmões, encéfalo e músculos esqueléticos
4. Contração do baço
5. Conversão do glicogênio em glicose no fígado
6. Sudorese
7. Dilatação das vias respiratórias
8. Diminuição das atividades digestivas
9. Retenção de água e elevação da pressão arterial

B. Reação de resistência

Hipotálamo (CRH, GHRH, TRH) → Adeno-hipófise (TSH, GH, ACTH)

ACTH → Córtex da glândula suprarrenal → Cortisol

Respostas ao estresse
Lipólise
Gliconeogênese
Catabolismo das proteínas
Sensibilização dos vasos sanguíneos
Redução da inflamação

GH → Fígado → IGF

Respostas ao estresse
Lipólise
Glicogenólise

TSH → Glândula tireoide → Hormônios tireoidianos (T_3 e T_4)

Respostas ao estresse
Aumento da utilização de glicose para produção de ATP

? Qual é a diferença básica entre a resposta ao estresse e a homeostasia?

Estresse e doença

Embora o papel exato do estresse nas doenças humanas não seja conhecido, é evidente que o estresse pode levar a determinadas doenças pela inibição temporária de certos componentes do sistema imune. Os distúrbios relacionados com o estresse incluem gastrite, retocolite ulcerativa, síndrome do intestino irritável, hipertensão, asma, artrite reumatoide, enxaqueca, ansiedade e depressão. Os indivíduos sob estresse correm maior risco de desenvolver doença crônica ou de morrer prematuramente.

A interleucina-1, uma substância secretada por macrófagos do sistema imune (ver a discussão sobre ACTH na Seção 18.6), representa uma importante ligação entre estresse e imunidade. Uma das ações da interleucina-1 consiste em estimular a secreção de ACTH, que, por sua vez, estimula a produção de cortisol. O cortisol não apenas proporciona resistência ao estresse e à inflamação, mas também suprime a produção adicional de interleucina-1. Assim, o sistema imune ativa a resposta ao estresse, e o cortisol resultante desativa, em seguida, um mediador do sistema imune. Esse sistema de retroalimentação negativa mantém a resposta imune sob controle uma vez alcançado o seu objetivo. Por conta dessa atividade, o cortisol e outros glicocorticoides são utilizados como medicamentos imunossupressores em receptores de transplante de órgãos.

> ### Correlação clínica
>
> #### Transtorno de estresse pós-traumático
>
> O **transtorno de estresse pós-traumático** (TEPT) é um transtorno de ansiedade, que pode se desenvolver em um indivíduo que vivenciou, testemunhou ou teve notícia de um evento física ou psicologicamente estressante. A causa imediata do TEPT parece consistir nos estressores específicos associados aos eventos. Entre os estressores estão incluídos terrorismo, sequestro, aprisionamento, missão militar, acidentes graves, tortura, abuso físico ou sexual, crimes violentos, tiroteios em escolas, massacres e desastres naturais. Nos EUA, o TEPT afeta 10% das mulheres e 5% dos homens. Os sintomas do TEPT incluem recordação do evento em pesadelos ou *flashbacks*; evitar qualquer atividade, pessoa, lugar ou evento associados aos estressores; perda do interesse e falta de motivação; baixa concentração; irritabilidade; e insônia. O tratamento pode incluir o uso de antidepressivos, estabilizadores do humor e ansiolíticos e antipsicóticos.

Teste rápido

28. Qual é o papel central do hipotálamo durante o estresse?
29. Que reações corporais ocorrem durante a resposta de luta ou fuga, na reação de resistência e na exaustão?
30. Qual é a correlação entre estresse e imunidade?

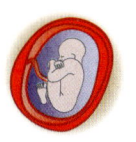

18.15 Desenvolvimento do sistema endócrino

OBJETIVO

- **Descrever** o desenvolvimento das glândulas endócrinas.

O desenvolvimento do sistema endócrino não é tão localizado quanto o desenvolvimento de outros sistemas, visto que, conforme assinalado anteriormente, os órgãos endócrinos estão distribuídos por todo o corpo.

Cerca de 3 semanas após a fertilização, a *hipófise* começa a se desenvolver a partir de duas regiões diferentes do **ectoderma**. A *neuro-hipófise* deriva de uma evaginação do ectoderma, denominada **brotamento neuro-hipofisário**, localizado no assoalho do hipotálamo (**Figura 18.20**). O *infundíbulo*, que também é uma evaginação do brotamento neuro-hipofisário, conecta a neuro-hipófise ao hipotálamo. A *adeno-hipófise* origina-se de uma invaginação do ectoderma do teto da boca, denominada **bolsa hipofisária** ou *bolsa de Rathke*. A bolsa cresce em direção ao brotamento neuro-hipofisário e, por fim, perde a sua conexão com o teto da boca.

A *glândula tireoide* desenvolve-se durante a quarta semana como brotamento ventral médio do **endoderma**, denominado **divertículo tireóideo**, a partir do assoalho da faringe, no nível do segundo par de bolsas faríngeas (**Figura 18.20 A**). O brotamento projeta-se inferiormente e diferencia-se nos lobos direito e esquerdo e no istmo da glândula.

As *glândulas paratireoides* desenvolvem-se durante a quarta semana a partir do **endoderma** como evaginações da terceira e da quarta **bolsas faríngeas**, que ajudam a formar estruturas da cabeça e do pescoço.

O córtex e a medula da glândula suprarrenal desenvolvem-se durante a quinta semana e têm origens embrionárias completamente diferentes. O *córtex da glândula suprarrenal* deriva da mesma região do **mesoderma** que produz as gônadas. Todos os tecidos endócrinos que secretam hormônios esteroides derivam do mesoderma. A *medula da glândula suprarrenal* deriva do **ectoderma** das células da **crista neural** que migram para o polo superior do rim. Lembre-se de que as células da crista neural também dão origem aos gânglios simpáticos e a outras estruturas do sistema nervoso (ver **Figura 14.27 B**).

O *pâncreas* desenvolve-se entre a quinta e a sétima semana a partir de dois brotamentos do **endoderma** da parte do **intestino anterior** que, posteriormente, torna-se o duodeno (ver **Figura 29.12 C**). Por fim, os dois brotamentos fundem-se para formar o pâncreas. A origem dos ovários e dos testículos é discutida na Seção 28.5.

FIGURA 18.20 Desenvolvimento do sistema endócrino.

As glândulas do sistema endócrino desenvolvem-se a partir de todas as três camadas germinativas primárias: ectoderma, mesoderma e endoderma.

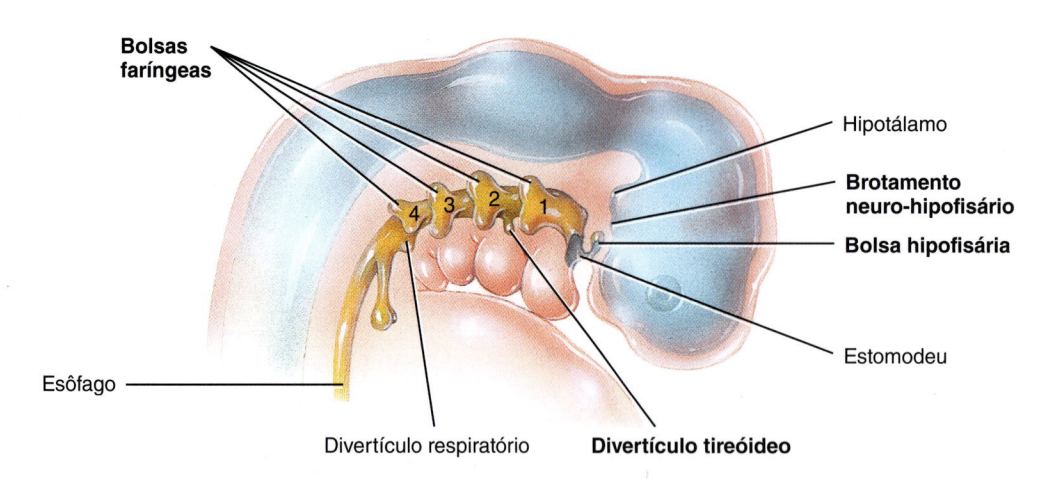

A. Localização do brotamento neuro-hipofisário, da bolsa hipofisária, do divertículo tireóideo e das bolsas faríngeas em um embrião de 28 dias

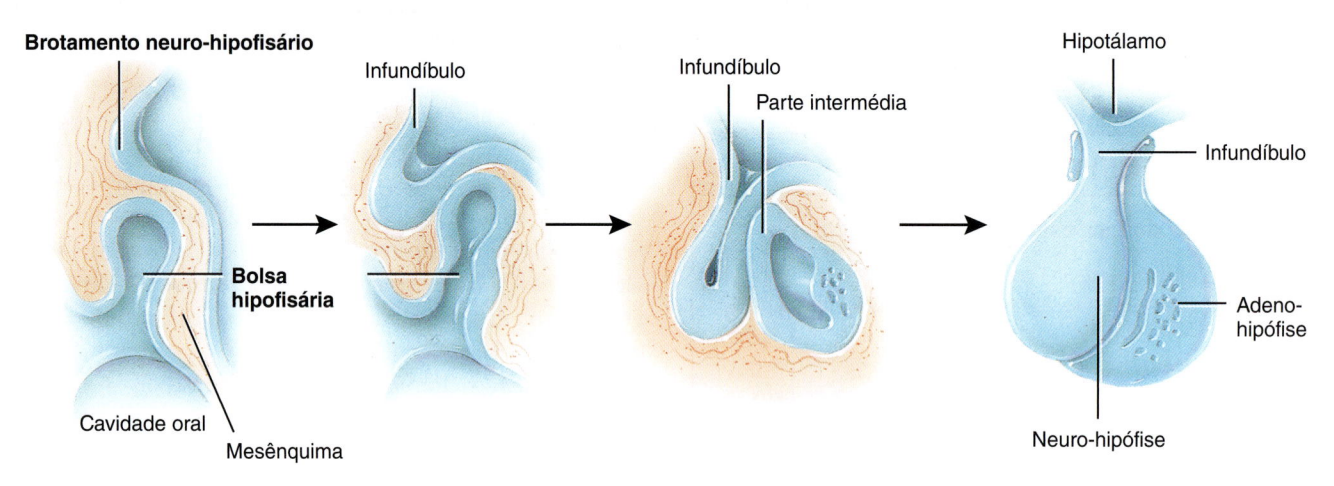

B. Desenvolvimento da hipófise entre a quinta e a décima sexta semana

? Que glândula endócrina se desenvolve a partir de tecidos com duas origens embrionárias diferentes?

A *glândula pineal* surge durante a sétima semana como brotamento entre o tálamo e os colículos do mesencéfalo, a partir do **ectoderma** associado ao **diencéfalo** (ver **Figura 14.28 D**).

O *timo* surge durante a quinta semana a partir do **endoderma** da terceira bolsa faríngea.

Teste rápido

31. Compare as origens do córtex e da medula das glândulas suprarrenais.

18.16 Envelhecimento e sistema endócrino

OBJETIVO

- **Descrever** os efeitos do envelhecimento sobre o sistema endócrino.

Embora algumas glândulas endócrinas diminuam de tamanho com o processo do envelhecimento, seu desempenho pode ou não ser comprometido. A produção de hormônio do crescimento pela adeno-hipófise diminui, constituindo uma causa de atrofia muscular à medida que prossegue o envelhecimento. A glândula tireoide frequentemente diminui a sua produção de hormônios tireoidianos com a idade, causando uma redução da taxa metabólica, aumento da gordura corporal e hipotireoidismo, que é observado com mais frequência em indivíduos mais idosos. Como há menos retroalimentação negativa (níveis mais baixos de hormônios tireoidianos), o nível de hormônios tireoestimulante aumenta com a idade (ver **Figura 18.11**).

Com o envelhecimento, o nível sanguíneo de PTH aumenta, talvez devido à ingestão inadequada de cálcio na dieta. Em um estudo realizado em mulheres idosas que tomavam 2.400 mg/dia de cálcio suplementar, os níveis sanguíneos de PTH foram tão baixos quanto os níveis de mulheres mais jovens. Tanto os níveis de calcitriol quanto os de calcitonina estão mais baixos em indivíduos idosos. A elevação do PTH e a queda do nível de calcitonina em conjunto intensificam a diminuição da massa óssea relacionada com a idade, que leva à osteoporose e ao risco aumentado de fraturas (ver **Figura 18.13**).

As glândulas suprarrenais contêm cada vez mais tecido fibroso e produzem menos cortisol e aldosterona com o avanço da idade. Entretanto, a produção de epinefrina e de norepinefrina permanece normal. Com o avanço da idade, o pâncreas libera insulina mais lentamente, e a sensibilidade dos receptores à glicose declina. Em consequência, os níveis de glicemia em indivíduos idosos aumentam mais rapidamente e retornam mais lentamente ao normal em comparação com indivíduos mais jovens.

O timo é maior na lactância. Depois da puberdade, seu tamanho começa a diminuir, e o tecido tímico é substituído por tecido conjuntivo adiposo e areolar. Em adultos mais idosos, o timo já sofreu atrofia significativa. Todavia, ele ainda produz células T novas para as respostas imunes.

Os ovários diminuem de tamanho com a idade e não respondem mais às gonadotrofinas. A consequente redução na produção de estrogênios leva a condições como osteoporose, nível elevado de colesterol sanguíneo e aterosclerose. Os níveis de FSH e de LH estão elevados, devido à menor inibição dos estrogênios por retroalimentação negativa. Embora a produção de testosterona pelos testículos diminua com a idade, os efeitos habitualmente não são aparentes até uma idade muito avançada, e muitos homens idosos ainda conseguem produzir espermatozoides ativos em quantidades normais, embora haja um maior número de espermatozoides morfologicamente anormais e com diminuição da motilidade.

> ### Teste rápido
> 32. Qual hormônio está relacionado com a atrofia muscular que ocorre com o envelhecimento?

• • •

Para entender as numerosas maneiras pelas quais o sistema endócrino contribui para a homeostasia de outros sistemas corporais, veja *Foco na homeostasia: contribuições do sistema endócrino*.

Em seguida, no Capítulo 19, começaremos a explorar o sistema cardiovascular, iniciando com uma descrição da composição e das funções do sangue.

Distúrbios: desequilíbrios homeostáticos

Os distúrbios do sistema endócrino frequentemente envolvem **hipossecreção**, que consiste em liberação inadequada de um hormônio, ou **hipersecreção**, que consiste na liberação excessiva de um hormônio. Em outros casos, o problema consiste em receptores hormonais defeituosos, número inadequado de receptores ou defeitos nos sistemas de segundo mensageiro. Como os hormônios são distribuídos pelo sangue para os tecidos-alvo em todo o corpo, os problemas associados à disfunção endócrina também podem ser disseminados.

Distúrbios da hipófise

Nanismo hipofisário, gigantismo e acromegalia.
Vários distúrbios da adeno-hipófise envolvem o hormônio do crescimento (GH). A hipossecreção de GH durante os anos de crescimento retarda o crescimento ósseo e as lâminas epifisiais fecham-se antes do indivíduo alcançar a altura normal. Essa condição é denominada **nanismo hipofisário** (consulte o boxe *Correlação clínica: anormalidades hormonais que afetam a altura*, na Seção 6.5). Outros órgãos do corpo também não crescem, e as proporções corporais assemelham-se às de uma criança. O tratamento exige a administração de GH durante a infância, antes do fechamento das lâminas epifisiais.

A hipersecreção de GH durante a infância causa **gigantismo**, um aumento anormal do comprimento dos ossos longos. O indivíduo cresce e fica muito alto (entre 2,10 e 2,75 metros), porém as proporções corporais são aproximadamente normais. A **Figura 18.21 A** mostra gêmeos idênticos; um irmão desenvolveu gigantismo em consequência de tumor de hipófise. A hipersecreção de GH durante a vida adulta é denominada **acromegalia**. Embora o GH não possa produzir mais alongamento dos ossos longos, visto que as lâminas epifisiais já estão fechadas, os ossos das mãos, dos pés, da face e a mandíbula tornam-se espessos, e outros tecidos aumentam. Além disso, as pálpebras, os lábios, a língua e o nariz também aumentam, a pele torna-se espessa e desenvolve sulcos, particularmente na fronte e nas plantas dos pés (**Figura 18.21 B**).

Diabetes insípido.
O **diabetes insípido (DI)** é a anormalidade mais comum associada à disfunção da neuro-hipófise. Esse distúrbio resulta de defeitos nos receptores do hormônio antidiurético (ADH) ou da incapacidade de secretar ADH. O *diabetes insípido neurogênico* é devido à hipossecreção de ADH, habitualmente causada por tumor encefálico, traumatismo cranioencefálico ou cirurgia craniana que danifica a neuro-hipófise ou o hipotálamo. No *diabetes insípido nefrogênico*, os rins não respondem ao ADH. Os receptores de ADH podem não ser funcionais, ou os rins podem estar lesados. Um sintoma comum de ambas as formas de DI consiste na excreção de grandes volumes de urina, com consequentes desidratação e sede. A enurese é comum nas crianças afetadas. Em razão da perda de uma grande quantidade de água na urina, o indivíduo com DI pode morrer por desidratação se ficar privado de água por apenas 1 dia ou mais.

O tratamento do diabetes insípido neurogênico consiste em reposição hormonal, que habitualmente se estende por toda a vida. A injeção subcutânea ou a aplicação de *spray* nasal de análogos do ADH são efetivas. O tratamento do diabetes insípido nefrogênico

FIGURA 18.21 Vários distúrbios endócrinos.

Os distúrbios do sistema endócrino frequentemente envolvem a hipossecreção ou a hipersecreção de hormônios.

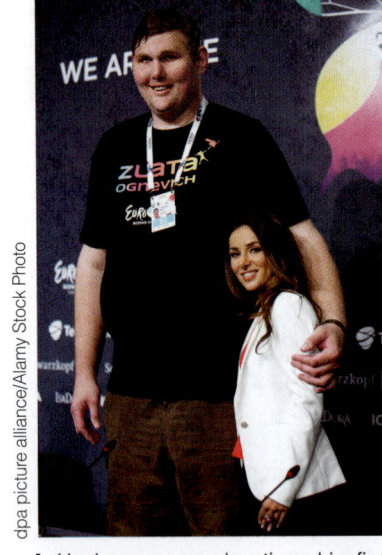

A. Um homem com gigantismo hipofisário ao lado de uma mulher de altura média
(dpa picture alliance/Alamy Stock Photo)

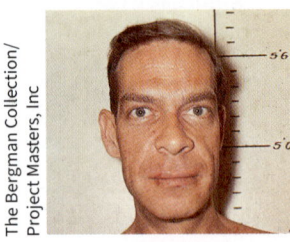

B. Acromegalia (excesso de GH na vida adulta)
(The Bergman Collection/Project Masters, Inc)

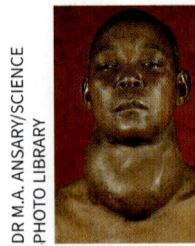

C. Bócio (aumento da glândula tireoide)
(DR M.A. ANSARY/SCIENCE PHOTO LIBRARY)

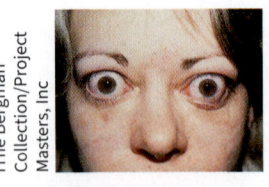

D. Exoftalmia (excesso de hormônios tireoidianos, como na doença de Graves)
(The Bergman Collection/Project Masters, Inc)

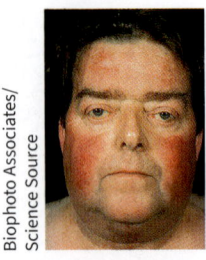

E. Síndrome de Cushing (excesso de glicocorticoides)
(Biophoto Associates/Science Source)

? Que distúrbio endócrino resulta da presença de anticorpos que simulam a ação do THS?

é mais complexo e depende da natureza da disfunção renal. A restrição de sal na dieta e, paradoxalmente, o uso de certos medicamentos diuréticos são úteis.

Distúrbios da glândula tireoide

Os distúrbios da glândula tireoide afetam todos os principais sistemas do corpo e estão entre os distúrbios endócrinos mais comuns. O **hipotireoidismo congênito**, que consiste na hipossecreção de hormônios tireoidianos ao nascimento, tem consequências devastadoras se não for tratado prontamente. Essa condição, anteriormente denominada *cretinismo*, provoca grave deficiência intelectual e restrição do crescimento ósseo. Ao nascimento, o lactente é normal, visto que os hormônios tireoidianos lipossolúveis da mãe cruzaram a placenta durante a gravidez e possibilitaram um desenvolvimento normal do feto. A maioria dos estados norte-americanos exige a realização do exame em todos os recém-nascidos para assegurar uma função adequada da glândula tireoide. Se houver hipotireoidismo congênito, o tratamento com hormônio tireoidiano oral precisa ser iniciado logo após o nascimento e continuado durante toda a vida.

O hipotireoidismo na idade adulta provoca **mixedema**, que ocorre cerca de cinco vezes mais frequentemente nas mulheres do que nos homens. Uma característica essencial desse distúrbio é o edema (acúmulo de líquido intersticial) que provoca inchação dos tecidos faciais. O indivíduo com mixedema apresenta redução da frequência cardíaca, baixa temperatura corporal, aumento da sensibilidade ao frio, cabelos e pele ressecados, fraqueza muscular, letargia geral e tendência a ganhar peso com facilidade. Como o encéfalo já alcançou a maturidade, não ocorre deficiência intelectual, porém a pessoa pode estar menos alerta. Os hormônios tireoidianos administrados por via oral reduzem os sintomas.

A forma mais comum de hipertireoidismo é a **doença de Graves**, que também ocorre sete a dez vezes mais frequentemente nas mulheres do que nos homens, habitualmente antes dos 40 anos de idade. A doença de Graves é um distúrbio autoimune, em que o indivíduo produz anticorpos que imitam a ação do hormônio tireoestimulante (TSH). Os anticorpos estimulam continuamente a glândula tireoide a crescer e produzir hormônios tireoidianos. Um sinal primário consiste em aumento da tireoide, cujo tamanho pode ser duas a três vezes o normal. Com frequência, os pacientes com doença de Graves apresentam edema peculiar retro-orbitário, denominado **exoftalmia**, que leva à protrusão dos olhos (**Figura 18.21 D**). O tratamento pode incluir remoção cirúrgica de parte ou de toda a glândula tireoide (tireoidectomia), uso de iodo radioativo (^{131}I) para destruir seletivamente o tecido da tireoide e administração de medicamentos antitireoidianos para bloquear a síntese de hormônios tireoidianos.

O **bócio** consiste simplesmente em aumento da glândula tireoide. O bócio pode estar associado a hipertireoidismo, hipotireoidismo ou **eutireoidismo**, que significa uma secreção normal de hormônios tireoidiano. Em alguns lugares do mundo, a ingestão de iodo na dieta é inadequada; o baixo nível resultante de hormônio tireoidiano no sangue estimula a secreção de TSH, que provoca aumento de tamanho da glândula tireoide (**Figura 18.21 C**).

Distúrbios das glândulas paratireoides

O **hipoparatireoidismo** – paratormônio em quantidade insuficiente – leva a uma deficiência de Ca^{2+} sanguíneo, causando

Foco na homeostasia
Contribuições do sistema endócrino para todos os sistemas do corpo

- Juntamente com o sistema nervoso, os hormônios circulantes e locais do sistema endócrino regulam a atividade e o crescimento das células-alvo em todo o corpo
- Vários hormônios regulam o metabolismo, a captação de glicose e as moléculas utilizadas na produção de ATP pelas células do corpo.

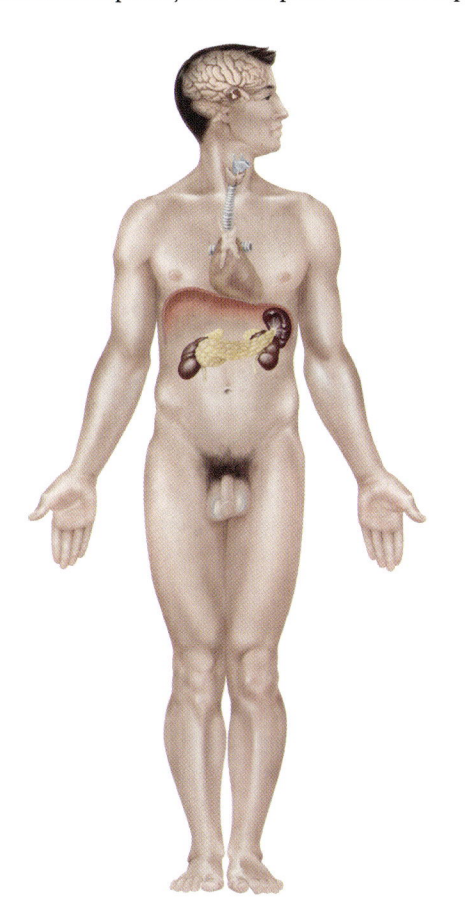

Tegumento comum
- Os androgênios estimulam o crescimento dos pelos axilares e púbicos e a ativação das glândulas sebáceas
- O hormônio melanócito estimulante em excesso provoca escurecimento da pele.

Sistema esquelético
- O hormônio do crescimento e os fatores de crescimento semelhantes à insulina estimulam o crescimento ósseo
- Os estrogênios induzem o fechamento das lâminas epifisiais no final da puberdade e ajudam a manter a massa óssea nos adultos
- O paratormônio e a calcitonina regulam os níveis de cálcio e de outros minerais na matriz óssea e no sangue
- Os hormônios tireoidianos são necessários para o desenvolvimento e o crescimento normais do esqueleto.

Sistema muscular
- A epinefrina e a norepinefrina ajudam a aumentar o fluxo sanguíneo para o músculo durante o exercício físico.
- O paratormônio mantém níveis adequados de Ca^{2+} necessários para a contração muscular
- O glucagon, a insulina e outros hormônios regulam o metabolismo nas fibras musculares
- O hormônio do crescimento e os fatores de crescimento semelhantes à insulina e os hormônios tireoidianos ajudam a manter a massa muscular.

Sistema nervoso
- Vários hormônios, em particular os hormônios tireoidianos, a insulina e o hormônio do crescimento influenciam o crescimento e o desenvolvimento do sistema nervoso
- O paratormônio mantém níveis adequados de Ca^{2+} necessários para a geração e a condução dos impulsos nervosos.

Sistema cardiovascular
- A eritropoetina promove a formação dos eritrócitos
- A aldosterona e o hormônio antidiurético aumentam o volume sanguíneo
- A epinefrina e a norepinefrina aumentam a frequência cardíaca e força de contração
- Vários hormônios elevam a pressão arterial durante o exercício físico e outros estresses.

Sistema linfático e imunidade
- Os glicocorticoides, como o cortisol, deprimem a inflamação e as respostas imunes
- Os hormônios tímicos promovem a maturação das células T (um tipo de leucócito).

Sistema respiratório
- A epinefrina e a NE dilatam as vias respiratórias durante o exercício e outros estresses
- A eritropoetina regula a quantidade de oxigênio transportado no sangue ao ajustar o número de eritrócitos.

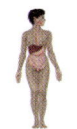

Sistema digestório
- A epinefrina e a norepinefrina deprimem a atividade do sistema digestório
- A gastrina, a colecistocinina, a secretina e o peptídio insulinotrópico dependente de glicose ajudam a regular a digestão
- O calcitriol promove a absorção do cálcio da dieta
- A leptina suprime o apetite.

Sistema urinário
- O hormônio antidiurético, a aldosterona e o peptídio natriurético atrial ajustam a taxa de perda de água e de íons na urina, regulando, assim, o volume sanguíneo e o conteúdo de íons no sangue.

Sistema genital
- Os hormônios liberadores e inibidores do hipotálamo, o hormônio foliculoestimulante e o hormônio luteinizante regulam o desenvolvimento, o crescimento e as secreções das gônadas (ovários e testículos)
- Os estrogênios e a testosterona contribuem para o desenvolvimento dos ovócitos e dos espermatozoides e estimulam o desenvolvimento das características sexuais secundárias
- A prolactina promove a secreção de leite pelas glândulas mamárias
- A ocitocina causa a contração do útero e ejeção de leite pelas glândulas mamárias.

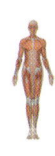

despolarização dos neurônios e das fibras musculares, com produção espontânea de potenciais de ação. Isso leva a contrações, espasmos e **tetania** (contração mantida) do músculo esquelético. A principal causa de hipoparatireoidismo consiste em dano acidental às glândulas paratireoides ou a seu suprimento sanguíneo durante uma tireoidectomia.

O **hiperparatireoidismo**, que consiste em níveis elevados de paratormônio, é causado, com mais frequência, por um tumor de uma das glândulas paratireoides. O nível elevado de PTH provoca reabsorção excessiva da matriz óssea, com consequente aumento dos níveis sanguíneos de íons cálcio e fosfato e amolecimento dos ossos, que são facilmente fraturados. O nível sanguíneo elevado de cálcio promove a formação de cálculos renais. Observa-se também a ocorrência de fadiga, alterações da personalidade e letargia em pacientes com hiperparatireoidismo.

Distúrbios das glândulas suprarrenais

Síndrome de Cushing.
A hipersecreção de cortisol pelo córtex da glândula suprarrenal produz a **síndrome de Cushing** ou *hiperadrenocorticismo* (**Figura 18.21 E**). As causas incluem tumor da glândula suprarrenal que secreta cortisol ou tumor em outro local, secretor de hormônio adrenocorticotrófico (ACTH), que, por sua vez, estimula a secreção excessiva de cortisol. A condição caracteriza-se pela degradação das proteínas musculares e redistribuição de gordura corporal, resultando em braços e pernas finos, acompanhados de "face de lua cheia", "giba de búfalo" e "abdome em aventral". A pele do rosto é ruborizada, e a que recobre o abdome apresenta estrias. O indivíduo também desenvolve equimoses com facilidade e a cicatrização de feridas está deficiente. O nível elevado de cortisol provoca hiperglicemia, osteoporose, fraqueza, hipertensão, aumento da suscetibilidade à infecção, diminuição da resistência ao estresse e oscilações do humor. O indivíduo que necessita de terapia com glicocorticoides em longo prazo – por exemplo, para prevenir a rejeição de órgão transplantado – pode desenvolver uma aparência cushingoide.

Doença de Addison.
A hipossecreção de glicocorticoides e de aldosterona provoca a **doença de Addison** (*insuficiência adrenocortical crônica*). A maioria dos casos consiste em distúrbios autoimunes, nos quais os anticorpos causam destruição do córtex da glândula suprarrenal ou bloqueiam a ligação do ACTH a seus receptores. Patógenos, como a bactéria causadora de tuberculose, também podem desencadear a destruição do córtex da glândula suprarrenal. Os sintomas, que normalmente só aparecem quando 90% do córtex da glândula suprarrenal são destruídos, consistem em letargia mental, anorexia, náuseas e vômitos, perda de peso, hipoglicemia e fraqueza muscular. A perda da aldosterona leva a níveis sanguíneos elevados de potássio e níveis diminuídos de sódio, pressão arterial baixa, desidratação, diminuição do débito cardíaco, arritmias e até mesmo parada cardíaca. A pele pode ter uma aparência "bronzeada", que frequentemente é confundida com bronzeado do sol. O tratamento consiste em reposição dos glicocorticoides e mineralocorticoides e aumento do sódio na dieta.

Feocromocitomas.
Em geral, os tumores benignos de células cromafins da medula da glândula suprarrenal, denominados **feocromocitomas**, provocam hipersecreção de epinefrina e norepinefrina. O resultado consiste em uma versão prolongada da resposta de luta ou fuga: frequência cardíaca rápida, pressão arterial alta, níveis elevados de glicose no sangue e na urina, taxa metabólica basal (TMB) elevada, rubor facial, nervosismo, sudorese e diminuição da motilidade gastrintestinal. O tratamento consiste na remoção cirúrgica do tumor.

Distúrbios das ilhotas pancreáticas: diabetes melito e hiperinsulinismo

O **diabetes melito** ou simplesmente **diabetes** é um distúrbio crônico em que o pâncreas não produz insulina suficiente ou em que as células do corpo não utilizam adequadamente a insulina. O diabetes afeta mais de 30 milhões de pessoas nos EUA e constitui a quarta causa principal de morte, principalmente pelo danos que causa aos vasos sanguíneos do sistema cardiovascular. Outros 84 milhões apresentam *pré-diabetes* (diabetes limítrofe), uma condição caracterizada por um nível de glicemia acima do normal, porém não elevado o suficiente para justificar um diagnóstico de diabetes tipo 2. Se não for tratado, o pré-diabetes frequentemente leva ao diabetes tipo 2 no decorrer de alguns anos. Lembre-se de que uma das principais ações da insulina consiste em ajudar a entrada da glicose nas células do corpo, particularmente nas fibras musculares, de modo que a glicose possa ser metabolizada para produzir energia. Na ausência de quantidades adequadas de insulina ou quando as células do corpo são incapazes de captar a glicose, os níveis de glicemia permanecem elevados. Por conseguinte, uma das características fundamentais do diabetes melito é a hiperglicemia (níveis elevados de glicemia), e esse elevado nível de glicose no sangue pode provocar dano aos vasos sanguíneos no coração, nos rins, nos olhos ou no sistema nervoso.

Existem dois tipos de diabetes. (1) O *diabetes melito tipo 1* é uma doença autoimune, em que os níveis de insulina estão baixos, devido ao sistema imune do indivíduo que destrói as células beta do pâncreas, as células que produzem insulina. Quando aparecem os sinais e sintomas, 80 a 90% das células beta já estão destruídas. Esse tipo de diabetes é também denominado *diabetes melito insulinodependente* e era antigamente conhecido como *diabetes melito juvenil*, visto que habitualmente ocorre em pessoas com menos de 20 anos de idade. Acredita-se que seja causado por uma combinação de fatores genéticos e ambientais. O tratamento envolve a administração de insulina por meio de seringa, injetores portáteis tipo caneta, bombas ou infusão. A insulina não pode ser administrada por via oral, já que as enzimas digestivas no estômago a destroem antes dela alcançar a corrente sanguínea. (2) O *diabetes melito tipo 2*, também denominado *diabetes melito não insulinodependente* ou *diabetes de início no adulto*, constitui o tipo mais comum de diabetes e normalmente ocorre em indivíduos com mais de 40 anos de idade que apresentam sobrepeso. Nessas pessoas, as células do corpo tornam-se resistentes à insulina. Em consequência, o pâncreas precisa trabalhar mais intensamente para produzir mais insulina. Isso provoca dano às células beta, de modo que a produção de insulina diminui. O diabetes tipo 2 está ligado a uma história familiar da doença, fatores ambientais, sobrepeso, sedentarismo e idade acima dos 40 anos. As opções de tratamento incluem mudanças no estilo de vida (dieta e exercício), medicamentos que melhoram a sensibilidade das células à glicose, medicamentos que estimulam a produção de mais insulina pelo pâncreas e administração de insulina.

Os sinais e sintomas do diabetes melito consistem em aumento da sede, micção frequente, aumento do apetite, fadiga, perda de peso inexplicada, visão embaçada, irritabilidade, cortes e lesões de cicatrização lenta, infecções frequentes e corpos cetônicos na urina. Como as células do corpo são incapazes de utilizar a glicose para a produção de energia, elas degradam as gorduras em ácidos graxos e glicerol. O metabolismo adicional dos ácidos graxos produz corpos cetônicos. Com o acúmulo de corpos cetônicos, o pH do sangue cai (torna-se mais ácido). Essa condição é denominada cetoacidose e pode resultar em morte se não for tratada rapidamente.

As complicações em longo prazo do diabetes melito desenvolvem-se de maneira gradual. Entre essas complicações, destacam-se as seguintes:

Doença cardiovascular. Há um risco aumentado de ataque cardíaco, acidente vascular encefálico e doença arterial coronariana. O diabetes pode levar à aterosclerose (acúmulo de colesterol nos vasos sanguíneos).

Lesão renal. Em consequência do dano aos vasos sanguíneos nos rins (nefropatia), ocorre comprometimento dos rins na filtração de sangue. Isso pode levar à insuficiência renal, que pode exigir hemodiálise ou transplante renal.

Dano ocular. O dano dos vasos sanguíneos nos olhos (retinopatia) pode afetar a retina e levar potencialmente à cegueira. Há também um aumento no risco de glaucoma e cataratas.

Lesão nervosa. O dano aos vasos sanguíneos que irrigam os nervos (neuropatia) pode causar dormência, formigamento, sensação de ardência ou dor, que começa nos dedos das mãos ou dos pés e propaga-se para cima. Isso pode resultar em perda da sensibilidade nas extremidades.

Outras complicações. Algumas complicações adicionais incluem ressecamento e prurido da pele, problemas digestivos, disfunção sexual e problemas com dentes e gengivas.

O **hiperinsulinismo** ocorre, com mais frequência, quando um diabético injeta uma quantidade excessiva de insulina. O principal sintoma consiste em **hipoglicemia**, isto é, diminuição do nível de glicemia, causada pelo excesso de insulina, que estimula a captação excessiva de glicose pelas células corporais. A hipoglicemia resultante estimula a secreção de epinefrina, glucagon e hormônio do crescimento. Em consequência, ocorrem ansiedade, sudorese, tremores, aumento da frequência cardíaca, fome e fraqueza. Quando o nível de glicemia cai, as células cerebrais ficam privadas do suprimento constante de glicose de que necessitam para funcionar de maneira efetiva. A hipoglicemia grave leva à desorientação mental, convulsões, inconsciência e choque. O choque causado por superdosagem de insulina é denominado **choque insulínico**. Pode ocorrer morte rapidamente, a não ser que o nível de glicemia seja normalizado. Do ponto de vista clínico, o diabético que sofre uma crise de hiperglicemia ou de hipoglicemia pode apresentar sintomas muito semelhantes – alterações mentais, coma induzido por insulina, convulsões e assim por diante. É importante identificar rápida e corretamente a causa subjacente dos sintomas e tratá-la de maneira adequada.

Terminologia técnica

Adenoma virilizante. Tumor das glândulas suprarrenais que libera androgênios em quantidades excessivas, causando virilismo (masculinização) nas mulheres. Em certas ocasiões, as células do tumor suprarrenal liberam estrogênios a ponto de causar desenvolvimento de ginecomastia em pacientes do sexo masculino. Esse tumor é denominado **adenoma feminilizante**.

Crise tireotóxica (tempestade tireoidiana). Estado grave de hipertireoidismo que pode ser potencialmente fatal. Caracteriza-se por temperatura corporal elevada, frequência cardíaca acelerada, pressão arterial alta, sintomas gastrintestinais (dor abdominal, vômitos, diarreia), agitação, tremores, confusão, convulsões e, possivelmente, coma.

Ginecomastia. Desenvolvimento excessivo das glândulas mamárias no homem. Algumas vezes, um tumor de glândula suprarrenal pode secretar quantidades suficientes de estrogênio para causar a condição.

Hirsutismo. Presença de pelos corporais e faciais em excesso com padrão masculino, particularmente em mulheres; pode ser causado pela produção excessiva de androgênios por tumores ou medicamentos.

Revisão do capítulo

Conceitos essenciais

Introdução

1. Os hormônios regulam a atividade do músculo liso, do músculo cardíaco e de algumas glândulas; alteram o metabolismo; estimulam o crescimento e o desenvolvimento; influenciam os processos reprodutivos e participam dos ritmos circadianos (diários).

18.1 Comparação do controle exercido pelos sistemas nervoso e endócrino

1. O sistema nervoso controla a homeostasia por meio de impulsos nervosos e neurotransmissores, que atuam no local e com rapidez. O sistema endócrino utiliza hormônios, que atuam mais lentamente em partes distantes do corpo. (Ver **Tabela 18.1**.)

2. O sistema nervoso controla os neurônios, as células musculares e as células glandulares; o sistema endócrino controla praticamente todas as células do corpo.

18.2 Glândulas endócrinas

1. As glândulas exócrinas (sudoríparas, sebáceas, mucosas e digestivas) secretam seus produtos por meio de ductos nas cavidades corporais ou nas superfícies do corpo. As glândulas endócrinas secretam hormônios no líquido intersticial. Em seguida, os hormônios difundem-se no sangue.

2. O sistema endócrino consiste em glândulas endócrinas (hipófise, glândulas tireoide, paratireoides, suprarrenais e pineal) e em outros tecidos secretores de hormônios (hipotálamo, timo, pâncreas, ovários, testículos, rins, estômago, fígado, intestino delgado, pele, coração, tecido adiposo e placenta).

18.3 Atividade dos hormônios

1. Os hormônios afetam apenas células-alvo específicas que possuem os receptores que reconhecem (ligam-se a) determinado hormônio. O número de receptores hormonais pode diminuir (infrarregulação) ou aumentar (suprarregulação).

2. Os hormônios circulantes entram na corrente sanguínea; os hormônios locais (parácrinos e autócrinos) atuam localmente nas células adjacentes.

3. Do ponto de vista químico, os hormônios são lipossolúveis (esteroides, hormônios tireoidiano, óxido nítrico e hormônios eicosanoides) ou hidrossolúveis (hormônios do grupo das aminas e hormônios peptídicos e proteicos). (Ver **Tabela 18.2**.)

4. As moléculas de hormônio hidrossolúveis circulam no plasma sanguíneo aquoso na forma "livre" (não ligada a proteínas plasmáticas); os hormônios lipossolúveis ligam-se, em sua maioria, a proteínas transportadoras sintetizadas pelo fígado.

18.4 Mecanismos de ação dos hormônios

1. Os hormônios esteroides lipossolúveis e os hormônios da tireoide afetam a função celular por meio da alteração da expressão gênica.

2. Os hormônios hidrossolúveis alteram a função celular ao ativar os receptores na membrana plasmática, que desencadeiam a produção de um segundo mensageiro que ativa várias enzimas no interior da célula.

3. As interações hormonais podem exercer três tipos de efeitos: permissivo, sinérgico ou antagonista.

18.5 Controle homeostático da secreção hormonal

1. A secreção de hormônios é controlada por sinais do sistema nervoso, por alterações químicas no sangue e por outros hormônios.

2. Os sistemas de retroalimentação (*feedback*) negativa regulam a secreção de muitos hormônios.

18.6 Hipotálamo e hipófise

1. O hipotálamo constitui a principal conexão de integração entre o sistema nervoso e o sistema endócrino. O hipotálamo e a hipófise regulam praticamente todos os aspectos do crescimento, desenvolvimento, metabolismo e homeostasia. A hipófise está localizada na fossa hipofisial e é dividida em duas partes principais: a adeno-hipófise (parte glandular) e a neuro-hipófise (parte nervosa).

2. A secreção de hormônios da adeno-hipófise é estimulada por hormônios de liberação e suprimida por hormônios de inibição do hipotálamo.

3. O suprimento sanguíneo da adeno-hipófise é fornecido pelas artérias hipofisárias superiores. Os hormônios liberadores e inibidores do hipotálamo entram no plexo primário e fluem para o plexo secundário na adeno-hipófise pelas veias porto-hipofisárias.

4. A adeno-hipófise é composta por somatotrofos, que produzem hormônio do crescimento, lactotrofos, que produzem prolactina, corticotrofos, que secretam o hormônio adrenocorticotrófico e o hormônio melanócito-estimulante, tireotrofos, que secretam hormônio tireoestimulante e gonadotrofos, que sintetizam o hormônio foliculoestimulante e hormônio luteinizante (LH). (Ver **Tabelas 18.3** e **18.4**.)

5. O hormônio do crescimento estimula o crescimento do corpo por meio de fatores de crescimento semelhantes à insulina. A secreção de hormônio do crescimento é inibida pelo hormônio inibidor do hormônio do crescimento ou somatostatina e promovida pelo hormônio liberador do hormônio do crescimento.

6. O hormônio tireoestimulante regula as atividades da glândula tireoide. A sua secreção é estimulada pelo hormônio liberador de tireotrofina (TRH) e suprimida pelo fator liberador de hormônio do crescimento.

7. O hormônio foliculoestimulante e o hormônio luteinizante regulam as atividades das gônadas – ovários e testículos. Sua secreção é controlada pelo hormônio liberador de gonadotrofina.

8. A prolactina ajuda a iniciar a secreção de leite. O hormônio inibidor da prolactina suprime a secreção de prolactina; o hormônio liberador de prolactina estimula a secreção de prolactina.

9. O hormônio adrenocorticotrófico regula as atividades do córtex da glândula suprarrenal e é controlado pelo hormônio liberador de corticotrofina. A dopamina inibe a secreção do hormônio melanócito estimulante.

10. A neuro-hipófise possui terminais axônicos de células neurossecretoras cujos corpos celulares estão localizados no hipotálamo. Os hormônios produzidos pelo hipotálamo e armazenados na neuro-hipófise são a ocitocina, que estimula a contração do útero e a ejeção de leite das mamas, e o hormônio antidiurético, que estimula a reabsorção de água pelos rins e a constrição das arteríolas. (Ver **Tabela 18.5**.) A secreção de ocitocina é estimulada pelo estiramento do útero e pela sucção durante a amamentação; a secreção de hormônio antidiurético é controlada pela pressão osmótica do sangue e pelo volume sanguíneo.

18.7 Glândula tireoide

1. A glândula tireoide está localizada inferiormente à laringe.

2. A glândula tireoide consiste em folículos da tireoide compostos por tireócitos T, que secretam os hormônios tireoidianos, a tiroxina (T_4) e a tri-iodotironina (T_3), juntamente com tireoglobulina, e por tireócitos C, que secretam calcitonina.

3. Os hormônios tireoidianos são sintetizados a partir do iodo e da tirosina dentro da tireoglobulina. São transportados no sangue ligados a proteínas plasmáticas, principalmente globulina transportadora de tiroxina.

4. A secreção é controlada pelo TRH do hipotálamo e pelo hormônio tireoestimulante da adeno-hipófise.

5. Os hormônios tireoidianos regulam a utilização de oxigênio e a taxa metabólica, o metabolismo celular e o crescimento e desenvolvimento.

6. A calcitonina pode reduzir o nível sanguíneo de íons cálcio (Ca^{2+}) e promover a deposição de Ca^{2+} na matriz óssea. A secreção de calcitonina é controlada pelo nível sanguíneo de Ca^{2+}. (Ver **Tabela 18.6**.)

18.8 Glândulas paratireoides

1. As glândulas paratireoides estão inseridas nas faces posteriores dos lobos laterais da glândula tireoide. Consistem em células principais e em células oxifílicas das paratireoides.

2. O paratormônio regula a homeostasia dos íons cálcio, magnésio e fosfato por meio de aumento dos níveis sanguíneos de cálcio e de magnésio e diminuição dos níveis sanguíneos de fosfato. A secreção do paratormônio é controlada pelo nível de cálcio no sangue. (Ver **Tabela 18.7**.)

18.9 Glândulas suprarrenais

1. As glândulas suprarrenais estão localizadas superiormente aos rins. Consistem em um córtex externo e em uma medula interna.

2. O córtex da glândula suprarrenal é dividido em zona glomerulosa, zona fasciculada e zona reticular; a medula da glândula suprarrenal é composta por células cromafins e grandes vasos sanguíneos.

3. As secreções corticais incluem mineralocorticoides, glicocorticoides e androgênios.

4. Os mineralocorticoides (principalmente a aldosterona) aumentam a reabsorção de sódio e de água e diminuem a reabsorção de potássio. A secreção é controlada pela via renina-angiotensina-aldosterona e pelo nível sanguíneo de K^+.

5. Os glicocorticoides (principalmente o cortisol) promovem a degradação de proteínas, a gliconeogênese e a lipólise; ajudam a resistência ao estresse; e atuam como substâncias anti-inflamatórias. A sua secreção é controlada pelo hormônio adrenocorticotrófico.

6. Os androgênios secretados pelo córtex da glândula suprarrenal estimulam o crescimento dos pelos axilares e púbicos, ajudam no estirão de crescimento pré-puberal e contribuem para a libido.

7. A medula da glândula suprarrenal secreta epinefrina e norepinefrina, que são liberadas durante o estresse e que produzem efeitos semelhantes às respostas simpáticas. (Ver **Tabela 18.8**.)

18.10 Ilhotas pancreáticas

1. O pâncreas está localizado na concavidade da curvatura do duodeno. Desempenha funções tanto endócrinas quanto exócrinas.

2. A parte endócrina é constituída pelas ilhotas pancreáticas (ilhotas de Langerhans), que consistem em quatro tipos de células: células alfa, beta, delta e F.

3. As células alfa secretam glucagon, as células beta secretam insulina, as células delta secretam somatostatina e as células F (produtoras de polipeptídio pancreático) secretam polipeptídio pancreático.

4. O glucagon aumenta o nível de glicemia; a insulina diminui o nível de glicemia. A secreção dos dois hormônios é controlada pelo nível de glicose no sangue (Ver **Tabela 18.9**.)

18.11 Ovários e testículos

1. Os ovários estão localizados na cavidade pélvica e produzem estrogênios, progesterona e inibina. Esses hormônios sexuais governam o desenvolvimento e a manutenção das características sexuais secundárias femininas, os ciclos reprodutivos, a gravidez, a lactação e as funções reprodutoras femininas normais. (Ver **Tabela 18.10**.)

2. Os testículos estão localizados dentro do escroto e produzem testosterona e inibina. Esses hormônios sexuais governam o desenvolvimento e a manutenção das características sexuais secundárias masculinas e das funções reprodutoras masculinas normais. (Ver **Tabela 18.10**.)

18.12 Glândula pineal e timo

1. A glândula pineal está fixada ao teto do terceiro ventrículo do encéfalo. Consiste em células secretoras, denominadas pinealócitos, em neuróglia e em terminações de axônios pós-ganglionares simpáticos.

2. A glândula pineal secreta melatonina, que contribui para o ajuste do relógio biológico do corpo (controlado pelo núcleo supraquiasmático). Durante o sono, ocorre aumento dos níveis plasmáticos de melatonina.

3. O timo secreta vários hormônios relacionados com a imunidade.

4. A timosina, o fator humoral tímico, o fator tímico e a timopoietina promovem a maturação das células T.

18.13 Outros tecidos e órgãos endócrinos, eicosanoides e fatores de crescimento

1. Outros tecidos corporais, além daqueles normalmente classificados como glândulas endócrinas, contêm tecido endócrino e secretam hormônios; incluem o sistema digestório, a placenta, os rins, a pele e o coração. (Ver **Tabela 18.11**.)

2. As prostaglandinas e os leucotrienos são eicosanoides, que atuam como hormônios locais na maioria dos tecidos corporais.

3. Os fatores de crescimento são hormônios locais que estimulam o crescimento e a divisão das células. (Ver **Tabela 18.12**.)

18.14 A resposta ao estresse

1. O estresse produtivo é denominado eustresse enquanto o estresse prejudicial é denominado de distresse.

2. Se o estresse for extremo, ele desencadeia a resposta ao estresse (síndrome de adaptação geral), que ocorre em três estágios: a resposta de luta ou fuga, a reação de resistência e a exaustão.

3. Os estímulos que produzem a resposta ao estresse são denominados estressores. Os estressores incluem cirurgia, venenos, infecções, febre e fortes estímulos emocionais.

4. A resposta de luta ou fuga é iniciada por impulsos nervosos provenientes do hipotálamo para a parte simpática da divisão autônoma do sistema nervoso e para a medula da glândula suprarrenal. Essa resposta aumenta rapidamente a circulação, promove a produção de trifosfato de adenosina (ATP) e diminui as atividades não essenciais.

5. A reação de resistência é iniciada por hormônios liberadores secretados pelo hipotálamo, principalmente hormônio liberador de corticotrofina, hormônio liberador de tireotrofina e hormônio liberador do hormônio do crescimento. As reações de resistência são de maior duração e aceleram as reações de degradação para fornecer o trifosfato de adenosina (ATP) para neutralizar o estresse.

6. A exaustão resulta da depleção dos recursos do corpo durante o estágio de resistência.

7. O estresse pode desencadear certas doenças pela inibição do sistema imune. A interleucina-1, que é produzida pelos macrófagos, constitui uma importante ligação entre o estresse e a imunidade; ela estimula a secreção do hormônio adrenocorticotrófico.

18.15 Desenvolvimento do sistema endócrino

1. O desenvolvimento do sistema endócrino não é tão localizado quanto outros sistemas, visto que os órgãos endócrinos se desenvolvem em partes amplamente separadas do embrião.

2. A hipófise, a medula da glândula suprarrenal e a glândula pineal desenvolvem-se a partir do ectoderma; o córtex da glândula suprarrenal desenvolve-se a partir do mesoderma; e a glândula tireoide, as glândulas paratireoides, o pâncreas e o timo desenvolvem-se a partir do endoderma.

18.16 Envelhecimento e sistema endócrino

1. Embora algumas glândulas endócrinas diminuam de tamanho com o envelhecimento, o seu desempenho pode ou não ser comprometido.

2. A produção de hormônio do crescimento, dos hormônios tireoidianos, do cortisol, da aldosterona e dos estrogênios diminui com o avanço da idade.

3. Com o envelhecimento, ocorre elevação dos níveis sanguíneos de hormônio tireoestimulante, hormônio luteinizante, hormônio foliculoestimulante e paratormônio.

4. O pâncreas libera insulina mais lentamente com o avanço da idade, e a sensibilidade dos receptores à glicose declina.

5. Depois da puberdade, o tamanho do timo começa a diminuir, e o tecido tímico é substituído por tecido conjuntivo adiposo e areolar.

Questões para avaliação crítica

1. Amanda não gosta da foto da sua nova carteira de identidade estudantil. Os cabelos parecem secos, percebe-se o peso extra que ela ganhou, e o seu pescoço parece gordo. De fato, pode-se observar um inchaço estranho em forma de borboleta na parte anterior do pescoço, debaixo do queixo. Nos últimos tempos, Amanda também tem se sentido muito cansada e com lentidão mental, porém ela acredita que todos os novos estudantes de anatomia e fisiologia se sintam da mesma maneira. Ela deveria fazer uma consulta médica ou apenas usar gola olímpica?

2. Amanda (da questão anterior) vai ao médico e coleta uma amostra de sangue. Os resultados revelam baixos níveis de T_4 e baixos níveis de TSH. Mais tarde, ela realiza um exame de estimulação com hormônio tireoestimulante (TSH), que consiste na injeção de TSH monitoramento dos níveis de T_4. Depois da injeção de TSH, ocorre elevação dos níveis de T_4. Amanda apresenta problemas relacionados com a hipófise ou com a glândula tireoide? Como você chegou a essa conclusão?

3. O Sr. Hernandez foi ao médico com queixas de sede constante e idas "ao banheiro dia e noite" para urinar. O médico solicitou exames de sangue e de urina para pesquisa de glicose e cetonas, cujos resultados foram negativos. Qual é o diagnóstico estabelecido pelo médico e que glândula(s) ou órgão(s) está(ão) envolvido(s)?

Respostas às questões das figuras

18.1 As secreções das glândulas endócrinas difundem-se para o líquido intersticial e, em seguida, para o sangue; as secreções exócrinas fluem para os ductos que levam às cavidades corporais ou à superfície corporal.

18.2 No estômago, a histamina é uma substância parácrina, visto que atua nas células parietais adjacentes, sem entrar no sangue.

18.3 O complexo receptor-hormônio altera a expressão genética por meio de ativação e desativação de genes específicos do DNA nuclear.

18.4 O AMP cíclico é denominado segundo mensageiro, visto que traduz a presença do primeiro mensageiro, o hormônio hidrossolúvel, em uma resposta no interior da célula.

18.5 As veias porto-hipofisárias transportam o sangue da eminência mediana do hipotálamo, onde são secretados os hormônios liberadores e inibidores hipotalâmicos, para a adeno-hipófise, onde esses hormônios atuam.

18.6 Os hormônios tireoidianos suprimem a secreção do hormônio tireoestimulante pelos tireotrofos e do hormônio liberador de tireotrofina pelas células neurossecretoras do hipotálamo; os hormônios das gônadas suprimem a secreção de hormônio foliculoestimulante e de hormônio luteinizante pelos gonadotrofos e do hormônio liberador de gonadotrofina pelas células neurossecretoras do hipotálamo.

18.7 Os níveis excessivos de GH causam hiperglicemia.

18.8 Do ponto de vista funcional, tanto o trato hipotálamo-hipofisial quanto as veias porto-hipofisárias transportam os hormônios hipotalâmicos até a hipófise. Do ponto de vista estrutural, o trato é composto por axônios de neurônios que se estendem do hipotálamo até a neuro-hipófise; as veias porto-hipofisárias são vasos sanguíneos que se estendem do hipotálamo até a adeno-hipófise.

18.9 Os tireócitos T secretam T_3 e T_4, também conhecidas como hormônios tireoidianos. Os tireócitos C secretam calcitonina.

18.10 A forma de armazenamento dos hormônios tireoidianos é a tireoglobulina.

18.11 Falta de iodo na dieta → diminuição na produção de T_3 e T_4 → liberação aumentada de hormônio tireoestimulante → aumento da glândula tireoide → bócio.

18.12 Os tireócitos C da glândula tireoide secretam calcitonina; as células principais das glândulas paratireoides secretam paratormônio.

18.13 Os ossos e os rins constituem os tecidos-alvo do paratormônio; o tecido-alvo da calcitonina é o osso; o tecido-alvo do calcitriol é o sistema digestório.

18.14 As glândulas suprarrenais estão localizadas superiormente aos rins, no espaço retroperitoneal.

18.15 A angiotensina II atua para produzir vasoconstrição, causando contração do músculo liso vascular; além disso, estimula a secreção de aldosterona (pela zona glomerulosa do córtex da glândula suprarrenal), que, por sua vez, induz a conservação de água pelos rins com consequente aumento do volume sanguíneo.

18.16 Um receptor de transplante que toma prednisona apresentará baixos níveis sanguíneos de hormônio adrenocorticotrófico e hormônio liberador de corticotrofina, devido à supressão por retroalimentação negativa da adeno-hipófise e do hipotálamo pela prednisona.

18.17 O pâncreas é uma glândula tanto endócrina quanto exócrina.

18.18 A glicogenólise refere-se a conversão do glicogênio em glicose e, portanto, aumenta o nível de glicemia.

18.19 A homeostasia mantém condições controladas típicas do meio interno normal; a resposta ao estresse reajusta as condições controladas em um nível diferente para lidar com vários estressores.

18.20 O córtex da glândula suprarrenal é derivado do mesoderma, enquanto a medula origina-se do ectoderma.

18.21 Na doença de Graves, são produzidos anticorpos que estimulam a ação do hormônio tireoestimulante.

CAPÍTULO 19

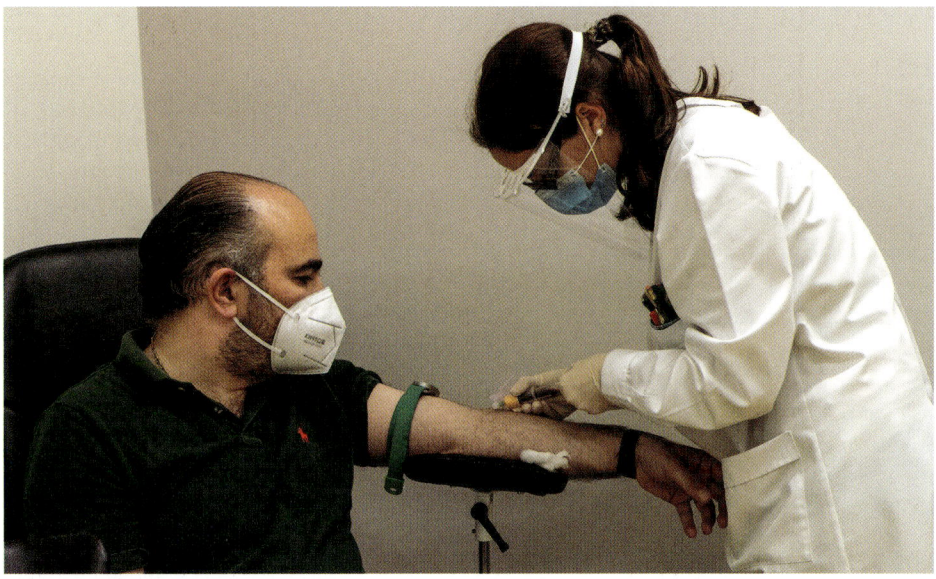

Horacio Villalobos/Getty Images

Consulte o boxe *Correlação clínica: Exames de sangue* na Seção 19.1 para descobrir por que há muitas razões importantes para a realização de um exame de sangue.

Sistema Circulatório: Sangue

Sangue e homeostasia

> O sangue contribui para a homeostasia por meio do transporte de oxigênio, dióxido de carbono, nutrientes e hormônios para dentro e para fora das células do corpo. Ele também ajuda a regular o pH e a temperatura do corpo e fornece proteção contra doenças por meio da fagocitose e produção de anticorpos.

O foco deste capítulo é o sangue; os dois capítulos seguintes examinarão o coração e os vasos sanguíneos, respectivamente. O sangue transporta diversas substâncias, ajuda a regular vários processos vitais e fornece proteção contra doenças. Mesmo com todas as semelhanças de origem, composição e funções, o sangue é único de uma pessoa para outra, assim como a pele, o osso e os cabelos. Os profissionais de saúde examinam e analisam rotineiramente suas diferenças por meio de vários exames de sangue, enquanto procuram determinar a causa de diferentes doenças.

19.1 Funções e propriedades do sangue

OBJETIVOS

- **Explicar** as funções do sangue
- **Descrever** as características físicas e os principais componentes do sangue.

O **sistema circulatório** consiste em três componentes inter-relacionados: o sangue, o coração e os vasos sanguíneos. O ramo da ciência que trata do estudo do sangue, dos tecidos formadores de sangue e dos distúrbios associados é denominado **hematologia**.

A maioria das células de um organismo multicelular não tem a capacidade de se mover para obter oxigênio e nutrientes ou para eliminar dióxido de carbono e outros resíduos metabólicos. Em vez disso, essas necessidades são supridas por dois líquidos: o sangue e o líquido intersticial. O **sangue** é um tecido conjuntivo líquido, que consiste em células circundadas por uma matriz extracelular líquida. A matriz extracelular é denominada plasma sanguíneo e mantém em suspensão várias células e fragmentos celulares. O **líquido intersticial** é o líquido que banha as células do corpo (ver **Figura 27.1**) e que é constantemente renovado pelo sangue. O sangue transporta oxigênio proveniente dos pulmões e nutrientes provenientes do canal alimentar, que se difundem do sangue para o líquido intersticial e, em seguida, para as células do corpo. O dióxido de carbono e outras escórias metabólicas movem-se no sentido inverso, das células do corpo para o líquido intersticial e, em seguida, para o sangue. O sangue transporta, então, os resíduos metabólicos para vários órgãos – os pulmões, os rins e a pele – que são responsáveis pela sua eliminação do corpo.

Funções do sangue

O sangue desempenha três funções gerais:

1. *Transporte.* Como você já aprendeu, o sangue transporta o oxigênio inspirado dos pulmões para as células do corpo e o dióxido de carbono das células do corpo para os pulmões para que seja exalado. Além disso, transporta os nutrientes provenientes do canal alimentar para as células do corpo e hormônios das glândulas endócrinas para outras células do corpo. O sangue também transporta calor e produtos de degradação para vários órgãos responsáveis pela sua eliminação do corpo.

2. *Regulação.* O sangue circulante ajuda a manter a homeostasia de todos os líquidos corporais. O sangue ajuda a regular o pH por meio do uso de tampões (substâncias químicas que convertem ácidos ou bases fortes em ácidos ou bases fracas). Além disso, ajuda a ajustar a temperatura corporal por meio das propriedades de absorção de calor e refrigerantes da água (ver Seção 2.4) no plasma sanguíneo e sua velocidade variável de fluxo pela pele, onde o excesso de calor pode ser perdido do sangue para o ambiente. Além disso, a pressão osmótica do sangue influencia o conteúdo de água das células, principalmente por meio de interações de íons dissolvidos e proteínas.

3. *Proteção.* O sangue tem a capacidade de coagular (de se transformar em um tipo de gel), que protege contra a sua perda excessiva do sistema circulatório após a ocorrência de uma lesão. Além disso, os leucócitos do sangue protegem contra doenças ao realizar a fagocitose. Vários tipos de proteínas do sangue, incluindo anticorpos, interferonas e complemento, ajudam de diversas maneiras na proteção contra doenças.

Características físicas do sangue

O sangue é mais denso e mais viscoso (mais espesso) do que a água. Sua temperatura é de 38°C, cerca de 1°C mais alta do que a temperatura corporal oral ou retal, e apresenta um pH ligeiramente alcalino, que varia de 7,35 a 7,45 (média = 7,4). A cor do sangue varia de acordo com o conteúdo de oxigênio. Quando saturado com oxigênio, o sangue é vermelho vivo. Quando não saturado com oxigênio, adquire uma cor vermelho escuro. O sangue

Correlação clínica

Exames de sangue

Um **exame de sangue** é uma análise laboratorial dos componentes do sangue. Algumas indicações para a análise do sangue incluem a avaliação de como os órgãos como o coração, os rins, a glândula tireoide e o fígado estão funcionando; o diagnóstico de doenças, como HIV/AIDS, COVID-19 (doença por coronavírus), anemia, diabetes melito e doença cardíaca; a determinação de fatores de risco para doenças, como doença cardíaca; a avaliação dos efeitos de medicamentos; o acompanhamento da recuperação de várias doenças; o diagnóstico de distúrbios hemorrágicos e da coagulação; exame toxicológico e determinação do tipo de sangue e prova cruzada.

Os vários exames podem ser agrupados em várias categorias amplas, algumas das quais estão listadas aqui:

1. **Hemograma completo (HC).** Trata-se de um dos exames de sangue mais comuns, que frequentemente é realizado como parte de um exame regular. Mede o número e o tamanho dos eritrócitos, a hemoglobina e o hematócrito; o número e a porcentagem de cada tipo de leucócitos em uma amostra de 100 células (contagem diferencial); e o número de plaquetas.
2. **Painel metabólico básico.** Refere-se a um grupo de exames que medem os níveis de diferentes substâncias químicas no sangue. Nesse painel estão incluídos a glicose, o cálcio, vários eletrólitos, a ureia e a creatinina.
3. **Exames das enzimas sanguíneas.** Esses exames são utilizados para determinar os níveis e a atividade de certas enzimas como indicadores de dano a órgãos. Por exemplo, níveis mais elevados de creatinoquinase e de troponina indicam dano ao coração e ao músculo esquelético, enquanto níveis mais elevados de TGO e de TGP indicam dano hepático.
4. **Painel das lipoproteínas.** Incluem vários exames que avaliam o risco de doença cardíaca. Entre os componentes medidos no sangue estão o colesterol total, HDL, LDL e triglicerídios.

constitui cerca de 20% do líquido extracelular, representando 8% da massa corporal total. O volume de sangue é de 5 a 6 ℓ em um homem adulto de porte médio e de 4 a 5 ℓ em uma mulher adulta de porte médio. A diferença de volume entre homens e mulheres deve-se a diferenças no tamanho do corpo. Diversos hormônios, que são regulados por retroalimentação (*feedback*) negativa, asseguram que o volume de sangue e a pressão osmótica permaneçam relativamente constantes. Os hormônios aldosterona, hormônio antidiurético e peptídio natriurético atrial são particularmente importantes, uma vez que eles regulam a quantidade de água excretada na urina (ver Seção 27.1).

Componentes do sangue

O sangue total possui dois componentes: (1) o plasma sanguíneo, uma matriz extracelular líquida aquosa que contém substâncias dissolvidas, e (2) elementos figurados, que consistem em células e fragmentos celulares. Se uma amostra de sangue for centrifugada em um pequeno tubo de vidro, as células (que são mais densas) depositam-se no fundo do tubo, enquanto o plasma sanguíneo (que é menos denso) forma uma camada na parte superior (**Figura 19.1 A**). Cerca de 55% do sangue consiste em plasma sanguíneo e 45%, em elementos figurados. Normalmente, mais de 99% dos elementos figurados são células designadas pela sua cor vermelha – os eritrócitos (hemácias). Os leucócitos pálidos e incolores e as plaquetas ocupam menos de 1% dos elementos figurados. Por serem menos densos do que os eritrócitos, porém mais densos do que o plasma sanguíneo, formam uma camada muito fina, denominada **creme leucocitário**, entre as hemácias e o plasma no sangue centrifugado. A **Figura 19.1 B** mostra a composição do plasma sanguíneo e o número dos vários tipos de elementos figurados do sangue.

Plasma sanguíneo.
Quando os elementos figurados são removidos do sangue, resta um líquido cor de palha, denominado **plasma sanguíneo** (ou simplesmente *plasma*). O plasma sanguíneo consiste em cerca de 91,5% de água e 8,5% de solutos, cuja maior parte (7% por peso) é constituída de proteínas. Algumas das proteínas no plasma sanguíneo também são encontradas em outras partes do corpo, porém as que ficam confinadas ao sangue são denominadas **proteínas plasmáticas**. Os hepatócitos (células do fígado) sintetizam a maioria das proteínas plasmáticas, que incluem as **albuminas** (54% das proteínas plasmáticas), **globulinas** (38%) e **fibrinogênio** (7%). Determinadas células sanguíneas transformam-se em plasmócitos que produzem gamaglobulinas, um importante tipo de globulina. Essas proteínas plasmáticas também são denominadas **anticorpos** ou *imunoglobulinas*, visto que são produzidas durante certas respostas imunológicas. As substâncias estranhas (antígenos), como bactérias e vírus, estimulam a produção de milhões de anticorpos diferentes. Um anticorpo liga-se especificamente ao antígeno que estimulou a sua produção e, dessa forma, incapacita o antígeno invasor.

Além das proteínas, outros solutos presentes no plasma incluem eletrólitos, nutrientes, substâncias reguladoras, como enzimas e hormônios, gases e resíduos metabólicos, como ureia, ácido úrico, creatinina, amônia e bilirrubina.

A **Tabela 19.1** descreve a composição química do plasma sanguíneo.

Elementos figurados.
Os **elementos figurados** do sangue incluem três componentes principais: os eritrócitos, os leucócitos e as plaquetas (**Figura 19.2**). Os **eritrócitos** ou *hemácias* transportam o oxigênio dos pulmões para as células do corpo e transportam o dióxido de carbono das células do corpo para os pulmões. Os **leucócitos** protegem o corpo dos patógenos invasores e de outras substâncias estranhas. Existem vários tipos de leucócitos: *neutrófilos, basófilos, eosinófilos, monócitos* e *linfócitos*. Os linfócitos são ainda subdivididos em *linfócitos B (células B), linfócitos T (células T)* e *células natural killer (NK)*. Cada tipo de leucócito contribui de sua própria maneira para os mecanismos de defesa do corpo. As **plaquetas,** o último tipo de elemento figurado, consistem em fragmentos de células desprovidos de núcleo. Entre outras ações, as plaquetas liberam substâncias químicas que promovem a coagulação do sangue nos casos em que ocorre dano aos vasos sanguíneos. As plaquetas são o equivalente funcional dos *trombócitos*, células nucleadas encontradas nos vertebrados inferiores, que evitam a perda de sangue pela coagulação do sangue.

A porcentagem do volume total de sangue ocupada pelos eritrócitos é denominada **hematócrito**; um hematócrito de 40 indica que 40% do volume sanguíneo são compostos por eritrócitos. A faixa normal para o hematócrito de mulheres adultas é de 38 a 46% (média = 42), enquanto é de 40 a 54% em homens adultos (média = 47). O hormônio testosterona, que é encontrado em concentrações muito mais altas nos homens do que nas mulheres, estimula a síntese de eritropoetina (EPO), o hormônio que, por sua vez, estimula a produção de eritrócitos. Por conseguinte, a testosterona contribui para hematócritos mais altos nos homens. Os valores mais baixos em mulheres durante os anos férteis também podem resultar da perda excessiva de sangue durante a menstruação. Uma queda significativa do hematócrito indica *anemia*, que consiste em uma contagem de eritrócitos abaixo do normal. Na **policitemia**, a porcentagem de eritrócitos está anormalmente alta, e o hematócrito pode alcançar 65% ou mais. Isso aumenta a viscosidade do sangue, o que aumenta também a resistência ao fluxo e dificulta o bombeamento do sangue pelo coração. O aumento da viscosidade também contribui para a elevação da pressão arterial e o aumento no risco de acidente vascular encefálico. As causas de policitemia incluem aumentos anormais na produção de eritrócitos, hipoxia tecidual, desidratação, dopagem sanguínea ou uso de eritropoetina por atletas.

> ### Teste rápido
>
> 1. Em quais aspectos o plasma sanguíneo é semelhante ao líquido intersticial? Como ele difere?
> 2. Que substâncias são transportadas pelo sangue?
> 3. Quantos quilogramas de sangue existem em seu corpo?
> 4. Como o volume de plasma sanguíneo em seu corpo se compara ao volume de líquido em uma garrafa de 2 ℓ de refrigerante?
> 5. Cite os elementos figurados presentes no plasma sanguíneo e descreva suas funções.
> 6. Qual é o significado de um hematócrito abaixo ou acima do normal?

FIGURA 19.1 Componentes do sangue em um adulto normal.

O sangue é um tecido conjuntivo, que consiste em plasma sanguíneo (líquido) e elementos figurados (eritrócitos, leucócitos e plaquetas).

Funções do sangue
1. Transporta oxigênio, dióxido de carbono, nutrientes, hormônios, calor e escórias metabólicas.
2. Regula o pH, a temperatura corporal e o conteúdo de água das células.
3. Protege contra a perda de sangue por meio da coagulação e contra doenças por meio dos leucócitos fagocitários e de proteínas, como anticorpos, interferonas e complemento.

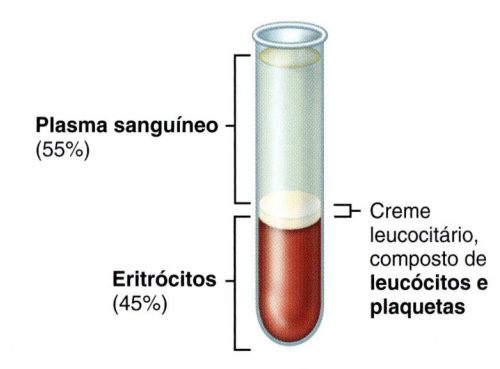

Plasma sanguíneo (55%)

Creme leucocitário, composto de **leucócitos e plaquetas**

Eritrócitos (45%)

A. Aparência do sangue centrifugado

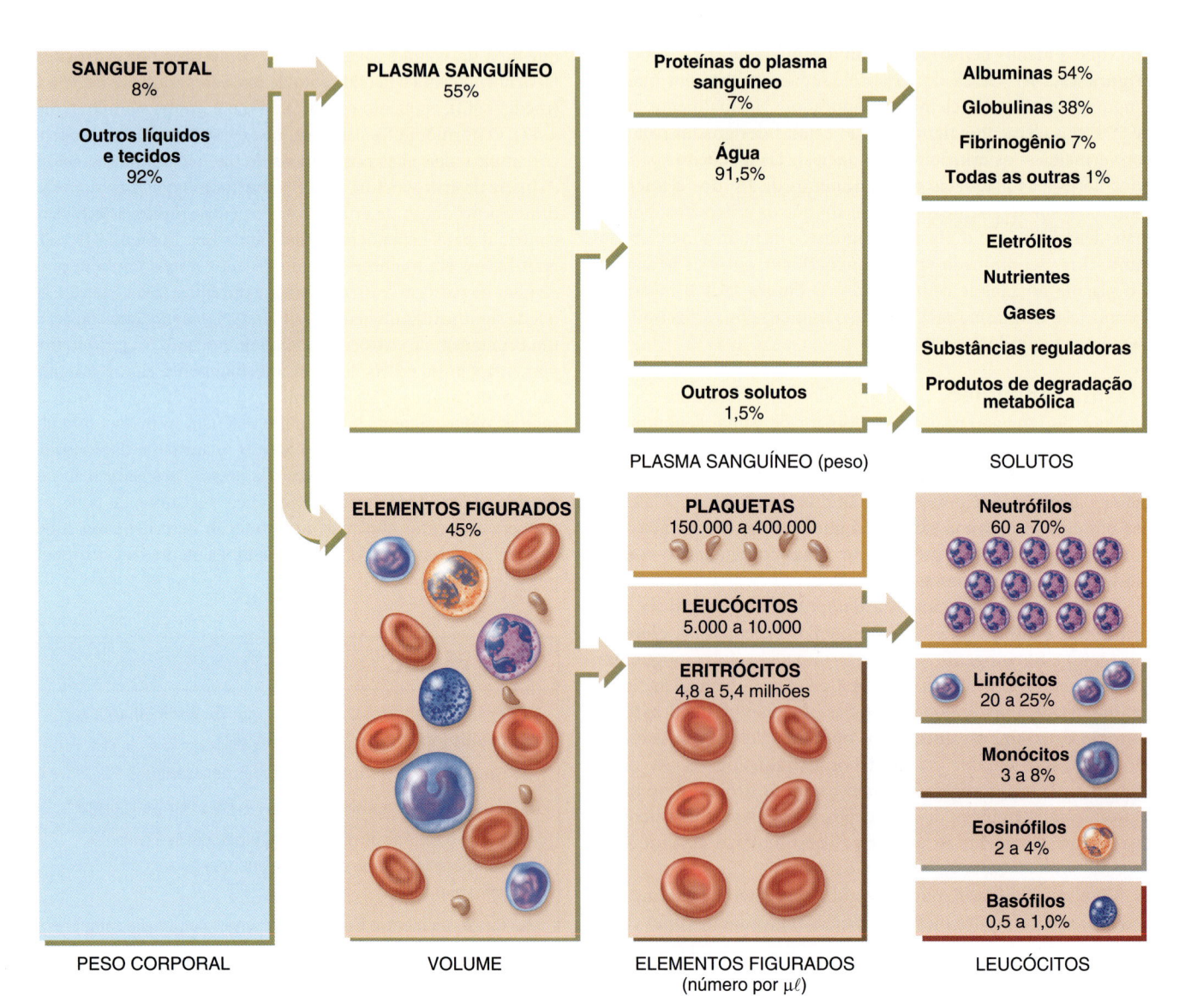

PESO CORPORAL
- SANGUE TOTAL 8%
- Outros líquidos e tecidos 92%

VOLUME
- PLASMA SANGUÍNEO 55%
- ELEMENTOS FIGURADOS 45%

PLASMA SANGUÍNEO (peso)
- Proteínas do plasma sanguíneo 7%
- Água 91,5%
- Outros solutos 1,5%

SOLUTOS
- Albuminas 54%
- Globulinas 38%
- Fibrinogênio 7%
- Todas as outras 1%
- Eletrólitos
- Nutrientes
- Gases
- Substâncias reguladoras
- Produtos de degradação metabólica

ELEMENTOS FIGURADOS (número por µℓ)
- PLAQUETAS 150.000 a 400.000
- LEUCÓCITOS 5.000 a 10.000
- ERITRÓCITOS 4,8 a 5,4 milhões

LEUCÓCITOS
- Neutrófilos 60 a 70%
- Linfócitos 20 a 25%
- Monócitos 3 a 8%
- Eosinófilos 2 a 4%
- Basófilos 0,5 a 1,0%

B. Componentes do sangue

? Qual é o volume aproximado de sangue do corpo?

TABELA 19.1 Substâncias no plasma sanguíneo.

Constituinte	Descrição	Função
Água (91,5%)	Porção líquida do sangue.	Solvente e meio de suspensão. Absorve, transporta e libera calor.
Proteínas plasmáticas (7%)	A maior parte é produzida pelo fígado.	São responsáveis pela pressão coloidosmótica. Constituem os principais contribuintes para a viscosidade do sangue. Transportam hormônios (esteroides), ácidos graxos e cálcio. Ajudam a regular o pH do sangue.
Albuminas	São as menores e mais numerosas proteínas plasmáticas.	Ajudam a manter a pressão osmótica, um importante fator na troca de líquidos entre as paredes dos capilares sanguíneos.
Globulinas	Proteínas grandes (os plasmócitos produzem imunoglobulinas).	As imunoglobulinas ajudam a atacar os vírus e as bactérias. As alfa globulinas e as beta globulinas transportam ferro, lipídios e vitaminas lipossolúveis.
Fibrinogênio	Proteína grande.	Desempenha um papel essencial na coagulação sanguínea.
Outros solutos (1,5%)		
Eletrólitos	Sais inorgânicos; Na^+, K^+, Ca^{2+}, Mg^{2+} com carga elétrica positiva (cátions); Cl^-, HPO_4^{2-}, SO_4^{2-}, HCO_3^- com carga negativa (ânions).	Ajudam a manter a pressão osmótica e desempenham papéis essenciais nas funções celulares.
Nutrientes	Produtos da digestão, como aminoácidos, glicose, ácidos graxos, glicerol, vitaminas e minerais.	Desempenham papéis essenciais nas funções, no crescimento e no desenvolvimento das células.
Gases	Oxigênio (O_2).	Importante em muitas funções celulares.
	Dióxido de carbono (CO_2).	Envolvido na regulação do pH do sangue.
	Nitrogênio (N_2).	Nenhuma função conhecida.
Substâncias reguladoras	Enzimas.	Catalisam reações químicas.
	Hormônios.	Regulam o metabolismo, o crescimento e o desenvolvimento.
	Vitaminas.	Cofatores para reações enzimáticas.
Produtos de degradação	Ureia, ácido úrico, creatina, creatinina, bilirrubina, amônia.	A maioria consiste em produtos de degradação do metabolismo proteico, que são transportados pelo sangue para os órgãos de excreção.

FIGURA 19.2 Elementos figurados do sangue.

Os elementos figurados do sangue são os eritrócitos, os leucócitos e as plaquetas.

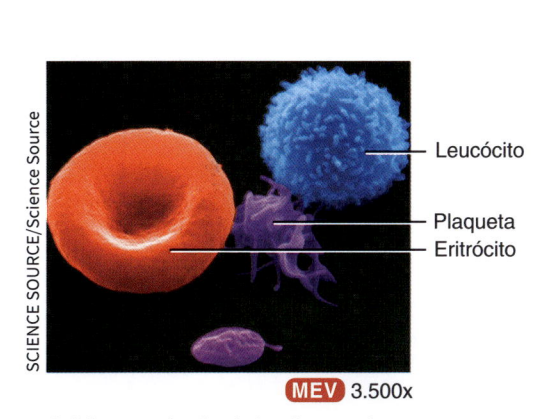

A. Microscopia eletrônica de varredura (MEV 3.500x) — Leucócito, Plaqueta, Eritrócito

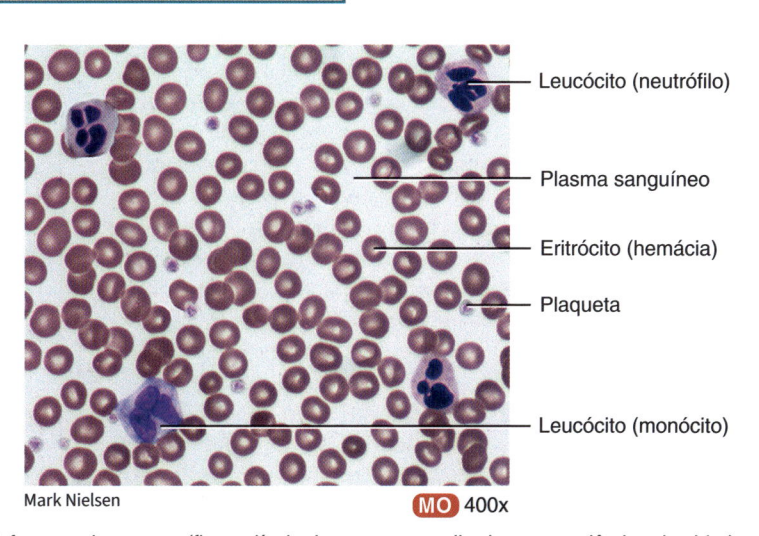

B. Esfregaço de sangue (fina película de sangue espalhada em uma lâmina de vidro) (MO 400x) — Leucócito (neutrófilo), Plasma sanguíneo, Eritrócito (hemácia), Plaqueta, Leucócito (monócito)

? Que elementos figurados do sangue são fragmentos celulares?

19.2 Formação das células sanguíneas

OBJETIVO

- **Explicar** a origem das células sanguíneas.

Embora alguns linfócitos tenham um tempo de vida que se estende por anos, os elementos figurados do sangue duram, em sua maioria, apenas algumas horas, dias ou semanas e precisam ser substituídos continuamente. Sistemas de retroalimentação negativa regulam o número total de eritrócitos e de plaquetas na circulação, e as suas contagens normalmente permanecem constantes. Entretanto, a abundância dos diferentes tipos de leucócitos varia em resposta a desafios impostos por patógenos invasores e outros antígenos estranhos.

O processo de desenvolvimento dos elementos figurados do sangue é denominado **hematopoese** ou *hemopoese*. Antes do nascimento, a hematopoese ocorre inicialmente no saco vitelino do embrião e, posteriormente, no fígado, no baço, no timo e nos linfonodos do feto. A medula óssea vermelha torna-se o principal local de hematopoese nos últimos 3 meses de gestação e continua como fonte de células sanguíneas depois do nascimento e durante toda a vida.

A **medula óssea vermelha** é um tecido conjuntivo altamente vascularizado, localizado nos espaços microscópicos entre as trabéculas de tecido ósseo esponjoso. É encontrada principalmente nos ossos do esqueleto axial, nos cíngulos dos membros superiores e inferiores e na parte proximal das epífises do úmero e do fêmur. Cerca de 0,05 a 0,1% das células da medula óssea vermelha são denominadas **células-tronco pluripotentes** ou *hemocitoblastos*, que derivam do mesênquima (tecido a partir do qual se desenvolve a maioria dos tecidos conjuntivos). Essas células têm a capacidade de se diferenciar em muitos tipos de células (**Figura 19.3**). No recém-nascido, toda a medula óssea é vermelha e, portanto, ativa na produção de células sanguíneas. À medida que o indivíduo envelhece, a taxa de formação de células sanguíneas diminui; a medula óssea vermelha na cavidade medular dos ossos longos torna-se inativa e é substituída por medula óssea amarela, que consiste, em grande parte, em células adiposas. Em determinadas condições, como sangramento grave, a medula óssea amarela pode voltar a ser medula óssea vermelha; essa reversão ocorre por que as células-tronco formadoras de sangue da medula óssea vermelha migram para a medula óssea amarela, que então é repovoada por células-tronco pluripotentes.

As células-tronco pluripotentes na medula óssea vermelha se reproduzem, proliferam e se diferenciam em células que dão origem às células sanguíneas, aos macrófagos, às células reticulares, aos mastócitos e aos adipócitos. Algumas células-tronco em outras partes do corpo também podem formar osteoblastos, condroblastos e fibras musculares e podem ser destinadas para uso como fonte de tecido ósseo, cartilagem e tecido muscular para a reposição de tecidos e órgãos. As células reticulares produzem fibras reticulares, que formam o estroma (estrutura) que dá suporte às células da medula óssea vermelha. O sangue das artérias nutrícias e metafisárias (ver **Figura 6.4**) entra no osso e passa para os capilares dilatados e permeáveis, denominados *seios*, que circundam as células e as fibras da medula óssea vermelha. Após a formação das células sanguíneas, penetram nos seios e em outros vasos sanguíneos e deixam o osso pelas veias nutrícias e periosteais (ver **Figura 6.4**). Com a exceção dos linfócitos, os elementos figurados não se dividem após a sua saída da medula óssea vermelha.

Para formar as células sanguíneas, as células-tronco pluripotentes na medula óssea vermelha produzem dois tipos adicionais de células-tronco, que têm a capacidade de se desenvolver em vários tipos de células. Essas células-tronco são denominadas **células-tronco mieloides** e **células-tronco linfoides**. As células-tronco mieloides começam o desenvolvimento na medula óssea vermelha e dão origem aos eritrócitos, plaquetas, monócitos, neutrófilos, eosinófilos, basófilos e mastócitos. As células-tronco linfoides, que dão origem aos linfócitos, começam o seu desenvolvimento na medula óssea vermelha, porém o completam nos tecidos linfáticos. As células-tronco linfáticas também dão origem às células *natural killer* (NK). Embora as diversas células-tronco tenham marcadores de identidade celular distintos em suas membranas plasmáticas, elas não podem ser distinguidas histologicamente e assemelham-se aos linfócitos.

Durante a hematopoese, algumas das células-tronco mieloides diferenciam-se em **células progenitoras**. Outras células-tronco mieloides e células-tronco linfoides desenvolvem-se diretamente em células precursoras (descritas adiante). As células progenitoras não têm mais a capacidade de se reproduzir e tornam-se comprometidas na produção de elementos mais específicos do sangue.

Correlação clínica

Exame de medula óssea

Algumas vezes, é necessário obter uma amostra de medula óssea vermelha para estabelecer o diagnóstico de certos distúrbios hematológicos, como leucemia e anemias graves. O **exame de medula óssea** pode envolver a *aspiração da medula óssea* (retirada de uma pequena quantidade de medula óssea vermelha com uma agulha fina e seringa) ou uma *biopsia de medula óssea* (remoção de uma amostra cilíndrica de medula óssea vermelha com agulha de maior calibre).

Em geral, os dois tipos de amostras são obtidos da crista ilíaca do quadril, embora algumas vezes as amostras sejam obtidas por aspiração do esterno ou do fêmur. Em crianças pequenas, as amostras de medula óssea são coletadas de uma vértebra ou da tíbia. Em seguida, a amostra celular ou tecidual é enviada a um laboratório de patologia para análise. Especificamente, os técnicos de laboratório investigam sinais de células neoplásicas (câncer) ou outras células acometidas para ajudar no diagnóstico.

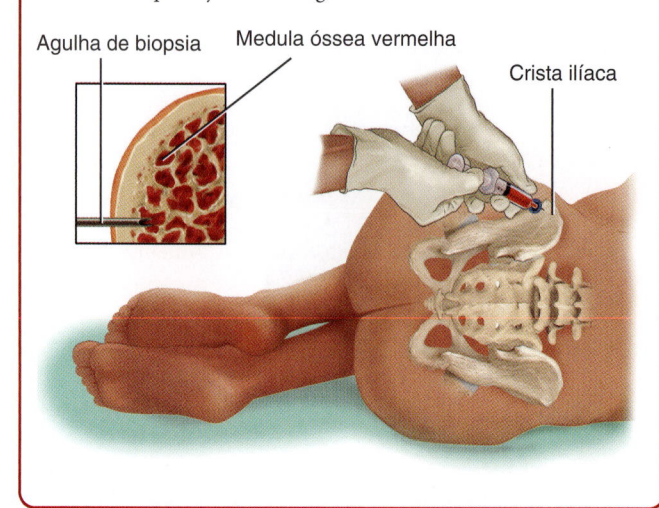

CAPÍTULO 19 Sistema Circulatório: Sangue **701**

FIGURA 19.3 **Origem, desenvolvimento e estrutura das células sanguíneas.** Algumas gerações de algumas linhagens celulares foram omitidas.

> A produção de células sanguíneas, denominada hematopoese, após o nascimento, ocorre exclusivamente na medula óssea vermelha.

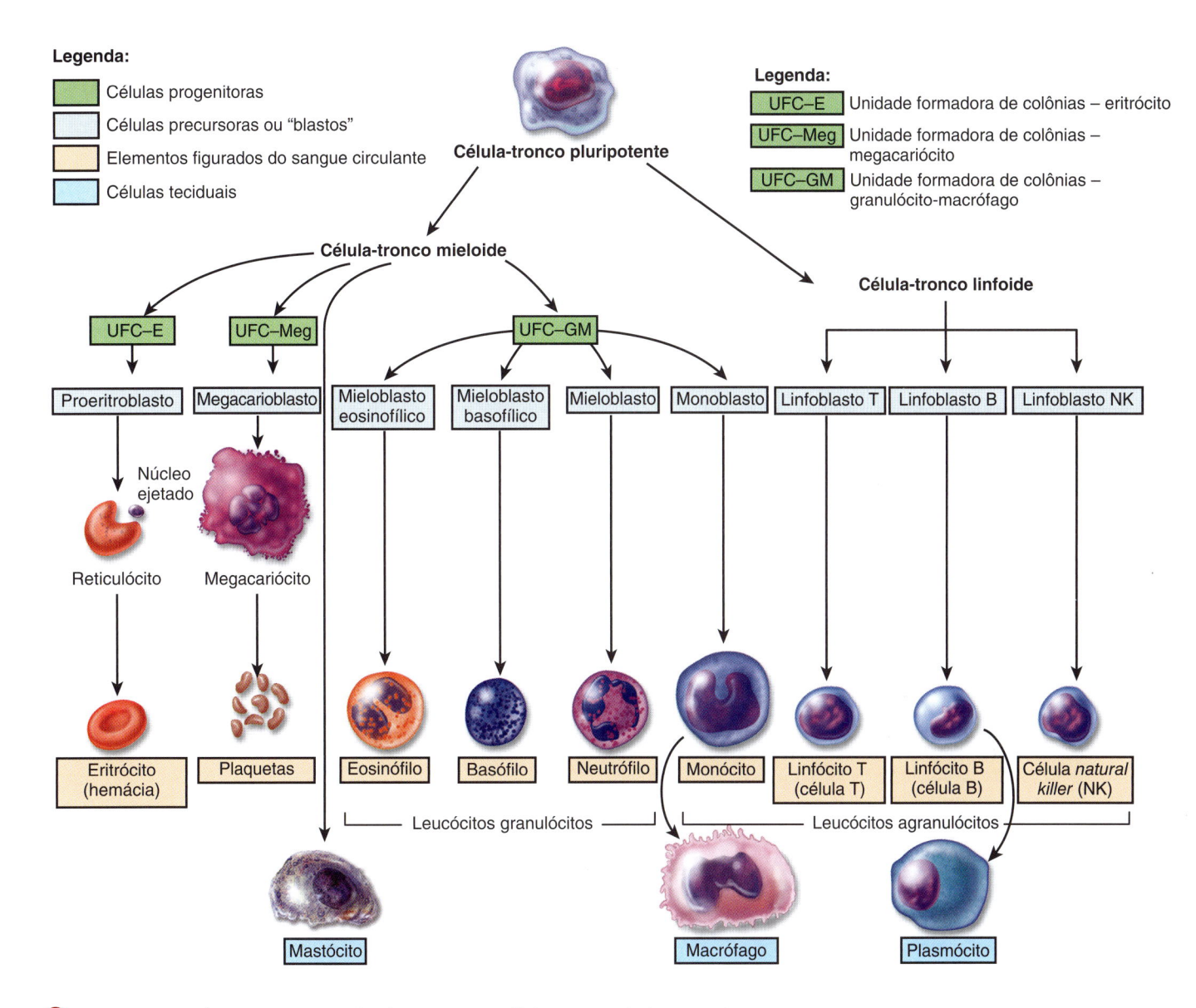

Legenda:
- Células progenitoras
- Células precursoras ou "blastos"
- Elementos figurados do sangue circulante
- Células teciduais

Legenda:
- UFC–E: Unidade formadora de colônias – eritrócito
- UFC–Meg: Unidade formadora de colônias – megacariócito
- UFC–GM: Unidade formadora de colônias – granulócito-macrófago

Célula-tronco pluripotente

Célula-tronco mieloide → UFC–E, UFC–Meg, UFC–GM

Célula-tronco linfoide

- UFC–E → Proeritroblasto → (Núcleo ejetado) Reticulócito → Eritrócito (hemácia)
- UFC–Meg → Megacarioblasto → Megacariócito → Plaquetas
- UFC–GM → Mieloblasto eosinofílico → Eosinófilo; Mieloblasto basofílico → Basófilo → Mastócito; Mieloblasto → Neutrófilo; Monoblasto → Monócito → Macrófago
- Linfoblasto T → Linfócito T (célula T)
- Linfoblasto B → Linfócito B (célula B) → Plasmócito
- Linfoblasto NK → Célula *natural killer* (NK)

Leucócitos granulócitos | Leucócitos agranulócitos

? A partir de que células do tecido conjuntivo surgem as células-tronco pluripotentes?

Algumas células progenitoras são conhecidas como *unidades formadoras de colônias (UFC)*. Após a designação de UFC, segue-se uma abreviatura que indica os elementos maduros do sangue que irão produzir: a UFC-E produz finalmente eritrócitos (hemácias); a UFC-Meg produz megacariócitos, que constituem a fonte das plaquetas; e a UFC-GM produz finalmente os granulócitos (especificamente, os neutrófilos) e os monócitos (ver **Figura 19.3**). As células progenitoras, à semelhança das células-tronco, assemelham-se aos linfócitos e não podem ser diferenciadas baseando-se apenas em sua aparência microscópica.

Na geração seguinte, as células são denominadas **células precursoras,** também conhecidas como **blastos**. Depois de várias divisões, desenvolvem-se nos elementos figurados do sangue. Por exemplo, os monoblastos transformam-se em monócitos, os mieloblastos eosinofílicos tornam-se eosinófilos, e assim por diante. As células precursoras têm aparências microscópicas reconhecíveis.

Vários hormônios, denominados **fatores de crescimento hematopoéticos,** regulam a diferenciação e a proliferação de células progenitoras específicas. A **eritropoetina** (**EPO**) aumenta o número de células precursoras dos eritrócitos. A EPO é produzida principalmente por células nos rins, localizadas entre os túbulos renais (células intersticiais peritubulares). Em caso de insuficiência renal, a liberação de EPO diminui, e a produção de eritrócitos torna-se inadequada. Isso leva a uma diminuição do hematócrito, que resulta em redução da capacidade de fornecer oxigênio aos tecidos do corpo. A **trombopoetina** (**TPO**) é um hormônio produzido pelo fígado, que estimula a formação de plaquetas a partir dos megacariócitos. Várias citocinas diferentes regulam o desenvolvimento dos diferentes tipos de células sanguíneas. As **citocinas** são pequenas glicoproteínas, que normalmente são produzidas por células, como as células da medula óssea vermelha, os leucócitos, macrófagos, fibroblastos e células endoteliais. Em geral, atuam como hormônios locais (autócrinos ou parácrinos; ver Capítulo 18). As citocinas estimulam a proliferação das células progenitoras na medula óssea vermelha e regulam as atividades das células envolvidas nas defesas inespecíficas (como os fagócitos) e nas respostas imunes (como as células B e as células T). Os **fatores estimuladores de colônias (FEC)** e as **interleucinas** são duas famílias importantes de citocinas que estimulam a formação de leucócitos.

> ### Correlação clínica
>
> #### Usos clínicos dos fatores de crescimento hematopoéticos
>
> Os fatores de crescimento hematopoéticos que se tornaram disponíveis por meio da tecnologia do DNA recombinante têm enorme potencial para usos clínicos quando a capacidade natural de um indivíduo de produzir novas células sanguíneas encontra-se diminuída ou defeituosa. A forma artificial da eritropoetina (epoetina alfa) é muito efetiva no tratamento da produção diminuída de eritrócitos que acompanha a doença renal terminal. O fator estimulador de colônias de granulócitos-macrófagos e o FEC de granulócitos são administrados para estimular a produção de leucócitos em pacientes com câncer submetidos à quimioterapia, que mata as células da medula óssea vermelha, bem como as células cancerígenas, visto que ambos os tipos de células sofrem mitose. (Lembre-se de que os leucócitos ajudam a proteger contra doenças.) A trombopoetina demonstra ser muito promissora na prevenção da depleção das plaquetas, que são necessárias para a coagulação sanguínea, durante a quimioterapia. Os FEC e a trombopoetina também melhoram os resultados de pacientes submetidos a transplantes de medula óssea. Os fatores de crescimento hematopoéticos também são utilizados no tratamento da trombocitopenia em recém-nascidos, em outros distúrbios da coagulação e vários tipos de anemia.

> ### Teste rápido
>
> 7. Que fator de crescimento hematopoético regula a diferenciação e a proliferação dos precursores dos eritrócitos?
> 8. Descreva a formação das plaquetas a partir das células-tronco pluripotentes, incluindo a influência dos hormônios.

19.3 Eritrócitos (hemácias)

OBJETIVO

- **Descrever** a estrutura, as funções, o ciclo de vida e a produção dos eritrócitos.

Os **eritrócitos** ou *hemácias* contêm a proteína carreadora de oxigênio, a **hemoglobina**, que consiste em um pigmento que confere ao sangue a sua cor vermelha. Um homem adulto saudável tem cerca de 5,4 milhões de eritrócitos por microlitro (μℓ) de sangue,* enquanto uma mulher adulta saudável tem cerca de 4,8 milhões (uma gota de sangue contém cerca de 50 μℓ). Para manter a contagem normal de eritrócitos, novas células maduras precisam entrar na circulação na velocidade impressionante de pelo menos 2 milhões por segundo, um ritmo que equilibra a taxa igualmente alta de destruição dos eritrócitos.

Anatomia dos eritrócitos (hemácias)

Os eritrócitos são discos bicôncavos, com diâmetro de 7 a 8 μm (**Figura 19.4 A**). (Lembre-se de que 1 μm = 1/10.000 de um centímetro ou 1/1.000 de um milímetro.) Os eritrócitos maduros possuem uma estrutura simples. A sua membrana plasmática é resistente e, ao mesmo tempo, flexível, o que possibilita a sua deformação sem sofrer ruptura quando se espremem pelos capilares sanguíneos estreitos. Como veremos adiante, certos glicolipídios na membrana plasmática dos eritrócitos são antígenos responsáveis pelos vários grupos sanguíneos, como os grupos ABO e Rh. Os eritrócitos carecem de núcleo e outras organelas e não podem se reproduzir nem realizar atividades metabólicas extensas. O citosol dos eritrócitos contém moléculas de hemoglobina; essas moléculas importantes são sintetizadas antes da perda do núcleo durante a produção dos eritrócitos e constituem cerca de 33% do peso da célula.

Fisiologia dos eritrócitos (hemácias)

Os eritrócitos são altamente especializados em sua função de transporte do oxigênio. Como os eritrócitos maduros não possuem núcleo, todo o seu espaço interno está disponível para o transporte de oxigênio. Como eles não têm mitocôndrias e geram ATP de forma anaeróbica (sem oxigênio), eles não utilizam o oxigênio que transportam. Até mesmo o formato do eritrócito facilita a sua função. Um disco bicôncavo apresenta uma área de superfície muito maior para a difusão de moléculas de gás para dentro e para fora do eritrócito do que uma esfera ou um cubo.

Cada eritrócito contém cerca de 280 milhões de moléculas de hemoglobina. Uma molécula de hemoglobina consiste em uma proteína, denominada **globina**, composta por quatro cadeias polipeptídicas (duas cadeias alfa e duas cadeias beta); um pigmento não proteico semelhante a um anel, denominado **heme** (**Figura 19.4 B**) está ligado a cada uma das quatro cadeias. No centro de cada anel de heme, encontra-se um íon ferro (Fe^{2+}), que pode se combinar de modo reversível com uma molécula de oxigênio (**Figura 19.4 C**), possibilitando que cada molécula de hemoglobina se ligue a quatro moléculas de oxigênio. Cada molécula de oxigênio captada dos pulmões liga-se a um íon ferro. À medida que o sangue flui pelos capilares teciduais, a reação ferro-oxigênio é revertida. A hemoglobina libera o oxigênio, que se difunde inicialmente para o líquido intersticial e, em seguida, para dentro das células.

A hemoglobina também transporta cerca de 23% do dióxido de carbono total, um produto de degradação do metabolismo. (O dióxido de carbono remanescente é dissolvido no plasma sanguíneo ou transportado na forma de íons bicarbonato.) O sangue que flui pelos capilares sanguíneos capta o dióxido de carbono, e parte dele se combina com aminoácidos na parte globina da hemoglobina. À medida que o sangue flui pelos pulmões, o dióxido de carbono é liberado da hemoglobina e, em seguida, exalado.

---

*1 μℓ = 1 mm³ = 10^{-6} ℓ.

FIGURA 19.4 **Formatos de um eritrócito e de uma molécula de hemoglobina.** Em **B**, observe que cada uma das quatro cadeias polipeptídicas (azul) de uma molécula de hemoglobina apresenta um grupo heme (dourado), que contém um íon ferro (Fe^{2+}), mostrado em vermelho.

A porção ferro de um grupo heme liga-se ao oxigênio para o seu transporte pela hemoglobina.

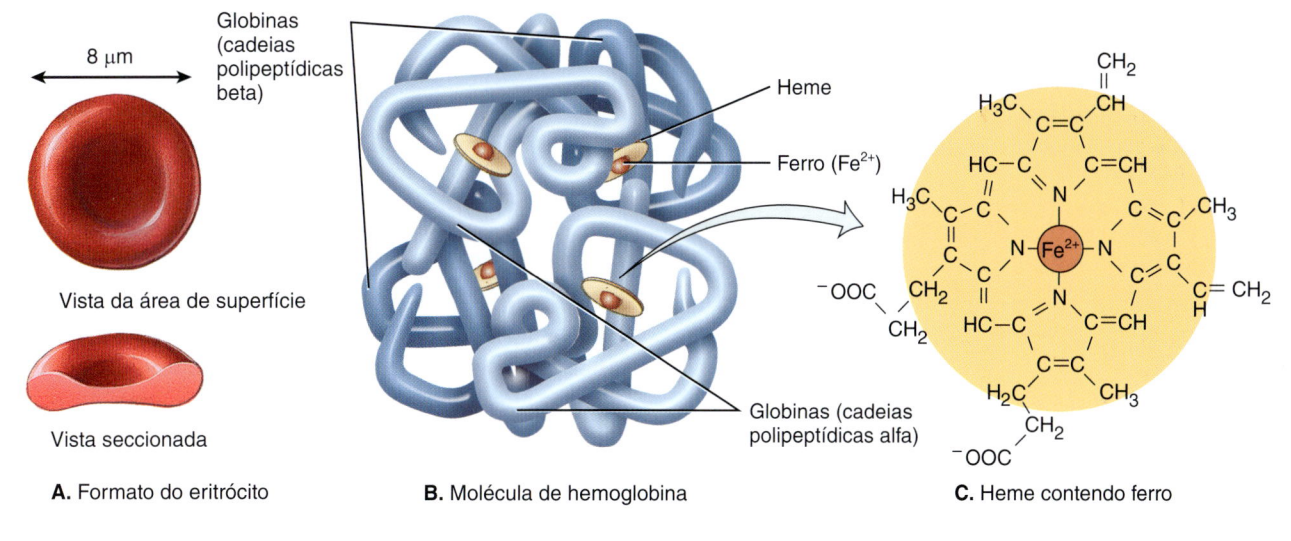

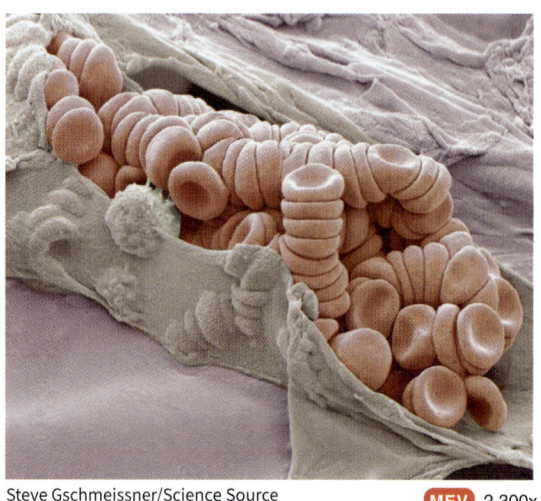

A. Formato do eritrócito

B. Molécula de hemoglobina

C. Heme contendo ferro

D. Vênula rompida expondo eritrócitos

Steve Gschmeissner/Science Source — MEV 2.300x

? Quantas moléculas de O$_2$ podem ser transportadas por uma molécula de hemoglobina?

Além de sua função-chave no transporte de oxigênio e de dióxido de carbono, a hemoglobina também desempenha uma função na regulação do fluxo sanguíneo e da pressão arterial. O **óxido nítrico** (**NO**), um hormônio no estado gasoso produzido pelas células endoteliais que revestem os vasos sanguíneos, liga-se à hemoglobina. Em algumas circunstâncias, a hemoglobina libera NO. O NO liberado causa *vasodilatação*, um aumento no diâmetro do vaso sanguíneo, que ocorre quando o músculo liso na parede do vaso relaxa. A vasodilatação melhora o fluxo de sangue e aumenta o fornecimento de oxigênio para as células situadas próximo ao local de liberação do NO. Como veremos mais adiante, o NO é utilizado no tratamento da disfunção erétil.

Os eritrócitos também contêm a enzima anidrase carbônica (CA), que catalisa a conversão do dióxido de carbono e água em ácido carbônico, que, por sua vez, se dissocia em H$^+$ e HCO$_3^-$. Toda a reação é reversível e resumida da seguinte maneira:

$$CO_2 + H_2O \xrightleftharpoons{CA} H_2CO_3 \rightleftharpoons H^+ + HCO_3^-$$

Dióxido de carbono — Água — Ácido carbônico — Íon hidrogênio — Íon bicarbonato

Essa reação é importante por duas razões: (1) possibilita o transporte de cerca de 70% do CO$_2$ no plasma sanguíneo, das células teciduais para os pulmões, na forma de HCO$_3^-$ (ver Capítulo 23). (2) Atua também como importante tampão no líquido extracelular (ver Capítulo 27).

Ciclo de vida dos eritrócitos (hemácias)

Os eritrócitos vivem cerca de 120 dias apenas, devido ao desgaste de suas membranas plasmáticas ao serem espremidos através dos capilares sanguíneos. Sem um núcleo e outras organelas, os eritrócitos são incapazes de sintetizar novos componentes para substituir aqueles danificados. A membrana plasmática torna-se mais frágil com o avanço da idade, e as células têm mais propensão a sofrer ruptura, particularmente quando são comprimidas através dos canais estreitos do baço. Os eritrócitos rompidos são removidos da circulação e destruídos por macrófagos fagocitários no baço e no fígado, e os produtos de degradação são então reciclados e utilizados em numerosos processos metabólicos, incluindo a formação de novos eritrócitos. A reciclagem ocorre da seguinte maneira (**Figura 19.5**):

1. Os macrófagos no baço, no fígado ou na medula óssea vermelha fagocitam os eritrócitos desgastados e que sofreram ruptura.
2. As porções de globina e heme da hemoglobina são clivadas.
3. A globina é degradada em aminoácidos, que podem ser reutilizados na síntese de outras proteínas.
4. O ferro é removido do heme na forma de Fe^{3+}, que se associa à proteína plasmática denominada **transferrina**, um transportador de Fe^{3+} na corrente sanguínea.
5. Nas fibras musculares, nos hepatócitos e nos macrófagos do baço e do fígado, o Fe^{3+} desprende-se da transferrina e liga-se a uma proteína de armazenamento de ferro, denominada **ferritina.**
6. Uma vez liberado de um local de armazenamento ou após a sua absorção do canal alimentar, o Fe^{3+} liga-se novamente à transferrina.
7. O complexo Fe^{3+} transferrina é então transportado até a medula óssea vermelha, onde as células precursoras dos eritrócitos captam o complexo por meio de endocitose mediada por receptores (ver **Figura 3.12**) para uso na síntese de hemoglobina. O ferro é necessário para a porção heme da molécula de hemoglobina, e os aminoácidos são necessários para a porção globina. A vitamina B_{12} também é necessária para a síntese de hemoglobina.
8. A eritropoese na medula óssea vermelha resulta na produção de eritrócitos, que entram na circulação.
9. Quando o ferro é removido do heme, a porção sem ferro do heme é convertida em **biliverdina,** um pigmento verde, e, em seguida, em **bilirrubina,** um pigmento amarelo alaranjado.
10. A bilirrubina entra no sangue e é transportada para o fígado.
11. No fígado, a bilirrubina é liberada pelos hepatócitos na bile, que passa para o intestino delgado e, em seguida, para o intestino grosso.
12. No intestino grosso, as bactérias convertem a bilirrubina em **urobilinogênio.**
13. Parte do urobilinogênio é absorvida de volta ao sangue, convertida em um pigmento amarelo, denominado **urobilina,** e excretada na urina.
14. A maior parte do urobilinogênio é eliminada nas fezes, na forma de um pigmento marrom denominado **estercobilina,** que confere às fezes a sua cor característica.

FIGURA 19.5 **Formação e destruição dos eritrócitos e reciclagem dos componentes da hemoglobina.** Após a sua saída da medula óssea vermelha, os eritrócitos circulam durante cerca de 120 dias antes de serem fagocitados pelos macrófagos.

A taxa de formação dos eritrócitos pela medula óssea vermelha é igual à taxa de sua destruição por macrófagos.

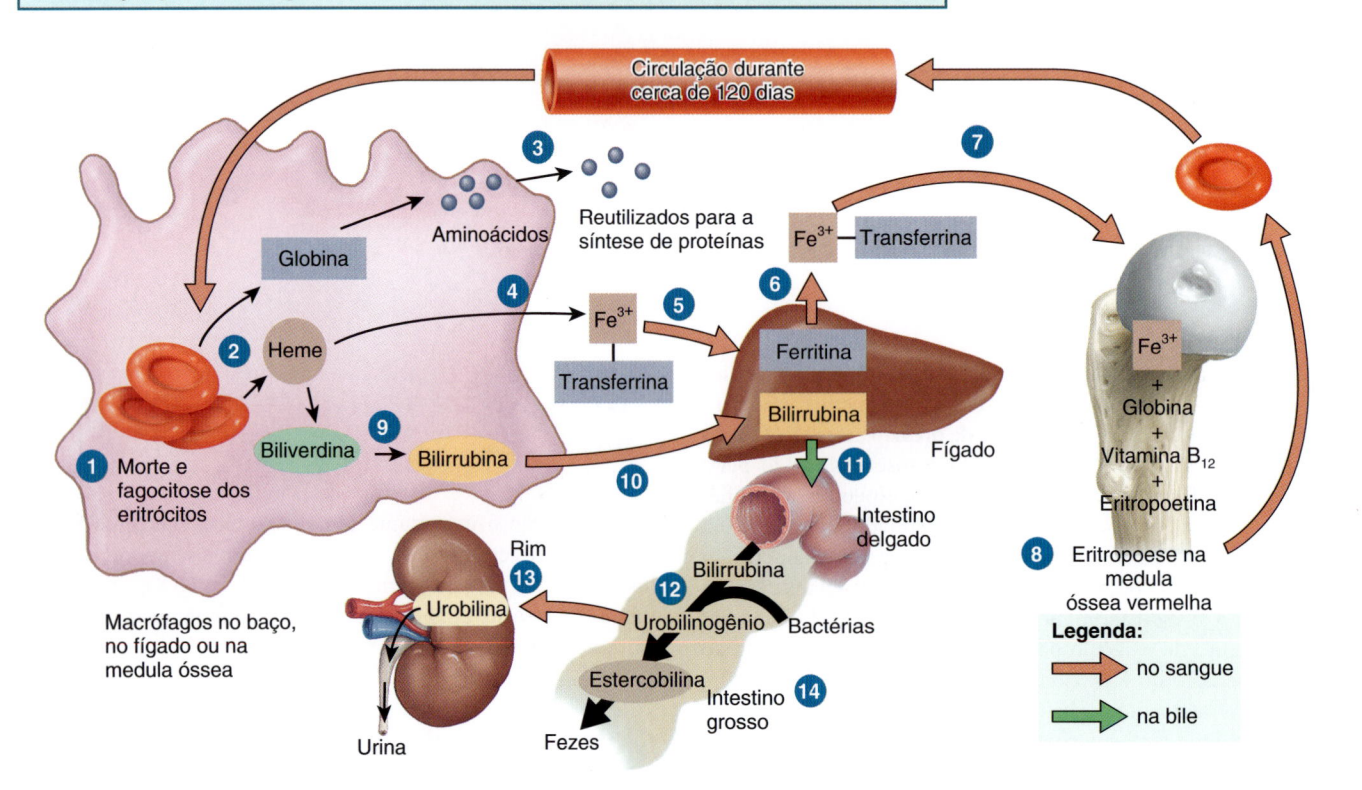

? Qual é a função da transferrina?

Correlação clínica

Sobrecarga de ferro e dano tecidual

Como os íons ferro (Fe^{2+} e Fe^{3+}) livres ligam-se a moléculas nas células ou no sangue e as danificam, a transferrina e a ferritina atuam como "escoltas proteicas" protetoras durante o transporte e o armazenamento dos íons ferro. Em consequência, o plasma sanguíneo praticamente não contém ferro livre. Além disso, apenas pequenas quantidades estão disponíveis dentro das células do corpo para uso na síntese de moléculas que contêm ferro, como os pigmentos citocromos que são necessários para a produção de ATP nas mitocôndrias (ver **Figura 25.9**). Em casos de **sobrecarga de ferro**, a sua quantidade no corpo aumenta. Como não dispomos de nenhum método para a eliminação do ferro em excesso, qualquer condição capaz de aumentar a absorção do ferro da dieta pode causar sobrecarga de ferro. Em algum momento, as proteínas transferrina e ferritina tornam-se saturadas com íons ferro, e o nível de ferro livre aumenta. As consequências comuns da sobrecarga de ferro consistem em doenças do fígado, coração, ilhotas pancreáticas e gônadas. A sobrecarga de ferro também possibilita a proliferação de certos micróbios dependentes de ferro. Normalmente, esses micróbios não são patogênicos; entretanto, multiplicam-se rapidamente e podem causar efeitos letais a curto prazo na presença de ferro livre.

Eritropoese: produção de eritrócitos

A **eritropoese,** que consiste na produção de eritrócitos, começa na medula óssea vermelha com uma célula precursora, denominada **proeritroblasto** (ver **Figura 19.3**). O proeritroblasto divide-se várias vezes, produzindo células que começam a sintetizar hemoglobina. Por fim, uma célula próximo ao término da sequência de desenvolvimento ejeta o seu núcleo e transforma-se em um **reticulócito.** A perda do núcleo faz com que o centro da célula apresente uma endentação, produzindo o formato bicôncavo distinto dos eritrócitos. Os reticulócitos conservam algumas mitocôndrias, ribossomos e retículo endoplasmático. Os reticulócitos passam da medula óssea vermelha para a corrente sanguínea espremendo-se entre as membranas plasmáticas das células endoteliais adjacentes dos capilares sanguíneos. Os reticulócitos transformam-se em eritrócitos maduros no decorrer de 1 a 2 dias após a sua liberação da medula óssea vermelha.

Correlação clínica

Contagem de reticulócitos

A taxa de eritropoese é medida pela **contagem de reticulócitos.** Normalmente, pouco menos de 1% dos eritrócitos mais velhos é substituído por reticulócitos recém-chegados em qualquer dia. Em seguida, são necessários 1 a 2 dias para que os reticulócitos percam seus últimos vestígios de retículo endoplasmático, transformando-se em eritrócitos maduros. Por conseguinte, os reticulócitos representam cerca de 0,5 a 1,5% de todos os eritrócitos em uma amostra de sangue normal. Uma baixa contagem de reticulócitos em um indivíduo anêmico pode indicar escassez de eritropoetina ou incapacidade da medula óssea vermelha de responder à EPO, talvez como resultado de deficiência nutricional ou de leucemia. Uma contagem elevada de reticulócitos pode indicar uma boa resposta da medula óssea vermelha à perda de sangue prévia ou à terapia com ferro em um indivíduo que apresentou deficiência de ferro. Pode indicar também o uso ilegal de epoetina alfa por um atleta.

Normalmente, a eritropoese e a destruição dos eritrócitos ocorrem aproximadamente no mesmo ritmo. Se a capacidade de transporte de oxigênio do sangue diminuir, porque a eritropoese não está acompanhando a velocidade de destruição dos eritrócitos, um sistema de retroalimentação negativa aumentará a produção de eritrócitos (**Figura 19.6**). A condição controlada é a quantidade de oxigênio fornecida aos tecidos do corpo. Pode ocorrer uma deficiência de oxigênio em nível tecidual, denominada **hipoxia**, quando

FIGURA 19.6 **Regulação da eritropoese (formação de eritrócitos) por retroalimentação negativa**. O menor teor de oxigênio do ar em grandes altitudes, a anemia e problemas circulatórios podem reduzir o fornecimento de oxigênio aos tecidos do corpo.

> O principal estímulo para a eritropoese é a hipoxia, que consiste em deficiência de oxigênio em nível tecidual.

ESTÍMULO

Afeta a homeostasia ao diminuir

CONDIÇÃO CONTROLADA
Fornecimento de oxigênio aos rins (e aos outros tecidos)

RECEPTORES
Células renais

Influxo — Detectam baixos níveis de oxigênio, aumentando a secreção de eritropoetina no sangue

CENTRO DE CONTROLE
Os proeritroblastos na medula óssea vermelha amadurecem mais rapidamente em leucócitos

Efluxo — Um maior número de reticulócitos entra no sangue circulante

EFETORES
Número maior de eritrócitos na circulação

RESPOSTA
Aumento do fornecimento de oxigênio aos tecidos

Retorno da homeostasia quando o fornecimento de oxigênio aos rins aumenta para valores normais

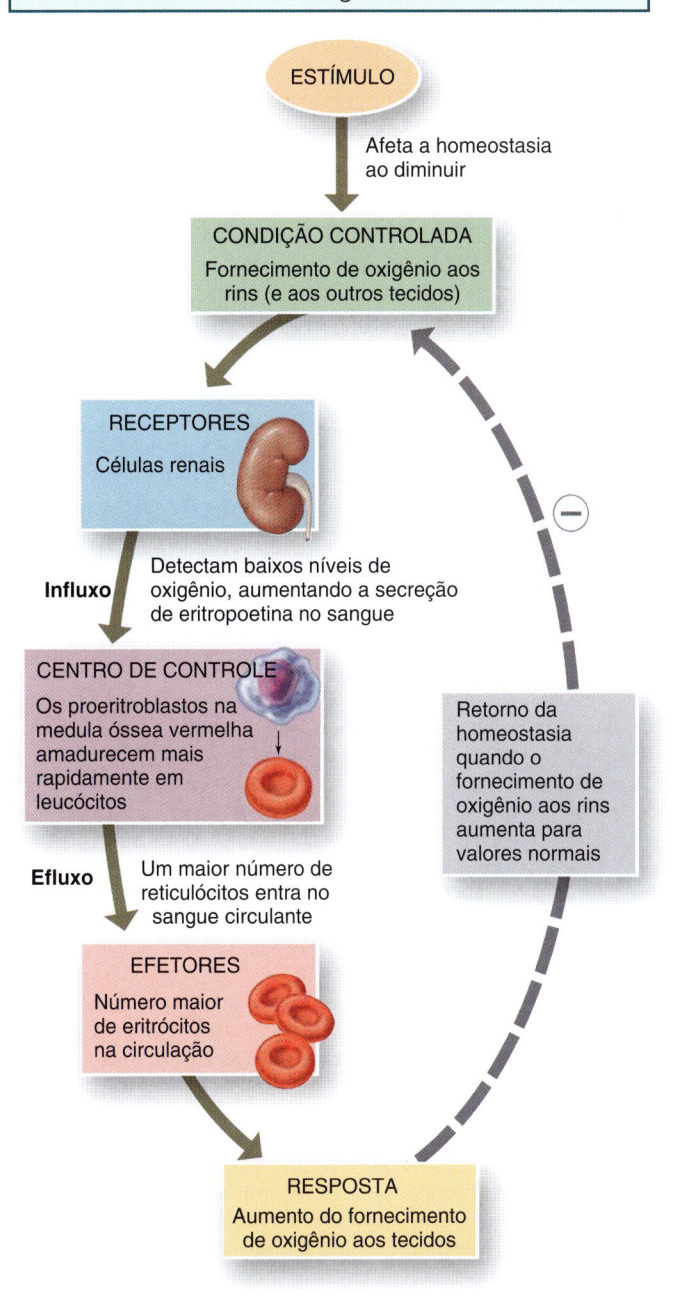

? Como o seu hematócrito pode se modificar quando você muda de uma cidade ao nível do mar para uma aldeia no alto da montanha?

uma quantidade insuficiente de oxigênio entra no sangue. Por exemplo, o conteúdo mais baixo de oxigênio do ar em grandes altitudes reduz a quantidade de oxigênio no sangue. O fornecimento de oxigênio também pode cair em decorrência de anemia, que apresenta muitas causas: a falta de ferro, a falta de determinados aminoácidos e a falta de vitamina B_{12} são apenas algumas causas (ver *Distúrbios: desequilíbrios homeostáticos*, no final deste capítulo). Os problemas circulatórios que reduzem o fluxo de sangue para os tecidos também podem diminuir o fornecimento de oxigênio. Qualquer que seja a causa, a hipoxia estimula os rins a intensificar a liberação de eritropoetina, que acelera o desenvolvimento dos proeritroblastos em reticulócitos na medula óssea vermelha. Com o aumento do número de eritrócitos circulantes, uma maior quantidade de oxigênio pode ser fornecida aos tecidos do corpo.

Com frequência, os recém-nascidos prematuros exibem anemia, em parte devido à produção inadequada de eritropoetina. Durante as primeiras semanas após o nascimento, o fígado, e não os rins, produz a maior parte da EPO. Como o fígado é menos sensível do que os rins à hipoxia, os recém-nascidos apresentam uma menor resposta da EPO à anemia do que os adultos. Como a hemoglobina fetal (hemoglobina presente ao nascimento) transporta até 30% a mais de oxigênio, a perda da hemoglobina fetal, em consequência de produção insuficiente de eritropoetina, agrava a anemia.

Correlação clínica

Dopagem sanguínea

O fornecimento de oxigênio aos músculos constitui um fator limitante nas proezas musculares, desde o levantamento de peso até a corrida de maratona. Em consequência, o aumento da capacidade de transporte de oxigênio do sangue melhora o desempenho atlético, particularmente em eventos de resistência (*endurance*). Como os eritrócitos transportam o oxigênio, os atletas procuraram diversos meios de aumentar a sua contagem de eritrócitos, um processo conhecido como **dopagem sanguínea** ou *policitemia artificialmente induzida* (uma contagem anormalmente elevada de eritrócitos), de modo a adquirir uma vantagem competitiva. Os atletas têm aumentado a produção de eritrócitos por meio da injeção de epoetina alfa, um fármaco utilizado no tratamento da anemia, ao estimular a produção de eritrócitos pela medula óssea vermelha. As práticas que elevam o número de eritrócitos são perigosas, visto que elas aumentam a viscosidade do sangue, aumentando a resistência ao fluxo sanguíneo e dificultando o bombeamento do sangue pelo coração. A maior viscosidade também contribui para uma pressão arterial elevada e um aumento no risco de acidente vascular encefálico. Durante a década de 1980, pelo menos 15 ciclistas que participavam de competições morreram de infarto do miocárdio ou de acidente vascular encefálico associados ao uso suspeito de epoetina alfa. Embora o Comitê Olímpico Internacional tenha banido o uso da epoetina alfa, a fiscalização do cumprimento das regras é difícil, visto que o fármaco é idêntico à eritropoetina (EPO) de ocorrência natural.

A denominada **dopagem sanguínea natural** fornece aparentemente a chave para o sucesso dos maratonistas do Quênia. A altitude de média nas regiões montanhosas do Quênia é de cerca de 1.829 m acima do nível do mar, e existem outras áreas do Quênia ainda mais altas. O treino em grande altitude melhora acentuadamente o condicionamento, a resistência e o desempenho. Nessas altitudes mais altas, o corpo aumenta a produção de eritrócitos, o que significa que o exercício oxigena acentuadamente o sangue. Quando esses corredores competem em Boston, por exemplo, em uma altitude pouco acima do nível do mar, seus corpos contêm mais eritrócitos do que os corpos dos outros competidores que treinaram em Boston. Vários campos de treinamento foram estabelecidos no Quênia e, hoje, atraem atletas de resistência de todo o mundo.

Teste rápido

9. Descreva o tamanho, a aparência microscópica e as funções dos eritrócitos.
10. Como a hemoglobina é reciclada?
11. O que é eritropoese? Como a eritropoese afeta o hematócrito? Que fatores aceleram e retardam a eritropoese?

19.4 Leucócitos

OBJETIVO

• **Descrever** a estrutura, as funções e a produção dos leucócitos.

Tipos de leucócitos

Diferentemente dos eritrócitos, os **leucócitos** possuem núcleo e um complemento total de outras organelas, porém não têm hemoglobina. Os leucócitos são classificados como granulócitos ou agranulócitos, dependendo da presença ou não de grânulos citoplasmáticos conspícuos preenchidos de substâncias químicas (vesículas), que se tornam visíveis por meio de coloração quando observados com um microscópio óptico. Os *leucócitos granulócitos* incluem os neutrófilos, os eosinófilos e os basófilos; os *leucócitos agranulócitos* incluem os linfócitos e os monócitos. Como mostra a **Figura 19.3**, os monócitos e os leucócitos granulócitos desenvolvem-se a partir de células-tronco mieloides. Em contrapartida, os linfócitos desenvolvem-se a partir de células-tronco linfoides.

Leucócitos granulócitos. Após a sua coloração, cada um dos três tipos de leucócitos granulócitos exibe grânulos visíveis com coloração distinta, que podem ser reconhecidos ao microscópio óptico. Os leucócitos granulócitos podem ser distinguidos da seguinte maneira:

• **Neutrófilos** (*granulócitos neutrofílicos*). Os grânulos de um **neutrófilo** são menores que os dos outros leucócitos granulócitos, exibem uma distribuição uniforme e apresentam uma cor lilás clara. Como os grânulos não atraem fortemente o corante ácido (vermelho) nem o corante básico (azul), esses leucócitos são neutrofílicos. O núcleo possui dois a cinco lobos conectados por filamentos muito finos de material nuclear. À medida que a célula envelhece, o número de lobos nucleares aumenta. Como os neutrófilos mais velhos apresentam, portanto, vários lobos nucleares de formatos diferentes, eles são frequentemente denominados *leucócitos polimorfonucleares (PMN)*

• **Eosinófilos** (*granulócitos eosinofílicos*). Os grandes grânulos de tamanho uniforme existentes dentro de um **eosinófilo** são *eosinofílicos* e coram-se de vermelho alaranjado com corantes ácidos. Em geral, os grânulos não recobrem ou obscurecem o núcleo, que mais frequentemente possui dois lobos conectados por um filamento fino ou por um filamento espesso de material nuclear

- **Basófilos** (*granulócitos basofílicos*). Os grânulos redondos e de tamanho variável de um **basófilo** são *basofílicos* e coram-se de azul arroxeado com corantes básicos. Os grânulos geralmente obscurecem o núcleo, que possui dois lobos.

Leucócitos agranulócitos. Embora os denominados leucócitos agranulócitos apresentem grânulos citoplasmáticos, eles não são visíveis ao microscópio óptico, em razão do seu pequeno tamanho e da sua baixa afinidade por corantes.

- **Linfócitos.** O núcleo de um **linfócito** é redondo e ligeiramente chanfrado e exibe coloração escura. O citoplasma cora-se de azul celeste e forma uma margem ao redor do núcleo. Quanto maior a célula, mais visível se torna o citoplasma. Os linfócitos são classificados de acordo com o diâmetro da célula como linfócitos grandes (10 a 14 μm) ou linfócitos pequenos (6 a 9 μm). Embora o significado funcional da diferença de tamanho entre pequenos linfócitos e grandes linfócitos não esteja bem definido, a distinção é ainda clinicamente útil, visto que o aumento do número de linfócitos grandes tem importância diagnóstica nas infecções virais agudas e em algumas doenças por imunodeficiência

- **Monócitos.** O núcleo de um **monócito** é habitualmente reniforme ou em formato de ferradura, e o citoplasma é azul acinzentado e apresenta uma aparência espumosa. A cor e a aparência do citoplasma são decorrentes da presença de *grânulos azurofílicos* muito finos, que são lisossomos. O sangue é meramente um conduto para os monócitos, que migram do sangue para os tecidos, onde crescem e se diferenciam em **macrófagos**. Alguns se tornam **macrófagos fixos** (*teciduais*), o que significa que eles residem em determinado tecido; exemplos são os macrófagos alveolares nos pulmões ou pelos macrófagos no baço. Outros se tornam **macrófagos errantes (nômades)**, que vagam pelos tecidos e se reúnem em locais de infecção ou de inflamação.

Os leucócitos e todas as outras células nucleadas do corpo apresentam proteínas, denominadas **complexo de histocompatibilidade principal (MHC)** ou HLA (*human leukocyte antigen*), que se projetam da membrana plasmática dentro do líquido extracelular. Esses "marcadores de identidade celular" são únicos para cada pessoa (exceto os gêmeos idênticos). Embora os eritrócitos possuam antígenos de grupo sanguíneo, eles carecem dos antígenos MHC.

Funções dos leucócitos

Em um corpo saudável, alguns leucócitos, particularmente os linfócitos, podem viver por vários meses ou anos, porém a maioria tem um tempo de sobrevivência de apenas alguns dias. Na presença de infecção, os leucócitos fagocitários podem sobreviver apenas algumas horas. Os leucócitos são muito menos numerosos do que os eritrócitos; com uma contagem de cerca de 5.000 a 10.000 células por microlitro de sangue, os leucócitos são ultrapassados pelos eritrócitos em uma proporção de cerca de 700:1. A **leucocitose**, que consiste em um aumento do número de leucócitos acima de 10.000/μℓ, constitui uma resposta protetora normal a estresses, como micróbios invasores, exercício intenso, anestesia e cirurgia. A **leucopenia** refere-se a uma contagem anormalmente baixa de leucócitos (inferior a 5.000/μℓ). A leucopenia nunca é benéfica e pode ser causada por radiação, choque e certos agentes quimioterápicos.

A pele e as túnicas mucosas do corpo são continuamente expostas a micróbios e suas toxinas. Alguns desses micróbios podem invadir tecidos mais profundos e provocar doença. Quando patógenos entram no corpo, a função geral dos leucócitos consiste em combatê-los por meio de fagocitose ou respostas imunes. Para executar essas tarefas, muitos leucócitos saem da corrente sanguínea e se reúnem nos locais de invasão dos patógenos ou inflamação. Quando os leucócitos granulócitos e os monócitos deixam a corrente sanguínea para combater qualquer lesão ou infecção, eles nunca retornam à circulação. Por outro lado, os linfócitos voltam a circular continuamente – do sangue para os espaços intersticiais dos tecidos para a linfa e de volta ao sangue. Apenas 2% da população total de linfócitos circulam no sangue em determinado momento; o restante encontra-se na linfa e em órgãos como a pele, os pulmões, os linfonodos e o baço.

Os eritrócitos permanecem dentro da corrente sanguínea, enquanto os leucócitos deixam a corrente sanguínea por meio de um processo denominado **emigração**, também denominado *diapedese*, que consiste no seu rolamento ao longo do endotélio, aderência a ele e, em seguida, compressão entre as células endoteliais (**Figura 19.7**). Os sinais precisos que estimulam a emigração através de determinado vaso sanguíneo variam para os diferentes tipos de leucócitos. Moléculas conhecidas como **moléculas de adesão** ajudam os leucócitos a aderir ao endotélio. Por exemplo, as células endoteliais apresentam moléculas de adesão, denominadas *selectinas*, em resposta à lesão e inflamação em locais adjacentes. As selectinas aderem aos carboidratos presentes na superfície dos neutrófilos, fazendo com que o seu fluxo seja mais lento e que possam rolar ao longo da superfície endotelial. Na superfície dos neutrófilos, há outras moléculas de adesão, denominadas *integrinas*, que fixam os neutrófilos ao endotélio e ajudam o seu movimento através da parede do vaso sanguíneo e para o líquido intersticial do tecido lesionado.

Os neutrófilos e os macrófagos são ativos na **fagocitose**; podem ingerir micróbios e eliminar a matéria morta (ver **Figura 3.13**). Várias substâncias químicas diferentes liberadas por micróbios e por tecidos inflamados atraem os fagócitos, um fenômeno denominado **quimiotaxia**. As substâncias que proporcionam estímulos para a quimiotaxia incluem toxinas produzidas por micróbios; cininas, que são produtos especializados de tecidos danificados; e alguns dos fatores estimuladores de colônias (FEC). Os FEC também intensificam a atividade fagocitária dos neutrófilos e dos macrófagos.

Entre os leucócitos, os neutrófilos respondem mais rapidamente à destruição tecidual causada por microrganismos. Após incorporar um patógeno durante a fagocitose, o neutrófilo libera várias substâncias químicas para destruir o patógeno. Essas substâncias químicas incluem a enzima **lisozima**, que destrói determinadas bactérias, e **oxidantes fortes**, como o ânion superóxido (O_2^-), o peróxido de hidrogênio (H_2O_2) e o ânion hipocloreto (OCl^-), que é semelhante ao alvejante doméstico. Os neutrófilos também contêm **defensinas**, que são proteínas que exibem uma ampla faixa de atividade antibiótica contra bactérias e fungos. No interior do neutrófilo, vesículas que contêm defensinas fundem-se com os fagossomos contendo micróbios. As defensinas formam "lanças" peptídicas que perfuram as membranas dos micróbios; a consequente perda do conteúdo celular mata o invasor.

Os eosinófilos saem dos capilares e entram no líquido tecidual. Acredita-se que liberem enzimas, como a histaminase, para combater os efeitos da histamina e de outras substâncias envolvidas na inflamação durante as reações alérgicas. Os eosinófilos também fagocitam complexos de antígeno-anticorpo e são efetivos contra determinados helmintos (parasitas). Com frequência, uma

FIGURA 19.7 Emigração dos leucócitos.

Moléculas de adesão (selectinas e integrinas) ajudam na emigração dos leucócitos da corrente sanguínea para o líquido intersticial.

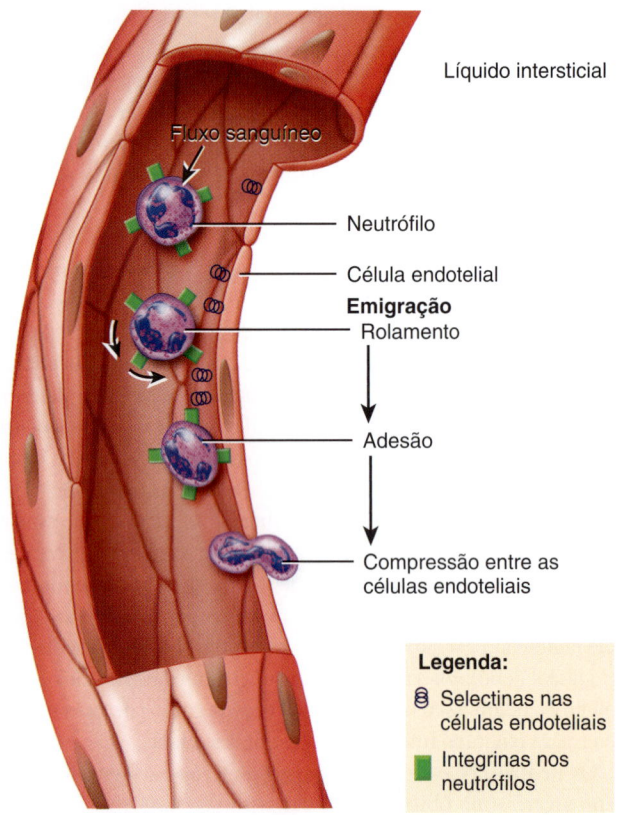

- Fluxo sanguíneo
- Líquido intersticial
- Neutrófilo
- Célula endotelial
- **Emigração**
  - Rolamento
  - Adesão
  - Compressão entre as células endoteliais

Legenda:
- Selectinas nas células endoteliais
- Integrinas nos neutrófilos

? De que maneira o "padrão de trânsito" dos linfócitos no corpo difere daquele dos outros leucócitos?

contagem elevada de eosinófilos indica uma condição alérgica ou uma infecção parasitária.

Nos locais de inflamação, os basófilos deixam os capilares, entram nos tecidos e liberam grânulos, que contêm heparina, histamina e serotonina. Essas substâncias intensificam a reação inflamatória e estão envolvidas em reações de hipersensibilidade (alérgicas). Os basófilos assemelham-se quanto à sua função aos mastócitos, que são células do tecido conjuntivo que se originam de células-tronco pluripotentes na medula óssea vermelha. À semelhança dos basófilos, os mastócitos liberam substâncias envolvidas na inflamação, incluindo heparina, histamina e proteases. Os mastócitos estão amplamente distribuídos pelo corpo, em particular nos tecidos conjuntivos da pele e nas túnicas mucosas do sistema respiratório e do canal alimentar.

Os linfócitos constituem os principais soldados nas batalhas do sistema linfático (descrito de modo detalhado no Capítulo 22). A maioria dos linfócitos movimenta-se continuamente entre os tecidos linfáticos, a linfa e o sangue, passando apenas algumas horas no sangue de cada vez. Por conseguinte, apenas uma pequena proporção dos linfócitos totais está presente no sangue em determinado momento. Os três tipos principais de linfócitos são as células B, as células T e as células *natural killer*. As células B são particularmente efetivas na destruição dos micróbios e na inativação de suas toxinas. As células T atacam as células infectadas do corpo e as células tumorais e são responsáveis pela rejeição de órgãos transplantados. As respostas imunes realizadas pelas células B e pelas células T ajudam a combater a infecção e fornecem proteção contra algumas doenças. As células *natural killer* atacam uma ampla variedade de células infectadas do corpo e determinadas células tumorais.

Os monócitos levam mais tempo para alcançar o local de infecção do que os neutrófilos, porém chegam em maiores números e destroem mais micróbios. Em sua chegada, os monócitos aumentam de tamanho e diferenciam-se em macrófagos migratórios, que removem os resíduos celulares e os micróbios por fagocitose depois de uma infecção.

Como você já aprendeu, um aumento no número de leucócitos circulantes habitualmente indica a presença de inflamação ou de infecção. O médico pode solicitar uma **contagem diferencial dos leucócitos,** que consiste na contagem de cada um dos cinco tipos de leucócitos para detectar a presença de infecção ou inflamação, determinar os efeitos da possível intoxicação por substâncias químicas ou fármacos, monitorar distúrbios hematológicos (p. ex., leucemia) e os efeitos da quimioterapia ou detectar reações alérgicas e infecções parasitárias. Como cada tipo de leucócito desempenha uma função diferente, a determinação da *porcentagem* de cada tipo no sangue ajuda no diagnóstico da condição. A **Tabela 19.2** lista a importância das contagens elevadas e baixas de leucócitos.

TABELA 19.2 Importância das contagens altas e baixas de leucócitos.

Tipo de leucócito	Uma contagem elevada pode indicar	Uma contagem baixa pode indicar
Neutrófilos	Infecção bacteriana, queimaduras, estresse, inflamação.	Exposição à radiação, toxicidade medicamentosa, deficiência de vitamina B_{12}, lúpus eritematoso sistêmico.
Linfócitos	Infecções virais, algumas leucemias, mononucleose infecciosa.	Doença prolongada, infecção pelo HIV, imunossupressão, tratamento com cortisol.
Monócitos	Infecções virais ou fúngicas, tuberculose, algumas leucemias, outras doenças crônicas.	Supressão da medula óssea, tratamento com cortisol.
Eosinófilos	Reações alérgicas, infecções parasitárias, doenças autoimunes.	Toxicidade medicamentosa, estresse, reações alérgicas agudas.
Basófilos	Reações alérgicas, leucemias, cânceres, hipotireoidismo.	Gravidez, ovulação, estresse, hipotireoidismo.

Cortesia de Michael Ross, University of Florida.

Teste rápido

12. Qual é a importância da emigração, da quimiotaxia e da fagocitose na luta contra invasores bacterianos?
13. Qual é a diferença entre leucocitose e leucopenia?
14. O que é contagem diferencial de leucócitos?
15. Quais são as funções dos leucócitos granulócitos, dos macrófagos, das células B, das células T e das células *natural killer*?

A **Tabela 19.3** Fornece um resumo dos elementos figurados do sangue.

Teste rápido

16. Como os eritrócitos, os leucócitos e as plaquetas se diferenciam quanto ao tamanho, ao número por microlitro de sangue e ao tempo de vida?

19.5 Plaquetas

OBJETIVO

- **Descrever** a estrutura, a função e a origem das plaquetas.

Além dos tipos de células imaturas que se desenvolvem em eritrócitos e leucócitos, as células-tronco hematopoéticas também se diferenciam em células que produzem plaquetas. Sob a influência do hormônio trombopoetina, as células-tronco mieloides desenvolvem-se em células formadoras de colônias de megacariócitos, as quais, por sua vez, tornam-se células precursoras, denominadas *megacarioblastos* (ver **Figura 19.3**). Os megacarioblastos transformam-se em megacariócitos, que são células enormes que se dividem em 2.000 a 3.000 fragmentos. Cada fragmento, envolto por uma porção de membrana plasmática, é uma **plaqueta.** As plaquetas desprendem-se dos megacariócitos na medula óssea vermelha e, em seguida, entram na circulação sanguínea. Existem 150.000 e 400.000 plaquetas em cada microlitro de sangue. Cada plaqueta tem um formato de disco irregular, de 2 a 4 μm de diâmetro, e possui muitas vesículas, porém não tem núcleo.

Os grânulos das plaquetas contêm substâncias químicas que, uma vez liberadas, promovem a coagulação sanguínea. As plaquetas ajudam a interromper a perda de sangue dos vasos sanguíneos danificados pela formação de um tampão plaquetário. As plaquetas têm um tempo de vida curto, normalmente de apenas 5 a 9 dias. As plaquetas envelhecidas e mortas são removidas por macrófagos fixos no baço e no fígado.

19.6 Transplantes de células-tronco da medula óssea e do sangue do cordão umbilical

OBJETIVO

- **Explicar** a importância dos transplantes de medula óssea e de células-tronco.

O **transplante de medula óssea** consiste na substituição da medula óssea vermelha cancerosa ou anormal por medula óssea vermelha saudável, de modo a restabelecer a contagem normal das células sanguíneas. Em pacientes com câncer e certas doenças genéticas, a medula óssea vermelha defeituosa é destruída por altas doses de quimioterapia e radiação corporal total, imediatamente antes da realização do transplante. Esses tratamentos matam as células cancerosas e destroem o sistema imune do paciente, a fim de diminuir a probabilidade de rejeição do transplante.

A medula óssea vermelha saudável para transplante pode ser fornecida por um doador ou pelo paciente quando a doença subjacente é inativa, como nos casos de leucemia em remissão. Em geral, a medula óssea vermelha de um doador é retirada da crista ilíaca do quadril sob anestesia geral com uma seringa e, em seguida, injetada na veia do receptor, de modo muito semelhante a uma transfusão de sangue. Ver *Correlação clínica: exame de medula*

Correlação clínica

Terapia com plasma rico em plaquetas (PRP)

Conforme assinalado anteriormente, uma importante função das plaquetas do sangue é a coagulação sanguínea para prevenir a ocorrência de hemorragia. As plaquetas também contêm várias proteínas que atuam como fatores de crescimento, que estimulam os fibroblastos a aumentar a sua produção de fibras colágenas e de componentes da matriz extracelular e aumentar a formação de novos vasos sanguíneos. Graças a essas qualidades de regeneração de tecidos, as plaquetas têm sido utilizadas no tratamento de lesões crônicas de tendões, ligamentos e músculos esqueléticos, associadas a condições como ruptura do manguito rotador, ruptura do ligamento colateral ulnar, epicondilite lateral (cotovelo de tenista), lesões dos músculos isquiotibiais, lesões do tendão do calcâneo e osteoartrite do joelho. Nesses últimos anos, a regeneração da pele, a cicatrização de feridas e a calvície de padrão masculino foram acrescentadas à lista.

Para aproveitar as propriedades de cicatrização associadas às plaquetas, é necessário concentrar o número de plaquetas. Essa concentração é obtida pela produção de **plasma rico em plaquetas (PRP).** Nesse procedimento, o sangue é retirado de um paciente e centrifugado. Isso separa o sangue em plasma sanguíneo, em creme leucocitário e eritrócitos (ver **Figura 12.1 A**). O creme leucocitário contém leucócitos e a maior concentração de plaquetas. Essa porção do sangue rica em plaquetas é então injetada no local de lesão do paciente para promover a regeneração do tecido.

1 Sangue coletado do paciente
2 Sangue total
3 Sangue total colocado em centrífuga
4 Sangue centrifugado
- Plasma sanguíneo
- Plasma rico em plaquetas (creme leucocitário)
- Eritrócito
5 Plasma rico em plaquetas injetado

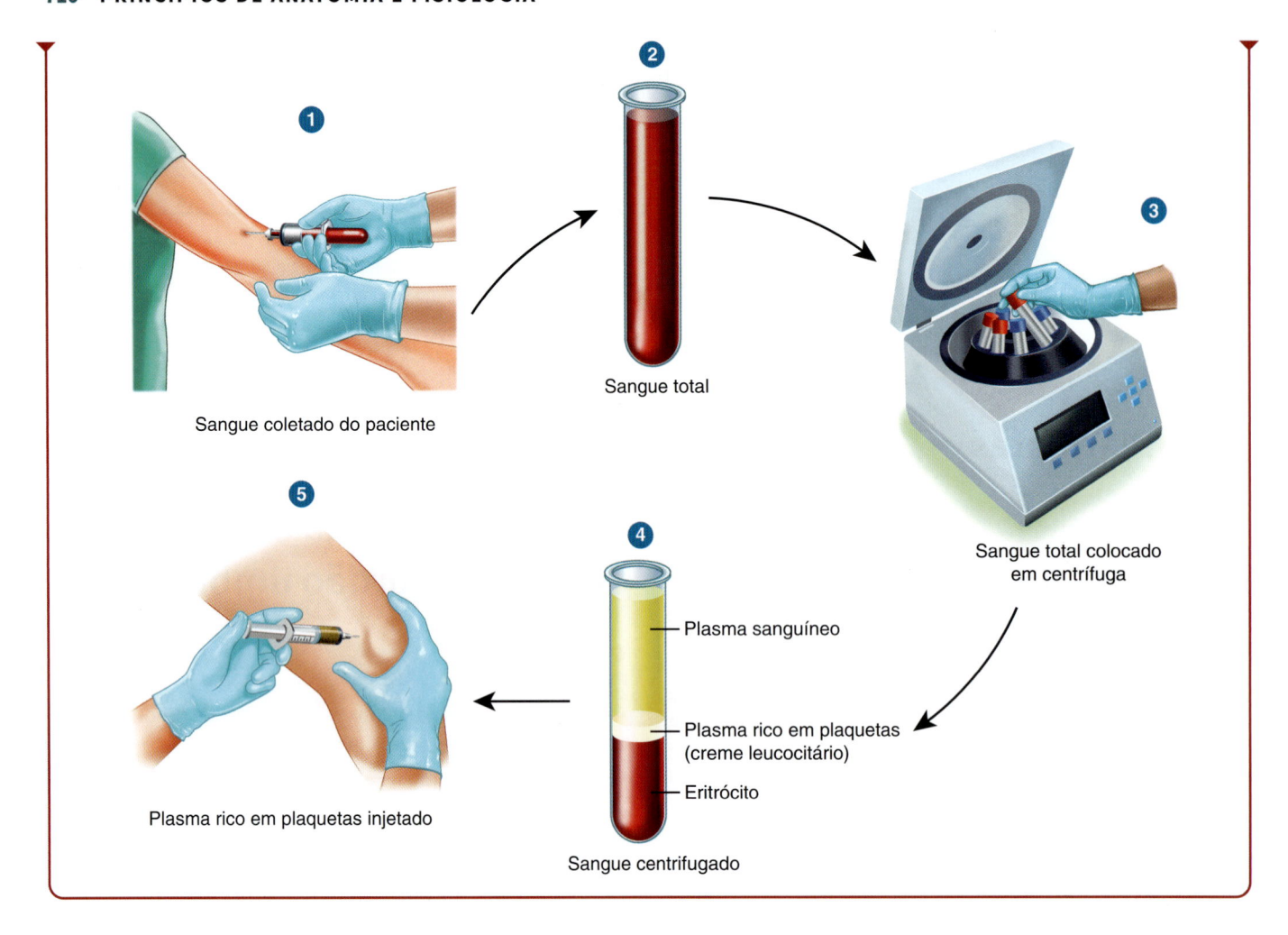

TABELA 19.3 — Resumo dos elementos figurados do sangue.

Nome e aparência	Contagem	Características*	Funções
HEMÁCIAS OU ERITRÓCITOS Mary Martin/Science Source	4,8 milhões/$\mu\ell$ em mulheres; 5,4 milhões/$\mu\ell$ em homens	7 a 8 μm de diâmetro, discos bicôncavos, sem núcleos; vivem cerca de 120 dias.	A hemoglobina dentro das hemácias transporta a maioria do oxigênio e parte do dióxido de carbono no sangue.
LEUCÓCITOS	5.000 a 10.000/$\mu\ell$	A maioria vive por algumas horas a alguns dias.[†]	Combatem os patógenos e outras substâncias estranhas que entram no corpo.
Leucócitos granulócitos			
Neutrófilos	60 a 70% de todos os leucócitos	10 a 12 μm de diâmetro; o núcleo tem 2 a 5 lobos conectados por finos filamentos de cromatina; o citoplasma possui grânulos muito finos de cor lilás-clara.	Fagocitose. Destruição de bactérias com lisozima, defensinas e oxidantes fortes, como ânion superóxido, peróxido de hidrogênio e ânion hipocloreto.
Eosinófilos	2 a 4% de todos os leucócitos	10 a 12 μm de diâmetro; em geral, o núcleo possui 2 lobos conectados por filamento espesso de cromatina; grânulos grandes e de cor vermelho-alaranjada enchem o citoplasma.	Combatem os efeitos da histamina em reações alérgicas, fagocitam complexos antígeno-anticorpo e destroem certos vermes parasitários.

TABELA 19.3	Resumo dos elementos figurados do sangue.		
Nome e aparência	**Contagem**	**Características***	**Funções**
Basófilos Cortesia de Michael Ross, University of Florida	0,5 a 1% de todos os leucócitos	8 a 10 μm de diâmetro; o núcleo possui 2 lobos; grandes grânulos citoplasmáticos aparecem de cor azul arroxeada escura.	Liberam heparina, histamina e serotonina nas reações alérgicas, que intensificam a resposta inflamatória geral.
Leucócitos agranulócitos			
Linfócitos **(T, B e NK)**	20 a 25% de todos os leucócitos	Os linfócitos pequenos apresentam 6 a 9 μm de diâmetro; os grandes variam de 10 a 14 μm de diâmetro; o núcleo é redondo e discretamente endentado; o citoplasma forma uma borda ao redor do núcleo que parece azul-claro; quanto maior a célula, mais visível o citoplasma.	Medeia respostas imunes, inclusive reações antígeno-anticorpo. Os linfócitos B se desenvolvem em plasmócitos, que secretam anticorpos. Os linfócitos T atacam vírus invasores, células cancerígenas e células de tecidos transplantados. As células NK atacam uma ampla variedade de microrganismos infecciosos e determinadas células tumorais que surgem espontaneamente.
Monócitos	3 a 8% de todos os leucócitos	12 a 20 μm de diâmetro; núcleo em forma de rim ou ferradura; o citoplasma é azul-acinzentado e parece espumoso.	Fagocitose (depois de se transformar em macrófagos fixos ou migratórios).
PLAQUETAS Mark Nielsen	150.000 a 400.000/μℓ	Fragmentos celulares de 2 a 4 μm de diâmetro que vivem por 5 a 9 dias; contêm muitas vesículas, porém não têm núcleo.	Formam o tampão plaquetário na hemostase; liberam substâncias químicas que promovem espasmo vascular e coagulação do sangue.

*As colorações são aquelas observadas quando se utiliza o método de Wright.
†Alguns linfócitos, denominados células T e B de memória, podem viver por muitos anos uma vez estabelecidos.

óssea, na Seção 19.3. A medula óssea injetada migra para as cavidades da medula óssea vermelha do receptor, onde as células-tronco do doador se multiplicam. Se todo o processo for bem-sucedido, a medula óssea vermelha do receptor será inteiramente substituída por células saudáveis não cancerosas.

Os transplantes de medula óssea têm sido utilizados no tratamento da anemia aplásica, certos tipos de leucemia, doença por imunodeficiência combinada grave, doença de Hodgkin, linfoma não Hodgkin, mieloma múltiplo, talassemia, doença falciforme, câncer de mama, câncer de ovário, câncer testicular e anemia hemolítica. Entretanto, há algumas desvantagens. Como os leucócitos do receptor foram totalmente destruídos pela quimioterapia e radiação, o paciente torna-se extremamente vulnerável à infecção. (São necessárias cerca de 2 a 3 semanas para que a medula óssea transplantada produza leucócitos suficientes para proteger o receptor contra infecções.) Além disso, a medula óssea vermelha transplantada pode produzir células T, que atacam os tecidos do receptor, uma reação denominada *doença do enxerto-versus-hospedeiro*. De modo semelhante, qualquer célula T do receptor que tenha sobrevivido à quimioterapia e à radiação pode atacar as células transplantadas do doador. Outro inconveniente é a necessidade de administrar fármacos imunossupressores ao paciente. Como esses medicamentos reduzem o nível de atividade do sistema imune, eles aumentam o risco de infecção. Os fármacos imunossupressores também apresentam efeitos colaterais, como febre, mialgia, cefaleia, náuseas, fadiga, depressão, elevação da pressão arterial e dano aos rins e ao fígado.

Um avanço mais recente para a obtenção de células-tronco envolve o **transplante de sangue de cordão umbilical.** O cordão umbilical é a conexão entre a mãe e o embrião (e, posteriormente, o feto). É possível obter células-tronco do cordão umbilical logo após o nascimento. As células-tronco são removidas do cordão umbilical com uma seringa e, em seguida, congeladas. As células-tronco do cordão oferecem várias vantagens em relação àquelas obtidas da medula óssea vermelha:

1. A coleta é fácil após obter a permissão dos pais do recém-nascido.
2. São mais abundantes do que as células-tronco na medula óssea vermelha.
3. Têm menos probabilidade de causar doença do enxerto-*versus*-hospedeiro, de modo que a compatibilidade entre doador e receptor não precisa ser tão rigorosa quanto no transplante de medula óssea vermelha. Isso proporciona um maior número de potenciais doadores.

4. São menos propensas a transmitir infecções.
5. Podem ser armazenadas indefinidamente em bancos de sangue e de cordão umbilical.

> **Teste rápido**
>
> 17. Quais são as semelhanças entre transplante de sangue de cordão umbilical e transplante de medula óssea? Quais são as diferenças?

19.7 Hemostase

OBJETIVOS

- **Descrever** os três mecanismos que contribuem para a hemostase
- **Explicar** os vários fatores que promovem e que inibem a coagulação sanguínea.

A **hemostase**, que não deve ser confundida com o termo muito parecido *homeostasia*, refere-se a uma sequência de respostas que interrompe o sangramento. Quando ocorrem dano ou ruptura dos vasos sanguíneos, a resposta hemostática precisa ser rápida, localizada na região do dano e cuidadosamente controlada para que seja efetiva. Três mecanismos reduzem a perda de sangue: (1) espasmo vascular, (2) formação do tampão plaquetário e (3) coagulação sanguínea. Quando bem-sucedida, a hemostase evita a ocorrência de **hemorragia**, que consiste na perda de um grande volume de sangue dos vasos. Os mecanismos hemostáticos são capazes de evitar a hemorragia de vasos sanguíneos menores, porém a hemorragia extensa de vasos maiores habitualmente exige intervenção médica.

Espasmo vascular

Quando ocorre dano às artérias ou arteríolas, o músculo liso de disposição circular em suas paredes sofre contração imediata, uma reação denominada **espasmo vascular**. O espasmo vascular reduz a perda de sangue por um período de vários minutos a algumas horas, durante o qual os outros mecanismos hemostáticos entram em ação. O espasmo provavelmente é causado pelo dano ao músculo liso, por substâncias liberadas das plaquetas ativadas e por reflexos iniciados pelos receptores de dor.

Formação do tampão plaquetário

Considerando o seu pequeno tamanho, as plaquetas armazenam uma impressionante variedade de substâncias químicas. No interior de muitas vesículas, são encontrados fatores de coagulação, ADP, ATP, Ca^{2+} e serotonina. Há também enzimas que produzem tromboxano A2, uma prostaglandina; *fator estabilizador da fibrina*, que ajuda a fortalecer o coágulo sanguíneo; lisossomos; algumas mitocôndrias; sistemas de membrana que captam e armazenam o cálcio e fornecem canais para a liberação do conteúdo dos grânulos; e glicogênio. Além disso, no interior das plaquetas, existe o **fator de crescimento derivado das plaquetas (PDGF)**, um hormônio que pode induzir a proliferação de células endoteliais vasculares, fibras musculares lisas vasculares e fibroblastos para ajudar no reparo das paredes danificadas dos vasos sanguíneos.

A formação do tampão plaquetário ocorre da seguinte maneira (**Figura 19.8**):

1 Inicialmente, as plaquetas entram em contato com partes de um vaso sanguíneo danificado e aderem a elas, como fibras colágenas do tecido conjuntivo subjacente às células endoteliais danificadas. Esse processo é denominado **adesão plaquetária**.

2 Em consequência da adesão, as plaquetas tornam-se ativadas, e ocorre uma mudança drástica nas suas características. As plaquetas emitem muitas projeções que possibilitam entrar em contato e interagir umas com as outras; além disso, elas começam a liberar o conteúdo de suas vesículas. Essa fase é denominada **reação de liberação das plaquetas**. O ADP e o tromboxano A2 liberados desempenham um importante papel na ativação das plaquetas adjacentes. A serotonina e o tromboxano A2 atuam como vasoconstritores, causando e sustentando a contração do músculo liso vascular, o que diminui o fluxo de sangue através do vaso lesionado.

3 A liberação de ADP torna as outras plaquetas da área viscosas, e essa viscosidade das plaquetas recém recrutadas e ativadas promove a sua aderência às plaquetas originalmente ativadas. Essa aglomeração de plaquetas é denominada **agregação plaquetária**. Por fim, o acúmulo e a fixação de grandes números de plaquetas formam uma massa denominada **tampão plaquetário**.

O tampão plaquetário é muito efetivo na prevenção da perda de sangue em um vaso pequeno. Embora inicialmente seja frouxo, o tampão plaquetário torna-se muito firme quando reforçado por filamentos de fibrina formados durante o processo de coagulação (ver **Figura 19.9**). O tampão plaquetário pode interromper por completo a perda de sangue se o orifício no vaso sanguíneo não for demasiado grande.

Coagulação do sangue

Normalmente, o sangue permanece em sua forma líquida enquanto se encontra no interior dos vasos sanguíneos. Entretanto, se for coletado do corpo, torna-se espesso e forma um gel. Por fim, o gel separa-se do líquido. O líquido cor de palha, denominado **soro**, consiste simplesmente em plasma sanguíneo sem as proteínas de coagulação. O gel é denominado **coágulo sanguíneo**. Consiste em uma rede de fibras insolúveis de proteína, denominadas fibrinas, em que os elementos figurados do sangue ficam aprisionados (ver **Figura 19.9**).

O processo de formação do gel, denominado **coagulação**, consiste em uma série de reações químicas, que culmina na formação de filamentos de fibrina. Se o sangue coagular com demasiado facilidade, o resultado pode consistir em **trombose** – a ocorrência de coagulação em um vaso sanguíneo não danificado. Se o sangue levar muito tempo para coagular, pode ocorrer hemorragia.

CAPÍTULO 19 Sistema Circulatório: Sangue 713

FIGURA 19.8 **Formação do tampão plaquetário**.

O tampão plaquetário pode interromper por completo a perda de sangue se o orifício em um vaso sanguíneo for pequeno o suficiente.

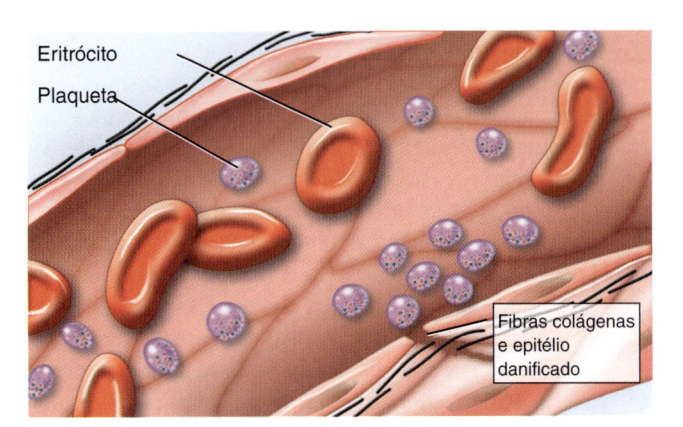

- Eritrócito
- Plaqueta
- Fibras colágenas e epitélio danificado

1 Adesão plaquetária

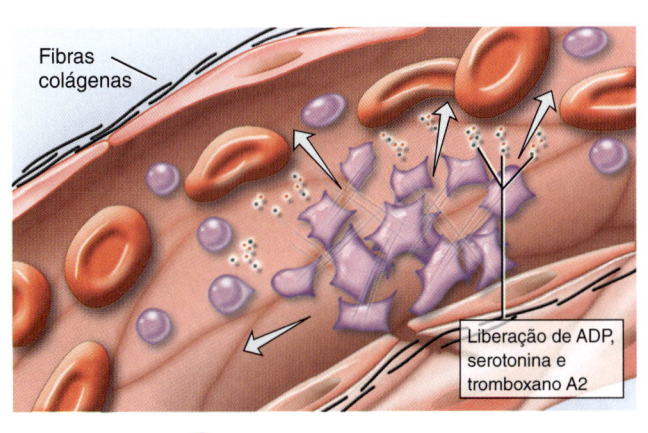

- Fibras colágenas
- Liberação de ADP, serotonina e tromboxano A2

2 Reação de liberação das plaquetas

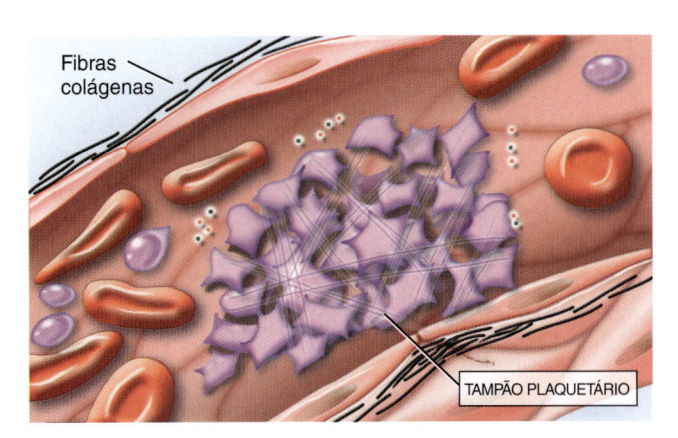

- Fibras colágenas
- TAMPÃO PLAQUETÁRIO

3 Agregação plaquetária

? Juntamente com a formação do tampão plaquetário, quais os dois mecanismos que contribuem para a hemostase?

FIGURA 19.9 **Formação do coágulo sanguíneo**. Observe a plaqueta e os eritrócitos aprisionados em filamentos de fibrina.

O coágulo sanguíneo é um gel que contém elementos figurados do sangue emaranhados em filamentos de fibrina.

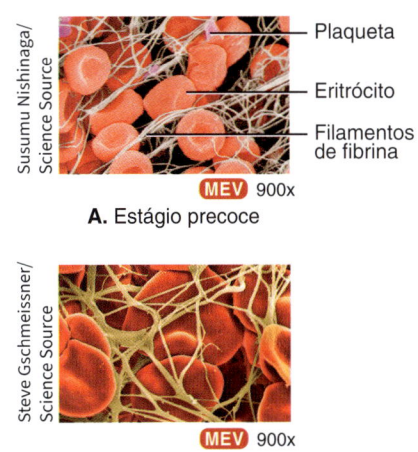

Susumu Nishinaga/Science Source
- Plaqueta
- Eritrócito
- Filamentos de fibrina

MEV 900x
A. Estágio precoce

Steve Gschmeissner/Science Source
MEV 900x
B. Estágio intermediário

Steve Gschmeissner/Science Source
- Filamentos de fibrina
- Eritrócito

MEV 900x
C. Estágio avançado, mostrando os eritrócitos retidos em filamentos de fibrina

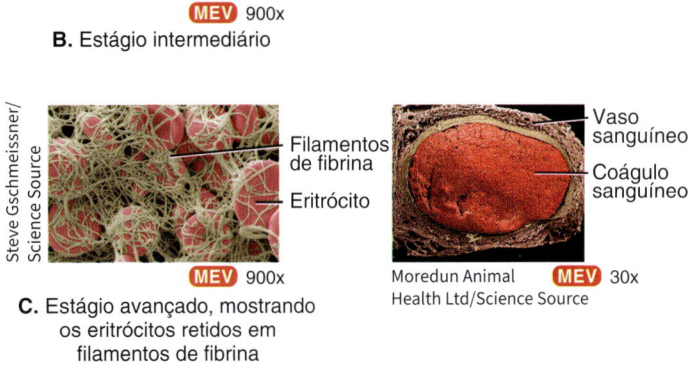

Moredun Animal Health Ltd/Science Source   MEV 30x
- Vaso sanguíneo
- Coágulo sanguíneo

? O que é o soro?

A coagulação envolve diversas substâncias, conhecidas como **fatores de coagulação**. Esses fatores incluem íons cálcio (Ca^{2+}), várias enzimas inativas que são sintetizadas pelos hepatócitos e liberadas na corrente sanguínea e várias moléculas associadas às plaquetas ou liberadas pelos tecidos danificados. Os fatores da coagulação são identificados, em sua maioria, por algarismos romanos, que indicam a ordem de sua descoberta (e não necessariamente a ordem de sua participação no processo da coagulação).

A coagulação é uma cascata complexa de reações enzimáticas, em que cada fator da coagulação ativa muitas moléculas do fator seguinte em uma sequência fixa. Por fim, ocorre a formação de uma grande quantidade de produto (a proteína fibrina insolúvel). A coagulação pode ser dividida em três estágios (**Figura 19.10**):

1 Duas vias, denominadas via extrínseca e via intrínseca (ver **Figura 19.10 A, B**), que serão descritas adiante, levam à formação de **protrombinase**. Uma vez formada a protrombinase, as etapas envolvidas nos dois estágios seguintes da coagulação são os mesmos nas vias extrínseca e intrínseca e, juntos, esses dois estágios são designados como via comum.

FIGURA 19.10 **Cascata da coagulação sanguínea.** As setas verdes representam ciclos de retroalimentação positiva.

Na coagulação do sangue, os fatores da coagulação são ativados em sequência, resultando em uma cascata de reações que inclui ciclos de retroalimentação positiva.

A. VIA EXTRÍNSECA
Traumatismo tecidual
Fator tecidual (FT)

B. VIA INTRÍNSECA
Traumatismo vascular
As células endoteliais danificadas expõem as fibras de colágeno
Plaquetas danificadas
Fator XII ativado
Plaquetas ativadas
Fosfolipídios das plaquetas

Ca^{2+}
Fator X ativado
V
Ca^{2+}

Ca^{2+}
Fator X ativado
V
Ca^{2+}

① PROTROMBINASE

C. VIA COMUM
Ca^{2+}
Protrombina (II)
TROMBINA ②
Ca^{2+} XIII
Fibrinogênio (I)
Fator XIII ativado
Filamentos de fibrina frouxos → **FILAMENTOS DE FIBRINA REFORÇADOS** ③
Filamento de fibrina
Eritrócito
Plaqueta
Eritrócito
Filamento de fibrina
MEV 15.000×
CNRI/Science Source

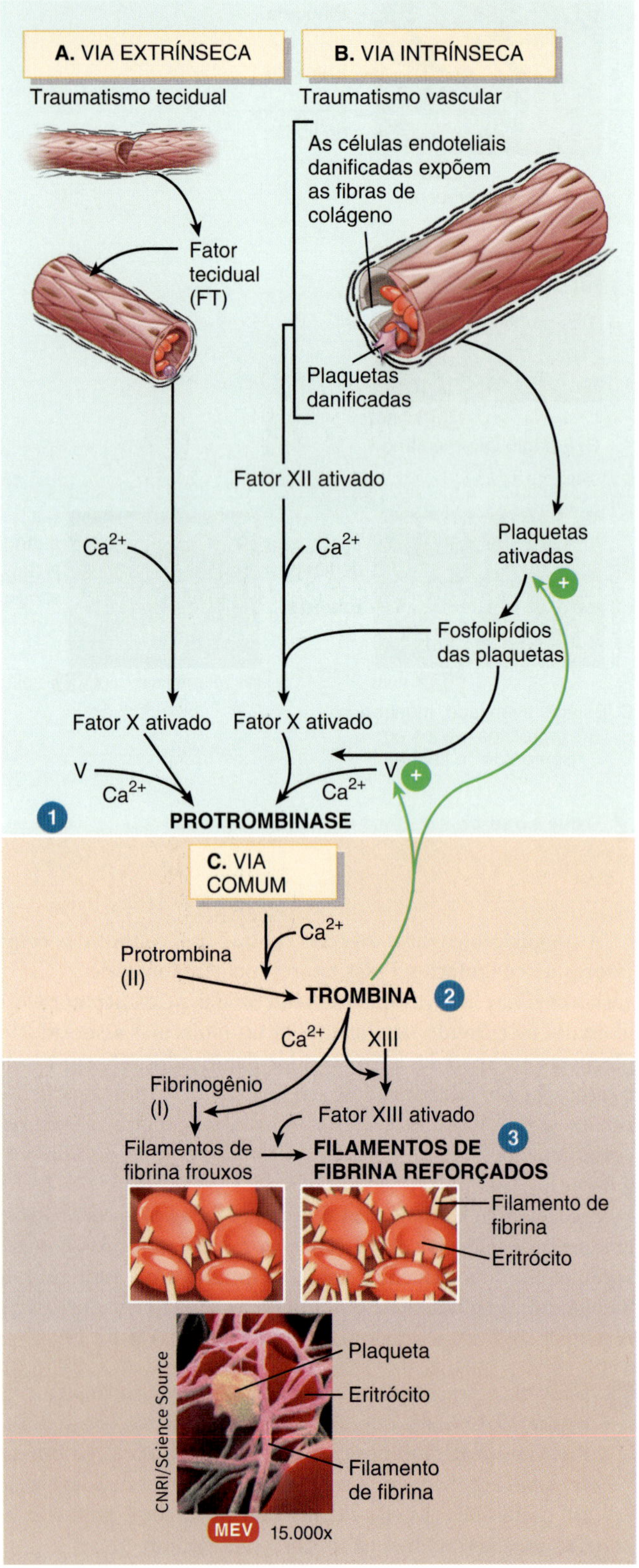

? Qual é o resultado do primeiro estágio da coagulação sanguínea?

② A protrombinase converte a protrombina (uma proteína plasmática formada pelo fígado) na enzima **trombina.**

③ A trombina converte o fibrinogênio solúvel (outra proteína plasmática formada pelo fígado) em **fibrina** insolúvel. A fibrina forma os filamentos do coágulo.

Via extrínseca. A **via extrínseca** da coagulação sanguínea apresenta menos etapas do que a via intrínseca e ocorre rapidamente – em uma questão de segundos se o traumatismo for grave. É assim chamada porque uma proteína tecidual, denominada **fator tecidual (FT),** também conhecida como *tromboplastina,* entra no sangue a partir de células *fora* dos vasos sanguíneos (*extrínsecas aos vasos*) e inicia a formação de protrombinase. O FT é uma mistura complexa de lipoproteínas e de fosfolipídios liberados das superfícies das células danificadas. Na presença de Ca^{2+}, o FT começa uma sequência de reações que, em última análise, ativa o fator da coagulação X (ver **Figura 19.10 A**). Uma vez ativado, o fator X combina-se com o fator V na presença de Ca^{2+} para formar a enzima ativa protrombinase, completando a via extrínseca.

Via intrínseca. A **via intrínseca** da coagulação sanguínea é mais complexa do que a via extrínseca e ocorre mais lentamente, exigindo, em geral, vários minutos. A via intrínseca é assim denominada porque seus ativadores estão em contato direto com o sangue ou contidos *dentro* do sangue (*intrínsecos ao sangue*); não há necessidade de dano externo ao tecido. Se as células endoteliais se tornarem rugosas ou sofrerem dano, o sangue poderá entrar em contato com as fibras colágenas no tecido conjuntivo ao redor do endotélio do vaso sanguíneo. Além disso, o trauma das células endoteliais provoca dano às plaquetas, resultando na liberação plaquetária de fosfolipídios. O contato com fibras colágenas (ou com as paredes do vidro de um tubo de coleta de sangue) ativa o fator XII (ver **Figura 19.9 B**), que começa uma sequência de reações que finalmente ativa o fator da coagulação X. Os fosfolipídios plaquetários e o Ca^{2+} também podem participar da ativação do fator X. Uma vez ativado, o fator X combina-se com o fator V para formar a enzima ativa protrombinase (exatamente como ocorre na via extrínseca), completando a via intrínseca.

Via comum. A formação de protrombinase marca o início da **via comum**. No segundo estágio da coagulação sanguínea (ver **Figura 19.10 C**), a protrombinase e o Ca^{2+} catalisam a conversão da protrombina em trombina. No terceiro estágio, a trombina, na presença de Ca^{2+}, converte o fibrinogênio, que é solúvel, em filamentos de fibrina frouxos, que são insolúveis. A trombina também ativa o fator XIII (fator estabilizador da fibrina), que fortalece e estabiliza os filamentos de fibrina em um coágulo resistente. O plasma sanguíneo contém uma certa quantidade de fator XIII, que também é liberado pelas plaquetas retidas no coágulo.

A trombina exerce dois efeitos de retroalimentação positiva. Na primeira alça de retroalimentação positiva, que envolve o fator V, a trombina acelera a formação de protrombinase. Por sua vez, a protrombinase acelera a produção de mais trombina, e assim por diante. Na segunda alça de retroalimentação positiva, a trombina ativa as plaquetas, o que reforça a sua agregação e a liberação de fosfolipídios plaquetários.

Retração do coágulo. Uma vez formado, o coágulo tampa a área rompida do vaso sanguíneo e, portanto, interrompe a perda de sangue. A **retração do coágulo** refere-se à consolidação ou ao fortalecimento do coágulo de fibrina. Os filamentos de fibrina fixados às superfícies danificadas do vaso sanguíneo contraem-se gradualmente à medida que são tracionados pelas plaquetas. Com a sua retração, o coágulo traciona as margens do vaso danificado, aproximando-as e diminuindo o risco de maior dano. Durante a retração, uma certa quantidade de soro pode escapar entre os filamentos de fibrina, porém sem perda dos elementos figurados do sangue. A retração normal depende da concentração adequada de plaquetas no coágulo, que liberam fator XIII e outros fatores, fortalecendo e estabilizando, assim, o coágulo. Assim, pode ocorrer reparo permanente do vaso sanguíneo. Por fim, os fibroblastos formam tecido conjuntivo na área rompida, e novas células endoteliais efetuam o reparo do revestimento do vaso.

Papel da vitamina K na coagulação

A coagulação normal depende de níveis adequados de vitamina K no corpo. Embora a vitamina K não esteja envolvida na formação efetiva do coágulo, ela é necessária para a síntese de quatro fatores da coagulação. A vitamina K, que é normalmente produzida por bactérias que habitam o intestino grosso, é uma vitamina lipossolúvel que pode ser absorvida pelo revestimento do intestino e passar para o sangue se a absorção de lipídios for normal. Com frequência, os indivíduos com distúrbios que retardam a absorção de lipídios (p. ex., liberação inadequada de bile no intestino delgado) apresentam sangramento descontrolado em consequência da deficiência de vitamina K.

A **Tabela 19.4** apresenta um resumo dos vários fatores de coagulação, suas fontes e as vias de ativação.

Mecanismos de controle homeostático

Muitas vezes ao longo do dia, pequenos coágulos começam a se formar, frequentemente em um local de pequena rugosidade ou em uma placa aterosclerótica em desenvolvimento dentro de um vaso sanguíneo. Como a coagulação do sangue envolve ciclos de amplificação e retroalimentação positiva, o coágulo tem tendência a aumentar, criando o potencial de comprometimento do fluxo sanguíneo através dos vasos não danificados. O **sistema fibrinolítico** dissolve os pequenos coágulos inapropriados; além disso, dissolve também os coágulos em um local de dano após o seu reparo. A dissolução de um coágulo é denominada **fibrinólise**. Quando ocorre formação de um coágulo, uma enzima plasmática inativa, denominada **plasminogênio**, é incorporada ao coágulo. Tanto os tecidos do corpo quanto o sangue contêm substâncias capazes de ativar o plasminogênio em **plasmina** ou *fibrinolisina*, uma enzima plasmática ativa. Entre essas substâncias estão a trombina, o fator XII ativado e o ativador do plasminogênio tecidual (t-PA), que é sintetizado nas células endoteliais da maioria dos tecidos e liberado no sangue. Uma vez formada, a plasmina pode dissolver o coágulo ao digerir os filamentos de fibrina e ao inativar substâncias como o fibrinogênio, a protrombina e os fatores V e XII.

TABELA 19.4 Fatores de coagulação.

Número*	Nome(s)	Fonte	Via(s) de ativação
I	Fibrinogênio.	Fígado.	Comum.
II	Protrombina.	Fígado.	Comum.
III	Fator tecidual (tromboplastina).	Tecidos danificados e plaquetas ativadas.	Extrínseca.
IV	Íons cálcio (Ca^{2+}).	Dieta, ossos e plaquetas.	Todas.
V	Proacelerina, fator lábil ou globulina aceleradora (AcG).	Fígado e plaquetas.	Extrínseca e intrínseca.
VII	Acelerador da conversão da protrombina sérica (SPCA), fator estável ou proconvertina.	Fígado.	Extrínseca.
VIII	Fator anti-hemofílico (AHF), fator anti-hemofílico A ou globulina anti-hemofílica (AHG).	Fígado.	Intrínseca.
IX	Fator de Christmas, componente tromboplastínico do plasma (PTC) ou fator anti-hemofílico B.	Fígado.	Intrínseca.
X	Fator de Stuart, fator de Prower ou tromboquinase.	Fígado.	Extrínseca e intrínseca.
XI	Antecedente da tromboplastina plasmática (PTA) ou fator anti-hemofílico C.	Fígado.	Intrínseca.
XII	Fator de Hageman, fator de contato ou fator anti-hemofílico D.	Fígado.	Intrínseca.
XIII	Fator estabilizador da fibrina (FSF).	Fígado e plaquetas.	Comum.

*Não existe nenhum fator VI. A protrombinase (ativador da protrombina) é uma combinação dos fatores V e X ativados.

Embora a trombina exerça um efeito de retroalimentação positiva na coagulação do sangue, a formação do coágulo normalmente permanece restrita ao local de dano. O coágulo não se estende além do local lesado na circulação geral, em parte porque a fibrina absorve a trombina no coágulo. Outra razão para a formação localizada de coágulos é o fato de que, devido à dispersão de alguns dos fatores da coagulação pelo sangue, suas concentrações não ficam altas o suficiente para provocar coagulação disseminada.

Vários outros mecanismos também controlam a coagulação do sangue. Por exemplo, as células endoteliais e os leucócitos produzem uma prostaglandina, denominada **prostaciclina,** que se opõe às ações do tromboxano A2. A prostaciclina é um poderoso inibidor da adesão e da liberação das plaquetas.

Além disso, o sangue apresenta substâncias que retardam, suprimem ou impedem a coagulação sanguínea, denominadas **anticoagulantes.** Incluem a **antitrombina,** que bloqueia a ação de vários fatores, incluindo os fatores XII, X e II (protrombina). A **heparina,** um anticoagulante produzido pelos mastócitos e basófilos, combina-se com a antitrombina e aumenta a sua efetividade no bloqueio da trombina. Outro anticoagulante, a **proteína C ativada** (**APC**), inativa os dois principais fatores da coagulação que não são bloqueados pela antitrombina e intensifica a atividade dos ativadores do plasminogênio. Os lactentes que carecem da capacidade de produzir APC em decorrência de mutação genética em geral morrem por coágulos sanguíneos na lactância.

Coagulação intravascular

Apesar dos mecanismos anticoagulantes e fibrinolíticos, algumas vezes ocorre formação de coágulos sanguíneos dentro do sistema circulatório. Esses coágulos podem ser iniciados por superfícies endoteliais rugosas de um vaso sanguíneo em decorrência de aterosclerose, traumatismo ou infecção. Essas condições induzem adesão das plaquetas. Além disso, pode haver formação de coágulos intravasculares quando o sangue flui muito lentamente (estase), possibilitando o acúmulo local de fatores da coagulação em concentrações altas o suficiente para iniciar a coagulação. A coagulação em um vaso sanguíneo não rompido (habitualmente uma veia) é denominada **trombose**. O coágulo em si, denominado **trombo** pode se dissolver de modo espontâneo. Entretanto, se permanecer intacto, o trombo pode ser desalojado e levado pelo sangue. Um coágulo sanguíneo, uma bolha de ar, a presença de gordura proveniente de ossos fraturados ou um fragmento de resíduo transportado pela corrente sanguínea são denominados **êmbolos.** Um êmbolo que se desprende de uma parede arterial pode se alojar em uma artéria de diâmetro menor e bloquear o fluxo de sangue para um órgão vital. Quando um êmbolo se aloja nos pulmões, a condição é denominada **embolia pulmonar.**

> ### Teste rápido
> 18. O que é hemostase?
> 19. Como ocorrem o espasmo vascular e a formação do tampão plaquetário?
> 20. O que é fibrinólise? Por que o sangue raramente permanece coagulado no interior dos vasos sanguíneos?
> 21. Quais são as diferenças entre as vias extrínseca e intrínseca da coagulação sanguínea?
> 22. Defina cada um dos seguintes termos: anticoagulante, trombo, êmbolo e agente trombolítico.

19.8 Grupos e tipos sanguíneos

OBJETIVOS

- **Distinguir** os grupos sanguíneos ABO e Rh
- **Explicar** por que é tão importante haver compatibilidade entre os tipos sanguíneos do doador e do receptor antes da administração de uma transfusão.

As superfícies dos eritrócitos contêm uma variedade de **antígenos** geneticamente determinados, compostos de glicoproteínas e de glicolipídios. Esses antígenos, denominados *aglutinogênios*, ocorrem em combinações características. Com base na presença ou na ausência de vários antígenos, o sangue é classificado em diferentes **grupos sanguíneos**. Em determinado grupo sanguíneo, pode haver dois ou mais **tipos sanguíneos** diferentes. Existem pelo menos 24 grupos sanguíneos e mais de 100 antígenos que podem ser detectados na superfície dos eritrócitos. Aqui, discutiremos dois importantes grupos sanguíneos – ABO e Rh. Outros grupos sanguíneos incluem os sistemas Lewis, Kell, Kidd e Diffy. A incidência dos tipos sanguíneos ABO e Rh varia entre diferentes grupos de populações, conforme indicado na **Tabela 19.5**.

> ### Correlação clínica
>
> #### Ácido acetilsalicílico e agentes trombolíticos
>
> Em pacientes com doenças cardíacas e vasculares, os eventos da hemostase podem ocorrer até mesmo sem qualquer lesão externa do vaso sanguíneo. O **ácido acetilsalicílico**, em doses baixas, inibe a vasoconstrição e a agregação plaquetária ao bloquear a síntese de tromboxano A2. Além disso, diminui a probabilidade de formação de trombos. Em virtude desses efeitos, o ácido acetilsalicílico diminui o risco de ataques isquêmicos transitórios (AIT), acidentes vasculares encefálicos, infarto do miocárdio e bloqueio das artérias periféricas.
>
> Os **agentes trombolíticos** são substâncias químicas que são injetadas no corpo para dissolver coágulos sanguíneos que já estão formados, de modo a restaurar a circulação. Esses agentes ativam direta ou indiretamente o plasminogênio. O primeiro agente trombolítico, que foi aprovado em 1982 para a dissolução de coágulos nas artérias coronárias do coração, foi a **estreptoquinase**, que é produzida por estreptococos. Uma versão produzida por engenharia genética do **ativador do plasminogênio tecidual (tPA)** humano é agora utilizada no tratamento de vítimas de ataques cardíacos e acidentes vasculares encefálicos que são causados por coágulos sanguíneos.

TABELA 19.5 Tipos sanguíneos nos EUA.

Grupo de população	Tipo sanguíneo (porcentual)				
	O	A	B	AB	Rh+
Euro-americano	45	40	11	4	85
Afro-americano	49	27	20	4	95
Coreano-americano	32	28	30	10	100
Nipo-americano	31	38	21	10	100
Sino-americano	42	27	25	6	100
Americano nativo	79	16	4	1	100

Grupo sanguíneo ABO

O **grupo sanguíneo ABO** baseia-se em dois antígenos glicolipídicos, denominados A e B (**Figura 19.11**). Os indivíduos cujos eritrócitos apresentam *apenas o antígeno A* possuem sangue do **tipo A**. Os indivíduos que têm *apenas o antígeno B* são do **tipo B**. Os indivíduos que apresentam *antígenos tanto A quanto B* são do **tipo AB**; aqueles que não *têm antígeno A nem antígeno B* são do **tipo O**.

Em geral, o plasma sanguíneo contém **anticorpos**, denominados *aglutininas*, que reagem com os antígenos A ou B se os dois forem misturados. Esses anticorpos são o **anticorpo anti-A**, que reage como antígeno A, e o **anticorpo anti-B**, que reage com o antígeno B. A **Figura 19.11** mostra os anticorpos presentes em cada um dos quatro tipos sanguíneos. Não temos anticorpos que reagem contra antígenos de nossos próprios eritrócitos, porém temos anticorpos contra quaisquer antígenos que não estejam presentes nos eritrócitos. Por exemplo, se o seu tipo sanguíneo for B, você possui antígenos B em seus eritrócitos e anticorpos anti-A no plasma sanguíneo. Embora as aglutininas comecem a aparecer no sangue alguns meses depois do nascimento, a razão de sua presença ainda não foi esclarecida. Talvez sejam formadas em resposta a bactérias que normalmente habitam o canal alimentar. Como os anticorpos são anticorpos grandes do tipo IgM (ver **Tabela 22.3**), que não atravessam a placenta, a incompatibilidade ABO entre a mãe e o feto raramente causa problemas.

Transfusões

Apesar das diferenças nos antígenos eritrocitários, que se refletem nos sistemas de grupos sanguíneos, o sangue é o tecido humano compartilhado com mais facilidade, salvando muitos milhares de vidas a cada ano por meio de transfusões. A **transfusão** consiste na transferência de sangue total ou de hemocomponentes (apenas hemácias ou apenas plasma) na corrente sanguínea ou diretamente na medula óssea vermelha. Com mais frequência, a transfusão é administrada para aliviar a anemia, para aumentar o volume sanguíneo (p. ex., após hemorragia grave) ou para melhorar a imunidade. Entretanto, os componentes normais da membrana plasmática dos eritrócitos de uma pessoa podem desencadear respostas antígeno-anticorpo que causam dano no receptor da transfusão. Em uma transfusão de sangue incompatível, os anticorpos no plasma sanguíneo do receptor ligam-se aos antígenos nas hemácias doadas, causando **aglutinação** das hemácias. A aglutinação é uma resposta antígeno-anticorpo, em que ocorre ligação cruzada das hemácias entre si. (Observe que a aglutinação não é o mesmo fenômeno que a coagulação sanguínea.) Quando se formam, esses complexos antígeno-anticorpo ativam as proteínas plasmáticas da família do complemento (descrita na Seção 22.6). Em essência, as moléculas do complemento tornam a membrana plasmática das hemácias doadas permeáveis, causando **hemólise** ou ruptura das hemácias e liberação de hemoglobina no plasma sanguíneo. A hemoglobina liberada pode provocar dano aos rins por meio de obstrução das membranas de filtração. Embora seja uma situação muito rara, é possível que os vírus causadores da AIDS e das hepatites B e C sejam transmitidos por transfusão de hemoderivados contaminados.

Considere o que ocorre quando uma pessoa com sangue do tipo A recebe uma transfusão de sangue do tipo B (**Figura 19.12**). O sangue do receptor (tipo A) contém antígenos A

FIGURA 19.11 Antígenos e anticorpos dos tipos sanguíneos ABO.

Os anticorpos no plasma sanguíneo não reagem com os antígenos presentes nos eritrócitos.

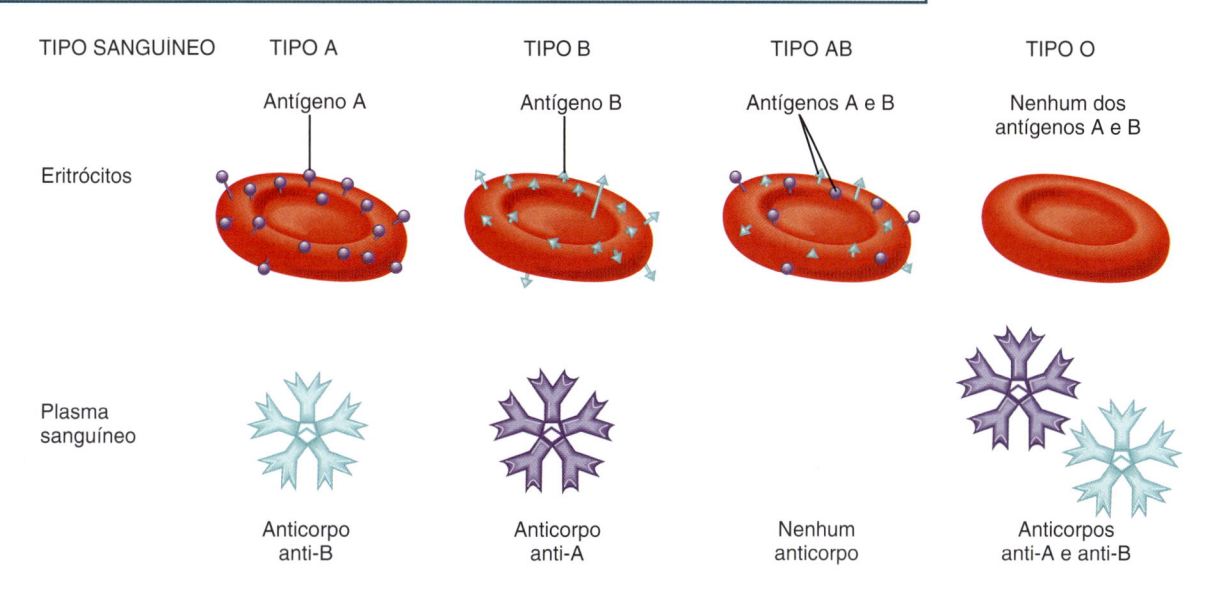

	TIPO A	TIPO B	TIPO AB	TIPO O
Eritrócitos	Antígeno A	Antígeno B	Antígenos A e B	Nenhum dos antígenos A e B
Plasma sanguíneo	Anticorpo anti-B	Anticorpo anti-A	Nenhum anticorpo	Anticorpos anti-A e anti-B

? Que anticorpos estão habitualmente presentes no sangue tipo O?

FIGURA 19.12 Exemplo de transfusão de sangue incompatível.

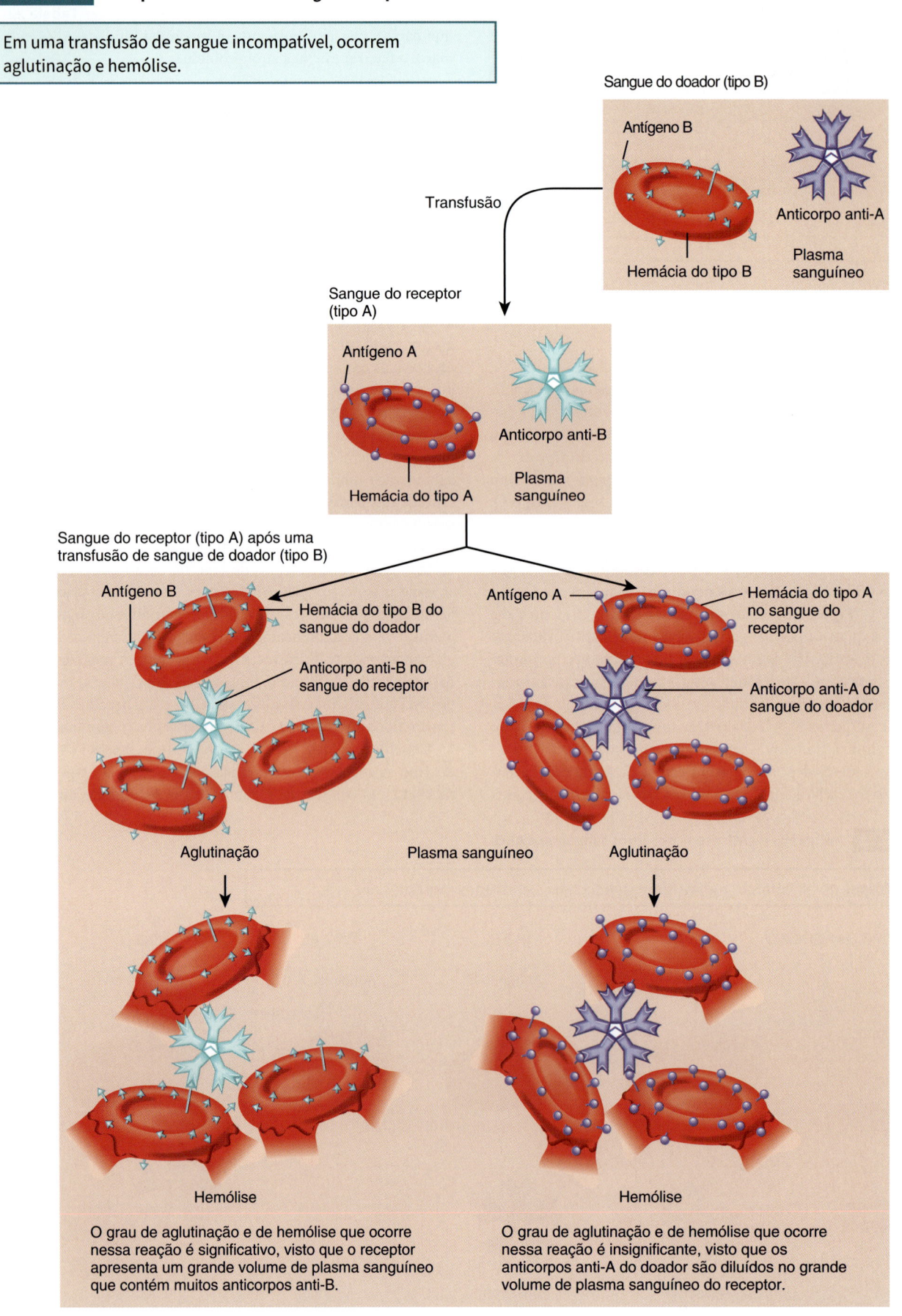

Em uma transfusão de sangue incompatível, ocorrem aglutinação e hemólise.

Sangue do doador (tipo B)
- Antígeno B
- Hemácia do tipo B
- Anticorpo anti-A
- Plasma sanguíneo

Transfusão

Sangue do receptor (tipo A)
- Antígeno A
- Hemácia do tipo A
- Anticorpo anti-B
- Plasma sanguíneo

Sangue do receptor (tipo A) após uma transfusão de sangue de doador (tipo B)

- Antígeno B
- Hemácia do tipo B do sangue do doador
- Anticorpo anti-B no sangue do receptor

- Antígeno A
- Hemácia do tipo A no sangue do receptor
- Anticorpo anti-A do sangue do doador

Aglutinação — Plasma sanguíneo — Aglutinação

Hemólise

Hemólise

O grau de aglutinação e de hemólise que ocorre nessa reação é significativo, visto que o receptor apresenta um grande volume de plasma sanguíneo que contém muitos anticorpos anti-B.

O grau de aglutinação e de hemólise que ocorre nessa reação é insignificante, visto que os anticorpos anti-A do doador são diluídos no grande volume de plasma sanguíneo do receptor.

? Qual é a diferença entre aglutinação e hemólise?

nas hemácias e anticorpos anti-B no plasma sanguíneo. O sangue do doador (tipo B) contém antígenos B e anticorpos anti-A. Nessa situação, podem ocorrer dois eventos. Em primeiro ligar, os anticorpos anti-B no plasma sanguíneo do receptor podem ligar-se aos antígenos B presentes nas hemácias do doador, causando aglutinação e hemólise das hemácias. Em segundo lugar, os anticorpos anti-A no plasma sanguíneo do doador podem ligar-se aos antígenos A existentes nas hemácias do receptor, resultando em uma reação menos grave, visto que os anticorpos anti-A do doador tornam-se tão diluídos no plasma do receptor que eles não causam aglutinação significativa nem hemólise das hemácias do receptor.

As pessoas com sangue do tipo AB não têm anticorpos anti-A nem anti-B no plasma sanguíneo. Algumas vezes, são denominadas *receptores universais,* visto que, teoricamente, podem receber sangue de doadores de todos os quatro tipos de sangue. Essas pessoas não têm anticorpos para atacar os antígenos presentes nas hemácias doadas. As pessoas com sangue do tipo O não têm antígenos A nem B em suas hemácias e, algumas vezes, são denominadas *doadores universais,* visto que, teoricamente, podem doar sangue para todos os quatro tipos de sangue ABO. As pessoas do tipo O que necessitam de sangue só podem receber sangue do tipo O (**Tabela 19.6**). Na prática, o uso dos termos receptor universal e doador universal é enganoso e perigoso. O sangue contém outros antígenos e anticorpos além daqueles associados ao sistema ABO, que podem causar problemas transfusionais. Por conseguinte, o sangue deve ser cuidadosamente tipado ou rastreado antes de uma transfusão. Em cerca de 80% da população, antígenos solúveis do tipo ABO aparecem na saliva e em outros líquidos corporais; nesses casos, é possível identificar o tipo sanguíneo a partir de uma amostra de saliva.

Grupo sanguíneo Rh

O **grupo sanguíneo Rh** é assim denominado pelo fato de que o antígeno foi descoberto no sangue do macaco *rhesus*. Os alelos de três genes podem codificar o antígeno Rh, que é uma proteína. Os indivíduos cujas hemácias possuem antígenos Rh são designados como Rh^+ (Rh positivos); aqueles que não têm antígenos Rh são designados como Rh^- (Rh negativos) (**Figura 19.13**). A

Tabela 19.5 mostra a incidência do Rh^+ (e, por omissão, Rh^-) em várias populações. Normalmente, o plasma sanguíneo não contém anticorpos anti-Rh. Entretanto, se uma pessoa Rh^- receber uma transfusão de sangue Rh^+, o sistema imune começa a produzir anticorpos anti-Rh que permanecem no sangue. Se uma segunda transfusão de sangue Rh^+ for administrada posteriormente, os anticorpos anti-Rh previamente formados provocarão aglutinação e hemólise das hemácias do sangue doado, podendo ocorrer uma reação grave.

Tipagem e prova cruzada do sangue para a transfusão

Para evitar incompatibilidade sanguínea, os técnicos de laboratório realizam a tipagem do sangue do paciente e, em seguida, efetuam uma prova cruzada com o sangue do potencial doador ou procedem ao seu rastreamento para a presença de anticorpos. No procedimento para tipagem sanguínea ABO, gotas de sangue são misturadas com diferentes *antissoros,* que são soluções que contêm anticorpos (**Figura 19.15**). Uma gota de sangue é misturada

FIGURA 19.13 Grupo sanguíneo Rh.

No sistema do grupo sanguíneo Rh, os indivíduos cujas hemácias apresentam antígenos Rh são classificados como Rh^+; aqueles que não têm o antígeno são Rh^-.

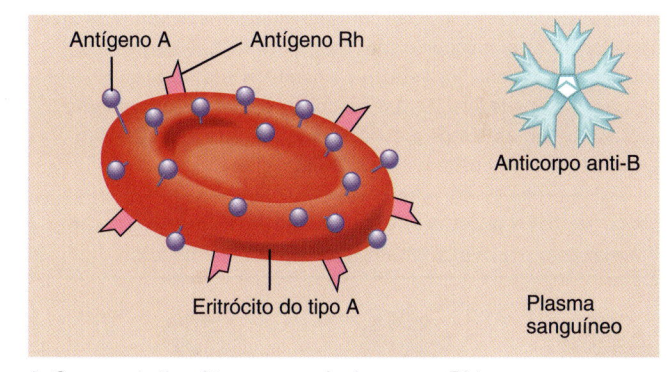

A. Sangue do tipo A^+, um exemplo de sangue Rh^+

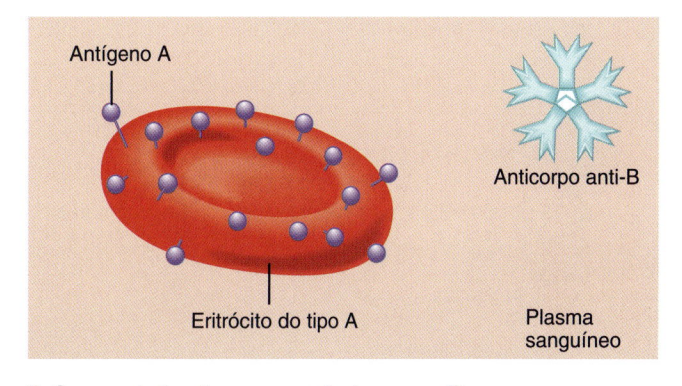

B. Sangue do tipo A^-, um exemplo de sangue Rh^-

? Qual é a origem do nome "antígeno Rh"?

TABELA 19.6	Resumo das interações do grupo sanguíneo ABO.			
	Tipo de sangue			
Característica	**A**	**B**	**AB**	**O**
Aglutinogênio (antígeno) nas hemácias	A	B	A e B	Nem A nem B
Aglutinina (anticorpo) no plasma sanguíneo	Anti-B	Anti-A	Nem anti-A nem anti-B	Anti-A e anti-B
Tipos de sangue compatíveis (sem hemólise)	A, O	B, O	A, B, AB, O	O
Tipos de sangue incompatíveis (hemólise)	B, AB	A, AB	–	A, B, AB

Correlação clínica

Doença hemolítica do recém-nascido

O problema mais comum relacionado com a incompatibilidade Rh, a **doença hemolítica do recém-nascido (DHRN)**, pode surgir durante a gravidez (**Figura 19.14**). Normalmente, não ocorre nenhum contato direto entre o sangue materno e o sangue fetal durante a gestação. Entretanto, se uma pequena quantidade de sangue Rh^+ passar do feto para a placenta e entrar na corrente sanguínea de uma mãe Rh^-, ela começará a produzir anticorpos anti-Rh. Como a maior possibilidade de extravasamento de sangue fetal para a circulação materna ocorre por ocasião do parto, o primeiro filho habitualmente não é afetado. Entretanto, se a mulher engravidar de novo, seus anticorpos anti-Rh podem atravessar a placenta e entrar na corrente sanguínea do feto. Se o feto for Rh^-, não haverá nenhum problema, visto que o sangue Rh^- não possui o antígeno Rh. Entretanto, se o feto for Rh^+, poderão ocorrer aglutinação e hemólise no sangue fetal em decorrência da incompatibilidade materno-fetal.

Pode-se administrar uma injeção de anticorpos anti-Rh, denominada gamaglobulina anti-Rh, para prevenir o desenvolvimento de DHRN. As mulheres Rh^- devem receber gamaglobulina anti-Rh antes do parto e logo depois de cada parto ou aborto. Esses anticorpos ligam-se aos antígenos Rh fetais e os inativam antes que o sistema imune da mãe possa responder aos antígenos estranhos com a produção de seus próprios anticorpos anti-Rh.

FIGURA 19.14 Desenvolvimento da doença hemolítica do recém-nascido (DHRN). **A.** Ao nascimento, uma pequena quantidade de sangue fetal habitualmente atravessa a placenta e entra na corrente sanguínea da mãe. Pode surgir um problema quando a mãe é Rh^-, e o lactente é Rh^+, tendo herdado um alelo para os antígenos Rh do pai. **B.** Com exposição ao antígeno Rh, o sistema imune da mãe responde com a produção de anticorpos anti-Rh. **C.** Durante uma gestação subsequente, os anticorpos maternos atravessam a placenta e entram no sangue fetal. Se o segundo feto for Rh^+, a consequente reação antígeno-anticorpo provocará aglutinação e hemólise das hemácias fetais. O resultado será a DHRN.

> Ocorre DHRN quando anticorpos anti-Rh maternos cruzam a placenta e provocam hemólise dos eritrócitos fetais.

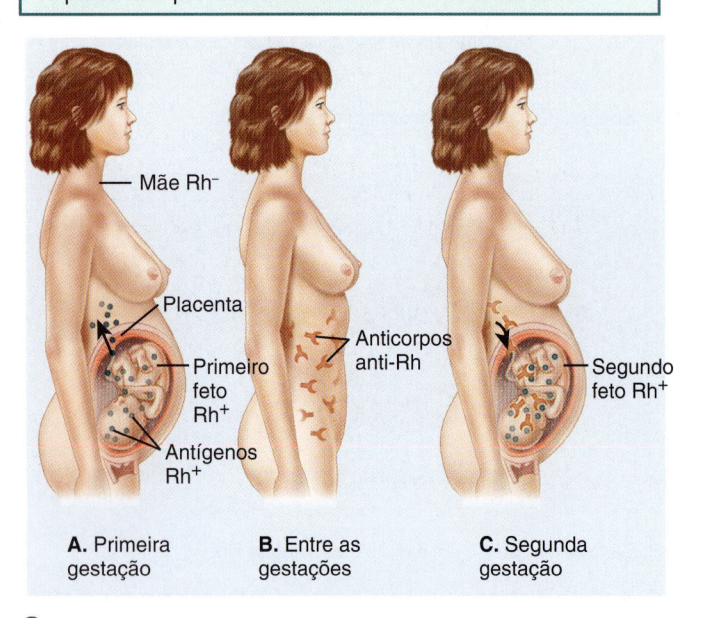

A. Primeira gestação
B. Entre as gestações
C. Segunda gestação

? Por que é improvável que o primeiro filho tenha DHRN?

com soro anti-A, que contém anticorpos anti-A que aglutinam as hemácias que possuem antígenos A. Outra gota é misturada com soro anti-B, que contém anticorpos anti-B que aglutinarão as hemácias que possuem antígenos B. Se houver aglutinação das hemácias apenas quando forem misturadas com soro anti-A, o tipo sanguíneo será A. Se as hemácias aglutinarem apenas quando misturados com soro anti-B, o sangue será de tipo B. O sangue será de tipo AB se houver aglutinação de ambas as gotas; por outro lado, se não ocorrer aglutinação de nenhuma gota, o sangue será de tipo O.

No procedimento para a determinação do fator Rh, uma gota de sangue é misturada com antissoro contendo anticorpos que aglutinarão as hemácias que apresentam antígenos Rh. Se houver aglutinação, o sangue será Rh^+; a ausência de aglutinação indica Rh^-.

FIGURA 19.15 **Tipagem sanguínea ABO**. As áreas nos quadrados mostram a aglutinação das hemácias.

> No procedimento de tipagem sanguínea ABO, o sangue é misturado com soro anti-A e soro anti-B.

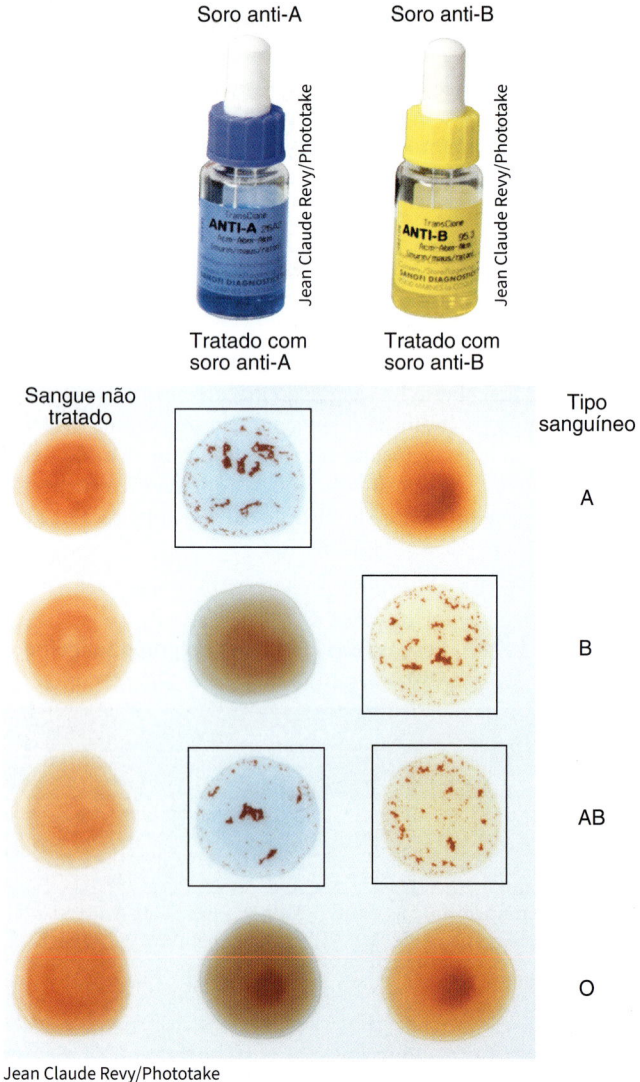

? O que é antissoro?

Uma vez conhecido o tipo sanguíneo do paciente, pode-se selecionar o sangue do doador do mesmo tipo ABO e Rh. Na **prova cruzada**, as hemácias do possível doador são misturadas com o soro do receptor. Se não ocorrer aglutinação, significará que o receptor não tem anticorpos que atacarão as hemácias do doador. Como alternativa, pode-se efetuar o rastreamento do soro do receptor com um painel de hemácias que apresentam antígenos que provocam reações transfusionais, de modo a detectar quaisquer anticorpos que possam estar presentes.

> ### Correlação clínica
>
> #### Anticoagulantes
>
> Os pacientes que correm risco aumentado de formar coágulos sanguíneos podem receber anticoagulantes. Exemplos de anticoagulantes são a heparina e a varfarina. A heparina é administrada com frequência durante a hemodiálise e a cirurgia cardíaca a céu aberto. A **varfarina** atua como antagonista da vitamina K e, portanto, bloqueia a síntese de quatro fatores da coagulação. A varfarina atua mais lentamente do que a heparina. Para evitar a coagulação do sangue doado, os bancos de sangue e os laboratórios frequentemente adicionam substâncias que removem o Ca^{2+}; os exemplos são o EDTA (ácido etilenodiaminotetracético) e CPD (citrato fosfato dextrose).

> ### Teste rápido
>
> 23. Que precauções precisam ser tomadas antes da administração de uma transfusão sanguínea?
> 24. O que é hemólise e como ela pode ocorrer após uma transfusão de sangue incompatível?
> 25. Explique as condições que podem causar a doença hemolítica do recém-nascido.

Distúrbios: desequilíbrios homeostáticos

Anemia

A **anemia** é uma condição em que a capacidade de transporte de oxigênio do sangue está reduzida, em decorrência de uma diminuição no número de eritrócitos ou diminuição na quantidade de hemoglobina. Todos os numerosos tipos de anemia caracterizam-se por uma redução do número de eritrócitos ou por uma quantidade diminuída de hemoglobina no sangue. O indivíduo apresenta fadiga e intolerância ao frio, que estão relacionadas com a falta de oxigênio necessário para a produção de ATP e de calor. Além disso, a pele parece pálida, em virtude do baixo conteúdo de hemoglobina de cor vermelha que circula nos vasos sanguíneos da pele. Entre as causas e os tipos mais importantes de anemia, destacam-se os seguintes:

- *A absorção inadequada de ferro, a perda excessiva de ferro, o aumento das necessidades de ferro ou a ingestão insuficiente de ferro* provocam **anemia ferropriva**, o tipo mais comum de anemia. As mulheres correm maior risco de anemia ferropriva, em virtude das perdas de sangue menstrual e aumento das demandas de ferro do feto em crescimento durante a gravidez. As perdas gastrintestinais, como as que ocorrem na presença de neoplasia maligna ou ulceração, também contribuem para esse tipo de anemia

- *A ingestão inadequada de vitamina B_{12} ou de ácido fólico* provoca **anemia megaloblástica**, em que a medula óssea vermelha produz eritrócitos grandes e anormais (megaloblastos). Além disso, pode ser causada por fármacos que alteram a secreção gástrica ou que são utilizados no tratamento do câncer

- *A hematopoese insuficiente*, em decorrência da incapacidade do estômago de produzir o fator intrínseco, que é necessário para a absorção de vitamina B_{12} no intestino delgado, causa **anemia perniciosa**

- *A perda excessiva de eritrócitos* devida à ocorrência de sangramento resultante de grandes feridas, úlceras de estômago ou, especialmente, menstruação intensa resulta em **anemia hemorrágica**

- *As membranas plasmáticas dos eritrócitos sofrem ruptura prematura* na **anemia hemolítica**. A hemoglobina liberada extravasa no plasma sanguíneo e pode provocar dano às unidades de filtração (glomérulos) dos rins. A condição pode resultar de defeitos hereditários, como enzimas eritrocitárias anormais, ou de agentes exógenos, como parasitas, toxinas ou anticorpos de sangue incompatível transfundido

- Ocorre *síntese deficiente de hemoglobina* na **talassemia**, um grupo de anemias hemolíticas hereditárias. Os eritrócitos são pequenos (microcíticos), pálidos (hipocrômicos) e de vida curta. A talassemia ocorre principalmente em populações de países que margeiam o Mar Mediterrâneo

- *A destruição da medula óssea vermelha* resulta em **anemia aplásica**. Essa anemia é causada por toxinas, radiação gama e certos medicamentos que inibem as enzimas necessárias para a hematopoese.

Doença falciforme

Os eritrócitos de um indivíduo com **doença falciforme** (DF) contêm Hb S, um tipo anormal de hemoglobina. A hemoglobina normal do adulto é denominada Hb A. Quando a Hb S libera oxigênio para o líquido intersticial, ocorre formação de longas estruturas rígidas e semelhantes a bastões, que curvam os eritrócitos, criando o formato de uma foice (**Figura 19.16**). Os eritrócitos falciformes sofrem ruptura com facilidade. Embora a eritropoese seja estimulada pela perda dos eritrócitos, ela não consegue acompanhar a velocidade da hemólise. Os sinais e sintomas da doença falciforme são causados pelo afoiçamento dos eritrócitos. Quando os eritrócitos se tornam falciformes, eles se degradam prematuramente (os eritrócitos falciformes morrem em cerca de 10 a 20 dias). Isso leva ao desenvolvimento de anemia, que pode causar dispneia, fadiga, palidez e atraso do crescimento e do desenvolvimento em crianças. A rápida degradação e perda dos eritrócitos também podem causar *icterícia*, que consiste em coloração amarelada dos olhos e da pele. Os eritrócitos falciformes não atravessam com facilidade os vasos sanguíneos e tendem a formar agregados que provocam obstrução dos vasos sanguíneos. Isso priva os órgãos do corpo de oxigênio em quantidade suficiente e provoca dor (p. ex., nos ossos e no abdome); infecções graves; e dano aos órgãos, particularmente nos pulmões, no encéfalo, no baço e nos rins. Outros sintomas de doença falciforme

FIGURA 19.16 Eritrócitos de um indivíduo com doença falciforme.

> Os eritrócitos de um indivíduo com doença falciforme contêm um tipo anormal de hemoglobina.

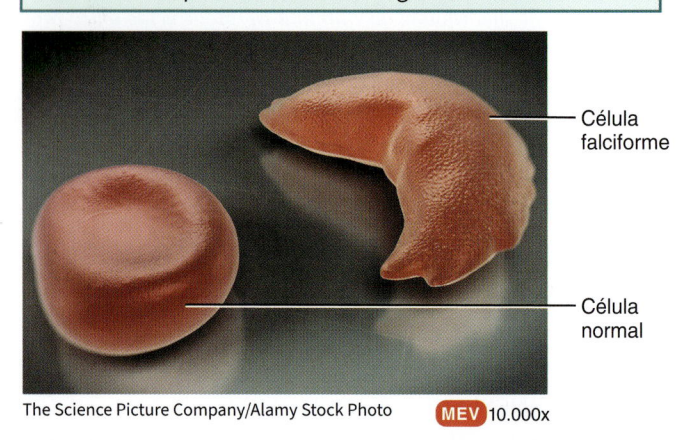

— Célula falciforme
— Célula normal

The Science Picture Company/Alamy Stock Photo   MEV 10.000x

? Quais são alguns dos sinais e sintomas da doença falciforme?

incluem febre, taquicardia, edema e inflamação das mãos e/ou dos pés, úlceras de perna, dano ocular, sede excessiva, poliúria e ereções dolorosas e prolongadas nos homens. Quase todos os indivíduos com DF apresentam episódios dolorosos, que podem ter duração de várias horas a dias. Algumas pessoas apresentam um episódio a intervalos de alguns anos, enquanto outras sofrem vários episódios por ano. Os episódios podem variar de leves até episódios que exigem hospitalização. Qualquer atividade que reduza a quantidade de oxigênio no sangue, como a prática de exercícios vigorosos, pode provocar **crise falciforme** (agravamento da anemia, dor no abdome e nos ossos longos dos membros, febre e dispneia).

A doença falciforme é hereditária. Os indivíduos com dois genes falciformes apresentam anemia grave, enquanto aqueles com apenas um gene defeituoso têm o traço falciforme. Os genes falciformes são encontrados principalmente em populações (ou seus descendentes) que vivem no cinturão da malária ao redor do mundo, incluindo partes da Europa Mediterrânea, África Subsaariana e Ásia tropical. Os genes responsáveis pela tendência dos eritrócitos a sofrer afoiçamento também alteram a permeabilidade das membranas plasmáticas dos eritrócitos falciformes, causando extravasamento de íons potássio. A presença de baixos níveis de potássio mata os parasitas da malária que podem infectar os eritrócitos falciformes. Em virtude desse efeito, um indivíduo com um gene normal e um gene falciforme apresenta uma resistência à malária acima da média. Por conseguinte, o fato de possuir um único gene falciforme confere um benefício de sobrevida.

O tratamento da doença falciforme consiste na administração de analgésicos para aliviar a dor, terapia hídrica para manter a hidratação, oxigênio para reduzir a deficiência de oxigênio, antibióticos para tratar infecções e transfusões de sangue. Os indivíduos que apresentam doença falciforme têm níveis normais de hemoglobina fetal (Hb F), uma forma de hemoglobina ligeiramente diferente, que predomina ao nascimento e que é encontrada em pequenas quantidades depois do nascimento. Em alguns pacientes com doença falciforme, uma substância denominada hidroxiureia promove a transcrição do gene da Hb F normal, eleva os níveis de Hb F e diminui a probabilidade de afoiçamento dos eritrócitos. Infelizmente, essa substância também possui efeitos tóxicos sobre a medula óssea, de modo que a sua segurança para uso a longo prazo é questionável.

Hemofilia

A **hemofilia** é uma deficiência hereditária da coagulação, em que pode ocorrer sangramento de maneira espontânea ou após mínimo traumatismo. Trata-se do distúrbio hemorrágico hereditário mais antigo conhecido; foram encontradas descrições da doença já no início do século II a.C. Em geral, a hemofilia acomete indivíduos do sexo masculino e, algumas vezes, é referida como "a doença real", visto que muitos descendentes da Rainha Vitória, começando com um de seus filhos, foram afetados pela doença. Os diferentes tipos de hemofilia são causados por deficiências de diferentes fatores da coagulação sanguínea e exibem graus variáveis de gravidade, incluindo desde uma tendência hemorrágica leve até uma tendência hemorrágica grave. A hemofilia caracteriza-se por hemorragias subcutâneas e intramusculares espontâneas ou traumáticas, sangramento nasal, hematúria e hemorragias nas articulações, que provocam dor e dano tecidual. O tratamento consiste em transfusões de plasma fresco ou concentrados do fator da coagulação deficiente, de modo a reduzir a tendência ao sangramento. Outro tratamento consiste no uso da desmopressina (DDAVP), um fármaco que pode elevar os níveis dos fatores da coagulação.

Leucemia

O termo **leucemia** refere-se a um grupo de cânceres da medula óssea vermelha, em que leucócitos anormais multiplicam-se de modo descontrolado. O acúmulo de leucócitos cancerosos na medula óssea vermelha interfere na produção de eritrócitos, leucócitos e plaquetas. Em consequência, a capacidade de transporte de oxigênio do sangue diminui, o indivíduo torna-se mais suscetível às infecções, e a coagulação sanguínea é anormal. Na maioria das leucemias, os leucócitos cancerosos propagam-se para os linfonodos, o fígado e o baço, causando aumento de tamanho desses órgãos. Todas as leucemias provocam os sintomas habituais de anemia (fadiga, intolerância ao frio e palidez cutânea). Além disso, podem ocorrer perda de peso, febre, sudorese noturna, sangramento excessivo e infecções recorrentes.

Em geral, as leucemias são classificadas como **agudas** (com rápido desenvolvimento dos sintomas) e **crônicas** (o desenvolvimento dos sintomas pode levar anos). As leucemias também são classificadas com base no tipo de leucócito que se torna maligno. A **leucemia linfoblástica** envolve células derivadas das células-tronco linfoides (linfoblastos) e/ou linfócitos. A **leucemia mieloide** envolve células derivadas das células-tronco mieloides (mieloblastos). Quando se combinam o início dos sintomas com as células envolvidas, são reconhecidos quatro tipos de leucemia:

1. A **leucemia linfoblástica aguda** (**LLA**) é a leucemia mais comum em crianças, embora os adultos também possam desenvolvê-la.
2. A **leucemia mieloide aguda** (**LMA**) afeta tanto crianças quanto adultos.
3. A **anemia linfoblástica crônica** (**ALC**) é a leucemia mais comum em adultos, habitualmente em indivíduos com mais de 55 anos de idade.
4. A **leucemia mieloide crônica** (**LMC**) ocorre principalmente em adultos.

A causa da maioria dos tipos de leucemia não é conhecida. Entretanto, certos fatores de risco foram implicados, incluindo exposição à radiação ou à quimioterapia para outros tipos de câncer, fatores genéticos (alguns distúrbios genéticos, como a síndrome de Down), fatores ambientais (tabagismo e benzeno) e micróbios, como o vírus da leucemia-linfoma de células T humanas 1 (HTLV-1) e o vírus Epstein-Barr.

As opções de tratamento incluem quimioterapia, radioterapia, transplante de células-tronco, interferona, anticorpos e transfusão de sangue.

Terminologia técnica

Banco de sangue. Instituição que coleta e armazena um suprimento de sangue para uso futuro pelo doador ou por outras pessoas. Como os bancos de sangue exercem outras funções diversas (imuno-hematologia, trabalho de referência, educação médica continuada, armazenamento de osso e tecido e consulta clínica), eles são mais apropriadamente designados como **centros de medicina transfusional**.

Cianose. Alteração da pele com coloração ligeiramente azulada/púrpura escura, observada com mais facilidade nos leitos ungueais e nas túnicas mucosas, devida a um aumento da quantidade de hemoglobina não combinada com o oxigênio no sangue sistêmico.

Flebotomista. Técnico especializado na coleta de sangue.

Gamaglobulina. Solução de imunoglobulinas do sangue, que consiste em anticorpos que reagem contra patógenos específicos, como vírus. É preparada por meio da injeção do vírus específico em animais, retirada do sangue desses animais após o acúmulo de anticorpos, isolamento dos anticorpos e a sua injeção em um ser humano para proporcionar imunidade em curto prazo.

Hemocromatose. Distúrbio do metabolismo do ferro, caracterizado pela absorção excessiva de ferro ingerido e por seus depósitos excessivos nos tecidos (particularmente no fígado, coração, hipófise, gônadas e pâncreas), que resultam em coloração bronzeada da pele, cirrose, diabetes melito e anormalidades ósseas e articulares.

Hemodiluição normovolêmica aguda. Remoção de sangue imediatamente antes da cirurgia e sua substituição por uma solução acelular para manter um volume de sangue suficiente para a circulação adequada. No final da cirurgia, uma vez controlado o sangramento, o sangue coletado é devolvido ao corpo.

Hemorragia. Perda de uma grande quantidade de sangue; pode ser interna (dos vasos sanguíneos para dentro dos tecidos) ou externa (dos vasos sanguíneos diretamente para a superfície do corpo).

Icterícia. Coloração amarelada anormal da esclera dos olhos, da pele e das túnicas mucosas, devida ao excesso de bilirrubina (pigmento amarelo alaranjado) no sangue. As três principais categorias de icterícia são a *icterícia pré-hepática*, em decorrência da produção excessiva de bilirrubina; a *icterícia hepática*, que se caracteriza pelo processamento anormal da bilirrubina pelo fígado em decorrência de doença hepática congênita, cirrose (formação de tecido cicatricial) hepática ou hepatite (inflamação do fígado); e a *icterícia extra(pós)-hepática*, devida ao bloqueio da drenagem de bile por cálculos biliares ou câncer de intestino ou de pâncreas.

Sangue total. Sangue que contém todos os elementos figurados, plasma e solutos do plasma em concentrações naturais.

Septicemia. Presença de toxinas ou bactérias causadoras de doença no sangue.

Transfusão pré-operatória autóloga. Doação de sangue da própria pessoa; pode ser realizada até 6 semanas antes de uma cirurgia eletiva. Também denominada **pré-doação**. Esse procedimento elimina o risco de incompatibilidade e de doenças transmitidas pelo sangue.

Trombocitopenia. Contagem muito baixa de plaquetas, que resulta em tendência ao sangramento dos capilares.

Venissecção. Incisão de uma veia para a retirada de sangue. Embora a **flebotomia** seja sinônimo de venissecção, na prática clínica, a flebotomia refere-se à sangria terapêutica, como a remoção de um certo volume de sangue para diminuir a viscosidade em um paciente com policitemia.

Revisão do capítulo

Conceitos essenciais

Introdução

1. O sistema circulatório consiste em sangue, coração e vasos sanguíneos.

2. O sangue é um tecido conjuntivo líquido, que consiste em células e fragmentos celulares circundados por uma matriz extracelular líquida (plasma sanguíneo).

19.1 Funções e propriedades do sangue

1. O sangue transporta oxigênio, dióxido de carbono, nutrientes, escórias metabólicas e hormônios.

2. O sangue ajuda a regular o pH, a temperatura corporal e o conteúdo de água das células.

3. Fornece proteção por meio da coagulação e do combate a toxinas e micróbios pelos leucócitos fagocíticos ou proteínas plasmáticas especializadas.

4. As características físicas do sangue incluem viscosidade maior que a da água, temperatura de 38°C e pH de 7,35 a 7,45.

5. O sangue constitui cerca de 8% do peso corporal, e o seu volume varia de 4 a 6 ℓ nos adultos.

6. O sangue é composto por cerca de 55% de plasma sanguíneo e 45% de elementos figurados.

7. O hematócrito é a porcentagem do volume de sangue total ocupada pelos eritrócitos.

8. O plasma sanguíneo consiste em 91,5% de água e 8,5% de solutos. Os principais solutos incluem proteínas plasmáticas (albuminas, globulinas, fibrinogênio), nutrientes, vitaminas, hormônios, gases respiratórios, eletrólitos e escórias metabólicas.

9. Os elementos figurados do sangue incluem os eritrócitos (hemácias), os leucócitos e as plaquetas.

19.2 Formação das células sanguíneas

1. A hematopoese refere-se à formação das células sanguíneas a partir de células-tronco pluripotentes na medula óssea vermelha.

2. As células-tronco mieloides formam os eritrócitos, as plaquetas, os granulócitos e os monócitos. As células-tronco linfoides dão origem aos linfócitos.

3. Vários fatores de crescimento hematopoéticos estimulam a diferenciação e a proliferação das diversas células sanguíneas.

19.3 Eritrócitos (hemácias)

1. Os eritrócitos maduros são discos bicôncavos que carecem de núcleo e que contêm hemoglobina.

2. A função da hemoglobina nos eritrócitos consiste em transportar o oxigênio e parte do dióxido de carbono.

3. Os eritrócitos vivem cerca de 120 dias. Um homem saudável apresenta cerca de 5,4 milhões de eritrócitos/$\mu\ell$ de sangue; uma mulher saudável tem cerca de 4,8 milhões/$\mu\ell$.

4. Após a fagocitose dos eritrócitos envelhecidos por macrófagos, a hemoglobina é reciclada.

5. A formação dos eritrócitos, denominada eritropoese, ocorre na medula óssea vermelha adulta de determinados ossos. É estimulada pela hipoxia, que induz a liberação de eritropoetina pelos rins.

6. A contagem de reticulócitos é um exame complementar que indica a taxa de eritropoese.

19.4 Leucócitos

1. Os leucócitos são células nucleadas. Os dois tipos principais são os granulócitos (neutrófilos, eosinófilos e basófilos) e os agranulócitos (linfócitos e monócitos).

2. A função geral dos leucócitos consiste em combater a inflamação e a infecção. Os neutrófilos e os macrófagos (que se desenvolvem a partir dos monócitos) desempenham essa função por meio da fagocitose.

3. Os eosinófilos combatem os efeitos da histamina nas reações alérgicas, fagocitam complexos antígeno-anticorpo e combatem helmintos parasitas. Os basófilos liberam heparina, histamina e serotonina nas reações alérgicas, que intensificam a resposta inflamatória.

4. Os linfócitos B, em resposta à presença de substâncias estranhas denominadas antígenos, diferenciam-se em plasmócitos que produzem anticorpos. Os anticorpos ligam-se aos antígenos e os tornam inócuos. Essa resposta antígeno-anticorpo combate as infecções e confere imunidade. Os linfócitos T destroem diretamente os invasores estranhos. As células *natural killer* atacam os micróbios infecciosos e as células tumorais.

5. Com exceção dos linfócitos, que podem viver por vários anos, os leucócitos habitualmente vivem durante apenas algumas horas ou alguns dias. O sangue normal contém 5.000 a 10.000 leucócitos/$\mu\ell$.

19.5 Plaquetas

1. As plaquetas são fragmentos celulares em forma de disco, que se desprendem dos megacariócitos. O sangue normal contém 150.000 a 400.000 plaquetas/$\mu\ell$.

2. As plaquetas ajudam a interromper a perda de sangue de vasos sanguíneos danificados por meio da formação de um tampão plaquetário.

19.6 Transplantes de células-tronco da medula óssea e do sangue do cordão umbilical

1. Os transplantes de medula óssea envolvem a remoção de medula óssea vermelha da crista ilíaca como fonte de células-tronco.

2. No transplante de sangue do cordão umbilical, as células-tronco da placenta são removidas do cordão umbilical.

3. Os transplantes de sangue do cordão umbilical apresentam várias vantagens em relação aos transplantes de medula óssea.

19.7 Hemostase

1. A hemostase refere-se à interrupção do sangramento.

2. A hemostase envolve espasmo vascular, formação de tampão plaquetário e coagulação sanguínea.

3. No espasmo vascular, o músculo liso da parede do vaso sanguíneo sofre contração, o que retarda a perda de sangue.

4. A formação do tampão plaquetário envolve a agregação de plaquetas para interromper o sangramento.

5. Um coágulo é uma rede de fibras proteicas (fibrina) insolúveis, na qual ficam retidos os elementos figurados do sangue.

6. As substâncias químicas envolvidas na coagulação são conhecidas como fatores da coagulação.

7. A coagulação sanguínea envolve uma cascata de reações, que pode ser dividida em três estágios: a formação de protrombinase, a conversão da protrombina em trombina e a conversão do fibrinogênio solúvel em fibrina insolúvel.

8. A coagulação é iniciada pela interação das vias extrínseca e intrínseca da coagulação sanguínea.

9. A coagulação normal exige a presença de vitamina K e é seguida de retração do coágulo e, por fim, fibrinólise (dissolução do coágulo).

10. A coagulação em um vaso sanguíneo que não sofreu ruptura é denominada trombose. Um trombo que se desloca de seu local de origem é denominado êmbolo.

19.8 Grupos sanguíneos e tipos sanguíneos

1. Os grupos sanguíneos ABO e Rh são geneticamente determinados e baseiam-se em respostas de antígeno-anticorpo.

2. No grupo sanguíneo ABO, a presença ou ausência de antígenos A e B na superfície dos eritrócitos determina o tipo de sangue.

3. No sistema Rh, os indivíduos cujos eritrócitos possuem antígenos Rh são classificados como Rh$^+$; os que não têm o antígeno são Rh$^-$.

4. A doença hemolítica do recém-nascido (DHRN) pode ocorrer quando uma mulher Rh$^-$ está grávida de um feto Rh$^+$.

5. Antes da transfusão de sangue, o sangue do receptor é tipado e, em seguida, submetido à prova cruzada com o sangue do potencial doador ou submetido a rastreamento para a presença de anticorpos.

Questões para avaliação crítica

1. Recentemente, Shilpa tomou antibióticos de amplo espectro para combater uma infecção recorrente da bexiga. Quando estava cortando legumes, ela se cortou e teve dificuldade em interromper o sangramento. De que maneira os antibióticos participaram do sangramento de Shilpa?

2. A Sra. Brown está com insuficiência renal. Os exames de sangue recentes indicaram um hematócrito de 22. Por que o hematócrito dessa paciente está baixo? O que ela pode tomar para elevar o seu hematócrito?

3. Thomas tem hepatite, que está comprometendo a sua função hepática. Que tipos de sintomas ele está apresentando, com base na função, ou funções, do fígado relacionadas com o sangue?

Respostas às questões das figuras

19.1 O volume sanguíneo corresponde a cerca de 8% da massa corporal, ou seja, aproximadamente 5 a 6 ℓ nos homens e 4 a 5 ℓ nas mulheres. Por exemplo, uma pessoa de 70 kg apresenta um volume sanguíneo de 5,6 ℓ (70 kg × 8% × 1 ℓ/kg).

19.2 As plaquetas são fragmentos celulares.

19.3 As células-tronco pluripotentes desenvolvem-se a partir do mesênquima.

19.4 Uma molécula de hemoglobina é capaz de transportar quatro moléculas de O_2 no máximo, com ligação de uma molécula de O_2 a cada grupo heme.

19.5 A transferrina é uma proteína plasmática que transporta o ferro no sangue.

19.6 Ao se mudar para uma grande altitude, o seu hematócrito aumentará, em razão da secreção aumentada de eritropoetina.

19.7 Os linfócitos circulam do sangue para os tecidos e de volta ao sangue. Após sair do sangue, outros leucócitos permanecem nos tecidos até morrer.

19.8 Juntamente com a formação do tampão plaquetário, o espasmo vascular e a coagulação sanguínea contribuem para a hemostase.

19.9 O soro consiste no plasma sanguíneo sem as proteínas de coagulação.

19.10 O resultado do primeiro estágio da coagulação é a formação de protrombinase.

19.11 O sangue de tipo O habitualmente contém anticorpos anti-A e anti-B.

19.12 A aglutinação refere-se ao agrupamento de eritrócitos, devido à ligação de anticorpos a antígenos presentes na superfície dos eritrócitos; a hemólise refere-se à lise dos eritrócitos, que habitualmente ocorre quando os complexos antígeno-anticorpo ativam a via do complemento.

19.13 O antígeno Rh é assim denominado em virtude de sua descoberta no macaco *rhesus*.

19.14 Como a mãe tem mais probabilidade de começar a produzir anticorpos anti-Rh após o nascimento do primeiro filho, ele não sofre nenhum dano.

19.15 O antissoro é uma solução que contém anticorpos.

19.16 Alguns sintomas da doença falciforme consistem em anemia, icterícia, dor óssea, dispneia, frequência cardíaca rápida, dor abdominal, febre e fadiga.

CAPÍTULO 20

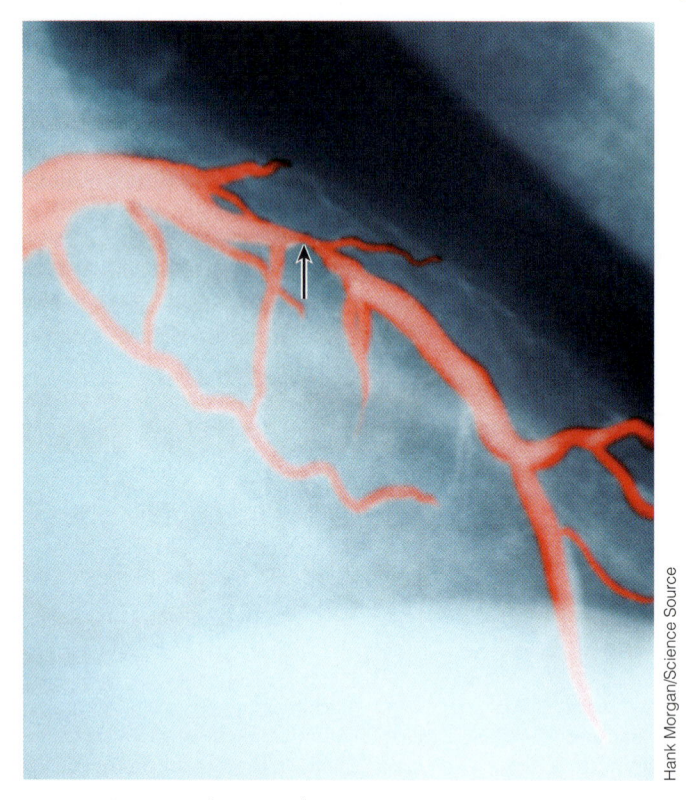

Angiograma de uma artéria coronária estreitada (seta). Consulte *Distúrbios: desequilíbrios homeostáticos, doença da artéria coronária* na Seção 20.8 para descobrir como a doença da artéria coronária se desenvolve e como é tratada.

Sistema Circulatório: Coração

O coração e a homeostasia

> O coração contribui para a homeostasia ao bombear sangue para os tecidos do corpo por meio dos vasos sanguíneos, fornecendo oxigênio e nutrientes, bem como retirando escórias metabólicas.

Como foi mostrado no capítulo anterior, o sistema circulatório é constituído por sangue, coração e vasos sanguíneos. Já foram analisadas a composição e as funções do sangue e, neste capítulo, serão fornecidas mais informações sobre a bomba que impulsiona o sangue por todo o corpo – o coração. Para o sangue chegar às células corporais e trocar material com elas, é preciso que seja bombeado continuamente pelo coração via vasos sanguíneos. O coração contrai ("bate") aproximadamente 100 mil vezes a cada dia, resultando em aproximadamente 35 milhões de contrações (batimentos) por ano e cerca de 2,5 bilhões de contrações durante o período de vida médio de um ser humano. O lado esquerdo do coração bombeia sangue para cerca de 100 mil km de vasos sanguíneos, o equivalente a percorrer a linha do Equador três vezes. O lado direito, por sua vez, bombeia sangue para os pulmões, o que possibilita a captação de oxigênio e a liberação de dióxido de carbono. Mesmo durante o sono, o coração de um ser humano bombeia 30 vezes seu peso a cada minuto, resultando em aproximadamente 5 ℓ de sangue para os pulmões e o mesmo volume para o resto do corpo. O coração de um ser humano, portanto, bombeia mais de 14 mil ℓ de sangue em 1 dia ou 5 milhões de ℓ/ano. Todavia, como o ser humano não pode passar a maior parte do tempo dormindo, o órgão bombeia mais vigorosamente durante os períodos de atividade física. Assim, o volume sanguíneo real bombeado pelo coração em um único dia é muito maior que essas estimativas. Neste capítulo, são exploradas a estrutura do coração e suas propriedades singulares que possibilitam o bombeamento contínuo de sangue sem períodos de repouso.

CAPÍTULO 20 Sistema Circulatório: Coração

20.1 Anatomia do coração

OBJETIVOS

- **Descrever** a localização do coração
- **Descrever** a estrutura do pericárdio e da parede do coração
- **Discutir** a anatomia externa e a anatomia interna das câmaras cardíacas
- **Relacionar** a espessura das câmaras cardíacas com suas funções.

Localização do coração

O estudo científico do coração normal e das doenças associadas ao órgão é denominado **cardiologia**.

O coração, embora seja muito potente, é relativamente pequeno, aproximadamente do mesmo tamanho (mas não do mesmo formato) de um punho cerrado; tem aproximadamente 12 cm em seu eixo longo, 9 cm de largura no maior ponto e 6 cm de profundidade (no sentido anterior para posterior), com uma massa média de 250 g em mulheres adultas e 300 g em homens adultos. O coração repousa sobre o diafragma, próximo ao plano mediano da cavidade torácica. É preciso lembrar que o plano mediano é um plano vertical imaginário que divide o corpo humano em lados direito e esquerdo que são desiguais. O coração está localizado no **mediastino**, uma região anatômica que se estende desde o esterno até a coluna vertebral, desde a primeira costela até o diafragma e entre os pulmões (**Figura 20.1 A**). Cerca de dois terços da massa do coração estão localizados à esquerda do plano mediano do corpo (**Figura 20.1 B**). É possível visualizar o coração como um cone deitado de lado. O **ápice** é formado pela extremidade do ventrículo esquerdo (uma câmara inferior do coração) e repousa sobre o diafragma; está direcionado anteriormente, inferiormente e para a esquerda. Sua **base** está em posição oposta ao ápice e é sua face posterior; é formada pelos átrios (câmaras superiores do coração), principalmente o átrio esquerdo (ver **Figura 20.3 C**).

FIGURA 20.1 Posição do coração e das estruturas associadas no mediastino. **A.** Vista inferior de corte transversal da cavidade torácica mostrando o coração no mediastino. **B.** Vista anterior do coração na cavidade torácica. As posições do coração e das estruturas associadas no mediastino são indicadas por contorno tracejado.

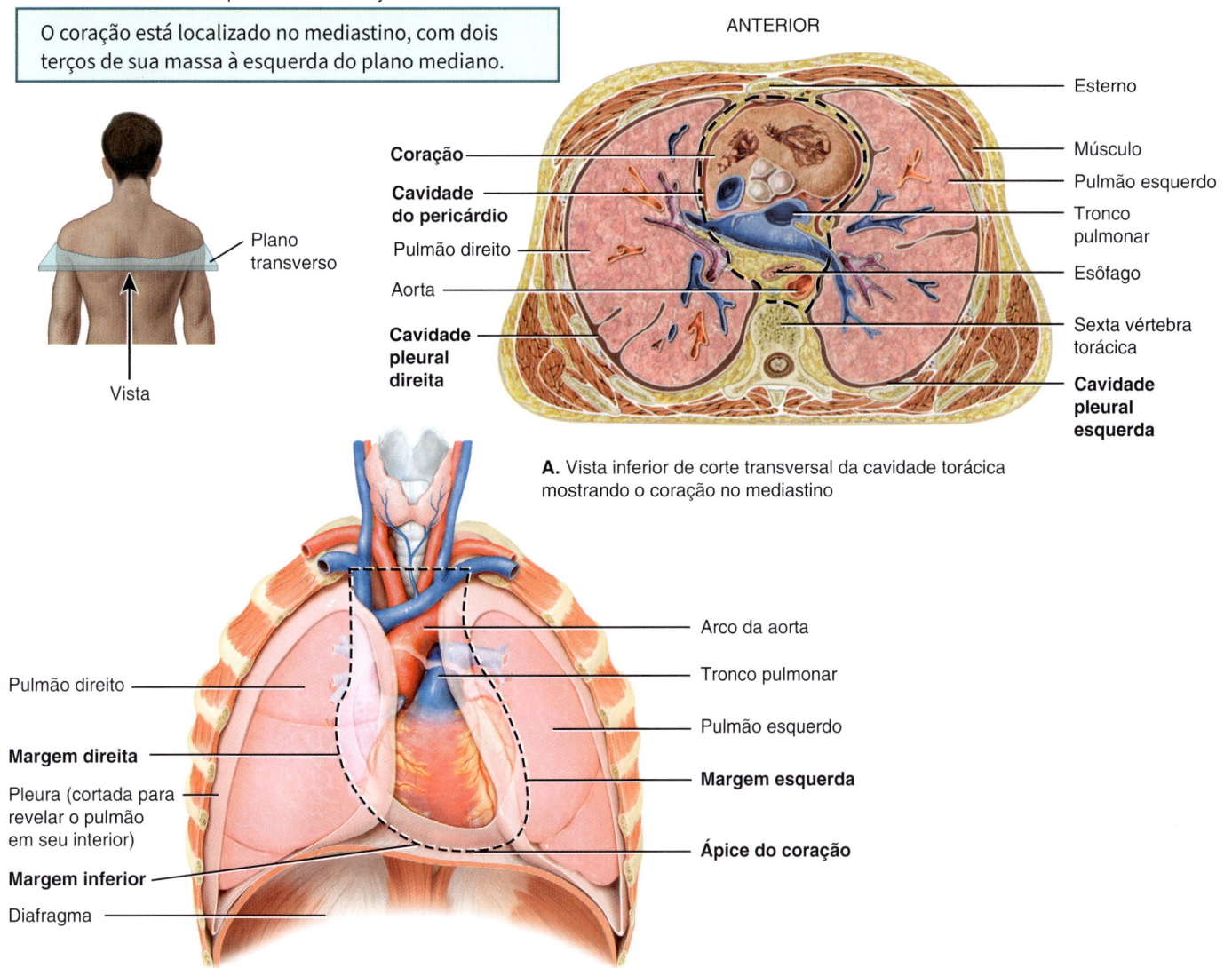

O coração está localizado no mediastino, com dois terços de sua massa à esquerda do plano mediano.

A. Vista inferior de corte transversal da cavidade torácica mostrando o coração no mediastino

B. Vista anterior do coração na cavidade torácica

? O que é o mediastino?

Além do ápice e da base, o coração apresenta várias faces e margens. A **face anterior** está localizada profundamente em relação ao esterno e às costelas. A **face inferior** é a parte do coração entre o ápice e a margem direita e repousa principalmente sobre o diafragma (ver **Figura 20.1 B**). A **margem direita** está voltada para o pulmão direito e se estende desde a face inferior até a base. A **margem esquerda** está voltada para o pulmão esquerdo e se estende desde a base até o ápice.

Pericárdio

A membrana que circunda e protege o coração é o **pericárdio**, o qual mantém o coração em sua posição no mediastino, embora possibilite liberdade de movimento suficiente para a contração cardíaca vigorosa e rápida. O pericárdio é constituído de duas partes principais: (1) o pericárdio fibroso e o (2) pericárdio seroso (**Figura 20.2 A**). O **pericárdio fibroso** superficial é constituído de tecido conjuntivo denso não modelado e inelástico; assemelha-se a uma bolsa que repousa sobre o diafragma e está conectado a ele; sua extremidade aberta está fusionada com os tecidos conjuntivos dos vasos sanguíneos que penetram e saem do coração. O pericárdio fibroso impede a distensão excessiva do coração, além de proteger e ancorar o coração no mediastino. O pericárdio fibroso próximo ao ápice do coração está parcialmente fusionado com o tendão central do diafragma e, portanto, o movimento do diafragma, como na respiração profunda, facilita o movimento do sangue no coração.

FIGURA 20.2 Pericárdio e a parede do coração.

O pericárdio é uma estrutura sacular com três camadas que circunda e protege o coração.

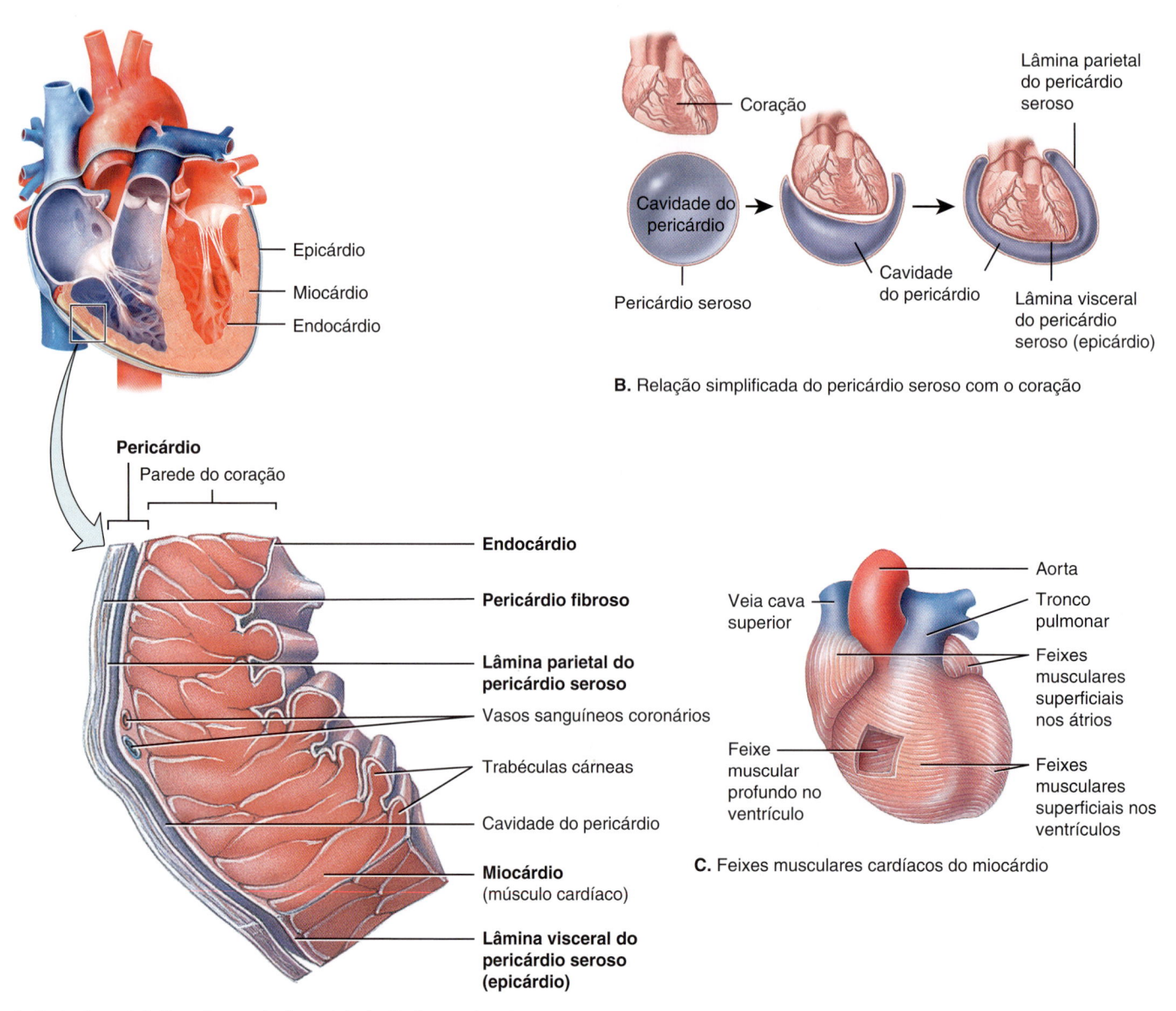

A. Parte do pericárdio e da parede do ventrículo direito, mostrando as divisões do pericárdio e as camadas da parede do coração

B. Relação simplificada do pericárdio seroso com o coração

C. Feixes musculares cardíacos do miocárdio

? Qual lâmina do pericárdio e da parede do coração?

> ## ⚕ Correlação clínica
>
> ### Reanimação cardiopulmonar
>
> A expressão **reanimação cardiopulmonar (RCP)** descreve um procedimento de emergência para restabelecer a frequência cardíaca e a frequência respiratória normais. Na RCP padrão é utilizada uma combinação de compressão torácica e ventilação artificial dos pulmões por meio de respiração boca a boca. Durante muitos anos foi usado o acrônimo ABC (*airways* [vias respiratórias], *breathing* [ventilação], *chest compression* [compressão torácica]) para indicar a sequência a ser seguida durante a RCP. Todavia, recentemente foi feita uma revisão e ABC passou a ser CAB (*chest compression* [compressão torácica], *airways* [vias respiratórias] e *breathing* [ventilação]) para enfatizar a função primordial da compressão torácica. Como o coração está localizado entre duas estruturas rígidas, o esterno e a coluna vertebral, a compressão torácica pode ser realizada para forçar a saída de sangue do coração para a circulação. Isso consegue manter o fluxo sanguíneo para o encéfalo e para outros órgãos vitais. Quando ocorre a parada cardíaca, a falta de sangue oxigenado para o encéfalo pode provocar lesão encefálica em apenas alguns minutos. Ver Destaques das diretrizes de RCP e ACE de 2020 da American Heart Association no *site* https://cpr.heart.org/-/media/cpr-files/cpr-guidelines-files/highlights/hghlghts_2020ecc-guidelines_portuguese.pdf.

O **pericárdio seroso**, mais profundo, é uma membrana mesotelial mais delgada e mais delicada que forma uma camada dupla em torno do coração (ver **Figura 20.2 A**). A **lâmina parietal, mais externa, do pericárdio seroso** reveste o interior do pericárdio fibroso. A **lâmina visceral do pericárdio seroso**, que também é denominada **epicárdio**, é uma das camadas da parede do coração e está bem aderida à superfície do coração. Entre as lâminas parietal e visceral do pericárdio seroso, existe uma fina película de alguns mililitros de líquido seroso lubrificante. Essa secreção lubrificante das células pericárdicas, conhecida como **líquido pericárdico**, reduz o atrito entre as lâminas do pericárdio seroso durante os movimentos do coração. O espaço que contém os poucos mililitros do líquido pericárdico é denominado **cavidade do pericárdio**.

Camadas da parede do coração

A parede do coração tem três camadas (ver **Figura 20.2 A**): o epicárdio (camada externa), o miocárdio (camada média) e o endocárdio (camada interna). O **epicárdio** é composto de duas camadas teciduais: a *lâmina visceral do pericárdio seroso*, que é fina, transparente e composta de mesotélio, e, sob o mesotélio, uma camada variável de tecido fibroelástico delicado e tecido adiposo. O adiposo predomina e se torna mais espesso sobre as superfícies ventriculares, onde abriga os principais vasos coronários e outros do coração. A quantidade de tecido adiposo varia de uma pessoa para outra, correspondendo à quantidade geral de gordura corporal em um indivíduo e, normalmente, aumenta com a idade. O epicárdio confere uma textura lisa e escorregadia à superfície mais externa do coração. O epicárdio contém vasos sanguíneos, vasos linfáticos e nervos que suprem o miocárdio.

O **miocárdio**, a camada média, é responsável pela ação de bombeamento do coração e é constituído por tecido muscular cardíaco; representa aproximadamente 95% da parede do coração. As fibras musculares (células), como as fibras do tecido muscular esquelético estriado, estão envolvidas por bainhas de tecido conjuntivo (endomísio e perimísio). Além disso, as fibras musculares cardíacas estão organizadas em fascículos que circundam de modo diagonal o coração e geram suas potentes ações de bomba (ver **Figura 20.2 C**). Embora o músculo cardíaco seja estriado como o músculo esquelético, é importante lembrar que ele tem controle involuntário como a musculatura lisa.

> ## ⚕ CORRELAÇÃO CLÍNICA
>
> ### Pericardite
>
> A inflamação do pericárdio é denominada **pericardite**. O tipo mais comum, *pericardite aguda*, instala-se abruptamente e sua etiologia é desconhecida na maioria dos casos, embora ocasionalmente esteja relacionada com infecção viral. Como resultado da irritação do pericárdio, ocorre dor torácica que pode se estender para o ombro e membro superior esquerdos (muitas vezes sendo confundida com infarto agudo do miocárdio) e *atrito pericárdico* (som áspero auscultado com estetoscópio quando a lâmina visceral do pericárdio seroso desliza sobre a lâmina parietal). De modo geral, a pericardite aguda dura aproximadamente 1 semana e é tratada com fármacos que reduzem a inflamação e a dor, como ibuprofeno ou ácido acetilsalicílico (AAS).
>
> A *pericardite crônica* instala-se gradualmente e tem evolução prolongada. Em uma forma dessa condição, existe acúmulo do líquido pericárdico. Se houver acúmulo de grande volume de pericárdio seroso, isso é potencialmente fatal porque o líquido pericárdico comprime o coração, uma condição chamada tamponamento cardíaco. Como resultado da compressão, o enchimento ventricular diminui, o débito cardíaco é reduzido, o retorno venoso para o coração diminui, a pressão arterial cai e a respiração se torna difícil. Na maioria dos casos, a causa da pericardite crônica associada a tamponamento cardíaco não é conhecida, mas algumas vezes resulta de condições como câncer e tuberculose. O tratamento consiste em drenagem do excesso de líquido pericárdico por meio de agulha introduzida na cavidade do pericárdio.

> ## ⚕ CORRELAÇÃO CLÍNICA
>
> ### Miocardite e endocardite
>
> A **miocardite** é uma inflamação do miocárdio que, habitualmente, decorre de uma complicação de uma infecção viral, de febre reumática ou de exposição à radiação ou a determinadas substâncias químicas ou medicamentos. Com frequência, os pacientes com miocardite são assintomáticos. Todavia, se apresentarem sintomas, eles incluem febre, fadiga, dor torácica mal definida, taquicardia, frequência cardíaca irregular, dor articular e dispneia. Normalmente, a miocardite é leve, e a recuperação ocorre em 2 semanas; nos casos graves, porém, pode evoluir para insuficiência cardíaca e morte. O tratamento consiste em evitar esforços físicos vigorosos, dieta hipossódica, monitoramento eletrocardiográfico e manejo da insuficiência cardíaca. A **endocardite**, por sua vez, é a inflamação do endocárdio e, geralmente, envolve as valvas cardíacas. A maioria dos casos de endocardite é causada por bactérias (endocardite bacteriana). Os sinais e sintomas de endocardite incluem febre, sopro cardíaco, taquicardia, frequência cardíaca irregular, fadiga, perda de apetite, sudorese noturna e calafrios. O tratamento consiste em antibióticos administrados por via intravenosa (IV).

O **endocárdio** consiste em uma camada fina de endotélio sobre uma delgada camada de tecido conjuntivo; proporciona um revestimento liso para as câmaras cardíacas e recobre as suas valvas. O revestimento endotelial liso minimiza o atrito superficial enquanto o sangue atravessa o coração. O endocárdio é contínuo com o revestimento endotelial dos grandes vasos sanguíneos conectados com o coração.

Câmaras do coração

O coração tem quatro câmaras que atuam como bombas. As duas câmaras superiores são os **átrios**; e as duas câmaras inferiores, os **ventrículos**. Os dois átrios recebem sangue dos vasos sanguíneos que promovem o retorno venoso, denominados veias, já os ventrículos ejetam o sangue para vasos sanguíneos chamados de artérias. Na superfície anterior de cada átrio existe uma estrutura sacular enrugada chamada **aurícula**, que recebe essa denominação por causa de sua semelhança com a orelha de um cão (**Figura 20.3**); cada aurícula aumenta discretamente a capacidade do átrio de modo que ele consiga suportar um volume maior de sangue. Na superfície do coração também são encontradas várias depressões, denominadas **sulcos**, por onde correm vasos sanguíneos coronários e uma quantidade variável de gordura. Cada *sulco* assinala o limite externo entre duas câmaras cardíacas: o mais profundo, chamado de **sulco coronário**, circunda a maior parte do coração e assinala o limite externo entre os átrios (superiores) e os ventrículos (inferiores); o **sulco interventricular anterior**, por sua vez, é uma escavação pouco profunda na superfície anterior do coração que assinala o limite externo entre os ventrículos direito e esquerdo na face anterior do coração. O sulco interventricular anterior prossegue ao redor da superfície posterior do coração como o **sulco interventricular posterior**, o qual assinala o limite externo entre os ventrículos na face posterior do coração (**Figura 20.3 C**).

Átrio direito. O **átrio direito** forma a margem direita do coração e recebe sangue de três veias: a *veia cava superior* (VCS), a *veia cava inferior* (VCI) e o *seio coronário* (**Figura 20.4 A**). É importante destacar que as veias sempre levam sangue para o coração. O átrio direito tem uma espessura média de aproximadamente 2 a 3 mm. As paredes anterior e posterior do átrio direito são muito diferentes: a face interna da parede posterior é lisa, ao passo que a face interna da parede anterior é áspera em decorrência de cristas musculares denominadas **músculos pectíneos**, que também se estendem para a aurícula (**Figura 20.4 B**). Entre o átrio direito e o átrio esquerdo existe uma delicada estrutura, o **septo interatrial**. Uma característica proeminente desse septo é uma depressão oval denominada **fossa oval**, o resquício do *forame oval*, uma abertura no septo interatrial do coração fetal que normalmente se fecha

FIGURA 20.3 **Estrutura do coração: características de sua superfície.** Em todo o texto, os vasos sanguíneos pelos quais flui sangue oxigenado (de aspecto vermelho-brilhante) estão coloridos em vermelho, já os vasos pelos quais flui sangue desoxigenado (de aspecto vermelho-escuro) estão coloridos em azul.

Sulcos são depressões que contêm vasos sanguíneos e gordura e que assinalam os limites externos entre as várias câmaras cardíacas.

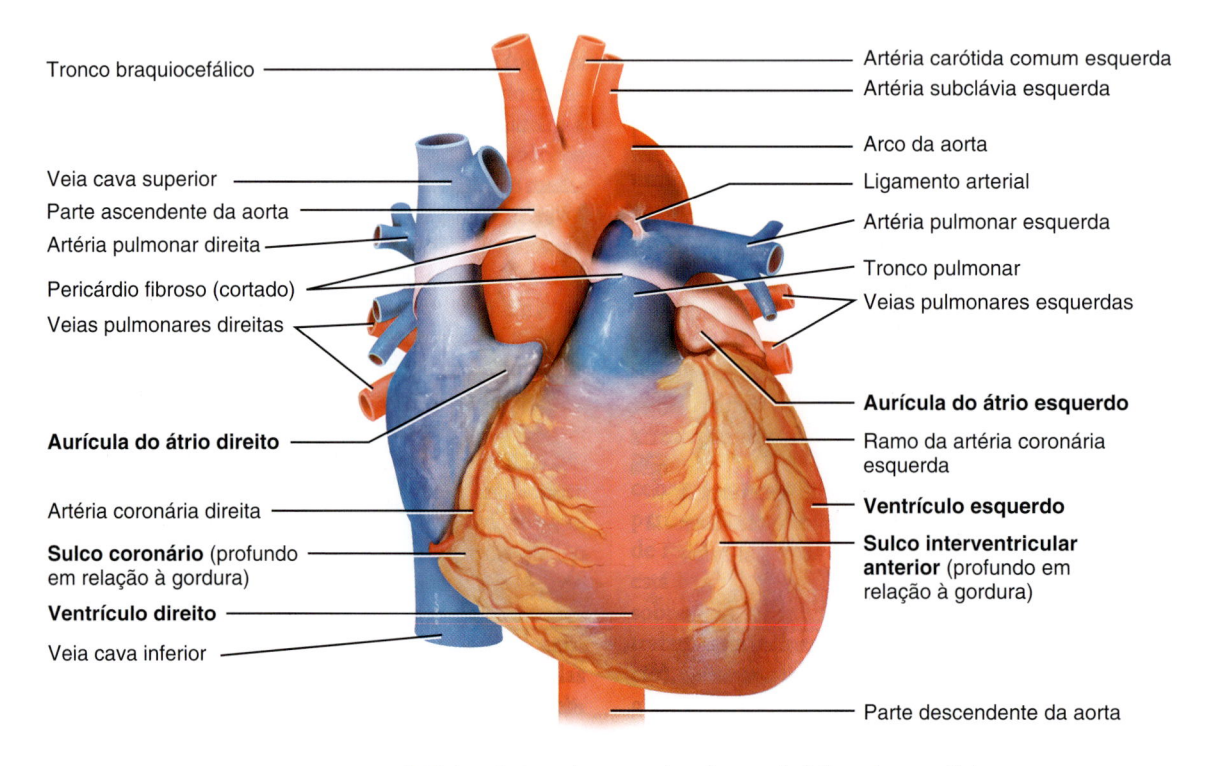

A. Vista anterior externa mostrando características da superfície

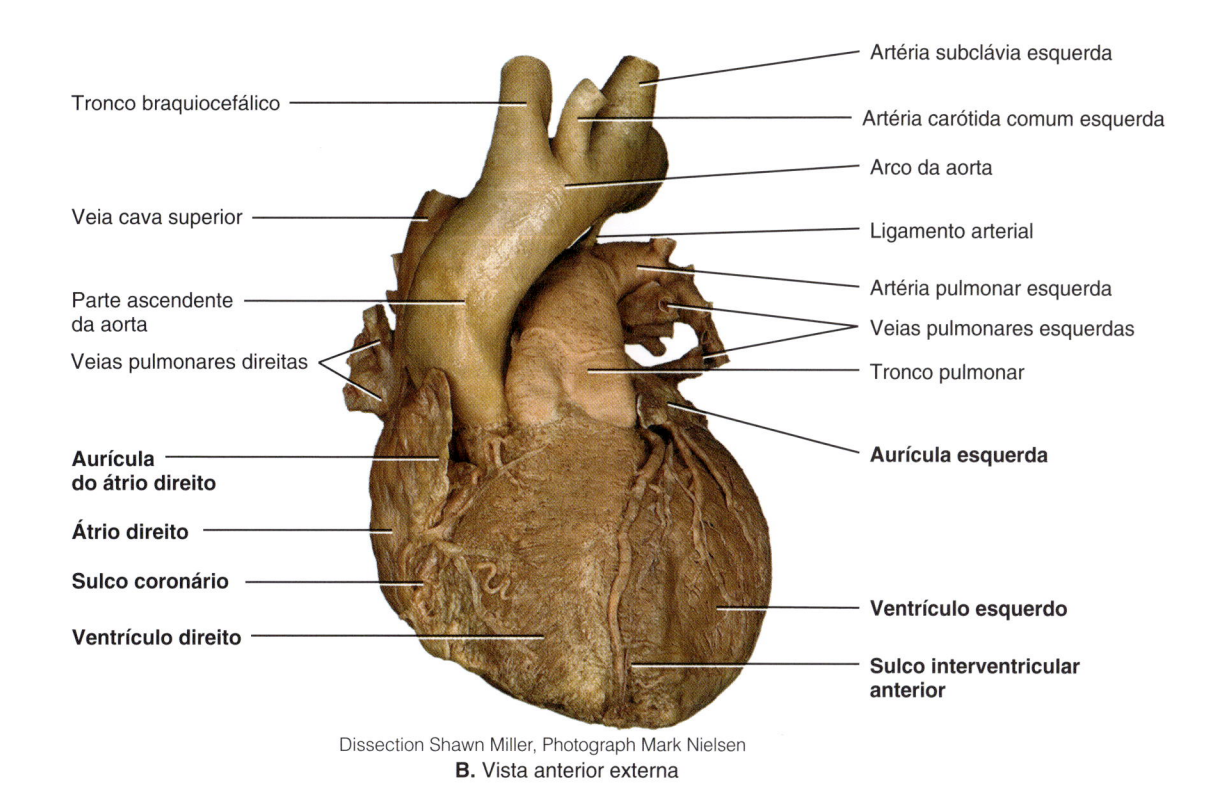

CAPÍTULO 20 Sistema Circulatório: Coração

- Tronco braquiocefálico
- Veia cava superior
- Parte ascendente da aorta
- Veias pulmonares direitas
- **Aurícula do átrio direito**
- **Átrio direito**
- **Sulco coronário**
- **Ventrículo direito**
- Artéria subclávia esquerda
- Artéria carótida comum esquerda
- Arco da aorta
- Ligamento arterial
- Artéria pulmonar esquerda
- Veias pulmonares esquerdas
- Tronco pulmonar
- **Aurícula esquerda**
- **Ventrículo esquerdo**
- **Sulco interventricular anterior**

Dissection Shawn Miller, Photograph Mark Nielsen
B. Vista anterior externa

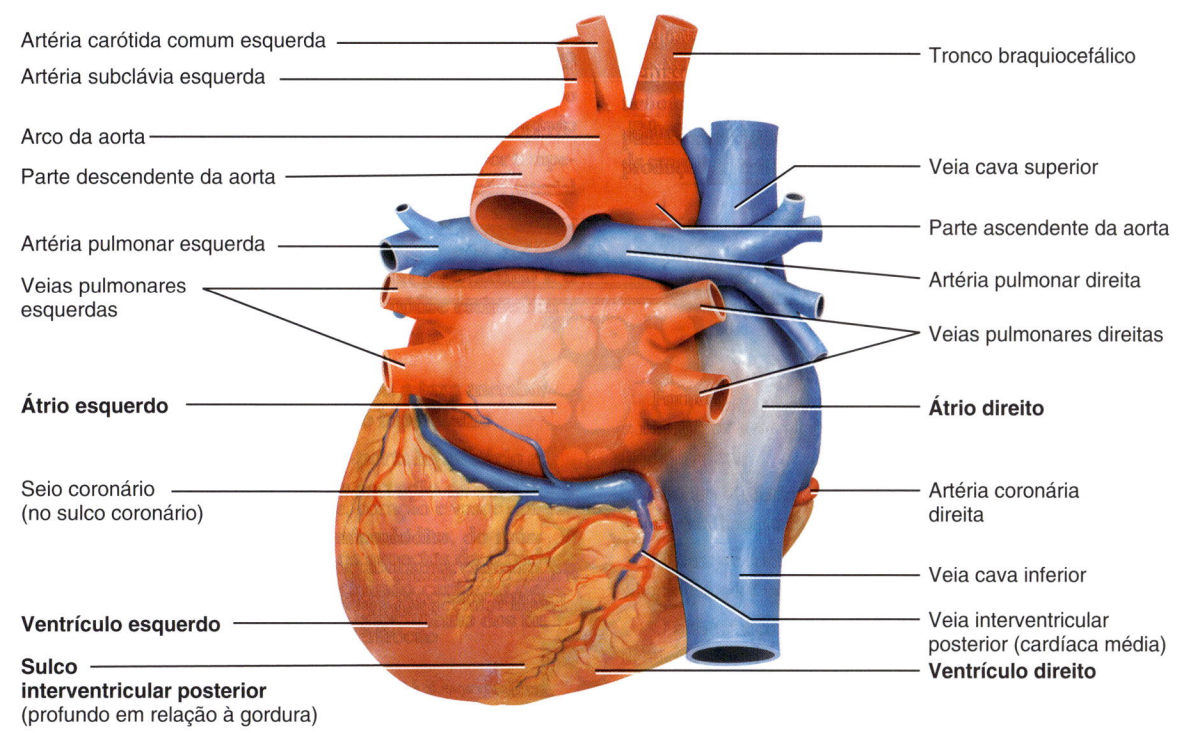

- Artéria carótida comum esquerda
- Artéria subclávia esquerda
- Arco da aorta
- Parte descendente da aorta
- Artéria pulmonar esquerda
- Veias pulmonares esquerdas
- **Átrio esquerdo**
- Seio coronário (no sulco coronário)
- **Ventrículo esquerdo**
- **Sulco interventricular posterior** (profundo em relação à gordura)
- Tronco braquiocefálico
- Veia cava superior
- Parte ascendente da aorta
- Artéria pulmonar direita
- Veias pulmonares direitas
- **Átrio direito**
- Artéria coronária direita
- Veia cava inferior
- Veia interventricular posterior (cardíaca média)
- **Ventrículo direito**

C. Vista posterior externa mostrando características da superfície

? O sulco coronário forma um limite externo entre quais câmaras cardíacas?

FIGURA 20.4 Estrutura do coração: anatomia interna.

O sangue flui para o átrio direito através da veia cava superior, da veia cava inferior e do seio coronário e para o átrio esquerdo através de quatro veias pulmonares.

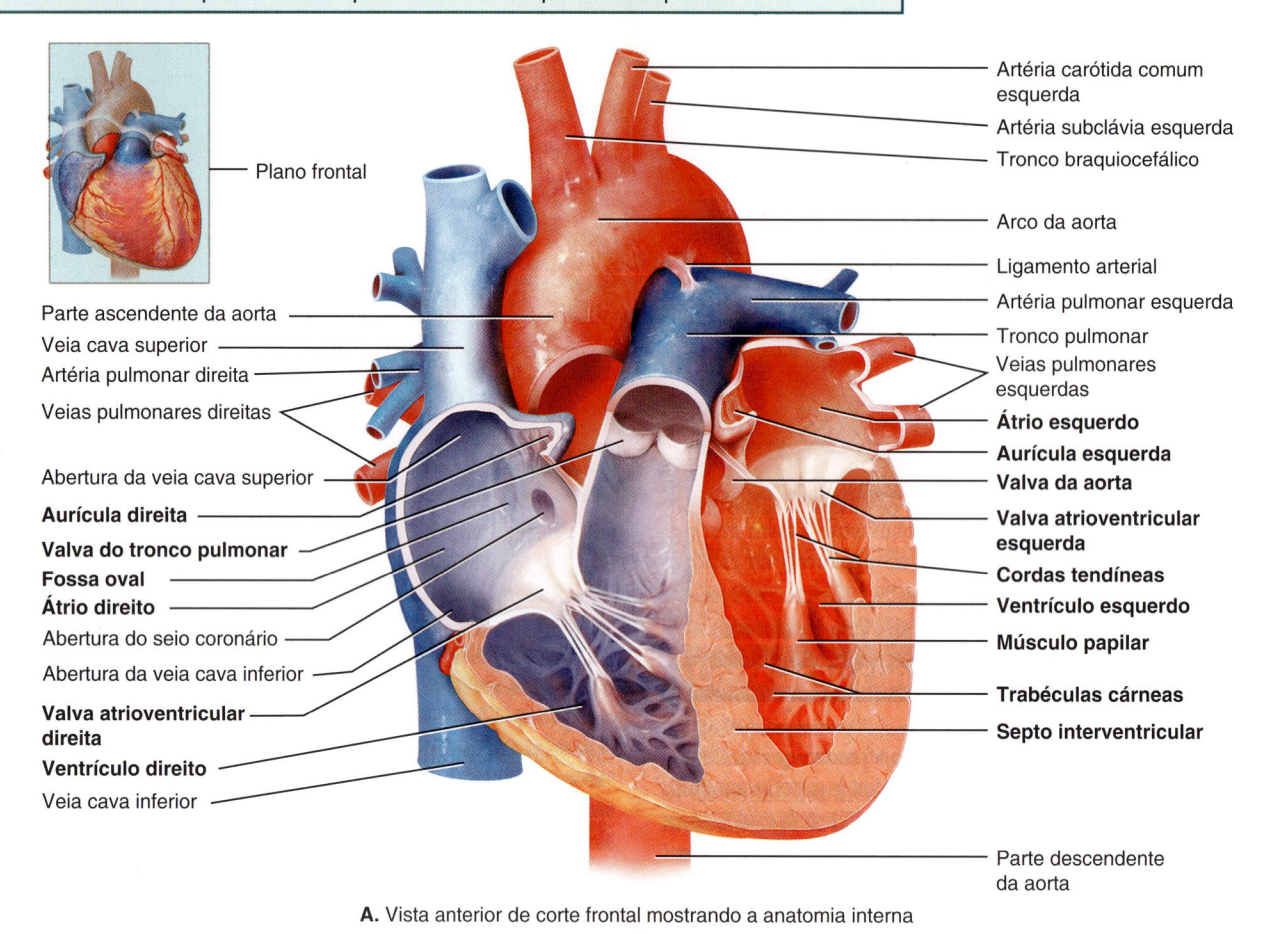

Plano frontal

- Parte ascendente da aorta
- Veia cava superior
- Artéria pulmonar direita
- Veias pulmonares direitas
- Abertura da veia cava superior
- **Aurícula direita**
- **Valva do tronco pulmonar**
- **Fossa oval**
- **Átrio direito**
- Abertura do seio coronário
- Abertura da veia cava inferior
- **Valva atrioventricular direita**
- **Ventrículo direito**
- Veia cava inferior

- Artéria carótida comum esquerda
- Artéria subclávia esquerda
- Tronco braquiocefálico
- Arco da aorta
- Ligamento arterial
- Artéria pulmonar esquerda
- Tronco pulmonar
- Veias pulmonares esquerdas
- **Átrio esquerdo**
- **Aurícula esquerda**
- **Valva da aorta**
- **Valva atrioventricular esquerda**
- **Cordas tendíneas**
- **Ventrículo esquerdo**
- **Músculo papilar**
- **Trabéculas cárneas**
- **Septo interventricular**
- Parte descendente da aorta

A. Vista anterior de corte frontal mostrando a anatomia interna

- Tronco braquiocefálico
- Veia cava superior
- Veia pulmonar direita
- Parte ascendente da aorta
- **Aurícula direita** (cortada e aberta)
- **Músculos pectíneos**
- **Átrio direito**
- Válvula da valva tricúspide
- **Cordas tendíneas**
- **Músculo papilar**
- **Ventrículo direito**

- Artéria subclávia esquerda
- Artéria carótida comum esquerda
- Arco da aorta
- Ligamento arterial
- Tronco pulmonar
- Veia pulmonar esquerda
- **Aurícula esquerda**
- **Ventrículo esquerdo**
- **Septo interventricular**
- **Trabéculas cárneas**

Dissection Shawn Miller, Photograph Mark Nielsen
B. Vista anterior de coração parcialmente seccionado

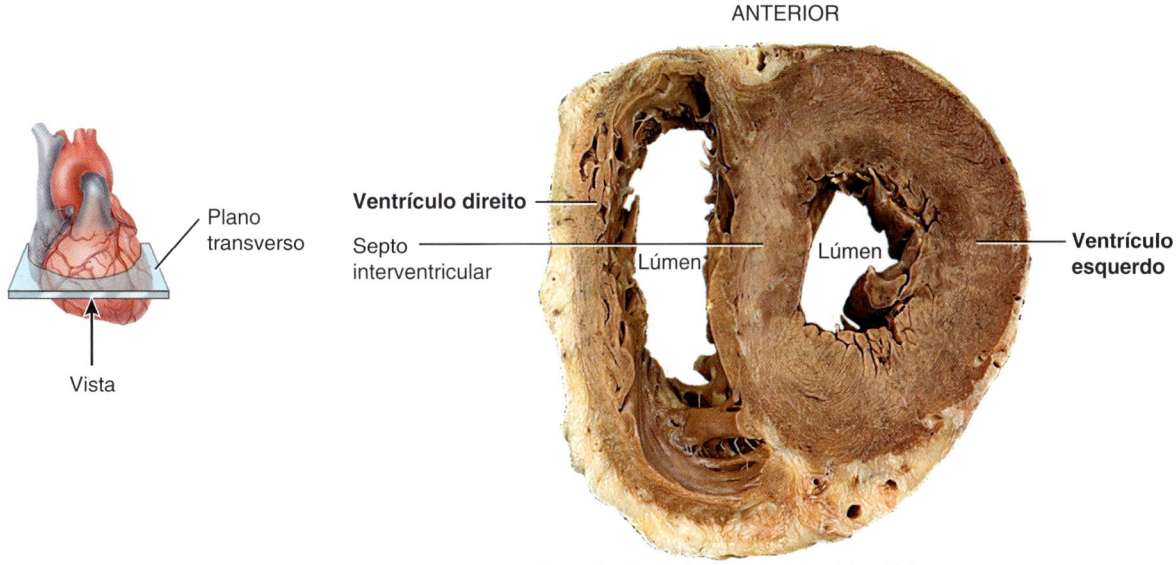

C. Vista inferior de corte transversal mostrando as diferenças de espessura das paredes ventriculares

? Qual é a relação da espessura do miocárdio com a carga de trabalho das câmaras cardíacas?

---

pouco depois do nascimento (ver **Figura 21.31**). O sangue passa do átrio direito para o ventrículo direito através da **valva atrioventricular direita** (*valva tricúspide*), a qual recebe essa denominação por apresentar três **válvulas ou cúspides** (**Figura 20.4 A**). As valvas do coração são compostas de tecido conjuntivo denso recoberto por endocárdio.

Ventrículo direito. O **ventrículo direito** tem espessura média de aproximadamente 4 a 5 mm e forma a maior parte da face anterior do coração. A superfície interna do ventrículo direito contém várias cristas formadas por feixes elevados de fibras musculares cardíacas denominadas **trabéculas cárneas** (ver **Figura 20.2 A**). Algumas trabéculas cárneas contêm parte do complexo estimulante do coração, que será descrito mais adiante neste capítulo (ver Seção 20.3). As válvulas da valva atrioventricular direita estão ligadas às **cordas tendíneas**, que, por sua vez, estão conectadas a trabéculas cárneas em formato de cone denominadas **músculos papilares**. Internamente, o ventrículo direito está separado do ventrículo esquerdo pelo **septo interventricular**. O sangue passa do ventrículo direito, através da **valva do tronco pulmonar**, para uma artéria calibrosa denominada *tronco pulmonar*, que se divide em *artérias pulmonares* direita e esquerda e leva o sangue para os pulmões. É importante destacar que as artérias sempre levam sangue para fora do coração.

Átrio esquerdo. O **átrio esquerdo** tem aproximadamente a mesma espessura do átrio direito e forma boa parte da base do coração (ver **Figura 20.4 A**); recebe sangue dos pulmões através das quatro *veias pulmonares*. Como no átrio direito, a superfície interna da parte posterior do átrio esquerdo é lisa. Como os músculos pectíneos estão confinados na aurícula do átrio esquerdo, a superfície interna da parede anterior do átrio esquerdo também é lisa. O sangue passa do átrio esquerdo para o ventrículo esquerdo através da **valva atrioventricular esquerda** (*valva bicúspide* ou *mitral*), que apresenta duas válvulas. O termo mitral refere-se à semelhança dessa valva com a mitra usada pelos bispos.

Ventrículo esquerdo. O ventrículo esquerdo é a câmara cardíaca mais espessa (em média 10 a 15 mm) e forma o ápice do coração (ver **Figura 20.1 B**). Como o ventrículo direito, o esquerdo contém trabéculas cárneas, além de cordas tendíneas que ancoram as válvulas da valva atrioventricular esquerda nos músculos papilares. O sangue passa do ventrículo esquerdo, através da **valva da aorta**, para a *parte ascendente da aorta* (o termo grego *aorte* quer dizer suspender, sendo utilizado em cardiologia porque já se acreditou que a aorta mantinha o coração suspenso). Parte do sangue na aorta flui para as *artérias coronárias*, que se ramificam a partir da *porção ascendente da aorta* e levam sangue para as paredes do coração. O restante do sangue flui pelo *arco e parte descendente (partes torácica e abdominal) da aorta*. Ramos do arco da aorta e da sua parte descendente irrigam o corpo.

Durante a vida fetal, um vaso sanguíneo temporário, denominado *ducto arterial*, desvia o sangue do tronco pulmonar para a aorta. Portanto, apenas um pequeno volume de sangue chega aos pulmões fetais, que, nesse momento, são não funcionais (ver **Figura 21.31**). Normalmente, o ducto arterial se fecha pouco depois do nascimento, deixando um resquício denominado **ligamento arterial**, que conecta o arco da aorta e o tronco pulmonar (ver **Figura 20.4 A**).

Função e espessura do miocárdio

A espessura do miocárdio das quatro câmaras cardíacas varia de acordo com a função desempenhada por elas. Os átrios, que apresentam paredes finas, ejetam sangue sob menor pressão para os ventrículos adjacentes. Como os ventrículos bombeiam sangue sob maior pressão para distâncias maiores, suas paredes são mais espessas (ver **Figura 20.4 A**). Embora os ventrículos direito e esquerdo atuem como duas bombas separadas que ejetam simultaneamente volumes iguais de sangue, o lado direito do coração têm carga de trabalho muito menor. Isso se explica pelo seguinte fato: o lado direito do coração bombeia sangue para os pulmões (distância menor) sob menor pressão, e a resistência ao fluxo sanguíneo é pequena. O ventrículo esquerdo, por sua vez, bombeia sangue para uma distância maior (todas as outras partes do corpo) sob maior pressão, e a resistência ao fluxo sanguíneo é maior. Sendo assim, o ventrículo esquerdo "trabalha mais" que o direito para manter a mesma taxa de fluxo sanguíneo. A anatomia dos dois ventrículos confirma essa diferença funcional – a parede muscular do ventrículo esquerdo é consideravelmente mais espessa que a parede do ventrículo direito (ver **Figura 20.4 C**). Vale a pena mencionar que o lúmen (espaço) do ventrículo esquerdo é aproximadamente circular, ao contrário do ventrículo direito, que tem formato de crescente.

Esqueleto fibroso do coração

Além do tecido muscular cardíaco, a parede cardíaca também contém tecido conjuntivo denso, que forma o **esqueleto fibroso do coração** (**Figura 20.5**). Essencialmente, o esqueleto fibroso consiste em quatro anéis de tecido conjuntivo denso que circundam as valvas do coração, esses anéis se fundem entre si e com o septo interventricular. Além de formar uma base estrutural para as valvas cardíacas, o esqueleto fibroso impede o estiramento excessivo das valvas quando o sangue passa por elas. O esqueleto fibroso também serve como ponto de inserção para feixes de fibras de músculo cardíaco e atua como isolante elétrico entre os átrios e os ventrículos.

Teste rápido

1. Definir cada uma das seguintes características externas do coração: aurícula, sulco coronário, sulco interventricular anterior e sulco interventricular posterior.
2. Descrever a estrutura do pericárdio e das camadas da parede do coração.
3. Quais são as características internas de cada câmara do coração?
4. Quais vasos sanguíneos levam sangue para os átrios direito e esquerdo?
5. Qual é a relação entre a espessura e a função da parede das várias câmaras do coração?
6. Que tipo de tecido constitui o esqueleto fibroso do coração e como é organizado?

20.2 Valvas cardíacas e circulação do sangue

OBJETIVOS

- **Descrever** a estrutura e a função das valvas do coração
- **Descrever** o fluxo de sangue através das câmaras do coração e nas circulações sistêmica e pulmonar
- **Discutir** a circulação coronária.

Quando cada câmara do coração se contrai, ejeta um volume de sangue para um ventrículo ou para fora do coração por uma artéria. As valvas se abrem e se fecham em resposta às *alterações pressóricas* quando o coração se contrai e relaxa. Cada uma das quatro valvas cardíacas ajuda a manter um fluxo sanguíneo unidirecional:

FIGURA 20.5 **Esqueleto fibroso do coração**. Os elementos do esqueleto fibroso estão em negrito.

Anéis fibrosos dão suporte às quatro valvas cardíacas e estão fundidos entre si.

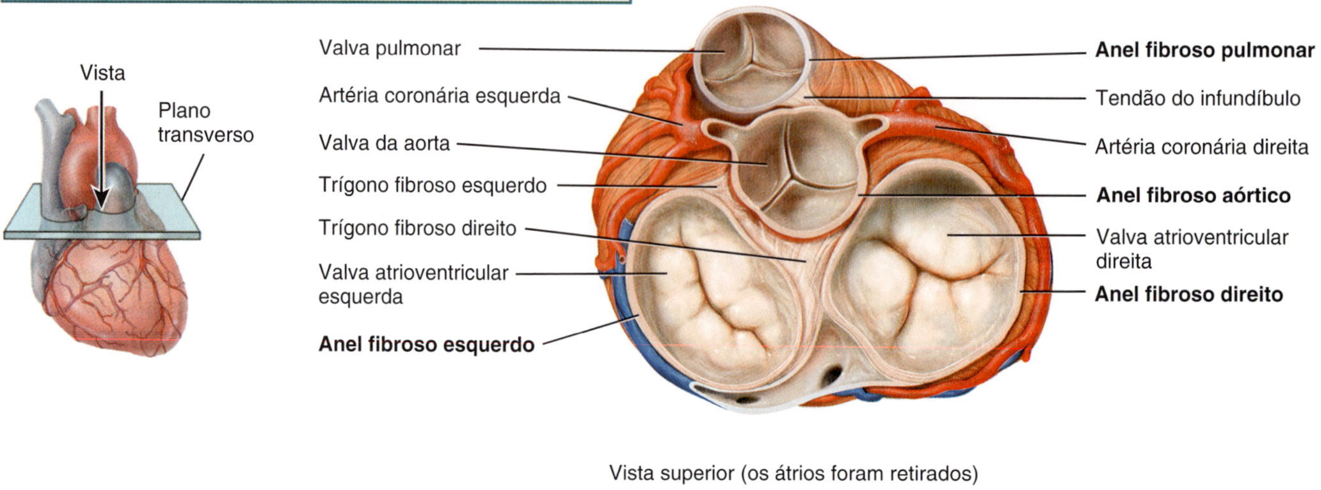

Vista superior (os átrios foram retirados)

? Como o esqueleto fibroso contribui para o funcionamento das valvas cardíacas?

abre-se para possibilitar a passagem de sangue e se fecha para evitar o refluxo do sangue.

Funcionamento das valvas atrioventriculares

As valvas localizadas entre um átrio e um ventrículo são denominadas **valvas atrioventriculares** (**AV**). Quando uma valva AV está aberta, as extremidades arredondadas das válvulas projetam-se para dentro do ventrículo. Quando os ventrículos estão relaxados, os músculos papilares e as cordas tendíneas também estão relaxados, e o sangue flui dos átrios sob maior pressão para os ventrículos sob menor pressão através das valvas AV abertas (**Figura 20.6 A** e **D**). Quando os ventrículos se contraem, a pressão do sangue desloca as válvulas da valva para cima até suas margens se encontrarem e fecharem a abertura (**Figura 20.6 B** e **E**). Ao mesmo tempo, os músculos papilares contraem-se, o que consequentemente empurra e retesa as cordas tendíneas. Isso impede a eversão das válvulas das valvas (*i. e.*, que elas se abram para dentro dos átrios) em resposta à elevada pressão ventricular. Se as valvas AV ou as cordas tendíneas forem danificadas, haverá regurgitação (refluxo) de sangue para os átrios quando os ventrículos se contraírem.

Funcionamento das válvulas semilunares

As valvas da aorta e do tronco pulmonar são compostas de **válvulas semilunares** (SL), assim denominadas porque têm formato de

FIGURA 20.6 Respostas das valvas cardíacas à ação bombeadora do coração.

As valvas cardíacas impedem o refluxo de sangue.

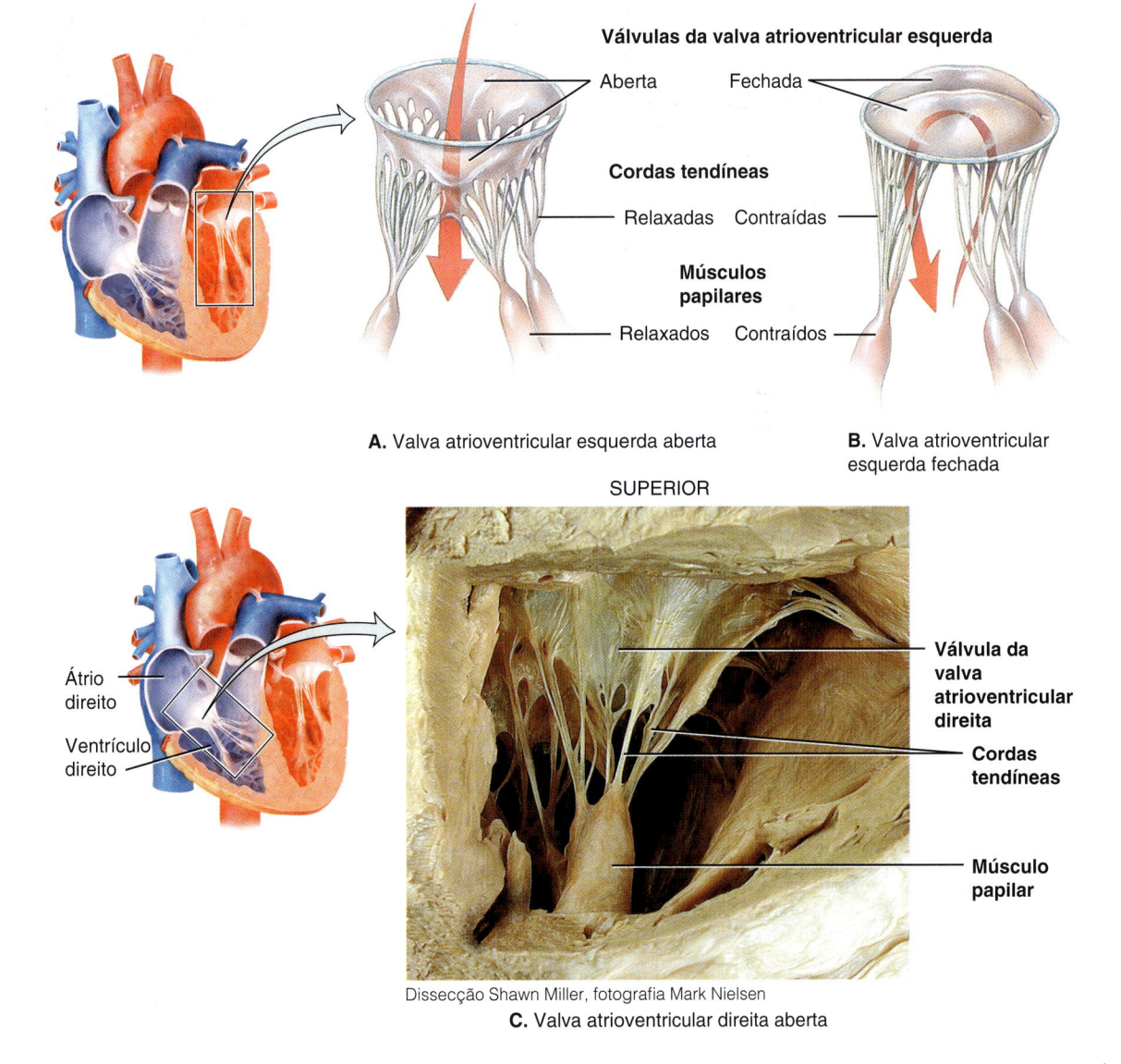

A. Valva atrioventricular esquerda aberta

B. Valva atrioventricular esquerda fechada

Dissecção Shawn Miller, fotografia Mark Nielsen
C. Valva atrioventricular direita aberta

(*continua*)

FIGURA 20.6 *Continuação.*

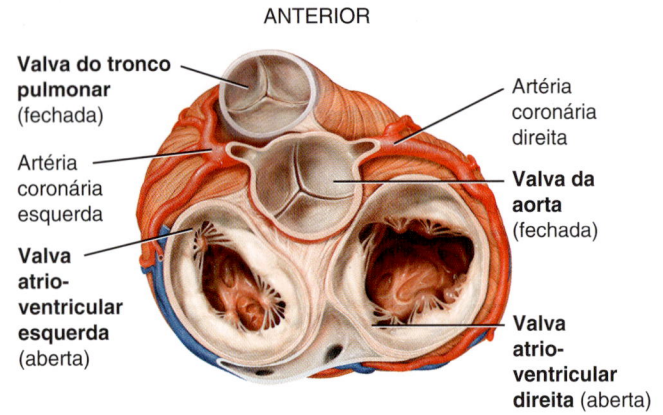

ANTERIOR

- Valva do tronco pulmonar (fechada)
- Artéria coronária esquerda
- Valva atrioventricular esquerda (aberta)
- Artéria coronária direita
- Valva da aorta (fechada)
- Valva atrioventricular direita (aberta)

D. Vista superior com os átrios removidos: valvas do tronco pulmonar e da aorta fechadas, valvas atrioventriculares direita e esquerda abertas

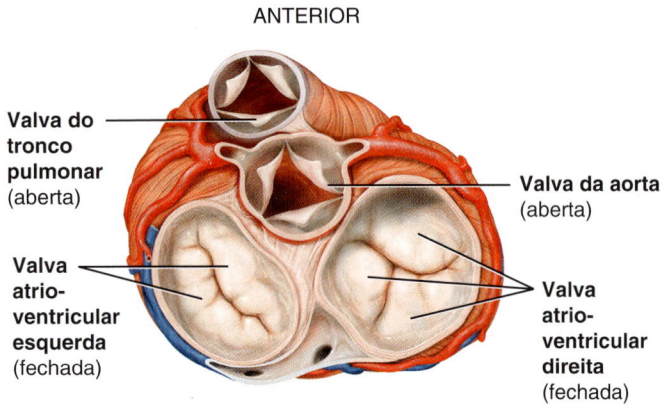

ANTERIOR

- Valva do tronco pulmonar (aberta)
- Valva atrioventricular esquerda (fechada)
- Valva da aorta (aberta)
- Valva atrioventricular direita (fechada)

E. Vista superior com os átrios retirados: valvas do tronco pulmonar e da aorta abertas e valvas atrioventriculares direita e esquerda fechadas

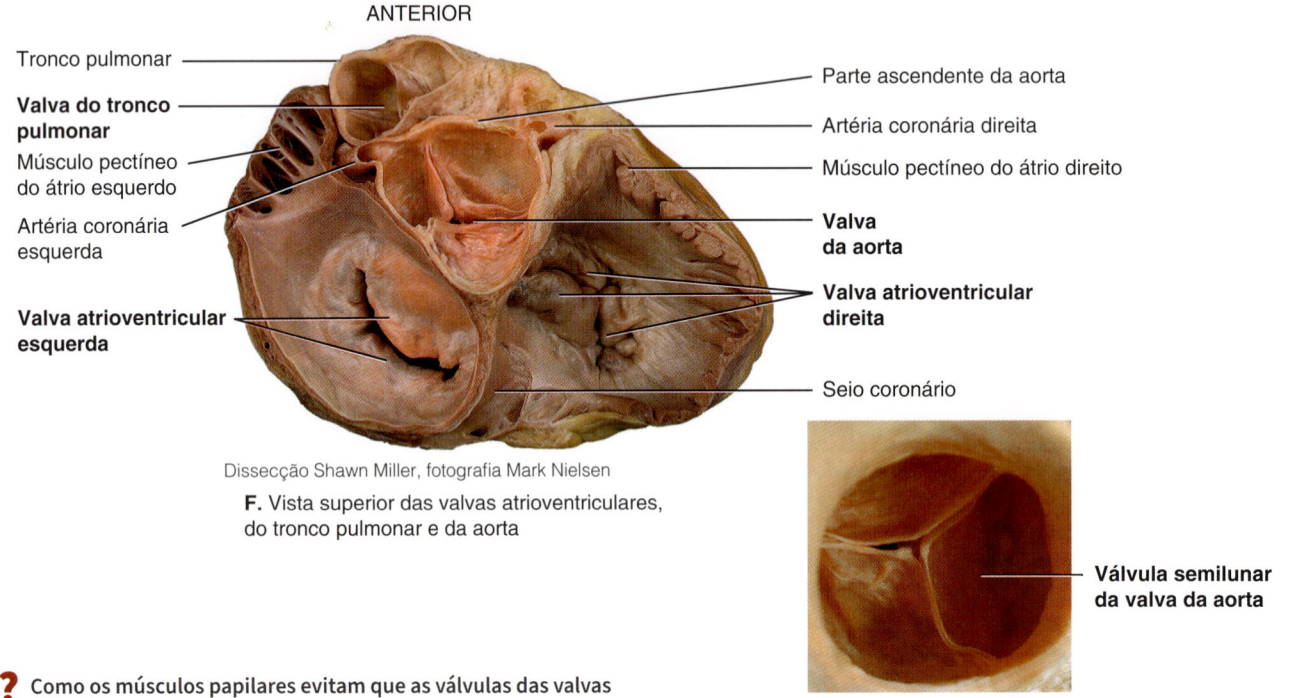

ANTERIOR

- Tronco pulmonar
- Valva do tronco pulmonar
- Músculo pectíneo do átrio esquerdo
- Artéria coronária esquerda
- Valva atrioventricular esquerda
- Parte ascendente da aorta
- Artéria coronária direita
- Músculo pectíneo do átrio direito
- Valva da aorta
- Valva atrioventricular direita
- Seio coronário

Dissecção Shawn Miller, fotografia Mark Nielsen

F. Vista superior das valvas atrioventriculares, do tronco pulmonar e da aorta

- Válvula semilunar da valva da aorta

Dissecção Shawn Miller, fotografia Mark Nielsen

G. Vista superior da valva da aorta

? Como os músculos papilares evitam que as válvulas das valvas atrioventriculares evertam em direção aos átrios?

---

lua crescente (**Figura 20.6 D**). Cada válvula está conectada à parede arterial por sua margem externa convexa. As valvas aórtica e do tronco pulmonar possibilitam a ejeção de sangue do coração para as artérias, enquanto impedem o refluxo de sangue para os ventrículos. As margens livres das válvulas SL projetam-se para dentro do lúmen da artéria. Quando os ventrículos se contraem, a pressão aumenta no interior das câmaras. As valvas abrem-se quando a pressão no interior dos ventrículos excede a pressão nas artérias, o que possibilita a ejeção de sangue dos ventrículos para o tronco pulmonar e para a aorta (**Figura 20.6 E**). Por outro lado, quando os ventrículos relaxam, o sangue começa a refluir para o coração. Esse fluxo retrógrado de sangue enche as válvulas das valvas e faz com que as margens livres das válvulas SL entrem em contato entre si e fechem a abertura entre o ventrículo e as artérias (**Figura 20.6 D**).

Curiosamente, não há valvas nas junções entre as veias cavas e o átrio direito ou entre as veias pulmonares e o átrio esquerdo. Quando os átrios se contraem, um pequeno volume de sangue realmente reflui para os vasos sanguíneos. Todavia, o fluxo retrógrado é minimizado por um mecanismo diferente: quando o músculo atrial se contrai, comprime e praticamente colapsa as paredes fracas das aberturas de entrada venosas. Além disso, a fraca pressão de bombeamento dos átrios não é suficiente para sobrepujar a pressão hidrostática nas veias.

Circulações sistêmica e pulmonar

Na circulação pós-natal, o coração bombeia sangue para dois circuitos fechados a cada contração: a **circulação sistêmica** e a **circulação pulmonar** (**Figura 20.7**). Os dois circuitos estão dispostos

FIGURA 20.7 Circulações sistêmica e pulmonar.

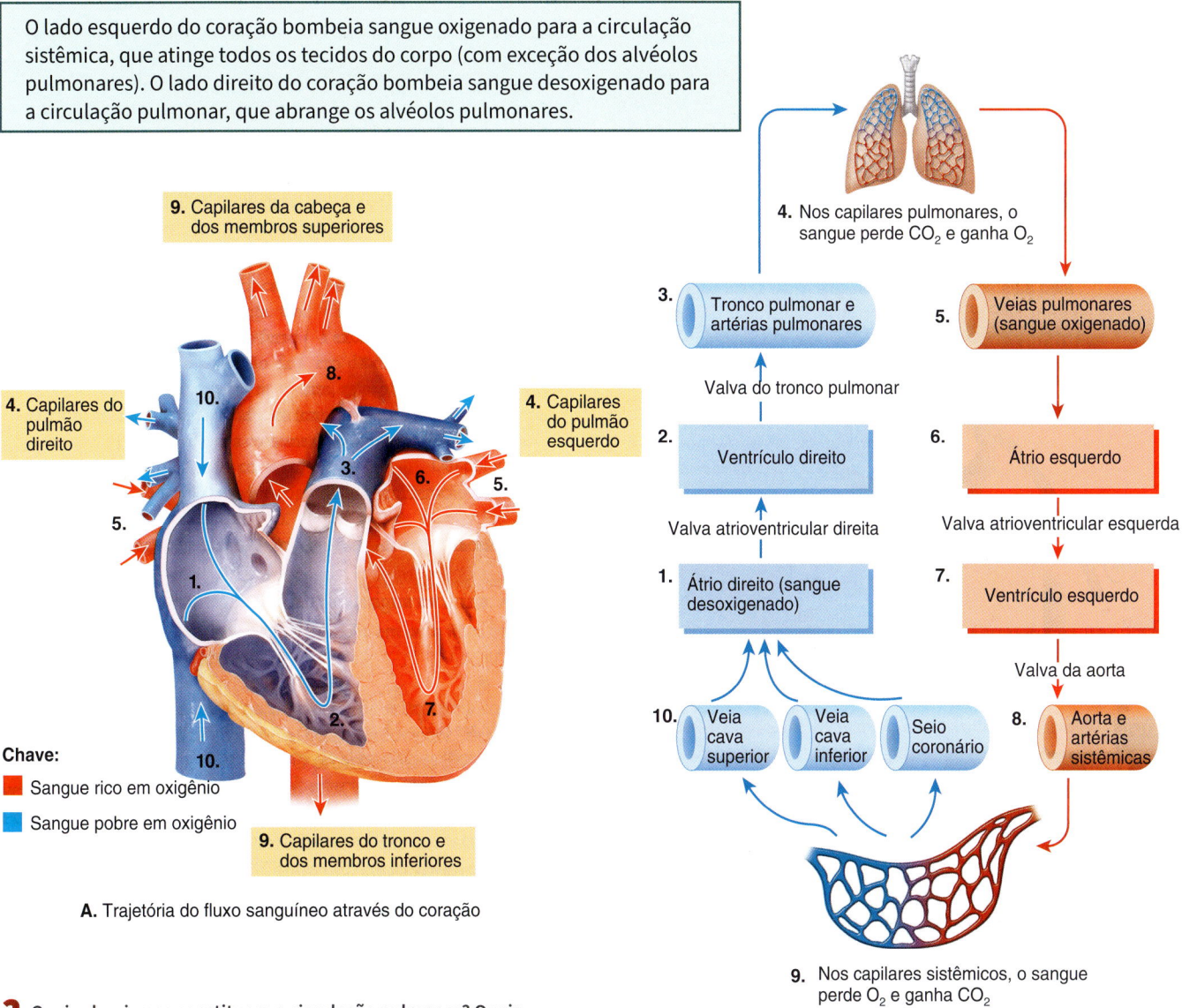

O lado esquerdo do coração bombeia sangue oxigenado para a circulação sistêmica, que atinge todos os tecidos do corpo (com exceção dos alvéolos pulmonares). O lado direito do coração bombeia sangue desoxigenado para a circulação pulmonar, que abrange os alvéolos pulmonares.

9. Capilares da cabeça e dos membros superiores

4. Capilares do pulmão direito

4. Capilares do pulmão esquerdo

Chave:
- Sangue rico em oxigênio
- Sangue pobre em oxigênio

9. Capilares do tronco e dos membros inferiores

A. Trajetória do fluxo sanguíneo através do coração

? Quais algarismos constituem a circulação pulmonar? Quais algarismos constituem a circulação sistêmica?

4. Nos capilares pulmonares, o sangue perde CO_2 e ganha O_2

3. Tronco pulmonar e artérias pulmonares
5. Veias pulmonares (sangue oxigenado)

Valva do tronco pulmonar

2. Ventrículo direito
6. Átrio esquerdo

Valva atrioventricular direita | Valva atrioventricular esquerda

1. Átrio direito (sangue desoxigenado)
7. Ventrículo esquerdo

Valva da aorta

10. Veia cava superior | Veia cava inferior | Seio coronário
8. Aorta e artérias sistêmicas

9. Nos capilares sistêmicos, o sangue perde O_2 e ganha CO_2

B. Trajetória do fluxo sanguíneo nas circulações sistêmica e pulmonar

---

em série: a saída de um se torna a entrada do outro, como se duas mangueiras de jardim fossem conectadas (ver **Figura 21.17**). O lado esquerdo do coração recebe *sangue oxigenado* (vermelho-brilhante) dos pulmões e o bombeia para a circulação sistêmica. O ventrículo esquerdo ejeta sangue para a *aorta* (**Figura 20.7**). A partir da aorta, o fluxo de sangue divide-se em correntes separadas, penetrando em *artérias sistêmicas* de calibre progressivamente menor em todos os órgãos do corpo – exceto pelos alvéolos pulmonares, que são irrigados pela circulação pulmonar. Nos tecidos sistêmicos, as artérias dão origem a *arteríolas* de menor diâmetro que acabam em extensos leitos de *capilares sistêmicos*. A troca de nutrientes e gases ocorre através das finas paredes dos capilares. O sangue libera O_2 (oxigênio) e capta CO_2 (dióxido de carbono). Na maioria dos casos, o sangue flui em um capilar e, depois, entra em uma *vênula sistêmica*. As vênulas carreiam *sangue desoxigenado* (pobre em oxigênio) para fora dos tecidos e se fundem, de modo a formar *veias sistêmicas* de maior calibre. Por fim, o sangue flui de volta para o átrio direito (retorno venoso).

O lado direito do coração recebe todo o sangue desoxigenado (vermelho-escuro) proveniente da circulação sistêmica e o bombeia para a circulação pulmonar. O sangue ejetado do ventrículo direito flui para o *tronco pulmonar*, que se ramifica nas *artérias pulmonares* que levam sangue para os pulmões direito e esquerdo. Nos capilares pulmonares, em torno dos alvéolos pulmonares, o sangue libera CO_2, que é expirado, e capta O_2 do ar inspirado. O sangue recém-oxigenado flui então para as veias pulmonares e retorna ao átrio esquerdo.

Circulação coronariana

Os nutrientes não conseguem se difundir rápido o suficiente do sangue nas câmaras cardíacas para suprir todas as camadas de células que constituem a parede do coração. Por esse motivo, o miocárdio tem sua própria rede de vasos sanguíneos, a **circulação coronariana** ou *circulação cardíaca*. As **artérias coronárias**

Correlação clínica

Distúrbios das valvas cardíacas

Quando as valvas cardíacas funcionam normalmente, elas se abrem e se fecham por completo nos momentos apropriados. O estreitamento da abertura de uma valva cardíaca que reduz o fluxo sanguíneo é denominado **estenose**. Se uma valva cardíaca não consegue fechar por completo, isso é denominado **insuficiência** ou **incompetência**. Na **estenose mitral**, a formação de fibrose ou um defeito congênito provoca estreitamento da valva atrioventricular esquerda (conhecida, na prática clínica, como valva mitral). Uma causa de insuficiência mitral (ou seja, da valva atrioventricular esquerda), na qual existe fluxo retrógrado de sangue do ventrículo esquerdo para o átrio esquerdo, é o **prolapso de valva mitral** (PVM). No PVM, uma ou as duas válvulas da valva atrioventricular esquerda projetam-se para dentro do átrio esquerdo durante a contração ventricular. O prolapso de valva mitral (valva atrioventricular esquerda) é uma das valvopatias mais comuns: ocorre em até 30% da população. É mais prevalente nas mulheres do que nos homens e nem sempre representa uma ameaça grave. Na **estenose aórtica**, a valva da aorta está estreitada, já na **insuficiência aórtica** existe fluxo retrógrado de sangue da aorta para o ventrículo esquerdo.

Determinadas doenças infecciosas conseguem danificar ou destruir as valvas cardíacas. Um exemplo é a **febre reumática**, uma moléstia inflamatória sistêmica aguda que, em geral, ocorre após uma infecção estreptocócica da garganta. As bactérias deflagram uma resposta imune na qual anticorpos produzidos para destruir as bactérias atacam e provocam reação inflamatória nos tecidos conjuntivos nas articulações, nas valvas cardíacas e em outros órgãos. Embora a febre reumática possa enfraquecer toda a parede do coração, mais frequentemente danifica as valvas atrioventricular esquerda e aórtica.

Se as atividades da vida diária forem afetadas pelos sintomas e se não for possível fazer o reparo cirúrgico da valva, então ela tem de ser substituída. Valvas teciduais (próteses biológicas) podem ser obtidas de doadores humanos ou de porcos; algumas vezes, são usadas próteses mecânicas. A substituição valvar envolve cirurgia a céu aberto. A valva da aorta é a valva cardíaca mais frequentemente substituída.

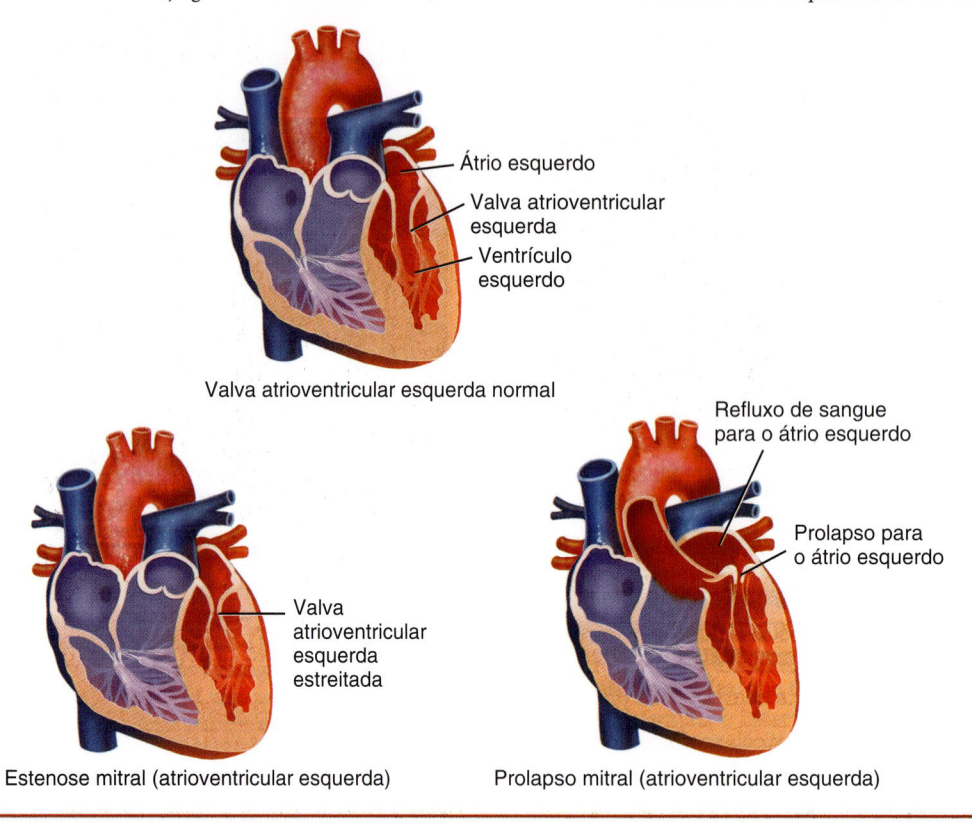

---

ramificam-se a partir da porção ascendente da aorta e circundam o coração como uma coroa circunda a cabeça de uma pessoa (**Figura 20.8 A**). Enquanto o coração se contrai, há pouco fluxo sanguíneo nas artérias coronárias porque elas são "espremidas". Quando o coração relaxa, no entanto, a elevada pressão do sangue na aorta impulsiona sangue pelas artérias coronárias, para os capilares e depois para as **veias cardíacas** (**Figura 20.8 B**).

Artérias coronárias. As artérias coronárias direita e esquerda são ramos da parte ascendente da aorta e fornecem sangue oxigenado para o miocárdio (**Figura 20.8 A**). A **artéria coronária esquerda** passa inferiormente à aurícula esquerda e se divide nos ramos interventricular anterior e circunflexo. O **ramo interventricular anterior** (também conhecido na prática clínica como *artéria descendente anterior esquerda [DAE]*) localiza-se no sulco interventricular anterior e fornece sangue oxigenado para as paredes dos ventrículos direito e esquerdo. O **ramo circunflexo** localiza-se no sulco coronário e fornece sangue oxigenado para as paredes do ventrículo esquerdo e do átrio esquerdo.

A **artéria coronária direita** emite pequenos ramos (ramos atriais) para o átrio direito; corre inferiormente à aurícula direita e, por fim, divide-se nos ramos interventricular posterior e marginal direito. O **ramo interventricular posterior** segue o sulco interventricular posterior e irriga as paredes dos ventrículos

CAPÍTULO 20 Sistema Circulatório: Coração 739

> **FIGURA 20.8** **Circulação coronariana.** As vistas anteriores do coração em (**A**) e (**B**) são mostradas como se o órgão fosse transparente para revelar os vasos sanguíneos na sua face posterior.

As artérias coronárias levam sangue para o coração, já as veias cardíacas drenam sangue do coração para o seio coronário.

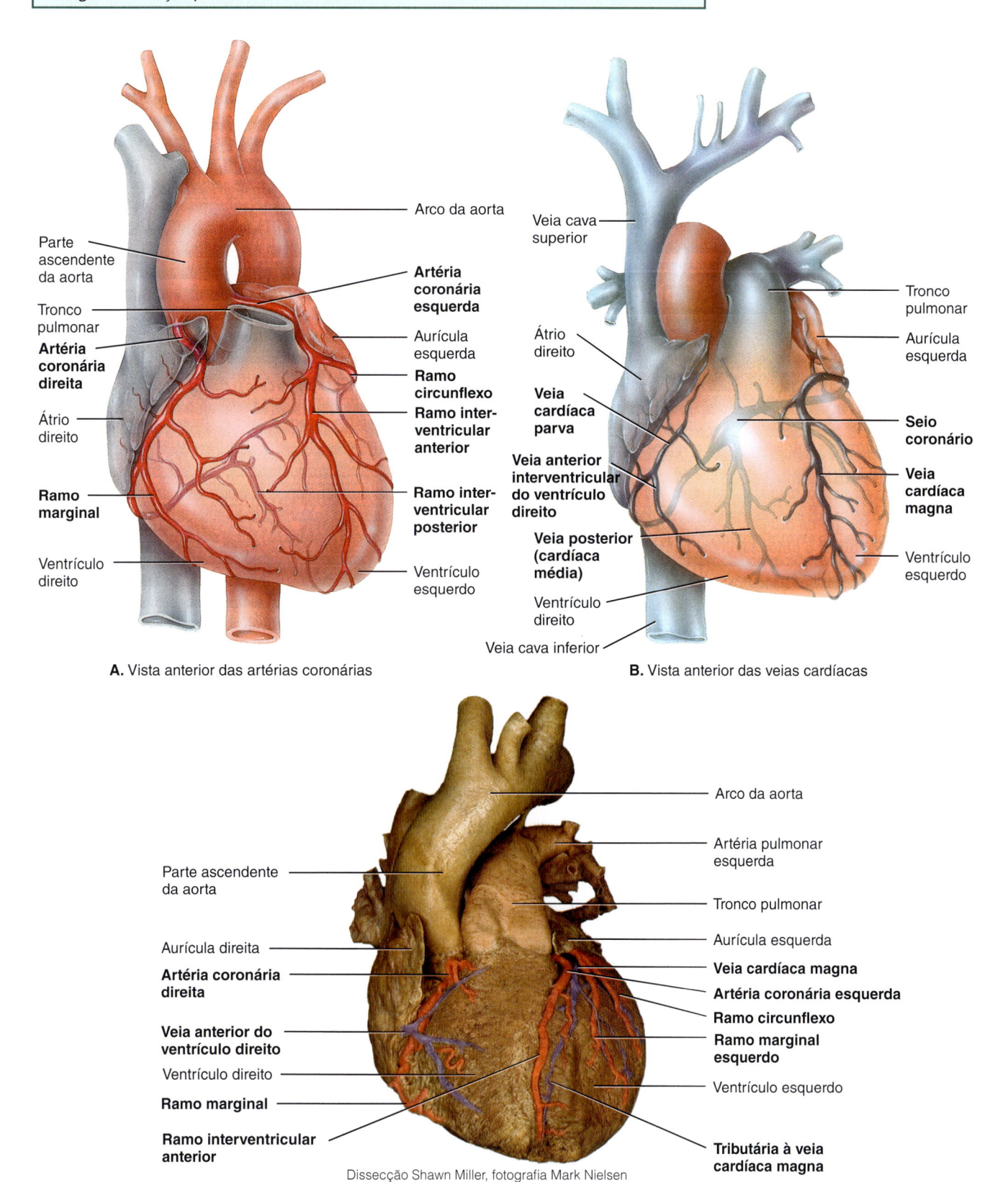

A. Vista anterior das artérias coronárias

- Parte ascendente da aorta
- Tronco pulmonar
- **Artéria coronária direita**
- Átrio direito
- **Ramo marginal**
- Ventrículo direito
- Arco da aorta
- **Artéria coronária esquerda**
- Aurícula esquerda
- **Ramo circunflexo**
- **Ramo interventricular anterior**
- **Ramo interventricular posterior**
- Ventrículo esquerdo

B. Vista anterior das veias cardíacas

- Veia cava superior
- Átrio direito
- Veia cardíaca parva
- Veia anterior interventricular do ventrículo direito
- Veia posterior (cardíaca média)
- Ventrículo direito
- Veia cava inferior
- Tronco pulmonar
- Aurícula esquerda
- **Seio coronário**
- **Veia cardíaca magna**
- Ventrículo esquerdo

C. Vista anterior

- Parte ascendente da aorta
- Aurícula direita
- **Artéria coronária direita**
- **Veia anterior do ventrículo direito**
- Ventrículo direito
- **Ramo marginal**
- **Ramo interventricular anterior**
- Arco da aorta
- Artéria pulmonar esquerda
- Tronco pulmonar
- Aurícula esquerda
- **Veia cardíaca magna**
- **Artéria coronária esquerda**
- **Ramo circunflexo**
- **Ramo marginal esquerdo**
- Ventrículo esquerdo
- **Tributária à veia cardíaca magna**

Dissecção Shawn Miller, fotografia Mark Nielsen

? Qual artéria coronária fornece sangue oxigenado para as paredes do átrio esquerdo e do ventrículo esquerdo?

direito e esquerdo com sangue oxigenado. O **ramo marginal direito**, além do sulco coronário, corre ao longo da margem direita do coração e transporta sangue oxigenado para a parede do ventrículo direito.

Muitas partes do corpo humano recebem sangue de ramos de mais de uma artéria e nos locais onde duas ou mais artérias irrigam a mesma região, elas geralmente se conectam. Essas conexões, denominadas **anastomoses**, constituem vias alternativas, denominadas **circulação colateral**, para o sangue chegar a um órgão ou tecido específico. O miocárdio contém muitas anastomoses que conectam ramos de uma determinada artéria coronária ou se estendem entre ramos de artérias coronárias diferentes. Essas anastomoses constituem desvios para o sangue arterial se houver obstrução da via principal de circulação. Isso é importante porque possibilita que o músculo cardíaco receba oxigênio suficiente, mesmo se ocorrer bloqueio parcial de uma das artérias coronárias.

Veias do coração. Após fluir pelas artérias da circulação coronariana, o sangue vai para os capilares, onde libera oxigênio e nutrientes para o músculo cardíaco e coleta dióxido de carbono e escórias metabólicas, depois flui para as veias cardíacas. A maior parte do sangue desoxigenado proveniente do miocárdio drena para um grande *seio vascular* no sulco coronário, localizado na face posterior do coração, o **seio coronário** (ver **Figura 20.8 B**). Um seio vascular é uma veia com paredes finas que não tem musculatura lisa para modificar seu diâmetro. O sangue desoxigenado no seio coronário drena para o átrio direito. Os principais vasos tributários que levam sangue para o seio coronário são os seguintes:

- **Veia cardíaca magna** no sulco interventricular anterior: drena as áreas do coração irrigadas pela artéria coronária esquerda (ventrículos esquerdo e direito e átrio esquerdo)
- **Veia interventricular posterior (cardíaca média)** no sulco interventricular posterior: drena as áreas irrigadas pelo ramo interventricular posterior da artéria coronária direita (ventrículos esquerdo e direito)
- **Veia cardíaca parva** no sulco coronário: drena o átrio direito e o ventrículo direito
- **Veias anteriores do ventrículo direito**: drenam o ventrículo direito e se abrem diretamente no átrio direito.

Quando o bloqueio de uma artéria coronária priva o músculo cardíaco de oxigênio, a reperfusão, ou seja, o restabelecimento do fluxo sanguíneo, pode lesionar ainda mais o tecido. Esse efeito surpreendente decorre da formação de **radicais livres** de oxigênio a partir do oxigênio reintroduzido. Como foi mostrado no Capítulo 2, radicais livres são moléculas que têm um elétron não pareado (ver **Figura 20.3 B**). Essas moléculas instáveis e extremamente reativas provocam reações em cadeia que resultam em lesão e morte celulares. Para contrabalançar os efeitos dos radicais livres de oxigênio, as células corporais produzem enzimas que convertem os radicais livres em substâncias menos reativas. Duas dessas enzimas são *superóxido dismutase* e *catalase*. Além disso, nutrientes como vitaminas E e C, betacaroteno, zinco e selênio atuam como antioxidantes, que removem radicais livres de oxigênio da circulação. Atualmente, estão sendo elaborados fármacos que reduzem a lesão por reperfusão após um infarto agudo do miocárdio ou um acidente vascular encefálico (AVE).

Correlação clínica

Isquemia e infarto do miocárdio

A obstrução parcial do fluxo sanguíneo nas artérias coronárias provoca **isquemia do miocárdio**, uma condição de fluxo sanguíneo reduzido para o miocárdio. Habitualmente, a isquemia provoca **hipoxia**, que enfraquece as células sem destruí-las. **Angina do peito** (*de peito*), que significa literalmente "tórax estrangulado", consiste em dor intensa e geralmente acompanha a isquemia miocárdica. De modo geral, os pacientes descrevem a angina do peito como uma sensação de aperto ou constrição, como se o tórax estivesse em uma prensa. A dor associada à angina do peito é, com frequência, irradiada para o pescoço, para o queixo ou para o braço esquerdo até a altura do cotovelo. A **isquemia miocárdica silenciosa**, episódios isquêmicos sem dor associada, é especialmente perigosa porque a pessoa não apresenta sinais de infarto do miocárdio iminente.

A obstrução completa do fluxo sanguíneo em uma artéria coronária pode resultar em um **infarto agudo do miocárdio (IAM)**. *Infarto* é a morte de uma área de tecido em decorrência de interrupção da irrigação sanguínea. Como o tecido cardíaco distal à obstrução morre e é substituído por tecido cicatricial não contrátil, o músculo cardíaco perde parte de sua força. Um infarto, dependendo das dimensões e da localização da área morta, pode comprometer o complexo estimulante do coração (sistema de condução cardíaco) e provocar morte súbita ao deflagrar fibrilação ventricular. O tratamento do infarto agudo do miocárdio inclui: injeção de um agente trombolítico (que dissolve coágulos) como estreptoquinase ou ativador do plasminogênio tecidual (tPA, sigla em inglês para *tissue plasminogen activator*) mais heparina (um anticoagulante); realização de angioplastia coronária; ou cirurgia de revascularização do miocárdio (CRM). Felizmente, o músculo cardíaco pode permanecer viável em uma pessoa em repouso se ele receber até mesmo 10 a 15% de sua irrigação sanguínea normal.

Teste rápido

7. O que provoca a abertura e o fechamento das valvas cardíacas? Quais estruturas de suporte asseguram o funcionamento apropriado das valvas cardíacas?
8. Na sequência correta, quais câmaras cardíacas, valvas cardíacas e vasos sanguíneos uma gota de sangue encontraria enquanto flui do átrio direito para a aorta?
9. Quais artérias levam sangue oxigenado para o miocárdio dos ventrículos direito e esquerdo?

20.3 Tecido muscular cardíaco e sistema de condução do coração (complexo estimulante do coração)

OBJETIVOS

- **Descrever** as características estruturais e funcionais do tecido muscular cardíaco e do sistema de condução do coração
- **Explicar** como ocorre um potencial de ação nas fibras contráteis cardíacas
- **Descrever** os eventos elétricos de um eletrocardiograma (ECG) normal.

Histologia do tecido muscular cardíaco

As fibras do músculo cardíaco, em comparação com as fibras (células) musculares esqueléticas, têm comprimento menor e são menos circulares no corte transversal (**Figura 20.9**). As fibras do músculo cardíaco também exibem ramificações, que lhes conferem um aspecto em "degraus" (ver **Tabela 4.9**). Uma fibra muscular cardíaca típica tem 50 a 100 μm de comprimento e aproximadamente 14 μm de diâmetro. De modo geral, existe um núcleo de localização central, embora ocasionalmente uma célula possa ter dois núcleos. As extremidades das fibras do músculo cardíaco conectam-se com as fibras vizinhas por meio de espessamentos transversos irregulares do sarcolema denominados **discos intercalados**. Os discos contêm **desmossomos**, que mantêm as fibras juntas, e **junções comunicantes**, as quais possibilitam a condução de potenciais de ação de uma fibra muscular para as fibras musculares vizinhas. As junções comunicantes possibilitam a contração de todo o miocárdio dos átrios ou dos ventrículos como uma unidade coordenada única.

As mitocôndrias são maiores e mais numerosas nas fibras do músculo cardíaco do que nas fibras musculares esqueléticas. Em uma fibra muscular cardíaca, as mitocôndrias ocupam 25% do citosol, ao passo que uma fibra muscular esquelética tem apenas 2% desse espaço ocupado por mitocôndrias. As fibras do músculo cardíaco apresentam a mesma disposição de actina e miosina e as mesmas bandas, zonas e discos Z das fibras musculares esqueléticas. Os túbulos T (transversos) do músculo cardíaco são mais largos e menos abundantes do que os túbulos T do músculo esquelético; há apenas um túbulo T por sarcômero no disco Z. O retículo sarcoplasmático das fibras do músculo cardíaco é um pouco menor do que o das fibras musculares esqueléticas. Como resultado, o músculo cardíaco tem uma reserva intracelular de Ca^{2+} menor.

Fibras autorrítmicas: o sistema de condução (complexo estimulante) do coração

A atividade elétrica rítmica e inerente ao sistema é o motivo da contração cardíaca por toda a vida. A fonte dessa atividade elétrica é uma rede de fibras (células) do músculo cardíaco especializadas denominadas **fibras autorrítmicas** porque elas são autoexcitáveis. Fibras autorrítmicas geram, repetidamente, potenciais de ação que deflagram as contrações cardíacas. Elas continuam a estimular a contração cardíaca, mesmo após o coração ser retirado do corpo e todos os seus nervos serem seccionados. Aqui, cabe a seguinte observação: os cirurgiões não tentam reconectar nervos cardíacos durante os transplantes cardíacos. Por esse motivo, diz-se que os cirurgiões cardíacos são melhores "bombeiros hidráulicos" do que "eletricistas".

Durante o desenvolvimento embrionário, apenas cerca de 1% das fibras musculares cardíacas se torna fibra autorrítmica; esse tipo de fibra, relativamente raro, tem duas importantes funções:

1. Atuam como um **marca-passo** natural, estabelecendo o ritmo da excitação elétrica que deflagra a contração do coração.
2. Formam o **sistema de condução (complexo estimulante) do coração**, uma rede de fibras especializadas do músculo cardíaco que formam uma via de condução para cada ciclo de excitação avançar através do coração. O sistema de condução do coração assegura que as câmaras cardíacas sejam estimuladas a se contrair de modo coordenado, o que torna o coração uma bomba efetiva. Como será descrito mais adiante neste capítulo, distúrbios nas fibras autorrítmicas podem resultar em arritmias (ritmos anormais) nos quais o coração contrai-se de modo irregular, rápido demais ou lento demais.

> ### Correlação clínica
>
> **Regeneração das células cardíacas**
>
> Como já foi mencionado neste capítulo, o coração de um indivíduo que sobrevive a um IAM apresenta, com frequência, regiões de tecido muscular cardíaco morto (infartado) que normalmente é substituído por tecido cicatricial não contrátil com o passar do tempo. A incapacidade de reparar o dano causado por um IAM tem sido atribuída à falta de células-tronco no músculo cardíaco e ao fato de as fibras musculares cardíacas maduras não se dividirem. Um estudo de receptores de transplante cardíaco realizado por cientistas, entretanto, fornece evidências de **regeneração de células cardíacas**. Os pesquisadores estudaram homens que receberam transplantes de coração de mulheres e, depois, procuraram um cromossomo Y nas células cardíacas (é importante pontuar que todas as células das mulheres, com exceção dos gametas, têm dois cromossomas X e não têm o cromossomo Y). Alguns anos após a cirurgia de transplante, entre 7 e 16% das células cardíacas no tecido transplantado, inclusive nas fibras do músculo cardíaco e nas células endoteliais nas arteríolas coronárias e nos capilares, foram substituídas pelas células do receptor do transplante, como evidenciado pelo achado de um cromossomo Y. O estudo também revelou células com algumas das características de células-tronco nos corações transplantados e nos corações controles. Evidentemente, as células-tronco conseguem migrar do sangue para o coração e se diferenciar em células musculares e endoteliais funcionais. A esperança é que esses pesquisadores consigam aprender como ativar essa regeneração das células cardíacas para tratar pessoas com insuficiência cardíaca ou miocardiopatia (doença do músculo cardíaco que compromete o bombeamento correto de sangue para todo o organismo).

FIGURA 20.9 Histologia do tecido muscular cardíaco. (Ver na **Tabela 4.9** uma micrografia óptica do músculo cardíaco.)

Fibras do músculo cardíaco conectam-se a fibras adjacentes por meio dos discos intercalados, que contêm desmossomos (mácula de adesão) e junções comunicantes.

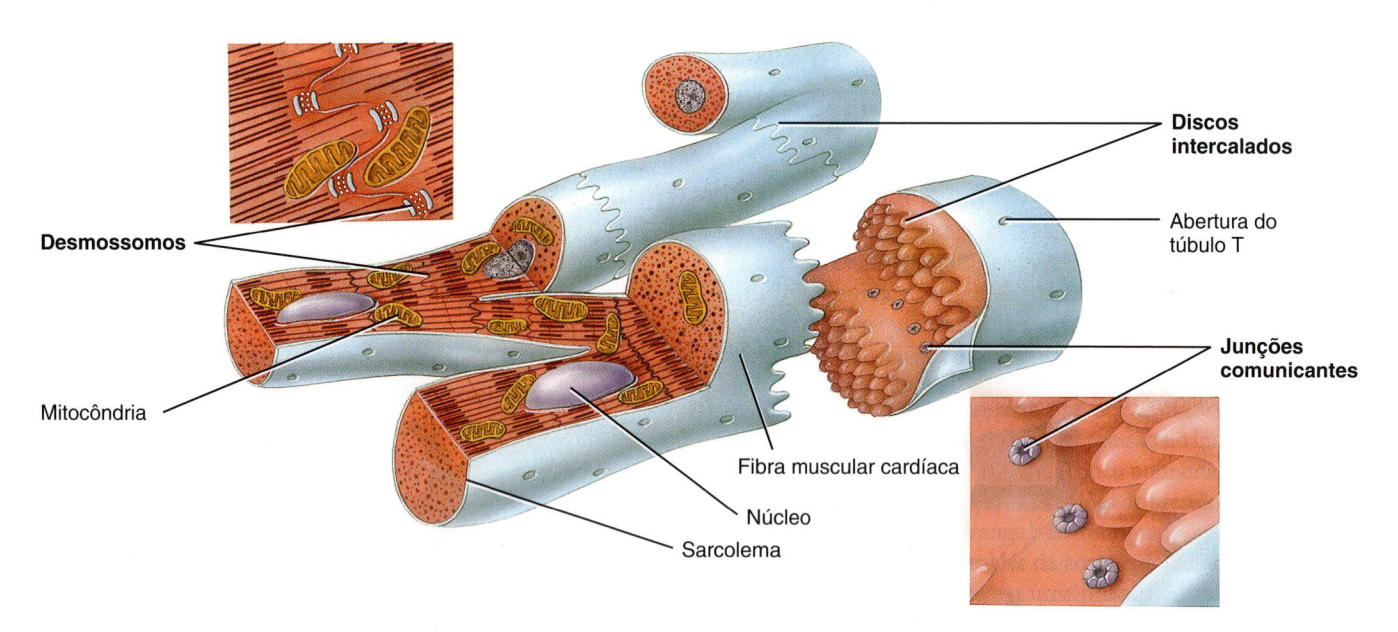

A. Fibras musculares cardíacas

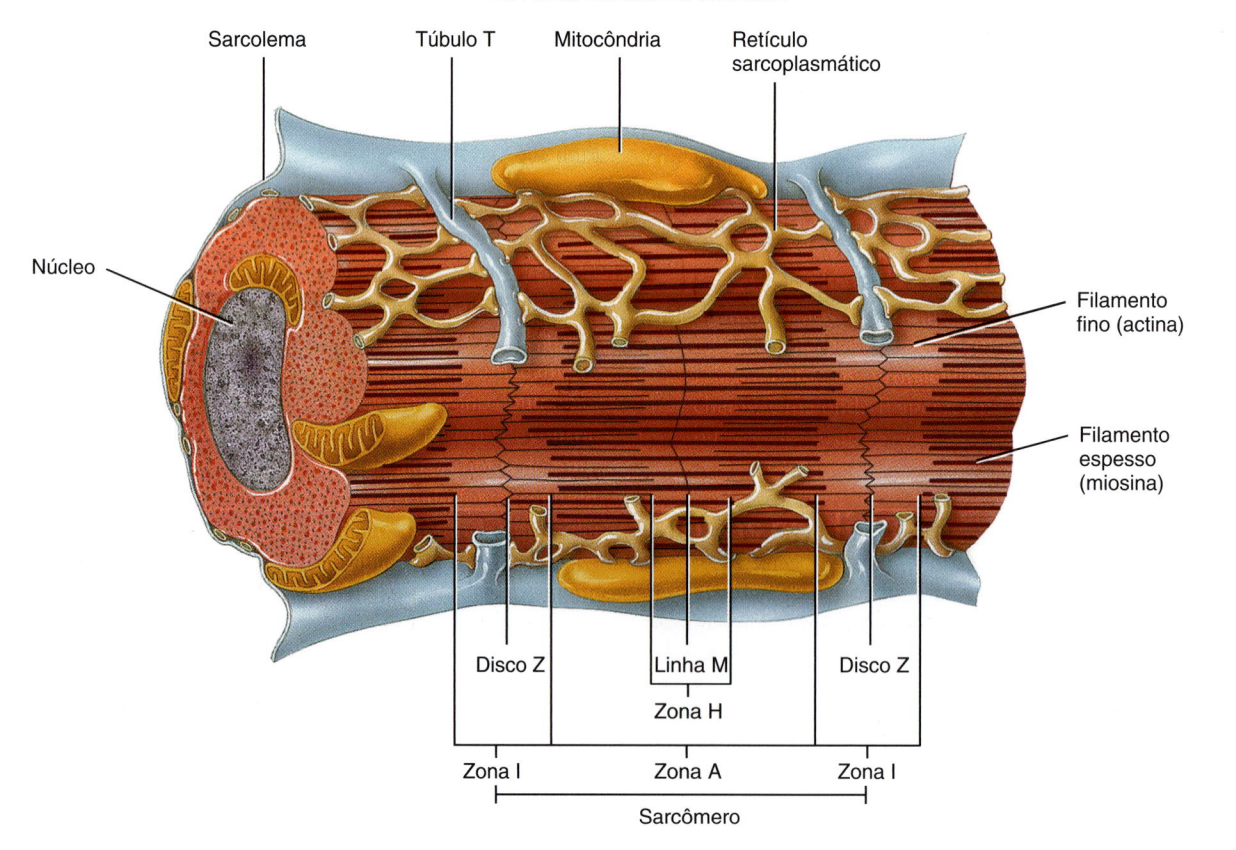

B. Arranjo dos componentes de uma fibra muscular cardíaca

? Quais são as funções dos discos intercalados nas fibras musculares cardíacas?

Os potenciais de ação propagam-se pelo complexo estimulante do coração na seguinte ordem (**Figura 20.10 A**):

1 A excitação cardíaca começa, normalmente, no **nó sinoatrial** (**SA**), localizado na parede atrial direita, imediatamente inferior e lateral à abertura da VCS. As células do nó SA não têm um potencial de repouso estável, em vez disso, despolarizam repetida e espontaneamente até um limiar. A despolarização espontânea é um **potencial de marca-passo**. Quando esse potencial atinge o limiar, dispara um potencial de ação (**Figura 20.10 B**). Cada potencial de ação proveniente do nó SA propaga-se através dos dois átrios via junções comunicantes nos discos intercalados das fibras musculares atriais. Após o potencial de ação, os dois átrios contraem-se ao mesmo tempo.

2 O potencial de ação, que é conduzido ao longo das fibras musculares atriais, atinge o **nó atrioventricular** (**AV**), localizado no septo interatrial, imediatamente anterior à abertura do seio coronário (**Figura 20.10 A**). Quando chega ao nó AV, o potencial de ação desacelera-se como resultado de algumas diferenças na estrutura celular do nó AV. Esse retardo possibilita que os átrios lancem o sangue do seu interior para os ventrículos.

3 A partir do nó AV, o potencial de ação alcança o **fascículo atrioventricular** (**AV**) (também conhecido como *feixe de His*). Esse fascículo é o único local onde os potenciais de ação podem ser conduzidos dos átrios para os ventrículos. Isso porque, em outros locais, o esqueleto fibroso do coração isola eletricamente os átrios dos ventrículos.

4 Após a propagação via fascículo AV, o potencial de ação chega aos **ramos direito** e **esquerdo**. O fascículo estende-se através do septo interventricular para o ápice do coração.

5 Por fim, uma **rede de condução subendocárdica** de grande diâmetro (ramos subendocárdicos ou *fibras de Purkinje*) transmite rapidamente o potencial de ação, começando no ápice do coração para cima em direção ao restante do miocárdio ventricular. A seguir, os ventrículos se contraem e deslocam o sangue para cima em direção às valvas aórtica e do tronco pulmonar.

Por conta própria, as fibras autorrítmicas do nó SA iniciam um potencial de ação aproximadamente a cada 0,6 s, ou seja, 100 vezes/minuto. Dessa forma, o nó SA estabelece o ritmo da contração cardíaca – é o *marca-passo natural*. Essa frequência é mais rápida do que a de qualquer outra fibra autorrítmica. Como os potenciais de ação provenientes do nó SA propagam-se pelo sistema de condução do coração e estimulam outras áreas antes que elas consigam gerar um potencial de ação próprio (com frequência mais lenta), o nó SA atua como o marca-passo natural do coração. Impulsos nervosos provenientes do sistema nervoso autônomo (SNA) e hormônios carreados pelo sangue (como a epinefrina) *modificam a cronologia e a força* de cada contração cardíaca (batimento cardíaco), mas *não estabelecem o ritmo de base*. Em uma pessoa em repouso, por exemplo, a acetilcolina liberada pela divisão parassimpática do SNA atrasa a estimulação oriunda do nó SA para aproximadamente uma cada 0,8 segundo ou 75 potenciais de ação por minuto (**Figura 20.10 B**).

Correlação clínica

Diagnóstico de doenças

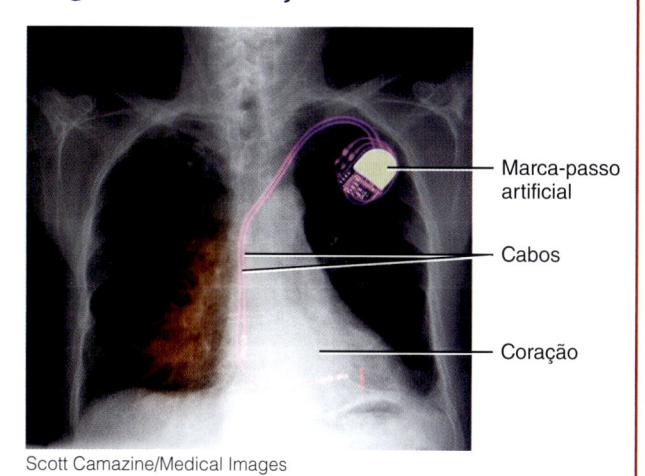

Scott Camazine/Medical Images

Quando a frequência cardíaca está anormalmente baixa, o ritmo cardíaco normal pode ser restaurado e mantido graças à implantação cirúrgica de um **marca-passo artificial**, um dispositivo que emite corrente elétrica para estimular a contração cardíaca. Um marca-passo artificial consiste em uma bateria e um gerador de impulsos, que habitualmente é implantado sob a pele logo abaixo da clavícula. O marca-passo é conectado a um ou dois cabos flexíveis que são introduzidos na VCS e, depois, nas várias câmaras do coração. Muitos dos marca-passos mais recentes, denominados marca-passos de demanda, aceleram automaticamente a frequência cardíaca durante os esforços físicos.

Potencial de ação e contração das fibras contráteis

O potencial de ação iniciado pelo nó SA desloca-se ao longo do complexo estimulante do coração e se propaga para excitar as fibras musculares atriais e ventriculares "funcionais", denominadas **fibras contráteis**. Um potencial de ação em uma fibra contrátil ocorre da seguinte maneira (**Figura 20.11**):

1 *Despolarização*: ao contrário das fibras autorrítmicas, as fibras contráteis têm um potencial de membrana em repouso estável que é próximo de −90 mV. Quando uma fibra contrátil é levada até o limiar por um potencial de ação proveniente das fibras vizinhas, seus **canais rápidos de Na$^+$, regulados por voltagem** se abrem. Esses canais de íons sódio são denominados *rápidos* porque se abrem muito rapidamente em resposta à despolarização de nível limiar. A abertura desses canais possibilita o influxo de Na$^+$ porque o citosol das fibras contráteis é eletricamente mais negativo do que o líquido intersticial, e a concentração de Na$^+$ é mais elevada no líquido intersticial. Assim, o influxo de Na$^+$ promovido pelo gradiente eletroquímico produz uma **despolarização rápida**: em alguns milissegundos, os canais rápidos de Na$^+$ são automaticamente inativados e o influxo de Na$^+$ diminui.

FIGURA 20.10 **O sistema de condução do coração.** Fibras autorrítmicas no nó SA, localizadas na parede do átrio direito (**A**), atuam como marca-passo cardíaco, iniciando potenciais de ação cardíacos (**B**) que provocam a contração das câmaras cardíacas.

> O sistema de condução assegura que as câmaras do coração contraiam-se de modo coordenado.

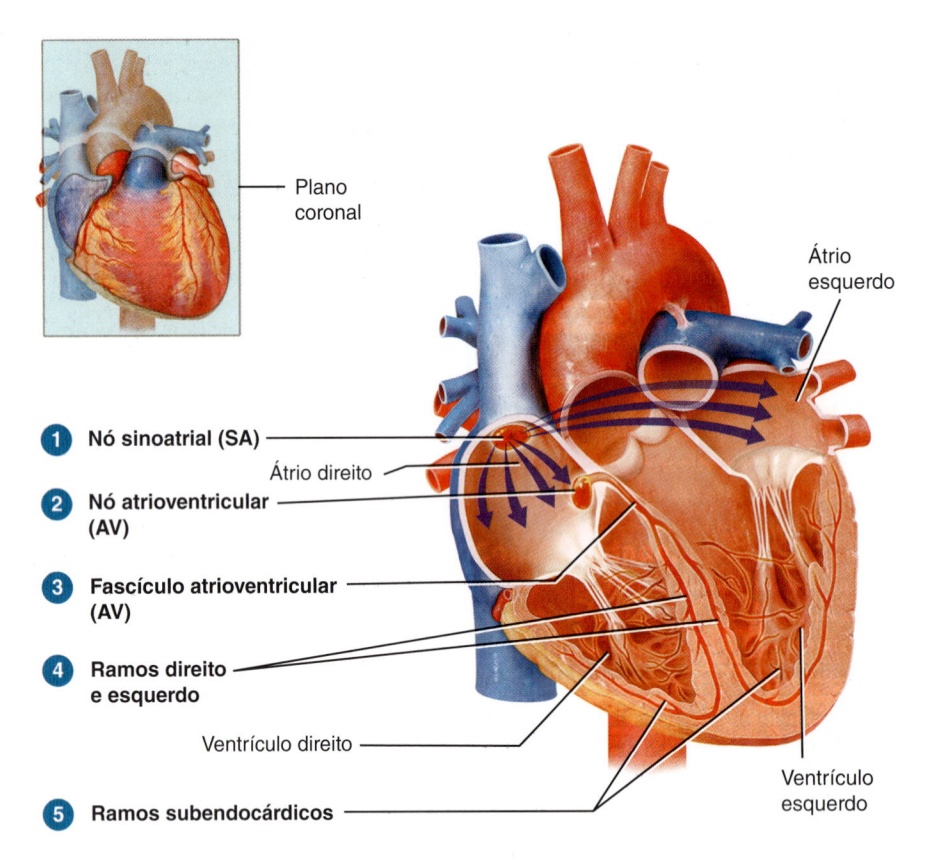

1. Nó sinoatrial (SA)
2. Nó atrioventricular (AV)
3. Fascículo atrioventricular (AV)
4. Ramos direito e esquerdo
5. Ramos subendocárdicos

A. Vista anterior de corte frontal

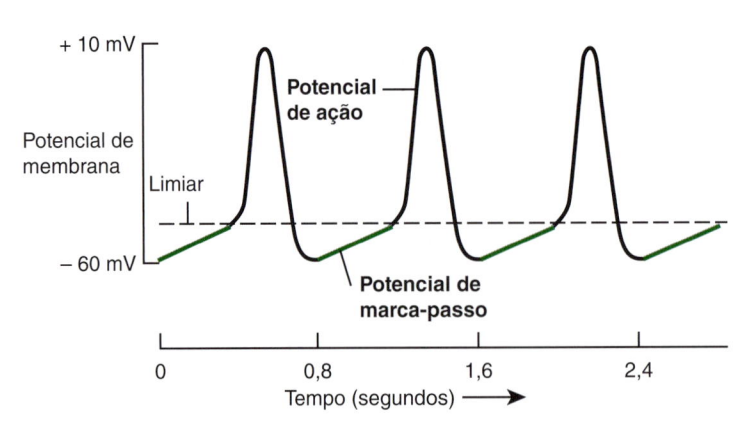

B. Potenciais de marca-passo (em verde) e potenciais de ação (em preto) em fibras autorrítmicas do nó SA

? Qual componente do sistema de condução do coração fornece a única conexão elétrica entre os átrios e os ventrículos?

CAPÍTULO 20 Sistema Circulatório: Coração **745**

FIGURA 20.11 **Potencial de ação em uma fibra contrátil ventricular.** O potencial de membrana em repouso é aproximadamente –90 mV.

Um período refratário longo evita tetania nas fibras musculares cardíacas.

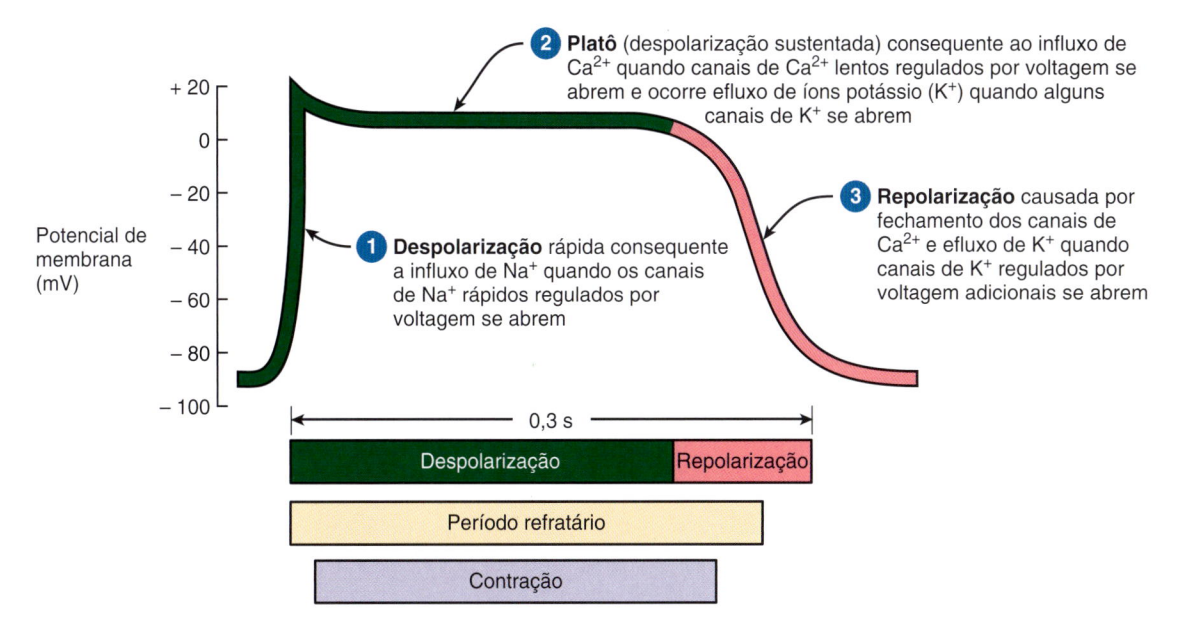

2 **Platô** (despolarização sustentada) consequente ao influxo de Ca^{2+} quando canais de Ca^{2+} lentos regulados por voltagem se abrem e ocorre efluxo de íons potássio (K^+) quando alguns canais de K^+ se abrem

1 **Despolarização** rápida consequente a influxo de Na^+ quando os canais de Na^+ rápidos regulados por voltagem se abrem

3 **Repolarização** causada por fechamento dos canais de Ca^{2+} e efluxo de K^+ quando canais de K^+ regulados por voltagem adicionais se abrem

Potencial de membrana (mV)

0,3 s

Despolarização | Repolarização

Período refratário

Contração

? Como a duração de um potencial de ação em uma fibra contrátil ventricular se compara à duração de um potencial de ação em uma fibra muscular esquelética?

2 *Platô*. A fase seguinte de um potencial de ação em uma fibra contrátil é o **platô**, um período de despolarização sustentada. Essa fase se deve, em parte, à abertura de **canais lentos de Ca^{2+} regulados por voltagem** no sarcolema. Quando esses canais se abrem, íons cálcio deslocam-se do líquido intersticial (que tem concentração de Ca^{2+} mais elevada) para o citosol. Esse influxo de Ca^{2+} promove a saída de ainda mais Ca^{2+} do retículo sarcoplasmático para o citosol através de outros canais de Ca^{2+} na membrana do retículo sarcoplasmático. Assim, a concentração de Ca^{2+} aumentada no citosol acaba deflagrando a contração. Vários tipos diferentes de **canais de K^+ regulados por voltagem** também são encontrados no sarcolema de uma fibra contrátil. Pouco antes do começo da fase platô, alguns desses canais de K^+ se abrem, assim, ocorre a saída dos íons de potássio da fibra contrátil. Dessa forma, a despolarização é mantida durante a fase de platô porque o influxo de Ca^{2+} compensa o efluxo de K^+. A fase de platô dura aproximadamente 0,2 segundo e o potencial de membrana da fibra contrátil é próximo de 0 mV. Para fins de comparação, a despolarização em um neurônio ou fibra muscular esquelética é bem mais curta, aproximadamente 1 milissegundo (0,001 segundo), porque não apresenta fase de platô.

3 *Repolarização*. A recuperação do potencial de membrana em repouso durante a fase de **repolarização** de um potencial de ação cardíaco assemelha-se ao que ocorre em outras células excitáveis. Após um período de retardo (que é especialmente prolongado no músculo cardíaco), outros canais de K^+ regulados por voltagem se abrem. O efluxo de K^+ restaura o potencial de membrana em repouso negativo (–90 mV). Ao mesmo tempo, os canais de cálcio no sarcolema e o retículo sarcoplasmático vão se fechando, o que também contribui para a repolarização.

O mecanismo de contração é semelhante no músculo cardíaco e no músculo esquelético: a atividade elétrica (potencial de ação) resulta na resposta mecânica (contração) após um breve período de retardo. À medida que aumenta a concentração de Ca^{2+} no interior de uma fibra contrátil, o Ca^2 liga-se à troponina, a proteína reguladora que possibilita o início do deslizamento dos filamentos de actina e miosina uns sobre os outros, e a tensão começa a se desenvolver. Substâncias que modificam o movimento do Ca^{2+} através dos canais lentos de Ca^{2+} influenciam a força da contração cardíaca. A epinefrina, por exemplo, potencializa a contração ao aumentar o fluxo de Ca^{2+} para o citosol.

No músculo, o **período refratário** é o intervalo de tempo durante o qual não é possível deflagrar uma segunda contração. A duração do período refratário de uma fibra do músculo cardíaco é maior que a duração da contração (**Figura 20.11**). Como resultado, outra contração só pode começar após um determinado período de relaxamento. Por esse motivo, não ocorre tetania (contração sustentada) no músculo cardíaco como ocorre no músculo esquelético. A vantagem é evidente se a pessoa considerar como os ventrículos trabalham: a função de bombeamento dos ventrículos depende da alternância de contração (quando ejetam sangue) e relaxamento (quando ocorre enchimento da cavidade com sangue). Se o músculo cardíaco pudesse sofrer tetania, o fluxo sanguíneo seria interrompido.

Produção de ATP no músculo cardíaco

Ao contrário do músculo esquelético, o músculo cardíaco produz pouco ATP (sigla em inglês para *adenosine triphosphate*) via respiração celular anaeróbica (ver **Figura 10.11**). Na verdade, a produção de ATP no músculo cardíaco depende quase exclusivamente da respiração celular aeróbica em suas numerosas mitocôndrias.

O oxigênio necessário difunde-se do sangue da circulação coronariana e é liberado da mioglobina no interior das fibras do músculo cardíaco. Essas fibras usam vários substratos para promover a produção mitocondrial de ATP. Em uma pessoa em repouso, o ATP do coração provém principalmente da oxidação de ácidos graxos (60%) e glicose (35%), com contribuições menores de ácido láctico, aminoácidos e corpos cetônicos. Durante a prática de exercícios físicos, ocorre aumento do uso cardíaco de ácido láctico, que é produzido pela contração ativa dos músculos esqueléticos.

Como o músculo esquelético, o músculo cardíaco também produz algum ATP a partir de fosfato de creatina. Um sinal de infarto do miocárdio (ver *Correlação clínica, Isquemia e infarto do miocárdio*) é o achado no sangue de níveis elevados de creatinofosfoquinase (CPK, sigla em inglês para *creatine phosphoquinase*), a enzima que catalisa a transferência de um grupo fosfato do fosfato de creatina para ADP (sigla em inglês para *adenosine diphosphate*) a fim de produzir ATP. Normalmente, a CPK e outras enzimas estão confinadas nas células, contudo, fibras dos músculos esqueléticos ou do músculo cardíaco liberam CPK para o sangue.

Eletrocardiograma

Enquanto os potenciais de ação propagam-se através do coração, eles geram correntes elétricas que podem ser detectadas na superfície do corpo. O **eletrocardiograma** (ECG) é um registro desses sinais elétricos, composto dos potenciais de ação produzidos por todas as fibras musculares do coração durante cada contração (batimento cardíaco). O aparelho utilizado para registrar as alterações elétricas é denominado **eletrocardiógrafo**.

Na prática clínica, os eletrodos são posicionados nos braços e nas pernas (derivações periféricas) e em seis posições no tórax (derivações precordiais) para a realização do ECG. O eletrocardiógrafo amplifica os sinais elétricos do coração e produz 12 traçados diferentes a partir de diferentes combinações de derivações periféricas e precordiais. Cada derivação periférica e cada derivação precordial registram atividade elétrica discretamente distinta por causa de suas posições em relação ao coração. A comparação desses registros entre si e com registros normais possibilita determinar (1) se a via de condução é anormal, (2) se o coração está aumentado de tamanho, (3) se há dano em determinadas regiões do coração e (4) a causa da dor torácica.

Em um registro eletrocardiográfico típico três ondas são claramente reconhecíveis a cada batimento cardíaco (**Figura 20.12**). A primeira, denominada **onda P**, é uma pequena deflexão positiva no ECG; ela representa a **despolarização atrial**, que se propaga a partir do nó SA via fibras contráteis nos dois átrios. A segunda onda, denominada **complexo QRS**, começa como uma deflexão negativa (onda Q), continua como uma grande onda positiva triangular (onda R) e termina como uma onda negativa (onda S). O complexo QRS representa a **despolarização ventricular rápida**, quando o potencial de ação propaga-se via fibras contráteis ventriculares. A terceira onda é uma deflexão positiva em forma de cúpula denominada **onda T**; indica a **repolarização ventricular** e ocorre justamente quando os ventrículos estão começando a relaxar. A onda T é menor e mais larga do que o complexo QRS porque a repolarização ocorre mais lentamente que a despolarização. Durante a fase de platô da despolarização, o traçado do ECG é isoelétrico (reto).

Ao interpretar um ECG, as dimensões das ondas fornecem indícios das anormalidades: ondas P maiores indicam aumento das dimensões de um átrio; uma onda Q aprofundada pode indicar um infarto do miocárdio; e uma onda R aumentada, geralmente, indica aumento do tamanho dos ventrículos. A onda T está mais achatada que o normal quando o músculo cardíaco não está recebendo oxigênio suficiente – como ocorre, por exemplo, na doença da artéria coronária (DAC). A onda T está elevada na hiperpotassemia (nível sanguíneo elevado de K^+).

A análise de um ECG também inclui a medida dos intervalos de tempo entre as ondas, que são denominados **intervalos** ou segmentos. Por exemplo, o **intervalo P-Q** é o período entre o início da onda P e o começo do complexo QRS; o intervalo P-Q representa o tempo de condução desde o início da excitação atrial até o começo da excitação ventricular. Em outras palavras, o intervalo P-Q é o tempo necessário para o potencial de ação atravessar os átrios, o nó AV e as fibras restantes do sistema de condução do coração. Quando o potencial de ação é forçado a contornar o tecido cicatricial fibrótico causado por distúrbios como a DAC ou febre reumática, o intervalo P-Q se alonga.

O **segmento S-T**, que começa no final da onda S e termina no início da onda T, representa o momento em que as fibras contráteis ventriculares são despolarizadas durante a fase de platô do potencial de ação. Há supradesnivelamento (elevação em relação à linha de base) do segmento S-T no IAM e infradesnivelamento (depressão em relação à linha de base) do segmento S-T quando o músculo cardíaco não recebe oxigênio suficiente. O **intervalo Q-T** estende-se desde o começo do complexo QRS até o final da onda T; é o espaço de tempo entre o começo da despolarização ventricular e o final da repolarização ventricular. O intervalo Q-T alonga-se

FIGURA 20.12 **Eletrocardiograma (ECG) normal.** Onda P = despolarização atrial; complexo QRS = início da despolarização ventricular; onda T = repolarização ventricular.

> O ECG é um registro da atividade elétrica que inicia a cada batimento cardíaco.

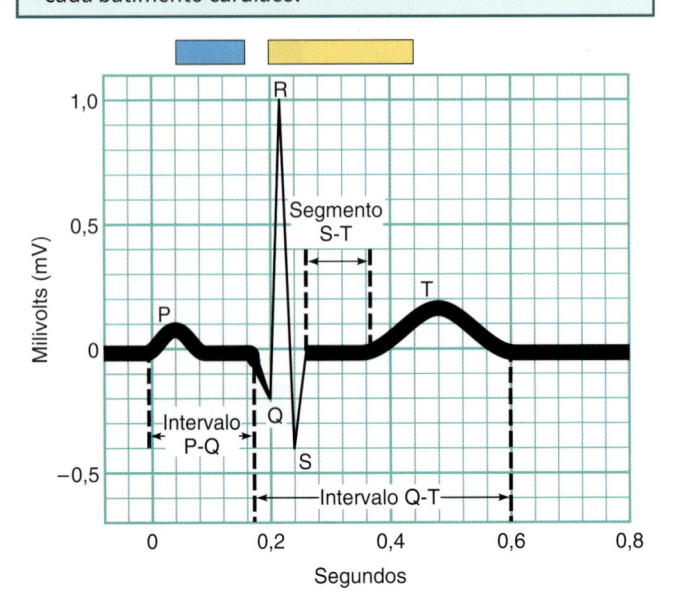

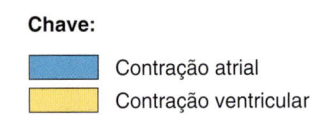

Chave:
- Contração atrial
- Contração ventricular

? Qual é o significado de uma onda Q aumentada?

quando há dano miocárdico, isquemia (redução do fluxo sanguíneo) miocárdica ou anormalidades da condução.

Algumas vezes é útil avaliar a resposta cardíaca durante a atividade física. É o chamado teste ergométrico ou **prova de esforço** (ver *Distúrbios: desequilíbrios homeostáticos,* no final deste capítulo). Embora artérias coronárias estreitadas consigam carrear sangue oxigenado suficiente enquanto a pessoa está em repouso, elas não conseguirão atender às demandas miocárdicas aumentadas de oxigênio durante esforços físicos vigorosos. Essa situação cria alterações que podem ser detectadas em um eletrocardiograma.

Ritmos cardíacos anormais e fluxo sanguíneo inadequado para o coração podem ocorrer momentaneamente ou de modo imprevisível. **A eletrocardiografia ambulatorial contínua** (Holter) é utilizada para detectar esses distúrbios. A pessoa carrega um monitor com bateria (monitor Holter) que faz registros eletrocardiográficos continuamente durante 24 horas. Eletrodos aplicados no tórax são conectados ao monitor, o qual armazena as informações sobre a atividade cardíaca, para que, posteriormente, sejam recuperadas pelo cardiologista.

Correlação das ondas do ECG com sístoles atriais e ventriculares

É preciso lembrar que os átrios e os ventrículos despolarizam-se e, depois, contraem-se em momentos diferentes, porque o sistema de condução do coração direciona os potenciais de ação cardíacos ao longo de uma via específica. O termo **sístole** refere-se à fase da contração, já a fase de relaxamento é denominada **diástole**. As ondas exibidas no ECG mostram a cronologia da sístole e da diástole dos átrios e dos ventrículos. Quando a frequência cardíaca é de 75 bpm, a cronologia é a seguinte (**Figura 20.13**):

1. Um potencial de ação cardíaco surge no nó SA, propaga-se através de todo o músculo atrial para o nó AV em aproximadamente 0,03 segundo. Enquanto as fibras contráteis atriais despolarizam, a onda P aparece no ECG.

2. Após o início da onda P, os átrios se contraem (sístole atrial). A condução do potencial de ação desacelera no nó AV porque as fibras desse nó têm diâmetro muito menor e um número menor de junções comunicantes. Nesse ponto, cabe uma analogia: o trânsito desacelera de modo semelhante em uma rodovia com quatro pistas que passa para uma pista. O retardo resultante de 0,1 segundo possibilita a contração dos átrios, contribuindo assim para o aumento do volume de sangue nos ventrículos, antes do início da sístole ventricular.

3. O potencial de ação propaga-se rapidamente após entrar no fascículo AV. Aproximadamente 0,2 segundo após o início da onda P, o potencial de ação já se propagou pelos ramos do fascículo AV, pelos ramos subendocárdicos do sistema de condução do coração e por todo o miocárdio ventricular. A despolarização propaga-se inferiormente pelo septo, ascendendo a partir do ápice e se deslocando para fora a partir da superfície endocárdica, produzindo o complexo QRS. Ao mesmo tempo, ocorre a repolarização atrial, embora, em geral, de forma não evidente no ECG porque os complexos QRS maiores a mascaram.

4. A contração das fibras contráteis ventriculares (sístole ventricular) começa pouco depois do complexo QRS aparecer e continua durante o segmento S-T. Enquanto a contração prossegue do ápice para a base do coração, o sangue é comprimido em direção às válvulas SL.

5. A repolarização das fibras contráteis ventriculares começa no ápice e se propaga por todo o miocárdio ventricular. Isso produz a onda T no ECG cerca de 0,4 segundo após o início da onda P.

6. Logo após o início da onda T, os ventrículos começam a relaxar (diástole ventricular). Em até 0,6 segundo, a repolarização ventricular está completa, e as fibras contráteis ventriculares estão relaxadas.

Durante o 0,2 segundo seguinte, as fibras contráteis nos dois átrios e ventrículos estão relaxadas. Em 0,8 segundo, a onda P aparece de novo no ECG, os átrios começam a se contrair e o ciclo se repete.

Como foi explicado, os eventos no coração ocorrem em ciclos que se repetem por toda a vida. A seguir, será mostrado como as alterações pressóricas associadas a relaxamento e contração das câmaras cardíacas possibilitam que o órgão encha-se com sangue e, depois, ejete o sangue para a aorta e o tronco pulmonar.

Teste rápido

10. Quais são as diferenças estruturais e funcionais das fibras do músculo cardíaco em relação às fibras musculares esqueléticas?
11. Quais são as semelhanças e as diferenças entre as fibras autorrítmicas e as fibras contráteis?
12. Quais são os eventos de cada uma das três fases de um potencial de ação nas fibras contráteis ventriculares?
13. Como os traçados de ECG podem ajudar no diagnóstico de condições cardíacas?
14. Quais são as relações entre as ondas, os intervalos e os segmentos do ECG e a contração (sístole) e o relaxamento (diástole) dos átrios e ventrículos?

20.4 Ciclo cardíaco

OBJETIVOS

- **Descrever** as alterações de pressão e volume que acontecem durante um ciclo cardíaco
- **Relacionar** a cronologia dos sons cardíacos com as ondas do ECG e as alterações pressóricas durante a sístole e a diástole.

Um único **ciclo cardíaco** inclui todos os eventos associados a uma contração cardíaca (batimento cardíaco). Portanto, um ciclo cardíaco consiste na sístole e na diástole dos átrios mais a sístole e a diástole dos ventrículos.

Alterações de pressão e volume durante o ciclo cardíaco

Em cada ciclo cardíaco, os átrios e os ventrículos contraem-se e relaxam de modo alternado, forçando sangue das áreas de pressão mais alta para áreas de menor pressão. Quando uma câmara do coração se contrai, a pressão sanguínea em seu interior aumenta. A **Figura 20.14** mostra a correlação entre os sinais elétricos

FIGURA 20.13 Cronologia e trajetória do potencial de ação de despolarização e repolarização pelo sistema de condução do coração e pelo miocárdio. A cor verde indica despolarização e a vermelha, repolarização.

> A despolarização provoca a contração, já a repolarização desencadeia o relaxamento das fibras do músculo cardíaco.

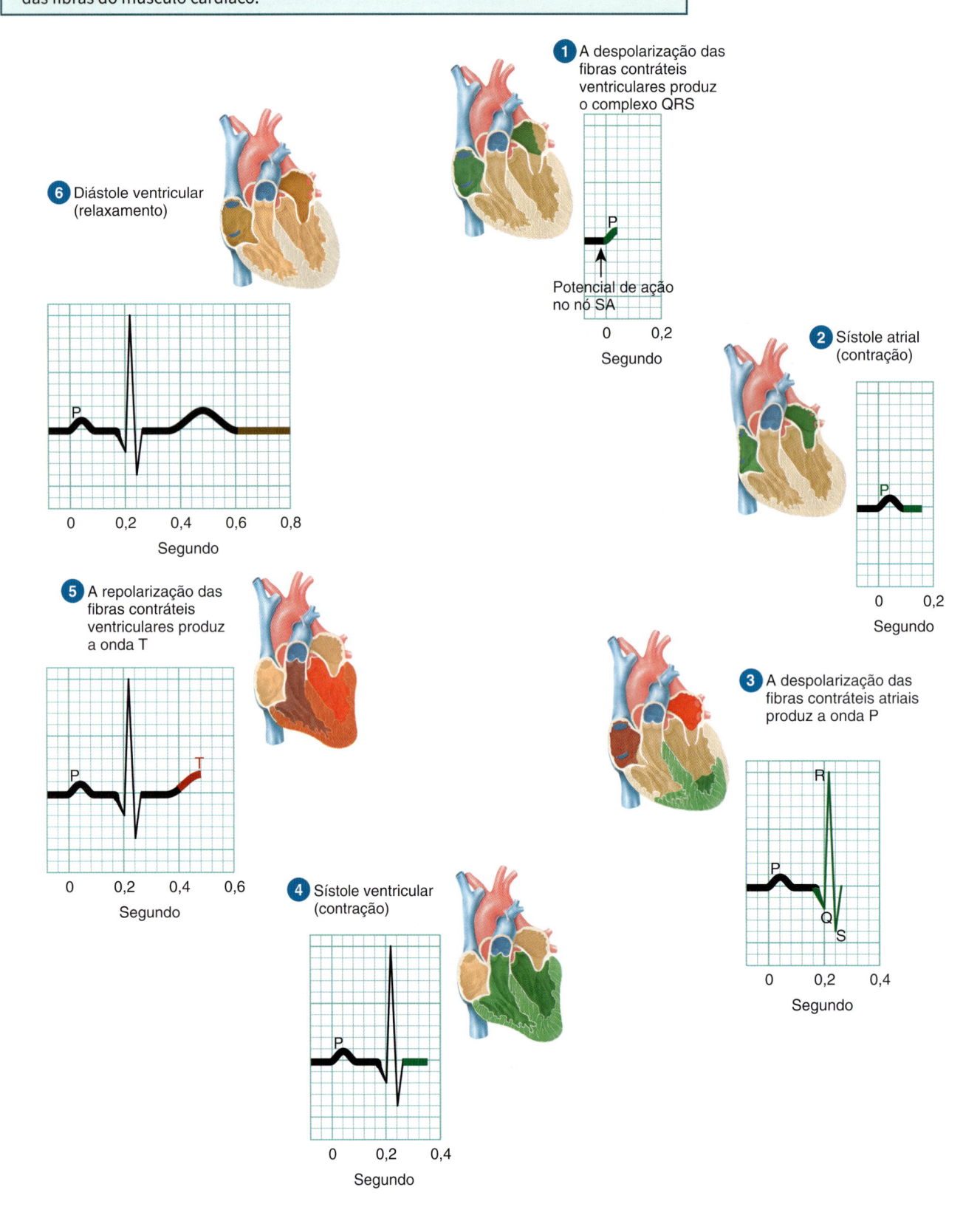

1 A despolarização das fibras contráteis ventriculares produz o complexo QRS

2 Sístole atrial (contração)

3 A despolarização das fibras contráteis atriais produz a onda P

4 Sístole ventricular (contração)

5 A repolarização das fibras contráteis ventriculares produz a onda T

6 Diástole ventricular (relaxamento)

? Em qual parte do sistema de condução os potenciais de ação propagam-se mais lentamente?

CAPÍTULO 20 Sistema Circulatório: Coração 749

FIGURA 20.14 **Ciclo cardíaco**. **A.** ECG. **B.** Alterações na pressão atrial esquerda (linha verde), na pressão ventricular esquerda (linha azul) e na pressão aórtica (linha vermelha) e suas relações com a abertura e o fechamento das valvas cardíacas. **C.** Bulhas cardíacas. **D.** Alterações do volume ventricular esquerdo. **E.** Fases do ciclo cardíaco.

> Um ciclo cardíaco é constituído por todos os eventos associados a uma contração cardíaca (batimento cardíaco).

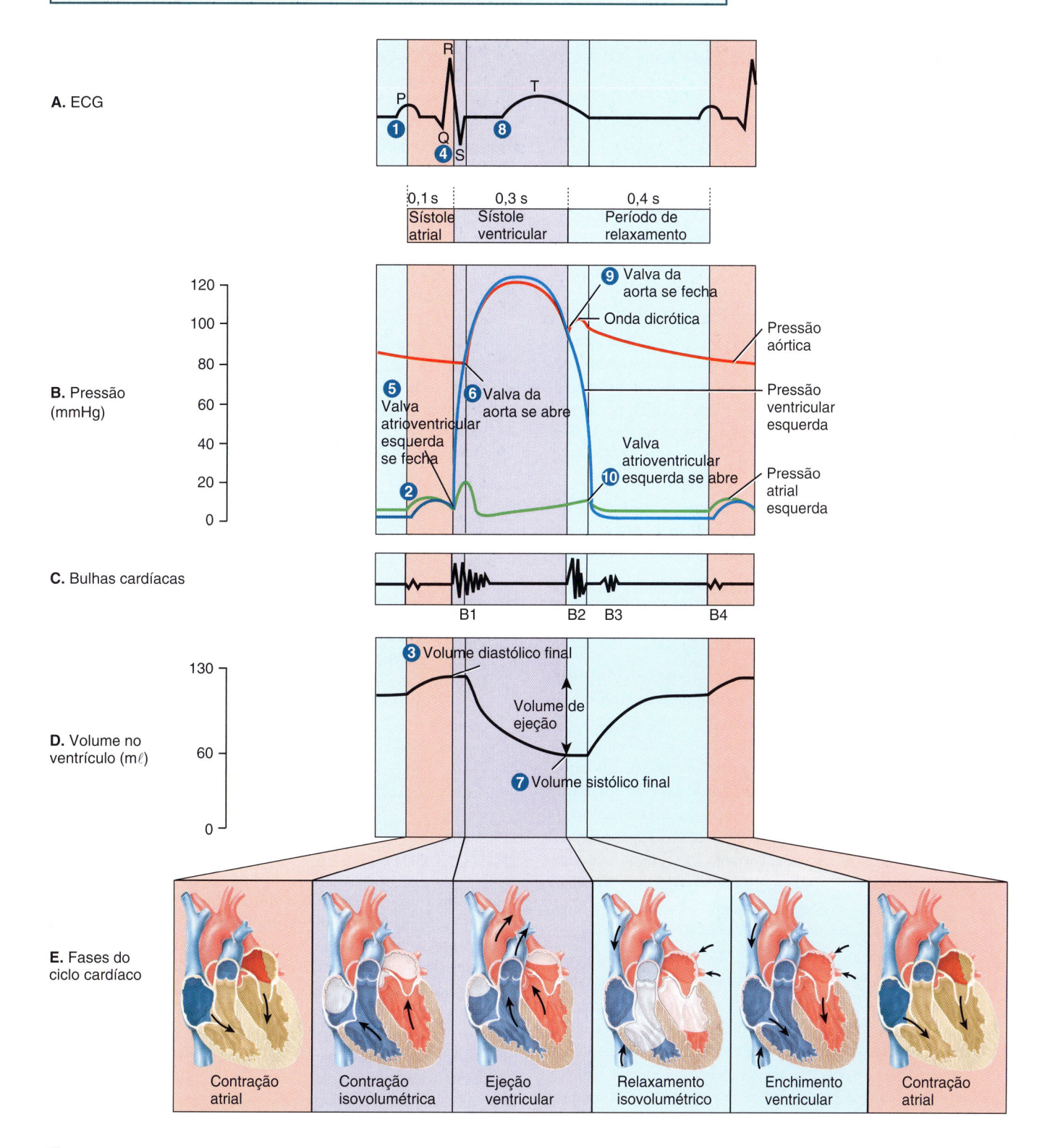

A. ECG

0,1 s — Sístole atrial
0,3 s — Sístole ventricular
0,4 s — Período de relaxamento

B. Pressão (mmHg)

- ❾ Valva da aorta se fecha
- Onda dicrótica
- Pressão aórtica
- ❺ Valva atrioventricular esquerda se fecha
- ❻ Valva da aorta se abre
- Pressão ventricular esquerda
- ❿ Valva atrioventricular esquerda se abre
- Pressão atrial esquerda

C. Bulhas cardíacas

B1   B2   B3   B4

D. Volume no ventrículo (mℓ)

- ❸ Volume diastólico final
- Volume de ejeção
- ❼ Volume sistólico final

E. Fases do ciclo cardíaco

Contração atrial | Contração isovolumétrica | Ejeção ventricular | Relaxamento isovolumétrico | Enchimento ventricular | Contração atrial

? Quanto sangue permanece em cada ventrículo ao final da diástole ventricular em uma pessoa em repouso? Qual é a denominação desse volume?

(ECG) do coração e as modificações na pressão atrial, na pressão ventricular, na pressão aórtica e no volume ventricular durante o ciclo cardíaco. As pressões mostradas na figura se aplicam ao lado esquerdo do coração; as pressões no lado direito do coração são consideravelmente menores. Cada ventrículo, entretanto, expele o mesmo volume de sangue por batimento e existe o mesmo padrão para as duas câmaras de bombeamento. Quando a frequência cardíaca é 75 bpm (bpm), um ciclo cardíaco dura 0,8 segundo. Abordaremos primeiro a sístole atrial na avaliação e na correlação dos eventos que ocorrem durante o ciclo cardíaco.

Sístole atrial.
Durante a **sístole atrial**, que dura aproximadamente 0,1 segundo, os átrios contraem-se, ao passo que os ventrículos relaxam.

❶ A despolarização do nó SA causa despolarização atrial, assinalada pela onda P no ECG.

❷ A despolarização atrial causa a sístole atrial. Quando os átrios se contraem, eles exercem pressão no sangue em seu interior, empurrando-o através das valvas AV abertas para os ventrículos.

❸ A sístole atrial contribui com 25 mℓ de sangue para o volume existente em cada ventrículo (aproximadamente 105 mℓ). O final da sístole atrial também é o final da diástole ventricular (relaxamento). Portanto, cada ventrículo contém cerca de 130 mℓ ao término de seu período de relaxamento (diástole). Esse volume de sangue é denominado **volume diastólico final** (**VDF**).

❹ O complexo QRS no ECG assinala o começo da despolarização ventricular.

Sístole ventricular.
Durante a **sístole ventricular**, que dura aproximadamente 0,3 segundo, os ventrículos contraem-se, ao passo que os átrios relaxam na **diástole atrial**.

❺ A despolarização ventricular provoca a sístole ventricular. Quando a sístole ventricular começa, a pressão eleva-se no interior dos ventrículos e força o sangue contra as valvas AV, provocando o fechamento destas. Durante aproximadamente 0,05 segundo, tanto as valvas da aorta e do tronco pulmonar quanto as valvas AV estão fechadas. Esse é o período de **contração isovolumétrica**. Durante esse intervalo, as fibras do músculo cardíaco estão se contraindo e exercendo força, contudo, ainda não estão se encurtando. Portanto, a contração muscular é isométrica (ou seja, mantém o mesmo comprimento). Além disso, como todas as quatro valvas estão fechadas, o volume ventricular permanece o mesmo (isovolumétrica).

❻ A contração continuada dos ventrículos causa elevação aguda da pressão no interior das câmaras. Quando a pressão ventricular esquerda supera a pressão aórtica em aproximadamente 80 mmHg e a pressão ventricular direita torna-se maior que a pressão no tronco pulmonar (aproximadamente 20 mmHg), as duas valvas arteriais se abrem. Nesse momento, começa a ejeção do sangue pelo coração. O período durante o qual as valvas estão abertas é o período de **ejeção ventricular** e dura aproximadamente 0,25 segundo. A pressão no ventrículo esquerdo continua a se elevar até aproximadamente 120 mmHg, enquanto a pressão no ventrículo direito se eleva até cerca de 25 a 30 mmHg.

❼ O ventrículo esquerdo ejeta aproximadamente 70 mℓ de sangue para a aorta, e o ventrículo direito ejeta o mesmo volume para o tronco pulmonar. O volume remanescente em cada ventrículo ao final da sístole, aproximadamente 60 mℓ, é o **volume sistólico final** (**VSF**). O **volume sistólico**, o volume ejetado de cada ventrículo por batimento, é igual ao volume diastólico final menos o volume sistólico final: VS = VDF – VSF. Em repouso, o volume sistólico é aproximadamente 130 mℓ – 60 mℓ = 70 mℓ.

❽ A onda T no ECG assinala o início da repolarização ventricular.

Período de relaxamento.
Durante o **período de relaxamento**, que dura aproximadamente 0,4 segundo, os átrios e os ventrículos estão relaxados. Quando a frequência cardíaca aumenta progressivamente, o período de relaxamento torna-se cada vez menor, ao passo que a duração da sístole atrial e a da sístole ventricular diminuem apenas discretamente.

❾ A repolarização ventricular provoca a **diástole ventricular**. Quando os ventrículos relaxam, a pressão no interior das câmaras cai e o sangue na aorta e no tronco pulmonar começa a fluir no sentido retrógrado para as regiões de pressão mais baixa nos ventrículos. O fluxo sanguíneo retrógrado atinge as válvulas das valvas e fecha as valvas da aorta e do tronco pulmonar. A valva da aorta fecha-se em uma pressão de aproximadamente 100 mmHg. O rebote de sangue nas válvulas fechadas da valva da aorta produz a **onda dicrótica** na curva de pressão aórtica. Após o fechamento das valvas arteriais, ocorre um breve intervalo durante o qual o volume de sangue ventricular não se modifica porque todas as quatro valvas estão fechadas. Esse é o período de **relaxamento isovolumétrico**.

❿ Enquanto os ventrículos continuam a relaxar, a pressão cai rapidamente. Quando a pressão ventricular cai abaixo da pressão atrial, as valvas AV se abrem, dando início ao **enchimento ventricular**. A maior parte desse enchimento ocorre logo após a abertura das valvas AV. O sangue que fluiu e se acumulou nos átrios durante a sístole ventricular desloca-se rapidamente para os ventrículos. Ao término do período de relaxamento, os ventrículos estão aproximadamente 75% cheios. Uma onda P aparece no ECG, sinalizando o início de outro ciclo cardíaco.

Bulhas cardíacas

A **ausculta**, o ato de escutar atentamente os ruídos no interior do corpo, é realizada habitualmente por meio de um estetoscópio. Os ruídos cardíacos originam-se primariamente da turbulência do sangue causada pelo fechamento das valvas cardíacas. O fluxo sanguíneo sem obstáculos é silencioso. Seria como comparar os sons de uma cachoeira com o silêncio de um riacho. Durante cada ciclo cardíaco, existem quatro **bulhas cardíacas**, mas em um coração normal apenas a primeira e a segunda bulhas (B1 e B2) são altas o suficiente para serem auscultadas com um estetoscópio. A **Figura 20.14 C** mostra a cronologia das bulhas cardíacas em relação a outros eventos no ciclo cardíaco.

A primeira bulha cardíaca (B1), que pode ser descrita como "**tum**", é mais forte e um pouco mais longa que a segunda bulha cardíaca; é causada pela turbulência sanguínea associada ao fechamento das valvas AV logo após o início da sístole ventricular. A segunda bulha

FIGURA 20.15 **Bulhas cardíacas**. Localização das valvas (em roxo) e os focos de ausculta (em vermelho) das bulhas cardíacas.

A escuta dos sons no interior do corpo é denominada ausculta e, habitualmente, é feita com um estetoscópio.

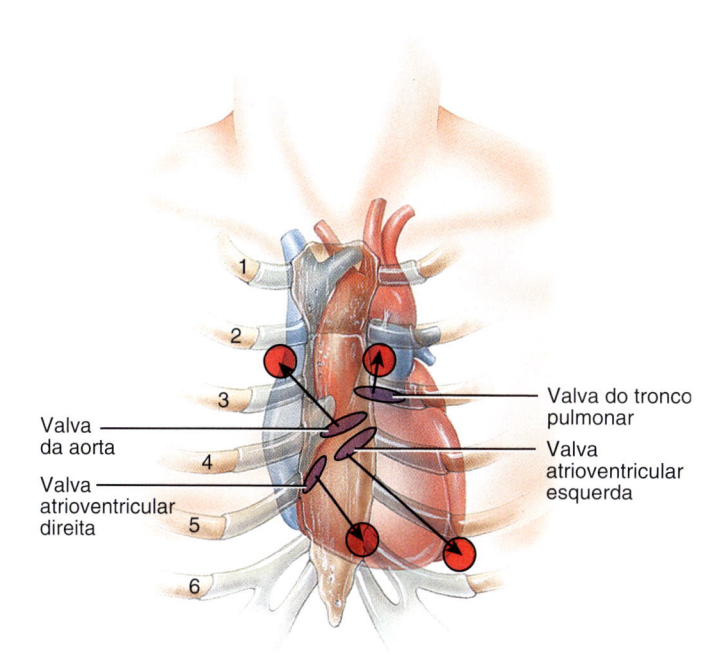

Vista anterior das localizações das valvas cardíacas e dos focos de ausculta

? Qual bulha cardíaca está relacionada com a turbulência sanguínea associada ao fechamento das valvas atrioventriculares?

Correlação clínica

Sopros cardíacos

As bulhas cardíacas fornecem informações valiosas sobre a operação mecânica do coração. Um **sopro cardíaco** é um som anormal, com várias características, que é auscultado antes, durante ou após as bulhas cardíacas normais ou que mascara as bulhas cardíacas. Sopros cardíacos são extremamente comuns em crianças e, habitualmente, não representam uma condição anormal. Os sopros são auscultados mais frequentemente em crianças entre 2 e 4 anos. Esses tipos de sopros cardíacos são denominados *inocentes* ou *funcionais (fisiológicos)*; com frequência, sua intensidade diminui à medida que a criança cresce e pode, inclusive, desaparecer. Embora alguns sopros cardíacos em adultos sejam inocentes, na maioria dos casos, um sopro cardíaco em um adulto indica um distúrbio valvar (valvopatia). Quando uma valva cardíaca exibe estenose, o sopro cardíaco é auscultado enquanto a valva deveria estar totalmente aberta, mas não está. Por exemplo, a estenose mitral (ver *Correlação clínica: distúrbios das valvas cardíacas*) produz um sopro durante o período de relaxamento, entre a B2 e a B1 seguinte. Portanto, um sopro consequente à incompetência mitral ocorre durante a sístole ventricular, entre B1 e B2.

cardíaca (B2), que é mais curta e não tão forte quanto a primeira bulha, pode ser descrita como "**tá**"; é causada pela turbulência sanguínea associada ao fechamento das valvas SL no início da diástole ventricular. Embora B1 e B2 sejam consequentes à turbulência sanguínea associada ao fechamento das valvas, elas são mais bem auscultadas na superfície do tórax em locais (focos de ausculta) que são um pouco diferentes das localizações das valvas (**Figura 20.15**). Isso ocorre porque o som é carreado pelo fluxo sanguíneo para longe das valvas. A terceira bulha cardíaca (B3), que normalmente não é forte o suficiente para ser auscultada, decorre da turbulência sanguínea durante o enchimento ventricular rápido, e a quarta bulha cardíaca (B4) é consequente à turbulência sanguínea durante a sístole atrial.

Teste rápido

15. Por que a pressão ventricular esquerda tem de ser maior do que a pressão aórtica durante a ejeção ventricular?
16. O fluxo sanguíneo nas artérias coronárias é maior durante a diástole ventricular ou durante a sístole ventricular? Explique sua resposta.
17. Durante quais períodos do ciclo cardíaco as fibras do músculo cardíaco exibem contrações isométricas?
18. Quais eventos produzem as quatro bulhas cardíacas normais? Quais bulhas podem, geralmente, ser auscultadas por meio de um estetoscópio?

20.5 Débito cardíaco

OBJETIVOS

- **Definir** débito cardíaco
- **Descrever** os fatores que influenciam a regulação do volume sistólico
- **Delinear** os fatores que influenciam a regulação da frequência cardíaca.

Embora o coração tenha fibras autorrítmicas que possibilitam a sua contração independente, sua operação é governada por eventos que ocorrem em todo o corpo. As células do corpo precisam receber um determinado volume de oxigênio a partir do sangue a cada minuto para manter a saúde e a vida. Quando as células estão ativas metabolicamente, como durante a prática de exercícios físicos, elas captam ainda mais oxigênio do sangue. Durante os períodos de repouso, a demanda metabólica celular diminui, assim como a carga de trabalho do coração.

O **débito cardíaco** (**DC**) é o volume de sangue ejetado pelo ventrículo esquerdo (ou pelo ventrículo direito) para a aorta (ou para o tronco pulmonar) a cada minuto. O débito cardíaco é igual ao **volume sistólico** (**VS**), o volume de sangue ejetado pelo ventrículo a cada contração, multiplicado pela **frequência cardíaca** (**FC**), o número de batimentos cardíacos por minuto:

$$DC = VS \times FC$$
$$(m\ell/min) \quad (m\ell/batimento) \quad (batimentos\ por\ minuto)$$

Em um homem adulto comum em repouso, o volume sistólico é, em média, 70 mℓ/batimento, e a frequência cardíaca é aproximadamente 75 bpm. Portanto, o débito cardíaco médio é

$$DC = 70 \text{ m}\ell/\text{batimento} \times 75 \text{ bpm}$$

$$= 5.250 \text{ m}\ell/\text{min ou}$$

$$5,25 \ \ell/\text{min}$$

Esse volume é quase igual ao volume sanguíneo total, que é aproximadamente 5 ℓ em um homem adulto comum. Assim, todo o volume sanguíneo de um ser humano flui pelas circulações pulmonar e sistêmica a cada minuto. Fatores que elevam o volume sistólico ou a frequência cardíaca aumentam, normalmente, o débito cardíaco. Durante a prática de exercícios físicos leves, por exemplo, o volume sistólico pode aumentar para 100 mℓ/batimento, e a frequência cardíaca aumenta para 100 bpm. O débito cardíaco seria, então, 10 ℓ/minutos. Durante a prática de exercícios intensos (embora não máximos), a frequência cardíaca pode acelerar até 150 bpm e o volume sistólico pode chegar a 130 mℓ/batimento, o que acarreta um débito cardíaco de 19,5 ℓ/minuto.

A **reserva cardíaca** é a diferença entre o débito cardíaco máximo e o débito cardíaco em repouso. Uma pessoa mediana tem uma reserva cardíaca que é quatro a cinco vezes superior ao valor em repouso. Atletas de resistência têm reservas cardíacas que são sete ou oito vezes superiores ao valor do débito cardíaco em repouso deles. Pessoas com formas graves de cardiopatia têm pouca ou nenhuma reserva cardíaca, o que limita sua capacidade de realizar até mesmo as simples atividades da vida diária.

Regulação do volume sistólico

Um coração saudável bombeia o sangue que fluiu para suas câmaras durante a diástole anterior. Em outras palavras, se mais sangue retornar ao coração durante a diástole, então, mais sangue é ejetado durante a sístole seguinte. Em repouso, o volume sistólico é 50 a 60% do volume diastólico final porque 40 a 50% do sangue permanece nos ventrículos após cada contração (volume sistólico final). Três fatores regulam o volume sistólico e garantem que os ventrículos esquerdo e direito bombeiem volumes de sangue iguais: (1) **pré-carga**, o grau de estiramento (distensão) do coração antes da contração; (2) **contratilidade**, o vigor da contração das fibras musculares ventriculares individuais; e (3) **pós-carga**, a pressão que precisa ser sobrepujada antes que possa ocorrer a ejeção de sangue dos ventrículos.

Pré-carga: efeito do estiramento.
Uma pré-carga (estiramento) maior das fibras do músculo cardíaco antes da contração aumenta a força da contração cardíaca. A pré-carga pode ser comparada ao estiramento de uma faixa elástica. Quanto mais a faixa elástica for estirada, mais forte é a retração de volta ao normal. Dentro de limites, quanto maior o volume de sangue no coração durante a diástole, maior a força da contração durante a sístole. Essa correlação é denominada **lei de Frank-Starling do coração**. A pré-carga é proporcional ao volume diastólico final (VDF), ou seja, o volume de sangue que enche os ventrículos no final da diástole. Normalmente, quanto maior o VDF, mais vigorosa é a contração seguinte.

Dois fatores cruciais determinam o VDF: (1) a duração da diástole ventricular; e (2) o **retorno venoso**, o volume de sangue que retorna para o ventrículo direito. Quando a frequência cardíaca aumenta, a duração da diástole é menor. Um tempo de enchimento menor significa um VDF menor, assim os ventrículos contraem-se antes de estarem preenchidos adequadamente. Por outro lado, quando o retorno venoso aumenta, um volume maior de fluxo sanguíneo flui para os ventrículos, e o VDF aumenta.

Quando a frequência cardíaca ultrapassa aproximadamente 160 bpm, o volume sistólico geralmente diminui por causa do curto tempo de enchimento. Nessas elevadas frequências cardíacas, o VDF e a pré-carga são menores. Pessoas com frequências cardíacas em repouso baixas apresentam, habitualmente, grandes volumes sistólicos em repouso porque o tempo de enchimento está prolongado e a pré-carga é maior.

A lei de Frank-Starling do coração iguala o débito dos ventrículos direito e esquerdo e mantém o mesmo volume de sangue fluindo nas circulações sistêmica e pulmonar. Se o lado esquerdo do coração bombear um pouco mais de sangue do que o lado direito, o volume de sangue que retorna para o ventrículo direito (retorno venoso) aumenta. O VDF aumentado faz com que o ventrículo direito contraia-se com mais vigor no batimento seguinte, devolvendo os dois lados do coração ao equilíbrio.

Contratilidade.
O segundo fator que influencia o volume sistólico é a **contratilidade** miocárdica, a força da contração em determinada pré-carga. Substâncias que aumentam a contratilidade são **agentes inotrópicos positivos**, já as que diminuem a contratilidade são denominadas **agentes inotrópicos negativos**. Portanto, se a pré-carga for constante, o volume sistólico aumenta quando uma substância inotrópica positiva é administrada. Agentes inotrópicos positivos promovem, com frequência, influxo de Ca^{2+} durante potenciais de ação cardíacos, fortalecendo a contração seguinte. A estimulação da divisão simpática do SNA, hormônios como epinefrina e norepinefrina, o aumento do nível de Ca^{2+} no líquido intersticial e os digitálicos exercem efeitos inotrópicos positivos. Em contrapartida, a inibição da divisão simpática do SNA, a anoxia, a acidose, alguns anestésicos e o aumento do nível de K^+ no líquido intersticial exercem efeitos inotrópicos negativos. *Bloqueadores dos canais de cálcio* são fármacos que podem exercer efeito inotrópico negativo porque reduzem o influxo de Ca^{2+}, diminuindo, assim, a força da contração cardíaca.

Pós-carga.
A ejeção de sangue pelo coração começa quando a pressão no ventrículo direito ultrapassa a pressão no tronco pulmonar (aproximadamente 20 mmHg) e quando a pressão no ventrículo esquerdo supera a pressão na aorta (aproximadamente 80 mmHg). Nesse momento, a pressão mais elevada nos ventrículos desloca o sangue e força a abertura das valvas da aorta e do tronco pulmonar. A pressão que precisa ser sobrepujada antes da abertura de uma dessas valvas é denominada pós-carga. O aumento da pós-carga reduz o volume sistólico, de modo que mais sangue permanece nos ventrículos ao final da sístole. Entre as condições que podem aumentar a pós-carga estão hipertensão arterial sistêmica (elevação dos níveis de pressão arterial) e estreitamento do calibre das artérias por aterosclerose (ver *Doença da artéria coronária* na seção *Distúrbios: desequilíbrios homeostáticos*, ao final deste capítulo).

Regulação da frequência cardíaca

Como foi explicado, o débito cardíaco depende tanto da frequência cardíaca quanto do volume sistólico. Ajustes na frequência cardíaca são importantes no controle a curto prazo do débito cardíaco e da pressão arterial. O nó SA inicia a contração e, se não houvesse outras influências, estabeleceria uma frequência cardíaca constante de aproximadamente 100 bpm. Todavia, os tecidos precisam de volumes de fluxo sanguíneo diferentes em condições distintas. Durante a prática de exercícios físicos, por exemplo, o débito cardíaco aumenta para suprir os tecidos ativos com concentrações aumentadas de oxigênio e nutrientes. O volume sistólico diminui se o miocárdio ventricular estiver danificado ou se o volume de sangue for reduzido por sangramento. Nesses casos, mecanismos homeostáticos mantêm débito cardíaco adequado por meio de aumento da frequência cardíaca e da contratilidade. Entre os vários fatores que contribuem para a regulação da frequência cardíaca, os mais importantes são o SNA e os hormônios liberados pela medula da suprarrenal (epinefrina e norepinefrina).

Regulação autônoma da frequência cardíaca.
A regulação do coração pelo sistema nervoso origina-se no **centro cardiovascular (CV)** no bulbo (bulbo). Essa região do tronco encefálico recebe aporte (aferência) de vários receptores sensitivos e de centros encefálicos superiores, tais como o sistema límbico e o córtex cerebral. O centro cardiovascular direciona, então, o débito apropriado, aumentando ou reduzindo a frequência dos impulsos nervosos nas divisões simpática e parassimpática do SNA (**Figura 20.16**).

Mesmo antes de começar a atividade física, sobretudo em situações de competição, a frequência cardíaca aumenta. Esse aumento antecipatório da frequência cardíaca ocorre porque o sistema límbico envia impulsos nervosos para o centro cardiovascular no bulbo. Quando a atividade física começa, **proprioceptores** que monitoram a posição dos membros e dos músculos enviam impulsos nervosos mais frequentemente para o centro cardiovascular. As informações dos proprioceptores são estímulos importantes para a rápida elevação da frequência cardíaca que ocorre no início da atividade física. Outros receptores sensitivos que enviam informações para o centro cardiovascular incluem **quimiorreceptores**, responsáveis por monitorar alterações químicas no sangue, e **barorreceptores**, os quais monitoram a distensão das artérias e das veias principais causada pela pressão do fluxo sanguíneo. Barorreceptores importantes localizados no arco da aorta e nas artérias carótidas (ver **Figura 21.13**) detectam alterações na pressão arterial e enviam sinais para o centro cardiovascular. A participação dos barorreceptores na regulação da pressão arterial é comentada com detalhes no Capítulo 21. Aqui, descreveremos a inervação do coração pelas divisões simpática e parassimpática do SNA.

Neurônios simpáticos estendem-se do bulbo para a medula espinal. A partir da região torácica da medula espinal, **nervos aceleradores cardíacos** simpáticos estendem-se para o nó SA, para o nó AV e para muitas partes do miocárdio. Impulsos nos nervos aceleradores cardíacos deflagram a liberação de norepinefrina, que se liga a receptores beta-1 (β1) nas fibras do músculo cardíaco. Essa interação exerce dois efeitos distintos: (1) nas fibras do nó SA (e do nó AV), a norepinefrina acelera

FIGURA 20.16 Controle do coração pelo sistema nervoso.

O centro cardiovascular no bulbo controla tanto os nervos simpáticos (em azul) quanto os nervos parassimpáticos (em vermelho) que suprem o coração.

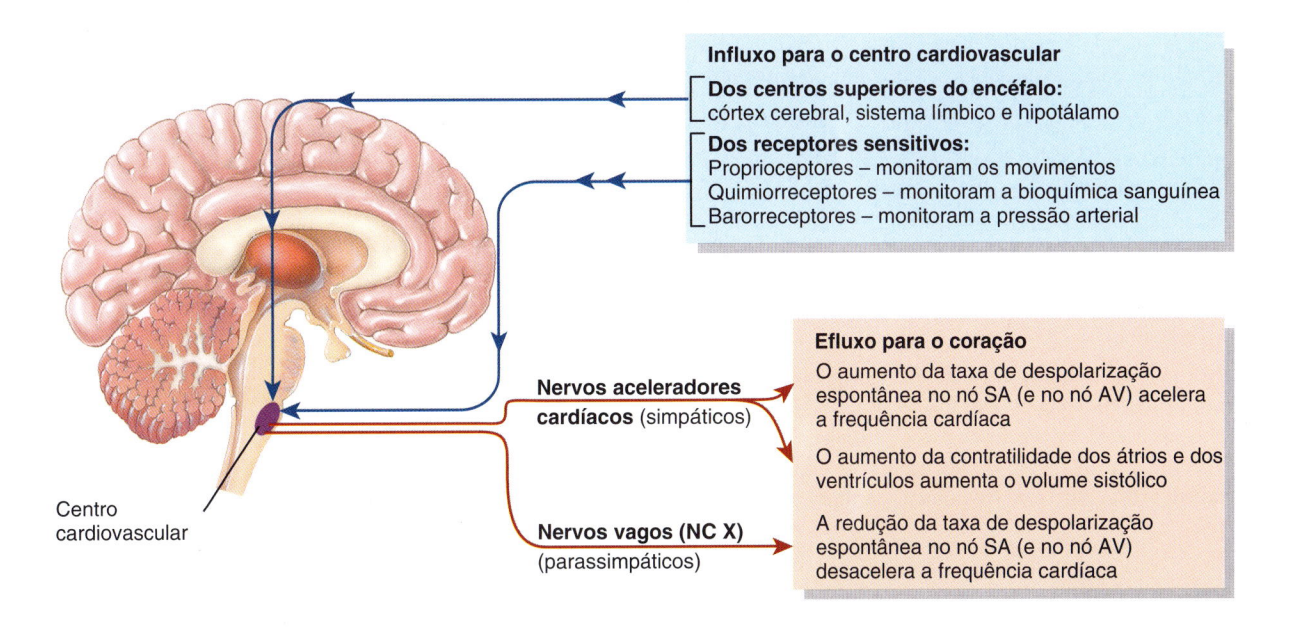

Influxo para o centro cardiovascular

Dos centros superiores do encéfalo:
córtex cerebral, sistema límbico e hipotálamo

Dos receptores sensitivos:
Proprioceptores – monitoram os movimentos
Quimiorreceptores – monitoram a bioquímica sanguínea
Barorreceptores – monitoram a pressão arterial

Centro cardiovascular

Nervos aceleradores cardíacos (simpáticos)

Nervos vagos (NC X) (parassimpáticos)

Efluxo para o coração

O aumento da taxa de despolarização espontânea no nó SA (e no nó AV) acelera a frequência cardíaca

O aumento da contratilidade dos átrios e dos ventrículos aumenta o volume sistólico

A redução da taxa de despolarização espontânea no nó SA (e no nó AV) desacelera a frequência cardíaca

? Qual região do coração é inervada pela divisão simpática, mas não pela divisão parassimpática?

a despolarização espontânea de modo que esses marca-passos disparam impulsos mais rapidamente e a frequência cardíaca aumenta; (2) nas fibras contráteis encontradas nos átrios e nos ventrículos, a norepinefrina aumenta o influxo de Ca^{2+} através de canais lentos de cálcio regulados por voltagem, aumentando a contratilidade. Como resultado, um maior volume de sangue é ejetado durante a sístole. Quando o aumento da frequência cardíaca é moderado, o volume sistólico não diminui porque o aumento da contratilidade compensa a redução da pré-carga. Todavia, quando a estimulação simpática é máxima, a frequência cardíaca pode chegar a 200 bpm em uma pessoa com 20 anos. Em uma frequência cardíaca tão elevada, o volume sistólico é menor que o volume em repouso devido ao tempo de enchimento muito curto. A frequência cardíaca máxima diminui com o envelhecimento, como regra; se subtrairmos a idade de uma pessoa do número 220, teremos uma boa estimativa da frequência cardíaca máxima em batimentos por minuto.

Impulsos nervosos parassimpáticos chegam ao coração pelos **nervos vagos** direito e esquerdo (**NC X**, sigla em inglês para *cranial nerve X*). Os axônios vagais terminam no nó SA, no nó AV e no miocárdio atrial; eles liberam acetilcolina, que reduz a frequência cardíaca ao retardar a taxa de despolarização espontânea nas fibras autorrítmicas. Como apenas algumas fibras vagais suprem o músculo ventricular, alterações na atividade parassimpática exercem pouco efeito na contratilidade dos ventrículos.

Existe um equilíbrio contínuo entre a estimulação simpática e a estimulação parassimpática do coração. Em repouso, há predomínio da estimulação parassimpática. A frequência cardíaca em repouso – aproximadamente 75 bpm – é, habitualmente, inferior à frequência autorrítmica do nó SA (aproximadamente 100 bpm). Quando há estimulação máxima pela divisão parassimpática do sistema nervoso, a frequência cardíaca pode cair para 20 ou 30 bpm ou pode até parar momentaneamente.

Regulação química da frequência cardíaca.
Determinadas substâncias químicas influenciam tanto a fisiologia básica do músculo cardíaco quanto a frequência cardíaca. Por exemplo, a hipoxia (redução do nível de oxigênio), a acidose (pH baixo) e a alcalose (pH elevado) deprimem a atividade cardíaca. Vários hormônios e cátions exercem efeitos importantes no coração:

1. *Hormônios*. A epinefrina e a norepinefrina (provenientes da medula da suprarrenal) aumentam a efetividade da bomba cardíaca. Esses hormônios influenciam as fibras do músculo cardíaco de modo muito semelhante ao da norepinefrina liberada pelos nervos aceleradores cardíacos, ou seja, aumentam tanto a frequência cardíaca quanto a contratilidade miocárdica. Exercícios físicos, estresse e estimulação fazem com que a medula da suprarrenal libere mais hormônios. Os hormônios tireóideos também intensificam a contratilidade do coração e aceleram a frequência cardíaca. Um sinal de hipertireoidismo (excesso de hormônio tireóideo) consiste em **taquicardia**, ou seja, frequência cardíaca em repouso elevada.

2. *Cátions*. Visto que as diferenças entre as concentrações intracelular e extracelular de vários cátions (p. ex., Na^+ e K^+) são cruciais para a produção de potenciais de ação em todos os nervos e fibras musculares, não é surpreendente que desequilíbrios iônicos consigam comprometer rapidamente a efetividade do bombeamento cardíaco. As concentrações relativas de três cátions (K^+, Ca^{2+} e Na^+) exercem imenso efeito na função cardíaca. Níveis sanguíneos elevados de K^+ ou Na^+ alentecem a frequência e a contratilidade cardíacas. Níveis excessivos de Na^+ bloqueiam o influxo de Ca^{2+} durante os potenciais de ação cardíacos, reduzindo assim a força da contração, enquanto o excesso de K^+ bloqueia a geração de potenciais de ação. Uma elevação moderada da concentração de Ca^{2+} no líquido intersticial (e, portanto, no líquido intracelular) acelera a frequência cardíaca e intensifica a sua contração.

Outros fatores na regulação da frequência cardíaca.
Idade, gênero, aptidão física e temperatura corporal também influenciam a frequência cardíaca em repouso. Um recém-nascido tem, provavelmente, uma frequência cardíaca em repouso superior a 120 bpm; a frequência cardíaca diminui gradativamente ao longo da vida. Mulheres adultas têm, em geral, frequências cardíacas discretamente mais altas do que as dos homens adultos em repouso. A prática regular de exercícios físicos promove a redução da frequência cardíaca em repouso em homens e mulheres. Uma pessoa com boa aptidão física pode até apresentar **bradicardia**, uma frequência cardíaca em repouso inferior a 50 bpm. Esse é um efeito benéfico do treinamento de resistência porque um coração que se contrai lentamente é mais eficiente, do ponto de vista energético, do que um coração que se contrai mais rapidamente.

A elevação da temperatura corporal, como ocorre durante febre ou exercícios vigorosos, faz com que o nó SA deflagre impulsos mais rapidamente, aumentando assim a frequência cardíaca. A redução da temperatura corporal diminui a frequência cardíaca e a sua força de contração.

Durante o reparo cirúrgico de determinadas anormalidades cardíacas, uma medida útil para desacelerar a frequência cardíaca do paciente é a indução de **hipotermia**, ou seja, resfriamento deliberado da temperatura corporal central. A hipotermia diminui o metabolismo, com consequente redução da demanda de oxigênio pelos tecidos, possibilitando, desse modo, que o coração e o encéfalo tolerem curtos períodos de redução ou interrupção do fluxo sanguíneo durante um procedimento clínico ou cirúrgico.

A **Figura 20.17** mostra de modo resumido os fatores que conseguem aumentar o volume sistólico e a frequência cardíaca para promover aumento do débito cardíaco.

Teste rápido

19. Como é calculado o débito cardíaco?
20. Defina volume sistólico (VS) e explique os fatores que o regulam.
21. Qual é a lei de Frank-Starling do coração? Qual é a sua importância?
22. Defina reserva cardíaca. Como essa reserva é modificada pelo treinamento físico ou por uma insuficiência cardíaca?
23. Como as divisões simpática e parassimpática do SNA ajustam a frequência cardíaca?

FIGURA 20.17 Fatores que aumentam o débito cardíaco.

O débito cardíaco é igual a volume sistólico multiplicado pela frequência cardíaca.

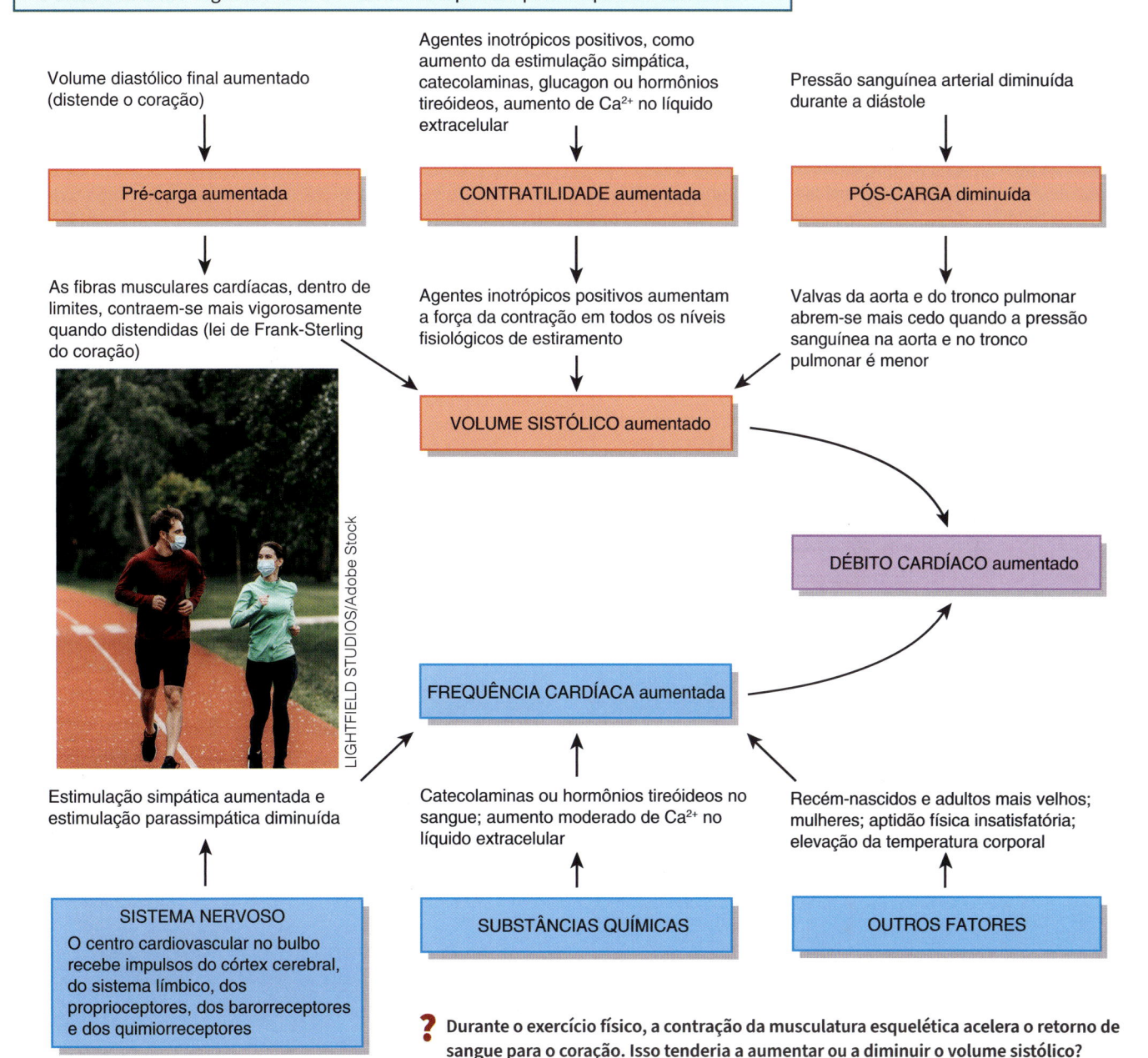

Volume diastólico final aumentado (distende o coração)

↓

Pré-carga aumentada

↓

As fibras musculares cardíacas, dentro de limites, contraem-se mais vigorosamente quando distendidas (lei de Frank-Sterling do coração)

Agentes inotrópicos positivos, como aumento da estimulação simpática, catecolaminas, glucagon ou hormônios tireóideos, aumento de Ca^{2+} no líquido extracelular

↓

CONTRATILIDADE aumentada

↓

Agentes inotrópicos positivos aumentam a força da contração em todos os níveis fisiológicos de estiramento

Pressão sanguínea arterial diminuída durante a diástole

↓

PÓS-CARGA diminuída

↓

Valvas da aorta e do tronco pulmonar abrem-se mais cedo quando a pressão sanguínea na aorta e no tronco pulmonar é menor

VOLUME SISTÓLICO aumentado

DÉBITO CARDÍACO aumentado

FREQUÊNCIA CARDÍACA aumentada

Estimulação simpática aumentada e estimulação parassimpática diminuída

↑

SISTEMA NERVOSO
O centro cardiovascular no bulbo recebe impulsos do córtex cerebral, do sistema límbico, dos proprioceptores, dos barorreceptores e dos quimiorreceptores

Catecolaminas ou hormônios tireóideos no sangue; aumento moderado de Ca^{2+} no líquido extracelular

↑

SUBSTÂNCIAS QUÍMICAS

Recém-nascidos e adultos mais velhos; mulheres; aptidão física insatisfatória; elevação da temperatura corporal

↑

OUTROS FATORES

? Durante o exercício físico, a contração da musculatura esquelética acelera o retorno de sangue para o coração. Isso tenderia a aumentar ou a diminuir o volume sistólico?

20.6 Exercício físico e coração

OBJETIVO

- **Explicar** como o coração é afetado pelo exercício físico.

A aptidão (condicionamento) cardiovascular de uma pessoa pode ser aprimorada em qualquer faixa etária pela prática regular de exercícios físicos. Alguns tipos de exercícios físicos são mais efetivos do que outros na promoção da saúde do sistema circulatório. **Exercícios aeróbicos**, ou seja, qualquer atividade física que trabalhe os grandes músculos corporais durante pelo menos 20 minutos, aumentam o débito cardíaco e aceleram a taxa metabólica. Três a cinco dessas sessões por semana são, habitualmente, preconizadas para melhorar a saúde do sistema circulatório. Caminhada vigorosa, corrida, ciclismo, esqui *cross-country* e natação são exemplos de atividades aeróbicas.

A prática sustentada de exercícios físicos aumenta a demanda muscular por oxigênio. O atendimento a essa demanda depende sobretudo da adequação do débito cardíaco e do funcionamento apropriado do sistema respiratório. Após algumas semanas de treinamento, uma pessoa saudável apresenta aumento do débito cardíaco máximo (o volume de sangue ejetado pelos ventrículos para suas respectivas artérias por minuto), aumentando, por conseguinte, a taxa máxima de aporte de oxigênio para os tecidos. O aporte de oxigênio aumenta também porque os músculos esqueléticos desenvolvem mais redes capilares em resposta ao treinamento prolongado.

Durante uma atividade física vigorosa, um atleta bem-treinado consegue atingir um débito cardíaco que é o dobro do débito de uma pessoa sedentária, em parte porque o treinamento promove hipertrofia (aumento do órgão em decorrência do aumento do tamanho das células) do coração. Essa condição é denominada **cardiomegalia fisiológica** (a **cardiomegalia patológica** está relacionada com doença cardíaca significativa). Embora o coração de um atleta bem-treinado seja maior, o débito cardíaco em repouso é aproximadamente igual ao de uma pessoa não treinada saudável, pois o volume sistólico (volume de sangue bombeado a cada contração de um ventrículo) está aumentado enquanto a frequência cardíaca está diminuída. A frequência cardíaca em repouso de um atleta treinado é, em geral, de apenas 40 a 60 bpm. A prática regular de exercícios físicos também ajuda a reduzir a pressão arterial, a ansiedade e a depressão; a controlar o peso corporal e a aumentar a capacidade do corpo de dissolver coágulos.

Teste rápido

24. Cite alguns dos efeitos benéficos cardiovasculares da prática regular de exercícios físicos.

20.7 Suporte para a insuficiência cardíaca

OBJETIVO

- **Descrever** algumas técnicas usadas em pacientes com insuficiência cardíaca.

Quando há insuficiência cardíaca, a pessoa apresenta diminuição progressiva da capacidade de praticar exercícios físicos ou mesmo deambular. Existem várias técnicas cirúrgicas, além de dispositivos de suporte, para a pessoa com insuficiência cardíaca. Para alguns pacientes, até mesmo um aumento de 10% no volume de sangue ejetado pelos ventrículos pode significar a diferença entre ficar acamado e ter mobilidade limitada.

Um **transplante cardíaco** é a substituição de um coração com danos significativos por um coração normal de um doador com morte cerebral ou falecido recentemente. Transplantes cardíacos são realizados em pacientes com insuficiência cardíaca em estágio terminal ou com uma forma grave de DAC. Após ser encontrado um coração apropriado, a cavidade torácica é exposta por meio de uma incisão medioesternal. O paciente é colocado em uma máquina de circulação extracorpórea, que oxigena e circula o sangue, então, o pericárdio é incisado para expor o coração. A seguir, o coração com lesões é removido (habitualmente é deixada a parede posterior do átrio esquerdo) (**Figura 20.18**), e o coração do doador é "aparado" e suturado na posição de modo que o átrio esquerdo e os grandes vasos remanescentes sejam conectados ao coração do doador; o novo coração é "iniciado" quando o sangue flui através dele (uma estimulação elétrica pode ser usada para corrigir um ritmo anormal). O paciente é gradualmente retirado da máquina de circulação extracorpórea, e o tórax é fechado. Após o transplante, o indivíduo precisa usar agentes

FIGURA 20.18 Transplante cardíaco.

O transplante cardíaco consiste na substituição de um coração com danos graves por um coração normal cujo doador sofreu morte cerebral ou faleceu.

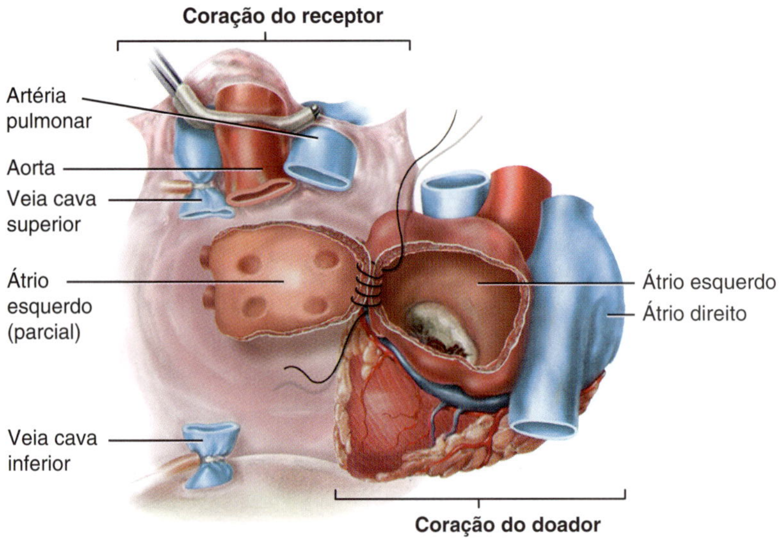

A. O átrio esquerdo do doador é suturado no átrio esquerdo do receptor

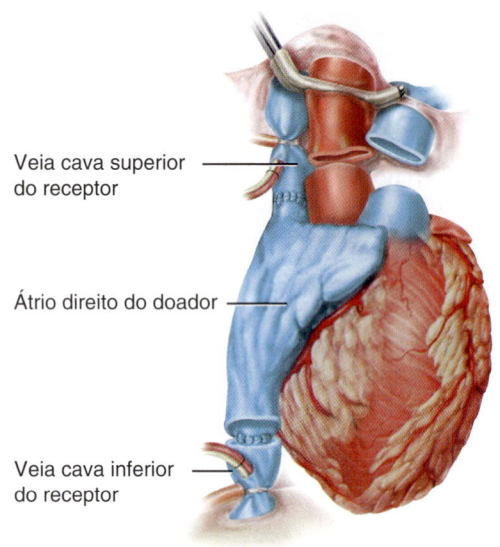

? Que pacientes são candidatos a um transplante cardíaco?

B. O átrio direito do doador é suturado nas veias cavas superior e inferior do receptor

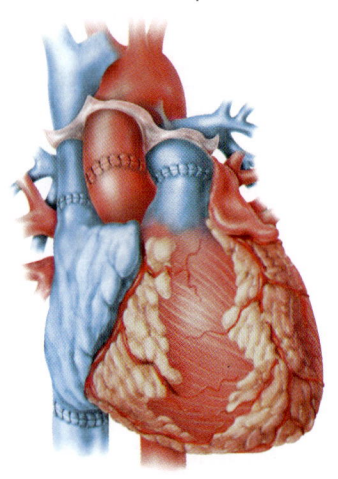

C. Coração transplantado com suturas

imunossupressores por toda a vida para evitar rejeição. Como o nervo vago (NC X) é seccionado durante a cirurgia, a frequência cardíaca passa a ser de aproximadamente 100 bpm (em comparação com a frequência cardíaca normal de aproximadamente 75 bpm).

Normalmente, o coração doado é perfundido com uma solução gelada e, a seguir, preservado em gelo estéril. Isso possibilita a conservação da viabilidade do órgão por aproximadamente 4 a 5 horas. Em maio de 2007, cirurgiões nos EUA realizaram o primeiro transplante com o coração se contraindo. O coração do doador foi mantido na temperatura corporal normal e conectado a um sistema especial que possibilitou que o órgão continuasse se contraindo e recebendo sangue quente e oxigenado. Essa abordagem prolonga bastante o intervalo de tempo máximo entre a retirada do coração do doador e o transplante para um receptor, além de reduzir as lesões cardíacas decorrentes da privação de sangue, que pode levar à rejeição.

Atualmente, os transplantes cardíacos são comuns e têm bons resultados; contudo, a disponibilidade de doadores é muito limitada. Outra abordagem consiste no uso de dispositivos de assistência circulatória mecânica (DACM), bem como outros procedimentos cirúrgicos que dão suporte funcional sem necessitar da retirada do coração. A **Tabela 20.1** descreve alguns desses dispositivos e procedimentos.

TABELA 20.1 Procedimentos e dispositivos de assistência cardíaca.

Dispositivo	Descrição
Bomba intra-aórtica (BIA)	Um balão de poliuretano de 40 mℓ montado sobre um cateter-bomba (BIA) é inserido em uma artéria na região inguinal e levado até a parte torácica da aorta (ver **Figura A**). Uma bomba externa insufla o balão com gás hélio no início da diástole ventricular. Enquanto o balão é insuflado, ele desloca sangue *para trás* (em direção ao coração), melhorando o fluxo sanguíneo coronariano, e *para frente* (em direção aos tecidos periféricos). A seguir, o balão é esvaziado rapidamente pouco antes da sístole ventricular seguinte, retirando sangue do ventrículo esquerdo (tornando mais fácil a ejeção de sangue pelo ventrículo esquerdo). Como o balão é insuflado entre as contrações cardíacas, essa técnica é denominada *balão intra-aórtico de contrapulsação*.
Dispositivo de assistência ventricular (DAV)	Uma bomba mecânica auxilia um ventrículo enfraquecido a bombear sangue para o corpo, reduzindo a sua carga de trabalho. Um DAV pode ser utilizado para ajudar o paciente a sobreviver até que possa ser realizado um transplante de coração (*ponte para o transplante*) ou pode ser uma alternativa ao transplante cardíaco (*terapia final*). Os DAVs são classificados de acordo com o ventrículo que precisa de suporte. Um *dispositivo de assistência ao ventrículo esquerdo* (*DAVE*), o mais comum, ajuda o ventrículo esquerdo a bombear sangue para a aorta (ver **Figura B**). Um *dispositivo de assistência ao ventrículo direito* (*DAVD*) ajuda o ventrículo direito a bombear sangue para o tronco pulmonar. Um *dispositivo de assistência biventricular* (*DABV*) auxilia no desempenho dos ventrículos direito e esquerdo. O tipo de DAV utilizado depende das necessidades específicas do paciente. Para ajudar a compreensão do funcionamento de um DAV, vamos dar o exemplo do DAVE (**Figura B**). Um tubo de entrada conectado ao ápice do ventrículo esquerdo leva sangue do ventrículo, por uma válvula unidirecional, para a unidade de bomba. Quando a bomba é preenchida com sangue, um sistema de controle externo deflagra o bombeamento, e o sangue flui através de uma válvula unidirecional para um tubo de saída que leva o sangue para a aorta. O sistema de controle externo fica em um cinto colocado na cintura ou em uma alça de ombro. Alguns DAVs bombeiam em uma taxa constante, já outros são coordenados com a frequência cardíaca do paciente.
Miocardioplastia	Um segmento grande da musculatura esquelética do paciente (músculo latíssimo do dorso esquerdo) é parcialmente liberado de suas inserções no tecido conjuntivo e colocado em torno do coração, conservando a irrigação sanguínea e a inervação. Um marca-passo implantado estimula os neurônios motores do músculo esquelético a provocar contração 10 a 20 vezes por minuto, em sincronia com algumas das contrações cardíacas.
Dispositivo de assistência da musculatura esquelética	Um segmento da musculatura esquelética do paciente é utilizado para criar uma bolsa entre o coração e a aorta, funcionando como um reforço para o coração. Um marca-passo estimula os neurônios motores do músculo esquelético a promover contração.

A. Balão intra-aórtico

Vista anterior

Vista posterior

Parte torácica da aorta

Cateter

B. Dispositivo de assistência ventricular esquerda (DAVE)

Tubo de saída

Tubo de entrada

Válvula unidirecional de saída

Válvula unidirecional de entrada

Unidade de bomba

Partes de um dispositivo de assistência ventricular esquerda (DAVE)

Sistema de transmissão (*driveline*)

Dispositivo de assistência ventricular esquerda (DAVE) implantado

Aorta

Ventrículo esquerdo

Teste rápido

25. Descreva como é realizado um transplante cardíaco
26. Cite e explique quatro dispositivos de assistência e procedimentos cardíacos diferentes.

20.8 Desenvolvimento do coração

OBJETIVO

- **Descrever** o desenvolvimento do coração.

Ouvir o coração fetal pela primeira vez é um momento emocionante para os futuros pais, mas também é uma ferramenta diagnóstica importante. O sistema circulatório é um dos primeiros sistemas formados em um embrião, e o coração é o primeiro órgão funcional. Essa ordem de desenvolvimento é essencial por causa da necessidade do embrião em rápido crescimento de obter oxigênio e nutrientes e remover escórias metabólicas. Como veremos adiante, o desenvolvimento do coração é um processo complexo e qualquer disrupção pode resultar em defeitos congênitos (existentes por ocasião do nascimento). Esses distúrbios, descritos em *Distúrbios: desequilíbrios homeostáticos*, ao final do capítulo, são responsáveis por quase 50% de todas as mortes por defeitos congênitos.

O *coração* começa a se desenvolver a partir do **mesoderma** 18 ou 19 dias após a fertilização. Na extremidade cefálica do embrião, o coração se desenvolve a partir de um grupo de células do mesoderma denominadas **mesênquima cardiogênico** (**Figura 20.19 A**). Em resposta a sinais provenientes do endoderma subjacente, o mesoderma no mesênquima cardiogênico forma um par de filamentos alongados, os **cordões cardiogênicos**. Pouco depois, esses cordões desenvolvem um centro oco e passam a ser conhecidos como **tubos endocárdicos** (**Figura 20.19 B**). A dobradura lateral do embrião aproxima os tubos endocárdicos pareados e os funde

FIGURA 20.19 **Desenvolvimento do coração**. As setas nas estruturas indicam o sentido do fluxo sanguíneo.

O coração começa a se desenvolver a partir do mesênquima cardiogênico (um grupo de células do mesoderma) durante a terceira semana após a fertilização.

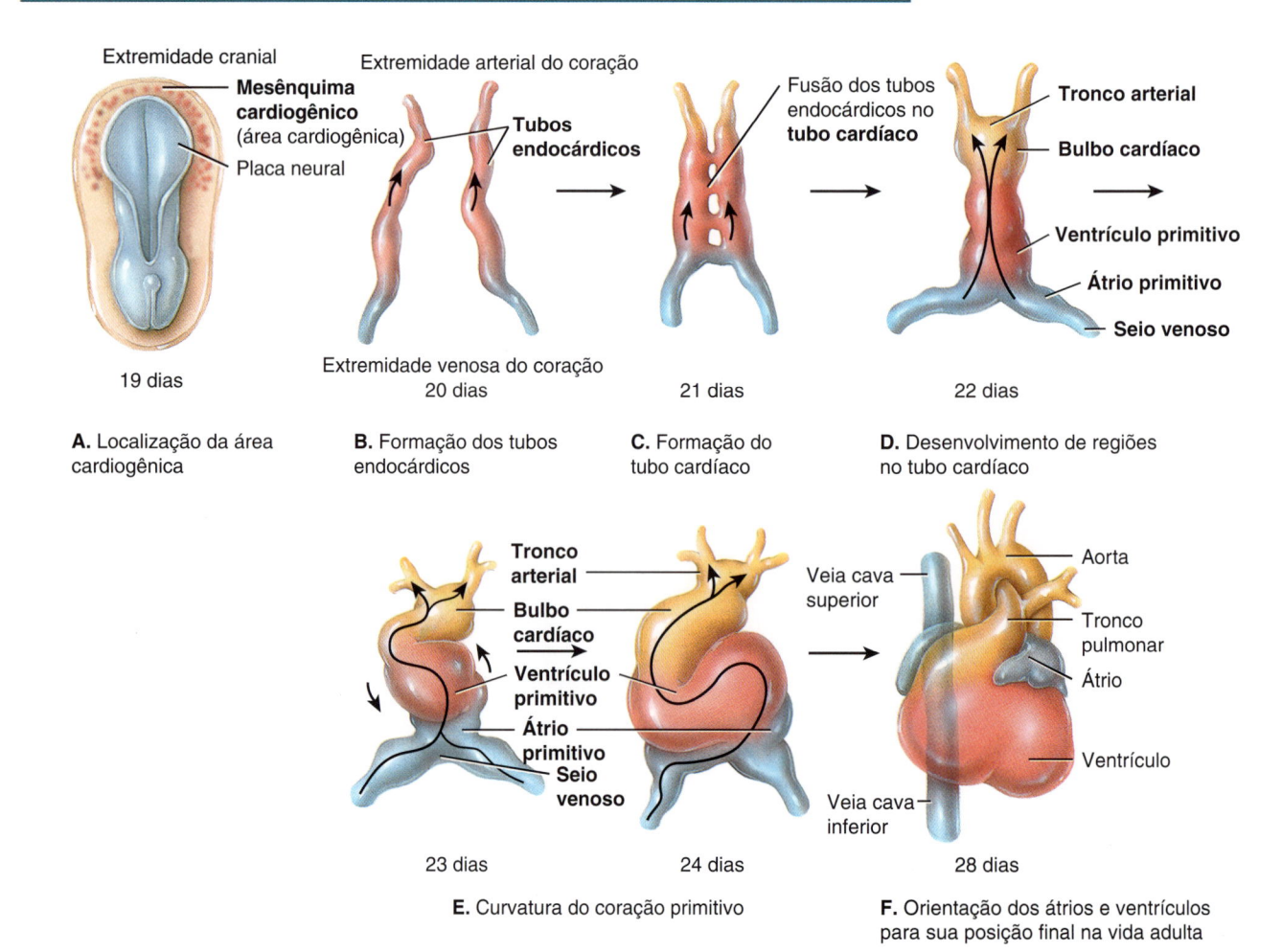

A. Localização da área cardiogênica (19 dias)

B. Formação dos tubos endocárdicos (20 dias)

C. Formação do tubo cardíaco (21 dias)

D. Desenvolvimento de regiões no tubo cardíaco (22 dias) — Tronco arterial, Bulbo cardíaco, Ventrículo primitivo, Átrio primitivo, Seio venoso

E. Curvatura do coração primitivo (23 dias, 24 dias) — Tronco arterial, Bulbo cardíaco, Ventrículo primitivo, Átrio primitivo, Seio venoso

F. Orientação dos átrios e ventrículos para sua posição final na vida adulta (28 dias) — Aorta, Veia cava superior, Tronco pulmonar, Átrio, Ventrículo, Veia cava inferior

? Em qual fase do desenvolvimento embrionário o coração primitivo começa a se contrair?

em um tubo único, chamado **tubo cardíaco**, no 21º dia após a fertilização (**Figura 20.19 C**).

No 22º dia, o tubo cardíaco apresenta cinco regiões distintas e começa a bombear sangue. Essas regiões são, da extremidade caudal para a extremidade cefálica (e no mesmo sentido do fluxo sanguíneo), denominadas: (1) **seio venoso**, (2) **átrio primitivo**, (3) **ventrículo primitivo**, (4) **bulbo cardíaco** e (5) **tronco arterial**. O seio venoso recebe, inicialmente, sangue de todas as veias no embrião; as contrações do coração começam nessa região e prosseguem sequencialmente nas outras regiões. Portanto, nesse estágio, o coração consiste em várias regiões não pareadas. Os destinos das regiões são os seguintes:

1. O seio venoso se torna *parte do átrio direito (parede posterior)*, *seio coronário* e *nó SA*.
2. O átrio primitivo se torna *parte do átrio direito (parede anterior)*, *aurícula direita*, *parte do átrio esquerdo (parede anterior)* e a *aurícula esquerda*.
3. O ventrículo primitivo se torna o *ventrículo esquerdo*.
4. O bulbo cardíaco se torna o *ventrículo direito*.
5. O tronco arterial se torna a *parte ascendente da aorta* e o *tronco pulmonar*.

No 23º dia, o tubo cardíaco se alonga. Como o bulbo cardíaco e o ventrículo primitivo crescem muito mais rapidamente do que outras partes do tubo e as extremidades atrial e venosa do tubo estão confinadas pelo pericárdio, o tubo começa a formar alças e dobraduras. A princípio, o coração adota o formato de U; depois adota a forma da letra S (**Figura 20.19 C**). Como resultado desses movimentos, que estão completos até o 28º dia após a fertilização, os átrios e ventrículos primitivos do futuro coração são reorientados para adotar suas posições finais. O restante do desenvolvimento do coração consiste em remodelagem das câmaras e na formação de septos e valvas para formar um coração com quatro câmaras.

Em torno do 28º dia, surgem espessamentos do mesoderma do revestimento interno da parede do coração, denominados **coxins endocárdicos** (**Figura 20.20**). O crescimento desses coxins é convergente e eles se fundem e dividem o **canal atrioventricular** (região entre átrios e ventrículos) único em canais atrioventriculares direito e esquerdo, que são menores e separados. Além disso, o *septo interatrial* começa a crescer em direção aos coxins endocárdicos fundidos. O septo interatrial e os coxins endocárdicos unem-se e surge uma abertura no septo, o **forame oval**. O septo interatrial divide a região atrial em um *átrio direito* e um *átrio esquerdo*. Antes do nascimento, o forame oval possibilita que boa parte do sangue que chega ao átrio direito passe para o átrio esquerdo. Após o nascimento, o forame oval normalmente se fecha de modo que o septo interatrial se torna uma divisão completa. O resquício do forame oval é a fossa oval (**Figura 20.4 A**). A formação do *septo interventricular* divide a região ventricular em um *ventrículo direito* e um *ventrículo esquerdo*. A septação do canal atrioventricular, da região atrial e da região ventricular está basicamente completa até o final da quinta semana de gestação. As *valvas atrioventriculares* formam-se entre a quinta e a oitava semanas. As *valvas da aorta* e do *tronco pulmonar* formam-se entre a quinta e a nona semanas.

FIGURA 20.20 Septação do coração em quatro câmaras.

A septação do coração começa aproximadamente no 28º dia após a fertilização.

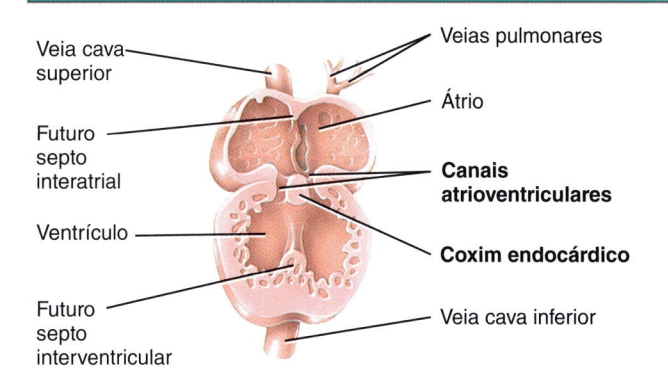

A. Vista anterior de corte frontal aproximadamente no 28º dia

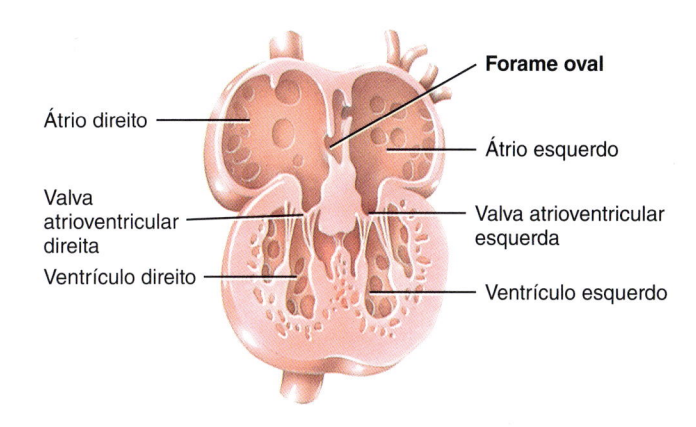

B. Vista anterior de corte frontal aproximadamente na oitava semana

? Quando se completa a septação do coração?

Teste rápido

27. Por que o sistema circulatório é um dos primeiros sistemas a se desenvolver?
28. A partir de qual tecido o coração se desenvolve?

Distúrbios: desequilíbrios homeostáticos

Doença da artéria coronária

A **doença da artéria coronária** (**DAC**) é uma condição clínica grave que afeta aproximadamente 7 milhões de pessoas a cada ano. Nos EUA, a DAC é responsável por quase 750 mil mortes a cada ano, sendo a principal causa de morte de homens e mulheres. A DAC resulta dos efeitos do acúmulo de placas ateroscleróticas (descritas adiante) nas artérias coronárias, com consequente redução do fluxo sanguíneo para o miocárdio. Alguns indivíduos não apresentam sinais ou sintomas, outros apresentam angina de peito (dor torácica) e outros sofrem infartos do miocárdio.

Fatores de risco para DAC.
São características, sintomas ou sinais (em pessoas sem doenças) que estão estatisticamente associados a uma chance maior de desenvolver uma determinada doença, aqui, no caso, a DAC. É mais provável que a combinação de determinados fatores de risco torne um indivíduo mais suscetível ao desenvolvimento da DAC. Entre os fatores de risco estão tabagismo, hipertensão arterial sistêmica, diabetes melito, hipercolesterolemia, obesidade, personalidade do "tipo A", sedentarismo e história familiar de DAC. A maioria desses fatores pode ser modificada por reeducação alimentar e mudança de estilo de vida ou pode ser controlada por medicamentos. Todavia, alguns fatores de risco não são modificáveis, como predisposição genética (história familiar de DAC em pessoas jovens), idade e gênero. Por exemplo, é mais provável que homens adultos desenvolvam DAC do que mulheres adultas; após os 70 anos, os riscos são praticamente iguais. O tabagismo é, sem dúvida, o principal fator de risco em todas as doenças associadas à DAC, quase duplicando a morbidade e a mortalidade.

Desenvolvimento das placas ateroscleróticas.
Embora neste capítulo falemos de artérias coronárias, o processo de aterosclerose também pode ocorrer em artérias no restante do corpo. Espessamento das paredes e perda da elasticidade das artérias são as principais características de um grupo de doenças denominado **arteriosclerose**. Uma forma de arteriosclerose é a **aterosclerose**, uma doença de evolução progressiva caracterizada pela formação de lesões denominadas **placas ateroscleróticas** nas paredes das artérias de grande e médio calibres (**Figura 20.21**).

Para compreender o desenvolvimento das placas ateroscleróticas, é preciso conhecer a participação das moléculas produzidas pelo fígado e pelo intestino delgado, as lipoproteínas. Essas partículas esféricas consistem em um núcleo de triglicerídios e outros lipídios e uma camada externa de proteínas, fosfolipídios e colesterol. Como a maioria dos lipídios, o colesterol não se dissolve em água e é preciso ser hidrossolúvel para ser transportado no sangue. Isso é conseguido pela combinação do colesterol com lipoproteínas. Duas lipoproteínas importantes são as lipoproteínas de baixa densidade (LDL, sigla em inglês para *low-density lipoprotein*) e as de alta densidade (HDL, *high-density lipoprotein*). A LDL transporta colesterol do fígado para as células corporais para ser usado no reparo da membrana celular e na produção de hormônios esteroides e de sais biliares. Não obstante, o excesso de LDL promove aterosclerose, de tal forma que o colesterol nessas partículas é comumente conhecido como "mau colesterol." A HDL, por outro lado, remove o excesso de colesterol das células corporais e o transporta para o fígado para ser eliminado. Como a HDL reduz o nível de colesterol no sangue, o colesterol na HDL é comumente denominado "bom colesterol". Basicamente, é desejável que a concentração de LDL seja baixa e que a concentração de HDL seja elevada.

A inflamação, uma resposta de defesa do corpo à lesão tecidual, tem participação crucial no desenvolvimento das placas ateroscleróticas. Como resultado do dano tecidual, os vasos sanguíneos dilatam-se e sua permeabilidade aumenta, assim, fagócitos, inclusive macrófagos, aparecem em grande número. A formação das placas ateroscleróticas começa quando o excesso de LDL do sangue acumula-se na camada interna da parede arterial (a camada mais próxima da corrente sanguínea), os lipídios e as proteínas nas LDLs sofrem oxidação (retirada de elétrons) e as proteínas unem-se aos açúcares. Em resposta, as células endoteliais e musculares lisas da artéria secretam substâncias que atraem monócitos do sangue e os convertem em macrófagos. A seguir, os macrófagos ingerem

FIGURA 20.21 Fotomicrografias de um corte transversal de uma artéria normal e de uma artéria parcialmente obstruída por uma placa aterosclerótica.

A inflamação tem papel crucial no desenvolvimento de placas ateroscleróticas.

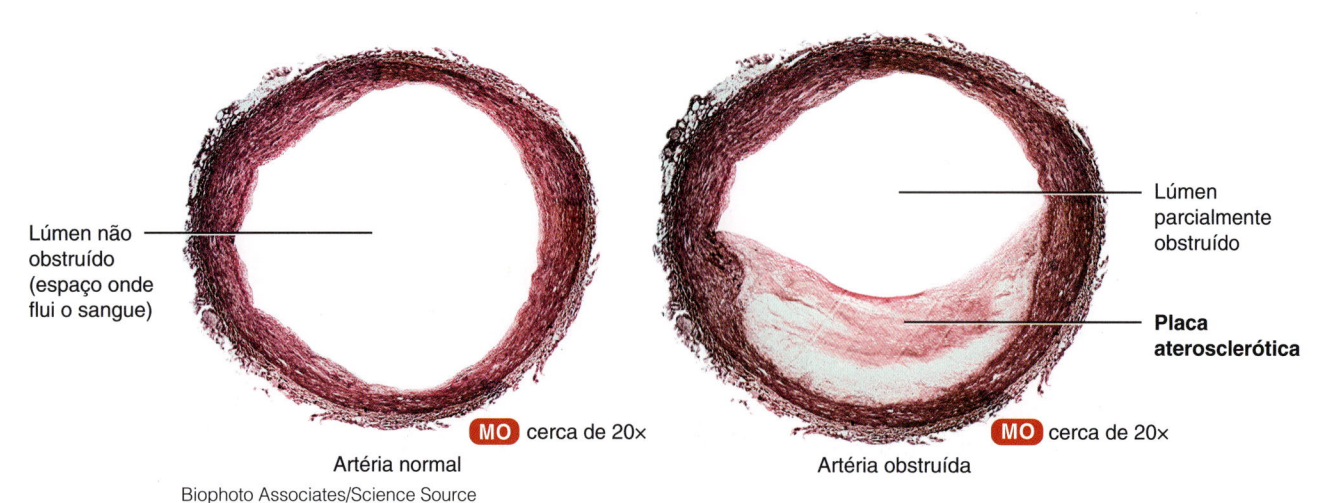

Artéria normal — Lúmen não obstruído (espaço onde flui o sangue) — MO cerca de 20×

Artéria obstruída — Lúmen parcialmente obstruído — **Placa aterosclerótica** — MO cerca de 20×

Biophoto Associates/Science Source

Artérias normal e obstruída

? Qual é a função da HDL?

partículas oxidadas de LDL a tal ponto que adquirem um aspecto espumoso ao exame microscópico (*células espumosas*). Linfócitos T seguem os monócitos até o revestimento interno da artéria, onde liberam substâncias químicas que intensificam a resposta inflamatória. Juntos, as células espumosas, os macrófagos e linfócitos T, formam uma **estria gordurosa**, o início de uma placa aterosclerótica.

Os macrófagos secretam substâncias químicas que promovem a migração das células musculares lisas da camada média de uma artéria para o topo da placa aterosclerótica, formando uma capa sobre ela e, assim, isolando-a do sangue.

Como a maioria das placas ateroscleróticas expande-se para longe da corrente sanguínea, e não em direção à corrente sanguínea, o fluxo sanguíneo na artéria afetada ainda se mantém com relativa facilidade, frequentemente por décadas. Relativamente poucos infartos do miocárdio ocorrem quando uma placa em uma artéria coronária expande-se em direção à corrente sanguínea e reduz o fluxo sanguíneo. A maioria dos infartos do miocárdio ocorrem quando a "capa" sobre a placa se rompe em resposta a substâncias químicas produzidas pelas células espumosas (macrófagos preenchidos com lipoproteínas de baixa densidade). Além disso, linfócitos T induzem as células espumosas a produzir fator tecidual (FT), o qual inicia a cascata de reações que resultam na formação de coágulos sanguíneos. Se o coágulo em uma artéria coronária for grande o suficiente, consegue reduzir significativamente ou até mesmo interromper o fluxo sanguíneo e resultar em infarto do miocárdio.

Vários outros fatores de risco (todos modificáveis) também foram identificados como preditores significativos de DAC quando seus níveis estão elevados. A **proteína C reativa (PCR)** é produzida pelo fígado ou existente no sangue em uma forma inativa que é convertida em uma forma ativa durante inflamação. Tal proteína tem participação direta no desenvolvimento de aterosclerose pois promove a captação de LDL por macrófagos. A **lipoproteína (a)** é uma partícula similar à LDL que se liga a células endoteliais, macrófagos e plaquetas no sangue; promove a proliferação das fibras musculares lisas e inibe a degradação dos coágulos sanguíneos. O **fibrinogênio** é uma glicoproteína que participa da coagulação sanguínea e ajuda a regular a proliferação celular, a vasoconstrição e a agregação plaquetária. A **homocisteína** é um aminoácido que pode induzir lesão nos vasos sanguíneos ao promover agregação plaquetária e proliferação das fibras musculares lisas.

Diagnóstico de DAC.
Muitos exames complementares podem ser realizados para confirmar o diagnóstico de doença da artéria coronária; o procedimento específico a ser realizado depende dos sinais/sintomas do indivíduo.

Um eletrocardiograma (ECG) em repouso (ver Seção 20.3) é o exame padrão para diagnosticar DAC. Também pode ser realizada uma **prova de esforço (teste ergométrico)**. Em uma prova de esforço, a função cardíaca é monitorada durante esforço físico, por exemplo, correr em uma esteira rolante, exercício em bicicleta ergométrica ou cicloergômetro de membros superiores. Durante o procedimento, os registros eletrocardiográficos são monitorados continuamente e os níveis de pressão arterial são monitorados a intervalos. Uma prova de esforço farmacológico (sem esforço físico) é solicitada para indivíduos que não conseguem fazer esforços físicos em decorrência de condições como artrite. Nesses casos, é injetado um medicamento no paciente que impõe estresse ao coração, simulando os efeitos dos exercícios físicos. Durante a prova de esforço físico e farmacológico, é possível realizar uma **cintigrafia** para avaliar o fluxo sanguíneo no músculo cardíaco (ver **Tabela 1.3**).

O diagnóstico de DAC também envolve **ecocardiografia**, um exame complementar que utiliza ondas de ultrassom para obter imagens do interior do coração. A ecocardiografia possibilita a visualização do coração em movimento e pode ser realizada para determinar: as dimensões, o formato e as funções das câmaras do coração; o volume e a velocidade do sangue bombeado pelo órgão; as condições das valvas cardíacas; a existência de defeitos congênitos e anormalidades do pericárdio. Outra técnica usada na investigação de DAC é a **tomografia computadorizada por emissão de feixes de elétrons (TCFE)**, que detecta depósitos de cálcio nas artérias coronárias. Esses depósitos de cálcio são indicadores de aterosclerose.

A **angiografia coronariana por tomografia computadorizada** (CCTA, sigla em inglês para *coronary computed tomography angiography*) é um procedimento radiográfico assistido por computador no qual é injetado um meio de contraste em uma veia e administrado um agente betabloqueador para reduzir a frequência cardíaca. A seguir, os feixes de raios X traçam um arco em torno do coração e, por fim, produzem imagens. A tomografia coronariana computadorizada (TCC) é realizada primariamente para detectar obstruções como placas ateroscleróticas ou depósitos de cálcio (ver **Tabela 1.3**).

O **cateterismo cardíaco** é um procedimento invasivo realizado para visualizar as câmaras, as valvas e os grandes vasos do coração, o que possibilita diagnosticar e tratar alterações patológicas não relacionadas com anormalidades das artérias coronárias. Esse exame também pode ser realizado para: medir a pressão no coração e nos grandes vasos; avaliar o débito cardíaco; quantificar o fluxo sanguíneo no coração e nos grandes vasos; identificar a localização de defeitos septais e valvares; e coletar amostras de tecido e sangue. O procedimento básico consiste em introduzir um **cateter** (tubo plástico) longo, flexível e radiopaco em uma veia periférica (para cateterismo cardíaco direito) ou em uma artéria periférica (para cateterismo cardíaco esquerdo) sob orientação fluoroscópica (uma técnica que utiliza raios X para obter imagens móveis em tempo real).

A **angiografia coronariana** é um procedimento invasivo que é realizado para obter informações sobre as artérias coronárias. Nesse procedimento, um cateter é introduzido em uma artéria na região inguinal ou na região anterior do punho e avançado, sob orientação fluoroscópica, até o coração e, depois, até as artérias coronárias. Quando a extremidade do cateter alcança as artérias coronárias, é injetado um meio de contraste radiopaco. As radiografias das artérias, denominadas angiogramas, aparecem em movimento em um monitor, e as informações são registradas em videoteipe ou disco de computador. A angiografia coronariana pode ser realizada para visualizar as artérias coronárias (ver **Tabela 1.3**) e para injetar agentes trombolíticos, como estreptoquinase ou ativador do plasminogênio tecidual (tPA), em uma artéria coronária a fim de dissolver um trombo que a esteja obstruindo.

Tratamento da DAC.
As opções terapêuticas para a DAC incluem **fármacos** (anti-hipertensivos, nitroglicerina, betabloqueadores, medicamentos para diminuir os níveis de colesterol e trombolíticos) e vários procedimentos cirúrgicos e não cirúrgicos com o objetivo de aumentar o aporte de sangue ao coração.

A **cirurgia de revascularização do miocárdio (CRM)** é uma intervenção na qual um vaso sanguíneo retirado de outra parte do corpo é conectado ("enxertado") a uma artéria coronária para contornar uma área de obstrução. Parte do vaso sanguíneo enxertado é suturado entre a aorta e a parte não bloqueada da artéria coronária (**Figura 20.22 A**). Algumas vezes, é preciso realizar múltiplos enxertos de vasos sanguíneos.

Um procedimento não cirúrgico realizado no tratamento da DAC é a **angioplastia coronária transluminal percutânea (ACTP)**. Em uma variação desse procedimento, um cateter-balão

FIGURA 20.22 Procedimentos para restabelecer o fluxo sanguíneo em artérias coronárias ocluídas.

As opções de tratamento para DAC incluem fármacos e vários procedimentos cirúrgicos e não cirúrgicos.

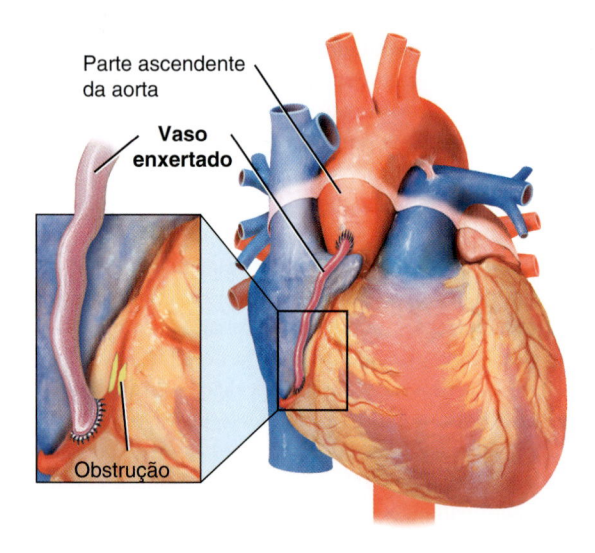

A. Cirurgia de revascularização do miocárdio (CRM)

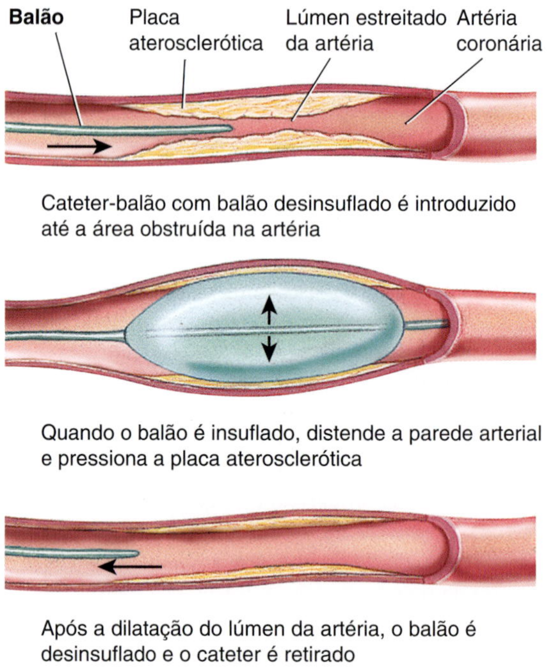

Cateter-balão com balão desinsuflado é introduzido até a área obstruída na artéria

Quando o balão é insuflado, distende a parede arterial e pressiona a placa aterosclerótica

Após a dilatação do lúmen da artéria, o balão é desinsuflado e o cateter é retirado

B. Angioplastia coronária transluminal percutânea (ACTP)

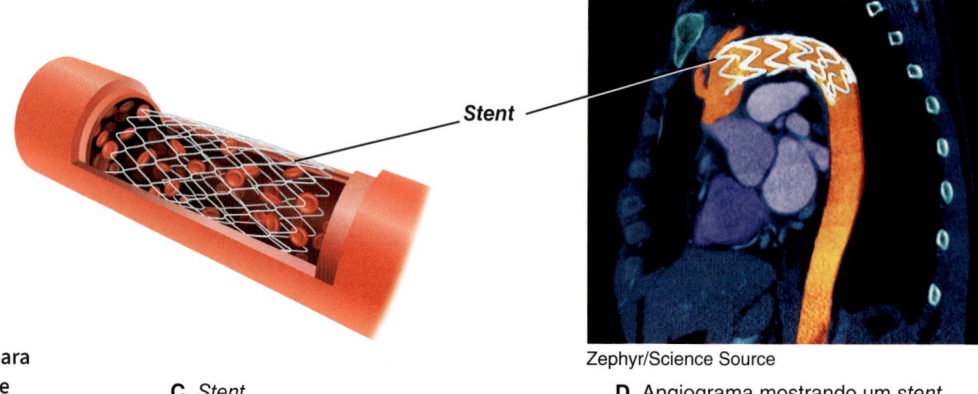

C. Stent

D. Angiograma mostrando um *stent* na artéria circunflexa

? Qual procedimento diagnóstico para DAC é solicitado com o objetivo de visualizar as artérias coronárias?

é inserido em uma artéria de um membro superior ou inferior e guiado delicadamente até uma artéria coronária (**Figura 20.22 B**). Durante a injeção de contraste, imagens radiográficas (angiografia) são obtidas com o propósito de localizar as placas. Em seguida, o cateter é avançado até o local da obstrução e um dispositivo semelhante a um balão é insuflado com ar para comprimir a placa contra a parede da artéria. Visto que existe uma taxa de fracasso de 30 a 50% dos procedimentos de ACTP em decorrência de reestenose (repetição do estreitamento da artéria) nos 6 meses seguintes a sua realização, pode-se inserir uma prótese endovascular (*stent*) via cateter. Um ***stent*** é um tubo metálico delicado que é colocado permanentemente em uma artéria para mantê-la pérvia (desobstruída), de modo a possibilitar a circulação sanguínea (**Figura 20.22 C** e **D**). No procedimento, um *stent* colapsado é colocado sobre um cateter-balão. A seguir, o cateter é introduzido até a área da obstrução. Quando o balão é insuflado, o *stent* se expande e isso o mantém no lugar. O balão é, então, desinsuflado, o cateter é retirado e o fluxo sanguíneo é liberado. É importante mencionar que a reestenose pode ser consequente a danos provocados pela ACTP, porque esse procedimento lesiona a parede arterial, o que desencadeia ativação plaquetária, proliferação de fibras musculares lisas e formação de placa. Recentemente, *stents* coronários revestidos com fármacos (*stents* farmacológicos) têm sido empregados para prevenir a reestenose. Os *stents* são revestidos por um de vários agentes antiproliferativos (substâncias que inibem a proliferação das fibras musculares lisas da camada média de uma artéria) e anti-inflamatórios. Já foi constatado que os *stents* farmacológicos reduzem a taxa de reestenose quando comparados com *stents* metálicos (não farmacológicos). Além de angioplastia com cateter-balão e *stent*, cateteres emissores de *laser* são utilizados para vaporizar placas (angioplastia coronária por *excimer-laser* ou ELCA [sigla em inglês para *coronary laser atherectomy catheters*]); outrossim, minúsculas lâminas dentro de cateteres são utilizadas para remover parte da placa (aterectomia coronária direcional).

Uma área de pesquisa atual envolve o resfriamento da temperatura central do corpo do paciente durante procedimentos como a CRM. Existem alguns resultados promissores da aplicação de crioterapia durante um AVE. Essa pesquisa baseou-se nas observações de pessoas que sofreram um incidente hipotérmico (como afogamento em água gelada) e se recuperaram com déficits neurológicos relativamente mínimos.

Defeitos cardíacos congênitos

Um **defeito congênito** é aquele que existe por ocasião do nascimento e, geralmente, na vida intrauterina. Muitos desses defeitos não são graves e podem passar despercebidos por toda a vida, ao passo que outros são potencialmente fatais e precisam de reparo cirúrgico. Entre os vários defeitos congênitos que comprometem o coração estão os seguintes (**Figura 20.23**):

- **Coarctação da aorta**. Nessa condição, um segmento da aorta está muito estreitado e, portanto, o fluxo de sangue oxigenado para o corpo é reduzido; diante disso, o ventrículo esquerdo é forçado a bombear com mais força e ocorre elevação da pressão arterial. Habitualmente, o reparo da coarctação da aorta é cirúrgico, com retirada da área de obstrução. Intervenções cirúrgicas realizadas na infância exigem revisão na idade adulta. Outro procedimento cirúrgico consiste em dilatação da aorta com cateter-balão. Um *stent* pode ser inserido e deixado no local de modo a manter a patência do vaso

- **Persistência do canal arterial** (**PCA**). Em alguns recém-nascidos, o ducto (canal) arterial, um vaso sanguíneo temporário entre a aorta e o tronco pulmonar, permanece pérvio em vez de se fechar logo após o nascimento. Como resultado, o sangue na aorta flui para o tronco pulmonar de pressão mais baixa, aumentando assim a pressão arterial no tronco pulmonar e sobrecarregando os dois ventrículos. Na PCA não complicada, pode ser utilizada medicação para promover o fechamento do canal arterial. Nos casos mais graves, é necessária intervenção cirúrgica

- **Defeitos dos septos**. Um defeito de septo é uma abertura no septo que separa o interior do coração nos lados esquerdo e direito. No **defeito de septo interatrial**, também conhecido como comunicação interatrial (CIA), o forame oval fetal entre os dois átrios não se fecha após o nascimento. Um **defeito de**

FIGURA 20.23 Defeitos cardíacos congênitos.

Um defeito congênito é aquele que existe por ocasião do nascimento e, geralmente, na vida intrauterina.

A. Coarctação da aorta — Segmento estreito da aorta

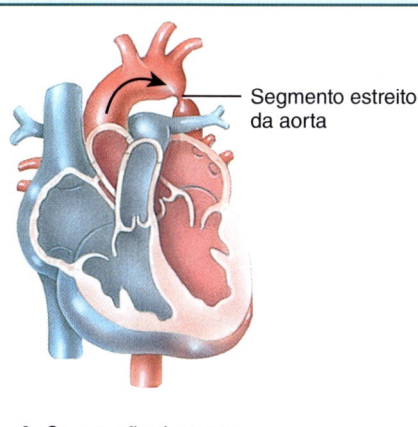

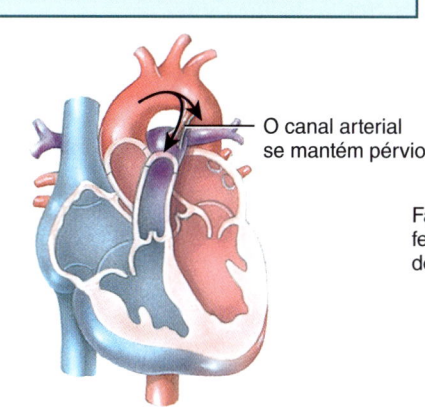

B. Persistência do canal arterial — O canal arterial se mantém pérvio

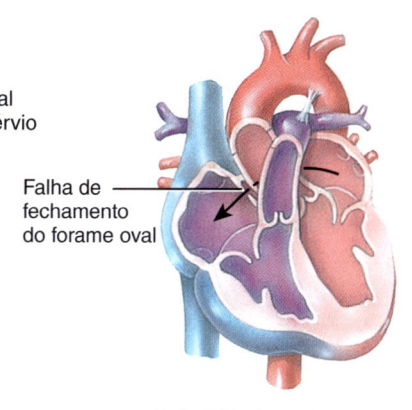

C. Defeito do septo interatrial (comunicação interatrial) — Falha de fechamento do forame oval

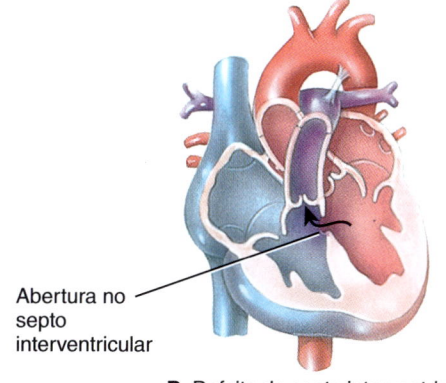

D. Defeito do septo interventricular (comunicação interventricular) — Abertura no septo interventricular

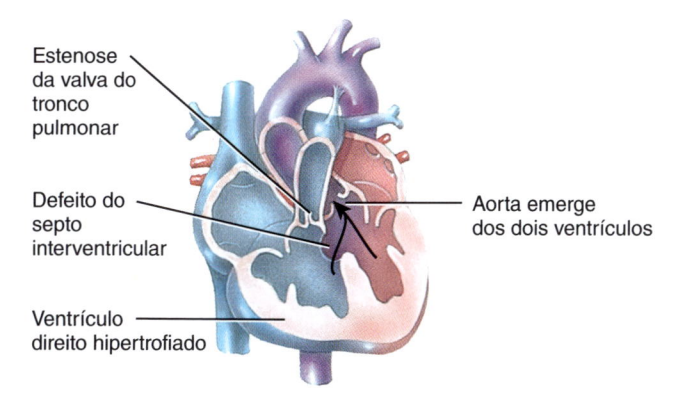

E. Tetralogia de Fallot — Estenose da valva do tronco pulmonar; Defeito do septo interventricular; Aorta emerge dos dois ventrículos; Ventrículo direito hipertrofiado

? Quais são os quatro defeitos do desenvolvimento encontrados na tetralogia de Fallot?

septo interventricular, também conhecido como comunicação interventricular (CIV), é causado por desenvolvimento incompleto do septo interventricular; nesses casos, sangue oxigenado flui diretamente do ventrículo esquerdo para o ventrículo direito, onde se mistura com sangue desoxigenado. A condição é corrigida cirurgicamente

- **Tetralogia de Fallot**. É uma combinação de quatro defeitos do desenvolvimento: um defeito do septo interventricular (comunicação interventricular), uma aorta que emerge dos dois ventrículos em vez de emergir apenas do ventrículo esquerdo, estenose da valva pulmonar e dilatação do ventrículo direito. Nessa condição, o fluxo de sangue para os pulmões está diminuído e existe mistura do sangue dos dois lados do coração. Isso provoca cianose, a coloração azulada que é vista mais facilmente nos leitos ungueais e nas mucosas quando o nível de hemoglobina desoxigenada é elevado; o recém-nascido é denominado, por vezes, "bebê azul". Apesar da evidente complexidade dessa condição, o reparo cirúrgico é, em geral, bem-sucedido.

Arritmias

O ritmo normal dos batimentos cardíacos, estabelecido pelo nó SA, é chamado **ritmo sinusal normal**. O termo **arritmia** descreve um ritmo anormal como resultado de um defeito no sistema de condução do coração. O coração pode se contrair de modo irregular, muito rápido ou muito lento. As manifestações clínicas incluem dor torácica, dispneia, sensação de desmaio, tontura e síncope. As arritmias podem ser causadas por fatores que estimulam o coração, como estresse, cafeína, álcool etílico, nicotina, cocaína e determinados medicamentos que contêm cafeína ou outros estimulantes. As arritmias também podem ser causadas por defeitos congênitos, DAC, IAM, hipertensão arterial sistêmica, defeitos nas valvas cardíacas, cardiopatia reumática, hipertireoidismo e deficiência de potássio.

As arritmias são classificadas de acordo com sua velocidade, seu ritmo e sua origem. **Bradicardia** descreve frequência cardíaca baixa (inferior a 50 bpm); na **taquicardia**, a frequência cardíaca é rápida (superior a 100 bpm); e **fibrilação** refere-se a batimentos cardíacos rápidos e descoordenados. As arritmias que surgem nos átrios são denominadas **arritmias supraventriculares** ou **atriais**, já aquelas que se originam nos ventrículos são **arritmias ventriculares**

- A **taquicardia supraventricular** (**TSV**) é uma frequência cardíaca rápida (160 a 200 bpm), mas regular, que se origina nos átrios. Os episódios começam e terminam subitamente e podem durar desde alguns minutos a muitas horas. Os episódios de TSV podem, ocasionalmente, ser interrompidos por manobras que estimulem o nervo vago (NC X) e reduzam a frequência cardíaca. Entre as manobras vagais estão: o esforço vigoroso para defecar; friccionar a área sobre a artéria carótida no pescoço para estimular o seio carótico (essa manobra não é recomendada para pessoas com mais de 50 anos porque pode causar um AVE); e mergulhar a face em uma bacia com água gelada. O tratamento também inclui o uso de agentes antiarrítmicos e a destruição de via de condução anômala (ablação por radiofrequência). A ablação por radiofrequência é um procedimento no qual o calor produzido por ondas de rádio destrói o tecido de condução anormal

- O **bloqueio cardíaco** é uma arritmia na qual as vias de condução elétrica entre os átrios e os ventrículos estão bloqueadas, retardando a transmissão de impulsos. O local mais comum de bloqueio é no nó AV, uma condição chamada de *bloqueio atrioventricular (BAV)*. No BAV de primeiro grau, o intervalo P-Q está prolongado, geralmente porque a condução pelo nó AV é mais lenta do que o normal (**Figura 20.24 B**). No BAV de segundo grau, alguns dos potenciais de ação a partir do nó SA não são conduzidos ao longo do nó AV. O resultado são batimentos "perdidos" por causa da excitação que nem sempre alcança os ventrículos. Em consequência, há menos complexos QRS do que ondas P no EEG. No bloqueio AV de terceiro grau (completo), nenhum potencial de ação do nó SA passa pelo nó AV. As fibras autorrítmicas nos átrios e nos ventrículos estimulam as câmaras cardíacas superiores e inferiores separadamente. No BAV total, a frequência de contração ventricular é inferior a 40 bpm

- A **contração atrial prematura** (**CAP**) consiste em uma contração cardíaca que ocorre antes do esperado e interrompe, por um breve período, o ritmo cardíaco normal. Com frequência, provoca a sensação de um batimento cardíaco perdido seguido por um mais forte. As CAPs originam-se no miocárdio atrial e são comuns em indivíduos saudáveis

- O *flutter* atrial consiste em contrações atriais regulares e rápidas (240 a 360 bpm) acompanhadas por BAV, no qual alguns impulsos provenientes do nó as não são conduzidos pelo nó AV

- A **fibrilação atrial** (**FA**) é uma arritmia comum, que acomete mais frequentemente adultos mais velhos. Na FA, a contração das fibras é assincrônica (não é simultânea), de modo que o bombeamento atrial cessa por completo. A frequência atrial pode chegar a 300 a 600 bpm. A contração dos ventrículos também pode ser acelerada, o que provoca taquicardia (até 160 bpm). O ECG de um indivíduo com fibrilação atrial normalmente não apresenta ondas P bem definidas e os complexos QRS (e intervalos R-R) estão dispostos de modo irregular (**Figura 20.24 C**). Como o ritmo de contração dos átrios e dos ventrículos não é igual, a cronologia e a força dos batimentos cardíacos são irregulares. Se o coração não apresentar patologia subjacente, a fibrilação atrial reduz a efetividade do bombeamento cardíaco em 20 a 30%. A complicação mais perigosa da fibrilação atrial é um acidente vascular cerebral porque o sangue pode estagnar nos átrios e formar coágulos sanguíneos. Um acidente vascular cerebral pode ocorrer quando parte de um coágulo sanguíneo obstrui uma artéria que irriga o encéfalo

- A **extrassístole ventricular** (**contração ventricular prematura**), outra forma de arritmia, ocorre quando um foco ectópico, outra região do coração que não faz parte do sistema de condução do coração, torna-se mais excitável que o normal e provoca o aparecimento de um potencial de ação anormal ocasional. Quando a onda de despolarização se propaga a partir do foco ectópico, provoca uma contração ventricular prematura (extrassístole). A contração ocorre precocemente na diástole antes do nó SA ser normalmente programado para disparar seu potencial de ação. As extrassístoles (contrações prematuras) ventriculares são relativamente benignas e podem ser causadas por tensão emocional, consumo excessivo de estimulantes (tais como cafeína, álcool etílico ou nicotina) e falta de sono. Em outros casos, as extrassístoles ventriculares refletem uma patologia subjacente

CAPÍTULO 20 Sistema Circulatório: Coração

FIGURA 20.24 Arritmias.

Uma arritmia é um ritmo anormal consequente a um defeito no complexo estimulante do coração.

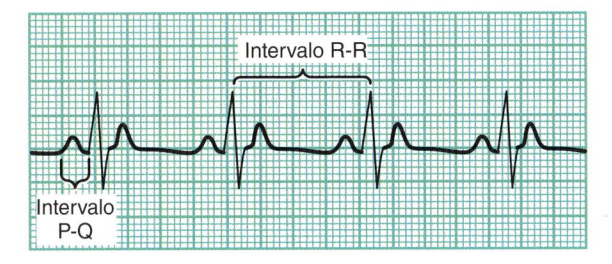

A. Eletrocardiograma (ECG) normal — Intervalo P-Q, Intervalo R-R

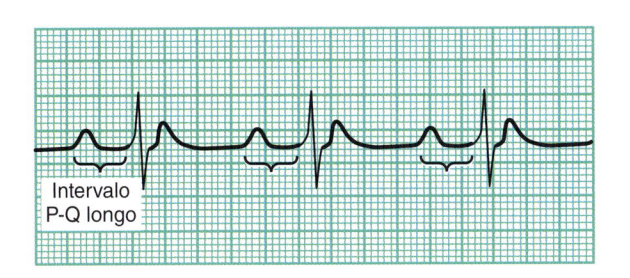

B. Bloqueio atrioventricular (BAV) de primeiro grau — Intervalo P-Q longo

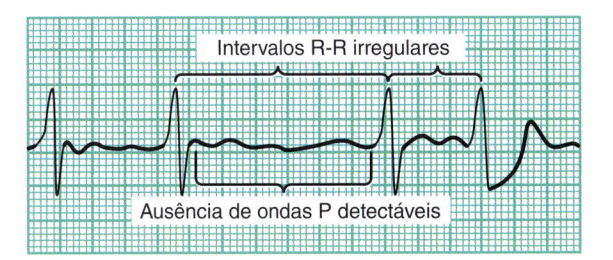

C. Fibrilação atrial — Intervalos R-R irregulares, Ausência de ondas P detectáveis

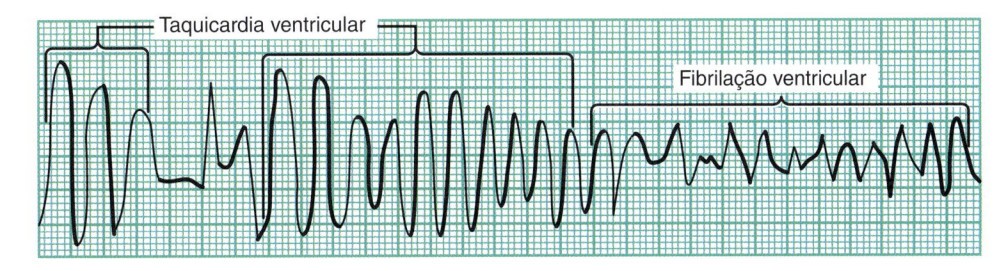

D. Taquicardia ventricular

E. Fibrilação ventricular

? Por que a fibrilação ventricular é uma arritmia tão grave?

- A **taquicardia ventricular (TV)** é uma arritmia que se origina nos ventrículos e é caracterizada por quatro ou mais contrações prematuras (extrassístoles) ventriculares. Os ventrículos se contraem muito rápido (pelo menos 120 bpm) (ver **Figura 20.24 D**). A TV quase sempre está associada a cardiopatia ou infarto agudo do miocárdio recente e pode evoluir para uma arritmia muito grave denominada fibrilação ventricular (descrita logo adiante). TV persistente (sustentada) é perigosa porque o enchimento ventricular não é apropriado e não há bombeamento suficiente de sangue. O resultado pode ser uma baixa pressão arterial e insuficiência cardíaca

- A **fibrilação ventricular (FV)** é a arritmia mais letal. Na FV, as contrações das fibras ventriculares são completamente assincrônicas de modo que os ventrículos "tremem" em vez de se contraírem coordenadamente. Como resultado, o bombeamento ventricular é interrompido, a ejeção de sangue cessa e ocorrem insuficiência circulatória e morte, a menos que haja intervenção clínica imediata. Durante a fibrilação ventricular, o ECG não apresenta ondas P, complexos QRS ou ondas T bem-definidas (ver **Figura 20.24 E**). A causa mais comum de fibrilação ventricular é fluxo sanguíneo inadequado para o coração em decorrência de DAC, como ocorre durante um IAM. Outras causas são choque cardiovascular, choque elétrico, afogamento e níveis séricos de potássio extremamente baixos. A FV causa perda da consciência em questão de segundos e, se não for corrigida, o paciente apresenta convulsões e pode ocorrer lesão cerebral irreversível após 5 minutos. A morte ocorre em seguida. O tratamento da FV envolve reanimação cardiopulmonar (RCP) e desfibrilação. Na **desfibrilação**, também denominada **cardioversão**, uma corrente elétrica breve e forte é aplicada no coração e, com frequência, interrompe a fibrilação ventricular. O choque elétrico é gerado por um dispositivo chamado **desfibrilador**, sendo aplicado por dois eletrodos grandes, em formato de pá, que são comprimidos contra a pele do tórax do paciente. Há alguns anos, pacientes que correm elevado risco de morte em decorrência de distúrbios do ritmo cardíaco recebem um dispositivo chamado **cardiodesfibrilador implantável (CDI)** que monitora o ritmo cardíaco e aplica um pequeno choque elétrico diretamente no coração quando ocorre uma arritmia potencialmente fatal. Milhares de pacientes em todo o planeta têm CDIs. Além disso, existem **desfibriladores externos automáticos (DEAs)** que funcionam como CDIs, exceto pelo fato de serem dispositivos externos. Com o tamanho aproximado de um computador *laptop*, os DEAs são utilizados por equipes de atendimento de emergência e são cada vez mais encontrados em locais públicos como estádios desportivos, cassinos, aeroportos, hotéis e *shopping centers*. A desfibrilação também pode ser usada como tratamento de emergência para parada cardíaca.

Insuficiência cardíaca congestiva

Na **insuficiência cardíaca congestiva (ICC)**, há perda da eficiência da ação de bombeamento do coração. As causas de ICC incluem DAC, defeitos congênitos, hipertensão arterial de longa data (que aumenta a pós-carga), infartos do miocárdio (regiões de tecido cardíaco morto em decorrência de infarto do miocárdio prévio) e valvopatias. À medida que a bomba torna-se menos efetiva, o resíduo de sangue nos ventrículos aumenta ao final de cada ciclo e, gradualmente, o volume diastólico final (pré-carga) aumenta. A princípio, a pré-carga aumentada intensifica a contração (a lei de Frank-Starling do coração), contudo, o aumento progressivo da pré-carga resulta em distensão excessiva do coração e contração cardíaca menos vigorosa. O resultado é uma alça de *feedback* positiva potencialmente letal: menos bombeamento efetivo resulta em capacidade de bombeamento ainda menor.

Frequentemente, a falência de um lado do coração ocorre antes da falência do outro. Se ocorrer primeiro insuficiência do ventrículo esquerdo, ele não consegue bombear todo o sangue que recebe e, consequentemente, há refluxo para os pulmões e edema pulmonar. O acúmulo de líquido nos pulmões pode causar asfixia se não for tratado. Se ocorrer primeiro insuficiência do ventrículo direito, há refluxo de sangue para as veias sistêmicas e, com o passar do tempo, os rins provocam aumento do volume de sangue. Nesse caso, esse aumento do volume resulta em edema periférico, geralmente mais evidente nos pés e nos tornozelos.

Terminologia técnica

Assistolia. Falha do miocárdio em se contrair.

Parada cardíaca. Cessação de contração cardíaca efetiva (a atividade cardíaca pode ser completamente interrompida ou pode ocorrer fibrilação ventricular).

Reabilitação cardíaca. Um programa supervisionado de prática de exercícios físicos de modo progressivo, suporte psicológico, orientação e treinamento para possibilitar que os pacientes retomem suas atividades habituais após um IAM.

Cardiomegalia. Aumento das dimensões cardíacas.

Miocardiopatia. Um distúrbio progressivo no qual há comprometimento da estrutura ou da função ventricular. Na miocardiopatia dilatada, os ventrículos dilatam (estiramento de suas fibras) e se tornam mais fracos, reduzindo a ação de bombeamento. Na miocardiopatia hipertrófica, as paredes ventriculares tornam-se espessadas e a eficiência da ação de bombeamento dos ventrículos diminui.

Commotio cordis. Dano cardíaco, com frequência fatal, resultante de um golpe de baixo impacto e não penetrante (contuso) aplicado no tórax durante a repolarização dos ventrículos.

Cor pulmonale (CP). Termo que se refere à hipertrofia do ventrículo direito em decorrência de distúrbios que desencadeiam hipertensão arterial (níveis elevados de pressão arterial) na circulação pulmonar.

Fração de ejeção (FE). A fração do volume diastólico final (VDF) que é ejetada durante um batimento cardíaco médio. Equivale ao volume sistólico (VS) dividido pelo VDF.

Teste eletrofisiológico. Exame invasivo no qual um cateter com um eletrodo é introduzido nos vasos sanguíneos até o coração; é utilizado para localizar vias de condução elétrica anormais no coração. Após a localização de uma via de condução anormal, ela pode ser destruída por ablação com radiofrequência (um procedimento no qual uma corrente elétrica é emitida pelo eletrodo).

Palpitação. Alteração do ritmo cardíaco normal que é percebida conscientemente pelo indivíduo.

Taquicardia paroxística. Um período de batimentos cardíacos rápidos que começa e termina repentinamente.

Doença do nó sinusal. Disfunção do nó SA que inicia batimentos cardíacos muito lenta ou rapidamente, com pausas muito longas entre os batimentos cardíacos ou interrupção da produção de batimentos cardíacos. As manifestações clínicas incluem sensação de desmaio, dispneia, perda da consciência e palpitações. É causada por degeneração de células do nó as, sendo comum em adultos mais velhos. Também está relacionada com DAC. O tratamento consiste em fármacos para acelerar ou retardar o coração ou a implantação de um marca-passo artificial.

Morte súbita cardíaca. A cessação inesperada da circulação e da respiração em decorrência de uma cardiopatia subjacente, como isquemia, infarto do miocárdio ou um distúrbio do ritmo cardíaco.

Revisão do capítulo

Conceitos essenciais

20.1 Anatomia do coração

1. O coração está localizado no mediastino; aproximadamente dois terços de sua massa estão à esquerda do plano mediano. O coração tem o formato de um cone deitado de lado; seu ápice é a parte inferior pontiaguda e a base é a parte superior larga.

2. O pericárdio é a membrana que circunda e protege o coração. Consiste em uma camada fibrosa externa (pericárdio fibroso) e um pericárdio seroso interno. Esse último apresenta uma lâmina parietal e uma lâmina visceral. Entre as lâminas parietal e visceral do pericárdio

seroso está a cavidade do pericárdio, um espaço potencial preenchido por alguns mililitros de líquido pericárdico lubrificante, responsável por reduzir o atrito entre as duas membranas.

3. A parede do coração tem três camadas: epicárdio, miocárdio e endocárdio. O epicárdio é constituído por mesotélio e tecido conjuntivo, o miocárdio consiste em tecido muscular cardíaco e o endocárdio consiste em endotélio e tecido conjuntivo.

4. As câmaras cardíacas incluem duas câmaras superiores, os átrios direito e esquerdo, e duas câmaras inferiores, os ventrículos direito e esquerdo. Estruturas externas do coração incluem: as aurículas direita e esquerda; o sulco coronário entre os átrios e os ventrículos; e os sulcos anterior e posterior entre os ventrículos, nas superfícies anterior e posterior do coração, respectivamente.

5. O átrio direito recebe sangue da veia cava superior, da veia cava inferior e do seio coronário. Está separado internamente do átrio esquerdo pelo septo interatrial, que contém a fossa oval. O sangue sai do átrio direito através da valva atrioventricular direita.

6. O ventrículo direito recebe sangue do átrio direito. Separado internamente do ventrículo esquerdo pelo septo interventricular, bombeia sangue através da valva do tronco pulmonar para os pulmões.

7. O sangue oxigenado chega ao átrio esquerdo pelas veias pulmonares e sai através da valva atrioventricular esquerda.

8. O ventrículo esquerdo bombeia sangue oxigenado através da valva da aorta para a aorta.

9. A espessura do miocárdio das quatro câmaras cardíacas varia de acordo com a função da câmara. O ventrículo esquerdo, que tem a maior carga de trabalho, tem a parede mais espessa.

10. O esqueleto fibroso do coração consiste em tecido conjuntivo denso que circunda e sustenta as valvas cardíacas.

20.2 Valvas cardíacas e circulação do sangue

1. As valvas cardíacas impedem o refluxo de sangue no coração. As valvas atrioventriculares (AV), que estão localizadas entre os átrios e os ventrículos, são a valva atrioventricular (tricúspide) direita e a valva atrioventricular (bicúspide ou mitral) esquerda. As válvulas SL compõem a valva da aorta, localizada no ventrículo esquerdo, e a valva do tronco pulmonar, localizada no ventrículo direito.

2. O lado esquerdo do coração é a bomba para a circulação sistêmica, ou seja, é o lado responsável pela circulação de sangue por todo o corpo com exceção dos alvéolos pulmonares. O ventrículo esquerdo ejeta sangue para a aorta e, a seguir, o sangue flui pelas artérias sistêmicas, as arteríolas, os capilares, as vênulas e as veias, que o levam de volta para o átrio direito.

3. O lado direito do coração é a bomba responsável pela circulação pulmonar, ou seja, a circulação de sangue nos pulmões. O ventrículo direito ejeta sangue para o tronco pulmonar e, a seguir, o sangue flui pelas artérias, capilares e veias pulmonares, que o trazem de volta para o átrio esquerdo.

4. A circulação coronária é responsável pelo fluxo sanguíneo para o miocárdio. Suas principais artérias são as coronárias direita e esquerda e suas principais veias são as veias cardíacas e o seio coronário.

20.3 Tecido muscular cardíaco e sistema de condução (complexo estimulante) do coração

1. As fibras musculares cardíacas contêm, habitualmente, um núcleo único de localização central. Em comparação com as fibras musculares esqueléticas, as fibras musculares cardíacas têm mais mitocôndrias (que também são maiores), o retículo sarcoplasmático é discretamente menor e os túbulos Z, que estão localizados nos discos Z, são mais largos.

2. As fibras musculares cardíacas apresentam conexões terminoterminais via discos intercalados. Desmossomos nos discos intercalados conferem força, e as junções comunicantes possibilitam a condução de potenciais de ação musculares de uma fibra muscular para as fibras musculares adjacentes.

3. As fibras autorrítmicas formam o sistema de condução do coração, as fibras musculares cardíacas que despolarizam espontaneamente e geram potenciais de ação.

4. Os componentes do sistema de condução do coração são o nó SA (marca-passo natural), o nó AV, fascículo AV, ramos direito e esquerdo do fascículo atrioventricular e ramos subendocárdicos.

5. As fases de um potencial de ação em uma fibra contrátil ventricular incluem despolarização rápida, platô longo e repolarização.

6. O tecido muscular cardíaco tem um longo período refratário, que impede a ocorrência de tetania.

7. O registro das alterações elétricas durante cada ciclo cardíaco é denominado eletrocardiograma (ECG). Um ECG normal consiste em uma onda P (despolarização atrial), um complexo QRS (início da despolarização ventricular) e uma onda T (repolarização ventricular).

8. O intervalo P-Q representa o tempo de condução desde o início da estimulação atrial até o início da estimulação ventricular. O segmento S-T representa o período no qual as fibras contráteis ventriculares estão plenamente despolarizadas.

20.4 Ciclo cardíaco

1. Um ciclo cardíaco consiste na sístole (contração) e na diástole (relaxamento) dos dois átrios mais a sístole e diástole dos dois ventrículos. Com uma frequência cardíaca média de 75 bpm, um ciclo cardíaco completo tem 0,8 segundo.

2. As fases do ciclo cardíaco são: (a) sístole atrial, (b) sístole ventricular e (c) período de relaxamento.

3. B1, a primeira bulha cardíaca, é causada pela turbulência do sangue associada ao fechamento das valvas atrioventriculares. B2, a segunda bulha cardíaca, é causada pela turbulência do sangue associada ao fechamento das valvas da aorta e do tronco pulmonar.

20.5 Débito cardíaco

1. O débito cardíaco (DC) é o volume de sangue ejetado por minuto pelo ventrículo esquerdo para a aorta (ou pelo ventrículo direito para o tronco da artéria pulmonar); é calculado da seguinte maneira: DC (mℓ/minuto) = volume sistólico (VS) em mℓ/batimento × frequência cardíaca (FC) em bpm.

2. Volume sistólico (SV) é o volume de sangue ejetado por um ventrículo durante cada sístole.

3. Reserva cardíaca é a diferença entre o débito cardíaco máximo e o débito cardíaco em repouso de uma pessoa.

4. O volume sistólico está relacionado com a pré-carga (distensão do coração antes da contração), a contratilidade (vigor da contração) e a pós-carga (pressão que tem de ser sobrepujada antes da ejeção ventricular poder começar).

5. De acordo com a lei de Frank-Starling do coração, uma pré-carga maior (volume diastólico final) distendendo as fibras musculares cardíacas imediatamente antes delas se contraírem aumenta a força de contração até que a distensão se torne excessiva.

6. O controle nervoso do sistema circulatório origina-se no centro cardiovascular no bulbo.

7. Os impulsos simpáticos aumentam a frequência cardíaca e a força da contração, ao passo que os impulsos parassimpáticos a diminuem.

8. A frequência cardíaca é influenciada por hormônios (epinefrina, norepinefrina, hormônios tireóideos), íons (Na^+, K^+, Ca^{2+}), idade, gênero, condicionamento físico e temperatura corporal.

20.6 Exercícios físicos e coração

1. A prática sustentada de exercícios físicos aumenta a demanda muscular por oxigênio.

2. Entre os benefícios da prática de exercícios aeróbicos estão o aumento do débito cardíaco, redução da pressão arterial, controle do peso corporal e aumento da atividade fibrinolítica.

20.7 Suporte para insuficiência cardíaca

1. Um transplante cardíaco consiste na substituição de um coração com lesões graves por um coração normal.

2. Os procedimentos e os dispositivos de assistência cardíaca incluem balão intra-aórtico (BIA), dispositivo de assistência ventricular (DAV), miocardioplastia e dispositivo de assistência da musculatura esquelética.

20.8 Desenvolvimento do coração

1. O coração se desenvolve a partir do mesoderma.

2. Os tubos endocárdicos desenvolvem-se e se tornam um coração com quatro câmaras e com os grandes vasos.

Questões para avaliação crítica

1. Gerald foi recentemente ao dentista. Durante o processo de limpeza dos dentes, ele apresentou algum sangramento gengival. Alguns dias depois, Gerald apresentou febre, taquicardia (aumento da frequência cardíaca), sudorese e calafrios. Ele procurou o médico de família que auscultou um sopro cardíaco leve. Gerald foi medicado com antibióticos e mantido em monitoramento cardíaco. Qual é a correlação entre consulta odontológica de Gerald e seu quadro clínico?

2. Sylvia, sedentária, resolve começar um programa de exercícios físicos. Ela afirma que deseja "alcançar a maior frequência cardíaca possível". Explique o motivo dessa afirmação não ser uma boa ideia.

3. O Sr. Perkins é um homem de 62 anos, com sobrepeso e o hábito de comer doces e frituras. Sua ideia de exercício físico é caminhar até a cozinha para pegar mais um saquinho de batatas fritas para comer enquanto assiste a campeonatos esportivos na televisão. Ultimamente, ele refere dor torácica quando sobe escadas. O médico pediu para ele parar de fumar e programou uma angiografia cardíaca para a próxima semana. Como esse exame é realizado? Por que o médico solicitou esse exame de imagem?

Respostas às questões das figuras

20.1 O mediastino é a região anatômica que se estende do esterno até a coluna vertebral, da primeira costela até o diafragma e entre os pulmões.

20.2 A lâmina visceral do pericárdio seroso (epicárdio) faz parte do pericárdio assim como da parede do coração.

20.3 O sulco coronário delimita a "fronteira" entre os átrios e os ventrículos.

20.4 Quanto maior for a carga de trabalho de uma câmara cardíaca, mais espesso é o miocárdio.

20.5 O esqueleto fibroso conecta-se com as valvas cardíacas e impede a sua distensão excessiva quando o sangue flui através delas.

20.6 Os músculos papilares se contraem, tracionando as cordas tendíneas e impedindo a eversão das válvulas das valvas atrioventriculares e o reflexo do fluxo sanguíneo para os átrios.

20.7 Os algarismos 2 a 6 mostram a circulação pulmonar, já os algarismos 7 a 1 mostram a circulação sistêmica.

20.8 O ramo circunflexo da artéria coronária esquerda leva sangue oxigenado para o átrio esquerdo e para o ventrículo esquerdo.

20.9 Os discos intercalados mantêm as fibras musculares cardíacas juntas e possibilitam a propagação dos potenciais de ação de uma fibra muscular para outra.

20.10 A única conexão elétrica entre os átrios e os ventrículos é o fascículo atrioventricular (feixe de His).

20.11 A duração de um potencial de ação é muito maior em uma fibra contrátil ventricular (0,3 segundo = 300 milissegundos) do que em uma fibra muscular esquelética (1 a 2 milissegundos).

20.12 Uma onda Q aumentada indica infarto do miocárdio.

20.13 Os potenciais de ação propagam-se mais lentamente através do nó AV.

20.14 O volume de sangue em cada ventrículo ao final da diástole ventricular, o chamado volume diastólico final (VDF), é de aproximadamente 130 mℓ em uma pessoa em repouso.

20.15 A primeira bulha cardíaca (B1) está associada ao fechamento das valvas atrioventriculares.

20.16 O miocárdio ventricular recebe inervação apenas da divisão simpática do sistema nervoso.

20.17 A contração da musculatura esquelética contribui para o aumento do volume sistólico (volume de ejeção) ao aumentar a pré-carga (volume diastólico final).

20.18 Indivíduos com insuficiência cardíaca em estágio terminal ou formas graves de doença da artéria coronária (DAC) são candidatos a transplante cardíaco.

20.19 O coração começa a se contrair no 22º dia de gestação.

20.20 A septação do coração está completa ao final da quinta semana de gestação.

20.21 O HDL remove o excesso de colesterol das células corporais e o transporta para o fígado para ser eliminado.

20.22 A angiografia coronariana é realizada para possibilitar a visualização de vários vasos sanguíneos.

20.23 A tetralogia de Fallot consiste em defeito do septo interventricular (comunicação interventricular [CIV]), aorta que emerge dos dois ventrículos, estenose da valva pulmonar e dilatação do ventrículo direito.

20.24 Na fibrilação ventricular, o bombeamento ventricular é interrompido, a ejeção de sangue cessa e podem ocorrer falência circulatória e morte se não houver intervenção médica imediata.

CAPÍTULO 21

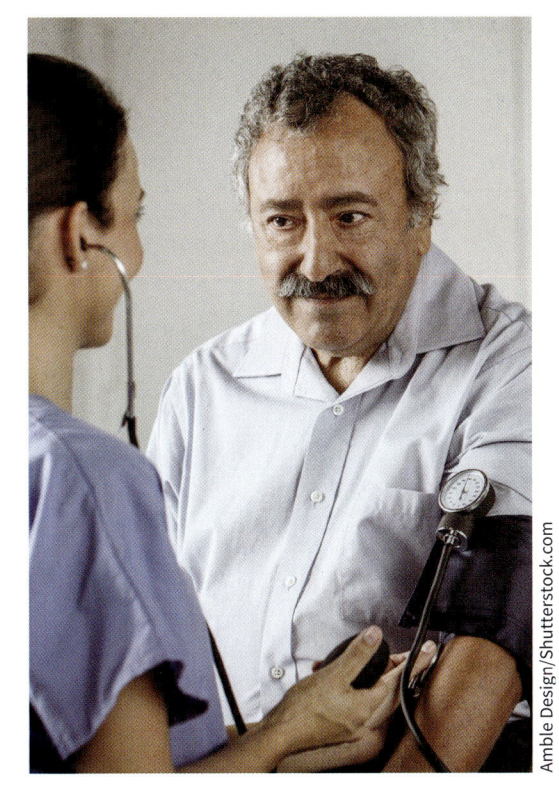

Consulte *Distúrbios: desequilíbrios homeostáticos, hipertensão* para descobrir por que a hipertensão não tratada tem efeitos devastadores sobre muitas partes do corpo.

Sistema Circulatório: Vasos Sanguíneos e Hemodinâmica

Vasos sanguíneos, hemodinâmica e homeostasia

Os vasos sanguíneos contribuem para a homeostasia ao proporcionar as estruturas necessárias para o fluxo do sangue através do coração e para a troca de nutrientes e escórias nos tecidos. Eles também desempenham um importante papel no ajuste da velocidade e do volume do fluxo sanguíneo.

O sistema circulatório contribui para a homeostasia de outros sistemas corporais por meio do transporte e da distribuição do sangue por todo o corpo, a fim de fornecer substâncias (como oxigênio, nutrientes e hormônios) e remover escórias metabólicas. As estruturas envolvidas nessas importantes tarefas são os vasos sanguíneos, que formam um sistema fechado de tubos que leva o sangue para fora do coração, o transporta para os tecidos e, em seguida, o devolve ao coração. O lado esquerdo do coração bombeia o sangue através de cerca de 100 mil km de vasos sanguíneos. O lado direito do coração bombeia o sangue para os pulmões, de modo que o sangue capture o oxigênio e libere o dióxido de carbono. Os Capítulos 19 e 20 descreveram a composição e as funções do sangue e a estrutura e função do coração. Neste capítulo, o enfoque serão: estrutura e funções de vários tipos de vasos sanguíneos; forças envolvidas na circulação do sangue por todo o corpo; e vasos sanguíneos que constituem as principais vias circulatórias.

21.1 Estrutura e função dos vasos sanguíneos

OBJETIVOS

- **Comparar** a estrutura e a função de artérias, arteríolas, capilares, vênulas e veias
- **Descrever** de modo esquemático os vasos através dos quais o sangue flui em sua passagem do coração para os capilares e de volta ao coração
- **Distinguir** entre reservatórios de pressão e reservatórios de sangue.

Os cinco tipos principais de vasos sanguíneos são: artérias, arteríolas, capilares, vênulas e veias (ver **Figura 21.17**). As **artérias** transportam o sangue *para longe do coração*, em direção a outros órgãos. As grandes artérias elásticas deixam o coração e dividem-se em artérias musculares de médio calibre, que se ramificam nas várias regiões do corpo. Em seguida, as artérias de calibre médio dividem-se em pequenas artérias, as quais, por sua vez, dividem-se em artérias ainda menores, denominadas **arteríolas**. À medida que as arteríolas entram em um tecido, ramificam-se em numerosos vasos minúsculos, denominados **capilares sanguíneos** ou, simplesmente, **capilares**. As paredes finas dos capilares possibilitam a troca de substâncias entre o sangue e os tecidos do corpo. Grupos de capilares dentro de um tecido reúnem-se para formar pequenas veias, as **vênulas**. Por sua vez, as vênulas fundem-se para formar vasos sanguíneos progressivamente maiores, as veias, que são os vasos sanguíneos responsáveis por conduzir o sangue dos tecidos *de volta para o coração*.

> ### Correlação clínica
>
> #### Angiogênese e doença
>
> A **angiogênese** refere-se ao crescimento de novos vasos sanguíneos. Trata-se de um importante processo no desenvolvimento embrionário e fetal, que, na vida pós-natal, desempenha funções importantes, como cicatrização de feridas, formação de um novo revestimento uterino após a menstruação, formação do corpo lúteo após a ovulação e desenvolvimento de vasos sanguíneos em torno de artérias obstruídas na circulação coronária. São conhecidas várias proteínas (peptídios) que promovem e inibem a angiogênese.
>
> Do ponto de vista clínico, a angiogênese é importante, visto que as células de um tumor maligno secretam proteínas conhecidas como *fatores de angiogênese tumoral* que estimulam o crescimento de vasos sanguíneos para fornecer nutrição às células tumorais. Os cientistas estão pesquisando produtos farmacológicos capazes de inibir a angiogênese e, portanto, de interromper o crescimento de tumores. Na *retinopatia diabética*, por exemplo, a angiogênese pode ser importante no desenvolvimento de vasos sanguíneos que, na realidade, provocam cegueira, de modo que a descoberta de inibidores da angiogênese também poderá evitar a cegueira associada com diabetes melito.

Estrutura básica de um vaso sanguíneo

A parede de um vaso sanguíneo é formada por três camadas ou túnicas de tecidos diferentes: revestimento interno epitelial, túnica média constituída por músculo liso e tecido conjuntivo elástico e revestimento externo de tecido conjuntivo. As três camadas estruturais de um vaso sanguíneo padrão, da camada mais interna para a mais externa, são a túnica íntima, a túnica média e a túnica externa (**Figura 21.1**). Modificações dessa estrutura básica proporcionam os cinco tipos de vasos sanguíneos e são responsáveis pelas diferenças estruturais e funcionais entre os vários tipos de vasos. É importante sempre lembrar que as variações estruturais correlacionam-se às diferenças de função que ocorrem em todo o sistema circulatório.

Túnica íntima. A **túnica íntima** forma o revestimento interno de um vaso sanguíneo e está em contato direto com o sangue que flui pelo **lúmen** ou espaço interno do vaso (**Figura 21.1 A e B**). Embora a túnica íntima tenha várias partes, esses componentes teciduais têm uma contribuição mínima para a espessura da parede do vaso. A sua camada mais interna, denominada *endotélio*, é contínua com o revestimento endocárdico. O endotélio é uma lâmina fina de células planas que reveste a face interna de todo o sistema circulatório (coração e vasos sanguíneos). Até recentemente, as células endoteliais eram consideradas como pouco mais do que uma barreira passiva entre o sangue e o restante da parede do vaso. Sabe-se agora que as células endoteliais atuam como participantes ativas em diversas atividades relacionadas com o vaso, incluindo: influências físicas sobre o fluxo sanguíneo; secreção de mediadores químicos de ação local, que influenciam o estado contrátil do músculo liso sobrejacente do vaso; e assistência na permeabilidade capilar. Além disso, a sua face luminal lisa possibilita um fluxo sanguíneo eficiente, reduzindo o atrito superficial.

O segundo componente da túnica íntima é a *membrana basal*, abaixo do endotélio. Essa membrana fornece uma base de suporte físico para a camada epitelial. Sua estrutura de fibras colágenas garante uma resistência significativa à tensão; contudo, suas propriedades também proporcionam resiliência ao estiramento e à retração. A membrana basal ancora o endotélio ao tecido conjuntivo subjacente, além de, paralelamente, regular o movimento molecular. Parece desempenhar um importante papel na orientação dos movimentos celulares durante o reparo tecidual das paredes dos vasos sanguíneos. A parte mais externa da túnica íntima, que forma o limite entre a túnica íntima e a túnica média, é a *lâmina elástica interna*, uma lâmina fina de fibras elásticas, com um número variável de aberturas, semelhantes a janelas, que conferem à aparência de um queijo suíço. Essas aberturas facilitam a difusão de substâncias da túnica íntima em direção à túnica média mais espessa.

Túnica média. A **túnica média** é uma camada de tecido muscular e conjuntivo, que exibe as maiores variações entre os diferentes tipos de vasos (**Figura 21.1 A e B**). Na maioria dos vasos, é uma camada relativamente espessa, constituída principalmente por células musculares lisas e quantidades substanciais de fibras elásticas. A principal função das células musculares lisas, que se estendem circularmente em torno do lúmen como um anel no dedo, é regular o seu diâmetro. Normalmente, um aumento da estimulação simpática estimula a contração do músculo liso,

CAPÍTULO 21 Sistema Circulatório: Vasos Sanguíneos e Hemodinâmica 771

FIGURA 21.1 **Estrutura comparativa dos vasos sanguíneos.** O capilar (**C**) está aumentado em relação à artéria (**A**) e à veia (**B**).

As artérias transportam o sangue do coração para os tecidos; as veias transportam o sangue dos tecidos para o coração.

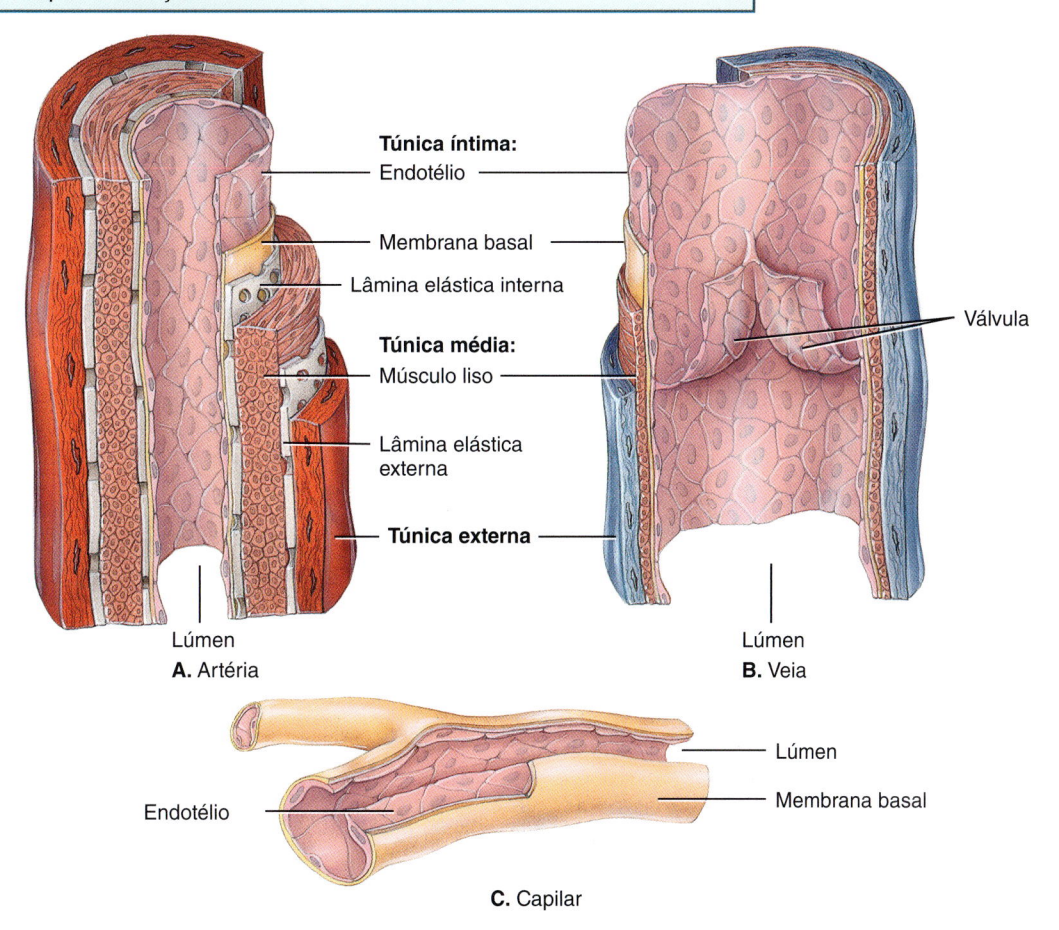

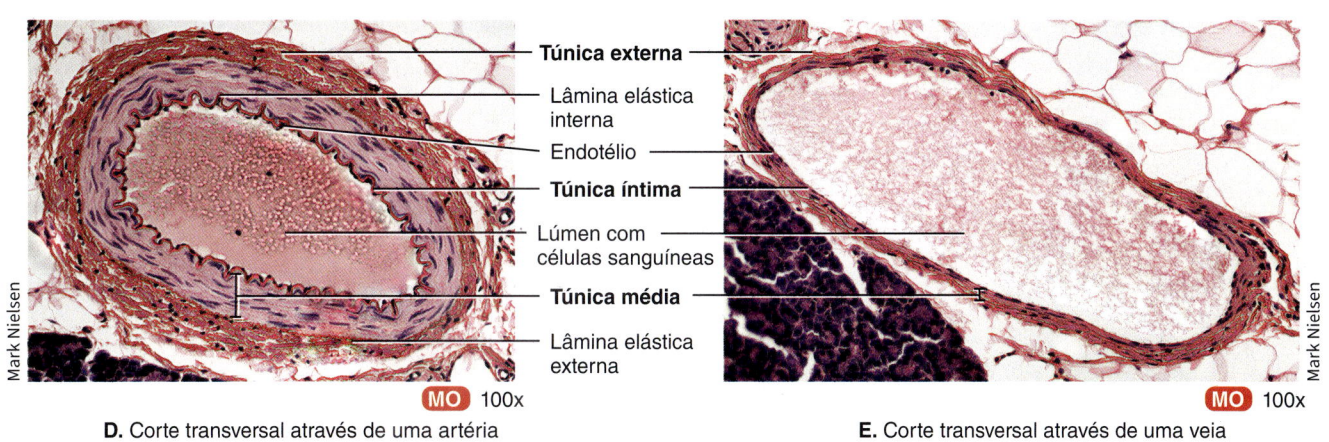

Túnica íntima:
Endotélio
Membrana basal
Lâmina elástica interna
Túnica média:
Músculo liso
Lâmina elástica externa
Túnica externa
Válvula
Lúmen
A. Artéria
Lúmen
B. Veia

Endotélio
Lúmen
Membrana basal
C. Capilar

Túnica externa
Lâmina elástica interna
Endotélio
Túnica íntima
Lúmen com células sanguíneas
Túnica média
Lâmina elástica externa

MO 100x
D. Corte transversal através de uma artéria

MO 100x
E. Corte transversal através de uma veia

MEV 3.000x
F. Glóbulos vermelhos vazando de um capilar

? Qual desses dois vasos – a artéria femoral ou a veia femoral – tem uma parede mais espessa? Qual deles tem um lúmen maior?

espremendo a parede do vaso, com consequente estreitamento do lúmen. Essa diminuição no diâmetro do lúmen de um vaso sanguíneo é conhecida como **vasoconstrição**. Em contrapartida, quando a estimulação simpática diminui, ou na presença de determinadas substâncias químicas (como óxido nítrico, H^+ e ácido láctico) ou em resposta à pressão arterial, as fibras musculares lisas relaxam. O consequente aumento no diâmetro do lúmen é denominado **vasodilatação**. Como você verá detalhadamente mais adiante, a taxa de fluxo sanguíneo pelas diferentes partes do corpo é regulada pelo grau de contração do músculo liso nas paredes de determinados vasos. Além disso, a magnitude da contração do músculo liso em tipos específicos de vasos é crucial na regulação da pressão arterial.

Além de regular o fluxo sanguíneo e a pressão arterial, o músculo liso sofre contração quando uma pequena artéria ou arteríola é danificada (*vasospasmos*) a fim de ajudar a limitar a perda de sangue pelo vaso lesionado. As células musculares lisas também ajudam a produzir as fibras elásticas na túnica média, que possibilitam o estiramento e a retração dos vasos com a pressão exercida pelo sangue.

A túnica média é a mais variável das túnicas. À medida que for estudando os diferentes tipos de vasos sanguíneos ao longo deste capítulo, você poderá constatar que as diferenças estruturais nessa camada são responsáveis pelas numerosas variações que ocorrem na função entre os diferentes tipos de vasos. A separação entre a túnica média e a túnica externa é feita por uma rede de fibras elásticas, a *lâmina elástica externa*, que faz parte da túnica média.

Túnica externa. O revestimento externo de um vaso sanguíneo, a **túnica externa**, ou *adventícia*, consiste em fibras elásticas e colágenas (**Figura 21.1 A** e **B**). A túnica externa contém numerosos nervos e, particularmente nos vasos de maior calibre, minúsculos vasos sanguíneos que irrigam o tecido da parede do vaso, os chamados **vasos dos vasos** ou *vasa vasorum*. São facilmente visualizados em grandes vasos, como a aorta. Além da importante função de fornecer nervos e vasos dos vasos à parede do vaso, a túnica externa ajuda a ancorar os vasos aos tecidos circundantes.

Artérias

Como antigamente as **artérias** eram encontradas vazias por ocasião da morte, acreditava-se que elas continham apenas ar. A parede de uma artéria tem as três túnicas de um vaso sanguíneo típico, porém apresenta uma espessa túnica média muscular a elástica (**Figura 21.1 A**). Em virtude da abundância de fibras elásticas, as artérias normalmente apresentam uma alta *complacência*, o que significa que suas paredes distendem-se facilmente ou se expandem sem sofrer ruptura em resposta a um pequeno aumento da pressão.

Artérias elásticas. As **artérias elásticas** são as maiores artérias do corpo, cujo tamanho varia desde a aorta e o tronco pulmonar, do tamanho de uma mangueira de jardim, até os ramos da aorta, do tamanho de um dedo da mão. Elas apresentam o maior diâmetro entre todas as artérias, porém suas paredes (cerca de um décimo do diâmetro total do vaso) são relativamente finas, em comparação com o tamanho total do vaso. Esses vasos caracterizam-se por lâminas elásticas interna e externa bem-definidas, com uma túnica média espessa que é dominada por fibras elásticas, denominadas **lamelas elásticas**. As artérias elásticas incluem os dois troncos principais que saem do coração (a aorta e o tronco pulmonar), incluindo os principais ramos iniciais da aorta, como o tronco braquiocefálico, a artéria subclávia, a artéria carótida comum e a artéria ilíaca comum (ver **Figura 21.20 A**). As artérias elásticas desempenham uma importante função: ajudam a impulsionar o sangue para a frente, enquanto os ventrículos estão relaxados. À medida que o sangue é ejetado do coração para as artérias elásticas, suas paredes se distendem, de modo a acomodar facilmente o pulso de sangue. Quando se distendem, as fibras elásticas armazenam momentaneamente energia mecânica, atuando como **reservatório de pressão** (**Figura 21.2 A**). Em seguida, as fibras elásticas sofrem retração e convertem a energia armazenada (potencial) no vaso em energia cinética do sangue. Assim, o sangue continua movendo-se ao longo das artérias, mesmo quando os ventrículos estão relaxados

FIGURA 21.2 Função de reservatório de pressão das artérias elásticas.

A retração das artérias elásticas mantém o fluxo de sangue durante o relaxamento ventricular (diástole).

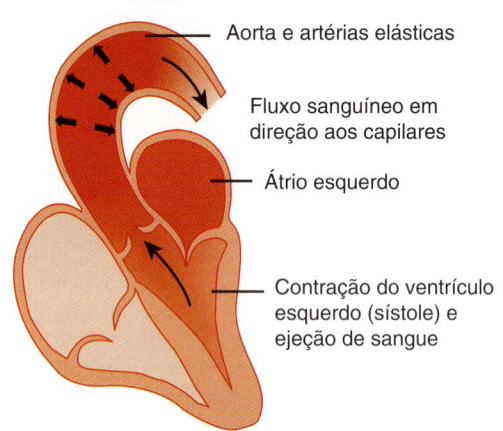

A. A aorta e as artérias elásticas distendem-se durante a contração ventricular

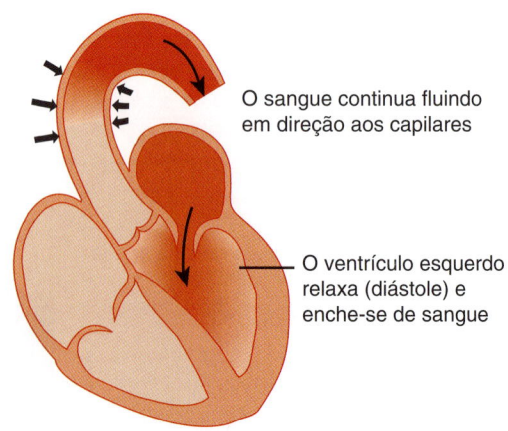

- Aorta e artérias elásticas
- Fluxo sanguíneo em direção aos capilares
- Átrio esquerdo
- Contração do ventrículo esquerdo (sístole) e ejeção de sangue

B. A aorta e as artérias elásticas sofrem retração durante o relaxamento ventricular

- O sangue continua fluindo em direção aos capilares
- O ventrículo esquerdo relaxa (diástole) e enche-se de sangue

? Na aterosclerose, as paredes das artérias elásticas tornam-se menos complacentes (mais rígidas). Qual é o efeito da redução da complacência sobre a função de reservatório de pressão das artérias?

(**Figura 21.2 B**). Como elas conduzem o sangue do coração para artérias de calibre médio mais musculares, as artérias elásticas também são denominadas *artérias condutoras*.

Artérias musculares. As artérias de médio calibre são denominadas **artérias musculares**, visto que a sua túnica média contém mais músculo liso e menos fibras elásticas do que as artérias elásticas. A grande quantidade de músculo liso, aproximadamente três quartos da massa total, torna as paredes das artérias musculares relativamente espessas. Por conseguinte, essas artérias têm capacidade de sofrer maior vasoconstrição ou vasodilatação para se ajustar à velocidade do fluxo sanguíneo. As artérias musculares têm uma lâmina elástica interna bem-definida, porém uma lâmina elástica externa fina. Essas duas lâminas elásticas formam os limites interno e externo da túnica média muscular. Nas grandes artérias, a túnica média espessa pode ter até 40 camadas de fibras musculares lisas de disposição circunferencial; nas artérias menores, existem apenas três camadas.

As artérias musculares variam quanto ao tamanho, desde as artérias femoral e axilar, cujo tamanho corresponde ao de um lápis, até artérias do tamanho de um barbante, que entram nos órgãos, medindo apenas 0,5 mm de diâmetro. Em comparação às artérias elásticas, a parede do vaso das artérias musculares corresponde a uma maior porcentagem (25%) do diâmetro total do vaso. Como as artérias musculares continuam se ramificando e, por fim, distribuem o sangue para cada um dos vários órgãos, elas são denominadas **artérias distribuidoras**. Os exemplos incluem a artéria braquial no braço e a artéria radial no antebraço (ver **Figura 21.20 A**).

A túnica externa é, com frequência, mais espessa do que a túnica média nas artérias musculares. Essa camada externa contém fibroblastos, fibras colágenas e fibras elásticas, todos com orientação longitudinal. A estrutura frouxa dessa camada possibilita a ocorrência de mudanças no diâmetro do vaso, mas também impede o seu encurtamento ou a retração quando é seccionado.

Por conta da redução da quantidade de tecido elástico nas paredes das artérias musculares, esses vasos carecem de capacidade de retração e não conseguem ajudar a impulsionar o sangue como as artérias elásticas. Em vez disso, a túnica média muscular espessa é principalmente responsável pelas funções das artérias musculares. A capacidade do músculo de se contrair e de manter um estado de contração parcial é denominada *tônus vascular*, capaz de enrijecer a parede do vaso, sendo importante na manutenção da pressão do vaso e do fluxo sanguíneo eficiente.

Anastomoses

A maioria dos tecidos do corpo recebe sangue proveniente de mais de uma artéria. A união dos ramos de duas ou mais artérias que irrigam a mesma região do corpo é conhecida como **anastomose** (ver **Figura 21.22 C**). As anastomoses entre artérias fornecem vias alternativas para que o sangue alcance determinado tecido ou órgão. Se o fluxo sanguíneo for interrompido por um curto período quando os movimentos normais comprimem um vaso, ou se o vaso for bloqueado por alguma doença, lesão ou cirurgia, a circulação para determinada parte do corpo não é necessariamente interrompida. A via alternativa de fluxo sanguíneo para uma parte do corpo por meio de uma anastomose é conhecida como **circulação colateral**. Podem ocorrer também anastomoses entre veias e entre arteríolas e vênulas. As artérias que não se anastomosam são conhecidas como **artérias terminais**. A obstrução de uma artéria terminal interrompe o suprimento sanguíneo para um segmento de determinado órgão, provocando necrose (morte) desse segmento. Vias alternativas de sangue também podem ser fornecidas por vasos sem anastomose, que irrigam uma mesma região do corpo.

Arteríolas

As **arteríolas**, um termo que significa literalmente pequenas artérias, são vasos microscópicos abundantes, que regulam o fluxo sanguíneo para as redes capilares dos tecidos do corpo (ver **Figura 21.3**). Os 400 milhões de arteríolas, aproximadamente, têm diâmetros que variam de 15 a 300 μm. A espessura da parede das arteríolas corresponde à metade do diâmetro total do vaso.

As arteríolas têm uma túnica íntima fina, com uma lâmina elástica interna fina e fenestrada (com pequenos poros), que desaparece na extremidade terminal. A túnica média consiste em uma a duas camadas de células musculares lisas, que apresentam uma orientação circular na parede do vaso. A extremidade terminal da arteríola, a região denominada **metarteríola**, afunila-se em direção à junção com os capilares. Na junção metarteríola-capilar, a célula muscular mais distal forma o **esfíncter pré-capilar**, que monitora o fluxo sanguíneo para dentro do capilar; as outras células musculares na arteríola regulam a resistência (oposição) ao fluxo de sangue (ver **Figura 21.3**).

A túnica externa da arteríola consiste em tecido conjuntivo areolar, que contém uma quantidade abundante de nervos simpáticos amielínicos. Essa inervação simpática, conjuntamente às ações dos mediadores químicos locais, pode alterar o diâmetro das arteríolas e, assim, variar a velocidade do fluxo sanguíneo e a resistência ao longo desses vasos.

As arteríolas desempenham uma função essencial na regulação do fluxo sanguíneo das artérias para os capilares ao regular a **resistência**, a oposição ao fluxo sanguíneo em razão do atrito entre o sangue e as paredes dos vasos sanguíneos. Por causa dessa função, são conhecidas como *vasos de resistência*. Em um vaso sanguíneo, a resistência resulta principalmente do atrito entre o sangue e as paredes internas dos vasos sanguíneos. Quando o diâmetro do vaso sanguíneo é menor, o atrito é maior, de modo que há mais resistência. A contração do músculo liso de uma arteríola provoca vasoconstrição, o que aumenta ainda mais a resistência e diminui o fluxo sanguíneo para dentro dos capilares irrigados por essa arteríola. Em contrapartida, o relaxamento do músculo liso de uma arteríola provoca vasodilatação, o que diminui a resistência e aumenta o fluxo sanguíneo nos capilares. A mudança no diâmetro da arteríola também pode afetar a pressão arterial: a vasoconstrição das arteríolas aumenta a pressão arterial, ao passo que a vasodilatação diminui a pressão arterial.

Capilares

Os **capilares**, os menores vasos sanguíneos, apresentam diâmetros de 5 a 10 μm e formam as curvas em U que conectam o efluxo arterial ao retorno venoso (ver **Figura 21.3**). Como os eritrócitos têm um diâmetro de 8 μm, eles frequentemente precisam dobrar-se sobre eles próprios para passar em fila única pelos lúmens desses vasos. Os capilares formam uma extensa rede, de aproximadamente

FIGURA 21.3 **Arteríolas, capilares e vênulas**. Os esfíncteres pré-capilares regulam o fluxo de sangue pelos leitos capilares.

> Nos capilares, ocorre troca de nutrientes, gases e escórias entre o sangue e o líquido intersticial.

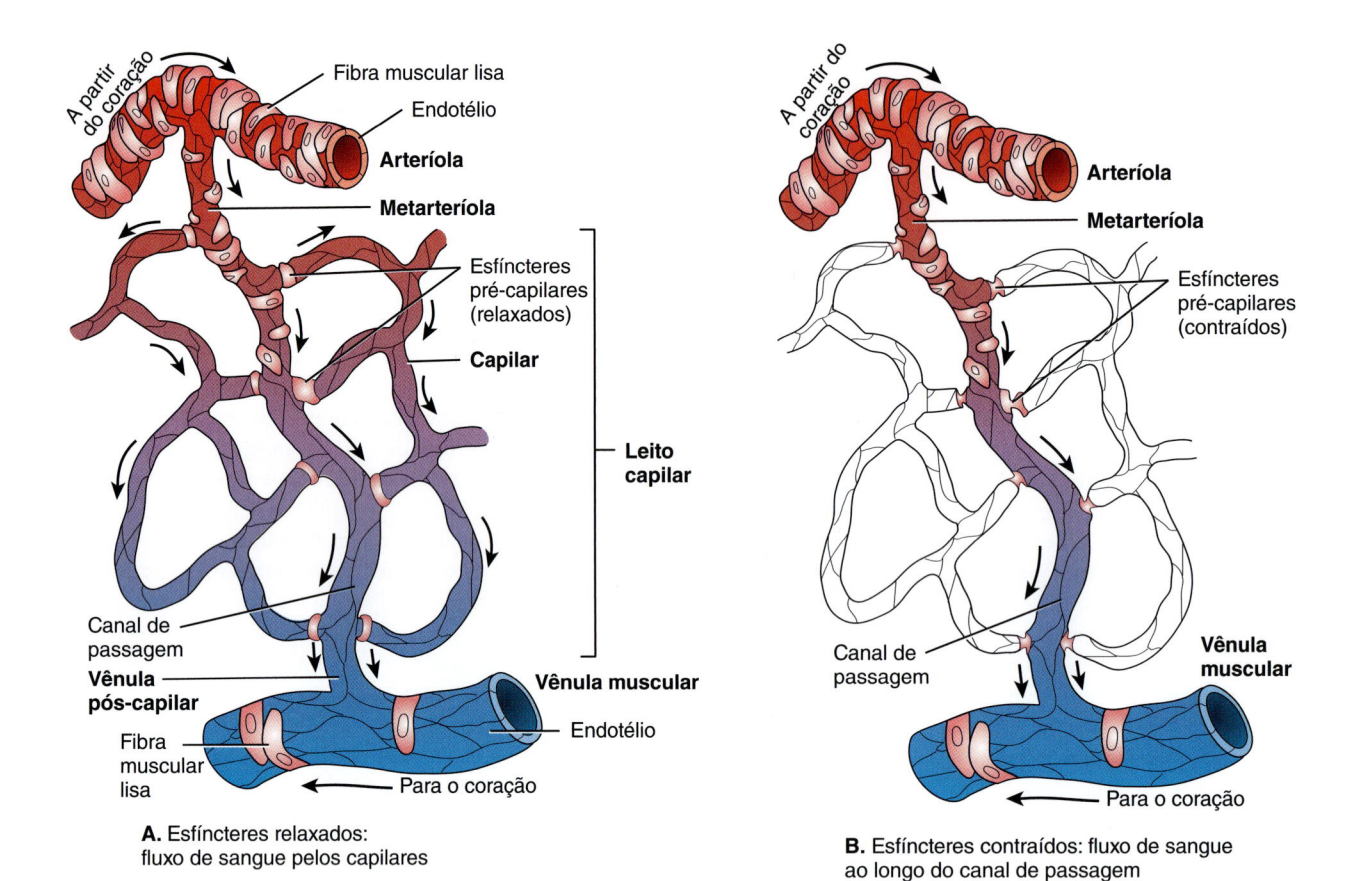

A. Esfíncteres relaxados: fluxo de sangue pelos capilares

B. Esfíncteres contraídos: fluxo de sangue ao longo do canal de passagem

? Por que os tecidos metabolicamente ativos têm redes capilares extensas?

20 bilhões de vasos curtos (centenas de micrômetros de comprimento), ramificados e interconectados, que seguem o seu percurso entre as células individuais do corpo. Essa rede proporciona uma enorme área de superfície para entrar em contato com as células do corpo. O fluxo do sangue de uma metarteríola para os capilares e para uma **vênula pós-capilar** (vênula que recebe o sangue de um capilar) é denominado **microcirculação**. A principal função dos capilares é realizar a troca de substâncias entre o sangue e o líquido intersticial. Em razão disso, esses vasos de paredes finas são conhecidos como *vasos de troca*.

Os capilares são encontrados próximo a quase todas as células do corpo, porém o seu número varia de acordo com a atividade metabólica do tecido irrigado. Os tecidos corporais com altas necessidades metabólicas, como os músculos, o encéfalo, o fígado, os rins e o sistema nervoso, utilizam mais O_2 e nutrientes e, portanto, apresentam redes capilares extensas. Os tecidos com necessidades metabólicas menores, como os tendões e os ligamentos, contêm menos capilares. Os capilares estão ausentes em alguns tecidos, como todos os epitélios de revestimento, a córnea e a lente do olho, bem como a cartilagem.

A estrutura dos capilares é bem-apropriada para o desempenho de sua função como vasos de troca, visto que carecem de túnica média e de túnica externa. Como as paredes dos capilares são compostas apenas por uma única camada de células endoteliais (ver **Figura 21.1 E**) e uma membrana basal, uma substância no sangue precisa atravessar apenas uma camada de células para alcançar o líquido intersticial e as células teciduais. A troca de substâncias só ocorre através das paredes dos capilares e do início das vênulas; as paredes das artérias, das arteríolas, da maioria das vênulas e das veias constituem uma barreira muito espessa. Os capilares formam extensas redes ramificadas, que aumentam a área de superfície disponível para rápida troca de substâncias. Na maioria dos tecidos, o sangue flui apenas por uma pequena parte da rede capilar quando as necessidades metabólicas são baixas. Entretanto, quando um tecido está ativo, como um músculo em contração, toda a rede capilar é preenchida com sangue.

Em todo o corpo, os capilares atuam como parte de um **leito capilar** (ver **Figura 21.3**), uma rede de 10 a 100 capilares que surge a partir de uma única metarteríola. Na maioria das partes do corpo, o sangue pode fluir através de uma rede capilar de uma arteríola para uma vênula da seguinte maneira:

1. *Capilares*. Nessa via, o sangue flui de uma arteríola para os capilares e, em seguida, para as vênulas (vênulas pós-capilares). Conforme assinalado anteriormente, nas junções entre a metarteríola e os capilares, existem anéis de fibras musculares lisas denominados esfíncteres pré-capilares, que controlam o

fluxo sanguíneo ao longo dos capilares. Quando esses esfíncteres estão relaxados (abertos), o sangue flui para os capilares (ver **Figura 21.3 A**); quando se contraem (fecham-se parcialmente ou por completo), o fluxo sanguíneo pelos capilares cessa ou diminui (ver **Figura 21.3 B**). Normalmente, o sangue flui de modo intermitente pelos capilares, em razão da contração e do relaxamento alternados do músculo liso das metarteríolas e dos esfíncteres pré-capilares. Esse processo de contração e relaxamento intermitentes, que pode ocorrer 5 a 10 vezes/minuto é denominado **vasomoção**. Em parte, a vasomoção é induzida por substâncias químicas liberadas pelas células endoteliais, como o óxido nítrico, por exemplo. Em determinado momento, o sangue flui através de apenas cerca de 25% dos capilares.

2. **Canal de passagem.** A extremidade proximal de uma metarteríola é circundada por fibras musculares lisas dispersas, cuja contração e relaxamento ajudam a regular o fluxo sanguíneo. A extremidade distal do vaso não tem músculo liso; assemelha-se a um capilar e é denominada **canal de passagem**, o qual é responsável por fornecer uma via direta de passagem do sangue de uma arteríola para uma vênula, sem passar pelos capilares.

O corpo dispõe de três tipos diferentes de capilares: os capilares contínuos, os capilares fenestrados e os vasos sinusoides (**Figura 21.4**). Os capilares são, em sua maioria, **capilares contínuos**, em que as membranas plasmáticas das células endoteliais formam um tubo contínuo, o qual só é interrompido por **fendas intercelulares**, que são espaços entre células endoteliais adjacentes (**Figura 21.4 A**). Os capilares contínuos são encontrados no sistema nervoso central (SNC), nos pulmões, no tecido muscular e na pele.

Outros capilares do corpo são os denominados **capilares fenestrados**. As membranas plasmáticas das células endoteliais desses capilares apresentam numerosas fenestrações, que são pequenos poros cujo diâmetro varia de 70 a 100 nm (ver **Figura 21.4 B**). Os capilares fenestrados são encontrados nos rins, nas vilosidades intestinais, nos plexos corióideos dos ventrículos no encéfalo, nos processos ciliares dos olhos e na maioria das glândulas endócrinas.

Os **vasos sinusoides** são mais largos e mais sinuosos do que os outros capilares. Suas células endoteliais podem apresentar fenestrações muito grandes. Além de ter uma membrana basal incompleta ou ausente (ver **Figura 21.4 C**), os vasos sinusoides apresentam fendas intercelulares muito grandes, que possibilitam a passagem de proteínas e, em alguns casos, até mesmo de células sanguíneas de um tecido para a corrente sanguínea. Por exemplo, as células do sangue recém-formadas entram na corrente sanguínea por meio dos vasos sinusoides da medula óssea vermelha. Além disso, os vasos sinusoides contêm células de revestimento especializadas, que são adaptadas para a função do tecido; no fígado, por exemplo, os vasos sinusoides dispõem de células fagocíticas que removem bactérias e outros resíduos do sangue. O baço, a adeno-hipófise e as glândulas paratireoides e suprarrenais também têm vasos sinusoides.

Normalmente, o sangue sai do coração e, em seguida, passa sequencialmente pelas artérias, arteríolas, capilares, vênulas e veias e, então, de volta ao coração. Todavia, em algumas partes do corpo, o sangue passa de uma rede capilar para outra por meio de uma veia denominada *veia porta*. Esse tipo de circulação do sangue é conhecido como **sistema porta**; esse nome provém da localização do segundo capilar. Por exemplo, existem sistemas portas associados com o fígado (circulação porta hepática; ver **Figura 21.29**) e à hipófise (sistema porta hipofisial; ver **Figura 18.5**).

FIGURA 21.4 **Tipos de capilares.**

Os capilares são vasos sanguíneos microscópicos que ligam arteríolas e vênulas.

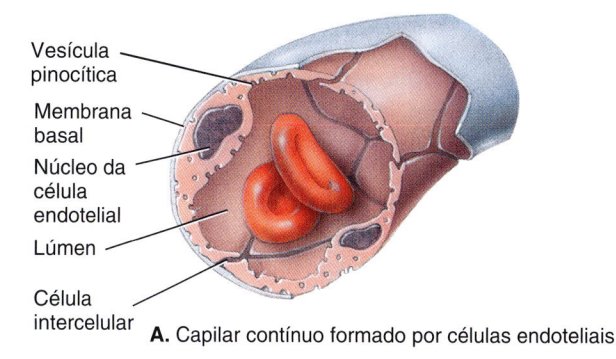

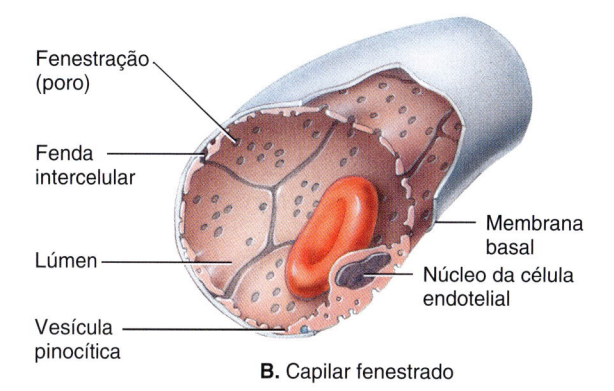

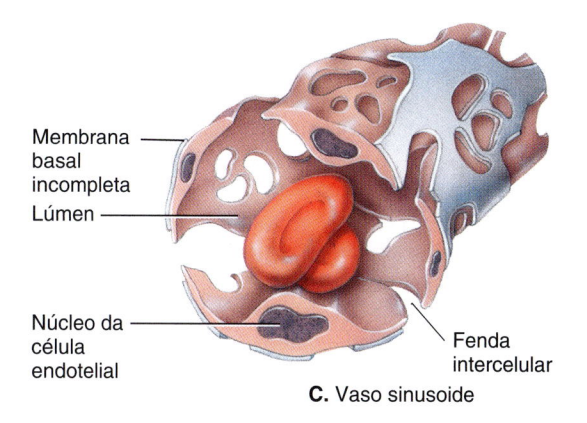

A. Capilar contínuo formado por células endoteliais

B. Capilar fenestrado

C. Vaso sinusoide

? Como as substâncias movem-se pelas paredes capilares?

Vênulas

Diferentemente de suas artérias correspondentes de paredes espessas, as **vênulas** e as veias apresentam paredes finas, que não mantêm facilmente o seu formato. As vênulas drenam o sangue capilar e iniciam o fluxo de retorno do sangue de volta ao coração (ver **Figura 21.3**).

Conforme assinalado anteriormente, as vênulas que inicialmente recebem sangue dos capilares são denominadas **vênulas pós-capilares**. São as menores vênulas, com diâmetro de 10 a 50 µm, e apresentam junções intercelulares (os contatos endoteliais mais fracos encontrados ao longo de toda a árvore vascular) frouxamente organizadas e, portanto, são muito porosas. Atuam como importantes locais de troca de nutrientes e escórias metabólicas, além de emigração de leucócitos; por essa razão, formam, com os capilares, parte da unidade de troca microcirculatória.

À medida que as vênulas pós-capilares afastam-se dos capilares, adquirem uma ou duas camadas de fibras musculares lisas de disposição circular. Essas **vênulas musculares** (50 a 200 µm) têm paredes mais espessas, através das quais não há troca com o líquido intersticial. As paredes finas das vênulas pós-capilares e musculares constituem os elementos mais distensíveis do sistema vascular; isso possibilita a sua expansão e a sua atuação como excelentes reservatórios para o acúmulo de grandes volumes de sangue. Foram medidos aumentos de 360% no volume de sangue nas vênulas pós-capilares e musculares.

Veias

Apesar de as **veias** exibirem mudanças estruturais à medida que aumentam de tamanho, de pequeno para médio e para grande calibre, essas alterações não são tão evidentes quanto as que ocorrem nas artérias. Em geral, as veias têm paredes muito finas em relação a seu diâmetro total (a espessura média é menos de um décimo do diâmetro do vaso). Variam de tamanho, de 0,5 mm de diâmetro para as pequenas veias até 3 cm nas grandes (veia cava superior e a inferior que entram no coração).

Embora as veias sejam compostas essencialmente pelas mesmas três túnicas que as artérias, as espessuras relativas dessas túnicas são diferentes. A túnica íntima das veias é mais fina que a das artérias; a túnica média das veias é ainda mais fina do que a das artérias, com relativamente pouco músculo liso e fibras elásticas. A túnica externa das veias é a camada mais espessa, que consiste em fibras colágenas e elásticas. As veias não têm as lâminas elásticas interna ou externa encontradas nas artérias (ver **Figura 21.1 B**). São distensíveis o suficiente para se adaptar às variações no volume e na pressão do sangue que passa por elas, porém não são concebidas para suportar altas pressões. O lúmen de uma veia é maior que o de uma artéria comparável, e, com frequência, as veias aparecem colabadas (achatadas) quando seccionadas.

A ação de bombeamento do coração é um importante fator no movimento do sangue venoso de volta ao coração. A contração dos músculos esqueléticos dos membros inferiores também ajuda a impulsionar o retorno venoso para o coração (ver **Figura 21.9**). A pressão sanguínea média nas veias é consideravelmente mais baixa do que nas artérias. A diferença de pressão pode ser constatada quando o sangue flui de um vaso seccionado. O sangue sai de uma veia seccionada com um fluxo lento e uniforme, ao passo que jorra rapidamente de uma artéria seccionada. As diferenças estruturais entre as artérias e as veias refletem, em sua maioria, essa diferença de pressão. Nesse ponto, é relevante destacar que as paredes das veias não são tão resistentes quanto as das artérias.

Muitas veias, em particular as dos membros, também têm **válvulas**, as quais consistem em pregas finas da túnica íntima que formam cúspides semelhantes a abas. As válvulas projetam-se para o lúmen, apontando para o coração (**Figura 21.5**). A baixa propagação da pressão arterial nas veias permite que o sangue que retorna ao coração tenha um fluxo lento e até mesmo apresente refluxo; as válvulas ajudam no retorno venoso, impedindo esse refluxo.

Um **seio venoso** é uma veia com uma parede endotelial fina que não tem músculo liso para alterar o seu diâmetro. No seio venoso, o tecido conjuntivo denso circundante substitui as túnicas média e externa no fornecimento de suporte. Por exemplo, os seios da dura-máter, que são sustentados por essa membrana, conduzem o sangue desoxigenado do encéfalo para o coração. Outro exemplo de seio venoso é o seio coronário do coração (ver **Figura 20.3 C**).

Apesar de as veias seguirem percursos semelhantes aos de suas artérias correspondentes, elas diferem destas de diversas maneiras, além da estrutura de suas paredes. Em primeiro lugar, as veias são mais numerosas do que as artérias por várias razões. Algumas veias formam pares e acompanham as artérias musculares de médio a pequeno calibre. Esses conjuntos duplos de veias escoltam as artérias e se conectam entre si por canais venosos, denominados **veias anastomóticas**. Essas veias cruzam a artéria que as acompanha para formar degraus semelhantes aos de uma escada entre o par de veias (ver **Figura 21.26 C**). O maior número de pares de veias é encontrado nos membros. A tela subcutânea abaixo da pele

FIGURA 21.5 Válvulas venosas.

As válvulas das veias possibilitam o fluxo do sangue em uma direção única – para o coração.

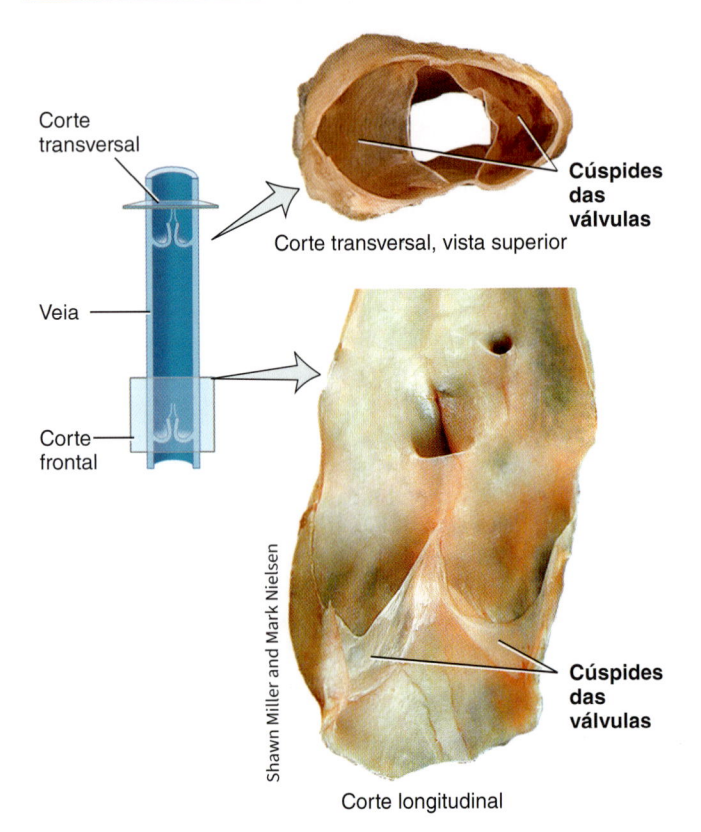

Fotografias das válvulas em uma veia

? Por que as válvulas são mais importantes nas veias dos braços e das pernas do que nas veias do pescoço?

Correlação clínica

Veias varicosas e telangiectasias

As válvulas venosas enfraquecidas ou danificadas (válvulas incompetentes) podem causar dilatação das veias e lhes dar uma aparência retorcida. São as denominadas **veias varicosas** ou *varizes*. A condição pode ocorrer nas veias de quase todas as partes do corpo, porém é mais comum nas veias superficiais dos membros inferiores, no canal anal e no esôfago. As veias varicosas nos membros inferiores podem variar desde problemas estéticos até condições clínicas graves. O defeito valvular pode ser congênito ou pode resultar de estresse mecânico (gravidez ou permanecer em pé por tempo prolongado) ou do envelhecimento. As válvulas venosas incompetentes possibilitam o refluxo de sangue das veias profundas para as veias superficiais menos eficientes, onde o sangue se acumula. Isso gera pressão, que distende a veia e possibilita o extravasamento de líquido nos tecidos adjacentes. Como resultado, a veia afetada e o tecido em torno dela podem se tornar inflamados e dolorosos à palpação. As veias próximas da superfície das pernas, em particular a veia safena (ver Seção 21.19), são altamente suscetíveis a varicosidades, já as veias mais profundas não são tão vulneráveis, visto que os músculos esqueléticos circundantes impedem a distensão excessiva de suas paredes. As veias varicosas no canal anal são denominadas hemorroidas. As varizes esofágicas resultam de veias dilatadas nas paredes da parte inferior do esôfago e, algumas vezes, da parte superior do estômago. O sangramento de varizes esofágicas é potencialmente fatal e, em geral, resulta de doença hepática crônica.

Conforme salientado anteriormente, as veias varicosas podem ser congênitas ou estar relacionadas com um estresse mecânico, como a gravidez. Durante a gestação, ocorre aumento do fluxo sanguíneo para o útero com a finalidade de sustentar o feto em desenvolvimento, porém diminuição do fluxo sanguíneo dos membros inferiores de volta ao coração. Outrossim, o útero aumentado também pode comprimir a veia cava inferior. No caso do envelhecimento, com o passar do tempo, as veias perdem a elasticidade e as válvulas tornam-se incompetentes. As mulheres têm mais tendência a desenvolver veias varicosas, provavelmente em consequência de alterações hormonais durante a pré-menstruação, na gravidez, na menopausa ou com a terapia de reposição hormonal. A hereditariedade, a obesidade e a permanência na posição sentada ou em pé por longos períodos também são fatores que contribuem para o desenvolvimento da condição.

Há várias opções de tratamento para as veias varicosas dos membros inferiores. As mudanças no estilo de vida podem prevenir o agravamento das veias varicosas e retardar o início do desenvolvimento de novas veias doentes. Essas mudanças incluem: perda de peso, se necessário, evitar a permanência na posição sentada ou em pé por longos períodos e tornar-se fisicamente ativo. Podem-se utilizar *meias de compressão* para aplicar uma pressão aos membros, de modo a evitar o acúmulo de sangue e reduzir o edema. Existem também *várias opções cirúrgicas* para fechar ou remover as veias varicosas, com destaque para as seguintes:

- *Escleroterapia*: consiste na injeção de uma solução na veia varicosa a fim de provocar dano à túnica íntima da veia e causar a formação de cicatrizes que provocam a sua oclusão
- *Ablação a laser intravenoso (EVLA)*: consiste na aplicação de intensa energia luminosa, o que também provoca dano à túnica íntima. A cicatrização subsequente leva à oclusão da veia
- *Ablação por radiofrequência intravenosa (EVRA)*: consiste na aplicação de energia de *radiofrequência* para aquecer e destruir a túnica íntima, produzindo cicatrização que leva à oclusão da veia
- *Flebectomia ambulatorial*: consiste na remoção cirúrgica de veias varicosas superficiais por meio de pequenas incisões na pele
- *Fleboextração*: consiste na remoção cirúrgica de parte da veia safena magna ou de todo o seu comprimento, em que um fio flexível é introduzido na veia e, em seguida, puxado para retirá-lo do corpo.

As **telangiectasias** são vênulas dilatadas que estão próximo da pele, particularmente nos membros inferiores e na face. Aparecem como padrões de cor vermelha, azul ou roxa, que se assemelham a uma teia de aranha ou aos ramos de uma árvore. Em geral, as telangiectasias não causam nenhum problema de saúde, porém muitas pessoas as tratam por motivos estéticos. Os fatores contribuintes envolvidos no desenvolvimento das telangiectasias incluem hereditariedade, idade, permanecer sentado ou em pé por períodos prolongados, gravidez, alterações hormonais e sexo (as telangiectasias são duas vezes mais comuns em mulheres). O tratamento envolve escleroterapia e *laser*.

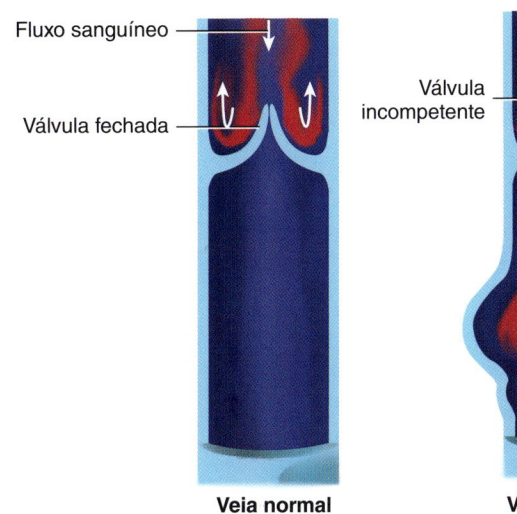

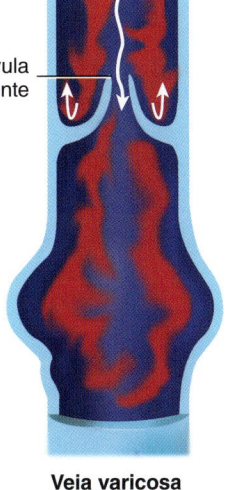

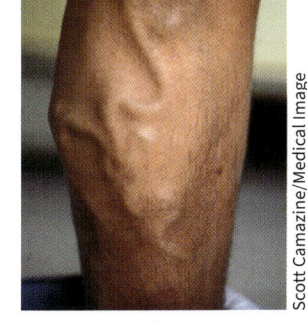

Veia normal — Fluxo sanguíneo, Válvula fechada

Veia varicosa — Válvula incompetente

Aparência dilatada e retorcida das veias varicosas na perna.

é outra fonte de veias. Essas veias, denominadas **veias superficiais**, seguem o seu percurso pela tela subcutânea sem serem acompanhadas por artérias paralelas. Ao longo de seu percurso, as veias superficiais formam pequenas conexões (anastomoses) com as **veias profundas**, que seguem o seu percurso entre os músculos esqueléticos. Essas conexões possibilitam a comunicação entre os fluxos sanguíneos profundo e superficial. O volume de fluxo sanguíneo pelas veias superficiais varia de um local para outro dentro do corpo. No membro superior, as veias superficiais são muito maiores do que as veias profundas e atuam como as principais vias dos capilares do membro superior de volta ao coração. No membro inferior, ocorre o oposto: as veias profundas atuam como as principais vias de retorno. De fato, as válvulas unidirecionais dos pequenos vasos anastomóticos possibilitam a passagem do sangue das veias superficiais para as veias profundas, porém impedem o fluxo de sangue no sentido inverso. Essa anatomia traz implicações importantes no desenvolvimento das veias varicosas.

Em alguns indivíduos, as veias superficiais podem ser visualizadas como tubos de coloração azul que passam sob a pele. Apesar do sangue venoso ser vermelho-escuro, as veias parecem azuis, visto que as suas paredes finas e os tecidos da pele absorvem os comprimentos de onda de luz vermelha, possibilitando a passagem da luz azul para a superfície, onde as vemos como azuis.

A **Tabela 21.1** fornece um resumo das características diferenciais dos vasos sanguíneos.

Distribuição do sangue

A maior parte de seu volume sanguíneo em repouso – cerca de 64% – encontra-se nas veias e vênulas sistêmicas (**Figura 21.6**). As artérias e arteríolas sistêmicas apresentam cerca de 13% do volume de sangue, já os capilares sistêmicos contêm cerca de 7%, os vasos sanguíneos pulmonares, cerca de 9%, e o coração,

TABELA 21.1 Características distintivas dos vasos sanguíneos.

Vaso sanguíneo	Calibre	Túnica íntima	Túnica média	Túnica externa	Função
Artérias elásticas	As maiores artérias do corpo	Lâmina elástica interna bem-definida	Espessa e dominada por fibras elásticas; lâmina elástica externa bem-definida	Mais fina do que a túnica média	Conduzem o sangue do coração para as artérias musculares
Artérias musculares	Artérias de médio calibre	Lâmina elástica interna bem-definida	Espessa e dominada por músculo liso; lâmina elástica externa fina	Mais espessa do que a túnica média	Distribuem o sangue para as arteríolas
Arteríolas	Microscópico (15 a 300 μm de diâmetro)	Fina com uma lâmina elástica interna fenestrada, que desaparece distalmente	Uma ou duas camadas de músculo liso de orientação circular; as fibras musculares lisas mais distais formam um esfíncter pré-capilar	Tecido conjuntivo colagenoso frouxo e nervos simpáticos	Fornecem sangue aos capilares e ajudam a regular o fluxo sanguíneo das artérias para os capilares
Capilares	Microscópico; os menores vasos sanguíneos (5 a 10 μm de diâmetro)	Endotélio e membrana basal	Ausente	Ausente	Possibilitam a troca de nutrientes e de escórias entre o sangue e o líquido intersticial; distribuem o sangue para as vênulas pós-capilares
Vênulas pós-capilares	Microscópico (10 a 50 μm de diâmetro)	Endotélio e membrana basal	Ausente	Esparsa	Passam o sangue para as vênulas musculares; possibilitam a troca de nutrientes e de escórias entre o sangue e o líquido intersticial e atuam na emigração dos leucócitos
Vênulas musculares	Microscópico (50 a 200 μm de diâmetro)	Endotélio e membrana basal	Uma ou duas camadas de músculo liso de orientação circular	Esparsa	Passam sangue para a veia; atuam, com as vênulas pós-capilares, como reservatórios de acúmulo de grandes volumes de sangue
Veias	Variam de 0,5 mm a 3 cm de diâmetro	Endotélio e membrana basal; ausência de lâmina elástica interna; contêm válvulas; lúmen muito maior que o da artéria que o acompanha	Muito mais fina do que nas artérias; ausência de lâmina elástica externa	A mais espessa das três túnicas	Retornam o sangue ao coração, o que é facilitado pelas válvulas nas veias dos membros

FIGURA 21.6 Distribuição do sangue no sistema circulatório em repouso.

Como as veias e as vênulas sistêmicas contêm mais da metade do volume sanguíneo total, são denominadas reservatórios de sangue.

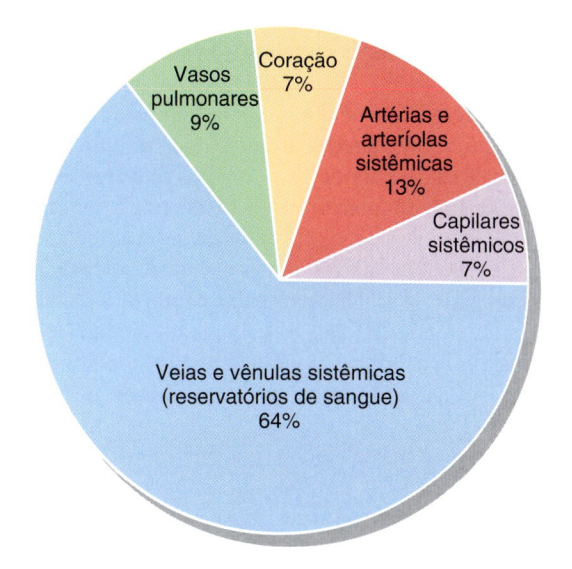

- Coração 7%
- Vasos pulmonares 9%
- Artérias e arteríolas sistêmicas 13%
- Capilares sistêmicos 7%
- Veias e vênulas sistêmicas (reservatórios de sangue) 64%

? Se o seu volume sanguíneo total for de 5 ℓ, que volume encontra-se nas vênulas e nas veias agora? E nos capilares?

aproximadamente 7%. Como as veias e as vênulas sistêmicas contêm uma grande porcentagem do volume sanguíneo, atuam como **reservatórios de sangue**, a partir dos quais o sangue pode ser deslocado rapidamente se surgir alguma necessidade. Por exemplo, durante o aumento da atividade muscular, o centro cardiovascular no tronco encefálico envia um maior número de impulsos simpáticos para as veias. O resultado consiste em *venoconstrição*, a constrição das veias, que reduz o volume de sangue nos reservatórios e possibilita o fluxo de um maior volume de sangue para os músculos esqueléticos, nos quais ele é mais necessário. Um mecanismo semelhante atua nos casos de hemorragia, quando ocorre diminuição do volume sanguíneo e da pressão arterial; nesse caso, a venoconstrição ajuda a neutralizar a queda da pressão sanguínea. Entre os principais reservatórios de sangue estão as veias dos órgãos abdominais (particularmente do fígado e do baço) e as veias da pele.

Teste rápido

1. Qual é a função das fibras elásticas e do músculo liso na túnica média das artérias?
2. Em que aspectos as artérias elásticas e as artérias musculares diferem entre si?
3. Que características estruturais dos capilares possibilitam a troca de substâncias entre o sangue e as células do corpo?
4. Qual é a diferença entre reservatórios de pressão e reservatórios de sangue? Por que cada um deles é importante?
5. Qual é a relação entre as anastomoses e a circulação colateral?

21.2 Troca capilar

OBJETIVO

- **Discutir** as pressões que causam o movimento de líquidos entre os capilares e os espaços intersticiais.

A missão de todo o sistema circulatório é manter o fluxo de sangue pelos capilares, de modo a possibilitar a **troca capilar**, o movimento de substâncias entre o sangue e o líquido intersticial. Os 7% do sangue que estão nos capilares sistêmicos em qualquer momento realizam uma troca contínua de substâncias com o líquido intersticial. As substâncias entram e saem dos capilares por três mecanismos básicos: difusão, transcitose e fluxo de massa.

Difusão

O método mais importante de troca capilar é a difusão simples. Muitas substâncias, como o oxigênio (O_2), o dióxido de carbono (CO_2), a glicose, os aminoácidos e os hormônios, entram e saem dos capilares por difusão simples. Como o O_2 e os nutrientes normalmente estão presentes em concentrações mais altas no sangue, difundem-se a favor de seu gradiente de concentração para o líquido intersticial e, em seguida, para as células do corpo. O CO_2 e outras escórias metabólicas liberadas pelas células do corpo estão presentes em maiores concentrações no líquido intersticial, de modo que difundem-se para o sangue.

As substâncias no sangue ou no líquido intersticial podem atravessar as paredes de um capilar por difusão através das fendas intercelulares ou fenestrações ou por meio de difusão através das células endoteliais (ver **Figura 21.4**). As substâncias hidrossolúveis, como a glicose e os aminoácidos, atravessam as paredes capilares por meio das fendas intercelulares ou fenestrações. As substâncias lipossolúveis, como o O_2, o CO_2 e os hormônios esteroides, podem atravessar as paredes capilares diretamente pela bicamada lipídica da membrana plasmática das células endoteliais. A maioria das proteínas plasmáticas e os eritrócitos não conseguem atravessar as paredes capilares dos capilares contínuos e fenestrados, visto que são demasiadamente grandes para passar através das fendas intercelulares e fenestrações.

Entretanto, nos vasos sinusoides, as fendas intercelulares são grandes o suficiente para permitir a passagem até mesmo de proteínas e células sanguíneas por suas paredes. Por exemplo, os hepatócitos (células do fígado) sintetizam e liberam muitas proteínas plasmáticas, como o fibrinogênio (a principal proteína da coagulação) e a albumina, que, em seguida, difundem-se para a corrente sanguínea por meio dos vasos sinusoides. Na medula óssea, as células sanguíneas são formadas (hematopoese) e, em seguida, entram na corrente sanguínea por meio dos vasos sinusoides.

Diferentemente dos sinusoides, os capilares do encéfalo possibilitam a passagem de apenas algumas substâncias por suas paredes. A maior parte das áreas do encéfalo contém capilares contínuos; todavia, esses capilares são muito "apertados": as células endoteliais da maioria dos capilares do encéfalo são mantidas unidas por junções de oclusão (junções apertadas). O bloqueio resultante do movimento de substâncias para dentro e para fora dos capilares do encéfalo é conhecido como *barreira hematencefálica* (ver Seção 14.1). Nas áreas do encéfalo que não há barreira hematencefálica, como o hipotálamo, a glândula pineal e a hipófise, as substâncias sofrem troca capilar mais livremente.

Transcitose

Uma pequena quantidade de material atravessa as paredes capilares por **transcitose**. Nesse processo, as substâncias do plasma sanguíneo são englobadas por minúsculas vesículas pinocíticas, as quais entram nas células endoteliais por endocitose, movem-se em seguida através da célula e saem do outro lado por exocitose. Esse método de transporte é importante, principalmente para as grandes moléculas insolúveis em lipídios que não conseguem atravessar as paredes capilares por qualquer outro mecanismo. O hormônio insulina (uma pequena proteína), por exemplo, entra na corrente sanguínea por transcitose, além disso, determinados anticorpos (que também são proteínas) passam da circulação materna para a circulação fetal por transcitose.

Fluxo de massa: filtração e reabsorção

O **fluxo de massa** é um processo passivo, em que *grandes* números de íons, moléculas ou partículas em um líquido movem-se em conjunto na mesma direção. As substâncias movem-se a uma velocidade muito mais rápida do que a que pode ser explicada apenas pela difusão. O fluxo de massa ocorre de uma área de pressão maior para uma área de pressão menor e continua enquanto houver diferença de pressão. A difusão é mais importante para a *troca de solutos* entre o sangue e o líquido intersticial, porém o fluxo de massa é mais importante para a regulação dos *volumes relativos de sangue* e *líquido intersticial*. O movimento impulsionado pela pressão de líquidos e solutos *dos* capilares sanguíneos *para* o líquido intersticial é denominado **filtração**. O movimento impulsionado pela pressão *do* líquido intersticial *para* os capilares sanguíneos, por sua vez, é chamado **reabsorção**.

Duas pressões promovem a filtração: a pressão hidrostática do sangue (PHS), que é a pressão gerada pela ação de bombeamento do coração; e a pressão osmótica do líquido intersticial. A principal pressão para promover a reabsorção de líquido é a pressão coloidosmótica do sangue. O equilíbrio dessas pressões, denominado **pressão de filtração efetiva (PFE)**, determina se os volumes de sangue e de líquido intersticial permanecem estáveis ou se modificam. Em geral, o volume de líquidos e de solutos normalmente reabsorvidos é quase tão grande quanto o volume filtrado. Esse equilíbrio próximo é conhecido como **lei de Starling dos capilares**. Veremos como essas pressões hidrostática e osmótica se equilibram.

No interior dos vasos, a pressão hidrostática resulta da pressão que a água no plasma sanguíneo exerce contra as paredes dos vasos sanguíneos. A **PHS** é de cerca de 35 mmHg na extremidade arterial do capilar e de cerca de 16 mmHg na extremidade venosa do capilar (**Figura 21.7**). A PHS "empurra" o líquido para fora dos capilares em direção ao líquido intersticial; a pressão oposta, do líquido intersticial, denominada **pressão hidrostática do líquido intersticial (PHLI)**, "empurra" o líquido dos espaços intersticiais de volta para os capilares. Entretanto, a PHLI é próxima de zero. Nesse ponto, cabe salientar que é difícil medir a PHLI, e seus valores relatados variam desde pequenos valores positivos a pequenos valores negativos. Para a discussão aqui pretendida, partimos do pressuposto de que a PHLI é igual a 0 mmHg ao longo dos capilares.

A diferença na pressão osmótica através da parede capilar deve-se quase inteiramente à presença de proteínas plasmáticas no sangue, que são demasiadamente grandes para atravessar as fenestrações ou os espaços entre as células endoteliais. A **pressão coloidosmótica do sangue (PCS)** é uma força produzida pela suspensão coloidal dessas grandes proteínas no plasma sanguíneo, que é de 26 mmHg, em média, na maioria dos capilares. A PCS "puxa" o líquido dos espaços intersticiais para dentro dos capilares. A pressão oposta à PCS é a **pressão osmótica do líquido intersticial (POLI)**, que "puxa" o líquido para fora dos capilares, em direção ao interior do líquido intersticial. Normalmente, a POLI é muito pequena – 0,1 a 5 mmHg –, visto que apenas quantidades muito pequenas de proteínas estão presentes no líquido intersticial. A pequena quantidade de proteína que extravasa do plasma sanguíneo para o líquido intersticial não se acumula no líquido intersticial, pois ela passa para a linfa nos capilares linfáticos e, por fim, retorna ao sangue. Para uma discussão, podemos utilizar um valor de 1 mmHg para a POLI.

A saída ou a entrada de líquidos nos capilares depende do equilíbrio das pressões. Se as pressões que empurram o líquido para fora dos capilares excederem as pressões que puxam o líquido para dentro dos capilares, o líquido se moverá dos capilares para os espaços intersticiais (filtração). Entretanto, se as pressões que empurram o líquido dos espaços intersticiais para dentro dos capilares ultrapassarem as pressões que puxam o líquido para fora dos capilares, o líquido se moverá dos espaços intersticiais para dentro dos capilares (reabsorção).

A pressão de filtração efetiva (PFE), que indica o sentido do movimento de líquidos, é calculada da seguinte maneira:

$$\text{PFE} = \underbrace{(\text{PHS} + \text{POLI})}_{\text{Pressões que promovem a filtração}} - \underbrace{(\text{PCS} + \text{PHLI})}_{\text{Pressões que promovem a reabsorção}}$$

Na extremidade arterial de um capilar:

$$\text{PFE} = (35 + 1) \text{ mmHg} - (26 + 0) \text{ mmHg}$$
$$= 36 - 26 \text{ mmHg} = 10 \text{ mmHg}$$

Por conseguinte, na extremidade arterial de um capilar, existe uma *pressão de saída efetiva* de 10 mmHg, e o líquido sai do capilar para entrar nos espaços intersticiais (filtração).

Na extremidade venosa de um capilar:

$$\text{PFE} = (16 + 1) \text{ mmHg} = -(26 + 0) \text{ mmHg}$$
$$= 17 - 26 \text{ mmHg} = -9 \text{ mmHg}$$

Na extremidade venosa de um capilar, o valor negativo (– 9 mmHg) representa uma *pressão de entrada efetiva*, e o líquido move-se dos espaços teciduais para dentro do capilar (reabsorção).

Em média, cerca de 85% do líquido filtrado para fora dos capilares são reabsorvidos. O excesso de líquido filtrado e as poucas proteínas plasmáticas que escapam do sangue para o líquido intersticial entram nos capilares linfáticos (ver **Figura 22.2**). Como a linfa drena para a junção das veias jugular e subclávia na parte superior do tórax (ver **Figura 22.3**), esse conjunto retorna para o sangue. Todos os dias, cerca de 20 ℓ de líquido são filtrados dos capilares para os tecidos em todo o corpo. Desse líquido, 17 ℓ são reabsorvidos e 3 ℓ entram nos capilares linfáticos (excluindo a filtração durante a formação da urina).

CAPÍTULO 21 Sistema Circulatório: Vasos Sanguíneos e Hemodinâmica **781**

FIGURA 21.7 **Dinâmica da troca capilar (lei de Starling dos capilares).** O excesso de líquido filtrado drena para os capilares linfáticos.

A pressão hidrostática do sangue empurra o líquido para fora dos capilares (filtração), ao passo que a pressão coloidosmótica do sangue puxa o líquido para dentro dos capilares (reabsorção).

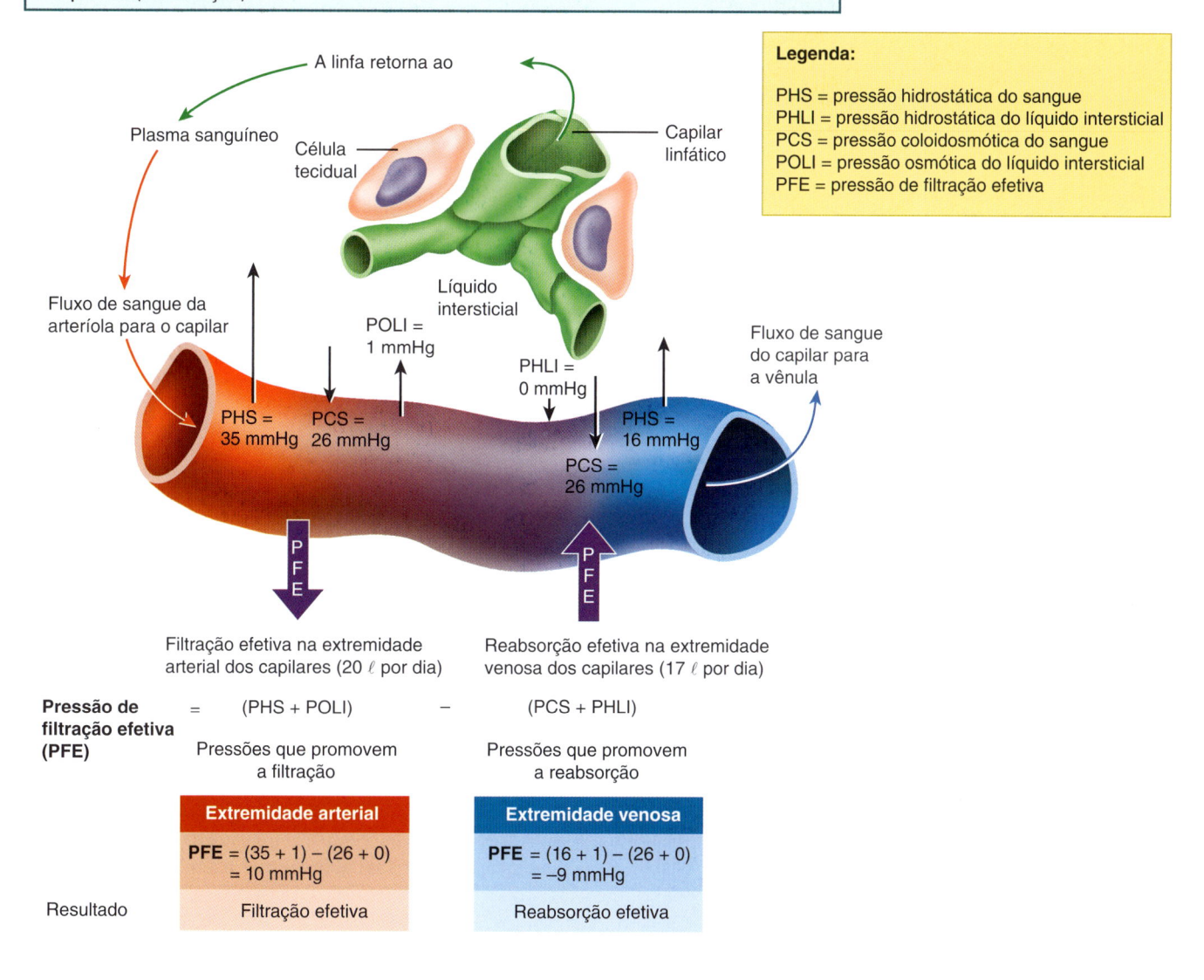

Legenda:

PHS = pressão hidrostática do sangue
PHLI = pressão hidrostática do líquido intersticial
PCS = pressão coloidosmótica do sangue
POLI = pressão osmótica do líquido intersticial
PFE = pressão de filtração efetiva

A linfa retorna ao Plasma sanguíneo

Célula tecidual
Capilar linfático
Fluxo de sangue da arteríola para o capilar
Líquido intersticial
POLI = 1 mmHg
PHLI = 0 mmHg
Fluxo de sangue do capilar para a vênula
PHS = 35 mmHg
PCS = 26 mmHg
PHS = 16 mmHg
PCS = 26 mmHg

Filtração efetiva na extremidade arterial dos capilares (20 ℓ por dia)
Reabsorção efetiva na extremidade venosa dos capilares (17 ℓ por dia)

Pressão de filtração efetiva (PFE) = (PHS + POLI) − (PCS + PHLI)

Pressões que promovem a filtração | Pressões que promovem a reabsorção

Extremidade arterial	Extremidade venosa
PFE = (35 + 1) − (26 + 0) = 10 mmHg	**PFE** = (16 + 1) − (26 + 0) = −9 mmHg

Resultado: Filtração efetiva | Reabsorção efetiva

Correlação clínica

Edema

Se a filtração ultrapassar acentuadamente a reabsorção, o resultado consiste em um **edema**, um aumento anormal no volume de líquido intersticial. Geralmente, o edema não é detectável nos tecidos até que o volume de líquido intersticial aumente até 30% acima do normal. O edema pode resultar de filtração excessiva ou da reabsorção inadequada.

Duas situações podem causar filtração em excesso:

- O *aumento da pressão sanguínea capilar* provoca a filtração de mais líquido dos capilares
- O *aumento da permeabilidade dos capilares* eleva a pressão osmótica do líquido intersticial, possibilitando o escape de algumas proteínas plasmáticas; esse extravasamento pode ser causado por efeitos destrutivos de agentes químicos, bacterianos, térmicos ou mecânicos sobre as paredes dos capilares.

Uma situação provoca comumente reabsorção inadequada:

- A *diminuição da concentração de proteínas plasmáticas* reduz a pressão coloidosmótica do sangue. A síntese ou a ingestão dietética inadequada ou a perda de proteínas do plasma sanguíneo estão associadas com: doença hepática, queimaduras, desnutrição (p. ex., kwashiorkor; ver *Distúrbios: desequilíbrios homeostáticos* no Capítulo 25) e doença renal.

? Uma pessoa com insuficiência hepática é incapaz de sintetizar uma quantidade normal de proteínas plasmáticas. Como o déficit de proteínas plasmáticas afeta a pressão coloidosmótica do sangue e qual é o efeito sobre a troca capilar?

Teste rápido

6. Como as substâncias podem entrar e sair do plasma sanguíneo?
7. Como as pressões hidrostática e osmótica determinam o movimento de líquidos através das paredes dos capilares?
8. Defina edema e descreva como ele se desenvolve.

21.3 Hemodinâmica: fatores que afetam o fluxo sanguíneo

OBJETIVOS

- **Explicar** os fatores que regulam o volume do fluxo sanguíneo
- **Explicar** como a pressão arterial modifica-se ao longo do sistema circulatório
- **Descrever** os fatores que determinam a pressão arterial média e a resistência vascular sistêmica
- **Descrever** a relação entre a área de corte transversa e a velocidade do fluxo sanguíneo.

A **hemodinâmica** refere-se às forças envolvidas na circulação do sangue pelo corpo. O **fluxo sanguíneo** é o volume de sangue que flui através de determinado tecido em um período específico (em mℓ/minuto). O fluxo sanguíneo total é o débito cardíaco (DC), o volume de sangue que circula nos vasos sanguíneos sistêmicos (ou pulmonares) a cada minuto. No Capítulo 20, vimos que o débito cardíaco depende da frequência cardíaca e do volume sistólico:

débito cardíaco (DC) = frequência cardíaca (FC) × volume sistólico (VS).

O modo pelo qual o débito cardíaco distribui-se nas vias circulatórias que suprem os vários tecidos do corpo depende de dois outros fatores: (1) a *diferença de pressão*, que impulsiona o fluxo sanguíneo por um tecido, e (2) a *resistência* ao fluxo de sangue em vasos sanguíneos específicos. O sangue flui de regiões de maior pressão para regiões de menor pressão; quanto maior a diferença de pressão, maior o fluxo sanguíneo. Por outro lado, quanto maior a resistência, menor será o fluxo sanguíneo.

Pressão arterial

Como você acabou de aprender, o sangue flui de regiões de maior pressão para regiões de menor pressão; quanto maior a diferença de pressão, maior o fluxo sanguíneo. A contração dos ventrículos gera a **pressão arterial (PA)**, a pressão hidrostática exercida pelo sangue sobre as paredes de um vaso sanguíneo. A PA é determinada pelo débito cardíaco (ver Seção 20.5), pelo volume de sangue e pela resistência vascular (descrita adiante). A PA é mais alta na aorta e nas grandes artérias sistêmicas; em um adulto jovem em repouso, a PA aumenta para cerca de 110 mmHg durante a sístole (contração ventricular) e cai para cerca de 70 mmHg durante a diástole (relaxamento ventricular). A **pressão arterial sistólica (PAS)** é a maior pressão alcançada nas artérias durante a sístole, já a **pressão arterial diastólica (PAD)** é a menor pressão arterial durante a diástole (**Figura 21.8**). À medida que o sangue sai da aorta e flui pela circulação sistêmica, a pressão cai progressivamente conforme o sangue afasta-se do ventrículo esquerdo. A pressão arterial diminui para cerca de 35 mmHg à medida que o sangue passa das artérias sistêmicas para as arteríolas sistêmicas e para os capilares, onde as flutuações de pressão desaparecem. Na extremidade venosa dos capilares, a pressão arterial cai para cerca de 16 mmHg. A pressão arterial continua caindo à medida que o sangue entra nas vênulas sistêmicas e, em seguida, nas veias, visto que esses vasos estão mais distantes do ventrículo esquerdo. Por fim, a pressão arterial alcança 0 mmHg quando o sangue flui para dentro do ventrículo direito.

A **pressão arterial média (PAM)**, que é a pressão arterial média nas artérias, é aproximadamente um terço do valor entre as pressões diastólica e sistólica. Pode ser calculada da seguinte maneira:

PAM = PA diastólica + 1/3 (PA sistólica − PA diastólica)

Assim, em um indivíduo cuja PA é de 110/70 mmHg, a PAM é de cerca de 83 mmHg [70 + 1/3(110 − 70)].

Já vimos que o débito cardíaco é igual à frequência cardíaca multiplicada pelo volume sistólico. Outra maneira de calcular o débito cardíaco consiste em dividir a pressão arterial média (PAM) pela resistência (R):

DC = PAM ÷ R.

FIGURA 21.8 **Pressões arteriais em várias partes do sistema circulatório.** A linha tracejada é a pressão arterial média na aorta, artérias e arteríolas.

A pressão arterial aumenta e cai, a cada batimento cardíaco, nos vasos sanguíneos que levam aos capilares.

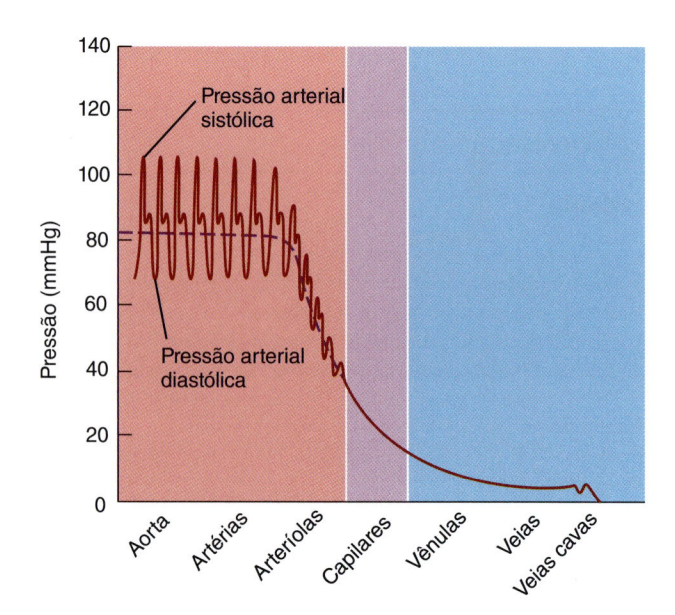

? O valor da pressão arterial média na aorta está mais próximo da pressão sistólica ou da pressão diastólica?

Com a reorganização dos termos dessa equação, podemos ver que:

$$PAM = DC \times R.$$

Se o débito cardíaco aumentar em decorrência de um aumento do volume sistólico ou da frequência cardíaca, a pressão arterial média aumentará, contanto que a resistência permaneça estável. De modo semelhante, uma diminuição do débito cardíaco provoca uma redução da pressão arterial média se não houver mudança da resistência.

A pressão arterial também depende do volume total de sangue no sistema circulatório. O volume normal de sangue em um adulto é de cerca de 5 ℓ. Qualquer redução desse volume, decorrente de hemorragia, por exemplo, diminui a quantidade de sangue que circula pelas artérias a cada minuto. Uma diminuição modesta pode ser compensada por mecanismos homeostáticos que ajudam a manter a pressão arterial (descritos na Seção 21.4); entretanto, se a diminuição do volume sanguíneo for superior a 10% do total, ocorrerá queda da pressão arterial. Por outro lado, tudo o que aumenta o volume sanguíneo, como a retenção de água no corpo, tende a elevar a pressão arterial.

Resistência vascular

Conforme assinalado anteriormente, a **resistência vascular** é a oposição ao fluxo de sangue, consequente ao atrito entre o sangue e as paredes dos vasos sanguíneos. A resistência vascular depende: (1) do tamanho do lúmen do vaso sanguíneo, (2) da viscosidade do sangue e (3) do comprimento total dos vasos sanguíneos, conforme descrito a seguir:

1. *Tamanho do lúmen.* Quanto menor o lúmen de um vaso sanguíneo, maior é a sua resistência ao fluxo sanguíneo. A resistência é inversamente proporcional à quarta potência do diâmetro (d) do lúmen do vaso sanguíneo ($R \propto 1/d^4$). Quanto menor o diâmetro do vaso sanguíneo, maior a resistência que ele oferece ao fluxo de sangue. Por exemplo, se o diâmetro de um vaso sanguíneo diminuir pela metade, a sua resistência ao fluxo de sangue aumentará 16 vezes. A vasoconstrição provoca estreitamento do lúmen, ao passo que a vasodilatação o amplia. Normalmente, as flutuações de momento a momento do fluxo sanguíneo em determinado tecido decorrem da vasoconstrição e da vasodilatação das arteríolas do tecido. À medida que as arteríolas se dilatam, a resistência diminui, e a pressão arterial cai. Conforme as arteríolas se contraem, a resistência aumenta, e ocorre elevação da pressão arterial.

2. *Viscosidade do sangue.* A viscosidade do sangue depende principalmente da proporção dos eritrócitos em relação ao volume de plasma (líquido) e, em menor grau, da concentração de proteínas no plasma. Quanto maior a viscosidade do sangue, maior a resistência. Qualquer condição capaz de aumentar a viscosidade do sangue, como desidratação ou policitemia (número anormalmente elevado de eritrócitos), aumenta, portanto, a pressão arterial. A depleção de proteínas plasmáticas ou de eritrócitos, em consequência de anemia ou de hemorragia, diminui a viscosidade e, portanto, reduz a pressão arterial.

3. *Comprimento total dos vasos sanguíneos.* A resistência ao fluxo sanguíneo em determinado vaso é diretamente proporcional a seu comprimento. Quanto mais longo for um vaso sanguíneo, maior a resistência. Os indivíduos obesos frequentemente apresentam hipertensão (pressão arterial elevada) pelo fato de que os vasos sanguíneos adicionais em seu tecido adiposo aumentam o comprimento total dos vasos sanguíneos. De acordo com as estimativas, 650 km de vasos sanguíneos adicionais desenvolvem-se para cada quilograma adicional de gordura.

A **resistência vascular sistêmica (RVS)**, também conhecida como *resistência periférica total (RPT)*, refere-se a todas as resistências vasculares oferecidas pelos vasos sanguíneos sistêmicos. Os diâmetros das artérias e das veias são grandes, de modo que a sua resistência é muito pequena, pois a maior parte do sangue não entra em contato físico com as paredes do vaso sanguíneo. Os vasos menores – as arteríolas, os capilares e as vênulas – contribuem para a maior parte da resistência. Uma importante função das arteríolas é controlar a RVS e, portanto, a pressão arterial e o fluxo sanguíneo para determinados tecidos, alterando os seus diâmetros. As arteríolas precisam sofrer vasodilatação ou vasoconstrição apenas em grau leve para exercer um grande efeito sobre a RVS. O principal centro de regulação da RVS é o centro vasomotor no tronco encefálico (descrito mais adiante).

Retorno venoso

O **retorno venoso**, o volume de sangue que flui de volta ao coração pelas veias sistêmicas, ocorre em consequência da pressão gerada pelas contrações do ventrículo esquerdo do coração. Apesar de ser pequena, a diferença de pressão entre as vênulas (em média, de cerca de 16 mmHg) e o ventrículo direito (0 mmHg) é suficiente para produzir o retorno venoso ao coração. Se a pressão no átrio ou no ventrículo direitos aumentar, o retorno venoso irá diminuir. Uma das causas de aumento da pressão no átrio direito é uma valva atrioventricular direita (tricúspide) incompetente (com extravasamento), que possibilita a regurgitação (refluxo) de sangue quando os ventrículos se contraem. O resultado é uma diminuição do retorno venoso e acúmulo de sangue no lado venoso da circulação sistêmica.

Ao ficar em pé, por exemplo, no final de uma palestra de anatomia e fisiologia, a pressão que empurra o sangue para cima nas veias de seus membros inferiores é apenas suficiente para superar a força da gravidade que empurra o sangue para baixo. Além do coração, dois outros mecanismos "bombeiam" o sangue da parte inferior do corpo de volta ao coração: (1) a bomba de músculo esquelético e (2) a bomba respiratória. Ambas as bombas dependem da presença de válvulas nas veias.

A **bomba de músculo esquelético** atua da seguinte maneira (**Figura 21.9**):

① Enquanto você fica em pé, em repouso, tanto a válvula venosa mais próxima do coração (válvula proximal) quanto aquela mais distante do coração (válvula distal) nessa parte do membro inferior estão abertas, e o sangue flui para cima, em direção ao coração.

② A contração dos músculos das pernas, quando você fica na ponta dos pés ou dá um passo, por exemplo, comprime a veia. Essa compressão empurra o sangue através da válvula proximal, em uma ação denominada *ordenha*. Ao mesmo tempo, a válvula distal no segmento não comprimido da veia se fecha, à medida que uma certa quantidade de sangue é empurrada contra ela. Os indivíduos que estão imobilizados em consequência de lesão ou doença não apresentam

FIGURA 21.9 Ação da bomba do músculo esquelético no retorno do sangue ao coração.

A ordenha refere-se às contrações do músculo esquelético que impulsionam o sangue venoso em direção ao coração.

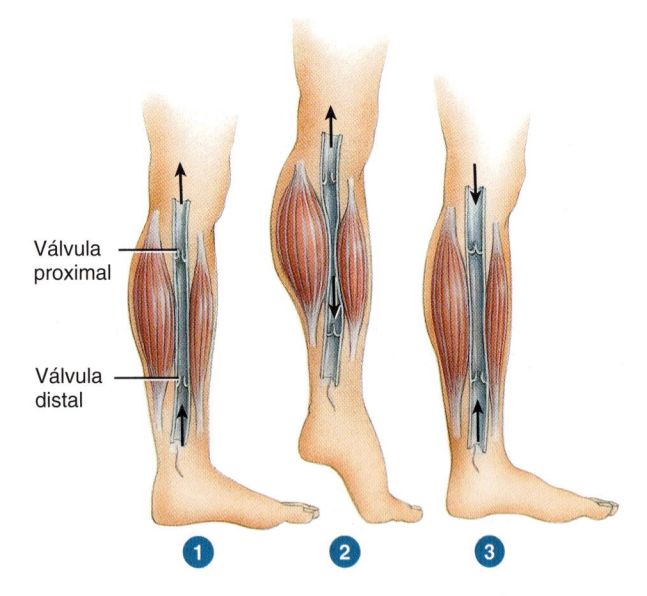

Válvula proximal
Válvula distal

① ② ③

? Além das contrações cardíacas, que mecanismos atuam como bombas para aumentar o retorno venoso?

Correlação clínica

Síncope

A síncope, ou desmaio, refere-se a uma perda súbita e temporária da consciência, que não é causada por traumatismo cranioencefálico, seguida de recuperação espontânea. É mais comumente provocada por isquemia cerebral, falta de fluxo sanguíneo suficiente para o encéfalo. A síncope pode ocorrer por várias razões:

- *Síncope vasodepressora*: causada por um estresse emocional súbito ou por uma lesão real ou imaginária ou ameaça de lesão
- *Síncope situacional*: causada por estresse decorrente de pressão associada com micção, defecação ou tosse intensa
- *Síncope induzida por fármacos*: causada por medicamentos, como anti-hipertensivos, diuréticos, vasodilatadores e tranquilizantes
- *Hipotensão ortostática*: causada por uma diminuição excessiva da pressão arterial que ocorre ao ficar em pé, pode causar desmaio.

---

essas contrações dos músculos da perna. Como resultado, o seu retorno venoso é mais lento, e eles podem desenvolver problemas de circulação.

③ Logo após o relaxamento muscular, a pressão cai na seção anteriormente comprimida da veia, o que provoca o fechamento da válvula proximal. A válvula distal agora se abre, visto que a pressão arterial no pé está mais elevada do que na perna, e a veia enche-se com o sangue proveniente do pé. Em seguida, a válvula proximal se reabre.

A **bomba respiratória** também se baseia na compressão e na descompressão alternadas das veias. Durante a inspiração, o diafragma move-se para baixo, o que causa uma diminuição da pressão na cavidade torácica e um aumento da pressão na cavidade abdominal. Em consequência, as veias abdominais são comprimidas, e um maior volume de sangue move-se das veias abdominais comprimidas para as veias torácicas descomprimidas e, em seguida, para dentro do átrio direito. Quando as pressões invertem-se durante a expiração, as válvulas nas veias impedem o refluxo de sangue das veias torácicas para as veias abdominais.

A **Figura 21.10** fornece um resumo dos fatores que aumentam a pressão arterial por meio do aumento do débito cardíaco e da resistência vascular sistêmica.

Velocidade do fluxo sanguíneo

Anteriormente, vimos que o fluxo sanguíneo é o *volume* de sangue que flui em qualquer tecido em determinado período (em mℓ/minuto). A *velocidade* do fluxo sanguíneo (em cm/segundo) é inversamente relacionada com a área de seção transversa. A velocidade é menor quando a área de seção transversa total é maior (**Figura 21.11**). Toda vez que uma artéria se ramifica, a área de seção transversa total de todos os seus ramos é maior do que a área de seção transversa do vaso original, de modo que o fluxo sanguíneo torna-se cada vez mais lento conforme o sangue afasta-se do coração, sendo mais lento nos capilares. Em contrapartida, quando as vênulas unem-se para formar as veias, a área de seção transversa total torna-se menor, e o fluxo torna-se mais rápido. No adulto, a área de seção transversa da aorta é de apenas 3 a 5 cm^2, e a velocidade média do sangue é de 40 cm/segundo. Nos capilares, a área de seção transversa total é de 4.500 a 6 mil cm^2, e a velocidade do fluxo sanguíneo é inferior a 0,1 cm/segundo. Nas duas veias cavas combinadas, a área de seção transversa é de cerca de 14 cm^2, e a velocidade é de aproximadamente 15 cm/segundo. Por conseguinte, a velocidade do fluxo sanguíneo diminui à medida que o sangue flui da aorta para as artérias, para as arteríolas e para os capilares, e passa a aumentar conforme o sangue deixa os capilares e retorna ao coração. A velocidade relativamente lenta do fluxo através dos capilares ajuda na troca de substâncias entre o sangue e o líquido intersticial.

O **tempo de circulação** é o período necessário para que uma gota de sangue passe do átrio direito para a circulação pulmonar, retorne ao átrio esquerdo pela circulação sistêmica em direção ao pé e retorne de novo ao átrio direito. No indivíduo em repouso, o tempo de circulação normalmente é de cerca de 1 minuto.

Teste rápido

9. Explique como a pressão arterial e a resistência determinam o volume do fluxo sanguíneo.
10. O que é resistência vascular sistêmica e que fatores contribuem para ela?
11. Como é realizado o retorno de sangue venoso ao coração?
12. Por que a velocidade do fluxo sanguíneo é maior nas artérias e nas veias do que nos capilares?

CAPÍTULO 21 Sistema Circulatório: Vasos Sanguíneos e Hemodinâmica 785

FIGURA 21.10 **Resumo dos fatores que aumentam a pressão arterial.** As alterações assinaladas nos boxes verdes aumentam o débito cardíaco; as alterações incluídas nos boxes azuis aumentam a resistência vascular sistêmica.

Aumentos do débito cardíaco e da resistência vascular sistêmica elevam a pressão arterial média.

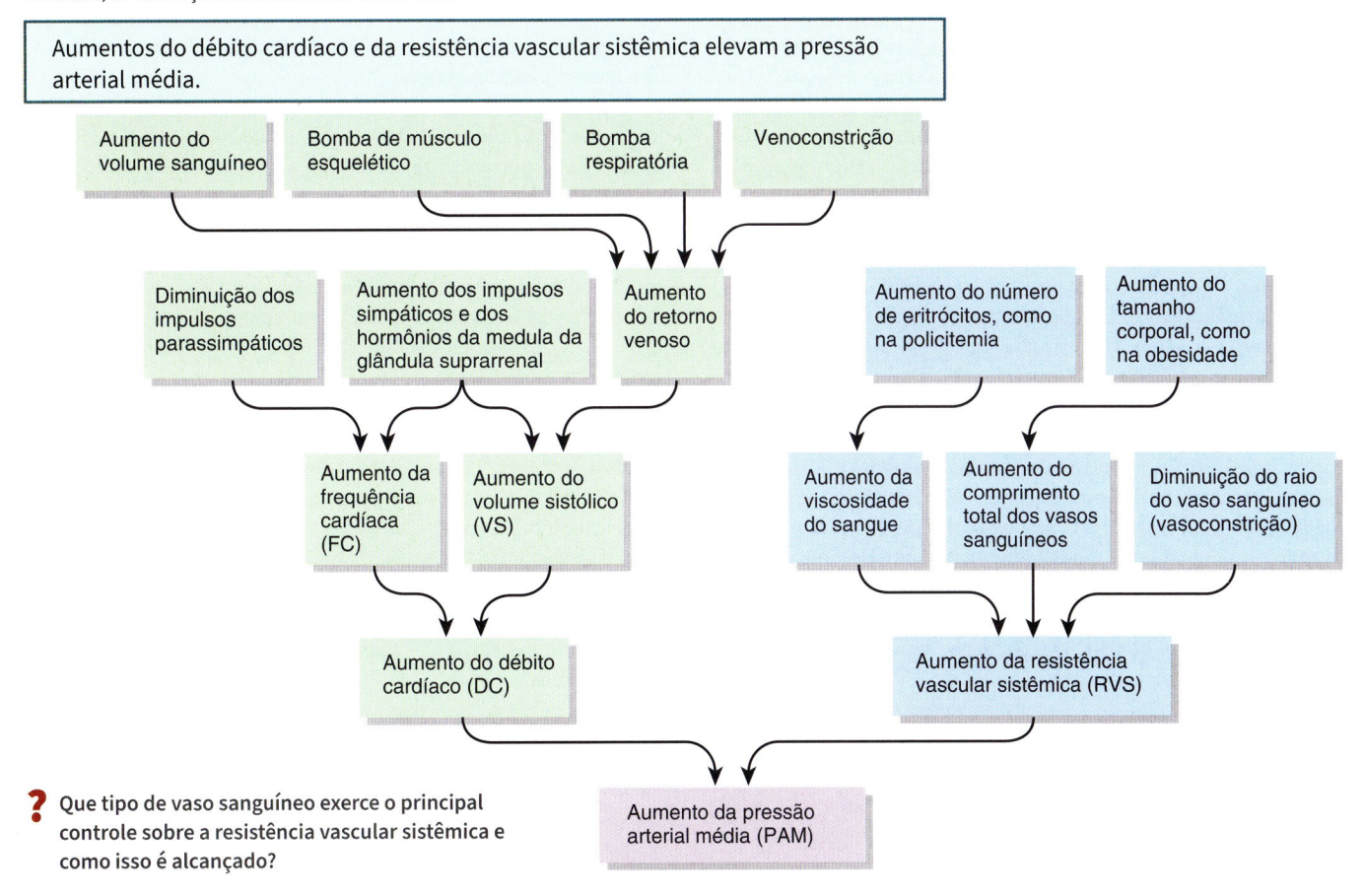

- Aumento do volume sanguíneo
- Bomba de músculo esquelético
- Bomba respiratória
- Venoconstrição
- Diminuição dos impulsos parassimpáticos
- Aumento dos impulsos simpáticos e dos hormônios da medula da glândula suprarrenal
- Aumento do retorno venoso
- Aumento do número de eritrócitos, como na policitemia
- Aumento do tamanho corporal, como na obesidade
- Aumento da frequência cardíaca (FC)
- Aumento do volume sistólico (VS)
- Aumento da viscosidade do sangue
- Aumento do comprimento total dos vasos sanguíneos
- Diminuição do raio do vaso sanguíneo (vasoconstrição)
- Aumento do débito cardíaco (DC)
- Aumento da resistência vascular sistêmica (RVS)
- Aumento da pressão arterial média (PAM)

? Que tipo de vaso sanguíneo exerce o principal controle sobre a resistência vascular sistêmica e como isso é alcançado?

FIGURA 21.11 Relação entre a velocidade do fluxo sanguíneo e a área de seção transversa total em diferentes tipos de vasos sanguíneos.

A velocidade do fluxo sanguíneo é menor nos capilares, visto que eles apresentam a maior área de seção transversa total.

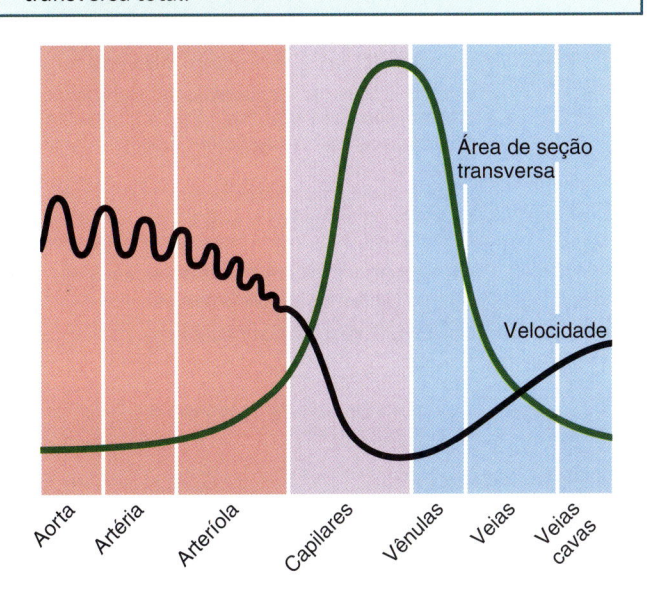

[Gráfico com Área de seção transversa e Velocidade ao longo de: Aorta, Artéria, Arteríola, Capilares, Vênulas, Veias, Veias cavas]

? Em que vasos sanguíneos a velocidade do fluxo é mais rápida?

21.4 Controle da pressão arterial e do fluxo sanguíneo

OBJETIVO

- **Descrever** como a pressão sanguínea é regulada.

Vários sistemas interligados de retroalimentação negativa controlam a pressão arterial por meio de ajuste da frequência cardíaca, volume sistólico, resistência vascular sistêmica e volume de sangue. Alguns sistemas possibilitam rápidas adaptações para enfrentar alterações súbitas, como a queda da pressão arterial no encéfalo que ocorre quando você levanta da cama; outros atuam mais lentamente para fornecer uma regulação em longo prazo da pressão arterial. O corpo também pode exigir ajustes na distribuição do fluxo sanguíneo, como durante o exercício físico, em que uma maior porcentagem do fluxo sanguíneo total é desviada para os músculos esqueléticos.

Papel do centro cardiovascular

No Capítulo 20, observamos como o **centro cardiovascular (CV)** no bulbo ajuda a regular a frequência cardíaca e o volume sistólico.

O centro CV também controla sistemas de retroalimentação negativa neurais, hormonais e locais, que regulam a pressão arterial e o fluxo sanguíneo para tecidos específicos. Grupos de neurônios espalhados no centro CV regulam a frequência cardíaca, a contratilidade (força de contração) dos ventrículos e o diâmetro dos vasos sanguíneos. Alguns neurônios estimulam o coração (centro cardioestimulatório), já outros o inibem (centro cardioinibitório). Ainda, outros controlam o diâmetro dos vasos sanguíneos, causando constrição (centro vasoconstritor) ou dilatação (centro vasodilatador); esses neurônios são designados coletivamente como centro vasomotor. Como os neurônios do centro CV comunicam-se uns com os outros, atuam em conjunto e não apresentam clara separação anatômica, serão discutidos aqui como um grupo.

O centro CV recebe impulsos de regiões superiores do encéfalo e de receptores sensitivos (**Figura 21.12**). Os impulsos nervosos descem a partir do córtex cerebral, sistema límbico e hipotálamo para afetar o referido centro. Por exemplo, até mesmo antes de começar uma corrida, a frequência cardíaca de um indivíduo pode aumentar, em razão dos impulsos nervosos transmitidos do sistema límbico para o centro CV. Se a temperatura corporal aumentar durante uma corrida, o hipotálamo envia impulsos nervosos ao centro CV. Em seguida, ocorre a vasodilatação dos vasos sanguíneos da pele, o que possibilita a dissipação mais rápida do calor a partir da superfície da pele. Os três tipos principais de receptores sensitivos que fornecem impulsos ao centro CV são os proprioceptores, os barorreceptores e os quimiorreceptores. Os *proprioceptores* monitoram os movimentos das articulações e dos músculos, bem como fornecem informações ao CV durante a atividade física. A sua atividade é responsável pelo rápido aumento da frequência cardíaca no início do exercício. Os *barorreceptores* monitoram alterações na pressão e distendem as paredes dos vasos sanguíneos, já os *quimiorreceptores* monitoram a concentração de várias substâncias químicas no sangue.

Os impulsos provenientes do centro cardiovascular fluem ao longo dos neurônios simpáticos e parassimpáticos do SNA (**Figura 21.12**). Os impulsos simpáticos alcançam o coração pelos **nervos aceleradores cardíacos**. Um aumento na estimulação simpática eleva a frequência cardíaca e a contratilidade, ao passo que uma diminuição reduz a frequência cardíaca e a contratilidade. A estimulação parassimpática, conduzida ao longo dos **nervos vagos (X)**, diminui a frequência cardíaca. Por conseguinte, as influências simpáticas (estimuladoras) e parassimpáticas (inibidoras) opostas controlam o coração.

O centro CV também envia continuamente impulsos para o músculo liso das paredes dos vasos sanguíneos por meio dos **nervos vasomotores**. Esses neurônios simpáticos emergem da medula espinal em todos os nervos espinais torácicos e primeiro ou segundo nervo espinal lombar e, em seguida, passam para os gânglios do tronco simpático (ver **Figura 15.2**). A partir desse local, os impulsos propagam-se ao longo dos neurônios simpáticos que inervam os vasos sanguíneos das vísceras e das áreas periféricas. A região vasomotora do centro CV envia continuamente impulsos por essas vias até as arteríolas de todo o corpo, porém particularmente para as da pele e das vísceras abdominais. O resultado consiste em um estado moderado de contração ou vasoconstrição tônica, denominado **tônus vasomotor**, que estabelece o nível de repouso da

---

FIGURA 21.12 **Localização e função do centro cardiovascular (CV) no bulbo.** O centro CV recebe impulsos provenientes dos centros superiores do encéfalo, de proprioceptores, barorreceptores e quimiorreceptores. Em seguida, fornece impulsos para as partes simpática e parassimpática da divisão autônoma do sistema nervoso (SNA).

O centro cardiovascular é a principal região do sistema nervoso responsável pela regulação do coração e dos vasos sanguíneos.

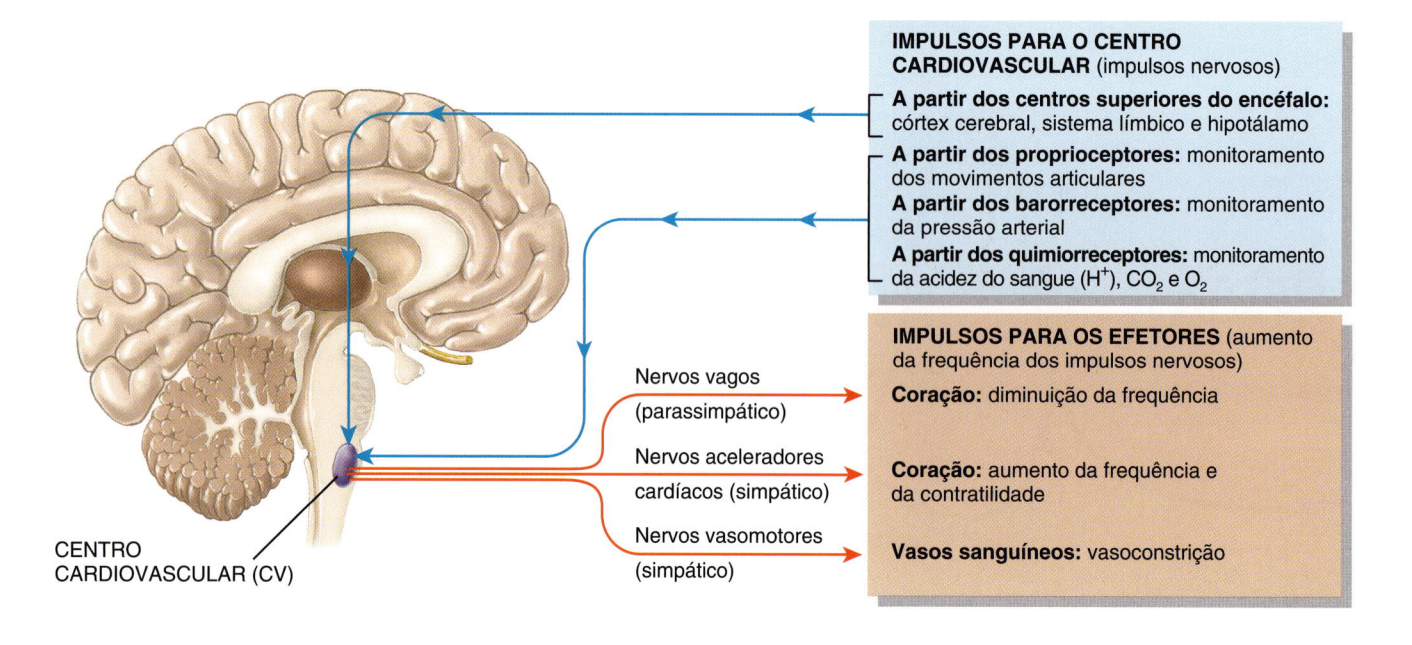

IMPULSOS PARA O CENTRO CARDIOVASCULAR (impulsos nervosos)

- **A partir dos centros superiores do encéfalo:** córtex cerebral, sistema límbico e hipotálamo
- **A partir dos proprioceptores:** monitoramento dos movimentos articulares
- **A partir dos barorreceptores:** monitoramento da pressão arterial
- **A partir dos quimiorreceptores:** monitoramento da acidez do sangue (H^+), CO_2 e O_2

IMPULSOS PARA OS EFETORES (aumento da frequência dos impulsos nervosos)

Nervos vagos (parassimpático) → **Coração:** diminuição da frequência

Nervos aceleradores cardíacos (simpático) → **Coração:** aumento da frequência e da contratilidade

Nervos vasomotores (simpático) → **Vasos sanguíneos:** vasoconstrição

CENTRO CARDIOVASCULAR (CV)

? Que tipos de tecidos efetores são regulados pelo centro cardiovascular?

resistência vascular sistêmica. A estimulação simpática da maioria das veias provoca constrição, que move o sangue para fora dos reservatórios de sangue venoso e aumenta a pressão arterial.

Regulação neural da pressão arterial

O sistema nervoso regula a pressão arterial por meio de alças de retroalimentação negativa que ocorrem na forma de dois tipos de reflexos: os reflexos barorreceptores e os quimiorreceptores.

Reflexos barorreceptores.
Os **barorreceptores**, receptores sensitivos sensíveis à pressão, estão localizados na aorta, nas artérias carótidas internas (artérias do pescoço que fornecem sangue ao encéfalo) e em outras grandes artérias do pescoço e do tórax. Esses receptores enviam impulsos ao centro CV para ajudar a regular a pressão arterial. Os dois **reflexos barorreceptores** mais importantes são o reflexo do seio carótico e o reflexo da aorta.

Os barorreceptores na parede dos seios caróticos iniciam o **reflexo do seio carótico**, que ajuda a regular a pressão arterial no encéfalo. Os **seios caróticos** são pequenos alargamentos das artérias carótidas internas direita e esquerda, logo acima do ponto em que elas se ramificam a partir da artéria carótida comum (**Figura 21.13**). A pressão arterial distende a parede do seio carótico e estimula os barorreceptores. Os impulsos nervosos propagam-se a partir dos barorreceptores do seio carótico para axônios sensitivos nos **nervos glossofaríngeos (IX)** para o centro CV no bulbo. Os barorreceptores na parede da parte ascendente da aorta e arco da aorta iniciam o **reflexo da aorta**, que regula a pressão arterial sistêmica. Os impulsos nervosos dos barorreceptores aórticos alcançam o centro CV por meio de axônios sensitivos dos **nervos vagos (X)**.

Quando a pressão arterial cai, os barorreceptores são menos distendidos e enviam impulsos nervosos em uma frequência mais lenta ao centro CV (**Figura 21.14**). Em resposta, o centro CV diminui a estimulação parassimpática do coração por meio dos axônios motores dos nervos vagos e aumenta a estimulação simpática do coração por meio dos nervos aceleradores cardíacos. Outra consequência do aumento da estimulação simpática é o aumento da secreção de epinefrina e norepinefrina pela medula da glândula suprarrenal. Conforme o coração bate mais rapidamente e com mais força, e a resistência vascular sistêmica aumenta, ocorre

FIGURA 21.13 Inervação do coração pelo SNA e reflexos barorreceptores que ajudam a regular a pressão arterial.

Os barorreceptores são neurônios sensíveis à pressão que monitoram a distensão.

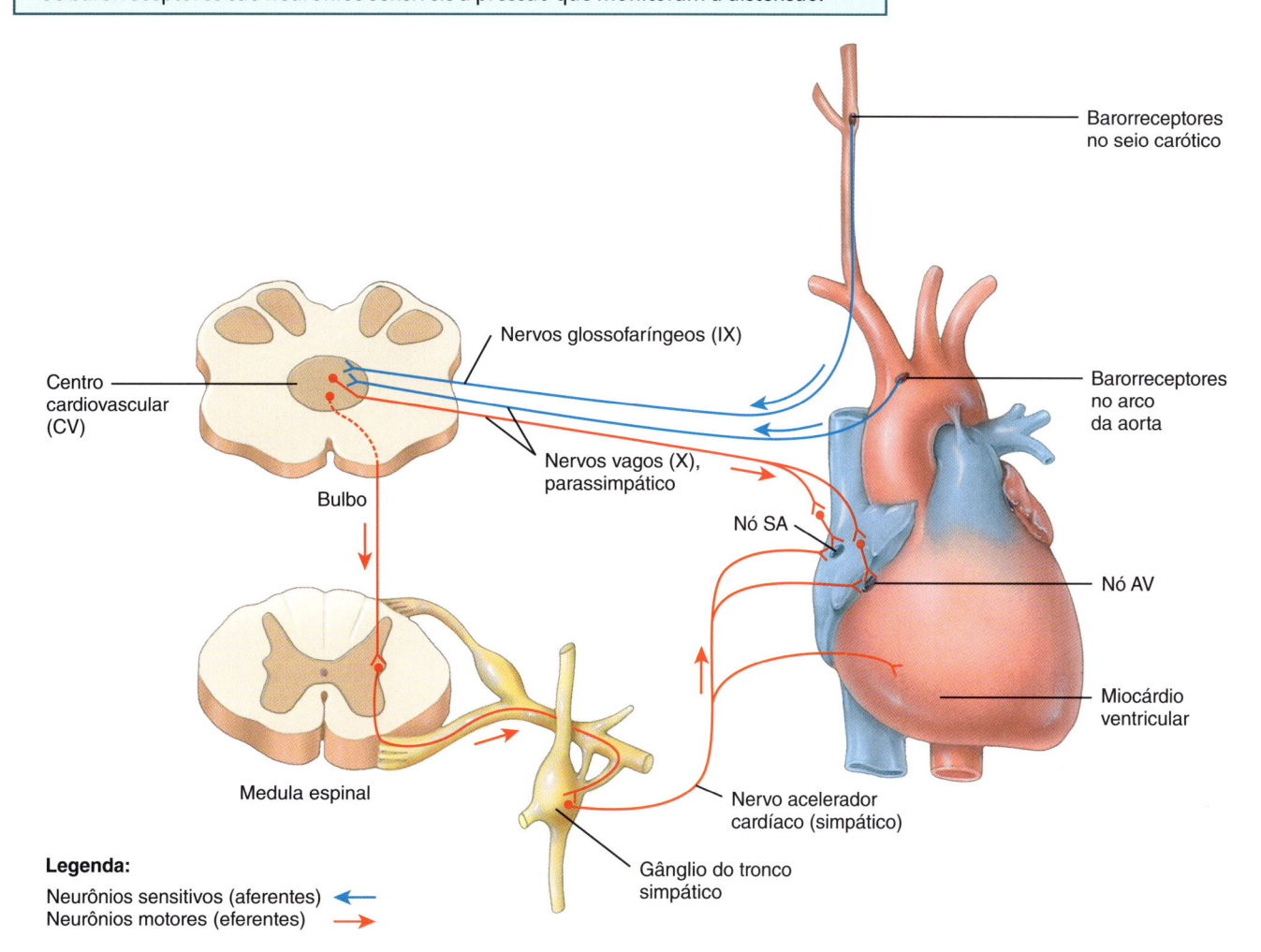

Legenda:
Neurônios sensitivos (aferentes) ←
Neurônios motores (eferentes) →

? Que nervos cranianos conduzem impulsos dos barorreceptores do seio carótico e do arco da aorta para o centro cardiovascular?

FIGURA 21.14 Regulação por retroalimentação negativa da pressão arterial por meio dos reflexos barorreceptores.

Quando a pressão arterial diminui, a frequência cardíaca aumenta.

ESTÍMULO

Compromete a homeostasia ao diminuir

CONDIÇÃO CONTROLADA
Pressão arterial

RECEPTORES
Barorreceptores no seio carótico e no arco da aorta

Influxo — Distende menos, o que diminui a frequência de impulsos nervosos

CENTROS DE CONTROLE
Centro CV no bulbo
Medula da glândula suprarrenal

Efluxo
Aumento da estimulação simpática, diminuição da estimulação parassimpática

Aumento da secreção de epinefrina e norepinefrina a partir da medula da glândula suprarrenal

Retorno à homeostasia quando o aumento do débito cardíaco e o da resistência vascular levam a pressão arterial de volta ao normal

EFETORES
Coração
Vasos sanguíneos

O aumento do volume sistólico e o da frequência cardíaca levam a um aumento do débito cardíaco (DC)

A constrição dos vasos sanguíneos aumenta a resistência vascular sistêmica (RVS)

RESPOSTA
Aumento da pressão arterial

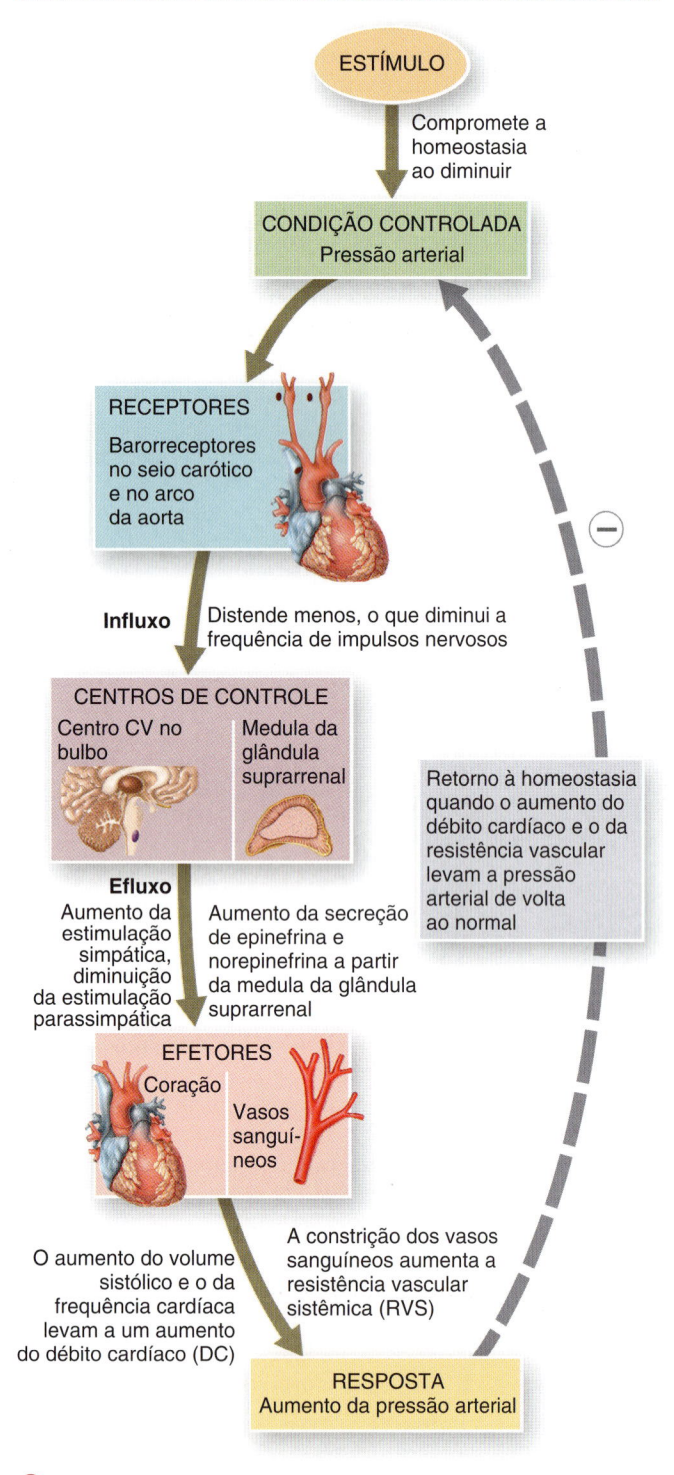

? Esse ciclo de retroalimentação negativa representa as alterações que ocorrem quando você se deita ou quando fica em pé?

aumento do débito cardíaco e da resistência vascular sistêmica, e a pressão arterial aumenta até o nível normal.

Em contrapartida, quando uma elevação da pressão é detectada, os barorreceptores enviam impulsos em uma frequência mais rápida. O centro CV responde ao aumentar a estimulação parassimpática e ao diminuir a estimulação simpática. As reduções resultantes da frequência cardíaca e da força de contração diminuem o débito cardíaco. O centro CV também diminui a frequência com que envia impulsos simpáticos ao longo dos neurônios vasomotores que normalmente causam vasoconstrição. A consequente vasodilatação diminui a resistência vascular sistêmica. A diminuição do débito cardíaco e a redução da resistência vascular sistêmica diminuem a pressão arterial sistêmica para o seu nível normal.

A passagem da posição de decúbito ventral para a posição ortostática diminui a pressão arterial e o fluxo sanguíneo na cabeça e na parte superior do corpo. Entretanto, os reflexos barorreceptores neutralizam rapidamente a queda de pressão. Algumas vezes, esses reflexos operam mais lentamente do que o normal, particularmente no indivíduo idoso, o que pode provocar desmaio em consequência da redução do fluxo sanguíneo ao encéfalo após levantar-se muito rapidamente.

Correlação clínica

Massagem do seio carótico e síncope do seio carótico

Como o seio carótico está localizado próximo à face anterior do pescoço, é possível estimular os barorreceptores nesse local ao exercer pressão sobre o pescoço. Os médicos algumas vezes utilizam a **massagem do seio carótico**, que envolve a massagem cuidadosa do pescoço sobre o seio carótico, para reduzir a frequência cardíaca no indivíduo que apresenta taquicardia paroxística supraventricular, um tipo de taquicardia que se origina nos átrios. Qualquer coisa que distenda ou exerça compressão no seio carótico, como hiperextensão da cabeça, colarinhos apertados ou transporte de cargas pesadas sobre o ombro, também pode reduzir a frequência cardíaca e causar **síncope do seio carótico**, que consiste em desmaio causado pela estimulação inapropriada dos barorreceptores do seio carótico.

Reflexos quimiorreceptores. Os **quimiorreceptores**, receptores sensitivos que monitoram a composição química do sangue, estão localizados próximo aos barorreceptores do seio carótico e do arco da aorta em pequenas estruturas, denominadas **glomos caróticos** e **glomos para-aórticos**, respectivamente. Esses quimiorreceptores detectam alterações nos níveis sanguíneos de O_2, CO_2 e H^+. A *hipoxia* (baixa disponibilidade de O_2), a *acidose* (aumento na concentração de H^+) ou a *hipercapnia* (excesso de CO_2) estimulam os quimiorreceptores a enviar impulsos ao centro CV. Em resposta, o centro aumenta a estimulação simpática para as arteríolas e as veias, provocando vasoconstrição e elevação da pressão sanguínea. Esses quimiorreceptores também fornecem impulsos para o centro respiratório no tronco encefálico para regular a frequência respiratória.

Regulação hormonal da pressão arterial

Como você aprendeu no Capítulo 18, vários hormônios ajudam a regular a pressão arterial e o fluxo sanguíneo por meio de alteração do débito cardíaco, alteração da resistência vascular sistêmica ou ajuste do volume sanguíneo total:

1. *Sistema renina-angiotensina-aldosterona (RAA).* Quando o volume de sangue cai ou quando o fluxo sanguíneo para os rins diminui, as células justaglomerulares dos rins secretam **renina** na corrente sanguínea. Em sequência, a renina e a enzima conversora de angiotensina (ECA) atuam sobre seus substratos para produzir o hormônio ativo, a **angiotensina II**, que aumenta a pressão arterial de duas maneiras. Em primeiro lugar, a angiotensina II é um potente vasoconstritor, que eleva a pressão arterial ao aumentar a resistência vascular sistêmica. Em segundo lugar, estimula a secreção de **aldosterona**, que aumenta a reabsorção de íons sódio (Na^+) e de água pelos rins. A reabsorção de água aumenta o volume sanguíneo total, o que eleva a pressão arterial (Ver Seção 21.6.).

2. *Epinefrina e norepinefrina.* Em resposta à estimulação simpática, a medula da glândula suprarrenal libera epinefrina e norepinefrina. Esses hormônios aumentam o débito cardíaco ao elevar a frequência e a força das contrações cardíacas. Eles também provocam vasoconstrição das arteríolas e das veias na pele e nos órgãos abdominais, além de vasodilatação das arteríolas no músculo cardíaco e esquelético, o que ajuda a aumentar o fluxo sanguíneo para o músculo durante o exercício físico.

3. *Hormônio antidiurético (ADH).* Esse hormônio é produzido pelo hipotálamo e liberado pela neuro-hipófise em resposta à desidratação ou à diminuição do volume sanguíneo. Entre outras ações, o ADH provoca vasoconstrição, com consequente elevação da pressão arterial. Por esse motivo, o ADH também é denominado *vasopressina*. Outrossim, esse hormônio promove o movimento de água do lúmen dos túbulos renais para a corrente sanguínea. Esse deslocamento de água resulta em aumento do volume sanguíneo e diminuição do débito urinário.

4. *Peptídio natriurético atrial (PNA).* Liberado pelas células dos átrios do coração, esse peptídio diminui a pressão arterial ao causar vasodilatação e ao promover a perda de sal e de água na urina, reduzindo o volume sanguíneo.

A **Tabela 21.2** fornece um resumo da regulação da pressão arterial pelos hormônios.

Autorregulação do fluxo sanguíneo

Em cada leito capilar, a vasomotricidade pode ser regulada por alterações locais. Quando vasodilatadores produzem dilatação local das arteríolas e relaxamento dos esfíncteres pré-capilares, o fluxo sanguíneo nas redes capilares aumenta, o que aumenta o nível de O_2. Os vasoconstritores desencadeiam o efeito oposto. A capacidade de um tecido de ajustar automaticamente o seu fluxo sanguíneo para suprir as suas demandas metabólicas é denominada **autorregulação**. Em tecidos como o coração e o músculo esquelético, em que a demanda de O_2 e de nutrientes e a remoção de escórias metabólicas podem aumentar em até 10 vezes durante a atividade física, a autorregulação é um elemento importante para o aumento do fluxo sanguíneo pelo tecido. A autorregulação também controla o fluxo sanguíneo regional no encéfalo; a distribuição de sangue para várias partes do encéfalo muda drasticamente durante diferentes atividades mentais e físicas. Por exemplo, durante uma conversa, o fluxo sanguíneo aumenta nas áreas motoras da fala quando você está falando e aumenta nas áreas auditivas quando você está ouvindo.

Dois tipos gerais de estímulos causam mudanças autorregulatórias no fluxo sanguíneo:

1. *Alterações físicas.* O aquecimento promove a vasodilatação, ao passo que o resfriamento causa vasoconstrição. Além disso, o músculo liso nas paredes das arteríolas exibe uma **resposta miogênica** – ele se contrai com mais força quando é distendido e relaxa quando a distensão diminui. Por exemplo, se o fluxo sanguíneo por uma arteríola diminuir, ocorre redução da distensão de suas paredes. Como resultado, o músculo liso relaxa e produz vasodilatação, o que aumenta o fluxo sanguíneo.

2. *Produtos químicos vasodilatadores e vasoconstritores.* Vários tipos de células – incluindo leucócitos, plaquetas, fibras musculares lisas, macrófagos e células endoteliais – liberam uma ampla variedade de substâncias químicas que alteram o diâmetro dos vasos sanguíneos. As substâncias químicas vasodilatadoras liberadas pelas células teciduais metabolicamente ativas incluem K^+, H^+, ácido láctico e adenosina (do ATP). Outro vasodilatador importante liberado pelas células endoteliais é o óxido nítrico. Ademais, o trauma tecidual ou a inflamação provocam a liberação de cininas e histamina vasodilatadoras. Os vasoconstritores, por sua vez, incluem tromboxano A_2, radicais superóxido, serotonina (das plaquetas) e endotelinas (das células endoteliais).

TABELA 21.2 Regulação da pressão arterial por hormônios.

Fatores que influenciam a pressão arterial	Hormônio	Efeito sobre a pressão arterial
DÉBITO CARDÍACO		
Aumento da frequência cardíaca e da contratilidade	Norepinefrina, epinefrina	Aumento
RESISTÊNCIA VASCULAR SISTÊMICA		
Vasoconstrição	Angiotensina II, hormônio antidiurético (ADH), norepinefrina,* epinefrina†	Aumento
Vasodilatação	Peptídio natriurético atrial (PNA), epinefrina,† óxido nítrico	Diminuição
VOLUME SANGUÍNEO		
Aumento do volume sanguíneo	Aldosterona, ADH	Aumento
Diminuição do volume sanguíneo	Peptídio natriurético atrial	Diminuição

*Atua nos receptores α_1 nas arteríolas do abdome e da pele.
†Atua nos receptores β_2 nas arteríolas dos músculos cardíaco e esquelético; a norepinefrina tem um efeito vasodilatador muito menor.

Uma importante diferença entre as circulações pulmonar e sistêmica é a sua resposta autorregulatória a mudanças no nível de O_2. Na circulação sistêmica, as paredes dos vasos sanguíneos *dilatam-se* em resposta a um baixo nível de O_2. Com a vasodilatação, o fornecimento de O_2 aumenta, restabelecendo o nível normal de O_2. Em contrapartida, as paredes dos vasos sanguíneos da circulação pulmonar *se contraem* em resposta a baixos níveis de O_2. Essa resposta assegura que o sangue em grande parte não flua pelos alvéolos pulmonares que estão pouco ventilados por ar fresco. Por conseguinte, a maior parte do sangue flui para áreas do pulmão mais bem ventiladas.

Teste rápido

13. Quais são as principais informações recebidas e os estímulos enviados pelo centro cardiovascular?
14. Explique a atuação do reflexo do seio carótico e do reflexo da aorta.
15. Qual é o papel dos quimiorreceptores na regulação da pressão arterial?
16. De que maneira os hormônios regulam a pressão arterial?
17. O que é autorregulação e como ela difere nas circulações sistêmica e pulmonar?

21.5 Verificação da circulação

OBJETIVO

- **Definir** pulso e pressões sistólica, diastólica e de pulso.

Pulso

A expansão e a retração alternadas das artérias elásticas depois de cada sístole do ventrículo esquerdo criam uma onda de pressão móvel, denominada **pulso**. O pulso é mais intenso nas artérias localizadas perto do coração, tornando-se mais fraco nas arteríolas e desaparecendo nos capilares. O pulso pode ser palpado em qualquer artéria situada perto da superfície do corpo e que possa ser comprimida contra um osso ou outra estrutura firme. A **Tabela 21.3** descreve alguns pontos comuns de pulsos.

A frequência de pulso normalmente é igual à frequência cardíaca, cerca de 70 a 80 bpm em repouso. A **taquicardia** é uma frequência cardíaca ou de pulso rápida em repouso, de mais de 100 bpm. A **bradicardia** é uma frequência lenta em repouso, inferior a 50 bpm. Os atletas que treinam resistência normalmente apresentam bradicardia.

TABELA 21.3 Pontos de pulso.

Estrutura	Localização	Estrutura	Localização
Artéria temporal superficial	Anterior à parte média da orelha	Artéria femoral	Inferior ao ligamento inguinal
Artéria facial	Mandíbula alinhada com os ângulos da boca	Artéria poplítea	Face posterior do joelho
Artéria carótida comum	Lateral à laringe	Artéria radial	Face lateral do punho
Artéria braquial	Face medial do músculo bíceps braquial	Artéria dorsal do pé	No dorso do pé

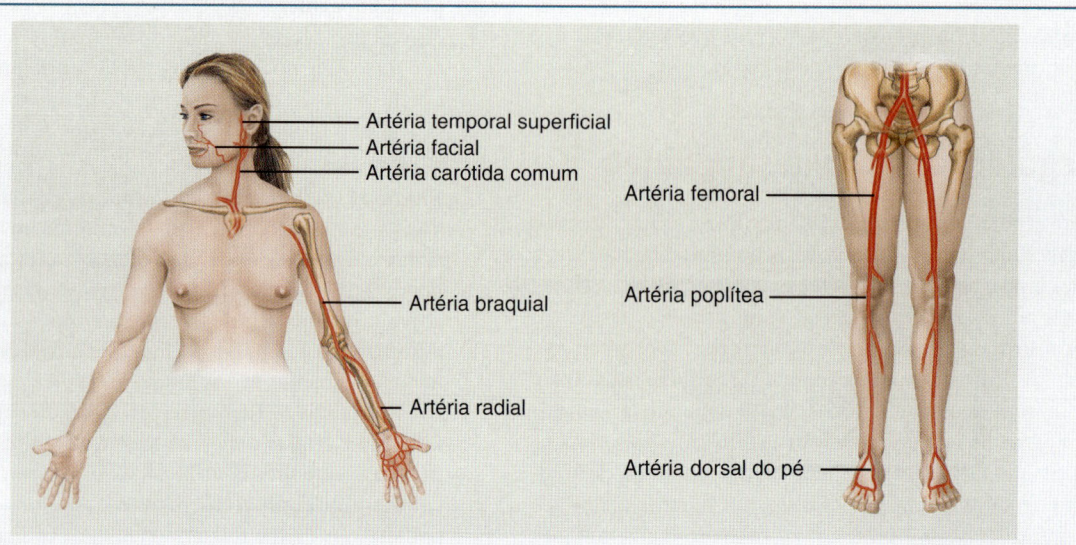

Aferição da pressão arterial

Na prática clínica, o termo **pressão arterial** refere-se habitualmente à pressão nas artérias gerada pelo ventrículo esquerdo durante a sístole e à pressão remanescente nas artérias quando o ventrículo está em diástole. Em geral, a pressão arterial é aferida na artéria braquial do braço esquerdo (ver **Tabela 21.3**). O aparelho utilizado para medir a pressão arterial é o **esfigmomanômetro**, que consiste em um manguito de borracha conectado a uma pera de borracha utilizada para insuflá-lo e um medidor que registra a pressão no manguito. Com o braço apoiado sobre uma mesa, de modo que esteja aproximadamente no mesmo nível do coração, o manguito do esfigmomanômetro é enrolado em torno de um braço nu. O manguito é inflado ao se apertar a pera de borracha até que a artéria braquial seja comprimida, e o fluxo sanguíneo seja interrompido, cerca de 30 mmHg acima da pressão sistólica habitual do indivíduo. O examinador coloca um estetoscópio por debaixo do manguito, sobre a artéria braquial, e esvazia lentamente o manguito. Quando o manguito é desinflado o suficiente para possibilitar a abertura da artéria, um jorro de sangue passa por ela, resultando no primeiro som auscultado com o estetoscópio. Esse som corresponde à **pressão arterial sistólica (PAS)**, a força da pressão arterial sobre as paredes arteriais logo após a contração ventricular (**Figura 21.15**). À medida que o manguito é desinflado, os sons repentinamente tornam-se muito fracos para serem ouvidos com o estetoscópio. Esse nível, denominado **pressão arterial diastólica (PAD)**, representa a força exercida pelo sangue remanescente das artérias durante o relaxamento ventricular. Em pressões abaixo da pressão arterial diastólica, os sons desaparecem por completo. Os vários sons auscultados durante a aferição da pressão arterial são denominados **sons de Korotkoff**.

A pressão arterial normal de um homem adulto é inferior a 120 mmHg para a pressão sistólica e inferior a 80 mmHg para a diastólica. Por exemplo, 110/70 é uma pressão arterial normal.

Em mulheres adultas jovens, as pressões são 8 a 10 mmHg menores. As pessoas que praticam exercício físico regularmente e que estão em boa condição física podem ter pressões arteriais ainda mais baixas. Portanto, uma pressão arterial ligeiramente inferior a 120/80 pode constituir um sinal de boa saúde e condicionamento.

A diferença entre pressão sistólica e pressão diastólica é chamada de **pressão de pulso**. Essa pressão, que normalmente é de cerca de 40 mmHg, fornece informações sobre a condição do sistema circulatório. Por exemplo, certas condições, como aterosclerose e persistência do canal arterial (PCA) aumentam acentuadamente a pressão de pulso. A razão normal entre as pressões sistólica e diastólica e a pressão de pulso é de cerca de 3:2:1.

Teste rápido

18. Em que locais o pulso pode ser palpado?
19. O que significam taquicardia e bradicardia?
20. Como as pressões arteriais sistólica e diastólica são aferidas com um esfigmomanômetro?

21.6 Choque e homeostasia

OBJETIVOS

- **Definir** o choque
- **Descrever** os quatro tipos de choque
- **Explicar** como a resposta do corpo ao choque é regulada por retroalimentação negativa.

O **choque** é uma falha do sistema circulatório no fornecimento suficiente de O_2 e nutrientes para suprir as necessidades metabólicas celulares. As causas de choque são numerosas e variadas, porém todas caracterizam-se por um fluxo sanguíneo inadequado para os tecidos do corpo. Com um aporte inadequado de oxigênio, as células passam da produção aeróbica de ATP para a sua produção anaeróbica, assim, ocorre acúmulo de ácido láctico nos líquidos corporais. Se o choque persistir, ocorre dano às células e aos órgãos, e as células podem morrer, a não ser que o tratamento adequado seja iniciado rapidamente.

Tipos de choque

O choque pode ser de quatro tipos diferentes: (1) **choque hipovolêmico**, devido a uma diminuição do volume sanguíneo; (2) **choque cardiogênico**, devido a uma disfunção cardíaca; (3) **choque vascular**, devido a uma vasodilatação inapropriada; e (4) **choque obstrutivo**, devido à obstrução do fluxo sanguíneo.

A hemorragia aguda (súbita) constitui uma causa comum de choque hipovolêmico. A perda de sangue pode ser externa, como a que ocorre no trauma, ou interna, como na ruptura de

---

FIGURA 21.15 Relação entre as alterações da pressão arterial e a pressão aferida com o esfigmomanômetro.

À medida que o manguito é desinflado, os sons surgem inicialmente na pressão arterial sistólica; os sons de repente tornam-se fracos na pressão arterial diastólica.

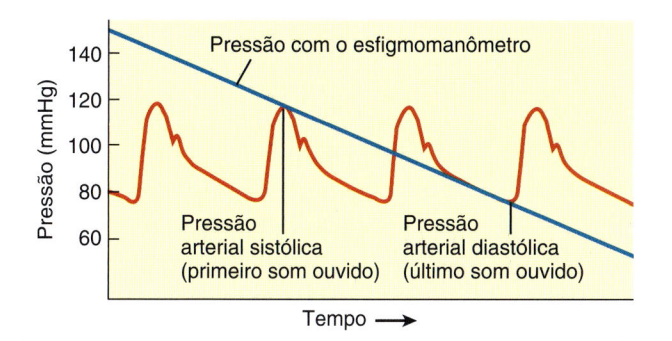

? Se a pressão arterial aferida for de 142/95, quais são as pressões diastólica, sistólica e de pulso? Esse indivíduo apresenta hipertensão, conforme definido em *Distúrbios: desequilíbrios homeostáticos* no final do capítulo?

um aneurisma da aorta. A perda dos líquidos corporais por meio de sudorese excessiva, diarreia ou vômitos também pode causar choque hipovolêmico. Outras condições – por exemplo, o diabetes melito – podem causar perda excessiva de líquido na urina. Algumas vezes, o choque hipovolêmico é devido à ingestão inadequada de líquido. Qualquer que seja a causa, quando o volume de líquidos corporais cai, o retorno venoso ao coração declina, o enchimento do coração diminui e ocorre uma redução do volume sistólico e do débito cardíaco. A reposição do volume de líquidos o mais rápido possível é fundamental no tratamento do choque hipovolêmico.

No choque cardiogênico, o coração deixa de bombear adequadamente, devido, com mais frequência, a um infarto do miocárdio. Outras causas de choque cardiogênico incluem perfusão deficiente do coração (isquemia), problemas das valvas cardíacas, pré-carga ou pós-carga excessiva, comprometimento da contratilidade das fibras musculares cardíacas e arritmias.

Mesmo com um volume de sangue e um débito cardíaco normais, pode ocorrer choque se a pressão arterial cair, devido a uma diminuição da resistência vascular sistêmica. Diversas condições podem causar dilatação inadequada das arteríolas ou vênulas. No *choque anafilático*, uma reação alérgica grave – por exemplo, a uma picada de abelha – libera histamina e outros mediadores que provocam vasodilatação. No *choque neurogênico*, pode ocorrer vasodilatação após traumatismo cranioencefálico, que provoca disfunção do centro CV no bulbo. O choque causado por determinadas toxinas bacterianas que produzem vasodilatação é denominado *choque séptico*. Nos EUA, o choque séptico é responsável por mais de 100 mil mortes por ano e constitui a causa mais comum de morte em unidades de terapia intensiva.

Ocorre choque obstrutivo quando o fluxo sanguíneo em uma parte da circulação é bloqueado. A causa mais comum é a *embolia pulmonar*, um coágulo de sangue alojado em um vaso sanguíneo dos pulmões.

Respostas homeostáticas ao choque

Os principais mecanismos de compensação no choque consistem em *sistemas de retroalimentação negativa*, os quais atuam para normalizar o débito cardíaco e a pressão arterial. Quando o choque é leve, a compensação pelos mecanismos homeostáticos impede a ocorrência de dano grave. Em um indivíduo saudável nos demais aspectos, os mecanismos compensatórios podem manter o fluxo sanguíneo e a pressão arterial adequados, apesar da ocorrência de uma perda aguda de sangue de até 10% do volume total. A **Figura 21.16** mostra vários sistemas de retroalimentação negativa que respondem ao choque hipovolêmico.

1. *Ativação do sistema renina-angiotensina-aldosterona.* A diminuição do fluxo sanguíneo para os rins induz a secreção de renina pelos rins e inicia o sistema renina-angiotensina-aldosterona (ver **Figura 18.15**). Lembre-se de que a angiotensina II provoca vasoconstrição e estimula o córtex da glândula suprarrenal a secretar aldosterona, um hormônio que aumenta a reabsorção de Na^+ e de água pelos rins. O aumento na resistência vascular sistêmica e no volume de sangue ajuda a elevar a pressão arterial.

2. *Secreção de hormônio antidiurético.* Em resposta à diminuição da pressão arterial, a neuro-hipófise libera uma maior quantidade de hormônio antidiurético (ADH). O ADH aumenta a reabsorção de água pelos rins, o que conserva o volume sanguíneo remanescente. Provoca também vasoconstrição, aumentando a resistência vascular sistêmica.

3. *Ativação da parte simpática do SNA.* À medida que a pressão arterial diminui, os barorreceptores aórticos e caróticos iniciam uma poderosa resposta simpática por todo o corpo. Um dos resultados consiste em acentuada vasoconstrição das arteríolas e veias da pele, dos rins e de outras vísceras abdominais (não ocorre vasoconstrição no encéfalo nem no coração). A constrição das arteríolas aumenta a resistência vascular sistêmica, já a constrição das veias aumenta o retorno venoso. Ambos os efeitos ajudam a manter uma pressão arterial adequada. A estimulação simpática também aumenta a frequência e a contratilidade cardíacas, bem como eleva a secreção de epinefrina e de norepinefrina pela medula da glândula suprarrenal. Esses hormônios intensificam a vasoconstrição e aumentam a frequência e a contratilidade cardíacas, promovendo a elevação da pressão arterial.

4. *Liberação de vasodilatadores locais.* Em resposta à hipoxia, as células liberam vasodilatadores – incluindo K^+, H^+, ácido láctico, adenosina e óxido nítrico – que dilatam as arteríolas e relaxam os esfíncteres pré-capilares. Essa vasodilatação aumenta o fluxo sanguíneo local e pode restaurar o nível normal de O_2 naquela parte do corpo. Entretanto, a vasodilatação também tem o efeito potencialmente prejudicial de diminuir a resistência vascular sistêmica e, portanto, de reduzir a pressão arterial.

Se o volume sanguíneo tiver uma queda de mais de 10 a 20%, ou se o coração não for capaz de elevar a pressão arterial o suficiente, os mecanismos compensatórios podem ser incapazes de manter um fluxo sanguíneo adequado para os tecidos. Nesse caso, o choque torna-se potencialmente fatal, à medida que as células danificadas começam a morrer.

Sinais e sintomas do choque

Embora os sinais e os sintomas do choque variem de acordo com a gravidade da condição, é possível prever a maior parte deles tendo em vista as respostas geradas pelos sistemas de retroalimentação negativa que procuram corrigir o problema. Entre os sinais e sintomas de choque, destacam-se os seguintes:

- Pressão arterial sistólica é inferior a 90 mmHg
- Frequência cardíaca em repouso rápida, resultado da estimulação simpática e do aumento dos níveis sanguíneos de epinefrina e norepinefrina
- Pulso fraco e rápido, decorrente de redução do débito cardíaco e da frequência cardíaca acelerada
- Pele fria, pálida e úmida, consequente à constrição simpática dos vasos sanguíneos da pele e à estimulação simpática da sudorese
- Estado mental alterado, devido à redução do suprimento de oxigênio ao encéfalo
- Formação reduzida de urina, em razão de níveis elevados de aldosterona e de hormônio antidiurético

CAPÍTULO 21 Sistema Circulatório: Vasos Sanguíneos e Hemodinâmica 793

FIGURA 21.16 Sistemas de retroalimentação negativa capazes de restaurar a pressão arterial normal durante o choque hipovolêmico.

Os mecanismos homeostáticos podem compensar uma perda aguda de sangue de até 10% do volume sanguíneo total.

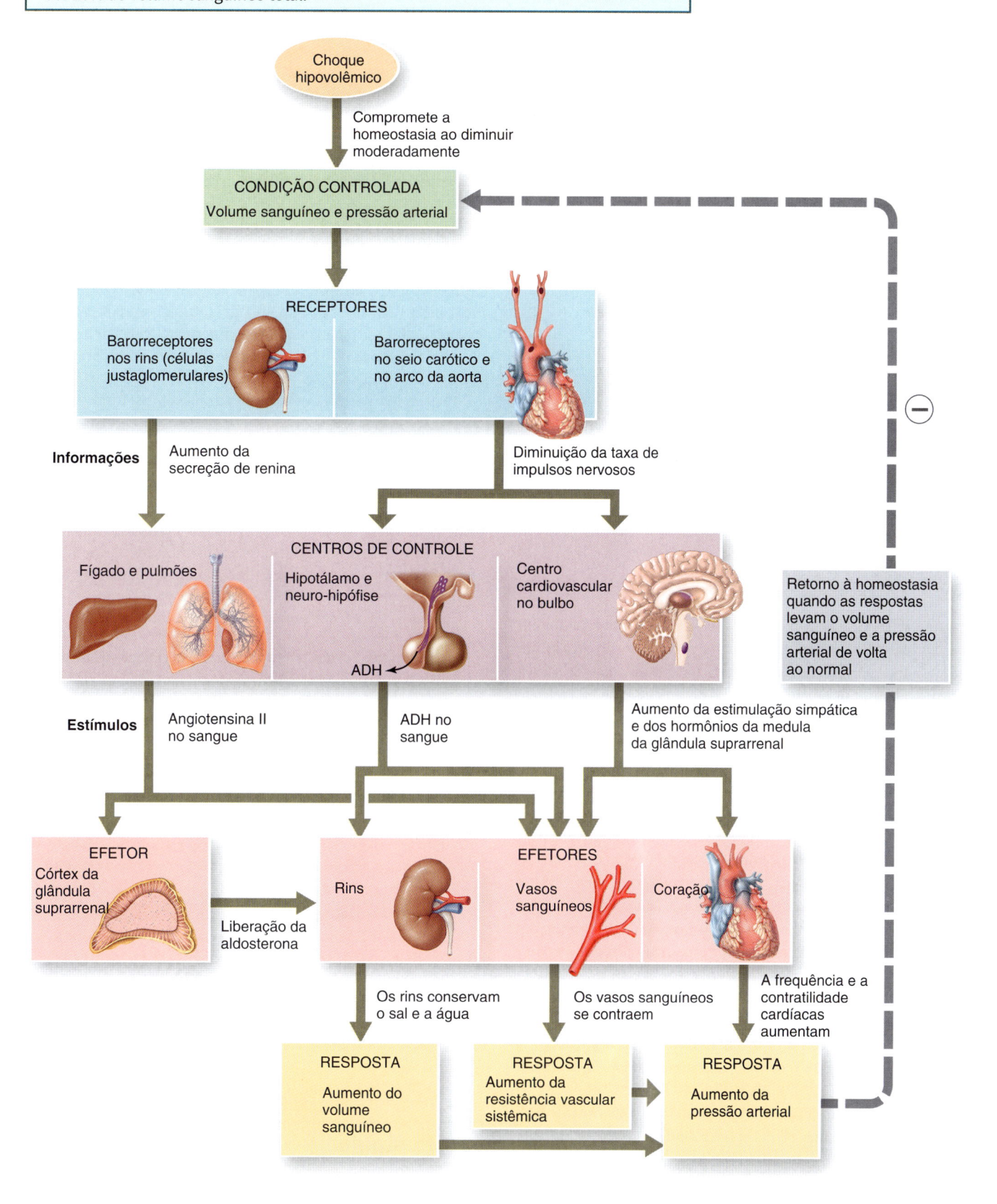

Choque hipovolêmico

Compromete a homeostasia ao diminuir moderadamente

CONDIÇÃO CONTROLADA
Volume sanguíneo e pressão arterial

RECEPTORES
- Barorreceptores nos rins (células justaglomerulares)
- Barorreceptores no seio carótico e no arco da aorta

Informações
- Aumento da secreção de renina
- Diminuição da taxa de impulsos nervosos

CENTROS DE CONTROLE
- Fígado e pulmões
- Hipotálamo e neuro-hipófise (ADH)
- Centro cardiovascular no bulbo

Estímulos
- Angiotensina II no sangue
- ADH no sangue
- Aumento da estimulação simpática e dos hormônios da medula da glândula suprarrenal

Retorno à homeostasia quando as respostas levam o volume sanguíneo e a pressão arterial de volta ao normal

EFETOR
- Córtex da glândula suprarrenal → Liberação da aldosterona

EFETORES
- Rins: Os rins conservam o sal e a água
- Vasos sanguíneos: Os vasos sanguíneos se contraem
- Coração: A frequência e a contratilidade cardíacas aumentam

RESPOSTA Aumento do volume sanguíneo

RESPOSTA Aumento da resistência vascular sistêmica

RESPOSTA Aumento da pressão arterial

? Uma pressão arterial quase normal em um indivíduo que perdeu sangue indica que os tecidos do paciente estão recebendo perfusão (fluxo sanguíneo) adequada?

- Sede, em consequência da perda de líquido extracelular
- pH do sangue está baixo (acidose), devido ao acúmulo de ácido láctico
- Náuseas, em razão do comprometimento do fluxo sanguíneo para os órgãos digestórios, devido à vasoconstrição simpática.

> **Teste rápido**
>
> 21. Quais sintomas do choque hipovolêmico estão relacionados com a perda de líquido corporal? E quais deles estão relacionados com os sistemas de retroalimentação negativa que procuram manter a pressão arterial e o fluxo sanguíneo?
> 22. Descreva os tipos de choque e suas causas e explique como um indivíduo em choque hipovolêmico deve ser tratado.

21.7 Vias circulatórias: circulação sistêmica

OBJETIVO

- **Definir** a circulação sistêmica e explicar a sua importância.

Artérias, arteríolas, capilares, vênulas e veias estão organizados em **vias circulatórias**, que fornecem sangue a todo o corpo. Agora que você já conhece as estruturas de cada um desses tipos de vasos, podemos analisar os percursos básicos do sangue à medida que ele é transportado por todo o corpo.

A **Figura 21.17** mostra as vias circulatórias para o fluxo sanguíneo. As vias são paralelas, isto é, na maioria dos casos, uma parte do débito cardíaco flui separadamente para cada tecido do corpo. Por conseguinte, cada órgão recebe o seu próprio suprimento de sangue recém-oxigenado. As duas vias pós-natais (após o nascimento) básicas para o fluxo de sangue são a circulação sistêmica e a circulação pulmonar. A **circulação sistêmica** abrange todas as artérias e as arteríolas que transportam sangue oxigenado do ventrículo esquerdo para os capilares sistêmicos, incluindo as veias e as vênulas que retornam o sangue desoxigenado para o átrio direito após fluir pelos órgãos do corpo. O sangue que sai da aorta e flui pelas artérias sistêmicas apresenta uma cor vermelho-vivo. À medida que passa pelos capilares, esse sangue perde parte de seu oxigênio e captura o dióxido de carbono, de modo que o sangue nas veias sistêmicas se torna vermelho-escuro.

Algumas das subdivisões da circulação sistêmica incluem: a **circulação coronariana** (*cardíaca*) (ver **Figuras 20.8** e **21.19**), que supre o miocárdio do coração; a **circulação encefálica**, que irriga o encéfalo (ver **Figura 21.20 C**); e a **circulação porta hepática**, que se estende do sistema digestório até o fígado (ver **Figura 21.29**). As artérias que nutrem os pulmões, como os ramos bronquiais, também fazem parte da circulação sistêmica.

Quando o sangue retorna ao coração a partir da via sistêmica, ele é bombeado para fora do ventrículo direito pela **circulação pulmonar** em direção aos pulmões (ver **Figura 21.30**). Nos capilares dos alvéolos pulmonares, o sangue perde parte de seu dióxido de carbono e carrega oxigênio. O sangue novamente vermelho-vivo retorna ao átrio esquerdo do coração e mais uma vez entra na circulação sistêmica quando é bombeado para fora pelo ventrículo esquerdo.

Outra importante via – a **circulação fetal** – só existe no feto e contém estruturas especiais que permitem ao feto em desenvolvimento realizar a troca de materiais com a mãe (ver **Figura 21.31**).

A circulação sistêmica transporta oxigênio e nutrientes para os tecidos do corpo e remove o dióxido de carbono e outras escórias metabólicas e calor dos tecidos. Todas as artérias sistêmicas ramificam-se a partir da aorta. O sangue desoxigenado retorna ao coração pelas veias sistêmicas, sendo que todas as veias da circulação sistêmica drenam para a **veia cava superior**, a **veia cava inferior** ou o **seio coronário**, os quais, por sua vez, drenam para o átrio direito.

As principais artérias e veias da circulação sistêmica são descritas e ilustradas nas Seções 21.8 a 21.19 e nas **Figuras 21.18 a 21.28**, para assim, facilitar o aprendizado. Os vasos sanguíneos são organizados em seções diferentes, de acordo com as regiões do corpo. A **Figura 21.18 A** mostra uma visão geral das principais artérias, e a **Figura 21.24** mostra uma visão geral das principais veias. Ao estudar os diversos vasos sanguíneos nas Seções 21.8 a 21.19, consulte essas duas figuras para analisar as relações entre os vasos sanguíneos considerados com outras regiões do corpo.

Cada uma das seções contém as seguintes informações:

- **Visão geral.** Fornece uma orientação geral dos vasos sanguíneos em estudo, com ênfase na maneira como os vasos sanguíneos estão organizados em várias regiões, bem como em suas características diferenciais e/ou relevantes
- **Nomes dos vasos sanguíneos.** Com frequência, os estudantes têm dificuldade em aprender os significados dos nomes dos vasos sanguíneos
- **Região irrigada ou drenada.** Para cada artéria citada, existe uma descrição das partes do corpo que recebem o sangue do vaso. Para cada veia citada, existe uma descrição das partes do corpo que são drenadas pelo vaso
- **Ilustrações e fotografias.** As figuras que acompanham as Seções 21.8 a 21.19 apresentam diversos elementos. Muitas incluem ilustrações dos vasos sanguíneos em estudo e fluxogramas para indicar os padrões de distribuição ou de drenagem do sangue. Foram também incluídas fotografias de cadáveres em dissecações selecionadas, de modo a proporcionar uma visão mais realista dos vasos sanguíneos.

> **Teste rápido**
>
> 23. Qual é a finalidade da circulação sistêmica?

CAPÍTULO 21 Sistema Circulatório: Vasos Sanguíneos e Hemodinâmica 795

FIGURA 21.17 **Vias circulatórias**. As setas pretas longas indicam a circulação sistêmica, as setas curtas azuis indicam a circulação pulmonar (ver detalhes na **Figura 21.30**) e as setas vermelhas, a circulação porta hepática (ver detalhes na **Figura 21.29**). Ver a **Figura 20.8** para detalhes da circulação coronariana e a **Figura 21.31** para detalhes da circulação fetal.

Os vasos sanguíneos são organizados em diversas vias, que fornecem sangue aos tecidos do corpo.

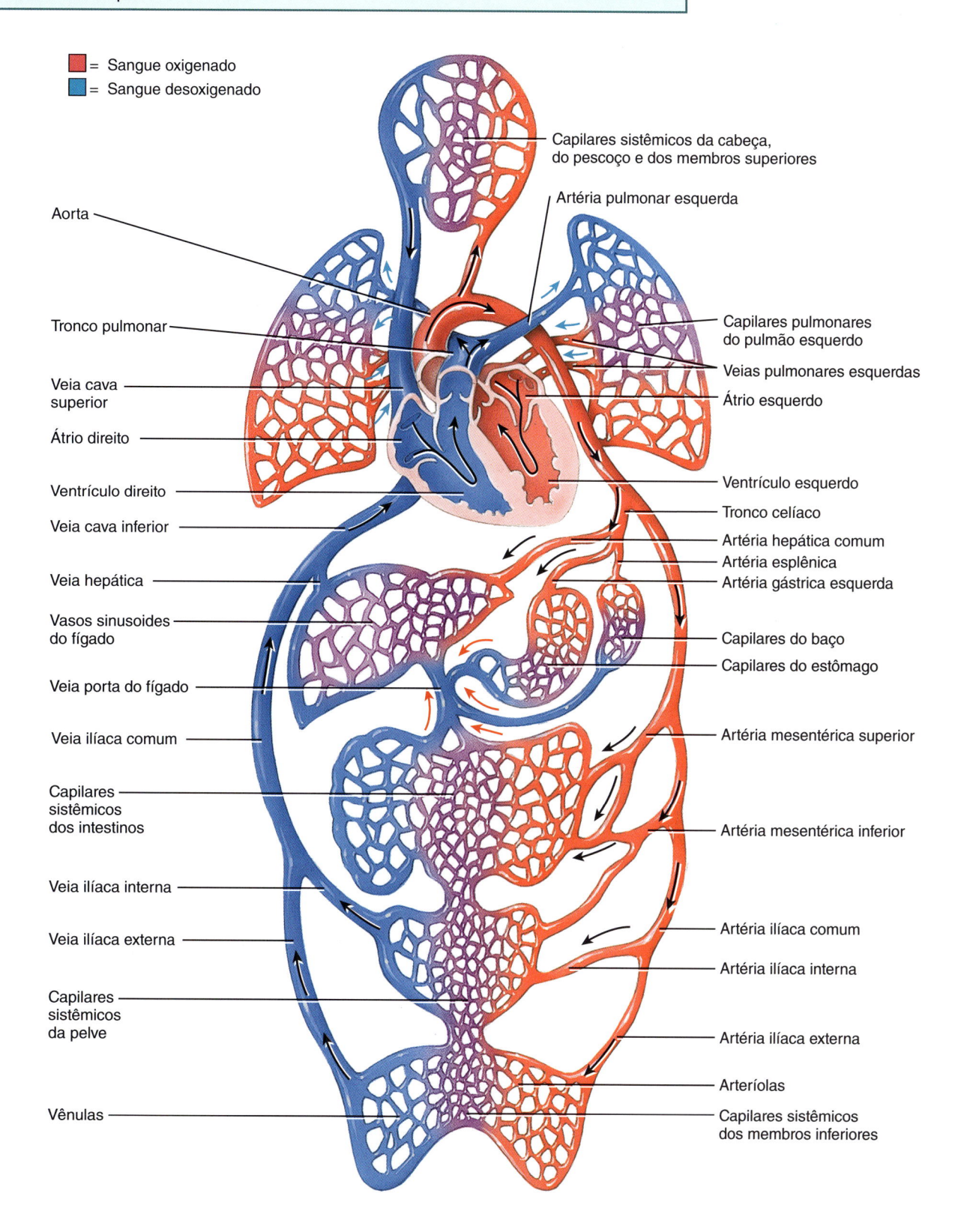

= Sangue oxigenado
= Sangue desoxigenado

- Capilares sistêmicos da cabeça, do pescoço e dos membros superiores
- Artéria pulmonar esquerda
- Aorta
- Capilares pulmonares do pulmão esquerdo
- Tronco pulmonar
- Veias pulmonares esquerdas
- Veia cava superior
- Átrio esquerdo
- Átrio direito
- Ventrículo esquerdo
- Ventrículo direito
- Tronco celíaco
- Veia cava inferior
- Artéria hepática comum
- Artéria esplênica
- Veia hepática
- Artéria gástrica esquerda
- Vasos sinusoides do fígado
- Capilares do baço
- Veia porta do fígado
- Capilares do estômago
- Veia ilíaca comum
- Artéria mesentérica superior
- Capilares sistêmicos dos intestinos
- Artéria mesentérica inferior
- Veia ilíaca interna
- Veia ilíaca externa
- Artéria ilíaca comum
- Artéria ilíaca interna
- Capilares sistêmicos da pelve
- Artéria ilíaca externa
- Arteríolas
- Vênulas
- Capilares sistêmicos dos membros inferiores

? Quais são as duas principais vias da circulação?

FIGURA 21.18 Aorta e seus principais ramos.

Todas as artérias sistêmicas ramificam-se a partir da aorta.

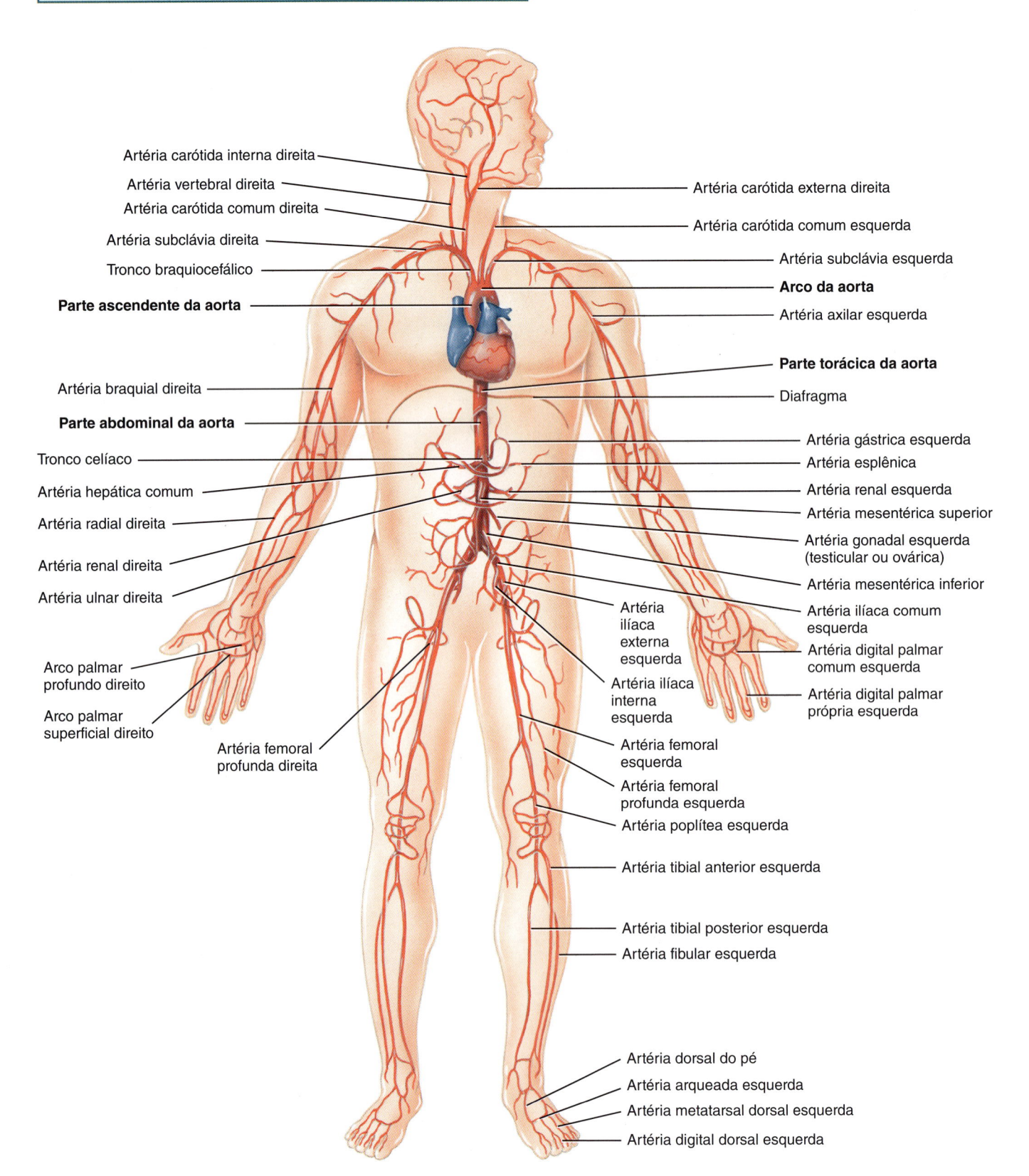

Artéria carótida interna direita
Artéria vertebral direita
Artéria carótida comum direita
Artéria subclávia direita
Tronco braquiocefálico
Parte ascendente da aorta
Artéria braquial direita
Parte abdominal da aorta
Tronco celíaco
Artéria hepática comum
Artéria radial direita
Artéria renal direita
Artéria ulnar direita
Arco palmar profundo direito
Arco palmar superficial direito
Artéria femoral profunda direita

Artéria carótida externa direita
Artéria carótida comum esquerda
Artéria subclávia esquerda
Arco da aorta
Artéria axilar esquerda
Parte torácica da aorta
Diafragma
Artéria gástrica esquerda
Artéria esplênica
Artéria renal esquerda
Artéria mesentérica superior
Artéria gonadal esquerda (testicular ou ovárica)
Artéria mesentérica inferior
Artéria ilíaca comum esquerda
Artéria digital palmar comum esquerda
Artéria ilíaca externa esquerda
Artéria digital palmar própria esquerda
Artéria ilíaca interna esquerda
Artéria femoral esquerda
Artéria femoral profunda esquerda
Artéria poplítea esquerda
Artéria tibial anterior esquerda
Artéria tibial posterior esquerda
Artéria fibular esquerda
Artéria dorsal do pé
Artéria arqueada esquerda
Artéria metatarsal dorsal esquerda
Artéria digital dorsal esquerda

A. Vista anterior geral dos principais ramos da aorta

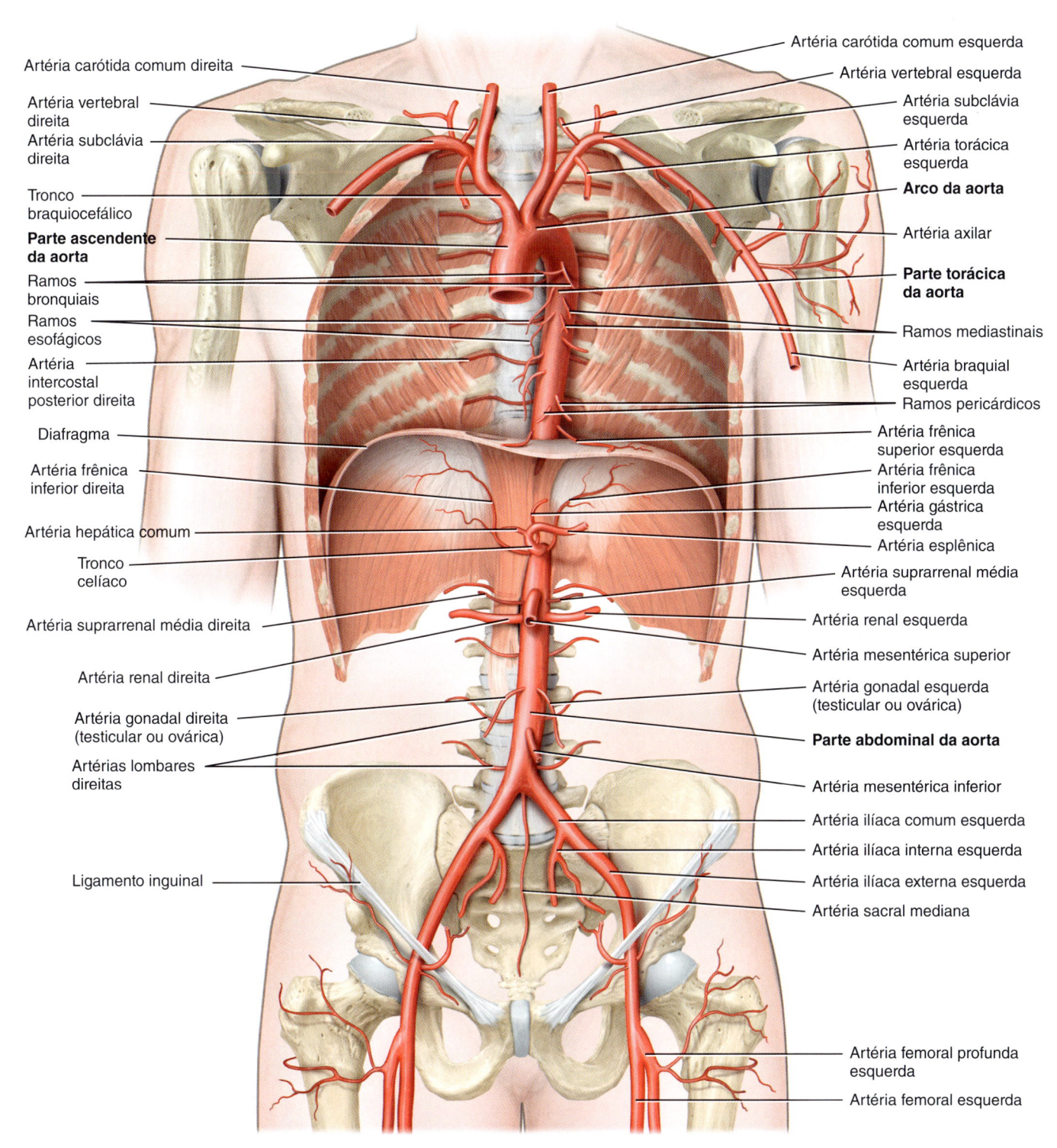

B. Vista anterior detalhada dos principais ramos da aorta

❓ Quais são as quatro subdivisões da aorta?

21.8 Aorta e seus ramos

OBJETIVOS

- **Identificar** as quatro principais divisões da aorta
- **Localizar** os principais ramos que surgem a partir de cada divisão.

A **aorta** é a maior artéria do corpo, com um diâmetro de 2 a 3 cm. Suas quatro principais divisões são: parte ascendente da aorta, arco da aorta, partes torácica e abdominal da aorta descendente (ver **Figura 21.18**). A parte da aorta que emerge do ventrículo esquerdo posterior ao tronco pulmonar é a **parte ascendente da aorta** (ver Seção 21.9). O início da aorta contém a valva da aorta (ver **Figura 20.4 A**). A parte ascendente da aorta dá origem a duas artérias coronárias, as quais suprem o miocárdio do coração. Em seguida, a parte ascendente da aorta curva-se para a esquerda, formando o **arco da aorta** (ver Seção 21.10), que desce e termina no nível do disco intervertebral entre as vértebras torácicas IV e V, passando a constituir a parte descendente da aorta. À medida que a aorta continua descendo, situa-se próximo aos corpos vertebrais e é denominada **parte torácica da aorta** dentro do tórax (ver Seção 21.11). Quando a parte torácica da aorta alcança a parte inferior do tórax, ela passa pelo hiato aórtico do diafragma, quando passa a constituir a **parte abdominal da aorta** (ver Seção 21.12). Essa parte abdominal desce até o nível da vértebra lombar IV, onde divide-se em duas **artérias ilíacas comuns** (ver Seção 21.13), que conduzem o sangue até a pelve e os membros inferiores. Cada divisão da aorta dá origem a artérias que se ramificam em artérias distribuidoras responsáveis por levar o sangue a vários órgãos. No interior dos órgãos, as artérias dividem-se em arteríolas e, em seguida, em vasos capilares que suprem os tecidos sistêmicos (todos os tecidos, com exceção dos alvéolos pulmonares).

Divisão e ramos	Regiões irrigadas
PARTE ASCENDENTE DA AORTA	
Artérias coronárias direita e esquerda	Coração
ARCO DA AORTA	
Tronco braquiocefálico	
Artéria carótida comum direita	Lado direito da cabeça e pescoço
Artéria subclávia direita	Membro superior direito
Artéria carótida comum esquerda	Lado esquerdo da cabeça e pescoço
Artéria subclávia esquerda	Membro superior esquerdo
PARTE TORÁCICA DA AORTA	
Ramos pericárdicos	Pericárdio
Ramos bronquiais	Brônquios dos pulmões
Ramos esofágicos	Esôfago
Ramos mediastinais	Estruturas no mediastino
Artérias intercostais posteriores	Músculos intercostais e torácicos
Artérias subcostais	Músculos abdominais superiores
Artérias frênicas superiores	Faces superior e posterior do diafragma
PARTE ABDOMINAL DA AORTA	
Artérias frênicas inferiores	Face inferior do diafragma
Artérias lombares	Músculos abdominais
Tronco celíaco	
Artéria hepática comum	Fígado, estômago, duodeno e pâncreas
Artéria gástrica esquerda	Estômago e esôfago
Artéria esplênica	Baço, pâncreas e estômago
Artéria mesentérica superior	Intestino delgado, ceco, colo ascendente, colo transverso e pâncreas
Artérias suprarrenais	Glândulas suprarrenais
Artérias renais	Rins
Artérias gonadais	
Artérias testiculares	Testículos (homem)
Artérias ováricas	Ovários (mulher)
Artéria mesentérica inferior	Colo transverso, descendente e sigmoide; reto
Artérias ilíacas comuns	
Artérias ilíacas externas	Membros inferiores
Artérias ilíacas internas	Útero (mulher), próstata (homem), músculos das nádegas e bexiga urinária

> **Teste rápido**
>
> 24. Cada uma das quatro divisões principais da aorta supre regiões gerais específicas. Cite-as.

21.9 Parte ascendente da aorta

OBJETIVO

- **Identificar** os dois principais ramos arteriais da parte ascendente da aorta.

A **parte ascendente da aorta** mede cerca de 5 cm de comprimento e começa na valva da aorta (ver **Figura 20.8**). Ela direciona-se superior e ligeiramente anterior, à direita. Termina no nível do ângulo do esterno, onde se torna o arco da aorta. O início da parte ascendente da aorta é posterior ao tronco pulmonar e à aurícula direita; a artéria pulmonar direita é posterior a ela. Na sua origem, a parte ascendente da aorta contém três dilatações, os chamados *seios da aorta*. Dois deles, os seios direito e esquerdo, dão origem às artérias coronárias direita e esquerda, respectivamente.

As **artérias coronárias** direita e esquerda originam-se da parte ascendente da aorta, exatamente superior à valva da aorta (ver **Figura 21.19**). Formam um anel semelhante a uma coroa em torno do coração, dando origem a ramos para o miocárdio atrial e ventricular. O **ramo interventricular posterior** da artéria coronária direita supre ambos os ventrículos, já o **ramo marginal** irriga o ventrículo direito. O **ramo interventricular anterior** da artéria coronária esquerda, também conhecido como artéria **descendente anterior esquerda**, irriga ambos os ventrículos, e o **ramo circunflexo** supre o átrio e o ventrículo esquerdos.

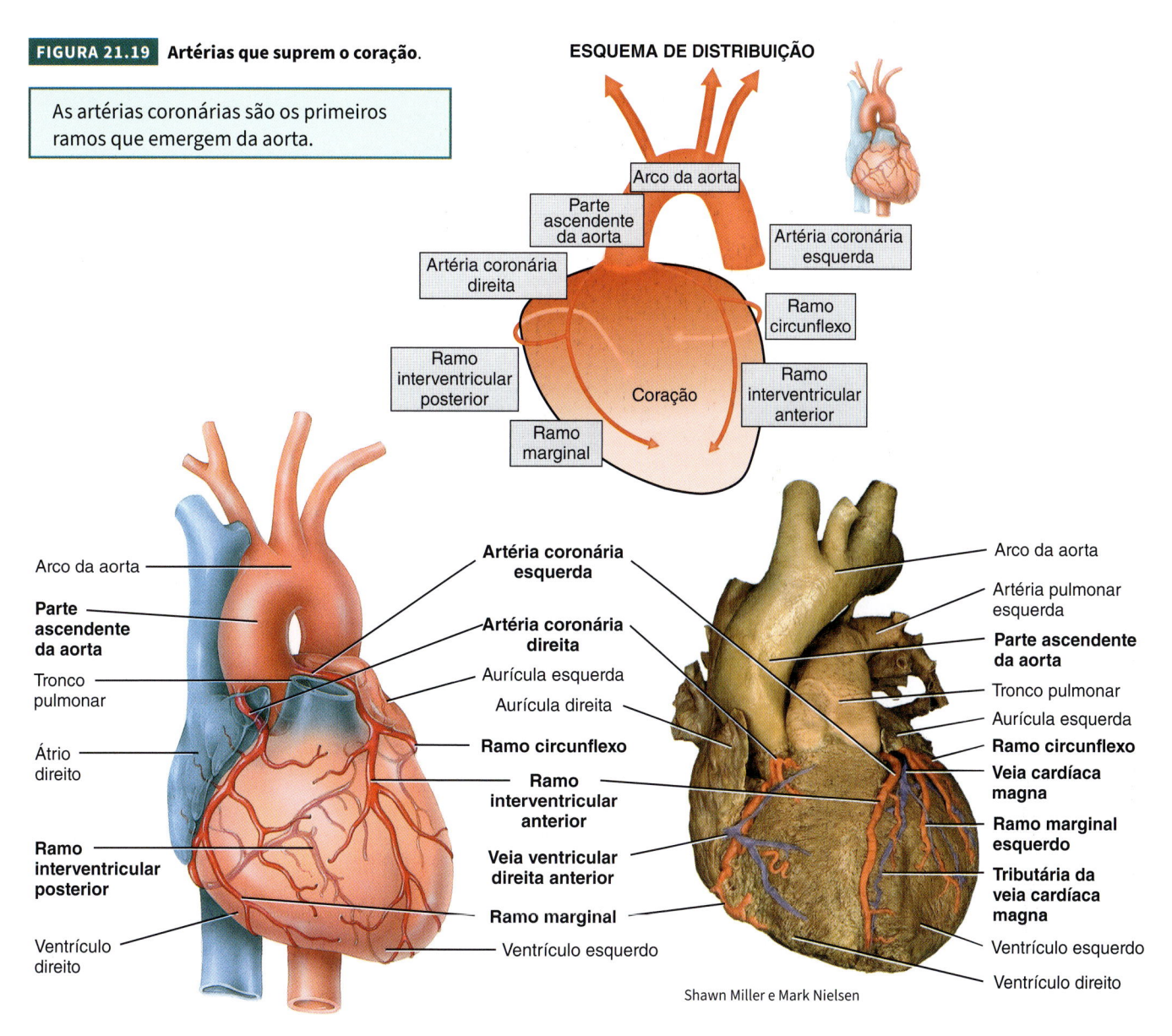

FIGURA 21.19 Artérias que suprem o coração.

As artérias coronárias são os primeiros ramos que emergem da aorta.

A. Vista anterior das artérias coronárias e seus principais ramos

B. Vista anterior das artérias e das veias do coração

? Por que essas artérias são denominadas artérias coronárias?

Teste rápido

25. Quais são os ramos das artérias coronárias que suprem o ventrículo esquerdo? Por que o ventrículo esquerdo tem um suprimento de sangue arterial tão extenso?

21.10 Arco da aorta

OBJETIVO

- **Identificar** as três principais artérias que se ramificam a partir do arco da aorta.

O **arco da aorta** mede 4 a 5 cm de comprimento e é uma continuação da parte ascendente da aorta. Emerge do pericárdio posterior ao esterno, no nível do ângulo do esterno (**Figura 21.20**). O arco da aorta dirige-se superior e posteriormente para a esquerda e, em seguida, inferiormente; termina no disco intervertebral entre as vértebras torácicas IV e V, onde se torna a parte torácica da aorta descendente. Três artérias principais ramificam-se a partir da face superior do arco da aorta, na seguinte ordem de ramificação: o tronco braquiocefálico, a artéria carótida comum esquerda e a artéria subclávia esquerda. O primeiro e maior ramo do arco da aorta é o **tronco braquiocefálico**, o qual se estende superiormente, curva-se ligeiramente para a direita e divide-se, na altura da articulação esternoclavicular direita, para formar as artérias subclávia e a carótida comum direitas. O segundo ramo do arco da aorta é a **artéria carótida comum esquerda**, que se divide nos mesmos ramos, com os mesmos nomes daqueles da artéria carótida comum direita. O terceiro ramo do arco da aorta é a **artéria subclávia esquerda**, que

Ramo	Descrição e ramos	Regiões irrigadas
Tronco braquiocefálico	Primeiro ramo do arco da aorta; divide-se para formar a artéria subclávia direita e a artéria carótida comum direita (**Figura 21.20 A**)	Cabeça, pescoço, membro superior e parede torácica
Artéria subclávia direita*	Estende-se a partir do tronco braquiocefálico até a margem inferior da primeira costela; dá origem a diversos ramos na raiz do pescoço	Encéfalo, medula espinal, pescoço, ombro, músculos da parede torácica e músculos escapulares
Artéria torácica interna	Emerge da primeira parte da artéria subclávia e desce posteriormente às cartilagens costais das seis costelas superiores, imediatamente lateral ao esterno; termina no sexto espaço intercostal onde se bifurca (ramifica-se em duas artérias) e emite ramos para os espaços intercostais **Nota clínica:** na **cirurgia de revascularização do miocárdio**, se apenas um único vaso estiver obstruído, a artéria torácica interna (habitualmente a esquerda) é utilizada para criar a derivação. A extremidade superior da artéria é deixada ligada à artéria subclávia, e a extremidade seccionada é conectada à artéria coronária em um ponto distal ao bloqueio. A extremidade inferior da artéria torácica interna é amarrada. Os enxertos arteriais são preferidos aos enxertos venosos, visto que as artérias são capazes de resistir à maior pressão do sangue que flui pelas artérias coronárias e têm menos tendência a sofrer obstrução com o decorrer do tempo	Parede torácica anterior
Artéria vertebral	Principal ramo da artéria subclávia direita para o encéfalo antes que ela alcance a axila (**Figura 21.20 B**); ascende pelo pescoço, atravessa os forames transversários das vértebras cervicais e entra no crânio pelo forame magno para alcançar a face inferior do encéfalo. Une-se à artéria vertebral esquerda para formar a **artéria basilar**. A artéria basilar segue ao longo da linha mediana da face anterior do tronco encefálico e emite vários ramos (**artérias cerebral posterior** e **cerebelar**)	Parte posterior do cérebro, cerebelo, ponte e orelha interna
Artéria axilar*	Continuação da artéria subclávia direita na axila; começa quando a artéria subclávia ultrapassa a margem inferior da primeira costela e termina quando cruza a margem distal do músculo redondo maior; emite numerosos ramos na axila	Músculos do tórax, do ombro e da escápula, bem como o úmero
Artéria braquial*	Continuação da artéria axilar no braço; começa na margem distal do músculo redondo maior e termina com a sua bifurcação em artérias radial e ulnar imediatamente distal à curvatura do cotovelo; superficial e palpável ao longo da face medial do braço. À medida que desce para o cotovelo, curva-se lateralmente e passa pela fossa cubital, uma depressão triangular anterior ao cotovelo, onde é possível palpar facilmente o seu pulso e ouvir vários sons durante a aferição da pressão arterial de uma pessoa **Nota clínica:** a **pressão arterial (PA)** é habitualmente aferida na artéria braquial. Para controlar a hemorragia, o melhor local para comprimir a artéria braquial é próximo ao meio do braço, onde ela é superficial e facilmente comprimida contra o úmero	Músculos do braço, úmero e articulação do cotovelo

*Esse é um exemplo da prática de dar nomes diferentes a um mesmo vaso, à medida que passa por regiões diferentes. Veja as artérias axilar e braquial.

Ramo	Descrição e ramos	Regiões irrigadas
Artéria radial	Menor ramo da bifurcação da artéria braquial, sua continuação direta. Passa ao longo da face lateral (radial) do antebraço e entra no punho, onde se bifurca em ramos superficiais e profundos, que se anastomosam com ramos correspondentes da artéria ulnar para formar os arcos palmares da mão. Faz contato com a extremidade distal do rádio no punho, onde é recoberta apenas pela fáscia e pela pele **Nota clínica:** em virtude de sua localização superficial nesse ponto, trata-se de um local comum para a medição do **pulso arterial (radial)**	Principal fonte de sangue para os músculos do compartimento posterior do antebraço
Artéria ulnar	Maior ramo da artéria braquial. Passa ao longo da face medial (ulnar) do antebraço e, em seguida, no punho, onde se ramifica em ramos superficiais e profundos que entram na mão. Esses ramos se anastomosam com ramos correspondentes da artéria radial para formar os arcos palmares	Principal fonte de sangue para os músculos do compartimento anterior do antebraço
Arco palmar superficial	Formado principalmente pela parte superficial da artéria ulnar, com contribuição do ramo palmar superficial da artéria radial; superficial aos tendões do músculo flexor longo dos dedos; estende-se pela palma nas bases dos ossos metacarpais; dá origem às **artérias digitais palmares comuns**, cada uma das quais se divide em **artérias digitais palmares próprias**	Músculos, ossos, articulações e pele da palma e dos dedos das mãos
Arco palmar profundo	Formado principalmente pela parte profunda da artéria radial, porém recebe uma contribuição do ramo palmar profundo da artéria ulnar; localiza-se abaixo dos tendões do músculo flexor longo dos dedos e estende-se pela palma, imediatamente distal à base dos ossos metacarpais; dá origem às **artérias metacarpais palmares**, que se anastomosam com as artérias digitais palmares comuns do arco superficial	Músculos, ossos e articulações da palma e dos dedos das mãos
Artéria carótida comum direita	Começa na bifurcação do tronco braquiocefálico, posterior à articulação esternoclavicular direita; passa superiormente no pescoço para irrigar as estruturas na cabeça (**Figura 21.20 C**); divide-se nas artérias carótidas externa e interna direitas na margem superior da laringe (*voice box*) **Nota clínica:** o **pulso carótico** pode ser detectado na artéria carótida externa, imediatamente anterior ao músculo esternocleidomastóideo, na margem superior da laringe. É conveniente para detectar um pulso arterial quando o indivíduo pratica exercício físico ou durante a administração de reanimação cardiopulmonar	Cabeça e pescoço
Artéria carótida externa	Começa na margem superior da laringe e termina próximo à articulação temporomandibular, inserida na glândula parótida, onde se divide em dois ramos: as **artérias temporal superficial** e **maxilar**	Principal fonte de sangue para todas as estruturas da cabeça, com exceção do encéfalo. Irriga a pele, os tecidos conjuntivos, os músculos, os ossos, as articulações, a dura-máter e a aracnoide-máter na cabeça e grande parte da anatomia do pescoço
Artéria carótida interna	Emerge da artéria carótida comum; entra na cavidade craniana pelo canal carótico no lobo temporal e emerge na cavidade craniana, próximo da base da fossa hipofisial do esfenoide; dá origem a numerosos ramos no interior da cavidade craniana e termina como artéria cerebral anterior. A **artéria cerebral anterior** passa para a frente em direção ao lobo frontal do cérebro, ao passo que a **artéria cerebral média** passa lateralmente entre os lobos temporal e parietal do cérebro. No interior do crânio (**Figura 21.20 C**), as artérias carótidas internas esquerda e direita fazem anastomose por meio da **artéria comunicante anterior**, entre duas artérias cerebrais anteriores; essas anastomoses, conjuntamente às anastomoses entre as artérias carótida e basilar, formam um arranjo de vasos sanguíneos na base do encéfalo, denominado **círculo arterial do cérebro** (*círculo de Willis*) (**Figura 21.20 C**). Ocorre anastomose entre as artérias carótida interna e basilar no local onde as **artérias comunicantes posteriores**, que emergem da artéria carótida interna, anastomosam-se com as artérias cerebrais posteriores da artéria basilar, ligando o suprimento sanguíneo da artéria carótida interna ao suprimento sanguíneo da artéria vertebral. O círculo arterial do cérebro iguala a pressão arterial para o encéfalo e fornece vias alternativas para o fluxo sanguíneo do encéfalo em caso de dano às artérias	Estruturas do bulbo ocular e outras estruturas orbitais, orelha e partes do nariz e da cavidade nasal. Lobos frontal, temporal e parietal do cérebro, hipófise e pia-máter
Artéria carótida comum esquerda	Emerge como segundo ramo do arco da aorta e ascende pelo mediastino para entrar no pescoço abaixo da clavícula; em seguida, segue um percurso semelhante ao da artéria carótida comum direita	Distribuição semelhante à da artéria carótida comum direita
Artéria subclávia esquerda	Emerge como terceiro e último ramo do arco da aorta; passa superior e lateralmente pelo mediastino e abaixo da clavícula, na raiz do pescoço, em seu percurso para o membro superior; apresenta um percurso semelhante ao da artéria subclávia direita após deixar o mediastino	Distribuição semelhante à da artéria subclávia direita

802 PRINCÍPIOS DE ANATOMIA E FISIOLOGIA

ESQUEMA DE DISTRIBUIÇÃO

- Artéria basilar
  - Artéria cerebral posterior direita
  - Artéria cerebral posterior esquerda
- Artéria vertebral direita
- Artéria cerebral média direita
- Artéria cerebral média esquerda
- Artéria cerebral esquerda
- Artéria cerebral anterior direita
- Artéria cerebral anterior esquerda
- Artéria comunicante posterior
- Artéria carótida interna direita
- Artéria carótida interna esquerda
- Artéria carótida externa direita
- Artéria carótida externa esquerda
- Artéria carótida comum direita
- Artéria carótida comum esquerda
- Artéria subclávia direita
- Artéria subclávia esquerda
- Tronco braquiocefálico
- Arco da aorta
- Artéria axilar direita
- Artéria braquial direita
- Artéria radial direita
- Artéria ulnar direita
- Arco palmar profundo direito
- Arco palmar superficial direito
- Artéria metacarpal palmar direita
- Artéria metacarpal palmar direita
- Artéria digital palmar comum direita
- Artéria digital palmar própria direita

A artéria subclávia esquerda dá origem aos mesmos ramos que a artéria subclávia direita

CAPÍTULO 21 Sistema Circulatório: Vasos Sanguíneos e Hemodinâmica 803

FIGURA 21.20 **Arco da aorta e seus ramos**. Observe em (**C**) as artérias que constituem o círculo arterial do cérebro (círculo de Willis).

O arco da aorta termina no nível do disco intervertebral, entre as vértebras torácicas IV e V.

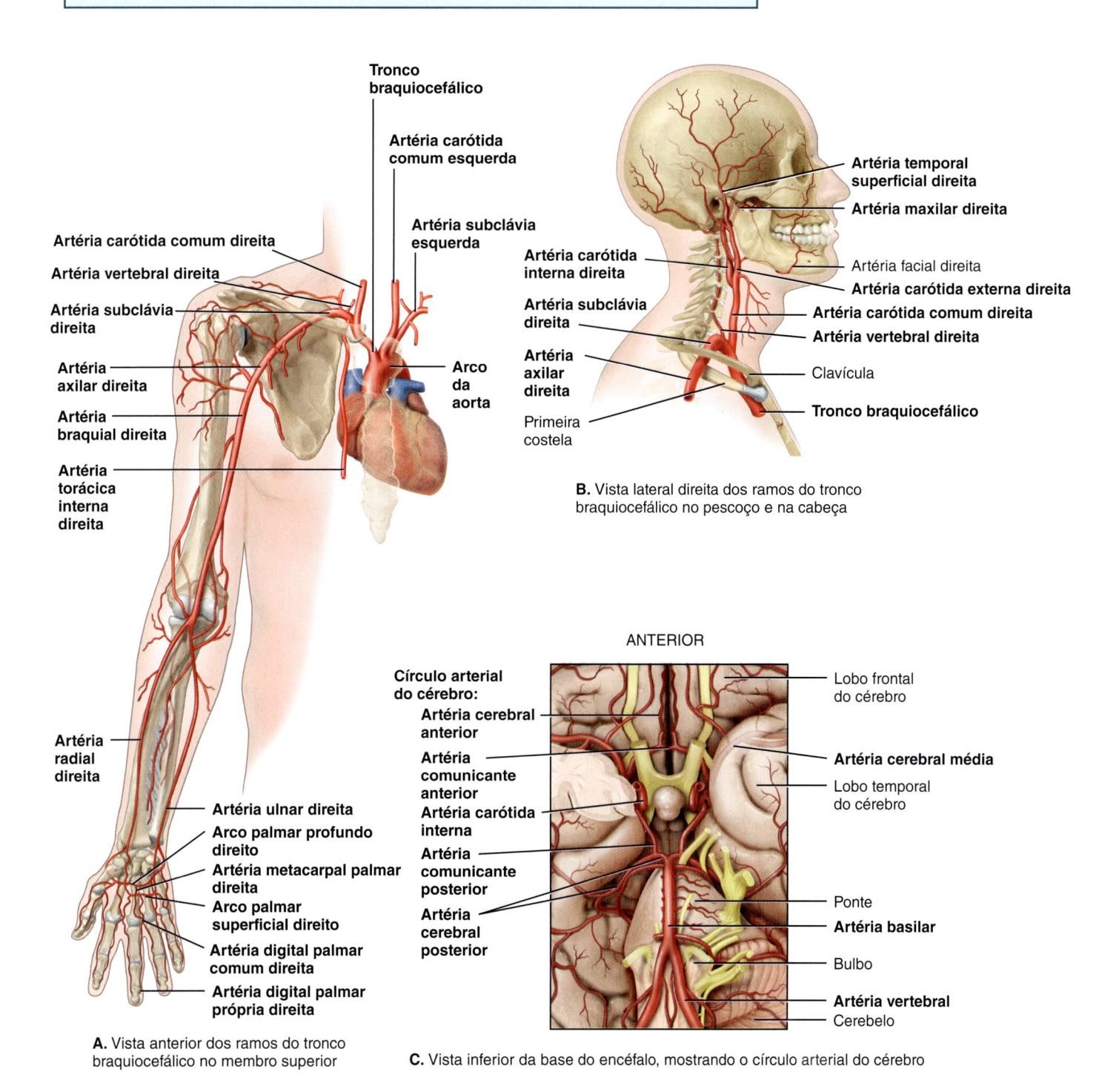

A. Vista anterior dos ramos do tronco braquiocefálico no membro superior

B. Vista lateral direita dos ramos do tronco braquiocefálico no pescoço e na cabeça

C. Vista inferior da base do encéfalo, mostrando o círculo arterial do cérebro

(*continua*)

FIGURA 21.20 *Continuação.*

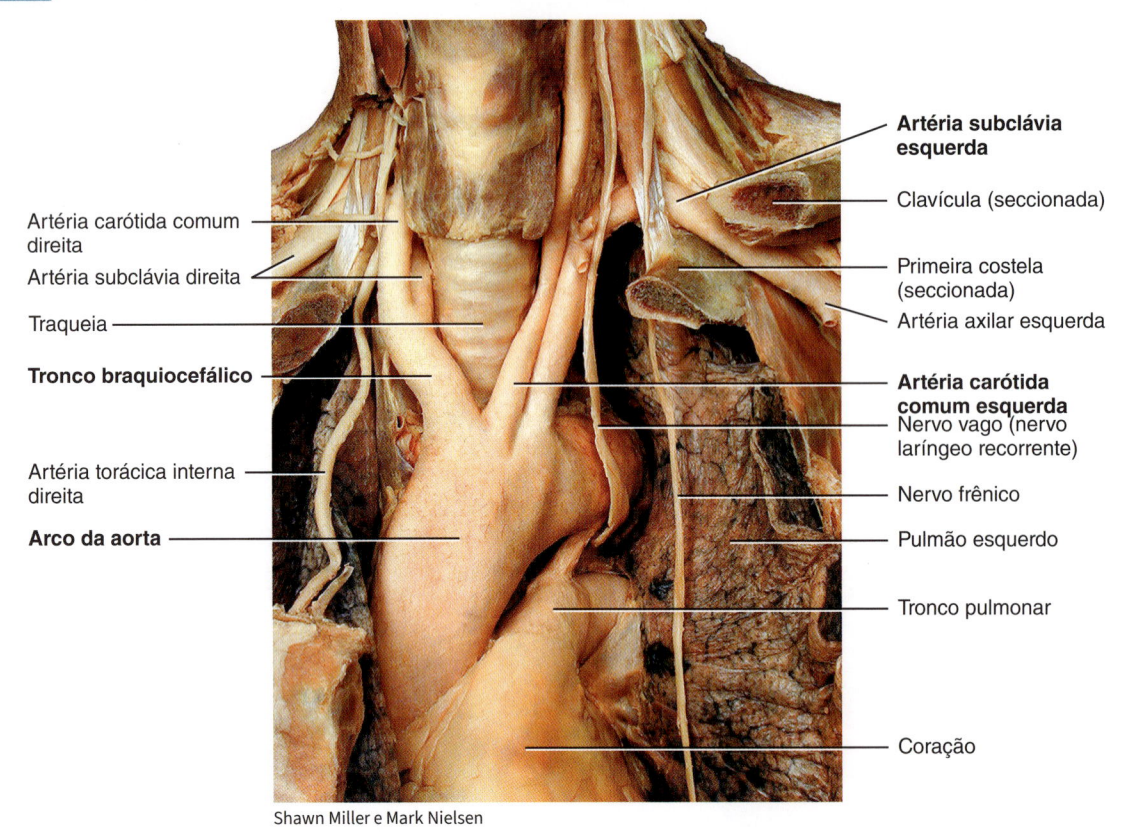

D. Vista anterior dos ramos do arco da aorta

? Quais são os três principais ramos do arco da aorta, por ordem de origem?

distribui o sangue para a artéria vertebral esquerda e os vasos do membro superior esquerdo. As artérias que se ramificam a partir da artéria subclávia esquerda são semelhantes na sua distribuição e no nome àquelas que se ramificam a partir da artéria subclávia direita.

Teste rápido

26. Quais regiões gerais são irrigadas pelas artérias que emergem do arco da aorta?

A **parte torácica da aorta** mede cerca de 20 cm de comprimento e é uma continuação do arco da aorta (**Figura 21.21**). Começa no nível do disco intervertebral, entre as vértebras torácicas IV e V, onde se situa à esquerda da coluna vertebral. À medida que desce, passa a se localizar mais próximo da linha média e atravessa uma abertura no diafragma (hiato aórtico), que está localizada anteriormente à coluna vertebral, no nível do disco intervertebral entre as vértebras torácica XII e lombar I.

Ao longo de seu percurso, a parte torácica da aorta emite numerosas artérias pequenas, **ramos viscerais** para as vísceras e **ramos parietais** para as estruturas da parede de corpo.

21.11 Parte torácica da aorta

OBJETIVO

- **Identificar** os ramos viscerais e parietais da parte torácica da aorta.

Teste rápido

27. Quais regiões gerais são irrigadas pelos ramos viscerais e parietais da parte torácica da aorta?

Ramo	Descrição e ramos	Regiões irrigadas
RAMOS VISCERAIS		
Ramos pericárdicos	Duas a três artérias pequenas que emergem de níveis variáveis da parte torácica da aorta e seguem para frente até o saco pericárdico que envolve o coração	Tecidos do saco pericárdico
Ramos bronquiais	Emergem da parte torácica da aorta ou de um de seus ramos. O ramo bronquial direito normalmente surge a partir da terceira artéria intercostal posterior; dois ramos bronquiais esquerdos originam-se da extremidade superior da parte torácica da aorta. Todos seguem a árvore bronquial até os pulmões	Suprem os tecidos da árvore bronquial e tecido pulmonar circundante até o nível dos ductos alveolares
Ramos esofágicos	Quatro a cinco artérias que emergem da face anterior da parte torácica da aorta e seguem para frente para se ramificar no esôfago	Todos os tecidos do esôfago
Ramos mediastinais	Emergem de vários pontos na parte torácica da aorta	Tecidos variados no mediastino, principalmente tecido conjuntivo e linfonodos
RAMOS PARIETAIS		
Artérias intercostais posteriores	Normalmente, nove pares de artérias que surgem a partir da face posterior lateral de cada lado da parte torácica da aorta. Cada uma delas passa lateralmente e, em seguida, anteriormente pelo espaço intercostal, onde finalmente se anastomosam com ramos intercostais anteriores das artérias torácicas internas	Pele, músculos e costelas da parede torácica. Vértebras torácicas, meninges e medula espinal; glândulas mamárias
Artérias subcostais	Ramos segmentares mais inferiores da parte torácica da aorta; uma de cada lado passa para a parede torácica, inferiormente à costela XII e segue o seu percurso para frente na parede abdominal superior	Pele, músculos e costelas. Vértebra torácica XII, meninges e medula espinal
Artérias frênicas superiores	Emergem da extremidade inferior da parte torácica da aorta e passam sobre a face superior do diafragma	Músculo diafragmático e pleura que recobre o diafragma

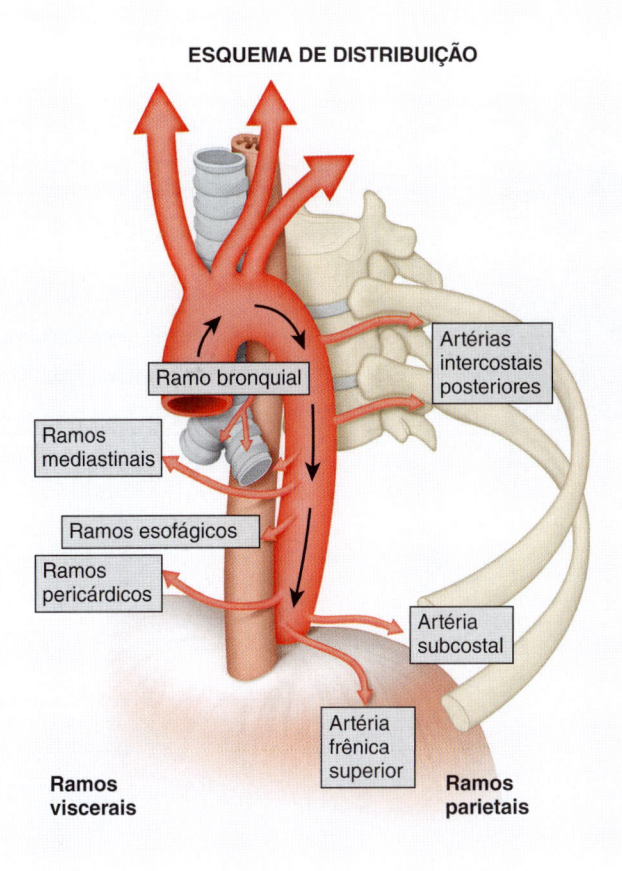

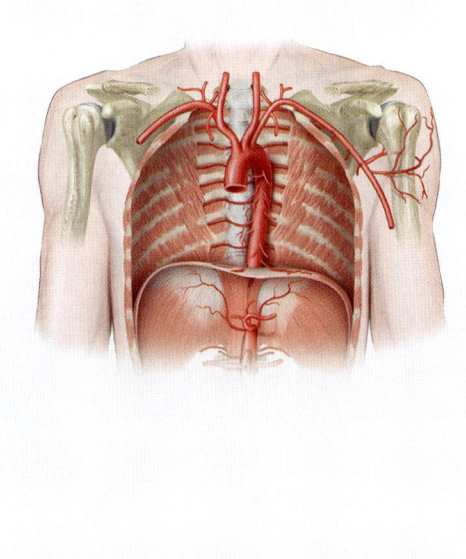

ESQUEMA DE DISTRIBUIÇÃO

FIGURA 21.21 Parte torácica e parte abdominal da aorta descendente e seus principais ramos.

A parte torácica da aorta é a continuação do arco da aorta.

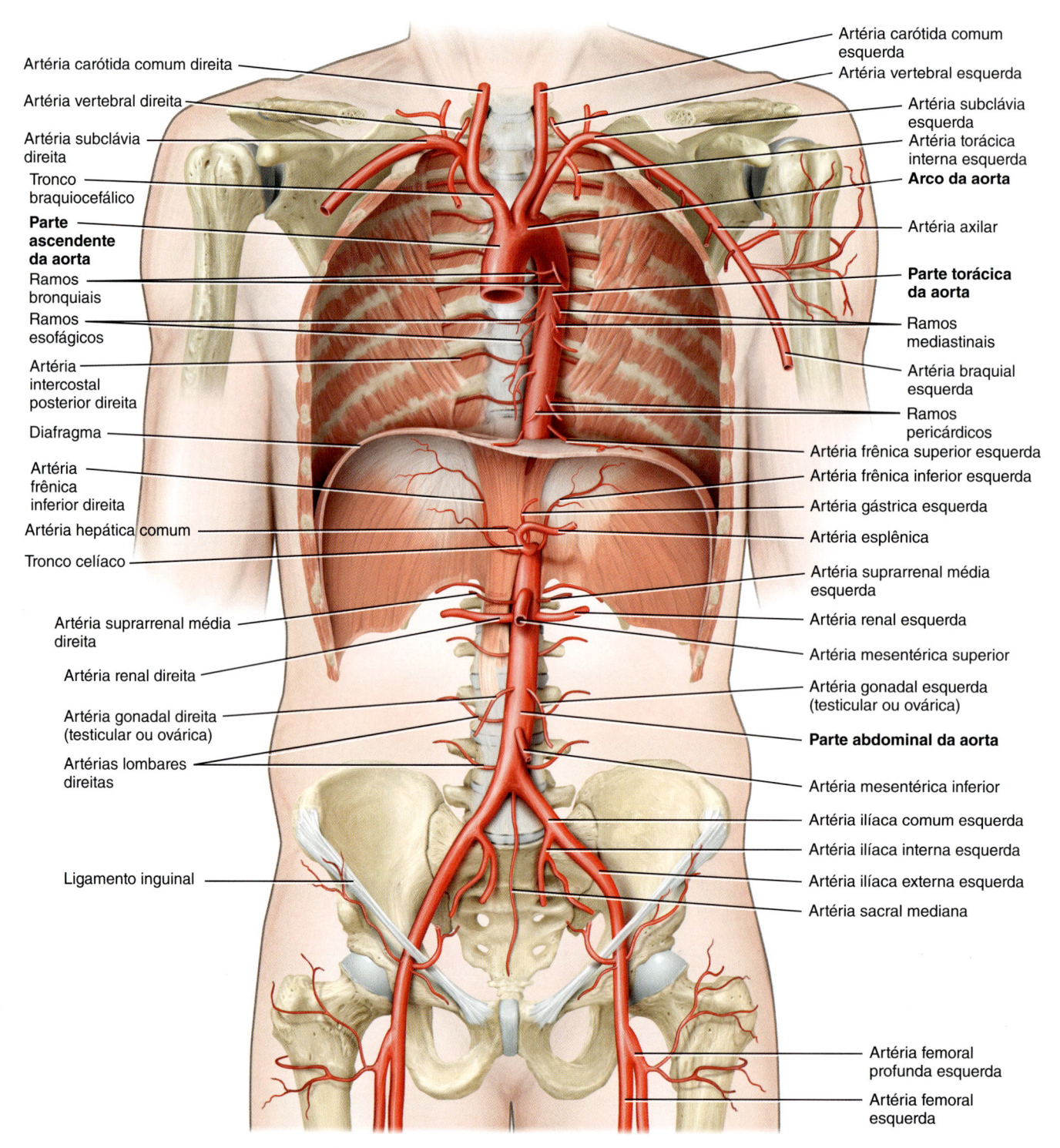

Vista anterior detalhada dos principais ramos da aorta

? Onde começa a parte torácica da aorta?

21.12 Parte abdominal da aorta

OBJETIVO

- **Identificar** os ramos viscerais e parietais da parte abdominal da aorta.

A **parte abdominal da aorta** é a continuação da parte torácica após ela passar pelo diafragma (**Figura 21.22**). Começa no hiato aórtico do diafragma e termina aproximadamente no nível da vértebra lombar IV, onde se divide nas artérias ilíacas comuns direita e esquerda. A parte abdominal da aorta situa-se anteriormente à coluna vertebral.

À semelhança da parte torácica da aorta, a parte abdominal da aorta emite **ramos viscerais** e **parietais**. Os ramos viscerais ímpares emergem da face anterior da aorta e incluem o **tronco celíaco**

Ramo	Descrição e ramos	Regiões irrigadas
RAMOS VISCERAIS ÍMPARES		
Tronco celíaco	Primeiro ramo visceral da aorta, inferior ao diafragma; emerge da parte abdominal da aorta no nível da vértebra torácica XII quando a aorta atravessa o hiato no diafragma; divide-se em três ramos: as artérias gástrica esquerda, esplênica e hepática comum (**Figura 21.22 A**)	Supre todos os órgãos do sistema digestório que se originam do intestino anterior embrionário, isto é, da parte abdominal do esôfago até o duodeno, bem como o baço
	1. **Artéria gástrica esquerda.** O menor dos três ramos celíacos que emerge superiormente à esquerda em direção ao esôfago e, em seguida, curva-se para acompanhar a curvatura menor do estômago. Na curvatura menor do estômago, anastomosa-se com a artéria gástrica direita.	Parte abdominal do esôfago, curvatura menor do estômago e omento menor
	2. **Artéria esplênica.** O maior ramo do tronco celíaco emerge do lado esquerdo do tronco celíaco distalmente à artéria gástrica esquerda e segue horizontalmente para a esquerda, ao longo do pâncreas. Antes de alcançar o baço, dá origem a três artérias:	Baço, pâncreas, fundo gástrico, curvatura maior do estômago e omento maior
	• **Ramos pancreáticos**, uma série de pequenas artérias que surgem do baço e descem para o tecido pancreático	Pâncreas
	• **Artéria gastromental esquerda**, que emerge da extremidade terminal da artéria esplênica e passa da esquerda para a direita ao longo da curvatura maior do estômago	Curvatura maior do estômago e omento maior
	• **Artérias gástricas curtas**, que emergem da extremidade terminal da artéria esplênica e passam para o fundo gástrico	Fundo gástrico
	3. **Artéria hepática comum.** De tamanho intermediário entre as artérias gástrica esquerda e esplênica; surge do lado direito do tronco celíaco e dá origem a três artérias:	Fígado, vesícula biliar, omento menor, estômago, pâncreas e duodeno
	• **Artéria hepática própria**, que se ramifica a partir da artéria hepática comum e ascende ao longo dos ductos biliares no fígado e na vesícula biliar	Fígado, vesícula biliar e omento menor
	• **Artéria gástrica direita**, que emerge da artéria hepática comum e curva-se de volta para a esquerda, ao longo da curvatura menor do estômago, onde se anastomosa com a artéria gástrica esquerda	Curvatura menor do estômago e omento menor
	• **Artéria gastroduodenal**, que passa inferiormente em direção ao estômago e duodeno e emite ramos ao longo da curvatura maior do estômago	Curvatura menor do estômago, duodeno e pâncreas
Artéria mesentérica superior	Surge a partir da face anterior da parte abdominal da aorta, aproximadamente 1 cm inferior ao tronco celíaco, no nível da vértebra lombar I (**Figura 21.22 B**); estende-se inferior e anteriormente entre as camadas de mesentério (parte do peritônio que fixa o intestino delgado à parede posterior do abdome). Faz várias anastomoses e apresenta cinco ramos:	Supre todos os órgãos do sistema digestório, do duodeno até o colo transverso
	1. **Artéria pancreaticoduodenal inferior**, que passa superiormente e para a direita em direção à cabeça do pâncreas e duodeno	Pâncreas e duodeno
	2. **Artérias jejunais** e **ileais**, que se espalham pelo mesentério e passam para alças do jejuno e íleo (intestino delgado)	Jejuno e íleo, que constituem a maior parte do intestino delgado

Ramo	Descrição e ramos	Regiões irrigadas
	3. **Artéria ileocólica**, que passa inferior e lateralmente para o lado direito, em direção à parte terminal do íleo, ceco, apêndice vermiforme e primeira parte do colo ascendente	Parte terminal do íleo, ceco, apêndice vermiforme e primeira parte do colo ascendente
	4. **Artéria cólica direita**, que passa lateralmente à direita em direção ao colo ascendente	Colo ascendente e primeira parte do colo transverso
	5. **Artéria cólica média**, que ascende ligeiramente para a direita em direção ao colo transverso	A maior parte do colo transverso
Artéria mesentérica inferior	Emerge da face anterior da parte abdominal da aorta, no nível da vértebra lombar III e, em seguida, passa inferiormente à esquerda da aorta (**Figura 21.22 C**). Faz várias anastomoses e apresenta três ramos:	Supre todos os órgãos do sistema digestório, do colo transverso até o reto
	1. **Artéria cólica esquerda**, que ascende lateralmente para a esquerda, em direção à extremidade distal do colo transverso e colo descendente	Extremidade do colo transverso e colo descendente
	2. **Artérias sigmóideas**, que descem lateralmente para a esquerda, em direção ao colo sigmoide	Colo sigmoide
	3. **Artéria retal superior**, que passa inferiormente para a parte superior do reto	Parte superior do reto

e as **artérias mesentérica superior** e **mesentérica inferior** (ver **Figura 21.21**).

Os ramos viscerais em pares emergem das faces laterais da aorta e incluem as **artérias suprarrenal**, **renal** e **gonadais** (testicular ou ovárica). O ramo parietal ímpar solitário é a **artéria sacral mediana**. Os ramos parietais em pares emergem das faces posteriores laterais da aorta e incluem a **artéria frênica inferior** e as **artérias lombares**.

> **Teste rápido**
>
> 28. Nomeie os ramos viscerais e parietais pares e os ramos viscerais e parietais ímpares da parte abdominal da aorta e indique as regiões gerais que eles irrigam.

Ramo	Descrição e ramos	Regiões irrigadas
RAMOS VISCERAIS PARES		
Artérias suprarrenais	Normalmente, existem três pares (superior, média e inferior), porém apenas o par de artérias suprarrenais médias origina-se diretamente da parte abdominal da aorta (ver **Figura 21.21**). As **artérias suprarrenais médias** emergem da parte abdominal da aorta, no nível da vértebra lombar I ou superiormente às artérias renais. As **artérias suprarrenais superiores** são ramos das artérias frênicas inferiores, e as **artérias suprarrenais inferiores** são ramos das artérias renais	Glândulas suprarrenais
Artérias renais	As artérias renais direita e esquerda emergem habitualmente das faces laterais da parte abdominal da aorta, na margem superior da vértebra lombar II, cerca de 1 cm inferior à artéria mesentérica superior (ver **Figura 21.21**). A artéria renal direita, que é mais longa do que a esquerda, surge ligeiramente abaixo da esquerda e passa posteriormente à veia renal direita e veia cava inferior. A artéria renal esquerda é posterior à veia renal esquerda e é cruzada pela veia mesentérica inferior	Todos os tecidos dos rins
Artérias gonadais (testiculares ou ováricas)	Originam-se da face anterior da parte abdominal da aorta, no nível da vértebra lombar II, imediatamente inferior às artérias renais (ver **Figura 21.21**). Nos homens, as artérias gonadais são especificamente denominadas **artérias testiculares**; descem ao longo da parede posterior do abdome para atravessar o canal inguinal e descer até o escroto. Nas mulheres, as artérias gonadais são denominadas **artérias ováricas**; são mais curtas do que as artérias testiculares e permanecem dentro da cavidade abdominal	Homens: testículo, epidídimo, ducto deferente e ureteres; mulheres: ovários, tubas uterinas e ureteres

Ramo	Descrição e ramos	Regiões irrigadas
RAMO PARIETAL ÍMPAR		
Artéria sacral mediana	Origina-se da face posterior da parte abdominal da aorta, aproximadamente 1 cm superior à *bifurcação* da aorta em dois ramos: artérias ilíacas comuns direita e esquerda (ver **Figura 21.21**)	Sacro, cóccix, nervos espinais sacrais e músculo piriforme
RAMOS PARIETAIS PARES		
Artérias frênicas inferiores	Primeiros ramos pares da parte abdominal da aorta; surgem imediatamente acima da origem do tronco celíaco (ver **Figura 21.20**). (Podem também se originar das artérias renais.)	Diafragma e glândulas suprarrenais
Artérias lombares	Os quatro pares originam-se da face posterior lateral da parte abdominal da aorta, de modo semelhante às artérias intercostais posteriores do tórax (ver **Figura 21.21**); passam lateralmente para a parede do abdome e curvam-se em direção à face anterior da parede	Vértebras lombares, medula espinal e meninges, pele e músculos das partes posterior e lateral da parede do abdome

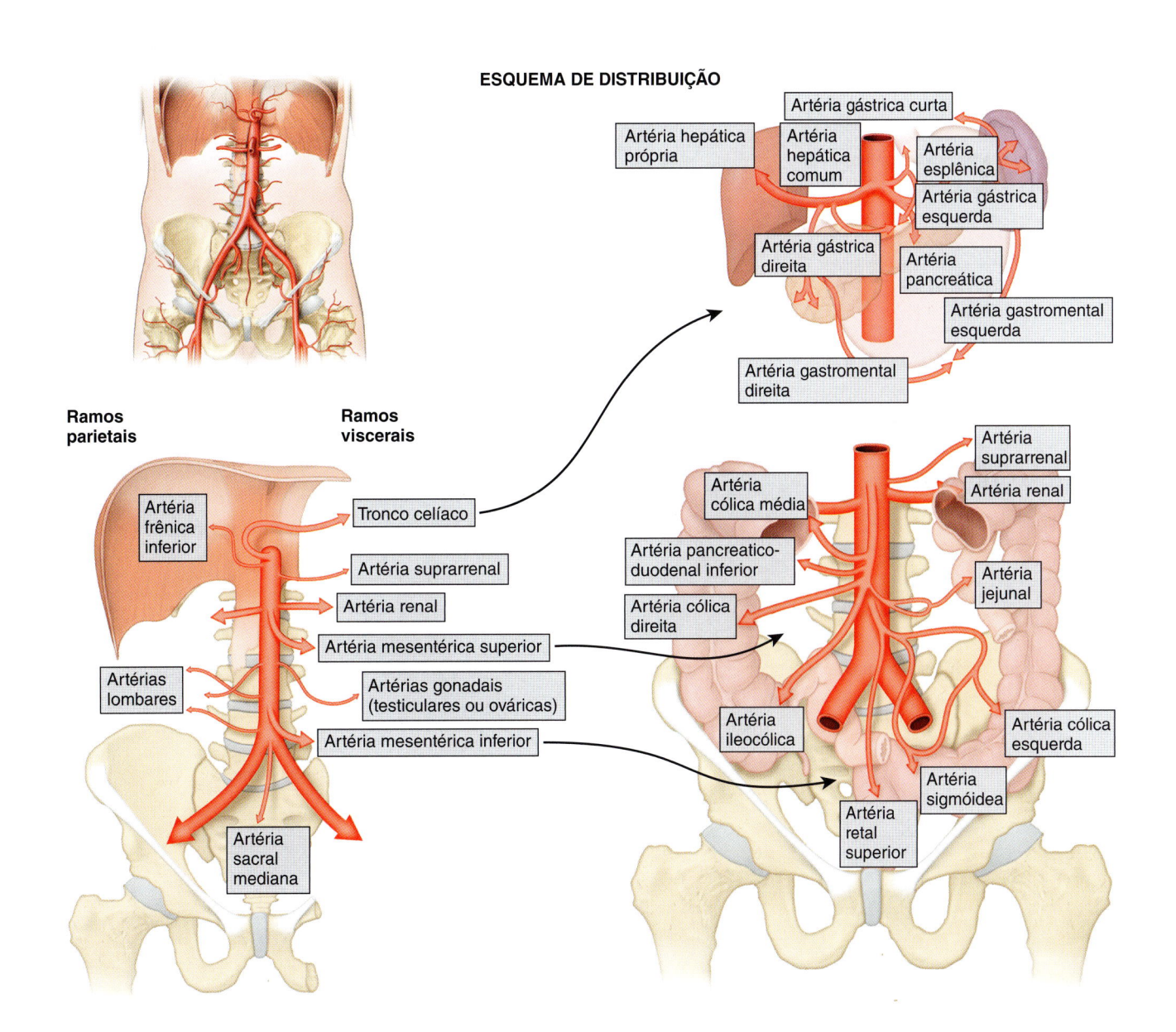

ESQUEMA DE DISTRIBUIÇÃO

FIGURA 21.22 **Parte abdominal da aorta e seus principais ramos.** A. Vista anterior do tronco celíaco e seus ramos. B. Vista anterior da artéria mesentérica superior e seus ramos. C. Vista anterior da artéria mesentérica inferior e seus ramos. D. Vista anterior das artérias do abdome e da pelve.

A parte abdominal da aorta é a continuação da parte torácica.

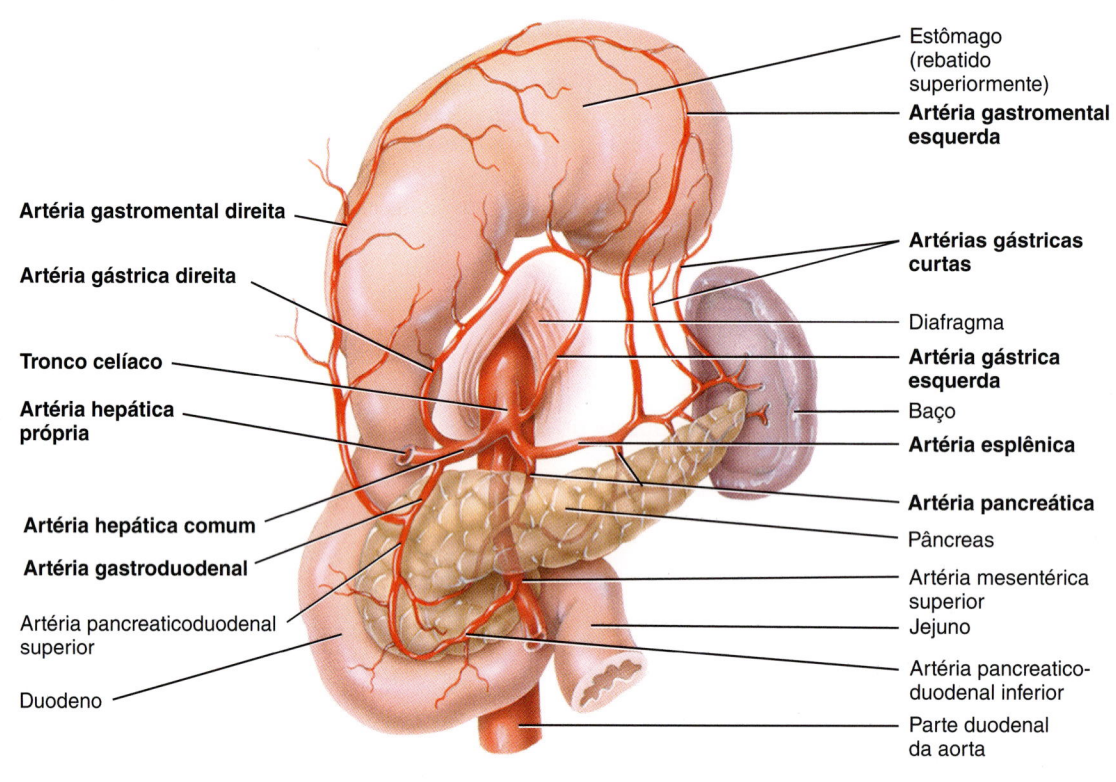

A. Vista anterior do tronco celíaco e seus ramos

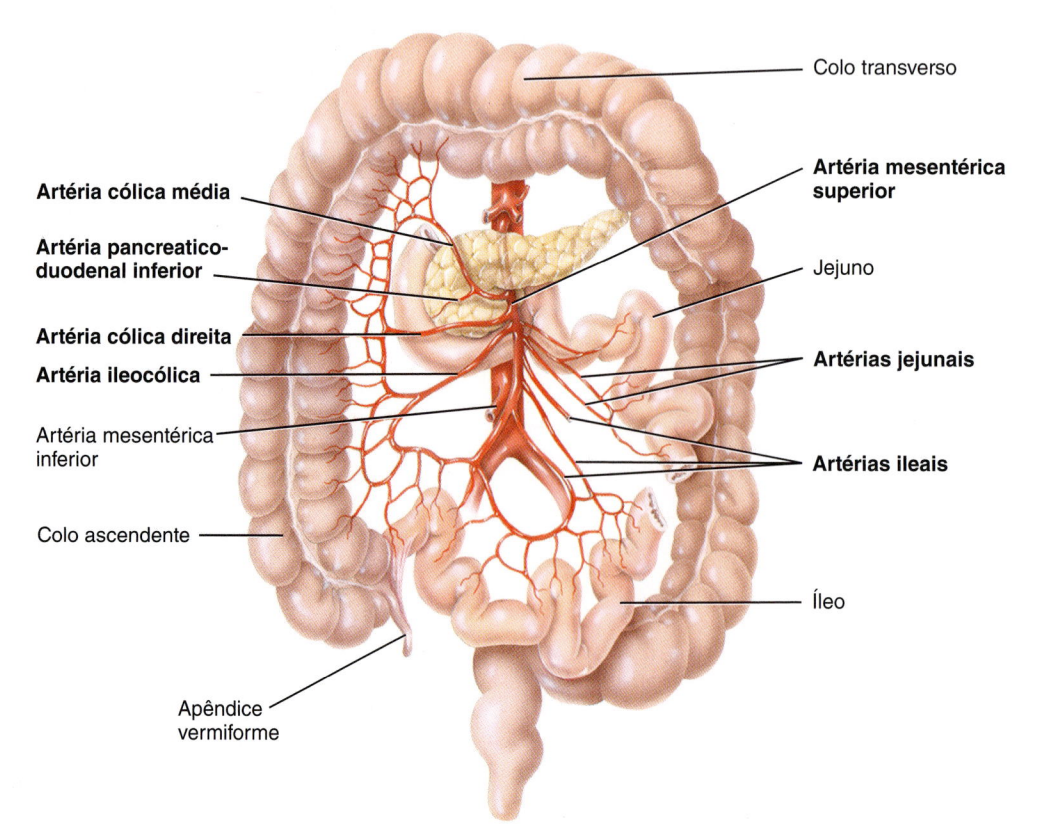

B. Vista anterior da artéria mesentérica superior e seus ramos

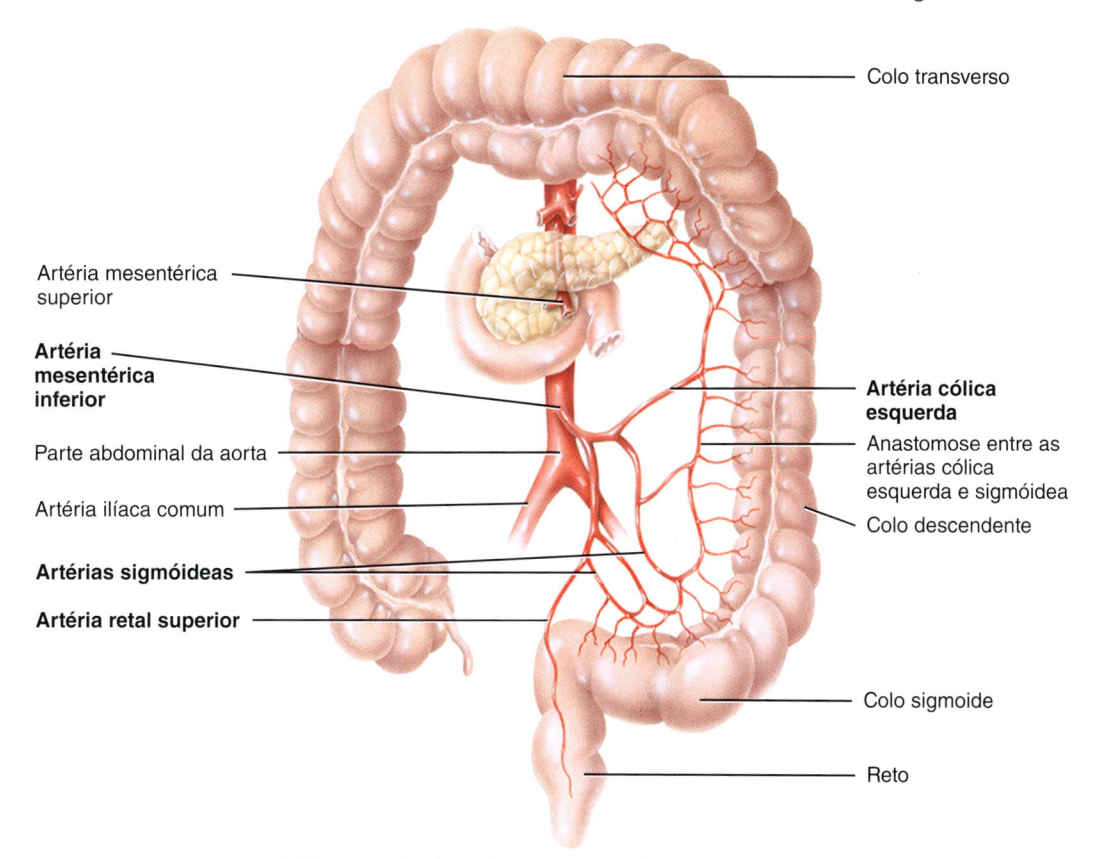

CAPÍTULO 21 Sistema Circulatório: Vasos Sanguíneos e Hemodinâmica **811**

- Colo transverso
- Artéria mesentérica superior
- **Artéria mesentérica inferior**
- Parte abdominal da aorta
- Artéria ilíaca comum
- **Artérias sigmóideas**
- **Artéria retal superior**
- **Artéria cólica esquerda**
- Anastomose entre as artérias cólica esquerda e sigmóidea
- Colo descendente
- Colo sigmoide
- Reto

C. Vista anterior da artéria mesentérica inferior e seus ramos

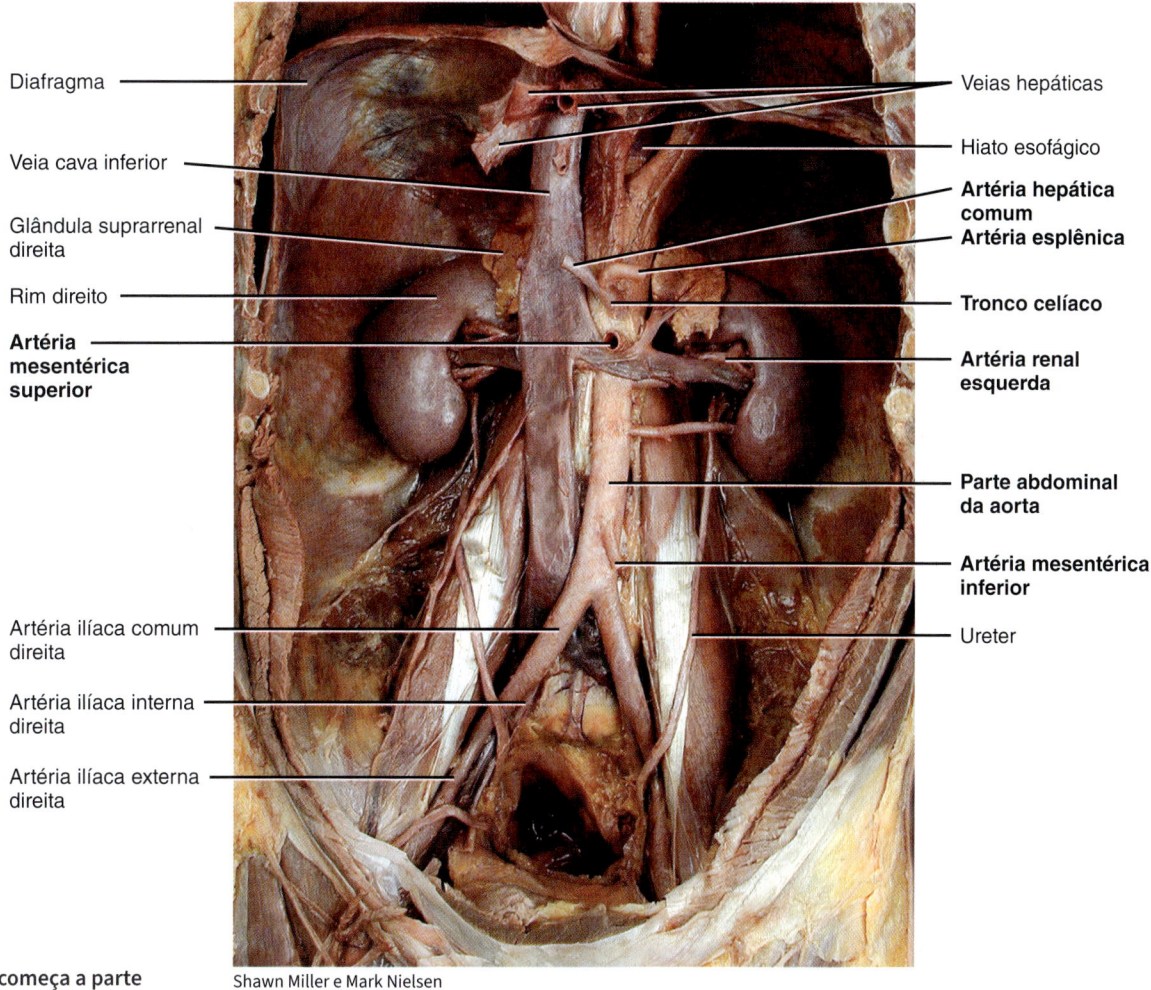

- Diafragma
- Veia cava inferior
- Glândula suprarrenal direita
- Rim direito
- **Artéria mesentérica superior**
- Artéria ilíaca comum direita
- Artéria ilíaca interna direita
- Artéria ilíaca externa direita
- Veias hepáticas
- Hiato esofágico
- **Artéria hepática comum**
- **Artéria esplênica**
- **Tronco celíaco**
- Artéria renal esquerda
- **Parte abdominal da aorta**
- **Artéria mesentérica inferior**
- Ureter

Shawn Miller e Mark Nielsen

D. Vista anterior das artérias do abdome e da pelve

? Onde começa a parte abdominal da aorta?

21.13 Artérias da pelve e dos membros inferiores

OBJETIVO

- **Identificar** os dois ramos principais das artérias ilíacas comuns.

A parte abdominal da aorta termina dividindo-se nas **artérias ilíacas comuns** direita e esquerda (**Figura 21.23**). Por sua vez, essas artérias dividem-se nas **artérias ilíacas interna** e **externa**. Na sequência, as artérias ilíacas externas tornam-se: **artérias femorais** nas coxas; **artérias poplíteas** posteriormente ao joelho; e **artérias tibiais anterior** e **posterior** nas pernas.

Ramo	Descrição e ramos	Regiões irrigadas
Artérias ilíacas comuns	Originam-se da parte abdominal da aorta, aproximadamente no nível da vértebra lombar IV. Cada artéria ilíaca comum segue um percurso inferior e ligeiramente lateral por cerca de 5 cm e dá origem a dois ramos: as artérias ilíacas interna e externa	Músculos da parede pélvica, órgãos pélvicos, órgãos genitais externos e membros inferiores
Artérias ilíacas internas	Principais artérias da pelve. Começam na *bifurcação* das artérias ilíacas comuns, anteriormente à articulação sacroilíaca, no nível do disco intervertebral lombossacral. Passam posteriormente à medida que descem para a pelve e dividem-se em anterior e posterior	Músculos da parede pélvica, órgãos pélvicos, nádegas, órgãos genitais externos e músculos mediais da coxa
Artérias ilíacas externas	São maiores do que as artérias ilíacas internas e começam na bifurcação das artérias ilíacas comuns. Descem ao longo da margem medial do músculo psoas maior acompanhando a margem da abertura superior da pelve, seguem posteriormente à parte média dos ligamentos inguinais e tornam-se as artérias femorais quando passam por debaixo do ligamento inguinal e entram na coxa	Parede inferior do abdome, músculo cremáster nos homens e ligamento redondo do útero nas mulheres e membro inferior
Artérias femorais	Continuações das artérias ilíacas externas quando entram na coxa. No *trígono femoral* da parte superior da coxa, são superficiais, assim como a veia e o nervo femorais e os linfonodos inguinais profundos (ver **Figura 11.20 A**). Passam abaixo do músculo sartório à medida que descem ao longo das faces anteriores mediais das coxas e seguem o seu percurso em direção à extremidade distal da coxa, onde atravessam uma abertura no tendão do músculo adutor magno para terminar na face posterior do joelho, onde se tornam as artérias poplíteas **Nota clínica:** no **cateterismo cardíaco**, um cateter é inserido por um vaso sanguíneo e avançado para alcançar uma câmara do coração. Com frequência, o cateter contém um instrumento de medida ou outro dispositivo em sua ponta. Para alcançar o lado esquerdo do coração, o cateter é inserido na artéria femoral e avançado para a aorta até as artérias coronárias ou a câmara cardíaca.	Músculos da coxa (músculos quadríceps femoral, adutores e isquiotibiais), fêmur e ligamentos e tendões em torno da articulação do joelho
Artérias poplíteas	Continuação das artérias femorais na fossa poplítea (espaço atrás do joelho). Descem até a margem inferior dos músculos poplíteos, onde se dividem nas artérias tibial anterior e tibial posterior	Músculos da parte distal da coxa, pele da região do joelho, músculos da parte proximal da pele, articulação do joelho, fêmur, patela, tíbia e fíbula
Artérias tibiais anteriores	Descem a partir da bifurcação das artérias poplíteas, na margem distal dos músculos poplíteos. São menores do que as artérias tibiais posteriores; passam sobre a membrana interóssea da tíbia e da fíbula para descer pelo compartimento muscular anterior da perna; tornam-se as **artérias dorsais do pé** no tornozelo. No dorso dos pés, as artérias dorsais do pé emitem um ramo transverso no primeiro osso cuneiforme medial, denominado **artéria arqueada**, que segue um percurso lateral sobre a base dos ossos metatarsais. A artéria arqueada emite as **artérias metatarsais dorsais**, que seguem ao longo dos ossos metatarsais. As artérias metatarsais dorsais terminam dividindo-se nas **artérias digitais dorsais**, que passam para os dedos dos pés	Tíbia, fíbula, músculos anteriores da perna, músculos dorsais do pé, ossos tarsais, ossos metatarsais e falanges
Artérias tibiais posteriores	São as continuações diretas das artérias poplíteas e descem a partir da sua bifurcação. Seguem pelo compartimento muscular posterior da perna abaixo dos músculos sóleos. Em seguida, fazem um percurso posterior ao maléolo medial na extremidade distal da perna e curvam-se para frente em direção à face plantar dos pés; passam abaixo do retináculo dos músculos flexores no lado medial dos pés e terminam ramificando-se nas artérias plantar medial e plantar lateral. Dão origem às **artérias fibulares** no terço superior da perna, onde seguem um percurso lateral à medida que descem no compartimento lateral da perna. As **artérias plantares mediais** menores passam ao longo da face medial da planta do pé, já as **artérias plantares laterais** fazem um ângulo em direção à face lateral da planta do pé e unem-se com o ramo das artérias dorsais do pé para formar o **arco plantar**. O arco plantar começa na base do quinto osso metatarsal e estende-se medialmente pelos ossos metatarsais. À medida que o arco cruza o pé, ele emite **artérias metatarsais plantares**, que seguem ao longo da face plantar dos ossos metatarsais. Essas artérias terminam dividindo-se nas **artérias digitais plantares**, que passam para os dedos dos pés	Compartimentos musculares posterior e lateral da perna, músculos plantares do pé, tíbia, fíbula, ossos do tarso, metatarsais e falanges

CAPÍTULO 21 Sistema Circulatório: Vasos Sanguíneos e Hemodinâmica **813**

ESQUEMA DE DISTRIBUIÇÃO

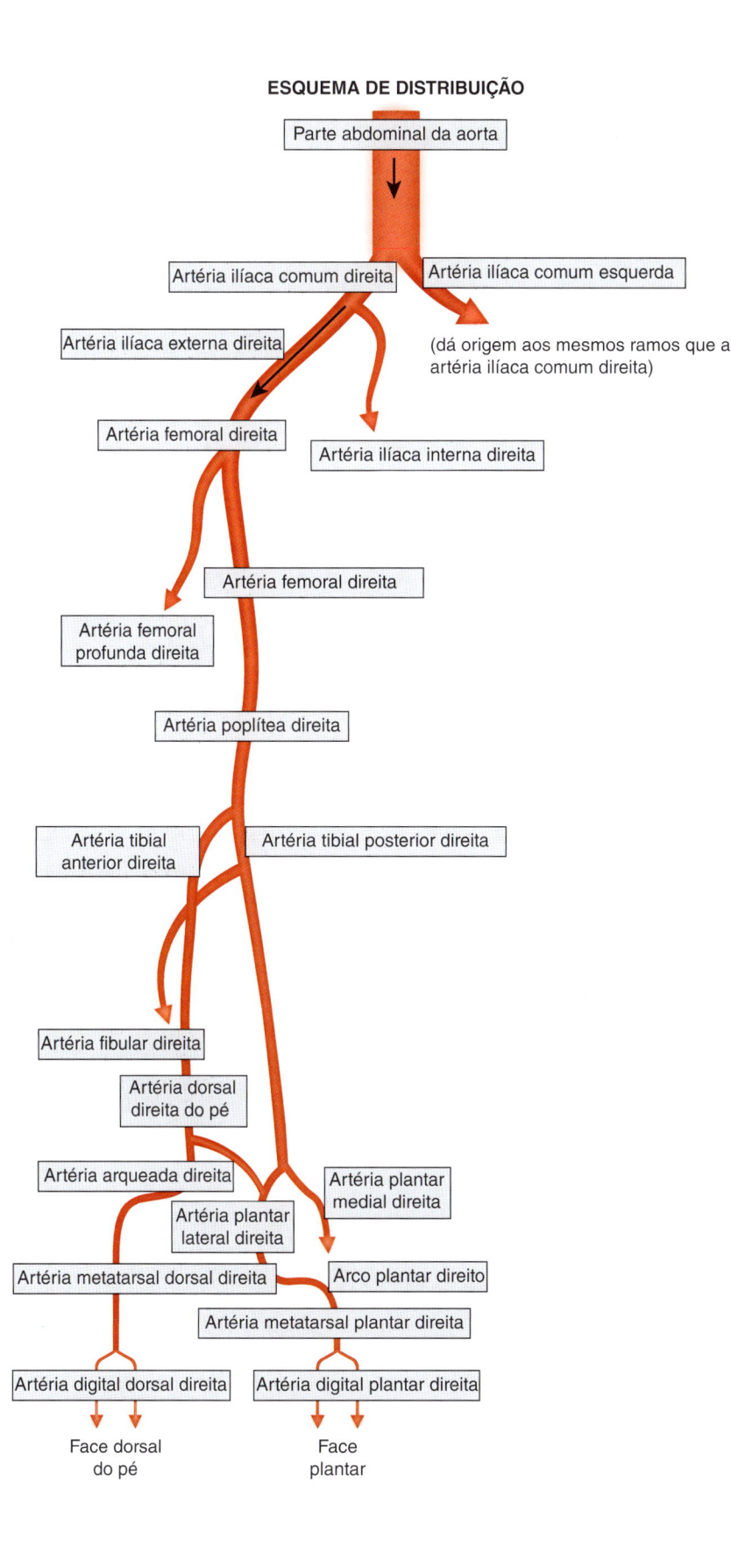

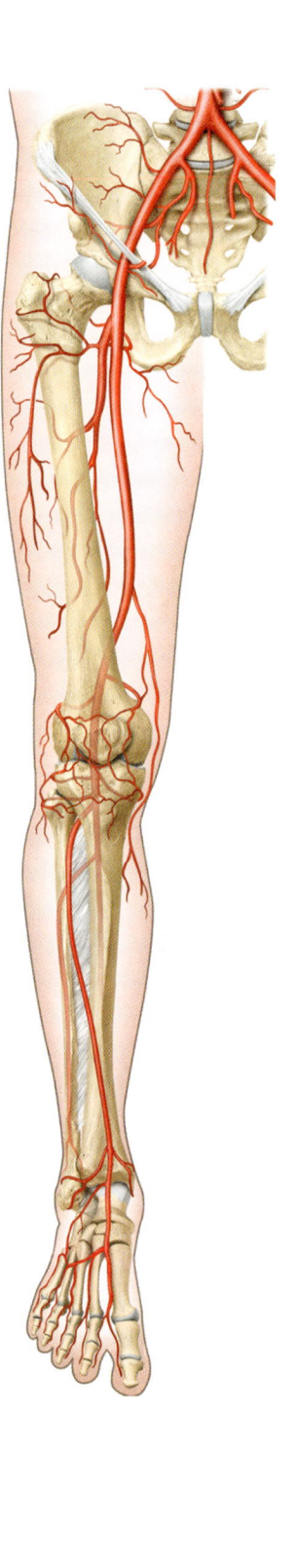

- Parte abdominal da aorta
  - Artéria ilíaca comum direita
    - Artéria ilíaca externa direita
      - Artéria femoral direita
        - Artéria femoral direita
          - Artéria femoral profunda direita
        - Artéria poplítea direita
          - Artéria tibial anterior direita
          - Artéria tibial posterior direita
            - Artéria fibular direita
          - Artéria dorsal direita do pé
            - Artéria arqueada direita
              - Artéria metatarsal dorsal direita
                - Artéria digital dorsal direita → Face dorsal do pé
            - Artéria plantar lateral direita
            - Artéria plantar medial direita
              - Arco plantar direito
                - Artéria metatarsal plantar direita
                  - Artéria digital plantar direita → Face plantar
    - Artéria ilíaca interna direita
  - Artéria ilíaca comum esquerda (dá origem aos mesmos ramos que a artéria ilíaca comum direita)

814 PRINCÍPIOS DE ANATOMIA E FISIOLOGIA

FIGURA 21.23 Artérias da pelve e do membro inferior direito.

As artérias ilíacas internas transportam a maior parte do suprimento sanguíneo para as vísceras e a parede pélvica.

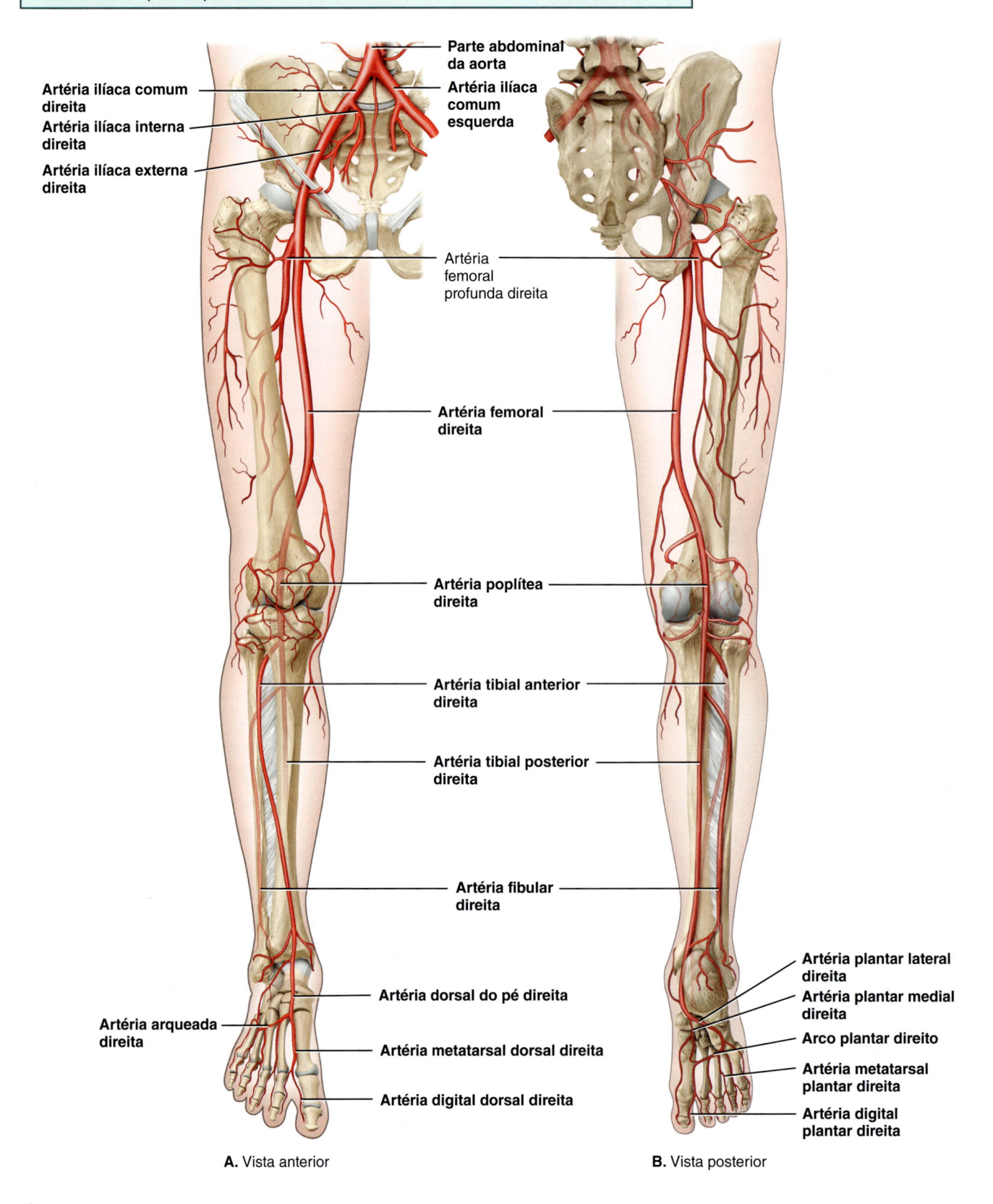

- Parte abdominal da aorta
- Artéria ilíaca comum direita
- Artéria ilíaca interna direita
- Artéria ilíaca externa direita
- Artéria ilíaca comum esquerda
- Artéria femoral profunda direita
- Artéria femoral direita
- Artéria poplítea direita
- Artéria tibial anterior direita
- Artéria tibial posterior direita
- Artéria fibular direita
- Artéria dorsal do pé direita
- Artéria arqueada direita
- Artéria metatarsal dorsal direita
- Artéria digital dorsal direita
- Artéria plantar lateral direita
- Artéria plantar medial direita
- Arco plantar direito
- Artéria metatarsal plantar direita
- Artéria digital plantar direita

A. Vista anterior   **B.** Vista posterior

? Em que ponto a parte abdominal da aorta divide-se nas artérias ilíacas comuns?

> **Teste rápido**
>
> 29. Que regiões gerais são irrigadas pelas artérias ilíaca interna e ilíaca externa?

21.14 Veias da circulação sistêmica

OBJETIVO

- **Identificar** as três veias sistêmicas responsáveis pelo retorno do sangue desoxigenado ao coração.

Como você já aprendeu, as artérias distribuem o sangue do coração para as várias partes do corpo, as veias, por sua vez, drenam o sangue dessas várias partes e o devolvem ao coração. Em geral, as artérias são profundas; já as veias podem ser superficiais ou profundas. As veias superficiais estão localizadas logo abaixo da pele e podem ser facilmente visualizadas, sendo clinicamente importantes como locais para a coleta de sangue ou a administração de injeções; como não existem grandes artérias superficiais, os nomes das veias superficiais não correspondem aos das artérias. Em contrapartida, as veias profundas seguem o seu percurso ao lado de artérias e habitualmente têm o mesmo nome. As artérias normalmente seguem trajetos bem-definidos; as veias, entretanto, são mais difíceis de acompanhar, visto que se conectam em redes irregulares, em que muitas tributárias fundem-se para formar uma grande veia. A título de exemplo, enquanto apenas uma artéria sistêmica, a aorta, leva o sangue oxigenado do coração (ventrículo esquerdo), três veias sistêmicas, o **seio coronário**, a **veia cava superior (VCS)** e a **veia cava inferior (VCI)**, devolvem o sangue desoxigenado ao coração (átrio direito) (**Figura 21.24**). O seio coronário recebe sangue das veias cardíacas que drenam para o coração; a veia cava superior recebe sangue de outras veias superiores ao diafragma, com exceção os alvéolos pulmonares são uma das poucas exceções; a veia cava inferior recebe sangue das veias inferiores ao diafragma.

> **Teste rápido**
>
> 30. Quais são as três tributárias do seio coronário?

Veias	Descrição e tributárias	Regiões drenadas
Seio coronário	Principal veia do coração, recebe quase todo sangue venoso do miocárdio; está localizado no sulco coronário (ver **Figura 20.3 C**), na face posterior do coração, e desemboca no átrio direito, entre o óstio da veia cava inferior e a valva atrioventricular direita. Canal venoso largo no qual drenam três veias. Recebe a **veia cardíaca magna** (do sulco interventricular anterior) em sua extremidade esquerda, bem como a **veia interventricular posterior** (do sulco interventricular posterior) e a **veia cardíaca parva** em sua extremidade direita. Várias **veias anteriores** do ventrículo direito drenam diretamente para o átrio direito	Todos os tecidos do coração
Veia cava superior (VCS)	Mede cerca de 7,5 cm de comprimento e 2 cm de diâmetro; drena o sangue na parte superior do átrio direito. Começa posteriormente à primeira cartilagem costal direita, pela união das veias braquiocefálicas direita e esquerda, e termina no nível da terceira cartilagem costal direita, onde entra no átrio direito	Cabeça, pescoço, membros superiores e tórax
Veia cava inferior (VCI)	Maior veia do corpo, com cerca de 3,5 cm de diâmetro. Começa anteriormente à vértebra lombar V, pela união das veias ilíacas comuns, ascende atrás do peritônio para a direita da linha mediana, atravessa o forame da veia cava do diafragma no nível da vértebra torácica VIII e entra na parte inferior do átrio direito	Abdome, pelve e membros inferiores
	Nota clínica: a veia cava inferior é comumente **comprimida durante os estágios finais da gestação** pelo útero aumentado, produzindo edema dos tornozelos e dos pés e veias varicosas temporárias	

FIGURA 21.24 Principais veias.

O sangue desoxigenado retorna ao coração pela veia cava superior, veia cava inferior e pelo seio coronário.

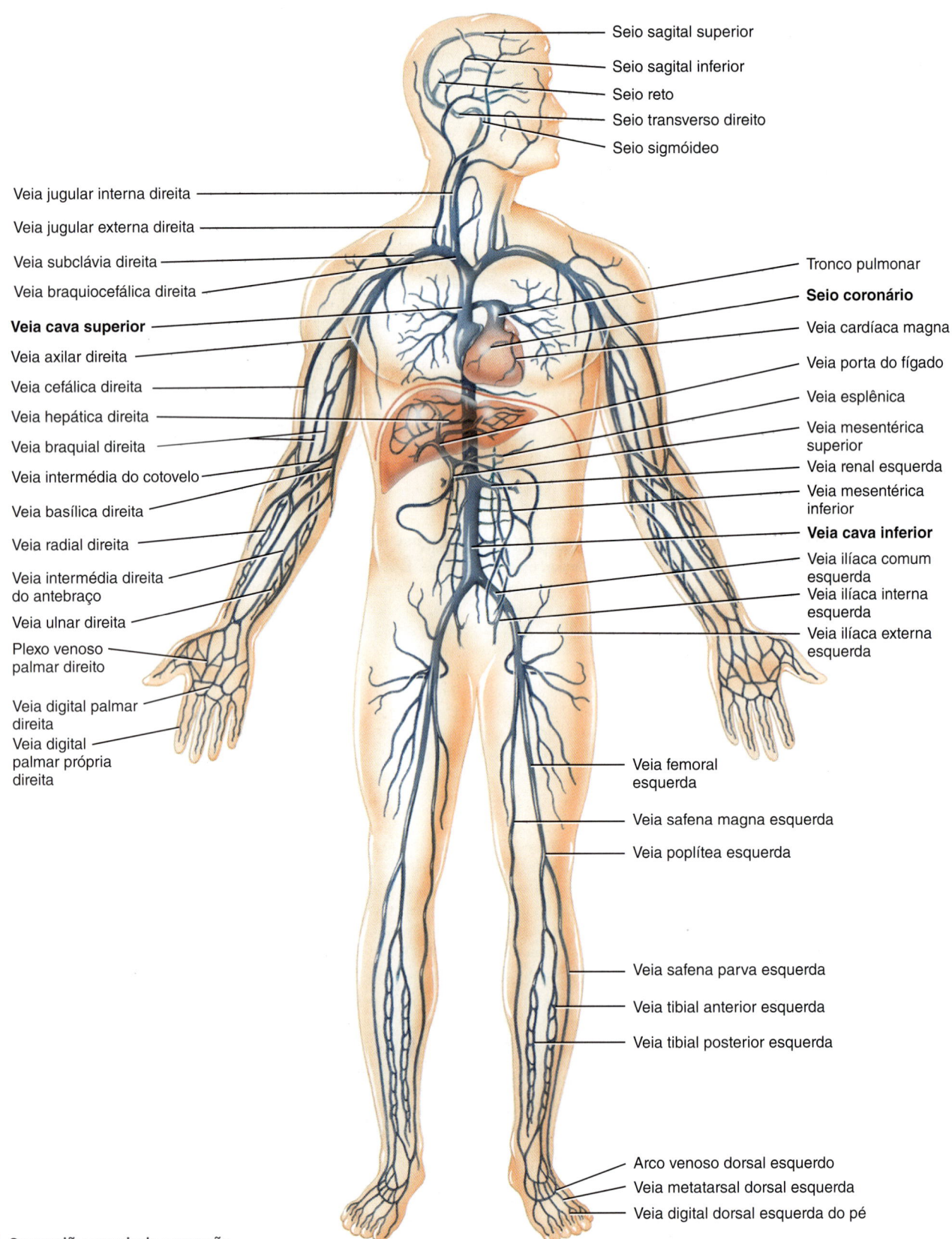

- Seio sagital superior
- Seio sagital inferior
- Seio reto
- Seio transverso direito
- Seio sigmóideo
- Veia jugular interna direita
- Veia jugular externa direita
- Veia subclávia direita
- Veia braquiocefálica direita
- **Veia cava superior**
- Veia axilar direita
- Veia cefálica direita
- Veia hepática direita
- Veia braquial direita
- Veia intermédia do cotovelo
- Veia basílica direita
- Veia radial direita
- Veia intermédia direita do antebraço
- Veia ulnar direita
- Plexo venoso palmar direito
- Veia digital palmar direita
- Veia digital palmar própria direita
- Tronco pulmonar
- **Seio coronário**
- Veia cardíaca magna
- Veia porta do fígado
- Veia esplênica
- Veia mesentérica superior
- Veia renal esquerda
- Veia mesentérica inferior
- **Veia cava inferior**
- Veia ilíaca comum esquerda
- Veia ilíaca interna esquerda
- Veia ilíaca externa esquerda
- Veia femoral esquerda
- Veia safena magna esquerda
- Veia poplítea esquerda
- Veia safena parva esquerda
- Veia tibial anterior esquerda
- Veia tibial posterior esquerda
- Arco venoso dorsal esquerdo
- Veia metatarsal dorsal esquerda
- Veia digital dorsal esquerda do pé

Vista geral anterior das principais veias

? Que regiões gerais do corpo são drenadas pela veia cava superior e pela veia cava inferior?

21.15 Veias da cabeça e do pescoço

OBJETIVO

- **Identificar** as três principais veias que drenam o sangue da cabeça.

A maior parte do sangue que drena da cabeça passa por três pares de veias: **veias jugular interna**, **jugular externa** e **vertebral** (**Figura 21.25**). No interior da cavidade craniana, todas as veias drenam para os seios venosos da dura-máter e, em seguida, para as veias jugulares internas. Os seios venosos da dura-máter consistem em canais venosos revestidos por endotélio entre as camadas da parte encefálica da dura-máter.

Teste rápido

31. Que áreas gerais são drenadas pelas veias jugular interna, jugular externa e vertebral?

Veias	Descrição e tributárias	Regiões drenadas
Veias braquiocefálicas	(ver **Figura 21.27**)	
Veias jugulares internas	Começam na base do crânio como seio sigmóideo e seio petroso inferior, convergindo na abertura do forame jugular. Descem dentro da bainha carótica, lateralmente às artérias carótida interna e carótida comum, abaixo dos músculos esternocleidomastóideos. Recebem numerosas tributárias da face e do pescoço. As veias jugulares internas anastomosam-se com as veias subclávias para formar as veias braquiocefálicas abaixo e ligeiramente lateral às articulações esternoclaviculares. Os principais seios venosos da dura-máter que contribuem para a veia jugular interna são os seguintes:	Encéfalo, meninges, ossos do crânio, músculos e tecidos da face e do pescoço
	1. **Seio sagital superior**, que começa no frontal, onde recebe a veia da cavidade nasal, e passa posteriormente ao occipital ao longo da linha mediana do crânio, abaixo da sutura sagital. Em geral, forma um ângulo para a direita e drena para o seio transverso direito	Cavidade nasal; faces superior, lateral e medial do cérebro; ossos do crânio; meninges
	2. **Seio sagital inferior**, que é muito menor do que o seio sagital superior. Começa posteriormente à inserção da foice do cérebro e recebe a veia cerebral magna para se tornar o seio reto	Faces mediais do cérebro e do diencéfalo
	3. **Seio reto**, que segue o seu percurso no tentório do cerebelo e é formado pela união do seio sagital inferior e da veia cerebral magna. Normalmente, drena para o seio transverso esquerdo	Faces medial e inferior do cérebro e cerebelo
	4. **Seios sigmóideos**, que estão localizados ao longo da face posterior da parte petrosa do temporal. Começam onde os seios transversos e os seios petrosos superiores se anastomosam e terminam na veia jugular interna, no forame jugular	Faces lateral e posterior do cérebro e cerebelo
	5. **Seios cavernosos**, que estão localizados em ambos os lados do corpo do esfenoide. As veias oftálmicas das órbitas e as veias cerebrais dos hemisférios cerebrais, além de outros seios menores, drenam para os seios cavernosos. Drenam posteriormente aos seios petrosos para finalmente retornar às veias jugulares internas. Os seios cavernosos são singulares, visto que têm importantes vasos sanguíneos e nervos que passam por eles em seu trajeto até à órbita e a face. O nervo oculomotor (III), o nervo troclear (IV), os nervos oftálmico e maxilar, ramos do nervo trigêmeo (V), o nervo abducente (VI) e as artérias carótidas internas passam pelos seios cavernosos	Órbita, cavidade nasal, regiões frontais do cérebro e face superior do tronco encefálico
Veias subclávias	(ver **Figura 21.26**)	
Veia jugular externa	Começam nas glândulas parótidas, próximo ao ângulo da mandíbula. Descem pelo pescoço acompanhando os músculos esternocleidomastóideos. Terminam no ponto oposto, na parte média das clavículas, onde desembocam nas veias subclávias. Tornam-se muito proeminentes ao longo da parte lateral do pescoço quando a pressão venosa aumenta, como durante a tosse intensa ou aos esforços ou, ainda, em caso de insuficiência cardíaca	Couro cabeludo e pele da cabeça e pescoço, músculos da face e do pescoço e cavidade oral e faringe
Veias vertebrais	As veias vertebrais direita e esquerda originam-se inferiormente aos côndilos occipitais. Descem através de sucessivos forames transversários das seis primeiras vértebras cervicais e emergem do forame da sexta vértebra cervical para entrar nas veias braquiocefálicas na raiz do pescoço	Vértebras cervicais, medula espinal cervical e meninges e alguns músculos profundos no pescoço

ESQUEMA DE DRENAGEM

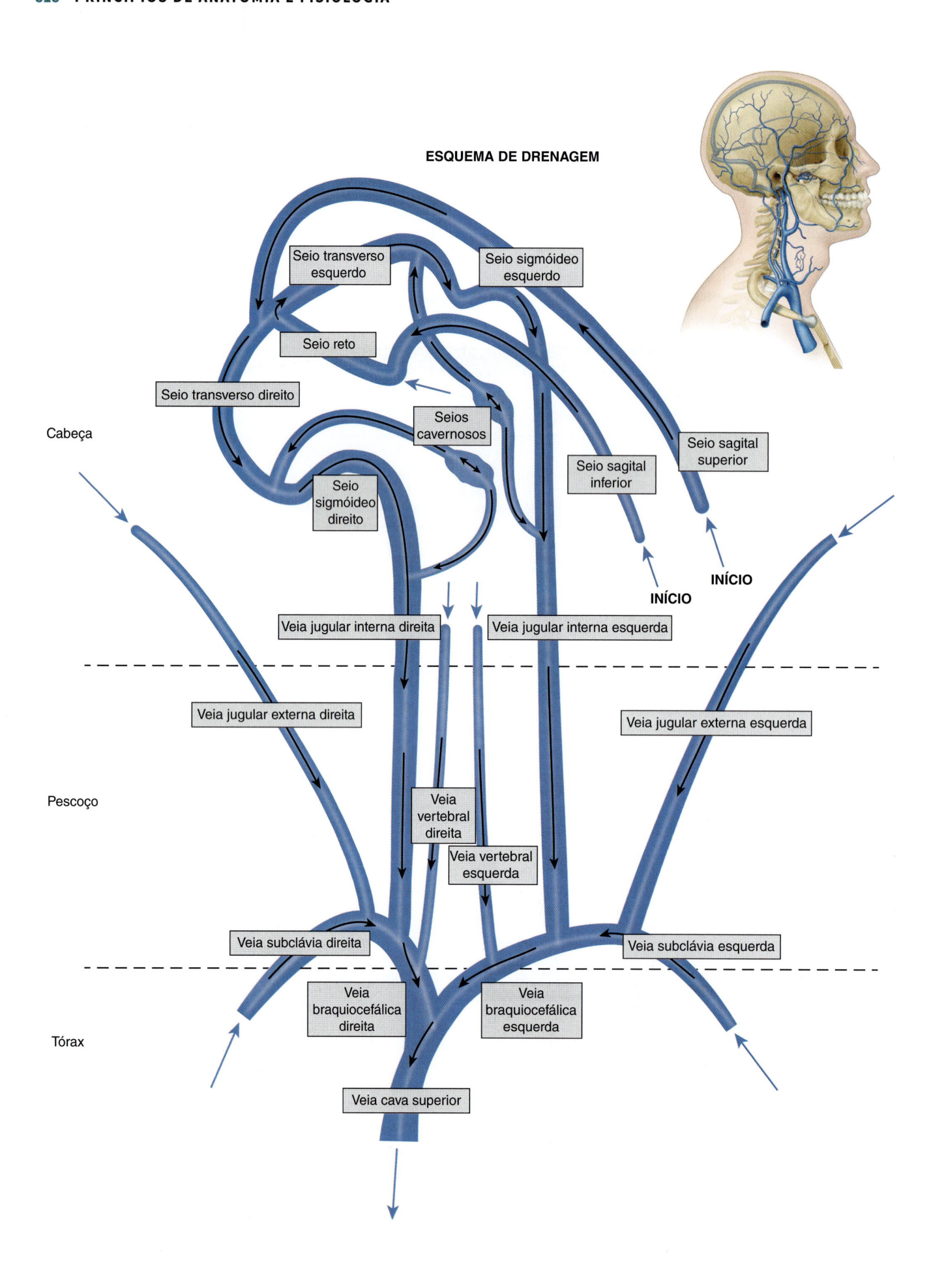

Cabeça

- Seio transverso esquerdo
- Seio sigmóideo esquerdo
- Seio reto
- Seio transverso direito
- Seios cavernosos
- Seio sagital inferior
- Seio sagital superior
- Seio sigmóideo direito

INÍCIO / **INÍCIO**

- Veia jugular interna direita
- Veia jugular interna esquerda

Pescoço

- Veia jugular externa direita
- Veia jugular externa esquerda
- Veia vertebral direita
- Veia vertebral esquerda
- Veia subclávia direita
- Veia subclávia esquerda

Tórax

- Veia braquiocefálica direita
- Veia braquiocefálica esquerda
- Veia cava superior

CAPÍTULO 21 Sistema Circulatório: Vasos Sanguíneos e Hemodinâmica **819**

FIGURA 21.25 Principais veias da cabeça e do pescoço.

O sangue que drena da cabeça passa para as veias jugular interna, jugular externa e vertebral.

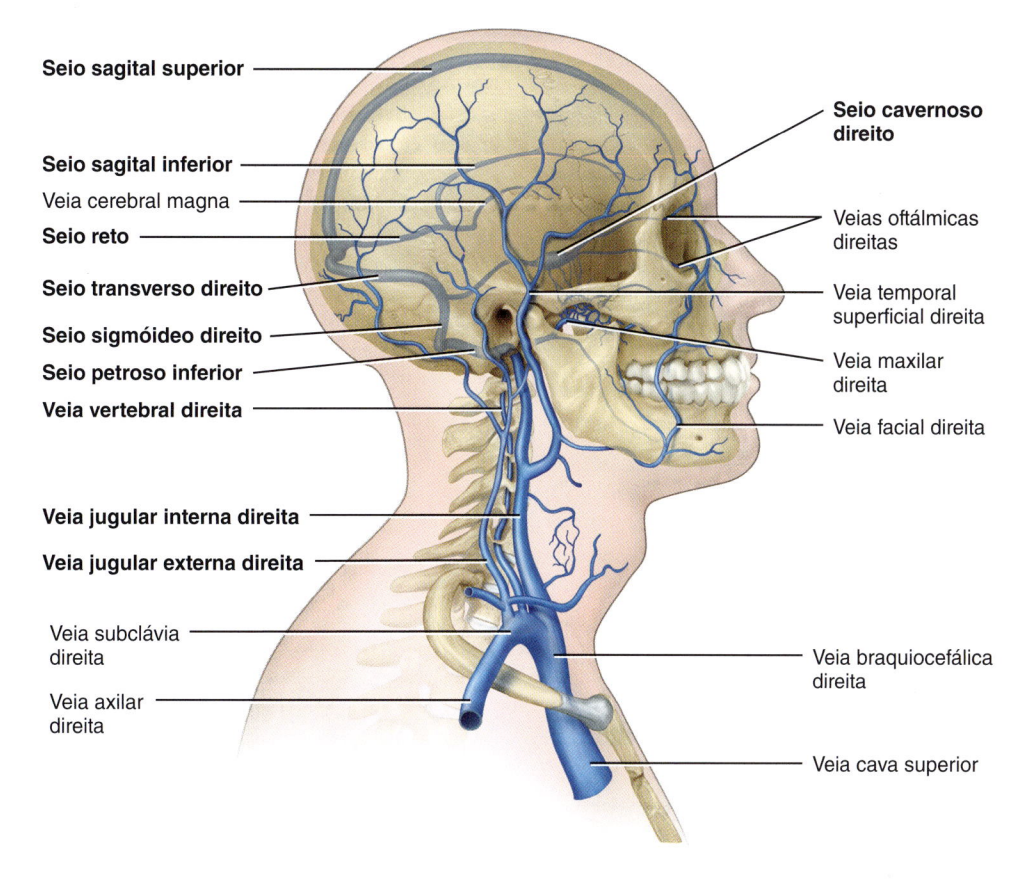

Seio sagital superior
Seio sagital inferior
Veia cerebral magna
Seio reto
Seio transverso direito
Seio sigmóideo direito
Seio petroso inferior
Veia vertebral direita
Veia jugular interna direita
Veia jugular externa direita
Veia subclávia direita
Veia axilar direita

Seio cavernoso direito
Veias oftálmicas direitas
Veia temporal superficial direita
Veia maxilar direita
Veia facial direita
Veia braquiocefálica direita
Veia cava superior

Vista lateral direita

? Para quais veias do pescoço drena todo o sangue venoso do encéfalo?

21.16 Veias dos membros superiores

OBJETIVO

- **Identificar** as principais veias que drenam os membros superiores.

Veias superficiais e profundas drenam o sangue dos membros superiores para o coração (**Figura 21.26**). As veias superficiais estão localizadas logo abaixo da pele e, com frequência, são visíveis. Elas se anastomosam extensamente entre si e com as veias profundas e não acompanham as artérias. As veias superficiais são maiores do que as veias profundas e são responsáveis pelo retorno da maior parte do sangue dos membros superiores. As veias profundas estão localizadas profundamente no corpo. Em geral, conforme visto anteriormente, acompanham as artérias e têm os mesmos nomes das artérias correspondentes. As veias, tanto superficiais quanto profundas, têm válvulas, as quais são mais numerosas nas veias profundas.

Teste rápido

32. Onde se originam as veias cefálica, basílica, intermédia do antebraço, radial e ulnar?

Veias	Descrição e tributárias	Regiões drenadas
VEIAS PROFUNDAS		
Veias braquiocefálicas	(ver **Figura 21.27**)	
Veias subclávias	Continuações das veias axilares. Passam sobre a primeira costela abaixo da clavícula para terminar na altura da extremidade esternal da clavícula, onde se unem com as veias jugulares internas para formar as veias braquiocefálicas. O ducto torácico do sistema linfático drena a linfa na junção entre as veias subclávia esquerda e jugular interna esquerda. O ducto linfático direito drena a linfa na junção entre as veias subclávia direita e jugular interna direita (ver **Figura 22.3**) **Nota clínica:** em um procedimento denominado **acesso venoso central**, a veia subclávia direita é frequentemente utilizada para a administração de nutrientes e medicamentos e a medição da pressão venosa	Pele, músculos, ossos dos braços, ombros, pescoço e parede torácica superior
Veias axilares	Surgem quando as veias braquiais e as veias basílicas unem-se próximo à base da axila. Ascendem até as margens externas das primeiras costelas, onde se tornam as veias subclávias. Recebem numerosas tributárias na axila, que correspondem a ramos das artérias axilares	Pele, músculos, ossos do braço, axila, ombro e parede torácica superior lateral
Veias braquiais	Acompanham as artérias braquiais. Começam na face anterior da região cubital, onde as veias radial e ulnar se unem. À medida que ascendem pelo braço, unem-se às veias basílicas para formar a veia axilar próximo à margem distal do músculo redondo maior	Músculos e ossos das regiões cubital e braquial
Veias ulnares	Começam nos **arcos venosos palmares superficiais**, que drenam as **veias digitais palmares** e as **veias digitais palmares próprias** nos dedos. Seguem um percurso ao longo da face medial dos antebraços, passam ao lado das artérias ulnares e unem-se com as veias radiais para formar as veias braquiais	Músculos, ossos e pele da mão e músculos da face medial do antebraço
Veias radiais	Começam nos **arcos venosos palmares profundos** (**Figura 21.26 D**), que drenam as **veias metacarpais palmares**. Drenam as faces laterais dos antebraços e passam ao lado das artérias radiais. Unem-se com as veias ulnares para formar as veias braquiais imediatamente inferior à articulação do cotovelo	Músculos e ossos da parte lateral da mão e antebraço
VEIAS SUPERFICIAIS		
Veias cefálicas	Começam na face lateral das **redes venosas dorsais da mão**, formadas pelas veias metacarpais dorsais (**Figura 21.26 B**). Por sua vez, essas veias drenam as **veias digitais dorsais**, que passam pelas laterais dos dedos. Curvam-se em torno do lado radial dos antebraços para a face anterior e ascendem por todo o membro, ao longo da face anterior lateral. Terminam no local onde se unem com as veias axilares, imediatamente abaixo das clavículas. As **veias cefálicas acessórias** originam-se do plexo venoso no dorso dos antebraços ou das faces mediais da rede venosa dorsal da mão e unem-se com as veias cefálicas, logo abaixo do cotovelo	Tegumento comum e músculos superficiais da face lateral do membro superior
Veias basílicas	Começam na face medial da rede venosa dorsal da mão e ascendem ao longo da face posterior medial do antebraço e da face anterior medial do braço (**Figura 21.26 C**). Estão conectadas com as veias cefálicas anteriormente ao cotovelo pelas **veias intermédias do cotovelo**. Após receberem as veias intermédias do cotovelo, as veias basílicas continuam ascendendo até alcançar o meio do braço, onde penetram profundamente no tecido e seguem um percurso ao lado das artérias braquiais até a união com as veias braquiais para formar as veias axilares **Nota clínica:** se houver necessidade de **punção** de uma veia para injeção, transfusão ou coleta de amostra de sangue, as veias intermédias do cotovelo são as preferidas	Tegumento comum e músculos superficiais da face medial do membro superior
Veias intermédias do antebraço	Começam nos **plexos venosos palmares**, que são redes de veias nas palmas das mãos. Drenam as **veias digitais palmares** dos dedos. Ascendem anteriormente nos antebraços para unir-se com as veias basílica ou intermédia do cotovelo, algumas vezes com ambas	Tegumento comum e músculos superficiais da palma da mão e face anterior do membro superior

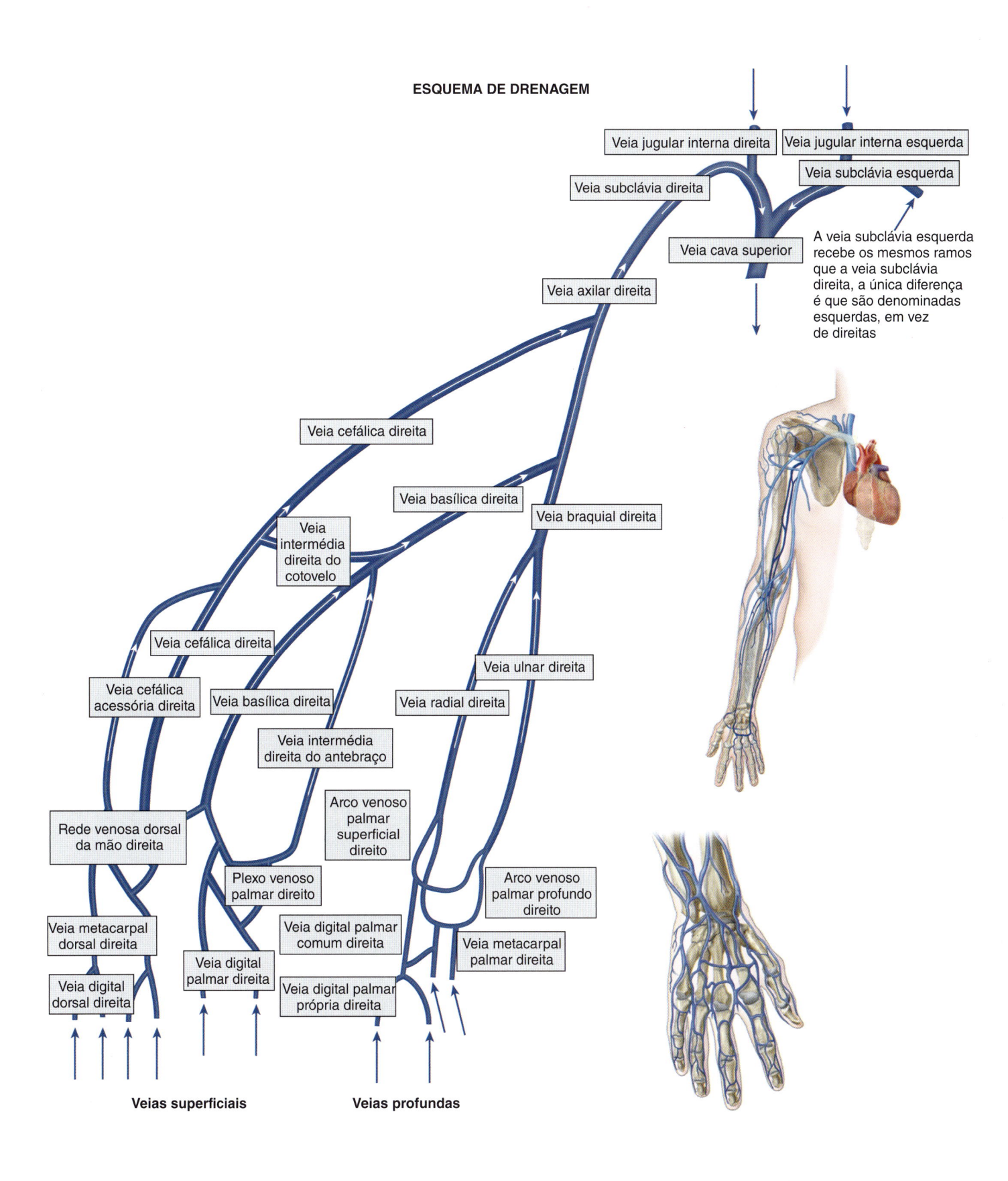

CAPÍTULO 21 Sistema Circulatório: Vasos Sanguíneos e Hemodinâmica **821**

ESQUEMA DE DRENAGEM

- Veia jugular interna direita
- Veia jugular interna esquerda
- Veia subclávia direita
- Veia subclávia esquerda
- Veia cava superior
- Veia axilar direita
- Veia cefálica direita
- Veia basílica direita
- Veia braquial direita
- Veia intermédia direita do cotovelo
- Veia cefálica direita
- Veia cefálica acessória direita
- Veia basílica direita
- Veia ulnar direita
- Veia radial direita
- Veia intermédia direita do antebraço
- Arco venoso palmar superficial direito
- Rede venosa dorsal da mão direita
- Plexo venoso palmar direito
- Arco venoso palmar profundo direito
- Veia digital palmar comum direita
- Veia metacarpal palmar direita
- Veia metacarpal dorsal direita
- Veia digital palmar direita
- Veia digital dorsal direita
- Veia digital palmar própria direita

A veia subclávia esquerda recebe os mesmos ramos que a veia subclávia direita, a única diferença é que são denominadas esquerdas, em vez de direitas

Veias superficiais   **Veias profundas**

FIGURA 21.26 Principais veias do membro superior direito.

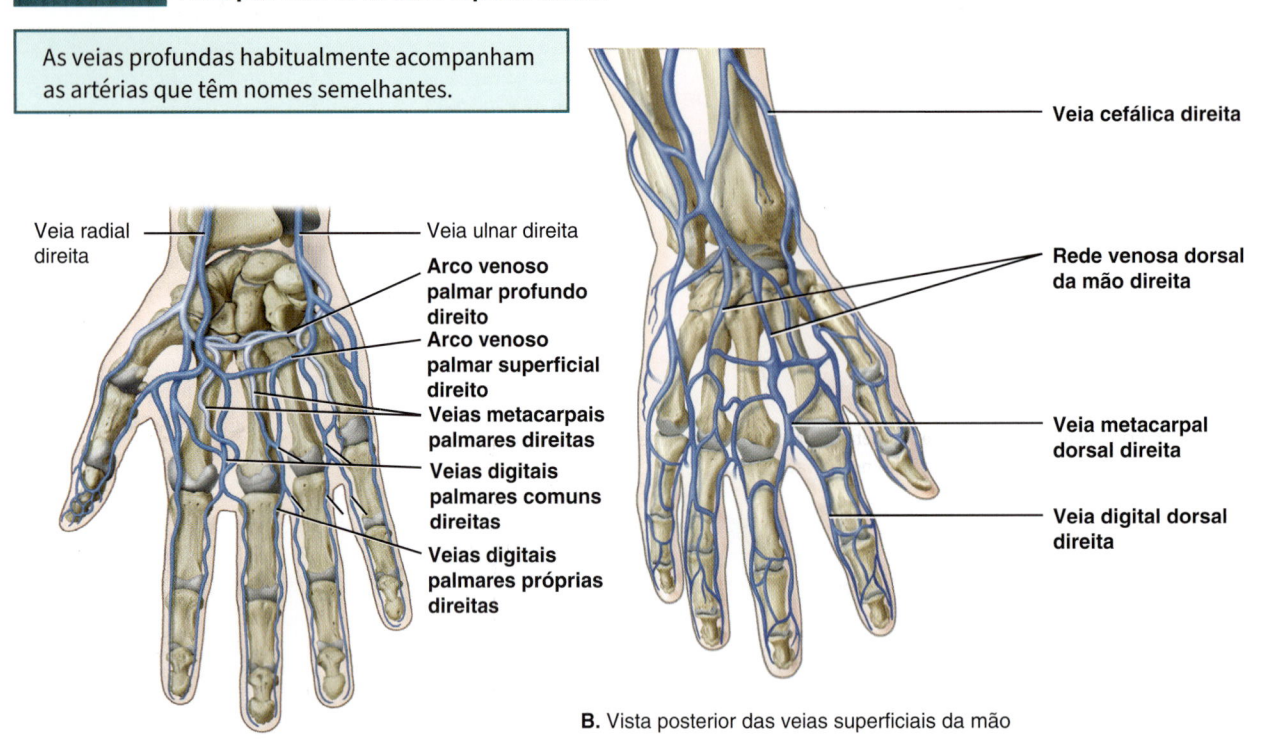

> As veias profundas habitualmente acompanham as artérias que têm nomes semelhantes.

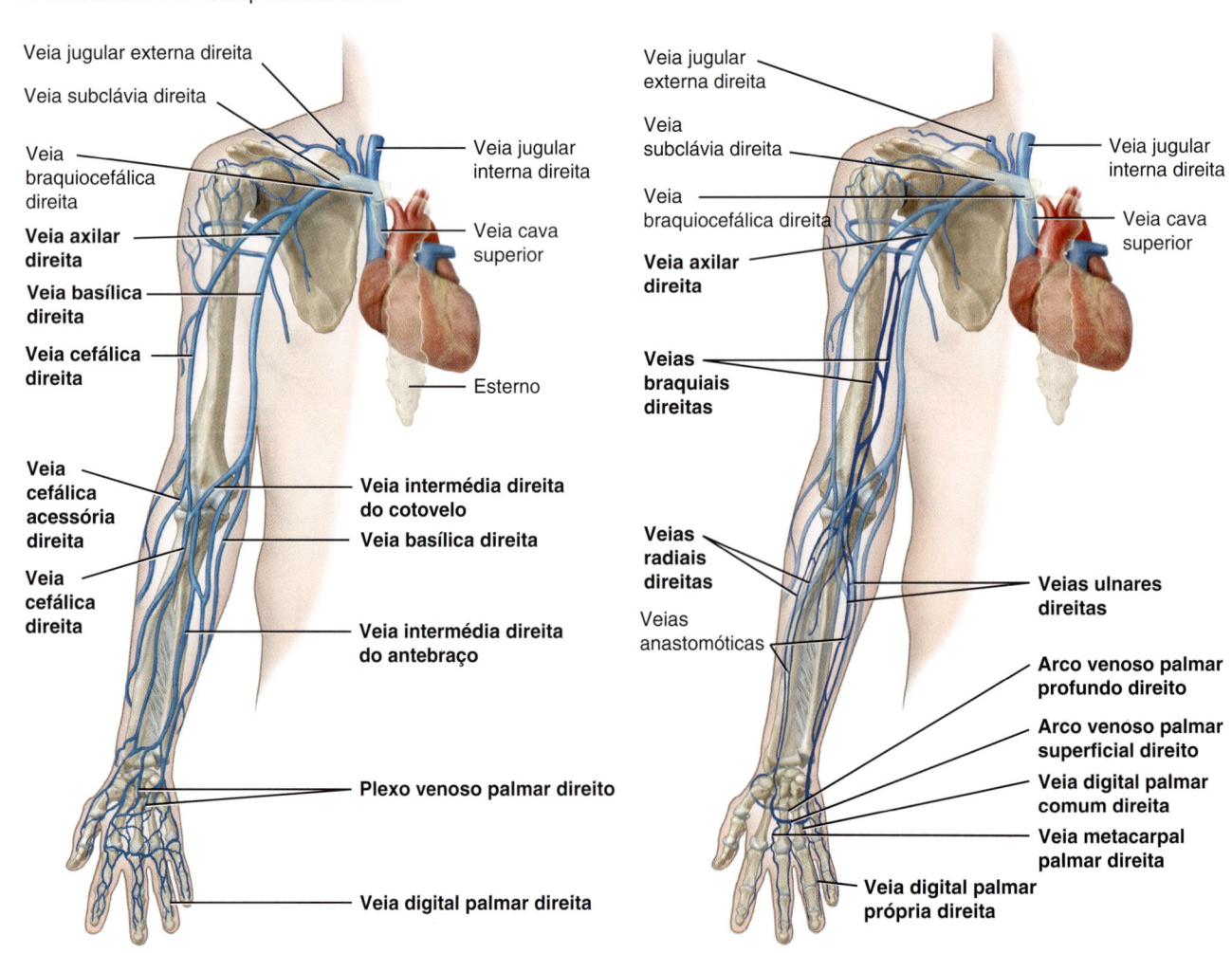

A. Vista anterior das veias profundas da mão

- Veia radial direita
- Veia ulnar direita
- **Arco venoso palmar profundo direito**
- **Arco venoso palmar superficial direito**
- **Veias metacarpais palmares direitas**
- **Veias digitais palmares comuns direitas**
- **Veias digitais palmares próprias direitas**

B. Vista posterior das veias superficiais da mão

- Veia cefálica direita
- Rede venosa dorsal da mão direita
- Veia metacarpal dorsal direita
- Veia digital dorsal direita

C. Vista anterior das veias superficiais

- Veia jugular externa direita
- Veia subclávia direita
- Veia braquiocefálica direita
- **Veia axilar direita**
- **Veia basílica direita**
- Veia cefálica direita
- Veia jugular interna direita
- Veia cava superior
- Esterno
- Veia cefálica acessória direita
- Veia cefálica direita
- Veia intermédia direita do cotovelo
- Veia basílica direita
- Veia intermédia direita do antebraço
- Plexo venoso palmar direito
- Veia digital palmar direita

D. Vista anterior das veias profundas

- Veia jugular externa direita
- Veia subclávia direita
- Veia braquiocefálica direita
- **Veia axilar direita**
- Veia jugular interna direita
- Veia cava superior
- Veias braquiais direitas
- Veias radiais direitas
- Veias anastomóticas
- Veias ulnares direitas
- Arco venoso palmar profundo direito
- Arco venoso palmar superficial direito
- Veia digital palmar comum direita
- Veia metacarpal palmar direita
- Veia digital palmar própria direita

? Qual é a veia do membro superior frequentemente utilizada para a coleta de sangue?

21.17 Veias do tórax

OBJETIVO

- **Identificar** os componentes do sistema ázigo de veias.

As veias braquiocefálicas drenam algumas partes do tórax, no entanto, a maioria das estruturas do tórax é drenada por uma rede de veias, denominada **sistema ázigo**, que segue um percurso em cada lado da coluna vertebral (**Figura 21.27**). O sistema consiste em três veias – as **veias ázigo**, **hemiázigo** e **hemiázigo acessória** –, as quais apresentam uma considerável variação quanto a: origem, trajeto, tributárias, anastomoses e término. Por fim, essas três veias drenam para a veia cava superior.

Veias	Descrição e tributárias	Regiões drenadas
Veias braquiocefálicas	Formadas pela união das veias subclávia e jugular interna. Duas veias braquiocefálicas unem-se para formar a veia cava superior. Como a veia cava superior está localizada à direita do plano mediano do corpo, a veia braquiocefálica esquerda é mais longa do que a direita. A veia braquiocefálica direita situa-se anterior e à direita do tronco braquiocefálico e segue um percurso mais vertical. A veia braquiocefálica esquerda está localizada anteriormente ao tronco braquiocefálico, às artérias carótida comum esquerda e subclávia esquerda, traqueia, bem como ao nervo vago (X) esquerdo e nervo frênico. Aproxima-se de uma posição mais horizontal ao passar da esquerda para a direita	Cabeça, pescoço, membros superiores, glândulas mamárias e parte superior do tórax
Veia ázigo	Veia ímpar que é anterior à coluna vertebral, ligeiramente à direita do plano mediano. Em geral, começa na junção das **veias lombar ascendente direita** e **subcostal direita**, próximo do diafragma. Curva-se sobre a raiz do pulmão direito, no nível da vértebra torácica IV, e termina na veia cava superior. Recebe as seguintes tributárias: **veias intercostal posterior direita**, **hemiázigo**, **hemiázigo acessória**, **esofágicas**, **mediastinais**, **pericárdicas** e **bronquiais**	Lado direito da parede torácica, vísceras torácicas e parede posterior do abdome
Veia hemiázigo	Anterior à coluna vertebral e ligeiramente à esquerda do plano mediano. Com frequência, começa na junção das **veias lombar ascendente esquerda** e **subcostal esquerda**. Termina unindo-se à veia ázigo, aproximadamente no nível da vértebra torácica IX. Recebe as seguintes tributárias: nona à décima primeira **veias intercostais posteriores esquerdas**, **esofágicas**, **mediastinais** e, algumas vezes, **hemiázigo acessória**	Lado esquerdo da parte inferior da parede torácica, vísceras torácicas e parede posterior esquerda do abdome
Veia hemiázigo acessória	Anterior à coluna vertebral e à esquerda da linha mediana. Começa no quarto ou quinto espaço intercostal e desce pelas vértebras torácicas V a VIII (ou termina na veia hemiázigo). Por fim, une-se à veia ázigo aproximadamente no nível da vértebra torácica VIII. Recebe as seguintes tributárias: quarta à oitava **veias intercostais posteriores esquerdas** (as primeira à terceira veias intercostais posteriores drenam para a veia braquiocefálica esquerda), **bronquiais esquerdas** e **mediastinais**	Lado esquerdo da parte superior da parede torácica e vísceras torácicas

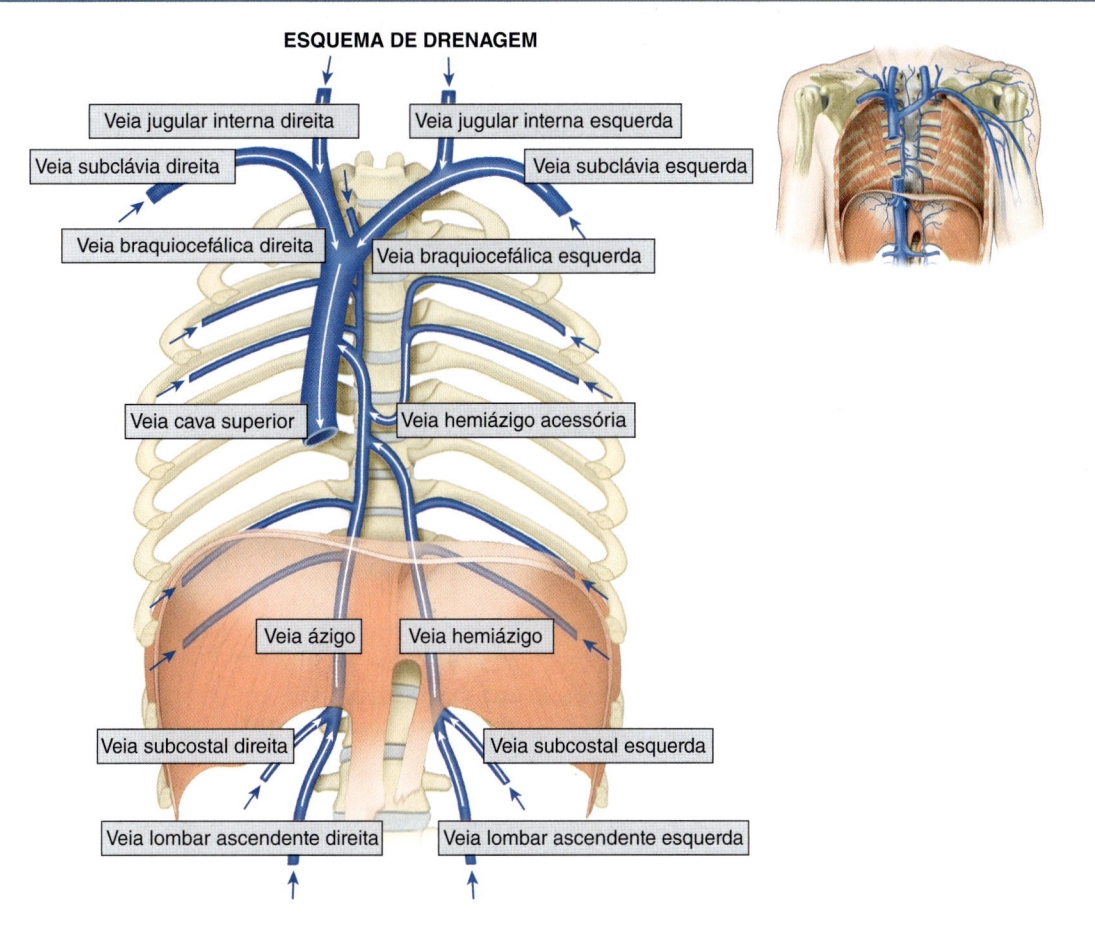

ESQUEMA DE DRENAGEM

FIGURA 21.27 Principais veias do tórax, do abdome e da pelve.

A maioria das estruturas torácicas é drenada pelo sistema ázigo de veias.

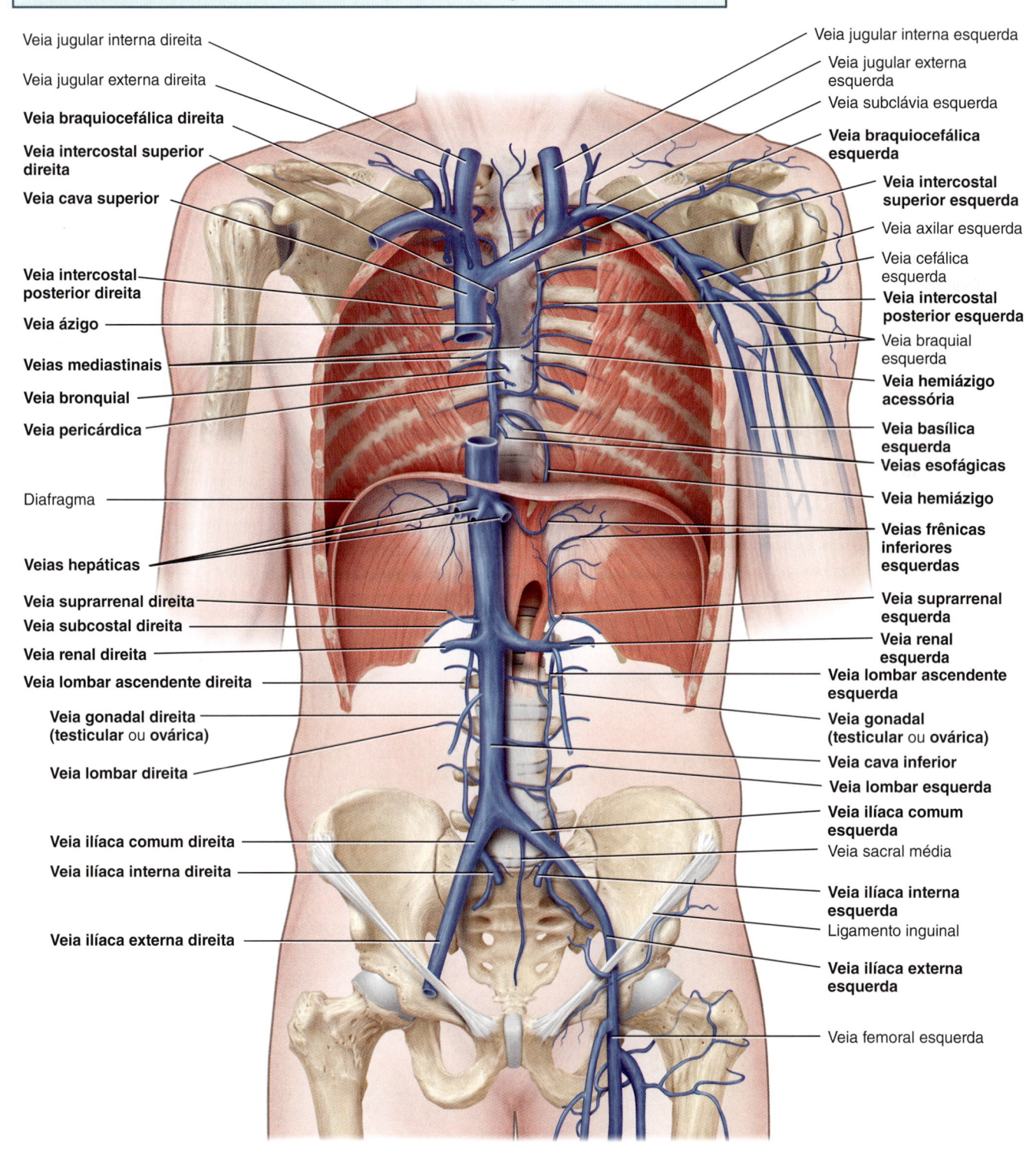

Veia jugular interna direita
Veia jugular externa direita
Veia braquiocefálica direita
Veia intercostal superior direita
Veia cava superior
Veia intercostal posterior direita
Veia ázigo
Veias mediastinais
Veia bronquial
Veia pericárdica
Diafragma
Veias hepáticas
Veia suprarrenal direita
Veia subcostal direita
Veia renal direita
Veia lombar ascendente direita
Veia gonadal direita (testicular ou ovárica)
Veia lombar direita
Veia ilíaca comum direita
Veia ilíaca interna direita
Veia ilíaca externa direita

Veia jugular interna esquerda
Veia jugular externa esquerda
Veia subclávia esquerda
Veia braquiocefálica esquerda
Veia intercostal superior esquerda
Veia axilar esquerda
Veia cefálica esquerda
Veia intercostal posterior esquerda
Veia braquial esquerda
Veia hemiázigo acessória
Veia basílica esquerda
Veias esofágicas
Veia hemiázigo
Veias frênicas inferiores esquerdas
Veia suprarrenal esquerda
Veia renal esquerda
Veia lombar ascendente esquerda
Veia gonadal (testicular ou ovárica)
Veia cava inferior
Veia lombar esquerda
Veia ilíaca comum esquerda
Veia sacral média
Veia ilíaca interna esquerda
Ligamento inguinal
Veia ilíaca externa esquerda
Veia femoral esquerda

Vista anterior

? Quais são as veias que retornam o sangue das vísceras abdominopélvicas para o coração?

Além de coletar o sangue do tórax e da parede do abdome, o sistema ázigo pode atuar como derivação para a veia cava inferior, que drena o sangue da parte inferior do corpo. Várias veias pequenas ligam diretamente o sistema ázigo à veia cava inferior. As veias maiores que drenam os membros inferiores e o abdome também se conectam com o sistema ázigo. Se a veia cava inferior ou a veia porta do fígado forem obstruídas, o sangue que normalmente flui pela veia cava inferior pode ser desviado para o sistema ázigo, de modo que o sangue possa retornar da parte inferior do corpo para a veia cava superior.

Teste rápido

33. Qual é a importância do sistema ázigo em relação à veia cava inferior?

21.18 Veias do abdome e da pelve

OBJETIVO

- **Identificar** as principais veias que drenam o abdome e a pelve.

Veias	Descrição e tributárias	Regiões drenadas
Veia cava inferior	(ver **Figura 21.24**)	
Veias frênicas inferiores	Surgem a partir da face inferior do diafragma. Em geral, a veia frênica inferior esquerda comunica-se com a veia suprarrenal esquerda, que desemboca na veia renal esquerda, e com a veia cava inferior. A veia frênica inferior direita drena para a veia cava inferior	Face inferior do diafragma e tecidos peritoneais adjacentes
Veias hepáticas	Normalmente, existem duas ou três veias hepáticas, as quais drenam os capilares sinusoidais do fígado. Os capilares do fígado recebem sangue venoso dos capilares dos órgãos do sistema digestório por meio da veia porta do fígado. A **veia porta do fígado** recebe as seguintes tributárias dos órgãos do sistema digestório:	
	1. **Veia gástrica esquerda**, que surge a partir do lado esquerdo da curvatura menor do estômago e se une com o lado esquerdo da veia porta do fígado no omento menor	Parte terminal do esôfago, estômago, fígado, vesícula biliar, baço, pâncreas, intestino delgado e intestino grosso
	2. **Veia gástrica direita**, que emerge da face direita da curvatura menor do estômago e se une à veia porta do fígado em sua face anterior no omento menor	Curvatura menor do estômago, parte abdominal do esôfago, estômago e duodeno
	3. **Veia esplênica**, que surge no baço e cruza o abdome transversalmente, posterior ao estômago, para se anastomosar com a veia mesentérica superior e formar a veia porta do fígado. Próximo à sua junção com a veia porta do fígado, recebe **veia mesentérica inferior**, que recebe tributárias da segunda metade do intestino grosso	Baço, fundo gástrico e curvatura maior do estômago, pâncreas, omento maior, colo descendente, colo sigmoide e reto
	4. **Veia mesentérica superior**, que surge a partir de numerosas tributárias da maior parte do intestino delgado e da primeira metade do intestino grosso e ascende para se unir com a veia esplênica, formando a veia porta do fígado	Duodeno, jejuno, íleo, ceco, apêndice vermiforme, colo ascendente e colo transverso
Veias lombares	Geralmente, existem quatro veias lombares de cada lado; seguem um percurso horizontal pela parede posterior do abdome com as artérias lombares. Conectam-se em ângulo reto com as **veias lombares ascendentes** direita e esquerda, as quais formam a origem da veia ázigo ou da veia hemiázigo correspondente. Após alcançarem as veias lombares ascendentes, conectam-se com a veia cava inferior	Músculos da parede posterior e paredes laterais do abdome, vértebras lombares, medula espinal e nervos espinais (cauda equina) no canal vertebral e meninges
Veias suprarrenais	Seguem medialmente a partir das glândulas suprarrenais (a **veia suprarrenal esquerda** une-se com a veia renal esquerda, e a **veia suprarrenal direita** une-se com a veia cava inferior)	Glândulas suprarrenais
Veias renais	Seguem anteriormente às artérias renais. A veia renal esquerda é mais longa do que a veia renal direita e passa anteriormente à parte abdominal da aorta. Recebem as veias testicular (ou ovárica) esquerda, frênica inferior esquerda e, em geral, suprarrenal esquerda. A veia renal direita drena para a veia cava inferior, posteriormente ao duodeno	Rins
Veias gonadais (testiculares ou ováricas)	Ascendem com as artérias gonadais (testiculares ou ováricas) ao longo da parede posterior do abdome. São denominadas **veias testiculares** nos homens, sendo responsáveis por drenar os testículos (a veia testicular esquerda une-se com a veia renal esquerda, e a veia testicular direita une-se com a veia cava inferior). São denominadas **veias ováricas** nas mulheres, sendo responsável por drenar os ovários (a veia ovárica esquerda une-se com a veia renal esquerda, e a veia ovárica direita une-se com a veia cava inferior	Testículos, epidídimo, ducto deferente, ovários e ureteres
Veias ilíacas comuns	São formadas pela união das veias ilíacas interna e externa, anteriormente à articulação sacroilíaca, e se anastomosam anteriormente à vértebra lombar V para formar a veia cava inferior. A veia ilíaca comum direita é muito mais curta do que a esquerda, além de ser mais vertical, visto que a veia cava inferior encontra-se à direita do plano mediano	Pelve, órgãos genitais externos e membros inferiores

(continua)

Veias	Descrição e tributárias	Regiões drenadas
Veias ilíacas internas	Começam próximo à parte superior da incisura isquiática maior e seguem um percurso medial às artérias correspondentes	Músculos da parede pélvica e da região glútea, vísceras pélvicas e órgãos genitais externos
Veias ilíacas externas	Acompanham as artérias ilíacas externas. Começam nos ligamentos inguinais como continuações das veias femorais e terminam anteriormente às articulações sacroilíacas, onde se unem com as veias ilíacas internas para formar as veias ilíacas comuns	Parede inferior do abdome anteriormente, músculo cremáster nos homens e órgãos genitais externos e membro inferior

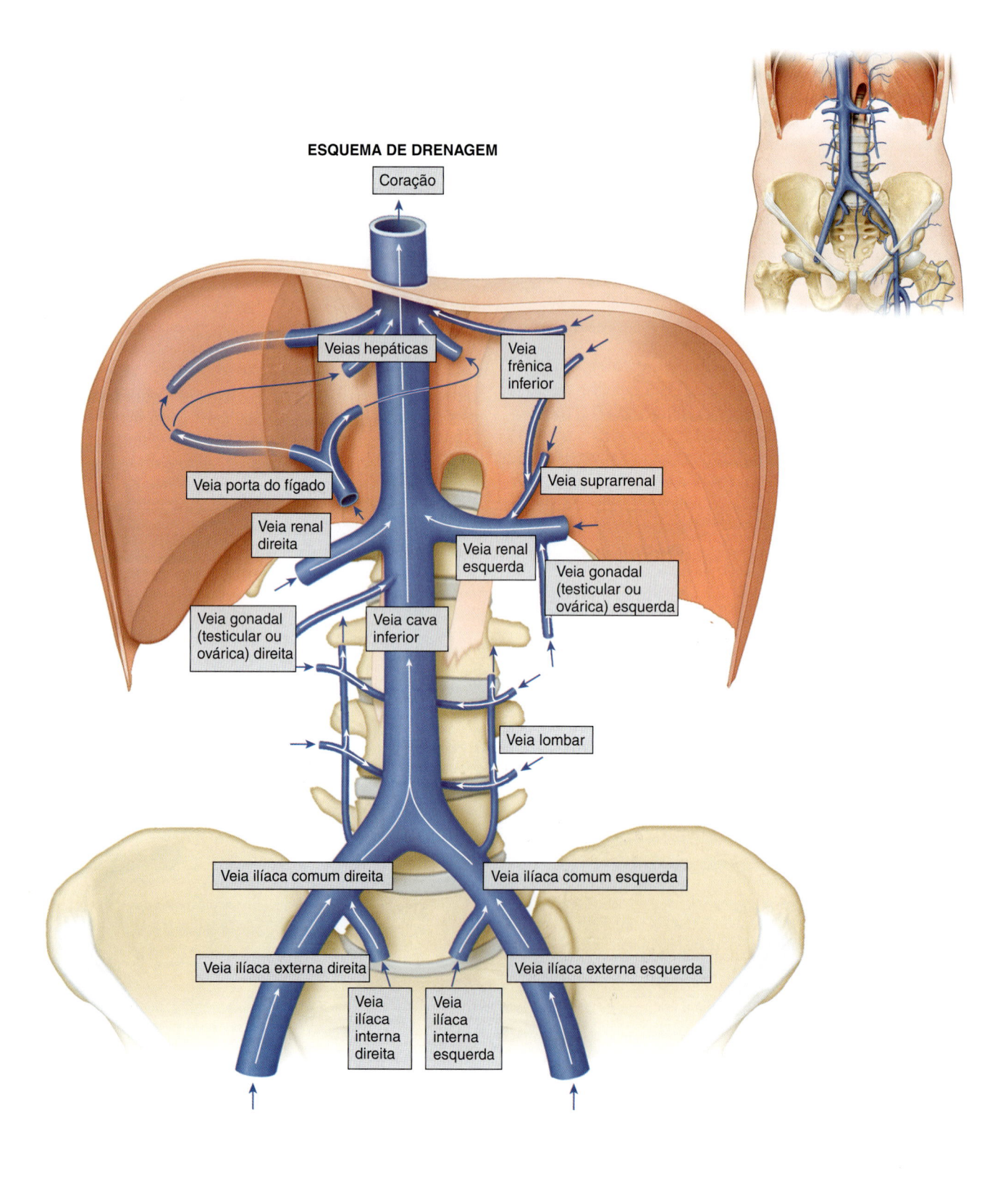

ESQUEMA DE DRENAGEM

Coração

- Veias hepáticas
- Veia frênica inferior
- Veia porta do fígado
- Veia suprarrenal
- Veia renal direita
- Veia renal esquerda
- Veia gonadal (testicular ou ovárica) esquerda
- Veia gonadal (testicular ou ovárica) direita
- Veia cava inferior
- Veia lombar
- Veia ilíaca comum direita
- Veia ilíaca comum esquerda
- Veia ilíaca externa direita
- Veia ilíaca externa esquerda
- Veia ilíaca interna direita
- Veia ilíaca interna esquerda

O sangue das vísceras abdominais e pélvicas e da metade inferior da parede do abdome retorna ao coração por meio da veia cava inferior. Muitas veias pequenas entram na veia cava inferior. A maior parte drena o sangue fornecido pelos ramos parietais da parte abdominal da aorta, e seus nomes correspondem aos nomes das artérias (ver **Figura 21.27**).

A veia cava inferior não recebe veias diretamente do sistema digestório, do baço, do pâncreas e da vesícula biliar. O sangue desses órgãos flui para uma veia comum, a **veia porta do fígado**, que fornece o sangue ao fígado. As veias mesentérica superior e esplênica unem-se para formar a veia porta do fígado (ver **Figura 21.29**). Esse fluxo especial de sangue venoso, denominado *circulação porta hepática*, é descrito mais adiante. Após passar pelo fígado para o seu processamento, o sangue drena para as veias hepáticas, que desembocam na veia cava inferior.

21.19 Veias dos membros inferiores

OBJETIVO

- **Identificar** as principais veias superficiais e profundas que drenam os membros inferiores.

À semelhança dos membros superiores, o sangue dos membros inferiores é drenado por veias superficiais e por veias profundas. As veias superficiais frequentemente anastomosam-se entre si e com as veias profundas ao longo de sua extensão. As veias profundas, em sua maior parte, têm os mesmos nomes das artérias correspondentes (**Figura 21.28**). Todas as veias dos membros inferiores apresentam válvulas, que são mais numerosas do que nas veias dos membros superiores.

> **Teste rápido**
>
> 34. Que estruturas são drenadas pelas veias lombar, testicular ou ovárica, renal, suprarrenal, frênica inferior e hepática?

> **Teste rápido**
>
> 35. Qual é a importância clínica das veias safenas magnas?

Veias	Descrição e tributárias	Regiões drenadas
VEIAS PROFUNDAS		
Veias ilíacas comuns	(ver **Figura 21.28**)	
Veias ilíacas externas	(ver **Figura 21.28**)	
Veias femorais	Acompanham as artérias femorais e são continuações das veias poplíteas, imediatamente superiores ao joelho, onde passam por uma abertura no músculo adutor magno. Ascendem abaixo do músculo sartório e emergem da parte inferior do músculo no trígono femoral, na extremidade proximal da coxa. Recebem as **veias femorais profundas** e as veias safenas magnas imediatamente antes de penetrar na parede do abdome. Passam por baixo do ligamento inguinal e entram na região abdominopélvica para se tornarem as veias ilíacas externas	Pele, linfonodos, músculos e ossos da coxa e órgãos genitais externos
	Nota clínica: para obter **amostras de sangue** ou **registros de pressão** do lado direito do coração, insere-se um cateter na veia femoral no local onde passa pelo trígono femoral. O cateter passa pelas veias ilíacas externa e comum, em seguida para a veia cava inferior e, por fim, no átrio direito	
Veias poplíteas	Formadas pela união das veias tibiais anterior e posterior na extremidade proximal da perna; ascendem pela fossa poplítea com as artérias poplíteas e o nervo tibial. Terminam onde passam através da janela no músculo adutor magno e seguem pela frente do joelho para se tornarem as veias femorais. Recebem também sangue das veias safena parvas e tributárias, que correspondem a ramos da artéria poplítea	Articulação e pele do joelho, músculos e ossos em torno da articulação do joelho

(continua)

Veias	Descrição e tributárias	Regiões drenadas
Veias tibiais posteriores	Começam posteriormente ao maléolo medial, na união das **veias plantar medial** e **plantar lateral** do pé. Ascendem pela perna com a artéria tibial posterior e o nervo tibial abaixo do músculo sóleo. Unem-se com as veias tibiais posteriores a uma distância de cerca de dois terços de seu trajeto pela perna. Unem-se com as veias tibiais anteriores próximo ao topo da membrana interóssea para formar as veias poplíteas. Na face plantar do pé, as **veias digitais plantares** unem-se para formar as **veias metatarsais plantares**, que seguem um percurso paralelo aos ossos metatarsais. Essas, por sua vez, unem-se para formar os **arcos venosos plantares profundos**. As veias plantar medial e plantar lateral emergem dos arcos venosos plantares profundos	Pele, músculos e ossos da face plantar do pé e pele, músculos e ossos das faces posterior e lateral da perna
Veias tibiais anteriores	Surgem no arco venoso dorsal e acompanham a artéria tibial anterior. Ascendem abaixo do músculo tibial anterior na face anterior da membrana interóssea. Atravessam a abertura na extremidade superior da membrana interóssea para se unir com as veias tibiais posteriores, formando as veias poplíteas	Face dorsal do pé, articulação talocrural, face anterior da perna, articulação do joelho e articulação tibiofibular
VEIAS SUPERFICIAIS		
Veias safenas magnas	Veias mais longas do corpo; ascendem a partir do pé até a virilha na tela subcutânea. Começam na extremidade medial dos **arcos venosos dorsais** do pé, os quais são redes de veias no dorso do pé, formadas pelas **veias digitais dorsais**, que coletam sangue dos dedos dos pés e, em seguida, unem-se em pares para formar as **veias metatarsais dorsais**, as quais seguem paralelamente aos ossos metatarsais. À medida que as veias metatarsais dorsais aproximam-se do pé, elas se combinam para formar os arcos venosos dorsais. Passam anteriormente ao maléolo medial da tíbia e, em seguida, superiormente ao longo da face medial da perna e da coxa, imediatamente abaixo da pele. Recebem tributárias dos tecidos superficiais e se conectam com veias profundas. Drenam nas veias femorais na região inguinal. Têm 10 a 20 válvulas ao longo de seu comprimento, com mais válvulas localizadas na perna do que na coxa. **Nota clínica:** essas veias têm mais tendência a apresentar **varicosidades** do que as outras veias dos membros inferiores, visto que devem suportar uma longa coluna de sangue e não estão bem sustentadas por músculos esqueléticos. As veias safenas magnas são frequentemente utilizadas para a administração prolongada de líquidos intravenosos. Isso é particularmente importante em crianças muito pequenas e em pacientes de qualquer idade em choque, cujas veias estejam colapsadas. Na **cirurgia de revascularização do miocárdio**, se houver necessidade de enxertar múltiplos vasos sanguíneos, são utilizadas seções da veia safena magna, aliadas a pelo menos uma artéria como enxerto (ver a primeira **Nota Clínica** na Seção 21.10). Após a retirada da veia safena magna e sua divisão em seções, as seções são utilizadas para os desvios dos bloqueios. Os enxertos de veia são invertidos, de modo que as válvulas não obstruam o fluxo sanguíneo	Tecidos do tegumento comum e músculos superficiais dos membros inferiores, região inguinal e parede inferior do abdome
Veias safenas parvas	Começam na face lateral dos arcos venosos dorsais do pé. Passam posteriormente ao maléolo lateral da fíbula e ascendem abaixo da pele, ao longo da face posterior da perna. Drenam nas veias poplíteas, na fossa poplítea, posteriormente ao joelho. Têm 9 a 12 válvulas. Podem comunicar-se com as veias safenas magnas na parte proximal da perna	Tecidos do tegumento comum e músculos superficiais do pé e face posterior da perna

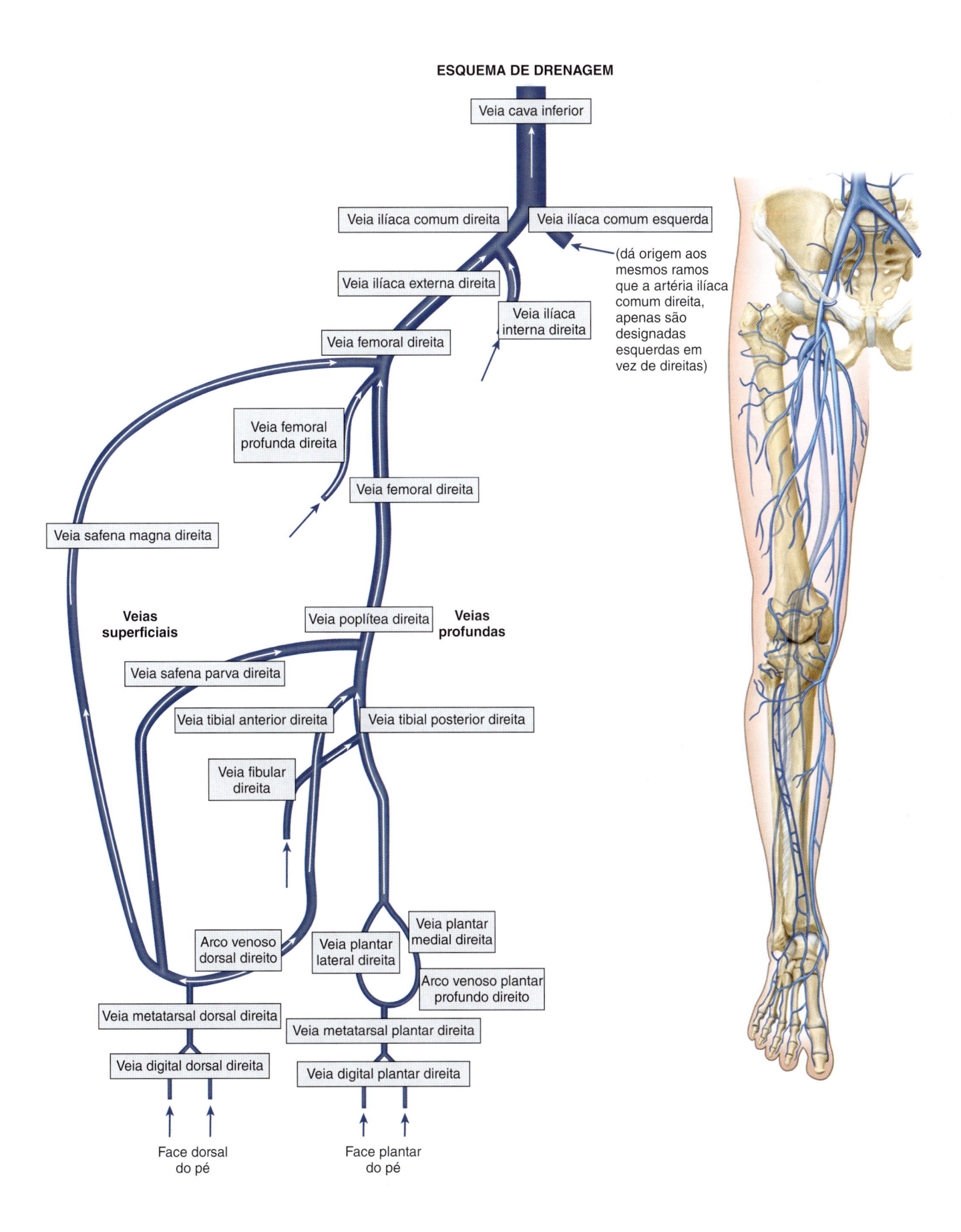

CAPÍTULO 21 Sistema Circulatório: Vasos Sanguíneos e Hemodinâmica **829**

ESQUEMA DE DRENAGEM

- Veia cava inferior
- Veia ilíaca comum direita
- Veia ilíaca comum esquerda (dá origem aos mesmos ramos que a artéria ilíaca comum direita, apenas são designadas esquerdas em vez de direitas)
- Veia ilíaca externa direita
- Veia ilíaca interna direita
- Veia femoral direita
- Veia femoral profunda direita
- Veia femoral direita
- Veia safena magna direita

Veias superficiais — Veia poplítea direita — **Veias profundas**

- Veia safena parva direita
- Veia tibial anterior direita
- Veia tibial posterior direita
- Veia fibular direita
- Arco venoso dorsal direito
- Veia plantar medial direita
- Veia plantar lateral direita
- Arco venoso plantar profundo direito
- Veia metatarsal dorsal direita
- Veia metatarsal plantar direita
- Veia digital dorsal direita
- Veia digital plantar direita

Face dorsal do pé

Face plantar do pé

FIGURA 21.28 Principais veias da pelve e dos membros inferiores.

As veias profundas habitualmente recebem os nomes das artérias que acompanham.

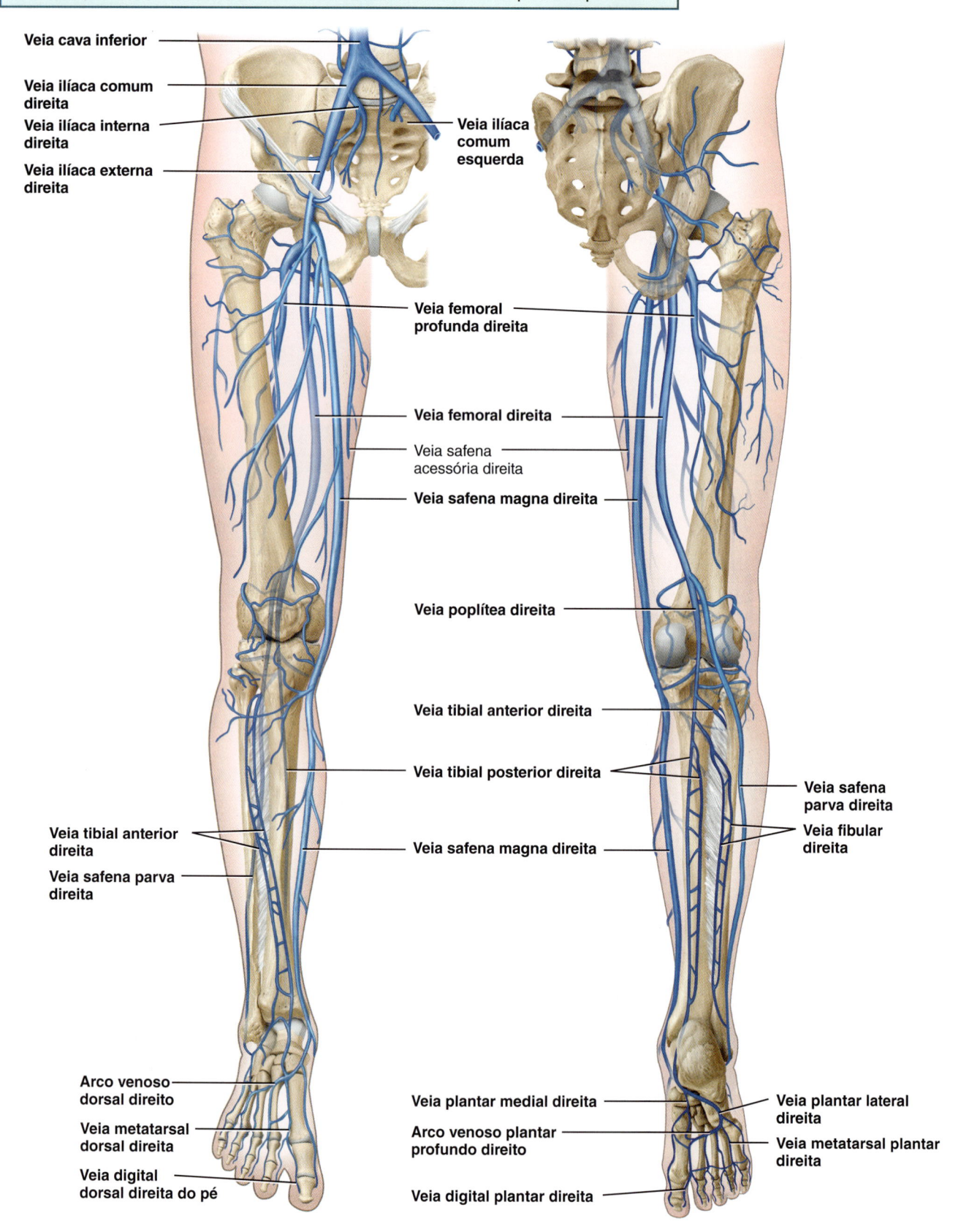

- Veia cava inferior
- Veia ilíaca comum direita
- Veia ilíaca interna direita
- Veia ilíaca externa direita
- Veia ilíaca comum esquerda
- Veia femoral profunda direita
- Veia femoral direita
- Veia safena acessória direita
- Veia safena magna direita
- Veia poplítea direita
- Veia tibial anterior direita
- Veia tibial posterior direita
- Veia safena parva direita
- Veia fibular direita
- Veia tibial anterior direita
- Veia safena magna direita
- Veia safena parva direita
- Arco venoso dorsal direito
- Veia metatarsal dorsal direita
- Veia digital dorsal direita do pé
- Veia plantar medial direita
- Arco venoso plantar profundo direito
- Veia digital plantar direita
- Veia plantar lateral direita
- Veia metatarsal plantar direita

A. Vista anterior **B.** Vista posterior

? Que veias dos membros inferiores são superficiais?

21.20 Vias circulatórias: circulação porta hepática

OBJETIVO

- **Descrever** a importância do sistema porta hepático.

A **circulação porta hepática** transporta o sangue venoso dos órgãos do sistema digestório e do baço para o fígado. Uma veia que transporta o sangue de uma rede capilar para outra é denominada **veia porta**. A **veia porta do fígado** recebe sangue dos capilares dos órgãos do sistema digestório e do baço e o entrega aos vasos sinusoides do fígado (**Figura 21.29**). Depois de uma refeição, o sangue da veia porta do fígado é rico em nutrientes absorvidos pelo sistema digestório. O fígado armazena alguns desses nutrientes e modifica outros antes que passem para a circulação geral. Por exemplo, o fígado converte a glicose em glicogênio para armazenamento,

FIGURA 21.29 **Circulação porta hepática**. Um diagrama esquemático do fluxo sanguíneo pelo fígado, incluindo a circulação arterial, é mostrado em (**B**). Como de costume, o sangue desoxigenado é indicado em azul, e o sangue oxigenado, em vermelho.

A circulação porta hepática transporta o sangue venoso dos órgãos do sistema digestório e do baço para o fígado.

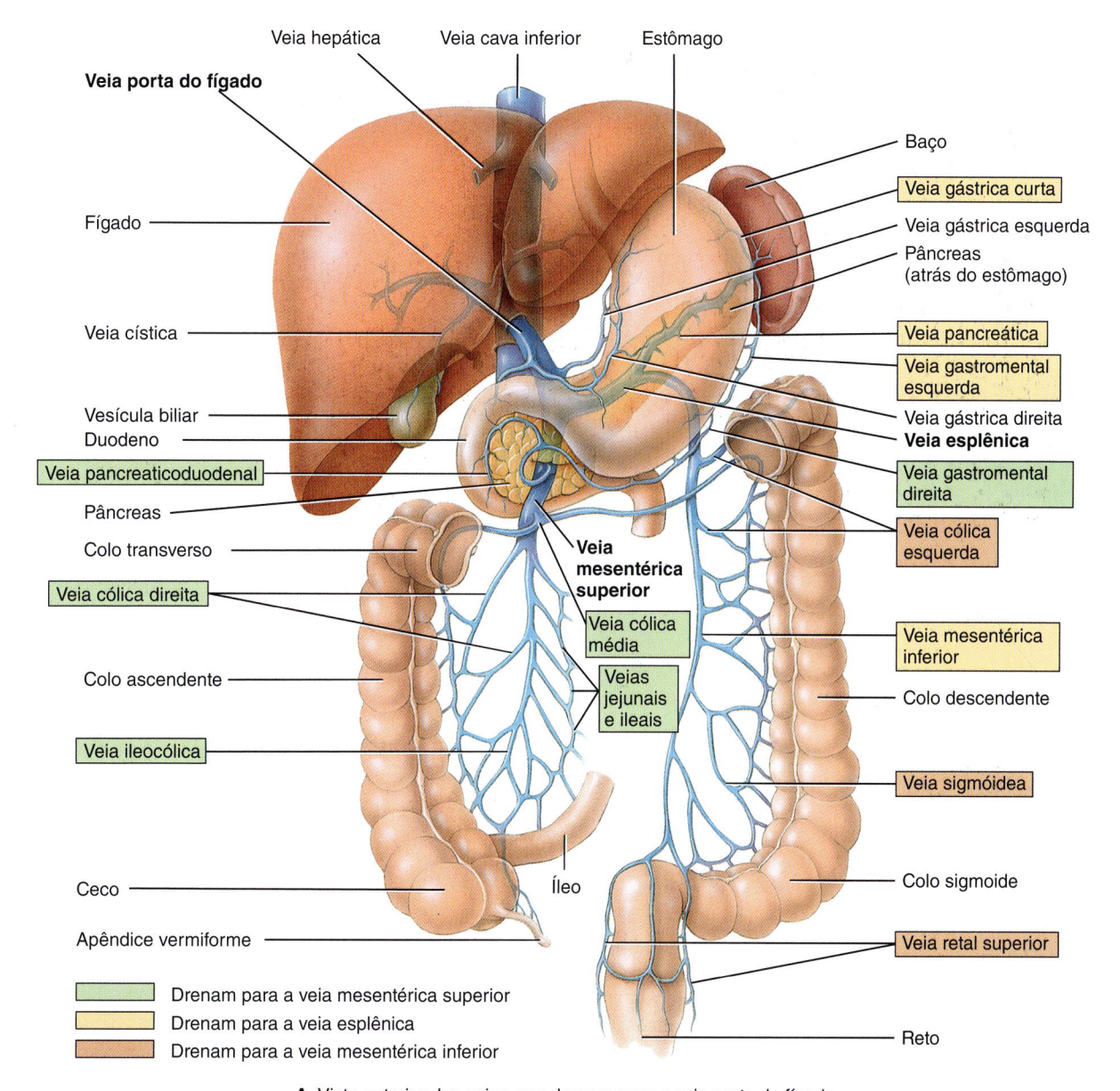

A. Vista anterior das veias que drenam para a veia porta do fígado

(*continua*)

FIGURA 21.29 *Continuação.*

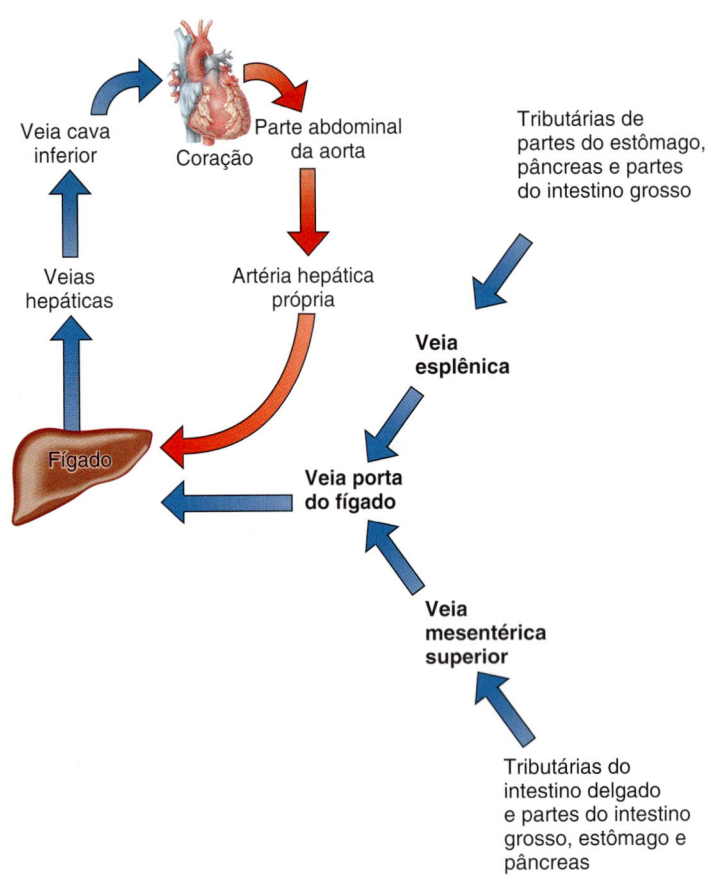

B. Esquema dos principais vasos sanguíneos da circulação porta hepática e suprimento arterial e drenagem venosa do fígado

? Que veias transportam o sangue para fora do fígado?

reduzindo o nível de glicemia pouco depois de uma refeição. O fígado também destoxifica substâncias nocivas, como o álcool, que foram absorvidas pelo sistema digestório, e destrói as bactérias por fagocitose.

As veias mesentérica superior e esplênica unem-se para formar a veia porta do fígado. A **veia mesentérica superior** drena o sangue do intestino delgado e partes do intestino grosso, estômago e pâncreas por meio das *veias jejunais, ileais, ileocólicas, cólica direita, cólica média, pancreaticoduodenais* e *gastromental direita*. A **veia esplênica** drena o sangue do estômago, do pâncreas e de partes do intestino grosso por meio das *veias gástricas curtas, gastromental esquerda, pancreáticas* e *mesentérica inferior*. A veia mesentérica inferior, que se abre na veia esplênica, drena partes do intestino grosso por meio das *veias retal superior, sigmóideas* e *cólica esquerda*. As *veias gástricas direita* e *esquerda*, que se abrem diretamente na veia porta do fígado, drenam o estômago. A *veia cística*, que também se abre na veia porta do fígado, drena a vesícula biliar.

Ao mesmo tempo que o fígado recebe sangue rico em nutrientes, porém desoxigenado, por meio da veia porta do fígado, ele também recebe sangue oxigenado pela artéria hepática, um ramo do tronco celíaco. O sangue oxigenado mistura-se com o sangue desoxigenado nos vasos sinusoides. Por fim, o sangue deixa os vasos sinusoides do fígado pelas **veias hepáticas**, que drenam para a veia cava inferior.

Teste rápido

36. Faça um diagrama da circulação porta hepática e descreva a sua importância.

21.21 Vias circulatórias: circulação pulmonar

OBJETIVO

- **Explicar** a importância da circulação pulmonar.

A **circulação pulmonar** transporta o sangue desoxigenado do ventrículo direito para os alvéolos pulmonares e retorna o sangue oxigenado dos alvéolos pulmonares para o átrio esquerdo (**Figura 21.30**). O **tronco pulmonar** emerge do ventrículo direito e passa superior e posteriormente, à esquerda. Em seguida, divide-se em dois ramos: a **artéria pulmonar direita** para o pulmão direito

FIGURA 21.30 Circulação pulmonar.

A circulação pulmonar transporta sangue desoxigenado do ventrículo direito para os pulmões e retorna o sangue oxigenado dos pulmões para o átrio esquerdo.

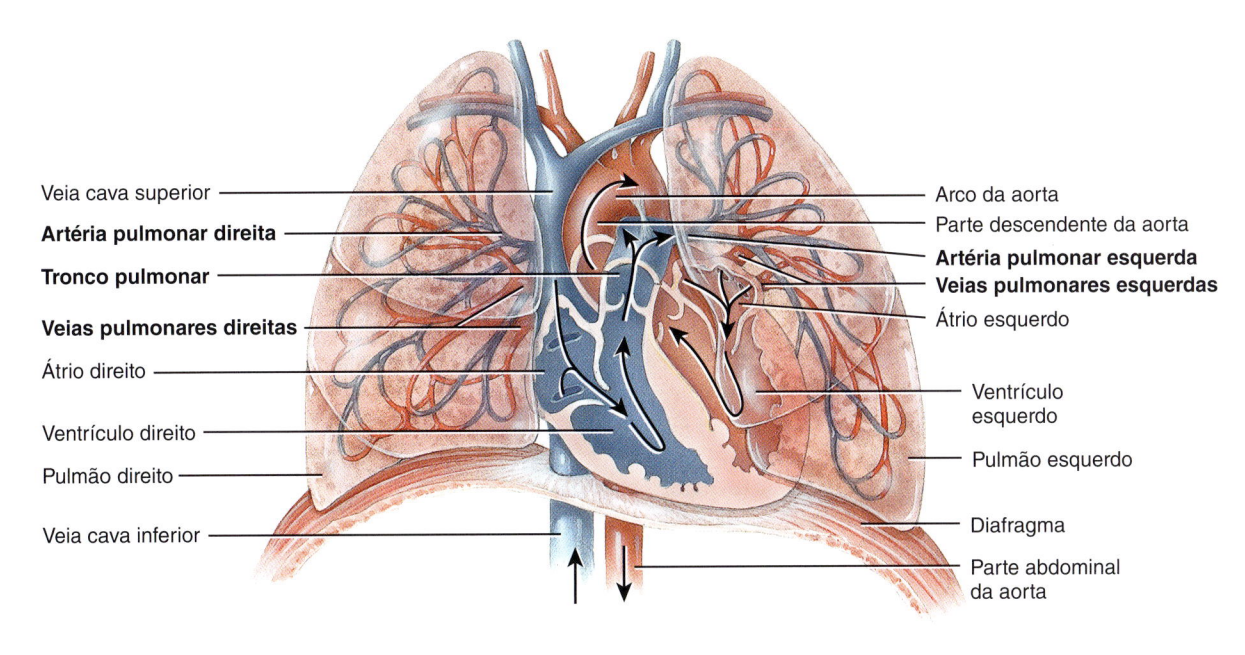

A. Vista anterior

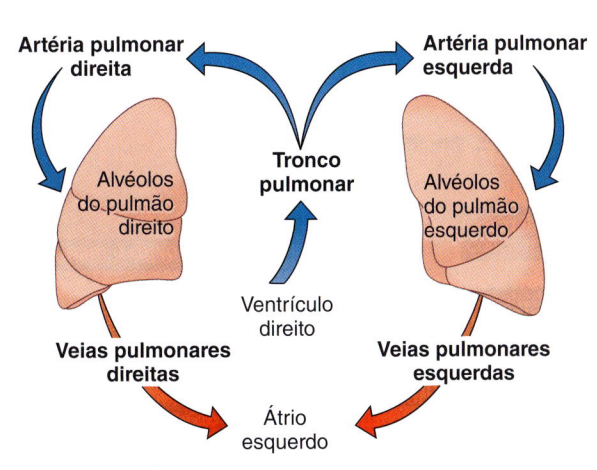

B. Esquema da circulação pulmonar

? Depois do nascimento, quais são as únicas artérias que transportam sangue desoxigenado?

e a **artéria pulmonar esquerda** para o pulmão esquerdo. Depois do nascimento, as artérias pulmonares são as únicas artérias que transportam sangue desoxigenado. Ao entrar nos pulmões, os ramos dividem-se e subdividem-se até, por fim, formar capilares em torno dos alvéolos no interior dos pulmões. O CO_2 passa do sangue para os alvéolos e é expirado. O O_2 inalado passa do ar dos pulmões para o sangue. Os capilares pulmonares unem-se para formar vênulas e, por fim, **veias pulmonares**, que saem dos pulmões e transportam o sangue oxigenado para o átrio esquerdo. Duas veias pulmonares esquerdas e duas veias pulmonares direitas entram no átrio esquerdo. Depois do nascimento, as veias pulmonares são as únicas veias que transportam sangue oxigenado. Em seguida, as contrações do ventrículo esquerdo ejetam o sangue oxigenado para a circulação sistêmica.

Teste rápido

37. Explique por que a circulação pulmonar é importante.

21.22 Vias circulatórias: circulação fetal

OBJETIVO

- **Descrever** o destino das estruturas fetais uma vez iniciada a circulação pós-natal.

O sistema circulatório do feto, denominado **circulação fetal**, só existe no feto e contém estruturas especiais, que permitem ao feto em desenvolvimento efetuar a troca de substâncias com a mãe (**Figura 21.31**). Difere da circulação pós-natal (após o nascimento), visto que os **pulmões**, os **rins** e os **órgãos do sistema digestório** só começam a funcionar depois do nascimento. O feto obtém O_2 e nutrientes do sangue materno e elimina o CO_2 e outras escórias metabólicas por meio dele.

A troca de substâncias entre as circulações fetal e materna ocorre por meio da **placenta**, que se forma no interior do útero da mãe e se fixa ao umbigo do feto pelo **cordão umbilical**.

FIGURA 21.31 **Circulação fetal e mudanças ao nascimento.** Os boxes dourados entre as partes (**A**) e (**B**) descrevem o destino de determinadas estruturas fetais uma vez estabelecida a circulação pós-natal.

Os pulmões e os órgãos do sistema digestório só começam a funcionar depois do nascimento.

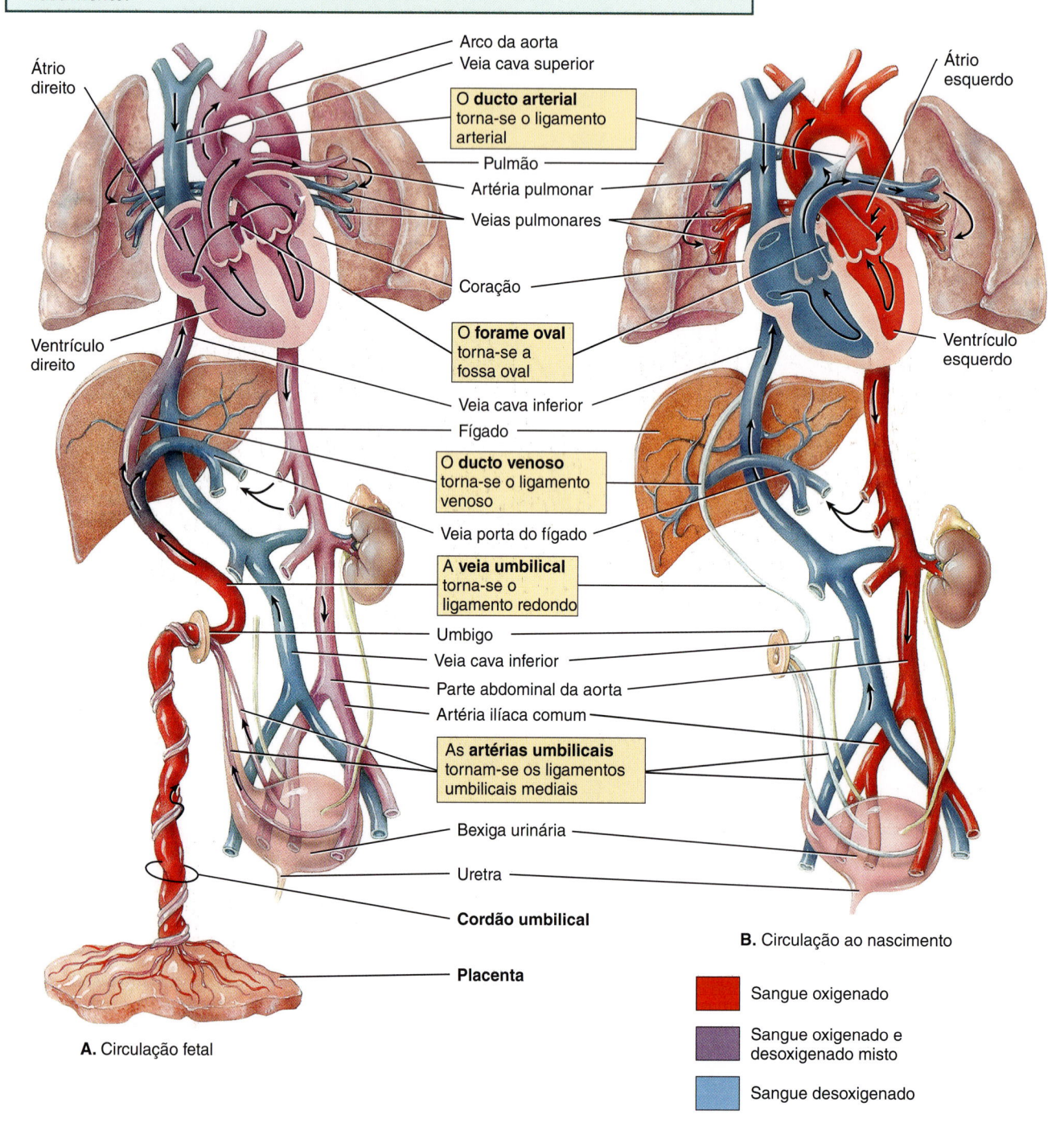

A. Circulação fetal

B. Circulação ao nascimento

- Sangue oxigenado
- Sangue oxigenado e desoxigenado misto
- Sangue desoxigenado

Estruturas e seus destinos:
- O **ducto arterial** torna-se o ligamento arterial
- O **forame oval** torna-se a fossa oval
- O **ducto venoso** torna-se o ligamento venoso
- A **veia umbilical** torna-se o ligamento redondo
- As **artérias umbilicais** tornam-se os ligamentos umbilicais mediais

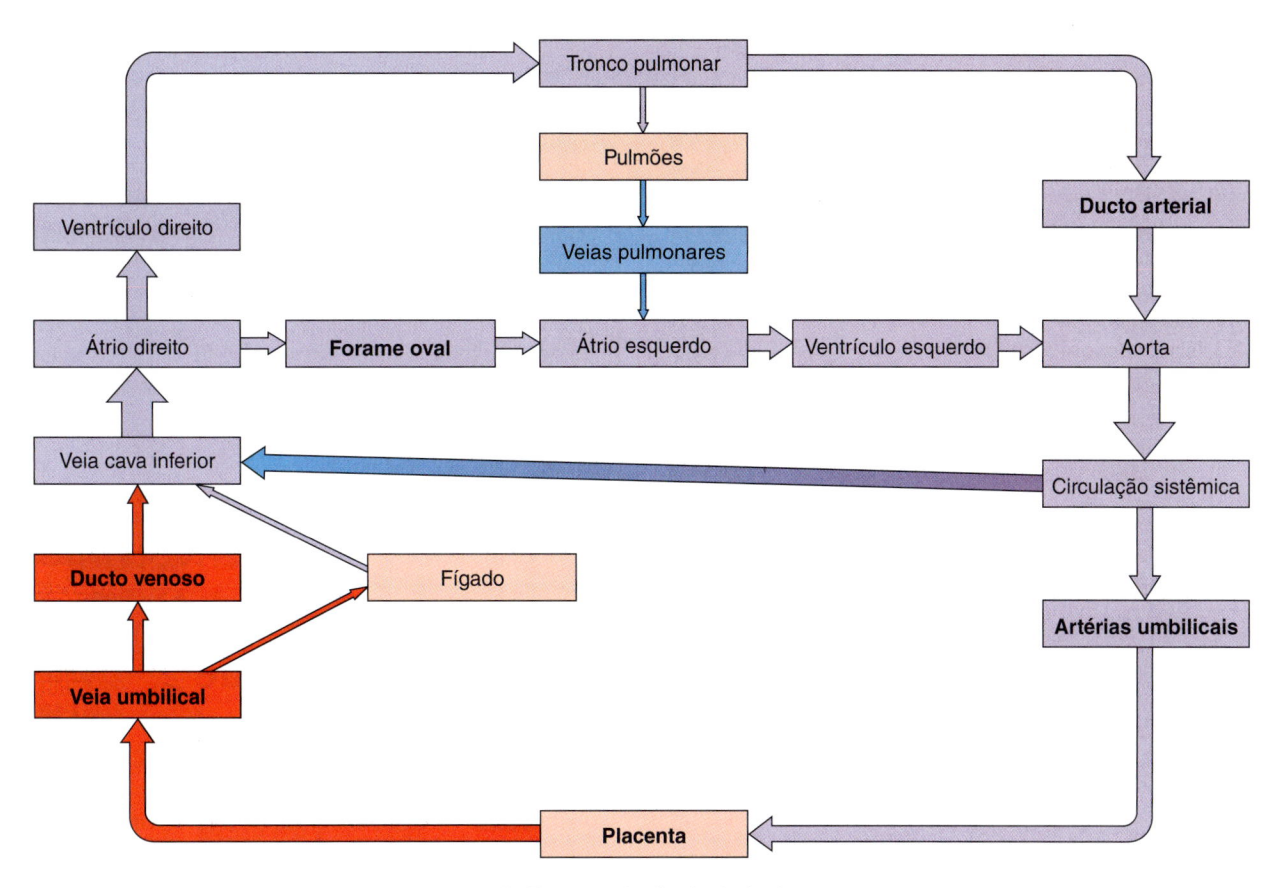

C. Esquema da circulação fetal

? Que estrutura possibilita a troca de substâncias entre a mãe e o feto?

A placenta comunica-se com o sistema circulatório da mãe por meio de muitos vasos sanguíneos pequenos que emergem da parede do útero. O cordão umbilical contém vasos sanguíneos que se ramificam em capilares na placenta. As escórias metabólicas do sangue fetal difundem-se para fora dos capilares em espaços que contêm sangue materno (espaços intervilosos) na placenta e, por fim, nas veias uterinas da mãe. Os nutrientes seguem o trajeto oposto – dos vasos sanguíneos maternos para os espaços intervilosos e, em seguida, para os capilares fetais. Normalmente, não há nenhuma mistura direta de sangue materno e sangue fetal, visto que todas as trocas ocorrem por difusão através das paredes dos capilares.

O sangue passa do feto para a placenta por meio de duas **artérias umbilicais** no cordão umbilical (ver **Figura 21.31 A** e **C**). Esses ramos das artérias ilíacas internas estão dentro do cordão umbilical. Na placenta, o sangue fetal captura o O_2 e nutrientes e elimina o CO_2 e escórias metabólicas. O sangue oxigenado retorna da placenta por meio de uma única **veia umbilical** no cordão umbilical, a qual ascende para o fígado do feto, onde se divide em dois ramos: parte do sangue flui pelo ramo que se une à veia porta do fígado e entra no fígado, porém a maior parte flui para o segundo ramo, o **ducto venoso**, que drena para a veia cava inferior.

O sangue desoxigenado que retorna das regiões inferiores do corpo do feto mistura-se com o sangue oxigenado do ducto venoso na veia cava inferior. Em seguida, esse sangue misto entra no átrio direito. O sangue desoxigenado que retorna das regiões superiores do corpo do feto entra na veia cava superior e, do mesmo modo, passa para o átrio direito.

A maior parte do sangue fetal não passa do ventrículo direito para os pulmões, como o faz na circulação pós-natal, visto que existe uma abertura, denominada **forame oval**, no septo entre os átrios direito e esquerdo. A maior parte do sangue que entra no átrio direito passa através do forame oval para o átrio esquerdo e alcança a circulação sistêmica. O sangue que passa para o ventrículo direito é bombeado para o tronco pulmonar, porém pouco desse sangue alcança os pulmões fetais (não funcionais). Em vez disso, a maior parte segue através do **ducto arterial**, um vaso que liga o tronco pulmonar à aorta. O sangue na aorta é transportado para todos os tecidos fetais por meio da circulação sistêmica. Quando as artérias ilíacas comuns ramificam-se nas artérias ilíacas externas e internas, parte do sangue flui para as artérias ilíacas internas, para as artérias umbilicais e de volta à placenta para realizar outra troca de material.

Imediatamente após o nascimento de um feto a termo, ocorre aumento da captação de oxigênio pelos pulmões durante a primeira e subsequentes inspirações. Uma vez iniciada a respiração, o fluxo sanguíneo da placenta cessa. Como resultado direto da ventilação dos pulmões, o ducto arterial e o ducto venoso sofrem vasoconstrição, e ocorre fechamento do forame oval.

1. Como resultado da expansão dos pulmões do lactente ao nascimento, os pulmões liberam uma cinina, denominada bradicinina, que inicia a vasoconstrição do ducto arterial. O processo começa 12 a 24 horas após o nascimento e, em geral, é concluído em torno de 21 dias, quando o ducto arterial atrofia-se, formando um tecido fibroso, denominado **ligamento arterial**, que persiste durante toda a vida. A falha do fechamento do ducto arterial é denominada *persistência do canal arterial*. Você deve lembrar que o ligamento arterial conecta o tronco da artéria pulmonar ao arco da aorta (ver **Figura 20.4**), assim, em decorrência dessa conexão, ele pode desempenhar um papel em caso de lesões ou traumas graves. Por exemplo, durante a aceleração abrupta, como a que ocorre em um acidente de carro, o movimento para a frente distende excessivamente o ligamento arterial, que pode resultar em ruptura parcial ou completa da aorta (ruptura traumática da aorta), resultando em perda maciça de sangue e, algumas vezes, até mesmo morte.

2. A vasoconstrição do ducto venoso resulta na formação do **ligamento venoso**, um cordão fibroso na superfície inferior do fígado. Embora esse ligamento não tenha função conhecida, serve como ponto de referência do lobo esquerdo do fígado durante uma cirurgia.

3. Normalmente, o forame oval fecha-se logo após o nascimento e torna-se a **fossa oval**, uma depressão no septo interatrial. Normalmente, isso ocorre logo após o nascimento, mas o fechamento permanente pode ocorrer em cerca de 1 ano na maioria dos lactentes (cerca de 75%). Quando o recém-nascido respira pela primeira vez, os pulmões se expandem, e o fluxo sanguíneo para os pulmões aumenta. O aumento do fluxo sanguíneo dos pulmões para o átrio esquerdo resulta em uma pressão maior no átrio esquerdo do que no átrio direito. O aumento da pressão atrial esquerda fecha o forame oval ao empurrar a válvula que o protege contra o septo interatrial. Esse fechamento permite que o débito do ventrículo esquerdo flua inteiramente para a circulação sistêmica, e o débito do ventrículo direito flua inteiramente para a circulação pulmonar.

Ademais, várias outras mudanças vasculares ocorrem após o nascimento. Os vasos sanguíneos fetais (artérias umbilicais e veia umbilical) dentro do cordão umbilical não são mais necessários. As artérias umbilicais no lactente enchem-se de tecido conjuntivo e transformam-se em cordões fibrosos, denominados **ligamentos umbilicais mediais**. O processo começa alguns minutos após o nascimento e pode levar 2 a 3 meses para a obliteração completa. Estão localizados na superfície anterior da parede abdominal e estendem-se em direção superior a cada lado do ligamento umbilical mediano até o umbigo. Do ponto de vista funcional, a parte proximal dos ligamentos forma a artéria vesical e a artéria ilíaca inferior. Os ligamentos também constituem pontos de referência úteis para cirurgiões que realizam o reparo laparoscópico de hérnia inguinal. A veia umbilical no lactente também se enche de tecido conjuntivo e torna-se o **ligamento redondo** do fígado, que liga o fígado à parede anterior do abdome. Está localizado dentro das margens livres do ligamento falciforme e divide o fígado em lobos direito e esquerdo.

Embora o delivramento da placenta não constitua uma mudança vascular relacionada com o nascimento, ele é mencionado aqui como outro exemplo da transição das várias estruturas fetais para as estruturas pós-natais. A placenta é expulsa como parte do último estágio do trabalho de parto e frequentemente é designada como **secundinas**. Na maioria dos casos, esse processo ocorre em apenas 3 a 5 minutos após o nascimento, porém algumas vezes pode levar até 1 hora ou mais.

Teste rápido

38. Discuta a anatomia e a fisiologia da circulação fetal. Indique a função das artérias umbilicais, da veia umbilical, do ducto venoso, do forame oval e do ducto arterial.

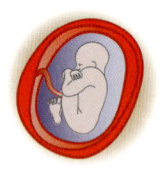

21.23 Desenvolvimento dos vasos sanguíneos e do sangue

OBJETIVO

- **Descrever** o desenvolvimento dos vasos sanguíneos e do sangue.

O desenvolvimento das células sanguíneas e a formação dos vasos sanguíneos começam fora do embrião, com apenas 15 a 16 dias, no **mesoderma** da parede do saco vitelino, cório e pedículo corporal. Cerca de 2 dias mais tarde, os vasos sanguíneos formam-se dentro do embrião. A formação inicial do sistema circulatório está ligada à pequena quantidade de vitelo no óvulo e no saco vitelino. À medida que o embrião desenvolve-se rapidamente durante a terceira semana, existe uma maior necessidade de desenvolver um sistema circulatório para fornecer nutrientes suficientes ao embrião e remover dele as escórias metabólicas.

Os vasos sanguíneos e as células do sangue desenvolvem-se a partir da mesma célula precursora, denominada **hemangioblasto**. Quando o mesênquima desenvolve-se em hemangioblastos, estes podem dar origem a células que produzem vasos sanguíneos (angioblastos) ou a células que produzem as células sanguíneas (células-tronco pluripotentes).

Os *vasos sanguíneos* desenvolvem-se, portanto, a partir dos **angioblastos**, que derivam dos hemangioblastos. Os angioblastos agregam-se para formar massas isoladas e cordões em todos os discos embrionários, denominados **ilhas sanguíneas** (**Figura 21.32**), onde logo aparecem espaços que se tornam os lúmens dos vasos sanguíneos. Alguns dos angioblastos imediatamente ao redor dos espaços dão origem ao *revestimento endotelial dos vasos sanguíneos*. Os angioblastos em torno do endotélio formam as *túnicas* (íntima, média e externa) dos vasos sanguíneos maiores. O crescimento e a fusão das ilhas sanguíneas formam uma extensa rede de vasos sanguíneos em torno do embrião. Por meio de

FIGURA 21.32 Desenvolvimento dos vasos sanguíneos e das células do sangue a partir das ilhas sanguíneas.

O desenvolvimento dos vasos sanguíneos começa no embrião em torno do 15º ou 16º dia.

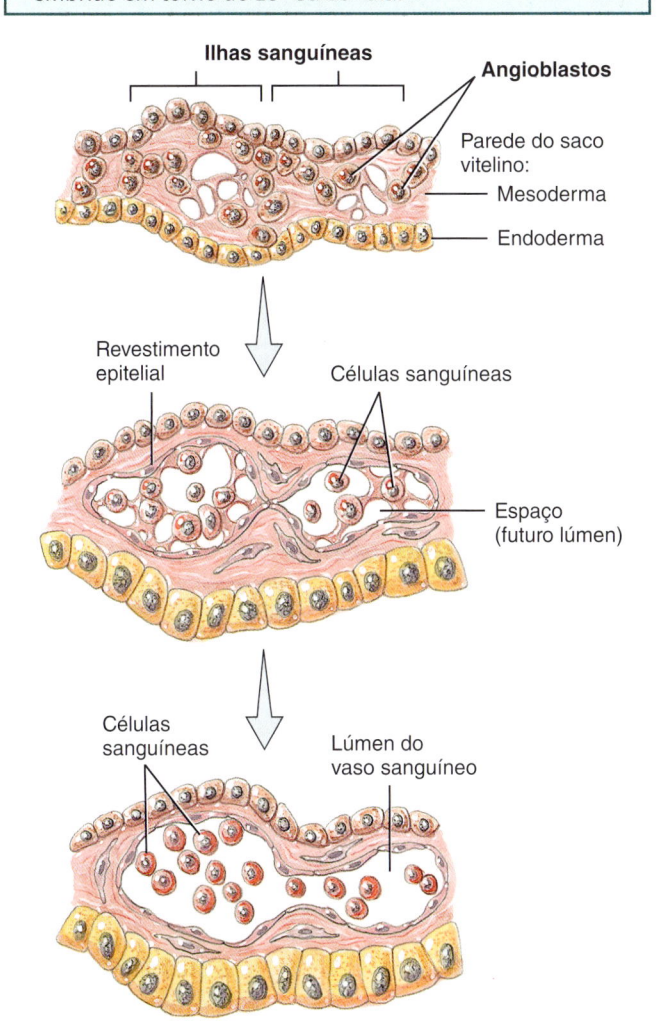

? A partir de qual camada de células germinativas se originam os vasos sanguíneos e o sangue?

ramificação contínua, os vasos sanguíneos fora do embrião conectam-se àqueles no interior do embrião, ligando-o à placenta.

As *células sanguíneas* desenvolvem-se a partir das **células-tronco pluripotentes** derivadas dos hemangioblastos. Esse desenvolvimento ocorre nas paredes dos vasos sanguíneos do saco vitelino, cório e alantoide aproximadamente 3 semanas após a fertilização. A formação do sangue no próprio embrião começa em torno da 15ª semana no fígado e na 12ª segunda semana no baço, na medula óssea vermelha e no timo.

Teste rápido

39. Quais são os locais de produção de células sanguíneas fora e dentro do embrião?

21.24 Envelhecimento e sistema circulatório

OBJETIVO

- **Explicar** os efeitos do envelhecimento sobre o sistema circulatório.

As mudanças gerais que ocorrem no sistema circulatório com o envelhecimento incluem redução da complacência (distensibilidade) da aorta, redução no tamanho das fibras musculares cardíacas, perda progressiva da força muscular cardíaca, diminuição do débito cardíaco, declínio da frequência cardíaca máxima e elevação da pressão arterial sistólica. O colesterol total do sangue tende a aumentar com a idade, assim como a lipoproteína de baixa densidade (LDL), ao passo que a lipoproteína de alta densidade (HDL) tende a diminuir. Há um aumento na incidência de doença arterial coronariana, que constitui a principal causa de cardiopatia e morte em idosos norte-americanos. A insuficiência cardíaca congestiva, um conjunto de sintomas associados com o comprometimento no bombeamento do coração, também é prevalente nos indivíduos idosos. Alterações nos vasos sanguíneos que irrigam o tecido encefálico – por exemplo, aterosclerose – reduzem a nutrição do encéfalo e resultam em disfunção ou morte das células encefálicas. Aos 80 anos, o fluxo sanguíneo cerebral é 20% menor, e o fluxo sanguíneo renal é 50% menor do que na mesma pessoa aos 30 anos, devido aos efeitos do envelhecimento sobre os vasos sanguíneos.

Teste rápido

40. De que maneira o envelhecimento afeta o coração?

• • •

Para entender as numerosas maneiras pelas quais o sangue, o coração e os vasos sanguíneos contribuem para a homeostasia de outros sistemas do corpo, consulte a Seção *Foco na homeostasia*, adiante?

Distúrbios: desequilíbrios homeostáticos

Hipertensão arterial

Cerca de 45 milhões de norte-americanos apresentam **hipertensão** ou pressão arterial persistentemente elevada. Trata-se do distúrbio mais comum que afeta o coração e os vasos sanguíneos, sendo a principal causa de insuficiência cardíaca, doença renal e acidente vascular encefálico. Foram instituídas novas diretrizes para a hipertensão, visto que os estudos clínicos realizados relacionaram o que antes eram consideradas leituras bastante baixas de pressão arterial com um aumento no risco de doença cardiovascular. As novas diretrizes são as seguintes:

Categoria	Sistólica (mmHg)	Diastólica (mmHg)
Normal	Inferior a 120 e	Inferior a 80
Pré-hipertensão	120 a 139 ou	80 a 89
Hipertensão de estágio 1	140 a 159 ou	90 a 99
Hipertensão de estágio 2	Acima de 160 ou	Acima de 100

Pressão arterial normal: sistólica abaixo de 120 e diastólica acima de 80. A recomendação consiste em manter hábitos de estilo de vida ideal, como dieta saudável e exercícios regulares

Pressão arterial elevada: sistólica entre 120 e 129 e diastólica inferior a 80; os indivíduos com pressão arterial elevada têm tendência a desenvolver pressão arterial alta, a não ser que haja intervenção e controle do quadro

Hipertensão estágio 1: sistólica entre 130 e 139 ou diastólica entre 80 e 89; as recomendações consistem em instituir mudanças no estilo de vida e, possivelmente, começar a tomar medicamentos anti-hipertensivos se o indivíduo teve ou apresenta alto risco de sofrer um evento cardiovascular, como ataque cardíaco ou acidente vascular encefálico, se apresenta diabetes melito ou doença renal crônica ou corre risco de aterosclerose

Hipertensão estágio 2: sistólica acima de 140 ou diastólica acima de 90; as recomendações consistem em instituir mudanças no estilo de vida e começar a tomar uma combinação de medicamentos anti-hipertensivos

Crise hipertensiva: sistólica acima de 180 e/ou diastólica acima de 120; as recomendações consistem em instituir mudanças no estilo de vida, mudar os medicamentos anti-hipertensivos na ausência de qualquer outro problema e hospitalização imediata se houver sinais de dano aos órgãos.

Tipos e causas de hipertensão.
Entre 90 e 95% de todos os casos de hipertensão são classificados como **hipertensão primária**, uma pressão arterial persistentemente elevada que não pode ser atribuída a nenhuma causa identificável. Os 5 a 10% dos casos restantes são denominados **hipertensão secundária**, que apresentam uma causa subjacente identificável. Vários distúrbios provocam hipertensão secundária:

- *Obstrução do fluxo sanguíneo renal* ou distúrbios que provocam dano ao tecido renal podem fazer com que os rins liberem quantidades excessivas de renina no sangue. O elevado nível de angiotensina II resultante provoca vasoconstrição, aumentando, assim, a resistência vascular sistêmica
- *Hipersecreção de aldosterona* – por exemplo, em decorrência de um tumor do córtex da glândula suprarrenal – estimula a reabsorção excessiva de sal e de água pelos rins, o que aumenta o volume dos líquidos corporais
- *Hipersecreção de epinefrina e norepinefrina* por um **feocromocitoma**, um tumor da medula da glândula suprarrenal. A epinefrina e a norepinefrina aumentam a frequência e a contratilidade cardíacas e elevam também a resistência vascular sistêmica.

Efeitos prejudiciais da hipertensão arterial não tratada.
A pressão arterial elevada é conhecida como "assassino silencioso", visto que pode causar considerável dano aos vasos sanguíneos, ao coração, ao encéfalo e aos rins antes de causar dor ou outros sintomas perceptíveis. Trata-se de um importante fator de risco para a primeira (doença cardíaca) e a terceira (acidente vascular encefálico) causa de morte nos EUA. Nos vasos sanguíneos, a hipertensão provoca espessamento da túnica média, acelera o desenvolvimento de aterosclerose e de doença arterial coronariana, o que aumenta a resistência vascular sistêmica. No coração, a hipertensão aumenta a pós-carga, que força os ventrículos a trabalhar mais intensamente para ejetar o sangue.

A resposta normal a um aumento da carga de trabalho em decorrência de exercício vigoroso e regular consiste na hipertrofia do miocárdio, particularmente da parede do ventrículo esquerdo. Isso representa um efeito positivo, que torna o coração uma bomba mais eficiente. Entretanto, o aumento da pós-carga leva à hipertrofia do miocárdio, que é acompanhada por dano muscular e fibrose (acúmulo de fibras colágenas entre as fibras musculares). Em consequência, o ventrículo esquerdo aumenta, enfraquece e sofre dilatação. Ademais, como as artérias no encéfalo habitualmente são menos protegidas por tecidos circundantes do que as principais artérias em outras partes do corpo, a hipertensão prolongada pode finalmente causar a sua ruptura, resultando em acidente vascular encefálico. A hipertensão também provoca dano às arteríolas dos rins, causando o seu espessamento, com consequente estreitamento do lúmen; como o suprimento de sangue para os rins é então reduzido, os rins secretam mais renina, o que eleva ainda mais a pressão arterial.

Mudanças de estilo de vida para reduzir a hipertensão arterial.
Embora várias categorias de fármacos (descritos a seguir) possam reduzir a pressão arterial elevada, as seguintes mudanças no estilo de vida também são efetivas no manejo da hipertensão:

- *Perder peso*. Trata-se do melhor tratamento para a pressão arterial elevada sem considerar o uso de fármacos. Até mesmo a perda de alguns quilos ajuda a reduzir a pressão arterial nos indivíduos hipertensos com sobrepeso
- *Limitar o consumo de álcool*. O consumo de álcool em moderação pode reduzir o risco de coronariopatia, principalmente em homens com mais de 45 anos e em mulheres com mais de 55 anos. A moderação é definida como: duas doses por dia para homens com menos de 65 anos; uma dose por dia para homens com 65 anos ou mais; e uma dose por dia para mulheres de qualquer idade. Uma dose é definida como 350 mℓ de cerveja, 150 mℓ de vinho ou 45 mℓ de destilados com 80% de teor aloóolico
- *Fazer exercício físico*. Adquirir maior condicionamento físico por meio de atividades moderadas (como caminhada rápida) várias vezes por semana, durante 30 a 45 minutos, pode reduzir a pressão arterial sistólica em cerca de 10 mmHg
- *Reduzir a ingestão de sódio (sal)*. Aproximadamente metade das pessoas com hipertensão é "sensível ao sal". Para elas, uma dieta com alto teor de sódio parece promover a hipertensão, ao passo que uma dieta com baixo teor de sal pode reduzir a pressão arterial
- *Manter uma ingestão dietética controlada de potássio, cálcio e magnésio*. Níveis mais elevados de potássio, cálcio e magnésio na dieta estão associados com um menor risco de hipertensão
- *Abandonar o tabagismo*. O tabagismo causa efeitos devastadores ao coração e pode aumentar os efeitos prejudiciais da pressão arterial elevada ao promover vasoconstrição
- *Manejar o estresse*. Várias técnicas de meditação e de *biofeedback* ajudam algumas pessoas a reduzir a pressão arterial elevada. Esses métodos podem funcionar ao diminuir a liberação diária de epinefrina e de norepinefrina pela medula da glândula suprarrenal.

Foco na homeostasia

Contribuições do sistema circulatório para todos os sistemas do corpo

- O coração bombeia sangue pelos vasos sanguíneos para os tecidos do corpo, fornecendo oxigênio e nutrientes e removendo as escórias metabólicas por meio de troca capilar
- O sangue circulante mantém os tecidos do corpo em uma temperatura adequada.

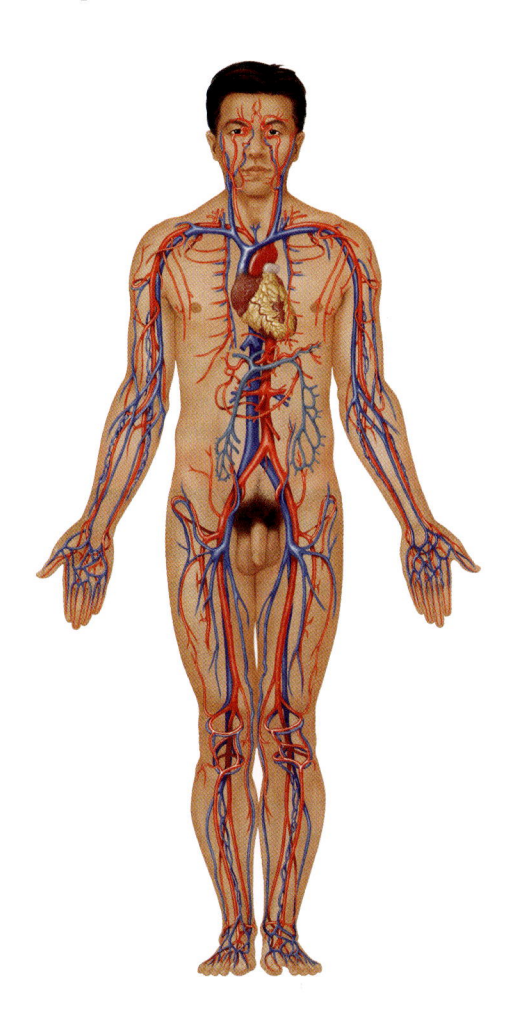

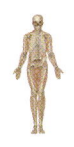

Sistema esquelético
- O sangue fornece íons cálcio e fosfato, que são necessários para formação da matriz extracelular do osso
- O sangue transporta hormônios que regulam a formação e a decomposição da matriz extracelular óssea, bem como eritropoetina, que estimula a produção dos eritrócitos pela medula óssea vermelha.

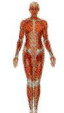

Sistema muscular
- O sangue que circula pelo músculo em atividade remove o calor e o ácido láctico.

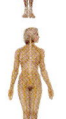

Sistema nervoso
- As células endoteliais que revestem os plexos coróideos nos ventrículos do encéfalo ajudam a produzir o líquido cerebrospinal e contribuem para a barreira hematencefálica.

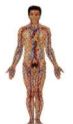

Sistema endócrino
- O sangue que circula fornece a maioria dos hormônios a seus tecidos-alvo
- As células atriais secretam o peptídio natriurético atrial.

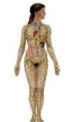

Sistema linfático e imunidade
- O sangue que circula distribui linfócitos, anticorpos e macrófagos, que realizam as funções imunes
- A linfa forma-se a partir do excesso de líquido intersticial, que é filtrado do plasma sanguíneo devido à pressão arterial gerada pelo coração.

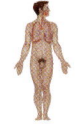

Sistema respiratório
- O sangue que circula transporta oxigênio dos pulmões para os tecidos do corpo e dióxido de carbono para os pulmões para ser expirado.

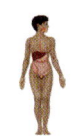

Sistema digestório
- O sangue transporta os nutrientes recém-absorvidos e a água para o fígado
- O sangue distribui hormônios que ajudam na digestão.

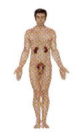

Sistema urinário
- O coração e os vasos sanguíneos fornecem 20% do débito cardíaco em repouso para os rins, onde: o sangue é filtrado, as substâncias necessárias são reabsorvidas e as substâncias desnecessárias permanecem como parte da urina, que é excretada.

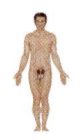

Sistema genital
- A vasodilatação das arteríolas no pênis e no clitóris provoca ereção durante a relação sexual
- O sangue distribui hormônios que regulam as funções reprodutivas.

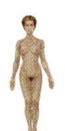

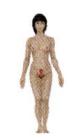

Tegumento comum
- O sangue fornece fatores de coagulação e leucócitos, que ajudam na hemostasia quando a pele é danificada e contribuem para o reparo da pele lesionada
- As mudanças no fluxo sanguíneo da pele contribuem para a regulação da temperatura corporal ao ajustar a quantidade de perda de calor através da pele
- O sangue que flui na pele pode lhe conferir uma coloração rosada.

Tratamento farmacológico da hipertensão arterial. Os fármacos com diversos mecanismos diferentes de ação são efetivos na redução da pressão arterial. Muitos indivíduos são tratados com sucesso com *diuréticos*, agentes que diminuem a pressão arterial ao reduzir o volume sanguíneo, visto que eles aumentam a eliminação de água e sal na urina. Ademais, os *inibidores da ECA (enzima conversora de angiotensina)* bloqueiam a formação de angiotensina II e, portanto, promovem vasodilatação e diminuem a secreção de aldosterona. Ainda, os *betabloqueadores* reduzem a pressão arterial ao inibir a secreção de renina e ao diminuir a frequência e a contratilidade cardíacas. Por fim, os *vasodilatadores* relaxam o músculo liso das paredes arteriais, causando vasodilatação e redução da pressão arterial por meio de diminuição da resistência vascular sistêmica. Uma importante categoria de vasodilatadores é constituída pelos bloqueadores dos canais de cálcio, que diminuem a velocidade de influxo de Ca^{2+} nas fibras musculares lisas vasculares. Esses fármacos reduzem a carga de trabalho do coração ao diminuir a entrada de Ca^{2+} nas células marca-passos e nas fibras miocárdicas comuns, diminuindo, assim, a frequência cardíaca e a força de contração do miocárdio.

Terminologia técnica

Aneurisma. Consiste em uma área fina e enfraquecida da parede de uma artéria ou de uma veia que se projeta para fora, formando um saco semelhante a um balão. As causas comuns incluem: aterosclerose, sífilis, defeitos congênitos dos vasos sanguíneos e trauma. Se não for tratado, o aneurisma aumenta, e a parede do vaso sanguíneo torna-se tão fina que ela se rompe. O resultado consiste em hemorragia maciça com choque, dor intensa, acidente vascular encefálico ou morte. O tratamento pode envolver cirurgia, em que a área enfraquecida do vaso sanguíneo é removida e substituída por um enxerto de material sintético.

Angiografia femoral. Técnica de imagem que consiste na injeção de um meio de contraste na artéria femoral, o qual se espalha para outras artérias no membro inferior; em seguida, obtém-se uma série de radiografias de um ou mais locais. A técnica é utilizada para o diagnóstico de estenose ou bloqueio de artérias nos membros inferiores.

Aortografia. Exame radiográfico da aorta e de seus principais ramos após a injeção de meio de contraste radiopaco.

Claudicação. A dor e o coxeio causados pela circulação deficiente de sangue nos vasos dos membros.

Endarterectomia carotídea. Remoção de placa aterosclerótica da artéria carótida para restaurar o fluxo sanguíneo para o encéfalo.

Flebite. Inflamação de uma veia, frequentemente na perna.

Hipertensão do jaleco branco. Síndrome induzida por estresse encontrada em pacientes que apresentam elevação da pressão arterial quando são examinados por profissionais de saúde, mas que apresentam pressão arterial normal em outras situações.

Hipotensão. Pressão arterial baixa; termo mais comumente utilizado para descrever uma queda aguda da pressão arterial, como a que ocorre durante uma perda excessiva de sangue.

Hipotensão ortostática. Redução excessiva da pressão arterial sistêmica quando uma pessoa assume uma postura ortostática ou semiereta; em geral, representa um sinal de doença. Pode ser causada por perda excessiva de líquido, certos medicamentos e fatores cardiovasculares ou neurogênicos. É também denominada **hipotensão postural**.

Normotenso. Caracterizado por pressão arterial normal.

Oclusão. Fechamento ou obstrução do lúmen de uma estrutura, como um vaso sanguíneo, por exemplo, uma placa aterosclerótica em uma artéria.

Punção venosa. Punção de uma veia, habitualmente para a coleta de sangue para análise ou para a introdução de uma solução, como um antibiótico. Com frequência, utiliza-se a veia intermédia do cotovelo.

Trombectomia. Cirurgia para a retirada de um coágulo de sangue de um vaso sanguíneo.

Tromboflebite. Inflamação de uma veia, envolvendo a formação de coágulo. A tromboflebite superficial ocorre nas veias sob a pele, particularmente na panturrilha.

Trombose venosa profunda (TVP). Presença de um trombo (coágulo sanguíneo) em uma veia profunda dos membros inferiores. Pode levar à: (1) embolia pulmonar, quando o trombo se desaloja e, em seguida, aloja-se dentro do fluxo sanguíneo arterial pulmonar; e (2) síndrome pós-flebítica, que consiste em edema, dor e alterações da pele, decorrente de destruição das válvulas venosas.

Ultrassonografia com doppler. Técnica de imagem comumente utilizada para medir o fluxo sanguíneo. Coloca-se um transdutor sobre a pele, e uma imagem é então exibida em um monitor, fornecendo a posição exata e a gravidade de um bloqueio.

Revisão do capítulo

Conceitos essenciais

21.1 Estrutura e função dos vasos sanguíneos

1. As artérias transportam o sangue para fora do coração. A parede de uma artéria consiste em uma túnica íntima, uma túnica média (que mantém a elasticidade e a contratilidade) e uma túnica externa. As grandes artérias são denominadas artérias elásticas (condutoras), já as artérias de médio calibre são chamadas artérias musculares (distribuidoras).

2. Muitas artérias se anastomosam: as extremidades distais de dois ou mais vasos se unem. Uma via alternativa para o sangue de uma anastomose é denominada circulação colateral. As artérias que não se anastomosam são denominadas artérias terminais.

3. As arteríolas são pequenas artérias que fornecem sangue aos capilares. Por meio de constrição e dilatação, as arteríolas assumem uma função essencial na regulação do fluxo sanguíneo das artérias para os capilares e na alteração da pressão arterial.

4. Os capilares são vasos sanguíneos microscópicos através dos quais ocorre troca de substâncias entre o sangue e as células teciduais; alguns capilares são contínuos, ao passo que outros são fenestrados. Os capilares ramificam-se para formar uma extensa rede por todo um tecido, aumentando, assim, a área de superfície,

o que possibilita uma rápida troca de grande quantidade de material.

5. Os esfíncteres pré-capilares regulam o fluxo sanguíneo nos capilares.

6. Os vasos sanguíneos microscópicos no fígado são denominados vasos sinusoides.

7. As vênulas são pequenos vasos que continuam a partir dos capilares e que se fundem para formar as veias.

8. As veias são constituídas pelas mesmas três túnicas que as artérias, porém apresentam uma túnica íntima e túnica média mais finas. O lúmen de uma veia também é maior que o de uma artéria comparável. As veias contêm válvulas para impedir o refluxo de sangue; quando as válvulas estão enfraquecidas podem levar à formação de veias varicosas.

9. Os seios vasculares são veias com paredes muito finas.

10. As veias sistêmicas são coletivamente denominadas reservatórios de sangue, visto que contêm um grande volume de sangue. Em caso de necessidade, esse sangue pode ser deslocado para outros vasos sanguíneos por meio de vasoconstrição das veias. Os principais reservatórios de sangue são as veias dos órgãos abdominais (fígado e baço) e da pele.

21.2 Troca capilar

1. As substâncias entram e saem dos capilares por difusão, transcitose ou fluxo de massa.

2. O movimento de água e de solutos (com exceção das proteínas) através das paredes capilares depende das pressões hidrostática e osmótica.

3. O quase equilíbrio entre a filtração e a reabsorção nos capilares é denominado lei de Starling dos capilares.

4. O edema consiste em um aumento anormal do líquido intersticial.

21.3 Hemodinâmica: fatores que afetam o fluxo sanguíneo

1. A velocidade do fluxo sanguíneo está inversamente relacionada com a área de seção transversa dos vasos sanguíneos; o fluxo sanguíneo é mais lento onde a área de seção transversa é maior. A velocidade do fluxo sanguíneo diminui da aorta para as artérias e, em seguida, para os capilares, por outro lado, aumenta nas vênulas e nas veias.

2. A pressão e a resistência arteriais determinam o fluxo sanguíneo.

3. O sangue flui das regiões de maior pressão para as de menor pressão. Entretanto, quanto maior a resistência, menor o fluxo sanguíneo.

4. O débito cardíaco é igual à pressão arterial média dividida pela resistência total (DC = PAM ÷ R).

5. A pressão arterial é a pressão exercida sobre as paredes de um vaso sanguíneo.

6. Os fatores que afetam a pressão arterial incluem débito cardíaco, volume de sangue, viscosidade, resistência e elasticidade das artérias.

7. À medida que o sangue sai da aorta e flui ao longo da circulação sistêmica, a sua pressão cai progressivamente para 0 mmHg no momento que alcança o ventrículo direito.

8. A resistência depende do diâmetro e do comprimento total dos vasos sanguíneos, bem como da viscosidade do sangue.

9. O retorno venoso depende das diferenças de pressão entre as vênulas e o ventrículo direito.

10. O retorno do sangue ao coração é mantido por diversos fatores, incluindo: contrações do músculo esquelético, válvulas das veias (particularmente nos membros) e mudanças de pressão associadas com a respiração.

21.4 Controle da pressão arterial e do fluxo sanguíneo

1. O centro cardiovascular é um grupo de neurônios no bulbo que regula a frequência cardíaca, a contratilidade e o diâmetro dos vasos sanguíneos.

2. O centro cardiovascular recebe impulsos de regiões superiores do encéfalo e dos receptores sensitivos (barorreceptores e quimiorreceptores).

3. Os estímulos provenientes do centro cardiovascular fluem ao longo dos axônios simpáticos e parassimpáticos. Os impulsos simpáticos propagados ao longo dos nervos cardioaceleradores aumentam a frequência e a contratilidade cardíacas; os impulsos parassimpáticos propagados ao longo dos nervos vagos diminuem a frequência cardíaca.

4. Os barorreceptores monitoram a pressão arterial, e os quimiorreceptores monitoram os níveis sanguíneos de íons O_2, CO_2 e íons hidrogênio. O reflexo do seio carótico ajuda a regular a pressão arterial no encéfalo, já o reflexo aórtico regula a pressão arterial sistêmica geral.

5. Os hormônios que ajudam a regular a pressão arterial são: epinefrina, norepinefrina, ADH, angiotensina II e o peptídio natriurético atrial.

6. A autorregulação refere-se a ajustes automáticos locais do fluxo sanguíneo em determinada região para suprir as necessidades de um tecido específico.

7. O nível de O_2 constitui o principal estímulo para a autorregulação.

21.5 Verificação da circulação

1. O pulso consiste na expansão e na retração elástica alternadas de uma parede arterial a cada batimento cardíaco. Pode ser palpado em qualquer artéria situada próximo à superfície ou sobre um tecido rígido.

2. A frequência de pulso e a frequência cardíaca normais em repouso é de 70 a 80 bpm.

3. A pressão arterial é a pressão exercida pelo sangue na parede de uma artéria quando o ventrículo esquerdo sofre sístole e, em seguida, diástole. É medida com o uso de um esfigmomanômetro.

4. A pressão arterial sistólica é a pressão arterial durante a contração ventricular, ao passo que a diastólica é a pressão arterial durante o relaxamento ventricular. A pressão arterial normal é inferior a 120/80.

5. A pressão de pulso é a diferença entre as pressões arteriais sistólica e diastólica. Normalmente, é de cerca de 40 mmHg.

21.6 Choque e homeostasia

1. O choque é uma falha do sistema circulatório em fornecer O_2 e nutrientes suficientes para suprir as necessidades metabólicas das células.

2. Os tipos de choque são: hipovolêmico, cardiogênico, vascular e obstrutivo.

3. Os sinais e os sintomas de choque são: pressão arterial sistólica inferior a 90 mmHg; frequência cardíaca em repouso rápida; pulso rápido e fraco; pele úmida, fria e pálida; sudorese; hipotensão; alteração do estado mental; diminuição do débito urinário; sede; e acidose.

21.7 Vias circulatórias: circulação sistêmica

1. A circulação sistêmica transporta sangue oxigenado do ventrículo esquerdo por meio da aorta para todas as partes do corpo, incluindo algum tecido pulmonar (exceto os alvéolos), e retorna o sangue desoxigenado ao átrio direito.

2. Entre as subdivisões da circulação sistêmica estão a circulação coronariana e a circulação porta hepática.

21.8 Aorta e seus ramos

1. A aorta é dividida em parte ascendente, arco da aorta, partes torácica e abdominal da aorta descendente.

2. Cada parte dá origem a artérias que se ramificam para irrigar todo o corpo.

21.9 Parte ascendente da aorta

1. É a parte da aorta que se estende da valva da aorta do coração até o arco da aorta.

2. Os dois ramos da parte ascendente da aorta são as artérias coronárias direita e esquerda.

21.10 Arco da aorta

1. É a continuação da parte ascendente da aorta.

2. Os três ramos do arco da aorta por ordem de origem são: tronco braquiocefálico, artéria carótida comum esquerda e artéria subclávia esquerda.

21.11 Parte torácica da aorta

1. É a continuação do arco da aorta.

2. Emite ramos viscerais e ramos parietais.

21.12 Parte abdominal da aorta

1. É a continuação da parte torácica da aorta.

2. Dá origem a ramos viscerais ímpares e também pares.

21.13 Artérias da pelve e dos membros inferiores

1. A parte abdominal da aorta termina dividindo-se nas artérias ilíacas comuns direita e esquerda.

2. Por sua vez, essas artérias ramificam-se em artérias menores.

21.14 Veias da circulação sistêmica

1. O sangue retorna ao coração pelas veias sistêmicas.

2. Todas as veias da circulação sistêmica drenam para a veia cava superior ou para a veia cava inferior ou, ainda, para o seio coronário, que, por sua vez, drenam para o átrio direito.

21.15 Veias da cabeça e do pescoço

1. As três principais veias que drenam o sangue da cabeça são as veias jugulares interna, externa e vertebral.

2. Na cavidade craniana, todas as veias drenam para os seios venosos da dura-máter e, em seguida, para a veia jugular interna.

21.16 Veias dos membros superiores

1. As veias tanto superficiais quanto profundas retornam o sangue dos membros superiores para o coração.

2. As veias superficiais são maiores do que as veias profundas e retornam a maior parte do sangue dos membros superiores.

21.17 Veias do tórax

1. As estruturas do tórax são, em sua maioria, drenadas por uma rede de veias, denominada sistema ázigo.

2. O sistema ázigo é formado por: veias ázigo, hemiázigo e hemiázigo acessória.

21.18 Veias do abdome e da pelve

1. Muitas veias pequenas drenam o sangue do abdome e da pelve.

2. Essas veias conduzem o sangue para a veia cava inferior.

21.19 Veias dos membros inferiores

1. O sangue dos membros inferiores é drenado por veias tanto superficiais quanto profundas.

2. As veias superficiais frequentemente anastomosam-se umas com as outras e com as veias profundas ao longo de seu comprimento.

21.20 Vias circulatórias: circulação hepática

1. A circulação porta hepática conduz o sangue venoso dos órgãos do sistema digestório e do baço para a veia porta do fígado antes de retorná-lo ao coração.

2. Essa circulação permite ao fígado utilizar nutrientes e destoxificar substâncias nocivas do sangue.

21.21 Vias circulatórias: circulação pulmonar

1. A circulação pulmonar leva o sangue desoxigenado do ventrículo direito para os alvéolos pulmonares e retorna o sangue oxigenado dos alvéolos para o átrio esquerdo.

2. A circulação pulmonar inclui o tronco pulmonar, as artérias pulmonares e as veias pulmonares.

21.22 Vias circulatórias: circulação fetal

1. A circulação fetal, como o próprio nome diz, só existe no feto. Envolve a troca de substâncias entre o feto e a mãe por meio da placenta.

2. O feto obtém O_2 e nutrientes a partir do sangue materno e elimina nele o CO_2 e as escórias metabólicas. Por ocasião do nascimento, quando as funções pulmonares, digestivas e hepáticas começam, as estruturas especiais da circulação fetal não são mais necessárias.

21.23 Desenvolvimento dos vasos sanguíneos e do sangue

1. Os vasos sanguíneos desenvolvem-se a partir do mesênquima (hemangioblastos → angioblastos → ilhas sanguíneas) no mesoderma, denominado ilhas sanguíneas.

2. As células do sangue também se desenvolvem a partir do mesênquima (hemangioblastos → células-tronco pluripotentes).

3. O desenvolvimento das células sanguíneas a partir das células-tronco pluripotentes derivadas dos angioblastos ocorre nas paredes dos vasos sanguíneos no saco vitelino, cório e alantoide aproximadamente 3 semanas após a fertilização. No embrião, o sangue é produzido pelo fígado aproximadamente na 5ª semana e no baço, na medula óssea vermelha e no timo aproximadamente na 12ª semana.

21.24 Envelhecimento e sistema circulatório

1. As mudanças gerais associadas com o envelhecimento incluem: redução da complacência (distensibilidade) dos vasos sanguíneos, redução no tamanho do músculo cardíaco, diminuição do débito cardíaco e aumento da pressão arterial sistólica.

2. A incidência de doença da artéria coronária, de insuficiência cardíaca congestiva e de aterosclerose aumenta com a idade.

Questões para avaliação crítica

1. Kim Sung foi informada que o seu filho nasceu com um orifício nas câmaras superiores do coração. Isso deve preocupar Kim Sung?

2. Michael foi levado ao serviço de emergência com ferimento causado por projétil de arma de fogo. Está sangrando com profusão e apresenta: pressão arterial sistólica de 40 mmHg; pulso fraco de 200 bpm; e pele fria, pálida e úmida. Michael não está produzindo urina, porém está pedindo água. Está confuso e desorientado. Qual é o seu diagnóstico e o que está causando especificamente esses sintomas?

3. O trabalho de Maureen exige que ela permaneça em pé sobre um piso de concreto por 10 horas por dia em uma linha de montagem. Recentemente, percebeu a ocorrência de edema dos tornozelos no final do dia, bem como uma certa hipersensibilidade nas panturrilhas. Que problema você suspeita que Maureen tenha e como ela poderia aliviá-lo?

Respostas às questões das figuras

21.1 A artéria femoral tem a parede mais espessa, já a veia femoral tem o lúmen mais largo.

21.2 Em razão da aterosclerose, uma menor quantidade de energia é armazenada nas artérias elásticas menos complacentes durante a sístole; em consequência, o coração precisa bombear mais fortemente para manter a mesma velocidade de fluxo sanguíneo.

21.3 Os tecidos metabolicamente ativos utilizam O_2 e produzem escórias metabólicas mais rapidamente do que os tecidos inativos, de modo que aqueles necessitam de redes capilares mais extensas, em comparação a estes últimos.

21.4 As substâncias atravessam as paredes dos capilares pelas fendas intercelulares e fenestrações, por meio de transcitose em vesículas pinocíticas e através das membranas plasmáticas das células endoteliais.

21.5 As válvulas são mais importantes nas veias do braço e da perna do que nas veias do pescoço, visto que, quando você está em pé, a gravidade provoca acúmulo de sangue nas veias dos membros; porém, a gravidade auxilia o fluxo de sangue nas veias do pescoço de volta ao coração.

21.6 Considerando o volume total de sangue como 5 ℓ, o volume nas vênulas e nas veias é de cerca de 64% (3,2 ℓ), e nos capilares é de cerca de 7% (350 mℓ).

21.7 A pressão coloidosmótica do sangue é menor do que a normal no indivíduo com baixo nível de proteínas plasmáticas, de modo que a reabsorção capilar é baixa. O resultado é a formação de edema.

21.8 O valor da pressão arterial média na aorta é mais próximo do valor da pressão diastólica do que da sistólica.

21.9 A bomba de músculo esquelético e a bomba respiratória também ajudam no retorno venoso.

21.10 A vasodilatação e a vasoconstrição das arteríolas constituem os principais reguladores da resistência vascular sistêmica.

21.11 A velocidade do fluxo sanguíneo é maior na aorta e nas artérias.

21.12 Os tecidos efetores regulados pelo centro cardiovascular são o músculo cardíaco no coração e o músculo liso nas paredes dos vasos sanguíneos.

21.13 Os impulsos para o centro cardiovascular são conduzidos dos barorreceptores nos seios caróticos pelos nervos glossofaríngeos (IX) e dos barorreceptores no arco da aorta pelos nervos vagos (X).

21.14 Representa uma mudança que ocorre quando você se levanta, visto que a gravidade provoca acúmulo de sangue nas veias da perna na posição ortostática, diminuindo a pressão arterial na parte superior do corpo.

21.15 Pressão arterial diastólica = 95 mmHg; pressão arterial sistólica = 142 mmHg; pressão de pulso = 47 mmHg. Essa pessoa apresenta hipertensão de estágio I, visto que a pressão arterial sistólica é superior a 140 mmHg, e a pressão arterial diastólica é maior que 90 mmHg.

21.16 A pressão arterial quase normal em uma pessoa que perdeu sangue não indica necessariamente que os seus tecidos estejam recebendo um fluxo sanguíneo adequado; se houve aumento acentuado da resistência vascular sistêmica, a perfusão tecidual pode ser inadequada.

21.17 As duas principais vias circulatórias são a circulação sistêmica e a circulação pulmonar.

21.18 As quatro subdivisões da aorta são: parte ascendente da aorta, arco da aorta, partes torácica e abdominal da aorta descendente.

21.19 As artérias que suprem o coração são denominadas artérias coronárias, visto que elas formam uma coroa acima dos ventrículos do coração.

21.20 Os ramos do arco da aorta (por ordem de origem) são: tronco braquiocefálico, artéria carótida comum esquerda e artéria subclávia esquerda.

21.21 A parte torácica da aorta começa no nível do disco intervertebral entre T IV e T V.

21.22 A parte abdominal da aorta começa no hiato aórtico no diafragma.

21.23 A parte abdominal da aorta divide-se nas artérias ilíacas comuns aproximadamente no nível de L IV.

21.24 A veia cava superior drena regiões acima do diafragma, ao passo que a veia cava inferior drena regiões abaixo do diafragma.

21.25 Todo o sangue venoso no encéfalo drena para as veias jugulares internas.

21.26 A veia intermédia do cotovelo do membro superior frequentemente é utilizada para a coleta de sangue.

21.27 A veia cava inferior retorna o sangue das vísceras abdominopélvicas para o coração.

21.28 As veias superficiais dos membros inferiores são os arcos venosos dorsais e as veias safena magna e safena parva.

21.29 As veias hepáticas levam o sangue para longe do fígado.

21.30 Após o nascimento, as artérias pulmonares são as únicas artérias que transportam sangue desoxigenado.

21.31 A troca de material entre a mãe e o feto ocorre por meio da placenta.

21.32 Os vasos sanguíneos e o sangue originam-se do mesoderma.

CAPÍTULO 22

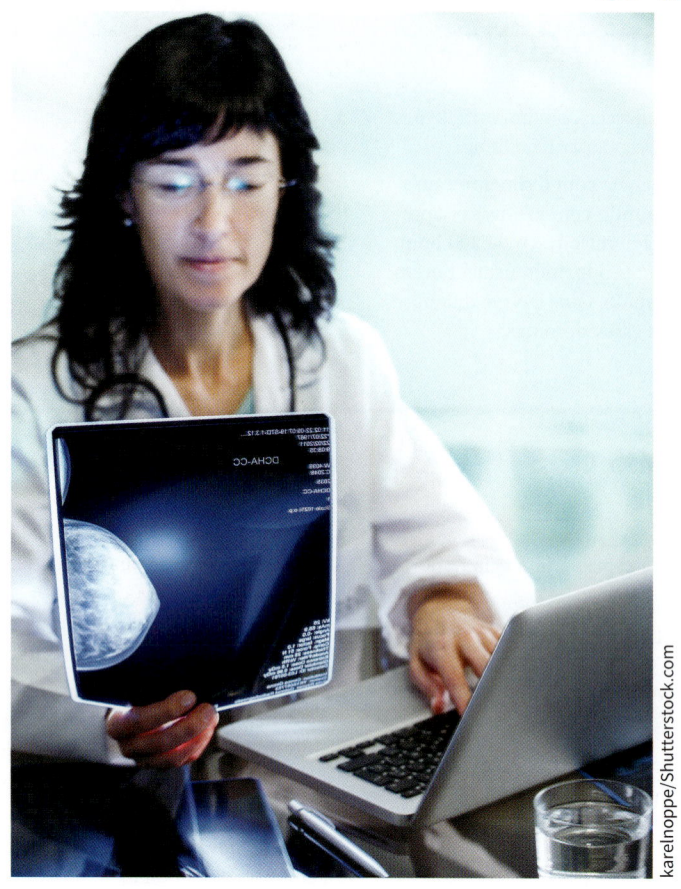

Médica examinando uma mamografia.

Consulte o boxe *Correlação Clínica: metástase por meio dos vasos linfáticos* na Seção 22.4 para descobrir por que o câncer pode se propagar de uma parte do corpo para outra por meio do sistema linfático.

Sistema Linfático e Imunidade

Sistema linfático, resistência a doenças e homeostasia

> O sistema linfático contribui para a homeostasia, visto que drena o líquido intersticial, além de proporcionar os mecanismos de defesa contra doenças.

O ambiente onde vivemos está repleto de microrganismos que têm a capacidade de causar doenças, se tiverem a oportunidade. Se não resistíssemos a esses microrganismos, estaríamos constantemente doentes ou até mesmo mortos. Felizmente, dispomos de várias defesas capazes de impedir a entrada dos microrganismos em nossos corpos ou de os atacar se conseguirem entrar. O sistema linfático é um dos principais sistemas do corpo que ajuda a nos defender contra microrganismos causadores de doença. Neste capítulo, você aprenderá sobre a organização e os componentes do sistema linfático e o seu papel na manutenção da saúde.

22.1 Conceito de imunidade

OBJETIVOS

- **Definir** imunidade
- **Comparar** os dois tipos básicos de imunidade.

A manutenção da homeostasia do corpo exige um combate contínuo contra agentes nocivos presentes em nossos meios interno e externo. Apesar da constante exposição a uma variedade de **patógenos** – microrganismos causadores de doença, como as bactérias e os vírus –, a maior parte das pessoas se mantém saudável. A superfície do corpo também está sujeita a cortes e a impactos, à exposição aos raios ultravioleta, a toxinas químicas e a queimaduras leves. Entretanto, dispomos de uma série de mecanismos de autodefesa que nos protege.

A **imunidade** ou *resistência* é a capacidade de evitar danos ou afastar doenças por meio de nossas defesas. A vulnerabilidade ou falta de resistência é denominada **suscetibilidade.** Os dois tipos gerais de imunidade são: (1) inata; e (2) adaptativa. A **imunidade inata** (*inespecífica*) refere-se às defesas que já existem por ocasião do nascimento; ela não envolve o reconhecimento específico de um microrganismo e atua da mesma maneira contra todos os patógenos. Entre os componentes da imunidade inata estão a primeira linha de defesa (as barreiras físicas e químicas da pele e das túnicas mucosas) e a segunda linha de defesa (as substâncias antimicrobianas, as células *natural killer*, os fagócitos, a inflamação e a febre). As respostas imunes inatas representam o sistema de alerta inicial da imunidade e são elaboradas para evitar a entrada de microrganismos no corpo e para ajudar a eliminar os que conseguem ter acesso ao corpo.

A **imunidade adaptativa** (*específica*) refere-se às defesas que envolvem o reconhecimento específico de um microrganismo após ele ter violado as defesas da imunidade inata. A imunidade adaptativa baseia-se em uma resposta específica a um microrganismo específico, ou seja, a imunidade adapta-se ou se ajusta para enfrentar um microrganismo específico; tal imunidade envolve os linfócitos (um tipo de leucócito), denominados linfócitos T e linfócitos B.

O sistema do corpo responsável pela imunidade adaptativa (e por alguns aspectos da imunidade inata) é o sistema linfático. Esse sistema está estreitamente associado ao sistema circulatório e também funciona com o sistema digestório na absorção de alimentos gordurosos. Neste capítulo, exploraremos os mecanismos que fornecem defesas contra os invasores e que promovem o reparo dos tecidos corporais danificados.

> **Teste rápido**
> 1. O que é um patógeno?
> 2. Qual é a diferença entre a imunidade inata e a imunidade adaptativa?

22.2 Aspectos gerais do sistema linfático

OBJETIVOS

- **Listar** os componentes do sistema linfático
- **Descrever** as funções do sistema linfático.

Componentes do sistema linfático

O **sistema linfático** consiste em um líquido denominado linfa, em vasos denominados vasos linfáticos (que transportam a linfa) e em diversas estruturas e órgãos que contêm tecido linfático (linfócitos dentro de um tecido de filtração) e na medula óssea vermelha (**Figura 22.1**). Esse sistema ajuda na circulação dos líquidos corporais e na defesa do corpo contra agentes causadores de doença. Como veremos mais adiante, a maior parte dos componentes do plasma sanguíneo é filtrada através das paredes dos capilares sanguíneos para formar o líquido intersticial. Após a passagem do líquido intersticial para dentro dos vasos linfáticos, ele é denominado **linfa**. A principal diferença entre o líquido intersticial e a linfa é a sua localização: o líquido intersticial é encontrado entre as células, ao passo que a linfa está localizada dentro dos vasos linfáticos e no tecido linfático.

O líquido intersticial e a linfa contêm menos proteínas do que o plasma sanguíneo, visto que as moléculas proteicas do plasma são, em sua maioria, muito grandes para serem filtradas através da parede. Diariamente, cerca de 20 ℓ de líquido são filtrados do sangue para os espaços teciduais. Esse líquido precisa retornar ao sistema circulatório para manter o volume sanguíneo normal. Cerca de 17 ℓ do líquido filtrado diariamente a partir da extremidade arterial dos capilares sanguíneos retornam ao sangue diretamente por reabsorção da extremidade venosa dos capilares. Os 3 ℓ restantes de líquido passam diariamente para dentro dos vasos linfáticos e, em seguida, retornam ao sangue.

O **tecido linfático** é um tipo especializado de tecido conjuntivo reticular (ver **Tabela 4.4**) que contém grandes números de linfócitos. É importante lembrar que, como vimos no Capítulo 19, os linfócitos são leucócitos agranulares (ver Seção 19.4). Dois tipos de linfócitos participam das respostas imunes adaptativas: os linfócitos B e os linfócitos T (descritas mais adiante).

Funções do sistema linfático

O sistema linfático desempenha três funções principais:

1. *Drena o excesso de líquido intersticial.* Os vasos linfáticos drenam o excesso de líquido intersticial dos tecidos e o devolve ao sangue. Essa função está estreitamente ligada ao sistema circulatório. De fato, sem o desempenho dessa função, a manutenção do volume de sangue circulante não seria possível.

FIGURA 22.1 Componentes do sistema linfático.

O sistema linfático é composto por linfa, vasos linfáticos, tecidos linfáticos e medula óssea vermelha.

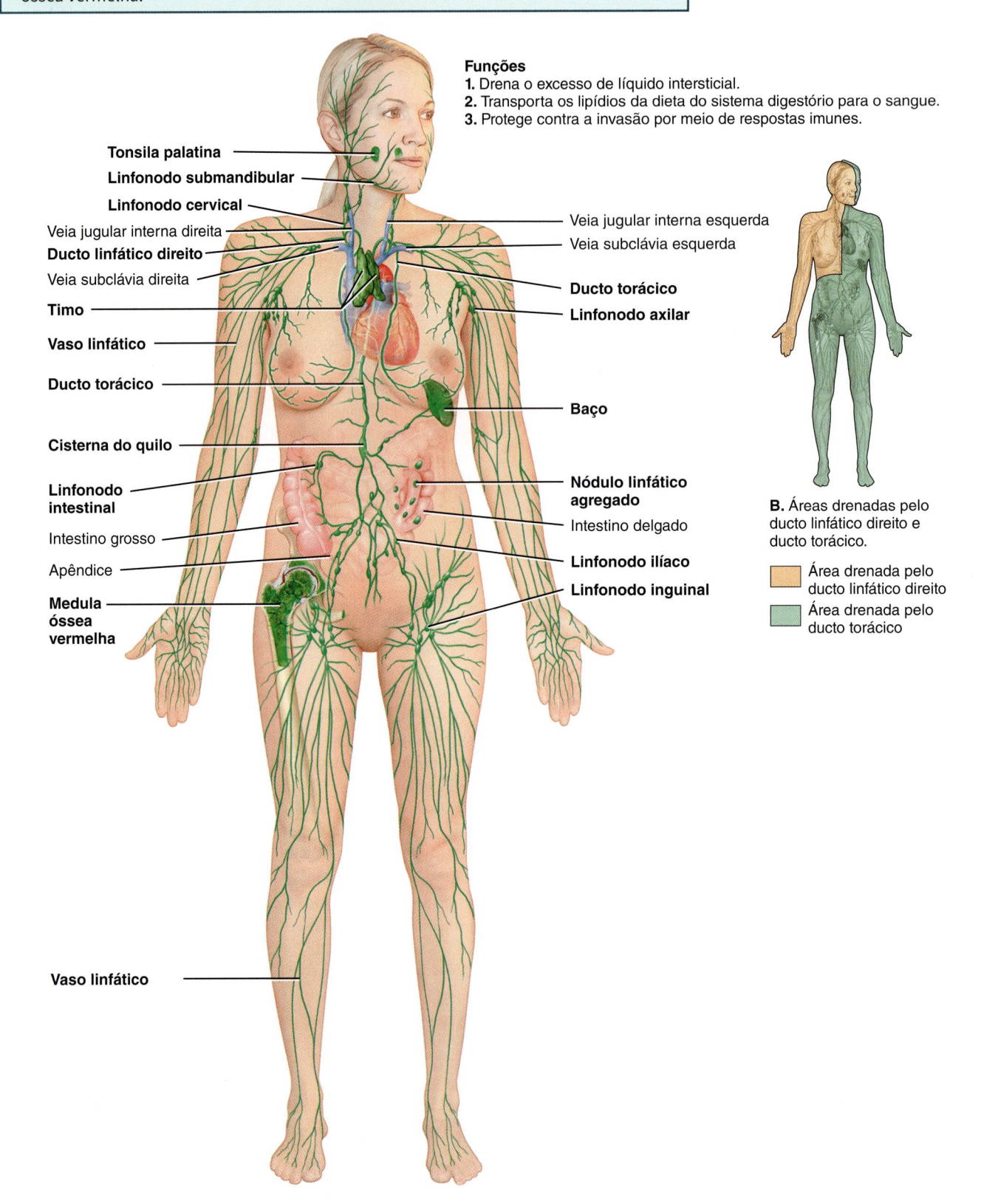

Funções
1. Drena o excesso de líquido intersticial.
2. Transporta os lipídios da dieta do sistema digestório para o sangue.
3. Protege contra a invasão por meio de respostas imunes.

Tonsila palatina
Linfonodo submandibular
Linfonodo cervical
Veia jugular interna direita
Ducto linfático direito
Veia subclávia direita
Timo
Vaso linfático
Ducto torácico
Cisterna do quilo
Linfonodo intestinal
Intestino grosso
Apêndice
Medula óssea vermelha

Veia jugular interna esquerda
Veia subclávia esquerda
Ducto torácico
Linfonodo axilar
Baço
Nódulo linfático agregado
Intestino delgado
Linfonodo ilíaco
Linfonodo inguinal

Vaso linfático

A. Vista anterior dos principais componentes do sistema linfático.

B. Áreas drenadas pelo ducto linfático direito e ducto torácico.

Área drenada pelo ducto linfático direito
Área drenada pelo ducto torácico

? Que tecido contém células-tronco que se desenvolvem em linfócitos?

2. *Transporta lipídios da dieta.* Os vasos linfáticos transportam lipídios e vitaminas lipossolúveis (A, D, E e K) absorvidos pelo sistema digestório.
3. *Executa as respostas imunes.* O tecido linfático inicia respostas altamente específicas dirigidas contra determinados microrganismos ou células anormais.

FIGURA 22.2 Capilares linfáticos.

Os capilares linfáticos são encontrados em todo o corpo, exceto nos tecidos avasculares, na parte central do sistema nervoso, em partes do baço e na medula óssea.

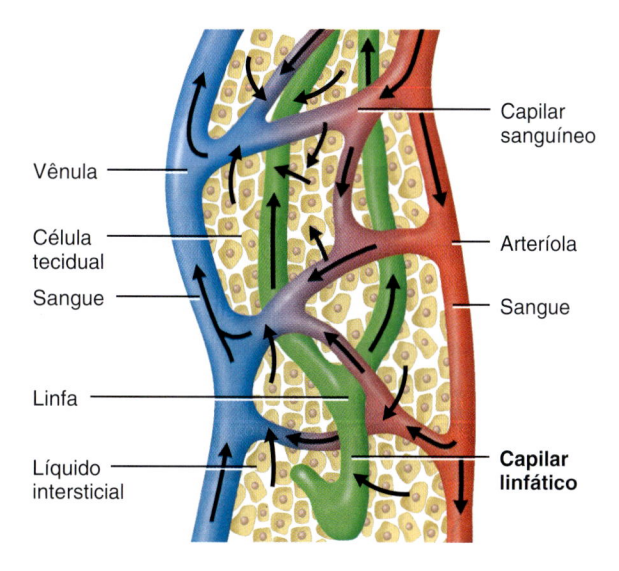

> **Teste rápido**
>
> **3.** Quais são os componentes e as funções do sistema linfático?

22.3 Vasos linfáticos e circulação da linfa

OBJETIVOS

- **Descrever** a organização dos vasos linfáticos
- **Explicar** a formação e o fluxo da linfa.

Os vasos linfáticos começam como **capilares linfáticos**. Esses capilares, que estão localizados nos espaços entre as células, são fechados em uma de suas extremidades (**Figura 22.2**). Assim como os capilares sanguíneos convergem para formar vênulas e, em seguida, veias, os capilares linfáticos unem-se para formar **vasos linfáticos** maiores (ver **Figura 22.1**), que se assemelham a pequenas veias na sua estrutura, porém, comparativamente a elas, apresentam paredes mais finas e mais válvulas. A intervalos ao longo dos vasos linfáticos, a linfa flui pelos linfonodos, que são órgãos encapsulados em formato de feijão, os quais consistem em massas de linfócitos B e de linfócitos T. Na pele, os vasos linfáticos situam-se na tela subcutânea e, em geral, seguem o mesmo percurso das veias; os vasos linfáticos das vísceras geralmente acompanham as artérias, formando plexos (redes) ao redor delas. Os tecidos que carecem de capilares linfáticos incluem tecidos avasculares (como a cartilagem, a epiderme e a córnea do olho), partes do baço e a medula óssea vermelha.

Capilares linfáticos

Apresentam maior permeabilidade do que os capilares sanguíneos e, portanto, são capazes de absorver grandes moléculas, como proteínas e lipídios. Os capilares linfáticos também apresentam um diâmetro ligeiramente maior do que os capilares sanguíneos e exibem uma estrutura unidirecional singular, que possibilita o fluxo de líquido intersticial para dentro, mas não para fora. As extremidades das células endoteliais que formam a parede de um capilar linfático se sobrepõem (**Figura 22.2 B**). Quando a pressão é mais elevada no líquido intersticial do que na linfa, as células separam-se ligeiramente, como a abertura de uma porta oscilante de sentido único, e o líquido intersticial entra no capilar linfático. Quando a pressão é maior no interior do capilar linfático, as células aderem mais firmemente entre si, e a linfa não consegue escapar de volta

A. Relação entre os capilares linfáticos e as células teciduais e capilares sanguíneos

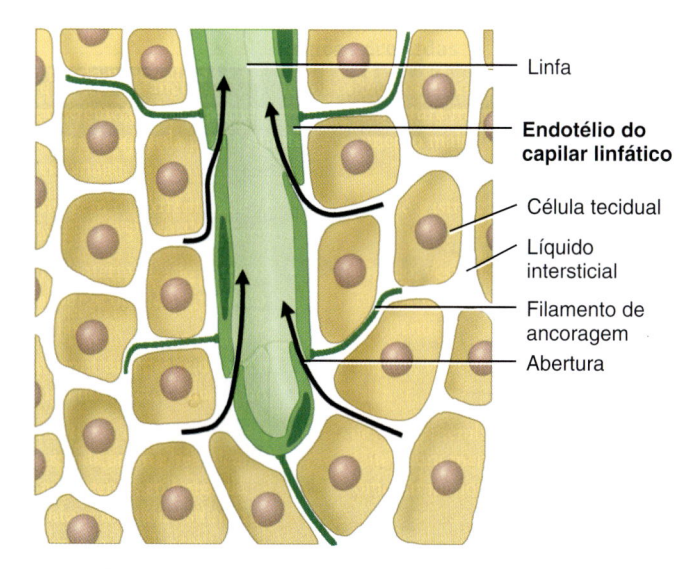

B. Detalhes de um capilar linfático

? A linfa assemelha-se mais ao plasma sanguíneo ou ao líquido intersticial? Por quê?

ao líquido intersticial. A pressão é aliviada à medida que a linfa se move adiante pelo capilar linfático. Fixados aos capilares linfáticos, existem *filamentos de ancoragem,* que contêm fibras elásticas; estendem-se para fora do capilar linfático, ligando as células endoteliais linfáticas aos tecidos circundantes. Quando o excesso de líquido intersticial acumula-se e provoca edema do tecido, os filamentos de ancoragem são tracionados, tornando as aberturas entre as células ainda maiores, de modo que possa ocorrer mais fluxo de líquido para dentro do capilar linfático.

No intestino delgado, os lipídios provenientes da dieta são transportados por capilares linfáticos especializados, denominados **lactíferos**, para dentro dos vasos linfáticos e, por fim, para o sangue (ver **Figura 24.20**). A presença desses lipídios confere à linfa que drena do intestino delgado uma aparência branca cremosa; essa linfa é denominada **quilo**. Em outros locais, a linfa é um líquido claro, amarelo-pálido.

Troncos e ductos linfáticos

Como você já aprendeu, a linfa passa dos capilares linfáticos para os vasos linfáticos e, em seguida, para os linfonodos. Quando os vasos linfáticos saem dos linfonodos em determinada região do corpo, eles se unem para formar **troncos linfáticos**. Os principais troncos linfáticos são os troncos lombar, intestinal, broncomediastinal, subclávio e jugular (ver **Figura 22.3**). Os **troncos lombares** drenam a linfa dos membros inferiores, da parede e das vísceras da pelve, dos rins, das glândulas suprarrenais e da parede abdominal. O **tronco intestinal** drena a linfa do estômago, dos intestinos, do pâncreas, do baço e de parte do fígado. Os **troncos broncomediastinais** drenam a linfa da parede torácica, dos pulmões e do coração. Os **troncos subclávios** drenam os membros superiores. Os **troncos jugulares** drenam a cabeça e o pescoço.

A passagem da linfa dos troncos linfáticos para o sistema venoso difere nos lados direito e esquerdo do corpo. No lado direito, os três troncos linfáticos (tronco jugular direito, tronco subclávio direito e tronco broncomediastinal direito), em geral, abrem-se de forma independente no sistema venoso, na superfície anterior da junção das veias jugular interna e subclávia (**Figura 22.3**). Raramente, os três troncos unem-se para formar um **ducto linfático direito** curto, que forma uma única junção com o sistema venoso. No lado esquerdo do corpo, o vaso linfático maior, o **ducto torácico**, forma o ducto principal para o retorno da linfa ao sangue. Esse ducto longo, de cerca de 38 a 45 cm de comprimento, começa como uma dilatação anterior à segunda vértebra lombar, denominada **cisterna do quilo**. A cisterna do quilo recebe a linfa dos troncos lombares direito e esquerdo e do tronco intestinal. No pescoço, o ducto torácico também recebe a linfa dos troncos jugular esquerdo e subclávio esquerdo antes de se abrir na superfície anterior da junção das veias jugular interna esquerda e subclávia. O tronco broncomediastinal esquerdo alcança a superfície anterior da veia subclávia independentemente e não se junta ao ducto torácico. Como resultado dessas vias, a linfa do quadrante superior

FIGURA 22.3 Vias de drenagem da linfa dos troncos linfáticos para o ducto torácico e o ducto linfático direito.

Toda a linfa retorna à corrente sanguínea por meio do ducto torácico e do ducto linfático direito.

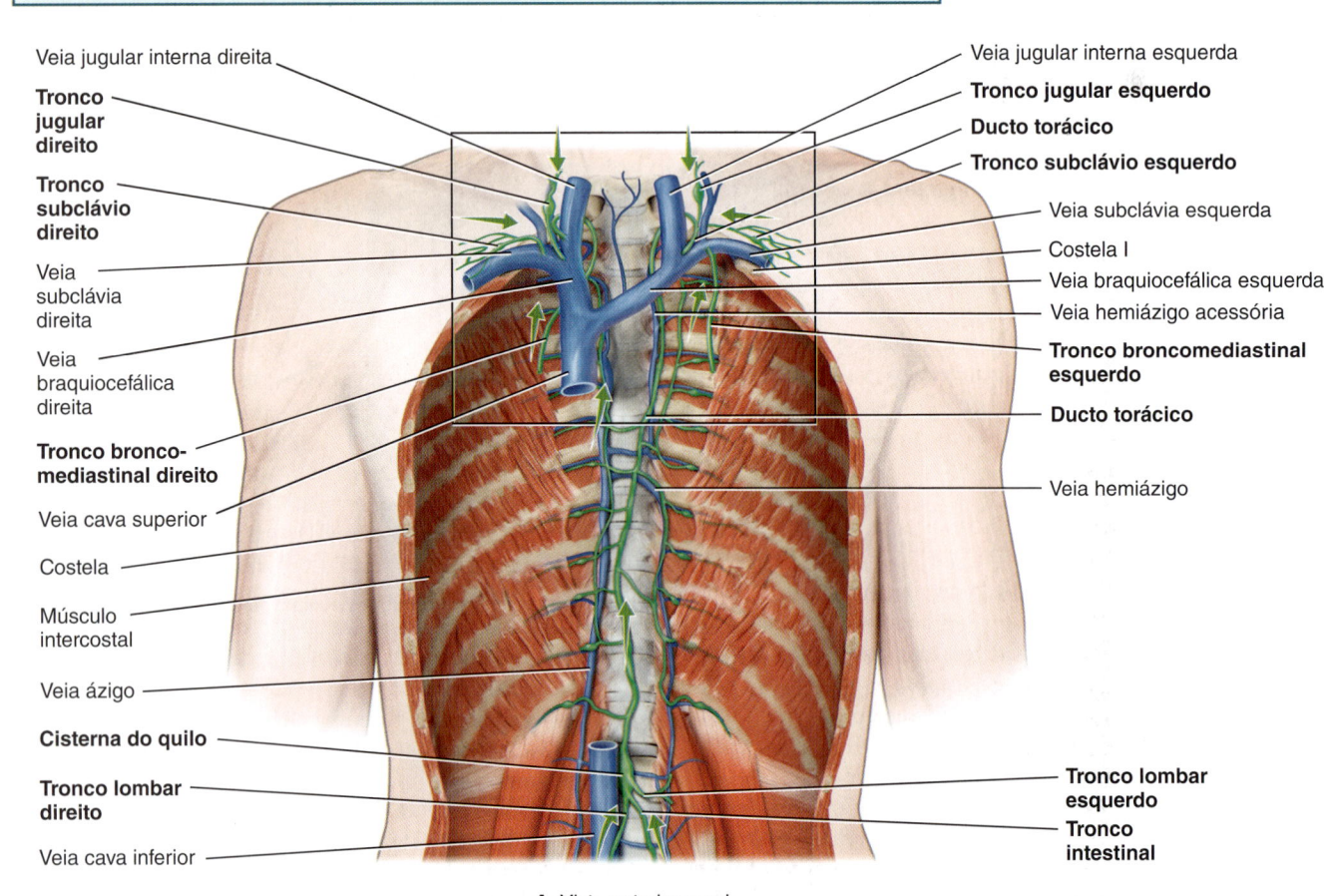

A. Vista anterior geral

Veia jugular interna direita
Tronco jugular direito
Tronco subclávio direito
Ducto linfático direito
Veia subclávia direita
Veia braquiocefálica direita
Tronco broncomediastinal direito
Veia cava superior

Veia jugular interna esquerda
Tronco jugular esquerdo
Tronco subclávio esquerdo
Veia subclávia esquerda
Ducto torácico
Tronco broncomediastinal esquerdo
Veia braquiocefálica esquerda

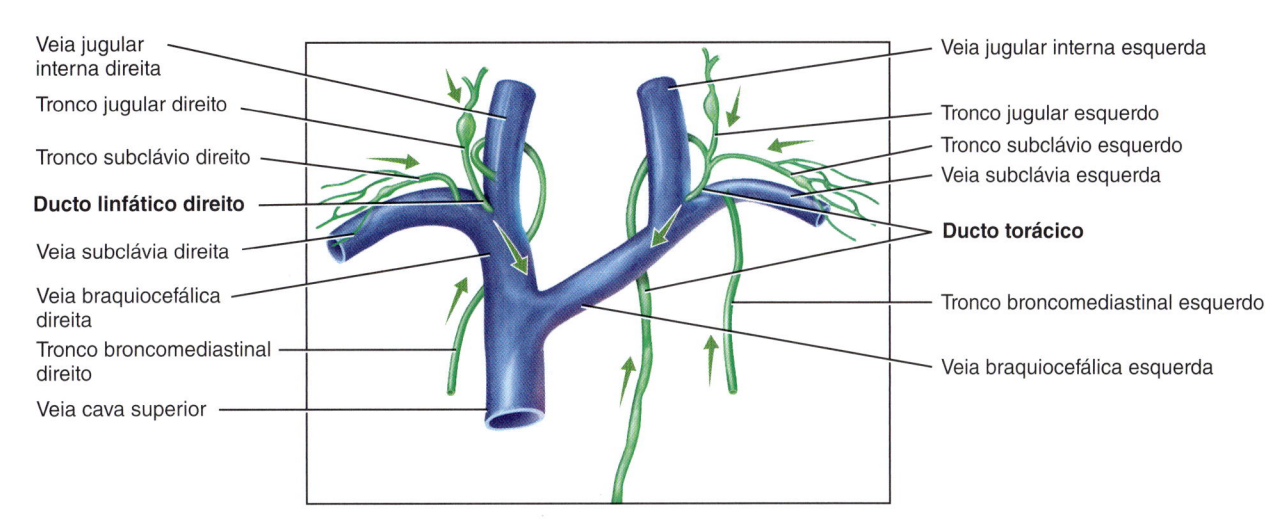

B. Vista anterior detalhada do ducto torácico e do ducto linfático direito

? Que vasos linfáticos desembocam na cisterna do quilo? Que ducto linfático recebe a linfa da cisterna do quilo?

direito do corpo retorna à veia cava superior a partir da veia braquiocefálica direita; por outro lado, toda a linfa do lado superior esquerdo do corpo e de todo o corpo abaixo do diafragma retorna à veia cava superior por meio da veia braquiocefálica esquerda.

Formação e fluxo da linfa

A maior parte dos componentes do plasma sanguíneo, como nutrientes, gases e hormônios, atravessa livremente as paredes dos capilares para formar o líquido intersticial, porém uma maior quantidade de líquido sai dos capilares sanguíneos do que retorna a eles por meio de reabsorção (ver **Figura 21.7**). O excesso de líquido filtrado – cerca de 3 ℓ por dia – drena para os vasos linfáticos e transforma-se em linfa. Como a maior parte das proteínas plasmáticas é demasiado grande para sair dos vasos sanguíneos, o líquido intersticial contém apenas uma pequena quantidade de proteína. As proteínas que deixam o plasma sanguíneo não conseguem retornar ao sangue por difusão, visto que o gradiente de concentração (nível elevado de proteínas plasmáticas no interior dos capilares sanguíneos, nível baixo fora) opõe-se a esse movimento. Entretanto, as proteínas conseguem mover-se facilmente através dos capilares linfáticos mais permeáveis para a linfa. Por conseguinte, uma importante função dos vasos linfáticos é devolver as proteínas plasmáticas perdidas e a linfa à corrente sanguínea.

À semelhança de algumas veias, os vasos linfáticos têm válvulas que asseguram o movimento unidirecional da linfa. Conforme assinalado anteriormente, a linfa drena para o sangue venoso por meio do ducto linfático direito e do ducto torácico na junção das veias jugular interna e subclávia (**Figura 22.3**). Por conseguinte, a sequência de fluxo de líquido é: capilares sanguíneos (sangue) → espaços intersticiais (líquido intersticial) → capilares linfáticos (linfa) → vasos linfáticos (linfa) → troncos ou ductos linfáticos (linfa) → junção das veias jugular interna e subclávia (sangue). A **Figura 22.4** ilustra essa sequência, bem como a relação dos sistemas linfático e circulatório. Ambos os sistemas formam um sistema circulatório muito eficiente.

As mesmas duas "bombas" que ajudam o retorno do sangue venoso ao coração mantêm o fluxo da linfa.

1. *Bomba respiratória.* O fluxo da linfa também é mantido por mudanças de pressão que ocorrem durante a inspiração. A linfa flui da região abdominal, onde a pressão é maior, para a região torácica, onde ela é mais baixa. Quando as pressões se invertem durante a expiração, as válvulas nos vasos linfáticos impedem o refluxo da linfa. Além disso, quando um vaso linfático se distende, o músculo liso em suas paredes se contrai, o que ajuda a mover a linfa de um segmento do vaso para o seguinte.
2. *Bomba do músculo esquelético.* A "ação de ordenha" das contrações do músculo esquelético (ver **Figura 21.9**) comprime os vasos linfáticos (bem como as veias) e força a linfa em direção à junção das veias jugular interna e subclávia.

Teste rápido

4. Em que aspectos os vasos linfáticos diferem das veias quanto à sua estrutura?
5. Faça um diagrama do percurso da circulação da linfa.

22.4 Órgãos e tecidos linfáticos

OBJETIVO

- **Distinguir** entre órgãos linfáticos primários e secundários.

Os órgãos e tecidos linfáticos que estão amplamente distribuídos pelo corpo são classificados em dois grupos, com base nas suas

FIGURA 22.4 **Diagrama esquemático mostrando a relação entre os sistemas linfático e circulatório.** As setas indicam o sentido do fluxo da linfa e do sangue.

> A sequência de fluxo de líquido é: capilares sanguíneos (sangue) → espaços intersticiais (líquido intersticial) → capilares linfáticos (linfa) → vasos linfáticos (linfa) → troncos ou ductos linfáticos (linfa) → junção das veias jugular interna e subclávia (sangue).

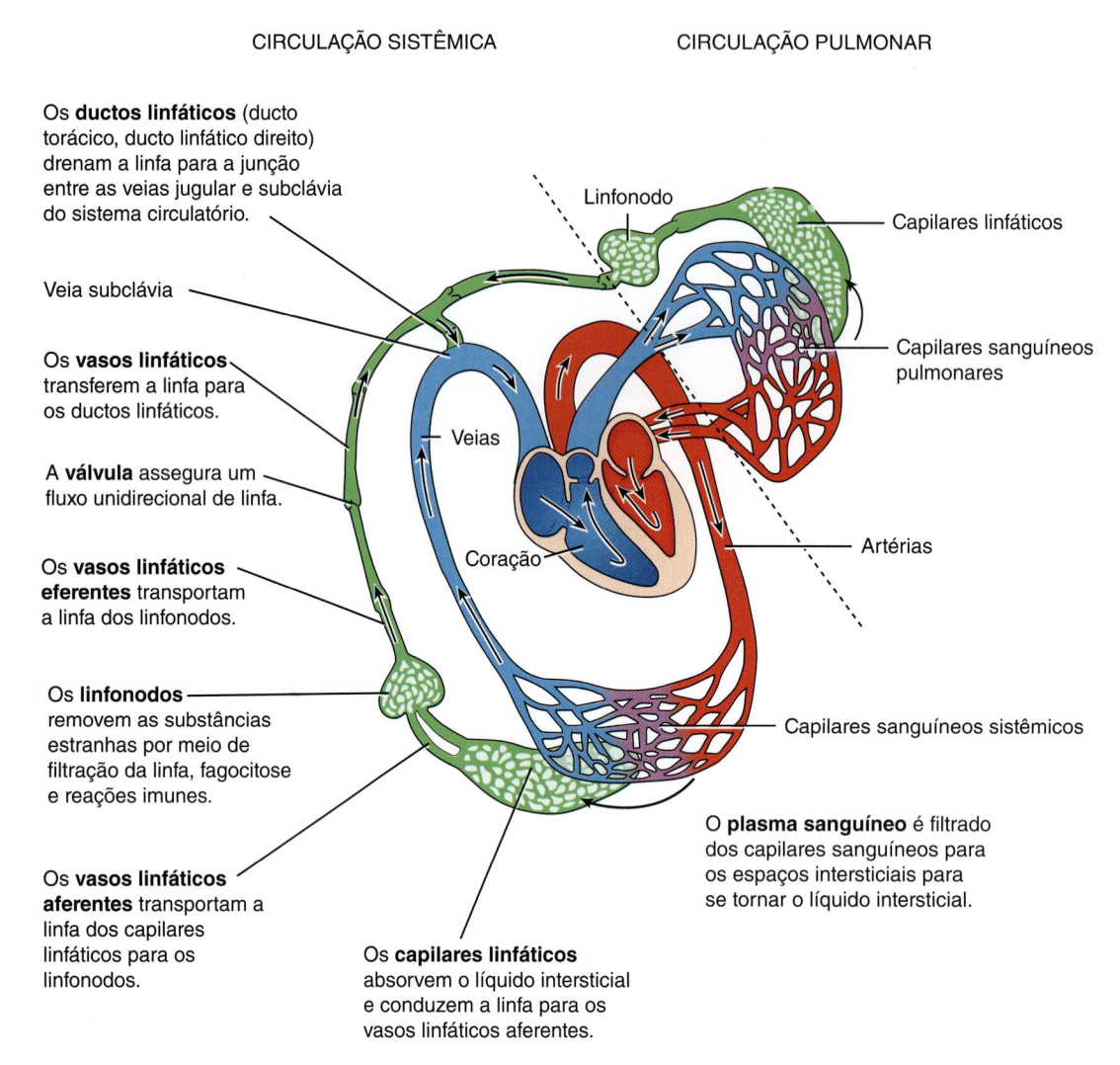

CIRCULAÇÃO SISTÊMICA   CIRCULAÇÃO PULMONAR

Os **ductos linfáticos** (ducto torácico, ducto linfático direito) drenam a linfa para a junção entre as veias jugular e subclávia do sistema circulatório.

Veia subclávia

Os **vasos linfáticos** transferem a linfa para os ductos linfáticos.

A **válvula** assegura um fluxo unidirecional de linfa.

Os **vasos linfáticos eferentes** transportam a linfa dos linfonodos.

Os **linfonodos** removem as substâncias estranhas por meio de filtração da linfa, fagocitose e reações imunes.

Os **vasos linfáticos aferentes** transportam a linfa dos capilares linfáticos para os linfonodos.

Os **capilares linfáticos** absorvem o líquido intersticial e conduzem a linfa para os vasos linfáticos aferentes.

Linfonodo

Capilares linfáticos

Capilares sanguíneos pulmonares

Veias

Coração

Artérias

Capilares sanguíneos sistêmicos

O **plasma sanguíneo** é filtrado dos capilares sanguíneos para os espaços intersticiais para se tornar o líquido intersticial.

? A inspiração promove ou dificulta o fluxo de linfa?

funções. Os **órgãos linfáticos primários** são os locais onde as células-tronco dividem-se e se tornam **imunocompetentes**, isto é, capazes de produzir uma resposta imune. Os principais órgãos linfáticos são: medula óssea vermelha (nos ossos planos e nas epífises dos ossos longos dos adultos) e timo. As células-tronco pluripotentes na medula óssea vermelha dão origem a linfócitos B maduros e imunocompetentes e a células pré-T. Por sua vez, as células pré-T migram para o timo, onde transformam-se em linfócitos T imunocompetentes. Os **órgãos** e **tecidos linfáticos secundários** são os locais onde ocorre a maior parte das respostas imunes; incluem: linfonodos, baço e os nódulos linfáticos. O timo, os linfonodos e o baço são considerados órgãos, visto que cada um deles é circundado por uma cápsula de tecido conjuntivo; em contrapartida, os nódulos linfáticos não são considerados órgãos, visto que carecem de uma cápsula.

Timo

O **timo** é um órgão bilobado localizado no mediastino, entre o esterno e a aorta. Estende-se desde o ápice do esterno ou da região cervical inferior até o nível das quartas cartilagens costais, anteriormente ao ápice do coração e seus grandes vasos (**Figura 22.5**). Uma lâmina envolvente de tecido conjuntivo mantém os dois lobos estreitamente unidos, porém uma **cápsula** de tecido conjuntivo envolve cada lobo separadamente. A cápsula apresenta extensões denominadas **trabéculas**, que penetram internamente e dividem cada lobo em **lóbulos**.

Cada lobo do timo consiste em um córtex externo de coloração intensa e em uma medula central de coloração mais clara. O **córtex** do timo é composto por grandes números de linfócitos T e por células dendríticas nodulares dispersas, células epiteliais e macrófagos. Os linfócitos T imaturos (células pré-T) migram da medula óssea vermelha para o córtex do timo, onde se proliferam e começam a amadurecer. As **células dendríticas nodulares**, que são derivadas de monócitos (e assim designadas por terem longas projeções ramificadas que lembram os dendritos de um neurônio), auxiliam no processo de maturação. Como veremos mais a seguir, as células dendríticas nodulares em outras partes do corpo, como nos linfonodos, desempenham outro papel fundamental nas respostas imunes. Cada uma das **células epiteliais** especializadas no córtex apresenta vários prolongamentos longos que circundam e atuam como estrutura para até 50 linfócitos T. Essas células epiteliais ajudam a "educar" as células pré-T em um processo conhecido como seleção positiva (ver **Figura 22.22**); além disso, produzem hormônios do timo, que se acredita auxiliem na maturação dos linfócitos T. Apenas cerca de 2% dos linfócitos T em desenvolvimento no córtex sobrevivem; os linfócitos restantes morrem por apoptose (morte celular programada). Os linfócitos T que sobrevivem entram na medula. Os **macrófagos** do timo ajudam a eliminar os restos de células mortas e que estão morrendo.

A **medula** do timo consiste em linfócitos T mais maduros e amplamente dispersos, células epiteliais, células dendríticas nodulares e macrófagos. Algumas das células epiteliais estão organizadas em camadas concêntricas de células planas, que degeneram e ficam repletas de grânulos de querato-hialina e queratina. Esses aglomerados são chamados **corpúsculos tímicos** (de *Hassall*). Embora o seu papel seja incerto, podem atuar como locais de morte de linfócitos T na medula. Os linfócitos T que saem do timo pelo sangue migram para os linfonodos, o baço e outros tecidos linfáticos, onde colonizam partes desses órgãos e tecidos.

Em virtude de seu alto conteúdo de tecido linfático e rico suprimento sanguíneo, o timo possui uma aparência avermelhada no organismo vivo. Entretanto, com a idade, o tecido linfático é substituído por infiltrações de tecido adiposo, e o timo adquire uma cor mais amarelada, em decorrência da gordura invasora, dando a falsa impressão de uma redução de tamanho. Contudo, o

FIGURA 22.5 Timo.

O timo bilobado é maior na puberdade e, em seguida, a parte funcional sofre atrofia com a idade.

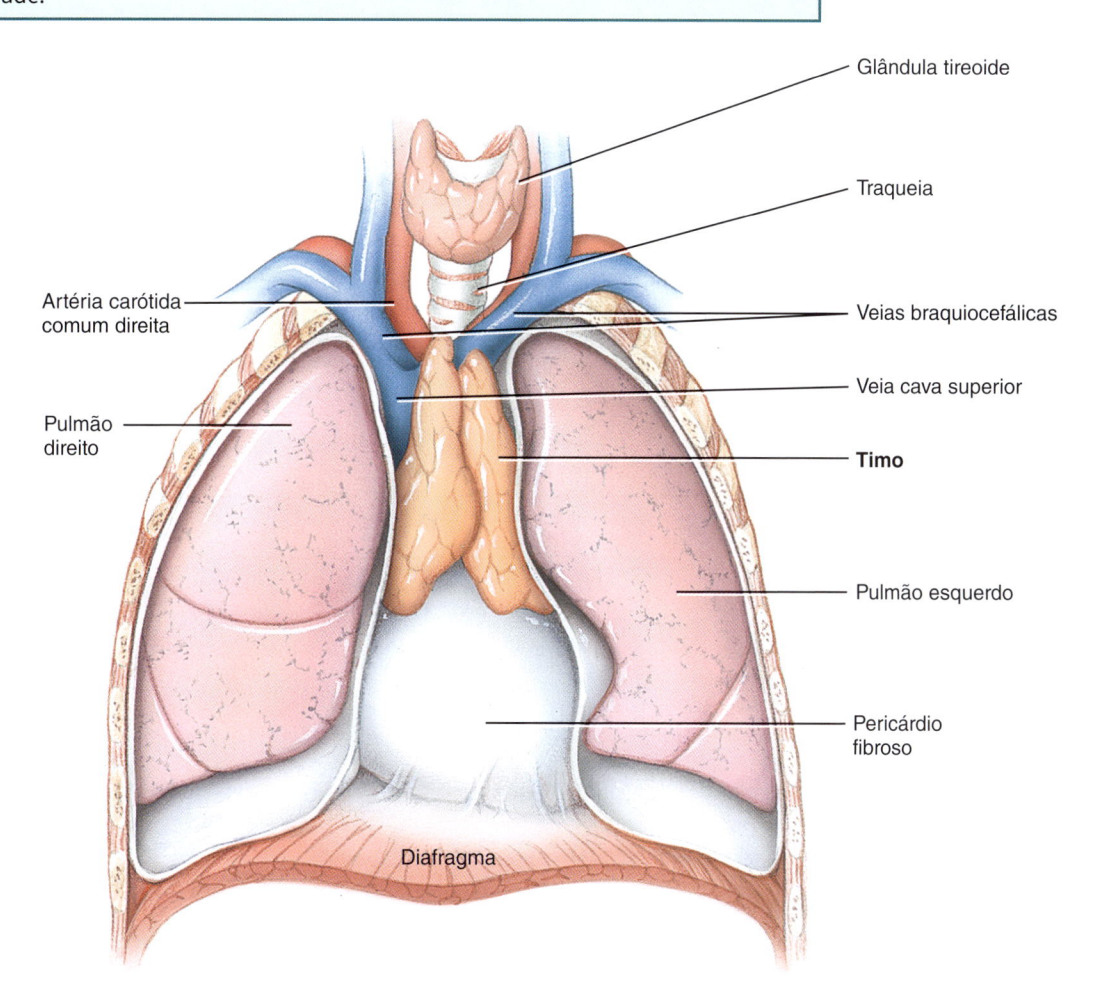

Timo do adolescente

? Que tipo de linfócitos amadurece no timo?

verdadeiro tamanho do timo, definido pela sua cápsula de tecido conjuntivo, não se modifica. Nos lactentes, o timo apresenta uma massa de cerca de 70 g. Depois da puberdade é que o tecido adiposo e o tecido conjuntivo areolar começam a substituir o tecido do timo. Quando o indivíduo alcança a maturidade, a parte funcional da glândula está consideravelmente reduzida; na idade avançada, a parte funcional pode pesar apenas 3 g. Antes do timo sofrer atrofia, ele povoa os órgãos linfáticos secundários com linfócitos T. Todavia, alguns linfócitos T continuam se proliferando no timo durante a vida do indivíduo, embora esse número diminua com a idade.

Linfonodos

Existem cerca de 600 **linfonodos** em forma de feijão localizados ao longo dos vasos linfáticos. Os linfonodos estão espalhados por todo o corpo, tanto na superfície quanto profundamente, e, em geral, ocorrem em grupos (ver **Figura 22.1**). Existem grandes grupos de linfonodos próximo às glândulas mamárias e nas axilas e virilha.

Os linfonodos medem 1 a 25 mm de comprimento e, à semelhança do timo, são cobertos por uma **cápsula** de tecido conjuntivo denso, que se estende dentro do linfonodo (**Figura 22.6**). As extensões capsulares, denominadas **trabéculas,** dividem o linfonodo em compartimentos, proporcionam sustentação e fornecem uma via para os vasos sanguíneos até o interior do linfonodo. Internamente à cápsula, existe uma rede de sustentação de fibras reticulares e fibroblastos. A cápsula, as trabéculas, as fibras reticulares e os fibroblastos constituem o *estroma* (estrutura de sustentação do tecido conjuntivo) de um linfonodo.

O *parênquima* (parte funcional) de um linfonodo é dividido em córtex superficial e medula profunda. O córtex é constituído por um córtex externo e um córtex interno. No **córtex externo,** existem agregados de linfócitos B em formato ovalado, os **nódulos linfáticos.** O nódulo linfático que consiste principalmente em linfócitos B é denominado *nódulo linfático primário*; os nódulos linfáticos no córtex externo são, em sua maioria, *nódulos linfáticos secundários*

(**Figura 22.6**), que se formam em resposta a um antígeno (uma substância estranha) e que constituem os locais de formação de plasmócitos e linfócitos B de memória. Após os linfócitos B no nódulo linfático primário reconhecerem um antígeno, o nódulo linfático primário transforma-se em nódulo linfático secundário. O centro de um nódulo linfático secundário contém uma região de células de coloração clara, denominada *centro germinativo*. Nesse centro, encontram-se os linfócitos B, células dendríticas nodulares e macrófagos. Quando as células dendríticas nodulares "apresentam" um antígeno (descrito mais adiante), os linfócitos B proliferam-se e tornam-se plasmócitos produtores de anticorpos ou linfócitos B de memória. Os linfócitos B de memória persistem após uma resposta imune inicial e "lembram" de ter encontrado um antígeno específico. Os linfócitos B que não se desenvolvem adequadamente sofrem apoptose e são destruídos por macrófagos. A região de um nódulo linfático secundário que circunda o centro germinativo é composta por acúmulos densos de linfócitos B, que migraram de seu local de origem dentro do nódulo.

O **córtex interno** não contém nódulos linfáticos. Consiste principalmente em linfócitos T e células dendríticas nodulares que entram no linfonodo a partir de outros tecidos. As células dendríticas nodulares apresentam antígenos aos linfócitos T, desencadeando a sua proliferação. Em seguida, os linfócitos T recém-formados migram do linfonodo para as áreas do corpo onde há atividade antigênica.

A **medula** de um linfonodo contém linfócitos B, plasmócitos produtores de anticorpos, que migraram do córtex para a medula, e macrófagos. As diversas células estão incorporadas em uma rede de fibras reticulares e células reticulares.

Conforme visto, a linfa flui por um linfonodo apenas em um único sentido (**Figura 22.6 A**). Ela entra por meio de vários **vasos linfáticos aferentes**, que penetram na face convexa do linfonodo em vários pontos. Os vasos aferentes contêm válvulas que se abrem em direção ao centro do linfonodo, direcionando a linfa para o interior. Dentro do linfonodo, a linfa entra nos **seios**, uma série de canais irregulares que contém fibras reticulares ramificadas, linfócitos e macrófagos. A partir dos vasos linfáticos aferentes, a linfa flui para dentro do **seio subcapsular,** imediatamente

---

Correlação clínica

Metástase de câncer de mama pelo sistema linfático

No Capítulo 28, consideraremos de modo detalhado a patologia, a detecção e o tratamento do câncer de mama. Em uma definição muito simples, o **câncer de mama** é o desenvolvimento de um tumor maligno dentro da mama. Nesse momento, o foco será como o câncer de mama pode se disseminar para outras partes do corpo por meio do sistema linfático.

Clinicamente, é importante ter uma compreensão da drenagem linfática das mamas, visto que o conhecimento da direção do fluxo da linfa pode ajudar a prever a disseminação do câncer de mama para outros locais do corpo. Ao considerar a drenagem linfática das mamas, é conveniente dividi-las em quadrantes: superior lateral, inferior lateral, superior medial e inferior medial. Cerca de 75% da linfa das mamas drena para vasos linfáticos localizados nos quadrantes laterais da mama. Esses vasos linfáticos drenam para os 20 a 40 linfonodos axilares. A maior parte dos cânceres de mama ocorre no quadrante superior lateral, e os vasos linfáticos desse quadrante fornecem vias para a disseminação do câncer para os linfonodos axilares. A propagação de um câncer do órgão de origem para parte do corpo é denominada **metástase**, sendo designada como *metástase linfogênica* quando ocorre por meio dos vasos linfáticos. As comunicações abundantes entre os vasos linfáticos e entre os linfonodos axilares, cervicais e esternais (ver **Figura 22.1 A**) também podem causar o desenvolvimento de metástases para a mama oposta e para o abdome. Se um câncer de mama propagar-se além dos linfonodos axilares, é denominado *metástase a distância*. Os locais mais comuns de metástase são: pulmões, fígado e ossos. Normalmente, os linfonodos cancerosos aparecem aumentados, firmes, não dolorosos à palpação e fixos às estruturas subjacentes. Em contrapartida, os linfonodos que estão aumentados devido a uma infecção são, em sua maioria, de consistência mais mole, dolorosos à palpação e móveis. É irônico que o papel do sistema linfático na filtração da linfa e seu retorno ao sistema circulatório também seja, infelizmente, o trajeto para a ocorrência de metástase.

CAPÍTULO 22 Sistema Linfático e Imunidade 853

FIGURA 22.6 **Estrutura de um linfonodo**. As setas em verde indicam a direção do fluxo da linfa através do linfonodo.

Os linfonodos estão presentes em todo o corpo, habitualmente reunidos em grupos.

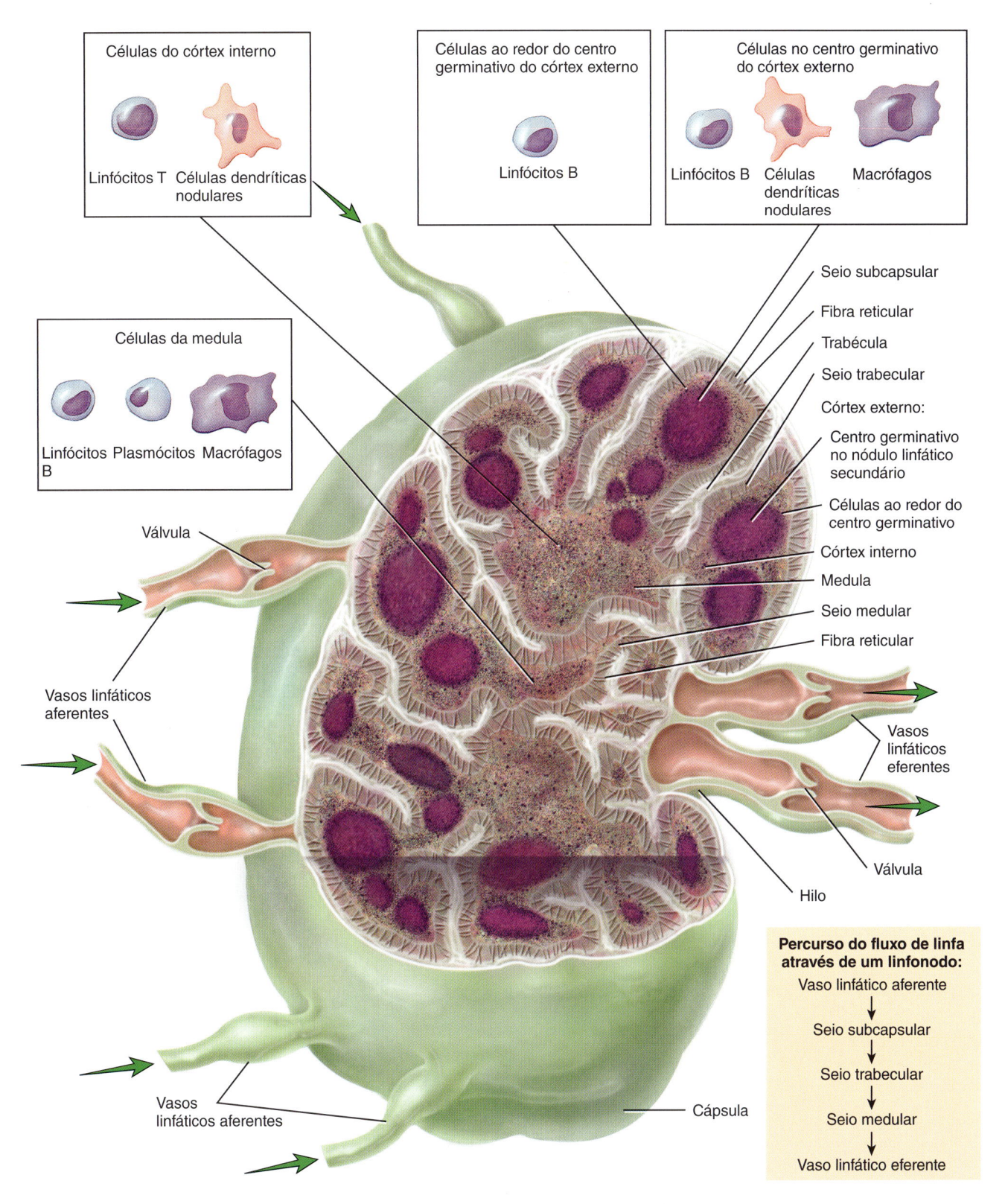

Células do córtex interno
Linfócitos T   Células dendríticas nodulares

Células ao redor do centro germinativo do córtex externo
Linfócitos B

Células no centro germinativo do córtex externo
Linfócitos B   Células dendríticas nodulares   Macrófagos

Células da medula
Linfócitos B   Plasmócitos   Macrófagos

Válvula
Vasos linfáticos aferentes

Seio subcapsular
Fibra reticular
Trabécula
Seio trabecular
Córtex externo:
Centro germinativo no nódulo linfático secundário
Células ao redor do centro germinativo
Córtex interno
Medula
Seio medular
Fibra reticular
Vasos linfáticos eferentes
Válvula
Hilo
Cápsula

Vasos linfáticos aferentes

Percurso do fluxo de linfa através de um linfonodo:
Vaso linfático aferente
↓
Seio subcapsular
↓
Seio trabecular
↓
Seio medular
↓
Vaso linfático eferente

A. Linfonodo parcialmente seccionado

(*continua*)

FIGURA 22.6 *Continuação.*

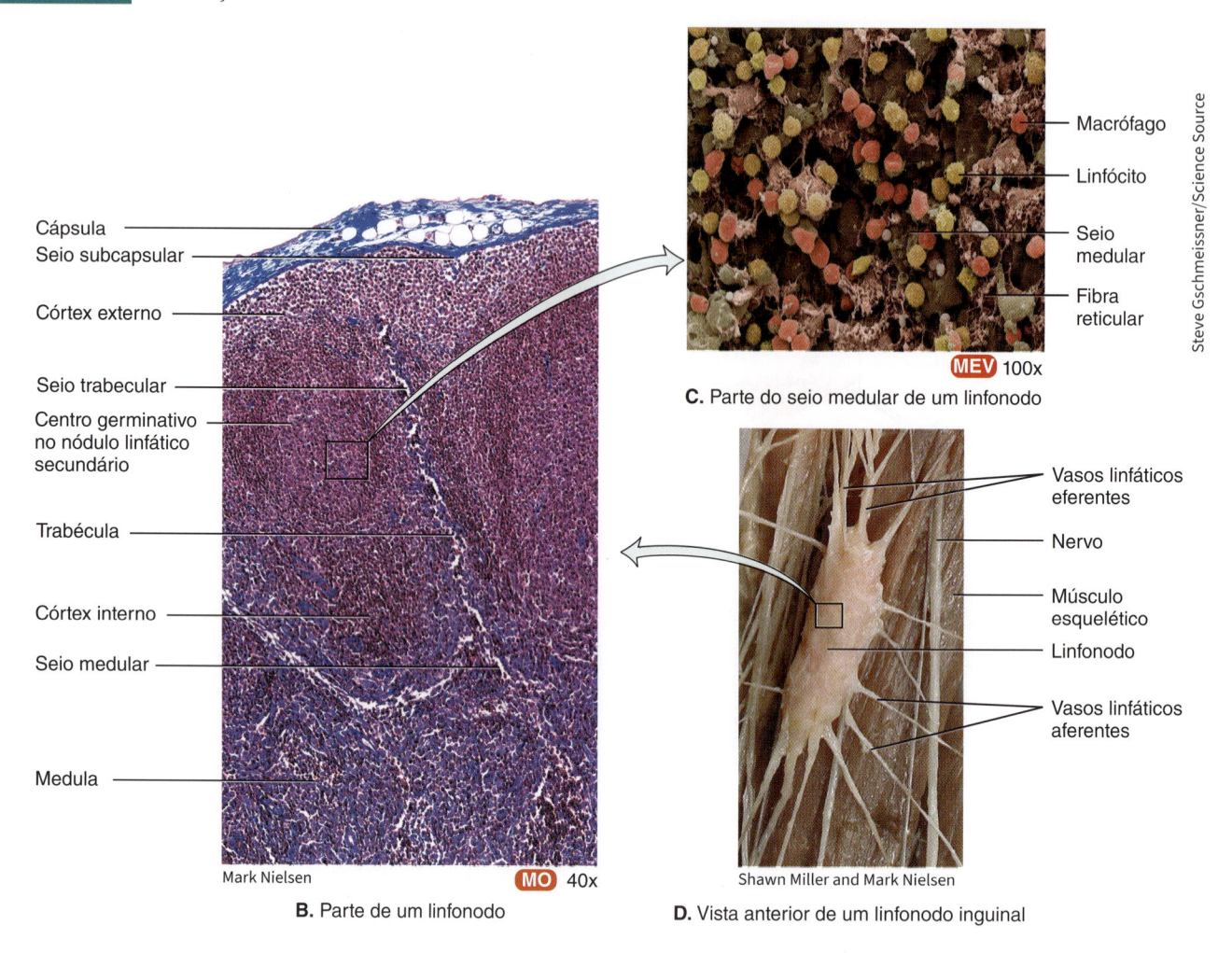

- Cápsula
- Seio subcapsular
- Córtex externo
- Seio trabecular
- Centro germinativo no nódulo linfático secundário
- Trabécula
- Córtex interno
- Seio medular
- Medula

Mark Nielsen

MO 40x

B. Parte de um linfonodo

- Macrófago
- Linfócito
- Seio medular
- Fibra reticular

Steve Gschmeissner/Science Source

MEV 100x

C. Parte do seio medular de um linfonodo

- Vasos linfáticos eferentes
- Nervo
- Músculo esquelético
- Linfonodo
- Vasos linfáticos aferentes

Shawn Miller and Mark Nielsen

D. Vista anterior de um linfonodo inguinal

? O que ocorre com as substâncias estranhas na linfa que entram em um linfonodo?

---

abaixo da cápsula. A partir desse local, a linfa flui para os **seios trabeculares**, que se estendem pelo córtex, paralelamente às trabéculas, e para os **seios medulares**, os quais se estendem pela medula. Os seios medulares drenam para um ou dois **vasos linfáticos eferentes**, que são mais largos e em menor número do que os vasos aferentes. Tais vasos dispõem de válvulas que se abrem para longe do centro do linfonodo a fim de conduzir a linfa, os anticorpos secretados pelos plasmócitos e os linfócitos T ativados *para fora* do linfonodo. Os vasos linfáticos eferentes emergem de um lado do linfonodo, em uma leve depressão denominada **hilo**. Os vasos sanguíneos também entram e saem do linfonodo pelo hilo.

Os linfonodos atuam como um tipo de filtro. À medida que a linfa entra em uma extremidade de um linfonodo, as substâncias estranhas são capturadas pelas fibras reticulares dentro dos seios do linfonodo. Em seguida, os macrófagos destroem algumas substâncias estranhas por fagocitose, enquanto os linfócitos destroem outras por meio de respostas imunes. Em seguida, a linfa filtrada sai pela outra extremidade do linfonodo. Como existem muitos vasos linfáticos aferentes que trazem linfa para dentro do linfonodo e apenas um ou dois vasos linfáticos eferentes que transportam a linfa para fora do linfonodo, o fluxo lento de linfa dentro dos linfonodos proporciona um tempo adicional para que ela seja filtrada. Além disso, toda a linfa flui através de múltiplos linfonodos em seu trajeto pelos vasos linfáticos. Isso expõe a linfa a múltiplos processos de filtração antes de seu retorno ao sangue.

Baço. O **baço** oval é a maior massa única de tecido linfático no corpo. Trata-se de um órgão encapsulado e de consistência mole, de tamanho variável, mas que, em média, cabe na mão aberta de uma pessoa, medindo cerca de 12 cm de comprimento (**Figura 22.7 A**). O baço está localizado na região do hipocôndrio esquerdo, entre o estômago e o diafragma; a face superior do órgão é lisa e convexa e adapta-se à face côncava do diafragma. Os órgãos vizinhos produzem reentrâncias na face visceral do baço – a *impressão gástrica* (estômago), a *impressão renal* (rim esquerdo) e a *impressão cólica* (flexura esquerda do colo). À semelhança dos linfonodos, o baço apresenta um hilo através do qual passam a artéria esplênica, a veia esplênica e os vasos linfáticos eferentes.

O baço é circundado por uma cápsula de tecido conjuntivo denso, que, por sua vez, é recoberta por uma membrana serosa, o peritônio visceral. Há trabéculas que se estendem para dentro da cápsula. A cápsula mais as trabéculas, as fibras reticulares e os fibroblastos constituem o estroma do baço; o parênquima do órgão

FIGURA 22.7 Estrutura do baço.

O baço é a maior massa única de tecido linfático do corpo.

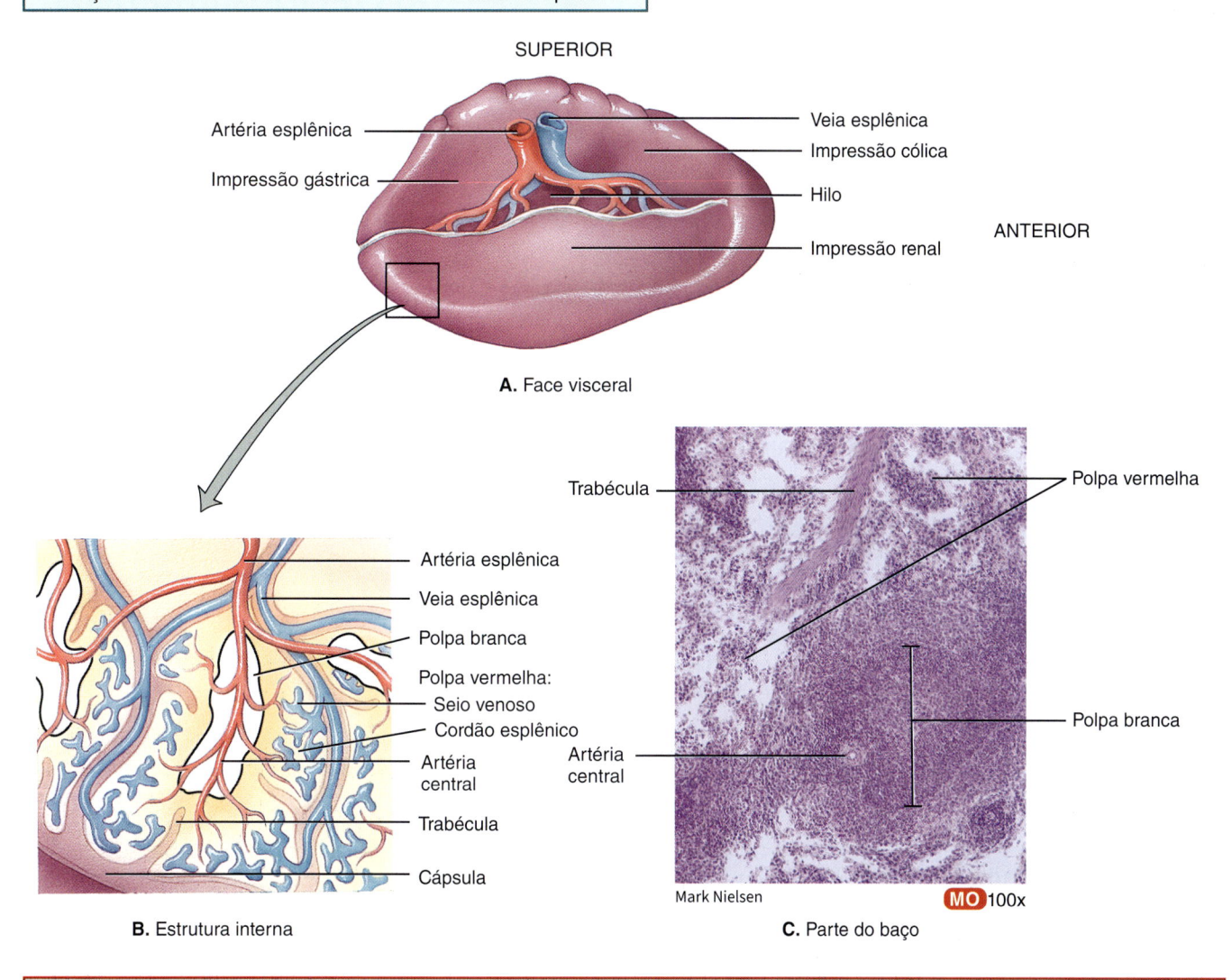

A. Face visceral

B. Estrutura interna

C. Parte do baço

Correlação clínica

Ruptura do baço

O baço é o órgão mais frequentemente lesado em casos de trauma abdominal. A ocorrência de um grande impacto na parte inferior esquerda do tórax ou superior do abdome pode fraturar as costelas que o protegem. Essa lesão por esmagamento pode resultar em **ruptura do baço**, o que provoca hemorragia significativa e choque. A **esplenectomia**, ou seja, a remoção imediata do baço, é necessária para evitar a morte decorrente de hemorragia. Outras estruturas, particularmente a medula óssea vermelha e o fígado, podem assumir algumas funções normalmente executadas pelo baço. Não obstante, as funções imunes diminuem na ausência do baço. A ausência do baço também coloca o paciente em maior risco de sepse (septicemia), em razão da perda das funções de filtração e fagocítica do baço. Para reduzir o risco de sepse, os pacientes que foram submetidos à esplenectomia tomam antibióticos profiláticos antes de qualquer procedimento invasivo.

? Após o nascimento, quais são as principais funções do baço?

é composto por dois tipos diferentes de tecido: polpa branca e polpa vermelha (**Figura 22.7 B** e **C**). A **polpa branca** é composta por tecido linfático, que consiste, em sua maior parte, em linfócitos e macrófagos dispostos em torno de ramos da artéria esplênica, denominados **artérias centrais**. A **polpa vermelha** consiste em **seios venosos** cheios de sangue e em cordões de tecido esplênico, chamados **cordões esplênicos** (*de Billroth*). Os cordões esplênicos consistem em eritrócitos, macrófagos, linfócitos, plasmócitos e granulócitos. As veias estão estreitamente associadas à polpa vermelha.

O sangue que flui para o baço pela artéria esplênica entra nas artérias centrais da polpa branca. No interior da polpa branca, os linfócitos B e T desempenham funções imunes, semelhantes àquelas dos linfonodos, já os macrófagos do baço destroem patógenos transportados pelo sangue por meio de fagocitose. No interior da polpa vermelha, o baço realiza três funções relacionadas com os eritrócitos: (1) remoção de células sanguíneas e plaquetas rompidas, desgastadas ou defeituosas pelos macrófagos; (2) armazenamento de plaquetas até um terço do suprimento do organismo; e (3) produção de células sanguíneas (hematopoese) durante a vida fetal

Nódulos linfáticos. Os **nódulos linfáticos** são massas de tecido linfoide ovaladas, que não são envolvidos por uma cápsula. Como estão espalhados por toda a lâmina própria (tecido conjuntivo) da túnica mucosa que reveste os sistemas digestório, urinário e genital e as vias respiratórias, os nódulos linfáticos nessas áreas são também designados como **tecido linfoide associado a mucosa** (**MALT**, sigla em inglês para *mucosal associated lymphoid tissue*).

Embora muitos nódulos linfáticos sejam pequenos e solitários, alguns ocorrem em múltiplas agregações grandes em partes específicas do corpo. Entre elas, estão as tonsilas na região da faringe e os **nódulos linfáticos agregados** (*placas de Peyer*) no íleo. Ocorrem também agregados de nódulos linfáticos no apêndice vermiforme. Em geral, existem cinco **tonsilas**. As tonsilas são massas de tecido linfático recobertas por uma túnica mucosa. Formam um anel na junção entre a cavidade oral e a parte oral da faringe e na junção entre a cavidade nasal e a parte nasal da faringe (ver **Figura 23.2 B**). As tonsilas encontram-se em uma posição estratégica para participar das respostas imunes contra substâncias estranhas inaladas ou ingeridas. A **tonsila faríngea**, ímpar, está incorporada na parede posterior da parte nasal da faringe. As duas **tonsilas palatinas** situam-se na região posterior da cavidade oral, uma de cada lado. Essas são as tonsilas que geralmente são removidas em uma tonsilectomia; pode ser também necessário remover as duas **tonsilas linguais**, localizadas na base da língua.

Correlação clínica

Tonsilite (amigdalite)

A **tonsilite** é uma infecção ou inflamação das tonsilas. Com mais frequência, é causada por um vírus, mas também pode ser provocada pelas mesmas bactérias que causam faringite estreptocócica. O principal sintoma da tonsilite consiste em dor de garganta. Além disso, também podem ocorrer febre, aumento dos linfonodos, congestão nasal, dificuldade na deglutição e cefaleia. A tonsilite de origem viral habitualmente apresenta resolução espontânea. Normalmente, a tonsilite bacteriana é tratada com antibióticos. A **tonsilectomia**, que consiste na remoção de uma tonsila, pode ser indicada para indivíduos que não respondem a outros tratamentos, isto é, pacientes que habitualmente apresentam tonsilite com duração de mais de 3 meses (apesar da medicação), obstrução das vias respiratórias e dificuldade na deglutição e na fala. Parece que a tonsilectomia não interfere na resposta do indivíduo a infecções subsequentes.

Teste rápido

6. Qual é o papel do timo na imunidade?
7. Quais são as funções dos linfonodos, do baço e das tonsilas?

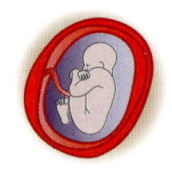

22.5 Desenvolvimento dos tecidos linfáticos

OBJETIVO

- **Descrever** o desenvolvimento dos tecidos linfáticos.

Os tecidos linfáticos começam a se desenvolver no final da 5ª semana de vida embrionária. Os *vasos linfáticos* desenvolvem-se a partir dos **sacos linfáticos**, que surgem das veias em desenvolvimento, os quais se originam do **mesoderma**.

Os primeiros sacos linfáticos que aparecem são os dois **sacos linfáticos jugulares**, na junção entre as veias jugular interna e subclávia (**Figura 22.8**). A partir dos sacos linfáticos jugulares, os plexos capilares linfáticos espalham-se para o tórax, os membros superiores, o pescoço e a cabeça. Alguns dos plexos aumentam e formam vasos linfáticos em suas respectivas regiões. Cada saco linfático jugular mantém pelo menos uma conexão com a sua veia jugular, e o esquerdo forma parte superior do ducto torácico.

O próximo saco linfático que aparece é o **saco linfático retroperitoneal** ímpar, na raiz do mesentério do intestino. Ele se desenvolve a partir da veia cava primitiva e das veias mesonéfricas (rim primitivo). Os plexos capilares e os vasos linfáticos espalham-se a partir do saco linfático retroperitoneal para as vísceras do abdome e o diafragma. O saco estabelece conexões com a cisterna do quilo, porém perde suas conexões com as veias adjacentes.

Aproximadamente na época em que ocorre desenvolvimento do saco linfático retroperitoneal, outro saco linfático, a **cisterna do quilo**, desenvolve-se inferiormente ao diafragma, na parede posterior do abdome. Ela dá origem à parte inferior do *ducto torácico* e à *cisterna do quilo*. À semelhança do saco linfático retroperitoneal, a cisterna do quilo também perde sua conexão com as veias vizinhas.

FIGURA 22.8 Desenvolvimento dos tecidos linfáticos.

Os tecidos linfáticos são derivados do mesoderma.

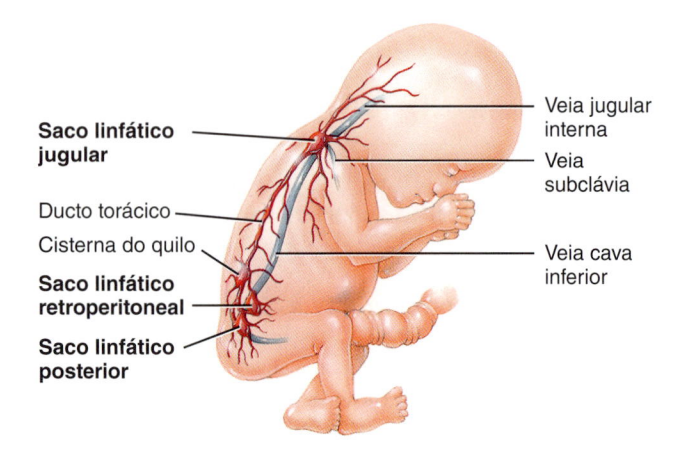

- Saco linfático jugular
- Ducto torácico
- Cisterna do quilo
- Saco linfático retroperitoneal
- Saco linfático posterior
- Veia jugular interna
- Veia subclávia
- Veia cava inferior

? Quando os tecidos linfáticos começam a se desenvolver?

O último dos sacos linfáticos, o par de **sacos linfáticos posteriores**, desenvolve-se a partir das veias ilíacas. Os sacos linfáticos posteriores produzem os plexos capilares e vasos linfáticos da parede abdominal, região pélvica e membros inferiores. Os sacos linfáticos posteriores unem-se com a cisterna do quilo e perdem suas conexões com as veias adjacentes.

Com a exceção da parte anterior do saco a partir da qual a cisterna do quilo se desenvolve, todos os sacos linfáticos são invadidos por **células mesenquimais** e são convertidos em grupos de *linfonodos*.

O *baço* desenvolve-se a partir de células mesenquimais entre as camadas do mesentério dorsal do estômago. O *timo* surge a partir de uma protuberância da **terceira bolsa faríngea** (ver **Figura 18.20 A**).

> **Teste rápido**
>
> 8. Quais os nomes dos quatro sacos linfáticos a partir dos quais se desenvolvem os vasos linfáticos?

22.6 Imunidade inata

OBJETIVO

- **Descrever** os componentes da imunidade inata.

A **imunidade inata** (*inespecífica*) inclui as barreiras físicas e químicas externas proporcionadas pela pele e pelas túnicas mucosas. Inclui também várias defesas internas, como substâncias antimicrobianas, células *natural killer*, fagócitos, inflamação e febre.

Primeira linha de defesa: A pele e as túnicas mucosas

A pele e as túnicas mucosas do corpo constituem a primeira linha de defesa contra patógenos. Essas estruturas fornecem barreiras tanto físicas quanto químicas que impedem patógenos e substâncias estranhas de penetrar no corpo e causar doenças.

Com suas numerosas camadas de células queratinizadas e densamente agrupadas, a camada epitelial externa da pele – a **epiderme** – fornece uma extraordinária barreira física à entrada de micróbios (ver **Figura 5.1**). Outrossim, a descamação periódica das células epidérmicas ajuda a remover os microrganismos da superfície da pele. As bactérias raramente penetram na superfície intacta da epiderme saudável. No entanto, se essa superfície for rompida por cortes, queimaduras ou perfurações, os patógenos conseguem penetrar na epiderme e invadir os tecidos adjacentes ou circular no sangue para outras partes do corpo.

A camada epitelial das **túnicas mucosas**, que revestem as cavidades do corpo, secreta um líquido denominado **muco**, o qual lubrifica e umedece a superfície da cavidade. Como o muco é ligeiramente viscoso, retém muitos microrganismos e substâncias estranhas. A túnica mucosa do nariz possui **pelos** revestidos de muco, que aprisionam e filtram microrganismos, poeira e poluentes do ar inalado. A túnica mucosa das vias respiratórias superiores contém **cílios**, que consistem em projeções piliformes microscópicas na superfície das células epiteliais; a ação de ondulação dos cílios impulsiona a poeira e os microrganismos inalados que ficaram retidos no muco em direção à garganta. A tosse ou o espirro aceleram o movimento de expulsão do muco e seus patógenos aprisionados para fora do corpo. A deglutição do muco envia os patógenos para o estômago, onde são destruídos pelo suco gástrico.

Outros líquidos produzidos por vários órgãos também ajudam a proteger as superfícies epiteliais da pele e túnicas mucosas. O **aparelho lacrimal** (ver **Figura 17.6**) produz e drena as lágrimas em resposta a irritantes. O piscar espalha as lágrimas sobre a superfície do bulbo do olho, e a ação de lavagem contínua das lágrimas ajuda a diluir os microrganismos e a impedir que eles se estabeleçam na superfície do olho. As lágrimas também contêm **lisozima**, uma enzima capaz de romper as paredes celulares de determinadas bactérias. Além das lágrimas, a lisozima é encontrada na saliva, no suor, nas secreções nasais e nos líquidos teciduais. A **saliva**, que é produzida pelas glândulas salivares, elimina os microrganismos da superfície dos dentes e da túnica mucosa da boca, de modo semelhante às lágrimas que lavam os olhos. O fluxo de saliva reduz a colonização da boca por patógenos.

A limpeza da uretra pelo **fluxo de urina** retarda a colonização microbiana do sistema urinário. De modo semelhante, as **secreções vaginais**, por serem ligeiramente ácidas, eliminam os microrganismos do corpo nas mulheres, impedindo o crescimento bacteriano. A **defecação** e o **vômito** também expulsam os microrganismos; por exemplo: em resposta a algumas toxinas microbianas, o músculo liso da parte inferior do sistema digestório contrai-se vigorosamente, e a diarreia resultante expele rapidamente muitos dos microrganismos.

Certas substâncias químicas também contribuem para o elevado grau de resistência da pele e das túnicas mucosas à invasão microbiana. As glândulas sebáceas da pele secretam uma substância oleosa, o **sebo**, que forma uma película protetora sobre a superfície da pele. Os ácidos graxos insaturados no sebo inibem o crescimento de determinadas bactérias e fungos patogênicos. A acidez da pele (pH de 3 a 5) é produzida, em parte, pela secreção de ácidos graxos e ácido láctico. A **transpiração** ajuda a eliminar os microrganismos da superfície da pele. Outrossim, o **suco gástrico**, que é produzido pelas glândulas do estômago, consiste em uma mistura de ácido clorídrico, enzimas e muco. A forte acidez do suco gástrico (pH de 1,2 a 3) destrói muitas bactérias e a maior parte das toxinas bacterianas.

Segunda linha de defesa: as defesas internas

Quando os patógenos penetram as barreiras físicas e químicas da pele e das túnicas mucosas, deparam-se com uma segunda linha de defesa: as substâncias antimicrobianas internas, os fagócitos, as células *natural killer*, a inflamação e a febre.

Substâncias antimicrobianas. Existem quatro tipos principais de **substâncias antimicrobianas** que inibem o crescimento microbiano: interferonas, complemento, proteínas de ligação ao ferro e proteínas antimicrobianas.

1. Os linfócitos, os macrófagos e os fibroblastos infectados por vírus produzem proteínas denominadas **interferonas (IFNs)**. Uma vez liberadas pelas células infectadas por vírus, as IFNs difundem-se para as células adjacentes não infectadas, onde induzem a síntese de proteínas antivirais que interferem na replicação dos vírus. Embora as IFNs não impeçam a adesão e a penetração dos vírus nas células hospedeiras, elas interrompem a sua replicação. Isso é importante pois os vírus só podem causar doença se forem capazes de se replicar no interior das células do corpo. As IFNs representam uma importante defesa contra a infecção por muitos vírus diferentes. Os três tipos de interferonas são: alfa, beta e gama-IFN.

2. O **sistema complemento** é formado por um grupo de proteínas normalmente inativas no plasma sanguíneo e nas membranas plasmáticas. Quando ativadas, essas proteínas "complementam" ou intensificam determinadas reações imunes (ver Seção 22.9). O sistema complemento provoca citólise dos microrganismos, promove a fagocitose e contribui para a inflamação.

3. As **proteínas de ligação do ferro** inibem o crescimento de determinadas bactérias ao reduzir a quantidade de ferro disponível. Os exemplos incluem a *transferrina* (encontrada no sangue e nos líquidos teciduais), a *lactoferrina* (encontrada no leite, na saliva e no muco), a *ferritina* (encontrada no fígado, no baço e na medula óssea vermelha) e a *hemoglobina* (encontrada nos eritrócitos).

4. As **proteínas antimicrobianas (PAMs)** são peptídios curtos, que apresentam amplo espectro de atividade antimicrobiana. Exemplos de PAM incluem a *dermicidina* (produzida pelas glândulas sudoríparas), as *defensinas* e as *catelicidinas* (produzidas por neutrófilos, macrófagos e epitélios) e a *trombocidina* (produzida pelas plaquetas). Além de matarem uma ampla variedade de microrganismos, as PAMs podem atrair células dendríticas e mastócitos que participam das respostas imunes. Curiosamente, os microrganismos expostos às PAMs não parecem desenvolver resistência, como ocorre frequentemente em relação aos antibióticos.

Células *natural killer* e fagócitos.

Quando microrganismos penetram na pele e nas túnicas mucosas ou escapam das substâncias antimicrobianas do sangue, a próxima defesa inespecífica é constituída pelas células **natural killer (NK)** e pelos fagócitos. Cerca de 5 a 10% dos linfócitos no sangue consistem em células NK. São também encontradas no baço, nos linfonodos e na medula óssea vermelha. As células NK carecem das moléculas de membrana que identificam os linfócitos B e T, porém têm a capacidade de matar uma grande variedade de células infectadas do corpo e determinadas células tumorais. As células NK atacam qualquer célula do corpo que exiba proteínas de membrana plasmática anormais ou incomuns.

A ligação das células NK a uma célula-alvo, como uma célula humana infectada, desencadeia a liberação de grânulos que contêm substâncias tóxicas das células NK. Alguns grânulos contêm uma proteína denominada **perforina**, a qual se insere na membrana plasmática da célula-alvo e cria canais (perfurações) na membrana. Em consequência, o líquido extracelular flui para dentro da célula-alvo, a qual, por fim, explode, um processo conhecido como **citólise**. Outros grânulos das células NK liberam **granzimas**, que são enzimas responsáveis por digerir proteínas e induzir as células-alvo a sofrer apoptose ou autodestruição. Esse tipo de ataque mata as células infectadas, porém não os microrganismos intracelulares; os microrganismos liberados, que podem ou não estar intactos, podem ser destruídos pelos fagócitos.

Os **fagócitos** são células especializadas que realizam a **fagocitose**, que consiste na ingestão de microrganismos ou de outras partículas, como restos celulares (ver **Figura 3.13**). Os dois tipos principais de fagócitos são os **neutrófilos** e os **macrófagos**. Quando ocorre infecção, os neutrófilos e os monócitos migram para a área infectada. Durante essa migração, os monócitos aumentam de tamanho e transformam-se em macrófagos ativamente fagocíticos, denominados **macrófagos errantes**. Outros macrófagos, denominados **macrófagos em repouso** (*fixos*), montam guarda em tecidos específicos. Entre os macrófagos fixos estão os *histiócitos* (macrófagos do tecido conjuntivo), *as células reticuloendoteliais estreladas* ou *células de Kupffer* no fígado, os *macrófagos alveolares* nos pulmões, as *células microgliais* no sistema nervoso e os *macrófagos teciduais* no baço, nos linfonodos e na medula óssea vermelha. Além de constituir um mecanismo de defesa inata, a fagocitose desempenha um papel vital na imunidade adaptativa, conforme será discutido mais adiante neste capítulo.

> ### Correlação clínica
>
> #### Evasão microbiana da fagocitose
>
> Alguns microrganismos, como as bactérias que causam pneumonia, apresentam estruturas extracelulares, denominadas cápsulas, que impedem a aderência. Isso dificulta fisicamente a ingestão dos microrganismos pelos fagócitos. Outros microrganismos, como as bactérias produtoras de toxinas causadoras de um tipo de intoxicação alimentar, podem ser ingeridos, porém não são destruídos; em vez disso, as toxinas que produzem (leucocidinas) podem matar os fagócitos, causando a liberação das enzimas lisossomais do próprio fagócito em seu citoplasma. Ainda, outros microrganismos – como as bactérias que causam a tuberculose – inibem a fusão dos fagossomos com os lisossomos, impedindo, assim, a exposição dos microrganismos às enzimas lisossomais. Essas bactérias aparentemente podem utilizar também substâncias químicas em suas paredes celulares para combater os efeitos dos oxidantes letais produzidos pelos fagócitos. A multiplicação subsequente dos microrganismos no interior dos fagossomos pode finalmente destruir o fagócito.

A fagocitose ocorre em cinco fases: quimiotaxia, aderência, ingestão, digestão e morte (**Figura 22.9**):

1 *Quimiotaxia.* A fagocitose começa com a **quimiotaxia**, o movimento quimicamente estimulado dos fagócitos para o local de dano. As substâncias químicas que atraem os fagócitos podem provir de: microrganismos invasores, leucócitos, células teciduais danificadas ou proteínas do complemento ativadas.

2 *Aderência.* A fixação do fagócito ao microrganismo ou a outro material estranho é denominada **aderência**. A ligação de proteínas do complemento ao patógeno invasor intensifica a aderência.

FIGURA 22.9 Fagocitose de um microrganismo.

Os principais tipos de fagócitos são os neutrófilos e os macrófagos.

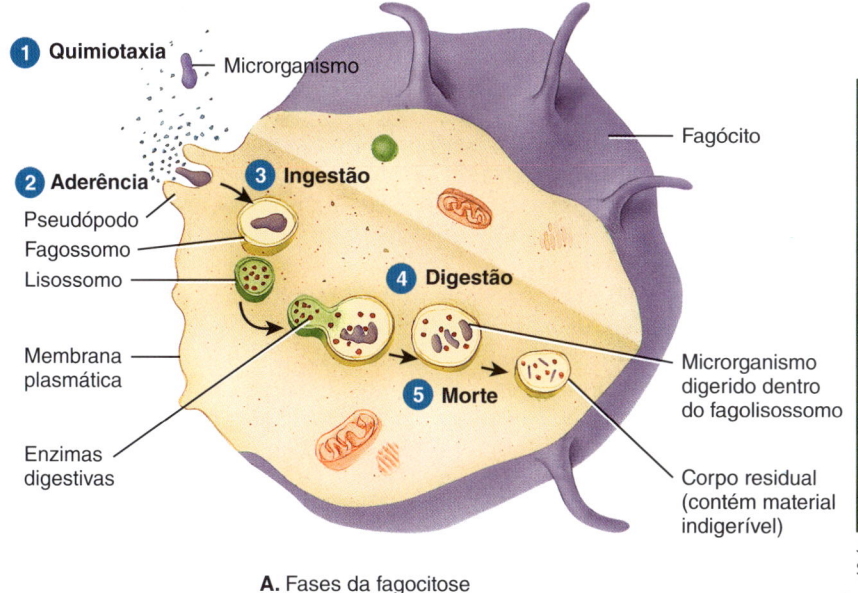

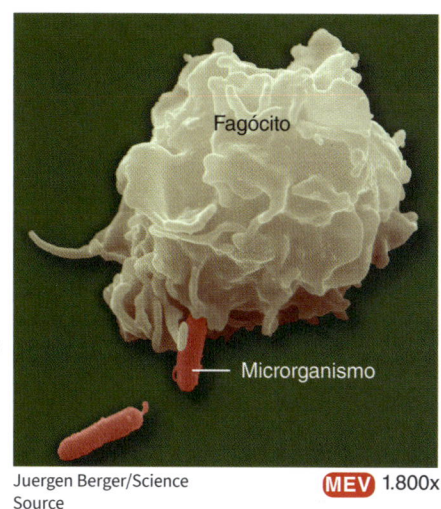

A. Fases da fagocitose

B. Fagócito (leucócito) englobando um microrganismo

? Que substâncias químicas são responsáveis pela morte dos microrganismos ingeridos?

3 *Ingestão.* A membrana plasmática do fagócito estende projeções, denominadas **pseudópodos**, que incorporam o microrganismo em um processo chamado **ingestão**. Quando os pseudópodos se encontram, eles fundem-se e envolvem o microrganismo em um saco, o **fagossomo**.

4 *Digestão.* O fagossomo entra no citoplasma e funde-se com lisossomos, formando uma única estrutura maior, denominada **fagolisossomo**. O lisossomo contribui com a lisozima, responsável por quebrar as paredes celulares dos microrganismos, e com outras enzimas digestivas, que degradam carboidratos, proteínas, lipídios e ácidos nucleicos. O fagócito também forma oxidantes letais, como ânion superóxido (O_2^-), o ânion hipoclorito (OCl^-) e o peróxido de hidrogênio (H_2O_2), em um processo denominado **explosão oxidativa**.

5 *Morte.* O ataque químico desferido pela lisozima, pelas enzimas digestivas e pelos oxidantes dentro do fagolisossomo mata rapidamente muitos tipos de microrganismos. Qualquer material que não possa ser degradado ainda mais permanece em estruturas denominadas **corpos residuais**.

Inflamação. A **inflamação** é uma resposta de defesa inespecífica do organismo ao dano tecidual. Entre as condições passíveis de provocar inflamação estão patógenos, abrasões, irritações químicas, distorção ou distúrbios das células e temperaturas extremas. A inflamação é uma tentativa de eliminar microrganismos, toxinas ou material estranho no local de lesão, impedir a sua propagação para outros tecidos e preparar o reparo tecidual, em uma tentativa de restaurar a homeostasia do tecido. Certos sinais e sintomas estão associados à inflamação e podem ser lembrados pelo acrônimo **DIVEC**:

D refere-se à dor causada pela liberação de certos produtos químicos.
I refere-se à imobilidade que resulta da perda de algumas funções nas inflamações graves.
V refere-se à vermelhidão, devido ao maior fluxo de sangue para a área afetada.
E refere-se ao edema causado pelo acúmulo de líquido.
C refere-se ao calor que também resulta do maior fluxo de sangue para a área afetada.

Como a inflamação é um dos mecanismos de defesa inespecíficos do corpo, a resposta de um tecido a um corte é semelhante à resposta ao dano causado por queimaduras, radiação ou invasão bacteriana ou viral. Em cada caso, a resposta inflamatória apresenta três estágios básicos: (1) vasodilatação e aumento da permeabilidade dos vasos sanguíneos; (2) emigração (movimento) dos fagócitos do sangue para o líquido intersticial; e, por fim, (3) reparo tecidual.

Vasodilatação e aumento da permeabilidade dos vasos sanguíneos.
Ocorrem duas alterações imediatas dos vasos sanguíneos em uma região de lesão tecidual: **vasodilatação** das arteríolas e **aumento da permeabilidade dos capilares** (**Figura 22.10**). O aumento da permeabilidade significa que as substâncias normalmente retidas no sangue conseguem sair dos vasos sanguíneos. A vasodilatação possibilita um maior fluxo de sangue na área danificada, e o aumento da permeabilidade permite que as proteínas de defesa, como anticorpos e fatores de coagulação, entrem na área lesionada

FIGURA 22.10 Inflamação.

Os três estágios da inflamação são: (1) vasodilatação e aumento da permeabilidade dos vasos sanguíneos, (2) emigração dos fagócitos e (3) reparo tecidual.

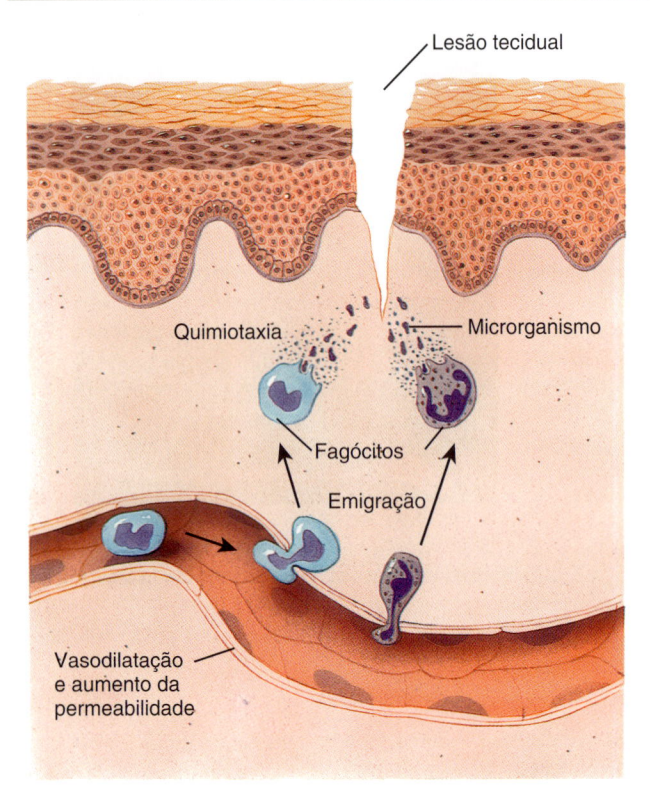

Os fagócitos migram do sangue para o local de lesão tecidual

? O que causa cada um dos seguintes sinais e sintomas de inflamação: vermelhidão, dor, calor e edema?

- *Leucotrienos.* Os **leucotrienos (LT)**, produzidos por basófilos e mastócitos, causam aumento da permeabilidade; além disso, atuam na aderência dos fagócitos aos patógenos e como agentes quimiotáticos que atraem os fagócitos
- *Complemento.* Diferentes componentes do sistema complemento estimulam a liberação de histamina, atraem os neutrófilos por quimiotaxia e promovem a fagocitose; alguns componentes também podem destruir bactérias.

A dilatação das arteríolas e o aumento da permeabilidade dos capilares produzem três dos sinais e sintomas da inflamação: calor, vermelhidão (eritema) e tumefação (edema). O calor e a vermelhidão resultam da grande quantidade de sangue que se acumula na área danificada. À medida que a temperatura local aumenta ligeiramente, as reações metabólicas ocorrem de forma mais rápida e liberam calor adicional. O edema resulta do aumento da permeabilidade dos vasos sanguíneos, o que desencadeia a passagem de mais líquido do plasma sanguíneo para os espaços teciduais.

A dor constitui o principal sintoma da inflamação. Resulta da lesão dos neurônios e de substâncias químicas tóxicas liberadas pelos microrganismos. As cininas afetam algumas terminações nervosas, causando grande parte da dor associada à inflamação. As prostaglandinas intensificam e prolongam a dor associada à inflamação. A dor também pode ser causada pelo aumento da pressão em decorrência do edema.

O aumento da permeabilidade dos capilares acarreta o extravasamento de fatores de coagulação sanguínea para os tecidos. A sequência da coagulação é desencadeada, e o fibrinogênio finalmente é convertido em uma rede espessa e insolúvel de filamentos de fibrina, que localiza e captura os microrganismos invasores e bloqueia a sua propagação.

Migração dos fagócitos. No decorrer de uma hora após o início do processo inflamatório, os fagócitos surgem na região afetada. À medida que ocorre acúmulo de grandes quantidades de sangue, os neutrófilos começam a aderir à superfície interna do endotélio (revestimento) dos vasos sanguíneos (**Figura 22.10**). Em seguida, os neutrófilos começam a se espremer através da parede do vaso sanguíneo para alcançar a área danificada. Esse processo, denominado **migração**, depende da quimiotaxia. Os neutrófilos procuram destruir os microrganismos invasores por fagocitose. Um fluxo constante de neutrófilos é assegurado pela produção e liberação de células adicionais da medula óssea vermelha. Esse aumento dos leucócitos no sangue é chamado **leucocitose**.

Embora os neutrófilos predominem nos estágios iniciais da infecção, eles morrem rapidamente. À medida que a resposta inflamatória continua, os monócitos seguem os neutrófilos para a área infectada. Uma vez no interior do tecido, os monócitos transformam-se em macrófagos errantes, que contribuem para a atividade fagocitária dos macrófagos fixos já presentes. Fiéis a seu nome, os macrófagos são fagócitos muito mais potentes do que os neutrófilos; são grandes o suficiente para incorporar tecido danificado, neutrófilos desgastados e microrganismos invasores.

Por fim, os macrófagos também morrem. Em poucos dias, forma-se uma bolsa de fagócitos mortos e de tecido danificado; essa coleção de células mortas e líquido é denominada **pus**. A formação de pus ocorre na maioria das respostas inflamatórias e habitualmente continua até a resolução da infecção. Algumas vezes, o pus alcança a superfície do corpo ou drena para dentro de uma

a partir do sangue. O aumento do fluxo sanguíneo também ajuda a eliminar toxinas microbianas e células mortas.

Entre as substâncias que contribuem para a vasodilatação, o aumento da permeabilidade e outros aspectos da resposta inflamatória, estão:

- *Histamina.* Em resposta a uma lesão, os mastócitos no tecido conjuntivo, os basófilos e as plaquetas no sangue liberam **histamina**. Os neutrófilos e os macrófagos atraídos para o local de lesão também estimulam a liberação de histamina, que provoca vasodilatação e aumento da permeabilidade dos vasos sanguíneos
- *Cininas.* Polipeptídios formados no sangue a partir de precursores inativos, denominados cininogênios (**cininas**), induzem vasodilatação e aumento da permeabilidade, além de atuarem como agentes quimiotáticos para os fagócitos. Um exemplo de cinina é a bradicinina
- *Prostaglandinas.* As **prostaglandinas (PG)**, particularmente as da série E, são liberadas por células danificadas e intensificam os efeitos da histamina e das cininas. As PGs também podem estimular a migração dos fagócitos através das paredes dos capilares

TABELA 22.1 Resumo das defesas inatas.

Componente	Funções
PRIMEIRA LINHA DE DEFESA: PELE E TÚNICAS MUCOSAS	
Fatores físicos	
Epiderme	Forma uma barreira física à entrada de microrganismos.
Túnicas mucosas	Inibem a entrada de muitos microrganismos, porém não são tão efetivas quanto a pele intacta.
Muco	Retém os microrganismos no sistema respiratório e sistema digestório.
Pelos	Filtram os microrganismos e a poeira no nariz.
Cílios	Assim como o muco, aprisionam e removem microrganismos e poeira das vias respiratórias superiores.
Aparelho lacrimal	As lágrimas diluem e eliminam substâncias irritantes e microrganismos.
Saliva	Remove os microrganismos da superfície dos dentes e túnica mucosa da boca.
Urina	Elimina os microrganismos da uretra.
Defecação e vômito	Expulsam os microrganismos do corpo.
Fatores químicos	
Sebo	Sobre a superfície da pele, forma uma película ácida protetora que inibe o crescimento de muitos microrganismos.
Lisozima	Substância antimicrobiana presente em: transpiração, lágrimas, saliva, secreções nasais e líquidos teciduais.
Suco gástrico	Destrói as bactérias e maioria das toxinas no estômago.
Secreções vaginais	A acidez leve inibe o crescimento das bactérias e elimina micróbios da vagina.
SEGUNDA LINHA DE DEFESA: DEFESAS INTERNAS	
Substâncias antimicrobianas	
Interferonas (IFNs)	Protegem as células hospedeiras não infectadas da infecção viral.
Sistema complemento	Provoca citólise dos microrganismos, promove a fagocitose, contribui para a inflamação.
Proteínas de ligação ao ferro	Inibem o crescimento de certas bactérias ao reduzir a quantidade de ferro disponível.
Proteínas antimicrobianas (PAMs)	Apresentam amplo espectro de atividade antimicrobiana e atraem células dendríticas e mastócitos.
Células *natural killer* (NK)	Matam as células-alvo infectadas pela liberação de grânulos que contêm perforina e granzimas; em seguida, os fagócitos matam os microrganismos liberados.
Fagócitos	Ingerem partículas estranhas.
Inflamação	Confina e destrói os microrganismos; inicia o reparo tecidual.
Febre	Intensifica os efeitos das interferonas, inibe o crescimento de alguns microrganismos, acelera as reações do corpo que ajudam no reparo.

cavidade e é dispersa; em outras ocasiões, o pus permanece até mesmo depois da resolução da infecção. Nesse caso, o pus é gradualmente destruído no decorrer de um período de dias e é absorvido.

> ### Correlação clínica
>
> #### Abscessos e úlceras
>
> Se o pus não conseguir drenar para fora de uma região inflamada, o resultado é um **abscesso** – um acúmulo excessivo de pus em um espaço confinado. Exemplos comuns são as espinhas e os furúnculos. Quando a inflamação superficial do tecido descama da superfície de um órgão ou tecido, a ferida aberta resultante é denominada **úlcera**. Os indivíduos com circulação deficiente – por exemplo, diabético com aterosclerose avançada – são suscetíveis a úlceras nos tecidos das pernas. Essas úlceras, chamadas úlceras de estase, desenvolvem-se em consequência do suprimento deficiente de oxigênio e de nutrientes aos tecidos, que então se tornam muito suscetíveis a uma lesão ou infecção, mesmo branda.

A inflamação pode ser classificada como aguda ou crônica, dependendo de diversos fatores. Na **inflamação aguda**, os sinais e os sintomas desenvolvem-se rapidamente e, em geral, duram alguns dias ou até mesmo algumas semanas. É habitualmente leve e autolimitada, e os neutrófilos constituem as principais células de defesa. Exemplos de inflamação aguda são faringite, apendicite, resfriado ou gripe, pneumonia bacteriana e arranhadura da pele. Na **inflamação crônica**, os sinais e os sintomas desenvolvem-se mais lentamente e podem durar até vários meses ou anos. Com frequência, é grave e progressiva, e os monócitos e macrófagos constituem as principais células de defesa. Exemplos de inflamação crônica são a mononucleose, a doença ulcerosa péptica, a tuberculose, a artrite reumatoide e a retocolite ulcerativa.

Febre. A **febre** consiste em uma temperatura corporal anormalmente elevada, que decorre do reajuste do termostato hipotalâmico. Em geral, ocorre durante a infecção e a inflamação. Muitas toxinas bacterianas elevam a temperatura corporal, algumas vezes ao desencadear a liberação de citocinas causadoras de febre, como a interleucina-1 (IL-1) dos macrófagos. A temperatura corporal elevada intensifica os efeitos das interferonas, inibe o crescimento de alguns microrganismos e acelera as reações do corpo que ajudam no reparo.

A Tabela 22.1 fornece um resumo dos componentes da imunidade inata.

> ### Teste rápido
>
> 9. Na pele e nas túnicas mucosas, quais são os fatores físicos e químicos que fornecem proteção contra a doença?
> 10. Que defesas internas fornecem proteção contra microrganismos que penetram na pele e nas túnicas mucosas?
> 11. Quais são as semelhanças e as diferenças entre as atividades das células *natural killer* e dos fagócitos?
> 12. Quais são os principais sinais, sintomas e estágios da inflamação?

22.7 Imunidade adaptativa

OBJETIVOS

- **Descrever** como os linfócitos T e os linfócitos B surgem e atuam na imunidade adaptativa
- **Explicar** a relação entre um antígeno e um anticorpo
- **Comparar** as funções da imunidade celular e da imunidade mediada por anticorpos.

A capacidade do corpo de se defender contra agentes invasores específicos, como bactérias, toxinas, vírus e tecidos estranhos, é denominada **imunidade adaptativa** (*específica*). As substâncias que são reconhecidas como estranhas e que provocam respostas imunes são os **antígenos (Ag)**, que significa geradores de anticorpos (*antibody generators*). Duas propriedades distinguem a imunidade adaptativa da imunidade inata: (1) a *especificidade* para determinadas moléculas estranhas (antígenos), que também envolve a distinção entre moléculas próprias e não próprias; e (2) a *memória* da maior parte dos antígenos previamente encontrados, de modo que um segundo contato irá desencadear uma resposta ainda mais rápida e vigorosa. O ramo da ciência que trata das respostas do corpo quando desafiado por antígenos é a **imunologia**. O **sistema imune** inclui as células e os tecidos que executam respostas imunes.

Maturação dos linfócitos T e B

A imunidade adaptativa envolve os **linfócitos B** e **T**. Ambos desenvolvem-se nos órgãos linfáticos primários (medula óssea vermelha e timo) a partir de células-tronco multipotentes, que se originam na medula óssea vermelha (ver **Figura 19.3**). Os linfócitos B completam o seu desenvolvimento na medula óssea vermelha, um processo que continua durante toda a vida. Os linfócitos T desenvolvem-se a partir de células pré-T, que migram da medula óssea vermelha para o timo, onde amadurecem (**Figura 22.11**). A maioria dos linfócitos T surge antes da puberdade, porém continuam amadurecendo e deixam o timo ao longo da vida. Os linfócitos B e T são nomeados com base no local onde amadurecem: nas aves, os linfócitos B amadurecem em um órgão denominado *bolsa de Fabricius*; embora esse órgão não esteja presente nos seres humanos, o termo *linfócito B* ainda é utilizado, porém a letra *B* refere-se a *equivalente da bolsa* (ou seja, a medula óssea vermelha), visto que, nos seres humanos, ela constitui o local de amadurecimento dos linfócitos B. Os linfócitos T são assim denominados devido a seu amadurecimento no *timo*.

Antes da saída dos linfócitos T do timo ou da saída dos linfócitos B da medula óssea vermelha, eles desenvolvem **imunocompetência**, ou seja, tornam-se capazes de realizar respostas imunes adaptativas. Isso significa que os linfócitos B e T começam a produzir várias proteínas distintas, que são inseridas em suas membranas plasmáticas. Algumas dessas proteínas atuam como **receptores de antígenos** – moléculas capazes de reconhecer antígenos específicos (**Figura 22.11**).

Existem dois tipos principais de linfócitos T maduros que saem do timo: os linfócitos T **auxiliares** e os linfócitos T **citotóxicos** (**Figura 22.11**). Os linfócitos T auxiliares são também conhecidos como **linfócitos T CD4**; isso significa que, além dos receptores de antígenos, suas membranas plasmáticas têm uma proteína denominada CD4. Os linfócitos T citotóxicos são também denominados **linfócitos T CD8**, visto que suas membranas plasmáticas não contêm apenas receptores de antígenos, mas também uma proteína conhecida como CD8. Como veremos mais adiante neste capítulo, esses dois tipos de linfócitos T desempenham funções muito diferentes.

Tipos de imunidade adaptativa

Existem dois tipos de imunidade: a imunidade celular e a imunidade mediada por anticorpos (imunidade humoral). Ambos os tipos de imunidade adaptativa são desencadeados por antígenos. Na **imunidade celular**, os linfócitos T citotóxicos atacam diretamente os antígenos invasores. Na **imunidade mediada por anticorpos**, os linfócitos B transformam-se em plasmócitos, que sintetizam e secretam proteínas específicas, os **anticorpos (Ac)** ou *imunoglobulinas (Ig)*. Um determinado anticorpo pode ligar-se a um antígeno específico e inativá-lo. Os linfócitos T auxiliares ajudam nas respostas imunes tanto celulares quanto mediadas por anticorpos.

A imunidade celular é particularmente efetiva contra: (1) patógenos intracelulares, que incluem quaisquer tipos de vírus, bactérias ou fungos que estejam no interior das células; (2) algumas células cancerosas; e (3) transplantes de tecido estranho. Por conseguinte, a imunidade celular sempre envolve células que atacam outras células. A imunidade mediada por anticorpos atua principalmente contra patógenos extracelulares, que incluem quaisquer tipos de vírus, bactérias ou fungos que estejam nos líquidos corporais, fora das células. Como a imunidade mediada por anticorpos envolve anticorpos que se ligam a antígenos nos *humores* ou líquidos corporais (como o plasma sanguíneo e a linfa), ela também é denominada *imunidade humoral*.

Na maioria dos casos, quando determinado antígeno entra inicialmente no corpo, existe apenas um pequeno grupo de linfócitos com os receptores de antígenos corretos para responder a esse antígeno em particular. Esse pequeno grupo de células inclui alguns linfócitos T auxiliares, linfócitos T citotóxicos e linfócitos B. Dependendo de sua localização, um determinado antígeno pode provocar ambos os tipos de respostas imunes adaptativas. Isso se deve ao fato de que, quando um antígeno específico invade o corpo, existem habitualmente muitas cópias desse antígeno espalhadas pelos tecidos e líquidos do corpo. Algumas dessas cópias podem estar presentes no interior das células (o que provoca uma resposta imune celular dos linfócitos T citotóxicos), já outras podem estar presentes no líquido extracelular (o que provoca uma resposta imune mediada por anticorpos pelos linfócitos B. Por conseguinte, as respostas imunes celular e humoral frequentemente atuam em conjunto para eliminar do corpo o grande número de cópias de um antígeno específico.

Seleção clonal: o princípio

Como você acabou de aprender, quando um antígeno específico está presente no corpo, existem habitualmente muitas cópias desse antígeno localizadas em todos os tecidos e líquidos do corpo. Essas numerosas cópias superam inicialmente o pequeno grupo de linfócitos T auxiliares, linfócitos T citotóxicos e linfócitos B que apresentam os receptores de antígenos corretos para responder a esse antígeno em particular. Por conseguinte, quando cada um

FIGURA 22.11 **Os linfócitos B e T originam-se de células-tronco pluripotentes na medula óssea vermelha.** Os linfócitos B e T desenvolvem-se nos tecidos linfáticos primários (medula óssea vermelha e timo) e são ativados nos órgãos e tecidos linfáticos secundários (linfonodos, baço e nódulos linfáticos). Após a sua ativação, cada tipo de linfócito forma um clone de células que tem a capacidade de reconhecer um antígeno específico. Para simplificar, os receptores de antígenos, as proteínas CD4 e as proteínas CD8 não são mostrados nas membranas plasmáticas das células dos clones de linfócitos.

> Os dois tipos de imunidade adaptativa são: imunidade mediada por células (ou imunidade celular) e imunidade mediada por anticorpos (ou imunidade humoral).

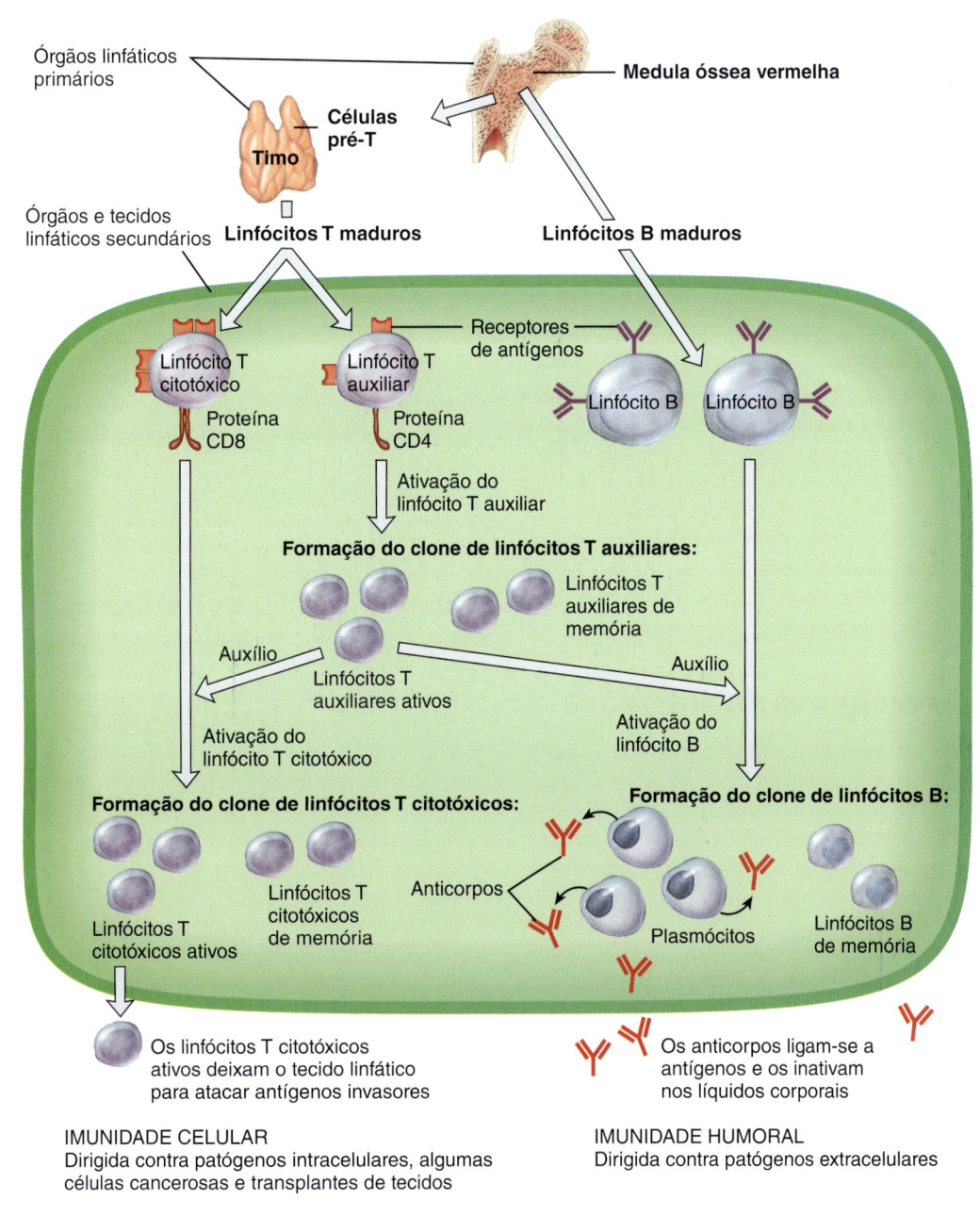

IMUNIDADE CELULAR
Dirigida contra patógenos intracelulares, algumas células cancerosas e transplantes de tecidos

IMUNIDADE HUMORAL
Dirigida contra patógenos extracelulares

? Que tipo de linfócito T participa das respostas imunes tanto celulares quanto humorais?

desses linfócitos encontra uma cópia do antígeno e recebe sinais estimuladores, ele subsequentemente sofre **seleção clonal**, um processo pelo qual um linfócito *prolifera* (divide-se) e *diferencia-se* (forma células mais altamente especializadas) em resposta a um antígeno específico. O resultado da seleção clonal consiste na formação de uma população de células idênticas, denominada **clone**, que têm a capacidade de reconhecer o mesmo antígeno específico que o linfócito original (**Figura 22.11**). Antes da primeira exposição a determinado antígeno, apenas alguns linfócitos são capazes de reconhecê-lo; entretanto, quando ocorre a seleção clonal, surgem milhares de linfócitos capazes de responder a esse antígeno. A seleção clonal de linfócitos ocorre nos órgãos e tecidos linfáticos secundários. O aumento de tamanho das tonsilas ou dos linfonodos em seu pescoço, que pode ocorrer quando você está doente, provavelmente foi causado pela seleção clonal de linfócitos que participaram de uma resposta imune.

Um linfócito que sofre seleção clonal dá origem a dois tipos principais de células no clone: células efetoras e células de memória. Os milhares de **células efetoras** de um clone de linfócitos realizam respostas imunes que, em última análise, levam à destruição ou inativação do antígeno. As células efetoras incluem: os linfócitos T **auxiliares ativos**, que fazem parte de um clone de linfócitos T auxiliares; os linfócitos T **citotóxicos ativos**, que fazem parte de um clone de linfócitos T citotóxicos; e os **plasmócitos**, que fazem parte de um clone de linfócitos B. A maioria das células efetoras finalmente morre após a resposta imune ter sido concluída.

As **células de memória** não participam ativamente da resposta imune inicial ao antígeno. Porém, no futuro, se o mesmo antígeno entrar novamente no corpo, os milhares de células de memória de um clone de linfócitos já estarão disponíveis para iniciar uma reação muito mais rápida do que a que ocorreu durante a primeira invasão. As células de memória respondem ao antígeno por meio de proliferação e diferenciação em mais células efetoras e mais células de memória. Consequentemente, a segunda resposta ao antígeno habitualmente é tão rápida e tão vigorosa que o antígeno é destruído antes que possam ocorrer quaisquer sinais ou sintomas de doença. As células de memória incluem: os linfócitos T **auxiliares de memória**, que constituem parte de um clone de linfócitos T auxiliares; os linfócitos T **citotóxicos de memória**, que fazem parte de um clone de linfócitos T citotóxicos; e os **linfócitos B de memória**, que constituem parte de um clone de linfócitos B. A maior parte das células de memória não morre ao término de uma resposta imune. Em vez disso, essas células apresentam uma vida longa (frequentemente de várias décadas). As funções das células efetoras e das células de memória são descritas de modo mais detalhado posteriormente neste capítulo.

Antígenos e receptores de antígenos

Os antígenos apresentam duas características importantes: imunogenicidade e reatividade. A **imunogenicidade** refere-se à capacidade de provocar uma resposta imune ao estimular a produção de anticorpos específicos, a proliferação de linfócitos T específicos ou ambos. O termo **antígeno** deriva de sua função como gerador de *anti*corpos. A **reatividade** refere-se à capacidade do antígeno de reagir especificamente aos anticorpos ou a células que ele provocou. Estritamente falando, os imunologistas definem os antígenos como substâncias que apresentam reatividade; as substâncias que apresentam tanto imunogenicidade quanto reatividade são consideradas **antígenos completos**. Todavia, em geral, é importante destacar que o termo *antígeno* implica tanto imunogenicidade quanto reatividade, e utilizamos a palavra dessa maneira.

Microrganismos inteiros ou partes deles podem atuar como antígenos. Os componentes químicos das estruturas das bactérias, como flagelos, cápsulas e paredes celulares, são antigênicos, assim como as toxinas bacterianas. Exemplos de antígenos não microbianos incluem componentes químicos do pólen, clara do ovo, células sanguíneas incompatíveis, bem como tecidos e órgãos transplantados. A enorme variedade de antígenos no ambiente proporciona inúmeras oportunidades de provocar respostas imunes. Normalmente, apenas pequenas partes específicas de uma grande molécula de antígeno atuam como gatilhos para as respostas imunes. Essas pequenas partes são denominadas **epítopos** ou *determinantes antigênicos* (**Figura 22.12**). A maioria dos antígenos apresenta muitos epítopos, cada um dos quais induz a produção de um anticorpo específico ou ativa um linfócito T específico.

FIGURA 22.12 Epítopos (determinantes antigênicos).

A maior parte dos antígenos apresenta vários epítopos, que induzem a produção de diferentes anticorpos ou que ativam diferentes linfócitos T.

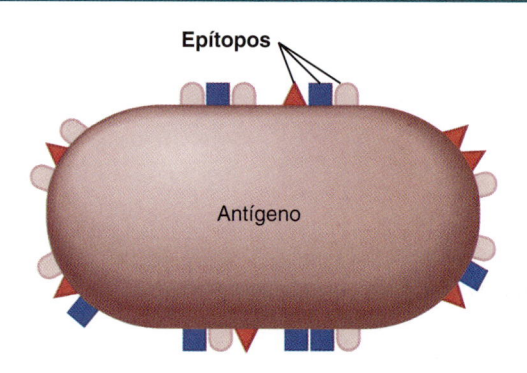

? Qual é a diferença entre um epítopo e um hapteno?

Os antígenos que ultrapassam as defesas inatas geralmente seguem uma de três vias para o tecido linfático: (1) a maior parte dos antígenos que entram na corrente sanguínea (p. ex., por um vaso sanguíneo lesionado) é retida enquanto flui pelo baço; (2) os antígenos que penetram na pele entram nos vasos linfáticos e se alojam nos linfonodos; (3) os antígenos que penetram nas túnicas mucosas são aprisionados pelo tecido linfático associado a mucosa (MALT).

Natureza química dos antígenos. Os antígenos consistem em grandes moléculas complexas. Com mais frequência, são proteínas. Entretanto, os ácidos nucleicos, as lipoproteínas, as glicoproteínas e determinados polissacarídios grandes também podem atuar como antígenos. Em geral, os antígenos complexos apresentam grandes pesos moleculares de 10 mil dáltons ou mais; contudo, as moléculas grandes que apresentam subunidades simples e repetitivas – como a celulose e a maioria dos plásticos – habitualmente não são antigênicos. Essa é a razão pela qual os materiais de plástico podem ser utilizados em próteses de valvas cardíacas ou articulares.

Uma substância menor que apresenta reatividade, mas que carece de imunogenicidade é denominada **hapteno**. Ele pode estimular uma resposta imune somente se estiver ligado a uma molécula carreadora maior. Um exemplo é a pequena toxina lipídica da hera venenosa, que desencadeia uma resposta imune após a sua combinação com uma proteína corporal. De modo semelhante, alguns medicamentos, como a penicilina, podem combinar-se com proteínas do corpo para formar complexos imunogênicos. Essas respostas imunes estimuladas por hapteno são responsáveis por algumas reações alérgicas a medicamentos e a outras substâncias do ambiente (ver *Distúrbios: desequilíbrios homeostáticos*, no final do capítulo).

Como regra, os antígenos são substâncias estranhas; eles habitualmente não fazem parte dos tecidos do corpo. Entretanto, algumas vezes, o sistema imune falha em distinguir o "amigo" (próprio) do "inimigo" (não próprio). O resultado é uma doença autoimune (ver *Distúrbios: desequilíbrios homeostáticos*, no final do capítulo), em que moléculas ou células próprias do indivíduo são atacadas como se elas fossem estranhas.

Diversidade dos receptores de antígenos. Uma notável característica do sistema imune humano é a sua capacidade de reconhecer pelo menos um bilhão (10^9) de epítopos diferentes e de se ligar a eles. Antes da entrada de um determinado antígeno no corpo, os linfócitos T e B que são capazes de reconhecer e de responder a esse intruso já estão prontos e à espera. As células do sistema imune podem até mesmo reconhecer moléculas produzidas artificialmente, isto é, que não existem na natureza. A base da capacidade de reconhecer tantos epítopos consiste na diversidade igualmente grande de receptores de antígenos existentes. Tendo em vista que as células humanas contêm apenas cerca de 35 mil genes, como um bilhão ou mais de receptores de antígenos diferentes podem ser produzidos?

A resposta a esse enigma revelou ser simples quanto a seu conceito. A diversidade de receptores de antígenos tanto nos linfócitos B quanto nos linfócitos T resulta da mistura e da reorganização de algumas centenas de versões de vários segmentos gênicos pequenos. Esse processo é denominado **recombinação genética**. Os segmentos de genes são unidos em diferentes combinações à medida que os linfócitos desenvolvem-se a partir de células-tronco na medula óssea vermelha e no timo. A situação é semelhante ao embaralhar um baralho com 52 cartas e, em seguida, distribuir três cartas. Se você fizer isso repetidamente, poderá produzir muito mais do que 52 conjuntos diferentes de três cartas. Por conta da recombinação genética, cada linfócito B ou T tem um conjunto único de segmentos gênicos, que codifica um receptor de antígeno único. Após a transcrição e a tradução, as moléculas receptoras são inseridas na membrana plasmática.

Antígenos do complexo principal de histocompatibilidade

Localizados na membrana plasmática das células do corpo, existem "autoantígenos", conhecidos como **antígenos do complexo principal de histocompatibilidade (MHC)**. Essas glicoproteínas transmembrana são também denominadas *antígenos leucocitários humanos (HLA)*, visto que foram identificadas pela primeira vez nos leucócitos. A não ser que você tenha um gêmeo idêntico, seus antígenos MHC são únicos. Milhares a várias centenas de milhares de moléculas de MHC marcam a superfície de cada uma das células do corpo, com exceção dos eritrócitos. Embora os antígenos do MHC sejam a razão pela qual os tecidos podem ser rejeitados quando são transplantados de uma pessoa para outra, a sua função normal consiste em ajudar os linfócitos T auxiliares a reconhecer um antígeno estranho e não próprio. Esse reconhecimento representa um primeiro passo importante em qualquer resposta imune adaptativa.

Os dois tipos de antígenos do complexo principal de histocompatibilidade são os de classe I e os de classe II. As moléculas de MHC de classe I (MHC-I) são formadas nas membranas plasmáticas de todas as células do corpo, com exceção dos eritrócitos. As moléculas de MHC de classe II (MHC-II) aparecem na superfície das células apresentadoras de antígeno (descritas na seção seguinte).

Vias de processamento dos antígenos

Para que ocorra uma resposta imune, os linfócitos B e T precisam reconhecer que um antígeno estranho está presente. Os linfócitos B podem reconhecer antígenos e ligar-se a eles na linfa, no líquido intersticial ou no plasma sanguíneo. Os linfócitos T só reconhecem fragmentos de proteínas antigênicas que são processados e apresentados de determinada maneira. No **processamento de antígenos**, as proteínas antigênicas são divididas em fragmentos peptídicos que, em seguida, associam-se a moléculas do MHC. Em seguida, o complexo antígeno-MHC é inserido na membrana plasmática de uma célula do corpo. A inserção do complexo nessa membrana é denominada **apresentação de antígeno**. Quando um fragmento peptídico provém de uma *proteína própria*, os linfócitos T ignoram o complexo antígeno-MHC. Por outro lado, se o fragmento peptídico provém de uma *proteína estranha*, os linfócitos T reconhecem o complexo antígeno-MHC como intruso, o que acarreta uma resposta imune. O processamento e a apresentação de antígenos ocorrem de duas maneiras, dependendo do antígeno estar localizado fora ou dentro das células do corpo.

Processamento de antígenos exógenos.
Os antígenos estranhos que estão presentes nos líquidos *fora* das células do corpo são denominados **antígenos exógenos**. Incluem invasores, como bactérias e toxinas bacterianas, helmintos parasitas, pólen e poeira inalados e vírus que ainda não infectaram uma célula do corpo. Uma classe especial de células, as **células apresentadoras de antígenos (APCs)** processam e apresentam os antígenos exógenos. As APCs incluem células dendríticas, macrófagos e linfócitos B. As APCs estão estrategicamente posicionadas em locais onde os antígenos tendem a penetrar nas defesas imunes e entrar no corpo, como: a epiderme e a derme (os macrófagos intraepidérmicos constituem um tipo de célula dendrítica); as túnicas mucosas que revestem os sistemas respiratório, digestório, urinário e genital; e os linfonodos. Após o processamento e a apresentação de um antígeno, as APCs migram dos tecidos para os linfonodos por meio dos vasos linfáticos.

As etapas do processamento e da apresentação de um antígeno exógeno por uma célula apresentadora de antígeno estão descritas na **Figura 22.13**:

1. *Ingestão do antígeno.* As células apresentadoras de antígenos ingerem antígenos exógenos por fagocitose ou por endocitose. A ingestão pode ocorrer em praticamente qualquer parte do corpo em que os invasores, como os microrganismos, penetraram nas defesas inatas.

2. *Digestão do antígeno em fragmentos peptídicos.* No interior do fagossomo ou do endossomo, as enzimas que digerem proteínas clivam os grandes antígenos em fragmentos peptídicos curtos.

3. *Síntese de moléculas de MHC-II.* Ao mesmo tempo, a APC sintetiza moléculas do MHC-II no retículo endoplasmático.

4. *Empacotamento das moléculas de MHC-II.* Uma vez sintetizadas, as moléculas do MHC-II são empacotadas em vesículas.

5. *Fusão das vesículas.* As vesículas que contêm fragmentos peptídicos antigênicos e moléculas do MHC-II misturam-se e fundem-se.

6. *Ligação de fragmentos peptídicos a moléculas de MHC-II.* Após a fusão dos dois tipos de vesículas, os fragmentos peptídicos de antígeno ligam-se a moléculas do MHC-II.

7. *Inserção dos complexos antígeno-MHC-II na membrana plasmática.* A vesícula combinada que contém complexos antígeno-MHC-II sofre exocitose. Em consequência, os complexos antígeno-MHC-II são inseridos na membrana plasmática.

Depois de processar um antígeno, a célula apresentadora de antígenos migra para o tecido linfático para apresentar o antígeno aos linfócitos T. Dentro do tecido linfático, um pequeno número

FIGURA 22.13 Processamento e apresentação de um antígeno exógeno por uma célula apresentadora de antígeno (APC).

Os fragmentos de antígenos exógenos são processados e, em seguida, apresentados com moléculas do MHC-II na superfície de uma célula apresentadora de antígeno (APC).

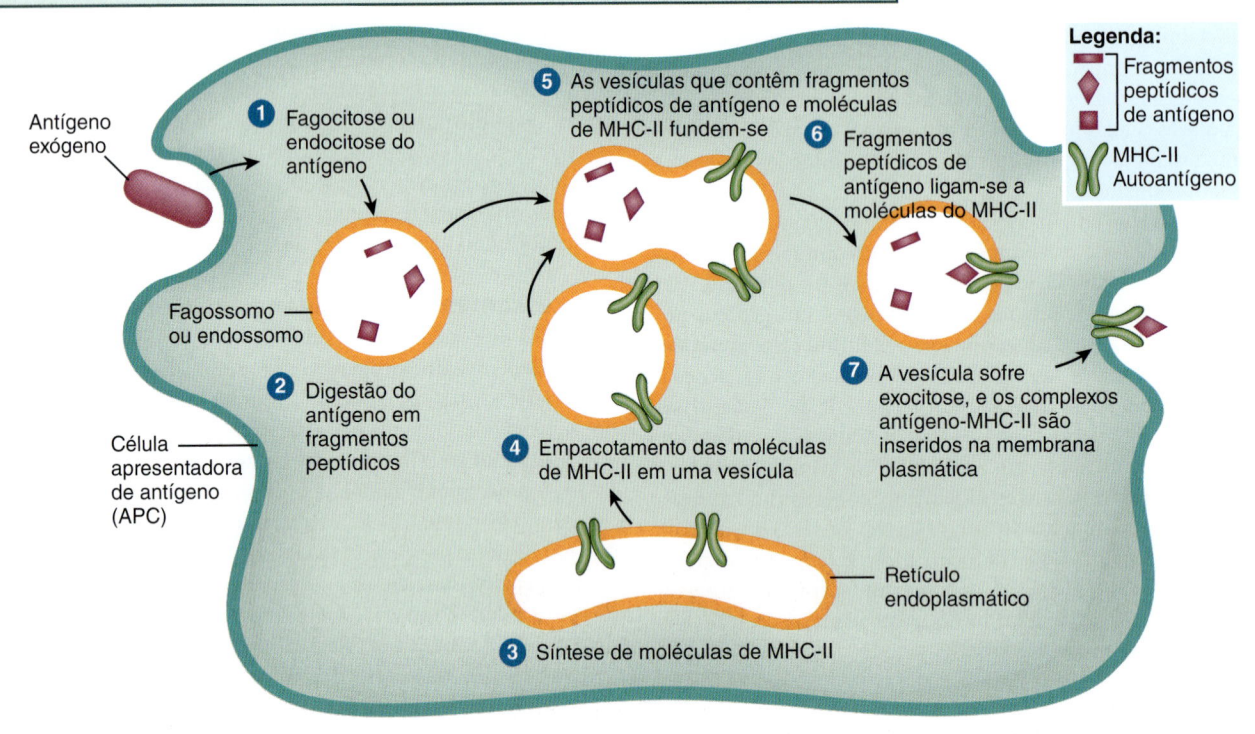

As APCs apresentam antígenos exógenos em associação a moléculas do MHC-II

? Que tipos de células são as APCs e onde são encontradas no corpo?

de linfócitos T que apresentam receptores de formato compatível reconhece o complexo fragmento antigênico-MHC-II e liga-se a ele, desencadeando uma resposta imune adaptativa. A apresentação do antígeno exógeno associado a moléculas do MHC-II por células apresentadoras de antígeno informa os linfócitos T sobre a presença de invasores no corpo e a necessidade de iniciar uma ação combativa.

Processamento de antígenos endógenos.
Os antígenos estranhos que estão presentes no *interior* das células do corpo são denominados **antígenos endógenos**. Esses antígenos podem consistir em proteínas virais produzidas quando um vírus infecta a célula e assume a sua maquinaria metabólica, após a produção de toxinas por bactérias intracelulares ou após a síntese de proteínas anormais por uma célula cancerosa.

As etapas do processamento e da apresentação de um antígeno endógeno por uma célula infectada do corpo são descritas na **Figura 22.14**:

1. *Digestão do antígeno em fragmentos peptídicos.* No interior da célula infectada, as enzimas que digerem proteínas clivam o antígeno endógeno em fragmentos peptídicos curtos.
2. *Síntese de moléculas do MHC-I.* Ao mesmo tempo, a célula infectada sintetiza moléculas do MHC-I no retículo endoplasmático.
3. *Ligação dos fragmentos peptídicos às moléculas do MHC-I.* Os fragmentos peptídicos de antígeno entram no retículo endoplasmático e, em seguida, ligam-se às moléculas do MHC-I.
4. *Empacotamento das moléculas de antígeno-MHC-I.* A partir do retículo endoplasmático, as moléculas de antígeno-MHC-I são empacotadas em vesículas.
5. *Inserção de complexos antígeno-MHC-I na membrana plasmática.* As vesículas que contêm complexos de antígeno-MHC-I sofrem exocitose. Em consequência, os complexos de antígeno-MHC-I são inseridos na membrana plasmática.

A maioria das células do corpo tem a capacidade de processar e de apresentar antígenos endógenos. A apresentação de um antígeno endógeno ligado a uma molécula de MHC-I sinaliza que uma célula foi infectada e precisa de ajuda.

Citocinas

As **citocinas** são pequenos hormônios proteicos que estimulam ou inibem muitas funções celulares normais, como o crescimento e a diferenciação das células. Os linfócitos e as células apresentadoras de antígeno secretam citocinas, assim como os fibroblastos, as células endoteliais, os monócitos, os hepatócitos e as células renais. Algumas citocinas estimulam a proliferação de células sanguíneas progenitoras na medula óssea vermelha. Outras, por sua vez, regulam atividades das células envolvidas nas defesas inatas ou nas respostas imunes adaptativas, conforme descrito na **Tabela 22.2**.

FIGURA 22.14 Processamento e apresentação de antígeno endógeno por uma célula infectada do corpo.

Os fragmentos de antígenos endógenos são processados e, em seguida, apresentados com proteínas do MHC-I na superfície de uma célula infectada do corpo.

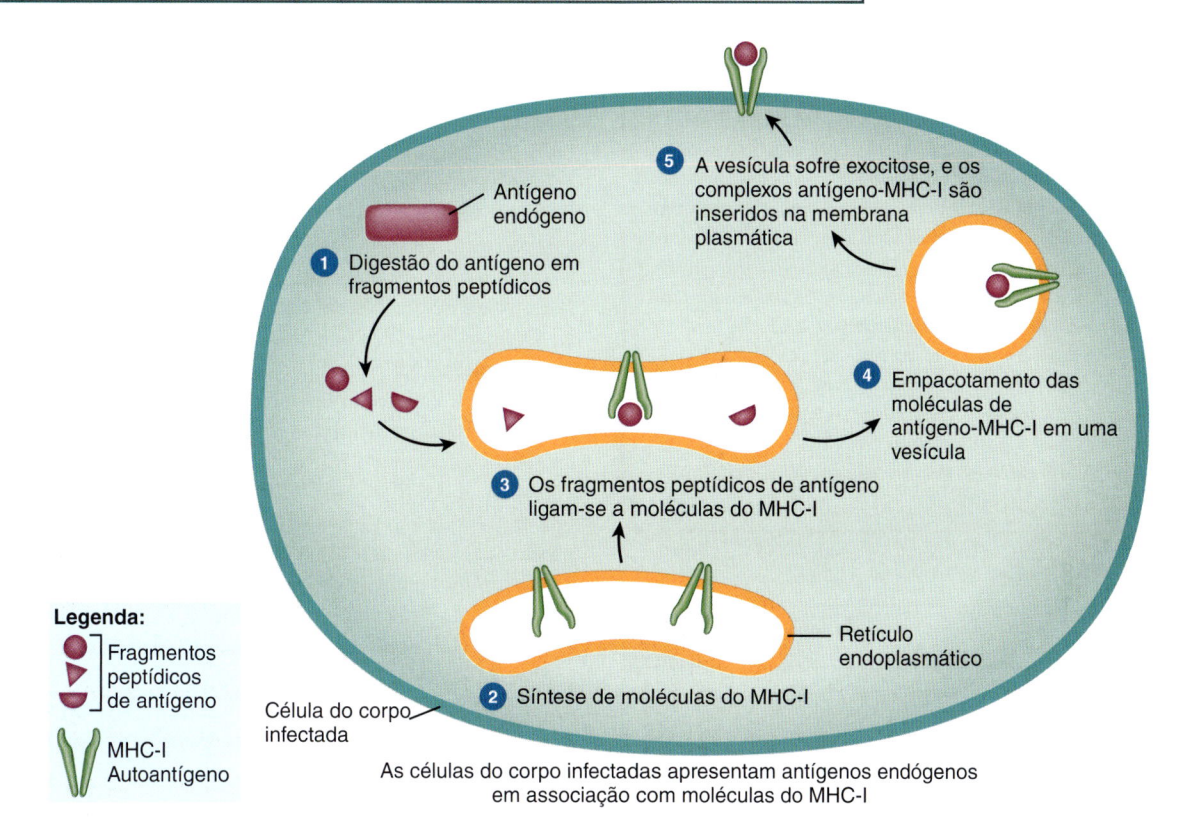

① Digestão do antígeno em fragmentos peptídicos
② Síntese de moléculas do MHC-I
③ Os fragmentos peptídicos de antígeno ligam-se a moléculas do MHC-I
④ Empacotamento das moléculas de antígeno-MHC-I em uma vesícula
⑤ A vesícula sofre exocitose, e os complexos antígeno-MHC-I são inseridos na membrana plasmática

Legenda:
- Fragmentos peptídicos de antígeno
- MHC-I Autoantígeno

As células do corpo infectadas apresentam antígenos endógenos em associação com moléculas do MHC-I

? Quais são alguns exemplos de antígenos endógenos?

TABELA 22.2 Resumo das citocinas que participam das respostas imunes.

Citocinas	Origens e funções
Interleucina-1 (IL-1)	Produzida por macrófagos. Promove a proliferação dos linfócitos T auxiliares e atua no hipotálamo, causando febre.
Interleucina-2 (IL-2)	Secretada por linfócitos T auxiliares. Coestimula a proliferação de linfócitos T auxiliares, linfócitos T citotóxicos e linfócitos B e ativa as células NK.
Interleucina-4 (IL-4) (fator estimulante de linfócitos B)	Produzida por linfócitos T auxiliares. Coestimula os linfócitos B, provoca a secreção de anticorpos IgE pelos plasmócitos (ver **Tabela 22.3**), bem como promove o crescimento dos linfócitos T.
Interleucina-5 (IL-5)	Produzida por alguns linfócitos T auxiliares e mastócitos. Coestimula os linfócitos B e provoca a secreção de anticorpos IgA pelos plasmócitos.
Interleucina-6 (IL-6)	Produzida por linfócitos T auxiliares. Intensifica a proliferação de linfócitos B, a diferenciação dos linfócitos B em plasmócitos e a secreção de anticorpos pelos plasmócitos.
Fator de necrose tumoral (TNF)	Produzido principalmente por macrófagos. Estimula o acúmulo de neutrófilos e de macrófagos nos locais de inflamação e estimula-os a matar os microrganismos.
Interferonas (IFNs)	Produzidas por células infectadas por vírus para inibir a replicação viral nas células não infectadas. Ativam os linfócitos T citotóxicos e as células *natural killer*, inibem a divisão celular e suprimem a formação de tumores.
Fator inibidor da migração de macrófagos	Produzido por linfócitos T citotóxicos. Impede que os macrófagos deixem o local de infecção.

Correlação clínica

Terapia com citocinas

A **terapia com citocinas** consiste na utilização de citocinas no tratamento de condições médicas. As interferonas foram as primeiras citocinas que demonstraram ter efeitos limitados contra alguns tipos de câncer humano. A interferona alfa está aprovada nos EUA para o tratamento do sarcoma de Kaposi, um câncer que frequentemente acomete pacientes infectados pelo HIV, o vírus causador da AIDS. Outros usos aprovados da interferona alfa incluem: o tratamento do herpes genital causado por herpes-vírus; o tratamento das hepatites B e C causadas pelos vírus da hepatite B e C; e o tratamento da leucemia de células pilosas. Ademais, uma forma de interferonas beta retarda a progressão da esclerose múltipla e diminui a frequência e a gravidade das suas crises. Entre as interleucinas, a interleucina-2 é a mais amplamente utilizada para combater o câncer. Embora esse tratamento seja efetivo na produção de regressão do tumor em alguns pacientes, ele também pode ser muito tóxico. Entre os efeitos adversos, destacam-se a febre alta, fraqueza intensa, dificuldade na respiração em decorrência de edema pulmonar e hipotensão que leva ao choque.

Teste rápido

13. O que é imunocompetência? Quais são as células do corpo que a apresentam?
14. Como os autoantígenos do complexo principal de histocompatibilidade classe I e classe II atuam?
15. Como os antígenos alcançam os tecidos linfáticos?
16. Como as células apresentadoras de antígeno processam antígenos exógenos?
17. O que são citocinas? Onde se originam e como atuam?

22.8 Imunidade celular

OBJETIVOS

- **Delinear** as etapas de uma resposta imune celular
- **Distinguir** entre a ação das células *natural killer* e dos linfócitos T citotóxicos
- **Definir** vigilância imunológica.

Uma resposta imune celular começa com a *ativação* de um pequeno número de linfócitos T por um antígeno específico. Uma vez ativado, o linfócito T sofre seleção clonal. É importante lembrar que a seleção clonal é o processo pelo qual um linfócito se prolifera (divide-se várias vezes) e se diferencia (forma células mais altamente especializadas) em resposta a um antígeno específico. Conforme visto anteriormente, o resultado da seleção clonal é a formação de um clone de células que tem a capacidade de reconhecer o mesmo antígeno que o linfócito original (ver **Figura 22.11**). Algumas das células de um clone de linfócitos T tornam-se células efetoras, ao passo que outras transformam-se em células de memória. As células efetoras de um clone de linfócitos T realizam respostas imunes que, em última análise, levam à *eliminação* do invasor.

Ativação dos linfócitos T

Em determinado momento, os linfócitos T são, em sua maioria, inativos. Os receptores de antígenos presentes na superfície dos linfócitos T, denominados **receptores de linfócitos T** (**TCRs**, sigla em inglês para *T-cell receptor*), reconhecem e ligam-se a fragmentos de antígenos estranhos específicos que são apresentados em complexos de antígeno-MHC. Existem milhões de linfócitos T diferentes, e cada um deles dispõe de seus próprios TCRs únicos que são capazes de reconhecer um complexo antígeno-MHC específico. Quando um antígeno entra no corpo, apenas alguns linfócitos T apresentam TCR com capacidade de reconhecer o antígeno e de ligar-se a ele. Esse reconhecimento também envolve outras proteínas de superfície nos linfócitos T, as proteínas CD4 ou CD8. Essas proteínas, citadas anteriormente neste capítulo, interagem com os antígenos do MHC e ajudam a manter o acoplamento TCR-MHC. Por essa razão, são designadas como *correceptores*. O reconhecimento do antígeno por um TCR com proteínas CD4 ou CD8 constitui o *primeiro sinal* na ativação de um linfócito T.

O linfócito T torna-se ativado apenas se ele se ligar ao antígeno estranho e, ao mesmo tempo, receber um *segundo sinal*, um processo conhecido como **coestimulação**. Dentre os mais de 20 coestimuladores conhecidos, alguns são citocinas, como a **interleucina-2** (**IL-2**). Outros coestimuladores incluem pares de moléculas da membrana plasmática, uma sobre a superfície do linfócito T e a segunda sobre a superfície de uma célula apresentadora de antígeno, o que possibilita a adesão das duas células uma à outra por um período.

A necessidade de dois sinais para ativar um linfócito T assemelha-se um pouco a ligar e dirigir um carro: quando você insere a chave correta (antígeno) na ignição (TCR) e a gira, o carro liga (reconhecimento do antígeno específico), porém não começa a andar até que você mexa no câmbio de marcha (coestimulação). A necessidade de coestimulação pode evitar a ocorrência acidental de respostas imunes. Diferentes coestimuladores afetam o linfócito T ativado de maneiras diferentes, exatamente como andar de carro em marcha a ré tem um efeito diferente de andar para frente. Além disso, o reconhecimento (ligação do antígeno a um receptor) sem coestimulação leva a um *estado de inatividade* prolongado, denominado **anergia**, tanto nos linfócitos T quanto nos linfócitos B. A anergia é bastante semelhante a deixar um carro em ponto-morto com o motor ligado até acabar a gasolina.

Após ter recebido esses dois sinais (reconhecimento do antígeno e coestimulação), o linfócito T é ativado; um linfócito T ativado subsequentemente sofre seleção clonal.

Ativação e seleção clonal dos linfócitos T auxiliares

A maior parte dos linfócitos T que exibem CD4 desenvolve-se em **linfócitos T auxiliares**, também conhecidos como **linfócitos T CD4**. Os linfócitos T auxiliares inativos (em repouso) reconhecem fragmentos de antígenos exógenos associados a moléculas do complexo principal de histocompatibilidade classe II (MHC-II) na superfície de uma APC (**Figura 22.15**). Com o auxílio da proteína CD4, o linfócito T auxiliar e a APC interagem (reconhecimento antigênico), ocorre coestimulação, e o linfócito T auxiliar torna-se ativado.

Uma vez ativado, o linfócito T auxiliar sofre seleção clonal (**Figura 22.15**). O resultado é a formação de um clone de linfócitos T auxiliares, que consiste em linfócitos T auxiliares ativos e linfócitos T auxiliares de memória. Nas primeiras horas após a coestimulação, os linfócitos T **auxiliares ativos** começam a secretar uma variedade de citocinas (ver **Tabela 22.2**). Uma citocina muito importante produzida pelos linfócitos T auxiliares é a interleucina-2 (IL-2), que é necessária para praticamente todas as respostas imunes e que constitui o principal gatilho para a proliferação de linfócitos T. A IL-2 pode atuar como coestimulador para os linfócitos

FIGURA 22.15 Ativação e seleção clonal de um linfócito T auxiliar.

Uma vez ativado, o linfócito T auxiliar forma um clone de linfócitos T auxiliares ativos e linfócitos T auxiliares de memória.

Formação do clone de linfócitos T auxiliares:

Linfócitos T auxiliares ativos (secretam IL-2 e outras citocinas)

Linfócitos T auxiliares de memória (de vida longa)

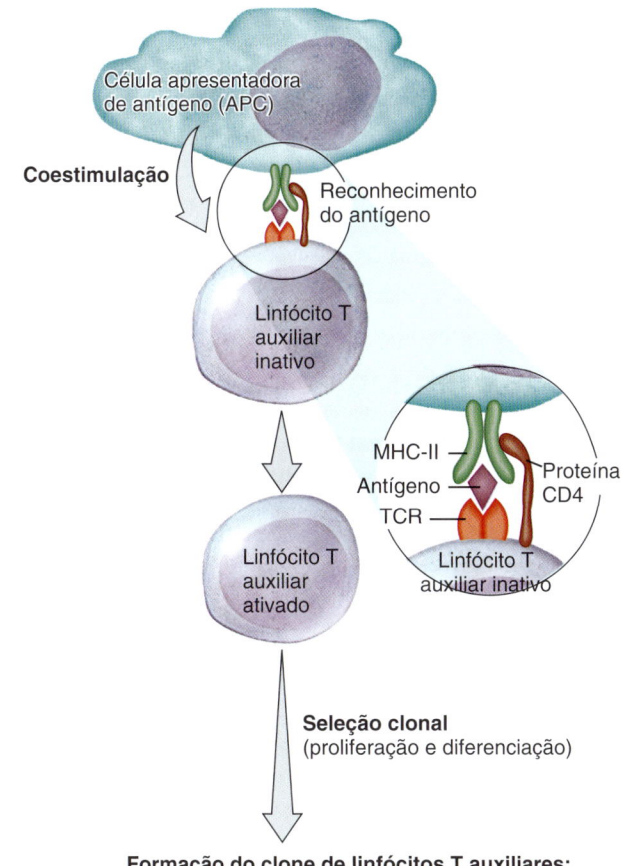

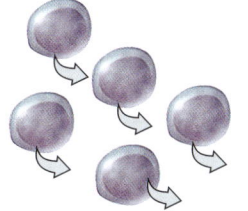

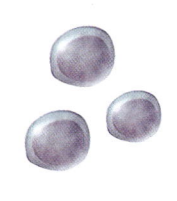

? Quais são o primeiro e o segundo sinais de ativação de um linfócito T?

T auxiliares em repouso ou os linfócitos T citotóxicos, além disso, ela intensifica a ativação e a proliferação dos linfócitos T e B e das células *natural killer*. Algumas ações da interleucina-2 fornecem um bom exemplo de um sistema benéfico de retroalimentação positiva. Conforme assinalado anteriormente, a ativação de um linfócito T auxiliar o estimula a iniciar a secreção de IL-2, que, em seguida, atua de modo autócrino por meio de sua ligação a receptores de IL-2 presentes na membrana plasmática da célula que a secretou. Um dos efeitos consiste na estimulação da divisão celular. À medida que os linfócitos T auxiliares se proliferam, ocorre um efeito de retroalimentação positiva, visto que eles secretam mais IL-2, provocando mais divisão celular. A IL-2 também pode atuar de maneira parácrina por meio de sua ligação a receptores de IL-2 nos linfócitos T auxiliares, linfócitos T citotóxicos ou linfócitos B adjacentes. Se qualquer uma dessas células adjacentes já estiver ligada a uma cópia do mesmo antígeno, a IL-2 atua como coestimulador.

Os linfócitos T **auxiliares de memória** de um clone de linfócitos T auxiliares não são células ativas. Entretanto, se o mesmo antígeno entrar mais uma vez no corpo no futuro, os linfócitos T auxiliares de memória podem se proliferar rapidamente e diferenciar-se em mais linfócitos T auxiliares ativos e mais linfócitos T auxiliares de memória.

Ativação e seleção clonal dos linfócitos T citotóxicos

A maior parte dos linfócitos T que exibem CD8 desenvolve-se em **linfócitos T citotóxicos**, também denominados **linfócitos T CD8**. Os linfócitos T citotóxicos reconhecem antígenos estranhos combinados a moléculas do complexo principal de histocompatibilidade classe I (MHC-1) na superfície de: (1) células do corpo infectadas por micróbios, (2) algumas células tumorais e (3) células de transplante de tecido (**Figura 22.16**). O reconhecimento exige que o TCR e a proteína CD8 mantenham o acoplamento com o MHC-I; após o reconhecimento antigênico, ocorre coestimulação. Para se tornarem ativados, os linfócitos T citotóxicos necessitam de coestimulação pela interleucina-2 ou por outras citocinas produzidas pelos linfócitos T auxiliares ativos que já estejam ligados a cópias do mesmo antígeno. Aqui, é importante relembrar que os linfócitos T auxiliares são ativados por antígenos associados a moléculas do MHC-II. Por conseguinte, a *ativação máxima* dos linfócitos T citotóxicos exige a apresentação de um antígeno associado a moléculas tanto do MHC-I quanto do MHC-II.

Uma vez ativado, o linfócito T citotóxico sofre seleção clonal. O resultado é a formação de um clone de linfócitos T citotóxicos, que consistem em linfócitos T citotóxicos ativos e em linfócitos T citotóxicos de memória. Os linfócitos T **citotóxicos ativos** atacam outras células do corpo que tenham sido infectadas com o antígeno. Os linfócitos T **citotóxicos de memória** não atacam as células do corpo infectadas. Em vez disso, podem proliferar e diferenciar-se rapidamente em mais linfócitos T citotóxicos ativos e mais linfócitos T citotóxicos de memória se o mesmo antígeno entrar no corpo no futuro.

Eliminação dos invasores

Os linfócitos T citotóxicos são os soldados que marcham na frente para lutar com os invasores estranhos nas respostas imunes celulares. Eles deixam os órgãos e tecidos linfáticos secundários e

FIGURA 22.16 Ativação e seleção clonal de um linfócito T citotóxico.

Uma vez ativado, o linfócito T citotóxico forma um clone de linfócitos T citotóxicos ativos e linfócitos T citotóxicos de memória.

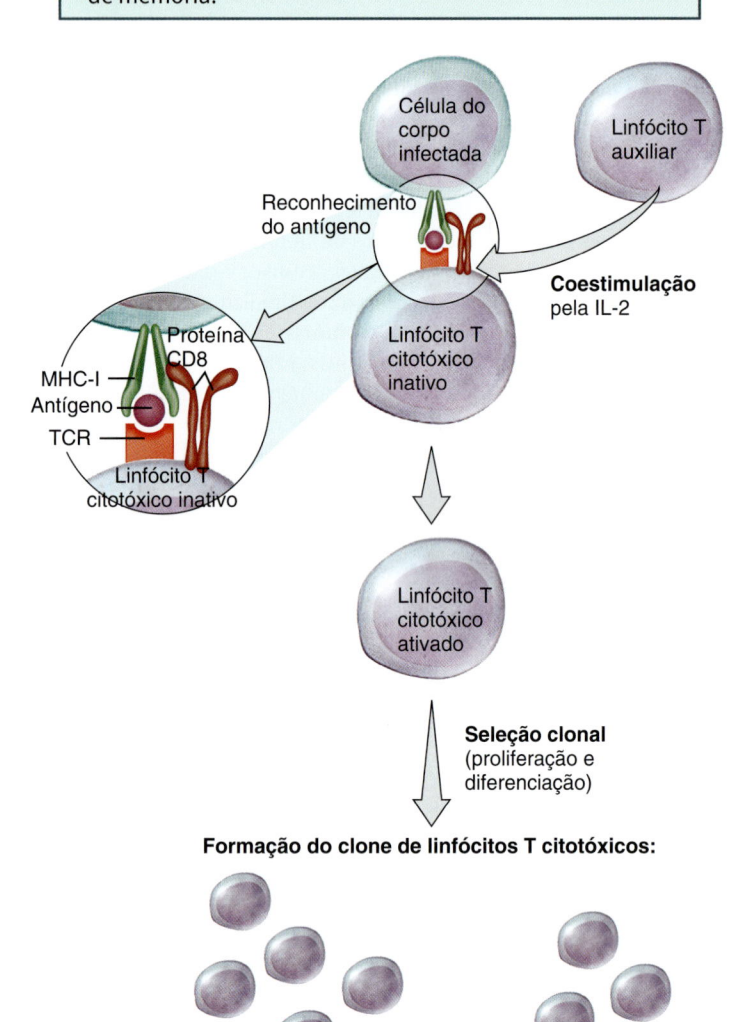

(Diagrama: Célula do corpo infectada — Reconhecimento do antígeno — Linfócito T auxiliar — Coestimulação pela IL-2 — Linfócito T citotóxico inativo — MHC-I, Antígeno, TCR, Proteína CD8 — Linfócito T citotóxico ativado — Seleção clonal (proliferação e diferenciação) — Formação do clone de linfócitos T citotóxicos: Linfócitos T citotóxicos ativos (atacam as células do corpo infectadas) e Linfócitos T citotóxicos de memória (de vida longa))

? Qual é a função da proteína CD8 de um linfócito T citotóxico?

migram para procurar e destruir células-alvo infectadas, células cancerosas e células transplantadas (**Figura 22.17**). Os linfócitos T citotóxicos reconhecem as células-alvo e ligam-se a elas. Em seguida, os linfócitos T citotóxicos desferem um "golpe letal" que mata as células-alvo.

Os linfócitos T citotóxicos matam as células-alvo infectadas do corpo de maneira muito semelhante às células *natural killer*. A principal diferença é que os linfócitos T citotóxicos dispõem de receptores específicos para determinado microrganismo e, portanto, matam apenas as células-alvo infectadas por *um* tipo específico de patógeno, ao passo que as células *natural killer* são capazes de destruir uma grande variedade de células do corpo infectadas por microrganismos. Os linfócitos T citotóxicos apresentam dois mecanismos principais para matar as células-alvo infectadas.

1. Os linfócitos T citotóxicos, que utilizam receptores em sua superfície, reconhecem e ligam-se às células-alvo infectadas que têm antígenos microbianos exibidos em sua superfície. Em seguida, o linfócito T citotóxico libera **granzimas**, enzimas envolvidas na digestão de proteínas que desencadeiam a apoptose (**Figura 22.17 A**). Uma vez destruída a célula infectada, os microrganismos liberados são mortos pelos fagócitos.

2. Como alternativa, os linfócitos T citotóxicos ligam-se às células infectadas do corpo e liberam duas proteínas de seus grânulos: a perforina e a granulisina. A **perforina** insere-se na membrana plasmática da célula-alvo e cria canais dentro da membrana (**Figura 22.17 B**). Como consequência, o líquido extracelular flui para dentro da célula-alvo, havendo citólise (explosão da célula). Outros grânulos nos linfócitos T citotóxicos liberam a **granulisina**, que entra pelos canais e destrói os microrganismos ao criar orifícios em suas membranas plasmáticas. Os linfócitos T citotóxicos também podem destruir células-alvo pela liberação de uma molécula tóxica, a **linfotoxina**, que ativa as enzimas na célula-alvo. Essas enzimas provocam a fragmentação do DNA da célula-alvo, acarretando morte celular. Além disso, os linfócitos T citotóxicos secretam interferonas gama, que atraem e ativam as células fagocíticas, e o fator inibidor da migração de macrófagos, que impede a migração dos fagócitos do local de infecção. Após se desprender de uma célula-alvo, o linfócito T citotóxico pode procurar e destruir outra célula-alvo.

Vigilância imunológica

Quando uma célula normal transforma-se em uma célula cancerosa, ela frequentemente exibe novos componentes de superfície celular, denominados **antígenos tumorais**; essas moléculas raramente ou nunca são exibidas na superfície das células normais. Se o sistema imune reconhecer um antígeno tumoral como não próprio, ele pode destruir todas as células cancerígenas que apresentam esse antígeno. Essas respostas imunes, denominadas **vigilância imunológica**, são realizadas por linfócitos T citotóxicos, macrófagos e células *natural killer*. A vigilância imunológica é mais efetiva na eliminação de células tumorais decorrentes de vírus causadores de câncer. Por essa razão, os pacientes transplantados em uso de medicamentos imunossupressores para prevenção da rejeição do transplante apresentam uma incidência aumentada de cânceres associados a vírus. Não há aumento no risco para outros tipos de câncer nesses pacientes.

Teste rápido

18. Quais são as funções dos linfócitos T auxiliares, citotóxicos e de memória?
19. Como os linfócitos T citotóxicos matam as células-alvo infectadas?
20. Qual é a utilidade da vigilância imunológica?

FIGURA 22.17 Atividade dos linfócitos T citotóxicos.
Após desferir um "golpe letal", o linfócito T citotóxico pode se desprender e atacar outra célula-alvo infectada que exiba o mesmo antígeno.

Os linfócitos T citotóxicos liberam granzimas, que desencadeiam a apoptose, e perforina, que desencadeia a citólise das células-alvo infectadas.

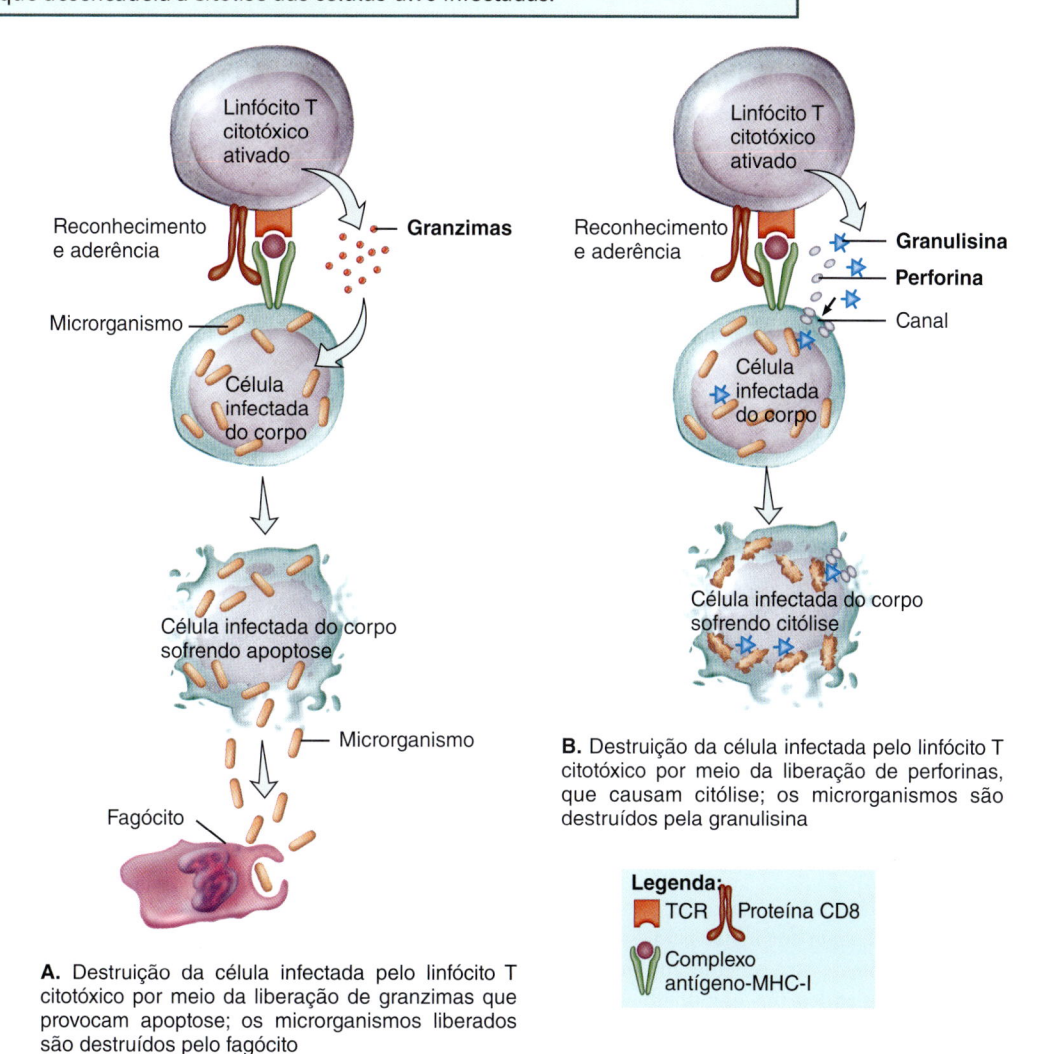

A. Destruição da célula infectada pelo linfócito T citotóxico por meio da liberação de granzimas que provocam apoptose; os microrganismos liberados são destruídos pelo fagócito

B. Destruição da célula infectada pelo linfócito T citotóxico por meio da liberação de perforinas, que causam citólise; os microrganismos são destruídos pela granulisina

Legenda:
- TCR
- Proteína CD8
- Complexo antígeno-MHC-I

? Além das células infectadas por microrganismos, que outros tipos de células-alvo são atacados pelos linfócitos T citotóxicos?

⚕ Correlação clínica

Rejeição de enxertos e tipagem de tecido

O **transplante de órgãos** envolve a substituição de um órgão lesionado ou doente, como o coração, fígado, rim, pulmões ou pâncreas, por um órgão doado por outro indivíduo. Em geral, o sistema imune reconhece as proteínas do órgão transplantado como estranhas e desencadeia respostas imunes tanto celulares quanto humorais contra elas. Esse fenômeno é conhecido como **rejeição do enxerto**.

O sucesso de um transplante de órgão ou de tecido depende da **histocompatibilidade**, isto é, da compatibilidade do tecido entre o doador e o receptor. Quanto mais semelhantes forem os antígenos do MHC, maior será a histocompatibilidade e, portanto, maior a probabilidade de que o transplante não seja rejeitado.

A **tipagem de tecidos (teste de histocompatibilidade)** é realizada antes de qualquer transplante de órgãos. Nos EUA, um registro nacional computadorizado ajuda os médicos a selecionar os receptores de transplante de órgãos com maior histocompatibilidade e maior necessidade sempre que houver órgãos de doadores disponíveis. Quanto mais similares a tipagem entre as proteínas do complexo principal de histocompatibilidade do doador e a do receptor, mais fraca será a resposta de rejeição do enxerto.

Para reduzir o risco de rejeição de enxerto, os receptores de transplante de órgãos recebem fármacos imunossupressores. Um desses fármacos é a *ciclosporina*, derivada de um fungo, que inibe a secreção de interleucina-2 pelos linfócitos T auxiliares, e apresenta um efeito mínimo sobre os linfócitos B. Assim, o risco de rejeição é reduzido, enquanto se mantém a resistência a algumas doenças.

22.9 Imunidade humoral (mediada por anticorpos)

OBJETIVOS

- **Descrever** as etapas de uma resposta imune mediada por anticorpos
- **Listar** as características clínicas e as ações dos anticorpos
- **Explicar** como atua o sistema complemento
- **Distinguir** entre uma resposta primária e uma resposta secundária a uma infecção.

O corpo contém não apenas milhões de linfócitos T diferentes, mas também milhões de linfócitos B distintos, cada um com capacidade de responder a um antígeno específico. Os linfócitos T citotóxicos deixam os tecidos linfáticos para procurar e destruir um antígeno estranho, porém os linfócitos B permanecem imóveis. Na presença de um antígeno estranho, um linfócito B específico torna-se ativado em um linfonodo, no baço ou no tecido linfático associado a mucosa. Em seguida, sofre seleção clonal, formando um clone de plasmócitos e de células de memória. Os plasmócitos são as células efetoras do clone de linfócitos B; eles secretam anticorpos específicos, que, por sua vez, circulam na linfa e no sangue para alcançar o local de invasão.

Ativação e seleção clonal dos linfócitos B

Durante a ativação de um linfócito B, um antígeno liga-se aos **receptores de linfócitos B** (**BCR**, sigla em inglês para *B-cell receptor*) (**Figura 22.18**). Essas proteínas transmembrana integrais assemelham-se quimicamente aos anticorpos que finalmente são secretados pelos plasmócitos. Embora os linfócitos B possam responder a um antígeno não processado presente na linfa ou no líquido intersticial, a sua resposta é muito mais intensa quando eles processam o antígeno. Tal processamento em um linfócito B ocorre da seguinte maneira: o antígeno é capturado pelo linfócito B, dividido em fragmentos peptídicos e combinado a autoantígenos do MHC-II e, em seguida, transferido para a membrana plasmática do linfócito B. Os linfócitos T auxiliares reconhecem o complexo antígeno-MHC-II e fornecem a coestimulação necessária para a proliferação e a diferenciação dos linfócitos B. O linfócito T auxiliar produz interleucina-2 e outras citocinas, que atuam como coestimuladores para ativar os linfócitos B.

Uma vez ativado, o linfócito B sofre seleção clonal (**Figura 22.18**). O resultado é a formação de um clone de linfócitos B, composto por plasmócitos e linfócitos B de memória. Os **plasmócitos** secretam anticorpos: alguns dias após a exposição a um antígeno, um plasmócito secreta centenas de milhões de anticorpos diariamente, durante cerca de 4 ou 5 dias, até morrer. A maioria dos anticorpos segue o seu trajeto pela linfa e pelo sangue até o local de invasão. A interleucina-4 e a interleucina-6, que também são produzidas pelos linfócitos T auxiliares, intensificam a proliferação dos linfócitos B, a diferenciação destes linfócitos em plasmócitos e a secreção de anticorpos pelos

FIGURA 22.18 Ativação e seleção clonal dos linfócitos B. Os plasmócitos são, na realidade, muito maiores do que os linfócitos B.

> Os plasmócitos secretam anticorpos.

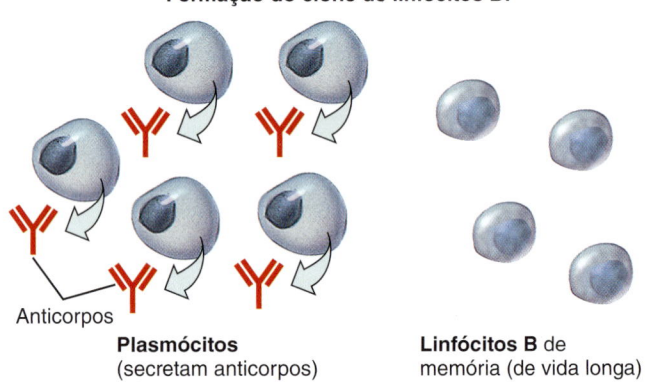

? Quantos tipos diferentes de anticorpos serão secretados pelos plasmócitos no clone mostrado aqui?

plasmócitos. Em contrapartida, os **linfócitos B de memória** não secretam anticorpos, eles se proliferam e se diferenciam rapidamente em mais plasmócitos e mais linfócitos B de memória, se o mesmo antígeno reaparecer no futuro.

Antígenos diferentes estimulam linfócitos B diferentes a se desenvolver em plasmócitos e seus linfócitos B de memória acompanhantes. Todos os linfócitos B de determinado clone são capazes de secretar apenas um tipo de anticorpo, que é idêntico ao receptor de antígeno apresentado pelo linfócito B que respondeu inicialmente à invasão pelo patógeno. Cada antígeno específico ativa apenas os linfócitos B que estão predestinados (pela combinação de segmentos de genes que transportam) a secretar anticorpos específicos contra esse antígeno particular. Os anticorpos produzidos por um clone de plasmócitos entram na circulação e formam complexos de antígeno-anticorpo com o antígeno que desencadeou a sua produção.

Anticorpos

Um **anticorpo (Ac)** pode se combinar especificamente com o epítopo do antígeno que desencadeou a sua produção. A estrutura do anticorpo combina com o seu antígeno, de modo muito semelhante a uma fechadura que aceita uma chave específica. Em teoria, os plasmócitos poderiam secretar muitos anticorpos diferentes, visto que existem diferentes receptores de linfócitos B, uma vez que os mesmos segmentos de genes recombinados codificam tanto o BCR quanto os anticorpos finalmente secretados pelos plasmócitos.

Estrutura do anticorpo.
Os anticorpos pertencem a um grupo de glicoproteínas, denominadas globulinas, razão pela qual são também conhecidos como **imunoglobulinas (Igs)**. A maioria dos anticorpos contém quatro cadeias polipeptídicas (**Figura 22.19**). Duas dessas cadeias são idênticas entre si e são denominadas **cadeias pesadas (H)**, cada uma delas consiste em cerca de 450 aminoácidos; cadeias de carboidratos curtas estão ligadas a cada cadeia polipeptídica pesada. As outras duas cadeias polipeptídicas, que também são idênticas entre si, são chamadas **cadeias leves (L)**, e cada uma delas consiste em cerca de 220 aminoácidos; uma ligação dissulfeto (S–S) prende cada cadeia leve a uma cadeia pesada. Outrossim, duas ligações dissulfeto também conectam a região intermediária das duas cadeias pesadas; essa parte do anticorpo exibe uma flexibilidade considerável e é denominada **região da dobradiça**. Como os "braços" do anticorpo podem se mover ligeiramente conforme a região da dobradiça se curva, o anticorpo pode assumir o formato de um T ou de um Y (**Figura 22.19 A** e **B**). Além da região da dobradiça, as partes das duas cadeias pesadas formam a **região da haste**.

Dentro de cada cadeia H e L, existem duas regiões distintas. As pontas das cadeias H e L, denominadas **regiões variáveis (V)**, são o **local de ligação do antígeno**. A região variável, que é diferente para cada tipo de anticorpo, constitui a parte do anticorpo que reconhece um antígeno particular e se liga especificamente a ele. Como a maior parte dos anticorpos apresenta dois locais de ligação do antígeno, são considerados *bivalentes*. A flexibilidade na região da dobradiça permite que o anticorpo se ligue simultaneamente a dois epítopos afastados entre si por alguma distância – por exemplo, na superfície de um microrganismo.

O restante de cada cadeia H e L, denominada **região constante (C)**, é praticamente a mesma em todos os anticorpos da mesma classe, sendo responsável pelo tipo de reação antígeno-anticorpo que ocorre. Entretanto, a região constante da cadeia H difere de uma classe de anticorpos para outra, e a sua estrutura serve como base para distinguir cinco classes diferentes, designadas como IgG, IgA, IgM, IgD e IgE. Cada classe apresenta uma estrutura química distinta e desempenha um papel biológico específico. Como são os primeiros a aparecer e são de vida relativamente curta, os anticorpos IgG indicam uma invasão recente. No paciente doente, o patógeno responsável pode ser sugerido pela presença de níveis elevados de IgM específica para determinado organismo. A resistência do feto e do recém-nascido à infecção resulta principalmente de anticorpos IgG maternos que atravessam a placenta antes do nascimento e de anticorpos IgA no leite materno após o nascimento. A **Tabela 22.3** fornece um resumo das estruturas e funções das cinco classes de anticorpos.

Ações dos anticorpos.
As ações das cinco classes de imunoglobulinas diferem ligeiramente, porém todas desativam os antígenos de alguma maneira. As ações dos anticorpos incluem as seguintes:

- *Neutralização do antígeno.* A reação do anticorpo com o antígeno bloqueia ou neutraliza algumas toxinas bacterianas e impede a ligação de alguns vírus às células do corpo

FIGURA 22.19 **Estrutura química da classe de anticorpo imunoglobulina G (IgG)**. Cada molécula é composta por quatro cadeias polipeptídicas (duas pesadas e duas leves), mais uma cadeia curta de carboidrato ligada a cada cadeia pesada. Em **A**, cada círculo representa um aminoácido. Em **B**, V_L = região variável da cadeia leve, C_L = região constante da cadeia leve, V_H = região variável da cadeia pesada e C_H = região constante da cadeia pesada.

Um anticorpo combina-se apenas com o epítopo do antígeno que desencadeou a sua produção.

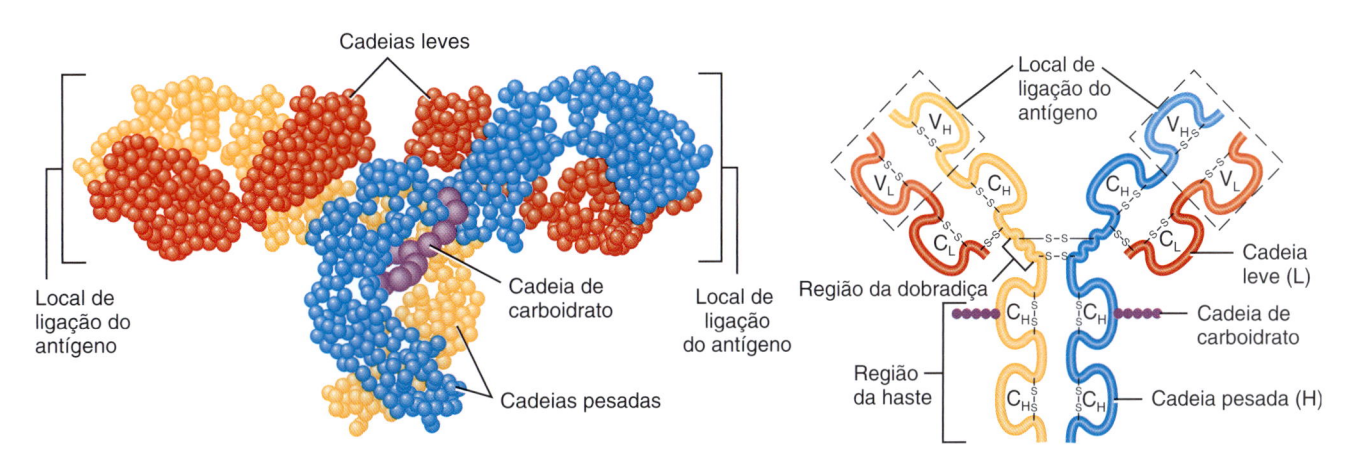

A. Modelo de molécula de IgG

B. Diagrama das cadeias pesada e leve da IgG

? Qual é a função das regiões variáveis em uma molécula de anticorpo?

TABELA 22.3 Classes de imunoglobulinas (Igs).

Nome e estrutura	Características e funções
IgG	Mais abundante, representa cerca de 80% de todos os anticorpos no sangue. É encontrada no plasma sanguíneo, na linfa e nos intestinos; apresenta estrutura de monômero (uma unidade). Protege contra bactérias e vírus ao intensificar a fagocitose, neutralizar as toxinas e desencadear o sistema complemento. É a única classe de anticorpos que atravessa a placenta da mãe para o feto, conferindo uma considerável proteção imune ao recém-nascido. Produzida durante as respostas de incompatibilidade de Rh.
IgA	Representa de 10 a 15% de todos os anticorpos no sangue. Encontrada principalmente em: suor, lágrimas, saliva, muco, leite materno e secreções do sistema digestório. Quantidades menores são encontradas no sangue e na linfa. Ocorre na forma de monômeros e dímeros (duas unidades). Seus níveis diminuem durante o estresse, reduzindo a resistência à infecção. Proporciona uma proteção localizada das túnicas mucosas contra bactérias e vírus.
IgM	Representa cerca de 5 a 10% de todos os anticorpos no plasma sanguíneo; é também encontrada na linfa. A IgM ocorre na forma de pentâmeros (cinco unidades). É a primeira classe de anticorpos a ser secretada pelos plasmócitos após exposição inicial a qualquer antígeno. Ativa o complemento e provoca aglutinação e lise dos microrganismos. É também encontrada na forma de monômeros na superfície dos linfócitos B, onde atua como receptores de antígenos. No plasma sanguíneo, os anticorpos anti-A e anti-B do grupo sanguíneo ABO, que se ligam aos antígenos A e B durante transfusões de sangue incompatível, também são anticorpos IgM (ver **Figura 19.12**).
IgD	Representa cerca de 0,2% de todos os anticorpos do plasma sanguíneo. Encontrada principalmente na superfície dos linfócitos B como receptores de antígenos, onde ocorre na forma de monômeros; envolvida na ativação dos linfócitos B.
IgE	Representa menos de 0,1% de todos os anticorpos do plasma sanguíneo; ocorre como monômeros. Está localizada nos mastócitos e basófilos e envolvida nas reações alérgicas e de hipersensibilidade; fornece proteção contra helmintos parasitas.

- *Imobilização de bactérias.* Se houver formação de anticorpos contra antígenos nos cílios ou nos flagelos de bactérias móveis, a reação antígeno-anticorpo pode provocar perda da motilidade das bactérias, limitando a sua disseminação para tecidos adjacentes
- *Aglutinação e precipitação de antígenos.* Como os anticorpos dispõem de dois ou mais locais para a ligação ao antígeno, a reação antígeno-anticorpo pode produzir ligação cruzada dos patógenos entre si, causando a sua aglutinação. Assim, as células fagocíticas ingerem os microrganismos aglutinados com mais facilidade. De modo semelhante, os antígenos solúveis podem separar-se da solução e formar um precipitado mais facilmente fagocitado quando os anticorpos realizam a sua ligação cruzada
- *Ativação do complemento.* Os complexos antígeno-anticorpo iniciam a via clássica do sistema complemento (discutido adiante)
- *Intensificação da fagocitose.* A região da haste de um anticorpo atua como uma "bandeira" que atrai os fagócitos após a ligação dos antígenos à região variável do anticorpo. Os anticorpos intensificam a atividade dos fagócitos ao provocar aglutinação e precipitação, ao ativar o complemento e ao revestir os microrganismos, de modo que se tornem mais suscetíveis à fagocitose.

Papel do sistema complemento na imunidade.

O **sistema complemento** é um sistema de defesa constituído por mais de 30 proteínas produzidas pelo fígado e encontradas

> ### Correlação clínica
>
> #### Anticorpos monoclonais
>
> Os anticorpos produzidos contra determinado antígeno pelos plasmócitos podem ser coletados do sangue de um indivíduo. Entretanto, como um antígeno normalmente apresenta muitos epítopos, vários clones diferentes de plasmócitos produzem diferentes anticorpos contra o antígeno. Se fosse possível isolar um único plasmócito e induzi-lo a proliferar em um clone de plasmócitos idênticos, seria possível produzir uma grande quantidade de anticorpos idênticos. Infelizmente, o crescimento dos linfócitos e dos plasmócitos em cultura é difícil, de modo que os cientistas contornaram essa dificuldade por meio da fusão de linfócitos B com células tumorais, que crescem com facilidade e que proliferam indefinidamente. A célula híbrida resultante é denominada **hibridoma**, que constitui fontes a longo prazo de grandes quantidades de anticorpos idênticos e puros, os chamados **anticorpos monoclonais (MAbs)**, visto que eles provêm de um único clone de células idênticas. Uma utilização clínica dos anticorpos monoclonais é a determinação dos níveis de um fármaco no sangue de um paciente. Outros usos incluem o diagnóstico de faringite, gravidez, alergias e doenças, como hepatite, raiva e algumas infecções sexualmente transmissíveis. Os MAbs também têm sido utilizados para detectar câncer em um estágio inicial e para verificar a extensão da metástase. Podem também ser úteis na preparação de vacinas para vencer a rejeição associada a transplantes, no tratamento de doenças autoimunes e, talvez, no tratamento da AIDS.

circulando no plasma sanguíneo, bem como nos tecidos de todo o corpo. Coletivamente, as proteínas do complemento destroem os microrganismos por meio de fagocitose, citólise e inflamação; além disso, evitam danos excessivos aos tecidos do corpo.

As proteínas do complemento são designadas, em sua maior parte, por uma letra C maiúscula, numerada de C1 a C9, de acordo com a ordem de sua descoberta. As proteínas do complemento C1 a C9 são inativas, sendo ativadas apenas quando clivadas por enzimas em fragmentos ativos, que são indicadas pelas letras minúsculas *a* e *b*. Por exemplo, a proteína do complemento inativa C3 é clivada nos fragmentos ativados C3a e C3b. Os fragmentos ativos realizam as ações destrutivas das proteínas do complemento C1 a C9. Outras proteínas do complemento são designadas como fatores B, D e P (properdina).

As proteínas do complemento atuam em *cascata*: uma reação desencadeia outra reação, que, por sua vez, desencadeia outra e assim por diante. A cada reação sucessiva, ocorre formação de mais e mais produto, de modo que o efeito final é amplificado muitas vezes.

A ativação do complemento pode começar por três vias diferentes (descritas adiante), todas as quais ativam o C3. Uma vez ativado, o C3 começa uma cascata de reações que provoca fagocitose, citólise e inflamação, conforme ilustra a **Figura 22.20**.

1 O C3 inativo é clivado em C3a e C3b ativados.

2 O C3b liga-se à superfície de um microrganismo, e os receptores nos fagócitos ligam-se ao C3b. Assim, o C3b intensifica a **fagocitose** ao revestir um microrganismo, um processo denominado **opsonização**, que promove a ligação de um fagócito a um microrganismo.

3 O C3b também inicia uma série de reações que provocam citólise. Em primeiro lugar, o C3b cliva o C5. Em seguida, o fragmento C5b liga-se ao C6 e C7, que se ligam à membrana plasmática de um microrganismo invasor. Em seguida, o C8 e várias moléculas de C9 unem-se com as outras proteínas do complemento e, juntas, formam um **complexo de ataque à membrana** em formato de cilindro, que se insere na membrana plasmática.

FIGURA 22.20 Ativação do complemento e resultados da ativação. (Adaptada de Tortora, Funke, and Case, *Microbiology: An Introduction*, Eleventh Edition, Figure 16.9, Pearson Benjamin-Cummings, 2013.)

Quando ativadas, as proteínas do complemento intensificam a fagocitose, a citólise e a inflamação.

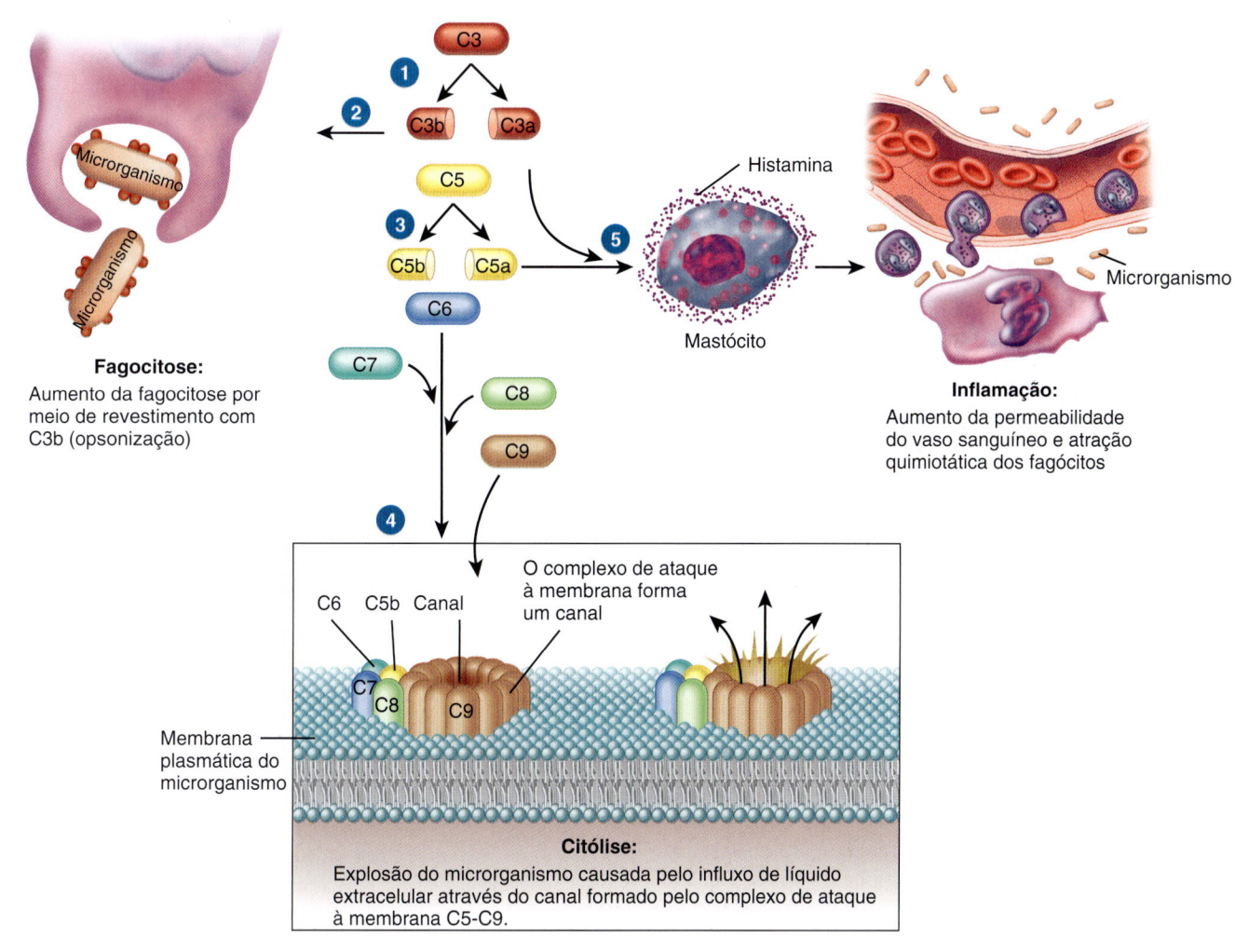

Fagocitose: Aumento da fagocitose por meio de revestimento com C3b (opsonização)

Inflamação: Aumento da permeabilidade do vaso sanguíneo e atração quimiotática dos fagócitos

Citólise: Explosão do microrganismo causada pelo influxo de líquido extracelular através do canal formado pelo complexo de ataque à membrana C5-C9.

? Que via para a ativação do complemento envolve anticorpos? Explique por quê.

④ O complexo de ataque à membrana cria canais na membrana plasmática, que resultam em **citólise**, ou seja, em ruptura das células microbianas em decorrência do influxo de líquido extracelular através dos canais.

⑤ O C3a e o C5a ligam-se aos mastócitos e os induzem a liberar histamina, que aumenta a permeabilidade dos vasos sanguíneos durante a **inflamação**. O C5a também atrai os fagócitos para o local de inflamação (quimiotaxia).

O C3 pode ser ativado de três maneiras:

1. A **via clássica** começa quando os anticorpos ligam-se a antígenos (microrganismos). O complexo antígeno-anticorpo liga-se ao C1 e o ativa. Por fim, o C3 é ativado, e os fragmentos de C3 iniciam a fagocitose, a citólise e a inflamação.

2. A **via alternativa** não envolve anticorpos. É iniciada por uma interação entre complexos de lipídio-carboidrato na superfície dos microrganismos e fatores proteicos B, D e P do complemento. Essa interação ativa o C3.

3. Na **via da lectina**, os macrófagos que digerem microrganismos liberam substâncias químicas que fazem com que o fígado produza proteínas denominadas **lectinas**. As lectinas ligam-se aos carboidratos na superfície dos microrganismos, causando finalmente a ativação de C3.

Uma vez ativado o complemento, as proteínas no sangue e nas células do corpo, como as células sanguíneas, clivam o C3 ativado. Dessa maneira, as suas capacidades de destruição cessam muito rapidamente, de modo que o dano às células do corpo é minimizado.

Memória imunológica

Uma característica fundamental das respostas imunes é a memória para antígenos específicos que, no passado, desencadearam respostas imunes. A **memória imunológica** deve-se à presença de anticorpos de longa duração e linfócitos de vida muito longa, que surgem durante a seleção clonal de linfócitos B e T estimulada por antígenos.

As respostas imunes, sejam elas celulares, sejam mediadas por anticorpos, são muito mais rápidas e mais intensas após uma segunda ou subsequente exposição a um antígeno do que após a primeira exposição. Inicialmente, apenas algumas células têm a especificidade correta para responder a uma invasão, e podem ser necessários vários dias para que a resposta imune alcance a sua intensidade máxima. Como existem milhares de células de memória após a ocorrência de um contato inicial com um antígeno, a próxima vez que o mesmo antígeno aparece, elas podem se proliferar e se diferenciar em linfócitos T auxiliares, linfócitos T citotóxicos ou plasmócitos em poucas horas.

Uma medida da memória imunológica é o *título de anticorpos*, que representa a quantidade de anticorpos no soro. Após um contato inicial com um antígeno, não há anticorpos presentes durante um período de vários dias. Em seguida, ocorre uma elevação lenta no título de anticorpos, inicialmente de IgM e, então, de IgG, seguida de declínio gradual no título de anticorpos (**Figura 22.21**). Isso corresponde à **resposta primária**.

As células de memória podem permanecer por décadas. Cada novo contato com o mesmo antígeno resulta em rápida proliferação das células de memória. Depois de contatos subsequentes, o título de anticorpos é muito maior do que durante a resposta primária e consiste principalmente em anticorpos IgG. Essa resposta acelerada e mais intensa é denominada **resposta secundária**. Os anticorpos produzidos durante a resposta secundária apresentam uma afinidade ainda maior pelo antígeno do que aqueles produzidos durante a resposta primária e, portanto, são mais bem-sucedidos na eliminação do antígeno.

As respostas primária e secundária ocorrem durante a infecção microbiana. Quando você se recupera de uma infecção sem o uso de medicamentos antimicrobianos, isso se deve habitualmente à resposta primária. Se você for posteriormente infectado pelo mesmo microrganismo, a resposta secundária poderá ser tão rápida que os patógenos serão destruídos antes que você possa manifestar quaisquer sinais ou sintomas de infecção.

A memória imunológica fornece a base para a imunização por vacinação contra determinadas doenças (p. ex., poliomielite). Quando você recebe a vacina, que pode conter microrganismos inteiros *atenuados* (enfraquecidos) ou mortos, ou ainda partes desses microrganismos, os linfócitos B e T são ativados. Posteriormente, se você tiver contato com o patógeno vivo como um microrganismo infectante, o seu corpo desencadeará uma resposta secundária.

A **Tabela 22.4** fornece um resumo das várias maneiras de adquirir a imunidade adaptativa.

FIGURA 22.21 Produção de anticorpos nas respostas primária e secundária a determinado antígeno.

A memória imunológica constitui a base da imunização bem-sucedida por vacinação.

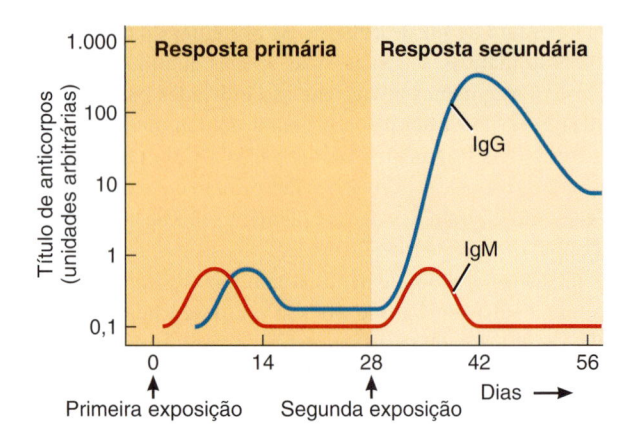

? De acordo com esse gráfico, quanto mais IgG está circulando no sangue na resposta secundária em comparação com a resposta primária? (*Dica*: observe que cada marca no eixo do título de anticorpos representa um aumento de 10 vezes.)

Teste rápido

21. Qual é a diferença entre as cinco classes de anticorpos quanto à estrutura e função?
22. Quais são as semelhanças e as diferenças entre respostas imunes celular e mediada por anticorpos?
23. De que maneiras o sistema complemento aumenta a resposta imune mediada por anticorpos?
24. Qual é a diferença entre a resposta secundária e a resposta primária a um antígeno?

TABELA 22.4	Maneiras de adquirir imunidade adaptativa.
Método	**Descrição**
Imunidade ativa adquirida naturalmente	Após exposição a um microrganismo, o reconhecimento do antígeno pelos linfócitos B e T e a coestimulação levam à formação de plasmócitos secretores de anticorpos, linfócitos T citotóxicos e linfócitos B e T de memória.
Imunidade passiva adquirida naturalmente	Os anticorpos IgG são transferidos da mãe para o feto através da placenta, ou os anticorpos IgA são transferidos da mãe para o lactente pelo leite materno.
Imunidade ativa adquirida artificialmente	Os antígenos introduzidos durante a vacinação estimulam as respostas imunes celular e mediada por anticorpos, levando à produção de células de memória. Os antígenos são pré-tratados para serem imunogênicos, mas não patogênicos (eles desencadeiam uma resposta imune, porém não provocam doença significativa).
Imunidade passiva adquirida artificialmente	Injeção intravenosa de imunoglobulinas (anticorpos).

22.10 Autorreconhecimento e autotolerância

OBJETIVO

- **Descrever** como o autorreconhecimento e a autotolerância se desenvolvem.

Para funcionar adequadamente, os linfócitos T precisam ter duas características: (1) ser capazes de *reconhecer* suas próprias proteínas do complexo principal de histocompatibilidade (MHC), um processo conhecido como **autorreconhecimento**; e (2) *não apresentar reatividade* a fragmentos peptídicos de suas próprias proteínas, uma condição conhecida como **autotolerância** (**Figura 22.22**). Os linfócitos B também exibem autotolerância. A perda da autotolerância leva ao desenvolvimento de doenças autoimunes (ver *Distúrbios: desequilíbrios homeostáticos* no final do capítulo).

As células pré-T no timo desenvolvem a capacidade de autorreconhecimento por meio da **seleção positiva** (**Figura 22.22 A**).

FIGURA 22.22 **Desenvolvimento do autorreconhecimento e da autotolerância.** MHC = complexo principal de histocompatibilidade; TCR = receptor de linfócitos T.

A seleção positiva possibilita o reconhecimento das proteínas próprias do MHC, já a seleção negativa proporciona autotolerância de seus próprios peptídios e outros autoantígenos.

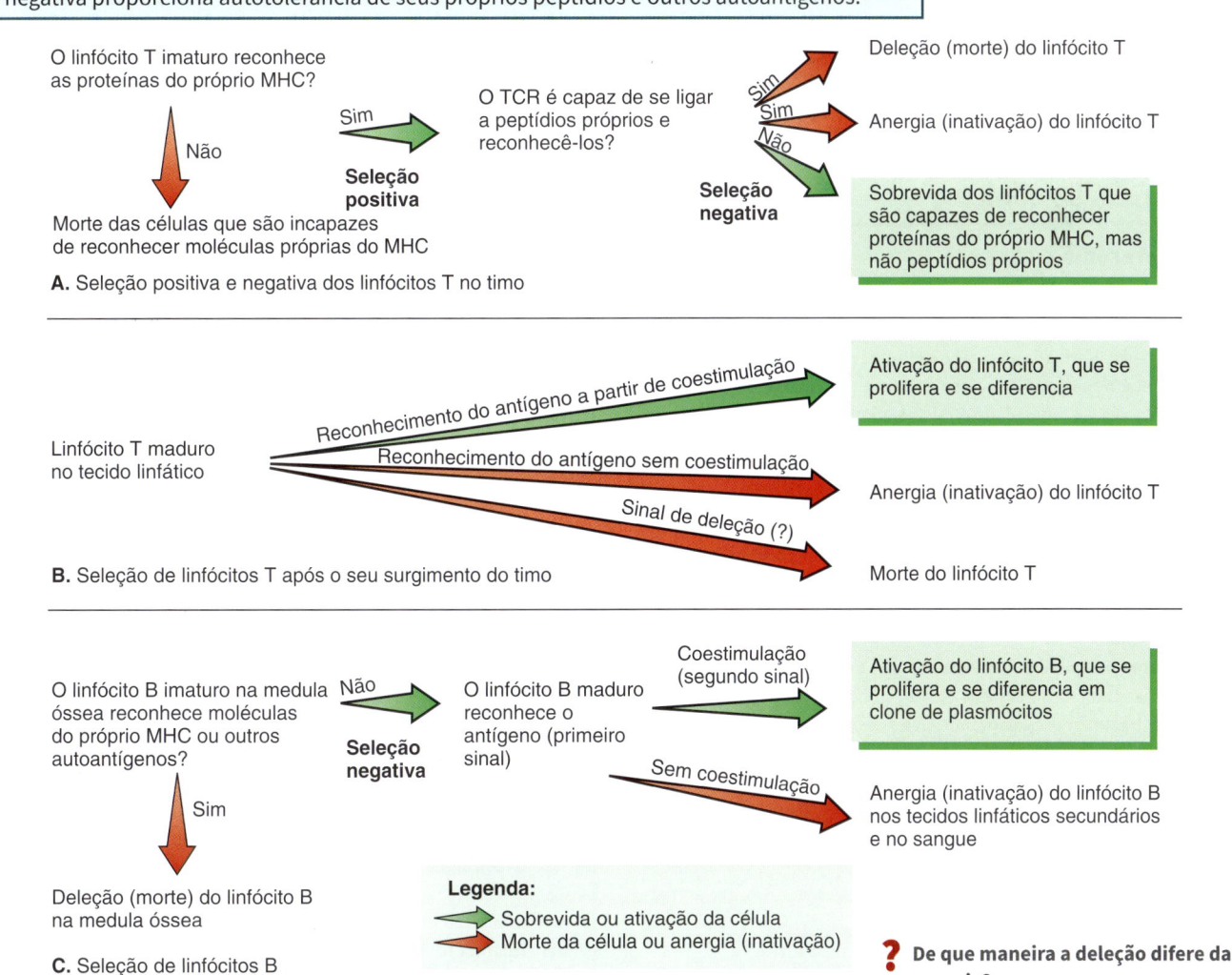

A. Seleção positiva e negativa dos linfócitos T no timo

B. Seleção de linfócitos T após o seu surgimento do timo

C. Seleção de linfócitos B

Legenda:
- Sobrevida ou ativação da célula
- Morte da célula ou anergia (inativação)

? De que maneira a deleção difere da anergia?

Nesse processo, algumas células pré-T expressam receptores de linfócitos T (TCR), que interagem com proteínas do próprio MHC nas células epiteliais do córtex do timo. Em virtude dessa interação, os linfócitos T são capazes de reconhecer a parte MHC de um complexo antígeno-MHC; esses linfócitos T sobrevivem. Outros linfócitos T imaturos que não conseguem interagir com as células epiteliais do timo não são capazes de reconhecer as proteínas do próprio MHC; essas células sofrem apoptose.

O desenvolvimento da autotolerância ocorre por um processo de erradicação, denominado **seleção negativa**, em que os linfócitos T interagem com células dendríticas nodulares localizadas na junção do córtex com a medula no timo. Nesse processo, os linfócitos T com receptores que reconhecem fragmentos de peptídios próprios ou outros antígenos próprios são eliminados ou inativados (**Figura 22.22 A**). Os linfócitos T selecionados para sobreviver não respondem a antígenos próprios, os fragmentos de moléculas que normalmente estão presentes no corpo. A seleção negativa ocorre por meio de deleção e de anergia. Na **deleção**, os linfócitos T autorreativos sofrem apoptose e morrem; na **anergia**, permanecem vivos, porém não respondem à estimulação antigênica. Apenas 1 a 5% dos linfócitos T imaturos no timo recebem os sinais adequados para sobreviver à apoptose durante a seleção tanto positiva quanto negativa e emergem como linfócitos T maduros e imunocompetentes.

Após o seu surgimento no timo, os linfócitos T ainda podem entrar em contato com uma autoproteína desconhecida; nesses casos, eles também podem se tornar anérgicos se não houver coestimulador (**Figura 22.22 B**). A deleção dos linfócitos T autorreativos também pode ocorrer após a sua saída do timo.

Os linfócitos B também desenvolvem tolerância por meio de deleção e anergia (**Figura 22.22 C**). Enquanto os linfócitos B estão se desenvolvendo na medula óssea, os que exibem receptores de antígenos capazes de reconhecer autoantígenos comuns (como proteínas do MHC ou antígenos dos grupos sanguíneos) são eliminados. Entretanto, quando os linfócitos B são liberados no sangue, a anergia parece ser o principal mecanismo para evitar respostas a proteínas próprias. Quando os linfócitos B encontram um antígeno não associado a uma célula apresentadora de antígeno, o sinal de coestimulação necessário frequentemente está ausente. Nesse caso, o linfócito B tende a se tornar anérgico (inativado), em vez de ser ativado.

A **Tabela 22.5** apresenta um resumo das atividades das células envolvidas nas respostas imunes adaptativas.

Teste rápido

25. O que a seleção positiva, a seleção negativa e a anergia realizam?

22.11 Estresse e imunidade

OBJETIVO

- **Descrever** os efeitos do estresse sobre a imunidade.

O campo da **psiconeuroimunologia (PNI)** trata das vias de comunicação que conectam os sistemas nervoso, endócrino e imune. As pesquisas de PNI parecem justificar o que as pessoas já observam há muito: os seus pensamentos, sentimentos, humor e crenças influenciam o seu nível de saúde e a evolução da doença.

Correlação clínica

Imunoterapia e câncer

Como você aprendeu, o sistema imune rastreia todas as substâncias encontradas no corpo, e qualquer substância estranha desencadeia uma resposta destinada a atacar e a eliminar essa substância. Esse sistema também pode ser direcionado para as células cancerosas. Existem limitações na capacidade do sistema imune de combater o câncer por conta própria, assim, até mesmo indivíduos com sistema imune saudável podem desenvolver câncer. Parece que as células cancerosas podem não ser reconhecidas pelo sistema imune, visto que elas não são diferentes o suficiente das células normais. Algumas vezes, o sistema imune reconhece as células cancerosas, porém não consegue armar um ataque forte o suficiente para matá-las. Além disso, as próprias células cancerosas podem liberar substâncias que inibem o sistema imune.

A **imunoterapia** é um tratamento que utiliza certos componentes do sistema imune de uma pessoa para combater doenças, como o câncer. Esse tratamento consiste em matar as células cancerosas diretamente ou em estimular o sistema imune de uma maneira mais geral. Já foram empregados vários tipos de imunoterapia para combater o câncer. Entre eles, destacam-se os seguintes:

Anticorpos monoclonais (ver *Correlação clínica* sobre *Anticorpos monoclonais* na Seção 22.9). Os anticorpos monoclonais ligam-se a proteínas específicas na superfície das células cancerosas, que as marcam para destruição pelo sistema imune ou aumentam a capacidade das células imunes de produzir uma resposta mais forte.

Inibidores dos pontos de checagem imunes. São fármacos que interferem na capacidade das células cancerosas de evitar o ataque do sistema imune e dos linfócitos T auxiliares de reconhecer e destruir as células cancerosas.

Terapia celular adotiva. Esse tratamento foi desenvolvido para reforçar a capacidade natural dos linfócitos T de combater o câncer. Os linfócitos T que são mais ativos contra as células cancerosas são removidos de um tumor e cultivados em laboratório. Em seguida, são injetados no corpo.

Vacinas contra o câncer. Essas vacinas ajudam o corpo a reconhecer as células cancerosas e a estimular o sistema imune a destruí-las. Algumas vacinas contra o câncer são utilizadas no tratamento de pacientes com determinada mutação gênica. Um exemplo é o trastuzumabe, que é utilizado no tratamento do câncer de mama. Outras vacinas são utilizadas para prevenção do desenvolvimento de câncer, como a vacina para cepas do papilomavírus humano (HPV) associado ao câncer de colo do útero, ânus e faringe, que agora faz parte das imunizações infantis recomendadas nos EUA. Dispõe-se também de uma vacina contra o vírus da hepatite B (HBV) ligado ao câncer.

Terapia com citocinas (ver *Correlação clínica* sobre *Terapia com citocinas*, na Seção 22.7). As citocinas não apenas desempenham um papel nas respostas imunes normais do corpo, como também combatem tipos específicos de câncer. Por exemplo, as interleucinas são utilizadas no tratamento do câncer renal e dos melanomas que sofreram metástase, já as interferonas são usadas no tratamento do sarcoma de Kaposi, herpes genital, hepatites B e C, certas leucemias e linfomas e esclerose múltipla.

TABELA 22.5	Resumo das funções das células que participam das respostas imunes adaptativas.
Célula	**Funções**
CÉLULAS APRESENTADORAS DE ANTÍGENOS (APC)	
Macrófago	Processamento e apresentação de antígenos estranhos aos linfócitos T; secreção de interleucina-1, que estimula a secreção de interleucina-2 pelos linfócitos T auxiliares e induz a proliferação dos linfócitos B; secreção de interferonas que estimulam o crescimento dos linfócitos T.
Célula dendrítica	Processamento e apresentação do antígeno aos linfócitos T e B. Encontrada nas túnicas mucosas, na pele, nos linfonodos.
Linfócito B	Processamento e apresentação do antígeno aos linfócitos T auxiliares.
LINFÓCITOS	
Linfócito T citotóxico	Mata as células-alvo do hospedeiro por meio da liberação de: granzimas, que induzem apoptose; perforina, que forma canais para provocar citólise; granulisina, que destrói microrganismos; linfotoxina, que destrói o DNA das células-alvo; interferonas gama, que atraem macrófagos e aumentam sua atividade fagocítica; e fator inibidor da migração de macrófagos, que impede a migração de macrófagos para o local de infecção.
Linfócito T auxiliar	Cooperação com os linfócitos B para amplificar a produção de anticorpos pelos plasmócitos e secreção de IL-2, que estimula a proliferação de linfócitos T e B. Pode secretar interferonas gama e fator de necrose tumoral (TNF), que estimulam a resposta inflamatória.
Linfócito T de memória	Permanece no tecido linfático e reconhece antígenos invasores originais, mesmo depois de anos após o primeiro contato.
Linfócito B	Diferencia-se em plasmócito produtor de anticorpos.
Plasmócito	Origina-se do linfócito B, que produz e secreta anticorpos.
Linfócito B de memória	Origina-se do linfócito B que permanece após a resposta imune e está pronto para responder rapidamente e com força se o mesmo antígeno entrar no corpo futuramente.

Por exemplo, o cortisol, um hormônio secretado pelo córtex da glândula suprarrenal em associação à resposta ao estresse, inibe a atividade do sistema imune.

Se você quiser observar a relação entre o estilo de vida e a função imune, visite um *campus* universitário. À medida que o semestre avança, e a carga de trabalho se acumula, um número cada vez maior de estudantes pode ser encontrado nas salas de espera dos serviços de atendimento à saúde do estudante. Quando o trabalho e o estresse se acumulam, os hábitos de saúde podem mudar. Muitas pessoas fumam ou consomem mais álcool quando estão estressadas, dois hábitos prejudiciais para a função imune ideal. Quando submetidas a estresse, as pessoas têm menor tendência a se alimentar bem e a praticar exercício físico regularmente, dois hábitos que aumentam a imunidade.

As pessoas resistentes aos efeitos negativos do estresse sobre a saúde têm maior tendência a experimentar uma sensação de controle sobre o futuro, um comprometimento com o seu trabalho, expectativas de resultados geralmente positivos para elas próprias e sentimentos de apoio social. Para aumentar a sua resistência ao estresse, é importante cultivar uma visão otimista, envolver-se em seu trabalho e construir boas relações com os outros.

O sono adequado e o relaxamento são particularmente importantes para um sistema imune saudável. Quando não há horas suficientes no dia, você pode ser tentado a roubar parte da noite. Embora dormir menos possa lhe proporcionar algumas horas a mais de tempo produtivo em curto prazo, em longo prazo você acaba ficando ainda mais para trás, particularmente se adoecer o manter fora de sua atividade por vários dias, desfocar a sua concentração e bloquear a sua criatividade.

Mesmo quando você reserva um tempo para dedicar 8 horas de sono por noite, o estresse pode causar insônia. Se você constatar que está tossindo e se virando de um lado para outro na cama à noite, é hora de melhorar as suas habilidades de manejo do estresse e relaxamento. Certifique-se de relaxar das atividades do dia antes de ir para a cama.

Teste rápido

26. Você alguma vez já observou uma conexão entre o estresse e a doença em sua vida?

22.12 Envelhecimento e sistema linfático

OBJETIVO

- **Descrever** os efeitos do envelhecimento sobre o sistema linfático.

Com o avanço da idade, a maior parte das pessoas torna-se mais suscetível a todos os tipos de infecções e neoplasias malignas. Sua resposta às vacinas é reduzida, e a pessoa tende a produzir mais autoanticorpos (anticorpos contra moléculas do próprio corpo). Além disso, o sistema imune exibe níveis reduzidos de função. Por exemplo, os linfócitos T tornam-se menos responsivos aos antígenos, e um número menor de linfócitos T responde às infecções. Isso pode resultar da atrofia do timo relacionada com a idade ou da diminuição de produção de hormônios pelo timo. Como a população de linfócitos T diminui com a idade, os linfócitos B também são menos responsivos. Em consequência, os níveis de anticorpos não aumentam tão rapidamente em resposta a um estímulo por um antígeno, resultando em aumento da suscetibilidade a diversas infecções. É por esse motivo fundamental que os indivíduos idosos são incentivados a se vacinar contra a influenza (gripe) anualmente.

> **Teste rápido**
>
> 27. Como os linfócitos T são afetados pelo envelhecimento?

• • •

Para entender as numerosas maneiras pelas quais o sistema linfático contribui para a homeostasia de outros sistemas do corpo, examine *Foco na homeostasia: Contribuições do sistema linfático e da imunidade*.

Em seguida, no Capítulo 23, exploraremos a estrutura e a função do sistema respiratório e veremos como o seu funcionamento é regulado pelo sistema nervoso. Mais importante ainda, o sistema respiratório é responsável pela troca de gases – inspiração de oxigênio e expiração de dióxido de carbono. O sistema circulatório ajuda nas trocas gasosas ao transportar o sangue que contém esses gases entre os pulmões e as células teciduais.

Distúrbios: desequilíbrios homeostáticos

AIDS: síndrome da imunodeficiência adquirida

A **síndrome da imunodeficiência adquirida** (**AIDS**, sigla em inglês para *acquired immune deficiency syndrome*) é uma condição em que um indivíduo apresenta uma variedade de infecções decorrentes da destruição progressiva das células do sistema imune pelo **vírus da imunodeficiência humana** (**HIV**, sigla em inglês para *human immunodeficiency virus*). A AIDS representa o estágio final da infecção pelo HIV. Um indivíduo infectado pelo HIV pode permanecer assintomático durante muitos anos, mesmo enquanto o vírus ataca ativamente o sistema imune. Nas duas décadas após o relato dos primeiros cinco casos, em 1981, 22 milhões de pessoas morreram de AIDS. Em todo o mundo, cerca de 37 milhões de indivíduos estão atualmente infectados pelo HIV.

Transmissão do HIV. Como o HIV está presente no sangue e em alguns líquidos corporais, ele é mais efetivamente transmitido (de uma pessoa para outra) por ações ou práticas que envolvem a troca de sangue ou de líquidos corporais entre as pessoas. O HIV é transmitido pelo sêmen ou pelo líquido vaginal durante a relação sexual anal, vaginal ou oral desprotegida (sem o uso de preservativo). O HIV também é transmitido por contato direto do sangue com sangue, como o que ocorre entre usuários de substâncias intravenosas que compartilham agulhas hipodérmicas ou profissionais de saúde que acidentalmente podem ser feridos por agulhas hipodérmicas contaminadas pelo HIV. Além disso, o HIV pode ser transmitido de uma mãe infectada para o feto durante o parto ou durante a amamentação.

A probabilidade de transmissão ou de infecção pelo HIV durante uma relação sexual vaginal ou anal pode ser acentuadamente reduzida – embora não totalmente eliminada – pelo uso de preservativos de látex. Os programas de saúde pública destinados a incentivar os usuários de substâncias a não compartilhar agulhas demonstraram ser efetivos no controle do aumento de novas infecções pelo HIV nessa população. Ademais, a administração de certos medicamentos a mulheres grávidas infectadas pelo HIV reduz acentuadamente o risco de transmissão do vírus para o feto.

O HIV é um vírus muito frágil, que não consegue sobreviver por muito tempo fora do corpo humano. O vírus não é transmitido por picadas de insetos. Uma pessoa não pode ser infectada por contato físico casual com uma pessoa infectada pelo HIV, como abraçar ou compartilhar objetos de uso doméstico. O vírus pode ser eliminado dos itens de higiene pessoal e de equipamentos médicos por meio de sua exposição ao calor (57° C por 10 minutos) ou de sua limpeza com desinfetantes comuns, como peróxido de hidrogênio, álcool, água sanitária ou produtos de limpeza germicidas. O lava-louças e as máquinas de lavar roupa convencionais também matam o HIV.

HIV: estrutura e infecção. O HIV é constituído por vários componentes: RNA (duas fitas), enzimas virais (transcriptase reversa, integrase e protease), um capsídio (revestimento proteico) e um envelope de membrana, que é penetrado por glicoproteínas (**Figura 22.23**). O HIV é classificado como **retrovírus**, visto que a sua informação genética é transportada no RNA, e não no DNA.

Fora de uma célula de um hospedeiro vivo, o vírus é incapaz de se replicar. Entretanto, quando um vírus infecta e entra em uma célula hospedeira, utiliza as enzimas e os ribossomos da célula hospedeira para produzir milhares de cópias do vírus. Os novos vírus finalmente saem da célula e, em seguida, infectam outras células. A infecção de uma célula hospedeira pelo HIV começa com a ligação das glicoproteínas do HIV a receptores na membrana plasmática da célula hospedeira. Isso faz com que a célula transporte o vírus dentro de seu citoplasma por meio de endocitose mediada por receptor. Uma vez no interior da célula hospedeira, o HIV elimina o seu revestimento proteico, e uma enzima viral, denominada **transcriptase reversa**, converte o RNA viral em DNA. Em seguida, o

FIGURA 22.23 Vírus da imunodeficiência humana (HIV), o agente etiológico da AIDS.

> O HIV é transmitido de modo mais efetivo por práticas que envolvem a troca de líquidos corporais.

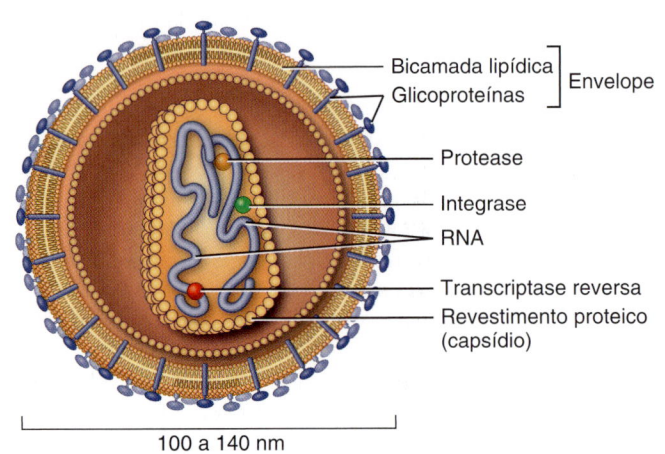

100 a 140 nm
Vírus da imunodeficiência humana (HIV)

? Que células do sistema imune são atacadas pelo HIV?

Foco na homeostasia

Contribuições do sistema linfático e da imunidade para todos os sistemas do corpo

- Os linfócitos B e T, bem como os anticorpos, protegem todos os sistemas do corpo do ataque por invasores estranhos prejudiciais (patógenos), células estranhas e células cancerosas.

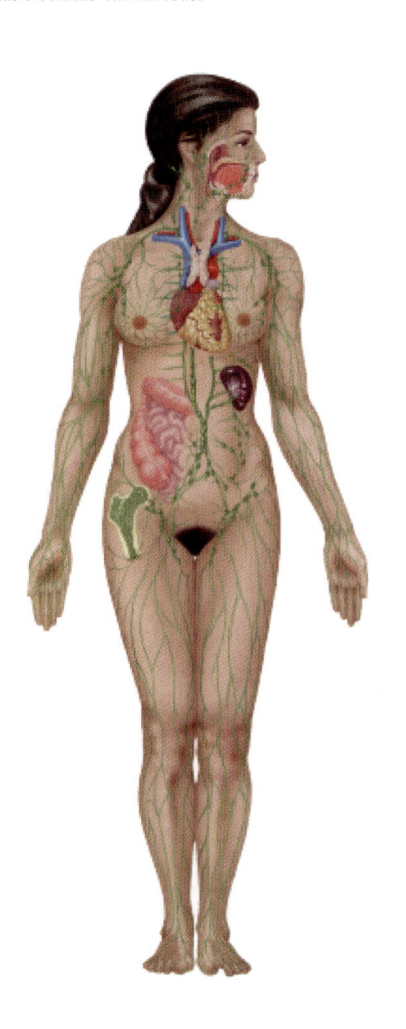

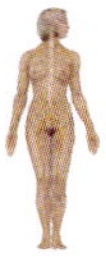

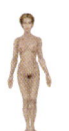

Sistema nervoso
- As células imunes ajudam a proteger o sistema nervoso contra patógenos, e o encéfalo ajuda a regular as respostas imunes
- Os vasos linfáticos drenam o excesso de líquido intersticial e as proteínas que extravasaram do sistema nervoso
- Os neuropeptídios atuam como neurotransmissores.

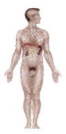

Sistema endócrino
- O fluxo da linfa ajuda a distribuir alguns hormônios e citocinas
- Os vasos linfáticos drenam o excesso de líquido intersticial e as proteínas plasmáticas que extravasaram das glândulas endócrinas.

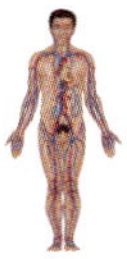

Sistema cardiovascular
- A linfa retorna o excesso de líquido filtrado dos capilares e as proteínas plasmáticas que extravasaram para o sangue venoso
- Os macrófagos no baço destroem os eritrócitos envelhecidos e removem resíduos do sangue.

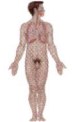

Sistema respiratório
- As tonsilas, os macrófagos alveolares e o MALT (tecido linfático associado a mucosa) ajudam a proteger os pulmões dos patógenos
- Os vasos linfáticos drenam o excesso de líquido intersticial dos pulmões.

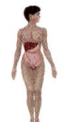

Sistema digestório
- As tonsilas e o MALT ajudam na defesa contra toxinas e patógenos que penetram no corpo a partir do sistema digestório
- O sistema digestório fornece anticorpos IgA na saliva e nas secreções gastrintestinais
- Os vasos linfáticos captam lipídios absorvidos da dieta e vitaminas lipossolúveis do intestino delgado e os transportam para o sangue
- Os vasos linfáticos drenam o excesso de líquido intersticial e as proteínas plasmáticas que extravasaram dos órgãos do sistema digestório.

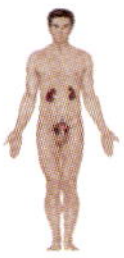

Sistema urinário
- Os vasos linfáticos drenam o excesso de líquido intersticial e as proteínas plasmáticas que extravasaram dos órgãos do sistema urinário
- O MALT ajuda a defender o corpo contra toxinas e patógenos que penetram pela uretra.

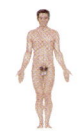

Sistema genital
- Os vasos linfáticos drenam o excesso de líquido intersticial e as proteínas plasmáticas que extravasaram dos órgãos do sistema genital
- O MALT ajuda a defender o corpo contra toxinas e patógenos que penetram por meio da vagina e do pênis
- Nas mulheres, os espermatozoides depositados na vagina não são atacados como invasores estranhos, devido à inibição das respostas imunes
- Os anticorpos IgG são capazes de atravessar a placenta para fornecer proteção ao feto em desenvolvimento
- O tecido linfático fornece anticorpos IgA no leite da lactante.

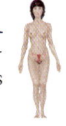

Tegumento comum
- Os vasos linfáticos drenam o excesso de líquido intersticial e proteínas plasmáticas que extravasaram da derme da pele
- As células do sistema imune (macrófagos intraepidérmicos) na pele ajudam a protegê-la
- O tecido linfático fornece anticorpos IgA no suor.

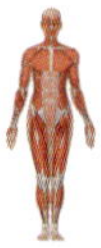

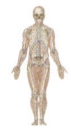

Sistema esquelético
- Os vasos linfáticos drenam o excesso de líquido intersticial e as proteínas plasmáticas que extravasaram do tecido conjuntivo ao redor dos ossos.

Sistema muscular
- Os vasos linfáticos drenam o excesso de líquido intersticial e as proteínas plasmáticas que extravasaram dos músculos.

DNA viral integra-se ao DNA da célula hospedeira por meio da enzima viral denominada **integrase**. Assim, o DNA viral é duplicado com o DNA da célula hospedeira durante a divisão celular normal. Além disso, o DNA viral pode fazer com que a célula infectada comece a produzir milhões de cópias de RNA viral e forme um capsídio para cada cópia. A formação do capsídio envolve a enzima viral **protease**, responsável por cortar proteínas em fragmentos para a montagem do capsídio. Uma vez formadas as novas cópias do HIV, elas brotam a partir da membrana plasmática da célula e passam a circular no sangue para infectar outras células.

O HIV danifica principalmente os linfócitos T auxiliares de diversas maneiras. Pelo menos 100 bilhões de cópias virais podem ser produzidas a cada dia. Os vírus brotam tão rapidamente da membrana plasmática de uma célula infectada que ocorre finalmente lise da célula. Além disso, as defesas do corpo atacam as células infectadas, matando-as, porém, sem matar todos os vírus que elas abrigam. Na maioria dos indivíduos infectados pelo HIV, os linfócitos T auxiliares são inicialmente substituídos tão rapidamente quanto são destruídos. Todavia, depois de vários anos, a capacidade do corpo de substituir os linfócitos T auxiliares é lentamente esgotada, e o seu volume na circulação declina progressivamente, devido a uma perda diária efetiva de linfócitos T auxiliares.

Sinais, sintomas e diagnóstico da infecção pelo HIV.
Logo após a infecção pelo HIV, a maior parte das pessoas apresenta uma doença de tipo gripal de curta duração. Os sinais e sintomas comuns consistem em febre, fadiga, exantema, cefaleia, dor articular, faringite e aumento de tamanho dos linfonodos. Cerca de 50% dos indivíduos infectados também apresentam sudorese noturna. Apenas 3 a 4 semanas após a infecção pelo HIV, os plasmócitos começam a secretar anticorpos dirigidos contra o HIV. Esses anticorpos podem ser detectados no plasma sanguíneo e formam a base para alguns dos exames de rastreamento do HIV. Quando o indivíduo é "HIV-positivo", isso habitualmente significa que ele tem anticorpos contra antígenos do HIV na sua corrente sanguínea.

Progressão para a AIDS.
Depois de um período de 2 a 10 anos, o HIV destrói um número suficiente de linfócitos T auxiliares, fazendo com que a maior parte dos indivíduos infectados comece a apresentar sintomas de imunodeficiência. Em geral, os indivíduos infectados pelo HIV apresentam aumento dos linfonodos e fadiga persistente, perda de peso involuntária, sudorese noturna, exantema, diarreia e várias lesões na boca e nas gengivas. Outrossim, o vírus pode começar a infectar os neurônios no encéfalo, o que afeta a memória da pessoa e produz distúrbios visuais.

À medida que o sistema imune entra lentamente em colapso, o indivíduo infectado pelo HIV torna-se suscetível a um conjunto de *infecções oportunistas*, ou seja, infecções causadas por microrganismos que normalmente são mantidos controlados, mas que, após o desenvolvimento da síndrome, proliferam-se devido ao sistema imune deficiente. A AIDS é diagnosticada quando a contagem de linfócitos T auxiliares cai abaixo de 200 células/µℓ de sangue, ou quando surgem infecções oportunistas, o que ocorrer primeiro. Com o passar do tempo, as infecções oportunistas habitualmente constituem a causa de morte.

Entre as infecções oportunistas relacionadas com o HIV/AIDS, destacam-se: candidíase, uma infecção fúngica que pode acometer a boca, o esôfago, os pulmões ou a vagina; a meningite fúngica; a diarreia persistente; as infecções por citomegalovírus, que podem causar febre, encefalite e cegueira; herpes labial; pneumonia fúngica; tuberculose; câncer de pele, dos vasos sanguíneos, da vagina e do colo do útero, além de linfoma; demência da AIDS; e síndrome consumptiva.

Tratamento da infecção pelo HIV.
Atualmente, a infecção pelo HIV não pode ser curada. As vacinas desenvolvidas para bloquear novas infecções pelo HIV e para reduzir a carga viral (o número de cópias de RNA do HIV em um µℓ de plasma sanguíneo) em indivíduos que já estão infectados estão em fase de ensaios clínicos. Enquanto isso, várias classes de fármacos demonstraram sucesso em prolongar a vida de muitas pessoas infectadas pelo HIV.

1. **Os inibidores nucleosídeos da transcriptase reversa (INTRs)** interferem na ação da transcriptase reversa, impedindo que a enzima realize a conversão do RNA viral em DNA viral. Lembre-se de que o DNA e o RNA são ácidos nucleicos compostos por unidades repetidas denominadas nucleotídeos, e que um nucleotídeo individual consiste em uma base nitrogenada, um açúcar pentose e um grupo fosfato (ver **Figura 2.24**). A transcriptase reversa converte o RNA viral em DNA viral pela leitura da fita de RNA viral e formação de uma fita de DNA complementar a partir dos nucleotídeos de DNA da célula hospedeira. Embora um nucleotídeo seja a unidade repetitiva de um ácido nucleico, o nucleosídeo é um componente ainda menor. Um *nucleosídeo* consiste simplesmente em uma base nitrogenada ligada a um açúcar pentose. Em outras palavras, um nucleosídeo é um nucleotídeo que não inclui o grupo fosfato. Os INTRs são nucleosídeos cujas estruturas são ligeiramente alteradas, em comparação com os nucleosídeos ou nucleotídeos normais do DNA. Quando os INTRs entram em uma célula infectada pelo HIV, a transcriptase reversa tenta erroneamente utilizar esses fármacos, em vez dos nucleotídeos de DNA normais para formar a fita de DNA viral, porém a enzima é desativada prematuramente, devido à estrutura alterada dos INTRs. Por conseguinte, os INTRs bloqueiam a ação da transcriptase reversa ao atuar como substratos defeituosos para a enzima, com consequente bloqueio da capacidade de ação da enzima. Entre os fármacos incluídos nessa categoria estão: entricitabina, fumarato de tenofovir disoproxila, tenofovir alafenamida, abacavir, didanosina, estavudina, lamivudina e zidovudina (ZDV, anteriormente denominada AZT).

2. **Os inibidores não nucleosídeos da transcriptase reversa (INNTRs)** também bloqueiam a ação da transcriptase reversa. Entretanto, diferentemente dos INTRs, os INNTRs têm estruturas químicas que são diferentes dos nucleosídeos e eles se ligam diretamente à transcriptase reversa para inibir a sua atividade. Exemplos de fármacos nessa categoria incluem: delavirdina, doravirina e efavirenz.

3. **Os inibidores da integrase** interferem na ação da integrase. Como resultado, o DNA viral é incapaz de se inserir no DNA da célula hospedeira. O raltegravir e o dolutegravir são exemplos de inibidores da integrase.

4. **Os inibidores da protease** interferem na ação da protease, bloqueando, assim, a formação do capsídio viral. Os fármacos nessa categoria incluem: nelfinavir, saquinavir, ritonavir e indinavir.

5. **Os inibidores da entrada ou da fusão** impedem a entrada do HIV nos linfócitos T auxiliares. Exemplos de fármacos nessa categoria incluem: enfuvirtida e maraviroque.

O tratamento recomendado para pacientes infectados pelo HIV é a *terapia antirretroviral (TARV)*, uma combinação de três ou mais medicamentos antirretrovirais de pelo menos duas classes de fármacos inibidores. A maioria dos indivíduos infectados pelo HIV que recebem TARV apresenta uma redução drástica da carga viral e um aumento no número de linfócitos T auxiliares no sangue. A TARV não apenas retarda a progressão da infecção pelo HIV para a AIDS, como também muitos indivíduos com AIDS tiveram uma remissão ou desaparecimento das infecções oportunistas e um aparente retorno à saúde. Contudo, a TARV pode ter um esquema posológico extenuante, e nem todas as pessoas são capazes de tolerar os efeitos colaterais tóxicos dos fármacos. Embora o HIV possa praticamente desaparecer do sangue com o tratamento farmacológico (de modo que um exame de sangue pode ser "negativo" para o HIV), o vírus normalmente ainda fica à espreita em vários tecidos linfáticos. Nesses casos, o indivíduo infectado ainda pode transmitir o vírus a outra pessoa.

Existem também dois métodos adicionais de terapia antirretroviral: a profilaxia pré-exposição e a profilaxia pós-exposição. Os indivíduos que correm alto risco de contrair o HIV (usuários de substâncias intravenosas ou indivíduos com múltiplos parceiros sexuais) são orientados a efetuar uma **profilaxia pré-exposição (PPrE)**, a qual consiste em tomar a medicação antiviral diariamente. A medicação utilizada para PPrE consiste em entricitabina mais fumarato de tenofovir disoproxila ou entricitabina mais tenofovir alafenamida. Somente os indivíduos que são HIV negativos podem efetuar a PPrE; se tomarem o medicamento conforme prescrito, ele ajuda significativamente a reduzir a capacidade do HIV de infectar o corpo. Para os indivíduos que acreditam que possam ter sido expostos ao HIV por meio de sexo desprotegido, uso de substâncias injetáveis ou picada de agulha acidental com sangue contaminado, recomenda-se outro tipo de terapia antirretroviral, denominado **profilaxia pós-exposição (PPE)**. Ela consiste no uso de medicação antirretroviral após uma possível exposição ao HIV para ajudar a prevenir a infecção. A PPE deve ser iniciada nas primeiras 72 horas após a possível exposição e continuada durante aproximadamente 1 mês. A PPE reduz de modo significativo a probabilidade do vírus ser capaz de infectar o indivíduo. O medicamento aprovado para a PPE é a entricitabina mais fumarato de tenofovir disoproxila mais raltegravir.

Reações alérgicas

Uma pessoa excessivamente reativa a determinada substância que é tolerada pela maioria das outras pessoas é considerada **alérgica** ou *hipersensível*. Sempre que houver uma reação alérgica, ocorrerá alguma lesão tecidual. Os antígenos que induzem uma reação alérgica são denominados **alergênicos**; os mais comuns incluem determinados alimentos (leite, amendoim, mariscos, ovos), antibióticos (penicilina, tetraciclina), vacinas (coqueluche, febre tifoide), venenos (de abelha, vespa, cobra), cosméticos, substâncias químicas em plantas, como hera venenosa, polens, poeira, mofo, corantes que contêm iodo utilizados em determinados procedimentos radiográficos e até mesmo microrganismos.

Existem quatro tipos básicos de reações de **hipersensibilidade**: tipo I (anafilática), tipo II (citotóxica), tipo III (por imunocomplexos) e tipo IV (mediada por células). As três primeiras reações são respostas imunes mediadas por anticorpos, ao passo que a última é uma resposta imune celular.

As **reações do tipo I** (*anafiláticas*) são as mais comuns e ocorrem poucos minutos após uma pessoa sensibilizada a determinado alergênio ser novamente exposta a ele. Em resposta à primeira exposição a determinados alergênios, alguns indivíduos produzem anticorpos IgE, que se ligam à superfície dos mastócitos e basófilos. Quando o mesmo alergênio volta a entrar no corpo em outra ocasião, ele se liga aos anticorpos IgE já presentes. Em resposta, os mastócitos e os basófilos liberam histamina, prostaglandinas, leucotrienos e cininas. Coletivamente, esses mediadores provocam vasodilatação, aumento da permeabilidade dos capilares sanguíneos, aumento da contração do músculo liso das vias respiratórias e aumento da secreção de muco. Em consequência, a pessoa pode apresentar respostas inflamatórias, dificuldade em respirar pelas vias respiratórias contraídas e coriza em decorrência da secreção excessiva de muco. No **choque anafilático**, que pode ocorrer em um indivíduo suscetível que acaba de receber um fármaco desencadeante, ou que foi picado por uma vespa, por exemplo, os sibilos e a dispneia à medida que ocorre contração das vias respiratórias são habitualmente acompanhados de choque, por conta da vasodilatação e perda de líquido do sangue. Essa emergência potencialmente fatal é habitualmente tratada pela injeção de epinefrina para dilatar as vias respiratórias e fortalecer os batimentos cardíacos.

As **reações do tipo II** (*citotóxicas*) são causadas por anticorpos (IgG ou IgM) dirigidos contra antígenos nas células sanguíneas (eritrócitos, linfócitos ou plaquetas) ou nas células teciduais de um indivíduo. A reação dos anticorpos e antígenos habitualmente leva à ativação do complemento. As reações do tipo II, que podem ocorrer em reações transfusionais de sangue incompatível, provocam dano às células, visto que provocam a sua lise.

As **reações do tipo III** (por *imunocomplexos*) envolvem antígenos, anticorpos (IgA ou IgM) e complemento. Quando há determinadas proporções entre antígeno e anticorpo, os imunocomplexos são pequenos o suficiente para escapar da fagocitose, porém são retidos na membrana basal sob o epitélio dos vasos sanguíneos, onde ativam o complemento e causam inflamação. A glomerulonefrite e a artrite reumatoide (AR) surgem dessa maneira.

As **reações do tipo IV** (*mediadas por células*) ou *reações de hipersensibilidade tardia* habitualmente aparecem 12 a 72 horas após a exposição a determinado alergênio. Ocorrem reações do tipo IV quando os alergênios são capturados por células apresentadoras de antígeno (como macrófagos intraepidérmicos na pele), que migram para os linfonodos e apresentam o alergênio aos linfócitos T, os quais, então, se proliferam. Alguns dos novos linfócitos T retornam ao local de entrada do alergênio no corpo, onde produzem interferonas gama, responsáveis por ativar os macrófagos, e o fator de necrose tumoral, responsável por estimular uma resposta inflamatória. As bactérias intracelulares, como *Mycobacterium tuberculosis*, desencadeiam esse tipo de resposta imune celular, assim como determinados haptenos, como a toxina da hera venenosa. O teste cutâneo para tuberculose também é uma reação de hipersensibilidade tardia.

Doença autoimune

Em uma **doença autoimune** ou *autoimunidade*, o sistema imune é incapaz de exibir autotolerância e ataca os próprios tecidos do indivíduo. Normalmente, as doenças autoimunes surgem no início da vida adulta e são comuns, acometendo cerca de 5% dos adultos na América do Norte e na Europa. As mulheres sofrem de doenças autoimunes duas vezes mais frequentemente do que os homens. Lembre-se de que os linfócitos B e os linfócitos T autorreativos normalmente são eliminados ou sofrem anergia durante a seleção negativa (ver **Figura 22.22**). Aparentemente, esse processo não é 100% efetivo. Sob a influência de gatilhos ambientais desconhecidos e certos genes que tornam alguns indivíduos mais suscetíveis, a autotolerância falha, resultando na ativação de clones autorreativos de linfócitos T e B. Em seguida, essas células produzem respostas imunes celulares ou mediadas por anticorpos contra seus próprios antígenos.

Diversos mecanismos provocam diferentes doenças autoimunes. Algumas envolvem a produção de **autoanticorpos**, isto é, anticorpos que se ligam e estimulam ou bloqueiam seus próprios antígenos. Na doença de Graves, por exemplo, são encontrados autoanticorpos que mimetizam o TSH (hormônio tireoestimulante) e que estimulam a secreção de hormônios tireoidianos (produzindo, assim, hipertireoidismo); os autoanticorpos que se ligam e que bloqueiam os receptores de acetilcolina provocam a fraqueza muscular característica da miastenia grave. Outras doenças autoimunes envolvem a ativação dos linfócitos T citotóxicos, os quais destroem determinadas células do corpo. Os exemplos incluem: diabetes melito tipo I, em que os linfócitos T atacam as células beta do pâncreas produtoras de insulina; e a esclerose múltipla, em que as linfócitos T atacam as bainhas de mielina em torno dos axônios dos neurônios. Em certas doenças autoimunes, ocorrem também ativação inapropriada dos linfócitos T auxiliares ou produção excessiva de interferonas gama. Outros distúrbios autoimunes incluem: artrite reumatoide, lúpus eritematoso sistêmico, febre reumática, anemias hemolítica e perniciosa, doença de Addison, tireoidite de Hashimoto e retocolite ulcerativa.

Os tratamentos para as várias doenças autoimunes consistem na remoção do timo (timectomia), em injeções de interferonas beta, fármacos imunossupressores e plasmaférese, em que o plasma sanguíneo do indivíduo é filtrado para remover os anticorpos e os complexos antígeno-anticorpo.

Mononucleose infecciosa

A **mononucleose infecciosa** é uma doença contagiosa causada pelo *vírus Epstein-Barr (EBV)*. Ocorre principalmente em crianças e adultos jovens e mais frequentemente em mulheres do que em homens. O vírus mais comumente entra no corpo por meio de contato oral íntimo, como o beijo, o que levou a seu nome popular, "doença do beijo". Em seguida, o EBV multiplica-se nos tecidos linfáticos e é filtrado para o sangue, onde infecta e multiplica-se nos linfócitos B, as principais células hospedeiras. Em virtude dessa infecção, os linfócitos B tornam-se tão aumentados e de aparência anormal que lembram os monócitos, por isso o termo *mono*nucleose. Além de uma contagem elevada de leucócitos, com porcentagem anormalmente alta de linfócitos, os sinais e sintomas incluem fadiga, cefaleia, tontura, faringite, aumento de tamanho e hipersensibilidade dos linfonodos e febre. Não existe cura para a mononucleose infecciosa, porém a doença habitualmente tem um curso de algumas semanas.

Linfomas

Os **linfomas** são cânceres dos órgãos linfáticos, particularmente dos linfonodos. A maior parte não tem causa conhecida. Os dois principais tipos são a doença de Hodgkin e o linfoma não Hodgkin.

A **doença de Hodgkin (DH)** caracteriza-se por um aumento indolor, não sensível à palpação, de um ou mais linfonodos, mais comumente no pescoço, no tórax e na axila. Quando a doença sofre metástase a partir desses locais, ocorrem também febre, sudorese noturna, perda de peso e dor óssea. A DH afeta principalmente indivíduos entre 15 e 35 anos e pessoas com mais de 60 anos, sendo mais comum em homens. Se for diagnosticada precocemente, a DH tem uma taxa de cura de 90 a 95%.

O **linfoma não Hodgkin (LNH)**, que é mais comum do que o DH, ocorre em todas as faixas etárias, e a sua incidência aumenta com a idade até alcançar um máximo entre 45 e 70 anos. O LNH pode começar da mesma maneira que o DH, mas também pode incluir esplenomegalia, anemia e mal-estar geral. Até 50% de todos os indivíduos com LNH são curados ou sobrevivem por um período prolongado. As opções de tratamento para o DH e o LNH incluem radioterapia, quimioterapia e transplante de medula óssea.

Lúpus eritematoso sistêmico

O **lúpus eritematoso sistêmico (LES)** ou simplesmente *lúpus* (= lobo), é uma doença inflamatória autoimune crônica, que afeta vários sistemas do corpo. O lúpus caracteriza-se por períodos de doença ativa e remissão; os sintomas variam de leves a potencialmente fatais. Mais frequentemente, o lúpus desenvolve-se entre 15 e 44 anos e é 10 a 15 vezes mais comum em mulheres do que em homens. É também 2 a 3 vezes mais comum em afro-americanos, hispânicos, americanos de origem asiática e americanos nativos do que em indivíduos americanos de origem europeia. Embora a causa não seja conhecida, o LES pode ser desencadeado em decorrência de predisposição genética à doença e fatores ambientais (infecções, antibióticos, luz ultravioleta, estresse e hormônios). Os hormônios sexuais parecem influenciar o desenvolvimento do LES. Com frequência, a doença acomete mulheres que exibem níveis extremamente baixos de androgênios.

Os sinais e sintomas do LES consistem em dor articular, dor muscular, dor torácica com respirações profundas, cefaleia, dedos das mãos ou dos pés pálidos ou roxos, disfunção renal, baixa contagem de células sanguíneas, disfunção nervosa ou do encéfalo, febre baixa, fadiga, úlceras orais, perda de peso, edema das pernas ou ao redor dos olhos, aumento dos linfonodos e do baço, fotossensibilidade, rápida perda de grandes quantidades de cabelo e, algumas vezes, erupção cutânea na ponte do nariz e nas bochechas, conhecida como "erupção em asa de borboleta". Acreditava-se que a natureza erosiva de algumas das lesões cutâneas do LES se assemelhassem ao dano causado pela mordedura de um lobo – o que explica o termo *lúpus*.

Duas características imunológicas do LES são a ativação excessiva dos linfócitos B e a produção inapropriada de autoanticorpos contra o DNA (anticorpos anti-DNA) e contra outros componentes dos núcleos celulares, como proteínas histonas. Acredita-se que os gatilhos da ativação dos linfócitos B incluam várias substâncias químicas e fármacos, antígenos virais e bacterianos e exposição à luz solar. Os complexos circulantes de autoanticorpos anormais e seus "antígenos" provocam dano aos tecidos de todo o corpo. Ocorre dano aos rins à medida que os complexos ficam retidos na membrana basal dos capilares renais, o que obstrui a filtração do sangue. A insuficiência renal constitui a causa mais comum de morte.

Não existe cura para o lúpus, porém o tratamento farmacológico pode minimizar os sintomas, reduzir a inflamação e prevenir as exacerbações. Os medicamentos mais comumente utilizados para o lúpus consistem em analgésicos (anti-inflamatórios não esteroides como o ácido acetilsalicílico e o ibuprofeno), antimaláricos (hidroxicloroquina) e corticosteroides (prednisona e hidrocortisona).

Imunodeficiência combinada grave

A **imunodeficiência combinada grave (IDCG)** é uma doença hereditária rara, em que tanto os linfócitos B quanto os linfócitos T estão ausentes ou inativos. Os cientistas agora identificaram mutações em vários genes que são responsáveis por alguns tipos de IDCG. Em alguns casos, uma infusão de células da medula óssea vermelha de um irmão que apresenta antígenos MHC muito semelhantes pode fornecer células-tronco normais que darão origem a linfócitos B e T normais. O resultado pode ser uma cura completa. Entretanto, menos de 30% dos pacientes acometidos têm um irmão compatível que pode servir como doador. A doença, que ocorre mais frequentemente em indivíduos do sexo masculino, também é conhecida como *doença do menino da bolha,* em homenagem a David Vetter, que nasceu com a condição e vivia atrás de barreiras de plástico para protegê-lo dos microrganismos. Ele morreu aos 12 anos de idade, em 1984. A probabilidade de uma criança nascer com IDCG é de cerca de 1 em 500 mil e, até recentemente, era sempre fatal. As crianças com IDCG praticamente não têm nenhuma defesa contra microrganismos. O tratamento consiste em controlar quaisquer infecções atuais, reforçar a nutrição, realizar um transplante de medula óssea (que fornece células-tronco para a produção de novos linfócitos B e T), terapia de substituição enzimática (injeções de adenosina desaminase ligada a polietilenoglicol ou PE-ADA) e terapia gênica. Nessa técnica, a abordagem mais comum consiste em inserir um gene normal dentro de um genoma para substituir o gene não funcional. O gene normal é habitualmente fornecido por um vírus. Em seguida, o gene normal deverá produzir linfócitos B e T para proporcionar uma imunidade suficiente.

Terminologia técnica

Adenite. Linfonodos aumentados, hipersensíveis à palpação e inflamados, em decorrência de uma infecção.

Aloenxerto. Transplante entre indivíduos geneticamente distintos da mesma espécie. Os transplantes de pele de outras pessoas e as transfusões de sangue são aloenxertos.

Autoenxerto. Transplante em que o próprio tecido do indivíduo é enxertado em outra parte do corpo (como os enxertos de pele para tratamento de queimaduras ou cirurgia plástica).

Esplenomegalia. Aumento do baço.

Gamaglobulina. Suspensão de imunoglobulinas do sangue, que consiste em anticorpos que reagem contra um patógeno específico. É preparada pela injeção do patógeno em animais, retirada de sangue dos animais após a produção de anticorpos, isolamento dos anticorpos e a sua injeção em um ser humano para proporcionar imunidade em curto prazo.

Hiperesplenismo. Atividade anormal do baço, em decorrência de esplenomegalia e associada a um aumento na taxa de destruição das células sanguíneas normais.

Linfadenopatia. Linfonodos aumentados e, algumas vezes, hipersensíveis à palpação, como resposta à infecção.

Linfangite. Inflamação dos vasos linfáticos.

Linfedema. Acúmulo de linfa nos vasos linfáticos, causando edema indolor de um membro.

Síndrome da fadiga crônica (SFC). Distúrbio que habitualmente ocorre em adultos jovens, principalmente em mulheres. Caracteriza-se por: (1) extrema fadiga, que compromete as atividades normais durante pelo menos 6 meses; e (2) ausência de outras doenças conhecidas (câncer, infecções, abuso de substâncias, toxicidade ou transtornos psiquiátricos) passíveis de produzir sintomas semelhantes.

Xenoenxerto: Transplante entre animais de espécies diferentes. Os xenoenxertos de tecido porcino ou de tecido bovino podem ser utilizados em seres humanos como curativo fisiológico para queimaduras graves. Outros xenoenxertos incluem valvas cardíacas de suínos e coração de babuínos.

Revisão do capítulo

Conceitos essenciais

22.1 Conceito de imunidade

1. A capacidade de evitar doenças é denominada imunidade (resistência). A falta de resistência é denominada suscetibilidade.

2. Os dois tipos gerais de imunidade são: (a) inata e (b) adaptativa.

3. A imunidade inata refere-se a uma ampla variedade de respostas do corpo a uma grande variedade de patógenos.

4. A imunidade adaptativa envolve a ativação de linfócitos específicos para combater uma determinada substância estranha.

22.2 Estrutura e função do sistema linfático

1. O sistema linfático é responsável pelas respostas imunes e consiste em linfa, vasos linfáticos, bem como estruturas e órgãos, que contêm tecido linfático (tecido reticular especializado contendo muitos linfócitos).

2. O sistema linfático drena o líquido intersticial, transporta lipídios da dieta e protege contra a invasão por meio de respostas imunes.

22.3 Vasos linfáticos e circulação linfática

1. Os vasos linfáticos começam como capilares linfáticos de extremidades fechadas nos espaços teciduais entre as células. O líquido

intersticial drena para os capilares linfáticos, formando, assim, a linfa. Os capilares linfáticos fundem-se para formar vasos maiores, denominados vasos linfáticos, que transportam a linfa para dentro e para fora dos linfonodos

2. A via do fluxo da linfa segue dos capilares linfáticos para os vasos linfáticos e, em seguida, dos troncos linfáticos para o ducto torácico e ducto linfático direito e para as veias subclávias.

3. A linfa flui devido às contrações musculares esqueléticas e aos movimentos respiratórios. As válvulas presentes nos vasos linfáticos também ajudam o fluxo da linfa.

22.4 Órgãos e tecidos linfáticos

1. Os órgãos linfáticos primários são a medula óssea vermelha e o timo. Os órgãos linfáticos secundários são os linfonodos, o baço e os nódulos linfáticos.

2. O timo está localizado entre o esterno e os grandes vasos sanguíneos, acima do coração. É o local de maturação dos linfócitos T.

3. Os linfonodos são estruturas encapsuladas com formato ovalado, localizadas ao longo dos vasos linfáticos. A linfa entra nos linfonodos por meio dos vasos linfáticos aferentes, é filtrada e sai pelos vasos linfáticos eferentes. Os linfonodos constituem o local de proliferação dos linfócitos B e dos linfócitos T.

4. O baço é a maior massa única de tecido linfático do corpo. No interior desse órgão, os linfócitos B e T desempenham funções imunes, ao passo que os macrófagos destroem os patógenos transportados pelo sangue e os eritrócitos desgastados por fagocitose.

5. Os nódulos linfáticos estão espalhados por toda a túnica mucosa dos sistemas digestório, respiratório, urinário e genital. Esse tecido linfático é denominado tecido linfoide associado a mucosa (MALT).

22.5 Desenvolvimento dos tecidos linfáticos

1. Os vasos linfáticos desenvolvem-se a partir dos sacos linfáticos, que surgem de veias em desenvolvimento. Por conseguinte, são derivados do mesoderma.

2. Os linfonodos desenvolvem-se a partir dos sacos linfáticos, que são invadidos por células mesenquimais.

22.6 Imunidade inata

1. A imunidade inata inclui fatores físicos e químicos, proteínas antimicrobianas, células *natural killer*, fagócitos, inflamação e febre.

2. A pele e as túnicas mucosas constituem a primeira linha de defesa contra a entrada de patógenos.

3. As substâncias antimicrobianas incluem interferonas, o sistema complemento, proteínas de ligação do ferro e proteínas antimicrobianas.

4. As células *natural killer* e os fagócitos atacam e matam os patógenos e as células defeituosas no corpo.

5. A inflamação ajuda na eliminação de microrganismos, toxinas e material estranho no local de uma lesão e também prepara o local para o reparo tecidual.

6. A febre intensifica os efeitos antivirais das interferonas, inibe o crescimento de alguns microrganismos e acelera as reações do corpo que ajudam no reparo.

7. A **Tabela 22.1** fornece um resumo das doenças inatas.

22.7 Imunidade adaptativa

1. A imunidade adaptativa envolve linfócitos, denominados linfócitos B e linfócitos T. Os linfócitos B e T originam-se de células-tronco na medula óssea vermelha. Os linfócitos B amadurecem na medula óssea vermelha, já os linfócitos T amadurecem no timo.

2. Antes dos linfócitos B deixarem a medula óssea vermelha ou dos linfócitos T deixarem o timo, eles desenvolvem imunocompetência, que é a capacidade de realizar respostas imunes adaptativas. Esse processo envolve a inserção de receptores de antígeno em suas membranas plasmáticas. Tais receptores são moléculas com capacidade de reconhecer antígenos específicos.

3. Dois tipos principais de linfócitos T maduros saem do timo: os linfócitos T auxiliares (também conhecidos como linfócitos T CD4) e os linfócitos T citotóxicos (também designados como linfócitos T CD8).

4. Existem dois tipos de imunidade adaptativa: a imunidade celular e a imunidade mediada por anticorpos (humoral). Nas respostas imunes celulares, os linfócitos T citotóxicos atacam diretamente os antígenos invasores; nas respostas imunes mediadas por anticorpos, os linfócitos B transformam-se em plasmócitos que secretam anticorpos.

5. A seleção clonal é o processo pelo qual um linfócito se prolifera e diferencia-se em resposta a um antígeno específico. O resultado da seleção clonal é a formação de um clone de células que tem a capacidade de reconhecer o mesmo antígeno específico que o linfócito original.

6. Um linfócito que sofre seleção clonal dá origem a dois tipos principais de células no clone: as células efetoras e as células de memória. As células efetoras de um clone de linfócitos realizam respostas imunes que, em última análise, resultam na destruição ou na inativação do antígeno. As células efetoras incluem: os linfócitos T auxiliares ativos, que fazem parte de um clone de linfócitos T auxiliares; os linfócitos T citotóxicos ativos, que fazem parte de um clone de linfócitos T citotóxicos; e os linfócitos, que fazem parte de um clone de linfócitos B. As células de memória de um clone de linfócitos não participam ativamente da resposta imune inicial. Todavia, se o antígeno reaparecer futuramente no corpo, as células de memória são capazes de responder rapidamente ao antígeno por meio de proliferação e diferenciação em mais células efetoras e mais células de memória. As células de memória incluem: linfócitos T auxiliares de memória, que fazem parte de um clone de linfócitos T auxiliares; linfócitos T citotóxicos de memória, que fazem parte de um clone de linfócitos T citotóxicos; e os linfócitos B de memória, que fazem parte de um clone de linfócitos B.

7. Os antígenos (Ag) são substâncias químicas reconhecidas como estranhas pelo sistema imune. Os receptores de antígeno exibem uma grande diversidade, em decorrência da recombinação genética.

8. Os "autoantígenos", denominados antígenos do complexo principal de histocompatibilidade (MHC), são exclusivos das células do corpo de cada indivíduo. Todas as células, exceto os eritrócitos, exibem moléculas de MHC-I. As células apresentadoras de antígeno (APC) exibem moléculas de MHC-II. As APCs incluem macrófagos, linfócitos B e células dendríticas.

9. Os antígenos exógenos (formados fora das células do corpo) são apresentados com moléculas do MHC-II; os antígenos endógenos (formados no interior das células do corpo) são apresentados com moléculas do MHC-I.

10. As citocinas são pequenos hormônios proteicos que podem estimular ou inibir muitas funções celulares normais, como o crescimento e a diferenciação. Outras citocinas regulam as respostas imunes (ver **Tabela 22.2**).

22.8 Imunidade celular

1. Uma resposta imune celular começa a ativação de um pequeno número de linfócitos T por um antígeno específico.

2. Durante o processo de ativação, os receptores de linfócitos T (TCR) reconhecem fragmentos de antígenos associados a moléculas do MHC na superfície de uma célula do corpo.

3. A ativação dos linfócitos T também exige coestimulação, seja por citocinas, como a interleucina-2, seja por pares de moléculas da membrana plasmática.

4. Uma vez ativado, o linfócito T sofre seleção clonal, a qual resulta na formação de um clone de células efetoras e de células de memória. As células efetoras de um clone de linfócitos T realizam respostas imunes que, em última análise, levam à eliminação do antígeno.

5. Os linfócitos T auxiliares exibem proteínas CD4, reconhecem fragmentos de antígenos associados a moléculas do MHC-II e secretam várias citocinas, das quais a mais importante é a interleucina-2, que atua como coestimuladora para outros linfócitos T auxiliares, linfócitos T citotóxicos e linfócitos B.

6. Os linfócitos T citotóxicos exibem a proteína CD8 e reconhecem fragmentos de antígenos associados a moléculas do MHC-I.

7. Os linfócitos T citotóxicos ativos eliminam os invasores por meio de: (1) liberação de granzimas, que provocam apoptose das células-alvo (em seguida, os fagócitos matam os microrganismos); (2) liberação de perforina, que causa citólise; e (3) de granulisina, que destrói os microrganismos.

8. Os linfócitos T citotóxicos, os macrófagos e as células *natural killer* realizam a vigilância imunológica, reconhecendo e destruindo células cancerosas que exibem antígenos tumorais.

22.9 Imunidade humoral (mediada por anticorpos)

1. Uma resposta imune mediada por anticorpos começa com a ativação de um linfócito B por um antígeno específico.

2. Os linfócitos B podem responder a antígenos não processados, porém a sua resposta é mais intensa quando eles processam o antígeno. A interleucina-2 e outras citocinas secretadas pelos linfócitos T auxiliares fornecem a coestimulação necessária para a ativação dos linfócitos B.

3. Uma vez ativado, o linfócito B sofre seleção clonal, formando um clone de plasmócitos e de células de memória. Os plasmócitos são as células efetoras de um clone de linfócitos B e eles secretam anticorpos.

4. Um anticorpo (Ac) é uma proteína que se combina especificamente ao antígeno que desencadeou a sua produção.

5. Os anticorpos consistem em cadeias pesadas e leves e em regiões variáveis e constantes.

6. Com base na sua química e estrutura, os anticorpos são agrupados em cinco classes principais (IgG, IgA, IgM, IgD e IgE), cada uma com funções biológicas específicas.

7. As ações dos anticorpos incluem: neutralização do antígeno, imobilização de bactérias, aglutinação e precipitação do antígeno, ativação do complemento e intensificação da fagocitose.

8. O complemento consiste em um grupo de proteínas que complementam as respostas imunes e que ajudam a eliminar antígenos do corpo.

9. A imunização contra determinados microrganismos é possível, visto que os linfócitos B de memória e os linfócitos T de memória permanecem depois de uma resposta primária a um antígeno. A resposta secundária fornece proteção se o mesmo microrganismo entrar novamente no corpo.

22.10 Autorreconhecimento e autotolerância

1. Os linfócitos T sofrem seleção positiva para assegurar que sejam capazes de reconhecer as proteínas do próprio MHC (autorreconhecimento) e seleção negativa para garantir que não reajam a outras proteínas próprias (autotolerância). A seleção negativa envolve tanto deleção quanto anergia.

2. Os linfócitos B desenvolvem tolerância por meio de deleção e anergia.

22.11 Estresse e imunidade

1. A psiconeuroimunologia (PNI) trata das vias de comunicação que ligam os sistemas nervoso, endócrino e imune. Os pensamentos, os sentimentos, o humor e as crenças influenciam a saúde e a evolução da doença.

2. Sob estresse, as pessoas têm menos tendência a se alimentar bem e a praticar exercícios físicos regularmente, dois hábitos que aumentam a imunidade.

22.12 Envelhecimento e sistema linfático

1. Com o avanço da idade, os indivíduos tornam-se mais suscetíveis a infecções e neoplasias malignas, respondem menos adequadamente às vacinas e produzem mais autoanticorpos.

2. As respostas imunes também diminuem com a idade.

Questões para avaliação crítica

1. Esperanza observou a sua mãe enquanto ela recebia a vacina contra a gripe. "Por que você precisa de uma injeção se você não está doente?" perguntou. "Para eu não ficar doente", respondeu a mãe. Explique como a vacina antigripal evita a doença.

2. Por causa de um câncer de mama, a Sra. Franco foi submetida a mastectomia radical direita, em que os linfonodos axilares e vasos linfáticos direitos foram removidos. Agora, está apresentando edema pronunciado do braço direito. Por que o cirurgião removeu o tecido linfático, bem como a mama? Por que o braço direito da Sra. Franco apresenta edema?

3. A irmã mais nova de Tariq tem caxumba. Tariq não consegue lembrar se teve ou não a doença, porém está se sentindo ligeiramente febril. Como o médico de Tariq poderia determinar se ele está com caxumba ou se ele já teve anteriormente a doença?

Respostas às questões das figuras

22.1 A medula óssea vermelha contém células-tronco que se desenvolvem em linfócitos.

22.2 A linfa assemelha-se mais ao líquido intersticial do que ao plasma sanguíneo, visto que o teor de proteínas da linfa é baixo.

22.3 Os troncos lombar esquerdo e lombar direito e o tronco intestinal drenam para a cisterna do quilo, que, em seguida, drena para o ducto torácico.

22.4 A inspiração promove o movimento de linfa dos vasos linfáticos abdominais para a região torácica, visto que a pressão nos vasos da região torácica é menor do que a pressão na região abdominal quando a pessoa inspira.

22.5 Os linfócitos T amadurecem no timo.

22.6 As substâncias estranhas na linfa que entram em um linfonodo podem ser fagocitadas por macrófagos ou podem ser atacadas por linfócitos que desenvolvem a resposta imune.

22.7 A polpa branca do baço atua na imunidade, já a polpa vermelha desempenha funções relacionadas com as células sanguíneas.

22.8 Os tecidos linfáticos começam a se desenvolver no final da 5ª semana de gestação.

22.9 A lisozima, as enzimas digestivas e os oxidantes são capazes de matar microrganismos ingeridos durante a fagocitose.

22.10 A vermelhidão resulta do aumento do fluxo sanguíneo em consequência da vasodilatação; a dor resulta de lesão das fibras nervosas, da irritação por toxinas microbianas, cininas e prostaglandinas, bem como da pressão decorrente do edema; o calor, do aumento do fluxo sanguíneo e do calor liberado pelas reações metabólicas localmente aumentadas; o edema, do extravasamento de líquido dos capilares, devido ao aumento da permeabilidade.

22.11 Os linfócitos T auxiliares participam das respostas imunes tanto celular quanto mediada por anticorpos.

22.12 Os epítopos consistem em pequenas partes imunogênicas de um antígeno maior; os haptenos são pequenas moléculas que se tornam imunogênicas apenas quando ligadas a uma proteína do corpo.

22.13 As APCs incluem macrófagos nos tecidos de todo o corpo, linfócitos B encontrados no sangue e no tecido linfático, e células dendríticas nas túnicas mucosas e na pele.

22.14 Os antígenos endógenos incluem proteínas virais, toxinas de bactérias intracelulares e proteínas anormais sintetizadas por uma célula cancerosa.

22.15 O primeiro sinal de ativação dos linfócitos T é a ligação do antígeno a um TCR; o segundo sinal é um coestimulador, como uma cinina ou outro par de moléculas da membrana plasmática.

22.16 A proteína CD8 de um linfócito T citotóxico liga-se à molécula do MHC-I de uma célula infectada do corpo para ajudar a ancorar a interação receptor de linfócitos T (TCR)-antígeno, de modo que possa ocorrer o reconhecimento do antígeno.

22.17 Os linfócitos T citotóxicos atacam algumas células tumorais e células de tecido transplantado, bem como células infectadas por microrganismos.

22.18 Como todos os plasmócitos na figura fazem parte do mesmo clone, eles secretam apenas um tipo de anticorpo.

22.19 As regiões variáveis reconhecem um antígeno específico e ligam-se a ele.

22.20 A via clássica de ativação do complemento está ligada à imunidade mediada por anticorpos, visto que os complexos Ag-Ac ativam o C1.

22.21 No pico da secreção, há produção de aproximadamente 1 mil vezes mais IgG na resposta secundária do que na resposta primária.

22.22 Na deleção, os linfócitos T ou os linfócitos B autorreativos morrem; na anergia, eles permanecem vivos, porém não respondem à estimulação antigênica.

22.23 O HIV ataca os linfócitos T auxiliares.

CAPÍTULO 23

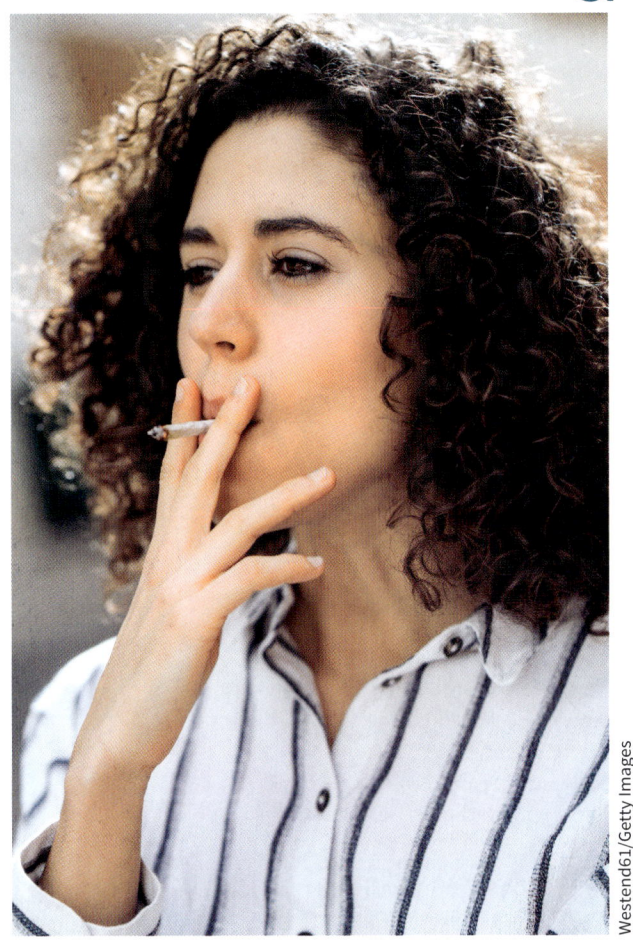

Consulte o boxe *Correlação clínica: efeitos do tabagismo no sistema respiratório* na Seção 23.9 para descobrir por que o tabagismo (cigarros) prejudica o sistema respiratório de muitas maneiras, assim como muitos outros sistemas do corpo humano.

Sistema Respiratório

Sistema respiratório e homeostasia

> O sistema respiratório contribui para a homeostasia ao propiciar a troca gasosa – oxigênio e dióxido de carbono – entre o ar atmosférico, o sangue e as células teciduais. Esse sistema também contribui para ajustar o pH dos líquidos corporais.

As células do corpo humano usam continuamente oxigênio (O_2) para as reações metabólicas que geram ATP a partir da clivagem de moléculas nutrientes. Ao mesmo tempo, essas reações liberam dióxido de carbono (CO_2) como escória metabólica. Como o excesso de CO_2 resulta em acidez que pode ser tóxica para as células, ele precisa ser eliminado de modo rápido e eficiente. Os sistemas circulatório e respiratório cooperam para suprir O_2 e eliminar CO_2. O sistema respiratório é responsável pela troca gasosa – aporte de O_2 e eliminação de CO_2 –, e o sistema circulatório transporta sangue contendo os gases entre os pulmões e as células corporais. A falência do sistema respiratório e/ou do sistema circulatório compromete a homeostasia ao provocar morte rápida das células por carência de oxigênio e acúmulo de escórias metabólicas. Além de atuar na troca gasosa, o sistema respiratório apresenta outras funções: participa na regulação do pH sanguíneo; contém receptores para o sentido de olfação; filtra o ar inspirado; produz sons; e elimina água e calor no ar expirado. Como nos sistemas digestório e urinário, que serão abordados em outros capítulos, no sistema respiratório existe área substancial de contato do meio externo com os vasos sanguíneos capilares.

23.1 Visão geral do sistema respiratório

OBJETIVOS

- **Discutir** as etapas da respiração
- **Definir** o sistema respiratório
- **Explicar** como os órgãos do sistema respiratório são classificados do ponto de vista estrutural e funcional.

As etapas envolvidas na respiração

O processo de fornecimento de oxigênio (O_2) e retirada de dióxido de carbono (CO_2) do corpo é conhecido como **respiração** e apresenta três etapas básicas (**Figura 23.1**):

1 A **ventilação pulmonar** consiste em **inspiração** (inalação, influxo de ar) e expiração (expiração de ar, efluxo de ar); envolve a troca de ar entre a atmosfera e os alvéolos pulmonares. A inspiração possibilita o aporte de O_2 para os pulmões, ao passo que a expiração possibilita a eliminação de CO_2 dos pulmões.

2 A **respiração externa** (*pulmonar*) é a troca gasosa entre os alvéolos pulmonares e o sangue nos capilares pulmonares através da membrana respiratória. Nesse processo, o sangue capilar pulmonar obtém O_2 e perde CO_2.

3 A **respiração interna** (*tecidual*) é a troca gasosa entre o sangue nos capilares sistêmicos e as células teciduais. Nessa etapa, o sangue perde O_2 e capta CO_2. No interior das células, as reações metabólicas que consomem O_2 e produzem CO_2 durante a produção de ATP são denominadas *respiração celular* (discutida no Capítulo 25).

Componentes do sistema respiratório

O **sistema respiratório** é formado por: nariz, faringe, laringe, traqueia, brônquios e pulmões (**Figura 23.2**). As partes do sistema respiratório podem ser classificadas de acordo com a estrutura ou a função. *Do ponto de vista estrutural*, o sistema respiratório consiste em: (1) **parte superior**, que inclui nariz, cavidade nasal, faringe e estruturas associadas; e (2) **parte inferior**, que inclui laringe, traqueia, brônquios e pulmões. *Do ponto de vista funcional*, o sistema respiratório também tem duas partes: (1) a **zona de condução** (ou zona de transporte), constituída por vários tubos e cavidades interconectados, intrapulmonares e extrapulmonares, que incluem nariz, cavidade nasal, faringe, laringe, traqueia, brônquios, bronquíolos e bronquíolos terminais. A função dessas estruturas é filtrar, aquecer e umidificar o ar, além de o conduzir para os pulmões; e (2) a **zona respiratória**, formada por tubos e tecidos intrapulmonares onde ocorre a troca gasosa. Essas estruturas incluem os bronquíolos respiratórios, ductos alveolares, sacos alveolares e alvéolos pulmonares, que são os principais locais de troca gasosa entre o ar e o sangue.

FIGURA 23.1 As três etapas básicas envolvidas na respiração.

Durante a respiração, o corpo recebe oxigênio e elimina CO_2.

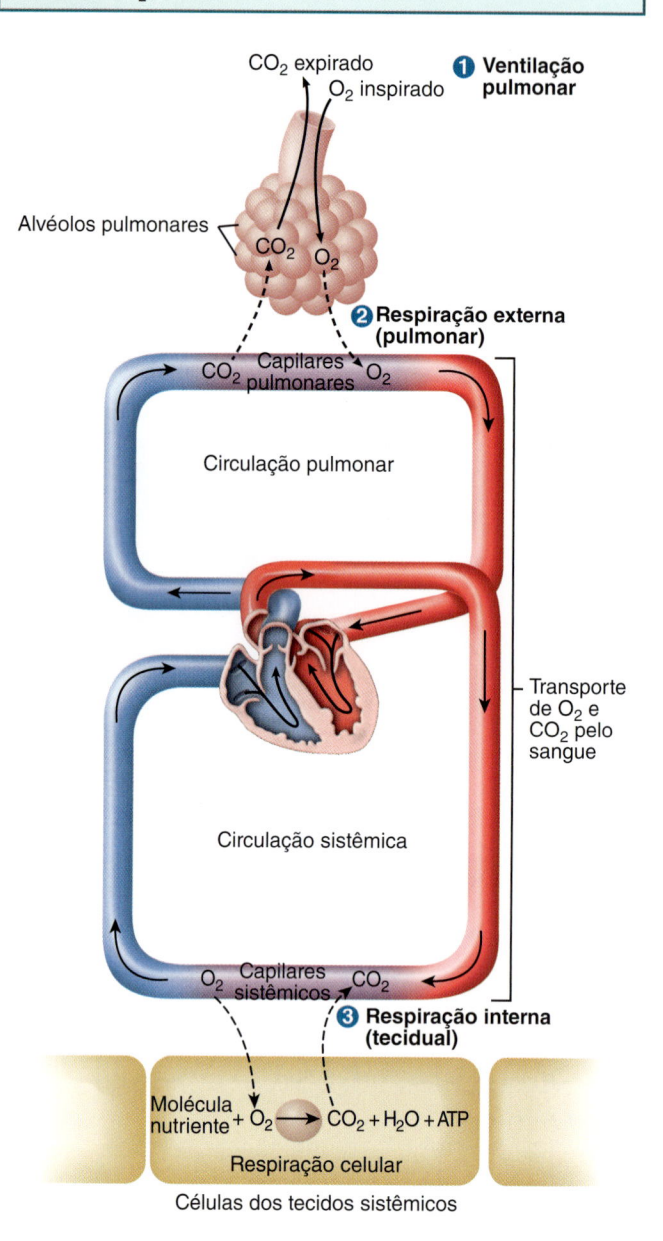

? Quais são as diferenças entre a respiração externa e a respiração interna?

O ramo da medicina que trata do diagnóstico e do tratamento das doenças das orelhas, do nariz e da faringe/laringe é denominado **otorrinolaringologia (ORL)**.

Teste rápido

1. Quais são as três etapas básicas envolvidas na respiração?
2. Quais são os componentes do sistema respiratório?
3. Por que a parte respiratória é importante?

CAPÍTULO 23 Sistema Respiratório

FIGURA 23.2 Estruturas do sistema respiratório.

A parte superior do sistema respiratório inclui o nariz, a cavidade nasal, a faringe e as estruturas associadas, já a parte inferior inclui a laringe, a traqueia, os brônquios e os pulmões.

Funções do sistema respiratório

1. Possibilita a troca gasosa: aporte de O_2 para as células corporais e retirada do CO_2 produzido pelas células corporais.
2. Ajuda a regular o pH sanguíneo.
3. Contém receptores para o sentido do olfato, filtra o ar inspirado, produz sons vocais (fonação) e excreta pequenos volumes de água e calor.

A. Vista anterior mostrando os órgãos da respiração

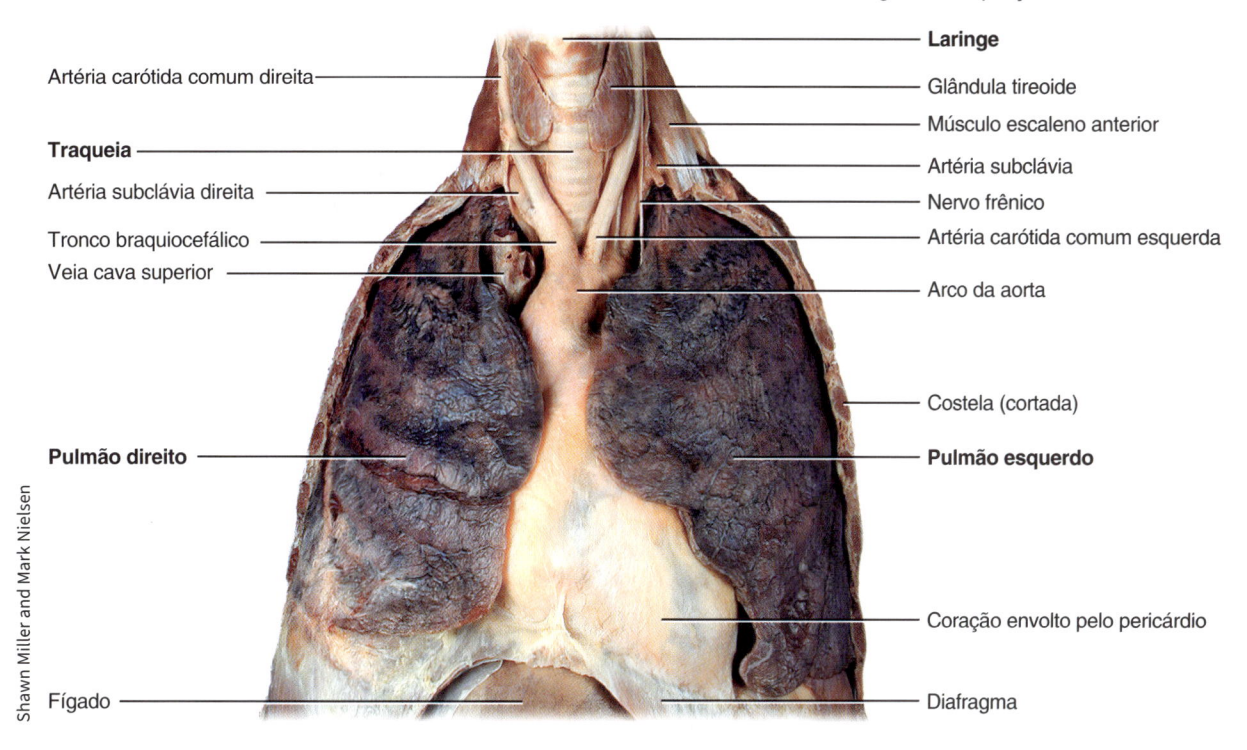

B. Vista anterior dos pulmões e do coração após a retirada da parede anterior lateral do tórax e da pleura

? Quais estruturas pertencem à zona de condução (ou de transporte) do sistema respiratório?

23.2 Parte superior do sistema respiratório

OBJETIVOS

- **Descrever** a anatomia e a histologia do nariz, da faringe e das estruturas associadas
- **Identificar** as funções dessas estruturas respiratórias.

Nariz

O **nariz** é um órgão especializado, localizado na entrada do sistema respiratório, que consiste em uma parte externa visível e uma parte interna no crânio denominada cavidade nasal. A **parte externa do nariz** é a estrutura visível na face e consiste em um arcabouço de suporte formado por osso e cartilagem hialina, recoberto por músculo e pele e com revestimento de mucosa. O osso frontal, o osso nasal e as maxilas formam o *arcabouço ósseo* da parte externa do nariz (**Figura 23.3 A**). O *arcabouço cartilagíneo* da parte externa do nariz é constituído por vários segmentos de cartilagem hialina conectados entre si e a determinados ossos do crânio por tecido conjuntivo fibroso. Os componentes do arcabouço cartilagíneo são: a **cartilagem do septo nasal**, que forma a parte anterior do septo nasal; **os processos laterais da cartilagem do septo nasal**, que estão em uma posição inferior ao osso nasal; e as **cartilagens alares**, que formam uma parte das paredes das narinas. Como é constituído por cartilagem hialina, o arcabouço cartilagíneo da parte externa do nariz apresenta alguma flexibilidade. Na superfície inferior da parte externa do nariz, existem duas aberturas, as **narinas**, as quais levam às cavidades denominadas **vestíbulo do nariz**. A **Figura 23.4** mostra a anatomia superficial do nariz.

As estruturas internas do nariz têm três funções: (1) aquecimento, umidificação e filtração do ar inspirado; (2) detecção de estímulos olfatórios; e (3) modificação das vibrações da fala enquanto passam pelas grandes câmaras ocas de ressonância. A ressonância consiste no prolongamento, na amplificação ou na modificação de um som por meio de vibração.

Correlação clínica

Rinoplastia

Rinoplastia é um procedimento cirúrgico no qual o formato da parte externa do nariz é modificado. Embora a rinoplastia seja, com frequência, realizada com propósitos estéticos, ocasionalmente é feita para reparo de uma fratura de nariz ou de um desvio do septo nasal. Anestésicos, de ação local e geral, são administrados para a realização da rinoplastia. A seguir, são introduzidos instrumentos cirúrgicos nas narinas, a fim de que a cartilagem nasal seja reparada e o osso nasal fraturado seja reposicionado de modo a adotar o formato desejado. São introduzidos um tampão interno e material para imobilização para manter o nariz na posição desejada até a cicatrização.

A **cavidade nasal** (*parte interna do nariz*) é um espaço de grandes dimensões na parte anterior do crânio que está localizado inferiormente ao osso nasal e superiormente à cavidade oral; é revestida com músculo e mucosa. Uma divisão vertical, o **septo nasal**, separa a cavidade nasal em metades direita e esquerda. A parte anterior do septo nasal é constituída primariamente por cartilagem hialina; o restante do septo nasal é formado pelo osso vômer e pela lâmina perpendicular do osso etmoide, pelas maxilas e pelo osso palatino (ver **Figura 7.11**).

Anteriormente, a cavidade nasal comunica-se com a parte externa do nariz, posteriormente, comunica-se com a faringe por meio de duas aberturas denominadas **cóanos** (ver **Figura 23.3 B**).

FIGURA 23.3 **Estruturas respiratórias na cabeça e no pescoço**.

Enquanto o ar passa pelo nariz, é aquecido, filtrado e umidificado. Além disso, ocorre a olfação.

Arcabouço ósseo:
- Osso frontal
- Ossos nasais
- Maxila

Arcabouço cartilagíneo:
- Processos laterais da cartilagem do septo nasal
- Cartilagem do septo nasal
- Cartilagens alares menores
- Cartilagens alares maiores

Tecido adiposo e tecido conjuntivo fibroso denso

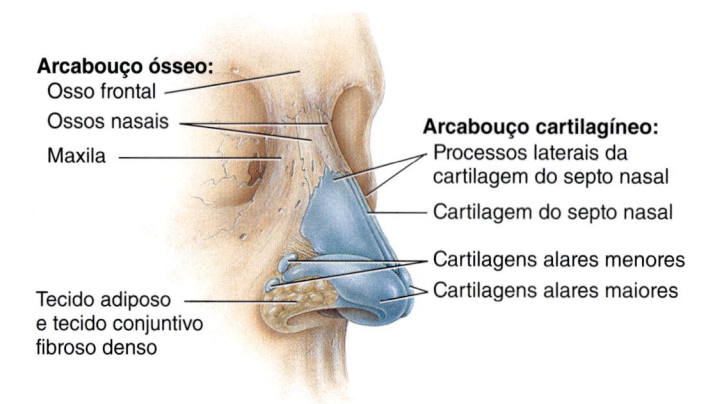

A. Vista anterior lateral do nariz mostrando arcabouços ósseo e cartilagíneo

CAPÍTULO 23 Sistema Respiratório

B. Corte paramediano do lado esquerdo da cabeça e do pescoço mostrando a localização das estruturas respiratórias

Plano paramediano

- Meatos nasais
  - **Superior**
  - **Médio**
  - **Inferior**
- Seio frontal
- Osso frontal
- **Epitélio olfatório**
- Osso nasal
- Conchas nasais
  - **Superior**
  - **Média**
  - **Inferior**
- **Vestíbulo do nariz**
- **Narina**
- Maxila
- Cavidade oral
- Osso palatino
- Palato mole
- Tonsila lingual
- Mandíbula
- Osso hioide
- **Prega vestibular**
- **Prega vocal**
- **Laringe**
- **Cartilagem tireóidea**
- **Cartilagem cricóidea**
- Glândula tireoide

- Osso esfenoide
- Seio esfenoidal
- **Cóano**
- Tonsila faríngea
- **Parte nasal da faringe**
- Óstio faríngeo da tuba auditiva
- Úvula
- Tonsila palatina
- Fauces
- **Parte oral da faringe**
- **Epiglote**
- **Parte laríngea da faringe**
- Esôfago
- **Traqueia**

Língua

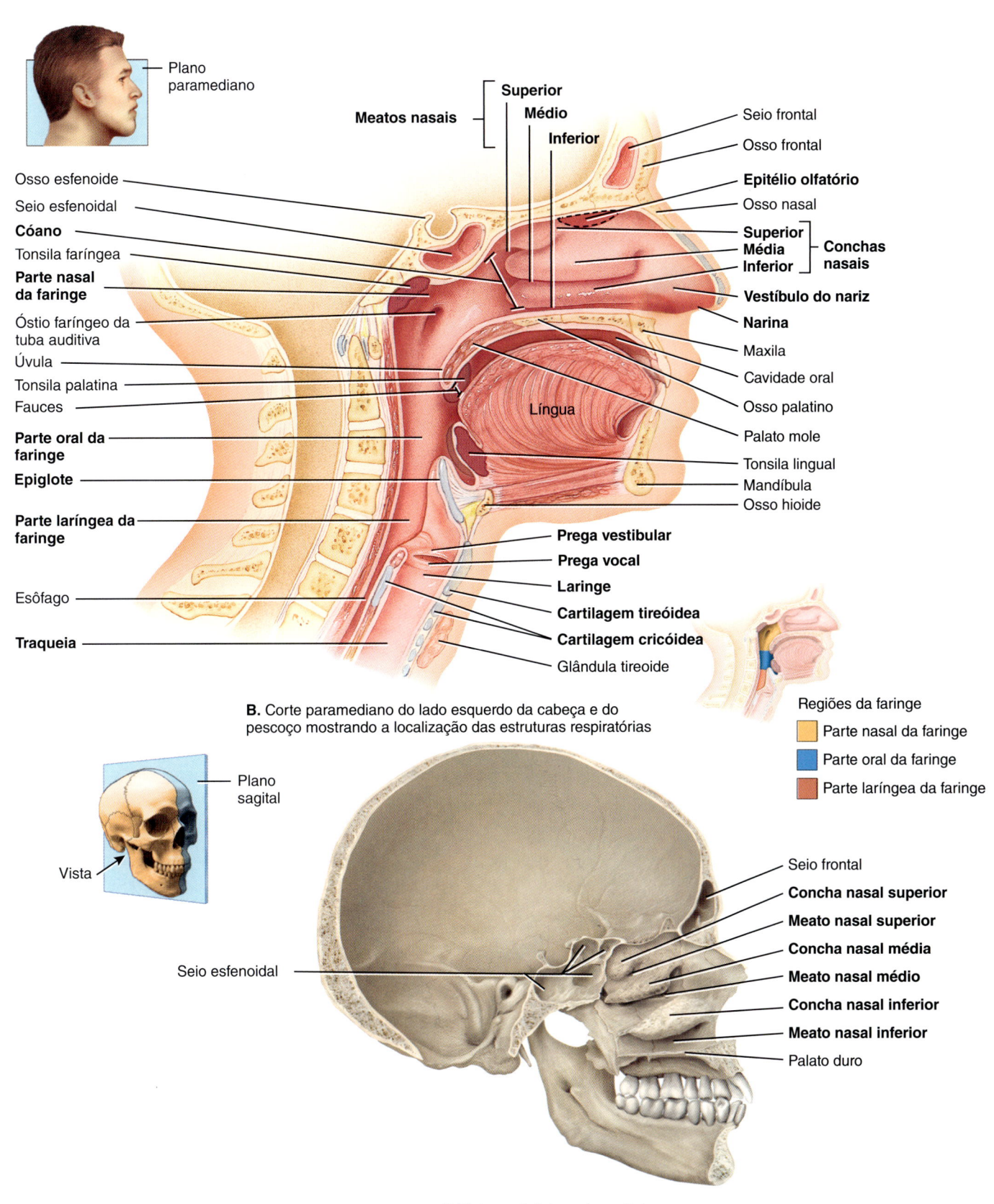

Regiões da faringe
- Parte nasal da faringe
- Parte oral da faringe
- Parte laríngea da faringe

C. Vista medial de corte sagital

Plano sagital
Vista

- Seio esfenoidal
- Seio frontal
- **Concha nasal superior**
- **Meato nasal superior**
- **Concha nasal média**
- **Meato nasal médio**
- **Concha nasal inferior**
- **Meato nasal inferior**
- Palato duro

(*continua*)

FIGURA 23.3 *Continuação.*

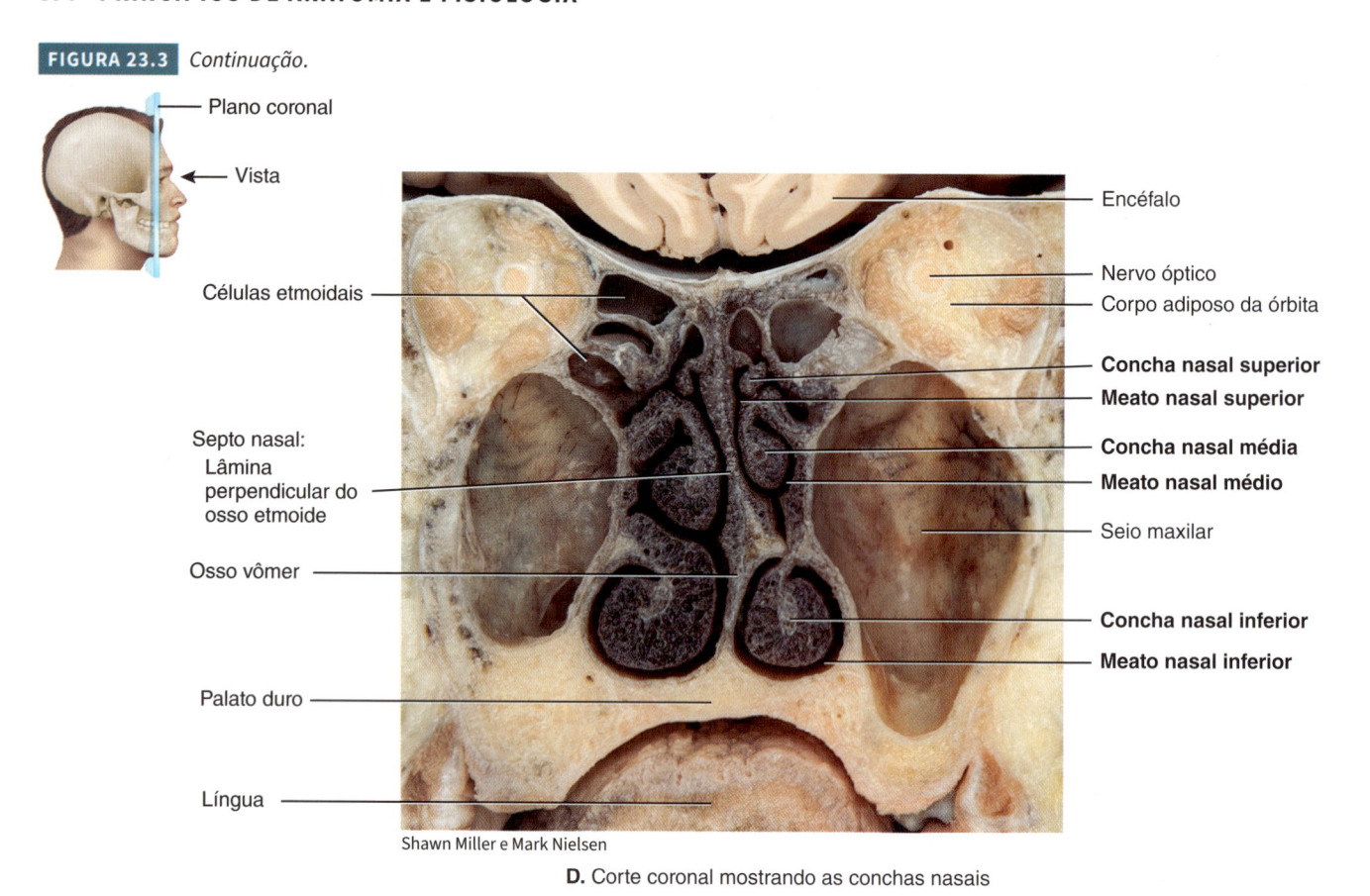

- Plano coronal
- Vista
- Células etmoidais
- Septo nasal: Lâmina perpendicular do osso etmoide
- Osso vômer
- Palato duro
- Língua
- Encéfalo
- Nervo óptico
- Corpo adiposo da órbita
- **Concha nasal superior**
- **Meato nasal superior**
- **Concha nasal média**
- **Meato nasal médio**
- Seio maxilar
- **Concha nasal inferior**
- **Meato nasal inferior**

Shawn Miller e Mark Nielsen

D. Corte coronal mostrando as conchas nasais

? Qual é o trajeto das moléculas de ar para dentro e no interior do nariz?

FIGURA 23.4 **Anatomia superficial do nariz.**

A parte externa do nariz apresenta um arcabouço cartilagíneo e um arcabouço ósseo.

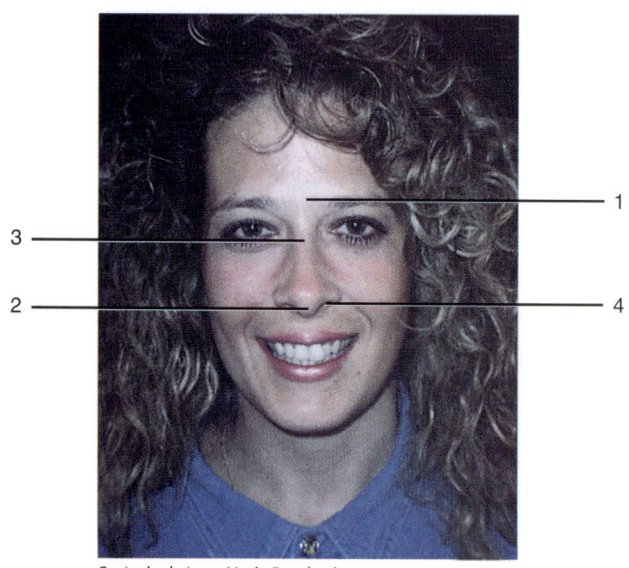

Cortesia de Lyne Marie Borghesi
Vista anterior

1. **Raiz:** inserção superior do nariz no osso frontal
2. **Ápice:** a ponta do nariz
3. **Ponte:** arcabouço ósseo do nariz formado pelos ossos nasais
4. **Narina:** abertura externa para a cavidade nasal

? Qual parte do nariz está inserida no osso frontal?

Ductos provenientes dos *seios paranasais* (que drenam muco) e os *ductos lacrimonasais** (que drenam lágrimas) também abrem-se para a cavidade nasal. No Capítulo 7, foi mencionado que os seios paranasais são cavidades localizadas em determinados ossos do crânio e da face revestidas com mucosa, sendo esta contínua ao revestimento da cavidade nasal. Os ossos que contêm os seios paranasais são o frontal, o esfenoide, o etmoide e as maxilas. Além de produzir muco, os seios paranasais atuam como câmaras de ressonância enquanto a pessoa fala ou canta. As paredes laterais da parte interna do nariz são formadas pelo osso etmoide, pela maxila, pelo osso lacrimal, pelo osso palatino e pelas conchas nasais inferiores (ver **Figura 7.9**); o osso etmoide também forma o teto do nariz. Os ossos palatinos e os processos palatinos das maxilas, que constituem o palato duro, formam o assoalho da parte interna do nariz.

O arcabouço ósseo e o cartilagíneo do nariz ajudam a manter *pérvios* o vestíbulo do nariz e a cavidade nasal, ou seja, abertos ou desobstruídos. A cavidade nasal é dividida em uma porção maior, a *região respiratória*, e uma porção menor, a *região olfatória* superior. A região respiratória é revestida por epitélio pseudoestratificado colunar, ciliado com numerosas células caliciformes, o qual é frequentemente denominado **epitélio respiratório** (ver **Tabela 4.1**). A parte anterior da cavidade nasal, denominada **vestíbulo do nariz**, é circundada por cartilagem, ao passo que a parte superior da cavidade nasal é circundada por osso.

Quando o ar penetra nas narinas, passa primeiro pelo vestíbulo do nariz, o qual é revestido por pele que contém pelos grosseiros responsáveis por filtrar grandes partículas de pó. As **conchas nasais**

---

*N.T.: A mesma estrutura é mencionada na Terminologia Anatômica como canal lacrimonasal (página 10) e como ducto lacrimonasal (página 179). Existe menção dessa duplicidade no IV SILAT-Brasil.

superiores, as **conchas nasais médias** e as **conchas nasais inferiores** são projeções ósseas das paredes laterais da cavidade nasal. As conchas nasais, que quase chegam ao septo nasal, subdividem cada lado da cavidade nasal em vários sulcos – os **meatos nasais superior**, **médio** e **inferior**. A cavidade nasal e as suas projeções são revestidas por mucosa. A disposição das conchas e dos meatos nasais aumenta a área de superfície da parte interna do nariz e evita desidratação ao reter gotículas de água durante a expiração.

> ### Correlação clínica
>
> #### Tonsilectomia
>
> **Tonsilectomia** consiste na retirada cirúrgica das tonsilas. Habitualmente, esse procedimento é realizado sob anestesia geral. É realizada em indivíduos que apresentam episódios frequentes de *tonsilite*, ou seja, inflamação das tonsilas; abscesso ou tumor nas tonsilas ou tonsilas que obstruem a ventilação pulmonar durante o sono.

Enquanto o ar inspirado circula pelas conchas e pelos meatos nasais, é aquecido pelo sangue dos capilares. O muco secretado pelas células caliciformes umidifica o ar inspirado e retém as partículas de poeira. O líquido drenado pelos ductos lacrimonasais também ajuda a umidificar o ar e, algumas vezes, existe a contribuição das secreções dos seios paranasais. Os cílios deslocam o muco e as partículas de pó retidas em direção à faringe, onde podem ser deglutidos ou expectorados, removendo assim as partículas do sistema respiratório.

Neurônios sensitivos olfatórios, células epiteliais de suporte e células epiteliais basais estão localizados na região respiratória, que está perto das conchas nasais superiores e do septo adjacente. Essas células constituem o **epitélio olfatório**, que contém cílios, mas não células caliciformes.

Faringe

A **faringe** é uma estrutura tubular em formato de funil que tem aproximadamente 13 cm de comprimento. Começa nos cóanos e se estende até o nível da cartilagem cricóidea, a cartilagem mais inferior da laringe (ver **Figura 23.3 B**). A faringe está localizada imediatamente posterior às cavidades nasal e oral, superiormente à laringe e imediatamente anterior às vértebras cervicais. A parede da faringe é constituída por músculos esqueléticos e é revestida por mucosa. Os músculos esqueléticos relaxados ajudam a manter a faringe pérvia; por sua vez, a contração desses músculos ajuda a deglutição. A faringe é uma via de passagem para o ar e para os alimentos, ademais, constitui uma câmara de ressonância e alberga as tonsilas, que participam nas reações imunológicas contra agentes invasores.

A faringe pode ser dividida em três regiões anatômicas (ver **Figura 23.3 B**): (1) parte nasal da faringe (denominada nasofaringe na prática clínica); (2) parte oral da faringe (chamada orofaringe); e (3) parte laríngea da faringe (a laringofaringe). Os músculos de toda a faringe estão dispostos em duas camadas, uma camada circular externa e uma camada longitudinal interna.

A parte superior da faringe, denominada **parte nasal da faringe** (ou **nasofaringe**), está localizada posteriormente à cavidade nasal e se estende para o palato mole. O **palato mole**, que forma a parte posterior do teto da boca, é uma divisão muscular em formato de arco entre as partes nasal e oral da faringe e é revestido por mucosa. Existem cinco aberturas em suas paredes: dois cóanos; duas aberturas que se comunicam com as *tubas auditivas* (também conhecidas como *trompas de Eustáquio*); e a abertura para a parte oral da faringe (orofaringe). A parede posterior também contém a **tonsila faríngea** (conhecida, na prática clínica, como *adenoide*). Graças aos cóanos, a nasofaringe recebe ar da cavidade nasal assim como muito muco rico em poeira. A parte nasal da faringe (nasofaringe) é revestida por epitélio pseudoestratificado colunar ciliado; os cílios são responsáveis por deslocar o muco para a parte mais inferior da nasofaringe. Além disso, a nasofaringe troca pequenos volumes de ar com as tubas auditivas e, assim, iguala a pressão do ar entre a cavidade timpânica e a atmosfera.

A porção intermediária da faringe, a **parte oral** (ou **orofaringe**), está localizada posteriormente à cavidade oral e se estende a partir do palato mole, inferiormente até o nível da margem superior da epiglote. A orofaringe tem apenas a abertura das **fauces**, a abertura para a boca; essa parte da faringe apresenta funções respiratórias e digestórias, atua como passagem comum para ar e alimentos sólidos e líquidos. Como a orofaringe está sujeita a atrito pelas partículas de alimento, é revestida por epitélio estratificado pavimentoso não queratinizado. Dois pares de tonsilas, as **tonsilas palatinas** e **linguais**, são encontrados na parte oral da faringe.

A parte inferior da faringe, a **parte laríngea da faringe** (ou **laringofaringe**), começa no nível do osso hioide. Na sua extremidade inferior, abre-se para o esôfago posteriormente e para a laringe anteriormente. Como a parte oral da faringe (orofaringe), a parte laríngea da faringe serve aos sistemas digestório e respiratório e é revestida por epitélio estratificado pavimentoso não queratinizado.

> ### Teste rápido
>
> 4. Compare a estrutura e as funções das partes externa e interna do nariz.
> 5. Quais são as funções das três subdivisões da faringe?

23.3 Parte inferior do sistema respiratório

OBJETIVOS

- **Identificar** as características e a função da laringe
- **Arrolar** as estruturas responsáveis pela produção da voz
- **Descrever** a anatomia e a histologia da traqueia
- **Identificar** as funções de cada estrutura bronquial.

Laringe

A **laringe** é uma via respiratória curta que conecta a parte laríngea da faringe (laringofaringe) à traqueia; está localizada na linha mediana do pescoço, anteriormente ao esôfago, e vai da quarta a sexta vértebras cervicais (C IV a C VI).

A parede da laringe é composta por nove cartilagens (**Figura 23.5**). Três delas são ímpares (cartilagens tireóidea, epiglótica e cricóidea) e três são pares (cartilagens aritenóideas, cuneiformes e corniculadas). Das cartilagens pares, as aritenóideas são as mais importantes porque influenciam as alterações de posição e tensão das pregas vocais ("pregas vocais verdadeiras" para a fala). Os músculos extrínsecos da laringe conectam as cartilagens a outras estruturas, já os músculos intrínsecos conectam as cartilagens entre si. A **cavidade da laringe** é o espaço que se estende desde o ádito da laringe para baixo até a margem inferior da cartilagem cricóidea (descrita logo adiante). A parte da cavidade da laringe acima das pregas vestibulares (pregas vocais falsas) é denominada **vestíbulo da laringe**. A parte da cavidade da laringe abaixo das pregas vocais é chamada **cavidade infraglótica** (**Figura 23.5 D**).

FIGURA 23.5 Laringe.

A laringe é constituída por nove segmentos de cartilagem.

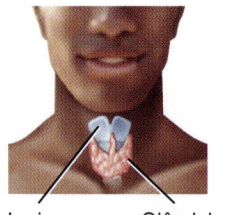

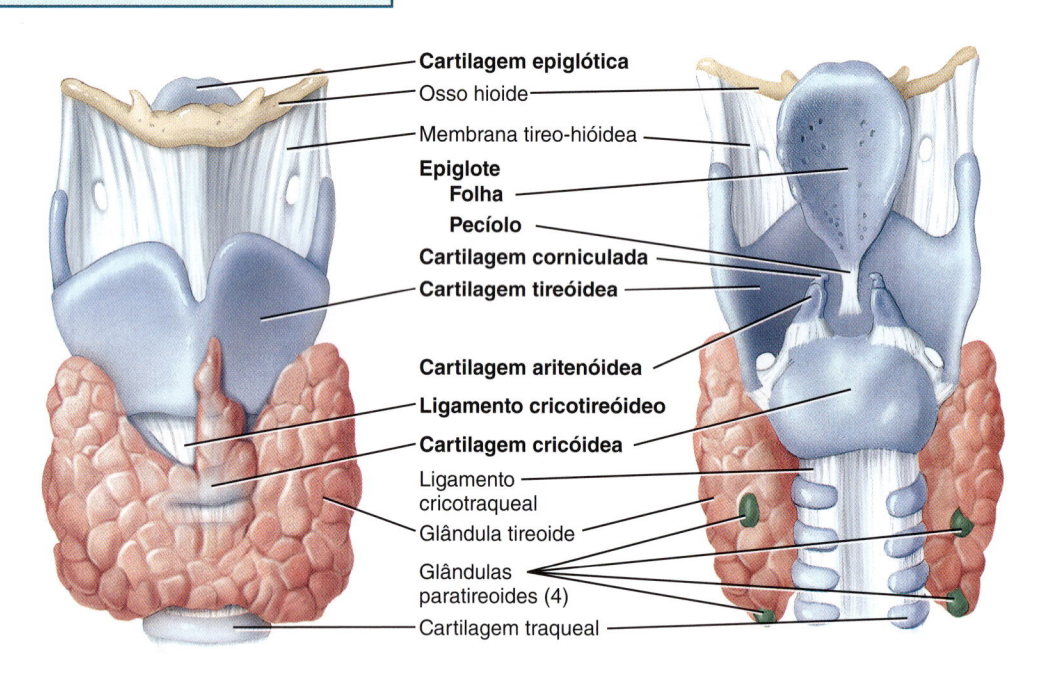

A. Vista anterior

B. Vista posterior

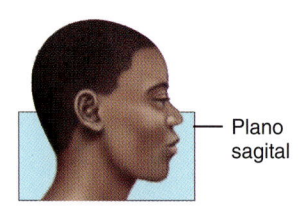

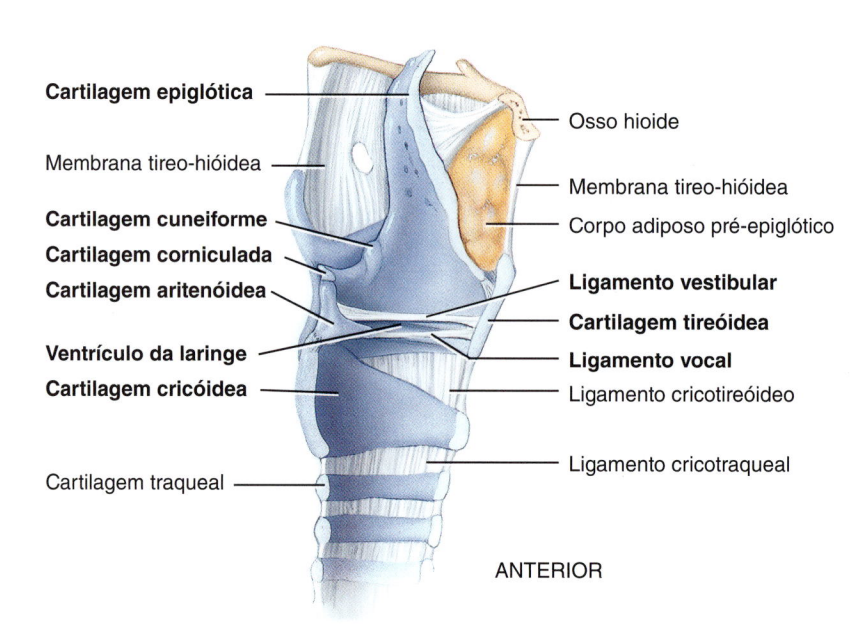

C. Corte sagital

D. Corte coronal

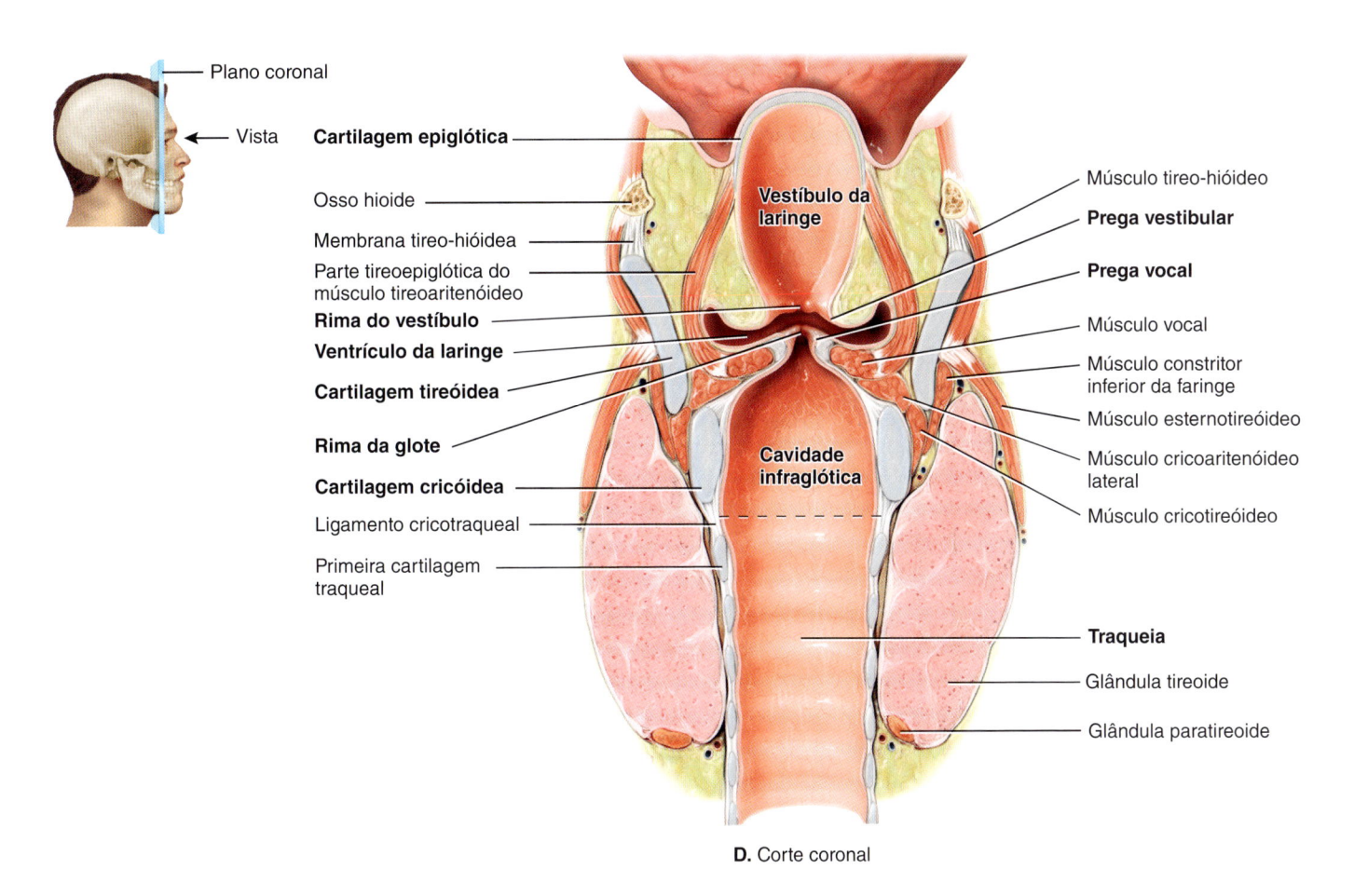

? Como a epiglote impede a aspiração de alimentos líquidos e sólidos?

A **cartilagem tireóidea** (*proeminência laríngea* ou *pomo de Adão*) consiste em duas lâminas fundidas de cartilagem hialina que formam a parede anterior da laringe e lhe conferem um formato triangular. A cartilagem tireóidea é encontrada em homens e mulheres, contudo, é geralmente maior nos homens devido à influência dos hormônios sexuais masculinos no seu crescimento durante a puberdade. A estrutura que conecta a cartilagem tireóidea ao osso hioide é denominada **membrana tireo-hióidea**.

A **cartilagem epiglótica** é uma cartilagem elástica grande em formato de folha. O termo **epiglote** refere-se à cartilagem epiglótica e sua mucosa de revestimento (ver também **Figura 23.3 B**). O pecíolo epiglótico é a parte inferior afunilada que está conectada à face interna da cartilagem tireóidea. A parte superior da epiglote, em formato de folha, não está fixada e se desloca livremente para cima e para baixo de modo semelhante a um alçapão. Durante a deglutição, a faringe e a laringe são elevadas, o que resulta em alargamento para receber alimentos sólidos ou líquidos, e essa elevação da laringe desloca a epiglote para baixo e "tampa" a glote. A **glote** é constituída por um par de pregas de mucosa, as pregas vocais ("pregas vocais verdadeiras") na laringe, mais o espaço entre essas pregas, o qual é denominado **rima da glote**. O fechamento da laringe dessa forma durante a deglutição direciona os alimentos líquidos e sólidos para o esôfago e os mantém fora da laringe e das vias respiratórias. Quando pequenas partículas de poeira, fumaça, alimentos sólidos e líquidos penetram na laringe, ocorre o reflexo da tosse, habitualmente expelindo o material estranho.

A **cartilagem cricóidea** é um anel de cartilagem hialina que forma a parede inferior da laringe; está conectada ao primeiro anel de cartilagem da traqueia pelo **ligamento cricotraqueal**. A cartilagem tireóidea está conectada à cartilagem cricóidea pelo **ligamento cricotireóideo**. A cartilagem cricóidea é a referência anatômica para realizar uma intervenção de emergência denominada traqueostomia (ver *Correlação clínica: traqueostomia e intubação endotraqueal*).

As **cartilagens aritenóideas** pareadas são estruturas triangulares constituídas principalmente por cartilagem hialina; estão localizadas na margem superior e posterior da cartilagem cricóidea. Elas formam articulações sinoviais com a cartilagem cricóidea e exibem grande amplitude de movimento.

As **cartilagens corniculadas** pareadas, que têm formato semicircular e são constituídas por cartilagem elástica, estão localizadas no ápice de cada cartilagem aritenóidea. As **cartilagens cuneiformes**, estruturas pareadas em formato de clava e constituídas por cartilagem elástica, estão localizadas anteriormente às cartilagens corniculadas e dão suporte às pregas vocais e às faces laterais da epiglote.

O revestimento da laringe superiormente às pregas vocais consiste em epitélio estratificado pavimentoso não queratinizado. O revestimento da laringe inferiormente às pregas vocais, por sua vez, consiste em epitélio pseudoestratificado colunar ciliado formado por células colunares ciliadas, células caliciformes e células basais. O muco produzido pelas células caliciformes, conforme visto anteriormente, ajuda a reter a poeira que não foi removida pelas vias respiratórias superiores. Outrossim, é importante destacar que os cílios na parte superior do sistema respiratório deslocam *para baixo* o muco e as partículas retiradas, ou seja, para a parte oral da faringe (orofaringe). Em contrapartida, os cílios na parte inferior do sistema respiratório deslocam o muco e as partículas retiradas *para cima*, ou seja, para a parte laríngea da faringe (laringofaringe).

As estruturas da produção da voz

A membrana mucosa da laringe forma dois pares de pregas (**Figura 23.5 C**): um par superior denominado **pregas vestibulares** ("*pregas vocais falsas*") e um par inferior denominado **pregas vocais** ("*pregas vocais verdadeiras*"). O espaço entre as pregas vestibulares é conhecido como **rima do vestíbulo**. O **ventrículo da laringe** é uma expansão lateral da parte média da cavidade da laringe inferior às pregas vestibulares e superior às pregas vocais (ver **Figura 23.3 B**). Embora as pregas vestibulares não participem da produção da voz, elas desempenham outras funções importantes. Quando as pregas vestibulares se aproximam, elas possibilitam prender a respiração, aumentando a pressão na cavidade torácica, como ocorre quando uma pessoa se esforça para levantar um objeto pesado.

As pregas vocais são as principais estruturas da produção da voz humana. Profundamente à mucosa das pregas vocais, que consiste em epitélio estratificado pavimentoso não queratinizado, existem faixas de ligamentos elásticos entre as rígidas cartilagens da laringe que se assemelham às cordas de uma guitarra. Músculos laríngeos intrínsecos conectam-se às cartilagens e às pregas vocais; quando eles se contraem, movem as cartilagens, que, por conseguinte, tracionam os ligamentos elásticos, o que tensiona as pregas vocais para dentro das vias respiratórias e estreita a rima da glote. A contração e o relaxamento dos músculos influenciam a tensão sobre as pregas vocais, de modo muito semelhante ao afrouxamento ou tensionamento de uma corda de violão. O ar que flui pela laringe promove a vibração das pregas e a produção de som (fonação) ao criar ondas sonoras na coluna de ar na faringe, no nariz e na boca. A variação da tonalidade do som está relacionada à tensão nas pregas vocais: quanto maior for a pressão do ar, mais forte é o som produzido pela vibração das pregas vocais.

Quando os músculos intrínsecos da laringe se contraem, tracionam as cartilagens aritenóideas, fazendo com que essas cartilagens girem e deslizem. A contração dos músculos cricoaritenóideos posteriores, por exemplo, separa as pregas vocais (abdução), abrindo assim a rima da glote (**Figura 23.6 A**). Em contrapartida,

FIGURA 23.6 Movimento das pregas vocais.

A glote consiste em um par de prega de mucosa na laringe (as pregas vocais) e o espaço entre essas pregas (a rima da glote).

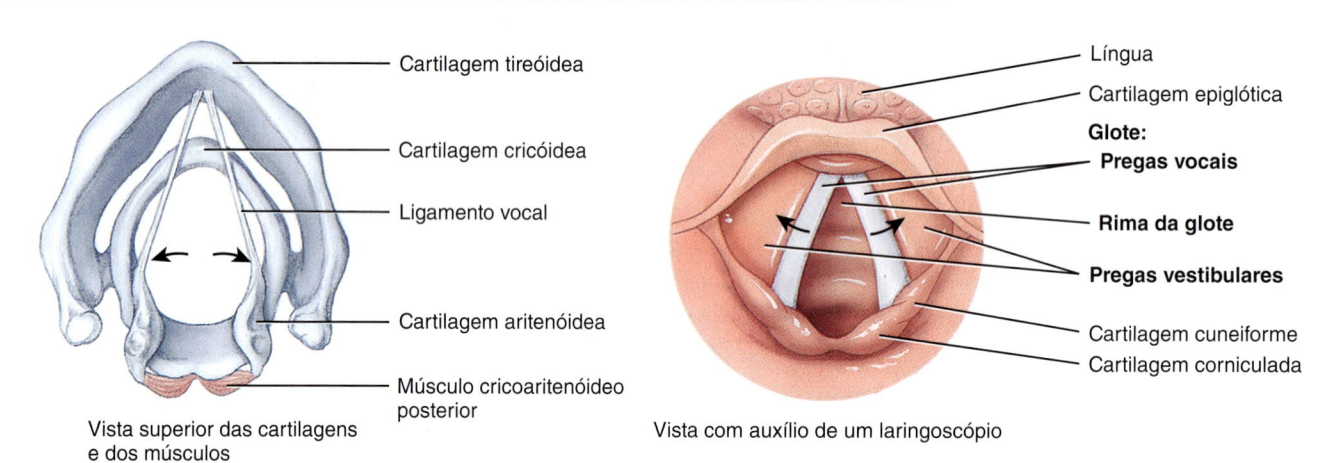

Cartilagem tireóidea
Cartilagem cricóidea
Ligamento vocal
Cartilagem aritenóidea
Músculo cricoaritenóideo posterior

Vista superior das cartilagens e dos músculos

Língua
Cartilagem epiglótica
Glote:
  Pregas vocais
  Rima da glote
Pregas vestibulares
Cartilagem cuneiforme
Cartilagem corniculada

Vista com auxílio de um laringoscópio

A. Movimento de afastamento das pregas vocais (abdução)

Músculo cricoaritenóideo lateral

Vista
Laringe

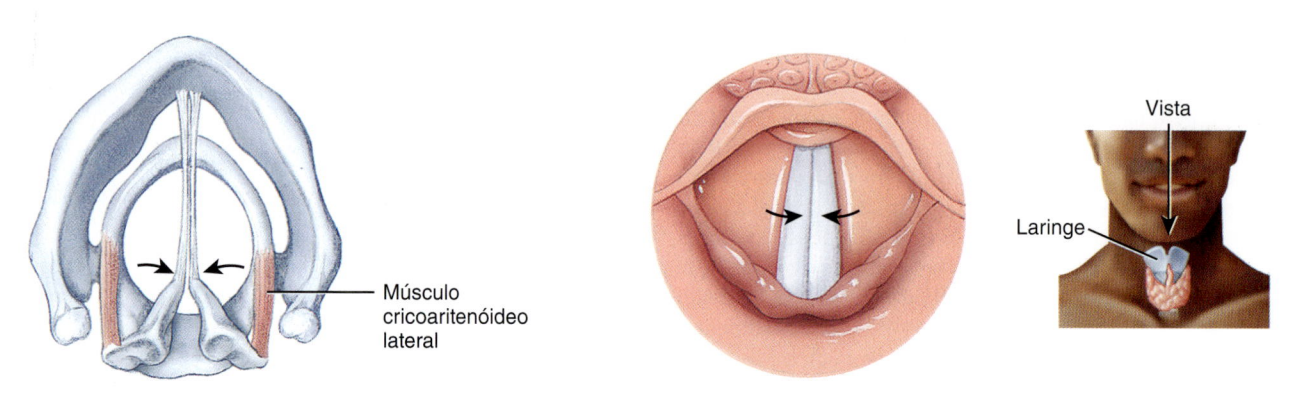

B. Movimento de aproximação das pregas vocais (adução)

? Qual é a principal função das pregas vocais?

a contração dos músculos cricoaritenóideos laterais aproxima as pregas vocais (adução), fechando assim a rima da glote (**Figura 23.6 B**). Outros músculos intrínsecos conseguem alongar (e tensionar) ou encurtar (e relaxar) as pregas vocais.

O tom do som é controlado pela tensão exercida nas pregas vocais. Se as pregas vocais forem tensionadas pelos músculos, elas vibram mais rapidamente, e o resultado é um som mais agudo. A redução da tensão muscular aplicada sobre as pregas vocais faz com que elas vibrem mais lentamente e produzam sons mais graves. Por causa da influência dos androgênios (hormônios sexuais masculinos), as pregas vocais são habitualmente mais espessas e mais longas nos homens do que nas mulheres e, portanto, vibram mais lentamente. Por esse motivo, a voz dos homens é mais grave do que a das mulheres.

Os sons originam-se da vibração das pregas vocais, contudo, outras estruturas são necessárias para converter os sons em fala inteligível. A faringe, a boca, a cavidade nasal e os seios paranasais atuam como câmaras de ressonância que conferem à voz humana suas características. Os sons das vogais são produzidos pela contração e pelo relaxamento dos músculos na parede da faringe. Os músculos da face, a língua e os lábios ajudam a pronunciar as palavras.

O sussurro é produzido pelo fechamento de todas as estruturas, exceto a parte posterior da rima da glote. Visto que as pregas vocais não vibram durante os sussurros, esse tipo de fala não apresenta tom. No entanto, ainda é possível produzir fala inteligível ao sussurrar, o que é possibilitado pela modificação do formato da cavidade oral. Conforme as dimensões da cavidade oral são modificadas, suas características de ressonância são alteradas e isso confere um tom vocalizado ao ar enquanto ele é soprado entre os lábios.

Correlação clínica

Laringite e câncer de laringe

Laringite é um processo inflamatório da laringe que é causado, mais frequentemente, por uma infecção respiratória ou por agentes irritativos como a fumaça de cigarro. A inflamação das pregas vocais provoca rouquidão ou perda de voz (afonia) ao interferir na contração das pregas vocais ou ao provocar edema suficiente para comprometer a vibração dessas pregas. Muitos tabagistas de longa data apresentam rouquidão permanente em decorrência da inflamação crônica. O **câncer de laringe** é encontrado quase exclusivamente em tabagistas. Essa condição é caracterizada por rouquidão, dor à deglutição ou dor que se irradia para uma orelha. O tratamento consiste em radioterapia e/ou cirurgia.

Traqueia

A **traqueia** é uma via respiratória tubular que tem aproximadamente 12 cm de comprimento e 2,5 cm de diâmetro; está localizada anteriormente ao esôfago (**Figura 23.7**) e se estende desde a laringe até a altura da margem superior da quinta vértebra torácica (T V), onde se divide em brônquios principais direito e esquerdo (ver **Figura 23.8**).

FIGURA 23.7 Localização da traqueia em relação ao esôfago.

A traqueia está localizada anteriormente ao esôfago e se estende desde a laringe até o nível da margem superior da quinta vértebra torácica.

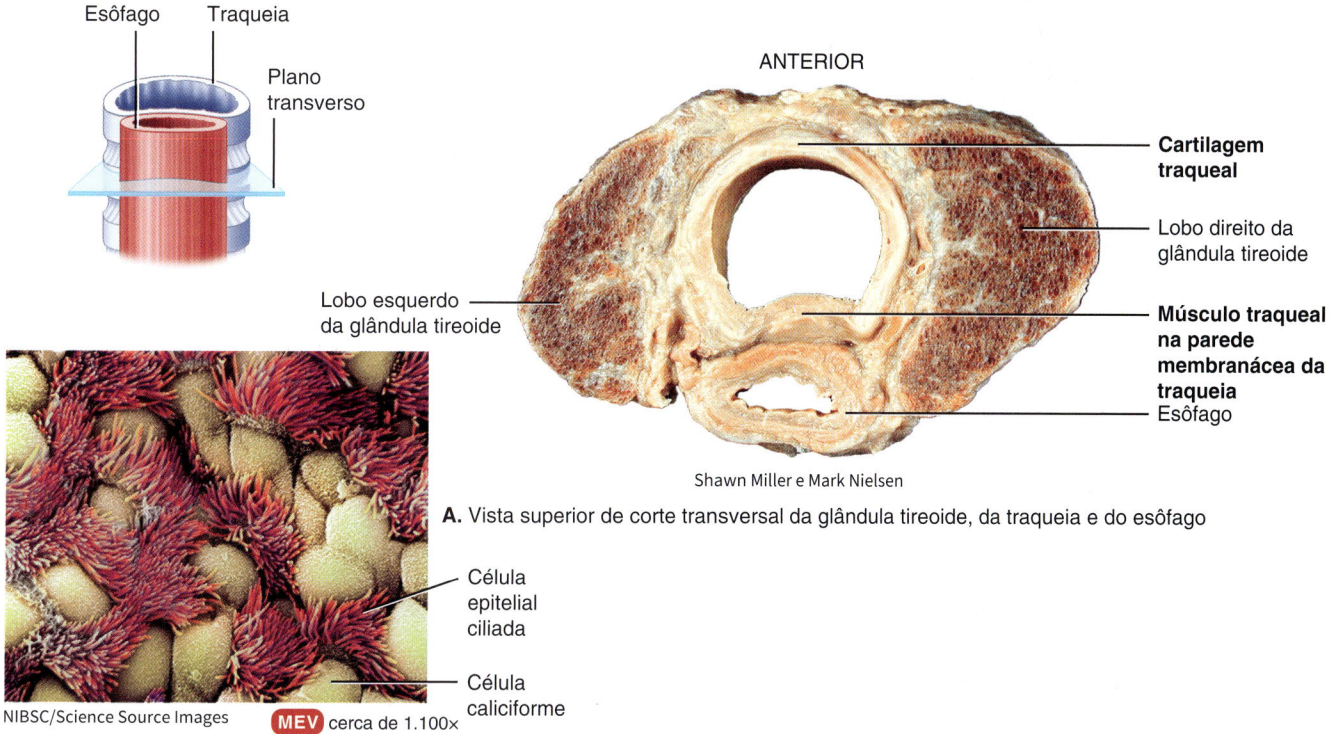

A. Vista superior de corte transversal da glândula tireoide, da traqueia e do esôfago

B. Superfície epitelial da traqueia

? Qual é a vantagem dos anéis cartilaginosos traqueais serem incompletos na porção posterior (entre a traqueia e o esôfago)?

FIGURA 23.8 Ramificação das vias respiratórias a partir da traqueia.

A árvore bronquial é constituída por vias respiratórias macroscópicas que começam na traqueia e continuam até os bronquíolos terminais.

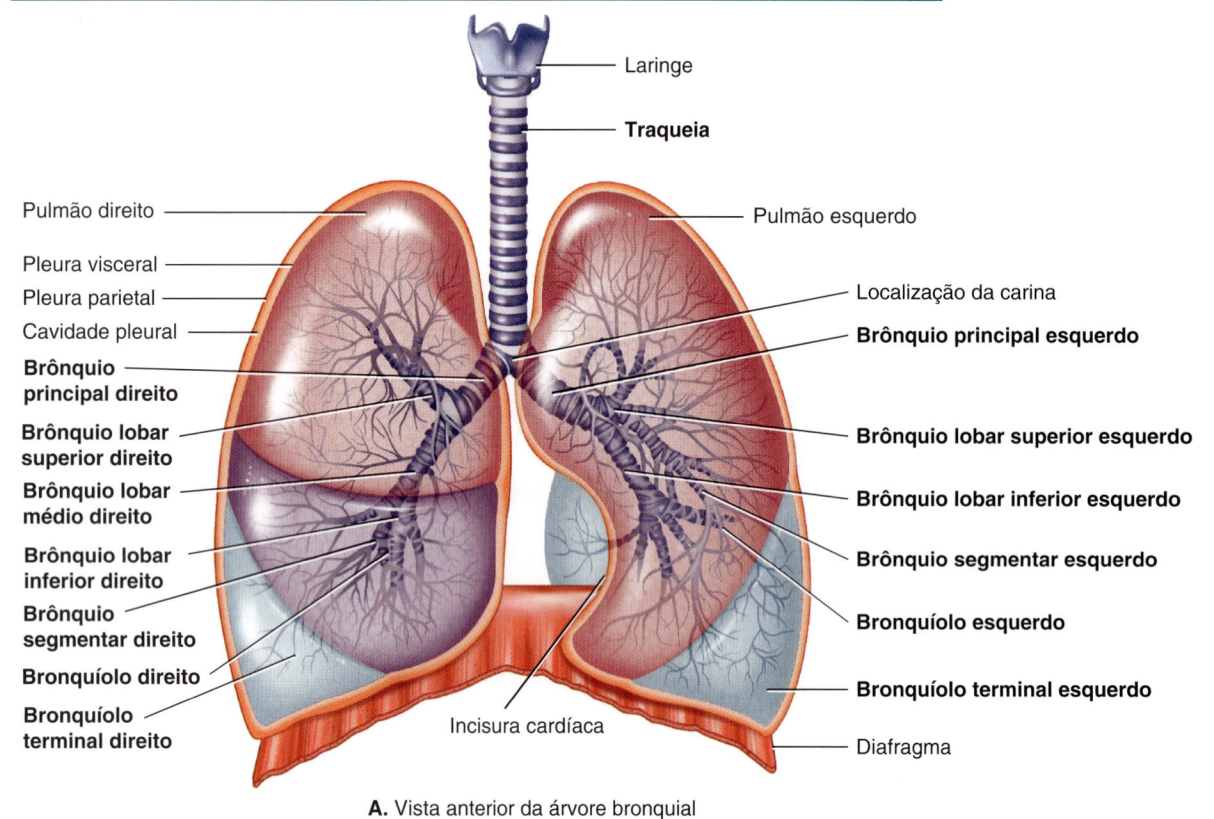

Rótulos (vista anterior):
- Laringe
- Traqueia
- Pulmão direito
- Pulmão esquerdo
- Pleura visceral
- Pleura parietal
- Cavidade pleural
- Localização da carina
- Brônquio principal direito
- Brônquio principal esquerdo
- Brônquio lobar superior direito
- Brônquio lobar superior esquerdo
- Brônquio lobar médio direito
- Brônquio lobar inferior esquerdo
- Brônquio lobar inferior direito
- Brônquio segmentar esquerdo
- Brônquio segmentar direito
- Bronquíolo esquerdo
- Bronquíolo direito
- Bronquíolo terminal esquerdo
- Bronquíolo terminal direito
- Incisura cardíaca
- Diafragma

A. Vista anterior da árvore bronquial

Ramificação das vias respiratórias			
		Denominação das ramificações	Geração
Zona de condução (transporte)		Traqueia	0
		Brônquios principais	1
		Brônquios lobares	3 a direita 2 a esquerda
		Brônquios segmentares	10
		Bronquíolos e bronquíolos terminais	11 a 16
Zona respiratória		Bronquíolos respiratórios	17 a 19
		Ductos alveolares	20 a 22
		Sacos alveolares	23

? Quantos lobos e brônquios lobares correspondentes existem em cada pulmão?

B. Ramificação das vias respiratórias

As camadas da parede traqueal, da mais profunda para a mais superficial, são: (1) túnica mucosa respiratória; (2) tela submucosa; (3) cartilagem hialina; e (4) adventícia (constituída por tecido conjuntivo areolar). A mucosa respiratória da traqueia consiste em uma camada de epitélio pseudoestratificado colunar ciliado e uma camada subjacente de lâmina própria que contém fibras elásticas e reticulares. Ela proporciona a mesma proteção contra a poeira que a membrana que reveste a cavidade nasal e a laringe. A tela submucosa consiste em tecido conjuntivo areolar que contém glândulas seromucosas e seus ductos.

Os 16 a 20 anéis horizontais e incompletos de cartilagem hialina, semelhantes à letra C, estão empilhados e conectados por tecido conjuntivo denso. Esses anéis podem ser palpados na pele inferiormente à laringe. A parte aberta de cada anel cartilagíneo em formato de C está voltada posteriormente para o esôfago (ver **Figura 23.7**) e é fechada pela *parede membranácea da traqueia*. Nessa parede membranácea, existem fibras musculares lisas transversas, denominadas *músculo traqueal*, e tecido conjuntivo elástico, os quais possibilitam alterações sutis do diâmetro da traqueia durante a inspiração e a expiração, algo importante para manter o fluxo de ar eficiente. Os anéis cartilagíneos sólidos em formato de C são responsáveis pela patência, propiciando um suporte semirrígido de modo que a parede traqueal não colapse (especialmente durante a inspiração) e obstrua a via respiratória. A adventícia da traqueia é constituída por tecido conjuntivo areolar que a conecta aos tecidos circundantes.

Correlação clínica

Traqueostomia e intubação endotraqueal

Várias condições bloqueiam o fluxo de ar ao obstruir a traqueia. Dois métodos são utilizados para restabelecer o fluxo de ar quando isso acontece.

Um desses métodos é denominado **traqueostomia**, que também pode ser chamada *traqueotomia*.* Habitualmente, a traqueostomia é realizada em centro cirúrgico sob anestesia geral. Na traqueostomia é feita uma incisão cirúrgica na pele seguida por uma curta incisão longitudinal na traqueia abaixo da cartilagem cricóidea. A seguir, um tubo endotraqueal é introduzido através dessa abertura para possibilitar a ventilação pulmonar e para remover secreções dos pulmões. Indicações de traqueostomia incluem condições clínicas que exigem ventilação mecânica, paralisia de pregas vocais, câncer de faringe, lesões significativas de pescoço ou boca, queimaduras nas vias respiratórias, obstruções das vias respiratórias por corpos estranhos e condições que dificultam a expectoração de secreções.

Um procedimento alternativo para manter a patência (desobstrução) das vias respiratórias é denominado **intubação endotraqueal**, ou simplesmente *intubação*. Nesse procedimento, que também é realizado em ambiente hospitalar sob anestesia, um tubo endotraqueal é introduzido na boca (ou, às vezes, no nariz), na faringe e na laringe até a traqueia. Durante a intubação endotraqueal é utilizado um laringoscópio, um instrumento com fonte de luz que possibilita a visualização da laringe. Após a localização das pregas vocais, o tubo endotraqueal é colocado na parte inferior da traqueia. O laringoscópio também evita a queda da língua enquanto o tubo endotraqueal é introduzido na traqueia. A intubação endotraqueal possibilita a livre passagem de ar para dentro e para fora dos pulmões. O tubo endotraqueal também pode ser conectado a um ventilador mecânico. Em alguns casos, o tubo endotraqueal pode ser usado para administração de anestesia, medicamentos e oxigênio ou para aspirar secreções respiratórias.

Um **ventilador mecânico**, ou simplesmente *ventilador*, é uma máquina que dá suporte à ventilação pulmonar; é uma forma de suporte de vida. Um ventilador mecânico oxigena os pulmões e remove dióxido de carbono, ajudando assim as pessoas a respirar mais facilmente e quando perdem a capacidade de respirar espontaneamente. O ventilador mecânico infunde ar umidificado e aquecido e oxigênio por meio de um tubo nas vias respiratórias e, portanto, nos pulmões. A taxa de infusão pode ser ajustada de modo a administrar um determinado volume de ar por minuto. O tubo é, então, colocado na traqueia via traqueostomia ou intubação endotraqueal (ver anteriormente). A ventilação mecânica é um procedimento invasivo.

Um tipo de ventilação não invasiva é denominado CPAP, ou seja, pressão positiva contínua nas vias respiratórias. Isso é feito por uma máquina que "puxa" ar de uma sala, umidificando e pressurizando esse ar. O ar é, então, administrado por uma mangueira conectada a uma máscara colocada sobre o nariz e/ou a boca. O ar pressurizado ajuda a manter a patência das vias respiratórias. CPAP é indicado para transtornos relacionados com o sono, como a apneia do sono.

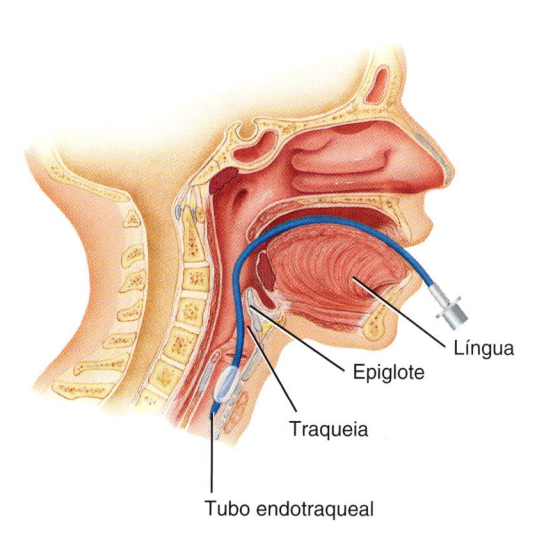

*N.T.: Esses termos não são sinônimos. A traqueotomia pode ser reversível, intermediada por processo de descanulação, ao contrário da traqueostomia, que é irreversível.

Traqueostomia

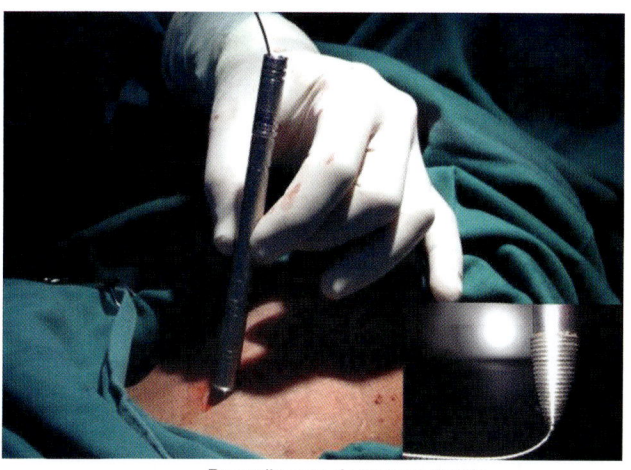

Procedimento de traqueostomia

Fonte: Figura 4 de "A technical modification for percutaneous tracheostomy" by Rezende-Neto, J.B., Oliveira, A.J., Neto, M.P. *et al*. World J Emerg Surgi 6, 35 (2011). Reproduzida, com autorização, de BioMed Central Ltd. DOI: https://doi.org/10.1186/1749-7922-6 a 35.

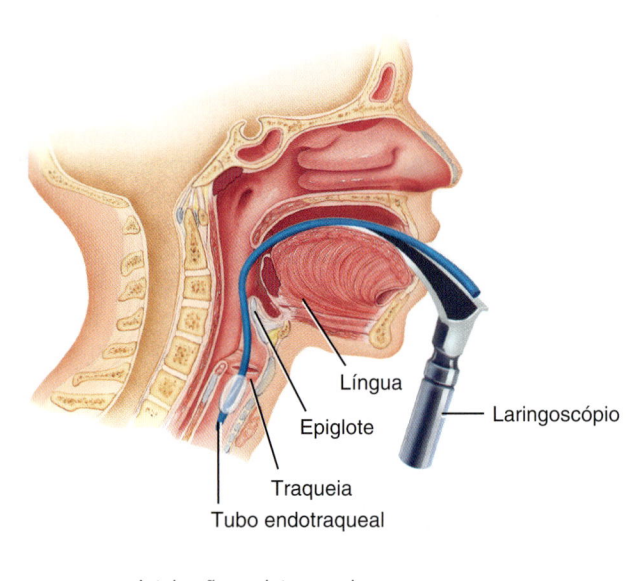

Intubação endotraqueal

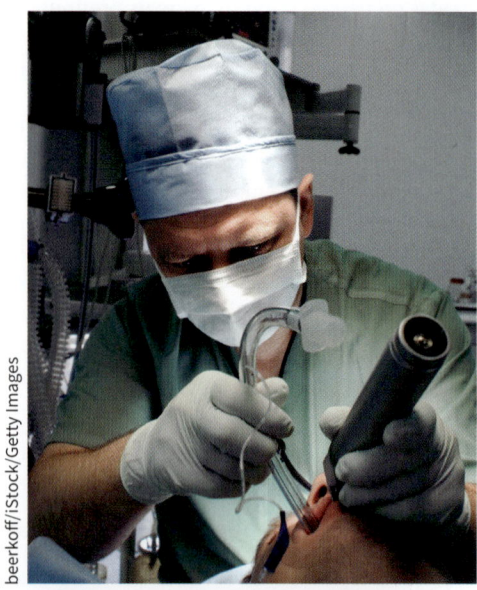

Procedimento de intubação endotraqueal

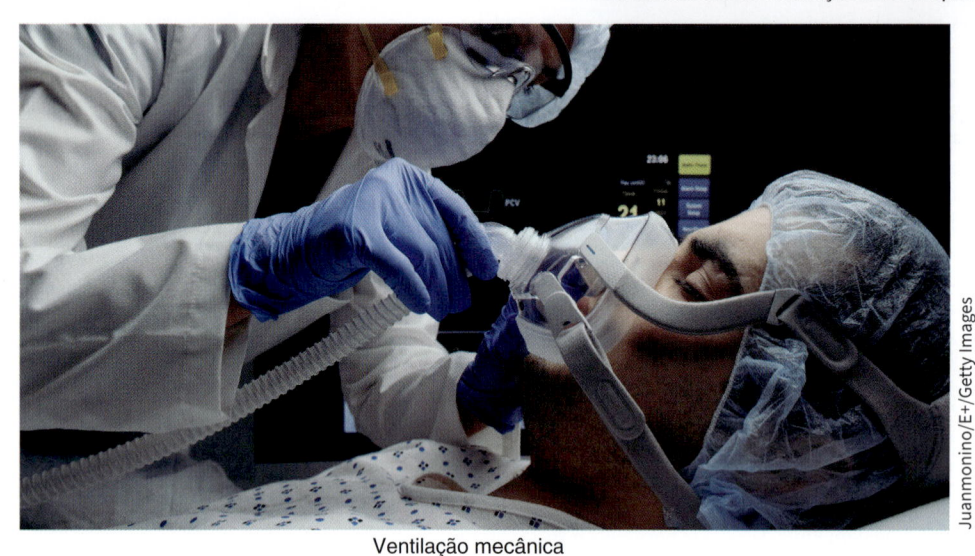

Ventilação mecânica

Brônquios

Na altura da margem superior da quinta vértebra torácica, a traqueia divide-se em um **brônquio principal** (*primário*) **direito**, que vai para o pulmão direito, e um **brônquio principal** (*primário*) **esquerdo**, que vai para o pulmão esquerdo (ver **Figura 23.8**). O brônquio principal direito é mais vertical, mais curto e mais calibroso do que o brônquio principal esquerdo. Como resultado dessa disposição anatômica, é mais provável que um objeto aspirado penetre e se aloje no brônquio principal direito do que no brônquio principal esquerdo. Como a traqueia, os brônquios principais contêm anéis incompletos de cartilagem e são revestidos por epitélio pseudoestratificado colunar ciliado.

No local onde a traqueia divide-se em brônquios principais direito e esquerdo, existe uma crista interna, denominada **carina**, que é formada por uma projeção posterior e um tanto inferior da última cartilagem traqueal. A mucosa da carina é uma das áreas mais sensíveis da laringe e da traqueia para deflagração do reflexo da tosse. O alargamento e a distorção da carina são um sinal grave porque indica, habitualmente, invasão por um carcinoma dos linfonodos em torno da região onde a traqueia se divide.

Ao penetrar nos pulmões, os brônquios principais dividem-se em brônquios menores, os **brônquios lobares** (*secundários*), um para cada lobo pulmonar; o pulmão direito tem três lobos, e o pulmão esquerdo tem dois lobos. Os brônquios lobares se ramificam, formando brônquios ainda menores, denominados **brônquios segmentares** (*terciários*), que suprem segmentos broncopulmonares específicos nos lobos. Existem 13 brônquios segmentares no pulmão direito e oito brônquios segmentares no pulmão esquerdo. Os brônquios segmentares dividem-se, então, em **bronquíolos**, os quais, por sua vez, dividem-se de modo repetitivo, até tornarem-se ainda menores, sendo denominados **bronquíolos terminais**. Esses bronquíolos *contêm células bronquiolares exócrinas (Clara)*, que são células colunares não ciliadas intercaladas entre células colunares simples ciliadas. As células bronquiolares exócrinas protegem contra os efeitos deletérios de carcinógenos e toxinas inalados, produzem surfactante (discutido adiante) e atuam como células-tronco que dão origem a várias células do epitélio. Os bronquíolos terminais representam o final da zona de condução (ou de transporte) do sistema respiratório. Essa ramificação substancial, desde a traqueia até os bronquíolos terminais, assemelha-se a uma árvore invertida e, com frequência, é denominada **árvore**

bronquial. Após os bronquíolos terminais da árvore bronquial, as ramificações se tornam microscópicas. Esses ramos são intitulados bronquíolos respiratórios e ductos alveolares, que serão descritos mais adiante (ver **Figura 23.11**).

As vias respiratórias desde a traqueia até os ductos alveolares contêm aproximadamente 23 gerações de ramificação; a ramificação da traqueia nos brônquios principais é denominada ramificação de primeira geração, a divisão de brônquios principais em brônquios lobares é chamada de ramificação de segunda geração e assim por diante até os ductos alveolares (ver **Figura 23.8 B**).

À medida que a ramificação expande-se na árvore bronquial, são observadas algumas modificações estruturais:

1. O epitélio pseudoestratificado colunar ciliado nos brônquios principais, nos brônquios lobares e brônquios segmentares tornam-se: epitélio simples colunar ciliado com algumas células caliciformes nos bronquíolos mais calibrosos; epitélio simples cúbico ciliado sem células caliciformes nos bronquíolos menores; e epitélio simples cúbico não ciliado nos bronquíolos terminais. É preciso lembrar que o epitélio ciliado da membrana respiratória remove as partículas inaladas de duas maneiras: o muco produzido pelas células caliciformes retém as partículas, e os cílios deslocam o muco e as partículas retidas em direção à faringe para serem eliminados. Nas regiões onde existe epitélio simples cilíndrico não ciliado, as partículas inaladas são removidas por macrófagos.
2. Lâminas de cartilagem substituem, de modo gradual, os anéis incompletos de cartilagem nos brônquios principais até desaparecerem por completo nos bronquíolos distais.
3. Enquanto a quantidade de cartilagem diminui, a quantidade de músculo liso aumenta. Músculo liso circunda o lúmen revestido por epitélio em faixas espiraladas e ajuda a manter a patência. Todavia, como não existe cartilagem de suporte, as vias respiratórias podem ser ocluídas por espasmos musculares. Isso ocorre durante uma crise asmática e se trata de uma situação potencialmente fatal.

Durante a prática de exercícios físicos, a atividade na parte simpática do sistema nervoso autônomo (SNA) aumenta, e a medula da suprarrenal libera os hormônios epinefrina e norepinefrina; esses dois eventos provocam relaxamento do músculo liso nos bronquíolos, com consequente dilatação das vias respiratórias. Visto que o ar chega aos alvéolos pulmonares mais rapidamente, a ventilação pulmonar melhora. A parte parassimpática do SNA e mediadores de reações alérgicas, como a histamina, exercem o efeito oposto, provocando contração do músculo liso bronquiolar, que resulta em constrição dos bronquíolos distais.

> ### Teste rápido
> 6. Como a laringe atua na respiração e na produção da voz?
> 7. Descreva a localização, a estrutura e a função da traqueia.
> 8. Descreva a estrutura da árvore bronquial.

Pulmões

O **pneumologista** é um médico especialista no diagnóstico e no tratamento de doenças pulmonares. Os **pulmões** são órgãos cônicos pares que estão localizados na cavidade torácica (**Figura 23.9**); o coração e outras estruturas do mediastino estão posicionados entre os pulmões. O mediastino separa duas câmaras

FIGURA 23.9 Relação das membranas pleurais com os pulmões.

A pleura parietal reveste a cavidade torácica e a pleura visceral recobre os pulmões

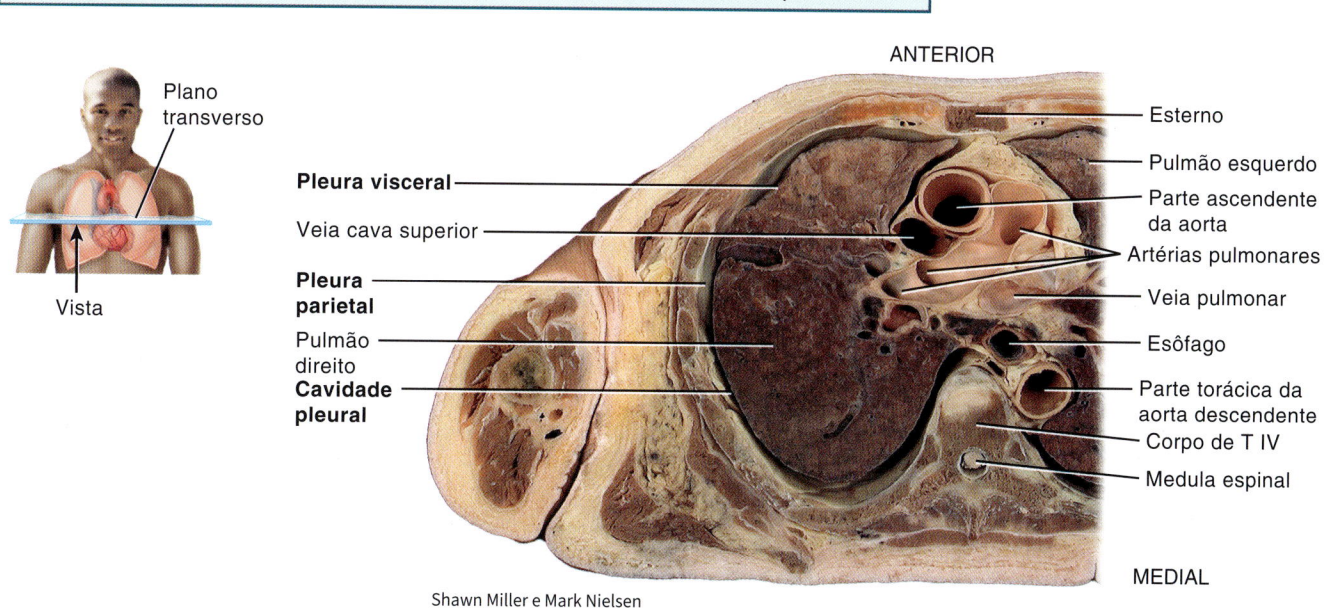

Vista inferior de corte transversal através da cavidade torácica mostrando a cavidade pleural e as membranas pleurais

Shawn Miller e Mark Nielsen

? Que tipo de membrana é a pleura?

anatomicamente distintas na cavidade torácica. Como resultado, se um traumatismo provocar o colapso de um pulmão, o outro pode permanecer expandido. Cada pulmão é circundado e protegido por uma serosa de dupla camada denominada **pleura**. A camada superficial, chamada **pleura parietal**, reveste a parede da cavidade torácica, e a camada profunda, a **pleura visceral**, recobre os pulmões (ver **Figura 23.9**). Entre a pleura visceral e a pleura parietal existe um pequeno espaço, a **cavidade pleural**, que contém um pequeno volume de líquido lubrificante secretado pelas membranas. Esse líquido pleural reduz o atrito entre as pleuras parietal e visceral, possibilitando que elas deslizem uma sobre a outra durante a ventilação pulmonar. O líquido pleural também possibilita a adesão das pleuras parietal e visceral da mesma forma que uma película de água possibilita que uma lamínula e uma lâmina de vidro permaneçam aderidas, um fenômeno chamado tensão superficial. Cavidades pleurais distintas circundam os pulmões direito e esquerdo. A inflamação da pleura, a **pleurisia** ou *pleurite*, pode provocar em seus estágios iniciais dor em razão do atrito entre a pleura parietal e a pleura visceral. Se a inflamação persistir, o excesso de líquido acumula-se no espaço pleural, originando uma condição conhecida como **derrame (efusão) pleural**.

Correlação clínica

Pneumotórax e hemotórax

Em determinadas condições, as cavidades pleurais podem ser preenchidas com ar (**pneumotórax**), sangue (**hemotórax**) ou pus (**piotórax**). A existência de ar nas cavidades pleurais, em razão, mais frequentemente, de abertura cirúrgica do tórax ou ferimento por arma branca ou por projétil de arma de fogo, provoca colapso dos pulmões. Esse colapso de parte de um pulmão ou, em raras ocasiões, de todo o pulmão é denominado **atelectasia**. A meta terapêutica é a evacuação do ar (ou do sangue) da cavidade pleural, possibilitando a reinsuflação dos pulmões. Um pneumotórax de pequeno volume pode ser reabsorvido espontaneamente, mas com frequência é necessário introduzir um tubo torácico para auxiliar a evacuação.

Os pulmões estendem-se desde o diafragma para um pouco acima das clavículas e estão em contato, anterior e posteriormente, com as costelas (**Figura 23.10 A**). A larga parte inferior do pulmão, a **base**, é côncava e se encaixa na área convexa do diafragma; a estreita parte superior do pulmão é o **ápice**. A superfície do pulmão que está em contato com as costelas, a **face costal**, acompanha

FIGURA 23.10 Anatomia de superfície dos pulmões.

A fissura oblíqua divide o pulmão esquerdo em dois lobos. As fissuras oblíqua e horizontal dividem o pulmão direito em três lobos.

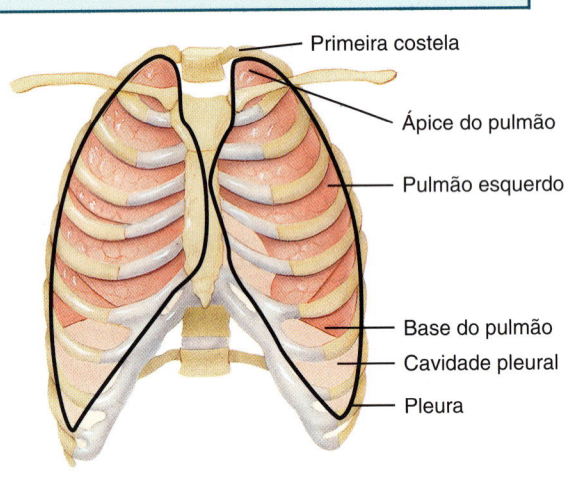

- Primeira costela
- Ápice do pulmão
- Pulmão esquerdo
- Base do pulmão
- Cavidade pleural
- Pleura

A. Vista anterior dos pulmões e das pleuras no tórax

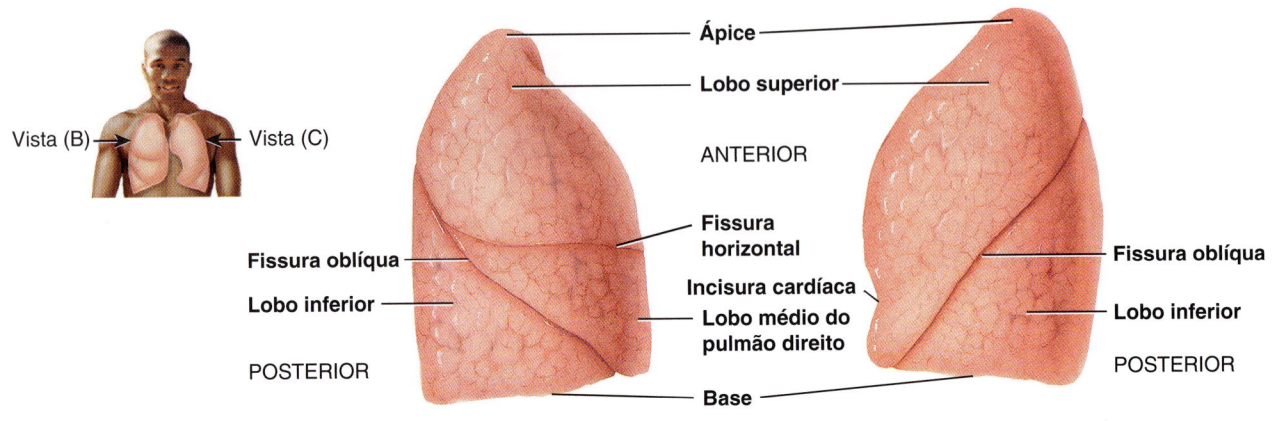

Vista (B)   Vista (C)

- Ápice
- Lobo superior
- ANTERIOR
- Fissura horizontal
- Fissura oblíqua
- Lobo inferior
- Incisura cardíaca
- Lobo médio do pulmão direito
- Base
- Fissura oblíqua
- Lobo inferior
- POSTERIOR

B. Vista lateral do pulmão direito   **C.** Vista lateral do pulmão esquerdo

D. Vista medial do pulmão direito **E.** Vista medial do pulmão esquerdo

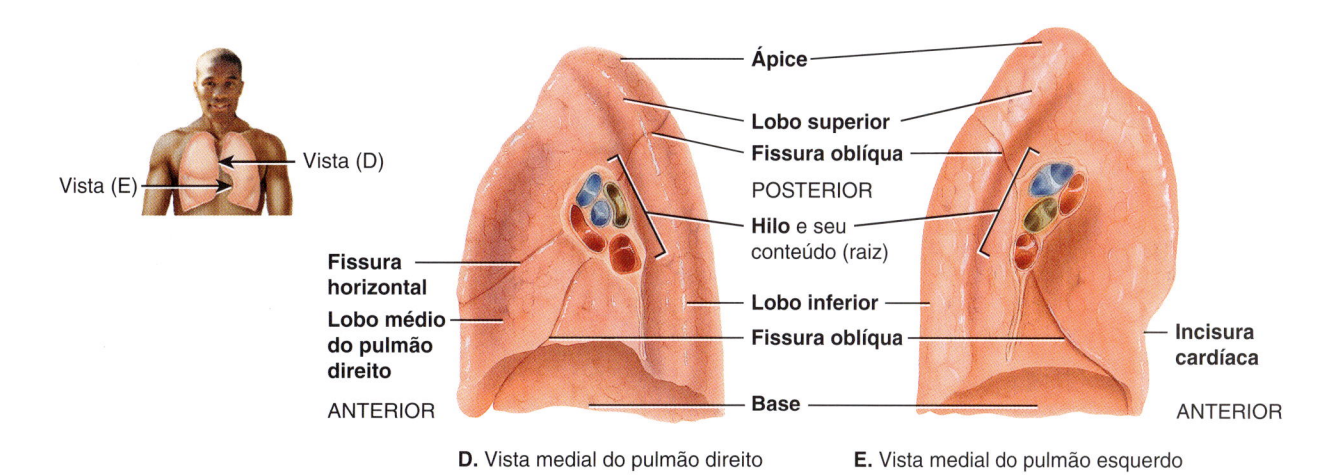

? Por que os pulmões direito e esquerdo apresentam discretas diferenças de tamanho e formato?

a curvatura das costelas. A **face mediastinal** (*medial*) de cada pulmão contém uma região, o **hilo**, através da qual os brônquios, vasos sanguíneos pulmonares, vasos linfáticos e nervos penetram e saem dos pulmões (**Figura 23.10 E**). Essas estruturas são mantidas juntas pela pleura e por tecido conjuntivo e constituem a **raiz do pulmão**. Medialmente, o pulmão esquerdo também apresenta uma concavidade, a **incisura cardíaca**, na qual se localiza o ápice do coração. Por causa do espaço ocupado pelo coração, o pulmão esquerdo é aproximadamente 10% menor que o pulmão direito. Embora o pulmão direito seja mais espesso e mais largo, seu comprimento é um pouco menor que o do pulmão esquerdo porque o diafragma é mais alto do lado direito para acomodar o fígado.

Os pulmões preenchem quase todo o tórax (**Figura 23.10 A**). O ápice dos pulmões está localizado superiormente ao terço medial das clavículas e essa é a única área que pode ser palpada. As superfícies anterior, lateral e posterior dos pulmões estão em contato com as costelas. A base dos pulmões estende-se desde a sexta cartilagem costal anteriormente até o processo espinhoso da décima vértebra torácica (T X) posteriormente. A pleura estende-se aproximadamente 5 cm abaixo da base do pulmão a partir da sexta cartilagem costal anteriormente até a décima-segunda costela posteriormente. Portanto, os pulmões não preenchem completamente a cavidade pleural nessa área. A retirada do excesso de líquido na cavidade pleural pode ser realizada sem lesionar o tecido pulmonar pela introdução de uma agulha anteriormente através do sétimo espaço intercostal, um procedimento denominado **toracocentese**. A agulha passa pelo espaço intercostal, ao longo da margem superior da costela inferior para não lesionar os vasos sanguíneos e os nervos intercostais. A introdução da agulha inferiormente ao sétimo espaço intercostal expõe o diafragma ao risco de perfuração.

Lobos, fissuras e lóbulos.
Uma ou duas **fissuras** dividem os pulmões em partes denominadas **lobos** (**Figura 23.10 B** a **E**). Os dois pulmões apresentam uma **fissura oblíqua**, que se estende inferior e anteriormente; o pulmão direito apresenta, além dessa fissura, uma **fissura horizontal**. A fissura oblíqua no pulmão esquerdo separa o **lobo superior** do **lobo inferior**. No pulmão direito, a parte superior da fissura oblíqua separa o lobo superior do lobo inferior; a parte inferior da fissura oblíqua separa o lobo inferior do **lobo médio**, que é limitado superiormente pela fissura horizontal.

Cada lobo recebe um brônquio lobar. Portanto, o brônquio principal direito divide-se em três brônquios lobares: **brônquios lobares superior**, **médio** e **inferior**. Por outro lado, o brônquio principal esquerdo dá origem a dois brônquios lobares: **brônquios lobares superior** e **inferior**. No pulmão, os brônquios lobares dão origem a **brônquios segmentares**, que são constantes em termos de origem e distribuição: existem 10 brônquios segmentares em cada pulmão. A fração de tecido pulmonar suprida por cada brônquio segmentar é chamada **segmento broncopulmonar**. Distúrbios nos brônquios e nos pulmões (p. ex., tumores ou abscessos), quando localizados em um segmento broncopulmonar, podem ser removidos cirurgicamente sem comprometimento significativo do tecido pulmonar circundante.

Cada segmento broncopulmonar tem muitos compartimentos pequenos denominados **lóbulos**; cada lóbulo é circundado por tecido conjuntivo elástico e contém um vaso linfático, uma arteríola, uma vênula e um ramo de um bronquíolo terminal (**Figura 23.11 A**). Os bronquíolos terminais em um lóbulo subdividem-se em ramos microscópicos intitulados **bronquíolos respiratórios** (**Figura 23.11 B**). Eles também apresentam alvéolos pulmonares (descritos logo adiante) brotando de suas paredes. Os alvéolos pulmonares participam da troca gasosa, portanto, os bronquíolos respiratórios assinalam o começo da zona respiratória do sistema respiratório. À medida que os bronquíolos respiratórios penetram mais profundamente nos pulmões, o revestimento epitelial passa de simples cilíndrico para simples pavimentoso. Os bronquíolos respiratórios se subdividem, por sua vez, em vários (2 a 11) **ductos alveolares**, que são constituídos por epitélio simples pavimentoso.

Sacos alveolares e alvéolos pulmonares.
A dilatação terminal de um ducto alveolar é chamada **saco alveolar**, cuja forma é semelhante a um cacho de uvas. Cada saco *alveolar* é constituído por evaginações denominadas **alvéolos pulmonares**, que se assemelham a bagas (**Figura 23.11**). Existem aproximadamente 100 sacos alveolares ao final de cada ducto alveolar, e cada saco alveolar contém cerca de 20 a 30 alvéolos pulmonares, com 200 a 300 μm (0,2 a 0,3 mm) de diâmetro. A parede de cada alvéolo pulmonar é constituída por dois tipos de células epiteliais alveolares (**Figura 23.12**): os pneumócitos do tipo I e os pneumócitos do tipo II. Os **pneumócitos do tipo I** (*células alveolares do tipo I*), que são mais numerosos (aproximadamente 95%), são células epiteliais simples pavimentosas que formam um revestimento quase contínuo da parede alveolar pulmonar. Os **pneumócitos do tipo II** (*células alveolares do tipo II*), também denominados *células septais*,

FIGURA 23.11 Anatomia microscópica de um lóbulo pulmonar.

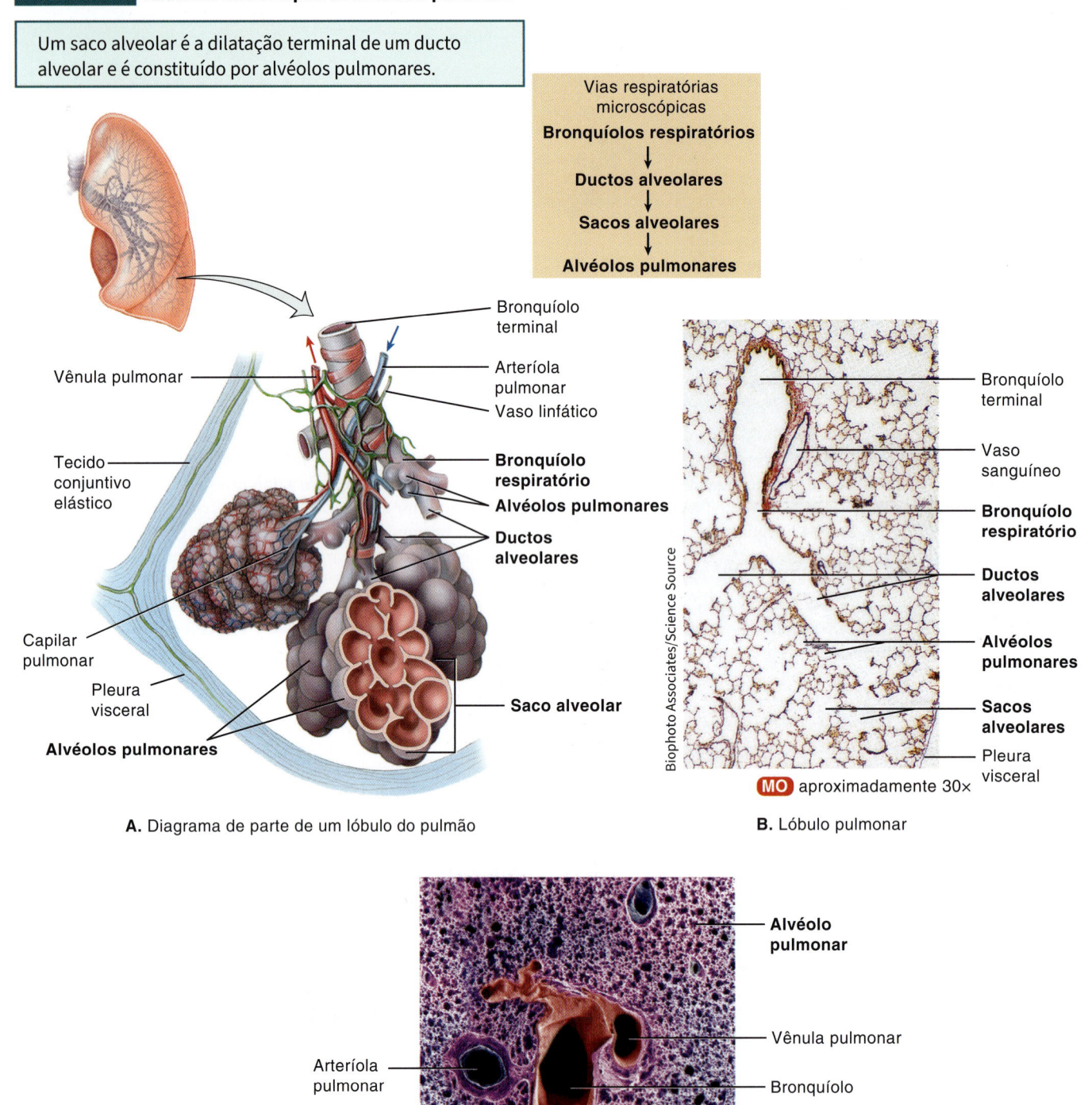

Um saco alveolar é a dilatação terminal de um ducto alveolar e é constituído por alvéolos pulmonares.

Vias respiratórias microscópicas
Bronquíolos respiratórios
↓
Ductos alveolares
↓
Sacos alveolares
↓
Alvéolos pulmonares

A. Diagrama de parte de um lóbulo do pulmão

B. Lóbulo pulmonar — MO aproximadamente 30×

C. Corte de lóbulo pulmonar — MEV 300×

? Quais tipos de células compõem a parede de um alvéolo pulmonar?

são menos numerosos e são encontrados entre os pneumócitos do tipo I. A parede fina de pneumócitos do tipo I constitui o principal local de troca gasosa. Além disso, os pneumócitos do tipo I são células epiteliais arredondadas ou cilíndricas, com superfícies livres que apresentam microvilosidades, sendo responsáveis por secretar o **líquido alveolar pulmonar**, o que mantém úmida a superfície entre as células e o ar. O líquido alveolar pulmonar também contém **surfactante**, uma mistura complexa de fosfolipídios e lipoproteínas. O surfactante reduz a tensão superficial do líquido alveolar pulmonar, que reduz a tendência dos alvéolos pulmonares a colapsar e, assim, mantém a patência dos alvéolos pulmonares (descrito mais adiante).

Na parede alveolar pulmonar também são encontrados **macrófagos alveolares**, fagócitos que removem partículas de poeira e outros restos celulares dos espaços alveolares pulmonares, bem como **fibroblastos** que produzem fibras reticulares e elásticas. Subjacente à camada de pneumócitos do tipo I, existe uma membrana basal elástica. Na superfície externa dos alvéolos pulmonares, a arteríola e a vênula do lóbulo dispersam-se em uma malha de capilares sanguíneos (ver **Figura 23.11 A**) que consistem em uma camada única de células endoteliais e membrana basal.

A troca de O_2 e CO_2 entre os alvéolos nos pulmões e o sangue ocorre por difusão através das paredes dos alvéolos pulmonares e dos capilares, que juntos formam a **membrana respiratória**. Esta, por sua vez, estende-se desde o espaço aéreo alveolar pulmonar até o plasma sanguíneo, apresenta quatro camadas (**Figura 23.12 B**):

1. Uma camada de pneumócitos dos tipos I e II e macrófagos alveolares associados que constituem a **parede alveolar**.
2. Uma **membrana basal epitelial** subjacente à parede alveolar pulmonar.
3. Uma **membrana basal capilar** que, com frequência, está fundida à membrana basal epitelial.
4. O **endotélio capilar**.

Embora tenha várias camadas, a membrana respiratória é muito delgada (apenas 0,5 µm de espessura, aproximadamente 1/16 do diâmetro de um eritrócito) para possibilitar a difusão rápida de gases. Já foi estimado que os dois pulmões contêm 300 a 500 milhões de alvéolos pulmonares, criando uma imensa área de superfície de aproximadamente 75 m^2 (aproximadamente o tamanho de uma quadra de tênis ou um pouco maior) para troca gasosa. As centenas de milhões de alvéolos pulmonares são responsáveis pela consistência esponjosa dos pulmões.

Irrigação sanguínea dos pulmões.
Os pulmões são irrigados por duas fontes arteriais: as artérias pulmonares e os ramos bronquiais da parte torácica da aorta. O sangue desoxigenado flui pelo tronco pulmonar, que se divide em: uma artéria pulmonar esquerda, que entra no pulmão esquerdo; e uma artéria pulmonar direita, que entra no pulmão direito. É relevante destacar que as artérias pulmonares são as únicas artérias no corpo humano com fluxo de sangue desoxigenado. O retorno do sangue oxigenado para o coração ocorre pelas quatro veias pulmonares, as quais drenam para o átrio esquerdo (ver **Figura 21.30**). Uma característica singular dos vasos sanguíneos pulmonares é a constrição em resposta à hipoxia localizada (nível baixo de O_2). Em todos os outros tecidos corporais, hipoxia provoca dilatação dos vasos sanguíneos para aumentar o fluxo sanguíneo. Nos pulmões, entretanto, a vasoconstrição em resposta à hipoxia desvia sangue pulmonar de áreas pouco ventiladas dos pulmões para regiões bem-ventiladas a fim de promover troca gasosa mais eficiente. Esse fenômeno é conhecido como **equilíbrio ventilação-perfusão** porque a perfusão (fluxo sanguíneo) para cada área dos pulmões equivale à ventilação (fluxo de ar) para os alvéolos nessa área.

Os ramos bronquiais da parte torácica da aorta levam sangue oxigenado para os pulmões. Esse sangue perfunde principalmente as paredes musculares dos brônquios e bronquíolos; contudo,

---

Correlação clínica

Resfriado e gripe (influenza) sazonal

Centenas de vírus podem provocar **resfriado comum**, contudo, um grupo de vírus denominado rinovírus é responsável por aproximadamente 40% de todos os casos de resfriado em adultos.

Pesquisas recentes sugerem uma associação entre estresse emocional e o resfriado comum. Quanto mais elevado for o nível de estresse, maior a frequência e a duração dos resfriados.

A *influenza* **(gripe) sazonal** também é causada por vírus, os chamados vírus influenza. Os vírus influenza responsáveis pela gripe sazonal são denominados vírus influenza do tipo A e vírus influenza do tipo B. É importante reconhecer que a *influenza* (gripe) é uma doença respiratória, não uma doença do sistema digestório. Muitas pessoas relatam ter influenza sazonal quando estão sofrendo de uma doença no sistema digestório.

Como o resfriado e a gripe apresentam alguns sinais e sintomas em comum, nem sempre é fácil diferenciar essas duas condições. Todavia, existem diferenças: a *influenza* instala-se, geralmente, de modo abrupto, e os sinais e sintomas são mais intensos; a instalação do resfriado é mais gradativa e os sinais e sintomas são, normalmente, mais brandos. Habitualmente, a *influenza* é acompanhada por calafrios e febre superior a 38°C que dura alguns dias; isso raramente ocorre em pessoas com resfriado. A *influenza* pode ter complicações que ameaçam a vida dos pacientes, como pneumonia, agravamento de doenças cardíacas e de asma brônquica, condições neurológicas que variam de confusão até convulsões e insuficiência respiratória. Um resfriado é acompanhado por complicações menos graves, tais como sinusite, infecções otológicas, laringite e bronquite. Dor generalizada no corpo, cefaleia, fadiga e astenia são manifestações clínicas típicas e, com frequência, são muito intensas na influenza e mais leves ou raras em pacientes com resfriado. Espirros, congestão nasal e dor de garganta ocorrem eventualmente na influenza, sendo muito mais comuns no resfriado.

A meta principal da vacinação antigripal é preparar uma vacina que proteja contra todas as cepas (variações) do vírus influenza e promova imunidade prolongada à população geral. Infelizmente, essa meta não é atingida por vários motivos. Os cientistas empregam informações de numerosos países no hemisfério norte a cada ano, habitualmente do mês de fevereiro, para decidir quais cepas do vírus influenza devem ser incorporadas à vacina que será administrada nesse ano. Essa previsão não é uma tarefa fácil, e pode ocorrer que a vacina não contenha todas as cepas responsáveis pela influenza em um determinado ano. Além disso, as cepas circulantes do vírus podem sofrer mutações que tornam a vacina não efetiva.

Os indivíduos que desenvolvem *influenza* (gripe) podem ser medicados com agentes antivirais (oseltamivir e zanamivir). Esses fármacos conseguem aliviar os sinais e sintomas e reduzem a duração da doença; são mais efetivos quando administrados nas primeiras 24 horas após o aparecimento dos primeiros sinais e sintomas. O manejo dos pacientes com zanamivir depende dos sinais e sintomas, incluindo repouso no leito, descongestionantes, anti-histamínicos, antitussígenos e medicação sintomática para a febre e a dor no corpo.

Para evitar infecção: (1) lavar as mãos frequentemente com água e sabão ou usar um higienizador de mãos à base de álcool; (2) cobrir a boca com um lenço ao tossir ou ao espirrar e jogar fora o lenço, ou espirrar ou tossir na prega do cotovelo e não nas mãos; (3) não tocar a boca, o nariz ou os olhos; (4) não compartilhar objetos pessoais como maquiagem, talheres ou equipamento de ginástica ou material de escritório; (5) evitar contato próximo (afastamento de pelo menos 1,8 m) com pessoas que apresentam sinais e sintomas gripais; e (6) ficar em casa por 7 dias após o aparecimento dos sinais e sintomas, ou após a pessoa ficar assintomática por 24 horas, o período que for mais longo.

FIGURA 23.12 **Componentes estruturais de um alvéolo pulmonar.** A membrana respiratória é constituída por uma camada de pneumócitos do tipo I e pneumócitos do tipo II, uma membrana basal epitelial, uma membrana basal capilar e o endotélio capilar.

A troca de gases respiratórios ocorre por difusão através da membrana respiratória.

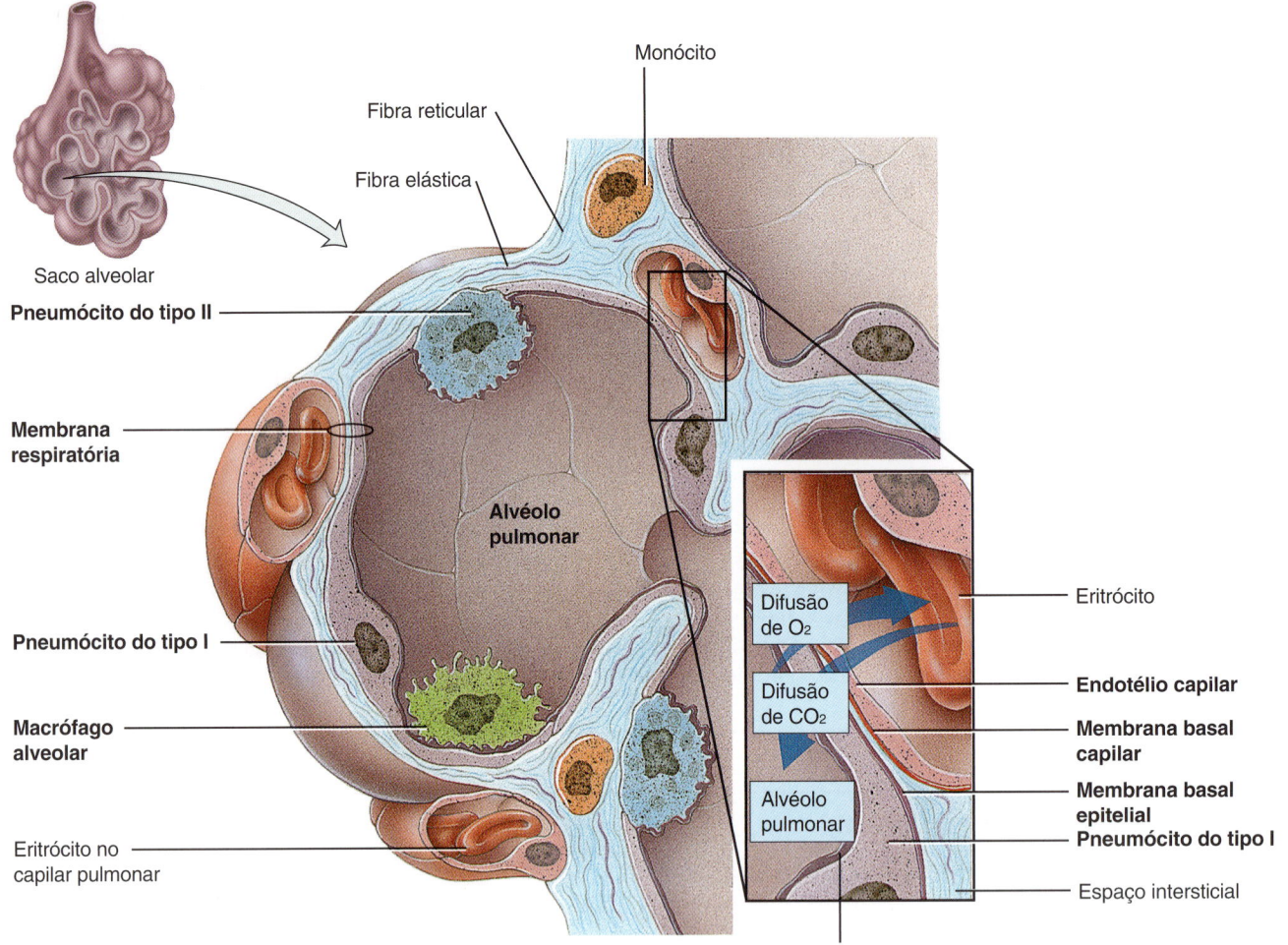

Saco alveolar
Pneumócito do tipo II
Membrana respiratória
Pneumócito do tipo I
Macrófago alveolar
Eritrócito no capilar pulmonar
Fibra reticular
Fibra elástica
Monócito
Alvéolo pulmonar
Difusão de O_2
Difusão de CO_2
Alvéolo pulmonar
Eritrócito
Endotélio capilar
Membrana basal capilar
Membrana basal epitelial
Pneumócito do tipo I
Espaço intersticial
Líquido alveolar com surfactante

A. Corte através de um alvéolo pulmonar mostrando seus componentes celulares
B. Detalhes da membrana respiratória

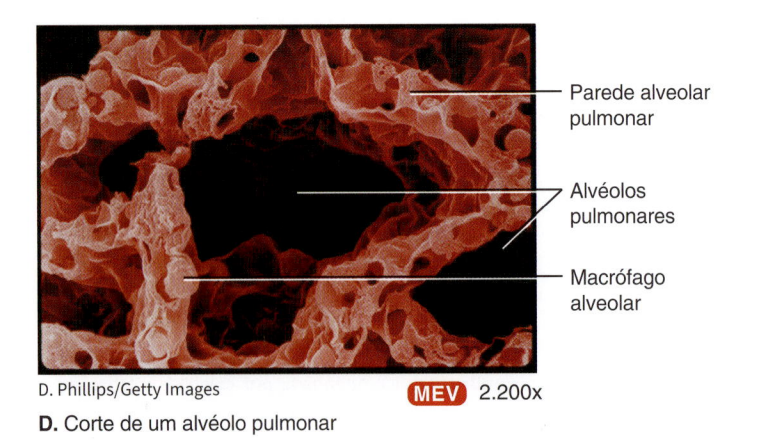

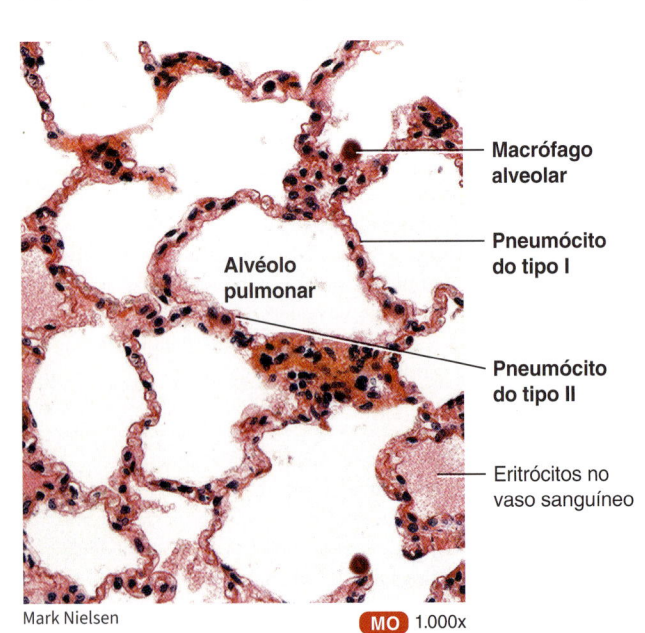

Alvéolo pulmonar
Macrófago alveolar
Pneumócito do tipo I
Pneumócito do tipo II
Eritrócitos no vaso sanguíneo

Mark Nielsen MO 1.000x
C. Detalhes de alguns alvéolos pulmonares

Parede alveolar pulmonar
Alvéolos pulmonares
Macrófago alveolar

D. Phillips/Getty Images MEV 2.200x
D. Corte de um alvéolo pulmonar

? Qual é a espessura da membrana respiratória?

existem conexões entre os ramos bronquiais da parte torácica da aorta e os ramos das artérias pulmonares. A maior parte do sangue retorna para o coração pelas veias pulmonares. Parte do sangue drena para as veias bronquiais, ramos do sistema ázigo, e retorna para o coração pela veia cava superior.

Patência do sistema respiratório

Durante a discussão sobre os órgãos do sistema respiratório foram apresentados alguns exemplos de estruturas ou secreções que ajudam a manter a patência (passagem desimpedida) do sistema de tal forma que as vias respiratórias não apresentem pontos de obstrução. Essas estruturas incluem os arcabouços ósseo e cartilagíneo do nariz, músculos esqueléticos da faringe, cartilagens da laringe, anéis cartilagíneos em formato de C na traqueia e nos brônquios, músculo liso nos bronquíolos e surfactante nos alvéolos pulmonares.

Infelizmente, existem fatores que podem comprometer a patência das vias respiratórias, como: lesões por esmagamento de osso e cartilagem, desvio de septo nasal, pólipos nasais, inflamação de mucosas, espasmos da musculatura lisa e deficiência de surfactante.

Um resumo dos revestimentos epiteliais e das características especiais dos órgãos do sistema respiratório é apresentado na **Tabela 23.1**.

TABELA 23.1 Resumo das estruturas do sistema respiratório.

Estrutura	Epitélio	Cílios	Células caliciformes	Características especiais
NARIZ				
Vestíbulo do nariz	Estratificado pavimentoso não queratinizado.	Não	Não	Contém numerosos pelos.
Região respiratória	Pseudoestratificado colunar ciliado.	Sim	Sim	Contém conchas e meatos.
Região olfatória	Epitélio olfatório (neurônios sensitivos olfatórios).	Sim	Não	Funciona no sentido da olfação.
FARINGE				
Parte nasal da faringe	Pseudoestratificado colunar ciliado.	Sim	Sim	Passagem de ar; contém a parte interna das narinas, aberturas para as tubas auditivas e a tonsila faríngea.
Parte oral da faringe	Estratificado pavimentoso não queratinizado.	Não	Não	Passagem de ar e alimentos sólidos e líquidos; contém a abertura para a cavidade oral.
Parte laríngea da faringe	Estratificado pavimentoso não queratinizado.	Não	Não	Passagem de ar e alimentos sólidos e líquidos.
LARINGE	Estratificado pavimentoso não queratinizado acima das pregas vocais; pseudoestratificado colunar ciliado abaixo das pregas vocais.	Não acima das pregas vocais; Sim abaixo das pregas vocais.	Não acima das pregas vocais; Sim abaixo das pregas vocais.	Passagem de ar; contém pregas vocais para a produção da voz.
TRAQUEIA	Pseudoestratificado colunar ciliado.	Sim	Sim	Passagem de ar; contém anéis de cartilagem em formato de C que mantêm a traqueia aberta.
BRÔNQUIOS				
Brônquios principais	Pseudoestratificado colunar ciliado.	Sim	Sim	Passagem de ar; contém anéis de cartilagem em formato de C que mantêm a patência.
Brônquios lobares	Pseudoestratificado colunar ciliado.	Sim	Sim	Passagem de ar; contém lâminas de cartilagem para manter a patência.
Brônquios segmentares	Pseudoestratificado colunar ciliado.	Sim	Sim	Passagem de ar; contém lâminas de cartilagem para manter a patência.
Bronquíolos maiores	Simples colunar ciliado.	Sim	Sim	Passagem de ar; contêm mais músculo liso do que os brônquios.
Bronquíolos menores	Simples colunar ciliado.	Sim	Não	Passagem de ar; contêm mais músculo liso do que os bronquíolos maiores.
Bronquíolos terminais	Simples colunar não ciliado.	Não	Não	Passagem de ar; contêm mais músculo liso do que os bronquíolos menores.
PULMÕES				
Bronquíolos respiratórios	Simples cilíndrico a simples pavimentoso.	Não	Não	Passagem de ar; troca gasosa.
Ductos alveolares	Simples pavimentoso.	Não	Não	Passagem de ar; troca gasosa; produção de surfactante para manter a patência.
Alvéolos pulmonares	Simples pavimentoso.	Não	Não	Passagem de ar; troca gasosa; produção de surfactante para manter a patência.

☐ Estruturas de condução   ☐ Estruturas de troca gasosa

> **Teste rápido**
>
> 9. Onde estão localizados os pulmões? Descreva as diferenças entre a pleura parietal e a pleura visceral.
> 10. Defina cada uma das seguintes partes dos pulmões: base, ápice, face costal, face medial, hilo, raiz, incisura cardíaca do pulmão esquerdo, lobo e lóbulo.
> 11. O que é um segmento broncopulmonar?
> 12. Descreva as características histológicas e a função da membrana respiratória.

23.4 Ventilação pulmonar

OBJETIVO

- **Descrever** os eventos que causam a inspiração e a expiração.

Ventilação pulmonar é o fluxo de ar para dentro e para fora dos pulmões. Na ventilação pulmonar, o ar flui entre a atmosfera e os alvéolos pulmonares graças às diferenças de pressão geradas pela contração e pelo relaxamento dos músculos respiratórios. A velocidade do fluxo de ar e a magnitude do esforço necessário para a ventilação pulmonar também são influenciadas pela tensão superficial nos alvéolos, pela complacência dos pulmões e pela resistência nas vias respiratórias.

Alterações pressóricas durante a ventilação pulmonar

O ar é deslocado para os alvéolos pulmonares quando a pressão intrapulmonar do ar é inferior à pressão do ar na atmosfera. O ar é deslocado para fora dos alvéolos pulmonares quando a pressão intrapulmonar do ar é maior que a pressão do ar na atmosfera.

Inspiração. O deslocamento de ar para dentro dos pulmões é denominado **inspiração** (*inalação*). Imediatamente antes de cada inspiração, a pressão aérea intrapulmonar é igual à pressão aérea na atmosfera, que, ao nível do mar, é aproximadamente 760 milímetros de mercúrio (mmHg) ou 1 atmosfera (atm). Para o ar fluir para dentro dos pulmões, a pressão no interior dos alvéolos pulmonares precisa tornar-se mais baixa que a pressão atmosférica. Isso é feito por meio de aumento das dimensões dos pulmões.

A pressão de um gás em um recipiente fechado é inversamente proporcional ao volume do recipiente. Isso significa que, se as dimensões de um recipiente fechado forem aumentadas, a pressão do gás no recipiente fechado diminui; se as dimensões do recipiente diminuírem, então, a pressão do gás aumenta. Essa relação inversa entre volume e pressão, denominada **lei de Boyle** (**Figura 23.13**), pode ser demonstrada da seguinte maneira: suponha que um gás é colocado em um cilindro com um êmbolo móvel e um medidor de pressão e que a pressão inicial criada pelas moléculas de gás que atingem a parede do recipiente é 1 atm. Se o êmbolo for empurrado para baixo, o gás é comprimido (redução do volume), portanto, o mesmo número de moléculas de gás atinge uma área menor de parede. O medidor mostra que a pressão duplica quando o gás é comprimido à metade de seu volume original. Em outras palavras, o mesmo número de moléculas na metade do volume produz o dobro da pressão. Em contrapartida, se o êmbolo for levantado para aumentar o volume, a pressão diminui. Portanto, a pressão de um gás varia de modo inverso ao volume.

Diferenças na pressão causadas por alterações do volume pulmonar forçam a entrada de ar nos pulmões quando a pessoa inspira e forçam a saída do ar quando a pessoa expira. Para ocorrer inspiração, os pulmões precisam se expandir, com consequente aumento do volume pulmonar e redução da pressão nos pulmões para níveis inferiores aos da pressão atmosférica. A primeira etapa na expansão dos pulmões durante a inspiração normal e tranquila envolve a contração do principal músculo da inspiração, o diafragma, com resistência (fixação das costelas) imposta pelos músculos intercostais externos (**Figura 23.14**).

O músculo mais importante da inspiração é o diafragma, o músculo abobadado que forma o assoalho da cavidade torácica. O diafragma é suprido por fibras dos nervos frênicos, que emergem da medula espinal nos níveis cervicais 3, 4 e 5. A contração do diafragma promove sua retificação, reduzindo a altura das cúpulas diafragmáticas. Isso aumenta o diâmetro vertical da cavidade torácica. Durante a inspiração normal, o diafragma desce aproximadamente 1 cm, produzindo uma diferença de pressão de 1 a 3 mmHg, havendo a inspiração de aproximadamente 500 mℓ de ar. Na ventilação pulmonar forçada, o diafragma desce 10 cm, produzindo uma diferença de pressão de 100 mmHg, com inspiração de 2 a 3 ℓ de ar. A contração do diafragma é responsável por aproximadamente 75% do ar que chega aos pulmões durante a ventilação pulmonar tranquila. Estágio avançado de gravidez, obesidade grave ou roupas apertadas que comprimem o abdome impedem a descida completa do diafragma.

Depois do diafragma, os músculos da inspiração mais importantes são os músculos intercostais externos. Quando esses músculos se contraem, eles elevam as costelas. Como resultado, ocorre aumento dos diâmetros anteroposterior e lateral da cavidade torácica. A contração dos músculos intercostais externos é responsável por aproximadamente 25% do ar que entra nos pulmões durante a ventilação pulmonar normal tranquila.

FIGURA 23.13 Lei de Boyle.

O volume de um gás varia inversamente à sua pressão.

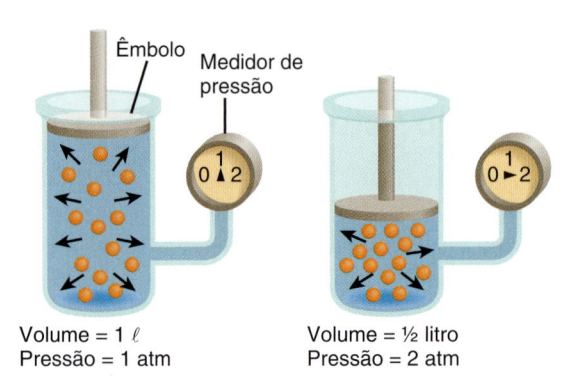

Volume = 1 ℓ
Pressão = 1 atm

Volume = ½ litro
Pressão = 2 atm

? Se o volume diminuir de 1 ℓ para 1/4 ℓ, qual seria a alteração da pressão?

FIGURA 23.14 **Músculos da inspiração e da expiração.** O músculo peitoral menor (não mostrado aqui) é ilustrado na **Figura 11.14 A**.

Durante a inspiração normal tranquila, o diafragma e os músculos intercostais externos se contraem, os pulmões expandem-se e o ar move-se para os alvéolos pulmonares; durante a expiração normal tranquila, o diafragma e os músculos intercostais externos relaxam e os pulmões retornam à posição inicial, forçando o ar para fora dos alvéolos pulmonares.

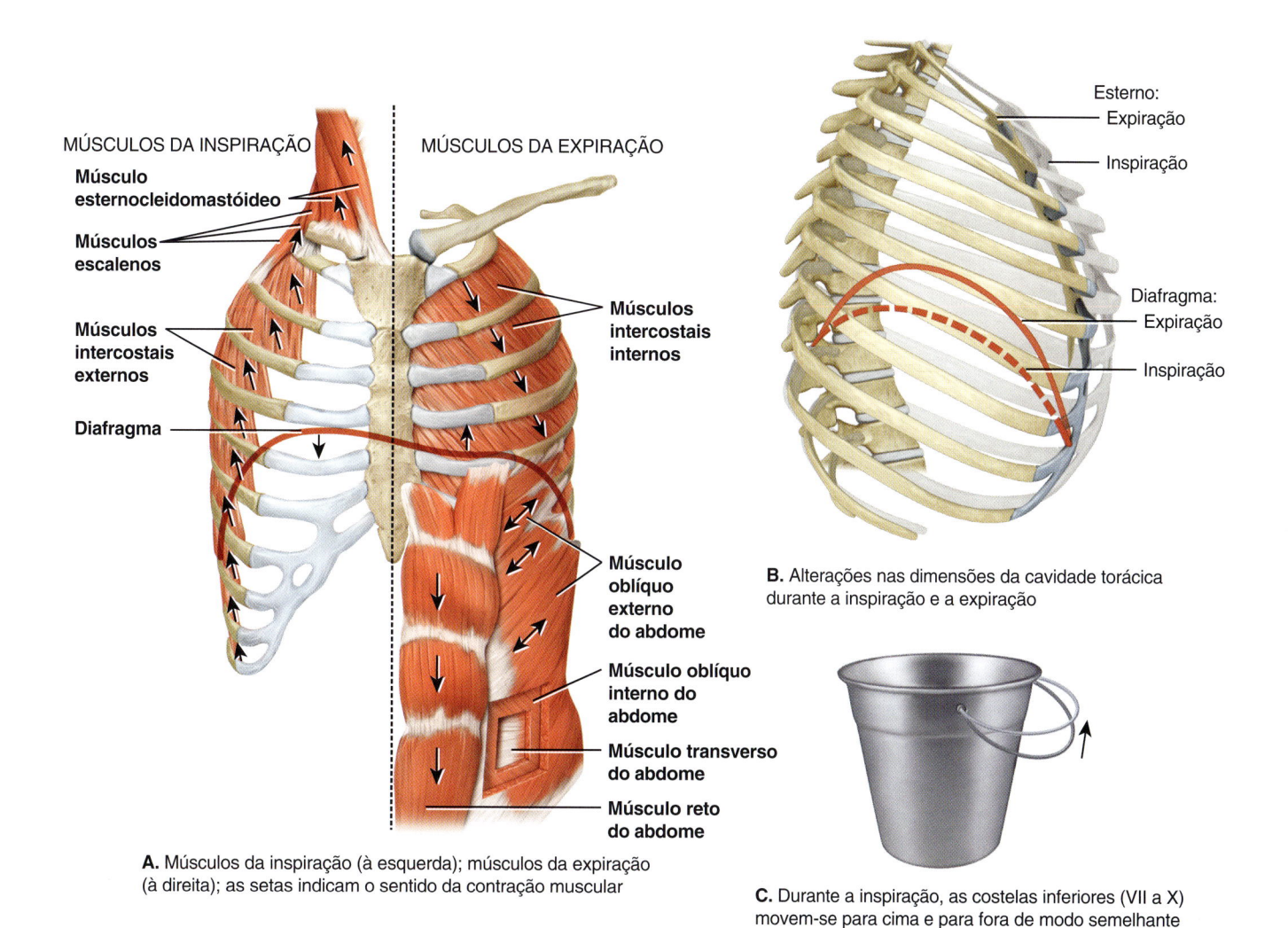

MÚSCULOS DA INSPIRAÇÃO
- Músculo esternocleidomastóideo
- Músculos escalenos
- Músculos intercostais externos
- Diafragma

MÚSCULOS DA EXPIRAÇÃO
- Músculos intercostais internos
- Músculo oblíquo externo do abdome
- Músculo oblíquo interno do abdome
- Músculo transverso do abdome
- Músculo reto do abdome

A. Músculos da inspiração (à esquerda); músculos da expiração (à direita); as setas indicam o sentido da contração muscular

Esterno:
- Expiração
- Inspiração

Diafragma:
- Expiração
- Inspiração

B. Alterações nas dimensões da cavidade torácica durante a inspiração e a expiração

C. Durante a inspiração, as costelas inferiores (VII a X) movem-se para cima e para fora de modo semelhante ao movimento da alça de um balde

? Agora, qual é o principal músculo que está alimentando sua respiração?

A **pressão intrapleural** é a pressão no interior da cavidade pleural. É preciso lembrar que essa cavidade é o espaço entre a pleura parietal e a pleura visceral (ver **Figura 23.15**). Um pequeno volume de líquido lubrificante é encontrado nesse espaço. A pressão intrapleural sempre é negativa (inferior à pressão atmosférica), variando de 754 a 756 mmHg durante a ventilação pulmonar normal tranquila. Como a cavidade pleural apresenta pressão negativa, funciona essencialmente como um vácuo. O efeito aspirativo desse vácuo conecta a pleura visceral à parede do tórax. Portanto, se as dimensões da cavidade torácica aumentarem, os pulmões também se expandem. Se as dimensões da cavidade torácica diminuírem, os pulmões tornam-se menores. Imediatamente antes da inspiração, a pressão intrapleural é, aproximadamente, 4 mmHg inferior à pressão atmosférica ou aproximadamente 756 mmHg em uma pressão atmosférica de 760 mmHg (**Figura 23.15**). Quando o diafragma e os músculos intercostais externos se contraem e as dimensões globais da cavidade torácica aumentam, o volume da cavidade pleural também aumenta, fazendo com que a pressão intrapleural caia para aproximadamente 754 mmHg. Quando a cavidade torácica se expande, a pleura parietal que reveste a cavidade é tracionada para fora em todas as direções, tracionando, por conseguinte, a pleura visceral e os pulmões.

Quando o volume dos pulmões aumenta dessa forma, a pressão do ar nos alvéolos pulmonares, a chamada **pressão alveolar** (*intrapulmonar*), cai de 760 para 758 mmHg. Portanto, surge uma diferença de pressão entre a atmosfera e os alvéolos pulmonares. Como o ar sempre flui de uma região de maior pressão para uma região de pressão mais baixa, ocorre a inspiração. O ar continua a fluir

FIGURA 23.15 **Alterações da pressão na ventilação pulmonar.** Durante a inspiração, o diafragma se contrai, o tórax se expande, os pulmões são tracionados para fora e a pressão alveolar diminui. Durante a expiração, o diafragma relaxa, os pulmões diminuem de volume (retração elástica) e a pressão alveolar aumenta, forçando o ar para fora dos pulmões.

> O ar flui para os pulmões quando a pressão alveolar é menor que a pressão atmosférica; por outro lado, o ar flui para fora dos pulmões quando a pressão alveolar é maior que a pressão atmosférica.

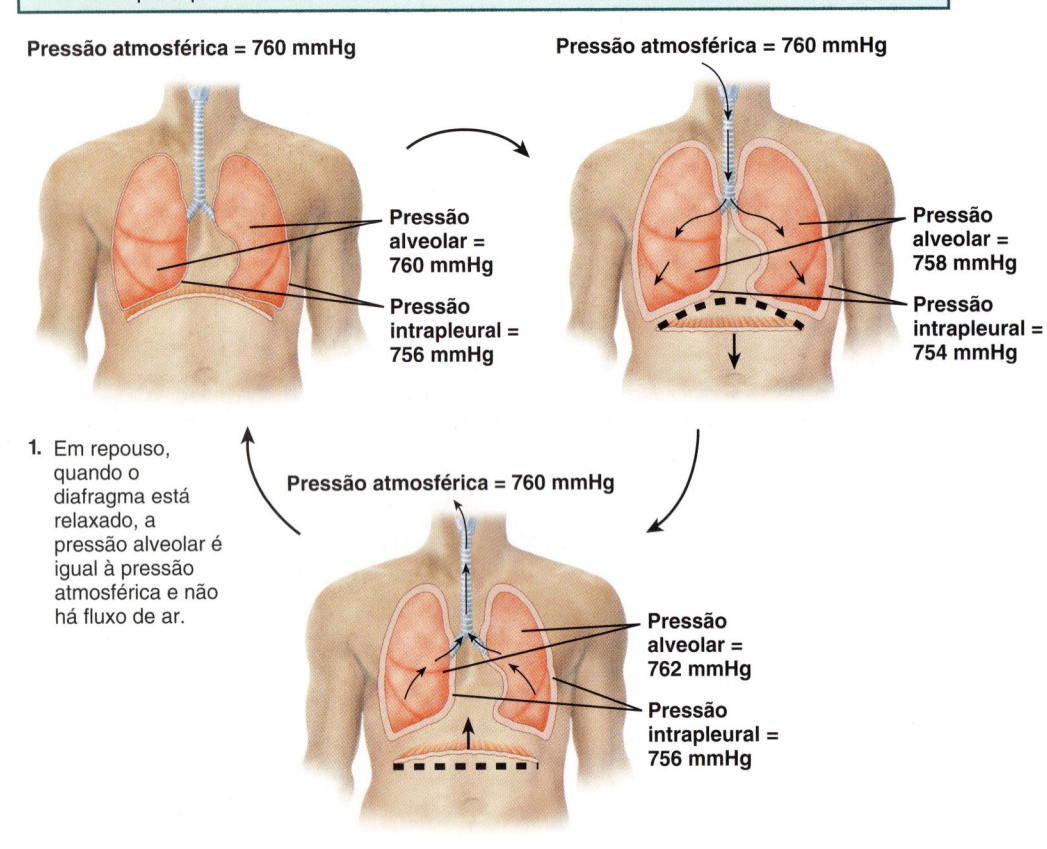

Pressão atmosférica = 760 mmHg

Pressão alveolar = 760 mmHg
Pressão intrapleural = 756 mmHg

1. Em repouso, quando o diafragma está relaxado, a pressão alveolar é igual à pressão atmosférica e não há fluxo de ar.

Pressão atmosférica = 760 mmHg

Pressão alveolar = 758 mmHg
Pressão intrapleural = 754 mmHg

2. Durante a inspiração, o diafragma e os músculos intercostais externos se contraem. A cavidade torácica é expandida, e a pressão alveolar cai abaixo da pressão atmosférica. O ar flui para os pulmões em resposta ao gradiente de pressão e o volume pulmonar é expandido. Durante a inspiração profunda, os músculos escalenos e esternocleidomastóideos expandem o tórax ainda mais, provocando assim uma queda maior da pressão alveolar

Pressão atmosférica = 760 mmHg

Pressão alveolar = 762 mmHg
Pressão intrapleural = 756 mmHg

3. Durante a expiração, o diafragma e os músculos intercostais externos relaxam. As dimensões do tórax e dos pulmões diminuem (retração elástica), a cavidade torácica é contraída e a pressão alveolar aumenta e se torna maior que a pressão atmosférica. O ar flui para fora dos pulmões em resposta ao gradiente pressórico e o volume pulmonar diminui. Durante a expiração forçada, os músculos intercostais internos e abdominais são contraídos, reduzindo ainda mais a cavidade torácica e provocando um aumento maior da pressão alveolar

? Qual é a alteração da pressão intrapleural durante a respiração tranquila normal?

para os pulmões enquanto houver diferença de pressão. Embora os pulmões expandam-se em todas as direções durante a inspiração, a maior parte do aumento de volume parece ser consequente ao alongamento e à expansão dos ductos alveolares e ao aumento das dimensões das aberturas para os alvéolos. Durante a inspiração profunda e forçada, os músculos acessórios da inspiração também participam no aumento das dimensões da cavidade torácica (ver **Figura 23.14 A**); esses músculos são assim denominados porque contribuem pouco, ou nada, para a inspiração tranquila normal, contudo, durante a prática de exercícios físicos ou durante a ventilação pulmonar forçada, eles contraem-se de modo vigoroso. Os músculos acessórios da inspiração incluem: os músculos esternocleidomastóideos, que elevam o esterno; os músculos escalenos, que elevam as duas primeiras costelas; e os músculos peitorais menores, que elevam as costelas III, IV e V. Visto que a inspiração tranquila normal e a inspiração durante a prática de exercícios físicos ou durante a ventilação pulmonar forçada envolvem contração muscular, o processo de inspiração é considerado *ativo*.

Expiração. A **expiração** também é consequente a um gradiente pressórico, entretanto, nesse caso, o gradiente é no sentido oposto: a pressão nos pulmões é maior do que a pressão atmosférica. A expiração normal durante ventilação pulmonar tranquila, ao contrário da inspiração, é um *processo passivo* porque não envolve contração muscular. Na verdade, a expiração resulta de **retração elástica** da parede do tórax e dos pulmões, porque essas estruturas apresentam uma tendência natural a retornar ao ponto inicial após serem distendidas. Duas forças centrípetas contribuem para a retração elástica: (1) o recuo das fibras elásticas que foram distendidas durante a inspiração; e (2) a tensão superficial secundária à película (filme) de líquido intrapleural entre a pleura visceral e a pleura parietal.

A expiração começa quando os músculos inspiratórios relaxam. Quando o diafragma relaxa, suas cúpulas deslocam-se para cima em decorrência de sua elasticidade. Quando os músculos intercostais externos relaxam, as costelas são deprimidas. Esses movimentos diminuem os diâmetros vertical, lateral e anteroposterior da cavidade torácica, com consequente redução do volume pulmonar. A pressão alveolar, por sua vez, aumenta para aproximadamente 762 mmHg. A seguir, o ar flui da área de pressão mais elevada nos alvéolos pulmonares para a área de pressão mais baixa na atmosfera (ver **Figura 23.15**).

A expiração se torna ativa apenas durante a ventilação pulmonar forçada, como ocorre quando a pessoa toca um instrumento de sopro ou pratica exercícios físicos. Nesses casos, os músculos da expiração – os músculos abdominais e intercostais internos (ver **Figura 23.14 A**) – contraem-se, aumentando assim a pressão na região abdominal e no tórax. A contração dos músculos abdominais desloca as costelas inferiores para baixo e comprime as vísceras abdominais, forçando superiormente, portanto, o diafragma. Por sua vez, a contração dos músculos intercostais internos, que se estendem inferior e posteriormente entre costelas adjacentes, traciona as costelas para baixo. Embora a pressão intrapleural sempre seja inferior à pressão alveolar, ela pode superar por curtos períodos a pressão atmosférica durante expiração forçada, como ocorre durante a tosse.

Outros fatores que influenciam a ventilação pulmonar

Como foi mencionado, a diferença de pressão impulsiona o fluxo de ar durante a inspiração e a expiração. Todavia, três outros fatores influenciam o fluxo de ar e a ventilação pulmonar: a tensão superficial do líquido alveolar, a complacência dos pulmões e a resistência nas vias respiratórias.

Tensão superficial do líquido alveolar.
Como já foi mencionado, uma fina película de líquido alveolar reveste a face luminal dos alvéolos pulmonares e exerce uma força conhecida como **tensão superficial**. Essa tensão aumenta em todas as interfaces hidroaéreas (ar–água) porque as moléculas polares da água são mais fortemente atraídas entre si do que as moléculas de gás no ar. Quando um líquido circunda uma esfera de ar, como ocorre nos alvéolos pulmonares ou em bolhas de sabão, a tensão superficial produz uma força direcionada para dentro. As bolhas de sabão explodem por causa de colapso interno em decorrência da tensão superficial. Nos pulmões, a tensão superficial faz com que os alvéolos pulmonares adotem o menor diâmetro possível. Durante a ventilação pulmonar, a tensão superficial precisa ser sobrepujada a cada inspiração para ocorrer expansão dos pulmões. A tensão superficial também é responsável por dois terços da retração elástica pulmonar, que diminui as dimensões dos alvéolos pulmonares durante a expiração.

O **surfactante** (uma mistura de fosfolipídios e lipoproteínas) existente no líquido alveolar reduz sua tensão superficial para valores inferiores aos da tensão superficial da água pura. A deficiência de surfactante em recém-nascidos prematuros provoca a *síndrome de angústia respiratória* (SAR), na qual a tensão superficial do líquido alveolar pulmonar está muito aumentada, de tal forma que muitos alvéolos pulmonares colapsam ao final de cada expiração. É, então, necessário grande esforço na inspiração seguinte para reabrir os alvéolos pulmonares colapsados.

> ### Correlação clínica
>
> #### Síndrome de angústia respiratória
>
> A **síndrome de angústia respiratória** (SAR) é um distúrbio da ventilação pulmonar apresentado por recém-nascidos prematuros. Na SAR, os alvéolos pulmonares não permanecem abertos por causa da falta de surfactante. Vale lembrar que o surfactante reduz a tensão superficial, sendo necessário para evitar o colapso dos alvéolos pulmonares durante a expiração. Quanto mais prematuro for o recém-nascido, maior é a chance de ocorrer a SAR. A condição também é mais comum em recém-nascidos cujas mães são diabéticas e em recém-nascidos do sexo masculino; é mais comum em americanos de origem europeia do que em afro-americanos. As manifestações clínicas da SAR incluem: respiração trabalhosa e irregular, movimento das narinas durante a inspiração, grunhido durante expiração e, em alguns casos, cianose (coloração azulada da pele). Além das manifestações clínicas, a SAR é diagnosticada com base em radiografias de tórax e exames de sangue. Um recém-nascido com uma forma leve de síndrome de angústia respiratória pode precisar apenas de oxigênio suplementar administrado por cânula nasal ou tenda de oxigênio. Nos casos graves, o oxigênio é administrado via pressão positiva contínua nas vias respiratórias (CPAP, sigla em inglês para *continuous positive airway pressure*), por cânulas nasais ou máscara facial. Nesses casos, o surfactante é administrado diretamente nos pulmões.

Complacência pulmonar.
Complacência descreve quanto esforço é necessário para a distensão dos pulmões e da parede torácica. Complacência elevada significa que os pulmões e a parede do tórax expandem-se facilmente, em contrapartida, baixa complacência significa que essas estruturas resistem à expansão. Por analogia, um balão de ar de parede fina que é facilmente insuflado tem complacência elevada, enquanto um balão pesado e de parede rígida que exige muito esforço para ser insuflado tem baixa complacência. Nos pulmões, a complacência está relacionada a dois fatores principais: elasticidade e tensão superficial. Os pulmões apresentam, normalmente, complacência elevada e são facilmente expandidos porque as fibras elásticas no tecido pulmonar são facilmente distendidas e o surfactante no líquido alveolar reduz a tensão superficial. A redução da complacência é uma ocorrência comum em condições pulmonares que: (1) danificam o tecido pulmonar (p. ex., tuberculose); (2) promovem acúmulo de líquido no tecido pulmonar (p. ex., edema pulmonar); (3) provocam deficiência de surfactante; ou (4) comprometem de alguma forma a expansão pulmonar (p. ex., paralisia dos músculos intercostais). A complacência pulmonar aumenta em pessoas com enfisema (ver *Distúrbios: desequilíbrios homeostáticos*, no final do capítulo) por causa da destruição das fibras elásticas nas paredes alveolares.

Resistência nas vias respiratórias.
Como o fluxo de sangue nos vasos sanguíneos, o fluxo de ar nas vias respiratórias depende tanto da diferença de pressão como da resistência: o fluxo de ar é igual à diferença de pressão entre os alvéolos pulmonares e a atmosfera dividida pela resistência. As paredes das vias respiratórias, especialmente dos bronquíolos, oferecem alguma resistência ao influxo e ao efluxo de ar normal nos pulmões. Quando os pulmões expandem-se durante a inspiração, o calibre dos bronquíolos aumenta porque suas paredes são tracionadas para fora em todas as direções. As vias respiratórias de maior diâmetro apresentam

menor resistência, portanto, a resistência nas vias respiratórias aumenta durante a expiração quando o diâmetro dos bronquíolos diminui. O diâmetro das vias respiratórias também é regulado pelo grau de contração ou relaxamento da musculatura lisa nas paredes das vias respiratórias. Os estímulos da divisão simpática do sistema nervoso autônomo (SNA) promovem relaxamento da musculatura lisa dos bronquíolos (broncodilatação), acarretando redução da resistência. Os estímulos da parte parassimpática do SNA provocam contração da musculatura lisa dos bronquíolos (broncoconstrição), resultando em aumento da resistência.

Qualquer condição que diminua o diâmetro ou obstrua as vias respiratórias promove aumento da resistência nas vias respiratórias, de tal forma que mais pressão é necessária para manter o fluxo de ar. A característica crucial da asma e da doença pulmonar obstrutiva crônica (DPOC) – enfisema ou bronquite crônica – é o aumento da resistência nas vias respiratórias devido a obstrução ou colapso das vias respiratórias.

Padrões ventilatórios e movimentos ventilatórios modificados

O termo que descreve o padrão normal da ventilação pulmonar tranquila é **eupneia**. Eupneia pode consistir em respiração superficial, profunda ou uma combinação dessas respirações. Um padrão de ventilação pulmonar superficial (torácica), denominada **respiração torácica** ou **alta**, consiste em movimento para dentro e para fora do tórax consequente à contração dos músculos intercostais externos. Um padrão de respiração profunda (abdominal), denominada **respiração diafragmática**, consiste no movimento do abdome para fora em decorrência da contração e da descida do diafragma.

A respiração também possibilita a expressão de emoções pelos seres humanos, como dar risadas, suspirar e soluçar, e pode ser usada para expelir material estranho das vias respiratórias inferiores por meio de ações como espirros e tosse. Os movimentos respiratórios também são modificados e controlados enquanto a pessoa fala e canta. Alguns dos movimentos respiratórios modificados que expressam emoções ou desobstruem as vias respiratórias são arrolados na **Tabela 23.2**. Todos esses movimentos são reflexos, embora alguns deles possam ser iniciados voluntariamente.

Teste rápido

13. Quais são as diferenças básicas entre ventilação pulmonar, respiração externa e respiração interna?
14. Compare os eventos durante a respiração tranquila e a respiração forçada.
15. Descreva como a tensão superficial alveolar, a complacência e a resistência nas vias respiratórias influenciam a ventilação pulmonar.
16. Demonstre os vários tipos de movimentos ventilatórios modificados.

TABELA 23.2 Movimentos ventilatórios modificados.

Movimento	Descrição
Tosse	Inspiração profunda e demorada seguida pelo fechamento completo da rima da glote, que resulta em expiração forte responsável por abrir abruptamente a rima da glote, emitindo uma rajada de ar pelas vias respiratórias superiores. O estímulo para esse ato reflexo pode ser um corpo estranho alojado na laringe, na traqueia ou na epiglote.
Espirro	Contração espasmódica dos músculos da expiração que expele o ar com força pelo nariz e pela boca. O estímulo pode ser irritação da mucosa nasal.
Suspiro	Inspiração profunda e demorada imediatamente seguida por expiração mais breve, contudo, mais vigorosa.
Bocejo	Inspiração profunda com a boca bem aberta que produz depressão acentuada da mandíbula. Pode ser estimulado por sonolência ou pelo bocejo de outra pessoa, mas a causa precisa não é conhecida.
Choro soluçante	Uma série de inspirações convulsivas seguidas por uma expiração prolongada. A rima da glote fecha antes do normal após cada inspiração de tal forma que pouco ar entra nos pulmões a cada inspiração.
Choro	Inspiração seguida por muitas expirações convulsivas breves, durante as quais a rima da glote permanece aberta e as pregas vocais vibram; o choro é acompanhado por expressões faciais características e lágrimas.
Riso	Os mesmos movimentos básicos do choro, mas o ritmo dos movimentos e as expressões faciais geralmente diferem dos do choro. O riso e o choro às vezes são indistinguíveis.
Soluço	Contração espasmódica do diafragma seguida por fechamento espasmódico da rima da glote, que produz um som peculiar na inspiração. Habitualmente, o estímulo consiste em irritação das terminações nervosas sensitivas do sistema digestório.
Manobra de Valsalva	Expiração forçada contra a rima da glote fechada como ocorre durante períodos de esforço durante a defecação.
Pressurização da orelha média	O nariz e a boca são mantidos fechados e o ar dos pulmões é forçado através do meato acústico para a orelha média. Essa técnica é empregada pelas pessoas que praticam mergulho com *snorkel* ou cilindro (aparelho de respiração subaquática autônomo) durante a descida, para equalizar a pressão da orelha média com a pressão do ambiente externo.

23.5 Volumes e capacidades pulmonares

OBJETIVOS

- **Explicar** as diferenças entre volume corrente, volume de reserva inspiratória, volume de reserva expiratória e volume residual
- **Diferenciar** capacidade inspiratória, capacidade residual funcional, capacidade vital e capacidade pulmonar total.

Durante a inspiração e a expiração, volumes variáveis de ar movem-se para dentro e para fora dos pulmões. Esses volumes de ar dependem de muitos fatores, relacionados com várias características, diferindo entre indivíduos saudáveis e indivíduos com distúrbios pulmonares. Os diferentes volumes de ar podem ser classificados em dois tipos: (1) **volumes pulmonares**, que podem ser mensurados diretamente por meio de espirometria (descrita adiante); e (2) **capacidades pulmonares**, que são combinações de diferentes volumes pulmonares. O aparelho usado para a mensuração dos volumes e capacidades pulmonares é denominado **espirômetro**; o registro é denominado **espirograma**. A inspiração é registrada como uma deflexão para cima, e a expiração é registrada como uma deflexão para baixo (**Figura 23.16**). De modo geral, os volumes e as capacidades pulmonares são maiores em homens, indivíduos mais altos, adultos jovens, pessoas que vivem em grandes altitudes e pessoas que não são obesas. Vários distúrbios podem ser diagnosticados por meio da comparação de valores reais e normais previstos para o gênero, a altura e a idade da pessoa.

Volumes pulmonares

Um adulto saudável, em repouso, apresenta, em média, 12 incursões respiratórias por minuto. Cada inspiração e expiração deslocam aproximadamente 500 mℓ de ar para dentro e para fora dos pulmões, respectivamente. O volume de cada incursão respiratória é denominado **volume corrente** (V_C).

O volume corrente varia de modo considerável de uma pessoa para outra e na mesma pessoa em momentos diferentes. Em um adulto comum, aproximadamente 70% do volume corrente (350 mℓ) realmente chega à zona respiratória do sistema respiratório – os bronquíolos respiratórios, ductos alveolares, sacos alveolares e alvéolos – e participa da respiração externa. Os outros 30% (150 mℓ) permanecem nas vias respiratórias de condução (nariz, faringe, laringe, traqueia, brônquios, bronquíolos e bronquíolos terminais). Coletivamente, as vias respiratórias de condução com ar que não apresentam troca respiratória são conhecidas como **espaço morto anatômico** (*respiratório*). Nem todo o ar inspirado pode ser usado na troca gasosa porque parte dele permanece no espaço morto anatômico.

FIGURA 23.16 **Espirograma de volumes e capacidades pulmonares**. Os valores médios de um homem adulto e de uma mulher adulta são indicados, com os valores para as mulheres entre parênteses. Observar que o espirograma é lido da direita (início do registro) para a esquerda (final do registro).

As capacidades pulmonares são combinações de vários volumes pulmonares.

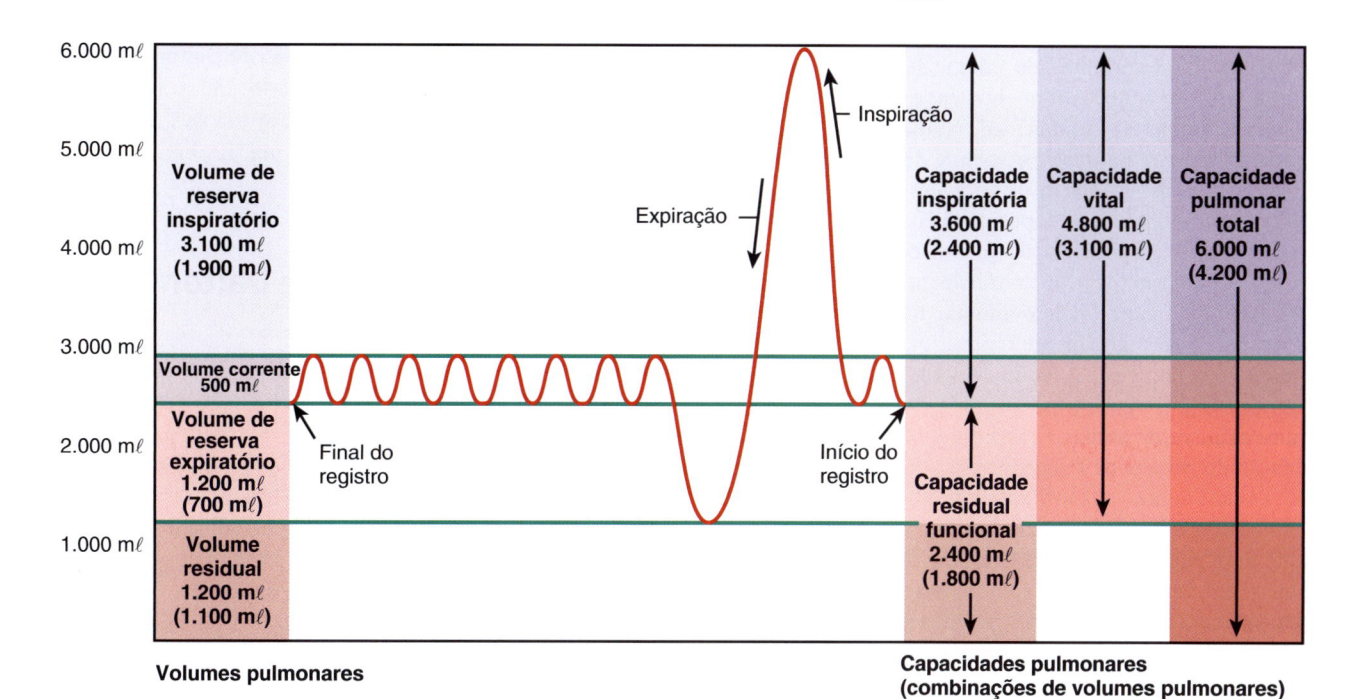

Volumes pulmonares

- Volume de reserva inspiratório: 3.100 mℓ (1.900 mℓ)
- Volume corrente: 500 mℓ
- Volume de reserva expiratório: 1.200 mℓ (700 mℓ)
- Volume residual: 1.200 mℓ (1.100 mℓ)

Capacidades pulmonares (combinações de volumes pulmonares)

- Capacidade inspiratória: 3.600 mℓ (2.400 mℓ)
- Capacidade residual funcional: 2.400 mℓ (1.800 mℓ)
- Capacidade vital: 4.800 mℓ (3.100 mℓ)
- Capacidade pulmonar total: 6.000 mℓ (4.200 mℓ)

? Se uma pessoa inspirar o mais profundamente possível e, depois, expirar o máximo de ar possível, qual capacidade pulmonar é demonstrada?

Quando uma pessoa inspira profundamente, consegue inalar bem mais de 500 mℓ de ar. Esse ar inspirado adicional, denominado **volume de reserva inspiratório (VRI)**, representa aproximadamente 3.100 mℓ em um homem adulto mediano e 1.900 mℓ em uma mulher adulta mediana (**Figura 23.16**). Ainda mais ar pode ser inspirado se a inspiração ocorrer após expiração forçada. Se uma pessoa inspirar normalmente e, depois, expirar o mais vigorosamente possível, ela deve ser capaz de expirar consideravelmente mais ar do que os 500 mℓ de volume corrente. O volume extra de 1.200 mℓ nos homens e 700 mℓ nas mulheres é chamado **volume de reserva expiratório (VRE)**. O **volume expiratório forçado em 1 segundo (VEF$_1$)** é o volume de ar que pode ser expirado dos pulmões em 1 segundo com esforço máximo após inspiração máxima. Normalmente, a DPOC reduz substancialmente o VEF$_1$ em razão do aumento da resistência nas vias respiratórias.

Mesmo após a expiração do volume de reserva expiratório, um volume considerável de ar permanece nos pulmões porque a pressão intrapleural subatmosférica mantém os alvéolos discretamente insuflados e algum ar permanece nas vias respiratórias não colapsáveis. Esse volume, que a espirometria não consegue mensurar, é o **volume residual (VR)** e representa aproximadamente 1.200 mℓ nos homens e 1.100 mℓ nas mulheres.

Se a cavidade torácica for aberta, a pressão intrapleural eleva-se para igualar à pressão atmosférica e parte do volume residual é forçada para fora do corpo. O ar remanescente é denominado **volume mínimo**, o qual possibilita determinar, para fins médicos e legais, se uma criança é um natimorto (morto por ocasião do parto) ou se morreu após o parto. O volume mínimo pode ser demonstrado pela colocação de uma parte do pulmão em um recipiente com água. Pulmões fetais não contêm ar, portanto, o pulmão de um natimorto não flutuaria na água.

Capacidades pulmonares

As capacidades pulmonares são combinações de volumes pulmonares específicos (**Figura 23.16**). A **capacidade inspiratória (CI)** é a soma do volume corrente e do volume de reserva inspiratório (500 mℓ + 3.100 mℓ = 3.600 mℓ nos homens e 500 mℓ + 1.900 mℓ = 2.400 mℓ nas mulheres). A **capacidade residual funcional (CRF)** é a soma do volume residual e o volume de reserva expiratório (1.200 mℓ + 1.200 mℓ = 2.400 mℓ nos homens e 1.100 mℓ + 700 mℓ = 1.800 mℓ nas mulheres). A **capacidade vital (CV)** é a soma do volume de reserva inspiratório, do volume corrente e do volume de reserva expiratório (4.800 mℓ nos homens e 3.100 mℓ nas mulheres). Por fim, a **capacidade pulmonar total (CPT)** é a soma da capacidade vital e do volume residual (4.800 mℓ + 1.200 mℓ = 6.000 mℓ nos homens e 3.100 mℓ + 1.100 mℓ = 4.200 mℓ nas mulheres).

Outra maneira de avaliar a função pulmonar consiste na determinação do volume de ar que flui para dentro e para fora dos pulmões a cada minuto. A **ventilação minuto ($\dot{V}$)** – o volume total de ar inspirado e expirado a cada minuto – consiste no volume corrente multiplicado pela frequência respiratória. Em um adulto comum em repouso, a ventilação minuto é aproximadamente 6.000 mℓ/minuto ($\dot{V}$ = 12 incursões respiratórias por minuto × 500 mℓ = 6.000 mℓ/minuto). De modo geral, ventilação minuto abaixo do normal é um sinal de disfunção pulmonar.

Como já foi mencionado, nem todo o ar inspirado (500 mℓ) realmente chega à zona respiratória do sistema respiratório. Os 150 mℓ na zona de condução constituem o espaço morto anatômico. Portanto, nem toda a ventilação minuto pode ser usada na troca gasosa porque parte dela permanece no espaço morto anatômico. A **ventilação alveolar ($\dot{V}_A$)** é o volume de ar por minuto que realmente chega à zona respiratória (350 mℓ). Tipicamente, a ventilação alveolar representa cerca de 4.200 mℓ/minuto ($\dot{V}_A$ = 12 incursões respiratórias por minuto × 350 mℓ = 4.200 mℓ/minuto).

> **Teste rápido**
>
> 17. O que é um espirômetro?
> 18. Qual é a diferença entre volume pulmonar e capacidade pulmonar?
> 19. Como é calculada a ventilação minuto?
> 20. Defina taxa de ventilação alveolar e VEF$_1$.

23.6 Troca de oxigênio e de dióxido de carbono

OBJETIVOS

- **Explicar** a lei de Dalton e a lei de Henry
- **Descrever** a troca de oxigênio e de dióxido de carbono na respiração externa e na respiração interna.

A troca de oxigênio e de dióxido de carbono entre o ar alveolar e o sangue pulmonar ocorre via difusão passiva, que é governada pelo comportamento dos gases segundo a descrição da lei de Dalton e da lei de Henry. A lei de Dalton é importante para compreender como os gases deslocam-se a favor de seus gradientes de pressão por difusão, por sua vez, a lei de Henry ajuda a explicar a solubilidade de um gás em relação a sua difusão.

As leis dos gases: lei de Dalton e lei de Henry

De acordo com a **lei de Dalton**, cada gás em uma mistura de gases exerce sua pressão como se não houvesse outros gases. A pressão de um gás específico em uma mistura é denominada *pressão parcial* (Px); o subscrito é a fórmula química do gás. A pressão total da mistura é calculada simplesmente pela soma de todas as pressões parciais. O ar atmosférico é uma mistura de gases – nitrogênio (N_2), oxigênio (O_2), argônio (Ar), dióxido de carbono (CO_2), quantidade variável de vapor d'água (H_2O) e quantidades menores de outros gases. A pressão atmosférica é a soma das pressões de todos esses gases:

Pressão atmosférica (760 mmHg)

$= P_{N_2} + P_{O_2} + P_{Ar} + P_{H_2O} + P_{CO_2} + P_{\text{outros gases}}$

É possível determinar a pressão parcial exercida pelos componentes na mistura de gases por meio da multiplicação do percentual do gás na mistura pela pressão total da mistura. O ar atmosférico consiste em: 78,6% de nitrogênio; 20,9% de oxigênio; 0,093% de argônio; 0,04% de dióxido de carbono; e 0,06% de outros gases; também existe um percentual variável de vapor d'água. O percentual de água varia de praticamente 0% em um deserto até 4% sobre o oceano, com aproximadamente 0,3% em 1 dia frio e seco. Portanto, as pressões parciais dos gases no ar inspirado são as seguintes:

$$\begin{aligned}
P_{N_2} &= 0{,}786 \times 760 \text{ mmHg} = 597{,}4 \text{ mmHg} \\
P_{O_2} &= 0{,}209 \times 760 \text{ mmHg} = 158{,}8 \text{ mmHg} \\
P_{Ar} &= 0{,}0009 \times 760 \text{ mmHg} = 0{,}7 \text{ mmHg} \\
P_{H_2O} &= 0{,}003 \times 760 \text{ mmHg} = 2{,}3 \text{ mmHg} \\
P_{CO_2} &= 0{,}0004 \times 760 \text{ mmHg} = 0{,}3 \text{ mmHg} \\
P_{\text{outros gases}} &= 0{,}0006 \times 760 \text{ mmHg} = 0{,}5 \text{ mmHg} \\
&\phantom{= 0{,}0006 \times 760 \text{ mmHg} =} \text{Total} = 760{,}0 \text{ mmHg}
\end{aligned}$$

Essas pressões parciais determinam o movimento de O_2 e CO_2 entre a atmosfera e os pulmões, entre os pulmões e o sangue e entre o sangue e as células corporais. Cada gás difunde-se através de uma membrana permeável da área onde sua pressão parcial é maior para uma área onde sua pressão parcial é menor. Quanto maior for a diferença na pressão parcial, mais rápida é a difusão.

Em comparação com o ar inspirado, o ar alveolar tem menos O_2 (13,6% *versus* 20,9%) e mais CO_2 (5,2% *versus* 0,04%) por dois motivos. Primeiro, a troca gasosa nos alvéolos aumenta o teor de CO_2 e reduz o teor de O_2 do ar alveolar. Segundo, quando o ar é inspirado, ele é umidificado enquanto passa ao longo dos revestimentos mucosos úmidos. Enquanto o teor de vapor d'água no ar aumenta, o percentual relativo de O_2 diminui. Em contrapartida, o ar expirado contém mais O_2 do que o ar alveolar (16% *versus* 13,6%) e menos CO_2 (4,5% *versus* 5,2%) porque parte do ar expirado estava no espaço morto anatômico e não participava da troca gasosa. O ar expirado é uma mistura de ar alveolar e ar inspirado que estava no espaço morto anatômico.

A **lei de Henry** estabelece que o volume de um gás que será dissolvido em um líquido é proporcional à pressão parcial desse gás e à sua solubilidade. Nos líquidos corporais, a capacidade de um gás para permanecer em solução é maior quando sua pressão parcial é maior e quando apresenta elevada hidrossolubilidade. Quanto maior for a pressão parcial de um gás sobre um líquido e quanto maior for a sua solubilidade, mais gás ficará em solução. Em comparação com o oxigênio, há muito mais CO_2 dissolvido no plasma sanguíneo porque a solubilidade do CO_2 é 24 vezes maior do que a solubilidade do O_2. Embora o ar que respiramos contenha principalmente nitrogênio (N_2), esse gás não exerce efeito conhecido nas funções corporais e, ao nível do mar, pouquíssimo nitrogênio dissolve-se no plasma sanguíneo porque sua solubilidade é muito baixa.

Uma experiência cotidiana pode demonstrar a lei de Henry. Provavelmente, você já observou o som agudo (silvo) quando uma garrafa de refrigerante é aberta e o subir de bolhas para a superfície do líquido por algum tempo. O gás dissolvido em refrigerantes é o CO_2. Como o refrigerante é engarrafado ou colocado em latas sob elevada pressão e tampado, o CO_2 permanece dissolvido enquanto o recipiente estiver tampado. Quando a tampa é retirada, a pressão diminui e o gás começa a borbulhar, ou seja, sai da solução.

> ### Correlação clínica
>
> #### Oxigenação hiperbárica
>
> Uma aplicação clínica importante da lei de Henry consiste na **oxigenação hiperbárica**, ou seja, o uso de pressão para promover maior dissolução de oxigênio no sangue. Trata-se de uma técnica terapêutica efetiva para pacientes infectados por bactérias anaeróbicas, como aquelas responsáveis pelo tétano e pela gangrena. Aqui, é relevante ressaltar que as bactérias anaeróbicas não conseguem sobreviver na presença de oxigênio livre. A pessoa que será submetida à oxigenação hiperbárica é colocada em uma câmara que contém oxigênio em uma pressão superior a 1 atmosfera (*i. e.*, superior a 760 mmHg). À medida que os tecidos corporais captam o oxigênio, as bactérias são destruídas. Essas câmaras de oxigenação hiperbárica também podem ser empregadas em: tratamento de determinados distúrbios cardíacos; envenenamento por monóxido de carbono; embolia gasosa; lesões por esmagamento; edema cerebral; alguns tipos de infecção óssea de difícil tratamento causadas por bactérias anaeróbicas; inalação de fumaça; casos de quase afogamento; asfixia; insuficiência vascular; e queimaduras.

A lei de Henry explica duas condições resultantes de alterações na solubilidade do nitrogênio nos líquidos corporais. À medida que a pressão total do ar aumenta, as pressões parciais de todos os gases existentes no ar também aumentam. Quando um mergulhador usando um aparelho de respiração subaquática autônomo (scuba*) respira ar sob alta pressão, o nitrogênio na mistura pode provocar graves efeitos negativos. Como a pressão parcial do nitrogênio é mais alta na mistura de ar comprimido do que no ar ao nível do mar, um percentual considerável de nitrogênio dissolve-se no plasma e no líquido intersticial. Um percentual excessivo de nitrogênio dissolvido provoca vertigem e outros sintomas semelhantes aos de uma intoxicação alcoólica. Essa condição é denominada **narcose por nitrogênio** ou "embriaguez das profundezas".

Se um mergulhador retornar à superfície lentamente, é possível eliminar o nitrogênio dissolvido por meio de expiração do ar. Todavia, se a subida for muito rápida, o nitrogênio sai rápido demais da solução e forma bolhas de gás nos tecidos corporais, resultando em **doença por descompressão** (barotrauma). Os efeitos dessa doença, geralmente, são bolhas no tecido nervoso e podem ser leves ou graves, dependendo do número de bolhas formadas. As manifestações clínicas incluem: dor articular, sobretudo nos membros superiores e inferiores; tontura; dispneia; fadiga extrema; paralisia; e perda da consciência.

Respiração externa

A **respiração externa** ou *troca gasosa pulmonar* consiste na difusão de oxigênio do ar nos alvéolos pulmonares para o sangue nos capilares pulmonares, bem como a difusão de dióxido de carbono no sentido oposto (**Figura 23.17 A**). A respiração externa nos pulmões converte **sangue desoxigenado** (com teor de O_2 diminuído), proveniente das câmaras cardíacas direitas, em **sangue oxigenado** (saturado de O_2), que retorna para o lado esquerdo do coração (ver **Figura 21.30**). Enquanto o sangue flui pelos capilares pulmonares, ele capta O_2 do ar alveolar pulmonar e libera CO_2 para o ar alveolar pulmonar. Embora esse processo seja comumente chamado

---

* N.T.: O acrônimo SCUBA representa *Self Contained Underwater Breathing Apparatus*.

918 PRINCÍPIOS DE ANATOMIA E FISIOLOGIA

FIGURA 23.17 Alterações nas pressões parciais de oxigênio e de dióxido de carbono (em mmHg) durante a respiração externa e a respiração interna.

Os gases difundem-se de áreas de pressão parcial mais elevada para áreas de pressão parcial mais baixa.

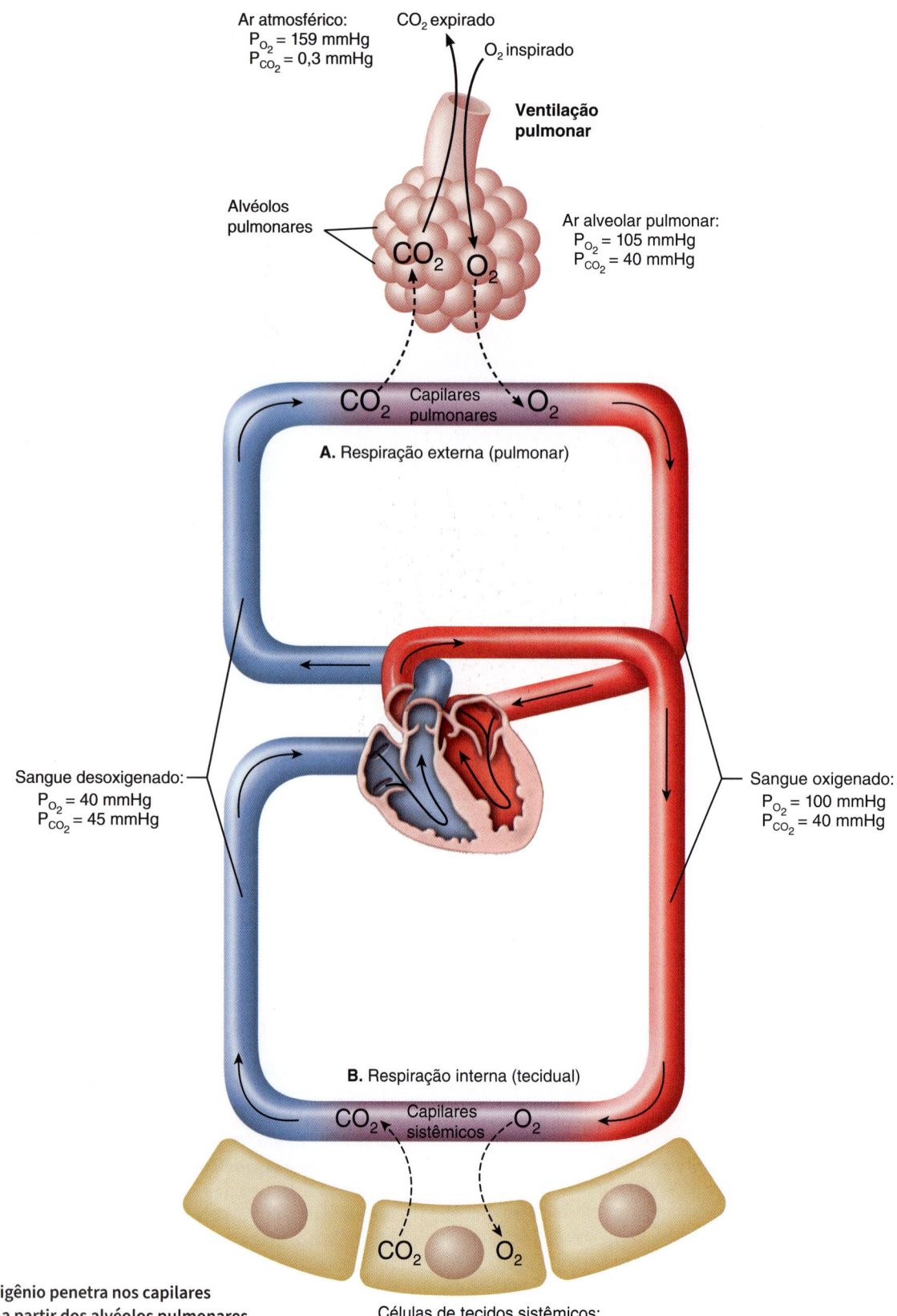

Ar atmosférico:
P_{O_2} = 159 mmHg
P_{CO_2} = 0,3 mmHg

CO_2 expirado
O_2 inspirado

Ventilação pulmonar

Alvéolos pulmonares

Ar alveolar pulmonar:
P_{O_2} = 105 mmHg
P_{CO_2} = 40 mmHg

Capilares pulmonares

A. Respiração externa (pulmonar)

Sangue desoxigenado:
P_{O_2} = 40 mmHg
P_{CO_2} = 45 mmHg

Sangue oxigenado:
P_{O_2} = 100 mmHg
P_{CO_2} = 40 mmHg

B. Respiração interna (tecidual)

Capilares sistêmicos

Células de tecidos sistêmicos:
P_{O_2} = 40 mmHg
P_{CO_2} = 45 mmHg

? Por que o oxigênio penetra nos capilares pulmonares a partir dos alvéolos pulmonares e penetra nas células teciduais a partir dos capilares sistêmicos?

de "troca gasosa", cada gás difunde-se de modo independente, da área onde sua pressão parcial é mais elevada para a área onde sua pressão parcial é mais baixa.

Como é mostrado na **Figura 23.17 A**, o oxigênio (O_2) difunde-se a partir do ar alveolar pulmonar, onde sua pressão parcial é 105 mmHg, para o sangue nos capilares pulmonares, onde a P_{O_2} é de apenas 40 mmHg em uma pessoa em repouso. Se a pessoa estiver praticando um exercício físico, a pressão parcial de oxigênio (P_{O_2}) será ainda mais baixa porque as fibras musculares que estão contraindo usam mais oxigênio. A difusão continua até a P_{O_2} do sangue nos capilares pulmonares aumentar, equiparando-se à P_{O_2} do ar alveolar, ou seja, 105 mmHg. Como o sangue que sai dos capilares pulmonares perto dos espaços aéreos alveolares pulmonares mistura-se com um pequeno volume de sangue que fluiu através das zonas de condução do sistema respiratório (onde não ocorre troca gasosa), a P_{O_2} do sangue nas veias pulmonares é discretamente inferior à P_{O_2} nos capilares pulmonares, ou seja, aproximadamente 100 mmHg.

Enquanto o O_2 difunde-se do ar alveolar pulmonar para o sangue desoxigenado, o CO_2 faz o sentido oposto. A P_{CO_2} do sangue desoxigenado é 45 mmHg em uma pessoa em repouso, já a P_{CO_2} do ar alveolar pulmonar é 40 mmHg. Por causa dessa diferença na P_{CO_2}, o dióxido de carbono difunde-se do sangue desoxigenado para os alvéolos pulmonares até a P_{CO_2} do sangue cair para 40 mmHg. A expiração mantém a P_{CO_2} alveolar em 40 mmHg. Assim, o sangue oxigenado que retorna para as câmaras esquerdas do coração pelas veias pulmonares apresenta P_{CO_2} de 40 mmHg.

O número de capilares nas proximidades dos alvéolos pulmonares é muito grande e o fluxo de sangue é lento o suficiente nesses capilares para possibilitar a captação máxima de oxigênio. Durante a prática de exercícios físicos vigorosos, quando o débito cardíaco está aumentado, o fluxo de sangue é mais rápido na circulação sistêmica, assim como na circulação pulmonar. Como resultado, o tempo de trânsito do sangue nos capilares pulmonares é menor. Ainda assim, a P_{O_2} do sangue nas veias pulmonares excede, normalmente, 100 mmHg. Nas doenças que reduzem a taxa de difusão dos gases, todavia, o sangue não alcança equilíbrio pleno com o ar alveolar pulmonar, sobretudo durante exercícios físicos. Quando isso acontece, a P_{O_2} cai e a P_{CO_2} eleva-se no sangue arterial sistêmico.

Respiração interna

O ventrículo esquerdo bombeia sangue oxigenado para a aorta, para as artérias sistêmicas e para os capilares sistêmicos. A troca de O_2 e CO_2 entre os capilares sistêmicos e as células teciduais é denominada **respiração interna** ou *troca gasosa sistêmica* (**Figura 23.17 B**). Quando o oxigênio sai da corrente sanguínea, o sangue oxigenado é convertido em sangue desoxigenado. Ao contrário da respiração externa, que ocorre apenas nos pulmões, a respiração interna ocorre nos tecidos em todo o corpo.

A P_{O_2} do sangue bombeado para os capilares sistêmicos é mais elevada (100 mmHg) do que a P_{O_2} nas células teciduais (40 mmHg em repouso) porque as células usam O_2 constantemente para produzir ATP. Por causa dessa diferença de pressão, o oxigênio difunde-se para fora dos capilares em direção às células teciduais, e a P_{O_2} do sangue cai para 40 mmHg quando o sangue sai dos capilares sistêmicos.

Enquanto o O_2 difunde-se dos capilares sistêmicos para as células teciduais, o CO_2 percorre o sentido oposto. Visto que as células teciduais estão constantemente produzindo CO_2, a P_{CO_2} das células (45 mmHg em repouso) é mais elevada que a P_{CO_2} do sangue capilar sistêmico (40 mmHg). Como resultado, o CO_2 difunde-se das células teciduais, através do líquido intersticial, para os capilares sistêmicos até a P_{CO_2} no sangue aumentar para 45 mmHg. O sangue desoxigenado retorna, então, para o coração e é bombeado para os pulmões para outro ciclo de respiração externa.

Em uma pessoa em repouso, as células teciduais precisam, em média, de apenas 25% do O_2 disponível no sangue oxigenado; apesar de seu nome, o sangue desoxigenado conserva 75% de seu teor de O_2. Durante o exercício físico, mais O_2 difunde-se do sangue para as células metabolicamente ativas, como as fibras musculares esqueléticas que estão se contraindo. Células ativas usam mais O_2 para produção de ATP, fazendo com que o teor de O_2 do sangue desoxigenado caia abaixo de 75%.

A *taxa* de troca gasosa pulmonar e sistêmica depende de vários fatores, a saber:

- **Diferença da pressão parcial dos gases**. A P_{O_2} alveolar tem de ser mais elevada do que a P_{O_2} sanguínea para o oxigênio difundir-se do ar alveolar para o sangue. A difusão é mais rápida quando a diferença entre a P_{O_2} no ar alveolar e a P_{O_2} no sangue capilar pulmonar é maior; a difusão é mais lenta quando a diferença é menor. As diferenças entre a P_{O_2} e a P_{CO_2} no ar alveolar e no sangue pulmonar aumentam durante exercícios físicos. As diferenças de pressão parcial maiores aceleram a difusão gasosa. As pressões parciais de O_2 e $CO2$ no ar alveolar também dependem da taxa de fluxo de ar para dentro e para fora dos pulmões. Determinados fármacos (como morfina) alentecem a ventilação, reduzindo assim os volumes de O_2 e CO_2 que podem ser trocados entre o ar alveolar e o sangue. À medida que aumenta a altitude, a pressão atmosférica total diminui, assim como a pressão parcial de O_2 – de 159 mmHg ao nível do mar para 110 mmHg a 10 mil pés (3.048 m), e para 73 mmHg a 20 mil pés (6.096 m). Embora o O_2 ainda constitua 20,9% do total, a P_{O_2} do ar inspirado cai com o aumento da altitude. Por conseguinte, a P_{O_2} alveolar pulmonar cai de modo correspondente, e o O_2 difunde-se mais lentamente para o sangue. Os sinais e sintomas da **doença das grandes altitudes** (ou *mal das montanhas*) – dispneia, cefaleia, fadiga, insônia, náuseas e tontura – são causados pelo nível mais baixo de oxigênio no sangue

- **Área de superfície disponível para troca gasosa**. Como já foi mencionado neste capítulo, a área de superfície dos alvéolos pulmonares é substancial (aproximadamente 75 m^2). Além disso, muitos capilares circundam cada alvéolo pulmonar, de tal forma que até 900 mℓ de sangue conseguem participar da troca gasosa a cada momento. Qualquer distúrbio pulmonar que reduza a área de superfície funcional da membrana respiratória reduz a taxa de respiração externa. No enfisema (ver *Distúrbios: desequilíbrios homeostáticos*, no final do capítulo), por exemplo, as paredes dos alvéolos pulmonares desintegram, resultando em área de superfície menor que o normal e alentecimento da troca gasosa pulmonar

- **Distância de difusão**. A membrana respiratória é muito fina, portanto, a difusão ocorre rapidamente. Além disso, os capilares são tão estreitos que os eritrócitos precisam atravessá-los em uma única fileira, o que minimiza a distância de difusão de um alvéolo pulmonar até a hemoglobina no interior dos eritrócitos. O acúmulo de líquido intersticial entre os alvéolos pulmonares, como ocorre no edema pulmonar (ver *Distúrbios: desequilíbrios homeostáticos*, no final do capítulo), alentece a troca gasosa porque aumenta a distância de difusão

- **Peso molecular e solubilidade dos gases.** Como o oxigênio tem peso molecular inferior ao do CO_2, poderia ser esperada uma difusão através da membrana respiratória aproximadamente 1,2 vez mais rápida. Todavia, a solubilidade do CO_2 nas porções líquidas da membrana respiratória é aproximadamente 24 vezes maior do que a do oxigênio. A difusão final do CO_2 para fora ocorre 20 vezes mais rapidamente do que a difusão do oxigênio para dentro. Consequentemente, quando a difusão é mais lenta que o normal (p. ex., no enfisema ou no edema pulmonar), a insuficiência de O_2 (hipoxia) ocorre, normalmente, antes que haja retenção significativa de CO_2 (hipercapnia).

Teste rápido

21. Descreva as diferenças entre a lei de Dalton e a lei de Henry e apresente uma aplicação prática dessas leis.
22. Como a pressão parcial de oxigênio é modificada pela altitude?
23. Quais são as vias de difusão do oxigênio e do dióxido de carbono durante a respiração externa e a respiração interna?
24. Quais fatores influenciam a taxa de difusão de oxigênio e de dióxido de carbono?

23.7 Transporte de oxigênio e de dióxido de carbono

OBJETIVO

- **Descrever** como o sangue transporta oxigênio e dióxido de carbono.

Conforme visto, o sangue transporta gases entre os pulmões e os tecidos corporais. Quando o O_2 e o CO_2 chegam ao sangue, determinadas reações químicas são desencadeadas e ajudam o transporte dos gases e a troca gasosa.

Transporte do oxigênio

O oxigênio não se dissolve facilmente na água, portanto, apenas cerca de 1,5% do O_2 inalado está dissolvido no plasma sanguíneo, que é constituído principalmente por água. Aproximadamente 98,5% do oxigênio sanguíneo estão ligados à hemoglobina nos eritrócitos (**Figura 23.18**). Cada 100 mℓ de sangue oxigenado contém o equivalente a 20 mℓ de oxigênio gasoso. A quantidade dissolvida no plasma, segundo as porcentagens aqui apresentadas, é 0,3 mℓ e a quantidade ligada à hemoglobina é 19,7 mℓ.

A parte heme da hemoglobina contém quatro átomos de ferro e cada um deles consegue se ligar a uma molécula de O_2 (ver **Figura 19.4 B** e **C**). O oxigênio e a hemoglobina se ligam em uma reação facilmente reversível para formar **oxi-hemoglobina**:

FIGURA 23.18 Transporte de oxigênio (O_2) e dióxido de carbono (CO_2) no sangue.

O oxigênio (O_2) é transportado principalmente pela hemoglobina na forma de oxi-hemoglobina (Hb-O_2) nos eritrócitos, e o CO_2 é transportado principalmente no plasma sanguíneo na forma de íons bicarbonato ($HCO3^-$)

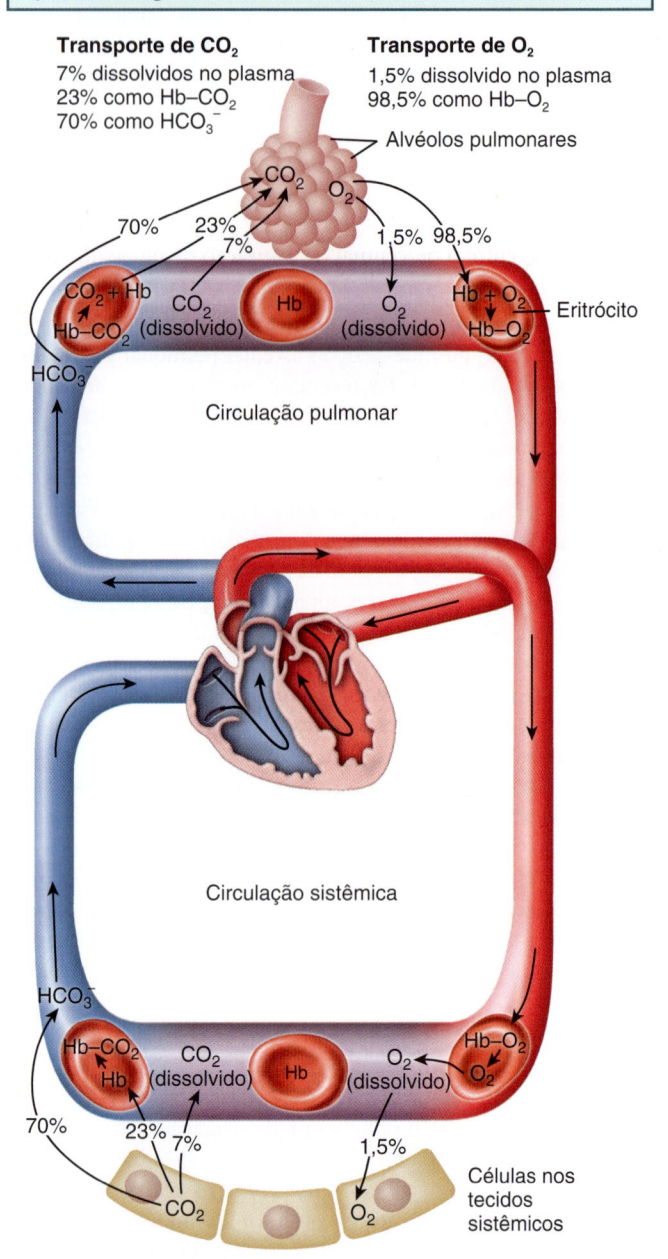

Transporte de CO_2
7% dissolvidos no plasma
23% como Hb–CO_2
70% como HCO_3^-

Transporte de O_2
1,5% dissolvido no plasma
98,5% como Hb–O_2

? Qual é o fator mais importante na determinação de quanto O_2 se liga à hemoglobina?

$$Hb + O_2 \underset{\text{(dissociação de } O_2)}{\overset{\text{(ligação de } O_2)}{\rightleftharpoons}} Hb{-}O_2$$

(hemoglobina reduzida) (oxigênio) (oxi-hemoglobina)
(desoxi-hemoglobina)

Os 98,5% do O_2 que estão ligados à hemoglobina estão retidos nos eritrócitos, sendo assim, apenas o oxigênio dissolvido (1,5%) consegue difundir-se para fora dos capilares teciduais em direção às células teciduais. Assim, é importante compreender os fatores que promovem a ligação e a dissociação (separação) do oxigênio da hemoglobina.

A relação entre hemoglobina e pressão parcial de oxigênio.
O fator mais importante na determinação de quanto O_2 se liga à hemoglobina é a P_{O_2}: quanto mais elevada for a P_{O_2}, mais O_2 combina-se com a hemoglobina. Quando a hemoglobina (Hb) reduzida é completamente convertida em oxi-hemoglobina (Hb-O_2), diz-se que ela está **plenamente saturada**; quando há uma mistura de Hb e Hb-O_2, diz-se que está **parcialmente saturada**. A **saturação percentual da hemoglobina** expressa a saturação média da hemoglobina com oxigênio. Por exemplo, se cada molécula da hemoglobina se ligar a duas moléculas de O_2, então a hemoglobina está 50% saturada porque cada hemoglobina consegue se ligar a um máximo de quatro moléculas de O_2.

A relação entre o percentual da saturação da hemoglobina e a P_{O_2} é ilustrada na curva de dissociação oxigênio-hemoglobina na **Figura 23.19**. É importante observar que quando a P_{O_2} está elevada, a hemoglobina se liga a grandes quantidades de O_2 e está quase 100% saturada. Quando a P_{O_2} está baixa, a hemoglobina está apenas parcialmente saturada. Em outras palavras, quanto mais elevada for a P_{O_2}, mais oxigênio se liga à hemoglobina, até todas as moléculas disponíveis de hemoglobina estarem saturadas. Portanto, nos capilares pulmonares, onde a P_{O_2} é elevada, muito oxigênio está ligado à hemoglobina. Nos capilares teciduais, onde a P_{O_2} é mais baixa, a hemoglobina não está ligada a muito oxigênio, e o O_2 dissolvido é liberado via difusão para as células teciduais (ver **Figura 23.18 B**). É relevante lembrar que a hemoglobina ainda apresenta 75% de saturação de oxigênio em uma P_{O_2} de 40 mmHg, a P_{O_2} média das células teciduais em uma pessoa em repouso. Essa é a base da informação anterior de que apenas 25% do oxigênio disponível é liberado da hemoglobina para ser usado por células teciduais em condições de repouso.

Quando a P_{O_2} está entre 60 e 100 mmHg, a hemoglobina apresenta saturação de oxigênio igual ou superior a 90% (**Figura 23.19**). Portanto, o sangue capta uma "carga" quase plena de oxigênio dos pulmões mesmo quando a P_{O_2} do ar alveolar é de 60 mmHg. A curva Hb-P_{O_2} explica porque as pessoas conseguem ter bom desempenho físico em grandes altitudes ou quando apresentam determinadas doenças cardíacas e pulmonares, mesmo que a P_{O_2} caia para 60 mmHg. Vale mencionar que, mesmo em uma P_{O_2} consideravelmente menor (40 mmHg), a hemoglobina ainda está 75% saturada com O_2. Todavia, a saturação de oxigênio da Hb cai para 35% quando a P_{O_2} é 20 mmHg. Entre 40 e 20 mmHg, grandes quantidades de O_2 são liberadas da hemoglobina em resposta a reduções pequenas da P_{O_2}. Em tecidos ativos, como músculos em processo de contração, a P_{O_2} pode cair a valores bem inferiores a 40 mmHg. Então, uma grande porcentagem do O_2 é liberada da hemoglobina, fornecendo mais O_2 para os tecidos metabolicamente ativos.

Outros fatores que influenciam a afinidade da hemoglobina pelo oxigênio.
Embora a P_{O_2} seja o fator determinante mais importante da saturação percentual de O_2 da hemoglobina, vários outros fatores influenciam a afinidade da ligação da hemoglobina com o oxigênio. Na verdade, esses fatores desviam toda a curva para a esquerda (afinidade maior) ou para a direita (afinidade menor). A afinidade dinâmica da hemoglobina pelo oxigênio é outro exemplo de como os mecanismos homeostáticos ajustam as atividades corporais às demandas celulares. Isso faz sentido se lembrarmos que células teciduais metabolicamente ativas precisam de oxigênio e têm como subprodutos ácidos, CO_2 e calor. Quatro fatores influenciam a afinidade da hemoglobina pelo O_2:

1. *Acidez (pH)*. À medida que a acidez aumenta (o pH diminui), a afinidade da hemoglobina pelo oxigênio diminui e o O_2 dissocia-se mais facilmente da hemoglobina (**Figura 23.20 A**). Em outras palavras, o aumento progressivo da acidez promove a liberação de oxigênio da hemoglobina. Os principais ácidos produzidos por tecidos metabolicamente ativos são o ácido láctico e o ácido carbônico. Quando o pH cai, toda a curva de dissociação oxigênio-hemoglobina é desviada para a direita; em qualquer valor de P_{O_2}, a hemoglobina está menos saturada com O_2, uma alteração denominada **efeito Bohr**. Tal efeito funciona de duas maneiras: o aumento da concentração sanguínea de H^+ promove a liberação de oxigênio pela hemoglobina, e a ligação de O_2 à hemoglobina promove a liberação de H^+ pela hemoglobina. A explicação do efeito Bohr é que a hemoglobina consegue atuar como tampão para os íons hidrogênio (H^+). Contudo, quando os íons H^+ ligam-se aos aminoácidos na hemoglobina, modificam discretamente a estrutura da Hb e reduzem sua capacidade de transportar oxigênio. Portanto, o pH diminuído impulsiona o oxigênio para fora da hemoglobina, disponibilizando mais oxigênio para as células teciduais. Em contrapartida, o pH elevado aumenta a afinidade da hemoglobina pelo oxigênio e desvia a curva de dissociação oxigênio-hemoglobina para a esquerda.

2. *Pressão parcial de dióxido de carbono*. O CO_2 também consegue se ligar à hemoglobina e o efeito é semelhante ao do H^+ (desvio da curva para a direita). Enquanto a P_{CO_2} aumenta, a hemoglobina libera O_2 mais prontamente (**Figura 23.20 B**). A P_{CO_2} e o pH são fatores relacionados porque o pH sanguíneo baixo (acidez) resulta da P_{CO_2} alta. Enquanto o CO_2 chega ao

FIGURA 23.19 Curva de dissociação oxigênio-hemoglobina mostrando a relação entre a saturação de hemoglobina e a P_{O_2} na temperatura corporal normal.

> À medida que a P_{O_2} aumenta, mais O_2 combina-se com a hemoglobina.

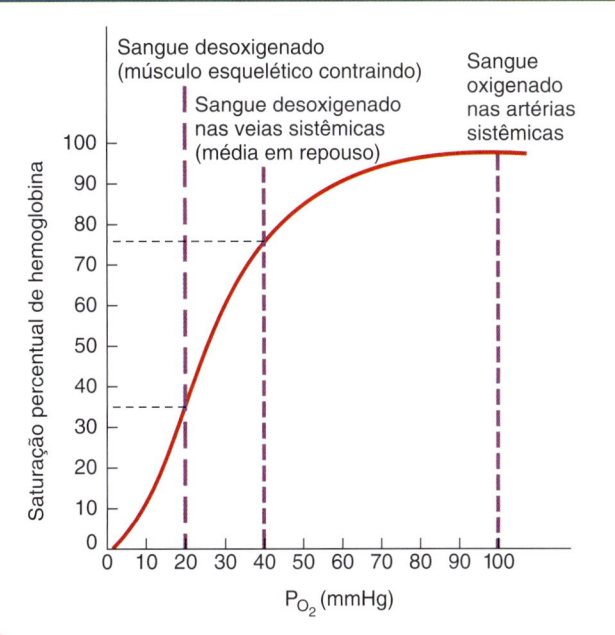

? Qual ponto na curva representa o sangue nas suas veias pulmonares nesse momento? E qual seria o ponto na curva se você estivesse praticando *jogging*?

FIGURA 23.20 Curvas de dissociação de oxigênio–hemoglobina mostrando a relação (A) do pH e (B) da P_{CO_2} com a saturação da hemoglobina na temperatura corporal normal. À medida que o pH aumenta ou a P_{CO_2} diminui, o oxigênio combina-se de modo mais intenso com a hemoglobina, de forma que há menos oxigênio disponível para os tecidos. As linhas pontilhadas enfatizam essas relações.

> À medida que o pH cai ou a P_{CO_2} aumenta, a afinidade da hemoglobina por O_2 diminui, com isso, menos O_2 combina-se com a hemoglobina e mais O_2 está disponível para os tecidos.

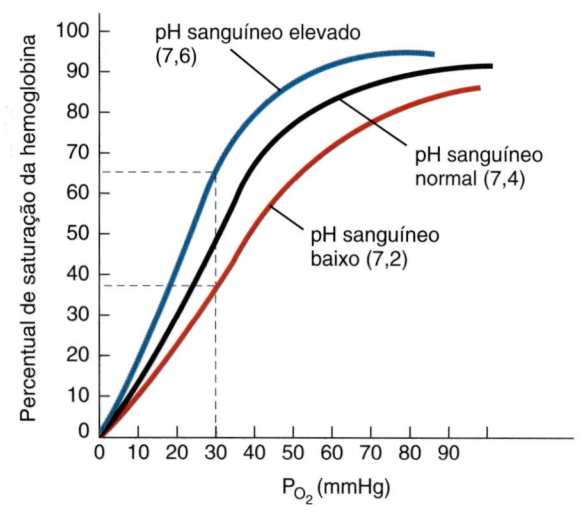

A. Efeito do pH na afinidade da hemoglobina por oxigênio

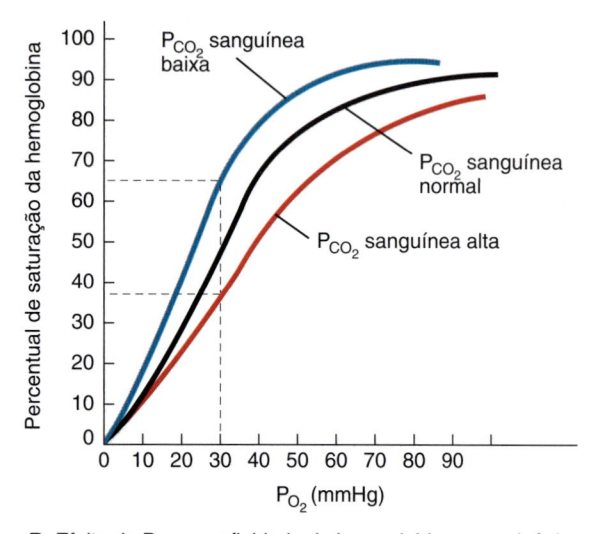

B. Efeito da P_{CO_2} na afinidade da hemoglobina por oxigênio

? Em comparação com uma pessoa em repouso, a afinidade da hemoglobina por O_2 é maior ou menor do que durante a prática de exercícios físicos? Quais seriam os benefícios?

sangue, boa parte é temporariamente convertida em ácido carbônico (H_2CO_3), uma reação catalisada por uma enzima existente nos eritrócitos denominada *anidrase carbônica* (AC):

$$CO_2 + H_2O \xrightleftharpoons{CA} H_2CO_3 \rightleftharpoons H^+ + HCO_3^-$$
(dióxido de carbono) (água) (ácido carbônico) (íon hidrogênio) (íon bicarbonato)

O ácido carbônico assim formado nos eritrócitos dissocia-se em íons hidrogênio e bicarbonato. À medida que a concentração de H^+ ($[H^+]$) aumenta, o pH cai. Desse modo, uma P_{CO_2} aumentada produz um meio mais ácido, que ajuda a liberação de O_2 da hemoglobina. Durante a prática de exercícios físicos, o ácido láctico – um subproduto do metabolismo anaeróbico nos músculos – também diminui o pH do sangue. A redução da P_{CO_2} e o pH elevado deslocam a curva de saturação para a esquerda.

3. ***Temperatura corporal***. Dentro de limites, à medida que a temperatura corporal se eleva, mais O_2 é liberado da hemoglobina (**Figura 23.21**). O calor é um subproduto das reações metabólicas de todas as células, e o calor liberado pelas fibras musculares que estão se contraindo tende a elevar a temperatura corporal. Células metabolicamente ativas precisam de mais O_2 e liberam mais ácidos e calor. Por sua vez, os ácidos e o calor promovem liberação de O_2 da oxi-hemoglobina. A febre provoca um resultado semelhante. Em contrapartida, durante a hipotermia (redução da temperatura corporal), o metabolismo celular é alentecido, a necessidade de O_2 diminui e mais O_2 permanece ligado à hemoglobina (um desvio para a esquerda da curva de saturação).

4. **BPG**. Uma substância encontrada nos eritrócitos denominada **2,3-bis-fosfoglicerato (BPG)**, conhecida anteriormente como *difosfoglicerato (DPG)*, reduz a afinidade da hemoglobina por O_2 e, assim, ajuda a liberar O_2 da hemoglobina. O BPG é formado nos eritrócitos quando degradam glicose para produzir ATP em um processo chamado glicólise (descrito na Seção 25.3). Quando o BPG combina-se com a hemoglobina graças à ligação com os grupos amino terminais das duas cadeias beta da globina, a hemoglobina liga-se ao O_2 de modo menos firme nos locais dos grupos heme. Quanto mais elevado for o nível de BPG, mais O_2 é liberado da hemoglobina. Alguns hormônios, como tiroxina, hormônio do crescimento humano (GH), epinefrina, norepinefrina e testosterona, aumentam a formação de BPG. O nível de BPG também é mais elevado em grandes altitudes.

FIGURA 23.21 Curvas de dissociação de oxigênio-hemoglobina mostrando o efeito das mudanças de temperatura.

> À medida que a temperatura aumenta, a afinidade da hemoglobina por O_2 diminui.

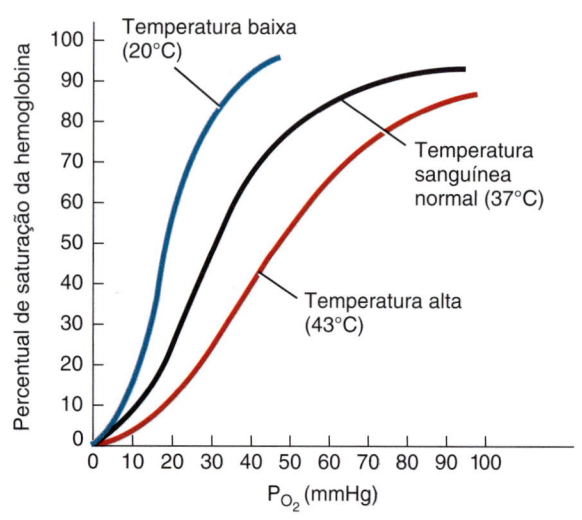

? O oxigênio torna-se mais ou menos disponível para as células teciduais quando a pessoa tem febre? Qual é o motivo?

Afinidade pelo oxigênio das hemoglobinas fetal e do adulto.
A **hemoglobina fetal (Hb-F)** difere da **hemoglobina do adulto (Hb-A)** em termos de estrutura e de sua afinidade por O_2. A Hb-F tem maior afinidade por O_2 porque se liga de modo mais fraco ao BPG. Portanto, quando a P_{O_2} está baixa, a Hb-F consegue carrear 30% mais O_2 do que a Hb-A materna (**Figura 23.22**). Quando o sangue materno penetra na placenta, o O_2 é prontamente transferido para o sangue fetal. Isso é muito importante porque a saturação de O_2 no sangue materno na placenta é muito baixa e o feto poderia sofrer hipoxia se a hemoglobina fetal não tivesse essa maior afinidade por O_2.

Correlação clínica

Envenenamento por monóxido de carbono

O monóxido de carbono (CO) é um gás incolor e inodoro encontrado em: fumaça de escapamento de automóveis; fornos a gás e aquecedor de ambiente; e fumaça do tabaco. É um subproduto da combustão de material contendo carbono, como carvão, gás e madeira. O CO liga-se ao grupo heme da hemoglobina, da mesma forma que o O_2 faz, exceto pelo fato de que a ligação do monóxido de carbono com a hemoglobina é mais de 200 vezes mais forte do que a ligação do O_2 à hemoglobina. Sendo assim, em uma concentração de apenas 0,1% (P_{CO} = 0,5 mmHg), o monóxido de carbono se combinará com metade das moléculas de hemoglobina e reduzirá a capacidade de transporte do oxigênio do sangue em 50%. Níveis sanguíneos elevados de CO provocam **envenenamento por monóxido de carbono**, que faz com que os lábios e a mucosa oral tenham aspecto vermelho-cereja brilhante (a cor da hemoglobina ligada a monóxido de carbono). Se o tratamento não for instituído imediatamente, o envenenamento por monóxido de carbono é fatal. É possível resgatar uma vítima de envenenamento por monóxido de carbono por meio da administração de oxigênio puro, que acelera a separação do monóxido de carbono da hemoglobina.

FIGURA 23.22 Curvas de dissociação oxigênio-hemoglobina – comparação das hemoglobinas fetal e materna.

A hemoglobina fetal apresenta maior afinidade por O_2 do que a hemoglobina do adulto.

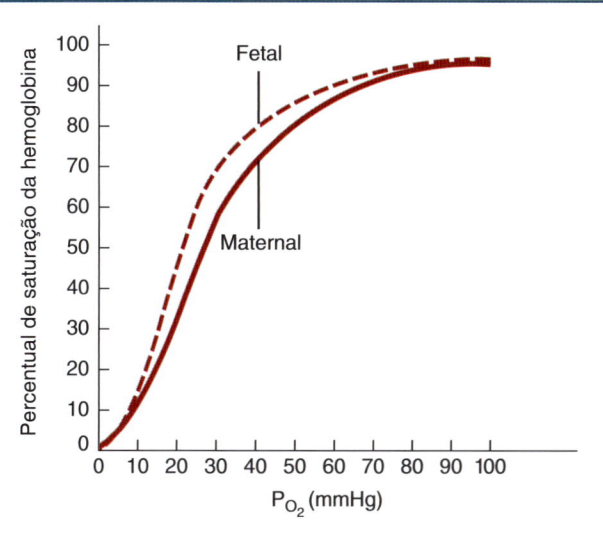

? A P_{O_2} do sangue placentário é aproximadamente 40 mmHg. Quais são as saturações de O_2 da hemoglobina materna e da hemoglobina fetal nessa P_{O_2}?

Transporte de dióxido de carbono

Em condições normais de repouso, cada 100 mℓ de sangue desoxigenado contém o equivalente a 53 mℓ de CO_2 gasoso, que é transportado no sangue de três formas principais (ver **Figura 23.18**):

1. **CO_2 dissolvido.** A porcentagem menor – aproximadamente 7% – está dissolvida no plasma sanguíneo. Quando chega aos pulmões, difunde-se para o ar alveolar e é expirado.

2. **Compostos carbaminos.** Uma porcentagem um pouco maior, cerca de 23%, combina-se com os grupos amino dos aminoácidos e das proteínas no sangue para formar **compostos carbaminos**. Como a proteína prevalente no sangue é a hemoglobina (no interior dos eritrócitos), boa parte do CO_2 transportado dessa maneira está ligada à hemoglobina. Os principais locais de ligação de CO_2 são os aminoácidos terminais nas duas cadeias alfa e beta de globina. A hemoglobina ligada ao CO_2 é denominada **carbamino-hemoglobina (Hb-CO_2)**:

$$\underset{\text{(hemoglobina)}}{Hb} + \underset{\text{(dióxido de carbono)}}{CO_2} \rightleftharpoons \underset{\text{(carbamino-hemoglobina)}}{Hb\text{–}CO_2}$$

A formação de carbamino-hemoglobina é bastante influenciada pela P_{CO_2}. Por exemplo, nos capilares teciduais, a P_{CO_2} é relativamente elevada, promovendo a formação de carbamino-hemoglobina. Todavia, nos capilares pulmonares, a P_{CO_2} é relativamente baixa e o dióxido de carbono separa-se facilmente da globina e penetra nos alvéolos por difusão.

3. **Íons bicarbonato.** A maior porcentagem de CO_2, aproximadamente 70%, é transportada no plasma sanguíneo na forma de íons bicarbonato (HCO_3^-). Quando o CO_2 difunde-se para os capilares sistêmicos e entra nos eritrócitos, reage com água na presença da enzima anidrase carbônica (AC) e forma ácido carbônico, o qual se dissocia em H^+ e HCO_3^-:

$$\underset{\text{(dióxido de carbono)}}{CO_2} + \underset{\text{(água)}}{H_2O} \overset{CA}{\rightleftharpoons} \underset{\text{(ácido carbônico)}}{H_2CO_3} \rightleftharpoons \underset{\text{(íon hidrogênio)}}{H^+} + \underset{\text{(íon bicarbonato)}}{HCO_3^-}$$

Portanto, quando o sangue capta CO_2, o HCO_3^- acumula-se nos eritrócitos. Parte do HCO_3^- desloca-se para o plasma sanguíneo, a favor de seu gradiente de concentração. Em troca, íons cloreto (Cl^-) saem do plasma sanguíneo para os eritrócitos. Essa troca de íons negativos, que mantém o equilíbrio elétrico entre o plasma sanguíneo e o citosol eritrocitário, é conhecida como **deslocamento de cloreto** ou **troca de cloreto** (ver **Figura 23.23 B**). O efeito final dessas reações é a remoção de CO_2 das células teciduais e o transporte no plasma sanguíneo na forma de HCO_3^-. Enquanto o sangue flui nos capilares pulmonares, todas essas reações são revertidas e CO_2 é expirado.

O volume de CO_2 que pode ser transportado no sangue é influenciado pelo percentual de saturação da hemoglobina com oxigênio. Quanto menor o nível de oxi-hemoglobina (Hb-O_2), maior é a capacidade de transporte de CO_2 do sangue, uma relação conhecida como **efeito Haldane**. Duas características da desoxi-hemoglobina dão origem ao efeito Haldane: (1) a desoxi-hemoglobina liga-se e transporta mais CO_2 do que a Hb-O_2; (2) a desoxi-hemoglobina também tampona mais H^+ do que a Hb-O_2, removendo, portanto, H⁺ da solução e promovendo conversão de CO_2 em HCO_3^- por meio da reação catalisada pela anidrase carbônica.

Resumo da troca gasosa e do transporte de gases nos pulmões e tecidos

O sangue desoxigenado que retorna para os capilares pulmonares (**Figura 23.23 A**) contém CO_2 dissolvido no plasma sanguíneo, CO_2 combinado com globina na forma de carbamino-hemoglobina (Hb-CO_2) e CO_2 incorporado a HCO_3^- nos eritrócitos. Os eritrócitos também captaram íons H⁺, alguns deles ligados à hemoglobina (Hb-H) e, portanto, tamponados por ela. Enquanto o sangue flui nos capilares pulmonares, as moléculas de CO_2 dissolvidas no plasma sanguíneo e o CO_2 dissociado da porção globina da hemoglobina difundem-se para o ar alveolar pulmonar e são exalados. Ao mesmo tempo, o oxigênio inspirado difunde-se do ar alveolar pulmonar para os eritrócitos e liga-se à hemoglobina para formar oxi-hemoglobina (Hb–O_2). O dióxido de carbono também é liberado do HCO_3^- quando o H⁺ combina-se com HCO_3^- no interior dos eritrócitos. O H_2CO_3 formado a partir dessa reação se decompõe, então, em CO_2, que é expirado, e H_2O. À medida que a concentração de HCO_3^- cai no interior dos eritrócitos nos capilares pulmonares, o HCO_3^- difunde-se para o plasma sanguíneo, em

FIGURA 23.23 Resumo das reações químicas ocorridas durante a troca gasosa. **A.** Quando o dióxido de carbono (CO_2) é exalado, a hemoglobina (Hb) no interior dos eritrócitos, nos capilares pulmonares, libera CO_2 e capta O_2 do ar alveolar pulmonar. A ligação de O_2 à Hb–H libera íons hidrogênio (H⁺); íons bicarbonato (HCO_3^-) passam para dentro dos eritrócitos e se ligam ao H⁺, formando ácido carbônico (H_2CO_3), o qual se dissocia em água (H_2O) e CO_2, e o CO_2 difunde-se do plasma sanguíneo para o ar alveolar pulmonar. Para manter o equilíbrio elétrico, um íon cloreto (Cl⁻) sai dos eritrócitos para cada HCO_3^- que entra (deslocamento reverso de cloreto). **B.** O CO_2 difunde-se para fora das células teciduais que o produzem e penetra nos eritrócitos, onde parte dele se liga à hemoglobina, formando carbamino-hemoglobina (Hb-CO_2); essa reação provoca a dissociação do oxigênio da oxi-hemoglobina (Hb–O_2). Outras moléculas de CO_2 combinam-se com água para produzir íons bicarbonato (HCO_3^-) e íons hidrogênio (H⁺). Como a hemoglobina tampona H⁺, a Hb libera O_2 (efeito Bohr). Para manter o equilíbrio elétrico, um íon cloreto (Cl⁻) penetra no eritrócito para cada HCO_3^- que sai (deslocamento de cloreto).

> A hemoglobina no interior dos eritrócitos transporta O_2, CO_2 e H⁺.

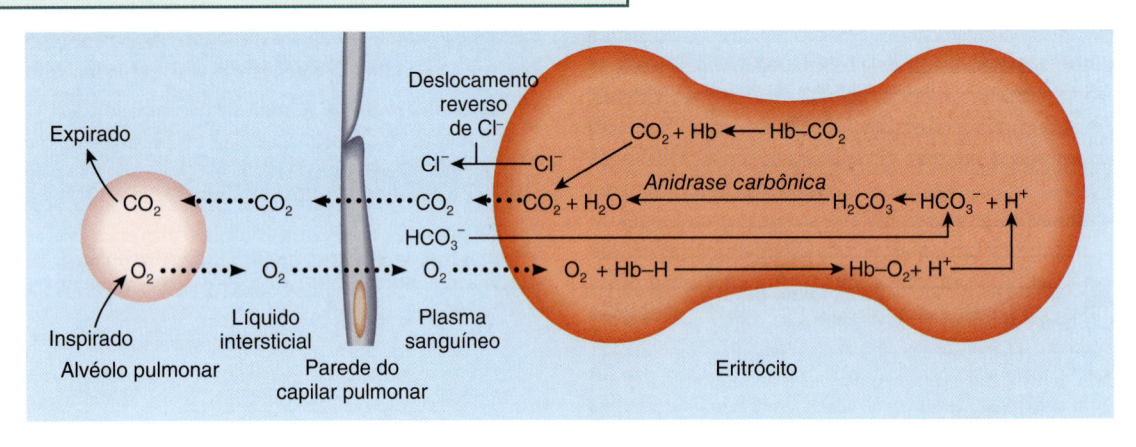

A. Troca de O_2 e CO_2 nos capilares pulmonares (respiração externa)

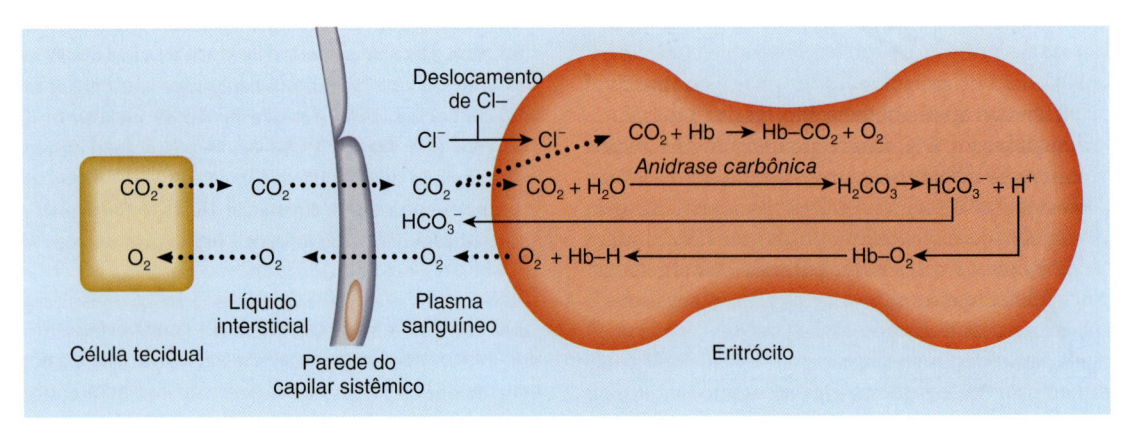

B. Troca de O_2 e CO_2 nos capilares sistêmicos (respiração interna)

? Espera-se que a concentração de HCO_3^- seja mais elevada no plasma sanguíneo coletado de uma artéria sistêmica ou de uma veia sistêmica?

troca de Cl⁻. Em suma, o sangue oxigenado que sai dos pulmões apresenta teor aumentado de O_2 e teor diminuído de CO_2 e H^+. Nos capilares sistêmicos, as células utilizam O_2 e produzem CO_2, as reações químicas são revertidas (**Figura 23.23 B**).

> **Teste rápido**
>
> 25. Em uma pessoa em repouso, quantas moléculas de O_2 estão conectadas a cada molécula de hemoglobina, em média, no sangue nas artérias pulmonares? E no sangue nas veias pulmonares?
> 26. Qual é a relação entre a hemoglobina e a P_{O_2}? Como a temperatura, a concentração de H^+, a P_{CO_2} e o BPG influenciam a afinidade da Hb por O_2?
> 27. Por que a hemoglobina consegue liberar mais oxigênio quando o sangue flui nos capilares de tecidos metabolicamente ativos, como os músculos esqueléticos, durante esforços físicos, do que em repouso?

23.8 Controle da ventilação pulmonar

OBJETIVO

- **Explicar** como o sistema nervoso controla a ventilação pulmonar.

Em repouso, aproximadamente 200 mℓ de oxigênio são usados a cada minuto pelas células corporais. Durante exercícios físicos extenuantes, todavia, o uso de oxigênio aumenta, geralmente, 15 a 20 vezes em adultos saudáveis normais e até 30 vezes em atletas de elite (exercícios de resistência). Vários mecanismos ajudam a equilibrar o esforço de ventilação pulmonar com a demanda metabólica.

Centro respiratório

As dimensões do tórax são modificadas pela ação dos músculos da respiração, que se contraem como resultado de impulsos nervosos transmitidos a partir de centros no encéfalo e relaxam na ausência desses. Tais impulsos nervosos são enviados por agregados de neurônios localizados bilateralmente no tronco encefálico. Esse grupo de neurônios amplamente dispersos, coletivamente conhecido como **centro respiratório**, pode ser dividido em duas áreas principais com base em sua localização e em sua função: (1) o centro respiratório bulbar, localizado no bulbo; e (2) o grupo respiratório pontinho, localizado na ponte (**Figura 23.24**).

Centro respiratório bulbar. O **centro respiratório bulbar** é constituído por duas coleções de neurônios: o chamado **grupo respiratório dorsal (GRD)**, antes conhecido como *área inspiratória*; e o **grupo respiratório ventral (GRV)**, antes denominado *área expiratória*. Durante a ventilação pulmonar normal tranquila, os neurônios do GRD geram impulsos para o diafragma via nervos frênicos e para os músculos intercostais externos via nervos intercostais (**Figura 23.25 A**). Esses impulsos são liberados

FIGURA 23.24 **Localização de áreas do centro respiratório.**

> O centro respiratório é constituído por neurônios do grupo respiratório localizado no bulbo e do grupo respiratório localizado na ponte.

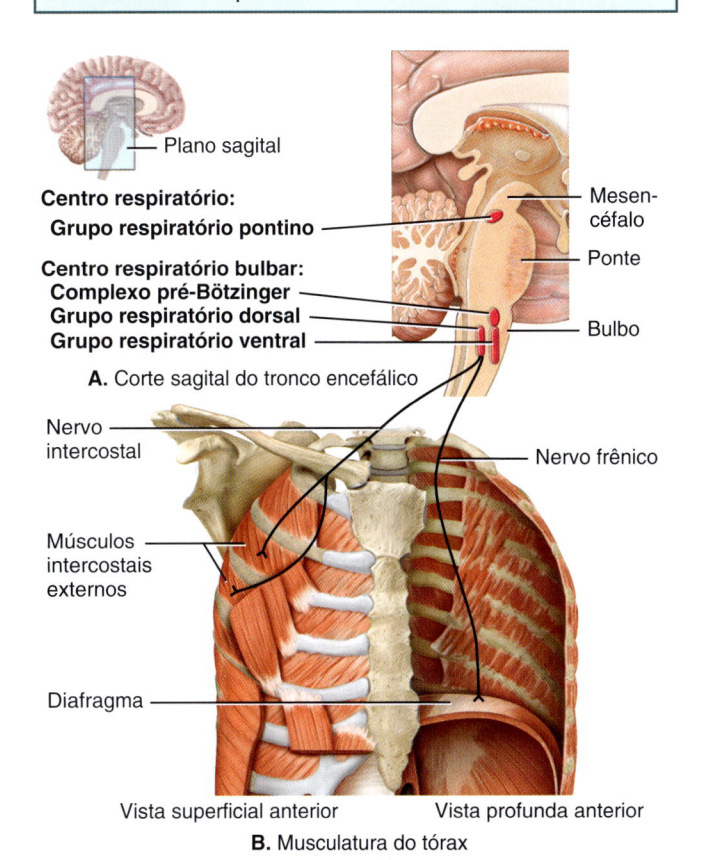

Plano sagital

Centro respiratório:
Grupo respiratório pontino

Centro respiratório bulbar:
Complexo pré-Bötzinger
Grupo respiratório dorsal
Grupo respiratório ventral

Mesencéfalo
Ponte
Bulbo

A. Corte sagital do tronco encefálico

Nervo intercostal
Nervo frênico
Músculos intercostais externos
Diafragma

Vista superficial anterior   Vista profunda anterior
B. Musculatura do tórax

? Qual área do centro respiratório contém neurônios que são ativos e, depois, inativos em um ciclo repetitivo?

em salvas, cuja intensidade inicial é pequena, tornando-se mais fortes em aproximadamente 2 segundos, e, depois, parando por completo. Quando os impulsos nervosos atingem o diafragma e os músculos intercostais externos, os músculos contraem-se e ocorre a inspiração. Quando o GRD é inativado após 2 segundos, o diafragma e os músculos intercostais externos relaxam durante aproximadamente 3 segundos, possibilitando o recuo passivo dos pulmões e da parede torácica. A seguir, o ciclo se repete.

No grupo respiratório ventral (GRV), existe um aglomerado de neurônios denominado **complexo pré-Bötzinger**, que se acredita ser importante na geração do ritmo respiratório (ver **Figura 23.24 A**). Esse gerador de ritmo, de modo análogo ao existente no coração, é constituído por células marca-passo que estabelecem o ritmo respiratório básico. O mecanismo exato dessas células marca-passo não é conhecido e é motivo de muita pesquisa atualmente. Todavia, acredita-se que as células marca-passo enviam impulsos (aferência) para o GRD, acelerando a deflagração de potenciais de ação nos neurônios do GRD.

Os neurônios remanescentes do GRV não participam da ventilação pulmonar normal tranquila. O GRV é ativado quando é necessária ventilação pulmonar forçada, como durante a prática de exercícios físicos vigorosos, quando uma pessoa toca um instrumento de sopro ou em grandes altitudes. Durante a inspiração

FIGURA 23.25 Atuação do centro respiratório bulbar no controle (A) da ventilação pulmonar tranquila normal e (B) da ventilação pulmonar forçada.

> Durante a ventilação pulmonar normal tranquila, o grupo respiratório ventral está inativo; durante a ventilação pulmonar forçada, o grupo respiratório dorsal ativa o grupo respiratório ventral.

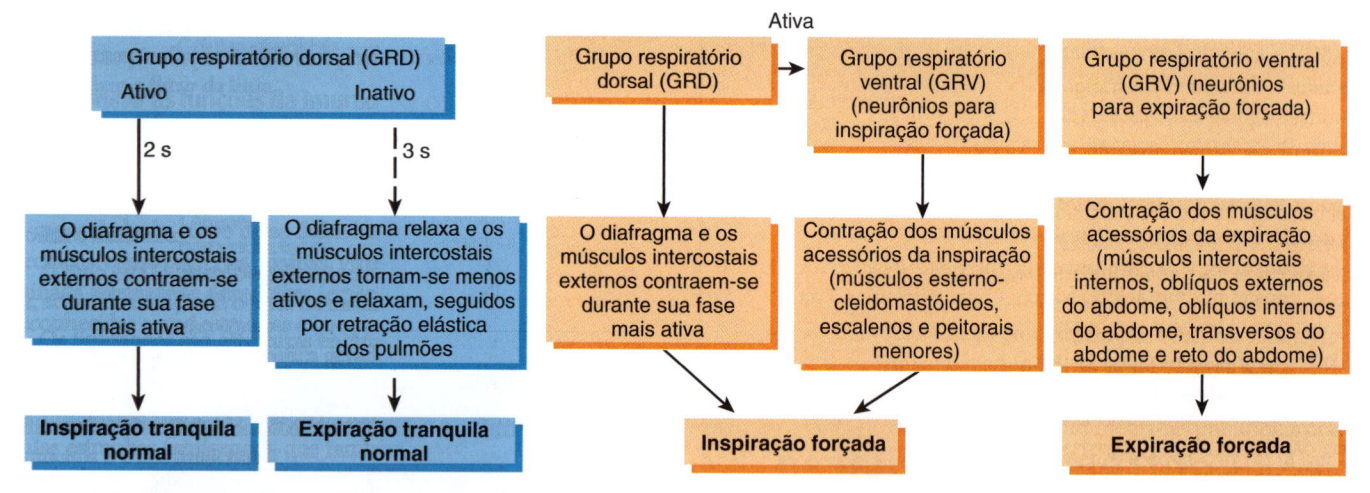

A. Durante respiração tranquila normal

- Grupo respiratório dorsal (GRD)
  - Ativo (2 s) → O diafragma e os músculos intercostais externos contraem-se durante sua fase mais ativa → Inspiração tranquila normal
  - Inativo (3 s) → O diafragma relaxa e os músculos intercostais externos tornam-se menos ativos e relaxam, seguidos por retração elástica dos pulmões → Expiração tranquila normal

B. Durante respiração forçada

- Grupo respiratório dorsal (GRD) — Ativa
  - → O diafragma e os músculos intercostais externos contraem-se durante sua fase mais ativa
  - → Grupo respiratório ventral (GRV) (neurônios para inspiração forçada) → Contração dos músculos acessórios da inspiração (músculos esternocleidomastóideos, escalenos e peitorais menores) → Inspiração forçada
- Grupo respiratório ventral (GRV) (neurônios para expiração forçada) → Contração dos músculos acessórios da expiração (músculos intercostais internos, oblíquos externos do abdome, oblíquos internos do abdome, transversos do abdome e reto do abdome) → Expiração forçada

? Quais nervos carreiam os impulsos do centro respiratório para o diafragma?

---

forçada (**Figura 23.25 B**), impulsos nervosos provenientes do GRD não apenas estimulam contração do diafragma e dos músculos intercostais externos, como também ativam neurônios do GRV envolvidos na inspiração forçada para enviar impulsos para os músculos acessórios da inspiração (músculos esternocleidomastóideos, escalenos e peitorais menores). A contração desses músculos resulta em inspiração forçada.

Durante a expiração forçada (**Figura 23.25 B**), o GRD e os neurônios do GRV que resultam em inspiração forçada estão inativos. Todavia, os neurônios do GRV que estão envolvidos na expiração forçada enviam impulsos nervosos para os músculos acessórios da expiração (músculos intercostais internos, oblíquo externo do abdome, oblíquo interno do abdome, transverso do abdome e reto do abdome). A contração desses músculos resulta em expiração forçada.

Grupo respiratório pontino. O **grupo respiratório pontino (GRP)**, antes denominado *área pneumotáxica*, consiste em uma coleção de neurônios localizada na ponte (ver **Figura 23.24 A**). Os neurônios no GRP estão ativos durante a inspiração e a expiração. O GRP transmite impulsos nervosos para o GRD no bulbo. O GRP participa na inspiração, assim como na expiração, ao modificar o ritmo básico de ventilação pulmonar gerado pelo GRV, por exemplo, quando a pessoa pratica exercícios físicos, fala ou dorme.

Teste rápido

28. Como o centro respiratório bulbar regula a ventilação pulmonar?
29. Qual é a relação do grupo respiratório pontino com o controle da ventilação pulmonar?

Regulação do centro respiratório

A atividade do centro respiratório pode ser modificada em resposta a informações provenientes (aferência) de outras regiões encefálicas, receptores no sistema nervoso periférico e outros fatores de modo a manter a homeostasia da ventilação pulmonar.

Influências corticais na ventilação pulmonar.

Como o córtex cerebral tem conexões com o centro respiratório, os seres humanos conseguem modificar voluntariamente seu padrão de ventilação pulmonar. Um ser humano consegue parar de respirar por completo durante um período curto. Esse controle voluntário é um mecanismo de proteção porque possibilita a prevenção da entrada de água ou gases irritativos nos pulmões. A capacidade de fazer apneia, entretanto, é limitada pelo acúmulo de CO_2 e H^+ no corpo. Quando a P_{CO_2} e as concentrações de H^+ aumentam até um determinado nível, os neurônios do GRD do centro respiratório bulbar são fortemente estimulados, por conseguinte, impulsos nervosos são enviados ao longo dos nervos frênicos e intercostais para os músculos inspiratórios, assim, a ventilação pulmonar é retomada, independentemente de a pessoa desejar fazê-lo ou não. É impossível para as crianças manter apneia por períodos demorados, embora algumas tentem fazê-lo como pirraça. Se a pessoa prender a respiração por tempo suficiente para provocar desmaio, a ventilação pulmonar é retomada quando a pessoa perde a consciência. Impulsos nervosos provenientes do hipotálamo e do sistema límbico também estimulam o centro respiratório, possibilitando que estímulos emocionais modifiquem a ventilação pulmonar, como o riso e o choro.

Regulação da ventilação pulmonar por quimiorreceptores.

Determinados estímulos químicos modulam a velocidade e a profundidade da respiração. O sistema respiratório mantém níveis apropriados de CO_2 e O_2 e responde prontamente a alterações dos níveis desses gases nos líquidos. No Capítulo 21, foram descritos os neurônios sensitivos que respondem a estímulos químicos, os chamados **quimiorreceptores**. Em dois locais do sistema respiratório, há quimiorreceptores que monitoram os níveis de CO_2, H^+ e O_2 e enviam sinais para o centro respiratório (**Figura 23.26**). Os **quimiorreceptores centrais** estão localizados no bulbo ou nas suas proximidades no sistema nervoso *central*. Eles respondem a alterações na concentração de H^+ e/ou da P_{CO_2} no líquido cerebrospinal. Os **quimiorreceptores periféricos** estão localizados nos: **glomos para-aórticos**, aglomerados de quimiorreceptores situados na parede do arco da aorta; e **glomos caróticos**, que são nódulos ovais na parede das artérias carótidas comuns esquerda e direita, onde elas dividem-se em artérias carótidas interna e externa. É importante pontuar que os quimiorreceptores dos glomos para-aórticos estão localizados perto dos barorreceptores aórticos, e os glomos caróticos estão localizados perto dos barorreceptores no seio carótico. Outrossim, no Capítulo 21, foi mostrado que os barorreceptores são receptores sensitivos que monitoram a pressão arterial. Esses quimiorreceptores fazem parte do sistema nervoso *periférico* e são sensíveis a alterações na P_{O_2}, na concentração de H^+ e na P_{CO_2} no sangue. Axônios de neurônios sensitivos provenientes dos glomos para-aórticos fazem parte dos nervos vagos (NC X), já os axônios dos glomos caróticos fazem parte dos nervos glossofaríngeos (NC IX) direitos e esquerdos. No Capítulo 17, foi mostrado que as células nervosas olfatórias (para o sentido da olfação) e as células epiteliais gustatórias (para o sentido do paladar) também são quimiorreceptores. Ambos respondem a estímulos externos.

Como o CO_2 é lipossolúvel, difunde-se facilmente para dentro das células onde, na presença da enzima anidrase carbônica, combina-se com água (H_2O) e forma ácido carbônico (H_2CO_3). O ácido carbônico é degradado rapidamente em H^+ e HCO_3^-. Portanto, a elevação da concentração de CO_2 no sangue promove aumento das concentrações intracelulares de H^+, ao passo que a redução da concentração de CO_2 provoca redução da concentração de H^+.

Normalmente, a P_{CO_2} no sangue arterial é 40 mmHg. Se ocorrer aumento, mesmo que discreto, da P_{CO_2} – uma condição denominada **hipercapnia** ou *hipercarbia* – os quimiorreceptores centrais são estimulados e respondem vigorosamente ao aumento resultante do nível de H^+. Os quimiorreceptores periféricos também são estimulados pela P_{CO_2} elevada e pelo aumento do nível de H^+. Os quimiorreceptores periféricos (mas não os quimiorreceptores centrais) também respondem à deficiência de O_2: quando a P_{O_2} no sangue arterial cai de um nível normal de 100 mmHg, mas ainda acima de 50 mmHg, os quimiorreceptores periféricos são estimulados. A deficiência significativa de O_2 deprime a atividade dos quimiorreceptores centrais e do GRD, que não respondem de modo satisfatório aos aportes e enviam menos impulsos para os músculos da inspiração. Quando a frequência respiratória diminui ou a ventilação pulmonar cessa por completo, a P_{O_2} cai ainda mais, estabelecendo um ciclo de retroalimentação (*feedback*) positivo com um resultado possivelmente fatal.

Os quimiorreceptores participam de um sistema de retroalimentação (*feedback*) negativo que regula os níveis sanguíneos de CO_2, O_2 e H^+ (**Figura 23.27**). Como resultado do aumento da P_{CO_2}, da redução do pH (aumento do nível de H^+) ou de redução da P_{O_2}, o aporte dos quimiorreceptores centrais e periféricos torna o GRD extremamente ativo, assim, a frequência respiratória e a profundidade das incursões respiratórias aumentam. Respiração rápida e profunda, denominada **hiperventilação**, possibilita a inspiração de mais O_2 e a expiração de mais CO_2 até a P_{CO_2} e o nível de H^+ serem normalizados.

FIGURA 23.26 Localização dos quimiorreceptores periféricos.

Quimiorreceptores são neurônios sensitivos que respondem às alterações nos níveis de determinadas substâncias químicas no corpo.

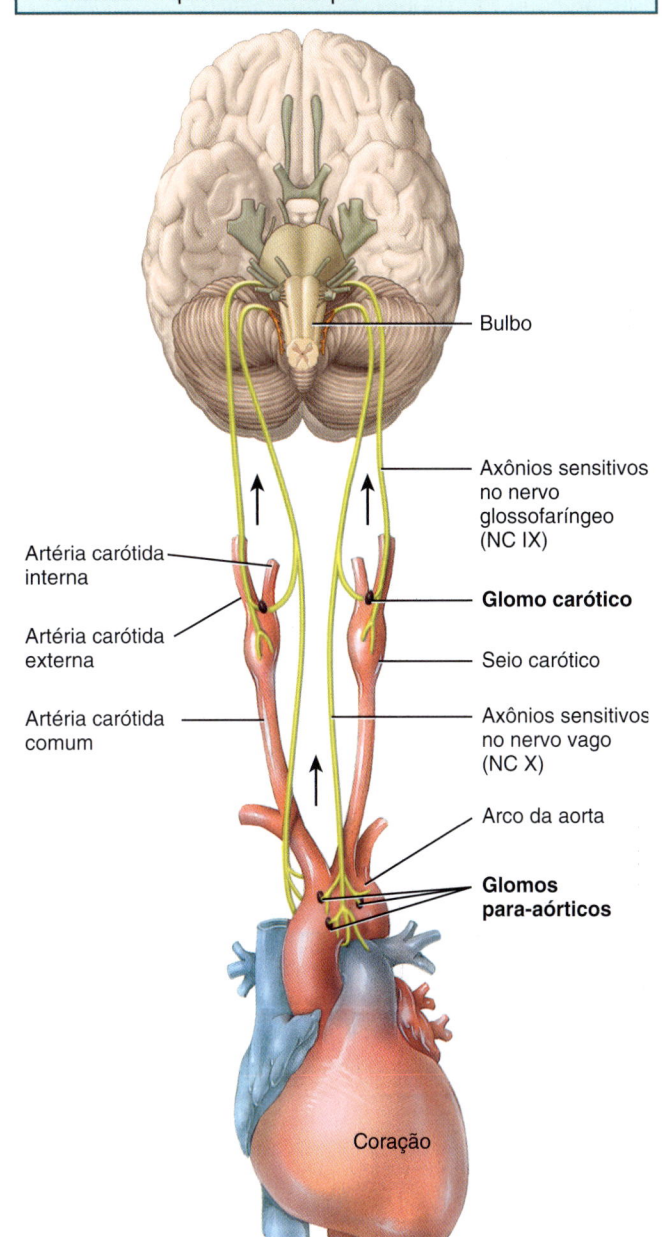

? Quais substâncias químicas estimulam os quimiorreceptores periféricos?

Se a P_{CO_2} arterial for inferior a 40 mmHg – uma condição conhecida como **hipocapnia** ou *hipocarbia* –, os quimiorreceptores centrais e periféricos não são estimulados; desse modo, não são enviados impulsos estimuladores para o GRD. Consequentemente, os neurônios do GRD estabelecem seu próprio ritmo moderado até que ocorra acúmulo de CO_2 e a P_{CO_2} eleve-se para 40 mmHg. Os neurônios do GRD são estimulados mais intensamente quando a P_{CO_2} eleva-se acima do normal do que quando a P_{O_2} está caindo abaixo do normal. Como resultado, as pessoas que hiperventilam voluntariamente e provocam hipocapnia conseguem manter a apneia por um período incomumente longo. Nadadores já foram

FIGURA 23.27 Regulação da ventilação pulmonar em resposta a alterações na P_{CO_2}, na P_{O_2} e no pH (H^+) sanguíneos via controle de *feedback* negativo.

A elevação da P_{CO_2} no sangue arterial estimula o grupo respiratório dorsal (GRD).

ESTÍMULO

Compromete a homeostasia ao aumentar

CONDIÇÃO CONTROLADA
P_{CO_2} no sangue arterial (ou redução do pH ou da P_{O_2})

RECEPTORES
Quimiorreceptores centrais no bulbo
Quimiorreceptores periféricos nos glomos caróticos e para-aórticos

Aporte Impulsos nervosos

CENTRO DE CONTROLE
Grupo respiratório dorsal no bulbo

Retorno à homeostasia quando a resposta normaliza a P_{CO_2}, o pH e a P_{O_2} no sangue arterial

Efluxo Impulsos nervosos

EFETORES
Músculos da inspiração e da expiração contraem-se mais vigorosamente e mais frequentemente (hiperventilação)

RESPOSTA
Redução da P_{CO_2}, aumento do pH e aumento da P_{O_2} no sangue arterial

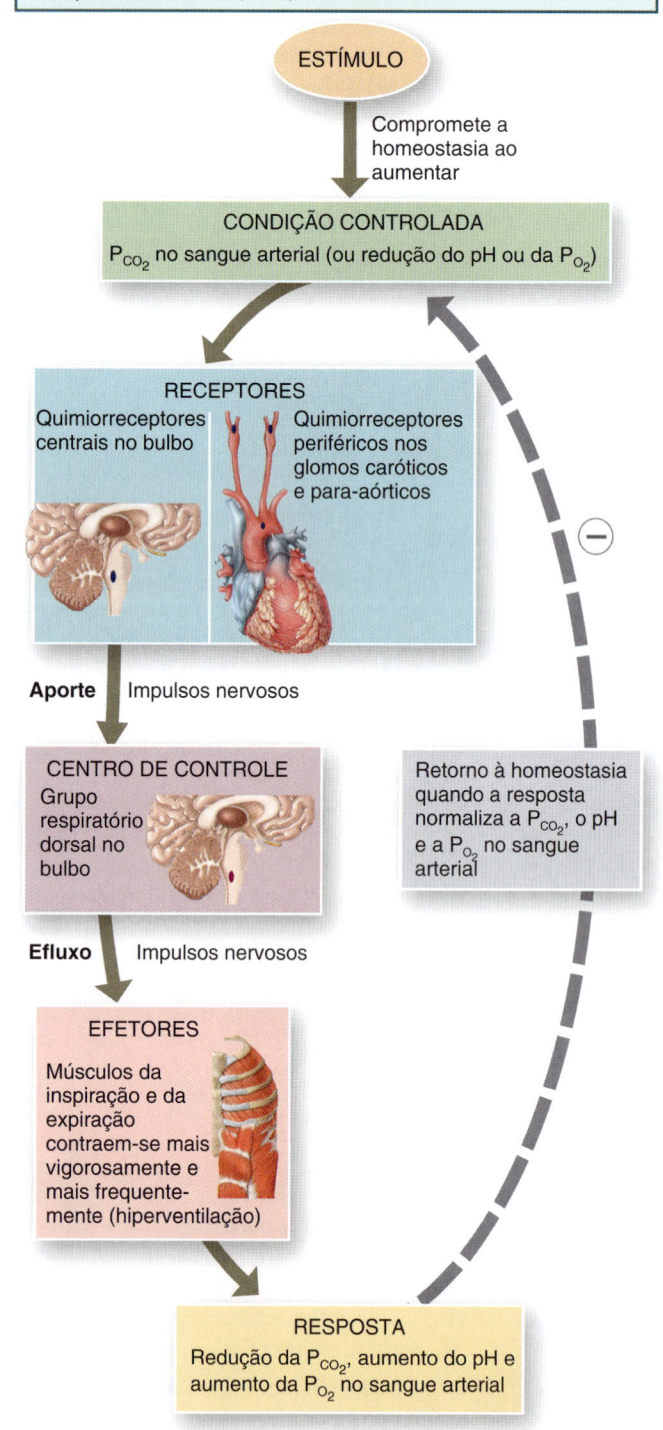

? Qual é a P_{CO_2} normal no sangue arterial?

encorajados a hiperventilar imediatamente antes de mergulhar para competir. Todavia, essa prática é arriscada porque o nível de O_2 pode cair até níveis perigosamente baixos e provocar desmaio antes de a P_{CO_2} se elevar o suficiente para estimular a inspiração. Se a pessoa desmaiar e cair ao solo, pode se machucar (escoriações e traumatismo craniano), mas, se a pessoa desmaiar na água, pode se afogar.

Estimulação da ventilação pulmonar por proprioceptores. Assim que uma pessoa começa a fazer um exercício físico, a frequência respiratória e a profundidade das incursões respiratórias aumentam, mesmo antes de ocorrerem alterações da P_{O_2}, da P_{CO_2} ou do nível de H^+. O principal estímulo para essas alterações rápidas no esforço respiratório é o aporte (aferência) proveniente dos proprioceptores, que monitoram o movimento das articulações e dos músculos. Impulsos nervosos dos proprioceptores estimulam o GRD no bulbo. Ao mesmo tempo, axônios colaterais (ramificações) dos neurônios motores superiores que se originam no córtex motor primário (giro pré-central) também enviam impulsos excitatórios para o GRD.

> **Correlação clínica**
>
> **Hipoxia**
>
> **Hipoxia** é a deficiência de oxigênio no nível tecidual. De acordo com a causa, a hipoxia pode ser classificada em quatro tipos:
> 1. **Hipóxica:** causada por P_{O_2} baixa no sangue arterial como resultado de grandes altitudes, obstrução das vias respiratórias ou líquido nos pulmões.
> 2. **Anêmica:** há pouca hemoglobina funcional no sangue, reduzindo assim o transporte de O_2 para as células teciduais. Entre as causas desse tipo de hipoxia estão hemorragia, anemia e incapacidade de a hemoglobina carrear seu complemento normal de O2, como ocorre no envenenamento por monóxido de carbono.
> 3. **Isquêmica:** o fluxo de sangue para um tecido está tão reduzido que pouco oxigênio chega ao tecido, embora a P_{O_2} e os níveis de oxi-hemoglobina sejam normais.
> 4. **Histotóxica:** o sangue leva níveis apropriados de oxigênio para os tecidos, mas estes não conseguem usá-lo apropriadamente por causa da ação de algum agente tóxico. Uma causa é envenenamento por cianeto, no qual esse agente químico bloqueia uma enzima necessária para o uso de O_2 durante a síntese de ATP.

Reflexo de insuflação de Hering-Breuer. Como ocorre nos vasos sanguíneos, existem receptores sensíveis a pressão, denominados **barorreceptores**, nas paredes dos brônquios e bronquíolos. Quando esses receptores são distendidos durante a hiperinsuflação dos pulmões, impulsos nervosos são enviados ao longo do nervo vago (NC X) para o grupo respiratório dorsal (GRD) no centro respiratório no bulbo. Em resposta a isso, o GRD é inibido e o diafragma e os músculos intercostais externos relaxam. Como resultado, a inspiração é interrompida e começa a expiração. Quando o ar sai dos pulmões durante a expiração, os pulmões desinsuflam e os barorreceptores deixam de ser estimulados. Portanto, o GRD deixa de ser inibido e uma nova inspiração começa. Esse reflexo é referido como *reflexo de Hering–Breuer* ou **reflexo de insuflação**. Em recém-nascidos/lactentes, o reflexo parece funcionar na ventilação pulmonar normal. Nos adultos, entretanto, o reflexo só é ativado quando o volume corrente (normalmente 500 mℓ) ultrapassa 1.500 mℓ. Assim, o reflexo de Hering-Breuer nos adultos é um mecanismo de proteção que evita a insuflação excessiva dos pulmões durante, por exemplo, esforço físico extenuante, em vez de ser um componente no controle normal da ventilação pulmonar.

TABELA 23.3 Resumo dos estímulos que influenciam a profundidade das incursões respiratórias e a sua frequência.

Estímulos que aumentam a profundidade das incursões respiratórias e a frequência respiratória	Estímulos que diminuem a profundidade das incursões respiratórias e a frequência respiratória
Hiperventilação voluntária controlada pelo córtex cerebral e antecipação de atividade por estimulação do sistema límbico.	Hipoventilação voluntária controlada pelo córtex cerebral.
Elevação da P_{CO_2} no sangue arterial acima de 40 mmHg (provoca aumento do H^+) detectada por quimiorreceptores periféricos e centrais.	Redução da P_{CO_2} no sangue arterial abaixo de 40 mmHg (provoca redução do H^+) detectada por quimiorreceptores periféricos e centrais.
Redução da P_{O_2} no sangue arterial de 105 mmHg para 50 mmHg.	Redução da P_{O_2} no sangue arterial para menos de 50 mmHg.
Atividade aumentada dos proprioceptores.	Atividade diminuída dos proprioceptores.
Elevação da temperatura corporal.	Diminuição da temperatura corporal (reduz a frequência respiratória); estímulo frio súbito (provoca apneia).
Dor prolongada.	Dor intensa (causa apneia).
Queda dos níveis de pressão arterial.	Elevação dos níveis de pressão arterial.
Distensão do esfíncter anal.	Irritação da faringe ou laringe por toque ou substância química (provoca breve apneia seguida por tosse ou espirros).

Outras influências na ventilação pulmonar. Entre os fatores que contribuem para a regulação da ventilação pulmonar estão:

- *Estimulação do sistema límbico*. A antecipação de atividade ou ansiedade emocional estimula o sistema límbico, que envia então sinais (aferência) excitatórios para o GRD, aumentando a profundidade das incursões respiratórias e a frequência respiratória
- *Temperatura corporal*. A elevação da temperatura corporal, como ocorre durante febre ou exercício físico vigoroso, aumenta a frequência respiratória. A redução da temperatura corporal diminui a frequência respiratória. Um estímulo frio súbito (como mergulhar em água fria) provoca **apneia** temporária (interrupção completa do fluxo de ar pelo nariz durante pelo menos 10 segundos em adultos)
- *Dor*. Dor intensa e súbita desencadeia um breve período de apneia, contudo, dor somática prolongada provoca aumento da frequência respiratória. Dor visceral alentece a frequência respiratória
- *Distensão do músculo esfíncter anal*. Essa ação eleva a frequência respiratória e, algumas vezes, é realizada em recém-nascidos ou pessoas que pararam de respirar (apneia)
- *Irritação das vias respiratórias*. A irritação física ou química da faringe ou da laringe desencadeia a interrupção imediata da ventilação pulmonar seguida por tosse ou espirros
- *Pressão arterial*. Os barorreceptores carotídeos e aórticos que detectam alterações da pressão arterial exercem pequeno efeito na ventilação pulmonar. A elevação abrupta dos níveis tensionais reduz a frequência respiratória, e a queda da pressão arterial aumenta a frequência respiratória.

A **Tabela 23.3** apresenta um resumo dos estímulos que influenciam a frequência e a profundidade da ventilação pulmonar.

Teste rápido

30. Como o córtex cerebral, os níveis de CO_2 e O_2, os proprioceptores, o reflexo de insuflação de Hering-Breuer, as alterações da temperatura, a dor e a irritação das vias respiratórias modificam a ventilação pulmonar?

23.9 Exercícios físicos e sistema respiratório

OBJETIVO

- **Descrever** os efeitos dos exercícios físicos sobre o sistema respiratório.

Os sistemas respiratório e circulatório fazem ajustes em resposta à intensidade e à duração do exercício físico. Os efeitos do exercício físico no coração são discutidos no Capítulo 20. Neste capítulo, será enfatizada a influência do exercício físico no sistema respiratório.

É preciso recordar que o coração bombeia para os pulmões o mesmo volume de sangue que bombeia para o resto do corpo. Portanto, quando o débito cardíaco aumenta, o fluxo sanguíneo para os pulmões, denominado **perfusão pulmonar**, também aumenta. Além disso, a **capacidade de difusão de O_2**, uma medida da taxa de difusão de O_2 do ar alveolar para o sangue, pode triplicar durante exercício máximo porque mais capilares pulmonares recebem perfusão máxima. Com isso, existe uma maior área de superfície disponível para difusão de O_2 para os capilares sanguíneos pulmonares.

Quando os músculos contraem-se durante o exercício físico, eles consomem bastante O_2 e produzem muito CO_2. Durante a prática de exercícios físicos vigorosos, o consumo de O_2 e a ventilação pulmonar aumentam substancialmente. No início do exercício físico, um aumento abrupto da ventilação pulmonar é seguido por um aumento mais gradativo. Durante a prática de exercícios físicos moderados, o aumento da ventilação pulmonar deve-se principalmente ao aumento da profundidade das incursões respiratórias em vez de aumento da frequência respiratória. Quando o exercício físico é mais extenuante, a frequência respiratória também aumenta.

O aumento abrupto da ventilação pulmonar no início da prática de um exercício físico é consequente a alterações *neurais* que enviam impulsos excitatórios para o grupo respiratório dorsal (GRD) do centro respiratório localizado no bulbo. Essas alterações incluem: (1) antecipação da atividade, que estimula o sistema límbico; (2) impulsos sensitivos de proprioceptores nos músculos, nos tendões e nas articulações; e (3) impulsos motores provenientes do córtex motor primário (giro pré-central). O aumento mais gradual da ventilação pulmonar durante o exercício físico moderado deve-se a alterações *químicas* e *físicas* na corrente sanguínea, incluindo: (1) redução discreta da pressão parcial de oxigênio (P_{O_2}), consequente ao aumento do consumo de oxigênio; (2) aumento discreto da pressão parcial de dióxido de carbono (P_{CO_2}), por causa do aumento da produção de CO_2 pelas fibras musculares que estão se contraindo; e (3) elevação da temperatura corporal, decorrente de liberação de mais calor à medida que mais oxigênio é utilizado. Durante a prática de exercícios vigorosos, o HCO_3^- tampona o H^+ liberado pelo ácido láctico em uma reação que libera CO_2, aumentando ainda mais a P_{CO_2}.

Ao término de uma sessão de exercício físico, uma redução abrupta da ventilação pulmonar é seguida por uma queda mais gradual para o nível de repouso. A diminuição inicial é consequente, em grande parte, às alterações em fatores neurais quando o movimento é interrompido ou alentecido, ao passo que a fase mais gradual reflete o retorno mais lento da bioquímica sanguínea e da temperatura do corpo ao estado de repouso.

Teste rápido

31. Como o exercício físico influencia o grupo respiratório dorsal (GRD)?

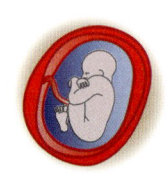

23.10 Desenvolvimento do sistema respiratório

OBJETIVO

- **Descrever** o desenvolvimento do sistema respiratório.

O desenvolvimento da boca e da faringe é descrito no Capítulo 24. Neste capítulo, será descrito o desenvolvimento das outras estruturas do sistema respiratório.

Aproximadamente na 4ª semana de desenvolvimento, o sistema respiratório surge como uma protuberância do intestino anterior (precursor de alguns órgãos do sistema digestório) imediatamente inferior à faringe. Essa protuberância é denominada **divertículo respiratório** ou **broto pulmonar** (**Figura 23.28**). O **endoderma** que reveste o divertículo respiratório dá origem ao epitélio e às glândulas da traqueia, dos brônquios e dos alvéolos pulmonares. O **mesoderma** que circunda o broto respiratório dá origem ao tecido conjuntivo, à cartilagem e ao músculo liso dessas estruturas.

O revestimento epitelial da *laringe* desenvolve-se a partir do endoderma do divertículo respiratório; as cartilagens e os músculos originam-se do **quarto** e do **sexto arcos faríngeos**, protrusões na superfície do embrião (ver **Figura 29.13**).

Enquanto o divertículo respiratório se alonga, sua extremidade distal aumenta e forma um **broto laringotraqueal globular**, que dá origem à *traqueia*. Logo depois, o broto traqueal divide-se em **brotos bronquiais primários**, os quais se ramificam de modo repetitivo e se tornam *brônquios*. Até a 24ª semana de idade gestacional, 17 ordens de ramificações formaram-se e os *bronquíolos respiratórios* já se desenvolveram.

No período compreendido entre a 6ª e a 16ª semana, todos os principais elementos dos pulmões já se formaram, com exceção das estruturas envolvidas na troca gasosa (bronquíolos respiratórios, ductos alveolares e alvéolos pulmonares). Como a ventilação pulmonar não é possível nesse estágio, os fetos que nascem durante esse período não conseguem sobreviver.

Durante a 16ª e a 26ª semana, o tecido pulmonar torna-se extremamente vascularizado, e bronquíolos respiratórios, ductos alveolares e alguns alvéolos primitivos se desenvolvem. Embora seja possível a sobrevivência de um feto que nasça perto do término desse período se receber tratamento intensivo, com frequência o prematuro morre por causa da imaturidade do sistema respiratório e dos outros sistemas de órgãos.

Da 26ª semana até o nascimento, um número muito maior de alvéolos pulmonares primitivos se desenvolve; eles são constituídos por pneumócitos do tipo I (principais locais de troca gasosa) e pneumócitos do tipo II que produzem surfactante. Os capilares

---

> **Correlação clínica**
>
> ### Efeitos do tabagismo (cigarros) no sistema respiratório
>
> Nos EUA, o tabagismo (de cigarros) é responsável por aproximadamente 500 mil mortes a cada ano, ou seja, 20% de todas as mortes. Existem mais de 4 mil substâncias químicas na fumaça do cigarro e aproximadamente 70 delas são carcinogênicas (provocam câncer). O tabagismo compromete virtualmente todos os sistemas de órgãos do corpo humano e pode provocar condições como câncer, doença da artéria coronária (DAC), acidente vascular encefálico (AVE), trombose, hipertensão arterial sistêmica, diabetes melito do tipo 2, artrite reumatoide, distúrbios fetais, catarata, envelhecimento acelerado da pele, redução da fertilidade, disfunção erétil, parto prematuro (pré-termo), baixo peso ao nascimento, gravidez ectópica, cicatrização lenta de feridas, doenças das gengivas e dos dentes e comprometimento imunológico.
>
> No tocante ao sistema respiratório, o tabagismo resulta em câncer de pulmão e doenças pulmonares obstrutivas crônicas (DPOC), como enfisema e bronquite crônica. Essas patologias são discutidas com detalhes ao final deste capítulo. Além dessas condições, o tabagismo provoca dispneia mesmo após esforço físico moderado porque vários fatores comprometem a eficiência respiratória dos tabagistas. A seguir são arrolados alguns dos **efeitos do tabagismo no sistema respiratório**:
>
> 1. A nicotina provoca constrição dos bronquíolos terminais, o que reduz o fluxo de ar para dentro e para fora dos pulmões.
> 2. O monóxido de carbono na fumaça do cigarro liga-se à hemoglobina e reduz sua capacidade de transporte de oxigênio.
> 3. As substâncias irritativas na fumaça do cigarro provocam aumento da secreção de muco pela mucosa da árvore bronquial e edema do revestimento mucoso, com consequente comprometimento do fluxo de ar para dentro e para fora dos pulmões.
> 4. As substâncias irritativas na fumaça do cigarro também inibem o movimento e destroem os cílios no revestimento do sistema respiratório. Portanto, o excesso de muco e de restos celulares não são removidos facilmente, dificultando ainda mais a ventilação pulmonar. Isso é responsável pela tosse apresentada pelos tabagistas e contribui para a tendência de os tabagistas adoecerem mais do que os indivíduos que não fumam. Essas substâncias irritativas também transformam o epitélio respiratório normal em epitélio estratificado pavimentoso, que não apresenta cílios nem células caliciformes.
> 5. O tabagismo, com o passar dos anos, provoca a destruição das fibras elásticas nos pulmões e é a causa do enfisema. Essas alterações provocam o colapso dos pequenos bronquíolos e a retenção de ar nos alvéolos ao final da expiração. O resultado é a troca gasosa menos eficiente.

FIGURA 23.28 **Desenvolvimento dos brônquios e dos pulmões.**

O sistema respiratório desenvolve-se a partir do endoderma e do mesoderma.

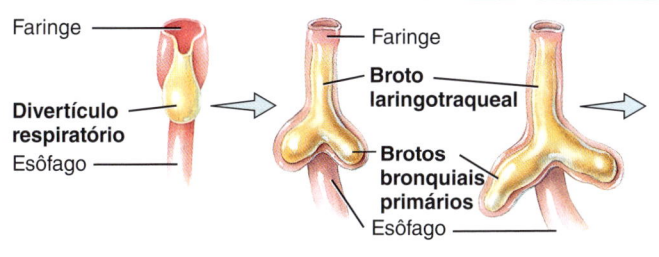

4ª semana

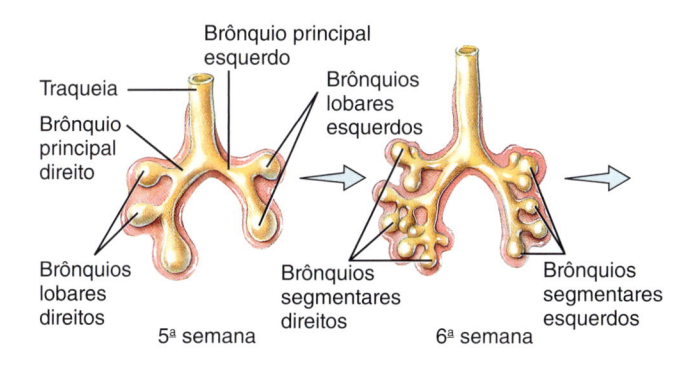

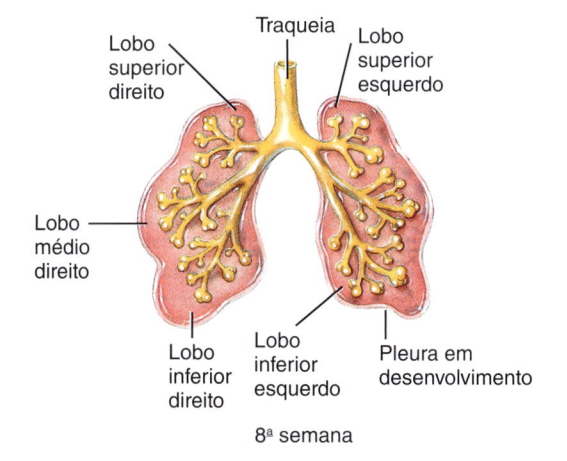

5ª semana — 6ª semana

8ª semana

? Quando o sistema respiratório começa a se desenvolver em um embrião?

sanguíneos também estabelecem contato próximo com os alvéolos pulmonares primitivos. É preciso lembrar que o surfactante é necessário para reduzir a tensão superficial do líquido alveolar e, assim, reduzir a tendência de os alvéolos pulmonares colapsarem na expiração. Embora a produção de surfactante comece em torno da 20ª semana, a quantidade é mínima. Surfactante suficiente para possibilitar a sobrevida de um recém-nascido prematuro (pré-termo) só é produzido após a 26ª a 28ª semana de gestação. Recém-nascidos com menos de 26 a 28 semanas de idade gestacional correm alto risco de apresentar síndrome de angústia respiratória (SAR), na qual os alvéolos pulmonares colapsam durante a expiração e precisam ser reinsuflados durante a inspiração (ver boxe *Correlação clínica: síndrome de angústia respiratória* na Seção 23.2).

Aproximadamente na 30ª semana, os alvéolos pulmonares maduros se desenvolvem. Todavia, estima-se que apenas aproximadamente um sexto do total de alvéolos pulmonares desenvolve-se antes do nascimento; o restante desenvolve-se após o nascimento durante os primeiros 8 anos de vida.

Enquanto os pulmões se desenvolvem, eles adquirem seus sacos pleurais. A *pleura visceral* e a *pleura parietal* desenvolvem-se a partir do mesoderma. O espaço entre a pleura visceral e a pleura parietal é a *cavidade pleural*.

Durante o desenvolvimento, os movimentos respiratórios do feto causam a aspiração de líquido para os pulmões. Esse líquido é uma mistura de líquido amniótico, muco das glândulas brônquicas e surfactante. Por ocasião do nascimento, aproximadamente 50% dos pulmões estão preenchidos com líquido. Quando a ventilação pulmonar começa por ocasião do nascimento, muito desse líquido é rapidamente reabsorvido pelo sangue e pelos capilares linfáticos, e um pequeno volume é expelido pelo nariz e pela boca durante o parto.

Teste rápido

32. Qual estrutura desenvolve-se a partir do broto laringotraqueal?

23.11 Envelhecimento e sistema respiratório

OBJETIVO

- **Descrever** os efeitos do envelhecimento no sistema respiratório.

Com o passar dos anos, as vias respiratórias e os tecidos do sistema respiratório, inclusive os alvéolos pulmonares, perdem elasticidade e se tornam mais rígidos; a parede do tórax também torna-se mais rígida. O resultado é a redução da capacidade pulmonar. Na verdade, a capacidade vital (o volume máximo de ar que pode ser expirado após inspiração máxima) pode diminuir até 35% quando a pessoa chega aos 70 anos de idade. Também ocorre redução do nível sanguíneo de O_2, da atividade dos macrófagos alveolares e da ação dos cílios no epitélio que reveste o sistema respiratório. Por causa desses fatores relacionados ao envelhecimento, adultos mais velhos são mais suscetíveis a pneumonia, bronquite, enfisema e outros distúrbios pulmonares. As alterações estruturais e funcionais dos pulmões relacionadas ao envelhecimento também contribuem para a menor capacidade dos adultos mais velhos de realizarem exercícios físicos vigorosos, tais como corrida.

Teste rápido

33. Qual é a causa da diminuição da capacidade pulmonar associada ao envelhecimento?

A fim de compreender as múltiplas contribuições do sistema respiratório para a homeostasia de outros sistemas de órgãos do corpo, ler *Foco na homeostasia: contribuições do sistema respiratório*. No Capítulo 24, será mostrado como o sistema digestório disponibiliza nutrientes para as células corporais de modo que o oxigênio fornecido pelo sistema respiratório possa ser utilizado para a produção de ATP.

Distúrbios: desequilíbrios homeostáticos

Doença pelo coronavírus 2019 (COVID-19)*

A **doença pelo coronavírus 2019**, também conhecida como **COVID-19** (**CO**rona**Ví**rus **Doença**-19), foi reconhecida pela primeira vez em 2019. O termo *corona*, que significa coroa, refere-se às espículas semelhantes a coroas (ver imagem a seguir) na superfície do vírus. A doença é causada por um novo coronavírus, denominado *SARS-CoV-2* (*coronavírus 2 responsável por síndrome respiratória aguda grave*). Os coronavírus são uma família de vírus que podem causar doenças como resfriado comum, síndrome respiratória aguda grave (SRAG, ou SARS em inglês) e síndrome respiratória do Oriente Médio (MERS). Os sinais e sintomas da infecção por coronavírus variam de doença leve à moderada das vias respiratórias superiores ou das vias respiratórias inferiores que incluem pneumonia e bronquite. O surto de COVID-19 foi declarado pandemia em março de 2020.

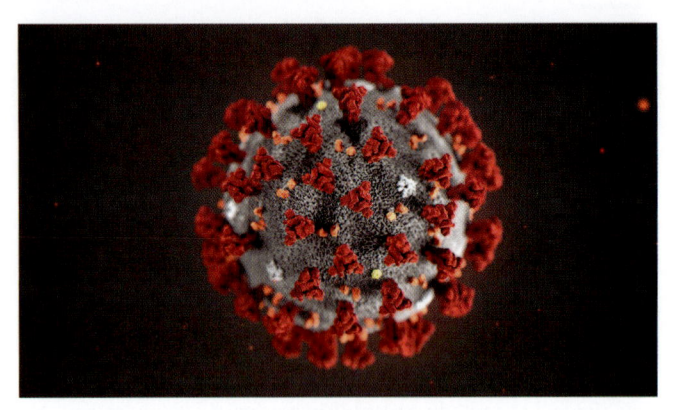

SARS-CoV-2
Alissa Eckert, MS; Dan Higgins, MAMS/CDC (Centers for Disease Control and Prevention)

Como a COVID-19 é uma doença emergente de surgimento recente, ainda existem muitas dúvidas em relação ao vírus, a todos os sinais e sintomas possíveis, à transmissão, aos efeitos no corpo, bem como à suscetibilidade, imunidade e modalidades de tratamento. Entretanto, já existem dados sobre os sinais ou sintomas, os quais surgem 2 a 14 dias após a exposição ao vírus e podem variar de muito leves a graves; alguns indivíduos não apresentam sinais ou sintomas. Os sinais ou sintomas incluem febre, tosse, dispneia, sibilos, dor torácica, dedos dos pés edemaciados e arroxeados, calafrios, mialgia (dor muscular), fadiga, cefaleia, congestão nasal ou coriza, dor de garganta, diarreia, náuseas, vômitos, perda recente do paladar ou do olfato e trombose. Adultos mais velhos ou indivíduos com condições clínicas crônicas subjacentes, como diabetes melito, cardiopatia ou doença pulmonar, parecem correr risco maior de doença grave.

Ainda não se sabe quão contagioso o novo vírus é, contudo, já foi constatado que a transmissão é interpessoal, no caso entre pessoas que mantêm contato próximo. O vírus propaga-se por gotículas respiratórias liberadas quando a pessoa tosse, espirra ou até mesmo quando fala.

Existem algumas atitudes que podem ser tomadas para reduzir o risco de contrair esse vírus, como: (1) evitar viagens ou mudar para regiões que sabidamente têm grande número de casos de COVID-19; (2) evitar contato próximo (menos de 1,8 m ou mais) com pessoas que apresentam COVID-19; (3) evitar aglomerações; (4) manter distanciamento social de 1,8 m ou mais; (5) lavar frequentemente as mãos com água e sabão durante pelo menos 20 segundos ou utilizar um higienizador de mãos contendo álcool (pelo menos álcool a 60%); (6) cobrir a boca ou o nariz com o cotovelo ou com um lenço ao tossir ou espirrar; (7) não tocar a boca, o nariz ou a face, a menos que a pessoa tenha lavado ou higienizado as mãos; (8) evitar o compartilhamento de copos, pratos, roupa de cama e outros itens de uso doméstico se a pessoa estiver doente; (9) limpar e desinfectar superfícies de alto contato; e (10) permanecer em casa sob quarentena se a pessoa estiver doente.

Câncer de pulmão

Nos EUA, o **câncer de pulmão** é a principal causa de morte por câncer em homens e mulheres, sendo responsável por 160 mil mortes anualmente. Por ocasião do diagnóstico, o câncer de pulmão está, habitualmente, bastante avançado, com metástases distantes sendo encontradas em aproximadamente 55% dos pacientes e comprometimento dos linfonodos regionais em outros 25%. Muitos pacientes com câncer de pulmão morrem nos 12 meses seguintes ao diagnóstico inicial; a taxa de sobrevida global é de apenas 10 a 15%. A fumaça de cigarro é a causa mais comum de câncer de pulmão. Aproximadamente 85% dos casos de câncer de pulmão são relacionados ao tabagismo; a doença é 10 a 30 vezes mais comum em tabagistas do que em não tabagistas. O tabagismo passivo (exposição à fumaça de cigarro) também está associado a câncer de pulmão e cardiopatia. Nos EUA, estima-se que o tabagismo passivo provoca 4 mil mortes a cada ano por causa de câncer de pulmão e quase 40 mil mortes a cada ano por causa de cardiopatia. Outras causas de câncer de pulmão são radiação ionizante e inalação de substâncias irritativas, tais como asbesto (amianto) e gás radônio. O enfisema é uma condição precursora comum do desenvolvimento de câncer de pulmão.

O tipo mais comum de câncer de pulmão, o **carcinoma broncogênico**, começa no epitélio dos brônquios. Os tumores broncogênicos são denominados de acordo com o local de origem. Por exemplo: *adenocarcinomas* desenvolvem-se nas áreas periféricas dos pulmões a partir de glândulas brônquicas e células alveolares pulmonares; *carcinomas espinocelulares* desenvolvem-se a partir de células pavimentosas no epitélio dos brônquios mais calibrosos; e *carcinomas de pequenas células* desenvolvem-se a partir de células epiteliais nos brônquios primários perto do hilo do pulmão (as células são achatadas e têm pouco citoplasma). Eles tendem a envolver o mediastino em um estágio inicial. Dependendo do tipo, os carcinomas broncogênicos podem ser agressivos, localmente invasivos e apresentar metástases disseminadas. Os tumores surgem como lesões epiteliais que crescem e formam massas, as quais obstruem os brônquios ou invadem o tecido pulmonar adjacente. Os carcinomas broncogênicos enviam metástases para: linfonodos, encéfalo, ossos, fígado e para outros órgãos.

As manifestações clínicas do câncer de pulmão estão relacionadas à localização do tumor, incluindo tosse crônica, hemoptise

---

*N.T.: O leitor pode obter informações atualizadas no Guia de Vigilância Epidemiológica Emergência de Saúde Pública de Importância Nacional pela Doença pelo Coronavírus 2019 – COVID-19, de 2021, no *site*: https://www.conasems.org.br/wp-content/uploads/2021/03/Guia-de-vigila%CC%82ncia-epidemiolo%CC%81gica-da-covid_19_15.03_2021.pdf.

Foco na homeostasia

Contribuições do sistema respiratório para todos os sistemas corporais

- Fornecimento de oxigênio e retirada de dióxido de carbono
- Ajuda a ajustar o pH dos líquidos corporais por meio de expiração de dióxido de carbono.

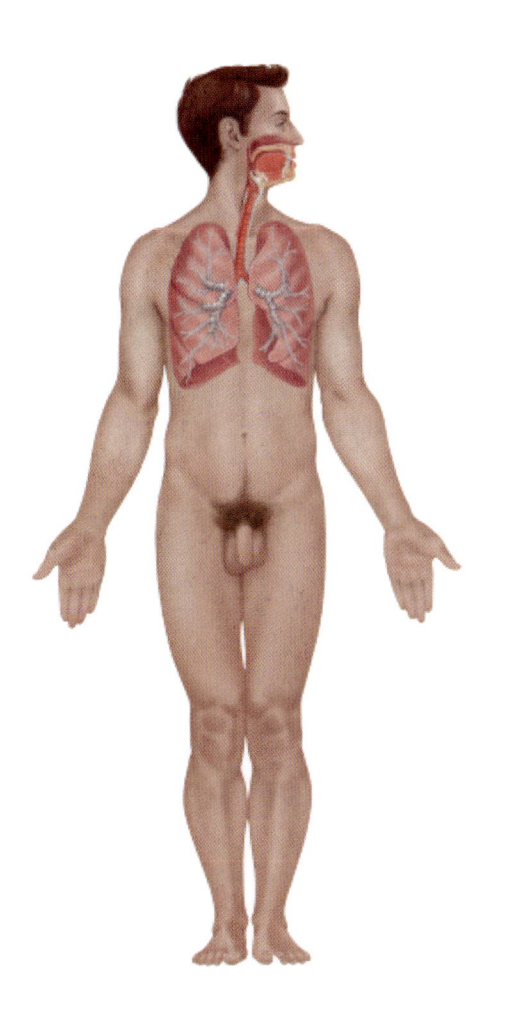

Sistema muscular
- O aumento da frequência e da profundidade da ventilação pulmonar dá suporte ao aumento da atividade dos músculos esqueléticos durante a prática de exercícios físicos.

Sistema nervoso
- O nariz contém receptores para o sentido do olfato
- As vibrações do fluxo de ar através das pregas vocais produzem sons para a fala.

Sistema endócrino
- A enzima conversora de angiotensina (ECA) nos pulmões catalisa a formação do hormônio angiotensina II a partir da angiotensina I.

Sistema circulatório
- Durante a inspiração, a bomba respiratória ajuda o retorno de sangue venoso para o coração.

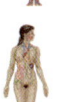

Sistema linfático e imunidade
- Os pelos no nariz, os cílios e o muco na traqueia, nos brônquios e nas vias respiratórias menos calibrosas, bem como macrófagos alveolares, contribuem para a resistência inespecífica à doença
- A faringe contém tecido linfático (tonsilas)
- Bomba respiratória (durante a inspiração).

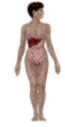

Sistema digestório
- A contração vigorosa dos músculos respiratórios pode auxiliar a defecação.

Sistema urinário
- Os sistemas respiratório e urinário regulam juntos o pH dos líquidos corporais.

Sistemas genitais feminino e masculino
- O aumento da frequência respiratória e da profundidade da ventilação pulmonar dá suporte à atividade física durante a relação sexual
- A respiração interna fornece oxigênio para o feto em desenvolvimento.

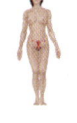

(expectoração de sangue oriundo do sistema respiratório), sibilos, dispneia, dor torácica, rouquidão, dificuldade de deglutição, perda ponderal, anorexia, fadiga, dor óssea, confusão, desequilíbrio, cefaleia, anemia, trombocitopenia e icterícia.

O tratamento consiste na retirada cirúrgica, parcial ou completa, da lesão pulmonar (pneumectomia), radioterapia e quimioterapia.

Pneumonia

A **pneumonia** é uma infecção ou inflamação aguda dos alvéolos pulmonares. Trata-se da causa infecciosa mais frequente de morte nos EUA, onde estima-se que ocorram 4 milhões de casos a cada ano. Quando determinados microrganismos penetram nos pulmões de indivíduos suscetíveis, liberam toxinas que estimulam inflamação e respostas imunes cujos efeitos colaterais são deletérios. As toxinas e a resposta imune comprometem os alvéolos pulmonares e as mucosas dos brônquios; a inflamação e o edema fazem com que os alvéolos pulmonares sejam preenchidos por líquido, interferindo assim na ventilação e na troca gasosa.

A causa mais comum de pneumonia é a bactéria *Streptococcus pneumoniae*, mas outros microrganismos também podem causar pneumonia. Os indivíduos mais suscetíveis à pneumonia são os idosos, os lactentes, os indivíduos imunocomprometidos (pacientes com AIDS ou câncer, ou ainda indivíduos em uso de medicamentos imunossupressores), tabagistas e indivíduos com doença pulmonar obstrutiva. A maioria dos casos de pneumonia é precedida por uma infecção das vias respiratórias altas, que frequentemente é viral. Os indivíduos apresentam febre, calafrios, tosse seca ou produtiva, mal-estar, dor torácica e, às vezes, dispneia (comprometimento da ventilação pulmonar) e hemoptise (expectoração de sangue).

O manejo inclui antibióticos, broncodilatadores, administração de oxigênio, aumento do aporte de líquido e fisioterapia torácica (percussão, vibração e drenagem postural).

Doença pulmonar obstrutiva crônica

A **doença pulmonar obstrutiva crônica (DPOC)** é um tipo de distúrbio respiratório caracterizado por obstrução crônica e recorrente do fluxo de ar, que aumenta a resistência nas vias respiratórias. Nos EUA, a DPOC acomete aproximadamente 30 milhões de pessoas e é a quarta causa de morte (as três causas principais de morte são cardiopatias, câncer e doença vascular encefálica). Os principais tipos de DPOC são o enfisema e a bronquite crônica. Na maioria dos casos, a DPOC pode ser prevenida, porque sua causa mais comum é o tabagismo (cigarro) ou o tabagismo passivo. Outras causas incluem poluição atmosférica, infecção pulmonar, exposição ocupacional a poeira e gases, além de fatores genéticos. Como os homens têm, em média, mais anos de exposição à fumaça de cigarro do que as mulheres, é duas vezes mais provável que os homens apresentem DPOC. Todavia, a incidência de DPOC nas mulheres aumentou em seis vezes nos últimos 50 anos, um reflexo do aumento do número de mulheres tabagistas.

Enfisema. O **enfisema** é uma condição caracterizada pela destruição das paredes dos alvéolos pulmonares, o que resulta em alvéolos anormalmente grandes e que permanecem preenchidos por ar durante a expiração. Por causa da redução da área de superfície para troca gasosa, diminui-se a difusão de O_2 através da membrana respiratória comprometida. Diante disso, o nível sanguíneo de O_2 está um pouco diminuído e qualquer esforço físico leve que aumente a demanda de O_2 pelas células faz com que o paciente se torne dispneico. À medida que aumenta o número de paredes alveolares pulmonares comprometidas, a retração elástica dos pulmões diminui em razão da perda de fibras elásticas, e um volume de ar cada vez maior é retido nos pulmões ao final da expiração. Ao longo dos anos, o esforço adicional durante a inspiração resulta em aumento das dimensões da caixa torácica, resultando em "tórax em tonel" ou "tórax em barril".

De modo geral, o enfisema é causado por estímulos irritativos de longa data; fumaça de cigarro, poluição atmosférica e exposição ocupacional a poeira industrial são os estímulos irritativos mais comuns. Parte da destruição dos sacos alveolares é causada por desequilíbrio enzimático. O tratamento consiste em abandono do tabagismo, remoção de outros estímulos irritativos ambientais, treinamento físico sob supervisão médica cuidadosa, exercícios para promover a ventilação pulmonar, uso de broncodilatadores e administração de oxigênio.

Bronquite crônica. A **bronquite crônica** é uma condição caracterizada por secreção excessiva de muco pelos brônquios acompanhada por tosse produtiva (ou seja, com expectoração) que ocorre pelo menos durante 3 meses do ano por 2 anos consecutivos. O tabagismo (cigarros) é a principal causa de bronquite crônica. Os agentes irritativos inalados provocam inflamação crônica com aumento das dimensões e do número de glândulas mucosas e de células caliciformes no epitélio das vias respiratórias. O muco excessivo e espesso diminui o calibre das vias respiratórias e compromete a função ciliar. Portanto, os patógenos inalados são integrados às secreções das vias respiratórias e se multiplicam rapidamente. Além da tosse produtiva, a bronquite crônica provoca dispneia, sibilos, cianose e hipertensão pulmonar. O tratamento prescrito para a bronquite crônica é semelhante ao prescrito para o enfisema.

Asma

A **asma** ou *asma brônquica* é um distúrbio caracterizado por inflamação crônica das vias respiratórias, hipersensibilidade das vias respiratórias a vários estímulos e obstrução das vias respiratórias; é, pelo menos parcialmente, reversível, seja espontaneamente, seja com tratamento. A asma acomete 3 a 5% da população dos EUA e é mais frequente nas crianças do que nos adultos. A obstrução das vias respiratórias é consequente a: espasmos da musculatura lisa nas paredes de brônquios menores e de bronquíolos; edema da mucosa das vias respiratórias; aumento da secreção de muco; e/ou lesão do epitélio das vias respiratórias.

Normalmente, indivíduos com asma reagem a agentes deflagradores, mesmo em concentração muito baixa, incapaz de provocar sinais/sintomas em pessoas sem asma. O agente deflagrador é, às vezes, um alergênico como pólen, ácaros da poeira domiciliar, mofo ou um alimento específico. Outros agentes deflagradores de crises de asma são desconforto emocional, ácido acetilsalicílico (AAS), agentes produtores de sulfitos (usados no vinho e na cerveja, bem como para manter hortaliças frescas em restaurantes que vendem por quilo), exercício físico e respirar ar frio ou fumaça de cigarro. Na resposta de fase inicial (aguda), o espasmo da musculatura lisa é acompanhado por secreção excessiva de muco que pode obstruir os brônquios e os bronquíolos e agravar a crise asmática. A resposta de fase tardia (crônica) é caracterizada por inflamação, fibrose, edema e necrose das células epiteliais dos brônquios. Inúmeros mediadores químicos, incluindo leucotrienos, prostaglandinas, tromboxano, fator ativador de plaquetas e histamina, participam do processo.

As manifestações clínicas incluem dispneia, tosse, sibilos, sensação de opressão torácica, taquicardia, fadiga, pele úmida e ansiedade. Uma crise asmática aguda é tratada com um agonista beta-2-adrenérgico (salbutamol) por via inalatória para ajudar a relaxar a musculatura lisa nos bronquíolos e "abrir" as vias respiratórias. O salbutamol simula o efeito da estimulação simpática, ou seja, provoca broncodilatação. Contudo, a terapia a longo prazo da asma visa suprimir a inflamação subjacente. Os agentes anti-inflamatórios que são prescritos mais frequentemente são corticosteroides (glicocorticoides) por via inalatória, cromoglicato dissódico e bloqueadores de leucotrieno (zafirlucaste).

Tuberculose

A bactéria *Mycobacterium tuberculosis* provoca uma doença infecciosa contagiosa, denominada **tuberculose (TB)**, que acomete mais frequentemente os pulmões e as pleuras, embora possa acometer outras partes do corpo. Assim que as bactérias estão no interior dos pulmões, elas se multiplicam e provocam inflamação, que estimula a migração de neutrófilos e macrófagos para a região. Os neutrófilos e macrófagos fagocitam as bactérias para impedir sua propagação. Se o sistema imune não estiver comprometido, as bactérias permanecem quiescentes por toda a vida, entretanto, se a pessoa estiver imunocomprometida, as bactérias escapam para o sangue e para a linfa, infectando outros órgãos. Em muitos pacientes as manifestações clínicas (fadiga, perda ponderal, letargia, anorexia, febre baixa, sudorese noturna, tosse, dispneia, dor torácica e hemoptise) só ocorrem quando a doença está avançada.

Durante os últimos anos, a incidência de TB nos EUA aumentou significativamente. O fator isolado mais importante relacionado a esse aumento é, talvez, a propagação do vírus da imunodeficiência humana (HIV). É muito mais provável que pessoas infectadas pelo HIV desenvolvam tuberculose por causa do comprometimento do sistema imune. Outros fatores que contribuem para o aumento de casos de tuberculose nos EUA são o aumento da população em situação de rua, o maior número de usuários de substâncias psicoativas, o aumento da imigração de países com prevalência elevada de tuberculose, a aglomeração em casas de pessoas pobres e a transmissão aérea de tuberculose em prisões e abrigos. Além disso, ocorreram surtos recentes de tuberculose causados por cepas de *Mycobacterium tuberculosis* multidrogarresistentes (MDR) porque os pacientes não completam os esquemas terapêuticos. A TB* é tratada segundo parâmetros estabelecidos pela OMS e, no Brasil, pelo Ministério da Saúde; habitualmente, são prescritos pelo menos três fármacos (um deles sendo a isoniazida).

Edema pulmonar

O **edema pulmonar** consiste em acúmulo anormal de líquido nos espaços intersticiais e nos alvéolos pulmonares. O edema pode ser consequente a aumento da permeabilidade dos capilares pulmonares (origem pulmonar) ou a aumento da pressão nos capilares pulmonares (origem cardíaca). A origem cardíaca do edema pulmonar pode coincidir com insuficiência cardíaca congestiva. A manifestação clínica mais comum é dispneia. Outras manifestações incluem sibilos, taquipneia (frequência respiratória alta), inquietação, sensação de sufocamento, cianose, palidez cutaneomucosa, diaforese (sudorese excessiva) e hipertensão pulmonar. O tratamento consiste na administração de: oxigênio; fármacos que dilatam os bronquíolos e reduzem a pressão sanguínea; diuréticos que eliminam o excesso de líquido do corpo; e fármacos que corrigem o desequilíbrio acidobásico. Outras opções são: aspiração das vias respiratórias e ventilação mecânica. Recentemente, constatou-se que o uso de um anorexígeno que combina fenfluramina e fentermina contribui para o desenvolvimento de edema pulmonar.

Síndrome de morte súbita infantil

A **síndrome de morte súbita infantil** (**SMSI**), ou síndrome de morte súbita do lactente (SMSL), consiste na morte súbita e inesperada de um lactente aparentemente saudável durante o sono. Raramente ocorre antes de 2 semanas ou após 6 meses de vida, com a incidência máxima entre o 2º e o 4º mês de vida. A SMSI é mais comum em prematuros, lactentes do sexo masculino, recém-nascidos de baixo peso, filhos de tabagistas ou usuárias de substâncias psicoativas, lactentes que deixaram de receber ventilação pulmonar e precisaram de reanimação cardiopulmonar (RCP),

---

*N.T.: Ver Guia Rápido para Profissionais de Saúde, 2021, em: https://ameci.org.br/wp-content/uploads/2021/04/Guia-Rapido-WEB.pdf.

lactentes com infecções nas vias respiratórias superiores e lactentes com irmãos que morreram por causa de SMSI. Nos EUA, os lactentes afro-americanos e de povos nativos americanos correm o risco mais alto. A causa exata da SMSI não é conhecida, contudo, pode ser consequente a uma anormalidade nos mecanismos que controlam a respiração ou a baixos níveis sanguíneos de oxigênio. A SMSI também pode estar relacionada à hipoxia enquanto o lactente dorme em decúbito ventral (apoiado no abdome) e à reventilação pulmonar de ar expirado e retido em uma depressão do colchão. É preconizado que durante os primeiros 6 meses de vida os lactentes sejam colocados em decúbito dorsal para dormir.

Síndrome respiratória aguda grave

A **síndrome respiratória aguda grave** (**SARS/SRAG**) é um exemplo de *enfermidade infecciosa emergente*, ou seja, uma doença que é nova ou que apresenta modificações. Outros exemplos de enfermidade infecciosa emergente são encefalite do Nilo Ocidental, encefalopatia espongiforme bovina ("doença da vaca louca") e AIDS. A SRAG surgiu pela primeira vez no sul da China em 2002 e, posteriormente, propagou-se por todo o planeta. Trata-se de uma doença respiratória causada por um novo tipo de coronavírus. Os sinais/sintomas da SRAG incluem febre, mal-estar, mialgia, tosse improdutiva (seca), comprometimento da ventilação pulmonar, calafrios, cefaleia e diarreia. Aproximadamente 10 a 20% dos pacientes precisam de ventilação mecânica e, em alguns casos, a morte é o resultado da SRAG. É disseminada primariamente por contato interpessoal. Não existe tratamento efetivo para a SRAG, e a taxa de mortalidade é de 5 a 10% (habitualmente adultos mais velhos e pessoas com outras condições clínicas).

Mesotelioma maligno

O **mesotelioma maligno** é uma forma rara de câncer que compromete o mesotélio (epitélio simples pavimentoso) da serosa. A forma mais comum da doença, aproximadamente 75% de todos os casos, compromete as pleuras (*mesotelioma pleural*). A segunda forma mais comum desse câncer compromete o peritônio (*mesotelioma peritoneal*). Outras formas desse câncer desenvolvem-se no pericárdio (*mesotelioma pericárdico*) e nos testículos (*mesotelioma testicular*). Aproximadamente 2 mil a 3 mil casos de mesotelioma maligno são diagnosticados a cada ano nos EUA, representando aproximadamente 3% de todos os cânceres. O mesotelioma maligno é causado quase totalmente por amianto (asbesto), que foi muito utilizado em isolamento, fabricação de tecidos, cimento, revestimento de freios de veículos automotivos, vedação, telhas e produtos usados em assoalhos.

Os sinais e sintomas do mesotelioma maligno podem surgir 20 a 50 anos ou mais após a exposição ao amianto. Os sinais e sintomas do mesotelioma pleural incluem dor torácica, dispneia, derrame (efusão) pleural, fadiga, anemia, expectoração sanguinolenta, sibilos, rouquidão e perda ponderal inexplicada. O diagnóstico baseia-se na anamnese e nos achados em exame físico, radiografias, tomografia computadorizada (TC) e biopsias.

Em geral, não há cura para o mesotelioma maligno, a menos que o tumor seja descoberto em um estágio muito inicial e seja possível extirpá-lo cirurgicamente por completo. Todavia, o prognóstico (chance de recuperação) é sombrio porque o mesotelioma maligno é, normalmente, diagnosticado em seus estágios tardios após o aparecimento de sinais/sintomas. Quimioterapia, radioterapia e/ou imunoterapia (uso do sistema imune do corpo) podem ser prescritas para ajudar a aliviar os sinais/sintomas. Algumas vezes, é usada terapia multimodal (combinação de terapias).

Terminologia técnica

Apneia do sono. Transtorno do sono no qual a pessoa para de respirar durante 10 segundos ou mais enquanto dorme. Ocorre, mais frequentemente, em razão da perda do tônus dos músculos faríngeos com consequente colapso das vias respiratórias.

Asfixia. Privação de oxigênio consequente a níveis baixos de oxigênio na atmosfera ou interferência na ventilação, na respiração externa ou na respiração interna.

Aspiração. Inspiração de uma substância estranha, como água, alimento ou um objeto para dentro da árvore bronquial.

Broncoscopia. Também conhecida como endoscopia respiratória, é um exame complementar que possibilita a visualização das vias respiratórias graças a um aparelho (broncoscópio) que tem uma estrutura tubular flexível e uma fonte de luz. O broncoscópio é introduzido pela boca ou pelo nariz, passando pela laringe e a traqueia até os pulmões. O médico que realiza a broncoscopia consegue visualizar o interior da traqueia e dos brônquios e biopsiar um tumor, retirar um corpo estranho ou secreções das vias respiratórias, coletar amostras para cultura ou esfregaços para exame microscópico, interromper sangramento ou administrar medicação.

Bronquiectasia. Dilatação anormal e irreversível dos brônquios ou dos bronquíolos resultante de lesão na sua parede causada, por exemplo, por infecções respiratórias. Habitualmente está associada a outras condições como fibrose cística, enfisema pulmonar e síndrome dos cílios imóveis (síndrome de Kartagener).

Dispneia. Sensação subjetiva de dificuldade para respirar (desconforto respiratório).

Epistaxe. Perda de sangue pelo nariz em consequência a traumatismo, infecção, alergia, tumores malignos ou discrasias sanguíneas. Pode ser interrompida por cauterização com nitrato de prata, por eletrocauterização ou pela aplicação de tampões nas narinas.

Escarro (expectoração). Muco e outras secreções provenientes das vias respiratórias que são expelidas quando a pessoa tosse ou escarra.

Estertores. Ruídos respiratórios descontínuos anormais, que são audíveis na inspiração ou na expiração. Podem ser crepitantes (estertores finos) ou subcrepitantes (estertores grossos ou bolhosos). Os estertores são para os pulmões o mesmo que os sopros são para o coração. Os diferentes tipos de estertores refletem a existência de tipo ou volume anormal de líquido ou muco nos brônquios ou nos alvéolos pulmonares.

Faringite estreptocócica. Inflamação da faringe causada pela bactéria *Streptococcus pyogenes*; o processo inflamatório também pode comprometer as tonsilas e a orelha média.

Hipoventilação. Definida como elevação da P_{CO_2} para níveis superiores a 45 mmHg. Os distúrbios associados à hipoventilação alveolar incluem a síndrome de hipoventilação na obesidade, a síndrome de apneia central do sono, os distúrbios torácicos restritivos e a doença pulmonar obstrutiva crônica (DPOC).

Insuficiência respiratória. Condição na qual o sistema respiratório não consegue fornecer O_2 suficiente para manter o metabolismo ou não consegue eliminar CO_2 suficiente para evitar acidose respiratória (pH inferior aos valores normais no líquido intersticial).

Manobra de Heimlich. Procedimento de primeiros-socorros que visa à desobstrução das vias respiratórias em caso de corpos estranhos. Consiste na compressão rápida e em sentido ascendente da região entre o umbigo e a margem costal. Essa manobra provoca a súbita elevação do diafragma e expulsão rápida e forçada do ar nos pulmões. Ao forçar o ar para fora da traqueia, o corpo estranho é ejetado. A manobra de Heimlich também pode ser empregada para expulsar água dos pulmões de vítimas de quase afogamento antes de ser iniciada a reanimação cardiopulmonar (RCP).

Pneumoconiose dos mineiros de carvão. Também conhecida como pneumoconiose dos carvoeiros ou pulmão negro, é considerada uma doença ocupacional ocasionada pela inalação de pó de carvão. Com o passar dos anos, o pó de carvão provoca fibrose pulmonar e compromete a capacidade respiratória.

Respiração de Cheyne-Stokes. Ciclo repetitivo de ventilação pulmonar irregular que começa com incursões respiratórias superficiais com aumento progressivo da profundidade e da velocidade (hiperpneia) seguido por redução e cessação por completo da respiração por 15 a 20 segundos. A respiração de Cheyne-Stokes é normal no primeiro ano de vida; também é observada com frequência pouco antes da morte por doenças pulmonares, cerebrais, cardíacas e renais.

Rinite. Inflamação crônica ou aguda da mucosa do nariz causada por vírus, bactérias ou agentes irritativos. A produção excessiva de muco provoca coriza, congestão nasal e gotejamento pós-nasal.

Sibilos. Sons agudos (alta frequência) que se originam nas vibrações das paredes dos brônquios quando há estreitamento do calibre desses ductos. São auscultados na inspiração e na expiração, embora predominem na expiração. De modo geral, são auscultados por todo o tórax quando provocados por asma e bronquite. Sibilos bem localizados sugerem obstrução parcial por tumor ou corpo estranho.

Taquipneia. Frequência respiratória aumentada, ou seja, aumento das incursões respiratórias por minuto.

Revisão do capítulo

Conceitos essenciais

23.1 Visão geral do sistema respiratório
1. Existem três etapas básicas envolvidas na respiração: (1) ventilação pulmonar, (2) respiração externa e (3) respiração interna.
2. O sistema respiratório é constituído por: nariz, faringe, laringe, traqueia, brônquios e pulmões. Essas estruturas interagem com o sistema circulatório para fornecer oxigênio (O_2) e remover dióxido de carbono (CO_2) do sangue.
3. O sistema respiratório é dividido em partes superior e inferior.

23.2 A parte superior do sistema respiratório
1. A parte externa do nariz é constituída por cartilagem e pele, sendo revestida por uma mucosa. As aberturas para o exterior são as narinas. A parte interna do nariz se comunica com os seios paranasais e a parte nasal da faringe (nasofaringe) por meio dos cóanos. A cavidade nasal é dividida pelo septo nasal. A parte anterior da cavidade é denominada vestíbulo do nariz. O nariz aquece, umidifica e filtra o ar inspirado e atua na olfação e na fala.
2. A faringe é um tubo muscular revestido por mucosa. As regiões anatômicas são a nasofaringe (parte nasal da faringe segundo a terminologia anatômica), a orofaringe (parte oral da faringe segundo a terminologia anatômica) e a laringofaringe (parte laríngea da faringe segundo a terminologia anatômica). A nasofaringe atua na respiração, já a orofaringe e a laringofaringe atuam na ventilação pulmonar e na digestão.

23.3 A parte inferior do sistema respiratório
1. A laringe é uma via respiratória que conecta a faringe com a traqueia; contém a cartilagem tireóidea; a cartilagem epiglótica, que impede a entrada de alimentos na laringe; a cartilagem cricóidea, que conecta a laringe e a traqueia; e as cartilagens pares aritenóideas, corniculadas e cuneiformes. A laringe apresenta pregas vocais, que produzem sons quando vibram; pregas vocais tensas produzem sons agudos e pregas vocais relaxadas produzem sons graves.

2. A traqueia estende-se desde a laringe até os brônquios principais; é constituída por anéis de cartilagem em formato de C e músculo liso e é revestida por epitélio pseudoestratificado colunar ciliado.

3. A árvore bronquial é constituída por: traqueia, brônquios principais, brônquios lobares, brônquios segmentares, bronquíolos e bronquíolos terminais. As paredes dos brônquios contêm anéis de cartilagem, ao passo que as paredes dos bronquíolos contêm lâminas de cartilagem progressivamente menores e quantidades cada vez maiores de músculo liso.

4. Os pulmões são órgãos pares na cavidade torácica que estão envoltos pela pleura. A pleura parietal é a camada superficial que reveste a cavidade torácica, e a pleura visceral é a camada profunda que reveste os pulmões. O pulmão direito apresenta três lobos separados por duas fissuras, já o pulmão esquerdo apresenta dois lobos separados por uma fissura e uma depressão, a denominada incisura cardíaca do pulmão esquerdo.

5. Os brônquios lobares dão origem a ramos denominados brônquios segmentares, que suprem segmentos de tecido pulmonar chamados segmentos broncopulmonares. Cada segmento broncopulmonar é constituído por lóbulos, que contêm linfáticos, arteríolas, vênulas, bronquíolos terminais, bronquíolos respiratórios, ductos alveolares, sacos alveolares e alvéolos pulmonares.

6. As paredes dos alvéolos pulmonares são constituídas por pneumócitos do tipo I e por pneumócitos do tipo II, além de macrófagos alveolares associados.

7. A troca gasosa ocorre através das membranas respiratórias.

23.4 Ventilação pulmonar

1. A ventilação pulmonar consiste em inspiração e expiração.

2. O movimento de ar para dentro e para fora dos pulmões depende das alterações pressóricas governadas em parte pela lei de Boyle, que estabelece que o volume de um gás varia inversamente à pressão, partindo do princípio que a temperatura permanece constante.

3. A inspiração ocorre quando a pressão alveolar cai abaixo da pressão atmosférica. A contração do diafragma e dos músculos intercostais externos aumenta as dimensões do tórax, reduzindo assim a pressão intrapleural de modo que os pulmões se expandem. A expansão dos pulmões diminui a pressão alveolar de tal forma que o ar desloca-se a favor de um gradiente de pressão da atmosfera para os pulmões.

4. Durante a inspiração forçada, os músculos acessórios da respiração (músculos esternocleidomastóideos, escalenos e peitorais menores) também são usados.

5. A expiração ocorre quando a pressão alveolar é mais elevada do que a pressão atmosférica. O relaxamento do diafragma e dos músculos intercostais externos resulta em retração elástica da parede do tórax e dos pulmões, com consequente aumento da pressão intrapleural; o volume pulmonar diminui e a pressão alveolar aumenta, de modo que o ar sai dos pulmões para a atmosfera.

6. A expiração forçada envolve a contração dos músculos intercostais internos e abdominais.

7. A tensão superficial exercida pelo líquido alveolar pulmonar é reduzida pelo surfactante.

8. A complacência pulmonar é a facilidade com que o parênquima pulmonar consegue acomodar o volume de ar que entra e sai dos pulmões a cada ciclo respiratório, ou seja, a variação de volume pulmonar para cada unidade de variação na pressão transpulmonar (C = rV/rP).

9. As paredes das vias respiratórias oferecem alguma resistência à ventilação pulmonar.

10. A ventilação pulmonar tranquila normal é denominada eupneia; outros padrões são ventilação pulmonar costal e ventilação pulmonar diafragmática. Movimentos respiratórios modificados, como tosse, espirros, suspiros, bocejos, choramingos, choro, riso e soluços, são usados para expressar emoções e para limpar as vias respiratórias. (Ver **Tabela 23.2**.)

23.5 Volumes e capacidades pulmonares

1. Os volumes pulmonares modificados durante a ventilação pulmonar e a frequência respiratória são quantificados por espirometria.

2. Os volumes pulmonares medidos por espirometria incluem volume corrente, ventilação minuto, taxa de ventilação alveolar, volume de reserva inspiratória, volume de reserva expiratória e volume expiratório forçado em um minuto ($VEF_{1,0}$). Outros volumes pulmonares incluem espaço morto anatômico, volume residual e volume mínimo.

3. As capacidades pulmonares, a soma de dois ou mais volumes pulmonares, incluem capacidade inspiratória, capacidade funcional, capacidade residual, capacidade vital e capacidade pulmonar total.

23.6 Troca de oxigênio e dióxido de carbono

1. A pressão parcial de um gás é a pressão exercida por esse gás em uma mistura de gases. É simbolizada por P_x, e o subscrito é a fórmula química do gás.

2. Segundo a lei de Dalton, cada gás em uma mistura de gases exerce sua própria pressão como se todos os outros gases não existissem.

3. A lei de Henry estabelece que o volume de um gás que se dissolve em um líquido é proporcional à pressão parcial do gás e à sua solubilidade (mantendo a temperatura constante).

4. Na respiração interna e na respiração externa, O_2 e CO_2 difundem-se a partir de áreas de pressão parcial mais elevada para áreas de pressão parcial mais baixa.

5. A respiração externa ou troca gasosa pulmonar é a troca de gases entre alvéolos e capilares sanguíneos pulmonares. A respiração externa depende das diferenças de pressão parcial, de uma grande área superficial para troca gasosa, da pequena distância de difusão através da membrana respiratória e da velocidade do fluxo de ar para dentro e para fora dos pulmões.

6. A respiração interna ou troca gasosa sistêmica é a troca gasosa entre os capilares sanguíneos sistêmicos e as células teciduais.

23.7 Transporte de oxigênio e dióxido de carbono

1. Em cada 100 mℓ de sangue oxigenado, 1,5% do O_2 é dissolvido no plasma sanguíneo e 98,5% do O_2 estão ligados à hemoglobina como oxi-hemoglobina (Hb–O_2).

2. A ligação de O2 à hemoglobina é influenciada por: P_{O_2}, acidez (pH), P_{CO_2}, temperatura e por 2,3-bisfosfoglicerato (BPG).

3. A estrutura da hemoglobina fetal é diferente da estrutura da hemoglobina do adulto. A hemoglobina fetal apresenta maior afinidade pelo O_2.

4. Em cada 100 mℓ de sangue oxigenado, 7% do CO_2 estão dissolvidos no plasma sanguíneo, 23% combinam-se com hemoglobina na forma de carbamino-hemoglobina (Hb–CO_2) e 70% são convertidos em íons bicarbonato (HCO_3^-).

5. Em um ambiente ácido, a afinidade da hemoglobina por O_2 é menor, e o O_2 dissocia-se mais facilmente da hemoglobina (efeito Bohr).

6. Quando existe O_2, menos CO_2 se liga à hemoglobina (efeito Haldane).

23.8 Controle da ventilação pulmonar

1. O centro respiratório é composto por um centro respiratório bulbar e um grupo respiratório pontino.

2. O centro respiratório bulbar, localizado no bulbo, é constituído por um grupo respiratório dorsal (GRD), que controla ventilação pulmonar normal tranquila, e um grupo respiratório ventral (GRV), que é usado durante a ventilação pulmonar forçada e controla o ritmo da ventilação pulmonar.

3. O grupo respiratório pontino, localizado na ponte, modifica o ritmo da ventilação pulmonar durante a prática de exercícios físicos, a fala e o sono.

4. A atividade do centro respiratório pode ser modificada em resposta a aportes (aferências) de várias partes do corpo para manter a homeostasia da ventilação pulmonar.

5. Esses incluem influências corticais; o reflexo de insuflação; estímulos químicos, tais como os níveis de O_2, CO_2 e H^+; aporte (aferência) de proprioceptor; alterações da pressão arterial; estimulação do sistema límbico; temperatura; dor e irritação das vias respiratórias. (Ver **Tabela 23.3**.)

23.9 Exercícios físicos e o sistema respiratório

1. A frequência respiratória e a profundidade da ventilação pulmonar são modificadas em resposta à intensidade e duração do exercício físico.
2. Durante a prática de exercícios físicos, ocorre aumento da perfusão pulmonar e da capacidade de difusão do O_2.
3. O aumento abrupto da ventilação pulmonar no início do exercício físico é consequente a alterações neurais que enviam impulsos excitatórios para o grupo respiratório dorsal do centro respiratório bulbar.

O aumento mais gradual da ventilação pulmonar durante a prática de exercícios físicos moderados deve-se a alterações químicas e físicas na corrente sanguínea.

23.10 Desenvolvimento do sistema respiratório

1. O sistema respiratório começa como uma protuberância de endoderma denominada divertículo respiratório.
2. Músculo liso, cartilagem e tecido conjuntivo dos brônquios e das pleuras desenvolvem-se a partir do mesoderma.

23.11 Envelhecimento e sistema respiratório

1. O envelhecimento resulta em redução da capacidade vital, do nível sanguíneo de O_2 e da atividade dos macrófagos alveolares.
2. Adultos mais velhos são mais suscetíveis a pneumonia, enfisema, bronquite e outros distúrbios pulmonares.

Questões para avaliação crítica

1. Aretha adora cantar. No momento, ela está resfriada, apresenta intensa coriza e dor de garganta que está comprometendo sua capacidade de cantar e falar. Quais estruturas anatômicas estão comprometidas e como elas são afetadas pela infecção viral?
2. A Sra. Brown fuma cigarros há anos e está apresentando dificuldade para respirar. Ela foi diagnosticada com enfisema. Descreva os tipos específicos de alterações estruturais que seriam esperados no sistema respiratório dessa paciente. Como o fluxo de ar e a troca gasosa são influenciados por essas alterações estruturais?
3. Os membros da família Robinson foram para cama em uma noite fria de inverno e no dia seguinte foram encontrados mortos. Um ninho de esquilo foi encontrado na chaminé da casa. O que aconteceu com essas pessoas?

Respostas às questões das figuras

23.1 A respiração externa envolve a troca de O_2 e CO_2 entre os alvéolos pulmonares e o sangue nos capilares pulmonares; em contrapartida, a respiração interna envolve a troca de O_2 e CO_2 entre o sangue nos capilares sistêmicos e as células dos tecidos corporais.

23.2 A parte condutora do sistema respiratório inclui o nariz, a faringe, a laringe, a traqueia, os brônquios e os bronquíolos (exceto os bronquíolos respiratórios).

23.3 O trajeto do ar é: narinas → vestíbulo do nariz → cavidade nasal → cóanos.

23.4 A raiz do nariz está inserida no osso frontal.

23.5 Durante a deglutição, a epiglote fecha-se sobre a rima da glote, o acesso para a traqueia, a fim de evitar aspiração de alimentos sólidos e líquidos para dentro dos pulmões.

23.6 A principal função das pregas vocais é a produção da voz.

23.7 Como os tecidos entre o esôfago e a traqueia são moles, o esôfago pode se tornar abaulado e comprimir a traqueia durante a deglutição.

23.8 O pulmão esquerdo tem dois lobos e dois brônquios lobares, já o pulmão direito apresenta três lobos e três brônquios lobares.

23.9 A pleura é uma membrana serosa.

23.10 Como dois terços do coração estão à esquerda da linha mediana, o pulmão esquerdo apresenta uma incisura para acomodar o coração (a incisura cardíaca do pulmão esquerdo). O pulmão direito é mais curto do que o pulmão esquerdo porque o hemidiafragma direito é mais alto por causa do fígado.

23.11 A parede de um alvéolo pulmonar é constituída por pneumócitos dos tipos I e II, bem como por macrófagos alveolares associados.

23.12 A membrana respiratória tem, em média, 0,5 μm de espessura.

23.13 A pressão aumentaria quatro vezes, para 4 atm.

23.14 Se pessoa estiver em repouso e lendo, o diafragma é responsável por aproximadamente 75% de cada inspiração.

23.15 No início da inspiração, a pressão intrapleural é, aproximadamente, 756 mmHg. Quando ocorre contração do diafragma, a pressão intrapleural é, aproximadamente, 754 mmHg porque o volume do espaço entre as pleuras parietal e visceral se expande. Quando o diafragma relaxa, o volume retorna para 756 mmHg.

23.16 Inspirar e, a seguir, expirar o máximo possível de ar demonstra a capacidade vital.

23.17 A diferença na pressão parcial de oxigênio (P_{O_2}) promove a difusão de oxigênio para os capilares pulmonares a partir dos alvéolos pulmonares e para as células teciduais a partir dos capilares sistêmicos.

23.18 O fator mais importante que determina o quanto o O_2 liga-se à hemoglobina é a pressão parcial de oxigênio (P_{O_2}).

23.19 A hemoglobina nas veias pulmonares, tanto durante a prática de exercícios físicos como em repouso, estaria plenamente saturada com O_2, um ponto que está na parte superior direita da curva.

23.20 Como o ácido láctico e o CO_2 são produzidos por músculos esqueléticos ativos, o pH cai discretamente e a pressão parcial de dióxido de carbono (P_{CO_2}) aumenta durante a prática de exercícios físicos. O resultado consiste em redução da afinidade da hemoglobina pelo O_2, portanto, mais O_2 é disponibilizado para os músculos ativos.

23.21 O O_2 está mais disponível para as células teciduais quando a pessoa apresenta febre porque a afinidade da hemoglobina por O_2 diminui com a elevação progressiva da temperatura.

23.22 Em uma pressão parcial de oxigênio (P_{O_2}) de 40 mmHg, a Hb fetal está 80% saturada com O_2 e a Hb materna está aproximadamente 75% saturada.

23.23 O sangue em uma veia sistêmica teria uma concentração mais elevada de HCO_3^-.

23.24 O centro respiratório bulbar contém neurônios que são ativados e, a seguir, inativados em um ciclo repetitivo.

23.25 Os nervos frênicos suprem o diafragma.

23.26 Os quimiorreceptores periféricos respondem a alterações nos níveis sanguíneos de oxigênio, dióxido de carbono e H^+.

23.27 A P_{CO_2} normal no sangue arterial é 40 mmHg.

23.28 O sistema respiratório começa a se desenvolver aproximadamente 4 semanas após a fertilização.

CAPÍTULO 24

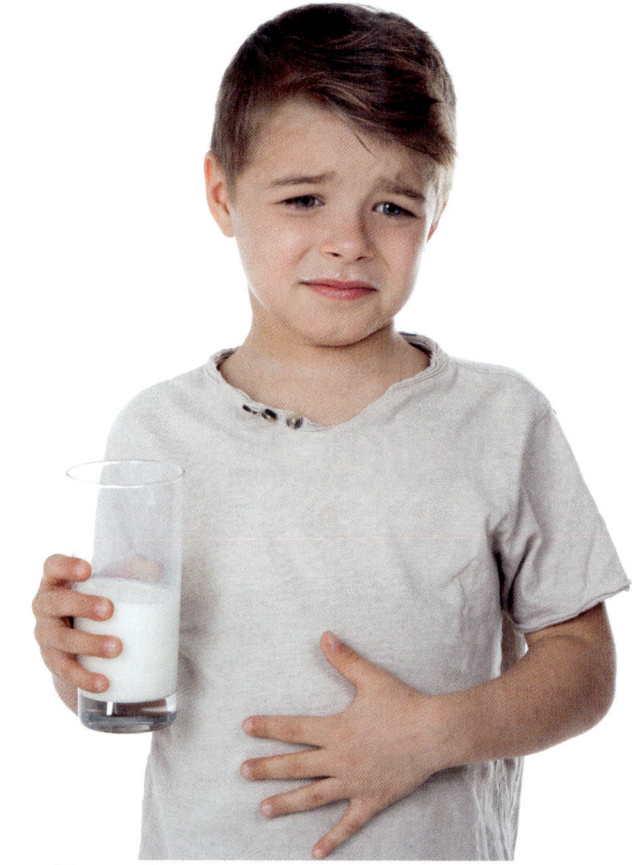

Dave Pot/Shutterstock

Consulte o boxe *Correlação Clínica: intolerância à lactose* da Seção 24.12 para descobrir por que algumas pessoas são sensíveis a produtos lácteos.

Sistema Digestório

Sistema digestório e homeostasia

> O sistema digestório contribui para a homeostasia por meio da decomposição dos alimentos em formas passíveis de serem absorvidas e utilizadas pelas células do corpo. Absorve também água, vitaminas e minerais e elimina escórias metabólicas do corpo.

Os alimentos que consumimos contêm uma variedade de nutrientes, que são utilizados para a formação de novos tecidos corporais e para o reparo dos tecidos danificados. O alimento também é fundamental para a vida, visto que constitui a nossa única fonte de energia química. Entretanto, a maioria dos alimentos que consumimos é constituída por moléculas que são muito grandes para serem utilizadas pelas células do corpo. Por conseguinte, os alimentos precisam ser degradados em moléculas que sejam pequenas o suficiente para entrar nas células e serem utilizadas. Esse processo é realizado pelo sistema digestório, que tem uma extensa área de superfície em contato com o ambiente externo e que está estreitamente associado ao sistema circulatório. A combinação de uma extensa exposição ambiental com uma estreita associação com os vasos sanguíneos é crucial para o processamento do alimento que ingerimos.

24.1 Aspectos gerais do sistema digestório

OBJETIVOS

- **Identificar** os órgãos do sistema digestório
- **Descrever** os processos básicos realizados pelo sistema digestório.

O **sistema digestório** é constituído por um grupo de órgãos que decompõem o alimento que consumimos em moléculas menores passíveis de serem utilizadas pelas células do corpo. Dois grupos de órgãos compõem o sistema digestório (**Figura 24.1**): o canal alimentar e os órgãos digestórios acessórios. O **canal alimentar** ou *trato gastrintestinal (GI)* é um tubo contínuo que se estende do esôfago até o ânus pelas cavidades torácica e abdominopélvica; os órgãos do canal alimentar incluem: esôfago, estômago, intestino delgado, intestino grosso e o canal anal. O comprimento do canal alimentar é de cerca de 5 a 7 metros no indivíduo vivo, pois os músculos ao longo da parede dos órgãos do canal alimentar mantêm o seu *tônus* (contração sustentada). No cadáver, é mais longo (cerca de 7 a 9 metros), devido à perda do tônus muscular após a morte. Os **órgãos digestórios acessórios** incluem: boca, dentes, língua, glândulas salivares, faringe, fígado, vesícula biliar e pâncreas. Os dentes ajudam na quebra física do alimento, e a língua auxilia na mastigação e na deglutição, já a faringe constitui a via inicial de transporte dos alimentos. Entretanto, os outros órgãos digestórios acessórios nunca entram em contato direto com os alimentos, em vez disso, produzem ou armazenam secreções que fluem para o canal alimentar por meio de ductos, as quais ajudam na decomposição química dos alimentos.

O canal alimentar contém alimento desde o momento em que ele é consumido até ser digerido e absorvido ou eliminado. As contrações musculares na parede do canal alimentar fragmentam fisicamente os alimentos, agitando-os vigorosamente e impulsionando-os ao longo do canal, desde o esôfago até o ânus. As contrações também ajudam a dissolver os alimentos ao misturá-los com líquidos secretados no canal alimentar. As enzimas secretadas pelos órgãos digestórios acessórios e as células que revestem o canal alimentar degradam quimicamente o alimento.

FIGURA 24.1 **Órgãos do sistema digestório**. Os órgãos acessórios estão indicados em vermelho.

Os órgãos do canal alimentar são o esôfago, o estômago, o intestino delgado, o intestino grosso e o canal anal. Os órgãos digestórios acessórios, que estão indicados em **vermelho**, incluem a boca, os dentes, a língua, as glândulas salivares, a faringe, o fígado, a vesícula biliar e o pâncreas.

Funções do sistema digestório

1. Ingestão: colocação do alimento na boca.
2. Secreção: liberação de água, ácido, tampões e enzimas no lúmen do canal alimentar.
3. Mistura e propulsão: agitação vigorosa e movimento dos alimentos ao longo do canal alimentar.
4. Digestão: fragmentação mecânica e química dos alimentos.
5. Absorção: passagem dos produtos digeridos do canal alimentar para o plasma sanguíneo e a linfa.
6. Defecação: eliminação das fezes do canal alimentar.

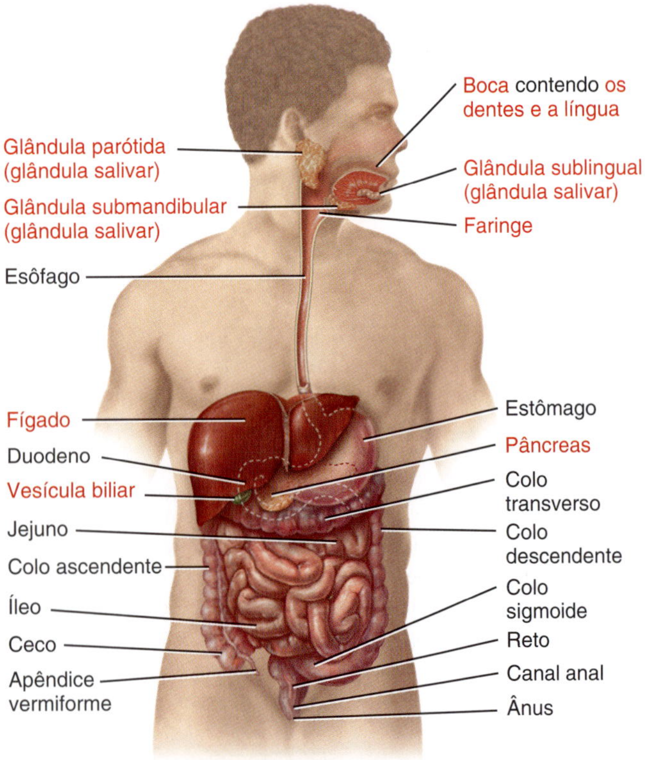

A. Vista lateral direita da cabeça e do pescoço e vista anterior do tronco

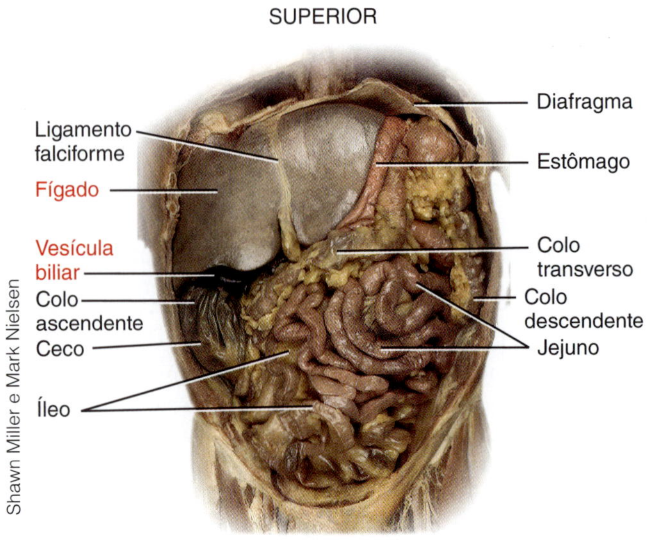

B. Vista anterior

? Que estruturas do sistema digestório secretam enzimas digestivas?

FIGURA 24.2 Processos digestórios.

O sistema digestório realiza seis processos básicos: ingestão, secreção, motilidade, digestão, absorção e defecação.

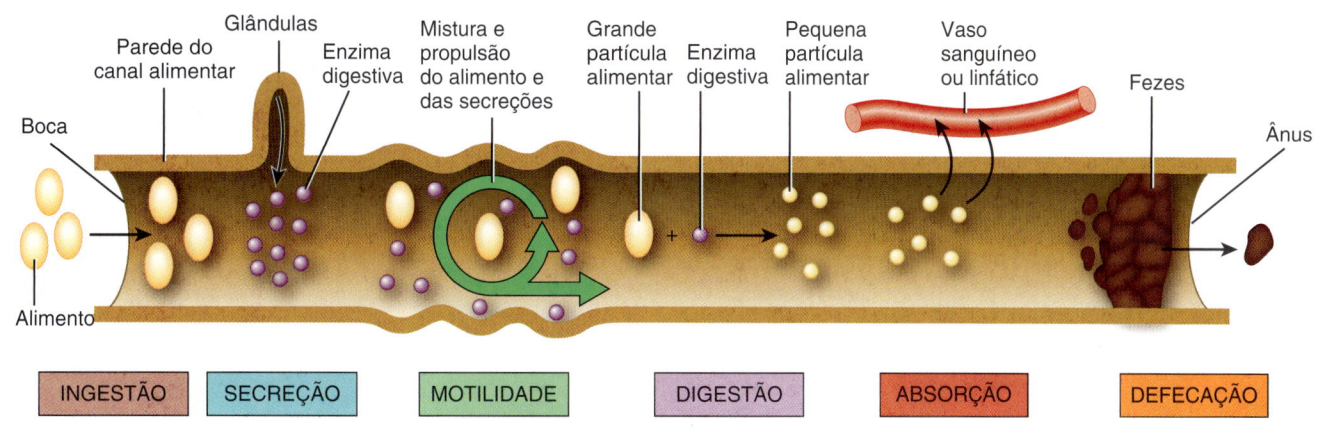

Processos digestórios

? O que é absorção?

Ao todo, o sistema digestório realiza seis processos básicos (**Figura 24.2**):

1. *Ingestão.* Esse processo envolve colocar os alimentos e líquidos na boca.
2. *Secreção.* Diariamente, as células nas paredes do canal alimentar e nos órgãos digestórios acessórios secretam um total aproximado de 7 ℓ de água, ácido, tampões e enzimas no lúmen (espaço interno) do canal alimentar.
3. *Mistura e propulsão.* A contração e o relaxamento alternados do músculo liso nas paredes do canal alimentar misturam os alimentos e as secreções e os movem em direção ao ânus. Essa capacidade do canal alimentar de misturar e mover o material ao longo de seu comprimento é denominada **motilidade**.
4. *Digestão.* É o processo de decomposição dos alimentos ingeridos em pequenas moléculas passíveis de serem utilizadas pelas células do corpo. Na **digestão mecânica**, os dentes cortam e trituram os alimentos antes de sua deglutição, e, em seguida, os músculos lisos do estômago e do intestino delgado agitam vigorosamente o alimento para auxiliar ainda mais no processo. Como resultado, as moléculas do alimento são dissolvidas e totalmente misturadas com as enzimas digestivas. Na **digestão química**, as grandes moléculas de carboidratos, lipídios, proteínas e ácidos nucleicos dos alimentos são clivadas em moléculas menores por hidrólise (ver **Figura 2.15**). As enzimas digestivas produzidas pelas glândulas salivares, língua, estômago, pâncreas e intestino delgado catalisam essas reações catabólicas.
5. *Absorção.* Refere-se ao movimento dos produtos da digestão do lúmen do canal alimentar para o plasma sanguíneo ou a linfa. Uma vez absorvidas, essas substâncias circulam até as células de todo o corpo. Algumas substâncias nos alimentos podem ser absorvidas sem sofrer digestão, incluindo vitaminas, íons, colesterol e água.
6. *Defecação.* As escórias metabólicas, as substâncias não digeridas, as bactérias, as células descamadas do revestimento do canal alimentar e os materiais digeridos que não foram absorvidos em seu trajeto pelo canal alimentar deixam o corpo através do ânus, em um processo denominado **defecação**. O material eliminado é denominado **fezes**.

Teste rápido

1. Que componentes do sistema digestório formam os órgãos do canal alimentar? E quais são os órgãos digestórios acessórios?
2. Que órgãos do sistema digestório entram em contato com os alimentos? Quais são algumas de suas funções digestivas?
3. Que tipos de moléculas de alimentos são submetidas à digestão química, e quais não o são?

24.2 Camadas do canal alimentar

OBJETIVO

- **Descrever** a estrutura e a função das camadas que formam a parede do canal alimentar.

A parede do canal alimentar desde a parte inferior do esôfago até o canal anal apresenta a mesma organização básica de quatro camadas de tecidos, as quais são, da mais profunda para a superficial: túnica mucosa, tela submucosa, túnica muscular e a túnica serosa/adventícia (**Figura 24.3**).

FIGURA 24.3 **Camadas do canal alimentar.** Variações desse plano básico podem ser observadas no esôfago (ver **Figura 24.10**), no estômago (ver **Figura 24.13**), no intestino delgado (ver **Figura 24.20**) e no intestino grosso (ver **Figura 24.25**).

> As quatro camadas do canal alimentar, da mais profunda para a superficial, são a túnica mucosa, a tela submucosa, a túnica muscular e a túnica serosa.

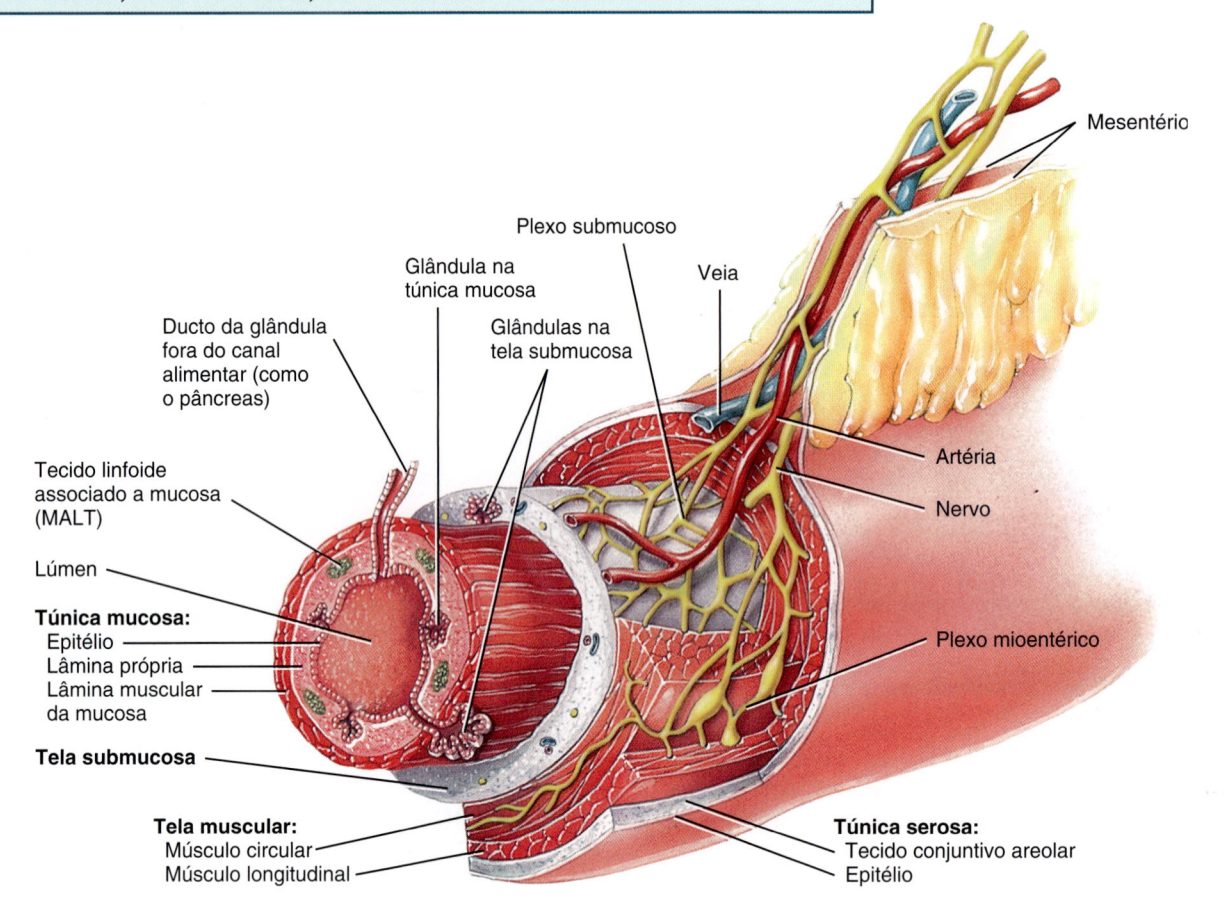

? Quais são as funções da lâmina própria?

Túnica mucosa

A **túnica mucosa**, ou revestimento interno do canal alimentar, é uma membrana mucosa composta por: (1) uma camada de epitélio em contato direto com o conteúdo do canal alimentar; (2) uma camada de tecido conjuntivo, denominada lâmina própria; e (3) uma camada fina de músculo liso (lâmina muscular da mucosa).

1. O **epitélio** na boca, faringe, no esôfago e canal anal consiste principalmente em epitélio estratificado pavimentoso não queratinizado, que desempenha uma função protetora. O epitélio simples colunar, que atua na secreção e na absorção, reveste o estômago e os intestinos. As junções de oclusão que vedam firmemente as células epiteliais colunares simples adjacentes uma à outra restringem o extravasamento entre as células. A taxa de renovação das células epiteliais do canal alimentar é rápida: a cada 5 a 7 dias, elas descamam e são substituídas por novas células. Entre as células epiteliais, encontram-se: células exócrinas, que secretam muco e líquido no lúmen do canal alimentar; e vários tipos de células endócrinas, coletivamente denominadas **células enteroendócrinas**, que secretam hormônios.

2. A **lâmina própria** consiste em tecido conjuntivo areolar que contém muitos vasos sanguíneos e linfáticos, os quais fornecem as vias pelas quais os nutrientes absorvidos no canal alimentar alcançam os outros tecidos do corpo. Essa camada sustenta o epitélio e o liga à lâmina muscular da mucosa (discutida adiante). A lâmina própria também contém a maior parte das células do **tecido linfoide associado a mucosa (MALT)**. Esses nódulos linfáticos proeminentes contêm células do sistema imune que protegem contra doenças (ver Capítulo 22). O MALT é encontrado ao longo de todo o canal alimentar, particularmente nas tonsilas, no intestino delgado, no apêndice vermiforme e no intestino grosso.

3. Uma fina camada de fibras musculares lisas, denominada **lâmina muscular da mucosa**, faz com que a túnica mucosa do estômago e do intestino delgado forme numerosas pregas pequenas, as quais aumentam a área de superfície para a digestão e absorção. Os movimentos da lâmina muscular da mucosa asseguram que todas as células absortivas sejam totalmente expostas ao conteúdo do canal alimentar.

Tela submucosa

A **tela submucosa** consiste em tecido conjuntivo areolar, que liga a túnica mucosa à túnica muscular. Contém muitos vasos sanguíneos e linfáticos, que recebem moléculas de alimento absorvidas. A tela submucosa também apresenta uma extensa rede de neurônios, conhecida como plexo submucoso (descrito mais adiante). Além disso, a tela submucosa pode conter glândulas e tecido linfático.

Túnica muscular

A **túnica muscular** da boca, da faringe e das partes superior e média do esôfago contém *músculo esquelético*, que produz a deglutição voluntária. O músculo esquelético também forma o músculo esfíncter externo do ânus, responsável pelo controle voluntário da defecação. No restante de todo o canal alimentar, a túnica muscular consiste em *músculo liso*, geralmente encontrado em duas lâminas: uma camada interna de fibras circulares e uma camada externa de fibras longitudinais. As contrações involuntárias do músculo liso ajudam a quebrar o alimento, misturá-lo com as secreções digestivas e impulsioná-lo ao longo do canal alimentar. Entre as camadas da túnica muscular, encontra-se um segundo plexo de neurônios: o plexo mioentérico (descrito adiante).

Túnica serosa

As partes do canal alimentar que estão suspensas na cavidade abdominal apresentam uma camada superficial denominada **túnica serosa**. Como o próprio nome indica, a túnica serosa é uma membrana serosa composta por tecido conjuntivo areolar e epitélio simples pavimentoso (mesotélio). A túnica serosa também é chamada de *peritônio visceral*, visto que forma uma parte do peritônio, o que será examinado detalhadamente em breve. O esôfago carece de túnica serosa; em vez disso, uma única camada de tecido conjuntivo areolar, denominada *túnica adventícia*, forma a camada superficial desse órgão.

Teste rápido

4. Em que local do canal alimentar a túnica muscular é composta por músculo esquelético? O controle desse músculo esquelético é voluntário ou involuntário?
5. Nomeie as quatro camadas do canal alimentar e descreva as suas funções.

24.3 Inervação do canal alimentar

OBJETIVO

- **Descrever** o suprimento nervoso do canal alimentar.

O canal alimentar é regulado por um conjunto intrínseco de nervos, conhecido como sistema nervoso entérico, e por um conjunto extrínseco de nervos que fazem parte da divisão autônoma do sistema nervoso.

Sistema nervoso entérico

Em primeiro lugar, tratamos do **sistema nervoso entérico (SNE)**, o "encéfalo do intestino", no Capítulo 12. O SNE é composto por cerca de 100 milhões de neurônios, que se estendem do esôfago até o ânus. Os neurônios do SNE estão organizados em dois plexos: o plexo mioentérico e o plexo submucoso (ver **Figura 24.3**). O **plexo mioentérico** ou *plexo de Auerbach* está localizado entre as camadas de músculo liso longitudinal e circular da túnica muscular; por sua vez, o **plexo submucoso** ou *plexo de Meissner* é encontrado na tela submucosa. Os plexos do SNE consistem em neurônios motores, interneurônios e neurônios sensitivos (**Figura 24.4**). Como os neurônios motores do plexo mioentérico inervam as camadas de músculo liso longitudinal e circular da túnica muscular, esse plexo controla principalmente a motilidade do canal alimentar, particularmente a frequência e a força de contração da túnica muscular. Os neurônios motores do plexo submucoso inervam as células secretoras do epitélio da túnica mucosa, controlando as secreções dos órgãos do canal alimentar. Os interneurônios do SNE interligam os neurônios dos plexos mioentérico e submucoso. Os neurônios sensitivos do SNE inervam o epitélio da túnica mucosa e contêm receptores que detectam estímulos no lúmen do canal alimentar. A parede do canal alimentar contém dois tipos principais de receptores sensitivos: (1) os *quimiorreceptores*, que respondem a determinadas substâncias químicas nos alimentos presentes no lúmen; e (2) os

FIGURA 24.4 Organização do sistema nervoso entérico.

O sistema nervoso entérico consiste em neurônios organizados nos plexos mioentérico e submucoso.

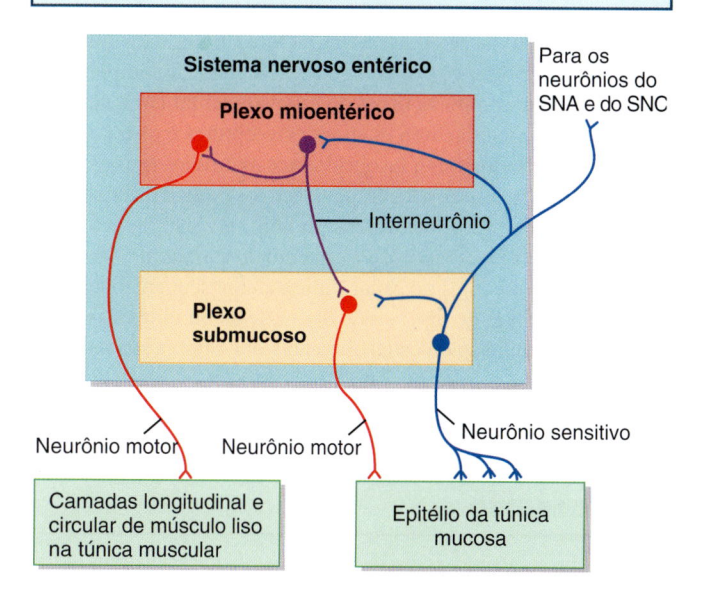

? Quais são as funções dos plexos mioentérico e submucoso do sistema nervoso entérico?

mecanorreceptores, como os receptores de estiramento, que são ativados quando o alimento distende a parede de um órgão do canal alimentar.

Divisão autônoma do sistema nervoso

Embora os neurônios do SNE possam funcionar independentemente, eles estão sujeitos à regulação pelos neurônios da divisão autônoma do sistema nervoso. Os nervos vagos (X) fornecem fibras parassimpáticas para a maior parte do canal alimentar, com exceção da segunda metade do intestino grosso, que é inervada por fibras parassimpáticas da medula espinal sacral. Os nervos parassimpáticos que suprem o canal alimentar formam conexões neurais com o SNE. Os neurônios pré-ganglionares parassimpáticos dos nervos vagos ou esplâncnicos pélvicos fazem sinapse com os neurônios pós-ganglionares parassimpáticos localizados nos plexos mioentérico e submucoso. Por sua vez, alguns dos neurônios pós-ganglionares parassimpáticos fazem sinapse com neurônios do SNE, ao passo que outros inervam diretamente o músculo liso e as glândulas dentro da parede do canal alimentar. Em geral, a estimulação dos nervos parassimpáticos que inervam o canal alimentar provoca aumento da secreção e da motilidade do canal por meio do aumento da atividade dos neurônios do SNE.

Os nervos simpáticos que suprem o canal alimentar originam-se das regiões torácica e lombar superior da medula espinal. À semelhança dos nervos parassimpáticos, os nervos simpáticos formam conexões neurais com o SNE. Os neurônios pós-ganglionares simpáticos fazem sinapse com neurônios localizados no plexo mioentérico e no plexo submucoso. Em geral, os nervos simpáticos que inervam o canal alimentar causam diminuição na secreção e na motilidade do canal ao inibir os neurônios do SNE. Emoções como raiva, medo e ansiedade podem retardar a digestão, visto que estimulam os nervos simpáticos responsáveis por suprir o canal alimentar.

Vias reflexas do canal alimentar

Muitos neurônios do SNE são componentes das *vias reflexas do canal alimentar*, as quais regulam a secreção e a motilidade do canal em resposta a estímulos presentes em seu lúmen. Os componentes iniciais de uma via reflexa típica do canal alimentar consistem em receptores sensitivos (como os quimiorreceptores e os receptores de estiramento), que estão associados aos neurônios sensitivos do SNE. Os axônios desses neurônios sensitivos podem fazer sinapse com outros neurônios localizados no SNE, no SNC ou no SNA, informando essas regiões sobre a natureza do conteúdo e o grau de distensão (estiramento) do canal alimentar. Subsequentemente, os neurônios do SNE, do SNC ou do SNA ativam ou inibem as glândulas e o músculo liso do canal alimentar, alterando a sua secreção e motilidade.

> **Teste rápido**
>
> 6. Como o sistema nervoso entérico é regulado pela divisão autônoma do sistema nervoso?
> 7. O que é uma via reflexa do canal alimentar?

24.4 Peritônio

OBJETIVO

- **Descrever** o peritônio e suas pregas.

O **peritônio** é a maior túnica serosa do corpo e consiste em uma camada de epitélio simples pavimentoso (mesotélio) com uma camada de sustentação subjacente de tecido conjuntivo areolar. O peritônio é dividido em: **peritônio parietal**, responsável por revestir a parede da cavidade abdominal; e **peritônio visceral**, que recobre alguns dos órgãos na cavidade e constitui a sua túnica serosa (**Figura 24.5 A**). O espaço estreito que contém líquido seroso lubrificante, entre as partes parietal e visceral do peritônio, é a **cavidade peritoneal**. Em certas doenças, a cavidade peritoneal pode se tornar distendida pelo acúmulo de vários litros de líquido, uma condição denominada **ascite**.

Como veremos em breve, alguns órgãos estão localizados na parede posterior do abdome e são recobertos por peritônio apenas em sua face anterior; eles não se encontram na cavidade peritoneal. Esses órgãos, que incluem os rins, os colos ascendente e descendente do intestino grosso, o duodeno do intestino delgado e o pâncreas, são considerados **retroperitoneais**.

Diferentemente do pericárdio e das pleuras, que recobrem uniformemente o coração e os pulmões, o peritônio contém grandes pregas que se entrelaçam entre as vísceras. Essas pregas ligam os órgãos uns aos outros e às paredes da cavidade abdominal. Elas também contêm vasos sanguíneos, vasos linfáticos e nervos que suprem os órgãos abdominais. Existem cinco pregas peritoneais principais: o omento maior, o ligamento falciforme, o omento menor, o mesentério e o mesocolo:

1. O **omento maior**, que é a prega peritoneal mais longa, reveste o colo transverso e as alças do intestino delgado, como um "avental de gordura" (**Figura 24.5 A** a **D**). O omento maior é uma lâmina dupla que se dobra sobre si mesma, produzindo, ao todo, quatro camadas. A partir das fixações ao longo do estômago e do duodeno, o omento maior estende-se para baixo, anteriormente ao intestino delgado, em seguida faz uma curva e estende-se para cima e fixa-se ao colo transverso. Normalmente, o omento maior contém uma quantidade considerável de tecido adiposo. O conteúdo de tecido adiposo pode se expandir acentuadamente com o ganho de peso, contribuindo para a característica "barriga de cerveja" observada em alguns indivíduos com sobrepeso. Os numerosos linfonodos do omento maior contribuem com macrófagos e plasmócitos produtores de anticorpos, os quais ajudam a combater e a conter as infecções do canal alimentar.

2. O **ligamento falciforme** fixa o fígado à parede anterior do abdome e diafragma (**Figura 24.5 A** e **B**). O fígado é o único órgão digestório que está fixado à parede anterior do abdome.

3. O **omento menor** origina-se como uma prega anterior na túnica serosa do estômago e do duodeno e conecta o estômago e o duodeno ao fígado (**Figura 24.5 A** e **B**). Fornece uma via para os vasos sanguíneos que entram no fígado e contém a veia porta do fígado, a artéria hepática comum e o ducto colédoco, incluindo alguns linfonodos.

4. Uma prega de peritônio em formato de leque, denominada **mesentério**, liga o jejuno e o íleo à parede posterior do

FIGURA 24.5 **Relação das pregas peritoneais entre si e com os órgãos do canal alimentar.** O tamanho da cavidade peritoneal em (**A**) foi exagerado para dar maior ênfase.

O peritônio é a maior túnica serosa do corpo.

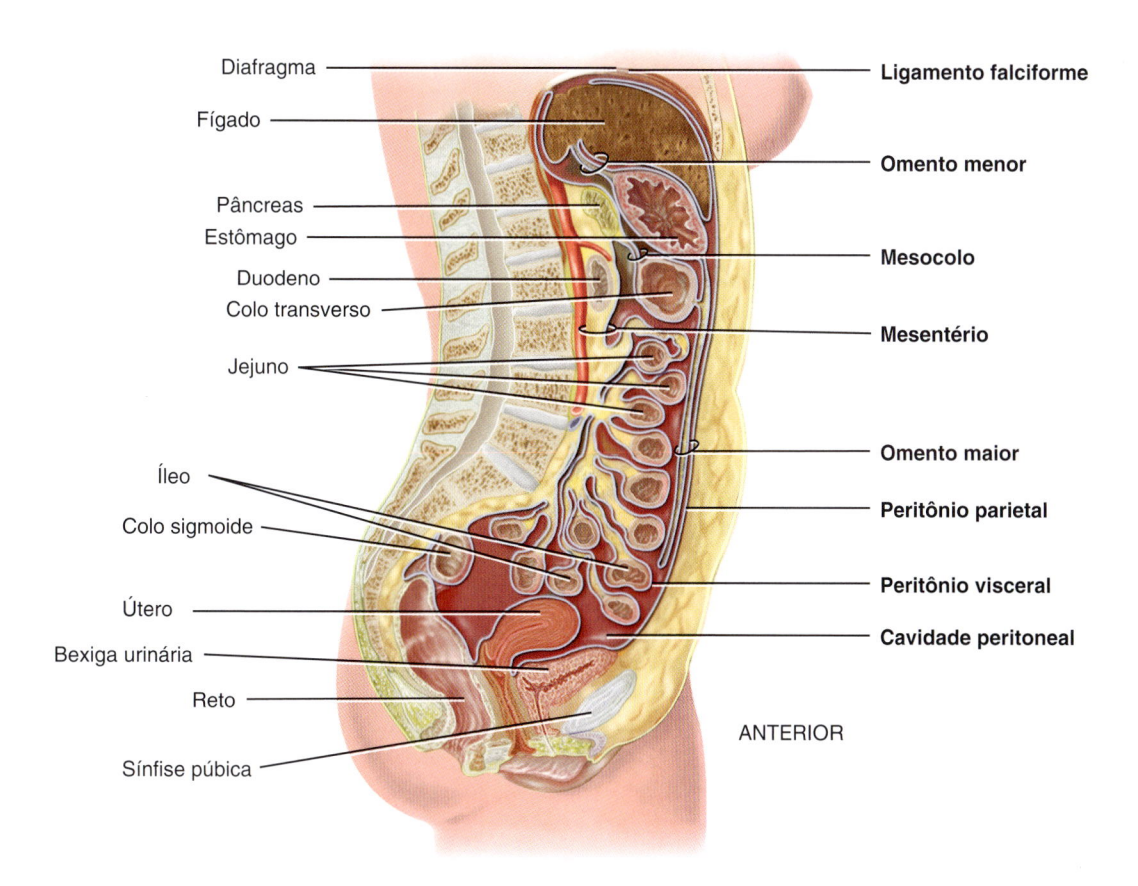

Diafragma
Fígado
Pâncreas
Estômago
Duodeno
Colo transverso
Jejuno
Íleo
Colo sigmoide
Útero
Bexiga urinária
Reto
Sínfise púbica

Ligamento falciforme
Omento menor
Mesocolo
Mesentério
Omento maior
Peritônio parietal
Peritônio visceral
Cavidade peritoneal

ANTERIOR

A. Corte mediano, mostrando as pregas peritoneais

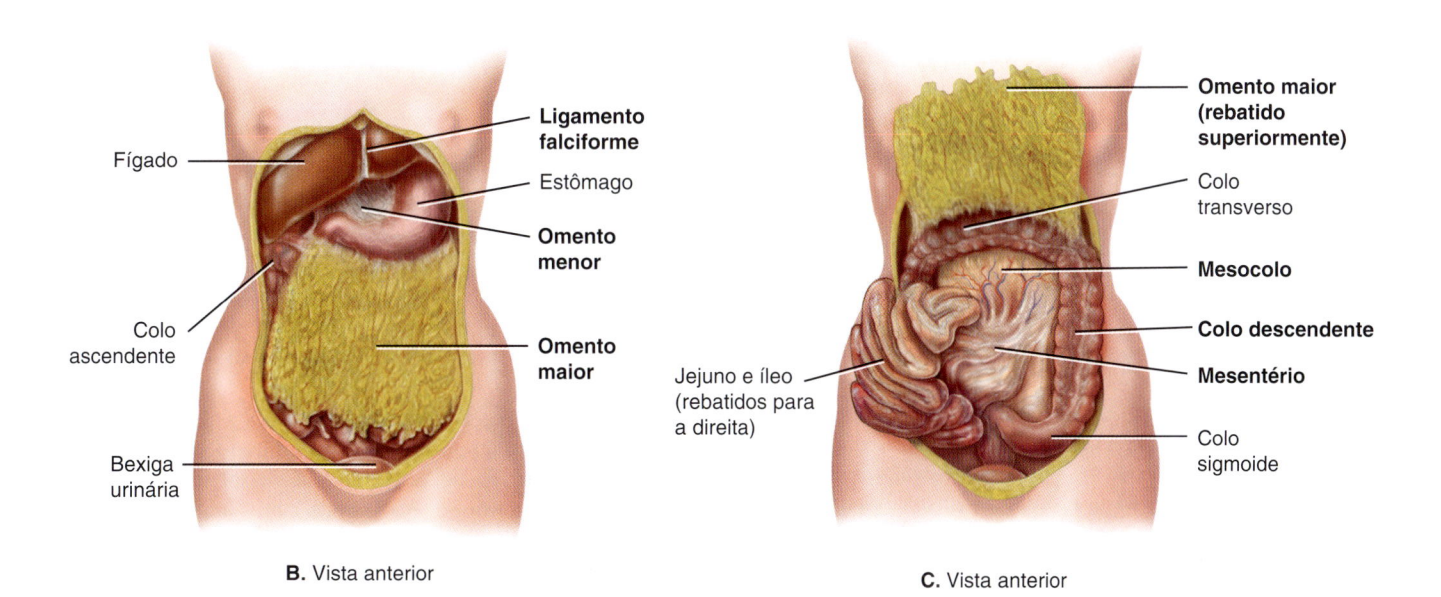

Fígado
Colo ascendente
Bexiga urinária

Ligamento falciforme
Estômago
Omento menor
Omento maior

B. Vista anterior

Omento maior (rebatido superiormente)
Colo transverso
Mesocolo
Colo descendente
Mesentério
Colo sigmoide
Jejuno e íleo (rebatidos para a direita)

C. Vista anterior

(*continua*)

FIGURA 24.5 *Continuação.*

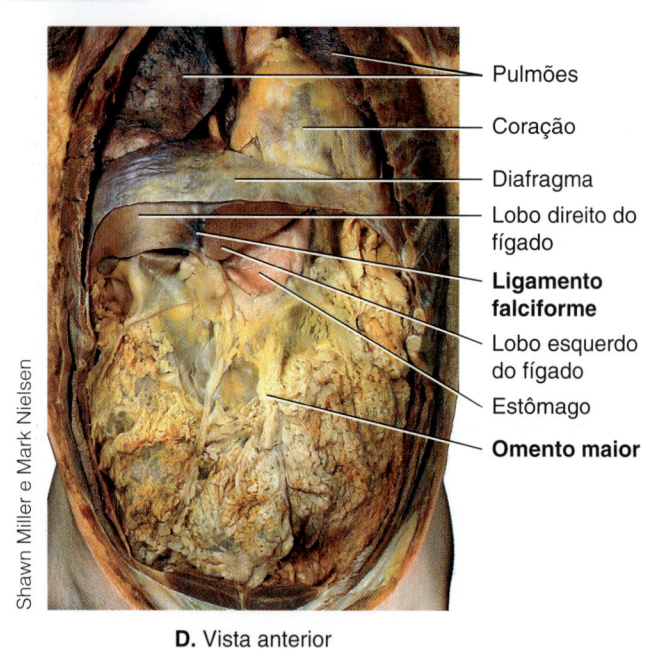

- Pulmões
- Coração
- Diafragma
- Lobo direito do fígado
- **Ligamento falciforme**
- Lobo esquerdo do fígado
- Estômago
- **Omento maior**

Shawn Miller e Mark Nielsen

D. Vista anterior

? Que prega peritoneal liga o intestino delgado à parede posterior do abdome?

abdome (**Figura 24.5 A** e **C**). É a maior prega peritoneal, normalmente repleta de gordura, o que contribui extensamente para o abdome volumoso dos indivíduos obesos. Estende-se a partir da parede posterior do abdome para envolver o intestino delgado e, em seguida, retorna à sua origem, formando uma estrutura em dupla camada. Entre as duas camadas, existem vasos sanguíneos e linfáticos, bem como linfonodos.

5. Duas pregas separadas de peritônio, chamadas **mesocolo**, ligam o colo transverso (*mesocolo transverso*) e o colo sigmoide (*mesocolo sigmoide*) à parede posterior do abdome (**Figuras 24.5 A** e **C**). O mesocolo também conduz vasos sanguíneos e linfáticos até o intestino. Em conjunto, o mesentério e o mesocolo mantêm os intestinos frouxamente em seu lugar, possibilitando o movimento à medida que as contrações musculares misturam e movem o conteúdo luminal ao longo do canal alimentar.

Correlação clínica

Peritonite

Uma causa comum de **peritonite**, uma inflamação aguda do peritônio, é a contaminação do peritônio por microrganismos infecciosos, resultante de feridas acidentais ou cirúrgicas na parede do abdome ou de perfuração ou ruptura de órgãos abdominais contendo microrganismos. Por exemplo: se as bactérias tiverem acesso à cavidade peritoneal através de uma perfuração intestinal ou ruptura do apêndice vermiforme, podem provocar uma forma de peritonite aguda e potencialmente fatal. Uma forma menos grave (porém ainda dolorosa) de peritonite pode resultar do atrito das superfícies peritoneais inflamadas entre si. O aumento do risco de peritonite é uma grande preocupação para as pessoas que dependem de diálise peritoneal, um procedimento em que o peritônio é utilizado para filtrar o sangue quando os rins não funcionam adequadamente (ver *Correlação Clínica: diálise*, na Seção 26.9).

Teste rápido

8. Onde estão localizados o peritônio visceral e o peritônio parietal?
9. Descreva os locais de fixação e as funções do mesentério, mesocolo, ligamento falciforme, omento menor e omento maior.

24.5 Boca

OBJETIVOS

- **Identificar** a localização das glândulas salivares e descrever as funções de suas secreções
- **Descrever** a estrutura e as funções da língua
- **Identificar** as partes de um dente típico e comparar as dentições decídua e permanente.

A **boca** é formada por lábios, bochechas, palatos duro e mole, cavidade oral, dentes, glândulas salivares e língua (**Figura 24.6**). As **bochechas** formam as paredes laterais da boca; são recobertas externamente pela pele e, internamente, por uma túnica mucosa, que consiste em epitélio estratificado pavimentoso não queratinizado. Os músculos bucinadores e o tecido conjuntivo situam-se entre a pele e as túnicas mucosas das bochechas. As partes anteriores das bochechas terminam nos lábios.

Os **lábios** são pregas carnosas que circundam a abertura da boca. Contêm o músculo orbicular da boca e são recobertos externamente pela pele e, internamente, por uma túnica mucosa. A face interna de cada lábio está ligada à sua gengiva correspondente por uma prega de túnica mucosa na linha mediana, o **frênulo do lábio**. Durante a mastigação, a contração dos músculos bucinadores nas bochechas e do músculo orbicular da boca nos lábios ajuda a manter o alimento entre os dentes superiores e inferiores. Esses músculos também ajudam na fala.

A **cavidade oral** é o espaço que se estende dos lábios e dos dentes até as fauces. É dividida em vestíbulo da boca e cavidade própria da boca. O **vestíbulo da boca** é o espaço delimitado externamente pelas bochechas e pelos lábios e, internamente, pelas gengivas e pelos dentes. A **cavidade própria da boca** é o espaço que se estende das gengivas e dos dentes até as **fauces**, a abertura entre a cavidade própria da boca e a parte oral da faringe (garganta).

O **palato** é uma parede ou septo que separa a cavidade oral da cavidade nasal. Essa importante estrutura, que forma o teto da boca, torna possível mastigar e respirar ao mesmo tempo. O **palato duro**, a parte anterior do teto da boca, é formado pelas maxilas e pelos palatinos, sendo recoberto por uma túnica mucosa; forma a divisão óssea entre as cavidades oral e nasal. O **palato mole**, que forma a parte posterior do teto da boca, é uma divisão muscular arciforme entre as partes oral e nasal da faringe; é revestido por túnica mucosa.

Uma estrutura muscular digitiforme, denominada **úvula**, pende da margem livre do palato mole. Durante a deglutição, o palato mole e a úvula são elevados, de modo a fechar a parte nasal da

FIGURA 24.6 Estruturas da boca.

A boca é formada por lábios, bochechas, palatos duro e mole, cavidade oral, dentes, glândulas salivares e língua.

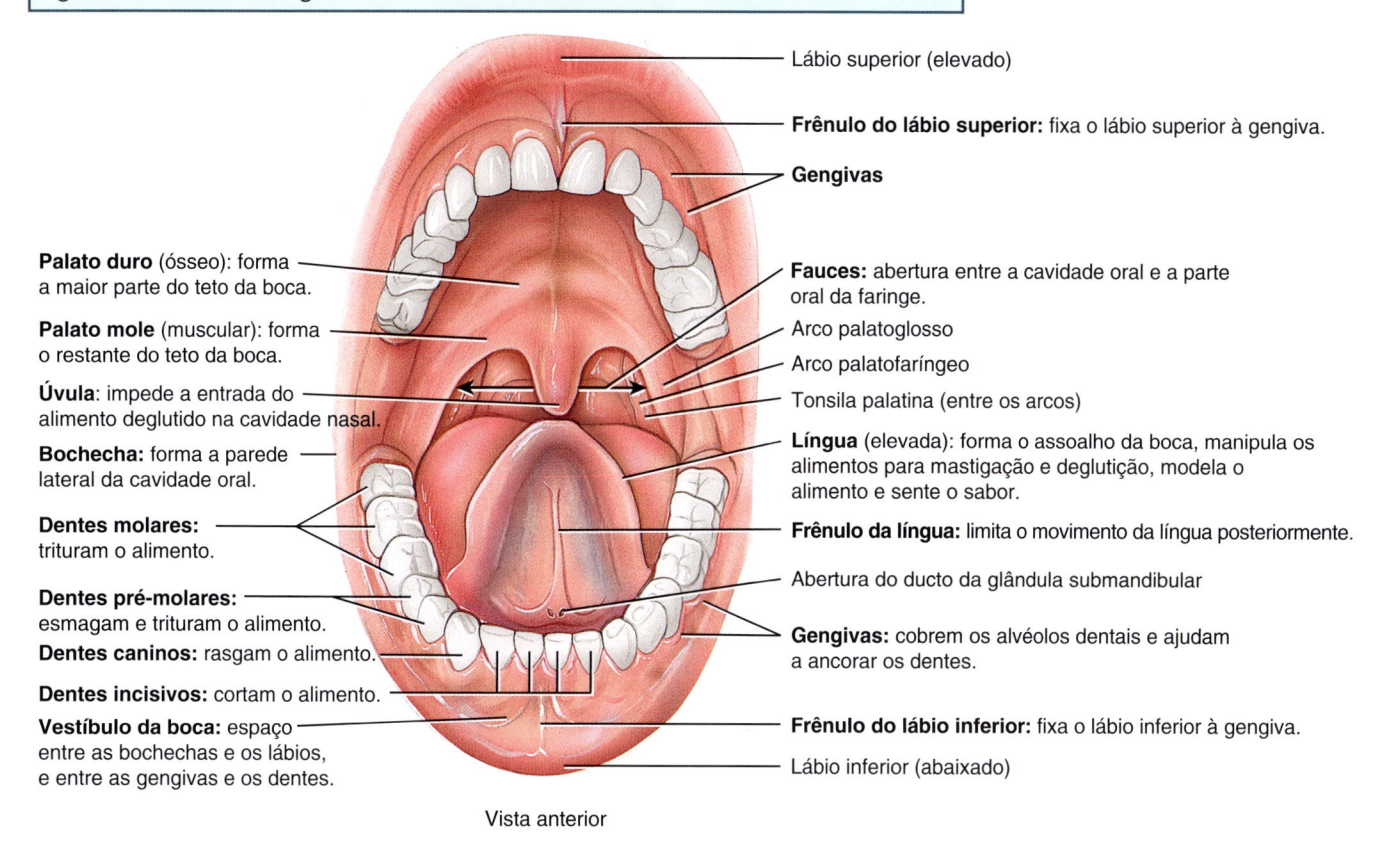

Palato duro (ósseo): forma a maior parte do teto da boca.

Palato mole (muscular): forma o restante do teto da boca.

Úvula: impede a entrada do alimento deglutido na cavidade nasal.

Bochecha: forma a parede lateral da cavidade oral.

Dentes molares: trituram o alimento.

Dentes pré-molares: esmagam e trituram o alimento.

Dentes caninos: rasgam o alimento.

Dentes incisivos: cortam o alimento.

Vestíbulo da boca: espaço entre as bochechas e os lábios, e entre as gengivas e os dentes.

Lábio superior (elevado)

Frênulo do lábio superior: fixa o lábio superior à gengiva.

Gengivas

Fauces: abertura entre a cavidade oral e a parte oral da faringe.

Arco palatoglosso

Arco palatofaríngeo

Tonsila palatina (entre os arcos)

Língua (elevada): forma o assoalho da boca, manipula os alimentos para mastigação e deglutição, modela o alimento e sente o sabor.

Frênulo da língua: limita o movimento da língua posteriormente.

Abertura do ducto da glândula submandibular

Gengivas: cobrem os alvéolos dentais e ajudam a ancorar os dentes.

Frênulo do lábio inferior: fixa o lábio inferior à gengiva.

Lábio inferior (abaixado)

Vista anterior

? Qual é a função da úvula?

faringe e impedir a entrada dos alimentos e líquidos na cavidade nasal. Lateralmente à base da úvula, existem duas pregas musculares que descem pelas margens laterais do palato mole: anteriormente, o **arco palatoglosso** estende-se lateralmente na base da língua; posteriormente, o **arco palatofaríngeo** estende-se lateralmente na faringe. As tonsilas palatinas estão situadas entre os arcos, já as tonsilas linguais estão localizadas na base da língua. Na margem posterior do palato mole, a boca abre-se na parte oral da faringe por meio das fauces (**Figura 24.6**).

Glândulas salivares

A **glândula salivar** libera uma secreção, a saliva, na cavidade oral. Normalmente, a secreção de saliva é suficiente para manter as túnicas mucosas da boca e da faringe úmidas e para limpar a boca e os dentes. Entretanto, quando o alimento entra na boca, a secreção de saliva aumenta, lubrifica e dissolve o alimento, dando início à decomposição química dos alimentos.

A túnica mucosa e a tela submucosa da boca e da língua contêm cerca de 800 a 1 mil pequenas glândulas salivares que se abrem diretamente na cavidade oral ou indiretamente por meio de ductos curtos. Essas glândulas incluem as *glândulas labiais*, *bucais* e *palatinas* nos lábios, nas bochechas e no palato, respectivamente, e as *glândulas linguais* na língua, todas as quais contribuem com uma pequena quantidade de saliva. Juntas, essas pequenas glândulas salivares são denominadas **glândulas salivares menores**.

Entretanto, a maior parte da saliva é secretada pelas **glândulas salivares maiores**, situadas além da túnica mucosa da boca, em ductos que levam à cavidade oral. Existem três pares de glândulas salivares maiores: as glândulas parótidas, submandibulares e sublinguais (**Figura 24.7 A**). As **glândulas parótidas** estão localizadas inferior e anteriormente às orelhas, entre a pele e o músculo masseter. Cada uma dessas glândulas secreta saliva na cavidade oral por meio de um **ducto parotídeo** (*de Stensen ou de Stenon*), que perfura o músculo bucinador para se abrir no vestíbulo oposto ao segundo dente molar maxilar (superior). As **glândulas submandibulares** são encontradas no assoalho da cavidade própria da boca; são mediais e parcialmente inferiores ao corpo da mandíbula. Seus ductos, os **ductos submandibulares** (*de Wharton*), seguem o seu percurso sob a túnica mucosa em ambos os lados da linha mediana do assoalho da boca e entram na cavidade própria da boca lateralmente ao frênulo da língua. As **glândulas sublinguais** estão situadas abaixo da língua e superiormente às glândulas submandibulares; seus ductos, os **ductos sublinguais maior** e **menor** (*ductos de Rivinus*), abrem-se no assoalho da boca, na cavidade própria da boca.

FIGURA 24.7 **As três glândulas salivares maiores – parótida, sublingual e submandibular.** As glândulas submandibulares, mostradas na micrografia óptica (**B**), consistem principalmente em ácinos serosos (porções da glândula secretoras de líquido seroso) e em alguns ácinos mucosos (porções da glândula secretoras de muco); as glândulas parótidas consistem apenas em ácinos serosos; e as glândulas sublinguais consistem principalmente em ácinos mucosos e em alguns ácinos serosos.

> A saliva lubrifica e dissolve os alimentos e começa a degradação química dos carboidratos e dos lipídios.

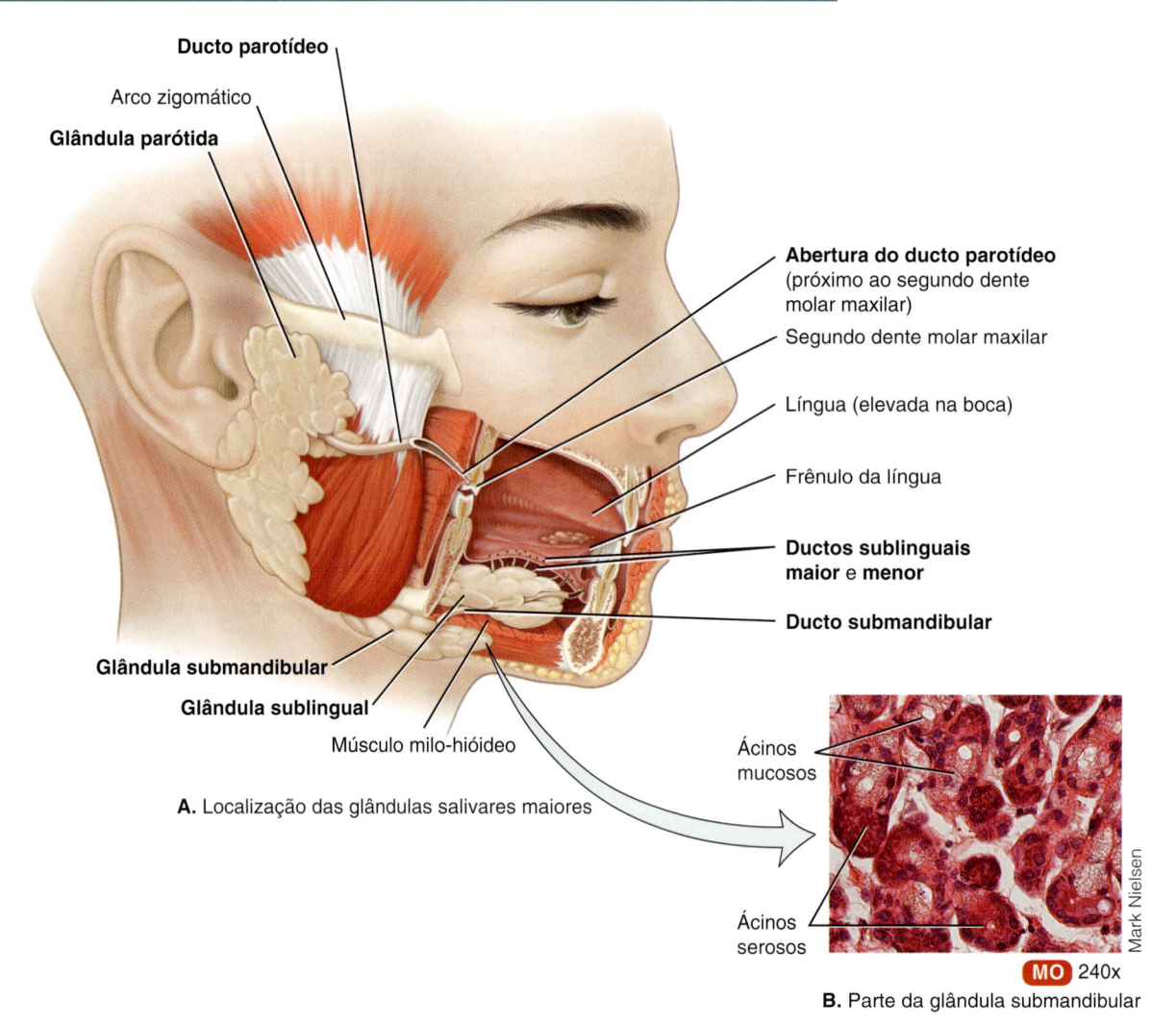

A. Localização das glândulas salivares maiores

B. Parte da glândula submandibular (MO 240x)

Rótulos da figura: Ducto parotídeo; Arco zigomático; Glândula parótida; Abertura do ducto parotídeo (próximo ao segundo dente molar maxilar); Segundo dente molar maxilar; Língua (elevada na boca); Frênulo da língua; Ductos sublinguais maior e menor; Ducto submandibular; Glândula submandibular; Glândula sublingual; Músculo milo-hióideo; Ácinos mucosos; Ácinos serosos.

? Qual é a função dos íons cloreto na saliva?

Composição e funções da saliva. Do ponto de vista químico, a **saliva** é composta por água (99,5%) e solutos (0,5%). Entre os solutos estão íons, incluindo sódio, potássio, cloreto, bicarbonato e fosfato. Estão também presentes alguns gases dissolvidos e várias substâncias orgânicas, incluindo ureia e ácido úrico, muco, imunoglobulina A, a enzima bacteriolítica lisozima e a amilase salivar (uma enzima digestiva que atua sobre o amido).

Nem todas as glândulas salivares maiores fornecem os mesmos ingredientes. As glândulas parótidas secretam um líquido aquoso (seroso) que contém a amilase salivar. Como as glândulas submandibulares contêm células semelhantes àquelas encontradas nas glândulas parótidas, além de algumas células mucosas, elas também secretam um líquido que contém amilase, porém mais espesso, com muco. As glândulas sublinguais contêm principalmente células mucosas, de modo que elas secretam um líquido muito mais espesso que contribui com apenas uma pequena quantidade de amilase salivar.

A água na saliva fornece um meio para dissolver os alimentos, a fim de que possam ser provados pelos receptores gustativos e de modo que as reações digestivas possam ser iniciadas. Os íons cloreto na saliva ativam a **amilase salivar**, uma enzima que inicia a degradação do amido na boca em maltose, maltotriose e alfa-dextrina. Os íons bicarbonato e fosfato tamponam os alimentos ácidos que entram na boca, fazendo com que a saliva seja apenas ligeiramente ácida (pH de 6,35 a 6,85). As glândulas salivares (como as glândulas sudoríparas da pele) ajudam a remover as moléculas de degradação do corpo, o que explica a presença de ureia e de ácido úrico na saliva. O muco lubrifica o alimento, possibilitando que ele se movimente com facilidade na boca, modelado em uma bola e deglutido. A imunoglobulina A (IgA) impede a adesão de microrganismos, impedindo que eles penetrem no epitélio, já a enzima lisozima mata os microrganismos; entretanto, essas substâncias não estão presentes em quantidade suficiente para eliminar todas as bactérias da boca.

Salivação. A secreção de saliva, chamada **salivação**, é controlada pela divisão autônoma do sistema nervoso. A quantidade de saliva secretada diariamente varia de modo considerável, porém é, em média, de 1.000 a 1.500 mℓ. Normalmente, a estimulação parassimpática promove a secreção contínua de uma quantidade moderada de saliva, o que mantém as túnicas mucosas úmidas e lubrifica os movimentos da língua e dos lábios durante a fala. Em seguida, a saliva é deglutida e ajuda a umedecer o esôfago. Por fim, a maior parte dos componentes da saliva é reabsorvida, impedindo a perda de líquido. A estimulação simpática domina durante o estresse, resultando em ressecamento da boca. Se o corpo ficar desidratado, as glândulas salivares interrompem a secreção de saliva para conservar a água; o consequente ressecamento da boca contribui para a sensação de sede. A ingestão de água não apenas restaura a homeostasia da água corporal, como também umedece a boca.

> ### Correlação clínica
>
> #### Caxumba
>
> Embora qualquer uma das glândulas salivares maiores possa constituir o alvo de infecção nasofaríngea, o vírus da caxumba (*paramixovírus*) normalmente ataca as glândulas parótidas. A **caxumba** é uma inflamação que resulta em aumento das glândulas parótidas, acompanhada de febre moderada, mal-estar (desconforto geral) e dor extrema na garganta, particularmente na deglutição de alimentos de sabor azedo ou sucos ácidos. Ocorre tumefação em um ou em ambos os lados da face, exatamente anterior ao ramo da mandíbula. Em cerca de 30% dos homens após a puberdade, os testículos também podem se tornar inflamados; a esterilidade raramente ocorre, visto que o comprometimento testicular é habitualmente unilateral (apenas um testículo). Desde que uma vacina contra a caxumba tornou-se disponível em 1967, a incidência da doença diminuiu drasticamente.
>
> Fonte: Centers for Disease Control (CDC) – PHIL.

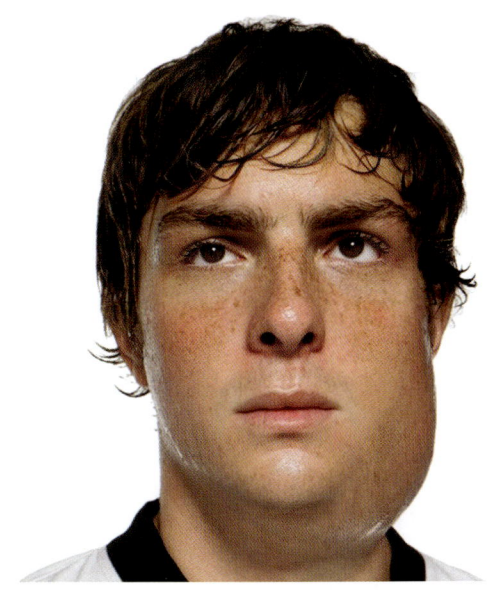

A sensação e o sabor dos alimentos também constituem poderosos estimuladores das secreções das glândulas salivares. As substâncias químicas no alimento estimulam os receptores nas papilas gustatórias da língua, e os impulsos são transmitidos das papilas linguais para dois núcleos salivares no tronco encefálico (**núcleos salivatório superior** e **salivatório inferior**). Os impulsos parassimpáticos que retornam nas fibras dos nervos facial (VII) e glossofaríngeo (IX) estimulam a secreção de saliva. A saliva continua sendo intensamente secretada durante algum tempo após a deglutição do alimento; esse fluxo de saliva lava a boca, dilui e tampona os remanescentes de substâncias químicas irritantes, como molhos saborosos (porém picantes). O olfato, a visão, o som ou pensar nos alimentos também podem estimular a secreção de saliva.

Língua

A **língua** é um órgão digestório acessório composto por músculo esquelético, que é recoberto por túnica mucosa. Com seus músculos associados, a língua forma o assoalho da cavidade própria da boca. A língua é dividida em metades laterais simétricas por um septo mediano que se estende por todo o seu comprimento; está fixada inferiormente ao hioide, ao processo estiloide do temporal e à mandíbula. Cada metade da língua consiste em um complemento idêntico de músculos extrínsecos e intrínsecos.

Os **músculos extrínsecos da língua**, que se originam fora da língua (fixados aos ossos da área) e que se inserem nos tecidos conjuntivos da língua, incluem os *músculos hioglosso, genioglosso e estiloglosso* (ver **Figura 11.7**). Os músculos extrínsecos movem a língua de um lado para outro e para dentro e para fora, o que permite: manobrar o alimento para a sua mastigação, moldá-lo em uma massa arredondada e, em seguida, forçá-lo em direção à parte posterior da boca, para a sua deglutição. Formam também o assoalho da boca e mantêm a língua em sua posição. Os **músculos intrínsecos da língua** originam-se e inserem-se no tecido conjuntivo da língua. Alteram o formato e o tamanho da língua para falar e deglutir. Os músculos intrínsecos incluem os *músculos longitudinal superior, longitudinal inferior, transverso da língua* e *vertical da língua*. O **frênulo da língua**, uma prega da túnica mucosa na linha mediana da face inferior da língua, está fixado ao assoalho da boca e ajuda a limitar o movimento da língua posteriormente (ver **Figuras 24.6 e 24.7**). Se o frênulo da língua de uma pessoa for anormalmente curto ou rígido (uma condição denominada **anquiloglossia**), diz-se que a pessoa tem "língua presa", em razão do comprometimento resultante da fala. Essa condição pode ser corrigida cirurgicamente.

As faces dorsal (face superior) e laterais da língua são recobertas por **papilas linguais**, que consistem em projeções da lâmina própria recobertas por epitélio estratificado pavimentoso (ver **Figura 17.3**). Muitas papilas linguais contêm células epiteliais gustatórias, os receptores para a gustação (paladar) nos colículos gustatórios. Algumas papilas linguais carecem de colículos gustatórios, porém contêm receptores para o toque e aumentam o atrito entre a língua e o alimento, facilitando o movimento do alimento pela língua na cavidade própria da boca. Os diferentes tipos de colículos gustatórios são descritos de modo detalhado na Seção 17.2. As **glândulas linguais** (glândulas salivares menores) na lâmina própria da língua secretam tanto muco quanto um líquido seroso aquoso que contém a

FIGURA 24.8 Dente típico e estruturas circundantes.

Os dentes são ancorados nos alvéolos dentais dos processos alveolares da mandíbula e da maxila.

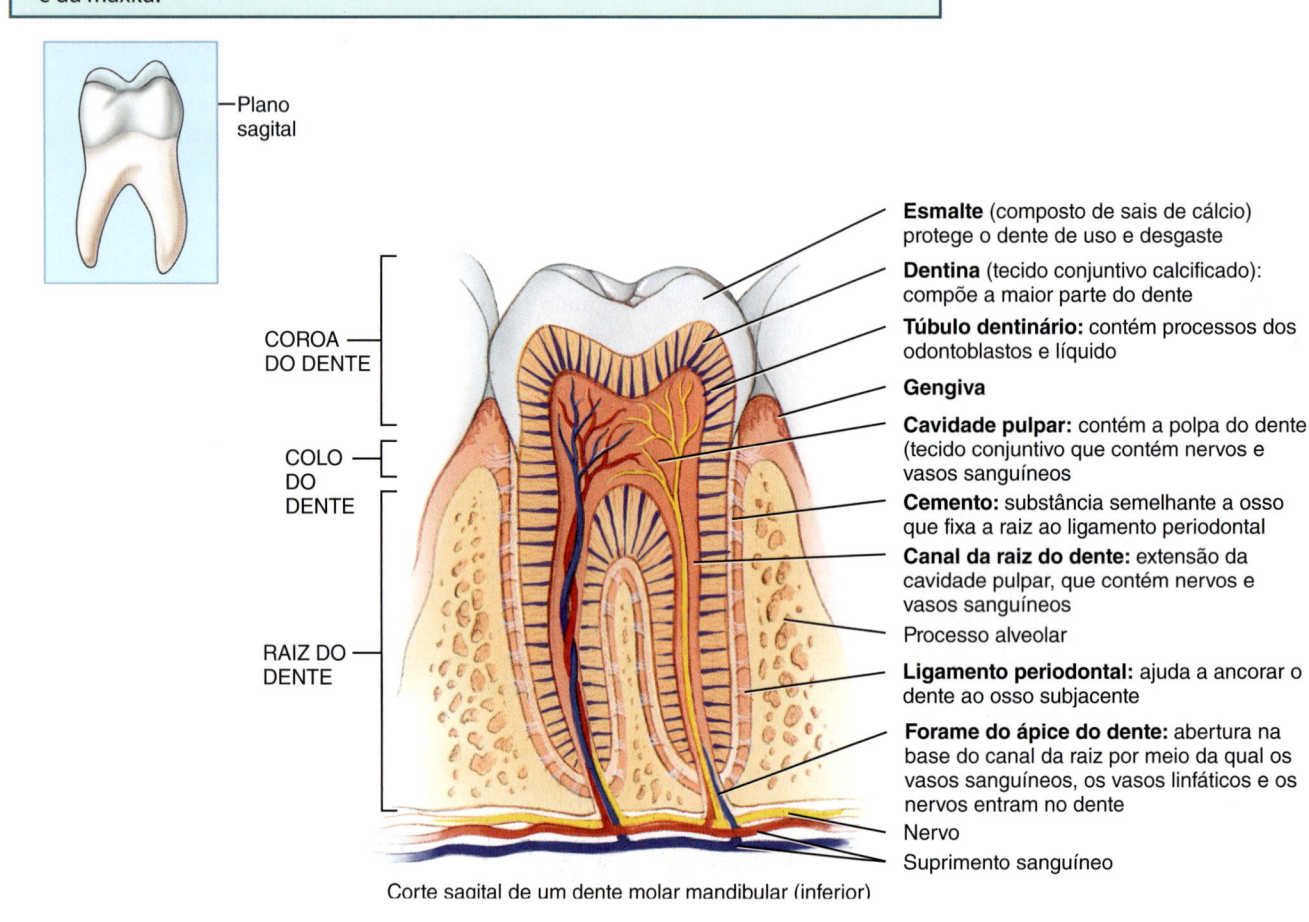

- Plano sagital

COROA DO DENTE
COLO DO DENTE
RAIZ DO DENTE

- **Esmalte** (composto de sais de cálcio) protege o dente de uso e desgaste
- **Dentina** (tecido conjuntivo calcificado): compõe a maior parte do dente
- **Túbulo dentinário:** contém processos dos odontoblastos e líquido
- **Gengiva**
- **Cavidade pulpar:** contém a polpa do dente (tecido conjuntivo que contém nervos e vasos sanguíneos
- **Cemento:** substância semelhante a osso que fixa a raiz ao ligamento periodontal
- **Canal da raiz do dente:** extensão da cavidade pulpar, que contém nervos e vasos sanguíneos
- Processo alveolar
- **Ligamento periodontal:** ajuda a ancorar o dente ao osso subjacente
- **Forame do ápice do dente:** abertura na base do canal da raiz por meio da qual os vasos sanguíneos, os vasos linfáticos e os nervos entram no dente
- Nervo
- Suprimento sanguíneo

Corte sagital de um dente molar mandibular (inferior)

Correlação clínica

Tratamento de canal

O **tratamento de canal** é um procedimento em várias etapas, em que todos os vestígios de tecido da polpa do dente são removidos da cavidade pulpar e dos canais das raízes de um dente com doença grave. Após a realização de uma abertura no dente, os canais são limados e irrigados para remover as bactérias; em seguida, são tratados com medicação e firmemente selados. Para finalizar, repara-se a coroa danificada.

? Que tipo de tecido é o principal componente dos dentes?

enzima **lipase lingual**, a qual atua em até 30% dos triglicerídios da dieta (gorduras e óleos) e os converte em ácidos graxos mais simples e diglicerídios.

Dentes

Os **dentes** (**Figura 24.8**) são órgãos digestórios acessórios localizados nos alvéolos dentais dos processos alveolares da mandíbula e da maxila. Os processos alveolares (rebordos espessos) são cobertos pelas **gengivas**, que se estendem ligeiramente dentro de cada alvéolo dental. Os alvéolos dentais são revestidos pelo **periodonto**, o qual consiste em todas as estruturas que fixam um dente ao alvéolo dental dos processos alveolares da mandíbula e das maxilas. Uma parte do periodonto é o **ligamento periodontal**, que são faixas de tecido conjuntivo denso que fixam o cemento da raiz do dente (descrito mais adiante) ao alvéolo dental do processo alveolar. O ligamento periodontal também atua como amortecedor de choque durante a mastigação.

Um dente típico apresenta três regiões externas principais: coroa, raiz e colo. A **coroa do dente** é a parte visível acima do nível das gengivas. O dente tem uma a três **raízes** inseridas no alvéolo dental. O **colo do dente** é a junção estreita entre a coroa e a raiz do dente, próximo à linha das gengivas.

Internamente, a **dentina** forma a maior parte do dente. Ela consiste em tecido conjuntivo calcificado, que confere ao dente seu formato básico e rigidez. É mais dura do que o osso, em razão de seu maior conteúdo de hidroxiapatita (70% *versus* 55% do peso seco). A dentina contém **túbulos dentinários** microscópicos paralelos que se irradiam através da dentina a partir da cavidade pulpar. No interior dos túbulos, são encontrados processos dos *odontoblastos*, as células que produzem a dentina, e líquido derivado como filtrado dos vasos sanguíneos na cavidade pulpar. Se os túbulos dentinários forem expostos e abertos em decorrência da erosão do esmalte, o líquido nos túbulos move-se para dentro e para fora, o que ativa os receptores de dor. Isso resulta em hipersensibilidade da dentina, uma dor aguda que pode ser desencadeada por estímulos como frio, calor, toque e substâncias químicas (p. ex., açúcar).

A dentina da coroa é recoberta pelo **esmalte**, o qual consiste principalmente em fosfato de cálcio e carbonato de cálcio. O esmalte também é mais duro do que o osso, em decorrência de seu maior conteúdo de sais de cálcio (cerca de 95% do peso seco). De fato, o esmalte é a substância mais dura do corpo e serve para proteger o dente do desgaste da mastigação; protege também contra ácidos que podem facilmente dissolver a dentina. A dentina da raiz é recoberta pelo **cemento**, outra substância semelhante ao osso, que fixa a raiz ao ligamento periodontal.

A dentina de um dente envolve um espaço. A parte alargada do espaço, a **cavidade pulpar**, situa-se dentro da coroa e é preenchida pela **polpa do dente**, um tecido conjuntivo que contém vasos sanguíneos, nervos e vasos linfáticos. Extensões estreitas da cavidade pulpar, os **canais da raiz do dente**, percorrem a raiz do dente. Cada canal da raiz do dente tem uma abertura em sua base, o **forame do ápice do dente**, por meio do qual os vasos sanguíneos, os vasos linfáticos e os nervos entram no dente. Os vasos sanguíneos trazem nutrição, os vasos linfáticos oferecem proteção, e os nervos possibilitam sensibilidade.

O ramo da odontologia que trata da prevenção, do diagnóstico e do tratamento de doenças que afetam a polpa, a raiz, o periodonto e o osso alveolar é conhecido como **endodontia**. A **ortodontia** é o ramo da odontologia responsável por prevenir e corrigir o alinhamento anormal dos dentes; já a **periodontia** trata condições anormais dos tecidos que circundam imediatamente os dentes, como a gengivite (doença das gengivas).

Os seres humanos têm duas **dentições** ou conjuntos de dentes: a decídua e a permanente. A primeira delas, os **dentes decíduos**, também denominados *dentes primários* ou *dentes de leite*, começa irromper por volta dos 6 meses de vida, e aproximadamente dois dentes aparecem a cada mês subsequente, até que todos os 20 dentes estejam presentes (**Figura 24.9 A**). Os **dentes incisivos**, que estão mais próximos da linha mediana, têm formato de cinzel e são adaptados para cortar os alimentos; são denominados **dentes incisivos centrais** ou **laterais** com base na sua posição. Ao lado dos dentes incisivos, em direção posterior, estão os **dentes caninos**, os quais apresentam uma face pontiaguda, chamada *cúspide*. Os dentes caninos são utilizados para dilacerar e cortar os alimentos. Os dentes incisivos e caninos têm, cada um, apenas uma raiz. Posteriormente aos dentes caninos, estão os **primeiro** e **segundo molares decíduos**, os quais apresentam quatro cúspides. Os dentes molares maxilares (superiores) têm três raízes; os dentes molares mandibulares (inferiores) têm duas raízes. Os dentes molares esmagam e trituram os alimentos para prepará-los para a sua deglutição.

Todos os dentes decíduos são perdidos – em geral, entre 6 e 12 anos – e são substituídos pelos **dentes permanentes** (*secundários*) (**Figura 24.9 B**). A dentição permanente contém 32 dentes que irrompem entre os 6 anos e a idade adulta. O padrão assemelha-se ao da dentição decídua, com as seguintes exceções. Os dentes molares decíduos são substituídos pelos **primeiro** e **segundo pré-molares** (*bicúspides*), que têm duas cúspides e uma raiz e são utilizados para esmagar e triturar o alimento. Os dentes molares permanentes, que irrompem na boca posteriormente aos dentes pré-molares, não substituem nenhum dente decíduo e irrompem à medida que a mandíbula cresce para acomodá-los – os **primeiros dentes molares permanentes** aos 6 anos (molares dos 6 anos), os **segundos dentes molares permanentes** aos 12 anos (molares dos 12 anos) e os **terceiros dentes molares permanentes** (*sisos*) depois dos 17 anos ou podem nunca irromper.

Com frequência, a mandíbula humana não tem espaço suficiente posteriormente aos segundos dentes molares para acomodar a erupção dos terceiros dentes molares. Nesse caso, os terceiros dentes molares permanecem incorporados ao osso alveolar e são considerados *impactados*. Frequentemente, causam pressão e dor e precisam ser removidos cirurgicamente. Em algumas pessoas, os terceiros dentes molares podem ser de tamanho pequeno ou podem não se desenvolver.

Digestão mecânica e química na boca

A digestão mecânica na boca resulta da **mastigação**, em que o alimento é manipulado pela língua, triturado pelos dentes e misturado com a saliva. Como resultado, o alimento é reduzido a uma massa mole e flexível facilmente deglutida, chamada **bolo alimentar**. As moléculas de alimento começam a se dissolver na água da saliva, uma importante atividade, visto que as enzimas só podem reagir com moléculas do alimento em um meio líquido.

Duas enzimas, a amilase salivar e a lipase lingual, contribuem para a digestão química na boca. A amilase salivar, secretada pelas glândulas salivares, inicia a degradação do amido. Os carboidratos da dieta consistem em açúcares monossacarídios e dissacarídios ou em polissacarídios complexos, como os amidos. Os carboidratos que consumimos são, em sua maioria, amidos, porém apenas os monossacarídios podem ser absorvidos para a corrente sanguínea. Por conseguinte, os dissacarídios e amidos ingeridos precisam ser decompostos em monossacarídios. A função da amilase salivar é iniciar a digestão do amido, fragmentando-o em moléculas menores, como o dissacarídio maltose, o trissacarídio maltotriose e polímeros de glicose de cadeia curta, denominados alfa-dextrinas. Embora o alimento seja, em geral, deglutido muito rapidamente para que todos os amidos sejam

FIGURA 24.9 Dentições e momentos de erupção. **A.** Dentição decídua (primária); os dentes são designados por letras. **B.** Dentição permanente (secundária); os dentes são designados por números.

> Existem 20 dentes no conjunto completo de dentes decíduos e 32 dentes no conjunto completo de dentes permanentes.

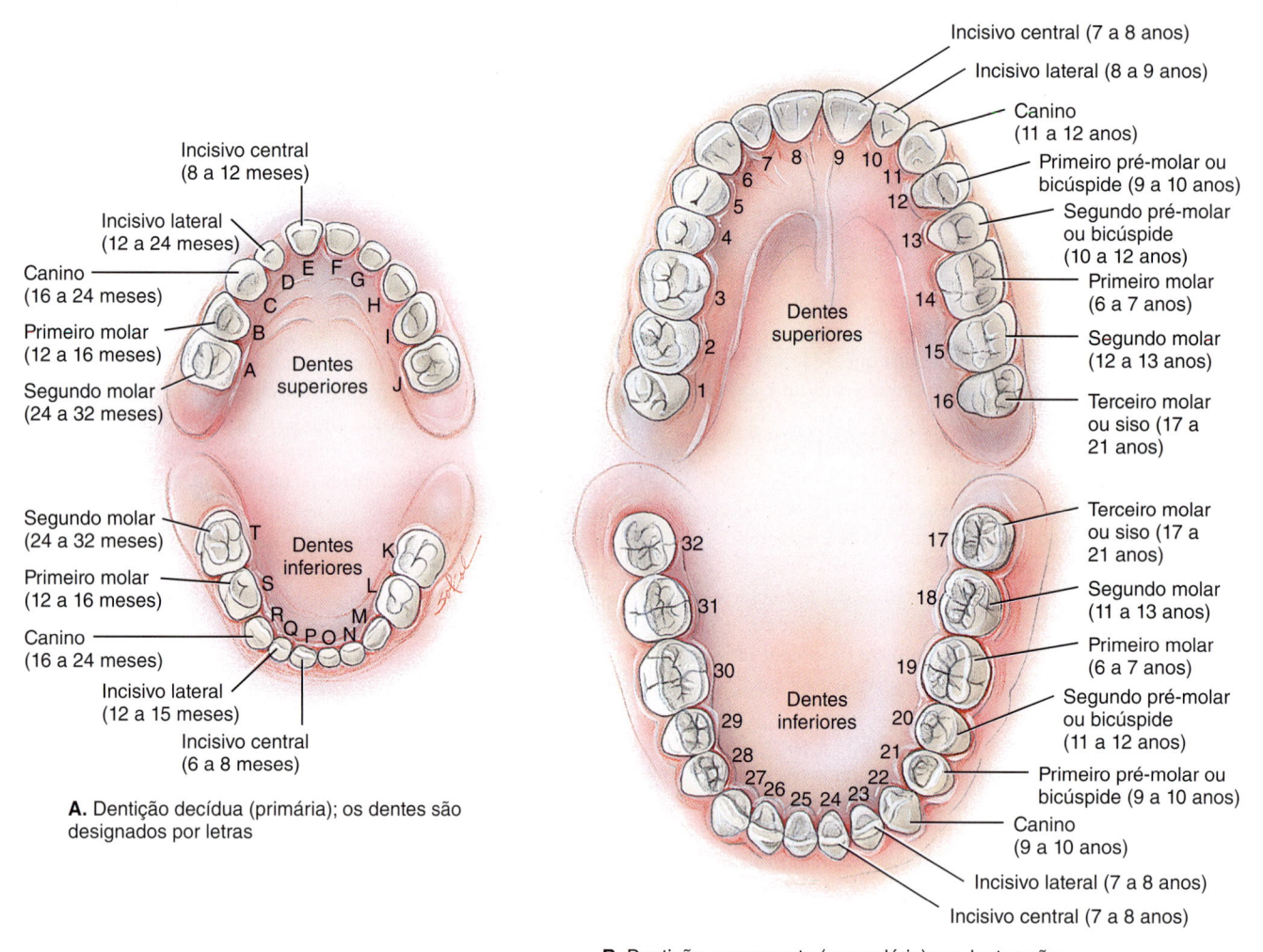

A. Dentição decídua (primária); os dentes são designados por letras

- Incisivo central (8 a 12 meses)
- Incisivo lateral (12 a 24 meses)
- Canino (16 a 24 meses)
- Primeiro molar (12 a 16 meses)
- Segundo molar (24 a 32 meses)
- Segundo molar (24 a 32 meses)
- Primeiro molar (12 a 16 meses)
- Canino (16 a 24 meses)
- Incisivo lateral (12 a 15 meses)
- Incisivo central (6 a 8 meses)

B. Dentição permanente (secundária); os dentes são designados por números

- Incisivo central (7 a 8 anos)
- Incisivo lateral (8 a 9 anos)
- Canino (11 a 12 anos)
- Primeiro pré-molar ou bicúspide (9 a 10 anos)
- Segundo pré-molar ou bicúspide (10 a 12 anos)
- Primeiro molar (6 a 7 anos)
- Segundo molar (12 a 13 anos)
- Terceiro molar ou siso (17 a 21 anos)
- Terceiro molar ou siso (17 a 21 anos)
- Segundo molar (11 a 13 anos)
- Primeiro molar (6 a 7 anos)
- Segundo pré-molar ou bicúspide (11 a 12 anos)
- Primeiro pré-molar ou bicúspide (9 a 10 anos)
- Canino (9 a 10 anos)
- Incisivo lateral (7 a 8 anos)
- Incisivo central (7 a 8 anos)

? Que dentes permanentes não substituem nenhum dente decíduo?

---

fragmentados na boca, a amilase salivar no alimento deglutido continua atuando sobre os amidos durante cerca de uma hora, quando então é inativada pelos ácidos do estômago. A *lipase lingual*, secretada pelas glândulas linguais na língua, torna-se ativada no ambiente ácido do estômago e, portanto, começa a atuar após a deglutição do alimento. Ela decompõe os triglicerídios da dieta (gorduras e óleos) em ácidos graxos e diglicerídios. Um diglicerídio consiste em uma molécula de glicerol ligada a dois ácidos graxos.

A **Tabela 24.1** fornece um resumo das atividades digestivas na boca.

Teste rápido

10. Que estruturas formam a boca?
11. Como as glândulas salivares maiores são distinguidas com base na sua localização?
12. Como a secreção de saliva é regulada?
13. Quais são as funções dos dentes incisivos, das cúspides, dos dentes pré-molares e dos dentes molares?

TABELA 24.1 Resumo das atividades digestivas na boca.

Estrutura	Atividade	Resultado
Bochechas e lábios	Mantêm os alimentos entre os dentes	Os alimentos são uniformemente mastigados durante a mastigação
Glândulas salivares	Secretam a saliva	O revestimento da boca e da faringe é umedecido e lubrificado. A saliva umedece, amolece e dissolve o alimento, bem como limpa a boca e os dentes. A amilase salivar cliva o amido em fragmentos menores (maltose, maltotriose e alfa-dextrinas)
Língua		
Músculos extrínsecos da língua	Movem a língua de um lado para outro e para dentro e para fora	O alimento é manipulado para a mastigação, moldado em um bolo alimentar e preparado para a sua deglutição
Músculos intrínsecos da língua	Modificam o formato da língua	Deglutição e fala
Calículos gustatórios	Servem como receptores para a gustação (paladar) e presença de alimento na boca	A secreção de saliva é estimulada por impulsos nervosos provenientes das células epiteliais gustatórias, nos calículos gustatórios, para os núcleos salivatórios no tronco encefálico para as glândulas salivares
Glândulas linguais	Secretam lipase lingual	Os triglicerídios são degradados em ácidos graxos e diglicerídios
Dentes	Cortam, diláceram e pulverizam o alimento	Os alimentos sólidos são reduzidos a partículas menores para deglutição

24.6 Faringe

OBJETIVO

- **Descrever** a localização e função da faringe.

Quando o alimento é deglutido, passa da boca para a **faringe** ou *garganta*, um tubo em formato de funil, que se estende dos cóanos ao esôfago posteriormente e até a laringe, anteriormente (ver **Figura 23.2**). A faringe é composta por músculo esquelético e revestida por uma túnica mucosa; é dividida em: parte nasal, parte oral e parte laríngea. A parte nasal da faringe atua apenas na respiração, porém tanto a parte oral quanto a parte laríngea apresentam funções digestórias e respiratórias. O alimento deglutido passa da boca para as partes oral e laríngea da faringe; as contrações musculares dessas áreas ajudam a impulsionar o alimento para o esôfago e, em seguida, para o estômago.

Teste rápido

14. Quais são os dois sistemas de órgãos aos quais a faringe pertence?

24.7 Esôfago

OBJETIVO

- **Descrever** a localização, a anatomia, a histologia e as funções do esôfago.

O **esôfago**, um tubo muscular passível de ser colabado, tem cerca de 25 cm de comprimento e está situado posteriormente à traqueia. O esôfago começa na extremidade inferior da parte laríngea da faringe, passa pela face inferior do pescoço e entra no mediastino, anteriormente à coluna vertebral. Em seguida, atravessa o diafragma por uma abertura, o **hiato esofágico**, e termina na parte superior do estômago (ver **Figura 24.1**). Algumas vezes, parte do estômago faz protrusão acima do diafragma através do hiato esofágico. Essa condição, denominada **hérnia de hiato**, é descrita na seção *Terminologia técnica*, no final do capítulo.

Histologia do esôfago

A túnica mucosa do esôfago consiste em epitélio estratificado pavimentoso não queratinizado, lâmina própria (tecido conjuntivo areolar) e lâmina muscular da mucosa (músculo liso) (**Figura 24.10**). Próximo ao estômago, a túnica mucosa do esôfago também contém glândulas mucosas. O epitélio estratificado pavimentoso associado aos lábios, boca, língua, parte oral da faringe, parte laríngea da faringe e esôfago confere uma considerável proteção contra a abrasão e o desgaste causado pelas partículas de alimento que são mastigadas, misturadas com secreções e deglutidas. A tela submucosa contém tecido conjuntivo areolar, vasos sanguíneos e glândulas mucosas. A túnica muscular do terço superior do esôfago consiste em músculo esquelético, o terço intermediário, em músculo esquelético e liso, e o terço inferior, em músculo liso. Em cada extremidade do esôfago, a túnica muscular torna-se ligeiramente mais proeminente e forma dois esfíncteres: o **esfíncter esofágico superior (EES)**, que consiste em músculo esquelético; e o **esfíncter esofágico inferior (EEI)**, o qual consiste em músculo liso e está próximo ao coração. O esfíncter esofágico superior regula o movimento dos alimentos da faringe para o esôfago; o esfíncter esofágico inferior regula o movimento dos alimentos do esôfago para o estômago. A camada superficial do esôfago

FIGURA 24.10 Histologia do esôfago. Uma vista com maior aumento do epitélio estratificado pavimentoso não queratinizado é mostrada na **Tabela 4.1 G**.

> O esôfago secreta muco e transporta o alimento até o estômago.

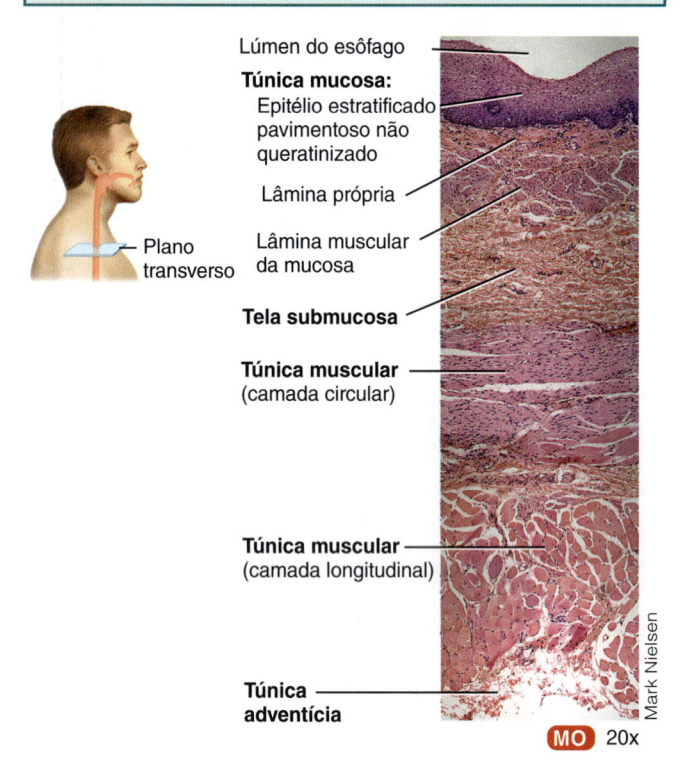

A. Parede do esôfago

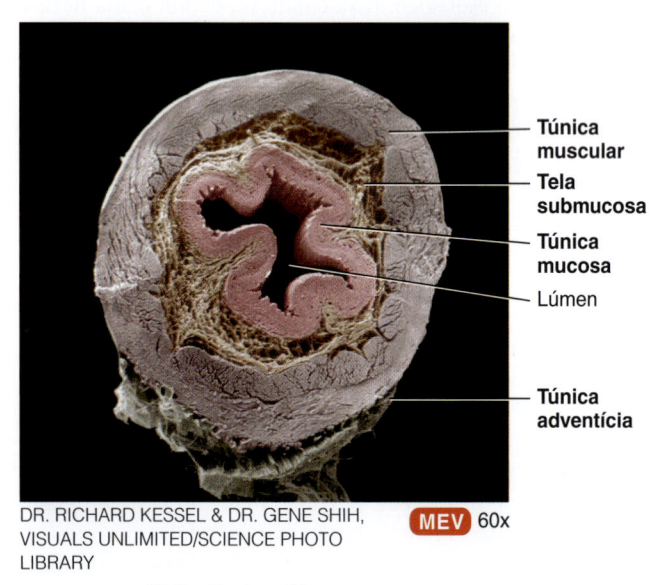

B. Seção do esôfago

? Em que camadas do esôfago estão localizadas as glândulas que secretam muco lubrificante?

é conhecida como **túnica adventícia**, pois, ao contrário da túnica serosa encontrada no estômago e nos intestinos, o tecido conjuntivo areolar dessa camada não é recoberto por mesotélio, além disso, o tecido conjuntivo funde-se com o tecido conjuntivo das estruturas circundantes do mediastino através do qual passa. A túnica adventícia fixa o esôfago às estruturas circundantes.

Fisiologia do esôfago

O esôfago secreta muco e transporta o alimento para o estômago. Ele não produz enzimas digestivas e não realiza o processo de absorção.

Teste rápido

15. Descreva a localização e a histologia do esôfago. Qual é o seu papel na digestão?
16. Quais são as funções dos esfíncteres esofágicos superior e inferior?

24.8 Deglutição

OBJETIVO

- **Descrever** as três fases da deglutição.

O movimento do alimento da boca para o estômago é realizado pelo ato da **deglutição** (**Figura 24.11**). A deglutição é facilitada pela secreção de saliva e de muco e envolve a boca, a faringe e o esôfago. A deglutição ocorre em três fases: (1) a fase voluntária, em que o bolo alimentar passa para dentro da parte oral da faringe; (2) a fase faríngea, que consiste na passagem involuntária do bolo alimentar pela faringe para dentro do esôfago; e (3) a fase esofágica, que é a passagem involuntária do bolo alimentar pelo esôfago até o estômago.

A deglutição começa quando o bolo alimentar é forçado para a parte posterior da cavidade oral e em direção à parte oral da faringe pelo movimento da língua para cima e para trás contra o palato. Essas ações constituem a **fase voluntária** da deglutição. Após a passagem do bolo alimentar pela parte oral da faringe, começa a **fase faríngea** involuntária da deglutição (**Figura 24.11 B**). O bolo alimentar estimula os receptores na parte oral da faringe, os quais enviam impulsos para o **centro da deglutição** no bulbo e na parte inferior da ponte do tronco encefálico. Os impulsos que retornam fazem com que o palato mole e a úvula movam-se para cima, fechando a parte nasal da faringe e impedindo a entrada dos alimentos e líquidos deglutidos na cavidade nasal. Além disso, a epiglote fecha a abertura para a laringe, o que impede a entrada do bolo alimentar no restante das vias respiratórias. O bolo alimentar move-se pelas partes oral e laríngea da faringe. Quando o esfíncter esofágico superior relaxa, o bolo alimentar move-se para o esôfago.

A **fase esofágica** da deglutição começa quando o bolo alimentar entra no esôfago. Durante essa fase, o **peristaltismo**, uma progressão de contrações e relaxamentos coordenados das camadas circular e longitudinal da túnica muscular, empurra o bolo alimentar para a frente (**Figura 24.11 C**). Aqui, é importante abrir um parênteses: o peristaltismo ocorre em outras estruturas tubulares,

FIGURA 24.11 **Deglutição.** Durante a fase faríngea (**B**), a língua eleva-se contra o palato, a parte nasal da faringe é fechada, a laringe eleva-se, a epiglote veda a laringe, e o bolo alimentar passa para o esôfago. Durante a fase esofágica (**C**), o alimento move-se ao longo do esôfago até o estômago por peristaltismo.

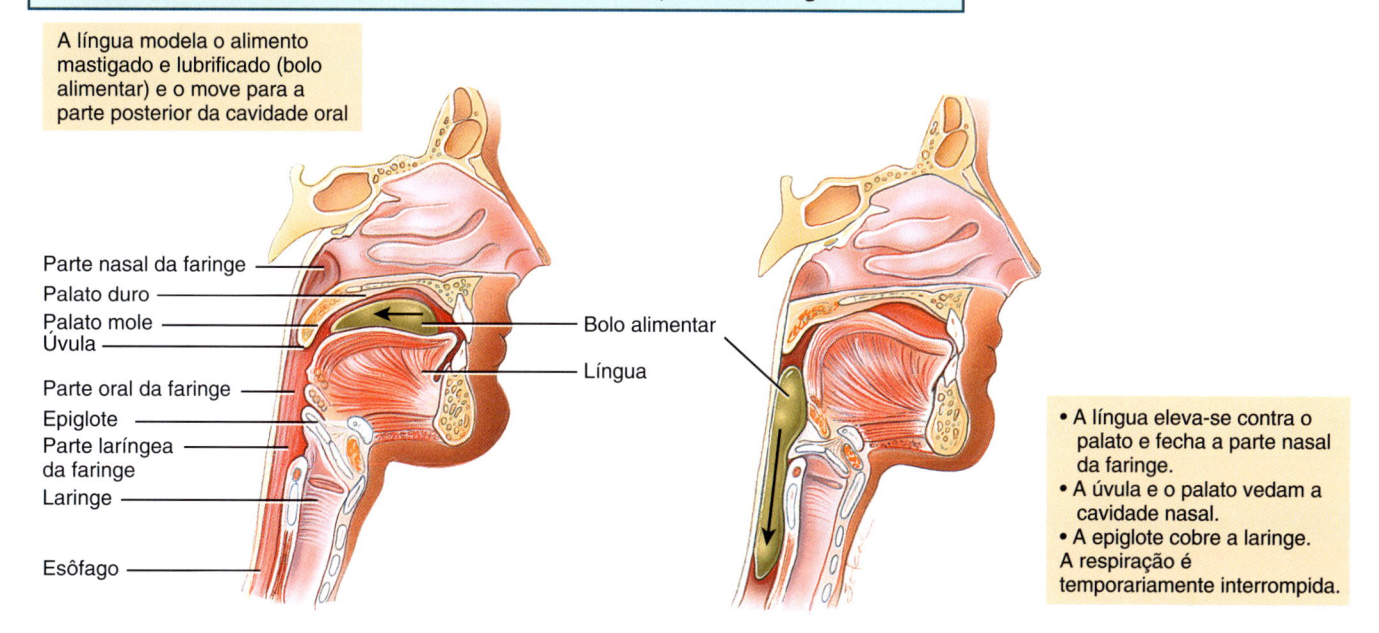

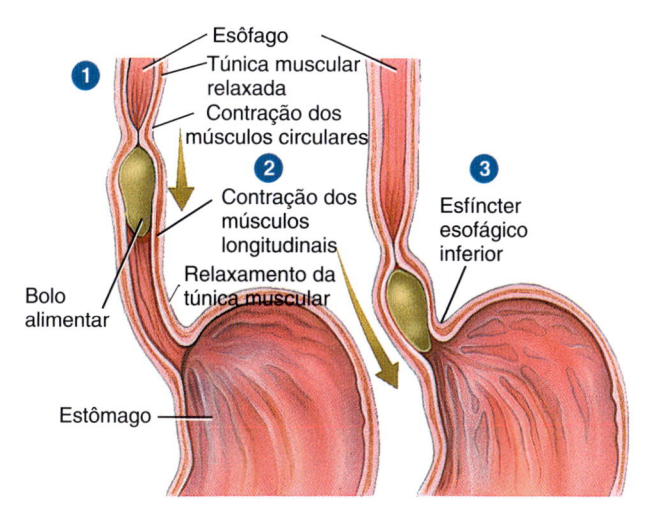

A deglutição é o mecanismo que move o alimento da boca para o estômago.

A língua modela o alimento mastigado e lubrificado (bolo alimentar) e o move para a parte posterior da cavidade oral

- Parte nasal da faringe
- Palato duro
- Palato mole
- Úvula
- Parte oral da faringe
- Epiglote
- Parte laríngea da faringe
- Laringe
- Esôfago
- Bolo alimentar
- Língua

- A língua eleva-se contra o palato e fecha a parte nasal da faringe.
- A úvula e o palato vedam a cavidade nasal.
- A epiglote cobre a laringe.
A respiração é temporariamente interrompida.

A. Posição das estruturas durante a fase voluntária
B. Fase faríngea da deglutição

- Esôfago
- ① Túnica muscular relaxada
- Contração dos músculos circulares
- ② Contração dos músculos longitudinais
- Relaxamento da túnica muscular
- ③ Esfíncter esofágico inferior
- Bolo alimentar
- Estômago

C. Fase esofágica da deglutição

? A deglutição é uma ação voluntária ou involuntária?

---

incluindo outras partes do canal alimentar até o ânus, bem como os ureteres, os ductos biliares e as tubas uterinas; no esôfago, é controlado pelo bulbo.

① Na seção do esôfago imediatamente superior ao bolo alimentar, as fibras musculares circulares se contraem, comprimindo a parede do esôfago e empurrando o bolo alimentar para o estômago.

② As fibras musculares longitudinais inferiores ao bolo alimentar também se contraem, o que encurta essa seção inferior e empurra suas paredes para fora, de modo que possa receber o bolo alimentar; as contrações são repetidas em ondas, que empurram o alimento em direção ao estômago. As etapas ① e ② se repetem até que o bolo alimentar alcance os músculos do esfíncter esofágico inferior.

③ O esfíncter esofágico inferior relaxa, e o bolo alimentar move-se para o estômago.

O muco secretado pelas glândulas esofágicas lubrifica o bolo alimentar e reduz o atrito. A passagem de alimento sólido ou semissólido da boca para o estômago leva 4 a 8 segundos; os alimentos muito moles e os líquidos passam em cerca de 1 segundo.

A **Tabela 24.2** fornece um resumo das atividades digestivas da faringe e do esôfago.

TABELA 24.2 Resumo das atividades da faringe e do esôfago na digestão.

Estrutura	Atividade	Resultado
Faringe	Fase faríngea da deglutição	Move o bolo alimentar da parte oral da faringe para a parte laríngea e para o esôfago; fecha as passagens de ar
Esôfago	Relaxamento do esfíncter esofágico superior	Possibilita a passagem do bolo alimentar da parte laríngea da faringe para o esôfago
	Fase esofágica da deglutição (peristaltismo)	Empurra o bolo alimentar para o esôfago
	Relaxamento do esfíncter esofágico inferior	Possibilita a entrada do bolo alimentar no estômago
	Secreção de muco	Lubrifica o esôfago para a passagem uniforme do bolo alimentar

Correlação clínica

Doença do refluxo gastresofágico

Se o esfíncter esofágico inferior não se fechar adequadamente após a entrada do alimento no estômago, o conteúdo do estômago pode retornar (refluxo) para a parte inferior do esôfago. Essa condição é conhecida como **doença do refluxo gastresofágico (DRGE)**. O ácido clorídrico (HCl) do conteúdo gástrico pode irritar a parede do esôfago, resultando em uma sensação de queimação, denominada **pirose (azia)**, que é experimentada em uma região muito próxima ao coração, mas que não está relacionada com nenhum problema cardíaco. O consumo de álcool e o tabagismo podem causar relaxamento do esfíncter, agravando o problema. Os sintomas da DRGE frequentemente podem ser controlados ao evitar alimentos que estimulam fortemente a secreção de ácido gástrico (café, chocolate, tomates, alimentos gordurosos, suco de laranja, hortelã-pimenta, hortelã e cebola). Outras estratégias para reduzir o ácido consistem em: uso de bloqueadores da histamina-2 (H_2) de venda livre, 30 a 60 minutos antes da ingestão de alimentos, para bloquear a secreção de ácido; neutralização do ácido que já foi secretado com a administração de antiácidos. Os sintomas têm menos probabilidade de ocorrer se o alimento for ingerido em pequenas quantidades e se o indivíduo não se deitar imediatamente depois de uma refeição. A DRGE pode estar associada ao câncer de esôfago.

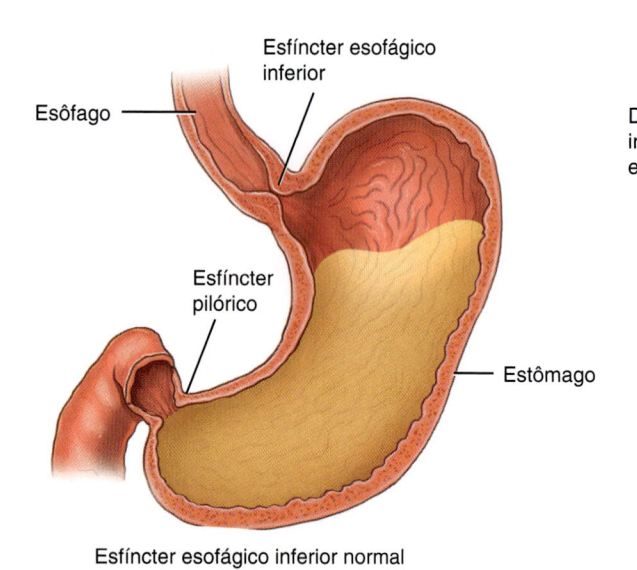

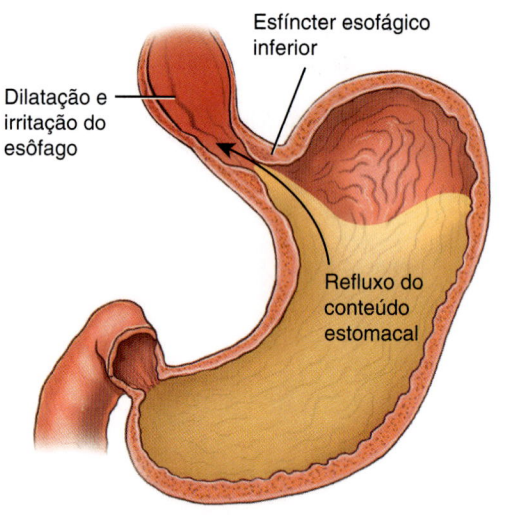

Esfíncter esofágico inferior normal

Fechamento inadequado do esfíncter esofágico

Teste rápido

17. O que significa deglutição?
18. O que ocorre durante as fases voluntária e faríngea da deglutição?
19. O peristaltismo "empurra" ou "puxa" o alimento ao longo do canal alimentar?

24.9 Estômago

OBJETIVO

- **Descrever** a localização, a anatomia, a histologia e as funções do estômago.

CAPÍTULO 24 Sistema Digestório

O **estômago** é uma expansão do canal alimentar, em formato de J, diretamente inferior ao diafragma no abdome. O estômago conecta o esôfago ao duodeno, a primeira parte do intestino delgado (**Figura 24.12**). Como uma refeição pode ser consumida muito mais rapidamente do que o tempo necessário para os intestinos realizarem sua digestão e absorção, uma das funções do estômago consiste em atuar como uma câmara de mistura e reservatório. A intervalos adequados após a ingestão do alimento, o estômago transfere uma pequena quantidade de material para a primeira parte do intestino delgado. A posição e o tamanho do estômago variam continuamente; o diafragma o empurra inferiormente a cada inspiração e o puxa superiormente a cada expiração. Quando

FIGURA 24.12 Anatomia do estômago.

As quatro regiões do estômago são: cárdia, fundo gástrico, corpo gástrico e parte pilórica.

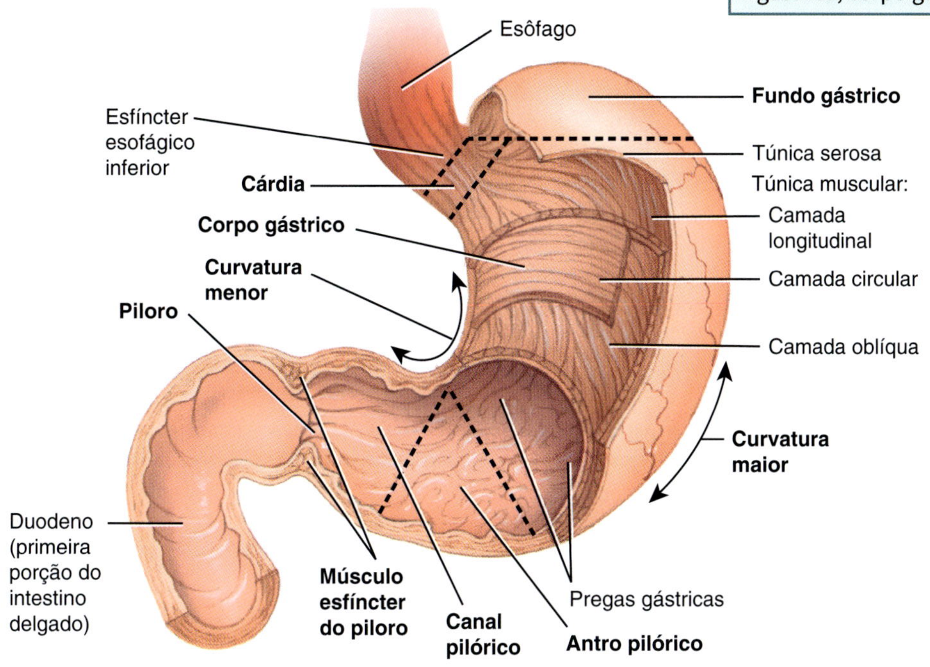

Funções do estômago
1. Mistura a saliva, o alimento e o suco gástrico para formar um líquido com a consistência de um caldo, denominado quimo.
2. Atua como reservatório para o alimento antes de sua liberação no intestino delgado.
3. Secreta suco gástrico, que contém: HCl, o qual mata as bactérias e desnatura as proteínas; pepsina, responsável por começar a digestão de proteínas; fator intrínseco, que auxilia na absorção de vitamina B_{12}; e lipase gástrica, que ajuda na digestão de triglicerídios.
4. Secreta gastrina no sangue.

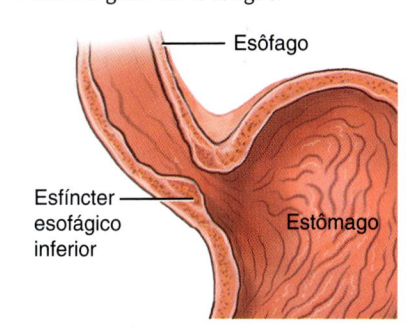

A. Vista anterior das regiões do estômago

Vista interna do esfíncter esofágico inferior

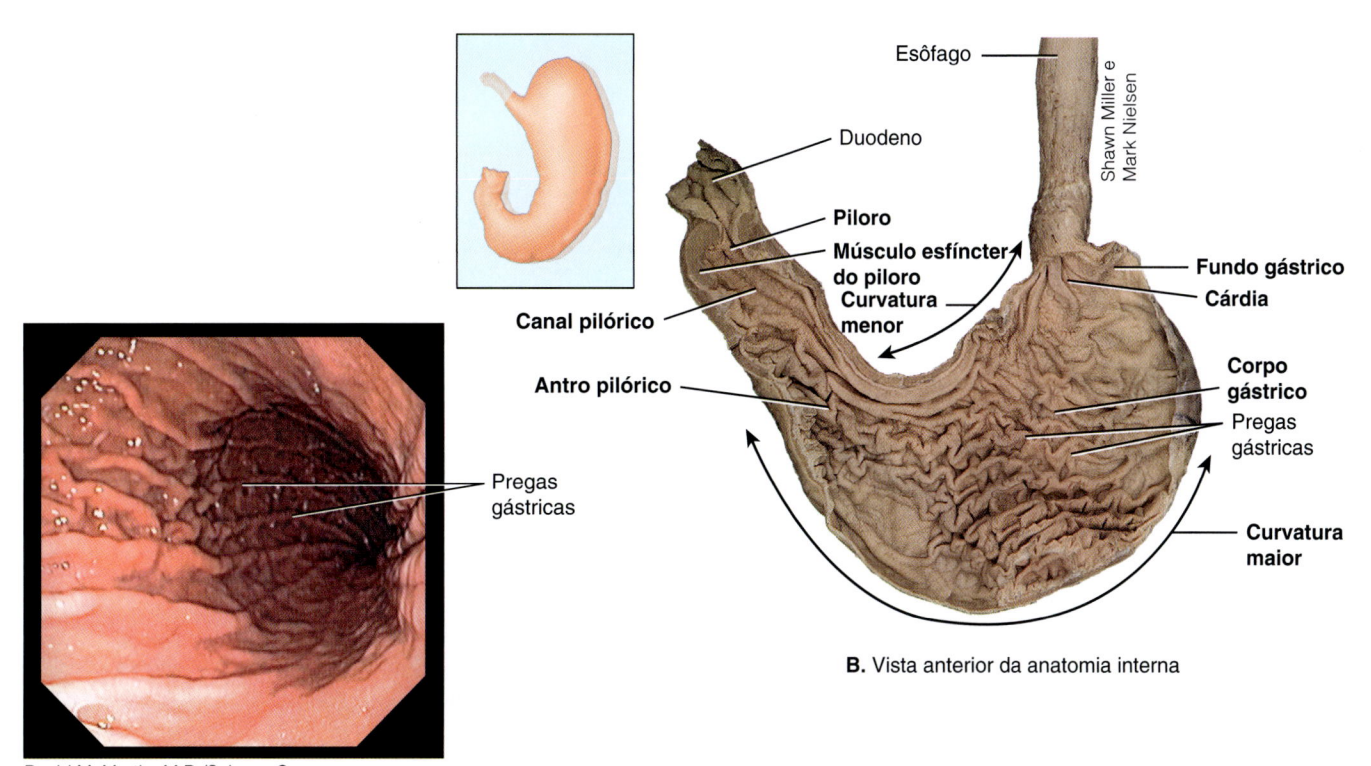

C. Endoscopia do fundo gástrico de um estômago saudável

David M. Martin, M.D./Science Source

B. Vista anterior da anatomia interna

? Depois de uma refeição muito grande, o seu estômago ainda apresenta pregas gástricas?

vazio, o estômago tem aproximadamente o tamanho de uma grande salsicha, porém é a parte mais distensível do canal alimentar e, portanto, pode acomodar uma grande quantidade de alimento. No estômago, continua a digestão do amido e dos triglicerídios e começa a digestão das proteínas; o bolo alimentar semissólido é convertido em um líquido denominado quimo, e certas substâncias são absorvidas. A especialidade médica que trata da estrutura, da função, do diagnóstico e do tratamento das doenças do estômago e do intestino é denominada **gastrenterologia**.

Anatomia do estômago

O estômago tem quatro regiões principais: cárdia, fundo gástrico, corpo gástrico e parte pilórica (**Figura 24.12**). A **cárdia** circunda a abertura do esôfago no estômago. A parte arredondada superior e à esquerda da cárdia é o **fundo gástrico**. Inferiormente ao fundo gástrico, encontra-se a grande parte central do estômago, o **corpo gástrico**. A **parte pilórica** pode ser dividida em três regiões: a primeira região, o **antro pilórico**, conecta-se com o corpo gástrico; a segunda região, o **canal pilórico**, leva à terceira região, o **piloro**; este, por sua vez, conecta-se com o duodeno. Quando o estômago está vazio, a túnica mucosa forma grandes **pregas gástricas**, que podem ser vistas a olho nu. O piloro comunica-se com o duodeno do intestino delgado por meio de um esfíncter de músculo liso, o **músculo esfíncter do piloro**. A margem medial côncava do estômago é denominada **curvatura menor**, ao passo que a margem lateral convexa é denominada **curvatura maior**.

> ### Correlação clínica
>
> #### Pilorospasmo e estenose pilórica
>
> Podem ocorrer duas anormalidades do músculo esfíncter do piloro em lactentes. No **pilorospasmo**, as fibras musculares lisas do músculo esfíncter do piloro não são capazes de sofrer relaxamento normal, de modo que o alimento não passa facilmente do estômago para o intestino delgado, assim, o estômago torna-se excessivamente cheio, e o lactente vomita com frequência para aliviar a pressão. O pilorospasmo é tratado com medicamentos que relaxam as fibras musculares do músculo esfíncter do piloro. A **estenose pilórica** consiste em um estreitamento do músculo esfíncter do piloro, que precisa ser corrigido cirurgicamente. O sintoma característico consiste em *vômito em jato* – a pulverização de vômito líquido a alguma distância do lactente.

Histologia do estômago

A parede do estômago é composta pelas mesmas camadas básicas que o restante do canal alimentar, com certas modificações.

FIGURA 24.13 Histologia do estômago.

> O suco gástrico é constituído pelas secreções combinadas das células mucosas, células parietais e células principais.

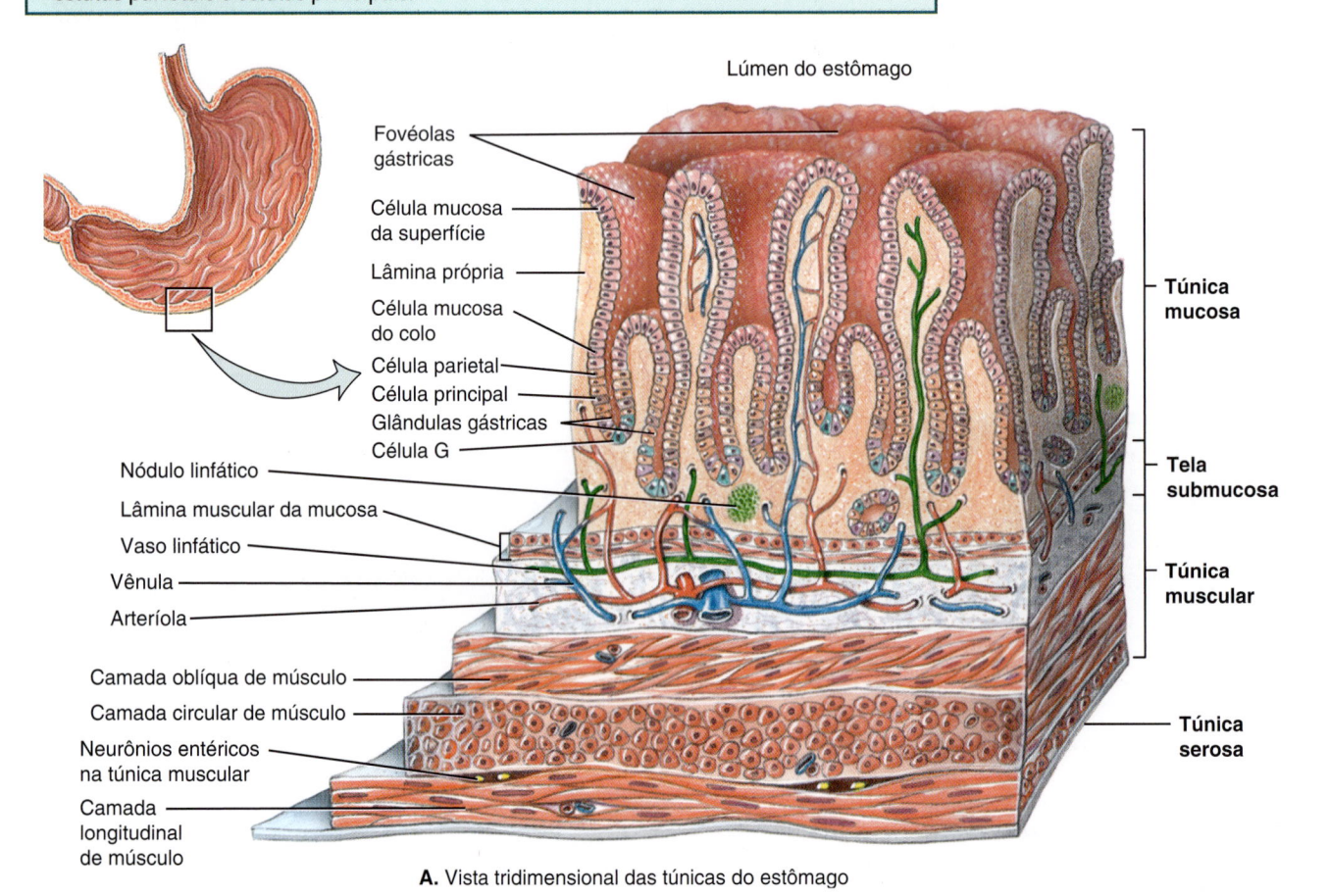

A. Vista tridimensional das túnicas do estômago

Células de superfície da túnica mucosa

Fovéola gástrica

Steve Gschmeissner/Science Source

Fovéola gástrica

MEV cerca de 40x

Túnica mucosa do estômago

Lâmina própria

Glândulas gástricas

Lâmina muscular da mucosa
Tela submucosa

Célula de superfície da túnica mucosa (secreta muco)

Célula mucosa do colo (secreta muco)

Célula parietal (secreta ácido clorídrico e fator intrínseco)

Célula principal (secreta pepsinogênio e lipase gástrica)

Célula G (secreta o hormônio gastrina)

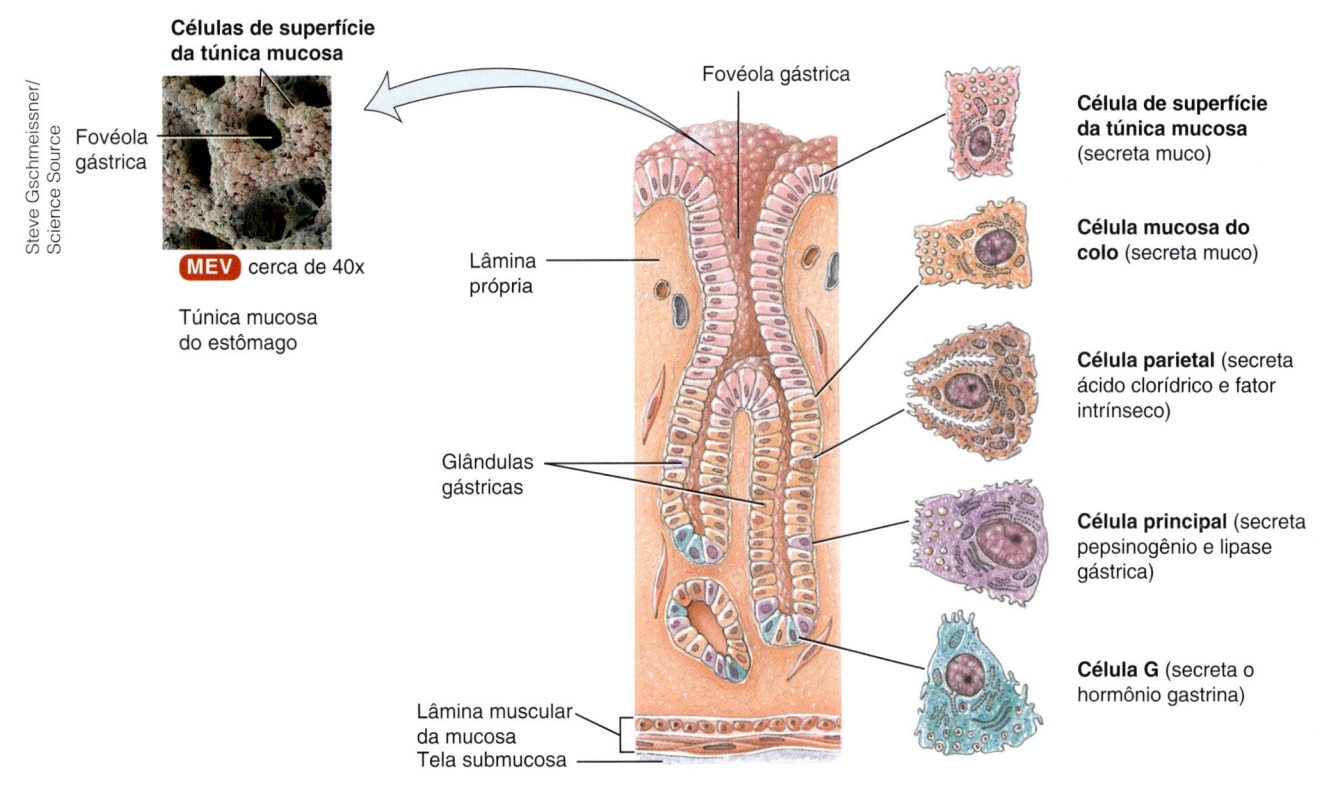

B. Vista em seção transversa da túnica mucosa do estômago, mostrando as glândulas gástricas e os tipos de células

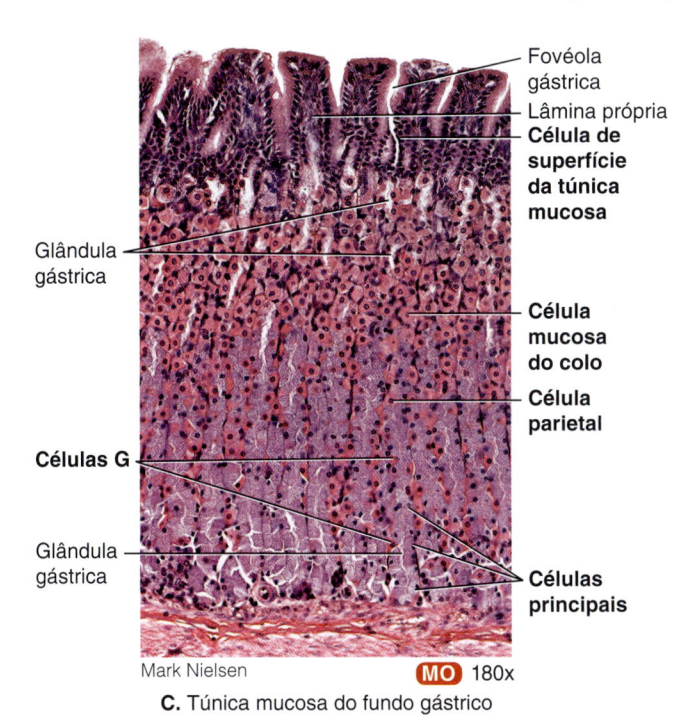

Fovéola gástrica
Lâmina própria
Célula de superfície da túnica mucosa

Glândula gástrica

Célula mucosa do colo

Célula parietal

Células G

Glândula gástrica

Células principais

Mark Nielsen   **MO** 180x

C. Túnica mucosa do fundo gástrico

? Onde o HCl é secretado e quais são as suas funções?

A superfície da túnica mucosa é uma camada de células epiteliais colunares, denominada **células mucosas da superfície** (**Figura 24.13**). A túnica mucosa contém a lâmina própria (tecido conjuntivo areolar) e uma lâmina muscular da mucosa (músculo liso) (**Figura 24.13**). As células epiteliais estendem-se até a lâmina própria, onde formam colunas de células secretoras, denominadas **glândulas gástricas**. Várias glândulas gástricas abrem-se na base de canais estreitos, as **fovéolas gástricas**. As secreções de várias glândulas gástricas fluem para cada fovéola gástrica e, em seguida, para o lúmen do estômago.

As glândulas gástricas contêm três tipos de *células glandulares exócrinas*, que secretam seus produtos no lúmen do estômago: as células mucosas do colo, as células principais e as células parietais. Tanto as células mucosas da superfície quanto as **células mucosas do colo** secretam muco (**Figura 24.13 B**). As **células parietais** produzem o fator intrínseco (necessário para a absorção da vitamina B_{12}) e ácido clorídrico. As **células principais** (*zimogênicas*) secretam pepsinogênio e lipase gástrica. As secreções das células mucosas, parietais e principais formam o **suco gástrico**, cujo volume total é de 2.000 a 3.000 mℓ/dia. Além disso, as glândulas gástricas incluem um tipo de célula enteroendócrina, a **célula G**, localizada principalmente no antro pilórico, responsável por secretar o hormônio gastrina na corrente sanguínea. Como veremos adiante, esse hormônio estimula vários aspectos da atividade gástrica.

Três camadas adicionais estão localizadas abaixo da túnica mucosa. A tela submucosa do estômago é composta por tecido conjuntivo areolar. A túnica muscular tem três camadas de músculo liso (em vez das duas camadas encontradas no esôfago, no intestino delgado e no intestino grosso): uma camada longitudinal externa, uma camada circular intermediária e uma camada oblíqua interna. A camada oblíqua é limitada principalmente ao corpo gástrico. A túnica serosa é composta por epitélio simples pavimentoso (mesotélio) e tecido conjuntivo areolar; a porção da túnica serosa que recobre o estômago constitui parte do peritônio visceral. Na curvatura menor do estômago, o peritônio visceral estende-se para cima até o fígado como omento menor; na curvatura maior do estômago, por sua vez, continua para baixo como omento maior e reveste os intestinos.

Digestão mecânica e química no estômago

Vários minutos após a entrada do alimento no estômago, ondas de peristaltismo passam pelo estômago a cada 15 a 25 segundos. São observadas poucas ondas peristálticas no fundo gástrico, cuja principal função é de armazenamento. Em vez disso, as ondas começam, em sua maioria, no corpo gástrico e intensificam-se à medida que alcançam o antro pilórico. Cada onda peristáltica move o conteúdo gástrico do corpo gástrico para o antro pilórico, em um processo conhecido como **propulsão**. O músculo esfíncter do piloro normalmente permanece quase fechado, porém não completamente. Como as partículas de alimento no estômago são, em sua maior parte, inicialmente muito grandes para passar através do estreito músculo esfíncter do piloro, elas são forçadas de volta para o corpo gástrico, em um processo conhecido como **retropulsão**. Em seguida, ocorre outro ciclo de propulsão, movendo as partículas de alimentos de volta para o antro pilórico. Se as partículas de alimento ainda estiverem demasiado grandes para passar através do músculo esfíncter do piloro, a retropulsão ocorre mais uma vez, à medida que as partículas são comprimidas de volta para o corpo gástrico. Em seguida, ocorre outro ciclo de propulsão, e o ciclo continua se repetindo; o resultado desses movimentos consiste na mistura do conteúdo gástrico com suco gástrico, que finalmente fica reduzido a um líquido com consistência de caldo, chamado **quimo**. Quando as partículas de alimento no quimo são pequenas o suficiente, podem passar pelo músculo esfíncter do piloro, um fenômeno conhecido como **esvaziamento gástrico**. O esvaziamento gástrico é um processo lento: apenas cerca de 3 mℓ de quimo movem-se através do músculo esfíncter do piloro de cada vez.

Os alimentos podem permanecer no fundo gástrico durante cerca de 1 hora sem serem misturados com suco gástrico. Durante esse período, continua a digestão pela amilase salivar das glândulas salivares. Entretanto, logo em seguida, a ação de agitar mistura o quimo com suco gástrico ácido, inativando a amilase salivar e ativando a lipase lingual produzida pela língua, que começa a digerir os triglicerídios em ácidos graxos e diglicerídios.

Embora as células parietais secretem íons hidrogênio (H^+) e íons cloreto (Cl^-) separadamente no lúmen do estômago, o efeito final consiste na secreção de ácido clorídrico (HCl). As **bombas de prótons** acionadas pelas H^+-K^+ ATPase transportam ativamente o H^+ para o lúmen, enquanto trazem os íons potássio (K^+) para dentro da célula (**Figura 24.14**). Ao mesmo tempo, o Cl^- e o K^+ difundem-se para fora do lúmen através dos canais de Cl^- e de K^+ na membrana apical. A enzima *anidrase carbônica*, que é particularmente abundante nas células parietais, catalisa a formação de ácido carbônico (H_2CO_3) a partir da água (H_2O) e do dióxido de carbono (CO_2). À medida que o ácido carbônico se dissocia, ele fornece uma fonte imediata de H^+ para as bombas de prótons, mas também gera íons bicarbonato (HCO_3^-). À medida que o HCO_3^- acumula-se no citosol, ele sai da célula parietal em troca de Cl^- por meio de contratransportadores de Cl^-–HCO_3^- na membrana basal lateral (próximo à lâmina própria). O HCO_3^- difunde-se nos capilares sanguíneos adjacentes. Essa "maré alcalina" de íons bicarbonato que entram na corrente sanguínea depois de uma refeição pode ser grande o suficiente para elevar ligeiramente o pH do sangue e deixar a urina mais alcalina.

A secreção de HCl pelas células parietais pode ser estimulada por várias fontes: a acetilcolina (ACh) liberada pelos neurônios parassimpáticos; a gastrina secretada pelas células G; e a histamina, que é uma substância parácrina liberada pelos mastócitos na lâmina própria adjacente (**Figura 24.15**). A acetilcolina e a gastrina estimulam as células parietais a secretar mais HCl na presença de histamina. Em outras palavras, a histamina atua de modo sinérgico, intensificando os efeitos da acetilcolina e da gastrina. Os receptores das três substâncias estão presentes na membrana plasmática das células parietais. Os receptores de histamina nas células parietais são denominados receptores H_2; medeiam respostas diferentes daquelas dos receptores H_1 envolvidos nas respostas alérgicas.

O líquido fortemente ácido do estômago mata muitos microrganismos dos alimentos. O HCl desnatura (desenovela) parcialmente as proteínas nos alimentos e estimula a secreção de hormônios que promovem o fluxo da bile e do suco pancreático. A digestão enzimática das proteínas também começa no estômago. A única enzima proteolítica (que digere proteínas) no estômago é a **pepsina**, a qual é secretada pelas células principais gástricas. A pepsina rompe certas ligações peptídicas entre aminoácidos, quebrando uma cadeia de proteína de muitos aminoácidos em fragmentos peptídicos menores. A pepsina é mais efetiva no ambiente muito ácido do estômago (pH 2) e torna-se inativa na presença de um pH mais alto.

O que impede a pepsina de digerir as proteínas das células do estômago durante a digestão do alimento? Em primeiro lugar, a pepsina é secretada em uma forma inativa, denominada

FIGURA 24.14 Secreção de HCl (ácido clorídrico) pelas células parietais do estômago.

> As bombas de prótons, acionadas pelo ATP, secretam H^+; O Cl^- difunde-se para o lúmen do estômago através dos canais de Cl^-.

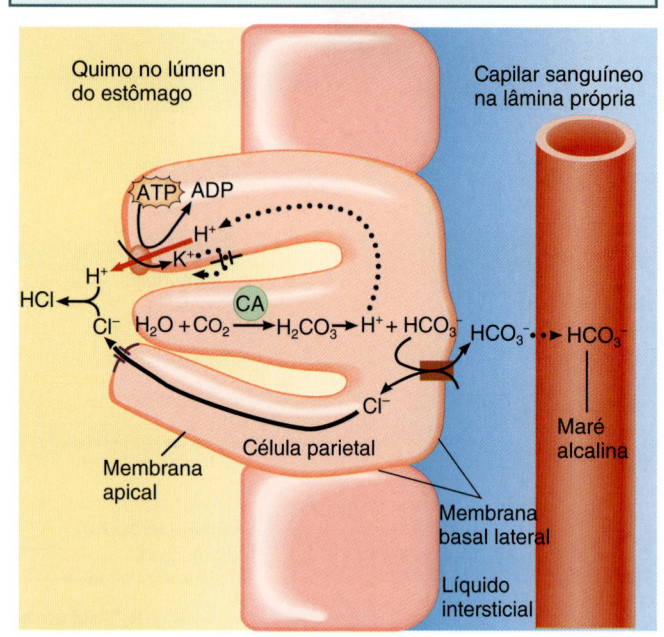

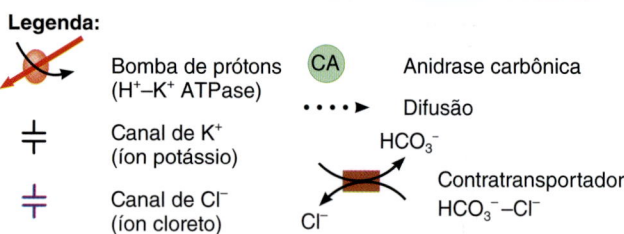

Legenda:
- Bomba de prótons (H^+–K^+ ATPase)
- Canal de K^+ (íon potássio)
- Canal de Cl^- (íon cloreto)
- CA — Anidrase carbônica
- Difusão
- Contratransportador HCO_3^-–Cl^-

? Que molécula constitui a fonte dos íons hidrogênio que são secretados no suco gástrico?

FIGURA 24.15 Regulação da secreção de HCl.

A secreção de HCl pelas células parietais pode ser estimulada por diversas fontes: acetilcolina (ACh), gastrina e histamina.

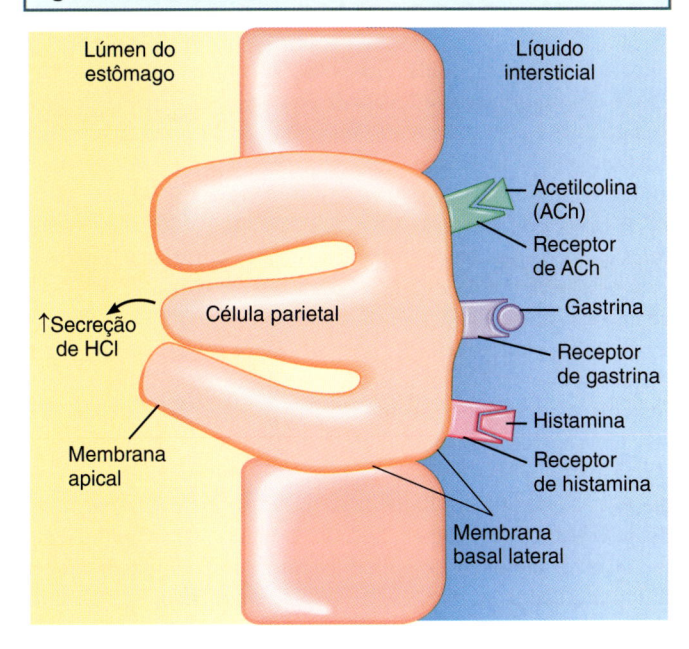

[Diagrama: Lúmen do estômago | Célula parietal com Membrana apical e Membrana basal lateral | Líquido intersticial com Acetilcolina (ACh) e Receptor de ACh, Gastrina e Receptor de gastrina, Histamina e Receptor de histamina; seta indicando ↑Secreção de HCl]

? Entre as fontes que estimulam a secreção de HCl, qual delas é um agente parácrino que é liberado pelos mastócitos na lâmina própria?

pepsinogênio; nessa forma, ela não é capaz de digerir as proteínas nas células principais que a produzem. O pepsinogênio não é convertido em pepsina ativa até entrar em contato com o ácido clorídrico secretado pelas células parietais ou com moléculas de pepsina ativa. Em segundo lugar, as células epiteliais do estômago são protegidas do suco gástrico por uma camada de 1 a 3 mm de espessura de muco alcalino secretado pelas células mucosas da superfície e células mucosas do colo.

Outra enzima do estômago é a **lipase gástrica**, que cliva os triglicerídios (gorduras e óleos) das moléculas de gordura (como aquelas encontradas no leite) em ácidos graxos e monoglicerídios. Um monoglicerídio é composto por uma molécula de glicerol ligada a uma molécula de ácido graxo. Essa enzima, que desempenha um papel limitado no estômago adulto, opera melhor em um pH de 5 a 6. Mais importante do que a lipase lingual ou a lipase gástrica é a lipase pancreática, uma enzima secretada pelo pâncreas no intestino delgado.

Apenas uma pequena quantidade de nutrientes é absorvida no estômago, visto que suas células epiteliais são impermeáveis à maioria das substâncias. Entretanto, as células mucosas do estômago absorvem uma certa quantidade de água, íons e ácidos graxos de cadeia curta, bem como certos fármacos (particularmente o ácido acetilsalicílico) e o álcool.

Nas primeiras 2 a 4 horas após a ingestão de uma refeição, o estômago já esvaziou o seu conteúdo para o duodeno. Os alimentos ricos em carboidratos permanecem menos tempo no estômago, ao passo que os alimentos ricos em proteína permanecem um pouco mais; além disso, o esvaziamento é mais lento depois de uma refeição rica em gordura contendo grandes quantidades de triglicerídios.

A **Tabela 24.3** fornece um resumo das atividades digestivas do estômago.

TABELA 24.3 Resumo das atividades digestivas do estômago.

Estrutura	Atividade	Resultado
Túnica mucosa		
Células mucosas da superfície e Células mucosas do colo	Secretam muco	Formam uma barreira protetora que impede a digestão da parede do estômago
	Absorção	Uma pequena quantidade de água, íons, ácidos graxos de cadeia curta e alguns fármacos entram na corrente sanguínea
Células parietais	Secretam fator intrínseco	Necessário para a absorção de vitamina B_{12} (utilizada na formação dos eritrócitos ou eritropoiese)
	Secretam ácido clorídrico	Mata os microrganismos nos alimentos; desnatura as proteínas; converte o pepsinogênio em pepsina
Células principais	Secretam pepsinogênio	A pepsina (forma ativada) cliva as proteínas em peptídios
	Secretam lipase gástrica	A lipase gástrica cliva os triglicerídios em ácidos graxos e monoglicerídios
Células G	Secretam gastrina	Estimula as células parietais a secretar HCl e as células principais a secretar pepsinogênio; provoca contração do esfíncter esofágico inferior; aumenta a motilidade do estômago; e relaxa o músculo esfíncter do piloro
Túnica muscular	Ondas de mistura (movimentos peristálticos suaves)	Agitam e quebram fisicamente o alimento e o misturam com o suco gástrico, formando o quimo. Forçam o quimo através do músculo esfíncter do piloro
Músculo esfíncter do piloro	Abre-se para permitir a passagem do quimo para o duodeno	Regula a passagem do quimo do estômago para o duodeno; impede o refluxo do quimo do duodeno para o estômago

Correlação clínica

Vômitos

O **vômito** ou *êmese* consiste na expulsão forçada do conteúdo da parte superior do canal alimentar (estômago e, algumas vezes, duodeno) pela boca. Os estímulos mais fortes para o vômito são a irritação e a distensão do estômago; outros estímulos incluem visão de cenas desagradáveis, anestesia geral, tontura e determinados fármacos, como morfina e derivados de digitálicos. Os impulsos nervosos são transmitidos para o centro do vômito no bulbo, e os impulsos que retornam propagam-se para os órgãos da parte superior do canal alimentar, diafragma e músculos do abdome. Os vômitos envolvem a compressão do estômago entre o diafragma e os músculos abdominais e a expulsão do conteúdo pelos esfíncteres esofágicos abertos. O vômito prolongado, particularmente em lactentes e indivíduos idosos pode ser grave, visto que a perda de suco gástrico ácido pode levar à alcalose (pH do sangue maior do que o normal), desidratação e dano ao esôfago e aos dentes.

Teste rápido

20. Compare o epitélio do esôfago com o do estômago. Como cada um deles está adaptado para a função do órgão?
21. Qual é a importância das pregas gástricas, das células mucosas da superfície, das células mucosas do colo, das células principais, células parietais e células G do estômago?
22. Qual é o papel da pepsina? Por que ela é secretada em uma forma inativa?
23. Quais são as funções da lipase gástrica e da lipase lingual no estômago?

24.10 Pâncreas

OBJETIVO

- **Descrever** a localização, a anatomia, a histologia e a função do pâncreas.

A partir do estômago, o quimo passa para o intestino delgado. Como a digestão química no intestino delgado depende das atividades do pâncreas, do fígado e da vesícula biliar, consideraremos em primeiro lugar as atividades desses órgãos acessórios da digestão e suas contribuições para a digestão no intestino delgado.

Anatomia do pâncreas

O **pâncreas**, uma glândula retroperitoneal que mede cerca de 12 a 15 cm de comprimento e 2,5 cm de espessura, está localizado posteriormente à curvatura maior do estômago. O pâncreas consiste em uma cabeça, um corpo e uma cauda e, em geral, está conectado ao duodeno do intestino delgado por dois ductos (**Figura 24.16 A**). A **cabeça do pâncreas** é a porção expandida do órgão, próximo à curva do duodeno; superiormente e à esquerda da cabeça do pâncreas estão o **colo do pâncreas** estreito, o **corpo do pâncreas** central e a **cauda do pâncreas** afilada.

Os sucos pancreáticos são secretados por células exócrinas em pequenos ductos, que, por fim, unem-se para formar dois ductos maiores, o ducto pancreático e o ducto pancreático acessório. Esses, por sua vez, transportam as secreções até o intestino delgado. O **ducto pancreático** ou *ducto de Wirsung* é o maior dos dois ductos. Na maioria dos indivíduos, o ducto pancreático une-se ao ducto colédoco do fígado e da vesícula biliar e entra no duodeno na forma de um ducto comum dilatado, denominado **ampola hepatopancreática** ou *ampola de Vater*. A ampola abre-se em uma elevação da túnica mucosa do duodeno, conhecida como **papila maior do duodeno**, localizada cerca de 10 cm inferiormente ao

FIGURA 24.16 Relação do pâncreas com o fígado, a vesícula biliar e o duodeno. A e B. Aspectos detalhados do ducto colédoco e do ducto pancreático, que formam a ampola hepatopancreática e que desembocam no duodeno.

As enzimas pancreáticas digerem amidos (polissacarídios), proteínas, triglicerídios e ácidos nucleicos.

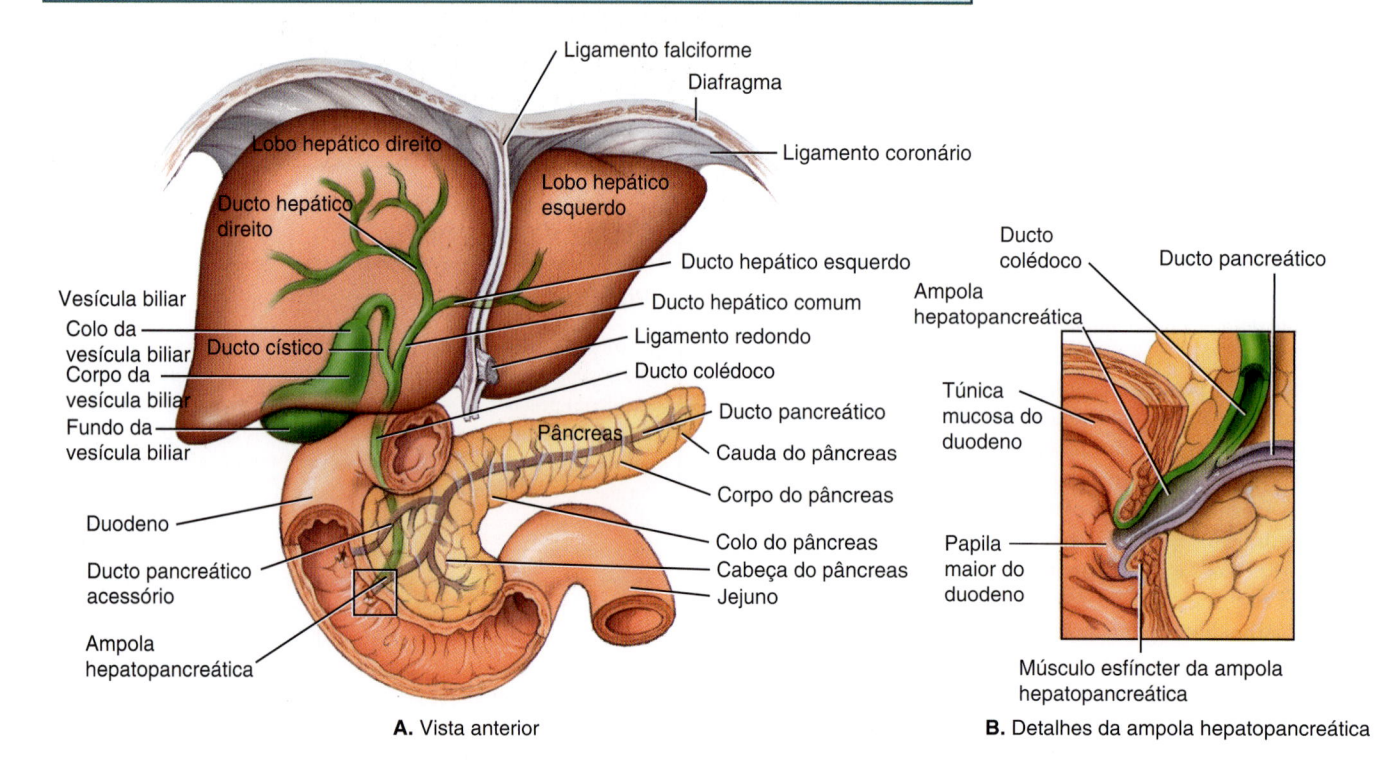

A. Vista anterior

B. Detalhes da ampola hepatopancreática

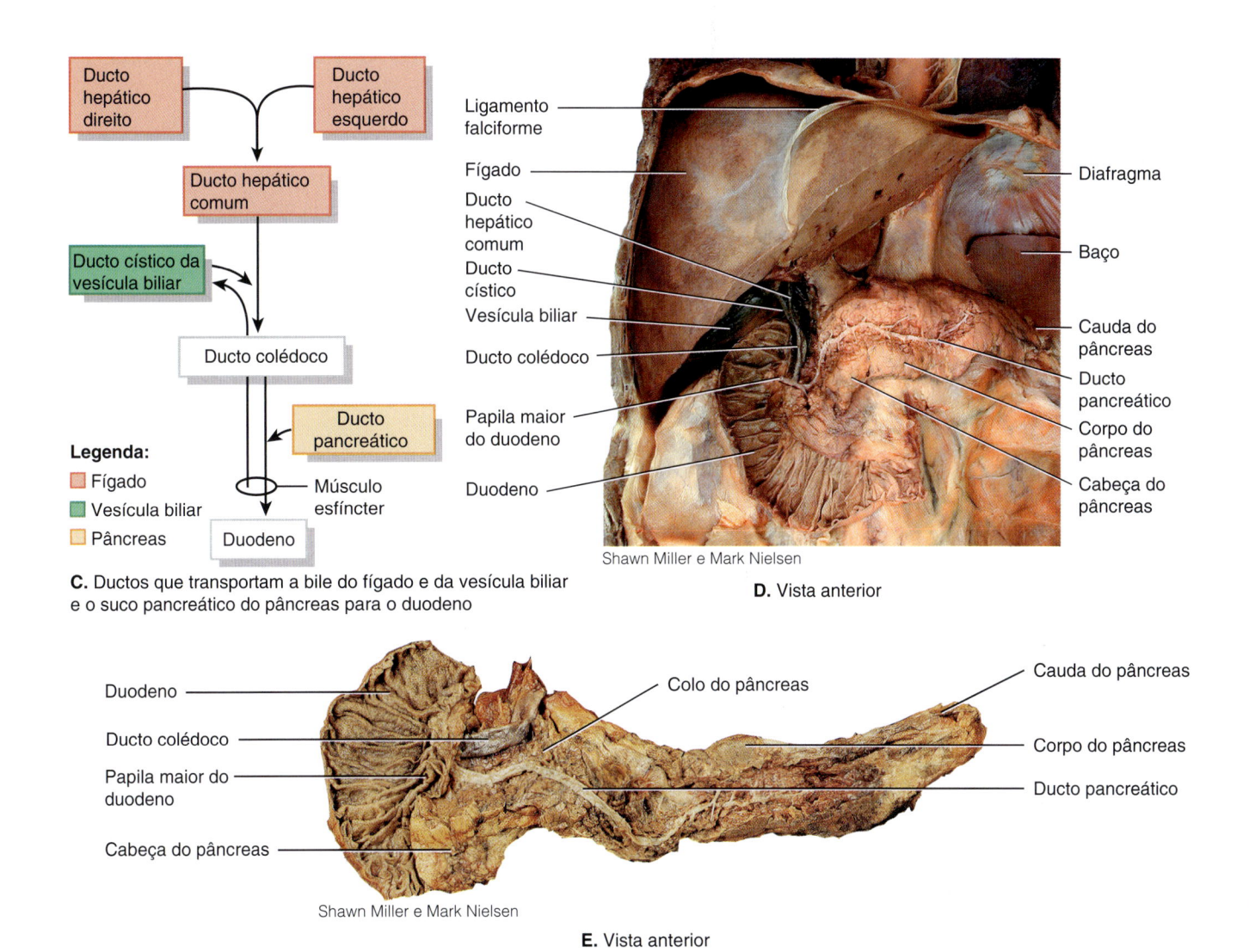

C. Ductos que transportam a bile do fígado e da vesícula biliar e o suco pancreático do pâncreas para o duodeno

D. Vista anterior

E. Vista anterior

? Cite o tipo de líquido encontrado nos ductos pancreático e colédoco e ampola hepatopancreática.

músculo esfíncter do piloro do estômago. A passagem do suco pancreático e da bile pela ampola hepatopancreática para dentro do duodeno do intestino delgado é regulada por uma massa de músculo liso que circunda a ampola, conhecida como **músculo esfíncter da ampola hepatopancreática** ou *esfíncter de Oddi*. O outro ducto principal do pâncreas, o **ducto pancreático acessório** (*ducto de Santorini*) segue a partir do pâncreas e termina no duodeno, cerca de 2,5 cm acima da ampola hepatopancreática.

Histologia do pâncreas

O pâncreas é composto por pequenos aglomerados de células epiteliais glandulares. Cerca de 99% dos aglomerados, denominados **ácinos pancreáticos**, constituem a parte *exócrina* do órgão (ver **Figura 18.17 B** e **C**). As células no interior dos ácinos pancreáticos secretam uma mistura de líquidos e enzimas digestivas, o suco pancreático. O 1% restante dos aglomerados, denominados **ilhotas pancreáticas** (*ilhotas de Langerhans*), forma a parte *endócrina* do pâncreas. Essas células secretam os hormônios glucagon, insulina, somatostatina e polipeptídio pancreático. As funções desses hormônios são discutidas no Capítulo 18.

Composição e funções do suco pancreático

O pâncreas produz diariamente 1.200 a 1.500 mℓ de **suco pancreático**, um líquido claro e incolor, que consiste principalmente em água, alguns sais, bicarbonato de sódio e várias enzimas. O bicarbonato de sódio faz com que o suco pancreático tenha um pH ligeiramente alcalino (7,1 a 8,2) responsável por tamponar o suco gástrico ácido no quimo, a fim de interromper a ação da pepsina do estômago e criar o pH adequado para a ação das enzimas digestivas no intestino delgado. As enzimas no suco pancreático incluem: uma enzima que digere o amido, a **amilase pancreática**; várias enzimas que digerem proteínas em peptídios, denominadas **tripsina**, **quimotripsina**, **carboxipeptidase** e **elastase**; a principal enzima de digestão dos triglicerídios em adultos, a **lipase pancreática**; e as enzimas que digerem os ácidos nucleicos, conhecidas como **ribonuclease** e **desoxirribonuclease**, as quais digerem o ácido ribonucleico (RNA) e o ácido desoxirribonucleico (DNA) em nucleotídios.

As enzimas do pâncreas que digerem proteínas são produzidas em uma forma inativa, exatamente como a pepsina é produzida no estômago na forma de pepsinogênio. De modo semelhante, por serem inativas, as enzimas do pâncreas não digerem as células do próprio órgão. A tripsina é secretada em uma forma inativa denominada **tripsinogênio**. As células acinares do pâncreas também secretam uma proteína, chamada **inibidor da tripsina**, o qual se combina com qualquer tripsina formada acidentalmente no pâncreas ou no suco pancreático e bloqueia a sua atividade enzimática. Quando o tripsinogênio alcança o lúmen do intestino delgado, ele encontra uma enzima ativadora da borda em escova, denominada **enteroquinase**, que cliva parte da molécula de tripsinogênio para formar a tripsina. Por sua vez, a tripsina atua sobre precursores inativos, denominados **quimotripsinogênio, procarboxipeptidase** e **proelastase**, para produzir a quimotripsina, carboxipeptidase e elastase, respectivamente.

> ### Correlação clínica
>
> #### Pancreatite e câncer de pâncreas
>
> A inflamação do pâncreas, como a que pode ocorrer em razão do abuso de álcool ou a da ocorrência crônica de cálculos biliares, é chamada **pancreatite**. Em uma condição mais grave, conhecida como **pancreatite aguda**, que está associada ao consumo pesado de álcool ou à obstrução das vias biliares, as células pancreáticas podem liberar tripsina em vez de tripsinogênio ou quantidades insuficientes do inibidor da tripsina, de modo que ela começa a digerir as células pancreáticas. Pacientes com pancreatite aguda habitualmente respondem ao tratamento, porém as crises recorrentes são a regra. Em alguns indivíduos, a pancreatite é idiopática, ou seja, sua causa é desconhecida. Outras causas de pancreatite incluem: fibrose cística, níveis elevados de cálcio no sangue (hipercalcemia), níveis elevados de ácidos graxos no sangue (hiperlipidemia ou hipertrigliceridemia), alguns fármacos (como estrogênios, sulfa e corticosteroides) e certas doenças autoimunes. Todavia, em aproximadamente 70% dos adultos com pancreatite, a causa é o alcoolismo. Com frequência, o primeiro episódio ocorre entre 30 e 40 anos de idade.
>
> O **câncer de pâncreas** geralmente afeta indivíduos com mais de 50 anos de idade e, com mais frequência, ocorre em homens. Normalmente, há poucos sintomas até a doença alcançar um estágio avançado, frequentemente não antes que a doença sofra metástases para outras partes do corpo, como linfonodos, fígado ou pulmões. A doença quase sempre é fatal e constitui a quarta causa mais comum de morte por câncer nos EUA. O câncer de pâncreas tem sido associado a: ingestão de alimentos gordurosos, consumo elevado de álcool, fatores genéticos, tabagismo e pancreatite crônica.

Teste rápido

24. Descreva o sistema de ductos que conectam o pâncreas ao duodeno.
25. O que são ácinos pancreáticos? Como as suas funções diferem daquelas das ilhotas pancreáticas?
26. Quais são as funções digestivas dos componentes do suco pancreático?

24.11 Fígado e vesícula biliar

OBJETIVO

- **Descrever** a localização, a anatomia, a histologia e as funções do fígado e da vesícula biliar.

O **fígado** é a glândula mais pesada do corpo, com cerca de 1,4 kg no adulto médio. De todos os órgãos do corpo, é o segundo em tamanho, perdendo apenas para a pele. O fígado está localizado abaixo do diafragma e ocupa a maior parte do hipocôndrio direito e parte da região epigástrica da cavidade abdominopélvica (ver **Figura 1.13 B**).

A **vesícula biliar** é um saco piriforme localizado em uma depressão da face posterior do fígado. Mede 7 a 10 cm de comprimento e, normalmente, pende da margem inferior anterior do fígado (ver **Figura 24.16 A**).

Anatomia do fígado e da vesícula biliar

O fígado é quase totalmente revestido por peritônio visceral e é recoberto por completo por uma densa camada de tecido conjuntivo não modelado (cápsula fibrosa) situada abaixo do peritônio. É dividido em dois lobos principais, um **lobo hepático direito** grande e um **lobo hepático esquerdo** menor, pelo ligamento falciforme, uma prega do mesentério (**Figura 24.16 A**). Embora muitos anatomistas considerem que o lobo hepático direito inclui o **lobo quadrado** inferior e o **lobo caudado** posterior, com base na morfologia interna (principalmente na distribuição dos vasos sanguíneos), os lobos quadrado e caudado pertencem mais apropriadamente ao lobo hepático esquerdo. O ligamento falciforme estende-se da face inferior do diafragma, entre os dois lobos hepáticos principais, até a face superior do fígado, ajudando a suspender o fígado na cavidade abdominal. Na margem livre do ligamento falciforme está o **ligamento redondo**, um remanescente da veia umbilical do feto (ver **Figura 21.31 A e B**); esse cordão fibroso estende-se do fígado até o umbigo. Os **ligamentos coronários** direito e esquerdo são extensões estreitas do peritônio parietal, que suspendem o fígado do diafragma.

As partes da vesícula biliar incluem: o **fundo da vesícula biliar** amplo, o qual se projeta inferiormente além da margem inferior do fígado; o **corpo da vesícula biliar**, que é a parte central; e o **colo da vesícula biliar**, que é a parte afunilada. O corpo e o colo da vesícula biliar projetam-se superiormente.

Histologia do fígado e da vesícula biliar

Histologicamente, o fígado é formado por vários componentes (**Figura 24.17 A a C**):

1. **Hepatócitos.** São as principais células funcionais do fígado, que realizam uma ampla variedade de funções metabólicas, secretoras e endócrinas. Trata-se de células epiteliais especializadas, com 5 a 12 lados, as quais compõem cerca de 80%

CAPÍTULO 24 Sistema Digestório

FIGURA 24.17 Histologia do fígado.

Histologicamente, o fígado é composto por hepatócitos, canalículos biliares e vasos sinusoides hepáticos.

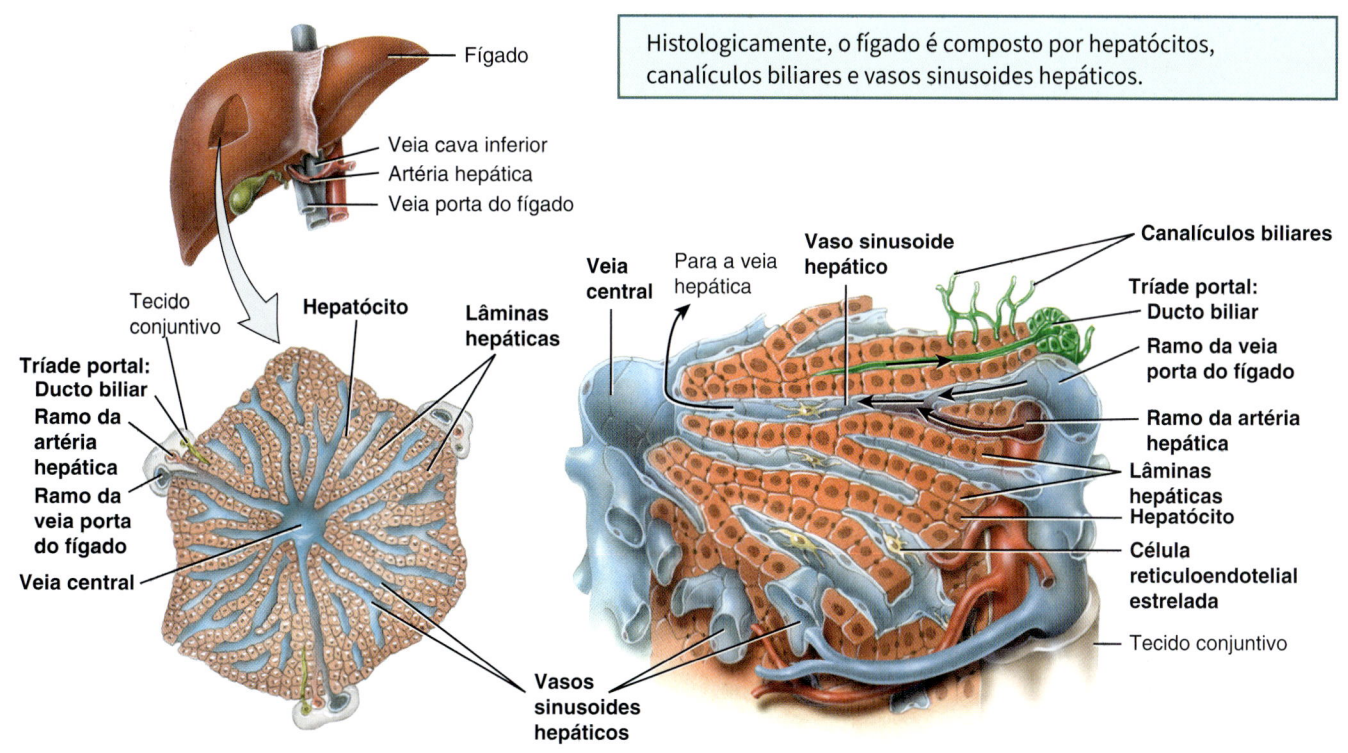

A. Visão geral dos componentes histológicos do fígado

B. Detalhes dos componentes histológicos do fígado

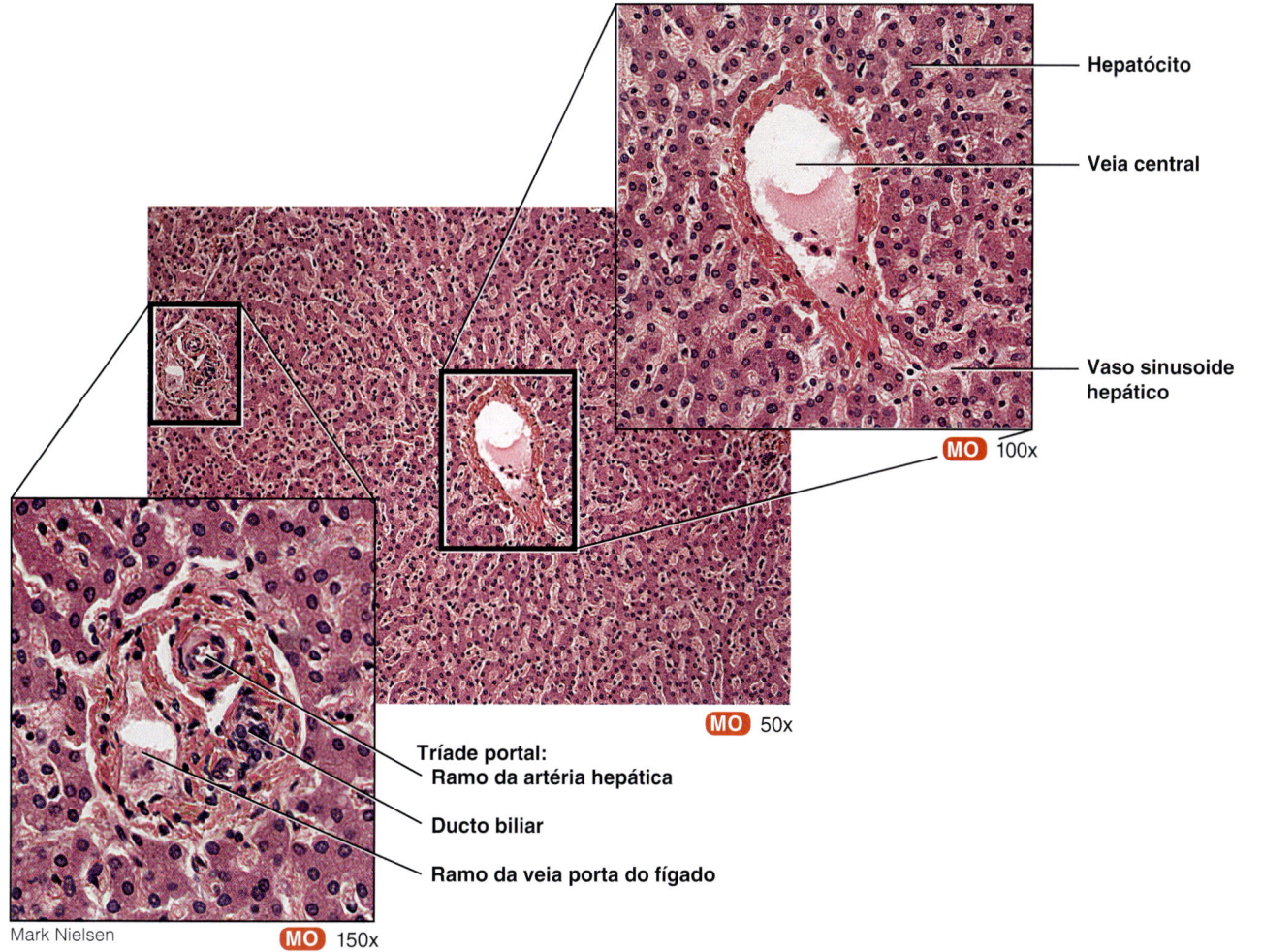

C. Fotomicrografias

(continua)

FIGURA 24.17 *Continuação.*

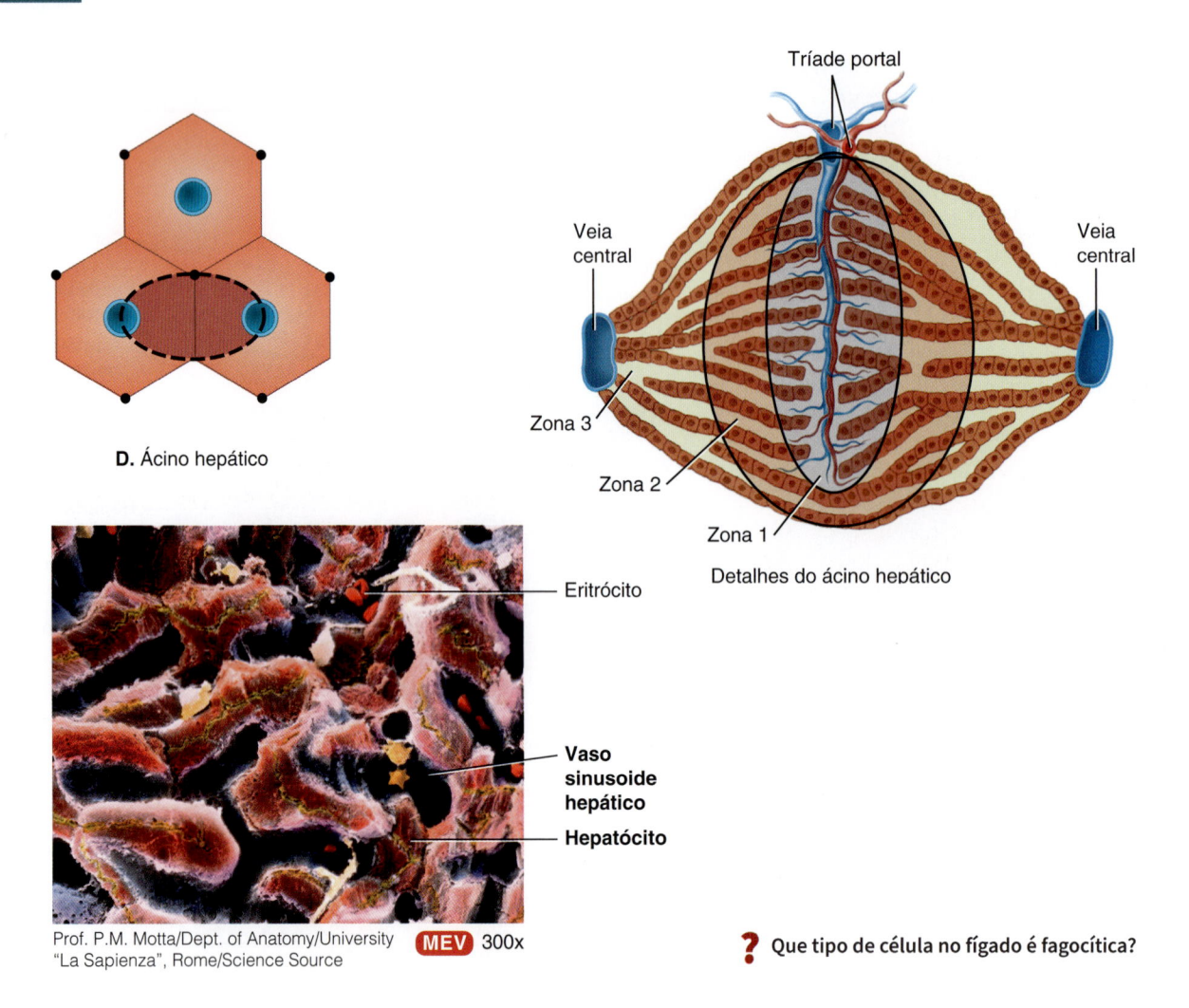

D. Ácino hepático

Detalhes do ácino hepático

Tríade portal
Veia central
Zona 3
Zona 2
Zona 1

Eritrócito
Vaso sinusoide hepático
Hepatócito

Prof. P.M. Motta/Dept. of Anatomy/University "La Sapienza", Rome/Science Source
MEV 300x

? Que tipo de célula no fígado é fagocítica?

do volume do fígado. Os hepatócitos formam arranjos tridimensionais complexos denominados **lâminas hepáticas**. As lâminas hepáticas são placas de hepatócitos de uma célula cuja espessura é limitada em ambos os lados pelos espaços vasculares revestidos de endotélio denominados sinusoides hepáticos. As lâminas hepáticas são estruturas irregulares e altamente ramificadas. Os sulcos nas membranas celulares entre hepatócitos adjacentes proporcionam espaços entre os canalículos biliares (descritos adiante) nos quais os hepatócitos secretam a bile. A bile, um líquido amarelo, acastanhado ou verde-oliva secretado pelos hepatócitos, serve como produto de excreção e como secreção digestiva.

2. **Canalículos biliares.** São pequenos ductos entre os hepatócitos, responsáveis por coletar a bile produzida pelos hepatócitos. A partir dos canalículos biliares, a bile passa para os **dúctulos biliares** e, em seguida, para os **ductos biliares**. Os ductos biliares unem-se e, por fim, formam os **ductos hepáticos direito** e **esquerdo** maiores, os quais, por sua vez, unem-se e saem do fígado como o **ducto hepático comum** (ver **Figura 24.16**). O ducto hepático comum junta-se ao **ducto cístico** da vesícula biliar para formar o **ducto colédoco**. A partir desse ducto, a bile entra no duodeno do intestino delgado para participar da digestão.

3. **Vasos sinusoides hepáticos.** São capilares sanguíneos altamente permeáveis entre fileiras de hepatócitos. Recebem sangue oxigenado de ramos da artéria hepática e sangue desoxigenado rico em nutrientes de ramos da veia porta do fígado. É importante lembrar que a veia porta do fígado traz sangue venoso dos órgãos do canal alimentar e do baço para o fígado. Os vasos sinusoides hepáticos convergem e transportam o sangue para uma **veia central**. A partir das veias centrais, o sangue flui para as **veias hepáticas**, as quais drenam para a veia cava inferior (ver **Figura 21.29**). Diferentemente do sangue, que flui em direção à veia central, a bile flui na direção oposta. Nos vasos sinusoides hepáticos, existem também fagócitos fixos, denominados **células reticuloendoteliais estreladas** ou *macrófagos hepáticos* (ou, ainda, *células de Kupffer*), os quais destroem leucócitos e eritrócitos desgastados, bactérias e outros materiais estranhos no sangue venoso que drena do canal alimentar.

Em conjunto, um ducto biliar, um ramo da artéria hepática e um ramo da veia porta do fígado são designados como **tríade portal**.

Os hepatócitos, o sistema de ductos biliares e os vasos sinusoides hepáticos podem ser organizados em uma unidade anatômica e funcional, denominada **ácino hepático**. Cada ácino hepático é uma massa aproximadamente oval, que inclui partes de dois lóbulos hepáticos adjacentes. O eixo curto do ácino hepático é definido por ramos da tríade portal – ramos da artéria hepática, da veia porta do fígado e ductos biliares – que seguem o seu percurso ao longo da margem dos lóbulos hepáticos. O eixo longo do ácino é definido por duas linhas curvas imaginárias, as quais ligam as duas veias centrais mais próximas ao eixo curto (**Figura 24.17 D**, parte inferior). Os hepatócitos no ácino hepático estão distribuídos em três zonas ao redor do eixo curto, sem delimitações nítidas entre eles (**Figura 24.17 D**). As células na zona 1 estão mais próximas aos ramos da tríade portal e são as primeiras a receber o oxigênio, os nutrientes e as toxinas que chegam pelo sangue. Essas células são as primeiras a captar a glicose e a armazená-la como glicogênio depois de uma refeição, bem como a degradar o glicogênio em glicose durante o jejum. Elas também são as primeiras a exibir alterações morfológicas após obstrução do ducto biliar ou exposição a substâncias tóxicas. As células da zona 1 são as últimas a morrer se houver comprometimento da circulação e as primeiras a se regenerar. As células da zona 3 são as mais distantes dos ramos da tríade portal e são as últimas a demonstrar os efeitos da obstrução biliar ou da exposição a toxinas, porém são as primeiras a sofrer os efeitos do comprometimento da circulação e as últimas a se regenerar. As células da zona 3 também são as primeiras a mostrar evidências de acúmulo de gordura. As células na zona 2 apresentam características estruturais e funcionais intermediárias entre as células das zonas 1 e 3.

O ácino hepático é a menor unidade estrutural e funcional do fígado. Fornece uma descrição e interpretação lógicas (1) dos padrões de armazenamento e liberação de glicogênio e (2) dos efeitos tóxicos, da degeneração e da regeneração em relação à proximidade das zonas acinares com ramos da tríade portal.

A túnica mucosa da vesícula biliar consiste em epitélio simples colunar disposto em **pregas mucosas** semelhantes às do estômago. A parede da vesícula biliar não apresenta tela submucosa. A túnica muscular média consiste em fibras musculares lisas, as quais, quando contraídas, ejetam o conteúdo da vesícula biliar para dentro do **ducto cístico**. O revestimento externo da vesícula biliar é proporcionado pelo peritônio visceral. As funções da vesícula biliar são armazenar e concentrar a bile produzida pelo fígado (até 10 vezes) até que ela seja necessária no duodeno. No processo de concentração, a túnica mucosa da vesícula biliar absorve água e íons. A bile ajuda na digestão e na absorção das gorduras.

Suprimento sanguíneo do fígado

O fígado recebe sangue de duas fontes (**Figura 24.18**). A partir da artéria hepática obtém sangue oxigenado e, a partir da veia porta do fígado, recebe sangue desoxigenado contendo nutrientes recém-absorvidos, fármacos e, possivelmente, microrganismos e toxinas do canal alimentar (ver **Figura 21.29**). Os ramos tanto da artéria hepática quanto da veia porta do fígado transportam o sangue para os vasos sinusoides hepáticos, onde o oxigênio, a maior parte dos nutrientes e certas substâncias tóxicas são capturados pelos hepatócitos. Os produtos dos hepatócitos e os nutrientes necessários a outras células são secretados de volta para o sangue, que então drena para a veia central e, por fim, para uma

Correlação clínica

Icterícia

A **icterícia** refere-se a uma coloração amarelada da esclera (parte branca dos olhos), pele e túnicas mucosas em decorrência do acúmulo de um composto amarelo denominado bilirrubina. Após a sua formação a partir da decomposição do pigmento heme dos eritrócitos senescentes, a bilirrubina é transportada até o fígado, onde é processada e, por fim, excretada na bile. As três principais categorias de icterícia são: (1) *icterícia pré-hepática*, causada pela produção excessiva de bilirrubina; (2) *icterícia hepática*, em consequência de doença congênita do fígado, cirrose hepática ou hepatite; e (3) *icterícia extra-hepática*, decorrente do bloqueio da drenagem de bile por cálculos biliares ou por câncer de intestino ou de pâncreas.

Como o fígado de um recém-nascido funciona inadequadamente na primeira semana de vida ou mais, muitos lactentes apresentam uma forma leve de icterícia, chamada *icterícia neonatal (fisiológica)*, a qual desaparece à medida que o fígado amadurece. Em geral, o seu tratamento consiste em expor o lactente à fototerapia, a fim de converter a bilirrubina em substâncias passíveis de excreção pelos rins.

FIGURA 24.18 **Fluxo sanguíneo hepático: fontes, percurso pelo fígado e retorno ao coração.**

O fígado recebe sangue oxigenado pela artéria hepática e sangue desoxigenado rico em nutrientes da veia porta do fígado.

Sangue oxigenado da artéria hepática → Vasos sinusoides hepáticos

Sangue desoxigenado rico em nutrientes oriundo da veia porta do fígado → Vasos sinusoides hepáticos

Vasos sinusoides hepáticos → Veia central → Veia hepática → Veia cava inferior → Átrio direito do coração

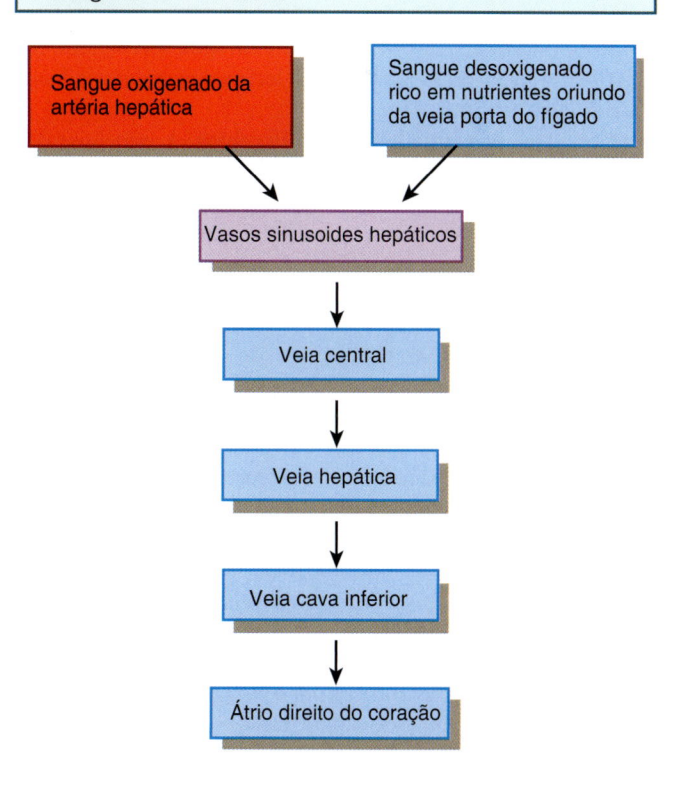

? Durante as primeiras horas após uma refeição, como a composição química do sangue modifica-se à medida que flui pelos sinusoides hepáticos?

veia hepática. Como o sangue do canal alimentar passa pelo fígado como parte da circulação porta hepática, o fígado frequentemente constitui o local de metástase de câncer que se origina no canal alimentar.

> ### ⚕ Correlação clínica
>
> #### Provas de função hepática
>
> As **provas de função hepática** são exames de sangue para medir a presença de determinadas substâncias químicas liberadas pelos hepatócitos. Essas substâncias incluem a albumina globulinase, a alanina aminotransferase (ALT), a aspartato aminotransferase (AST), a fosfatase alcalina (ALP), a gamaglutamil-transpeptidase (GGT) e a bilirrubina. Esses exames são utilizados para avaliar e monitorar doenças ou danos hepáticos. As causas comuns de elevação das enzimas hepáticas incluem: anti-inflamatórios não esteroides, medicamentos que reduzem o colesterol, alguns antibióticos, álcool, diabetes melito, infecções (hepatite viral e mononucleose), cálculos biliares, tumores hepáticos e uso excessivo de fitoterápicos, como cava-cava, confrei, poejo, raiz de dente-de-leão, escutelária e efedra.

Funções do fígado e da vesícula biliar

Os hepatócitos secretam diariamente 800 a 1.000 mℓ de **bile**, um líquido amarelo, acastanhado ou verde-oliva. A bile apresenta um pH de 7,6 a 8,6 e consiste principalmente em água, sais biliares, colesterol, um fosfolipídio denominado lecitina, pigmentos biliares e vários íons.

O principal pigmento biliar é a **bilirrubina**. A fagocitose dos eritrócitos senescentes libera ferro, globina e bilirrubina (derivada do heme) (ver **Figura 19.5**). O ferro e a globina são reciclados; a bilirrubina é secretada na bile e, por fim, degradada no intestino. Um de seus produtos de degradação – a **estercobilina** – confere às fezes a sua coloração marrom normal.

A bile é, em parte, um produto de excreção e, em parte, uma secreção digestiva. Os sais biliares, que são sais de sódio e sais de potássio dos ácidos biliares (principalmente ácido quenodesoxicólico e ácido cólico), desempenham um papel na **emulsificação**, a degradação de grandes glóbulos de lipídios em uma suspensão de pequenos glóbulos lipídicos. Os pequenos glóbulos lipídicos apresentam uma área de superfície muito grande, o que permite à lipase pancreática realizar mais rapidamente a digestão dos triglicerídios. Os sais biliares também ajudam na absorção de lipídios após a sua digestão.

Embora os hepatócitos liberem a bile de maneira contínua, a sua produção e secreção aumentam quando o sangue do sistema porta contém mais ácidos biliares; por conseguinte, à medida que a digestão e a absorção prosseguem no intestino delgado, a liberação de bile aumenta. Entre as refeições, após ter ocorrido a maior parte da absorção, a bile flui para dentro da vesícula biliar para armazenamento, visto que o músculo esfíncter da ampola hepatopancreática (ver **Figura 24.16**) fecha a entrada para o duodeno. O esfíncter circunda a ampola hepatopancreática.

Além de secretar bile, que é necessária para a absorção das gorduras da dieta, o fígado desempenha muitas outras funções vitais:

- ***Metabolismo dos carboidratos.*** O fígado é particularmente importante na manutenção de um nível de glicemia normal. Quando a glicose do sangue está baixa, o fígado pode degradar o glicogênio em glicose e liberá-la na corrente sanguínea; ademais, pode converter certos aminoácidos e o ácido láctico em glicose, bem como converter outros açúcares, como a frutose e a galactose, em glicose. Quando o nível de glicemia está elevado, como ocorre imediatamente após uma refeição, o fígado converte a glicose em glicogênio e triglicerídios para armazenamento
- ***Metabolismo dos lipídios.*** Os hepatócitos armazenam alguns triglicerídios; clivam os ácidos graxos para gerar ATP; sintetizam lipoproteínas, que transportam ácidos graxos, triglicerídios e colesterol para as células do corpo e a partir delas; sintetizam e utilizam o colesterol para produzir sais biliares
- ***Metabolismo das proteínas.*** Os hepatócitos realizam a ***desaminação*** (remoção do grupo amino, NH_2) dos aminoácidos, de modo que eles possam ser utilizados na produção de ATP ou convertidos em carboidratos ou gorduras. Em seguida, a

> ### ⚕ Correlação clínica
>
> #### Cálculos biliares
>
> Quando a bile contém sais biliares ou lecitina em quantidades insuficientes ou colesterol em excesso, o colesterol pode cristalizar, formando **cálculos biliares**. À medida que crescem em tamanho (de um grão de areia até uma bola de golfe) e em número, os cálculos biliares podem causar obstrução mínima, intermitente ou completa ao fluxo de bile da vesícula biliar para o duodeno. O tratamento consiste em: uso de fármacos que dissolvem os cálculos biliares, litotripsia (terapia com ondas de choque) ou cirurgia. Para os indivíduos com história de cálculos biliares ou para os quais os fármacos ou a litotripsia não são opções, é necessário proceder à **colecistectomia** – a remoção da vesícula biliar e de seu conteúdo. Nos EUA, mais de meio milhão de colecistectomias são realizadas a cada ano. Para evitar os efeitos colaterais resultantes da perda da vesícula biliar, os pacientes devem fazer mudanças no seu estilo de vida e alimentação, incluindo: (1) limitar a ingestão de gordura saturada; (2) evitar o consumo de bebidas alcoólicas; (3) ingerir quantidades menores de alimento durante uma refeição ou fazer cinco a seis refeições menores por dia, em vez de duas a três refeições maiores; e (4) tomar suplementos vitamínicos e minerais.
>
> Martin M. Rotker/Science Source

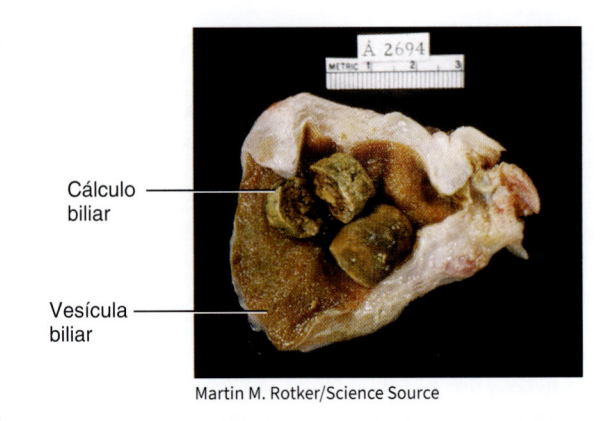

amônia (NH₃) tóxica resultante é convertida em ureia, muito menos tóxica, a qual é excretada na urina. Os hepatócitos também sintetizam a maior parte das proteínas plasmáticas, como as alfa e betaglobulinas, a albumina, a protrombina e o fibrinogênio

- *Processamento de fármacos e hormônios.* O fígado tem a capacidade de destoxificar substâncias, como o álcool, e excretar fármacos, como a penicilina, a eritromicina e as sulfonamidas, na bile. Além disso, pode alterar quimicamente ou excretar os hormônios tireoidianos e os hormônios esteroides, como estrogênios e aldosterona
- *Excreção de bilirrubina.* Conforme assinalado anteriormente, a bilirrubina, que deriva do heme dos eritrócitos senescentes, é absorvida pelo fígado a partir do sangue e secretada na bile. A maior parte da bilirrubina na bile é metabolizada no intestino delgado por bactérias e eliminada nas fezes
- *Síntese de sais biliares.* Os sais biliares são utilizados no intestino delgado para emulsificação e absorção de lipídios
- *Armazenamento.* Além do glicogênio, o fígado constitui um importante local de armazenamento para determinadas vitaminas (A, B₁₂, D, E e K) e minerais (ferro e cobre), os quais são liberados do fígado quando necessários em outras partes do corpo
- *Fagocitose.* As células reticuloendoteliais estreladas do fígado fagocitam eritrócitos senescentes, leucócitos e algumas bactérias
- *Ativação da vitamina D.* A pele, o fígado e os rins participam da síntese da forma ativa da vitamina D.

As funções do fígado relacionadas com o metabolismo são discutidas de modo mais detalhado no Capítulo 25.

Teste rápido

27. Faça e nomeie um diagrama das zonas celulares de um ácino hepático.
28. Descreva as vias do fluxo sanguíneo para dentro, através e para fora do fígado.
29. Como o fígado e a vesícula biliar conectam-se com o duodeno?
30. Uma vez formada pelo fígado, como a bile é coletada e transportada até a vesícula biliar para o seu armazenamento?
31. Descreva as principais funções do fígado e da vesícula biliar.

24.12 Intestino delgado

OBJETIVOS

- **Descrever** a localização e a estrutura do intestino delgado
- **Identificar** as funções do intestino delgado.

A maior parte da digestão e da absorção de nutrientes ocorre em um longo tubo do canal alimentar, o **intestino delgado**. Sendo assim, a sua estrutura está especialmente adaptada para a execução dessas funções. O seu comprimento por si só já fornece uma grande área de superfície para a digestão e a absorção, e essa área é ainda mais aumentada por pregas circulares, vilosidades intestinais e microvilosidades. O intestino delgado começa após o músculo esfíncter do piloro do estômago, encurva-se pelas partes central e inferior da cavidade abdominal e, por fim, abre-se no intestino grosso. Seu diâmetro é de 2,5 cm em média; seu comprimento é de cerca de 5 m na pessoa viva e de cerca de 6,5 m no cadáver, devido à perda do tônus do músculo liso após a morte.

Anatomia do intestino delgado

O intestino delgado é dividido em três regiões (**Figura 24.19**). A primeira parte do intestino delgado é o **duodeno**, a região mais curta, que é retroperitoneal. Começa após o músculo esfíncter do piloro do estômago e consiste em um tubo em formato de C, que se estende por cerca de 25 cm até se fundir com o jejuno. *Duodeno* significa "12"; é assim denominado porque o seu comprimento corresponde aproximadamente à largura de 12 dedos. O **jejuno** é a próxima parte, com cerca de 1 m de comprimento, que se estende

FIGURA 24.19 **Anatomia do intestino delgado.** As regiões do intestino delgado são o duodeno, o jejuno e o íleo.

> A maior parte da digestão e da absorção ocorre no intestino delgado.

Funções do intestino delgado

1. As segmentações misturam o quimo com os sucos digestivos e colocam o alimento em contato com a túnica mucosa para a sua absorção; o peristaltismo impulsiona o quimo ao longo do intestino delgado.
2. Completa a digestão de carboidratos, proteínas e lipídios; inicia e completa a digestão de ácidos nucleicos.
3. Absorve cerca de 90% dos nutrientes e da água que passam pelo sistema digestório.

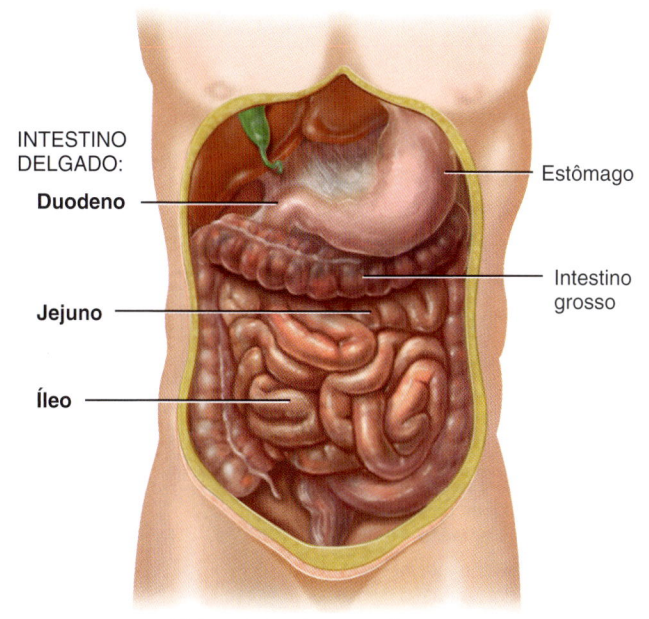

Vista anterior da anatomia externa

? Que parte do intestino delgado é a mais longa?

até o íleo. *Jejuno* significa "vazio", visto que ele é encontrado dessa maneira no momento da morte. A última e mais longa região do intestino delgado é o **íleo**, que mede cerca de 2 m e une-se ao intestino grosso em um esfíncter de músculo liso, denominado **óstio ileal**.

Histologia do intestino delgado

A parede do intestino delgado é composta pelas mesmas quatro camadas que formam a maior parte do canal alimentar: a túnica mucosa, a tela submucosa, a túnica muscular e a túnica serosa

FIGURA 24.20 Histologia do intestino delgado.

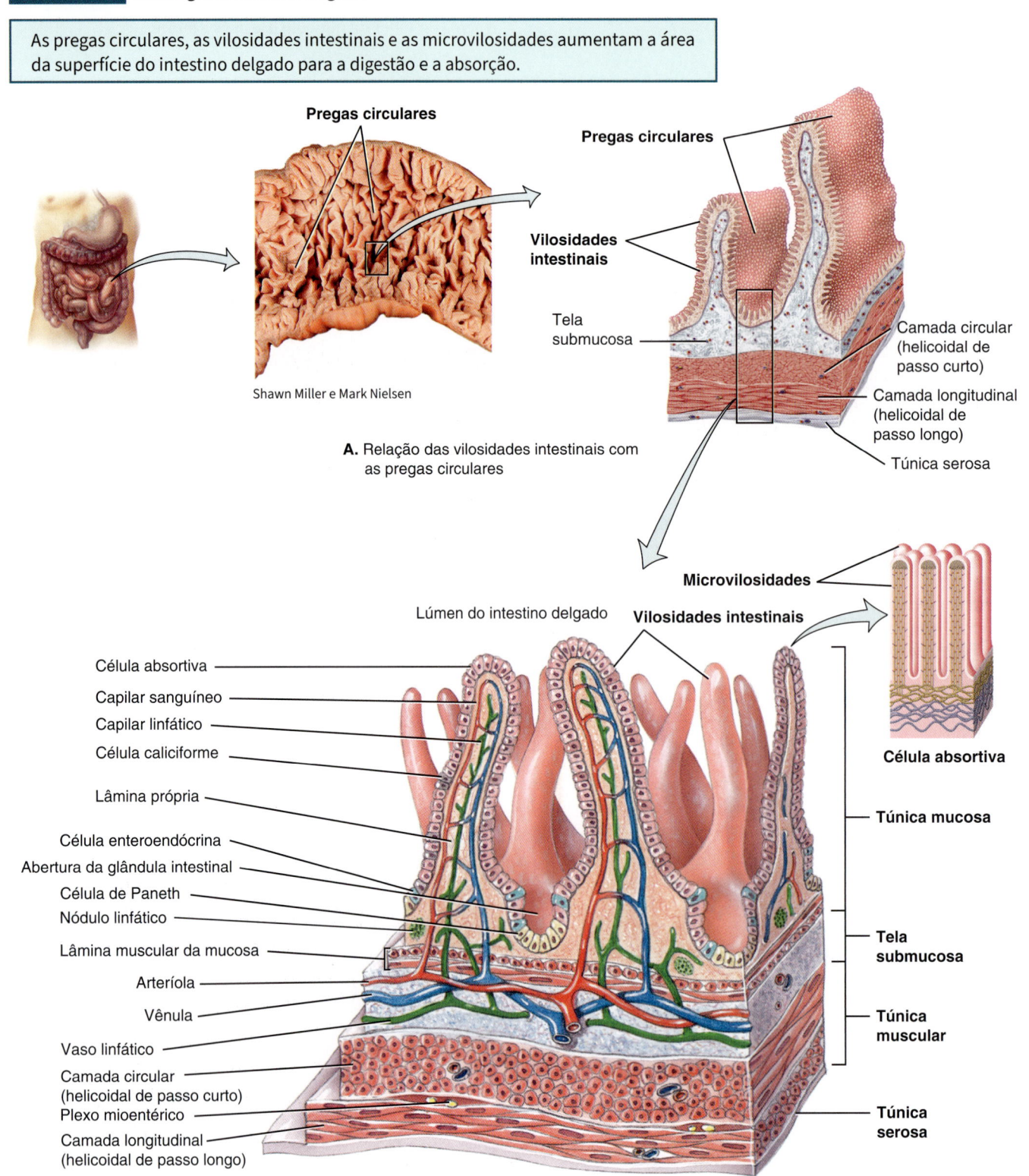

As pregas circulares, as vilosidades intestinais e as microvilosidades aumentam a área da superfície do intestino delgado para a digestão e a absorção.

Shawn Miller e Mark Nielsen

A. Relação das vilosidades intestinais com as pregas circulares

B. Vista tridimensional das camadas do intestino delgado, mostrando as vilosidades

CAPÍTULO 24 Sistema Digestório 971

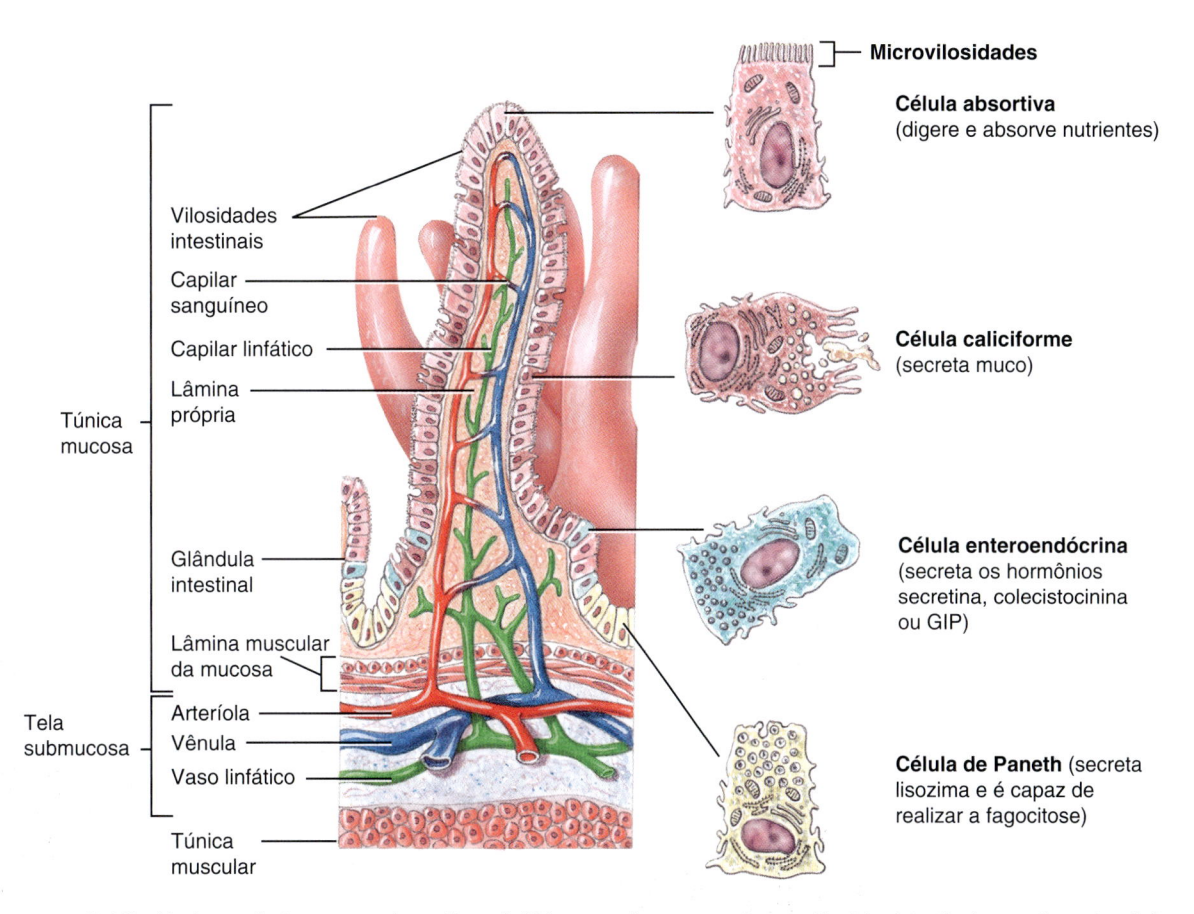

C. Vilosidade ampliada, mostrando capilares linfáticos, capilares sanguíneos, glândulas intestinais e os tipos de células

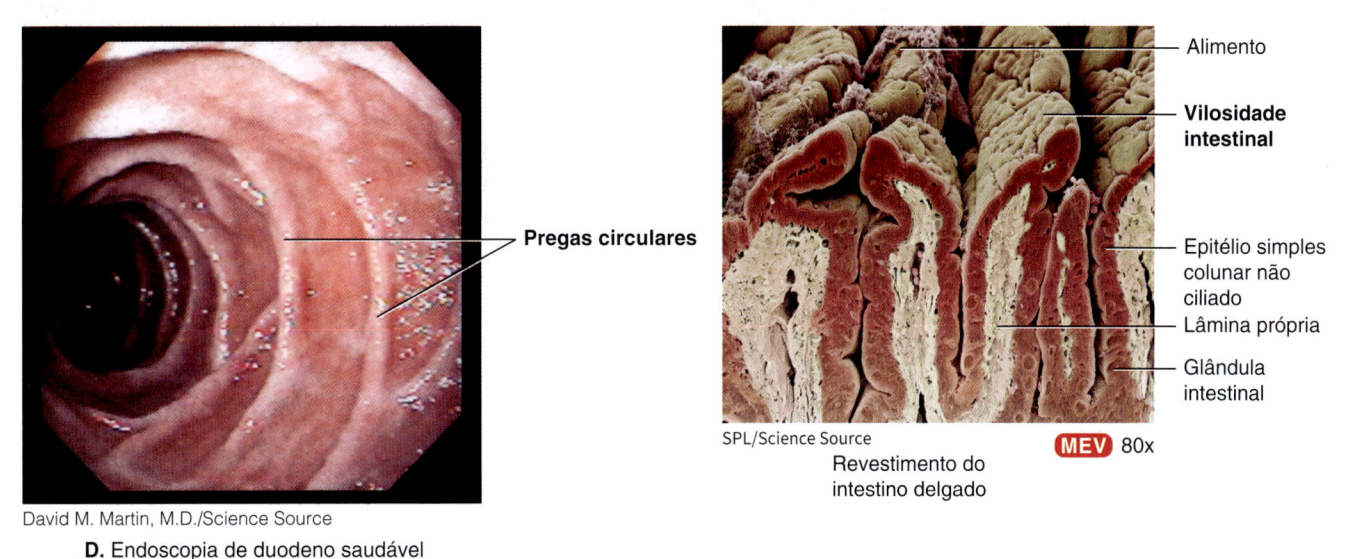

D. Endoscopia de duodeno saudável

Revestimento do intestino delgado

? Qual é a importância funcional da rede de capilares sanguíneos e capilares linfáticos no centro de cada vilosidade?

(**Figura 24.20 B**). A túnica mucosa é composta por uma camada de epitélio, lâmina própria e lâmina muscular da mucosa. A camada epitelial da túnica mucosa do intestino delgado consiste em epitélio simples colunar, que contém muitos tipos de células (**Figura 24.20 C**). As **células absortivas** do epitélio contêm enzimas que digerem o alimento e apresentam microvilosidades intestinais responsáveis por absorver os nutrientes no quimo do intestino delgado. O epitélio também apresenta **células caliciformes**, que secretam muco. A túnica mucosa do intestino delgado contém muitas fendas profundas revestidas com epitélio glandular. As células que revestem as fendas formam as **glândulas intestinais** ou *criptas de Lieberkühn* e secretam suco intestinal (discutido mais adiante). Além das células absortivas e das células caliciformes, as glândulas intestinais também contêm células de Paneth e células enteroendócrinas. As **células de Paneth** secretam lisozima, uma enzima bactericida, e são capazes de realizar a fagocitose. Essas células podem desempenhar um papel na regulação da microbiota do intestino delgado. São encontrados três tipos de células enteroendócrinas nas glândulas do intestino delgado: **células S**, **células CCK** e **células K**, as quais secretam os hormônios **secretina**, **colecistocinina**

(CCK) e **peptídio insulinotrópico dependente de glicose (GIP)**, respectivamente.

A lâmina própria da túnica mucosa do intestino delgado contém tecido conjuntivo areolar, bem como uma quantidade abundante de tecido linfoide associado a mucosa (MALT). Os **nódulos linfáticos solitários** são mais numerosos na parte distal do íleo. Grupos de nódulos linfáticos, denominados **nódulos linfáticos agregados** ou *placas de Peyer*, também estão presentes no íleo. A lâmina muscular da mucosa do intestino delgado é constituída de músculo liso.

A tela submucosa do duodeno contém **glândulas duodenais**, também conhecidas como *glândulas de Brunner* (**Figura 24.21 A**), as quais secretam um muco alcalino que ajuda a neutralizar o ácido gástrico no quimo. Algumas vezes, o tecido linfático da lâmina própria estende-se pela lâmina muscular da mucosa e alcança a tela submucosa. A túnica muscular do intestino delgado consiste em duas camadas de músculo liso: a camada externa mais fina contém fibras longitudinais, e a camada interna mais espessa apresenta fibras circulares. Com exceção de uma importante parte do duodeno, que é retroperitoneal, a túnica serosa (ou peritônio visceral) envolve por completo o intestino delgado.

Embora a parede do intestino delgado seja composta pelas mesmas quatro camadas básicas do restante do canal alimentar, certas características estruturais especiais do intestino delgado facilitam o processo de digestão e de absorção. Essas características estruturais incluem pregas circulares, vilosidades intestinais e microvilosidades. As **pregas circulares** são pregas da túnica mucosa e da tela submucosa (ver **Figuras 24.19 B** e **24.20 A**). Essas cristas permanentes, cujo comprimento é de cerca de 10 mm, começam próximo à parte proximal do duodeno e terminam aproximadamente na porção média do íleo. Algumas estendem-se por toda a circunferência do intestino, já outras estendem-se apenas em parte da circunferência. As pregas circulares aumentam a absorção em decorrência da área de superfície aumentada e fazem com que o quimo mova-se em espiral, e não de maneira linear, à medida que flui pelo intestino delgado.

O intestino delgado também apresenta **vilosidades intestinais**, que são projeções digitiformes da túnica mucosa, de 0,5 a 1 mm de comprimento (ver **Figura 24.20 B** e **C**). O grande número de vilosidades (20 a 40 por mm^2) aumenta enormemente a área de superfície do epitélio disponível para absorção e digestão e confere à túnica mucosa intestinal um aspecto aveludado. Cada vilosidade intestinal é recoberta por epitélio e apresenta um cerne de lâmina própria; dentro do tecido conjuntivo da lâmina própria, há uma arteríola, uma vênula, uma rede de capilares sanguíneos e um **capilar linfático** ou *vaso lactífero* (ver **Figura 24.20 C**). Os nutrientes absorvidos pelas células epiteliais que recobrem a vilosidade atravessam a parede de um capilar sanguíneo ou capilar linfático para entrar no sangue ou na linfa, respectivamente.

Além das pregas circulares e das vilosidades, o intestino delgado também apresenta **microvilosidades**, que são projeções da membrana apical (livre) das células absortivas. Cada microvilosidade consiste em uma projeção cilíndrica de 1 μm de comprimento, recoberta por membrana, que contém um feixe de 20 a 30 filamentos de actina. Quando visualizadas ao microscópio óptico, as microvilosidades são muito pequenas para serem vistas individualmente; com efeito, elas formam uma linha difusa, denominada **borda em escova**, que se estende no lúmen do intestino delgado. Calcula-se que haja 200 milhões de microvilosidades por milímetro quadrado de intestino delgado. Como as microvilosidades aumentam acentuadamente a área de superfície da membrana plasmática, grandes quantidades de nutrientes digeridos podem difundir-se para dentro das células absortivas em determinado período. A borda em escova também contém diversas enzimas que desempenham funções digestivas (discutidas adiante).

Papel do suco intestinal e das enzimas da borda em escova

Cerca de 1 a 2 ℓ de **suco intestinal**, um líquido amarelo-claro, são secretados diariamente. O suco intestinal contém água e muco e é ligeiramente alcalino (pH de 7,6). O pH alcalino do suco intestinal deve-se à sua alta concentração de íons bicarbonato (HCO_3^-). Juntos, os sucos pancreático e intestinal fornecem um meio líquido que ajuda na absorção de substâncias a partir do quimo do intestino delgado. As células absortivas do intestino delgado sintetizam várias enzimas digestivas, denominadas **enzimas da borda em escova**, e as inserem na membrana plasmática das microvilosidades. Por conseguinte, parte da digestão enzimática ocorre na superfície das células absortivas que revestem as vilosidades, e não exclusivamente no lúmen, como ocorre em outras partes do canal alimentar. Entre as enzimas da borda em escova, existem: quatro tipos envolvidos na digestão de carboidratos – alfa-dextrinase, maltase, sacarase e lactase; enzimas que digerem proteínas, denominadas peptidases (aminopeptidase e dipeptidase); e dois tipos que digerem nucleotídios, as nucleosidases e as fosfatases. Além disso, à medida que as células absortivas descamam no lúmen do intestino delgado, elas se fragmentam e liberam enzimas que ajudam a digerir nutrientes no quimo.

Digestão mecânica no intestino delgado

Os dois tipos de movimentos do intestino delgado – as segmentações e um tipo de peristaltismo, denominado complexo motor migratório – são controlados principalmente pelo plexo mioentérico. As **segmentações** são contrações localizadas de mistura que ocorrem em partes do intestino distendido por um grande volume de quimo. As segmentações misturam o quimo com os sucos digestivos e colocam as partículas de alimentos em contato com a túnica mucosa para a sua absorção; elas não empurram o conteúdo intestinal ao longo do canal alimentar. Uma segmentação começa com as contrações das fibras musculares circulares em uma parte do intestino delgado, uma ação que divide o intestino em segmentos. Em seguida, as fibras musculares que circundam o meio de cada segmento também se contraem, dividindo mais uma vez cada segmento. Por fim, as fibras musculares que se contraíram inicialmente relaxam, e cada pequeno segmento une-se com um pequeno segmento adjacente, de modo a formar novamente grandes segmentos. Com a repetição dessa sequência de eventos, o quimo espalha-se para frente e para trás. As segmentações ocorrem mais rapidamente no duodeno, cerca de 12 vezes por minuto, e tornam-se progressivamente lentas, até cerca de oito vezes por minuto no íleo. Esse movimento é semelhante a comprimir alternadamente o meio e, em seguida, as extremidades de um tubo de pasta de dente tampado.

Após ter ocorrido absorção da maior parte de uma refeição, diminuindo a distensão da parede do intestino delgado, a segmentação é interrompida. Em seguida, começa o peristaltismo. O tipo de peristaltismo que ocorre no intestino delgado, denominado **complexo motor migratório (CMM)**, começa na parte inferior do

CAPÍTULO 24 Sistema Digestório **973**

FIGURA 24.21 **Histologia do duodeno e do íleo.**

As microvilosidades no intestino delgado contêm várias enzimas da borda em escova que ajudam a digerir os nutrientes.

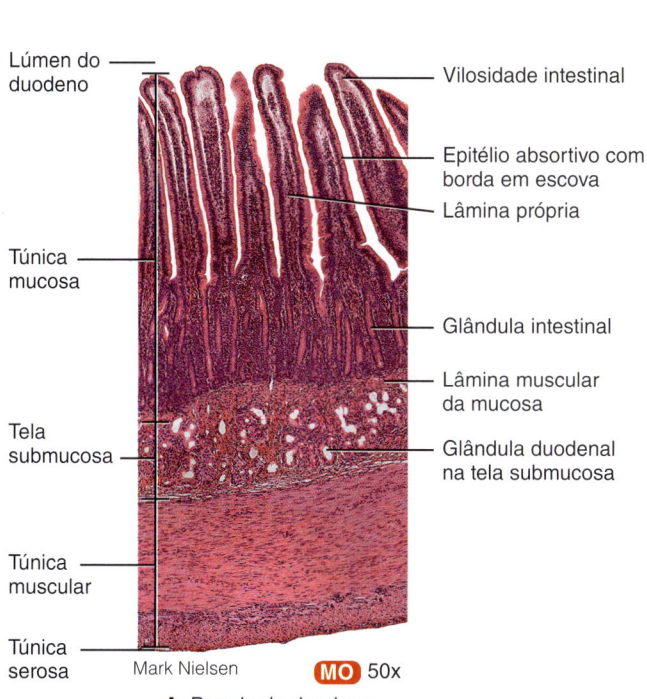

A. Parede do duodeno — MO 50x
- Lúmen do duodeno
- Túnica mucosa
- Tela submucosa
- Túnica muscular
- Túnica serosa
- Vilosidade intestinal
- Epitélio absortivo com borda em escova
- Lâmina própria
- Glândula intestinal
- Lâmina muscular da mucosa
- Glândula duodenal na tela submucosa

Mark Nielsen

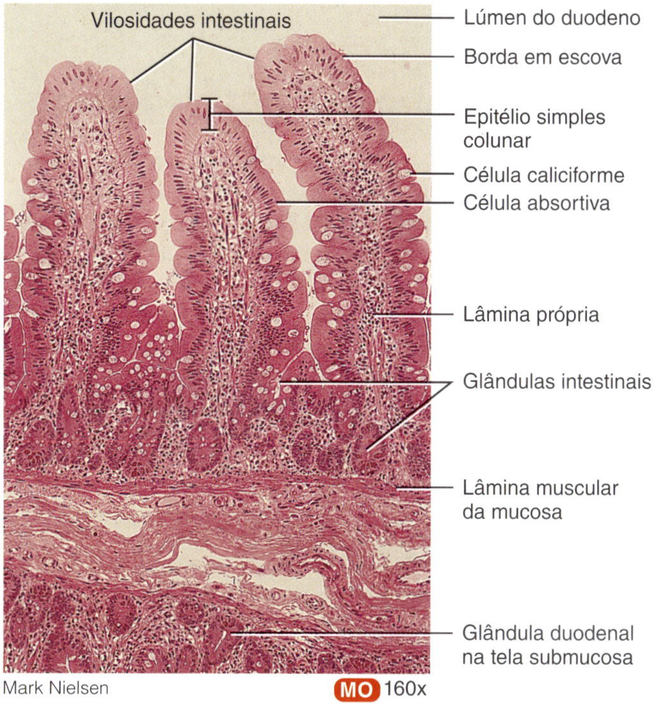

B. Três vilosidades do duodeno — MO 160x
- Vilosidades intestinais
- Lúmen do duodeno
- Borda em escova
- Epitélio simples colunar
- Célula caliciforme
- Célula absortiva
- Lâmina própria
- Glândulas intestinais
- Lâmina muscular da mucosa
- Glândula duodenal na tela submucosa

Mark Nielsen

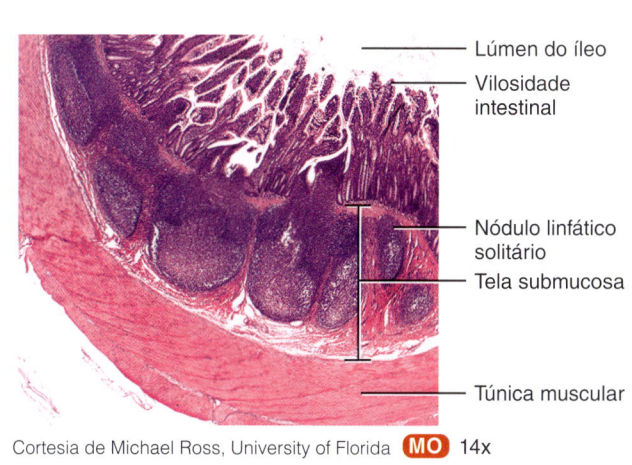

C. Nódulos linfáticos no íleo — MO 14x
- Lúmen do íleo
- Vilosidade intestinal
- Nódulo linfático solitário
- Tela submucosa
- Túnica muscular

Cortesia de Michael Ross, University of Florida

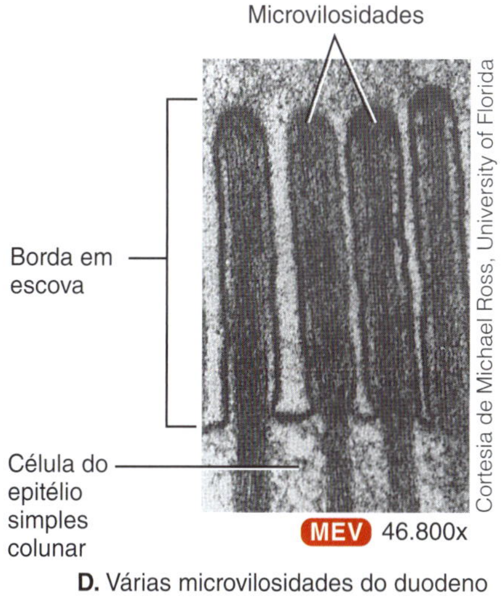

D. Várias microvilosidades do duodeno — MEV 46.800x
- Microvilosidades
- Borda em escova
- Célula do epitélio simples colunar

Cortesia de Michael Ross, University of Florida

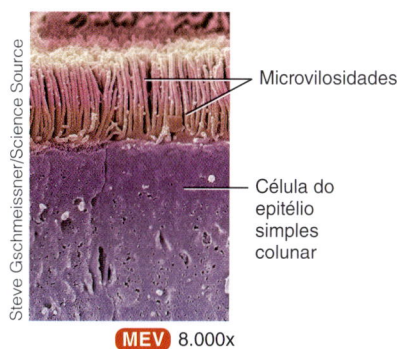

E. Microvilosidades do intestino delgado — MEV 8.000x
- Microvilosidades
- Célula do epitélio simples colunar

Steve Gschmeissner/Science Source

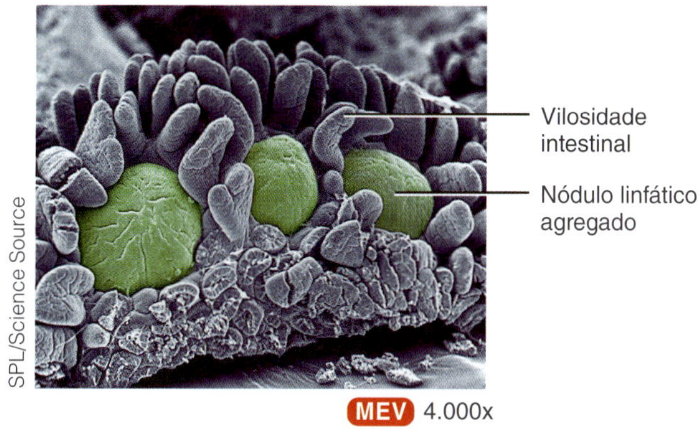

F. Vilosidades do intestino delgado — MEV 4.000x
- Vilosidade intestinal
- Nódulo linfático agregado

SPL/Science Source

? Qual é a função do líquido secretado pelas glândulas duodenais?

estômago e empurra o quimo para a frente ao longo de um curto segmento do intestino delgado antes de cessar. O CMM migra lentamente pelo intestino delgado, alcançando a extremidade final do íleo em 90 a 120 minutos. Depois, começa outro CMM no estômago. Ao todo, o quimo permanece no intestino delgado por 3 a 5 horas.

Digestão química no intestino delgado

Na boca, a amilase salivar converte o amido (um polissacarídio) em maltose (um dissacarídio), maltotriose (um trissacarídio) e alfa-dextrinas (fragmentos de amido ramificados de cadeia curta, com cinco a dez unidades de glicose). No estômago, a pepsina converte as proteínas em peptídios (pequenos fragmentos de proteínas), e as lipases lingual e gástrica convertem alguns triglicerídios em ácidos graxos, diglicerídios e monoglicerídios. Por conseguinte, o quimo que entra no intestino delgado contém carboidratos, proteínas e lipídios parcialmente digeridos. A conclusão da digestão dos carboidratos, das proteínas e dos lipídios é um esforço coletivo do suco pancreático, da bile e do suco intestinal no intestino delgado.

Digestão dos carboidratos.
Embora a ação da amilase salivar possa continuar no estômago por um certo período, o pH ácido do estômago destrói a enzima e encerra a sua atividade. Por conseguinte, apenas alguns amidos foram degradados quando o quimo deixa o estômago. Os amidos que ainda não foram degradados em maltose, maltotriose e alfa-dextrinas são clivados pela **amilase pancreática**, uma enzima do suco pancreático atuante no intestino delgado. Ainda que atue sobre o glicogênio e os amidos, a amilase pancreática não tem nenhum efeito sobre outro polissacarídio, denominado celulose, uma fibra vegetal não digerível, que é comumente designada como "fibra" à medida que passa pelo sistema digestório. Após a amilase (salivar ou pancreática) ter clivado o amido em fragmentos menores, uma enzima da borda em escova, chamada **alfa-dextrinase**, atua sobre as alfa-dextrinas resultantes, cortando uma unidade de glicose de cada vez.

As moléculas ingeridas de sacarose, lactose e maltose – três dissacarídios – permanecem inalteradas até alcançar o intestino delgado. Três enzimas da borda em escova digerem os dissacarídios em monossacarídios: a **sacarase** cliva a sacarose em uma molécula de glicose e uma molécula de frutose; a **lactase** digere a lactose em uma molécula de glicose e uma molécula de galactose; e a **maltase** cliva a maltose e a maltotriose em duas ou três moléculas de glicose, respectivamente. A digestão dos carboidratos termina com a produção de monossacarídios, os quais podem ser absorvidos pelo sistema digestório.

Digestão das proteínas.
Lembre-se de que a digestão das proteínas começa no estômago, onde são fragmentadas em peptídios pela ação da pepsina. Enzimas no suco digestivo – tripsina, quimotripsina, carboxipeptidase e elastase – continuam a degradação das proteínas em peptídios. Embora todas essas enzimas sejam capazes de converter proteínas inteiras em peptídios, suas ações diferem ligeiramente, visto que cada uma cliva ligações peptídicas entre aminoácidos diferentes. Por exemplo: a tripsina, a quimotripsina e a elastase clivam a ligação peptídica entre um aminoácido específico e seu aminoácido adjacente; e a carboxipeptidase cliva o aminoácido na extremidade carboxila de um peptídio. A digestão de proteínas é concluída por duas **peptidases** na borda em escova: a aminopeptidase e a dipeptidase. A **aminopeptidase** cliva o aminoácido na extremidade amino de um peptídio; por sua vez, a **dipeptidase** cliva dipeptídios (dois aminoácidos unidos por uma ligação peptídica) em aminoácidos individuais.

Digestão dos lipídios.
Os lipídios mais abundantes na dieta são os triglicerídios, que consistem em uma molécula de glicerol ligada a três moléculas de ácidos graxos (ver **Figura 2.17**). As enzimas que clivam os triglicerídios e os fosfolipídios são denominadas **lipases**. É importante destacar que existem

---

> ### Correlação clínica
>
> #### Intolerância à lactose
>
> Como você aprendeu anteriormente, as células absortivas do intestino delgado produzem a enzima lactase. Essa enzima cliva o dissacarídio lactose, um açúcar encontrado no leite e em produtos lácteos, nos monossacarídios glicose e galactose. Esses produtos de degradação são então absorvidos na corrente sanguínea através da parede do intestino delgado. Os indivíduos que carecem da enzima lactase apresentam uma condição conhecida como **intolerância à lactose**, um distúrbio que, nos EUA, afeta cerca de 30 a 50 milhões de pessoas com mais de 20 anos. A lactose não digerida no quimo retém o líquido no intestino delgado, resultando finalmente em diarreia. A lactose não digerida no intestino delgado passa então para o intestino grosso, onde ela é fermentada por bactérias, resultando em flatulência, distensão, cólicas abdominais e náuseas. Em geral, os sinais e os sintomas aparecem 30 minutos a 2 horas após o consumo de leite ou de produtos lácteos, e a sua gravidade depende da quantidade de lactose que o indivíduo consegue tolerar.
>
> O tipo mais comum de intolerância à lactose está relacionado com a idade. O declínio na produção de lactase normalmente começa depois de 2 anos. Outros tipos resultam de dano ou de doenças do intestino delgado ou de parto prematuro. Os afro-americanos, os hispânicos/latinos, os nativos americanos e os asiático-americanos têm mais tendência a desenvolver intolerância à lactose do que os americanos de descendência europeia.
>
> A intolerância à lactose é diagnosticada com base em: história clínica, avaliação dos sinais e sintomas e teste do hidrogênio no ar expirado. Quando a lactose não digerida é fermentada por bactérias no intestino grosso, ocorre produção de hidrogênio. O gás passa para a corrente sanguínea e alcança os pulmões, onde é expirado e medido.
>
> Existem várias maneiras de controlar a intolerância à lactose: uma delas consiste em adaptar a dieta ao limitar ou eliminar o consumo de lactose; outra maneira é incorporar leite e produtos lácteos sem lactose e com teor reduzido de lactose. Alguns indivíduos também podem tomar comprimidos de enzima de digestão da lactose (lactase) quando consomem ou bebem leite ou produtos lácteos.
>
> Por causa das restrições dietéticas dos indivíduos com intolerância à lactose, existe a preocupação de que a ingestão de cálcio e de vitamina D possa não ser suficiente. Esse problema pode ser superado com o uso de suplementos de cálcio e de vitamina D e pela inclusão de uma dieta contendo peixe com ossos moles (sardinha, salmão), vegetais verde-escuros (ruibarbo, espinafre, brócolis), leite de soja e feijão carioca.

três tipos de lipases que podem participar da digestão de lipídios: a lipase lingual, a lipase gástrica e a lipase pancreática. Embora ocorra parte da digestão dos lipídios no estômago por meio da ação das lipases lingual e gástrica, a maior parte ocorre no intestino delgado pela ação da lipase pancreática. Os triglicerídios são degradados pela lipase pancreática em ácidos graxos e monoglicerídios. Os ácidos graxos liberados podem ser ácidos graxos de cadeia curta (com menos de 10 a 12 carbonos) ou ácidos graxos de cadeia longa.

Antes que um grande glóbulo de lipídio contendo triglicerídios possa ser digerido no intestino delgado, ele primeiro precisa sofrer emulsificação – um processo em que o grande glóbulo de lipídio é fragmentado em vários glóbulos pequenos de lipídios. Aqui, é importante salientar que a bile contém sais biliares, os sais de sódio e sais de potássio dos ácidos biliares (principalmente ácido quenodesoxicólico e ácido cólico). Os sais biliares são **anfipáticos**, ou seja, cada sal biliar possui uma região hidrofóbica (apolar) e uma região hidrofílica (polar). A natureza anfipática dos sais biliares permite que eles emulsifiquem um grande glóbulo lipídico: as regiões hidrofóbicas dos sais biliares interagem com o grande glóbulo de lipídio, já as regiões hidrofílicas dos sais biliares interagem com o quimo intestinal aquoso. Em consequência, o grande glóbulo lipídico é fragmentado em vários glóbulos lipídicos pequenos, tendo, cada um deles, um diâmetro de cerca de 1 μm. Os pequenos glóbulos lipídicos formados a partir da emulsificação fornecem uma grande área de superfície, possibilitando a ação mais efetiva da lipase pancreática.

Digestão dos ácidos nucleicos.
O suco pancreático contém duas nucleases: a ribonuclease, que digere o RNA; e a desoxirribonuclease, responsável por digerir o DNA. Os nucleotídios resultantes da ação das duas nucleases são ainda digeridos por enzimas da borda em escova (denominadas **nucleosidases** e **fosfatases**) em pentoses, fosfatos e bases nitrogenadas. Esses produtos são absorvidos por meio de transporte ativo.

Absorção no intestino delgado

Todas as fases químicas e mecânicas da digestão, da boca até o intestino delgado, são direcionadas para modificar o alimento em formas passíveis de atravessar as células epiteliais absortivas que revestem a túnica mucosa e entrar nos vasos sanguíneos e linfáticos subjacentes. Essas formas incluem: monossacarídios (glicose, frutose e galactose) a partir dos carboidratos; aminoácidos simples, dipeptídios e tripeptídios a partir das proteínas; e ácidos graxos, glicerol e monoglicerídios a partir dos triglicerídios. A passagem desses nutrientes digeridos do canal alimentar para o sangue ou a linfa é chamada de absorção.

A absorção de materiais ocorre por difusão, difusão facilitada, osmose e transporte ativo. Cerca de 90% de toda a absorção de nutrientes ocorre no intestino delgado; os outros 10% ocorrem no estômago e no intestino grosso. Qualquer material não digerido ou não absorvido remanescente no intestino delgado passa para o intestino grosso.

Absorção de monossacarídios.
Todos os carboidratos são absorvidos na forma de monossacarídios. A capacidade do intestino delgado de absorver monossacarídios é enorme – estima-se que seja de 120 g/hora. Dessa maneira, todos os carboidratos dietéticos que são digeridos normalmente são absorvidos, deixando apenas a celulose e as fibras não digeríveis nas fezes. Os monossacarídios passam do lúmen através da membrana apical por *difusão facilitada* ou *transporte ativo*. A frutose, um monossacarídio encontrado nas frutas, é transportada por *difusão facilitada*; a glicose e a galactose são transportadas para dentro das células absortivas das vilosidades intestinais por *transporte ativo secundário*, associado ao transporte ativo de Na$^+$ (**Figura 24.22 A**). O transportador apresenta sítios de ligação para uma molécula de glicose e para dois íons sódio; a não ser que todos os três sítios estejam preenchidos, nenhuma substância é transportada. A galactose compete com a glicose pelo uso do mesmo transportador. Como tanto o Na$^+$ quanto a glicose ou galactose deslocam-se no mesmo sentido, trata-se de um *simportador*. Em seguida, os monossacarídios saem das células absorvidas através de suas superfícies basais laterais por *difusão facilitada* e entram nos capilares sanguíneos das vilosidades intestinais (**Figura 24.22 B**).

Absorção de aminoácidos, dipeptídios e tripeptídios.
A maior parte das proteínas é absorvida na forma de aminoácidos por processos de *transporte ativo*, os quais ocorrem principalmente no duodeno e no jejuno. Cerca da metade dos aminoácidos absorvidos é encontrada nos alimentos; a outra metade provém do próprio corpo, na forma de proteínas dos sucos digestivos e células mortas que descamam da superfície da túnica mucosa. Normalmente, 95 a 98% das proteínas presentes no intestino delgado são digeridos e absorvidos. Os diferentes tipos de aminoácidos são transportados por diferentes transportadores. Alguns aminoácidos entram nas células absortivas das vilosidades intestinais por meio de processos de transporte ativo secundário dependentes de Na$^+$, que são semelhantes ao transportador de glicose; outros aminoácidos são transportados ativamente por si só. Pelo menos um simportador transporta dipeptídios e tripeptídios com o H$^+$; em seguida, os peptídios são então hidrolisados em aminoácidos simples no interior das células absortivas. Os aminoácidos saem das células absortivas por difusão e entram nos capilares das vilosidades intestinais (**Figura 24.22**). Tanto os monossacarídios quanto os aminoácidos são transportados nos capilares sanguíneos até o fígado por meio do sistema porta hepático. Se não forem removidos pelos hepatócitos, entram na circulação geral.

Absorção de lipídios e sais biliares.
Todos os lipídios da dieta são absorvidos por *difusão simples*. Os adultos absorvem cerca de 95% dos lipídios presentes no intestino delgado; em razão de sua menor produção de bile, os recém-nascidos só absorvem cerca de 85% dos lipídios. Em consequência de sua emulsificação e digestão, os triglicerídios são principalmente degradados em monoglicerídios e ácidos graxos, que podem consistir em ácidos graxos tanto de cadeia curta quanto de cadeia longa. Os pequenos ácidos graxos de cadeia curta são hidrofóbicos, contêm menos de 10 a 12 átomos de carbono e são mais hidrossolúveis. Por conseguinte, podem dissolver-se no quimo aquoso intestinal, atravessar as células absortivas por difusão simples e seguir o mesmo percurso dos monossacarídios e dos aminoácidos em um capilar sanguíneo de uma vilosidade intestinal (**Figura 24.22 A**).

Os grandes ácidos graxos de cadeia curta (com mais de 10 a 12 átomos de carbono), os ácidos graxos de cadeia longa e os monoglicerídios são maiores e hidrofóbicos; como não são

FIGURA 24.22 **Absorção dos nutrientes digeridos no intestino delgado.** Para simplificar, todos os alimentos digeridos são mostrados no lúmen do intestino delgado, embora alguns nutrientes sejam digeridos por enzimas da borda em escova.

> Os ácidos graxos de cadeia longa e os monoglicerídios são absorvidos pelos capilares linfáticos; os outros produtos da digestão entram nos capilares sanguíneos.

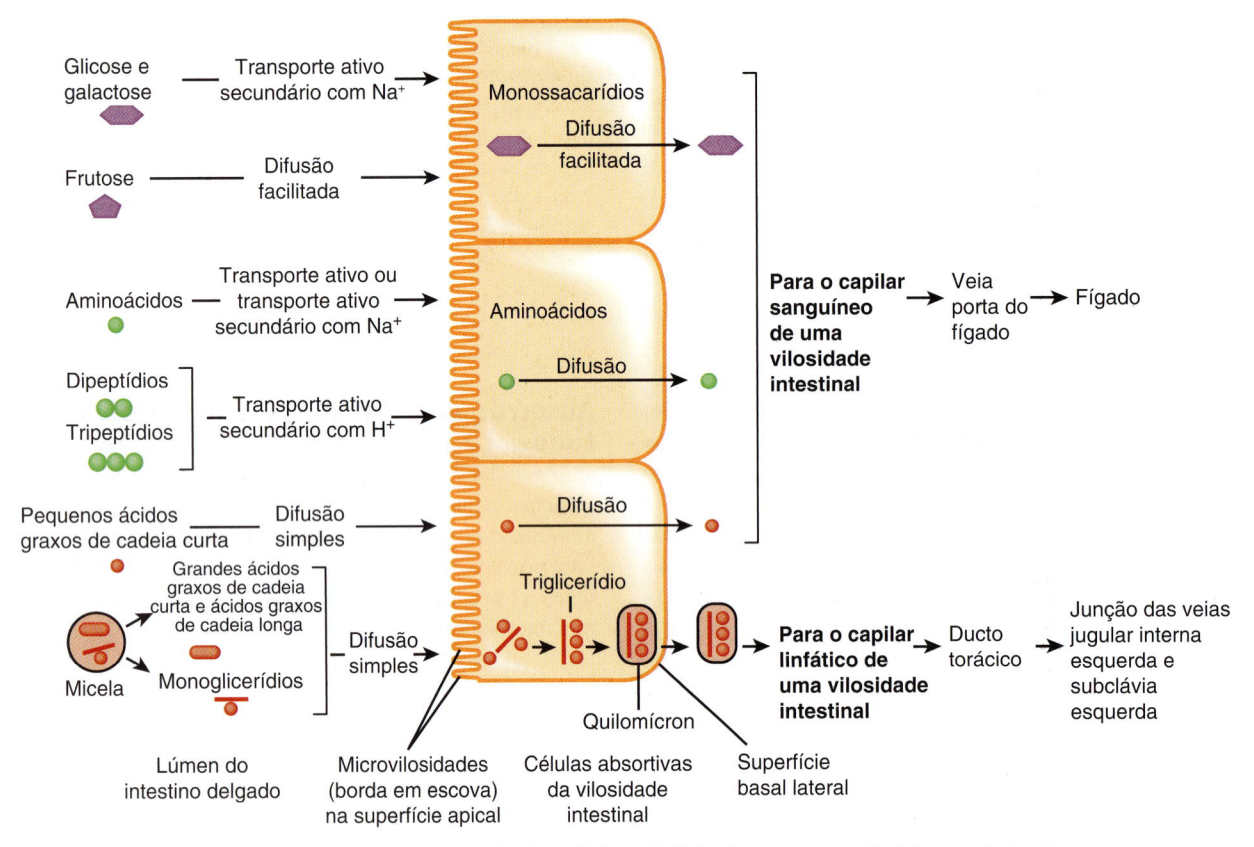

A. Mecanismos para o movimento de nutrientes através das células epiteliais absortivas das vilosidades intestinais

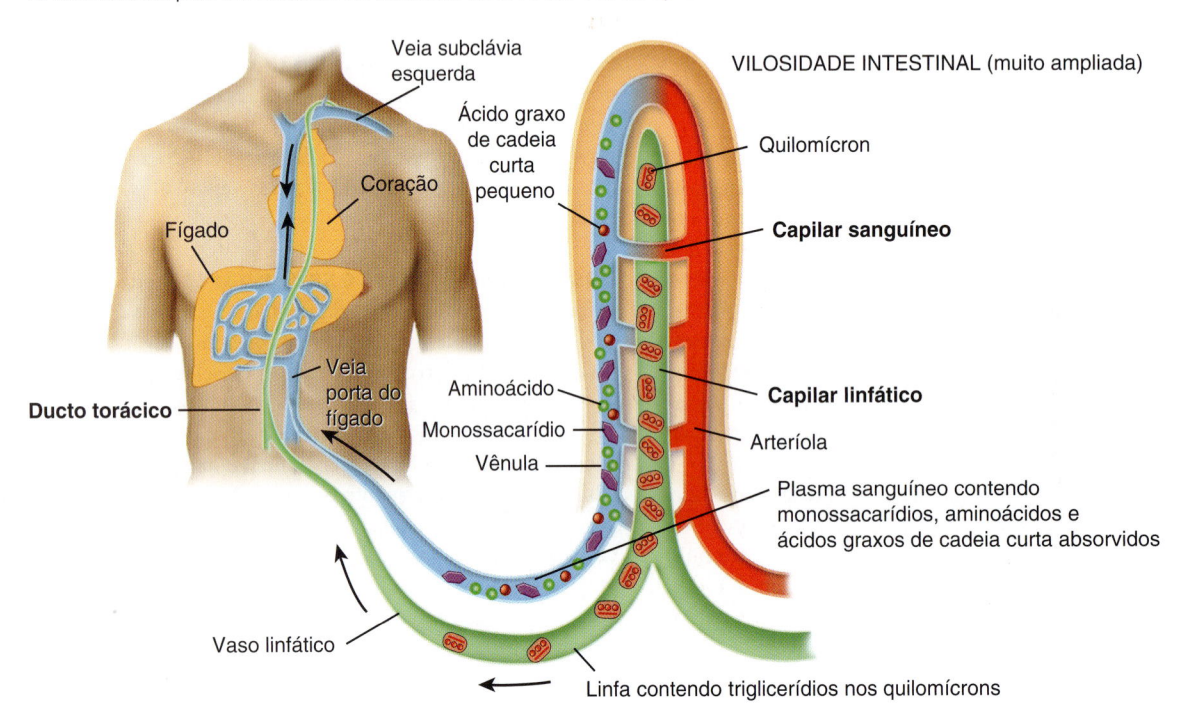

B. Movimento dos nutrientes absorvidos no plasma sanguíneo e na linfa

? Um monoglicerídio pode ser maior do que um aminoácido. Por que os monoglicerídios podem ser absorvidos por difusão simples, mas não os aminoácidos?

hidrossolúveis, eles têm dificuldade em ser suspensos no ambiente aquoso do quimo intestinal. Além de seu papel na emulsificação, os sais biliares também ajudam a tornar esses grandes ácidos graxos de cadeia curta, os ácidos graxos de cadeia longa e os monoglicerídios mais solúveis. São circundados por sais biliares no quimo intestinal, formando minúsculas esferas denominadas **micelas**, e cada uma delas mede 2 a 10 nm de diâmetro e inclui 20 a 50 moléculas de sais biliares (**Figura 24.22 A**). As micelas formam-se em virtude da natureza anfipática dos sais biliares: as regiões hidrofóbicas dos sais biliares interagem com os grandes ácidos graxos de cadeia curta, os ácidos graxos de cadeia longa e os monoglicerídios; as regiões hidrofílicas dos sais biliares, por sua vez, interagem com o quimo intestinal aquoso. Uma vez formadas, as micelas movem-se do interior do lúmen do intestino delgado para a borda em escova das células absortivas. Nesse estágio, os ácidos graxos de cadeia curta grandes, os ácidos graxos de cadeia longa e os monoglicerídios difundem-se para fora das micelas e entram nas células absortivas, deixando as micelas no quimo. As micelas repetem continuamente essa função de travessia à medida que se movem da borda em escova de volta para o lúmen do intestino delgado por meio do quimo para captar mais ácidos graxos de cadeia curta grandes, ácidos graxos de cadeia longa e monoglicerídios. As micelas também solubilizam outras moléculas hidrofóbicas grandes, como vitaminas lipossolúveis (A, D, E e K) e colesterol, que podem estar presentes no quimo intestinal, e ajudam na sua absorção. Essas vitaminas lipossolúveis e moléculas de colesterol são acondicionadas nas micelas, com os ácidos graxos de cadeia longa e os monoglicerídios.

Uma vez no interior das células absortivas, os ácidos graxos de cadeia longa e os monoglicerídios são recombinados para formar triglicerídios, os quais agregam-se em glóbulos, com fosfolipídios e colesterol, e tornam-se revestidos com proteínas. Essas grandes massas esféricas, com cerca de 80 nm de diâmetro, são denominadas **quilomícrons**, os quais saem das células absortivas por exocitose. Como são muito grandes e volumosos, os quilomícrons não conseguem entrar nos capilares sanguíneos – os poros existentes nas paredes dos capilares sanguíneos são muito pequenos. Em vez disso, os quilomícrons entram nos capilares linfáticos, que apresentam poros muito maiores do que os dos capilares sanguíneos. A partir dos capilares linfáticos, os quilomícrons são transportados pelos vasos linfáticos até o ducto torácico e entram no sangue na junção das veias jugular interna esquerda e subclávia esquerda (**Figura 24.22 B**). O revestimento proteico hidrofílico que circunda cada quilomícron os mantém suspensos no sangue e impede a aderência entre eles.

Nos primeiros 10 minutos após a absorção, cerca de 50% dos quilomícrons já foram removidos do sangue, à medida que passam pelos capilares sanguíneos no fígado e no tecido adiposo. Essa remoção é realizada por uma enzima ligada à superfície apical das células endoteliais capilares, denominada **lipoproteína lipase**, responsável por clivar os triglicerídios dos quilomícrons e de outras lipoproteínas em ácidos graxos e glicerol. Os ácidos graxos difundem-se para dentro dos hepatócitos e das células adiposas e combinam-se com glicerol durante a ressíntese de triglicerídios. Duas ou três horas após uma refeição, alguns quilomícrons permanecem no sangue.

Após a sua participação na emulsificação e absorção de lipídios, a maior parte dos sais biliares é reabsorvida por transporte ativo no segmento final do intestino delgado (íleo), sendo devolvida pelo sangue ao fígado, por meio do sistema porta hepático, para reciclagem. Esse ciclo de secreção de sais biliares pelos hepatócitos na bile, reabsorção pelo íleo e ressecreção na bile é chamado de **circulação êntero-hepática**. A insuficiência de sais biliares, causada por obstrução dos ductos biliares ou remoção da vesícula biliar, pode resultar na perda de até 40% dos lipídios dietéticos nas fezes, por conta da absorção diminuída de lipídios. Existem vários benefícios em incluir algumas gorduras saudáveis na dieta: as gorduras retardam o esvaziamento gástrico, por exemplo, o que ajuda o indivíduo a sentir saciedade; as gorduras também aumentam a sensação de plenitude ao desencadear a liberação do hormônio colecistoquinina; por fim, as gorduras são necessárias para a absorção das vitaminas lipossolúveis.

Absorção de eletrólitos.
Muitos dos eletrólitos absorvidos pelo intestino delgado provêm das secreções digestivas, e alguns fazem parte dos alimentos e líquidos ingeridos. É importante relembrar que os eletrólitos são compostos que se separam em íons na água e que conduzem a eletricidade. Os íons sódio são ativamente transportados para fora das células absortivas por bombas de sódio-potássio (Na^+-K^+ ATPases) basais laterais após a sua entrada nas células absortivas por difusão e transporte ativo secundário. Por conseguinte, a maior parte dos íons sódio (Na^+) nas secreções do canal alimentar é recuperada e não se perde nas fezes. Os íons bicarbonato, cloreto, iodeto e nitrato com cargas negativas podem seguir passivamente o Na^+ ou podem ser transportados ativamente. Os íons cálcio também sofrem absorção ativa, em um processo estimulado pelo calcitriol. Outros eletrólitos, como íons ferro, potássio, magnésio e fosfato, também são absorvidos por mecanismos de transporte ativo.

Absorção de vitaminas.
Como você acabou de aprender, as vitaminas lipossolúveis A, D, E e K são incluídas com os lipídios dietéticos ingeridos nas micelas e são absorvidas por difusão simples. As vitaminas hidrossolúveis, como a maioria das vitaminas B e a vitamina C, também são absorvidas, em sua maior parte, por meio de difusão simples. Entretanto, a vitamina B_{12} combina-se com o fator intrínseco produzido pelo estômago, e a combinação é absorvida no íleo por meio de um mecanismo de transporte ativo.

Absorção de água.
O volume total de líquido que entra diariamente no intestino delgado – cerca de 9,3 ℓ – provém da ingestão de líquidos (cerca de 2,3 ℓ) e das várias secreções gastrintestinais (cerca de 7,0 ℓ). A **Figura 24.23** mostra as quantidades de líquido ingerido, secretado, absorvido e excretado pelo canal alimentar. O intestino delgado absorve cerca de 8,3 ℓ de líquido; o restante passa para o intestino grosso, onde a maior parte desse restante – cerca de 0,9 ℓ – também é absorvida. Apenas 0,1 ℓ (100 mℓ) de água é excretado diariamente nas fezes.

Toda a absorção de água no canal alimentar ocorre por *osmose* a partir do lúmen dos intestinos, por meio das células absortivas, e pelos capilares sanguíneos. Como a água pode atravessar a túnica mucosa intestinal em ambos os sentidos, a absorção de água a partir do intestino delgado depende da absorção de eletrólitos e nutrientes para manter um equilíbrio osmótico com o sangue. Os eletrólitos, os monossacarídios e os aminoácidos absorvidos

FIGURA 24.23 Volumes diários de líquido ingerido, secretado, absorvido e excretado do canal alimentar.

> Toda a absorção de água no canal alimentar ocorre por osmose.

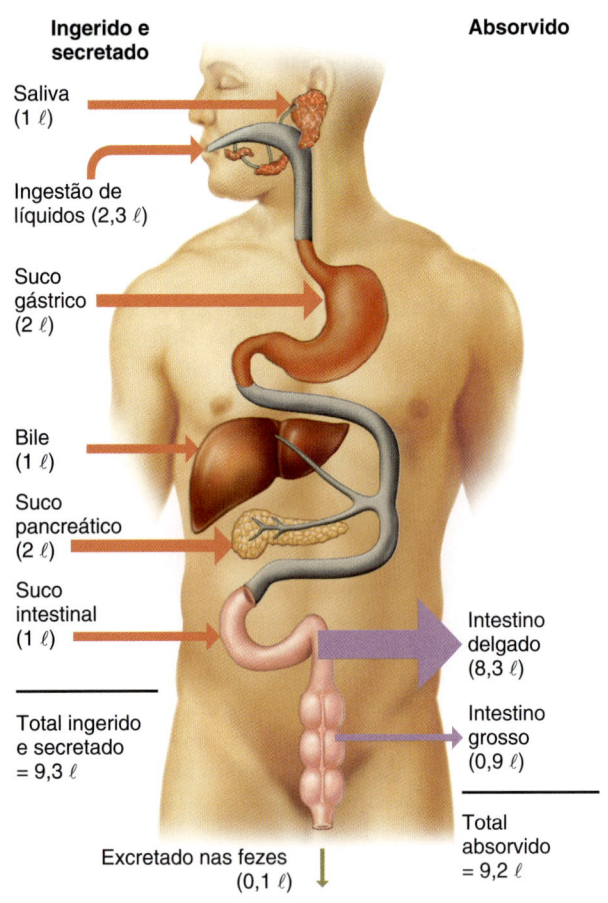

Ingerido e secretado
- Saliva (1 ℓ)
- Ingestão de líquidos (2,3 ℓ)
- Suco gástrico (2 ℓ)
- Bile (1 ℓ)
- Suco pancreático (2 ℓ)
- Suco intestinal (1 ℓ)

Total ingerido e secretado = 9,3 ℓ

Excretado nas fezes (0,1 ℓ)

Absorvido
- Intestino delgado (8,3 ℓ)
- Intestino grosso (0,9 ℓ)

Total absorvido = 9,2 ℓ

Equilíbrio hídrico no canal alimentar

? Quais são os dois órgãos do sistema digestório que secretam a maior parte do líquido?

Correlação clínica

Absorção de álcool

Os efeitos intoxicantes e incapacitantes do álcool dependem dos níveis sanguíneos de álcool. Por ser lipossolúvel, o álcool começa a ser absorvido no estômago. Entretanto, a área de superfície disponível para a absorção é muito maior no intestino delgado do que no estômago, de modo que, quando o álcool passa para o duodeno, ele é absorvido mais rapidamente. Por conseguinte, quanto mais tempo o álcool permanecer no estômago, mais lentamente ocorrerá elevação do seu nível sanguíneo. Como os ácidos graxos no quimo retardam o esvaziamento gástrico, o nível sanguíneo de álcool aumenta mais lentamente quando se consome álcool associado a alimentos ricos em gordura, como pizza, hambúrgueres ou *nachos*. Além disso, a enzima álcool desidrogenase, presente nas células da túnica mucosa do estômago, degrada parte do álcool em acetaldeído, que não é intoxicante. Quando a velocidade de esvaziamento gástrico é mais lenta, uma proporção maior de álcool é absorvida e convertida em acetaldeído no estômago; desse modo, uma menor quantidade alcançará a corrente sanguínea. Com um consumo idêntico de álcool, as mulheres frequentemente desenvolvem níveis sanguíneos mais elevados de álcool, sofrendo, portanto, maior intoxicação, em comparação a homens de tamanho semelhante, visto que a atividade da álcool desidrogenase gástrica é até 60% mais baixa nas mulheres do que nos homens. Os homens asiáticos também apresentam níveis mais baixos dessa enzima gástrica.

estabelecem um gradiente de concentração para a água, que promove a absorção de água por osmose.

A **Tabela 24.4** fornece um resumo das atividades digestivas do pâncreas, do fígado, da vesícula biliar e do intestino delgado. A **Tabela 24.5** traz um resumo das enzimas digestivas e suas funções no sistema digestório.

TABELA 24.4 Resumo das atividades digestivas no pâncreas, fígado, na vesícula biliar e no intestino delgado.

Estrutura	Atividade
Pâncreas	Libera suco pancreático no duodeno por meio do ducto pancreático para ajudar na absorção (ver Tabela 24.5, que trata das enzimas pancreáticas e suas funções)
Fígado	Produz a bile (sais biliares) necessária para a emulsificação e a absorção de lipídios
Vesícula biliar	Armazena, concentra e libera a bile no duodeno por meio do ducto colédoco
Intestino delgado	Principal local de digestão e absorção dos nutrientes e da água no canal alimentar
Túnica mucosa/tela submucosa	
Glândulas intestinais	Secretam suco intestinal para auxiliar na absorção
Células absortivas	Digerem e absorvem nutrientes
Células caliciformes	Secretam muco
Células enteroendócrinas (S, CCK, K)	Secretam secretina, colecistoquinina e peptídio insulinotrópico dependente de glicose
Células de Paneth	Secretam lisozima (enzima bactericida) e realizam a fagocitose
Glândulas duodenais	Secretam líquido alcalino para tamponar os ácidos do estômago, bem como muco para proteção e lubrificação
Pregas circulares	Pregas da túnica mucosa e da tela submucosa que aumentam a área de superfície para a digestão e a absorção
Vilosidades intestinais	Projeções digitiformes da túnica mucosa, que constituem os locais de absorção do alimento digerido e aumentam a área de superfície para a digestão e a absorção

Estrutura	Atividade
Microvilosidades	Projeções microscópicas recobertas por membrana das células epiteliais absortivas, que contêm enzimas da borda em escova (listadas na **Tabela 24.5**) e aumentam a área de superfície para a digestão e a absorção
Túnica muscular	
Segmentação	Tipo de peristaltismo: contrações alternantes das fibras musculares lisas circulares, que produzem segmentação e ressegmentação de porções do intestino delgado; mistura o quimo com os sucos digestivos e coloca o alimento em contato com a túnica mucosa para a sua absorção
Complexo motor migratório (CMM)	Tipo de peristaltismo: ondas de contração e de relaxamento das fibras musculares lisas circulares e longitudinais que passam pelo comprimento do intestino delgado; move o quimo em direção ao óstio ileal

Correlação clínica

Cirurgia bariátrica

A **cirurgia bariátrica** refere-se a qualquer procedimento cirúrgico que limite a quantidade de alimento que pode ser ingerida e absorvida. Isso leva a uma perda de peso significativa em indivíduos com obesidade. Entre as opções disponíveis, estão as seguintes:

- **Banda gástrica.** Nesse procedimento, um anel com uma banda inflável interna preenchida com uma solução é colocado ao redor da parte superior do estômago para criar uma pequena bolsa. Isso faz com que a pessoa sinta saciedade após consumir apenas uma pequena quantidade de alimento. O tamanho da banda pode ser ajustado pela adição ou remoção de líquido por meio de um pequeno dispositivo, denominado porta, colocado sob a pele do abdome

- **Gastrectomia vertical (em manga).** Nessa abordagem, cerca de 80% do estômago é removido para deixar apenas uma seção em forma de banana, denominada manga gástrica. Essa redução no tamanho do estômago faz com que a pessoa sinta saciedade mais cedo

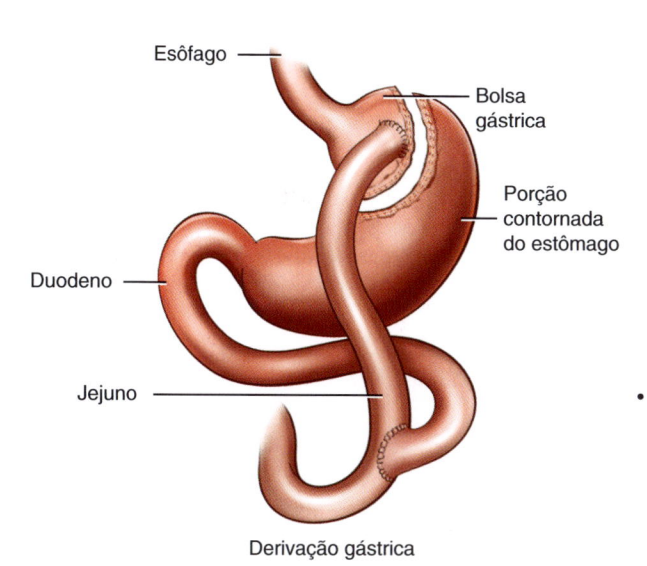

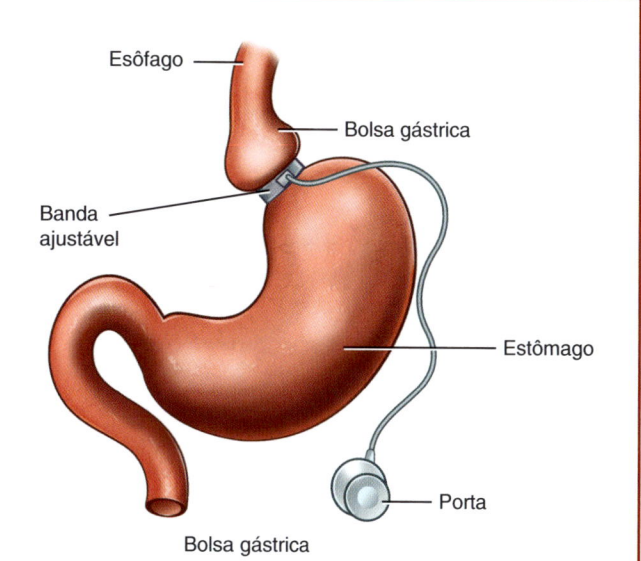

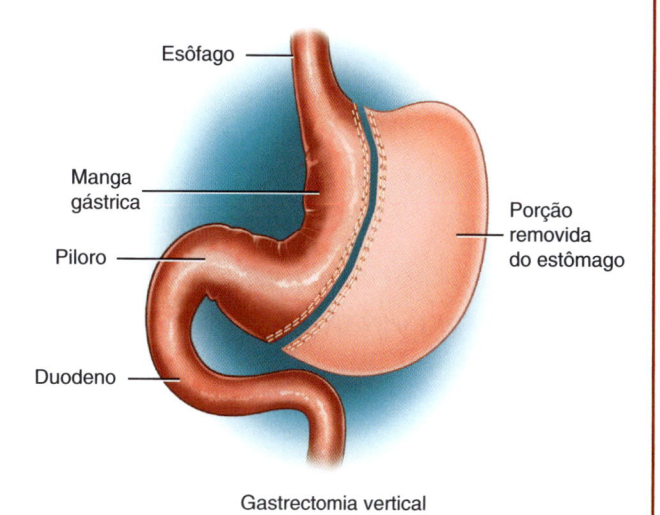

- **Derivação gástrica.** Essa cirurgia funciona ao diminuir a quantidade de alimento que pode ser consumida ou ao diminuir a absorção de nutrientes. Em primeiro lugar, o estômago é reduzido pela criação de uma bolsa com grampos na sua parte superior. A bolsa resultante tem aproximadamente o tamanho de uma noz. Em segundo lugar, a bolsa é conectada ao jejuno do intestino delgado. Dessa maneira, o alimento não passa pelo restante do estômago nem pelo duodeno.

TABELA 24.5	Resumo das enzimas digestivas.		
Enzima	**Fonte**	**Substrato**	**Produtos**
SALIVA			
Amilase salivar	Glândulas salivares	Amidos (polissacarídios)	Maltose (dissacarídio), maltotriose (trissacarídio) e alfa-dextrinas
Lipase lingual	Glândulas linguais	Triglicerídios (gorduras e óleos) e outros lipídios	Ácidos graxos e diglicerídios
SUCO GÁSTRICO			
Pepsina (ativada a partir do pepsinogênio pela pepsina e ácido clorídrico)	Células principais do estômago	Proteínas	Peptídios
Lipase gástrica	Células principais do estômago	Triglicerídios (gorduras e óleos)	Ácidos graxos e monoglicerídios
SUCO PANCREÁTICO			
Amilase pancreática	Células acinares pancreáticas	Amidos (polissacarídios)	Maltose (dissacarídio), maltotriose (trissacarídio) e alfa-dextrinas
Tripsina (ativada a partir do tripsinogênio pela enteroquinase)	Células acinares pancreáticas	Proteínas	Peptídios
Quimotripsina (ativada a partir do quimotripsinogênio pela tripsina)	Células acinares pancreáticas	Proteínas	Peptídios
Elastase (ativada a partir da pró-elastase pela tripsina)	Células acinares pancreáticas	Proteínas	Peptídios
Carboxipeptidase (ativada a partir da pró-carboxipeptidase pela tripsina)	Células acinares pancreáticas	Aminoácidos na extremidade carboxila dos peptídios	Aminoácidos e peptídios
Lipase pancreática	Células acinares pancreáticas	Triglicerídios (gorduras e óleos que foram emulsificados pelos sais biliares)	Ácidos graxos e monoglicerídios
Nucleases			
Ribonuclease	Células acinares pancreáticas	Ácido ribonucleico	Nucleotídios
Desoxirribonuclease	Células acinares pancreáticas	Ácido desoxirribonucleico	Nucleotídios
ENZIMAS DA BORDA EM ESCOVA NA MEMBRANA PLASMÁTICA DAS MICROVILOSIDADES			
alfa-dextrinas	Intestino delgado	alfa-dextrinas	Glicose
Maltase	Intestino delgado	Maltose	Glicose
Sacarase	Intestino delgado	Sacarose	Glicose e frutose
Lactase	Intestino delgado	Lactose	Glicose e galactose
Enteroquinase	Intestino delgado	Tripsinogênio	Tripsina
Peptidases			
Aminopeptidase	Intestino delgado	Aminoácido na extremidade amino dos peptídios	Aminoácidos e peptídios
Dipeptidase	Intestino delgado	Dipeptídios	Aminoácidos
Nucleosidases e fosfatases	Intestino delgado	Nucleotídios	Bases nitrogenadas, pentoses e fosfatos

Teste rápido

32. Cite as regiões do intestino delgado e descreva suas funções.
33. De que maneiras a túnica mucosa e a tela submucosa do intestino delgado são adaptadas para a digestão e a absorção?
34. Descreva os tipos de movimento que ocorrem no intestino delgado.
35. Explique as funções da amilase pancreática, aminopeptidase, lipase gástrica e desoxirribonuclease.
36. Qual é a diferença entre digestão e absorção? Como são absorvidos os produtos finais da digestão dos carboidratos, das proteínas e dos lipídios?
37. Por meio de quais vias os nutrientes absorvidos alcançam ao fígado?
38. Descreva a absorção dos eletrólitos, das vitaminas e da água pelo intestino delgado.

24.13 Intestino grosso

OBJETIVO

- **Descrever** a anatomia, a histologia e as funções do intestino grosso.

O intestino grosso é a parte terminal do canal alimentar. As funções gerais do intestino grosso incluem: término da absorção, produção de determinadas vitaminas, formação das fezes e a expulsão das fezes. A especialidade médica que trata do diagnóstico e do tratamento dos distúrbios do reto e do ânus é denominada **proctologia**.

Anatomia do intestino grosso

O **intestino grosso** (**Figura 24.24**), com cerca de 1,5 m de comprimento e 6,5 cm de diâmetro nos seres humanos vivos e cadáveres,

FIGURA 24.24 Anatomia do intestino grosso.

> As regiões do intestino grosso são o ceco, o colo, o reto e o canal anal.

Funções do intestino grosso
1. A agitação das saculações do colo, o peristaltismo e o peristaltismo de massa impulsionam o conteúdo do colo para o reto.
2. As bactérias no intestino grosso convertem as proteínas em aminoácidos, degradam os aminoácidos e produzem algumas vitaminas B e a vitamina K.
3. Absorção de certa quantidade de água, íons e vitaminas.
4. Formação das fezes.
5. Defecação (esvaziamento do reto).

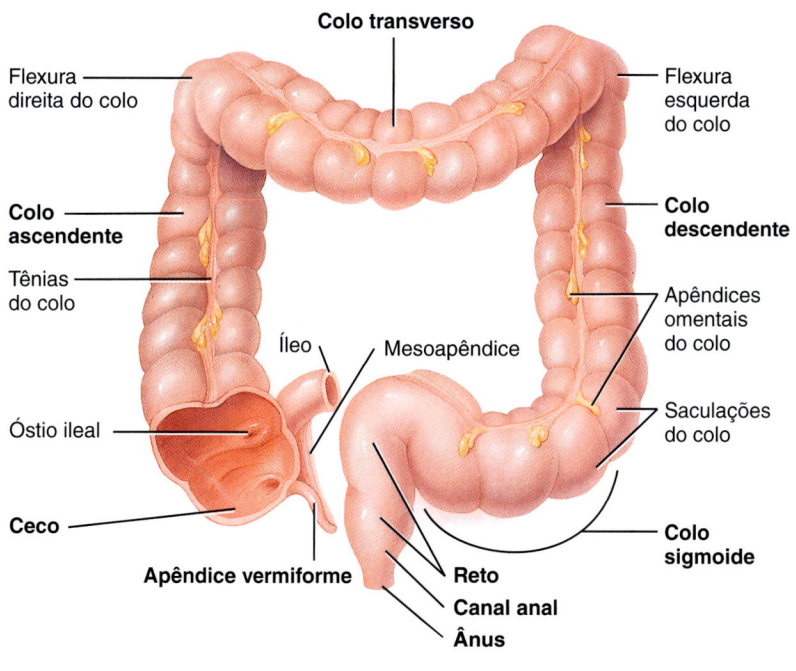

A. Vista anterior do intestino grosso, mostrando as principais regiões

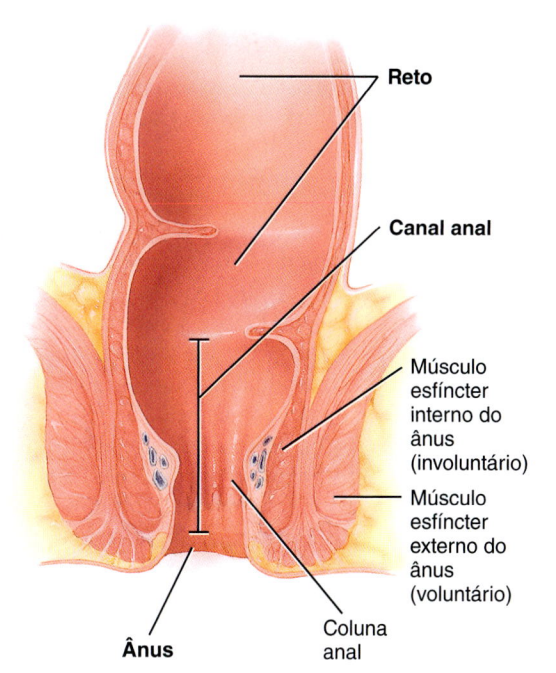

B. Corte frontal do canal anal

? Que partes do colo são retroperitoneais?

estende-se do íleo até o ânus. Está fixado à parede posterior do abdome pelo seu mesocolo, que consiste em uma dupla camada de peritônio (ver **Figura 24.5 A**). Do ponto de vista estrutural, as três principais regiões do intestino grosso são: ceco, colo e reto (**Figura 24.24 A**).

A abertura do íleo para o intestino grosso é denominada **óstio ileal** (*orifício da papila ileal*). O óstio ileal é protegido por um lábio ileocólico e por um lábio ileocecal, que são pregas da túnica mucosa. O óstio ileal possibilita a passagem dos materiais do intestino delgado para o intestino grosso. O **ceco**, pendurado inferiormente ao óstio ileal, é uma pequena bolsa que mede cerca de 6 cm de comprimento. Fixado ao ceco, existe um tubo espiralado e retorcido, cujo comprimento aproximado é 8 cm, o **apêndice vermiforme**. O mesentério do apêndice vermiforme, chamado **mesoapêndice**, fixa o apêndice vermiforme à parte inferior do mesentério do íleo.

> ### Correlação clínica
>
> #### Apendicite
>
> A inflamação do apêndice vermiforme, conhecida como **apendicite**, é precedida de obstrução do lúmen do apêndice vermiforme por quimo, inflamação, corpo estranho, carcinoma do ceco, estenose ou torção do órgão. Caracteriza-se por febre alta, contagem elevada de leucócitos e contagem de neutrófilos superior a 75%. A infecção que se segue pode resultar em edema e isquemia, podendo progredir para gangrena e perfuração nas primeiras 24 horas. Normalmente, a apendicite começa com dor referida na região umbilical do abdome, seguida de anorexia (perda do apetite), náuseas e vômitos. Depois de várias horas, a dor localiza-se no quadrante inferior direito (QID) e é contínua, difusa ou intensa e intensificada pela tosse, por espirros ou por movimentos do corpo. Recomenda-se a apendicectomia (remoção do apêndice vermiforme) precoce, visto que é mais seguro operar do que correr o risco de ruptura, peritonite e gangrena. Embora no passado fosse necessária uma cirurgia abdominal de grande porte, as apendicectomias hoje são habitualmente realizadas por laparoscopia.

A extremidade aberta do ceco funde-se com um longo tubo, denominado **colo**, que é dividido em colo ascendente, transverso, descendente e sigmoide. Tanto o colo ascendente quanto o colo descendente são retroperitoneais; em contrapartida, o colo transverso e o colo sigmoide não o são. Como o próprio nome indica, o **colo ascendente** ascende pelo lado direito do abdome, alcança a face inferior do fígado e curva-se abruptamente para a esquerda, formando a **flexura direita do colo** (*hepática*). O colo continua o seu trajeto cruzando o abdome até o lado esquerdo, como **colo transverso**. Curva-se abaixo da extremidade inferior do baço, no lado esquerdo, formando a **flexura esquerda do colo** (*esplênica*) e passa inferiormente até o nível da crista ilíaca, como **colo descendente**. O **colo sigmoide** começa próximo à crista ilíaca esquerda, projeta-se medialmente para a linha mediana e termina como o reto, aproximadamente no nível da vértebra sacral III.

O **reto** mede cerca de 15 cm de comprimento e situa-se anteriormente ao sacro e ao cóccix. O intestino grosso termina no ponto em que alcança o canal anal. O **canal anal** consiste nos 2 a 3 cm terminais do canal alimentar, que se abre para fora do corpo (**Figura 24.24 B**). A túnica mucosa do canal anal está disposta em pregas longitudinais, denominadas **colunas anais**, as quais contêm uma rede de artérias e veias. A abertura do canal anal para o exterior, denominada **ânus**, é protegida pelo **músculo esfíncter interno do ânus**, composto por músculo liso (involuntário) e pelo **músculo esfíncter externo do ânus**, composto por músculo esquelético (voluntário). Normalmente, esses esfíncteres mantêm o ânus fechado, exceto durante a eliminação das fezes.

Histologia do intestino grosso

A parede do intestino grosso contém as quatro camadas típicas encontradas no restante do canal alimentar: a túnica mucosa, a tela submucosa, a túnica muscular e a túnica serosa. A túnica mucosa consiste em epitélio simples colunar, lâmina própria (tecido conjuntivo areolar) e lâmina muscular da mucosa (músculo liso) (**Figura 24.25 A**). O epitélio contém principalmente células absortivas e caliciformes (**Figura 24.25 B** e **D**). As células absortivas atuam principalmente na absorção de água; as células caliciformes secretam muco, que lubrifica a passagem do conteúdo do colo. Tanto as células absortivas quanto as células caliciformes estão localizadas em **glândulas intestinais** tubulares longas e retilíneas (*criptas de Lieberkühn*), as quais se estendem por toda a superfície da túnica mucosa. São também encontrados nódulos linfáticos solitários na lâmina própria da mucosa, que podem estender-se pela lâmina muscular da mucosa até a tela submucosa. Em comparação com o intestino delgado, a túnica mucosa do intestino grosso não apresenta tantas adaptações estruturais para aumentar a área de superfície. Não há pregas circulares nem vilosidades intestinais; entretanto, as células absortivas apresentam microvilosidades. Por conseguinte, ocorre muito mais absorção no intestino delgado do que no intestino grosso.

A tela submucosa do intestino grosso consiste em tecido conjuntivo areolar. A túnica muscular é constituída por uma camada externa de músculo liso longitudinal e por uma camada interna de músculo liso circular. Diferentemente de outras partes do canal alimentar, ocorre espessamento de partes dos músculos longitudinais, formando três bandas definidas, denominadas **tênias do colo**, as quais se estendem pela maior parte do comprimento do intestino grosso (ver **Figura 24.24 A**). As tênias do colo são separadas por segmentos da parede com menos ou com nenhum músculo longitudinal. As contrações tônicas das bandas reúnem o colo em uma série de bolsas, as chamadas **saculações do colo**, conferindo a ele uma aparência enrugada. Entre as tênias do colo, existe uma única camada de músculo liso circular. A túnica serosa do intestino grosso faz parte do peritônio visceral. Pequenas

> ### Correlação clínica
>
> #### Pólipos no colo
>
> Os **pólipos** de colo habitualmente consistem em crescimentos de tecidos benignos de desenvolvimento lento que surgem a partir da túnica mucosa do intestino grosso. Com frequência, não causam sintomas. Quando presentes, os sintomas consistem em diarreia, sangue nas fezes e eliminação de muco pelo ânus. Os pólipos são removidos por colonoscopia ou cirurgia, visto que alguns deles podem se tornar cancerosos.

CAPÍTULO 24 Sistema Digestório **983**

FIGURA 24.25 Histologia do intestino grosso.

As glândulas intestinais formadas por células epiteliais colunares e células caliciformes estendem-se por toda a espessura da túnica mucosa.

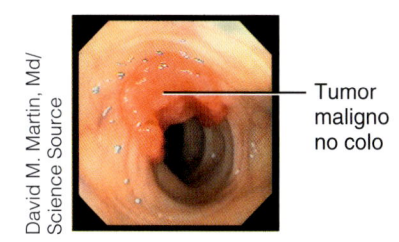

Tumor maligno no colo

Lúmen do intestino grosso

- Abertura das glândulas intestinais
- Célula absortiva
- Célula caliciforme
- Glândula intestinal
- Lâmina própria
- Nódulo linfático
- Lâmina muscular da mucosa
- Vaso linfático
- Arteríola
- Vênula
- Camada circular de músculo
- Plexo mioentérico
- Camada longitudinal de músculo

Túnica mucosa
Tela submucosa
Túnica muscular
Túnica serosa

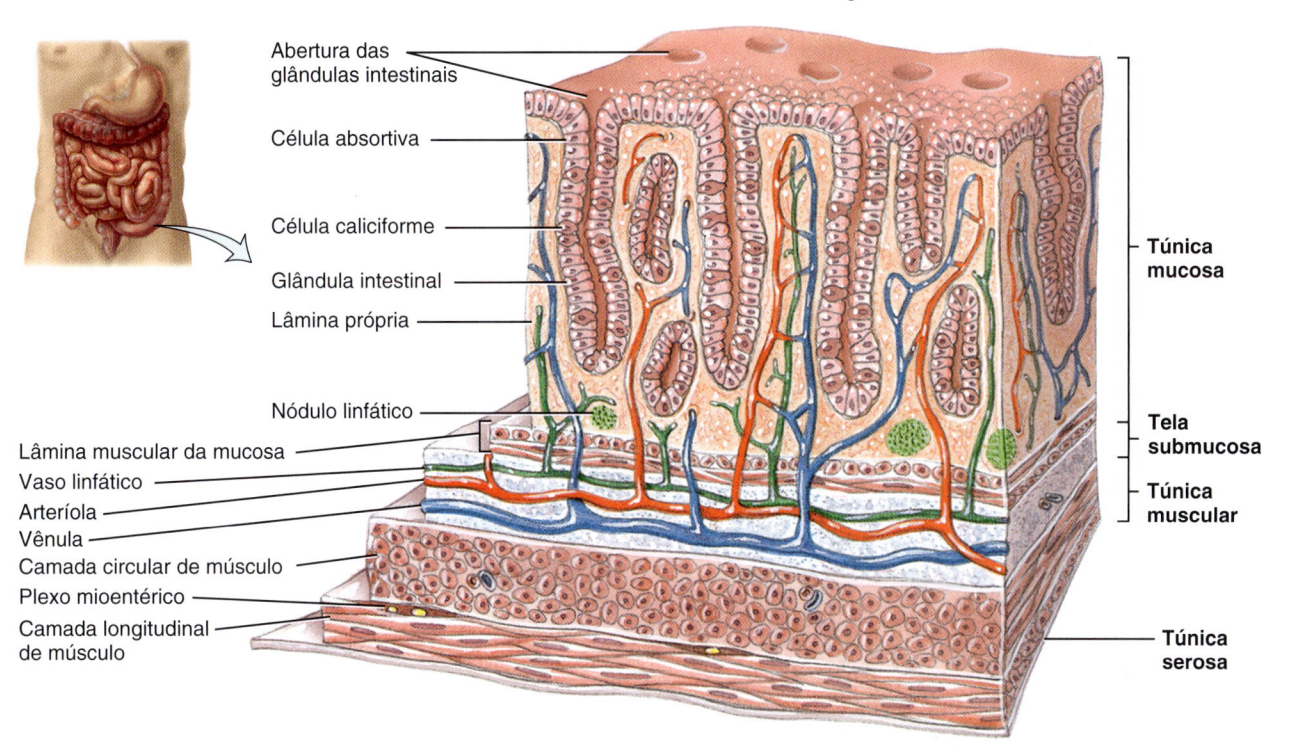

A. Vista tridimensional das camadas do intestino grosso

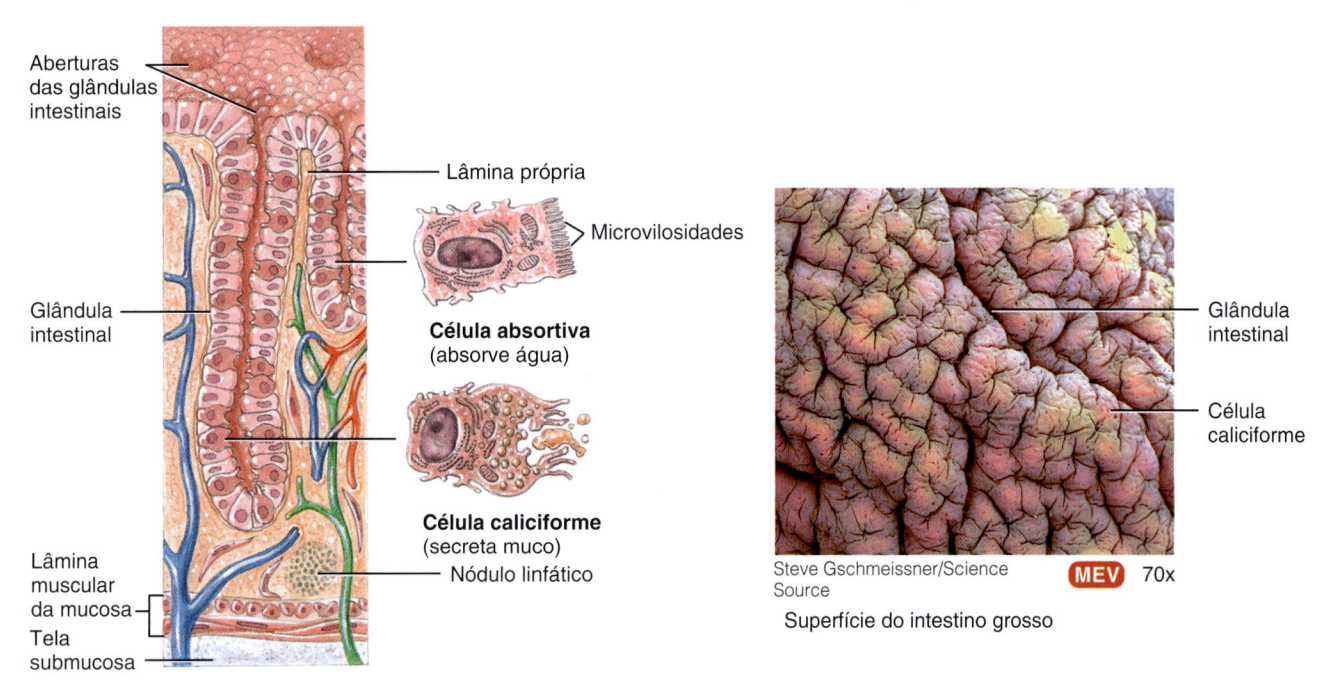

- Aberturas das glândulas intestinais
- Lâmina própria
- Microvilosidades
- Glândula intestinal
- **Célula absortiva** (absorve água)
- **Célula caliciforme** (secreta muco)
- Nódulo linfático
- Lâmina muscular da mucosa
- Tela submucosa

- Glândula intestinal
- Célula caliciforme

MEV 70x

Superfície do intestino grosso

B. Vista em corte das glândulas intestinais e tipos de células

(continua)

FIGURA 24.25 Continuação.

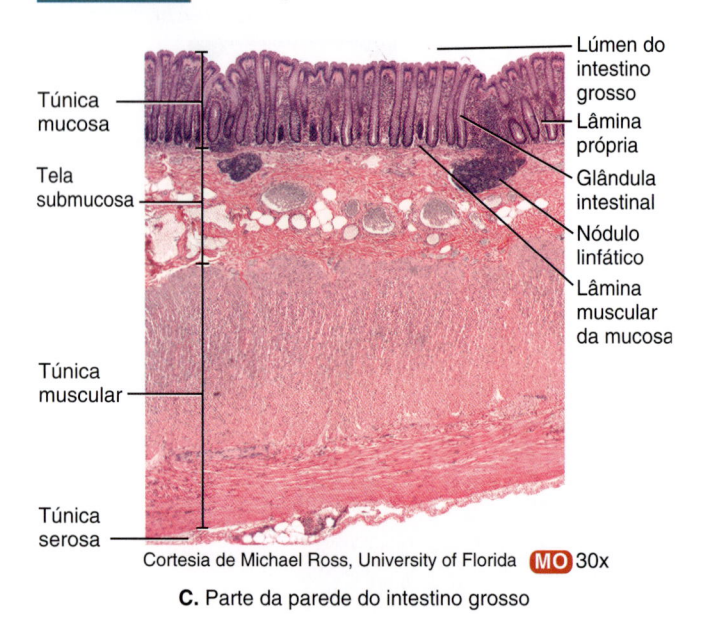

C. Parte da parede do intestino grosso
Cortesia de Michael Ross, University of Florida — MO 30x

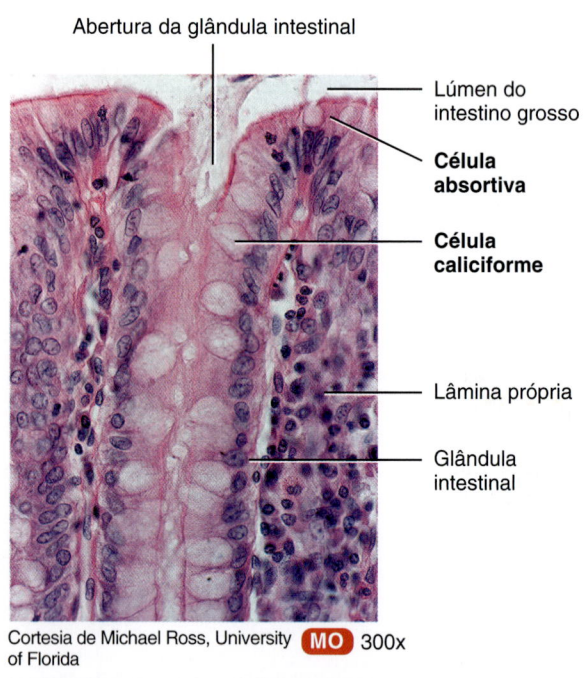

D. Detalhes da mucosa do intestino grosso
Cortesia de Michael Ross, University of Florida — MO 300x

? Qual é a função das células caliciformes no intestino grosso?

---

bolsas de peritônio visceral preenchidas de gordura estão fixadas às tênias do colo e são conhecidas como **apêndices omentais** (*adiposos*) **do colo**.

Digestão mecânica no intestino grosso

A passagem do quimo do íleo para o ceco é feita pelo óstio ileal. Normalmente, o óstio permanece parcialmente fechado, então, a passagem do quimo para o ceco em geral ocorre lentamente. Imediatamente após uma refeição, o **reflexo gastroileal** intensifica o peristaltismo no íleo e força qualquer quimo presente em direção ao ceco. Sempre que o ceco é distendido, o grau de contração alarga o óstio ileal.

Os movimentos do colo começam quando as substâncias passam pelo óstio ileal. Como o quimo desloca-se pelo intestino delgado a uma velocidade bastante constante, o tempo necessário para a passagem de uma refeição no colo é determinado pelo tempo de esvaziamento gástrico. À medida que o alimento passa pelo óstio ileal, preenche o ceco e acumula-se no colo ascendente.

Um movimento característico do intestino grosso é conhecido como **agitação das saculações do colo**. Nesse processo, as saculações do colo permanecem relaxadas e tornam-se distendidas enquanto são preenchidas. Quando a distensão alcança determinado ponto, as paredes contraem-se e espremem o conteúdo para a próxima saculação do colo. Ocorre também peristaltismo, embora em uma velocidade mais lenta (3 a 12 contrações por minuto) do que nas partes mais proximais do canal alimentar. Um último tipo de movimento é o **peristaltismo de massa**, caracterizado por uma forte onda peristáltica que começa aproximadamente na metade do colo transverso e impulsiona rapidamente o conteúdo do colo para o reto. Como o alimento no estômago inicia esse **reflexo gastrocólico** no colo, o peristaltismo de massa habitualmente ocorre 3 ou 4 vezes/dia, durante ou imediatamente após uma refeição.

Digestão química no intestino grosso

A fase final da digestão ocorre no colo por meio da atividade das bactérias que habitam o lúmen. As glândulas do intestino grosso secretam muco, porém não há secreção de enzimas. O quimo é preparado para a sua eliminação pela ação das bactérias, as quais fermentam quaisquer carboidratos remanescentes e liberam hidrogênio, dióxido de carbono e metano. Esses gases contribuem para os flatos (gases) no colo, denominados *flatulência* quando excessivos. As bactérias também convertem quaisquer proteínas remanescentes em aminoácidos e degradam os aminoácidos em substâncias mais simples: indol, escatol, sulfeto de hidrogênio e ácidos graxos. Parte do indol e do escatol é eliminada nas fezes e contribui para o seu odor; o restante é absorvido e transportado para o fígado, onde esses compostos são convertidos em compostos menos tóxicos e excretados na urina. As bactérias também decompõem a bilirrubina em pigmentos mais simples, incluindo a estercobilina, que confere às fezes a sua cor marrom. Os produtos bacterianos que são absorvidos no colo incluem várias vitaminas necessárias para o metabolismo normal, entre as quais algumas vitaminas B e a vitamina K.

Absorção e formação de fezes no intestino grosso

Durante a permanência do quimo no intestino grosso por 3 a 10 horas, ele se torna sólido ou semissólido, devido à absorção de água, sendo denominado **fezes**. Do ponto de vista químico, as fezes consistem em água, sais inorgânicos, células epiteliais descamadas da túnica mucosa do canal alimentar, bactérias, produtos de decomposição bacteriana, materiais digeridos não absorvidos e partes não digeríveis de alimentos.

Embora 90% de toda a absorção de água ocorra no intestino delgado, o intestino grosso absorve o suficiente para torná-lo um importante órgão na manutenção do equilíbrio hídrico do corpo. Dos 0,5 a 1,0 ℓ de água que entra no intestino grosso, toda essa quantidade, exceto cerca de 100 a 200 mℓ, é normalmente absorvida por osmose. O intestino grosso também absorve íons, incluindo sódio e cloreto, bem como algumas vitaminas.

> ### Correlação clínica
>
> #### Sangue oculto
>
> O termo **sangue oculto** refere-se ao sangue cuja presença não é detectada; não é detectável a olho nu. O principal valor diagnóstico da pesquisa de sangue oculto consiste no rastreamento de câncer colorretal. Duas substâncias examinadas com frequência à procura de sangue oculto são as fezes e a urina. Dispõe-se de vários tipos de produtos para pesquisa de sangue oculto nas fezes, que podem ser utilizados em casa. Os testes baseiam-se em mudanças de cor quando os reagentes são adicionados às fezes. A presença de sangue oculto na urina pode ser detectada em casa utilizando tiras reagentes de leitura rápida.

> ### Correlação clínica
>
> #### Fibra dietética
>
> A **fibra dietética** consiste em carboidratos vegetais não digeríveis – como a celulose, a lignina e a pectina –, que é encontrada em frutas, vegetais, grãos e feijões. A **fibra insolúvel**, que não se dissolve em água, inclui as partes lenhosas ou estruturais de plantas, como as cascas de frutas e vegetais e o revestimento em torno dos grãos de trigo e milho. A fibra insolúvel passa pelo canal alimentar em grande parte inalterada, porém acelera a passagem do material pelo canal alimentar. A **fibra solúvel**, que se dissolve em água, forma um gel que retarda a passagem do material pelo canal alimentar. É encontrada em abundância no feijão, aveia, cevada, brócolis, ameixas, maçãs e frutas cítricas.
>
> Os indivíduos que escolhem uma dieta rica em fibras podem reduzir o risco de desenvolver obesidade, diabetes melito, aterosclerose, cálculos biliares, hemorroidas, diverticulite, apendicite e câncer colorretal. As fibras solúveis também podem ajudar a diminuir o nível sanguíneo de colesterol. Normalmente, o fígado converte o colesterol em sais biliares, que são liberados no intestino delgado para ajudar na digestão de gorduras. Após realizar a sua tarefa, os sais biliares são reabsorvidos pelo intestino delgado e reciclados para o fígado. Como a fibra solúvel liga-se aos sais biliares para impedir a sua reabsorção, o fígado produz mais sais biliares para substituir os que foram perdidos nas fezes. Por conseguinte, o fígado utiliza mais colesterol para a produção de mais sais biliares, e ocorre uma redução no nível sanguíneo de colesterol.

Reflexo da defecação

Os movimentos peristálticos de massa empurram o material fecal do colo sigmoide para o reto. A consequente distensão da parede retal estimula os receptores de estiramento, responsáveis por iniciar o **reflexo de defecação**, resultando na **defecação**, a eliminação das fezes do reto por meio do ânus. O reflexo de defecação ocorre da seguinte maneira: em resposta à distensão da parede do reto, os receptores enviam impulsos nervosos sensitivos para a medula espinal sacral. Os impulsos motores da medula seguem o seu trajeto ao longo dos nervos parassimpáticos de volta ao colo descendente, colo sigmoide, reto e ânus. A contração resultante dos músculos longitudinais retais encurta o reto, com consequente aumento da pressão em seu interior. Essa pressão, associada às contrações voluntárias do diafragma e dos músculos abdominais, além da estimulação parassimpática, abrem o músculo esfíncter interno do ânus.

O músculo esfíncter externo do ânus é controlado voluntariamente. Se ele for relaxado voluntariamente, ocorre defecação, e as fezes são expelidas pelo ânus; se ele for contraído voluntariamente, a defecação pode ser adiada. As contrações voluntárias do diafragma e dos músculos abdominais ajudam na defecação, visto que aumentam a pressão no interior do abdome, comprimindo as paredes do colo sigmoide e do reto. Se não ocorrer defecação, as fezes voltam para o colo sigmoide até que a próxima onda de peristaltismo de massa estimule os receptores de estiramento, gerando novamente a necessidade de defecar. Nos lactentes, o reflexo da defecação provoca esvaziamento automático do reto, visto que o controle voluntário do músculo esfíncter externo do ânus ainda não está desenvolvido.

O número de evacuações em um determinado período depende de vários fatores, como dieta, saúde e estresse. A faixa normal de atividade intestinal varia de duas ou três defecações por dia a três ou quatro defecações por semana.

A **diarreia** consiste em um aumento na frequência, no volume e no conteúdo de líquido das fezes, causado por aumento da motilidade e diminuição da absorção pelos intestinos. Quando o quimo passa muito rapidamente pelo intestino delgado, e as fezes passam muito rapidamente pelo intestino grosso, não há tempo suficiente para a absorção. A diarreia frequente pode resultar em desidratação e desequilíbrio eletrolítico. A motilidade excessiva pode ser causada por intolerância à lactose, estresse e microrganismos que irritam a túnica mucosa do canal alimentar.

A **constipação intestinal** refere-se à defecação infrequente ou difícil causada por uma diminuição da motilidade dos intestinos. Como as fezes permanecem no colo por períodos prolongados, ocorre absorção excessiva de água, e as fezes tornam-se secas e duras. A constipação intestinal pode ser causada por maus hábitos (adiar a defecação), espasmos do colo, quantidade insuficiente de fibras na dieta, ingestão inadequada de líquidos, falta de exercício, estresse emocional e certos medicamentos. Um tratamento comum consiste no uso de laxante suave, como leite de magnésia, que induz defecação. Entretanto, muitos médicos afirmam que os laxantes levam à formação de hábito e que a adição de fibras à dieta, o aumento da prática de exercícios físicos e uma maior ingestão de líquido representam maneiras mais seguras de controlar esse problema comum.

A **Tabela 24.6** fornece um resumo das atividades digestivas no intestino grosso e a **Tabela 24.7** traz um resumo das funções de todos os órgãos do sistema digestório.

TABELA 24.6	Resumo das atividades digestivas no intestino grosso.	
Estrutura	**Atividade**	**Função(ões)**
Lúmen	Atividade bacteriana	Degradação dos carboidratos, proteínas e aminoácidos não digeridos em produtos que podem ser expelidos nas fezes ou absorvidos e destoxificados pelo fígado; sintetiza certas vitaminas B e a vitamina K
Túnica mucosa	Secreta muco	Lubrifica o colo; protege a túnica mucosa
	Absorção	A absorção de água solidifica as fezes e contribui para o equilíbrio hídrico do corpo; os solutos absorvidos incluem íons e algumas vitaminas
Túnica muscular	Agitação das saculações do colo	Move o conteúdo de uma saculação do colo para outra por contrações musculares
	Peristaltismo	Move o conteúdo ao longo do comprimento do colo por contrações dos músculos circulares e longitudinais
	Peristaltismo de massa	Força o conteúdo para o colo sigmoide e reto
	Reflexo de defecação	Elimina as fezes por contrações no colo sigmoide e no reto

Teste rápido

39. Quais são as principais regiões do intestino grosso?
40. Como a túnica muscular do intestino grosso difere daquela do restante do canal alimentar? O que são saculações do colo?
41. Descreva os movimentos mecânicos que ocorrem no intestino grosso.
42. O que é defecação e como ela ocorre?
43. Que atividades ocorrem no intestino grosso que modificam o seu conteúdo para a produção das fezes?

24.14 Fases da digestão

OBJETIVOS

- **Explicar** as três fases da digestão
- **Descrever** os principais hormônios que regulam as atividades da digestão.

As atividades da digestão ocorrem em três fases que se sobrepõem: a fase cefálica, a fase gástrica e a fase intestinal.

TABELA 24.7	Resumo dos órgãos do sistema digestório e suas funções.
Órgão	**Função(ões)**
Língua	Manobra os alimentos para a sua mastigação, formando um bolo alimentar, manobra o alimento para a deglutição, detecta sensações do paladar e inicia a digestão dos triglicerídios
Glândulas salivares	A saliva produzida por essas glândulas amolece, hidrata e dissolve os alimentos; limpa a boca e os dentes; inicia a digestão do amido
Dentes	Cortam, diláceram e pulverizam os alimentos para reduzir os sólidos em partículas menores para deglutição
Pâncreas	O suco pancreático tampona o suco gástrico ácido no quimo; interrompe a ação da pepsina do estômago; cria o pH apropriado para a digestão no intestino delgado; e participa da digestão dos carboidratos, das proteínas, dos triglicerídios e dos ácidos nucleicos
Fígado	Produz a bile, necessária para a emulsificação e a absorção dos lipídios no intestino delgado
Vesícula biliar	Armazena e concentra a bile e a libera no intestino delgado
Boca	Ver as funções da língua, das glândulas salivares e dos dentes, que se encontram na boca. Além disso, os lábios e as bochechas mantêm os alimentos entre os dentes durante a mastigação, e as glândulas vestibulares que revestem a boca produzem a saliva
Faringe	Recebe o bolo alimentar proveniente da cavidade oral e o transfere para o esôfago
Esôfago	Recebe o bolo alimentar proveniente da faringe e o transfere para o estômago; isso exige o relaxamento do esfíncter esofágico superior e a secreção de muco
Estômago	Ondas de mistura combinam a saliva, os alimentos e o suco gástrico, o que ativa a pepsina, inicia a digestão de proteínas, mata os microrganismos presentes nos alimentos, ajuda a absorver a vitamina B_{12}, contrai o esfíncter esofágico inferior, aumenta a motilidade do estômago, relaxa o músculo esfíncter do piloro e move o quimo para o intestino delgado
Intestino delgado	A segmentação mistura o quimo com os sucos digestivos; o peristaltismo impulsiona o quimo para o óstio ileal; as secreções digestivas do intestino delgado, do pâncreas e do fígado completam a digestão dos carboidratos, das proteínas, dos lipídios e dos ácidos nucleicos; as pregas circulares, as vilosidades intestinais e as microvilosidades ajudam a absorver cerca de 90% dos nutrientes digeridos
Intestino grosso	A agitação das saculações do colo, o peristaltismo e o peristaltismo de massa impulsionam o conteúdo do colo para o reto; as bactérias produzem algumas vitaminas B e a vitamina K; ocorre a absorção de certa quantidade de água, íons e vitaminas; defecação

Fase cefálica

Durante a **fase cefálica** da digestão, o olfato, a visão, o pensamento e/ou o sabor inicial do alimento ativam os centros neurais no córtex cerebral, no hipotálamo e no tronco encefálico. Em seguida, o tronco encefálico ativa os nervos facial (VII), glossofaríngeo (IX) e vago (X). Os nervos facial e glossofaríngeo estimulam as glândulas salivares a secretar saliva, e os nervos vagos estimulam as glândulas gástricas a secretar suco gástrico. A finalidade da fase cefálica da digestão é preparar a boca e o estômago para o alimento que está para ser ingerido.

Fase gástrica

Quando o alimento alcança o estômago, começa a **fase gástrica** da digestão. Essa fase é regulada por mecanismos neurais e hormonais, de modo a promover a secreção e a motilidade gástricas.

- *Regulação neural.* Qualquer tipo de alimento distende o estômago e estimula os receptores de estiramento em suas paredes. Os quimiorreceptores existentes no estômago monitoram o pH do quimo no estômago. Quando as paredes do estômago ficam distendidas ou quando o pH aumenta por causa da entrada de proteínas no estômago e tamponamento de parte do ácido gástrico, os receptores de estiramento e os quimiorreceptores são ativados, sendo acionada uma alça de retroalimentação negativa neural (**Figura 24.26**). A partir dos receptores de estiramento e dos quimiorreceptores, os impulsos nervosos propagam-se para o plexo submucoso, onde ativam neurônios parassimpáticos e entéricos. Os impulsos nervosos resultantes provocam ondas de peristaltismo e continuam estimulando o fluxo de suco gástrico das glândulas gástricas. As ondas peristálticas misturam o alimento com o suco gástrico; quando as ondas se tornam fortes o suficiente, uma pequena quantidade de quimo sofre esvaziamento gástrico para o duodeno. O pH do quimo do estômago diminui (torna-se mais ácido), e a distensão das paredes do estômago diminui, visto que o quimo já passou para o intestino delgado, suprimindo a secreção de suco gástrico

- *Regulação hormonal.* A secreção gástrica durante a fase gástrica também é regulada pelo hormônio **gastrina**, liberado pelas células G das glândulas gástricas em resposta a diversos estímulos: distensão do estômago pelo quimo, proteínas parcialmente digeridas no quimo, pH elevado do quimo devido à presença de alimento no estômago, cafeína no quimo gástrico e acetilcolina liberada dos neurônios parassimpáticos. Uma vez liberada, a gastrina entra na corrente sanguínea, percorre todo o corpo e, por fim, alcança os seus órgãos-alvo no sistema digestório. A gastrina estimula as glândulas gástricas a secretar grandes quantidades de suco gástrico. Ela também reforça a contração do esfíncter esofágico inferior para impedir o refluxo do quimo ácido para o esôfago, aumenta a motilidade do estômago e relaxa o músculo esfíncter do piloro, o que promove o esvaziamento gástrico. A secreção de gastrina é inibida quando o pH do suco gástrico cai abaixo de 2 e é estimulada quando o pH aumenta. Esse mecanismo de retroalimentação negativa ajuda a produzir um pH ideal baixo para a ação da pepsina, a fim de matar os microrganismos e para a desnaturação das proteínas no estômago.

FIGURA 24.26 Regulação por retroalimentação negativa neural do pH do suco gástrico e da motilidade gástrica durante a fase gástrica da digestão.

O alimento que entra no estômago estimula a secreção de suco gástrico e provoca ondas vigorosas de peristaltismo.

Entrada do alimento no estômago

Interferência na homeostasia ao aumentar

CONDIÇÃO CONTROLADA
pH do suco gástrico
Distensão (estiramento) das paredes do estômago

RECEPTORES
Os quimiorreceptores e os receptores de estiramento no estômago detectam o aumento do pH e a distensão

Influxo — Impulsos nervosos

CENTRO DE CONTROLE
Plexo submucoso

Efluxo — Impulsos nervosos (parassimpáticos)

EFETORES
Células parietais → HCl
Músculo liso na parede do estômago

Secreção de HCl pelas células parietais
Contração mais vigorosa do músculo liso

RESPOSTA
Aumento da acidez do quimo do estômago; mistura do conteúdo do estômago; esvaziamento gástrico

Retorno à homeostasia quando a resposta traz o pH do suco gástrico e a distensão das paredes do estômago de volta ao estado normal (pré-prandial)

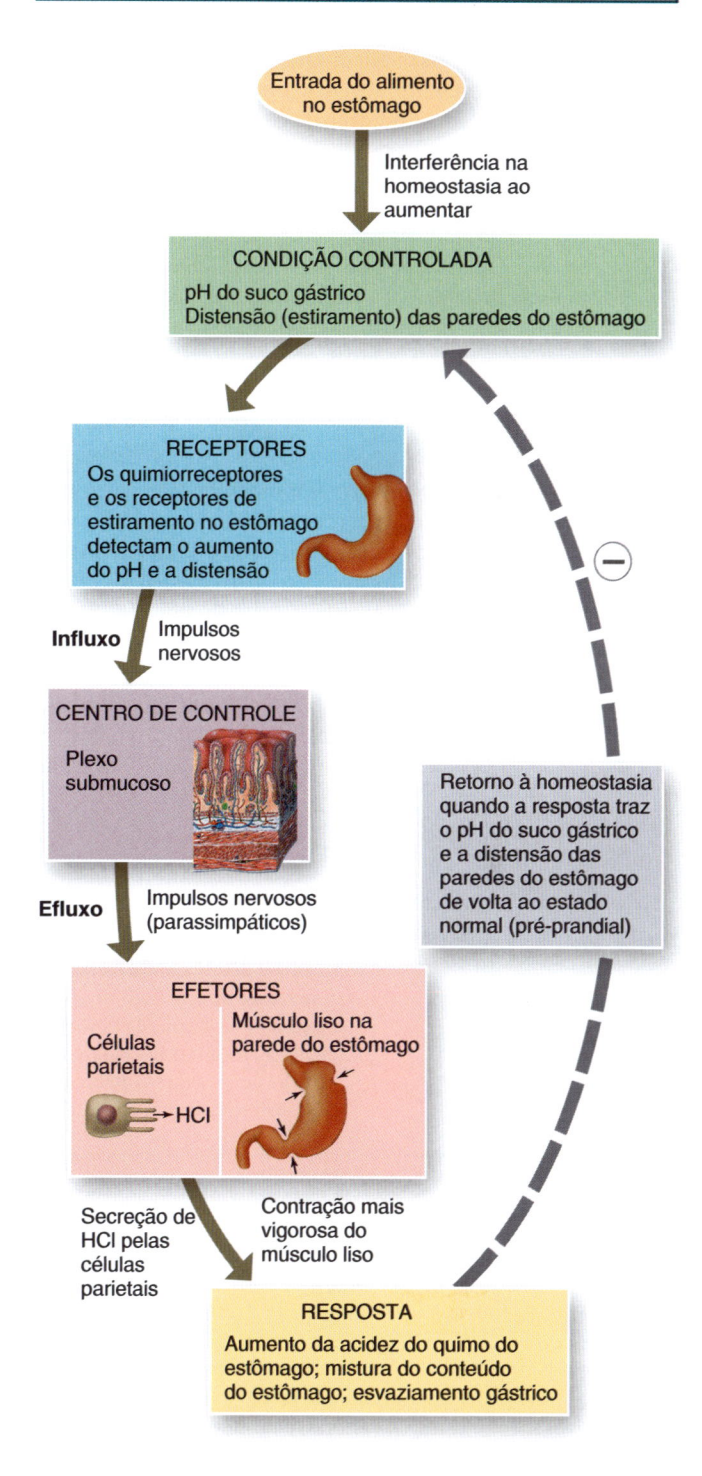

? Por que o alimento inicialmente provoca elevação do pH do suco gástrico?

Fase intestinal

A **fase intestinal** da digestão começa quando o alimento entra no intestino delgado. Diferentemente dos reflexos iniciados durante as fases cefálica e gástrica, que estimulam a atividade secretora e a motilidade do estômago, os que ocorrem durante a fase intestinal exercem efeitos inibitórios, os quais retardam a saída do quimo do estômago. Isso impede que o duodeno seja sobrecarregado com uma quantidade de quimo maior do que a que ele consegue processar. Além disso, as respostas ocorridas durante a fase intestinal promovem a digestão contínua dos alimentos que alcançaram o intestino delgado. Essas atividades da fase intestinal da digestão são reguladas por mecanismos neurais e hormonais

- *Regulação neural.* A distensão do duodeno pela presença do quimo desencadeia o **reflexo enterogástrico**. Os receptores de estiramento na parede duodenal enviam impulsos nervosos para o bulbo, onde inibem a estimulação parassimpática e estimulam os nervos simpáticos do estômago. Consequentemente, a motilidade gástrica é inibida, e ocorre aumento na contração do músculo esfíncter do piloro, o que diminui o esvaziamento gástrico
- *Regulação hormonal.* A fase intestinal da digestão é mediada por dois hormônios principais, que são secretados pelo intestino delgado: a colecistoquinina e a secretina. A colecistoquinina (CCK) é secretada pelas células CCK das glândulas intestinais no intestino delgado, em resposta ao quimo que contém aminoácidos de proteínas parcialmente digeridas e ácidos graxos de triglicerídios parcialmente digeridos. A CCK estimula a secreção de suco pancreático, rico em enzimas digestivas; além disso, causa contração da parede da vesícula biliar, que comprime para fora a bile armazenada, em direção ao ducto cístico e ao ducto colédoco. Outrossim, a CCK provoca relaxamento do esfíncter da ampola hepatopancreática, o que possibilita o fluxo do suco pancreático e da bile para o duodeno. A CCK também retarda o esvaziamento gástrico ao promover a contração do músculo esfíncter do piloro; produz saciedade (sensação de plenitude) por meio de sua ação sobre o hipotálamo no encéfalo; promove o crescimento normal e a manutenção do pâncreas; e intensifica os efeitos da secretina. O quimo ácido que entra no duodeno estimula a liberação de **secretina** pelas células S das glândulas intestinais no intestino delgado. Por sua vez, a secretina estimula o fluxo de suco pancreático, que é rico em íons bicarbonato (HCO_3^-), para tamponar o quimo ácido que entra no duodeno a partir do estômago. Além desse efeito importante, a secretina inibe a secreção de suco gástrico, promove o crescimento normal e a manutenção do pâncreas, bem como intensifica os efeitos da CCK. De modo geral, a secretina produz tamponamento do ácido no quimo que alcança o duodeno e diminui a produção de ácido no estômago.

A **Tabela 24.8** apresenta um resumo dos principais hormônios que controlam a digestão.

Outros hormônios do sistema digestório

Além da gastrina, da CCK e da secretina, existem muitos outros hormônios do sistema digestório. Por exemplo, a **grelina**, secretada pelo estômago, desempenha um papel no aumento do apetite. O **peptídio insulinotrópico dependente de glicose (GIP)** e o **peptídio semelhante ao glucagon (GLP)**, secretados pelo intestino

TABELA 24.8	Principais hormônios que controlam a digestão.	
Hormônio	**Estímulo e local de secreção**	**Ações**
Gastrina	A distensão do estômago, as proteínas parcialmente digeridas e a cafeína no estômago e o pH elevado do quimo no estômago estimulam a secreção de gastrina pelas células G enteroendócrinas, localizadas principalmente na túnica mucosa do antro pilórico do estômago	*Efeitos principais:* promove a secreção de suco gástrico, aumenta a motilidade gástrica, promove o crescimento da túnica mucosa do estômago *Efeitos secundários:* provoca contração do esfíncter esofágico inferior, relaxa o músculo esfíncter do piloro
Secretina	O quimo ácido (nível elevado de H^+) que entra no intestino delgado estimula a secreção de secretina pelas células S enteroendócrinas na túnica mucosa do duodeno	*Efeitos principais:* estimula a secreção de suco pancreático e de bile, que são ricos em HCO_3^- (íons bicarbonato) *Efeitos secundários:* inibe a secreção de suco gástrico, promove o crescimento normal e a manutenção do pâncreas, intensifica os efeitos da CCK
Colecistoquinina (CCK)	As proteínas parcialmente digeridas (aminoácidos), os triglicerídios e os ácidos graxos que entram no intestino delgado estimulam a secreção de CCK pelas células CCK enteroendócrinas na túnica mucosa do intestino delgado; a CCK também é liberada no encéfalo	*Efeitos principais:* estimula a secreção de suco pancreático rico em enzimas digestivas, provoca ejeção de bile da vesícula biliar e abertura do esfíncter da ampola hepatopancreática, induz a saciedade (sensação de plenitude) *Efeitos secundários:* inibe o esvaziamento gástrico, promove o crescimento normal e a manutenção do pâncreas, intensifica os efeitos da secretina

delgado em resposta à presença de alimento, estimulam a liberação de insulina pelo pâncreas, aumentando, assim, o nível de glicemia. O GIP e o GLP são coletivamente designados como **incretinas**; fornecem um tipo de controle antecipatório, antecipando a elevação da glicose no sangue que ocorre depois de uma refeição típica. Pelo menos 10 outros hormônios intestinais são secretados e exercem efeitos sobre o canal alimentar, como: **motilina**, **substância P** e **bombesina**, as quais estimulam a motilidade dos intestinos; o **polipeptídio intestinal vasoativo (VIP)**, que estimula a secreção de íons e de água pelos intestinos e inibe a secreção de ácido gástrico; o **peptídio liberador de gastrina**, responsável por estimulas a liberação de gastrina; e a **somatostatina**, que inibe a liberação de gastrina. Acredita-se que alguns desses hormônios atuam como hormônios locais (parácrinos), ao passo que outros são secretados no sangue ou até mesmo no lúmen do canal alimentar. As funções fisiológicas desses e de outros hormônios intestinais ainda estão em fase de pesquisa.

> ### Teste rápido
> 44. Qual é a finalidade da fase cefálica da digestão?
> 45. Descreva o papel da gastrina na fase gástrica da digestão.
> 46. Descreva de modo geral as etapas do reflexo enterogástrico.
> 47. Explique os papéis da CCK e da secretina na fase intestinal da digestão.

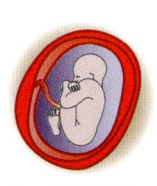

24.15 Desenvolvimento do sistema digestório

OBJETIVO

- **Descrever** o desenvolvimento do sistema digestório.

Durante a 4ª semana de desenvolvimento, as células do **endoderma** formam uma cavidade, denominada **intestino primitivo**, o precursor do canal alimentar (ver **Figura 29.12 B**). Logo em seguida, o mesoderma forma e divide-se em duas camadas (somática e esplâncnica), como mostra a **Figura 29.9 D**. O mesoderma esplâncnico associa-se ao endoderma do intestino primitivo; em consequência, o intestino primitivo apresenta uma parede de dupla camada: a **camada endodérmica** dá origem ao *revestimento epitelial* e às *glândulas* da maior parte do canal alimentar; a **camada mesodérmica** produz o *músculo liso* e o *tecido conjuntivo* do canal alimentar.

O intestino primitivo alonga-se e diferencia-se em um **intestino anterior**, um **intestino médio** e um **intestino posterior** (ver **Figura 29.12 C**). Até a 5ª semana de desenvolvimento, o intestino médio abre-se no saco vitelino; depois desse período, o saco vitelino sofre constrição e separa-se do intestino médio, e o intestino médio é fechado. Na região do intestino anterior, surge uma depressão formada de ectoderma, denominada **estomodeu** (ver **Figura 29.12 D**), que se desenvolve na *cavidade oral*. A **membrana orofaríngea** é uma depressão do ectoderma e do endoderma fundidos na superfície do embrião, que separa o intestino anterior do estomodeu. A membrana rompe-se durante a 4ª semana de desenvolvimento, de modo que o intestino anterior é contínuo com o exterior do embrião por meio da cavidade oral. Outra depressão que consiste em ectoderma, denominada **proctodeu**, forma-se no intestino posterior e desenvolve-se no *ânus* (ver **Figura 29.12 D**). A **membrana cloacal** é uma membrana fundida de ectoderma e endoderma, que separa o intestino posterior do proctodeu. Após sofrer ruptura durante a 7ª semana, o intestino posterior é contínuo com o exterior do embrião por meio do ânus. Dessa maneira, o canal alimentar forma um tubo contínuo da boca até o ânus.

O intestino anterior desenvolve-se, diferenciando-se em: *faringe*, *esôfago*, *estômago* e em *parte do duodeno*. O intestino médio é transformado no *restante do duodeno*, no *jejuno*, no *íleo* e em *partes do intestino grosso* (ceco, apêndice vermiforme, colo ascendente e a maior parte do colo transverso). O intestino posterior desenvolve-se no *restante do intestino grosso*, exceto parte do canal anal, que deriva do proctodeu.

À medida que o desenvolvimento progride, o endoderma, em vários locais ao longo do intestino anterior, desenvolve-se em brotos ocos, que crescem no mesoderma. Esses brotos irão desenvolver-se nas *glândulas salivares*, *fígado*, *vesícula biliar* e *pâncreas*. Cada um desses órgãos mantém uma conexão com o canal alimentar por meio de ductos.

> ### Teste rápido
> 48. Que estruturas desenvolvem-se a partir do intestino anterior, do intestino médio e do intestino posterior?

24.16 Envelhecimento e sistema digestório

OBJETIVO

- **Descrever** os efeitos do envelhecimento sobre o sistema digestório.

O envelhecimento está associado a mudanças globais do sistema digestório, incluindo diminuição dos mecanismos de secreção, redução da motilidade dos órgãos do canal alimentar, perda da força e do tônus da camada muscular e de suas estruturas de apoio, mudanças na retroalimentação neurossensorial relacionadas com a liberação de enzimas e de hormônios e diminuição da resposta à dor e sensações internas. Na parte superior do canal alimentar, as alterações comuns incluem redução da sensibilidade a irritações e feridas na boca, perda do paladar, doença periodontal, dificuldade na deglutição, hérnia de hiato, gastrite e doença ulcerosa péptica. As alterações que podem surgir no intestino delgado incluem úlceras duodenais, má absorção e má digestão. Outras patologias cuja incidência aumenta com a idade são a apendicite, problemas da vesícula biliar, icterícia, cirrose e pancreatite aguda. Podem ocorrer também alterações do intestino grosso, como constipação intestinal, hemorroidas e doença diverticular. O câncer de colo ou retal é muito comum, assim como obstruções e impactações intestinais.

> **Teste rápido**
>
> 49. Quais são os efeitos gerais do envelhecimento sobre o sistema digestório?

Com a conclusão de nosso estudo sobre o sistema digestório, você pode agora reconhecer as numerosas maneiras com que esse sistema contribui para a homeostasia de outros sistemas do corpo examinando *Foco na homeostasia, contribuições do sistema digestório*. Em seguida, no Capítulo 25, você descobrirá como os nutrientes absorvidos pelo canal alimentar entram nas reações metabólicas dos tecidos do corpo.

Distúrbios: desequilíbrios homeostáticos

Cárie dentária

A **cárie dentária** envolve uma desmineralização gradual do esmalte e da dentina. Se não for tratada, a polpa pode ser invadida por microrganismos, causando inflamação e infecção, com morte subsequente da polpa e abscesso do osso alveolar que circunda o ápice da raiz, exigindo tratamento de canal (ver Seção 24.5).

As cáries dentárias começam quando as bactérias, as quais atuam sobre açúcares, produzem ácidos que desmineralizam o esmalte. A **dextrana**, um polissacarídio viscoso produzido a partir da sacarose, promove a aderência das bactérias aos dentes. Massas de células bacterianas, dextrana e outros restos celulares que aderem aos dentes constituem a **placa dentária**. A saliva não é capaz de alcançar a superfície do dente para tamponar o ácido, visto que a placa recobre os dentes. A escovação dos dentes após uma refeição remove a placa das superfícies planas antes que as bactérias possam produzir ácidos. Os dentistas também recomendam que a placa entre os dentes seja removida a cada 24 horas com fio dental.

Doença periodontal

A **doença periodontal** é um termo coletivo para referir-se a uma variedade de condições caracterizadas por inflamação e degeneração da gengiva, do osso alveolar, do periodonto e do cemento. Em uma dessas condições, denominada **piorreia**, os sintomas iniciais consistem em aumento e inflamação do tecido mole e sangramento das gengivas. Sem tratamento, o tecido mole pode deteriorar, e o osso alveolar pode ser reabsorvido, causando afrouxamento dos dentes e retração das gengivas. Com frequência, as doenças periodontais são causadas por: má higiene bucal; irritantes locais, como bactérias, alimentos impactados e fumaça de cigarro; ou má oclusão dentária.

Doença ulcerosa péptica

Nos EUA, 5 a 10% da população desenvolve **doença ulcerosa péptica (DUP)**. Uma **úlcera** é uma lesão semelhante a uma cratera em uma membrana; as úlceras que se desenvolvem em áreas do canal alimentar expostas ao suco gástrico ácido são denominadas **úlceras pépticas**. A complicação mais comum das úlceras pépticas consiste em hemorragia, que pode levar à anemia se ocorrer perda suficiente de sangue. Nos casos agudos, as úlceras pépticas podem levar ao choque e à morte. São reconhecidas três causas distintas de DUP: (1) a bactéria *Helicobacter pylori*; (2) uso de anti-inflamatórios não esteroides (AINE), como o ácido acetilsalicílico; e (3) hipersecreção de HCl, como a que ocorre na síndrome de Zollinger-Ellison, um tumor produtor de gastrina, habitualmente do pâncreas.

Helicobacter pylori (anteriormente denominada *Campylobacter pylori*) constitui a causa mais frequente de DUP. Essa bactéria produz uma enzima denominada urease, que cliva a ureia em amônia e dióxido de carbono. Enquanto protege a bactéria da acidez do estômago, a amônia também danifica a túnica mucosa protetora do estômago e as células gástricas subjacentes. O microrganismo também produz catalase, uma enzima que pode proteger *H. pylori* da fagocitose pelos neutrófilos, além de várias proteínas de adesão, que possibilitam a fixação da bactéria às células gástricas.

Existem várias abordagens terapêuticas úteis no tratamento da DUP. A fumaça de cigarro, o álcool, a cafeína e os AINE devem ser evitados, visto que podem prejudicar os mecanismos de defesa da túnica mucosa, o que aumenta a suscetibilidade da túnica mucosa aos efeitos nocivos do HCl. Em casos associados ao *H. pylori*, o tratamento com um antibiótico frequentemente resolve o problema. Os antiácidos orais podem ajudar temporariamente ao tamponar o ácido gástrico. Quando a hipersecreção de HCl constitui a causa da DUP, podem-se utilizar bloqueadores H_2 ou inibidores da bomba de prótons, como o omeprazol, que bloqueiam a secreção de H^+ das células parietais.

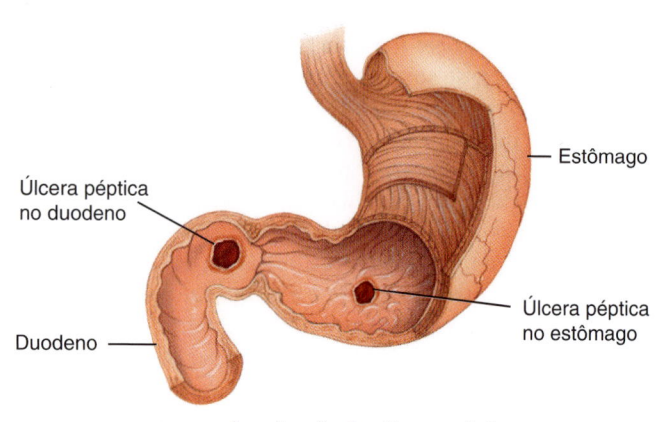

Localização das úlceras pépticas

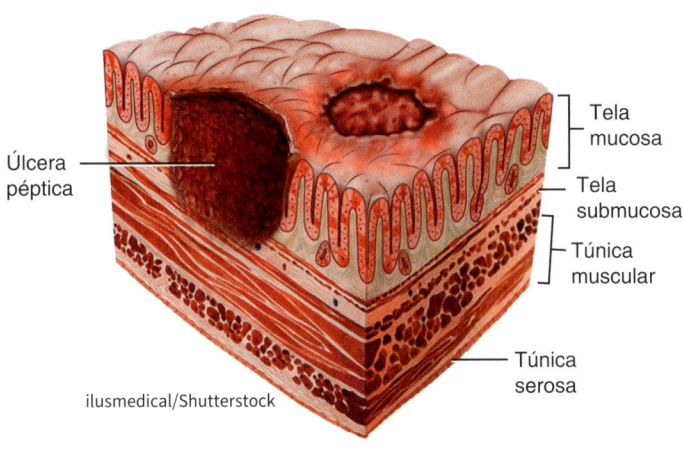

Detalhes de uma úlcera péptica

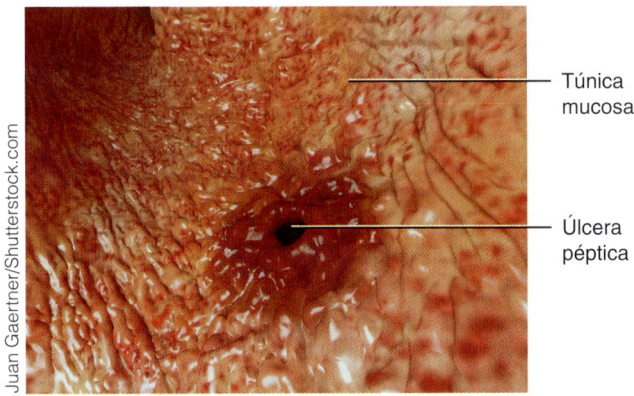

Fotografia de vista de superfície

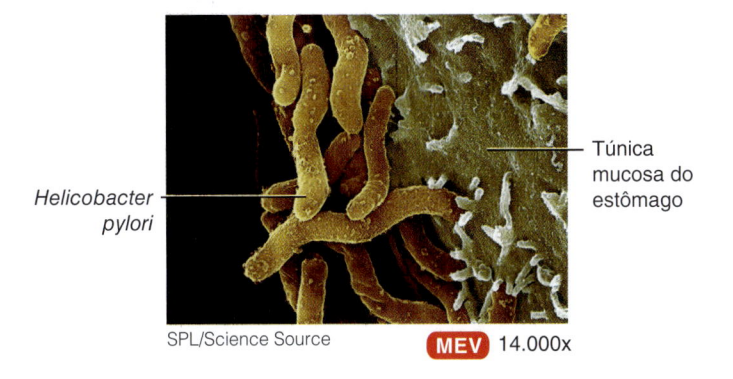

Doença diverticular

Na **doença diverticular** são formadas evaginações saculares da parede do colo (particularmente do colo sigmoide), denominadas **divertículos**. Os divertículos ocorrem em locais onde a túnica muscular enfraqueceu e pode estar inflamada. O desenvolvimento de divertículos é conhecido como **diverticulose**. Muitos indivíduos que desenvolvem diverticulose não apresentam sintomas nem experimentam complicações. Entre os indivíduos que apresentam diverticulose, 10 a 25% acabam desenvolvendo inflamação, conhecida como **diverticulite**. Essa condição pode ser caracterizada por dor, constipação intestinal ou aumento na frequência de defecação, náuseas, vômitos e febre baixa. Como as dietas com baixo teor de fibras contribuem para o desenvolvimento da diverticulite, os pacientes que passam a consumir dietas ricas em fibras apresentam alívio acentuado dos sintomas. Em casos graves, as partes acometidas do colo podem exigir a sua retirada cirúrgica. Se o divertículo sofrer ruptura, a liberação de bactérias na cavidade abdominal pode causar peritonite.

Câncer colorretal

O **câncer colorretal** está entre as neoplasias malignas mais mortais, perdendo apenas para o câncer de pulmão em homens e ocupando o terceiro lugar depois do câncer de pulmão e câncer de mama em mulheres. A genética desempenha um papel muito importante; uma predisposição hereditária contribui para mais da metade de todos os casos de câncer colorretal. O consumo de álcool e as dietas ricas em gordura e proteínas animais estão associados a um aumento do risco de câncer colorretal; as fibras dietéticas, os retinoides, o cálcio e o selênio podem ser protetores. Os sinais e sintomas de câncer colorretal incluem diarreia, constipação intestinal, cólicas, dor abdominal e sangramento retal, que pode ser visível ou oculto. Os crescimentos pré-cancerosos na superfície da túnica mucosa, denominados **pólipos**, também aumentam o risco de desenvolvimento de câncer colorretal. O rastreamento para câncer colorretal inclui: pesquisa de sangue oculto nas fezes, toque retal, retossigmoidoscopia, colonoscopia e enema baritado. Os tumores podem ser removidos por endoscopia ou cirurgia.

Hepatite

A **hepatite** é uma inflamação do fígado, que pode ser causada por vírus, fármacos e substâncias químicas, incluindo o álcool. Clinicamente, são reconhecidos vários tipos de hepatite viral.

A **hepatite A (hepatite infecciosa)** é causada pelo vírus da hepatite A (HAV). É disseminada por contaminação fecal de objetos, como alimentos, roupas, brinquedos e utensílios de cozinha (via fecal-oral). Em geral, é uma doença leve em crianças e adultos jovens, caracterizada por: perda do apetite, mal-estar, náuseas, diarreia, febre e calafrios; por fim, aparece icterícia. Esse tipo de hepatite não provoca dano duradouro ao fígado. A maioria das pessoas recupera-se em 4 a 6 semanas. Dispõe-se de uma vacina.

A **hepatite B** é causada pelo vírus da hepatite B (HBV). É transmitida principalmente por contato sexual, seringas e equipamento de transfusão contaminados. Além disso, pode ser transmitida pela saliva e pelas lágrimas. O vírus da hepatite B pode estar presente durante anos ou até mesmo durante toda a vida, o que pode provocar cirrose e até câncer de fígado. Os indivíduos que abrigam o vírus da hepatite B ativo também se tornam portadores. Dispõe-se de uma vacina.

A **hepatite C**, causada pelo vírus da hepatite C (HCV), assemelha-se clinicamente à hepatite B. A hepatite C pode causar cirrose e, possivelmente, câncer de fígado. Nos países desenvolvidos, o sangue doado é submetido a rastreamento para a presença dos vírus das hepatites B e C.

A **hepatite D** é causada pelo vírus da hepatite D (HDV). É transmitida como a hepatite B, e, de fato, o indivíduo precisa estar coinfectado pelo vírus da hepatite B antes de contrair a hepatite D. A hepatite D resulta em dano hepático grave e apresenta uma maior taxa de mortalidade em comparação à infecção isolada pelo vírus da hepatite B. A vacina HBV é protetora.

A **hepatite E** é causada pelo vírus da hepatite E e propaga-se como a hepatite A. Apesar de não provocar doença hepática crônica, o vírus da hepatite E apresenta uma taxa de mortalidade muito alta entre gestantes.

Foco na homeostasia

Contribuições do sistema digestório para todos os sistemas do corpo

- O sistema digestório degrada os nutrientes da dieta em formas passíveis de absorção e de utilização pelas células do corpo para a produção de ATP e a formação dos tecidos do corpo
- Absorve água, minerais e vitaminas necessários para o crescimento e a função dos tecidos corporais
- Elimina escórias metabólicas dos tecidos corporais nas fezes.

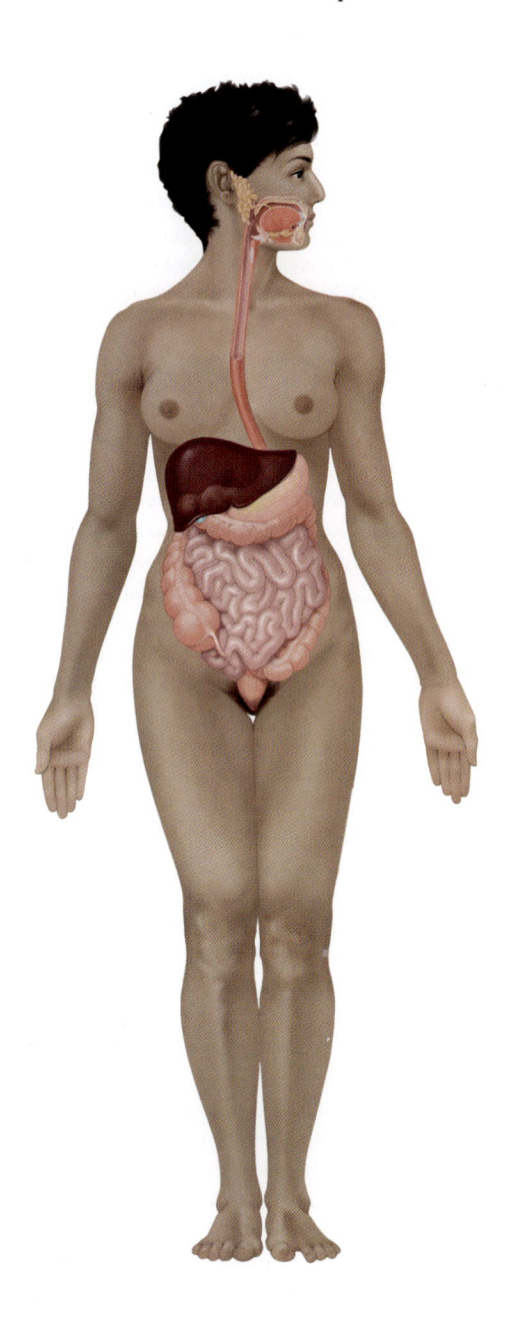

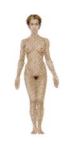

Tegumento comum
- O intestino delgado absorve a vitamina D, que é modificada na pele e nos rins para produzir o hormônio calcitriol
- As calorias da dieta em excesso são armazenadas como triglicerídios nos adipócitos da derme e da tela subcutânea.

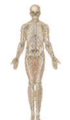

Sistema esquelético
- O intestino delgado absorve sais de cálcio e de fósforo da dieta, necessários para a formação da matriz extracelular óssea.

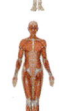

Sistema muscular
- O fígado é capaz de converter ácido láctico (produzido pelos músculos durante o exercício) em glicose.

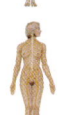

Sistema nervoso
- A gliconeogênese (síntese de novas moléculas de glicose) no fígado e a digestão e a absorção dos carboidratos da dieta fornecem glicose, necessária para a produção de ATP pelos neurônios.

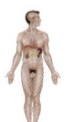

Sistema endócrino
- O fígado inativa alguns hormônios, interrompendo a sua atividade
- As ilhotas pancreáticas liberam insulina e glucagon
- As células da túnica mucosa do estômago e do intestino delgado liberam hormônios que regulam as atividades digestivas
- O fígado produz angiotensinogênio.

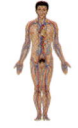

Sistema circulatório
- O canal alimentar absorve água, que ajuda a manter o volume de sangue, e ferro, necessário para a síntese de hemoglobina nos eritrócitos
- A bilirrubina proveniente da degradação da hemoglobina é parcialmente excretada nas fezes
- O fígado sintetiza a maior parte das proteínas plasmáticas.

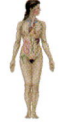

Sistema linfático e imunidade
- A acidez do suco gástrico destrói as bactérias e a maior parte das toxinas no estômago
- Os nódulos linfáticos do tecido conjuntivo areolar da túnica mucosa do canal alimentar destroem os microrganismos.

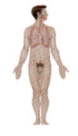

Sistema respiratório
- A pressão exercida pelos órgãos abdominais contra o diafragma ajuda a expelir rapidamente o ar durante a expiração forçada.

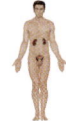

Sistema urinário
- A absorção de água pelo canal alimentar fornece a água necessária para excretar escórias metabólicas na urina.

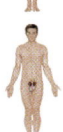

Sistema genital
- A digestão e a absorção fornecem nutrientes adequados, incluindo gorduras, para o desenvolvimento normal das estruturas reprodutivas, para a produção de gametas (óvulos e espermatozoides) e para o crescimento e o desenvolvimento do feto durante a gestação.

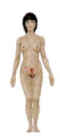

Terminologia técnica

Acalasia. Condição causada por disfunção do plexo mioentérico, em que o esfíncter esofágico inferior é incapaz de relaxar normalmente à medida que o alimento se aproxima. Toda uma refeição pode ficar alojada no esôfago e entrar muito lentamente no estômago. A distensão do esôfago resulta em dor torácica, que frequentemente é confundida com a dor de origem cardíaca.

Afta. Úlcera dolorosa na túnica mucosa da boca, que afeta as mulheres mais frequentemente do que os homens, habitualmente entre 10 e 40 anos; pode ser uma reação autoimune ou uma alergia alimentar.

Borborigmo. Ruído retumbante causado pela propulsão de gases pelo intestino.

Bulimia (ou *síndrome de compulsão alimentar-purgação*). Transtorno que normalmente afeta mulheres jovens e brancas de classe média, solteiras; caracteriza-se por ingestão excessiva de alimentos pelo menos 2 vezes/semana, seguida de purgação por meio de vômito autoinduzido, dieta estrita ou jejum, exercícios vigorosos ou uso de laxantes ou diuréticos. Ocorre em resposta a medo de estar acima do peso ou a estresse, depressão e distúrbios fisiológicos, como tumores hipotalâmicos.

Cirrose. Distorção ou fibrose do fígado em consequência da inflamação crônica causada por hepatite, substâncias químicas que destroem os hepatócitos, parasitas que infectam o fígado ou alcoolismo. Os hepatócitos são substituídos por tecido conjuntivo fibroso ou adiposo. Os sintomas consistem em icterícia, edema de membros inferiores, hemorragia descontrolada e aumento da sensibilidade a fármacos.

Colonoscopia. Exame de imagem para visualizar o revestimento do colo por meio de um endoscópio de fibra óptica flexível e alongado, denominado colonoscópio. É realizada para: detectar distúrbios, como pólipos, câncer e diverticulose; coletar amostras de tecido; e remover pequenos pólipos. A maior parte dos tumores do intestino grosso ocorre no reto.

Colostomia. Desvio das fezes por meio de uma abertura no colo, criando um "estoma" (abertura artificial) cirúrgico, que é feito no exterior da parede abdominal. Essa abertura substitui o ânus, assim, através dela, as fezes são eliminadas em uma bolsa utilizada no abdome.

Diarreia do viajante. Doença infecciosa do canal alimentar, que resulta em evacuações urgentes de fezes amolecidas, cólicas, dor abdominal, mal-estar, náuseas e, em certas ocasiões, febre e desidratação. É adquirida pela ingestão de água ou alimentos contaminados com material fecal contendo normalmente bactérias (particularmente *Escherichia coli*); os vírus e os parasitas protozoários constituem causas menos comuns.

Disfagia. Dificuldade na deglutição, que pode ser causada por inflamação, paralisia, obstrução ou trauma.

Doença inflamatória intestinal. Inflamação do canal alimentar, que ocorre em duas formas: (1) *doença de Crohn*, uma inflamação de qualquer parte do canal alimentar, em que a inflamação estende-se da túnica mucosa através da tela submucosa, túnica muscular e túnica serosa; (2) *retocolite ulcerativa*, uma inflamação da túnica mucosa do colo e do reto, habitualmente acompanhada de hemorragia retal. Curiosamente, o tabagismo aumenta o risco de doença de Crohn, porém diminui o risco de retocolite ulcerativa.

Esôfago de Barrett. Alteração patológica do epitélio do esôfago, com transformação do epitélio estratificado pavimentoso não queratinizado em epitélio colunar, de modo que o revestimento assemelha-se ao do estômago ou do intestino delgado, em decorrência da exposição prolongada do esôfago ao ácido gástrico; aumenta o risco de desenvolver câncer de esôfago.

Flato. Presença de ar (gás) no estômago ou no intestino, que habitualmente é expelido pelo ânus. Se o gás for expelido pela boca, é denominado **eructação** ou *arroto*. O flato pode resultar de: gás liberado durante a degradação dos alimentos no estômago; ar deglutido; ou substâncias que contêm gases, como refrigerantes gaseificados.

Gastrenterite. Inflamação do revestimento do estômago e do intestino (particularmente o intestino delgado). Em geral, é causada por infecção viral ou bacteriana, que pode ser adquirida pela ingestão de água ou alimentos contaminados ou por contato íntimo com outras pessoas. Os sintomas consistem em diarreia, vômitos, febre, perda do apetite, cólicas e desconforto abdominal.

Gastroscopia. Exame endoscópico do estômago, em que o examinador pode visualizar diretamente o interior do estômago à procura de úlcera, tumor, inflamação ou fonte de sangramento.

Halitose. Odor desagradável da boca; também denominada **mau hálito**.

Hemorroidas. Veias retais superiores varicosadas (alargadas e inflamadas). As hemorroidas desenvolvem-se quando as veias são submetidas a pressão e ficam ingurgitadas com sangue. Se a pressão continuar, a parede da veia se distende. Esse vaso distendido extravasa sangue; o sangramento ou o prurido constituem habitualmente o primeiro sinal de desenvolvimento de hemorroida. A distensão de uma veia também favorece a formação de coágulo, agravando ainda mais o intumescimento e a dor. As hemorroidas podem ser causadas por constipação intestinal, que pode ser produzida por dietas pobres em fibras. Além disso, o esforço repetido durante a defecação força o sangue para baixo nas veias retais, aumentando a pressão nessas veias e, possivelmente, causando hemorroidas.

Hérnia. Protrusão de todo um órgão ou de parte dele através de uma membrana ou parede de uma cavidade, habitualmente a cavidade abdominal. A *hérnia de hiato* (*diafragmática*) é a protrusão de parte do estômago dentro da cavidade torácica através do hiato esofágico do diafragma. A *hérnia inguinal* é a protrusão do saco herniário na abertura inguinal; pode conter parte do intestino em um estágio avançado e pode estender-se para o compartimento escrotal nos homens, causando estrangulamento da parte herniada.

Intoxicação alimentar. Doença súbita causada pela ingestão de água ou alimentos contaminados por um microrganismo infeccioso (bactérias, vírus ou protozoários) ou por uma toxina (veneno). A causa mais comum de intoxicação alimentar é a toxina produzida pela bactéria *Staphylococcus aureus*. A maior parte dos tipos de intoxicação alimentar provoca diarreia e/ou vômitos, frequentemente associados à dor abdominal.

Má absorção. Vários distúrbios em que os nutrientes dos alimentos não são absorvidos adequadamente. Pode ser causada por: distúrbios que resultam em degradação inadequada dos alimentos durante a digestão (decorrente de enzimas ou sucos digestivos inadequados); dano ao revestimento do intestino delgado (em decorrência de cirurgia, infecções e substâncias, como a neomicina e o álcool); e comprometimento da motilidade. Os sintomas podem incluir diarreia, perda de peso, fraqueza, deficiências de vitaminas e desmineralização óssea.

Má oclusão. Condição em que não há encaixe adequado das superfícies dos dentes maxilares (superiores) e mandibulares (inferiores).

Náuseas. Desconforto caracterizado pela perda de apetite e sensação de vômito iminente. As causas incluem irritação local do canal alimentar, doença sistêmica, doença ou lesão encefálica, esforço excessivo, efeitos de medicamentos ou superdosagem de substâncias.

Pirose. Sensação de queimação em uma região próxima ao coração, decorrente de irritação da túnica mucosa do esôfago pelo ácido clorídrico do conteúdo gástrico. É causada pelo fechamento inadequado do esfíncter esofágico inferior, de modo que o conteúdo gástrico entra na parte inferior do esôfago. Não está relacionada com problemas cardíacos.

Retocolite. Inflamação da túnica mucosa do colo e do reto, em que a absorção de água e de sais é reduzida, produzindo fezes aquosas e sanguinolentas e, em casos graves, desidratação e depleção de sal. Os espasmos da túnica muscular irritada provocam cólicas. Acredita-se que seja uma condição autoimune.

Síndrome do intestino irritável (SII). Doença de todo o canal alimentar, em que o indivíduo reage ao estresse e desenvolve sintomas (como cólicas e dor abdominal) associados a padrões de diarreia e constipação intestinal alternados. Podem aparecer quantidades excessivas de muco nas fezes; outros sintomas incluem flatulência, náuseas e perda de apetite. A condição é também conhecida como **cólon irritável** ou **colite espástica**.

Revisão do capítulo

Conceitos essenciais

Introdução

1. A fragmentação de moléculas maiores de alimento em moléculas menores é denominada digestão.

2. Os órgãos envolvidos na fragmentação ou clivagem dos alimentos são coletivamente conhecidos como sistema digestório.

24.1 Aspectos gerais do sistema digestório

1. O sistema digestório é composto por dois grupos principais de órgãos: o canal alimentar e os órgãos digestórios acessórios.

2. O canal alimentar é um tubo contínuo, que se estende desde o esôfago até o ânus.

3. Os órgãos digestórios acessórios incluem os dentes, a língua, as glândulas salivares, o fígado, a vesícula biliar e o pâncreas.

4. A digestão consiste em seis processos básicos: a ingestão, a secreção, a mistura e propulsão, as digestões mecânica e química, a absorção e a defecação.

5. A digestão mecânica consiste na mastigação e nos movimentos do canal alimentar, os quais ajudam na digestão química.

6. A digestão química consiste em uma série de reações de hidrólise, que clivam grandes carboidratos, lipídios, proteínas e ácidos nucleicos dos alimentos em moléculas menores, a fim de que sejam utilizadas pelas células do corpo.

24.2 Camadas do canal alimentar

1. A organização básica das camadas na maior parte do canal alimentar é, da profunda para a superficial, a túnica mucosa, a tela submucosa, a túnica muscular e a túnica serosa.

2. A lâmina própria da mucosa apresenta placas extensas de tecido linfático, denominadas tecido linfoide associado a mucosa (MALT).

24.3 Inervação do canal alimentar

1. O canal alimentar é regulado por um conjunto intrínseco de nervos, conhecido como sistema nervoso entérico (SNE), e por um conjunto extrínseco de nervos, que fazem parte da divisão autônoma do sistema nervoso (SNA).

2. O SNE consiste em neurônios dispostos em dois plexos: o plexo mioentérico e o plexo submucoso.

3. O plexo mioentérico, localizado entre as camadas de músculo liso longitudinal e músculo liso circular da túnica muscular, regula a motilidade do canal alimentar.

4. O plexo submucoso, localizado na tela submucosa, regula a secreção do canal alimentar.

5. Embora os neurônios do SNE possam funcionar de maneira independente, eles estão sujeitos à regulação pelos neurônios do SNA.

6. As fibras parassimpáticas dos nervos vagos (X) e dos nervos esplâncnicos pélvicos aumentam a secreção e a motilidade do canal alimentar pelo aumento da atividade dos neurônios do SNE.

7. As fibras simpáticas das regiões torácica e lombar superior da medula espinal diminuem a secreção e a motilidade do canal alimentar pela inibição dos neurônios do SNE.

24.4 Peritônio

1. O peritônio é a maior túnica serosa do corpo, que reveste a parede da cavidade abdominal e cobre alguns órgãos abdominais.

2. As pregas do peritônio incluem o mesentério, o mesocolo, o ligamento falciforme, o omento menor e o omento maior.

24.5 Boca

1. A boca é formada por: bochechas, palatos duro e mole, cavidade oral, dentes, glândulas salivares, lábios e língua.

2. O vestíbulo da boca é o espaço delimitado, externamente, pelas bochechas e pelos lábios e, internamente, pelos dentes e pelas gengivas.

3. A cavidade própria da boca estende-se desde o vestíbulo da boca até as fauces.

4. A língua, com seus músculos associados, forma o assoalho da cavidade oral. É composta por músculo esquelético recoberto por túnica mucosa. A face superior e os lados da língua são recobertos por papilas linguais, algumas das quais contêm cálculos gustatórios. As glândulas na língua secretam a lipase lingual, que digere os triglicerídios em ácidos graxos e diglicerídios, uma vez no ambiente ácido do estômago.

5. A maior parte da saliva é secretada pelas glândulas salivares maiores, localizadas fora da boca, as quais liberam seu conteúdo em ductos que desembocam na cavidade oral. Existem três pares de glândulas salivares maiores: as glândulas parótidas, submandibulares e sublinguais.

6. A saliva lubrifica os alimentos e inicia a digestão química dos carboidratos. A salivação é controlada pelo sistema nervoso.

7. Os dentes projetam-se na boca e são adaptados para a digestão mecânica.

8. Um dente típico consiste em três regiões principais: a coroa, a raiz e o colo. Os dentes são compostos principalmente de dentina e são recobertos pelo esmalte, a substância mais dura do corpo. Existem duas dentições: a decídua e a permanente.

9. Por meio da mastigação, o alimento é misturado com a saliva e moldado em uma massa de consistência mole e flexível, denominada bolo alimentar. Em seguida, a amilase salivar começa a digestão dos amidos, e a lipase lingual atua sobre os triglicerídios.

24.6 Faringe

1. A faringe é um tubo em formato de funil, que se estende dos cóanos até o esôfago, posteriormente, e até a laringe, anteriormente.

2. A faringe desempenha ações tanto respiratórias quanto digestórias.

24.7 Esôfago

1. O esôfago é um tubo muscular colabável, que liga a faringe ao estômago.

2. O esôfago contém um esfíncter esofágico superior e um esfíncter esofágico inferior.

24.8 Deglutição

1. A deglutição move o bolo alimentar da boca para o estômago.

2. A deglutição é constituída pelas fases voluntária, faríngea (involuntária) e esofágica (involuntária).

24.9 Estômago

1. O estômago liga o esôfago ao duodeno.

2. As principais regiões anatômicas do estômago são a cárdia, o fundo gástrico, o corpo gástrico e a região pilórica.

3. As adaptações do estômago para a digestão incluem: as pregas gástricas; as glândulas que produzem muco, ácido clorídrico, pepsina, lipase gástrica e fator intrínseco; e uma túnica muscular de três camadas.

4. A digestão mecânica consiste em propulsão e retropulsão.

5. A digestão química consiste principalmente na conversão das proteínas em peptídios pela pepsina.

6. A parede do estômago é impermeável à maioria das substâncias.

7. Entre as substâncias que o estômago pode absorver estão a água, determinados íons, fármacos e álcool.

24.10 Pâncreas

1. O pâncreas consiste em cabeça, corpo e cauda e está ligado ao duodeno pelo ducto pancreático e pelo ducto pancreático acessório.

2. As ilhotas pancreáticas endócrinas secretam hormônios, já os ácinos pancreáticos exócrinos secretam suco pancreático.

3. O suco pancreático contém enzimas que digerem o amido (amilase pancreática), proteínas (tripsina, quimotripsina, carboxipeptidase e elastase), triglicerídios (lipase pancreática) e ácidos nucleicos (ribonuclease e desoxirribonuclease).

24.11 Fígado e vesícula biliar

1. O fígado é formado pelos lobos direito e esquerdo; o lobo esquerdo inclui um lobo quadrado e um lobo caudado. A vesícula biliar é um saco localizado em uma depressão na face posterior do fígado, responsável por armazenar e concentrar a bile.

2. Os lobos hepáticos são constituídos por lóbulos que contêm hepatócitos (células do fígado), vasos sinusoides, células reticuloendoteliais estreladas e uma veia central.

3. Os hepatócitos produzem bile, que é transportada por um sistema de ductos até a vesícula biliar para concentração e armazenamento temporário.

4. A contribuição da bile para a digestão consiste na emulsificação dos lipídios da dieta.

5. O fígado também atua no metabolismo de carboidratos, lipídios e proteínas; no processamento de substâncias e hormônios; na excreção de bilirrubina; na síntese de sais biliares; no armazenamento de vitaminas e minerais; na fagocitose e na ativação da vitamina D.

24.12 Intestino delgado

1. O intestino delgado estende-se desde o músculo esfíncter do piloro até o óstio ileal. É dividido em duodeno, jejuno e íleo.

2. As glândulas do intestino delgado secretam líquido e muco, e as pregas circulares, as vilosidades intestinais e as microvilosidades de sua parede fornecem uma grande área de superfície para a digestão e a absorção.

3. As enzimas da borda em escova digerem as alfa-dextrinas, a maltose, a sacarose, a lactose, os peptídios e os nucleotídios na superfície das células epiteliais da túnica mucosa.

4. As enzimas pancreáticas e da borda em escova intestinal clivam os amidos em maltose, maltotriose e alfa-dextrinas (amilase pancreática); as alfa-dextrinas em glicose (alfa-dextrinase); a maltose em glicose (maltase); a sacarose em glicose e frutose (sacarase); a lactose em glicose e galactose (lactase); e as proteínas em peptídios (tripsina, quimotripsina e elastase). Além disso, as enzimas clivam os aminoácidos nas extremidades carboxílicas dos peptídios (carboxipeptidases) e clivam os aminoácidos nas extremidades amino dos peptídios (aminopeptidases). Por fim, as enzimas clivam os dipeptídios em aminoácidos (dipeptidases), os triglicerídios em ácidos graxos e monoglicerídios (lipases) e os nucleotídios em pentoses e bases nitrogenadas (nucleosidases e fosfatases).

5. A digestão mecânica no intestino delgado envolve a segmentação e o complexo motor migratório.

6. A absorção ocorre por meio de difusão, difusão facilitada, osmose e transporte ativo; a maior parte da absorção ocorre no intestino delgado.

7. Os monossacarídios, os aminoácidos e os ácidos graxos de cadeia curta passam para os capilares sanguíneos.

8. Os ácidos graxos de cadeia longa e os monoglicerídios são absorvidos a partir das micelas, ressintetizados em triglicerídios e configurados em quilomícrons.

9. Os quilomícrons movem-se para a linfa no capilar linfático de uma vilosidade.

10. O intestino delgado também absorve eletrólitos, vitaminas e água.

24.13 Intestino grosso

1. O intestino grosso estende-se do óstio ileal até o ânus.

2. Suas regiões incluem o ceco, o colo e o reto.

3. A túnica mucosa contém numerosas células caliciformes, e a túnica muscular consiste em tênias e saculações do colo.

4. Os movimentos mecânicos do intestino grosso incluem a agitação das saculações do colo, o peristaltismo e o peristaltismo de massa.

5. As últimas fases da digestão química ocorrem no intestino grosso por meio da ação bacteriana. As substâncias são ainda mais degradadas, e ocorre síntese de algumas vitaminas.

6. O intestino grosso absorve água, íons e vitaminas.

7. As fezes consistem em água, sais inorgânicos, células epiteliais, bactérias e alimentos não digeridos.

8. A eliminação das fezes pelo reto é denominada defecação.

9. A defecação é uma ação reflexa auxiliada pelas contrações voluntárias dos músculos diafragma e abdominais e pelo relaxamento do músculo esfíncter externo do ânus.

24.14 Fases da digestão

1. As atividades da digestão ocorrem em três fases que se sobrepõem: as fases cefálica, gástrica e intestinal.

2. Durante a fase cefálica da digestão, as glândulas salivares secretam saliva e as glândulas gástricas, o suco gástrico, de modo a preparar a boca e o estômago para o alimento que está prestes a ser ingerido.

3. A presença de alimento no estômago desencadeia a fase gástrica da digestão, que promove a secreção de suco gástrico e a motilidade gástrica.

4. Durante a fase intestinal da digestão, o alimento é digerido no intestino delgado. Além disso, a motilidade e a secreção gástricas diminuem, de modo a retardar a saída do quimo do estômago, a fim de impedir que o intestino delgado seja sobrecarregado com uma quantidade de quimo maior do que a que pode processar.

5. As atividades que ocorrem durante as várias fases da digestão são coordenadas por vias neurais e por hormônios. A **Tabela 24.8** resume os principais hormônios que controlam a digestão.

24.15 Desenvolvimento do sistema digestório

1. O endoderma do intestino primitivo forma o epitélio e as glândulas da maior parte do canal alimentar.

2. O mesoderma do intestino primitivo forma o músculo liso e o tecido conjuntivo do canal alimentar.

24.16 Envelhecimento e sistema digestório

1. As alterações gerais incluem diminuição dos mecanismos de secreção, redução da motilidade e perda do tônus.

2. As alterações específicas podem incluir perda do paladar, piorreia, hérnias, doença ulcerosa péptica, constipação intestinal, hemorroidas e doença diverticular.

Questões para avaliação crítica

1. Por que você *não* desejaria suprimir por completo a secreção de HCl no estômago?

2. Trey apresenta fibrose cística, um distúrbio genético caracterizado pela produção excessiva de muco, afetando vários sistemas orgânicos (p. ex., sistemas respiratório, digestório e genital). No sistema digestório, o excesso de muco bloqueia os ductos biliares no fígado e os ductos pancreáticos. Como isso afetaria os processos digestórios de Trey?

3. Antônio jantou em seu restaurante italiano favorito. O cardápio consistiu em uma salada, um grande prato de espaguete, pão de alho e vinho. Para a sobremesa, pediu um bolo da "morte por chocolate" e uma xícara de café. Terminou a noite com um cigarro e conhaque. Voltou para casa e, enquanto estava deitado no sofá assistindo televisão, sentiu uma dor no tórax. Ligou para a emergência porque estava certo de que estava tendo um ataque cardíaco. Antônio foi informado que o seu coração estava bem, mas que ele precisava cuidar de sua alimentação. O que aconteceu com Antônio?

Respostas às questões das figuras

24.1 As enzimas envolvidas na digestão são produzidas pelas glândulas salivares, pela língua, pelo estômago, pelo pâncreas e pelo intestino delgado.

24.2 No contexto do sistema digestório, a absorção é o movimento dos produtos da digestão do lúmen do canal alimentar para o plasma sanguíneo ou a linfa.

24.3 A lâmina própria desempenha as seguintes funções: (1) contém vasos sanguíneos e vasos linfáticos, que constituem as vias pelas quais os nutrientes são absorvidos a partir do canal alimentar; (2) sustenta o epitélio da túnica mucosa e liga-se à lâmina muscular da mucosa; e (3) contém tecido linfoide associado a mucosa, que ajuda a proteger contra doenças.

24.4 Os neurônios do plexo mioentérico regulam a motilidade do canal alimentar; por sua vez, os neurônios do plexo submucoso regulam a secreção do canal alimentar.

24.5 O mesentério liga o intestino delgado à parede posterior do abdome.

24.6 A úvula ajuda a impedir a entrada dos alimentos e dos líquidos na cavidade nasal durante a deglutição.

24.7 Os íons cloreto na saliva ativam a amilase salivar.

24.8 O principal componente dos dentes é o tecido conjuntivo, especificamente a dentina.

24.9 O primeiro, o segundo e o terceiro molares não substituem nenhum dente decíduo.

24.10 A túnica mucosa e a tela submucosa do esôfago contêm glândulas secretoras de muco.

24.11 Ambas. O início da deglutição é voluntário, e a ação é realizada por músculos esqueléticos. O término da deglutição – movimento do bolo alimentar ao longo do esôfago e para dentro do estômago – é involuntário e envolve o peristaltismo do músculo liso.

24.12 Depois de uma grande refeição, as pregas gástricas distendem-se e desaparecem com o enchimento do estômago.

24.13 As células parietais nas glândulas gástricas secretam HCl, um componente do suco gástrico. O HCl mata os microrganismos nos alimentos, desnatura as proteínas e converte o pepsinogênio em pepsina.

24.14 Os íons hidrogênio secretados no suco gástrico são derivados do ácido carbônico (H_2CO_3).

24.15 A histamina é um agente parácrino e é liberada pelos mastócitos na lâmina própria.

24.16 O ducto pancreático contém suco pancreático (líquido e enzimas digestivas); o ducto colédoco contém bile; a ampola hepatopancreática contém suco pancreático e bile.

24.17 A célula fagocítica no fígado é a célula reticuloendotelial estrelada.

24.18 Enquanto uma refeição está sendo absorvida, os nutrientes, o O_2 e determinadas substâncias tóxicas são removidos pelos hepatócitos a partir do sangue que flui pelos vasos sinusoides do fígado.

24.19 O íleo é a parte mais longa do intestino delgado.

24.20 Os nutrientes que estão sendo absorvidos pelo intestino delgado entram no plasma sanguíneo por meio dos capilares sanguíneos ou na linfa pelos capilares linfáticos.

24.21 O líquido secretado pelas glândulas duodenais – muco alcalino – neutraliza o ácido gástrico e protege o revestimento da túnica mucosa do duodeno.

24.22 Como os monoglicerídios são moléculas hidrofóbicas (apolares), são capazes de se dissolver e de se difundir através da bicamada lipídica da membrana plasmática.

24.23 O estômago e o pâncreas são os dois órgãos do sistema digestório que secretam os maiores volumes de líquido.

24.24 As partes ascendente e descendente do colo são retroperitoneais.

24.25 As células caliciformes no intestino grosso secretam muco para lubrificar o conteúdo do colo.

24.26 O pH do suco gástrico aumenta, devido à ação de tamponamento de alguns aminoácidos nas proteínas alimentares.

CAPÍTULO 25

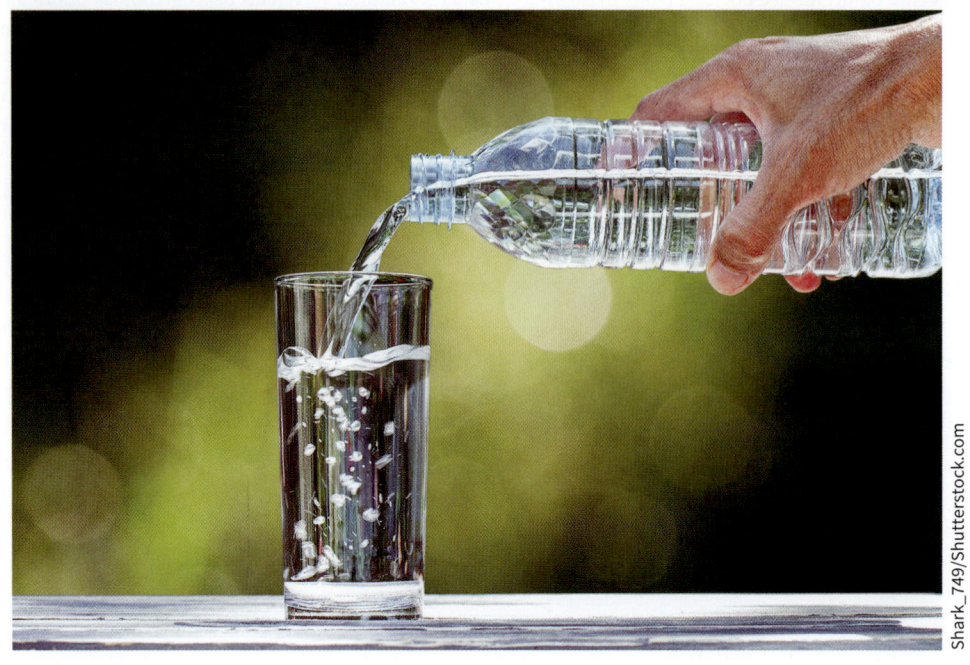

Consulte *Metabolismo durante o jejum e inanição* da Seção 25.7 para descobrir por que o jejum e a inanição possuem efeitos profundos sobre muitos sistemas do corpo.

Metabolismo e Nutrição

Metabolismo, nutrição e homeostasia

> As reações metabólicas contribuem para a homeostasia, visto que elas obtêm a energia química dos nutrientes consumidos para uso no crescimento, no reparo e no funcionamento normal do corpo.

Os alimentos que ingerimos constituem nossa única fonte de energia para correr, caminhar e até mesmo respirar. Muitas moléculas necessárias para a manutenção das células e dos tecidos podem ser formadas a partir de precursores mais simples, por meio de reações metabólicas no corpo; outras – os aminoácidos essenciais, os ácidos graxos essenciais, as vitaminas e os sais minerais – precisam ser obtidas a partir dos alimentos. Conforme descrito no Capítulo 24, os carboidratos, os lipídios e as proteínas existentes nos alimentos são digeridos por enzimas e absorvidos no sistema digestório. Os produtos da digestão que alcançam as células do corpo consistem em monossacarídios, ácidos graxos, glicerol, monoglicerídios e aminoácidos. Alguns minerais e muitas vitaminas fazem parte dos sistemas enzimáticos que catalisam a degradação e a síntese dos carboidratos, lipídios e proteínas. As moléculas de alimentos absorvidas pelo sistema digestório possuem três destinos principais:

1. As moléculas de alimentos são utilizadas, em sua maior parte, para o *suplemento da energia* necessária para sustentar os processos vitais, como transporte ativo, replicação do DNA síntese de proteínas, contração muscular, manutenção da temperatura corporal e mitose.

2. Algumas moléculas de alimentos *servem como blocos de construção* para a síntese de moléculas estruturais ou funcionais mais complexas, como as proteínas musculares, os hormônios e as enzimas.

3. Outras moléculas de alimentos são *armazenadas para uso futuro*. Por exemplo, o glicogênio é armazenado nos hepatócitos, enquanto os triglicerídios são armazenados nos adipócitos.

Neste capítulo, discutiremos como as reações metabólicas obtêm a energia química armazenada nos alimentos; como cada grupo de moléculas de alimento contribui para o crescimento, o reparo e as necessidades energéticas do corpo; como o equilíbrio energético é mantido no corpo; e como a temperatura corporal é regulada. Por fim, abordaremos alguns aspectos da nutrição para descobrir por que, em sua próxima refeição, você deveria optar por um peixe, em vez de um hambúrguer.

25.1 Reações metabólicas

OBJETIVOS

- **Definir** metabolismo
- **Explicar** o papel do trifosfato de adenosina (ATP) no anabolismo e no catabolismo.

O **metabolismo** (*metabol-* = mudança) refere-se a todas as reações químicas que ocorrem no corpo. Existem dois tipos de metabolismo: o catabolismo e o anabolismo. As reações químicas que degradam moléculas orgânicas complexas em moléculas mais simples são coletivamente conhecidas como **catabolismo** (*cata-* = para baixo). Em geral, as reações catabólicas (de decomposição) são *exergônicas*; elas produzem mais energia do que consomem, liberando a energia química armazenada nas moléculas orgânicas. Ocorrem conjuntos importantes de reações catabólicas na glicólise, no ciclo de Krebs e na cadeia transportadora de elétrons, e cada um deles será discutido posteriormente neste capítulo.

As reações químicas que combinam moléculas simples e monômeros para formar componentes estruturais e funcionais complexos do corpo são coletivamente conhecidas como **anabolismo** (*ana-* = para cima). Exemplos de reações anabólicas incluem a formação de ligações peptídicas entre aminoácidos durante a síntese de proteínas, o uso de ácidos graxos na formação de fosfolipídios que compõem a bicamada da membrana plasmática e a ligação de monômeros de glicose na formação do glicogênio. As reações anabólicas são *endergônicas*; elas consomem mais energia do que produzem.

O metabolismo é um ato de equilíbrio energético entre as reações catabólicas (de decomposição) e as reações anabólicas (de síntese). A molécula que participa com mais frequência das trocas energéticas nas células vivas é o **ATP** (**trifosfato de adenosina**), que acopla as reações catabólicas de liberação de energia com as reações anabólicas que necessitam de energia.

As reações metabólicas que ocorrem dependem de quais enzimas estão ativas em determinada célula, em um dado momento ou, até mesmo, em uma parte específica da célula. Podem ocorrer reações catabólicas nas mitocôndrias de uma célula, ao mesmo tempo que ocorrem reações anabólicas no retículo endoplasmático.

Uma molécula sintetizada em uma reação anabólica possui um tempo de vida limitado. Com poucas exceções, ela finalmente será decomposta, e os átomos que a compõem serão reciclados em outras moléculas ou excretados do corpo. A reciclagem de moléculas biológicas ocorre continuamente nos tecidos vivos, mais rapidamente em alguns do que em outros. Células individuais podem ser renovadas molécula por molécula, ou um tecido inteiro pode ser reconstruído célula por célula.

Acoplamento do metabolismo e do anabolismo pelo ATP

As reações químicas dos sistemas vivos dependem da transferência eficiente de quantidades administráveis de energia de uma molécula para outra. A molécula que executa mais frequentemente essa tarefa é o ATP, a "moeda corrente de energia" de uma célula viva. À semelhança do dinheiro, ela está prontamente disponível para "comprar" atividades celulares; ela é gasta e adquirida continuamente. Uma célula típica possui cerca de um bilhão de moléculas de ATP, e cada uma delas normalmente dura menos de 1 minuto antes de ser utilizada. Assim, o ATP não é um tipo de moeda de armazenamento a longo prazo, como o ouro em um cofre, mas sim um trocado conveniente para transações diárias.

Conforme discutido no Capítulo 2, lembre-se de que uma molécula de ATP consiste em uma molécula de adenina, uma molécula de ribose e três grupos fosfato unidos entre si (ver **Figura 2.26**). A **Figura 25.1** mostra como o ATP conecta as reações anabólicas e catabólicas. Quando o grupo fosfato terminal é clivado do ATP, formam-se o difosfato de adenosina (ADP) e um grupo fosfato (simbolizado como Ⓟ). Parte da energia liberada é utilizada para impulsionar reações anabólicas, como a formação de glicogênio a partir da glicose. Além disso, a energia proveniente de moléculas complexas é utilizada em reações catabólicas para combinar o ADP e um grupo fosfato na nova síntese de ATP:

$$ADP + \text{Ⓟ} + \text{energia} \rightarrow ATP$$

Cerca de 40% da energia liberada no catabolismo são utilizados para as funções celulares; o restante é convertido em calor, e parte dele ajuda a manter a temperatura corporal normal. O excesso de calor é perdido para o ambiente. Em comparação com as máquinas, que normalmente convertem apenas 10 a 20% da energia em trabalho, a eficiência de 40% do metabolismo corporal é impressionante. Ainda assim, o corpo tem uma necessidade contínua de ingerir e processar fontes externas de energia, de modo que as células possam sintetizar ATP em quantidade suficiente para manter a vida.

FIGURA 25.1 **Papel do ATP no acoplamento das reações anabólicas e catabólicas.** Quando moléculas e polímeros complexos são clivados (catabolismo, à esquerda), parte da energia é transferida para formar ATP, enquanto o restante é perdido na forma de calor. Quando moléculas e monômeros simples são combinados para a formação de moléculas complexas (anabolismo, à direita), o ATP fornece a energia necessária para a síntese, e mais uma vez parte da energia é perdida como calor.

O acoplamento das reações de liberação de energia e de consumo de energia é obtido por intermédio do ATP.

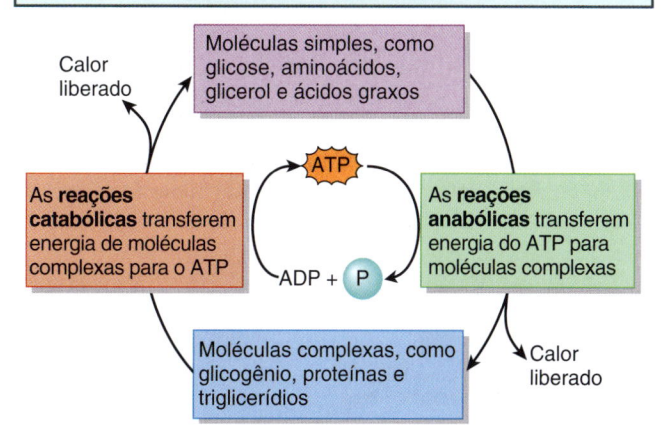

? **Em uma célula pancreática que produz enzimas digestivas, predomina o anabolismo ou o catabolismo?**

> **Teste rápido**
>
> 1. O que é metabolismo? Diferencie o anabolismo e o catabolismo e forneça exemplos de cada um.
> 2. Como o ATP conecta o anabolismo e o catabolismo?

25.2 Transferência de energia

OBJETIVOS

- **Descrever** as reações de oxirredução
- **Explicar** o papel do ATP no metabolismo.

Várias reações catabólicas transferem a energia nas ligações de fosfato de "alta energia" do ATP. Embora a quantidade de energia nessas ligações não seja excepcionalmente grande, ela pode ser liberada rapidamente e com facilidade. Antes de discutir as vias metabólicas, é importante compreender como ocorre essa transferência de energia. Dois aspectos importantes da transferência de energia são as reações de oxirredução e os mecanismos de geração de ATP.

Reações de oxirredução

A **oxidação** refere-se à *remoção de elétrons* de um átomo ou de uma molécula; o resultado é uma *diminuição* da energia potencial do átomo ou da molécula. Como a maior parte das reações de oxidação biológicas envolve a perda de átomos de hidrogênio, essas reações são denominadas *reações de desidrogenação*. Um exemplo de reação de oxidação é a conversão do ácido láctico em ácido pirúvico:

$$\underset{\text{Ácido láctico}}{\text{H}-\underset{\underset{\text{CH}_3}{|}}{\overset{\overset{\text{COOH}}{|}}{\text{C}}}-\text{OH}} \xrightarrow[\text{Remove 2 H (H}^+ + \text{H}^-)]{\text{Oxidação}} \underset{\text{Ácido pirúvico}}{\underset{\underset{\text{CH}_3}{|}}{\overset{\overset{\text{COOH}}{|}}{\text{C}}}=\text{O}}$$

Na reação anterior, 2 H (H$^+$ + H$^-$) significa que dois átomos de hidrogênio (2 H) neutros são removidos na forma de um íon hidrogênio (H$^+$) e um íon hidreto (H$^-$).

A **redução** é o oposto da oxidação; consiste na *adição de elétrons* a uma molécula. A redução resulta em *aumento* da energia potencial da molécula. Um exemplo de reação de redução é a conversão do ácido pirúvico em ácido láctico.

$$\underset{\text{Ácido pirúvico}}{\underset{\underset{\text{CH}_3}{|}}{\overset{\overset{\text{COOH}}{|}}{\text{C}}}=\text{O}} \xrightarrow[\text{Adiciona 2 H (H}^+ + \text{H}^-)]{\text{Redução}} \underset{\text{Ácido láctico}}{\text{H}-\underset{\underset{\text{CH}_3}{|}}{\overset{\overset{\text{COOH}}{|}}{\text{C}}}-\text{OH}}$$

Quando uma substância é oxidada, os átomos de hidrogênio liberados não permanecem livres na célula, porém são transferidos imediatamente para outro, composto de coenzimas. Duas coenzimas são comumente utilizadas pelas células animais no transporte de átomos de hidrogênio: o **dinucleotídio de nicotinamida adenina (NAD)**, um derivado da vitamina B niacina, e o **dinucleotídio de flavina adenina (FAD)**, um derivado da vitamina B$_2$ (riboflavina). Os estados de oxidação e de redução do NAD$^+$ e do FAD podem ser representados da seguinte maneira:

$$\underset{\text{Oxidado}}{\text{NAD}^+} \underset{-2\,\text{H (H}^+ + \text{H}^-)}{\overset{+2\,\text{H (H}^+ + \text{H}^-)}{\rightleftarrows}} \underset{\text{Reduzido}}{\text{NADH + H}^+}$$

$$\underset{\text{Oxidado}}{\text{FAD}} \underset{-2\,\text{H (H}^+ + \text{H}^-)}{\overset{+2\,\text{H (H}^+ + \text{H}^-)}{\rightleftarrows}} \underset{\text{Reduzido}}{\text{FADH}_2}$$

Quando o NAD$^+$ é reduzido a NADH + H$^+$, o NAD$^+$ ganha um íon hidreto (H$^-$), neutralizando sua carga, e o H$^+$ é liberado na solução circundante. Quando o NADH é oxidado a NAD$^+$, a perda do íon hidreto resulta em um átomo de hidrogênio a menos e em uma carga positiva adicional. O FAD é reduzido a FADH$_2$ quando ganha um íon hidrogênio e um íon hidreto, enquanto o FADH$_2$ é oxidado a FAD quando perde os mesmos dois íons.

As reações de oxidação e redução estão sempre acopladas; toda vez que uma substância é oxidada, outra é simultaneamente reduzida. Essas reações pareadas são denominadas **reações de oxirredução** ou *reações redox*. Por exemplo, quando o ácido láctico é *oxidado* para formar ácido pirúvico, os dois átomos de hidrogênio removidos na reação são utilizados para a *redução* do NAD$^+$. Essa reação redox acoplada pode ser escrita da seguinte maneira:

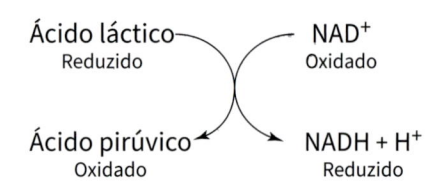

$$\begin{array}{c}\underset{\text{Reduzido}}{\text{Ácido láctico}} \\ \\ \underset{\text{Oxidado}}{\text{Ácido pirúvico}}\end{array} \diagup\!\!\!\!\!\diagdown \begin{array}{c}\underset{\text{Oxidado}}{\text{NAD}^+} \\ \\ \underset{\text{Reduzido}}{\text{NADH + H}^+}\end{array}$$

Um importante aspecto a ser lembrado a respeito das reações de oxirredução é o fato de que a oxidação é habitualmente uma reação exergônica (que libera energia). As células utilizam reações bioquímicas em múltiplas etapas para liberar energia de compostos altamente reduzidos e ricos em energia (com muitos átomos de hidrogênio) para compostos de baixa energia altamente oxidados (com muitos átomos de oxigênio e múltiplas ligações). Por exemplo, quando uma célula oxida uma molécula de glicose ($C_6H_{12}O_6$), a energia na molécula de glicose é removida de maneira gradual. Em última análise, parte da energia é capturada por sua transferência para o ATP, que, então, atua como fonte de energia para as reações que necessitam de energia dentro da célula. Os compostos com muitos átomos de hidrogênio, como a glicose, contêm mais energia química potencial do que os compostos oxidados. Por essa razão, a glicose é um nutriente valioso.

Mecanismos de geração de ATP

Parte da energia liberada durante as reações de oxidação é capturada no interior da célula, quando ocorre formação de ATP. De maneira resumida, um grupo fosfato P é adicionado ao ADP, com um influxo de energia, para formar ATP. As duas ligações de fosfato de alta energia que podem ser utilizadas para a transferência de energia são indicadas por um "til" (~):

$$\text{Adenosina} - \text{P} \sim \text{P} + \text{P} + \text{energia} \longrightarrow \text{Adenosina} - \text{P} \sim \text{P} \sim \text{P}$$
$$\text{ADP} \qquad\qquad\qquad\qquad\qquad\qquad \text{ATP}$$

A ligação de fosfato de alta energia, que fixa o terceiro grupo fosfato, contém a energia armazenada nessa reação. A adição de um grupo fosfato a uma molécula, denominada **fosforilação**, aumenta sua energia potencial. Os organismos utilizam três mecanismos de fosforilação para a geração de ATP:

1. **A fosforilação em nível de substrato** gera ATP pela transferência de um grupo fosfato de alta energia de um composto metabólico fosforilado intermediário – um substrato – diretamente para o ADP. Nos seres humanos, esse processo ocorre no citosol.
2. **A fosforilação oxidativa** remove elétrons de compostos orgânicos e os transfere por meio de uma série de aceptores de elétrons, denominada **cadeia transportadora de elétrons**, para moléculas de oxigênio (O_2). Esse processo ocorre na membrana mitocondrial interna das células.
3. **A fotofosforilação** ocorre apenas em células vegetais que contêm clorofila ou em certas bactérias que possuem outros pigmentos que absorvem a luz.

> **Teste rápido**
>
> 3. Qual é a diferença entre um íon hidreto e um íon hidrogênio? Qual é a participação de ambos os íons nas reações redox?
> 4. Quais são as três maneiras pelas quais o ATP pode ser gerado?

25.3 Metabolismo dos carboidratos

OBJETIVO

- **Descrever** o destino, o metabolismo e as funções dos carboidratos.

Conforme discutido no Capítulo 24, tanto os polissacarídios quanto os dissacarídios são hidrolisados nos monossacarídios **glicose** (cerca de 80%), frutose e galactose durante a digestão dos **carboidratos**. (Parte da frutose é convertida em glicose, à medida que ela é absorvida pelas células epiteliais intestinais.) Os hepatócitos (células do fígado) convertem a maior parte da frutose remanescente e praticamente toda a galactose em glicose. Assim, a história do metabolismo dos carboidratos é, na verdade, a história do metabolismo da glicose. Como os sistemas de retroalimentação (*feedback*) negativa mantêm o nível de glicemia em cerca de 90 mg/100 mℓ de plasma (5 mmol/ℓ); um total de 2 a 3 g de glicose normalmente circula no sangue.

Destino da glicose

Como a glicose constitui a fonte preferida do corpo para a síntese de ATP, sua utilização depende das necessidades das células do corpo, que incluem as seguintes:

- *Produção de ATP*. Nas células do corpo que necessitam de energia imediata, a glicose é oxidada para produzir ATP. A glicose que não é necessária para a produção imediata de ATP pode entrar em uma de várias outras vias metabólicas
- *Síntese de aminoácidos*. As células em todo o corpo podem utilizar a glicose para formar vários aminoácidos, que, em seguida, podem ser incorporados em proteínas
- *Síntese de glicogênio.* Os hepatócitos e as fibras musculares podem realizar a **glicogênese** (*glyco-* = açúcar ou doce; *-genesis* gerar), em que centenas de monômeros de glicose são combinados para formar o polissacarídio glicogênio. A capacidade total de armazenamento de glicogênio é de cerca de 125 g no fígado e 375 g nos músculos esqueléticos
- *Síntese de triglicerídios*. Quando as áreas de armazenamento de glicogênio são totalmente preenchidas, os hepatócitos podem transformar a glicose em glicerol e ácidos graxos, que podem ser utilizados na **lipogênese**, a síntese de triglicerídios. Em seguida, os triglicerídios são depositados no tecido adiposo, que possui uma capacidade de armazenamento praticamente ilimitada.

Movimento da glicose no interior das células

Antes que a glicose possa ser utilizada pelas células do corpo, ela precisa primeiro atravessar a membrana plasmática e entrar no citosol. A absorção de glicose no sistema digestório (e nos túbulos renais) ocorre por meio de transporte ativo secundário (simportadores de Na^+-glicose). A entrada de glicose na maior parte das outras células do corpo ocorre por meio de moléculas de GluT, uma família de transportadores que possibilitam a entrada de glicose nas células por difusão facilitada (ver Seção 3.3). A presença de um alto nível de insulina aumenta a inserção de um tipo de GluT, denominado GluT4, nas membranas plasmáticas da maioria das células do corpo, elevando, assim, a taxa de difusão facilitada da glicose para dentro das células. Entretanto, nos neurônios e nos hepatócitos, outro tipo de GluT está sempre presente na membrana plasmática, de modo que a entrada de glicose está sempre "ativa". Ao entrar em uma célula, a glicose torna-se fosforilada. Como o GluT não é capaz de transportar a glicose fosforilada, essa reação prende a glicose dentro da célula.

Catabolismo da glicose

A oxidação da glicose para produzir ATP é também conhecida como **respiração celular** e envolve quatro conjuntos de reações: a

FIGURA 25.2 **Visão geral da respiração celular (oxidação da glicose).** Uma versão modificada dessa figura aparece em vários locais deste capítulo para indicar as relações de determinadas reações ao processo geral de respiração celular.

A oxidação da glicose envolve a glicólise, a formação de acetilcoenzima A, o ciclo de Krebs e a cadeia transportadora de elétrons.

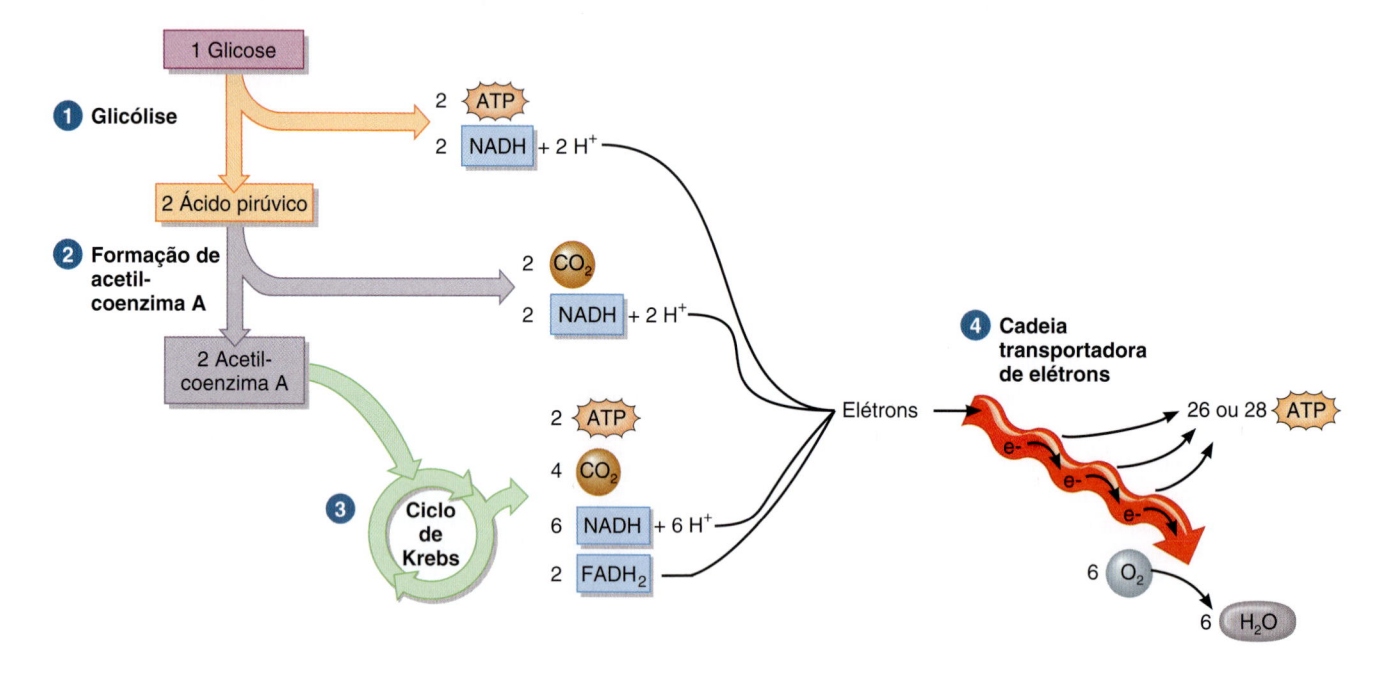

? Qual dos quatro processos mostrados aqui produz mais ATP?

glicólise, a formação de acetilcoenzima A (acetil-CoA), o ciclo de Krebs e a cadeia transportadora de elétrons (**Figura 25.2**).

① *Glicólise.* Refere-se a um conjunto de reações em que uma molécula de glicose é oxidada e são produzidas duas moléculas de ácido pirúvico. As reações também produzem duas moléculas de ATP e duas NADH + H$^+$ contendo energia.

② *Formação de acetil-CoA.* Refere-se a uma etapa de transição, que prepara o ácido pirúvico para sua entrada no ciclo de Krebs. Essa etapa também produz NADH + H$^+$ contendo energia mais dióxido de carbono (CO$_2$).

③ *Reações do ciclo de Krebs.* Essas reações oxidam a acetil-CoA e produzem CO$_2$, ATP, NADH + H$^+$ e FADH$_2$.

④ *Reações da cadeia transportadora de elétrons.* Essas reações oxidam NADH + H$^+$ e FADH$_2$ transferem seus elétrons por meio de uma série de carreadores de elétrons.

Como a glicólise não necessita de oxigênio, ela pode ocorrer em condições tanto **aeróbicas** (com oxigênio) quanto **anaeróbicas** (sem oxigênio). Em contrapartida, as reações do ciclo de Krebs e da cadeia transportadora de elétrons necessitam de oxigênio e são coletivamente designadas como **respiração aeróbica**. Por conseguinte, na presença de oxigênio, todas as quatro fases ocorrem: glicólise, formação de acetil-CoA, ciclo de Krebs e cadeia transportadora de elétrons. Entretanto, se o oxigênio não estiver disponível ou estiver presente em uma baixa concentração, o ácido pirúvico é convertido em uma substância denominada *ácido láctico* (ver **Figura 25.5**), e as etapas remanescentes da respiração celular não ocorrem. Quando a glicólise ocorre em condições anaeróbicas, é designada como **glicólise anaeróbica.**

Glicólise. Durante a glicólise (*-lysis* = decomposição), as reações químicas clivam uma molécula de glicose de seis carbonos em duas moléculas de ácido pirúvico de três carbonos cada (**Figura 25.3**). Apesar de a glicólise consumir duas moléculas de ATP, ela produz quatro moléculas de ATP, com um ganho efetivo de duas moléculas de ATP para cada molécula de glicose oxidada.

A **Figura 25.4** mostra as dez reações que compõem a glicólise. Na primeira metade da sequência (reações **①** a **⑤**), a energia na forma de ATP é "investida", e a glicose de seis carbonos é clivada em duas moléculas de três carbonos de gliceraldeído-3-fosfato (G3 P). *A fosfofrutoquinase,* a enzima que catalisa a etapa **③**, constitui o principal regulador da taxa de glicólise. A atividade dessa enzima é alta quando a concentração de ADP está elevada, e, nesse caso, o ATP é produzido rapidamente. Quando a atividade da fosfofrutoquinase é baixa, a maior parte da glicose não entra nas reações de glicólise, porém sofre conversão em glicogênio para armazenamento. Na segunda metade da sequência (reações **⑥** a **⑩**), as duas moléculas de G3 P são convertidas em duas moléculas de ácido pirúvico, com geração de ATP.

Destino do ácido pirúvico. O destino do ácido pirúvico produzido durante a glicólise depende da disponibilidade de oxigênio (**Figura 25.5**). Se houver escassez de oxigênio (condições

FIGURA 25.3 Papel da glicólise na respiração celular.

Durante a glicólise, cada molécula de glicose é convertida em duas moléculas de ácido pirúvico.

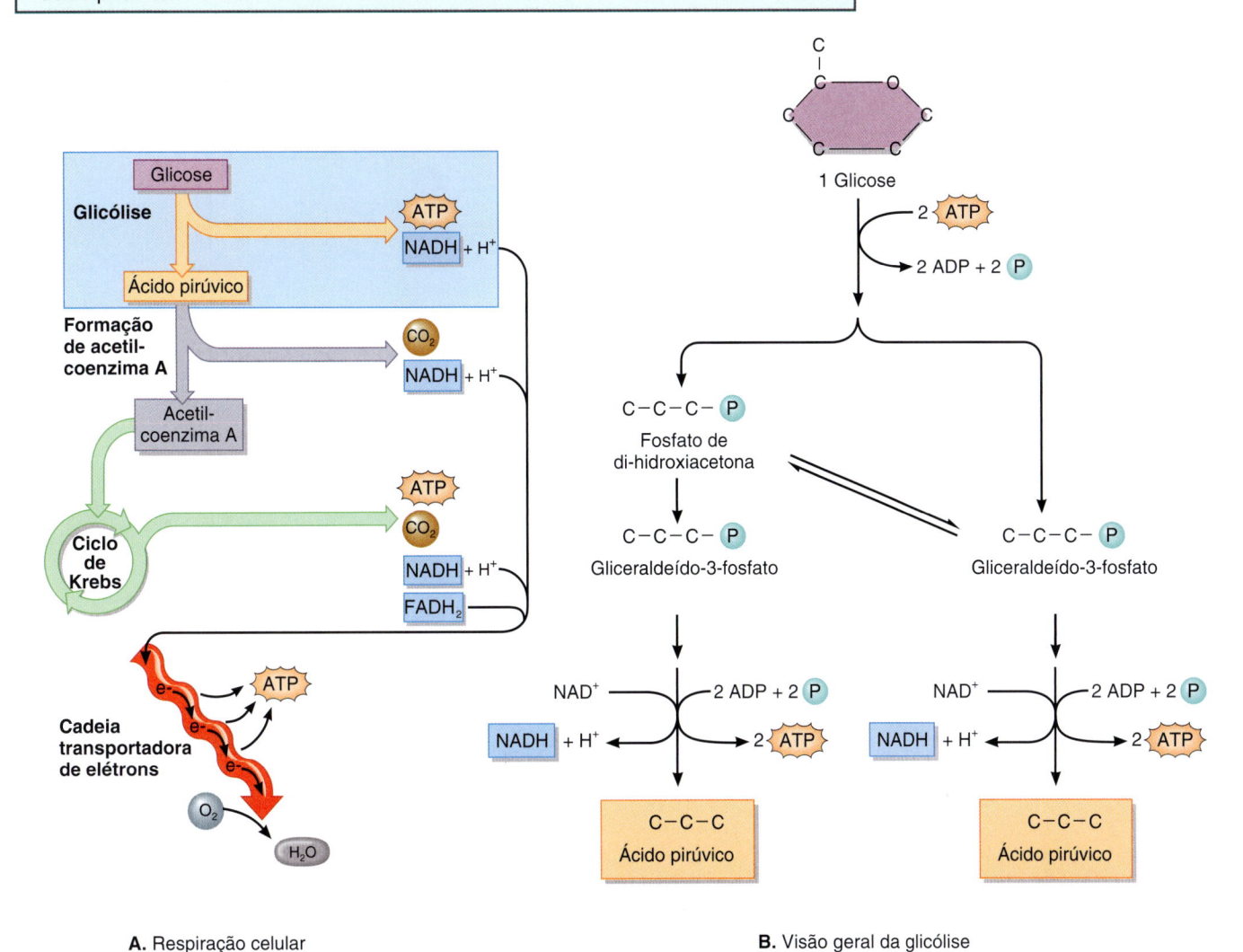

A. Respiração celular

B. Visão geral da glicólise

? Para cada molécula de glicose que sofre glicólise, quantas moléculas de ATP são produzidas?

---

anaeróbicas) – por exemplo, nas fibras musculares esqueléticas durante o exercício intenso –, o ácido pirúvico é, então, reduzido por uma via anaeróbica pela adição de dois átomos de hidrogênio para formar ácido láctico (lactato):

$$2 \text{ Ácido pirúvico} + 2 \text{ NADH} + 2 \text{ H}^+ \rightarrow 2 \text{ Ácido láctico} + 2 \text{ NAD}^+$$
  Oxidado   Reduzido

Essa reação regenera o NAD$^+$ que foi utilizado na oxidação do G3 P (ver etapa ❻ na **Figura 25.4**) e, portanto, possibilita a continuação da glicólise. À medida que é produzido, o ácido láctico sofre rápida difusão para fora da célula e entra no sangue. Os hepatócitos removem o ácido láctico do sangue e o convertem de volta em ácido pirúvico. Lembre-se de que o acúmulo de ácido láctico constitui fator que contribui para a fadiga muscular.

Quando o oxigênio é abundante (condições aeróbicas), a maior parte das células converte o ácido pirúvico em acetil-CoA. Essa molécula conecta a glicólise, que ocorre no citosol, com o ciclo de Krebs, que ocorre na matriz das mitocôndrias. O ácido pirúvico entra na matriz mitocondrial com a ajuda de uma proteína transportadora especial. Como não possuem mitocôndrias, os eritrócitos só conseguem produzir ATP por meio da glicólise.

Formação de acetilcoenzima A. Cada etapa na oxidação de glicose necessita de uma enzima diferente e, com frequência, também de uma coenzima. A coenzima utilizada nesse ponto da respiração celular é a **coenzima A (CoA)**, que é derivada do ácido pantotênico, uma vitamina D. Durante a etapa de transição entre a glicólise e o ciclo de Krebs, o ácido pirúvico é preparado para sua entrada no ciclo. A enzima *piruvato desidrogenase*, que está localizada exclusivamente na matriz mitocondrial, converte o ácido pirúvico em um fragmento de dois carbonos, denominado **grupo acetil**, por meio da remoção de uma molécula de CO$_2$ (ver **Figura 25.5**). A perda de uma molécula de CO$_2$ por uma substância é denominada **descarboxilação**. Essa é a primeira reação da respiração celular que libera CO$_2$. Durante essa reação, o ácido pirúvico

FIGURA 25.4 **As dez reações da glicólise.** ❶ A glicose é fosforilada, utilizando um grupo fosfato de uma molécula de ATP para formar glicose-6-fosfato. ❷ A glicose-6-fosfato é convertida em frutose-6-fosfato. ❸ Um segundo ATP é utilizado para adicionar um segundo grupo fosfato à frutose-6-fosfato para formar frutose 1,6-bisfosfato. ❹ e ❺ A frutose é clivada em duas moléculas de três carbonos, o gliceraldeído-3-fosfato e a o fosfato de di-hidroxiacetona, tendo cada uma delas um grupo fosfato. ❻ Ocorre oxidação quando duas moléculas de NAD^+ recebem dois pares de elétrons e íons hidrogênio de duas moléculas de gliceraldeído-3-fosfato para formar duas moléculas de NADH. As células do corpo utilizam as duas moléculas de NADH produzidas nessa etapa para gerar ATP na cadeia transportadora de elétrons. Um segundo grupo fosfato liga-se ao gliceraldeído-3-fosfato, formando o ácido 1,3-bisfosfoglicérico (1,3BPG). ❼ a ❿ Essas reações geram quatro moléculas de ATP e produzem duas moléculas de ácido pirúvico (piruvato*).

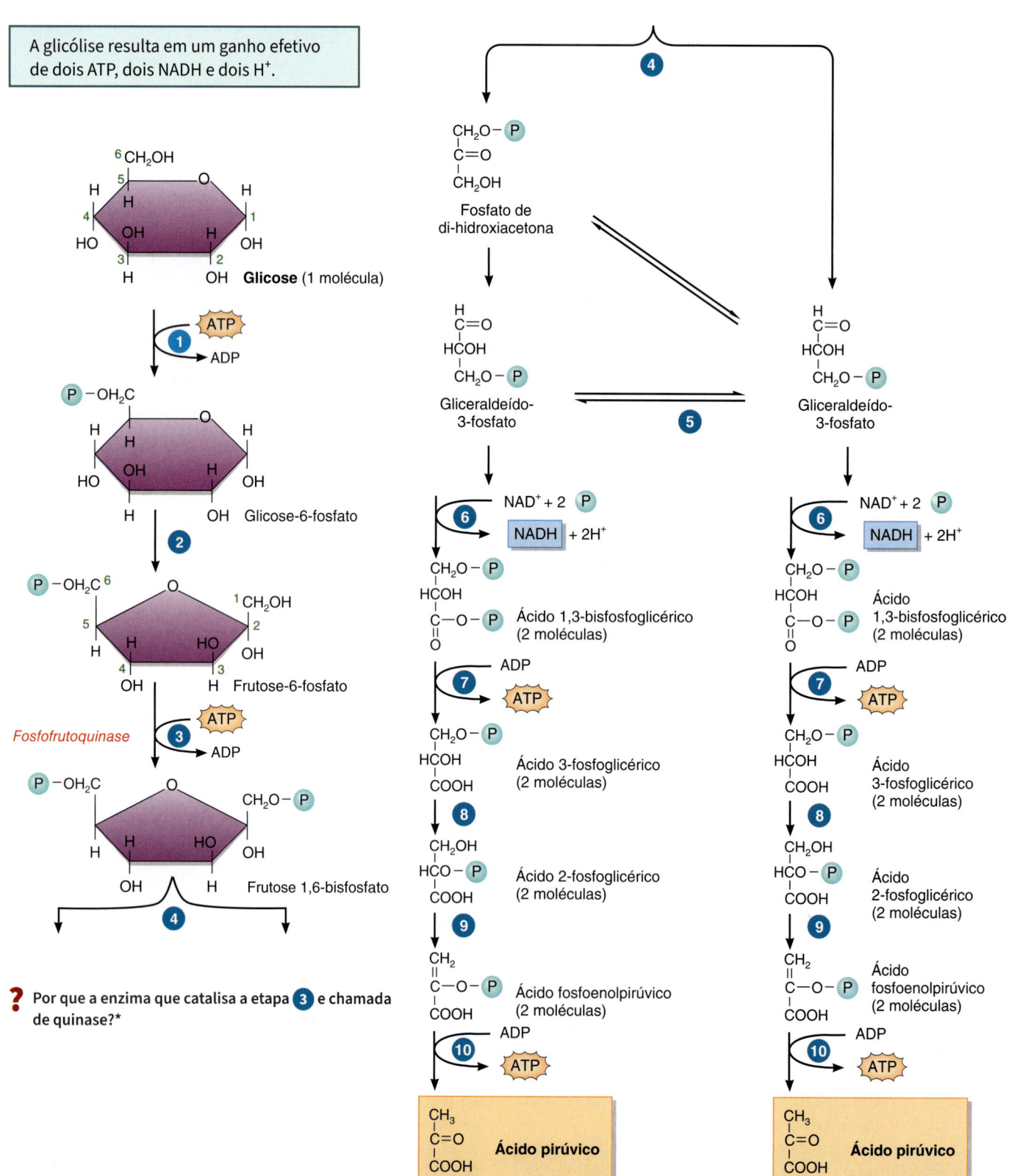

A glicólise resulta em um ganho efetivo de dois ATP, dois NADH e dois H^+.

Fosfofrutoquinase

? Por que a enzima que catalisa a etapa ❸ e chamada de quinase?*

FIGURA 25.5 Destino do ácido pirúvico.

Quando o oxigênio é abundante, o ácido pirúvico entra nas mitocôndrias, é convertido em acetilcoenzima A e entra no ciclo de Krebs (via aeróbica). Quando há escassez de oxigênio, a maior parte do ácido pirúvico é convertida em ácido láctico por uma via anaeróbica.

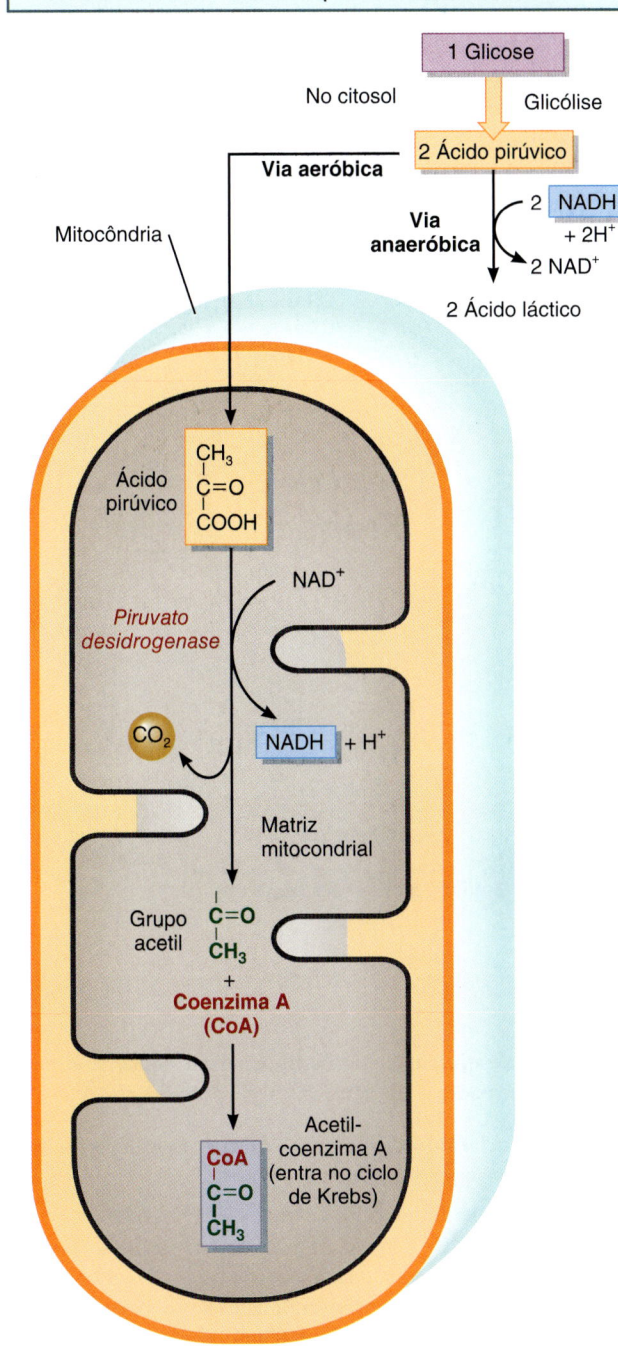

? Em que parte da célula ocorre a glicólise?

também é oxidado. Cada ácido pirúvico perde dois átomos de hidrogênio na forma de um íon hidreto (H^-) e um íon hidrogênio (H^+). A coenzima NAD^+ é reduzida à medida que capta o H^- do ácido pirúvico; o H^+ é liberado na matriz mitocondrial. A redução do NAD^+ a $NADH + H^+$ está indicada na **Figura 25.5** pela seta curva que entra e, em seguida, sai da reação. Lembre-se de que a oxidação de uma molécula de glicose produz duas moléculas de ácido pirúvico, de modo que, para cada molécula de glicose, são perdidas duas moléculas de CO_2 e são produzidos dois $NADH + H^+$. O grupo acetil liga-se à CoA, produzindo uma molécula denominada **acetilcoenzima A**.

Ciclo de Krebs.
Após a descarboxilação do ácido pirúvico e a ligação do grupo acetil remanescente à CoA, o composto resultante (acetil-CoA) está pronto para entrar no ciclo de Krebs (**Figura 25.6**). O **ciclo de Krebs** – nomeado em homenagem ao bioquímico Hans Krebs, que descreveu essas reações na década de 1930 – é também conhecido como *ciclo do ácido cítrico*, com base na primeira molécula formada, quando um grupo acetil se junta ao ciclo. As reações, que ocorrem na matriz mitocondrial, consistem em uma série de reações de oxirredução e reações de descarboxilação, que liberam CO_2. No ciclo de Krebs, as reações de oxirredução transferem a energia química, na forma de elétrons, para duas coenzimas – NAD^+ e FAD. Os derivados do ácido pirúvico são oxidados, e as coenzimas são reduzidas. Além disso, uma das etapas gera ATP. A **Figura 25.7** mostra as reações do ciclo de Krebs com mais detalhes.

Toda vez que uma molécula de acetil-CoA entra no ciclo de Krebs, o ciclo sofre uma "volta" completa, começando com a produção de ácido cítrico e terminando com a formação de ácido oxaloacético (ver **Figura 25.7**). Para cada volta do ciclo de Krebs, são produzidos três NADH, três H^+ e um $FADH_2$ por reações de oxirredução, e uma molécula de ATP é gerada por fosforilação no nível do substrato. Como cada molécula de glicose fornece duas moléculas de acetil-CoA, ocorrem duas voltas do ciclo de Krebs para cada molécula de glicose catabolizada. Isso resulta na produção de seis moléculas de NADH, seis H^+ e duas moléculas de $FADH_2$ por reações de oxirredução, e duas moléculas de ATP por fosforilação no nível de substrato. A formação de NADH e de $FADH_2$ constitui o resultado mais importante do ciclo de Krebs, visto que essas coenzimas reduzidas contêm a energia originalmente armazenada na glicose e, em seguida, no ácido pirúvico. Posteriormente, produzirão muitas moléculas de ATP a partir da cadeia transportadora de elétrons.

A liberação de CO_2 ocorre conforme o ácido pirúvico é convertido em acetil-CoA e durante as duas reações de descarboxilação do ciclo de Krebs (ver **Figura 25.6**). Como cada molécula de glicose gera duas moléculas de ácido pirúvico, são liberadas seis moléculas de CO_2 a partir de cada molécula de glicose original catabolizada ao longo dessa via. As moléculas de CO_2 difundem-se para fora das mitocôndrias, passam pelo citosol e pela membrana plasmática e, em seguida, entram no sangue. O sangue transporta o CO_2 até os pulmões, onde ele é finalmente exalado.

Cadeia transportadora de elétrons.
A **cadeia transportadora de elétrons** é uma série de **carreadores de elétrons**, que são proteínas integrais de membrana na membrana mitocondrial interna. Essa membrana é dobrada em cristas que aumentam sua área de superfície, acomodando milhares de cópias da cadeia transportadora em cada mitocôndria. Cada carreador na cadeia é reduzido à medida que capta elétrons e é oxidado quando doa elétrons. Conforme os elétrons passam pela cadeia, uma série de reações exergônicas libera pequenas quantidades de energia; tal energia é utilizada para a formação de ATP. Na respiração celular, o aceptor final de elétrons da cadeia é o oxigênio. Como esse mecanismo de geração de ATP

FIGURA 25.6 Após a formação de acetilcoenzima A, o estágio seguinte da respiração celular é o ciclo de Krebs.

As reações do ciclo de Krebs ocorrem na matriz mitocondrial.

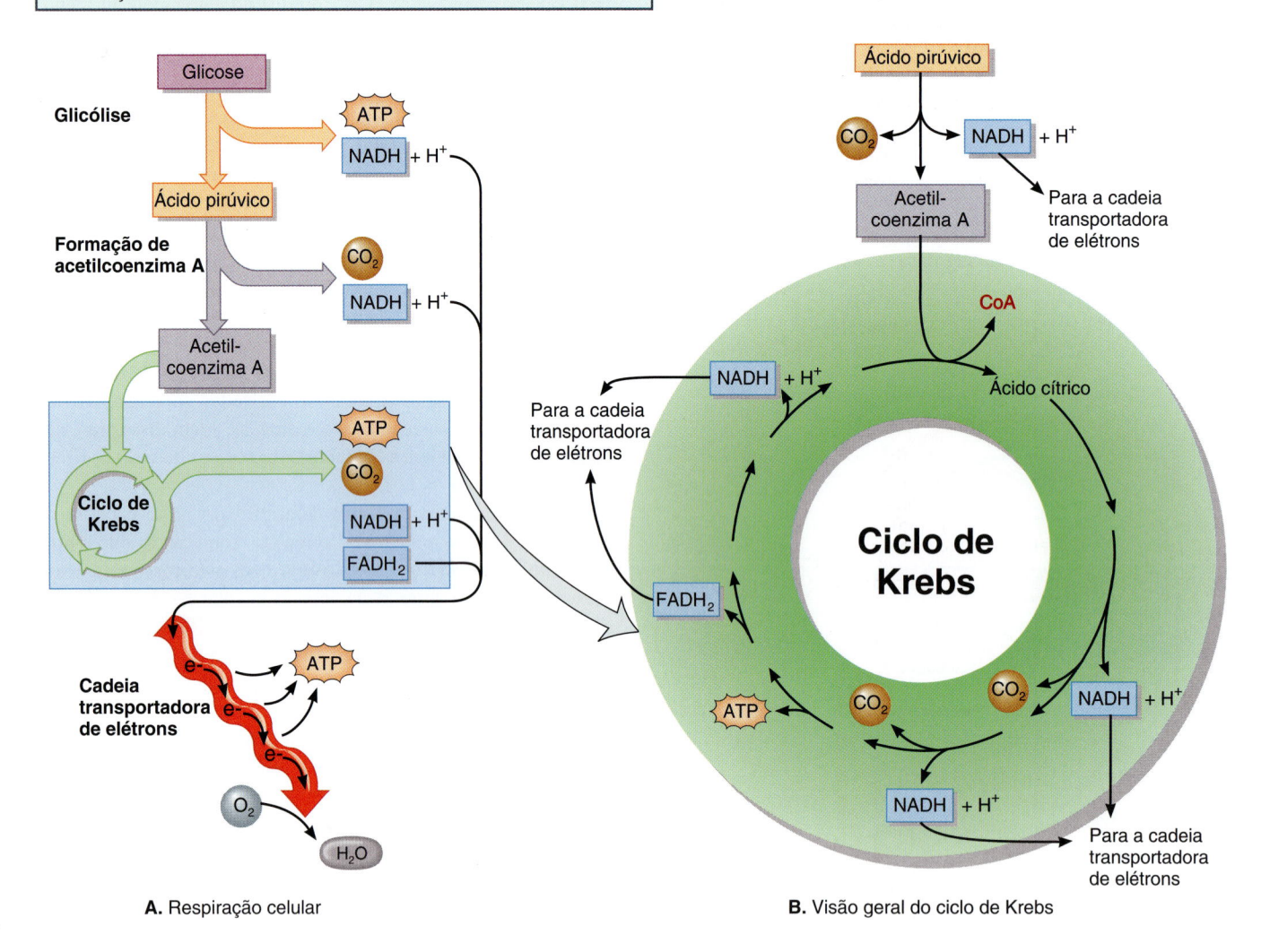

A. Respiração celular

B. Visão geral do ciclo de Krebs

? Quando ocorre liberação de CO_2 na respiração celular? O que ocorre com esse gás?

conecta as reações químicas (a passagem de elétrons ao longo da cadeia transportadora) com o bombeamento de íons hidrogênio, ele é denominado **quimiosmose** (*chemi-* = química; *-osmosis* = impulsão). Juntas, a quimiosmose e a cadeia transportadora de elétrons constituem a fosforilação oxidativa.

Em resumo, a quimiosmose atua da seguinte maneira (**Figura 25.8**):

1. A energia proveniente do NADH + H$^+$ passa ao longo da cadeia transportadora de elétrons e é utilizada para bombear H$^+$ da matriz mitocondrial para o espaço entre as membranas mitocondriais interna e externa. Esse mecanismo é denominado **bomba de prótons,** visto que os íons H$^+$ consistem em um único próton.

2. Ocorre acúmulo de uma alta concentração de H$^+$ entre as membranas mitocondriais interna e externa.

3. Em seguida, ocorre síntese de ATP, quando os íons hidrogênio fluem de volta para a matriz mitocondrial, através de um tipo especial de canal de H$^+$ na membrana interna.

Carreadores de elétrons. Vários tipos de moléculas e átomos atuam como carreadores de elétrons:

- O **mononucleótido de flavina (FMN)** é uma flavoproteína derivada da riboflavina (vitamina B$_2$)

- Os **citocromos** são proteínas com um grupo contendo ferro (heme), capaz de existir alternadamente em uma forma reduzida (Fe^{2+}) e em uma forma oxidada (Fe^{3+}). Os citocromos envolvidos na cadeia transportadora de elétrons incluem o citocromo *b* (cit *b*), o citocromo c_1 (cit c_1), o citocromo *c* (cit *c*), o citocromo *a* (cit *a*) e citocromo a_3 (cit a_3)

- Os **centros de ferro-enxofre (Fe-S)** contêm dois ou quatro átomos de ferro ligados a átomos de enxofre, que formam um centro de transferência de elétrons dentro de uma proteína

- Os **átomos de cobre (Cu)** ligados a duas proteínas na cadeia também participam da transferência de elétrons

- A **coenzima Q (Q)** é um carreador não proteico de baixo peso molecular, que é móvel na bicamada lipídica da membrana interna.

FIGURA 25.7 **As oito reações do ciclo de Krebs.** ❶ *Entrada do grupo acetil.* A ligação química que liga o grupo acetil à coenzima A (CoA) é rompida, e o grupo acetil de dois carbonos liga-se a uma molécula de quatro carbonos de ácido oxaloacético para formar uma molécula de seis carbonos, denominada ácido cítrico. A CoA é liberada para se combinar com outro grupo acetil do ácido pirúvico, repetindo o processo. ❷ *Isomerização.* O ácido cítrico sofre isomerização a ácido isocítrico, que possui a mesma fórmula molecular do citrato. Entretanto, observe que o grupo hidroxila (–OH) está ligado a um carbono diferente. ❸ *Descarboxilação oxidativa.* O ácido isocítrico é oxidado e perde uma molécula e CO_2, formando o ácido alfacetoglutárico. O H^+ formado a partir da oxidação é transferido para o NAD^+, que é reduzido a $NADH + H^+$. ❹ *Descarboxilação oxidativa.* O ácido alfacetoglutárico é oxidado, perde uma molécula de CO_2 e capta a CoA para formar succinil-CoA. ❺ *Fosforilação no nível do substrato.* A CoA é deslocada por um grupo fosfato, que, em seguida, é transferido para o difosfato de guanosina (GDP) para formar trifosfato de guanosina (GTP). O GTP pode doar um grupo fosfato para o ADP, com formação de ATP. ❻ *Desidrogenação.* O ácido succínico é oxidado a ácido fumárico, à medida que dois de seus átomos de hidrogênio são transferidos para a coenzima dinucleótido de flavina adenina (FAD), que é reduzida a $FADH_2$. ❼ *Hidratação.* O ácido fumárico é convertido em ácido málico pela adição de uma molécula de água. ❽ *Desidrogenação.* Na etapa final do ciclo, o ácido málico é oxidado para formar novamente ácido oxaloacético. Dois átomos de hidrogênio são removidos, e um deles é transferido para o NAD^+, que é reduzido a $NADH + H^+$. O ácido oxaloacético regenerado pode se combinar com outra molécula de acetil-CoA, iniciando um novo ciclo.

Os três principais resultados do ciclo de Krebs consistem na produção de coenzimas reduzidas (NADH e $FADH_2$), que contêm energia armazenada; na geração de GTP, um composto de alta energia que é utilizado na produção de ATP; e na formação de CO_2, que é transportado até os pulmões e exalado.

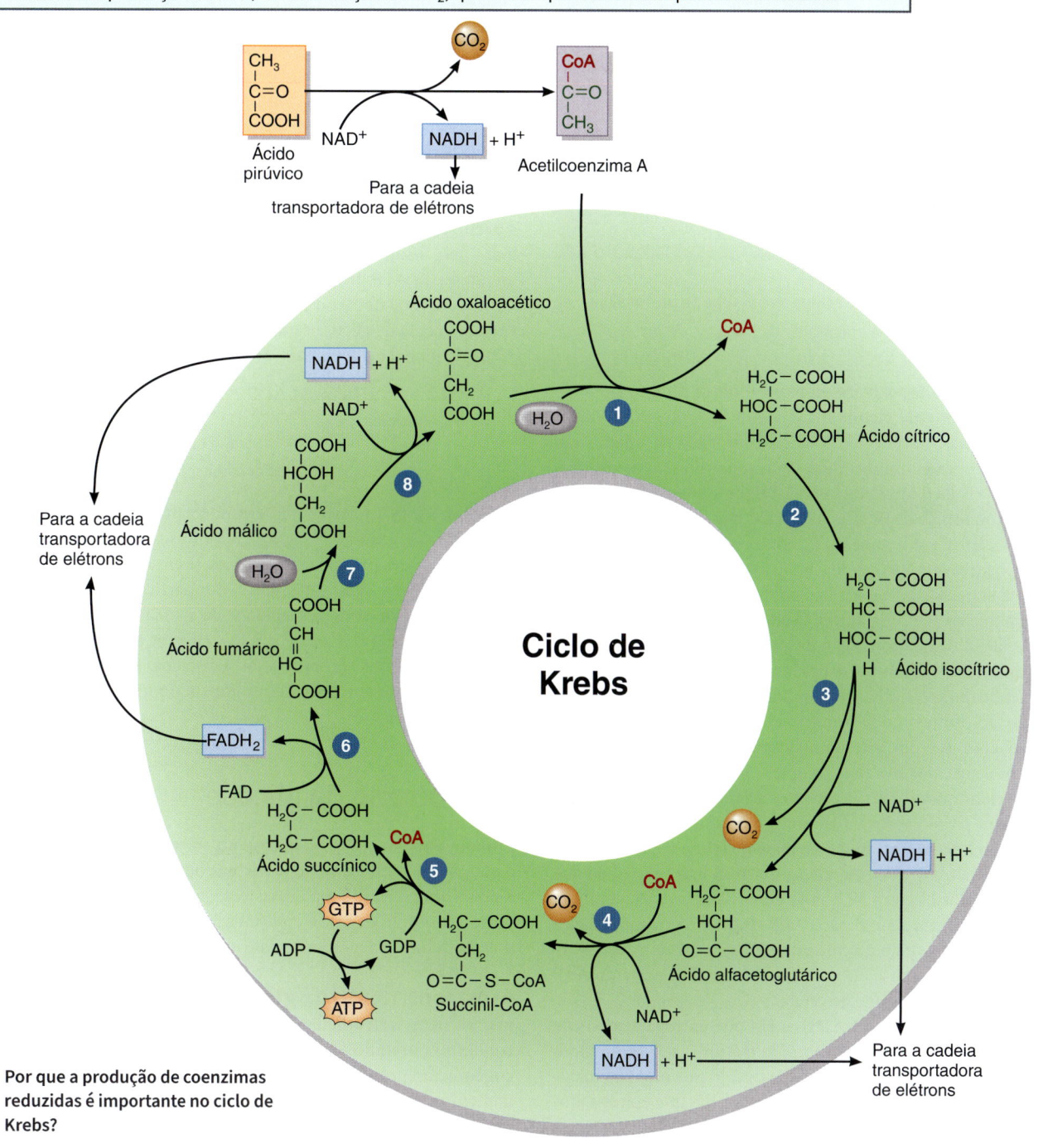

? Por que a produção de coenzimas reduzidas é importante no ciclo de Krebs?

FIGURA 25.8 Quimiosmose.

Na quimiosmose, o ATP é produzido quando ocorre difusão de íons hidrogênio de volta para a matriz mitocondrial.

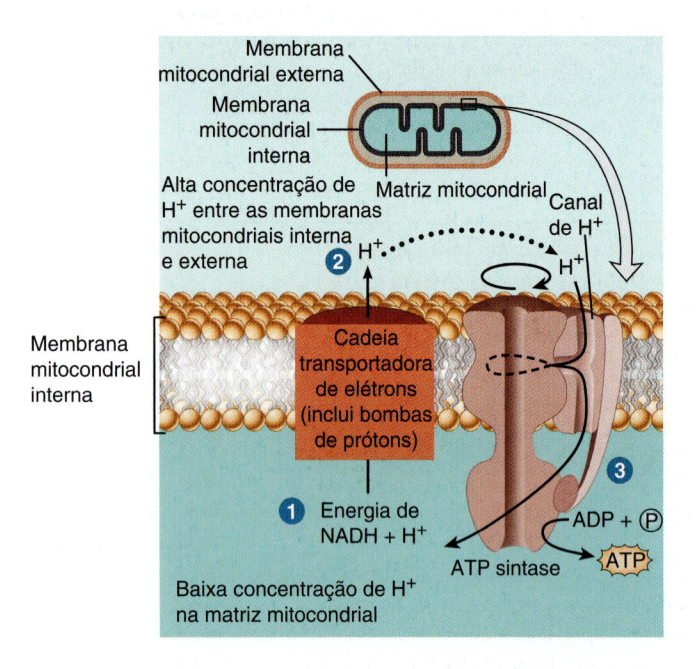

? Qual a fonte de energia que aciona as bombas de prótons?

Etapas para o transporte de elétrons e geração quimiosmótica de ATP. Dentro da membrana mitocondrial interna, os carreadores da cadeia transportadora de elétrons estão agrupados em três complexos; cada um dos quais atua como bomba de prótons que expele o H^+ da matriz mitocondrial e que ajuda a criar um gradiente eletroquímico de H^+. Cada uma das três bombas de prótons transporta elétrons e bombeia H^+, conforme mostrado na **Figura 25.9**. Observe que o oxigênio é utilizado para ajudar a formação de água na etapa ❸. Esse é o único ponto na respiração celular aeróbica em que o O_2 é consumido. O **cianeto** é um veneno mortal, visto que ele se liga ao complexo da citocromo oxidase e bloqueia essa última etapa no transporte de elétrons.

O bombeamento de H^+ produz tanto um gradiente de concentração de prótons quanto um gradiente elétrico. O acúmulo de H^+ faz com que um lado da membrana mitocondrial interna tenha uma carga positiva, em comparação com o outro lado. O gradiente eletroquímico resultante possui energia potencial, denominada *força próton-motriz*. Os canais de prótons na membrana mitocondrial interna possibilitam o fluxo de H^+ de volta através da membrana, impulsionado pela força próton-motriz. À medida que o H^+ flui de volta, ele gera ATP, visto que os canais de H^+ também incluem uma enzima denominada **ATP sintase**. A enzima utiliza a força próton-motriz para a síntese de ATP a partir de ADP e P. O processo de quimiosmose é responsável pela maior parte do ATP produzido durante a respiração celular.

Para cada molécula de NADH + H^+ que entrega átomos de hidrogênio à cadeia transportadora de elétrons, são produzidas duas ou três moléculas de ATP (média de 2,5) por meio da fosforilação oxidativa. Para cada molécula de $FADH_2$ que entrega átomos de hidrogênio à cadeia transportadora de elétrons, apenas uma ou duas moléculas de ATP (média de 1,5) são produzidas por meio da fosforilação oxidativa. Isso se deve ao fato de que o $FADH_2$ entrega seus átomos de hidrogênio em uma etapa posterior ao longo da cadeia transportadora de elétrons, em comparação com NADH + H^+.

Resumo da respiração celular. As várias transferências de elétrons na cadeia transportadora de elétrons geram 26 ou 28 moléculas de ATP para cada molécula de glicose catabolizada: 23 ou 25 a partir das dez moléculas de NADH + H^+ e três a partir das duas moléculas de $FADH_2$. A discrepância na quantidade de ATP formado a partir de NADH + H^+ por intermédio da fosforilação oxidativa deve-se ao fato de que as duas moléculas de NADH + H^+ produzidas no citosol durante a glicólise não podem entrar nas mitocôndrias. Em vez disso, elas doam seus elétrons para um dos dois sistemas de transferência, conhecidos como *lançadeira do malato* e *lançadeira do glicerol fosfato*. Nas células do fígado, dos rins e do coração, o uso da lançadeira do malato resulta na síntese de 2,5 moléculas de ATP, em média, para cada molécula de NADH + H^+. Em outras células do corpo, como as fibras musculares esqueléticas e os neurônios, o uso da lançadeira de glicerol fosfato resulta na síntese de 1,5 molécula de ATP, em média, para cada molécula de NADH + H^+.

Lembre-se de que quatro moléculas de ATP são produzidas por fosforilação no nível de substrato (duas a partir da glicólise e duas a partir do ciclo de Krebs). Se as quatro moléculas de ATP produzidas pela fosforilação no nível de substrato forem acrescentadas aos 26 ou 28 ATP produzidos por intermédio da fosforilação oxidativa, um total de 30 ou 32 moléculas de ATP é gerado a partir de cada molécula de glicose catabolizada durante a respiração celular. A reação global é a seguinte:

$C_6H_{12}O_6$ + 6 O_2 + 30 ou 32 ADP + 30 ou 32 ⓟ →
Glicose   Oxigênio

6 CO_2 + 6 H_2O + 30 ou 32 ATP
Dióxido de carbono   Água

A **Tabela 25.1** fornece um resumo da produção de ATP durante a respiração celular. A **Figura 25.10** fornece uma representação esquemática das principais reações da respiração celular.

A glicólise, o ciclo de Krebs e, em particular, a cadeia transportadora de elétrons fornecem todo o ATP necessário para as atividades celulares. Como o ciclo de Krebs e a cadeia transportadora de elétrons são processos aeróbicos, as células são incapazes de realizar suas atividades por muito tempo se não houver oxigênio.

Anabolismo da glicose

Embora a maior parte da glicose no corpo seja catabolizada para a geração de ATP, ela pode participar ou ser formada por diversas reações anabólicas. Uma dessas reações é a síntese de glicogênio; outra é a síntese de novas moléculas de glicose, a partir de alguns dos produtos de degradação das proteínas e dos lipídios.

Armazenamento da glicose: glicogênese. Se a glicose não for necessária imediatamente para a produção de ATP, ela se combina com muitas outras moléculas de glicose para formar **glicogênio**, um polissacarídio que constitui a única forma de armazenamento de carboidratos no organismo. O hormônio insulina, formado a partir das células beta do pâncreas, estimula os hepatócitos

CAPÍTULO 25 Metabolismo e Nutrição 1009

FIGURA 25.9 **As ações das três bombas de prótons e da ATP sintase na membrana interna das mitocôndrias.** Cada bomba é um complexo de três ou mais carreadores de elétrons. ❶ A primeira bomba de prótons é o *complexo NADH desidrogenase*, que contém o mononucleótido de flavina (FMN) e cinco ou mais centros de Fe-S. O NADH + H$^+$ é oxidado a NAD$^+$, e o FMN é reduzido a FMNH$_2$, que, por sua vez, é oxidado à medida que passam elétrons para os centros de ferro-enxofre. Q, que é móvel na membrana, transfere elétrons para o segundo complexo de bomba. ❷ A segunda bomba de prótons é o *complexo citocromo b-c$_1$*, que contém citocromos e um centro de ferro-enxofre. Os elétrons passam sucessivamente de Q para cit *b*, para Fe-S, para cit *c$_1$*. A lançadeira móvel que transfere elétrons do segundo complexo de bomba para o terceiro é o citocromo *c* (cit *c*). ❸ A terceira bomba de prótons é o *complexo citocromo oxidase*, que contém os citocromos *a* e *a$_3$* e dois átomos de cobre. Os elétrons passam de cit *c* para Cu, para cit *a* e, por fim, para cit *a$_3$*. O cit *a$_3$* passa seus elétrons para a metade de uma molécula de oxigênio (O$_2$), que adquire carga negativa e, em seguida, capta dois H$^+$ do meio circundante para formar H$_2$O.

> Conforme as três bombas de prótons passam elétrons de um carreador para o seguinte, elas também movem prótons (H$^+$) da matriz para o espaço existente entre as membranas mitocondriais interna e externa. Conforme os prótons fluem de volta para a matriz mitocondrial através do canal de H$^+$ na ATP sintase, ocorre síntese de ATP.

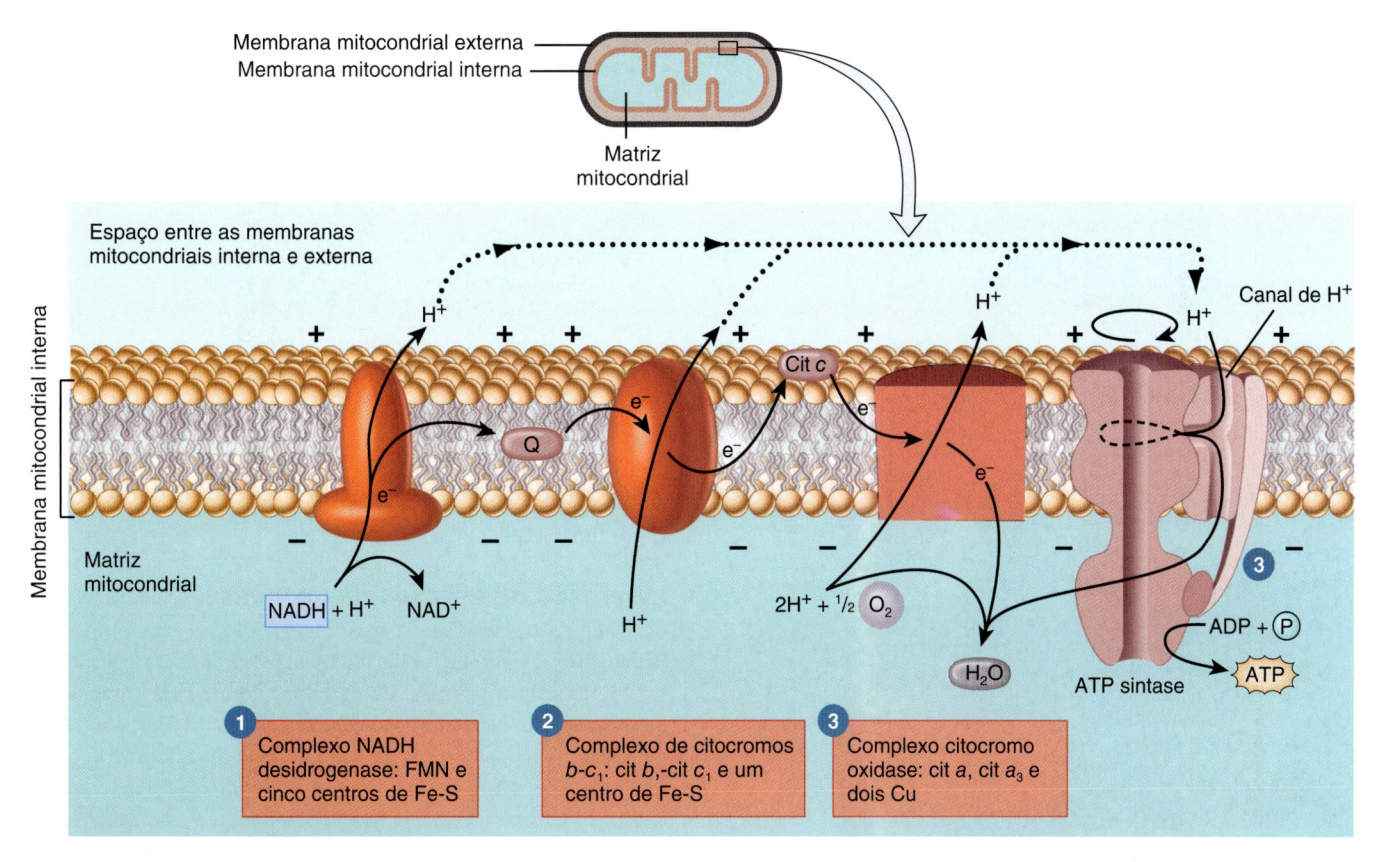

? Onde se encontra a maior concentração de H$^+$?

TABELA 25.1 Resumo da produção de ATP na respiração celular.

Fonte	ATP produzido por molécula de glicose (processo)
Glicólise	
Oxidação de uma molécula de glicose em duas moléculas de ácido pirúvico	2 ATP (fosforilação no nível de substrato)
Produção de 2 NADH + H$^+$	3 ou 5 ATP (fosforilação oxidativa)
Formação de duas moléculas de acetilcoenzima A	
2 NADH + 2 H$^+$	5 ATP (fosforilação oxidativa)
Ciclo de Krebs e cadeia transportadora de elétrons	
Oxidação de succinil-CoA a ácido succínico	2 GTP que são convertidos em 2 ATP (fosforilação no nível de substrato)
Produção de 6 NADH + 6 H$^+$	15 ATP (fosforilação oxidativa)
Produção de 2 FADH^2	3 ATP (fosforilação oxidativa)
Total	30 ou 32 ATP por molécula de glicose

FIGURA 25.10 Resumo das principais reações da respiração celular. CTE = cadeia transportadora de elétrons e quimiosmose.

Com exceção da glicólise, que ocorre no citosol, todas as outras reações da respiração celular ocorrem dentro das mitocôndrias.

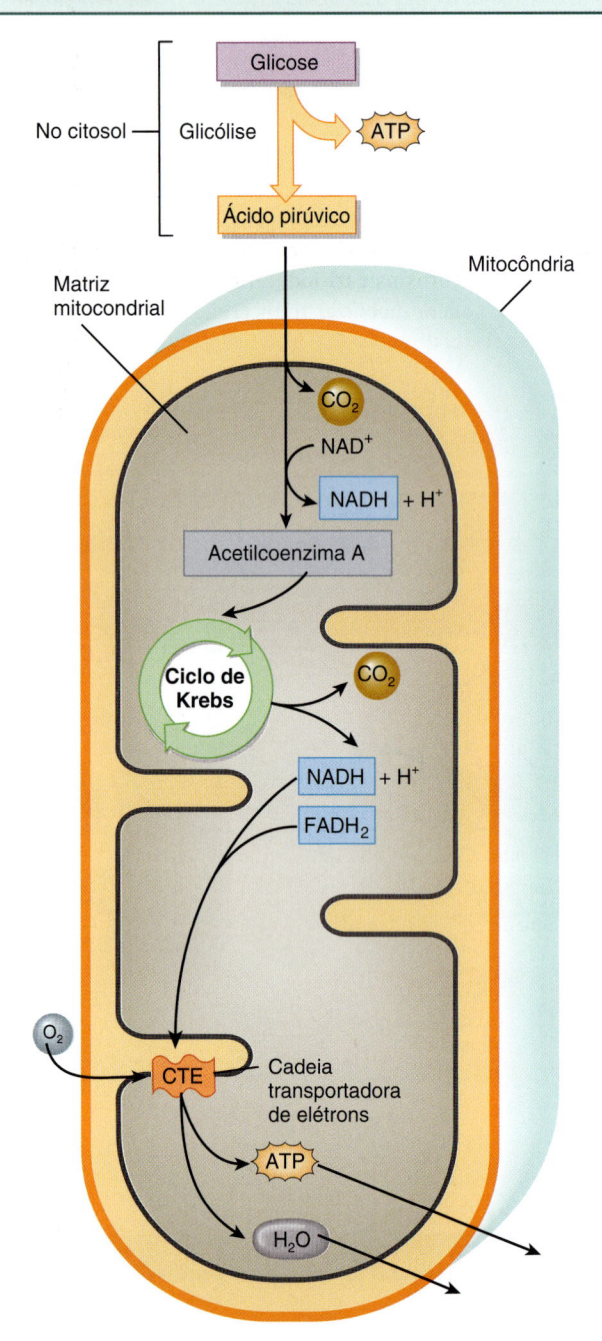

? Quantas moléculas de O_2 são utilizadas e quantas moléculas de CO_2 são produzidas durante a oxidação completa de uma molécula de glicose?

FIGURA 25.11 Glicogênese e glicogenólise.

A via da glicogênese converte a glicose em glicogênio; a via da glicogenólise degrada o glicogênio em glicose.

Legenda:
→ Glicogênese (estimulada pela insulina)
→ Glicogenólise (estimulada pelo glucagon e pela epinefrina)

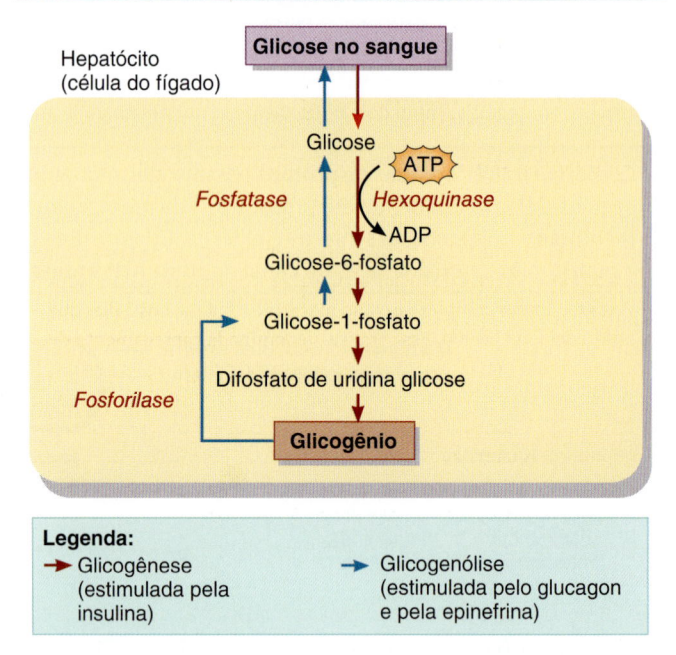

? Além dos hepatócitos, que células do corpo podem sintetizar glicogênio? Por que elas são incapazes de liberar glicose no sangue?

---

e as fibras musculares esqueléticas a realizar a **glicogênese**, que consiste na síntese de glicogênio (**Figura 25.11**). O corpo consegue armazenar cerca de 500 g de glicogênio, aproximadamente 75% nas fibras musculares esqueléticas e o restante nos hepatócitos. Durante a glicogênese, a glicose é inicialmente fosforilada a glicose-6-fosfato pela hexoquinase. A glicose-6-fosfato é convertida em glicose-1-fosfato; em seguida, em difosfato de uridina glicose e, por fim, em glicogênio.

Liberação de glicose: glicogenólise. Quando as atividades do corpo necessitam de ATP, o glicogênio armazenado nos hepatócitos é degradado em glicose, que é liberada na corrente sanguínea e transportada até as células, onde será catabolizada pelos processos de respiração celular já descritos. O processo de clivagem do glicogênio em suas subunidades de glicose é denominado **glicogenólise**. (Nota: não confunda glicogenólise, a degradação do glicogênio em glicose, com *glicólise*, as dez reações que convertem a glicose em ácido pirúvico.)

A glicogenólise não é uma simples reversão das etapas da glicogênese (ver **Figura 25.11**). Ela começa com a clivagem de moléculas de glicose a partir da molécula de glicogênio ramificada, por meio de fosforilação, para formar glicose-1-fosfato. A fosforilase, a enzima que catalisa essa reação, é ativada pelo glucagon, a partir das células alfa do pâncreas e pela epinefrina liberada da medula da glândula suprarrenal. Em seguida, a glicose-1-fosfato é convertida em glicose-6-fosfato e, por fim, em glicose, que deixa os hepatócitos por meio dos transportadores de glicose (GluT) na membrana plasmática. Entretanto, as moléculas de glicose fosforiladas não conseguem ser conduzidas pelos GluT, e a *fosfatase*, a enzima que converte a glicose-6-fosfato em glicose, está ausente nas fibras musculares esqueléticas. Por conseguinte, os hepatócitos, que contêm fosfatase, podem liberar a glicose derivada do glicogênio na corrente sanguínea, porém as fibras musculares esqueléticas são incapazes de fazê-lo. Nas fibras musculares esqueléticas, o glicogênio é degradado em glicose-1-fosfato, que é então catabolizada para a produção de ATP por meio da glicólise e do ciclo de Krebs. Entretanto, o ácido láctico produzido pela glicólise nas fibras musculares pode ser convertido em glicose pelo fígado. Dessa maneira, o glicogênio muscular pode representar uma fonte indireta de glicose sanguínea.

Correlação clínica

Carregamento de carboidratos

A quantidade de glicogênio armazenado no fígado e nos músculos esqueléticos varia e pode ser totalmente consumida durante atividades atléticas de longa duração. Por conseguinte, muitos maratonistas e outros atletas de resistência seguem um esquema preciso de exercícios e dieta, que inclui o consumo de grandes quantidades de carboidratos complexos, como macarrão e batata, nos 3 dias que antecedem um evento. Essa prática, denominada **carregamento de carboidratos,** ajuda a maximizar a quantidade de glicogênio disponível para a produção de ATP nos músculos. Nos eventos atléticos de mais de 1 hora de duração, foi constatado que o carregamento de carboidratos aumenta a resistência do atleta. O aumento da resistência deve-se a um aumento da glicogenólise, que resulta em catabolismo de mais glicose para a produção de energia.

Formação de glicose a partir de proteínas e gorduras: gliconeogênese.

Quando seu fígado apresenta baixo conteúdo de glicogênio, significa que é o momento de se alimentar. Se não ingerir alimentos, seu corpo começa a catabolizar triglicerídios (gorduras) e proteínas. Na verdade, o corpo normalmente catabiliza parte de seus triglicerídios e proteínas, porém o catabolismo dos triglicerídios e das proteínas em grande escala não ocorre, a não ser que esteja em inanição, ingerindo quantidades muito pequenas de carboidratos ou sofrendo de um distúrbio endócrino.

O glicerol dos triglicerídios, o ácido láctico e alguns aminoácidos podem ser convertidos em glicose no fígado (**Figura 25.12**). O processo pelo qual a glicose é formada a partir dessas fontes que não são carboidratos é denominado **gliconeogênese** (*neo-* = novo). Uma maneira fácil de diferenciar esse termo da glicogênese ou da glicogenólise é lembrar que, nesse caso, a glicose não é produzida de volta a partir do glicogênio; é, porém, *recém-formada*. Cerca de 60% dos aminoácidos no corpo podem ser utilizados para a gliconeogênese. O ácido láctico e os aminoácidos, como alanina, cisteína, glicina, serina e treonina, são convertidos em ácido pirúvico que, em seguida, pode ser sintetizado em glicose ou entrar no ciclo de Krebs. O glicerol pode ser convertido em G3 P, que pode formar ácido pirúvico ou ser utilizado para a síntese de glicose.

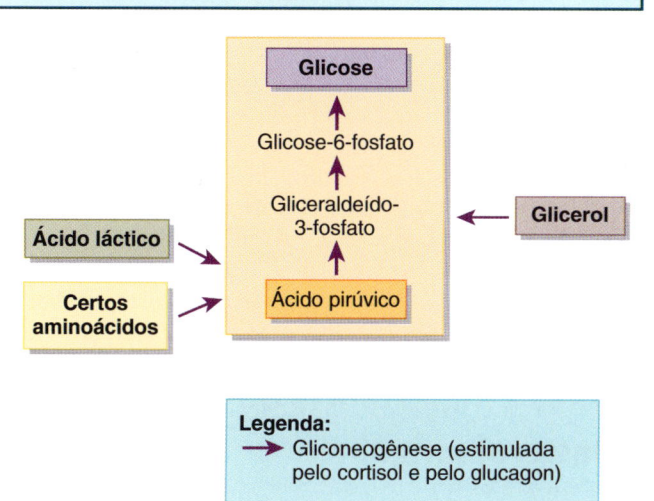

A gliconeogênese é estimulada pelo cortisol, o principal hormônio glicocorticoide do córtex da glândula suprarrenal, e pelo glucagon do pâncreas. Além disso, o cortisol estimula a degradação de proteínas em aminoácidos, expandindo, assim, o reservatório de aminoácidos disponíveis para a gliconeogênese. Os hormônios tireoidianos (tiroxina e tri-iodotironina) também mobilizam as proteínas e podem mobilizar triglicerídios do tecido adiposo, tornando o glicerol disponível para a gliconeogênese.

Teste rápido

5. Como a glicose é transferida para dentro ou para fora das células do corpo?
6. O que ocorre durante a glicólise?
7. Como a acetil-CoA é formada?
8. Descreva em linhas gerais os principais eventos e produtos do ciclo de Krebs.
9. O que ocorre na cadeia transportadora de elétrons e por que esse processo é denominado quimiosmose?
10. Que reações produzem ATP durante a oxidação completa de uma molécula de glicose?
11. Em quais circunstâncias ocorrem a glicogênese e a glicogenólise?
12. O que é glicogênese e por que ela é importante?

FIGURA 25.12 Gliconeogênese, a conversão de moléculas que não são carboidratos (aminoácidos, ácido láctico e glicerol) em glicose.

Cerca de 60% dos aminoácidos no corpo podem ser utilizados para a gliconeogênese.

Ácido láctico → Ácido pirúvico
Certos aminoácidos → Ácido pirúvico
Glicerol → Gliceraldeído-3-fosfato
Ácido pirúvico → Gliceraldeído-3-fosfato → Glicose-6-fosfato → Glicose

Legenda:
→ Gliconeogênese (estimulada pelo cortisol e pelo glucagon)

? Que células podem realizar a gliconeogênese e a glicogênese?

25.4 Metabolismo dos lipídios

OBJETIVOS

- **Descrever** as lipoproteínas que transportam lipídios no sangue
- **Discutir** o destino, o metabolismo e as funções dos lipídios.

Transporte de lipídios por lipoproteínas

Os **lipídios**, como os triglicerídios, são, em sua maior parte, moléculas apolares e, portanto, muito hidrofóbicas. Elas não se dissolvem em água. Para serem transportadas no sangue aquoso, essas moléculas precisam inicialmente se tornar mais hidrossolúveis pela sua combinação com proteínas produzidas pelo fígado e pelo intestino.

FIGURA 25.13 **Lipoproteína.** Uma lipoproteína de densidade muito baixa é mostrada aqui.

Uma única camada de fosfolipídios anfipáticos, colesterol e proteínas circunda um cerne de lipídios apolares.

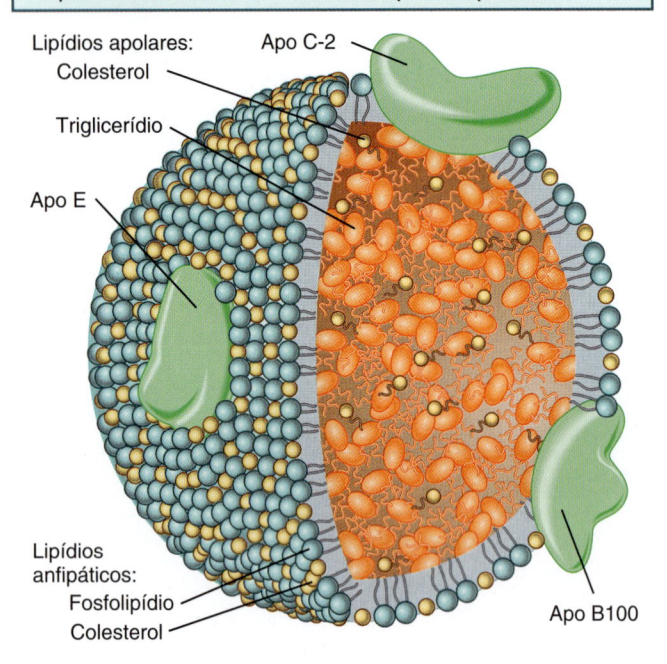

Lipídios apolares:
- Colesterol
- Triglicerídio

Apo C-2
Apo E
Apo B100

Lipídios anfipáticos:
- Fosfolipídio
- Colesterol

? Que tipo de lipoproteína fornece colesterol às células do corpo?

As combinações entre lipídios e proteínas assim formadas são denominadas **lipoproteínas**, que consistem em partículas esféricas com uma camada externa de proteínas, fosfolipídios e moléculas de colesterol circundando um cerne interno de triglicerídios e outros lipídios (**Figura 25.13**). As proteínas na camada externa são denominadas **apoproteínas (apo)** e são designadas pelas letras A, B, C, D e E, mais um número. Além de ajudar a solubilizar as lipoproteínas nos líquidos corporais, cada apo desempenha funções específicas.

Cada um dos vários tipos de lipoproteínas desempenha funções diferentes, porém todas são essencialmente veículos de transporte. Executam serviços de entrega e coleta, de modo que possa haver disponibilidade de lipídios quando as células precisam deles, ou de modo que possam ser removidos da circulação quando não forem necessários. As lipoproteínas são classificadas e nomeadas principalmente de acordo com sua densidade, que varia com a razão entre lipídios (que possuem baixa densidade) e proteínas (que apresentam alta densidade). Das maiores e mais leves para as menores e mais pesadas, as quatro classes principais de lipoproteínas são: quilomícrons, lipoproteínas de densidade muito baixa (VLDL), lipoproteínas de baixa densidade (LDL) e lipoproteínas de alta densidade (HDL).

Os **quilomícrons**, que são formados nas células epiteliais da mucosa do intestino delgado, transportam lipídios *da dieta* (ingeridos) até o tecido adiposo para seu armazenamento. Eles contêm cerca de 1 a 2% de proteínas, 85% de triglicerídios, 7% de fosfolipídios e 6 a 7% de colesterol, juntamente de uma pequena quantidade de vitaminas lipossolúveis. Os quilomícrons entram nos vasos linfáticos das vilosidades intestinais e são transportados pela linfa no sangue venoso e, em seguida, na circulação sistêmica. Sua presença confere ao plasma sanguíneo uma aparência leitosa, porém eles permanecem no sangue apenas por alguns minutos.

À medida que os quilomícrons circulam pelos capilares do tecido adiposo, uma de suas apo, a **apo C-2,** ativa a *lipoproteína lipase endotelial,* uma enzima que remove os ácidos graxos dos triglicerídios dos quilomícrons. Em seguida, os ácidos graxos livres são captados pelos adipócitos para a síntese e o armazenamento na forma de triglicerídios e pelas fibras musculares para a produção de ATP. Os hepatócitos removem os remanescentes dos quilomícrons do sangue por endocitose mediada por receptor, um processo em que outra apo dos quilomícrons, a **apo E**, é a proteína de atracagem.

As VLDL, que são formadas nos hepatócitos, contêm principalmente lipídios *endógenos* (sintetizados no corpo). As VLDL contêm cerca de 10% de proteínas, 50% de triglicerídios, 20% de fosfolipídios e 20% de colesterol. As VLDL transportam triglicerídios sintetizados nos hepatócitos até os adipócitos, para seu armazenamento. À semelhança dos quilomícrons, as VLDL perdem triglicerídios conforme sua apo C-2 ativa a lipoproteína lipase endotelial, e os ácidos graxos resultantes são captados pelos adipócitos para armazenamento ou pelas fibras musculares para a produção de ATP. À medida que depositam parte de seus triglicerídios nas células adiposas, as VLDL são convertidas em LDL.

As LDL contêm 25% de proteínas, 5% de triglicerídios, 20% de fosfolipídios e 50% de colesterol. Elas carregam cerca de 75% de colesterol total (CT) no sangue e o fornecem às células de todo o corpo para uso no reparo das membranas celulares e na síntese de hormônios esteroides e sais biliares. As LDL contêm uma única apo, a **apo B100,** que é a proteína de atracagem que se liga aos receptores de LDL na membrana plasmática das células do corpo, de modo que a LDL possa entrar na célula por meio de endocitose mediada por receptor. No interior da célula, a LDL é degradada, e o colesterol é liberado para suprir as necessidades da célula. Quando a célula já tem colesterol suficiente para realizar suas atividades, um sistema de retroalimentação negativa inibe a síntese de novos receptores de LDL pela célula.

Quando presentes em quantidades excessivas, as LDL também depositam colesterol dentro e ao redor das fibras musculares lisas das artérias, formando placas gordurosas que aumentam o risco de doença arterial coronariana (ver *Distúrbios: desequilíbrios homeostáticos,* no final do Capítulo 20). Por essa razão, o colesterol nas LDL, denominado colesterol-LDL, é conhecido como colesterol "ruim". Como alguns indivíduos apresentam um número insuficiente de receptores de LDL, as células corporais removem as LDL do sangue com menos eficiência; em consequência, os níveis plasmáticos de LDL estão anormalmente altos, e esses indivíduos têm mais tendência a desenvolver placas gordurosas. O consumo de uma dieta rica em gordura aumenta a produção de VLDL, que eleva os níveis de LDL e aumenta a formação de placas gordurosas.

As HDL, que contêm 40 a 45% de proteínas, 5 a 10% de triglicerídios, 30% de fosfolipídios e 20% de colesterol, removem o excesso de colesterol das células do corpo e do sangue e o transportam até o fígado para que seja eliminado. Como as HDL evitam o acúmulo de colesterol no sangue, um alto nível de HDL está associado a uma redução do risco de doença arterial coronariana. Por essa razão, o colesterol-HDL é conhecido como colesterol "bom".

Fontes e importância do colesterol sanguíneo

Existem duas fontes de colesterol no corpo. Uma certa quantidade está presente nos alimentos (ovos, produtos lácteos, vísceras, carne de vaca, carne de porco e embutidos), porém a maior parte é sintetizada pelos hepatócitos. Os alimentos gordurosos que não contêm colesterol ainda podem aumentar drasticamente os níveis sanguíneos de colesterol de duas maneiras. Em primeiro lugar, uma elevada ingestão de gorduras dietéticas estimula a reabsorção de bile contendo colesterol de volta para o sangue, de modo que ocorre menos perda de colesterol nas fezes. Em segundo lugar, quando as gorduras saturadas são degradadas no corpo, os hepatócitos utilizam alguns desses produtos de degradação para formar o colesterol.

Um lipidograma habitualmente mede o CT, o colesterol-HDL e os triglicerídios (VLDL). Em seguida, o colesterol-LDL é calculado utilizando a seguinte fórmula: colesterol-LDL = CT − colesterol-HDL − (triglicerídios/5). Nos EUA, o colesterol sanguíneo é habitualmente medido em miligramas por decilitro (mg/dℓ); um decilitro equivale a 0,1 ℓ ou 100 mℓ. Para adultos, os níveis desejáveis de colesterol sanguíneo são: CT abaixo de 200 mg/dℓ, colesterol-LDL abaixo de 130 mg/dℓ e HDL colesterol acima de 40 mg/dℓ. Normalmente, os triglicerídios encontram-se na faixa de 10 a 190 mg/dℓ.

À medida que o nível de colesterol aumenta, o risco de doença arterial coronariana começa a aumentar. Quando o CT ultrapassa 200 mg/ℓ (5,2 mmol/ℓ), o risco de ataque cardíaco duplica a cada aumento de 50 mg/dℓ (1,3 mmol/ℓ) no CT. Os níveis de CT de 200 a 239 mg/dℓ e de LDL de 130 a 159 mg/dℓ são considerados limítrofes altos; o CT acima de 239 mg/dℓ e as LDL acima de 159 mg/dℓ são classificados como colesterol sanguíneo elevado. A razão entre CT e colesterol-HDL fornece uma previsão do risco de desenvolvimento de doença arterial coronariana. Por exemplo, uma pessoa com níveis de CT de 180 mg/dℓ e de HDL de 60 mg/dℓ apresenta uma razão de risco de 3. As razões acima de 4 são consideradas indesejáveis; quanto maior a razão, maior o risco de desenvolvimento de doença arterial coronariana.

Entre as terapias utilizadas para reduzir os níveis sanguíneos de colesterol estão o exercício físico, a dieta e medicamentos. A atividade física regular em níveis aeróbicos ou quase aeróbicos aumenta o nível de HDL. As mudanças dietéticas têm como objetivo reduzir a ingestão de gordura total, gorduras saturadas e colesterol. Os medicamentos utilizados para o tratamento de níveis sanguíneos elevados de colesterol incluem a colestiramina e o colestipol, que promovem a excreção de bile nas fezes; o ácido nicotínico; e os medicamentos conhecidos como "estatinas" – atorvastatina, lovastatina e sinvastatina, que bloqueiam a enzima essencial (HMG-CoA redutase) necessária para a síntese de colesterol.

Destino dos lipídios

À semelhança dos carboidratos, os lipídios podem ser oxidados para produzir ATP. Se o corpo não tiver uma necessidade imediata de uso de lipídios dessa maneira, eles são armazenados no tecido adiposo (depósitos de gordura) em todo o corpo e no fígado. Alguns lipídios são utilizados como moléculas estruturais ou para sintetizar outras substâncias essenciais. Alguns exemplos incluem os fosfolipídios, que são constituintes das membranas plasmáticas; as lipoproteínas, que são utilizadas no transporte de colesterol por todo o corpo; a tromboplastina, que é necessária para a coagulação sanguínea; e as bainhas de mielina, que aceleram a condução dos impulsos nervosos. O ácido linoleico e o ácido linolênico são dois **ácidos graxos essenciais** que o corpo não tem a capacidade de sintetizar. As fontes dietéticas incluem óleos vegetais e vegetais folhosos. A **Tabela 2.7** fornece um resumo das várias funções dos lipídios no corpo.

Armazenamento de triglicerídios

Uma importante função do tecido adiposo consiste em remover os triglicerídios dos quilomícrons e das VLDL e em armazená-los, até que sejam necessários para a produção de ATP em outras partes do corpo. Os triglicerídios armazenados no tecido adiposo constituem 98% de todas as reservas energéticas do corpo. São armazenados mais prontamente do que o glicogênio, em parte porque os triglicerídios são hidrofóbicos e não exercem pressão osmótica sobre as membranas celulares. O tecido adiposo também isola e protege várias partes do corpo. Os adipócitos no tecido subcutâneo contêm cerca de 50% dos triglicerídios armazenados. Outros tecidos adiposos são responsáveis pela outra metade: cerca de 12% ao redor dos rins, 10 a 15% nos omentos, 15% nas áreas genitais, 5 a 8% entre os músculos e 5% atrás dos olhos, nos sulcos do coração e na parte externa do intestino grosso. Os triglicerídios no tecido adiposo são continuamente degradados e sintetizados novamente. Por conseguinte, os triglicerídios armazenados no tecido adiposo hoje não são as mesmas moléculas que estavam presentes no mês passado, visto que eles são continuamente liberados de seu local de armazenamento, transportados no sangue e novamente depositados em outras células do tecido adiposo.

Catabolismo dos lipídios: lipólise

Para que os músculos, o fígado e o tecido adiposo oxidem os ácidos graxos derivados dos triglicerídios para produzir ATP, os triglicerídios precisam ser inicialmente clivados em glicerol e ácidos graxos, em um processo denominado **lipólise**. A lipólise é catalisada por enzimas denominadas **lipases**. A epinefrina e a norepinefrina (NE) intensificam a degradação dos triglicerídios em ácidos graxos e glicerol. Esses hormônios são liberados quando o tônus simpático aumenta, como ocorre, por exemplo, durante o exercício. Outros hormônios lipolíticos incluem cortisol, hormônios tireoidianos e fatores de crescimento semelhantes à insulina (IGF). Em contrapartida, a insulina inibe a lipólise.

O glicerol e os ácidos graxos resultantes da lipólise são catabolizados por diferentes vias (**Figura 25.14**). O glicerol é convertido por muitas células do corpo em G3 P, um dos compostos que também é formado durante o catabolismo da glicose. Se o suprimento de ATP em uma célula for alto, o G3 P é convertido em glicose, um exemplo de gliconeogênese. Se o conteúdo de ATP em uma célula for baixo, o G3 P entra na via catabólica para se transformar em ácido pirúvico.

Os ácidos graxos são catabolizados diferentemente do glicerol e produzem mais ATP. O primeiro estágio no catabolismo dos ácidos graxos consiste em uma série de reações, coletivamente denominadas **betaoxidação**, que ocorre na matriz mitocondrial. As enzimas removem dois átomos de carbono da longa cadeia de átomos de carbono que compõem um ácido graxo e ligam o fragmento de dois carbonos resultante à CoA, formando a acetil-CoA. Em seguida, a acetil-CoA entra no ciclo de Krebs (**Figura 25.14**). Um ácido graxo de 16 carbonos, como o ácido palmítico, pode produzir até 129 moléculas de ATP durante sua oxidação completa por betaoxidação, ciclo de Krebs e cadeia transportadora de elétrons.

FIGURA 25.14 **Vias do metabolismo dos lipídios.** O glicerol pode ser convertido em gliceraldeído-3-fosfato, que, em seguida, pode ser convertido em glicose ou pode entrar no ciclo de Krebs para oxidação. Os ácidos graxos sofrem betaoxidação e entram no ciclo de Krebs por meio da acetilcoenzima A. A síntese de lipídios a partir da glicose ou de aminoácidos é denominada lipogênese.

O glicerol e os ácidos graxos são catabolizados em vias distintas.

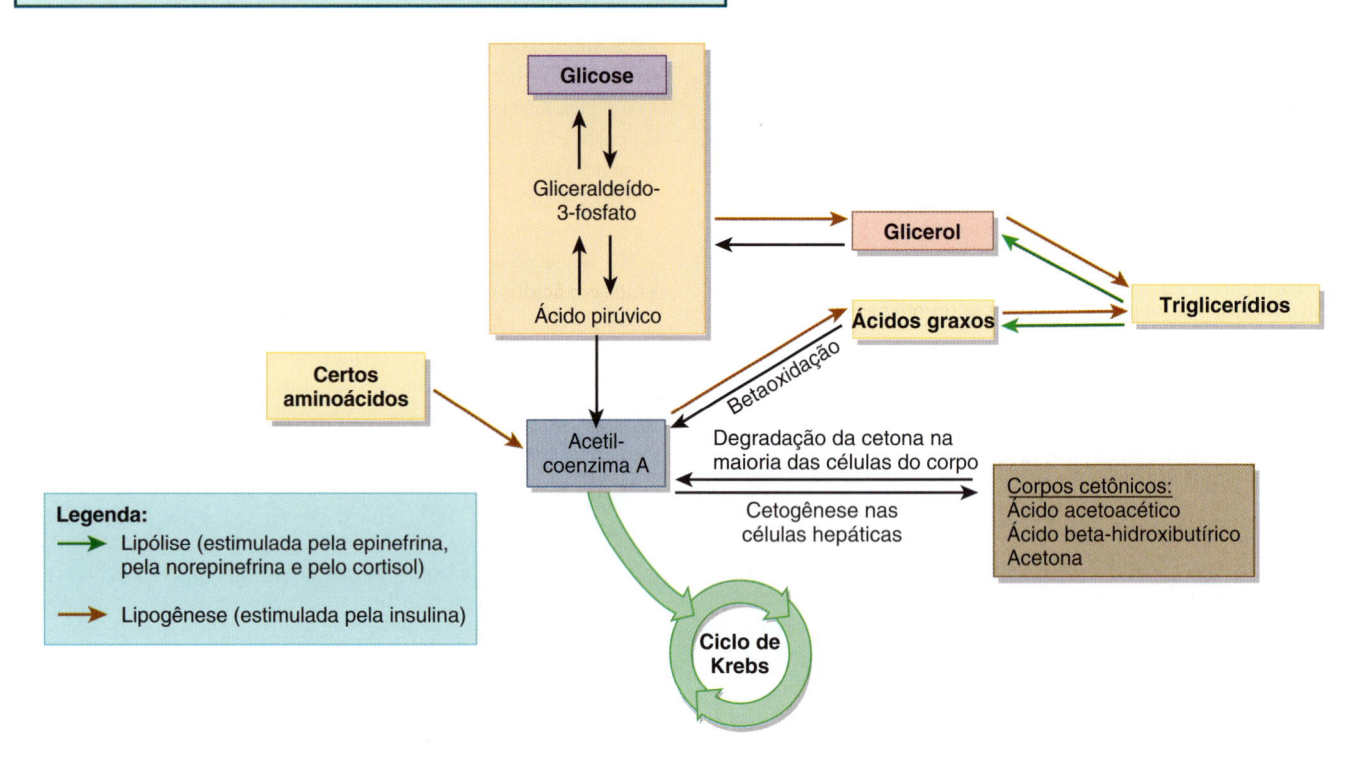

? Que tipos de células podem realizar a lipogênese, a betaoxidação e a lipólise? Que tipo de célula pode realizar a cetogênese?

Como parte do catabolismo normal dos ácidos graxos, os hepatócitos podem retirar duas moléculas de acetil-CoA de cada vez e condensá-las para formar **ácido acetoacético.** Essa reação libera a porção volumosa de CoA, que não consegue se difundir para fora das células. Parte do ácido acetoacético é convertida em **ácido beta-hidroxibutírico** e **acetona.** A formação dessas três substâncias, coletivamente conhecidas como **corpos cetônicos,** é denominada **cetogênese** (**Figura 25.14**). Como os corpos cetônicos difundem-se livremente através das membranas plasmáticas, eles deixam os hepatócitos e entram na corrente sanguínea.

Outras células captam o ácido acetoacético e ligam seus quatro carbonos a duas moléculas de CoA para formar duas moléculas de acetil-CoA, que, em seguida, podem entrar no ciclo de Krebs para sofrer oxidação. O músculo cardíaco e o córtex (parte externa) dos rins utilizam o ácido acetoacético em lugar da glicose para a geração de ATP. Os hepatócitos, que produzem ácido acetoacético, são incapazes de utilizá-lo para a produção de ATP, visto que carecem da enzima que transfere o ácido acetoacético de volta para a CoA.

Anabolismo dos lipídios: lipogênese

Os hepatócitos e os adipócitos são capazes de sintetizar lipídios a partir da glicose ou de aminoácidos por meio da **lipogênese** (**Figura 25.14**), que é estimulada pela insulina. Ocorre lipogênese quando os indivíduos consomem mais calorias do que aquelas necessárias para satisfazer as necessidades de ATP. Os carboidratos,

Correlação clínica

Cetose

O nível sanguíneo de corpos cetônicos no corpo normalmente é muito baixo, visto que outros tecidos os utilizam para a produção de ATP tão rapidamente quanto são gerados a partir da degradação de ácidos graxos no fígado. Entretanto, durante períodos de betaoxidação excessiva, a produção de corpos cetônicos excede sua captação e seu uso pelas células do corpo. Isso pode ocorrer depois de uma refeição rica em triglicerídios ou durante o jejum ou a inanição, visto que há poucos carboidratos disponíveis para catabolismo. A betaoxidação excessiva também pode ocorrer no diabetes melito mal controlado ou não tratado por duas razões: (1) como uma quantidade adequada de glicose não consegue entrar nas células, os triglicerídios são utilizados para a produção de ATP, e (2) como a insulina normalmente inibe a lipólise, a falta de insulina acelera o ritmo de lipólise. Quando a concentração sanguínea de corpos cetônicos aumenta acima do normal – uma condição denominada **cetose** –, os corpos cetônicos, cuja maior parte consiste em ácidos, precisam ser tamponados. Se houver acúmulo de corpos cetônicos em excesso, eles diminuem a concentração de tampões, como íons bicarbonato, e ocorre queda do pH do sangue. A cetose extrema ou prolongada pode levar à **acidose** (**cetoacidose**), um pH sanguíneo anormalmente baixo. Por sua vez, a diminuição do pH sanguíneo provoca depressão do sistema nervoso central, podendo resultar em desorientação, coma e até mesmo morte, se a condição não for tratada. Quando um diabético apresenta deficiência grave de insulina, um dos sinais evidentes consiste no hálito doce proveniente da acetona dos corpos cetônicos.

as proteínas e as gorduras da dieta em excesso possuem todos o mesmo destino – são convertidos em triglicerídios. Alguns aminoácidos podem sofrer as seguintes reações: aminoácidos → acetil-CoA → ácidos graxos → triglicerídios. A utilização da glicose para a formação de lipídios ocorre por duas vias: (1) glicose → G3 P → glicerol e (2) glicose → G3 P → acetil-CoA → ácidos graxos. O glicerol e os ácidos graxos resultantes podem sofrer reações anabólicas, transformando-se em triglicerídios armazenados, ou podem passar por uma série de reações anabólicas para produzir outros lipídios, como lipoproteínas, fosfolipídios e colesterol.

> **Teste rápido**
>
> 13. Quais são as funções das apo nas lipoproteínas?
> 14. Que partículas de lipoproteínas contêm colesterol "bom" e colesterol "ruim" e por que esses termos são utilizados?
> 15. Onde são armazenados os triglicerídios no corpo?
> 16. Explique os principais eventos no catabolismo do glicerol e dos ácidos graxos.
> 17. O que são corpos cetônicos? O que é cetose?
> 18. Defina lipogênese e explique a sua importância?

25.5 Metabolismo das proteínas

OBJETIVO

- **Descrever** o destino, o metabolismo e as funções das proteínas.

Durante a digestão, as **proteínas** são degradadas em aminoácidos. Diferentemente dos carboidratos e dos triglicerídios, que são armazenados, as proteínas não são estocadas para uso futuro. Em vez disso, os aminoácidos são oxidados para produzir ATP ou são utilizados para a síntese de novas proteínas necessárias para o crescimento corporal e o reparo. Os aminoácidos da dieta em excesso não são excretados na urina ou nas fezes, porém são convertidos em glicose (gliconeogênese) ou em triglicerídios (lipogênese).

Destino das proteínas

O transporte ativo de aminoácidos para dentro das células do corpo é estimulado por fatores IGF e pela insulina. Quase imediatamente após a digestão, ocorre nova montagem dos aminoácidos em proteínas. Muitas proteínas atuam como enzimas, enquanto outras estão envolvidas no transporte (hemoglobina) ou atuam como anticorpos, como substâncias de coagulação (fibrinogênio), como hormônios (insulina) ou como elementos contráteis nas fibras musculares (actina e miosina). Várias proteínas atuam como componentes estruturais do corpo (colágeno, elastina e queratina). A **Tabela 2.8** fornece um resumo das várias funções das proteínas no corpo.

Catabolismo de proteínas

Diariamente, ocorre catabolismo de uma certa quantidade de proteínas, estimulado principalmente pelo cortisol do córtex da glândula suprarrenal. As proteínas de células desgastadas (como os eritrócitos) são decompostas em aminoácidos. Alguns aminoácidos são convertidos em outros, há nova formação de ligações peptídicas, e novas proteínas são sintetizadas como parte do processo de reciclagem. Os hepatócitos convertem alguns aminoácidos em ácidos graxos, corpos cetônicos ou glicose. As células em todo o corpo oxidam uma pequena quantidade de aminoácidos para gerar ATP pelo ciclo de Krebs e pela cadeia transportadora de elétrons. Entretanto, antes que os aminoácidos possam ser oxidados, eles precisam ser inicialmente convertidos em moléculas que sejam parte do ciclo de Krebs ou que possam entrar nesse ciclo, como a acetil-CoA (**Figura 25.15**). Antes que os aminoácidos possam entrar no ciclo de Krebs, seu grupo amino (NH_2) precisa ser removido – um processo denominado **desaminação**. A desaminação ocorre nos hepatócitos e produz amônia. Em seguida, os hepatócitos convertem a amônia altamente tóxica em ureia, uma substância relativamente inócua, que é excretada na urina. A conversão dos aminoácidos em glicose (gliconeogênese) pode ser examinada na **Figura 25.12**; a **Figura 25.14** mostra a conversão dos aminoácidos em ácidos graxos (lipogênese) ou em corpos cetônicos (cetogênese).

Anabolismo das proteínas

O anabolismo das proteínas, que consiste na formação de ligações peptídicas entre aminoácidos para produzir novas proteínas, é realizado nos ribossomos de quase todas as células do corpo e dirigido pelo DNA e pelo RNA das células (ver **Figura 3.29**). A síntese de proteínas é estimulada por fatores IGF, pelos hormônios tireoidianos (T_3 e T_4), pela insulina, pelos estrogênios e pela testosterona. Como as proteínas constituem um componente fundamental da maioria das estruturas celulares, a ingestão adequada de proteínas é especialmente importante durante os anos de crescimento, durante a gravidez e quando um tecido for danificado por doença ou lesão. Quando a ingestão dietética de proteína é adequada, a ingestão de mais proteínas não aumentará a massa óssea ou muscular; somente um programa regular de atividade muscular de força e levantamento de peso alcança esse objetivo.

Dos 20 aminoácidos no corpo humano, dez são **aminoácidos essenciais**: eles precisam estar presentes na dieta, visto que não conseguem ser sintetizados em quantidades adequadas pelo corpo. É *essencial* incluí-los na dieta. Os seres humanos são incapazes de sintetizar oito aminoácidos (isoleucina, leucina, lisina, metionina, fenilalanina, treonina, triptofano e valina) e sintetizam outros dois (arginina e histidina) em quantidades inadequadas, particularmente na infância. Uma **proteína completa** contém quantidades suficientes de todos os aminoácidos essenciais. A carne de vaca, os peixes, as aves, os ovos e o leite são exemplos de alimentos que contêm proteínas completas. Uma **proteína incompleta** não contém todos os aminoácidos essenciais.

FIGURA 25.15 Pontos em que os aminoácidos (boxes amarelos) entram no ciclo de Krebs para oxidação.

Antes que os aminoácidos possam ser catabolizados, eles precisam inicialmente ser convertidos em várias substâncias que podem entrar no ciclo de Krebs.

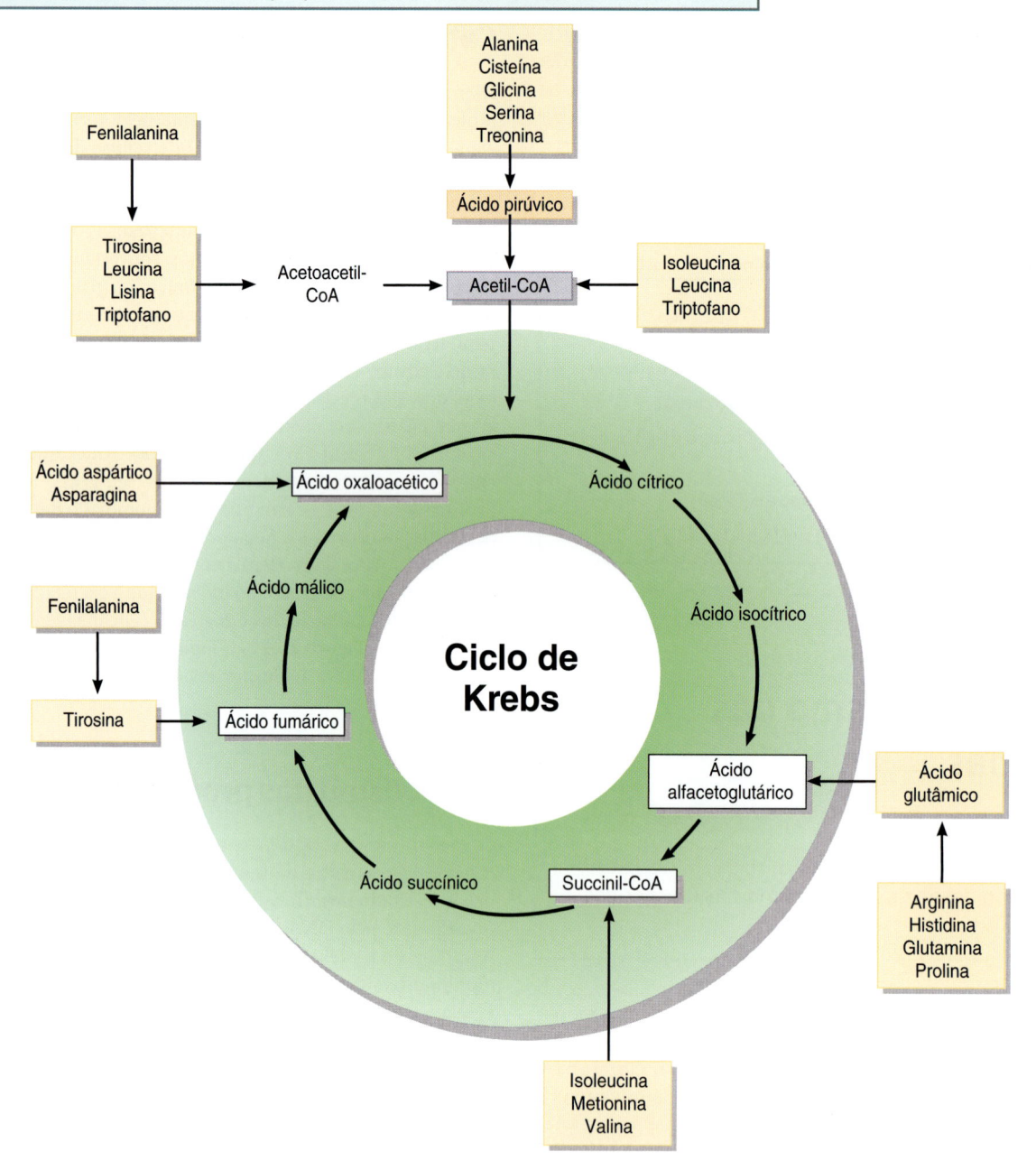

(Diagrama do Ciclo de Krebs mostrando:
- *Alanina, Cisteína, Glicina, Serina, Treonina → Ácido pirúvico → Acetil-CoA*
- *Fenilalanina → Tirosina, Leucina, Lisina, Triptofano → Acetoacetil-CoA → Acetil-CoA*
- *Isoleucina, Leucina, Triptofano → Acetil-CoA*
- *Ácido aspártico, Asparagina → Ácido oxaloacético*
- *Fenilalanina → Tirosina → Ácido fumárico*
- *Ácido glutâmico → Ácido alfacetoglutárico*
- *Arginina, Histidina, Glutamina, Prolina → Ácido glutâmico*
- *Isoleucina, Metionina, Valina → Succinil-CoA*
- *Intermediários do ciclo: Ácido oxaloacético → Ácido cítrico → Ácido isocítrico → Ácido alfacetoglutárico → Succinil-CoA → Ácido succínico → Ácido fumárico → Ácido málico → Ácido oxaloacético)*

? Que grupo é removido de um aminoácido antes que possa entrar no ciclo de Krebs e como esse processo é chamado?

---

§ Correlação clínica

Fenilcetonúria

A **fenilcetonúria (FCU)** é um erro genético do metabolismo de proteínas, que se caracteriza por níveis sanguíneos elevados do aminoácido fenilalanina. A maioria das crianças com FCU apresenta uma mutação no gene que codifica a enzima fenilalanina hidroxilase, a enzima necessária para converter a fenilalanina no aminoácido tirosina, que pode entrar no ciclo de Krebs (ver **Figura 25.15**). Devido à deficiência dessa enzima, a fenilalanina não pode ser metabolizada, e o que não é utilizado na síntese de proteínas acumula-se no sangue. Sem tratamento, o distúrbio provoca vômitos, exantemas, convulsões, deficiência de crescimento e deficiência intelectual grave. Os recém-nascidos são submetidos à triagem para FCU, e é possível evitar a deficiência intelectual ao fornecer à criança afetada uma dieta contendo apenas a quantidade de fenilalanina necessária para o crescimento, embora possam ainda ocorrer incapacidades de aprendizagem. Como o adoçante artificial aspartame contém fenilalanina, seu consumo deve ser restrito em crianças com FCU.

Exemplos de proteínas incompletas são os vegetais verdes folhosos, as leguminosas (feijão e ervilha) e os grãos. Os **aminoácidos não essenciais** podem ser sintetizados pelas células do corpo. São formados por **transaminação**, que consiste na transferência de um grupo amino de um aminoácido para o ácido pirúvico ou para um ácido do ciclo de Krebs. Quando os aminoácidos essenciais e não essenciais apropriados estão presentes nas células, a síntese de proteínas ocorre rapidamente.

Teste rápido

19. O que é desaminação e por que ela ocorre?
20. Quais são os possíveis destinos dos aminoácidos a partir do catabolismo das proteínas?
21. Quais são as diferenças entre aminoácidos essenciais e não essenciais?

25.6 Moléculas-chave em "cruzamentos metabólicos"

OBJETIVO

- **Descrever** as reações de moléculas-chave e os produtos formados durante o metabolismo.

Embora existam milhares de substâncias químicas diferentes nas células, três moléculas – a glicose-6-fosfato, o ácido pirúvico e a acetil-CoA – desempenham papéis centrais no metabolismo (**Figura 25.16**). Essas moléculas encontram-se em "cruzamentos metabólicos"; como você aprenderá em breve, as reações que ocorrem (ou que não ocorrem) dependem do estado nutricional ou de atividade do indivíduo. As reações ❶ a ❼ na **Figura 25.16**

FIGURA 25.16 **Resumo dos papéis das moléculas-chave em vias metabólicas.** As setas duplas indicam que as reações entre duas moléculas podem ocorrer em ambas as direções, se as enzimas adequadas estiverem presentes e se as condições forem favoráveis; as setas simples indicam a presença de uma etapa irreversível.

Três moléculas – a glicose-6-fosfato, o ácido pirúvico e a acetilcoenzima A – encontram-se em "cruzamentos metabólicos". Podem sofrer diferentes reações, dependendo do estado nutricional ou de atividade do indivíduo.

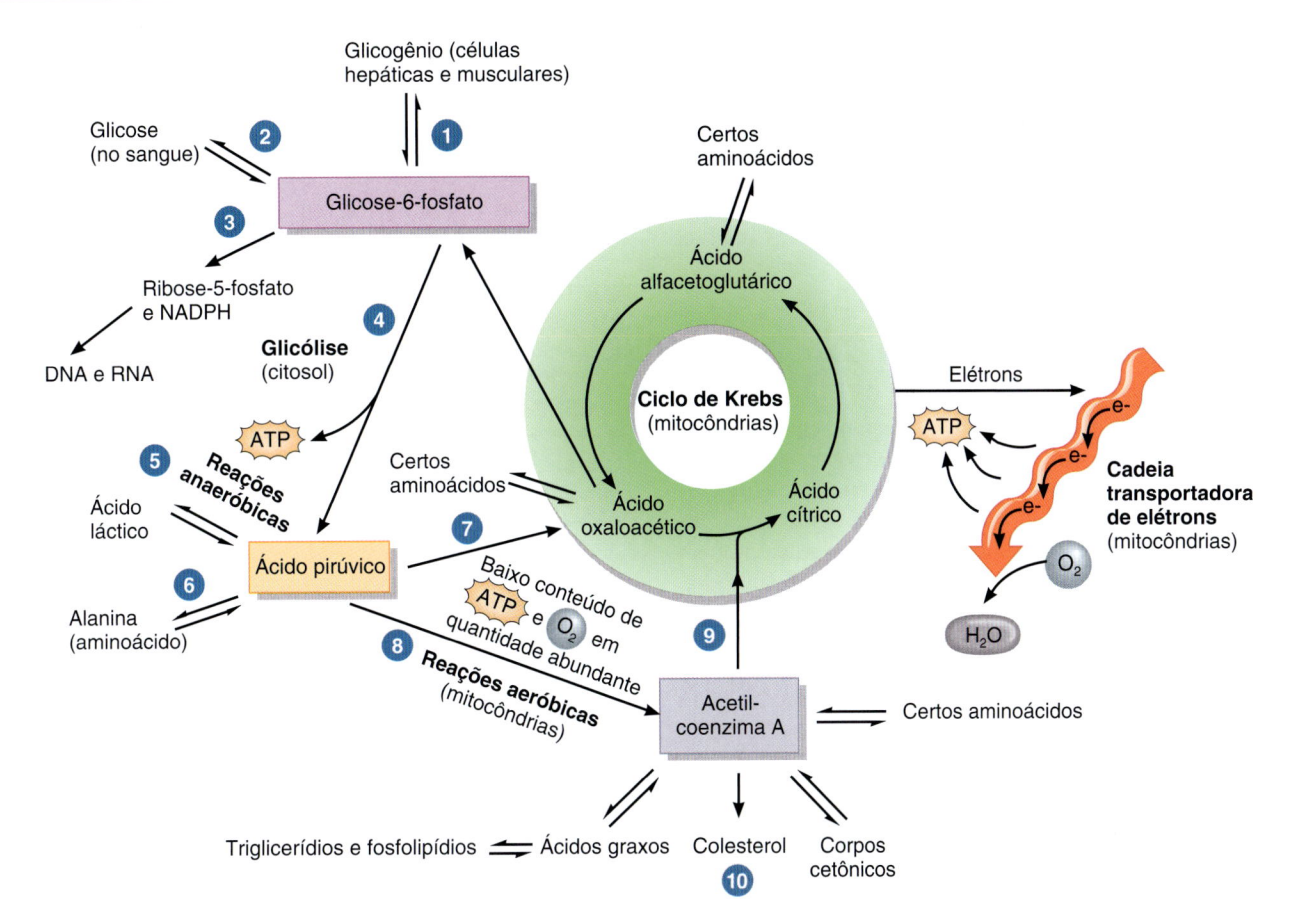

? Que substância atua como porta de entrada no ciclo de Krebs para moléculas que estão sendo oxidadas para produzir ATP?

ocorrem no citosol; as reações ⑧ e ⑨ ocorrem no interior das mitocôndrias; e as reações indicadas por ⑩ ocorrem no retículo endoplasmático liso.

Papel da glicose-6-fosfato

Logo após a entrada da glicose em uma célula do corpo, ela é convertida em **glicose-6-fosfato** por uma quinase. Quatro destinos possíveis aguardam a glicose-6-fosfato (ver **Figura 25.16**):

① *Síntese de glicogênio*. Quando a glicose está presente na corrente sanguínea em quantidade abundante, como ocorre logo após uma refeição, uma grande quantidade de glicose-6-fosfato é utilizada para a síntese de glicogênio, a forma de armazenamento dos carboidratos nos animais. A degradação subsequente do glicogênio em glicose-6-fosfato ocorre por uma série de reações ligeiramente diferentes. A síntese e a degradação do glicogênio ocorrem principalmente nas fibras musculares esqueléticas e nos hepatócitos.

② *Liberação da glicose na corrente sanguínea*. Se a enzima glicose 6-fosfatase estiver presente e ativa, a glicose-6-fosfato pode ser desfosforilada em glicose. Uma vez liberada de seu grupo fosfato, a glicose pode deixar a célula e entrar na corrente sanguínea. Os hepatócitos constituem as principais células que podem fornecer glicose para a corrente sanguínea por essa via.

③ *Síntese de ácidos nucleicos*. A glicose-6-fosfato é o precursor utilizado pelas células do corpo para produzir ribose-5-fosfato, um açúcar de cinco carbonos que é necessário para a síntese de RNA (ácido ribonucleico) e de DNA (ácido desoxirribonucleico). A mesma sequência de reações também produz NADPH. Essa molécula é um doador de hidrogênio e de elétrons em certas reações de redução, como a síntese de ácidos graxos e de hormônios esteroides.

④ *Glicólise*. Ocorre produção anaeróbica de parte do ATP pela glicólise, em que a glicose-6-fosfato é convertida em ácido pirúvico, outra molécula-chave no metabolismo. A maioria das células do corpo realiza a glicólise.

Papel do ácido pirúvico

Cada molécula de glicose de seis carbonos que sofre glicólise produz duas moléculas de **ácido pirúvico** de três carbonos. Essa molécula, à semelhança da glicose-6-fosfato, encontra-se em um cruzamento metabólico: na presença de oxigênio suficiente, as reações aeróbicas (que consomem oxigênio) da respiração celular podem ocorrer; se o suprimento de oxigênio estiver escasso, podem ocorrer reações anaeróbicas (ver **Figura 25.16**):

⑤ *Produção de ácido láctico*. Quando o suprimento de oxigênio é escasso em determinado tecido, como ocorre no músculo esquelético ou cardíaco em contração ativa, parte do ácido pirúvico é convertida em ácido láctico. Em seguida, o ácido láctico difunde-se para a corrente sanguínea e é captado pelos hepatócitos, que finalmente o convertem de volta em ácido pirúvico.

⑥ *Produção de alanina*. O metabolismo dos carboidratos e o metabolismo de proteínas estão conectados pelo ácido pirúvico. Por meio de transaminação, um grupo amino ($-NH_2$) pode ser adicionado ao ácido pirúvico (um carboidrato) para produzir o aminoácido alanina ou pode ser removido da alanina para a geração de ácido pirúvico.

⑦ *Gliconeogênese*. O ácido pirúvico e certos aminoácidos também podem ser convertidos em ácido oxaloacético, um dos intermediários do ciclo de Krebs, que, por sua vez, pode ser utilizado na formação de glicose-6-fosfato. Essa sequência de reações de gliconeogênese não utiliza certas reações unidirecionais da glicólise.

Papel da acetilcoenzima A

⑧ Quando o nível de ATP em uma célula está baixo, porém o oxigênio é abundante, a maior parte do ácido pirúvico segue para reações produtoras de ATP – o ciclo de Krebs e a cadeia transportadora de elétrons – por meio de conversão em **acetil-CoA**.

⑨ *Entrada no ciclo de Krebs*. A acetil-CoA é o veículo para a entrada de grupos acetila com dois carbonos no ciclo de Krebs. As reações oxidativas do ciclo de Krebs convertem a acetil-CoA em CO_2 e produzem as coenzimas reduzidas (NADH e $FADH_2$), que transferem elétrons na cadeia transportadora de elétrons. Por sua vez, as reações oxidativas na cadeia transportadora de elétrons geram ATP. A maior parte das moléculas de combustível que serão oxidadas para a geração de ATP – glicose, ácidos graxos e corpos cetônicos – é inicialmente convertida em acetil-CoA.

⑩ *Síntese de lipídios*. A acetil-CoA também pode ser utilizada na síntese de determinados lipídios, incluindo ácidos graxos, corpos cetônicos e colesterol. Como o ácido pirúvico pode ser convertido em acetil-CoA, os carboidratos podem ser convertidos em triglicerídios; essa via metabólica armazena parte das calorias dos carboidratos em excesso na forma de gordura. Entretanto, os mamíferos, incluindo os seres humanos, são incapazes de converter novamente a acetil-CoA em ácido pirúvico, de modo que os ácidos graxos não podem ser utilizados na produção de glicose ou de outras moléculas de carboidratos.

A **Tabela 25.2** fornece um resumo do metabolismo dos carboidratos, dos lipídios e das proteínas.

> **Teste rápido**
>
> 22. Quais são os possíveis destinos da glicose-6-fosfato, do ácido pirúvico e da acetilcoenzima em uma célula?

25.7 Adaptações metabólicas

OBJETIVO

- **Comparar** o metabolismo durante os estados absortivo e pós-absortivo.

A regulação das reações metabólicas depende tanto do ambiente químico no interior das células do corpo, como os níveis de ATP e de oxigênio, quanto de sinais provenientes dos sistemas nervoso e

TABELA 25.2	Resumo do metabolismo.
Processo	**Comentários**
Carboidratos	
Catabolismo da glicose	A oxidação completa da glicose (respiração celular) constitui a principal fonte de ATP nas células; consiste em glicólise, ciclo de Krebs e cadeia transportadora de elétrons. A oxidação completa de uma molécula de glicose produz, no máximo, 30 ou 32 moléculas de ATP
Glicólise	A conversão da glicose em ácido pirúvico resulta na produção de certa quantidade de ATP. As reações não exigem a presença de oxigênio
Ciclo de Krebs	O ciclo inclui uma série de reações de oxirredução em que coenzimas (NAD^+ e FAD) coletam íons hidrogênio e íons hidreto provenientes de ácidos orgânicos oxidados; ocorre produção de certa quantidade de ATP. Os subprodutos são CO_2 e H_2O. As reações são aeróbicas
Cadeia transportadora de elétrons	Terceiro conjunto de reações no catabolismo da glicose: outra série de reações de oxirredução, em que os elétrons são passados de um carreador para o seguinte; ocorre produção da maior parte do ATP. As reações necessitam de oxigênio (respiração celular aeróbica)
Anabolismo da glicose	Parte da glicose é convertida em glicogênio (glicogênese) para armazenamento, se ela não for necessária imediatamente para a produção de ATP. O glicogênio pode ser novamente convertido em glicose (glicogenólise). A conversão de aminoácidos, glicerol e ácido láctico em glicose é denominada gliconeogênese
Lipídios	
Catabolismo dos triglicerídios	Os triglicerídios são decompostos em glicerol e ácidos graxos. O glicerol pode ser convertido em glicose (gliconeogênese) ou catabolizado por intermédio da glicólise. Os ácidos graxos são catabolizados por betaoxidação em acetilcoenzima A, que pode entrar no ciclo de Krebs para a produção de ATP ou que pode ser convertida em corpos cetônicos (cetogênese)
Anabolismo dos triglicerídios	A síntese de triglicerídios a partir de glicose e ácidos graxos é denominada lipogênese. Os triglicerídios são armazenados no tecido adiposo
Proteínas	
Catabolismo das proteínas	Os aminoácidos são oxidados por meio do ciclo de Krebs após desaminação. A amônia resultante da desaminação é convertida em ureia no fígado, entra no sangue e é excretada na urina. Os aminoácidos podem ser convertidos em glicose (gliconeogênese), ácidos graxos ou corpos cetônicos
Anabolismo das proteínas	A síntese de proteínas é dirigida pelo DNA e utiliza o RNA e os ribossomos das células

endócrino. Alguns aspectos do metabolismo dependem do tempo decorrido desde a última refeição. Durante o **estado absortivo**, os nutrientes ingeridos entram na corrente sanguínea, e a glicose está prontamente disponível para a produção de ATP. Durante o **estado pós-absortivo**, a absorção de nutrientes pelo sistema digestório está concluída, e as necessidades energéticas precisam ser supridas por combustíveis que já estão no corpo. Uma refeição típica requer cerca de 4 horas para sua absorção completa; com três refeições por dia, o estado absortivo ocorre durante cerca de 12 horas por dia. Pressupondo não haver lanches entre as refeições, as outras 12 horas – normalmente no final da manhã, no final da tarde e na maior tarde da noite – são passadas no estado pós-absortivo.

Como o sistema nervoso e os eritrócitos continuam dependendo da glicose para a produção de ATP durante o estado pós-absortivo, a manutenção de um nível de glicemia constante é fundamental durante esse período. Os hormônios constituem os principais reguladores do metabolismo em cada um dos estados. Os efeitos da insulina predominam no estado absortivo; vários outros hormônios regulam o metabolismo no estado pós-absortivo. Durante o jejum e a inanição, muitas células do corpo passam a utilizar corpos cetônicos para a produção de ATP, conforme assinalado no boxe *Correlação clínica, cetose*, na Seção 25.4.

Metabolismo durante o estado absortivo

Logo após uma refeição, os nutrientes começam a entrar no sangue. Lembre-se de que os alimentos ingeridos alcançam a corrente sanguínea principalmente na forma de glicose, aminoácidos e triglicerídios (em quilomícrons).

Reações no estado absortivo. Durante o estado absortivo, parte dos nutrientes absorvidos é catabolizada para as necessidades energéticas do corpo ou é utilizada para a síntese de proteínas. As seguintes reações do estado absortivo refletem essa função (**Figura 25.17**):

1. *Catabolismo da glicose*. A maioria das células do corpo produz a maior parte do ATP por meio do catabolismo da glicose na respiração celular. Por conseguinte, a glicose constitui a principal fonte de energia do corpo durante o estado absortivo. Cerca de 50% da glicose absorvida em uma refeição normal é catabolizada pelas células em todo o corpo para a produção de ATP.

2. *Catabolismo dos aminoácidos*. Alguns aminoácidos entram nos hepatócitos (células do fígado), onde são desaminados a cetoácidos. Por sua vez, os cetoácidos podem entrar no ciclo de Krebs para a produção de ATP ou ser utilizados na síntese de glicose ou de ácidos graxos.

3. *Síntese de proteínas*. Muitos aminoácidos entram nas células do corpo, como as fibras musculares e os hepatócitos, para a síntese de proteínas.

4. *Catabolismo de alguns lipídios da dieta*. Durante o estado absortivo, apenas uma pequena parte dos lipídios da dieta é catabolizada para o fornecimento de energia; a maior parte dos lipídios da dieta é armazenada no tecido adiposo.

Outro evento importante do estado absortivo é que os nutrientes absorvidos que excedem as necessidades energéticas do corpo são convertidos em **reservas de nutrientes** – isto é, glicogênio e

FIGURA 25.17 Principais vias metabólicas durante o estado absortivo.

Durante o estado absortivo, a maior parte das células do corpo produz ATP por meio do catabolismo da glicose em CO_2 e H_2O.

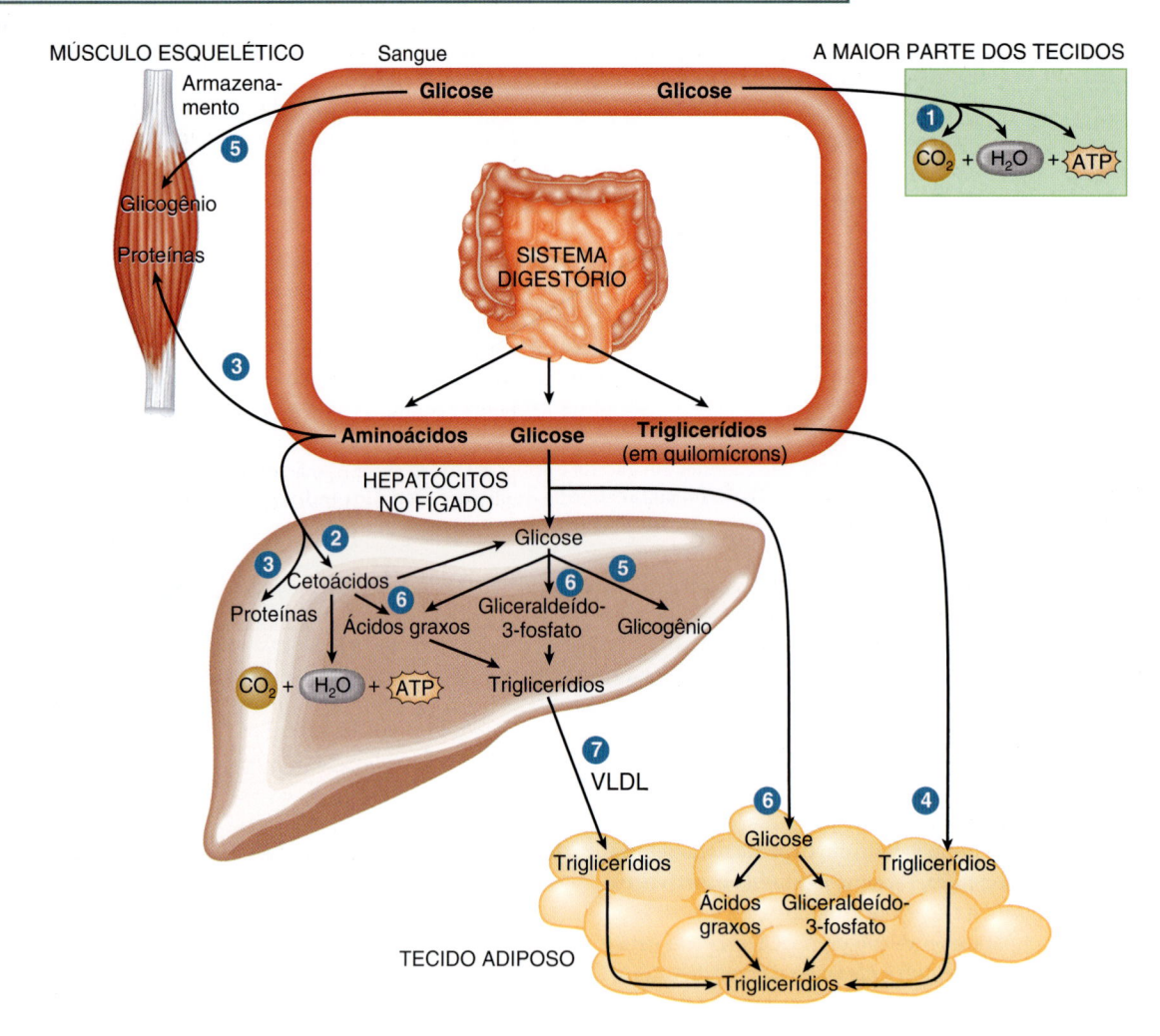

? As reações apresentadas nesta figura são principalmente anabólicas ou catabólicas?

gordura. Essa função é refletida pelas seguintes reações do estado absortivo (**Figura 25.17**):

5 *Glicogênese*. Parte da glicose que pode exceder as necessidades do corpo e ser captada pelo fígado e pelo músculo esquelético e, em seguida, convertida em glicogênio (glicogênese).

6 *Lipogênese*. O fígado também pode converter o excesso de glicose ou de aminoácidos em ácidos graxos para uso na síntese de triglicerídios (lipogênese). Os adipócitos também captam a glicose que não foi coletada pelo fígado e a convertem em triglicerídios para armazenamento. Em geral, cerca de 40% da glicose absorvida em uma refeição são convertidos em triglicerídios, e cerca de 10% são armazenados como glicogênio nos músculos esqueléticos e no fígado.

7 *Transporte de triglicerídios do fígado para o tecido adiposo*. Alguns ácidos graxos e triglicerídios sintetizados no fígado permanecem no seu local, porém os hepatócitos acondicionam a maior parte deles em VLDL, que transportam lipídios para o tecido adiposo, para armazenamento.

Regulação do metabolismo durante o estado absortivo. Logo após uma refeição, o peptídio insulinotrópico dependente de glicose (GIP), mais a elevação dos níveis sanguíneos de glicose e de certos aminoácidos, estimula as células beta do pâncreas a liberar o hormônio insulina. Em geral, a insulina aumenta a atividade das enzimas necessárias para o anabolismo e a síntese de moléculas de armazenamento; ao mesmo tempo, diminui a atividade das enzimas necessárias para as reações de catabolismo ou degradação. A insulina promove a entrada de glicose e de aminoácidos nas células de muitos tecidos e estimula a conversão da glicose em glicogênio (glicogênese), tanto nas células hepáticas quanto nas células musculares. No fígado e no tecido adiposo, a insulina intensifica a síntese de triglicerídios (lipogênese) e, nas células em todo o corpo, estimula a síntese de proteínas. (Ver Seção 18.10 para uma revisão os efeitos da insulina.) Os fatores IGF e os hormônios tireoidianos (T_3 e T_4) também estimulam a síntese de proteínas.

Antes que a glicose possa ser utilizada pelas células do corpo, ela precisa atravessar a membrana plasmática e entrar no citosol.

A entrada da glicose na maioria das células do corpo ocorre por meio de moléculas denominadas **transportadores de glicose**, uma família de transportadores que transferem a glicose para dentro das células por difusão facilitada. A insulina presente em alto nível aumenta a inserção de um tipo de GLUT, denominado **GLUT4**, na membrana plasmática da maioria das células do corpo (particularmente nas fibras musculares e nos adipócitos), aumentando a taxa de difusão facilitada da glicose para dentro das células. Entretanto, nos neurônios e nos hepatócitos, outros tipos de GLUT são sempre encontrados na membrana plasmática, de modo que a entrada de glicose está sempre "ativada". Uma vez no interior da célula, a glicose torna-se fosforilada. Como o GLUT não consegue transportar a glicose fosforilada, essa reação faz com que a glicose seja retida dentro da célula. A Tabela 25.3 fornece um resumo da regulação hormonal do metabolismo no estado absortivo.

Metabolismo durante o estado pós-absortivo

Cerca de 4 horas após a última refeição, a absorção de nutrientes pelo intestino delgado está completa, e o nível de glicemia começa a cair, visto que a glicose continua saindo da corrente sanguínea e entrando nas células do corpo, ao mesmo tempo que nenhuma é absorvida pelo sistema digestório. Por conseguinte, o principal desafio metabólico durante o estado pós-absortivo é a manutenção do nível de glicemia normal de 70 a 110 mg/100 mℓ (3,9 a 6,1 mmol/ℓ). A homeostasia da concentração de glicose no sangue é particularmente importante para o sistema nervoso e para os eritrócitos pelas seguintes razões:

- A molécula energética predominante para a produção de ATP no sistema nervoso é a glicose, visto que os ácidos graxos são incapazes de atravessar a barreira hematencefálica
- Os eritrócitos obtêm todo seu ATP a partir da glicólise, visto que eles carecem de mitocôndrias, de modo que eles não dispõem do ciclo de Krebs e da cadeia transportadora de elétrons.

TABELA 25.3 Regulação hormonal do metabolismo no estado absortivo.

Processo	Localizações	Principais hormônios estimulantes
Difusão facilitada de glicose para dentro das células	A maioria das células	Insulina*
Transporte ativo de aminoácidos para dentro das células	A maioria das células	Insulina
Glicogênese (síntese de glicogênio)	Hepatócitos e fibras musculares	Insulina
Síntese de proteínas	Todas as células do corpo	Insulina, hormônios tireoidianos e fatores de crescimento semelhantes à insulina
Lipogênese (síntese de triglicerídios)	Adipócitos e hepatócitos	Insulina

*A difusão facilitada de glicose nos hepatócitos (células do fígado) e nos neurônios está sempre "ativada" e não exige a presença de insulina.

Reações no estado pós-absortivo. Uma característica fundamental do estado pós-absortivo é a manutenção da concentração de glicose no sangue em um nível normal, devido à degradação das reservas de nutrientes do corpo (glicogênio e gordura) e à formação de nova glicose, a partir de fontes diferentes dos carboidratos (gliconeogênese). As reações do estado pós-absortivo que produzem glicose são as seguintes (**Figura 25.18**):

1. *Glicogenólise no fígado*. Durante o estado pós-absortivo, uma importante fonte de glicose sanguínea é a glicogenólise hepática, que pode fornecer um suprimento de glicose durante cerca de 4 horas. Quando a glicogenólise ocorre no fígado, a glicose é liberada no sangue.

2. *Glicogenólise no músculo*. A glicogenólise também pode ocorrer no músculo esquelético. Entretanto, no músculo esquelético, a glicose formada a partir da glicogenólise é catabolizada para gerar o ATP necessário para a contração muscular: o glicogênio é degradado à glicose-6-fosfato, que sofre glicólise. Se houver condições anaeróbicas no músculo esquelético, o ácido pirúvico é convertido em ácido láctico, que é liberado no sangue. O fígado capta o ácido láctico, o converte de volta para a glicose e, em seguida, libera a glicose no sangue.

3. *Lipólise*. No tecido adiposo, os triglicerídios são degradados em ácidos graxos e glicerol, que são liberados no sangue. O glicerol é capturado pelo fígado e, em seguida, convertido em glicose, que é, então, liberada na corrente sanguínea.

4. *Catabolismo das proteínas*. A degradação modesta de proteínas no músculo esquelético e em outros tecidos libera aminoácidos, que, em seguida, podem ser convertidos em glicose pelo fígado. A glicose é, então, liberada na corrente sanguínea.

5. *Gliconeogênese*. Durante o estado pós-absortivo, ocorre formação de nova glicose, a partir de fontes diferentes dos carboidratos. Exemplos de gliconeogênese incluem a formação de glicose a partir do ácido láctico, glicerol ou um aminoácido.

Outro aspecto característico do estado pós-absortivo é a ocorrência de conservação da glicose. A **conservação da glicose** refere-se ao processo pelo qual a maioria das células do corpo utiliza outros combustíveis, além da glicose, como principal fonte de energia, deixando uma maior quantidade de glicose no sangue para o encéfalo e os eritrócitos. As seguintes reações produzem ATP sem a utilização de glicose (ver **Figura 25.18**):

6. *Catabolismo de ácidos graxos*. Os ácidos graxos liberados pela lipólise dos triglicerídios não podem ser utilizados na produção de glicose, visto que a acetil-CoA não pode ser prontamente convertida em ácido pirúvico. Entretanto, a maior parte das células tem a capacidade de catabolizar diretamente os ácidos graxos, direcionando-os para o ciclo de Krebs na forma de acetil-CoA, com produção de ATP pela cadeia transportadora de elétrons.

7. *Catabolismo do ácido láctico*. O músculo cardíaco tem a capacidade de produzir ATP em condições aeróbicas, a partir do ácido láctico.

8. *Catabolismo de aminoácidos*. Nos hepatócitos, os aminoácidos podem ser catabolizados diretamente para a produção de ATP.

9. *Catabolismo de corpos cetônicos*. Os hepatócitos também convertem ácidos graxos em corpos cetônicos (ácido acetoacético, ácido beta-hidroxibutírico e acetona), que podem ser utilizados pelo coração, pelos rins e por outros tecidos para a produção de ATP.

FIGURA 25.18 Principais vias metabólicas durante o estado pós-absortivo.

A principal função das reações do estado pós-absortivo consiste na manutenção de um nível normal de glicemia.

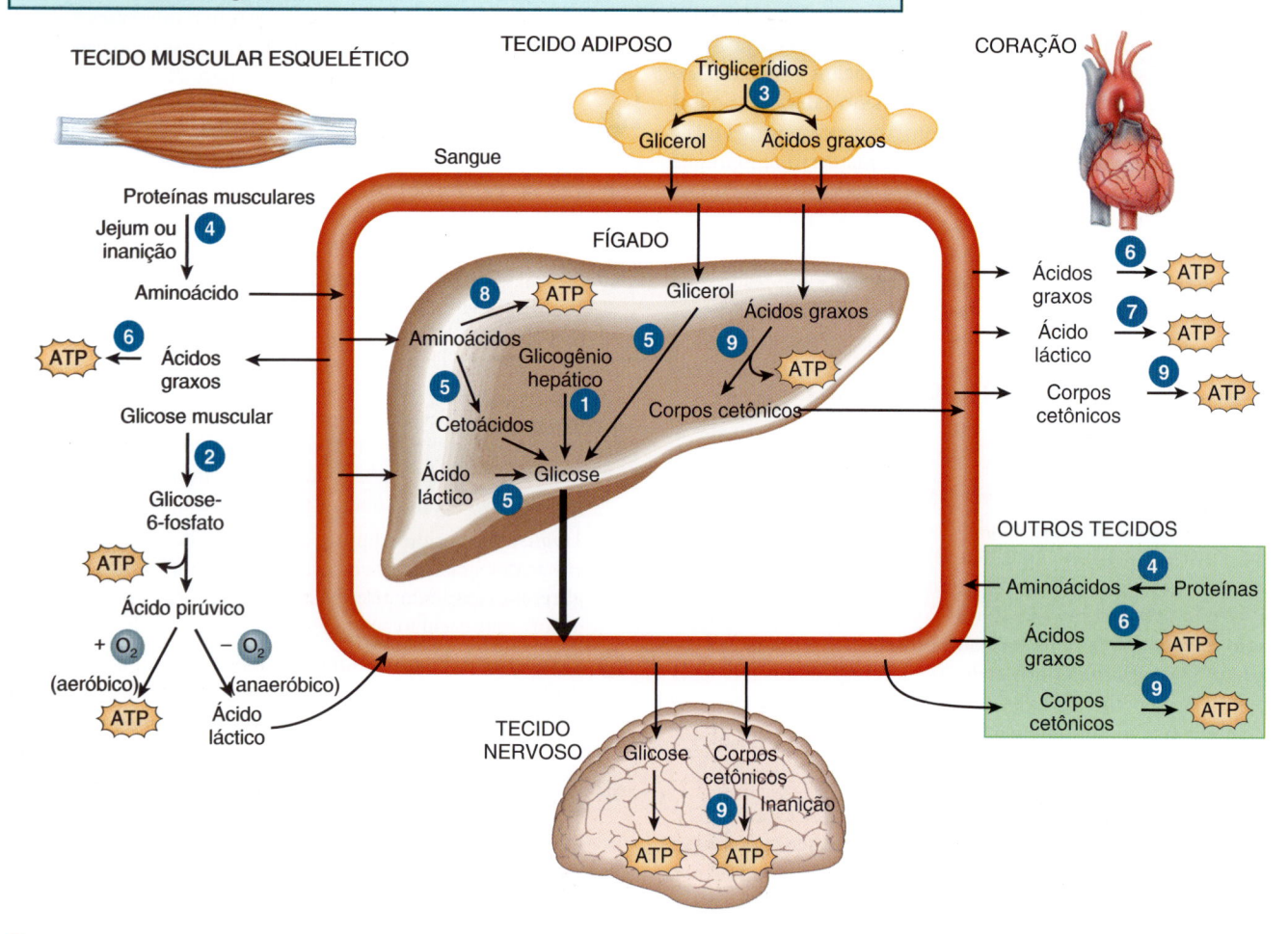

? Que processos elevam diretamente o nível de glicemia durante o estado pós-absortivo e onde cada um deles ocorre?

Regulação do metabolismo durante o estado pós-absortivo. Tanto os hormônios quanto a parte simpática da divisão do sistema nervoso autônomo (SNA) regulam o metabolismo durante o estado pós-absortivo. Os hormônios que regulam o metabolismo durante o estado pós-absortivo são, algumas vezes, denominados hormônios anti-insulínicos, visto que eles neutralizam os efeitos da insulina no estado absortivo. Com o declínio do nível de glicemia, a secreção de insulina diminui, e a liberação de hormônios anti-insulínicos aumenta.

Quando a concentração de glicose no sangue começa a diminuir, as células alfa do pâncreas liberam o hormônio glucagon. O principal tecido-alvo do glucagon é o fígado, e o principal efeito desse hormônio consiste em aumentar a liberação de glicose na corrente sanguínea, devido à gliconeogênese e à glicogenólise.

Os baixos níveis de glicemia também ativam a parte simpática do SNA. No hipotálamo, os neurônios sensíveis à glicose detectam a presença de baixo nível de glicemia e aumentam o efluxo simpático. Em consequência, as terminações nervosas simpáticas liberam o neurotransmissor NE, enquanto a medula da glândula suprarrenal libera duas catecolaminas – a epinefrina e a NE – na corrente sanguínea. À semelhança do glucagon, a epinefrina estimula a degradação do glicogênio. Tanto a epinefrina quanto a NE são potentes estimuladores da lipólise. Essas ações das catecolaminas ajudam a aumentar os níveis de glicose e de ácidos graxos livres no sangue. Em consequência, o músculo utiliza mais ácidos graxos para a produção de ATP, e há mais glicose disponível para o sistema nervoso.

As situações estressantes, como baixo nível de glicemia, temperatura quente ou fria, medo ou trauma, causam liberação do hormônio cortisol pela glândula suprarrenal. Por sua vez, o cortisol promove a gliconeogênese, a lipólise e o catabolismo das proteínas.

A **Tabela 25.4** fornece um resumo da regulação hormonal do metabolismo no estado pós-absortivo.

Metabolismo durante o jejum e inanição

O termo **jejum** refere-se à ausência de ingestão de alimentos por muitas horas ou alguns dias; a **inanição** implica semanas ou meses de privação alimentar ou de ingestão inadequada de alimentos. Os indivíduos podem sobreviver sem alimentos por 2 meses ou mais se beberem água o suficiente para evitar a desidratação. Embora as

TABELA 25.4 Regulação hormonal do metabolismo no estado pós-absortivo.

Processo	Localizações	Principais hormônios estimulantes
Glicogenólise (degradação do glicogênio)	Hepatócitos e fibras musculares esqueléticas	Glucagon e epinefrina
Lipólise (degradação dos triglicerídios)	Adipócitos	Epinefrina, norepinefrina, cortisol, fatores de crescimento semelhantes à insulina, hormônios tireoidianos e outros
Degradação de proteínas	A maioria das células do corpo, porém particularmente as fibras musculares esqueléticas	Cortisol
Gliconeogênese (síntese de glicogênio a partir de fontes que não são carboidratos)	Hepatócitos e células do córtex renal	Glucagon e cortisol

reservas de glicogênio sejam esgotadas nas primeiras horas após o início do jejum, o catabolismo dos triglicerídios armazenados e das proteínas estruturais podem fornecer energia por várias semanas. A quantidade de tecido adiposo contido no corpo determina o tempo de sobrevivência possível sem alimentos.

Durante o jejum e a inanição, o tecido nervoso e os eritrócitos continuam utilizando a glicose para a produção de ATP. Existe um suprimento prontamente disponível de aminoácidos para a gliconeogênese, visto que a redução dos níveis de insulina e o aumento dos níveis de cortisol diminuem o ritmo de síntese de proteínas e promovem seu catabolismo. A maior parte das células do corpo, em particular as fibras musculares esqueléticas (em virtude de seu elevado conteúdo de proteínas), pode conservar uma boa quantidade de proteína antes que seu desempenho seja afetado adversamente. Durante os primeiros dias de jejum, o catabolismo de proteínas ultrapassa a síntese proteica em cerca de 75 g por dia, visto que alguns dos aminoácidos "antigos" são desaminados e utilizados para a gliconeogênese, e não há "novos" aminoácidos (dietéticos) disponíveis.

No segundo dia de jejum, o nível de glicemia estabiliza-se em cerca de 65 mg/100 mℓ (3,6 mmol/ℓ); ao mesmo tempo, ocorre elevação de quatro vezes nos níveis plasmáticos de ácidos graxos. A lipólise dos triglicerídios no tecido adiposo libera glicerol, que é utilizado para a gliconeogênese, e ácidos graxos. Esses últimos se difundem para as fibras musculares e para outras células do corpo, onde são utilizados na produção de acetil-CoA, que entra no ciclo de Krebs. Em seguida, o ATP é sintetizado, à medida que a oxidação prossegue pelo ciclo de Krebs e pela cadeia transportadora de elétrons.

A mudança metabólica mais drástica que ocorre durante o jejum e a inanição é o aumento da formação de corpos cetônicos pelos hepatócitos. Durante o jejum, apenas pequenas quantidades de glicose sofrem glicólise a ácido pirúvico, o qual, por sua vez, pode ser convertido em ácido oxaloacético. A acetil-CoA entra no ciclo de Krebs pela sua combinação com ácido oxaloacético (ver **Figura 25.16**); quando o ácido oxaloacético está escasso devido ao jejum, apenas parte da acetil-CoA disponível pode entrar no ciclo de Krebs. A acetil-CoA em excesso é utilizada na cetogênese, principalmente nos hepatócitos. Por conseguinte, a produção de corpos cetônicos aumenta conforme o catabolismo de ácidos graxos aumenta. Os corpos cetônicos lipossolúveis podem se difundir através das membranas plasmáticas e da barreira hematencefálica e podem ser utilizados como fonte alternativa para a produção de ATP, particularmente pelas fibras musculares cardíacas e esqueléticas e pelos neurônios. Normalmente, apenas uma quantidade mínima de corpos cetônicos (0,01 mmol/ℓ) está presente no sangue, de modo que eles constituem uma fonte energética negligenciável. Todavia, depois de 2 dias de jejum, o nível de corpos cetônicos é 100 a 300 vezes maior e fornece aproximadamente um terço da energia para a produção de ATP no encéfalo. Com 40 dias de inanição, as cetonas representam até dois terços das necessidades energéticas do encéfalo. A presença de cetonas reduz efetivamente a utilização da glicose para a produção de ATP, o que, por sua vez, diminui a demanda de gliconeogênese e o catabolismo das proteínas musculares posteriormente na inanição para cerca de 20 g por dia.

Teste rápido

23. Quais são as funções da insulina, do glucagon, da epinefrina, dos fatores IGF, da tiroxina, do cortisol, do estrogênio e da testosterona na regulação do metabolismo?
24. Por que a cetogênese é mais significativa durante o jejum ou a inanição do que durante os estados absortivo e pós-absortivo normais?

25.8 Equilíbrio energético

OBJETIVOS

- **Explicar** o que significa o termo *equilíbrio energético*
- **Discutir** os vários fatores que afetam a taxa metabólica
- **Descrever** o papel desempenhado pelo hipotálamo na regulação da ingestão de alimentos.

O **equilíbrio energético** refere-se à relação precisa entre o aporte energético (nos alimentos) e o gasto de energia ao longo do tempo. Quando o conteúdo energético dos alimentos se equilibra com a energia utilizada por todas as células do corpo, o peso corporal permanece constante (a menos que haja um ganho ou uma perda de água). Em muitas pessoas, a estabilidade do peso persiste, apesar de grandes variações diárias na atividade e na ingestão de alimentos. Entretanto, nas nações mais ricas, uma grande fração da população apresenta sobrepeso. O acesso fácil a alimentos saborosos e altamente calóricos e um estilo de vida sedentário promovem ganho de peso. Estar com sobrepeso aumenta o risco de morte por uma variedade de distúrbios cardiovasculares e metabólicos, incluindo hipertensão, veias varicosas, diabetes melito, artrite e certos tipos de câncer.

Calorias dos alimentos

Conforme discutido no Capítulo 4, quando ocorrem reações catabólicas, há liberação de energia. Cerca de 40% dessa energia é utilizada na realização de trabalho biológico, como transporte ativo e contração muscular. Os 60% restantes são convertidos em calor, dos quais uma parte ajuda a manter a temperatura corporal normal. O excesso de calor é perdido para o ambiente. Quando o corpo cataboliza os compostos orgânicos nos alimentos, a energia térmica liberada pode ser medida em unidades denominadas calorias. Uma **caloria (cal)** é definida como a quantidade de energia na forma de calor, necessária para elevar a temperatura de 1 g de água em 1°C. Como a caloria é uma unidade relativamente pequena, a **quilocaloria (kcal)** ou *Caloria (Cal)* (sempre escrita com C maiúsculo) frequentemente é utilizada para medir o conteúdo de energia dos alimentos. Uma quilocaloria equivale a 1.000 calorias. Assim, quando dizemos que um determinado item alimentar contém 500 Calorias, estamos nos referindo, na verdade, a quilocalorias.

Praticamente todas as quilocalorias em nossos alimentos provêm do catabolismo dos carboidratos, das proteínas e das gorduras. O catabolismo de carboidratos ou de proteínas produz aproximadamente a mesma quantidade de energia – cerca de 4 kcal/g. O catabolismo da gordura produz muito mais energia – cerca de 9 kcal/g. Alguns alimentos ou bebidas podem conter álcool, cujo catabolismo também produz energia – cerca de 7 kcal/g. A **Tabela 25.5** fornece um resumo do conteúdo de energia de carboidratos, proteínas, gorduras e álcool.

O número de quilocalorias de determinado componente em um alimento específico pode ser calculado multiplicando-se o número de gramas desse componente por seu conteúdo de energia. Por exemplo, suponha que uma fatia de *pizza* contenha 27 g de carboidratos, 14 g de gordura e 12 g de proteína. Para calcular o número de kcal dos carboidratos nessa fatia de *pizza*, é necessário multiplicar o número de gramas de carboidratos na *pizza* pelo conteúdo de energia dos carboidratos: 27 g de carboidratos × 4 kcal/g = 108 kcal. Para calcular o número de kcal da gordura na fatia de *pizza*, é preciso multiplicar o número de gramas de gordura na *pizza* pelo conteúdo de energia da gordura: 14 g de gordura × 9 kcal/g = 126 kcal. Para calcular o número de kcal de proteína na fatia de *pizza*, deve-se multiplicar o número de gramas na proteína na *pizza* pelo conteúdo de energia da proteína: 12 g de proteína × 4 kcal/g = 48 kcal. Por fim, para calcular o número total de kcal na fatia de *pizza*, é preciso somar todas as kcal dos carboidratos, das gorduras e das proteínas: 108 kcal + 126 kcal + 48 kcal = 282 kcal.

A **Tabela 25.6** fornece uma lista do conteúdo calórico de vários alimentos familiares. Quanto maior o conteúdo calórico de determinado alimento, maior a energia liberada, conforme o alimento é catabolizado. Por exemplo, o conteúdo de energia de uma maçã média é de 80 kcal; isso significa que o valor de 80 kcal é a quantidade de energia liberada quando a maçã é catabolizada. O conteúdo energético de uma fatia de bolo de chocolate é de 247 kcal; isso significa que 247 kcal é a quantidade de energia liberada à medida que o bolo de chocolate é catabolizado. Suponha que você coma a maçã ou o bolo de chocolate. Com base no conteúdo calórico desses alimentos, seu corpo terá que trabalhar mais intensamente (p. ex., com exercício físico) para liberar mais energia, de modo a catabolizar o bolo de chocolate em comparação com a maçã.

As bebidas também podem constituir uma fonte de calorias. Por exemplo, um refrigerante à base de cola (350 mℓ) contém 40 g de carboidratos, 0 g de proteína e 0 g de gordura, de modo que o conteúdo energético desse refrigerante é de 160 kcal (40 g de

TABELA 25.5 Conteúdo energético de vários nutrientes e do álcool.

Nutriente	Conteúdo energético
Carboidrato	4 kcal/g
Proteína	4 kcal/g
Gordura	9 kcal/g
Álcool	7 kcal/g

TABELA 25.6 Conteúdo calórico de vários alimentos.

Alimento	Tamanho da porção	Energia (kcal)	Carboidrato (g)	Gordura (g)	Proteína (g)
Maçã	1	80	19	0	1
Brócolis (cru)	1/2 xícara	16	3	0	1
Batata assada (simples)	1	160	35	0	5
Pão de trigo	1 fatia	65	12	1	2
Sopa de legumes	1 xícara	100	20	0	5
Frango assado	85 g	158	0	6	26
Carne de vaca magra moída (10% de gordura)	85 g	178	0	10	22
Truta assada	85 g	101	0	1	23
Big Mac do MacDonald®	1	541	45	29	25
Biggie Fry de Wendy®	1	530	68	25	6
Sanduíche de frango (frito) de Chick-fil-A®	1	408	38	16	28
Burger King® Whopper	1	710	52	42	31
Pizza super suprema da Pizza Hut®	1 fatia	282	27	14	12
Cinnabon® roll	1	808	115	32	15
Bolo de chocolate	1 fatia	247	35	11	2
Manteiga	1 colher de sopa	108	0	12	0
Creme de leite	2 colheres de sopa	62	1	6	1
Maionese	1 colher de sopa	99	0	11	0

carboidrato × 4 kcal/g). Uma dose típica de *vodka* (45 mℓ) contém 0 g de carboidrato, 0 g de proteína, 0 g de gordura e 14 g de álcool, de modo que o conteúdo energético dessa bebida é de 98 calorias (14 g × 7 kcal/g). Se um suco, refrigerante ou coquetel forem adicionados à *vodka*, essas soluções habitualmente contêm carboidratos que contribuem com calorias adicionais. A **Tabela 25.7** fornece uma lista do conteúdo calórico de várias bebidas.

Taxa metabólica

A taxa global em que as reações metabólicas utilizam energia é denominada **taxa metabólica**. Como você já aprendeu, parte da energia é utilizada na produção de ATP, e outra parte é liberada como calor. Por conseguinte, quanto maior a taxa metabólica, maior será a taxa de produção de calor.

Diversos fatores afetam a taxa metabólica:

- *Hormônios*. Os hormônios tireoidianos (tiroxina e tri-iodotironina) são os principais reguladores da taxa metabólica basal (TMB), a taxa metabólica em condições basais (descrita de modo sucinto). A TMB aumenta conforme os níveis sanguíneos de hormônios tireoidianos aumentam. Entretanto, a resposta a mudanças nos níveis de hormônios tireoidianos é lenta e leva vários dias para se manifestar. Os hormônios tireoidianos aumentam a TMB em parte devido ao estímulo da respiração celular. À medida que as células utilizam mais oxigênio para produzir ATP, mais calor é gerado, e ocorre elevação da temperatura corporal. Esse efeito dos hormônios tireoidianos sobre a TMB é denominado **efeito calorigênico**. Outros hormônios possuem efeitos menores sobre a TMB. A testosterona, a insulina e o hormônio do crescimento podem aumentar a taxa metabólica em 5 a 15%
- *Exercício físico*. Durante o exercício intenso, a taxa metabólica pode aumentar até 15 vezes a taxa basal. Nos atletas bem treinados, a taxa pode aumentar até 20 vezes
- *Sistema nervoso*. Durante o exercício físico ou em uma situação estressante, a parte simpática da divisão do SNA é estimulada. Seus neurônios pós-ganglionares liberam NE, que também estimula a liberação dos hormônios epinefrina e NE pela medula da glândula suprarrenal. Tanto a epinefrina quanto a NE aumentam a taxa metabólica das células do corpo
- *Temperatura corporal*. Quanto mais elevada for a temperatura corporal, maior será a taxa metabólica. Cada elevação de 1°C na temperatura interna aumenta a taxa das reações bioquímicas em cerca de 10%. Em consequência, a taxa metabólica pode aumentar de modo substancial durante um episódio de febre
- *Ingestão de alimentos*. A ingestão de alimentos aumenta a taxa metabólica em 10 a 20%, devido aos "custos" energéticos da digestão, absorção e armazenamento de nutrientes. Esse efeito, denominado **termogênese induzida pelos alimentos**, é maior após a ingestão de uma refeição rica em proteínas e menor após a ingestão de carboidratos e lipídios
- *Idade*. A taxa metabólica de uma criança, em relação a seu tamanho, é aproximadamente o dobro daquela de um indivíduo idoso, devido às altas taxas de reações relacionadas com o crescimento
- *Outros fatores*. Outros fatores que afetam a taxa metabólica incluem o sexo (menor em mulheres, exceto durante a gravidez e a lactação), o clima (menor em regiões tropicais), o sono (menor) e a desnutrição (menor).

Taxa metabólica basal

Como muitos fatores afetam a taxa metabólica, ela é medida em condições padronizadas, com o corpo em uma condição de tranquilidade, repouso e jejum, denominada **estado basal**. A medida obtida nessas condições é a **TMB**. A maneira mais comum de determinar a TMB consiste em medir a quantidade de oxigênio utilizada por quilocaloria de alimento metabolizado. Quando o corpo utiliza 1 ℓ de oxigênio para catabolizar uma mistura dietética típica de triglicerídios, carboidratos e proteínas, são liberados cerca de 4,8 kcal de energia. A TMB é de cerca de 1.200 a 1.800 kcal/dia nos adultos, ou cerca de 24 kcal/kg de massa corporal em homens adultos e 22 kcal/kg em mulheres adultas. As calorias adicionais necessárias para sustentar as atividades diárias, como digestão e caminhada, variam de 500 kcal para uma pessoa pequena e relativamente sedentária até mais de 3.000 kcal para uma pessoa treinando para competições de nível olímpico ou alpinismo.

Taxa metabólica total

A **taxa metabólica total** (TMT) refere-se ao gasto de energia total do corpo por unidade de tempo. Três componentes contribuem para a TMT:

1. *TMB*. Responde por cerca de 60% da TMT.

TABELA 25.7 Conteúdo calórico de várias bebidas.

Bebida	Tamanho da porção	Energia (kcal)	Carboidrato (g)	Gordura (g)	Proteína (g)	Álcool (g)
Refrigerante à base de cola	350 mℓ	160	40	0	0	0
Leite integral	1 xícara	148	11	8	8	0
Suco de laranja	1 copo	108	25	0	2	0
Vinho branco	150 mℓ	102	1	0	0	14
Vinho tinto	150 mℓ	110	3	0	0	14
Cerveja	350 mℓ	143	13	0	0	13
Vodka	45 mℓ	98	0	0	0	14
Whisky	45 mℓ	98	0	0	0	14
Bourbon	45 mℓ	98	0	0	0	14

2. *Atividade física*. Normalmente contribui com 30 a 35%, porém pode ser menor em pessoas sedentárias. O gasto energético deve-se, em parte, ao exercício voluntário, como caminhada, e, em parte, à **termogênese da atividade sem exercício (TASE)**, que corresponde aos custos energéticos para a manutenção do tônus muscular e da postura na posição sentada ou em pé e os movimentos involuntários. A **Tabela 28.8** fornece uma lista de várias atividades e das calorias que elas queimam por hora.

3. *Termogênese induzida pelos alimentos*. Trata-se do calor produzido enquanto o alimento é digerido, absorvido e armazenado e representa 5 a 10% da TMT.

Tecido adiposo e energia química armazenada

O principal local de armazenamento de energia química no corpo é o tecido adiposo. Quando a utilização de energia excede seu ganho, os triglicerídios no tecido adiposo são catabolizados para o fornecimento de energia extra; quando o aporte de energia excede o gasto energético, os triglicerídios são armazenados. Ao longo do tempo, a quantidade de triglicerídios armazenados indica o excesso de aporte energético em relação ao gasto de energia. Até mesmo pequenas diferenças contribuem com o passar do tempo. Um ganho de 9 kg entre 25 e 55 anos de idade representa apenas um minúsculo desequilíbrio, de uma ingestão energética de cerca de 0,3% maior do que o gasto energético.

Regulação da ingestão de alimentos

Os mecanismos de retroalimentação negativa regulam tanto o aporte energético quanto o consumo de energia. Entretanto, não existem receptores sensoriais para monitorar o peso ou o tamanho. Como a ingestão de alimentos é, então, regulada? A resposta a essa pergunta é incompleta; entretanto, nessa última década, foram realizados importantes avanços na compreensão da regulação da ingestão de alimentos. Ela depende de numerosos fatores, incluindo sinais neurais e endócrinos, níveis de determinados nutrientes no sangue, elementos psicológicos, como estresse ou depressão, sinais do sistema digestório e dos sentidos especiais e conexões neurais entre o hipotálamo e outras partes do encéfalo.

Dentro do hipotálamo, existem agrupamentos de neurônios que desempenham papéis fundamentais na regulação da ingestão de alimentos. A **saciedade** é uma sensação de plenitude acompanhada de ausência de desejo de comer. O *núcleo arqueado* e o *núcleo paraventricular* são duas áreas do hipotálamo envolvidas na regulação da ingestão de alimentos (ver **Figura 14.10**). Em 1994, foram relatados os primeiros experimentos realizados com um gene de camundongo, denominado *obese*, que provoca ingestão excessiva de alimentos e obesidade grave em sua forma mutada. O produto desse gene é o hormônio **leptina**. Tanto em camundongos quanto em seres humanos, a leptina ajuda a diminuir a **adiposidade**, a massa gordurosa corporal total. A leptina é sintetizada e secretada pelos adipócitos em proporção à adiposidade; à medida que ocorre armazenamento de mais triglicerídios, a leptina é secretada em maior quantidade na corrente sanguínea. A leptina atua sobre o hipotálamo ao inibir circuitos que estimulam a alimentação, enquanto ativa também circuitos que aumentam o gasto energético. O hormônio insulina possui um efeito semelhante, porém menor. Tanto a leptina quanto a insulina são capazes de atravessar a barreira hematencefálica.

Quando os níveis de leptina e de insulina estão *baixos*, os neurônios que se estendem do núcleo arqueado para o núcleo paraventricular liberam um neurotransmissor denominado **neuropeptídio Y,** que estimula a ingestão de alimentos. Outros neurônios que se estendem entre os núcleos arqueado e paraventricular liberam um neurotransmissor denominado **melanocortina**, que se assemelha ao hormônio estimulante dos melanócito (MSH). A leptina estimula a liberação de melanocortina, que atua ao inibir a ingestão de alimentos. Outro hormônio envolvido na regulação na ingestão de alimentos é a **grelina**, que é produzida por células endócrinas do estômago. A grelina desempenha um papel no aumento do apetite. Acredita-se que a grelina desempenhe essa função ao estimular a liberação de neuropeptídio Y por neurônios do hipotálamo. Embora a leptina, o neuropeptídio Y, a melanocortina e a grelina sejam moléculas de sinalização essenciais na manutenção do equilíbrio energético, há também a contribuição de vários outros hormônios e neurotransmissores. Outras áreas do hipotálamo, bem como núcleos no tronco encefálico, sistema límbico e córtex cerebral, também participam. A compreensão dos circuitos cerebrais envolvidos ainda está longe de ser completa.

O equilíbrio energético, para ser alcançado, exige a regulação do aporte de energia. Os aumentos e as reduções na ingestão de alimentos são devidos, em sua maior parte, a mudanças no tamanho das refeições, e não a mudanças no número de refeições. Muitos experimentos demonstraram a presença de sinais de saciedade, mudanças químicas ou neurais que ajudam parar de comer quando a sensação de "plenitude" é alcançada. Por exemplo, o aumento do nível de glicemia, que ocorre depois de uma refeição, diminui o apetite. Vários hormônios, como o glucagon, a colecistocinina, os estrogênios e a epinefrina (que atua por meio dos receptores beta), atuam na sinalização da saciedade e no aumento do gasto energético. A distensão do sistema digestório, em particular do estômago e do duodeno, também contribui para a interrupção da ingestão de alimentos. Outros hormônios aumentam o apetite e diminuem o gasto energético.

TABELA 25.8 Várias atividades e calorias liberadas.

Atividade	Gasto energético (kcal/h)
Aeróbica	419
Canoagem	248
Dança	332
Limpeza de casa	202
Trabalho no escritório	105
Tocar piano	170
Leitura	86
Caminhada (4,8 km/h)	250
Corrida (8 kg/h)	570
Posição sentada	102
Posição em pé	132
Estudando na mesa	128
Natação	572
Falar ao telefone	71
Halterofilismo	224
Escrever	122
Mensagens de texto	40

Entre eles incluem-se o hormônio liberador de hormônio do crescimento (GHRH), androgênios, glicocorticoides, epinefrina (que atua por meio dos receptores alfa) e progesterona.

> ### Correlação clínica
>
> #### Alimentação emocional
>
> Além de nos manter vivos, a alimentação tem inúmeros propósitos psicológicos, sociais e culturais. Comemos para celebrar, unir, confortar, desafiar e negar. A alimentação em resposta a estímulos emocionais, como a sensação de estresse, aborrecimento ou cansaço, é denominada **alimentação emocional**. A alimentação emocional é tão comum que, dentro de limites, ela é considerada dentro do espectro do comportamento normal. Quem nunca foi alguma vez abrir a geladeira depois de um dia ruim? Os problemas surgem quando a alimentação emocional torna-se excessiva a ponto de interferir na saúde. Os problemas de saúde física incluem obesidade e distúrbios associados, como hipertensão e doença cardíaca. Os problemas de saúde psicológica incluem baixa autoestima, incapacidade de lidar efetivamente com as sensações de estresse e, nos casos extremos, transtornos alimentares, como anorexia nervosa, bulimia e obesidade.
>
> A alimentação proporciona conforto e consolo, alivia a dor e "alimenta o coração faminto". Alimentar-se também pode proporcionar um "barato" bioquímico. Normalmente, os indivíduos que se alimentam emocionalmente consomem em excesso alimentos constituídos de carboidratos (doces e amidos), que aumentam os níveis cerebrais de serotonina, produzindo uma sensação de relaxamento. O alimento torna-se uma forma de automedicação quando surgem emoções negativas.

> ### Teste rápido
>
> 25. O que é uma caloria? Por que a quilocaloria é mais frequentemente utilizada do que a caloria para expressar o conteúdo energético do alimento?
> 26. Quais são os três componentes que contribuem para a TMT?
> 27. Quais são as funções da leptina, do neuropeptídio Y, da melanocortina e da grelina?

25.9 Regulação da temperatura corporal

OBJETIVOS

- **Descrever** os vários mecanismos de transferência de calor
- **Explicar** como a temperatura corporal normal é mantida por alças de retroalimentação negativa envolvendo o termostato hipotalâmico.

Seu corpo produz mais ou menos calor, dependendo das taxas de suas reações metabólicas. Como a homeostasia da temperatura corporal só pode ser mantida se a taxa de perda de calor do corpo for igual à taxa de produção de calor pelo metabolismo, é importante compreender as formas pelas quais o calor pode ser perdido, obtido ou conservado. O **calor** é uma forma de energia que pode ser medida como **temperatura**. Apesar das amplas flutuações da temperatura ambiental, os mecanismos homeostáticos são capazes de manter uma faixa normal de temperatura corporal interna. Se a taxa de produção de calor corporal for igual à taxa de perda de calor, o corpo mantém uma temperatura interna constante próxima a 37°C. A **temperatura interna** é a temperatura das estruturas corporais abaixo da pele e tela subcutânea. A **temperatura superficial** é a temperatura próxima à superfície do corpo – na pele e na tela subcutânea. Dependendo da temperatura ambiental, a temperatura superficial é 1 a 6°C menor do que a temperatura interna. Uma temperatura interna demasiado alta leva à morte pela desnaturação das proteínas corporais; uma temperatura interna excessivamente baixa provoca arritmias cardíacas, que resultam em morte.

Mecanismos de transferência de calor

A manutenção da temperatura corporal normal depende da capacidade de perder calor para o ambiente na mesma taxa em que o calor é produzido pelas reações metabólicas. O calor pode ser transferido do corpo para seu ambiente de quatro maneiras: por condução, convecção, radiação e evaporação.

1. A **condução** é a troca de calor que ocorre entre moléculas de dois materiais em contato direto um com o outro. Em repouso, cerca de 3% do calor corporal é perdido por condução para materiais sólidos mais frios em contato com o corpo, como cadeira, roupas e joias. O calor também pode ser adquirido por condução – por exemplo, durante a permanência em uma banheira com água quente. Como a água conduz o calor 20 vezes mais efetivamente do que o ar, a perda ou o ganho de calor por condução é muito maior quando o corpo está submerso em água fria ou quente.

2. A **convecção** é a transferência de calor pelo movimento de ar ou de água entre áreas de diferentes temperaturas. O contato do ar ou da água com o corpo resulta em transferência de calor tanto por condução quanto por convecção. Quando o ar frio entra em contato com o corpo, o ar torna-se aquecido e, portanto, menos denso e é carregado para longe por correntes de convecção criadas à medida que o ar menos denso sobe. Quanto mais rápido o ar se move – por exemplo, por uma brisa ou por um ventilador –, mais rápida será a taxa de convecção. Em repouso, cerca de 15% do calor corporal são perdidos para o ar por condução e convecção.

3. A **radiação** é a transferência de calor na forma de raios infravermelhos entre um objeto mais quente e outro mais frio sem contato físico. O corpo perde calor ao irradiar mais ondas infravermelhas do que ele absorve de objetos mais frios. Se os objetos circundantes estiverem mais quentes do que seu corpo, você absorverá mais calor do que perderá por radiação. Em uma sala a 21°C, cerca de 60% da perda de calor ocorre por radiação em uma pessoa em repouso.

4. A **evaporação** é a conversão de um líquido em vapor. Cada mililitro de água que se evapora carrega com ela uma grande quantidade de calor – cerca de 0,58 kcal/mℓ. Em condições normais de repouso, cerca de 22% da perda de calor ocorre pela evaporação de cerca de 700 mℓ de água por dia – 300 mℓ no ar exalado e 400 mℓ a partir da superfície da pele. Como

normalmente não percebemos essa perda de água pela pele e pelas túnicas mucosas da boca e do sistema respiratório, ela é denominada **perda de água insensível**. A taxa de evaporação é inversamente relacionada com a umidade relativa, a razão entre a quantidade real de umidade no ar e a quantidade máxima que pode ser mantida em determinada temperatura. Quanto maior for a umidade relativa, menor a taxa de evaporação. Em uma umidade de 100%, o calor é adquirido por condensação da água na superfície da pele mais rapidamente do que ele é perdido por evaporação. A evaporação constitui a principal defesa contra o calor excessivo durante o exercício. Em condições extremas, pode haver produção máxima de cerca de 3 ℓ de suor por hora, com remoção de mais de 1.700 kcal de calor, se todo o suor evaporar. (Nota: o suor que pinga do corpo em vez de evaporar remove muito pouco calor.)

Termostato hipotalâmico

O centro de controle que funciona como termostato do corpo é um grupo de neurônios situado na parte anterior do hipotálamo, a **área pré-óptica**. Essa área recebe impulsos de termorreceptores na pele (*termorreceptores periféricos*) e no próprio hipotálamo (*termorreceptores centrais*). Os neurônios da área pré-óptica geram impulsos nervosos em uma maior frequência, quando a temperatura corporal aumenta, e em uma menor frequência, quando a temperatura corporal diminui.

Os impulsos nervosos da área pré-óptica propagam-se para duas outras partes do hipotálamo conhecidas como **centro de perda de calor** e **centro de produção de calor** que, quando estimulados pela área pré-óptica, desencadeiam uma série de respostas que diminuem ou elevam a temperatura corporal, respectivamente.

Termorregulação

Se a temperatura interna diminuir, os mecanismos que ajudam a conservar o calor e a aumentar a produção de calor atuam por retroalimentação negativa para elevar a temperatura corporal de volta ao normal (**Figura 25.19**). Os termorreceptores periféricos e os termorreceptores centrais enviam impulsos para a área pré-óptica do hipotálamo, que, por sua vez, ativa o centro promotor de calor. Em resposta, o hipotálamo descarrega potenciais de ação e secreta o hormônio liberador de tireotrofina (TRH), que, por sua vez, estimula os tireotrofos da adeno-hipófise a liberar o hormônio tireoestimulante (TSH). Os impulsos nervosos provenientes do hipotálamo e o TSH ativam, então, vários efetores, que respondem das seguintes maneiras para aumentar a temperatura interna até o valor normal:

- *Vasoconstrição*. Os impulsos nervosos do centro de promoção de calor estimulam os nervos simpáticos, que causam constrição dos vasos sanguíneos da pele. A vasoconstrição diminui o fluxo de sangue quente e, portanto, a transferência de calor dos órgãos internos para a pele. A diminuição da taxa de perda de calor permite que a temperatura corporal interna aumente, conforme as reações metabólicas continuam produzindo calor

- *Liberação de epinefrina e NE*. Os potenciais de ação nos nervos simpáticos que levam à medula da glândula suprarrenal estimulam a liberação de epinefrina e de NE no sangue. Por sua vez, os hormônios produzem um aumento do metabolismo celular, com consequente aumento da produção de calor

- *Tremor*. O centro de promoção de calor estimula partes do encéfalo que aumentam o tônus muscular e, portanto, a produção de calor. À medida que o tônus muscular aumenta em um músculo (o agonista), as pequenas contrações alongam os fusos musculares em seu antagonista, iniciando um reflexo de estiramento. A contração resultante no músculo antagonista estira os fusos musculares do agonista, que também desenvolve um reflexo de estiramento. Esse ciclo repetitivo – denominado **tremor** – aumenta acentuadamente a taxa de produção de calor. Durante o tremor máximo, a produção de calor do corpo pode aumentar até cerca de quatro vezes a taxa basal em apenas alguns minutos

- *Liberação de hormônios tireoidianos*. A glândula tireoide responde ao TSH com a liberação de mais hormônios tireoidianos no sangue. À medida que os níveis elevados de hormônios tireoidianos aumentam lentamente a taxa metabólica, a temperatura corporal aumenta.

Se a temperatura corporal interna aumentar acima do normal, uma alça de retroalimentação negativa é desencadeada, que é oposta àquela mostrada na **Figura 25.19**. A temperatura mais alta do sangue estimula os termorreceptores periféricos e centrais que enviam impulsos para a área pré-óptica que, por sua vez, estimula o centro de perda de calor e inibe o centro de promoção de calor. Os impulsos nervosos do centro de perda de calor causam dilatação dos vasos sanguíneos na pele. A pele torna-se quente, e o excesso de calor é perdido para o ambiente por radiação e por condução, visto que um volume aumentado de sangue flui da parte interna mais quente do corpo para a pele mais fria. Ao mesmo tempo, a taxa metabólica diminui, e não ocorrem tremores. A alta temperatura do sangue estimula as glândulas sudoríferas da pele por meio da ativação hipotalâmica dos nervos simpáticos. À medida que a água da transpiração evapora na superfície da pele, esta se resfria. Todas essas respostas neutralizam os efeitos de promoção de calor e ajudam a normalizar a temperatura corporal.

> ### Correlação clínica
>
> #### Hipotermia
>
> A **hipotermia** refere-se a uma redução da temperatura corporal interna para 35°C ou menos. As causas da hipotermia incluem estresse causado por frio extremo (imersão em água gelada), doenças metabólicas (hipoglicemia, insuficiência suprarrenal ou hipotireoidismo), substâncias (álcool, antidepressivos, sedativos ou tranquilizantes), queimaduras e desnutrição. A hipotermia caracteriza-se da seguinte maneira, à medida que a temperatura corporal interna cai: sensação de frio, tremores, confusão, vasoconstrição, rigidez muscular, bradicardia, acidose, hipoventilação, hipotensão, perda do movimento espontâneo, coma e morte (habitualmente causada por arritmias cardíacas). Como os indivíduos idosos apresentam uma proteção metabólica reduzida contra um ambiente frio associada à redução da percepção do frio, eles correm maior risco de desenvolver hipotermia.

CAPÍTULO 25 Metabolismo e Nutrição **1029**

FIGURA 25.19 Mecanismos de retroalimentação (*feedback*) negativa que conservam e aumentam a produção de calor.

A temperatura interna é a temperatura das estruturas corporais abaixo da pele e da tela subcutânea; a temperatura superficial é a temperatura próxima à superfície do corpo.

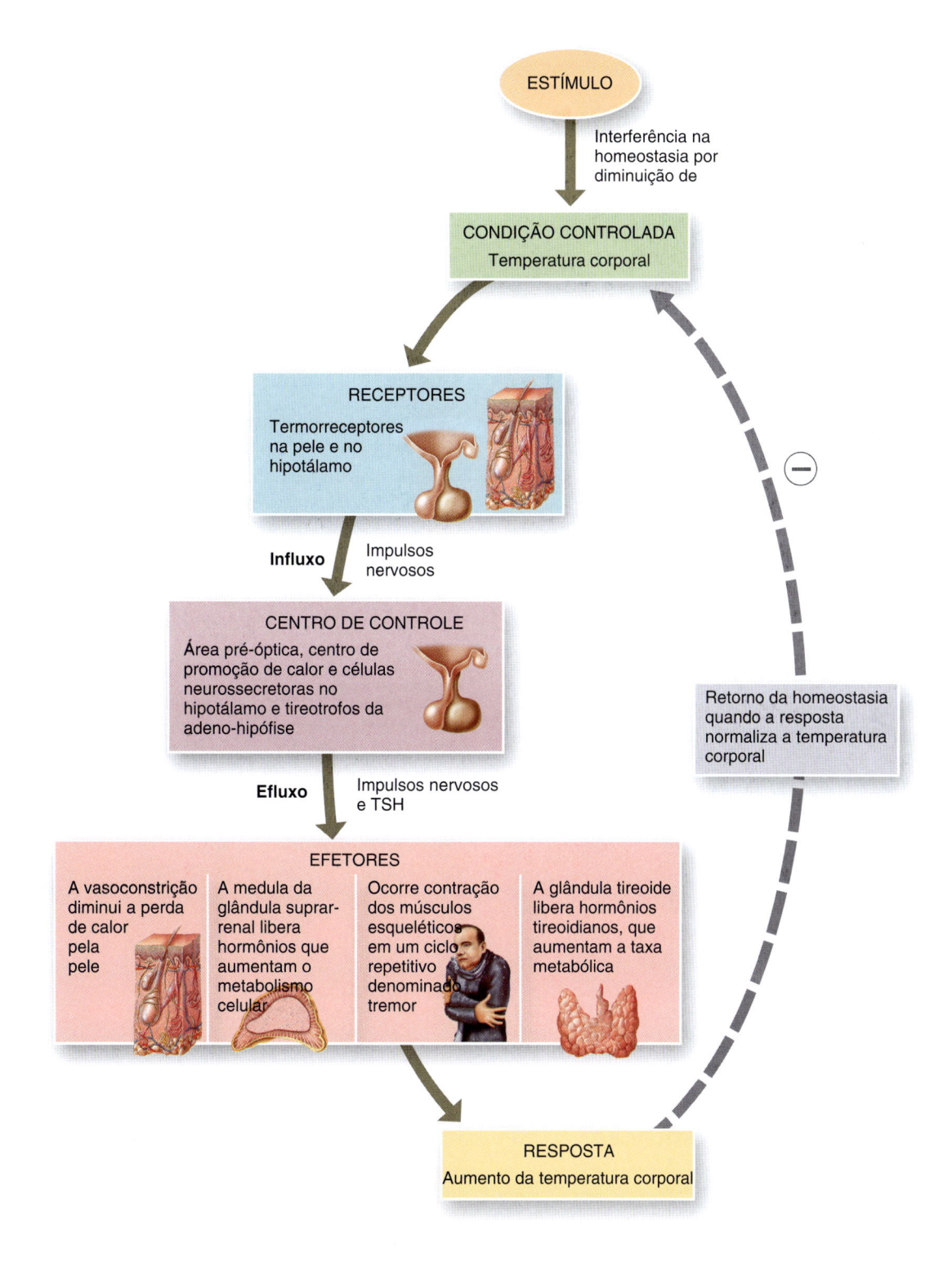

ESTÍMULO

Interferência na homeostasia por diminuição de

CONDIÇÃO CONTROLADA
Temperatura corporal

RECEPTORES
Termorreceptores na pele e no hipotálamo

Influxo — Impulsos nervosos

CENTRO DE CONTROLE
Área pré-óptica, centro de promoção de calor e células neurossecretoras no hipotálamo e tireotrofos da adeno-hipófise

Efluxo — Impulsos nervosos e TSH

EFETORES

| A vasoconstrição diminui a perda de calor pela pele | A medula da glândula suprarrenal libera hormônios que aumentam o metabolismo celular | Ocorre contração dos músculos esqueléticos em um ciclo repetitivo denominado tremor | A glândula tireoide libera hormônios tireoidianos, que aumentam a taxa metabólica |

Retorno da homeostasia quando a resposta normaliza a temperatura corporal

RESPOSTA
Aumento da temperatura corporal

? Que fatores podem aumentar a taxa metabólica e, assim, a taxa de produção de calor?

Teste rápido

28. Distinguir entre temperatura interna e temperatura superficial.
29. De que maneiras uma pessoa consegue perder ou ganhar calor a partir do ambiente? Como é possível que uma pessoa perca calor em uma praia ensolarada quando a temperatura é de 40°C e a umidade é de 85%?
30. Descrever como cada uma das seguintes partes do hipotálamo desempenha um papel na termorregulação: área pré-óptica, centro de promoção de calor e centro de perda de calor.

25.10 Nutrição

OBJETIVOS

- **Descrever** como selecionar alimentos para manter uma dieta saudável
- **Comparar** as fontes, as funções e a importância dos minerais e das vitaminas no metabolismo.

Os **nutrientes** são substâncias químicas no alimento que as células do corpo utilizam para seu crescimento, manutenção e reparo. Os seis principais tipos de nutrientes são a água, os carboidratos, os lipídios, as proteínas, os minerais e as vitaminas. A água é o nutriente necessário em maiores quantidades – cerca de 2 a 3 ℓ por dia. Por ser o composto mais abundante do corpo, a água fornece o meio em que ocorre a maior parte das reações metabólicas, além de participar de algumas reações (p. ex., reações de hidrólise). As funções importantes que a água desempenha no corpo podem ser revisadas na Seção 2.4. Três nutrientes orgânicos – os carboidratos, os lipídios e as proteínas – fornecem a energia necessária para as reações metabólicas e servem como blocos de construção para produzir as estruturas corporais. Alguns minerais e muitas vitaminas são componentes dos sistemas enzimáticos que catalisam as reações metabólicas. Os *nutrientes essenciais* são moléculas de nutrientes específicas que o corpo não é capaz de produzir em quantidades suficientes para atender a suas necessidades, de modo que eles precisam ser obtidos a partir da dieta. Alguns aminoácidos, ácidos graxos, vitaminas e minerais são nutrientes essenciais.

A seguir, discutiremos algumas diretrizes para uma alimentação saudável e as funções dos minerais e das vitaminas no metabolismo.

Diretrizes para uma alimentação saudável

Cada grama de proteína ou de carboidrato nos alimentos fornece cerca de 4 Calorias; 1 g de gordura (lipídios) fornece cerca de 9 Calorias. Não sabemos com certeza que níveis e tipos de carboidratos, gorduras e proteínas são ideais na dieta. Diferentes populações ao redor do mundo seguem dietas radicalmente diferentes, que são adaptadas a seus estilos de vida particulares. Entretanto, muitos especialistas recomendam a seguinte distribuição de calorias: 50 a 60% de carboidratos, com menos de 15% provenientes de açúcares simples; menos de 30% de gorduras (os triglicerídios constituem o principal tipo de gordura na dieta), sem ultrapassar 10% de gorduras saturadas; e cerca de 12 a 15% de proteínas.

Em 2011, o United States Department of Agriculture (USDA) introduziu um ícone revisado denominado **MyPlate**, com base nas diretrizes revisadas para uma alimentação saudável. O MyPlate substitui a *MyPyramid* do USDA, que foi lançado em 2005. Como mostra a **Figura 25.20**, o prato é dividido em quatro seções de cores e tamanhos diferentes:

- Verde (vegetais)
- Vermelho (frutas)
- Laranja (grãos)
- Roxo (proteínas).

O copo azul (laticínios), adjacente ao ícone do prato, é um lembrete para incluir três porções diárias de laticínios.

As *Dietary Guidelines for Americans* publicadas em janeiro de 2011 formam a base do MyPlate. Entre as diretrizes, destacam-se as seguintes:

- Aproveite os alimentos, porém equilibre as calorias comendo menos
- Evite porções excessivamente grandes e preencha metade de seu prato com vegetais e frutas
- Passe a consumir leite desnatado ou semidesnatado
- Pelo menos metade de seus grãos devem ser grãos integrais
- Escolha alimentos com teor reduzido de sódio
- Beba água em vez de bebidas adocicadas.

FIGURA 25.20 MyPlate.

As diferentes seções coloridas representam pistas visuais para ajudar a fazer escolhas de alimentos mais saudáveis.

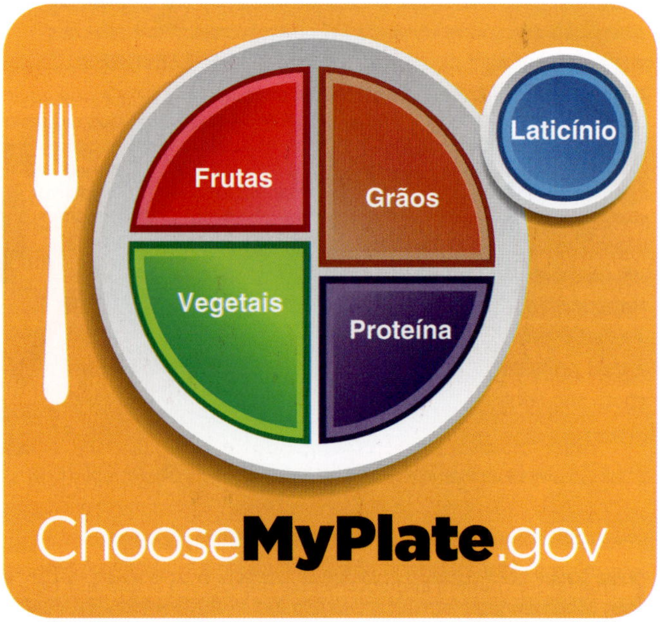

? O que o copo azul representa?

O MyPlate enfatiza fortemente a proporcionalidade, a variedade, a moderação e a densidade dos nutrientes em uma dieta saudável. A proporcionalidade significa simplesmente comer mais de alguns tipos de alimentos do que outros. O ícone do MyPlate mostra as proporções em que seu prato deve ser preenchido com alimentos de vários grupos. Observe que os vegetais e as frutas constituem metade do prato, enquanto as proteínas e grãos formam a outra metade. Observe também que os vegetais e os grãos representam as maiores proporções.

A variedade é importante para uma dieta saudável, visto que nenhum alimento ou grupo de alimentos fornece todos os nutrientes e tipos de alimentos de que o corpo necessita. Por conseguinte, deve-se selecionar uma variedade de alimentos dentro de cada grupo alimentar. As escolhas de vegetais devem ser variadas para incluir vegetais verde-escuros, como brócolis e couve; vegetais vermelhos e de cor laranja como cenoura, batata-doce e pimentões vermelhos; vegetais contendo amido, como milho, ervilhas e batatas; outros vegetais, como repolho, aspargo e alcachofra; e feijões e grãos como lentilhas, grão de bico e feijão preto. Os feijões e as ervilhas constituem uma boa fonte dos nutrientes encontrados tanto em vegetais quanto em alimentos do grupo das proteínas, de modo que podem ser contados em ambos os grupos. As escolhas para o grupo das proteínas são extremamente variadas e incluem carne de vaca, aves, frutos do mar, feijões e ervilhas, ovos, produtos derivados da soja, nozes e sementes. Os grãos incluem os grãos integrais, como pão de farinha integral, aveia e arroz integral, bem como grãos refinados, como pão branco, arroz branco e massas não integrais. As frutas incluem frutas frescas, enlatadas ou secas e suco de fruta integral. Os laticínios incluem todos os produtos líquidos derivados do leite e muitos alimentos feitos com leite, como queijo, iogurte e pudim, bem como produtos derivados da soja fortificados com cálcio.

A escolha de alimentos ricos em nutrientes ajuda o indivíduo na prática da moderação, de modo a equilibrar as calorias consumidas com as calorias gastas. As dicas incluem substituir metade dos grãos por grãos integrais, escolher frutas inteiras ou cortadas com mais frequência do que sucos, selecionar laticínios desnatados ou semidesnatados e manter as porções de carne e aves pequenas e magras.

Minerais

Os **minerais** são elementos inorgânicos que ocorrem naturalmente na crosta terrestre. No corpo aparecem em combinação uns com os outros, em combinação com compostos orgânicos ou como íons em solução. Os minerais constituem cerca de 4% da massa corporal total e estão concentrados mais intensamente no esqueleto. Os minerais que desempenham funções conhecidas no corpo incluem cálcio, fósforo, potássio, enxofre, sódio, cloreto, magnésio, ferro, iodeto, manganês, cobre, cobalto, zinco, flúor, selênio e cromo. A **Tabela 25.9** descreve as funções vitais desses minerais. Observe que o corpo geralmente utiliza os íons dos minerais, em vez da forma não ionizada. Alguns minerais, como o cloro, são tóxicos ou até mesmo fatais se forem ingeridos na forma não ionizada. Outros minerais – alumínio, bório, silício e molibdênio – estão presentes, porém suas funções são desconhecidas. As dietas típicas fornecem quantidades adequadas de potássio, sódio, cloreto e magnésio. É preciso prestar atenção para consumir alimentos que forneçam cálcio, fósforo, ferro e iodeto em quantidades suficientes. As quantidades excessivas da maioria dos minerais são excretadas na urina e nas fezes.

O cálcio e o fósforo formam parte da matriz óssea. Como os minerais não formam compostos de cadeia longa, eles representam materiais de pouca utilidade na construção de estruturas. Uma importante função dos minerais é ajudar a regular as reações enzimáticas. O cálcio, o ferro, o magnésio e o manganês são constituintes de algumas coenzimas. O magnésio também atua como catalisador para a conversão do ADP em ATP. Minerais como o sódio e o fósforo atuam em sistemas tampão, que ajudam a controlar o pH dos líquidos corporais. O sódio também ajuda a regular a osmose da água e, juntamente de outros íons, está envolvido na geração de impulsos nervosos.

Vitaminas

Os nutrientes orgânicos necessários em pequenas quantidades para a manutenção do crescimento e do metabolismo normal são denominados **vitaminas**. Diferentemente dos carboidratos, dos lipídios ou das proteínas, as vitaminas não fornecem energia e não servem como materiais para a construção do corpo. As vitaminas com funções conhecidas são, em sua maioria, coenzimas.

A maior parte das vitaminas não pode ser sintetizada pelo corpo e precisa ser ingerida por meio dos alimentos. Outras vitaminas, como a vitamina K, são produzidas por bactérias no sistema digestório e, em seguida, absorvidas. O corpo tem a capacidade de produzir algumas vitaminas se forem fornecidas as matérias-primas, denominadas **provitaminas**. Por exemplo, a vitamina A é produzida pelo corpo a partir da provitamina betacaroteno, uma substância química presente em vegetais amarelos, como as cenouras, e em vegetais verde-escuros, como o espinafre. Nenhum alimento por si só contém todas as vitaminas necessárias – esta é uma das melhores razões para consumir uma dieta variada.

As vitaminas são divididas em dois grupos principais: as vitaminas lipossolúveis e hidrossolúveis. As **vitaminas lipossolúveis** – as vitaminas A, D, E e K – são absorvidas juntamente de outros lipídios dietéticos no intestino delgado e acondicionadas em quilomícrons. Não podem ser absorvidas em quantidades adequadas, a não ser que sejam ingeridas com outros lipídios. As vitaminas lipossolúveis podem ser armazenadas nas células, particularmente nos hepatócitos. As **vitaminas hidrossolúveis**, incluindo várias vitaminas B e vitamina C, são dissolvidas nos líquidos corporais. As quantidades excessivas dessas vitaminas não são armazenadas, sendo, porém, excretadas na urina.

Além de suas outras funções, três vitaminas – C, E e betacaroteno (uma provitamina) – são denominadas **vitaminas antioxidantes**, visto que elas inativam os radicais livres de oxigênio. Lembre-se de que os radicais livres são íons ou moléculas altamente reativos, que carregam um elétron não pareado em sua camada eletrônica mais externa (ver **Figura 2.3**). Os radicais livres provocam dano às membranas celulares, ao DNA e a outras estruturas celulares e contribuem para a formação de placas ateroscleróticas que causam estreitamento das artérias. Alguns radicais livres surgem naturalmente no corpo, enquanto outros provêm de riscos ambientais, como fumaça de tabaco e radiação. Acredita-se que as vitaminas antioxidantes desempenhem papel na proteção contra alguns tipos de câncer, na redução da formação de placas ateroscleróticas, no retardo de alguns efeitos do envelhecimento e na diminuição da probabilidade de formação de cataratas nas lentes dos olhos. A **Tabela 25.10** fornece uma lista das principais vitaminas, suas fontes, funções e distúrbios relacionados com suas deficiências.

TABELA 25.9 Minerais de importância vital para o corpo.

Minerais	Comentários	Importância
Cálcio	Mineral mais abundante do corpo. Aparece em combinação com fosfatos. Cerca de 99% são armazenados nos ossos e nos dentes. O nível sanguíneo de Ca^{2+} é controlado pelo paratormônio (PTH). O calcitriol promove a absorção do cálcio dietético. O excesso é excretado nas fezes e na urina. Fontes: leite, gema do ovo, moluscos e vegetais verdes folhosos	Formação dos ossos e dos dentes, coagulação sanguínea, atividade muscular e nervosa normais, endocitose e exocitose, motilidade celular, movimento dos cromossomos durante a divisão celular, metabolismo do glicogênio, liberação de neurotransmissores e hormônios
Fósforo	Cerca de 80% são encontrados nos ossos e nos dentes na forma de sais de fosfato. O nível sanguíneo de fosfato é controlado pelo PTH. O excesso é excretado na urina; são eliminadas pequenas quantidades nas fezes. Fontes: laticínios, carne bovina, peixes, aves e nozes	Formação dos ossos e dos dentes. Os fosfatos ($H_2PO_4^-$, HPO_4^{2-} e PO_4^{3-}) constituem importante sistema tampão do sangue. Desempenham um papel na contração muscular e na atividade nervosa. Componente de muitas enzimas. Envolvido na transferência de energia (ATP). Componente do DNA e do RNA
Potássio	Principal cátion (K^+) do líquido intracelular. O excesso é excretado na urina. Presente na maioria dos alimentos (carnes, peixes, aves, frutas e nozes)	Necessário para a geração e a condução dos impulsos nervosos nos neurônios e nas fibras musculares
Enxofre	Componente de muitas proteínas (como insulina e sulfato de condroitina), carreadores de elétrons na cadeia transportadora de elétrons e algumas vitaminas (tiamina e biotina). Excretado na urina. Fontes: carne bovina, fígado, cordeiro, peixes, aves, ovos, queijos e feijões	Como componentes de hormônios e vitaminas, regula várias atividades do corpo. Necessário para a produção de ATP pela cadeia transportadora de elétrons
Sódio	Cátion (Na^+) mais abundante dos líquidos extracelulares; uma parte é encontrada nos ossos. Excretado na urina e na transpiração. A ingestão normal de NaCl (sal de cozinha) fornece mais do que as quantidades necessárias	Afeta fortemente a distribuição de água por osmose. Constitui parte do sistema tampão de bicarbonato. Atua na condução dos impulsos nervosos e musculares
Cloreto	Principal ânion (Cl^-) do líquido extracelular. O excesso é excretado na urina. Fontes: sal de cozinha (NaCl), molho de soja e alimentos processados	Atua no equilíbrio acidobásico do sangue, no equilíbrio hídrico e na formação de HCl no estômago
Magnésio	Importante cátion (Mg^{2+}) do líquido intracelular. É excretado na urina e nas fezes. Presente em vários alimentos, como vegetais verdes folhosos, frutos do mar e cereais integrais	Necessário para o funcionamento normal dos tecidos muscular e nervoso. Participa na formação dos ossos. Constituinte de muitas coenzimas
Ferro	Cerca de 66% são encontrados na hemoglobina do sangue. Ocorrem perdas normais de ferro por descamação de pelos, células epiteliais e células da túnica mucosa, bem como no suor, na urina, nas fezes, na bile e no sangramento durante a menstruação. Fontes: carne, fígado, moluscos, gema do ovo, feijões, leguminosas, frutas secas, nozes e cereais	Como componente da hemoglobina, liga-se reversivelmente ao O_2. Componente dos citocromos envolvidos na cadeia transportadora de elétrons
Iodeto	Componente essencial dos hormônios tireoidianos. É excretado na urina. Fontes: frutos do mar, sal iodado e vegetais que crescem em solos ricos em iodo	Exigido pela glândula tireoide para a síntese dos hormônios tireoidianos, que resultam na taxa metabólica
Manganês	Parte é armazenada no fígado e no baço. A maior parte é excretada nas fezes. Fontes: espinafre, alface romana e abacaxi	Ativa várias enzimas. Necessário para a síntese de hemoglobina, a formação de ureia, o crescimento, a reprodução, a lactação, a formação dos ossos, possivelmente a produção e a liberação de insulina e a inibição do dano celular
Cobre	Parte é armazenada no fígado e no baço. A maior parte é excretada nas fezes. Fontes: ovos, farinha de trigo integral, feijões, beterraba, fígado, peixe, espinafre e aspargo	Necessário com o ferro para a síntese de hemoglobina. Componente de coenzimas na cadeia transportadora de elétrons e de enzima necessária para a formação de melanina
Cobalto	Constituinte da vitamina B_{12}. Fontes: fígado, rim, leite, ovos, queijo e carne	Como parte da vitamina B_{12}, é necessário para a eritropoese
Zinco	Importante componente de certas enzimas. Encontrado em muitos alimentos, particularmente nas carnes	Como componente da anidrase carbônica, é importante no metabolismo do dióxido de carbono. Necessário para o crescimento normal e a cicatrização de feridas, a percepção normal do paladar e o apetite e contagens normais de espermatozoides nos homens. Como componente das peptidases, está envolvido na digestão de proteínas
Fluoreto	Componente dos ossos, dos dentes e de outros tecidos. Fontes: frutos do mar, chá e gelatina	Parece melhorar a estrutura dos dentes e inibir as cáries
Selênio	Importante componente de certas enzimas. Fontes: frutos do mar, carne, frangos, tomates, gema do ovo, leite, cogumelos, alho e grãos de cereais que crescem em solo rico em selênio	Necessário para a síntese dos hormônios tireoidianos, motilidade dos espermatozoides e funcionamento adequado do sistema imune. Atua também como antioxidante. Evita a quebra cromossômica e pode desempenhar um papel na prevenção de certos defeitos congênitos, abortos, câncer de próstata e doença arterial coronariana
Cromo	Encontrado em altas concentrações na levedura de cerveja. Encontrado também no vinho e em algumas cervejas	Necessário para a atividade normal da insulina no metabolismo dos carboidratos e dos lipídios

TABELA 25.10 — As principais vitaminas.

Vitamina	Comentários e fontes	Funções	Sintomas e distúrbios causados por deficiência
Lipossolúveis	Todas necessitam de sais biliares e alguns lipídios dietéticos para sua absorção adequada		
A	Formada a partir da provitamina betacaroteno (e a partir de outras provitaminas) no sistema digestório. Armazenada no fígado. Fontes de caroteno e de outras provitaminas: vegetais de cor laranja, amarelos e verdes. Fontes de vitamina A: fígado, leite	Mantém a saúde geral e o vigor das células epiteliais. O betacaroteno atua como antioxidante, inativando os radicais livres. Essencial para a formação de pigmentos fotossensíveis nos fotorreceptores da retina. Ajuda no crescimento dos ossos e dos dentes, ao auxiliar a regular a atividade dos osteoblastos e osteoclastos	A deficiência resulta em atrofia e queratinização do epitélio, causando ressecamento da pele e dos cabelos; aumento na incidência de infecções de orelha, seios paranasais e dos sistemas respiratório, urinário e digestório; incapacidade de ganhar peso; ressecamento da córnea; e lesões da pele. **Cegueira noturna** (diminuição na capacidade de adaptação ao escuro). Desenvolvimento lento e defeituoso dos ossos e dos dentes
D	A luz do sol converte o 7-desidrocolesterol na pele em colecalciferol (vitamina D_3). Em seguida, uma enzima hepática converte o colecalciferol em 25-hidroxicolecalciferol. Uma segunda enzima nos rins converte o 25-hidroxicolecalciferol em calcitriol (1,25-di-hidroxicalciferol), a forma ativa da vitamina D. A maior parte é excretada na bile. Fontes dietéticas: óleos de fígado de peixe, gema do ovo e leite enriquecido	Essencial para a absorção de cálcio e de fósforo do sistema digestório. Atua com o PTH para manter a homeostasia do Ca^{2+}	A utilização deficiente de cálcio pelos ossos leva ao **raquitismo** em crianças e à **osteomalacia** nos adultos. Possível perda do tônus muscular
E (tocoferóis)	Armazenada no fígado, no tecido adiposo e nos músculos. Fontes: nozes frescas e germe de trigo, óleos de sementes e vegetais verdes folhosos	Inibe o catabolismo de alguns ácidos graxos que ajudam a formar estruturas celulares, particularmente as membranas. Envolvido na formação do DNA, RNA e eritrócitos. Pode promover a cicatrização de feridas, contribuir para a estrutura e o funcionamento normais do sistema nervoso e evitar a formação de cicatrizes. Pode ajudar a proteger o fígado contra substâncias químicas tóxicas. Atua como antioxidante, inativando os radicais livres	Pode causar oxidação de gorduras monoinsaturadas, resultando em estrutura e função anormais das mitocôndrias, dos lisossomos e das membranas plasmáticas. Uma possível consequência é a anemia hemolítica
K	Produzida pelas bactérias intestinais. Armazenada no fígado e no baço. Fontes dietéticas: espinafre, couve-flor, repolho e fígado	Coenzima essencial para a síntese de vários fatores da coagulação pelo fígado, incluindo a protrombina	O tempo de coagulação prolongado resulta em sangramento excessivo
Hidrossolúveis	Dissolvidas nos líquidos corporais. A maioria não é armazenada no corpo. A ingestão excessiva é eliminada na urina		
B_1 (tiamina)	Rapidamente destruída pelo calor. Fontes: produtos de grãos integrais, ovos, carne de porco, nozes, fígado, levedura	Atua como coenzima para muitas enzimas diferentes que clivam ligações entre carbonos e que estão envolvidas no metabolismo dos carboidratos, do ácido pirúvico até CO_2 e H_2O. Essencial para a síntese do neurotransmissor acetilcolina	O metabolismo inadequado dos carboidratos leva ao acúmulo dos ácidos pirúvico e láctico e à produção insuficiente de ATP para as figuras musculares e as células nervosas. A deficiência leva (1) ao **beribéri**, que se caracteriza por paralisia parcial do músculo liso do sistema digestório, causando distúrbios digestivos, paralisia dos músculos esqueléticos e atrofia dos membros; (2) à **polineurite**, devido à degeneração das bainhas de mielina; ocorrem comprometimento dos reflexos e da sensibilidade tátil, atraso do crescimento em crianças e perda do apetite

(continua)

TABELA 25.10	As principais vitaminas. (*continuação*)		
Vitamina	Comentários e fontes	Funções	Sintomas e distúrbios causados por deficiência
B_2 (riboflavina)	Pequenas quantidades são fornecidas pelas bactérias do sistema digestório. Fontes dietéticas: levedura, fígado, carne bovina, carne de vitela, carne de cordeiro, ovos, produtos derivados de grãos integrais, aspargo, ervilhas, beterraba e amendoim	Componente de determinadas coenzimas (p. ex., FAD e FMN) no metabolismo dos carboidratos e das proteínas, particularmente nas células dos olhos, da pele, da túnica mucosa do intestino e do sangue	A deficiência pode levar à utilização inadequada de oxigênio, resultando em visão turva, cataratas e úlceras de córnea. Provoca também dermatite e solução de continuidade da pele, lesões da túnica mucosa do intestino e um tipo de anemia
Niacina (nicotinamida)	Derivada do aminoácido triptofano. Fontes: levedura, carnes, fígado, peixe, produtos derivados de grãos integrais, ervilhas, feijão e nozes	Componente essencial do NAD e NADP, coenzimas em reações de oxirredução. No metabolismo dos lipídios, inibe a produção de colesterol e ajuda na degradação dos triglicerídios	A principal deficiência é a **pelagra**, caracterizada por dermatite, diarreia e transtornos psicológicos
B_6 (piridoxina)	Sintetizada por bactérias do sistema digestório. Armazenada no fígado, nos músculos e no encéfalo. Outras fontes: salmão, levedura, tomates, milho, espinafre, produtos derivados de grãos integrais, fígado e iogurte	Coenzima essencial para o metabolismo normal dos aminoácidos. Auxilia na produção de anticorpos circulantes. Pode atuar como coenzima no metabolismo dos triglicerídios	O sintoma mais comum de deficiência consiste em dermatite dos olhos, nariz e boca. Outros sintomas incluem atraso do crescimento e náuseas
B_{12} (cianocobalamina)	A única vitamina B que não é encontrada em vegetais; a única vitamina que contém cobalto. A absorção pelo sistema digestório depende da presença de fator intrínseco secretado pela mucosa gástrica. Fontes: fígado, rim, leite, ovos, queijos e carne	Coenzima necessária para formação dos eritrócitos, formação do aminoácido metionina, entrada de alguns aminoácidos no ciclo de Krebs e produção de colina (utilizada na síntese de acetilcolina)	Anemia perniciosa, anormalidades neuropsiquiátricas (ataxia, perda de memória, alterações da personalidade e do humor e sensações anormais) e comprometimento da atividade dos osteoblastos
Ácido pantotênico	Uma parte é produzida por bactérias do sistema digestório. Armazenado principalmente no fígado e nos rins. Outras fontes: rins, fígado, levedura, vegetais verdes e cereais	Constituinte da coenzima A, que é essencial para a transferência de um grupo acetil do ácido pirúvico para o ciclo de Krebs, conversão de lipídios e aminoácidos em glicose e síntese de colesterol e hormônios esteroides	Fadiga, espasmos musculares, produção insuficiente de hormônios esteroides da glândula suprarrenal, vômitos e insônia
Ácido fólico	Sintetizado por bactérias do sistema digestório. Fontes dietéticas: vegetais verdes folhosos, brócolis, aspargo, pães, feijões secos e frutas cítricas	Componente de sistemas enzimáticos que sintetizam as bases nitrogenadas do DNA e do RNA. Essencial para a produção normal de eritrócitos e leucócitos	Produção de eritrócitos anormalmente grandes (anemia macrocítica). Maior risco de defeitos do tubo neural em recém-nascidos de mães com deficiência de folato
Biotina	Sintetizada por bactérias do sistema digestório. As fontes dietéticas incluem levedura, fígado, gema de ovo e rins	Coenzima essencial para conversão do ácido pirúvico em ácido oxaloacético e para a síntese de ácidos graxos e purinas	Depressão mental, dor muscular, dermatite, fadiga e náuseas
C (ácido ascórbico)	Rapidamente destruída pelo calor. Parte da vitamina é armazenada no tecido glandular e no plasma. Fontes: frutas cítricas, tomates e vegetais verdes	Promove a síntese de proteínas, incluindo a deposição de colágeno na formação do tecido conjuntivo. Como coenzima, pode-se combinar com venenos, tornando-os inócuos até serem excretados. Atua com anticorpos, promove a cicatrização de feridas e atua como antioxidante	Escorbuto; anemia; muitos sintomas relacionados com a formação deficiente de colágeno, incluindo gengivas intumescidas e sensíveis, amolecimento dos dentes (os processos alveolares também deterioram), cicatrização deficiente de feridas, sangramento (as paredes dos vasos são frágeis, devido à degeneração do tecido conjuntivo) e atraso do crescimento

> **Correlação clínica**
>
> ### Suplementos vitamínicos e minerais
>
> A maioria dos nutricionistas recomenda a ingestão de uma dieta balanceada que inclua uma variedade de alimentos, em vez de tomar suplementos vitamínicos ou minerais, exceto em circunstâncias especiais. Exemplos comuns de suplementações necessárias incluem o ferro para mulheres que apresentam sangramento menstrual excessivo; ferro e cálcio para gestantes ou mulheres durante a lactação; ácido fólico para todas as mulheres que podem engravidar, de modo a reduzir o risco de defeitos do tubo neural do feto; cálcio para a maior parte dos adultos, visto que não recebem a quantidade recomendada na dieta; e vitamina B_{12} para vegetarianos estritos, que não consomem carne. Como se acredita que as vitaminas antioxidantes em altos níveis tenham efeitos benéficos, alguns especialistas recomendam uma suplementação com vitaminas C e E. Entretanto, mas nem sempre significa melhor; doses maiores de vitaminas ou minerais podem ser prejudiciais.
>
> A **hipervitaminose** (*hyper-* = em excesso ou acima) refere-se à ingestão dietética de uma vitamina que excede a capacidade do corpo de utilizá-la, armazená-la ou excretá-la. Como as vitaminas hidrossolúveis não são armazenadas no corpo, uma pequena quantidade não causa nenhum problema. Entretanto, como as vitaminas lipossolúveis são armazenadas no corpo, seu consumo excessivo pode causar problemas. Por exemplo, a ingestão excessiva de vitamina A pode provocar sonolência, fraqueza geral, irritabilidade, cefaleia, vômitos, ressecamento e descamação da pele, queda parcial dos cabelos, dor articular, aumento do fígado e do baço, coma e até mesmo morte. A **hipovitaminose** (*hypo-* = muito pouco ou abaixo) ou deficiência de vitaminas é discutida na **Tabela 25.10** para as várias vitaminas.

> **Teste rápido**
>
> 31. O que é um nutriente?
> 32. Descreva de forma sucinta o MyPlate do USDA e forneça exemplos de alimentos de cada grupo alimentar.
> 33. O que é um mineral? Descreva de maneira sucinta as funções dos seguintes minerais: cálcio, fósforo, potássio, enxofre, sódio, cloreto, magnésio, ferro, iodo, cobre, zinco, fluoreto, manganês, cobalto, cromo e selênio.
> 34. Defina vitamina. Explique como obtemos as vitaminas. Diferencie uma vitamina lipossolúvel de uma vitamina hidrossolúvel.
> 35. Para cada uma das seguintes vitaminas, indique a sua principal função e o(s) efeito(s) de sua deficiência: A, D, E, K, B_1, B_2, niacina, B_6, B_{12}, ácido pantotênico, ácido fólico, biotina e C.

Distúrbios: desequilíbrios homeostáticos

Anorexia nervosa

A **anorexia nervosa** é um transtorno crônico caracterizado por perda de peso autoinduzida, percepção negativa da imagem corporal e alterações fisiológicas em decorrência da depleção nutricional. Pacientes com anorexia nervosa têm uma fixação sobre o controle do peso e, com frequência, insistem em defecar diariamente, apesar da ingestão inadequada de alimentos. Com frequência, abusam de laxantes, o que agrava os desequilíbrios hidreletrolíticos e as deficiências de nutrientes. O transtorno afeta predominantemente mulheres jovens e solteiras e pode ser hereditário. Padrões anormais de menstruação, amenorreia (ausência de menstruação) e diminuição da TMB refletem os efeitos depressores do jejum prolongado. Os indivíduos podem se tornar extremamente magros e, por fim, morrer de inanição ou de uma de suas complicações. O transtorno também está associado à osteoporose, à depressão e a anormalidades cerebrais acopladas com prejuízo do desempenho mental. O tratamento consiste em psicoterapia e regulação dietética.

Febre

A **febre** é uma elevação da temperatura interna causada por um reajuste do termostato hipotalâmico. As causas mais comuns de febre consistem em infecções virais ou bacterianas e toxinas bacterianas; outras causas incluem ovulação, secreção excessiva de hormônios tireoidianos, tumores e reações a vacinas. Quando os fagócitos ingerem determinadas bactérias, são estimulados a secretar um **pirógeno** (*pyro-* = fogo; *-gene* = produzir), uma substância produtora de febre. A interleucina 1 é um pirógeno, que circula até o hipotálamo e induz a secreção de prostaglandinas por neurônios da área pré-óptica. Algumas prostaglandinas podem reconfigurar o termostato hipotalâmico em uma temperatura mais alta, e, em seguida, os mecanismos reflexos de regulação da temperatura atuam para elevar a temperatura corporal interna até essa nova configuração. Os *antipiréticos* são agentes que aliviam ou que reduzem a febre. Os exemplos incluem ácido acetilsalicílico, paracetamol e ibuprofeno; todos esses medicamentos reduzem a febre ao inibir a síntese de certas prostaglandinas.

Suponha que, devido à produção de pirógeno, o termostato seja reconfigurado a 39°C. Nessa situação, os mecanismos de promoção de calor (vasoconstrição, aumento do metabolismo, tremor) atuam com força total. Por conseguinte, embora a temperatura interna esteja aumentando acima do normal – por exemplo, 38°C –, a pele permanece fria, e ocorrem tremores. Essa condição, denominada **calafrio**, é um sinal definido de que a temperatura interna está subindo. Depois de várias horas, a temperatura interna alcança o ajuste do termostato, e os calafrios desaparecem. Todavia, nesse momento, o corpo continua regulando a sua temperatura a 39°C. Quando os pirógenos desaparecem, o termostato volta ao normal – 37,0°C. Como a temperatura interna está elevada no início, os mecanismos de perda de calor (vasodilatação e sudorese) passam a atuar para diminuir a temperatura interna. A pele torna-se quente, e o indivíduo começa a suar. Essa fase da febre é denominada **crise** e indica a queda da temperatura interna.

Embora ocorra morte se a temperatura interna ultrapassar 44 a 46°C, a febre é benéfica até determinado ponto. Por exemplo, uma temperatura mais elevada intensifica os efeitos das interferonas e da atividade fagocítica dos macrófagos, enquanto dificulta a replicação de alguns patógenos. Como a febre aumenta a frequência cardíaca, os leucócitos que combatem a infecção alcançam mais rapidamente os locais de infecção. Além disso, a produção de anticorpos e a proliferação de células T aumentam. O calor também acelera a velocidade das reações químicas, o que pode ajudar as células do corpo a se repararem mais rapidamente.

Obesidade

A **obesidade** refere-se a um peso corporal de mais de 20% acima de um padrão desejável, devido ao acúmulo excessivo de tecido adiposo. Nos EUA, mais de um terço da população adulta é obesa. (Um atleta pode apresentar *sobrepeso*, devido à quantidade de tecido muscular acima do normal, sem ser obeso.) Mesmo a obesidade moderada é perigosa para a saúde; trata-se de um fator de risco para doença cardiovascular, hipertensão, doença pulmonar, diabetes melito não insulinodependente, artrite, certos tipos de câncer (mama, útero e colo do útero), veias varicosas e doença da vesícula biliar.

Em alguns casos, a obesidade pode resultar de trauma ou de tumores nos centros reguladores do apetite no hipotálamo. Na maioria dos casos de obesidade, nenhuma causa específica pode ser identificada. Os fatores que contribuem incluem fatores genéticos, hábitos alimentares aprendidos no início da vida, excesso de alimentação para aliviar a tensão e costumes sociais. Os estudos indicam que algumas pessoas obesas queimam menos calorias durante a digestão e absorção de uma refeição, um menor efeito termogênico induzido pelos alimentos. Além disso, as pessoas obesas que perdem peso necessitam de cerca de 15% menos calorias para manter um peso corporal normal do que as pessoas que nunca foram obesas. Curiosamente, as pessoas que ganham peso com facilidade quando ingerem deliberadamente calorias em excesso apresentam menos termogênese com atividades sem exercício, como ocorre nos movimentos de inquietação, do que as pessoas que resistem a um ganho de peso em situações de consumo excessivo de calorias. Embora a leptina tenha a capacidade de suprimir o apetite e produzir saciedade em animais experimentais, ela não está deficiente na maioria dos indivíduos obesos.

A maior parte das calorias em excesso na dieta é convertida em triglicerídios e armazenada nos adipócitos. No início, os adipócitos aumentam de tamanho; entretanto, quando alcançam um tamanho máximo, eles se dividem. Em consequência, ocorre proliferação de adipócitos na obesidade extrema. A enzima lipoproteína lipase endotelial regula o armazenamento dos triglicerídios. Essa enzima é muito ativa na gordura abdominal, porém menos ativa na gordura dos quadris. O acúmulo de gordura no abdome está associado a níveis sanguíneos mais elevados de colesterol e outros fatores de risco cardíaco, visto que os adipócitos nessa área parecem ser mais ativos metabolicamente.

O tratamento da obesidade é difícil, visto que a maior parte das pessoas que conseguem perder peso ganha novamente peso nos primeiros 2 anos. Entretanto, até mesmo uma perda de peso modesta está associada a benefícios para a saúde. Os tratamentos para a obesidade incluem programas de modificação de comportamento, dietas com conteúdo muito baixo de calorias, medicamentos e cirurgia. Os programas de modificação de comportamento, que são oferecidos em muitos hospitais, procuram alterar os comportamentos de alimentação e aumentar a atividade física. O programa nutricional inclui uma dieta "saudável para o coração", que inclui vegetais em abundância, porém com baixo conteúdo de gordura, particularmente gorduras saturadas. Um programa de exercício típico sugere uma caminhada durante 30 minutos por dia, 5 a 7 vezes/semana. O exercício regular aumenta a perda de peso e a sua manutenção. As dietas hipocalóricas (HC) incluem 400 a 800 kcal/dia em uma mistura líquida comercial. Em geral, a dieta HC é prescrita durante 12 semanas, com supervisão médica rigorosa. Dispõe-se de dois medicamentos para o tratamento da obesidade. A sibutramina é um supressor do apetite, que atua por meio da inibição da recaptação de serotonina e NE nas áreas do encéfalo que governam o comportamento alimentar. O oslistate atua ao inibir as lipases liberadas no lúmen do sistema digestório. Com menos atividade das lipases, ocorre absorção de menos triglicerídios dietéticos. Para os indivíduos com obesidade extrema que não responderam a outros tratamentos, pode-se considerar um procedimento cirúrgico. As duas cirurgias realizadas mais comumente – derivação (*bypass*) gástrica e gastroplastia – reduzem acentuadamente o tamanho do estômago, de modo que ele possa conter apenas uma quantidade muito pequena de alimentos.

Terminologia técnica

Bulimia (*bu-* = touro; *-limia* = fome) **nervosa ou síndrome de compulsão alimentar/tipo purgativo.** Transtorno que normalmente afeta mulheres brancas, jovens, solteiras e de classe média, que se caracteriza por excesso de alimentação pelo menos 2 vezes/semana, seguido de purgação por vômitos autoinduzidos, dietas muito restritas ou jejum, exercício vigoroso ou uso de laxantes ou diuréticos; ocorre em resposta ao medo de estar com sobrepeso ou devido a estresse, depressão e distúrbios fisiológicos, como tumores hipotalâmicos.

Cãibras por calor. Cãibras que resultam de sudorese profusa. A perda de sal (NaCl) no suor provoca contrações dolorosas dos músculos; essas cãibras tendem a ocorrer em músculos utilizados durante o trabalho, porém não aparecem até que o indivíduo relaxe após a realização do trabalho. A ingestão de líquidos salgados habitualmente leva a uma rápida melhora.

Desnutrição. Desequilíbrio na ingestão calórica total ou na ingestão de nutrientes específicos, que podem ser inadequados ou excessivos.

Exaustão pelo calor (prostração por calor). Condição em que a temperatura interna geralmente está normal ou um pouco abaixo, e a pele está fria ou úmida, devido à transpiração profusa. A exaustão por calor é habitualmente caracterizada por perda de líquidos e eletrólitos, particularmente NaCl. A perda de NaCl resulta em cãibras musculares, tontura, vômitos e desmaio; a perda de líquido pode causar pressão arterial baixa. São recomendados repouso completo, reidratação e reposição de eletrólitos.

Insolação. Distúrbio grave e frequentemente fatal, causado por exposição a altas temperaturas, particularmente quando a umidade relativa é alta, o que dificulta a perda de calor pelo corpo. O fluxo sanguíneo para a pele diminui, a transpiração está acentuadamente reduzida, e a temperatura corporal aumenta acentuadamente, devido à falha do termostato hipotalâmico. A temperatura corporal pode alcançar 43°C. O tratamento precisa ser instituído imediatamente e consiste em resfriamento do corpo pela imersão da vítima em água fria e administração de líquidos e eletrólitos.

Kwashiorkor. Distúrbio em que a ingestão de proteínas é deficiente, apesar de uma ingestão calórica normal ou quase normal; caracteriza-se por edema do abdome, aumento do fígado, diminuição da pressão arterial, frequência de pulso baixa, temperatura corporal abaixo do normal e, algumas vezes, deficiência intelectual. Como a principal proteína no milho carece de dois aminoácidos essenciais, que são necessários para o crescimento e o reparo tecidual, muitas crianças africanas, cuja dieta consiste, em grande parte, em farinha de milho, desenvolvem *kwashiorkor*.

Marasmo. Tipo de subnutrição proteico-calórica, que resulta da ingestão inadequada de proteínas e calorias. Caracteriza-se por retardo do crescimento, baixo peso, perda da massa muscular, emagrecimento, pele seca e cabelos finos, secos e opacos.

Revisão do capítulo

Conceitos essenciais

Introdução

1. Nossa única fonte de energia para a realização de trabalho biológico provém dos alimentos que ingerimos. Os alimentos também fornecem substâncias essenciais que não conseguimos sintetizar.

2. As moléculas nos alimentos que são absorvidas, em sua maior parte, pelo sistema digestório, são utilizadas no suprimento de energia para os processos da vida, servem como blocos de construção na síntese de moléculas complexas ou são armazenadas para uso futuro.

25.1 Reações metabólicas

1. O metabolismo refere-se a todas as reações químicas do corpo e é de dois tipos: catabolismo e anabolismo.

2. O catabolismo é o termo utilizado para descrever reações que degradam compostos orgânicos em compostos simples. Em geral, as reações catabólicas são exergônicas; produzem mais energia do que consomem.

3. As reações químicas que combinam moléculas simples em moléculas mais complexas que formam os componentes estruturais e funcionais do corpo são conhecidas coletivamente como anabolismo. Em geral, as reações anabólicas são endergônicas; consomem mais energia do que produzem.

4. O acoplamento do anabolismo com o catabolismo ocorre por intermédio do ATP.

25.2 Transferência de energia

1. A oxidação refere-se à remoção de elétrons de uma substância, enquanto a redução consiste na adição de elétrons a uma substância.

2. Duas coenzimas que carregam átomos de hidrogênio durante reações de oxirredução acopladas são o NAD e o FAD.

3. O ATP pode ser gerado por fosforilação no nível de substrato, fosforilação oxidativa e fotofosforilação.

25.3 Metabolismo dos carboidratos

1. Durante a digestão, os polissacarídeos e os dissacarídeos são hidrolisados nos monossacarídeos glicose (cerca de 80%), frutose e galactose; os dois últimos são, em seguida, convertidos em glicose. Parte da glicose é oxidada pelas células para a produção de ATP. A glicose também pode ser utilizada na síntese de aminoácidos, glicogênio e triglicerídios.

2. A glicose move-se para dentro da maioria das células do corpo por difusão facilitada por meio de GluT e é fosforilada à glicose-6-fosfato. Nas células musculares, esse processo é estimulado pela insulina. A entrada de glicose nos neurônios e nos hepatócitos está sempre "ativada".

3. A respiração celular, que consiste na oxidação completa da glicose a CO_2 e H_2O, envolve a glicólise, o ciclo de Krebs e a cadeia transportadora de elétrons.

4. A glicólise é a clivagem da glicose em duas moléculas de ácido pirúvico; há uma produção efetiva de duas moléculas de ATP.

5. Quando há escassez de oxigênio, o ácido pirúvico é reduzido a ácido láctico; em condições aeróbicas, o ácido pirúvico entra no ciclo de Krebs. O ácido pirúvico é preparado para sua entrada no ciclo de Krebs por meio de conversão em um grupo acetil de dois carbonos, seguida de adição da CoA, formando acetil-CoA. O ciclo de Krebs envolve descarboxilações, oxidações e reduções de vários ácidos orgânicos. Cada molécula de ácido pirúvico que é convertida em acetil-CoA e, em seguida, entra no ciclo de Krebs produz três moléculas de CO_2, quatro moléculas de NADH e quatro H^+, uma molécula de $FADH_2$ e uma molécula de ATP. A energia originalmente armazenada na glicose e, em seguida, no ácido pirúvico é transferida principalmente para as coenzimas reduzidas NADH e $FADH_2$.

6. A cadeia transportadora de elétrons envolve uma série de reações de oxirredução, em que a energia existente no NADH e no $FADH_2$ é liberada e transferida para o ATP. Os carreadores de elétrons incluem FMN, citocromos, centros de Fe-S, átomos de cobre e coenzima Q. A cadeia transportadora de elétrons produz um número máximo de 26 ou 28 moléculas de ATP e seis moléculas de H_2O.

7. A **Tabela 25.1** fornece um resumo da produção de ATP durante a respiração celular. A oxidação completa da glicose pode ser representada da seguinte maneira:

$$C_6H_{12}O_6 + 6\,O_2 + 30 \text{ ou } 32\,ADP + 30 \text{ ou } 32\,\text{\textcircled{P}} \rightarrow 6\,CO_2 + 6\,H_2O + 30 \text{ ou } 32\,ATP$$

8. A conversão da glicose em glicogênio para armazenamento no fígado e no músculo esquelético é denominada gliconeogênese. O processo é estimulado pela insulina.

9. A conversão do glicogênio em glicose é denominada glicogenólise. Ocorre entre as refeições e é estimulada pelo glucagon e pela epinefrina.

10. A gliconeogênese refere-se à conversão de moléculas diferentes de carboidratos em glicose. Ela é estimulada pelo cortisol e pelo glucagon.

25.4 Metabolismo dos lipídios

1. As lipoproteínas transportam lipídios na corrente sanguínea. Os tipos de lipoproteínas incluem quilomícrons, que transportam lipídios dietéticos até o tecido adiposo; VLDL que transportam triglicerídios do fígado para o tecido adiposo; LDL, que levam o colesterol até as células do corpo; e HDL, que removem o excesso de colesterol das células do corpo e o transportam até o fígado para eliminação.

2. O colesterol no sangue provém de duas fontes: dos alimentos e da síntese pelo fígado.

3. Os lipídios podem ser oxidados para produzir ATP ou podem ser armazenados como triglicerídios no tecido adiposo, principalmente na tela subcutânea.

4. Alguns lipídios são utilizados como moléculas estruturais ou na síntese de moléculas essenciais.

5. O tecido adiposo contém lipases que catalisam a deposição de triglicerídios dos quilomícrons e hidrolisam triglicerídios em ácidos graxos e glicerol.

6. Na lipólise, os triglicerídios são clivados em ácidos graxos e glicerol e liberados do tecido adiposo sob a influência da epinefrina, NE, cortisol, hormônios tireoidianos e fatores IGF.

7. O glicerol pode ser convertido em glicose por meio de conversão em G3P.

8. Na betaoxidação dos ácidos graxos, os átomos de carbono são removidos em pares a partir das cadeias de ácidos graxos; as moléculas resultantes de acetil-CoA entram no ciclo de Krebs.

9. A conversão da glicose ou de aminoácidos em lipídios é denominada lipogênese; ela é estimulada pela insulina.

25.5 Metabolismo das proteínas

1. Durante a digestão, as proteínas são hidrolisadas em aminoácidos, que entram no fígado pela veia porta do fígado.

2. Os aminoácidos, sob a influência de fatores IGF e da insulina, entram nas células do corpo por transporte ativo.

3. No interior das células, os aminoácidos são sintetizados em proteínas, que atuam como enzimas, hormônios, elementos estruturais e assim por diante; são armazenados como gordura ou glicogênio; ou são utilizados para a geração de energia.

4. Para que possam ser catabolizados, os aminoácidos precisam ser desaminados e convertidos em substâncias que possam entrar no ciclo de Krebs.

5. Os aminoácidos também podem ser convertidos em glicose, ácidos graxos e corpos cetônicos.

6. A síntese de proteínas é estimulada por fatores IGF, hormônios tireoidianos, insulina, estrogênios e testosterona.

7. A **Tabela 25.2** fornece um resumo do metabolismo dos carboidratos, dos lipídios e das proteínas.

25.6 Moléculas-chave em "cruzamentos metabólicos"

1. Três moléculas desempenham um papel fundamental no metabolismo: a glicose-6-fosfato, o ácido pirúvico e a acetil-CoA.

2. A glicose-6-fosfato pode ser convertida em glicose, glicogênio, ribose-5-fosfato e ácido pirúvico.

3. Quando o ATP está baixo e o oxigênio está presente em quantidade abundante, o ácido pirúvico é convertido em acetil-CoA; quando o suprimento de oxigênio é escasso, o ácido pirúvico é convertido em ácido láctico. O metabolismo dos carboidratos e o metabolismo das proteínas estão ligados pelo ácido pirúvico.

4. A acetil-CoA é a molécula que entra no ciclo de Krebs; ela também é utilizada na síntese de ácidos graxos, corpos cetônicos e colesterol.

25.7 Adaptações metabólicas

1. Durante o estado absortivo, os nutrientes ingeridos entram no sangue e na linfa a partir do sistema digestório.

2. Durante o estado absortivo, a glicose do sangue é oxidada para formar ATP, e a glicose transportada para o fígado é convertida em glicogênio ou triglicerídios. Os triglicerídios são, em sua maior parte, armazenados no tecido adiposo. Os aminoácidos nos hepatócitos são convertidos em carboidratos, gorduras e proteínas. A **Tabela 25.3** fornece um resumo da regulação hormonal do metabolismo durante o estado absortivo.

3. Durante o estado pós-absortivo, a absorção está completa, e as necessidades de ATP do corpo são supridas por nutrientes que já estão presentes no organismo. A principal tarefa é manter o nível de glicemia normal pela conversão do glicogênio no fígado e no músculo esquelético em glicose, pela conversão do glicerol em glicose e pela conversão de aminoácidos também em glicose. Os ácidos graxos, os corpos cetônicos e os aminoácidos são oxidados para fornecer ATP. A **Tabela 25.4** fornece um resumo da regulação hormonal do metabolismo durante o estado pós-absortivo.

4. O jejum refere-se à permanência sem alimento por alguns dias; a inanição implica semanas ou meses de ingestão inadequada de alimentos. Durante o jejum e a inanição, os ácidos graxos e os corpos cetônicos são cada vez mais utilizados na produção de ATP.

25.8 Equilíbrio energético

1. O equilíbrio energético refere-se à relação precisa entre o aporte de energia e o gasto energético ao longo do tempo.

2. Uma caloria (cal) é a quantidade de energia necessária para elevar a temperatura de 1 g de água em 1°C. Como a caloria é uma unidade relativamente pequena, a quilocaloria (kcal) ou Caloria (Cal) é frequentemente utilizada para medir a taxa metabólica do corpo e para expressar o conteúdo energético dos alimentos; uma quilocaloria equivale a 1.000 calorias.

3. A taxa metabólica é a taxa global em que as reações metabólicas utilizam energia. Os fatores que afetam a taxa metabólica incluem hormônios, exercício físico, sistema nervoso, temperatura corporal, ingestão de alimentos, idade, sexo, clima, sono e desnutrição.

4. A medida da taxa metabólica em condições basais é denominada taxa metabólica basal.

5. A TMT é o gasto de energia total pelo corpo por unidade de tempo. Três componentes contribuem para a TMT: (1) a TMB, (2) a atividade física e (3) a termogênese induzida pelo alimento.

6. O tecido adiposo constitui o principal local de armazenamento da energia química.

7. Dois núcleos no hipotálamo que ajudam a regular a ingestão de alimentos são os núcleos arqueado e paraventricular. O hormônio leptina, que é liberado pelos adipócitos, inibe a liberação do neuropeptídio Y pelo núcleo arqueado e, portanto, diminui a ingestão de alimentos. A melanocortina também diminui a ingestão de alimentos. A grelina, que é liberada pelo estômago, aumenta o apetite ao estimular a liberação de neuropeptídio Y.

25.9 Regulação da temperatura corporal

1. A temperatura interna normal é mantida por um delicado equilíbrio entre mecanismos de produção de calor e de perda de calor.

2. Os mecanismos de transferência de calor incluem a condução, a convecção, a radiação e a evaporação. A condução refere-se à transferência de calor entre duas substâncias ou objetos que estão em contato entre si. A convecção é a transferência de calor pelo movimento de ar ou de água entre áreas de diferentes temperaturas. A radiação é a transferência de calor de um objeto mais quente para um objeto mais frio sem contato físico. A evaporação é a conversão de um líquido em vapor; no processo, ocorre perda de calor.

3. O termostato hipotalâmico está localizado na área pré-óptica.

4. As respostas que produzem, conservam ou retêm calor quando a temperatura interna cai incluem vasoconstrição; liberação de epinefrina e NE; tremor; e liberação de hormônios tireoidianos.

5. As respostas que aumentam a perda de calor quando a temperatura interna aumenta incluem vasodilatação, diminuição da taxa metabólica e evaporação da transpiração.

25.10 Nutrição

1. Os nutrientes incluem água, carboidratos, lipídios, proteínas, minerais e vitaminas.

2. Nutricionistas sugerem que as calorias dietéticas sejam 50 a 60% provenientes de carboidratos, 30% ou menos provenientes de gorduras e 12 a 15% provenientes de proteínas.

3. O MyPlate enfatiza a proporcionalidade, a variedade, a moderação e a densidade dos nutrientes. Em uma dieta saudável, os vegetais e as frutas representam metade do prato, enquanto as proteínas e os grãos constituem a outra metade. Os vegetais e os grãos representam a maior porção. São também recomendadas três porções de laticínios por dia.

4. Os minerais que desempenham funções essenciais incluem cálcio, fósforo, potássio, enxofre, sódio, cloreto, magnésio, ferro, iodeto, manganês, cobre, cobalto, zinco, fluoreto, selênio e cromo. Suas funções estão resumidas na **Tabela 25.9**.

5. As vitaminas são nutrientes orgânicos que mantêm o crescimento e o metabolismo normal. Muitas delas atuam em sistemas enzimáticos.

6. As vitaminas lipossolúveis são absorvidas com gorduras e incluem as vitaminas A, D, E e K; as vitaminas hidrossolúveis incluem as vitaminas B e a vitamina C.

7. As funções e os distúrbios por deficiência das principais vitaminas estão resumidos na **Tabela 25.10**.

Questões para avaliação crítica

1. O corpo sem vida de Jane Doe foi encontrado em sua sala de jantar. Sua morte foi considerada suspeita. Os resultados dos exames laboratoriais da investigação médica revelaram a presença de cianeto em seu sangue. Como o cianeto causou a sua morte?

2. Durante um exame físico recente, os resultados dos exames de sangue Glenn de 55 anos de idade revelaram o seguinte: CT em 300 mg/dℓ; LDL em 175 mg/dℓ e HDL em 20 mg/dℓ. Interprete esses resultados para Glenn e indique que modificações, se houver alguma, ele precisa fazer em seu estilo de vida. Por que essas mudanças são importantes?

3. Marissa inscreveu-se em um programa de perda de peso. Como parte do programa, ela regularmente faz um exame de urina para determinação das cetonas. Foi à clínica hoje, fez o exame de urina e foi confrontada pela enfermeira que acusou Marissa de "trapacear" em sua dieta. Como a enfermeira soube que Marissa não estava seguindo sua dieta?

Respostas às questões das figuras

25.1 Nas células acinares do pâncreas, o anabolismo predomina, visto que a principal atividade consiste na síntese de moléculas complexas (enzimas digestivas).

25.2 A cadeia transportadora de elétrons produz a maior parte do ATP.

25.3 As reações da glicólise consomem duas moléculas de ATP, porém geram quatro moléculas de ATP, com ganho efetivo de duas moléculas.

25.4 As quinases são enzimas que fosforilam (adicionam fosfato a) seus substratos.

25.5 A glicólise ocorre no citosol.

25.6 O CO_2 é liberado durante a produção de acetil-CoA e durante o ciclo de Krebs. Ele se difunde para o sangue, é transportado até os pulmões e exalado.

25.7 A produção de coenzimas reduzidas é importante no ciclo de Krebs, visto que subsequentemente produzirão ATP na cadeia transportadora de elétrons.

25.8 A fonte de energia que aciona as bombas de prótons provém dos elétrons fornecidos pelo $NADH + H^+$.

25.9 A concentração de H^+ é maior no espaço entre as membranas interna e externa das mitocôndrias.

25.10 Durante a oxidação completa de uma molécula de glicose são utilizadas seis moléculas de O_2 e são produzidas seis moléculas de CO_2.

25.11 As fibras musculares esqueléticas podem sintetizar glicogênio, porém não são capazes de liberar glicose no sangue, visto que elas carecem da enzima fosfatase necessária para remover o grupo fosfato da glicose.

25.12 Os hepatócitos podem realizar a gliconeogênese e a glicogênese.

25.13 As LDL fornecem colesterol para as células do corpo.

25.14 Os hepatócitos e os adipócitos realizam a lipogênese, a betaoxidação e a lipólise; os hepatócitos realizam a cetogênese.

25.15 Antes que um aminoácido possa entrar no ciclo de Krebs, um grupo amino deve ser removido por desaminação.

25.16 A acetil-CoA é a porta de entrada no ciclo de Krebs para moléculas que estão sendo oxidadas para a geração de ATP.

25.17 As reações do estado absortivo são principalmente anabólicas.

25.18 Os processos que aumentam diretamente o nível de glicemia durante o estado pós-absortivo incluem a lipólise (nos adipócitos e nos hepatócitos), a gliconeogênese (nos hepatócitos) e a glicogenólise (nos hepatócitos).

25.19 Os exercícios físicos, a parte simpática do sistema nervoso, os hormônios (epinefrina, NE, tiroxina, testosterona, hormônio do crescimento), a temperatura corporal elevada e a ingestão de alimentos aumentam a taxa metabólica, resultando em elevação da temperatura corporal.

25.20 O copo azul é um lembrete para incluir três porções diárias de laticínios, como leite, iogurte e queijo.

CAPÍTULO 26

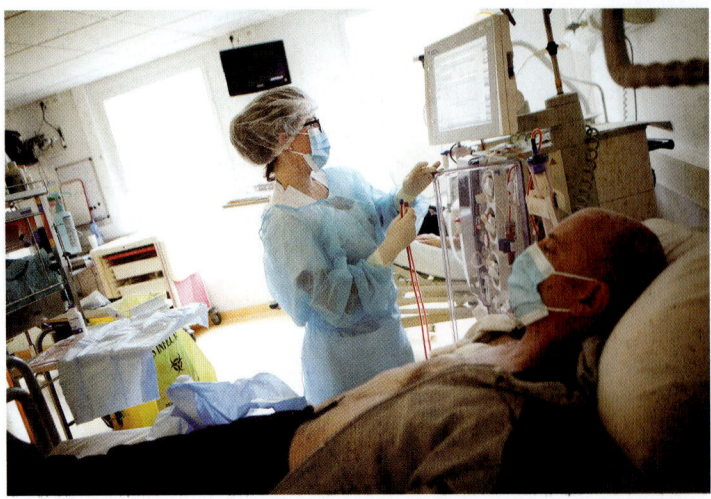

Consulte o boxe *Correlação clínica: Hemodiálise* da Seção 26.8 para descobrir como a hemodiálise remove as escórias e o excesso de líquido do sangue e restabelece o equilíbrio eletrolítico.

Sistema Urinário

Sistema urinário e homeostasia

> O sistema urinário contribui para a homeostasia por meio da excreção de escórias; alteração na composição, pH, volume e pressão do sangue; manutenção da osmolaridade do sangue; e produção de hormônios.

Conforme realizam suas atividades metabólicas, as células do corpo consomem oxigênio e nutrientes e produzem escórias metabólicas, como dióxido de carbono, ureia e ácido úrico. As escórias precisam ser eliminadas do organismo, visto que podem ser tóxicas para as células se elas se acumularem. Enquanto o sistema respiratório elimina o dióxido de carbono do corpo, o sistema urinário remove a maioria das outras escórias. O sistema urinário desempenha essa função ao remover as escórias do sangue e ao excretá-las na urina. A eliminação de escórias pela urina não constitui a única função do sistema urinário. Ele também ajuda a regular a composição, o pH, o volume e a pressão do sangue, mantém a osmolaridade do sangue e produz hormônios.

26.1 Aspectos gerais do sistema urinário

OBJETIVO

- **Descrever** as principais estruturas do sistema urinário e as funções que elas desempenham.

Componentes do sistema urinário

O **sistema urinário** consiste em dois rins, dois ureteres, uma bexiga urinária e uma uretra (**Figura 26.1**). Os rins filtram as escórias do sangue e as excretam em um líquido denominado **urina**. Uma vez formada, a urina passa pelos ureteres e é armazenada na bexiga urinária, até ser eliminada do corpo pela uretra. A **nefrologia** (*nephr-* = rim; *-ology* = estudo de) refere-se ao estudo científico da anatomia, da fisiologia e da patologia dos rins. O ramo da medicina que trata dos sistemas urinários masculino e feminino e do sistema genital masculino é denominado **urologia** (*uro-* = urina). O médico que se especializa nesse ramo da medicina é denominado **urologista**.

Funções dos rins

Os rins realizam a maior parte do trabalho do sistema urinário. As outras partes do sistema consistem principalmente em vias de passagem e áreas de armazenamento. As funções dos rins incluem as seguintes:

- *Excreção de escórias.* Com a formação de urina, os rins ajudam a excretar escórias do corpo. Algumas escórias excretadas na urina resultam de reações metabólicas. Incluem a ureia e a amônia (NH_3) resultantes da desaminação dos aminoácidos; a creatinina proveniente da clivagem do fosfato de creatina; o ácido úrico do catabolismo dos ácidos nucleicos; e a urobilina proveniente da degradação da hemoglobina. A ureia, a NH_3, a creatinina, o ácido úrico e a urobilina são coletivamente denominados **escórias nitrogenadas**, visto que são produtos de degradação que contêm nitrogênio. Outras escórias excretadas na urina são substâncias estranhas que entraram no corpo, como medicamentos e toxinas ambientais.

FIGURA 26.1 Órgãos do sistema urinário na mulher.

A urina formada pelos rins passa em primeiro lugar pelos ureteres, em seguida para a bexiga urinária, para seu armazenamento, e, por fim, pela uretra, para ser eliminada do corpo.

Funções do Sistema Urinário

1. Os rins regulam o volume e a composição do sangue; ajudam a regular a pressão arterial, o pH e os níveis de glicemia; produzem dois hormônios (calcitriol e eritropoetina); e excretam escórias na urina.
2. Os ureteres transportam a urina dos rins para a bexiga urinária.
3. A bexiga urinária armazena urina e a expele na uretra.
4. A uretra elimina a urina do corpo.

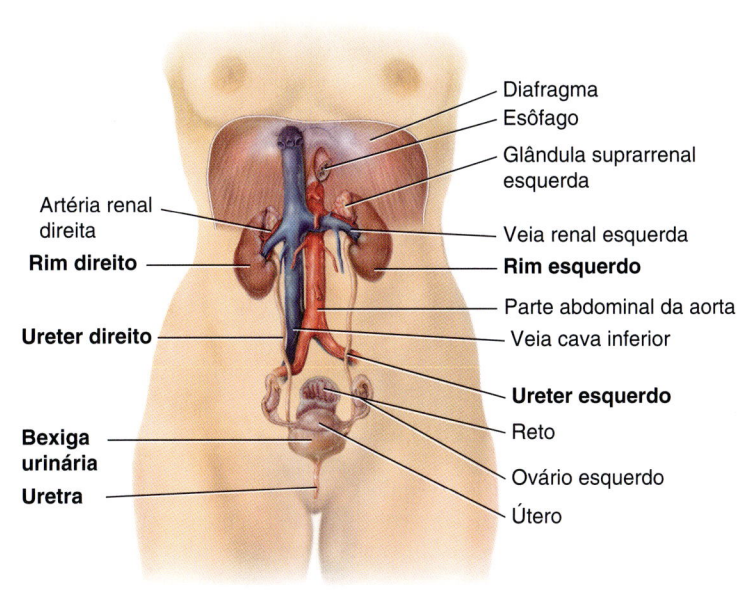

A. Vista anterior do sistema urinário

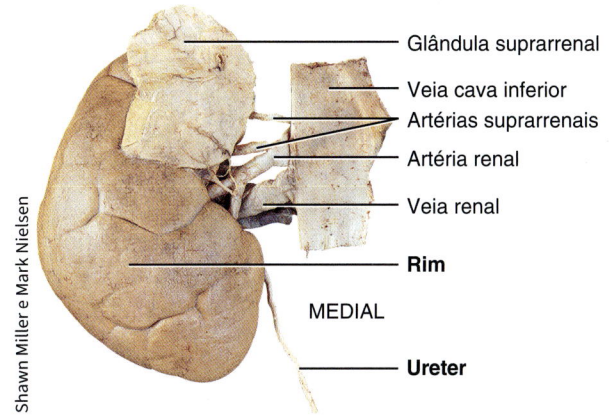

B. Vista anterior do rim direito

? Que órgãos constituem o sistema urinário?

- **Regulação da composição iônica do sangue.** Os rins ajudam a regular os níveis sanguíneos de vários íons, dos quais os mais importantes são íons sódio (Na^+), íons potássio (K^+), íons cálcio (Ca^{2+}), íons cloreto (Cl^-) e íons fosfato (HPO_4^{2-}). Os rins executam essa tarefa ao ajustar as quantidades desses íons que são excretadas na urina

- **Regulação do pH do sangue.** Os rins excretam uma quantidade variável de íons hidrogênio (H^+) na urina e conservam os íons bicarbonato (HCO_3^-), que constituem importante tampão do H^+ no sangue. Ambas as atividades ajudam a regular o pH do sangue

- **Regulação do volume sanguíneo.** Os rins ajustam o volume sanguíneo por meio da conservação ou eliminação de água na urina. O aumento do volume sanguíneo eleva a pressão arterial, enquanto a diminuição do volume sanguíneo a reduz

- **Regulação da pressão arterial.** Os rins também ajudam a regular a pressão arterial pela secreção da enzima renina, que ativa a via renina-angiotensina-aldosterona (ver **Figura 18.15**). O aumento da renina provoca uma elevação da pressão arterial

- **Manutenção da osmolaridade do sangue.** Ao regular separadamente a perda de água e a perda de solutos na urina, os rins mantêm uma osmolaridade do sangue relativamente constante, próxima a 300 miliosmoles por litro (mOsm/ℓ).*

- **Produção de hormônios.** Os rins produzem dois hormônios. O *calcitriol*, a forma ativa da vitamina D, ajuda a regular a homeostasia do cálcio (ver **Figura 18.13**), e a *eritropoetina* estimula a produção de eritrócitos (ver **Figura 19.5**)

- **Regulação do nível de glicemia.** À semelhança do fígado, os rins podem utilizar o aminoácido glutamina na *gliconeogênese*, a síntese de novas moléculas de glicose. Em seguida, podem liberar a glicose no sangue, para ajudar a manter um nível normal de glicemia.

Como fica evidente a partir das funções mencionadas, a urina contém mais do que escórias. Ela também contém água e outras substâncias, como íons, que desempenham funções importantes no corpo, mas que excedem as necessidades do corpo. Você aprenderá mais detalhes sobre a composição da urina na Seção 26.8.

> **Teste rápido**
> 1. Explique a função de cada órgão do sistema urinário.
> 2. Cite exemplos de escórias que podem estar presentes na urina.

---

*A **osmolaridade** de uma solução é uma medida do número total de partículas dissolvidas por litro de solução. As partículas podem ser moléculas, íons ou uma mistura de ambos. Para calcular a osmolaridade, multiplica-se a molaridade (ver Seção 2.4) pelo número de partículas por molécula, uma vez dissolvida a molécula. Um termo semelhante, *osmolalidade*, é o número de partículas de soluto por *quilograma* de água. Como é mais fácil medir os volumes de soluções do que determinar a massa de água que elas contêm, a osmolaridade é mais comumente utilizada do que a osmolalidade. Os líquidos corporais e as soluções utilizados clinicamente são, em sua maioria, diluídos e, nesse caso, há uma diferença de menos de 1% entre as duas medidas.

26.2 Anatomia dos rins

OBJETIVOS

- **Descrever** as características da anatomia macroscópica externa e interna dos rins
- **Traçar** o trajeto do fluxo sanguíneo pelos rins.

Os **rins** são órgãos pares avermelhados, com formato de feijão, localizados logo acima da cintura, entre o peritônio e a parede posterior do abdome. Como sua posição é posterior ao peritônio da cavidade abdominal, são considerados órgãos retroperitoneais (*retro-* = atrás de) (**Figura 26.2**). Os rins estão localizados entre os níveis da última vértebra torácica e terceira vértebra lombar, uma posição em que ficam parcialmente protegidos pelas costelas XI e XII. Se essas costelas inferiores forem fraturadas, podem perfurar os rins e provocar dano significativo e até mesmo potencialmente fatal. O rim direito é ligeiramente mais baixo do que o esquerdo (ver **Figura 26.1**), visto que o fígado ocupa um espaço considerável no lado direito, superiormente ao rim.

Anatomia externa dos rins

Um rim adulto normal mede de 10 a 12 cm de comprimento, 5 a 7 cm de largura e 3 cm de espessura – aproximadamente o tamanho de um sabonete comum – e possui uma massa de 135 a 150 g. A margem medial côncava de cada rim está voltada para a coluna vertebral (ver **Figura 26.1**). Próximo ao centro da borda côncava, existe um entalhe denominado **hilo renal**, através do qual o ureter emerge do rim, juntamente de vasos sanguíneos, vasos linfáticos e nervos (**Figura 26.3 A**).

Três camadas de tecido circundam cada rim (**Figura 26.2**). A camada profunda, a **cápsula fibrosa**, é uma lâmina transparente e lisa de tecido conjuntivo rico em colágeno, que é contínuo com o revestimento externo do ureter. Atua como barreira contra traumatismos e ajuda a manter o formato do rim. A camada intermediária, a **cápsula adiposa**, é uma massa de tecido adiposo que circunda a cápsula fibrosa. Essa camada também protege o rim de traumatismos e o mantém firmemente em sua posição dentro da cavidade abdominal. A camada superficial, a **fáscia renal**, consiste em tecido conjuntivo irregular denso colagenoso e elástico, que ancora o rim às estruturas adjacentes e à parede abdominal. Na face anterior dos rins, a fáscia renal situa-se abaixo do peritônio.

Anatomia interna dos rins

Um corte coronal através do rim revela duas regiões distintas: uma região superficial, vermelho-clara, denominada **córtex renal** (*cortex* = casca), e uma região interna profunda, mais escura e marrom-avermelhada, denominada **medula renal** (*medulla* = porção interna) (**Figura 26.3**). A medula renal consiste em várias **pirâmides renais** em formato de cone. A base (extremidade mais larga) de cada pirâmide está voltada para o córtex renal, enquanto

CAPÍTULO 26 Sistema Urinário **1043**

FIGURA 26.2 Posição e revestimentos dos rins.

Os rins são circundados por uma cápsula fibrosa, cápsula adiposa e fáscia renal.

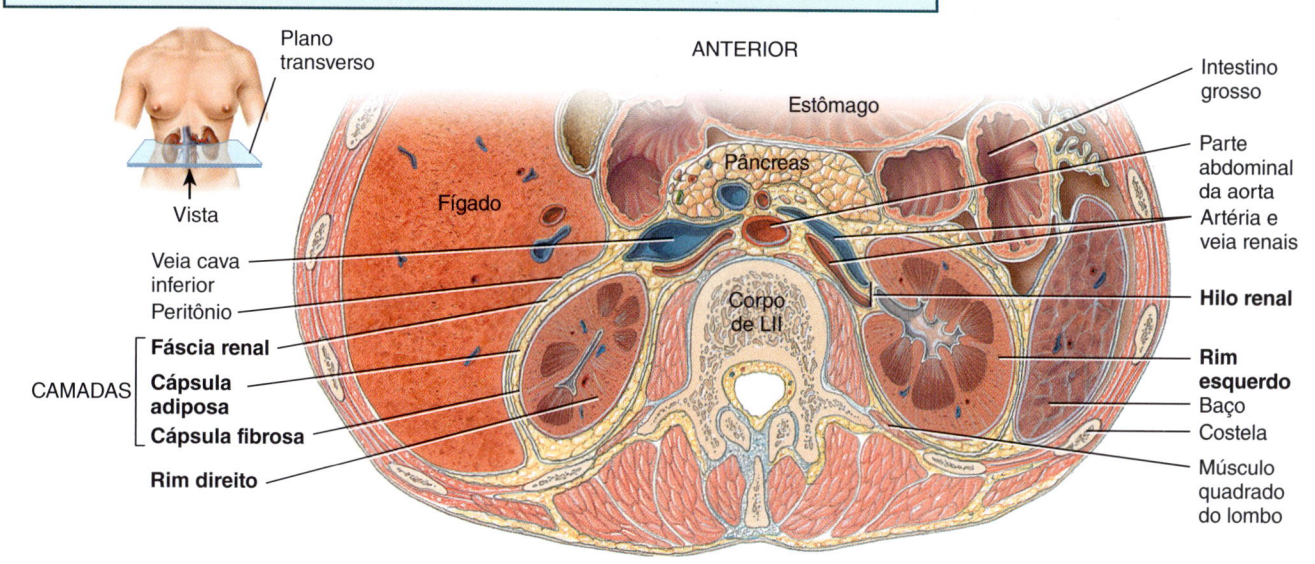

A. Vista inferior da seção transversa do abdome (LII)

B. Corte sagital através do rim direito

? Por que os rins são considerados retroperitoneais?

seu ápice (extremidade mais estreita), denominado **papila renal**, aponta em direção ao hilo renal. O córtex renal é a área de textura uniforme, que se estende da cápsula fibrosa até as bases das pirâmides renais e nos espaços entre elas. É dividido em uma *zona cortical* externa e uma *zona justamedular* interna. As partes do córtex renal que se estendem entre as pirâmides renais são denominadas **colunas renais**.

Juntos, o córtex renal e as pirâmides renais da medula renal constituem o **parênquima**, ou porção funcional do rim. No interior do parênquima, estão as unidades funcionais do rim – cerca de 1 milhão de estruturas microscópicas em cada rim, denominadas **néfrons**. O filtrado (líquido filtrado) formado pelos néfrons drena para grandes **ductos papilares**, que se estendem através das papilas renais das pirâmides. Os ductos papilares drenam para

FIGURA 26.3 Anatomia interna dos rins.

As duas principais regiões do fígado são a região superficial vermelho-clara, denominada córtex renal, e a região profunda vermelho-escura, denominada medula renal.

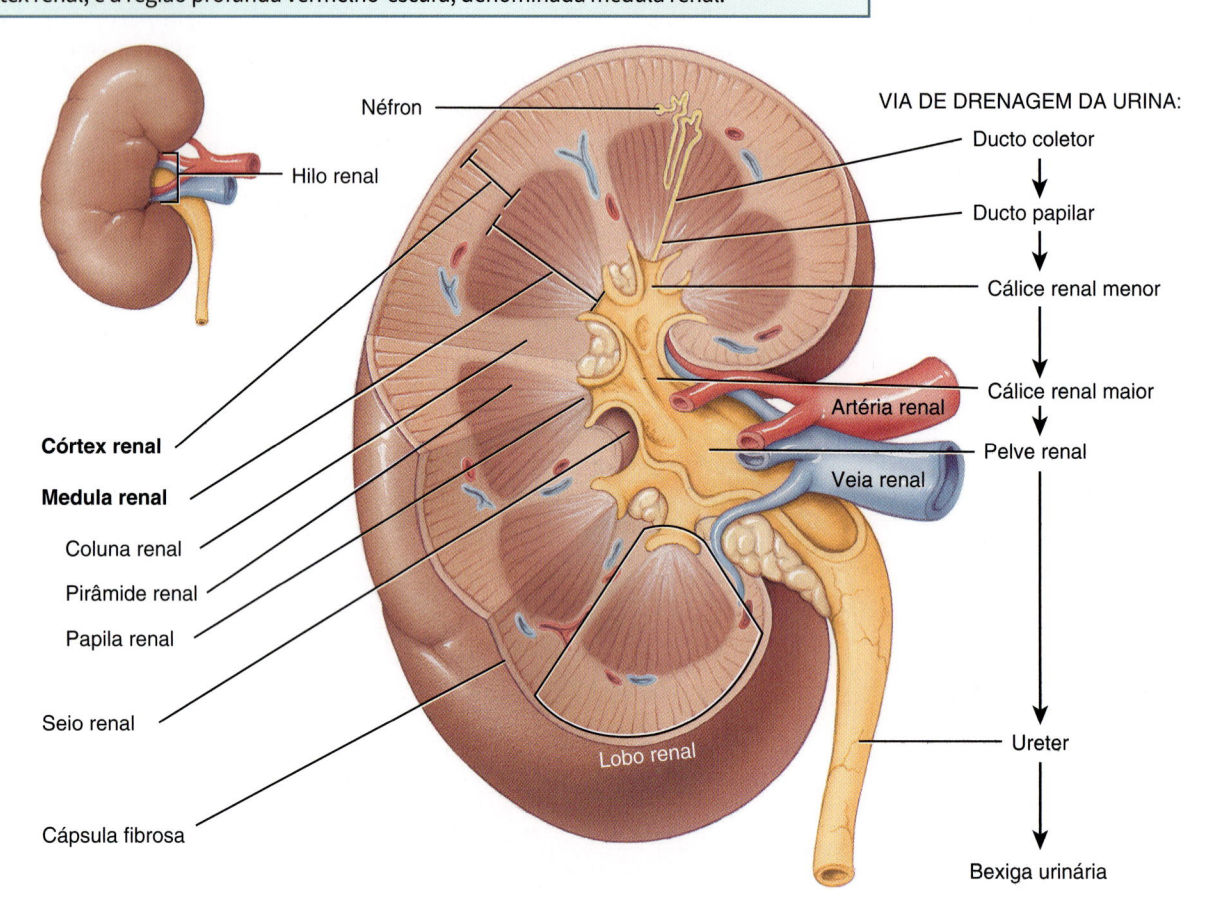

- Néfron
- Hilo renal
- Córtex renal
- Medula renal
- Coluna renal
- Pirâmide renal
- Papila renal
- Seio renal
- Lobo renal
- Cápsula fibrosa
- Artéria renal
- Veia renal

VIA DE DRENAGEM DA URINA:
- Ducto coletor
↓
- Ducto papilar
↓
- Cálice renal menor
↓
- Cálice renal maior
↓
- Pelve renal
↓
- Ureter
↓
- Bexiga urinária

A. Vista anterior de dissecção do rim direito

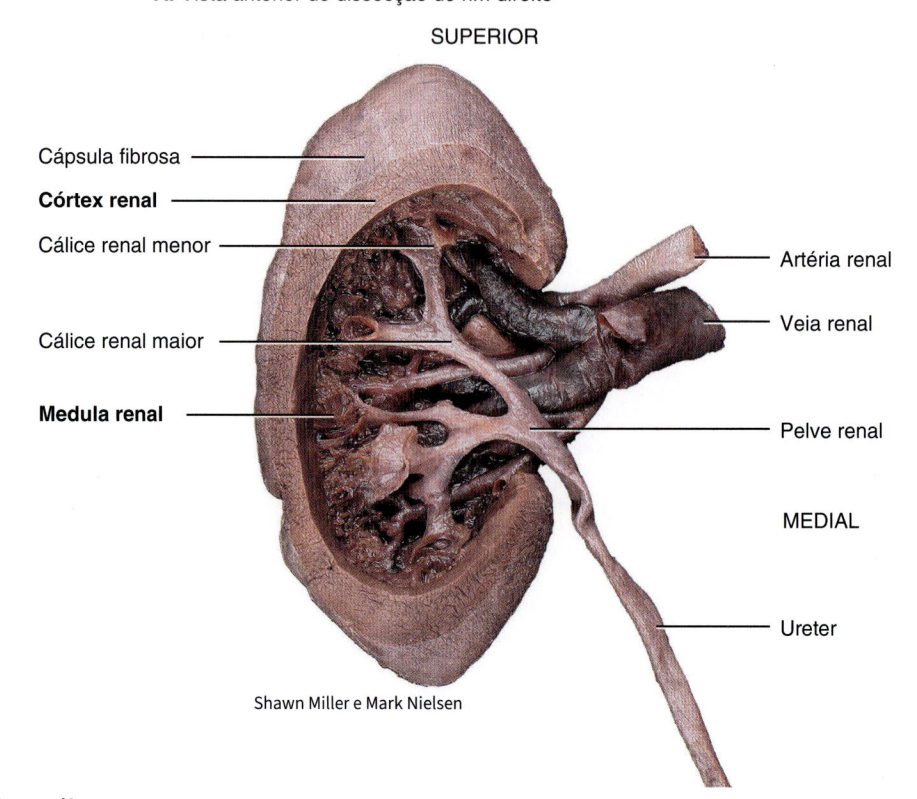

SUPERIOR

- Cápsula fibrosa
- Córtex renal
- Cálice renal menor
- Cálice renal maior
- Medula renal
- Artéria renal
- Veia renal
- Pelve renal
- Ureter

MEDIAL

Shawn Miller e Mark Nielsen

B. Vista posterior de dissecção do rim esquerdo

? Que estruturas passam pelo hilo renal?

estruturas em caliciformes, denominadas **cálices renais maiores** e **cálices renais menores**. Cada rim tem 8 a 18 cálices renais menores e dois ou três cálices renais maiores. Um cálice menor recebe o filtrado dos ductos papilares de uma papila renal e o conduz até um cálice renal maior. Após sua entrada nos cálices, o filtrado torna-se urina, visto que não pode mais ocorrer reabsorção. A razão disso é que o epitélio simples dos néfrons e ductos torna-se o urotélio nos cálices. O urotélio bloqueia as trocas entre as paredes desses tubos. A partir dos cálices renais maiores, a urina flui para uma grande cavidade única, denominada **pelve renal** (*pelv-* = bacia) e, em seguida, através do ureter, até alcançar a bexiga urinária.

O hilo renal se expande em uma cavidade dentro do rim, denominada **seio renal**, que contém parte da pelve renal, cálices e ramos dos vasos sanguíneos e nervos renais. O tecido adiposo ajuda a estabilizar a posição dessas estruturas no seio renal.

Suprimento sanguíneo e inervação dos rins

Como os rins removem escórias do sangue e regulam seu volume e composição iônica, não é surpreendente que eles sejam abundantemente irrigados por vasos sanguíneos. Embora os rins constituam menos de 0,5% da massa corporal total, eles recebem 20 a 25% do débito cardíaco em repouso, por meio das **artérias renais** direita e esquerda (**Figura 26.4**). Nos adultos, o **fluxo sanguíneo renal**, o fluxo sanguíneo através de ambos os rins, é de cerca de 1.200 mℓ por minuto.

No rim, a artéria renal divide-se em várias **artérias segmentares**, que irrigam diferentes segmentos (áreas) do rim. Cada artéria segmentar emite vários ramos, que entram no

FIGURA 26.4 Suprimento sanguíneo dos rins.

As artérias renais fornecem 20 a 25% do débito cardíaco em repouso para os rins.

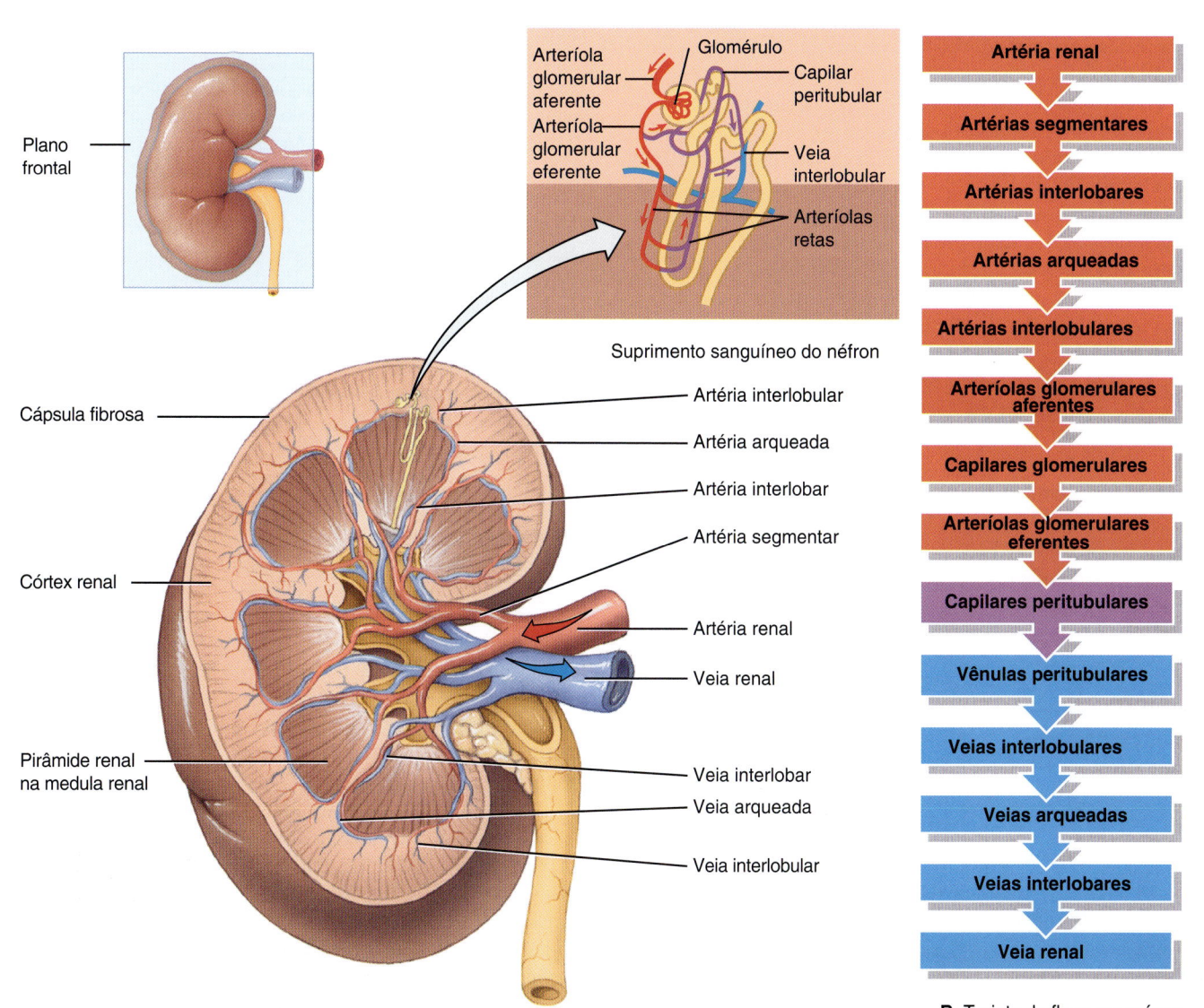

A. Corte frontal do rim direito

B. Trajeto do fluxo sanguíneo

? Qual é o volume de sangue que entra nas artérias renais por minuto?

parênquima e passam pelas colunas renais entre os lobos renais, como **artérias interlobares**. Um **lobo renal** consiste em uma pirâmide renal, parte da coluna renal em ambos os lados da pirâmide renal e no córtex renal, na base da pirâmide renal (ver **Figura 26.3 A**). Nas bases das pirâmides renais, as artérias interlobares curvam-se entre a medula renal e o córtex; nesse local, são conhecidas como **artérias arqueadas** (formato semelhante a um arco). As divisões das artérias arqueadas produzem uma série de **artérias interlobulares**. Essas artérias irradiam-se para fora e entram no córtex renal. Nesse local, emitem ramos denominados **arteríolas glomerulares aferentes** (*af-* = em direção a; *-ferrent* = conduzir).

Cada néfron recebe uma arteríola glomerular aferente, que se divide em uma rede capilar emaranhada em forma de bola, denominada **glomérulo** (= pequena bola). Em seguida, os capilares glomerulares reúnem-se para formar uma **arteríola glomerular eferente** (*ef-* = para fora), que leva o sangue para fora do glomérulo. Os capilares glomerulares são únicos entre os capilares do corpo, visto que eles estão posicionados entre duas arteríolas, em vez de estar localizados entre uma artéria e uma vênula. Por serem redes capilares e pelo fato de que eles também desempenham importante papel na formação da urina, os glomérulos são considerados parte dos sistemas tanto cardiovascular quanto urinário.

As arteríolas glomerulares eferentes dividem-se para formar os **capilares peritubulares** (*peri-* = em torno de), que circundam as partes tubulares do néfron no córtex renal. A partir de algumas arteríolas glomerulares eferentes, estendem-se capilares longos em forma de alça, denominados **arteríolas retas**, que irrigam as porções tubulares do néfron na medula renal (ver **Figura 26.4 A**).

Por fim, os capilares peritubulares reúnem-se para formar **veias interlobulares**, que também recebem sangue das arteríolas retas. Em seguida, o sangue é drenado pelas **veias arqueadas** para as **veias interlobares**, seguindo entre as pirâmides renais. O sangue deixa o rim por meio de uma única **veia renal**, que sai no hilo renal e transporta o sangue venoso para a veia cava inferior.

Muitos nervos renais originam-se no *gânglio renal* e passam pelo *plexo renal* para os rins, juntamente das artérias renais. Os nervos renais estão incluídos na parte simpática da divisão autônoma do sistema nervoso. A maioria consiste em nervos vasomotores, que regulam o fluxo sanguíneo pelos rins, causando vasodilatação ou vasoconstrição das arteríolas renais.

Teste rápido

3. Descreva a localização dos rins. Por que eles são considerados retroperitoneais?
4. Identifique as três camadas que circundam o rim de dentro para fora.
5. Descreva os componentes do córtex renal e da medula renal.
6. Acompanhe o trajeto do sangue na artéria renal, através do rim e para fora de uma veia renal.
7. Que parte da divisão autônoma do sistema nervoso inerva os vasos sanguíneos renais?

26.3 Néfron

OBJETIVOS

- **Descrever** as partes de um néfron
- **Explicar** a histologia de um néfron e ducto coletor.

Partes do néfron

Os **néfrons** constituem as unidades funcionais dos rins. Cada néfron consiste em duas partes: uma **cápsula renal**, onde o plasma sanguíneo é filtrado, e um túbulo renal, no qual o líquido filtrado (filtrado glomerular) passa e é ainda mais regulado (**Figura 26.5**). O suprimento sanguíneo, que foi anteriormente descrito, está estreitamente associado ao néfron. Os dois componentes de um corpúsculo renal são o **glomérulo** (rede de capilares) e a **cápsula glomerular** ou *cápsula de Bowman*, uma estrutura epitelial de parede dupla que circunda os capilares glomerulares. O plasma sanguíneo é filtrado na cápsula glomerular, e, em seguida, o líquido filtrado passa para o túbulo renal, que possui três partes principais. Para que o líquido passe por eles, o túbulo renal consiste em (1) um **túbulo contorcido proximal (TCP)**, (2) **alça de Henle** e (3) um **túbulo contorcido distal (TCD)**. *Proximal* denota parte do túbulo ligada à cápsula glomerular, enquanto *distal* indica a parte que está mais afastada. *Contorcido* significa que o túbulo é densamente espiralado, em vez de reto. O corpúsculo renal e os túbulos contorcidos proximais e distais situam-se dentro do córtex renal; a alça de Henle estende-se dentro da medula renal, faz uma curva em grampo e, em seguida, retorna ao córtex renal.

Os túbulos contorcidos distais de vários néfrons desembocam em um único **ducto coletor (DC)**. Em seguida, os ductos coletores unem-se e convergem em várias centenas de grandes **ductos papilares**, que drenam para os cálices renais menores. Os ductos coletores e os ductos papilares estendem-se do córtex renal pela medula renal e entram em um cálice renal menor. Assim, um rim possui cerca de 1 milhão de néfrons, porém um número muito menor de ductos coletores e um número ainda menor de ductos papilares.

No néfron, a **alça de Henle** conecta os túbulos contorcidos proximais e distais. A primeira parte da alça de Henle começa no ponto em que o TCP faz sua última curva para baixo. Começa no córtex renal e estende-se para baixo e para dentro da medula renal, onde é denominada **ramo descendente da alça de Henle** (ver **Figura 26.5**). Em seguida, faz uma curva em grampo e retorna para o córtex renal, onde termina no TCD e é conhecido como **ramo ascendente da alça de Henle**. Cerca de 80 a 85% dos néfrons consistem em **néfrons corticais**. Seus corpúsculos renais estão situados na parte externa do córtex renal e apresentam alças de Henle *curtas*, que estão situadas principalmente no córtex renal e só penetram na região externa da medula renal (ver **Figura 26.5 B**). As alças de Henle curtas recebem seu suprimento sanguíneo dos capilares peritubulares que emergem das arteríolas glomerulares eferentes. Os outros 15 a 20% dos néfrons consistem em **néfrons justamedulares** (*juxta-* = ao lado de). Seus corpúsculos renais estão localizados

FIGURA 26.5 **Estrutura dos néfrons e vasos sanguíneos associados.** Observe que o ducto coletor e o ducto papilar não fazem parte do néfron.

Os néfrons são as unidades funcionais dos rins.

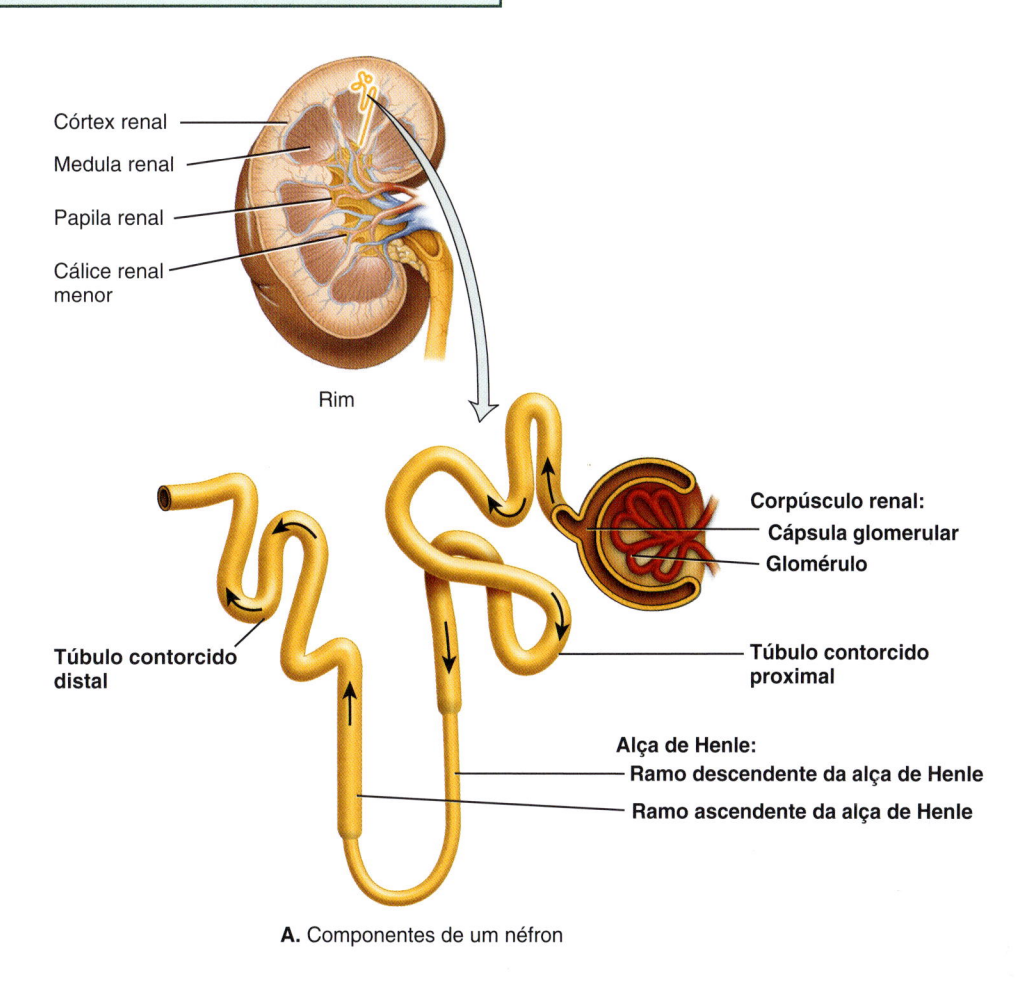

- Córtex renal
- Medula renal
- Papila renal
- Cálice renal menor

Rim

Corpúsculo renal:
- Cápsula glomerular
- Glomérulo

Túbulo contorcido distal

Túbulo contorcido proximal

Alça de Henle:
- Ramo descendente da alça de Henle
- Ramo ascendente da alça de Henle

A. Componentes de um néfron

(continua)

profundamente no córtex renal, próximo à medula renal, e apresentam uma alça de Henle *longa*, que se estende na região mais profunda da medula renal (ver **Figura 26.5 C**). As alças de Henle longas recebem seu suprimento sanguíneo dos capilares peritubulares e das arteríolas retas que emergem da arteríola glomerular eferente. Além disso, o ramo ascendente da alça de Henle dos néfrons justamedulares consiste em duas partes: um **ramo ascendente delgado**, seguido de um **ramo ascendente espesso** (ver **Figura 26.5 C**). O lúmen do ramo ascendente delgado é o mesmo que em outras áreas do túbulo renal; apenas o epitélio é mais fino. Os néfrons com alças de Henle longas permitem aos rins excretar uma urina muito diluída ou muito concentrada (descrita na Seção 26.7).

Histologia do néfron e do ducto coletor

Uma única camada de células epiteliais forma toda parede da cápsula glomerular, túbulo renal e ductos (**Figura 26.6**). Todavia, cada parte possui características histológicas distintas, que refletem suas funções específicas. Discutiremos essas partes na ordem em que o líquido flui através delas: cápsula glomerular, túbulo renal e DC.

Cápsula glomerular. A cápsula glomerular consiste em camadas visceral e parietal (ver **Figura 26.6 A**). A camada visceral é formada por células epiteliais pavimentosas simples, denominadas **podócitos** (*podo-* = pé; -*cytes* = células). As numerosas projeções em forma de pé dessas células (pedicelos) envolvem a única camada de células endoteliais dos capilares glomerulares e formam a parede interna da cápsula. A camada parietal da cápsula glomerular consiste em epitélio pavimentoso simples e forma a parede externa da cápsula. O líquido filtrado pelos capilares glomerulares entra no **espaço capsular**, o espaço existente entre as duas camadas da cápsula glomerular, que é contínuo com o lúmen do túbulo renal. Pense na correlação entre o glomérulo e a cápsula glomerular da seguinte maneira: o glomérulo é um punho cerrado dentro de um balão flácido (a cápsula glomerular), até que o punho cerrado seja recoberto por duas camadas do balão (a camada do balão que toca o punho cerrado é a camada visceral, enquanto a camada que não está em contato com a mão é a camada parietal) com um espaço entre elas (o interior do balão), o espaço capsular.

FIGURA 26.5 *Continuação.*

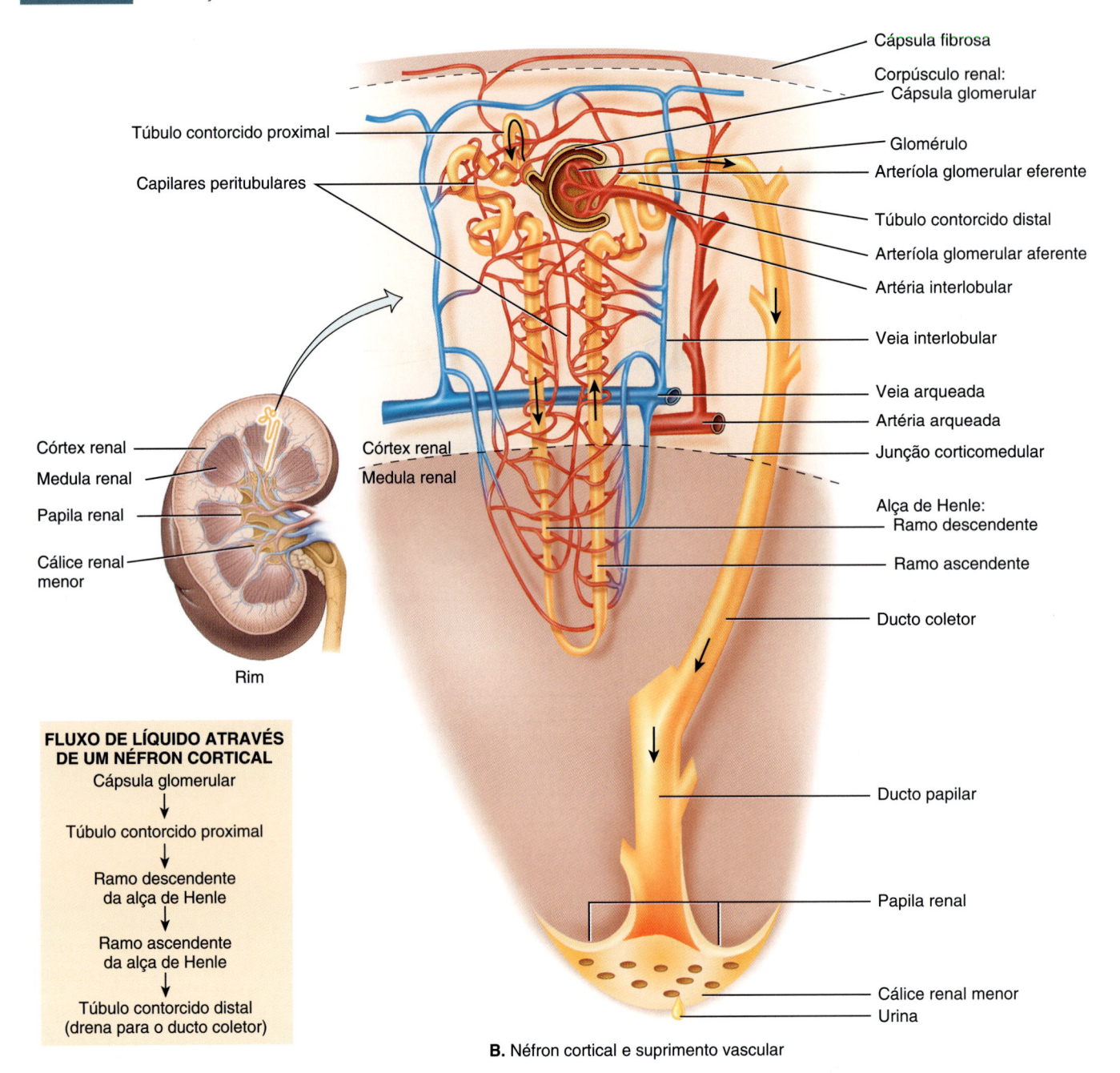

B. Néfron cortical e suprimento vascular

FLUXO DE LÍQUIDO ATRAVÉS DE UM NÉFRON CORTICAL

Cápsula glomerular
↓
Túbulo contorcido proximal
↓
Ramo descendente da alça de Henle
↓
Ramo ascendente da alça de Henle
↓
Túbulo contorcido distal (drena para o ducto coletor)

Túbulo renal e ducto coletor. A **Tabela 26.1** ilustra a histologia das células que formam o túbulo renal e o DC. No TCP, as células consistem em células epiteliais cúbicas simples, com uma borda proeminente com microvilosidades em sua superfície apical (superfície voltada para o lúmen). Essas microvilosidades, à semelhança daquelas do intestino delgado, aumentam a área de superfície para reabsorção e secreção. O ramo descendente da alça de Henle e a primeira parte do ramo ascendente da alça de Henle (o ramo ascendente delgado) são compostos de epitélio pavimentoso simples. (Lembre-se de que os néfrons corticais ou de alça curta carecem do ramo ascendente delgado.) O ramo ascendente espesso da alça de Henle é composto de epitélio cúbico simples a epitélio colunar baixo.

Em cada néfron, a parte final do ramo ascendente da alça de Henle faz contato com a arteríola glomerular aferente que supre o corpúsculo renal (ver **Figura 26.6 B**). Como as células tubulares colunares nessa região estão aglomeradas entre si, são conhecidas como **mácula densa** (*macula* = mancha; *densa* = denso). Ao lado da mácula densa, a parede da arteríola glomerular aferente (e, algumas vezes, a arteríola glomerular eferente) contém fibras musculares lisas modificadas, denominadas **células justaglomerulares (JG)** (*juxta* = ao lado de). Em conjunto com a mácula densa, essas células constituem o **aparelho justaglomerular (AJG)**. Conforme descrito mais adiante, o AJG ajuda a regular a pressão arterial no interior dos rins. O TCD começa a uma curta distância depois da mácula densa. Na parte final do TCD e

Cápsula fibrosa
Túbulo contorcido distal
Corpúsculo renal:
 Cápsula glomerular
Túbulo contorcido proximal
Glomérulo
Capilares peritubulares
Arteríola glomerular aferente
Arteríola glomerular eferente
Artéria interlobular
Veia interlobular
Córtex renal
Veia arqueada
Medula renal
Artéria arqueada
Junção corticomedular
Córtex renal
Medula renal
Ducto coletor
Papila renal
Cálice renal menor
Alça de Henle:
 Ramo descendente
Ramo ascendente espesso
Ramo ascendente delgado
Rim

FLUXO DE LÍQUIDO ATRAVÉS DE UM NÉFRON JUSTAMEDULAR

Cápsula glomerular
↓
Túbulo contorcido proximal
↓
Ramo descendente da alça de Henle
↓
Ramo ascendente delgado da alça de Henle
↓
Ramo ascendente espesso da alça de Henle
↓
Túbulo contorcido distal (drena para a ducto coletor)

Ducto papilar

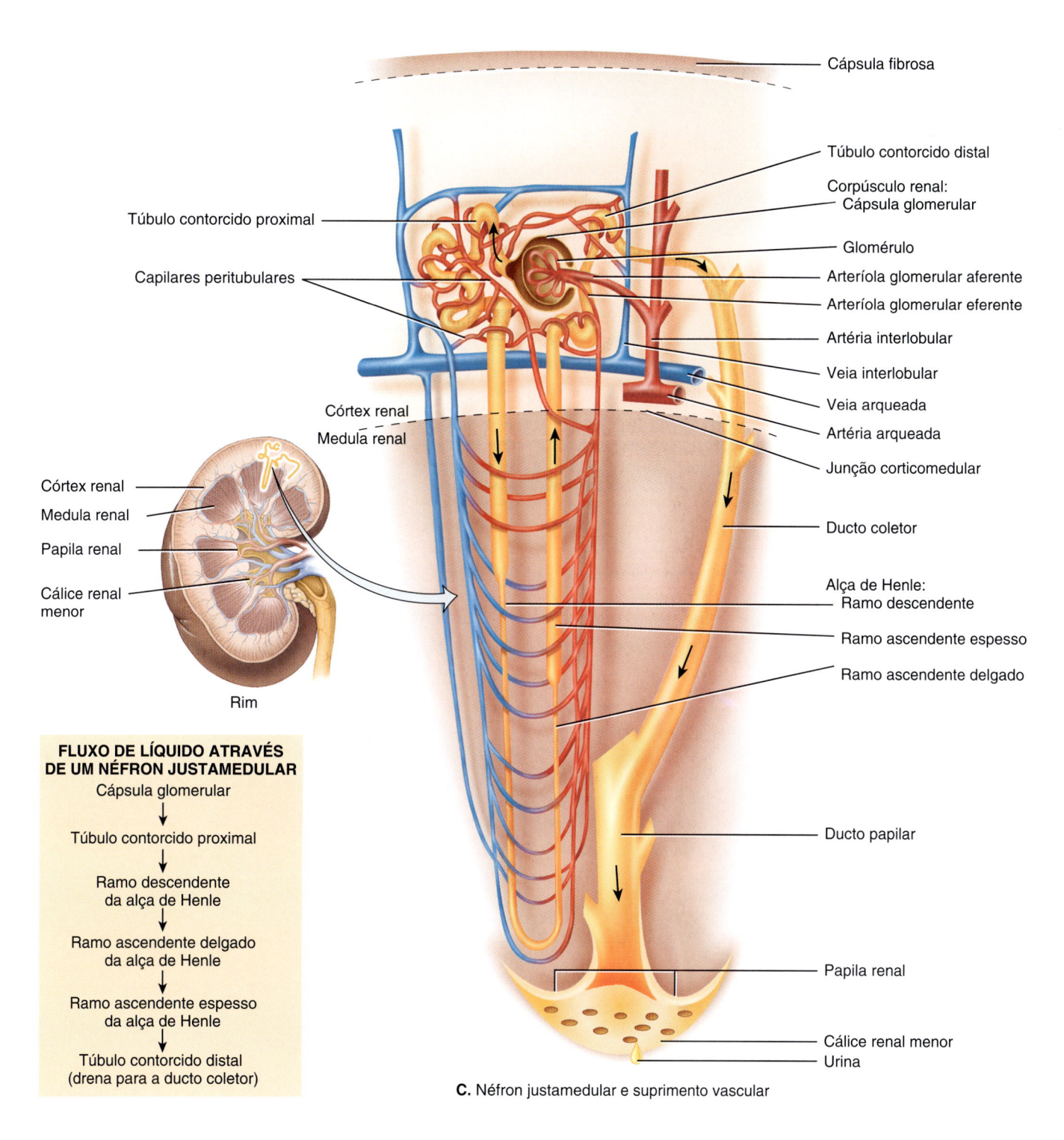

Papila renal

Cálice renal menor
Urina

C. Néfron justamedular e suprimento vascular

? Quais são as diferenças básicas entre os néfrons corticais e justamedulares?

continuando até os ductos coletores, existem dois tipos diferentes de células. A maior parte consiste em **células principais**, que possuem receptores tanto para o hormônio antidiurético (ADH) quanto para a aldosterona – dois hormônios que regulam suas funções. Um número menor é constituído por **células intercaladas**, que desempenham papel na homeostasia do pH do sangue.

Os ductos coletores drenam para grandes ductos papilares, que são revestidos por epitélio colunar simples.

O número de néfrons é constante desde o nascimento. Qualquer aumento no tamanho do rim deve-se exclusivamente ao crescimento de cada néfron, individualmente. Se os néfrons forem lesionados ou estiverem doentes, não há formação de

FIGURA 26.6 Histologia de um corpúsculo renal.

Um corpúsculo renal consiste em um glomérulo e cápsula glomerular.

Corpúsculo renal (vista externa)

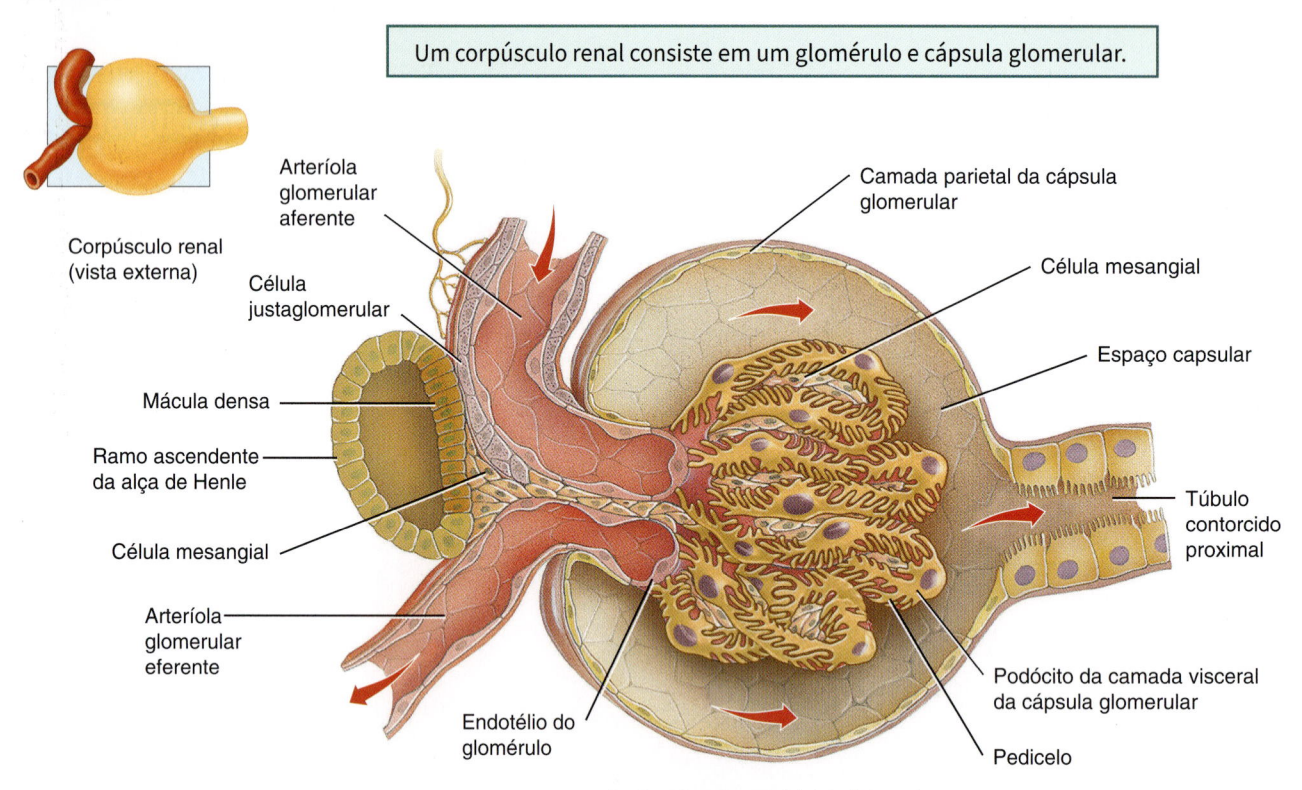

- Arteríola glomerular aferente
- Célula justaglomerular
- Mácula densa
- Ramo ascendente da alça de Henle
- Célula mesangial
- Arteríola glomerular eferente
- Endotélio do glomérulo
- Camada parietal da cápsula glomerular
- Célula mesangial
- Espaço capsular
- Túbulo contorcido proximal
- Podócito da camada visceral da cápsula glomerular
- Pedicelo

A. Corpúsculo renal (vista interna)

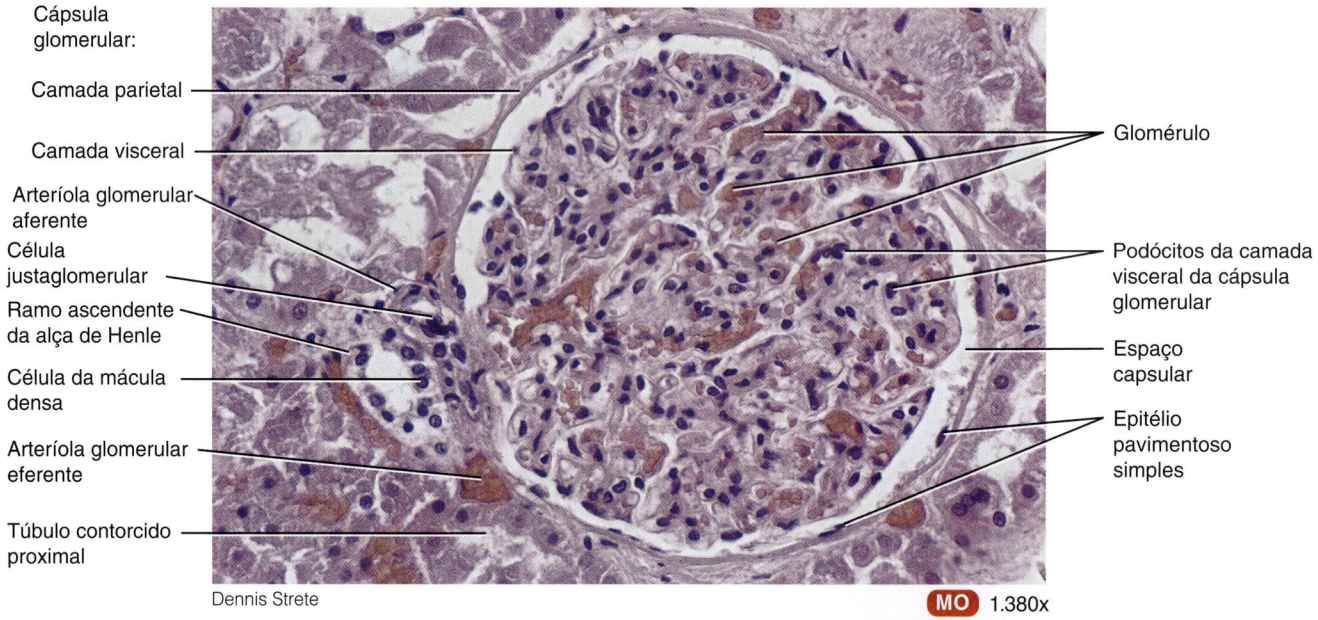

Cápsula glomerular:
- Camada parietal
- Camada visceral
- Arteríola glomerular aferente
- Célula justaglomerular
- Ramo ascendente da alça de Henle
- Célula da mácula densa
- Arteríola glomerular eferente
- Túbulo contorcido proximal

- Glomérulo
- Podócitos da camada visceral da cápsula glomerular
- Espaço capsular
- Epitélio pavimentoso simples

Dennis Strete — MO 1.380x

B. Corpúsculo renal

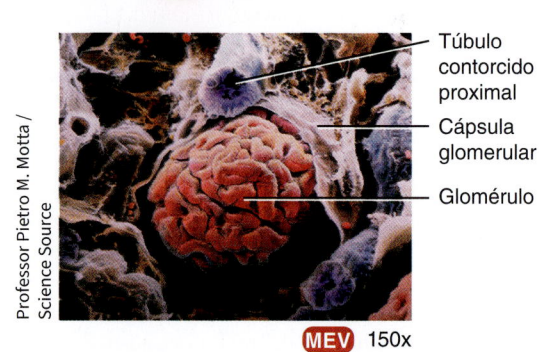

- Túbulo contorcido proximal
- Cápsula glomerular
- Glomérulo

Professor Pietro M. Motta / Science Source — MEV 150x

C. Corpúsculo renal

? A fotomicrografia em (**B**) é de um corte através do córtex renal ou da medula renal? Como você pode afirmar isso?

TABELA 26.1 Características histológicas do túbulo renal e do ducto coletor.

Região e histologia	Descrição
Túbulo contorcido proximal (TCP)	Células epiteliais cúbicas com bordas com microvilosidades proeminentes
Alça de Henle: ramo descendente e ramo ascendente delgado	Células epiteliais pavimentosas simples
Alça de Henle: ramo ascendente espesso	Células epiteliais cúbicas simples a colunares baixas
A maior parte do túbulo contorcido distal (TCD)	Células epiteliais cúbicas simples
Parte final do TCD e todo o ducto coletor (DC)	Epitélio cúbico simples que consiste em células principais e células intercaladas

novos néfrons. Em geral, os sinais de disfunção renal só se tornam aparentes quando a função declina para menos de 25% do normal, visto que os néfrons funcionais remanescentes adaptam-se para lidar com uma carga maior do que a normal. Por exemplo, a remoção cirúrgica de um rim estimula a hipertrofia (aumento) do rim remanescente, que finalmente adquire a capacidade de filtrar o sangue com 80% da velocidade de dois rins normais.

Teste rápido

8. Quais são as duas partes principais de um néfron?
9. Quais são os componentes do túbulo renal?
10. Onde está localizado o AJG e qual é a sua estrutura?

26.4 Aspectos gerais da fisiologia renal

OBJETIVO

- **Identificar** as três funções básicas desempenhadas pelos néfrons e pelos ductos coletores e indicar onde cada uma delas ocorre.

Para produzir urina, os néfrons e os ductos coletores realizam três processos básicos – filtração glomerular, reabsorção tubular e secreção tubular (**Figura 26.7**):

FIGURA 26.7 Relação da estrutura de um néfron com suas três funções básicas: filtração glomerular, reabsorção tubular e secreção tubular. As substâncias excretadas permanecem na urina e, subsequentemente, deixam o corpo.

> A filtração glomerular ocorre no corpúsculo renal. A reabsorção e a secreção tubulares ocorrem ao longo do túbulo renal e do ducto coletor.

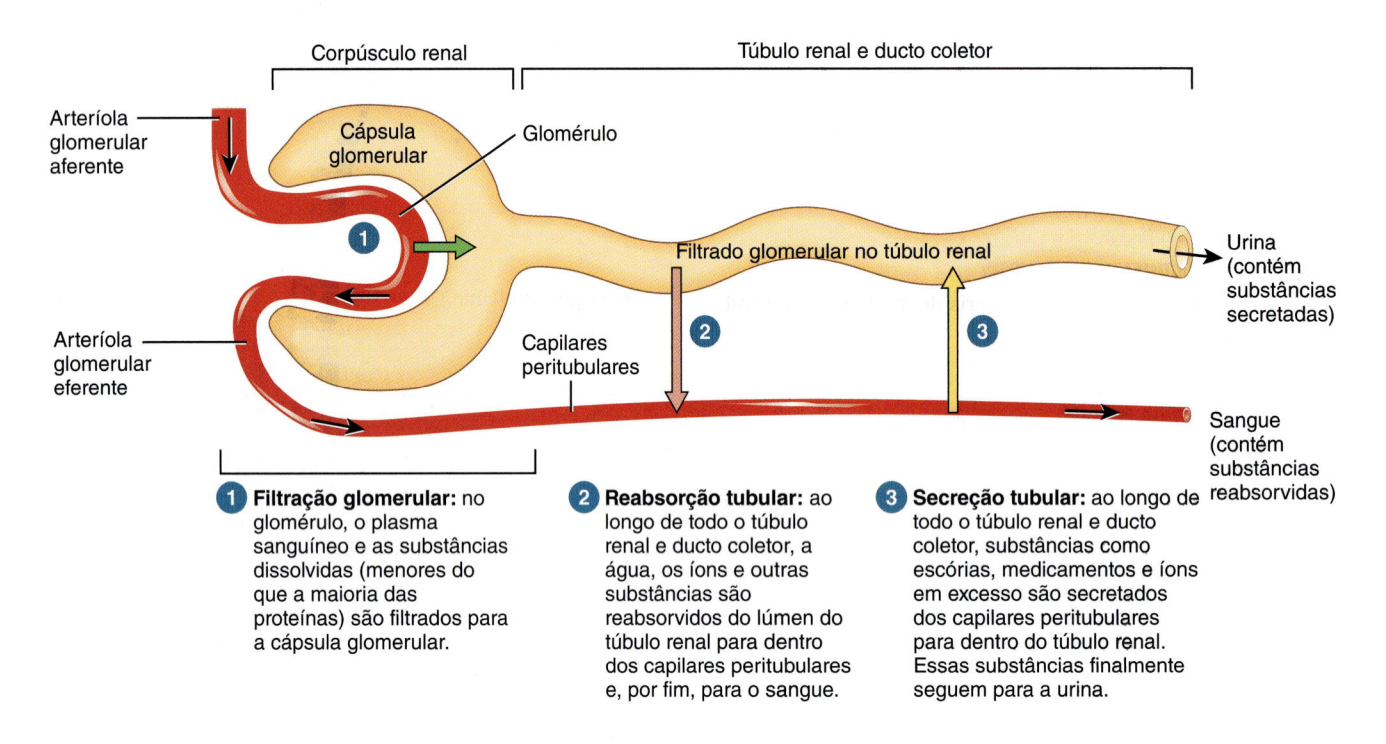

1 Filtração glomerular: no glomérulo, o plasma sanguíneo e as substâncias dissolvidas (menores do que a maioria das proteínas) são filtrados para a cápsula glomerular.

2 Reabsorção tubular: ao longo de todo o túbulo renal e ducto coletor, a água, os íons e outras substâncias são reabsorvidos do lúmen do túbulo renal para dentro dos capilares peritubulares e, por fim, para o sangue.

3 Secreção tubular: ao longo de todo o túbulo renal e ducto coletor, substâncias como escórias, medicamentos e íons em excesso são secretados dos capilares peritubulares para dentro do túbulo renal. Essas substâncias finalmente seguem para a urina.

? Quando as células dos túbulos renais secretam penicilina, o fármaco está sendo adicionado ou removido da corrente sanguínea?

---

1 *Filtração glomerular*. Na primeira etapa da produção de urina, a água e a maior parte dos solutos no plasma sanguíneo atravessam a parede dos capilares glomerulares, onde são filtrados e passam para dentro da cápsula glomerular e, em seguida, no túbulo renal

2 *Reabsorção tubular*. À medida que o líquido filtrado flui pelos túbulos renais e ductos coletores, as células tubulares renais reabsorvem cerca de 99% da água filtrada e muitos solutos úteis. A água e os solutos retornam ao sangue que flui pelos capilares peritubulares e arteríolas retas. Observe que o termo *reabsorção* refere-se ao retorno de substâncias para a corrente sanguínea. Em contrapartida, o termo *absorção* indica a entrada de novas substâncias no corpo, como ocorre no sistema digestório

3 *Secreção tubular*. À medida que o líquido filtrado flui pelos túbulos renais e ductos coletores, as células dos túbulos renais e ductos secretam outros materiais, como escórias, medicamentos e excesso de íons, dentro do líquido. Observe que a secreção tubular *remove uma substância do sangue*.

Os solutos e o líquido que drenam para os cálices renais menores e maiores e para a pelve renal formam a urina e são excretados. A taxa de excreção urinária de qualquer soluto é igual à sua taxa de filtração glomerular (TFG), mais sua taxa de secreção, menos a sua taxa de reabsorção.

Os néfrons, por meio de filtração, reabsorção e secreção, ajudam a manter a homeostasia do volume e da composição do sangue. A situação é um tanto análoga a um centro de reciclagem: os caminhões de lixo despejam o lixo em um funil de descarta, onde o lixo menor passa para uma esteira transportadora (filtração glomerular do plasma sanguíneo). À medida que a esteira transportadora carrega o lixo, os funcionários removem artigos úteis, como latas de alumínio, plásticos e recipientes de vidro (reabsorção). Outros funcionários colocam o lixo adicional deixado em um canto e lixos maiores na esteira transportadora (secreção). No final da esteira, todo o lixo remanescente cai em um caminhão para ser transportado até o aterro sanitário (excreção de escórias na urina).

Teste rápido

11. Qual é a diferença entre a reabsorção tubular e a secreção tubular?

26.5 Filtração glomerular

OBJETIVOS

- **Descrever** a membrana de filtração
- **Discutir** as pressões que promovem e as que se opõem à filtração glomerular.

O líquido que entra no espaço capsular é denominado **filtrado glomerular**. A fração de plasma sanguíneo nas arteríolas glomerulares aferentes dos rins que passa a constituir o filtrado glomerular é a **fração de filtração**. Embora seja normal uma fração de filtração de 0,16 a 0,20 (16 a 20%), o valor varia de modo considerável, tanto na saúde quanto na doença. Em média, o volume diário de filtrado glomerular em adultos é de 150 ℓ nas mulheres e 180 ℓ nos homens. Mais de 99% do filtrado glomerular retorna à corrente sanguínea por reabsorção tubular, de modo que apenas 1 a 2 ℓ são excretados como urina.

Membrana de filtração

Em conjunto, os capilares glomerulares e os podócitos, que circundam por completo os capilares, formam uma barreira permeável, conhecida como **membrana de filtração**. Essa configuração em sanduíche possibilita a filtração de água e pequenos solutos, porém impede a filtração da maior parte das proteínas plasmáticas e células sanguíneas. As substâncias filtradas a partir do sangue atravessam três barreiras de filtração – uma célula endotelial glomerular, a membrana basal e uma fenda de filtração formada por um podócito (Figura 26.8):

1. As **células endoteliais glomerulares** são muito permeáveis, visto que elas possuem grandes **fenestrações** (poros) que medem 0,07 a 0,1 μm de diâmetro. Esse tamanho possibilita a saída de todos os solutos do plasma sanguíneo dos capilares glomerulares, porém impede a filtração das células sanguíneas. Entre os capilares glomerulares e na fenda existente entre as arteríolas glomerulares aferentes e eferentes estão localizadas as **células mesangiais** (*mes-* = no meio; *-angi* = vaso sanguíneo) (ver Figura 26.6 A). Essas células contráteis ajudam a regular a filtração glomerular.

2. A **lâmina basal**, uma camada porosa de material acelular entre o endotélio e os podócitos, consiste em minúsculas fibras colágenas e glicoproteínas de carga negativa. Os poros dentro da lâmina basal possibilitam a passagem de água e da maior parte dos solutos pequenos. Entretanto, as cargas negativas das glicoproteínas repelem as proteínas plasmáticas do sangue, cuja maior parte é aniônica; a repulsão impede a filtração dessas proteínas.

3. A partir de cada podócito, estendem-se milhares de processos semelhantes a pés denominados **pedicelos** (pequenos pés), que envolvem os capilares glomerulares. Os espaços entre os pedicelos são as **fendas de filtração**. Uma membrana fina, a **membrana da fenda**, estende-se através de cada fenda de filtração, o que possibilita a passagem de moléculas com diâmetro inferior a 0,006 a 0,007 μm, incluindo a água, a glicose, vitaminas, aminoácidos, proteínas plasmáticas muito pequenas, a amônia, ureia e íons. Menos de 1% da albumina, a proteína plasmática mais abundante, atravessa a membrana da fenda, visto que, com um diâmetro de 0,007 μm, a albumina é ligeiramente maior para atravessá-la.

FIGURA 26.8 **Membrana de filtração**. O tamanho das fenestrações endoteliais e das fendas de filtração foi exagerado para maior ênfase.

Durante a filtração glomerular, a água e os solutos passam do plasma sanguíneo para o espaço capsular.

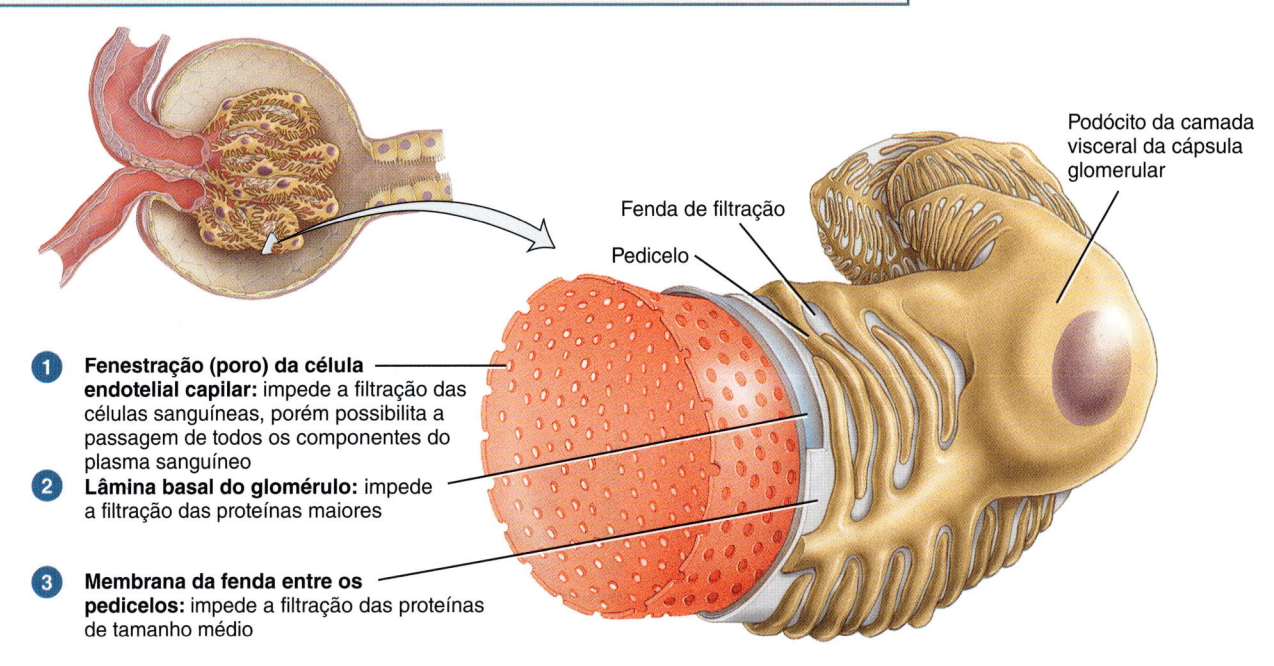

1. **Fenestração (poro) da célula endotelial capilar:** impede a filtração das células sanguíneas, porém possibilita a passagem de todos os componentes do plasma sanguíneo
2. **Lâmina basal do glomérulo:** impede a filtração das proteínas maiores
3. **Membrana da fenda entre os pedicelos:** impede a filtração das proteínas de tamanho médio

Podócito da camada visceral da cápsula glomerular

Fenda de filtração

Pedicelo

A. Aspecto geral da membrana de filtração

(*continua*)

FIGURA 26.8 Continuação.

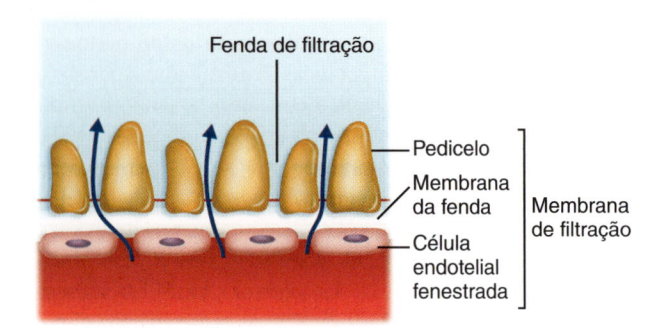

B. Detalhes da membrana de filtração

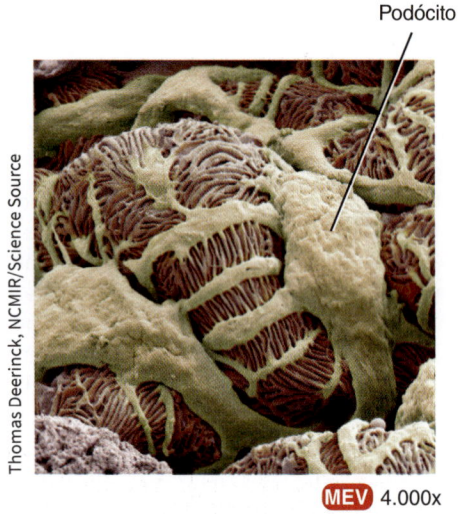

C. Podócito recobrindo um glomérulo

? Que parte da membrana de filtração impede a entrada dos eritrócitos no espaço capsular?

O princípio da *filtração* – o uso de pressão para forçar líquidos e solutos através de uma membrana – é o mesmo nos capilares glomerulares e nos capilares sanguíneos em outras partes do corpo (ver a lei de Starling dos capilares, Seção 21.2). Entretanto, o volume de líquido filtrado pelo corpúsculo renal é muito maior do que em outros capilares sanguíneos do corpo por três razões:

1. Os capilares glomerulares apresentam uma grande área de superfície para a filtração, visto que são longos e extensos. As células mesangiais regulam a quantidade disponível de área de superfície. Quando as células mesangiais estão relaxadas, a área de superfície é máxima, e a filtração glomerular é muito alta. A contração das células mesangiais diminui a área de superfície disponível, e ocorre redução na filtração glomerular.
2. A membrana de filtração é fina e porosa. Apesar de possuir várias camadas, a espessura da membrana de filtração é de apenas 0,1 mm. Os capilares glomerulares também são aproximadamente 50 vezes mais permeáveis do que os capilares sanguíneos na maioria dos outros tecidos, principalmente devido às suas grandes fenestrações.
3. A pressão sanguínea capilar glomerular é alta. Como a arteríola glomerular eferente tem um diâmetro menor que o da arteríola glomerular aferente, a resistência ao efluxo de sangue do glomérulo é alta. Em consequência, a pressão sanguínea nos capilares glomerulares é consideravelmente mais alta do que nos capilares sanguíneos em outras partes do corpo.

Pressão de filtração efetiva

A filtração glomerular depende de três pressões principais. Uma pressão *promove* a filtração, enquanto duas pressões se *opõem* à filtração (**Figura 26.9**):

1 A **pressão hidrostática glomerular do sangue (PHGS)** é a pressão do sangue nos capilares glomerulares. Em geral, ela é de cerca de 55 mmHg e promove a filtração ao forçar a água e os solutos do plasma sanguíneo através da membrana de filtração.

2 A **pressão hidrostática capsular (PHC)** é a pressão hidrostática exercida contra a membrana de filtração pelo líquido que já se encontra no espaço capsular e no túbulo renal. A PHC opõe-se à filtração e representa uma "pressão retrógrada" de cerca de 15 mmHg.

3 A **pressão coloidosmótica do sangue (PCOS)**, que resulta da presença de proteínas, como albumina, globulinas e fibrinogênio no plasma sanguíneo, também se opõe à filtração. A PCOS média nos capilares glomerulares é de 30 mmHg.

A pressão de filtração efetiva (PFE), a pressão total que promove a filtração, é determinada da seguinte maneira:

$$PFE = PHGS - PHC - PCOS$$

Com a substituição dos valores anteriormente fornecidos, pode-se calcular a PFE normal:

$$PFE = 55\ mmHg - 15\ mmHg - 30\ mmHg$$
$$= 10\ mmHg$$

Assim, uma pressão de apenas 10 mmHg provoca a filtração de uma quantidade normal de plasma sanguíneo (menos as proteínas plasmáticas) do glomérulo para dentro do espaço capsular.

Correlação clínica

A perda de proteínas do plasma sanguíneo na urina provoca edema

Em algumas doenças renais, ocorre dano aos capilares glomerulares, que se tornam permeáveis a ponto de permitir a entrada de proteínas plasmáticas no filtrado glomerular. Em consequência, o filtrado exerce uma pressão coloidosmótica que puxa a água para fora do sangue. Nessa situação, a PFE aumenta, o que significa a filtração de mais líquido. Ao mesmo tempo, a PCOS diminui, visto que as proteínas plasmáticas estão sendo perdidas na urina. Como a quantidade de líquido filtrada dos capilares sanguíneos para os tecidos de todo o corpo é maior do que a quantidade que retorna por meio de reabsorção, o volume sanguíneo diminui, enquanto o volume de líquido intersticial aumenta. Assim, a perda de proteínas plasmáticas na urina provoca **edema**, um volume anormalmente elevado de líquido intersticial.

FIGURA 26.9 **Pressões que impulsionam a filtração glomerular.** Em conjunto, essas pressões determinam a pressão de filtração efetiva (PFE).

A pressão hidrostática do sangue glomerular promove a filtração, enquanto a pressão hidrostática capsular e a pressão coloidosmótica do sangue se opõem à filtração.

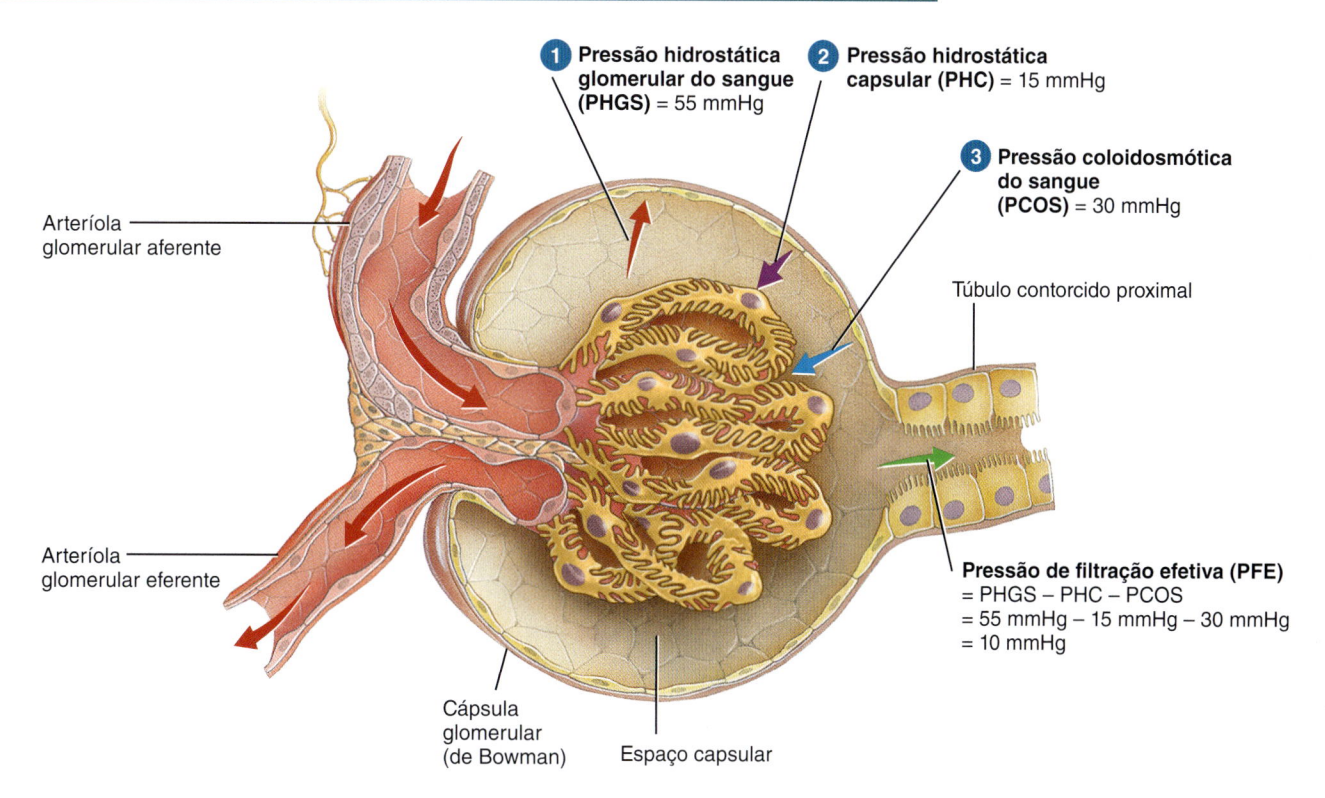

1. **Pressão hidrostática glomerular do sangue (PHGS)** = 55 mmHg
2. **Pressão hidrostática capsular (PHC)** = 15 mmHg
3. **Pressão coloidosmótica do sangue (PCOS)** = 30 mmHg

Arteríola glomerular aferente
Arteríola glomerular eferente
Túbulo contorcido proximal
Cápsula glomerular (de Bowman)
Espaço capsular

Pressão de filtração efetiva (PFE)
= PHGS − PHC − PCOS
= 55 mmHg − 15 mmHg − 30 mmHg
= 10 mmHg

Corpúsculo renal (vista interna)

? Suponha que um tumor esteja exercendo pressão no ureter direito, causando sua obstrução. Que efeito isso pode ter na PHC e, portanto, na PFE do rim direito? O rim esquerdo também estará afetado?

Taxa de filtração glomerular

A quantidade de filtrado formado em todos os corpúsculos renais de ambos os rins a cada minuto é a **taxa de filtração glomerular (TFG)**. No adulto, a TFG é, em média, de 125 mℓ/minuto nos homens e de 105 mℓ/min nas mulheres. A homeostasia dos líquidos corporais exige que os rins mantenham TFG relativamente constante. Se a TFG for demasiado elevada, as substâncias necessárias podem passar tão rapidamente pelos túbulos renais que algumas delas não serão reabsorvidas e serão perdidas na urina. Se a TFG for excessivamente baixa, quase todo o filtrado poderá ser reabsorvido, e determinadas escórias poderão não ser adequadamente excretadas.

A TFG está diretamente relacionada com as pressões que determinam a PFE; qualquer mudança na PFE afetará a TFG. Por exemplo, uma perda grave de sangue reduz a pressão arterial média e diminui a PHGS. A filtração cessa se a PHGS cair para 45 mmHg, visto que as pressões opostas alcançam até 45 mmHg. De forma surpreendente, quando a pressão arterial sistêmica aumenta acima do normal, a PFE e a TFG aumentam muito pouco. A TFG é quase constante quando a pressão arterial média situa-se entre 80 e 180 mmHg.

Os mecanismos que regulam a TFG operam de duas maneiras principais: (1) pelo ajuste do fluxo sanguíneo para dentro e para fora do glomérulo e (2) pela alteração da área de superfície capilar glomerular disponível para filtração. A TFG aumenta quando o fluxo sanguíneo nos capilares glomerulares aumenta. O controle coordenado do diâmetro das arteríolas glomerulares, tanto aferentes quanto eferentes, regula o fluxo sanguíneo glomerular. A constrição da arteríola aferente diminui o fluxo sanguíneo no glomérulo, enquanto a dilatação da arteríola glomerular aferente o aumenta. A TFG é controlada por três mecanismos: autorregulação renal, regulação neural e a regulação hormonal.

Autorregulação renal da TFG. Os rins por si sós ajudam a manter um fluxo sanguíneo renal e uma TFG constantes, apesar de mudanças diárias normais da pressão arterial, como as que ocorrem durante o exercício físico. Essa capacidade é denominada autorregulação renal e consiste em dois mecanismos: o mecanismo miogênico e a retroalimentação (*feedback*) tubuloglomerular. Esses mecanismos, por meio de sua atuação em conjunto, são capazes de manter uma TFG quase constante ao longo de uma ampla faixa de pressões arteriais sistêmicas.

O **mecanismo miogênico** (*myo-* = músculo; *-genic* = produtor) ocorre quando a distensão desencadeia a contração das fibras musculares lisas nas paredes das arteríolas glomerulares aferentes. À medida que ocorre elevação da pressão arterial, a TFG também aumenta, visto que o fluxo sanguíneo renal aumenta. Entretanto, a pressão arterial elevada distende as paredes das arteríolas glomerulares aferentes. Em resposta, as fibras musculares lisas na parede da arteríola glomerular aferente se contraem, com consequente redução do lúmen da arteríola. Como resultado, o fluxo sanguíneo diminui, reduzindo, assim, a TFG para seu nível anterior. Em contrapartida, quando a pressão arterial cai, as fibras musculares lisas são menos distendidas e, portanto, relaxam. As arteríolas glomerulares aferentes sofrem dilatação, o fluxo sanguíneo renal aumenta, e a TFG também aumenta. O mecanismo miogênico normaliza o fluxo sanguíneo renal e a TFG em poucos segundos após a ocorrência de uma alteração na pressão arterial.

O segundo fator que contribui para a autorregulação renal, a **retroalimentação (*feedback*) tubuloglomerular**, é assim denominado pelo fato de que parte dos túbulos renais – a mácula densa – fornece um mecanismo de retroalimentação para o glomérulo (**Figura 26.10**). Quando a TFG está acima do normal, devido a uma pressão arterial sistêmica elevada, o líquido filtrado flui mais rapidamente ao longo dos túbulos renais. Em consequência, o TCP e a alça de Henle têm menos tempo para reabsorver Na^+, Cl^- e água. Acredita-se que as células da mácula densa sejam capazes de detectar o aumento de aporte de Na^+, Cl^- e água e de inibir a liberação de óxido nítrico (NO) das células do AJG. Como o NO provoca vasodilatação, as arteríolas glomerulares aferentes se contraem quando o nível de NO diminui. Em consequência, ocorre menor fluxo de sangue para os capilares glomerulares, e a TFG diminui. Quando a pressão arterial cai, tornando a TFG menor do que o normal, a sequência oposta de eventos passa a ocorrer, embora em menor grau. A retroalimentação tubuloglomerular opera mais lentamente do que o mecanismo miogênico.

Regulação neural da TFG. À semelhança da maior parte dos vasos sanguíneos do corpo, os dos rins são inervados por fibras simpáticas do sistema nervoso autônomo (SNA) que liberam norepinefrina. A norepinefrina causa vasoconstrição por meio da ativação dos receptores α_1, que são particularmente abundantes nas fibras musculares lisas das arteríolas glomerulares aferentes. Em repouso, a estimulação simpática é moderadamente baixa, as arteríolas glomerulares aferentes e eferentes estão dilatadas, e a autorregulação renal da TFG prevalece. Com estimulação simpática moderada, as arteríolas glomerulares, tanto aferentes quanto eferentes, contraem-se com a mesma intensidade. O fluxo sanguíneo para dentro e para fora do glomérulo é restrito na mesma medida, o que diminui apenas ligeiramente a TFG. Entretanto, com maior estimulação simpática, como a que ocorre durante o exercício físico ou na presença de hemorragia, a vasoconstrição das arteríolas glomerulares aferentes predomina. Em consequência, o fluxo sanguíneo nos capilares glomerulares está acentuadamente reduzido, e a TFG cai. Essa redução no fluxo sanguíneo renal possui duas consequências: (1) reduz o débito urinário, o que ajuda a conservar o volume sanguíneo. (2) Possibilita um maior fluxo de sangue para outros tecidos do corpo.

Regulação hormonal da TFG. Dois hormônios contribuem para a regulação da TFG. A **angiotensina II** diminui a TFG, enquanto o peptídio natriurético atrial (PNA) aumenta a TFG. A angiotensina II é um vasoconstritor muito potente, que causa estreitamento das arteríolas glomerulares, tanto aferentes quanto eferentes, e reduz o fluxo sanguíneo renal, com consequente diminuição da TFG. As células nos átrios do coração secretam o **PNA**. A distensão dos átrios, como a que ocorre quando o volume sanguíneo aumenta, estimula a secreção de PNA. Ao provocar relaxamento das células mesangiais glomerulares, o PNA aumenta a área de superfície capilar disponível para filtração. A TFG aumenta à medida que a área de superfície aumenta.

A **Tabela 26.2** fornece um resumo da regulação da TFG.

FIGURA 26.10 Retroalimentação (*feedback*) tubuloglomerular.

As células da mácula densa do aparelho justaglomerular (AJG) fornecem uma regulação por retroalimentação negativa da taxa de filtração glomerular.

ESTÍMULO

Compromete a homeostasia pelo aumento de

CONDIÇÃO CONTROLADA
Taxa de filtração glomerular

RECEPTORES
Células da mácula densa do AJG

Influxo — Detecta o aumento de aporte de Na^+, Cl^- e água

CENTRO DE CONTROLE
Aparelho justaglomerular (AJG)

Efluxo — Diminuição da secreção de óxido nítrico

EFETORES
Arteríola glomerular aferente

Produz constrição, o que diminui o fluxo sanguíneo pelo glomérulo

RESPOSTA
Diminuição da TFG

Retorno da homeostasia quando a resposta normaliza a TFG

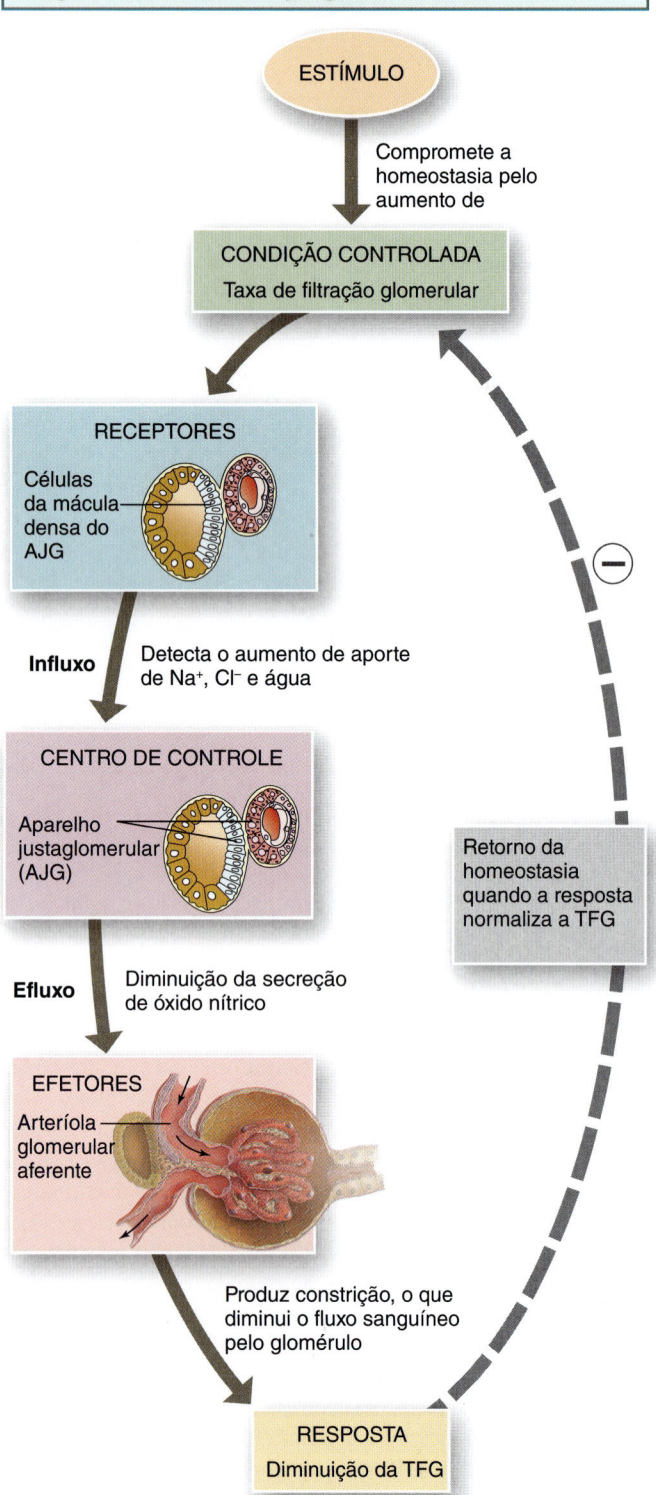

? Por que esse processo é denominado autorregulação?

TABELA 26.2 — Regulação da taxa de filtração glomerular (TFG).

Tipo de regulação	Estímulo principal	Mecanismo e local de ação	Efeito sobre a TFG
Autorregulação renal			
Mecanismo miogênico	Aumento do estiramento das fibras musculares lisas nas paredes das arteríolas glomerulares aferentes, devido à elevação da pressão arterial	Contração das fibras musculares lisas distendidas, com consequente estreitamento do lúmen das arteríolas glomerulares aferentes	Diminuição
Retroalimentação (*feedback*) tubuloglomerular	Rápido aporte de Na^+ e Cl^- na mácula densa, devido à pressão arterial sistêmica elevada	Diminuição da liberação de óxido nítrico pelo aparelho justaglomerular, causando constrição das arteríolas glomerulares aferentes	Diminuição
Regulação neural	Aumento no nível de atividade dos nervos simpáticos renais, que liberam norepinefrina	Constrição das arteríolas glomerulares aferentes por meio da ativação dos receptores α_1 e aumento da liberação de renina	Diminuição
Regulação hormonal			
Angiotensina II	A diminuição do volume sanguíneo ou da pressão arterial estimula a produção de angiotensina II	Constrição das arteríolas glomerulares aferentes e eferentes	Diminuição
Peptídio natriurético atrial (PNA)	A distensão dos átrios do coração estimula a secreção de PNA	O relaxamento das células mesangiais no glomérulo aumenta a área de superfície capilar disponível para filtração	Aumento

Teste rápido

12. Se a taxa de excreção urinária de um medicamento como a penicilina for maior do que a taxa de sua filtração no glomérulo, de que maneira ele entra na urina?
13. Qual é a principal diferença química entre o plasma sanguíneo e o filtrado glomerular?
14. Por que ocorre filtração muito maior através dos capilares glomerulares do que dos capilares existentes em outras partes do corpo?
15. Escreva a equação para o cálculo da PFE e explique o significado de cada termo.
16. Como a TFG é regulada?

26.6 Reabsorção e secreção tubulares

OBJETIVOS

- **Delinear** as vias e os mecanismos de reabsorção e secreção tubulares
- **Descrever** como segmentos específicos do túbulo renal e do DC reabsorvem água e solutos
- **Explicar** como segmentos específicos do túbulo renal e do ducto coletor secretam solutos na urina.

Princípios de reabsorção e secreção tubulares

O volume de líquido que entra nos túbulos contorcidos proximais em apenas meia hora é maior do que o volume total de plasma sanguíneo, visto que a TFG normal é muito elevada. Naturalmente, parte desse líquido precisa retornar de alguma maneira para a corrente sanguínea. A reabsorção – o retorno da maior parte da água filtrada e de muitos dos solutos filtrados para a corrente sanguínea – constitui a segunda função básica do néfron e do DC. Normalmente, cerca de 99% da água filtrada é reabsorvida. As células epiteliais ao longo dos túbulos e ductos renais realizam a reabsorção, porém a maior contribuição é feita pelas células do TCP. Os solutos que são reabsorvidos por processos tanto ativos quanto passivos incluem glicose, aminoácidos, ureia e íons, como Na^+, K^+, Ca^{2+}, Cl^-, HCO_3^- e HPO_4^{2-}. Após a passagem do líquido através do TCP, as células de localização mais distal ajustam os processos de reabsorção para manter o equilíbrio homeostático da água e de íons selecionados. A maior parte das proteínas pequenas e peptídios que passam através do filtro também sofre reabsorção, habitualmente por pinocitose. Para avaliar a magnitude da reabsorção tubular, examine a **Tabela 26.3** e compare as quantidades de substâncias que são filtradas, reabsorvidas e secretadas na urina.

A terceira função dos néfrons e dos ductos coletores consiste na secreção tubular, ou seja, na transferência de materiais do sangue e das células tubulares para o filtrado glomerular. As substâncias secretadas incluem H^+, K^+, íons amônio (NH_4^+), creatinina e determinados medicamentos, como a penicilina. A secreção tubular tem dois resultados importantes: (1) a secreção de H^+ ajuda a controlar o pH do sangue. (2) A secreção de outras substâncias ajuda a eliminá-las do corpo pela urina.

TABELA 26.3	Substâncias filtradas, reabsorvidas e secretadas por dia.		
Substância	Filtrada* (entra na cápsula glomerular)	Reabsorvida (devolvida ao sangue)	Secretada (transformada em urina)
Água	180 ℓ	178 a 178,5 ℓ	1,5 a 2 ℓ
Proteínas	2,0 g	1,9 g	0,1 g
Íons sódio (Na^+)	579 g	575 g	4 g
Íons cloreto (Cl^-)	640 g	633,7 g	6,3 g
Íons bicarbonato (HCO_3^-)	275 g	274,97 g	0,03 g
Glicose	162 g	162 g	0 g
Ureia	54 g	24 g	30 g[†]
Íons potássio (K^+)	29,6 g	29,6 g	2,0 g[‡]
Ácido úrico	8,5 g	7,7 g	0,8 g
Creatinina	1,6 g	0 g	1,6 g

*Pressupondo uma TFG de 180 ℓ por dia.
[†] Além de ser filtrada e reabsorvida, a ureia é secretada.
[‡] Após a reabsorção de praticamente todo o K^+ filtrado nos túbulos contorcidos e na alça de Henle, uma quantidade variável de K^+ é secretada pelas células principais no ducto coletor.

Como resultado da secreção tubular, determinadas substâncias passam do sangue para a urina e podem ser detectadas por um exame de urina (ver Seção 26.8). É particularmente importante examinar os atletas quanto à presença de substâncias que intensifiquem seu desempenho, como esteroides anabolizantes, expansores do plasma, eritropoetina, gonadotrofina coriônica humana (hCG), hormônio do crescimento (GH) e anfetaminas. Os exames de urina também podem ser utilizados para a detecção da presença de álcool ou substâncias ilegais, como maconha, cocaína e heroína.

Vias de reabsorção. Uma substância que está sendo reabsorvida do líquido no lúmen tubular pode seguir uma de duas vias antes de entrar em um capilar peritubular: pode deslocar-se *entre* células tubulares adjacentes ou *através* de uma célula tubular individual (**Figura 26.11**). Ao longo do túbulo renal, zônulas de oclusão circundam e unem células adjacentes umas às outras, de modo muito parecido ao envoltório plástico que mantém um pacote de seis latas de refrigerante. A **membrana apical** (o topo das latas de refrigerante) está em contato com o líquido tubular, enquanto a **membrana basolateral** (a base e as laterais das latas de refrigerante) está em contato com o líquido intersticial na base e nos lados da célula.

O líquido pode vazar *entre* as células por um processo passivo conhecido como **reabsorção paracelular** (*para-* = ao lado). Embora as células epiteliais estejam conectadas por zônulas de oclusão, essas junções firmes entre células nos túbulos contorcidos proximais são "permeáveis" e possibilitam a passagem de algumas substâncias reabsorvidas entre as células para os capilares peritubulares. Em algumas partes do túbulo renal, acredita-se que a via paracelular seja responsável por até 50% da reabsorção de determinados íons e da água que os acompanha por osmose. Na **reabsorção transcelular** (*trans-* = através de), uma substância passa do líquido no lúmen tubular *através* da membrana apical de uma célula tubular, através do citosol e para fora dentro do líquido intersticial, através da membrana basolateral.

FIGURA 26.11 Vias de reabsorção: reabsorção paracelular e reabsorção transcelular.

Na reabsorção paracelular, a água e os solutos no líquido tubular retornam para a corrente sanguínea, por meio de seu movimento entre as células tubulares; na reabsorção transcelular, os solutos e a água no líquido tubular retornam para a corrente sanguínea, ao passarem através de uma célula tubular.

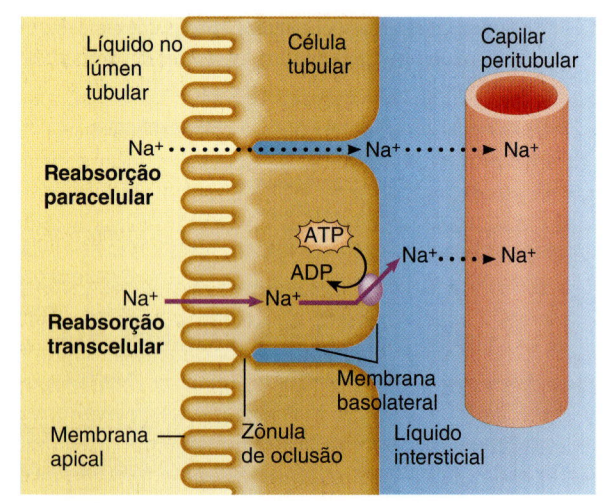

? Qual é a principal função das zônulas de oclusão (junções firmes) entre as células tubulares?

Mecanismos de transporte. Quando as células renais transportam solutos para fora ou para dentro do líquido tubular, elas movem substâncias específicas em apenas uma única direção. De forma não surpreendente, existem diferentes tipos de proteínas transportadoras nas membranas apical e basolateral. As zônulas de oclusão formam uma barreira que impede a mistura de proteínas nos compartimentos das membranas apical e basolateral. A reabsorção de Na^+ pelos túbulos renais é particularmente importante, devido ao grande número de íons sódio que passam através dos filtros glomerulares.

As células que revestem os túbulos renais, à semelhança de outras células em todo o corpo, apresentam baixa concentração de Na^+ no citosol, devido à atividade das bombas de sódio-potássio (Na^+/K^+ ATPases). Essas bombas estão localizadas nas membranas basolaterais e ejetam o Na^+ das células tubulares renais (ver **Figura 26.11**). A ausência de Na^+/K^+ ATPases na membrana apical assegura que o processo de reabsorção do Na^+ seja unidirecional. A maior parte dos íons sódio que atravessam a membrana apical será bombeada no líquido intersticial, na base e nas laterais da célula. A quantidade de adenosina trifosfato (ATP) utilizada pelas Na^+/K^+ ATPases nos túbulos renais é de cerca de 6% do consumo total de ATP do corpo em repouso. Isso pode parecer muito, porém é aproximadamente a mesma quantidade de energia utilizada pelo diafragma quando ele se contrai durante a respiração tranquila.

Conforme assinalado no Capítulo 3, o transporte de material através das membranas pode ser ativo ou passivo. Lembre-se de que, no **transporte ativo primário**, a energia derivada da hidrólise do ATP é utilizada para "bombear" uma substância através de uma membrana; a bomba de sódio-potássio é uma dessas bombas. No **transporte ativo secundário**, a energia armazenada em um gradiente eletroquímico de um íon, em vez da hidrólise do ATP, impulsiona outra substância através da membrana. O transporte ativo secundário acopla o movimento de um íon ao longo de seu gradiente eletroquímico com o movimento "em aclive" de uma segunda substância contra seu gradiente eletroquímico. Os *simportadores* são proteínas de membrana que transportam duas ou mais substâncias no mesmo sentido através de uma membrana. Os *contratransportadores* transportam duas ou mais substâncias em sentidos opostos através de uma membrana. Cada tipo de transportador possui um limite superior de velocidade na qual pode atuar, de modo semelhante a uma escada rolante, que tem um limite quanto ao número de pessoas que ela pode transportar de um andar para outro em determinado período. Esse limite, denominado **transporte máximo (T_m)**, é medido em mg/minuto.

A reabsorção de solutos impulsiona a reabsorção de água, visto que toda a reabsorção de água ocorre por osmose. Cerca de 80% da reabsorção de água filtrada pelos rins ocorre juntamente da reabsorção de solutos, como Na^+, Cl^- e glicose. A água reabsorvida com solutos no líquido tubular é denominada **reabsorção obrigatória de água**, e a água é "obrigada" a seguir os solutos quando eles são reabsorvidos. Esse tipo de reabsorção de água ocorre no túbulo proximal e no ramo descendente da alça de Henle, de modo que esses segmentos do néfron são sempre permeáveis à água. A reabsorção dos últimos 20% de água é denominada **reabsorção facultativa de água**. O termo *facultativo* significa "capaz de se adaptar a uma necessidade". A reabsorção facultativa de água é regulada pelo ADH e ocorre na parte final do túbulo distal e em todo o DC.

> ### Correlação clínica
>
> #### Glicosúria
>
> Quando a concentração de glicose no sangue ultrapassa 200 mg/mℓ, os simportadores renais são incapazes de atuar rápido o suficiente para reabsorver toda a glicose que entra no filtrado glomerular. Em consequência, uma certa quantidade de glicose permanece na urina, configurando uma condição denominada **glicosúria**. A causa mais comum de glicosúria é o diabetes melito, em que o nível de glicemia pode aumentar muito acima do normal, devido à deficiência na atividade da insulina. O excesso de glicose no filtrado glomerular inibe a reabsorção de água pelos túbulos renais. Isso leva a um aumento do débito urinário (poliúria), diminuição do volume sanguíneo e desidratação.

Uma vez discutidos os princípios de transporte renal, seguiremos o percurso do líquido filtrado do TCP pela alça de Henle, TCD e ductos coletores. Em cada segmento, examinaremos onde e como substâncias específicas são reabsorvidas e secretadas. O líquido filtrado torna-se *líquido tubular* quando entra no TCP. A composição do líquido tubular muda conforme flui ao longo do néfron e do DC, em virtude da reabsorção e secreção. O líquido que passa dos ductos papilares para dentro da pelve renal é denominado *urina*.

Reabsorção e secreção no túbulo contorcido proximal

A maior quantidade de reabsorção de solutos e de água a partir do líquido filtrado ocorre nos túbulos contorcidos proximais, que reabsorvem 65% da água filtrada, Na^+, K^+ e Ca^{2+}; 100% da maior parte dos solutos orgânicos filtrados, como a glicose e os aminoácidos; 50% do Cl^- filtrado; 80% do HCO_3^- filtrado; 50% da ureia filtrada e uma quantidade variável dos Mg^{2+} e HPO_4^{2-} (fosfato) filtrados. Além disso, os túbulos contorcidos proximais secretam quantidade variável de H^+, NH_4^+ e ureia.

A maior parte da reabsorção de solutos no TCP envolve o Na^+. O transporte de Na^+ ocorre pelos mecanismos de simportadores e contratransportadores no TCP. Normalmente, a glicose, os aminoácidos, o ácido láctico, as vitaminas hidrossolúveis e outros nutrientes filtrados não são perdidos na urina. Na verdade, eles são completamente reabsorvidos na primeira metade do TCP por vários tipos de **simportadores de Na^+** localizados na membrana apical. A **Figura 26.12** mostra o funcionamento de um desses simportadores, o **simportador de Na^+-glicose** na membrana apical de uma célula do TCP. Dois íons Na^+ e uma molécula de glicose ligam-se à proteína simportadora, que os transporta do líquido tubular para dentro da célula do túbulo. Em seguida, as moléculas de glicose saem através da membrana basolateral por difusão facilitada e difundem-se para dentro dos capilares peritubulares. Outros simportadores de Na^+ no TCP recuperam os íons HPO_4^{2-} (fosfato) e SO_4^{2-} (sulfato), todos os aminoácidos e o ácido láctico filtrados de modo semelhante.

Em outro processo de transporte ativo secundário, os **contratransportadores de Na^+-H^+** carregam o Na^+ filtrado ao longo de seu gradiente de concentração para dentro de uma célula do TCP, à

FIGURA 26.12 Reabsorção de glicose por simportadores de Na⁺-glicose nas células do túbulo contorcido proximal (TCP).

Normalmente, toda a glicose filtrada é reabsorvida no TCP.

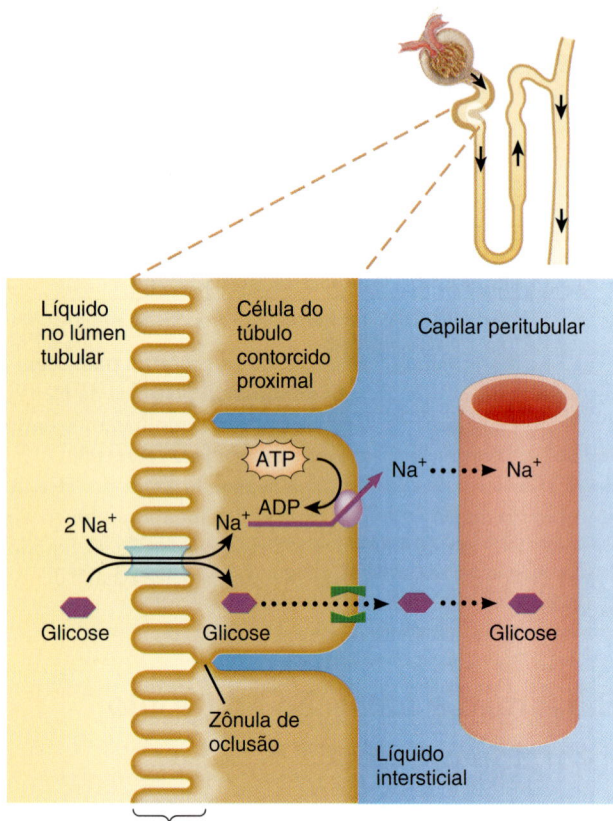

Legenda:
- Simportador de Na⁺-glicose
- Transportador de glicose por difusão facilitada
- Difusão
- Bomba de sódio-potássio

? Como a glicose filtrada entra e sai de uma célula do TCP?

FIGURA 26.13 Ações dos contratransportadores de Na⁺-H⁺ nas células do túbulo contorcido proximal. **A.** Reabsorção de íons sódio (Na⁺) e secreção de íons hidrogênio (H⁺) por meio de transporte ativo secundário através da membrana apical. **B.** Reabsorção de íons bicarbonato (HCO_3^-) por meio de difusão facilitada através da membrana basolateral. H_2CO_3 = dióxido de carbono; AC = anidrase carbônica.

Os contratransportadores de Na⁺-H⁺ promovem a reabsorção transcelular de Na⁺ e a secreção de H⁺.

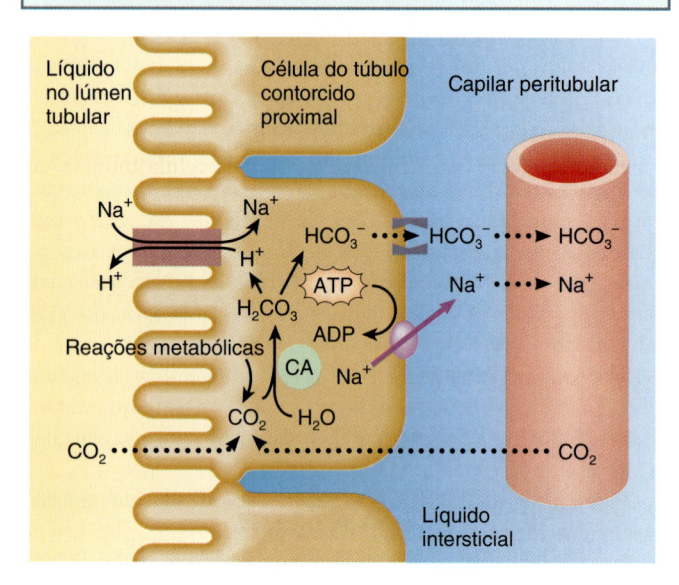

A. Reabsorção de Na⁺ e secreção de H⁺

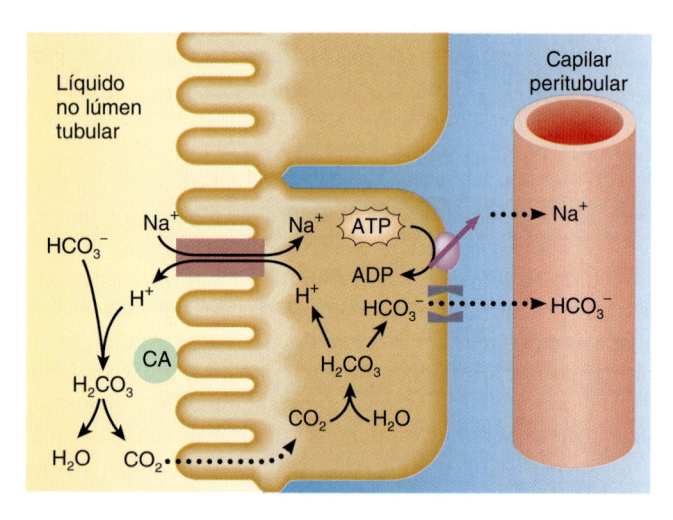

B. Reabsorção de HCO_3^-

Legenda:
- Contratransportador de Na⁺-H⁺
- Transportador por difusão facilitada de HCO_3^-
- Difusão
- Bomba de sódio-potássio

? Que etapa no movimento de Na⁺ na parte (A) é promovida pelo gradiente eletroquímico?

medida que o H⁺ é movido do citosol para o lúmen (**Figura 26.13 A**), causando reabsorção do Na⁺ para o sangue e secreção de H⁺ no líquido tubular. As células do TCP produzem o H⁺ necessário para manter os contratransportadores em seu percurso da seguinte maneira: o dióxido de carbono (CO_2) difunde-se do sangue peritubular ou do líquido tubular ou é produzido por reações metabólicas dentro das células. Como ocorre também nos eritrócitos (ver **Figura 23.24**), a enzima anidrase carbônica (AC) catalisa a reação do CO_2 com água (H_2O) para formar o ácido carbônico (H_2CO_3), que, então, dissocia-se em H⁺ e HCO_3^-:

$$CO_2 + H_2O \xrightarrow{\text{Anidrase carbônica}} H_2CO_3 \longrightarrow H^+ + HCO_3^-$$

A maior parte do HCO_3^- no líquido filtrado sofre reabsorção nos túbulos contorcidos proximais, preservando o suprimento de um importante tampão do corpo (**Figura 26.13 B**). Após a secreção de H^+ no líquido dentro do lúmen do TCP, ele reage com o HCO_3^- filtrado para formar H_2CO_3, que se dissocia prontamente em CO_2 e H_2O. Em seguida, o dióxido de carbono difunde-se para dentro das células tubulares e junta-se à H_2O para formar H_2CO_3, que se dissocia em H^+ e HCO_3^-. À medida que o nível de HCO_3^- aumenta no citosol, ele sai por meio de transportadores de difusão facilitada na membrana basolateral e difunde-se para o sangue com o Na^+. Assim, para cada H^+ secretado no líquido tubular do TCP, ocorre reabsorção de um HCO_3^- e de um Na^+.

A reabsorção de solutos nos túbulos contorcidos proximais promove a osmose de água. Cada soluto reabsorvido aumenta a osmolaridade, inicialmente no interior da célula tubular, em seguida no líquido intersticial e, por fim, no sangue. Assim, a água move-se rapidamente do líquido tubular, pelas vias tanto paracelular quanto transcelular, para os capilares peritubulares, e restabelece o equilíbrio osmótico (**Figura 26.14**). Em outras palavras, a reabsorção dos solutos cria um gradiente osmótico que promove a reabsorção de água por osmose. As células que revestem o TCP e o ramo descendente da alça de Henle são particularmente permeáveis à água, visto que elas contêm muitas moléculas de **aquaporina-1**. Essa proteína integral da membrana plasmática é um canal de água, que aumenta acentuadamente a velocidade de movimento da água através das membranas apical e basolateral.

À medida que a água deixa o líquido tubular, as concentrações dos solutos filtrados remanescentes aumentam. Na segunda metade do TCP, os gradientes eletroquímicos para o Cl^-, o K^+, o Ca^{2+}, o Mg^{2+} e a ureia promovem sua difusão passiva para dentro dos capilares peritubulares, por meio das vias tanto paracelular quanto transcelular. Entre esses íons, o Cl^- está presente na concentração mais elevada. A difusão do Cl^- de carga negativa para dentro do líquido intersticial pela via paracelular torna o líquido intersticial eletricamente mais negativo do que o líquido tubular. Essa negatividade promove a reabsorção paracelular passiva de cátions, como o K^+, o Ca^{2+} e o Mg^{2+}.

ANH_3 é um produto residual tóxico derivado da desaminação (remoção de um grupo amina) de vários aminoácidos, uma reação que ocorre principalmente nos hepatócitos (células do fígado). Os hepatócitos convertem a maior parte dessa NH_3 em ureia, um composto menos tóxico. Embora quantidades mínimas de ureia e de NH_3 estejam presentes no suor, a maior parte da excreção desses produtos de degradação nitrogenados ocorre por meio da urina. Tanto a ureia quanto a NH_3 no sangue são filtradas no glomérulo e secretadas pelas células do TCP para dentro do líquido tubular.

As células do TCP podem produzir uma quantidade adicional de NH_3 por desaminação do aminoácido glutamina, em uma reação que também produz HCO_3^-. A NH_3 liga-se rapidamente ao H^+, produzindo um NH_4, que pode substituir o H^+ nos contratransportadores de Na^+-H^+ na membrana apical, sendo então secretado no líquido tubular. O HCO_3^- gerado nessa reação atravessa a membrana basolateral e, em seguida, difunde-se na corrente sanguínea, fornecendo tampões adicionais no plasma sanguíneo.

Reabsorção na alça de Henle

Como todos os túbulos contorcidos proximais reabsorvem cerca de 65% da água filtrada (aproximadamente 80 mℓ/minutos), o líquido entra na parte seguinte do néfron, a alça de Henle, a uma velocidade de 40 a 45 mℓ/minutos. A composição química do líquido tubular nesse local é muito diferente daquela do filtrado glomerular, visto que não há mais glicose, aminoácidos e outros nutrientes. Entretanto, a osmolaridade do líquido tubular ainda está próxima da osmolaridade do sangue, visto que a reabsorção de água por osmose acompanha o ritmo da absorção de solutos ao longo do TCP.

A alça de Henle reabsorve cerca de 15% da água filtrada, 25% do Na^+, K^+ e Ca^{2+} filtrados, 35% do Cl^- filtrado, 10% do HCO_3^- filtrado e uma quantidade variável do Mg^{2+} filtrado. Aqui, pela primeira vez, a reabsorção de água por osmose não está automaticamente acoplada à reabsorção de solutos filtrados, visto que parte da alça de Henle é relativamente impermeável à água. Assim, a alça de Henle dá início à regulação *independente do volume* e da *osmolaridade* dos líquidos corporais.

As membranas apicais das células do ramo ascendente espesso da alça de Henle possuem **simportadores de Na^+-K^+-2Cl^-**, que recuperam simultaneamente um Na^+, um K^+ e dois Cl^- do líquido no lúmen tubular (**Figura 26.15**). O Na^+, que é ativamente transportado para dentro do líquido intersticial na base e nas laterais da célula, difunde-se para as arteríolas retas. O Cl^- move-se através de canais permeáveis na membrana basolateral para o líquido intersticial e, em seguida, para as arteríolas retas. Devido à presença de numerosos canais permeáveis de K^+ na membrana apical, a maior parte do K^+ transportado pelos simportadores move-se ao longo de seu gradiente de concentração de volta para o líquido tubular. Assim, o principal efeito dos simportadores de Na^+-K^+-2Cl^- consiste na reabsorção de Na^+ e Cl^-.

FIGURA 26.14 Reabsorção passiva de Cl^-, K^+, Ca^{2+}, Mg^{2+}, ureia e água na segunda metade do túbulo contorcido proximal.

Os gradientes eletroquímicos promovem a reabsorção passiva de solutos pelas vias tanto paracelular quanto transcelular.

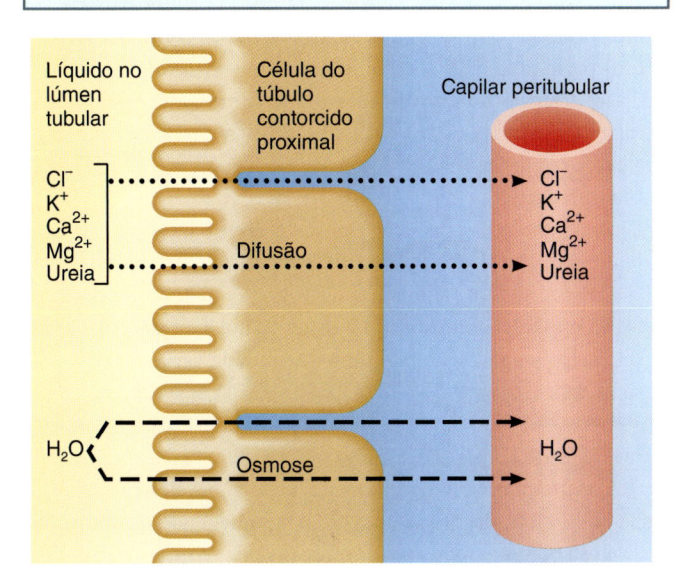

? Por qual mecanismo a água é reabsorvida do líquido tubular?

FIGURA 26.15 Simportador de Na⁺-K⁺-2Cl⁻ no ramo ascendente espesso da alça de Henle.

> As células no ramo ascendente espesso apresentam simportadores que reabsorvem simultaneamente um Na⁺, um K⁺ e dois Cl⁻.

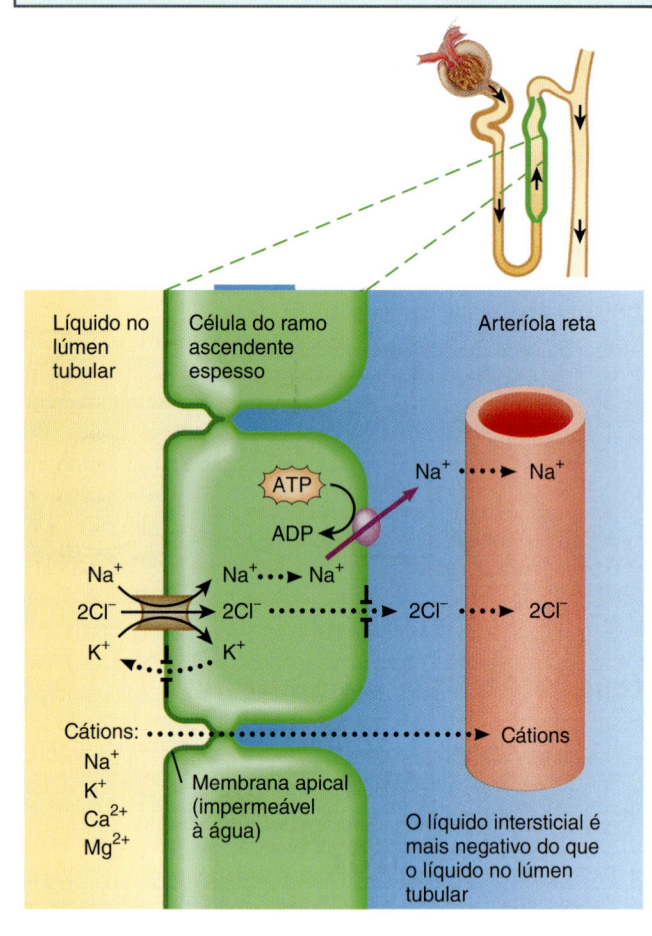

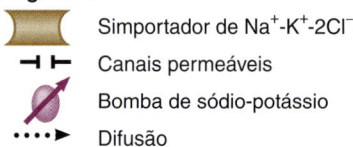

Legenda:
- Simportador de Na⁺-K⁺-2Cl⁻
- Canais permeáveis
- Bomba de sódio-potássio
- Difusão

? Por que esse processo é considerado um transporte ativo secundário? A reabsorção de água acompanha a reabsorção de íons nessa região do néfron?

O movimento do K⁺ de carga positiva para dentro do líquido tubular através dos canais da membrana apical deixa o líquido intersticial e o sangue com cargas mais negativas em relação ao líquido no ramo ascendente da alça de Henle. Essa negatividade relativa promove a reabsorção de cátions – Na⁺, K⁺, Ca²⁺ e Mg²⁺ – por meio da via paracelular.

Embora cerca de 15% da água filtrada seja reabsorvida no ramo *descendente* da alça de Henle, ocorre reabsorção de pouca ou nenhuma água no ramo *ascendente*. Nesse segmento do túbulo, as membranas apicais são praticamente impermeáveis à água. Como os íons, mas não as moléculas de água, são reabsorvidos, a osmolaridade do líquido tubular diminui progressivamente, à medida que o líquido flui para a parte final do ramo ascendente.

Reabsorção na parte inicial do túbulo contorcido distal

O líquido entra nos túbulos contorcidos distais a uma velocidade de cerca de 25 mℓ/min, e 80% da água filtrada já foi reabsorvida. A parte inicial do TCD reabsorve 5% do Na⁺ filtrado e 5% do Cl⁻ filtrado. A reabsorção de Na⁺ e Cl⁻ ocorre por meio dos **simportadores de Na⁺-Cl⁻** nas membranas apicais. Em seguida, as Na+/K+ ATPases e os canais permeáveis de Cl⁻ nas membranas basolaterais possibilitam a reabsorção de Na⁺ e de Cl⁻ nos capilares peritubulares. A parte inicial do TCD também constitui importante local onde o paratormônio (PTH) estimula a reabsorção de Ca²⁺. A quantidade de reabsorção de Ca²⁺ na parte inicial do TCD varia, dependendo das necessidades do corpo.

Reabsorção e secreção na parte terminal do túbulo contorcido distal e no ducto coletor

Quando o líquido alcança a parte final do TCD, 90 a 95% dos solutos filtrados e da água retornaram para a corrente sanguínea. Lembre-se de que existem dois tipos diferentes de células – as principais e as intercaladas – na parte final ou terminal do TCD e ao longo do DC. As células principais reabsorvem o Na⁺ e secretam o K⁺. Essas células também possuem receptores para a aldosterona e o ADH. As células intercaladas reabsorvem HCO₃⁻ e secretam H⁺, desempenhando um papel na regulação do pH do sangue. Além disso, as células intercaladas reabsorvem o K⁺. Na parte terminal dos túbulos contorcidos distais e nos ductos coletores, a quantidade de reabsorção de água e de solutos e a quantidade de secreção de solutos variam, dependendo das necessidades do corpo.

Diferentemente dos segmentos anteriores do néfron, o Na⁺ atravessa a membrana apical das células principais por meio dos canais permeáveis de Na⁺, em vez de utilizar simportadores ou contratransportadores (**Figura 26.16**). A concentração de Na⁺ no citosol permanece baixa, como de costume, visto que as Na⁺/K⁺ ATPases transportam ativamente o Na⁺ através das membranas basolaterais. Em seguida, o Na⁺ sofre difusão passiva para dentro dos capilares peritubulares dos espaços intersticiais ao redor das células tubulares.

Normalmente, a reabsorção transcelular e a paracelular no TCP e na alça de Henle devolvem a maior parte do K⁺ filtrado para a corrente sanguínea. Para ajustar a ingestão dietética variável de potássio e manter um nível estável de K⁺ nos líquidos corporais, as células principais secretam uma quantidade variável de K⁺ (**Figura 26.16**). Como as Na⁺/K⁺ ATPases basolaterais trazem continuamente o K⁺ para dentro das células principais, a concentração intracelular de K⁺ permanece elevada. Existem canais permeáveis de K⁺ nas membranas tanto apicais quanto basolaterais. Assim, parte do K⁺ difunde-se ao longo de seu gradiente de concentração no líquido tubular, onde a concentração de K⁺ é muito baixa. Esse mecanismo de secreção constitui a principal fonte do K⁺ excretado na urina.

FIGURA 26.16 Reabsorção de Na⁺ e secreção de K⁺ pelas células principais na parte final do túbulo contorcido distal e no ducto coletor.

> Na membrana apical das células principais, os canais permeáveis de Na⁺ possibilitam a entrada de Na⁺, enquanto os canais permeáveis de K⁺ permitem a saída de K⁺ para dentro do líquido tubular.

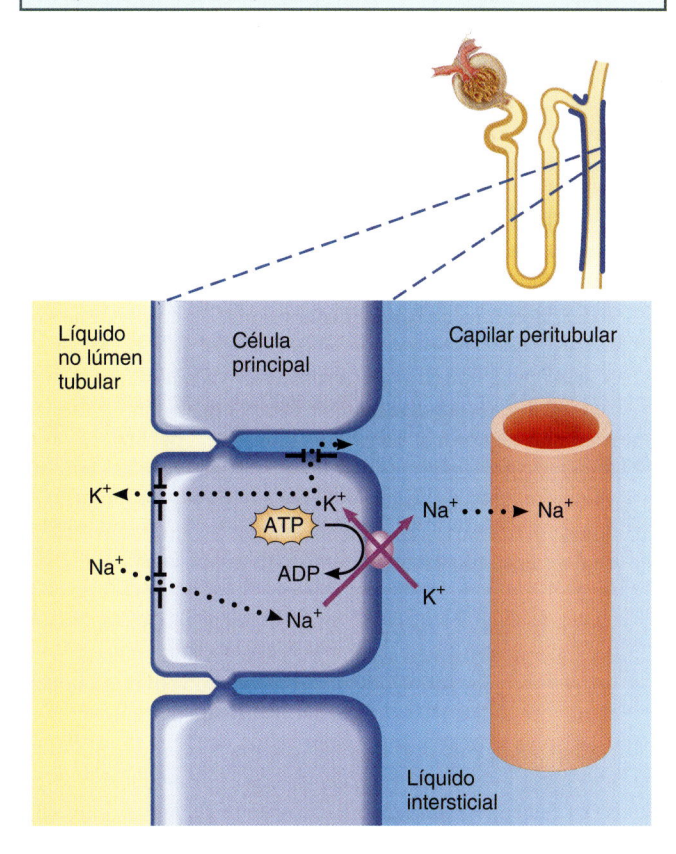

Legenda:
- Difusão
- Canais permeáveis
- Bomba de sódio-potássio

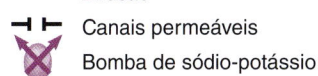

? Que hormônio estimula a reabsorção e a secreção pelas células principais e como esse hormônio exerce o seu efeito?

Regulação homeostática da reabsorção e da secreção tubulares

Cinco hormônios afetam a extensão da reabsorção de Na⁺, Ca²⁺ e água, bem como a secreção de K⁺ pelos túbulos renais. Esses hormônios são a angiotensina II, a aldosterona, o ADH, o PNA e o PTH.

Sistema renina-angiotensina-aldosterona. Quando o volume sanguíneo e a pressão arterial diminuem, as paredes das arteríolas aferentes são menos distendidas, e as células JG secretam a enzima **renina** no sangue. A estimulação simpática também estimula diretamente a liberação de renina pelas células JG. A renina retira um peptídio de dez aminoácidos, denominado angiotensina I, do angiotensinogênio, que é sintetizado pelos hepatócitos (ver **Figura 18.16**). Com a retirada de mais dois aminoácidos, a *enzima conversora de angiotensina (ECA)* converte a angiotensina I em **angiotensina II**, que é a forma ativa do hormônio.

A angiotensina II afeta a fisiologia renal de três maneiras principais:

1. Diminui a TFG, causando vasoconstrição das arteríolas glomerulares aferentes.
2. Intensifica a reabsorção de Na⁺ e de água no TCP, estimulando a atividade dos contratransportadores de Na⁺-H⁺.
3. Estimula o córtex da glândula suprarrenal a liberar **aldosterona**, um hormônio que, por sua vez, estimula as células principais dos ductos coletores a reabsorver mais Na⁺ e a secretar mais K⁺. A consequência osmótica da reabsorção de mais Na⁺ consiste na reabsorção de mais água, provocando aumento do volume sanguíneo e da pressão arterial.

ADH. O **ADH**, ou *vasopressina*, é liberado pela neuro-hipófise. Ele regula a reabsorção facultativa de água, aumentando a permeabilidade das células principais à água na parte terminal do TCD e ao longo do DC. Na ausência de ADH, as membranas apicais das células principais apresentam uma permeabilidade muito baixa à água. No interior das células principais, existem vesículas muito pequenas, que contêm numerosas cópias de uma proteína de canal de água, conhecida como **aquaporina 2**.* O ADH estimula a inserção das vesículas contendo aquaporina 2 nas membranas apicais por meio de exocitose. Em consequência, a permeabilidade da membrana apical das células principais à água aumenta, e as moléculas de água movem-se mais rapidamente do líquido tubular para dentro das células. Como as membranas basolaterais são sempre relativamente permeáveis à água, as moléculas de água movem-se então rapidamente para o sangue. Isso resulta em aumento do volume sanguíneo e da pressão arterial. Quando o nível de ADH declina, os canais de aquaporina 2 são removidos da membrana apical por endocitose, e a permeabilidade das células principais à água diminui.

A reabsorção facultativa de água é regulada por um sistema de retroalimentação (*feedback*) negativa envolvendo o ADH (**Figura 26.17**). Quando a osmolaridade ou pressão osmótica do plasma e do líquido intersticial aumenta – isto é, quando a concentração de água diminui – em apenas 1%, essa alteração é detectada por osmorreceptores no hipotálamo. Seus impulsos nervosos estimulam a secreção de mais ADH no sangue, e as células principais tornam-se mais permeáveis à água. À medida que a reabsorção facultativa de água aumenta, a osmolaridade do plasma diminui para valores normais. Um segundo estímulo poderoso para a secreção de ADH é uma diminuição do volume sanguíneo, como a que ocorre na presença de hemorragia ou desidratação grave. Na ausência patológica de atividade do ADH, uma condição conhecida como *diabetes insípido*, o indivíduo pode excretar diariamente até 20 ℓ de urina muito diluída.

O grau de reabsorção facultativa de água induzido pelo ADH na parte final do túbulo distal e no DC depende de o corpo estar normalmente hidratado, desidratado ou super-hidratado.

---
*O ADH não regula o canal de água anteriormente mencionado (aquaporina-1).

FIGURA 26.17 Regulação por retroalimentação (*feedback*) negativa da reabsorção facultativa de água pelo ADH.

A maior parte da reabsorção de água (90%) é obrigatória; 10% são facultativos.

ESTÍMULO

Interferência na homeostasia pelo aumento de

CONDIÇÃO CONTROLADA
Osmolaridade do plasma sanguíneo e do líquido intersticial

RECEPTORES
Osmorreceptores no hipotálamo

Influxo — Impulsos nervosos

CENTRO DE CONTROLE
Hipotálamo e neuro-hipófise
ADH

Efluxo — Aumento da liberação de ADH

EFETORES
Células principais

Tornam-se mais permeáveis à água, o que aumenta a absorção facultativa de água

RESPOSTA
Diminuição da osmolaridade do plasma

Retorno da homeostasia quando a resposta leva à osmolaridade do plasma de volta para o normal

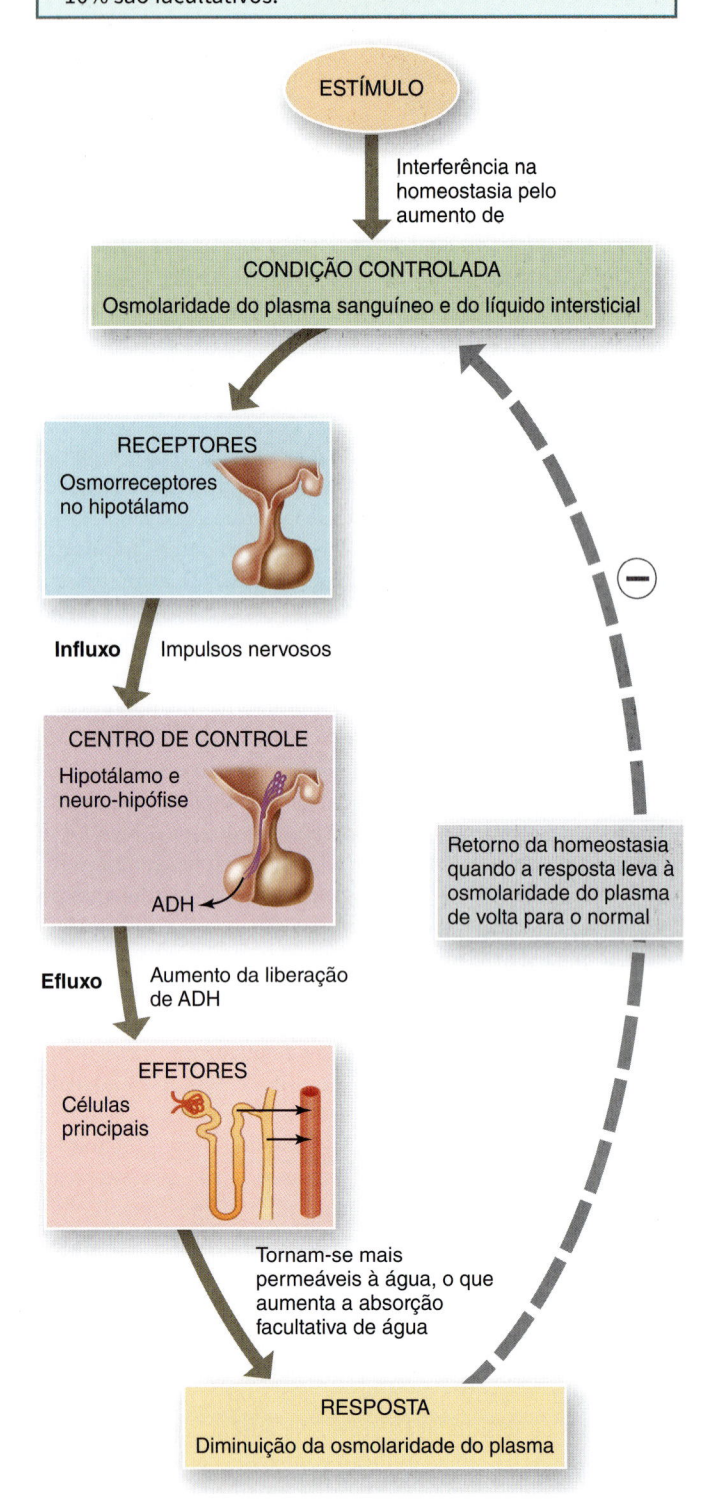

? Além do ADH, que outros hormônios contribuem para a regulação da reabsorção de água?

- *Hidratação normal.* Em condições de hidratação normal do corpo (ingestão adequada de água), o ADH está presente no sangue em uma concentração suficiente para causar a reabsorção de 19% da água filtrada na parte terminal do túbulo distal e no DC. Isso significa que a quantidade total de água filtrada reabsorvida no túbulo renal e no DC é de 99%: 65% no túbulo proximal + 15% na alça de Henle + 19% na parte terminal do túbulo distal e DC. O 1% restante da água filtrada (cerca de 1,5 a 2 ℓ/dia) é excretado na urina. Portanto, quando o corpo está normalmente hidratado, os rins produzem cerca de 1,5 a 2 ℓ de urina por dia, e a urina é ligeiramente hiperosmótica (ligeiramente concentrada) em comparação com o sangue

- *Desidratação.* Quando o corpo está desidratado, a concentração de ADH no sangue aumenta. Isso, por sua vez, provoca aumento na quantidade de água filtrada que é reabsorvida na parte terminal do túbulo distal e no DC. Dependendo de quanto o nível sanguíneo de ADH aumenta, a quantidade de água filtrada que é reabsorvida na parte final do túbulo distal e no DC pode aumentar de apenas mais de 19% até 19,8%. Em consequência, menos de 1% da água filtrada não é reabsorvido na parte final do túbulo distal e no DC, o que corresponde a uma produção de urina *abaixo* do normal de 1,5 a 2 ℓ/dia. A urina produzida nessas circunstâncias é muito hiperosmótica (altamente concentrada) em comparação com o sangue, visto que ela contém menos água do que o normal. No caso de desidratação grave, a quantidade de água filtrada que é reabsorvida na parte terminal do túbulo distal e no DC alcança um limite máximo de 19,8%. Isso significa que a quantidade total de água filtrada reabsorvida no túbulo renal e no DC é de 99,8%: 65% no túbulo proximal + 15% na alça de Henle + 19,8% na parte terminal do túbulo distal e no DC. O restante 0,2% da água filtrada (cerca de 400 mℓ/dia) é excretado na urina. Assim, os rins produzem um pequeno volume de urina altamente concentrada quando o corpo está desidratado

- *Hidratação excessiva.* Quando o corpo está excessivamente hidratado (ingestão excessiva de água), a concentração de ADH no sangue diminui. Isso, por sua vez, provoca uma diminuição na quantidade de água filtrada que é reabsorvida na parte terminal do túbulo distal e DC. Dependendo do grau de diminuição do nível de ADH no sangue, a quantidade de água filtrada que é reabsorvida na parte terminal do túbulo distal e DC pode diminuir desde pouco abaixo de 19% até 0%. Em consequência, mais de 1% da água filtrada permanece sem ser reabsorvido na parte terminal do túbulo distal e DC, que corresponde a um débito urinário *acima* do normal de 1,5 a 2 ℓ/dia. A urina produzida nessas condições é hiposmótica (diluída) em comparação com o sangue, visto que ela contém mais água do que o normal. No caso de super-hidratação intensa, não há nenhum ADH no sangue, e a quantidade de água reabsorvida na parte terminal do túbulo distal e DC é de 0%. Isso significa que a quantidade total de água filtrada que é reabsorvida no túbulo renal e DC é de 80%: 65% no túbulo proximal + 15% na alça de Henle + 0% na parte terminal do túbulo distal e DC. Os 20% restantes de água filtrada (cerca de 36 ℓ/dia) são excretados na urina. Por conseguinte, os rins produzem um grande volume de urina diluída quando o corpo está super-hidratado.

Peptídio natriurético atrial. Um grande aumento no volume de sangue promove a liberação do PNA pelo coração. Embora a importância do PNA na regulação normal da função tubular não esteja bem esclarecida, ele pode inibir a reabsorção de Na^+ e

TABELA 26.4 Regulação hormonal da reabsorção e secreção tubulares.

Hormônio	Principais estímulos que desencadeiam a liberação	Mecanismo e local de ação	Efeitos
Angiotensina II	O baixo volume de sangue ou a pressão arterial baixa estimulam a produção de angiotensina II induzida pela renina	Estimula a atividade dos contratransportadores de Na^+-H^+ nas células tubulares proximais	Aumenta a reabsorção de Na^+ e de água, o que aumenta o volume sanguíneo e a pressão arterial
Aldosterona	O aumento dos níveis de angiotensina II e o aumento do nível plasmático de K^+ promovem a liberação de aldosterona pelo córtex da glândula suprarrenal	Aumenta a atividade das bombas de sódio-potássio na membrana basolateral e canais de Na^+ na membrana apical das células principais no ducto coletor	Aumenta a secreção de K^+ e a reabsorção de Na^+; aumenta a reabsorção de água, o que eleva o volume sanguíneo e a pressão arterial
Hormônio antidiurético (ADH)	O aumento da osmolaridade do líquido extracelular ou a diminuição do volume sanguíneo promovem a liberação de ADH da neuro-hipófise	Estimula a inserção de proteínas dos canais de água (aquaporina 2) nas membranas apicais das células principais	Aumenta a reabsorção facultativa de água, o que diminui a osmolaridade dos líquidos corporais
Peptídio natriurético atrial (PNA)	A distensão dos átrios do coração estimula a secreção de PNA	Suprime a reabsorção de Na^+ e de água no túbulo proximal e ducto coletor; inibe a secreção de aldosterona e ADH	Aumenta a excreção de Na^+ na urina (natriurese); eleva o débito urinário (diurese) e, portanto, diminui o volume sanguíneo e a pressão arterial
Paratormônio (PTH)	A diminuição do nível plasmático de Ca^{2+} promove a liberação de PTH pelas glândulas paratireoides	Estimula a abertura dos canais de Ca^{2+} nas membranas apicais das células da parte inicial do túbulo distal	Aumenta a reabsorção de Ca^{2+}

água no túbulo contorcido proximal e DC. O PNA também suprime a secreção de aldosterona e o ADH. Esses efeitos aumentam a excreção de Na^+ na urina (natriurese) e o débito urinário (diurese), diminuindo o volume sanguíneo e a pressão arterial.

PTH. Embora os hormônios mencionados até agora envolvam a regulação da perda de água como urina, os túbulos renais também respondem a um hormônio que regula a composição iônica. Por exemplo, um nível sanguíneo de Ca^{2+} inferior ao normal estimula a liberação de **PTH** pelas glândulas paratireoides. Por sua vez, o PTH estimula as células na parte inicial dos túbulos contorcidos distais a reabsorver mais Ca^{2+} no sangue. O PTH também inibe a reabsorção de HPO_4^{2-} (fosfato) nos túbulos contorcidos proximais, promovendo, assim, a excreção de fosfato.

A **Tabela 26.4** fornece um resumo da regulação hormonal da reabsorção e da secreção tubulares.

Teste rápido

17. Esquematize a reabsorção das substâncias pelas vias transcelular e paracelular. Indique a membrana apical e a membrana basolateral. Onde estão localizadas as Na^+/K^+ ATPases?
18. Descreva três mecanismos no TCP, um na alça de Henle, um no TCD e um no DC para a reabsorção de Na^+. Que outros solutos são reabsorvidos ou secretados com o Na^+ em cada mecanismo?
19. Como as células intercaladas secretam H^+?
20. Represente em gráfico as porcentagens de água filtrada e de Na^+ filtrado que são reabsorvidos no TCP, na alça de Henle, no TCD e no DC. Indique que hormônios, se houver, regulam a reabsorção em cada segmento.

26.7 Produção de urina diluída e concentrada

OBJETIVO

- **Descrever** como o túbulo renal e os ductos coletores produzem urina diluída e concentrada.

Embora a ingestão de líquidos possa ser altamente variável, o volume total de líquido do corpo normalmente permanece estável. A homeostasia do volume dos líquidos corporais depende, em grande parte, da capacidade dos rins de regular a taxa de perda de água na urina. Os rins com funcionamento normal produzem grande volume de urina diluída, quando a ingestão de líquidos é elevada, e um pequeno volume de urina concentrada, quando a ingestão de líquidos é baixa ou a perda de líquidos é grande. O ADH controla se haverá formação de urina diluída ou concentrada. Na ausência de ADH, a urina torna-se muito diluída. Entretanto, a presença de um nível elevado de ADH estimula a reabsorção de mais água para o sangue, produzindo uma urina concentrada.

Formação de urina diluída

O filtrado glomerular apresenta a mesma razão entre água e partículas de solutos que o sangue; sua osmolaridade é de cerca de 300 mOsm/ℓ. Conforme assinalado anteriormente, o líquido que deixa o TCP ainda é isotônico em relação ao plasma. Quando há formação de urina *diluída* (**Figura 26.18**), a osmolaridade do líquido no lúmen tubular *aumenta* à medida que ele flui para baixo pelo ramo descendente da alça de Henle; *diminui* à medida que flui para

FIGURA 26.18 **Formação de urina diluída.** Os números indicam a osmolaridade em miliosmoles por litro (mOsm/ℓ). As linhas marrons espessas no ramo ascendente da alça de Henle e no túbulo contorcido distal indicam impermeabilidade à água, enquanto as linhas azuis espessas indicam a parte terminal do túbulo contorcido distal e o ducto coletor, que são impermeáveis à água na ausência de ADH; as áreas em azul-claro ao redor do néfron representam o líquido intersticial.

> Quando o nível de ADH é baixo, a urina é diluída e apresenta uma osmolaridade menor que a osmolaridade do sangue.

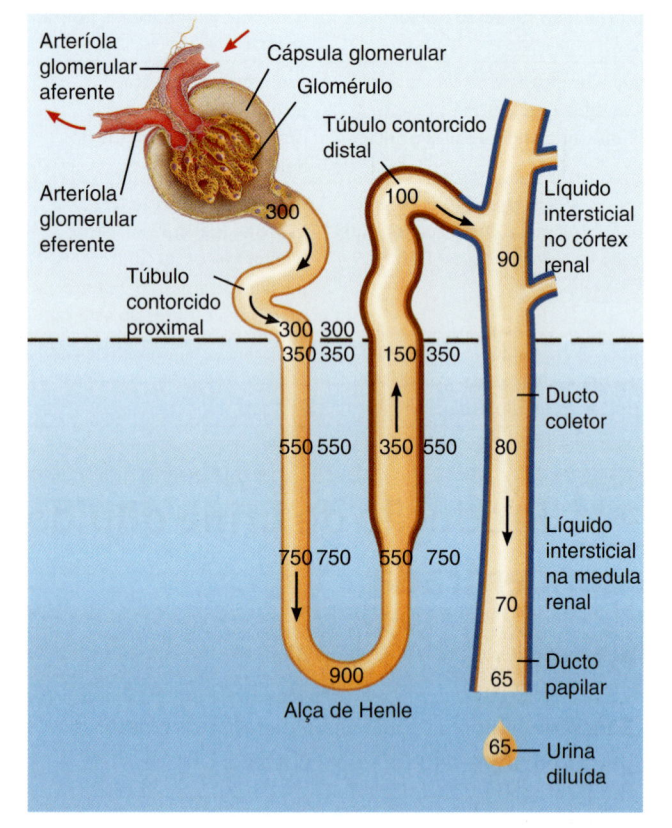

? Que partes do túbulo renal e do ducto coletor reabsorvem mais solutos do que água para produzir uma urina diluída?

o ramo ascendente; e *diminui* ainda mais quando flui pelo restante do néfron e pelo DC. Essas mudanças na osmolaridade resultam das seguintes condições ao longo do percurso do líquido tubular:

1. Como a osmolaridade do líquido intersticial da medula renal torna-se progressivamente maior, mais e mais água é reabsorvida por osmose, à medida que o líquido tubular flui ao longo do ramo descendente em direção ao ápice da alça de Henle. (A fonte desse gradiente osmótico medular será explicada adiante.) Em consequência, o líquido que permanece no lúmen torna-se progressivamente mais concentrado.

2. As células que revestem o ramo ascendente espesso da alça apresentam simportadores que reabsorvem ativamente o Na^+, o K^+ e o Cl^- do líquido tubular (ver **Figura 26.15**). Os íons passam do líquido tubular para dentro das células do ramo ascendente espesso, em seguida para o líquido intersticial e, por fim, alguns difundem-se para o sangue nas arteríolas retas.

3. Embora os solutos estejam sendo reabsorvidos no ramo ascendente espesso, a permeabilidade dessa parte do néfron à água é sempre muito baixa, de modo que a água não pode acompanhar por osmose. À medida que os solutos – mas não as moléculas de água – deixam o líquido tubular, sua osmolaridade cai para cerca de 150 mOsm/ℓ. O líquido que entra no TCD é, portanto, mais diluído do que o plasma.

4. Enquanto o líquido continua fluindo ao longo do TCD, ocorre reabsorção de solutos adicionais, porém apenas de algumas moléculas de água. As células da parte inicial do TCD não são muito permeáveis à água e não são reguladas pelo ADH.

5. Por fim, as células principais da parte final dos túbulos contorcidos distais e dos ductos coletores são impermeáveis à água quando o nível de ADH é muito baixo. Por conseguinte, o líquido tubular torna-se progressivamente mais diluído à medida que ele flui para frente. No momento em que o líquido tubular drena para a pelve renal, sua concentração pode ser baixa, de 65 a 70 mOsm/ℓ. Isso é quatro vezes mais diluído do que o plasma sanguíneo ou o filtrado glomerular.

Formação de urina concentrada

Quando a ingestão de água é baixa ou quando a perda de água é elevada (durante uma sudorese intensa), os rins precisam conservar a água, enquanto ainda eliminam escórias e íons em excesso. Sob a influência do ADH, os rins produzem um pequeno volume de urina altamente concentrada. A urina pode ser quatro vezes mais concentrada (até 1.200 mOsm/ℓ) do que o plasma sanguíneo ou o filtrado glomerular (300 mOsm/ℓ).

A capacidade do ADH de causar a excreção de uma urina concentrada depende da presença de um **gradiente osmótico** de solutos no líquido intersticial da medula renal. Na **Figura 26.19**, observe que a concentração de solutos do líquido intersticial nos rins aumenta de cerca de 300 mOsm/ℓ no córtex renal para cerca de 1.200 mOsm/ℓ profundamente na medula renal. Os três principais solutos que contribuem para essa osmolaridade elevada são o Na^+, o Cl^- e a ureia. Dois fatores principais contribuem para a formação e a manutenção desse gradiente osmótico: (1) as diferenças na permeabilidade e na reabsorção de solutos e água em diferentes partes das alças de Henle longas e ductos coletores e (2) o fluxo em contracorrente de líquido através de estruturas em forma de tubo na medula renal. O *fluxo em contracorrente* refere-se ao fluxo de líquido em sentidos opostos. Isso ocorre quando o líquido que flui em um tubo segue em direção contrária (oposta) ao líquido que flui em um tubo paralelo nas proximidades. Exemplos de fluxo em contracorrente incluem o fluxo de líquido tubular pelos ramos descendente e ascendente da alça de Henle e o fluxo de sangue pelas partes ascendente e descendente das arteríolas retas. Nos rins, existem dois tipos de **mecanismos de contracorrente**: a multiplicação por contracorrente e a troca por contracorrente.

Multiplicação por contracorrente.
A **multiplicação por contracorrente** é o processo pelo qual um gradiente osmótico progressivamente crescente é formado no líquido intersticial da medula renal como resultado do fluxo em contracorrente. A multiplicação por contracorrente envolve as alças de Henle longas dos néfrons justamedulares. Observe, na **Figura 26.19 A**, que o ramo descendente da alça de Henle transporta líquido tubular do córtex renal profundamente na medula, enquanto o ramo ascendente

CAPÍTULO 26 Sistema Urinário **1067**

FIGURA 26.19 **Mecanismo de concentração da urina nos néfrons justamedulares de alças longas.** A linha verde indica a presença de simportadores de Na^+-K^+-$2Cl^-$, que reabsorvem simultaneamente esses íons para dentro do líquido intersticial da medula renal; essa porção do néfron também é relativamente impermeável à água e à ureia. Todas as concentrações estão em miliosmoles por litro (mOsm/ℓ).

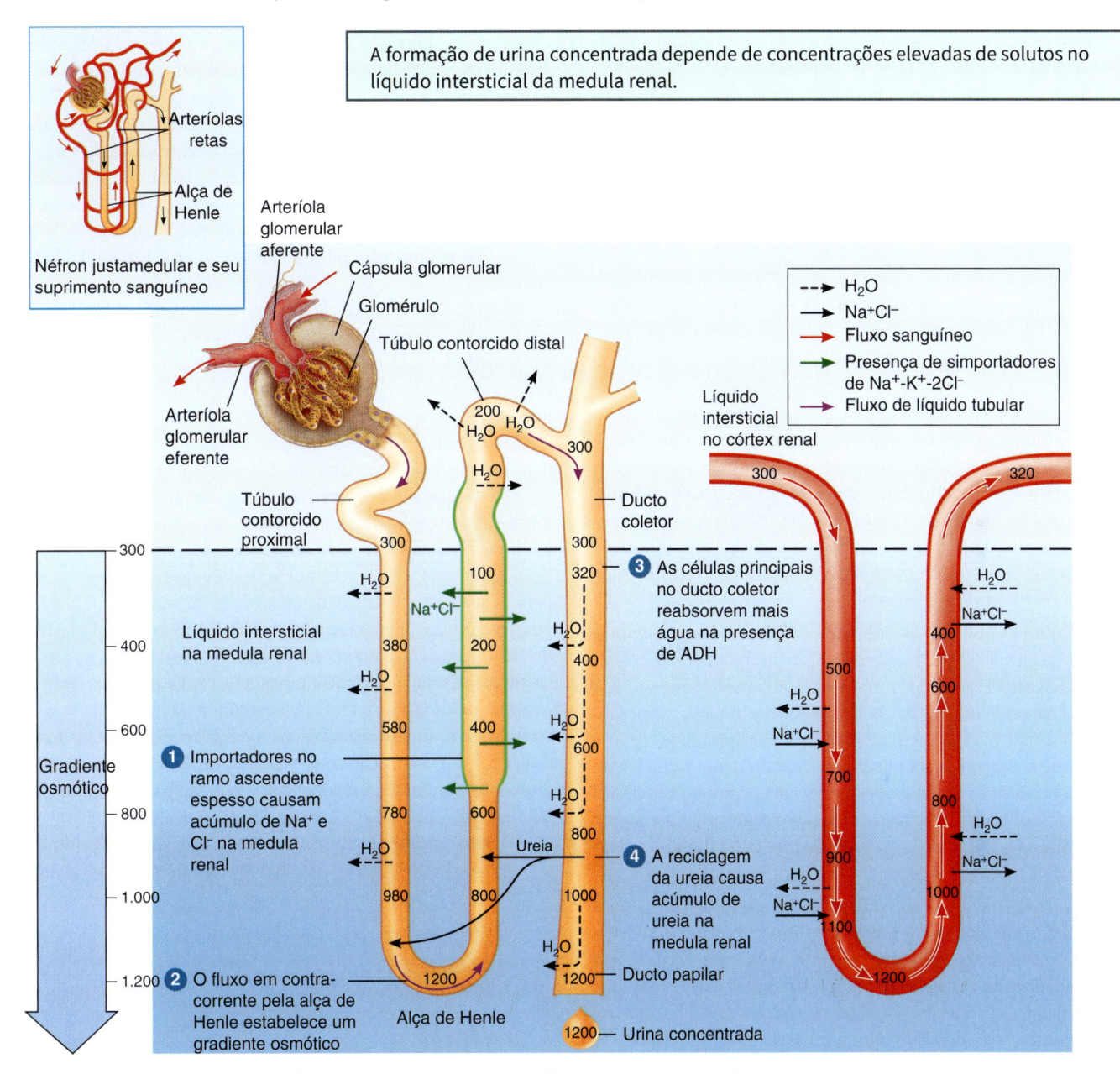

A formação de urina concentrada depende de concentrações elevadas de solutos no líquido intersticial da medula renal.

A. Reabsorção de Na^+, Cl^- e água na alça longa do néfron justamedular   **B.** Reciclagem de sais e de ureia nas arteríolas retas

? Que solutos são os principais contribuintes para a osmolaridade elevada do líquido intersticial na medula renal?

o transporta na direção oposta. Como o fluxo em contracorrente pelos ramos descendente e ascendente da alça de Henle longa estabelece o gradiente osmótico na medula renal, diz-se que a alça de Henle longa atua como **multiplicador por contracorrente**. Os rins utilizam esse gradiente osmótico para excretar uma urina concentrada.

A produção de urina concentrada pelos rins ocorre da seguinte maneira (**Figura 26.19**):

1 *Os simportadores nas células do ramo ascendente espesso da alça de Henle causam acúmulo de Na^+ e Cl^- na medula renal.* No ramo ascendente espesso da alça de Henle, os simportadores de Na^+-K^+-$2Cl^-$ reabsorvem o Na^+ e Cl^- do líquido tubular (**Figura 26.19 A**). Entretanto, a água não é reabsorvida nesse segmento, visto que as células são impermeáveis à água. Em consequência, ocorre acúmulo de íons Na^+ e Cl^- no líquido intersticial da medula renal.

2 *O fluxo em contracorrente pelos ramos descendente e ascendente da alça de Henle estabelece um gradiente osmótico na medula renal.* Como o líquido tubular se move constantemente do ramo descendente para o ramo ascendente espesso da alça de Henle, o ramo ascendente espesso reabsorve constantemente Na⁺ e Cl⁻. Em consequência, o Na⁺ e o Cl⁻ reabsorvidos tornam-se cada vez mais concentrados no líquido intersticial da medula renal, o que resulta na formação de um gradiente osmótico que varia de 300 mOsm/ℓ na medula externa até 1.200 mOsm/ℓ profundamente na medula interna. O ramo descendente da alça de Henle é muito permeável à água, porém impermeável a solutos, com exceção da ureia. Como a osmolaridade do líquido intersticial fora do ramo descendente é maior que o líquido tubular dentro dele, a água se move para fora do ramo descendente por osmose. Isso provoca aumento da osmolaridade do líquido tubular. À medida que o líquido prossegue ao longo do ramo descendente, sua osmolaridade aumenta ainda mais: na curva em forma de grampo da alça, a osmolaridade pode ser alta e alcançar 1.200 mOsm/ℓ nos néfrons justamedulares. Como você já aprendeu, o ramo ascendente da alça é impermeável à água, porém seus simportadores reabsorvem o Na⁺ e o Cl⁻ do líquido tubular para o líquido intersticial da medula renal, de modo que a osmolaridade do líquido tubular diminui progressivamente à medida que flui pelo ramo ascendente. Na junção entre a medula e o córtex, a osmolaridade do líquido tubular cai para cerca de 100 mOsm/ℓ. De modo global, o líquido tubular torna-se progressivamente mais concentrado conforme flui ao longo do ramo descendente e progressivamente mais diluído à medida que percorre o ramo ascendente.

③ *As células nos ductos coletores reabsorvem mais água e ureia.* Quando o ADH aumenta a permeabilidade das células principais à água, a água move-se rapidamente por osmose e sai do líquido tubular do DC para entrar no líquido intersticial da medula interna e, em seguida, nas arteríolas retas. Com a perda de água, a ureia que permanece no líquido tubular do DC torna-se cada vez mais concentrada. Como as células do ducto profundamente na medula são permeáveis à ureia, esta se difunde do líquido no túbulo para dentro do líquido intersticial da medula renal.

④ *A reciclagem da ureia provoca seu acúmulo na medula renal.* À medida que a ureia se acumula no líquido intersticial, parte dela se difunde no líquido tubular nos ramos descendente e ascendente delgado das alças de Henle longas, que também são permeáveis à ureia (**Figura 26.19 A**). Entretanto, enquanto o líquido flui pelo ramo ascendente espesso, TCD e parte cortical do DC, a ureia permanece no lúmen, pois as células nesses segmentos são impermeáveis à ureia. À medida que o líquido flui ao longo dos ductos coletores, a reabsorção de água prossegue por osmose, devido à presença de ADH. Essa reabsorção de água *aumenta* ainda mais a concentração de ureia no líquido tubular, ocorre difusão de mais ureia no líquido intersticial da medula renal interna, e o ciclo se repete. A transferência constante de ureia entre os segmentos do túbulo renal e o líquido intersticial da medula renal é denominada *reciclagem de ureia*. Dessa maneira, a reabsorção de água a partir do líquido tubular dos ductos promove o acúmulo de ureia no líquido intersticial da medula renal, o que, por sua vez, promove a reabsorção de água. Os solutos que permanecem no lúmen tornam-se, portanto, muito concentrados, e ocorre excreção de um pequeno volume de urina concentrada.

Troca por contracorrente. A **troca por contracorrente** é o processo pelo qual os solutos e a água são passivamente trocados entre o sangue das arteríolas retas e o líquido intersticial da medula renal, em consequência do fluxo em contracorrente. Observe, na **Figura 26.19 B**, que as arteríolas retas também consistem em ramos descendentes e ascendentes, que são paralelos entre si e com a alça de Henle. Assim como o líquido tubular flui em sentidos opostos na alça de Henle, o sangue flui em sentidos opostos nos ramos ascendente e descendente das arteríolas retas. Como o fluxo em contracorrente entre os ramos descendente e ascendente das arteríolas retas possibilita a troca de solutos e de água entre o sangue e o líquido intersticial da medula renal, diz-se que as arteríolas retas atuam como **trocador por contracorrente**.

O sangue que entra nas arteríolas retas possui osmolaridade de cerca de 300 mOsm/ℓ. À medida que flui pela parte descendente até a medula renal, onde o líquido intersticial torna-se cada vez mais concentrado, o Na⁺, o Cl⁻ e a ureia difundem-se do líquido intersticial para o sangue, e a água difunde-se do sangue para o líquido intersticial. Entretanto, após o aumento de sua osmolaridade, o sangue flui para a parte ascendente das arteríolas retas. Nesse local, o sangue flui por uma região em que o líquido intersticial torna-se cada vez menos concentrado. Em consequência, o Na⁺, o Cl⁻ e a ureia difundem-se do sangue de volta para o líquido intersticial, enquanto a água se difunde do líquido intersticial de volta para as arteríolas retas. A osmolaridade do sangue que deixa as arteríolas retas é apenas ligeiramente maior do que a osmolaridade do sangue que entra nessas arteríolas. Por conseguinte, as arteríolas retas fornecem oxigênio e nutrientes para a medula renal, sem eliminar ou diminuir o gradiente osmótico. A alça de Henle longa *estabelece* o gradiente osmótico na medula renal por meio de multiplicação por contracorrente, porém as arteríolas retas *mantêm* o gradiente osmótico na medula renal por meio de troca por contracorrente.

A **Figura 26.20** fornece um resumo dos processos de filtração, reabsorção e secreção em cada segmento do néfron e do DC.

Correlação clínica

Diuréticos

Os **diuréticos** são substâncias que reduzem a velocidade de reabsorção renal de água e, portanto, causam diurese, uma taxa elevada de fluxo urinário, o que, por sua vez, reduz o volume sanguíneo. Os diuréticos são frequentemente prescritos no tratamento da hipertensão (pressão arterial alta), de modo que a redução do volume sanguíneo habitualmente reduz a pressão arterial. Os diuréticos de ocorrência natural incluem a cafeína no café, chá e refrigerantes, que inibe a reabsorção de Na⁺, e o álcool na cerveja, no vinho e em destilados, que inibe a secreção de ADH. A maior parte dos diuréticos atua ao interferir no mecanismo de reabsorção do Na⁺ filtrado. Por exemplo, os diuréticos de alça, como a furosemida, inibem seletivamente os simportadores de Na⁺-K⁺-2Cl⁻ no ramo ascendente espesso da alça de Henle (ver **Figura 26.15**). Os diuréticos tiazídicos, como a clorotiazida, atuam no túbulo contorcido distal, no qual promovem a perda de Na⁺ e de Cl⁻ na urina ao inibir os simportadores de Na⁺-Cl⁻.

CAPÍTULO 26 Sistema Urinário **1069**

FIGURA 26.20 Resumo da filtração, reabsorção e secreção no néfron e no ducto coletor.

Ocorre filtração no corpúsculo renal; ocorre reabsorção ao longo do túbulo renal e ductos coletores.

CORPÚSCULO RENAL

Taxa de filtração glomerular: 105 a 125 mℓ/min de líquido que é isotônico em relação ao sangue

Substâncias filtradas: água e todos os solutos presentes no sangue (exceto as proteínas), incluindo íons, glicose, aminoácidos, creatinina, ácido úrico)

TÚBULO CONTORCIDO PROXIMAL

Reabsorção (no sangue) de filtrado:

Água	65% (osmose)
Na^+	65% (bombas de sódio-potássio, simportadores, contratransportadores)
K^+	65% (difusão)
Glicose	100% (simportadores e difusão facilitada)
Aminoácidos	100% (simportadores e difusão facilitada)
Cl^-	50% (difusão)
HCO_3^-	80% (difusão facilitada)
Ureia	50% (difusão)
Ca^{2+}	65% (difusão)
Mg^{2+}	variável (difusão)

Secreção (na urina) de:

H^+	variável (contratransportadores)
NH_4^+	variável, aumento na acidose (contratransportadores)
Ureia	variável (difusão)
Creatinina	pequena quantidade

No final do TCP, o líquido tubular ainda é isotônico em relação ao sangue (300 mOsm/ℓ).

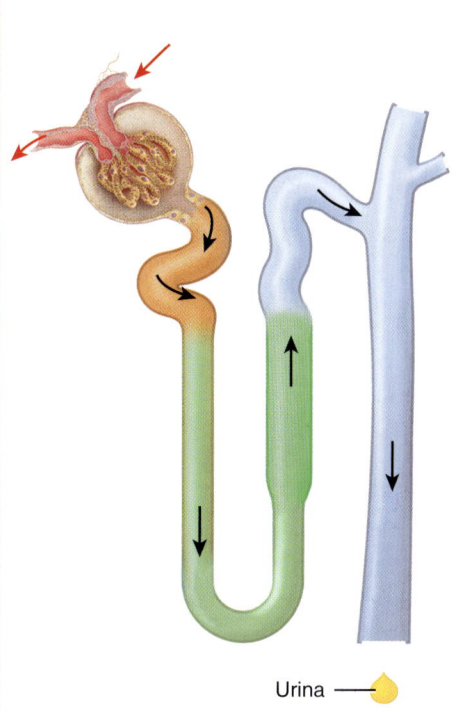

ALÇA DE HENLE

Reabsorção (no sangue) de:

Água	15% (osmose no ramo descendente)
Na^+	25% (simportadores no ramo ascendente)
K^+	25% (simportadores no ramo ascendente)
Cl^-	35% (simportadores no ramo ascendente)
HCO_3^-	10% (difusão facilitada)
Ca^{2+}	65% (difusão)
Mg^{2+}	variável (difusão)

Secreção (na urina) de:

Ureia	variável (reciclagem a partir do ducto coletor)

No final da alça de Henle, o líquido tubular é hipotônico (100 a 150 mOsm/ℓ).

PARTE INICIAL DO TÚBULO CONTORCIDO DISTAL

Reabsorção (no sangue) de:

Na^+	5% (simportadores)
Cl^-	5% (simportadores)
Ca^{2+}	variável (estimulada pelo paratormônio)

PARTE FINAL DO TÚBULO CONTORCIDO DISTAL E DUCTO COLETOR

Reabsorção (no sangue) de:

Água	19% (inserção de canais de água estimulada pelo ADH)
Na^+	1 a 4% (bombas de sódio-potássio e canais de sódio estimulados pela aldosterona)
HCO_3^-	quantidade variável, depende da secreção de H^+ (contratransportadores)
Ureia	variável (reciclagem na alça de Henle)

Secreção (na urina) de:

K^+	quantidade variável para ajustar a ingestão dietética (canais permeáveis)
H^+	quantidades variáveis para manter a homeostasia acidobásica (bombas de H^+)

O líquido tubular que sai do ducto coletor é diluído quando o nível de ADH está baixo e concentrado quando o nível de ADH está elevado.

Urina

? Em que segmentos do néfron e ducto coletor ocorre a secreção?

> **Teste rápido**
>
> 21. Como os simportadores no ramo ascendente da alça de Henle e as células principais do DC contribuem para a formação de urina concentrada?
> 22. Como o ADH regula a reabsorção facultativa de água?
> 23. Qual é o mecanismo de contracorrente? Por que ele é importante?

26.8 Avaliação da função renal

OBJETIVOS

- **Definir** exame de urina e descrever sua importância
- **Definir** depuração plasmática renal e descrever sua importância.

A avaliação de rotina da função renal envolve avaliar tanto a quantidade e qualidade da urina quanto os níveis de escórias no sangue.

Exame de urina (urinálise)

A análise do volume e das propriedades físicas, químicas e microscópicas da urina, denominada **exame de urina** ou **urinálise**, revela grande parte do estado do organismo. A Tabela 26.5 fornece um resumo das principais características da urina normal. O volume de urina eliminada por dia no adulto normal é de 1 a 2 ℓ. A ingestão de líquidos, a pressão arterial, a osmolaridade do sangue, a dieta, a temperatura corporal, os diuréticos, o estado mental e a saúde geral influenciam o volume de urina. Por exemplo, uma baixa pressão arterial desencadeia o sistema renina-angiotensina-aldosterona. A aldosterona aumenta a reabsorção de água e sais nos túbulos renais e diminui o volume de urina. Em contrapartida, quando a osmolaridade do sangue diminui – por exemplo, após a ingestão de um grande volume de água –, a secreção de ADH é inibida, e ocorre excreção de um maior volume de urina.

A água representa cerca de 95% do volume total da urina. Os 5% restantes consistem em eletrólitos, solutos derivados do metabolismo celular e substâncias exógenas, como medicamentos. A urina normal praticamente não contém proteína. Os solutos típicos normalmente presentes na urina incluem eletrólitos filtrados e secretados que não são reabsorvidos, ureia (proveniente da degradação das proteínas), creatinina (proveniente da degradação do fosfato de creatina nas fibras musculares), ácido úrico (resultante da clivagem de ácidos nucleicos), urobilinogênio (proveniente da degradação da hemoglobina) e pequenas quantidades de outras substâncias, como ácidos graxos, pigmentos, enzimas e hormônios.

TABELA 26.5 Características da urina normal.

Característica	Descrição
Volume	1 a 2 ℓ em 24 h; varia consideravelmente.
Cor	Amarelo ou âmbar; varia de acordo com a concentração de urina e a dieta. A cor é decorrente do urocromo (pigmento produzido pela degradação da bile) e da urobilina (proveniente da degradação da hemoglobina). A urina concentrada apresenta uma coloração mais escura. A cor é afetada pela dieta (avermelhada com o consumo de beterrabas), por medicamentos e certas doenças. Os cálculos renais podem provocar hematúria.
Turvação	Transparente quando recém-eliminada; torna-se turva em repouso.
Odor	Levemente aromática; torna-se semelhante à amônia em repouso. Algumas pessoas herdam a capacidade de formar metilmercaptana a partir de aspargos digeridos, o que confere um odor característico. A urina dos diabéticos possui um odor frutado, devido à presença de corpos cetônicos.
pH	Varia entre 4,6 e 8,0; a média é de 6,0; varia de modo considerável com a dieta. As dietas hiperproteicas aumentam a acidez; as dietas vegetarianas aumentam a alcalinidade.
Densidade específica	A densidade específica é a razão entre o peso do volume da substância e o peso de um volume igual de água destilada. Na urina, é de 1,001 a 1,035. Quanto maior a concentração de solutos, maior a densidade específica.

Se uma doença alterar o metabolismo do corpo ou a função renal, podem aparecer na urina vestígios de substâncias que normalmente não estão presentes, ou podem aparecer constituintes normais em quantidades anormais. A Tabela 26.6 fornece uma lista de vários constituintes anormais na urina que podem ser detectados como parte de um exame de urina. Os valores normais dos componentes da urina e as implicações clínicas dos desvios da normalidade estão listados no Apêndice D.

Exames de sangue

Dois exames de sangue de rastreamento podem fornecer informações sobre a função renal. Um deles é a determinação da **ureia sanguínea**, que mede o nitrogênio do sangue que faz parte da ureia resultante do catabolismo e desaminação dos aminoácidos. Quando a TFG diminui acentuadamente, como pode ocorrer na presença de doença renal ou obstrução do sistema urinário, o nível sanguíneo de ureia eleva-se de forma abrupta. Uma estratégia no tratamento desses pacientes consiste em minimizar a ingestão de proteínas, reduzindo, assim, a taxa de produção de ureia.

Outro exame frequentemente utilizado para avaliar a função renal é a medição da **creatinina plasmática**, que resulta do

TABELA 26.6 — Resumo dos constituintes anormais da urina.

Constituinte anormal	Comentários
Albumina	Constituinte normal do plasma; em geral, aparece apenas em quantidades muito pequenas na urina, visto que é demasiado grande para atravessar as fenestrações capilares. A presença de albumina em excesso na urina – **albuminúria** – indica um aumento na permeabilidade das membranas de filtração, devido à ocorrência de lesão ou doença, aumento da pressão arterial ou irritação das células renais por substâncias, como toxinas bacterianas, éter ou metais pesados.
Glicose	A presença de glicose na urina – **glicosúria** – indica habitualmente diabetes melito. Em certas ocasiões, é causada por estresse, que pode provocar secreção excessiva de epinefrina. A epinefrina estimula a degradação do glicogênio e a liberação de glicose pelo fígado.
Eritrócitos (hemácias)	A presença de eritrócitos na urina – **hematúria** – geralmente indica a presença de uma condição patológica. Uma causa é a inflamação aguda de órgãos urinários, devido à presença de doença ou irritação por cálculos renais. Outras causas: tumores, trauma, doença renal, contaminação da amostra por sangue menstrual.
Corpos cetônicos	Os corpos cetônicos quando presentes em altos níveis na urina – **cetonúria** – podem indicar diabetes melito, anorexia, inanição ou quantidade muito pequena de carboidratos na dieta.
Bilirrubina	Quando os eritrócitos são destruídos por macrófagos, a globina da hemoglobina é separada, e o heme é convertido em biliverdina. A maior parte da biliverdina é convertida em bilirrubina, que dá à bile a sua principal pigmentação. Um nível de bilirrubina acima do normal na urina é denominado **bilirrubinúria**.
Urobilinogênio	A presença de urobilinogênio (produto da degradação da hemoglobina) na urina é denominada **urobilinogenúria**. A presença de traços é normal, porém o urobilinogênio elevado pode ser causado por anemia hemolítica ou perniciosa, hepatite infecciosa, obstrução biliar, icterícia, cirrose, insuficiência cardíaca congestiva ou mononucleose infecciosa.
Cilindros	Os cilindros são minúsculas massas de material que endureceram e assumiram a forma do lúmen do túbulo em que se formaram, a partir do qual são liberados quando o filtrado se acumula atrás deles. Os cilindros são nomeados de acordo com as células ou as substâncias que os compõem ou com base na sua aparência (p. ex., cilindros leucocitários, cilindros hemáticos e cilindros epiteliais, que contém células das paredes dos túbulos).
Micróbios	O número e o tipo de bactérias variam de acordo com a infecção específica do trato urinário. Um dos mais comuns é *Escherichia coli*. O fungo mais comum é a levedura *Candida albicans*, que causa vaginite. O protozoário mais frequente é *Trichomonas vaginalis*, uma causa da vaginite em mulheres e de uretrite em homens.

catabolismo do fosfato de creatina no músculo esquelético. Normalmente, o nível sanguíneo de creatinina permanece estável, visto que a taxa de excreção de creatinina na urina é igual sua liberação pelo músculo. Um nível de creatinina acima de 1,5 mg/dℓ (135 mmol/ℓ) constitui habitualmente uma indicação de função renal precária. Os valores normais para exames de sangue específicos estão listados no Apêndice C, juntamente de situações que podem causar elevação ou redução dos valores.

Depuração plasmática renal

Ainda mais útil do que os valores sanguíneos de ureia e creatinina no diagnóstico de problemas renais é a avaliação da efetividade dos rins na remoção de determinada substância do plasma sanguíneo. A **depuração** (*clearance*) plasmática renal é o volume de sangue que é "limpo" ou depurado de uma substância por unidade de tempo, habitualmente expressa em unidades de *mililitros por minuto*. Uma depuração plasmática renal alta indica a excreção eficiente de determinada substância na urina; uma depuração baixa indica uma excreção ineficiente. Por exemplo, a depuração da glicose é normalmente zero, visto que ela é completamente reabsorvida (ver **Tabela 26.3**); por conseguinte, não há nenhuma excreção de glicose. É essencial conhecer a depuração de um fármaco para determinar sua dosagem correta. Se a depuração for alta (um exemplo é a penicilina), a dosagem também precisa ser elevada, e o medicamento deve ser administrado várias vezes ao dia para manter um nível terapêutico adequado no sangue.

Utiliza-se a seguinte equação para calcular a depuração:

$$\text{Depuração plasmática renal da substância S} = \left(\frac{U \times V}{P}\right)$$

em que U e P são as concentrações da substância na urina e no plasma, respectivamente (ambas expressas nas mesmas unidades, como mg/mℓ), e V é a taxa de fluxo urinário em mℓ/min.

A depuração de um soluto depende dos três processos básicos de um néfron: filtração glomerular, reabsorção tubular e secreção tubular. Considere uma substância que seja filtrada, porém não reabsorvida, nem secretada. Sua depuração é igual à TFG, visto que todas as moléculas que passam pela membrana de filtração aparecem na urina. Essa é a situação observada com o polissacarídio vegetal, a **inulina**; ela passa facilmente pelo filtro, porém não é reabsorvida nem secretada. (Não se deve confundir a inulina com o hormônio insulina, que é produzido pelo pâncreas.) Normalmente, a depuração da inulina é de cerca de 125 mℓ/min, que é igual à TFG. Na prática clínica, a depuração da inulina pode ser utilizada para determinar a TFG. A depuração da inulina é obtida da seguinte maneira: administra-se inulina IV e, em seguida, são medidas as concentrações de inulina no plasma e na urina, juntamente da taxa de fluxo de urina. Embora a utilização da depuração da inulina seja um método acurado para determinar a TFG, ela possui suas desvantagens: a inulina não é produzida pelo

Correlação clínica

Hemodiálise

Como você aprendeu anteriormente, os rins desempenham muitas funções essenciais, como regulação dos níveis de eletrólitos no sangue; atuação na pressão arterial e no volume e pH do sangue; e excreção de escórias metabólicas. Quando um ou ambos os rins opera(m) com apenas 10 a 15% de sua capacidade, o indivíduo torna-se candidato à **hemodiálise**, um processo que remove escórias e o excesso de líquido do sangue e restaura o equilíbrio eletrolítico, de modo a manter a homeostasia. A principal causa de insuficiência renal é o diabetes melito.

No procedimento, o sangue é removido de uma artéria, como a radial, e passa por uma *máquina de diálise renal*. Esse dispositivo consiste basicamente em um computador, que monitora a fluxo sanguíneo, a pressão arterial, o volume de líquidos e outras informações vitais. Apenas 0,470 ℓ dos 4,7 a 5,7 ℓ de sangue está fora do corpo de cada vez. A pressão arterial é monitorada, e acrescenta-se um anticoagulante (heparina) para evitar a formação de coágulos sanguíneos. Em seguida, o sangue passa por um *dialisador*, que é um rim artificial equivalente aos néfrons. O dialisador consiste em uma membrana seletivamente permeável, que separa o sangue que flui em uma direção de um lado a partir de uma solução denominada *dialisado*, que se move na direção oposta do outro lado da membrana. O dialisado possui a mesma concentração de solutos que o plasma sanguíneo. À medida que o sangue passa pelo dialisador, as células sanguíneas não atravessam a membrana. Entretanto, quaisquer escórias metabólicas, como ureia, e o excesso de líquido e eletrólitos passam do sangue para o dialisado. Ao mesmo tempo, as substâncias que faltam no sangue movem-se do dialisado para o sangue. Basicamente, o dialisador remove as escórias e o excesso de líquido e restaura o equilíbrio adequado dos eletrólitos no sangue. O dialisado é continuamente substituído, e o dialisado usado é, então, descartado em um receptáculo de drenagem. Uma vez processado o sangue, ele sai do dialisador e, em seguida, passa por um monitor de pressão venosa e, em seguida, por um detector de êmbolos de ar, para remover quaisquer bolhas de gás presentes no sangue. Em seguida, o sangue retorna ao paciente por meio de uma veia, como a radial. A hemodiálise habitualmente dura cerca de 3 a 5 horas e é realizada 3 vezes/semana.

Além da utilização de uma máquina de diálise renal, na qual a membrana seletivamente permeável está fora do corpo, dispõe-se de um procedimento alternativo que utiliza uma das membranas seletivamente permeáveis do próprio corpo. Esse procedimento utiliza o revestimento da cavidade abdominal, denominado peritônio, como membrana seletivamente permeável e é denominado *diálise peritoneal (DP)*. O dialisado é introduzido através de um cateter no abdome. As escórias e o excesso de líquido e eletrólitos passam do sangue para o dialisado. Depois de algumas horas, o dialisado utilizado é drenado para uma bolsa e substituído por dialisado novo. Esse procedimento é habitualmente repetido 4 a 6 vezes/dia.

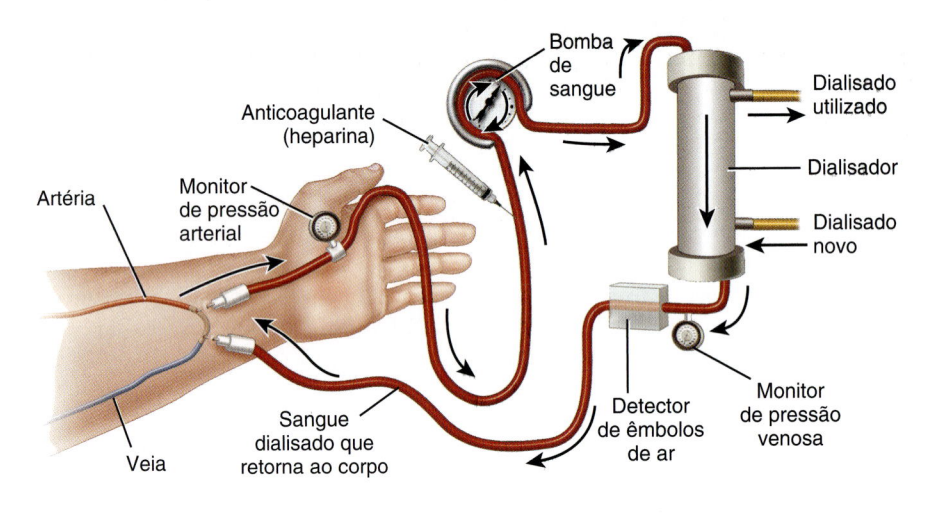

organismo e ela precisa ser infundida continuamente enquanto estão sendo feitas as determinações de depuração. A medição da depuração da creatinina é uma maneira fácil de avaliar a TFG, visto que a creatinina é uma substância produzida naturalmente pelo organismo, como produto final do metabolismo muscular. Uma vez filtrada, a creatinina não é reabsorvida e é secretada apenas em quantidade muito pequena. Como ocorre secreção de uma pequena quantidade de creatinina, sua depuração é apenas uma estimativa aproximada da TFG e não é tão acurada quanto a depuração da inulina. A depuração da creatinina normalmente é de cerca de 120 a 140 mℓ/min.

A depuração do ânion orgânico, o **ácido para-amino-hipúrico (PAH)** também possui importância clínica. Após sua administração por via intravenosa, o PAH é filtrado e secretado em uma única passagem pelos rins. Por conseguinte, a depuração do PAH é utilizada para medir o **fluxo plasmático renal**, que é a quantidade de plasma que passa pelos rins em 1 minuto. Normalmente, o fluxo plasmático renal é de 650 mℓ por minuto, que corresponde a cerca de 55% do fluxo sanguíneo renal (1.200 mℓ por minuto).

Teste rápido

24. Quais são as características da urina normal?
25. Que substâncias químicas normalmente estão presentes na urina?
26. Como se pode avaliar a função renal?
27. Por que as depurações plasmáticas renais da glicose, ureia e creatinina são diferentes? Como a depuração de cada uma delas pode ser comparada com a TFG?

26.9 Transporte, armazenamento e eliminação da urina

OBJETIVO

- **Descrever** a anatomia, a histologia e a fisiologia dos ureteres, da bexiga urinária e da uretra.

A partir dos ductos coletores, a urina drena para os cálices renais menores, que se unem para formar os cálices renais maiores, que se juntam para formar a pelve renal (ver **Figura 26.3**). A partir da pelve renal, a urina drena inicialmente para os ureteres e, em seguida, para a bexiga urinária, para ser armazenada. Em seguida, a urina é eliminada do corpo pela uretra única (ver **Figura 26.1**).

Ureteres

Cada um dos dois **ureteres** transporta a urina da pelve renal de um rim para a bexiga urinária. As contrações peristálticas das paredes musculares dos ureteres empurram a urina para a bexiga urinária, porém a pressão hidrostática e a gravidade também contribuem. As ondas peristálticas que se propagam da pelve renal até a bexiga urinária variam quanto à sua frequência de uma a cinco por minuto, dependendo da velocidade de formação da urina.

Os ureteres medem 25 a 30 cm de comprimento e são tubos estreitos, de paredes espessas, cujo diâmetro varia de 1 a 10 mm ao longo de seu trajeto entre a pelve renal e a bexiga urinária. À semelhança dos rins, os ureteres são retroperitoneais. Descem anteriormente aos vasos ilíacos comuns e, na base da bexiga urinária, eles se curvam medialmente e atravessam obliquamente a parede da face posterior da bexiga urinária (**Figura 26.21**).

Embora não exista nenhuma válvula anatômica na abertura de cada ureter para dentro da bexiga urinária, uma válvula fisiológica é bastante efetiva. À medida que a bexiga urinária se enche com urina, a pressão em seu interior comprime os óstios oblíquos nos ureteres e impede o refluxo de urina. Quando essa válvula fisiológica não opera adequadamente, é possível que ocorra passagem de micróbios da bexiga urinária para os ureteres, com consequente infecção de um ou de ambos os rins.

A parede dos ureteres é formada por três camadas de tecido. A camada mais profunda, a **túnica mucosa**, é uma membrana mucosa com **urotélio** (*epitélio de transição*) (ver **Tabela 4.1**) e uma **lâmina própria** subjacente de tecido conjuntivo areolar, com quantidade considerável de colágeno, fibras elásticas e tecido linfático. O urotélio é capaz de se distender – uma importante vantagem para qualquer órgão que precisa acomodar um volume variável de líquido. O muco secretado pelas células caliciformes da túnica mucosa impede o contato das células com a urina, cuja concentração de soluto e pH podem diferir drasticamente do citosol das células que formam a parede dos ureteres.

Ao longo da maior parte da extensão dos ureteres, o revestimento intermediário, a **túnica muscular**, é composto por camadas longitudinais internas e circulares externas de fibras musculares lisas. Essa disposição é oposta à do canal alimentar, que contém

FIGURA 26.21 Ureteres, bexiga urinária e uretra na mulher.

A urina é armazenada na bexiga urinária antes de ser expelida pela micção.

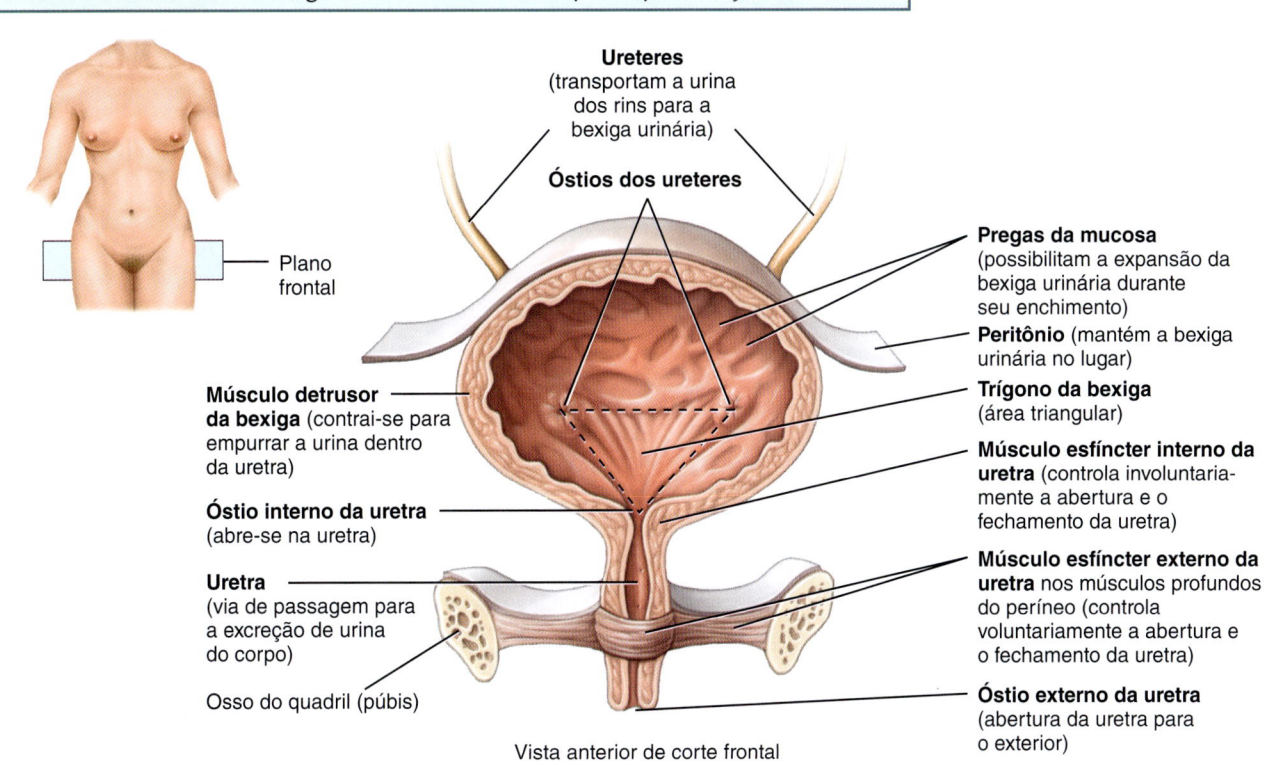

Vista anterior de corte frontal

? Como é chamada a falta de controle voluntário sobre a micção?

camadas circulares internas e longitudinais externas. A túnica muscular do terço distal dos ureteres também contém uma camada externa de fibras musculares longitudinais. Por conseguinte, a túnica muscular do terço distal do ureter é longitudinal interna, circular na parte intermediária e longitudinal externamente. O peristaltismo constitui a principal função da túnica muscular.

O revestimento superficial dos ureteres é constituído pela **túnica adventícia**, uma camada de tecido conjuntivo areolar que contém vasos sanguíneos, vasos linfáticos e nervos que inervam a túnica muscular e a túnica mucosa. A túnica adventícia mistura-se com o tecido conjuntivo circundante e mantém os ureteres em sua posição.

Bexiga urinária

A **bexiga urinária** é um órgão muscular oco e distensível, situado na cavidade pélvica posteriormente à sínfise púbica. Nos homens, é diretamente anterior ao reto; nas mulheres, é anterior à vagina e inferior ao útero (**Figura 26.22**). Pregas do peritônio mantêm a bexiga urinária em sua posição. Quando ligeiramente distendida devido ao acúmulo de urina, a bexiga urinária é esférica. Quando vazia, ela colapsa. À medida que o volume de urina aumenta, a bexiga urinária torna-se piriforme e eleva-se para a cavidade abdominal inferior. A capacidade média da bexiga urinária é de 700 a 800 mℓ. É menor nas mulheres, pois o útero ocupa o espaço imediatamente superior à bexiga urinária.

Anatomia e histologia da bexiga urinária.

No assoalho da bexiga urinária, existe uma pequena área triangular, denominada **trígono da bexiga**. Os dois cantos posteriores do trígono da bexiga contêm os dois óstios dos ureteres; a abertura para a uretra, o **óstio interno da uretra**, situa-se no canto anterior (ver **Figura 26.21**). Como sua túnica mucosa está firmemente ligada à túnica muscular, o trígono da bexiga possui aparência lisa.

A parede da bexiga urinária é formada por três camadas. A mais profunda é a **túnica mucosa**, uma membrana mucosa composta de **urotélio** e uma **lâmina própria** subjacente semelhante à dos ureteres. O urotélio possibilita o estiramento. Existem também **pregas de mucosa** que possibilitam a expansão da bexiga urinária. Em torno da túnica mucosa encontra-se a **túnica muscular** intermediária, também denominada **músculo detrusor da bexiga**, que consiste em três camadas de fibras musculares lisas: as camadas longitudinal interna, circular e longitudinal externa. Em torno da abertura da uretra, as fibras circulares formam o **músculo esfíncter interno da uretra**; inferiormente, encontra-se o **músculo esfíncter externo da uretra**, que é

FIGURA 26.22 Comparação entre as uretras masculina e feminina.

A uretra masculina mede cerca de 20 cm de comprimento, enquanto a uretra feminina mede cerca de 4 cm de comprimento.

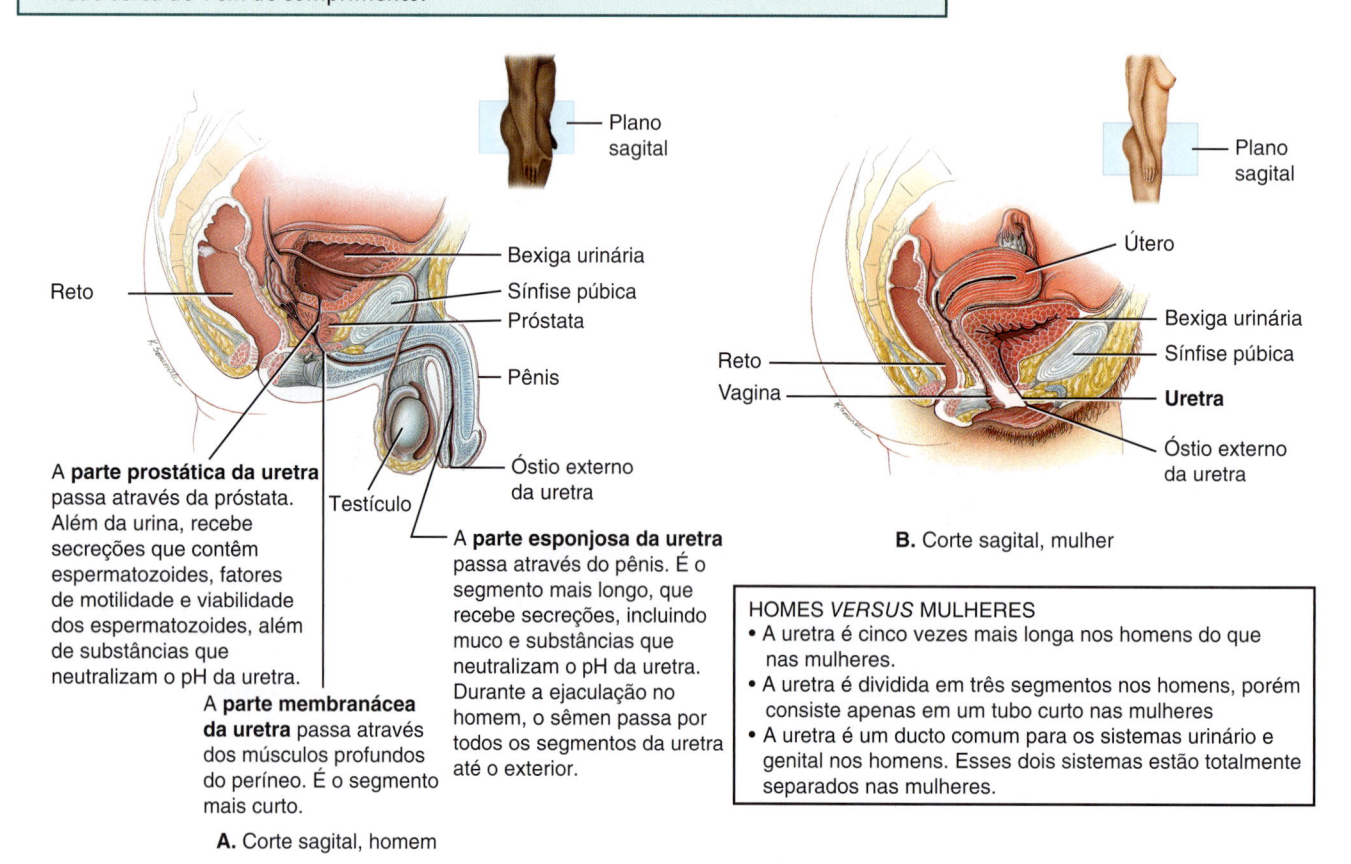

A **parte prostática da uretra** passa através da próstata. Além da urina, recebe secreções que contêm espermatozoides, fatores de motilidade e viabilidade dos espermatozoides, além de substâncias que neutralizam o pH da uretra.

A **parte membranácea da uretra** passa através dos músculos profundos do períneo. É o segmento mais curto.

A **parte esponjosa da uretra** passa através do pênis. É o segmento mais longo, que recebe secreções, incluindo muco e substâncias que neutralizam o pH da uretra. Durante a ejaculação no homem, o sêmen passa por todos os segmentos da uretra até o exterior.

A. Corte sagital, homem

B. Corte sagital, mulher

HOMES *VERSUS* MULHERES
- A uretra é cinco vezes mais longa nos homens do que nas mulheres.
- A uretra é dividida em três segmentos nos homens, porém consiste apenas em um tubo curto nas mulheres
- A uretra é um ducto comum para os sistemas urinário e genital nos homens. Esses dois sistemas estão totalmente separados nas mulheres.

? Quais são as três subdivisões da uretra masculina?

composto de músculo esquelético e constitui uma modificação dos músculos profundos do períneo (ver **Figura 11.12**). O revestimento mais superficial da bexiga urinária nas faces posterior e inferior é a **túnica adventícia**, uma camada de tecido conjuntivo areolar, que é contínua com a dos ureteres. A **túnica serosa**, uma camada de peritônio visceral, situa-se sobre a face superior da bexiga urinária.

Reflexo de micção. A eliminação da urina da bexiga urinária, é denominada **micção** (*mictur-* = urinar). A micção ocorre por meio de uma combinação de contrações musculares involuntárias e voluntárias. Quando o volume de urina na bexiga urinária ultrapassa 200 a 400 mℓ, a pressão intravesical aumenta de modo considerável, e os receptores de estiramento presentes em sua parede transmitem impulsos nervosos para a medula espinal. Esses impulsos propagam-se até o **centro da micção** nos segmentos medulares sacrais S2 e S3 e desencadeiam um reflexo espinal, denominado **reflexo de micção**. Nesse arco reflexo, impulsos parassimpáticos do centro da micção propagam-se para a parede da bexiga urinária e o músculo esfíncter interno da uretra. Os impulsos nervosos provocam *contração* do músculo detrusor da bexiga e o *relaxamento* do músculo esfíncter interno da uretra. Simultaneamente, o centro de micção inibe neurônios motores somáticos que inervam o músculo esquelético no esfíncter externo da uretra. Com a contração da parede da bexiga urinária e o relaxamento dos esfíncteres, ocorre a micção. O enchimento da bexiga urinária provoca uma sensação de plenitude, que inicia um desejo consciente de urinar antes do reflexo de micção ocorrer efetivamente. Embora o esvaziamento da bexiga urinária seja um reflexo, no início da infância aprendemos a iniciá-lo e a interrompê-lo de modo voluntário. Por meio do controle aprendido sobre o músculo esfíncter externo da uretra e determinados músculos do assoalho pélvico, o córtex cerebral é capaz de iniciar a micção ou de retardar sua ocorrência por um período de tempo limitado.

> **Correlação clínica**
>
> **Cistite**
>
> A **cistite** (*cysto-* = bexiga; *-itis* = inflamação de) é uma inflamação da bexiga urinária, frequentemente causada pela bactéria *E. coli*. Pode também ser causada por agentes quimioterápicos, radiação, uso prolongado de cateteres e complicações de outras condições, como aumento da próstata, diabetes melito e cálculos renais. A cistite caracteriza-se por dor pélvica, micção frequente, sensação de ardência durante a micção, urina de odor forte, hematúria e febre baixa. A cistite causada por infecção bacteriana é tratada com antibióticos.

Uretra

A **uretra** é um pequeno tubo que se estende do óstio interno da uretra, no assoalho da bexiga urinária, até o exterior do corpo (**Figura 26.22**). Nos homens e nas mulheres, ela é a parte terminal do sistema urinário e via de passagem para a eliminação de urina do corpo. Nos homens, libera também o sêmen (líquido que contém espermatozoides).

Nos homens, a uretra também se estende do óstio interno da uretra até o exterior, porém seu comprimento e via de passagem pelo corpo são consideravelmente diferentes das mulheres (**Figura 26.22 A**). A uretra masculina atravessa inicialmente a próstata; em seguida, passa pelos músculos profundos do períneo e, por fim, atravessa o pênis, percorrendo uma distância de cerca de 20 cm.

A uretra masculina, que também consiste em uma túnica mucosa profunda e uma túnica muscular superficial, é subdividida em três regiões anatômicas: (1) a **parte prostática**, que passa pela próstata. (2) A **parte membranácea**, que é a porção mais curta, atravessa os músculos profundos do períneo. (3) A **parte esponjosa**, que é a porção mais longa, atravessa o pênis. O epitélio da parte prostática da uretra é contínuo com o da bexiga urinária e consiste em urotélio, que se transforma em epitélio colunar estratificado ou epitélio colunar pseudoestratificado mais distalmente. A túnica mucosa da parte membranácea contém epitélio colunar estratificado ou epitélio colunar pseudoestratificado. O epitélio da parte esponjosa consiste em epitélio colunar estratificado ou colunar pseudoestratificado, exceto próximo ao óstio externo da uretra. Nesse local, é constituído de epitélio pavimentoso estratificado não queratinizado. A lâmina própria da uretra masculina consiste em tecido conjuntivo areolar com fibras elásticas e um plexo de veias.

A túnica muscular da parte prostática da uretra é composta principalmente de fibras musculares lisas circulares superficiais à lâmina própria; essas fibras circulares ajudam a formar o músculo esfíncter interno da uretra da bexiga urinária. A túnica muscular da parte membranácea consiste em fibras musculares esqueléticas de disposição circular provenientes dos músculos profundos do períneo, que ajudam a formar o músculo esfíncter externo da uretra da bexiga urinária.

Várias glândulas e outras estruturas associadas à reprodução liberam seus conteúdos na uretra masculina (ver **Figura 28.9**). A parte prostática da uretra contém as aberturas (1) dos ductos que transportam secreções da **próstata** e (2) das **glândulas seminais** e do **ducto deferente**, que liberam espermatozoides na uretra e fornecem secreções que neutralizam a acidez do sistema genital feminino, além de contribuem para a motilidade e a viabilidade dos espermatozoides. As aberturas dos ductos das **glândulas bulbouretrais** ou *glândulas de Cowper* desembocam na parte esponjosa da uretra. Liberam uma substância alcalina antes da ejaculação, que neutraliza a acidez da uretra. As glândulas também secretam muco, que lubrifica a extremidade do pênis durante a excitação sexual. Em toda a extensão da uretra, porém particularmente na parte esponjosa, as aberturas dos ductos das **glândulas uretrais**, ou *glândulas de Littré*, liberam muco durante a excitação sexual e a ejaculação.

Nas mulheres, a uretra situa-se diretamente posterior à sínfise púbica; é dirigida oblíqua, inferior e anteriormente e possui um comprimento de 4 cm (**Figura 26.22 B**). A abertura da uretra para o exterior, o **óstio externo da uretra**, está localizada entre o clitóris e a abertura vaginal (ver **Figura 28.11 A**). A parede da uretra feminina consiste em uma túnica mucosa profunda e uma túnica muscular superficial. A **túnica mucosa** é uma membrana mucosa composta de **epitélio** e **lâmina própria** (tecido conjuntivo areolar com fibras elásticas e um plexo de veias). Próximo à bexiga urinária, a túnica mucosa contém urotélio, que é contínuo com o da bexiga urinária; perto do óstio externo da uretra, o epitélio consiste em epitélio pavimentoso

Correlação clínica

Incontinência urinária

A **incontinência urinária** refere-se a uma falta de controle voluntário sobre a micção. Em lactentes e crianças com menos de 2 a 3 anos de idade, a incontinência é normal, visto que os neurônios para o músculo esfíncter externo da uretra não estão totalmente desenvolvidos; ocorre micção sempre que a bexiga urinária estiver distendida o suficientemente para estimular o reflexo de micção. A incontinência urinária também ocorre em adultos. Existem quatro tipos de incontinência urinária – de estresse, de urgência, de fluxo constante e funcional. A **incontinência urinária de estresse** é o tipo mais comum de incontinência em mulheres jovens e de meia-idade e resulta da fraqueza dos músculos profundos do assoalho pélvico. Em consequência, qualquer esforço físico que aumenta a pressão abdominal, como tossir, espirrar, rir, fazer exercícios, fazer força, levantar objetos pesados e gravidez, provoca perda de urina da bexiga urinária. A **incontinência urinária de urgência** é mais comum em indivíduos idosos e caracteriza-se por um desejo súbito e intenso de urinar, seguido de perda involuntária de urina. Pode ser causada por irritação da parede da bexiga urinária por infecção ou cálculos renais, acidente vascular encefálico, esclerose múltipla, lesão da medula espinal ou ansiedade. A **incontinência de fluxo constante** refere-se à perda involuntária de pequenas quantidades de urina causada por algum tipo de bloqueio ou por contrações fracas da musculatura da bexiga urinária. Quando o fluxo de urina é bloqueado (p. ex., em decorrência de aumento da próstata ou cálculos renais), ou os músculos da bexiga urinária não conseguem mais se contrair, ocorre enchimento excessivo da bexiga urinária, e a pressão em seu interior aumenta até que pequenas quantidades de urina gotejem para fora. A **incontinência urinária funcional** refere-se à perda de urina devido à incapacidade de chegar a tempo a um banheiro, em consequência de condições como acidente vascular encefálico, artrite grave ou doença de Alzheimer. A escolha da opção correta de tratamento depende do diagnóstico correto do tipo de incontinência. Os tratamentos incluem exercícios de Kegel (ver boxe *Correlação clínica: Lesão do músculo levantador do ânus e incontinência urinária de estresse*, no Capítulo 11), treinamento da bexiga urinária, medicação e, possivelmente, até mesmo cirurgia.

---

estratificado não queratinizado. Entre essas áreas, a túnica mucosa contém epitélio colunar estratificado ou colunar pseudoestratificado. A **túnica muscular** consiste em uma bainha externa de músculo esquelético e uma camada interna de fibras musculares lisas.

A **Tabela 26.7** fornece um resumo dos órgãos do sistema urinário.

Teste rápido

28. Que forças ajudam a impulsionar a urina da pelve renal para a bexiga urinária?
29. O que é micção? Como ocorre o reflexo de micção?
30. Como a localização, o comprimento e a histologia da uretra podem ser comparados em homens e mulheres?

TABELA 26.7 Resumo dos órgãos do sistema urinário.

Estrutura	Localização	Descrição	Função
Rins	Parte posterior do abdome, entre a última vértebra torácica e a terceira lombar, posteriormente ao peritônio (retroperitoneais). Situam-se contra as costelas XI e XII	Órgãos sólidos, avermelhados e em formato de feijão. Estrutura interna: três sistemas tubulares (artérias, veias e tubos urinários)	Regulam o volume e a composição do sangue, ajudam a regular a pressão arterial, sintetizar glicose, liberar eritropoetina, participar da síntese de vitamina D e excretar escórias na urina
Ureteres	Posteriores ao peritônio (retroperitoneais); descem a partir do rim até a bexiga urinária, ao longo da face anterior do músculo psoas maior e cruzam para trás a pelve até alcançar a face posteroinferior da bexiga urinária, anterior ao sacro	Tubos espessos de paredes musculares, com três camadas estruturais: a túnica mucosa do urotélio, a túnica muscular com camadas circulares e longitudinais de músculo liso, a túnica adventícia do tecido conjuntivo areolar	Tubos que transportam a urina dos rins até a bexiga urinária
Bexiga urinária	Na cavidade pélvica, anterior ao sacro e ao reto nos homens e ao sacro, reto e vagina nas mulheres e posterior ao púbis em ambos os sexos. Nos homens, a face superior é recoberta por peritônio parietal; nas mulheres, o útero recobre a face superior	Órgão oco, distensível e muscular, com forma variável, dependendo da quantidade de urina que ele contém. Três camadas básicas: a túnica mucosa interna do urotélio, o revestimento intermediário de músculo liso (músculo detrusor da bexiga), a túnica adventícia externa (serosa sobre a face superior)	Órgão de armazenamento, que armazena temporariamente a urina até que seja conveniente eliminá-la do corpo
Uretra	Emerge da bexiga urinária em ambos os sexos. Nas mulheres, segue um percurso pelo assoalho perineal da pelve até se abrir entre os lábios menores do pudendo. Nos homens, atravessa a próstata, os músculos profundos do períneo e o pênis para se abrir em sua extremidade	Tubos de paredes finas com três camadas estruturais: a túnica mucosa externa que consiste em urotélio, epitélio colunar estratificado e epitélio pavimentoso estratificado; camada intermediária fina de músculo liso circular; tecido conjuntivo fino externamente	Tubo de drenagem que transporta a urina armazenada do corpo

26.10 Manejo das escórias em outros sistemas do corpo

OBJETIVO

- **Descrever** as maneiras pelas quais as escórias do corpo são processadas.

Conforme já assinalado, apenas uma das numerosas funções do sistema urinário consiste em livrar o corpo de alguns tipos de escórias. Além dos rins, vários outros tecidos, órgãos e processos contribuem para o confinamento temporário das escórias, o transporte de materiais residuais para eliminação, a reciclagem de materiais e a excreção de substâncias tóxicas ou em excesso no organismo. Esses sistemas de manejo de escórias metabólicas incluem os seguintes:

- *Tampões corporais*. Os tampões nos líquidos corporais ligam-se ao excesso de H^+, impedindo o aumento da acidez dos líquidos corporais. À semelhança de uma cesta de lixo, os tampões possuem capacidade limitada; o H^+, como o papel em uma cesta de lixo, precisa ser finalmente eliminado do corpo por excreção
- *Sangue*. A corrente sanguínea fornece serviços de coleta e entrega para o transporte de escórias, de modo semelhante a caminhões de lixo e rede de esgotos que atendem a uma comunidade
- *Fígado*. O fígado constitui o principal local de reciclagem metabólica, como ocorre, por exemplo, na conversão de aminoácidos em glicose ou de glicose em ácidos graxos. O fígado também converte substâncias tóxicas em outras menos tóxicas, como a conversão da NH_3 em ureia. Essas funções do fígado são descritas nos Capítulos 24 e 25
- *Pulmões*. A cada expiração, os pulmões excretam CO_2 e expulsam calor e um pouco de vapor de água
- *Glândulas sudoríferas*. Durante o exercício físico, em particular, as glândulas sudoríferas da pele ajudam a eliminar o excesso de calor, água e CO_2, juntamente de pequenas quantidades de sais e de ureia
- *Sistema digestório*. Com a defecação, o sistema digestório excreta alimentos sólidos não digeridos, escórias, uma certa quantidade de CO_2, água, sais e calor.

Teste rápido

31. Quais são os papéis desempenhados pelo fígado e pelos pulmões na eliminação de escórias?

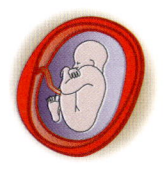

26.11 Desenvolvimento do sistema urinário

OBJETIVO

- **Descrever** o desenvolvimento do sistema urinário.

A partir da terceira semana de desenvolvimento fetal, parte do mesoderma ao longo da face posterior do embrião, o **mesoderma intermediário**, diferencia-se nos rins. O mesoderma intermediário está localizado em elevações pareadas, denominadas **cristas urogenitais**. Formam-se três pares de rins dentro do mesoderma intermediário na seguinte sucessão: o pronefro, o mesonefro e o metanefro (**Figura 26.23**). Apenas o último par permanece como rins funcionais do recém-nascido.

O primeiro rim a ser formado, o **pronefro** (*pro-* = antes; *-nephros* = rim), é o mais superior dos três e possui um **ducto pronéfrico** associado. Esse ducto abre-se na **cloaca**, a parte terminal expandida do intestino posterior, que atua como via de saída comum para os ductos urinário, digestório e genital. O pronefro começa a degenerar durante a quarta semana e desaparece por completo na sexta semana.

O segundo rim, o **mesonefro** (*meso-* = meio), substitui o pronefro. A porção retida do ducto pronéfrico, que se liga ao mesonefro, desenvolve-se no **ducto mesonéfrico**. O mesonefro começa a degenerar em torno da sexta semana e desaparece quase por completo em torno da oitava semana.

Aproximadamente na quinta semana, uma evaginação mesodérmica, denominada **broto ureteral**, desenvolve-se a partir da parte distal do ducto mesonéfrico, próximo à cloaca. O **metanefro** (*meta-* = depois), ou rim definitivo, desenvolve-se a partir do broto ureteral e do mesoderma metanéfrico. O broto ureteral forma os *ductos coletores*, os *cálices*, a *pelve renal* e o *ureter*. O **mesoderma metanéfrico** forma os *néfrons* dos rins. No terceiro mês, os rins fetais começam a excretar urina no líquido amniótico circundante; na verdade, a urina fetal compõe a maior parte do líquido amniótico.

Durante o desenvolvimento, a cloaca divide-se em um **seio urogenital**, no qual se abrem os ductos urinário e genital, e um *reto*, que se abre no canal anal. A *bexiga urinária* desenvolve-se a partir do seio urogenital. Nas mulheres, a *uretra* desenvolve-se como resultado do alongamento do ducto curto, que se estende da bexiga urinária até o seio urogenital. Nos homens, a uretra é consideravelmente mais longa e mais complexa, mas também se origina a partir do seio urogenital.

Embora os rins metanéfricos se formem na pelve, eles ascendem para seu destino final no abdome. Ao fazê-lo, eles recebem vasos sanguíneos renais. Embora os vasos sanguíneos inferiores habitualmente degenerem à medida que aparecem os vasos superiores, os vasos inferiores algumas vezes não degeneram. Em consequência, alguns indivíduos (cerca de 30%) apresentam múltiplos vasos renais.

Em uma condição denominada **agenesia renal unilateral** (*a-* = sem; *-genesis* = produção; *unilateral* = um lado), ocorre desenvolvimento de apenas um rim (habitualmente o direito), devido à ausência de um broto ureteral. A condição ocorre uma vez em cada mil nascidos vivos e habitualmente afeta mais os meninos do que as meninas. Outras anormalidades renais que ocorrem durante o desenvolvimento incluem **má rotação dos rins** (o hilo renal está voltado anterior, posterior ou lateralmente, em vez de medialmente); **rim ectópico** (um ou ambos os rins podem estar em posição anormal, habitualmente inferior); e **rins em ferradura** (a fusão dos dois rins, habitualmente inferior, em um único rim em formato de U).

FIGURA 26.23 Desenvolvimento do sistema urinário.

Formam-se três pares de rins no mesoderma intermediário nessa ordem sucessiva: pronefro, mesonefro e metanefro.

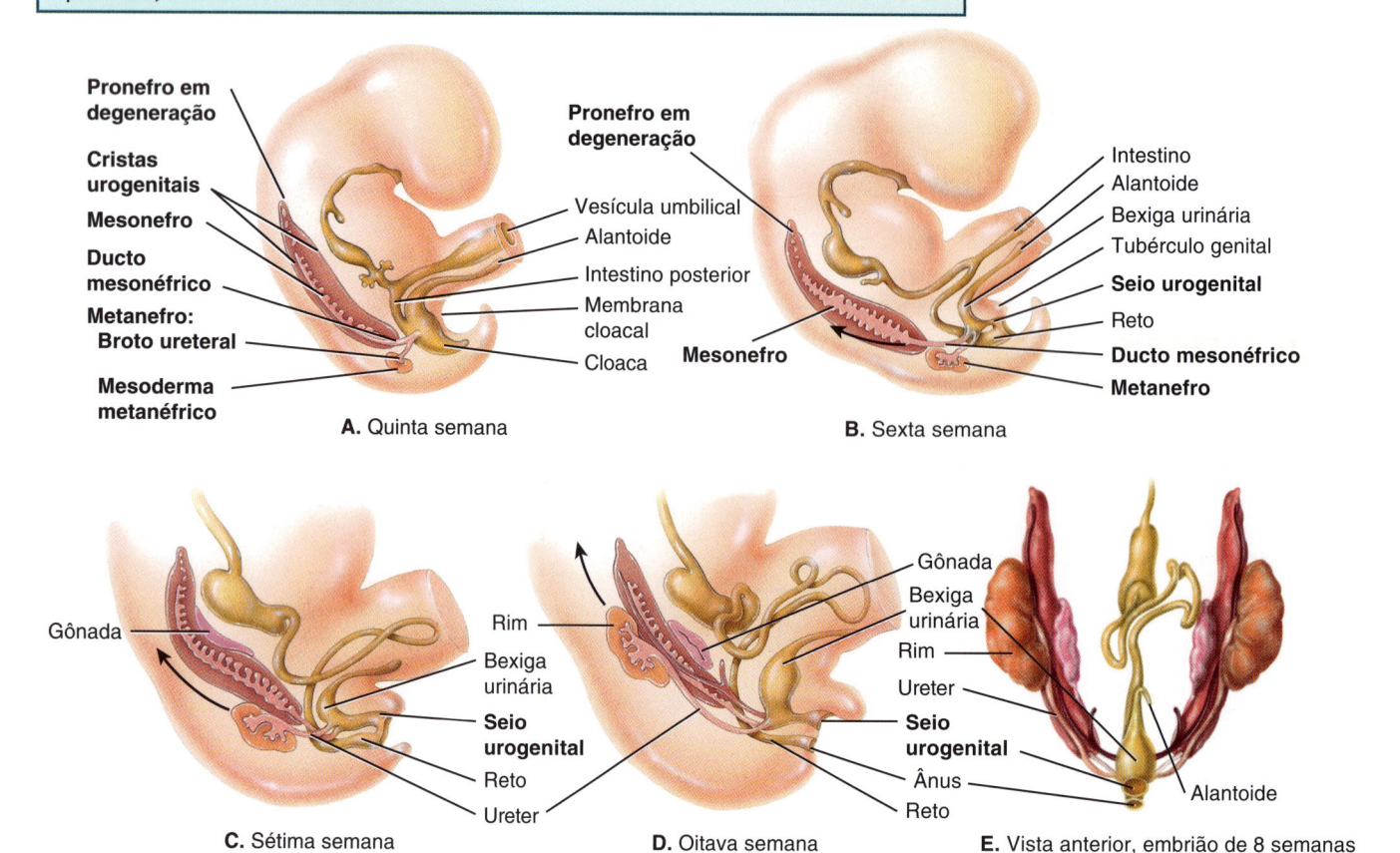

A. Quinta semana

- Pronefro em degeneração
- Cristas urogenitais
- Mesonefro
- Ducto mesonéfrico
- Metanefro: Broto ureteral
- Mesoderma metanéfrico
- Vesícula umbilical
- Alantoide
- Intestino posterior
- Membrana cloacal
- Cloaca

B. Sexta semana

- Pronefro em degeneração
- Mesonefro
- Intestino
- Alantoide
- Bexiga urinária
- Tubérculo genital
- Seio urogenital
- Reto
- Ducto mesonéfrico
- Metanefro

C. Sétima semana

- Gônada
- Rim
- Bexiga urinária
- Seio urogenital
- Reto
- Ureter

D. Oitava semana

- Gônada
- Bexiga urinária
- Rim
- Ureter
- Seio urogenital
- Ânus
- Reto

E. Vista anterior, embrião de 8 semanas

- Alantoide

? Quando os rins começam a se desenvolver?

Teste rápido

32. Que tipo de tecido embrionário dá origem aos néfrons?
33. Que tecido dá origem aos ductos coletores, cálices, pelves renais e ureteres?

26.12 Envelhecimento e sistema urinário

OBJETIVO

- **Descrever** os efeitos do envelhecimento sobre o sistema urinário.

Com o envelhecimento, os rins diminuem de tamanho, apresentam uma redução do fluxo sanguíneo e filtram uma menor quantidade de sangue. Essas mudanças no tamanho e na função dos rins relacionadas com a idade parecem estar ligadas a uma redução progressiva do suprimento sanguíneo para os rins, à medida que a idade do indivíduo avança; por exemplo, vasos sanguíneos, como os glomérulos, tornam-se danificados ou apresentam redução de seu número. A massa dos dois rins diminui de uma média de aproximadamente 300 g em indivíduos de 20 anos de idade para menos de 200 g aos 80 anos, o que representa uma diminuição de cerca de um terço. De modo semelhante, o fluxo sanguíneo renal e a taxa de filtração diminuem em 50% entre 40 e 70 anos de idade. Aos 80 anos, cerca de 40% dos glomérulos não estão funcionando, de modo que a filtração, a reabsorção e a secreção diminuem. As doenças renais que se tornam mais comuns com a idade incluem inflamações renais agudas e crônicas e cálculos renais. Como a sensação de sede diminui com a idade, os indivíduos idosos também são suscetíveis à desidratação. As mudanças que ocorrem na bexiga urinária com o envelhecimento incluem redução do tamanho e da capacidade e enfraquecimento dos músculos. As infecções do sistema urinário são mais comuns em indivíduos idosos, assim como a poliúria (produção excessiva de urina), a nictúria (micção excessiva à noite), o aumento da frequência urinária, a disúria (dor durante a micção), a retenção ou incontinência urinária e a hematúria (presença de sangue na urina).

Teste rápido

34. Qual é o grau de diminuição da massa renal e da taxa de filtração com a idade?

Para apreciar as numerosas maneiras com que o sistema urinário contribui para a homeostasia de outros sistemas do corpo, examine *Foco na homeostasia: Contribuições do sistema urinário*. Em seguida, no Capítulo 27, veremos como os rins e os pulmões contribuem para a manutenção da homeostasia do volume de líquidos corporais, níveis de eletrólitos nos líquidos corporais e equilíbrio acidobásico.

Distúrbios: desequilíbrios homeostáticos

Cálculos renais

Os cristais de sais presentes na urina ocasionalmente precipitam e solidificam, transformando-se em cálculos insolúveis, denominados **cálculos renais**. Com frequência, contêm cristais de oxalato de cálcio, ácido úrico ou fosfato de cálcio. As condições que levam à formação de cálculos incluem ingestão de cálcio em excesso, baixo consumo de água, urina anormalmente alcalina ou ácida e hiperatividade das glândulas paratireoides. Quando um cálculo se aloja em uma passagem estreita, como o ureter, a dor pode ser intensa. A **litotripsia por ondas de choque** (*litho-* = pedra) é um procedimento que utiliza ondas de choque de alta energia para desintegrar os cálculos renais, oferecendo alternativa para a remoção cirúrgica. Uma vez localizado o cálculo renal por meio de raios X, um dispositivo, denominado *litotritor*, emite ondas de som breves e de alta intensidade através de um coxim cheio de água ou de gel colocado sob as costas. Durante um período de 30 a 60 minutos, mil ou mais ondas de choque pulverizam o cálculo, produzindo fragmentos que são pequenos o suficiente para serem eliminados na urina.

Infecções do sistema urinário

O termo **infecção do trato urinário (ITU)** é utilizado para descrever uma infecção de parte do sistema urinário ou a presença de grandes números de micróbios na urina. As ITU são mais comuns nas mulheres, em virtude do menor comprimento da uretra. Os sintomas consistem em micção dolorosa ou com sensação de ardência, urgência urinária e polaciúria, dor lombar e enurese noturna. As ITU incluem *uretrite*, que consiste em inflamação da uretra; *cistite*, inflamação da bexiga urinária; e *pielonefrite*, inflamação dos rins. Se a pielonefrite se tornar crônica, pode haver formação de tecido cicatricial nos rins, com grave comprometimento de sua função. O consumo de suco de oxicoco, também chamado de *cranberry*, pode impedir a ligação de bactérias *E. coli* ao revestimento da bexiga urinária, de modo que as bactérias são mais prontamente eliminadas durante a micção.

Doenças glomerulares

Diversas condições podem causar dano aos glomérulos renais, direta ou indiretamente, devido à presença de doença em outras partes do corpo. Normalmente, a membrana de filtração sofre dano, e sua permeabilidade aumenta.

A **glomerulonefrite** é uma inflamação do rim, que acomete os glomérulos. Uma das causas mais comuns consiste em uma reação alérgica às toxinas produzidas por estreptococos que recentemente infectaram outra parte do corpo, particularmente a faringe. Os glomérulos tornam-se tão inflamados, intumescidos e ingurgitados com sangue que as membranas de filtração permitem a entrada de células sanguíneas e de proteínas plasmáticas no filtrado. Em consequência, a urina contém muitos eritrócitos (hematúria) e grande quantidade de proteína. Os glomérulos podem ser permanentemente danificados, levando à insuficiência renal crônica (IRC).

A **síndrome nefrótica** é uma condição caracterizada por *proteinúria*, isto é, a presença de proteínas na urina, e por *hiperlipidemia*, que consiste em níveis sanguíneos elevados de colesterol, fosfolipídios e triglicerídios. A proteinúria resulta de um aumento da permeabilidade da membrana de filtração, o que possibilita o escape de proteínas, especialmente a albumina, do sangue para a urina. A perda de albumina resulta em *hipoalbuminemia*, isto é, baixo nível sanguíneo de albumina, visto que a produção hepática de albumina não consegue suprir as perdas urinárias aumentadas. Na síndrome nefrótica, ocorre edema, que habitualmente é observado em torno dos olhos, nos tornozelos, pés e abdome, visto que a perda de albumina do sangue diminui a pressão coloidosmótica sanguínea. A síndrome nefrótica está associada a várias doenças glomerulares de causa desconhecida, bem como a distúrbios sistêmicas, como diabetes melito, lúpus eritematoso sistêmico (LES), vários tipos de câncer e AIDS.

Insuficiência renal

A **insuficiência renal** refere-se a uma redução ou interrupção da filtração glomerular. Na **insuficiência renal aguda (IRA)**, os rins param de funcionar por completo (ou quase por completo) de forma abrupta. A principal característica da IRA consiste na supressão do fluxo de urina, que habitualmente se caracteriza por *oligúria*, que se refere a um débito urinário diário entre 50 e 250 mℓ, ou por *anúria*, definida por um débito urinário diário inferior a 50 mℓ. As causas incluem baixo volume de sangue (p. ex., em consequência de hemorragia), diminuição do débito cardíaco, dano aos túbulos renais, cálculos renais, contrastes utilizados para a visualização dos vasos sanguíneos em angiografias, anti-inflamatórios não esteroides e alguns antibióticos. É também comum em indivíduos que apresentam uma doença devastadora ou uma lesão traumática grave; nesses casos, pode estar relacionada com uma falência mais generalizada de órgãos, conhecida como *síndrome de disfunção de múltiplos órgãos (SDMO)*.

A insuficiência renal provoca numerosos problemas. Há edema em consequência da retenção de sal e de água e acidose metabólica, devido à incapacidade dos rins de excretar substâncias ácidas. No sangue, a ureia acumula-se devido ao comprometimento da excreção renal de escórias metabólicas, e ocorre elevação dos níveis de potássio, podendo levar à parada cardíaca. Com frequência, há anemia, pois os rins não produzem mais eritropoetina em quantidade suficiente para a produção adequada de eritrócitos. Como os rins não são mais capazes de converter vitamina D em calcitriol, que é necessário para a absorção adequada de cálcio pelo intestino delgado, pode ocorrer também osteomalacia.

A **insuficiência renal crônica (IRC)** refere-se a um declínio progressivo e habitualmente irreversível da TFG. A IRC pode resultar de glomerulonefrite crônica, pielonefrite, doença renal policística (DRP) ou perda traumática de tecido renal. A IRC desenvolve-se em três estágios. No primeiro estágio, que se caracteriza por *diminuição da reserva renal*, ocorre destruição dos néfrons, até que cerca de 75% dos néfrons funcionais sejam perdidos. Nesse estágio, o indivíduo pode não apresentar sinais nem sintomas, visto que os néfrons remanescentes aumentam e assumem a função dos

Foco na homeostasia

Contribuições do sistema urinário para todos os sistemas do corpo

- Os rins regulam o volume, a composição e o pH dos líquidos corporais, removendo as escórias e as substâncias em excesso do sangue e excretando-as na urina
- Os ureteres transportam a urina dos rins até a bexiga urinária, que a armazena até sua eliminação pela uretra.

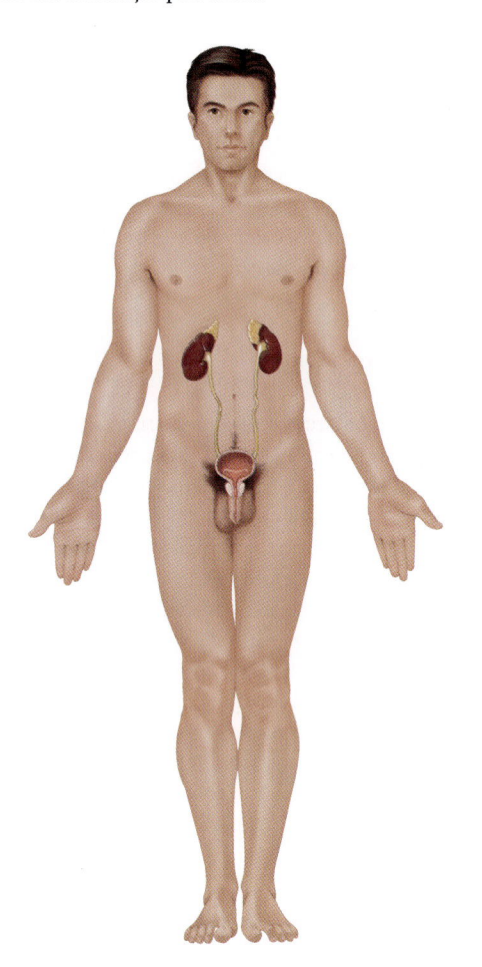

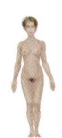

Tegumento comum
- Os rins e a pele contribuem para a síntese de calcitriol, a forma ativa da vitamina D.

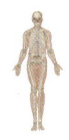

Sistema esquelético
- Os rins ajudam a ajustar os níveis sanguíneos de cálcio e de fosfatos, que são necessários para a formação da matriz óssea extracelular.

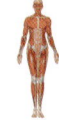

Sistema muscular
- Os rins ajudam a ajustar o nível sanguíneo de cálcio, que é necessário para a contração muscular.

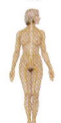

Sistema nervoso
- Os rins realizam a gliconeogênese, que fornece glicose para a produção de ATP nos neurônios, particularmente durante o jejum ou a inanição.

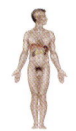

Sistema endócrino
- Os rins participam da síntese de calcitriol, a forma ativa da vitamina D
- Os rins liberam eritropoetina, o hormônio que estimula a produção de eritrócitos.

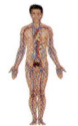

Sistema cardiovascular
- Ao aumentar ou diminuir a reabsorção da água filtrada a partir do sangue, os rins ajudam a ajustar o volume sanguíneo e a pressão arterial
- A renina liberada pelas células JG dos rins eleva a pressão arterial
- Parte da bilirrubina proveniente da degradação da hemoglobina é convertida em um pigmento amarelo (urobilina), que é excretado na urina.

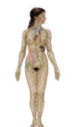

Sistema linfático e imunidade
- Ao aumentar ou diminuir a reabsorção da água filtrada a partir do sangue, os rins ajudam a ajustar o volume de líquido intersticial e linfa; a urina elimina micróbios para fora da uretra.

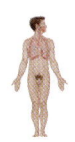

Sistema respiratório
- Os rins e os pulmões cooperam no ajuste do pH dos líquidos corporais.

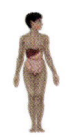

Sistema digestório
- Os rins ajudam a sintetizar o calcitriol, a forma ativa da vitamina D, que é necessária para a absorção de cálcio da dieta.

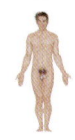

Sistema genital
- Nos homens, a parte da uretra que atravessa a próstata, os músculos profundos do períneo e o pênis constitui a via de passagem para o sêmen, bem como para a urina.

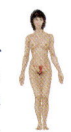

---

que foram perdidos. Quando há perda de 75% dos néfrons, o indivíduo entra no segundo estágio, denominado insuficiência renal, caracterizada por redução da TFG e aumento dos níveis sanguíneos de escórias nitrogenadas e de creatinina. Além disso, os rins não são capazes de concentrar ou diluir efetivamente a urina. O estágio final, denominado *insuficiência renal terminal*, ocorre quando cerca de 90% dos néfrons foram perdidos. Nesse estágio, a TFG diminui para 10 a 15% do normal, ocorre oligúria, e os níveis sanguíneos de escórias nitrogenadas e de creatinina aumentam ainda mais. Os indivíduos com insuficiência renal terminal necessitam de terapia com diálise e são possíveis candidatos a transplante de rim.

Doença renal policística

A **doença renal policística (DRP)** é uma das doenças hereditárias mais comuns. Na DRP, os túbulos renais apresentam centenas ou milhares de cistos (cavidades preenchidas de líquido). Além disso, a apoptose (morte celular programada) inapropriada das células dos túbulos não císticos leva ao comprometimento progressivo da função renal e, por fim, à insuficiência renal terminal.

Os indivíduos com DRP também podem apresentar cistos e apoptose no fígado, no pâncreas, no baço e nas gônadas; aumento do risco de aneurismas cerebrais; defeitos das valvas cardíacas e divertículos no cólon. Normalmente, os sintomas não são percebidos até a idade adulta, quando os pacientes podem apresentar dor nas costas, infecções do trato urinário, hematúria, hipertensão e grandes massas abdominais. O uso de medicamentos para restaurar a pressão arterial normal, a restrição de proteínas e de sal na dieta e o controle das infecções do trato urinário podem retardar a progressão para a insuficiência renal.

Câncer de bexiga

A cada ano, aproximadamente 12 mil norte-americanos morrem de **câncer de bexiga**. Em geral, a doença acomete pessoas com mais de 50 anos de idade e tem três vezes mais tendência a se desenvolver em homens do que em mulheres. Normalmente, a doença é indolor enquanto se desenvolve; todavia, na maioria dos casos, a ocorrência de hematúria constitui o principal sinal da doença. Com menos frequência, os indivíduos apresentam micção dolorosa e/ou frequente.

Contanto que a doença seja identificada precocemente e tratada imediatamente, o prognóstico é favorável. Felizmente, cerca de 75% dos casos de câncer de bexiga são limitados ao epitélio da bexiga urinária, e o câncer é facilmente removido por cirurgia. As lesões tendem a ser de baixo grau, o que significa que elas possuem apenas um pequeno potencial de metástase.

O câncer de bexiga frequentemente resulta de um carcinógeno. Cerca da metade de todos os casos ocorre em tabagistas ou em indivíduos que fumaram em algum momento da vida. O câncer também tende a se desenvolver em pessoas expostas a substâncias químicas, denominadas aminas aromáticas. Os indivíduos que trabalham em indústrias de couro, corantes, borracha e alumínio, bem como os pintores, frequentemente são expostos a esses produtos químicos.

Transplante renal

O **transplante renal** é a transferência de um rim de um doador para um receptor cujos rins não estejam mais funcionando. Nesse procedimento, o rim do doador é colocado na pelve do receptor por meio de uma incisão abdominal. A artéria e a veia renais do rim transplantado são anastomosadas a uma artéria ou veia próximas na pelve do receptor, e, em seguida, o ureter do rim transplantado é conectado com a bexiga urinária. Durante o transplante de um rim, o paciente recebe apenas um rim de doador, visto que é necessário apenas um rim para manter uma função renal suficiente. Os rins doentes não funcionantes são habitualmente mantidos no local. Como em todos os transplantes de órgãos, os receptores de transplante renal precisam estar sempre atentos para sinais de infecção ou de rejeição do órgão. O receptor do transplante deve tomar medicamentos imunossupressores durante todo o resto de sua vida para evitar a rejeição do órgão "estranho".

Cistoscopia

A **cistoscopia** (*cysto-* = bexiga; *-scopy* = examinar) é um procedimento muito importante para o exame direto da túnica mucosa da uretra e bexiga urinária e da próstata nos homens. Nesse procedimento, um *cistoscópio* (um tubo estreito e flexível com iluminação) é inserido na uretra para examinar as estruturas que passam por ela. Com o uso de acessórios especiais, podem-se obter amostras de tecido para exame (biopsia), e podem-se remover pequenos cálculos. A cistoscopia é útil para avaliar problemas da bexiga urinária, como câncer e infecções. Além disso, pode avaliar o grau de obstrução em consequência de aumento da próstata.

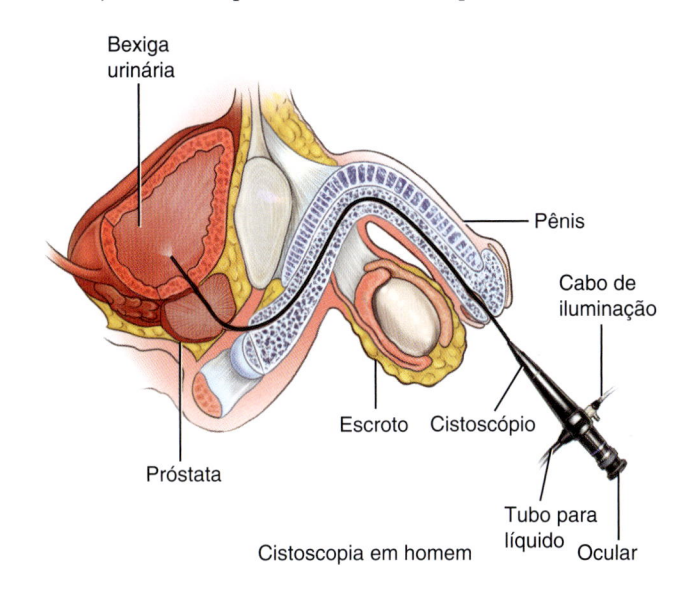

Cistoscopia em homem

Terminologia técnica

Azotemia (*azot-* = nitrogênio; *-emia* = **condição do sangue**). Presença de ureia ou de outras substâncias nitrogenadas no sangue.

Cistocele (*cysto-* = **bexiga**; *-cele* = **hérnia ou ruptura**). Hérnia da bexiga urinária.

Disúria (*dys-* = **difícil ou doloroso**; *-uria* = **urina**) Micção dolorosa.

Doença renal diabética. Doença causada por diabetes melito, em que ocorre dano aos glomérulos. O resultado consiste em perda de proteínas na urina e redução da capacidade dos rins de remover a água e escórias.

Enurese. Micção involuntária de urina após a idade em que o controle voluntário é normalmente alcançado.

Enurese noturna. Perda de urina durante o sono; ocorre em cerca de 15% das crianças com 5 anos de idade e, em geral, desaparece espontaneamente, acometendo apenas cerca de 1% dos adultos. Pode ter uma base genética, visto que a enurese ocorre mais frequentemente em gêmeos idênticos do que em gêmeos fraternos e com mais frequência em crianças cujos pais ou irmãos apresentaram enurese. As possíveis causas incluem capacidade vesical menor do que a normal, falha em despertar em resposta a uma bexiga urinária cheia e produção de urina acima do normal durante a noite. É também denominada **noctúria**.

Estenose. Estreitamento do lúmen de um canal ou de um órgão oco, como o que pode ocorrer no ureter, na uretra ou em qualquer estrutura tubular do corpo.

Hidronefrose (*hydro-* = **água**; *nephro-* = **rim**; *-osis* = **condição**). Aumento de tamanho do rim devido à dilatação da pelve e dos cálices renais, em consequência de obstrução do fluxo de urina. Pode ser causada por anormalidade congênita, estreitamento do ureter, cálculo renal ou aumento da próstata.

Nefropatia (*nephro-* = **rim**; *-pathos* = **sofrimento**). Qualquer doença dos rins. Os tipos de nefropatia incluem a nefropatia diabética (em decorrência de complicações do diabetes melito), por analgésicos (devido ao uso prolongado e excessivo de medicamentos, como o ibuprofeno), por chumbo (em consequência da ingestão de tinta à base de chumbo) e por solventes orgânicos, como tolueno/xileno.

Pielonefrite (*-pyelo* = **pelve renal**; *nephr-* = **rim**). Tipo de infecção do sistema urinário, em que a pelve renal e o parênquima de um ou de ambos os rins tornam-se infectados, habitualmente pela bactéria *E. coli*. Normalmente, as bactérias seguem o seu trajeto na uretra, bexiga urinária, ureteres e rins. Os sinais e sintomas consistem em calafrios; febre alta; dor lombar, nas laterais e na virilha; náuseas e vômitos. Entre os fatores de risco destacam-se a gravidez, aumento da próstata, diabetes melito, cálculos renais, comprometimento do sistema imune, refluxo de urina do(s) ureter(es) para o(s) rim(ns) e cateteres.

Poliúria (*poly-* = **muito**). Formação excessiva de urina. Pode ocorrer em condições como o diabetes melito e glomerulonefrite.

Retenção urinária. Falha em expelir completa ou normalmente a urina; pode ser causada por obstrução da uretra ou do colo da bexiga urinária, contração nervosa da uretra ou falta de vontade de urinar. Nos homens, o aumento da próstata pode comprimir a uretra e causar retenção urinária. Se a retenção urinária for prolongada, é necessário inserir um cateter (tubo de drenagem de borracha fino) na uretra para drenar a urina.

Uremia (*-emia* = **condição do sangue**). Níveis tóxicos de ureia no sangue, devido a uma grave disfunção dos rins.

Urografia excretora. Radiografia dos rins, dos ureteres e da bexiga urinária após a injeção venosa de um meio de contraste radiopaco.

Revisão do capítulo

Revisão

26.1 Aspectos gerais do sistema urinário

1. Os órgãos do sistema urinário são os rins, os ureteres, a bexiga urinária e a uretra.

2. Os rins excretam escórias; alteram a composição iônica do sangue, o volume sanguíneo, a pressão arterial e o pH do sangue; mantêm a osmolaridade do sangue; produzem os hormônios calcitriol e eritropoetina e realizam a gliconeogênese.

3. Os ureteres transportam a urina dos rins até a bexiga urinária; a bexiga urinária armazena a urina; e a uretra possibilita a passagem da urina da bexiga urinária para o exterior.

26.2 Anatomia dos rins

1. Os rins são órgãos retroperitoneais fixados à parede posterior do abdome.

2. Os rins são circundados por três camadas de tecido: a cápsula fibrosa, a cápsula adiposa e a fáscia renal.

3. Internamente, os rins consistem em córtex renal, medula renal, pirâmides renais, papilas renais, colunas renais, cálices renais maiores e menores e pelve renal.

4. O sangue flui para os rins pela artéria renal e, sucessivamente, pelas artérias segmentares, interlobares, arqueadas e interlobulares; pelas arteríolas glomerulares aferentes; capilares glomerulares; arteríolas glomerulares eferentes; capilares peritubulares e arteríolas retas e veias interlobulares, arqueadas e interlobares, antes de sair do rim pela veia renal.

5. Os nervos vasomotores da parte simpática da divisão autônoma do sistema nervoso suprem os vasos sanguíneos renais e ajudam a regular o fluxo sanguíneo pelos rins.

26.3 Néfron

1. O néfron é a unidade funcional dos rins. O néfron é constituído por um corpúsculo renal (glomérulo e cápsula glomerular) e um túbulo renal.

2. O túbulo renal consiste em um TCP, uma alça de Henle e um TCD, que drena para um DC (compartilhado por vários néfrons). A alça de Henle é formada por um ramo descendente e um ramo ascendente.

3. O néfron cortical possui uma alça de Henle curta, que entra apenas na região superficial da medula renal; o néfron justamedular possui uma alça de Henle longa, que se estende pela medula renal até quase a papila renal.

4. A parede de toda a cápsula glomerular, do túbulo renal e dos ductos consiste em uma única camada de células epiteliais. O epitélio apresenta características histológicas distintas em diferentes partes do túbulo. A **Tabela 26.1** fornece um resumo das características histológicas do túbulo renal e do DC.

5. O AJG consiste em células JG de uma arteríola glomerular aferente e na mácula densa da parte final do ramo ascendente da alça de Henle.

26.4 Aspectos gerais da fisiologia renal

1. Os néfrons realizam três tarefas básicas: filtração glomerular, secreção tubular e reabsorção tubular.

26.5 Filtração glomerular

1. O líquido que é filtrado pelos glomérulos entra no espaço capsular e é denominado filtrado glomerular.

2. A membrana de filtração é constituída pelas células endoteliais glomerulares, lâmina basal e fendas de filtração entre os pedicelos dos podócitos.

3. A maior parte das substâncias no plasma sanguíneo atravessa facilmente o filtro glomerular. Entretanto, as células sanguíneas e a maioria das proteínas normalmente não são filtradas.

4. O filtrado glomerular alcança até 180 ℓ de líquidos por dia. Essa grande quantidade de líquido é filtrada, visto que o filtro é poroso e fino, os capilares glomerulares são longos e a pressão sanguínea capilar é elevada.

5. A PHGS promove a filtração; a PHC e a PCOS opõem-se à filtração. A PFE = PHGS − PHC − PCOS. A PFE é de cerca de 10 mmHg.

6. A TFG é a quantidade de filtrado formada em ambos os rins por minuto; normalmente é de 105 a 125 mℓ/min.

7. A TFG depende da autorregulação renal, regulação neural e regulação hormonal. A **Tabela 26.2** fornece um resumo da regulação da TFG.

26.6 Reabsorção e secreção tubulares

1. A reabsorção tubular consiste em um processo seletivo que recupera materiais do líquido tubular e os devolve à corrente sanguínea. As substâncias reabsorvidas incluem água, glicose, aminoácidos, ureia e íons, como sódio, cloreto, potássio, bicarbonato e fosfato (**Tabela 26.3**).

2. Algumas substâncias que não são necessárias ao organismo são removidas do sangue e excretadas na urina por meio de secreção tubular. Essas substâncias incluem íons (K^+, H^+ e NH_4^+), ureia, creatinina e determinados fármacos.

3. As vias de reabsorção incluem as vias tanto paracelular (entre células tubulares) quanto transcelular (através das células tubulares). A quantidade máxima de uma substância que pode ser reabsorvida por unidade de tempo é denominada transporte máximo.

4. Cerca de 80% da reabsorção de água é obrigatória, ocorre por osmose, juntamente da reabsorção de solutos e não é submetida à regulação hormonal. Os 20% restantes consistem em reabsorção facultativa de água, que varia de acordo com as necessidades do corpo e é regulada pelo ADH.

5. Os íons sódio são reabsorvidos através da membrana basolateral por transporte ativo primário.

6. No TCP, os íons Na^+ são reabsorvidos através das membranas apicais por meio de simportadores de Na^+-glicose e contratransportadores de Na^+-H^+; a água é reabsorvida por osmose; o Cl^-, o K^+, o Ca^{2+}, o Mg^{2+} e a ureia são reabsorvidos por difusão passiva; e a NH_3 e o NH_4^+ são secretados.

7. A alça de Henle reabsorve 25% do Na^+, K^+, Ca^{2+} e HCO_3^- filtrados; 35% do Cl^- filtrado; e 15% da água filtrada.

8. O TCD reabsorve íons sódio e cloreto por simportadores de Na^+-Cl^-.

9. No DC, as células principais reabsorvem Na^+ e secretam K^+; as células intercaladas reabsorvem K^+ e HCO_3^- e secretam H^+.

10. A angiotensina II, a aldosterona, o ADH, o PNA e o paratormônio regulam a reabsorção de solutos e de água, conforme resumido na **Tabela 26.4**.

26.7 Produção de urina diluída e concentrada

1. Na ausência de ADH, os rins produzem uma urina diluída; os túbulos renais absorvem mais solutos do que água.

2. Na presença de ADH, os rins produzem uma urina concentrada; ocorre reabsorção de grandes quantidades de água do líquido tubular para o líquido intersticial, aumentando a concentração de solutos da urina.

3. O multiplicador por contracorrente estabelece um gradiente osmótico no líquido intersticial da medula renal, que possibilita a produção de urina concentrada na presença de ADH.

26.8 Avaliação da função renal

1. O exame de urina (ou urinálise) consiste na análise do volume e das propriedades físicas, químicas e microscópicas de uma amostra de urina. A **Tabela 26.5** fornece um resumo das principais características físicas da urina normal.

2. Do ponto de vista químico, a urina normal contém cerca de 95% de água e 5% de solutos. Normalmente, os solutos incluem ureia, creatinina, ácido úrico, urobilinogênio e vários íons.

3. A **Tabela 26.6** fornece uma lista de vários componentes anormais que podem ser detectados no exame de urina, incluindo albumina, glicose, hemácias e leucócitos, corpos cetônicos, bilirrubina, urobilinogênio excessivo, cilindros e micróbios.

4. A depuração (*clearance*) renal refere-se à capacidade dos rins de remover uma substância específica do sangue.

26.9 Transporte, armazenamento e eliminação da urina

1. Os ureteres são retroperitoneais e consistem em uma túnica mucosa, uma túnica muscular e uma túnica adventícia. Os ureteres transportam a urina da pelve renal até a bexiga urinária, principalmente por peristaltismo.

2. A bexiga urinária está localizada na cavidade pélvica, posterior à sínfise púbica; sua função consiste em armazenar a urina antes da micção.

3. A bexiga urinária é constituída por uma túnica mucosa com pregas, uma túnica muscular (músculo detrusor da bexiga) e uma túnica adventícia (túnica serosa sobre a superfície superior).

4. O reflexo de micção elimina a urina da bexiga urinária por impulsos parassimpáticos, que provocam contração do músculo detrusor da bexiga e relaxamento do músculo esfíncter interno da uretra e por meio de inibição dos impulsos nos neurônios motores somáticos para o músculo esfíncter externo da uretra.

5. A uretra é um tubo que se estende do assoalho da bexiga urinária até o meio externo. Sua anatomia e histologia diferem nos homens e nas mulheres. Em ambos os sexos, a função da uretra consiste em eliminar a urina do corpo; nos homens, ela também expele o sêmen.

26.10 Manejo das escórias em outros sistemas do corpo

1. Além dos rins, vários outros tecidos, órgãos e processos confinam temporariamente as escórias, transportam materiais de degradação para eliminação, procedem à reciclagem de materiais e excretam substâncias tóxicas ou em excesso do corpo.

2. Os tampões ligam-se ao excesso de H^+, o sangue transporta escórias, o fígado converte substâncias tóxicas em outras menos tóxicas, os pulmões exalam CO_2, as glândulas sudoríferas ajudam a eliminar o excesso de calor e o sistema digestório elimina escórias metabólicas sólidas.

26.11 Desenvolvimento do sistema urinário

1. Os rins desenvolvem-se a partir do mesoderma intermediário.

2. Os rins desenvolvem-se na seguinte sequência: pronefro, mesonefro e metanefro. Apenas o metanefro permanece e se desenvolve em um rim funcional.

26.12 Envelhecimento e sistema urinário

1. Com o envelhecimento, os rins diminuem de tamanho, apresentam uma redução do fluxo sanguíneo e filtram menos sangue.

2. Os problemas comuns relacionados com o envelhecimento incluem infecções do sistema urinário, aumento da frequência de micção, retenção ou incontinência urinária e cálculos renais.

Questões para avaliação crítica

1. Imagine a descoberta de uma nova toxina que bloqueia a reabsorção tubular renal, mas não afeta a filtração. Preveja os efeitos dessa toxina a curto prazo.

2. Para cada um dos seguintes resultados de exame de urina, indique se você deve se preocupar ou não e por que: (a) urina amarelo-escura turva; (b) urina com odor de NH_3; (c) presença de albumina em excesso; (d) presença de cilindros epiteliais; (e) pH de 5,5; (f) hematúria.

3. Bruce está sentindo ondas rítmicas súbitas e rítmicas de dor na região inguinal. Apesar de consumir líquidos, ele observou uma redução da produção de urina. Qual é a condição apresentada por Bruce? Como é o tratamento? Como ele pode prevenir episódios futuros?

Respostas às questões das figuras

26.1 Os componentes do sistema urinário são os rins, os ureteres, a bexiga urinária e a uretra.

26.2 Os rins são retroperitoneais, uma vez que estão localizados posteriormente ao retroperitônio.

26.3 Os vasos sanguíneos, os vasos linfáticos, os nervos e um ureter passam pelo hilo renal.

26.4 Cerca de 1.200 mℓ de sangue entram nas artérias renais a cada minuto.

26.5 Os néfrons corticais possuem glomérulos no córtex renal superficial, e suas alças de Henle curtas penetram apenas na medula renal superficial. Os néfrons justamedulares apresentam glomérulos de localização profunda no córtex renal, e suas alças de Henle longas estendem-se através da medula renal até quase a papila renal.

26.6 Essa seção deve precisa passar pelo córtex renal, visto que não há corpúsculos renais na medula renal.

26.7 A penicilina secretada é removida da corrente sanguínea.

26.8 As fenestrações (poros) nas células epiteliais glomerulares impedem a entrada dos eritrócitos no espaço capsular, visto que são demasiado pequenas para a passagem dos eritrócitos.

26.9 A obstrução do ureter direito aumentaria a PHC e, portanto, diminuiria a PFE no rim direito; a obstrução não teria nenhum efeito sobre o rim esquerdo.

26.10 *Auto-* significa próprio; a retroalimentação tubuloglomerular fornece um exemplo de autorregulação, visto que ocorre inteiramente nos rins.

26.11 As zônulas de oclusão entre as células tubulares formam uma barreira que impede a difusão de proteínas transportadoras, de canais e bomba entre as membranas apical e basolateral.

26.12 A glicose entra na célula do TCP por meio de um simportador de Na^+-glicose na membrana apical e sai por difusão facilitada através da membrana basolateral.

26.13 O gradiente eletroquímico promove o movimento de Na^+ para dentro da célula tubular por meio dos contratransportadores da membrana apical.

26.14 A reabsorção dos solutos cria um gradiente osmótico que promove a reabsorção de água por osmose.

26.15 Esse processo é considerado um transporte ativo secundário, visto que o simportador utiliza a energia armazenada no gradiente de concentração de Na^+ entre o líquido extracelular e o citosol. Aqui, não há reabsorção de água, pois o ramo ascendente espesso da alça de Henle é praticamente impermeável à água.

26.16 Nas células principais, a aldosterona estimula a secreção de K^+ e a reabsorção de Na^+ ao aumentar a atividade das Na^+/K^+ ATPases e o número de canais permeáveis para o Na^+ e o K^+.

26.17 A aldosterona e o PNA influenciam a reabsorção renal de água, juntamente do ADH.

26.18 A urina diluída é produzida quando o ramo ascendente espesso da alça de Henle, o TCD e o DC reabsorvem mais solutos do que água.

26.19 A elevada osmolaridade do líquido intersticial na medula renal deve-se principalmente ao Na^+, ao Cl^- e à ureia.

26.20 Ocorre secreção no TCP, na alça de Henle e no DC.

26.21 A falta de controle voluntário sobre a micção é denominada incontinência urinária.

26.22 As três subdivisões da uretra masculina são a parte prostática, a parte membranácea e a parte esponjosa.

26.23 Os rins começam a se formar durante a terceira semana de desenvolvimento.

CAPÍTULO 27

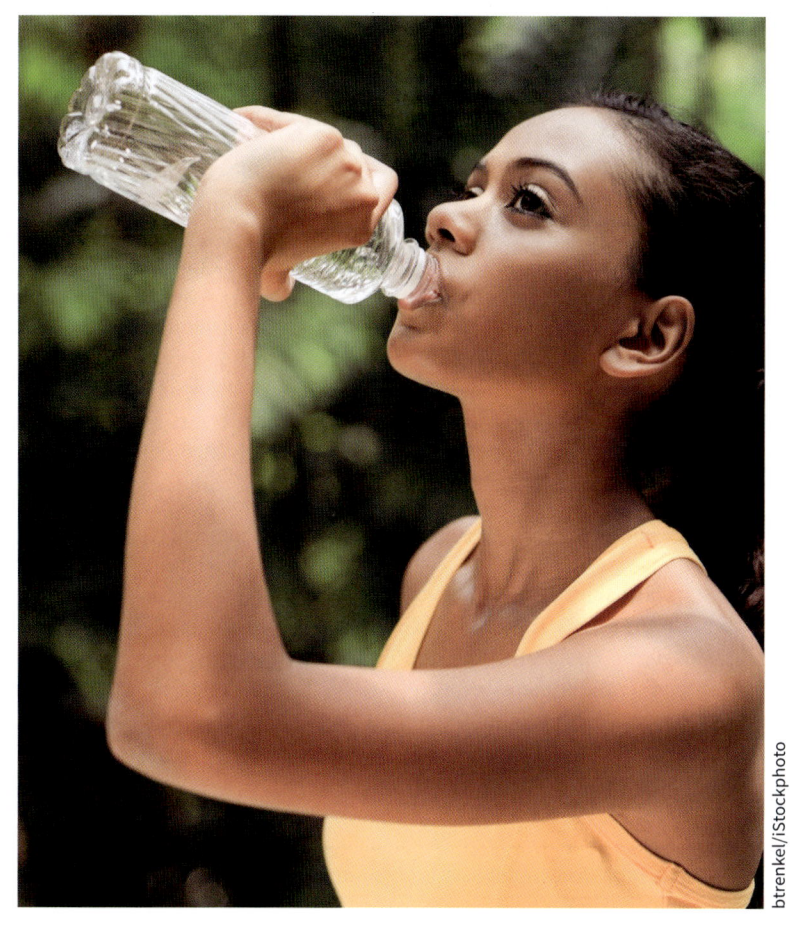

Consulte a Seção 27.1 sobre *Regulação do ganho corporal de água* para descobrir o que causa a sensação de sede.

Homeostasia Hidreletrolítica e Ácido-Básica

Homeostasia hidreletrolítica e ácido-básica

A regulação do volume e da composição dos líquidos corporais, o controle de sua distribuição pelo corpo e o equilíbrio do pH dos líquidos corporais são cruciais para a manutenção da homeostasia e da saúde globais.

No Capítulo 26, você aprendeu como os rins produzem a urina. Uma importante função dos rins é ajudar a manter o equilíbrio hídrico no corpo. Os mecanismos reguladores que envolvem os rins e outros órgãos normalmente mantêm a homeostasia dos líquidos corporais. A ocorrência de uma disfunção em qualquer um desses mecanismos ou em todos eles pode ameaçar seriamente o funcionamento dos órgãos corporais. Neste capítulo, exploraremos os mecanismos que regulam o volume e a distribuição dos líquidos corporais e examinaremos os fatores que determinam as concentrações de solutos e o pH dos líquidos corporais.

27.1 Compartimentos e homeostasia dos líquidos

OBJETIVOS

- **Comparar** as localizações do líquido intracelular (LIC) e do líquido extracelular (LEC)
- **Descrever** os vários compartimentos de líquidos do corpo
- **Discutir** as fontes e a regulação do ganho e da perda de água e de solutos
- **Explicar** como os líquidos se deslocam entre os compartimentos.

Um **líquido corporal** é uma substância, habitualmente líquida, que é produzida pelo corpo e consiste em água e solutos dissolvidos. Em adultos magros, os líquidos corporais constituem entre 55 e 60% da massa corporal total em mulheres e homens, respectivamente (**Figura 27.1**). Os líquidos corporais são encontrados em dois "compartimentos" principais – no interior das células e fora das células. Cerca de dois terços do líquido corporal consistem em **LIC**, ou *citosol*, que é o líquido existente dentro das células. O outro terço, denominado **LEC**, encontra-se fora das células e inclui todos os outros líquidos corporais. Cerca de 80% do LEC consistem em **líquido intersticial**, que ocupa os espaços microscópicos entre as células dos tecidos, e os 20% restantes do LEC consistem em **plasma sanguíneo**, a porção líquida do sangue. Outros líquidos extracelulares que estão agrupados com o líquido intersticial incluem a linfa nos vasos linfáticos; o líquido cerebrospinal no sistema nervoso; o líquido sinovial nas articulações; o humor aquoso e o humor vítreo nos olhos; a endolinfa e a perilinfa nas orelhas; e os líquidos pleural, pericárdico e peritoneal entre as túnicas serosas.

Duas "barreiras" gerais separam o LIC, o líquido intersticial e o plasma sanguíneo.

1. A *membrana plasmática* de cada célula separa o LIC do líquido intersticial circundante. No Capítulo 3, você aprendeu que a membrana plasmática é uma barreira seletivamente permeável: ela possibilita a passagem de algumas substâncias, porém bloqueia o movimento de outras. Além disso, as bombas de transporte ativo atuam continuamente para manter diferentes concentrações de determinados íons no citosol e no líquido intersticial.

FIGURA 27.1 Compartimentos dos líquidos corporais.

O termo líquido corporal refere-se à água do corpo e a suas substâncias dissolvidas.

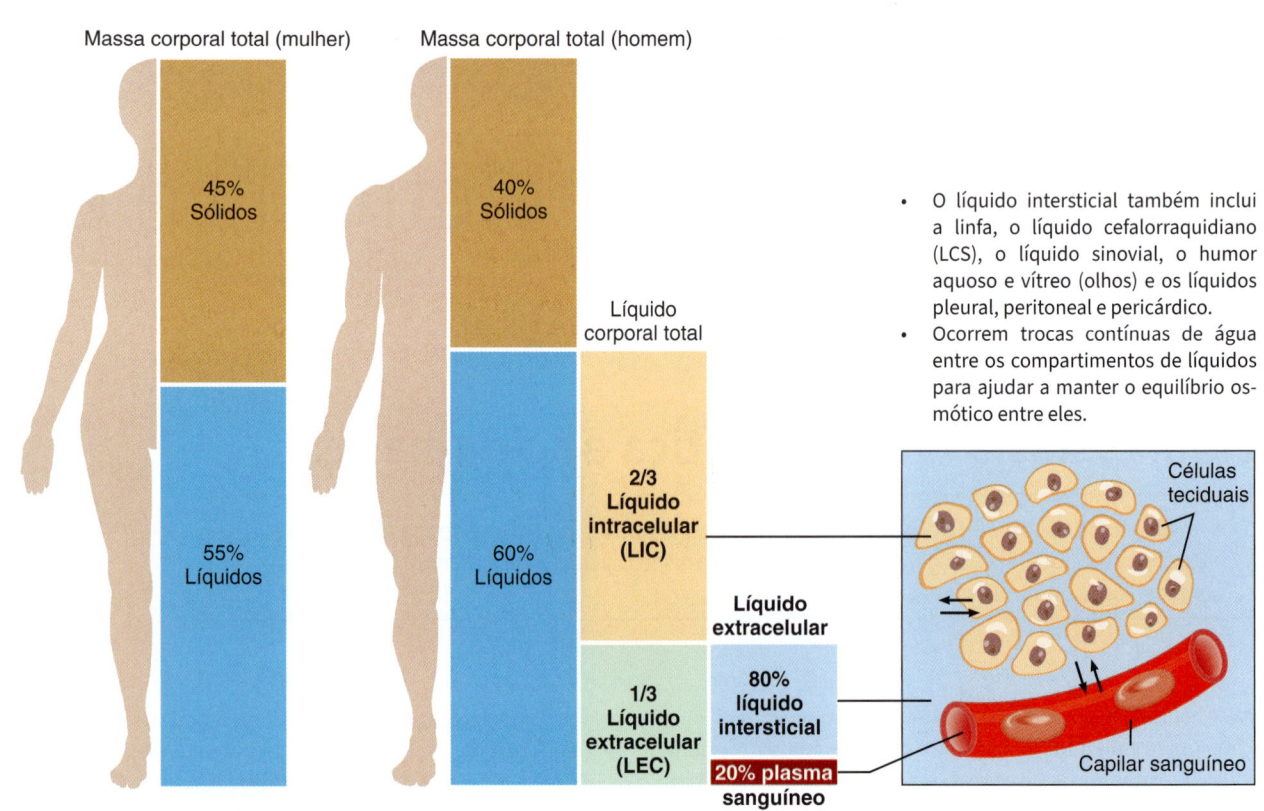

- O líquido intersticial também inclui a linfa, o líquido cefalorraquidiano (LCS), o líquido sinovial, o humor aquoso e vítreo (olhos) e os líquidos pleural, peritoneal e pericárdico.
- Ocorrem trocas contínuas de água entre os compartimentos de líquidos para ajudar a manter o equilíbrio osmótico entre eles.

A. Distribuição dos sólidos e dos líquidos corporais em uma mulher e em um homem adultos magros de porte médio

B. Troca de água entre os compartimentos de líquidos corporais

? Qual é o volume aproximado de plasma sanguíneo em um homem magro com 60 kg? E em uma mulher magra de 60 kg? (Nota: 1 ℓ de líquido corporal tem massa de 1 kg.)

2. As *paredes dos vasos sanguíneos* separam o líquido intersticial do plasma sanguíneo. Somente nos capilares, que são os menores vasos sanguíneos, as paredes são finas e permeáveis o suficiente para possibilitar a troca de água e de solutos entre o plasma sanguíneo e o líquido intersticial.

O corpo encontra-se em **equilíbrio hídrico** quando as quantidades necessárias de água e de solutos estão presentes e em proporções corretas entre os vários compartimentos. A **água** é, de longe, o maior componente individual do corpo e representa até 45 a 75% da massa corporal total, dependendo da idade, do sexo e da quantidade de tecido adiposo (gordura) presente no corpo. Os indivíduos com obesidade apresentam proporcionalmente menos água do que os indivíduos mais magros, visto que a água compreende menos de 20% da massa de tecido adiposo. Em contrapartida, o tecido muscular esquelético tem cerca de 65% de água. Os lactentes apresentam a maior porcentagem de água, de até 75% da massa corporal. A porcentagem da massa corporal constituída por água diminui até cerca de 2 anos de idade. Até a puberdade, a água é responsável por cerca de 60% da massa corporal em meninos e meninas. Em homens adultos magros, a água ainda responde por cerca de 60% da massa corporal. Entretanto, as mulheres adultas magras possuem mais gordura subcutânea do que os homens adultos magros. Por conseguinte, a porcentagem de água corporal total nas mulheres é menor, representando cerca de 55% da massa corporal.

Os processos de filtração, reabsorção, difusão e osmose possibilitam uma troca contínua de água e de solutos entre os compartimentos de líquidos corporais (**Figura 27.1 B**). Contudo, o volume de líquido em cada compartimento permanece notavelmente estável. As pressões que promovem a filtração de líquidos a partir dos capilares sanguíneos e a reabsorção de líquido de volta aos capilares podem ser vistas na **Figura 21.7**. Como a osmose constitui o principal mecanismo de movimento da água entre o LIC e o líquido intersticial, a concentração de solutos nesses líquidos determina a *direção* do movimento da água. Como a maior parte dos solutos dos líquidos corporais consiste em **eletrólitos**, que são compostos inorgânicos que se dissociam em íons, o equilíbrio hídrico está estreitamente relacionado com o equilíbrio eletrolítico. Ainda, como a ingestão de água e de eletrólitos raramente ocorre exatamente nas mesmas proporções de sua presença nos líquidos corporais, a capacidade dos rins de excretar o excesso de água por meio da produção de urina diluída ou o excesso de eletrólitos pela produção de urina concentrada é de suma importância na manutenção da homeostasia.

Fontes de ganho e de perda de água corporal

O corpo pode adquirir água por ingestão e por síntese metabólica (**Figura 27.2**). As principais fontes de água corporal são os líquidos ingeridos (cerca de 1.600 mℓ) e os alimentos úmidos (cerca de 700 mℓ) absorvidos pelo canal alimentar, fornecendo um total de cerca de 2.300 mℓ/dia. A outra fonte de água é a **água metabólica**, que é produzida no corpo principalmente quando o oxigênio recebe elétrons durante a respiração aeróbica (ver **Figura 25.2**) e, em menor grau, durante as reações de síntese por desidratação (ver **Figura 2.15**). O ganho de água metabólica é responsável por apenas 200 mℓ/dia. O ganho diário de água a partir dessas duas fontes alcança um total de cerca de 2.500 mℓ.

Normalmente, o volume de líquidos corporais permanece constante, visto que a perda de água é igual ao seu ganho. A perda

FIGURA 27.2 **Fontes de ganho e de perda diários de água em condições normais.** Os números são os volumes médios para adultos.

Normalmente, a perda diária de água é igual ao ganho diário de água.

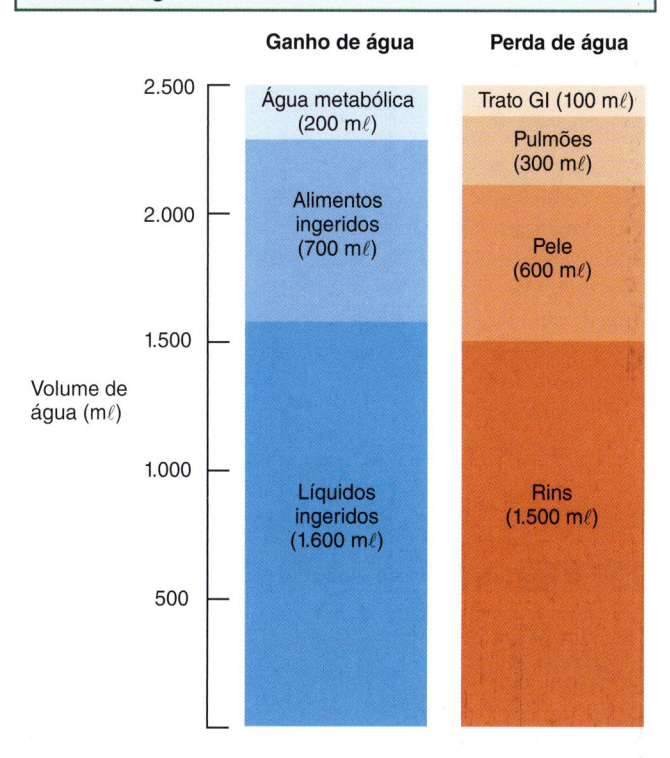

Ganho de água	Perda de água
Água metabólica (200 mℓ)	Trato GI (100 mℓ)
Alimentos ingeridos (700 mℓ)	Pulmões (300 mℓ)
	Pele (600 mℓ)
Líquidos ingeridos (1.600 mℓ)	Rins (1.500 mℓ)

? Como cada um dos seguintes eventos afeta o equilíbrio hídrico: hiperventilação? Vômitos? Febre? Diuréticos?

de água ocorre de quatro maneiras (**Figura 27.2**). Diariamente, os rins excretam cerca de 1.500 mℓ na urina, a pele evapora cerca de 600 mℓ (400 mℓ pela transpiração insensível – o suor que evapora antes de ser percebido como umidade – e 200 mℓ como suor), os pulmões exalam cerca de 300 mℓ na forma de vapor de água, e o canal alimentar elimina cerca de 100 mℓ nas fezes. Nas mulheres de idade fértil, ocorre perda de uma quantidade adicional de água no fluxo menstrual. Em média, a perda diária de água totaliza cerca de 2.500 mℓ. A quantidade de água perdida por determinada via pode variar de modo considerável ao longo do tempo. Por exemplo, a água literalmente pode escoar da pele na forma de suor durante um esforço extenuante. Em outros casos, pode ocorrer perda de água na diarreia, em decorrência de infecção do canal alimentar.

Regulação do ganho corporal de água

O volume de água metabólica formado pelo corpo depende totalmente do nível de respiração aeróbica, que reflete a demanda de adenosina trifosfato (ATP) das células corporais. Quando há produção de mais ATP, ocorre formação de mais água. O ganho corporal de água é regulado principalmente pelo volume de água ingerida ou a quantidade de líquido que você bebe. O desejo de beber é governado por uma área no hipotálamo, conhecida como **centro da sede**.

Quando a perda de água é maior do que seu ganho, ocorre **desidratação** – diminuição do volume e aumento da osmolaridade (concentração de solutos) dos líquidos corporais. Uma redução no volume de sangue provoca queda da pressão arterial. O aumento da atividade dos osmorreceptores no hipotálamo, desencadeado por um aumento da osmolaridade do sangue, estimula o centro da sede no hipotálamo (**Figura 27.3**). Outros sinais que estimulam o centro da sede surgem a partir de (1) receptores de volume nos átrios, que detectam a diminuição do volume sanguíneo, (2) barorreceptores presentes nos vasos sanguíneos, que detectam a diminuição da pressão arterial, (3) angiotensina II, que é formada em decorrência da ativação da via renina-angiotensina-aldosterona pela diminuição da pressão arterial e (4) neurônios na boca, que detectam o ressecamento devido à diminuição no fluxo de saliva. Como resultado desses estímulos, a sensação de sede aumenta, o que habitualmente leva ao aumento da ingestão de líquidos (contanto que eles estejam disponíveis) e à restauração do volume normal de líquidos. De modo global, o ganho de líquidos equilibra a perda de líquidos. Todavia, algumas vezes, a sensação de sede não surge rápido o suficiente ou o acesso aos líquidos é restrito, com consequente desidratação significativa. Isso ocorre com mais frequência em indivíduos idosos, em lactentes ou em indivíduos que se encontram em estado mental confuso. Quando ocorrem sudorese intensa ou perda de líquidos causada por diarreia ou vômitos, é prudente iniciar a reposição de líquidos corporais pela ingestão de líquidos, antes que apareça a sensação de sede.

Regulação da perda de água e de solutos

Embora a perda de água e de solutos pelo suor e pela expiração aumente durante o exercício físico, a eliminação do *excesso* de água ou de solutos corporais ocorre principalmente pelo controle de sua perda na urina. O grau de *perda de sal (NaCl) urinário* constitui o principal fator que determina o *volume* dos líquidos corporais. A razão disso é que "a água segue os solutos" na osmose, e os dois principais solutos do LEC (e da urina) são os íons sódio (Na^+) e os íons cloreto (Cl^-). De modo semelhante, o principal fator que determina a osmolaridade dos líquidos corporais é o grau de *perda urinária de água*.

O principal hormônio que regula a perda de água é o hormônio antidiurético (ADH). Esse hormônio, também conhecido como *vasopressina*, é produzido pelas células neurossecretoras no

FIGURA 27.3 Vias envolvidas na resposta da sede.

Um importante estímulo que promove a sensação de sede é o aumento na osmolaridade dos líquidos corporais.

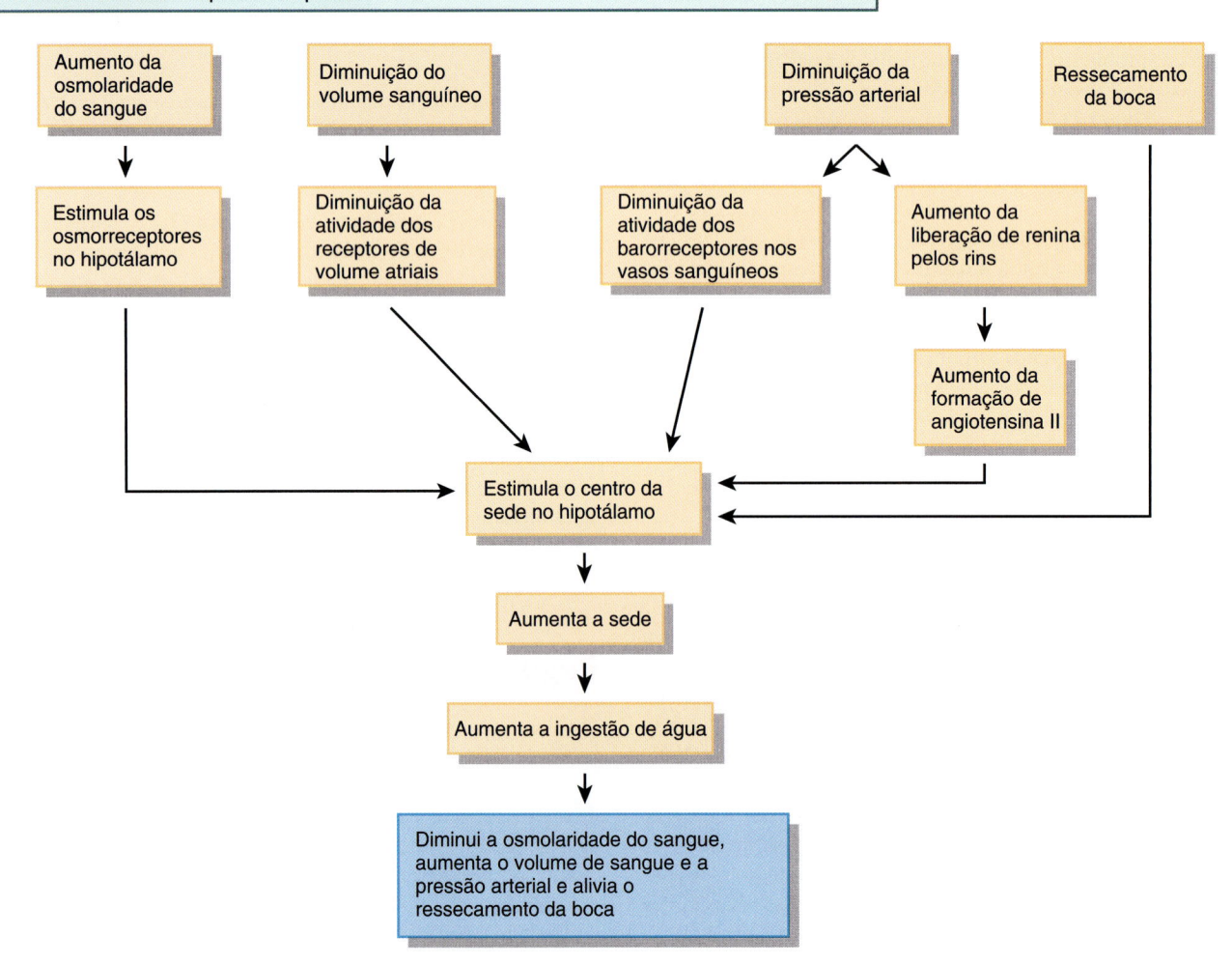

? O que são osmorreceptores?

hipotálamo e armazenado na neuro-hipófise. Quando a osmolaridade dos líquidos corporais aumenta, os osmorreceptores no hipotálamo não apenas estimulam a sede, como também aumentam a síntese e a liberação de ADH (**Figura 27.4**). O ADH promove a inserção de proteínas que formam canais de água (aquaporina 2) nas membranas apicais das células principais na parte final dos túbulos distais e ductos coletores dos rins. Em consequência, a permeabilidade dessas células à água aumenta. As moléculas de água movem-se por osmose a partir do líquido tubular renal para dentro das células e, em seguida, das células para a corrente sanguínea. O resultado consiste em redução da osmolaridade do sangue, aumento do volume sanguíneo e da pressão arterial e produção de um volume pequeno de urina concentrada. Quando o corpo apresenta uma quantidade adequada de água, o nível de ADH na corrente sanguínea diminui. À medida que a quantidade de ADH no sangue declina, alguns dos canais de aquaporina 2 são removidos da membrana apical por endocitose. Em consequência, a permeabilidade das células principais à água diminui, e ocorre perda de mais água na urina.

A secreção de ADH é influenciada por outros fatores, além da osmolaridade do sangue (**Figura 27.4**). Uma diminuição no volume sanguíneo ou na pressão arterial também estimula a liberação de ADH. Os receptores de volume atriais detectam a diminuição do volume sanguíneo, e os barorreceptores nos vasos sanguíneos detectam a redução da pressão arterial. A liberação de ADH também é estimulada por fatores que não estão relacionados com o equilíbrio hídrico, como dor, náuseas e estresse. A secreção de ADH é inibida pelo álcool, razão pela qual o consumo de bebidas alcoólicas promove a diurese (eliminação de grandes quantidades de urina).

Como a nossa dieta diária contém um teor altamente variável de NaCl, a excreção urinária de Na^+ e de Cl^- também precisa variar para manter a homeostasia. A perda urinária de íons Na^+ é regulada por hormônios. Os íons Cl^- habitualmente seguem os íons Na^+, devido à atração elétrica ou ao seu transporte juntamente dos íons Na^+ por simportadores. Os dois hormônios mais importantes que regulam o grau de reabsorção renal de Na^+ (e, portanto, a quantidade perdida na urina) são a aldosterona e o peptídio natriurético atrial (PNA).

1. **Aldosterona.** Quando há uma redução da pressão arterial, como a que ocorre em resposta a uma diminuição do volume sanguíneo ou quando há uma deficiência de Na^+ no plasma, os rins liberam renina, que ativa a via da

FIGURA 27.4 Papel do hormônio antidiurético (ADH) no equilíbrio hídrico.

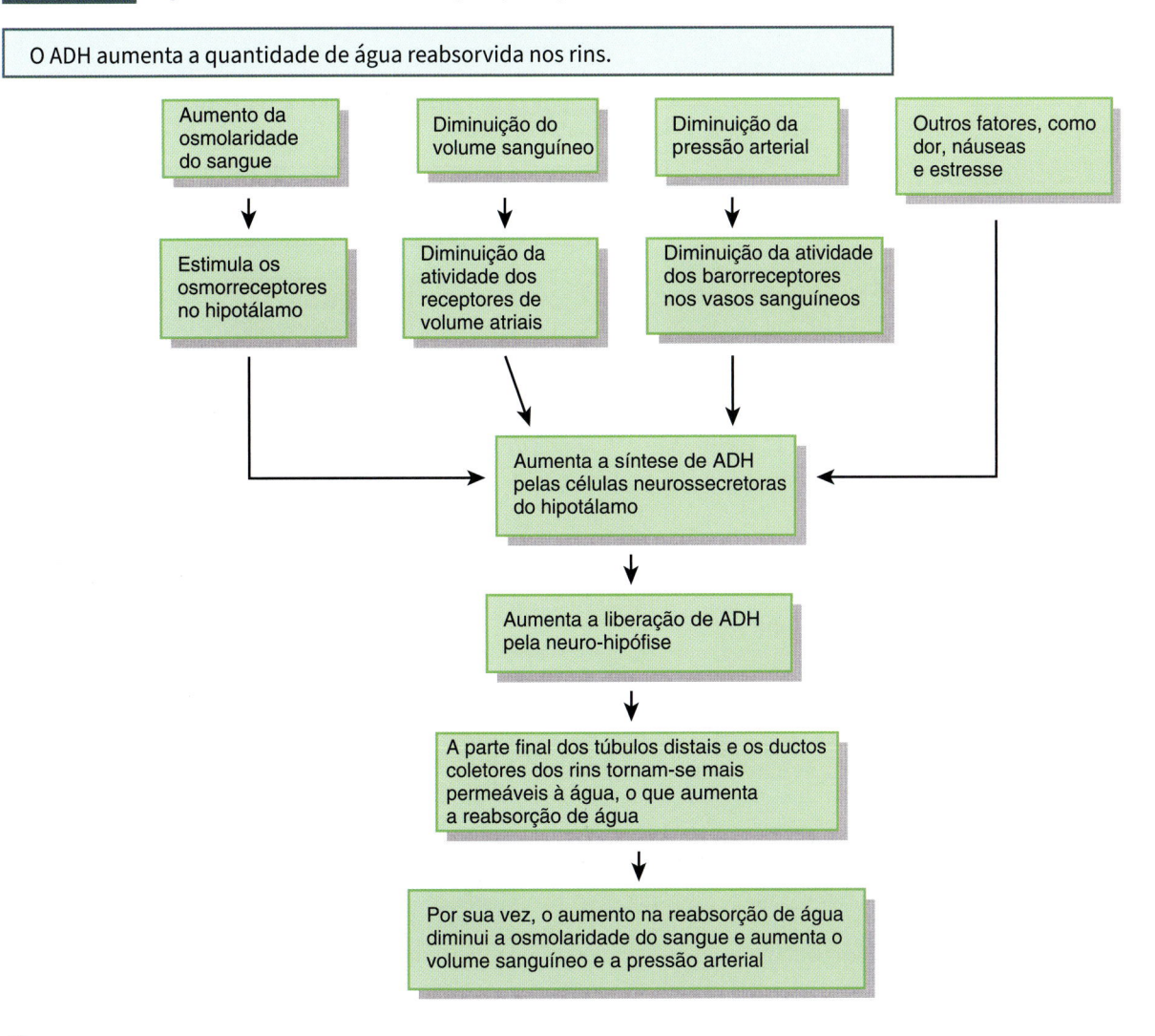

O ADH aumenta a quantidade de água reabsorvida nos rins.

- Aumento da osmolaridade do sangue → Estimula os osmorreceptores no hipotálamo
- Diminuição do volume sanguíneo → Diminuição da atividade dos receptores de volume atriais
- Diminuição da pressão arterial → Diminuição da atividade dos barorreceptores nos vasos sanguíneos
- Outros fatores, como dor, náuseas e estresse

→ Aumenta a síntese de ADH pelas células neurossecretoras do hipotálamo

→ Aumenta a liberação de ADH pela neuro-hipófise

→ A parte final dos túbulos distais e os ductos coletores dos rins tornam-se mais permeáveis à água, o que aumenta a reabsorção de água

→ Por sua vez, o aumento na reabsorção de água diminui a osmolaridade do sangue e aumenta o volume sanguíneo e a pressão arterial

? Qual é o efeito do álcool sobre a secreção de ADH?

renina-angiotensina-aldosterona (**Figura 27.5**). Uma vez formada, a aldosterona aumenta a reabsorção de Na^+ na parte final dos túbulos distais e ductos coletores dos rins, o que alivia a deficiência de Na^+ no plasma. Como o ADH também é liberado quando a pressão arterial está baixa, a reabsorção de água acompanha a reabsorção de Na^+ por osmose. Isso conserva o volume de líquidos corporais ao reduzir a perda urinária de água.

2. *Peptídio natriurético atrial (PNA).* Um aumento no volume sanguíneo, como pode ocorrer após o consumo de um grande volume de bebidas, distende os átrios do coração e promove a liberação de **PNA** (**Figura 27.6**). O PNA promove a **natriurese**, que consiste em aumento da excreção urinária de Na^+. A consequência osmótica da excreção de uma maior quantidade de Na^+ consiste na perda de mais água na urina, o que diminui o volume sanguíneo e a pressão arterial. Além de estimular a liberação de PNA, o aumento do volume sanguíneo também diminui a liberação de renina pelos rins. Quando o nível de renina declina, ocorre formação de menos aldosterona, o que diminui a reabsorção de Na^+ filtrado na parte final dos túbulos distais e ductos coletores dos rins. Por conseguinte, mais Na^+ filtrado e água (por osmose) permanecem no líquido tubular para serem excretados na urina.

A **Tabela 27.1** fornece um resumo dos fatores que mantêm o equilíbrio corporal da água.

Movimento da água entre os compartimentos de líquidos corporais

Normalmente, as células do corpo não sofrem retração e nem intumescimento, uma vez que o LEC que as circunda é isotônico. Isso significa que o LIC e o LEC apresentam a mesma osmolaridade. Entretanto, a ocorrência de mudanças na osmolaridade do LEC provoca desequilíbrio hídrico. Se o LEC se tornar hipertônico (*i. e.*, se apresentar uma maior concentração de solutos do que o LIC, devido a um aumento de sua osmolaridade), a água move-se das células para o LEC por osmose, causando retração das células. Se o LEC se tornar hipotônico (*i. e.*, se tiver uma menor concentração de solutos do que o LIC, devido a uma diminuição de sua osmolaridade), a água move-se do LEC para dentro das células por osmose, causando intumescimento das células. As alterações na osmolaridade resultam, com mais frequência, de mudanças nas concentrações de Na^+ e de Cl^- (os principais contribuintes para a osmolaridade do LEC).

Pode ocorrer *aumento* na osmolaridade do LEC, por exemplo, após o consumo de uma refeição salgada. A ingestão aumentada de NaCl produz elevação nos níveis de Na^+ e de Cl^- no LEC. Em

FIGURA 27.5 Papel da aldosterona no equilíbrio do sódio.

A aldosterona aumenta a quantidade de Na^+ reabsorvido nos rins.

Diminuição da pressão arterial → Aumento da liberação de renina pelos rins
Deficiência de Na^+ no plasma → Aumento da liberação de renina pelos rins

↓

Aumento da formação de aldosterona

↓

Aumenta a reabsorção de Na^+ na parte final dos túbulos distais e ductos coletores dos rins. A reabsorção de água acompanha a reabsorção de Na^+ por osmose, visto que o hormônio antidiurético (ADH) também é liberado quando ocorre redução da pressão arterial.

↓

O aumento da reabsorção de Na^+ alivia a deficiência de Na^+ no plasma sanguíneo; a reabsorção de água que segue aumenta o volume sanguíneo e a pressão arterial.

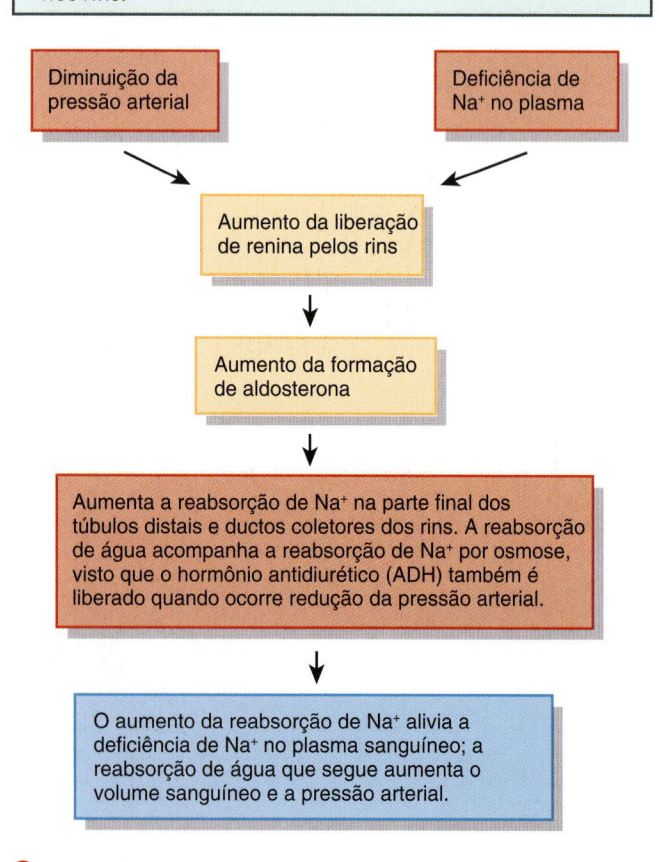

? Qual é o hormônio responsável pela reabsorção de água que acompanha a reabsorção de Na^+ estimulada pela aldosterona?

FIGURA 27.6 Papel do peptídio natriurético atrial (PNA) no equilíbrio do sódio.

O PNA aumenta a excreção de íons Na^+ na urina (natriurese).

Aumento do volume sanguíneo

↓

Aumento da distensão dos átrios

↓

Liberação do peptídio natriurético atrial

↓

Aumenta a excreção de íons Na^+ na urina (natriurese). A excreção de água na urina também aumenta devido à osmose.

↓

O aumento na excreção de água provoca uma redução do volume sanguíneo e da pressão arterial.

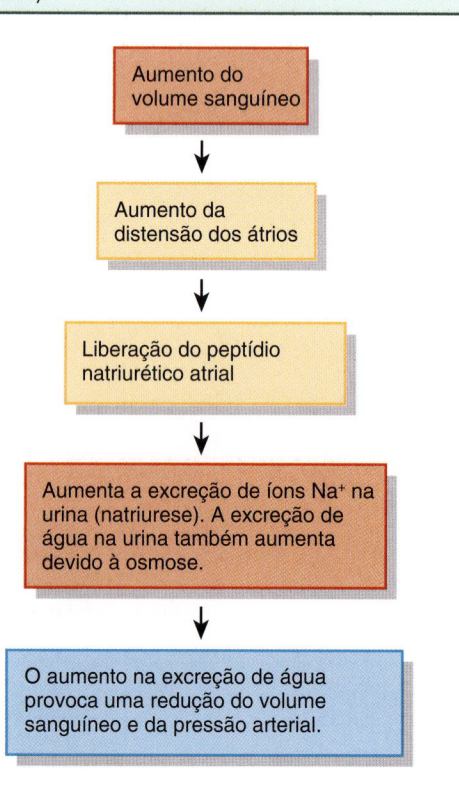

? Qual das seguintes condições tem mais probabilidade de estimular a liberação de PNA: desidratação ou super-hidratação?

TABELA 27.1	Resumo dos fatores que mantêm o equilíbrio da água corporal.	
Fator	**Mecanismo**	**Efeito**
Centro da sede no hipotálamo	Estimula o desejo de ingerir líquidos	Ganho de água se a sede for satisfeita
Hormônio antidiurético (ADH), também conhecido como *vasopressina*	Promove a inserção de proteínas de canais de água (aquaporina 2) nas membranas apicais das células principais nos ductos coletores dos rins. Como resultado, a permeabilidade dessas células à água aumenta, e uma maior quantidade de água é reabsorvida	Reduz a perda de água na urina
Aldosterona	Ao promover a reabsorção urinária de Na^+, aumenta a reabsorção de água por osmose	Reduz a perda de água na urina
Peptídio natriurético atrial (PNA)	Promove a natriurese, a excreção urinária elevada de Na^+, acompanhada pela água	Aumenta a perda de água na urina

consequência, há aumento na osmolaridade do LEC, o que provoca um movimento efetivo de água das células para o LEC. Esse movimento de água causa retração das células do corpo. Se os neurônios do encéfalo permanecerem nesse estado por um período significativo de tempo, podem ocorrer confusão mental, convulsões, coma e até mesmo morte. Em geral, as células corporais encolhem apenas levemente e somente por uma curta duração, em resposta a um aumento da osmolaridade do LEC, pois medidas corretivas, como o mecanismo da sede e a secreção de ADH, aumentam a quantidade de água corporal, reduzindo a concentração de solutos do LEC de volta a seus níveis normais.

Uma *diminuição* na osmolaridade do LEC pode ocorrer, por exemplo, após a ingestão de um grande volume de água. Essa diluição faz com que os níveis de Na^+ e de Cl^- no LEC diminuam para valores abaixo da faixa normal. Quando as concentrações extracelulares de Na^+ e de Cl^- diminuem, ocorre também uma redução da osmolaridade do LEC. O resultado consiste no movimento de água do LEC para dentro das células, causando intumescimento das células. Em geral, quando a osmolaridade do LEC diminui, a secreção de ADH é inibida, e os rins excretam um grande volume de urina diluída, o que restabelece a osmolaridade dos líquidos corporais de volta ao normal. Como resultado, as células do corpo incham apenas ligeiramente e apenas por um breve período de tempo. Entretanto, quando um indivíduo consome água mais rapidamente do que os rins conseguem excretá-la (a taxa de fluxo máximo de urina é de cerca de 15 mℓ/min), ou quando a função renal está comprometida, o resultado pode consistir em **intoxicação hídrica**, um estado em que o excesso de água corporal provoca intumescimento perigoso das células (**Figura 27.7**). Como no caso da retração dos neurônios do encéfalo, o intumescimento dos neurônios do encéfalo pode resultar em confusão mental, convulsões, coma e, possivelmente, morte. Para prevenir essa sequência desastrosa de eventos nos casos de grave perda de eletrólitos e de água, as soluções administradas para reidratação intravenosa ou oral incluem uma pequena quantidade de sal de cozinha (NaCl).

FIGURA 27.7 Série de eventos na intoxicação hídrica.

A intoxicação hídrica é um estado em que o excesso de água corporal provoca intumescimento das células.

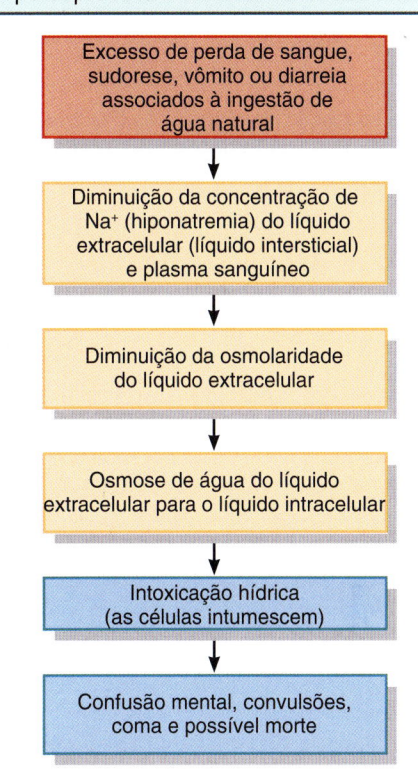

Excesso de perda de sangue, sudorese, vômito ou diarreia associados à ingestão de água natural
↓
Diminuição da concentração de Na^+ (hiponatremia) do líquido extracelular (líquido intersticial) e plasma sanguíneo
↓
Diminuição da osmolaridade do líquido extracelular
↓
Osmose de água do líquido extracelular para o líquido intracelular
↓
Intoxicação hídrica (as células intumescem)
↓
Confusão mental, convulsões, coma e possível morte

? Por que as soluções utilizadas para terapia de reidratação oral contêm uma pequena quantidade de sal de cozinha (NaCl)?

Correlação clínica

Enemas e equilíbrio hídrico

Um **enema** consiste na introdução de uma solução no reto para a retirada osmótica de água (e eletrólitos) do colo. O aumento de volume aumenta o peristaltismo, resultando na evacuação de fezes. Os enemas são utilizados para o tratamento da constipação intestinal. Os enemas repetidos, particularmente em crianças pequenas, aumentam o risco de desequilíbrios hidreletrolíticos.

Teste rápido

1. Qual é o volume aproximado de cada um dos compartimentos de líquidos corporais?
2. Como as vias de ganho e de perda de água do corpo são reguladas?
3. Por meio de qual mecanismo a sede ajuda a regular a ingestão de água?
4. Como a aldosterona, o PNA e o ADH regulam o volume e a osmolaridade dos líquidos corporais?
5. Que fatores controlam o movimento de água entre o líquido intersticial e o LIC?

27.2 Eletrólitos nos líquidos corporais

OBJETIVOS

- **Comparar** a composição eletrolítica dos três principais compartimentos de líquidos: o plasma sanguíneo, o líquido intersticial e o LIC
- **Discutir** as funções e a regulação dos íons sódio, cloreto, potássio, bicarbonato, cálcio, fosfato e magnésio.

Os íons formados quando os eletrólitos se dissolvem e se dissociam desempenham quatro funções gerais no corpo. (1) Como estão confinados, em grande parte, em determinados compartimentos de líquidos e são mais numerosos do que os não eletrólitos, determinados íons *controlam a osmose de água entre os compartimentos de líquidos*. (2) Os íons *ajudam a manter o equilíbrio ácido-básico* necessário para as para as atividades normais das células. (3) Os íons *carregam corrente elétrica*, o que possibilita a produção de potenciais de ação e potenciais graduados. (4) Vários íons *atuam como cofatores* necessários para a atividade ótima das enzimas.

Concentrações de eletrólitos nos líquidos corporais

Para comparar a carga elétrica dos íons em diferentes soluções, a concentração de íons é normalmente expressa em unidades de **miliequivalentes por litro (mEq/ℓ)**. Essas unidades fornecem a concentração de cátions ou de ânions em determinado volume de solução. Um equivalente é a carga elétrica positiva ou negativa igual à carga em um mol de H^+; um miliequivalente é um milésimo de um equivalente. Lembre-se de que um mol de uma substância é seu peso molecular expresso em gramas. Para íons como o sódio (Na^+), o potássio (K^+) e o bicarbonato (HCO_3^-), que possuem uma única carga positiva ou negativa, o número de mEq/ℓ é igual ao número de mmol/ℓ. Para íons como o cálcio (Ca^{2+}) ou o fosfato (HPO_4^{2-}), que possuem duas cargas positivas ou negativas, o número de mEq/ℓ é duas vezes o número de mmol/ℓ.

A **Figura 27.8** compara as concentrações dos principais eletrólitos e proteínas aniônicas no plasma sanguíneo, no líquido intersticial e no LIC. A principal diferença entre os dois líquidos extracelulares – o plasma sanguíneo e o líquido intersticial – é o fato de que o plasma sanguíneo contém muitas proteínas aniônicas, diferentemente do líquido intersticial, que apresenta um número muito pequeno dessas proteínas. Como as membranas dos capilares

FIGURA 27.8 Concentrações de eletrólitos e proteínas aniônicas no plasma sanguíneo, no líquido intersticial e no líquido intracelular. A altura de cada coluna representa miliequivalentes por litro (mEq/ℓ).

> Os eletrólitos presentes nos líquidos extracelulares são diferentes daqueles encontrados no líquido intracelular.

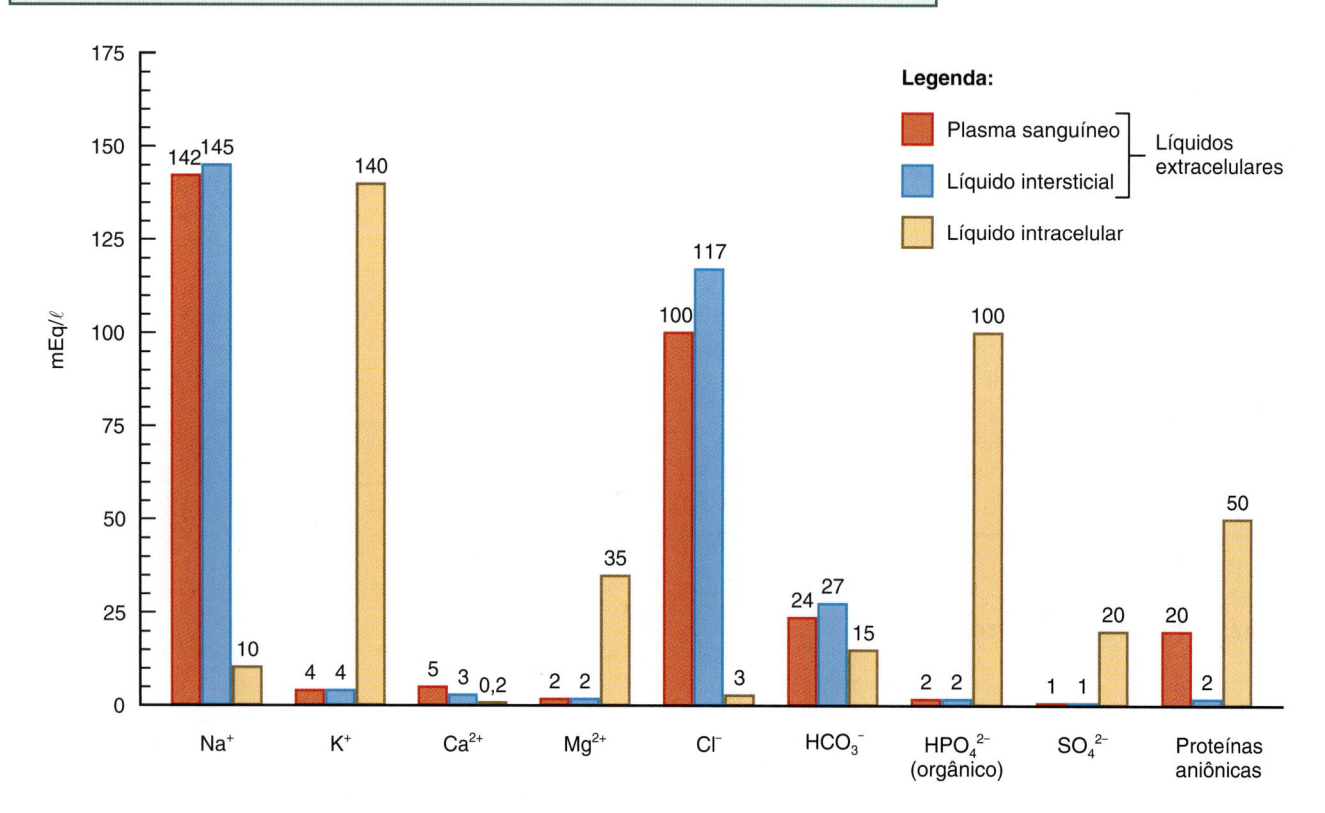

Íon	Plasma sanguíneo	Líquido intersticial	Líquido intracelular
Na^+	142	145	10
K^+	4	4	140
Ca^{2+}	5	3	0,2
Mg^{2+}	2	2	35
Cl^-	100	117	3
HCO_3^-	24	27	15
HPO_4^{2-} (orgânico)	2	2	100
SO_4^{2-}	1	1	20
Proteínas aniônicas	20	2	50

? Qual é o cátion e quais são os dois ânions presentes em maiores concentrações no LEC e no LIC?

normais são praticamente impermeáveis às proteínas, apenas algumas proteínas plasmáticas passam dos vasos sanguíneos para o líquido intersticial. Essa diferença na concentração de proteínas é responsável, em grande parte, pela pressão coloidosmótica do sangue exercida pelo plasma sanguíneo. Em outros aspectos, os dois líquidos são semelhantes.

O conteúdo de eletrólitos do LIC difere consideravelmente daquele do LEC. No LEC, o cátion mais abundante é o Na^+, e o ânion mais abundante é o Cl^-. No LIC, o cátion mais abundante é o K^+, e os ânions mais abundantes são proteínas e fosfatos (HPO_4^{2-}). As bombas de sódio-potássio (Na^+/K^+ ATPases), ao transportarem ativamente o Na^+ para fora das células e o K^+ para dentro das células, desempenham importante função na manutenção da concentração intracelular elevada de K^+ e da concentração extracelular elevada de Na^+.

Sódio

Os íons sódio (Na^+) são os íons mais abundantes no LEC, representando 90% dos cátions extracelulares. A concentração plasmática normal de Na^+ é de 136 a 148 mEq/ℓ. Como já aprendemos, o Na^+ desempenha papel fundamental no equilíbrio hidreletrolítico, visto que ele é responsável por quase metade da osmolaridade do LEC. O fluxo de Na^+ através dos canais dependentes de voltagem na membrana plasmática também é necessário para a geração e a condução de potenciais de ação nos neurônios e nas fibras musculares. Na América do Norte, a ingestão diária típica de Na^+ frequentemente excede em muito as necessidades diárias normais do corpo, devido, em grande parte, ao excesso de sal na dieta. Os rins excretam o excesso de Na^+; entretanto, eles também podem conservá-lo durante períodos de escassez.

O nível de Na^+ no sangue é controlado pela aldosterona, pelo ADH e pelo PNA. A aldosterona aumenta a reabsorção renal de Na^+. Quando a concentração plasmática de Na^+ cai abaixo de 135 mEq/ℓ, configurando uma condição denominada *hiponatremia*, a liberação de ADH cessa. Por sua vez, a falta de ADH, possibilita maior excreção de água na urina e o restabelecimento dos níveis normais de Na^+ no LEC. O PNA aumenta a excreção de Na^+ pelos rins quando os níveis de Na^+ estão acima do normal, em uma condição denominada *hipernatremia*.

> ### Correlação clínica
>
> #### Indicadores do desequilíbrio de Na^+
>
> Se os íons sódio permanecerem no corpo em excesso, devido à incapacidade dos rins de excretá-los em quantidade suficiente, a água também será retida osmoticamente. O resultado consiste em aumento do volume sanguíneo, elevação da pressão arterial e **edema**, que é um acúmulo anormal de líquido intersticial. A insuficiência renal e o hiperaldosteronismo (secreção excessiva de aldosterona) constituem duas causas de retenção de Na^+. Em contrapartida, a perda urinária excessiva de Na^+ provoca perda excessiva de água, resultando em **hipovolemia**, um volume sanguíneo anormalmente baixo. Com mais frequência, a hipovolemia relacionada com a perda de Na^+ decorre da secreção inadequada de aldosterona associada à insuficiência suprarrenal ou à terapia excessivamente vigorosa com medicamentos diuréticos.

Cloreto

Os íons cloreto (Cl^-) são os ânions mais prevalentes no LEC. A concentração plasmática normal de Cl^- é de 95 a 105 mEq/ℓ. O Cl^- move-se com relativa facilidade entre os compartimentos extracelular e intracelular, visto que a maioria das membranas plasmáticas contém muitos canais de extravasamento de Cl^- e contratransportadores. Por essa razão, o Cl^- pode ajudar a equilibrar os níveis de ânions em diferentes compartimentos de líquidos. Um exemplo é o deslocamento de cloreto que ocorre entre os eritrócitos e o plasma sanguíneo quando o nível sanguíneo de dióxido de carbono (CO_2) aumenta ou diminui (ver **Figura 23.23 B**). Nesse caso, a troca de Cl^- por HCO_3^- pelo contratransportador mantém o equilíbrio correto de ânions entre o LEC e o LIC. Os íons cloreto também constituem parte do ácido clorídrico secretado no suco gástrico. O ADH ajuda a regular o equilíbrio do Cl^- nos líquidos corporais, visto que ele governa a quantidade de perda de água na urina. Os processos que aumentam ou que diminuem a reabsorção renal de íons sódio também afetam a reabsorção de íons cloreto. (Lembre-se de que a reabsorção de Na^+ e de Cl^- ocorre por meio de simportadores de Na^+-Cl^-.)

Potássio

Os íons potássio (K^+) são os cátions mais abundantes no LEC (140 mEq/ℓ). O K^+ desempenha uma função essencial no estabelecimento do potencial de membrana em repouso e na fase de repolarização dos potenciais de ação nos neurônios e nas fibras musculares. O K^+ também ajuda a manter o volume de LIC normal. Quando o K^+ se move para dentro ou para fora das células, ele frequentemente é trocado pelo H^+ e, dessa maneira, ajuda a regular o pH dos líquidos corporais.

A concentração plasmática normal de K^+ é de 3,5 a 5,0 mEq/ℓ e é controlada principalmente pela aldosterona. Quando a concentração plasmática de K^+ está elevada, ocorre secreção de mais aldosterona no sangue. Em seguida, a aldosterona estimula as células principais dos ductos coletores renais a secretar mais K^+, de modo que o excesso de K^+ seja perdido na urina. Em contrapartida, quando a concentração plasmática de K^+ está baixa, a secreção de aldosterona diminui, e ocorre excreção de menos K^+ na urina. Como o K^+ é necessário durante a fase de repolarização dos impulsos nervosos, os níveis de K^+ anormais podem ser letais. Por exemplo, a *hiperpotassemia* (concentração sanguínea de K^+ acima do normal) pode provocar morte por fibrilação ventricular.

Bicarbonato

Os íons bicarbonato (HCO_3^-) constituem o segundo ânion extracelular mais prevalente. A concentração plasmática normal de HCO_3^- é de 22 a 26 mEq/ℓ no sangue arterial sistêmico e de 23 a 27 mEq/ℓ no sangue venoso sistêmico. A concentração de HCO_3^- aumenta à medida que o sangue flui através dos capilares sistêmicos, pois o CO_2 liberado pelas células metabolicamente ativas combina-se com a água para formar ácido carbônico; em seguida, o ácido carbônico dissocia-se em H^+ e HCO_3^-. Entretanto, à medida que o sangue flui pelos capilares pulmonares, a concentração de HCO_3^- mais uma vez diminui conforme o CO_2 é exalado. (A **Figura 23.23** mostra essas reações.) O LIC também contém uma pequena quantidade de HCO_3^-. Conforme assinalado anteriormente, a troca de Cl^- por HCO_3^- ajuda a manter o equilíbrio correto de ânions no LEC e no LIC.

Os rins são os principais reguladores da concentração sanguínea de HCO_3^-. As células intercaladas dos túbulos renais podem formar HCO_3^- e liberá-lo no sangue quando o nível sanguíneo está baixo (ver **Figura 27.10**) ou excretar o excesso de HCO_3^- na urina, quando o nível no sangue está demasiado elevado. As alterações no nível sanguíneo de HCO_3^- são consideradas posteriormente neste capítulo, na seção sobre equilíbrio ácido-básico.

Cálcio

Em virtude de seu armazenamento no osso em quantidades muito grandes, o cálcio é o mineral mais abundante no corpo. Nos adultos, cerca de 98% do cálcio estão localizados no esqueleto e nos dentes, onde se combina com fosfatos para formar uma rede cristalina de sais minerais. Nos líquidos corporais, o cálcio é principalmente um cátion (Ca^{2+}) extracelular. A concentração normal de Ca^{2+} livre no plasma sanguíneo é de 4,5 a 5,5 mEq/ℓ. Aproximadamente a mesma quantidade de Ca^{2+} está ligada a várias proteínas plasmáticas. Além de contribuir para a dureza dos ossos e dos dentes, o Ca^{2+} desempenha funções importantes na coagulação sanguínea, na liberação de neurotransmissores, na manutenção do tônus muscular e na excitabilidade dos tecidos nervoso e muscular.

O regulador mais importante da concentração de Ca^{2+} no plasma sanguíneo é o paratormônio (PTH) (ver **Figura 18.13**). A presença de baixos níveis de Ca^{2+} no plasma sanguíneo promove a liberação de mais PTH, que estimula os osteoclastos do tecido ósseo a liberar cálcio (e fosfato) da matriz extracelular óssea. Por conseguinte, o PTH aumenta a *reabsorção* óssea. Ele também intensifica a *reabsorção* de Ca^{2+} do filtrado glomerular através das células dos túbulos renais de volta para o sangue e aumenta a produção de calcitriol (a forma da vitamina D que atua como hormônio), que, por sua vez, aumenta a *absorção* de Ca^{2+}, a partir dos alimentos no canal alimentar. Lembre-se de que a calcitonina (CT), que é produzida pela glândula tireoide, inibe a atividade dos osteoclastos, acelera a deposição de Ca^{2+} nos ossos e, portanto, diminui os níveis sanguíneos de Ca^{2+}.

Fosfato

Cerca de 85% do fosfato nos adultos estão presentes na forma de sais de fosfato de cálcio, que são os componentes estruturais dos ossos e dos dentes. Os 15% restantes estão ionizados. Três íons fosfato ($H_2PO_4^-$, HPO_4^{2-} e PO_4^{3-}) são importantes ânions intracelulares. No pH normal dos líquidos corporais, o HPO_4^{2-} é a forma mais prevalente. Os fosfatos contribuem com cerca de 100 mEq/ℓ de ânions para o LIC. O HPO_4^{2-} é um importante tampão de H^+, tanto nos líquidos corporais quanto na urina. Embora alguns estejam "livres", a maior parte dos íons fosfato está ligada de forma covalente com moléculas orgânicas, como lipídios (fosfolipídios), proteínas, carboidratos, ácidos nucleicos (DNA e RNA) e ATP.

A concentração plasmática normal de fosfato ionizado é de apenas 1,7 a 2,6 mEq/ℓ. Os mesmos dois hormônios que governam a homeostasia de cálcio – o PTH e o calcitriol – também regulam os níveis de HPO_4^{2-} no plasma sanguíneo. O PTH estimula a reabsorção da matriz extracelular óssea pelos osteoclastos, com liberação de íons fosfato e cálcio na corrente sanguínea. Todavia, nos rins, o PTH inibe a reabsorção de íons fosfato, enquanto estimula a reabsorção dos íons cálcio pelas células tubulares renais. Assim, o PTH aumenta a excreção urinária de fosfato e diminui os níveis sanguíneos de fosfato. O calcitriol promove a absorção tanto de fosfatos quanto do cálcio, a partir do canal alimentar. O fator de crescimento dos fibroblastos 23 (FGF23) é um polipeptídio parácrino (hormônio local), que também ajuda a regular os níveis plasmáticos de HPO_4^{2-}. Esse hormônio diminui os níveis sanguíneos de HPO_4^{2-} ao aumentar sua excreção renal e diminuir sua absorção pelo sistema digestório.

Magnésio

Nos adultos, cerca de 54% do magnésio corporal total fazem parte da matriz óssea como sais de magnésio. Os 46% restantes ocorrem como íons magnésio (Mg^{2+}) no LIC (45%) e no LEC (1%). O Mg^{2+} é o segundo cátion intracelular mais comum (35 mEq/ℓ). Do ponto de vista funcional, o Mg^{2+} é um cofator para determinadas enzimas necessárias no metabolismo de carboidratos e de proteínas e para a bomba de sódio-potássio. O Mg^{2+} é essencial para a atividade neuromuscular normal, a transmissão sináptica e a função miocárdica. Além disso, a secreção do PTH depende do Mg^{2+}.

A concentração plasmática normal de Mg^{2+} é baixa, de apenas 1,3 a 2,1 mEq/ℓ. Diversos fatores regulam os níveis plasmáticos de Mg^{2+} ao variar sua taxa de excreção na urina. Os rins aumentam a excreção urinária de Mg^{2+} em resposta à hipercalcemia, à hipermagnesemia, aos aumentos do volume de LEC, à diminuição dos níveis de PTH e à acidose. As condições opostas diminuem a excreção renal de Mg^{2+}.

A **Tabela 27.2** descreve os desequilíbrios que resultam da deficiência ou do excesso de vários eletrólitos.

Os indivíduos que correm risco de desequilíbrios hidreletrolíticos incluem os que dependem de outros para a ingestão de líquidos e alimentos, como os lactentes, os indivíduos idosos e os pacientes hospitalizados; e indivíduos submetidos a tratamento clínico envolvendo infusões intravenosas, drenagem ou aspiração e cateteres urinários; e indivíduos que recebem diuréticos, apresentam perdas excessivas de líquido e necessitam de aumento no aporte de líquidos, ou têm retenção hídrica e restrições de líquidos. Por fim, os atletas e os militares em ambientes extremamente quentes, os indivíduos no pós-operatório, os casos de queimaduras ou traumatismo graves, os indivíduos com doenças crônicas (insuficiência cardíaca congestiva, diabetes melito, doença pulmonar obstrutiva crônica e câncer), as pessoas confinadas e os indivíduos com nível alterado de consciência que podem ser incapazes de comunicar as suas necessidades ou de responder à sede também estão sujeitos a desequilíbrios hidreletrolíticos.

> **Teste rápido**
>
> 6. Quais são as funções dos eletrólitos no corpo?
> 7. Cite três eletrólitos extracelulares e três eletrólitos intracelulares importantes e indique como cada um deles é regulado.

TABELA 27.2 Desequilíbrios eletrolíticos do sangue.

Eletrólito*	Deficiência		Excesso	
	Nome e causas	Sinais e sintomas	Nome e causas	Sinais e sintomas
Sódio (Na^+) 136 a 148 mEq/ℓ	A **hiponatremia** pode ser causada por uma diminuição na ingestão de sódio; por aumento da perda de sódio em decorrência de vômito, diarreia, deficiência de aldosterona ou uso de certos diuréticos; e pela ingestão excessiva de água	Fraqueza muscular; tontura, cefaleia e hipotensão; taquicardia e choque; confusão mental, torpor e coma	A **hipernatremia** pode ocorrer com desidratação, privação de água ou sódio em excesso na dieta ou em líquidos intravenosos; provoca hipertonicidade do LEC, que puxa a água das células corporais para o LEC, causando desidratação celular	Sede intensa, hipertensão, edema, agitação e convulsões
Cloreto (Cl^-) 95 a 105 mEq/ℓ	A **hipocloremia** pode ser causada por vômitos excessivos, hidratação excessiva, deficiência de aldosterona, insuficiência cardíaca congestiva e terapia com determinados diuréticos, como furosemida	Espasmos musculares, alcalose metabólica, respiração superficial, hipotensão e tetania	A **hipercloremia** pode resultar de desidratação, devido à perda de água ou à privação de água; ingestão excessiva de cloreto; ou insuficiência renal grave, hiperaldosteronismo, determinados tipos de acidose e alguns fármacos	Letargia, fraqueza, acidose metabólica e respiração rápida e profunda
Potássio (K^+) 3,5 a 5,0 mEq/ℓ	A **hipopotassemia** pode ser causada por perda excessiva em consequência de vômitos ou diarreia, diminuição da ingestão de potássio, hiperaldosteronismo, doença renal e terapia com alguns diuréticos	Fadiga muscular, paralisia flácida, confusão mental, aumento do débito urinário, respiração superficial e alterações no eletrocardiograma, incluindo achatamento da onda T	A **hiperpotassemia** pode ser causada por ingestão excessiva de potássio, insuficiência renal, deficiência de aldosterona, lesões de tecidos corporais por esmagamento ou transfusão de sangue hemolisado	Irritabilidade, náuseas, vômitos, diarreia, fraqueza muscular; pode causar morte ao induzir fibrilação ventricular
Cálcio (Ca^{2+}) Total = 9,0 a 10,5 mg/dℓ; ionizado = 4,5 a 5,5 mEq/ℓ	A **hipocalcemia** pode ser causada por aumento da perda de cálcio, redução da ingestão de cálcio, níveis elevados de fosfato ou hipoparatireoidismo	Dormência e formigamento dos dedos das mãos; reflexos hiperativos, cãibras musculares, tetania e convulsões; fraturas ósseas; espasmos dos músculos laríngeos que podem causar morte por asfixia	A **hipercalcemia** pode ser causada por hiperparatireoidismo, alguns tipos de câncer, ingestão excessiva de vitamina D e doença de Paget do osso	Letargia, fraqueza, anorexia, náuseas, vômitos, poliúria, prurido, dor óssea, depressão, confusão, parestesias, torpor e coma
Fosfato (HPO_4^{2-}) 1,7 a 2,6 mEq/ℓ	A **hipofosfatemia** pode ser causada por aumento das perdas urinárias, diminuição da absorção intestinal ou aumento de sua utilização	Confusão, convulsões, coma, dor torácica e muscular, dormência e formigamento dos dedos das mãos, diminuição da coordenação, perda de memória e letargia	A **hiperfosfatemia** ocorre quando os rins são incapazes de excretar o excesso de fosfato, como na insuficiência renal; pode ser também causada por aumento da ingestão de fosfatos ou pela destruição das células corporais, com consequente liberação de fosfatos no sangue	Anorexia, náuseas, vômitos, fraqueza muscular, reflexos hiperativos, tetania e taquicardia
Magnésio (Mg^{2+}) 1,3 a 2,1 mEq/ℓ	A **hipomagnesemia** pode ser causada pela ingestão inadequada ou por perda excessiva na urina ou nas fezes; ocorre também no alcoolismo, na desnutrição, no diabetes melito e na terapia com diuréticos	Fraqueza, irritabilidade, tetania, delírio, convulsões, convulsão, anorexia, náuseas, vômitos, parestesias e arritmias cardíacas	A **hipermagnesemia** ocorre na insuficiência renal ou em decorrência de aumento na ingestão de Mg^{2+}, como antiácidos que contêm Mg^{2+}; ocorre também na deficiência de aldosterona e no hipotireoidismo	Hipotensão, fraqueza muscular ou paralisia, náuseas, vômitos e alteração da função mental

*Os valores são as faixas normais dos níveis plasmáticos em adultos.

27.3 Equilíbrio ácido-básico

OBJETIVOS

- **Comparar** os papéis dos tampões, da exalação de CO_2 e da excreção renal de H^+ na manutenção do pH dos líquidos corporais
- **Descrever** os diferentes tipos de desequilíbrios ácido-básicos.

Com base na nossa discussão anterior, deve estar claro que diversos íons desempenham funções diferentes que ajudam a manter a homeostasia. Um importante desafio homeostático é manter a concentração de H^+ (pH) dos líquidos corporais em um nível adequado. Essa tarefa – a manutenção do equilíbrio ácido-básico – é de importância crítica para a função normal das células. Por exemplo, o formato tridimensional de todas as proteínas do corpo, que permite que elas desempenhem funções específicas, é muito sensível a mudanças do pH. Quando a dieta contém uma grande quantidade de proteínas, como é comum na América do Norte, o metabolismo celular produz mais ácidos do que bases, o que tende a acidificar o sangue. Antes de prosseguir nessa seção do capítulo, pode ser conveniente rever a discussão dos ácidos, das bases e do pH na Seção 2.4.

No indivíduo saudável, vários mecanismos ajudam a manter o pH do sangue arterial sistêmico entre 7,35 e 7,45. (Um pH de 7,4 corresponde a uma concentração de H^+ de 0,00004 mEq/ℓ = 40 nEq/ℓ.) Como as reações metabólicas frequentemente produzem considerável excesso de H^+, a ausência de qualquer mecanismo para a eliminação do H^+ causaria rápida elevação H^+ dos líquidos corporais para um nível letal. Por conseguinte, a homeostasia da concentração de H^+ dentro de uma faixa estreita é essencial para a sobrevivência. A remoção do H^+ dos líquidos corporais e sua eliminação subsequente pelo corpo dependem de três mecanismos principais:

1. *Sistemas tampão.* Os tampões atuam rapidamente para a ligação temporária do H^+, removendo o excesso de H^+ altamente reativo da solução. Por conseguinte, os tampões elevam o pH dos líquidos corporais, porém não removem o H^+ do corpo.
2. *Expiração de* CO_2. Com o aumento da frequência e da profundidade da respiração, maior quantidade de CO_2 pode ser eliminada. Em alguns minutos, isso reduz os níveis sanguíneos de ácido carbônico, com consequente elevação do pH sanguíneo (redução dos níveis sanguíneos de H^+).
3. *Excreção renal de* H^+. O mecanismo mais lento, mas que constitui a única maneira de eliminar ácidos além do ácido carbônico, consiste em sua excreção na urina.

Examinaremos de modo mais detalhado cada um desses mecanismos nas seções a seguir.

Ações dos sistemas tampão

A maioria dos **sistemas tampão** no corpo consiste em um ácido fraco e o sal desse ácido, que atua como base fraca. Os tampões impedem a ocorrência de mudanças rápidas e drásticas no pH dos líquidos corporais, convertendo ácidos e bases fortes em ácidos e bases fracos em frações de segundo. Os ácidos fortes reduzem mais o pH do que os ácidos fracos, pois os ácidos fortes liberam H^+ mais rapidamente e, portanto, fornecem mais íons hidrogênio livres. De modo semelhante, as bases fortes elevam mais o pH do que as bases fracas. Os principais sistemas tampão dos líquidos corporais são o sistema tampão de proteínas, o sistema tampão de ácido carbônico-bicarbonato e o sistema tampão de fosfato.

Sistema tampão de proteínas. O **sistema tampão de proteínas** é o tampão mais abundante do LIC e do plasma sanguíneo. Por exemplo, a proteína hemoglobina é um tampão particularmente adequado dentro dos eritrócitos, enquanto a albumina é o principal tampão proteína no plasma sanguíneo. As proteínas são compostas por aminoácidos, que são moléculas orgânicas que contêm pelo menos um grupo carboxila (-COOH) e pelo menos um grupo amino ($-NH_2$); esses grupos constituem os componentes funcionais do sistema tampão proteína. O grupo carboxila livre em uma extremidade de uma proteína atua como um ácido, liberando H^+ quando o pH aumenta; dissocia-se da seguinte maneira:

$$NH_2-\underset{\underset{H}{|}}{\overset{\overset{R}{|}}{C}}-COOH \longrightarrow NH_2-\underset{\underset{H}{|}}{\overset{\overset{R}{|}}{C}}-COO^- + H^+$$

Em seguida, o H^+ é capaz de reagir com qualquer excesso de OH^- na solução para formar água. O grupo amino livre na outra extremidade da proteína pode atuar como base, combinando-se com o H^+ quando o pH diminui, da seguinte maneira:

$$NH_2-\underset{\underset{H}{|}}{\overset{\overset{R}{|}}{C}}-COOH + H^+ \longrightarrow {}^+NH_3-\underset{\underset{H}{|}}{\overset{\overset{R}{|}}{C}}-COOH$$

Assim, as proteínas podem tamponar tanto ácidos quanto bases. Além dos grupos carboxila e amino terminais, sete dos 20 aminoácidos possuem cadeias laterais que podem tamponar o H^+.

Conforme assinalado anteriormente, a proteína hemoglobina é um importante tampão do H^+ nos eritrócitos (ver **Figura 23.23**). À medida que o sangue flui pelos capilares sistêmicos, o CO_2 passa das células teciduais para dentro dos eritrócitos, onde ele se combina com a água (H_2O) para formar ácido carbônico (H_2CO_3). Uma vez formado, o H_2CO_3 dissocia-se em H^+ e HCO_3^-. Ao mesmo tempo que o CO_2 entra nos eritrócitos, a oxi-hemoglobina (Hb-O_2) doa seu oxigênio para as células teciduais. A hemoglobina reduzida (desoxi-hemoglobina) capta a maior parte do H^+. Por esse motivo, a hemoglobina reduzida é habitualmente escrita como Hb-H. As reações seguintes resumem essas relações:

$$\underset{\text{Água}}{H_2O} + \underset{\substack{\text{Dióxido de carbono (que entra} \\ \text{nos eritrócitos)}}}{CO_2} \longrightarrow \underset{\substack{\text{Ácido carbô-} \\ \text{nico}}}{H_2CO_3}$$

$$\underset{\text{Ácido carbônico}}{H_2CO_3} \longrightarrow \underset{\text{Íon hidrogênio}}{H^+} + \underset{\text{Íon bicarbonato}}{HCO_3^-}$$

$$\underset{\substack{\text{Oxi-hemo-} \\ \text{globina (nos} \\ \text{eritrócitos)}}}{Hb\text{-}O_2} + \underset{\substack{\text{Íon hidrogê-} \\ \text{nio (do ácido} \\ \text{carbônico)}}}{H^+} \longrightarrow \underset{\substack{\text{Hemoglobina} \\ \text{reduzida}}}{Hb\text{-}H} + \underset{\substack{\text{Oxigênio} \\ \text{(liberado para} \\ \text{as células} \\ \text{teciduais)}}}{O_2}$$

Sistema tampão ácido carbônico-bicarbonato.

O **sistema tampão ácido carbônico-bicarbonato** baseia-se no *íon bicarbonato* (HCO_3^-), que pode atuar como base fraca, e no *ácido carbônico* (H_2CO_3), que pode atuar como ácido fraco. Como você já aprendeu, o HCO_3^- é um importante ânion nos líquidos tanto intracelular quanto extracelular (ver **Figura 27.8**). Como os rins também sintetizam o HCO_3^- novo e reabsorvem o HCO_3^- filtrado, esse tampão importante não é perdido na urina. Se houver qualquer excesso de H^+, o HCO_3^- pode atuar como base fraca e remover o excesso de H^+ da seguinte maneira:

$$H^+ + HCO_3^- \longrightarrow H_2CO_3$$
Íon hidrogênio + Íon bicarbonato (base fraca) → Ácido carbônico

Em seguida, o H_2CO_3 dissocia-se em água e CO_2, e o CO_2 é expirado pelos pulmões.

Em contrapartida, se houver escassez de H^+, o H_2CO_3 pode atuar como ácido fraco e fornecer H^+ da seguinte maneira:

$$H_2CO_3 \longrightarrow H^+ + HCO_3^-$$
Ácido carbônico (ácido fraco) → Íon hidrogênio + Íon bicarbonato

Em um pH 7,4, a concentração de HCO_3^- é de cerca de 24 mEq/ℓ, e a concentração de H_2CO_3 é de cerca de 1,2 mmol/ℓ, de modo que os íons bicarbonato superam o número de moléculas de ácido carbônico na proporção de 20 para 1. Como CO_2 e a H_2O se combinam para formar H_2CO_3, esse sistema tampão não consegue proteger contra mudanças do pH causadas por problemas respiratórios, em que há excesso ou escassez de CO_2.

Sistema tampão de fosfato.

O **sistema tampão fosfato** atua por um mecanismo semelhante ao do sistema tampão de ácido carbônico-bicarbonato. Os componentes do sistema tampão fosfato são os íons *fosfato de di-hidrogênio* ($H_2PO_4^-$) e *fosfato de mono-hidrogênio* (HPO_4^{2-}). Lembre-se de que os fosfatos constituem os principais ânions do LIC e ânions de menor importância nos líquidos extracelulares (ver **Figura 27.8**). O íon fosfato de di-hidrogênio atua como ácido fraco e tem a capacidade de tamponar bases fortes, como OH^-, da seguinte maneira:

$$OH^+ + H_2PO_4^- \longrightarrow H_2O + HPO_4^{2-}$$
Íon hidróxido (base forte) + Fosfato de di-hidrogênio (ácido fraco) → Água + Fosfato de mono-hidrogênio (ácido fraco)

O íon fosfato de mono-hidrogênio é capaz de tamponar o H^+ liberado por um ácido forte, como o ácido clorídrico (HCl), atuando como base fraca:

$$H^+ + HPO_4^{2-} \longrightarrow H_2PO_4^-$$
Íon hidrogênio (ácido forte) + Fosfato de mono-hidrogênio (base fraca) → Fosfato de di-hidrogênio (ácido fraco)

Como a concentração de fosfatos é mais alta no LIC, o sistema tampão de fosfato é um importante regulador do pH no citosol. Esse tampão também atua, em um grau, nos líquidos extracelulares e tampona ácidos na urina. O $H_2PO_4^-$ é formado quando o excesso de H^+ no líquido dos túbulos renais combina-se com HPO_4^{2-} (ver **Figura 27.10**). O H^+ que se torna parte do $H_2PO_4^-$ passa para a urina. Essa reação constitui uma maneira pela qual os rins ajudam a manter o pH do sangue por meio da excreção de H^+ na urina.

Expiração de dióxido de carbono

O simples ato de respirar também desempenha importante papel na manutenção do pH dos líquidos corporais. O aumento na concentração de CO_2 nos líquidos corporais eleva a concentração de H^+ e, portanto, diminui o pH (torna os líquidos corporais mais ácidos). Como o H_2CO_3 pode ser eliminado pela expiração de CO_2, ele é denominado **ácido volátil**. Em contrapartida, uma diminuição na concentração de CO_2 dos líquidos corporais eleva o pH (torna os líquidos corporais mais alcalinos). Essa interação química é ilustrada pelas seguintes reações reversíveis:

$$CO_2 + H_2O \rightleftharpoons H_2CO_3 \rightleftharpoons H^+ + HCO_3^-$$
Dióxido de carbono + Água ⇌ Ácido carbônico ⇌ Íon hidrogênio + Íon bicarbonato

A ocorrência de mudanças na frequência e na profundidade da respiração pode alterar o pH dos líquidos corporais em poucos minutos. Com o aumento da respiração, ocorre expiração de mais CO_2. Quando os níveis de CO_2 diminuem, a reação é deslocada para a esquerda, a concentração de H^+ cai, e o pH do sangue aumenta. Uma frequência respiratória duplicada aumenta o pH em cerca de 0,23 unidade, de 7,4 para 7,63. Se a ventilação for mais lenta do que o normal, uma menor quantidade de CO_2 é expirada. Quando os níveis de CO_2 aumentam, a reação é deslocada para a direita, a concentração de H^+ aumenta, e o pH do sangue diminui. A redução da ventilação para 25% do normal diminui o pH em 0,4 unidade, de 7,4 para 7,0. Esses exemplos mostram o poderoso efeito das alterações da respiração sobre o pH dos líquidos corporais.

O pH dos líquidos corporais e a frequência e profundidade respiratórias interagem por uma alça de retroalimentação negativa (**Figura 27.9**). Quando a acidez do sangue aumenta, a diminuição do pH (aumento na concentração de H^+) é detectada por quimiorreceptores centrais no bulbo e por quimiorreceptores periféricos nos glomos para-aórticos e caróticos; ambos estimulam o grupo respiratório dorsal no bulbo. Como resultado, o diafragma e outros músculos respiratórios sofrem contração com mais força e com mais frequência, de modo que ocorre expiração de mais CO_2. À medida que ocorre formação de menos H_2CO_3, e um menor número de H^+ está presente, o pH do sangue aumenta. Quando a resposta normaliza o pH sanguíneo (concentração de H^+), há um retorno ao equilíbrio ácido-básico. A mesma alça de retroalimentação negativa atua se o nível sanguíneo de CO_2 aumentar. A ventilação aumenta, o que remove mais CO_2, com consequente redução da concentração de H^+ e elevação do pH sanguíneo.

Em contrapartida, se o pH do sangue aumentar, o centro respiratório é inibido, e a frequência e a profundidade respiratórias diminuem. Uma redução na concentração sanguínea de CO_2 possui o mesmo efeito. Quando a respiração diminui, o CO_2 acumula-se no sangue, com consequente elevação da concentração de H^+.

FIGURA 27.9 Regulação por retroalimentação negativa do pH do sangue por meio do sistema respiratório.

A expiração de dióxido de carbono diminui a concentração de H⁺ do sangue.

ESTÍMULO

Altera a homeostasia ao diminuir

CONDIÇÃO CONTROLADA
pH do sangue (aumento na concentração de H⁺)

RECEPTORES
Quimiorreceptores centrais no bulbo
Quimiorreceptores periféricos nos glomos para-aórticos e carótico

Influxo | Impulsos nervosos

CENTRO DE CONTROLE
Grupo respiratório dorsal no bulbo

Efluxo | Impulsos nervosos

EFETORES
Diafragma

Retorno da homeostasia quando a resposta normaliza o pH ou a concentração de H⁺

Contração com mais força e com mais frequência, de modo que mais CO_2 é expirado

RESPOSTA
À medida que menos H_2CO_3 se forma e há menos H⁺ presente, o pH do sangue aumenta (a concentração de H⁺ diminui)

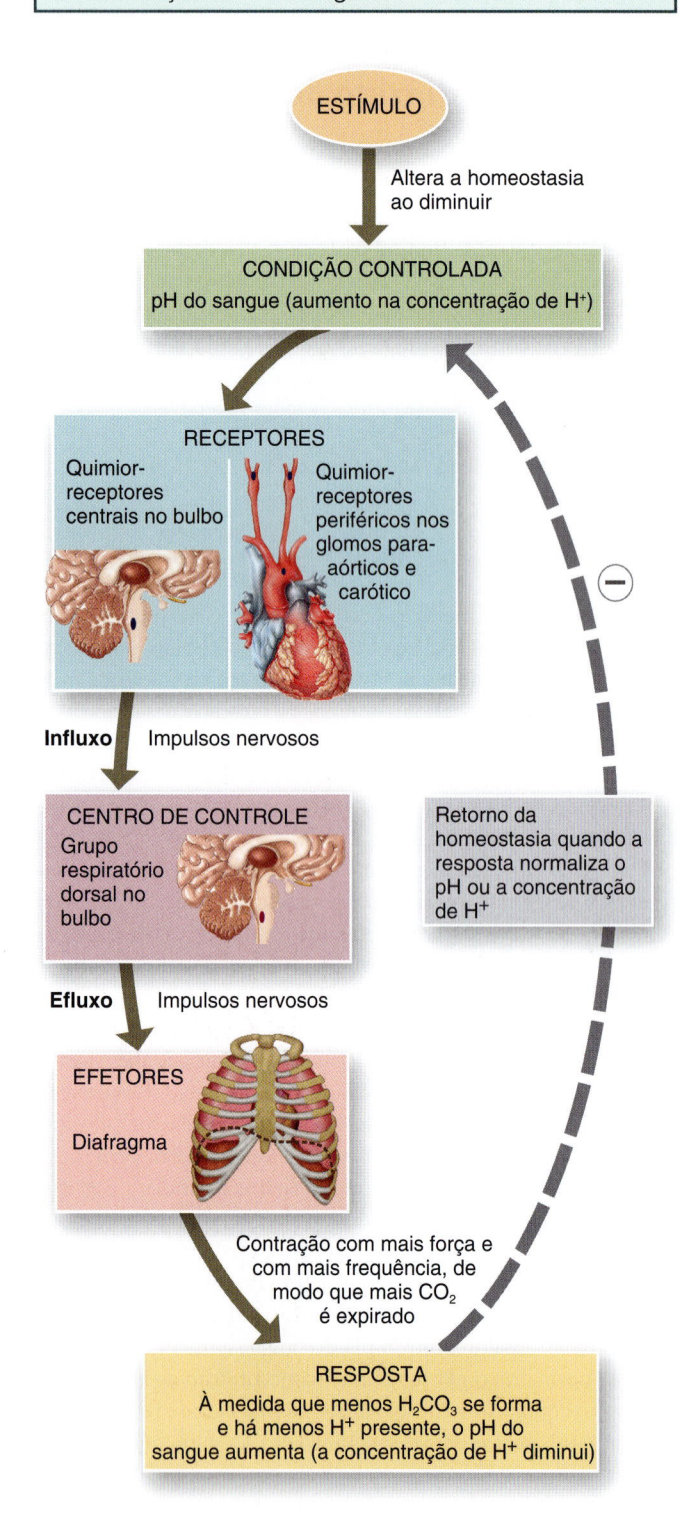

? Se você prender a respiração por 30 segundos, o que tende a ocorrer com o pH de seu sangue?

Excreção renal de H⁺

As reações metabólicas produzem **ácidos não voláteis**, como o ácido sulfúrico, em uma taxa de cerca de 1 mEq de H⁺ por dia para cada quilograma de massa corporal. A única maneira de eliminar essa enorme carga de ácido consiste na excreção de H⁺ na urina. Tendo em vista a magnitude dessas contribuições para o equilíbrio ácido-básico, não é surpreendente que a insuficiência renal possa levar rapidamente à morte.

Como você aprendeu no Capítulo 26, as células nos túbulos contorcidos proximais (TCP) e nos ductos coletores dos rins secretam íons hidrogênio no líquido tubular. Nos TCP, os contratransportadores de Na⁺–H⁺ secretam H⁺, à medida que reabsorvem o Na⁺ (ver **Figura 26.13**). Entretanto, ainda mais importante para a regulação do pH dos líquidos corporais são as células intercaladas do ducto coletor. As membranas *apicais* de algumas células intercaladas possuem **bomba de prótons (H⁺–ATPases)** que secretam H⁺ no líquido tubular (**Figura 27.10**). As células intercaladas podem secretar H⁺ contra um gradiente de concentração de modo tão efetivo que a urina pode ser até mil vezes (3 unidades de pH) mais ácida do que o sangue. O HCO_3^- produzido pela dissociação do H_2CO_3 no interior das células intercaladas atravessa a membrana basolateral por meio de **contratransportadores Cl^-–HCO_3^-** e, em seguida, difunde-se para os capilares peritubulares (ver **Figura 27.10 A**). O HCO_3^- que entra no sangue dessa maneira é *novo* (não filtrado). Por essa razão, o sangue que deixa o rim pela veia renal pode apresentar uma concentração de HCO_3^- mais elevada do que o sangue que entra no rim pela artéria renal.

Curiosamente, um segundo tipo de células intercaladas possui bombas de prótons em sua membrana *basolateral* e contratransportadores de Cl^-–HCO_3^- em sua membrana apical. Essas células intercaladas secretam HCO_3^- e reabsorvem H⁺. Assim, os dois tipos de células intercaladas ajudam a manter o pH dos líquidos corporais de duas maneiras – pela excreção do excesso de H⁺ quando o pH dos líquidos corporais está muito baixo e pela excreção do excesso de HCO_3^- quando o pH está muito alto.

Parte do H⁺ secretado no líquido tubular do ducto coletor é tamponada, mas não pelo HCO_3^-, cuja maior parte foi filtrada e reabsorvida. Dois outros tampões combinam-se com o H⁺ no ducto coletor (**Figura 27.10 B**). O tampão mais abundante no líquido tubular do ducto coletor é o HPO_4^{2-} (íon fosfato de mono-hidrogênio). Além disso, uma pequena quantidade de NH_3 (amônia) também está presente. O H⁺ combina-se com o HPO_4^{2-} para formar o $H_2PO_4^-$ (íon fosfato de di-hidrogênio) e com NH_3 para formar NH_4^+ (íon amônio). Como esses íons são incapazes de se difundir de volta para as células tubulares, eles são excretados na urina.

A **Tabela 27.3** fornece um resumo dos mecanismos que mantêm o pH dos líquidos corporais.

Desequilíbrios ácido-básicos

A faixa normal do pH do sangue arterial sistêmico situa-se entre 7,35 (= 45 nEq de H⁺/litro) e 7,45 (= 35 nEq de H⁺/litro). A **acidose** (ou *acidemia*) é uma condição em que o pH do sangue é inferior a 7,35; a **alcalose** (ou *alcalemia*) é uma condição em que o pH do sangue é superior a 7,45.

O principal efeito fisiológico da acidose é a depressão do sistema nervoso central por meio da depressão da transmissão

CAPÍTULO 27 Homeostasia Hidreletrolítica e Ácido-Básica 1099

FIGURA 27.10 **Secreção de H⁺ pelas células intercaladas no ducto coletor.** HCO_3^- = íon bicarbonato; CO_2 = dióxido de carbono; H_2O = água; H_2CO_3 = ácido carbônico; Cl^- = íon cloreto; NH_3 = amônia; NH_4^+ = íon amônio; HPO_4^{2-} = íon fosfato de mono-hidrogênio; $H_2PO_4^-$ = íon fosfato de di-hidrogênio.

A urina pode ser até mil vezes mais ácida do que o sangue, em decorrência da atuação das bombas de prótons nos ductos coletores dos rins.

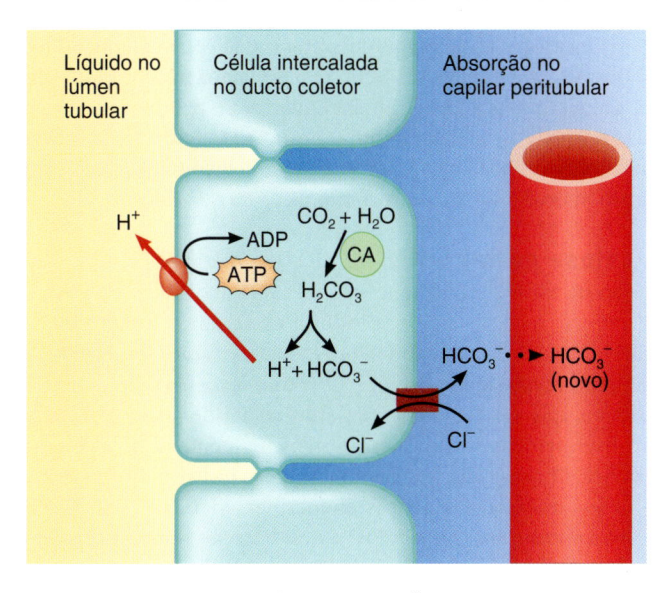

A. Secreção de H⁺

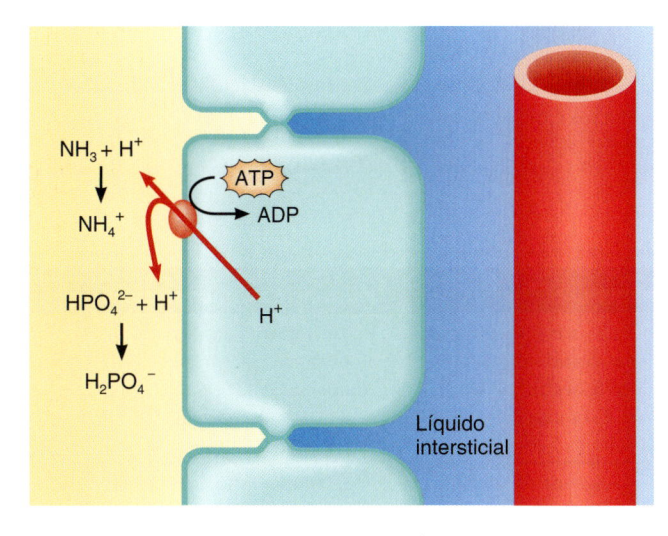

B. Tamponamento de H⁺ na urina

Legenda:
- Bomba de prótons (H⁺–ATPase) na membrana apical
- Contratransportador de HCO_3^-–Cl^- na membrana basolateral
- ··▶ Difusão

? Quais seriam os efeitos de um fármaco capaz de bloquear a atividade da anidrase carbônica?

TABELA 27.3 Mecanismos que mantêm o pH dos líquidos corporais.

Mecanismo	Comentários
Sistemas tampão	A maioria consiste em um ácido fraco e seu sal, que atua como base fraca. Eles impedem a ocorrência de mudanças drásticas no pH dos líquidos corporais
Proteínas	Constituem os tampões mais abundantes das células corporais e do sangue. A hemoglobina no interior dos eritrócitos é um bom tampão
Ácido carbônico-bicarbonato	Importante regulador do pH sanguíneo. Os tampões mais abundantes no líquido extracelular
Fosfatos	Tampões importantes no líquido intracelular e na urina
Expiração de CO_2	Com o aumento da expiração de CO_2, o pH aumenta (menos H⁺). Com a diminuição da expiração de CO_2, o pH diminui (mais H⁺)
Rins	Os túbulos renais secretam H⁺ na urina e reabsorvem o HCO_3^-, de modo que ele não seja perdido na urina

sináptica. Se o pH do sangue arterial sistêmico cair para menos de 7, a depressão do sistema nervoso é tão grave que o indivíduo torna-se desorientado e, em seguida, comatoso e pode morrer. Os pacientes com acidose grave habitualmente morrem em estado de coma. Em contrapartida, um importante efeito fisiológico da alcalose é a hiperexcitabilidade tanto do sistema nervoso central quanto dos nervos periféricos. Os neurônios conduzem repetidamente os impulsos, até mesmo quando não são estimulados por estímulos normais; o resultado consiste em nervosismo, espasmos musculares e até mesmo convulsões e morte.

Uma modificação no pH do sangue que leve à acidose ou à alcalose pode ser contrabalançada por **compensação**, a resposta fisiológica a um desequilíbrio ácido-básico que atua para normalizar o pH do sangue arterial. A compensação pode ser *completa*, se, de fato, o pH retornar à sua faixa normal, ou pode ser *parcial*, se o pH do sangue arterial sistêmico ainda permanecer abaixo de 7,35 ou acima de 7,45. Se um indivíduo apresentar alteração do pH sanguíneo devido a causas metabólicas, a hiperventilação ou a hipoventilação podem ajudar a retornar o pH do sangue para a sua faixa normal; essa forma de compensação, denominada **compensação respiratória**, ocorre em poucos minutos e alcança seu máximo em algumas horas. Entretanto, se um indivíduo apresentar alteração do pH sanguíneo devido a causas respiratórias, a **compensação renal** – alterações na secreção de H⁺ e na reabsorção de HCO_3^- pelos túbulos renais – pode ajudar a reverter a mudança. A compensação renal pode começar em poucos minutos, porém leva dias para alcançar sua eficiência máxima.

Na discussão a seguir, observe que tanto a acidose respiratória quanto a alcalose respiratória são distúrbios que resultam de alterações da pressão parcial de CO_2 (Pa_{CO_2}) no sangue arterial sistêmico (a faixa normal é de 35 a 45 mmHg). Em contrapartida, tanto a acidose metabólica quanto a alcalose metabólica são distúrbios que resultam de alterações na concentração de HCO_3^- (a faixa normal é de 22 a 26 mEq/ℓ no sangue arterial sistêmico).

Acidose respiratória.
A principal característica da **acidose respiratória** consiste em uma Pa_{CO_2} anormalmente alta no sangue arterial sistêmico – acima de 45 mmHg. A expiração inadequada de CO_2 provoca queda do pH sanguíneo. Qualquer condição capaz de diminuir o movimento de CO_2 do sangue para os alvéolos pulmonares e, em seguida, para a atmosfera provoca acúmulo de CO_2, H_2CO_3 e H^+. Essas condições incluem enfisema, edema pulmonar, lesão do centro respiratório do bulbo, obstrução das vias respiratórias ou distúrbios dos músculos envolvidos na respiração. Se o problema respiratório não for muito grave, os rins podem ajudar a elevar o pH do sangue para a faixa normal, por meio de aumento da excreção de H^+ e reabsorção de HCO_3^- (compensação renal). O objetivo no tratamento da acidose respiratória consiste em aumentar a expiração de CO_2, como, por exemplo, com terapia ventilatória. Além disso, a administração intravenosa de HCO_3^- pode ser útil.

Alcalose respiratória.
Na **alcalose respiratória**, a Pa_{CO_2} do sangue arterial sistêmico cai para menos de 35 mmHg. A causa da queda da Pa_{CO_2} e do consequente aumento do pH é a hiperventilação, que ocorre em condições que estimulam o grupo respiratório dorsal no tronco encefálico. Essas condições incluem deficiência de oxigênio, devido a grandes altitudes ou à presença de doença pulmonar, acidente vascular encefálico ou ansiedade intensa. Mais uma vez, a compensação renal pode fazer com que o pH sanguíneo volte à sua faixa normal, se os rins forem capazes de diminuir a excreção de H^+ e a reabsorção de HCO_3^-. O tratamento da alcalose respiratória tem por objetivo aumentar os níveis de CO_2 no corpo. Nos casos em que a alcalose respiratória é provocada por ansiedade intensa, um tratamento simples é fazer com que o indivíduo inspire e expire em um saco de papel por um curto período de tempo; como resultado, o ar inspirado pelo indivíduo apresentará uma concentração de CO_2 mais alta do que o normal.

Acidose metabólica.
Na **acidose metabólica**, o nível de HCO_3^- do sangue arterial sistêmico cai para valores abaixo de 22 mEq/ℓ. Esse declínio nesse tampão importante provoca diminuição do pH sanguíneo. Três situações podem reduzir os níveis sanguíneos de HCO_3^-: (1) perda efetiva de HCO_3^-, como a que pode ocorrer na diarreia intensa ou na disfunção renal; (2) acúmulo de um ácido diferente do ácido carbônico, como pode ocorrer na cetose (descrita na *Correlação Clínica: Cetose*, na Seção 25.4); ou (3) incapacidade dos rins de excretar o H^+ proveniente do metabolismo das proteínas da dieta. Se o problema não for muito grave, a hiperventilação pode ajudar a retornar o pH do sangue à sua faixa normal (compensação respiratória). O tratamento da acidose metabólica consiste na administração de soluções intravenosas de bicarbonato de sódio e na correção da causa da acidose.

Alcalose metabólica.
Na **alcalose metabólica**, a concentração de HCO_3^- no sangue arterial sistêmico situa-se acima de 26 mEq/ℓ. A perda não respiratória de ácido ou a ingestão excessiva de fármacos alcalinos provocam elevação do pH sanguíneo para níveis acima de 7,45. O vômito excessivo do conteúdo gástrico, que resulta em perda substancial de ácido clorídrico, provavelmente constitui a causa mais frequente de alcalose metabólica. Outras causas incluem aspiração gástrica, uso de determinados diuréticos, doenças endócrinas, ingestão excessiva de fármacos alcalinos (antiácidos) e desidratação grave. A compensação respiratória por meio de hipoventilação pode retornar o pH sanguíneo à sua faixa normal. O tratamento da alcalose metabólica consiste na administração de soluções líquidas para corrigir as deficiências de Cl^-, de K^+ e de outros eletrólitos, além de corrigir a causa da alcalose.

A **Tabela 27.4** fornece um resumo das acidoses e alcaloses respiratórias e metabólicas.

TABELA 27.4 Resumo da acidose e da alcalose.

Condição	Definição	Causas comuns	Mecanismo compensatório
Acidose respiratória	Aumento da Pa_{CO_2} (acima de 45 mmHg) e diminuição do pH (abaixo de 7,35) se não houver compensação	Hipoventilação causada por enfisema, edema pulmonar, traumatismo do centro respiratório, obstrução das vias respiratórias ou disfunção dos músculos da respiração	Renal: aumento da excreção de H^+; aumento da reabsorção de HCO_3^-. Se a compensação for completa, o pH estará dentro da faixa normal, porém a Pa_{CO_2} estará elevada
Alcalose respiratória	Diminuição da Pa_{CO_2} (abaixo de 35 mmHg) e aumento do pH (acima de 7,45) se não houver compensação	Hiperventilação causada por deficiência de oxigênio, doença pulmonar, acidente vascular encefálico ou ansiedade intensa	Renal: diminuição da excreção de H^+ e diminuição da reabsorção de HCO_3^-. Se a compensação for completa, o pH estará dentro da faixa normal, porém a Pa_{CO_2} estará baixa
Acidose metabólica	Diminuição do HCO_3^- (abaixo de 22 mEq/ℓ) e diminuição do pH (abaixo de 7,35) se não houver compensação	Perda de íons bicarbonato causada por diarreia, acúmulo de ácido (cetose), disfunção renal	Respiratório: hiperventilação, que aumenta a perda de CO_2. Se a compensação for completa, o pH estará dentro da faixa normal, porém a concentração de HCO_3^- estará baixa
Alcalose metabólica	Aumento do HCO_3^- (acima de 26 mEq/ℓ) e aumento do pH (acima de 7,45) se não houver compensação	Perda de ácido causada por vômitos, aspiração gástrica ou uso de determinados diuréticos; ingestão excessiva de fármacos alcalinos	Respiratório: hipoventilação, que retarda a perda de CO_2. Se a compensação for completa, o pH estará dentro da faixa normal, porém a concentração de HCO_3^- estará elevada

> ### Correlação clínica
>
> **Diagnóstico dos desequilíbrios ácido-básicos**
>
> A causa de um desequilíbrio ácido-básico frequentemente pode ser identificada por meio de uma cuidadosa avaliação de três fatores em uma amostra de sangue arterial sistêmico: pH, concentração de HCO_3^- e Pa_{CO_2}. Esses três valores de bioquímica sanguínea são examinados na seguinte sequência de quatro passos:
>
> 1. Verifique se o pH está elevado (alcalose) ou baixo (acidose).
> 2. Estabeleça qual valor – Pa_{CO_2} ou HCO_3^- – está fora da faixa normal e poderia constituir a *causa* da alteração do pH. Por exemplo, um pH elevado pode ser causado por baixa Pa_{CO_2} ou por concentração elevada de HCO_3^-.
> 3. Se a causa for uma *alteração da Pa_{CO_2}*, o problema é *respiratório*; se a causa for uma *alteração na concentração de HCO_3^-*, o problema é *metabólico*.
> 4. Agora, verifique o valor que não corresponde à mudança observada no pH. Se estiver dentro da faixa normal, não há nenhuma compensação. Se estiver fora da faixa normal, está ocorrendo uma compensação, com correção parcial do desequilíbrio do pH.

> ### Teste rápido
>
> 8. Explique como cada um dos seguintes sistemas tampão ajuda a manter o pH dos líquidos corporais: proteínas, tampões de ácido carbônico-bicarbonato e fosfatos.
> 9. Defina acidose e alcalose. Estabeleça a distinção entre acidose e alcalose respiratórias e metabólicas.
> 10. Quais são os principais efeitos fisiológicos da acidose e da alcalose?

27.4 Envelhecimento e homeostasia hidreletrolítica e ácido-básica

OBJETIVO

- **Descrever** as mudanças no equilíbrio hidreletrolítico e no equilíbrio ácido-básico que podem ocorrer com o envelhecimento.

Existem diferenças significativas entre adultos e lactentes, particularmente lactentes prematuros, no que concerne à distribuição dos líquidos, regulação do equilíbrio hidreletrolítico e homeostasia ácido-básica. Assim, os lactentes apresentam mais problemas do que os adultos nessas áreas. As diferenças estão relacionadas com as seguintes condições:

- *Proporção e distribuição da água.* A massa corporal total de um recém-nascido é constituída por cerca de 75% de água (e pode alcançar até 90% em um prematuro); a massa corporal total de um adulto é composta por cerca de 55 a 60% de água. (A porcentagem do "adulto" é alcançada em torno dos 2 anos de idade.) Os adultos apresentam duas vezes mais água no LIC do que no LEC, porém o oposto é observado em lactentes prematuros. Como o LEC está sujeito a mais alterações do que o LIC, as perdas ou os ganhos rápidos de água corporal são muito mais críticos nos lactentes. Tendo em vista que a ingestão e a eliminação de líquidos são aproximadamente sete vezes maiores nos lactentes do que nos adultos, as menores mudanças passíveis de ocorrer no equilíbrio hídrico podem resultar em anormalidades graves
- *Taxa metabólica.* A taxa metabólica dos lactentes é aproximadamente duas vezes maior que a dos adultos. Isso resulta na produção de mais escórias metabólicas e ácidos, que podem levar ao desenvolvimento de acidose nos lactentes
- *Desenvolvimento funcional dos rins.* Os rins dos lactentes têm apenas cerca da metade da eficiência para a concentração de urina em comparação com os dos adultos. (O desenvolvimento funcional não está completo até o final do primeiro mês após o nascimento.) Em consequência, os rins dos recém-nascidos são incapazes de concentrar a urina e de livrar o corpo do excesso de ácidos de forma tão eficientemente quanto os rins dos adultos
- *Área de superfície corporal.* A razão entre a área de superfície corporal e o volume corporal dos lactentes é aproximadamente três vezes maior que a dos adultos. A perda de água através da pele é significativamente mais alta nos lactentes do que nos adultos
- *Frequência respiratória.* A maior frequência respiratória nos lactentes (cerca de 30 a 80 incursões por minuto) provoca maior perda de água pelos pulmões. Pode ocorrer alcalose respiratória, visto que a maior ventilação elimina mais CO_2 e diminui a Pa_{CO_2}
- *Concentrações de íons.* Os recém-nascidos apresentam concentrações mais altas de K^+ e de Cl^- do que os adultos. Isso gera uma tendência à acidose metabólica.

Quando comparados com as crianças e os adultos mais jovens, os indivíduos idosos frequentemente apresentam menor capacidade de manter o equilíbrio hidreletrolítico e ácido-básico. Com o avanço da idade, muitos indivíduos apresentam diminuição do volume de LIC e diminuição do K^+ corporal total, em decorrência do declínio da massa muscular esquelética e do aumento da massa de tecido adiposo (que contém pouquíssima água). As reduções das funções respiratória e renal relacionadas com a idade podem comprometer o equilíbrio ácido-básico ao diminuir a expiração de CO_2 e a excreção do excesso de ácidos na urina. Outras alterações renais, como diminuição do fluxo sanguíneo, redução da taxa de filtração glomerular e diminuição da sensibilidade ao ADH, possuem efeitos adversos sobre a capacidade de manter o equilíbrio hidreletrolítico. Em virtude da redução no número e na eficiência das glândulas sudoríferas, a perda de água através da pele diminui com a idade. Como resultado dessas alterações associadas à idade, os indivíduos idosos são suscetíveis a vários distúrbios hidreletrolíticos:

- Com frequência, ocorrem *desidratação* e *hipernatremia*, devido à ingestão inadequada de líquidos ou à perda de mais água do que Na^+ em vômitos, nas fezes ou na urina
- Pode ocorrer *hiponatremia*, devido à ingestão inadequada de Na^+; perda elevada de Na^+ na urina, no vômito ou na diarreia;

ou comprometimento da capacidade dos rins de produzir uma urina diluída
- Com frequência, ocorre *hipopotassemia* em indivíduos idosos que fazem uso crônico de laxantes para aliviar a constipação intestinal ou tomam diuréticos que provocam depleção do K^+ para o tratamento de hipertensão arterial ou da doença cardíaca
- Pode ocorrer *acidose*, devido ao comprometimento da capacidade dos pulmões e dos rins de compensar os desequilíbrios ácido-básicos. Uma causa de acidose consiste na diminuição da produção de amônia (NH_3) pelas células tubulares renais, que, em seguida, não está disponível para se combinar com o H^+ e ser excretada na urina como NH_4^+; outra causa é a redução da expiração de CO_2.

Teste rápido

11. Por que os lactentes apresentam problemas mais complexos relacionados com o equilíbrio hidreletrolítico e o equilíbrio ácido-básico do que os adultos?

Revisão do capítulo

Conceitos essenciais

27.1 Compartimentos e homeostasia dos líquidos

1. Os líquidos corporais incluem a água e os solutos dissolvidos. Cerca de dois terços dos líquidos corporais estão localizados dentro das células e são denominados LIC. O outro terço, denominado LEC, inclui o líquido intersticial; o plasma sanguíneo e a linfa; o líquido cerebrospinal; os líquidos do canal alimentar; o líquido sinovial; os líquidos oculares e das orelhas; os líquidos pleural, pericárdico e peritoneal; e o filtrado glomerular.

2. O equilíbrio hídrico significa que as quantidades necessárias de água e de solutos estão presentes e em proporções corretas entre os vários compartimentos.

3. Uma substância inorgânica que se dissocia em íons em solução é denominada eletrólito.

4. A água é o maior componente individual do corpo. Ela representa até 45 a 75% da massa corporal total, dependendo da idade, do sexo e da quantidade de tecido adiposo presente.

5. O ganho e a perda diários de água são de cerca de 2.500 mℓ, cada um. As fontes de ganho de água consistem nos líquidos e alimentos ingeridos e na água produzida pela respiração celular e pelas reações de síntese por desidratação (água metabólica). A água é perdida pelo corpo pela urina, pela evaporação a partir da superfície da pele, pela exalação de vapor de água e pela defecação. Nas mulheres, o fluxo menstrual constitui uma fonte adicional de perda de água corporal.

6. O ganho de água corporal é regulado pelo ajuste do volume de ingestão de água, principalmente ao ingerir mais ou menos líquidos. O centro da sede no hipotálamo governa a vontade de beber. Embora ocorra perda de quantidades aumentadas de água e de solutos pela sudorese e pela expiração durante o exercício físico, a perda de excesso de água corporal ou de excesso de solutos depende principalmente da regulação de sua excreção na urina. O grau de perda urinária de NaCl constitui o principal determinante do volume de líquidos corporais; o grau de perda de água na urina é o principal determinante da osmolaridade dos líquidos corporais. A **Tabela 27.1** fornece um resumo dos fatores que regulam o ganho e a perda de água no corpo.

7. A angiotensina II e a aldosterona reduzem a perda urinária de Na^+ e, portanto, aumentam o volume de líquidos corporais. O PNA promove a natriurese e o aumento da excreção de Na^+, que diminui o volume sanguíneo.

8. O principal hormônio que regula a perda de água e, portanto, a osmolaridade dos líquidos corporais é o ADH.

9. Um aumento na osmolaridade do líquido intersticial retira a água das células, que encolhem levemente. Uma redução na osmolaridade do líquido intersticial provoca intumescimento das células. Com mais frequência, uma mudança na osmolaridade é causada por uma mudança na concentração de Na^+, o soluto dominante no líquido intersticial.

10. Quando um indivíduo consome água mais rapidamente do que a capacidade dos rins de excretá-la, ou quando a função renal está deficiente, o resultado pode consistir em intoxicação hídrica, em que as células intumescem perigosamente.

27.2 Eletrólitos nos líquidos corporais

1. Os íons formados quando os eletrólitos se dissolvem nos líquidos corporais controlam a osmose de água entre os compartimentos de líquidos, ajudam a manter o equilíbrio ácido-básico e carregam corrente elétrica.

2. As concentrações de cátions e de ânions são expressas em unidades de miliequivalentes/ℓ (mEq/ℓ). O plasma sanguíneo, o líquido intersticial e o LIC contêm vários tipos e concentrações de íons.

3. Os íons sódio (Na^+) constituem os íons extracelulares mais abundantes. Estão envolvidos na transmissão dos impulsos, na contração muscular e no equilíbrio hidreletrolítico. O nível de Na^+ é controlado pela aldosterona, pelo ADH e pelo PNA.

4. Os íons cloreto (Cl^-) constituem os principais ânions extracelulares. Desempenham um papel na regulação da pressão osmótica e na formação de HCl no suco gástrico. O nível de Cl^- é controlado indiretamente pelo ADH e por processos que aumentam ou que diminuem a reabsorção renal de Na^+.

5. Os íons potássio (K^+) são os cátions mais abundantes no LIC. Desempenham papel essencial no potencial de membrana em repouso e no potencial de ação dos neurônios e das fibras musculares; ajudam a manter o volume de LIC e contribuem para a regulação do pH. Os níveis de K^+ são controlados pela aldosterona.

6. Os íons bicarbonato (HCO_3^-) constituem o segundo ânion mais abundante do LEC. Os íons bicarbonato constituem o tampão mais importante no plasma sanguíneo.

7. O cálcio é o mineral mais abundante no corpo. Os sais de cálcio são componentes estruturais dos ossos e dos dentes. O Ca^{2+}, que é um cátion principalmente extracelular, atua na coagulação sanguínea, na liberação de neurotransmissores e na contração muscular. Os níveis de Ca^{2+} são controlados principalmente pelo PTH e pelo calcitriol.

8. Os íons fosfato ($H_2PO_4^-$, HPO_4^{2-} e PO_4^{3-}) são ânions principalmente intracelulares, e seus sais são componentes estruturais dos ossos e dos dentes. São também necessários para a síntese de ácidos nucleicos e do ATP e participam de reações de tamponamento. Os níveis de íons fosfato são controlados pelo PTH e pelo calcitriol.

9. Os íons magnésio (Mg^{2+}) são cátions principalmente intracelulares. Atuam como cofatores em vários sistemas enzimáticos.

10. A **Tabela 27.2** descreve os desequilíbrios causados pela deficiência ou pelo excesso de eletrólitos importantes do corpo.

27.3 Equilíbrio ácido-básico

1. O equilíbrio ácido-básico geral do corpo é mantido pelo controle da concentração de H^+ nos líquidos corporais, particularmente no LEC.

2. O pH normal do sangue arterial sistêmico é de 7,35 a 7,45.

3. A homeostasia do pH é mantida por sistemas tampão, pela expiração de CO_2 e pela excreção renal de H^+ e reabsorção de HCO_3^-. Os sistemas tampão importantes incluem proteínas, tampões de ácido carbônico-bicarbonato e fosfatos.

4. Um aumento na expiração de CO_2 aumenta o pH do sangue; uma diminuição na sua expiração diminui o pH do sangue.

5. Nos TCP dos rins, os contratransportadores Na^+–H^+ secretam H^+ à medida que reabsorvem Na^+. Nos ductos coletores dos rins, algumas células intercaladas reabsorvem K^+ e HCO_3^- e secretam H^+; outras células intercaladas secretam HCO_3^-. Dessa maneira, os rins são capazes de aumentar ou de diminuir o pH dos líquidos corporais.

6. A **Tabela 27.3** fornece um resumo dos mecanismos que mantêm o pH dos líquidos corporais.

7. A acidose refere-se a um pH do sangue arterial sistêmico abaixo de 7,35; seu principal efeito consiste em depressão da parte central do sistema nervoso. A alcalose refere-se a um pH do sangue arterial sistêmico acima de 7,45; seu principal efeito consiste em hiperexcitabilidade do sistema nervoso central (SNC).

8. A acidose e a alcalose respiratórias são distúrbios causados por alterações da Pa_{CO_2} sanguínea; a acidose e a alcalose metabólicas são distúrbios associados a alterações na concentração sanguínea de HCO_3^-.

9. A acidose ou a alcalose metabólicas podem ser compensadas por mecanismos respiratórios (compensação respiratória); a acidose ou a alcalose respiratórias podem ser compensadas por mecanismos renais (compensação renal). A **Tabela 27.4** fornece um resumo dos efeitos das acidoses e das alcaloses respiratórias e metabólicas.

10. Ao examinar os valores do pH do sangue arterial sistêmico, da concentração de HCO_3^- e da Pa_{CO_2}, é possível identificar a causa de um desequilíbrio ácido-básico.

27.4 Envelhecimento e homeostasia hidreletrolítica e ácido-básico

1. Com o avanço da idade, ocorrem uma diminuição do volume de LIC e de K^+, em decorrência do declínio da massa muscular esquelética.

2. A diminuição da função renal com o envelhecimento afeta adversamente o equilíbrio hidreletrolítico.

Questões para avaliação crítica

1. Robin encontra-se no início da gravidez e teve vômitos excessivos durante vários dias. Está fraca e confusa e foi levada ao serviço de emergência. O que você suspeita que ocorreu com o equilíbrio ácido-básico de Robin? Como o corpo dela pode tentar compensar esse problema? Que eletrólitos estariam afetados pelos vômitos, e como os sintomas que ela apresenta refletem esses desequilíbrios?

2. Henry está na unidade de terapia intensiva porque sofreu um grave infarto do miocárdio há 3 dias. Os exames de laboratório fornecem os seguintes valores obtidos de uma amostra de sangue arterial: pH de 7,30, HCO_3^- = 20 mEq/ℓ, Pa_{CO_2} = 32 mmHg. Diagnostique o estado ácido-básico do paciente e estabeleça se está ocorrendo compensação.

3. Nesse verão, Sam está treinando para uma maratona, correndo 16 quilômetros por dia. Descreva as mudanças que ocorrem no equilíbrio hídrico enquanto ele treina.

Respostas às questões das figuras

27.1 O volume de plasma sanguíneo é igual à massa corporal × porcentagem de massa corporal, que é líquido corporal × proporção de líquido corporal que é LEC × proporção de LEC que é plasma sanguíneo × um fator de conversão (1 ℓ/kg). Nos homens, o volume de plasma sanguíneo = 60 kg × 0,60 × 1/3 × 0,20 × 1 ℓ/kg = 2,4 ℓ. Utilizando cálculos semelhantes, o volume de plasma sanguíneo na mulher é de 2,2 ℓ.

27.2 A hiperventilação, os vômitos, a febre e os diuréticos aumentam a perda de líquido.

27.3 Os osmorreceptores são receptores que detectam mudanças na osmolaridade (concentração de solutos dissolvidos) dos líquidos corporais.

27.4 O álcool inibe a secreção de ADH.

27.5 O ADH é responsável pela reabsorção de água que acompanha a reabsorção de Na^+ mediada pela aldosterona.

27.6 A hidratação excessiva mais provavelmente estimularia a liberação de PNA.

27.7 Se uma solução utilizada para a terapia de reidratação oral contém uma pequena quantidade de sal, tanto o sal quanto a água são absorvidos no sistema digestório, o volume sanguíneo aumenta sem diminuição da osmolaridade, e não ocorre intoxicação hídrica.

27.8 No LEC, o principal cátion é o Na^+, e os principais ânions são o Cl^- e o HCO_3^-. No LIC, o principal cátion é o K^+, e os principais ânions são as proteínas e os fosfatos orgânicos (p. ex., ATP).

27.9 Prender sua respiração provoca uma leve diminuição do pH sanguíneo à medida que ocorre acúmulo de CO_2 e de H^+ no sangue.

27.10 Um inibidor da anidrase carbônica reduz a secreção de H^+ na urina e diminui a reabsorção de Na^+ e de HCO_3^- no sangue. Possui efeito diurético e pode causar acidose (diminuição do pH do sangue), em decorrência da perda de HCO_3^- na urina.

CAPÍTULO 28

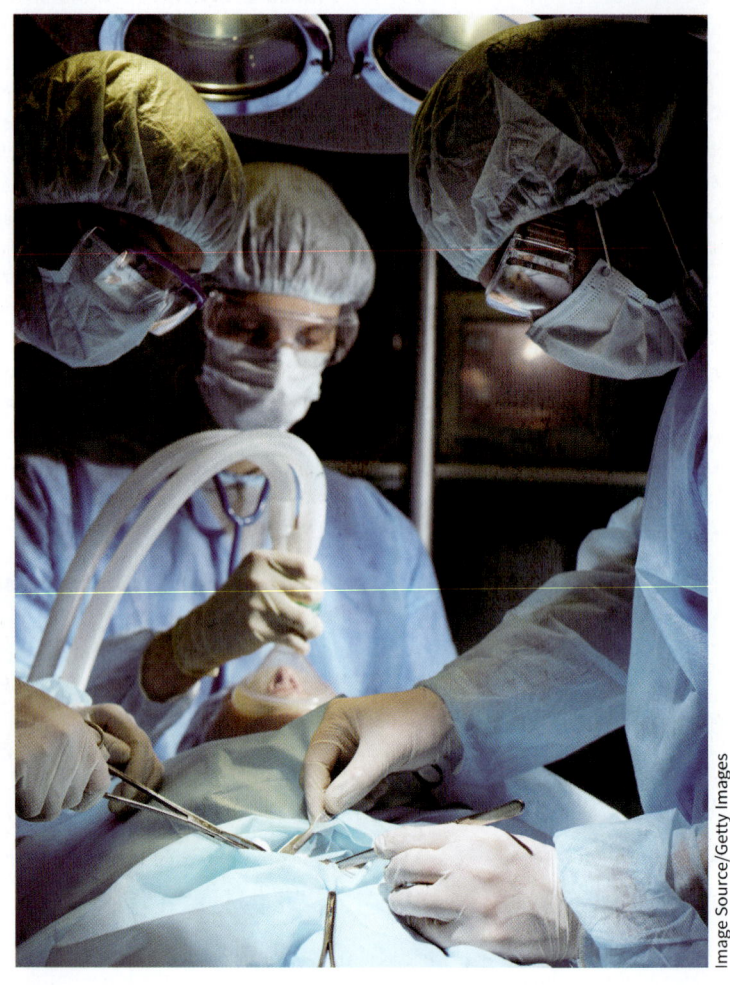

Consulte *Métodos contraceptivos*, *Esterilização cirúrgica* da Seção 28.5 para descobrir como a vasectomia e a laqueadura tubária impedem a fertilização.

Sistemas Genitais Feminino e Masculino

Os sistemas genitais e a homeostasia

Os órgãos dos sistemas genitais masculino e feminino atuam em conjunto para produzir a progênie. Além disso, os órgãos do sistema genital feminino sustentam o crescimento dos embriões e fetos.

Os seres humanos produzem sua descendência graças a um processo de reprodução sexual no qual espermatozoides haploides produzidos pelos testículos dos homens fertilizam os oócitos secundários haploides produzidos pelos ovários das mulheres. Como resultado da fertilização, a célula diploide é denominada zigoto e contém um conjunto de cromossomos de cada genitor. Os homens e as mulheres têm órgãos genitais anatomicamente distintos que produzem, nutrem e transportam células haploides, viabilizam a fertilização e, nas mulheres, sustentam o crescimento do embrião e do feto.

28.1 Sistema genital masculino

OBJETIVOS

- **Descrever** a localização, a estrutura e as funções dos órgãos do sistema genital masculino
- **Analisar** o processo de espermatogênese nos testículos.

Os órgãos dos sistemas genitais masculino e feminino podem ser agrupados segundo suas funções. As **gônadas** – testículos nos homens e ovários nas mulheres – produzem gametas e secretam hormônios sexuais. A seguir, vários **ductos** armazenam e transportam as gametas, e **glândulas acessórias do sistema genital masculino** produzem substâncias que protegem os gametas e viabilizam seus movimentos. Por fim, estruturas, como o pênis nos homens e o útero nas mulheres, auxiliam o transporte dos gametas. Além disso, o útero também é o local onde o embrião e o feto crescem durante a gravidez.

Os órgãos do **sistema genital masculino** incluem os testículos, um sistema de ductos (epidídimo, ducto deferente, ductos ejaculatórios e uretra), glândulas acessórias do sistema genital masculino (glândulas seminais, próstata e glândulas bulbouretrais) e várias estruturas de suporte, inclusive o escroto e o pênis (**Figura 28.1**). Os testículos (gônadas masculinas) produzem espermatozoides e secretam hormônios. O sistema de ductos transporta e armazena os espermatozoides, auxilia na sua maturação e os conduz para o exterior do corpo. O sêmen contém espermatozoides, além das secreções das glândulas acessórias do sistema genital masculino. As estruturas de suporte desempenham várias funções. O pênis transporta os espermatozoides para o sistema genital feminino, e o escroto abriga os testículos.

Como foi mencionado no Capítulo 26, a **urologia** é o estudo do sistema urinário. Urologistas também diagnosticam e tratam

FIGURA 28.1 Órgãos genitais masculinos e estruturas circundantes.

Os órgãos genitais são adaptados para produzir novos seres humanos e transmitir material genético de uma geração para outra.

Funções do sistema genital masculino

1. Os testículos produzem espermatozoides e o hormônio sexual masculino denominado testosterona.
2. Os ductos transportam, armazenam e auxiliam na maturação dos espermatozoides.
3. As glândulas acessórias do sistema genital masculino secretam a maior parte da fração líquida do sêmen.
4. O pênis contém a uretra, uma via de passagem para a ejaculação de sêmen e excreção da urina.

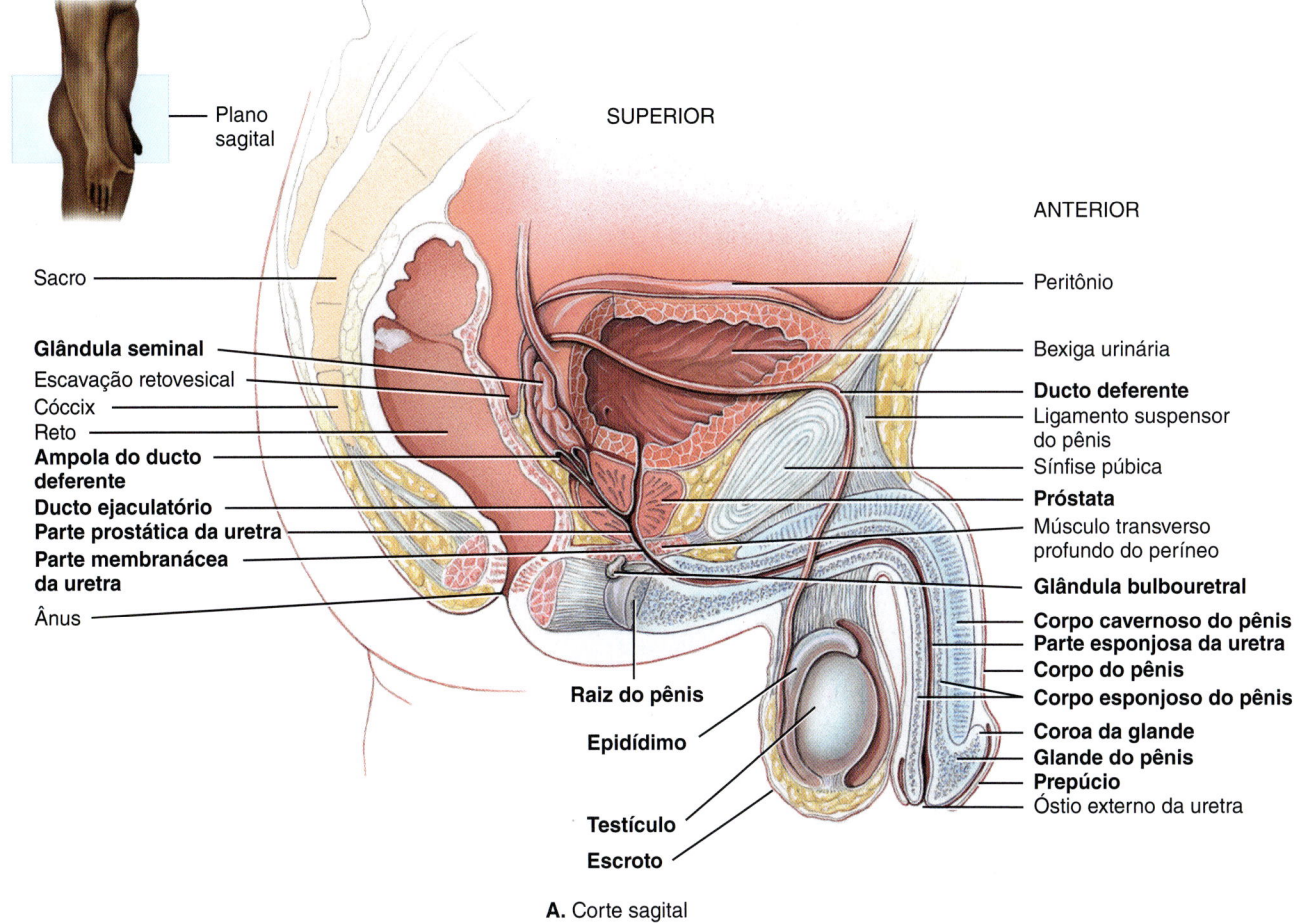

A. Corte sagital

(*continua*)

FIGURA 28.1 *Continuação.*

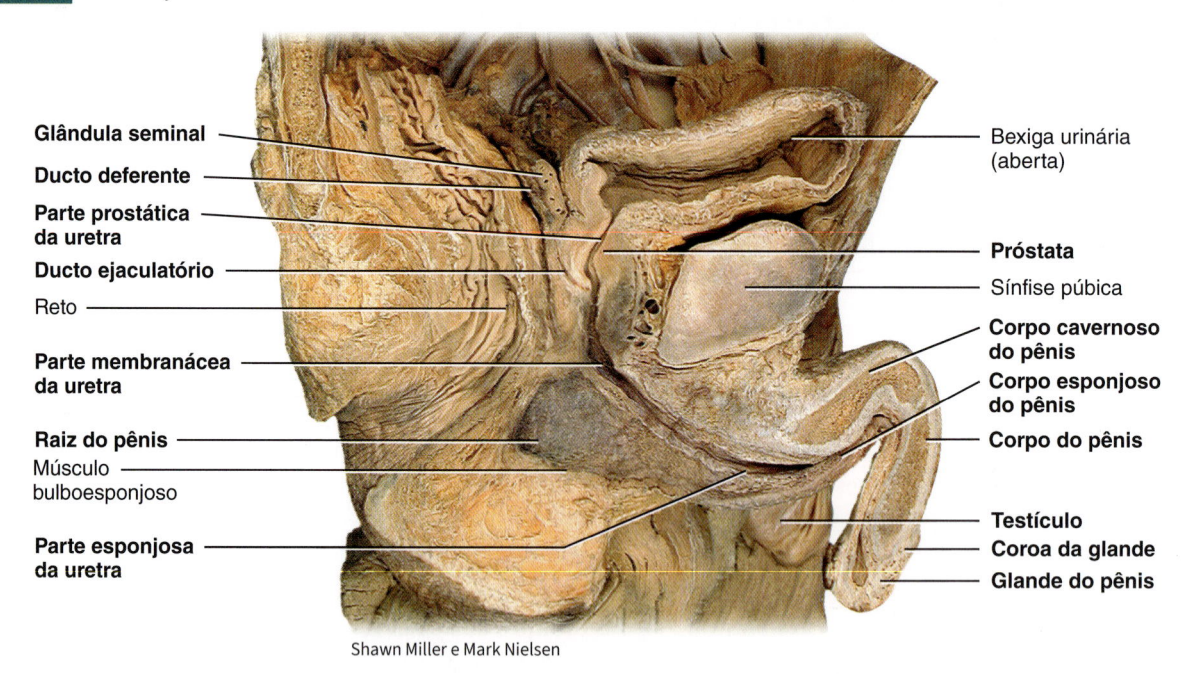

B. Corte sagital

? Quais são os grupos de órgãos do sistema genital masculino e quais são as funções de cada grupo?

doenças e distúrbios do sistema genital masculino. A especialidade médica que lida com distúrbios masculinos, especialmente infertilidade e disfunção sexual, é denominada **andrologia**.

Escroto

O **escroto**, a estrutura que alberga os testículos, é constituído de pele frouxa e a tela subcutânea subjacente que pende da raiz do pênis (**Figura 28.1 A**). Externamente, o escroto tem o aspecto de uma bolsa de pele separada em partes laterais por uma crista mediana denominada **rafe do escroto**. Internamente, o **septo do escroto** divide o escroto em dois compartimentos, cada um contendo um testículo (**Figura 28.2**). O septo é constituído por tela subcutânea e tecido muscular, denominado **músculo dartos**, que consiste em feixes de fibras musculares lisas. O músculo dartos também é encontrado na tela subcutânea do escroto. Associado a cada testículo no escroto está o **músculo cremaster**, uma série de pequenas faixas de músculo esquelético que descem como uma extensão do músculo oblíquo interno do abdome através do funículo espermático para circundar os testículos.

A localização do escroto e a contração de suas fibras musculares regulam a temperatura dos testículos. A produção normal de espermatozoides demanda uma temperatura aproximadamente 2 a 3°C abaixo da temperatura corporal central. Essa temperatura mais baixa é mantida no interior do escroto, porque ele se encontra fora da cavidade pélvica. Em resposta a temperaturas ambientais frias, os músculos cremaster e dartos se contraem. A contração do músculo cremaster aproxima os testículos do corpo e eles conseguem absorver o calor corporal. A contração do músculo dartos tensiona o escroto (e o aspecto dele se torna enrugado), reduzindo, assim, a perda de calor. A exposição ao calor reverte essas ações.

Testículos

Os **testículos**, são glândulas ovais, pares, localizadas no escroto que têm aproximadamente 5 cm de comprimento e 2,5 cm de diâmetro (**Figura 28.3**). Cada testículo tem uma massa de 10 a 15 g. Os testículos se desenvolvem perto dos rins, na parte posterior do abdome e, habitualmente, começam sua descida para o escroto através dos canais inguinais (localizados na parede anterior inferior do abdome) durante a segunda metade do sétimo mês de desenvolvimento fetal.

Uma serosa denominada **túnica vaginal**, que é proveniente do peritônio e se forma durante a descida dos testículos, os recobre parcialmente. O acúmulo de líquido seroso na túnica vaginal é denominado **hidrocele**; pode ser causado por lesão dos testículos ou inflamação do epidídimo. Habitualmente não é necessário tratamento. O testículo, internamente à túnica vaginal, é circundado por uma cápsula fibrosa branca constituída por tecido conjuntivo denso não modelado, a **túnica albugínea**, que se estende para dentro, formando septos que dividem o testículo em uma série de compartimentos internos denominados **lóbulos**. Cada um dos 200 a 300 lóbulos contém um a três túbulos convolutos, os **túbulos seminíferos**, nos quais são produzidos os espermatozoides. O processo por meio do qual os túbulos seminíferos dos testículos produzem espermatozoides é denominado **espermatogênese**.

Os túbulos seminíferos contêm dois tipos de células: espermatogônias, as células produtoras de espermatozoides, e células de sustentação (células de Sertoli), que exercem várias funções na

FIGURA 28.2 O escroto, a estrutura de suporte para os testículos.

O escroto consiste em pele frouxa e a tela subcutânea subjacente e abriga os testículos.

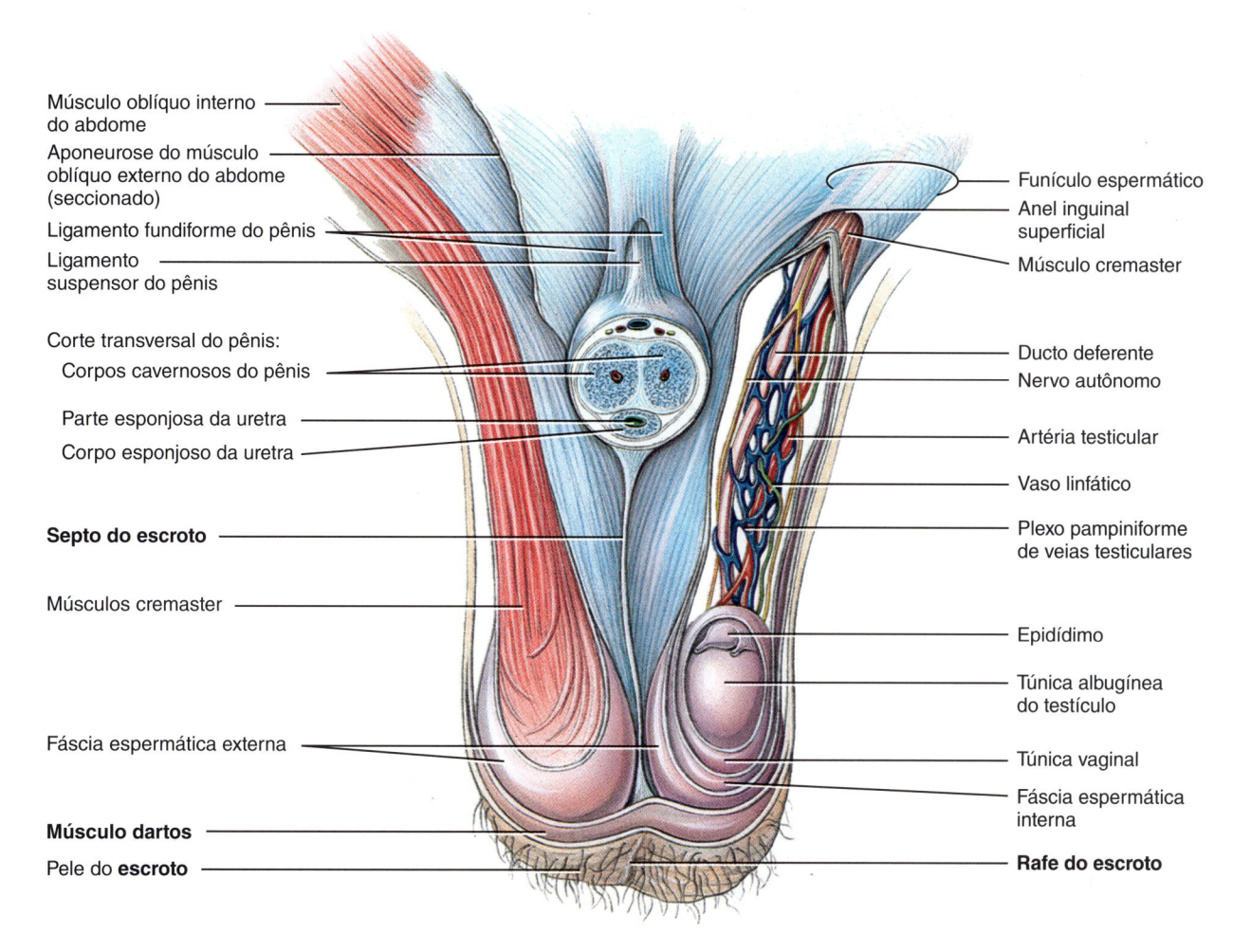

- Músculo oblíquo interno do abdome
- Aponeurose do músculo oblíquo externo do abdome (seccionado)
- Ligamento fundiforme do pênis
- Ligamento suspensor do pênis
- Corte transversal do pênis:
  - Corpos cavernosos do pênis
  - Parte esponjosa da uretra
  - Corpo esponjoso da uretra
- **Septo do escroto**
- Músculos cremaster
- Fáscia espermática externa
- **Músculo dartos**
- Pele do **escroto**

- Funículo espermático
- Anel inguinal superficial
- Músculo cremaster
- Ducto deferente
- Nervo autônomo
- Artéria testicular
- Vaso linfático
- Plexo pampiniforme de veias testiculares
- Epidídimo
- Túnica albugínea do testículo
- Túnica vaginal
- Fáscia espermática interna
- **Rafe do escroto**

Vista anterior do escroto e dos testículos e corte transverso do pênis

? Quais músculos ajudam a regular a temperatura dos testículos?

espermatogênese (**Figura 28.4**). As **espermatogônias** se desenvolvem a partir das **células germinativas primordiais** que se originam do saco vitelino e penetram nos testículos durante a quinta semana de desenvolvimento. Nos testículos embrionários, as células germinativas primordiais se diferenciam em espermatogônias, que permanecem quiescentes durante a infância e passam a produzir ativamente espermatozoides na puberdade. Existem camadas de células progressivamente mais maduras, em direção ao lúmen, nas paredes dos túbulos seminíferos. Em ordem progressiva de maturidade são encontradas camadas de espermatócitos primários, espermatócitos secundários, espermátides e espermatozoides. Após um **espermatozoide** ser formado, é liberado para o lúmen do túbulo seminífero.

Integradas entre as espermatogônias nos túbulos seminíferos são encontradas grandes **células de sustentação**, também conhecidas como *células de Sertoli*, que se estendem desde a membrana basal até o lúmen do túbulo. Internamente à membrana basal e às espermatogônias, junções oclusivas conectam células de Sertoli adjacentes. Essas junções oclusivas formam uma obstrução conhecida como **barreira hematotesticular**, porque aí, as substâncias precisam, primeiramente, atravessar as células de Sertoli antes de conseguirem chegar aos espermatozoides em desenvolvimento. A barreira hematotesticular, ao isolar os gametas em desenvolvimento, do sangue, evita a ocorrência de resposta imune contra os antígenos na superfície das espermatogônias, que seriam reconhecidas como "estranhas" pelo sistema imune. A barreira hematotesticular não inclui as espermatogônias.

As células de Sertoli mantêm e protegem as espermatogônias em desenvolvimento de várias maneiras: nutrem espermatócitos, espermátides e espermatozoides; fagocitam o excesso de citoplasma das espermátides durante o processo de desenvolvimento e controlam a liberação dos espermatozoides para o lúmen dos túbulos seminíferos. As células de Sertoli também produzem líquido para o transporte dos espermatozoides, secretam o hormônio inibina e regulam os efeitos da testosterona e do hormônio foliculoestimulante (FSH).

FIGURA 28.3 Anatomia interna e externa de um testículo.

Os testículos são as gônadas masculinas, que produzem espermatozoides haploides.

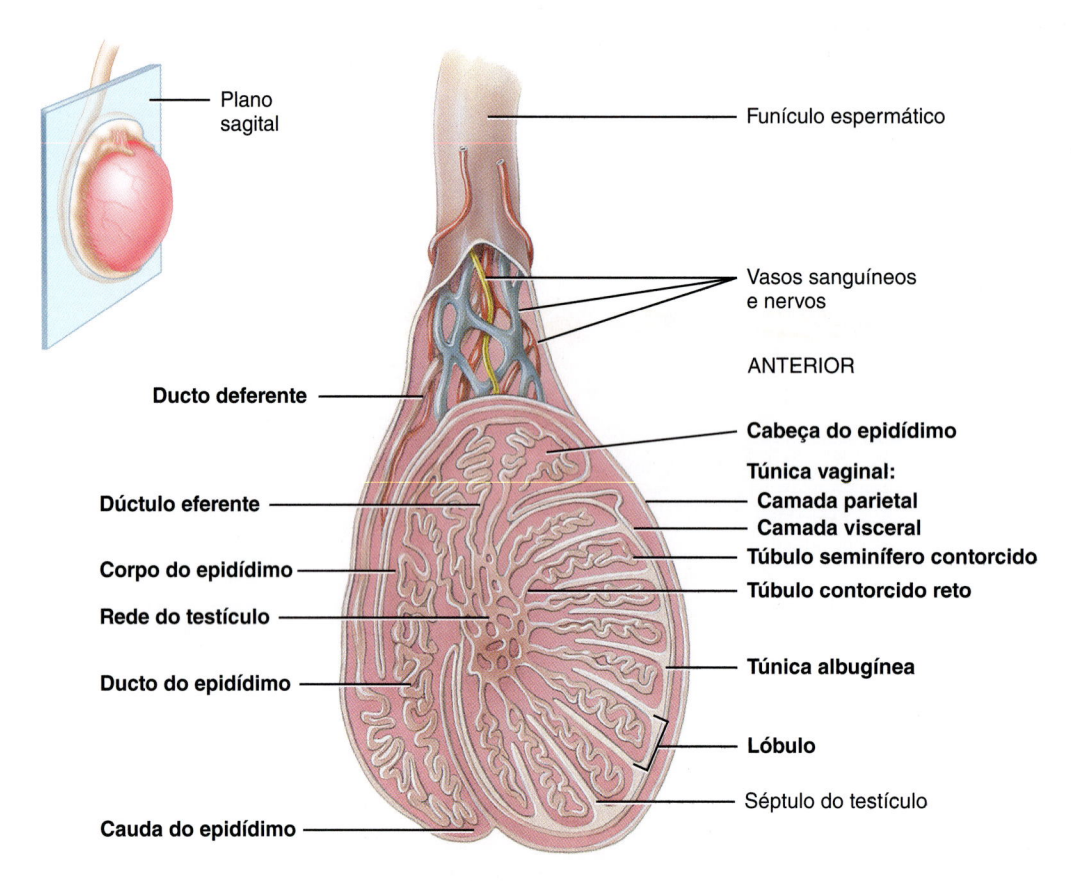

Plano sagital
Funículo espermático
Vasos sanguíneos e nervos
ANTERIOR
Ducto deferente
Cabeça do epidídimo
Túnica vaginal:
  Camada parietal
  Camada visceral
Dúctulo eferente
Túbulo seminífero contorcido
Corpo do epidídimo
Túbulo contorcido reto
Rede do testículo
Ducto do epidídimo
Túnica albugínea
Lóbulo
Séptulo do testículo
Cauda do epidídimo

A. Corte sagital de um testículo mostrando túbulos seminíferos

SUPERIOR

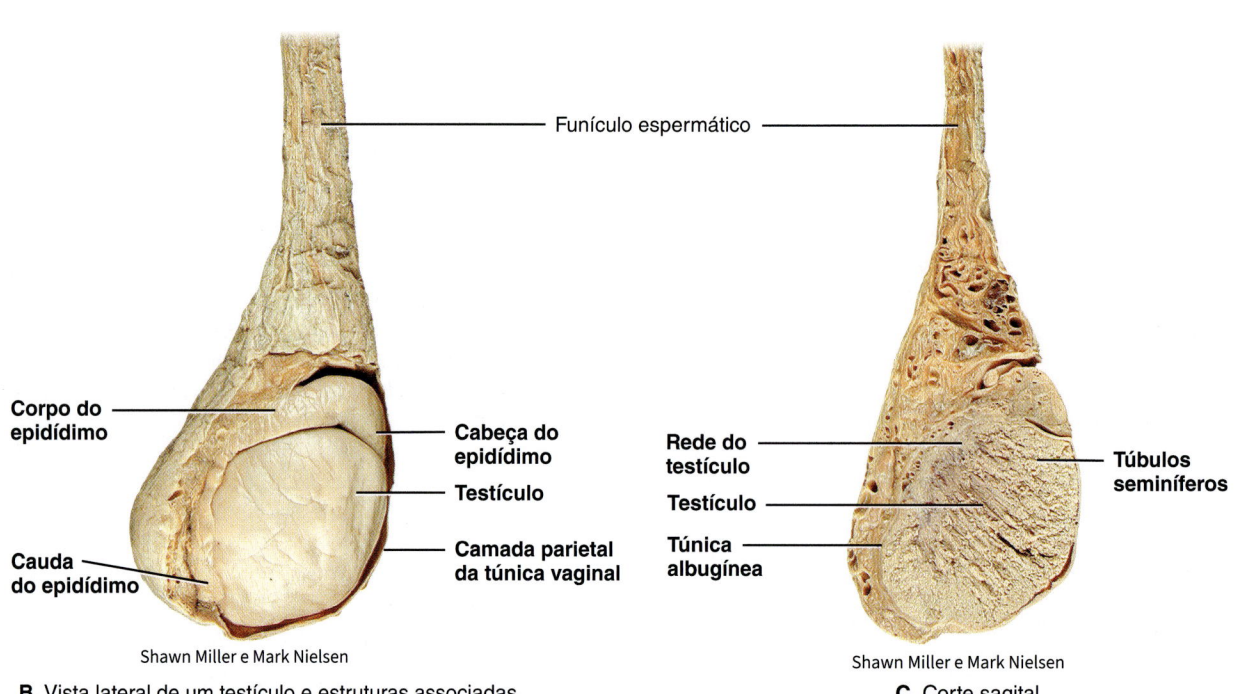

Funículo espermático

Corpo do epidídimo
Cabeça do epidídimo
Rede do testículo
Túbulos seminíferos
Testículo
Testículo
Cauda do epidídimo
Camada parietal da túnica vaginal
Túnica albugínea

Shawn Miller e Mark Nielsen

B. Vista lateral de um testículo e estruturas associadas

C. Corte sagital

? Quais camadas de tecido recobrem e protegem os testículos?

FIGURA 28.4 Anatomia microscópica dos túbulos seminíferos e estágios da produção de espermatozoides (espermatogênese). As setas indicam a progressão das células, desde as menos maduras até as mais maduras. (n) e (2n) se referem aos números haploide e diploide de cromossomos, respectivamente.

> A espermatogênese ocorre nos túbulos seminíferos dos testículos.

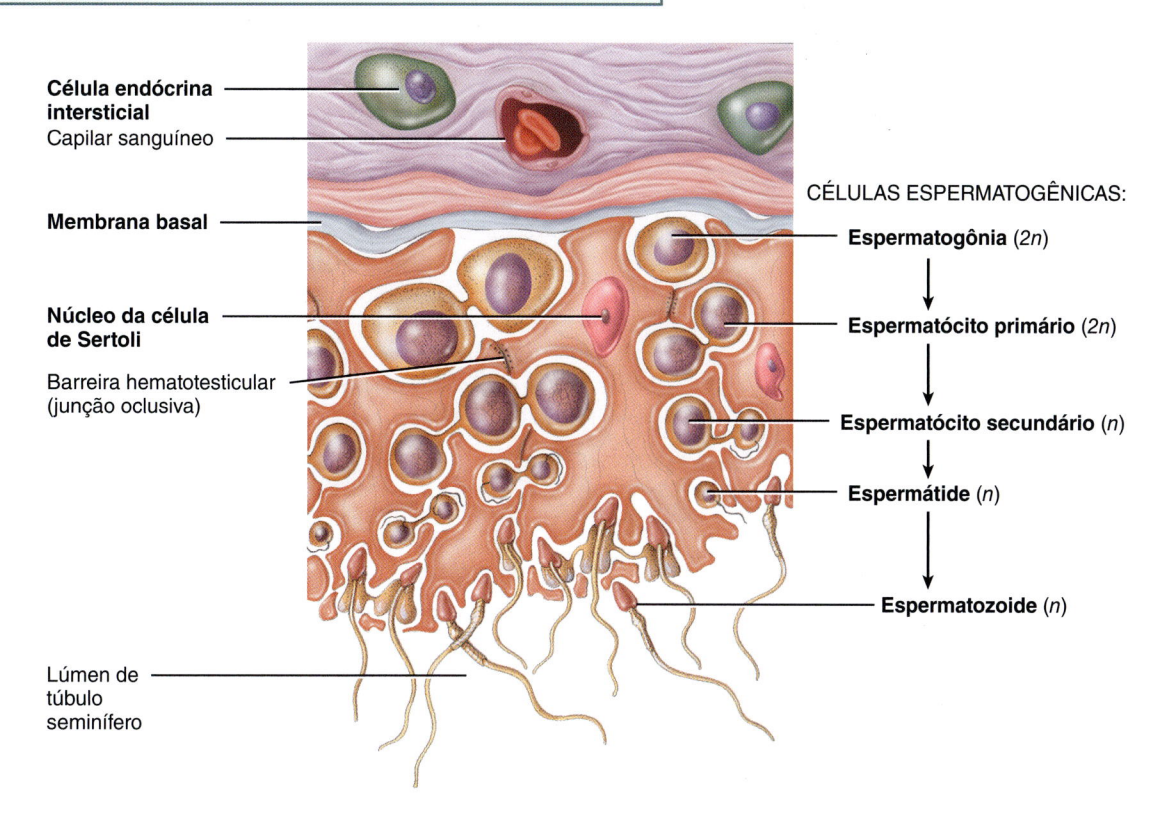

Rótulos da figura (corte transversal de parte de um túbulo seminífero):
- Célula endócrina intersticial
- Capilar sanguíneo
- Membrana basal
- Núcleo da célula de Sertoli
- Barreira hematotesticular (junção oclusiva)
- Lúmen de túbulo seminífero

CÉLULAS ESPERMATOGÊNICAS:
- Espermatogônia (2n)
- Espermatócito primário (2n)
- Espermatócito secundário (n)
- Espermátide (n)
- Espermatozoide (n)

Corte transversal de um túbulo seminífero (MEV 200×) — CNRI/Science Source
- Membrana basal
- Espermatogônia (2n)
- Espermátide

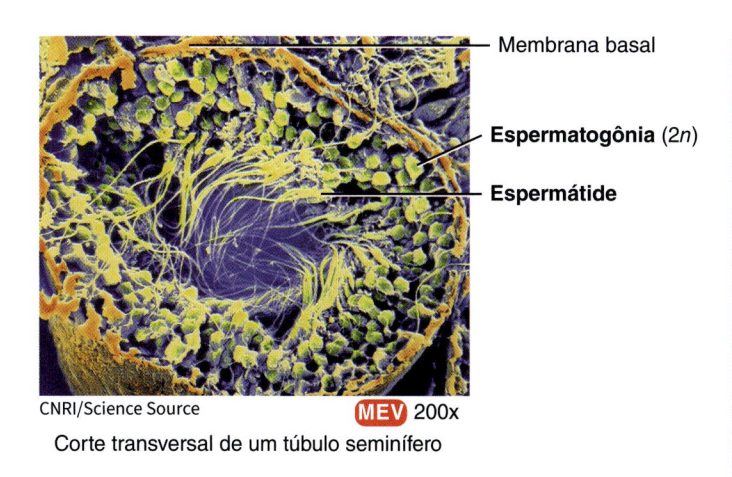

? Quais células secretam testosterona?

Correlação clínica

Criptorquidia

A condição caracterizada pela ausência de descida dos testículos para o escroto é denominada **criptorquidia**; ocorre em aproximadamente 3% dos recém-nascidos a termo e em aproximadamente 30% dos recém-nascidos prematuros. A criptorquidia bilateral não corrigida resulta em esterilidade porque as células envolvidas nos estágios iniciais da espermatogênese são destruídas pela temperatura mais elevada da cavidade pélvica. A chance de câncer testicular é 30 a 50 vezes maior nos testículos que não desceram para o escroto. Os testículos de aproximadamente 80% dos recém-nascidos com criptorquidia descem espontaneamente para o escroto durante o primeiro ano de vida. Quando a criptorquidia persiste, a condição pode ser corrigida cirurgicamente, preferencialmente antes dos 18 meses de vida.

Nos espaços entre os túbulos seminíferos adjacentes existem agrupamentos de células denominadas **células endócrinas intersticiais** ou *células de Leydig* (**Figura 28.4**). Essas células secretam testosterona, o androgênio mais prevalente. O **androgênio** é um hormônio que promove o desenvolvimento das características sexuais masculinas. A testosterona também promove a libido (impulso sexual) dos homens.

Espermatogênese. Antes de ler esta seção, é importante revisar o tópico de divisão das células reprodutoras no Capítulo 3 (Seção 3.7). Dar atenção especial às **Figuras 3.33** e **3.34**.

Nos seres humanos a espermatogênese demora 65 a 75 dias; começa com as espermatogônias, que contêm o número diploide (2n) de cromossomos (**Figura 28.5**). As espermatogônias são *células*

FIGURA 28.5 **Eventos na espermatogênese.** As células diploides (*2n*) têm 46 cromossomos, enquanto as células haploides (*n*) têm 23 cromossomos.

A espermiogênese envolve a maturação das espermátides em espermatozoides.

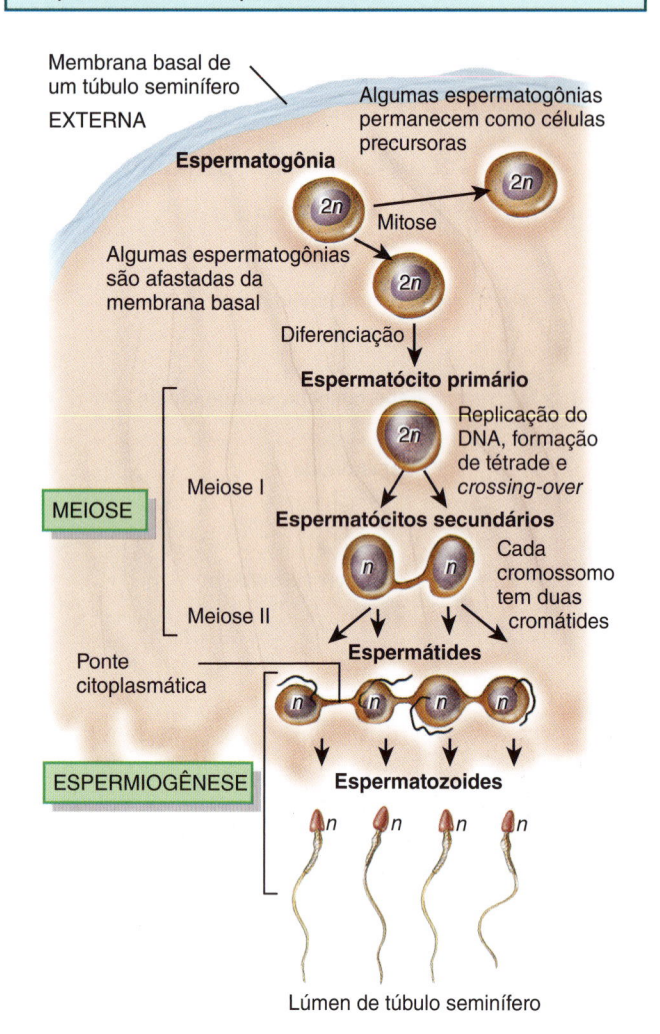

Lúmen de túbulo seminífero

? Qual é o resultado da meiose I?

---

precursoras; quando as espermatogônias sofrem mitose, algumas dessas células permanecem perto da membrana basal dos túbulos seminíferos em um estado indiferenciado e são um reservatório de células para futuras divisões celulares e subsequente produção de espermatozoides. O restante das espermatogônias perde contato com a membrana basal, atravessa as junções oclusivas da barreira hematotesticular, sofre alterações desenvolvimentais e se diferencia em **espermatócitos primários**. Como as espermatogônias, os espermatócitos primários são diploides (*2n*); ou seja, têm 46 cromossomos.

Pouco tempo depois de sua formação, cada espermatócito primário replica seu DNA e, a seguir, começa a meiose (**Figura 28.5**). Na meiose I, pares homólogos de cromossomos se alinham na placa de metáfase e ocorre *crossing-over*. O fuso meiótico traciona um cromossomo (duplicado) de cada par para um polo oposto da célula em divisão. As duas células formadas pela meiose I são denominadas **espermatócitos secundários**. Cada espermatócito secundário tem 23 cromossomos, o número haploide (*n*). Cada cromossomo em um espermatócito secundário, entretanto, é constituído de duas cromátides (duas cópias do DNA) ainda conectadas por um centrômero. Não ocorre replicação de DNA nos espermatócitos secundários.

Na meiose II, os cromossomos ficam dispostos em uma fileira única ao longo da placa da metáfase e as duas cromátides de cada cromossomo se separam. As quatro células haploides resultantes da meiose II são denominadas **espermátides**. Portanto, um espermatócito primário produz quatro espermátides com número haploide (*n*) via duas rodadas de divisão celular (meiose I e meiose II) com número haploide (*n*).

Um processo singular ocorre durante a espermatogênese. Enquanto os espermatozoides proliferam, eles não completam a separação citoplasmática (citocinese). As células permanecem em contato por meio de pontes citoplasmáticas durante todo o desenvolvimento (ver **Figuras 28.4** e **28.5**). Esse padrão de desenvolvimento é, muito provavelmente, responsável pela produção sincronizada de espermatozoides em várias áreas dos túbulos seminíferos. Além disso, tem valor em termos de sobrevida porque 50% dos espermatozoides contêm um cromossomo X e 50% contêm um cromossomo Y. O cromossomo X, que é maior, carreia genes necessários para a espermatogênese que não existem no cromossomo Y, que é menor.

O estágio final da espermatogênese, **espermiogênese**, consiste na maturação das espermátides haploides em espermatozoides. Não ocorre divisão celular durante a espermiogênese; cada espermátide se torna um **espermatozoide**. Durante esse processo, as espermátides esféricas se transformam em espermatozoides delgados e alongados. Um acrossoma (descrito logo adiante) se forma acima do núcleo, que se condensa e alonga, um flagelo se desenvolve e as mitocôndrias se multiplicam. Células de Sertoli eliminam o excesso de citoplasma que é descartado. Por fim, os espermatozoides são liberados de suas conexões com as células de Sertoli, em um evento conhecido como **espermiação**. Os espermatozoides chegam, então, ao lúmen dos túbulos seminíferos. O líquido secretado pelas células de Sertoli "empurra" os espermatozoides em direção aos ductos dos testículos. Nesse ponto, os espermatozoides ainda não conseguem nadar.

Espermatozoide. A cada dia aproximadamente 300 milhões de espermatozoides completam o processo de espermatogênese. Um espermatozoide tem aproximadamente 60 μm de comprimento e contém algumas estruturas que estão adaptadas para alcançar e penetrar em um oócito secundário (**Figura 28.6**). As principais partes dos espermatozoides são a cabeça e a cauda. A **cabeça** pontiaguda dos espermatozoides tem aproximadamente 4 a 5 μm de comprimento e contém um **núcleo** com 23 cromossomos extremamente condensados. O **acrossoma**, uma vesícula em formato de capuz preenchida com enzimas que ajudam o espermatozoide a penetrar no oócito secundário para ocorrer a fertilização, recobre os dois terços anteriores do núcleo. Entre as enzimas, estão hialuronidase e proteases. A **cauda** dos espermatozoides está subdividida em quatro partes: colo, peça intermédia, peça principal e peça terminal. Os centríolos formam os microtúbulos que constituem o restante da cauda. O **colo** é a região deprimida imediatamente atrás da cabeça do espermatozoide e contém centríolos. A peça intermédia contém mitocôndrias dispostas em espiral, que fornecem energia (adenosina trifosfato [ATP]) para a locomoção dos espermatozoides até o local da fertilização e para o metabolismo dos

FIGURA 28.6 Partes de um espermatozoide.

A cada dia aproximadamente 300 milhões de espermatozoides completam o processo de espermatogênese.

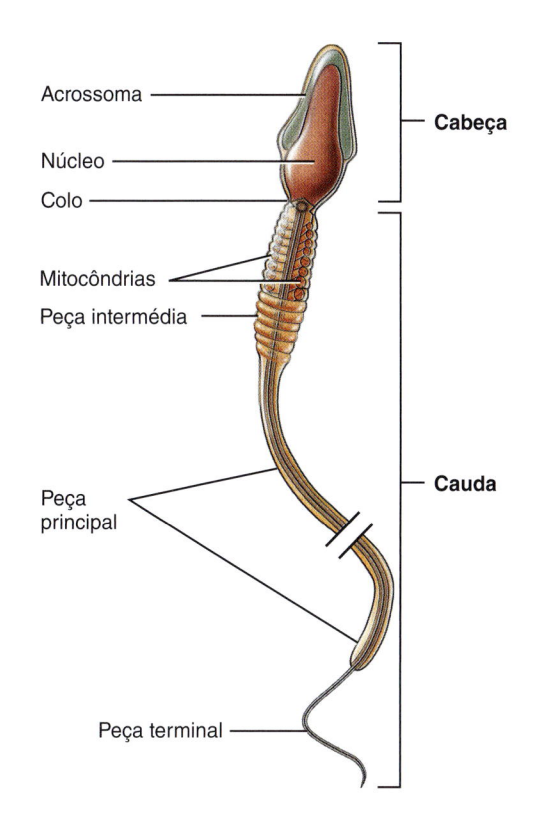

Legendas da figura:
- Acrossoma
- Núcleo
- Colo
- Mitocôndrias
- Peça intermédia
- Peça principal
- Peça terminal
- Cabeça
- Cauda

? Quais são as funções de cada parte de um espermatozoide?

FIGURA 28.7 **Controle hormonal da espermatogênese e ações da testosterona e da di-hidrotestosterona (DHT)**. Em resposta à estimulação pelo FSH e pela testosterona, as células de Sertoli secretam proteína ligadora de androgênio (ABP). As linhas pontilhadas vermelhas indicam inibição por *feedback* negativo.

A liberação de FSH é estimulada pelo GnRH e inibida pela inibina; a liberação de LH é estimulada pelo GnRH e inibida pela testosterona.

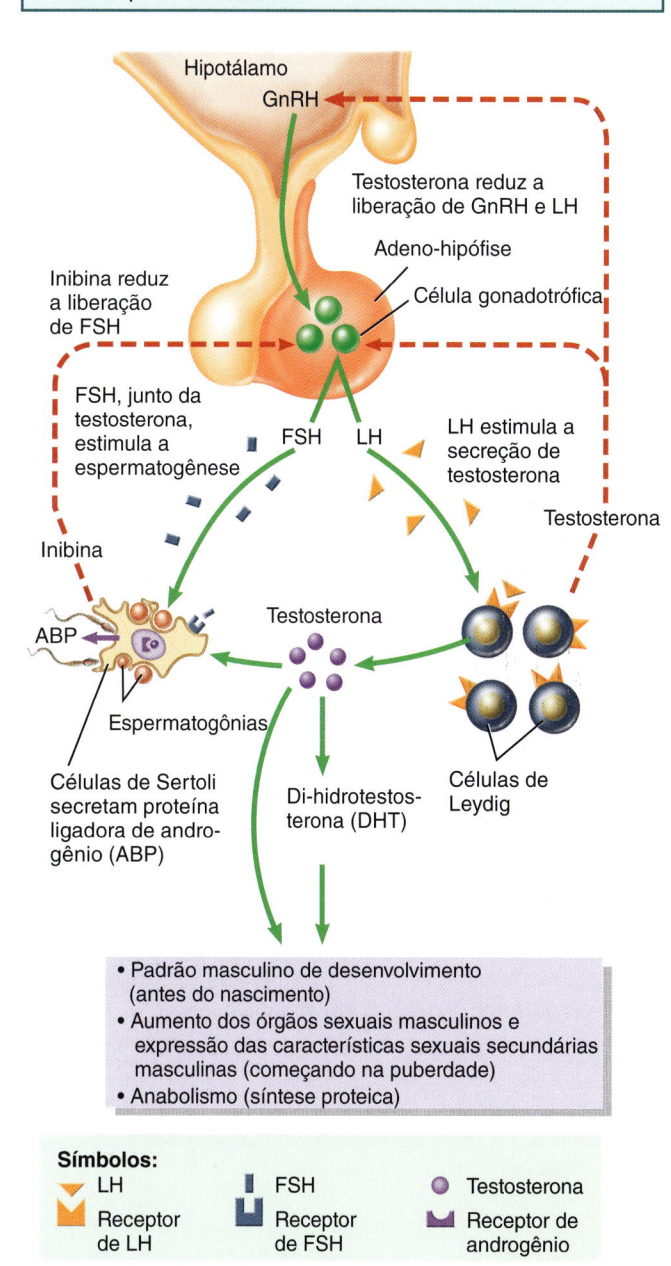

Legendas da figura:
- Hipotálamo — GnRH
- Testosterona reduz a liberação de GnRH e LH
- Adeno-hipófise
- Inibina reduz a liberação de FSH
- Célula gonadotrófica
- FSH, junto da testosterona, estimula a espermatogênese
- LH estimula a secreção de testosterona
- FSH / LH / Testosterona
- Inibina
- ABP
- Espermatogônias
- Células de Sertoli secretam proteína ligadora de androgênio (ABP)
- Di-hidrotestosterona (DHT)
- Células de Leydig

- Padrão masculino de desenvolvimento (antes do nascimento)
- Aumento dos órgãos sexuais masculinos e expressão das características sexuais secundárias masculinas (começando na puberdade)
- Anabolismo (síntese proteica)

Símbolos:
- LH
- FSH
- Testosterona
- Receptor de LH
- Receptor de FSH
- Receptor de androgênio

? Quais células secretam inibina?

espermatozoides. A peça principal é a parte mais longa da cauda e a peça terminal é a parte afilada da cauda dos espermatozoides. Após serem ejaculados, a maioria dos espermatozoides não sobrevive mais de 48 horas no sistema genital feminino.

Controle hormonal da função testicular. Embora os fatores desencadeadores não sejam conhecidos, na puberdade determinadas células neurossecretoras hipotalâmicas aumentam sua secreção do **hormônio liberador de gonadotropinas** (**GnRH**). Esse hormônio, por sua vez, estimula as células gonadotróficas na adeno-hipófise a aumentarem sua secreção de duas gonadotropinas, **hormônio luteinizante** (**LH**) e **FSH**. A **Figura 28.7** mostra os hormônios e as alças de retroalimentação (*feedback*) negativas que controlam a secreção de testosterona e a espermatogênese.

O LH estimula as células de Leydig, que estão localizadas entre os túbulos seminíferos, a secretar o hormônio **testosterona**. Esse hormônio esteroide é sintetizado a partir do colesterol nos testículos e é o principal androgênio. A testosterona é lipossolúvel e se difunde prontamente para fora das células intersticiais para o líquido intersticial e, depois, para o sangue. A testosterona, via *feedback* negativo, suprime a secreção de LH pelos gonadotrofos da adeno-hipófise, além de suprimir a secreção de GnRH pelas células neurossecretoras hipotalâmicas. Em algumas células-alvo, como as encontradas nos órgãos genitais externos e na próstata, a enzima 5 alfarredutase converte a testosterona em outro androgênio denominado **di-hidrotestosterona** (**DHT**).

O FSH atua de modo indireto para estimular a espermatogênese (**Figura 28.7**). O FSH e a testosterona atuam de modo sinérgico nas células de Sertoli e estimulam a secreção da **proteína ligadora de androgênio** (**ABP**, *androgen-binding protein*) para o lúmen dos túbulos seminíferos e para o líquido intersticial em torno das espermatogônias. A ABP se liga à testosterona, mantendo sua concentração elevada. A testosterona estimula as etapas finais da espermatogênese nos túbulos seminíferos. Após ser atingido o grau de espermatogênese necessário para as funções reprodutoras masculinas, as células de Sertoli liberam **inibina**, um hormônio proteico assim denominado porque inibe a secreção de FSH pela adeno-hipófise (**Figura 28.7**). Se a espermatogênese progredir muito lentamente, menos inibina é liberada, possibilitando mais secreção de FSH e aceleração da espermatogênese.

A testosterona e a di-hidrotestosterona se ligam aos mesmos receptores de androgênio, que são encontrados no interior dos núcleos das células-alvo. O complexo hormônio–receptor regula a expressão gênica, "ligando" alguns genes e "desligando" outros genes. Por causa dessas modificações, os androgênios provocam vários efeitos:

- *Desenvolvimento pré-natal*. Antes do nascimento, a testosterona estimula o padrão masculino de desenvolvimento dos ductos do sistema genital e a descida dos testículos. A di-hidrotestosterona estimula o desenvolvimento dos órgãos genitais externos (descrito na Seção 28.6). A testosterona também é convertida no encéfalo em estrógenos (hormônios feminilizantes), que participam do desenvolvimento de determinadas regiões do encéfalo nos homens

- *Desenvolvimento das características sexuais masculinas*. Na puberdade, a testosterona e a di-hidrotestosterona desencadeiam o desenvolvimento e o aumento dos órgãos sexuais masculinos e o desenvolvimento das características sexuais secundárias masculinas. As **características sexuais secundárias** são traços que diferenciam homens e mulheres, mas não participam diretamente na reprodução. As características sexuais secundárias incluem crescimento muscular e esquelético que resulta em ombros largos e quadris estreitos; pelos na face e no tórax (dentro dos limites hereditários) e mais pelos em outras partes do corpo; espessamento da pele; aumento da secreção das glândulas sebáceas e aumento das dimensões da laringe e consequente modificação da voz (mais grave)

- *Desenvolvimento da função sexual*. Os androgênios contribuem para o comportamento sexual masculino e para a espermatogênese e para o impulso sexual (libido) nos homens e nas mulheres. Vale lembrar que o córtex da suprarrenal é a principal fonte de androgênios nas mulheres

- *Estimulação do anabolismo*. Androgênios são hormônios anabólicos, ou seja, eles estimulam a síntese proteica. Esse efeito é evidente na musculatura mais desenvolvida e na maior massa óssea da maioria dos homens em comparação às mulheres.

Um sistema de retroalimentação (*feedback*) negativo regula a produção de testosterona (**Figura 28.8**). Quando a concentração sanguínea de testosterona se eleva até determinado nível, ela inibe a liberação de GnRH por células no hipotálamo. Como resultado, há menos GnRH no sangue portal que flui do hipotálamo para a adeno-hipófise. A seguir, células gonadotróficas na adeno-hipófise liberam menos LH, de modo que a concentração dele no sangue sistêmico cai. Por causa da estimulação reduzida por LH, as células de Leydig nos testículos secretam menos testosterona e ocorre um retorno à homeostasia. Entretanto, se a concentração sanguínea de testosterona cair muito, o GnRH é

FIGURA 28.8 Controle por *feedback* negativo do nível sanguíneo de testosterona.

Gonadotrofos da adeno-hipófise produzem hormônio luteinizante (LH).

ESTÍMULO

Compromete a homeostasia ao aumentar

CONDIÇÃO CONTROLADA
Nível sanguíneo de testosterona

RECEPTORES
Células no hipotálamo que secretam GnRH

Aporte — GnRH diminuído na circulação porta hipotálamo-hipófise

CENTRO DE CONTROLE
Células gonadotróficas na adeno-hipófise

Eferência — LH diminuído no sangue sistêmico

EFETORES
Células de Leydig nos testículos

Secretam menos testosterona

RESPOSTA
Redução do nível sanguíneo de testosterona

Retorno à homeostasia quando a resposta normaliza o nível sanguíneo de testosterona

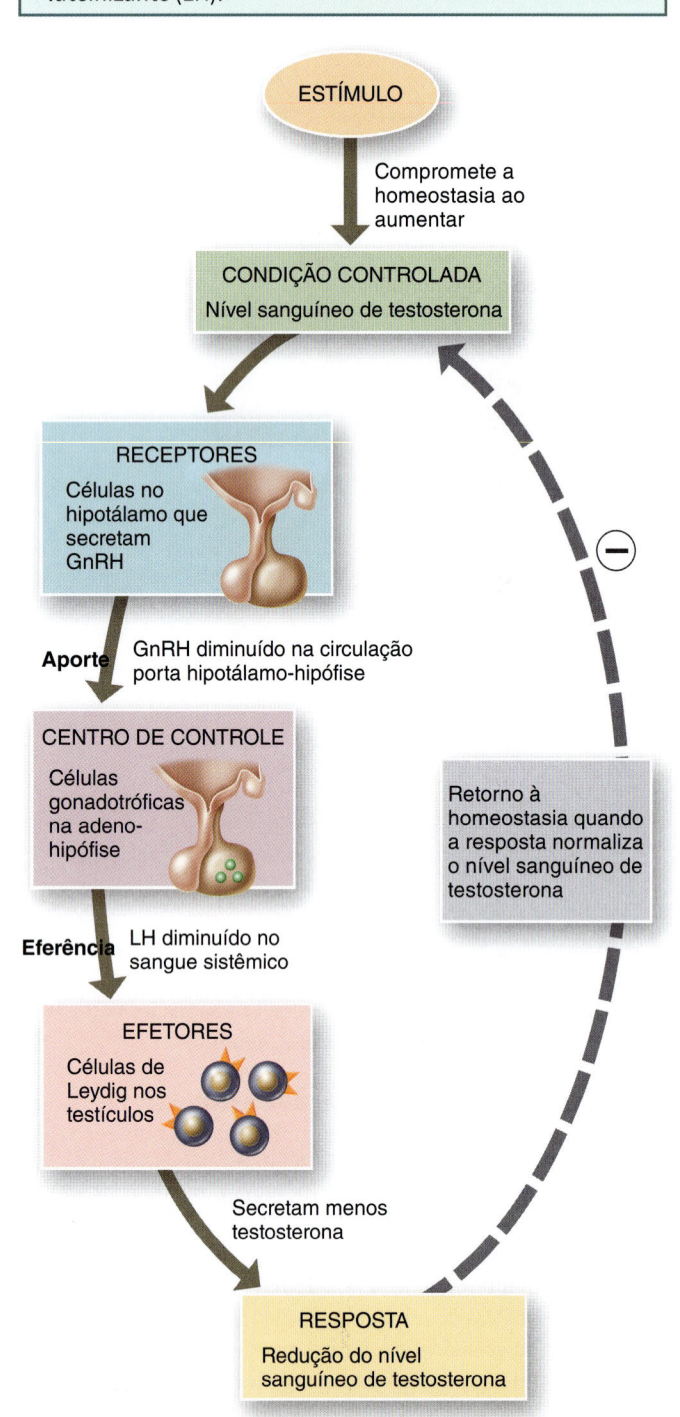

? Quais hormônios inibem a secreção de FSH e LH pela adeno-hipófise?

liberado de novo pelo hipotálamo e estimula a secreção de LH pela adeno-hipófise. O LH estimula, por sua vez, a produção de testosterona pelos testículos.

> **Teste rápido**
>
> 1. Descreva a função do escroto na proteção dos testículos contra flutuações de temperatura.
> 2. Descreva a estrutura interna do testículo. Onde os espermatozoides são produzidos? Quais são as funções das células de Sertoli e das células de Leydig?
> 3. Descreva os principais eventos da espermatogênese.
> 4. Qual parte de um espermatozoide contém enzimas que o ajudam a fertilizar um oócito secundário?
> 5. Quais são as funções do FSH, do LH, da testosterona e da inibina no sistema genital masculino? Como é controlada a secreção desses hormônios?

Ductos do sistema genital masculino

Ductos dos testículos. A pressão gerada pelo líquido secretado pelas células de Sertoli impulsiona os espermatozoides e o líquido ao longo do lúmen dos túbulos seminíferos contorcidos e, a seguir, ao longo de vários ductos muito curtos, os chamados **túbulos seminíferos retos** (ver **Figura 28.3 A**). Os túbulos seminíferos retos levam a um sistema de ductos no testículo denominado **rede do testículo**. A partir da rede do testículo, os espermatozoides se movem para os **dúctulos eferentes** em direção ao epidídimo, e escoam em um tubo único denominado **ducto do epidídimo**.

Epidídimo. O **epidídimo** é um órgão com aproximadamente 4 cm de comprimento encurvado ao longo das margens superior e posterior dos testículos, apresentando um aspecto semelhante a uma vírgula na vista lateral (ver **Figura 28.3 A**). Cada epidídimo é constituído principalmente pelo **ducto do epidídimo**, que é extremamente espiralado. Os dúctulos eferentes do testículo se juntam ao ducto do epidídimo na parte superior (maior) do epidídimo, que é denominada **cabeça do epidídimo**. O **corpo do epidídimo** é a parte média (estreita) do epidídimo e a cauda é a parte inferior (a menor parte). Em sua extremidade distal, a **cauda** do epidídimo se continua como ducto deferente (discutido logo adiante).

O ducto do epidídimo teria aproximadamente 3 a 4 m de comprimento se fosse desenroscado; é revestido por epitélio pseudoestratificado colunar e circundado por camadas de músculo liso. As superfícies livres das células colunares contêm **estereocílios**, que, apesar do seu nome, são microvilosidades (não são cílios) longas e ramificadas que aumentam a área de superfície para a reabsorção de espermatozoides degenerados. Tecido conjuntivo em torno da camada muscular conecta as alças do ducto do epidídimo e contém vasos sanguíneos e nervos.

Do ponto de vista funcional, o epidídimo é o local da **maturação dos espermatozoides**, o processo por meio do qual os espermatozoides adquirem motilidade e a capacidade de fertilizar um oócito secundário. Isso ocorre em um período de aproximadamente 14 dias. O epidídimo também ajuda a impulsionar os espermatozoides para o ducto deferente durante a excitação sexual por meio de contração peristáltica de sua musculatura lisa. Além disso, o epidídimo armazena espermatozoides, que lá permanecem viáveis por até alguns meses. Os espermatozoides que não são ejaculados durante esse período são reabsorvidos.

Ducto deferente. Na cauda do epidídimo, o ducto do epidídimo se torna menos convoluto e seu diâmetro aumenta. Depois desse ponto, o ducto do epidídimo passa a ser chamado **ducto deferente** (ver **Figura 28.3 A**). O ducto deferente, que tem aproximadamente 45 cm de comprimento, ascende ao longo da margem posterior do epidídimo pelo funículo espermático e, a seguir, penetra na cavidade pélvica. O ducto deferente passa sobre o ureter, sobre as superfícies lateral e posterior da bexiga urinária (ver **Figura 28.1 A**). A parte terminal dilatada do ducto deferente é a **ampola** (ver **Figura 28.9**). A mucosa do ducto deferente é constituída por epitélio pseudoestratificado colunar e lâmina própria (tecido conjuntivo areolar). A camada muscular é constituída por três camadas de músculo liso; as camadas interna e externa são longitudinais e a camada média é circular.

Do ponto de vista funcional, o ducto deferente transporta espermatozoides durante a excitação sexual do epidídimo para a uretra por meio de contrações peristálticas de sua camada muscular. Como o epidídimo, o ducto deferente também consegue armazenar espermatozoides por alguns meses. Os espermatozoides armazenados e que não são ejaculados acabam sendo reabsorvidos.

Funículo espermático. O **funículo espermático** é uma estrutura acessória do sistema genital masculino que ascende a partir do escroto (ver **Figura 28.2**). Cada funículo espermático é constituído por um ducto deferente que ascende a partir do escroto, pela artéria testicular, pelas veias que drenam o testículo e levam testosterona para a circulação (o plexo pampiniforme), por nervos autônomos, por vasos linfáticos e pelo músculo cremaster. O funículo espermático e o nervo ilioinguinal atravessam o **canal inguinal**, uma via de passagem oblíqua na parede anterior do abdome, anterior, ligeiramente superior e paralela à metade medial do ligamento inguinal. O canal inguinal, que tem aproximadamente 4 a 5 cm de comprimento, origina-se no **anel inguinal profundo** (abdominal), uma abertura na aponeurose do músculo transverso do abdome; o canal inguinal termina no **anel inguinal superficial** (subcutâneo) (ver **Figura 28.2**), uma abertura triangular na aponeurose do músculo oblíquo externo do abdome. Nas mulheres, o ligamento redondo do útero e o nervo ilioinguinal atravessam o canal inguinal.

O termo **varicocele** descreve uma tumefação no escroto consequente à dilatação das veias que drenam os testículos. É, habitualmente, mais evidente quando o indivíduo está em posição ortostática. A intervenção cirúrgica é indicada quando o paciente refere dor testicular refratária à medicação, em casos de infertilidade ou quando são detectados níveis plasmáticos baixos de testosterona.

Ductos ejaculatórios. Cada **ducto ejaculatório** tem aproximadamente 2 cm de comprimento e é formado pela união do ducto excretor da glândula seminal com a ampola do ducto deferente (**Figura 28.9**). Os curtos ductos ejaculatórios se formam logo acima da base (parte superior) da próstata e passam inferior e anteriormente através da próstata. Eles terminam na parte prostática da uretra, onde ejetam espermatozoides e secreções das glândulas seminais imediatamente antes da liberação do sêmen da uretra para a parte exterior do corpo.

Uretra. Nos homens, a **uretra** é o ducto terminal compartilhado dos sistemas genital e urinário, sendo usada como via de passagem para a urina e para o sêmen. A uretra tem aproximadamente 20 cm de comprimento, atravessa a próstata, o músculo transverso profundo do períneo e o pênis. É subdividida em três partes (ver **Figuras 28.1** e **28.22**). A **parte prostática da uretra** tem 2 a 3 cm de comprimento e atravessa a próstata. Durante seu trajeto no sentido inferior, a uretra atravessa o músculo transverso profundo do períneo, onde é conhecida como **parte membranácea da uretra**. A parte membranácea da uretra tem aproximadamente 1 cm de comprimento. Quando esse ducto atravessa o corpo esponjoso do pênis, passa a ser chamado **parte esponjosa da uretra**, que tem

FIGURA 28.9 **Localização de algumas glândulas acessórias do sistema genital masculino.** A próstata, a uretra e o pênis foram seccionados para mostrar detalhes internos.

A uretra masculina tem três subdivisões: as partes prostática, membranácea e esponjosa.

Funções das secreções das glândulas acessórias do sistema genital masculino

1. As glândulas seminais secretam líquido seminal, um líquido visco alcalino que ajuda a neutralizar o meio ácido no sistema genital feminino, fornece frutose para a produção de ATP pelos espermatozoides, contribui para a motilidade e a viabilidade dos espermatozoides e ajuda a coagulação do sêmen após a ejaculação.

2. A próstata secreta líquido prostático, um líquido leitoso e discretamente ácido que contém enzimas que degradam proteínas da coagulação provenientes das glândulas seminais.

3. As glândulas bulbouretrais secretam um líquido alcalino, que neutraliza o meio ácido da uretra, e muco, que lubrifica seu revestimento e a extremidade do pênis durante a relação sexual.

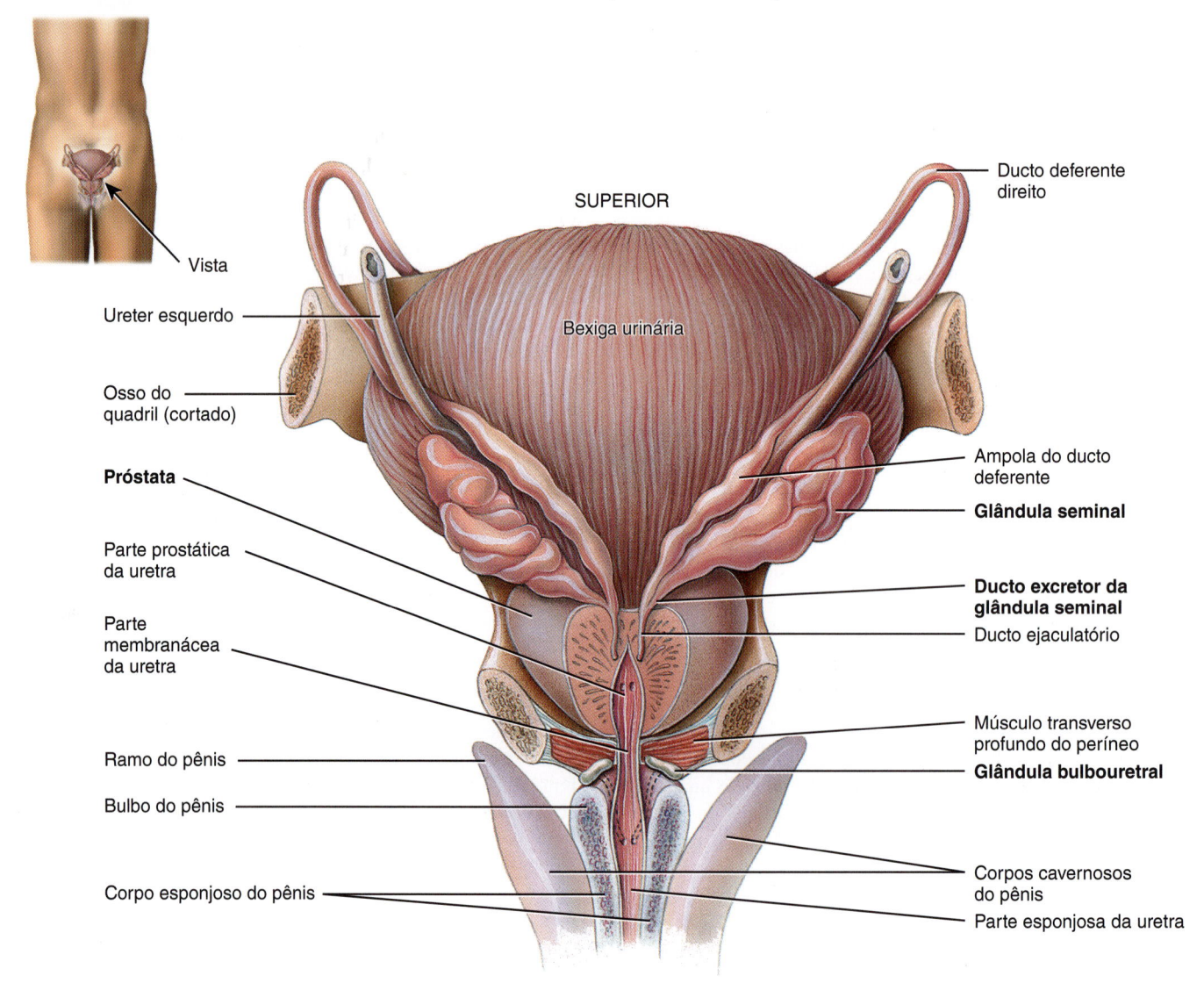

A. Vista posterior das glândulas acessórias do sistema genital masculino

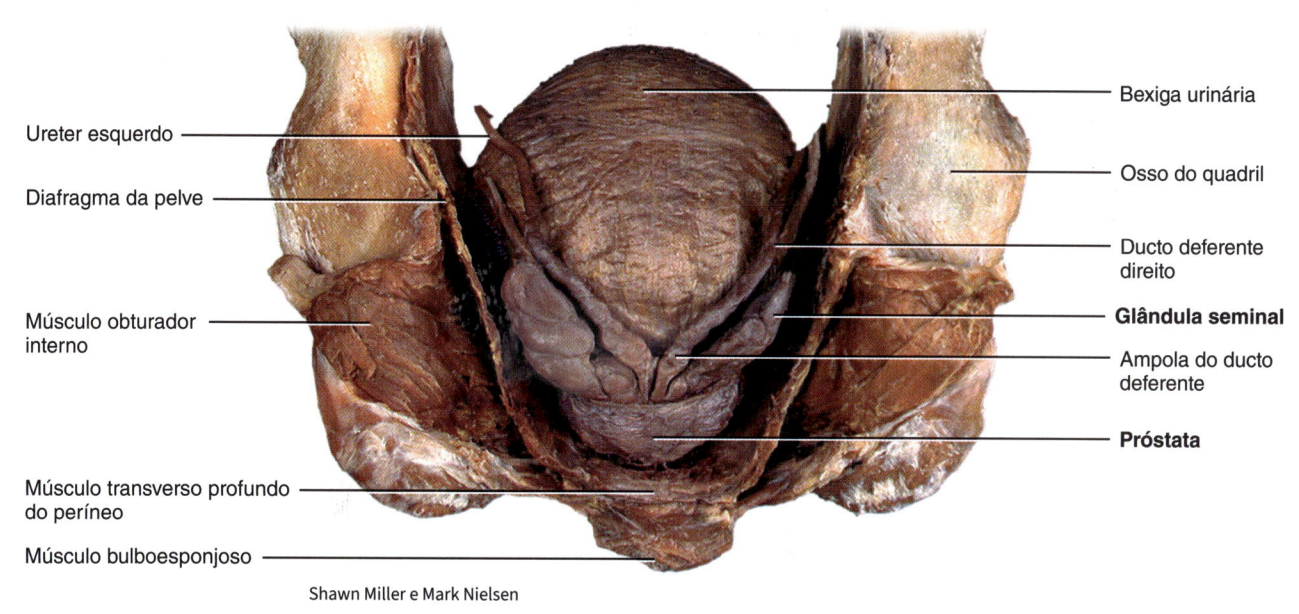

B. Vista posterior das glândulas acessórias do sistema genital masculino

? Como as glândulas sexuais acessórias contribuem para o líquido seminal?

> ### Teste rápido
>
> 6. Quais ductos transportam espermatozoides nos testículos?
> 7. Descreva a localização, a estrutura e as funções do ducto do epidídimo, do ducto deferente e do ducto ejaculatório.
> 8. Informe as localizações das três subdivisões da uretra masculina.
> 9. Descreva o trajeto dos espermatozoides no sistema de ductos desde os túbulos seminíferos até a uretra.
> 10. Liste as estruturas existentes no funículo espermático.

aproximadamente 15 a 20 cm. A parte esponjosa da uretra termina no **óstio externo da uretra**. As caraterísticas histológicas da uretra masculina são revisadas na Seção 26.8.

Glândulas acessórias do sistema genital masculino

Os ductos do sistema genital masculino armazenam e transportam espermatozoides, mas as glândulas acessórias do sistema genital masculino secretam a maior parte da parte líquida do sêmen. As **glândulas acessórias do sistema genital masculino** incluem as glândulas seminais, a próstata e as glândulas bulbouretrais.

Glândulas seminais. As **glândulas seminais** (ou *vesículas seminais*), pares, são estruturas saculares convolutas, com aproximadamente 5 cm de comprimento, localizadas posteriormente à base da bexiga urinária e anteriormente ao reto (**Figura 28.9**). Os ductos excretores das glândulas seminais secretam **líquido seminal**, um líquido alcalino viscoso que contém frutose (um monossacarídeo), prostaglandinas e proteínas da coagulação que são diferentes das proteínas da coagulação no sangue. A natureza alcalina do líquido seminal ajuda a neutralizar o meio ácido da uretra masculina e do sistema genital feminino. Se não existisse esse líquido, os espermatozoides seriam inativados e destruídos. A frutose é utilizada na produção de ATP pelos espermatozoides. As prostaglandinas contribuem para a motilidade e a viabilidade dos espermatozoides e estimulam contrações da musculatura lisa no sistema genital feminino. As proteínas de coagulação ajudam o sêmen a coagular após a ejaculação. Acredita-se que a coagulação ocorra para evitar que os espermatozoides escorram da vagina. O líquido secretado normalmente pelas glândulas seminais constitui aproximadamente 60% do volume de sêmen.

Próstata. A **próstata** é uma glândula única, em formato de rosca, com as dimensões aproximadas de uma bola de golfe. A próstata tem aproximadamente 4 cm de um lado ao outro, aproximadamente 3 cm da parte mais alta à parte mais baixa e aproximadamente 2 cm da parte anterior até a posterior. Está localizada inferiormente à bexiga urinária e circunda a parte prostática da uretra (**Figura 28.9**). As dimensões da próstata aumentam lentamente desde o nascimento até a puberdade; depois a próstata se expande rapidamente até aproximadamente os 30 anos de idade. Normalmente, o tamanho da próstata permanece estável até aproximadamente os 45 anos de idade, quando ocorre aumento adicional, comprimindo a uretra e interferindo no fluxo de urina.

A próstata secreta o **líquido prostático**, um líquido leitoso e discretamente ácido (pH de aproximadamente 6,5) que contém várias substâncias. (1) O *ácido cítrico* no líquido prostático é usado pelos espermatozoides para produção de ATP via ciclo de Krebs. (2) Várias *enzimas proteolíticas*, como o *antígeno prostático específico* (PSA, sigla do inglês *prostate-specific antigen*), pepsinogênio, lisozima, amilase e hialuronidase, acabam degradando as proteínas de coagulação provenientes das glândulas seminais. (3) A função da *fosfatase ácida* secretada pela próstata não é conhecida. (4) A seminalplasmina no líquido prostático é um antibiótico que consegue destruir bactérias. A seminalplasmina ajuda a reduzir o número de bactérias de ocorrência natural no sêmen e na parte inferior do sistema genital feminino. As secreções da próstata chegam à parte prostática da uretra via múltiplos dúctulos prostáticos. As secreções prostáticas constituem aproximadamente 25% do volume de sêmen e contribuem para a motilidade e a viabilidade dos espermatozoides.

Glândulas bulbouretrais.

As **glândulas bulbouretrais** (*glândulas de Cowper*), pares, têm o tamanho aproximado de ervilhas. As glândulas bulbouretrais estão localizadas inferiormente à próstata de cada lado da parte membranácea da uretra nos músculos transversos profundos do períneo, e seus ductos se abrem para a parte esponjosa da uretra (**Figura 28.9**). Durante a excitação sexual, as glândulas bulbouretrais secretam um líquido alcalino para a uretra, o qual protege os espermatozoides, ao neutralizar os ácidos da urina na uretra. Elas também secretam muco que lubrifica a extremidade do pênis e o revestimento da uretra, reduzindo o número de espermatozoides danificados durante a ejaculação. Alguns homens liberam uma ou duas gotas desse muco durante a excitação sexual e a ereção. Esse líquido não contém espermatozoides.

Sêmen

O **sêmen** é uma mistura de espermatozoides e **líquido seminal**, que é constituído pelas secreções dos túbulos seminíferos, das glândulas seminais, da próstata e das glândulas bulbouretrais. O volume de sêmen em uma ejaculação típica é 2,5 a 5 mililitros (mℓ), com 50 a 150 milhões de espermatozoides por mℓ. Quando o número de espermatozoides cai abaixo de 20 milhões/mℓ, o homem é, provavelmente, infértil. Um grande número de espermatozoides é necessário para uma fertilização bem-sucedida porque apenas uma fração diminuta deles alcança o oócito secundário, enquanto um número excessivo de espermatozoides sem diluição suficiente pelo líquido seminal resulta em infertilidade porque as caudas dos espermatozoides ficam emaranhadas e perdem motilidade.

Apesar da discreta acidez do líquido prostático, o sêmen ainda apresenta um pH discretamente alcalino (7,2 a 7,7) por causa do pH mais elevado e do maior volume de líquido proveniente das glândulas seminais. O líquido prostático confere ao sêmen um aspecto leitoso, e o líquido proveniente das glândulas seminais e das glândulas bulbouretrais confere a consistência viscosa. O líquido seminal fornece aos espermatozoides um meio de transporte, nutrientes e proteção contra o meio ácido hostil da uretra masculina e da vagina feminina.

Após a ejaculação, o sêmen líquido coagula em 5 minutos em decorrência das proteínas de coagulação provenientes das glândulas seminais. O papel funcional da coagulação do sêmen não é conhecido, mas as proteínas envolvidas são diferentes das proteínas que promovem a coagulação sanguínea. Após aproximadamente 10 a 20 minutos, o sêmen volta a se tornar liquefeito, porque o PSA e outras enzimas proteolíticas produzidas pela próstata degradam o coágulo. A liquefação anormal ou tardia do sêmen coagulado pode provocar imobilização completa ou parcial dos espermatozoides, inibindo o movimento deles através do colo do útero. Após passarem pelo útero e pelas tubas uterinas, os espermatozoides são afetados por secreções das tubas uterinas, em um processo denominado **capacitação** (ver Seção 28.2). A existência de sangue no sêmen é denominada **hemospermia**. Em muitos casos, a hemospermia é causada por inflamação dos vasos sanguíneos que revestem as glândulas seminais. É habitualmente tratada com antibióticos.

Pênis

O **pênis** contém a parte esponjosa da uretra e é a via de passagem para a ejaculação de sêmen e a eliminação de urina (**Figura 28.10**). O pênis tem formato cilíndrico e consiste em corpo, glande e raiz. O **corpo do pênis** é constituído por três massas cilíndricas de tecido, cada uma delas circundada por tecido conjuntivo denso não modelado denominado **túnica albugínea** (**Figura 28.10**). As duas massas dorsolaterais são denominadas **corpos cavernosos do pênis**. A massa medioventral menor, o **corpo esponjoso do pênis**, contém a parte esponjosa da uretra e a mantém aberta durante a ejaculação. Pele e tela subcutânea envolvem as três massas, que consistem em tecido erétil. O *tecido erétil* é constituído por numerosos seios sanguíneos (espaços vasculares) revestidos por células endoteliais e circundado por músculo liso e tecido conjuntivo elástico.

A extremidade distal do corpo esponjoso do pênis é uma região aumentada, em formato de bola, denominada **glande do pênis**; sua margem é a **coroa da glande**. A parte distal da uretra se dilata na glande do pênis e forma uma abertura terminal, o **óstio externo da uretra**. O **prepúcio** recobre a glande do pênis em homens que não se submeteram à postectomia (circuncisão), que é uma intervenção cirúrgica.

A **raiz do pênis** é a parte conectada (parte proximal) ao corpo. Consiste no **bulbo do pênis**, na continuação posterior expandida da base do corpo esponjoso do pênis, nos **ramos do pênis**, nas duas partes separadas e afuniladas dos corpos cavernosos do pênis. O bulbo do pênis é inserido na superfície inferior dos músculos profundo do períneo e é circundado pelo músculo bulboesponjoso, um músculo que auxilia na ejaculação. Cada ramo do pênis se arqueia lateralmente, a partir do bulbo do pênis, para se inserir nos ramos do ísquio e inferior do púbis, e é circundado pelo músculo isquiocavernoso (ver **Figura 11.13**). O peso do pênis é sustentado por dois ligamentos que são contínuos com a fáscia do pênis: (1) o **ligamento fundiforme do pênis**, com origem na parte inferior da linha alba, e (2) o **ligamento suspensor do pênis** com origem na sínfise púbica.

Quando ocorre estimulação sexual, as fibras parassimpáticas da parte sacral da medula espinal iniciam e mantêm uma **ereção**, o aumento das dimensões e o enrijecimento do pênis. As fibras parassimpáticas produzem e liberam óxido nítrico oxide (NO). O NO promove dilatação (relaxamento) dos músculos lisos nas paredes das arteríolas que irrigam o tecido erétil. Isso, por sua vez, possibilita a entrada de grandes volumes de sangue no tecido erétil do pênis. O NO também provoca o relaxamento da musculatura lisa no tecido erétil, resultando no alargamento

CAPÍTULO 28 Sistemas Genitais Feminino e Masculino 1117

FIGURA 28.10 **Estrutura interna do pênis e o mecanismo de ereção.** Os detalhes da pele e das fáscias são mostrados em (**B**).

O pênis contém a uretra, uma via de passagem comum para o sêmen e para a urina.

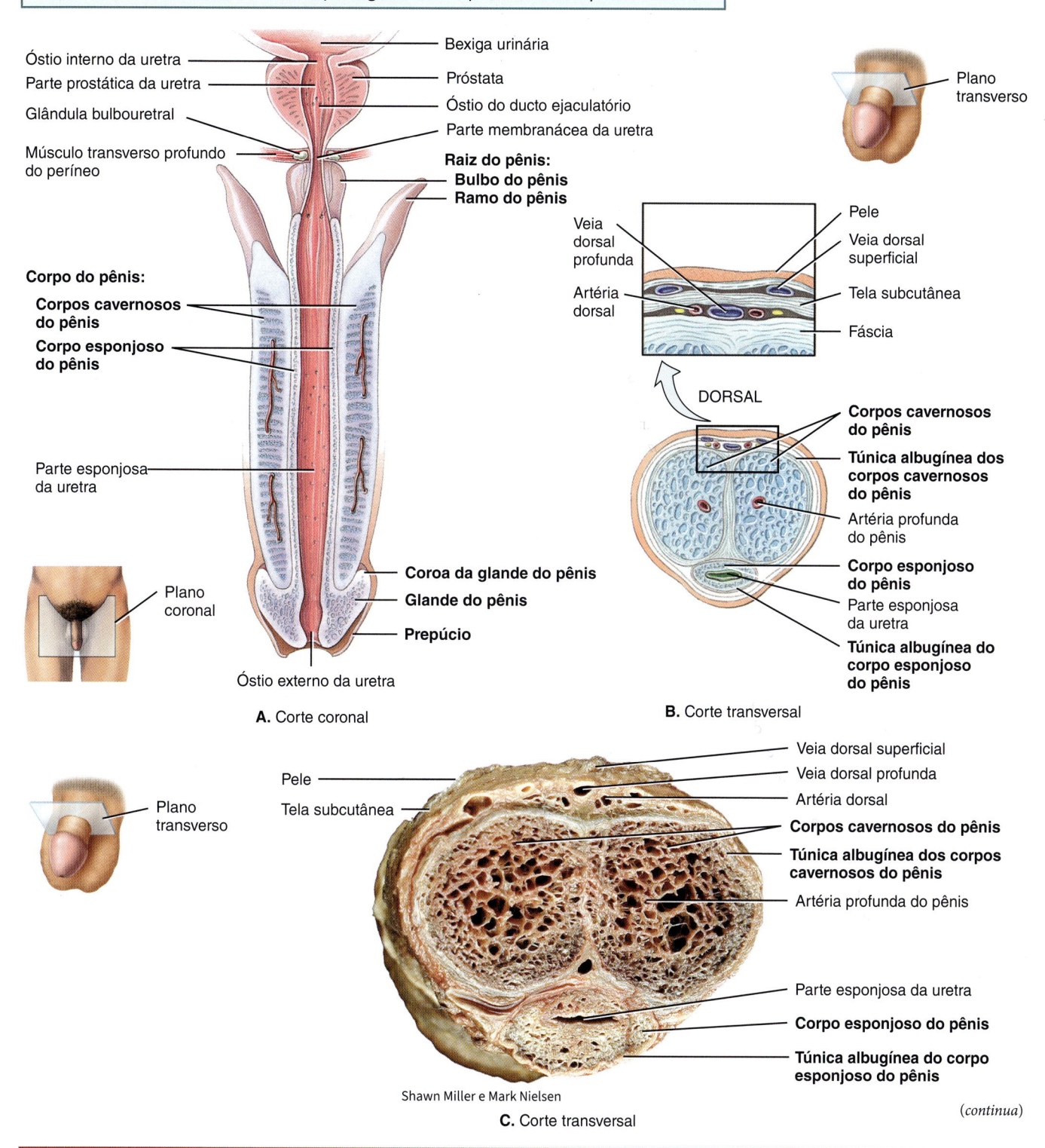

- Óstio interno da uretra
- Parte prostática da uretra
- Glândula bulbouretral
- Músculo transverso profundo do períneo
- Bexiga urinária
- Próstata
- Óstio do ducto ejaculatório
- Parte membranácea da uretra
- **Raiz do pênis:**
  - **Bulbo do pênis**
  - **Ramo do pênis**

Corpo do pênis:
- **Corpos cavernosos do pênis**
- **Corpo esponjoso do pênis**

- Parte esponjosa da uretra
- Plano coronal
- **Coroa da glande do pênis**
- **Glande do pênis**
- **Prepúcio**
- Óstio externo da uretra

A. Corte coronal

- Plano transverso
- Veia dorsal profunda
- Artéria dorsal
- Pele
- Veia dorsal superficial
- Tela subcutânea
- Fáscia

DORSAL

- **Corpos cavernosos do pênis**
- **Túnica albugínea dos corpos cavernosos do pênis**
- Artéria profunda do pênis
- **Corpo esponjoso do pênis**
- Parte esponjosa da uretra
- **Túnica albugínea do corpo esponjoso do pênis**

B. Corte transversal

- Plano transverso
- Pele
- Tela subcutânea
- Veia dorsal superficial
- Veia dorsal profunda
- Artéria dorsal
- **Corpos cavernosos do pênis**
- **Túnica albugínea dos corpos cavernosos do pênis**
- Artéria profunda do pênis
- Parte esponjosa da uretra
- **Corpo esponjoso do pênis**
- **Túnica albugínea do corpo esponjoso do pênis**

Shawn Miller e Mark Nielsen
C. Corte transversal

(continua)

Correlação clínica

A **postectomia** (circuncisão) é um procedimento cirúrgico no qual parte ou todo o prepúcio do pênis é retirado. Habitualmente, é realizada logo após o nascimento ou alguns dias depois por motivos sociais, culturais, religiosos e, mais raramente, clínicos. Embora muitos profissionais de saúde não apresentem justificativas clínicas para a realização da circuncisão, alguns acreditam que tenha alguns efeitos benéficos, tais como reduzir o risco de infecções urinárias, proteger contra câncer de pênis e, possivelmente, diminuir o risco de contrair infecções sexualmente transmissíveis (ISTs). Na verdade, estudos realizados em vários vilarejos africanos encontraram taxas mais baixas de infecção pelo HIV em homens circuncidados.

FIGURA 28.10 Continuação.

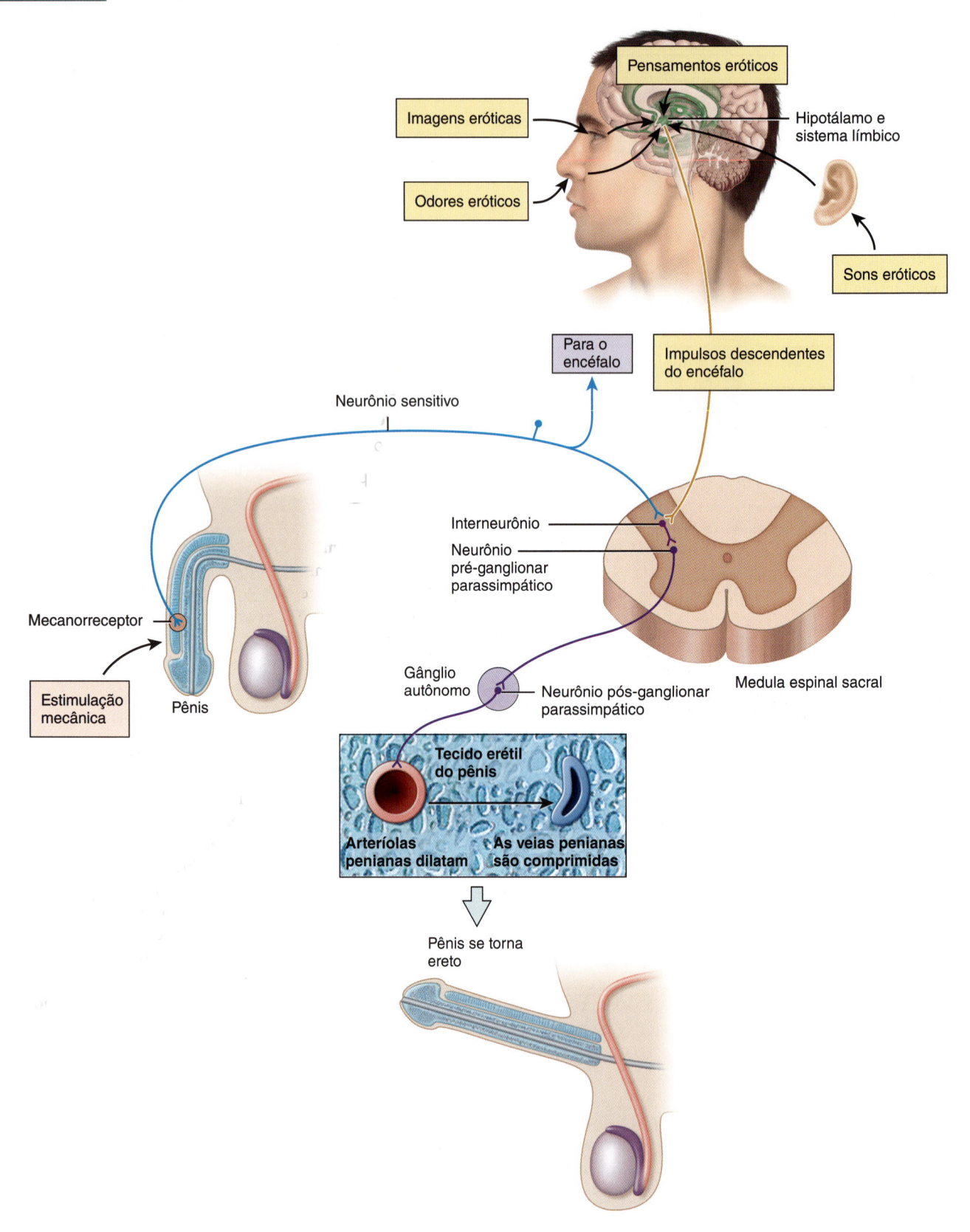

D. Circuitos neurais envolvidos na ereção

? Quais massas de tecido formam o tecido erétil no pênis e por que eles se tornam rígidos durante a excitação sexual?

dos seios sanguíneos. A combinação entre aumento do fluxo sanguíneo e alargamento dos seios sanguíneos resulta em uma ereção. A expansão dos seios sanguíneos também comprime as veias que drenam o pênis; o alentecimento do efluxo sanguíneo ajuda a manter a ereção. A inserção do pênis ereto na vagina é denominada **relação heterossexual** ou *coito*. Um estímulo importante para a ereção é a estimulação mecânica do pênis. Mecanorreceptores fornecem aporte direto para o centro integrador de ereção na medula espinal. Imagens, sons, odores e pensamentos eróticos também podem estimular a ereção. Isso envolve impulsos descendentes do encéfalo (hipotálamo e sistema límbico) para a medula espinal. Estímulos negativos (mau humor, depressão, ansiedade etc.) podem inibir a ereção por essas vias descendentes.

O termo **priapismo** descreve ereção peniana persistente e, habitualmente, dolorosa que não envolve desejo ou estimulação sexual. Essa condição pode durar algumas horas e se acompanha de dor espontânea e à palpação. O priapismo resulta de anormalidades dos nervos e dos vasos sanguíneos, habitualmente em resposta a medicamentos usados para promover ereção nos homens com disfunção erétil. Outras causas incluem um distúrbio da medula espinal, leucemia, doença falciforme ou tumor pélvico.

A **ejaculação**, a liberação vigorosa de sêmen da uretra para o exterior do corpo, é um reflexo simpático coordenado pela região lombar da medula espinal. Como parte do reflexo, o esfíncter de músculo liso na base da bexiga urinária se fecha, evitando que a urina seja expelida durante a ejaculação e o sêmen penetre na bexiga urinária. Mesmo antes de ocorrer a ejaculação, contrações peristálticas no epidídimo, no ducto deferente, nas glândulas seminais, nos ductos ejaculatórios e na próstata impulsionam o sêmen para a parte esponjosa da uretra. Normalmente, isso leva à **emissão** de um pequeno volume de sêmen antes da ejaculação. A emissão também pode ocorrer durante o sono (emissão noturna). Os músculos do pênis (músculos bulboesponjoso, isquiocavernoso e transverso superficial do períneo), que são supridos pelos nervos pudendos, também se contraem na ejaculação (ver **Figura 11.13**).

Após o término da estimulação sexual do pênis, as arteríolas que irrigam o tecido erétil do pênis e os músculos lisos no tecido erétil se contraem, reduzindo as dimensões dos seios sanguíneos. Isso alivia a pressão nas veias que drenam o pênis e possibilita o escoamento de sangue por elas. Consequentemente, o pênis retorna ao seu estado flácido (relaxado).

Correlação clínica

Ejaculação precoce

Ejaculação precoce é aquela que ocorre muito cedo na relação sexual, por exemplo, durante as preliminares ou logo após a penetração. Habitualmente, é causada por ansiedade, outras causas psicológicas ou prepúcio ou glande do pênis extraordinariamente sensível. Em muitos casos a ejaculação precoce pode ser superada por várias técnicas (tais como apertar o pênis entre a glande e o corpo do pênis quando sente a aproximação da ejaculação), terapia comportamental ou medicamentos.

Teste rápido

11. Explique, sucintamente, as localizações e as funções das glândulas seminais, da próstata e das glândulas bulbouretrais.
12. O que é o sêmen? Qual é a sua função?
13. Explique os processos fisiológicos envolvidos na ereção e na ejaculação.

28.2 Sistema genital feminino

OBJETIVOS

- **Descrever** a localização, a estrutura e as funções dos órgãos do sistema genital feminino
- **Discutir** o processo de oogênese nos ovários.

Os órgãos do **sistema genital feminino** (**Figura 28.11**) incluem os ovários (gônadas femininas); as tubas uterinas; o útero; a vagina e os órgãos externos, que são coletivamente denominados vulva. As glândulas mamárias são consideradas parte do tegumento e do sistema genital feminino. **Ginecologia** é a especialidade da medicina que aborda o diagnóstico e o tratamento de doenças do sistema genital feminino.

Ovários

Os **ovários**, que são as gônadas femininas, são glândulas pareadas, que se assemelham a amêndoas em dimensões e formato. Eles são homólogos aos testículos. (Neste caso, *homólogo* significa que os dois órgãos têm a mesma origem embrionária.) Os ovários produzem (1) gametas, oócitos secundários que amadurecem após a fertilização e (2) hormônios, inclusive progesterona e estrógenos (os hormônios sexuais femininos), inibina e relaxina.

Os ovários, um de cada lado do útero, descem para a margem da parte superior da cavidade pélvica durante o terceiro mês de desenvolvimento. Vários ligamentos mantêm os ovários em suas posições (**Figura 28.12**). O **ligamento largo** do útero, que é uma dobra do peritônio parietal, conecta-se aos ovários por uma prega de dupla camada de peritônio denominada **mesovário**. Os **ligamentos útero-ováricos** ancoram os ovários ao útero, e os **ligamentos suspensores** conectam os ovários à parede da pelve. Cada ovário contém um **hilo**, o local de entrada e de saída dos vasos sanguíneos e dos nervos ao longo do qual está preso o mesovário.

Histologia do ovário.
Cada ovário é constituído pelas seguintes partes (**Figura 28.13**):

- O **mesotélio ovariano** ou *epitélio superficial* é uma camada de epitélio simples (cúbico ou pavimentoso), que recobre a superfície do ovário

- A **túnica albugínea** é uma cápsula esbranquiçada de tecido conjuntivo denso não modelado localizado imediatamente abaixo do mesotélio ovariano
- O **córtex ovariano** é uma região logo abaixo da túnica albugínea. É constituído por folículos ovarianos (descritos adiante)

circundados por tecido conjuntivo denso não modelado que contém fibras de colágeno e células semelhantes a fibroblastos, que são denominadas *células estromais*

- A **medula ovariana** está localizada profundamente em relação ao córtex. A margem entre o córtex e medula não é bem-definida, mas a medula é constituída por tecido conjuntivo disposto de modo mais frouxo e contém vasos sanguíneos, vasos linfáticos e nervos
- Os **folículos ovarianos** estão localizados no córtex e consistem em **oócitos** em vários estágios do desenvolvimento, mais as células que os circundam. Os oócitos são imaturos. Quando as células circundantes formam uma única camada, elas são denominadas **células foliculares**; em uma fase mais avançada do desenvolvimento, quando elas formam várias camadas, passam a ser denominadas **células granulosas**. As células circundantes nutrem o oócito em desenvolvimento e começam a secretar estrógenos enquanto o folículo ovariano aumenta de tamanho
- O **folículo ovariano terciário**, também denominado *folículo maduro* ou *folículo de Graaf*, é um folículo ovariano grande e preenchido por líquido, que está prestes a se romper e expelir seu oócito secundário, em um processo conhecido como **ovulação**
- Um **corpo lúteo** contém os resquícios do folículo ovariano terciário após a ovulação. O corpo lúteo produz progesterona, estrógenos, relaxina e inibina até degenerar em tecido cicatricial fibrótico, conhecido como **corpo albicante**.

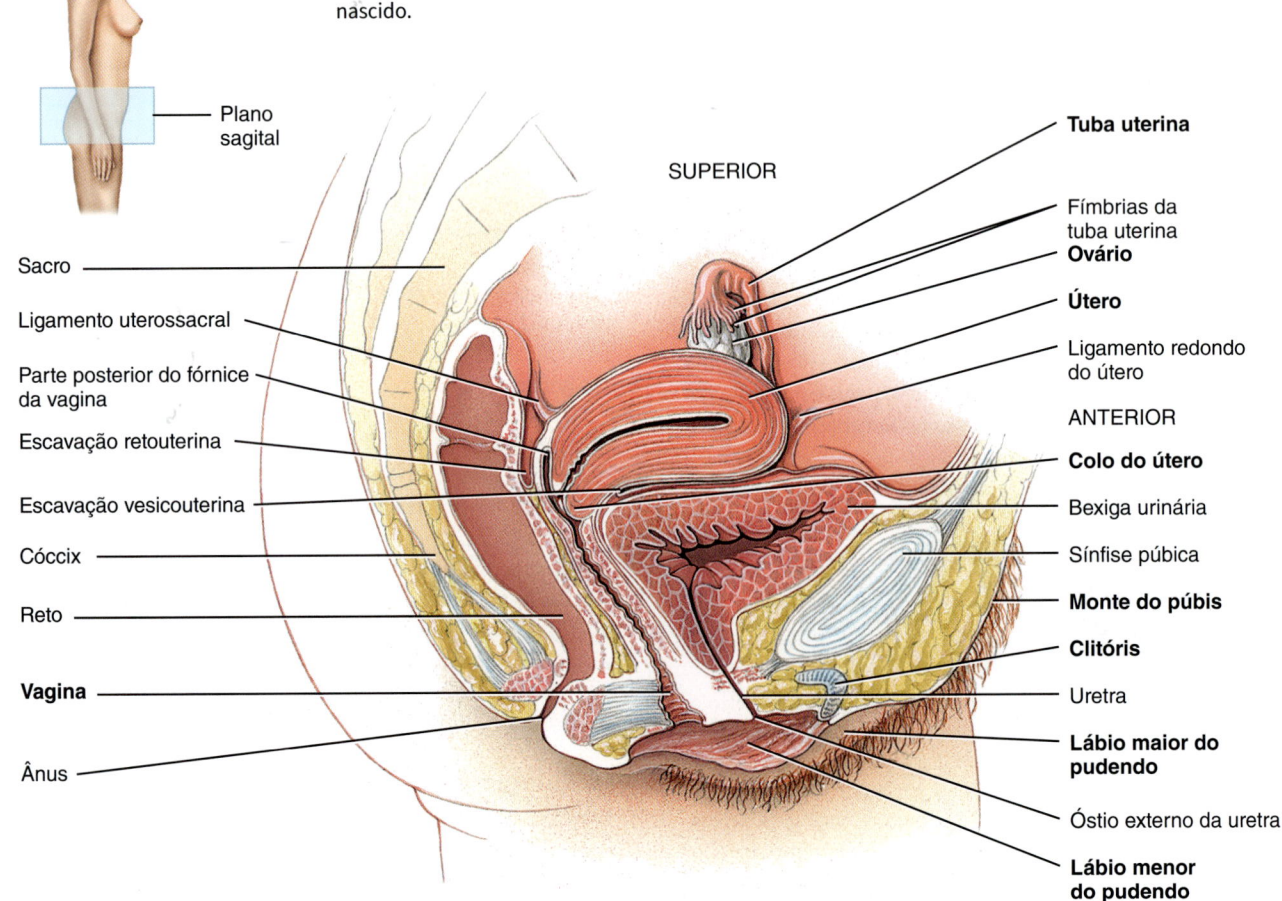

FIGURA 28.11 Órgãos do sistema genital feminino e estruturas circundantes.

Os órgãos do sistema genital feminino incluem os ovários, as tubas uterinas, o útero, a vagina, a vulva e as glândulas mamárias.

Funções do sistema genital feminino

1. Os ovários produzem oócitos secundários e hormônios, inclusive progesterona e estrógenos (hormônios sexuais femininos), inibina e relaxina.
2. As tubas uterinas transportam um oócito secundário para o útero e, normalmente, a fertilização ocorre nas tubas uterinas.
3. O útero é o local de implantação do oócito fertilizado, de desenvolvimento do feto durante a gravidez e do trabalho de parto.
4. A vagina recebe o pênis durante a relação sexual e constitui o canal de parto.
5. As glândulas mamárias sintetizam, secretam e ejetam leite para nutrir o recém-nascido.

A. Corte sagital

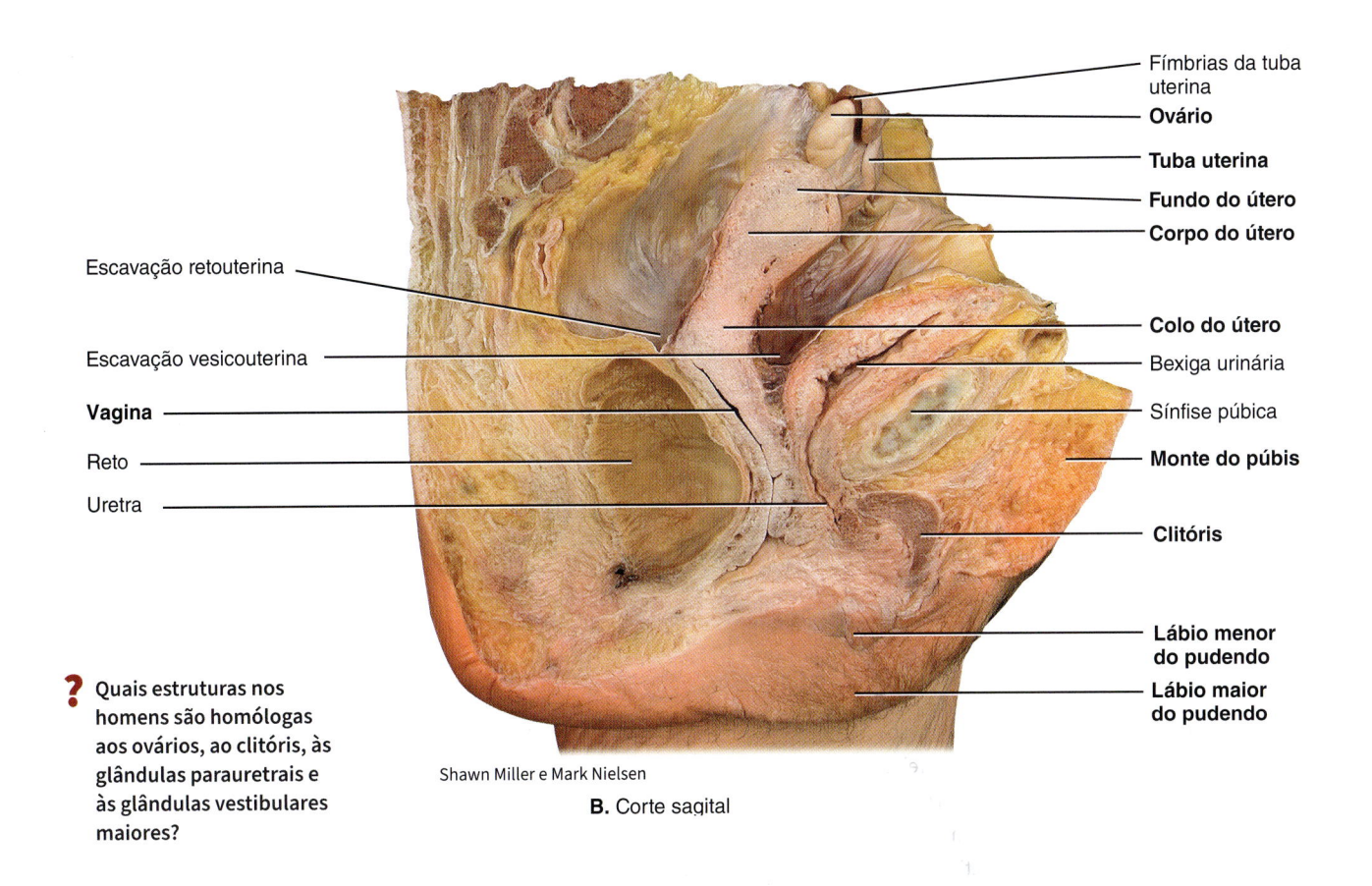

CAPÍTULO 28 Sistemas Genitais Feminino e Masculino **1121**

- Fímbrias da tuba uterina
- Ovário
- Tuba uterina
- Fundo do útero
- Corpo do útero
- Escavação retouterina
- Escavação vesicouterina
- Colo do útero
- Bexiga urinária
- Vagina
- Sínfise púbica
- Reto
- Uretra
- Monte do púbis
- Clitóris
- Lábio menor do pudendo
- Lábio maior do pudendo

? Quais estruturas nos homens são homólogas aos ovários, ao clitóris, às glândulas parauretrais e às glândulas vestibulares maiores?

Shawn Miller e Mark Nielsen
B. Corte sagital

FIGURA 28.12 Posições relativas dos ovários, do útero e dos ligamentos que sustentam esses órgãos.

Os ligamentos que mantêm os ovários em suas posições são o mesovário, o ligamento útero-ovárico e o ligamento suspensor do ovário.

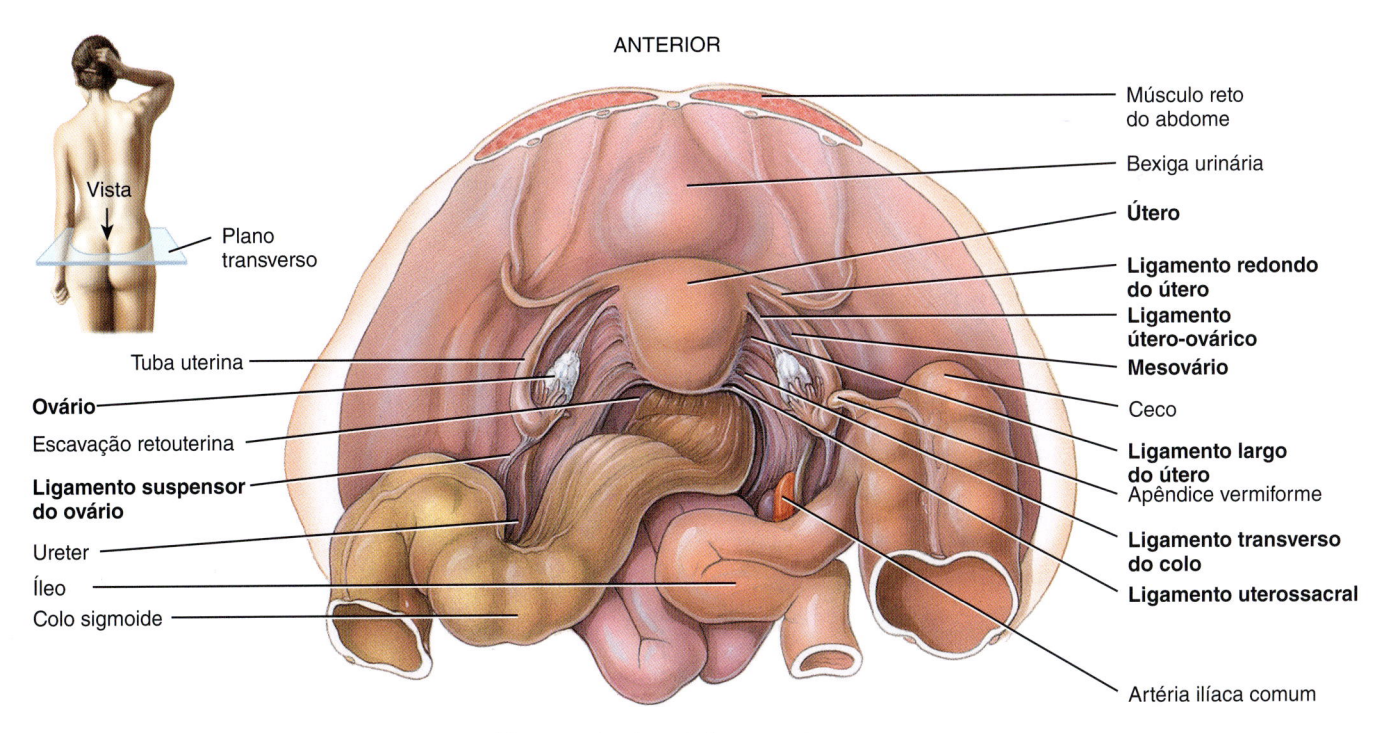

ANTERIOR

- Músculo reto do abdome
- Bexiga urinária
- Útero
- Ligamento redondo do útero
- Ligamento útero-ovárico
- Mesovário
- Ceco
- Ligamento largo do útero
- Apêndice vermiforme
- Ligamento transverso do colo
- Ligamento uterossacral
- Artéria ilíaca comum

- Vista
- Plano transverso
- Tuba uterina
- Ovário
- Escavação retouterina
- Ligamento suspensor do ovário
- Ureter
- Íleo
- Colo sigmoide

Vista superior de corte transversal

? O mesovário, o ligamento útero-ovárico e o ligamento suspensor do ovário ancoram os ovários a quais estruturas?

FIGURA 28.13 **Histologia do ovário**. As setas indicam a sequência de estágios do desenvolvimento que fazem parte da maturação de um oócito durante o ciclo ovariano.

Os ovários são as gônadas femininas e produzem oócitos haploides.

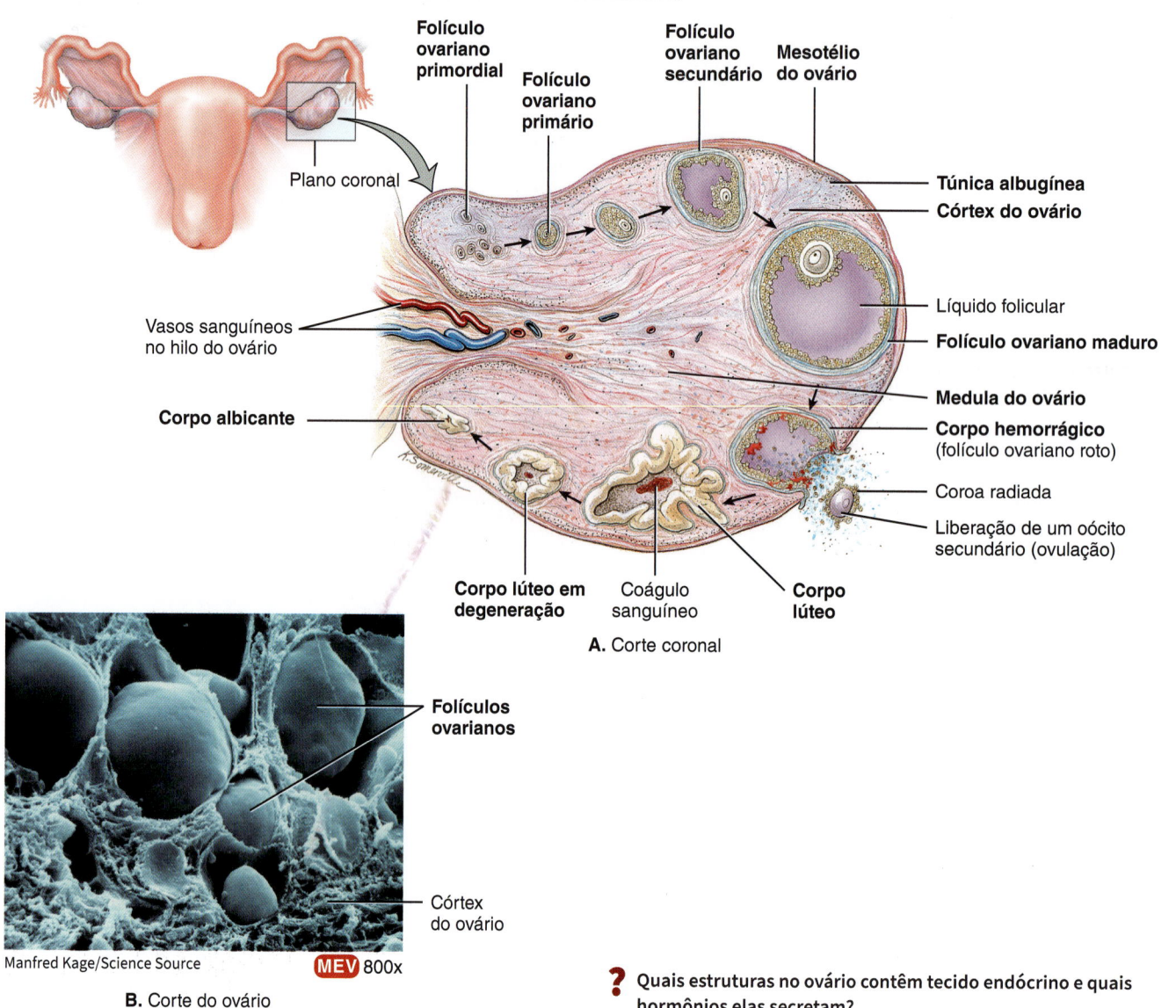

A. Corte coronal

B. Corte do ovário

? Quais estruturas no ovário contêm tecido endócrino e quais hormônios elas secretam?

Oogênese e desenvolvimento folicular. A formação de gametas nos ovários é denominada **oogênese**. Ao contrário da espermatogênese, que começa nos homens por ocasião da puberdade, a oogênese começa antes do nascimento nas mulheres. A oogênese ocorre essencialmente da mesma forma que a espermatogênese; acontece a meiose (ver Capítulo 3), e as células germinativas resultantes amadurecem.

Durante o período inicial do desenvolvimento fetal, **células germinativas primordiais** (*primitivas*) migram do saco vitelino para os ovários. Nos ovários as células germinativas se diferenciam em **oogônias**. As oogônias são células diploides (2*n*) que se dividem por mitose e produzem milhões de células germinativas. Mesmo antes do nascimento, muitas dessas células germinativas degeneram em um processo denominado **atresia**. Algumas, entretanto, tornam-se células maiores denominadas **oócitos primários**, que entram na prófase da meiose I durante o desenvolvimento fetal, mas só completam essa fase após a puberdade.

Durante esse estágio de desenvolvimento arrastado, cada oócito primário é circundado por uma camada única de células foliculares planas, e a estrutura como um todo é denominada **folículo ovariano primordial** (**Figura 28.14 A**). O córtex ovariano que circunda os folículos primordiais consiste em fibras de colágeno e **células estromais** semelhantes a fibroblastos. Por ocasião do nascimento, existem aproximadamente 200 mil a 2 milhões de oócitos primários em cada ovário. Desses, aproximadamente 40 mil ainda existem por ocasião da puberdade e cerca de 400 amadurecerão e se tornarão oócitos secundários durante o período fértil da vida das mulheres. O restante dos oócitos primários sofre atresia.

Todos os meses após a puberdade até a menopausa, as gonadotropinas (FSH e LH) secretadas pela adeno-hipófise estimulam ainda mais o desenvolvimento de vários folículos ovarianos primordiais, embora, normalmente apenas um alcance a maturidade necessária para a ovulação. Alguns folículos ovarianos primordiais começam a aumentar de tamanho e se tornam **folículos ovarianos** primários (**Figura 28.14 B**). Cada folículo ovariano primário consiste em um oócito primário que é circundado em um estágio posterior do desenvolvimento por várias camadas de células cúbicas e colunares baixas denominadas células granulosas. As células granulosas mais externas estão apoiadas em uma membrana basal. Enquanto o folículo ovariano primário cresce, forma-se uma camada de glicoproteína clara, denominada **zona pelúcida** entre o oócito primário e as células granulosas. Além disso, as células estromais em torno da membrana basal começam a formar uma camada organizada denominada **teca folicular**.

O folículo ovariano primário amadurece e se torna um folículo ovariano secundário (**Figura 28.14 C**). No **folículo ovariano secundário**, a teca se diferencia em duas camadas: (1) a **teca interna**, uma camada interna extremamente vascularizada de células cúbicas que secretam androgênios, e (2) a **teca externa**, uma camada externa de células estromais e fibras de colágeno. Além disso, as células granulosas começam a secretar líquido folicular, que se acumula em uma cavidade denominada **antro** no centro do folículo ovariano secundário. A camada mais interna de células granulosas se torna firmemente conectada à zona pelúcida e passa a ser denominada **coroa radiada** (**Figura 28.14 C**).

O folículo ovariano secundário acaba se tornando um **folículo ovariano terciário** (maduro) (**Figura 28.14 D**). Enquanto está nesse folículo ovariano, e pouco antes da ovulação, o oócito primário diploide completa a meiose I, produzindo duas células haploides (*n*) de dimensões diferentes – cada uma delas com

FIGURA 28.14 **Folículos ovarianos**.

À medida que um folículo ovariano aumenta de tamanho, acumula-se líquido folicular em uma cavidade denominada antro.

A. Folículo ovariano primordial

B. Folículo ovariano primário tardio

C. Folículo ovariano secundário

D. Folículo ovariano maduro (terciário)

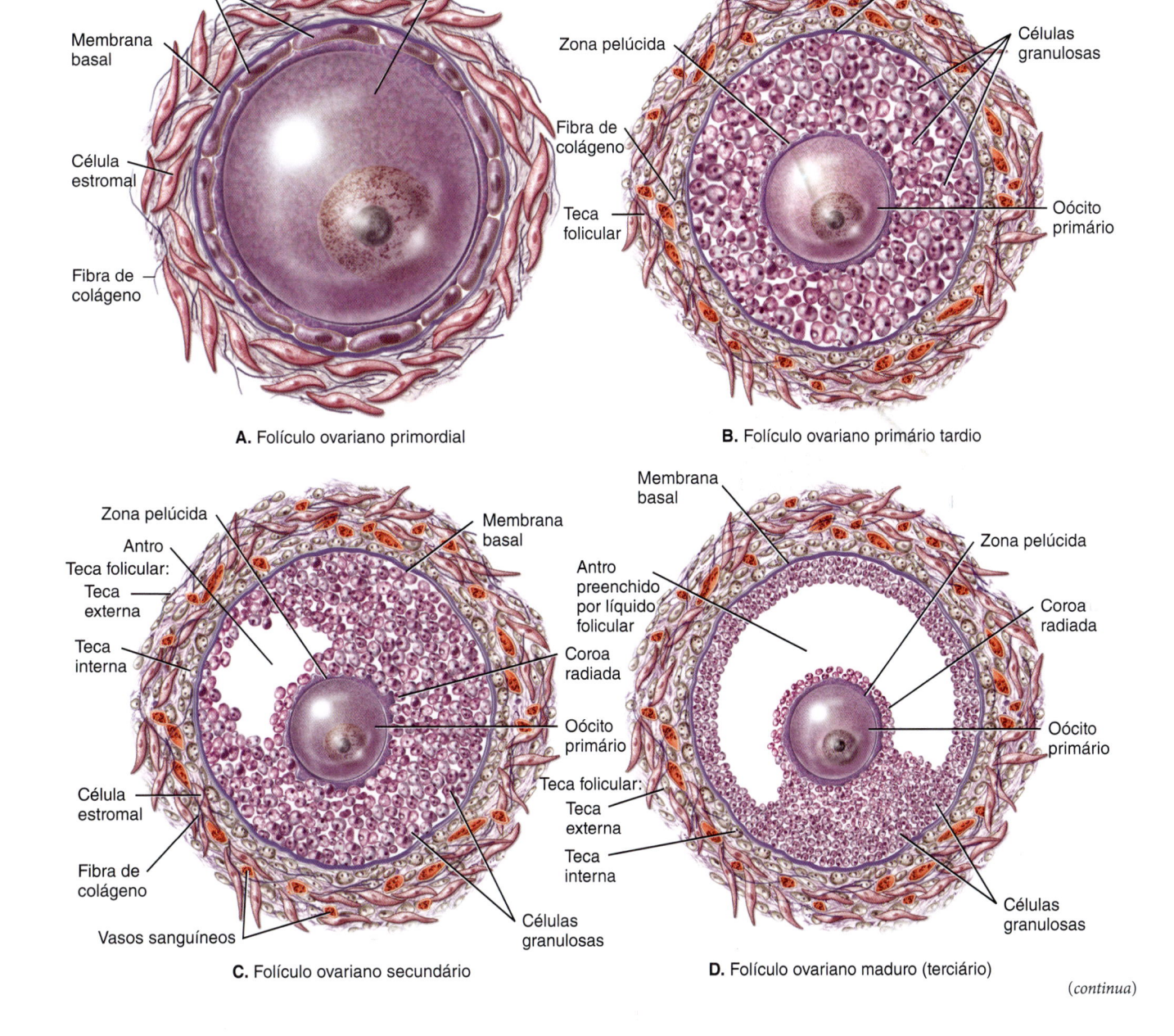

(continua)

FIGURA 28.14 *Continuação.*

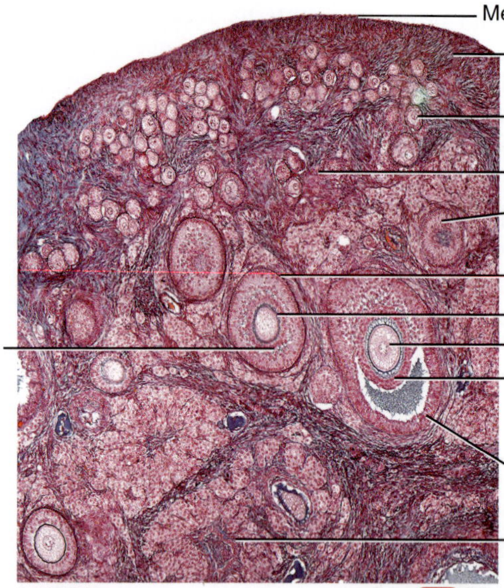

E. Córtex do ovário — MO 30x

Rótulos: Mesotélio do ovário; Túnica albugínea; Folículo primordial; Córtex do ovário; Células granulosas do folículo ovariano primário; Teca folicular; Zona pelúcida; Oócito primário; Células granulosas do folículo ovariano maduro; Folículo ovariano maduro; Corpo lúteo; Folículo ovariano secundário.

Mark Nielsen

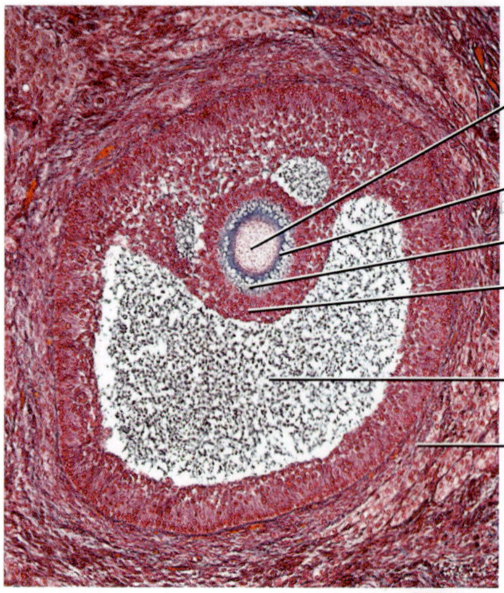

F. Folículo ovariano secundário — MO 70x

Rótulos: Oócito primário; Zona pelúcida; Coroa radiada; Células granulosas do folículo ovariano maduro; Antro preenchido por líquido folicular; Teca folicular.

Mark Nielsen

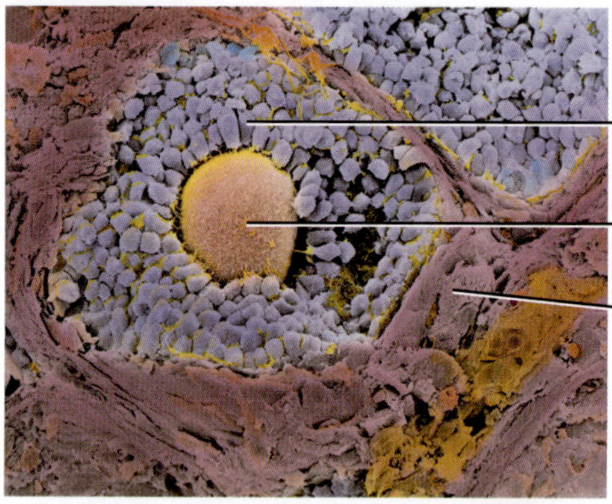

G. Folículo ovariano secundário — MEV 320x

Rótulos: Células granulosas; Oócito primário; Teca.

Prof. P.M. Motta, G. Macchiarelli, S.A. Nottola/ Science Source

? O que acontece com a maioria dos folículos ovarianos?

23 cromossomos (**Figura 28.15**). A célula menor produzida pela meiose I, denominada **primeiro corpúsculo polar**, é essencialmente um condensado de material nuclear descartado. A célula maior, conhecida como **oócito secundário**, recebe a maior parte do citoplasma. Após a formação do oócito secundário, começa a meiose II, mas esta é interrompida na metáfase. O folículo terciário logo se rompe e libera seu oócito secundário, em um processo conhecido como ovulação.

Na ovulação, o oócito secundário é expelido para a cavidade pélvica juntamente do primeiro corpúsculo polar e da coroa radiada. Normalmente, essas células são impelidas para a tuba uterina. Se não ocorrer fertilização, as células degeneram. Se, no entanto, houver espermatozoides na tuba uterina e um deles penetrar no oócito secundário, a meiose II é retomada. O oócito secundário se divide em duas células haploides e, mais uma vez, as células têm dimensões diferentes. A célula maior é a **oótide**, e a célula menor é o **segundo corpúsculo polar**. Os núcleos do espermatozoide e da oótide se unem e formam um **zigoto** diploide. Se o primeiro corpúsculo polar sofrer outra divisão para produzir dois corpúsculos polares, então o primário oócito dá origem a três corpúsculos polares haploides, que degeneram, e uma oótide haploide. Portanto, um oócito primário dá origem a um único gameta (oótide). Em contrapartida, nos homens um espermatócito primário produz quatro gametas (espermatozoides).

Correlação clínica

Cistos ovarianos

Os **cistos ovarianos** são estruturas saculares preenchidas com líquido em um ovário ou em torno de um ovário. Esses cistos, relativamente comuns, são habitualmente não cancerosos e, com frequência, desaparecem espontaneamente. Cistos cancerosos ocorrem, mais provavelmente, em mulheres com mais de 40 anos de idade. Os cistos ovarianos provocam dor, sensação de pressão, dor surda ou sensação de plenitude no abdome; dor durante a relação sexual; atraso, dor ou irregularidade menstrual; surgimento abrupto de dor aguda no andar inferior do abdome e/ou sangramento vaginal. A maioria dos cistos ovarianos não precisa de tratamento, entretanto, os cistos maiores (mais de 5 cm) podem ser removidos cirurgicamente.

FIGURA 28.15 **Oogênese**. As células diploides (*2n*) têm 46 cromossomos, enquanto as células haploides (*n*) têm 23 cromossomos.

A meiose só é completada em um oócito secundário se ocorrer fertilização.

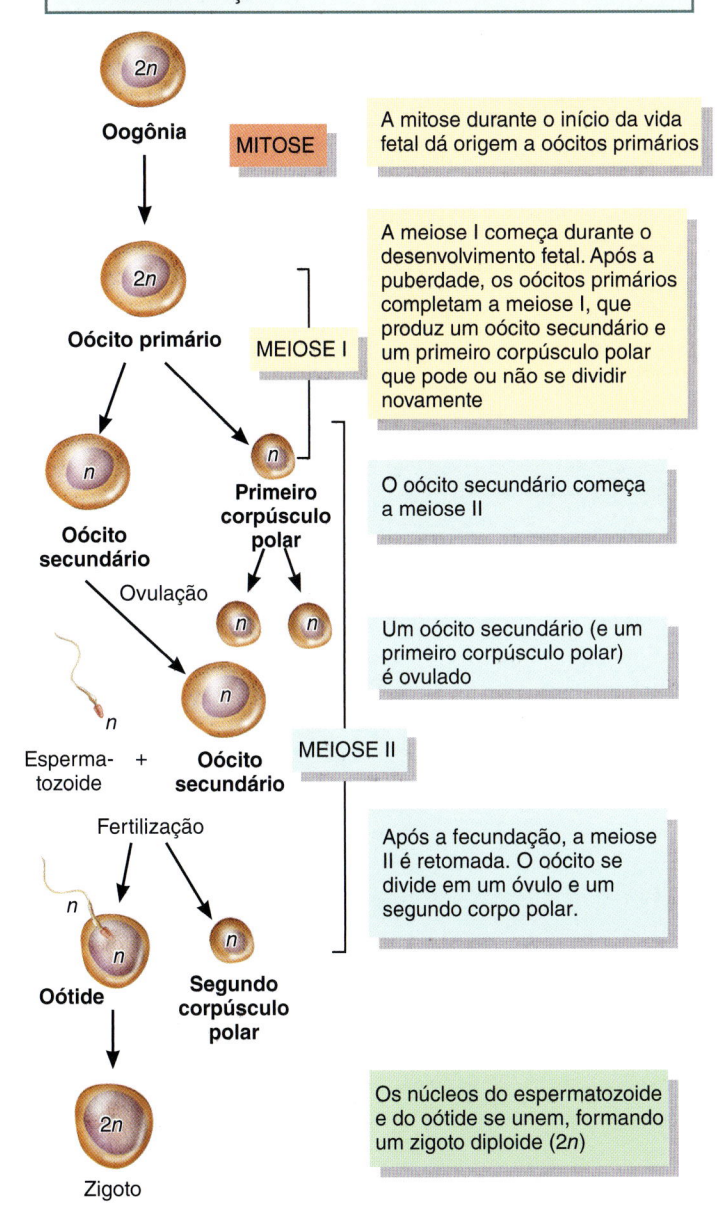

- Oogônia (2n)
- **MITOSE**: A mitose durante o início da vida fetal dá origem a oócitos primários
- Oócito primário (2n)
- **MEIOSE I**: A meiose I começa durante o desenvolvimento fetal. Após a puberdade, os oócitos primários completam a meiose I, que produz um oócito secundário e um primeiro corpúsculo polar que pode ou não se dividir novamente
- Oócito secundário (n) + Primeiro corpúsculo polar (n)
- O oócito secundário começa a meiose II
- Ovulação: Um oócito secundário (e um primeiro corpúsculo polar) é ovulado
- Espermatozoide (n) + Oócito secundário (n)
- **MEIOSE II**
- Fertilização: Após a fecundação, a meiose II é retomada. O oócito se divide em um óvulo e um segundo corpo polar.
- Oótide (n) + Segundo corpúsculo polar (n)
- Os núcleos do espermatozoide e do oótide se unem, formando um zigoto diploide (2n)
- Zigoto (2n)

? Como a idade do oócito primário em uma mulher se compara com a idade de um espermatócito primário em um homem?

Na **Tabela 28.1** é apresentado um resumo dos eventos da oogênese e do desenvolvimento folicular.

Teste rápido

14. Como os ovários mantêm sua posição na cavidade pélvica?
15. Descreva a estrutura microscópica e as funções dos ovários.
16. Descreva os principais eventos da oogênese.

Tubas uterinas

As mulheres têm duas **tubas uterinas**, também conhecidas como *tubas uterinas* ou *ovidutos*, que se estendem lateralmente a partir do útero (**Figura 28.16**). As tubas uterinas, que têm aproximadamente 10 cm de comprimento, estão localizadas nas pregas dos ligamentos largos do útero. As tubas uterinas são uma via de passagem dos espermatozoides para alcançar um oócito, além de transportar oócitos secundários fertilizados dos ovários para o útero. A parte afunilada de cada tuba uterina, denominada **infundíbulo**, está localizada perto do ovário, mas está aberta para a cavidade pélvica. Ela termina em uma "franja" de projeções digitiformes denominadas **fímbrias**, uma delas conectada à extremidade lateral do ovário. A partir do infundíbulo, a tuba uterina se estende medialmente e, por fim, inferiormente e se insere no ângulo lateral superior do útero. A **ampola** da tuba uterina é a parte mais comprida e mais larga, constituindo aproximadamente os dois terços laterais de seu comprimento. O **istmo** da tuba uterina é a parte mais medial, curta, estreita e de parede espessa que se une ao útero.

Histologicamente, as tubas uterinas têm três camadas: mucosa, camada muscular e serosa. A mucosa é constituída por epitélio e lâmina própria (tecido conjuntivo areolar). O epitélio contém células simples colunares ciliadas, que funcionam como "uma esteira rolante ciliada" para ajudar a mobilizar um oócito secundário fertilizado no interior da tuba uterina em direção ao útero, e células não ciliadas conhecidas como **células intercalares**, que têm microvilosidades e secretam um líquido que nutre o oócito secundário (**Figura 28.17**). A camada média, a camada muscular, é constituída por um anel circular espesso e interno e uma fina região externa, ambas de músculo liso longitudinal. Contrações peristálticas da camada muscular e a ação ciliar da mucosa ajudam a deslocar o oócito fertilizado em direção ao útero. A camada externa das tubas uterinas é uma serosa formada pelo peritônio visceral.

Após a ovulação, correntes locais são produzidas pelos movimentos das fímbrias, que circundam a superfície do ovário pouco antes de ocorrer a ovulação. Essas correntes deslocam o oócito secundário da cavidade peritoneal para a tuba uterina. Habitualmente, um espermatozoide encontra e fertiliza um oócito secundário na ampola da tuba uterina, embora não seja incomum a fertilização na cavidade peritoneal. A fertilização pode ocorrer por até 24 horas após a ovulação. Algumas horas após a fertilização, o material nuclear do oócito haploide e do espermatozoide haploide se unem. O ovo fertilizado diploide passa a ser denominado **zigoto** e começa a sofrer divisões celulares enquanto se desloca em direção ao útero. O zigoto chega no útero 6 a 7 dias após a ovulação. Os oócitos secundários não fertilizados desintegram.

Útero

O **útero** faz parte da trajetória dos espermatozoides depositados na vagina em direção às tubas uterinas. O útero também é o local de implantação do oócito fertilizado, do desenvolvimento do feto durante a gravidez e do trabalho de parto. Quando não ocorre implantação do zigoto, o útero é a origem do fluxo menstrual.

TABELA 28.1 — Resumo da oogênese e do desenvolvimento folicular.

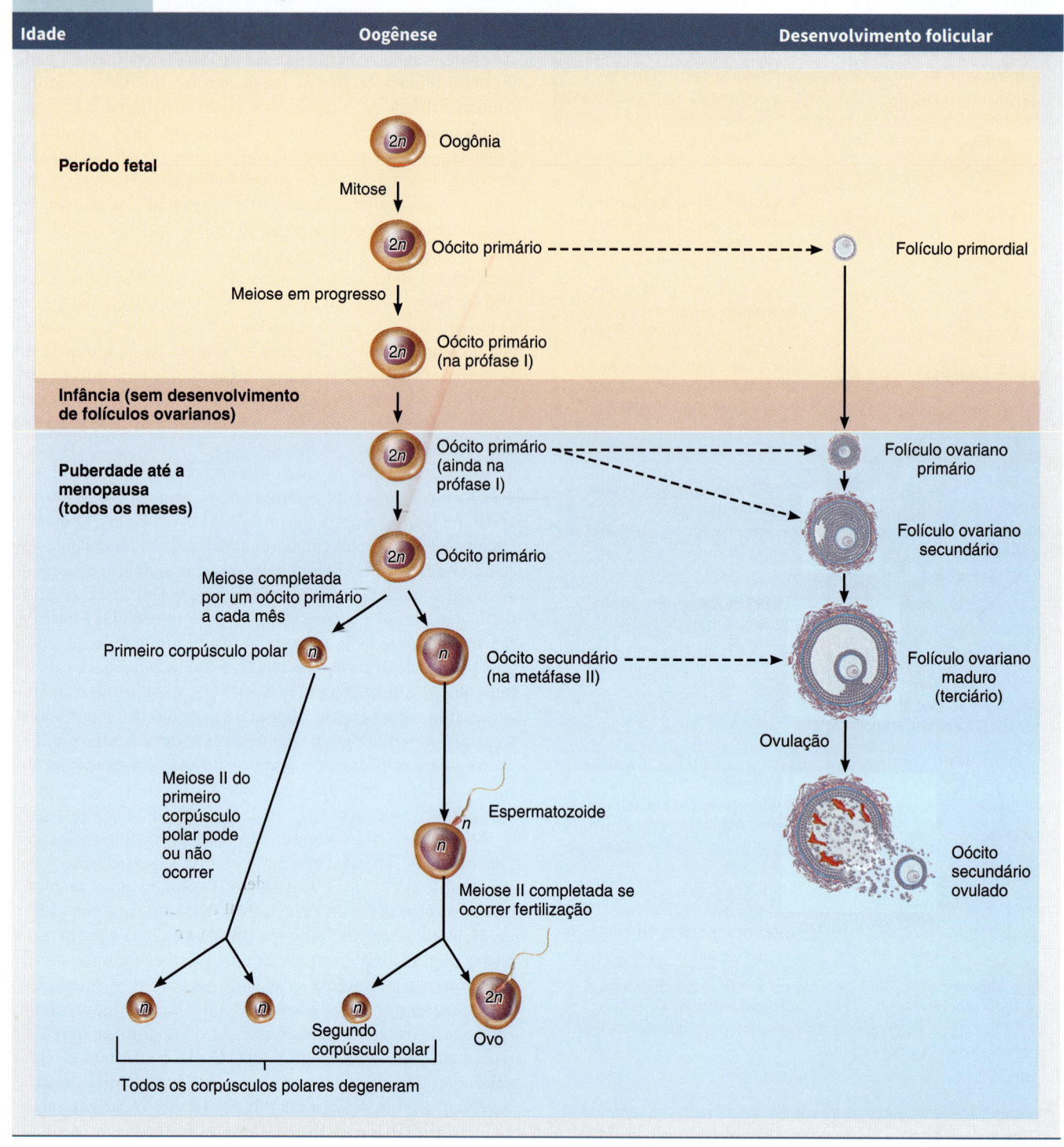

Idade	Oogênese	Desenvolvimento folicular
Período fetal	Oogônia (2n) → Mitose → Oócito primário (2n) → Meiose em progresso → Oócito primário (2n) (na prófase I)	Folículo primordial
Infância (sem desenvolvimento de folículos ovarianos)		
Puberdade até a menopausa (todos os meses)	Oócito primário (2n) (ainda na prófase I) → Oócito primário (2n) → Meiose completada por um oócito primário a cada mês → Primeiro corpúsculo polar (n) + Oócito secundário (n) (na metáfase II) → Espermatozoide (n) → Meiose II completada se ocorrer fertilização → Segundo corpúsculo polar (n) + Ovo (2n); Meiose II do primeiro corpúsculo polar pode ou não ocorrer; Todos os corpúsculos polares degeneram	Folículo ovariano primário → Folículo ovariano secundário → Folículo ovariano maduro (terciário) → Ovulação → Oócito secundário ovulado

Anatomia do útero. O útero, situado entre a bexiga urinária e o reto, tem as dimensões e o formato de uma pera invertida (ver **Figura 28.16**). Nas mulheres que nunca engravidaram, o útero tem aproximadamente 7,5 cm de comprimento, 5 cm de largura e 2,5 cm de espessura. O útero é maior nas mulheres que engravidaram recentemente e menor (atrofiado) quando os níveis de hormônios sexuais são baixos, como ocorre após a menopausa.

As subdivisões anatômicas do útero incluem (1) uma parte abobadada superior às tubas uterinas denominada **fundo do útero**, (2) uma parte central afunilada, denominada **corpo do útero**, e (3) uma parte inferior estreita denominada **colo do útero**, que se abre para a vagina. Entre o corpo do útero e o colo do útero, existe o istmo, uma região estreitada com aproximadamente 1 cm de comprimento. O interior do corpo do útero é denominado **cavidade uterina**, e o interior do colo do útero é denominado **canal do colo do útero**. O canal do colo do útero se abre para a cavidade uterina no **óstio anatômico interno do útero** e para a vagina no **óstio do útero**.

CAPÍTULO 28 Sistemas Genitais Feminino e Masculino   **1127**

FIGURA 28.16 **Relação das tubas uterinas com os ovários, o útero e estruturas associadas.** No lado esquerdo da imagem, a tuba uterina e o útero foram seccionados para mostrar as estruturas internas.

Após a ovulação, um oócito secundário e sua coroa radiada se deslocam da cavidade pélvica para o infundíbulo da tuba uterina. O útero é o local da menstruação, da implantação do oócito fertilizado, do desenvolvimento do feto e do trabalho de parto.

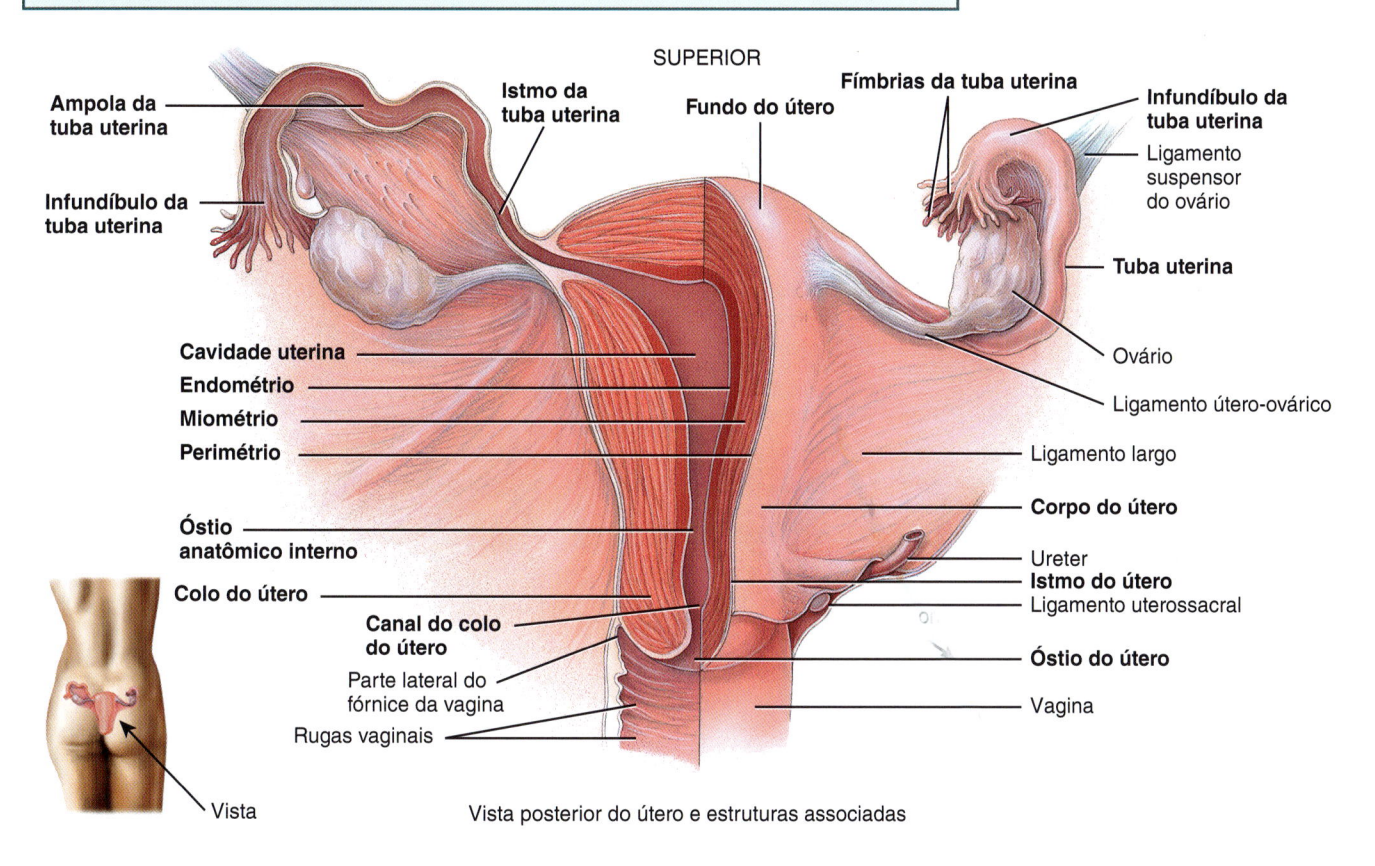

Vista posterior do útero e estruturas associadas

? Onde ocorre habitualmente a fertilização?

Normalmente, o corpo do útero se projeta anterior e superiormente sobre a bexiga urinária em uma posição denominada **anteflexão**.* O colo do útero se projeta inferior e posteriormente e penetra na parede anterior da vagina quase em um ângulo reto (ver **Figura 28.11**). Alguns ligamentos, que são extensões do peritônio parietal ou faixas fibromusculares, mantêm a posição do útero (ver **Figura 28.12**). Os **ligamentos largos,** pares, são pregas duplas de peritônio que conectam o útero às laterais da cavidade pélvica. Os **ligamentos uterossacrais** pares, que também são extensões peritoneais, estão localizados de cada lado do reto e conectam o útero ao sacro. Os **ligamentos transversos do colo** estão localizados inferiormente às bases dos ligamentos largos e se estendem desde a parede da pelve até o colo do útero e a vagina. Os **ligamentos redondos** são faixas de tecido conjuntivo denso não modelado entre as camadas do ligamento largo; eles se estendem desde um ponto no útero logo inferior às tubas uterinas até os lábios maiores do pudendo. Embora os ligamentos mantenham, normalmente, a posição antefletida do útero, eles também possibilitam movimento suficiente do corpo do útero para ocorrer o seu deslocamento.

A inclinação posterior do útero, denominada **retroflexão**, é uma variação inofensiva da posição normal do útero. Com frequência, não há motivo para a retroflexão do útero, embora ela possa ocorrer após o parto.

§ Correlação clínica

Prolapso uterino

Uma condição denominada **prolapso uterino** resulta do enfraquecimento dos ligamentos de sustentação e da musculatura pélvica associado com envelhecimento ou doença, parto vaginal traumático, esforço crônico consequente à tosse ou constipação intestinal ou tumores pélvicos. O prolapso pode ser caracterizado como de *primeiro grau* (*leve*), quando o colo do útero permanece na vagina; de *segundo grau* (*significativo*), quando o colo do útero se projeta através da vagina para o exterior do corpo, e de *terceiro grau* (*completo*), quando todo o útero está fora da vagina. Dependendo do grau de prolapso, o tratamento inclui exercícios pélvicos, reeducação alimentar se a paciente apresentar sobrepeso, emolientes fecais para minimizar o esforço durante a defecação, pessário vaginal (colocação de dispositivo de silicone em torno do colo do útero para elevar o útero) ou intervenção cirúrgica.

*N.T.: Na realidade, a anteflexão é a relação entre os eixos do colo e do corpo uterinos. A relação entre o eixo principal do útero e o eixo da vagina é dita de anteversão. Daí o útero ser considerado em posição de anteversoflexão.

FIGURA 28.17 Histologia da tuba uterina.

Contrações peristálticas da camada muscular e ação ciliar da mucosa da tuba uterina ajudam a impelir o oócito fertilizado em direção ao útero.

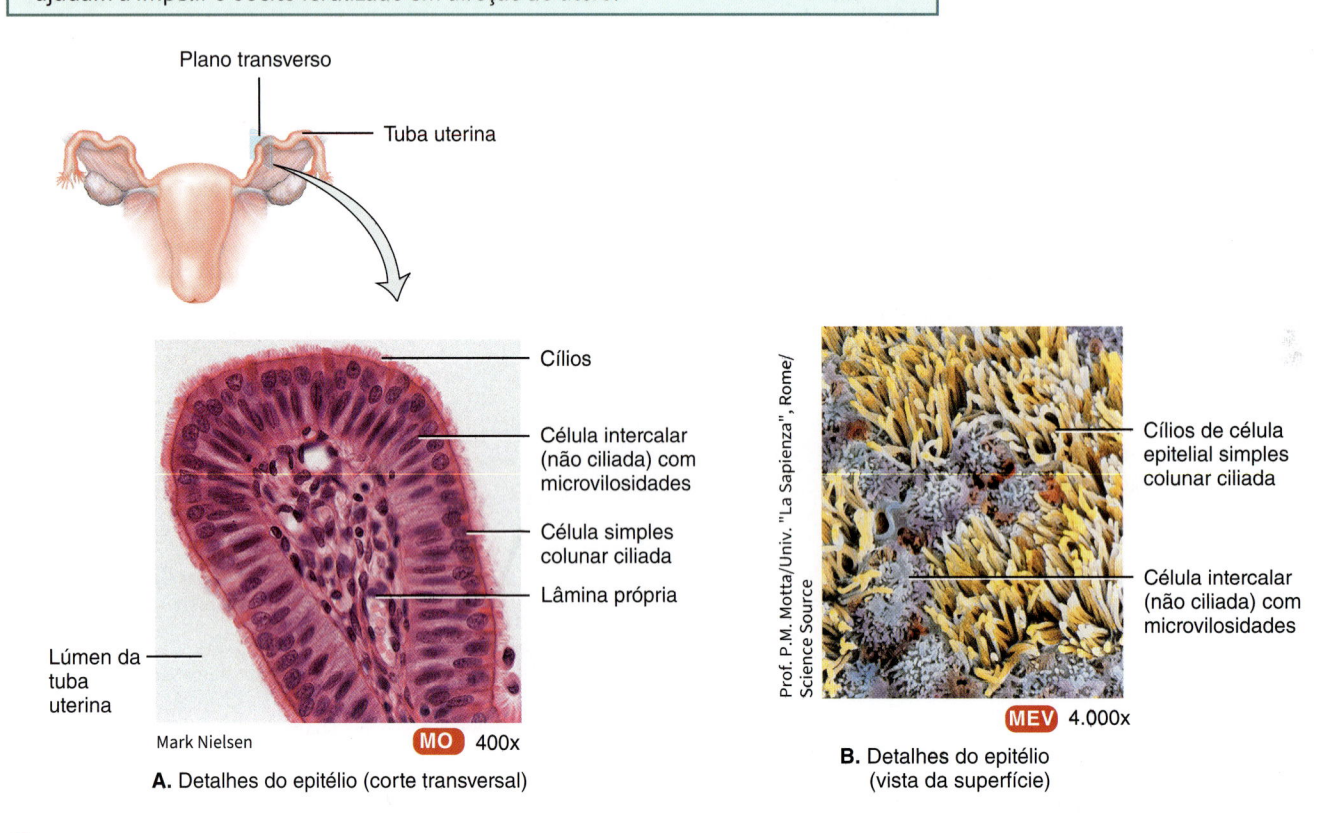

A. Detalhes do epitélio (corte transversal) — MO 400x
Rótulos: Plano transverso; Tuba uterina; Cílios; Célula intercalar (não ciliada) com microvilosidades; Célula simples colunar ciliada; Lâmina própria; Lúmen da tuba uterina. (Mark Nielsen)

B. Detalhes do epitélio (vista da superfície) — MEV 4.000x
Rótulos: Cílios de célula epitelial simples colunar ciliada; Célula intercalar (não ciliada) com microvilosidades. (Prof. P.M. Motta/Univ. "La Sapienza", Rome/Science Source)

? Quais tipos de células revestem as tubas uterinas?

Histologia do útero. Histologicamente, o útero apresenta três camadas de tecido: perimétrio, miométrio e endométrio (**Figura 28.18**). A camada externa –**perimétrio** ou *serosa* – faz parte do peritônio visceral; é constituída por epitélio simples pavimentoso e tecido conjuntivo areolar. Lateralmente, torna-se o ligamento largo. Anteriormente, o peritônio recobre a bexiga urinária e forma uma bolsa rasa, **escavação vesicouterina** (ver **Figura 28.11**). Posteriormente, o peritônio recobre o reto e forma uma bolsa profunda entre o útero e o reto, a **escavação retouterina** ou *fundo de saco de Douglas* – o ponto mais inferior na cavidade pélvica.

A camada média do útero é a camada muscular denominada **miométrio** que apresenta três lâminas de fibras musculares lisas, as quais são mais espessas no fundo do útero e mais finas no colo do útero. A camada média, mais espessa, é circular; as camadas interna e externa são longitudinais ou oblíquas. Durante o trabalho de parto e o parto, contrações coordenadas do miométrio em resposta a ocitocina da neuro-hipófise ajudam a expelir o feto do útero.

A camada interna do útero é a mucosa, que é substancialmente vascularizada e denominada **endométrio**. O endométrio tem três camadas: (1) a **camada compacta** do endométrio, a **camada funcional** do endométrio e a **camada basal** do endométrio. A camada compacta é a camada mais superficial, sendo constituída por epitélio simples colunar ciliado e células colunares secretoras não ciliadas, um estroma endometrial (lâmina própria) muito espesso composto por tecido conjuntivo areolar e partes iniciais de glândulas uterinas tubulares simples que se desenvolvem como invaginações do epitélio e se estendem através das outras camadas do endométrio até quase o miométrio. A camada funcional é constituída por estroma endometrial (lâmina própria) esponjoso composto por tecido conjuntivo areolar, que é rico em substância fundamental e engloba boa parte do comprimento das glândulas uterinas. A camada funcional e a camada compacta descamam durante a menstruação em resposta aos níveis decrescentes de progesterona dos ovários. A camada basal também contém estroma endometrial (lâmina própria) que é extremamente celular e inclui as extremidades terminais das glândulas uterinas. A camada basal é permanente e contém células primordiais que dão origem a novas camadas funcional e compacta após cada menstruação.

Ramificações da artéria ilíaca interna denominadas **artérias uterinas** (**Figura 28.19**) irrigam o útero. As artérias uterinas emitem ramos denominados **artérias arqueadas**, que estão dispostas em um arranjo circular no miométrio. Essas artérias se dividem em **ramos radiais** que penetram profundamente no miométrio. Pouco antes de penetrar no endométrio, os ramos se dividem em dois tipos de arteríolas: **ramos retos** irrigam a camada basal com o material necessário para regenerar as camadas compacta e funcional, e **ramos helicinos** irrigam a camada funcional e sofrem alterações acentuadas durante o ciclo menstrual. O sangue que sai do útero é drenado pelas **veias uterinas** para as veias ilíacas internas. A substancial irrigação sanguínea do útero é crucial para promover o crescimento de novas camadas compacta e funcional após a

CAPÍTULO 28 Sistemas Genitais Feminino e Masculino 1129

FIGURA 28.18 **Histologia do útero**.

As três camadas do útero, desde a superficial até a profunda, são perimétrio (serosa), miométrio e endométrio.

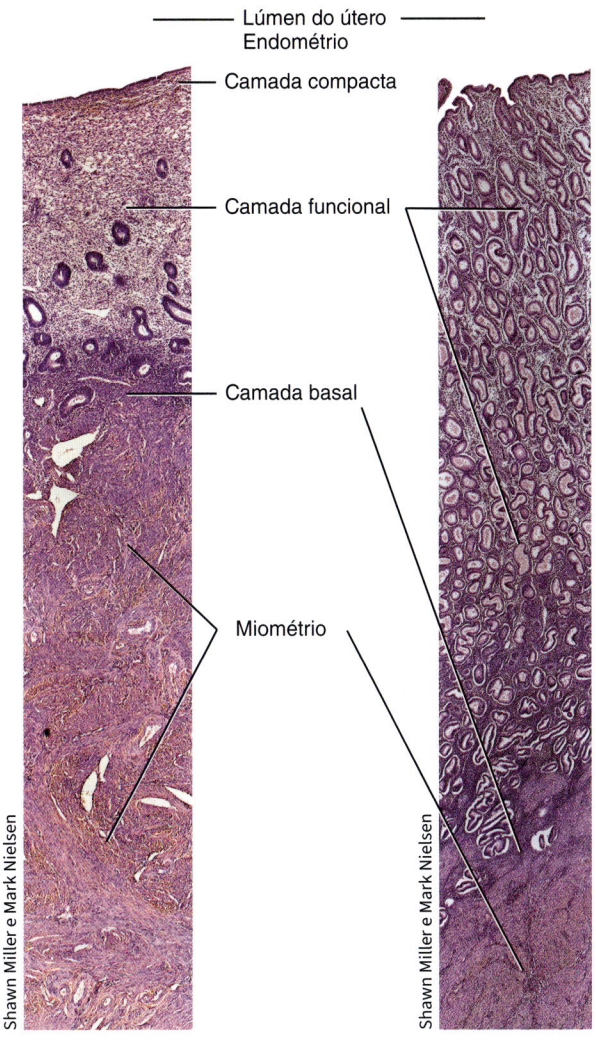

- Lúmen do útero
- Endométrio
- Camada compacta
- Camada funcional
- Camada basal
- Miométrio

Shawn Miller e Mark Nielsen

A. Corte transversal através da parede uterina: segunda semana do ciclo menstrual (à esquerda) e terceira semana do ciclo menstrual (à direita)

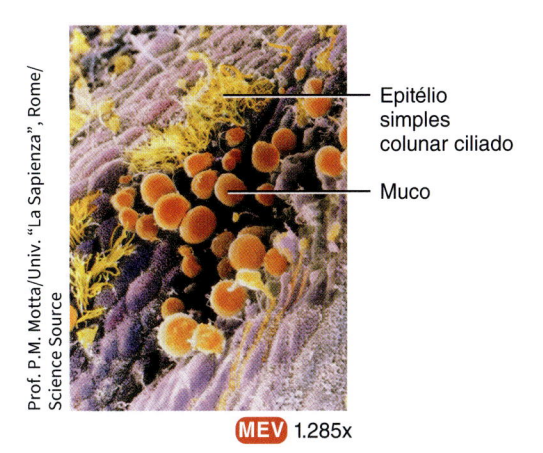

- Epitélio simples colunar ciliado
- Muco

Prof. P.M. Motta/Univ. "La Sapienza", Rome/Science Source

MEV 1.285x

C. Endométrio durante a fase secretora

? Quais características estruturais do endométrio e do miométrio contribuem para o desempenho de suas funções?

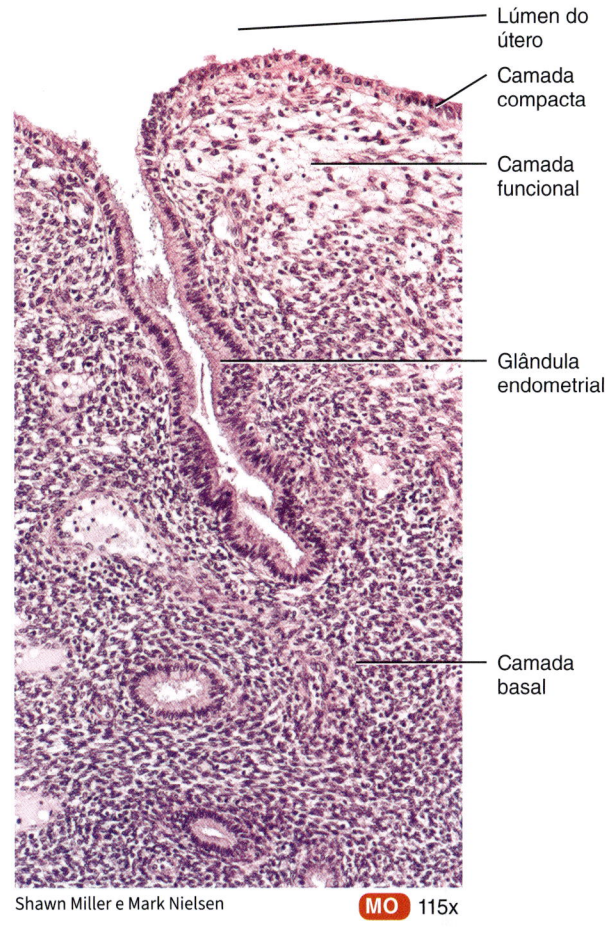

- Lúmen do útero
- Camada compacta
- Camada funcional
- Glândula endometrial
- Camada basal

Shawn Miller e Mark Nielsen MO 115x

B. Detalhes do endométrio

menstruação, a implantação de oócito fertilizado e o desenvolvimento da placenta.

Muco cervical. As células secretoras da mucosa do colo do útero produzem uma secreção denominada **muco cervical**, que é uma mistura de água, glicoproteínas, lipídios, enzimas e sais inorgânicos. Durante o período fértil de suas vidas, as mulheres secretam 20 a 60 mℓ de muco cervical por dia. O muco cervical é mais "acolhedor" para os espermatozoides na época da ovulação porque se torna menos viscoso e mais alcalino (pH 8,5). Em outros momentos, o muco cervical é mais espesso e forma uma rolha cervical que impede fisicamente a penetração dos espermatozoides. O muco cervical suplementa as demandas energéticas dos espermatozoides; colo do útero e muco cervical protegem os espermatozoides dos fagócitos e do meio hostil da vagina e útero. O muco cervical também participa do processo de **capacitação** – uma série de alterações funcionais sofridas pelos espermatozoides no sistema genital feminino antes de conseguirem fertilizar um oócito secundário. A capacitação faz com que as caudas dos espermatozoides vibrem ainda mais vigorosamente e prepara a membrana plasmática dos espermatozoides para a fusão com a membrana plasmática do oócito.

FIGURA 28.19 **Irrigação sanguínea do útero.** A imagem aumentada à direita mostra detalhes histológicos dos vasos sanguíneos do endométrio.

As arteríolas retas fornecem o material necessário para a regeneração da camada funcional.

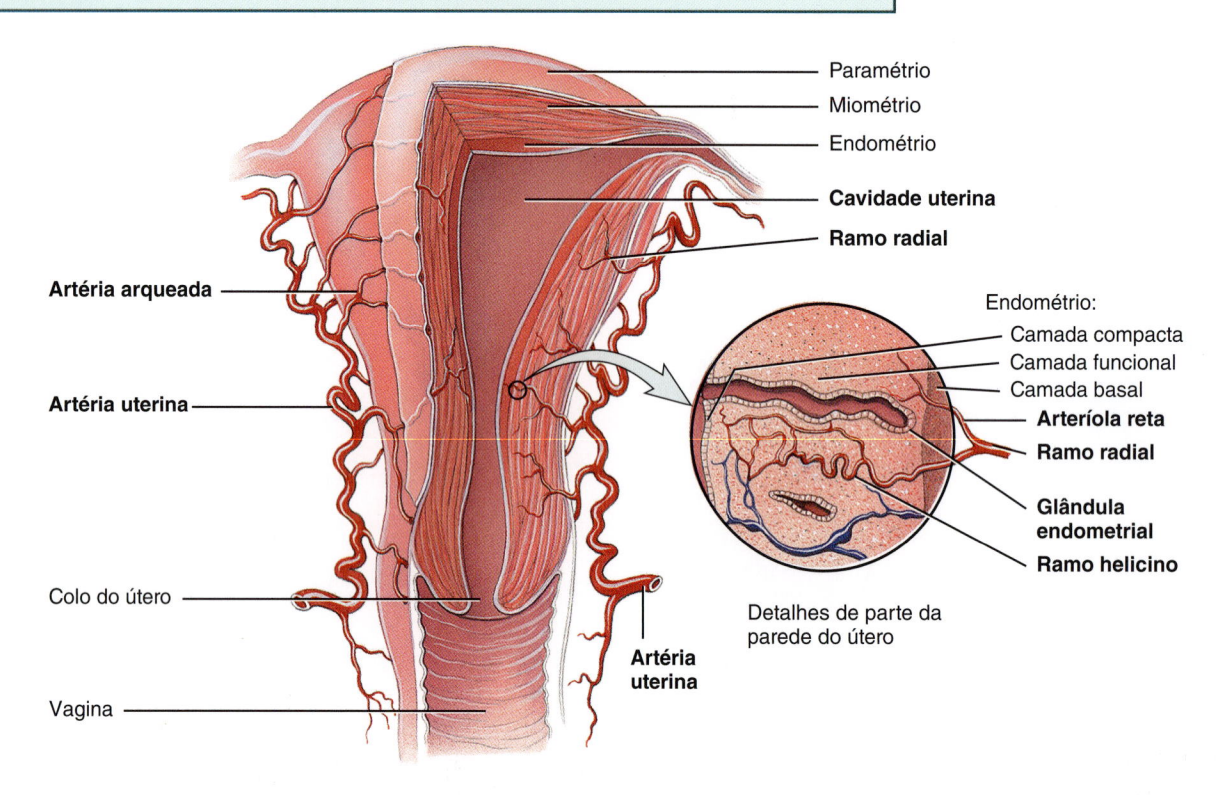

Parâmetro
Miométrio
Endométrio
Cavidade uterina
Ramo radial
Artéria arqueada
Artéria uterina
Colo do útero
Vagina
Artéria uterina

Endométrio:
Camada compacta
Camada funcional
Camada basal
Arteríola reta
Ramo radial
Glândula endometrial
Ramo helicino

Detalhes de parte da parede do útero

Vista anterior com secção parcial do lado esquerdo do útero

? Qual é a importância funcional da camada basal do endométrio?

Correlação clínica

Histerectomia

A **histerectomia**, a retirada cirúrgica do útero, é a cirurgia ginecológica mais realizada. As indicações de histerectomia incluem condições como leiomiomas uterinos, que são tumores não cancerosos constituídos por tecidos muscular e fibroso; endometriose; doença inflamatória pélvica (DIP); cistos ovarianos recorrentes; sangramento uterino excessivo e cânceres do colo e corpo do útero, ou dos ovários. Na *histerectomia parcial (subtotal)*, o corpo do útero é retirado, mas o colo é deixado no local. A *histerectomia total* consiste na retirada do corpo e do colo do útero. A *histerectomia radical* inclui a retirada do corpo e do colo do útero, das tubas uterinas, possivelmente dos ovários, da parte superior da vagina, dos linfonodos pélvicos e das estruturas de suporte, como os ligamentos. A histerectomia pode ser realizada através de incisão na parede do abdome ou por via vaginal.

Teste rápido

17. Onde estão localizadas as tubas uterinas e qual é a sua função?
18. Quais são as principais partes do útero? Onde elas estão localizadas?
19. Descreva a disposição dos ligamentos que mantêm o útero em sua posição normal.
20. Descreva as características histológicas do útero.
21. Por que uma irrigação sanguínea abundante é importante para o útero?

Vagina

A **vagina** é um canal fibromuscular tubular, com 10 cm de comprimento, revestido por uma mucosa que se estende desde o exterior do corpo até o colo do útero (ver **Figuras 28.11 e 28.16**). É o receptáculo do pênis durante a relação sexual, a via de saída do fluxo menstrual e o canal do parto. A vagina, que está situada entre a bexiga urinária e o reto, está direcionada superior e posteriormente, em direção ao útero. Um recesso denominado **fórnice** circunda a inserção da vagina no colo do útero. Quando é posicionado de modo apropriado, o diafragma contraceptivo fica no fórnice e recobre o colo do útero.

CAPÍTULO 28 Sistemas Genitais Feminino e Masculino 1131

A **mucosa** da vagina é contínua com a mucosa do útero (**Figuras 28.20 A** e **28.20 B**). Do ponto de vista histológico, a mucosa consiste em epitélio estratificado pavimentoso não queratinizado e tecido conjuntivo areolar disposto em várias dobras transversas denominadas **rugas vaginais**. As células dendríticas na mucosa são células apresentadoras de antígeno (descritas na Seção 22.4). Infelizmente, elas também participam na transmissão de vírus – por exemplo, HIV (o vírus que provoca a AIDS) – para uma

FIGURA 28.20 **A vagina e os componentes da vulva.**

O termo vulva (pudendo feminino) descreve os órgãos externos do sistema genital feminino

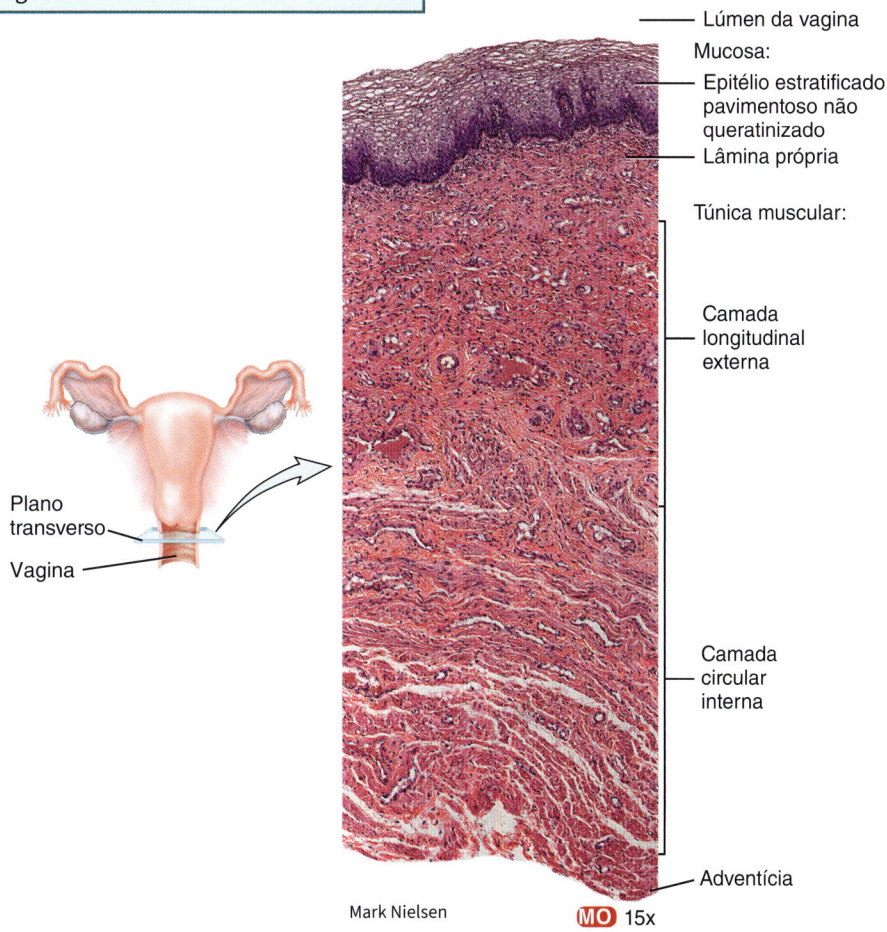

A. Corte transversal através da parede vaginal

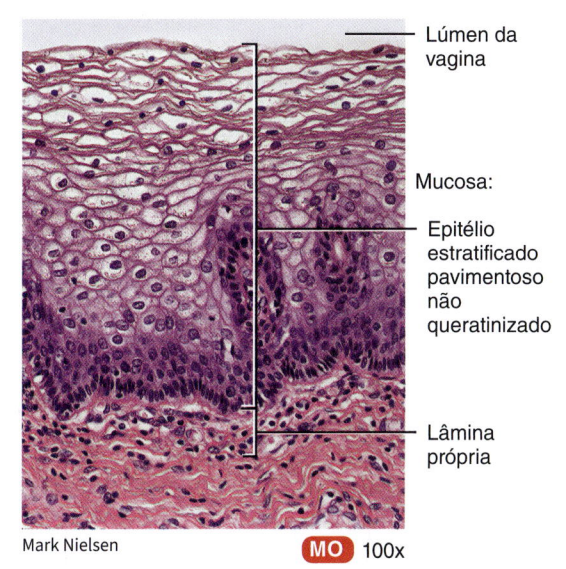

B. Detalhes da mucosa

Correlação clínica

Episiotomia

Durante o parto, o feto ao emergir da vagina distende normalmente a região perineal. Todavia, se essa distensão parecer excessiva, o médico pode optar por fazer uma **episiotomia**, um corte no períneo entre a vagina e o ânus com tesoura cirúrgica para alargar o canal do parto. O corte é feito ao longo da linha mediana ou em um ângulo de aproximadamente 45° com a linha mediana. As indicações de episiotomia incluem feto macrossômico, apresentação pelvipodálica (nádegas ou membros inferiores), sofrimento fetal (manifestado, por exemplo, por frequência cardíaca anormal), parto com fórceps ou períneo curto. Após o parto, a incisão é fechada em camadas com fios de sutura que são absorvidos no decorrer de algumas semanas.

(continua)

FIGURA 28.20 Continuação.

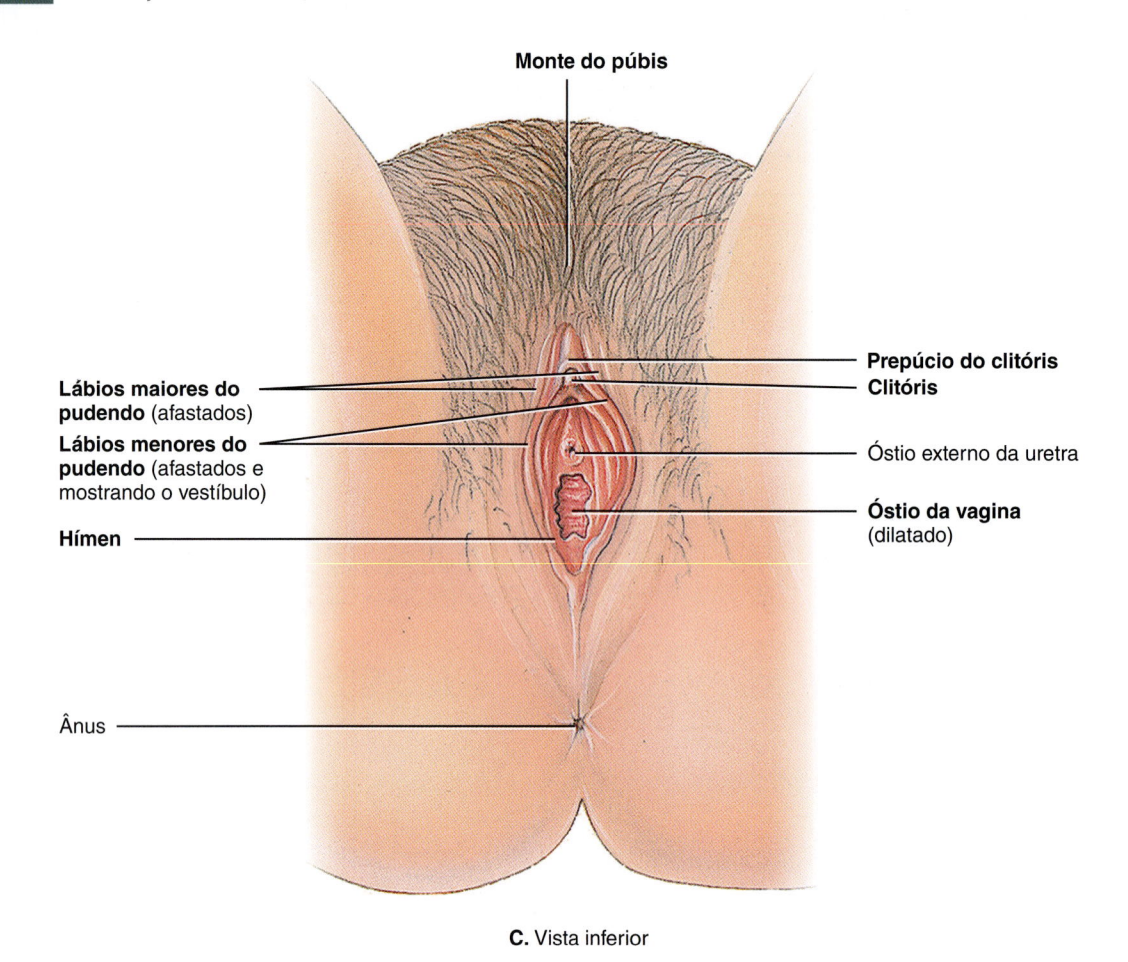

Monte do púbis

Lábios maiores do pudendo (afastados)

Lábios menores do pudendo (afastados e mostrando o vestíbulo)

Hímen

Ânus

Prepúcio do clitóris
Clitóris
Óstio externo da uretra
Óstio da vagina (dilatado)

C. Vista inferior

? Quais estruturas superficiais estão localizadas anteriormente ao óstio da vagina? Quais estruturas superficiais estão localizadas lateralmente ao óstio da vagina?

mulher durante uma relação sexual com um homem infectado. A mucosa da vagina contém grandes reservas de glicogênio, e a decomposição desse glicogênio produz ácidos orgânicos. O meio ácido resultante retarda o crescimento microbiano, mas também é deletério para os espermatozoides. Os componentes alcalinos do sêmen, provenientes sobretudo das glândulas seminais, elevam o pH do líquido na vagina, aumentando a viabilidade dos espermatozoides.

A **camada muscular** é constituída por uma **camada circular interna** e uma **camada longitudinal externa** de músculo liso, que conseguem ser consideravelmente distendidas para acomodar o pênis durante a relação sexual e o feto durante o parto.

A **adventícia**, a camada superficial da vagina, é constituída por tecido conjuntivo areolar e ancora a vagina aos órgãos adjacentes, tais como a uretra e a bexiga urinária, anteriormente, e o reto e o canal anal, posteriormente.

Uma delicada prega de mucosa vascularizada, denominada **hímen**, circunda e obstrui parcialmente a extremidade inferior do **óstio da vagina** (ver **Figura 28.20 C**). O formato e as dimensões do hímen são variáveis e, às vezes, sequer ele é encontrado. Ocasionalmente, o hímen recobre por completo o óstio da vagina, uma condição denominada **hímen imperfurado**. Pode ser necessária uma intervenção cirúrgica para abrir o óstio e possibilitar o fluxo menstrual.

Pudendo feminino (Vulva)

O termo **vulva**, ou *pudendo feminino*, descreve os órgãos externos do sistema genital feminino (**Figura 28.20 A**). As seguintes estruturas compõem a vulva:

- O **monte do púbis**, localizado anteriormente aos óstios da vagina e da uretra, é uma elevação de tecido adiposo recoberta por pele e pelos púbicos crespos, que protegem a sínfise púbica

- A partir do monte do púbis, duas pregas longitudinais de pele, os **lábios maiores do pudendo**, estendem-se inferior e posteriormente. Os lábios maiores do pudendo são recobertos por pelos púbicos e contêm muito tecido adiposo, glândulas sebáceas e glândulas sudoríparas apócrinas. Os lábios maiores do pudendo são homólogos ao escroto

- Medialmente aos lábios maiores do pudendo, existem duas pregas de pele menores, que são denominadas **lábios menores do pudendo**. Ao contrário dos lábios maiores do pudendo, os lábios menores do pudendo são desprovidos de pelos púbicos e tecido adiposo e têm poucas glândulas sudoríparas, contudo, têm muitas glândulas sebáceas que produzem substâncias antimicrobianas e fornecem alguma lubrificação

durante a relação sexual. Os lábios menores do pudendo são homólogos da parte esponjosa da uretra
- O **clitóris** é uma pequena massa cilíndrica constituída por dois pequenos corpos eréteis, os *corpos cavernosos*, e numerosos nervos e vasos sanguíneos. O clitóris está localizado na junção anterior dos lábios menores do pudendo. Uma camada de pele, denominada **prepúcio do clitóris**, é formada no ponto em que os lábios menores do pudendo se unem e recobrem o corpo do clitóris. A parte exposta do clitóris é a **glande do clitóris**. O clitóris é homólogo da glande do pênis nos homens. Como a estrutura masculina, as dimensões do clitóris aumentam quando há estimulação tátil e têm participação na excitação sexual das mulheres
- A região entre os lábios menores do pudendo é o **vestíbulo da vagina**. No vestíbulo da vagina estão localizados o hímen (se ainda existir), o óstio da vagina, o **óstio externo da uretra** e as aberturas dos ductos de várias glândulas. O **óstio da vagina**, a abertura da vagina para o exterior do corpo, ocupa a maior parte do vestíbulo da vagina e é circundado pelo hímen. Anteriormente ao óstio da vagina e posteriormente ao clitóris, é encontrado o **óstio externo da uretra**, que é a abertura da uretra para o exterior do corpo. De cada lado do óstio externo da uretra são encontradas as aberturas dos ductos das **glândulas parauretrais**, ou *glândulas de* Skene. Essas glândulas secretoras de muco estão localizadas na parede da uretra. As glândulas parauretrais são homólogas à próstata. De cada lado do óstio da vagina estão localizadas as **glândulas vestibulares maiores**, ou *glândulas de Bartholin* (ver **Figura 28.21**), que se abrem por ductos para um sulco entre o hímen e os lábios menores do pudendo. As glândulas vestibulares maiores produzem algum muco durante a excitação sexual e a relação sexual, que se soma ao muco cervical e proporciona lubrificação. As glândulas vestibulares maiores são homólogas às glândulas bulbouretrais nos homens. Algumas **glândulas vestibulares menores** secretam muco durante a excitação sexual e a relação sexual e também se abrem para o vestíbulo da vagina
- O **bulbo do vestíbulo** (ver **Figura 28.21**) é constituído por duas massas alongadas de tecido erétil logo abaixo dos lábios do pudendo de cada lado do óstio da vagina. O bulbo do vestíbulo se torna ingurgitado com sangue durante a excitação sexual, estreitando o óstio da vagina e pressionando o pênis durante a relação sexual. O bulbo do vestíbulo é homólogo ao corpo esponjoso e o bulbo do pênis nos homens.

Na **Tabela 28.2** é apresentado um resumo das estruturas homólogas nos sistemas genitais feminino e masculino.

Períneo

O **períneo** é a área em formato de diamante medial às coxas e às nádegas de homens e mulheres (**Figura 28.21**); contém os órgãos genitais externos e o ânus. O períneo é limitado anteriormente pela sínfise púbica, lateralmente pelos túberes isquiáticos e posteriormente pelo cóccix. Uma linha transversal imaginária traçada entre os túberes isquiáticos divide o períneo em um **trígono urogenital** anterior, que contém os órgãos genitais externos, e um **trígono anal**, posterior que contém o ânus.

TABELA 28.2 Resumo das estruturas análogas dos sistemas genitais feminino e masculino.

Estruturas femininas	Estruturas masculinas
Ovários	Testículos
Óvulo	Espermatozoides
Lábios maiores do pudendo	Escroto
Lábios menores do pudendo	Parte esponjosa da uretra
Bulbo do vestíbulo	Corpo esponjoso do pênis e bulbo do pênis
Clitóris	Glande do pênis e corpos cavernosos
Glândulas parauretrais	Próstata
Glândulas vestibulares maiores	Glândulas bulbouretrais

Glândulas mamárias

Cada **mama** é uma projeção hemisférica de dimensões variáveis localizada anteriormente aos músculos peitoral maior e serrátil anterior e conectada a esses músculos por uma camada de fáscia constituída por tecido conjuntivo denso não modelado.

Cada mama apresenta uma projeção pigmentada, a **papila mamária** (ou *mamilo*), que contém várias aberturas próximas dos **ductos lactíferos**, de onde emerge o leite. A área pigmentada circular de pele que circunda a papila mamária é denominada **aréola**; seu aspecto é irregular porque contém glândulas sebáceas modificadas. Existem filamentos de tecido conjuntivo denominados **ligamentos suspensores da mama** (*ligamentos de Cooper*) entre a pele a fáscia que sustentam as mamas. Esses ligamentos se tornam mais frouxos com o passar dos anos ou em decorrência de tensão excessiva por prática prolongada de corrida ou exercícios aeróbicos de alto impacto. O uso de sutiã de suporte consegue retardar esse processo, ajudando a manter a integridade dos ligamentos suspensores.

Em cada mama existe uma **glândula mamária**, uma glândula sudorípara modificada que produz leite (**Figura 28.22**). A glândula mamária é constituída por 15 a 20 **lobos**, ou compartimentos, separados por um volume variável de tecido adiposo. Em cada lobo existem vários compartimentos menores denominados **lóbulos**, formados por agregados semelhantes a cachos de uva de glândulas secretoras de leite denominadas **alvéolos glandulares** embebidos no tecido conjuntivo. A contração das **células mioepiteliais** que circundam os alvéolos glandulares ajuda a impelir o leite para as papilas mamárias. Quando o leite está sendo produzido, passa dos alvéolos para uma série de **túbulos secundários** e, daí, para os **ductos mamários**. Perto da papila mamária, os ductos mamários se expandem discretamente e formam os **seios lactíferos**, nos quais parte do leite é armazenada antes de drenar para um **ducto lactífero**. Cada ducto lactífero conduz, normalmente, leite de um dos lobos para o exterior do corpo.

FIGURA 28.21 Períneo feminino. (A **Figura 11.13** mostra o períneo masculino.).

O períneo é uma área em formato de diamante que engloba o trígono urogenital e o trígono anal.

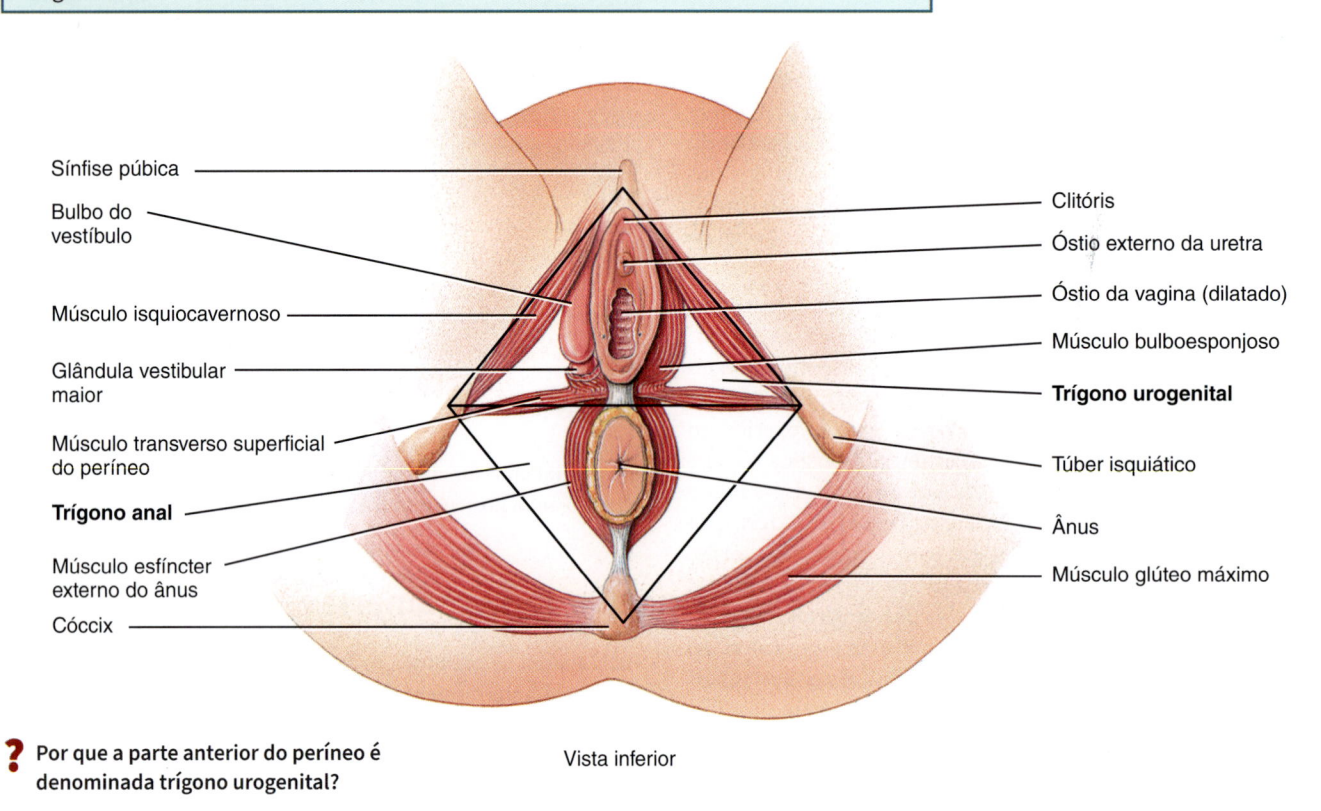

Sínfise púbica
Bulbo do vestíbulo
Músculo isquiocavernoso
Glândula vestibular maior
Músculo transverso superficial do períneo
Trígono anal
Músculo esfíncter externo do ânus
Cóccix

Clitóris
Óstio externo da uretra
Óstio da vagina (dilatado)
Músculo bulboesponjoso
Trígono urogenital
Túber isquiático
Ânus
Músculo glúteo máximo

Vista inferior

? Por que a parte anterior do períneo é denominada trígono urogenital?

FIGURA 28.22 **Glândulas mamárias no interior das mamas.**

As glândulas mamárias atuam na síntese, na secreção e na ejeção de leite (lactação).

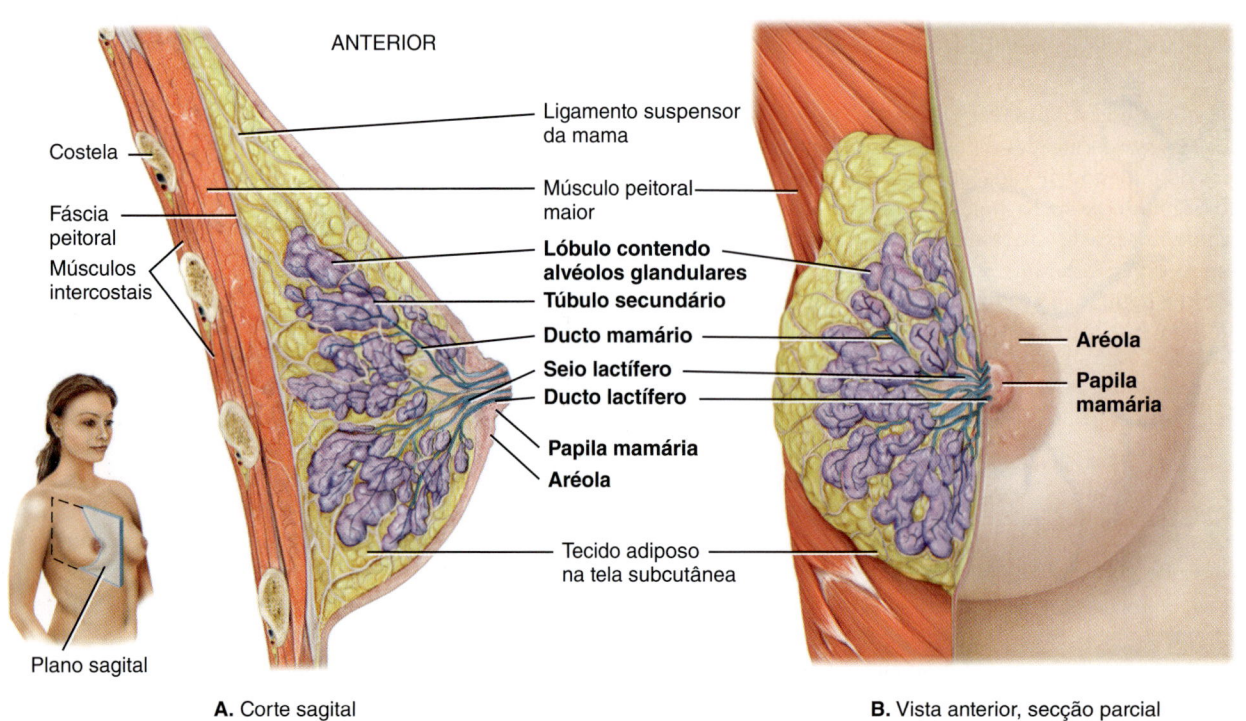

ANTERIOR

Costela
Fáscia peitoral
Músculos intercostais

Ligamento suspensor da mama
Músculo peitoral maior
Lóbulo contendo alvéolos glandulares
Túbulo secundário
Ducto mamário
Seio lactífero
Ducto lactífero
Papila mamária
Aréola
Tecido adiposo na tela subcutânea

Aréola
Papila mamária

Plano sagital

A. Corte sagital

B. Vista anterior, secção parcial

? Quais hormônios regulam a síntese e a ejeção do leite?

> **Correlação clínica**
>
> **Aumento e redução das mamas**
>
> A **mamoplastia de aumento** é um procedimento cirúrgico realizado para aumentar as dimensões e modificar o formato das mamas. As indicações de mamoplastia de aumento são aumentar as dimensões das mamas quando a mulher acredita que suas mamas são pequenas demais; restaurar o volume mamário após perda de peso ou após gravidez; melhorar o formato de mamas pendulares e melhorar o aspecto das mamas após cirurgia, traumatismo ou anormalidades congênitas. Os implantes mais utilizados são preenchidos por solução salina ou gel de silicone. A incisão para colocação do implante é feita sob a mama, ao redor da aréola, na axila ou no umbigo. A seguir, é criado um bolsão para colocar o implante, seja diretamente atrás do tecido mamário ou sob o músculo peitoral maior.
>
> A **mamoplastia redutora** é um procedimento que consiste na redução das dimensões das mamas pela retirada de gordura, pele e tecido glandular. As indicações dessa intervenção cirúrgica incluem dor crônica no dorso, no pescoço e nos ombros; má postura; distúrbios circulatórios ou respiratórios; erupção cutânea persistente sob as mamas; restrição do nível de atividade física; comprometimento da autoestima; sulcos profundos nos ombros consequentes a compressão das alças do sutiã e dificuldade para conseguir vestuário ou sutiã. O procedimento mais comum envolve uma incisão em torno da aréola, descendo para o sulco entre a mama e o abdome, e prolongada ao logo do sulco inframamário. O cirurgião plástico retira o excesso de tecido através da incisão. Em muitos casos a papila mamária (mamilo) e a aréola permanecem ligadas a mama. Todavia, se as mamas forem extremamente grandes, os mamilos e as aréolas precisam ser recolocados em uma posição mais alta.

As funções das glândulas mamárias são a síntese, a secreção e a ejeção de leite; essas funções, denominadas **lactação**, estão associadas com a gravidez e o parto. A produção de leite é estimulada, em grande parte, pelo hormônio prolactina da adeno-hipófise, com contribuições da progesterona e de estrógenos. A ejeção de leite é estimulada pela ocitocina, que é liberada pela neuro-hipófise, em resposta à sucção do mamilo da mãe pelo lactente.

> **Correlação clínica**
>
> **Doença fibrocística das mamas**
>
> As mamas das mulheres são extremamente suscetíveis à formação de cistos e tumores. Na **doença fibrocística**, a causa mais comum de massas nas mamas femininas, as pacientes apresentam um ou mais cistos (estruturas saculares preenchidas por líquido) e espessamento dos alvéolos glandulares. A condição, que ocorre principalmente em mulheres entre 30 e 50 anos de idade, é provavelmente consequente a excesso relativo de estrógenos ou deficiência de progesterona na fase pós-ovulatória (lútea) do ciclo reprodutivo (discutido logo adiante). Habitualmente, a doença fibrocística torna uma ou as duas mamas nodulares, aumentadas de volume e dolorosas à palpação na semana anterior à menstruação.

> **Teste rápido**
>
> 22. Como as características histológica da vagina contribuem para suas funções?
> 23. Quais são as estruturas e as funções de cada parte da vulva?
> 24. Descreva os componentes das glândulas mamárias e as estruturas que as sustentam.
> 25. Descreva a rota do leite desde os alvéolos glandulares da glândula mamária até a papila mamária (mamilo).

28.3 O ciclo reprodutivo feminino

OBJETIVO

- **Comparar** os principais eventos dos ciclos ovariano e uterino.

Durante o período fértil de suas vidas, as mulheres que não estão grávidas apresentam normalmente alterações cíclicas nos ovários e no útero. Cada ciclo dura aproximadamente 1 mês e envolve tanto a oogênese como a preparação do útero para receber um oócito fertilizado. Hormônios secretados pelo hipotálamo, pela adeno-hipófise e pelos ovários controlam os principais eventos. O **ciclo ovariano** consiste em vários eventos nos ovários que ocorrem durante e após a maturação de um oócito. O **ciclo uterino** (*menstrual*) é uma série concomitante de alterações no endométrio do útero que o prepara para a chegada de um oócito fertilizado que aí se desenvolverá até o parto. Se não ocorrer a fertilização, os níveis dos hormônios ovarianos caem e isso promove a descamação da camada funcional do endométrio. O termo geral **ciclo reprodutor feminino** engloba os ciclos ovariano e uterino, as alterações hormonais que os regulam e as alterações cíclicas correlatas nas mamas e no colo do útero.

Regulação hormonal do ciclo reprodutivo feminino

O GnRH secretado pelo hipotálamo controla os ciclos ovariano e uterino (**Figura 28.23**). O GnRH estimula a liberação do FSH e do LH pela adeno-hipófise. O FSH inicia o crescimento folicular, enquanto o LH estimula o desenvolvimento adicional dos folículos ovarianos. Além disso, tanto o FSH como o LH estimulam os folículos ovarianos a secretar estrógenos. O LH estimula a teca de um folículo em desenvolvimento a produzir andrógenos. Sob a

FIGURA 28.23 **Secreção e efeitos fisiológicos dos estrógenos, da progesterona, da relaxina e da inibina no ciclo reprodutivo feminino.** As linhas vermelhas indicam a inibição por retroalimentação negativa.

> Os ciclos uterino e ovariano são controlados pelo hormônio liberador de gonadotropinas (GnRH) e por hormônios ovarianos (estrógenos e progesterona).

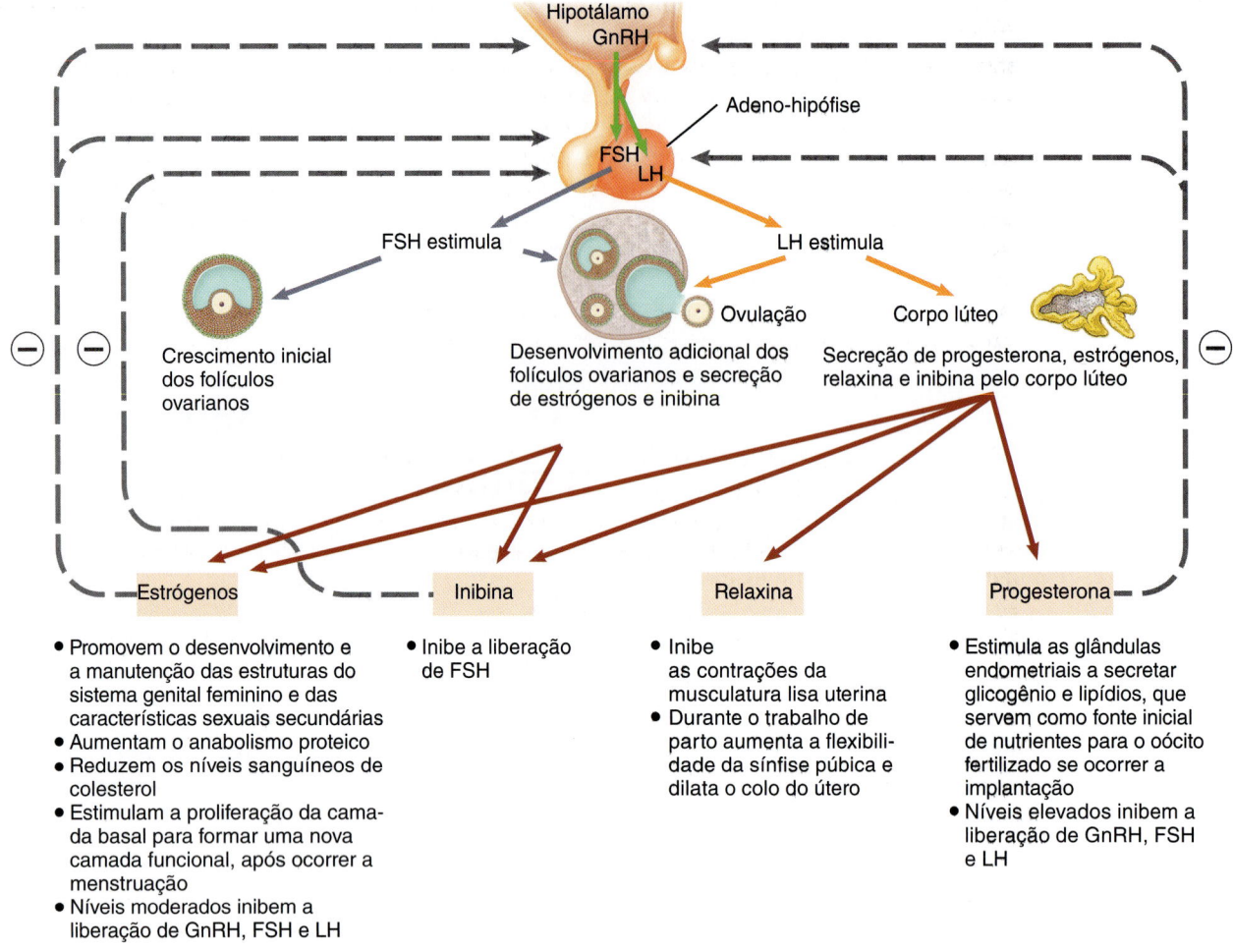

- **Estrógenos**
  - Promovem o desenvolvimento e a manutenção das estruturas do sistema genital feminino e das características sexuais secundárias
  - Aumentam o anabolismo proteico
  - Reduzem os níveis sanguíneos de colesterol
  - Estimulam a proliferação da camada basal para formar uma nova camada funcional, após ocorrer a menstruação
  - Níveis moderados inibem a liberação de GnRH, FSH e LH

- **Inibina**
  - Inibe a liberação de FSH

- **Relaxina**
  - Inibe as contrações da musculatura lisa uterina
  - Durante o trabalho de parto aumenta a flexibilidade da sínfise púbica e dilata o colo do útero

- **Progesterona**
  - Estimula as glândulas endometriais a secretar glicogênio e lipídios, que servem como fonte inicial de nutrientes para o oócito fertilizado se ocorrer a implantação
  - Níveis elevados inibem a liberação de GnRH, FSH e LH

? Qual estrógeno exerce o efeito principal?

influência do FSH, os androgênios são captados pelas células granulosas do folículo e, depois, convertidos em estrógenos. No meio do ciclo, o LH deflagra a ovulação e, depois, promove a formação do corpo lúteo, daí ser denominado hormônio luteinizante. O corpo lúteo, estimulado pelo LH, produz e secreta estrógenos, progesterona, relaxina e inibina.

Pelo menos seis estrógenos diferentes já foram isolados no plasma das mulheres, mas apenas três deles são encontrados em concentrações significativas: *beta (β)-estradiol*, *estrona* e *estriol*. Na mulher não grávida o estrógeno mais abundante é o β-estradiol, que é sintetizado a partir do colesterol nos ovários.

Os **estrógenos** secretados pelos folículos ovarianos desempenham várias funções importantes (**Figura 28.23**):

- Promovem o desenvolvimento e a manutenção das estruturas reprodutoras femininas, das características sexuais secundárias e das mamas. As características sexuais secundárias incluem distribuição de tecido adiposo nas mamas, no abdome, no monte do púbis e nos quadris; tom de voz; pelve larga e padrão de crescimento de cabelo e de pelos corporais

- Aumentam o anabolismo proteico, inclusive a formação de ossos fortes. Nesse aspecto os estrógenos são sinérgicos com o hormônio do crescimento (GH)

- Reduzem os níveis sanguíneos de colesterol, que é o provável motivo de as mulheres com menos de 50 anos de idade correrem um risco muito menor de doença da artéria coronária (DAC) do que os homens da mesma idade

- A cada mês, após a menstruação ocorrer, os estrógenos estimulam a proliferação da camada basal para formar uma nova camada funcional que substitui a que foi descamada

- Níveis sanguíneos moderados de estrógenos inibem a liberação de GnRH pelo hipotálamo e a secreção de LH e FSH pela adeno-hipófise.

A **progesterona**, secretada principalmente pelas células do corpo lúteo, coopera com os estrógenos na preparação e na manutenção do endométrio para implantação de um oócito fertilizado e na preparação das glândulas mamárias para secreção de leite. Níveis elevados de progesterona também inibem a secreção de GnRH e LH.

A pequena quantidade de **relaxina** produzida pelo corpo lúteo durante cada ciclo mensal relaxa o útero ao inibir as contrações do miométrio. Presume-se que a implantação de um oócito fertilizado seja mais fácil quando o útero está "relaxado". Durante a gravidez, a placenta produz muito mais relaxina e mantém o relaxamento da musculatura lisa uterina. Ao final da gravidez, a relaxina também aumenta a flexibilidade da sínfise púbica e ajuda a dilatar o colo do útero, promovendo o parto.

A **inibina** é secretada pelas células granulosas dos folículos em crescimento e pelo corpo lúteo após a ovulação e inibe a secreção de FSH e, em menor grau, de LH.

Fases do ciclo reprodutor feminino

Normalmente, a duração do ciclo reprodutor feminino varia de 24 a 36 dias. Para esta discussão, será considerada uma duração de 28 dias, e o ciclo será dividido em quatro fases: a fase menstrual, a fase pré-ovulatória, a ovulação e a fase pós-ovulatória (**Figura 28.24**).

Fase menstrual. A **fase menstrual**, também denominada **menstruação**, dura aproximadamente os 5 primeiros dias do ciclo. (Por convenção, o primeiro dia da menstruação é o dia 1 de um novo ciclo.)

Eventos nos ovários. Sob a influência do FSH, vários folículos ovarianos primordiais se tornam folículos ovarianos primários e, depois, folículos ovarianos secundários. Esse processo de desenvolvimento pode demorar alguns meses para ocorrer. Portanto, um folículo ovariano que começa a se desenvolver no início de um dado ciclo menstrual pode não alcançar a maturidade nesse ciclo. Isso pode ocorrer vários ciclos menstruais depois.

Eventos no útero. O fluxo menstrual proveniente do útero consiste em 50 a 150 mℓ de sangue, líquido tecidual, muco e células epiteliais

FIGURA 28.24 **Ciclo reprodutivo feminino.** O ciclo reprodutivo feminino tem, normalmente, 24 a 36 dias; a duração da fase pré-ovulatória é mais variável que a das outras fases. **A** Os eventos nos ciclos ovariano e uterino e a liberação de hormônios pela adeno-hipófise estão correlacionados com a sequência das quatro fases do ciclo. No ciclo mostrado não ocorreram fertilização nem implantação. **B** Concentrações relativas de hormônios da adeno-hipófise (FSH e LH) e de hormônios ovarianos (estrógenos e progesterona) durante as fases de um ciclo reprodutivo feminino normal.

Os estrógenos são os hormônios ovarianos primários antes da ovulação; após a ovulação, tanto progesterona como estrógenos são secretados pelo corpo lúteo.

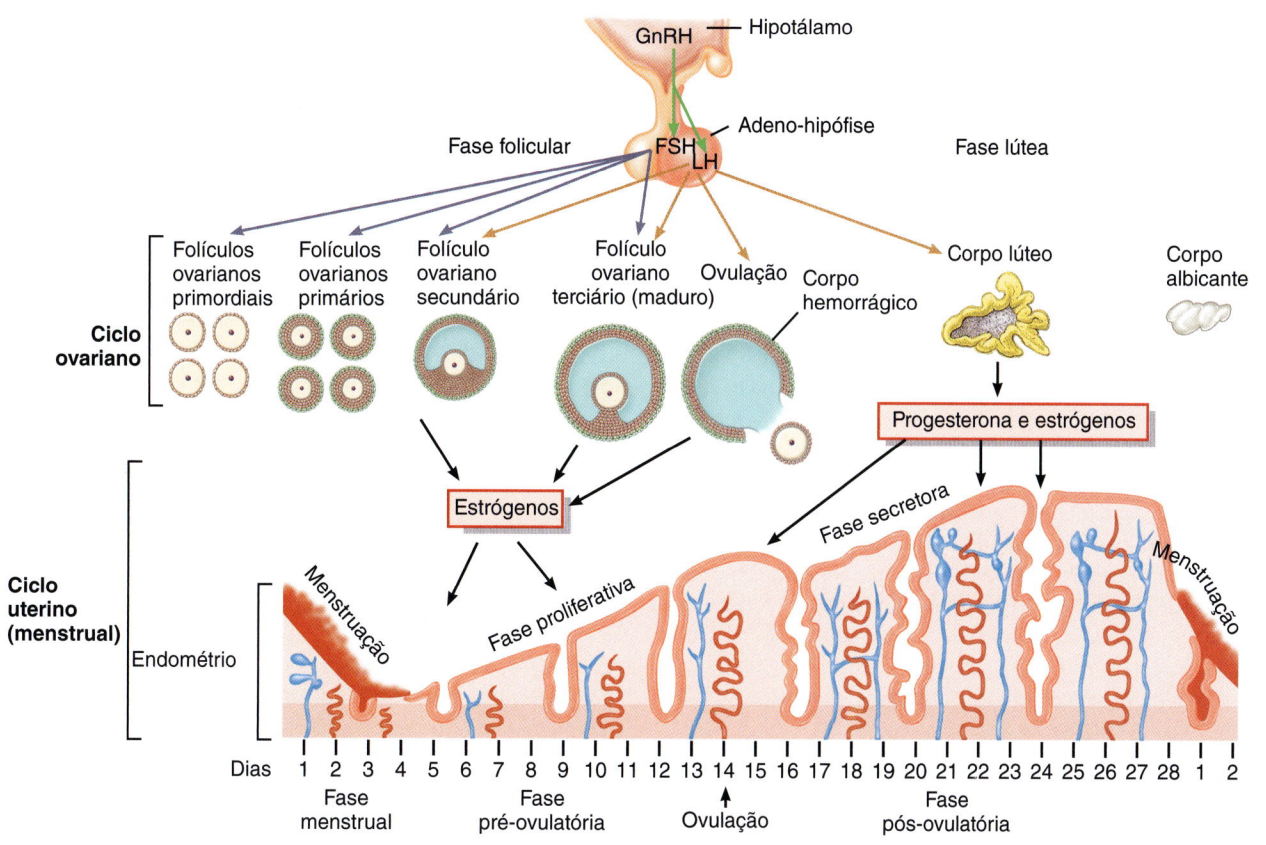

A. Regulação hormonal das alterações no ovário e no útero

(continua)

FIGURA 28.24 *Continuação.*

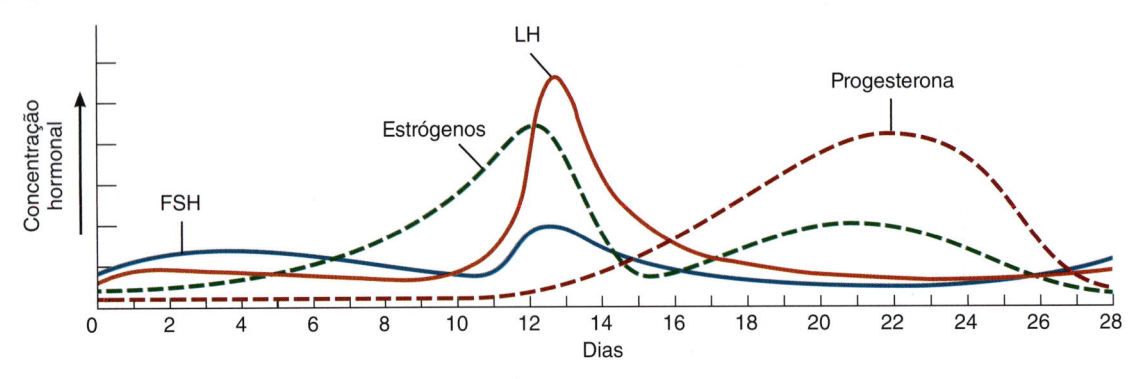

B. Alterações das concentrações de hormônios da adeno-hipófise e ovarianos

? Quais hormônios são responsáveis pela fase proliferativa do crescimento endometrial, pela ovulação, pelo crescimento do corpo lúteo e pelo pico de LH no meio do ciclo?

descamadas do endométrio. Esse fluxo ocorre porque os níveis decrescentes de progesterona e estrógenos estimulam a liberação de prostaglandinas que provocam constrição dos ramos helicinos uterinos. Como resultado, as células irrigadas por esses ramos são privadas de oxigênio e começam a morrer. Por fim, as camadas funcional e compacta descamam por inteiro. Nesse momento o endométrio está muito adelgaçado, aproximadamente 2 a 5 mm, porque apenas restou a camada basal. O fluxo menstrual flui pela cavidade uterina, colo do útero e vagina para o exterior do corpo.

Fase pré-ovulatória.
A **fase pré-ovulatória** é o intervalo de tempo entre o final da menstruação e a ovulação. A duração da fase pré-ovulatória do ciclo é mais variável do que a das outras fases e isso explica a maioria das diferenças de duração do ciclo; dura dos dias 6 a 13 em um ciclo de 28 dias.

Eventos nos ovários. Alguns folículos ovarianos secundários nos ovários começam a secretar estrógenos e inibina. Aproximadamente no dia 6, o crescimento de um folículo ovariano secundário em um dos ovários supera o crescimento de todos os outros e se torna o **folículo ovariano dominante**. Estrógenos e inibina secretados pelo folículo ovariano dominante diminuem a secreção de FSH e isso faz com que os outros folículos ovarianos menos bem desenvolvidos parem de crescer e degenerem. Gêmeos ou trigêmeos fraternos (não idênticos) ocorrem quando dois ou três folículos ovarianos secundários se tornam codominantes e são fertilizados aproximadamente ao mesmo tempo.

Normalmente, o folículo ovariano secundário dominante se torna o **folículo ovariano maduro**, que continua a aumentar de tamanho até ter mais de 20 mm de diâmetro e estar pronto para ovulação (ver **Figura 28.13**). Esse folículo ovariano forma uma protrusão semelhante a uma bolha devido ao aumento de tamanho do antro na superfície do ovário. Durante o processo de maturação final, o folículo ovariano maduro continua a aumentar sua produção de estrógenos (**Figura 28.24**).

Em relação ao ciclo ovariano, a fase pré-ovulatória e a fase menstrual juntas são denominadas **fase folicular** por causa do crescimento e do desenvolvimento dos folículos ovarianos.

Eventos no útero. Estrógenos liberados para o sangue pelos folículos ovarianos em crescimento estimulam o reparo do endométrio; as células da camada basal sofrem mitose e produzem novas camadas funcional e compacta. Enquanto o endométrio se espessa, as glândulas endometriais curtas e retas se desenvolvem, as arteríolas se tornam alongadas e espiraladas enquanto penetram na camada funcional. A espessura do endométrio quase dobra, passando para aproximadamente 4 a 10 mm. Em relação ao ciclo uterino, a fase pré-ovulatória também é denominada **fase proliferativa** por causa da proliferação do endométrio.

Ovulação.
A **ovulação**, que é a ruptura do folículo ovariano maduro e a liberação do oócito secundário para a cavidade pélvica, ocorre habitualmente no 14º dia de um ciclo de 28 dias. Durante a ovulação, o oócito secundário permanece circundado pela zona pelúcida e pela coroa radiada.

Os *elevados níveis de estrógenos* durante a parte final da fase pré-ovulatória exercem um efeito de *feedback* positivo nas células que secretam LH e GnRH e causam ovulação, da seguinte maneira (**Figura 28.25**):

1. Uma concentração elevada de estrógenos estimula a liberação mais frequente de GnRH pelo hipotálamo. Além disso, estimula diretamente os gonadotrofos na adeno-hipófise a secretar LH.
2. O GnRH promove a liberação de FSH e LH adicional pela adeno-hipófise.
3. O LH causa ruptura do folículo ovariano terciário e expulsão de um oócito secundário aproximadamente 9 horas após o ápice do pico do LH. O oócito e sua coroa radiada são, geralmente, impelidos para a tuba uterina.

Ocasionalmente, um oócito é perdido para a cavidade pélvica, na qual posteriormente se desintegra. O pequeno volume de sangue que, às vezes, extravasa para a cavidade pélvica a partir do folículo roto pode provocar dor, conhecida como dor intermenstrual (do alemão **mittelschmerz**), na época da ovulação.

Um teste de ovulação de farmácia que detecta o nível crescente de LH pode ser usado para previsão da ovulação.

Fase pós-ovulatória.
A **fase pós-ovulatória** do ciclo reprodutivo feminino é o período entre a ovulação e o início da menstruação seguinte. Em termos de duração, é a parte mais constante

FIGURA 28.25 Níveis elevados de estrógenos exercem efeito de *feedback* positivo (setas vermelhas) no hipotálamo e na adeno-hipófise, aumentando assim a secreção de GnRH e LH.

No meio do ciclo uma salva de LH deflagra a ovulação.

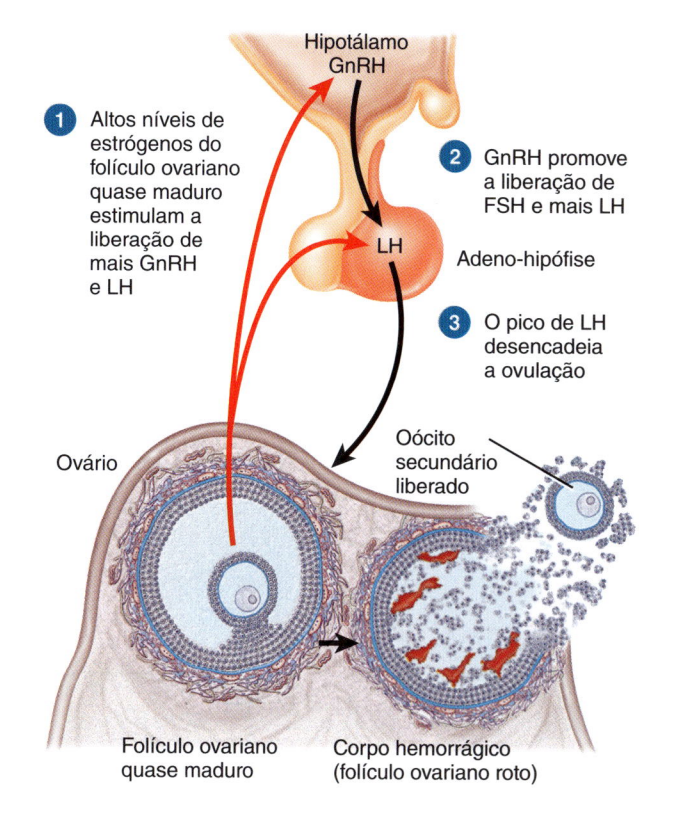

1. Altos níveis de estrógenos do folículo ovariano quase maduro estimulam a liberação de mais GnRH e LH
2. GnRH promove a liberação de FSH e mais LH
3. O pico de LH desencadeia a ovulação

Hipotálamo GnRH
Adeno-hipófise
Oócito secundário liberado
Ovário
Folículo ovariano quase maduro
Corpo hemorrágico (folículo ovariano roto)

? Qual é o efeito de níveis crescentes, embora ainda moderados, de estrógenos na secreção de GnRH, LH e FSH?

do ciclo reprodutivo feminino; dura 14 dias em um ciclo de 28 dias, desde o dia 15 até o dia 28 (ver **Figura 28.24**).

Eventos em um ovário. Após a ovulação, o folículo ovariano maduro colapsa, e a membrana basal entre as células granulosas e a teca interna se rompe. Quando um coágulo sanguíneo se forma em decorrência de sangramento mínimo por ruptura do folículo ovariano, o folículo se torna o **corpo hemorrágico** (ver **Figura 28.13**). As células da teca interna se misturam com as células granulosas enquanto são transformadas em células do corpo lúteo sob a influência do LH. O **corpo lúteo**, estimulado pelo LH, secreta progesterona, estrógenos, relaxina e inibina. As células lúteas também absorvem o coágulo sanguíneo. Em relação ao ciclo ovariano, essa fase também é denominada **fase lútea**.

Eventos tardios no ovário dependem de o oócito liberado ser ou não fertilizado. Se o oócito *não for fertilizado*, o corpo lúteo tem uma expectativa de vida de apenas 2 semanas. A seguir, sua atividade secretora diminui e o corpo lúteo degenera e se torna um corpo albicante (ver **Figura 28.13**). À medida que caem os níveis de progesterona, estrógenos e inibina, aumenta a liberação de GnRH, FSH e LH, devido à perda da supressão por *feedback* negativa pelos hormônios ovarianos. O crescimento folicular é retomado e começa um novo ciclo ovariano.

Se o oócito secundário for *fertilizado* e começar a se dividir, o corpo lúteo persiste além de sua vida normal de 2 semanas. O corpo lúteo não degenera graças à ação da **gonadotropina coriônica humana (hCG)**. Esse hormônio é produzido pelo cório do embrião, começando aproximadamente 8 dias após a fertilização. Como o LH, a hCG estimula a atividade secretora do corpo lúteo. O achado de hCG na urina ou no sangue de uma mulher é um indicador de gravidez e esse é o hormônio detectado pelos testes de gravidez de farmácia.

Eventos no útero. Progesterona e estrógenos produzidos pelo corpo lúteo promovem o crescimento e o espiralamento das

---

§ Correlação clínica

Tríade da mulher atleta: transtorno alimentar, amenorreia e osteoporose prematura

O ciclo reprodutivo feminino pode ser comprometido por muitos fatores, inclusive perda de peso, baixo peso corporal, transtorno alimentar e atividade física vigorosa. A observação de que três condições – transtorno alimentar, amenorreia e osteoporose – com frequência ocorrem juntas nas mulheres atletas levou os pesquisadores a criar o termo **tríade da mulher atleta**.

Muitas atletas sofrem imensa pressão de treinadores, genitores, colegas e de si mesmas para perder peso e melhorar o desempenho. Elas desenvolvem transtornos alimentares e se empenham em outras práticas deletérias para emagrecer e manter o peso corporal muito baixo. **Amenorreia** é a ausência de menstruação. As causas mais comuns de amenorreia são gravidez e menopausa. Nas atletas a amenorreia resulta de redução da secreção do GnRH, com consequente diminuição da liberação de LH e FSH. Assim, os folículos ovarianos não se desenvolvem, não ocorre ovulação, a síntese de estrógenos e progesterona diminui e o sangramento menstrual mensal cessa. A maioria dos casos de tríade da mulher atleta ocorre em mulheres jovens com percentuais muito baixos de gordura corporal. Um possível fator contribuinte é o nível baixo do hormônio leptina, secretado pelos adipócitos.

Visto que os estrógenos ajudam os ossos a reter cálcio e outros minerais, níveis cronicamente baixos de estrógenos estão associados a perda da densidade mineral óssea (DMO). A tríade da mulher atleta provoca "ossos velhos em mulheres jovens". Em um estudo, corredoras com amenorreia e na terceira década de vida tinham DMO baixa semelhante à de mulheres pós-menopáusicas com 50 a 70 anos de idade! Breves períodos de amenorreia em atletas jovens não causam dano permanente. Todavia, a interrupção prolongada do ciclo reprodutivo é acompanhada por perda de massa óssea, e as atletas adolescentes não conseguem atingir a massa óssea adequada. As duas situações podem resultar em osteoporose prematura e lesão óssea irreversível.

glândulas endometriais, a vascularização do endométrio superficial e espessamento do endométrio para 12 a 18 mm. Por causa da atividade secretora das glândulas endometriais, que começam a secretar glicogênio, esse período é denominado **fase secretora** do ciclo uterino. Essas alterações preparatórias atingem seu máximo aproximadamente 1 semana após a ovulação, quando um oócito fertilizado poderia chegar ao útero. Se não ocorrer fertilização, os níveis de progesterona e estrógenos caem devido à degeneração do corpo lúteo. A redução dos níveis de progesterona e estrógenos causa a menstruação.

Na **Figura 28.26** é mostrado um resumo das interações hormonais e das alterações cíclicas nos ovários e no útero durante os ciclos ovariano e uterino.

> **Teste rápido**
>
> 26. Descreva a função de cada um dos seguintes hormônios nos ciclos uterino e ovariano: GnRH, FSH, LH, estrógenos, progesterona e inibina.
> 27. Liste, de modo sucinto, os principais eventos de cada fase do ciclo uterino e correlacione-os com os eventos do ciclo ovariano.
> 28. Prepare um diagrama das principais alterações hormonais durante os ciclos uterino e ovariano.

FIGURA 28.26 Resumo das interações hormonais nos ciclos ovariano e uterino.

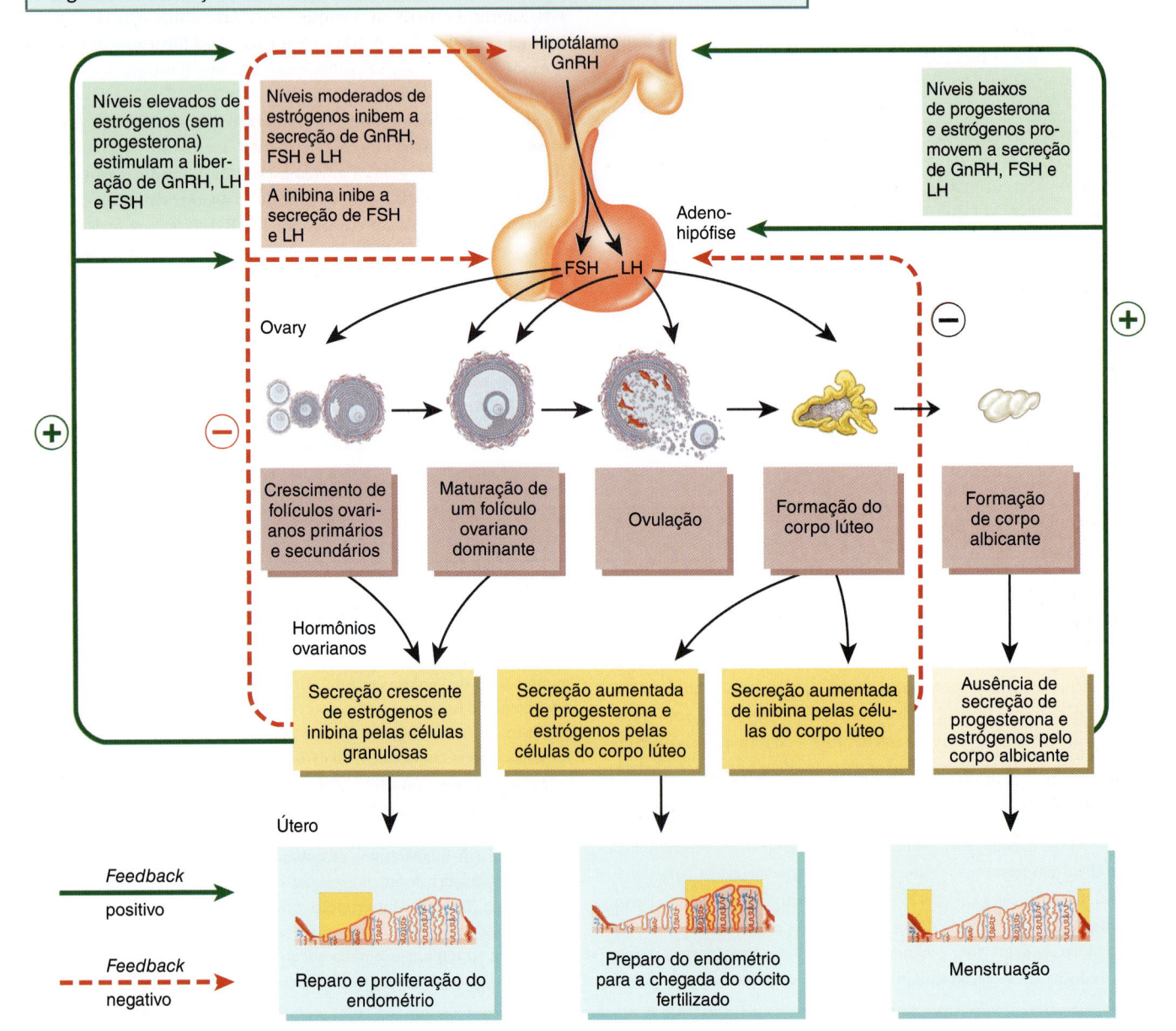

Quando níveis decrescentes de estrógenos e progesterona estimulam a secreção de GnRH, trata-se de um efeito de feedback positivo ou negativo? Explique sua resposta.

28.4 A resposta sexual humana

OBJETIVO

- **Comparar** as respostas sexuais de homens e mulheres.

Durante a **relação heterossexual**, também denominada *cópula* ou *coito*, o pênis ereto é introduzido na vagina. A sequência semelhante de alterações fisiológicas e emocional apresentadas por homens e mulheres antes, durante e após a relação sexual é denominada **resposta sexual humana**. William Masters e Virginia Johnson, que iniciaram sua pesquisa pioneira sobre a sexualidade humana no final da década de 1950, dividiram a resposta sexual humana em quatro fases: excitação, platô, orgasmo e resolução.

Durante a fase de **excitação**, ocorre **vasocongestão** – ingurgitação por sangue – dos tecidos genitais, resultando em ereção do pênis nos homens e ereção do clitóris e tumefação dos lábios do pudendo e da vagina nas mulheres. Além disso, a vasocongestão promove o aumento de tamanho das mamas e ereção das papilas mamárias. A fase de excitação também está associada a aumento da secreção do líquido que lubrifica as paredes da vagina. Quando o tecido conjuntivo da vagina se torna ingurgitado por sangue, líquido lubrificante extravasa dos capilares e flui lentamente através do revestimento epitelial por um processo denominado **transudação**. Glândulas na mucosa do colo do útero e as glândulas vestibulares maiores contribuem com um pequeno volume de muco lubrificante. Se não houver lubrificação satisfatória, a relação sexual se torna difícil e dolorosa para os dois parceiros e inibe o orgasmo. Outras alterações que ocorrem durante a fase de excitação incluem elevação da frequência cardíaca e da pressão arterial, aumento do tônus da musculatura esquelética em todo o corpo e hiperventilação. O contato físico direto (como beijos ou toque), sobretudo do pênis, do clitóris, das papilas mamárias e dos lobos das orelhas, é um potente deflagrador de excitação. Todavia, antecipação ou medo; memórias; sensações visuais, olfatórias e auditivas e fantasias podem amplificar ou reduzir a probabilidade de ocorrer excitação.

As alterações que começam durante a fase de excitação são mantidas em um nível intenso na **fase de platô**, que pode durar desde alguns segundos até muitos minutos. Durante essa fase, muitas mulheres e alguns homens exibem um **rubor sexual**, vermelhidão na pele da face e do tórax consequente à dilatação dos vasos sanguíneos nessas partes do corpo. O diâmetro da glande do pênis aumenta, bem como o volume dos testículos. Mais tarde na fase de platô, vasocongestão acentuada do terço inferior da vagina reduz o óstio externo da vagina. Por causa dessa resposta, a vagina retém com mais firmeza o pênis.

De modo geral, a fase mais curta é o **orgasmo** (*clímax*), durante o qual homens e mulheres apresentam contrações musculares rítmicas com aproximadamente 0,8 segundo de intervalo, acompanhadas por sensações prazerosas intensas e elevação adicional da pressão arterial, da frequência cardíaca e da frequência respiratória. O rubor sexual também é mais evidente nessa fase. Nos homens, a contração da musculatura lisa nas paredes dos epidídimos, dos ductos deferentes e dos ductos ejaculatórios, bem como a secreção de líquido pelas glândulas acessórias do sistema genital masculino, impulsiona o sêmen para a uretra (emissão). A seguir, contrações dos músculos esqueléticos na base do pênis impulsionam o sêmen para fora do pênis (ejaculação). Nos homens, o orgasmo geralmente acompanha a ejaculação. Nas mulheres, se for mantida estimulação sexual efetiva, o orgasmo pode ocorrer, associado com 3 a 12 contrações rítmicas dos músculos esqueléticos subjacentes à vulva. A recepção do sêmen ejaculado proporciona pouca estimulação para a mulher, sobretudo se ela não estiver na fase de platô; isso explica por que a mulher não sente automaticamente orgasmo ao mesmo tempo do parceiro. Tanto nos homens como nas mulheres, o orgasmo é uma resposta corporal total que provoca sensações mais discretas em algumas ocasiões e sensações mais intensas e explosivas em outras. Enquanto as mulheres podem sentir dois ou mais orgasmos em rápida sucessão, os homens entram em um **período refratário**, ou seja, um período de recuperação durante o qual são fisiologicamente impossíveis uma segunda ejaculação e um segundo orgasmo. Em alguns homens, o período refratário dura apenas alguns minutos, enquanto em outros dura algumas horas. Uma mulher não precisa ter o orgasmo para ocorrer fertilização.

Na fase final – **resolução**, que começa com a sensação de profundo relaxamento – os tecidos genitais, a frequência cardíaca, a pressão arterial, a frequência respiratória e o tônus muscular retornam ao estado não excitado. Se a excitação sexual foi intensa, mas não ocorreu orgasmo, a resolução ocorre mais lentamente.

As quatro fases da resposta sexual humana nem sempre são distintas umas das outras e podem variar consideravelmente de uma pessoa para outra e em momentos diferentes para a mesma pessoa.

Teste rápido

29. Quais são os eventos de cada uma das quatro fases da resposta sexual humana?

28.5 Métodos de controle da natalidade e aborto

OBJETIVOS

- **Comparar** a efetividade dos vários tipos de métodos contraceptivos
- **Explicar** a diferença entre abortos induzidos e espontâneos.

Os termos **contracepção** ou **controle da natalidade** descrevem a restrição do número de gestações por vários métodos que controlam a fertilidade e impedem a concepção. Não existe um método contraceptivo único que seja ideal. O único método de prevenir gravidez que é 100% fidedigno é a **abstinência sexual** completa. Existem vários outros métodos e cada um deles tem vantagens e desvantagens. Esses métodos incluem esterilização cirúrgica, métodos hormonais, dispositivos intrauterinos (DIUs), espermicidas, métodos de barreira e abstinência sexual periódica. A **Tabela 28.3** mostra taxas de fracasso de vários métodos de controle da natalidade. Embora não seja um método de controle da natalidade, nessa seção também será discutido o aborto, a expulsão prematura dos produtos da concepção do útero.

Métodos contraceptivos

Esterilização cirúrgica.
A esterilização é um procedimento que impossibilita a reprodução. O principal método de esterilização dos homens é a **vasectomia**, na qual parte de cada ducto deferente é extirpada (**Figura 28.27 A**). Para ter acesso ao ducto deferente, é feita uma incisão com um bisturi (procedimento convencional) ou é realizada uma punção com uma pinça hemostática (vasectomia sem bisturi). A seguir, os ductos deferentes são localizados e seccionados; cada um é fechado em dois locais com fios de sutura, sendo retirada a parte entre as suturas. Embora a produção de espermatozoides continue nos testículos, os espermatozoides não conseguem mais chegar ao exterior do corpo. Os espermatozoides degeneram e são destruídos por fagocitose. Como os vasos sanguíneos não são seccionados, os níveis sanguíneos de testosterona permanecem normais, portanto, a vasectomia não influencia o desejo ou o desempenho sexual. Se for realizada corretamente, tem quase 100% de efetividade. A intervenção cirúrgica pode ser revertida, contudo, a chance de recuperar a fertilidade é de apenas 30% a 40%. A esterilização nas mulheres consiste, mais frequentemente, em **laqueadura tubária** (**Figura 28.27 B**). Podem ser colocados

TABELA 28.3 Taxas de falha de vários métodos contraceptivos.

Método	Uso perfeito[+]	Uso mais comum
Abstinência completa	0	0
Esterilização cirúrgica		
Vasectomia	0,10	0,15
Laqueadura tubária	0,5	0,5
Esterilização histeroscópica (dispositivo Essure®)*	0,2	0,2
Métodos hormonais		
Contraceptivos orais		
Combinação hormonal	0,3	1 a 2
Contraceptivo de ciclo estendido	0,3	1 a 2
Minipílula	0,5	2
Contraceptivos não orais		
Adesivo transdérmico	0,1	1 a 2
Anel contraceptivo vaginal	0,1	1 a 2
Contracepção de emergência	25	25
Injeções de hormônios	0,3	1 a 2
Dispositivos intrauterinos (DIU de cobre)	0,6	0,8
Espermicidas (uso isolado)	15	29
Métodos de barreira		
Preservativo masculino	2	15
Preservativo feminino	5	21
Diafragma (com espermicida)	6	16
Capuz cervical (com espermicida)	9	16
Abstinência sexual periódica		
Método rítmico	9	25
Método sintotérmico (MST)	2	20
Nenhum método	85	85

* Definido como porcentagem de mulheres que engravidam sem o desejarem durante o primeiro ano de uso.
[+] Taxa de fracasso quando o método é utilizado de modo correto e consistente.

FIGURA 28.27 **Esterilização cirúrgica.** A esterilização cirúrgica torna impossível a reprodução.

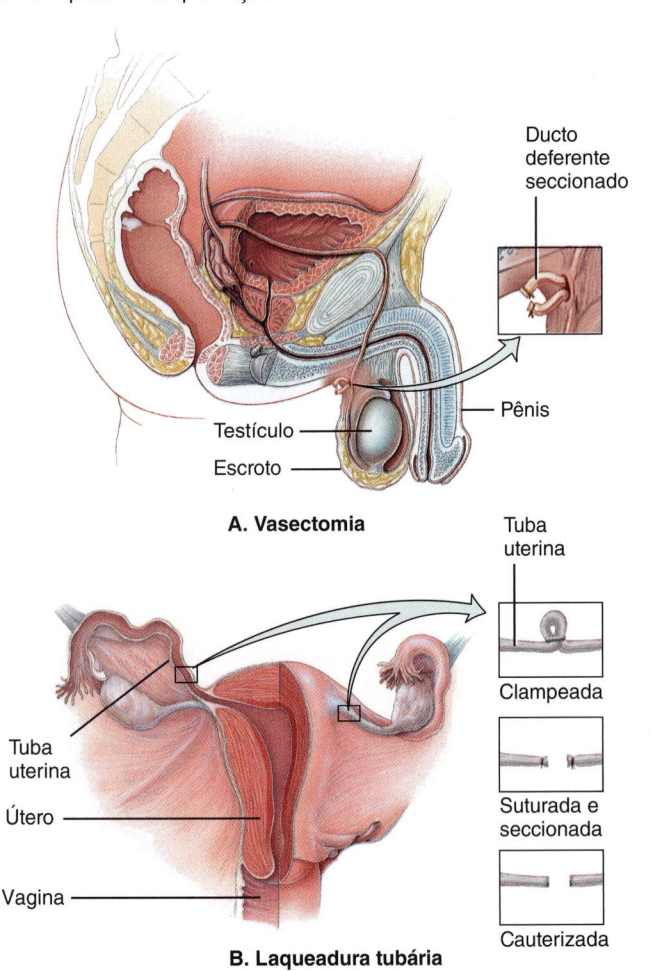

A. Vasectomia

B. Laqueadura tubária

? Após uma vasectomia os testículos continuam a produzir espermatozoides?

clipes nas tubas uterinas, e elas podem ser suturadas e/ou seccionadas e, ocasionalmente, cauterizadas, ou seja, destruídas por calor. O resultado nos dois casos é que o oócito secundário não consegue passar pelas tubas uterinas e os espermatozoides não conseguem alcançar o oócito.

Esterilização não incisiva.
Essure® é uma alternativa à laqueadura. No procedimento Essure®, um microdispositivo macio, feito de fibras de poliéster e de metais (níquel-titânio e aço inoxidável) é inserido com um cateter na vagina, através do útero e em cada tubo uterino. Ao longo de um período de três meses, a inserção estimula o crescimento tecidual (tecido cicatricial) dentro e ao redor de si, bloqueando o útero. Assim como na laqueadura, o oócito secundário não pode passar através das tubas uterinas, e os espermatozoides não podem alcançar o oócito. Ao contrário da laqueadura tubária, a esterilização não requer anestesia geral.

Métodos hormonais.
Afora a abstinência sexual completa ou a esterilização cirúrgica, os métodos hormonais são os mais efetivos no controle da natalidade. Os contraceptivos orais contêm hormônios para evitar a gravidez. Alguns, os chamados *contraceptivos orais combinados* (COCs), contêm progestina (hormônios com ações semelhantes as da progesterona) e estrógenos. A ação primária dos COCs é inibir a ovulação por meio da supressão das gonadotropinas FSH e LH. De modo geral, os níveis baixos de FSH e LH impedem o desenvolvimento de um folículo dominante no ovário. Como resultado, os níveis de estrógenos não se elevam, não ocorre o pico de LH no meio do ciclo e não há ovulação. Mesmo se ocorrer ovulação, o que acontece ocasionalmente, os COCs também bloqueiam a implantação no útero e inibem o transporte de oócitos e espermatozoides nas tubas uterinas.

As progestinas tornam o muco cervical mais espesso e dificultam a penetração dos espermatozoides no útero. Comprimidos que contêm apenas progestinas tornam o muco cervical mais espesso e bloqueiam a implantação no útero, mas não inibem de modo consistente a ovulação.

Entre os benefícios não contraceptivos dos contraceptivos orais estão a regulação da duração do ciclo menstrual e a redução do fluxo menstrual (e, portanto, redução do risco de anemia). Os contraceptivos orais também protegem contra câncer de endométrio e câncer de ovário, além de reduzirem o risco de endometriose. Todavia, contraceptivos orais não são recomendados para mulheres com história pregressa de discrasias sanguíneas, lesão de vasos sanguíneos encefálicos, enxaqueca, hipertensão arterial, disfunção hepática ou cardiopatia. Usuárias de contraceptivos orais que são tabagistas têm chance muito maior de sofrer infarto do miocárdio ou acidente vascular cerebral (AVC) do que as usuárias de contraceptivos orais que não são tabagistas. As tabagistas devem abandonar esse hábito ou usar outro método contraceptivo.

A seguir apresentamos algumas variações de métodos hormonais orais de contracepção:

- **Contraceptivos combinados.** O **contraceptivo combinado** contém progestina e estrógenos e, normalmente, é ingerido 1 vez/dia durante 3 semanas para evitar gravidez e para regular o ciclo menstrual. Os comprimidos ingeridos durante a quarta semana são inativos (não contêm hormônios) e possibilitam a ocorrência da menstruação
- **Contraceptivos orais em regime estendido.** Tais contraceptivos, contendo progestina e estrógenos, são ingeridos 1 vez/dia em ciclos de 12 semanas de comprimidos contendo hormônio seguidos de 1 semana de comprimidos inócuos. A menstruação ocorre durante a 13ª semana
- **Minipílula.** A **minipílula** contém doses baixas de progestina e é ingerida todos os dias.

Também existem métodos hormonais *não orais* de contracepção. Entre eles estão os seguintes:

- **Adesivo contraceptivo transdérmico.** Um **adesivo contraceptivo transcutâneo**, contendo progestina e estrógenos, é aplicado no braço, no dorso, na parte inferior do abdome ou nas nádegas 1 vez/semana durante 3 semanas. Ao final de cada semana, o adesivo é retirado e outro é colocado em um local diferente. Durante a quarta semana não é aplicado adesivo transdérmico
- **Anel contraceptivo vaginal.** Um anel flexível de silicone, com aproximadamente 5 cm de diâmetro, contendo estrógenos e progesterona é inserido pela mulher na própria vagina. É deixado na vagina durante 3 semanas para prevenir concepção e, depois, é retirado por 1 semana para possibilitar a menstruação
- **Contracepção de emergência (CE).** A **contracepção de emergência (CE)**, também conhecida como *pílula do dia seguinte*, consiste na combinação de progestina e estrógenos ou apenas progestina para evitar gravidez após relação sexual sem proteção. Os níveis relativamente elevados de progestina e de estrógenos dos comprimidos de CE inibem a secreção de FSH e LH. A perda dos efeitos estimulantes desses hormônios gonadotrópicos faz com que os ovários parem de secretar seus próprios estrógenos e progesterona. Por sua vez, os níveis decrescentes de estrógenos e progesterona induzem a descamação do revestimento uterino, bloqueando assim a implantação. Um comprimido é ingerido o mais cedo possível, mas nas 72 h seguintes a relação sexual desprotegida. O segundo comprimido tem de ser ingerido 12 h após o primeiro. Esses comprimidos de CE atuam da mesma maneira que os contraceptivos orais habituais
- **Injeções de hormônio. Progestinas injetáveis** são administradas por via intramuscular por um profissional de saúde a cada 3 meses.

DIU.
Um **DIU** é um pequeno objeto de plástico, cobre ou aço inoxidável que é inserido por um ginecologista na cavidade do útero. Os DIUs impedem a fertilização ao bloquearem a entrada dos espermatozoides nas tubas uterinas. Nos EUA, o DIU mais utilizado é o Copper T 380A®, que é aprovado pela U. S. Food and Drugs Administration (FDA) para um período de até 10 anos de uso e tem efetividade prolongada comparável a da laqueadura tubária.* Algumas mulheres não conseguem usar DIUs devido ao desconforto ou a sangramento, podendo também ocorrer expulsão dos dispositivos.

---

*N.T.: No Brasil o SUS fornece o DIU TCu 380A – FURP. Disponível em: http://www.furp.sp.gov.br/arquivos/produtos/bulas/profissional/70/DIU_T_Folheto%20Profissional_REV05.pdf.

Espermicidas. Vários tipos de espumas, cremes, geleias, supositórios e duchas contendo agentes **espermicidas** (destruidores de espermatozoides) tornam a vagina e o colo do útero "hostis" para a sobrevida dos espermatozoides, e sua venda não exige prescrição médica. Os espermicidas são aplicados na vagina antes da relação sexual. O espermicida mais utilizado é o *nonoxinol-9*, que rompe as membranas plasmáticas dos espermatozoides. Um agente espermicida é mais efetivo quando associado a um método de barreira, como preservativo masculino, preservativo feminino, diafragma ou capuz cervical.

Métodos de barreira. Os **métodos de barreira** criam um empecilho físico e impedem que os espermatozoides ganhem acesso à cavidade uterina e às tubas uterinas. Além de evitar gravidez, determinados métodos de barreira (preservativos masculino e feminino) também conferem alguma proteção contra doenças sexualmente transmissíveis (DSTs) como a AIDS. Em contrapartida, os contraceptivos orais e os DIUs não conferem essa proteção. Entre os métodos de barreira estão o preservativo masculino, o preservativo feminino, o diafragma e o capuz cervical.

Um **preservativo masculino** é uma cobertura de látex não porosa que é colocada no pênis para evitar a deposição de espermatozoides no sistema genital feminino. O **preservativo feminino** impede que os espermatozoides penetrem no útero; consiste em dois anéis flexíveis conectados por uma bainha de poliuretano. Um anel fica por dentro da bainha de poliuretano e é encaixado sobre o colo do útero, enquanto o outro anel fica por fora da vagina e recobre os órgãos externos do sistema genital feminino. Um **diafragma** é uma estrutura abobadada de borracha que é encaixado no colo do útero e usado junto com um agente espermicida; pode ser introduzido pela mulher até 6 horas antes da relação sexual. O diafragma interrompe a passagem dos espermatozoides para o colo do útero e o espermicida mata a maioria dos espermatozoides que conseguem ultrapassar o diafragma. Embora o uso do diafragma realmente reduza o risco de algumas DST, ele não protege completamente contra a infecção pelo HIV porque a vagina ainda está exposta. Um **capuz cervical** assemelha-se ao diafragma, embora seja menor e mais rígido. Ele fica bem ajustado ao colo do útero e precisa ser colocado por um ginecologista. O capuz cervical deve ser associado a espermicidas.

Abstinência sexual periódica. Um casal pode utilizar seu conhecimento das alterações fisiológicas que ocorrem durante o ciclo reprodutivo feminino para optar por abstinência sexual nos dias de maior probabilidade de fertilização ou planejar relações sexuais nesses dias se o casal deseja conceber uma criança. Nas mulheres com ciclos menstruais normais e regulares, esses eventos fisiológicos ajudam a prever o dia no qual é provável ocorrer a ovulação.

O primeiro método de base fisiológica, elaborado na década de 1930, é conhecido como **método rítmico**. Ele envolve abstinência sexual no período provável de ovulação em cada ciclo reprodutivo. Durante esse período (3 dias antes da ovulação, o dia da ovulação e 3 dias após a ovulação) o casal se abstêm de manter relações sexuais. A efetividade do método rítmico para o controle da natalidade é insatisfatória em muitas mulheres devido à irregularidade do seu ciclo reprodutivo.

Outro sistema é o **método sintotérmico (MST)**, um método natural e baseado na conscientização da fertilidade de planejamento familiar. Esse método é usado para evitar ou promover gravidez. O MST emprega marcadores fisiológicos, que exibem flutuações normais, para determinar a ocorrência de ovulação, tais como elevação da temperatura corporal basal e a produção abundante de muco cervical transparente semelhante à clara de ovo crua. Esses indicadores, que refletem as alterações hormonal que regulam a fertilidade feminina, constituem um sistema de dupla verificação para a mulher saber se está ou não fértil. As relações sexuais são evitadas durante o período fértil para evitar a gravidez. As usuárias do MST observam e registram essas alterações e as interpretam de acordo com regras precisas.

Aborto

O termo **aborto** descreve a expulsão prematura do útero dos produtos da concepção, habitualmente antes da 20ª semana de gravidez. Um aborto pode ser *espontâneo* (de ocorrência natural) ou *induzido* (realizado de modo intencional).

Existem vários tipos de abortos induzidos. Um deles envolve a **mifepristona**, também denominada **RU 486**. Trata-se de um hormônio aprovado pela FDA apenas para gestações com 9 semanas ou menos quando combinada com misoprostol (uma prostaglandina). A mifepristona é um agente antiprogestina; impede a ação da progesterona ao se ligar e bloquear receptores de progesterona. A progesterona prepara o endométrio uterino para implantação e, a seguir, mantém o revestimento uterino após a implantação. Se o nível de progesterona cair durante a gravidez ou se a ação desse hormônio for bloqueada, ocorre menstruação, e o embrião é eliminado junto ao revestimento uterino. Nas 12 horas seguintes à administração da mifepristona, o endométrio começa a degenerar e, no decorrer de 72 horas, começa a ser eliminado. O misoprostol estimula contrações uterinas e é administrado após a mifepristona para auxiliar na expulsão do endométrio.

Outro tipo de aborto induzido é denominado **aspiração a vácuo** e pode ser realizado até a 16ª semana de gravidez. Um tubo pequeno e flexível conectado a uma fonte de vácuo é introduzido no útero por via vaginal. O embrião ou o feto, a placenta e o revestimento do útero são, então, removidos por aspiração. No caso de gestações entre 13 e 16 semanas, uma técnica denominada **dilatação e evacuação** é comumente utilizada. Após a dilatação do colo do útero, aspiração e curetagem removem o feto, a placenta e o revestimento uterino. A partir da 16ª e 24ª semanas, um **aborto** pode ser realizado por métodos cirúrgicos semelhantes à dilatação e à evacuação ou por métodos não cirúrgicos, como injeção de solução salina ou medicamentos. O trabalho de parto pode ser induzido por supositórios vaginais, infusão intravenosa ou injeções no líquido amniótico através do útero.

> **Teste rápido**
>
> 30. Como os contraceptivos orais reduzem a probabilidade de gravidez?
> 31. Como alguns métodos de controle da natalidade protegem contra DST?
> 32. Qual é a dificuldade na criação de um contraceptivo oral para homens?

28.6 Desenvolvimento dos sistemas genitais

OBJETIVOS

- **Explicar** como é determinado o sexo genético
- **Descrever** o desenvolvimento dos sistemas genitais masculino e feminino.

No Capítulo 3 foi mostrado que as células somáticas são diploides (2*n*): elas contêm 23 pares de cromossomos homólogos, em um total de 46 cromossomos. Desses cromossomos, 22 pares são autossomas e um par é de cromossomos sexuais. Os autossomas codificam todo o corpo humano e traços específicos como cor dos olhos e altura. Os dois cromossomos sexuais – um grande **cromossomo X** e um **cromossomo Y** menor – determinam o sexo genético do indivíduo. Na pessoa geneticamente do sexo feminino, as células somáticas contêm dois cromossomos X, enquanto no indivíduo geneticamente do sexo masculino, as células somáticas contêm um cromossomo X e um cromossomo Y. A deliberação do sexo genético pelos cromossomos sexuais é conhecida como **determinação do sexo**.

Nos gametas (espermatozoides ou oócitos), que são haploides (*n*), existem apenas 23 cromossomos. Desses cromossomos, 22 são autossomas e um é um cromossomo sexual. Nos espermatozoides, o cromossomo sexual é X ou Y – aproximadamente 50% dos espermatozoides produzidos por meiose contêm um cromossomo X e os outros 50% têm cromossomo Y. Nos oócitos, o cromossomo sexual sempre é X. O sexo genético é estabelecido no momento da concepção pelo tipo de espermatozoide (carreador de cromossomo X ou Y) que fertiliza o oócito. Se um espermatozoide carreador de cromossomo X fertilizar o oócito, o embrião formado será geneticamente do sexo feminino (XX). Se um espermatozoide carreador de cromossomo Y fertilizar o oócito, o embrião formado será geneticamente do sexo masculino (XY).

O embrião é **bipotencial**, ou seja, tem a capacidade de formar órgãos genitais masculinos ou femininos. A primeira etapa do desenvolvimento dos órgãos genitais ocorre em resposta ao sexo genético do embrião. Se o embrião for geneticamente do sexo masculino, são desenvolvidos testículos; se o embrião for geneticamente do sexo feminino, se desenvolvem ovários. Após a formação dos testículos em um embrião do sexo masculino, eles começam a secretar androgênios (hormônios masculinizantes), que promovem o desenvolvimento de órgãos externos e internos do sistema genital masculino. Os embriões do sexo feminino, que apresentam ovários em vez de testículos, não produzem androgênios. A ausência de androgênios testiculares no embrião do sexo feminino resulta em órgãos externos e internos do sistema genital feminino por *default*. Isso é ideal porque os embriões do sexo masculino e do sexo feminino são expostos a níveis elevados de estrógenos e progesterona provenientes da placenta e dos ovários maternos durante a gravidez. Se os hormônios sexuais femininos desempenhassem algum papel na diferenciação sexual, todos os embriões (não importando se geneticamente masculinos ou femininos) desenvolveriam órgãos genitais femininos. **Diferenciação sexual** é o processo pelo qual os órgãos genitais se desenvolvem segundo linhagens masculina ou feminina. Para compreender as etapas envolvidas na diferenciação sexual, é preciso examinar primeiro como os órgãos genitais internos são formados e, depois, descobrir como os órgãos genitais externos se desenvolvem.

As *gônadas* se desenvolvem a partir das **cristas gonadais** derivadas do crescimento do **mesoderma intermediário**. Durante a quinta semana do desenvolvimento, as cristas gonadais são protrusões imediatamente mediais ao mesonefro (rim intermediário) (**Figura 28.28**). Os **ductos mesonéfricos**, adjacentes às cristas gonadais, acabam se tornando estruturas do sistema genital masculino. Um segundo par de ductos, os **ductos paramesonéfricos**, desenvolve-se lateralmente aos ductos mesonéfricos e acabam formando estruturas do sistema genital feminino. Os ductos mesonéfricos e paramesonéfricos drenam para o seio urogenital. Um embrião tem o potencial de seguir um padrão masculino ou feminino de desenvolvimento porque contém ductos e cristas genitais que podem se diferenciar em testículos ou ovários.

As células de um embrião do sexo masculino têm um cromossomo X e um cromossomo Y. O padrão masculino de desenvolvimento é deflagrado por um gene "chave mestra" no cromossomo Y denominado *SRY*, que significa região determinante do sexo do cromossomo Y. Quando o gene *SRY* é expresso durante o desenvolvimento, a proteína produzida faz com que as células de sustentação primitivas comecem a se diferenciar em testículos durante a sétima semana. As células de sustentação em desenvolvimento secretam um hormônio denominado **substância inibidora mülleriana** (MIS, sigla do inglês *Müllerian inhibiting substance*), que provoca apoptose das células nos ductos paramesonéfricos. Como resultado, essas células não contribuem com estruturas funcionais para o sistema genital masculino. Células endócrinas intersticiais primitivas nos testículos, estimuladas pela hCG, começam a secretar o androgênio **testosterona** durante a oitava semana. A seguir, a testosterona estimula o desenvolvimento dos ductos mesonéfricos que se tornam *epidídimo, ducto deferente, ducto ejaculatório* e *glândulas seminais*. Os testículos se conectam ao ducto mesonéfrico por meio de túbulos que acabam se tornando os *túbulos seminíferos*. A *próstata* e as *glândulas bulbouretrais* são evaginações endodérmicas da uretra.

As células de um embrião do sexo feminino têm dois cromossomos X e nenhum cromossomo Y. Como não existe *SRY*, as cristas gonadais se tornam os *ovários* e como não é produzida MIS, os ductos paramesonéfricos se desenvolvem. As extremidades distais dos ductos paramesonéfricos se fusionam e formam o *útero* e a *vagina*; as partes proximais não fusionadas dos ductos se tornam as *tubas uterinas*. Os ductos mesonéfricos degeneram sem contribuir para quaisquer estruturas funcionais do sistema genital feminino por causa da ausência de testosterona. As *glândulas vestibulares*

FIGURA 28.28 Desenvolvimento dos órgãos internos dos sistemas genitais.

As gônadas se desenvolvem a partir do mesoderma intermediário.

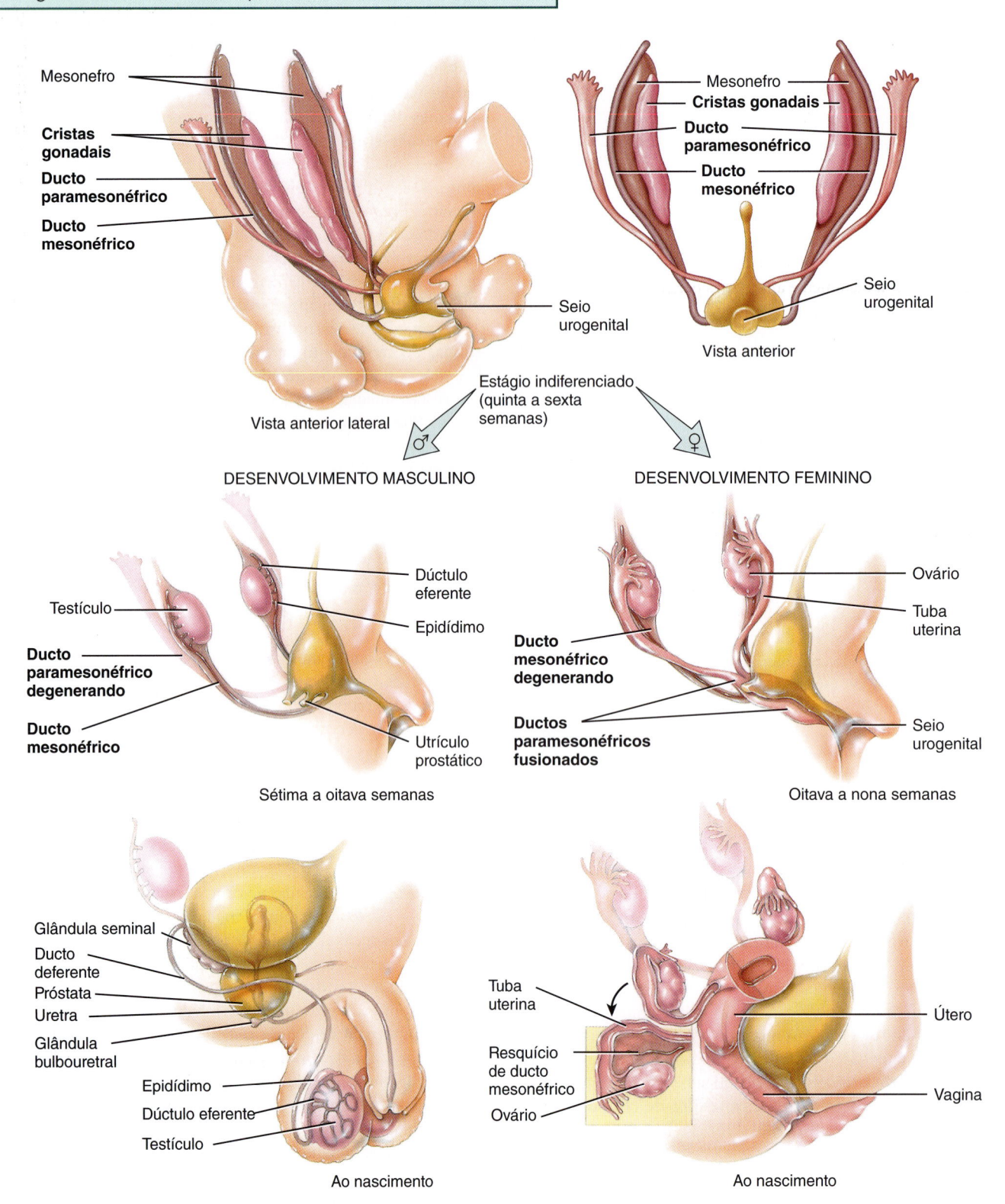

- Mesonefro
- Cristas gonadais
- Ducto paramesonéfrico
- Ducto mesonéfrico
- Seio urogenital

Vista anterior lateral

Vista anterior

Estágio indiferenciado (quinta a sexta semanas)

♂ DESENVOLVIMENTO MASCULINO

- Testículo
- Ducto paramesonéfrico degenerando
- Ducto mesonéfrico
- Dúctulo eferente
- Epidídimo
- Utrículo prostático

Sétima a oitava semanas

- Glândula seminal
- Ducto deferente
- Próstata
- Uretra
- Glândula bulbouretral
- Epidídimo
- Dúctulo eferente
- Testículo

Ao nascimento

♀ DESENVOLVIMENTO FEMININO

- Ovário
- Tuba uterina
- Ducto mesonéfrico degenerando
- Ductos paramesonéfricos fusionados
- Seio urogenital

Oitava a nona semanas

- Tuba uterina
- Resquício de ducto mesonéfrico
- Ovário
- Útero
- Vagina

Ao nascimento

? Qual gene é responsável pelo desenvolvimento das gônadas em testículos?

maiores e menores se desenvolvem a partir de evaginações endodérmicas do vestíbulo da vagina.

Os *órgãos externos dos sistemas genitais* dos embriões dos sexos masculino e feminino (pênis e escroto nos homens e clitóris, lábios do pudendo e óstio da vagina nas mulheres) também permanecem indiferenciados até aproximadamente a oitava semana. Antes da diferenciação, todos os embriões têm as seguintes estruturas externas (**Figura 28.29**):

1. **Pregas uretrais** (*urogenitais*). As **pregas uretrais** (*urogenitais*) pareadas se desenvolvem a partir do mesoderma na região cloacal (ver **Figura 26.23**).
2. **Sulco uretral**. O **sulco uretral**, uma endentação entre as pregas uretrais, é a abertura para o seio urogenital.
3. **Tubérculo genital**. O **tubérculo genital** é uma elevação arredondada imediatamente anterior às pregas uretrais.
4. **Protuberância labioescrotal**. A **protuberância labioescrotal** consiste em estruturas elevadas, pares e laterais às pregas uretrais.

Nos embriões do sexo masculino, parte da testosterona é convertida em um segundo androgênio, denominado di-hidrotestosterona (DHT). DHT estimula o desenvolvimento da uretra, da próstata e dos órgãos genitais externos (escroto e pênis). Parte do tubérculo genital se alonga e se torna o pênis. A fusão das pregas uretrais forma a *parte esponjosa da uretra* e deixa uma abertura para o exterior do corpo apenas na extremidade distal do pênis, o *óstio externo da uretra*. As protuberâncias labioescrotais se tornam o *escroto*. Se não houver DHT, o tubérculo genital se torna o *clitóris* nos embriões do sexo feminino. As pregas uretrais permanecem abertas na forma de *lábios menores* do pudendo e as protuberâncias labioescrotais se tornam os *lábios maiores* do pudendo. O sulco uretral se torna o *vestíbulo da vagina*. Após o nascimento, os níveis de androgênio caem porque não há mais hCG para estimular a secreção de testosterona.

FIGURA 28.29 **Desenvolvimento dos órgãos externos dos sistemas genitais**.

Os órgãos genitais externos dos embriões dos sexos masculino e feminino permanecem indiferenciados até aproximadamente a oitava semana.

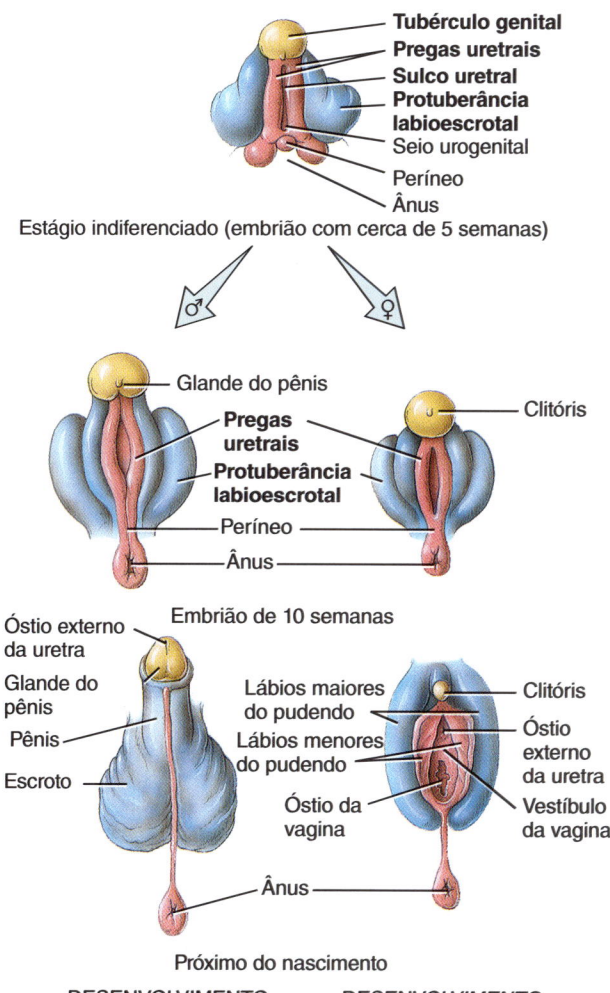

Teste rápido

33. Como o tipo de espermatozoide (carreando cromossomo X ou Y) determina o sexo genético do embrião?
34. Descreva funções dos hormônios na diferenciação dos ductos de Wolff, dos ductos de Müller e da genitália externa.

28.7 Envelhecimento e sistemas genitais

OBJETIVO

- **Descrever** os efeitos do envelhecimento nos sistemas genitais.

Durante a primeira década de vida, o sistema genital se encontra em um estado juvenil. Aproximadamente aos 10 anos de idade, começam a ocorrer alterações impulsionadas por hormônios em ambos os sexos. A **puberdade** é o período quando as características sexuais secundárias começam a se desenvolver e é atingido o potencial para reprodução sexual. O início da puberdade é assinalado por pulsos ou picos de secreção de LH e FSH, desencadeados por um pulso de GnRH. A maioria dos pulsos ocorre durante o sono. À medida que a puberdade avança, os pulsos hormonais passam a ocorrer durante o dia, além de ocorrer à noite. A frequência dos pulsos hormonais aumenta durante um período de 3 a 4 anos, até ser estabelecido o padrão adulto. Ainda não foram esclarecidos os estímulos que provocam os pulsos de GnRH, contudo, o hormônio leptina parece estar envolvido. Pouco antes da puberdade, os níveis de leptina se elevam de modo proporcional à massa de tecido adiposo. Vale mencionar que existem receptores de leptina no hipotálamo e na adeno-hipófise. Camundongos sem o gene da leptina funcionante desde o nascimento são estéreis e permanecem em um estado pré-puberal. A administração de leptina para

? Qual hormônio é responsável pela diferenciação dos órgãos externos dos sistemas genitais?

esses camundongos induz secreção de gonadotropinas, e eles se tornam férteis. A leptina sinaliza para o hipotálamo que as reservas energéticas a longo prazo (triglicerídios no tecido adiposo) são adequadas para iniciar as funções reprodutoras.

Nas mulheres, o ciclo genital ocorre normalmente uma vez por mês a partir da **menarca**, a primeira menstruação, até a **menopausa**, a interrupção permanente da menstruação. Portanto, o sistema genital feminino apresenta um período definido de fertilidade entre a menarca e a menopausa. Durante os 2 anos após a menarca, a ovulação ocorre apenas em aproximadamente 10% dos ciclos e a fase lútea é curta. A porcentagem de ciclos ovulatórios aumenta gradativamente e a fase lútea atinge sua duração normal de 14 dias. A fertilidade diminui com a idade, e entre os 40 e 50 anos de idade o *pool* de folículos ovarianos remanescentes é exaurido. Como resultado, os ovários se tornam menos responsivos à estimulação hormonal. A produção de estrógenos diminui apesar da secreção abundante de FSH e LH pela adeno-hipófise. Muitas mulheres apresentam episódios de ondas de calor e sudorese abundante, que coincidem com salvas de liberação de GnRH. Outras manifestações de menopausa são cefaleia, perda de cabelo/pelos, dor muscular, ressecamento vaginal, insônia, depressão, ganho de peso corporal e oscilações do humor. Após a menopausa, as mulheres apresentam alguma atrofia dos ovários, das tubas uterinas, do útero, da vagina, dos órgãos genitais externos e das mamas. Por causa da queda dos níveis de estrógenos, muitas mulheres apresentam redução da DMO após a menopausa. O desejo sexual (libido) não apresenta queda paralela; pode ser mantida por esteroides sexuais suprarrenais. O risco de câncer de útero atinge seu máximo aproximadamente aos 65 anos de idade, mas o câncer de colo de útero é mais comum em mulheres mais jovens.

Nos homens, o declínio da função genital é muito mais sutil do que nas mulheres. Com frequência, homens saudáveis conservam capacidade genital até a nona ou décima década de vida. Aproximadamente aos 55 anos de idade a queda da síntese de testosterona provoca redução da força muscular, redução do número de espermatozoides viáveis e redução do desejo sexual. Embora a produção de espermatozoides caia 50% a 70% entre os 60 e 80 anos de idade, numerosos espermatozoides ainda podem ser encontrados em homens mais velhos.

O aumento das dimensões da próstata, duas a quatro vezes as dimensões normais, ocorre na maioria dos homens com mais de 60 anos de idade. Essa condição, denominada **hiperplasia prostática benigna (HPB)**, reduz o calibre da parte prostática da uretra e é caracterizada por micção frequente, nictúria (a necessidade de urinar durante a noite), hesitação miccional, redução da força do jato urinário, gotejamento pós-miccional e sensação de micção incompleta.

> **Teste rápido**
>
> 35. Quais alterações ocorrem em homens e mulheres por ocasião da puberdade?
> 36. Qual é o significado dos termos menarca e menopausa?

• • •

Para compreender as muitas contribuições dos sistemas genitais para a homeostasia dos outros sistemas de órgãos, o leitor deve examinar *Foco na homeostasia: Contribuições dos sistemas genitais*. No Capítulo 29 são mostrados os principais eventos que ocorrem durante a gravidez e como a genética (hereditariedade) influencia o desenvolvimento de uma criança.

Distúrbios: desequilíbrios homeostáticos

Distúrbios do sistema genital masculino

Câncer de testículo. O **câncer de testículo** é o processo maligno mais comum em homens entre 20 e 35 anos de idade. Mais de 95% dos cânceres de testículo se originam de espermatogônias nos túbulos seminíferos. Um sinal precoce de câncer de testículo é uma massa no testículo, frequentemente associada a sensação de peso no local ou dor difusa no andar inferior do abdome; habitualmente os pacientes não sentem dor aguda. Para aumentar a chance de detecção precoce de câncer de testículo, todos os homens devem realizar de modo regular autoexame dos testículos. O autoexame deve ser iniciado na adolescência e realizado uma vez por mês pelo resto da vida. Após um banho de chuveiro ou de banheira com água morna (quando a pele do escroto está relaxada), cada testículo deve ser examinado da seguinte maneira: o testículo é segurado e rolado delicadamente entre o dedo indicador e o polegar a procura de nódulos, tumefações, áreas endurecidas ou outras alterações. Se for detectado um nódulo ou outra alteração, um médico deve ser consultado o mais cedo possível.

Distúrbios da próstata. Como a próstata circunda parte da uretra, qualquer infecção, hipertrofia/hiperplasia ou tumor pode obstruir o fluxo de urina. Infecções agudas e crônicas da próstata são comuns após a puberdade, frequentemente em associação com inflamação da uretra. Os sinais/sintomas incluem febre, calafrios, polaciúria, nictúria, dificuldade para urinar, disúria ou sensação de queimação ao urinar, lombalgia, artralgia, mialgia, hematúria ou ejaculação dolorosa. Todavia, muitos pacientes são assintomáticos. São prescritos antibióticos para a maioria dos pacientes quando a causa desses sinais/sintomas é uma infecção bacteriana. Na **prostatite aguda**, a próstata se torna edemaciada e dolorosa à palpação. A **prostatite crônica** é um dos processos infecciosos crônicos mais comuns em homens de meia-idade e idosos. O exame revela que a próstata está aumentada de tamanho, sua consistência está amolecida, ela é dolorosa à palpação, e o contorno da superfície é irregular.

Nos EUA, o **câncer de próstata** é a principal causa de morte por câncer nos homens, tendo superado o câncer de pulmão em 1991. A cada ano o câncer de próstata é diagnosticado em quase 200 mil homens nos EUA e provoca aproximadamente 33 mil mortes. A produção de PSA (antígeno prostático específico), pelas células epiteliais da próstata, aumenta quando a próstata aumenta de tamanho e indica infecção, hiperplasia/hipertrofia benigna ou câncer de próstata. É possível determinar a concentração sanguínea de PSA em exames laboratoriais. Homens com mais de 40 anos de idade devem se submeter anualmente ao exame da próstata. No **toque retal**, o médico examina a próstata ao introduzir os dedos da mão dominante no ânus dos pacientes. Muitos médicos também preconizam a solicitação anual do teste PSA para homens com mais de 50 anos de idade. O manejo de pacientes com câncer de próstata inclui cirurgia, crioterapia, radioterapia, terapia hormonal e quimioterapia. Como muitos cânceres de próstata crescem muito lentamente, alguns urologistas recomendam "uma conduta expectante" antes de instituir tratamento de tumores pequenos em homens com mais de 70 anos de idade.

# Foco na homeostasia

Contribuições dos sistemas genitais para todos os sistemas de órgãos do corpo

- Os sistemas genitais masculino e feminino produzem gametas (espermatozoides e oócitos) que se unem para formar embriões e fetos; os embriões e fetos contêm células que se dividem e se diferenciam para formar todos os sistemas de órgãos do corpo.

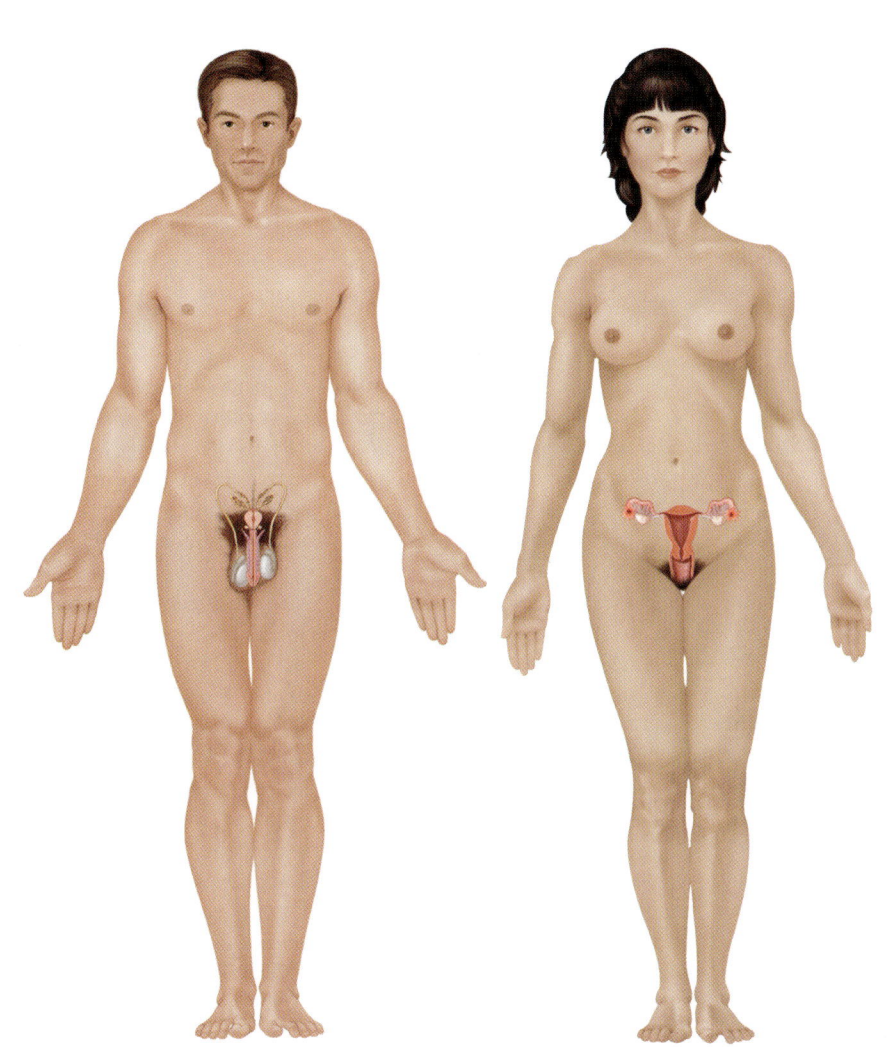

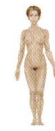

Tegumento
- Androgênios promovem o crescimento dos pelos corporais
- Estrógenos estimulam o depósito de gordura nas mamas, abdome e nos quadris
- As glândulas mamárias produzem leite
- A pele é distendida ao longo da gravidez e à medida que o feto cresce.

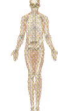

Sistema esquelético
- Androgênios e estrógenos estimulam o crescimento e a manutenção dos ossos.

Sistema muscular
- Androgênios estimulam o crescimento dos músculos esqueléticos.

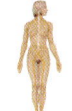

Sistema nervoso
- Androgênios influenciam a libido (impulso sexual)
- Estrógenos participam no desenvolvimento de determinadas regiões do encéfalo nos homens.

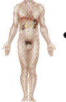

Sistema endócrino
- Testosterona e estrógenos exercem efeitos de retroalimentação (*feedback*) no hipotálamo e na adeno-hipófise.

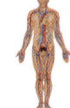

Sistema circulatório
- Os estrógenos reduzem os níveis sanguíneos de colesterol e o risco de DAC nas mulheres com menos de 50 anos de idade.

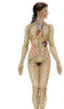

Sistema linfático e imunidade
- A existência de uma substância química semelhante a antibiótico no sêmen e o pH ácido do líquido vaginal confere imunidade inata contra micróbios no sistema genital.

Sistema respiratório
- A excitação sexual acelera a frequência respiratória e aumenta a profundidade das incursões respiratórias.

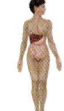

Sistema digestório
- O feto no útero gravídico comprime os órgãos do sistema digestório, provocando pirose e constipação intestinal.

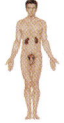

Sistema urinário
- Nos homens, a parte da uretra que se estende através da próstata e do pênis é uma via de passagem para a urina e para o sêmen.

Disfunção erétil. A **disfunção erétil**, antes denominada impotência, consiste na incapacidade persistente de um homem adulto ejacular ou conseguir ou manter a ereção peniana pelo tempo necessário para uma relação sexual. Muitos casos de disfunção erétil são causados por liberação insuficiente de NO, que relaxa a musculatura lisa das arteríolas e do tecido erétil do pênis. A sildenafila exacerba o relaxamento da musculatura lisa pelo NO no pênis. Outras causas de disfunção erétil incluem diabetes melito, anormalidades físicas do pênis, distúrbios sistêmicos como sífilis, distúrbios vasculares (obstruções arteriais ou venosas), transtornos neurológicos, cirurgia, deficiência de testosterona e substâncias psicoativas (álcool etílico, antidepressivos, anti-histamínicos, anti-hipertensivos, narcóticos, nicotina e ansiolíticos). Fatores psicológicos como ansiedade ou depressão, receio de engravidar a parceira, medo de ISTs, inibições religiosas e imaturidade emocional também podem causar disfunção erétil.

Distúrbios do sistema genital nas mulheres

Síndrome pré-menstrual e transtorno disfórico pré-menstrual.

A **síndrome pré-menstrual** (SPM) é um distúrbio cíclico de intenso desconforto físico e emocional; surge durante a fase pós-ovulatória (lútea) do ciclo reprodutivo feminino e desaparece subitamente quando a menstruação começa. Os sinais e sintomas variam muito de uma mulher para outra e incluem edema, ganho ponderal, tumefação e dor à palpação das mamas, distensão abdominal, dorsalgia, artralgia, constipação intestinal, erupção cutânea, fadiga e letargia, maior necessidade de sono, depressão ou ansiedade, irritabilidade, oscilações do humor, cefaleia, comprometimento da coordenação motora e compulsão por alimentos doces ou salgados. A causa da SPM não é conhecida. Para algumas mulheres a prática regular de exercícios físicos, a abstinência de cafeína, de sal e etanol e a ingestão de dieta rica em carboidratos complexos e proteínas magras conseguem promover considerável alívio.

O **transtorno disfórico pré-menstrual** (TDPM) é uma síndrome mais grave na qual sinais e sintomas semelhantes aos da SPM não desaparecem após o início da menstruação. Os estudos de pesquisa clínica constataram que a supressão do ciclo reprodutivo por um fármaco (leuprolida) que interfere no GnRH reduz significativamente os sinais/sintomas. Como os sinais/sintomas reaparecem quando estradiol ou progesterona é administrado junto com a leuprolida, os pesquisadores propuseram que o TDPM é causado por respostas anormais a níveis normais desses hormônios ovarianos. Os inibidores seletivos da recaptação da serotonina (ISRSs) se mostraram promissores no tratamento da SPM e do TDPM.

Endometriose.

A **endometriose** é caracterizada pelo crescimento de tecido endometrial fora do útero. O tecido penetra na cavidade pélvica pelas tubas uterinas desobstruídas e pode ser encontrado em vários locais – nos ovários, na escavação retouterina, na superfície externa do útero, no colo sigmoide, nos linfonodos pélvicos e abdominais, no colo do útero, na parede do abdome, nos rins e na bexiga urinária. O tecido endometrial responde às flutuações hormonais, independentemente de estar localizado dentro ou fora do útero. Em cada ciclo reprodutivo das mulheres, o tecido prolifera, depois descama e é eliminado. Quando isso ocorre fora do útero, pode causar inflamação, dor, reação fibrótica e infertilidade. Os sintomas incluem dor menstrual ou dor menstrual incomumente intensa.

Câncer de mama.

Nos EUA, uma em cada oito mulheres enfrentam a perspectiva de ter **câncer de mama**. O câncer de mama é a segunda causa de morte por causa de câncer, com o câncer de pulmão sendo a principal causa. Ele pode ocorrer em homens, mas isso é raro. Nas mulheres, a ocorrência de câncer de mama é incomum antes dos 30 anos de idade; sua incidência aumenta rapidamente após a menopausa. Estima-se que 5% dos quase 277 mil casos diagnosticados a cada ano nos EUA, sobretudo aqueles que ocorrem em mulheres mais jovens, provêm de mutações genéticas hereditárias (alterações no DNA). Atualmente os pesquisadores já identificaram dois genes que aumentam a suscetibilidade ao câncer de mama: *BRCA1* (câncer de mama 1) e *BRCA2*. A mutação do *BRCA*1 também confere risco elevado de câncer de ovário. Além disso, mutações do gene *p53* aumentam o risco de câncer de mama tanto nos homens como nas mulheres e mutações do gene do receptor de androgênio estão associadas à ocorrência de câncer de mama em alguns homens. Visto que o câncer de mama só é, em geral, doloroso em um estágio bastante avançado, qualquer massa, não importa quão pequena seja, deve ser relatada imediatamente ao médico. A detecção precoce, seja por autoexame da mama e/ou por mamografia, é a melhor maneira de aumentar a chance de sobrevida.

A técnica mais efetiva de detecção de tumores com menos de 1 cm de diâmetro é a **mamografia**, um tipo de radiografia na qual é utilizado filme extrassensível. A imagem da mama, denominada **mamograma** (ver **Tabela 1.3**), é mais bem coletada pela compressão das mamas, uma por vez, com placas planas. Um procedimento suplementar para investigação de anormalidades nas mamas é a **ultrassonografia**. Embora a ultrassonografia não consiga detectar tumores com menos de 1 cm de diâmetro (que a mamografia consegue detectar), pode ser realizada para determinar se a massa é um cisto benigno preenchido por líquido ou um tumor sólido (e, portanto, possivelmente maligno).

Entre os fatores que aumentam o risco de desenvolver câncer de mama estão: (1) história familiar de câncer de mama, sobretudo em mãe ou irmã; (2) nuliparidade (nunca ter tido um filho) ou teve o primeiro filho após os 35 anos de idade; (3) câncer prévio em uma mama; (4) exposição à radiação ionizante, como raios X; (5) consumo excessivo de bebidas alcoólicas e (6) tabagismo (cigarro).

A American Cancer Society fornece recomendações atualizadas sobre o rastreamento do câncer de mama:

As opções terapêuticas para o câncer de mama incluem hormonioterapia, quimioterapia, radioterapia, **nodulectomia** (retirada do tumor e do tecido circundante imediato), mastectomia modificada ou radical ou uma combinação dessas abordagens. A **mastectomia radical** consiste na retirada da mama com o câncer e dos músculos peitorais e dos linfonodos subjacentes. (Os linfonodos são retirados porque as metástases de células cancerosas ocorrem habitualmente pelos vasos linfáticos ou sanguíneos.) A radioterapia e a quimioterapia podem ser realizadas após a cirurgia para assegurar a destruição de quaisquer células cancerosas remanescentes.

Outra modalidade utilizada na detecção de câncer de mama é denominada **tomossíntese digital**, também denominada *mamografia tridimensional (3D)* ou *tomossíntese digital das mamas*. Na mamografia convencional, os raios X incidem nas mamas a partir de dois ângulos: superior inferior e laterolateral, com formação de imagens bidimensionais (2D). Na tomossíntese digital, por outro lado, as imagens das mamas são adquiridas de muitos ângulos enquanto o tubo de raios X se move em um arco ao redor de cada mama. O resultado é uma série de imagens tridimensionais (3D) que são examinadas individualmente pelo radiologista. As duas imagens adiante mostram as diferenças entre a mamografia convencional e a tomossíntese digital. Alguns dos benefícios relatados da tomossíntese digital são a obtenção de imagens melhores das massas nas mamas, sobretudo quando o tecido mamário é denso; maior acurácia na identificação do formato e na localização das anormalidades; menos resultados falso-positivos e, portanto, redução do número de repetição dos exames e menos compressão das mamas durante o exame, resultando em menos desconforto.

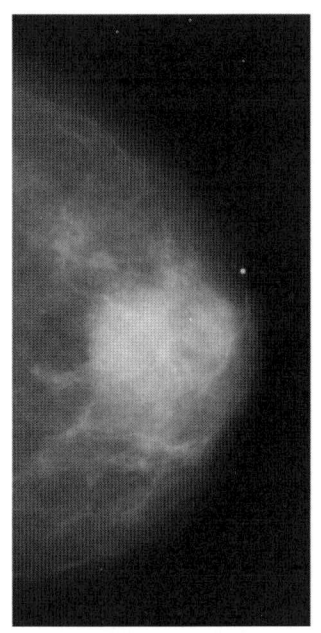

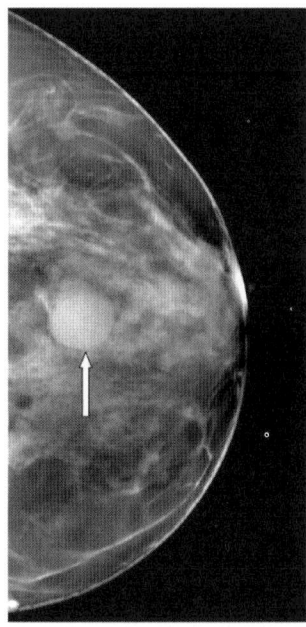

A. Mamografia convencional **B.** Imagem de tomossíntese digital

Fonte: Figura 1 de "Digital Mamografia Imaging: Breast Tomosynthesis and Advanced Applications" por Mark A. Helvie, M.D. Copyright © 2010 Elsevier Inc. Reproduzido com permissões da Elsevier Inc. DOI: 10.1016/j.rcl.2010.06.009

Vários tipos de agentes quimioterápicos são prescritos para reduzir o risco de recaída ou evolução da doença. O tamoxifeno é um antagonista de estrógenos que se liga a receptores de estrogênio e os bloqueia, reduzindo assim o efeito estimulante dos estrógenos nas células do câncer de mama. O tamoxifeno é usado há 20 anos e reduz significativamente o risco de recorrência do câncer. O trastuzumabe, um anticorpo monoclonal, tem como alvo um antígeno na superfície das células do câncer de mama; é efetivo na promoção de regressão de tumores e alentecimento da evolução da doença. Os dados iniciais dos ensaios clínicos de dois novos fármacos, letrozol e anastrozol, mostram que as taxas de recaída são inferiores as do tamoxifeno. Esses fármacos são inibidores da aromatase, a enzima necessária para a etapa final da síntese de estrógenos. Por fim, o tamoxifeno e o raloxifeno estão sendo comercializados para prevenção de câncer de mama. Vale mencionar que o raloxifeno bloqueia os receptores de estrogênio nas mamas e no útero, mas ativa os receptores de estrogênio nos ossos. Portanto, o raloxifeno pode ser prescrito para o tratamento de osteoporose sem aumentar o risco de as mulheres terem câncer de mama ou de endométrio (câncer de útero).

Cânceres de ovário e de colo do útero.

Embora o câncer de ovário seja a sexta forma mais comum de câncer nas mulheres, é a causa mais frequente de morte por processos malignos ginecológicos (excluindo o câncer de mama), porque sua detecção é difícil antes da ocorrência de metástases extraovarianas. Os fatores de risco associados com câncer de ovário incluem idade (habitualmente mais de 50 anos de idade); raça (mulheres brancas correm o maior risco); história familiar de câncer de ovário; mais de 40 anos de ovulação ativa; nuliparidade ou primeira gravidez após os 30 anos de idade; dieta rica em gordura, pobre em fibra e deficiente em vitamina A e exposição prolongada ao amianto (asbesto) ou talco. Os estágios iniciais do câncer de ovário não se acompanham de sinais/sintomas ou estes são leves e associados a outros problemas comuns, como desconforto abdominal, pirose, náuseas, perda de apetite, distensão abdominal e flatulência. Entre os sinais e sintomas de estágio avançado da doença estão aumento da circunferência abdominal, dor abdominal e/ou pélvica, distúrbios digestivos persistentes, complicações urinárias, irregularidades menstruais e sangramento menstrual profuso.

Nos EUA, o **câncer do colo do útero** ocorre em aproximadamente 12 mil mulheres a cada ano, com taxa de mortalidade anual de aproximadamente 4.000 mulheres. O câncer do colo do útero começa como uma condição pré-cancerosa denominada **displasia cervical**, uma alteração do número, do formato e do crescimento das células do colo do útero, geralmente das células pavimentosas. Ocasionalmente, as células anormais revertem à normalidade; outras vezes, a displasia evolui para câncer, e isso geralmente ocorre lentamente. Na maioria dos casos, o câncer do colo do útero pode ser detectado em seus estágios iniciais pelo esfregaço de Papanicolaou (ver *Correlação clínica: esfregaço de Papanicolaou*, na Seção 4.4). Quase todos os cânceres do colo do útero são causados por alguns tipos de HPV; outros tipos de HPV causam verrugas genitais (descritos mais adiante). Atualmente, estima-se que aproximadamente 20 milhões de americanos estão infectados por HPV. Na maioria dos casos, o corpo humano combate o HPV via respostas imunes, contudo, ocasionalmente o HPV provoca câncer, que pode demorar anos para se desenvolver. HPV é transmitido por sexo vaginal, anal e oral; o parceiro infectado pode ser assintomático. Os sinais e sintomas de câncer do colo do útero incluem sangramento vaginal anormal (sangramento entre as menstruações, após relação sexual ou após a menopausa, sangramento menstrual maior e mais prolongado que o normal ou secreção vaginal contínua que pode ser pálida ou tinta com sangue). Existem várias maneiras de reduzir o risco de infecção pelo HPV, tais como evitar práticas sexuais perigosas (relação sexual sem proteção, relações sexuais muito precoces, múltiplos parceiros sexuais ou parceiros sexuais que mantêm atividades sexuais de alto risco), imunocomprometimento e não ter recebido a vacina contra HPV. Já existem vacinas para proteger homens e mulheres contra os tipos de HPV que provocam a maioria dos tipos de câncer do colo do útero. As opções terapêuticas para o câncer do colo do útero incluem *excisão eletrocirúrgica por alça* (LEEP, *loop electrosurgical excision procedure*); *crioterapia* (congelamento das células anormais); *laserterapia* (uso de *laser* para queimar tecido anormal); *histerectomia* radical; *exenteração pélvica* (retirada de todos os órgãos pélvicos); *radioterapia* e *quimioterapia*.

Candidíase vulvovaginal.

A *candida albicans* é uma levedura que comumente cresce nas mucosas dos sistemas digestório, genital e urinário. Esse microrganismo é responsável por **candidíase vulvovaginal**, a forma mais comum de **vaginite** (inflamação da vagina). A candidíase se caracteriza por intenso prurido; corrimento vaginal espesso, cremoso e amarelo, com odor de fermentação e dor.

Essa condição, que ocorre pelo menos uma vez na vida de aproximadamente 75% das mulheres, resulta habitualmente da proliferação da *Candida* após antibioticoterapia prescrita para outra infecção. As condições predisponentes incluem o uso de contraceptivos orais ou corticosteroides, gravidez e diabetes melito.

Infecções sexualmente transmissíveis

Uma **DST** se propaga por contato sexual. Na maioria dos países desenvolvidos do planeta, como os da Europa Ocidental, Japão, Austrália e Nova Zelândia, a incidência de DST caiu substancialmente nos últimos 25 anos. Nos EUA, por outro lado, o número de DSTs aumentou para níveis quase epidêmicos; atualmente mais de 65 milhões de pessoas têm DSTs. A AIDS e a hepatite B, DSTs que também podem ser contraídas de outras maneiras, são discutidas nos Capítulos 22 e 24, respectivamente.

Chlamydia. A bactéria ***Chlamydia trachomatis*** provoca uma doença sexualmente transmitida (**Figura A**). Essa bactéria incomum não consegue se reproduzir fora das células corporais; ela "se esconde" no interior das células, onde se divide. Atualmente a infecção por *Chlamydia* é a DST mais prevalente nos EUA. Em muitos casos, a infecção inicial é assintomática e, portanto, de difícil reconhecimento clínico. Nos homens, uretrite é a principal manifestação, provocando corrimento uretral claro, sensação de queimação à micção, polaciúria e disúria. Se não for instituído tratamento, os epidídimos também se tornam inflamados, resultando em esterilidade. Setenta por cento das mulheres com infecção por *Chlamydia* são assintomáticas, contudo, a *Chlamydia* é a causa principal de DIP. As tubas uterinas também podem se tornar inflamadas e isso aumenta o risco de gravidez ectópica (implantação de um oócito secundário fertilizado fora do útero) e infertilidade por causa da formação de tecido cicatricial nas tubas uterinas.

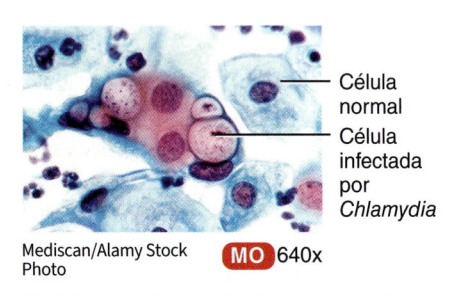

A. Esfregaço de colo do útero mostrando células normais e células infectadas por *Chlamydia*

Tricomoníase. A **tricomoníase** é uma DST muito comum e é considerada a mais passível de ser curada. É causada pelo protozoário *Trichomonas vaginalis*, que é um habitante normal da vagina nas mulheres e da uretra nos homens (**Figura B**). Muitas pessoas infectadas não apresentam sinais nem sintomas. Quando existem sinais e sintomas, eles incluem prurido, sensação de queimação, desconforto genital, desconforto à micção e corrimento vaginal de odor incomum nas mulheres. Os homens apresentam prurido ou irritação no pênis, sensação de queimação após micção ou ejaculação ou algum corrimento uretral. A tricomoníase aumenta o risco de a pessoa contrair outras DSTs, tais como HIV e gonorreia.

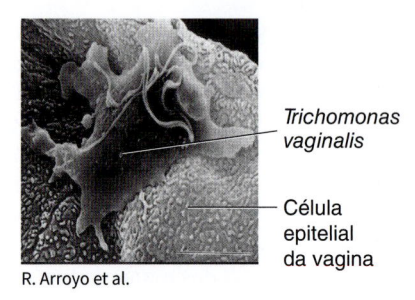

B. *Trichomonas vaginalis* aderido à superfície de uma célula epitelial na vagina

Gonorreia. A **gonorreia** (**Figura C**) é causada pela bactéria *Neisseria gonorrhoeae*. Nos EUA, 1 a 2 milhões de novos casos de gonorreia ocorrem a cada ano, a maioria em indivíduos com 15 a 29 anos de idade. As secreções de mucosas infectadas são a fonte de transmissão das bactérias, seja durante contato sexual ou durante a passagem do feto pelo canal do parto. O local da infecção pode ser na cavidade oral e na garganta após contato orogenital, na vagina e no pênis após relação sexual genital ou no reto após contato retogenital.

Habitualmente, os homens apresentam uretrite associada a profusa drenagem purulenta e disúria (dor à micção). A próstata e o epidídimo também podem ser infectados. Nas mulheres, a infecção ocorre geralmente na vagina, frequentemente associada a corrimento purulento. Todavia, homens e mulheres podem ser assintomáticos até um estágio mais avançado da doença; aproximadamente 5% a 10% dos homens e 50% das mulheres são assintomáticos. Nas mulheres, a infecção e a consequente inflamação podem evoluir da vagina para o útero, as tubas uterinas e a cavidade pélvica. Nos EUA, estima-se que 50.000 a 80.000 mulheres se tornam inférteis por causa de gonorreia a cada ano como resultado da formação de tecido cicatricial que fecha as tubas uterinas. Se *Neisseria gonorrhoeae* no canal de parto for transmitida para os olhos de recém-nascido, pode resultar em cegueira. A aplicação de solução de nitrato de prata a 1% nos olhos do recém-nascido evita a infecção.

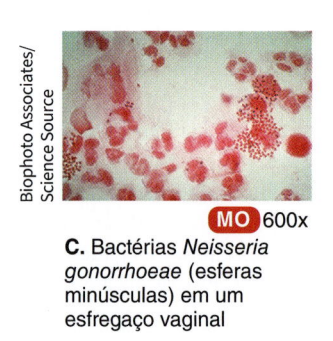

C. Bactérias *Neisseria gonorrhoeae* (esferas minúsculas) em um esfregaço vaginal

Sífilis. A **sífilis**, causada pela bactéria *Treponema pallidum* (**Figura D**), é transmitida por contato sexual ou transfusão de sangue ou por via placentária para o feto. A evolução da sífilis segue vários estágios. Durante o *estágio primário*, o principal sinal é uma úlcera indolor, denominada **cancro**, no ponto de contato. O cancro cicatriza em 1 a 5 semanas. Seis a 24 semanas depois surgem sinais e sintomas, como erupção cutânea, febre e artralgia e mialgia, que representam o *estágio secundário* da sífilis, que é sistêmico e a infecção se propaga para todos os principais sistemas de órgãos do corpo. Quando aparecem sinais de degeneração dos órgãos, diz-se que a doença entrou no *estágio terciário*. Se o sistema nervoso for comprometido, o estágio terciário é denominado **neurossífilis**. À medida que as áreas motoras são substancialmente danificadas, os pacientes apresentam incontinência urinária e fecal. Por fim, os pacientes ficam acamados e sequer conseguem se alimentar sem ajuda. Além disso, o dano do córtex cerebral provoca perda de memória e alterações da personalidade que variam de irritabilidade até alucinações.

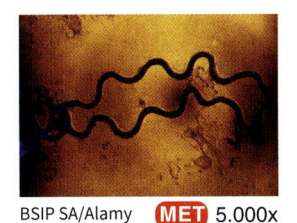

D. Duas bactérias *Treponema pallidum*

Herpes genital. O **herpes genital** é uma IST incurável. O herpes-vírus simples do tipo II (HSV-2) causa infecções genitais (**Figura E**), provocando o surgimento de bolhas dolorosas no prepúcio, na glande do pênis e no corpo do pênis nos homens e na vulva ou, ocasionalmente, na vagina das mulheres. Na maioria dos pacientes, as vesículas desaparecem e depois reaparecem, mas o vírus permanece no corpo da pessoa infectada. A infecção por um vírus relacionado, o herpes-vírus simples do tipo I (HSV-1), provoca o aparecimento de vesículas na boca e nos lábios e não é considerada uma IST. Os indivíduos infectados geralmente apresentam vários episódios de sintomas e lesões ao longo do ano.

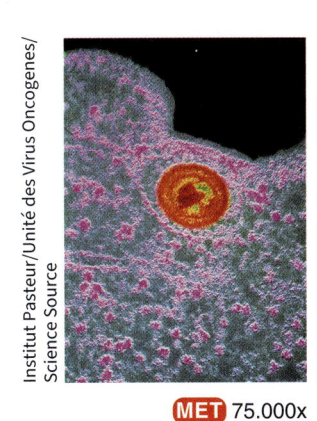

E. Herpes-vírus simples do tipo II (esfera vermelho-alaranjada) no citoplasma (azul) de uma célula infectada

Infecção por papilomavírus humano. Os HPVs são um grupo de aproximadamente 200 vírus relacionados que infectam a pele e as mucosas dos seres humanos (**Figura F**). A **infecção por HPV** é a IST mais comum nos EUA (aproximadamente 80 milhões de pessoas infectadas) e aproximadamente 14 milhões de casos são diagnosticados anualmente. A maioria das pessoas infectadas por HPV não sabe disso e nunca desenvolve sinais ou sintomas. A infecção por HPV é extremamente contagiosa, e o vírus é propagado por contato direto. Determinados tipos de HPV, os chamados HPVs de baixo risco, não causam câncer, mas podem provocar verrugas genitais (descritas no próximo parágrafo) nos órgãos genitais externos ou no ânus (ou em seu entorno) e verrugas cutâneas em outras partes do corpo, como as mãos. Outros tipos de HPV, referidos como HPVs de alto risco, provocam diferentes tipos de cânceres, como cânceres de colo do útero, de vulva e de vagina nas mulheres, câncer de pênis nos homens e cânceres de orofaringe e ânus em homens e mulheres. O HPV é transmitido por contato íntimo com pele ou mucosas infectadas. As vias de contato incluem relações sexuais vaginal, anal e oral. Não existe tratamento específico para infecções por HPV persistentes, embora existam opções terapêuticas para verrugas cutâneas, verrugas genitais, lesões pré-cancerosas no colo do útero e cânceres resultantes de infecção por HPV. Existem vacinas para prevenir a infecção pelos tipos de HPV causadores de câncer mais comuns.

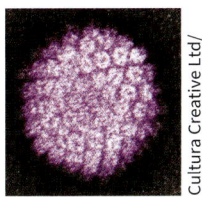

F. Papilomavírus humano (HPV)

Verrugas genitais (Condiloma acuminado). As **verrugas genitais** são, normalmente, lesões rugosas, isoladas ou múltiplas, na região genital e causadas por vários tipos de HPV. As lesões podem ser planas ou elevadas, pequenas ou grandes ou com formato semelhante a couve-flor com múltiplas projeções digitiformes (**Figura G**). Nos EUA, quase 1 milhão de pessoas apresentam verrugas genitais anualmente. As verrugas genitais podem ser sexualmente transmitidas e surgem semanas ou meses após o contato sexual, mesmo que o parceiro infectado não apresentasse sinais ou sintomas da doença. Em muitos casos, o sistema imune se defende contra o HPV e as células infectadas revertem ao normal em 2 anos. Quando a imunidade não é efetiva, surgem lesões. Não existe cura definitiva para as verrugas genitais, embora frequentemente possam ser eliminadas por cremes ou crioterapia. A vacinação contra HPV é usada principalmente como medida preventiva, contudo, em alguns casos se mostrou efetiva como tratamento.

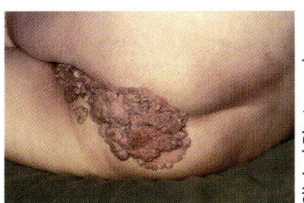

G. Verrugas genitais

Terminologia técnica

Castração. Retirada, inativação ou destruição das gônadas; comumente usada em relação a retirada dos testículos.

Cisto ovariano. A forma mais comum de tumor de ovário, na qual um folículo ovariano ou corpo lúteo preenchido por líquido persiste e continua crescendo.

Colposcopia. Inspeção visual da vagina e do colo do útero usando um colposcópio, um aparelho que tem uma lente de aumento (entre 5× e 50×) e uma fonte de luz. De modo geral, esse procedimento é realizado após um esfregaço de Papanicolaou com alterações.

Culdoscopia. Procedimento no qual um culdoscópio (endoscópio) é inserido através da parede posterior da vagina para visualizar a escavação retouterina na cavidade pélvica.

Curetagem endocervical. Procedimento no qual o colo do útero é dilatado, e o endométrio do útero é raspado com um instrumento denominado cureta (semelhante a uma colher); também denominada raspagem endocervical.

Dismenorreia. Dor associada à menstruação; esse termo é, habitualmente, reservado para descrever manifestações menstruais que são graves o suficiente para comprometer a capacidade funcional da mulher durante 1 dia ou mais a cada mês. Alguns casos são causados por tumores uterinos, cistos ovarianos, DIP ou DIU.

Dispareunia. Dor durante relação sexual; pode ocorrer na região genital ou na cavidade pélvica e pode ser consequente a lubrificação inadequada, inflamação, infecção, diafragma ou capuz cervical mal ajustado, endometriose, DIP, tumores pélvicos ou enfraquecimento dos ligamentos uterinos.

Doença inflamatória pélvica (DIP). Termo que descreve qualquer infecção bacteriana extensa dos órgãos pélvicos, especialmente o útero, as tubas uterinas ou os ovários, que se caracteriza por desconforto pélvico, lombalgia, dor abdominal e uretrite. As manifestações iniciais de DIP surgem, com frequência, pouco depois da menstruação. À medida que a infecção se propaga, a paciente apresenta febre, juntamente de abscessos dolorosos nos órgãos pélvicos.

Esmegma. A secreção, constituída principalmente por células epiteliais descamadas, que é encontrada principalmente em torno dos órgãos genitais externos e especialmente sob o prepúcio dos homens.

Hermafroditismo. A existência de tecido ovariano e tecido testicular em um mesmo indivíduo.

Hipospadia. Anormalidade congênita comum, na qual a abertura uretral está deslocada de sua posição normal. Nos homens, a abertura deslocada pode ser encontrada na face inferior do pênis, na junção penoescrotal, entre as dobras escrotais ou no períneo; nas mulheres, a uretra se abre para a vagina. A hipospadia pode ser corrigida cirurgicamente.

Leiomiomas (miomas uterinos). Tumores não cancerosos no miométrio do útero que são constituídos por tecido muscular e tecido fibroso. O crescimento desses tumores parece estar relacionado a níveis elevados de estrógenos; não ocorrem antes da puberdade. Habitualmente, o crescimento desses tumores é interrompido após a menopausa. As manifestações clínicas incluem sangramento menstrual anormal e dor ou sensação de pressão na área pélvica

Leucorreia. Secreção vaginal esbranquiçada (não sanguinolenta) que contém muco e piócitos e pode ocorrer em qualquer faixa etária; a maioria das mulheres apresenta leucorreia em algum momento de suas vidas.

Menorragia. Período menstrual excessivamente prolongado ou profuso; pode ser consequente a distúrbio da regulação hormonal do ciclo menstrual, infecção pélvica, medicamentos (anticoagulantes), leiomiomas (tumores uterinos não cancerosos constituídos por tecido muscular e tecido fibroso), endometriose ou dispositivo intrauterino.

Ooforectomia. Procedimento de remoção dos ovários; pode ser unilateral ou bilateral.

Orquite. Inflamação dos testículos resultante, por exemplo, de infecção pelo vírus da caxumba ou infecção bacteriana.

Salpingectomia. Procedimento de remoção de uma tuba uterina. Pode ser unilateral ou bilateral.

Revisão do capítulo

Conceitos essenciais

28.1 Sistema genital masculino

1. Os órgãos do sistema genital masculino incluem os testículos (2), epidídimos (2), ductos deferentes (2), ductos ejaculatórios (2), glândulas seminais (2), uretra (1), próstata (1), glândulas bulbouretrais (2) e pênis (1). O escroto é uma estrutura sacular que pende da raiz do pênis e é constituído por pele frouxa e tela subcutânea subjacente; os testículos estão localizados no escroto. A temperatura dos testículos é regulada pelo músculo cremaster, que se contrai para elevar os testículos e aproximá-los da cavidade pélvica ou relaxa e afasta os testículos da cavidade pélvica. O músculo dartos tensiona o escroto e seu aspecto se torna enrugado.

2. Os testículos são glândulas ovaladas pares (gônadas) localizadas no escroto; os testículos contêm túbulos seminíferos, onde são produzidos os espermatozoides; células de Sertoli, que nutrem os espermatozoides e secretam inibina e células de Leydig, que produzem o hormônio sexual masculino denominado testosterona. Os testículos descem para o escroto pelos canais inguinais durante o sétimo mês do desenvolvimento fetal. A ausência de descida dos testículos é denominada criptorquidia.

3. Oócitos secundários e espermatozoides, os denominados gametas, são produzidos nas gônadas. A espermatogênese, que ocorre nos testículos, é o processo por meio do qual espermatogônias imaturas se tornam espermatozoides. A sequência da espermatogênese, que inclui meiose I, meiose II e espermiogênese, resulta na formação de quatro espermatozoides haploides a partir de cada espermatócito primário. Os espermatozoides maduros são constituídos por cabeça e cauda; sua função é fertilizar um oócito secundário.

4. Na puberdade, o GnRH estimula a secreção de FSH e LH pela adeno-hipófise. O LH estimula a produção de testosterona, enquanto FSH e testosterona estimulam a espermatogênese. As células de Sertoli secretam proteína ligadora de androgênios (ABP), que se liga à testosterona e mantém elevada a concentração desse hormônio no túbulo seminífero. A testosterona controla o crescimento, o desenvolvimento e a manutenção dos órgãos sexuais; estimula o crescimento ósseo, o anabolismo proteico e a maturação dos espermatozoides e estimula o desenvolvimento das características sexuais secundárias masculinas. A inibina é produzida pelas células de Sertoli; sua inibição do FSH ajuda a regular a taxa de espermatogênese.

5. O sistema de ductos dos testículos inclui os túbulos seminíferos contorcidos e retos e a rede do testículo. Os espermatozoides fluem para fora dos testículos pelos dúctulos eferentes. O ducto do epidídimo é o local de maturação e armazenamento de espermatozoides. O ducto deferente armazena os espermatozoides e os impele para a uretra durante a ejaculação.

6. Cada ducto ejaculatório, formado pela união do ducto excretor da glândula seminal e a ampola do ducto deferente, é a via de passagem de espermatozoides e secreções das glândulas seminais para a primeira parte da uretra, a chamada parte prostática da uretra.

7. A uretra nos homens é subdividida em parte prostática, parte membranácea e parte esponjosa.

8. As glândulas seminais secretam um líquido viscoso e alcalino que contém frutose (utilizada pelos espermatozoides para produção de ATP). O líquido seminal constitui aproximadamente 60% do volume do sêmen e contribui para a viabilidade dos espermatozoides. O líquido prostático é discretamente ácido e constitui aproximadamente 25% do volume do sêmen e contribui para a motilidade dos espermatozoides. As glândulas bulbouretrais secretam muco para fins de lubrificação e uma substância alcalina que neutraliza ácido. O sêmen é uma mistura de espermatozoides e líquido seminal; fornece o líquido no qual os espermatozoides são transportados, fornece nutrientes e neutraliza a acidez da uretra masculina e da vagina.

9. O pênis consiste em raiz, corpo e glande. A ingurgitação dos seios sanguíneos no pênis sob a influência da excitação sexual é denominada ereção.

28.2 Sistema genital feminino

1. Os órgãos genitais femininos incluem os ovários (gônadas), as tubas uterinas, o útero, a vagina e a vulva. As glândulas mamárias fazem parte do tegumento e também são consideradas parte do sistema genital feminino.

2. Os ovários, as gônadas femininas, estão localizados na parte superior da cavidade pélvica, lateralmente ao útero. Os ovários produzem oócitos secundários, liberam oócitos secundários (o processo de ovulação) e secretam estrógenos, progesterona, relaxina e inibina.

3. A oogênese (a produção de oócitos secundários haploides) começa nos ovários. A sequência da oogênese inclui meiose I e meiose II, que só é concluída após um oócito secundário ser fertilizado por um espermatozoide.

4. As tubas uterinas transportam os oócitos secundários dos ovários para o útero e são os locais normais de fertilização. Células ciliadas e contrações peristálticas ajudam a deslocar um oócito secundário fertilizado em direção ao útero.

5. O útero é um órgão com as dimensões e o formato de uma pera invertida que é responsável pela menstruação, é o local de implantação de um oócito secundário fertilizado e de desenvolvimento de um feto durante a gravidez e atua no trabalho de parto. Também faz parte da via de passagem para os espermatozoides para atingir as tubas uterinas e fertilizar um oócito secundário. Normalmente, o útero é mantido em sua posição por vários ligamentos. Histologicamente, as camadas do útero são o perimétrio externo (serosa), o miométrio (camada média) e o endométrio (camada interna).

6. A vagina é a via de passagem para os espermatozoides e o fluxo menstrual, o receptáculo do pênis durante a relação sexual e a parte inferior do canal de parto. A vagina exibe grande capacidade de distensão.

7. A vulva (pudendo feminino), um termo que engloba os órgãos genitais externos das mulheres, é constituída pelo monte do púbis, lábios maiores do pudendo, lábios menores do pudendo, clitóris, vestíbulo, óstios vaginal e uretral, hímen e bulbo do vestíbulo, bem como três conjuntos de glândulas: as glândulas parauretrais, as glândulas vestibulares maiores e as glândulas vestibulares menores.

8. O períneo é uma área em formato de diamante na extremidade inferior do tronco, medial às coxas e às nádegas.

9. As glândulas mamárias são glândulas sudoríparas modificadas que estão localizadas superficialmente aos músculos peitorais maiores. A função das glândulas mamárias é sintetizar, secretar e ejetar leite (lactação).

10. O desenvolvimento das glândulas mamárias depende dos estrógenos e da progesterona. A produção de leite é estimulada pela prolactina, pelos estrógenos e pela progesterona, enquanto a ejeção de leite é estimulada pela ocitocina.

28.3 Ciclo reprodutor feminino

1. A função do ciclo ovariano é desenvolver um oócito secundário; a função do ciclo uterino (menstrual) é preparar o endométrio a cada mês para receber um oócito fertilizado. O ciclo reprodutivo feminino inclui os ciclos ovariano e uterino.

2. Os ciclos uterino e ovariano são controlados pelo GnRH proveniente do hipotálamo, que estimula a liberação de FSH e LH pela adeno-hipófise. O FSH e o LH estimulam o desenvolvimento dos folículos ovarianos e a secreção de estrógenos pelos folículos. O LH também estimula a ovulação, a formação do corpo lúteo e a secreção de progesterona e estrógenos pelo corpo lúteo.

3. Os estrógenos estimulam o crescimento, o desenvolvimento e a manutenção das estruturas genitais femininas e estimulam o desenvolvimento das características sexuais secundárias e a síntese proteica. A progesterona interage com os estrógenos para preparar o endométrio para implantação e as glândulas mamárias para a síntese de leite.

4. A relaxina relaxa o miométrio na época da possível implantação. Ao final de uma gravidez, a relaxina aumenta a flexibilidade da sínfise púbica e ajuda a dilatar o colo do útero para viabilizar o parto.

5. Durante a fase menstrual, as camadas funcional e compacta do endométrio são descamadas, liberando sangue, líquido tecidual, muco e células epiteliais.

6. Durante a fase pré-ovulatória, um grupo de folículos ovarianos começa a sofrer maturação final. Um folículo ovariano amadurece mais rápido que os outros e se torna dominante enquanto os outros degeneram. Ao mesmo tempo ocorre reparo endometrial no útero. Os estrógenos são os hormônios ovarianos dominantes durante a fase pré-ovulatória.

7. A ovulação consiste na ruptura do folículo ovariano maduro e na liberação de um oócito secundário para a cavidade pélvica. É desencadeada por um pulso de LH. Os sinais e sintomas da ovulação incluem elevação da temperatura corporal basal; muco cervical claro ("clara de ovo"); alterações no colo do útero; e dor abdominal.

8. Durante a fase pós-ovulatória, tanto a progesterona como os estrógenos são secretados em grande quantidade pelo corpo lúteo do ovário, e o endométrio uterino se torna espessado e preparado para a implantação.

9. Se não ocorrerem fertilização e implantação, o corpo lúteo degenera e os baixos níveis resultante de progesterona e estrógenos possibilitam a descamação do endométrio. Isso é seguido pelo início de outro ciclo reprodutivo.

10. Se realmente ocorrerem fertilização e implantação, o corpo lúteo é mantido pela hCG. O corpo lúteo e, posteriormente, a placenta secretam progesterona e estrógenos para sustentar a gravidez e o desenvolvimento das mamas para a lactação.

28.4 A resposta sexual humana

1. A sequência semelhante de alterações apresentadas por homens e mulheres antes, durante e após a relação sexual é denominada resposta sexual humana; apresenta quatro fases: excitação, platô, orgasmo e resolução.

2. Durante a fase de excitação, ocorre vasocongestão (ingurgitação com sangue) dos tecidos genitais. Outras alterações que ocorrem durante essa fase incluem aumento da frequência cardíaca e dos níveis de pressão arterial, aumento do tônus da musculatura esquelética em todo o corpo e hiperventilação.

3. Durante a fase de platô, as alterações que começaram durante a fase de excitação são mantidas em um nível intenso.

4. Durante o orgasmo, ocorre várias contrações musculares rítmicas, acompanhadas por sensações prazerosas e elevação adicional dos níveis de pressão arterial e frequências cardíaca e respiratória.

5. Durante a fase de resolução, os tecidos genitais, a frequência cardíaca, a pressão arterial, a frequência respiratória e o tônus muscular retornam aos níveis habituais.

28.5 Métodos contraceptivos e aborto

1. Os métodos contraceptivos (de controle da natalidade) incluem abstinência sexual completa, esterilização cirúrgica (vasectomia, laqueadura tubária), esterilização por histeroscopia e implantação de dispositivo nas tubas uterinas, métodos hormonais (COCs, contraceptivo oral em regime estendido, minipílulas com progestágeno, adesivo cutâneo contraceptivo, anel contraceptivo vaginal, contracepção de emergência, injeções hormonais), DIUs, espermicidas, métodos de barreira (preservativo masculino, preservativo feminino, diafragma, capuz cervical) e abstinência sexual periódica (método rítmico [tabela] e temperatura corporal basal [sintotérmico]).

2. Contraceptivos orais do tipo combinado contêm progestina e estrógenos em concentrações tais que reduzem a secreção de FSH e LH e, portanto, inibem o desenvolvimento dos folículos ovarianos e a ovulação, inibem o transporte de oócitos e espermatozoides nas tubas uterinas e bloqueiam a implantação no útero.

3. Um aborto é a expulsão prematura dos produtos da concepção do útero; pode ser espontâneo ou induzido.

28.6 Desenvolvimento dos sistemas genitais

1. As gônadas se desenvolvem a partir das cristas gonadais oriundos do mesoderma intermediário. Na presença do gene *SRY*, as gônadas começam a se diferenciar em testículos durante a sétima semana. As gônadas se diferenciam em ovários quando não existe o gene *SRY*.

2. Nos homens, a testosterona estimula o desenvolvimento de cada ducto mesonéfrico em epidídimo, ducto deferente, ducto ejaculatório e glândulas seminais, enquanto a MIS ou hormônio antimülleriano (AMH) promove a morte das células adjacentes ao ducto mesonéfrico. Nas mulheres, não há testosterona nem MIS; os ductos paramesonéfricos se tornam as tubas uterinas, o útero e a vagina enquanto os ductos mesonéfricos degeneram.

3. Os órgãos genitais externos se desenvolvem da partir do tubérculo genital e são estimulados a se desenvolver em estruturas masculinas típicas pelo hormônio di-hidrotestosterona (DHT). Os órgãos genitais externos se desenvolvem em estruturas femininas quando não é produzido DHT, a situação normal nos embriões do sexo feminino.

28.7 Envelhecimento e sistemas genitais

1. A puberdade é o período quando as características sexuais secundárias começam a se desenvolver e é atingido o potencial de reprodução sexual.

2. O início da puberdade é assinalado por pulsos ou picos de secreção de LH e FSH, ambos deflagrados por um pulso de GnRH. O hormônio leptina, liberado pelo tecido adiposo, sinaliza para o hipotálamo que as reservas de energia a longo prazo (triglicerídeos no tecido adiposo) são adequadas para iniciar as funções reprodutivas.

3. Nas mulheres, o ciclo reprodutivo normalmente ocorre uma vez a cada mês a partir da menarca, a primeira menstruação, até a menopausa, a interrupção permanente da menstruação.

4. Entre os 40 e 50 anos de idade, o número de folículos ovarianos remanescentes é exaurido e os níveis de progesterona e estrógenos caem. Muitas mulheres apresentam redução da DMO após a menopausa, bem como alguma atrofia dos ovários, das tubas uterinas, do útero, da vagina, dos órgãos genitais externos e das mamas. A incidência de câncer de útero e de mama aumenta com o avançar dos anos.

5. Nos homens mais velhos, os níveis diminuídos de testosterona estão associados com redução da força muscular, do desejo sexual e da contagem de espermatozoides viáveis. Distúrbios da próstata são comuns em homens mais velhos.

Questões para avaliação crítica

1. Monica, 23 anos de idade, e seu marido, Bill, estão prontos para iniciar uma família. Os dois são ciclistas entusiastas, fisiculturistas e dão muita atenção a alimentação e têm orgulho de seus corpos "sarados". Todavia, Monica está tendo dificuldade para engravidar. Monica não menstrua há algum tempo, mas informa ao médico que isso é normal para ela. O médico, então, diz a Monica que ela precisa reduzir sua prática rotineira de exercícios físicos e "ganhar algum peso" para conseguir engravidar. Monica fica indignada porque acha que vai engordar o suficiente quando engravidar! Explique a Monica o que está acontecendo e o motivo de o ganho ponderal ajudar a atingir a meta de gravidez.

2. O termo "progesterona" significa "para gestação (ou gravidez)." Descreva como a progesterona ajuda a preparar o corpo das mulheres para a gravidez e ajuda a manter a gravidez.

3. Após dar à luz cinco crianças, Isabella, esposa de Mark, insiste para que ele se submeta a uma vasectomia. Mark teme que a cirurgia irá comprometer sua virilidade. Como seria possível tranquilizá-lo e garantir que seu sistema genital funcionará apropriadamente?

Respostas às questões das figuras

28.1 As gônadas (testículos) produzem gametas (espermatozoides) e hormônios; os ductos transportam, armazenam e recebem gametas; as glândulas acessórias do sistema genital masculino secretam materiais que sustentam os gametas; e o pênis auxilia na entrega e na junção dos gametas.

28.2 Os músculos cremaster e dartos ajudam a regular a temperatura dos testículos.

28.3 A túnica vaginal e a túnica albugínea são camadas teciduais que recobrem e protegem os testículos.

28.4 As células de Leydig dos testículos secretam testosterona.

28.5 Como resultado da meiose I, o número de cromossomos de cada célula é reduzido à metade.

28.6 A cabeça do espermatozoide contém o núcleo com 23 cromossomos extremamente condensados e um acrossoma que contém enzimas para penetração de um oócito secundário; o colo do espermatozoide contém centríolos que produzem microtúbulos para a cauda; a peça intermediária contém mitocôndrias para produção de ATP para locomoção e metabolismo; as peças principal e terminal da cauda proporcionam motilidade.

28.7 As células de Sertoli secretam inibina.

28.8 A testosterona inibe a secreção de LH e a inibina faz o mesmo com a secreção de FSH.

28.9 As glândulas seminais são as glândulas acessórias do sistema genital masculino que contribuem com o maior volume para o líquido seminal.

28.10 Duas massas teciduais denominadas corpos cavernosos do pênis e um corpo esponjoso do pênis contêm seios que são preenchidos com sangue cujo efluxo do pênis não é tão rápido quanto o influxo no pênis. O sangue retido promove ingurgitação e rigidez do tecido, produzindo uma ereção. O corpo esponjoso do pênis mantém a parte esponjosa da uretra aberta para que possa ocorrer ejaculação.

28.11 Os testículos são homólogos aos ovários; a glande do pênis é homóloga ao clitóris; a próstata é homóloga às glândulas parauretrais e as glândulas bulbouretrais são homólogas às glândulas vestibulares maiores (ver **Tabela 28.2**).

28.12 O mesovário ancora o ovário ao ligamento largo do útero e a tuba uterina; o ligamento útero-ovárico ancora o ovário ao útero e o ligamento suspensor do ovário fixa o ovário à parede da pelve.

28.13 Folículos ovarianos secretam estrógenos; o corpo lúteo secreta progesterona, estrógenos, relaxina e inibina.

28.14 A maioria dos folículos ovarianos sofre atresia (degeneração).

28.15 Oócitos primários são encontrados no ovário por ocasião do nascimento, portanto, eles têm a mesma idade da mulher. Nos homens, espermatócitos primários são formados continuamente pelas espermatogônias e, portanto, têm apenas alguns dias de vida.

28.16 A fertilização ocorre, mais frequentemente, na ampola da tuba uterina.

28.17 Células epiteliais colunares ciliadas e células intercalares (células não ciliadas com microvilosidades) revestem as tubas uterinas.

28.18 O endométrio é um epitélio secretor muito vascularizado, que fornece o oxigênio e os nutrientes necessários para sustentar o ovo fertilizado; o miométrio é uma camada espessa de músculo liso que dá suporte a parede uterina durante a gravidez e se contrai para expelir o feto por ocasião do parto.

28.19 A camada basal do endométrio fornece células para substituir aquelas que descamam (as camadas funcional e compacta) durante cada menstruação.

28.20 Anteriormente ao óstio da vagina estão o monte do púbis, o clitóris, o prepúcio do clitóris e o óstio externo da uretra. Lateralmente ao óstio da vagina estão os lábios menores do pudendo e lábios maiores do pudendo.

28.21 A parte anterior do períneo é denominada trígono urogenital porque suas margens formam um triângulo que engloba o óstio externo da uretra (uro-) e o óstio da vagina (-genital).

28.22 Prolactina, estrógenos e progesterona regulam a síntese de leite. Ocitocina regula a ejeção de leite.

28.23 O principal estrógeno é β-estradiol.

28.24 Os hormônios responsáveis pela fase proliferativa do crescimento endometrial são estrógenos; o hormônio responsável pela ovulação é o LH; o hormônio responsável pelo crescimento do corpo lúteo é o LH e os hormônios responsáveis pelo pico de LH no meio do ciclo são os estrógenos.

28.25 O efeito de níveis crescentes, mas moderados, de estrógenos é a inibição por retroalimentação (*feedback*) negativa da secreção de GnRH, LH e FSH.

28.26 Esse é um exemplo de retroalimentação (*feedback*) negativa porque a resposta é oposta ao estímulo. Uma retroalimentação negativa reduzida em decorrência de níveis decrescentes de estrógenos e progesterona estimula a liberação de GnRH, que, por sua vez, aumenta a produção e a liberação de FSH e LH, acabando por estimular a secreção de estrógenos.

28.27 Sim, a produção de espermatozoides persiste após uma vasectomia, mas eles não conseguem chegar ao exterior do corpo; eles degeneram e são destruídos por fagocitose.

28.28 O gene *SRY* no cromossomo Y é responsável pelo desenvolvimento das gônadas em testículos.

28.29 A di-hidrotestosterona estimula a diferenciação dos órgãos externos do sistema genital nos homens, enquanto sua ausência possibilita a diferenciação dos órgãos externos do sistema genital nas mulheres.

CAPÍTULO 29

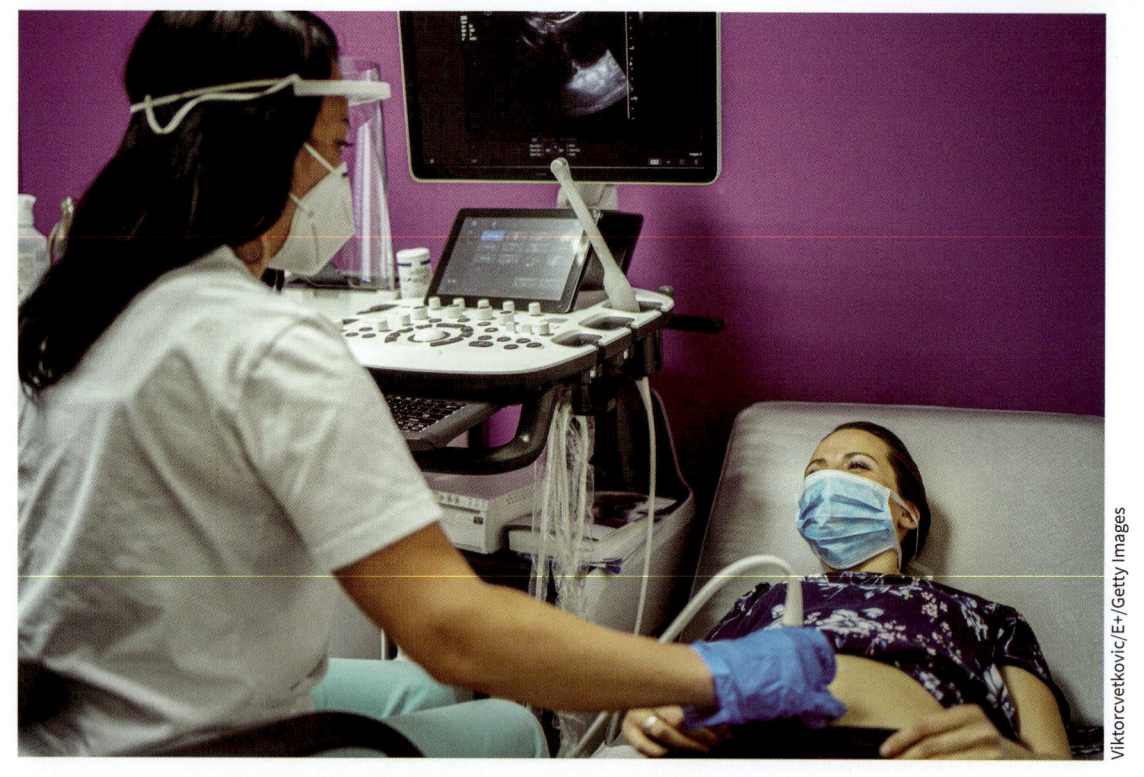

Consulte *Exames diagnósticos pré-natais*, *amniocentese*, na Seção 29.6 para descobrir por que a amniocentese é uma ferramenta clínica valiosa para detectar muitas anormalidades.

Desenvolvimento e Hereditariedade

Desenvolvimento, hereditariedade e homeostasia

Tanto o material genético herdado dos pais (hereditariedade) quanto o desenvolvimento normal no útero (ambiente) desempenham papéis importantes na determinação da homeostasia de um embrião e de um feto em desenvolvimento e no subsequente nascimento de uma criança saudável.

Neste capítulo, estudaremos a sequência de eventos da fecundação de um oócito secundário por um espermatozoide para a formação de um organismo adulto. Em particular, nós nos concentraremos na sequência de desenvolvimento, desde a fecundação (ou fertilização) até a implantação, o desenvolvimento embrionário e o fetal, o trabalho de parto e o nascimento. Nós também examinaremos os princípios da hereditariedade (a passagem de traços ou caracteres hereditários de uma geração a outra).

29.1 Visão geral do desenvolvimento

OBJETIVOS

- **Descrever** a sequência de eventos envolvidos no desenvolvimento
- **Descrever** os trimestres de desenvolvimento pré-natal.

Como você aprendeu no Capítulo 28, a reprodução sexuada é o processo pelo qual os organismos produzem descendentes produzindo células sexuais chamadas **gametas** (= cônjuges). Os gametas masculinos são chamados **espermatozoides** e os gametas femininos são chamados de **oócitos secundários**. Os órgãos que produzem gametas são denominados **gônadas**; estas são os testículos nos homens e os ovários nas mulheres. Uma vez que o espermatozoide foi depositado no trato genital feminino e um oócito foi liberado do ovário, a fertilização pode ocorrer. Esse processo inicia uma cascata de eventos de desenvolvimento que, quando finalizados corretamente, produz um bebê recém-nascido saudável.

A **gravidez** é uma sequência de eventos que começa com a fecundação, segue para implantação, desenvolvimento embrionário e desenvolvimento fetal e, idealmente, termina com o nascimento, por volta de 38 semanas depois ou 40 semanas após o último período menstrual da mãe.

A **biologia do desenvolvimento** é o estudo do crescimento e do desenvolvimento de um indivíduo desde a fecundação até a morte. A partir da fecundação até a oitava semana de desenvolvimento, o **período embrionário**, o ser humano em desenvolvimento é chamado de **embrião**. A **embriologia** é o estudo do desenvolvimento a partir do ovo fertilizado até a oitava semana. O **período fetal** começa na nona semana e continua até o nascimento. Durante esse tempo, o ser humano em desenvolvimento é denominado **feto**.

O **desenvolvimento pré-natal** é o tempo desde a fecundação até o nascimento e inclui os períodos embrionário e fetal. O desenvolvimento pré-natal é dividido em períodos de 3 meses cada um, denominados **trimestres**.

1. Durante o **primeiro trimestre**, o estágio mais crítico do desenvolvimento, todos os principais sistemas de órgãos começam a se formar. Devido a essa atividade extensa e disseminada, é também o período em que o organismo em desenvolvimento é mais vulnerável aos efeitos de fármacos, radiação e microrganismos.
2. O **segundo trimestre** é caracterizado pelo desenvolvimento quase completo de sistemas de órgãos. Ao final desse estágio, o feto assume características distintamente humanas.
3. O **terceiro trimestre** representa um período de crescimento fetal rápido, durante o qual o peso do feto dobra. No decorrer dos estágios iniciais desse período, a maioria dos sistemas de órgãos torna-se totalmente funcional.

> **Teste rápido**
> 1. O que é gravidez?
> 2. Quais são os principais eventos de cada trimestre?

29.2 As duas primeiras semanas do período embrionário

OBJETIVO

- **Explicar** os principais eventos que ocorrem durante a primeira e segunda semanas de desenvolvimento.

Primeira semana de desenvolvimento

O **período embrionário** se estende desde a fecundação até a oitava semana. A primeira semana de desenvolvimento é caracterizada por vários eventos significativos, incluindo fecundação, clivagem do zigoto, formação de blastocisto e implantação.

Fecundação. Durante a **fecundação ou fertilização**, o material genético de um espermatozoide haploide e de um oócito secundário haploide se funde em um único núcleo diploide. Dos 200 milhões de espermatozoides introduzidos na vagina, menos de 2 milhões (1%) atingem o colo do útero e apenas cerca de 200 alcançam o oócito secundário. A fecundação ocorre normalmente na tuba uterina dentro de 12 a 24 horas após a ovulação. O espermatozoide pode permanecer viável por aproximadamente 48 horas após a deposição na vagina, enquanto um oócito secundário permanece viável por apenas cerca de 24 horas após a ovulação. Portanto, a gravidez é *mais provável* de ocorrer se a relação sexual ocorrer durante uma janela de 3 dias – de 2 dias antes da ovulação até 1 dia após a ovulação.

Os espermatozoides nadam da vagina para o canal cervical pelos movimentos de chicote de suas caudas (flagelos). A passagem de espermatozoides através do resto do útero e depois para a tuba uterina resulta principalmente de contrações das paredes desses órgãos. Acredita-se que as prostaglandinas no sêmen estimulem a motilidade uterina no momento da relação sexual para ajudar no movimento de espermatozoides através do útero e da tuba uterina. Os espermatozoides que atingem a vizinhança do oócito minutos após ejaculação *não são capazes* de fertilizá-lo até cerca de 7 horas mais tarde. Durante esse tempo no trato genital feminino, principalmente na tuba uterina, os espermatozoides sofrem **capacitação**; uma série de alterações funcionais que promovem movimentos ainda mais vigorosos da cauda do espermatozoide e preparam sua membrana plasmática para a fusão com a membrana plasmática do oócito. Durante a capacitação, os espermatozoides são influenciados por secreções no trato genital feminino que resultam na remoção do colesterol, glicoproteínas e proteínas da membrana plasmática ao redor da cabeça do espermatozoide. Apenas espermatozoides capacitados podem ser atraídos e responder a fatores químicos produzidos pelas células circundantes do oócito ovulado.

Para que a fecundação ocorra, um espermatozoide deve primeiro penetrar duas camadas: a **coroa radiada**, as células da granulosa que circundam o oócito secundário e a **zona pelúcida**, e a camada clara de glicoproteína, entre a coroa radiada e a membrana plasmática do oócito (**Figura 29.1 A**). O **acrossomo**, uma estrutura semelhante a um capacete que cobre a cabeça de um espermatozoide (ver **Figura 28.6**), contém várias enzimas. Enzimas acrossômicas e movimentos fortes da cauda pelo espermatozoide ajudam a penetrar nas células da coroa radiada e entram em contato com a zona pelúcida. Uma das glicoproteínas da zona pelúcida, denominadas ZP3, atua como um receptor do espermatozoide. Sua ligação a proteínas específicas de membrana na cabeça do espermatozoide desencadeia a **reação acrossomal**, a liberação do conteúdo do acrossomo. As enzimas acrossomais digerem um caminho através da zona pelúcida, à medida que a cauda do espermatozoide empurra o espermatozoide para frente. Embora muitos espermatozoides se liguem à ZP3 e sofram reações acrossomais, apenas o primeiro espermatozoide a penetrar em toda a zona pelúcida e alcançar a membrana plasmática do oócito se funde com o oócito.

A fusão de um espermatozoide com um oócito secundário desencadeia eventos de movimento que bloqueiam a **polispermia**, a fecundação por mais de um espermatozoide. Em poucos segundos, a membrana celular do oócito despolariza, o que atua como um *bloqueio rápido à polispermia* – incapacitando um oócito despolarizado de fundir com outro espermatozoide. A despolarização também desencadeia a liberação de íons cálcio, que estimulam a exocitose de vesículas secretoras a partir do oócito. As moléculas liberadas por exocitose inativam ZP3 e enrijecem toda a zona pelúcida, eventos chamados de *bloqueio lento para a polispermia*.

Uma vez que um espermatozoide entra em um oócito secundário, o oócito primeiro deve completar a meiose II. Divide-se em um óvulo maior (ovo maduro) e um segundo corpo polar menor que se fragmenta e se desintegra (ver **Figura 28.15**). O núcleo na cabeça do espermatozoide se desenvolve no **pronúcleo masculino** e o núcleo do óvulo fertilizado se desenvolve no **pronúcleo feminino** (**Figura 29.1 C**). Após a formação dos pronúcleos masculino e feminino, eles se fundem, produzindo um único núcleo diploide, um processo conhecido como **singamia**. Desse modo, a fusão dos pronúcleos haploides (*n*) restaura o número diploide (2*n*) de 46 cromossomos. O óvulo fertilizado agora é chamado de **zigoto**.

Gêmeos dizigóticos (*fraternos*) são produzidos a partir da liberação independente de dois oócitos secundários e a subsequente fecundação de cada um por espermatozoides diferentes. Eles apresentam a mesma idade e estão no útero ao mesmo tempo, mas eles são geneticamente tão diferentes quantos quaisquer outros irmãos. Gêmeos dizigóticos podem ou não ser do mesmo sexo. Como os **gêmeos monozigóticos** (*idênticos*) se desenvolvem a partir de um único óvulo fertilizado, eles contêm exatamente o mesmo material genético e possuem sempre o mesmo sexo. Gêmeos monozigóticos surgem da separação de células em desenvolvimento em dois embriões, que em 99% dos casos ocorre antes de 8 dias se passarem. Separações que ocorrem depois de 8 dias são suscetíveis de produzir **gêmeos siameses**, uma situação em que os gêmeos são unidos e compartilham algumas estruturas corporais.

Clivagem do zigoto.
Após a fecundação, ocorrem rápidas divisões celulares mitóticas do zigoto denominadas **clivagem** (**Figura 29.2**). A primeira divisão do zigoto começa aproximadamente 24 horas após a fecundação e é completada cerca de 6 horas depois. Cada divisão sucessiva leva um pouco menos de tempo. No segundo dia após a fecundação, a segunda clivagem é concluída e há quatro células (**Figura 29.2 B**). Até o final do terceiro dia, existem 16 células. As células cada vez menores produzidas por clivagem são denominadas **blastômeros**. Clivagens sucessivas eventualmente produzem uma esfera sólida de células, chamada **mórula**. A mórula ainda está cercada pela zona pelúcida e tem aproximadamente o mesmo tamanho que o zigoto original (**Figura 29.2 C**).

FIGURA 29.1 Estruturas e eventos na fecundação.

Durante a fecundação, o material genético de um espermatozoide e de um oócito secundário se funde para formar um único núcleo diploide.

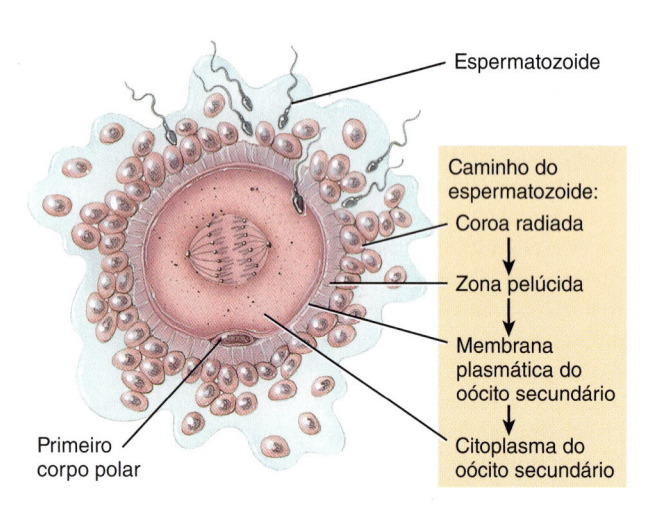

A. Espermatozoide penetrando em um oócito secundário

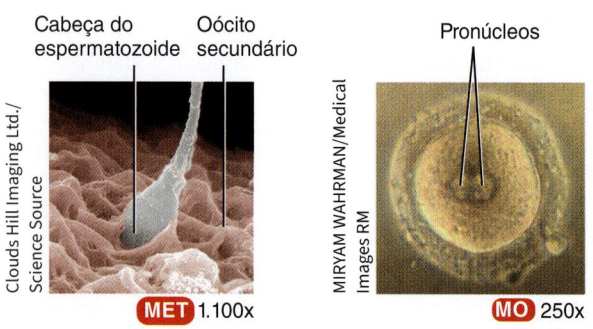

B. Espermatozoide em contato com um oócito secundário — MET 1.100x

C. Pronúcleos masculinos e femininos — MO 250x

? O que é capacitação?

FIGURA 29.2 Clivagem e a formação da mórula e do blastocisto.

A clivagem refere-se às primeiras divisões mitóticas rápidas de um zigoto.

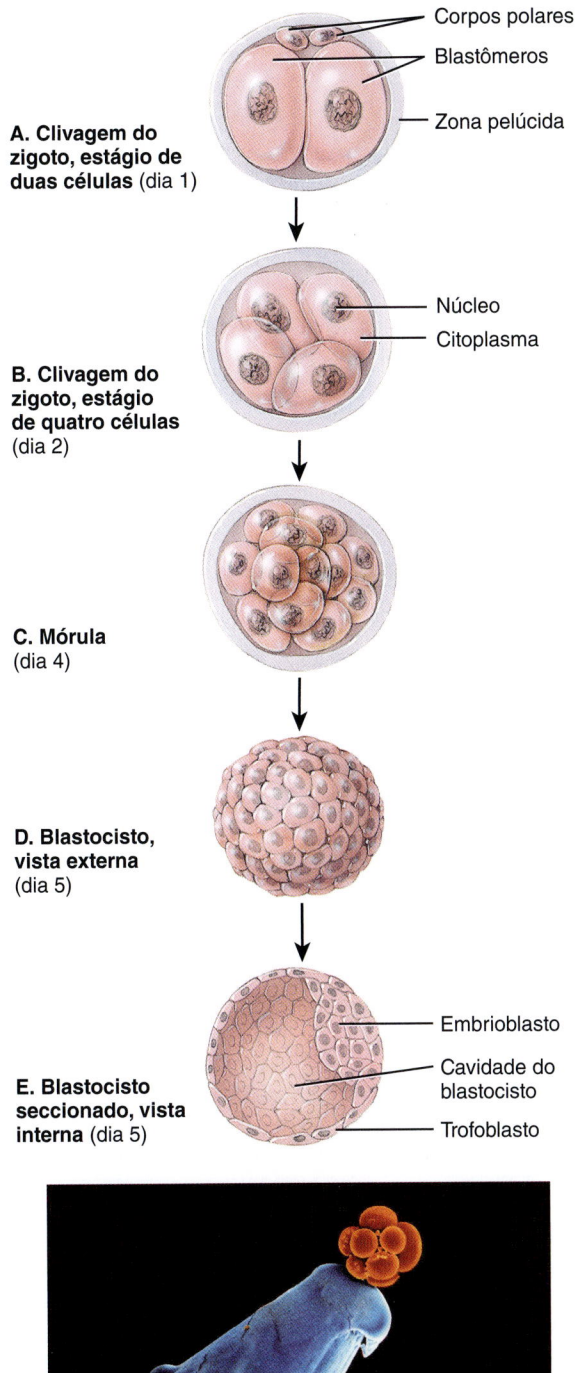

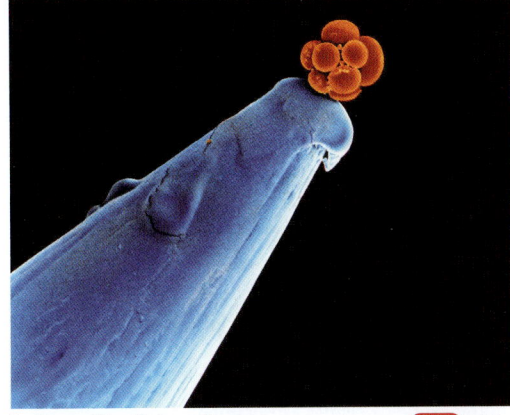

A. Clivagem do zigoto, estágio de duas células (dia 1)
— Corpos polares
— Blastômeros
— Zona pelúcida

B. Clivagem do zigoto, estágio de quatro células (dia 2)
— Núcleo
— Citoplasma

C. Mórula (dia 4)

D. Blastocisto, vista externa (dia 5)

E. Blastocisto seccionado, vista interna (dia 5)
— Embrioblasto
— Cavidade do blastocisto
— Trofoblasto

Dr. Yorgos Nikas/Science Source MEV 130x
Embrião humano de 16 células na ponta de um alfinete

? Qual é a diferença histológica entre uma mórula e um blastocisto?

CAPÍTULO 29 Desenvolvimento e Hereditariedade

Formação do blastocisto. No final do quarto dia, o número de células na mórula aumenta à medida que continua a se mover através da tuba uterina em direção à cavidade uterina. Quando a mórula entra na cavidade uterina no dia 4 ou 5, uma secreção rica em glicogênio das glândulas do endométrio do útero passa para a cavidade uterina e entra na mórula através da zona pelúcida. Esse líquido, denominado **leite uterino**, juntamente de nutrientes armazenados no citoplasma dos blastômeros da mórula, fornece nutrição para a mórula em desenvolvimento. No estágio de 32 células, o líquido entra na mórula, coleta entre os blastômeros e os reorganiza em torno de uma grande cavidade cheia de líquido, chamada cavidade do blastocisto, também chamado de *blastocele* (**Figura 29.2 E**). Uma vez formada a cavidade do blastocisto, a massa em desenvolvimento é denominada **blastocisto**. Embora agora tenha centenas de células, o blastocisto ainda tem aproximadamente o mesmo tamanho que o zigoto original.

Durante a formação do blastocisto, duas populações celulares distintas surgem: o embrioblasto e o trofoblasto (**Figura 29.2 E**). O **embrioblasto** ou *massa celular interna* está localizado internamente e, eventualmente, desenvolve-se no **embrião**. O **trofoblasto** é a camada superficial externa de células que forma a parede esférica do blastocisto. Ele acabará por se desenvolver no saco coriônico exterior, que envolve o feto e a porção fetal da placenta, a qual corresponde ao local de troca de nutrientes e resíduos entre a mãe e o feto. Por volta do quinto dia após a fecundação, o blastocisto "eclode" da zona pelúcida a partir da digestão de um buraco nela com uma enzima e, em seguida, com a compressão por esse orifício. Essa excreção da zona pelúcida é necessária para permitir o próximo passo, que é a implantação (fixação) no revestimento endometrial glandular e vascular do útero.

Implantação. O blastocisto permanece livre dentro da cavidade uterina por cerca de 2 dias antes de se fixar à parede uterina. Nesse momento, o endométrio está em sua fase secretora. Cerca de 6 dias após a fecundação, o blastocisto se fixa frouxamente ao endométrio em um processo denominado **implantação** (**Figura 29.3**). À medida que ocorre a implantação do blastocisto, geralmente tanto na porção posterior do fundo ou do corpo do útero, ele orienta a massa celular interna em direção ao endométrio (**Figura 29.3 B**). Aproximadamente 7 dias após a fecundação, o blastocisto se liga ao endométrio com mais firmeza, as glândulas endometriais nas proximidades aumentam, e o endométrio torna-se mais vascularizado (forma novos vasos sanguíneos). O blastocisto eventualmente secreta enzimas e se adere firmemente ao endométrio, ficando cercado por ele.

Após a implantação, a camada funcional do endométrio é conhecida como **decídua**. A decídua se separa do endométrio após o nascimento do feto, assim como acontece na menstruação normal. Diferentes regiões da decídua são nomeadas com base em suas posições relativas ao local de implantação do blastocisto (**Figura 29.4**). A **decídua basal** é a porção do endométrio profunda ao embrião em implantação, entre ele e o estrato basal do útero; fornece grandes quantidades de glicogênio e lipídios para o embrião e feto em desenvolvimento e mais tarde, torna-se parte materna da placenta. A **decídua capsular** é a porção do endométrio que cobrirá o embrião após este ser implantado no endométrio, entre

FIGURA 29.3 Relação de um blastocisto com o endométrio do útero no momento da implantação.

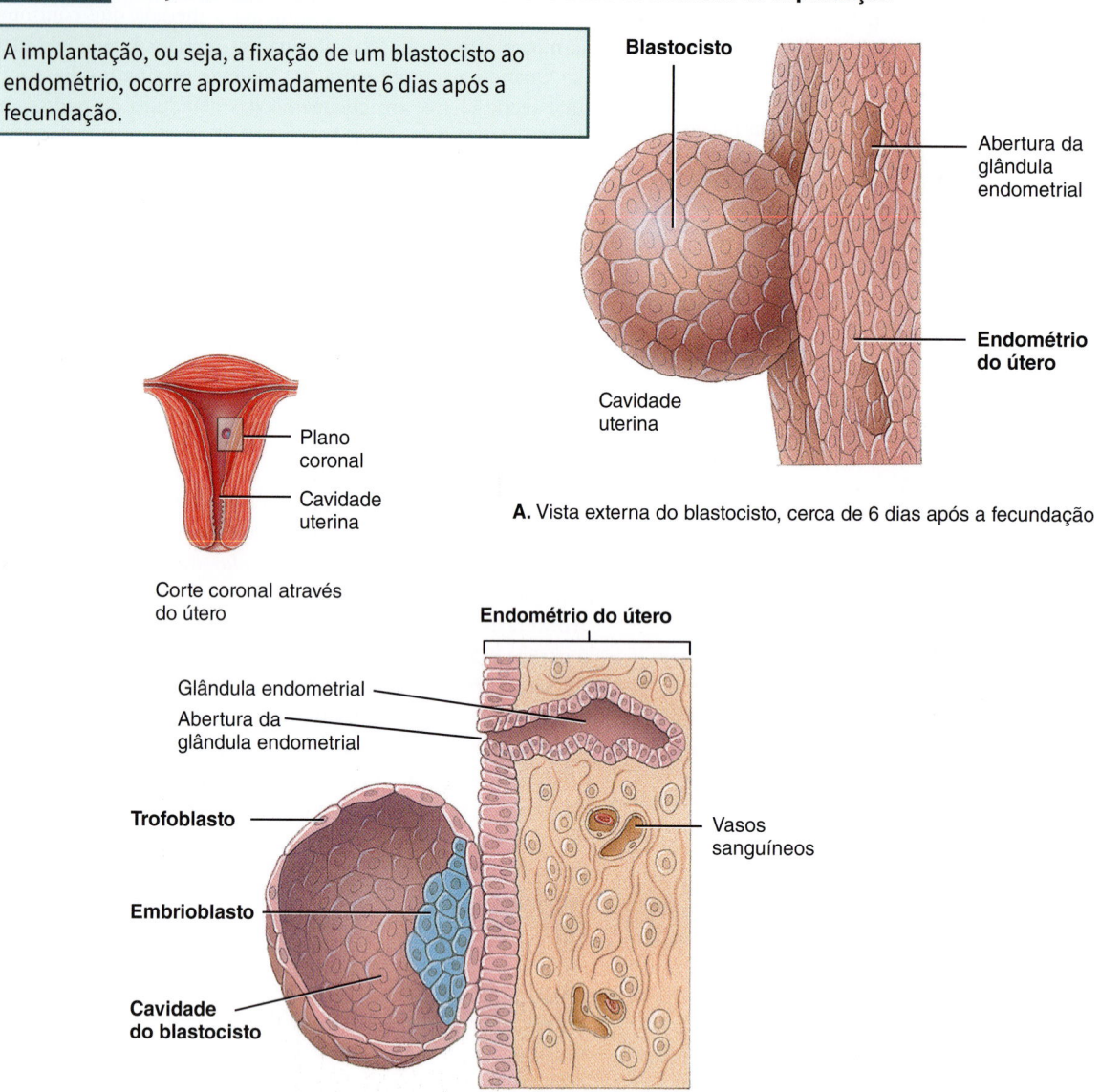

A implantação, ou seja, a fixação de um blastocisto ao endométrio, ocorre aproximadamente 6 dias após a fecundação.

A. Vista externa do blastocisto, cerca de 6 dias após a fecundação

B. Corte coronal através do endométrio do útero e blastocisto, cerca de 6 dias após a fecundação

? Como o blastocisto se funde e penetra no endométrio?

Correlação clínica

Pesquisa de células-tronco e clonagem terapêutica

Uma **célula-tronco** é uma célula não especializada (não específica em suas funções) que tem a capacidade de se dividir por períodos indefinidos e dar origem às células especializadas (funcionalmente específicas). As células-tronco são classificadas em cinco tipos principais, com base em sua capacidade de diferenciação.

1. **Células-tronco totipotentes** são células que têm o potencial de formar todos os quase 220 tipos diferentes de células encontradas no corpo humano. Exemplos de células-tronco totipotentes incluem um zigoto (óvulo fertilizado) e células (blastômeros) produzidas a partir das primeiras várias divisões de um zigoto (um embrião de 4 dias) que formam um blastocisto.

2. **Células-tronco pluripotentes** ou *células-tronco específicas do tecido* são células de um embrião nos últimos 5 dias de desenvolvimento e derivadas de células-tronco totipotentes. Elas têm o potencial para formar muitas (mas não todas) células do corpo e não podem se desenvolver em estruturas extraembrionárias, como placenta, córion, vesícula umbilical (saco vitelino) e cordão umbilical. Exemplos de células-tronco pluripotentes são as células das camadas germinativas primárias (endoderma, mesoderma e ectoderma) e células derivadas delas, que passam a formar os vários tecidos e órgãos do corpo.

3. **Células-tronco multipotentes** são células que podem se diferenciar em um grupo de células estreitamente relacionadas. Exemplos são as células mesenquimais, que podem formar quase todos os tipos de tecido conjuntivo, e células hematopoéticas, que podem se desenvolver em células-tronco mieloides e células-tronco linfoides.

4. **Células-tronco oligopotentes** são células que se desenvolvem em apenas alguns tipos de células. Exemplos são células-tronco mieloides e células-tronco linfoides que se diferenciam em diferentes tipos de células sanguíneas.
5. **Células-tronco unipotentes** são células que produzem apenas um tipo de célula. Exemplos são as células-tronco epidérmicas, que se desenvolvem apenas em células epidérmicas e espermatogônias, que se transformam apenas em espermatozoides.

Uma aplicação atual da pesquisa com células-tronco é o transplante de medula óssea, no qual as células da medula óssea do doador são utilizadas para substituir células destruídas por radiação, quimioterapia ou doença. Isso tem sido utilizado para tratar algumas doenças relacionadas ao sangue, como a leucemia. Estudos também sugeriram que as células-tronco na medula óssea vermelha adulta humana têm a capacidade de se diferenciar em células do fígado, rim, coração, pulmão, músculo esquelético, pele e órgãos do trato gastrintestinal. Em teoria, as células-tronco adultas da medula óssea vermelha podem ser colhidas de um paciente e, então, empregadas para o reparo de outros tecidos e órgãos do corpo desse paciente sem ter que utilizar células-tronco de embriões. As células-tronco também são usadas para tratar linfomas, determinados tipos de anemia, doença da imunodeficiência combinada grave (SCID, *severe combined immunodeficiency disease*), mieloma múltiplo e neuroblastoma. A terapia com células-tronco está sendo investigada para tratar doenças autoimunes, como diabetes e artrite reumatoide, doenças inflamatórias, vários tipos de câncer, lesões encefálicas, acidente vascular cerebral, doença de Parkinson, autismo, demência, doença cerebrovascular, doença hepática, AIDS, osteoartrite e perda auditiva, para citar algumas aplicações. A pesquisa com células-tronco também pode ser empregada para estudar como ocorrem processos patológicos específicos, para ajudar a desenvolver terapias apropriadas. Finalmente, as células-tronco podem fornecer um recurso para testar novos medicamentos quanto à segurança e à eficácia.

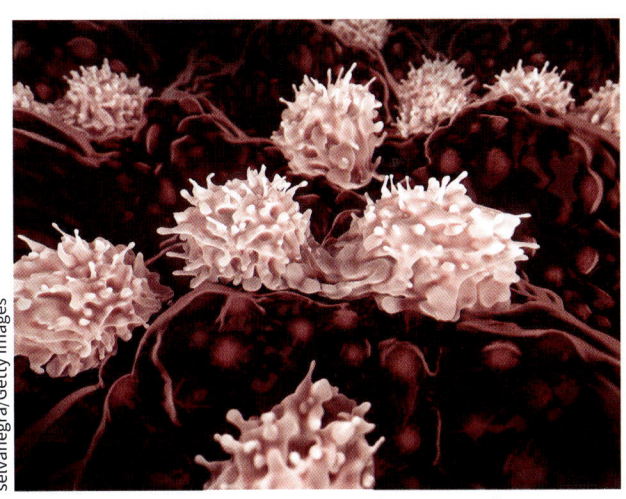

Ilustração de células-tronco na medula óssea vermelha.

ele e a cavidade uterina. A **decídua parietal** é o endométrio modificado remanescente que reveste as áreas não envolvidas do resto do útero. À medida que o embrião e, depois, o feto aumentam de tamanho, avançando para dentro da cavidade uterina, a decídua capsular torna-se fina e, eventualmente, desaparece conforme o feto aumentado preenche a cavidade uterina e a empurra contra a decídua parietal circundante. Por volta de 27 semanas, a decídua capsular degenera e desaparece.

FIGURA 29.4 Regiões da decídua.

A decídua é uma porção modificada do endométrio que se desenvolve após a implantação.

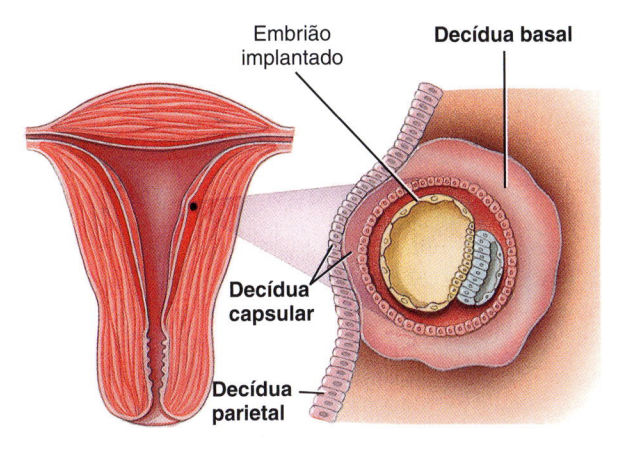

Corte coronal do útero — Detalhes da decídua

Regiões da decídua

? Qual parte da decídua ajuda a formar a parte materna da placenta?

Correlação clínica

Gestação ectópica

A **gestação ou gravidez ectópica** é o desenvolvimento de um embrião ou feto fora da cavidade uterina. Uma gestação ectópica geralmente ocorre quando o movimento do óvulo fertilizado através da tuba uterina é prejudicado por fibroses devido a uma infecção tubária prévia, diminuição do movimento do músculo liso uterino ou anatomia tubária anormal. Embora o local mais comum de gestação ectópica seja a tuba uterina, as gestações ectópicas também podem ocorrer no ovário, cavidade abdominal ou colo uterino. Mulheres que fumam são duas vezes mais propensas a ter uma gravidez ectópica, pois a nicotina na fumaça do cigarro paralisa os cílios no revestimento da tuba uterina (como aqueles nas vias respiratórias). Cicatrizes de doença inflamatória pélvica, cirurgia de tuba uterina prévia e gravidez ectópica anterior também podem impedir o movimento do óvulo fertilizado.

Os sinais e sintomas da gestação ectópica incluem um ou dois ciclos menstruais perdidos seguidos de sangramento e dores abdominais e pélvicas. A menos que seja removido, o embrião em desenvolvimento pode romper a tuba uterina, muitas vezes resultando em morte da mãe. As opções de tratamento incluem cirurgia ou o uso de um medicamento contra o câncer chamado metotrexato, que provoca a interrupção da divisão e, eventualmente, o desaparecimento das células embrionárias.

FIGURA 29.5 Resumo de eventos associados à primeira semana de desenvolvimento.

A fecundação geralmente ocorre na tuba uterina.

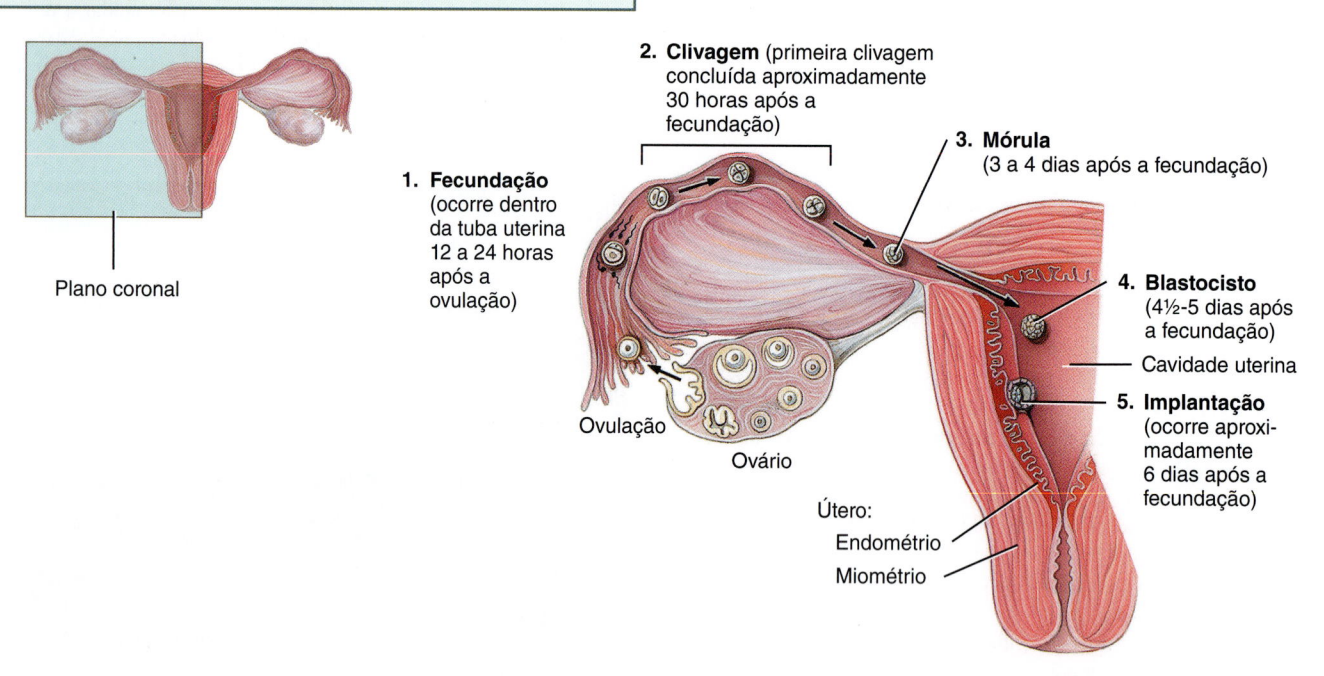

Plano coronal

1. **Fecundação** (ocorre dentro da tuba uterina 12 a 24 horas após a ovulação)
2. **Clivagem** (primeira clivagem concluída aproximadamente 30 horas após a fecundação)
3. **Mórula** (3 a 4 dias após a fecundação)
4. **Blastocisto** (4½-5 dias após a fecundação)
5. **Implantação** (ocorre aproximadamente 6 dias após a fecundação)

Ovulação
Ovário
Cavidade uterina
Útero:
Endométrio
Miométrio

Corte coronal através do útero, tuba uterina e ovário

? Em qual fase do ciclo uterino ocorre a implantação?

Os principais eventos associados à primeira semana de desenvolvimento estão resumidos na **Figura 29.5**.

Segunda semana de desenvolvimento

Desenvolvimento do trofoblasto. Aproximadamente 8 dias depois da fecundação, o trofoblasto desenvolve-se em duas camadas na região de contato entre o blastocisto e o endométrio. Estes são um **sinciciotrofoblasto**, que não contém limites celulares distintos, e um **citotrofoblasto**, entre o embrioblasto e o sinciciotrofoblasto, que é composto de células distintas (**Figura 29.6 A**). As duas camadas de trofoblasto tornam-se parte do cório (uma das membranas fetais), à medida que sofrem crescimento adicional (ver **Figura 29.11 A**). Durante a implantação, o sinciciotrofoblasto secreta enzimas que permitem que o blastocisto penetre no revestimento uterino pela digestão e pela liquefação das células endometriais. Eventualmente, o blastocisto fica enterrado no endométrio e no terço interno do miométrio. Outra secreção do trofoblasto é a gonadotrofina coriônica humana (hCG), que tem ações semelhantes ao hormônio luteinizante (LH). A hCG resgata o corpo lúteo da degeneração e sustenta sua secreção de progesterona e estrógenos. Esses hormônios mantêm o revestimento uterino em um estado secretor, evitando a menstruação. O pico de secreção de hCG ocorre por volta da nona semana de gravidez, momento em que a placenta está totalmente desenvolvida e produz progesterona e estrógenos, que continuam a sustentar a gestação. A presença de hCG no sangue ou urina materna é um indicador de gravidez e é detectada por testes de gravidez realizados em domicílio.

Desenvolvimento do disco embrionário bilaminar. Assim como no trofoblasto, as células do embrioblasto também se diferenciam em duas camadas cerca de 8 dias após a fecundação: o **hipoblasto** (*endoderma primitivo*) e o **epiblasto** (*ectoderma primitivo*) (**Figura 29.6 A**). Células do hipoblasto e epiblasto juntos formam um disco plano referido como o **disco embrionário bilaminar**. Logo, aparece uma pequena cavidade dentro do epiblasto que, eventualmente, aumenta para formar a **cavidade amniótica**.

Desenvolvimento do âmnio. Como a cavidade amniótica aumenta, uma única camada de células pavimentosas forma um teto em forma de cúpula acima das células do epiblasto, denominada **âmnio** (**Figura 29.6 A**). Portanto, o âmnio forma o teto da cavidade amniótica, e o epiblasto forma o assoalho. Inicialmente, o âmnio cobre apenas o disco embrionário bilaminar. No entanto, conforme o disco embrionário aumenta de tamanho e começa a dobrar, o âmnio eventualmente envolve todo o embrião (ver **Figura 29.11 A**), criando a cavidade amniótica que fica cheia de **líquido amniótico**. A maior parte do líquido amniótico é inicialmente derivada do sangue materno. Mais tarde, o feto contribui para o líquido a partir da excreção de urina na cavidade amniótica. O líquido amniótico serve como um amortecedor para o feto, ajuda a regular a temperatura corporal fetal, ajuda a prevenir o ressecamento do feto e evita aderências entre a pele do feto e os tecidos circundantes. O âmnio geralmente se rompe pouco antes do nascimento; ele e seu líquido constituem a "bolsa das águas". As células embrionárias são normalmente eliminadas no líquido amniótico. Elas podem ser examinadas em um procedimento chamado *amniocentese*, que envolve a retirada de parte do líquido amniótico que banha o feto em desenvolvimento e a análise das células fetais e substâncias dissolvidas (ver Seção 29.6).

Desenvolvimento da vesícula umbilical (saco vitelino).
Também no oitavo dia após a fecundação, as células da margem do hipoblasto migram e cobrem a superfície interna da parede do blastocisto (**Figura 29.6 A**). As células colunares migratórias tornam-se pavimentosas (planas) e, em seguida, formam uma membrana fina chamada de **endoblasto extraembrionário**

FIGURA 29.6 Principais eventos da segunda semana de desenvolvimento.

Cerca de 8 dias após a fecundação, o trofoblasto se desenvolve em um sinciciotrofoblasto e um citotrofoblasto; o embrioblasto se desenvolve em hipoblasto e epiblasto (disco embrionário bilaminar).

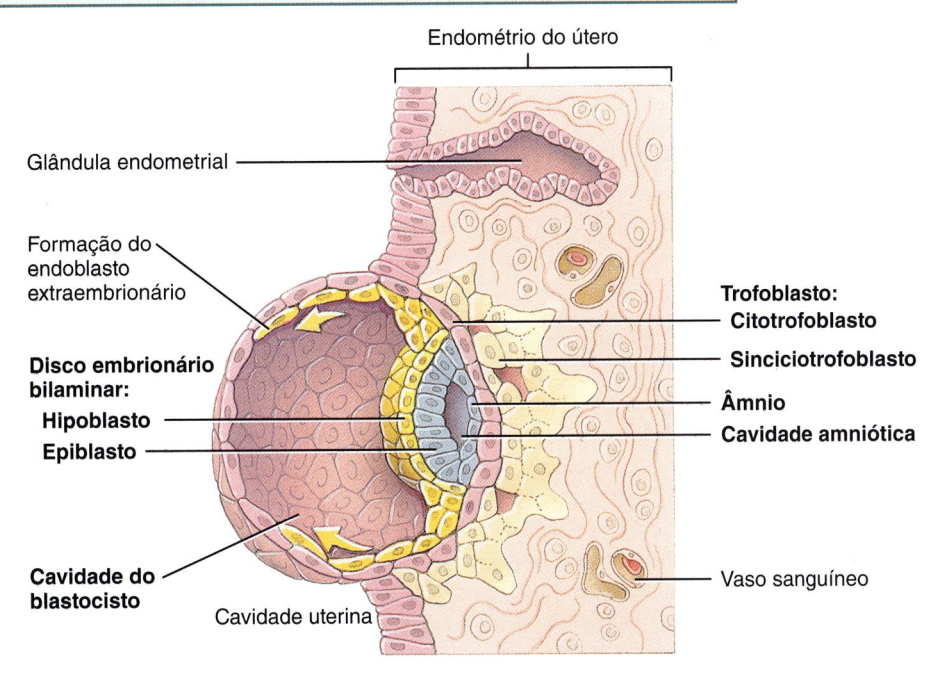

A. Corte coronal através do endométrio do útero mostrando o blastocisto, cerca de 8 dias após a fecundação

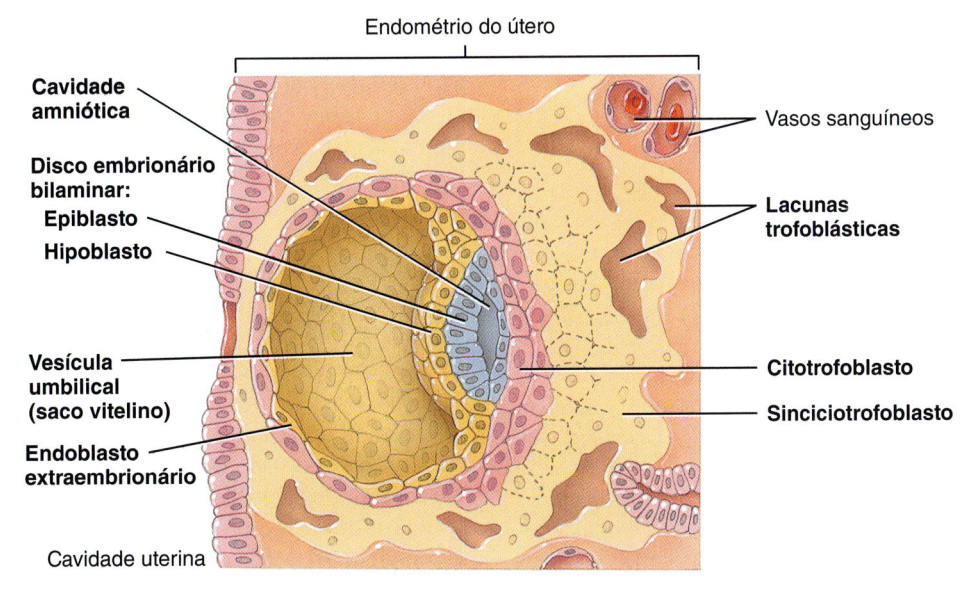

B. Corte coronal através do endométrio do útero mostrando o blastocisto, cerca de 9 dias após a fecundação

(continua)

FIGURA 29.6 *Continuação.*

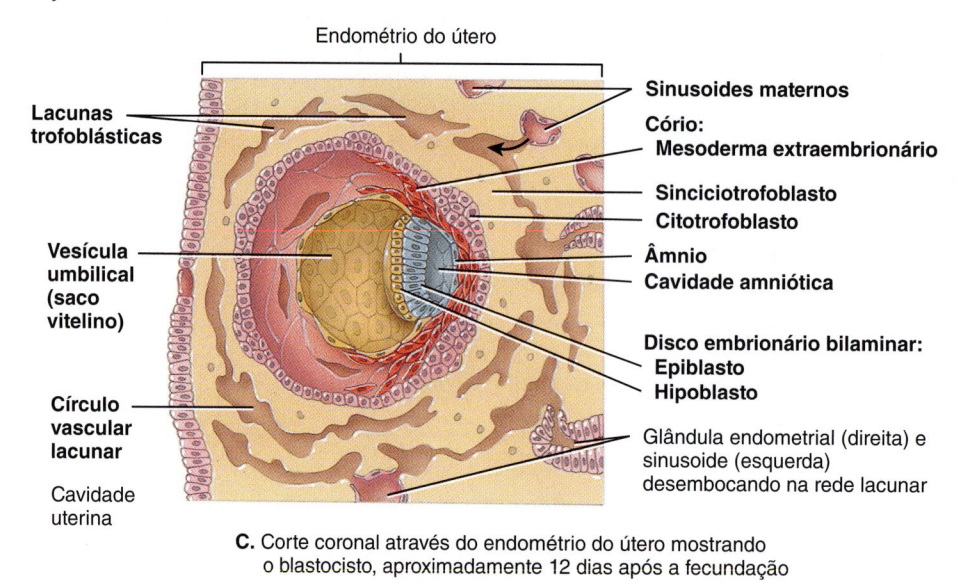

C. Corte coronal através do endométrio do útero mostrando o blastocisto, aproximadamente 12 dias após a fecundação

Labels: Endométrio do útero; Lacunas trofoblásticas; Sinusoides maternos; Cório: Mesoderma extraembrionário; Sinciciotrofoblasto; Citotrofoblasto; Vesícula umbilical (saco vitelino); Âmnio; Cavidade amniótica; Disco embrionário bilaminar: Epiblasto, Hipoblasto; Círculo vascular lacunar; Glândula endometrial (direita) e sinusoide (esquerda) desembocando na rede lacunar; Cavidade uterina.

? Como o disco embrionário bilaminar está conectado ao trofoblasto?

(*membrana exocelômica*). Junto do hipoblasto, a membrana exocelômica forma a parede da **vesícula umbilical** (*saco vitelino*), a antiga cavidade do blastocisto durante o desenvolvimento anterior (**Figura 29.6 B**). Como resultado, o disco embrionário bilaminar está agora posicionado entre a cavidade amniótica e a vesícula umbilical.

Como os embriões humanos recebem seus nutrientes derivados do endométrio, a vesícula umbilical está relativamente vazia e pequena e diminui de tamanho à medida que o desenvolvimento progride (ver **Figura 29.11 A**). No entanto, a vesícula umbilical tem várias funções importantes nos seres humanos: fornece nutrientes para o embrião durante a segunda e terceira semanas de desenvolvimento; é a fonte de células sanguíneas da terceira a sexta semanas; contém as primeiras células (células germinativas primordiais) que eventualmente migram para as gônadas em desenvolvimento, diferenciam-se nas células germinativas primitivas e formam gametas; faz parte do aparelho digestório; funciona como amortecedor de choque e ajuda a prevenir o ressecamento do embrião.

Desenvolvimento dos sinusoides.
No nono dia após a fecundação, o blastocisto fica completamente imerso no endométrio. À medida que o sinciciotrofoblasto se expande, pequenos espaços, chamados **lacunas trofoblásticas** (pequenos lagos), desenvolvem-se dentro dele (**Figura 29.6 B**).

No décimo segundo dia de desenvolvimento, as lacunas trofoblásticas se fundem para formar espaços maiores e interconectados, chamados **círculos vasculares** (*redes lacunares*) (**Figura 29.6 C**). Os capilares endometriais ao redor do embrião em desenvolvimento se dilatam e são referidos como **sinusoides maternos**. Enquanto o sinciciotrofoblasto promove a erosão de alguns dos sinusoides maternos e glândulas endometriais, o sangue materno e as secreções das glândulas entram nos círculos vasculares e fluem através deles. O sangue materno é uma rica fonte de material para a nutrição embrionária e um local de descarte para os resíduos do embrião.

Desenvolvimento do celoma extraembrionário.
Por volta do décimo segundo dia após a fecundação, o mesoderma do **mesoblasto extraembrionário** (*mesoderma extraembrionário*) desenvolve-se. Essas células mesoblásticas são derivadas da vesícula umbilical e formam uma camada de tecido conjuntivo (mesênquima) ao redor do âmnio e vesícula umbilical (**Figura 29.6 C**). Logo em seguida, uma série de grandes cavidades se desenvolve no mesoblasto extraembrionário, que, então, funde-se para formar uma única cavidade maior chamada de **celoma extraembrionário**.

Desenvolvimento do cório.
O mesoblasto extraembrionário, juntamente das duas camadas do trofoblasto (o citotrofoblasto e o sinciciotrofoblasto), forma o **cório** (membrana) (**Figura 29.6 C**). O cório envolve o embrião e, posteriormente, o feto (ver **Figura 29.11 A**). Eventualmente, torna-se a principal parte embrionária da placenta, a estrutura para troca de substâncias entre mãe e feto. O cório também protege o embrião e o feto de respostas imunes da mãe de duas maneiras: (1) secreta proteínas que bloqueiam a produção de anticorpos pela mãe; (2) promove a produção de linfócitos T que suprimem a resposta imune normal no útero. Por fim, o cório produz hCG, um importante hormônio da gravidez (ver **Figura 29.16**).

A camada interna do cório eventualmente funde-se com o âmnio. Com o desenvolvimento do cório, o celoma extraembrionário é agora referido como a **cavidade coriônica**. Ao final da segunda semana de desenvolvimento, o disco embrionário bilaminar torna-se conectado ao trofoblasto por uma banda de mesoblasto extraembrionário chamado de **pedículo de conexão** (ver **Figura 29.7**). O pedículo de conexão é o futuro cordão umbilical.

> **Teste rápido**
>
> 3. Onde normalmente ocorre a fecundação?
> 4. Como se previne a polispermia?
> 5. O que é uma mórula e como é formada?
> 6. Descreva as camadas de um blastocisto e seus eventuais destinos.
> 7. Quando, onde e como ocorre a implantação?
> 8. Quais são as funções do trofoblasto?
> 9. Como é formado o disco embrionário bilaminar?
> 10. Descreva a formação do âmnio, vesícula umbilical e cório, explicando suas funções.
> 11. Por que os sinusoides são importantes durante o desenvolvimento embrionário?

29.3 Semanas restantes do período embrionário

OBJETIVO

- **Descrever** os principais eventos que ocorrem durante a terceira a oitava semanas de desenvolvimento.

Terceira semana de desenvolvimento

A terceira semana embrionária inicia um período de 6 semanas de desenvolvimento e diferenciação muito rápidos. Durante a terceira semana, as três camadas germinativas primárias são determinadas e estabelecem as bases para o desenvolvimento dos órgãos nas semanas quatro a oito.

Gastrulação. O primeiro grande evento da terceira semana de desenvolvimento, a **gastrulação**, ocorre cerca de 15 dias após a fecundação. Nesse processo, o disco embrionário bilaminar (duas camadas), que é constituído por epiblasto e hipoblasto, transforma-se em um **disco embrionário trilaminar** (três camadas). Consiste em três camadas: o ectoderma, o mesoderma e o endoderma. Essas **camadas germinativas primárias** são os principais tecidos embrionários a partir dos quais os vários tecidos e órgãos do corpo se desenvolvem.

A gastrulação envolve o rearranjo e a migração de células do epiblasto. A primeira evidência de gastrulação é a formação da **linha primitiva**, um sulco tênue na superfície dorsal do epiblasto, que se alonga da porção posterior para a anterior do embrião (**Figura 29.7 A**). A linha primitiva estabelece claramente as extremidades da cabeça e cauda do embrião, bem como seus lados direito e esquerdo. Na extremidade cefálica da linha primitiva, um pequeno grupo de células epiblásticas forma uma estrutura arredondada denominada **nó primitivo**.

Após a formação da linha primitiva, as células do epiblasto movem-se para dentro abaixo da linha primitiva e se desprendem do epiblasto (**Figura 29.7 B**) em um processo chamado **invaginação**. Após a invaginação das células, algumas delas deslocam o hipoblasto, formando o **endoderma**. Outras células permanecem entre o epiblasto e o endoderma recém-formado para formar o **mesoderma**. As células que permanecem no epiblasto, então, formam o **ectoderma**. O ectoderma e o endoderma são os epitélios compostos de células firmemente compactadas; o mesoderma é um tecido conjuntivo frouxo (mesênquima). Enquanto o embrião se desenvolve, o endoderma acaba se tornando o revestimento epitelial do trato digestório, trato respiratório e vários outros órgãos. O mesoderma dá origem aos músculos, ossos e outros tecidos conjuntivos, além do peritônio. O ectoderma desenvolve-se na epiderme da pele e no sistema nervoso. A **Tabela 29.1** fornece mais detalhes sobre os destinos dessas camadas germinativas primárias.

Aproximadamente 16 dias após a fecundação, as células mesodérmicas do nó primitivo migram em direção à extremidade cefálica do embrião e formam um tubo oco de células na linha mediana, denominado **processo notocordal** (**Figura 29.8**). Nos dias 22 a 24, o processo notocordal torna-se um cilindro sólido

FIGURA 29.7 Gastrulação.

> A gastrulação envolve o rearranjo e a migração de células derivadas do epiblasto.

A. Vistas dorsais e seccionais parciais do disco embrionário bilaminar, cerca de 15 dias após a fecundação

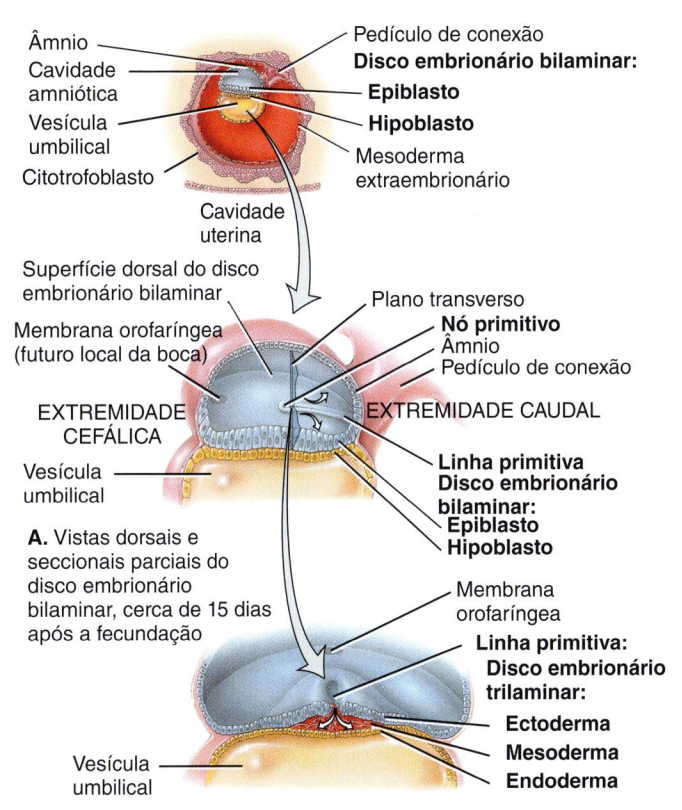

B. Corte transversal do disco embrionário trilaminar, aproximadamente 16 dias após a fecundação

? Qual é o significado da gastrulação?

TABELA 29.1 Estruturas produzidas pelas três camadas germinativas primárias.

Endoderma	Mesoderma	Ectoderma
Revestimento epitelial do trato digestório (exceto o canal anal) e epitélio de suas glândulas	Todo o tecido muscular esquelético e cardíaco e a maior parte do tecido muscular liso	Todo o tecido nervoso
Revestimento epitelial da bexiga urinária, vesícula biliar e fígado	Cartilagem, osso e outros tecidos conjuntivos	Folículos pilosos, músculos eretores do pelo, unhas, epitélio das glândulas da pele (sebáceas e sudoríparas) e glândulas mamárias
Revestimento epitelial da faringe, tubas auditivas, tonsilas, cavidade timpânica, laringe, traqueia, brônquios e pulmões	Sangue, medula óssea vermelha e tecido linfático	Lente, córnea e músculos intrínsecos do olho
	Vasos sanguíneos e vasos linfáticos	Orelhas interna e externa
Epitélio da glândula tireoide, glândulas paratireóideas, pâncreas e timo	Derme da pele	Neuroepitélio dos órgãos dos sentidos
	Túnica fibrosa e túnica vascular do olho	Epitélio da cavidade oral, cavidade nasal, seios paranasais, glândulas salivares e canal anal
Revestimento epitelial da próstata e glândulas bulbouretrais, vagina, vestíbulo, uretra e glândulas associadas, como as glândulas vestibulares maiores e glândulas vestibulares menores	Mesotélio das cavidades torácica, abdominal e pélvica	Epitélio da glândula pineal, hipófise e medulas suprarrenais
	Rins e ureteres	
	Córtex suprarrenal	Melanócitos (células pigmentadas)
Gametas (espermatozoide e oócitos)	Gônadas e ductos genitais (com exceção das células germinativas)	Quase todos os componentes esqueléticos e de tecido conjuntivo da cabeça
	Dura-máter	Aracnoide-máter e pia-máter

Correlação clínica

Anencefalia

Os **defeitos do tubo neural (DTNs)** são causados pela parada do desenvolvimento normal e fechamento do tubo neural. Eles incluem a espinha bífida (discutida em *Distúrbios: desequilíbrios homeostáticos*, no Capítulo 7) e a **anencefalia**. Na anencefalia, os ossos da cavidade craniana não se desenvolvem, e certas partes do encéfalo permanecem em contato com o líquido amniótico e degeneram. Normalmente, uma parte do encéfalo que controla as funções vitais, como a respiração e a regulação do coração, também é afetada. Bebês com anencefalia são natimortos ou morrem poucos dias após o nascimento. A condição ocorre cerca de uma vez em cada mil nascimentos e é duas a quatro vezes mais comum em bebês do sexo feminino do que no sexo masculino.

FIGURA 29.8 Desenvolvimento do processo notocordal.

O processo notocordal desenvolve-se a partir do nó primitivo e depois se torna a notocorda.

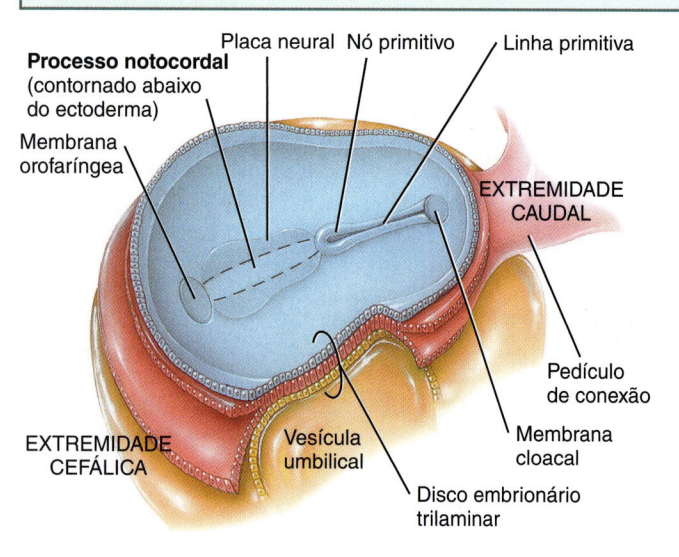

A. Vistas seccionais dorsal e parcial do disco embrionário trilaminar, cerca de 16 dias após a fecundação

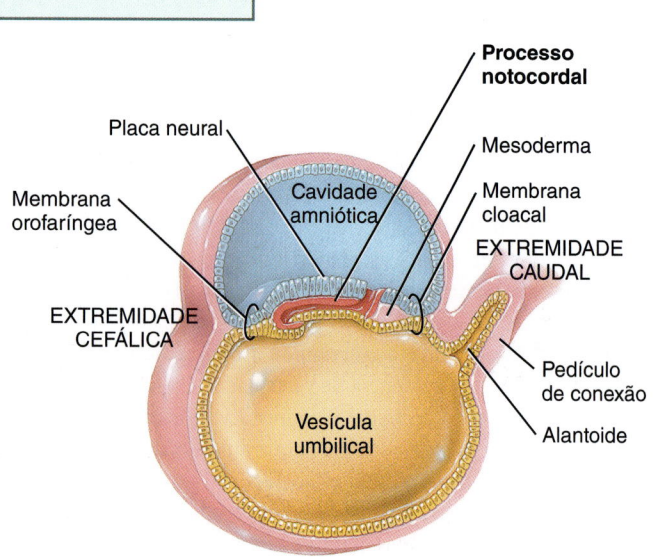

B. Corte sagital do disco embrionário trilaminar, cerca de 16 dias após a fecundação

? Qual é o significado da notocorda?

de células denominado **notocorda**. Essa estrutura desempenha um papel extremamente importante na **indução**, no processo pelo qual um tecido (*tecido indutor*) estimula o desenvolvimento de um tecido não especializado adjacente (*tecido responsivo*) em um especializado. Um tecido indutor geralmente produz uma substância química que influencia o tecido responsivo. A notocorda induz determinadas células mesodérmicas para se desenvolverem nos corpos vertebrais. Também forma o núcleo pulposo dos discos intervertebrais (ver **Figura 7.24**).

Também durante a terceira semana de desenvolvimento, duas depressões leves aparecem na superfície dorsal do embrião em contato com o ectoderma e o endoderma, mas sem o mesoderma entre eles. A estrutura mais próxima da extremidade cefálica é chamada de **membrana orofaríngea** (**Figuras 29.8 A** e **29.8 B**). Ela se decompõe durante a quarta semana para conectar a cavidade oral à faringe e ao restante do trato digestório. A estrutura mais próxima da extremidade caudal é chamada de **membrana cloacal**, que degenera na sétima semana para formar as aberturas do ânus e os tratos urinário e genital.

Quando a membrana cloacal aparece, a parede da vesícula umbilical forma uma pequena invaginação vascularizada, chamada **alantoide**, que se estende até o pedículo de conexão (**Figura 29.8 B**). Em organismos não mamíferos envolvidos por um âmnio, o alantoide é usado para trocas gasosas e remoção de resíduos. Devido ao papel da placenta humana nessas atividades, o alantoide não é uma estrutura proeminente em humanos (ver **Figura 29.11 A**). Apesar disso, funciona na formação precoce de sangue e vasos sanguíneos, além de estar associado ao desenvolvimento da bexiga urinária.

Neurulação.
Além de induzir células mesodérmicas ao desenvolvimento de corpos vertebrais, a notocorda também induz células ectodérmicas situadas sobre ela na formação da **placa neural** (**Figura 29.9 A**) (ver também a **Figura 14.27.**). No final da terceira semana, as margens laterais da placa neural tornam-se mais elevadas e formam as **pregas neurais** (**Figura 29.9 B**). A região média com depressão é denominada **sulco neural** (**Figura 29.9 C**). Geralmente, as pregas neurais aproximam-se e fundem-se, convertendo, assim, a placa neural em um **tubo neural** (**Figura 29.9 D**). Isso ocorre primeiro perto da porção média do embrião e, então, progride em direção às extremidades cefálica e caudal. Assim, as células do tubo neural se desenvolvem no encéfalo e na medula espinal. O processo pelo qual a placa neural, as pregas neurais e o tubo neural se formam é denominado **neurulação**.

À medida que o tubo neural se forma, algumas das células ectodérmicas do tubo migram para formar várias camadas de células denominadas **crista neural** (ver **Figura 14.27 B**). As células da crista neural originam todos os neurônios sensitivos e neurônios pós-ganglionares dos nervos periféricos, as medulas suprarrenais, os melanócitos (células pigmentadas) da pele, a aracnoide-máter e pia-máter encefálicas e espinais e quase todos os componentes do tecido esquelético e conjuntivo da cabeça.

Cerca de 4 semanas após a fecundação, a extremidade cefálica do tubo neural desenvolve-se em três áreas aumentadas, denominadas **vesículas encefálicas primárias** (ver **Figura 14.28**): o **prosencéfalo**, **mesencéfalo** e **rombencéfalo**. Em aproximadamente 5 semanas, o prosencéfalo se desenvolve em **vesículas encefálicas secundárias** chamadas de **telencéfalo** e **diencéfalo**; e o rombencéfalo se desenvolve em vesículas encefálicas secundárias denominadas **metencéfalo** e **mielencéfalo**.

As áreas do tubo neural adjacentes ao mielencéfalo desenvolvem-se na medula espinal. As partes do encéfalo que se desenvolvem a partir das várias vesículas são descritas na Seção 14.1.

Desenvolvimento dos somitos.
Por volta do dia 17 após a fecundação, o mesoderma adjacente à notocorda e ao tubo neural forma colunas longitudinais pareadas de **mesoderma paraxial** (**Figura 29.9 B**). O mesoderma lateral ao mesoderma paraxial forma massas cilíndricas pares denominadas **mesênquima intermediário**. O mesoderma lateral ao mesênquima intermediário consiste em um par de folhetos achatados denominados **mesoderma da placa lateral**. O mesoderma paraxial logo se segmenta em uma série de estruturas cuboides e pareadas, chamadas **somitos** (pequenos corpos). Ao final da quinta semana, 42 a 44 pares de somitos estão presentes. O número de somitos que se desenvolvem durante um determinado período pode ser correlacionado à idade aproximada do embrião.

Cada somito se diferencia em duas regiões distintas: um dermomiótomo e um **esclerótomo** (ver **Figura 10.17 B**). O **dermomiótomo** se diferencia depois em um **dermátomo** que contribuirá para a formação da tela subcutânea e da derme e, em um **miótomo**, que dará origem a todos os músculos esqueléticos do tronco e membros. Os esclerótomos originam as vértebras e as costelas.

Desenvolvimento do celoma intraembrionário.
Na terceira semana de desenvolvimento, aparecem pequenos espaços no mesoderma da placa lateral. Esses espaços logo se fundem para formar uma cavidade maior, chamada **celoma intraembrionário**. Essa cavidade divide o mesoderma da placa lateral em duas partes denominadas mesênquima da esplancnopleura e mesênquima da somatopleura (**Figura 29.9 D**). O **mesênquima da esplancnopleura** forma o coração e a lâmina visceral do pericárdio seroso, os vasos sanguíneos, o músculo liso e os tecidos conjuntivos dos órgãos respiratórios e digestórios, além da lâmina visceral das pleuras e do peritônio. O **mesênquima da somatopleura** dá origem a ossos, ligamentos, vasos sanguíneos e tecido conjuntivo dos membros e lâmina parietal do pericárdio seroso, pleura e peritônio.

Desenvolvimento do sistema cardiovascular.
No início da terceira semana, começa a **angiogênese**, a formação de vasos sanguíneos, no mesoblasto extraembrionário na vesícula umbilical, pedículo de conexão e cório. Esse desenvolvimento precoce é necessário, porque não há vitelo suficiente na vesícula umbilical e óvulo para fornecer nutrição adequada para o embrião em rápido desenvolvimento. A angiogênese é iniciada quando células mesodérmicas se diferenciam em **hemangioblastos**. Estes, então, desenvolvem-se em células denominadas **angioblastos**, que se agregam para formar massas isoladas de células referidas como **ilhotas sanguíneas** (ver **Figura 21.32**). Logo desenvolvem-se espaços nas ilhotas sanguíneas, que formam os lúmens dos vasos sanguíneos. Alguns angioblastos se organizam em torno de cada espaço para formar o endotélio e as túnicas (camadas) dos vasos sanguíneos em desenvolvimento. À medida que as ilhotas sanguíneas crescem e se fundem, elas logo formam um extenso sistema de vasos sanguíneos em todo o embrião.

FIGURA 29.9 Neurulação e desenvolvimento dos somitos.

A neurulação é o processo pelo qual a placa neural, as pregas neurais e o tubo neural se formam.

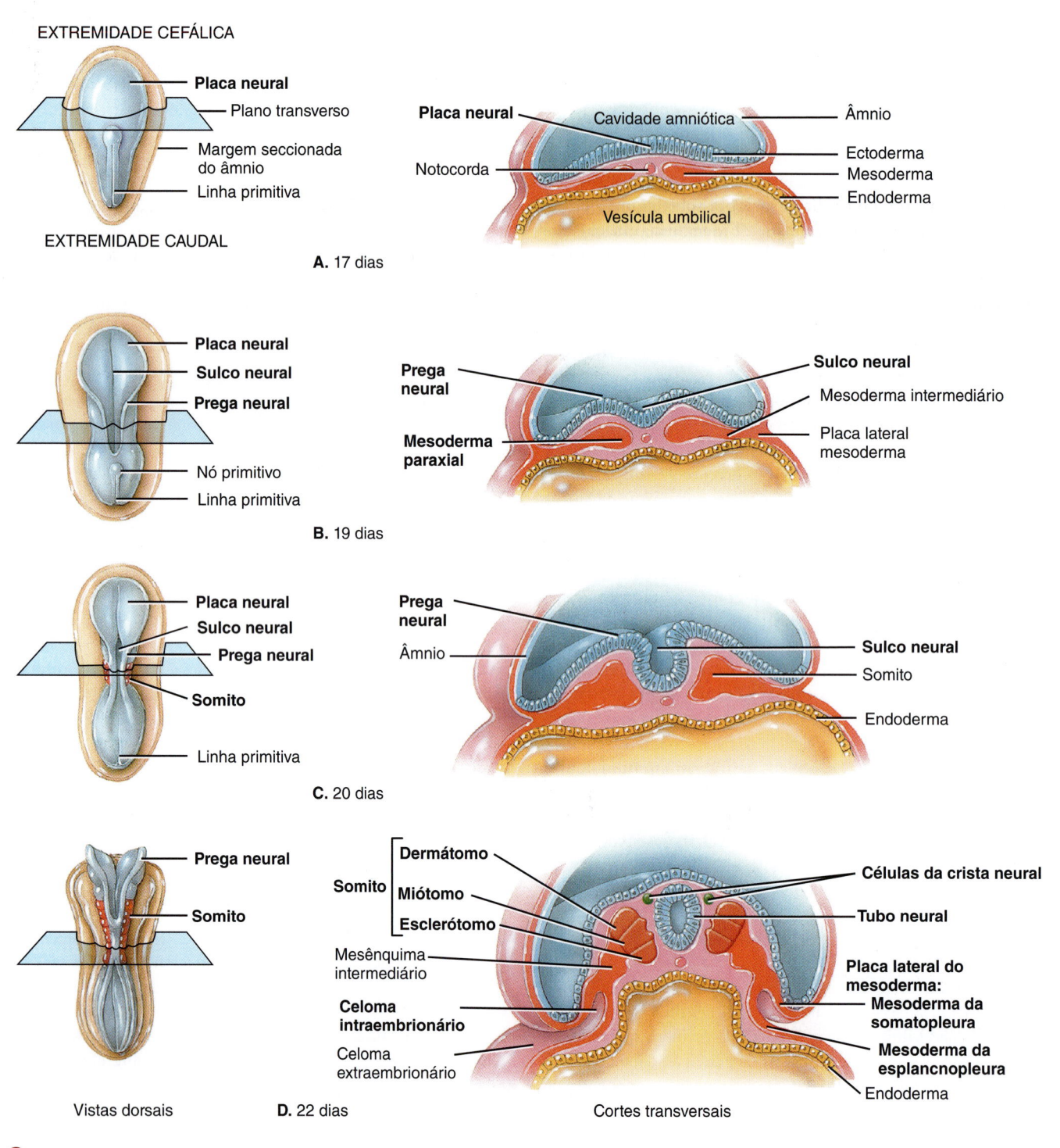

EXTREMIDADE CEFÁLICA
- Placa neural
- Plano transverso
- Margem seccionada do âmnio
- Linha primitiva

EXTREMIDADE CAUDAL

A. 17 dias

- Placa neural
- Cavidade amniótica
- Âmnio
- Ectoderma
- Notocorda
- Mesoderma
- Endoderma
- Vesícula umbilical

- Placa neural
- Sulco neural
- Prega neural
- Nó primitivo
- Linha primitiva

B. 19 dias

- Prega neural
- Sulco neural
- Mesoderma intermediário
- Mesoderma paraxial
- Placa lateral mesoderma

- Placa neural
- Sulco neural
- Prega neural
- Somito
- Linha primitiva

C. 20 dias

- Prega neural
- Âmnio
- Sulco neural
- Somito
- Endoderma

- Prega neural
- Somito

Vistas dorsais

D. 22 dias

- Dermátomo
- Somito: Miótomo, Esclerótomo
- Mesênquima intermediário
- Celoma intraembrionário
- Celoma extraembrionário

- Células da crista neural
- Tubo neural
- Placa lateral do mesoderma:
  - Mesoderma da somatopleura
  - Mesoderma da esplancnopleura
- Endoderma

Cortes transversais

? Quais estruturas se desenvolvem a partir do tubo neural e dos somitos?

Cerca de 3 semanas após a fecundação, as células sanguíneas e o plasma começam a se desenvolver *fora* do embrião a partir de hemangioblastos nos vasos sanguíneos nas paredes da vesícula umbilical, alantoide e cório. Estes, então, desenvolvem-se em células-tronco multipotentes, que formam as células do sangue. A formação do sangue começa *dentro* do embrião, por volta da quinta semana no fígado, e na décima segunda semana no baço, medula óssea vermelha e timo.

O coração se forma a partir do mesênquima da esplancnopleura na extremidade cefálica do embrião nos dias 18 e 19. Essa região das células mesodérmicas é denominada **mesênquima cardiogênico**. Em resposta aos sinais de indução do endoderma subjacente, essas células mesodérmicas formam um par de **tubos endocárdicos primordiais** (ver **Figura 20.19**). Os tubos fundem-se para formar um único **tubo cardíaco**. No final da terceira semana, o tubo cardíaco se dobra sobre si mesmo, fica em forma de S e começa a se contrair. Em seguida, une os vasos sanguíneos em outras partes do embrião, o pedículo de conexão, o cório e a vesícula umbilical para formar um sistema cardiovascular primitivo.

Desenvolvimento das vilosidades coriônicas e da placenta.

À medida que o tecido embrionário invade a parede uterina, os vasos uterinos maternos são erodidos e o sangue materno preenche os espaços, chamados **lacunas trofoblásticas** (**Figura 29.10**) dentro do tecido invasor. Ao final da segunda semana de desenvolvimento, começam a se desenvolverem as **vilosidades coriônicas**. Essas projeções digitiformes consistem no cório (sinciciotrofoblasto cercado por citotrofoblasto) que se projeta na parede endometrial do útero (**Figura 29.10 A**). Até o final da terceira semana, os capilares sanguíneos se desenvolvem nas vilosidades coriônicas (**Figura 29.10 B**). Os vasos sanguíneos nas vilosidades coriônicas se conectam ao coração embrionário, pelas artérias umbilicais, e veia umbilical, pelo pedículo de conexão, que se torna o cordão umbilical (**Figura 29.10 C**). Os capilares sanguíneos embrionários dentro das vilosidades coriônicas se projetam nas lacunas trofoblásticas, que se unem para formar os **espaços intervilosos** que banham as vilosidades coriônicas com o sangue materno. Como resultado, o sangue materno banha os vasos sanguíneos fetais cobertos por cório. Observe, no entanto, que os vasos sanguíneos embrionários e maternos não se unem, e o sangue que eles transportam normalmente não se mistura. Em vez disso, o oxigênio e os nutrientes no sangue dos *espaços intervilosos* da mãe, os espaços entre as vilosidades coriônicas, difundem-se através das membranas celulares para os capilares das vilosidades. Produtos residuais, como o dióxido de carbono (CO_2), difundem-se na direção oposta.

A **placentação** é o processo de formação da **placenta**, local de troca de nutrientes e resíduos entre a mãe e o embrião/feto. A placenta também produz hormônios necessários para sustentar a gestação (ver **Figura 29.16**). A placenta é única, porque se desenvolve a partir de dois indivíduos distintos, a mãe e o embrião.

No início da décima segunda semana, a placenta possui duas partes distintas: (1) a porção fetal formada pelas vilosidades do cório e (2) a porção materna formada pela camada basal do endométrio do útero (**Figura 29.11 A**). Quando totalmente desenvolvida, a placenta tem a forma de uma panqueca (**Figura 29.11 B**). Funcionalmente, a placenta permite a difusão de oxigênio e nutrientes derivados do sangue materno para o sangue fetal, enquanto o CO_2 e resíduos difundem-se do sangue fetal para o sangue materno. A placenta também é uma barreira protetora,

FIGURA 29.10 **Desenvolvimento das vilosidades coriônicas.**

Os vasos sanguíneos nas vilosidades coriônicas conectam-se ao coração embrionário através das artérias umbilicais e da veia umbilical.

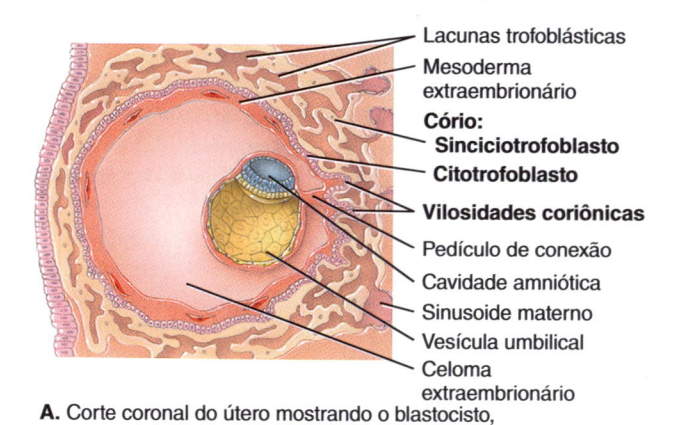

A. Corte coronal do útero mostrando o blastocisto, aproximadamente 13 dias após a fecundação

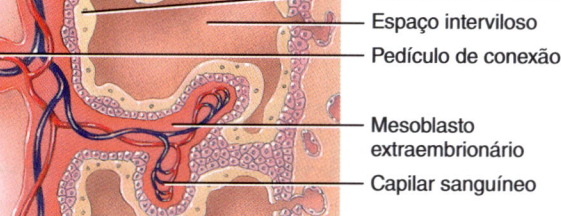

B. Detalhes de duas vilosidades coriônicas, cerca de 21 dias após a fecundação

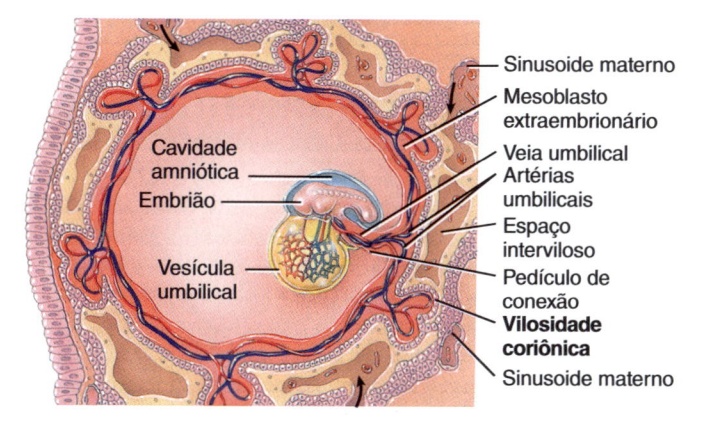

C. Corte coronal do útero mostrando um embrião e seu suprimento vascular, aproximadamente 21 dias após a fecundação

? Por que o desenvolvimento das vilosidades coriônicas é importante?

porque a maioria dos microrganismos não consegue atravessá-la. No entanto, alguns vírus, como os que causam a AIDS, a caxumba, a varicela, o sarampo, a encefalite e a poliomielite, podem atravessar a placenta. Muitos medicamentos, álcool e algumas

FIGURA 29.11 Placenta e cordão umbilical.

A placenta é formada pelas vilosidades coriônicas do embrião e pela camada basal do endométrio do útero da mãe.

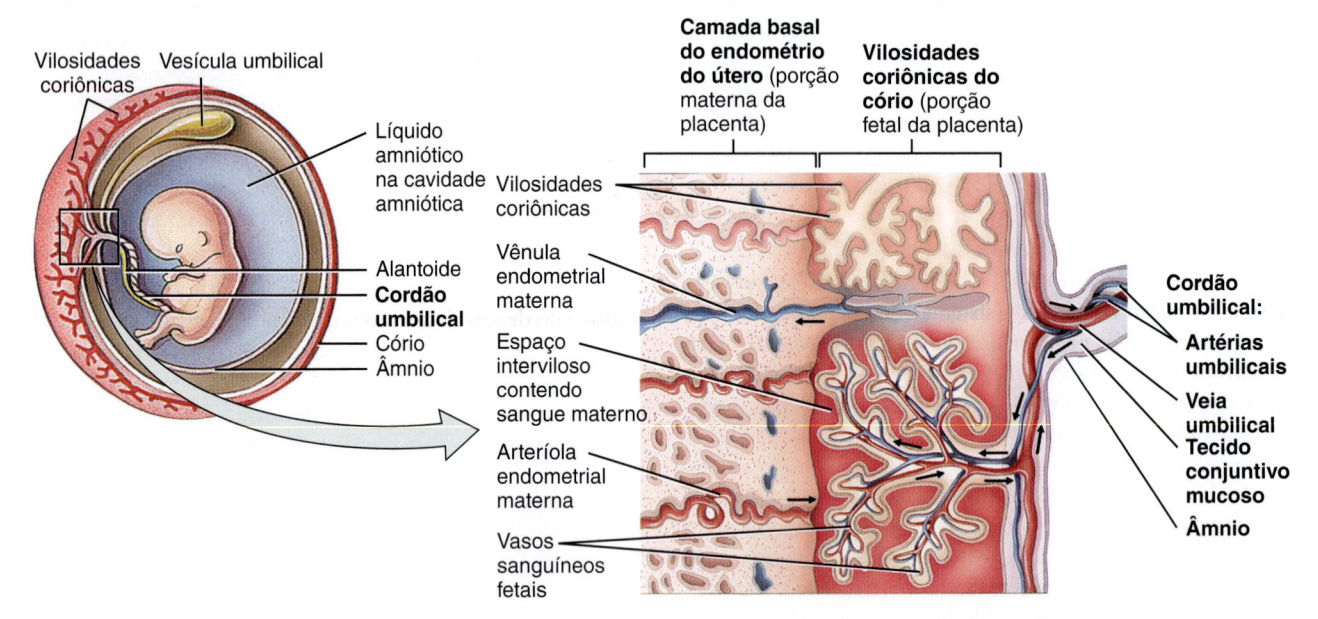

A. Detalhes da placenta e cordão umbilical

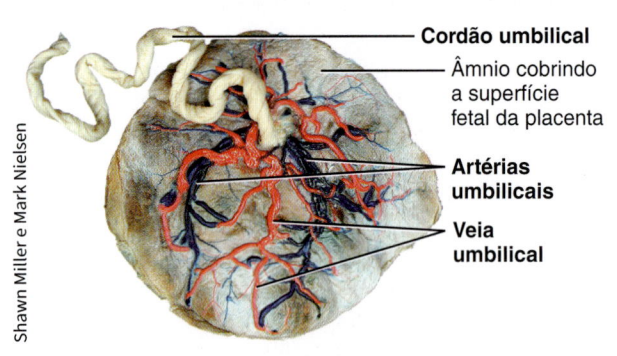

B. Superfície fetal da placenta

? Qual é a função da placenta?

substâncias que podem causar defeitos congênitos também passam livremente. A placenta armazena nutrientes, como carboidratos, proteínas, cálcio e ferro, que são liberados na circulação fetal, quando necessário.

A conexão real entre a placenta e o embrião e, posteriormente, o feto, é através do **cordão umbilical** (umbigo), que se desenvolve a partir do pedículo de conexão e geralmente apresenta em torno de 2 cm de largura e cerca de 50 a 60 cm de comprimento. O cordão umbilical é formado por duas artérias umbilicais que transportam sangue fetal desoxigenado para a placenta, uma veia umbilical que transporta oxigênio e nutrientes adquiridos dos espaços intervilosos da mãe para o feto e o tecido conjuntivo mucoide (mucoso) de sustentação, derivado do alantoide. Uma camada de âmnio envolve todo o cordão umbilical e dá uma aparência brilhante (**Figura 29.11**). Em alguns casos, a veia umbilical é utilizada para a transfusão de sangue em um feto ou para introduzir medicamentos em vários tratamentos médicos.

Em cerca de um em cada 200 recém-nascidos, apenas uma das duas artérias está presente no cordão umbilical. Isso pode ser devido à falha do desenvolvimento da artéria ou à degeneração do vaso no início do desenvolvimento. Quase 20% dos bebês com essa condição desenvolvem defeitos cardiovasculares.

Após o nascimento do bebê, a placenta se descola do útero e é, portanto, denominada **secundina**. Nesse momento, o cordão umbilical é amarrado e depois cortado. A pequena porção (cerca de 2,54 cm) do cordão que permanece presa ao bebê começa a murchar e cai, geralmente dentro de 12 a 15 dias após o nascimento. A área onde o cordão estava conectado fica coberta por uma fina camada de pele e forma-se tecido cicatricial. A cicatriz é o **umbigo**.

Correlação clínica

Placenta prévia

Em alguns casos, a placenta inteira ou parte dela pode estar implantada na porção inferior do útero, próxima ou cobrindo o óstio anatômico interno do colo uterino. Essa condição é chamada de **placenta prévia**. Embora a placenta prévia possa levar ao aborto espontâneo, também ocorre em aproximadamente um em cada 250 nascidos vivos. É perigoso para o feto, porque pode causar parto prematuro e hipoxia intrauterina, devido ao sangramento materno. A mortalidade materna aumenta devido à hemorragia e à infecção. O sintoma mais importante é a hemorragia repentina, indolor e vermelha viva no terceiro trimestre. A cesariana é o método de parto preferencial quando há placenta prévia.

As empresas farmacêuticas usam placentas humanas como fonte de hormônios, medicamentos e sangue; porções da placenta são também utilizadas para cobertura de queimaduras. As veias placentárias e do cordão umbilical também podem ser usadas em enxertos de vasos sanguíneos, e o sangue do cordão umbilical pode ser congelado para fornecer uma futura fonte de células-tronco pluripotentes, por exemplo, para repovoar a medula óssea vermelha após a radioterapia para câncer.

Quarta semana de desenvolvimento

A quarta até a oitava semanas de desenvolvimento são muito significativas no desenvolvimento embrionário, pois todos os principais órgãos surgem durante esse período. O termo **organogênese** refere-se à formação de órgãos e sistemas do corpo. Ao final da oitava semana, todos os principais sistemas do corpo começaram a se desenvolver, embora suas funções, na maioria das vezes, sejam mínimas. A organogênese requer a presença de vasos sanguíneos para suprir órgãos em desenvolvimento com oxigênio e outros nutrientes. No entanto, estudos recentes sugerem que os vasos sanguíneos desempenham papel significativo na organogênese mesmo antes de o sangue começar a fluir dentro deles. As células endoteliais dos vasos sanguíneos aparentemente fornecem algum tipo de sinal de desenvolvimento, seja uma substância secretada ou uma interação direta célula a célula, que é necessária para a organogênese.

Durante a quarta semana após a fecundação, o embrião sofre mudanças drásticas na forma e no tamanho, quase triplicando seu tamanho. É essencialmente convertido de um disco embrionário trilaminar, bidimensional e achatado para um cilindro tridimensional, em um processo chamado **dobramento embrionário** (**Figura 29.12 A** a **29.12 D**). O cilindro consiste em endoderma no centro (intestino), ectoderma no exterior (epiderme) e mesoderma na porção intermediária. A principal força responsável pelo dobramento embrionário corresponde às diferentes taxas de crescimento de várias partes do embrião, principalmente o rápido crescimento longitudinal do sistema nervoso (tubo neural). O dobramento do plano mediano produz uma **dobra cefálica** e uma **dobra caudal**; o dobramento no plano horizontal resulta nas duas **dobras laterais**. De modo geral, devido aos dobramentos, o embrião se curva em forma de C.

A dobra cefálica traz o coração e a boca em desenvolvimento para suas eventuais posições adultas. A dobra caudal traz o ânus em desenvolvimento para sua eventual posição adulta. As dobras laterais se formam quando as margens laterais do disco embrionário trilaminar se dobram ventralmente. À medida que se movem em direção à linha mediana, as dobras laterais incorporam a parte dorsal da vesícula umbilical no embrião como o **intestino primitivo**, o precursor do trato digestório (**Figura 29.12 B**). O intestino primitivo se diferencia em **intestino anterior, intestino médio** e **intestino posterior** (**Figura 29.12 C**). Os destinos do intestino anterior, do intestino médio e do intestino posterior são descritos na Seção 24.16. Lembre-se de que a membrana orofaríngea está localizada na extremidade cefálica do embrião (ver **Figura 29.8**). Ela separa a futura região faríngea (garganta) do intestino anterior e o **estomodeu**, a futura cavidade oral. Por causa da dobra cefálica, a membrana orofaríngea se move para baixo, e o intestino anterior e o estomodeu aproximam-se de suas posições finais. Quando a membrana orofaríngea se rompe durante a quarta semana, a região faríngea da faringe é colocada em contato com o estomodeu.

Em um embrião em desenvolvimento, a última parte do intestino posterior se expande em uma cavidade chamada **cloaca** (ver **Figura 26.23**). Do lado de fora do embrião há uma pequena cavidade na região caudal denominada **proctodeu** (**Figura 29.12 C**). Separando a cloaca do proctodeu está a **membrana cloacal** (ver **Figura 29.8**). Durante o desenvolvimento embrionário, a cloaca se divide em seio urogenital ventral e um canal anorretal dorsal. Como resultado do dobramento caudal, a membrana cloacal se move para baixo, e o seio urogenital, canal anorretal e o proctodeu se aproximam de suas posições finais. Quando a membrana cloacal se rompe durante a sétima semana de desenvolvimento, são criadas as aberturas urogenital e anal.

Além do dobramento embrionário, do desenvolvimento de somitos e do desenvolvimento do tubo neural, quatro pares de **arcos faríngeos** ou *arcos branquiais* começam a se desenvolver em cada lado das futuras regiões da cabeça e do pescoço (**Figura 29.13**) durante a quarta semana. Essas quatro estruturas pares começam seu desenvolvimento no dia 22 após a fecundação e formam intumescências na superfície do embrião. Cada arco faríngeo consiste em uma cobertura externa de ectoderma e uma cobertura interna de endoderma, com o mesoderma entre elas. Dentro de cada arco faríngeo, existe uma artéria, um nervo craniano, hastes esqueléticas cartilaginosas que sustentam o arco e tecido muscular esquelético, que se liga e move as hastes de cartilagem. Na superfície ectodérmica da região faríngea, cada arco faríngeo é separado por um sulco chamado de **sulco (fenda) faríngeo** (**Figura 29.13 A**). Os sulcos faríngeos encontram as correspondentes protuberâncias em forma de balão do revestimento endodérmico da faringe chamadas **bolsas faríngeas**. Onde o sulco faríngeo e a bolsa se encontram para separar os arcos, o ectoderma externo faz contato com o endoderma interno da bolsa e não existe mesoderma entre elas (**Figura 29.13 B**).

Assim como o somito dá origem a estruturas específicas na parede do corpo, cada arco, sulco e bolsa faríngea dá origem a estruturas especificadas na cabeça e pescoço. Cada arco faríngeo é uma unidade de desenvolvimento e inclui um componente esquelético, músculos, nervos e vasos sanguíneos. No embrião humano, existem quatro arcos faríngeos evidentes. Cada um desses arcos se desenvolve em um componente específico e único da região da cabeça e do pescoço. Por exemplo, o primeiro arco faríngeo é frequentemente denominado *arco mandibular*, porque forma a mandíbula.

O primeiro sinal de uma orelha em desenvolvimento é uma área espessa de ectoderma, o **placoide ótico** ou futura orelha interna, que pode ser diferenciado aproximadamente 22 dias após a fecundação. Uma área espessada de ectoderma, chamada **placoide da lente**, que se tornará a lente do olho, também aparece nesse período (ver **Figura 29.13 A**).

Na metade da quarta semana, os membros superiores começam seu desenvolvimento como evaginações do mesoderma coberto por ectoderma, denominadas **brotos dos membros superiores** (ver **Figura 8.16 B**). Ao final da quarta semana, os **brotos dos membros inferiores** se desenvolvem. O coração também forma uma projeção distinta na superfície ventral do embrião, denominada **proeminência do coração** (ver **Figura 8.16 B**). No final da quarta semana, o embrião tem uma **cauda** distinta (ver **Figura 8.16 B**).

FIGURA 29.12 Dobramento embrionário.

> O dobramento embrionário converte o disco embrionário trilaminar bidimensional em um cilindro tridimensional.

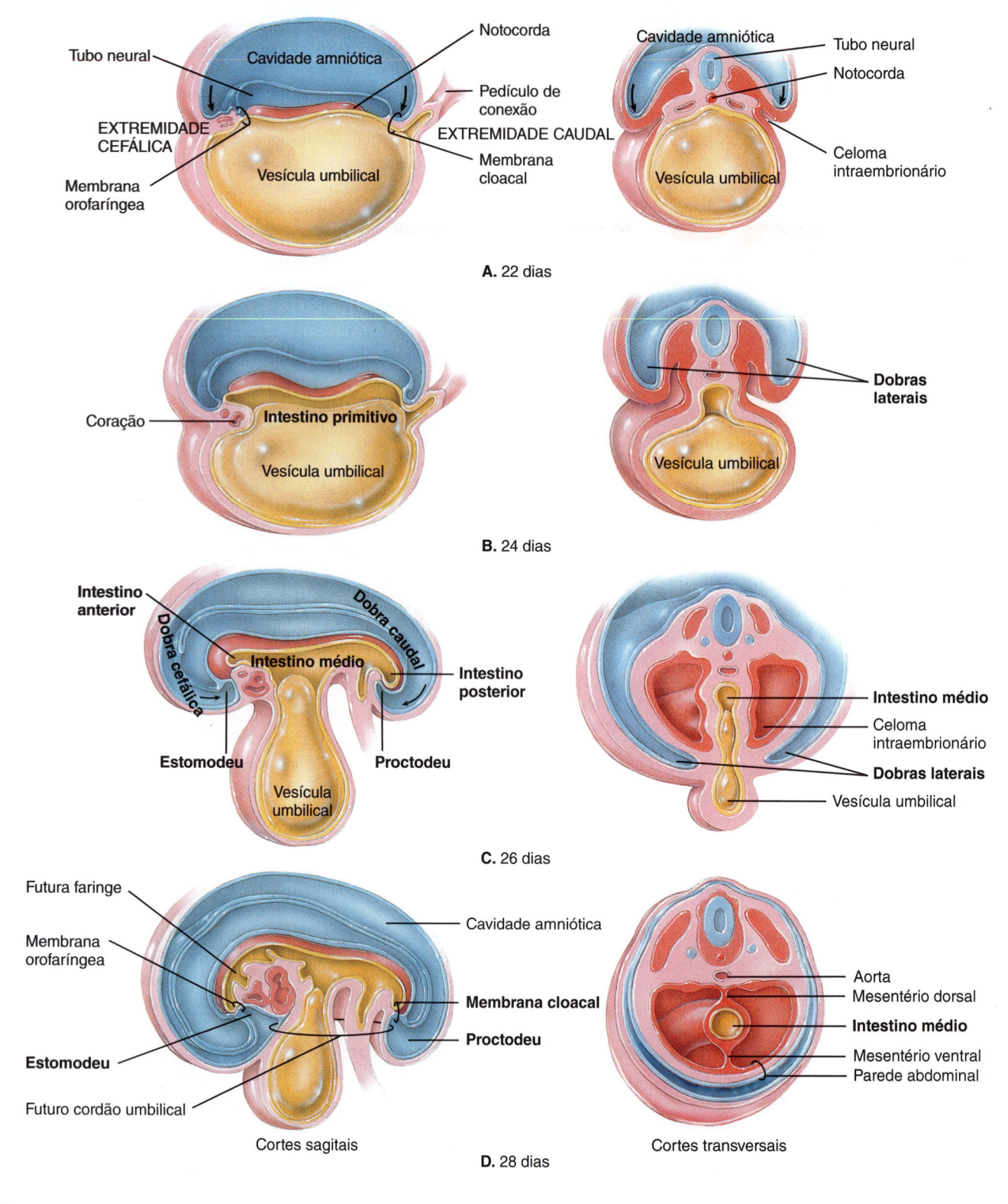

A. 22 dias

- Tubo neural
- Cavidade amniótica
- Notocorda
- Pedículo de conexão
- EXTREMIDADE CEFÁLICA
- EXTREMIDADE CAUDAL
- Membrana orofaríngea
- Vesícula umbilical
- Membrana cloacal
- Celoma intraembrionário

B. 24 dias

- Coração
- Intestino primitivo
- Vesícula umbilical
- **Dobras laterais**

C. 26 dias

- **Intestino anterior**
- **Dobra cefálica**
- **Intestino médio**
- **Dobra caudal**
- **Intestino posterior**
- **Estomodeu**
- **Proctodeu**
- Vesícula umbilical
- Celoma intraembrionário
- **Dobras laterais**

D. 28 dias

- Futura faringe
- Membrana orofaríngea
- Cavidade amniótica
- **Membrana cloacal**
- **Proctodeu**
- **Estomodeu**
- Futuro cordão umbilical
- Aorta
- Mesentério dorsal
- **Intestino médio**
- Mesentério ventral
- Parede abdominal

Cortes sagitais — Cortes transversais

? Quais são os resultados do dobramento embrionário?

FIGURA 29.13 Desenvolvimento dos arcos faríngeos, sulcos faríngeos e bolsas faríngeas.

Os quatro pares de bolsas faríngeas consistem em ectoderma, mesoderma e endoderma e contêm vasos sanguíneos, nervos cranianos, cartilagem e tecido muscular.

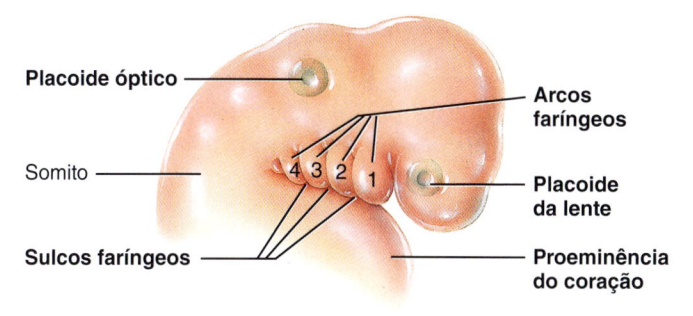

A. Vista externa, embrião de aproximadamente 28 dias

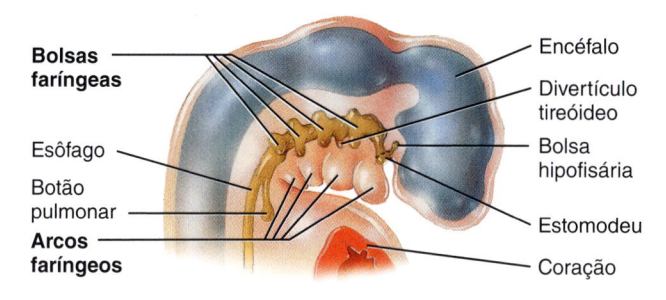

B. Corte sagital, embrião com cerca de 28 dias

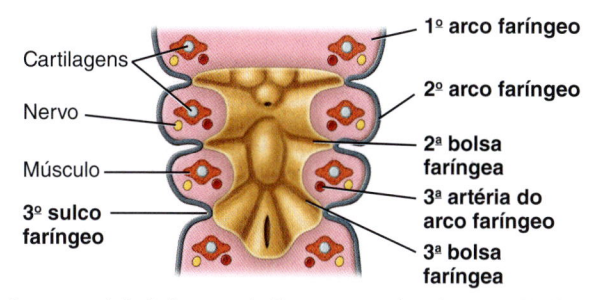

C. Corte transversal da faringe, embrião com aproximadamente 28 dias

? Por que os arcos, sulcos e bolsas faríngeas são importantes?

Quinta a oitava semanas de desenvolvimento

Durante a quinta semana de desenvolvimento, há um rápido desenvolvimento do encéfalo, de modo que o crescimento da cabeça é considerável. No final da sexta semana, a cabeça cresce ainda mais em relação ao tronco, e os membros apresentam desenvolvimento substancial (ver **Figura 8.16 C**). Além disso, o pescoço e o tronco começam a endireitar, e o coração, agora, possui quatro câmaras. Na sétima semana, as várias regiões dos membros tornam-se distintas, e os primórdios dos dedos aparecem (ver **Figura 8.16 D**). No começo da oitava semana (a última semana do período embrionário), os dedos das mãos são curtos e espalmados, a cauda é mais curta, mas ainda visível, os olhos estão abertos e as orelhas externas são visíveis (ver **Figura 8.16 C**). No final da oitava semana, todas as regiões dos membros são aparentes; os dedos são distintos e não mais espalmados em virtude da remoção de células via apoptose. Além disso, as pálpebras se juntam e podem se fundir, a cauda desaparece e os genitais externos começam a se diferenciar. O embrião agora tem características claramente humanas.

Teste rápido

12. Quando ocorre a gastrulação?
13. Como se formam as três camadas germinativas primárias? Por que elas são importantes?
14. O que significa o termo *indução*?
15. Descreva como ocorre a neurulação. Por que isso é importante?
16. Quais são as funções dos somitos?
17. Como se desenvolve o sistema cardiovascular?
18. Como se forma a placenta?
19. Como ocorre o dobramento embrionário?
20. Como se forma o intestino primitivo e qual seu significado?
21. Qual a origem das estruturas da cabeça e do pescoço?
22. O que são brotos dos membros?
23. Quais mudanças ocorrem nos membros durante a segunda metade do período embrionário?

29.4 Período fetal

OBJETIVO

- **Descrever** os principais eventos do período fetal.

Durante o **período fetal** (da nona semana até o nascimento), os tecidos e órgãos que se desenvolveram durante o período embrionário crescem e se diferenciam. Pouquíssimas estruturas novas aparecem durante o período fetal, mas a taxa de crescimento corporal é notável, principalmente durante a segunda metade da vida intrauterina. Por exemplo, durante os últimos 2,5 meses de vida intrauterina, ele ganha metade do peso que terá ao nascer. No início do período fetal, a cabeça é metade do comprimento do corpo. No final do período fetal, o tamanho da cabeça é de apenas um quarto do comprimento do corpo. Durante o mesmo período, os membros também aumentam de tamanho, de um oitavo para a metade do comprimento fetal. O **feto** também é menos vulnerável aos efeitos nocivos de fármacos, radiação e microrganismos do que era como um embrião.

Um resumo dos principais eventos de desenvolvimento dos períodos embrionário e fetal é ilustrado na **Figura 29.14** e apresentado na **Tabela 29.2**.

1176 PRINCÍPIOS DE ANATOMIA E FISIOLOGIA

Ao longo do texto, discutimos a anatomia do desenvolvimento dos vários sistemas do corpo em seus respectivos capítulos.

A seguir, a lista dessas seções é apresentada aqui para sua revisão.

- Sistema tegumentar (Seção 5.6)
- Sistema esquelético (Seção 8.16)
- Sistema muscular (Seção 10.11)
- Sistema nervoso (Seção 14.19)
- Sistema endócrino (Seção 18.15)
- Coração (Seção 20.8)
- Sangue e vasos sanguíneos (Seção 21.22)
- Sistema linfático e imunidade (Seção 22.5)
- Sistema respiratório (Seção 23.10)
- Sistema digestório (Seção 24.15)
- Sistema urinário (Seção 26.10)
- Sistemas genitais (reprodutivos) (Seção 28.5)

FIGURA 29.14 Resumo dos eventos de desenvolvimento representativos dos períodos embrionário e fetal. Os embriões e fetos não são mostrados em seus tamanhos reais.

O desenvolvimento durante o período fetal está principalmente relacionado ao crescimento e à diferenciação de tecidos e órgãos formados durante o período embrionário.

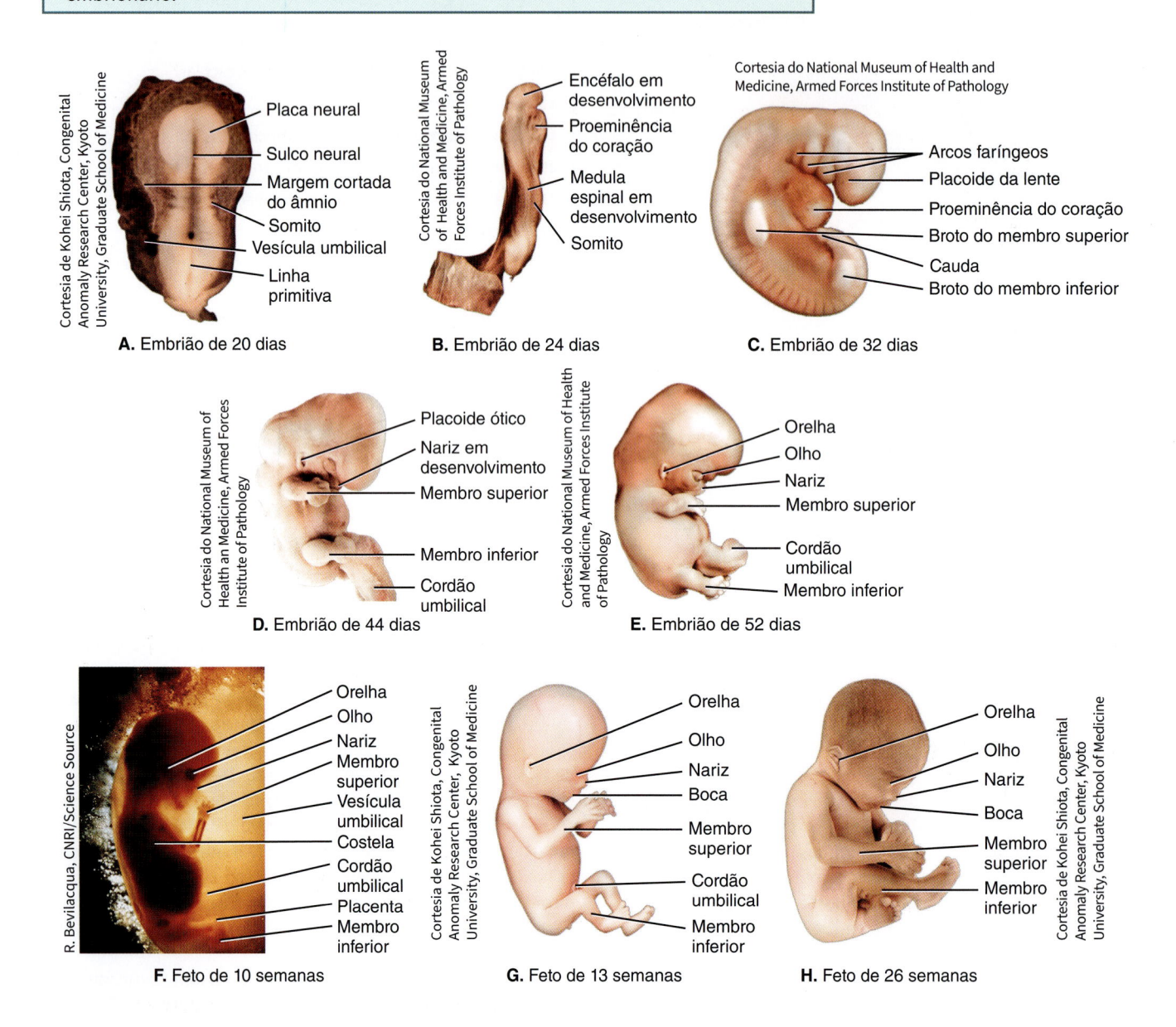

A. Embrião de 20 dias
B. Embrião de 24 dias
C. Embrião de 32 dias
D. Embrião de 44 dias
E. Embrião de 52 dias
F. Feto de 10 semanas
G. Feto de 13 semanas
H. Feto de 26 semanas

? Como o peso fetal médio se compara ao peso fetal final?

TABELA 29.2 Resumo das mudanças durante o desenvolvimento embrionário e fetal.

Tempo	Tamanho e peso aproximados	Mudanças representativas
Período embrionário		
1 a 4 semanas	0,6 cm	As camadas germinativas primárias e a notocorda se desenvolvem. Ocorre a neurulação. As vesículas encefálicas primárias, os somitos e o celoma intraembrionário se desenvolvem. A formação dos vasos sanguíneos começa, e o sangue se forma na vesícula umbilical, alantoide e córion. O coração se forma e começa a bater. As vilosidades coriônicas se desenvolvem e começa a formação da placenta. O embrião se dobra. O intestino primitivo, os arcos faríngeos e os brotos dos membros se desenvolvem. Olhos e orelhas começam a se desenvolver, formam-se a cauda e os sistemas do corpo
5 a 8 semanas	3 cm 1 g	Os membros tornam-se distintos e os dedos aparecem. O coração torna-se de quatro câmaras. Os olhos estão separados e as pálpebras fundidas. O nariz se desenvolve e é achatado. A face é mais semelhante à dos humanos. Começa a formação óssea. As células sanguíneas começam a se formar no fígado. Os genitais externos começam a se diferenciar. A cauda desaparece. Os principais vasos sanguíneos se formam. Muitos órgãos internos continuam a se desenvolver
Período fetal		
9 a 12 semanas	7,5 cm 30 g	A cabeça constitui cerca de metade do comprimento do corpo fetal, e o comprimento fetal quase duplica. O encéfalo continua a aumentar. O rosto é largo, com os olhos totalmente desenvolvidos, fechados e amplamente separados. O nariz desenvolve uma ponte. As orelhas externas se desenvolvem e apresentam inserção baixa. A formação óssea continua. Os membros superiores quase atingem o comprimento relativo final, mas os membros inferiores ainda não estão tão bem desenvolvidos. O batimento cardíaco pode ser detectado. O sexo é distinguível a partir dos genitais externos. A urina secretada pelo feto é adicionada ao líquido amniótico. A medula óssea vermelha, o timo e o baço participam na formação de células sanguíneas. O feto começa a se mover, mas seus movimentos não podem ser sentidos ainda pela mãe. Os sistemas do corpo continuam a se desenvolver
13 a 16 semanas	18 cm 100 g	A cabeça é relativamente menor que o resto do corpo. Os olhos movem-se medialmente para as posições finais, e as orelhas se movem para as posições finais nos lados da cabeça. Os membros inferiores alongam-se. O feto é ainda mais semelhante ao humano. O desenvolvimento dos sistemas do corpo acontece rapidamente
17 a 20 semanas	25 a 30 cm 200 a 450 g	A cabeça é mais proporcional ao resto do corpo. Os supercílios e o cabelo na cabeça são visíveis. O crescimento diminui, mas os membros inferiores continuam a se alongar. O vérnix caseoso (secreções gordurosas das glândulas sebáceas e células epiteliais mortas) e lanugem (delicado cabelo fetal) cobrem o feto. O tecido adiposo marrom se forma e é o local de produção de calor. Os movimentos fetais são comumente sentidos pela mãe (primeiros movimentos do feto)
21 a 25 semanas	27 a 35 cm 550 a 800 g	A cabeça torna-se ainda mais proporcional ao resto do corpo. O ganho de peso é substancial e a pele é rosada e enrugada. Fetos com 24 semanas ou mais geralmente sobrevivem se nascerem prematuramente
26 a 29 semanas	32 a 42 cm 1.100 a 1.350 g	A cabeça e o corpo são mais proporcionais e os olhos estão abertos. As unhas dos pés são visíveis. O tecido adiposo corporal representa 3,5% da massa corporal total, e o tecido adiposo subcutâneo adicional suaviza algumas pregas. Os testículos começam a descer em direção ao escroto em 28 a 32 semanas. A medula óssea vermelha é o principal local da produção de células sanguíneas. Muitos fetos nascidos prematuramente durante esse período sobrevivem se receberem cuidados intensivos, porque os pulmões podem fornecer ventilação adequada, e o sistema nervoso central é desenvolvido o suficiente para controlar a respiração e a temperatura corporal
30 a 34 semanas	41 a 45 cm 2.000 a 2.300 g	A pele é rosada e lisa. O feto assume a posição de cabeça para baixo. A gordura corporal é 8% da massa corporal total
35 a 38 semanas	50 cm 3.200 a 3.400 g	Com 38 semanas, a circunferência do abdome fetal é maior que a da cabeça. A pele é geralmente rosa-azulada, e o crescimento diminui à medida que o nascimento se aproxima. A gordura corporal representa 16% da massa corporal total. Os testículos geralmente estão no escroto em bebês a termo do sexo masculino. Mesmo após o nascimento, uma criança não está completamente desenvolvida; um ano adicional é necessário, principalmente para o desenvolvimento completo do sistema nervoso

(continua)

Correlação clínica

Cirurgia fetal

A **cirurgia fetal (pré-natal)** é um procedimento cirúrgico realizado em um feto com determinados distúrbios congênitos de risco à vida, com o intuito de corrigir anormalidades que estariam muito avançadas para corrigir após o nascimento. Na maioria dos casos, a cirurgia fetal é realizada apenas quando não se espera que o feto sobreviva ao parto ou que viva tempo suficiente para cirurgia após o nascimento.

Existem várias técnicas empregadas na cirurgia fetal. Na *cirurgia fetal aberta*, é feita uma incisão no abdome inferior para expor o útero. O útero é aberto, e o feto é parcialmente removido, para que a área que requer cirurgia fique exposta. Concluída a cirurgia corretiva, o feto é devolvido ao útero, que, além do abdome, é fechado. Na *cirurgia fetoscópica*, é feita uma pequena incisão no abdome, e um endoscópio é inserido através da parede abdominal e do útero na cavidade amniótica. O endoscópio fetal é um instrumento que permite a visualização direta do feto e consiste em um tubo flexível com uma luz, câmera e acessórios, para obter amostras de tecido e realizar cirurgias simples e de pequeno porte.

A cirurgia fetal é realizada para corrigir a hidrocefalia, remover obstruções do trato urinário e da traqueia, reparar defeitos do coração e de outros órgãos, remover cistos pulmonares e tumores na base da coluna vertebral e corrigir a espinha bífida, entre outros usos.

TABELA 29.2 Resumo das mudanças durante o desenvolvimento embrionário e fetal. (*continuação*)

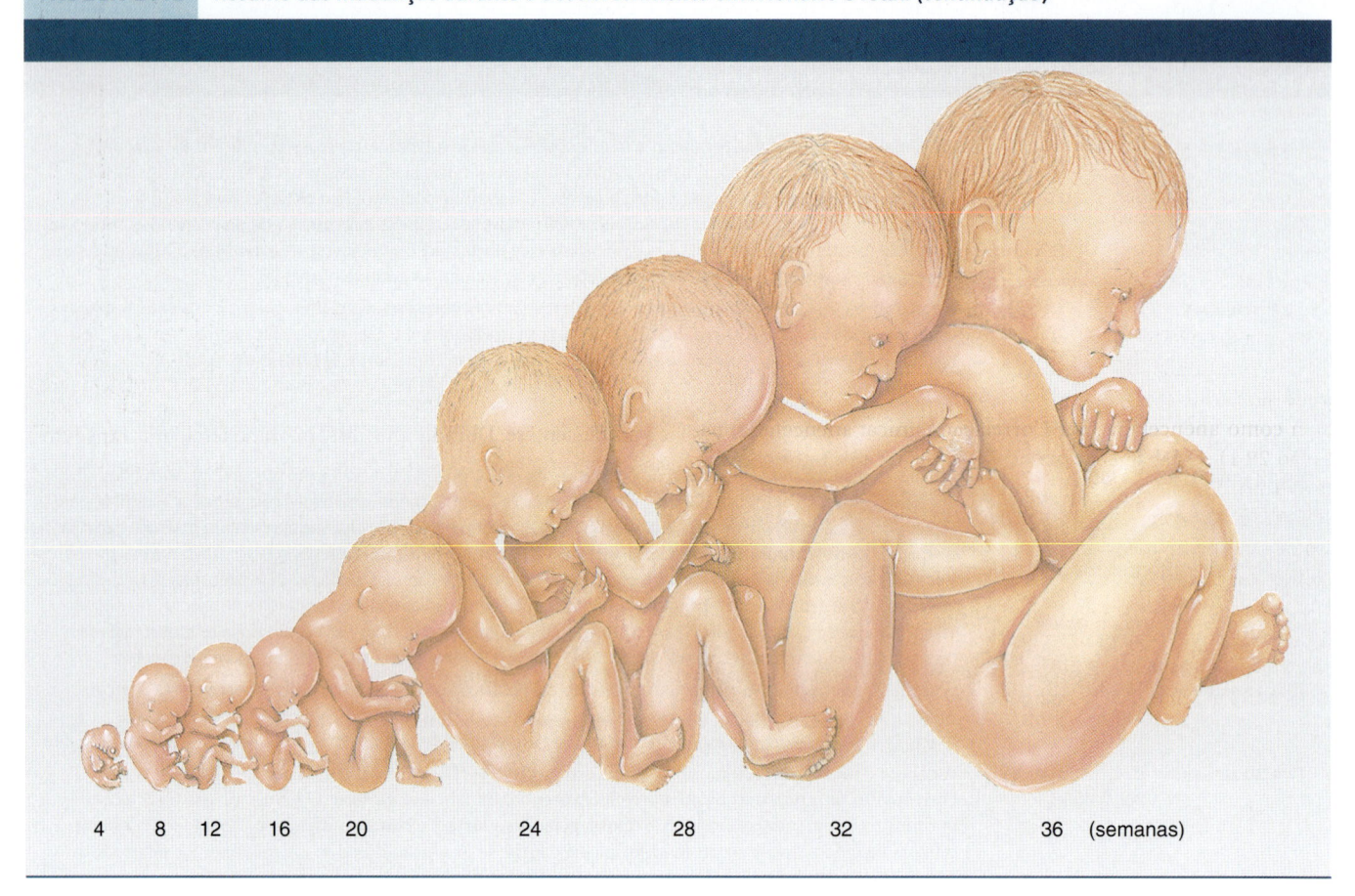

4 8 12 16 20 24 28 32 36 (semanas)

Teste rápido

24. Quais são as tendências gerais de desenvolvimento durante o período fetal?
25. Usando a **Tabela 29.2** como guia, selecione qualquer estrutura corporal nas semanas 9 a 12 e acompanhe seu desenvolvimento pelo restante do período fetal.

29.5 Teratógenos

OBJETIVO

- **Definir** um teratógeno e fornecer vários exemplos de agentes teratogênicos.

A exposição de um embrião ou feto em desenvolvimento a determinados fatores ambientais pode causar danos ao organismo em desenvolvimento ou mesmo levar à morte. Um **teratógeno** é qualquer agente ou influência que causa defeitos de desenvolvimento no embrião. Nas seções seguintes, vamos discutir brevemente vários exemplos.

Substâncias químicas e medicamentos

Como a placenta não é uma barreira absoluta entre as circulações da mãe e do feto, qualquer medicamento ou substância química que é perigosa para uma criança deve ser considerada potencialmente nociva para o feto quando administrado à mãe. O álcool é, de longe, o teratógeno fetal número um. A exposição intrauterina até mesmo a uma pequena quantidade de álcool pode resultar em **síndrome alcoólica fetal (SAF)**, uma das causas mais comuns de retardo mental e a causa evitável mais comum de defeitos congênitos nos EUA. Os sintomas da SAF podem incluir crescimento lento antes e depois do nascimento, aspectos faciais característicos (fissuras palpebrais curtas, lábio superior fino e ponte nasal afundada), defeitos cardíacos e de outros órgãos, membros malformados, anormalidades genitais e danos ao sistema nervoso central. Problemas comportamentais, como hiperatividade, nervosismo extremo, capacidade reduzida de concentração e incapacidade para apreciar as relações de causa e efeito, são comuns.

Outros teratógenos incluem certos vírus (vírus das hepatites B e C e alguns papilomavírus que causam infecções sexualmente transmissíveis); pesticidas; desfolhantes (produtos químicos que causam a perda prematura das folhas); produtos químicos industriais; alguns hormônios; antibióticos; anticoagulantes orais, anticonvulsivantes, agentes antitumorais, fármacos para a tireoide, talidomida, dietilestilbestrol e vários outros medicamentos prescritos; LSD e cocaína. Uma mulher grávida que usa cocaína, por exemplo, sujeita o feto a um risco mais elevado de retardo de crescimento, problemas de atenção e orientação, hiperirritabilidade, tendência a parar de respirar, órgãos malformados ou ausentes, acidentes vasculares cerebrais e convulsões. Os riscos de aborto espontâneo, parto prematuro e natimortalidade também aumentam com a exposição fetal à cocaína.

Tabagismo

Fortes evidências implicam o tabagismo, durante a gravidez, como causa de baixo peso ao nascer do lactente. Existe também uma forte associação entre tabagismo e maior taxa de mortalidade fetal e do recém-nascido. As mulheres que fumam têm um risco muito maior de gravidez ectópica. A fumaça do cigarro pode ser teratogênica e pode causar anormalidades cardíacas, bem como anencefalia (ver Correlação clínica: anencefalia, na Seção 29.1). O tabagismo materno também é um fator significativo no desenvolvimento de fissura labiopalatina e está associado à síndrome da morte súbita no recém-nascido. Bebês amamentados de mães fumantes também possuem aumento na incidência de distúrbios do trato digestório. Até mesmo a exposição de uma mãe ao tabagismo passivo (ar inalado contendo fumaça de cigarro) durante a gestação ou durante a amamentação predispõe o bebê ao aumento da incidência de problemas respiratórios, incluindo bronquite e pneumonia, durante o primeiro ano de vida.

Irradiação

A radiação ionizante de vários tipos é um potente teratógeno. A exposição de mães grávidas a radiografias ou isótopos radioativos durante o período suscetível de desenvolvimento do embrião pode causar microcefalia (pequeno tamanho da cabeça em relação ao resto do corpo), retardo mental e malformações esqueléticas. Recomenda-se precaução, particularmente durante o primeiro trimestre de gestação.

Teste rápido

26. Quais são alguns dos sintomas da SAF?
27. Como o tabagismo afeta o desenvolvimento embrionário e fetal?

29.6 Exames diagnósticos pré-natais

OBJETIVO

- **Descrever** os procedimentos para ultrassonografia fetal, amniocentese e obtenção de amostras das vilosidades coriônicas (AVC).

Vários exames estão disponíveis para detectar distúrbios genéticos e avaliar o bem-estar fetal. Aqui descrevemos a ultrassonografia fetal, a amniocentese e a obtenção de AVC.

Ultrassonografia fetal

Se houver alguma dúvida sobre o progresso normal de uma gravidez, pode ser realizada uma **ultrassonografia fetal**. De longe, o uso mais comum da ultrassonografia diagnóstica é determinar a idade fetal mais precisa quando a data da concepção não é clara. Também é utilizada para confirmar a gravidez, avaliar a viabilidade e o crescimento fetal, determinar a posição fetal, identificar gestações múltiplas, identificar anormalidades materno-fetais e servir de exame complementar a procedimentos especiais, como a amniocentese. Durante a ultrassonografia fetal, um transdutor, um instrumento que emite ondas sonoras de alta frequência, é passado para frente e para trás sobre o abdome. As ondas sonoras refletidas a partir do feto em desenvolvimento são captadas pelo transdutor e convertidas para uma imagem na tela chamada **sonograma** (ver **Tabela 1.3**). Como a bexiga urinária serve como um ponto de referência durante o procedimento, a paciente precisa ingerir líquidos antes do procedimento e não urinar para manter a bexiga cheia.

Amniocentese

A **amniocentese** envolve a retirada de parte do líquido amniótico que banha o feto em desenvolvimento e a análise de células fetais e substâncias dissolvidas. É empregada para testar a presença de determinados distúrbios genéticos, como síndrome de Down (SD), hemofilia, doença de Tay-Sachs, doença falciforme e algumas distrofias musculares. Também é utilizada para ajudar a determinar a sobrevivência do feto. O teste geralmente é feito em 14 a 18 semanas de gestação. Todas as anomalias cromossômicas macroscópicas e mais de 50 defeitos bioquímicos podem ser detectados através da amniocentese. Pode também revelar o sexo do bebê; essa é uma informação importante para o diagnóstico de distúrbios relacionados ao sexo, nos quais um gene anormal carregado pela mãe afeta apenas sua prole masculina (descrito na Seção 29.12).

Durante a amniocentese, a posição do feto e da placenta é identificada pela primeira vez usando a ultrassonografia e palpação. Depois a pele é preparada com um antisséptico e é administrado um anestésico local, uma agulha hipodérmica é inserida na parede abdominal e na cavidade amniótica dentro do útero. Em seguida, 10 a 30 mℓ de líquido e células suspensas são aspirados (**Figura 29.15 A**) para exame microscópico e bioquímico. Níveis elevados de alfafetoproteína (AFP) e acetilcolinesterase podem indicar falha no desenvolvimento adequado do sistema nervoso, como ocorre na espinha bífida ou anencefalia (ausência do encéfalo) ou pode ser devido a outros problemas cromossômicos ou de desenvolvimento. Estudos cromossômicos, que requerem o cultivo das células por 2 a 4 semanas em um meio de cultura, podem revelar rearranjos, deleções ou inserções cromossômicas. A amniocentese é realizada apenas quando há suspeita de risco de defeitos genéticos, porque há aproximadamente 0,5% de chance de aborto após o procedimento.

FIGURA 29.15 Amniocentese e obtenção de amostras das vilosidades coriônicas.

Para detectar anormalidades genéticas, a amniocentese é realizada entre 14 e 16 semanas de gestação; a obtenção de amostras das vilosidades coriônicas pode ser realizada a partir de 8 semanas de gestação.

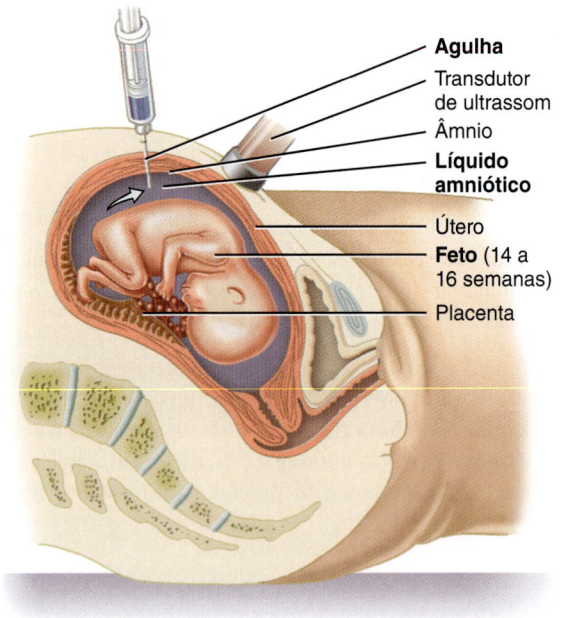

A. Amniocentese

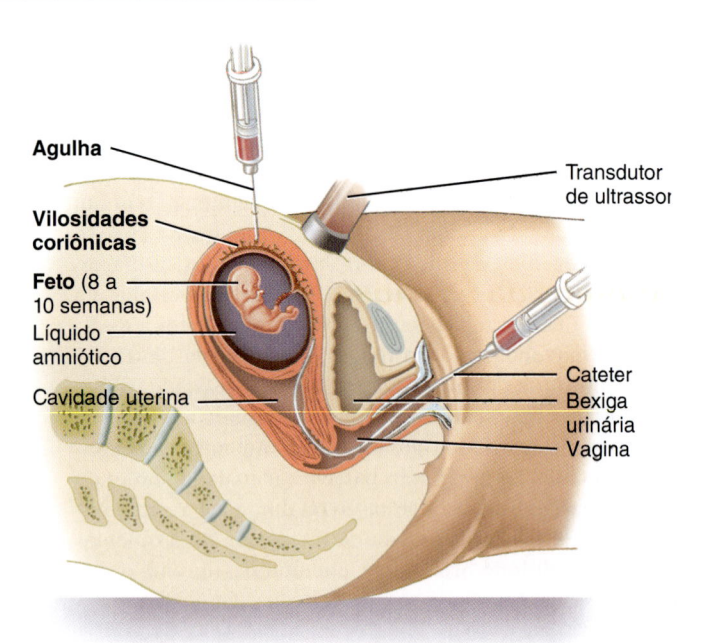

B. Obtenção de amostras das vilosidades coriônicas (AVC)

? Quais informações podem ser fornecidas pela amniocentese?

Obtenção de amostras das vilosidades coriônicas

Para a **obtenção de AVC**, um cateter é guiado pela vagina e pelo colo do útero e, em seguida, avançado para as vilosidades coriônicas com a orientação de um ultrassom (**Figura 29.15 B**). Cerca de 30 mg de tecido são aspirados e preparados para a análise cromossômica. Alternativamente, as vilosidades coriônicas podem ser coletadas pela inserção de uma agulha na cavidade abdominal, como realizada na amniocentese.

A AVC pode identificar os mesmos defeitos que a amniocentese, porque as células do cório e as células fetais contêm o mesmo genoma. A AVC oferece várias vantagens sobre a amniocentese: pode ser realizada a partir de 8 semanas de gestação, e os resultados dos testes estão disponíveis em apenas alguns dias, permitindo uma decisão antecipada sobre a continuidade da gravidez. No entanto, a AVC é ligeiramente mais arriscada do que a amniocentese; após o procedimento há 1 a 2% de chance de aborto espontâneo.

Testes pré-natais não invasivos

Atualmente, o teste das vilosidades coriônicas e a amniocentese são as únicas maneiras úteis de obter tecido fetal para testes pré-natais de defeitos genéticos. Embora esses procedimentos invasivos representem relativamente pouco risco quando realizados por especialistas, diversos estudos foram realizados para desenvolver **testes pré-natais não invasivos**, que não exigem a penetração de qualquer estrutura embrionária. O objetivo é desenvolver testes precisos, seguros, mais eficientes e menos onerosos para a triagem de uma grande população.

O primeiro teste desenvolvido foi o teste para a detecção de AFP materna. Nesse teste, o sangue da mãe é analisado para a presença de AFP, uma proteína sintetizada no feto que passa para a circulação materna. Os níveis mais elevados de AFP normalmente ocorrem durante as semanas 12 até 15 de gravidez. Mais tarde, a AFP não é produzida, e sua concentração diminui a um nível muito baixo, no feto e no sangue materno. Um alto nível de AFP após a 16ª semana geralmente indica que o feto tem um defeito do tubo neural, como espinha bífida ou anencefalia. Como o teste é 95% preciso, recomenda-se atualmente que todas as mulheres grávidas sejam testadas para AFP. Um teste mais recente (AFP Plus® Quad) investiga o sangue materno para AFP e três outras moléculas. O ensaio permite a triagem pré-natal para SD, trissomia do cromossomo 18 e defeitos do tubo neural; também ajuda a prever a data do parto e pode revelar a presença de gêmeos.

Teste rápido

28. Quais condições podem ser detectadas usando ultrassonografia, amniocentese e obtenção de AVC? Quais são as vantagens dos testes pré-natais não invasivos?

29.7 Mudanças maternas durante a gestação

OBJETIVOS

- **Descrever** as fontes e funções dos hormônios secretados durante a gestação
- **Discutir** as alterações hormonais, anatômicas e fisiológicas na mãe durante a gestação.

Hormônios da gravidez

Durante os primeiros 3 a 4 meses de gestação, o corpo lúteo no ovário continua a secretar **progesterona** e **estrogênios**, que mantém o revestimento do útero durante a gestação e preparam as glândulas mamárias para a secreção de leite. As quantidades secretadas pelo corpo lúteo, porém, são apenas ligeiramente maiores do que aquelas produzidas após a ovulação em um ciclo menstrual normal. Do terceiro mês até o restante da gestação, a própria placenta fornece os altos níveis de progesterona e estrogênios necessários. Como observado anteriormente, o cório da placenta secreta **hCG** no sangue. Por sua vez, a hCG estimula o corpo lúteo para continuar a produção de progesterona e estrogênios – uma atividade necessária para prevenir a menstruação e para a fixação contínua do embrião e do feto ao revestimento do útero (**Figura 29.16 A**). No oitavo dia após a fecundação, a hCG pode ser detectada no sangue e na urina de uma mulher grávida. O pico de secreção de hCG ocorre por volta da nona semana de gestação (**Figura 29.16 B**). Durante o quarto e quinto meses, os níveis de hCG diminuem acentuadamente e depois se estabilizam até o parto.

O cório começa a secretar estrogênios após as primeiras 3 ou 4 semanas de gravidez e a progesterona na sexta semana. Esses hormônios são secretados em quantidades crescentes até o momento do nascimento (**Figura 29.16 B**). No quarto mês, quando a placenta está totalmente estabelecida, a secreção de hCG é bastante reduzida, e as secreções do corpo lúteo não são mais essenciais. Um alto nível de progesterona garante que o miométrio uterino esteja relaxado e que o colo do útero esteja bem fechado. Após o parto, os estrogênios e a progesterona no sangue diminuem para níveis normais.

FIGURA 29.16 Hormônios durante a gravidez.

O corpo lúteo produz progesterona e estrogênios durante os 3 a 4 meses de gestação, a partir daí a placenta assume essa função.

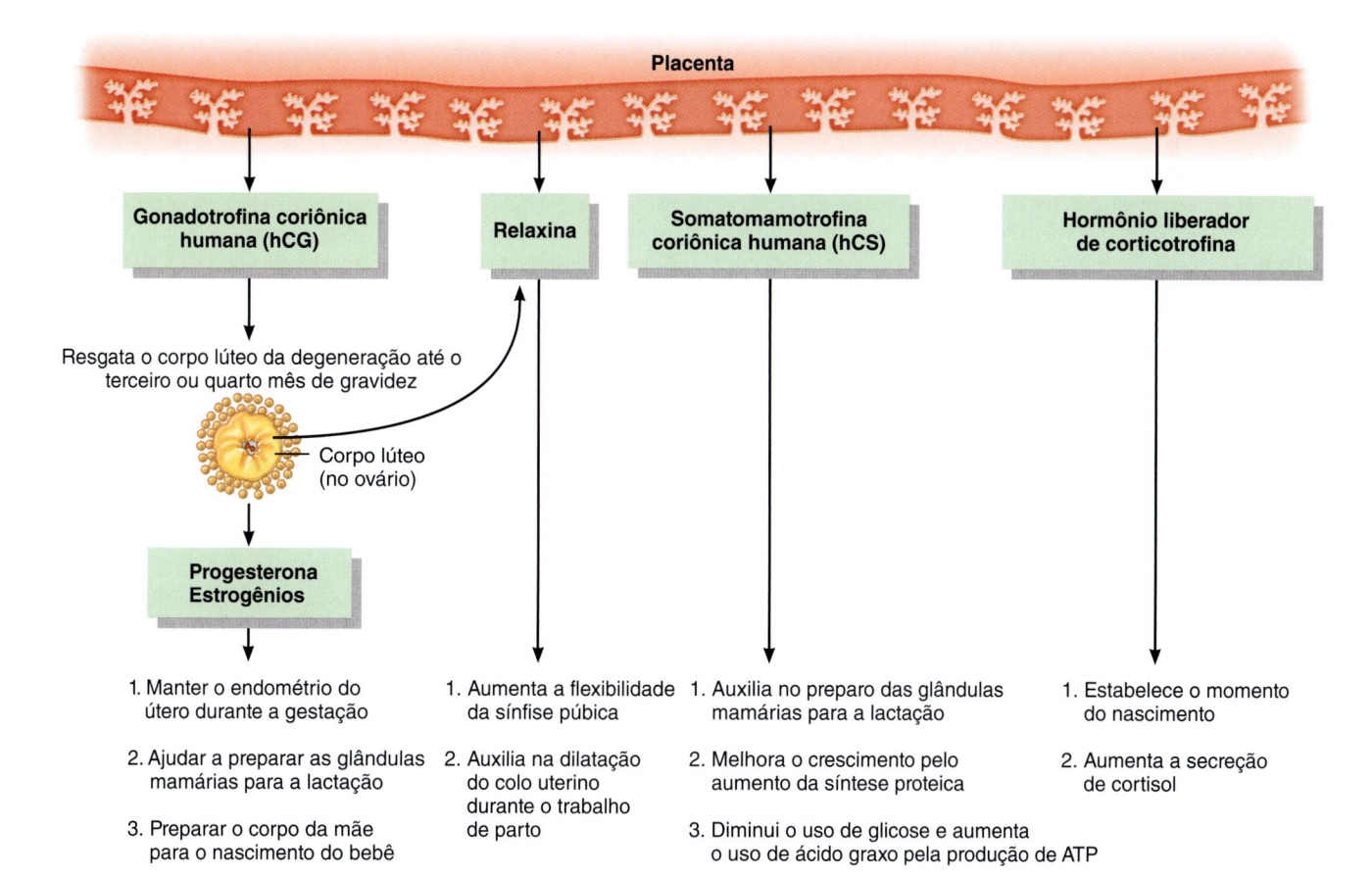

Placenta

Gonadotrofina coriônica humana (hCG)
Resgata o corpo lúteo da degeneração até o terceiro ou quarto mês de gravidez
Corpo lúteo (no ovário)
Progesterona Estrogênios
1. Manter o endométrio do útero durante a gestação
2. Ajudar a preparar as glândulas mamárias para a lactação
3. Preparar o corpo da mãe para o nascimento do bebê

Relaxina
1. Aumenta a flexibilidade da sínfise púbica
2. Auxilia na dilatação do colo uterino durante o trabalho de parto

Somatomamotrofina coriônica humana (hCS)
1. Auxilia no preparo das glândulas mamárias para a lactação
2. Melhora o crescimento pelo aumento da síntese proteica
3. Diminui o uso de glicose e aumenta o uso de ácido graxo pela produção de ATP

Hormônio liberador de corticotrofina
1. Estabelece o momento do nascimento
2. Aumenta a secreção de cortisol

A. Fontes e funções dos hormônios

(continua)

FIGURA 29.16 *Continuação.*

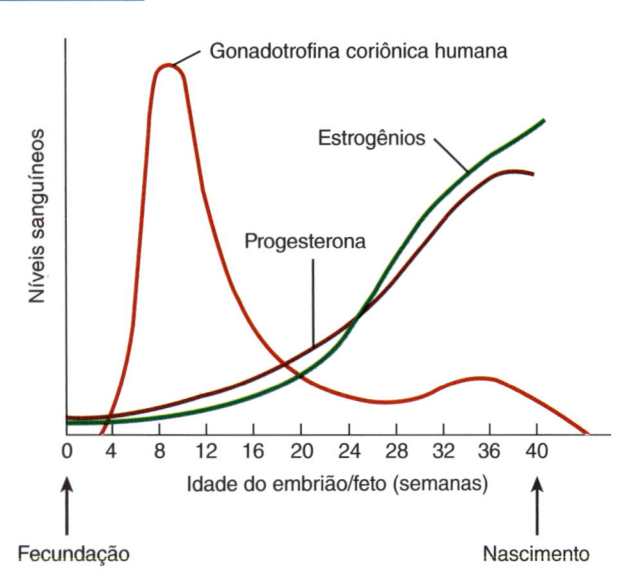

B. Níveis sanguíneos de hormônios durante a gestação

? Qual hormônio é detectado por testes precoces de gravidez?

Correlação clínica

Testes rápidos de gravidez

Os **testes rápidos de gravidez** detectam pequenas concentrações de gonadotropina coriônica humana (hCG) na urina, que começam a ser excretadas aproximadamente 8 dias após a fertilização. Os testes rápidos de gravidez conseguem detectar uma gestação tão precocemente quanto no primeiro dia de atraso menstrual – ou seja, aproximadamente 14 dias após a fertilização. Os produtos químicos nos *kits* produzem uma mudança de cor se ocorrer uma reação entre o hCG da urina e os anticorpos anti-hCG incluídos no *kit*.

Vários dos kits de teste disponíveis nas farmácias são tão sensíveis e precisos quanto os métodos de ensaio utilizados em muitos laboratórios de análises clínicas. Ainda assim, podem ocorrer resultados falso-negativo e falso-positivo. Um resultado falso-negativo (o teste é negativo, mas a mulher está grávida) pode ser decorrente da realização em um momento muito precoce ou de uma gravidez ectópica. Um resultado falso-positivo (o teste é positivo, mas a mulher não está grávida) pode ser decorrente do excesso de proteína ou sangue na urina ou pela produção de hCG decorrente de um tipo raro de câncer de útero. Diuréticos, hormônios, esteroides e fármacos para a tireoide também podem afetar o resultado de um teste rápido de gravidez.

A **relaxina**, um hormônio produzido primeiro pelo corpo lúteo do ovário e, posteriormente, pela placenta, aumenta a flexibilidade da sínfise púbica e dos ligamentos das articulações sacroilíaca e sacrococcígea, bem como ajuda a dilatar o colo uterino durante o trabalho de parto. Ambas as ações facilitam o parto do bebê.

Um terceiro hormônio produzido pelo cório da placenta é a **somatomamotrofina coriônica humana (hCS)**, também conhecida como *lactogênio placentário humano* (**hPL, human placental lactogen**). A taxa de secreção de hCS aumenta proporcionalmente em relação à massa placentária, atingindo níveis máximos após 32 semanas e permanecendo relativamente constante após esse período. Acredita-se que ajude a preparar as glândulas mamárias para a lactação, melhore o crescimento materno pelo aumento da síntese de proteínas e regule determinados aspectos do metabolismo da mãe e do feto. Por exemplo, o hCS diminui o uso de glicose pela mãe e promove a liberação de ácidos graxos de seu tecido adiposo, tornando a glicose mais disponível para o feto.

O hormônio mais recentemente descoberto como sendo produzido pela placenta é o **hormônio liberador de corticotrofina (CRH, corticotropina-releasing hormone)**, que em pessoas não grávidas é secretado apenas por células do hipotálamo. O CRH agora é considerado parte do "relógio" que estabelece o momento do nascimento. A secreção de CRH pela placenta começa em cerca de 12 semanas e aumenta enormemente no final da gravidez. Mulheres que possuem níveis mais altos de CRH no início da gravidez são mais propensas ao parto prematuro; aquelas que têm níveis baixos são mais propensas ao trabalho de parto após a data prevista. O CRH da placenta tem um segundo efeito importante: aumenta a secreção de cortisol, que é necessária para a maturação dos pulmões fetais e a produção de surfactante (ver *Alvéolos pulmonares* na Seção 23.3).

Alterações durante a gestação

Próximo ao final do terceiro mês de gravidez, o útero ocupa a maior parte da cavidade pélvica. À medida que o feto continua a crescer, o útero se estende cada vez mais para dentro da cavidade abdominal. No final de uma gestação a termo, o útero preenche quase toda a cavidade abdominal, alcançando a margem costal próxima ao processo xifoide do esterno (**Figura 29.17**). Ele empurra os intestinos, fígado e estômago superiormente, eleva o diafragma e alarga a cavidade torácica da mãe. A pressão no estômago pode forçar o conteúdo do estômago superiormente no esôfago, resultando em azia. Na cavidade pélvica, ocorre a compressão dos ureteres e da bexiga urinária.

Também ocorrem alterações fisiológicas induzidas pela gravidez, incluindo ganho de peso devido ao feto, líquido amniótico, placenta, aumento uterino e acréscimo de água corporal total; aumento do armazenamento de proteínas, triglicerídeos e minerais; aumento acentuado das mamas no preparo para a lactação; e dor lombar devida à lordose. Ocorrem várias mudanças no sistema cardiovascular materno. O volume sistólico aumenta em cerca de 30% e o débito cardíaco se eleva em 20 a 30% devido ao aumento do fluxo sanguíneo materno para a placenta e aumento do metabolismo. A frequência cardíaca aumenta 10 a 15%, e o volume sanguíneo se eleva em 30 a 50%, principalmente durante a segunda metade da gestação. Esses aumentos são necessários para atender às demandas adicionais do feto por nutrientes e oxigênio. Quando uma mulher grávida está deitada de costas, o útero aumentado pode comprimir a aorta, resultando em diminuição do fluxo sanguíneo para o útero. A compressão da veia cava inferior também diminui o retorno venoso, o que leva ao edema nos membros inferiores e pode produzir varizes. A compressão da artéria renal pode levar à hipertensão de origem renal.

A função respiratória também é alterada durante a gravidez para atender às demandas adicionais de oxigênio do feto. O volume corrente pode aumentar em 30 a 40%, o volume expiratório de reserva pode ser reduzido em até 40%, a capacidade residual funcional pode diminuir em até 25%, a ventilação por minuto (o volume total de ar inalado e exalado a cada minuto) pode aumentar em até 40%, a resistência das vias respiratórias na árvore brônquica pode diminuir em 30 a 40%, e o consumo total de oxigênio

CAPÍTULO 29 Desenvolvimento e Hereditariedade 1183

FIGURA 29.17 **Localização e posição normal do feto no final de uma gestação a termo.**

O período gestacional é o intervalo de tempo (aproximadamente 38 semanas) desde a fecundação até o nascimento.

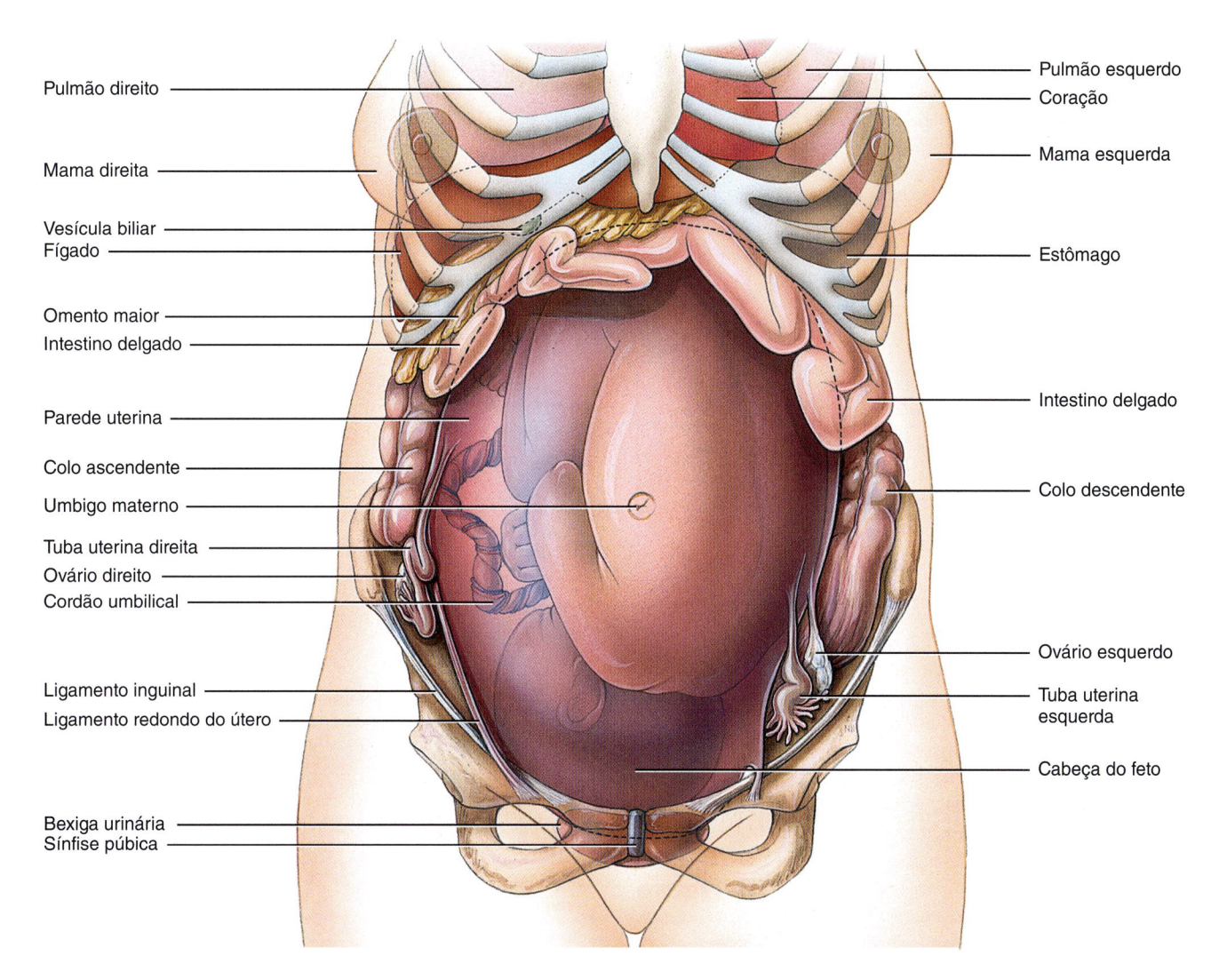

Pulmão direito — Pulmão esquerdo — Coração — Mama direita — Mama esquerda — Vesícula biliar — Fígado — Estômago — Omento maior — Intestino delgado — Intestino delgado — Parede uterina — Colo ascendente — Colo descendente — Umbigo materno — Tuba uterina direita — Ovário direito — Cordão umbilical — Ovário esquerdo — Tuba uterina esquerda — Ligamento inguinal — Ligamento redondo do útero — Cabeça do feto — Bexiga urinária — Sínfise púbica

Vista anterior da posição dos órgãos no final de uma gestação a termo

? Qual hormônio aumenta a flexibilidade da sínfise púbica e ajuda a dilatar o colo do útero para facilitar o parto do bebê?

corporal pode aumentar em aproximadamente 10 a 20%. Também ocorre dispneia (respiração difícil).

O sistema digestório também sofre alterações. As mulheres grávidas experimentam um aumento no apetite devido à adição de demandas nutricionais do feto. Uma diminuição geral na motilidade do canal digestório pode causar constipação intestinal, retardo no tempo de esvaziamento gástrico e produzir náuseas, vômitos e azia.

A pressão na bexiga urinária pelo aumento do útero pode produzir sintomas urinários, como aumento da frequência e urgência da micção e incontinência de esforço ou estresse. Um aumento no fluxo plasmático renal de até 35% e um aumento na taxa de filtração glomerular de até 40% elevam a capacidade de filtração renal, o que permite a eliminação mais rápida dos resíduos adicionais produzidos pelo feto.

As alterações na pele durante a gravidez são mais aparentes em algumas mulheres do que em outras. Algumas mulheres manifestam aumento da pigmentação ao redor dos olhos e maçãs do rosto em um padrão em máscara (*cloasma*), nas aréolas das mamas e em uma linha ao longo do abdome inferior chamado de *linha nigra*. Podem ocorrer *estrias* sobre o abdome quando o útero aumenta e aumento da perda de cabelo.

As alterações no sistema genital incluem edema e vascularização aumentada da vulva e maior flexibilidade e vascularização da vagina. O útero aumenta a partir de sua massa não grávida de 60 a 80 g a 900 a 1.200 g a termo devido à hiperplasia das fibras musculares no miométrio no início da gravidez e hipertrofia das fibras musculares durante o segundo e terceiro trimestres.

Correlação clínica

Hipertensão arterial induzida pela gestação

Cerca de 10 a 15% de todas as mulheres grávidas nos EUA desenvolvem **hipertensão induzida pela gravidez (HIG)**, uma pressão arterial elevada associada à gravidez. A principal causa é a **pré-eclâmpsia**, uma condição anormal de gravidez caracterizada por hipertensão súbita, grandes quantidades de proteína na urina e edema generalizado, que normalmente aparece após a 20ª semana de gravidez. Outros sinais e sintomas são edema generalizado, visão turva e dores de cabeça. A pré-eclâmpsia pode estar relacionada a uma doença autoimune ou reação alérgica resultante da presença de um feto. O tratamento envolve repouso no leito e vários medicamentos. Quando a condição também está associada a convulsões e coma, é denominada **eclâmpsia**.

Teste rápido

29. Liste os hormônios envolvidos na gestação e descreva as funções de cada um deles.
30. Quais alterações estruturais e funcionais ocorrem na mãe durante a gestação?

29.8 Exercício e gestação

OBJETIVO

- **Explicar** os efeitos da gestação sobre o exercício e do exercício sobre a gestação.

Apenas algumas mudanças no início da gravidez afetam a capacidade da mulher para se exercitar. Uma mulher gestante pode se cansar mais facilmente do que o habitual ou o enjoo matinal pode interferir no exercício regular. À medida que a gestação progride, ocorre o ganho de peso e muda a postura, então mais energia é necessária para realizar as atividades, e certas manobras (paradas repentinas, mudanças de direção e movimentos rápidos) são mais difíceis de executar. Além disso, algumas articulações, principalmente a sínfise púbica, tornam-se menos estáveis em resposta ao aumento do nível do hormônio relaxina. Como compensação, muitas futuras mães andam com as pernas bem abertas e um movimento arrastado.

Embora o sangue se desloque das vísceras (incluindo o útero) aos músculos e à pele durante o exercício, não há evidência de fluxo sanguíneo inadequado para a placenta. O calor gerado durante o exercício pode causar desidratação e aumentar ainda mais a temperatura corporal. Particularmente durante o início da gravidez, o excesso de exercício e o acúmulo de calor devem ser evitados, porque a temperatura corporal elevada está envolvida nos defeitos do tubo neural. O exercício não tem efeito conhecido sobre a lactação, desde que a mulher permaneça hidratada e use um sutiã que ofereça um bom suporte. No geral, a atividade física moderada não coloca em risco o feto de uma mulher saudável que tem uma gestação normal. Contudo, qualquer atividade física que possa colocar em risco o feto deve ser evitada.

Entre os benefícios do exercício para a mãe durante a gestação estão uma maior sensação de bem-estar e menos queixas físicas.

Teste rápido

31. Quais mudanças na gestação afetam a capacidade de se exercitar?

29.9 Trabalho de parto

OBJETIVO

- **Explicar** os eventos associados aos três estágios do trabalho de parto.

O **trabalho de parto** é o processo pelo qual o feto é expelido do útero através da vagina, e também é conhecido como "dar à luz". Um sinônimo para trabalho de parto é parturição.

O início do trabalho de parto é determinado por interações complexas de vários hormônios placentários e fetais. Como a progesterona inibe as contrações uterinas, o trabalho de parto não pode ocorrer até que os efeitos da progesterona sejam diminuídos. Ao final da gestação, os níveis de estrogênios no sangue da mãe aumentam acentuadamente, produzindo mudanças que superam os efeitos inibitórios da progesterona. O aumento dos estrogênios resulta do aumento da secreção do CRH pela placenta, que estimula a secreção do hormônio adrenocorticotrófico (ACTH) a partir da hipófise anterior do feto. Por sua vez, o ACTH estimula a glândula suprarrenal fetal a secretar o cortisol e a desidroepiandrosterona (DHEA), o principal andrógeno da glândula suprarrenal. A placenta, então, converte a DHEA em um estrogênio. Altos níveis de estrogênios causam o aumento do número de receptores para ocitocina nas fibras musculares uterinas, que também são estimuladas a formar junções comunicantes entre si. A ocitocina liberada pela hipófise posterior induz as contrações uterinas, e a relaxina derivada da placenta auxilia com o aumento da flexibilidade da sínfise púbica e ajuda a dilatar o colo uterino. O estrogênio também estimula a placenta a liberar prostaglandinas, que induzem a síntese de enzimas que digerem as fibras colágenas no colo do útero, fazendo com que sofra um amolecimento.

O controle das contrações do trabalho de parto durante o parto ocorre por um ciclo de retroalimentação positiva (ver **Figura 1.5**). As contrações do miométrio uterino forçam a cabeça ou o corpo do bebê para o colo do útero, distendendo (alongando) o colo do útero. Receptores de estiramento no colo do útero enviam impulsos nervosos para células neurossecretoras no hipotálamo, levando-as a liberar ocitocina nos capilares sanguíneos da hipófise posterior. A ocitocina é, assim, transportada pelo sangue para o útero, onde estimula a contração mais forte do miométrio. À medida que as contrações se intensificam, o corpo do bebê estica ainda mais o colo do útero e os impulsos nervosos resultantes estimulam uma secreção ainda maior de ocitocina. Com o nascimento do bebê, o ciclo de retroalimentação positiva é interrompido, porque a distensão cervical diminui repentinamente.

As contrações uterinas ocorrem em ondas (bastante semelhantes às ondas peristálticas do trato gastrintestinal) que começam na extremidade superior do útero e se movem para baixo, eventualmente expulsando o feto. O **trabalho de parto verdadeiro** começa quando as contrações uterinas ocorrem em intervalos regulares, geralmente produzindo dor. Como o intervalo entre as contrações diminui, as contrações se intensificam. Outro sintoma do trabalho de parto verdadeiro em algumas mulheres é a localização da dor nas costas que é intensificada pela caminhada. O indicador mais confiável de trabalho de parto verdadeiro é a dilatação do colo do útero e a manifestação iminente do processo, uma descarga de muco contendo sangue no canal cervical. No **trabalho de parto falso**, a dor é sentida no abdome em intervalos irregulares, mas não se intensifica, e a caminhada não a altera significativamente. Não há sinal iminente do processo e nem dilatação cervical.

O trabalho de parto verdadeiro pode ser dividido em três estágios (**Figura 29.18**):

1. *Estágio de dilatação.* O tempo desde o início do trabalho de parto até a dilatação completa do colo do útero é o **estágio de dilatação**. Essa fase, que normalmente dura de 6 a 12 horas, apresenta contrações regulares do útero, geralmente uma ruptura do saco amniótico e dilatação completa (até 10 cm) do colo do útero. Se o saco amniótico não se romper espontaneamente, é rompido intencionalmente.

2. *Estágio de expulsão.* O tempo (10 minutos a várias horas) desde a dilatação cervical completa até o parto do bebê é o **estágio de expulsão**.

3. *Estágio placentário.* O tempo (3 a 5 minutos ou até 1 hora ou mais) após o parto até que a placenta uterina ou "secundina" seja expelida por poderosas contrações uterinas é o **estágio placentário**. Essas contrações também contraem os vasos sanguíneos que foram lacerados durante o parto, reduzindo a probabilidade de hemorragia.

Como regra, o trabalho de parto dura mais com os primeiros bebês, normalmente em torno de 14 horas. Para as mulheres que já deram à luz, a duração média do trabalho de parto é de aproximadamente 8 horas – embora o tempo varie enormemente entre os nascimentos. Como o feto pode ser comprimido através do canal do parto (colo do útero e vagina) por até várias horas, o feto é estressado durante o parto: a cabeça fetal é comprimida e o feto sofre algum grau de hipoxia intermitente devido à compressão do cordão umbilical e da placenta durante as contrações uterinas. Em resposta a essa condição de estresse, as medulas adrenais fetais secretam níveis muito elevados de epinefrina e norepinefrina, os hormônios de "luta ou fuga". Grande parte da proteção contra as condições de tensão do parto, bem como a preparação do bebê para sobreviver na vida extrauterina, é fornecida por esses hormônios. Entre outras funções, a epinefrina e a norepinefrina limpam os pulmões e alteram sua fisiologia na prontidão para respirar o ar, mobilizam nutrientes prontamente utilizáveis para o metabolismo celular e promovem o aumento do fluxo de sangue para o encéfalo e o coração.

FIGURA 29.18 **Estágios do trabalho de parto verdadeiro.**

O termo parto refere-se ao nascimento.

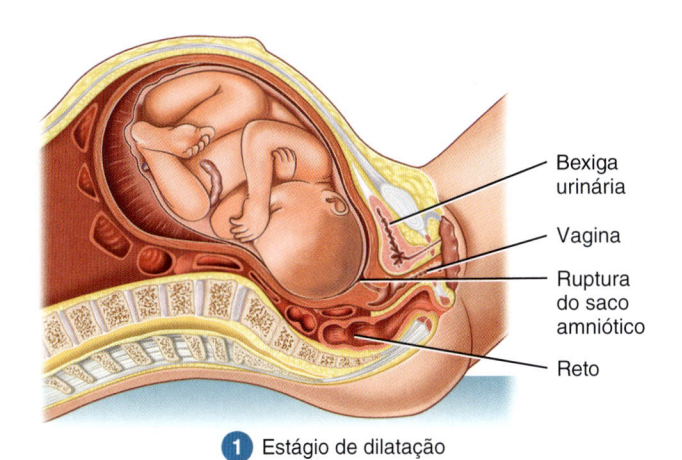

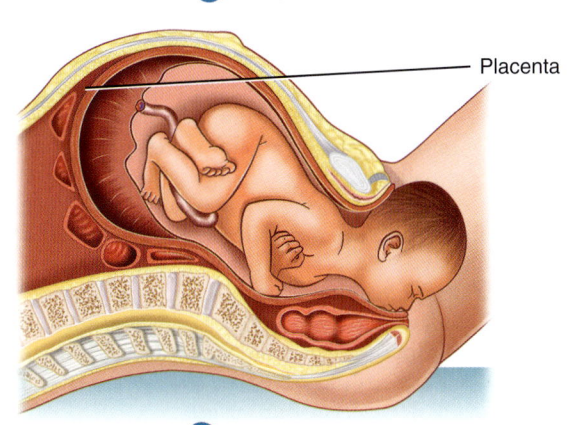

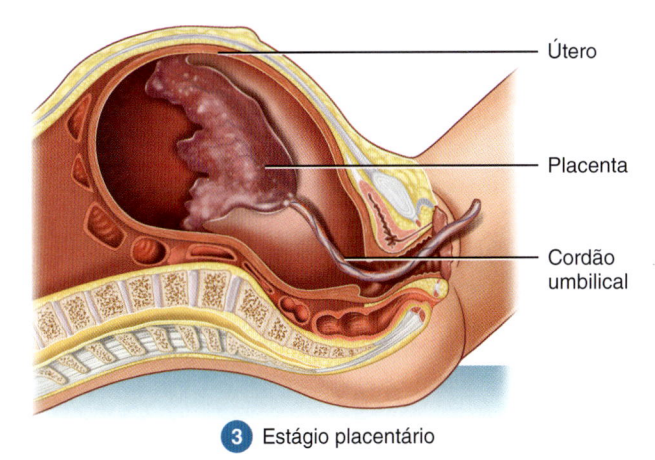

1. Estágio de dilatação
2. Estágio de expulsão
3. Estágio placentário

? Qual evento marca o início do estágio de expulsão?

Cerca de 7% das mulheres grávidas não dão à luz até 2 semanas após sua data provável de parto. Tais casos apresentam um risco aumentado de lesão encefálica ao feto e até mesmo a morte fetal, em decorrência de suprimentos inadequados de oxigênio e nutrientes de uma placenta envelhecida. Os partos tardios podem ser antecipados pela indução do trabalho de parto, iniciada por administração de ocitocina (Pitocin®) ou pelo parto cirúrgico (cesárea).

Após o parto do bebê e da placenta, ocorre um período de 6 semanas durante o qual os órgãos reprodutores e a fisiologia materna retornam ao estado pré-gestacional. Esse período é chamado de **puerpério**. Por meio de um processo de catabolismo tecidual, o útero sofre uma notável redução em tamanho, chamada de **involução**, particularmente em mulheres lactantes. O colo do útero perde sua elasticidade e recupera sua firmeza pré-gestacional. Por 2 a 4 semanas após o parto, as mulheres apresentam uma secreção uterina chamada **lóquios**, que é constituída inicialmente de sangue e, depois, de fluido seroso derivado do antigo sítio da placenta.

> ### Correlação clínica
>
> #### Distócia e cesariana
>
> A distócia ou o trabalho de parto difícil pode resultar de uma posição anormal (apresentação) do feto ou um canal de parto de tamanho inadequado para permitir o parto vaginal. Em uma **apresentação de nádegas**, por exemplo, as nádegas fetais ou membros inferiores, em vez da cabeça, entram primeiro no canal do parto; isso ocorre mais frequentemente em partos prematuros. Se o sofrimento fetal ou materno impedir um parto vaginal, o bebê pode nascer por um procedimento cirúrgico, por meio de uma incisão abdominal. Um corte baixo e horizontal é feito na parede abdominal e na porção inferior do útero e, através dele, são removidos o bebê e a placenta. Apesar de ser popularmente associado ao nascimento de Júlio César, o verdadeiro motivo de o procedimento ser denominado, **cesariana** ou **cesárea** é porque foi descrito na lei romana, *lex cesarea*, cerca de 600 anos antes do nascimento de Júlio César. Mesmo uma história de várias cesarianas não precisa excluir uma mulher grávida de tentar um parto vaginal.

> ### Teste rápido
>
> 32. Quais alterações hormonais induzem o trabalho de parto?
> 33. Qual é a diferença entre trabalho de parto verdadeiro e trabalho de parto falso?
> 34. O que acontece durante a fase de dilatação, a fase de expulsão e o estágio placentário do trabalho de parto verdadeiro?

29.10 Adaptações do bebê ao nascer

OBJETIVO

- **Explicar** as adaptações respiratórias e cardiovasculares que ocorrem em um bebê ao nascer.

Durante a gravidez, o embrião (e mais tarde o feto) é totalmente dependente da mãe para sua existência. A mãe fornece oxigênio e nutrientes ao feto, elimina seu CO_2 e outros resíduos, protege contra impactos e mudanças de temperatura e fornece anticorpos que conferem proteção contra determinados microrganismos nocivos. Ao nascer, um bebê fisiologicamente maduro torna-se muito mais autossustentável, e os sistemas corporais do recém-nascido devem fazer várias adaptações. As alterações mais drásticas ocorrem nos sistemas respiratório e cardiovascular.

Adaptações respiratórias

A razão pela qual o feto depende inteiramente da mãe para obter oxigênio e eliminar o CO_2 é que os pulmões fetais estão colapsados ou parcialmente cheios de líquido amniótico. A produção de surfactante começa no final do sexto mês de desenvolvimento. Tendo em vista que o sistema respiratório é razoavelmente bem desenvolvido pelo menos 2 meses antes do nascimento, os bebês prematuros nascidos aos 7 meses são capazes de respirar e chorar. Depois do parto, o suprimento de oxigênio do bebê pela mãe cessa, e qualquer líquido amniótico nos pulmões fetais é absorvido. Como o CO_2 não está mais sendo removido, ele se acumula no sangue. Um nível crescente de CO_2 estimula o centro respiratório no bulbo, fazendo com que os músculos respiratórios se contraiam, e o bebê respire pela primeira vez. Visto que a primeira inspiração é extraordinariamente profunda, pois os pulmões não contêm ar, o bebê também exala vigorosamente e chora naturalmente. Um bebê a termo pode respirar 45 vezes por minuto nas primeiras 2 semanas após o nascimento. A frequência respiratória diminui gradualmente até se aproximar a uma taxa normal de aproximadamente 12 respirações por minuto.

Adaptações cardiovasculares

Após a primeira inspiração do bebê, o sistema cardiovascular deve fazer vários ajustes (ver **Figura 21.31**). O fechamento do forame oval entre os átrios do coração fetal, que ocorre logo após o nascimento, desvia o sangue desoxigenado para os pulmões pela primeira vez. O forame oval é fechado por dois septos de tecido cardíaco septal que se dobram e se fundem permanentemente. O remanescente do forame oval é a fossa oval.

Uma vez que os pulmões começam a funcionar, o canal arterial (ou ducto arterial) se fecha devido às contrações do músculo liso em sua parede e torna-se o ligamento arterial. A contração muscular é provavelmente mediada pelo polipeptídeo bradicinina, liberado dos pulmões durante sua insuflação inicial. O canal arterial geralmente começa a se fechar 12 a 24 horas após o nascimento e, geralmente, esse fechamento é concluído em 21 dias após o nascimento. O fechamento incompleto resulta em uma condição denominada **canal arterial patente** (ver **Figura 20.23 B**).

Depois que o cordão umbilical é amarrado e cortado e o sangue não flui mais pelas artérias umbilicais, elas se enchem de tecido conjuntivo e tornam-se os ligamentos umbilicais mediais. A veia umbilical torna-se o ligamento redondo do fígado.

No feto, o ducto venoso conecta a veia umbilical diretamente com a veia cava inferior, permitindo que o sangue derivado da placenta contorne o fígado fetal. Quando o cordão umbilical é cortado, o ducto venoso colapsa, e o sangue venoso das vísceras do feto desemboca na veia porta hepática para o fígado e, depois, pelas veias hepáticas até a veia cava inferior. O remanescente do ducto venoso torna-se o ligamento venoso.

Ao nascer, a pulsação de um bebê pode variar de 120 a 160 bpm e pode chegar a 180 na excitação. Após o nascimento, o uso de oxigênio aumenta, o que estimula um aumento na taxa de produção de glóbulos vermelhos e de hemoglobina. A contagem de leucócitos ao nascimento é muito alta – às vezes até 45 mil células por microlitro – mas a contagem diminui rapidamente no sétimo dia. Lembre-se de que a contagem de leucócitos de um adulto é de 5.000 a 10 mil células por microlitro.

> ### § Correlação clínica
>
> #### Bebês prematuros
>
> O parto de um bebê fisiologicamente imaturo apresenta alguns riscos. Um neonato **prematuro** é geralmente considerado um bebê que pesa menos de 2.500 g ao nascer. Os cuidados pré-natais inadequados, abuso de drogas, história de parto prematuro anterior e idade da mãe abaixo de 16 ou acima de 35 aumentam a chance de parto prematuro. O corpo de um bebê prematuro ainda não está pronto para sustentar algumas funções essenciais, e, portanto, sua sobrevivência é incerta sem intervenção médica. O principal problema após o parto de uma criança com menos de 36 semanas de gestação é a síndrome do desconforto respiratório (SDR) do recém-nascido por surfactante insuficiente. A SDR pode ser atenuada pelo uso de surfactante artificial e uma ventilação que forneça oxigênio, até que os pulmões possam operar por conta própria.

Teste rápido

35. Por que os ajustes respiratórios e cardiovasculares são tão importantes ao nascimento?

29.11 Fisiologia da lactação

OBJETIVO

- **Discutir** a fisiologia e o controle hormonal da lactação.

Lactação é a produção e a ejeção do leite das glândulas mamárias. O principal hormônio responsável pela produção de leite é a **prolactina (PRL)**, que é secretada pela hipófise anterior. Embora os níveis de PRL aumentem com a progressão da gestação, não ocorre produção de leite, porque a progesterona inibe os efeitos de PRL. Depois do parto, os níveis de estrogênios e progesterona no sangue da mãe diminuem e a inibição é removida. O principal estímulo na manutenção da secreção de PRL durante a lactação é a ação de sucção do lactente. A amamentação inicia os impulsos nervosos dos receptores de estiramento nos mamilos para o hipotálamo; os impulsos diminuem a liberação hipotalâmica do hormônio inibidor de PRL (PIH, *prolactin-inhibiting hormone*) e aumentam a liberação do hormônio liberador de PRL (PRH, *prolactin-releasing hormone*), então mais PRL é liberada pela hipófise anterior.

A ocitocina provoca liberação de leite nos ductos mamários por meio do **reflexo de ejeção do leite** (**Figura 29.19**). O leite formado pelos alvéolos glandulares das mamas é armazenado até que o bebê comece a sucção ativa. A estimulação de receptores de toque no mamilo inicia impulsos nervosos sensitivos que são retransmitidos para o hipotálamo. Em resposta, a secreção de ocitocina pela hipófise posterior aumenta. A ocitocina, transportada pela circulação sanguínea às glândulas mamárias, estimula a contração das células mioepiteliais (tipo músculo liso) que circundam os alvéolos e ductos glandulares. A compressão resultante move o leite dos alvéolos glandulares das glândulas mamárias para os ductos mamários, onde pode ser sugado. Esse processo é denominado **ejeção de leite** (*descida*). Mesmo que a ejeção real do leite não ocorra até 30 a 60 segundos após o início da amamentação (o período latente), algum leite armazenado nos seios lactíferos próximos ao mamilo estará disponível durante o período latente. Estímulos além da sucção, como ouvir o choro de um bebê ou tocar os genitais da mãe, também podem desencadear a liberação de ocitocina e a ejeção de leite. A estimulação da sucção que produz a liberação de ocitocina também inibe a liberação de PIH; isso resulta em aumento da secreção de PRL, que mantém a lactação.

Durante o final da gravidez e os primeiros dias após o nascimento, as glândulas mamárias secretam um líquido turvo chamado **colostro**. Embora não seja tão nutritivo quanto o leite – contém menos lactose e praticamente não possui gordura – o colostro supre adequadamente até o aparecimento do leite verdadeiro por volta do quarto dia. O colostro e o leite materno contêm anticorpos importantes que protegem o lactente durante os primeiros meses de vida.

Após o nascimento do bebê, o nível de PRL começa a retornar ao nível observado antes da gestação. No entanto, cada vez que a mãe amamenta o bebê, os impulsos nervosos dos mamilos para o hipotálamo aumentam a liberação de PRH (e diminuem a liberação de PIH), resultando em um aumento de dez vezes na secreção de PRL pela hipófise anterior, que dura cerca de 1 hora. A PRL atua nas glândulas mamárias para fornecer leite para o próximo período de amamentação. Se essa onda de PRL for bloqueada por lesão ou doença ou se a amamentação for descontinuada, as glândulas mamárias perdem sua capacidade de produzir leite em apenas alguns dias. Embora a produção de leite normalmente diminua consideravelmente dentro de 7 a 9 meses após o nascimento, pode continuar por vários anos se o **aleitamento materno** (amamentação) continuar.

A lactação geralmente bloqueia os ciclos ovarianos nos primeiros meses após o parto, se a frequência de sucção for de aproximadamente oito a dez vezes/dia. Entretanto, esse efeito é inconsistente, e a ovulação geralmente precede o primeiro período menstrual após o parto de um bebê. Como resultado, a mãe nunca pode ter certeza se ela não é fértil. A amamentação é, portanto, uma medida de controle de natalidade não confiável. Acredita-se que a supressão da ovulação durante a lactação ocorra da seguinte forma: durante a amamentação, o estímulo neural do mamilo atinge o hipotálamo e o induz à produção de neurotransmissores que suprimem a liberação do hormônio liberador de gonadotrofina (GnRH). Como resultado, ocorre a diminuição da produção de LH e FSH, e a ovulação é inibida.

FIGURA 29.19 Reflexo de ejeção do leite, um ciclo de retroalimentação positiva.

A ocitocina estimula a contração das células mioepiteliais nas mamas, que comprime as células glandulares e ductais e causa a ejeção do leite.

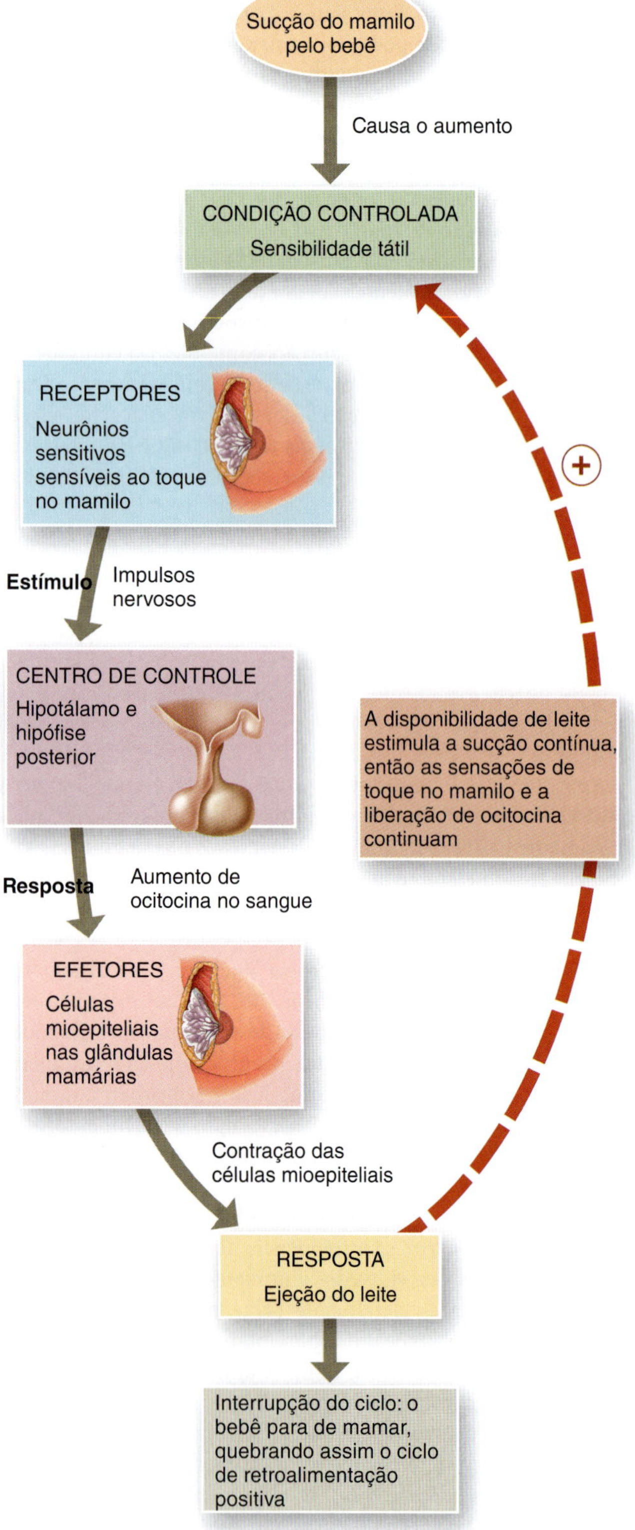

Sucção do mamilo pelo bebê

Causa o aumento

CONDIÇÃO CONTROLADA
Sensibilidade tátil

RECEPTORES
Neurônios sensitivos sensíveis ao toque no mamilo

Estímulo — Impulsos nervosos

CENTRO DE CONTROLE
Hipotálamo e hipófise posterior

A disponibilidade de leite estimula a sucção contínua, então as sensações de toque no mamilo e a liberação de ocitocina continuam

Resposta — Aumento de ocitocina no sangue

EFETORES
Células mioepiteliais nas glândulas mamárias

Contração das células mioepiteliais

RESPOSTA
Ejeção do leite

Interrupção do ciclo: o bebê para de mamar, quebrando assim o ciclo de retroalimentação positiva

? Qual é a outra função da ocitocina?

Um benefício primário da amamentação é nutricional: o leite é uma solução estéril que contém quantidades de ácidos graxos, lactose, aminoácidos, minerais, vitaminas e água que são ideais para a digestão pelo bebê, assim como para o desenvolvimento do encéfalo e o crescimento. A amamentação também beneficia os lactentes, fornecendo o seguinte:

- *Células benéficas*. Vários tipos de leucócitos estão presentes no leite materno. Neutrófilos e macrófagos servem como fagócitos, ingerindo micróbios no canal digestório do bebê. Os macrófagos também produzem lisozima e outros componentes do sistema imune. Plasmócitos, que se desenvolvem a partir de linfócitos B, produzem anticorpos contra microrganismos específicos, e os linfócitos T matam os microrganismos diretamente ou ajudam a mobilizar outras defesas

- *Moléculas benéficas*. O leite materno também contém uma abundância de moléculas benéficas. Anticorpos imunoglobulina A (IgA) maternos no leite se ligam a microrganismos no trato gastrintestinal do bebê e previnem sua migração para outros tecidos do corpo. Como uma mãe produz anticorpos para quaisquer microrganismos causadores de doenças que estão presentes em seu ambiente, seu leite oferece proteção contra os agentes infecciosos aos quais seu bebê também está exposto. Além disso, duas proteínas do leite se ligam a nutrientes que muitas bactérias precisam para crescer e sobreviver: a proteína de ligação ao B_{12} se liga à vitamina B_{12} e a lactoferrina se liga ao ferro. Alguns ácidos graxos podem matar alguns vírus rompendo suas membranas, e a lisozima elimina as bactérias ao romper suas paredes celulares. Finalmente, os interferons aumentam a atividade antimicrobiana de células imunes

- *Diminuição da incidência de doenças em fase mais tardia da vida*. A amamentação proporciona às crianças uma ligeira redução no risco de linfoma, doenças cardíacas, alergias, infecções dos tratos respiratório e digestório, infecções do ouvido, diarreia, diabetes melito e meningite

- *Benefícios diversos*. O aleitamento materno fornece suporte ao crescimento infantil adequado, melhora o desenvolvimento intelectual e neurológico e promove relações entre a mãe e o bebê ao estabelecer contato precoce e prolongado entre eles. Em comparação com o leite de vaca, as gorduras e o ferro do leite materno são mais facilmente absorvidos, as proteínas do leite materno são mais prontamente metabolizadas, e o menor teor de sódio do leite materno é mais adequado às necessidades do bebê. Bebês prematuros se beneficiam ainda mais da amamentação, porque o leite produzido por mães de prematuros parece ser especialmente adaptado às necessidades da criança; tem um maior teor de proteínas do que o leite de mães de bebês nascidos a termo. Por fim, é menos provável que um bebê tenha uma reação alérgica ao leite materno do que ao leite de outra fonte.

Anos antes da descoberta da ocitocina, era prática comum em obstetrícia deixar um gêmeo primogênito amamentar no peito da mãe para acelerar o nascimento do segundo filho. Agora sabemos por que essa prática é útil – estimula a liberação da ocitocina. Mesmo após um único parto, a amamentação promove a expulsão da placenta (secundina) e ajuda o útero a voltar ao seu tamanho normal. A ocitocina sintética (pitocina) é frequentemente administrada para induzir o trabalho de parto ou para aumentar o tônus uterino e controlar a hemorragia logo após o parto.

> **Teste rápido**
>
> 36. Quais hormônios contribuem para a lactação? Qual é a função de cada um deles?
> 37. Quais são os benefícios do aleitamento materno em relação à mamadeira?

29.12 Hereditariedade

OBJETIVO

- **Explicar** a herança de traços dominantes, recessivos, complexos e ligados ao sexo.

Como indicado anteriormente, o material genético de um pai e de uma mãe se une quando um espermatozoide se funde com um oócito secundário para formar um zigoto. Os filhos se assemelham aos pais, pois herdam características transmitidas dos dois. Nós agora investigamos alguns dos princípios envolvidos nesse processo, chamado hereditariedade.

A **hereditariedade ou herança** é a passagem de características hereditárias de uma geração para a outra. É o processo pelo qual você adquiriu suas características de seus pais e pode transmitir alguns de seus traços para seus filhos. O ramo da biologia que trata da herança é chamado de **genética**. A área da saúde que oferece aconselhamento sobre problemas genéticos (ou problemas potenciais) é denominada **aconselhamento genético**.

Genótipo e fenótipo

Como você já aprendeu, os núcleos de todas as células humanas, exceto os gametas, contêm 23 pares de cromossomos – o número diploide ($2n$). Um cromossomo em cada par vem da mãe e o outro vem do pai. Cada um desses dois homólogos contém genes que controlam as mesmas características. Se um cromossomo do par contém um gene para pelos do corpo, por exemplo, seu homólogo conterá um gene para pelos do corpo na mesma posição. Formas alternativas de um gene, que codificam a mesma característica e estão na mesma localização em cromossomos homólogos, são chamadas de **alelos**. Um alelo do gene do cabelo corporal mencionado anteriormente pode codificar cabelos grossos e outro pode codificar cabelos finos. Uma **mutação** é uma alteração hereditária permanente em um alelo que produz uma variante diferente da mesma característica.

A relação dos genes com a hereditariedade é ilustrada examinando-se os alelos envolvidos em um distúrbio denominado **fenilcetonúria (FCN)**. Pessoas com FCN (ver *Correlação clínica: fenilcetonúria*, na Seção 25.5) são incapazes de sintetizar a enzima fenilalanina hidroxilase. O alelo que codifica para fenilalanina hidroxilase é simbolizado como *P*; o alelo mutado que não produz uma enzima funcional é representado por *p*. O gráfico na **Figura 29.20**, que mostra as possíveis combinações dos gametas de dois pais, cada um com um alelo *P* e um alelo *p*, é chamado de **quadrado de Punnett**. Na construção de um quadrado de Punnett, os possíveis alelos paternos no espermatozoide são escritos no lado esquerdo, e os possíveis alelos maternos nos óvulos (ou oócitos secundários) são escritos no topo. Os quatro espaços no gráfico mostram como os alelos podem se combinar em zigotos formados pela união do espermatozoide e do óvulo para produzir as três combinações distintas de genes ou **genótipos**: *PP*, *Pp* ou *pp*. Observe a partir do quadrado de Punnett que 25% dos descendentes terão o genótipo *PP*, 50% terão o genótipo *Pp* e 25% terão o genótipo *pp*. (Essas porcentagens são apenas probabilidades; pais que têm quatro filhos não necessariamente acabarão com um dos descendentes manifestando a PKU.) As pessoas que herdam os genótipos *PP* ou *Pp* não possuem PKU; aqueles com um genótipo *pp* sofrem do distúrbio. Embora as pessoas com um genótipo *Pp* tenham um alelo PKU (*p*), o alelo que codifica o traço normal (*P*) mascara a presença do alelo PKU. Um alelo que domina ou mascara a presença de outro alelo e é totalmente expresso (*P* nesse exemplo) é dito ser um **alelo dominante** e a

FIGURA 29.20 Herança da fenilcetonúria (FCN).

> O genótipo refere-se à composição genética; o fenótipo refere-se à expressão física ou externa de um gene.

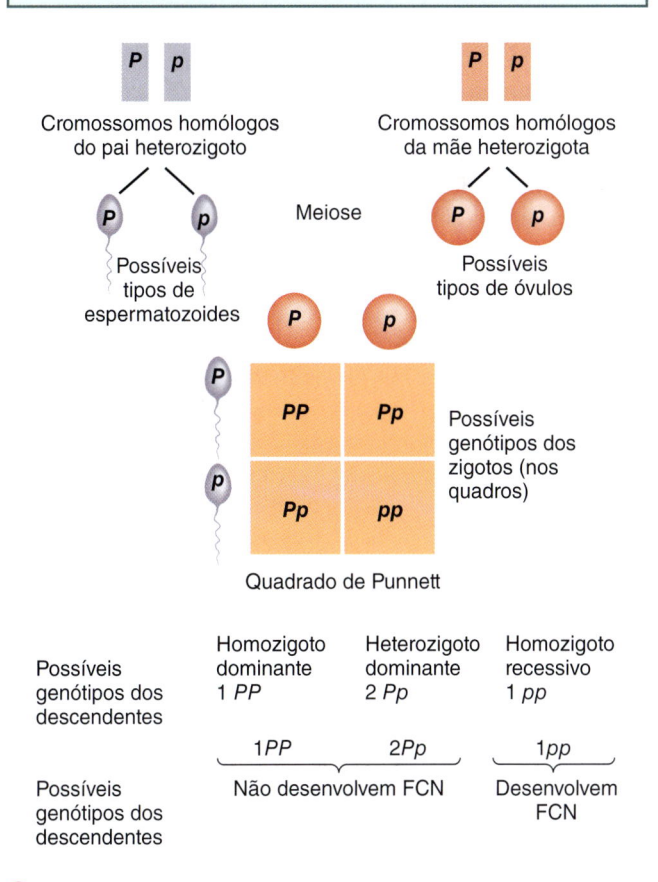

? Se os pais têm os genótipos mostrados aqui, qual é a chance de seu primeiro filho ter FCN? Qual é a chance de ocorrer FCN em seu segundo filho?

característica expressa é chamada de traço dominante. O alelo cuja presença é completamente mascarada (*p* nesse exemplo) é dito ser um **alelo recessivo** e a característica que controla é chamada de traço recessivo.

Por tradição, os símbolos dos genes são escritos em itálico, com os alelos dominantes escritos em letras maiúsculas e os alelos recessivos em letras minúsculas. Uma pessoa com os mesmos alelos nos cromossomos homólogos (p. ex., *PP* ou *pp*) é dito ser **homozigota** para o traço. O *PP* é homozigoto dominante e *pp* é homozigoto recessivo. Um indivíduo com diferentes alelos em cromossomos homólogos (p. ex., *Pp*) é dito ser **heterozigoto** para o traço.

O **fenótipo** refere-se a como a composição genética é expressa no corpo; é a expressão física ou externa de um gene. Uma pessoa com *Pp* (heterozigota) tem um *genótipo* diferente de uma pessoa com *PP* (homozigota), mas ambas têm o mesmo *fenótipo* – produção normal de fenilalanina hidroxilase. Indivíduos heterozigotos que carregam um gene recessivo, mas não o expressam (*Pp*) podem passar o gene para seus descendentes. Tais indivíduos são chamados **portadores** do gene recessivo.

A maioria dos genes dá origem ao mesmo fenótipo, sejam eles herdados da mãe ou do pai. Em alguns casos, contudo, o fenótipo é consideravelmente diferente, dependendo da origem parental. Esse fenômeno surpreendente, primeiramente apreciado na década de 1980, é chamado de **impressão (*imprint*) genômica**. Em humanos, as anormalidades mais claramente associadas à mutação de um gene impresso são a *síndrome de Angelman* (retardo mental, ataxia, convulsões e fala mínima), que resulta quando o gene para uma característica anormal particular é herdado da mãe, e a *síndrome de Prader-Willi* (baixa estatura, retardo mental, obesidade, baixa responsividade a estímulos externos e imaturidade sexual), que ocorre quando é herdada do pai.

Os alelos que codificam características normais nem sempre predominam sobre aqueles que codificam as características anormais, mas os alelos dominantes para distúrbios graves geralmente são letais e causam a morte do embrião ou feto. Uma exceção é a doença de Huntington (DH) (ver *Correlação clínica: transtornos dos núcleos da base*, na Seção 16.4), que é causada por um alelo dominante com efeitos que não são manifestados até a idade adulta. Tanto os indivíduos homozigotos dominantes quanto os heterozigotos exibem a doença; os indivíduos homozigotos recessivos são normais. A DH causa degeneração progressiva do sistema nervoso e eventual morte, mas em razão dos sintomas normalmente não aparecerem antes dos 30 ou 40 anos de idade, muitos indivíduos acometidos já terão transmitido o alelo da condição para seus filhos quando descobrirem que têm a doença.

Ocasionalmente, um erro na divisão celular, chamado de **não disjunção**, resulta em um número anormal de cromossomos. Nessa situação, os cromossomos homólogos (durante a meiose I) ou cromátides-irmãs (durante a anáfase da mitose ou meiose II) não se separam adequadamente. Consulte a **Figura 3.34**. Uma célula em que um ou mais cromossomos foram adicionados ou deletados é denominada **aneuploide**. Uma célula monossômica ($2n - 1$) não possui um cromossomo; uma célula trissômica ($2n + 1$) tem um cromossomo adicional. A maioria dos casos de SD (ver *Distúrbios: desequilíbrios homeostáticos*, no final deste capítulo) corresponde a doenças aneuploides em que há trissomia do cromossomo 21. A não disjunção geralmente ocorre durante a gametogênese (meiose), mas cerca de 2% dos casos de SD resultam de não disjunção durante as divisões mitóticas no início do desenvolvimento embrionário.

Outro erro na meiose é uma **translocação**. Nesse caso, dois cromossomos que *não* são homólogos quebram e trocam porções. O indivíduo que tem uma translocação pode ser perfeitamente normal se não houve perda de material genético quando o rearranjo ocorreu. No entanto, alguns dos gametas do indivíduo podem não conter a quantidade e o tipo correto de material genético. Aproximadamente 3% dos casos de SD resultam de uma translocação de parte do cromossomo 21 para outro cromossomo, geralmente os cromossomos 14 ou 15. O indivíduo que tem essa translocação é normal e nem sequer sabe que ele ou ela é uma "portadora". Quando tal portador produz gametas, no entanto, alguns gametas acabam com um cromossomo 21 inteiro mais outro cromossomo com o fragmento translocado do cromossomo 21. Na fecundação, o zigoto então tem três, em vez de duas, cópias dessa parte do cromossomo 21.

A **Tabela 29.3** lista algumas características estruturais e funcionais herdadas de forma dominante e recessiva em humanos.

Variações na herança dominante-recessiva

A maioria dos padrões de herança não está de acordo com a **herança dominante-recessiva** simples que acabamos de descrever, na qual apenas os alelos dominantes e recessivos interagem. A expressão fenotípica de um determinado gene pode ser influenciada não apenas por quais alelos estão presentes, mas também por outros genes e pelo meio ambiente. A maioria das características herdadas é influenciada por mais de um gene e, para complicar,

TABELA 29.3 Características hereditárias selecionadas em humanos.

Dominante	Recessiva
Pigmentação normal da pele	Albinismo
Miopia ou hipermetropia	Visão normal
Sente o gosto de PTC*	Não sente o gosto de PTC
Polidactilia (dedos extras)	Dedos normais
Braquidactilia (dedos curtos)	Dedos normais
Sindactilia (dedos fundidos)	Dedos normais
Diabetes insípido	Excreção normal de urina
Doença de Huntington	Sistema nervoso normal
Bico de viúva (linha de implantação capilar em forma de "v")	Linha reta do cabelo
Polegar curvo (hiperestendido)	Polegar reto
Transporte normal de Cl⁻	Fibrose cística
Hipercolesterolemia (familiar)	Nível de colesterol normal

*Capacidade de degustar um composto químico chamado feniltiocarbamida (PTC, *phenylthiocarbamide*).

a maioria dos genes pode influenciar mais de uma característica. Variações na herança dominante-recessiva incluem dominância incompleta, herança de alelos múltiplos e herança complexa.

Dominância incompleta. Na **dominância incompleta**, nenhum membro de um par de alelos é dominante em relação ao outro e o heterozigoto tem um fenótipo intermediário entre os fenótipos homozigoto dominante e homozigoto recessivo. Um exemplo de dominância incompleta em humanos é a herança da **doença falciforme (DF)** (**Figura 29.21**). Pessoas com o genótipo dominante homozigoto $Hb^A Hb^A$ formam a hemoglobina normal; aqueles com o genótipo homozigoto recessivo $Hb^S Hb^S$ têm doença falciforme e anemia grave. Embora eles sejam geralmente saudáveis, aqueles com o genótipo heterozigoto $Hb^A Hb^S$ apresentam problemas menores com anemia, porque metade de sua hemoglobina é normal e metade não é. Os heterozigotos são portadores e diz-se que têm *traço falciforme*.

Herança de múltiplos alelos. Embora um único indivíduo herde apenas dois alelos para cada gene, alguns genes podem ter mais de duas formas alternativas; esta é a base para a **herança de múltiplos alelos**. Um exemplo de herança de múltiplos alelos é a herança do grupo sanguíneo ABO. Os quatro tipos sanguíneos (fenótipos) do grupo ABO – A, B, AB e O – resultam da herança de seis combinações de três diferentes alelos de um único gene chamado gene *I*: (1) o alelo I^A produz o antígeno A, (2) o alelo I^B produz o antígeno B e (3) o alelo *i* não produz o antígeno A nem o antígeno B. Cada pessoa herda dois alelos do gene *I*, um de cada um dos pais, que dão origem aos vários fenótipos. Os seis genótipos possíveis produzem quatro tipos, como descritos a seguir:

Genótipo	Tipo sanguíneo (fenótipo)
$I^A I^A$ ou $I^A i$	A
$I^B I^B$ ou $I^B i$	B
$I^A I^B$	AB
ii	O

Observe que tanto I^A quanto I^B são herdados como alelos dominantes e isso é herdado como um alelo recessivo. Como um indivíduo com sangue tipo AB tem características de hemácias tipo A e tipo B expressas no fenótipo, os alelos I^A e I^B são ditos **codominantes**. Em outras palavras, ambos os genes são expressos igualmente no heterozigoto. Dependendo dos tipos sanguíneos dos pais, diferentes descendentes podem ter tipos sanguíneos diferentes um do outro. A **Figura 29.22** mostra os tipos sanguíneos que os descendentes poderiam herdar, dados os tipos sanguíneos de seus pais.

Herança completa. A maioria das características herdadas não é controlada por um gene, mas sim pelos efeitos combinados de dois ou mais genes, uma situação conhecida como **herança poligênica** ou os efeitos combinados de muitos genes e fatores ambientais, uma situação referida como **herança complexa**. Exemplos de características complexas incluem cor da pele, cor do cabelo, cor dos olhos, altura, taxa de metabolismo e construção do corpo. Na herança complexa, um genótipo pode ter muitos fenótipos possíveis, dependendo do ambiente, ou um fenótipo pode incluir muitos genótipos possíveis. Por exemplo, mesmo que uma pessoa herde vários genes para altura, o potencial de altura total pode não ser alcançado devido a fatores ambientais, como doença

FIGURA 29.21 **Herança da doença falciforme**.

Doença falciforme é um exemplo de dominância incompleta.

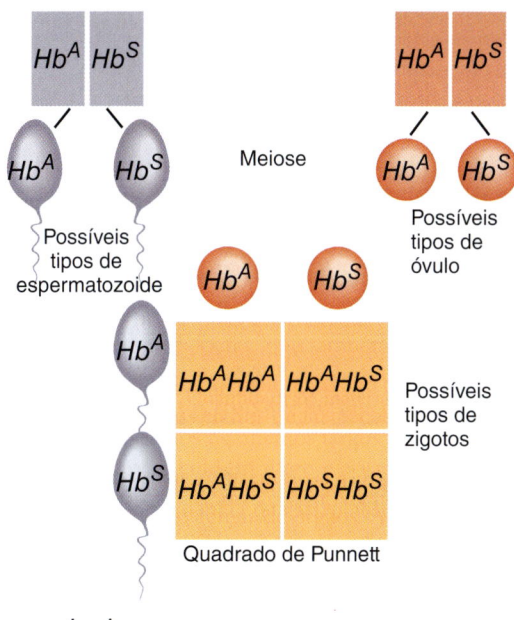

$Hb^A Hb^A$ = normal
$Hb^A Hb^S$ = portador de doença falciforme
$Hb^S Hb^S$ = tem a doença falciforme

? Quais são as características distintivas da dominância incompleta?

FIGURA 29.22 **As dez combinações possíveis dos tipos sanguíneos ABO parentais e os tipos sanguíneos que seus descendentes poderiam herdar**. Para cada conjunto possível de pais, as letras azuis representam os tipos sanguíneos que seus filhos poderiam herdar.

A herança dos tipos sanguíneos ABO é um exemplo de herança de alelos múltiplos.

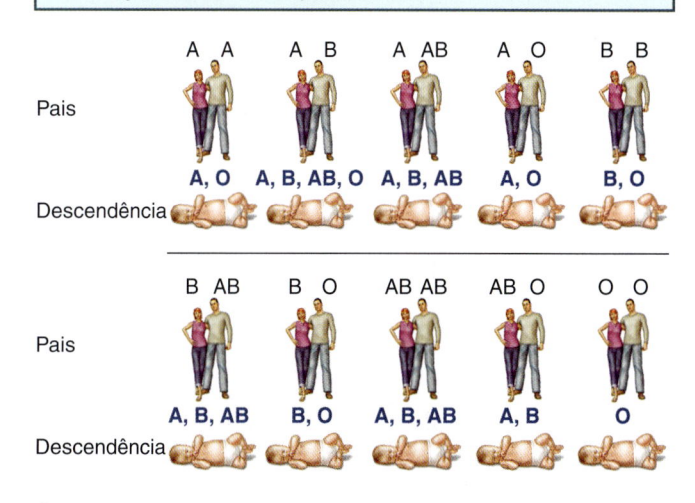

? Como é possível que um bebê tenha sangue tipo O se nenhum dos pais é tipo O?

ou desnutrição durante os anos de crescimento. Você já aprendeu que o risco de ter uma criança com defeito do tubo neural é maior em mulheres grávidas que carecem de ácido fólico adequado em sua dieta; isso também é considerado um fator ambiental. Como os defeitos do tubo neural são mais prevalentes em algumas famílias do que em outras, porém, um ou mais genes também podem contribuir.

Muitas vezes, um traço complexo mostra uma gradação contínua de pequenas diferenças entre os extremos em diferentes indivíduos. É relativamente fácil de prever o risco de transmissão de uma característica indesejável que é decorrente de um único gene dominante ou recessivo, mas é muito difícil fazer essa previsão quando a característica é complexa. Tais traços são difíceis de seguir em uma família, porque a faixa de variação é grande, o número de diferentes genes envolvidos geralmente não é conhecido e o impacto dos fatores ambientais pode ser incompletamente compreendido.

A cor da pele é um bom exemplo de uma característica complexa. Depende de fatores ambientais, como exposição solar e nutrição, bem como de vários genes. Suponha que a cor da pele seja controlada por três genes distintos, cada um com dois alelos: *A, a; B, b*; e *C, c* (**Figura 29.23**). Uma pessoa com o genótipo *AABBCC* tem pele muito escura, um indivíduo com o genótipo *aabbcc* tem pele muito clara e uma pessoa com o genótipo *AaBbCc* tem uma cor de pele intermediária. Pais com uma cor de pele intermediária podem ter filhos com a cor de pele muito clara, muito escura ou intermediária. Observe que a **geração P** (geração parental) é a geração inicial, a **geração F$_1$** (primeira geração filial) é produzida a partir da geração P e a **geração F$_2$** (segunda geração filial) é produzida a partir da geração F$_1$.

Autossomos, cromossomos sexuais e determinação do sexo

Quando vistos ao microscópio, os 46 cromossomos humanos em uma célula somática normal podem ser identificados por seu tamanho, forma e padrão de coloração como membros de 23 diferentes pares. Um conjunto inteiro de cromossomos dispostos em ordem decrescente de tamanho e de acordo com a posição do centrômero é denominado **cariótipo** (**Figura 29.24**). Em 22 dos pares, os cromossomos homólogos são semelhantes e têm a mesma aparência em homens e mulheres; esses 22 pares são chamados de **autossomos**. Os dois membros do 23º par são chamados de **cromossomos sexuais**; eles parecem diferentes em homens e mulheres. Em mulheres, o par consiste em dois cromossomos chamados cromossomos X. Um cromossomo X também está presente nos homens, mas seu par é um cromossomo muito menor chamado cromossomo Y. O cromossomo Y possui apenas 231 genes, menos de 10% dos 2.968 genes presentes no cromossomo 1, o maior autossomo.

Quando um espermatócito sofre meiose para reduzir seu número cromossômico, dá origem a dois espermatozoides que contêm um cromossomo X e dois espermatozoides que contêm um cromossomo Y. Os oócitos não possuem cromossomos Y e produzem apenas gametas contendo X. Se o oócito secundário é fertilizado por um espermatozoide que carrega o X, a descendência normalmente é do sexo feminino (XX). A fecundação por um espermatozoide que carrega o Y produz um indivíduo do sexo masculino (XY). Portanto, o sexo de um indivíduo é determinado pelos cromossomos do pai (**Figura 29.25**).

Ambos os embriões femininos e masculinos desenvolvem-se de forma idêntica até cerca de 7 semanas após a fecundação. Nesse ponto, um ou mais genes desencadeiam uma cascata de eventos que leva ao desenvolvimento de um indivíduo do sexo masculino; na ausência de expressão normal do gene ou genes, ocorre o padrão feminino de desenvolvimento. É conhecido desde 1959 que o cromossomo Y é necessário para iniciar o desenvolvimento masculino. Experimentos publicados em 1991 estabeleceram que o principal gene

FIGURA 29.23 **Herança complexa da cor da pele.**

Na herança complexa, uma característica é controlada pelos efeitos combinados de muitos genes e fatores ambientais.

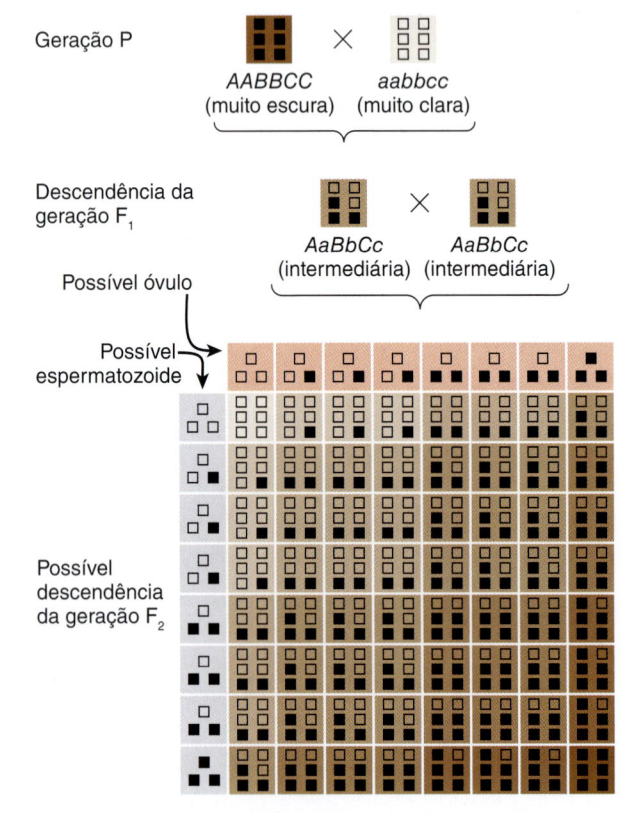

? Quais outras características são transmitidas pela herança complexa?

FIGURA 29.24 **Cariótipo humano mostrando autossomos e cromossomos sexuais.** Os círculos brancos são os centrômeros.

As células somáticas humanas contêm 23 pares diferentes de cromossomos.

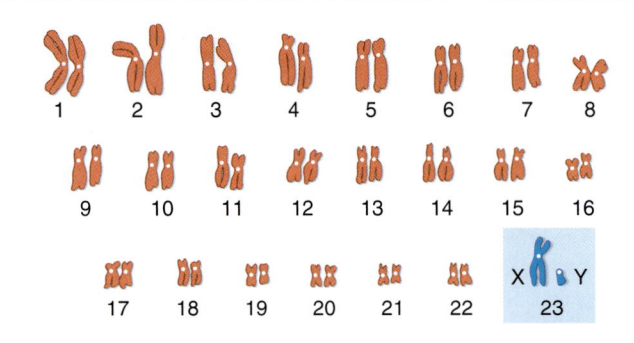

? Quais são os dois cromossomos sexuais em mulheres e homens?

FIGURA 29.25 Determinação do sexo.

O sexo é determinado no momento da fecundação pela presença ou ausência de um cromossomo Y no espermatozoide.

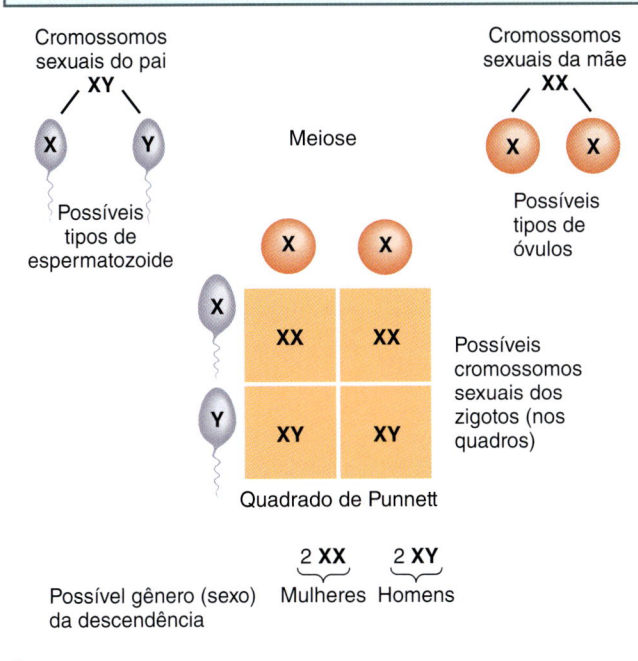

Possíveis gêneros (sexo) da descendência: 2 **XX** Mulheres, 2 **XY** Homens

? Como são chamados todos os cromossomos, exceto os cromossomos sexuais?

determinante masculino é chamado **SRY** (região do cromossomo Y determinante do sexo). Quando um pequeno fragmento de DNA contendo esse gene foi inserido em 11 embriões de camundongos fêmeas, três deles se desenvolveram como machos. (Os pesquisadores suspeitaram que o gene não conseguiu ser integrado ao material genético nos outros oito.) O gene *SRY* atua como um interruptor molecular para ativar o padrão masculino de desenvolvimento. Somente se o gene *SRY* for presente e funcional em um óvulo fertilizado, o feto desenvolverá testículos e se diferenciará em um indivíduo do sexo masculino; na ausência de *SRY*, o feto desenvolverá ovários e se diferenciará em um indivíduo do sexo feminino.

Estudos de caso confirmaram o papel fundamental de *SRY* em direcionar o padrão masculino de desenvolvimento em humanos. Em alguns casos, indivíduos de fenótipo feminino com um genótipo XY apresentam genes *SRY* com mutações. Esses indivíduos não conseguem se desenvolver normalmente como indivíduos do sexo masculino, porque seu gene *SRY* é defeituoso. Em outros casos, aqueles de fenótipo masculino com um genótipo XX apresentam um pequeno pedaço do cromossomo Y, incluindo o gene *SRY*, inserido em um de seus cromossomos X.

Herança ligada ao sexo

Além de determinar o sexo da prole, os cromossomos sexuais são responsáveis pela transmissão de vários caracteres não sexuais. Muitos dos genes para esses caracteres estão presentes nos cromossomos X, mas estão ausentes nos cromossomos Y. Esse traço produz um padrão de hereditariedade denominado **herança ligada ao sexo** que é diferente dos padrões anteriormente descritos.

Daltonismo para vermelho-verde. Um exemplo de herança ligada ao sexo é o **daltonismo para vermelho-verde**, o tipo mais comum de daltonismo. Essa condição é caracterizada por uma deficiência nos cones sensíveis ao vermelho ou ao verde, então o vermelho e o verde são vistos como a mesma cor (vermelho ou verde, dependendo de qual cone está presente). O gene para o daltonismo vermelho-verde é recessivo, sendo designado como *c*. A visão normal das cores, designada *C*, domina. Os genes *C/c* estão localizados apenas no cromossomo X, então a capacidade de ver cores depende inteiramente dos cromossomos X. As possíveis combinações são descritas a seguir:

Genótipo	*Fenótipo*
$X^C X^C$	Indivíduo do sexo feminino normal
$X^C X^c$	Indivíduo do sexo feminino (mas portador do gene recessivo)
$X^c X^c$	Indivíduo do sexo feminino com daltonismo para vermelho-verde
$X^C Y$	Indivíduo do sexo masculino normal
$X^c Y$	Indivíduo do sexo masculino com daltonismo para vermelho-verde

Apenas indivíduos do sexo feminino que possuem os dois genes X^c são daltônicos para vermelho-verde. Essa situação rara pode resultar apenas da combinação de homem daltônico e uma mulher daltônica ou portadora. Como os homens não têm um segundo cromossomo X que poderia mascarar o traço, todos os homens com um gene X^c serão daltônicos para vermelho-verde. A Figura 29.26 ilustra a herança do daltonismo para vermelho-verde na prole de um homem normal e uma mulher portadora.

FIGURA 29.26 Um exemplo de herança do daltonismo para vermelho-verde.

Daltonismo para vermelho-verde e hemofilia são exemplos de caracteres ligados ao sexo.

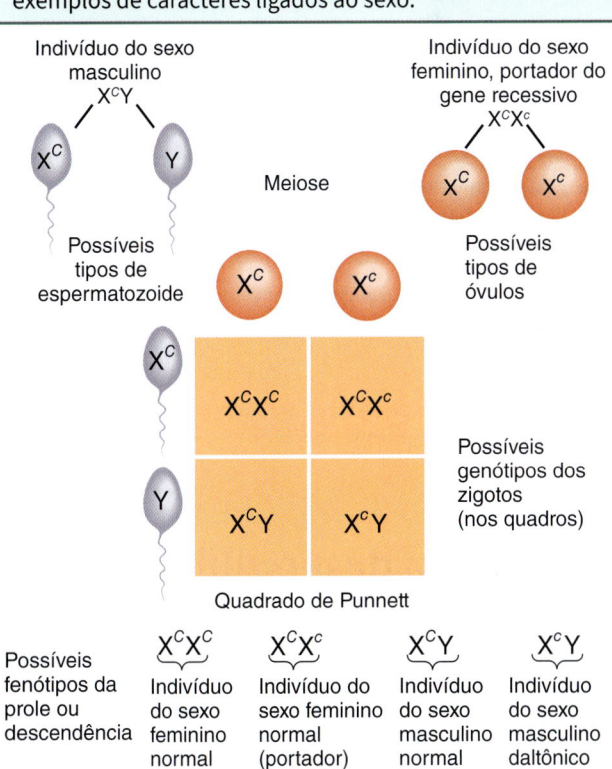

? Qual é o genótipo de uma mulher daltônica para vermelho-verde?

Os caracteres herdados da maneira descrita são chamados **caracteres ligados ao sexo**. O tipo mais comum de **hemofilia** – uma condição em que o sangue não coagula ou coagula muito lentamente após uma lesão – é também uma característica ligada ao sexo. Como a característica de daltonismo das cores vermelho-verde, a hemofilia é causada por um gene recessivo. Outros caracteres ligados ao sexo em humanos incluem: síndrome do X frágil, glândulas sudoríparas não funcionais, algumas formas de diabetes, determinados tipos de surdez, movimento incontrolável dos globos oculares, ausência de incisivos centrais, cegueira noturna, uma forma de catarata, glaucoma juvenil e distrofia muscular juvenil.

Inativação do cromossomo X.

Por terem dois cromossomos X em cada célula (exceto oócitos em desenvolvimento), indivíduos do sexo feminino têm um conjunto duplo de todos os genes no cromossomo X. Um mecanismo denominado **inativação do cromossomo X** (*lionização*) de fato reduz os genes do cromossomo X a um único conjunto nos indivíduos do sexo feminino. Em cada célula do corpo de uma mulher, um cromossomo X é inativado aleatoriamente e permanentemente no início do desenvolvimento, e a maioria dos genes do cromossomo X inativado não é expressa (transcrita e traduzida). Os núcleos das células em mamíferos fêmeas contêm um corpúsculo de coloração escura, denominado **corpúsculo de Barr**, que não está presente nos núcleos das células em indivíduos do sexo masculino. A geneticista Mary Lyon observou corretamente em 1961 que o corpúsculo de Barr é o cromossomo X inativado. Durante a inativação, grupos químicos que impedem a transcrição em RNA são adicionados ao DNA do cromossomo X. Como resultado, um cromossomo X inativado reage diferentemente às colorações histológicas e tem uma aparência distinta do restante do DNA. Em células que não estão em divisão (interfase), ele permanece firmemente enrolado e pode ser visto como um corpo de coloração escura dentro do núcleo. Em um esfregaço de sangue, o corpúsculo de Barr de neutrófilos é chamado de "baqueta", porque é semelhante a uma pequena projeção do núcleo em forma de baqueta.

Teste rápido

38. O que significam os termos genótipo, fenótipo, dominante, recessivo, homozigoto e heterozigoto?
39. O que são impressão (*imprinting*) genômica e não disjunção?
40. Dê um exemplo de dominância incompleta.
41. O que é herança de alelos múltiplos? Dê um exemplo.
42. Defina herança complexa e dê um exemplo.
43. Por que ocorre a inativação do cromossomo X?

Distúrbios: desequilíbrios homeostáticos

Infertilidade

A **infertilidade humana** ou incapacidade de conceber ocorre em aproximadamente 10% das mulheres em idade reprodutiva nos EUA. A infertilidade feminina pode ser causada por doença ovariana, obstrução das tubas uterinas ou condições nas quais o útero não é adequadamente preparado para receber um óvulo fecundado. A **infertilidade masculina** (*esterilidade*) ocorre em cerca de 10% dos homens nos EUA e é definida como a incapacidade de fecundar um oócito secundário; não implica disfunção erétil (impotência). A fertilidade masculina requer a produção de quantidades adequadas de espermatozoides viáveis e normais pelos testículos, transporte desobstruído de espermatozoide através dos ductos e deposição satisfatória na vagina. Os túbulos seminíferos dos testículos são sensíveis a muitos fatores – raios X, infecções, toxinas, desnutrição e temperaturas do escroto acima do normal – que podem causar alterações degenerativas e produzir esterilidade masculina.

Uma causa de infertilidade em mulheres é a gordura corporal inadequada. Para iniciar e manter um ciclo reprodutivo normal, uma mulher deve ter uma quantidade mínima de gordura corporal. Mesmo uma deficiência moderada de gordura – 10% a 15% abaixo do peso normal para altura – pode retardar o início da menstruação (menarca), inibir a ovulação durante o ciclo genital ou causar amenorreia (interrupção da menstruação). Tanto a dieta quanto o exercício intenso podem reduzir a gordura corporal abaixo da quantidade mínima e levar à infertilidade que é reversível, se ocorrer ganho de peso ou redução do exercício intensivo ou ambos. Estudos com mulheres muito obesas indicam que elas, como as muito magras, desenvolvem problemas com amenorreia e infertilidade. Os homens também apresentam problemas genitais em resposta à desnutrição e perda de peso. Por exemplo, eles produzem menos líquido prostático e número reduzido de espermatozoides, com motilidade diminuída.

Muitas técnicas em expansão da fertilidade já existem para auxiliar casais inférteis para ter um bebê. O nascimento de Louise Joy Brown em 12 de julho de 1978, perto de Manchester, Inglaterra, foi o primeiro caso registrado de **fertilização *in vitro*** (FIV) – a fertilização em uma placa de cultura em laboratório. No procedimento de FIV, a futura mãe recebe o hormônio foliculoestimulante (FSH) logo após a menstruação, de modo que vários oócitos secundários, em vez do oócito único típico, são produzidos (superovulação). Quando vários folículos atingem o tamanho adequado, uma pequena incisão é feita próxima ao umbigo, e os oócitos secundários são aspirados dos folículos estimulados e transferidos para uma solução contendo espermatozoides, na qual os oócitos sofrem fecundação. Alternativamente, um oócito pode ser fertilizado *in vitro* por sucção de um espermatozoide ou mesmo uma espermátide obtida do testículo em uma minúscula pipeta e, em seguida, injetando-o no citoplasma do oócito. Esse procedimento, denominado **injeção intracitoplasmática de espermatozoide** (ICSI, sigla do inglês *intracytoplasmic sperm injection*), é utilizado quando a infertilidade é devida a deficiências na motilidade dos espermatozoides ou à falha das espermátides para se transformar em espermatozoides. Quando o zigoto obtido por FIV atinge o estágio de 8 ou 16 células, é introduzido no útero para implantação e subsequente crescimento.

Na **transferência de embriões**, o sêmen de um homem é utilizado para inseminar artificialmente um oócito doador secundário fértil. Após a fertilização na tuba uterina da doadora, a mórula ou blastocisto é transferido do doador para a mulher infértil, que então o carrega (e subsequentemente o feto) até o termo. A transferência embrionária é indicada para mulheres inférteis ou que não desejam transmitir seus próprios genes, porque são portadoras de um distúrbio genético grave.

Na **transferência intratubária de gametas** (GIFT, *gamete intrafallopian transfer*) o objetivo é mimetizar o processo normal de concepção, com a união do espermatozoide e do oócito secundário nas tubas uterinas da futura mãe. É uma tentativa de contornar condições no trato genital feminino que podem impedir a fertilização, como acidez elevada ou muco inadequado. Nesse procedimento, uma mulher recebe FSH e LH para estimular a produção de vários oócitos secundários, que são aspirados dos folículos ovarianos maduros, misturados fora do corpo com uma solução contendo o espermatozoide e, em seguida, imediatamente inseridos nas tubas uterinas.

Defeitos congênitos

Uma anormalidade que está presente no nascimento e geralmente antes dele, é denominada **defeito congênito**. Esses defeitos ocorrem durante a formação de estruturas que se desenvolvem durante o período de organogênese, da quarta a oitava semanas de desenvolvimento, quando todos os órgãos principais aparecem. Durante a organogênese, as células-tronco estão estabelecendo os padrões básicos de desenvolvimento de órgãos e é durante esse período que as estruturas em desenvolvimento são muito suscetíveis a influências genéticas e ambientais.

Defeitos estruturais maiores ocorrem em 2 a 3% dos nascidos vivos e são a principal causa de mortalidade infantil, respondendo por cerca de 21% das mortes infantis. Muitos defeitos congênitos podem ser prevenidos pela suplementação ou evitando determinadas substâncias. Por exemplo, defeitos do tubo neural, como a espinha bífida e a anencefalia, podem ser prevenidos fazendo com que uma mulher grávida tome ácido fólico. A suplementação de iodo pode prevenir o retardo mental e a deformidade óssea, associados ao cretinismo. Evitar teratógenos também é muito importante na prevenção de defeitos congênitos.

Síndrome de Down

A **SD** é um distúrbio caracterizado por três, em vez de duas, cópias de pelo menos parte do cromossomo 21. De modo geral, uma criança em 900 nasce com SD. Contudo, mulheres mais velhas são mais propensas a ter um bebê com SD. A chance de ter um bebê com essa síndrome, que é menos de um em 3.000 para mulheres com menos de 30 anos, aumenta para um em 300 no grupo com faixa etária de 35 a 39 e para um em nove em mulheres com 48 anos de idade.

A SD é caracterizada por retardo mental, desenvolvimento físico retardado (baixa estatura e dedos grossos), estruturas faciais distintas (língua grande, perfil achatado, crânio largo, olhos oblíquos e cabeça redonda), defeitos renais, imunossupressão e malformações do coração, orelhas, mãos e pés. A maturidade sexual raramente é alcançada e a expectativa de vida é menor.

Terminologia técnica

Apresentação pélvica. Uma má apresentação em que as nádegas ou membros inferiores do feto se apresentam na pelve materna; a causa mais comum é a prematuridade.

Cariótipo. As características cromossômicas de um indivíduo apresentadas como um arranjo sistemático de pares de cromossomos metafásicos dispostos em ordem decrescente de tamanho e de acordo com a posição do centrômero (ver **Figura 29.24**); útil para avaliar se os cromossomos são normais em número e estrutura.

Concepto. Inclui todas as estruturas que se desenvolvem a partir de um zigoto e inclui um embrião mais a parte embrionária da placenta e membranas associadas (córion, âmnio, vesícula umbilical e alantoide).

Deformação ou deformidade. Anormalidade no desenvolvimento devido a tensões mecânicas que moldam uma parte do feto durante um longo período de tempo. As deformidades geralmente envolvem o sistema esquelético e/ou muscular e podem ser corrigidas após o nascimento. Um exemplo é o pé torto congênito.

Embrião criopreservado. Um embrião em estágio inicial de desenvolvimento produzido por fertilização *in vitro* (fertilização de um oócito secundário em uma placa de laboratório), que é preservado, a partir do congelamento, por um longo período. Após o descongelamento, o embrião inicial é implantado na cavidade uterina. Também chamado de **embrião congelado**.

Êmese gravídica. Episódios de náuseas e possivelmente vômito, que provavelmente ocorrerão mais pela manhã durante as primeiras semanas de gravidez; também chamada de **enjoo matinal**. Sua causa é desconhecida, mas os altos níveis de gonadotrofina coriônica humana secretada pela placenta e de progesterona secretada pelos ovários estão envolvidos. Se a gravidade desses sintomas necessitar de hospitalização para a alimentação intravenosa, a condição é conhecida como **hiperêmese gravídica**.

Epigênese. O desenvolvimento de um organismo a partir de uma célula indiferenciada.

Febre puerperal. Uma doença infecciosa do parto, também chamada sepse puerperal e febre do leito infantil. A doença, que resulta de uma infecção originada no canal do parto, afeta o endométrio da mãe. Pode se espalhar para outras estruturas pélvicas e levar à septicemia.

Gene letal. Um gene que, quando expresso, resulta em morte, seja no estado embrionário ou logo após o nascimento.

Idade de fecundação. Duas semanas a menos do que a idade gestacional, uma vez que um oócito secundário não é fertilizado antes de 2 semanas após o último período menstrual normal.

Idade gestacional. A idade de um embrião ou feto calculada a partir do primeiro dia previsto do último período menstrual normal.

Primórdio. O início ou primeira indicação discernível do desenvolvimento de um órgão ou estrutura.

Síndrome alcoólica fetal (SAF). Um padrão específico de malformação fetal devido à exposição intrauterina ao álcool. A SAF é uma das causas mais comuns de retardo mental e a causa evitável mais comum de defeitos congênitos nos EUA.

Síndrome da metafêmea. Uma configuração anormal dos cromossomos sexuais caracterizada por pelo menos três cromossomos X (XXX), que ocorre cerca de uma vez em cada 700 nascimentos. Essas mulheres têm órgãos genitais subdesenvolvidos e fertilidade limitada, sendo que a maioria manifesta retardo mental.

Síndrome de Klinefelter. Uma configuração anormal do cromossomo sexual, geralmente em decorrência da trissomia XXY, que ocorre uma vez em cada 500 nascimentos. Esses indivíduos apresentam certo grau de retardo mental, são homens estéreis com testículos não desenvolvidos, pelos escassos no corpo e aumento das mamas (ginecomastia).

Síndrome de Turner. Uma configuração anormal dos cromossomos sexuais em mulheres, causada pela presença de um único cromossomo X (designado XO); ocorrendo cerca de uma vez em cada 5.000 nascimentos, produz uma mulher estéril, praticamente sem ovários e com desenvolvimento limitado de caracteres sexuais secundárias. Outras características incluem a baixa estatura, pescoço alado, mamas subdesenvolvidas e mamilos amplamente espaçados. A inteligência geralmente é normal.

Revisão do capítulo

Conceitos essenciais

29.1 Visão geral do desenvolvimento

1. A gestação ou gravidez é uma sequência de eventos que começa com a fecundação (fertilização) e prossegue com implantação, desenvolvimento embrionário e desenvolvimento fetal. Normalmente termina com o nascimento.

2. Durante o período embrionário (fecundação até a oitava semana de desenvolvimento), o ser humano em desenvolvimento é chamado de embrião.

3. Durante o período fetal (da nona semana de desenvolvimento até o nascimento), o ser humano em desenvolvimento é conhecido como feto.

29.2 As duas primeiras semanas do período embrionário

1. Durante a fecundação, um espermatozoide penetra em um oócito secundário e seus pronúcleos se unem. A penetração da zona pelúcida é facilitada por enzimas no acrossomo do espermatozoide. A célula resultante é um zigoto.

2. Normalmente, apenas um espermatozoide fertiliza um oócito secundário devido aos bloqueios rápidos e lentos à polispermia.

3. A divisão celular rápida e precoce do zigoto é chamada de clivagem, e as células produzidas por clivagem são denominadas blastômeros. A esfera sólida de células produzidas por clivagem é uma mórula. A mórula se desenvolve em blastocisto, uma bola oca de células diferenciadas em um trofoblasto e uma massa celular interna. A fixação de um blastocisto ao endométrio é denominada implantação; ocorre como resultado da degradação enzimática do endométrio. Após a implantação, o endométrio torna-se modificado e é conhecido como decídua. O trofoblasto desenvolve-se em sinciciotrofoblasto e citotrofoblasto, que se tornam parte do cório. A massa celular interna se diferencia em hipoblasto e epiblasto, o disco embrionário bilaminado (duas camadas).

4. O âmnio é uma fina membrana protetora que se desenvolve a partir do citotrofoblasto.

5. O endoblasto e o hipoblasto extraembrionários formam a vesícula umbilical, que transfere nutrientes para o embrião, forma células sanguíneas, produz células germinativas primordiais e faz parte do trato digestório.

6. A erosão dos sinusoides e glândulas endometriais fornece sangue e secreções, que entram nos círculos vasculares lacunares para fornecer nutrição e remover os resíduos do embrião.

7. O celoma extraembrionário se forma dentro do mesoblasto extraembrionário.

8. O mesoderma extraembrionário e o trofoblasto formam o cório, a principal parte embrionária da placenta.

29.3 Semanas restantes do período embrionário

1. A terceira semana de desenvolvimento é caracterizada por gastrulação, a conversão do embrião com disco bilaminar em trilaminar (três camadas) constituído por ectoderma, mesoderma e endoderma. A primeira evidência da gastrulação é a formação da linha primitiva, após a qual o nó primitivo, processo notocordal e notocorda se desenvolvem. As três camadas germinativas primárias formam todos os tecidos e órgãos do organismo em desenvolvimento. A **Tabela 29.1** resume as estruturas que se desenvolvem a partir das camadas germinativas primárias. Também durante a terceira semana, são formadas as membranas orofaríngeas e cloacais. A parede da vesícula umbilical forma uma pequena evaginação vascularizada chamada alantoide, que funciona na formação do sangue e desenvolvimento da bexiga urinária.

2. O processo pelo qual placa neural, pregas neurais e tubo neural se formam é chamado de neurulação. O encéfalo e a medula espinal se desenvolvem a partir do tubo neural.

3. O mesoderma paraxial sofre segmentação para formar somitos dos quais se desenvolvem os músculos esqueléticos do tronco e dos membros. Os somitos também formam a derme, tela subcutânea, vértebras e costelas.

4. A formação de vasos sanguíneos, chamada angiogênese, começa nas células mesodérmicas chamadas angioblastos.

5. O coração se forma a partir de células mesodérmicas denominadas mesênquima cardiogênico. No final da terceira semana, o coração primitivo bate e circula o sangue. Projeções do cório, denominadas vilosidades coriônicas, conectam-se ao coração embrionário para que os vasos sanguíneos maternos e fetais sejam aproximados, permitindo a troca de nutrientes e resíduos entre o sangue materno e fetal.

6. A placentação refere-se à formação da placenta, o local de troca de nutrientes e resíduos entre a mãe e o feto. A placenta também funciona como uma barreira protetora, armazena nutrientes e produz vários hormônios para manter a gestação. A conexão real entre a placenta e o embrião (e mais tarde o feto) é o cordão umbilical.

7. Organogênese refere-se à formação de órgãos e sistemas do corpo e ocorre durante a quarta semana de desenvolvimento.

8. A conversão do disco embrionário bidimensional trilaminar para um cilindro tridimensional ocorre por um processo chamado dobramento embrionário. O dobramento embrionário traz vários órgãos para as posições finais no adulto e ajuda a formar o trato digestório.

9. Os arcos faríngeos, sulcos e bolsas dão origem às estruturas da cabeça e do pescoço.

10. No final da quarta semana, os brotos dos membros superiores e inferiores se desenvolvem, e, no final da oitava semana, o embrião tem características claramente humanas.

29.4 Período fetal

1. O período fetal compreende principalmente o crescimento e a diferenciação de tecidos e órgãos que se desenvolveram durante o período embrionário.

2. A taxa de crescimento corporal é notável, principalmente durante a nona e a décima sexta semanas.

3. As principais alterações associadas ao crescimento embrionário e fetal estão resumidas na **Tabela 29.2**.

29.5 Teratógenos

1. Teratógenos são agentes que causam defeitos físicos nos embriões em desenvolvimento.

2. Entre os teratógenos mais importantes estão o álcool, os pesticidas, os produtos químicos industriais, alguns medicamentos prescritos, a cocaína, o LSD, a nicotina e a radiação ionizante.

29.6 Exames diagnósticos pré-natais

1. Vários testes de diagnóstico pré-natal são utilizados para detectar distúrbios genéticos e avaliar o bem-estar fetal. Incluem a ultrassonografia fetal, em que uma imagem de um feto é exibida em uma tela; a amniocentese, a retirada e a análise do líquido amniótico e as células fetais dentro dele; e obtenção de amostras das vilosidades coriônicas, que envolve a retirada de tecido das vilosidades coriônicas para análise cromossômica.

2. A obtenção de amostras das vilosidades coriônicas pode ser feita mais precocemente que a amniocentese, e os resultados estão disponíveis mais rapidamente, mas é um pouco mais arriscada do que a amniocentese.

3. Testes pré-natais não invasivos incluem o teste para a alfafetoproteína materna com o intuito de detectar defeitos do tubo neural e o teste AFP Plus® Quad para a detecção de Síndrome de Down, trissomia do cromossomo 18 e defeitos do tubo neural.

29.7 Mudanças maternas durante a gestação

1. A gestação ou gravidez é mantida pela gonadotrofina coriônica humana, estrogênios e progesterona.

2. A somatomamotrofina coriônica humana contribui para o desenvolvimento da mama, anabolismo de proteínas e catabolismo de glicose e ácidos graxos.

3. A relaxina aumenta a flexibilidade da sínfise púbica e ajuda a dilatar o colo uterino perto do final da gravidez.

4. Acredita-se que o hormônio liberador de corticotrofina, produzido pela placenta, estabeleça o momento do nascimento e estimule a secreção de cortisol pela glândula suprarrenal fetal.

5. Durante a gestação, várias alterações anatômicas e fisiológicas ocorrem na mãe.

29.8 Exercício e gestação

1. Durante a gravidez, algumas articulações tornam-se menos estáveis, e algumas atividades físicas são mais difíceis de executar.

2. A atividade física moderada não coloca em risco o feto em uma gestação normal.

29.9 Trabalho de parto

1. O trabalho de parto é o processo pelo qual o feto é expulso do útero através da vagina para o exterior. O trabalho de parto verdadeiro envolve a dilatação do colo do útero, expulsão do feto e da placenta.

2. A ocitocina estimula as contrações uterinas por meio de um ciclo de retroalimentação positiva.

29.10 Adaptações do bebê ao nascer

1. O feto depende da mãe para o fornecimento de oxigênio e nutrientes, a remoção de resíduos e proteção.

2. Após o nascimento, os sistemas respiratório e cardiovascular de um recém-nascido sofrem mudanças para permitir que eles se tornem autossustentáveis no decorrer da vida pós-natal.

29.11 Fisiologia da lactação

1. A lactação refere-se à produção e ejeção de leite pelas glândulas mamárias.

2. A produção de leite é influenciada pela prolactina, estrogênios e progesterona.

3. A ejeção do leite é estimulada pela ocitocina.

4. Alguns dos muitos benefícios da amamentação incluem nutrição ideal para o lactente, proteção contra doenças e diminuição da probabilidade de desenvolver alergias.

29.12 Hereditariedade

1. Hereditariedade ou herança é a passagem de caracteres ou traços hereditários de uma geração a outra.

2. A composição genética de um organismo é chamada de genótipo; os caracteres são denominados fenótipo.

3. Os genes dominantes controlam um traço particular; a expressão de gene recessivo é mascarada por genes dominantes.

4. Muitos padrões de herança não estão de acordo com os padrões simples de dominância e recessividade. Na dominância incompleta, nenhum membro de um par alélico domina; fenotipicamente, o heterozigoto é intermediário entre o homozigoto dominante e o homozigoto recessivo. Na herança de alelos múltiplos, os genes têm mais de duas formas alternativas. Um exemplo é a herança dos grupos sanguíneos ABO. Na herança complexa, uma característica como a cor da pele ou dos olhos é controlada pelos efeitos combinados de dois ou mais genes e pode ser influenciada por fatores ambientais.

5. Cada célula somática tem 46 cromossomos – 22 pares de autossomos e 1 par de cromossomos sexuais.

6. Nas mulheres, os cromossomos sexuais são dois cromossomos X; em homens, eles são um cromossomo X e um cromossomo Y muito menor, que normalmente inclui o principal gene determinante do sexo masculino, denominado *SRY*.

7. Se o gene *SRY* estiver presente e funcional em um óvulo fecundado, o feto desenvolverá testículos e se diferenciará em um indivíduo do sexo masculino. Na ausência do gene *SRY*, o feto desenvolverá ovários e se diferenciará em um indivíduo do sexo feminino.

8. O daltonismo das cores vermelho-verde e a hemofilia resultam de genes recessivos localizados no cromossomo X. Esses caracteres ligados ao sexo ocorrem principalmente em homens em virtude da ausência de qualquer gene dominante compensatório sobre o cromossomo Y.

9. Um mecanismo denominado inativação do cromossomo X (lionização) equilibra a diferença no número de cromossomos X entre homens (um X) e mulheres (dois X). Em cada célula do corpo de uma mulher, um cromossomo X é aleatoriamente e permanentemente inativado no início do desenvolvimento e torna-se um corpúsculo de Barr.

10. Um determinado fenótipo é o resultado das interações do genótipo e do ambiente.

Questões para avaliação

1. Kathy está amamentando seu bebê e está sentindo algo como as primeiras dores do parto. O que está causando essas sensações dolorosas? Elas representam algum benefício para Kathy?

2. Jack tem hemofilia, que é um distúrbio de coagulação sanguínea, ligada ao sexo. Ele culpa seu pai por transmitir o gene da hemofilia. Explique a Jack por que seu raciocínio está errado. Como Jack pode ter hemofilia se os seus pais não têm?

3. Alisa pediu ao obstetra para salvar e congelar o sangue do cordão umbilical de seu bebê depois do parto, caso a criança precise futuramente de um transplante de medula óssea. O que há no sangue do cordão umbilical do bebê que pode ser utilizado para tratar futuros distúrbios na criança?

Respostas às questões das figuras

29.1 Capacitação é o grupo de alterações funcionais nos espermatozoides que permitem fecundar um oócito secundário; as mudanças ocorrem após os espermatozoides serem depositados no trato genital feminino.

29.2 Uma mórula é uma bola sólida de células; um blastocisto consiste em uma borda de células (trofoblasto) que circundam uma cavidade (cavidade do blastocisto) e uma massa celular interna.

29.3 O blastocisto secreta enzimas digestivas que digerem o revestimento endometrial no sítio de implantação.

29.4 A decídua basal ajuda a formar a parte materna da placenta.

29.5 A implantação ocorre durante a fase secretora do ciclo uterino.

29.6 O disco embrionário bilaminar é fixado ao trofoblasto por um pedículo de conexão.

29.7 A gastrulação converte um disco embrionário bilaminar em um disco embrionário trilaminar.

29.8 A notocorda induz as células mesodérmicas a se desenvolverem em corpos vertebrais e forma o núcleo pulposo dos discos intervertebrais.

29.9 O tubo neural forma o encéfalo e a medula espinal; os somitos se desenvolvem nos músculos esqueléticos dos troncos e membros, tela subcutânea, derme, vértebras e costelas.

29.10 As vilosidades coriônicas ajudam a aproximar os vasos sanguíneos fetais e maternos.

29.11 A placenta participa da troca de material entre o feto e a mãe, serve como uma barreira protetora contra muitos microrganismos e armazena nutrientes.

29.12 Como resultado do dobramento embrionário, o embrião se curva em formato de C, vários órgãos são trazidos para suas eventuais posições adultas e é formado o intestino primitivo.

29.13 Arcos, sulcos e bolsas faríngeas dão origem às estruturas da cabeça e do pescoço.

29.14 O peso fetal dobra entre o período fetal médio e o nascimento.

29.15 A amniocentese é usada principalmente para detectar distúrbios genéticos, mas também fornece informações sobre a maturidade (e sobrevivência) do feto.

29.16 Testes precoces de gravidez detectam níveis elevados de gonadotrofina coriônica humana.

29.17 A relaxina aumenta a flexibilidade da sínfise púbica e ajuda a dilatar o colo do útero para facilitar o parto.

29.18 A dilatação completa do colo uterino marca o início do estágio de expulsão.

29.19 A ocitocina também estimula a contração do útero durante o parto de um bebê.

29.20 As chances de uma criança ter FCN são as mesmas para cada criança – 25%.

29.21 Na dominância incompleta, nenhum membro de um par alélico é dominante; o heterozigoto tem um fenótipo intermediário entre os fenótipos homozigoto dominante e homozigoto recessivo.

29.22 Um bebê pode ter sangue tipo O se cada um dos pais for heterozigoto e tiver um alelo i.

29.23 A cor do cabelo, altura e constituição corporal são algumas das características transmitidas por herança complexa.

29.24 Os cromossomos sexuais femininos são XX e os cromossomos sexuais masculinos são XY.

29.25 Os cromossomos que não são cromossomos sexuais são chamados autossomos.

29.26 Uma mulher daltônica para as cores vermelho-verde tem um genótipo $X^c X^c$.

Apêndice A

Medidas

Sistema tradicional de medidas dos EUA.

Parâmetro	Unidade	Relação com outras unidades dos EUA	SI (métrica) equivalente
Comprimento	Polegada	1/12 pé	2,54 cm
	Pé	12 polegadas	0,305 m
	Jarda	36 polegadas	0,914 m
	Milha	5.280 pés	1,609 km
Massa	Grão	1/1.000 libra	64,799 mg
	Dracma	1/16 onça	1,772 g
	Onça	16 dracmas	28,350 g
	Libra	16 onças	453,6 g
	Tonelada	2.000 libras	907,18 kg
Volume (líquido)	Onça	1/16 pinta	29,574 mℓ
	Pinta	16 onças	0,473 ℓ
	Quarto	2 pintas	0,946 ℓ
	Galão	4 quartos	3,785 ℓ
Volume (seco)	Pinta	½ quarto	0,551 ℓ
	Quarto	2 pintas	1,101 ℓ
	Peck	8 quartos	8,810 ℓ
	Bushel	4 pecks	35,239 ℓ

Sistema internacional (SI).

Unidades básicas			Prefixos		
Unidade	**Quantidade**	**Símbolo**	**Prefixo**	**Multiplicador**	**Símbolo**
Metro	Comprimento	m	Tera-	10^{12} = 1.000.000.000.000	T
Quilograma	Massa	kg	Giga-	10^{9} = 1.000.000.000	G
Segundo	Tempo	s	Mega-	10^{6} = 1.000.000	M
Litro	Volume	ℓ	Quilo-	10^{3} = 1.000	k
Mol	Quantidade de matéria	mol	Hecto-	10^{2} = 100	h
			Deca-	10^{1} = 10	da
			Deci-	10^{-1} = 0,1	d
			Centi-	10^{-2} = 0,01	c
			Mili-	10^{-3} = 0,001	m
			Micro-	10^{-6} = 0,000001	μ
			Nano-	10^{-9} = 0,000000001	n
			Pico-	10^{-12} = 0,000000000001	p

Conversão de temperatura.

Fahrenheit (F) para Celsius (C)
°C = (°F − 32) ÷ 1,8
Celsius (C) para Fahrenheit (F)
°F = (°C × 1,8) + 32

Conversão do sistema de medidas dos EUA para o SI (métrica).

Quando você souber	Multiplicar por	Para encontrar
Polegadas	2,54	Centímetros
Pés	30,48	Centímetros
Jardas	0,91	Metros
Milhas	1,61	Quilômetros
Onças	28,35	Gramas
Libras	0,45	Quilogramas
Toneladas	0,91	Toneladas métricas
Onças líquidas	29,57	Mililitros
Pintas	0,47	Litros
Quartos	0,95	Litros
Galões	3,79	Litros

Conversão de medidas do SI (métrica) para o sistema dos EUA.

Quando você souber	Multiplicar por	Para encontrar
Milímetros	0,04	Polegadas
Centímetros	0,39	Polegadas
Metros	3,28	Pés
Quilômetros	0,62	Milhas
Litros	1,06	Quartos
Metros cúbicos	35,31	Pés cúbicos
Gramas	0,035	Onças
Quilogramas	2,21	Libras

Apêndice B

Tabela Periódica

A tabela periódica lista os **elementos químicos** conhecidos, as unidades básicas da matéria. Os elementos na tabela estão dispostos da esquerda para a direita em fileiras, por ordem de seu **número atômico**, o número de prótons no núcleo. Cada fileira horizontal, numerada de 1 a 7, é um **período**. Todos os elementos em um determinado período têm o mesmo número de camadas de elétrons que seu número de período. Por exemplo, cada átomo de hidrogênio ou hélio tem uma camada de elétrons, enquanto cada átomo de potássio ou cálcio tem quatro camadas de elétrons. Os elementos em cada coluna ou **grupo** compartilham propriedades químicas. Por exemplo, os elementos na coluna IA são quimicamente muito reativos, enquanto os elementos na coluna VIIIA possuem camadas de elétrons completas e, portanto, são quimicamente inertes.

Os cientistas agora reconhecem 118 elementos diferentes; 92 ocorrem naturalmente na Terra e os demais são produzidos a partir de elementos naturais utilizando aceleradores de partículas ou reatores nucleares. Os elementos são designados por **símbolos químicos**, que correspondem à primeira letra ou às duas primeiras letras do nome do elemento em inglês, latim ou outro idioma.

Vinte e seis dos 92 elementos de ocorrência natural estão presentes em seu corpo. Desses, apenas quatro elementos – oxigênio (O), carbono (C), hidrogênio (H) e nitrogênio (N) (codificados em azul) – constituem aproximadamente 96% da massa corporal. Os outros oito elementos – cálcio (Ca), fósforo (P), potássio (K), enxofre (S), sódio (Na), cloro (Cl), magnésio (Mg) e ferro (Fe) (codificados em rosa) contribuem com 3,8% da massa do corpo. Quatorze elementos adicionais, chamados **oligoelementos**, porque estão presentes em pequenas quantidades, representam os demais 0,2% da massa corporal. Os oligoelementos são alumínio, boro, cromo, cobalto, cobre, flúor, iodo, manganês, molibdênio, selênio, silício, estanho, vanádio e zinco (codificados em amarelo). A **Tabela 2.1** na Seção 2.1 fornece informações sobre os principais elementos químicos no corpo.

Grupo	IA	IIA	IIIB	IVB	VB	VIB	VIIB	VIIIB			IB	IIB	IIIA	IVA	VA	VIA	VIIA	VIIIA
1	1 Hidrogênio **H** 1,0079																	2 Hélio **He** 4,003
2	3 Lítio **Li** 6,941	4 Berílio **Be** 9,012											5 Boro **B** 10,811	6 Carbono **C** 12,011	7 Nitrogênio **N** 14,007	8 Oxigênio **O** 15,999	9 Flúor **F** 18,998	10 Neônio **Ne** 20,180
3	11 Sódio **Na** 22,989	12 Magnésio **Mg** 24,305											13 Alumínio **Al** 26,9815	14 Silício **Si** 28,086	15 Fósforo **P** 30,974	16 Enxofre **S** 32,066	17 Cloro **Cl** 35,453	18 Argônio **Ar** 39,948
4	19 Potássio **K** 39,098	20 Cálcio **Ca** 40,08	21 Escândio **Sc** 44,956	22 Titânio **Ti** 47,87	23 Vanádio **V** 50,942	24 Cromo **Cr** 51,996	25 Manganês **Mn** 54,938	26 Ferro **Fe** 55,845	27 Cobalto **Co** 58,933	28 Níquel **Ni** 58,69	29 Cobre **Cu** 63,546	30 Zinco **Zn** 65,38	31 Gálio **Ga** 69,723	32 Germânio **Ge** 72,59	33 Arsênio **As** 74,992	34 Selênio **Se** 78,96	35 Bromo **Br** 79,904	36 Criptônio **Kr** 83,80
5	37 Rubídio **Rb** 85,468	38 Estrôncio **Sr** 87,62	39 Ítrio **Y** 88,905	40 Zircônio **Zr** 91,22	41 Nióbio **Nb** 92,906	42 Molibdênio **Mo** 95,94	43 Tecnécio **Tc** (99)	44 Rutênio **Ru** 101,07	45 Ródio **Rh** 102,905	46 Paládio **Pd** 106,42	47 Prata **Ag** 107,868	48 Cádmio **Cd** 112,40	49 Índio **In** 114,82	50 Estanho **Sn** 118,69	51 Antimônio **Sb** 121,75	52 Telúrio **Te** 127,60	53 Iodo **I** 126,904	54 Xenônio **Xe** 131,30
6	55 Césio **Cs** 132,905	56 Bário **Ba** 137,33	57–71	72 Háfnio **Hf** 178,49	73 Tântalo **Ta** 180,948	74 Tungstênio **W** 183,85	75 Rênio **Re** 186,2	76 Ósmio **Os** 190,2	77 Irídio **Ir** 192,22	78 Platina **Pt** 195,08	79 Ouro **Au** 196,967	80 Mercúrio **Hg** 200,59	81 Tálio **Tl** 204,38	82 Chumbo **Pb** 207,19	83 Bismuto **Bi** 208,980	84 Polônio **Po** (209)	85 Astato **At** (210)	86 Radônio **Rn** (222)
7	87 Frâncio **Fr** (223)	88 Rádio **Ra** (226)	89–103	104 Rutherfórdio **Rf** (267)	105 Dúbnio **Db** (268)	106 Seabórgio **Sg** (271)	107 Bóhrio **Bh** (272)	108 Hássio **Hs** (270)	109 Meitnério **Mt** (276)	110 **Ds** (281)	111 **Rg** (280)	112 **Cn** (285)	113 **Uut** (284)	114 **Fl** (289)	115 **Uup** (288)	116 **Lv** (293)	117 **Uus** (294)	118 **Uuo** (294)

Número atômico: 23 **V** — Símbolo químico; 50,942 — Massa atômica (peso)

Porcentagem de massa corporal:
- 96% (quatro elementos)
- 3,8% (oito elementos)
- 0,2% (14 elementos)

57 a 71, Lantanídeos

57 Lantânio **La** 138,91	58 Cério **Ce** 140,12	59 Praseodímio **Pr** 140,907	60 Neodímio **Nd** 144,24	61 Promécio **Pm** 144,913	62 Samário **Sm** 150,35	63 Európio **Eu** 151,96	64 Gadolínio **Gd** 157,25	65 Térbio **Tb** 158,925	66 Disprósio **Dy** 162,50	67 Hólmio **Ho** 164,930	68 Érbio **Er** 167,26	69 Túlio **Tm** 168,934	70 Itérbio **Yb** 173,04	71 Lutécio **Lu** 174,97

89 a 103, Actinídeos

89 Actínio **Ac** (227)	90 Tório **Th** 232,038	91 Protactínio **Pa** (231)	92 Urânio **U** 238,03	93 Neptúnio **Np** (237)	94 Plutônio **Pu** 244,064	95 Amerício **Am** (243)	96 Cúrio **Cm** (247)	97 Berquélio **Bk** (247)	98 Califórnio **Cf** 242,058	99 Einstênio **Es** (254)	100 Férmio **Fm** 257,095	101 Mendelévio **Md** 258,10	102 Nobélio **No** 259,10	103 Laurêncio **Lr** 260,105

Apêndice C

Valores Normais nos Exames de Sangue Selecionados

O sistema de unidades internacionais (SI) (*Système Internationale d'Unités*) é utilizado na maioria dos países e em muitos periódicos médicos e científicos. Os laboratórios clínicos nos EUA, por outro lado, geralmente relatam os valores nos exames de sangue e de urina em unidades convencionais. Os valores laboratoriais neste Apêndice fornecem primeiramente as unidades convencionais, seguidas por equivalentes em SI entre parênteses. Os valores listados para vários exames de sangue devem ser vistos como valores de referência em vez de valores "normais" absolutos para todos os indivíduos saudáveis. Os valores podem variar de acordo com a idade, gênero, dieta e ambiente do indivíduo ou do equipamento, métodos e padrões do laboratório que realiza a mensuração.

Legendas dos símbolos.

g = grama	mℓ = mililitro
mg = miligrama = 10^{-3} grama	µL = microlitro
µg = micrograma = 10^{-6} grama	mEq/ℓ = miliequivalentes por litro
U = unidades	mmol/ℓ = milimoles por litro
L = litro	µmol/ℓ = micromoles por litro
dℓ = decilitro	> = maior que; < = menor que

Exames de sangue.

Exame (amostra)	Valores de referência nos EUA (unidades SI)	Aumento dos valores em	Diminuição dos valores
Aminotransferases (soro)			
Alanina aminotransferase (ALT)	0 a 35 U/ℓ (os mesmos)	Doença hepática ou dano hepático ocasionado por medicamentos tóxicos	
Aspartato aminotransferase (AST)	0 a 35 U/ℓ (os mesmos)	Infarto do miocárdio, doença hepática, trauma aos músculos esqueléticos, queimaduras graves	Beribéri, diabetes melito descontrolado com acidose, gravidez
Amônia (plasma)	20 a 120 µg/dℓ (12 a 55 µmol/ℓ)	Doença hepática, insuficiência cardíaca, enfisema, pneumonia, doença hemolítica do recém-nascido	Hipertensão
Bilirrubina (soro)	Conjugada: < 0,5 mg/dℓ (< 5,0 µmol/ℓ) Não conjugada: 0,2 a 1,0 mg/dℓ (18 a 20 µmol/ℓ) Recém-nascido: 1,0 a 12,0 mg/dℓ (< 200 mmol/ℓ)	Bilirrubina conjugada: disfunção hepática ou cálculos biliares Bilirrubina não conjugada: hemólise excessiva de eritrócitos	
Nitrogênio ureico no sangue (NUS) (soro)	8 a 26 mg/dℓ (2,9 a 9,3 mmol/ℓ)	Doença renal, obstrução do trato urinário, choque, diabetes, queimaduras, desidratação, infarto do miocárdio	Insuficiência hepática, desnutrição, hidratação excessiva, gravidez
Conteúdo de dióxido de carbono (bicarbonato + CO_2 dissolvido) (sangue total)	Arterial: 19 a 24 mEq/ℓ (19 a 24 mmol/ℓ) Venoso: 22 a 26 mEq/ℓ (22 a 26 mmol/ℓ)	Diarreia grave, vômito grave, desnutrição ou inanição, enfisema, aldosteronismo	Insuficiência renal, cetoacidose diabética, choque
Colesterol, total (plasma) **Colesterol HDL** (plasma) **Colesterol LDL** (plasma)	< 200 mg/dℓ (< 5,2 mmol/ℓ) é desejável > 40 mg/dℓ (> 1,0 mmol/ℓ) é desejável < 130 mg/dℓ (< 3,2 mmol/ℓ) é desejável	Hipercolesterolemia, diabetes melito descompensado, hipotireoidismo, hipertensão, aterosclerose, nefrose	Doença hepática, hipertireoidismo, má absorção de gordura, anemia perniciosa ou hemolítica, infecções graves
Creatina (soro)	Homens: 0,15 a 0,5 mg/dℓ (10 a 40 µmol/ℓ) Mulheres: 0,35 a 0,9 mg/dℓ (30 a 70 µmol/ℓ)	Distrofia muscular, danos ao tecido muscular, choque elétrico, alcoolismo crônico	

Exames de sangue.

Exame (amostra)	Valores de referência nos EUA (unidades SI)	Aumento dos valores em	Diminuição dos valores em
Creatinoquinase (CK, *creatine quinase*), também conhecida como **creatina fosfoquinase (CPK,** *creatine phosphoquinase*) (soro)	0 a 130 U/ℓ (os mesmos)	Infarto do miocárdio, distrofia muscular progressiva, hipotireoidismo e edema pulmonar	
Creatinina (soro)	0,5 a 1,2 mg/dℓ (45 a 105 μmol/ℓ)	Função renal deficiente, obstrução do trato urinário, gigantismo e acromegalia	Diminuição da massa muscular, como ocorre na distrofia muscular ou miastenia *gravis*
Eletrólitos (plasma)	Ver **Tabela 27.2** na Seção 27.2		
Gamaglutamil transferase (GGT) (soro)	0 a 30 U/ℓ	Obstrução do ducto biliar, cirrose, alcoolismo, câncer hepático metastático e insuficiência cardíaca congestiva	
Glicose (plasma)	70 a 110 mg/dℓ (3,9 a 6,1 mmol/ℓ)	Diabetes melito, estresse agudo, hipertireoidismo, doença hepática crônica e síndrome de Cushing	Doença de Addison, hipotireoidismo e hiperinsulinismo
Hemoglobina (sangue total)	Homens: 14 a 18 g/100 mℓ (140 a 180 g/ℓ) Mulheres: 12 a 16 g/100 mℓ (120 a 160 g/ℓ) Recém-nascidos: 14 a 20 g/100 mℓ (140 a 200 g/ℓ)	Policitemia, insuficiência cardíaca congestiva, doença pulmonar obstrutiva crônica, morar em locais de altitudes elevadas	Anemia, hemorragia grave, câncer, hemólise, doença de Hodgkin, deficiência nutricional de vitamina B_{12}, lúpus eritematoso sistêmico e doença renal
Ferro, total (soro)	Homens: 80 a 180 μg/dℓ (14 a 32 μmol/ℓ) Mulheres: 60 a 160 μg/dℓ (11 a 29 μmol/ℓ)	Doença hepática, anemia hemolítica e envenenamento por ferro	Anemia por deficiência de ferro, perda crônica de sangue, gravidez (tardia) e hemorragia uterina anormal crônica
Lactato desidrogenase (LDH) (soro)	71 a 207 U/ℓ (os mesmos)	Infarto do miocárdio, doença hepática, necrose do músculo esquelético e câncer extenso	
Lipídios (soro) Total Triglicerídeos	400 a 850 mg/dℓ (4,0 a 8,5 g/ℓ) 10 a 190 mg/dℓ (0,1 a 1,9 g/ℓ)	Hiperlipidemia e diabetes melito	Má absorção de gordura e hipotireoidismo
Contagem de plaquetas (trombócitos) (sangue total)	150.000 a 400.000/μℓ	Câncer, trauma, leucemia e cirrose	Anemias, condições alérgicas e hemorragia
Proteína (soro) Total Albumina Globulina	6 a 8 g/dℓ (60 a 80 g/ℓ) 4 a 6 g/dℓ (40 a 60 g/ℓ) 2,3 a 3,5 g/dℓ (23 a 35 g/ℓ)	Desidratação, choque e infecções crônicas	Doença hepática, baixa ingestão de proteínas, hemorragia, diarreia, má absorção, insuficiência renal crônica e queimaduras graves
Contagem de glóbulos vermelhos (eritrócitos) (sangue total)	Homens: 4,5 a 6,5 milhões/μℓ Mulheres: 3,9 a 5,6 milhões/μℓ	Policitemia, desidratação e morar em grandes altitudes	Hemorragia, hemólise, anemias, câncer e hidratação excessiva
Ácido úrico (urato) (soro)	2,0 a 7,0 mg/dℓ (120 a 420 μmol/ℓ)	Função renal deficiente, gota, câncer metastático, choque e desnutrição	
Contagem de glóbulos brancos (leucócitos), total (sangue total)	5.000 a 10.000/μℓ (Ver **Tabela 19.3** na Seção 19.5 para porcentagens relativas de diferentes tipos de leucócitos.)	Infecções agudas, traumas, doenças malignas, doenças cardiovasculares. (Ver também a **Tabela 19.2** na Seção 19.4.)	Diabetes melito e anemia. (Ver também a **Tabela 19.2** na Seção 19.2.)

Apêndice D

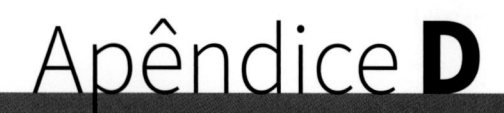

Valores Normais Selecionados em Exames de Urina

Exames de urina.

Exame (amostra)	Valores de referência nos EUA (unidades SI)	Implicações clínicas
Amilase (2 h)	35 a 260 unidades Somogyi/h (6,5 a 48,1 unidades/h)	Os valores aumentam na inflamação do pâncreas (pancreatite) ou glândulas salivares, obstrução do ducto pancreático e úlcera péptica perfurada
Bilirrubina* (aleatória)	Negativo	Os valores aumentam na doença hepática e doença biliar obstrutiva
Sangue* (aleatória)	Negativo	Os valores aumentam na doença renal, queimaduras extensas, reações transfusionais e anemia hemolítica
Cálcio (Ca^{2+}) (aleatória)	10 mg/dℓ (2,5 mmol/ℓ); até 300 mg/24 h (7,5 mmol/24 h)	A quantidade depende da ingestão alimentar; os valores aumentam no hiperparatireoidismo, malignidades metastáticas e câncer primário das mamas e pulmões; os valores diminuem no hipoparatireoidismo e deficiência de vitamina D
Cilindros (24 h)		
Epiteliais	Ocasional	Os valores aumentam na nefrose e intoxicação por metais pesados
Granulares	Ocasional	Os valores aumentam em nefrite e pielonefrite
Hialinos	Ocasional	Os valores aumentam nas infecções renais
Hemácias	Ocasional	Os valores aumentam no dano da membrana glomerular e na febre
Leucócitos	Ocasional	Os valores aumentam na pielonefrite, cálculos renais e cistite
Cloreto (Cl^-) (24 h)	140 a 250 mEq/24 h (140 a 250 mmol/24 h)	A quantidade depende da ingestão de sal na dieta; os valores aumentam na doença de Addison, desidratação e desnutrição; os valores diminuem na obstrução pilórica, diarreia e enfisema
Cor (aleatória)	Amarela, palha e âmbar	Varia em muitas condições patológicas, hidratação e dieta
Creatinina (24 h)	Homens: 1,0 a 2,0 g/24 h (9 a 18 mmol/24 h) Mulheres: 0,8 a 1,8 g/24 h (7 a 16 mmol/24 h)	Os valores aumentam nas infecções; os valores diminuem na atrofia muscular, anemia e doenças renais
Glicose*	Negativo	Os valores aumentam no diabetes melito, lesão encefálica e infarto do miocárdio
Hidroxicorticosteroides (17-hidroxiesteroides) (24 h)	Homens: 5 a 15 mg/24 h (13 a 41 μmol/24 h) Mulheres: 2 a 13 mg/24 h (5 a 36 μmol/24 h)	Os valores aumentam na síndrome de Cushing, queimaduras e infecções; os valores diminuem na doença de Addison
Corpos cetônicos* (aleatória)	Negativo	Os valores aumentam na acidose diabética, febre, anorexia, jejum e desnutrição
17-cetoesteroides (24 h)	Homens: 8 a 25 mg/24 h (28 a 87 μmol/24 h) Mulheres: 5 a 15 mg/24 h (17 a 53 μmol/24 h)	Os valores diminuem na cirurgia, queimaduras, infecções, síndrome adrenogenital e síndrome de Cushing

Exames de urina.

Exame (amostra)	Valores de referência nos EUA (unidades SI)	Implicações clínicas
Odor (aleatória)	Aromático	Torna-se semelhante à acetona na cetose diabética
Osmolalidade (24 h)	500 a 800 mOsm/kg de água (500 a 800 mmol/kg de água)	Os valores aumentam na cirrose, insuficiência cardíaca congestiva (ICC) e dietas ricas em proteínas; os valores diminuem no aldosteronismo, diabetes insípido e hipopotassemia
pH* (aleatória)	4,6 a 8,0	Os valores aumentam em infecções do trato urinário e alcalose grave; os valores diminuem na acidose, enfisema, desnutrição e desidratação
Ácido fenilpirúvico (aleatória)	Negativo	Os valores aumentam na fenilcetonúria (FCN)
Potássio (K^+) (24 h)	40 a 80 mEq/24 h (40 a 80 mmol/24 h)	Os valores aumentam na insuficiência renal crônica, desidratação, desnutrição e síndrome de Cushing; os valores diminuem na diarreia, síndrome de má absorção e insuficiência adrenal
Proteína* (albumina) (aleatória)	Negativo	Os valores aumentam na nefrite, febre, anemias graves, trauma e hipertireoidismo
Sódio (Na^+) (24 h)	75 a 200 mEq/24 h (75 a 200 mmol/24 h)	A quantidade depende da ingestão de sal na dieta; os valores aumentam na desidratação, na desnutrição e na acidose diabética; os valores diminuem na diarreia, insuficiência renal aguda, enfisema e síndrome de Cushing
Gravidade específica* (aleatória)	1,001 a 1,035 (os mesmos)	Os valores aumentam no diabetes melito e na perda excessiva de água; os valores diminuem na ausência de hormônio antidiurético (HAD) e lesão renal grave
Ureia (24 h)	25 a 35 g/24 h (420 a 580 mmol/24 h)	Os valores aumentam em resposta ao aumento da ingestão de proteínas; os valores diminuem na função renal comprometida
Ácido úrico (24 h)	0,4 a 1,0 g/24 h (1,5 a 4,0 mmol/24 h)	Os valores aumentam na gota, leucemia e doença hepática; os valores diminuem na doença renal
Urobilinogênio* (24 h)	1,7 a 6,0 µmol/24 h	Os valores aumentam em anemias, na hepatite A (infecciosa), doença biliar e cirrose; os valores diminuem na colelitíase e insuficiência renal
Volume, total (24 h)	1.000 a 2.000 mℓ/24 h (1,0 a 2,0 ℓ/24 h)	Varia com muitos fatores.

*Teste geralmente realizado usando uma **fita reagente**, uma tira de plástico impregnada com componentes químicos, que é mergulhada na amostra de urina para detectar substâncias específicas. Determinadas cores indicam a presença ou ausência de uma substância e, às vezes, fornecem uma estimativa aproximada da(s) quantidade(s) presente(s).

Apêndice E

Respostas às Questões para Avaliação Crítica

Capítulo 1

1. Não. A tomografia computadorizada é utilizada para observar as diferenças na densidade dos tecidos. Para avaliar a atividade em um órgão, como o encéfalo, a tomografia por emissão de pósitrons (PET) ou uma tomografia computadorizada por emissão de fóton único (SPECT) forneceria uma avaliação visual com imagens em cores da atividade encefálica.

2. As células-tronco são células indiferenciadas. A pesquisa com células-tronco demonstra que essas células indiferenciadas podem ser induzidas a se diferenciar em células específicas necessárias para substituir aquelas que sofreram danos ou estão em mau funcionamento.

3. A homeostasia é a constância relativa (ou equilíbrio dinâmico) do ambiente interno do corpo. A homeostasia é mantida à medida que o corpo muda em resposta às alterações nas condições externas e internas, incluindo às de temperatura, pressão, fluidos, eletrólitos e outras substâncias químicas.

Capítulo 2

1. Nem a manteiga nem a margarina são particularmente boas escolhas para fritar ovos. A manteiga contém gorduras saturadas que estão associadas à doença cardíaca. No entanto, muitas margarinas contêm ácidos graxos-*trans* hidrogenados ou parcialmente hidrogenados, que também aumentam o risco de doença cardíaca. Uma alternativa seria fritar os ovos em gorduras mono ou poli-insaturadas, como azeite de oliva, óleo de amendoim ou óleo de milho. Ovos cozidos ou escalfados em vez de fritos reduziriam o teor de gordura de seu café da manhã, assim como comer apenas as claras de ovo (não as gemas, que têm com alto teor de gordura).

2. Altas temperaturas corporais podem ser fatais, principalmente em bebês. A temperatura elevada pode causar a desnaturação de proteínas estruturais e enzimas vitais. Quando isso acontece, as proteínas tornam-se não funcionais. Se as enzimas desnaturadas são requeridas para reações que são necessárias à vida, então a criança poderia morrer.

3. Simplesmente adicionar água ao açúcar de mesa não faz com que se decomponha em monossacarídeos. A água atua como solvente, dissolvendo a sacarose e formando uma solução de água com açúcar. Para completar a decomposição do açúcar de mesa em glicose e sacarose seria necessária a presença da enzima sacarase.

Capítulo 3

1. Síntese de mucina por ribossomos no retículo endoplasmático rugoso, para o transporte vesicular, para entrada na face dos sáculos do complexo de Golgi, para transferência vesicular, para os sáculos intermediários em que a proteína é modificada, para transferência vesicular, para saída pela face dos sáculos, para a vesícula secretória, para a membrana plasmática na qual sofre exocitose.

2. Uma vez que o retículo endoplasmático liso inativa ou detoxifica as drogas e que os peroxissomos também destroem substâncias nocivas, como o álcool, esperaríamos ver um número crescente dessas organelas nas células do fígado de Sebastian.

3. A fim de restaurar o equilíbrio hídrico das células, os corredores precisam ingerir soluções hipotônicas. A água na solução hipotônica passará do sangue para o líquido intersticial e, em seguida, para as células. A água pura funciona bem; as bebidas esportivas contêm água e alguns eletrólitos (que podem ser perdidos devido à transpiração), mas ainda são hipotônicas em relação às células do corpo.

Capítulo 4

1. Existem muitas adaptações possíveis, incluindo: mais tecido adiposo para isolamento; os ossos mais espessos para sustentação; mais hemácias para transporte de oxigênio; aumento da espessura da pele para evitar a perda de água etc.

2. Os bebês tendem a ter uma alta proporção de gordura marrom, que contém muitas mitocôndrias e é altamente vascularizada. Quando decomposta, a gordura marrom produz calor que ajuda a manter a temperatura corporal dos bebês. Esse calor também pode aquecer o sangue, que então distribui o calor por todo o corpo.

3. Sua dieta de pão e água não está fornecendo a você os nutrientes necessários para estimular o reparo tecidual. Você precisa de quantidades adequadas de muitas vitaminas essenciais, principalmente vitamina C, que é necessária para o reparo da matriz e dos vasos sanguíneos. A vitamina A é necessária para ajudar a manter de forma apropriada o tecido epitelial. A proteína adequada também é necessária para sintetizar as proteínas estruturais do tecido lesionado.

Capítulo 5

1. As partículas de poeira são principalmente os queratinócitos que são liberados do estrato córneo da pele.

2. As tatuagens são criadas a partir do depósito de tinta na derme, que não sofre derramamento como ocorre na epiderme. Embora a tatuagem desapareça em virtude da exposição à luz solar e da remoção de partículas de tinta pelo sistema linfoide, a tatuagem é de fato permanente.

3. O Chef Eduardo lesionou a matriz ungueal – a parte da unha que produz crescimento. Como a área lesionada não foi regenerada adequadamente, a matriz ungueal pode ser permanentemente danificada.

Capítulo 6

1. Devido à atividade extenuante e repetitiva, Taryn provavelmente desenvolveu uma fratura por estresse de sua tíbia direita. As fraturas por estresse são causadas por estresse repetido em um osso que causa rupturas microscópicas no osso sem qualquer evidência de lesão em outro tecido. A radiografia não revelaria a fratura por estresse, mas uma cintilografia óssea sim. Por isso, a cintilografia óssea confirmaria ou negaria o diagnóstico do médico.

2. Quando Marcus quebrou o braço quando criança, ele lesionou sua placa epifisial (de crescimento). Danos à cartilagem na placa epifisial resultaram no fechamento prematuro da placa, que interferiu no crescimento longitudinal do osso do braço.

3. O exercício causa tensão mecânica nos ossos, mas como há efetivamente gravidade zero no espaço, a força da gravidade sobre os ossos está ausente. A falta de estresse da gravidade resulta em desmineralização e enfraquecimento ósseo.

Capítulo 7

1. Incapacidade de abrir a boca – danos à mandíbula, provavelmente na articulação temporomandibular; olho roxo – trauma na crista acima da margem supraorbital; nariz quebrado – provavelmente danos ao septo nasal (inclui o vômer, cartilagem do septo nasal e a lâmina perpendicular do etmoide) e possivelmente em ossos nasais; ruptura da região da bochecha – fratura do osso zigomático; – fratura da maxila; órbita ocular lesionada – fratura de partes do esfenoide, frontal, etmoide, palatino, zigomático, lacrimal e maxila (todos compõem a órbita ocular); pulmão perfurado – lesões nas vértebras torácicas, que perfuraram o pulmão.

2. Em razão das repetidas e extensas tensões em suas superfícies ósseas, Bubba apresentou deposição de tecido ósseo novo. Os ossos do braço seriam mais espessos e com aumento em áreas elevadas (projeções), em que os tendões prendem seus músculos aos ossos.

3. A "área mole" a que se refere é o fontículo anterior (ou fontanela), localizado entre os ossos parietal e frontal. Essa é uma das várias áreas de tecido conjuntivo fibroso no crânio que não ossificou; deve completar sua ossificação aos 18 a 24 meses após o nascimento. Os fontículos permitem a flexibilidade do crânio para o parto e para o crescimento do encéfalo após o nascimento. O tecido conjuntivo não permitirá a passagem de água; portanto, nenhum dano encefálico ocorrerá simplesmente lavando o cabelo do bebê.

Capítulo 8

1. Existem várias características das pelves ósseas que podem ser utilizadas para diferenciar homens de mulheres: (1) a pelve na mulher é mais larga e mais rasa do que a do homem; (2) a abertura superior pélvica da mulher é maior e mais oval; (3) o arco púbico tem um ângulo superior a 90º; (4) a abertura inferior da pelve é mais larga do que em um homem; (5) a crista ilíaca na mulher é menos curva e o ílio menos vertical. A **Tabela 8.1** fornece diferenças adicionais entre as pelves feminina e masculina. A idade do esqueleto pode ser determinada pelo tamanho dos ossos, a presença ou ausência de placas epifisiais, o grau de desmineralização dos ossos e a aparência geral dos "ressaltos" e saliências dos ossos.

2. Os bebês têm "pés chatos" porque seus arcos plantares ainda não se desenvolveram. Quando começam a ficar de pé e andar, os arcos devem começar a se desenvolver para acomodar e sustentar o seu peso corporal. Os arcos geralmente estão totalmente desenvolvidos aos 12 ou 13 anos, então o papai não precisa se preocupar ainda!

3. Existem 14 falanges em cada mão: dois ossos no polegar e três em cada um dos outros dedos. O agricultor White perdeu cinco falanges na mão esquerda (duas no polegar e três em seu dedo indicador), então ele tem nove restantes na sua mão esquerda e 14 na mão direita de um total de 23.

Capítulo 9

1. A coluna vertebral, cabeça, coxas, parte inferior das pernas, antebraços e dedos de Katie estão flexionados. Seus antebraços e ombros estão rotacionados medialmente. Suas coxas e braços estão aduzidos.

2. A articulação do joelho é comumente lesionada, principalmente entre os atletas. A torção da perna de Jeremias poderia ter resultado em uma grande variedade de lesões internas na articulação do joelho, mas, muitas vezes, os jogadores de futebol sofrem ruptura do ligamento cruzado anterior e menisco medial. O inchaço imediato é causado pelo sangue proveniente dos vasos sanguíneos, pela lesão das membranas sinoviais, além do menisco rompido. O inchaço contínuo é resultado de um acúmulo de líquido sinovial, que pode resultar na dor e na diminuição da mobilidade. O médico de Jeremias pode aspirar um pouco do líquido ("drenagem de água do seu joelho") e desejar realizar uma artroscopia para verificar a extensão da lesão no joelho.

3. Os processos condilares da mandíbula passaram anteriormente aos tubérculos articulares dos ossos temporais, e isso deslocou a mandíbula de Antonio. Esse problema poderia ser corrigido usando os polegares para pressionar para baixo os dentes molares inferiores e empurrar a mandíbula para trás.

Capítulo 10

1. As células musculares perdem a capacidade de sofrer divisão celular após o nascimento. Portanto, o aumento de tamanho não é devido a um aumento do número de células musculares, mas sim por causa do aumento das fibras musculares existentes (hipertrofia). Esse alargamento pode ocorrer por atividade muscular vigorosa e repetitiva. Isso fará com que as fibras musculares aumentem a produção de estruturas internas, como as mitocôndrias e as miofibrilas, e produzam um aumento do diâmetro das fibras musculares.

2. A "carne escura" das galinhas (frangos) e patos é composta principalmente de fibras musculares oxidativas lentas (OL). Essas fibras contêm grandes quantidades de mioglobina e capilares, o que explica sua cor escura. Além disso, essas fibras contêm um grande número de mitocôndrias e geram ATP por respiração aeróbica. As fibras OL são resistentes à fadiga e podem produzir contrações sustentadas por muitas horas. As pernas de galinhas e patos são utilizadas para apoio, caminhada e nado (em patos), todas as atividades em que a resistência é necessária. Além disso, os patos migratórios requerem fibras OL em seus peitos para capacitá-los a ter energia suficiente para voar por distâncias extremamente longas durante a migração. Pode haver algumas fibras oxidativo-glicolíticas rápidas (OGR) na carne escura. As fibras OGR também contêm grandes quantidades de mioglobina e capilares, contribuindo para a cor escura. Eles podem usar a respiração celular aeróbica ou anaeróbica para gerar ATP e apresentam resistência alta a moderada à fadiga. Essas fibras seriam boas para a "arrancada" ocasional que os patos e as galinhas fazem para escapar de situações perigosas. Em contrapartida, a carne branca de um peito de frango é composta principalmente de fibras glicolíticas (FG). As FG contêm menores quantidades de mioglobina e capilares que fornecem à carne sua cor branca. Há também poucas mitocôndrias nas FG, então essas fibras geram ATP principalmente por glicólise. Essas fibras se contraem forte e rapidamente e são adaptadas para movimentos anaeróbios intensos de curta duração. As galinhas usam ocasionalmente o peito para voar distâncias extremamente curtas, geralmente para escapar de presas ou perigos percebidos, então as FG são apropriadas para seu músculo peitoral.

3. A destruição dos neurônios motores somáticos para as fibras musculares esqueléticas resultará em uma perda de estimulação para os músculos esqueléticos. Quando não é estimulado regularmente, um músculo começa a perder o tônus muscular. Por falta de uso, as fibras musculares vão enfraquecer, começam a diminuir de tamanho e podem ser substituídas por tecido conjuntivo fibroso, resultando em um tipo de atrofia por desnervação. A falta de estímulo dos músculos respiratórios (principalmente o diafragma) pelos neurônios motores pode resultar na incapacidade de contração dos músculos respiratórios, causando paralisia respiratória e possivelmente morte do indivíduo por insuficiência respiratória.

Capítulo 11

1. Todas as ações a seguir podem ocorrer no lado afetado (direito) da face: (1) queda da pálpebra – levantador da pálpebra superior; (2) queda da boca, sialorreia, manter a comida na boca – orbicular da boca, bucinador; (3) sorriso desigual – zigomático maior, levantador do lábio superior, risório; (4) incapacidade de enrugar a testa – occipitofrontal; (5) problema em sugar com um canudo – bucinador.

2. Bulboesponjoso, esfíncter externo da uretra e transverso profundo do períneo.

3. O manguito rotador é formado por uma combinação dos tendões de quatro músculos profundos do ombro – subescapular, supraespinal, infraespinal e redondo menor. Esses músculos adicionam força e estabilidade à articulação do ombro. Embora qualquer um dos tendões musculares possa ser lesionado, o subescapular é aquele que mais frequentemente sofre danos. Dependendo do músculo lesionado, José pode ter problemas em girar medialmente o braço (subescapular), realizar a abdução do seu braço (supraespinal), rodar lateralmente o braço (infraespinal, redondo menor) ou estender o braço (redondo menor).

Capítulo 12

1. A ação de cheirar o café e ouvir o alarme é comandada pelos sensitivos somáticos; o alongamento e o bocejar, pelos motores somáticos;

a salivação, pelo motor autônomo (parassimpático); o ronco do estômago, pelo motor entérico.

2. A desmielinização ou destruição da bainha de mielina pode levar a vários problemas, principalmente em bebês e crianças cujas bainhas de mielina ainda estão em processo de desenvolvimento. Os axônios afetados se deterioram, o que irá interferir na função tanto do sistema nervoso central (SNC) quanto do periférico (SNP). Haverá falta de sensibilidade e perda de controle motor com respostas corporais menos rápidas e menos coordenadas. Danos aos axônios no SNC podem ser permanentes e o desenvolvimento do encéfalo de Ming pode ser irreversivelmente afetado.

3. O Dr. Moro poderia desenvolver um medicamento que: (1) seja um agonista da substância P; (2) bloqueia a quebra da substância P; (3) bloqueia a recaptação da substância P; (4) promove a liberação de substância P; (5) suprime a liberação de encefalinas.

Capítulo 13

1. As agulhas perfurarão a epiderme, a derme e a tela subcutânea e, em seguida, passarão entre as vértebras através do espaço epidural, a dura-máter, o espaço subdural, a aracnoide-máter e para o líquido cefalorraquidiano (LCR) no espaço subaracnóideo. O LCR é produzido no encéfalo e as meninges espinais são contínuas com as meninges cranianas.

2. Os cornos cinzentos anteriores contêm corpos celulares de neurônios motores somáticos e os núcleos motores que são responsáveis pelos impulsos nervosos para a contração do músculo esquelético. Como a região cervical inferior é afetada (plexo braquial, C5–C8), você esperaria que Sunil pudesse ter problemas com o movimento em seu ombro, braço e mão no lado afetado.

3. Allyson lesionou seus funículos posteriores na região inferior (lombar) da medula espinal. Os funículos posteriores realizam a transmissão de impulsos nervosos responsáveis pela consciência da posição do músculo (propriocepção) e toque – que são afetados em Allyson – bem como outras funções, tais como sensações de pressão leve e sensações vibratórias. Ao relacionar os sintomas de Allyson à distribuição dos dermátomos, é provável que as regiões L4, L5 e S1 de sua medula espinal tenham sido comprimidas.

Capítulo 14

1. O movimento do braço direito é controlado pelo córtex motor primário do hemisfério esquerdo, localizado no giro pré-central. A fala é controlada pela área de Broca no lobo frontal do hemisfério esquerdo imediatamente superior ao sulco cerebral lateral.

2. O nervo facial direito (VII) de Nicky foi afetado; ela está sofrendo de paralisia de Bell causada por infecção viral. O nervo facial controla a contração dos músculos esqueléticos da face, as secreções da glândula lacrimal e glândulas salivares, além de transmitir impulsos sensoriais de muitas papilas gustativas na língua.

3. Você precisará desenvolver um medicamento que possa passar pela barreira hematencefálica (BHE). O fármaco deve ser lipossolúvel ou hidrossolúvel. Se ele puder abrir uma lacuna entre as junções comunicantes das células endoteliais dos capilares encefálicos, seria mais provável atravessar a BHE. Direcionar o fármaco para entrar no encéfalo em determinadas áreas próximas ao terceiro ventrículo (os órgãos circunventriculares) pode ser uma opção, pois a BHE está totalmente ausente nessas áreas, e o endotélio capilar é mais permeável, permitindo que o fármaco veiculado pelo sangue entre mais facilmente no tecido encefálico.

Capítulo 15

1. A digestão e o relaxamento são controlados pelo aumento da estimulação da divisão parassimpática do sistema nervoso autônomo (SNA). As glândulas salivares, pâncreas e fígado apresentarão o aumento da secreção; o estômago e os intestinos terão atividade aumentada; a vesícula biliar terá contrações aumentadas; as contrações cardíacas terão força e frequência reduzidas. O suprimento nervoso para cada órgão listado é apresentado a seguir: glândulas salivares – nervos faciais (VII) e nervos glossofaríngeos (IX); pâncreas, fígado, estômago, vesícula biliar, intestinos e coração – nervos vagos (X).

2. Ciara passou por uma das "situações E" (emergência no caso dela), que ativou a resposta de luta ou fuga. Alguns efeitos perceptíveis do aumento da atividade simpática incluem um aumento da frequência cardíaca, sudorese nas palmas das mãos e contração dos músculos eretores do pelo, o que causa o arrepio. A secreção de epinefrina e de norepinefrina da medula suprarrenal irá intensificar e prolongar as respostas.

3. A Sra. Young precisa desacelerar a atividade de seu sistema digestório, que parece apresentar um aumento da resposta parassimpática. Um agente de bloqueio parassimpático é necessário. Como o estômago e os intestinos possuem receptores muscarínicos, ela precisa ser tratada com um agente bloqueador muscarínico (como atropina), que resultará em diminuição da motilidade estomacal e intestinal.

Capítulo 16

1. Quimiorreceptores no nariz detectam odores. Proprioceptores detectam a posição do corpo e estão envolvidos no equilíbrio. Os quimiorreceptores no nariz são de rápida adaptação, enquanto os proprioceptores são de adaptação lenta. Portanto, o cheiro desapareceu enquanto a sensação de movimento permaneceu.

2. Termorreceptores (calor) na mão esquerda detectam o estímulo. Um impulso nervoso é transmitido para a medula espinal através de neurônios de primeira ordem com corpos celulares nos gânglios sensitivos do nervo espinal na raiz posterior. Os impulsos viajam para a medula espinal, na qual os neurônios de primeira ordem fazem sinapses com neurônios de segunda ordem, cujos corpos celulares estão localizados na parte posterior do corno cinzento da medula espinal. Os axônios dos neurônios de segunda ordem decussam para o lado direito na medula espinal; depois, os impulsos sobem pelo trato espinotalâmico lateral. Os axônios dos neurônios de segunda ordem terminam no núcleo ventral posterior do lado direito do tálamo, no qual eles fazem sinapse com os neurônios de terceira ordem. Axônios dos neurônios de terceira ordem transmitem impulsos para as áreas somatossensitivas primárias específicas no giro pós-central do lobo parietal direito.

3. Quando Marvin foi repousar à noite, ele passou pelos estágios 1 a 3 do sono sem movimento de olhos rápidos (NREM). O sonambulismo ocorreu quando ele estava no estágio 4 (sono de ondas lentas). Como esse é o estágio mais profundo do sono, sua mãe foi capaz de levá-lo à sua cama sem acordá-lo. Marvin então passou pelo sono REM e NREM. Seu sonho ocorreu durante as fases REM do sono. O barulho do despertador forneceu o estímulo sensorial que impulsionou o sistema de ativação reticular. A ativação desse sistema envia inúmeros impulsos nervosos para áreas extensas do córtex cerebral, tanto diretamente quanto via tálamo. O resultado é o estado de vigília.

Capítulo 17

1. Danos ao nervo facial (VII) afetariam o olfato, o paladar e a audição. Dentro do epitélio nasal e tecido conjuntivo, as glândulas olfatórias são inervadas por neurônios parassimpáticos dentro de ramos do nervo facial. Sem o estímulo do nervo facial, haverá falta de produção de muco necessário para dissolver substâncias odoríferas. O nervo facial também serve às papilas gustativas nos dois terços anteriores da língua, de modo que o dano pode afetar as sensações gustativas. A audição será afetada por um nervo facial lesionado, porque o músculo estapédio, que está ligado ao estribo, é inervado pelo nervo facial. A contração do músculo estapédio ajuda a proteger a orelha interna de ruídos altos e prolongados. Danos ao nervo facial resultarão em sons excessivamente altos, resultando em maior suscetibilidade a danos por ruídos elevados.

2. Com a idade, Gertrude perdeu grande parte de seu olfato e paladar em razão de um declínio nas células epiteliais olfatórias e gustativas. Como o olfato e o paladar estão intimamente ligados, a comida já não cheira nem tem sabor tão bom para Gertrude. Gertrude tem presbiopia, uma perda da elasticidade da lente, o que dificulta a leitura. Ela também pode estar passando por perda da acuidade visual e de percepção de profundidade relacionada à idade. As dificuldades auditivas de Gertrude poderiam ser resultantes de danos às células ciliadas no órgão espiral ou degeneração da via nervosa para a audição. O "zumbido" que Gertrude ouve pode

ser o tinido, que também ocorre com mais frequência em idosos.

3. Alguns dos colírios colocados nos olhos podem passar pelo ducto lacrimonasal em direção à cavidade nasal, no qual os receptores olfatórios são estimulados. Como a maioria dos "gostos" são, na verdade, odores, a criança vai "provar" o medicamento a partir de seu olho.

Capítulo 18

1. Sim, Amanda deve visitar a clínica, pois esses são sinais e sintomas graves. Ela tem uma glândula tireoide aumentada ou bócio. O bócio é provavelmente devido ao hipotireoidismo, que está causando o ganho de peso, fadiga, embotamento mental e outros sintomas.

2. O problema de Amanda é a glândula hipófise, que não está secretando níveis normais de hormônio tireoestimulante (TSH). Aumento dos níveis de tiroxina (T4) após a injeção de TSH indica que sua tireoide está funcionando normalmente e é capaz de responder ao aumento dos níveis de TSH. Se os níveis de tiroxina não estivessem elevados, então o problema seria sua glândula tireoide.

3. O Sr. Hernandez tem diabetes insípido causado por produção ou liberação insuficiente de ADH em decorrência de danos no hipotálamo ou hipófise posterior. Ele também poderia ter receptores de ADH defeituosos nos rins. O diabetes insípido é caracterizado pela produção de grandes volumes de urina, desidratação e aumento da sede, mas sem glicose ou cetonas presentes na urina (o que seria indicativo de diabetes melito em vez de diabetes insípido).

Capítulo 19

1. Os antibióticos de amplo espectro podem ter destruído as bactérias que causaram a infecção da bexiga urinária de Shilpa, mas também destruíram as bactérias da microbiota normal do intestino grosso, que produzem vitamina K. A vitamina K é necessária para a síntese de quatro fatores de coagulação (II, VII, IX e X). Sem esses fatores de coagulação presentes em quantidades normais, Shilpa teria problemas de coagulação até que as bactérias intestinais atinjam níveis normais e produzam a vitamina K.

2. A insuficiência renal da Sra. Brown está interferindo em sua capacidade de produzir eritropoetina (EPO). Seu médico pode prescrever epoetina alfa, uma EPO recombinante, que é muito eficaz no tratamento do declínio da produção de eritrócitos na insuficiência renal.

3. Um problema primário que Thomas pode enfrentar é com a coagulação. O tempo de coagulação torna-se mais longo, porque o fígado é responsável por produzir muitos dos fatores de coagulação e proteínas de coagulação, como o fibrinogênio. A trombopoetina, que estimula a formação de plaquetas, também é produzida no fígado. Além disso, o fígado é responsável por eliminar a bilirrubina, produzida a partir da decomposição dos eritrócitos. Com um mau funcionamento do fígado, a bilirrubina se acumulará, resultando na icterícia. Além disso, pode haver diminuição das concentrações plasmáticas da proteína albumina, que pode afetar a pressão arterial.

Capítulo 20

1. Os procedimentos odontológicos introduziram bactérias no sangue de Gerald. As bactérias colonizaram seu endocárdio e valvas cardíacas, resultando em endocardite bacteriana. Gerald pode ter tido um sopro cardíaco não detectado anteriormente ou o sopro cardíaco pode ter resultado de sua endocardite. Seu médico deve querer monitorar seu coração para detectar danos adicionais à valva.

2. Frequências cardíacas extremamente rápidas podem resultar em um volume sistólico diminuído devido ao enchimento ventricular insuficiente. Como resultado, o débito cardíaco diminuirá até o ponto em que pode não haver sangue suficiente chegando ao sistema nervoso central. Ela pode inicialmente sentir tontura, mas pode perder a consciência, se o débito cardíaco diminuir drasticamente.

3. O Sr. Perkins está sofrendo de angina no peito (dor forte no peito) e tem vários fatores de risco para doença da artéria coronária, como tabagismo, obesidade, estilo de vida sedentário e gênero masculino. A angiografia cardíaca envolve o uso de um cateter cardíaco para a injeção de um meio radiopaco no coração e seus vasos. A angiografia pode revelar bloqueios, como placas ateroscleróticas em suas artérias coronárias.

Capítulo 21

1. O buraco no coração era o forame oval, que é uma abertura entre os átrios direito e esquerdo. Na circulação fetal, permite que o sangue contorne o ventrículo direito, entre no átrio esquerdo e junte-se à circulação sistêmica. O "buraco" deve fechar logo após o nascimento para se tornar a fossa oval. O fechamento do forame oval após o nascimento permitirá que o sangue desoxigenado proveniente do átrio direito entre na circulação pulmonar para que possa tornar-se oxigenado antes de entrar na circulação sistêmica. Se o fechamento não ocorrer, a cirurgia pode ser necessária.

2. Michael está sofrendo de choque hipovolêmico, devido à perda de sangue. A menor pressão arterial é o resultado do baixo volume de sangue e da consequente diminuição do débito cardíaco. Seu pulso rápido e fraco é uma tentativa do coração para compensar a diminuição no débito cardíaco por estimulação simpática do coração e aumento dos níveis sanguíneos de epinefrina e norepinefrina. Sua pele pálida, fria e pegajosa é resultado da constrição simpática dos vasos sanguíneos da pele e estimulação simpática das glândulas sudoríparas. A falta de produção de urina é causada pelo aumento da secreção de aldosterona e de ADH, ambos produzidos para aumentar o volume sanguíneo com o intuito de compensar a hipotensão de Michael. A perda de líquidos de seu sangramento resulta na ativação do centro da sede no hipotálamo. Sua confusão e desorientação são causadas pela redução do suprimento de oxigênio para o cérebro, a partir da diminuição do débito cardíaco.

3. Maureen tem veias varicosas, uma condição em que as válvulas venosas se tornam insuficientes. As válvulas com extravasamento permitem o refluxo de sangue e um aumento da pressão que distende as veias e permite que o líquido seja extravasado para o tecido circundante. Ficar de pé em superfícies rígidas, por longos períodos, pode causar o desenvolvimento de varizes. Maureen precisa elevar as pernas quando possível para neutralizar os efeitos da gravidade sobre o fluxo sanguíneo na porção inferior das pernas. Ela também poderia utilizar meias de compressão, que fornecem suporte externo às veias superficiais, assim como o músculo esquelético faz para as veias mais profundas. Se as varizes se tornarem graves, Maureen pode necessitar de tratamento mais extensivo, como a escleroterapia, oclusão intravenosa por radiofrequência, oclusão a *laser* ou remoção cirúrgica.

Capítulo 22

1. A vacinação contra a gripe introduz um vírus enfraquecido ou morto (que não causará a doença) no corpo. O sistema imune reconhece o antígeno e monta uma resposta imune primária. Após a exposição ao mesmo vírus da gripe que estava na vacina, o corpo produzirá uma resposta secundária, que normalmente previne um caso de gripe. Esta é a imunidade ativa adquirida artificialmente.

2. Os linfonodos da Sra. Franco foram removidos, porque a metástase de células tumorais pode ocorrer através dos linfonodos e vasos linfáticos. O inchaço da Sra. Franco é um linfedema que está ocorrendo devido ao acúmulo de líquido intersticial por interferência da drenagem nos vasos linfáticos.

3. O médico de Tariq precisaria avaliar o título de anticorpos, que é uma medida da quantidade de anticorpo no soro. Se Tariq já foi exposto à caxumba (ou foi vacinado contra caxumba), seu sangue deve ter níveis elevados de anticorpos imunoglobulina G (IgG) após essa exposição de sua irmã. Seu sistema imune estaria desenvolvendo uma resposta secundária. Se ele não teve anteriormente a caxumba e a contraiu de sua irmã, seu sistema imune iniciaria uma resposta primária. Nesse caso, seu sangue mostraria um título elevado de anticorpos imunoglobulina M (IgM), que são secretados por plasmócitos, após uma exposição inicial ao antígeno da caxumba.

Capítulo 23

1. O excesso de produção de muco de Aretha está causando o bloqueio dos seios paranasais, que são utilizados como câmaras ressonantes ocas para o canto e a fala. Além disso, sua dor de garganta pode ser devido à inflamação da faringe e laringe, o que afetará suas funções normais. Normalmente, a faringe também atua

como uma câmara de ressonância, e as pregas vocais, localizadas na laringe, vibram para a fala e o canto. A inflamação das pregas vocais (laringite) interfere na sua capacidade de vibrar livremente, o que afetará tanto o canto quanto a fala.

2. No enfisema, há destruição das paredes alveolares pulmonares, produzindo espaços aéreos anormalmente grandes que permanecem preenchidos com ar durante a expiração. A destruição dos alvéolos pulmonares diminui a área de superfície para trocas gasosas através da membrana respiratória, resultando em uma diminuição do nível de oxigênio (O_2). Danos às paredes alveolares também provocam uma perda de elasticidade, tornando a expiração mais difícil. Isso pode resultar em um acúmulo de dióxido de carbono (CO_2). A fumaça do cigarro contém nicotina, monóxido de carbono e uma variedade de irritantes que afetam os pulmões. A nicotina contrai os bronquíolos terminais, diminuindo o fluxo de ar para dentro e para fora dos pulmões; o monóxido de carbono se liga à hemoglobina, reduzindo sua capacidade de transportar oxigênio; irritantes como alcatrão e matérias de partículas finas destroem os cílios e aumentam a secreção de muco, interferindo na capacidade das vias respiratórias para se limparem.

3. O ninho do esquilo bloqueou a passagem de gases de escape de exaustão, causando o acúmulo de monóxido de carbono (CO), um gás incolor e inodoro, em casa. Enquanto eles dormiam, o sangue estava saturado com CO, que tem uma afinidade mais forte com a hemoglobina do que o oxigênio. Como resultado, os Robinsons tornaram-se deficientes em oxigênio. Sem oxigenação adequada do encéfalo, os Robinsons morreram durante o sono.

Capítulo 24

1. O ácido clorídrico (HCl) tem vários papéis importantes na digestão. O HCl estimula a secreção de hormônios que promovem o fluxo da bile e do suco pancreático. A presença de HCl destrói certos microrganismos que podem ter sido ingeridos com os alimentos. O HCl começa com a desnaturação de proteínas nos alimentos e fornece o ambiente químico adequado para ativar o pepsinogênio em pepsina, que quebra algumas ligações peptídicas em proteínas. Também ajuda na ação da lipase gástrica, que decompõe os triglicerídeos nas moléculas de gordura encontradas no leite em ácidos graxos e monoglicerídeos.

2. O bloqueio dos ductos pancreático e biliar previne que as enzimas digestivas pancreáticas e a bile cheguem ao duodeno. Como consequência, haverá problemas para a digestão de carboidratos, proteínas, ácidos nucleicos e lipídios. De particular preocupação é a digestão de lipídios, uma vez que os sucos pancreáticos contêm a principal enzima de digestão dos lipídios. As gorduras não serão digeridas adequadamente, e as fezes de Trey conterão quantidades maiores do que o normal de lipídios. Além disso, a falta de sais biliares afetará a capacidade do corpo de emulsificar lipídios e formar as micelas necessárias para a absorção de ácidos graxos e monoglicerídeos (da quebra de lipídios). Quando os lipídios não são absorvidos devidamente, então haverá má absorção das vitaminas lipossolúveis (A, D, E e K).

3. Antonio manifestou refluxo gastresofágico. O conteúdo do estômago voltou (refluxo) para o esôfago de Antonio devido a uma falha de fechamento completo do esfíncter inferior do esôfago. O HCl do estômago irritou a parede do esôfago, o que resultou na sensação de queimação que ele sentiu; isso é comumente conhecido como "azia", embora não esteja relacionado ao coração. A refeição recente de Antonio agravou o problema. O álcool e o tabagismo podem fazer com que o esfíncter relaxe, enquanto determinados alimentos como tomate, chocolate e café podem estimular a secreção ácida do estômago. Além disso, deitar-se imediatamente após uma refeição pode exacerbar o problema.

Capítulo 25

1. A ingestão de cianeto afeta a respiração celular. O cianeto liga-se ao complexo citocromo-oxidase na membrana interna das mitocôndrias. O bloqueio desse complexo interfere na última etapa do transporte de elétrons na produção aeróbia de ATP. O corpo de Jane Doe rapidamente ficaria sem energia para realizar funções vitais, resultando em sua morte.

2. Os níveis de colesterol total (CT) e lipoproteína de baixa densidade (LDL) de Glenn estão muito altos, enquanto seus níveis de lipoproteína de alta densidade (HDL) estão baixos. O CT acima de 239 mg/dℓ e o LDL acima de 159 mg/dℓ são considerados elevados. A proporção de CT para o colesterol-HDL é um preditor do risco para desenvolvimento de doença arterial coronária. O CT de Glenn para HDL é 15; uma razão acima de 4 é indesejável. Sua proporção o coloca em alto risco de desenvolver doença arterial coronária. Além disso, para cada 50 mg/dℓ, o CT acima de 200 mg/dℓ, o risco de um ataque cardíaco duplica. Glenn precisa reduzir os níveis de CT e colesterol-LDL, enquanto aumenta seus níveis de colesterol-HDL. As LDLs contribuem para a formação de placas gordurosas nas paredes das artérias coronárias. Por outro lado, a HDL ajuda a remover o excesso de colesterol do sangue, o que ajuda a diminuir o risco de doença arterial coronariana. Glenn precisará reduzir sua ingestão de gordura total, gorduras saturadas e colesterol, que contribuem para elevar os níveis de LDL. O exercício aumentará os níveis de HDL. Se essas alterações não forem bem-sucedidas, a terapia medicamentosa pode ser necessária.

3. O objetivo dos programas de perda de peso é reduzir a ingestão calórica para que o corpo utilize lipídios armazenados como fonte de energia. Como parte desse metabolismo lipídico desejado, são produzidos corpos cetônicos. Alguns desses corpos cetônicos serão excretados na urina. Se as cetonas não estiverem presentes, então o corpo de Marissa não está realizando a quebra dos lipídios. Apenas com o uso de menos calorias do que o necessário, seu corpo quebra a gordura armazenada e libera as cetonas. Assim, ela deve estar ingerindo mais calorias do que o necessário para sustentar as atividades diárias – ela está se "enganando."

Capítulo 26

1. Sem reabsorção, inicialmente 105 a 125 mℓ de filtrado seriam perdidos por minuto, assumindo uma taxa de filtração glomerular normal. A perda de fluido do sangue causaria uma diminuição na pressão arterial e, portanto, uma em GBHP. Quando a GBHP caísse abaixo de 45 mmHg, a filtração pararia (assumindo CHP e BCOP normais), porque a NFP seria zero.

2. a. Embora normalmente amarelo-claro, a cor da urina pode variar com base na concentração, na dieta, nos medicamentos e nas doenças. A cor amarelo-escuro não indicaria necessariamente um problema, mas uma investigação adicional pode ser necessária. A turbidez ou turvação pode ser causada pela urina que ficou parada por um período, a partir de certos alimentos ou de infecções bacterianas. Outras investigações são necessárias. b. O odor semelhante à amônia ocorre quando a amostra de urina é deixada em repouso. c. A albumina não deve estar presente na urina (ou estar presente apenas em quantidades muito pequenas), porque é muito grande para atravessar as membranas de filtração. A presença de altos níveis de albumina é motivo de preocupação, pois indica danos às membranas de filtração. d. Os cilindros são massas endurecidas de material que são expelidos na urina. A presença de cilindros não é normal e indica uma patologia. e. O pH da urina normal varia de 4,8 a 8,0. Um pH de 5,5 está na faixa normal. f. A hematúria é a presença de hemácias na urina. Pode ocorrer em certas condições patológicas ou por trauma renal. A hematúria pode ocorrer se a amostra de urina foi contaminada com sangue menstrual.

3. Bruce desenvolveu cálculos renais (pedras nos rins), que estão bloqueando seus ureteres e interferindo no fluxo de urina dos rins para a bexiga urinária. As dores rítmicas são resultantes das contrações peristálticas dos ureteres à medida que tentam mover os cálculos em direção à bexiga urinária. Bruce pode esperar os cálculos passarem, pode removê-los cirurgicamente ou pode ser submetido à litotripsia por ondas de choque para quebrar os cálculos em fragmentos menores, que podem ser eliminados com a urina. Para evitar futuros episódios, Bruce precisa cuidar de sua dieta (limitar a ingestão de cálcio) e beber líquidos, assim como pode necessitar de intervenção medicamentosa.

Capítulo 27

1. A perda de ácidos estomacais pode resultar na alcalose metabólica. Os níveis de bicarbonato (HCO_3^-) de Robin seriam maiores do que o normal. Ela estaria hipoventilando para diminuir o pH, com a desaceleração da perda

de CO_2. Vômitos excessivos podem resultar em hiponatremia, hipopotassemia e hipocloremia. Tanto a hiponatremia quanto a hipopotassemia podem causar confusão mental.

2. (Etapa 1) pH = 7,30 indica acidose leve, que pode ser causada por P_{CO_2} ou HCO_3^- reduzido. (Etapa 2) O HCO_3^- está abaixo do normal (20 mEq/ℓ), então (Etapa 3) a causa é metabólica. (Etapa 4) A P_{CO_2} está abaixo do normal (32 mmHg), então a hiperventilação está fornecendo alguma compensação. Diagnóstico: Henry tem acidose metabólica parcialmente compensada. Uma possível causa é o dano renal resultante da interrupção do fluxo sanguíneo durante o infarto do miocárdio.

3. Sam manifestará um aumento na perda de líquidos por evaporação aumentada da pele e de vapor de água do sistema respiratório por meio do aumento da taxa respiratória. A perda insensível de água também aumentará (perda de água das membranas mucosas da boca e do sistema respiratório). Sam terá uma diminuição na formação de urina.

Capítulo 28

1. O treinamento excessivo de Monica resultou em uma baixa quantidade de gordura corporal considerada anormal. Uma determinada quantidade de gordura corporal é necessária para produzir os hormônios necessários para o ciclo ovariano. Vários hormônios estão envolvidos. A amenorreia é devida à falta do hormônio liberador de gonadotrofinas, que, por sua vez, reduz a liberação de hormônio luteinizante (LH) e hormônio folículo estimulante (FSH). Seus folículos com os óvulos envolvidos não conseguem se desenvolver e não ocorrerá ovulação. Além disso, a síntese de estrogênios e progesterona diminui com a falta da retroalimentação hormonal. Normalmente, o ganho de peso permitirá o retorno dos mecanismos normais de retroalimentação hormonal.

2. Junto dos estrogênios, a progesterona auxilia no preparo do endométrio para a possível implantação de um zigoto, ao promover o crescimento do endométrio. As glândulas endometriais secretam glicogênio, que ajudará a sustentar um embrião se for implantado. Se ocorrer a implantação, a progesterona ajuda a manter o endométrio para o desenvolvimento do feto. Além disso, auxilia no preparo das glândulas mamárias para a secreção de leite. Inibe a liberação de GnRH e LH, que interrompe a ocorrência de um novo ciclo ovariano.

3. O ducto deferente é cortado e amarrado em uma vasectomia. Isso interrompe a liberação de espermatozoide no ducto ejaculatório e na uretra. Mark ainda produzirá as secreções das glândulas genitais masculinas acessórias (próstata, glândulas seminais, glândulas bulbouretrais) em sua ejaculação. Além disso, a vasectomia não afeta o desempenho sexual; ele será capaz de alcançar a ereção e a ejaculação, pois esses eventos são respostas do sistema nervoso.

Capítulo 29

1. Como parte do mecanismo de retroalimentação para a lactação, a ocitocina é liberada da hipófise posterior. É transportada para as glândulas mamárias onde faz com que o leite seja liberado nos ductos mamários (ejeção de leite). A ocitocina também é transportada no sangue para o útero, que contém receptores de ocitocina no miométrio. A ocitocina causa a contração do miométrio, resultando nas sensações dolorosas que Kathy está apresentando. As contrações uterinas podem ajudar o útero a retornar ao seu tamanho pré-gestacional.

2. Traços ou caracteres genéticos ligados ao sexo, como a hemofilia, estão presentes nos cromossomos X, mas não nos cromossomos Y. Nos homens, o cromossomo X é sempre herdado da mãe e o cromossomo Y do pai. Portanto, o gene da hemofilia de Jack foi herdado de sua mãe em seu cromossomo X. O gene da hemofilia é um gene recessivo. Sua mãe precisaria de dois genes recessivos, um em cada um de seus cromossomos X, para ser hemofílica. Seu pai deve carregar o gene dominante (não hemofílico) em seu cromossomo X, então ele também não teria hemofilia.

3. O sangue do cordão umbilical é uma fonte de células-tronco, que são células não especializadas que apresentam o potencial de se diferenciar em células com funções específicas. A esperança é que as células-tronco possam ser utilizadas para gerar células e tecidos no tratamento de uma variedade de distúrbios. É assumido que os tecidos não seriam rejeitados, uma vez que conteria o mesmo material genético que o paciente – neste caso, o bebê de Alisa.

Apêndice F

Epônimos Médicos

Um **epônimo médico** é um nome dado a uma estrutura anatômica, doença (sinal, sintoma, teste), procedimento ou função corporal que é derivada do nome da pessoa (geralmente um médico ou cientista) que o identificou pela primeira vez ou que foi o primeiro a descrevê-lo e delineá-lo claramente. Por exemplo, você pode estar mais familiarizado com o epônimo *trompa de Falópio* em vez do termo tecnicamente correto *tuba uterina*. É muito importante que os profissionais de saúde, cientistas e estudantes que buscam uma carreira na área de saúde utilizem a terminologia anatômica e histológica uniforme e aceita internacionalmente. No entanto, algumas pessoas, principalmente os médicos, continuam a usar os epônimos como parte de seu vocabulário. Além disso, os epônimos frequentemente aparecem em vários exames médicos. A fim de preencher a lacuna entre os epônimos e o uso da terminologia atual, o seguinte glossário foi preparado para indicar quais termos atuais são usados para substituir os epônimos. No corpo do texto, os epônimos são identificados em itálico imediatamente após o termo atual, onde eles são usados pela primeira vez em um capítulo ou mais tarde no livro. Além disso, embora os epônimos estejam listados no glossário e no índice, eles são comparados com a terminologia atual.

Epônimo	Terminologia atual
Alça de Henle	Alça néfrica
Ampola de Vater	Ampola hepatopancreática
Aqueduto de Sylvius	Aqueduto do mesencéfalo
Área de Broca	Área motora da fala
Área de Wernicke	Área posterior da linguagem
Bainha de Schwann	Neurolema
Fundo de saco de Douglas	Escavação retouterina
Bolsa de Rathke	Bolsa hipofisária
Canal de Schlemm	Seio venoso da esclera
Canal de Volkmann	Canal interosteônico
Cápsula de Bowman	Cápsula glomerular
Célula de Kupffer	Célula reticuloendotelial estrelada
Célula de Langerhans	Célula dendrítica
Célula de Leidig	Célula endócrina intersticial
Célula de Merkel	Célula epitelial tátil
Célula de Schwann	Neurolemócito
Célula de Sertoli	Célula nutriente
Círculo de Willis	Círculo arterial do cérebro
Cordão de Billroth	Cordão esplênico
Corpúsculo de Hassall	Corpúsculo tímico
Corpúsculo de Meissner	Corpúsculo tátil
Corpúsculo Havers	Canal osteônico
Corpúsculo de Paccini	Corpúsculo lamelar
Corpúsculos de Nissl	Substâncias cromatofílicas
Cripta de Lieberkühn	Glândula intestinal

Epônimo	Terminologia atual
Disco de Merkel	Disco tátil
Distrofia muscular de Duchenne	Distrofia pseudo-hipertrófica
Doença de Addison	Insuficiência adrenocortical crônica
Doença de Alzheimer	Demência progressiva
Doença de Crohn	Doença inflamatória intestinal
Doença de Graves	Bócio exoftálmico
Doença de Huntington	Coreia hereditária
Doença de Lou Gehrig	Esclerose lateral amiotrófica
Doença de Paget	Osteíte deformante
Doença de Tay-Sachs	Gangliosidose tipo 1
Ducto de Santorini	Ducto pancreático acessório
Ducto de Stensen/Stenon	Ducto parotídeo
Ducto de Wharton	Ducto submandibular
Ducto de Wirsung	Ducto pancreático
Ducto mülleriano	Ducto paramesonéfrico
Ducto wolffiano	Ducto mesonéfrico
Ductos de Rivinus	Ductos sublinguais menores
Esfíncter de Oddi	Esfíncter da ampola hepatopancreática
Feixe de His	Feixe atrioventricular (AV)
Fenômeno de Raynaud	Acrocianose
Fibra de Sharpey	Fibra perfurante
Fibras de Purkinje	Ramos subendocárdicos
Folículo de Graaf	Folículo ovariano terciário
Forame de Luschka	Abertura lateral
Forame de Magendie	Abertura mediana
Fratura de Pott	Fratura bimaleolar do tornozelo
Geleia de Wharton	Tecido conjuntivo mucoide
Glândula de Bartholin	Glândula vestibular maior
Glândula de Bowman	Glândula olfatória
Glândula de Brunner	Glândula duodenal
Glândula de Cowper	Glândula bulbouretral
Glândula de Skene	Glândula parauretral
Glândula meibomiana	Glândula tarsal
Glândulas de Littré	Glândulas uretrais da uretra masculina
Ilha de Reil	Ínsula
Ilhota de Langerhans	Ilhota pancreática
Ligamento de Cooper	Ligamentos suspensores da mama
Nódulo de Ranvier	Lacuna na bainha de mielina
Órgão de Corti	Órgão espiral
Órgão tendinoso de Golgi	Órgão tendinoso
Osso wormiano	Osso sutural
Paralisia de Bell	Paralisia facial

Epônimo	Terminologia atual
Paralisia de Erb-Duchenne	Postura em gorjeta de garçom
Placa de Peyer	Agregado do nódulo linfoide
Plexo de Auerbach	Plexo neural mioentérico
Plexo de Meissner	Plexo neural submucoso
Pomo de Adão	Proeminência laríngea
Reflexo de Aquiles	Reflexo do tornozelo
Sinal de Babinski	Reflexo extensor plantar
Síndrome de Cushing	Hiperadrenocorticismo
Síndrome de Down	Trissomia do cromossomo 21
Síndrome de Horner	Paralisia oculossimpática
Síndrome de Reye	Encefalopatia e degeneração gordurosa das vísceras
Sistema de Havers	Ósteon
Tendão de Aquiles	Tendão do calcâneo
Trompa de Eustáquio	Tuba auditiva ou faringopalatina
Trompa de Falópio	Tuba uterina

Glossário

A

Abdução: movimento para longe da linha mediana do corpo.

Abertura mediana: uma das três aberturas no teto do quarto ventrículo através das quais o líquido cerebrospinal entra no espaço subaracnóideo da cavidade craniana e do canal vertebral.

Aborto: perda prematura (espontânea) ou remoção (induzida) do embrião ou feto não viável; aborto devido a uma falha no processo normal de desenvolvimento ou maturação.

Abscesso: coleção localizada de pus e tecido liquefeito em uma cavidade.

Absorção: ingestão de líquidos ou outras substâncias pelas células da pele ou das membranas mucosas; a passagem dos alimentos digeridos do canal digestório para o sangue ou a linfa.

Acetilcolina (ACh): neurotransmissor liberado por muitos neurônios do sistema nervoso periférico e alguns neurônios do sistema nervoso central. É excitatória nas junções neuromusculares, mas inibitória em algumas outras sinapses.

Acidente vascular encefálico (AVE): destruição do tecido encefálico (infarto) resultante de obstrução ou ruptura dos vasos sanguíneos que o irrigam. Também chamado de acidente vascular cerebral (AVC) ou derrame.

Ácido desoxirribonucleico (DNA): ácido nucleico formado por nucleotídios que consistem em uma das quatro bases (adenina, citosina, guanina ou timina), desoxirribose e um grupo fosfato; a informação genética é codificada nos nucleotídios.

Ácido graxo: lipídio simples que consiste em um grupo carboxila e uma cadeia de hidrocarboneto; utilizado para sintetizar triglicerídios e fosfolipídios.

Ácido hialurônico: material extracelular amorfo e viscoso que une as células, lubrifica as articulações e mantém a forma dos bulbos oculares.

Ácido nucleico: composto orgânico que é um longo polímero de nucleotídios; cada nucleotídio contém um açúcar pentose, um grupo fosfato e uma das quatro possíveis bases nitrogenadas (adenina, citosina, guanina e timina ou uracila).

Ácido ribonucleico (RNA): ácido nucleico de fita simples formado de nucleotídios; cada um é composto por uma base nitrogenada (adenina, citosina, guanina ou uracila), ribose e um grupo fosfato. Existem três tipos: RNA mensageiro (mRNA), RNA de transferência (tRNA) e RNA ribossômico (rRNA), cada um com um papel específico durante a síntese de proteínas.

Ácinos pancreáticos: grupos de células no pâncreas que secretam enzimas digestivas.

Acrossoma: organela semelhante ao lisossomo, presente na cabeça de um espermatozoide; contém enzimas que facilitam a penetração de um espermatozoide em um oócito secundário.

Actina: uma proteína contrátil que é parte dos filamentos finos das fibras musculares.

Adaptação: a adaptação da pupila do olho às mudanças na intensidade da luz, por exemplo. É a propriedade pela qual um neurônio sensitivo diminui a frequência de transmissão de impulsos nervosos de um receptor, embora a força do estímulo permaneça constante; a diminuição na percepção de uma sensação ao longo do tempo, enquanto o estímulo ainda está presente.

Adenosina trifosfato (ATP): principal fonte de energia em células vivas; utilizada para transferir a energia química necessária para as reações metabólicas. A ATP consiste na base purina adenina e no açúcar ribose de cinco carbonos, aos quais são adicionados, em arranjo linear, três grupos fosfato.

Adesão: junção anormal de partes entre si.

Adipócito: célula adiposa, derivada de um fibroblasto.

Adução: movimento em direção à linha mediana do corpo.

Adventícia: cobertura mais externa de uma estrutura ou órgão; o revestimento superficial dos ureteres e das superfícies posterior e inferior da bexiga urinária.

Aeróbico: requer oxigênio molecular.

Afasia: perda da capacidade de se expressar adequadamente por meio da fala ou perda de compreensão verbal.

Aglutinação: aglomeração de microrganismos ou células sanguíneas, geralmente ocasionada pela reação entre antígeno e anticorpo.

Agonista: *ver* Motor principal.

Agregado de nódulo linfoide: agrupamentos de nódulos linfoides que são mais numerosos no íleo.

Alantoide: pequena evaginação vascularizada da vesícula umbilical que serve como um local inicial para a formação de sangue e desenvolvimento da bexiga urinária.

Albinismo: ausência anormal, não patológica, parcial ou total, de pigmento na pele, cabelo e olhos.

Alça de Henle: o mesmo que alça do néfron.

Alça do néfron: parte do túbulo renal que recebe o fluido do túbulo contorcido proximal e o transmite para o túbulo contorcido distal.

Aldosterona: um mineralocorticoide produzido pelo córtex suprarrenal que promove a reabsorção de sódio e água pelos rins e a excreção de potássio na urina.

Alelo: forma alternativa de um único gene que controla o mesmo caractere ou traço herdado (como o sangue tipo A) e localizado na mesma posição em cromossomos homólogos.

Alergênio: antígeno que induz uma reação de hipersensibilidade.

Alopecia: falta parcial ou completa de cabelos ou pelos como resultado de fatores como genética, envelhecimento, distúrbios endócrinos, quimioterapia e doenças de pele.

Alvéolo pulmonar: evaginação de um sáculo alveolar formado por três tipos de células: pneumócitos tipo I, pneumócitos tipo II e macrófagos alveolares.

Amenorreia: ausência de menstruação.

Amilase salivar: enzima na saliva que inicia a decomposição química do amido.

Amnésia: falta ou perda de memória.

Âmnio: membrana fetal fina e protetora que se desenvolve a partir do epiblasto; mantém o feto suspenso no líquido amniótico. Também chamado de "bolsa de água".

Amostragem ou obtenção de amostras de vilosidades coriônicas (AVC): a remoção de uma amostra de tecido da vilosidade coriônica por meio de um cateter para analisar o tecido a fim de diagnosticar defeitos genéticos prénatais.

Ampola: dilatação em forma de saco de um canal ou ducto. Porção terminal dilatada do ducto deferente. A parte mais larga e mais longa da tuba uterina.

Ampola de Vater: o mesmo que ampola hepatopancreática.

Ampola hepatopancreática: pequena área elevada no duodeno onde o ducto colédoco e o ducto pancreático desembocam no duodeno.

Anabolismo: reações que requerem energia por meio das quais pequenas moléculas são transformadas em maiores.

Anaeróbica: não necessita de oxigênio.

Anáfase: terceiro estágio da mitose em que as cromátides que se separaram nos centrômeros movem-se para polos opostos da célula.

Analgesia: alívio da dor; ausência da sensação de dor.

Anastomose: união término-terminal ou junção de vasos sanguíneos, vasos linfáticos ou nervos.

Anatomia: estrutura ou estudo da estrutura do corpo e a relação de suas partes entre si.

Andrógeno: hormônio sexual masculinizante produzido pelos testículos em homens e pelo córtex da suprarrenal em ambos os sexos; responsável pela libido (desejo sexual); os dois principais andrógenos são a testosterona e a di-hidrotestosterona.

Anemia: condição do sangue em que o número de glóbulos vermelhos (eritrócitos ou hemácias) funcionais ou seu conteúdo de hemoglobina está abaixo do normal.

Angina do peito (angina de peito): dor no peito (tórax) relacionada à diminuição da circulação coronária ocasionada por doença arterial coronariana ou espasmos do músculo liso vascular nas artérias coronárias.

Angiogênese: formação dos vasos sanguíneos no mesoderma extraembrionário do saco vitelínico, do pedículo corporal e do cório no início da 3ª semana de desenvolvimento.

Antagonista: músculo que tem uma ação oposta à do motor principal (agonista) e cede ao movimento do motor principal.

Anticoagulante: substância que pode retardar, suprimir ou impedir a coagulação do sangue.

Anticorpo (Ac): proteína produzida pelos plasmócitos em resposta a um antígeno específico; o anticorpo combina com esse antígeno para neutralizá-lo, inibi-lo ou destruí-lo. Também chamado de imunoglobulina ou Ig.

Antidiurético: substância que inibe a formação de urina.

Antígeno (Ag): substância que tem imunogenicidade (a capacidade de provocar uma resposta imune) e reatividade (a capacidade de reagir com os anticorpos ou células que resultam da resposta imune); derivado do termo gerador de anticorpos. Também chamado de antígeno completo.

Antígenos do complexo principal de histocompatibilidade: proteínas de superfície em leucócitos e outras células nucleadas que são única para cada pessoa (exceto irmãos idênticos); usado para tipagem de tecidos com o objetivo de prevenir a rejeição de tecidos transplantados. Também conhecidos como antígenos leucocitários humanos (HLA).

Antioxidante: substância que inativa os radicais livres derivados do oxigênio. Exemplos incluem: selênio, zinco, betacaroteno e vitaminas C e E.

Antro: qualquer cavidade ou câmara quase fechada, principalmente aquela dentro de um osso, como um seio. A cavidade no centro de um folículo ovariano secundário.

Ânus: extremidade distal e saída do reto.

Aparelho justaglomerular (AJG): consiste na mácula densa (células do túbulo contorcido distal adjacente às arteríolas glomerulares aferentes e eferentes) e células justaglomerulares (células modificadas das arteríolas glomerulares aferentes e, às vezes, eferentes); secreta renina quando a pressão arterial começa a cair.

Aparelho vestibular: termo coletivo para os órgãos de equilíbrio, que inclui o sáculo, utrículo e ductos semicirculares.

Ápice: extremidade pontiaguda de uma estrutura cônica, como o ápice do coração ou o ápice dos pulmões.

Aponeurose: tendão em forma de folha que une um músculo com outro ou com o osso.

Apoptose: morte celular programada; um tipo normal de morte celular que remove células desnecessárias durante o desenvolvimento embriológico, regula o número de células nos tecidos e elimina muitas células potencialmente perigosas, como as células cancerosas.

Aqueduto cerebral: o mesmo que aqueduto do mesencéfalo.

Aqueduto do mesencéfalo: um canal através do mesencéfalo que conecta o terceiro e o quarto ventrículos; contém líquido cerebrospinal.

Aracnoide-máter: lâmina intermediária das três meninges encefálicas e espinais.

Arco da aorta: porção mais superior da aorta, situada entre os seus segmentos ascendente e descendente.

Arco reflexo: via de condução mais básica através do sistema nervoso, conectando um receptor e um efetor; é constituído por um receptor, um neurônio sensitivo, um centro de integração no sistema nervoso central, um neurônio motor e um efetor. Também chamado de circuito reflexo.

Área de Broca: área motora do cérebro no lobo frontal que traduz os pensamentos em fala.

Área sensitiva: região do córtex cerebral responsável pela interpretação de impulsos sensitivos.

Aréola: o anel pigmentado ao redor do mamilo da mama. Qualquer espaço minúsculo em um tecido.

Arritmia: ritmo cardíaco irregular. Também denominada disritmia.

Artéria: vaso sanguíneo que transporta sangue para fora do coração.

Arteríola: artéria pequena, quase microscópica, que leva sangue a um capilar.

Arteríola glomerular eferente: vaso do sistema vascular renal que transporta o sangue de um glomérulo a um capilar peritubular.

Arteriosclerose: grupo de doenças caracterizadas por espessamento das paredes das artérias e perda de elasticidade.

Articulação: ponto de contato entre ossos, cartilagens e ossos ou dentes e ossos.

Articulação cartilaginosa: articulação sem cavidade sinovial em que os ossos articulados são mantidos firmemente juntos por cartilagem, permitindo pouco ou nenhum movimento.

Articulação do ombro: articulação sinovial onde o úmero articula-se com a escápula.

Articulação elipsóidea: articulação sinovial estruturada de modo que o côndilo de um osso, de formato oval, encaixa-se em uma cavidade elíptica de outro osso, permitindo movimentos laterais e de trás para frente, como a articulação do punho entre o rádio e os ossos carpais. Também chamada de articulação condilar.

Articulação esferóidea: articulação sinovial na qual a superfície esférica de um osso move-se no interior de uma cavidade ou depressão em forma de taça de outro osso, como no ombro ou na articulação do quadril. Também chamada de articulação esferoide.

Articulação fibrosa: articulação na qual os ossos são mantidos juntos por tecido conjuntivo fibroso e que permite pouco ou nenhum movimento, como uma sutura ou uma sindesmose.

Articulação plana: articulação na qual as superfícies articulares são planas ou ligeiramente curvas; permite movimentos para frente e para trás e para os lados e rotação entre as superfícies planas. Também chamada de articulação artrodial.

Articulação selar: articulação sinovial na qual a superfície articular de um osso tem forma de sela, e a superfície articular do outro osso tem a forma das pernas do cavaleiro sentado na sela, como na articulação entre o trapézio e o metacarpal do polegar.

Articulação sinovial: articulação ligeiramente móvel ou totalmente móvel na qual uma cavidade articular está presente entre os dois ossos articulados.

Articulação trocóidea (em pivô): articulação sinovial na qual uma superfície arredondada, pontiaguda ou cônica de um osso articula-se com um anel formado em parte por outro osso e em parte por um ligamento, como na articulação entre o atlas e o áxis e entre as extremidades proximais do rádio e da ulna.

Artrite: inflamação de uma articulação.

Artrologia: estudo ou descrição das articulações.

Artroplastia: substituição cirúrgica de articulações, por exemplo, as articulações do quadril e do joelho.

Artroscopia: procedimento para examinar o interior de uma articulação, geralmente o joelho, pela inserção de um artroscópio em uma pequena incisão; utilizada para determinar a extensão do dano, remover a cartilagem lesada, reparar ligamentos cruzados e obter amostras para análise.

Artrose: junta ou articulação ou o processo degenerativo de uma articulação.

Árvore brônquica: a traqueia, os brônquios e suas estruturas ramificadas incluindo os bronquíolos terminais.

Árvore da vida: os tratos de substância branca do cerebelo, cuja aparência é em forma de árvore, quando visto em corte mediano.

Ascite: acúmulo anormal de líquido seroso na cavidade peritoneal.

Asma: geralmente uma reação alérgica caracterizada por espasmos da musculatura lisa nos brônquios resultando em chiado e dificuldade de respirar. Também denominada asma brônquica.

Astigmatismo: irregularidade da lente ou da córnea do olho fazendo com que a imagem fique fora de foco, o que produz visão distorcida.

Astrócitos: célula da neuróglia que tem a forma de estrela e participa no desenvolvimento do encéfalo e no metabolismo de neurotransmissores; ajuda a formar a barreira hematencefálica, auxilia a manter o equilíbrio adequado de K^+ para a geração de impulsos nervosos e fornece uma ligação entre os neurônios e os vasos sanguíneos.

Ataxia: falta de coordenação muscular, falta de precisão.

Aterosclerose: doença progressiva caracterizada pela formação de lesões nas paredes de artérias grandes e médias, denominadas placas ateroscleróticas.

Átomo: unidade de matéria que compõe um elemento químico; consiste em um núcleo contendo prótons carregados positivamente e nêutrons, não carregados, além de elétrons carregados negativamente os quais orbitam o núcleo.

Atresia: degeneração e reabsorção de um folículo ovariano antes de ele amadurecer completamente e se romper; o fechamento anormal de uma passagem ou ausência de uma abertura normal do corpo.

Audição: capacidade de perceber o som.

Ausculta: exame para ouvir sons no corpo.

Autofagia: processo pelo qual organelas desgastadas são digeridas dentro dos lisossomos.

Autólise: autodestruição de células por suas próprias enzimas digestivas lisossômicas após a morte ou em um processo patológico.

Autorritmicidade: capacidade de gerar repetidamente impulsos nervosos espontâneos.

Autossomo: qualquer cromossomo além dos cromossomos X e Y (cromossomos sexuais).

Axônio: processo geralmente único e longo de uma célula nervosa que propaga um impulso nervoso em direção aos terminais axônicos.

Axoplasma: citoplasma de um axônio.

Axossomática: do axônio ao corpo celular.

B

Baço: grande massa de tecido linfoide entre o fundo do estômago e o diafragma que atua na formação de células sanguíneas durante o desenvolvimento fetal precoce, na fagocitose de células sanguíneas rompidas e na proliferação de células B durante as respostas imunes.

Bainha de mielina: cobertura de lipídios e proteínas em multicamadas, formada por células de Schwann e oligodendrócitos, em torno de axônios de muitos neurônios dos sistemas nervosos central e periférico.

Bainha de Schwann: *ver* Neurolema

Barorreceptor: neurônio capaz de responder a mudanças na pressão do sangue, ar ou outro líquido. Também chamado de receptor de alongamento ou estiramento.

Barreira hematencefálica (BHE): barreira constituída por capilares encefálicos especializados e astrócitos, a qual impede a passagem de substâncias do sangue para o líquido cerebrospinal e encéfalo.

Barreira hematotesticular: barreira formada por células de Sertoli que impede uma resposta imune contra antígenos produzidos por células espermatogênicas, ao isolá-las do sangue.

Base: face posterior do coração oposta ao ápice e formada pelos átrios ou porções inferiores e largas dos pulmões.

Basófilo: tipo de leucócito caracterizado por um núcleo pálido e grande grânulos que coram em azul-arroxeado com corantes básicos.

Bastonete: um dos dois tipos de fotorreceptores na retina do olho; especializado para visão em luz fraca.

Bexiga urinária: órgão muscular e oco, situado na cavidade pélvica posterior à sínfise púbica; recebe a urina através de dois ureteres e a armazena até que seja excretada pela uretra.

Bicamada lipídica: arranjo de fosfolipídios, glicolipídios e moléculas de colesterol em duas camadas paralelas nas quais as "cabeças" hidrofílicas estão voltadas para fora e as "caudas" hidrofóbicas estão voltadas para dentro; encontrada nas membranas celulares.

Bile: secreção do fígado que consiste em água, sais biliares, pigmentos biliares, colesterol, lecitina e vários íons que emulsificam os lipídios antes de sua digestão.

Bilirrubina: um pigmento alaranjado que é um dos produtos finais da degradação da hemoglobina nos hepatócitos; é excretado como um material residual na bile.

Biologia celular: estudo da estrutura e função celular. Também denominada citologia.

Blastocele: cavidade cheia de líquido dentro do blastocisto.

Blastômero: uma das células resultantes da clivagem de um óvulo fecundado.

Bloqueio cardíaco: arritmia (disritmia) cardíaca na qual os átrios e ventrículos contraem-se independentemente por causa de um bloqueio de impulsos elétricos através do coração em algum ponto do sistema de condução.

Bócio: glândula tireoide aumentada.

Bolsa de Rathke: o mesmo que bolsa hipofisária.

Bolsa hipofisária: evaginação do ectoderma do teto da boca a partir da qual a hipófise anterior se desenvolve.

Bolo: massa macia e arredondada, geralmente de alimento, que é engolida.

Bomba de sódio-potássio: bomba de transporte ativo localizada na membrana plasmática que transporta íons sódio para fora da célula e íons potássio para o interior da célula, com gasto de ATP celular. Funciona para manter as concentrações iônicas desses íons em níveis fisiológicos. Também chamada de bomba de Na^+–K^+ ATPase.

Borda em escova: o mesmo que borda microvilosa.

Borda microvilosa: linha difusa composta por microvilosidades, que são projeções da membrana plasmática das células absortivas no intestino delgado do canal digestório e túbulos contorcidos proximais nos rins.

Botão sináptico: extremidade distal expandida de um terminal axônico que contém vesículas sinápticas. Também denominado bulbo sináptico.

Bradicardia: frequência cardíaca ou de pulso lenta em repouso (abaixo de 50 bpm).

Bronquíolo: ramo de um brônquio terciário que depois divide-se em bronquíolos terminais (distribuídos para os lóbulos dos pulmões), os quais, por sua vez, dividem-se em bronquíolos respiratórios (distribuídos para os sáculos alveolares).

Bulbo: a porção mais inferior do tronco encefálico. Também denominado bulbo.

Bulbo do pênis: porção expandida da base do corpo esponjoso do pênis.

Bulbo olfatório: massa de substância cinzenta contendo corpos celulares de neurônios que formam sinapses com neurônios do nervo olfatório (I), situado em posição inferior ao lobo frontal do cérebro em ambos os lados da crista do osso etmoide.

Bursite: inflamação de uma bolsa.

C

Cabeça: parte superior de um humano, cefálica em relação ao pescoço. A parte superior ou proximal de uma estrutura; a parte de um espermatozoide que contém um núcleo com cromossomos haploides (*n*).

Cãibra: contração espasmódica, geralmente dolorosa de um músculo.

Calcitonina (CT): hormônio produzido pelos tireócitos C da glândula tireoide que pode diminuir a quantidade de cálcio e fosfato no sangue, a partir da inibição da reabsorção óssea (degradação da matriz extracelular óssea) e aceleração da absorção de cálcio e fosfatos na matriz óssea.

Cálculo biliar: massa sólida, geralmente contendo colesterol, na vesícula biliar ou em um ducto biliar; formado em qualquer lugar entre canalículos biliares no fígado e na ampola hepatopancreática, onde a bile entra no duodeno.

Calo: espessamento anormal do estrato córneo.

Camada basal: camada do endométrio próxima ao miométrio que é mantida durante a menstruação e a gestação, com a produção de uma nova camada funcional após a menstruação ou parto.

Camada fibrosa: camada superficial do bulbo ocular, formada pela esclera posteriormente e córnea anteriormente.

Camada funcional: camada do endométrio próximo à cavidade uterina que é decomposta durante a menstruação junto à camada compacta e que forma a porção materna da placenta durante a gestação.

Camada muscular: camada muscular (cobertura ou túnica) de um órgão, como aquela encontrada na vagina. Também chamada de muscular.

Camada subcutânea: *ver* tela subcutânea.

Camadas germinativas primárias: os principais tecidos embrionários a partir dos quais os vários tecidos e órgãos do corpo se desenvolvem: ectoderma, mesoderma e endoderma.

Canais semicirculares: três canais ósseos (anterior, posterior, lateral) preenchidos com perilinfa, nos quais se encontram os canais semicirculares membranosos cheios de endolinfa. Eles contêm receptores para o equilíbrio.

Canal auditivo externo: *ver* meato acústico externo.

Canal central (Haversiano): *ver* canal osteônico.

Canal da raiz do dente: extensão estreita da cavidade pulpar situada na raiz de um dente.

Canal deferente: *ver* ducto deferente.

Canal de Schlemm: *ver* seio venoso da esclera.

Canal de Volkmann: *ver* canal perfurante.

Canal digestório (sistema digestório): tubo contínuo que corre pela cavidade torácica e abdominal estendendo-se do esôfago ao ânus. Também denominado trato gastrintestinal (TGI).

Canal de Havers ou central: canal circular que corre longitudinalmente no centro de um ósteon (sistema de Havers) do osso compacto maduro, contendo vasos sanguíneos e linfáticos, além de nervos.

Canalículo lacrimal: ducto, um em cada pálpebra, que começa no ponto lacrimal da margem medial de uma pálpebra; responsável por transportar lágrimas medialmente até o saco lacrimal.

Canalículo ósseo: pequeno canal, nos ossos, que conecta as lacunas.

Canal inguinal: passagem oblíqua na parede abdominal anterior imediatamente superior e paralela à metade medial do ligamento inguinal onde transitam o cordão espermático e o nervo ilioinguinal em homens e o ligamento redondo do útero e o nervo ilioinguinal em mulheres.

Canal osteônico: *ver* canal de Havers.

Canal perfurante: passagem minúscula por meio da qual os vasos sanguíneos e nervos do periósteo penetram no osso compacto.

Canal vertebral: cavidade dentro da coluna vertebral formada pelos forames vertebrais de todas as vértebras; contém a medula espinal.

Câncer: grupo de doenças caracterizadas por divisão celular descontrolada ou anormal.

Capacitação: alterações funcionais que os espermatozoides sofrem no sistema genital feminino que lhes permitem fertilizar um oócito secundário.

Capilar linfático: vaso linfático microscópico de extremidade fechada que converge com outros capilares linfáticos para formar vasos linfáticos; um de muitos vasos linfáticos no intestino, que absorvem triglicerídios e outros lipídios do alimento digerido.

Capilar sanguíneo: vaso sanguíneo microscópico localizado entre a arteríola e a vênula através do qual as substâncias são trocadas entre o sangue e o líquido intersticial.

Cápsula articular: estrutura de uma articulação sinovial, semelhante a um manguito, que envolve a cavidade articular e une os ossos em uma articulação; composta por uma membrana fibrosa externa e uma membrana sinovial interna.

Cápsula de Bowman: o mesmo que cápsula glomerular.

Cápsula glomerular: cálice epitelial de parede dupla na extremidade proximal de um néfron que envolve os capilares glomerulares.

Cápsula interna: grande trato de fibras de projeção laterais ao tálamo; é a principal conexão entre o córtex cerebral, o tronco encefálico e a medula espinal; contém axônios de neurônios sensitivos que transportam os sinais auditivos, visuais e somáticos para o córtex cerebral, além de axônios de neurônios motores descendentes do córtex cerebral ao tálamo, subtálamo, tronco encefálico e medula espinal.

Características sexuais secundárias: caracteres ou traços que distinguem indivíduos do sexo feminino e masculino, embora não tenham um papel direto na reprodução.

Carboidrato: composto orgânico constituído de carbono, hidrogênio e oxigênio; a proporção de átomos de hidrogênio para os de oxigênio é geralmente 2:1. Exemplos incluem açúcares, glicogênio, amido e glicose.

Cardiologia: estudo do coração e das doenças a ele associadas.

Cárie dentária: desmineralização gradual do esmalte e dentina que pode invadir a polpa e o osso alveolar.

Caroteno: precursor antioxidante da vitamina A, necessário para a síntese de fotopigmentos; pigmento amarelo-alaranjado presente no estrato córneo da epiderme. É responsável pela coloração amarelada da pele.

Carpais: os oito ossos do punho. Também chamados ossos carpais.

Carpo: termo coletivo para os oito ossos do punho.

Cartilagem: tipo de tecido conjuntivo composto por condrócitos nas lacunas da cartilagem embebidas em uma densa rede de fibras colágenas e elásticas e uma matriz extracelular de sulfato de condroitina.

Cartilagem articular: cartilagem hialina ligada às superfícies ósseas articulares.

Cartilagem lacerada: laceração de um disco articular (menisco) no joelho.

Cartilagem tireóidea: a maior cartilagem ímpar da laringe, consistindo em duas placas fundidas que formam a parede anterior da laringe. Também denominada pomo de Adão.

Cartilagens aritenóideas: um par de pequenas cartilagens piramidais da laringe onde se fixam as pregas vocais e os músculos intrínsecos da faringe; podem mover as pregas vocais.

Catabolismo: reações químicas que quebram compostos orgânicos complexos em simples, com a liberação de energia líquida.

Catalisador: composto químico que acelera as reações químicas a partir da diminuição da energia de ativação necessária para que ocorra uma reação.

Catarata: perda de transparência da lente do olho (cristalino) ou de sua cápsula, ou de ambos.

Cauda equina: arranjo em forma de cauda das raízes dos nervos espinais, na extremidade inferior da medula espinal.

Cavidade abdominal: porção superior da cavidade abdominopélvica que contém o estômago, baço, fígado, vesícula biliar, a maior porção do intestino delgado e parte do intestino grosso.

Cavidade abdominopélvica: cavidade inferior ao diafragma, que se subdivide em cavidade abdominal superior e cavidade pélvica inferior.

Cavidade articular: espaço entre as superfícies articulares de uma articulação sinovial, preenchido com líquido sinovial.

Cavidade craniana: cavidade formada por ossos do crânio e que contém o encéfalo.

Cavidade corporal: espaço dentro do corpo que contém vários órgãos internos.

Cavidade medular: espaço dentro do corpo de um osso que contém medula óssea amarela.

Cavidade nasal: cavidade revestida por mucosa, em ambos os lados do septo nasal, que se abre sobre a face nas narinas e na nasofaringe nos cóanos.

Cavidade pélvica: porção inferior da cavidade abdominopélvico que contém a bexiga urinária, colo sigmoide, reto e estruturas genitais internas femininas e masculinas.

Cavidade pericárdica: pequeno espaço potencial entre as camadas visceral e parietal do pericárdio seroso que contém o líquido pericárdico.

Cavidade pleural: pequeno espaço potencial entre as pleuras visceral e parietal.

Cavidade pulpar: cavidade dentro da coroa e do colo de um dente; é preenchida com polpa, um tecido conjuntivo que contém vasos sanguíneos, nervos e vasos linfáticos.

Cavidade torácica: cavidade superior ao diafragma que contém duas cavidades pleurais, o mediastino e a cavidade pericárdica.

Ceco: bolsa cega na extremidade proximal do intestino grosso que se liga ao íleo.

Célula: unidade estrutural e funcional básica de todos os organismos; a menor estrutura capaz de realizar todas as atividades fundamentais para a vida.

Célula alfa: tipo de célula nas ilhotas pancreáticas que secretam o hormônio glucagon. Também chamada de célula A.

Célula apresentadora de antígeno (APC, do inglês *antigen-presenting cell*): classe especial da célula migratória que processa e apresenta antígenos para células T durante uma resposta imune; as APCs incluem macrófagos, células B e células dendríticas, os quais estão presentes na pele, nas membranas mucosas e nos linfonodos.

Célula B: linfócito que inicia o desenvolvimento nos órgãos linfoides primários e o completa na medula óssea vermelha, um processo que ocorre ao longo da vida.

Célula beta: tipo de célula nas ilhotas pancreáticas que secreta o hormônio insulina. Também chamada de célula B.

Célula caliciforme: glândula unicelular em forma de cálice que secreta muco; presente no epitélio de vias respiratórias e intestinos.

Célula clara principal da paratireoide: célula da glândula paratireoide que secreta um excesso do hormônio paratormônio (PTH) quando se torna cancerosa. Também denominada célula oxífila.

Célula cromafins: célula que tem afinidade por sais de cromo, decorrente, em parte, da presença dos precursores do neurotransmissor epinefrina; encontrada, entre outros lugares, na medula suprarrenal.

Célula da micróglia: célula da neuróglia que realiza fagocitose.

Célula de Leydig: *ver* célula endócrina intersticial.

Célula de Merkel: *ver* célula epitelial tátil.

Célula de poeira: *ver* macrófago alveolar.

Célula de Schwann: célula da neuróglia do sistema nervoso periférico que forma a bainha de mielina e o neurolema em torno de um axônio nervoso, envolvendo o axônio na forma de um rocambole. Também chamada de neurolemócito.

Célula de Sertoli: tipo de célula em um túbulo seminífero que sustenta e protege a espermatogônia.

Célula dendrítica: tipo de célula apresentadora de antígeno com longas projeções ramificadas que comumente estão presentes em revestimentos de mucosa, tais como na vagina, na pele (células de Langerhans na epiderme) e nos linfonodos (células dendríticas foliculares).

Célula densa principal da paratireoide: célula da glândula paratireoide que produz hormônio da paratireoide (PTH). Também chamada de célula principal.

Célula diploide (2n): tem dois conjuntos de cromossomos.

Célula endócrina intersticial: tipo de célula que secreta testosterona; localizada no tecido conjuntivo entre os túbulos seminíferos em um testículo maduro. Também conhecida como célula de Leydig.

Célula enteroendócrina: célula da mucosa do sistema digestório que secreta um hormônio responsável por governar as funções do sistema digestório.

Célula ependimária: célula da neuróglia que cobre os plexos corióideos e produz o líquido cerebrospinal (LCR); também reveste os ventrículos encefálicos e provavelmente auxilia na circulação do LCR.

Célula epitelial tátil: tipo de célula na epiderme da pele sem pelos que entra em contato com um corpúsculo sensitivo não encapsulado; funciona com o tato.

Célula germinativa: gameta (espermatozoide ou oócito) ou qualquer célula precursora destinada a se tornar um gameta.

Célula haploide (n): apresenta a metade do número de cromossomos caracteristicamente encontrados nas células somáticas de um organismo; característica de gametas maduros. Simbolizado por *n*.

Célula osteoprogenitora: célula-tronco derivada do mesênquima que tem potencial mitótico e a capacidade de diferenciar-se em um osteoblasto.

Célula oxífila: *ver* célula clara principal da paratireoide.

Célula principal: *ver* célula densa principal da paratireoide.

Célula satélite: célula neuroglial achatada que circunda os corpos celulares dos gânglios do sistema nervoso periférico para fornecer suporte estrutural e regular a troca de material entre um corpo celular neuronal e o líquido intersticial.

Células neurossecretoras: neurônio que secreta um hormônio liberador ou inibidor hipotalâmico nos capilares sanguíneos do hipotálamo; ademais, secretam ocitocina ou hormônio antidiurético nos capilares sanguíneos da hipófise posterior.

Célula T: linfócito que começa o desenvolvimento nos órgãos linfoides primários e o completa no timo.

Célula-tronco: célula não especializada que tem a capacidade de se dividir por períodos indefinidos e originar uma célula especializada.

Célula-tronco multipotente: célula-tronco imatura na medula óssea vermelha que dá origem a um grupo de células intimamente relacionadas.

Centríolos: estruturas pareadas e cilíndricas de um centrossomo, cada uma constituída por um anel de nove agrupamentos de tripletos (três) microtubulares e dispostas em ângulos retos entre si.

Centro cardiovascular (CV): grupos de neurônios dispersos no bulbo que regulam a frequência cardíaca, a força de contração e o diâmetro dos vasos sanguíneos.

Centro de controle: parte de um sistema de retroalimentação que define o intervalo de valores no qual uma condição controlada deve ser mantida, avalia o estímulo (*input*) dos receptores e gera comandos de resposta (*output*).

Centro de ossificação: área no molde de cartilagem de um futuro osso onde as células da cartilagem sofrem hipertrofia, secretam enzimas que calcificam sua matriz extracelular e morrem. A área que ocupavam é invadida por osteoblastos que vão formar o osso.

Centrômero: porção constrita de um cromossomo em que as duas cromátides são unidas; serve como ponto de ligação dos microtúbulos que puxam as cromátides durante a anáfase da divisão celular.

Centro respiratório: neurônios do tronco encefálico na ponte e no bulbo que regulam a respiração. É dividido em centro respiratório bulbar e centro respiratório pontino.

Centro respiratório bulbar: os neurônios do centro respiratório no bulbo, os quais consistem no grupo respiratório dorsal que está ativo durante a respiração normal e tranquila e o grupo respiratório ventral que é ativo durante a respiração forçada.

Centrossomo: rede densa de pequenas fibras proteicas próximo ao núcleo de uma célula, contendo um par de centríolos e a matriz pericentriolar.

Cerebelo: parte do encéfalo situada posteriormente ao bulbo medula e a ponte; coordena o equilíbrio e movimentos especializados.

Cérebro: os dois hemisférios do prosencéfalo (derivado do telencéfalo); constitui a maior parte do encéfalo.

Cerume: secreção semelhante à cera produzida pelas glândulas ceruminosas no meato acústico externo (canal auditivo). Também denominado cera de ouvido.

Cérvice: qualquer porção constrita de um órgão, como a parte cilíndrica inferior do útero (também denominada colo).

Choque: falha do sistema cardiovascular em fornecer quantidades adequadas de oxigênio e nutrientes para suprir as necessidades metabólicas do corpo, em razão de débito cardíaco inadequado.

Choque espinal: período de vários dias a várias semanas após a transecção da medula vertebral, que se caracteriza pela supressão de toda atividade reflexa.

Ciatalgia: inflamação e dor ao longo do nervo ciático; sentida ao longo da face posterior da coxa estendendo-se para baixo no interior da perna.

Ciclo cardíaco: um batimento cardíaco completo que consiste em sístole (contração) e diástole (relaxamento) de ambos os átrios mais a sístole e a diástole de ambos os ventrículos.

Ciclo celular: crescimento e divisão de uma única célula em duas células idênticas; consiste em interfase e divisão celular.

Ciclo uterino: uma série de mudanças no endométrio do útero a fim de prepará-lo para a chegada e o desenvolvimento de um óvulo fertilizado. Também chamado de ciclo menstrual.

Cifose:[1] exagero da curva torácica da coluna vertebral, resultando em uma aparência de ombros redondos. Também chamada corcunda.

Cílio: processo ciliar ou semelhante a pelos ou cílios, que se projeta de uma célula; pode ser usado para mover toda a célula ou para mover substâncias ao longo da superfície da célula.

---

[1] N.R.T.: A Terminologia Anatômica Internacional considera as cifoses torácica e sacral como persistências normais da curvatura primária.

Cinesiologia: estudo do movimento das partes do corpo.

Cinestesia: percepção da extensão e direção do movimento de partes do corpo; esse sentido é possível devido aos impulsos nervosos gerados por proprioceptores.

Cinetócoro: complexo proteico ligado à parte externa de um centrômero ao qual se conectam os seus microtúbulos.

Circulação colateral: rota alternativa realizada pelo sangue através de uma anastomose.

Circulação coronária: trajeto seguido pelo sangue da aorta ascendente aos vasos sanguíneos que irrigam o coração e retornam ao átrio direito. Também chamada de circulação cardíaca.

Circulação fetal: o sistema cardiovascular do feto, incluindo a placenta e os vasos sanguíneos especiais envolvidos na troca de material entre o feto e a mãe.

Circulação porta hepática: fluxo de sangue dos órgãos do canal digestório para o fígado antes de voltar ao coração.

Circulação pulmonar: fluxo de sangue desoxigenado do ventrículo direito para os pulmões e o retorno do sangue oxigenado dos pulmões para o átrio esquerdo.

Circulação sistêmica: vias pelas quais o sangue oxigenado flui do ventrículo esquerdo através da aorta para todos os órgãos do corpo, e o sangue desoxigenado retorna ao átrio direito.

Circundução: movimento em uma articulação sinovial em que a extremidade distal de um osso move-se em círculo, enquanto a extremidade proximal permanece relativamente estável.

Cisterna do quilo: a origem do ducto torácico.

Citocinese: distribuição do citoplasma em duas células separadas durante a divisão celular; coordenada com a divisão nuclear (mitose).

Citoesqueleto: estrutura interna do complexo citoplasmático constituído por microfilamentos, microtúbulos e filamentos intermediários.

Citólise: ruptura de células vivas com extravasamento de conteúdos.

Citoplasma: citosol mais todas as organelas, exceto o núcleo.

Citosol: porção semifluida do citoplasma na qual organelas e inclusões são suspensas e os solutos são dissolvidos. Também chamado líquido intracelular.

Clitóris: órgão erétil feminino, localizado na junção anterior dos lábios menores; homólogo ao pênis em homens.

Clivagem: rápidas divisões mitóticas após a fecundação de oócito secundário, resultando em um aumento do número de células progressivamente menores, chamadas blastômeros.

Clone: população de células idênticas.

Coágulo sanguíneo: gel que consiste em elementos do sangue presos em uma rede de fibras proteicas insolúveis.

Cóano: uma das duas aberturas posteriores à abertura da cavidade nasal na nasofaringe.

Cóccix: os quatro ossos geralmente fundidos na extremidade inferior da coluna vertebral.

Cóclea: tubo enrolado em forma de cone, que forma uma porção da orelha interna e contém o órgão espiral.

Colecistectomia: remoção cirúrgica da vesícula biliar.

Colesterol: classificado como um lipídio, é o esteroide mais abundante em tecidos animais; localizado nas membranas celulares e utilizado para a síntese de hormônios esteroides e sais biliares.

Colo: porção do intestino grosso composta pelas porções ascendente, transversal, descendente e sigmoide. Uma porção constrita de um órgão, como o colo do fêmur ou útero. A região de um dente entre a coroa e a raiz.

Colo ascendente: parte do intestino grosso que passa superiormente do ceco até a margem inferior do fígado, onde se dobra na flexura cólica direita (hepática) para tornar-se o colo transverso.

Colo descendente: parte do intestino grosso que desce da flexura cólica (esplênica) esquerda ao nível da crista ilíaca esquerda.

Colo sigmoide: parte do intestino grosso em forma de S, que começa ao nível da crista ilíaca esquerda, projeta-se medialmente e termina no reto por volta do nível da terceira vértebra sacral.

Colostro: líquido fino e turvo secretado pelas glândulas mamárias, alguns dias antes ou depois do parto, antes da produção do leite verdadeiro.

Coluna anal: dobra longitudinal na túnica mucosa do canal anal que contém uma rede de artérias e veias.

Coluna vertebral: as 26 vértebras de um adulto e 33 vértebras de uma criança; envolve e protege a medula espinal e serve como ponto de fixação das costelas e dos músculos do dorso. Também chamada de espinha dorsal ou espinha.

Compartimento: um grupo de músculos esqueléticos, seus vasos sanguíneos associados e nervos com uma função comum.

Complexo de Golgi: organela no citoplasma das células constituída por quatro a seis sáculos achatados, empilhados um sobre o outro, com áreas expandidas em suas extremidades; atua em processamento, separação, empacotamento e liberação de proteínas e lipídios para a membrana plasmática, lisossomos e vesículas secretoras.

Complexo QRS: ondas de deflexão de um eletrocardiograma as quais representam o início da despolarização ventricular.

Concussão: lesão traumática no encéfalo que produz hematomas não visíveis, mas pode resultar em perda abrupta e temporária de consciência.

Condrócitos: célula da cartilagem madura.

Condução contínua: propagação de um impulso nervoso em uma despolarização, passo a passo de cada área adjacente de uma membrana axonal.

Cone: tipo de fotorreceptor na retina especializado para visão de cores fortes em luz brilhante.

Cone medular: porção afilada da medula espinal inferior ao alargamento lombossacral.

Conjuntiva: membrana delicada que cobre o bulbo ocular e reveste os olhos.

Consciência: estado de vigília em que um indivíduo está totalmente alerta, consciente e orientado, em parte como resultado do *feedback* (retroalimentação) entre o córtex cerebral e o sistema de ativação reticular.

Contratilidade: capacidade das células ou partes das células de gerar ativamente força para sofrer encurtamento para os movimentos. As fibras musculares apresentam alto grau de contratilidade.

Convergência: arranjo sináptico em que os bulbos sinápticos de vários neurônios pré-sinápticos terminam em um neurônio pós-sináptico. O movimento medial dos dois bulbos oculares de modo que ambos sejam direcionados para um objeto próximo que está sendo visto para produzir uma única imagem.

Coração: órgão do sistema cardiovascular responsável por bombear o sangue por todo o corpo; localizado na cavidade torácica superiormente ao diafragma.

Cordão umbilical: estrutura longa, em forma de corda, contendo a veia e as artérias umbilicais que conectam o feto à placenta.

Cordas tendíneas: cordões fibrosos semelhantes a tendões que conectam as válvulas do coração a músculos papilares.

Cório: membrana fetal mais superficial que se torna a porção embrionária principal da placenta; tem uma função protetora e nutritiva.

Córnea: camada fibrosa transparente e não vascular através da qual a íris do olho pode ser vista.

Corno: área da substância cinzenta (anterior, lateral ou posterior) na medula espinal.

Coroa: margem da glande do pênis.

Corioide: um dos revestimentos vasculares do bulbo ocular.

Coroa radiada: camada mais interna de células da granulosa que é firmemente ligada à zona pelúcida em torno de um oócito.

Corpo albicante: placa fibrosa branca no ovário que se forma após a regressão do corpo lúteo.

Corpo caloso: grande comissura entre os hemisférios cerebrais.

Corpo ciliar: uma das três partes da túnica vascular do bulbo do olho, as outras são a corioide e a íris; inclui o músculo ciliar e os processos ciliares.

Corpo lúteo: corpo amarelado no ovário formado quando um folículo ovariano libera seu ovócito secundário; secreta estrogênios, progesterona, relaxina e inibina.

Corpos mamilares: dois pequenos corpos arredondados na face inferior do hipotálamo que estão envolvidos nos reflexos relacionados ao olfato.

Corpúsculo bulboso: receptor sensitivo profundamente inserido na derme e em tecidos mais profundos; detecta o estiramento da pele.

Corpúsculo de Meissner: ver corpúsculo tátil.

Corpúsculo de Pacini: ver corpúsculo lamelar.

Corpúsculo de Ruffini: ver corpúsculo bulboso.

Corpúsculo lamelar: receptor de vibração com forma oval localizado na derme ou tela subcutânea; é constituído por camadas concêntricas de um tecido conjuntivo envolvendo os dendritos de um neurônio sensitivo.

Corpúsculo renal: cápsula glomerular e seu glomérulo envolvido.

Corpúsculo tátil: terminação nervosa encontrada em uma papila dérmica sensível ao tato.

Córtex: camada externa de um órgão. A camada convoluta de substância cinzenta que cobre cada hemisfério cerebral.

Córtex cerebral: superfície dos hemisférios cerebrais, com 2 a 4 mm de espessura; consiste em substância cinzenta, está disposto em seis camadas de corpos celulares de neurônios na maioria das áreas.

Córtex motor primário: região do córtex cerebral no giro pré-central do lobo frontal que controla músculos específicos ou grupos de músculos.

Córtex somatossensorial primário: região do córtex cerebral posterior ao sulco central, no giro pós-central do lobo parietal do cérebro, onde se localiza a representação somestésica do corpo.

Córtex suprarrenal: porção externa de uma glândula suprarrenal, dividida em três zonas – a zona glomerulosa secreta mineralocorticoides; a zona fasciculada secreta glicocorticoides; e a zona reticular secreta andrógenos.

Crânio: esqueleto da cabeça formado por ossos da cavidade craniana e ossos faciais.

Crescimento aposicional: crescimento devido à deposição de superfície do material, como no crescimento em diâmetro da cartilagem e dos ossos. Também chamado de crescimento exógeno.

Crescimento intersticial: crescimento de dentro, como no crescimento da cartilagem. Também chamado de crescimento endógeno.

Cripta de Lieberkühn: ver glândula intestinal.

Criptorquidismo: condição dos testículos que não desceram.

Crista: estrutura em crista. Uma pequena elevação na ampola de cada ducto semicircular que contém receptores para aceleração e desaceleração.

Cromátide: parte de um par de fitas de nucleoproteínas idênticas conectadas que se unem no centrômero e se separam durante a divisão celular, cada uma tornando-se um cromossomo de uma das duas células-filhas.

Cromatina: massa filiforme de material genético, composta por DNA e proteínas histonas, que estão presentes no núcleo de uma célula não divisível ou interfásica.

Cromatólise: quebra de corpúsculos de Nissl em massas finamente granulares no corpo celular de um neurônio cujo axônio foi lesionado.

Cromossomo: uma das pequenas estruturas filiformes no núcleo de uma célula, normalmente 46 em uma célula diploide humana, que carrega o material genético; composto por DNA e proteínas (histonas) que formam uma delicada fita de cromatina durante a interfase; torna-se empacotado em estruturas compactas semelhantes a hastes que são visíveis ao microscópio de luz durante a divisão celular.

Cromossomos homólogos: dois cromossomos que pertencem a um par.

Cromossomos sexuais: o 23º par de cromossomos, designado por X e Y, os quais determinam o sexo genético de um indivíduo; em homens, o par é XY; nas mulheres, XX.

Crossing-over **(permutação):** troca de uma porção de uma cromátide com outra durante a meiose. Permite a troca de genes entre as cromátides, sendo um fator que resulta em variação genética da progênie ou descendência.

Cúpula: massa de material gelatinoso que cobre as células ciliadas de uma crista; um receptor sensitivo na ampola de um canal semicircular estimulado quando a cabeça se move.

D

Débito cardíaco (DC): volume de sangue ejetado do ventrículo esquerdo (ou ventrículo direito) para a aorta (ou tronco pulmonar) a cada minuto.

Decídua: porção do endométrio do útero (todas, exceto a camada mais profunda) que é modificada durante a gravidez e eliminada após o parto.

Decussação de pirâmides: cruzamento de 90% dos axônios nos sistemas motores principais para os lados opostos nas pirâmides do bulbo.

Defecação: descarga de fezes do reto.

Defeito do tubo neural: anormalidade no desenvolvimento em que o tubo neural não se fecha corretamente. Exemplos são a espinha bífida e a anencefalia.

Degeneração walleriana: degeneração da porção do axônio e da bainha de mielina de um neurônio distal ao local da lesão.

Deglutição: ato de engolir.

Dendrito: processo neuronal que transmite os sinais elétricos, geralmente potenciais graduados, em direção ao corpo celular.

Dentição: número, forma e disposição dos dentes. A erupção dos dentes.

Dentina: tecidos ósseos de um dente envolvendo a cavidade pulpar.

Depressão: movimento no qual uma parte do corpo move-se inferiormente.

Dermatologia: especialidade médica que trata das doenças da pele.

Dermátomo: área cutânea desenvolvida a partir de um segmento da medula espinal embrionária e que recebe a maior parte de sua inervação sensitiva de um mesmo nervo espinal. Um instrumento para a incisão da pele ou corte de transplantes finos de pele.

Derme: camada de tecido conjuntivo denso não modelado com fibras colágenas e elásticas localizadas profundamente à epiderme.

Desidratação: perda excessiva de água do corpo ou de suas partes.

Deslocamento: deslocamento de um osso de uma articulação com ruptura de ligamentos, tendões e cápsulas articulares. Também chamado de luxação.

Despertar: acordar do sono, uma resposta em virtude da estimulação do sistema de ativação reticular.

Desvio de septo nasal: septo nasal que não corre ao longo da linha mediana da cavidade nasal; ele se desvia (dobra) para um lado.

Diabetes melito: distúrbio endócrino causado por uma incapacidade de produzir ou usar insulina. É caracterizado pelos três "pólis": poliúria (produção excessiva de urina), polidipsia (sede excessiva) e polifagia (comer em excesso).

Diafragma: qualquer divisão que separa uma área da outra, principalmente o músculo esquelético em forma de cúpula entre as cavidades torácica e abdominal. Um dispositivo em forma de cúpula colocado sobre o colo do útero, geralmente com um espermicida, para prevenir a concepção.

Diagnóstico: distinguir uma doença de outra ou determinar a natureza de uma doença a partir de sinais e sintomas, por inspeção, palpação, exames laboratoriais e outros métodos.

Diálise: remoção de produtos residuais do sangue por difusão através de uma membrana seletivamente permeável.

Diástole: no ciclo cardíaco, a fase de relaxamento ou dilatação do músculo cardíaco, principalmente dos ventrículos.

Diencéfalo: parte do encéfalo composta pelo tálamo, hipotálamo e epitálamo.

Difusão: processo passivo em que há um movimento maior de moléculas ou íons de uma região de alta concentração para uma região de baixa concentração até atingir o equilíbrio.

Digestão: decomposição mecânica e química dos alimentos em moléculas simples que podem ser absorvidas e usadas por células do corpo.

Disco articular: coxim de cartilagem fibrosa entre as superfícies articulares dos ossos de algumas articulações sinoviais.

Disco de Merkel: ver disco tátil.

Disco intercalado: espessamento transversal irregular do sarcolema que contém desmossomos; mantém unidas as fibras musculares cardíacas e junções comunicantes, as quais auxiliam na condução dos potenciais de ação muscular de uma fibra para outra.

Disco intervertebral: coxim de cartilagem fibrosa localizada entre os corpos de duas vértebras.

Disco óptico: pequena área da retina contendo aberturas através das quais passam os axônios das células ganglionares que emergem como o nervo óptico (II). Também chamado de ponto cego.

Disco tátil: processo achatado de um neurônio sensitivo que faz contato com uma célula epitelial tátil e atua no tato. Também chamado de disco de Merkel.

Disfunção erétil: falha em manter uma ereção longa o suficiente para a relação sexual. Anteriormente conhecida como impotência.

Distrofia muscular: doença hereditária que destrói os músculos, caracterizada por degeneração das fibras musculares, o que causa atrofia progressiva do músculo esquelético.

Divergência: arranjo sináptico em que os botões sinápticos de um neurônio pré-sináptico terminam em vários neurônios pós-sinápticos.

Divisão celular: processo pelo qual uma célula se reproduz e que consiste em uma divisão nuclear (mitose) e uma divisão citoplasmática (citocinese); inclui a divisão celular somática e a reprodutiva.

Divisão celular reprodutiva: tipo de divisão celular em que os gametas (espermatozoides e oócitos) são produzidos; consiste em meiose e citocinese.

Divisão celular somática: tipo de divisão celular em que uma única célula inicial duplica-se para produzir duas células idênticas; consiste em mitose e citocinese.

Divisão craniossacral: o mesmo que divisão parassimpática.

Divisão parassimpática: uma das duas principais subdivisões do sistema nervoso autônomo; apresenta corpos celulares de neurônios pré-ganglionares nos núcleos do tronco encefálico e no corno lateral da porção sacral da medula espinal. É responsável principalmente pelas atividades que conservam e restauram a energia do corpo. Também conhecida como divisão craniossacral.

Divisão simpática: uma das duas principais subdivisões do sistema nervoso autônomo, com corpos celulares de neurônios pré-ganglionares nos cornos laterais do segmento torácico e nos dois ou três primeiros segmentos lombares da medula espinal; principalmente associada aos processos que envolvem o gasto de energia. Também chamada de divisão toracolombar.

Divisão toracolombar: ver divisão simpática.

Doença: enfermidade caracterizada por um conjunto reconhecível de sinais e sintomas.

Doença arterial coronariana (DAC): condição, como a aterosclerose, que causa estreitamento das artérias coronárias, de modo que o fluxo sanguíneo para o tecido do coração é reduzido. O resultado é a doença cardíaca coronariana, na qual o músculo cardíaco recebe fluxo sanguíneo inadequado devido a uma interrupção de seu suprimento sanguíneo.

Doença de Alzheimer (DA): distúrbio neurológico incapacitante caracterizado por disfunção e morte de neurônios encefálicos específicos, resultando em ampla deficiência intelectual, alterações de personalidade e flutuações no estado de alerta.

Doença de Parkinson (DP): degeneração progressiva dos núcleos da base e da substância negra do encéfalo, o que resulta em diminuição da produção de dopamina e, consequentemente, leva a: tremor, lentidão dos movimentos voluntários e fraqueza muscular.

Doença hemolítica do recém-nascido (DHRN): anemia hemolítica de um recém-nascido que resulta da destruição dos eritrócitos (glóbulos vermelhos) do bebê por anticorpos produzidos pela mãe; geralmente os anticorpos são devidos a uma incompatibilidade do tipo sanguíneo Rh. Também chamada de eritroblastose fetal.

Doença pulmonar obstrutiva crônica (DPOC): uma doença, como a bronquite ou o enfisema, na qual há algum grau de obstrução e consequentemente resistência das vias respiratórias.

Dor referida: dor que é sentida em um local distante do local de origem.

Dorsiflexão: dobrar o pé na direção do dorso (face superior).

Ducto alveolar: ramo de um bronquíolo respiratório em torno do qual estão dispostos os alvéolos pulmonares e os sáculos alveolares.

Ducto arterial: pequeno vaso que conecta o tronco pulmonar à aorta; encontrado apenas no feto.

Ducto cístico: ducto que transporta a bile da vesícula biliar para o ducto colédoco.

Ducto coclear: a cóclea membranosa constituída por um tubo disposto em espiral dentro da cóclea óssea e situado ao longo de sua parede externa. Também chamado de escala média.

Ducto colédoco: tubo formado pela união do ducto hepático comum e do ducto cístico que esvazia a bile no duodeno na ampola hepatopancreática. Também chamado de ducto biliar.

Ducto deferente: ducto que transporta espermatozoides do epidídimo até o ducto ejaculatório.

Ducto de Wirsung: ver ducto pancreático.

Ducto do epidídimo: tubo firmemente enrolado dentro do epidídimo, distinguido em cabeça, corpo e cauda, no qual os espermatozoides sofrem maturação.

Ducto lacrimonasal: canal que transporta a secreção lacrimal (lágrimas) do saco lacrimal para o nariz.

Ducto linfático direito: vaso do sistema linfático que drena a linfa do lado direito da parte superior do corpo para a veia subclávia direita.

Ducto pancreático: grande tubo ímpar que se une ao ducto colédoco a partir do fígado e da vesícula biliar e drena o suco pancreático no duodeno na ampola hepatopancreática. Também chamado de ducto de Wirsung.

Ductos semicirculares: canais semicirculares membranosos preenchidos com endolinfa, que flutuam na perilinfa dos canais semicirculares ósseos; eles contêm receptores para detectar a aceleração ou desaceleração rotacional.

Ducto torácico: vaso linfático que começa como uma dilatação chamada cisterna do quilo, a qual recebe a linfa do lado esquerdo da cabeça, do pescoço e tórax, braço esquerdo e de todo o corpo abaixo das costelas, desembocando na junção entre as veias jugular interna e subclávia esquerda.

Ducto venoso: pequeno vaso no feto que ajuda no desvio da circulação no fígado.

Duodeno: os primeiros 25 cm do intestino delgado, que conectam o estômago ao íleo.

Dupla inervação: conceito pelo qual a maioria dos órgãos do corpo recebem impulsos dos neurônios simpáticos e parassimpáticos.

Dura-máter: revestimento mais externo das três meninges (coberturas) do encéfalo e da medula espinal.

E

Ectoderma: camada germinativa primária que dá origem ao sistema nervoso e à epiderme da pele e seus derivados.

Edema: acúmulo anormal de líquido intersticial.

Edema pulmonar: acúmulo anormal de líquido intersticial nos espaços teciduais e alvéolos pulmonares devido ao aumento da permeabilidade ou à pressão em capilares pulmonares.

Efeito antagonista: interação hormonal em que o efeito de um hormônio em uma célula-alvo é oposto ao de outro hormônio.

Efeito sinérgico: interação hormonal em que os efeitos de dois ou mais hormônios agindo juntos é maior ou mais extenso do que o efeito de cada hormônio individualmente.

Efetor: órgão do corpo, um músculo ou uma glândula, que é inervado por neurônios motores somáticos ou autônomos.

Efluxo craniossacral: axônios de neurônios pré-ganglionares parassimpáticos que têm seus corpos celulares localizados nos núcleos do tronco encefálico e na substância cinzenta lateral da porção sacral da medula espinal.

Efluxo toracolombar: axônios de neurônios pré-ganglionares simpáticos que têm seus corpos celulares nas colunas cinzentas laterais dos segmentos torácicos e nos dois ou três primeiros segmentos lombares da medula espinal.

Ejaculação: reflexo de ejeção ou expulsão do sêmen do pênis.

Elasticidade: capacidade do tecido para retornar à sua forma original após a contração ou extensão.

Eletrocardiograma (ECG): registro de alterações elétricas que acompanham o ciclo cardíaco e que podem ser detectadas na superfície do corpo; pode ser realizado em repouso, estresse ou em condição ambulatorial.

Elevação: movimento em que uma parte do corpo move-se para cima.

Embolia pulmonar: presença de um coágulo de sangue ou uma substância estranha em um vaso sanguíneo arterial pulmonar que obstrui a circulação para o tecido pulmonar.

Êmbolo: coágulo de sangue, bolha de ar ou gordura de ossos quebrados, massa de bactérias ou outros detritos ou materiais estranhos transportados pelo sangue.

Embrião: o mais jovem de qualquer organismo em estágio inicial de desenvolvimento; em humanos, o organismo em desenvolvimento a partir da fertilização (ou fecundação) até o final da 8ª semana de desenvolvimento.

Embrioblasto: região das células de um blastocisto que se diferencia nas três camadas germinativas primárias – ectoderma, mesoderma e endoderma – das quais todos os tecidos e órgãos se desenvolvem; também chamado de massa celular interna.

Embriologia: estudo do crescimento e desenvolvimento desde o óvulo fertilizado até o final da 8ª semana de desenvolvimento.

Emigração: processo pelo qual os leucócitos deixam a corrente sanguínea por rolamento ao longo do endotélio, adesão e compressão entre as células endoteliais. Também conhecida como migração ou extravasamento.

Emissão: propulsão do espermatozoide na uretra ocasionada por contrações peristálticas dos ductos dos testículos, epidídimos e ducto deferente como resultado da estimulação simpática.

Emulsificação: dispersão de grandes glóbulos lipídicos em partículas menores e uniformemente distribuídas na presença de bile.

Encéfalo: parte do sistema nervoso central contida na cavidade craniana.

Endocárdio: camada da parede do coração, composta por endotélio e músculo liso, que reveste o interior do coração e cobre as válvulas e os tendões que a mantêm aberta.

Endocitose: absorção de grandes moléculas e partículas em uma célula, por vesículas formadas a partir da membrana plasmática.

Endocitose mediada por receptor: processo altamente seletivo pelo qual as células absorvem ligantes específicos, que geralmente são moléculas ou partículas grandes, envolvendo-as (envelopando-as) dentro de um saco de membrana plasmática.

Endocrinologia: ciência que estuda a estrutura e as funções das glândulas endócrinas; área responsável pelo diagnóstico e tratamento de distúrbios do sistema endócrino.

Endoderma: camada germinativa primária do embrião em desenvolvimento; dá origem ao canal digestório, bexiga urinária, uretra e sistema respiratório.

Endodontia: ramo da odontologia preocupado com prevenção, diagnóstico e tratamento de doenças que afetam polpa, raiz, periodonto e osso alveolar.

Endolinfa: líquido no interior do labirinto membranáceo da orelha interna.

Endométrio: revestimento de túnica mucosa do útero.

Endometriose: crescimento do tecido endometrial fora do útero.

Endomísio: invaginação do perimísio que separa cada fibra muscular individualmente.

Endoneuro: tecido conjuntivo que envolve os axônios de células nervosas individualmente.

Endotélio: camada de epitélio simples pavimentoso que reveste as cavidades do coração, vasos sanguíneos e vasos linfáticos.

Energia: capacidade de realizar trabalho.

Energia de ativação: quantidade mínima de energia necessária para ocorrer uma reação química.

Enfisema: distúrbio pulmonar em que as paredes alveolares pulmonares se desintegram, produzindo espaços aéreos anormalmente grandes e perda de elasticidade nos pulmões; normalmente causado por exposição à fumaça do cigarro.

Entorse: torção ou distensão forçada de uma articulação com ruptura parcial ou outra lesão em suas inserções sem deslocamento mantido (luxação).

Enzima: substância que acelera reações químicas; um catalisador orgânico, geralmente uma proteína.

Eosinófilo: tipo de leucócito caracterizado por grânulos que se coram em vermelho ou rosa com corantes ácidos.

Epicárdio: camada externa fina da parede do coração, composta por tecido seroso e mesotélio. Também chamado de lâmina visceral do pericárdio seroso.

Epidemiologia: estudo da ocorrência e transmissão de doenças e distúrbios em populações humanas.

Epiderme: camada superficial e mais fina da pele, composta por epitélio estratificado pavimentoso queratinizado.

Epidídimo: órgão em forma de vírgula que se encontra na margem posterior do testículo e contém o ducto do epidídimo, no qual os espermatozoides sofrem maturação.

Epífise: extremidade de um osso longo, geralmente maior em diâmetro do que o corpo (diáfise).

Epiglote: grande lâmina de cartilagem, em forma de folha, coberta por uma túnica mucosa e situada na parte superior da laringe, fixada à cartilagem tireóidea; sua parte livre se move, para cima e para baixo, para cobrir a glote (pregas vocais e rima da glote) durante a deglutição.

Epimísio: tecido conjuntivo denso não modelado ao redor dos músculos.

Epinefrina: hormônio secretado pela medula da suprarrenal que produz ações semelhantes àquelas resultantes da estimulação simpática. Também chamada de epinefrina.

Epineuro: tecido conjuntivo superficial em torno de um nervo inteiro.

Episiotomia: corte feito com tesoura cirúrgica para evitar a ruptura do períneo no final do segundo estágio do trabalho de parto.

Epitálamo: parte do diencéfalo superior e posterior ao tálamo, que compreende a glândula pineal e estruturas associadas.

Eponíquio: faixa estreita do estrato córneo na margem proximal de uma unha que se estende a partir da margem da parede ungueal. Também chamado de cutícula.

Equilíbrio: condição de estar balanceado.

Ereção: estado alargado e rígido do pênis ou clitóris, resultante do ingurgitamento do tecido erétil esponjoso com sangue.

Eritema: vermelhidão da pele geralmente causada pela dilatação dos capilares.

Eritrócito: célula sanguínea sem núcleo, que contém a proteína de transporte de oxigênio, hemoglobina; responsável pelo transporte de oxigênio por todo o corpo.

Eritropoetina (EPO): hormônio liberado por células justaglomerulares dos rins que estimula a produção de eritrócitos (glóbulos vermelhos).

Escala do tímpano: canal espiralado inferior da cóclea óssea, preenchido com perilinfa.

Escala do vestíbulo: canal espiralado superior da cóclea óssea, preenchido com perilinfa.

Esclera: cobertura branca de tecido fibroso que forma a camada protetora superficial do bulbo ocular, exceto na maior parte da porção anterior; a porção posterior da túnica fibrosa.

Escoliose: curvatura lateral anormal da coluna vertebral.

Escroto: bolsa coberta de pele que contém os testículos e suas estruturas acessórias.

Esfíncter da ampola hepatopancreática: músculo circular na abertura do ducto colédoco e do ducto pancreático no duodeno.

Esfíncter de Oddi: *ver* esfíncter da ampola hepatopancreática.

Esfíncter pilórico: anel espesso de músculo liso através do qual o piloro do estômago comunica-se com o duodeno.

Esfíncter pré-capilar: anel de fibras musculares lisas no local de origem dos capilares verdadeiros que regula o fluxo sanguíneo para os capilares verdadeiros.

Esmalte: substância rígida e branca que cobre a coroa de um dente.

Esôfago: tubo muscular oco que conecta a faringe ao estômago.

Espaço epidural: espaço entre a dura-máter espinal e o canal vertebral contendo tecido conjuntivo areolar e um plexo de veias.

Espaço morto anatômico: espaços do nariz, da faringe, laringe, traqueia, dos brônquios e bronquíolos totalizando cerca de 150 mℓ dos 500 mℓ em uma respiração tranquila (volume corrente); o ar no espaço morto anatômico não atinge os alvéolos pulmonares para participar das trocas gasosas.

Espaço subaracnóideo: espaço entre a aracnoide-máter e a pia-máter que circunda o encéfalo e a medula espinal, onde circula o líquido cerebrospinal.

Espaço subdural: espaço entre a dura-máter e a aracnoide-máter do encéfalo e da medula espinal; contém uma pequena quantidade de fluido.

Espasmo: contração súbita e involuntária de grandes grupos de músculos.

Espasmo vascular: contração do músculo liso na parede de um vaso sanguíneo lesionado para prevenir a perda de sangue.

Espasticidade: hipertonia caracterizada pelo aumento do tônus muscular, aumento de reflexos tendinosos e reflexos patológicos (sinal de Babinski).

Espermatogênese: formação e o desenvolvimento dos espermatozoides nos túbulos seminíferos dos testículos.

Espermatozoide: gameta masculino maduro.

Espermiogênese: maturação das espermátides em espermatozoides.

Estenose: estreitamento ou constrição anormal de um ducto ou abertura.

Estereocílios: grupos de microvilosidades extremamente longas, delgadas e imóveis projetando-se das células epiteliais que revestem o epidídimo.

Esterilização: eliminação de todos os microrganismos vivos. Qualquer procedimento que torne um indivíduo incapaz de reprodução (p. ex., castração, vasectomia, histerectomia ou ooforectomia).

Estímulo: qualquer estresse que altere uma condição controlada; qualquer mudança no ambiente interno ou externo que promova a excitação de um receptor sensitivo, um neurônio ou uma fibra muscular.

Estômago: alargamento do sistema digestório em forma de J, diretamente inferior ao diafragma nas regiões epigástrica, umbilical e do hipocôndrio esquerdo do abdome, entre o esôfago e o intestino delgado.

Estrato basal: camada mais profunda da epiderme; também chamado de estrato germinativo.

Estrias: cicatrização interna causada por estiramento excessivo da pele em que as fibras colágenas e os vasos sanguíneos na derme são lesionados.

Estrogênios: hormônios sexuais femininos produzidos pelos ovários; regulam o desenvolvimento de oócitos, a manutenção de estruturas genitais femininas e aparência de características sexuais secundárias; também afetam o equilíbrio de líquidos e eletrólitos e o anabolismo de proteínas.

Estroma: tecido que forma a substância fundamental, alicerce ou estrutura de um órgão, em oposição às suas partes funcionais (parênquima).

Eupneia: respiração tranquila e normal.

Eversão: movimento da planta do pé lateralmente na articulação do tornozelo ou de uma válvula da valva atrioventricular para um átrio durante a contração ventricular.

Exame de Papanicolau: teste de coloração citológica para detectar e diagnosticar condições pré-malignas e malignas do sistema genital feminino. Células raspadas do epitélio do colo uterino são examinadas microscopicamente. Também chamado de preventivo do câncer uterino.

Excitabilidade elétrica: capacidade de responder a certos estímulos produzindo sinais elétricos.

Excreção: processo de eliminação de produtos residuais do corpo; também de produtos excretados.

Exocitose: processo em que as vesículas secretoras envoltas por membrana formam-se dentro da célula, fundem-se com a membrana plasmática e liberam seus conteúdos no líquido intersticial; promove a secreção de material de uma célula.

Expiração: expelir ar dos pulmões para a atmosfera.

Extensão: aumento no ângulo entre dois ossos; restauração de uma parte do corpo à sua posição anatômica após a flexão.

Extensibilidade: capacidade do tecido muscular de alongar ou esticar quando é puxado.

Exteroceptor: receptor sensitivo adaptado para a recepção de estímulos externos ao corpo.

F

Fadiga muscular: incapacidade de um músculo para manter sua força de contração ou tensão; pode estar relacionada à insuficiência de oxigênio, depleção de glicogênio e/ou acúmulo de ácido láctico.

Fagócito: célula do corpo que engolfa grandes partículas sólidas.

Fagocitose: processo pelo qual os fagócitos ingerem e destroem microrganismos, detritos celulares e outros corpos estranhos.

Falanges: ossos dos dedos das mãos ou dos pés.

Faringe: tubo que começa nos cóanos e desce parcialmente no pescoço, onde se abre no esôfago posteriormente e na laringe anteriormente.

Farmacologia: ciência que estuda os efeitos e usos dos medicamentos ou fármacos no tratamento da doença.

Fáscia: camadas extensas de tecido conjuntivo que envolvem grupos de músculos.

Fasciculação: contração espontânea anormal de todas as fibras musculares esqueléticas em uma unidade motora que é visível na superfície da pele; não associada ao movimento do músculo afetado; presente em doenças progressivas dos neurônios motores, por exemplo, poliomielite.

Fascículo: pequeno feixe ou aglomerado, principalmente de fibras nervosas ou musculares.

Fase menstrual: ver menstruação.

Fator estimulador de colônia (CSF, do inglês *colony-forming fator*): um dos componentes do grupo de moléculas que estimula o desenvolvimento de leucócitos.

Fauces: abertura da cavidade oral na faringe.

Febre: elevação da temperatura corporal acima da temperatura normal (37°C/98,6°F) em decorrência de uma redefinição do termostato hipotalâmico.

Feixe atrioventricular (AV): parte do sistema de condução do coração que começa no nó atrioventricular (AV), passa pelo esqueleto cardíaco, separando os átrios e os ventrículos, então se estende por uma curta distância ao longo do septo interventricular antes de se dividir em ramos direito e esquerdo do feixe.

Feixe de His: ver feixe atrioventricular.

Fenda sináptica: lacuna estreita em uma sinapse química que separa o axônio terminal de um neurônio de outro neurônio ou fibra muscular e através da qual um neurotransmissor difunde-se para afetar a célula pós-sináptica.

Fenótipo: expressão observável do genótipo; características físicas de um organismo determinadas pela composição genética e influenciadas pela interação entre os genes e fatores ambientais internos e externos.

Fertilização: penetração de um oócito secundário por um espermatozoide, divisão meiótica do oócito secundário para formar um óvulo e posterior união dos núcleos dos gametas. Também denominada fecundação.

Feto: em humanos, o organismo em desenvolvimento no útero desde o início do 3º mês até o nascimento.

Fibra nervosa: termo geral para qualquer processo (axônio ou dendrito) projetando-se do corpo celular de um neurônio.

Fibras de Purkinje: ver ramos subendocárdicos.

Fibras de Sharpey: ver fibras perfurantes.

Fibras intrafusais: três a dez fibras musculares especializadas, parcialmente envoltas em uma cápsula de tecido conjuntivo fusiforme, as quais formam um fuso muscular.

Fibras perfurantes: feixes espessos de colágeno que se estendem do periósteo até a matriz extracelular óssea para fixar o periósteo ao osso subjacente.

Fibrilação atrial (FA): contração assíncrona das fibras musculares cardíacas nos átrios, que resulta na interrupção do bombeamento atrial.

Fibrilação ventricular (FV ou fib-V): contrações ventriculares assíncronas; a menos que seja revertida por desfibrilação, resulta em insuficiência cardíaca.

Fibroblasto: célula grande e achatada que secreta a maior parte da matriz extracelular de tecidos conjuntivos areolares e densos.

Fibrose: processo pelo qual os fibroblastos sintetizam fibras colágenas e outros componentes da matriz extracelular que se agregam para formar o tecido cicatricial.

Fígado: órgão grande sob o diafragma que ocupa a maior parte do hipocôndrio direito e parte da região epigástrica. Funcionalmente, produz bile e sintetiza a maioria das proteínas plasmáticas; interconverte nutrientes; desintoxica substâncias; armazena glicogênio, ferro e vitaminas; realiza a fagocitose de células sanguíneas desgastadas e bactérias; e ajuda a sintetizar a forma ativa de vitamina D.

Filamento intermediário: filamento de proteína, variando de 8 a 12 nm de diâmetro, que pode fornecer reforço estrutural, manter organelas no lugar e dar forma a uma célula.

Filamento terminal: tecido fibroso não nervoso da medula espinal que se estende inferiormente do cone medular ao cóccix.

Filtração: fluxo de um líquido através de um filtro (ou membrana que atua como filtro) devido a uma pressão hidrostática; ocorre em capilares em função da pressão arterial.

Filtrado glomerular: fluido produzido quando o sangue é filtrado pela membrana de filtração nos glomérulos dos rins.

Fisiologia: ciência que trata das funções de um organismo ou de suas partes.

Fissura: sulco ou fenda que pode ser normal ou anormal.

Fissura transversa do cérebro: fenda profunda que separa o cérebro do cerebelo.

Fixador: músculo que estabiliza a origem do motor principal, para que ele possa agir com mais eficiência.

Flácido: relaxado ou mole; falta de tônus muscular.

Flexão: movimento em que há uma diminuição no ângulo entre dois ossos.

Flexão plantar: curvatura do pé na direção da superfície plantar (planta do pé).

Foice do cerebelo: pequeno processo triangular da dura-máter, fixado ao osso occipital na fossa posterior do crânio, projetando-se para dentro entre os dois hemisférios cerebelares.

Foice do cérebro: prega da dura-máter estendendo-se profundamente na fissura longitudinal do cérebro entre os dois hemisférios cerebrais.

Folículo de Graaf: o mesmo que folículo maduro.

Folículo maduro: folículo ovariano grande e cheio de líquidos, contendo um oócito secundário e células da granulosa circundantes que secretam estrogênios.

Folículo piloso: estrutura composta por epitélio que circunda a raiz de um pelo a partir do qual este se desenvolve.

Folículo tireoidiano: saco esférico que forma o parênquima da glândula tireoide e consiste em tireócitos T que produzem tiroxina (T_4), tri-iodotironina (T_3) e tiroglobulina.

Fontículo: espaço cheio de mesênquima onde a formação óssea ainda não está completa, principalmente entre os ossos da cavidade craniana de um bebê. Também conhecido como fontanela.

Forame interventricular: abertura estreita e oval através da qual os ventrículos laterais comunicam-se com o terceiro ventrículo, no encéfalo.

Forame oval: abertura no coração fetal localizada no septo entre os átrios direito e esquerdo. Um buraco na asa maior do osso esfenoide que transmite o ramo mandibular do nervo trigêmeo (V).

Formação reticular: rede de pequenos grupos de corpos celulares neuronais espalhados entre feixes de axônios (mistura de substância cinzenta e branca), começando no bulbo e estendendo-se superiormente pela parte central do tronco encefálico.

Fórnice: arco ou dobra; um trato no encéfalo, formado por fibras de associação, conectando o hipocampo aos corpos mamilares; um recesso ao redor do colo do útero onde este se projeta na vagina.

Fotopigmento: substância que pode absorver luz e sofrer alterações estruturais responsáveis por levar ao desenvolvimento de um potencial receptor. No olho, também chamado de pigmento visual.

Fotorreceptor: receptor que detecta a luz brilhando na retina do olho.

Fóvea central: depressão no centro da mácula da retina, contendo apenas cones, sem vasos sanguíneos; a área de maior acuidade visual (nitidez da visão).

Fratura: qualquer quebra em um osso.

Frênulo labial: prega medial da túnica mucosa entre a superfície interna do lábio e as gengivas.

Fundo: parte de um órgão oco mais distante da abertura; a porção esférica do estômago superior e à esquerda da cárdia; a porção larga da vesícula biliar que se projeta para baixo além da margem inferior do fígado.

Funículo: grupo de tratos da substância branca na medula espinal.

Fuso mitótico: termo coletivo para montagem de microtúbulos em forma de bola de futebol (não cinetócoro, cinetócoro e áster); é responsável pelo movimento dos cromossomos durante a divisão celular.

Fuso muscular: proprioceptor encapsulado em um músculo esquelético, consistindo em fibras musculares intrafusais e terminações nervosas; estimulado por mudanças no comprimento ou na tensão das fibras musculares.

G

Gânglio: grupo de corpos celulares neuronais situados fora do sistema nervoso central (SNC).

Gânglio autônomo: aglomerado de corpos celulares de neurônios simpáticos ou parassimpáticos localizados fora do sistema nervoso central.

Gânglio ciliar: gânglio parassimpático muito pequeno com axônios pré-ganglionares do nervo oculomotor (III) e axônios pós-ganglionares que conduzem os impulsos nervosos para o músculo ciliar e para o músculo esfíncter da íris.

Gânglio da raiz posterior: ver gânglio sensitivo do nervo espinal.

Gânglio pré-vertebral: aglomerado de corpos celulares de neurônios simpáticos pós-ganglionares anteriores à coluna vertebral e próximo a grandes artérias abdominais. Também chamado de gânglio colateral.

Gânglio pterigopalatino: aglomerado de corpos celulares de neurônios pós-ganglionares parassimpáticos que terminam nas glândulas lacrimais e nasais.

Gânglios do tronco simpático: aglomerado de corpos celulares de neurônios pós-ganglionares simpáticos laterais à coluna vertebral, próximo ao corpo de uma vértebra. Esses gânglios estendem-se inferiormente pelo pescoço, tórax e abdome para o cóccix em ambos os lados da coluna vertebral e estão ligados entre si para formar uma cadeia em cada lado da coluna vertebral. Também chamados de gânglios da cadeia vertebral ou gânglios paravertebrais.

Gânglio sensitivo do nervo espinal: grupo de corpos celulares dos neurônios sensitivos e suas células de sustentação localizados ao longo da raiz posterior de um nervo espinal. Também chamado de gânglio da raiz posterior (dorsal).

Gastrenterologia: especialidade médica que lida com a estrutura, a função, o diagnóstico e o tratamento de doenças do estômago e do intestino.

Gastrulação: migração de grupos de células do epiblasto que transformam um disco embrionário bilaminar em um disco embrionário trilaminar, com três camadas germinativas primárias; transformação da blástula em gástrula.

Gene: unidade biológica de hereditariedade; um segmento de DNA localizado em uma posição definida em um cromossomo particular; uma sequência de DNA que codifica um determinado mRNA, rRNA ou tRNA.

Genética: estudo dos genes e da hereditariedade.

Genoma: conjunto completo de genes de um organismo.

Genótipo: composição genética de um indivíduo; a combinação de alelos presentes em uma ou mais localizações cromossômicas; distingue a aparência ou fenótipo, que resulta desses alelos.

Geriatria: ramo da medicina dedicado aos problemas médicos e cuidado de pessoas idosas.

Ginecologia: ramo da medicina que lida com o estudo e tratamento de distúrbios do sistema genital feminino.

Gínglimo: articulação sinovial em dobradiça, na qual uma superfície convexa de um osso encaixa-se em uma superfície côncava de outro osso, como cotovelo, joelho, tornozelo e articulações interfalângicas.

Giro pós-central: giro cerebral localizado imediatamente posterior ao sulco central; contém o córtex somatossensorial primário.

Giro pré-central: giro cerebral localizado imediatamente anterior ao sulco central; contém o córtex motor primário.

Glande do pênis: região ligeiramente aumentada na extremidade distal do pênis.

Glândula: célula ou células epiteliais especializadas que secretam substâncias; pode ser exócrina ou endócrina.

Glândula adrenal: ver glândula suprarrenal.

Glândula bulbouretral: uma de um par de glândulas localizadas inferiormente à próstata em ambos os lados da uretra que secreta um líquido alcalino na uretra esponjosa.

Glândula ceruminosa: glândula sudorípara modificada no meato acústico externo que secreta o cerume (cera de ouvido).

Glândula ciliar sebácea: glândula na base do folículo piloso dos cílios que libera um líquido lubrificante para os folículos.

Glândula de Bartholin: *ver* glândula vestibular maior.

Glândula de Brunner: *ver* glândula duodenal.

Glândula de Cowper: *ver* glândula bulbouretral.

Glândula duodenal: glândula na submucosa do duodeno que secreta um muco alcalino para proteger o revestimento do intestino delgado, a partir da ação de enzimas e para ajudar a neutralizar a acidez do quimo.

Glândula endócrina: glândula que secreta os hormônios no líquido intersticial e depois para o sangue; uma glândula sem ductos.

Glândula exócrina: glândula que secreta seus produtos nos ductos que transportam as secreções nas cavidades do corpo, no lúmen de um órgão ou para a superfície externa do corpo.

Glândula holócrina: tipo de glândula em que células secretoras inteiras, juntamente a suas secreções acumuladas, compõem o produto secretório da glândula, como as glândulas sebáceas.

Glândula intestinal: glândula que se abre para a superfície da mucosa intestinal e secreta enzimas digestivas.

Glândula lacrimal: células localizadas na porção anterior lateral superior de cada órbita ocular as quais secretam lágrimas em ductos excretores que se abrem na superfície da conjuntiva.

Glândula mamária: glândula sudorípara modificada de mulheres que produz leite para a nutrição dos lactentes.

Glândula meibomiana: *ver* glândula tarsal.

Glândula paratireoide: uma das quatro pequenas glândulas endócrinas inseridas nas superfícies posteriores dos lobos da glândula tireoide.

Glândula pineal: glândula em forma de cone localizada no teto do terceiro ventrículo; secreta melatonina.

Glândula salivar maior: uma dos três pares de glândulas salivares maiores que ficam externas à cavidade oral e liberam seu produto de secreção (saliva) em ductos que desembocam na cavidade oral; as glândulas parótidas, submandibulares e sublinguais.

Glândula sebácea: glândula exócrina na derme da pele, quase sempre associada a um folículo piloso, que secreta o sebo. Também chamada de glândula oleosa.

Glândula seminal: uma de um par de estruturas convolutas, semelhantes a bolsas, situada posterior e inferiormente em relação à bexiga urinária e anterior ao reto; secreta um componente do sêmen nos ductos ejaculatórios. Também denominada vesícula seminal.

Glândula sublingual: uma de um par de glândulas salivares maiores situadas no assoalho da boca profundamente à túnica mucosa e ao lado do frênulo lingual, com um ducto que se abre para o assoalho da boca.

Glândula sudorípara: glândula exócrina apócrina ou écrina na derme ou tela subcutânea que produz transpiração.

Glândula sudorípara apócrina: tipo de glândula na qual os produtos de secreção reúnem-se na extremidade livre da célula secretora e são desprendidos, com parte do citoplasma, para se tornar a secreção, como nas glândulas mamárias.

Glândula suprarrenal: uma das duas glândulas localizadas acima de cada rim. Também denominada glândulas adrenais.

Glândula tarsal: glândula sebácea que se abre na margem de cada pálpebra.

Glândula tireoide: glândula endócrina com lobos direito e esquerdo, em ambos os lados da traqueia, conectados por um istmo; localizada anteriormente à traqueia, imediatamente inferior à cartilagem cricóidea; secreta tiroxina (T_4), tri-iodotironina (T_3), tiroglobulina e calcitonina.

Glândula vestibular maior: uma de um par de glândulas em cada lado do orifício vaginal que se abre por um ducto no espaço entre o hímen e os lábios menores.

Glândula vestibular menor: uma das glândulas secretoras de muco pareadas, com ductos que se abrem em ambos os lados do orifício uretral no vestíbulo de mulheres.

Glaucoma: distúrbio ocular em que há aumento da pressão intraocular devido ao excesso de humor aquoso.

Glicocorticoide: hormônio secretado pelo córtex da glândula suprarrenal, principalmente o cortisol, que influencia o metabolismo da glicose.

Glicogênio: polímero altamente ramificado de glicose contendo milhares de subunidades; funciona como um armazenamento compacto de moléculas de glicose no fígado e nas fibras musculares.

Glicose: hexose (açúcar de seis carbonos), $C_6H_{12}O_6$, que é a principal fonte de energia para a produção de ATP pelas células do corpo.

Glicosúria: presença de glicose na urina; pode ser ocasional ou patológica.

Glóbulo branco: célula sanguínea nucleada responsável por proteger o corpo de substâncias estranhas via fagocitose ou reações imunes.

Glomérulo: massa arredondada de nervos ou vasos sanguíneos, principalmente o tufo microscópico de capilares que é circundado pela cápsula glomerular de cada túbulo renal.

Glomo carótico: aglomerado de quimiorreceptores no ou próximo ao seio carótico que respondem a mudanças nos níveis sanguíneos de oxigênio, dióxido de carbono e íons hidrogênio.

Glomos para-aórticos: aglomerado de quimiorreceptores no arco aórtico ou próximo a ele, os quais respondem a alterações nos níveis sanguíneos de oxigênio, dióxido de carbono e íons hidrogênio (H^+).

Glote: pregas vocais (cordas vocais verdadeiras) na laringe mais o espaço entre elas (rima da glote).

Glucagon: hormônio produzido pelas células alfa das ilhotas pancreáticas que aumenta o nível de glicose no sangue.

Gônada: glândula produtora de gametas e hormônios; o ovário na mulher e o testículo no homem.

Gonadotrofina coriônica humana (hCG, *human chorionic gonadotropina*): hormônio produzido pela placenta em desenvolvimento que mantém o corpo lúteo.

Gonfose: articulação fibrosa na qual uma projeção em forma de cone encaixa-se em uma cavidade ou depressão.

Gordura: triglicerídio sólido à temperatura ambiente.

Gordura monoinsaturada: ácido graxo que contém uma ligação covalente dupla entre seus átomos de carbono; não é completamente saturada com átomos de hidrogênio. Abundante em triglicerídios de azeite de oliva e óleo de amendoim.

Gordura poli-insaturada: ácido graxo que contém mais de uma ligação covalente dupla entre seus átomos de carbono; abundante em triglicerídios de óleo de milho, óleo de cártamo e óleo de algodão.

Gordura saturada: ácido graxo que contém apenas ligações simples (sem ligações duplas) entre seus átomos de carbono; todos os átomos de carbono estão ligados ao número máximo de átomos de hidrogênio; prevalente em triglicerídios de produtos de origem animal, como carne, leite, produtos lácteos e ovos.

Gota: condição hereditária associada ao excesso de ácido úrico no sangue; o ácido cristaliza e se deposita nas articulações, rins e tecidos moles.

Granulação aracnóidea: tufo semelhante à baga, da aracnoide-máter, que se projeta para o seio sagital superior e através do qual o líquido cerebrospinal é reabsorvido na corrente sanguínea.

Gravidez: sequência de eventos que normalmente inclui fecundação (fertilização), implantação, crescimento embrionário e crescimento fetal e termina com o nascimento. Também denominada gestação.

Gravidez ectópica: desenvolvimento de um embrião ou feto fora da cavidade uterina.

Grupo respiratório pontino: coleção de neurônios na ponte que transmite os impulsos nervosos para o grupo respiratório dorsal e pode modificar o ritmo básico da respiração. Anteriormente chamado de área pneumotáxica.

Gustação: sentido do paladar.

H

Hemangioblasto: precursor da célula mesodérmica que se desenvolve no sangue e nos vasos sanguíneos.

Hematócrito (Hct): porcentagem de sangue formado por eritrócitos (glóbulos vermelhos). Geralmente mensurado por centrifugação de uma amostra de sangue em um tubo graduado e, em seguida, o volume de eritrócitos é lido, sendo esse valor dividido pelo volume total de sangue na amostra.

Hematologia: estudo do sangue.

Hemiplegia: paralisia do membro superior, tronco e membro inferior de um lado do corpo.

Hemodinâmica: forças envolvidas na circulação do sangue no corpo.

Hemofilia: distúrbio sanguíneo hereditário em que há uma produção deficiente de determinados fatores envolvidos na coagulação sanguínea, resultando em sangramento excessivo nas articulações, tecidos profundos e outros lugares.

Hemoglobina: substância nos eritrócitos constituída pela proteína globina e o pigmento vermelho heme; contém ferro, o qual transporta a maior parte do oxigênio e parte do dióxido de carbono no sangue.

Hemólise: escape de hemoglobina do interior de um eritrócito no meio circundante; resulta da ruptura da membrana celular por toxinas ou drogas, congelamento ou descongelamento ou soluções hipotônicas.

Hemopoese: produção de células sanguíneas que ocorre na medula óssea vermelha após o nascimento. Também chamada de hematopoese.

Hemorragia: sangramento; o escape de sangue dos vasos sanguíneos, principalmente quando a perda é abundante.

Herança: aquisição de traços ou caracteres corporais por transmissão de informações genéticas dos pais à descendência ou prole. Também chamada de hereditariedade.

Hérnia: saliência ou projeção de um órgão ou parte de um órgão através de uma membrana ou parede da cavidade, geralmente a cavidade abdominal.

Hérnia de disco: ruptura de um disco intervertebral, de modo que o núcleo pulposo projeta-se no canal vertebral.

Hilo: área, depressão onde vasos sanguíneos e nervos entram ou saem de um órgão.

Hímen: fina prega da membrana da mucosa vascularizada no óstio da vagina.

Hiperextensão: condição clínica associada à lesão, que é utilizada para descrever um movimento além da amplitude de um movimento normal.

Hiperplasia: aumento anormal do número de células normais em um tecido ou órgão, o que aumenta seu tamanho.

Hipersecreção: hiperatividade das glândulas, resultando em secreção excessiva.

Hipersensibilidade: reação exacerbada a um alergênio que resulta em alterações patológicas nos tecidos. Também chamada de alergia.

Hipertensão: pressão arterial elevada.

Hipertonia: aumento do tônus muscular expresso como espasticidade ou rigidez.

Hipertrofia: aumento excessivo ou crescimento excessivo do tecido sem divisão celular.

Hiperventilação: taxa de inalação e exalação superior à que é necessária para manter uma pressão parcial normal de dióxido de carbono no sangue.

Hipófise: pequena glândula endócrina que ocupa a fossa hipofisial do osso esfenoide e encontra-se ligada ao hipotálamo pelo infundíbulo.

Hipófise anterior: lobo anterior da glândula hipófise. Também chamada de adeno-hipófise.

Hiponíquio: porção da unha abaixo da margem livre composta por uma região espessa do estrato córneo.

Hipossecreção: subatividade das glândulas, resultando em diminuição da secreção. Hipotálamo: porção do diencéfalo situada sob o tálamo; forma o assoalho e parte da parede do terceiro ventrículo.

Hipotermia: redução da temperatura corporal abaixo de 35°C; em procedimentos cirúrgicos, refere-se ao resfriamento deliberado do corpo para desacelerar o metabolismo e reduzir as necessidades de oxigênio dos tecidos.

Hipotonia: diminuição ou perda do tônus muscular em que os músculos parecem flácidos.

Hipoxia: falta de oxigênio em nível tecidual.

Hirsutismo: crescimento excessivo do cabelo em mulheres e crianças, com distribuição semelhante à dos homens adultos, devido à conversão de pelos velos em grandes pelos terminais em resposta a níveis de andrógenos mais elevados do que o normal.

Histerectomia: remoção cirúrgica do útero.

Histologia: estudo microscópico da estrutura dos tecidos.

Homeostasia: condição na qual o ambiente interno do corpo permanece relativamente constante dentro dos limites fisiológicos. O mesmo que homeostasia.

Hormônio: secreção de células endócrinas que altera a atividade fisiológica das células-alvo do corpo.

Hormônio adrenocorticotrófico (ACTH): hormônio produzido pela hipófise anterior que influencia a produção e secreção de determinados hormônios do córtex suprarrenal.

Hormônio antidiurético (ADH): hormônio produzido por células neurossecretoras nos núcleos paraventricular e supraóptico do hipotálamo; estimula a reabsorção de água das células dos túbulos renais para o sangue e a vasoconstrição das arteríolas. Também denominado vasopressina.

Hormônio da paratireoide (PTH): um hormônio secretado pelas células principais da paratireoide, responsável por aumentar o nível de cálcio no sangue e diminuir o nível de fosfato no sangue. Também denominado paratormônio.

Hormônio do crescimento (GH): hormônio secretado pela hipófise anterior que estimula o crescimento de tecidos do corpo, sobretudo tecidos esquelético e muscular. Também conhecido como somatotrofina.

Hormônio folículo estimulante (FSH): hormônio secretado pela hipófise anterior; inicia o desenvolvimento dos óvulos e estimula os ovários a secretar estrogênios em mulheres, além disso, inicia a produção de espermatozoides em homens.

Hormônio liberador: hormônio secretado pelo hipotálamo que pode estimular a secreção de hormônios da hipófise anterior.

Hormônio luteinizante (LH): hormônio secretado pela hipófise anterior que estimula a ovulação, bem como a secreção de progesterona pelo corpo lúteo, e prepara as glândulas mamárias para a secreção de leite nas mulheres; estimula a secreção de testosterona pelos testículos nos homens.

Hormônio tireoestimulante (TSH): hormônio secretado pela hipófise anterior (neuro-hipófise) que estimula a síntese e secreção de tiroxina (T_4) e tri-iodotironina (T_3). Também conhecido como tirotrofina.

Hormônio trófico: hormônio cujo alvo é outra glândula endócrina. Também chamado de tropina.

Humor aquoso: líquido aquoso, de composição semelhante ao líquido cerebrospinal, que preenche a cavidade anterior do olho.

Humor vítreo: substância mole e gelatinosa que preenche a câmara postrema (vítrea) do bulbo ocular; situa-se entre o cristalino e a retina.

I

Icterícia: condição caracterizada pela coloração amarelada da pele, do branco dos olhos, das membranas mucosas e dos líquidos corporais, em decorrência do acúmulo de bilirrubina.

Ilhota de Langerhans: *ver* ilhota pancreática.

Ilhota de sangue: massa isolada de mesoderme derivada de angioblastos e dos quais os vasos sanguíneos se desenvolvem.

Ilhota pancreática: aglomerado de células endócrinas do pâncreas que secretam insulina, glucagon, somatostatina e polipeptídeo pancreático.

Implantação: inserção de um tecido ou uma parte dele no corpo. A fixação do blastocisto na camada basal do endométrio cerca de 6 dias após a fertilização.

Imunidade: capacidade de resistir a lesões, principalmente por venenos, proteínas estranhas e patógenos invasores. Também chamada de resistência.

Imunoglobulina (Ig): proteína sintetizada por plasmócitos derivados de linfócitos B em resposta a um antígeno específico. Também denominada anticorpo.

Imunologia: estudo das respostas do corpo aos antígenos.

Inalação: ato de puxar o ar para os pulmões. Também chamada de inspiração.

Inanição: perda de reservas de energia na forma de glicogênio, triglicerídios e proteínas em decorrência da ingestão inadequada de nutrientes ou incapacidade de digerir, absorver ou metabolizar nutrientes ingeridos.

Incisura cardíaca: incisura angular na margem anterior do pulmão esquerdo na qual parte do coração se encaixa.

Indução: processo pelo qual o tecido (tecido indutor) estimula o desenvolvimento de um tecido não especializado adjacente (tecido responsivo) em um especializado.

Infarto do miocárdio: necrose macroscópica do tecido miocárdico causada pela interrupção no fornecimento de sangue. Também chamado de ataque cardíaco.

Inferior: afastado da cabeça ou em direção à parte inferior de uma estrutura. Também chamado de caudal.

Inflamação: resposta protetora localizada frente à lesão tecidual, desenvolvida para destruir, diluir ou isolar o agente infeccioso ou o tecido lesionado; caracterizada por vermelhidão, dor, calor, inchaço e, às vezes, perda de função.

Infundíbulo: estrutura semelhante a um pedículo que prende a glândula hipófise ao hipotálamo. A extremidade distal, aberta e em forma de funil, da tuba uterina.

Ingestão: ingestão de alimentos, líquidos ou medicamentos, por via oral. Processo pelo qual os fagócitos engolfam os microrganismos.

Inibina: hormônio secretado pelas gônadas que inibe a liberação de hormônio foliculoestimulante (FSH) pela hipófise anterior.

Injeção intramuscular (IM): injeção que atravessa a pele e a tela subcutânea para entrar em um músculo esquelético. Os músculos deltoide, glúteo médio e vasto lateral são locais comuns de aplicação.

Inserção: fixação de um tendão muscular a um osso ou à extremidade oposta à origem.

Insulina: hormônio produzido pelas células beta de uma ilhota pancreática que diminui o nível de glicose no sangue.

Integrina: glicoproteína transmembrana nas membranas plasmáticas que funciona na adesão celular; presente em hemidesmossomos, que ancoram as células a uma membrana basal e medeiam a adesão de neutrófilos às células endoteliais durante a emigração.

Interfase: período do ciclo celular entre as divisões celulares, consistindo na fase G1 (intervalo ou crescimento), quando a célula está envolvida no crescimento, metabolismo e produção de substâncias necessárias para a divisão; fase S (síntese), durante a qual os cromossomos são replicados; e fase G2.

Interneurônio: neurônio cujo axônio estende-se apenas por uma curta distância e realiza o contato de neurônios próximos no encéfalo, medula espinal ou um gânglio; compõe a vasta maioria dos neurônios do corpo. Também chamado neurônio de associação.

Interoceptor: receptor sensitivo localizado nos vasos sanguíneos e vísceras que fornece informações sobre o ambiente interno do corpo.

Intestino delgado: longo tubo do canal digestório que se inicia no esfíncter pilórico do estômago, enrola-se através da parte central e inferior da cavidade abdominal e termina no orifício ileal do intestino grosso; dividido em três segmentos: duodeno, jejuno e íleo.

Intestino grosso: parte do sistema digestório que se estende do íleo do intestino delgado ao ânus, dividida estruturalmente em ceco, colo, reto e canal anal.

Intestino primitivo: estrutura embrionária formada a partir da parte dorsal do saco vitelino; dá origem à maior parte do sistema digestório.

Invaginação: pressão na parede de uma cavidade para dentro da própria cavidade.

Inversão: movimento da planta do pé medialmente na articulação do tornozelo.

Íris: porção colorida da túnica vascular do bulbo ocular vista através da córnea que contém músculo liso circular e radial; a abertura no centro da íris é a pupila.

Istmo: faixa estreita de tecido ou passagem estreita conectando duas partes maiores. A porção medial, curta, estreita, de paredes espessas da tuba uterina que se une ao útero. Região constrita do útero entre o corpo e o colo do útero.

J

Janela da cóclea: pequena abertura entre a orelha média e interna, diretamente inferior à janela oval, coberta pela membrana timpânica secundária.

Janela redonda: *ver* janela da cóclea.

Junção celular: ponto de contato entre membranas plasmáticas das células teciduais.

Junção neuromuscular: sinapse entre um neurônio motor somático e uma fibra muscular esquelética.

Junta: *ver* articulação.

L

Lábios maiores: duas pregas longitudinais de pele que se estendem para baixo e para trás do monte do púbis nas mulheres.

Lábios menores: duas pequenas pregas da túnica mucosa situadas medialmente aos lábios maiores nas mulheres.

Labirinto membranáceo: parte do labirinto da orelha interna que está localizada dentro do labirinto ósseo e separada dela pela perilinfa; constituído por ductos semicirculares, sáculo e utrículo, além do ducto coclear.

Labirinto ósseo: série de cavidades na porção petrosa do osso temporal que forma o vestíbulo, a cóclea e os canais semicirculares da orelha interna.

Lactação: secreção e ejeção do leite pelas glândulas mamárias.

Lácteo: *ver* capilar linfático.

Lâmina própria: tecido conjuntivo areolar com fibras elásticas e o plexo de veias; parte da mucosa dos órgãos como ureteres, bexiga urinária e uretra.

Lanugem: cabelos ou pelos finos e macios que cobrem o feto.

Laqueadura tubária: procedimento de esterilização em que as tubas uterinas são amarradas e cortadas.

Laringe: caixa vocal, uma curta passagem que liga a faringe à traqueia.

Laringofaringe: porção inferior da faringe, estendendo-se para baixo a partir do nível do osso hioide, que se divide posteriormente no esôfago e anteriormente na laringe.

Lemnisco medial: trato da substância branca que se origina nos núcleos grácil e cuneiforme do bulbo e estende-se ao tálamo do mesmo lado; os axônios sensitivos nesse trato conduzem os impulsos nervosos para as sensações de propriocepção, toque, vibração, audição e equilíbrio.

Leucemia: doença maligna de tecidos formadores de sangue, caracterizada pela produção descontrolada e pelo acúmulo de leucócitos imaturos em que muitas células não atingem a maturidade (aguda) ou um acúmulo de leucócitos maduros no sangue, porque eles não morrem no final de sua vida útil normal (crônica).

Leucócito: glóbulo branco.

Ligamento: tecido conjuntivo denso modelado que realiza a união entre ossos.

Ligamento falciforme: camada de peritônio parietal entre os dois lobos principais do fígado. O ligamento redondo ou remanescente da veia umbilical encontra-se no interior de sua dobra.

Ligamento largo: dobra dupla do peritônio parietal que liga o útero à face lateral da cavidade pélvica.

Ligamento periodontal: tecido conjuntivo denso que fixa o cemento da raiz de um dente às cavidades dos processos alveolares da mandíbula e das maxilas. O ligamento periodontal também atua como amortecedor durante a mastigação.

Ligamento redondo: cordão de tecido conjuntivo fibroso envolvido entre as pregas do ligamento largo do útero; emerge do útero logo abaixo da tuba uterina, estendendo-se lateralmente ao longo da parede da pelve e através do anel inguinal profundo para terminar nos lábios maiores.

Ligamento suspensor do ovário: prega do peritônio que se estende lateralmente da superfície do ovário para a parede pélvica.

Ligamento útero-ovárico: cordão arredondado de tecido conjuntivo que une o ovário ao útero. Também denominado ligamento próprio do ovário.

Ligamento uterossacral: faixa fibrosa de tecido que se estende do colo do útero lateralmente até o sacro.

Ligante: substância química que se liga a um receptor específico.

Linfa: líquido confinado em vasos linfáticos e que flui pelo sistema linfático até ser devolvido ao sangue.

Linfócitos: tipo de leucócito que ajuda a realizar as respostas imunes mediadas por células e também as mediadas por anticorpos; encontrados no sangue e nos tecidos linfáticos.

Linfonodo: estrutura oval ou em forma de feijão, localizada ao longo dos vasos linfáticos.

Língua: grande conjunto muscular esquelético coberto por uma túnica mucosa localizada no assoalho da cavidade oral.

Linha epifisial: remanescente da placa epifisária na metáfise do osso longo.

Lipase: enzima que decompõe os triglicerídios e os fosfolipídios.

Lipídio: composto orgânico constituído de carbono, hidrogênio e oxigênio, geralmente insolúvel em água, mas solúvel em álcool, éter e clorofórmio, como os triglicerídios (gorduras e óleos), fosfolipídios, esteroides e eicosanoides.

Lipoproteína: um dos vários tipos de partículas contendo lipídios (colesterol e triglicerídios) e proteínas que a tornam solúvel em água para transporte no sangue; níveis elevados de lipoproteínas de baixa densidade estão associados ao risco aumentado de aterosclerose, ao passo que altos níveis de lipoproteínas de alta densidade estão associados a um menor risco de aterosclerose.

Líquido amniótico: líquido dentro da cavidade amniótica, derivado do sangue materno e resíduos oriundos do feto.

Líquido cerebrospinal (LCR): líquido produzido por células ependimárias que revestem os plexos corioides nos ventrículos do encéfalo, bem como circulam nos ventrículos, no canal central e no espaço subaracnóideo ao redor do encéfalo e da medula espinal.

Líquido extracelular (LEC): líquido que envolve as células do corpo; o ambiente interno do corpo.

Líquido intersticial: porção do líquido extracelular que preenche os espaços microscópicos entre as células dos tecidos. Também chamado de líquido intercelular ou tecidual.

Líquido intracelular (LCR): líquido localizado dentro das células. Também chamado de citosol.

Líquido sinovial: secreção das membranas sinoviais que lubrifica as articulações e nutre a cartilagem articular.

Lisossomo: organela no citoplasma de uma célula, envolta por uma única membrana; contém poderosas enzimas digestivas.

Lisozima: enzima bactericida encontrada em lágrimas, saliva e transpiração.

Lobo insular: área triangular do córtex cerebral que se encontra profundamente ao sulco lateral, sob os lobos parietal, frontal e temporal.

Lobo posterior da hipófise: também chamado de neuro-hipófise.

Lordose: curvatura lombar da coluna vertebral. Quando exacerbada é denominada hiperlordose.

Lúmen: espaço dentro de uma artéria, veia, intestino, túbulo renal ou outras estruturas tubulares.

Lúnula da unha: área branca em forma de lua, na base de uma unha.

M

Macrófago: célula fagocítica derivada de um monócito; pode ser de repouso ou transitória.

Macrófago alveolar: célula altamente fagocitária encontrada nas paredes dos alvéolos pulmonares.

Macrófago transitório: célula fagocítica que se desenvolve a partir de um monócito, deixa o sangue e migra para os tecidos infectados.

Mácula: mancha amarela no centro da retina; um ponto descolorido ou uma área colorida. Uma pequena região espessada na parede do utrículo e do sáculo que contém receptores para aceleração ou desaceleração linear e inclinação da cabeça.

Mácula lútea: *ver* mácula.

Mamilo: projeção pigmentada e enrugada na superfície da mama que na mulher é a localização das aberturas dos ductos lactíferos para liberação de leite.

Manguito rotador: refere-se aos tendões de quatro músculos profundos do ombro (subescapular, supraespinal, infraespinal e redondo menor) que formam um círculo completo (manguito) ao redor do ombro; eles fortalecem e estabilizam a articulação do ombro. Também chamado de manguito musculotendinoso.

Marca-passo: estrutura que define o ritmo do batimento cardíaco. Marca-passos podem ser naturais (como o nó sinoatrial) ou artificiais.

Marca-passo natural: *ver* nó sinoatrial (SA).

Martelo: um dos três pequenos ossos da orelha média, chamados ossículos auditivos.

Mastigação: ato de mastigar.

Mastócito: célula encontrada no tecido conjuntivo areolar que libera histamina, um dilatador de pequenos vasos sanguíneos, durante a inflamação.

Matriz extracelular: substância fundamental e as fibras entre as células em um tecido conjuntivo.

Matriz ungueal: porção do epitélio proximal à raiz da unha.

Meato: passagem ou abertura, particularmente a porção externa de um canal.

Meato acústico externo: tubo curvo no osso temporal que leva à orelha média.

Mecanorreceptor: receptor sensitivo que detecta a deformação do próprio receptor ou de células adjacentes; estímulos assim detectados incluem aqueles relacionados ao toque, pressão, vibração, propriocepção, bem como audição, equilíbrio e pressão arterial.

Mediastino: divisão mediana larga entre as pleuras dos pulmões, que se estende do esterno à coluna vertebral na cavidade torácica.

Medula: camada interna de um órgão, como a medula dos rins.

Medula espinal: massa de tecido nervoso localizada no canal vertebral de onde saem 31 pares de nervos espinais.

Medula óssea vermelha: tecido conjuntivo altamente vascularizado, localizado em espaços microscópicos entre as trabéculas do tecido ósseo esponjoso.

Medula suprarrenal: parte interna de uma glândula suprarrenal, que consiste em células secretoras de epinefrina, norepinefrina e uma pequena quantidade de dopamina em resposta à estimulação por neurônios pré-ganglionares simpáticos.

Meiose: tipo de divisão celular que ocorre durante a produção de gametas; envolve duas divisões nucleares sucessivas que resultam em células com o número haploide (*n*) de cromossomos.

Melanina: pigmento preto, marrom ou amarelo encontrado em algumas partes do corpo, como a pele, cabelo ou pelo e camada pigmentada da retina.

Melanócito: célula pigmentada, localizada entre ou abaixo das células da camada mais profunda da epiderme; responsável por sintetizar a melanina.

Melatonina: hormônio secretado pela glândula pineal que ajuda a definir o tempo do relógio biológico do corpo.

Membrana: camada de tecido fina e flexível composta por uma camada epitelial e uma camada de tecido conjuntivo subjacente, como em uma membrana epitelial, ou apenas de tecido conjuntivo areolar, como em uma membrana sinovial.

Membrana basal: camada fina e extracelular entre o epitélio e o tecido conjuntivo; é constituída por uma lâmina basal e uma lâmina reticular.

Membrana basilar: membrana na cóclea da orelha interna que separa o ducto coclear da rampa do tímpano e sobre a qual repousa o órgão espiral.

Membrana de filtração: barreira dentro de uma cápsula glomerular composta de células de filtração glomerular, uma membrana basal e uma membrana em fenda que filtra água e pequenos solutos, mas não proteínas plasmáticas ou células sanguíneas. Também chamada de membrana endotelial-capsular.

Membrana dos estatocônios: camada glicoproteica espessa e gelatinosa, localizada diretamente sobre as células ciliadas da mácula no sáculo e utrículo da orelha interna. Também denominada membrana dos otólitos.

Membrana plasmática: membrana limitante e externa, que separa as partes internas da célula do líquido extracelular ou do ambiente externo. Também denominada plasmalema.

Membrana serosa: membrana que reveste uma cavidade do corpo e não se abre para o exterior. A camada externa de um órgão formado por uma membrana serosa. A membrana que reveste as cavidades pleural, pericárdica e peritoneal.

Membrana sinovial: a mais profunda das duas camadas da cápsula articular de uma

articulação sinovial, composta por tecido conjuntivo areolar, que secreta o líquido sinovial na cavidade articular.

Membrana tectorial: membrana gelatinosa que se projeta sobre as células ciliadas (em contato com elas) do órgão espiral no ducto coclear.

Membrana timpânica: divisão semitransparente e fina de tecido conjuntivo fibroso entre o meato acústico externo e a orelha média. Também chamada de tímpano.

Membrana vestibular: membrana que separa o ducto coclear da rampa do vestíbulo.

Membro inferior: apêndice fixado no cíngulo do membro inferior, composto por coxa, joelho, perna, tornozelo, pé e dedos. Também chamado de extremidade inferior.

Membro superior: apêndice fixado no cíngulo do membro superior, composto por braço, antebraço, punho, mão e dedos. Também chamado de extremidade superior.

Memória: capacidade de recordar pensamentos; comumente classificada como a curto prazo e a longo prazo.

Menarca: primeira menstruação (fluxo menstrual) e início dos ciclos ovariano e uterino.

Meninges: três membranas que revestem o encéfalo e a medula espinal, denominadas dura-máter, aracnoide-máter e pia-máter.

Menisco: disco de fibrocartilagem em formato de meia-lua situado na articulação do joelho.

Menopausa: término dos ciclos menstruais.

Menstruação: secreção periódica de sangue, fluido tecidual, muco e células epiteliais, que geralmente dura 5 dias; causada por uma redução repentina em estrogênios e progesterona. Também chamada de fase menstrual.

Mesencéfalo: parte do encéfalo entre a ponte e o diencéfalo.

Mesênquima: um tecido conjuntivo embrionário do qual quase todos os outros tecidos conjuntivos surgem.

Mesênquima cardiogênico: grupo de células mesodérmicas, na extremidade cefálica de um embrião, que dá origem ao coração.

Mesocolo: uma dobra de peritônio que liga o colo à parede abdominal posterior.

Mesoderma: camada germinativa primária média que dá origem aos tecidos conjuntivos, sangue e vasos sanguíneos, assim como aos músculos.

Mesotélio: camada de epitélio simples pavimentoso que reveste as membranas serosas.

Mesovário: uma dobra ou prega curta de peritônio que liga um ovário ao ligamento largo do útero.

Metabolismo: todas as reações bioquímicas ocorridas dentro de um organismo, incluindo as reações sintéticas (anabólicas) e as reações de decomposição (catabólicas).

Metacarpo: termo coletivo para os cinco ossos que compõem a palma das mãos.

Metáfase: segundo estágio da mitose, em que os pares de cromátides alinham-se na placa metafásica da célula.

Metarteríola: vaso sanguíneo que emerge de uma arteríola, atravessa uma rede capilar e desemboca em uma vênula.

Metástase: propagação do câncer para os tecidos circundantes (locais) ou para outros locais do corpo.

Metatarso: termo coletivo para os cinco ossos localizados no pé entre o tarso e as falanges.

Miastenia: grave fraqueza e grave fadiga dos músculos esqueléticos causadas por anticorpos dirigidos contra os receptores de acetilcolina.

Micção: ato de expelir a urina da bexiga urinária.

Microfilamentos: componentes mais finos do citoesqueleto, compostos de actina e miosina; fornecem suporte mecânico e movimento (contração muscular, divisão celular e locomoção celular).

Microtúbulo: filamento de proteína cilíndrico, de 18 a 30 nm de diâmetro, constituído de proteína tubulina; oferece sustentação, estrutura e transporte.

Mineralocorticoides: grupo de hormônios do córtex suprarrenal os quais ajudam a regular o equilíbrio de sódio e potássio.

Miocárdio: camada média da parede do coração, formada por tecido muscular, situada entre o epicárdio e o endocárdio; é a maior parte do coração.

Miofibrila: estrutura filiforme que se estende longitudinalmente através de uma fibra muscular; consiste sobretudo em filamentos espessos (miosina) e filamentos finos (actina, troponina e tropomiosina).

Mioglobina: proteína de ligação ao oxigênio, presente no sarcoplasma de fibras musculares; contém ferro, o que contribui para a cor vermelha do músculo.

Miograma: registro ou rastreamento produzido por um miógrafo, um aparelho que mede e registra a força das contrações musculares.

Miologia: estudo dos músculos.

Miométrio: camada de músculo liso do útero.

Miopatia: qualquer condição anormal ou doença do tecido muscular.

Miopia: defeito na visão em que os objetos podem ser vistos distintamente apenas quando muito perto dos olhos (visão de perto).

Miosina: proteína contrátil que compõe os filamentos espessos ou grossos das fibras musculares.

Miótomo: grupo de músculos inervados pelos neurônios motores de um único segmento espinal. Em um embrião, a porção de um somito que se desenvolve em todo o músculo esquelético do tronco e dos membros.

Mitose: divisão ordenada do núcleo de uma célula responsável por garantir que cada novo núcleo tenha o mesmo número e tipo de cromossomos como o núcleo original. O processo inclui a replicação de cromossomos e a distribuição dos dois conjuntos de cromossomos em dois núcleos separados e iguais.

Modalidade sensitiva: qualquer uma das entidades sensitivas específicas, como visão, olfato, paladar ou tato.

Modíolo: pilar ou coluna central da cóclea.

Molécula: combinação de dois ou mais átomos que compartilham elétrons.

Monócito: maior tipo de leucócito, caracterizado por citoplasma agranular.

Monte do púbis: proeminência gordurosa e arredondada sobre a sínfise púbica, coberta por pelos pubianos grossos.

Mórula: esfera sólida de células produzidas por sucessivas clivagens de um óvulo fecundado cerca de 4 dias após a fertilização.

Motor principal: músculo diretamente responsável pela produção de um movimento desejado. Também chamado de agonista.

Muco: secreção líquida espessa das células caliciformes, células das mucosas, glândulas mucosas e membranas mucosas.

Mucosa: membrana que reveste uma cavidade do corpo que se abre para o exterior. Também denominada túnica mucosa.

Muscular da mucosa: fina camada de fibras musculares lisas que sustentam a lâmina própria da mucosa do sistema digestório.

Músculo detrusor: músculo liso que forma a parede da bexiga urinária.

Músculo eretor do pelo: músculo liso ligado aos cabelos ou pelos; a contração puxa os cabelos ou pelos em uma posição vertical, resultando em "arrepios".

Músculos pectíneos: projeção de feixes musculares das paredes atriais anteriores e do revestimento das aurículas.

Mutação: qualquer alteração na sequência de bases em uma molécula de DNA resultante de uma alteração permanente em algum caractere ou traço herdado.

N

Narina: abertura na cavidade nasal na porção exterior do corpo.

Narina interna: *ver* cóano.

Narinas externas: *ver* narina.

Necropsia: exame do corpo após a morte.

Necrose: tipo patológico de morte celular que resulta de doença, lesão ou falta de suprimento sanguíneo em que muitas células incham, explodem e derramam seu conteúdo no líquido intersticial, desencadeando uma resposta inflamatória.

Néfron: unidade funcional do rim.

Nervo: feixe de axônios neuronais e/ou dendritos em forma de cordão e tecido conjuntivo associado que correm juntos fora do sistema nervoso central.

Nervo craniano: um dos 12 pares de nervos que deixam o encéfalo; passa através dos forames no crânio; e fornece neurônios sensitivos e motores para a cabeça, o pescoço, parte do tronco e vísceras do tórax e do abdome. Cada um é designado por um numeral romano e um nome.

Nervo espinal: um dos 31 pares de nervos que se originam na medula espinal a partir de raízes anteriores e posteriores.

Nervo intercostal: nervo que supre um músculo localizado entre as costelas. Também chamado de nervo torácico.

Neurolema: camada citoplasmática nucleada e periférica da célula de Schwann.

Neurologia: estudo do funcionamento normal e dos distúrbios do sistema nervoso.

Neurônio: célula nervosa, composta por um corpo celular, dendritos e um axônio.

Neurônio adrenérgico: neurônio que libera epinefrina ou norepinefrina como seu neurotransmissor.

Neurônio colinérgico: neurônio que libera acetilcolina como seu neurotransmissor.

Neurônio motor: neurônio que conduz impulsos do encéfalo em direção à medula espinal ou para fora do encéfalo e da medula espinal pelos nervos cranianos ou espinais para os efetores (os quais podem ser músculos ou glândulas). Também chamado de neurônio eferente.

Neurônio pós-ganglionar: segundo neurônio motor autônomo em uma via autônoma; seu corpo e dendritos estão localizados em um gânglio autônomo e seu axônio não mielinizado termina no músculo cardíaco, músculo liso ou glândula.

Neurônio pós-sináptico: célula nervosa que é ativada pela liberação de um neurotransmissor de outro neurônio e conduz os impulsos nervosos para fora da sinapse.

Neurônio pré-ganglionar: primeiro neurônio motor autônomo em uma via autônoma, com seu corpo celular e dendritos no encéfalo ou na medula espinal e seu axônio mielínico terminando em um gânglio autônomo, onde faz sinapses com um neurônio pós-ganglionar.

Neurônio pré-sináptico: neurônio que propaga os impulsos nervosos para uma sinapse.

Neurônio sensitivo: neurônio que carrega informações sensitivas dos nervos cranianos e espinais para o encéfalo e a medula espinal ou de um nível inferior para um superior na medula espinal e no encéfalo. Também chamado de neurônio aferente.

Neurônio sensitivo olfatório: neurônio bipolar com seu corpo celular localizado entre os neurônios de suporte olfatório situados na túnica mucosa que reveste a porção superior de cada cavidade nasal; realiza a transdução de odores em sinais neurais.

Neurotransmissor: uma molécula dentre uma variedade delas localizadas no interior dos terminais axônicos, que são liberadas na fenda sináptica em resposta a um impulso nervoso e que mudam o potencial de membrana do neurônio pós-sináptico.

Neurulação: processo pelo qual se desenvolvem a placa neural, as pregas neurais e o tubo neural.

Neutrófilo: tipo de leucócito caracterizado por grânulos que coram em lilás claro com uma combinação de corantes ácidos e básicos.

Nó atrioventricular (AV): parte do sistema de condução do coração formado por uma massa compacta de células condutoras localizadas no septo entre os dois átrios.

Nociceptor: terminação nervosa livre que detecta estímulos dolorosos.

Nó de Ranvier: espaço ao longo de um axônio mielínico entre células de Schwann individuais que formam a bainha de mielina e o neurolema.

Nó sinoatrial (SA): pequena massa de fibras musculares cardíacas localizadas no átrio direito, inferiormente à abertura da veia cava superior; despolariza-se espontaneamente e gera um potencial de ação cardíaco de aproximadamente 100 vezes por minuto. Também chamado de marca-passo natural.

Norepinefrina (NA): hormônio secretado pela medula suprarrenal que produz ações semelhantes àquelas resultantes da estimulação simpática.

Notocorda: haste flexível de tecido mesodérmico que se encontra onde a futura coluna vertebral se desenvolverá e que desempenha um papel de indução.

Núcleo: organela esférica ou oval de uma célula que contém os fatores hereditários da célula, chamados genes. Um aglomerado de corpos de células nervosas não mielinizadas no sistema nervoso central. A parte central de um átomo, formada por prótons e nêutrons.

Núcleo cuneiforme: grupo de neurônios na parte inferior do bulbo onde terminam os axônios do fascículo cuneiforme.

Núcleos da base: massa da substância cinzenta no hemisfério cerebral – globo pálido, putame e núcleo caudado – que ajuda a regular o início e o término dos movimentos.

Núcleo grácil: grupo de células nervosas na parte inferior do bulbo onde terminam os axônios do fascículo grácil.

Núcleo rubro: aglomerado de corpos celulares no mesencéfalo, que ocupa grande parte do teto a partir do qual os axônios estendem-se para os tratos rubrorreticulares e rubrespinais.

Nucleossoma: subunidade estrutural de um cromossomo que consiste em histonas e DNA.

Nutriente: substância química nos alimentos que fornece energia, forma novos componentes do corpo ou auxilia em várias funções do organismo.

O

Obesidade: peso corporal superior em mais de 20% de um padrão desejável em razão do acúmulo de gordura.

Ocitocina (OT): hormônio secretado por células neurossecretoras na região paraventricular e núcleos supraópticos do hipotálamo; estimula a contração do músculo liso no útero grávido e das células mioepiteliais ao redor dos ductos das glândulas mamárias.

Oftalmologia: estudo da estrutura, função e doenças do olho.

Olfato: sentido do cheiro.

Oligodendrócitos: célula da neuróglia que fornece suporte aos neurônios e produz uma bainha de mielina ao redor de axônios de neurônios do sistema nervoso central.

Oliva: massa oval proeminente em cada superfície lateral da parte superior do bulbo.

Omento maior: grande dobra na serosa do estômago que pende como um avental anterior aos intestinos.

Omento menor: prega do peritônio que se estende do fígado à curvatura menor do estômago e à primeira parte do duodeno.

Oncologia: estudo dos tumores.

Onda P: onda de deflexão de um eletrocardiograma que significa a despolarização atrial.

Ondas cerebrais: sinais elétricos, que podem ser gravados a partir da pele da cabeça, relacionados à atividade dos neurônios encefálicos.

Onda T: onda de deflexão de um eletrocardiograma que representa a repolarização ventricular.

Oogênese: formação e desenvolvimento de gametas femininos (oócitos ou ovócitos).

Oposição: movimento do polegar na articulação carpometacarpal no qual o polegar move-se em direção à palma da mão para tocar as pontas dos dedos da mesma mão.

Ora serrata: margem irregular da retina situada interna e ligeiramente posterior à junção da corioide e do corpo ciliar.

Órbita: cavidade óssea piramidal do crânio, que contém o bulbo do olho.

Orelha externa: consiste em pavilhão auricular, meato acústico externo e membrana timpânica (tímpano).

Orelha interna: encontra-se no interior do osso temporal, contém os órgãos da audição e do equilíbrio. Também denominada labirinto.

Orelha média: pequena cavidade revestida por epitélio (cavidade timpânica) escavada no osso temporal, separada da orelha externa pelo tímpano e da orelha interna por uma fina divisão óssea que contém as janelas do vestíbulo e da cóclea; estendendo-se pela orelha média estão os três ossículos auditivos.

Organela: estrutura permanente dentro de uma célula com morfologia característica especializada para atender a uma função nas atividades celulares.

Organismo: forma viva total; um indivíduo.

Organogênese: formação de órgãos e sistemas do corpo. Ao final da 8ª semana de desenvolvimento, todos os principais sistemas do corpo começaram a se desenvolver.

Órgão: estrutura composta por dois ou mais diferentes tipos de tecidos com uma função específica e geralmente uma forma reconhecível.

Órgão de Corti: o mesmo que órgão espiral.

Órgão espiral: órgão da audição que apresenta células de sustentação e células ciliadas repousadas na membrana basilar e que se estendem para a endolinfa do ducto coclear.

Órgão tendinoso: receptor proprioceptivo, sensível a mudanças na tensão e força muscular de contração, encontrado principalmente perto das junções de tendões e músculos. Também chamado de órgão tendinoso de Golgi.

Origem: fixação de um tendão muscular a um osso estacionário ou à extremidade oposta à inserção.

Ortopedia: ramo da medicina que trata da preservação e restauração do sistema esquelético, articulações e estruturas associadas.

Osmorreceptor: receptor no hipotálamo sensível a alterações na osmolaridade sanguínea e, em resposta à alta osmolaridade (baixa concentração de água), estimula a síntese e liberação do hormônio antidiurético.

Osmose: movimento líquido de moléculas de água através de uma membrana seletivamente permeável, de uma área com alta concentração de água para uma área de menor concentração de água até atingir o equilíbrio.

Ossículo auditivo: qualquer dos três pequenos ossos da orelha média, chamados martelo, bigorna e estribo.

Ossificação: formação do osso. Também denominada osteogênese.

Ossificação intramembranosa: método de formação óssea em que o osso é formado diretamente no mesênquima, disposto em camadas similares a folhas que se assemelham a membranas.

Osso sesamoide: pequeno osso, geralmente encontrado em tendões, que se desenvolve onde há considerável atrito, tensão e estresse físico; os números variam de pessoa para pessoa.

Osso sutural: pequeno osso localizado dentro de uma sutura entre determinados ossos da cavidade craniana.

Ossos tarsais: os sete ossos do tornozelo; formam o tarso.

Osteoblasto: célula formada de uma célula osteogênica que participa na formação óssea por meio da secreção de alguns componentes orgânicos e sais inorgânicos.

Osteócito: célula do osso maduro que mantém as atividades diárias do tecido ósseo.

Osteoclasto: célula grande e multinucleada que reabsorve (destrói) a matriz óssea.

Osteologia: estudo dos ossos.

Ósteon: a unidade básica da estrutura de um osso compacto adulto, consistindo em: um canal central com suas lamelas ósseas dispostas concentricamente, lacunas ósseas, osteócitos e canalículos ósseos. Também chamado de sistema de Havers.

Osteoporose: distúrbio relacionado à idade, caracterizado pela diminuição de massa óssea e maior suscetibilidade a fraturas, muitas vezes como resultado de níveis reduzidos de estrogênios.

Óstio ileal: a abertura do íleo do intestino delgado para o intestino grosso.

Otólito: partícula de carbonato de cálcio inserida na membrana dos otólitos (dos estatocônios) que funciona na detecção de aceleração ou desaceleração linear e da posição da cabeça.

Otorrinolaringologia: ramo da medicina que trata do diagnóstico e tratamento de doenças da orelha, nariz e garganta.

Ovário: gônada feminina produtora de oócitos e hormônios estrogênios, progesterona, inibina e relaxina.

Ovulação: ruptura de um folículo ovariano maduro com liberação de um oócito secundário para a cavidade pélvica.

Óvulo: célula germinativa feminina; uma célula-ovo; surge da conclusão da meiose em um oócito secundário após a penetração de um espermatozoide.

Oxi-hemoglobina: hemoglobina combinada com oxigênio.

P

Palato: estrutura horizontal que separa as cavidades oral e nasal; o céu (teto) da boca.

Palato duro: porção anterior do teto da boca, formada pelas maxilas e pelos ossos palatinos; é revestida por túnica mucosa.

Palato mole: porção posterior do teto da boca, estendendo-se dos ossos palatinos à úvula. É uma divisão muscular revestida por túnica mucosa.

Pâncreas: órgão macio e oblongo situado ao longo da curvatura maior do estômago e conectado por um ducto ao duodeno. É tanto uma glândula exócrina (secretora do suco pancreático) quanto endócrina (secretora de insulina, glucagon, somatostatina e polipeptídeo pancreático).

Papila dérmica: projeção digitiforme da derme papilar que pode conter capilares sanguíneos ou corpúsculos táteis ou, ainda, terminações nervosas livres.

Papila filiforme: uma das projeções cônicas que estão distribuídas em fileiras paralelas sobre os dois terços anteriores da língua e não têm botões gustativos.

Papila fungiforme: uma elevação em forma de cogumelo na porção superior da superfície da língua que aparece como um ponto vermelho; a maioria contém botões gustativos.

Papila lingual: projeção da lâmina própria coberta por epitélio estratificado pavimentoso que reveste as superfícies dorsal e lateral da língua.

Papila valada: uma das projeções circulares que estão dispostas em uma fila em forma de V invertido na parte posterior da língua; a maior das elevações na superfície superior da língua contendo botões gustativos. Também chamada de papila circunvalada.

Paraplegia: paralisia de ambos os membros inferiores.

Parênquima: partes funcionais de qualquer órgão, em oposição ao tecido que forma seu estroma ou arcabouço.

Parte intermediária (*pars intermedia*): uma pequena zona avascular entre as glândulas hipófise anterior e posterior.

Parte nasal da faringe: a porção superior da faringe, situada posteriormente ao nariz, estendendo-se inferiormente para o palato mole. Também conhecida como nasofaringe.

Parte oral da faringe: porção intermediária da faringe, situada posteriormente à boca; estende-se do palato mole ao osso hioide. Também conhecida como orofaringe.

Partículas subatômicas: componentes de um átomo.

Patógeno: microrganismo causador de doenças.

Pedicelo: estrutura semelhante a um pé, como os podócitos de um glomérulo.

Pedúnculo cerebelar: feixe de axônios nervosos que conecta o cerebelo ao tronco encefálico.

Pedúnculo cerebral: uma parte de um par de feixes de axônios nervosos localizados na superfície anterior do mesencéfalo; conduz os impulsos nervosos entre a ponte e os hemisférios cerebrais.

Pele: cobertura externa do corpo que consiste em uma epiderme superficial e mais fina (tecido epitelial) e uma derme profunda e mais espessa (tecido conjuntivo); está ancorada à tela subcutânea. Também chamada de membrana cutânea.

Pelo: estrutura filiforme produzida por folículos pilosos que se desenvolvem na derme.

Pelve renal: cavidade no centro do rim, formada pela porção proximal e expandida do ureter, situada dentro do rim onde se abrem os cálices maiores.

Pênis: órgão da micção e copulação em homens; utilizado para depositar o sêmen na vagina feminina.

Pepsina: enzima digestora de proteínas secretada pelas células principais do estômago na forma inativa pepsinogênio, o qual é convertido em pepsina ativa pelo ácido clorídrico.

Peptídeo natriurético atrial (PNA): hormônio peptídico, produzido pelos átrios do coração em resposta à distensão; inibe a produção de aldosterona e, assim, reduz a pressão arterial; causa a natriurese, o aumento da excreção de sódio na urina.

Percussão: ato de golpear (percussão) uma parte subjacente do corpo com pancadas curtas e afiadas como auxílio no diagnóstico pela análise da qualidade do som produzido.

Pericárdio: membrana frouxa que envolve o coração, constituída por uma parte fibrosa superficial e uma parte serosa profunda.

Pericôndrio: membrana que reveste a cartilagem.

Perilinfa: líquido contido entre os labirintos ósseo e membranoso da orelha interna.

Perimétrio: serosa do útero.

Perimísio: invaginação do epimísio que divide os músculos em feixes.

Períneo: assoalho pélvico; o espaço entre o ânus e o escroto em homens e entre o ânus e a vulva em mulheres.

Perineuro: tecido conjuntivo envolvendo fascículos em um nervo.

Periodonto: todas as estruturas que unem um dente à cavidade do processo alveolar da mandíbula e das maxilas. Uma parte do periodonto é o ligamento periodontal, que consiste em faixas de tecido conjuntivo denso responsáveis por ligar o cemento da raiz do dente à cavidade do processo alveolar.

Periósteo: membrana que cobre o osso e consiste em tecido conjuntivo, células osteoprogenitoras e osteoblastos; é essencial para o crescimento ósseo, reparo e a nutrição.

Peristaltismo: contrações musculares sucessivas ao longo da parede de uma cavidade muscular oca.

Peritônio: maior membrana serosa do corpo; reveste a cavidade abdominal e cobre as vísceras dentro dela.

Permeabilidade seletiva: propriedade de uma membrana por meio da qual ela permite a passagem de certas substâncias, mas restringe a passagem de outras.

Peroxissomo: organela semelhante, em estrutura, a um lisossomo; contém enzimas que usam oxigênio molecular para oxidar vários compostos orgânicos; tais reações produzem peróxido de hidrogênio; abundante nas células hepáticas.

Persistência do ducto arterial: defeito cardíaco congênito no qual o ducto arterial permanece aberto. Como resultado, o sangue aórtico flui para o tronco pulmonar de pressão mais baixa, aumentando a pressão no tronco pulmonar e provocando excesso de trabalho de ambos os ventrículos.

Pescoço: parte do corpo que conecta a cabeça e o tronco.

pH: medida da concentração de íons hidrogênio (H^+) em uma solução. A escala de pH estende-se de 0 a 14; o valor de 7 expressa neutralidade, valores inferiores a 7 expressam acidez e valores superiores a 7, a alcalinidade crescente.

Pia-máter: a mais interna das três meninges (coberturas) do encéfalo e da medula espinal.

Piloro: região da parte pilórica do estômago que se conecta ao duodeno.

Pinealócito: célula secretora da glândula pineal que libera melatonina.

Pinocitose: processo pelo qual a maioria das células do corpo pode ingerir gotículas de líquido intersticial circundadas por membrana.

Piorreia: descarga ou fluxo de pus, principalmente nos alvéolos dentários e nos tecidos das gengivas.

Pirâmide: estrutura pontiaguda ou em forma de cone. Uma de duas estruturas aproximadamente triangulares na face anterior do bulbo composta pelos maiores tratores motores que saem do córtex cerebral para a medula espinal. Uma estrutura triangular na medula renal.

Pirâmide renal: estrutura triangular que consiste na medula renal contendo os segmentos retos dos túbulos renais e dos vasos retos.

Pituícito: célula de sustentação da hipófise posterior.

Placa aterosclerótica: lesão resultante do acúmulo de colesterol e fibras musculares lisas da túnica média de uma artéria; pode se tornar obstrutiva.

Placa de Peyer: *ver* agregado de nódulo linfoide.

Placa epifisial: placa de cartilagem hialina na metáfise de um osso longo; local de crescimento longitudinal dos ossos longos. Também chamada de placa de crescimento.

Placa motora: região do sarcolema de uma fibra muscular que inclui os receptores de acetilcolina (ACh), os quais se ligam à ACh liberada pelas terminações sinápticas dos neurônios motores somáticos.

Placa neural: espessamento do ectoderma, induzido pela notocorda, que se forma no início da 3ª semana de desenvolvimento e representa o início do desenvolvimento do sistema nervoso.

Placa tarsal: lâmina fina e alongada de tecido conjuntivo, uma em cada pálpebra, dando forma e sustentação a ela. A aponeurose do levantador da pálpebra superior está fixada à placa tarsal da pálpebra superior.

Placenta: estrutura especial por meio da qual ocorre a troca de material entre as circulações fetal e materna. Denominada secundina após o nascimento.

Plano coronal: plano que divide o corpo em porções anterior e posterior. Também chamado de plano frontal.

Plano frontal: *ver* plano coronal.

Plano mediano: plano sagital, longitudinal que une as linhas medianas anterior e posterior do corpo e o divide em lados direito e esquerdo aproximadamente iguais.

Plano oblíquo: plano que passa pelo corpo ou por um órgão em um ângulo entre o plano transverso e os planos mediano, paramediano ou coronal.

Plano paramediano: plano sagital que divide o corpo ou órgãos em porções esquerda e direita, de forma desigual.

Plano parassagital: *ver* plano paramediano.

Plano sagital: plano que divide o corpo ou órgãos em porções esquerda e direita. Esse plano pode ser mediano, em que as divisões são iguais, ou paramediano, em que as divisões são desiguais.

Plano sagital mediano: *ver* plano mediano.

Plaqueta: fragmento de citoplasma envolto por uma membrana celular e sem um núcleo; encontrada no sangue circulante; desempenha um papel na hemostasia.

Plasmalema: *ver* membrana plasmática.

Plasma sanguíneo: líquido extracelular encontrado em vasos sanguíneos; o sangue menos os elementos figurados.

Plasmócito: célula que se desenvolve a partir de uma célula B e produz anticorpos.

Pleura: membrana serosa que recobre os pulmões e reveste as paredes do tórax e do diafragma.

Pleura parietal: camada externa da membrana pleural que envolve e protege os pulmões; a camada que está fixada à parede da cavidade torácica.

Plexo: rede de nervos, veias ou vasos linfáticos.

Plexo autônomo: rede de axônios simpáticos e parassimpáticos; exemplos são os plexos cardíaco, celíaco e pélvico, localizados no tórax, abdome e na pelve, respectivamente.

Plexo braquial: rede de axônios dos ramos anteriores dos nervos espinais C5, C6, C7, C8 e T1. Os nervos que emergem do plexo braquial suprem o membro superior.

Plexo celíaco: grande massa de gânglios autônomos e axônios localizados no nível da parte superior da primeira vértebra lombar.

Plexo cervical: rede formada por axônios nervosos dos ramos anteriores dos quatro primeiros nervos cervicais e ramos cinzentos de comunicação receptores do gânglio cervical superior.

Plexo corióideo: rede de capilares localizados no teto de cada um dos quatro ventrículos do encéfalo; células ependimárias ao redor dos plexos corióideos, os quais produzem líquido cerebrospinal.

Plexo da raiz do pelo: rede de dendritos dispostos em torno da raiz de um pelo, como terminações nervosas livres que são estimuladas quando a haste do pelo é movida.

Plexo de Auerbach: *ver* plexo neural mioentérico.

Plexo de Meissner: *ver* plexo neural submucoso.

Plexo lombar: rede formada pelos ramos anteriores dos nervos espinais L1 até L4.

Plexo neural mioentérico: rede de axônios autônomos e corpos celulares pós-ganglionares localizados na camada muscular do tubo digestório.

Plexo neural submucoso: rede de fibras nervosas autônomas localizadas na parte superficial da submucosa do intestino delgado.

Plexo sacral: rede formada pelos ramos anteriores dos nervos espinais L4 até S3.

Plexos entéricos: parte do sistema nervoso inserida nas camadas submucosa e muscular do aparelho digestório; regulam a motilidade e as secreções do sistema digestório.

Plexo solar: *ver* plexo celíaco.

Policitemia: distúrbio caracterizado por um hematócrito acima do normal (acima de 55%), o que pode resultar em: hipertensão, trombose e hemorragia.

Polpa branca: região do baço composta por tecido linfático, principalmente de linfócitos B.

Polpa vermelha: porção do baço que consiste em seios venosos cheios de sangue e placas finas de tecido esplênico, denominadas cordões esplênicos.

Ponte: parte do tronco encefálico que forma uma "ponte" entre o bulbo e o mesencéfalo, anterior ao cerebelo.

Ponto cego: área na retina, no final do nervo óptico (II), na qual não existem fotorreceptores. Também chamado de disco óptico.

Posição anatômica: posição do corpo, universalmente utilizada em descrições anatômicas, em que o corpo está ereto, a cabeça está nivelada, os olhos virados para frente, os membros superiores estão nas laterais, as palmas das mãos voltadas para frente e os pés totalmente apoiados no chão.

Potencial de ação (PA): sinal elétrico que se propaga ao longo da membrana de um neurônio ou fibra muscular; uma mudança rápida no potencial de membrana que envolve uma despolarização seguida de uma repolarização. Também chamado de potencial de ação nervosa ou impulso nervoso, quando relacionado a um neurônio, e potencial de ação muscular quando é relacionado a uma fibra muscular.

Potencial de ação muscular: impulso estimulante que se propaga ao longo do sarcolema e dos túbulos T; no músculo esquelético é gerado pela acetilcolina, que aumenta a permeabilidade do sarcolema a cátions, principalmente de íons sódio (Na^+).

Prega circular: prega ou dobra permanente, profunda, transversal na mucosa e submucosa do intestino delgado que aumenta a área de superfície para a absorção.

Prega da mucosa: grande prega ou dobra na mucosa de um órgão oco vazio, como o estômago, a vagina e vesícula biliar.

Pregas vocais: par de pregas da túnica mucosa abaixo das pregas vestibulares que funcionam na produção da voz. Também chamadas de cordas vocais verdadeiras.

Prepúcio: pele frouxa que cobre a glande do pênis e o clitóris.

Presbiopia: perda de elasticidade da lente em decorrência do avanço da idade, com a resultante incapacidade de focar nitidamente objetos próximos.

Pressão arterial (PA): força exercida pelo sangue contra as paredes dos vasos sanguíneos decorrente da contração cardíaca e influenciada pela elasticidade das paredes dos vasos; clinicamente, uma medida da pressão nas artérias durante a sístole e a diástole ventricular.

Pressão arterial diastólica: força exercida pelo sangue nas paredes arteriais durante o relaxamento ventricular; a pressão arterial mais baixa mensurada nas grandes artérias, normalmente menos de 80 mmHg em um adulto jovem.

Pressão arterial sistólica (PAS): força exercida pelo sangue sobre as paredes das artérias durante a contração ventricular; a pressão mais alta mensurada nas grandes artérias, menos de 120 mmHg em condições normais para um adulto jovem.

Pressão intraocular: pressão no bulbo do olho, produzida principalmente pelo humor aquoso.

Princípio do tudo ou nada: se um estímulo despolariza um neurônio ao limiar, o neurônio dispara sua tensão máxima (toda); se o limiar não for atingido, o neurônio não dispara (nenhum). Acima de um determinado limiar, estímulos mais fortes não produzem impulsos nervosos mais fortes.

Processo xifoide: porção inferior do esterno.

Prófase: primeiro estágio da mitose durante o qual os pares de cromátides são formados e agregados ao redor da placa metafásica da célula.

Profundo: longe ou distante da superfície do corpo ou de um órgão.

Progesterona: hormônio sexual feminino produzido pelos ovários; ajuda a preparar o endométrio do útero para implantação de um óvulo fertilizado e as glândulas mamárias para secreção de leite.

Prolactina (PRL): hormônio secretado pela hipófise anterior que inicia e mantém a secreção de leite pelas glândulas mamárias.

Prolapso uterino: queda ou descida do útero.

Pronação: movimento do antebraço em que a palma das mãos está virada posteriormente.

Proprioceptor: receptor localizado nos músculos, tendões, nas articulações ou na orelha interna (fusos musculares, órgãos tendinosos, receptores cinestésicos articulares e células ciliadas do aparelho vestibular); fornece informações sobre a posição e os movimentos do corpo. Também chamado de visceroceptor.

Prostaglandina (PG): lipídio liberado por células lesionadas que intensifica os efeitos da histamina e das cininas.

Próstata: glândula com formato de rosca inferior à bexiga urinária que envolve a porção superior da uretra masculina e secreta uma solução ligeiramente ácida responsável por contribuir para a motilidade e viabilidade dos espermatozoides.

Proteassomo: minúscula organela celular no citosol e núcleo contendo proteases que destroem proteínas desnecessárias, danificadas ou defeituosas.

Proteína: composto orgânico constituído por carbono, hidrogênio, oxigênio, nitrogênio e, às vezes, enxofre e fósforo; sintetizado em ribossomos e formado por aminoácidos unidos por ligações peptídicas.

Protração: movimento da mandíbula ou cíngulo do membro superior para frente em um plano paralelo ao solo.

Pseudópode: protrusão temporária da borda de ataque de uma célula migratória; projeção celular que envolve uma partícula que sofre fagocitose.

Ptose: queda, da pálpebra ou do rim.

Puberdade: período da vida durante o qual as características sexuais secundárias começam a aparecer e a capacidade de reprodução sexuada é possível; geralmente ocorre entre os 10 e 17 anos.

Puerpério: período imediatamente posterior ao parto, geralmente 4 a 6 semanas.

Pulmões: órgãos principais da respiração que se encontram em ambos os lados do coração na cavidade torácica.

Pulso: expansão rítmica e retração elástica de uma artéria sistêmica depois de cada contração do ventrículo esquerdo.

Pupila: orifício no centro da íris, a área através da qual a luz entra na cavidade posterior do bulbo ocular.

Pus: produto líquido da inflamação contendo leucócitos ou seus restos e detritos de células mortas.

Q

Quadrante: uma de quatro partes.

Quadriplegia: paralisia dos quatro membros: dois superiores e dois inferiores.

Quarto ventrículo: cavidade preenchida com líquido cerebrospinal dentro do encéfalo, situado entre o cerebelo e o bulbo e a ponte.

Queratina: proteína insolúvel encontrada nos cabelos ou pelos, em unhas e outros tecidos queratinizados da epiderme.

Queratinócito: mais numerosa das células epidérmicas; produz queratina.

Quiasma óptico: ponto de cruzamento de dois ramos do nervo óptico (II), anterior à hipófise.

Quilo: líquido de aparência leitosa encontrado nos lácteos do intestino delgado após absorção de lipídios nos alimentos.

Química: ciência da estrutura e das interações da matéria.

Quimiorreceptor: receptor sensitivo que detecta a presença de uma substância química específica.

Quimo: mistura semifluida de alimentos digeridos parcialmente e secreções digestivas encontradas no estômago e intestino delgado durante a digestão de uma refeição.

R

Radical livre: átomo ou grupo de átomos com um elétron não pareado na camada mais externa. É instável, altamente reativo e destrói moléculas próximas.

Raiz anterior: estrutura composta por axônios de neurônios motores (eferentes) que emergem da face anterior da medula espinal e estende-se lateralmente para se unir à raiz posterior, formando um nervo espinal. Também denominada raiz ventral.

Raiz do pênis: porção fixa do pênis que consiste em bulbo e pelos ramos.

Raiz ventral: *ver* raiz anterior.

Ramo comunicante branco: porção de um axônio simpático pré-ganglionar que se ramifica do ramo anterior de um nervo espinal para entrar no gânglio do tronco simpático mais próximo.

Ramos comunicantes: ramos de um nervo espinal que são componentes do sistema nervoso autônomo.

Ramos subendocárdicos: porção terminal do sistema de condução cardíaco que conduz os impulsos nervosos, resultando em contração ventricular.

Reação química: formação de novas ligações químicas ou a quebra de ligações químicas antigas entre os átomos.

Receptor: célula especializada ou uma porção distal de um neurônio que responde a uma modalidade de estímulo sensitivo específico, como tato, pressão, frio, luz ou som, e o converte em um sinal elétrico (potencial gerador ou receptor). Uma molécula específica ou um agrupamento de moléculas que reconhece e se liga a um ligante particular.

Receptor alfa (α): tipo de receptor para norepinefrina e epinefrina; presente em efetores viscerais inervados pelos neurônios pós-ganglionares simpáticos.

Receptor beta (β): tipo de receptor adrenérgico para a epinefrina e a norepinefrina; encontrado em efetores viscerais inervados pelos neurônios pós-ganglionares simpáticos.

Receptor cinestésico articular: receptor proprioceptivo localizado em uma articulação, estimulado pelo movimento articular.

Receptor muscarínico: receptor do neurotransmissor acetilcolina, encontrado em todos os efetores inervados pelos axônios pós-ganglionares parassimpáticos e nas glândulas sudoríparas inervadas pelos axônios pós-ganglionares simpáticos colinérgicos; é assim chamado porque a muscarina ativa esses receptores, mas não ativa os receptores nicotínicos para acetilcolina.

Receptor nicotínico: receptor para o neurotransmissor acetilcolina encontrado tanto em neurônios pós-ganglionares simpáticos e parassimpáticos quanto no músculo esquelético na placa motora terminal; é assim chamado porque a nicotina ativa esses receptores, mas não ativa os receptores muscarínicos para a acetilcolina.

Reflexo: resposta rápida a uma mudança (estímulo) no ambiente interno ou externo que busca restabelecer a homeostasia.

Reflexo aórtico: reflexo que ajuda a manter a pressão arterial sistêmica normal; iniciado por barorreceptores na parede da aorta ascendente e arco aórtico. Os impulsos nervosos dos barorreceptores aórticos atingem o centro cardiovascular via axônios sensitivos dos nervos vagos (X).

Reflexo tendinoso: reflexo polissináptico e ipsilateral, que protege os tendões e seus músculos de danos que podem ser provocados pela tensão excessiva. Os receptores envolvidos são chamados de órgãos tendinosos.

Regulação descendente: fenômeno em que há uma diminuição no número de receptores em resposta a um excesso de um hormônio ou neurotransmissor.

Relaxina: hormônio feminino produzido pelos ovários e placenta que aumenta a flexibilidade da sínfise púbica e ajuda a dilatar o colo uterino para facilitar o parto de um bebê.

Reservatório de sangue: veias e vênulas sistêmicas as quais contêm grandes quantidades de sangue que podem ser movidas rapidamente para partes do corpo que precisem de mais sangue.

Respiração: troca geral de gases entre a atmosfera, sangue e células do corpo; consiste em ventilação, respiração externa e respiração interna.

Respiração aeróbica: produção de ATP (30 ou 32 moléculas) da oxidação completa do ácido pirúvico nas mitocôndrias. Também são produzidos dióxido de carbono, água e calor.

Respiração celular: oxidação de glicose para produzir ATP; consiste na glicólise, formação de acetil coenzima A, no ciclo de Krebs e na cadeia de transporte de elétrons.

Respiração externa: troca de gases respiratórios entre os pulmões e o sangue.

Respiração interna: troca de gases respiratórios entre o sangue e as células do corpo. Também chamada de respiração tecidual ou troca de gás sistêmico.

Resposta de luta ou fuga: efeitos produzidos pela estimulação da divisão simpática do sistema nervoso autônomo. Primeiro de três estágios da resposta ao estresse.

Retículo endoplasmático (RE): rede de canais que atravessa o citoplasma de uma célula e atua no transporte intracelular, suporte, armazenamento, síntese e empacotamento de moléculas. Porções do RE onde os ribossomos estão ligados à superfície externa são denominadas RE rugoso; porções que não têm ribossomos são chamadas de RE liso.

Retículo sarcoplasmático (RS): rede de sáculos e tubos que circundam as miofibrilas de uma fibra muscular, comparável ao retículo endoplasmático; funciona para reabsorver íons cálcio durante o relaxamento e liberá-los para promover a contração.

Retina: cobertura profunda da porção posterior do bulbo ocular que consiste em tecidos nervosos (onde o processo de visão começa) e uma camada pigmentada de células epiteliais que fazem contato com a corioide.

Reto: os últimos 20 cm do canal digestório, do colo sigmoide ao ânus.

Retração: movimento de uma parte prolongada do corpo posteriormente em um plano paralelo ao solo, como ao puxar a mandíbula de volta, alinhada com o maxilar.

Retroperitoneal: externo e posterior ao revestimento peritoneal da cavidade abdominal.

Ribossomo: estrutura celular no citoplasma das células, composta por uma pequena subunidade e uma subunidade grande que contém RNA e proteínas ribossômicas; o local da síntese proteica.

Rigidez: hipertonia caracterizada pelo aumento do tônus muscular, sem que os reflexos sejam afetados.

***Rigor mortis* (rigidez cadavérica):** estado de contração parcial dos músculos após a morte por falta de ATP; as cabeças de miosina (pontes cruzadas) permanecem ligadas à actina, evitando assim o relaxamento.

Rim: um dos órgãos avermelhados pareados, localizados na região lombar; regula a composição, o volume e a pressão do sangue, além de produzir urina.

Ritmo circadiano: padrão de atividade biológica em um ciclo de 24 h, como o ciclo de sono-vigília.

Rotação: movimento de um osso ao redor de seu próprio eixo, sem nenhum outro movimento.

S

Saco lacrimal: porção superior expandida do ducto lacrimonasal que recebe as lágrimas dos canalículos lacrimais.

Sáculo: porção inferior e menor das duas câmaras do labirinto membranáceo dentro do vestíbulo da orelha interna; contém um órgão receptor para aceleração ou desaceleração linear que ocorre em uma direção vertical.

Sáculo alveolar: aglomerado de alvéolos pulmonares que compartilham uma abertura comum.

Saliva: secreção límpida, alcalina, um pouco viscosa produzida principalmente pelos três pares de glândulas salivares principais; contém vários sais, mucina, lisozima, amilase salivar e lipase lingual (produzida pelas glândulas da língua).

Sangue: fluido que circula pelo coração, artérias, capilares e veias; constitui o principal meio de transporte do corpo.

Sarcolema: membrana celular de uma fibra muscular, principalmente de uma fibra muscular esquelética.

Sarcômero: unidade contrátil em uma fibra muscular estriada que se estende de um disco Z para o próximo disco Z.

Sarcoplasma: citoplasma de uma fibra muscular.

Sebo: secreção das glândulas sebáceas.

Secreção: produção e liberação por uma célula ou glândula de uma substância fisiologicamente ativa.

Secundina: *ver* placenta.

Segmento broncopulmonar: uma das divisões de um lobo pulmonar suprida por seu próprio brônquio segmentar.

Seio: cavidade em um osso (seio paranasal) ou outro tecido; um canal de sangue (seio vascular); qualquer cavidade com uma abertura estreita.

Seio carótico: região dilatada da artéria carótida interna logo acima de onde se ramifica a partir da artéria carótida comum; contém barorreceptores que monitoram a pressão arterial.

Seio coronário: amplo canal venoso na superfície posterior do coração que coleta o sangue do miocárdio.

Seio venoso da esclera: seio venoso circular localizado na junção da esclera com a córnea, através do qual o humor aquoso drena a partir da câmara anterior do bulbo ocular para o sangue.

Seios paranasais: cavidade aérea revestida de muco em um osso do crânio que se comunica com a cavidade nasal. Os seios paranasais estão localizados nos ossos frontal, maxilar, etmoide e esfenoide.

Sêmen: líquido descarregado por um homem na ejaculação; consiste em uma mistura de espermatozoides e as secreções dos túbulos seminíferos, glândulas seminais, próstata e glândulas bulbouretrais.

Sensibilidade: estado de consciência sobre condições externas ou internas do corpo.

Septo nasal: divisão vertical composta por osso (lâmina perpendicular do etmoide e vômer) e cartilagem do septo nasal (cartilagem hialina), coberta por uma túnica mucosa, separando a cavidade nasal em lados esquerdo e direito.

Serosa: *ver* membrana serosa.

Sinal: qualquer evidência objetiva de doença que possa ser observada ou medida, como uma lesão, inchaço ou febre.

Sinapse: pareamento de cromossomos homólogos durante a prófase I da meiose.

Sinapse neuromuscular: *ver* junção neuromuscular.

Sinapses: junção funcional entre dois neurônios ou entre um neurônio e um efetor, tal como um músculo ou uma glândula; pode ser elétrica ou química.

Sincondrose: articulação cartilaginosa em que o material de ligação é a cartilagem hialina.

Sindesmose: articulação fibrosa ligeiramente móvel na qual os ossos da articulação são unidos por um tecido conjuntivo denso não modelado.

Síndrome da imunodeficiência adquirida (AIDS): doença causada pelo vírus da imunodeficiência humana (HIV); caracterizada por um teste para a detecção de anticorpo HIV-positivo, baixa contagem de células T *helper* (auxiliares) e algumas doenças indicadoras (p. ex., sarcoma de Kaposi, pneumonia por *Pneumocystis jirovecii*, tuberculose, doenças fúngicas). Outros sintomas incluem febre ou sudorese noturna, tosse, dor de garganta, fadiga, dores no corpo, perda de peso e linfonodos aumentados.

Síndrome de Cushing: condição causada por hipersecreção de glicocorticoides; é caracterizada por pernas finas e compridas, face em lua cheia, acúmulo de gordura na parte posterior do pescoço ("giba"), abdome em aventa, hiperemia facial, má cicatrização de feridas, hiperglicemia, osteoporose, hipertensão e aumento da suscetibilidade a doenças.

Síndrome pré-menstrual: estresse físico e emocional grave que ocorre no final da fase pós-ovulatória do ciclo menstrual e às vezes sobrepondo-se à menstruação.

Sinérgico: músculo que auxilia o motor principal, reduzindo a ação indesejada ou o movimento desnecessário.

Sínfise: linha de união. Uma articulação de cartilagem fibrosa ligeiramente móvel, como a sínfise púbica.

Sínfise púbica: articulação de cartilagem fibrosa ligeiramente móvel entre as superfícies anteriores dos ossos do quadril.

Sinostose: articulação fibrosa em que o tecido conjuntivo denso não modelado que une os ossos em uma sutura foi substituído por osso, resultando em uma fusão completa por meio da linha de sutura.

Sintomas: alterações subjetivas nas funções do corpo e que não são aparentes para um observador, como dor ou náuseas.

Sinusoide: tipo de capilar grande, permeável, com paredes finas, que tem grandes fendas intercelulares as quais podem permitir a passagem de proteínas e células sanguíneas de um tecido para a corrente sanguínea; presente no fígado, no baço, na hipófise anterior, nas glândulas paratireoides e medula óssea vermelha.

Sistema: associação de órgãos que apresentam uma função comum.

Sistema cardiovascular: sistema do corpo constituído de sangue, coração e vasos sanguíneos.

Sistema de ativação reticular: porção da formação reticular que apresenta muitas conexões ascendentes com o córtex cerebral. Quando essa área do tronco encefálico é ativada, os impulsos nervosos passam para o tálamo e áreas extensas do córtex cerebral, resultando em alerta generalizado ou despertar do sono.

Sistema de condução cardíaca: grupo de fibras musculares cardíacas autorrítmicas que gera e distribui impulsos elétricos para estimular a contração coordenada das câmaras cardíacas; inclui o nó sinoatrial, o nó atrioventricular, o feixe atrioventricular, os ramos esquerdo e direito do feixe e as fibras subendocárdicas. Também denominado complexo de estimulação cardíaca.

Sistema de retroalimentação: ciclo de eventos no qual o estado de uma condição corporal é monitorado, avaliado, alterado, monitorado novamente e reavaliado.

Sistema de retroalimentação positiva: sistema de retroalimentação (*feedback*) que potencializa uma mudança em uma das condições controladas do corpo.

Sistema digestório: sistema que promove a ingestão, decomposição e o processamento dos alimentos, assim como a eliminação de resíduos do corpo.

Sistema endócrino: todas as glândulas endócrinas e células secretoras de hormônios.

Sistema esquelético: estrutura ou arcabouço de ossos e suas cartilagens, ligamentos e tendões.

Sistema límbico: parte do prosencéfalo, às vezes denominado encéfalo visceral, que é responsável por vários aspectos da emoção e do comportamento; inclui o lobo límbico, giro dentado, amígdala, núcleos septais, corpos mamilares, núcleo talâmico anterior, bulbos olfatórios e feixes de axônios mielinizados.

Sistema muscular: geralmente refere-se aos músculos voluntários do corpo compostos por tecido muscular esquelético.

Sistema musculoesquelético: sistema integrado do corpo constituído de ossos, articulações e músculos.

Sistema nervoso: rede de bilhões de neurônios, incluindo a neuróglia, que é organizada em duas divisões principais: sistema nervoso central (encéfalo e medula espinal) e sistema nervoso periférico (nervos, gânglios, plexos entéricos e receptores sensitivos fora do sistema nervoso central).

Sistema nervoso autônomo (SNA): a parte do sistema nervoso periférico que transmite a resposta para o músculo liso, músculo cardíaco e as glândulas. Consiste em duas partes principais (sistema nervoso simpático e sistema nervoso parassimpático) e um sistema nervoso entérico. É assim chamado porque acreditava-se que essa parte do sistema nervoso era autogovernada ou espontânea.

Sistema nervoso central (SNC): porção do sistema nervoso que consiste no encéfalo e na medula espinal.

Sistema nervoso entérico (SNE): *ver* plexos entéricos.

Sistema nervoso periférico (SNP): parte do sistema nervoso que fica fora do sistema nervoso central, composta por nervos e gânglios.

Sistema nervoso somático: porção do sistema nervoso periférico que regula o funcionamento dos músculos esqueléticos.

Sistema porta: circulação sanguínea de uma rede capilar para outra através de uma veia.

Sistema respiratório: sistema corporal constituído por nariz, cavidade nasal, faringe, laringe, traqueia, brônquios e pulmões.

Sistema tampão: ácido fraco e o sal desse ácido (que funciona como uma base fraca). Os tampões previnem alterações drásticas no pH convertendo ácidos e bases fortes em ácidos e bases fracas.

Sistema urinário: sistema do corpo que consiste em rins, ureteres, bexiga urinária e uretra.

Sístole: no ciclo cardíaco, a fase de contração do músculo cardíaco, principalmente dos ventrículos.

Solução hipertônica: solução que faz com que as células encolham em razão da perda de água por osmose.

Solução hipotônica: solução que causa o inchaço das células e, em alguns casos, a ruptura em decorrência do ganho de água por osmose.

Solução isotônica: solução com a mesma concentração de solutos impermeáveis como o citosol.

Somatomamotrofina coriônica humana (hCS, *human chorionic somatomammotropin*): hormônio produzido pelo córion da placenta que estimula o tecido mamário para a lactação, aumenta o crescimento do corpo e regula o metabolismo.

Somito: bloco de células mesodérmicas em um embrião em desenvolvimento que se distingue em miótomo (que forma a maioria dos músculos esqueléticos), dermatomiótomo (forma a tela subcutânea, derme e todos os músculos esqueléticos do tronco e membros) e esclerótomo (forma as vértebras e costelas).

Sono: estado de inconsciência parcial do qual uma pessoa pode ser despertada; associado a um baixo nível de atividade no sistema de ativação reticular.

Sopro cardíaco: som anormal que consiste em um ruído de fluxo ouvido antes, entre ou após os sons cardíacos normais ou que podem mascarar sons cardíacos normais.

Soro sanguíneo: plasma sanguíneo, exceto suas proteínas de coagulação.

Submucosa: camada de tecido conjuntivo, localizada profundamente em relação à túnica mucosa, como no canal digestório ou na bexiga urinária; a submucosa conecta a túnica mucosa à túnica muscular.

Substância branca: agregações ou feixes de axônios mielínicos e amielínicos localizados no encéfalo e na medula espinal.

Substância cinzenta: áreas no sistema nervoso central e nos gânglios contendo corpos celulares de neurônios, dendritos, axônios não mielinizados, terminais axônicos e neuróglia; os corpúsculos de Nissl conferem cor cinza e há pouca ou nenhuma mielina na substância cinzenta.

Substrato: molécula reagente sobre a qual uma enzima atua.

Sulco: sulco ou depressão entre partes, particularmente os sulcos cerebrais entre as dobras do cérebro.

Sulfato de condroitina: material de matriz extracelular amorfa, encontrado fora das células do tecido conjuntivo.

Supercílio: crista ciliada superior ao olho. Também denominado sobrancelha.

Superficial: localizado em ou perto da superfície do corpo ou de um órgão. Também chamado externo.

Superior: em direção à cabeça ou parte superior de uma estrutura. Também chamado de cefálico ou cranial.

Supinação: movimento do antebraço em que a palma das mãos está virada anteriormente.

Surfactante: mistura complexa de fosfolipídios e lipoproteínas, produzida por pneumócitos tipo II nos pulmões, que diminui a tensão superficial.

Sutura: articulação fibrosa imóvel que une os ossos do crânio.

Sutura lambdóidea: articulação no crânio entre os ossos parietais e o osso occipital; às vezes contém ossos suturais.

T

Tálamo: grande estrutura oval localizada em ambos os lados do terceiro ventrículo, constituída por duas massas de substância cinzenta organizadas em núcleos; centro de retransmissão principal para impulsos sensitivos ascendentes para o córtex cerebral.

Tampão plaquetário: agregação de plaquetas (trombócitos) em um local onde um vaso sanguíneo é lesionado, o que ajuda a estancar ou retardar a perda de sangue.

Taquicardia: frequência cardíaca ou pulsação em repouso anormalmente rápida (mais de 100 bpm).

Tarso: termo coletivo para os sete ossos do tornozelo.

Tátil: receptor sensitivo para o tato; encontrado nas papilas dérmicas, principalmente nas palmas das mãos e plantas dos pés.

Tecido: grupo de células semelhantes e com substância intercelular, unidas para realizar uma função específica.

Tecido adiposo: tecido composto de adipócitos especializados no armazenamento de triglicerídios; presente na forma de coxins macios entre vários órgãos de sustentação, proteção e isolamento.

Tecido conjuntivo: um dos mais abundantes dos quatro tipos básicos de tecidos do corpo, consiste em relativamente poucas células em uma matriz abundante (a substância fundamental e as fibras entre as células); realiza as funções de ligação e sustentação.

Tecido epitelial: tecido que forma as superfícies mais internas e externas das estruturas do corpo (epitélio de superfície) e forma as glândulas. Também chamado de epitélio.

Tecido linfoide associado a mucosa (MALT, *mucosa-associated lymphoid tissue*): nódulos linfoides espalhados por toda a lâmina própria (tecido conjuntivo) de membranas mucosas que revestem o canal digestório, as vias respiratórias, o sistema urinário e o sistema genital.

Tecido muscular: tecido especializado em produzir movimento em resposta aos impulsos nervosos musculares por suas qualidades de contratilidade, extensibilidade, elasticidade e excitabilidade; os tipos incluem esquelético, cardíaco e liso.

Tecido muscular cardíaco: fibras musculares estriadas que formam a parede do coração; estimulado por um sistema de condução intrínseco e neurônios motores autônomos.

Tecido muscular esquelético: tecido do músculo esquelético, composto por fibras musculares estriadas, sustentado por tecido conjuntivo, ligado a um osso por um tendão ou uma aponeurose e estimulado por neurônios motores somáticos.

Tecido muscular liso: tecido especializado para realizar contração, composto por fibras musculares lisas; localiza-se nas paredes de órgãos internos ocos e inervado por neurônios motores autônomos.

Tecido nervoso: tecido que contém neurônios responsáveis por iniciar e conduzir impulsos nervosos, para coordenar a homeostasia, e a neuróglia, a qual fornece suporte e nutrição aos neurônios.

Tecido ósseo compacto: tecido ósseo que contém poucos espaços entre os ósteons; forma a porção externa de todos os ossos e a maior parte do corpo dos ossos longos; é encontrado logo abaixo do periósteo e externamente ao osso esponjoso.

Tecido ósseo denso: *ver* tecido ósseo compacto.

Tecido ósseo esponjoso: tecido ósseo constituído por uma treliça irregular de finas placas ósseas, chamada de trabéculas ósseas; os espaços entre essas trabéculas de alguns ossos são preenchidos com medula óssea vermelha; encontrado no interior de ossos curtos, chatos e irregulares e nas epífises (extremidades) dos ossos longos. Também chamado de tecido ósseo esponjoso ou trabecular.

Tegumento comum: sistema do corpo constituído por pele, cabelo ou pelo, glândulas sebáceas e sudoríparas, unhas e receptores sensitivos que ajudam a manter a temperatura corporal, protegem o corpo e proporcionam informação sensitiva. Também denominado sistema tegumentar.

Tela subcutânea: camada contínua de tecido conjuntivo areolar e tecido adiposo entre a derme da pele e a fáscia muscular. Também denominada hipoderme.

Telófase: estágio final da mitose.

Tempo de circulação: tempo necessário para que uma gota de sangue passe pelos sistemas pulmonar e sistêmico; normalmente cerca de 1 minuto.

Tendão: cordão fibroso branco de tecido conjuntivo denso e modelado que fixa o músculo ao osso.

Tênias do colo: as três faixas achatadas e espessas do músculo liso longitudinal as quais percorrem o comprimento do intestino grosso, exceto no reto.

Tentório do cerebelo: sustentáculo transversal da dura-máter que forma uma divisória entre o lobo occipital dos hemisférios cerebrais e o cerebelo e que cobre o cerebelo.

Teratógeno: qualquer agente ou fator que causa defeitos físicos em um embrião em desenvolvimento.

Terceiro ventrículo: cavidade em forma de fenda entre as metades direita e esquerda do tálamo e entre os ventrículos laterais.

Terminal axônico: ramo terminal de um axônio onde as vesículas sinápticas sofrem exocitose para liberar moléculas de neurotransmissores. Também denominado telodendro.

Termorreceptor: receptor sensitivo que detecta alterações na temperatura.

Termorregulação: regulação homeostática da temperatura corporal por meio da transpiração e do ajuste do fluxo sanguíneo na derme.

Testículo: gônada masculina que produz espermatozoide e os hormônios testosterona e inibina.

Testosterona: hormônio sexual masculino (andrógeno) secretado por células endócrinas intersticiais de um testículo maduro; necessária para o desenvolvimento de espermatozoides; com um segundo andrógeno denominado di-hidrotestosterona, controla o crescimento e o desenvolvimento dos órgãos genitais masculinos, características sexuais secundárias e crescimento corporal.

Timo: órgão bilobado, localizado no mediastino superior, posterior ao esterno e entre os pulmões, nos quais as células T desenvolvem imunocompetência.

Tiroxina (T_4): hormônio secretado pela glândula tireoide que regula o metabolismo, crescimento e desenvolvimento, além da atividade do sistema nervoso. Também chamada de tetraiodotironina.

Tonsila: agregação de grandes nódulos linfoides inseridos na túnica mucosa da garganta.

Tonsila faríngea: tonsila única embebida na parede posterior da nasofaringe. Também denominada adenoide.

Tônus muscular: contração parcial e sustentada de porções de um músculo esquelético ou liso em resposta à ativação de receptores de estiramento ou um nível basal de potenciais de ação nos neurônios motores de inervação.

Tórax: região do peito.

Trabalho de parto: processo de dar à luz no qual um feto é expulso do útero pela vagina. Também chamado de parturição.

Trabécula: treliça irregular de placas finas de tecido ósseo esponjoso. O cordão fibroso de tecido conjuntivo que serve como tecido de suporte formando um septo o qual se estende em um órgão de sua parede ou cápsula.

Trabéculas cárneas: cristas e dobras do miocárdio nos ventrículos.

Tradução: processo em que a sequência de nucleotídios em uma molécula de mRNA especifica a sequência de aminoácidos de uma proteína.

Transcrição: processo de copiar a informação representada pela sequência de três (tripleto) bases no DNA em uma sequência de códons complementares.

Transpiração: produzida por glândulas sudoríparas, contém água, sais, ureia, ácido úrico, aminoácidos, amônia, açúcar, ácido láctico e ácido ascórbico. Também denominada suor.

Transporte ativo: movimento de substâncias através das membranas celulares contra um gradiente de concentração, o que requer o gasto de energia celular (ATP).

Traqueia: passagem de ar tubular estendendo-se da laringe até a quinta vértebra torácica.

Trato: feixe de axônios nervosos no sistema nervoso central.

Trato espinotalâmico: trato sensitivo (ascendente) que transmite informações da medula espinal até o tálamo para sensações de dor, temperatura, prurido e cócegas.

Trato gastrintestinal (GI): *ver* canal digestório.

Trato olfatório: feixe de axônios que se estende posteriormente a partir do bulbo olfatório até regiões olfatórias do córtex cerebral.

Trato óptico: feixe de axônios que transmite os impulsos nervosos da retina do olho entre o quiasma óptico e o tálamo.

Tremor: contração rítmica, involuntária e sem propósito de grupos musculares antagonistas.

Tríade: complexo de três unidades em uma fibra muscular composta por um túbulo T e as cisternas terminais do retículo sarcoplasmático em ambos os lados dela.

Triglicerídio: lipídio formado de uma molécula de glicerol e três moléculas de ácidos graxos, os quais podem ser sólidos (gorduras) ou líquidos (óleos), à temperatura ambiente; a fonte mais altamente concentrada de energia potencial química. Encontrado principalmente nos adipócitos. Também chamado de gordura neutra ou triacilglicerol.

Trígono anal: subdivisão do períneo feminino ou masculino que contém o ânus.

Trígono da bexiga: região triangular na base da bexiga urinária.

Trígono urogenital: região do assoalho pélvico inferior à sínfise púbica, delimitada pela sínfise púbica e pelas tuberosidades isquiáticas, que contém os genitais externos.

Tri-iodotironina (T_3): hormônio produzido pelos tireócitos T da glândula tireoide que regula o metabolismo, crescimento e desenvolvimento, além da atividade do sistema nervoso.

Trofoblasto: cobertura superficial de células do blastocisto.

Trombo: coágulo estacionário formado em um vaso sanguíneo intacto, geralmente uma veia.

Trombopoetina: hormônio produzido pelo fígado que estimula a formação de plaquetas (trombócitos) derivadas de megacariócitos.

Trombose: formação de um coágulo em um vaso sanguíneo intacto, geralmente uma veia.

Tronco: parte do corpo na qual os membros superiores e inferiores estão ligados.

Tronco encefálico: porção do encéfalo imediatamente superior à medula espinal, formada pelo bulbo ou bulbo, a ponte e o mesencéfalo.

Tuba auditiva: tubo que conecta a orelha média com o nariz e a região da nasofaringe da garganta.

Tuba uterina: ducto que transporta óvulos do ovário ao útero.

Túbulo reto: ducto em um testículo conduzindo, a partir de um túbulo seminífero contorcido, para a rede do testículo.

Túbulo seminífero: um ducto firmemente enrolado, localizado no testículo, onde os espermatozoides são produzidos.

Túbulo T: pequena invaginação cilíndrica do sarcolema de fibras (células) musculares estriadas que conduzem os potenciais de ação muscular em direção ao centro da fibra muscular. Também chamado de túbulo transverso.

Túnica albugínea: densa cápsula fibrosa branca que cobre o testículo, o pênis ou profundamente a superfície de um ovário.

Túnica externa: cobertura superficial de uma artéria ou veia, composta principalmente por fibras elásticas e colágenas.

Túnica fibrosa: *ver* camada fibrosa.

Túnica íntima: revestimento interno de um vaso sanguíneo composto de endotélio, membrana basal e membrana elástica interna.

Túnica média: cobertura intermediária de uma artéria ou veia, composta por fibras musculares e elásticas.

Túnica mucosa: *ver* mucosa.

Túnica vascular: camada média do bulbo ocular, composta por corioide, corpo ciliar e íris. Também chamada de úvea.

U

Úlcera péptica: úlcera que se desenvolve em áreas do sistema digestório exposto ao ácido clorídrico; classificada como úlcera gástrica, se na curvatura menor do estômago, e como úlcera duodenal, se na primeira parte do duodeno.

Umbigo: pequena cicatriz no abdome que marca a antiga fixação do cordão umbilical ao feto.

Unha: placa rígida, composta principalmente de queratina, que se desenvolve a partir da epiderme da pele para formar uma cobertura protetora na superfície dorsal das falanges distais dos dedos das mãos e dos pés.

Unidade motora: neurônio motor associado com fibras musculares as quais estimula.

Ureter: um dos dois tubos que conectam o rim à bexiga urinária.

Uretra: ducto da bexiga urinária até o exterior do corpo responsável por transportar a urina nas mulheres e a urina e o sêmen nos homens.

Urina: líquido produzido pelos rins que contém resíduos e material em excesso; excretada do corpo pela uretra.

Urinálise: análise do volume e das propriedades físicas, químicas e microscópicas da urina.

Urologia: ramo especializado da medicina que trata da estrutura, função e de doenças dos sistemas urinários masculinos e femininos e do sistema genital masculino.

Útero: órgão muscular oco nas mulheres; o local da menstruação, implantação, desenvolvimento do feto e trabalho de parto.

Utrículo: a maior das duas divisões do labirinto membranáceo localizado dentro do vestíbulo da orelha interna; contém um órgão receptor para aceleração ou desaceleração linear que ocorre em uma direção horizontal e também na inclinação da cabeça.

V

Vagina: órgão tubular muscular que vai do útero ao vestíbulo, situado entre a bexiga urinária e o reto na mulher.

Valva atrioventricular (AV): valva cardíaca constituída por válvulas ou cúspides; permite ao sangue fluir em apenas uma direção, de um átrio para um ventrículo.

Valva atrioventricular direita: valva atrioventricular (AV) no lado direito do coração.

Valva atrioventricular esquerda: valva atrioventricular no lado esquerdo do coração.

Valva bicúspide (mitral): ver valva atrioventricular esquerda.

Valva ileocecal: ver óstio ileal.

Válvula semilunar (SL): uma das três válvulas que formam as valvas entre a aorta ou o tronco pulmonar e um ventrículo do coração.

Valva tricúspide: ver valva atrioventricular direita.

Varicocele: dilatação por acúmulo de sangue das veias do cordão espermático.

Vasectomia: método de esterilização realizado em homens no qual uma porção de cada ducto deferente é removida.

Vasoconstrição: diminuição do tamanho do lúmen de um vaso sanguíneo causada pela contração do músculo liso na parede vascular.

Vasodilatação: aumento no tamanho do lúmen de um vaso sanguíneo causado pelo relaxamento do músculo liso na parede do vaso.

Vasos dos vasos (*vasa vasorum*): vasos sanguíneos que fornecem nutrientes para as artérias e veias maiores.

Vaso reto: extensões da arteríola glomerular eferente de um néfron justamedular que corre ao longo da alça do néfron na região medular do rim.

Veia: vaso sanguíneo que transporta o sangue dos tecidos de volta ao coração.

Veia cava inferior (VCI): grande veia que coleta sangue das partes do corpo inferiores ao coração e o retorna ao átrio direito.

Veia cava superior (VCS): grande veia que coleta sangue de partes do corpo superiores ao coração e o devolve ao átrio direito.

Ventilação pulmonar: influxo (inalação) e efluxo (exalação) de ar entre a atmosfera e os pulmões. Também chamada de respiração.

Ventrículo: cavidade no encéfalo preenchida com líquido cerebrospinal. Uma câmara inferior do coração.

Ventrículo lateral: cavidade dentro de um hemisfério cerebral que se comunica com o ventrículo lateral em outro hemisfério cerebral e com o terceiro ventrículo pelo forame interventricular.

Vênula: pequena veia que coleta sangue dos capilares e o entrega para uma veia.

Verme cerebelar: área central constrita do cerebelo que separa os dois hemisférios cerebelares.

Vesícula: pequena bexiga ou saco contendo líquido.

Vesícula biliar: pequena bolsa, localizada inferiormente em relação ao fígado, que armazena a bile e a esvazia por meio do ducto cístico.

Vesícula seminal: ver glândula seminal.

Vesícula sináptica: saco envolto por membrana em um botão sináptico que armazena neurotransmissores.

Vesícula umbilical: membrana extraembrionária composta pela membrana exocelômica e hipoblasto. Transfere nutrientes para o embrião, é uma fonte de células sanguíneas, contém células germinativas primordiais que migram para as gônadas para formar células germinativas primitivas, faz parte do intestino e ajuda a prevenir a dessecação do embrião. Também chamada de saco vitelino.

Vestibular: pequena abertura coberta por membrana, entre a orelha média e a orelha interna, onde se encaixa a base do estribo.

Vestíbulo: pequeno espaço ou cavidade no início de um canal, principalmente da orelha interna, laringe, boca, nariz e da vagina.

Via anterolateral: via sensitiva que transmite informações relacionadas a: dor, temperatura, cócegas e coceira. Também chamada de via espinotalâmica.

Via coluna posterior-lemnisco medial: vias sensitivas que transportam informações relacionadas a: propriocepção, toque, pressão e vibração. Neurônios de primeira ordem projetam-se da medula espinal para a medula ipsilateral nas colunas posteriores (fascículo grácil e fascículo cuneiforme). Os neurônios de segunda ordem projetam-se da medula para o tálamo contralateral no lemnisco medial. Os neurônios de terceira ordem projetam-se do tálamo para o córtex somatossensorial (giro pós-central) no mesmo lado.

Via motora direta: coleção de neurônios motores superiores com corpos celulares no córtex motor que projeta axônios na medula espinal, onde fazem sinapses com os neurônios motores inferiores ou interneurônios nos cornos anteriores. Também denominada via piramidal.

Via motora indireta: tratos motores que transmitem informações do encéfalo até a medula espinal para movimentos automáticos, coordenação dos movimentos do corpo com estímulos visuais, tônus muscular esquelético e postura, além do equilíbrio. Também conhecida como via extrapiramidal.

Via sensitiva somática: via que carrega informações do receptor sensitivo somático para o córtex somatossensorial primário e cerebelo.

Vilosidades: ver vilosidades intestinais.

Vilosidades aracnóideas: ver granulação aracnóidea.

Vilosidades coriônicas: projeções digitiformes do cório que crescem na camada basal do endométrio e contêm vasos sanguíneos fetais.

Vilosidades intestinais: projeções digitiformes da mucosa do intestino delgado que contêm um capilar sanguíneo e um capilar linfático; atuam na absorção e digestão.

Visão: o ato de ver.

Vísceras: órgãos localizados no interior das cavidades do corpo, principalmente da cavidade abdominal.

Vitamina: molécula orgânica, necessária em pequenas quantidades, que atua como catalisador em processos metabólicos no corpo.

Vitaminas antioxidantes: vitaminas que inativam os radicais livres de oxigênio: vitaminas C e E e a provitamina betacaroteno.

Vulva: designação coletiva para os genitais externos da mulher. Também denominada pudendo.

Z

Zigoto: única célula resultante da união de gametas masculinos e femininos; o óvulo fecundado.

Zona fasciculada: zona média do córtex suprarrenal, constituída por células dispostas em cordões longos e retos que secretam os hormônios glicocorticoides, principalmente cortisol.

Zona glomerulosa: zona externa do córtex suprarrenal, diretamente sob a cobertura de tecido conjuntivo, constituída por células dispostas em alças arqueadas ou esferas que secretam hormônios mineralocorticoides, principalmente aldosterona.

Zona pelúcida: camada clara de glicoproteína entre um oócito secundário e as células da granulosa circundantes da coroa radiada.

Zona reticular: zona interna do córtex suprarrenal, que consiste em cordões de células ramificadas que secretam hormônios sexuais, principalmente androgênios.

Índice Alfabético

A
Abaixamento (depressão), 377
Abalo muscular, 328
Abdução, 277, 280, 377
Abdutor
- curto do polegar, 391, 392
- do dedo mínimo, 391, 392, 411, 412
- do hálux, 411, 412
- longo do polegar, 386, 390

Abertura(s)
- laterais, 498
- mediana, 498
- superior da pelve, 252

Ablação
- a *laser* intravenoso, 777
- por radiofrequência intravenosa, 777

Aborto, 1144
Abrasão, 172
- da córnea, 642
Abscessos, 861
Absorção, 115, 163, 941
- de água, 977
- de álcool, 978
- de aminoácidos, dipeptídios e tripeptídios, 975
- de eletrólitos, 977
- de lipídios e sais biliares, 975
- de monossacarídios, 975
- de vitaminas, 977
- e formação de fezes no intestino grosso, 984
- no intestino delgado, 975

Abstinência sexual, 1141
- periódica, 1144
Acalasia, 993
Ação dos hormônios
- hidrossolúveis, 652
- lipossolúveis, 652
Ação muscular reversa (AMR), 346
Acetábulo, 252
Acetilcoenzima A, 1003, 1005, 1018
Acetilcolina, 322, 451, 558
Acetilcolinesterase, 322, 451, 558
Acetona, 1014
Acidente vascular cerebral, 540
Acidez, 921
Ácido(s), 42
- acetilsalicílico, 716
- acetoacético, 1014
- araquidônico, 681
- ascórbico, 1034
- beta-hidroxibutírico, 1014
- desoxirribonucleico, 56
- fólico, 1034
- gama-aminobutírico, 451
- graxo(s), 48
- - essenciais, 1013
- - insaturado, 48
- - saturado, 48
- hialurônico, 127
- láctico, 1002
- não voláteis, 1098
- nucleicos, 56
- pantotênico, 1034
- para-amino-hipúrico, 1072

- pirúvico, 1018
- ribonucleico, 56
- volátil, 1097
Acidose, 1014, 1098
- metabólica, 1100
- respiratória, 1100
Ácino(s)
- hepático, 966
- pancreáticos, 675, 963
Acinosa
- composta, 125
- simples, 125
- - ramificada, 125
Acne, 159
- cística, 159
Ações
- dos hormônios da tireoide, 666
- dos sistemas tampão, 1096
Acomodação, 617
Acondroplasia, 191
Aconselhamento genético, 1189
Acoplamento
- de excitação-contração, 318
- de T1 e T2, 666
- do metabolismo e do anabolismo pelo ATP, 999
Acrocianose, 565
Acromegalia, 687
Acrômio, 243
Acrossomo, 1160
Actina, 313
Açúcar(es)
- pentose, 56
- simples, 46
Acuidade visual, 614
Acupuntura, 577
Adaptação(ões), 573
- à escuridão, 619
- à luz, 619
- cardiovasculares, 1186
- do bebê ao nascer, 1186
- em receptores sensitivos, 573
- metabólicas, 1018
- respiratórias, 1186
Adenilato ciclase, 653
Adenite, 885
Adenocarcinomas, 932
Adeno-hipófise, 655, 656, 685
Adenoma
- feminilizante, 691
- virilizante, 691
Adenosina
- monofosfato cíclica, 602
- trifosfato, 58
Aderência, 144, 858
- intertalâmica, 510
Adesão plaquetária, 712
Adesivo contraceptivo transdérmico, 1143
ADH, 1063
Adipócitos, 126
Adiposidade, 1026
Administração percutânea (tópica) de medicamento transdérmico, 163

Adoçantes artificiais, 47
Adrenalina, 675
Adução, 277, 280, 377
Adutor
- curto, 399, 400, 404
- do hálux, 411, 412
- do polegar, 391, 392
- longo, 399, 400, 404
- magno, 399, 400, 404
Adventícia, 1132
Afasia, 596
- expressiva, 596
- receptiva, 596
Aferição da pressão arterial, 791
Afinidade
- da hemoglobina pelo oxigênio, 921
- pelo oxigênio das hemoglobinas fetal e do adulto, 923
Afta, 993
Agenesia renal unilateral, 1077
Agente(s)
- anticolinesterásicos, 325
- inotrópicos
- - negativos, 752
- - positivos, 752
- trombolíticos, 716
Ageusia, 533, 642
Agitação das saculações do colo, 984
Aglomerados de corpos celulares dos neurônios, 428
Aglutinação, 717
- e precipitação de antígenos, 874
Agnosia, 542
Agonista, 453, 560
Agregação plaquetária, 713
Agrupamentos de tecido nervoso, 428
Água, 40, 1087
- como um lubrificante, 41
- como um solvente, 40
- em reações químicas, 41
- metabólica, 1087
AIDS (síndrome da imunodeficiência adquirida), 880
Alanina, 1018
Alantoide, 1169
Alavanca(s), 346
- de primeira classe, 346
- de segunda classe, 346
- de terceira classe, 346
Albinismo, 155
Albuminas, 697, 699, 1071
Alça(s)
- capilares, 153
- de Henle, 1046
Alcalose, 1098
- metabólica, 1100
- respiratória, 1100
Aldosterona, 671, 789, 1063, 1065, 1089, 1091
Aleitamento materno, 1187
Alelo(s), 1189
- dominante, 1189
- recessivo, 1190
Alergênicos, 883

ÍNDICE ALFABÉTICO

α-actinina, 314
Alfa-dextrinase, 974
Alimentação emocional, 1027
Aloenxerto, 885
Alongamento, 351
- efetivo, 334
- estático, 351
Alopecia, 158
- androgênica, 159
Alterações
- de pressão e volume durante o ciclo cardíaco, 747
- durante a gestação, 1182
- na coluna vertebral relacionadas à idade, 225
- pressóricas durante a ventilação pulmonar, 910
Alvéolos
- glandulares, 1133
- pulmonares, 905, 909
Ambliopia, 358, 642
Amenorreia, 1139
Amidos, 46
Amígdala, 516
Amigdalite, 856
Amilase
- pancreática, 963, 974, 980
- salivar, 948, 980
Aminas, 651
- biogênicas, 452
Amino, 45
Aminoácidos, 52, 451
- essenciais, 1015
- não essenciais, 1017
Aminopeptidase, 974
Amnésia, 595
- anterógrada, 595
- retrógrada, 595
Âmnio, 1164
Amniocentese, 1179
Amostras de sangue, 827
AMP cíclico (CAMp), 653
Amplitude, 444
- de movimento, 284
Ampola, 626, 635, 1113
- da tuba uterina, 1125
- de Vater, 962
- hepatopancreática, 962
Anabolismo, 8, 39, 999
- da glicose, 1008
- das proteínas, 1015
- dos lipídios, 1014
Anáfase, 97, 99
Analgesia, 577
Anaplasia, 106
Anastomoses, 740, 773
Anatomia, 2
- clínica, 2
- da medula espinal, 462
- da orelha, 624
- das vias motoras autônomas, 549
- de superfície topográfica, 2
- do bulbo ocular, 610
- do coração, 727
- do estômago, 958
- do fígado e da vesícula biliar, 964
- do intestino
- - delgado, 969
- - grosso, 981
- do pâncreas, 962
- do pelo, 156
- do útero, 1126

- dos calículos (botões) gustatórios e papilas linguais, 604
- dos eritrócitos, 702
- dos receptores olfatórios, 600
- dos rins, 1042
- e histologia da bexiga urinária, 1074
- em imagens, 2
- externa
- - da medula espinal, 462
- - dos rins, 1042
- interna
- - da medula espinal, 464
- - dos rins, 1042
- macroscópica, 2
- microscópica
- - de uma fibra muscular esquelética, 309
- - do músculo liso, 335
- patológica, 2
- regional, 2
- sistêmica, 2
Ancôneo, 382
Androgênios, 671, 674, 676, 680, 1109
Andrologia, 1106
Anel
- contraceptivo vaginal, 1143
- de purina, 452
- inguinal
- - profundo, 1113
- - superficial, 367, 1113
Anemia, 721
- aplásica, 721
- ferropriva, 721
- hemolítica, 721
- hemorrágica, 721
- linfoblástica crônica, 722
- megaloblástica, 721
- perniciosa, 721
Anencefalia, 1168
Anergia, 868, 878
Anestesia
- caudal, 232
- epidural, 490
Anestésicos, 442
- locais, 442
Aneuploide, 1190
Aneurisma, 840
Angina do peito, 740
Angioblastos, 836, 1169
Angiogênese, 104, 1169
- e doença, 770
Angiografia, 23
- coronariana, 761
- - por tomografia computadorizada, 761
- femoral, 840
Angioplastia coronária transluminal percutânea, 761
Angiotensina
- I, 673
- II, 454, 673, 789, 1056, 1057, 1065
Angiotensinogênio, 673
Angiotomografia computadorizada de coração, 25
Angular, 280
Ângulo esternal, 232
Ânion, 34
Anopsia (anopia), 526
Anorexia nervosa, 1035
Anormalidades de refração, 617
Anosmia, 642
Anquiloglossia, 949
Antagonista, 348, 453, 560

Anteflexão, 1127
Anterior (ventral), 16
Anticoagulantes, 716, 721
Anticódon, 92
Anticorpo(s), 697, 862, 873
- anti-A, 717
- anti-B, 717
- monoclonais, 874, 878
Antidiurético, 661
Antígenos, 716, 862, 864
- completos, 864
- do complexo principal de histocompatibilidade, 865
- endógenos, 866
- exógenos, 865
- tumorais, 870
Anti-inflamatórios não esteroides, 682
Antioxidantes, 33, 104
Antitrombina, 716
Antro, 1123
- pilórico, 958
Ânus, 982
Aorta, 798
Aortografia, 840
Aparelho
- justaglomerular, 1048
- lacrimal, 608, 857
- vestibular, 633
Apêndice(s)
- omentais do colo, 984
- vermiforme, 982
Apendicite, 982
Ápice, 727
Apneia, 929
- do sono, 594, 936
Apo B100, 1012
Apoenzima, 53
Aponeurose, 309, 353
- epicrânica, 309, 353
- plantar, 411
Apoproteínas (apo), 1012
Apoptose, 87
Apraxia, 542
Aprendizado e memória, 594
Aprendizagem
- associativa, 594
- não associativa, 594
Apresentação
- de antígeno, 865
- pélvica, 1195
Aptialia, 533
Aquaporina, 70
- 1, 1061
- 2, 1063
Aqueduto do mesencéfalo, 498
Aracnoide-máter, 462, 494
Arco(s)
- da aorta, 798, 800
- do pé, 260, 262
- faríngeos, 930, 1173
- palatofaríngeo, 947
- palatoglosso, 947
- palmar
- - profundo, 801
- - superficial, 801
- plantar, 812
- reflexo, 481
- - contralateral, 487
- - intersegmentar, 486
- - monossináptico, 481

- - polissináptico, 481
- transverso, 260
- venosos
- - dorsais, 828
- - plantares profundos, 828
- vertebral, 225
- zigomático, 216
Área(s)
- de associação, 517, 520
- - auditiva, 520, 632
- - somatossensitiva, 520
- - visual, 520, 624
- de Broca, 520, 595
- de linguagem, 595
- de reconhecimento facial, 520
- de superfície, 68
- - corporal, 1101
- - disponível para troca gasosa, 919
- de Wernicke, 521, 595
- funcionais do telencéfalo, 519
- hipotalâmica
- - intermédia, 510
- - posterior, 510
- - rostral, 510
- integradora comum, 521
- motoras, 517, 520
- pneumotáxica, 926
- pré-óptica, 510, 1028
- sensitivas, 517
- vestibular, 637
Aréola, 1133
Armazenamento
- da glicose, 1008
- de triglicerídeos, 177
- de triglicerídios, 1013
- e movimentação de substâncias dentro do corpo, 306
Arranjo dos fascículos musculares, 348
Arreflexia, 488
Arritmia(s), 764
- supraventriculares ou atriais, 764
- ventriculares, 764
Arroto, 993
Artéria(s), 770, 772
- arqueada, 812, 1046, 1128
- axilar, 800
- braquial, 790, 800
- carótida
- - comum, 790
- - - direita, 801
- - - esquerda, 800, 801
- - externa, 801
- - interna, 801
- centrais, 855
- - da retina, 612
- cólica
- - direita, 808
- - esquerda, 808
- - média, 808
- condutoras, 773
- coronária, 737, 738, 799
- - direita, 738
- - esquerda, 738
- da pelve e dos membros inferiores, 812
- descendente anterior esquerda, 799
- digitais
- - dorsais, 812
- - plantares, 812
- distribuidoras, 773
- dorsais do pé, 812

- elásticas, 772, 778
- epifisárias, 183
- esplênica, 807
- facial, 790
- femorais, 812
- fibulares, 812
- frênicas
- - inferiores, 809
- - superiores, 805
- gástrica(s)
- - curtas, 807
- - direita, 807
- - esquerda, 807
- gastroduodenal, 807
- gastromental esquerda, 807
- gonadais, 808
- hepática
- - comum, 807
- - própria, 807
- hipofisárias
- - inferiores, 661
- - superiores, 658
- ileocólica, 808
- ilíacas
- - comuns, 798, 812
- - externas, 812
- - internas, 812
- intercostais posteriores, 805
- interlobares, 1046
- interlobulares, 1046
- jejunais e ileais, 807
- lombares, 809
- mesentérica
- - inferior, 808
- - superior, 807
- metafisárias, 183
- metatarsais
- - dorsais, 812
- - plantares, 812
- musculares, 773, 778
- nutrícia, 183
- ováricas, 808
- pancreaticoduodenal inferior, 807
- periosteais, 183
- plantares
- - laterais, 812
- - mediais, 812
- poplíteas, 812
- pulmonar
- - direita, 832
- - esquerda, 833
- radial, 801
- renais, 808, 1045
- retal superior, 808
- sacral mediana, 809
- segmentares, 1045
- sigmóideas, 808
- subclávia
- - direita, 800
- - esquerda, 800, 801
- subcostais, 805
- suprarrenais, 808
- - inferiores, 808
- - médias, 808
- - superiores, 808
- temporal superficial, 790
- terminais, 773
- testiculares, 808
- tibiais
- - anteriores, 812

- - posteriores, 812
- torácica interna, 800
- ulnar, 801
- umbilicais, 835
- uterinas, 1128
- vertebral, 800
Arteríolas, 770, 773, 778
- glomerular
- - aferentes, 1046
- - eferente, 1046
- retas, 1046
Arteriosclerose, 760
Articulação(ões), 269
- acromioclavicular, 242, 243, 285
- atlantoaxial, 228, 285
- atlantoccipitais, 226, 285
- carpais, 286
- carpometacarpais, 250, 286
- cartilagínea, 272, 270, 271
- cilíndrica do tipo gínglimo, 281
- costovertebrais, 285
- do cotovelo, 246, 292
- do esqueleto axial, 285
- do joelho, 295
- do ombro, 242, 243, 245, 288
- do quadril, 252, 293
- e homeostasia, 269
- elipsóideas, 281, 282
- esferóideas, 281, 282
- esternoclaviculares, 232, 242, 285
- esternocostais, 232, 285
- fibrosas, 270
- formadas pela ulna e pelo rádio, 248
- intercarpais, 246
- interfalângicas, 250, 260, 286
- intervertebrais, 285
- lombossacrais, 285
- metacarpofalângicas, 286
- metatarsofalângicas, 286
- planas, 281, 282
- punho (radiocarpal), 286
- radiocarpal (punho), 246
- radiulnar, 286
- - distal, 246
- - proximal, 246
- sacroilíaca, 230, 251, 286
- selares, 281, 282
- sínfise púbica, 286
- sinoviais, 270, 272, 282
- tarsais, 286
- tarsometatarsais, 286
- temporomandibular, 216, 287
- tibiofibular, 258, 286
- tornozelo (talocrural), 286
- trocóideas, 281, 282
- vertebrocostal, 233
Artralgia, 302
Artrite, 301
- gotosa, 301
- reumatoide, 301
Artrologia, 270
Artroplastia, 299
- do joelho, 299
- parcial
- - do joelho, 299
- - do quadril, 299
- total, 266
- - do joelho, 299
- - do quadril, 299
Artroscopia, 275

Árvore
- bronquial, 903
- da vida, 507
Ascite, 944
Asfixia, 936
Asma, 934
Aspartato, 451
Aspectos gerais do sistema
- digestório, 940
- linfático, 845
- urinário, 1041
Aspiração, 936
- a vácuo, 1144
- da medula óssea, 700
Assistência em movimento, 177
Assistolia, 766
Astigmatismo, 617
Astrócitos, 425
Ataque isquêmico transitório, 540
Ataxia, 508, 532
Atelectasia, 904
Aterosclerose, 760
Ativação
- da parte simpática do SNA, 792
- da vitamina D, 969
- de receptores de ACH, 322
- do sistema renina-angiotensina-aldosterona, 792
- dos linfócitos T, 868
- e seleção clonal dos linfócitos
- - B, 872
- - T auxiliares, 868
- - T citotóxicos, 869
Ativador do plasminogênio tecidual, 716
Atividade(s)
- digestivas na boca, 953
- dos hormônios, 649
Atlas, 225
Ato de espirrar, 503
Átomos, 3, 30
- de cobre, 1006
- estáveis, 32
ATP (trifosfato de adenosina), 452, 999
- sintase, 1008
Atresia, 1122
Átrio
- direito, 730
- esquerdo, 733
- primitivo, 759
Atrito pericárdico, 729
Atrofia, 106, 145
- muscular, 309
- por desnervação, 309
Audição, 624
Aumento
- da permeabilidade dos vasos sanguíneos, 859
- e redução das mamas, 1135
Aurícula, 624, 730, 750
Auscultação, 5
Ausência de reflexo pupilar à luz, 486
Autoanticorpos, 884
Autoenxerto, 885
Autofagia, 85
Autofagossomo, 85
Autoimunidade, 883
Autólise, 85
Autorreconhecimento, 877
Autorregulação, 789
- do fluxo sanguíneo, 789
- renal, 1057
- - da TFG, 1055

Autorritmicidade, 306
Autossomos, 1192
Autotolerância, 877
Avaliação da função renal, 1070
Aversão gustativa, 606
Axolema, 423
Axônio(s), 142, 422, 451
- colaterais, 423
- motores
- - faríngeos, 524
- - somáticos, 524
Axoplasma, 423
Azotemia, 1081

B

2,3-bis-fosfoglicerato (BPG), 922
Baço, 854
Bainha(s)
- de mielina, 427, 428
- de Schwann, 428
- dérmica da raiz, 156
- dos retos, 367
- epitelial da raiz, 156, 166
- sinoviais, 274
- tendíneas, 274
Banco de sangue, 723
Banda(s)
- A, 312, 313
- gástrica, 979
- H, 312, 313
- I, 312, 313
Barorreceptores, 753, 787, 928
Barotrauma, 642
Barreira
- entre o sangue e o líquido cerebrospinal, 498
- hematencefálica, 426, 496, 497, 780
- hematotesticular, 1107
Base, 42
- do crânio, 205
- estrutural da cor de pele, 155
- nitrogenada, 56
Basófilos, 707
Bastonetes, 612
Bebês prematuros, 1187
Benefícios do alongamento, 351
Betaoxidação, 1013
Bexiga urinária, 1074, 1076
Bicamada lipídica, 64
Bicarbonato, 1093
Bíceps
- braquial, 382
- femoral, 405, 406
Bigorna, 624
Bile, 968
Bilirrubina, 704, 968, 1071
Biliverdina, 704
Biofeedback, 566
Biologia
- celular, 2, 63
- do desenvolvimento, 2, 1159
Biopsia, 111
- de medula óssea, 700
Biorretroalimentação, 547, 566
Biotina, 1034
Blastocisto, 1161
Blastômeros, 1160
Blastos, 701
Blefarite, 642
Bloqueadores solares, 168
Bloqueio(s)

- atrioventricular, 764
- cardíaco, 764
- de receptores hormonais, 649
- nervoso, 490
Boca, 946
Bocejo, 914
Bochechas, 946, 953
Bócio, 688
Bolha, 172
Bolo alimentar, 951
Bolsa, 289
- de Rathke, 685
- faríngea, 641, 685, 1173
- hipofisária, 685
- tendíneas, 274
Bomba, 72
- de Ca^{2+}-ATPase, 318
- de músculo esquelético, 783
- de prótons, 960, 1006, 1098
- de sódio-potássio, 73
- do músculo esquelético, 849
- intra-aórtica, 757
- respiratória, 784, 849
Bombesina, 989
Borborigmo, 993
Borda em escova, 972
Borrelia burgdorferi, 301
Botões
- sinápticos, 322, 424
- terminais sinápticos, 451
Bradicardia, 754, 764, 790
Bradicinesia, 596
Braquial, 382
Braquiorradial, 382
Broncoscopia, 936
Bronquiectasia, 936
Bronquíolos, 902
- maiores, 909
- menores, 909
- respiratórios, 905, 909
- terminais, 902, 909
Brônquios, 902, 909
- lobares, 902, 909
- - superior e inferior, 905
- principais, 902, 909
- segmentares, 902, 905, 909
Bronquite crônica, 934
Brotamento neuro-hipofisário, 685
Broto(s)
- bronquiais primários, 930
- capilares, 166
- dos membros
- - inferiores, 263, 1173
- - superiores, 263, 1173
- laringotraqueal globular, 930
- pulmonar, 930
- ureteral, 1077
Bulbo(s), 502, 518
- cardíaco, 759
- do olho, 610
- do pelo, 157
- do pênis, 1116
- do vestíbulo, 1133
- olfatórios, 516, 524, 603
- pilosos, 166
Bulhas cardíacas, 750
Bulimia, 993, 1036
Bursectomia, 302
Bursite, 276

C

Cabeça, 14, 205
- clavicular, 366
- da fíbula, 258
- do epidídimo, 1113
- do pâncreas, 962
- esternal, 366
Cadeia(s)
- de transporte de elétrons, 327, 1001, 1005
- leves, 873
- pesadas, 873
Caderinas, 113
Cãibra(s), 340
- por calor, 1036
Caixa torácica, 232
Calafrio, 1035
Calázio, 608
Calcâneo, 260
Calcificação, 179, 184
Cálcio, 30, 1032, 1094, 1095
- e fósforo, 197
Calcitonina, 195, 197, 664, 667, 668
Calcitriol, 194, 668, 682
Cálculos
- biliares, 968
- renais, 1079
Cálices
- ópticos, 638
- renais
- - maiores, 1045
- - menores, 1045
Calículo gustatório, 604, 953
Calmodulina, 336
Calo (pele dura), 153, 172
- de cartilagem fibrosa, 192
- ósseo, 192
Calor, 1027
Caloria, 1024
Calorias dos alimentos, 1023
Calosidade, 172
Calvície de padrão masculino, 159
Camada(s)
- basal, 152, 166
- circular interna, 1132
- córnea, 152
- da parede do coração, 729
- de células
- - bipolares, 612
- - fotorreceptoras, 612
- - ganglionares, 612
- de elétrons, 31
- de valência, 34
- do canal alimentar, 941
- endodérmica, 989
- epidérmicas, 153
- espinhosa, 152
- germinativas primárias, 1167
- granulosa, 152
- intermediária, 166
- longitudinal externa, 1132
- lúcida, 152
- mesodérmica, 989
- muscular, 1132
- papilar, 153
- reticular, 154
Câmara(s)
- anterior, 640
- do coração, 730
- posterior, 640
- postrema, 614, 616

Campo
- primário da unha, 166
- visual, 623
- - binocular, 623
- - frontal, 520
Canal(is), 218
- alimentar, 940
- anal, 982
- arterial patente, 1186
- ativado por ligante, 432, 434
- atrioventricular, 759
- carotídeo, 219
- central, 464
- da raiz do dente, 951
- de Ca^{2+} dependentes de voltagem, 318, 620
- de Havers, 136
- de K^+ regulados por voltagem, 745
- de liberação de Ca^{2+}, 318
- de passagem, 775
- de Schlemm, 610
- de vazamento, 432, 434
- dependente(s)
- - de GMPc, 620
- - de voltagem, 432, 434
- do colo do útero, 1126
- do hipoglosso, 219
- hialóideo, 614
- inguinal, 367, 1113
- iônicos, 65, 432
- - em neurônios, 434
- lentos de Ca^{2+} regulados por voltagem, 745
- mandibular, 216
- mecanoativado, 432, 434
- nutrício, 183
- óptico, 219
- osteônico, 180
- perfurantes, 182, 183
- pilórico, 958
- rápidos de Na^+, regulados por voltagem, 743
- sacral, 230
- semicirculares, 625
- transversos, 183
- vertebral, 18
Canalículos, 136
- biliares, 966
- lacrimais, 608
- ósseos, 180
Câncer, 104
- colorretal, 991
- de bexiga, 1081
- de laringe, 899
- de mama, 852, 1150
- de ovário e de colo do útero, 1151
- de pâncreas, 964
- de pele, 169
- de pulmão, 932
- de testículo, 1148
- do colo do útero, 1151
Candidíase vulvovaginal, 1151
Capacidade(s)
- de difusão de o2, 929
- inspiratória, 916
- pulmonar, 915, 916
- - total, 916
- residual funcional, 916
- vital, 916
Capacitação, 1116, 1129, 1159
Capilares, 770, 773, 774, 778
- contínuos, 775
- fenestrados, 775

- linfáticos, 847, 972
- peritubulares, 1046
- sanguíneos, 770
Capítulo do úmero, 246
Cápsula, 850, 852
- adiposa, 1042
- articular, 273, 287, 288, 292, 293, 295
- de Bowman, 1046
- fibrosa, 1042
- glomerular, 1046, 1047
- interna, 510, 514
- renal, 1046
Captação
- de iodeto, 666
- de oxigênio da recuperação, 327
Capuz cervical, 1144
Caracteres ligados ao sexo, 1194
Características
- especiais do crânio, 217
- físicas do sangue, 696
- gerais e funções do crânio, 206
- sexuais secundárias, 1112
- únicas do crânio, 218
Carbamino-hemoglobina, 923
Carboidratos, 45, 1001
Carbonila, 45
Carbono, 30
Carboxila, 45
Carboxipeptidase, 963, 980
Carcinogênese, 105
Carcinógenos, 105
Carcinomas, 104
- basocelulares, 169
- broncogênico, 932
- de células pavimentosas, 169
- de pequenas células, 932
- espinocelulares, 932
Cárdia, 958
Cardiodesfibrilador implantável, 765
Cardiologia, 727
Cardiomegalia, 766
- fisiológica, 756
- patológica, 756
Cardioversão, 765
Carga, 346
Cárie dentária, 990
Carina, 902
Cariótipo, 1192, 1195
Caroteno, 155
Carpais, 246
Carreadoras, 65, 70
- de elétrons, 1005, 1006
Carregamento de carboidratos, 1011
Cartilagem(ns), 133
- alares, 892
- aritenóideas, 897
- articular, 177, 272
- corniculadas, 897
- costal, 232
- cricóidea, 897
- cuneiformes, 897
- do septo nasal, 892
- elástica, 135
- epifisiais, 272
- epiglótica, 897
- fibrosa, 135
- hialina, 134
- tireóidea, 897
Carúncula lacrimal, 607
Caspa, 153

Castração, 1154
Catabolismo, 8, 39, 999
- da glicose, 1001
- de proteínas, 1015
- dos lipídios, 1013
Catalisadores, 38
Catarata, 641
Catecolaminas, 452, 667
Catecol-O-metiltransferase, 452, 559
Cateterismo cardíaco, 761, 812
Cátion, 34, 754
Cauda
- do epidídimo, 1113
- do pâncreas, 962
- equina, 464
Causas do câncer, 105
Cavalo Charley, 416
Cavéolas, 335
Cavidade(s)
- abdominal, 19
- abdominopélvica, 19, 21
- amniótica, 1164
- articular, 272
- coriônica, 1166
- craniana, 18, 205
- da laringe, 896
- do corpo, 18, 19
- do pericárdio, 729
- glenoidal, 243
- infraglótica, 896
- medular, 179
- nasal, 892
- oral, 946
- pélvica, 19
- pericárdica, 18
- peritoneal, 944
- pleural, 904, 931
- própria da boca, 946
- pulpar, 951
- timpânica, 624
- torácica, 18, 20
- uterina, 1126
Caxumba, 949
Ceco, 982
Cegueira
- de palavras, 596
- noturna, 618
Celoma
- extraembrionário, 1166
- intraembrionário, 1169
Célula(s), 4, 63
- absortivas, 971
- alfa, 676
- amácrinas, 612
- apresentadoras de antígenos, 865, 879
- basais, 602, 604
- beta, 676
- caliciformes, 971
- CCK, 971
- ciliadas, 626, 634, 635
- colunares, 115
- cromafins, 556, 675
- cúbicas, 115
- da adeno-hipófise e seus hormônios, 656
- da camada
- - do manto, 538
- - ependimária, 538
- - marginal, 538
- de Langerhans, 151
- de Leydig, 1109

- de memória, 864
- de Merkel, 151, 575
- de Paneth, 971
- de Purkinje, 425
- de Renshaw, 450
- de Schwann, 427
- de Sertoli, 1107
- de sustentação, 601, 634, 635, 1107
- de transição, 115
- delta, 676
- dendríticas, 151, 166, 879
- - nodulares, 851
- diploides, 96
- distintas, 571
- do tecido conjuntivo, 126
- efetora, 444, 864
- e homeostasia, 62
- endócrinas intersticiais, 1109
- endoteliais glomerulares, 1053
- enteroendócrinas, 942
- ependimárias, 427
- epiteliais, 851
- - de sustentação, 604
- - táteis, 151, 166
- estromais, 1122
- etmoidais, 214
- excitáveis, 142
- foliculares, 1120
- G, 959
- germinativa(s), 95
- - primordiais, 1107, 1122
- granulosas, 1120
- gustativas, 604
- haploides, 99
- horizontais, 612
- intercaladas, 1049, 1125
- justaglomerulares, 1048
- K, 971
- mesangiais, 1053
- mesenquimais, 857
- mesodérmicas, 338
- microgliais, 427
- mioepiteliais, 1133
- mitrais, 603
- mucosas
- - da superfície, 959
- - do colo, 959
- *natural killer*, 700, 708
- - e fagócitos, 858
- neurossecretoras, 451, 658
- olfatórias, 600
- osteoprogenitoras, 179
- oxifílica das paratireoides, 668
- parietais, 959
- pavimentosas, 115
- piramidais, 425
- pós-sináptica, 444
- precursoras, 701
- principais, 668, 959, 1049
- progenitoras, 700
- reticuloendoteliais estreladas, 966
- S, 971
- satélite, 427
- secretoras de polipeptídio pancreático, 676
- somática, 95
Célula-tronco, 143, 1162
- linfoides, 700
- mieloides, 700
- multipotentes, 1162
- oligopotentes, 1163

- pluripotentes, 700, 837, 1162
- totipotentes, 1162
- unipotentes, 1163
Celulose, 46
Cemento, 951
Centríolos, 80
Centro(s)
- cardiovascular, 503, 753, 785
- da deglutição, 954
- da fome, 511
- da micção, 1075
- da saciedade, 511
- da sede, 511, 1087
- - no hipotálamo, 1091
- de controle, 11
- de deglutição, 503
- de ferro-enxofre, 1006
- de integração, 563
- de medicina transfusional, 723
- de ossificação, 184
- de perda de calor, 1028
- de produção de calor, 1028
- do olhar conjugado, 589
- do sono
- - nREM, 593
- - REM, 593
- do vômito, 503
- integrador, 481
- primário de ossificação, 187
- respiratório, 925
- - bulbar, 925
- - pontino, 504
- secundários de ossificação, 187
Centrômero, 96
Centrossomo, 80, 91
Cera de ouvido, 624
Ceratite, 642
Cerebelo, 494, 507
Cérebro, 494, 512
Cerume, 160, 624
- impactado, 161, 624
Cesariana, 1186
Cetoacidose, 1014
Cetogênese, 1014
Cetose, 1014
Chlamydia trachomatis, 1152
Choque(s), 791
- anafilático, 792, 883
- cardiogênico, 791
- espinal, 488
- hipovolêmico, 791
- insulínico, 691
- medular, 488
- neurogênico, 792
- obstrutivo, 791
- séptico, 792
- vascular, 791
Choro, 608, 914
- soluçante, 914
Cianeto, 1008
Cianose, 723
Cicatriz
- hipertrófica, 165
- queloide, 165
Cicatrização de feridas
- na epiderme, 164
- na pele, 164
- profundas, 164
Ciclinas, 97

Ciclo(s)
- cardíaco, 747
- celular, 95, 96
- de contração, 317
- de Krebs, 327, 1005
- de vida dos eritrócitos, 703
- ovariano, 1135
- reprodutor feminino, 1135
- uterino, 1135
Cifose, 236
Cilindros, 1071
Cílios, 80, 81, 608, 857
- e flagelos, 91
- e tabagismo, 81
- olfatórios, 600
Cinesiologia, 270
Cinestesia, 577
Cinetócoro, 96
Cinetose, 636
Cíngulo(s), 202
- do membro
- - inferior, 250
- - superior, 242
Cininas, 860
Cintigrafia, 761
Cintilografia, 26
Cintilografia óssea, 182
Cinzenta, 466
Circuito(s)
- convergente, 454
- divergente, 454
- em série simples, 454
- neurais, 454
- paralelo de pós-descarga, 454
- reverberante, 454
Circulação
- colateral, 740, 773
- coronariana, 737, 794
- da linfa, 847
- do líquido cerebrospinal, 498
- do sangue, 734
- encefálica, 794
- êntero-hepática, 977
- fetal, 794, 834
- porta hepática, 794, 831
- pulmonar, 736, 794, 832
- sistêmica, 736, 794
Círculos vasculares, 1166
Circundução, 277, 278, 280
Cirrose, 993
Cirurgia
- bariátrica, 979
- de revascularização do miocárdio, 761, 828
- de Tommy John, 293
- fetal, 1177
Cisterna(s), 83
- do quilo, 848, 856
- intermediárias, 83
- terminais, 311
Cistite, 1075
Cisto, 172
- ovariano, 1124, 1154
Cistocele, 1081
Cistoscopia, 1081
Citocinas, 702, 866
Citocinese, 95, 97, 99
Citocromos, 1006
Citoesqueleto, 78
Citólise, 858, 876
Citologia, 63

Citoplasma, 63, 77, 90
Citosol, 63, 77, 90
Citotrofoblasto, 1164
Clareamento, 619
Classes
- de imunoglobulinas, 874
- químicas dos hormônios, 650
Classificação
- das articulações, 270, 283
- do epitélio de revestimento, 115
- do tecido conjuntivo, 128
- dos neurônios, 424
- estrutural das glândulas exócrinas, 123
- funcional das glândulas exócrinas, 125
Claudicação, 840
Claustro, 514
Clavícula, 242, 243
Clitóris, 1133
Clivagem do zigoto, 1160
Cloaca, 1077, 1173
Clonagem terapêutica, 1162
Clone, 863
Cloreto, 1032, 1093, 1095
Cloro, 30
Coagulação, 712
- do sangue, 712
- intravascular, 716
Coágulo sanguíneo, 712
Cóanos, 892
Coarctação da aorta, 763
Cobalto, 1032
Cobre, 1032
Cóccix, 222, 231, 232
Cócegas, 575
Codificação da intensidade do estímulo, 443
Código genético, 92
Codominantes, 1191
Códon, 92
Coenzima
- A, 1003
- Q, 1006
Coestimulação, 868
Cofator, 53
Colecalciferol, 682
Colecistectomia, 968
Colecistocinina, 454, 682, 971
Colecistoquinina, 988
Colesterol, 64
- sanguíneo, 1012
Colículo(s)
- inferiores, 505, 631
- superiores, 504, 586, 589, 623
Colite espástica, 994
Colo, 982
- anatômico, 245
- ascendente, 982
- da vesícula biliar, 964
- descendente, 982
- do dente, 951
- do pâncreas, 962
- do útero, 1126
- sigmoide, 982
- transverso, 982
Coloides, 42, 666
Cólon irritável, 994
Colonoscopia, 993
Colostomia, 993
Colostro, 1187
Colposcopia, 1154
Coluna(s)

- anais, 982
- renais, 1043
- vertebral, 222, 223, 462
Coma, 506, 593
Comedão, 172
Comissura(s)
- anterior, 514
- branca anterior, 464
- cinzenta, 464
- lateral, 607
- medial, 607
- posterior, 514
Commotio cordis, 766
Comparação
- das pelves masculina e feminina, 254, 255
- entre DNA e RNA, 58
Compartimento(s), 351, 385
- anterior, 385
- - da coxa, 404
- - da perna, 406, 410
- - profundo, 386
- - superficial, 386
- dos líquidos corporais, 1086
- e homeostasia dos líquidos, 1086
- lateral da perna, 406
- medial da coxa, 404
- posterior, 385
- - da coxa, 406
- - da perna, 406
- - profundo, 386
- - superficial, 386
- profundo
- - anterior (flexor) do antebraço, 389
- - posterior (extensor) do antebraço, 390
- superficial
- - anterior (flexor) do antebraço, 389
- - posterior (extensor) do antebraço, 390
Compensação, 1099
- renal, 1099
- respiratória, 1099
Complacência pulmonar, 913
Complemento, 860
Complexo
- de ataque à membrana, 875
- de Golgi, 83, 91
- de histocompatibilidade principal (MHC), 707
- enzima-substrato, 55
- estimulante do coração, 741
- motor migratório, 972
- pré-Bötzinger, 925
- QRS, 746
Componentes
- anatômicos, 549
- do crânio, 205
- do sangue, 697
- do sistema
- - linfático, 845
- - respiratório, 890
- - urinário, 1041
- do tecido conjuntivo, 307
Composição e funções da saliva, 948
Composição e funções do suco pancreático, 963
Compostos, 33
- carbaminos, 923
- inorgânicos, 40
- orgânicos, 40, 44
Compressão da medula espinal, 489
Compressor da uretra, 374, 375
Comprimento total dos vasos sanguíneos, 783
Concentração(ões), 38, 42

ÍNDICE ALFABÉTICO

- de eletrólitos nos líquidos corporais, 1092
- de íons, 1101
Concepto, 1195
Conchas nasais, 894
- inferiores, 895
- médias, 214, 895
- superiores, 214
Concussão, 523
Côndilo, 205
Condiloma acuminado, 1153
Condrite, 302
Condrócitos, 134
Condução, 444, 1027
- contínua, 442
- decrescente, 437
- saltatória, 442
Cone(s), 612
- de implantação, 422
- medular, 462
Conexinas, 113
Congestão sanguínea, 608
Conjuntiva
- bulbar, 608
- palpebral, 608
Conjuntivite, 642
Consciência, 506, 542, 592
Conservação da glicose, 1021
Consolidação da memória, 595
Constipação intestinal, 985
Constrição da pupila, 617
Consumo de oxigênio após o exercício, 327
Contagem
- de reticulócitos, 705
- diferencial dos leucócitos, 708
Contato de partes moles, 284
Contração
- atrial prematura, 764
- e relaxamento das fibras musculares esqueléticas, 316
- isométrica, 331
- isotônica, 331
- - concêntrica, 331
- - excêntrica, 331
- isovolumétrica, 750
- ventricular prematura, 764
Contracepção, 1141
- de emergência, 1143
Contraceptivos combinados, 1143
Contrações anormais do músculo esquelético, 340
Contralateral, 16
Contratilidade, 307, 752
Contratransportadores, 74, 1098
- de Na^+-H^+, 1059
Contratura de Volkmann, 341
Contribuições
- do sistema esquelético para todos os sistemas do corpo, 265
- do tegumento comum para todos os sistemas do corpo, 170
Controle(s)
- autônomo por centros superiores, 563
- da homeostasia, 9
- da natalidade, 1141
- da pressão arterial e do fluxo sanguíneo, 785
- da secreção
- - da neuro-hipófise, 662
- - de aldosterona, 671
- - de calcitonina e de paratormônio, 670
- - de epinefrina e norepinefrina, 675
- - de glicocorticoides, 674

- - de glucagon e de insulina, 676
- - dos hormônios tireoidianos, 667
- - pela adeno-hipófise, 658
- da temperatura corporal, 511
- da tensão muscular, 328
- da ventilação pulmonar, 925
- do destino das células, 97
- do movimento
- - corporal, 584
- - pelo córtex cerebral, 585
- - pelo tronco encefálico, 586
- do sistema nervoso autônomo, 510
- hipotalâmico da adeno-hipófise, 657
- homeostático da secreção hormonal, 654
- hormonal da função testicular, 1111
Contusão, 172
- encefálica, 523
Convecção, 1027
Convergência, 454, 618
Conversão, 619
Coordenação entre os músculos, 348
Coração, 682, 726
Cordão(ões)
- cardiogênicos, 758
- esplênicos, 855
- umbilical, 834, 1172
Cordas tendíneas, 733
Cor do pelo, 158
Coreia, 591
Cório, 1166
Corioide, 610
Córnea, 610, 640
Cornos, 464
- anteriores de substância cinzenta, 466
- coccígeos, 232
- laterais de substância cinzenta, 466
- posteriores de substância, 464
- sacral, 230
Coroa
- da glande, 1116
- do dente, 951
- radiada, 1123, 1160
Corpo(s)
- adiposos
- - articulares, 273
- - da órbita, 608
- albicante, 1120
- caloso, 513, 514
- cavernosos do pênis, 1116
- celular, 142, 422, 451
- cetônicos, 1014, 1071
- ciliar, 610
- da vesícula biliar, 964
- densos, 335
- do epidídimo, 1113
- do pâncreas, 962
- do pênis, 1116
- do períneo, 374
- do úmero, 246
- do útero, 1126
- esponjoso do pênis, 1116
- gástrico, 958
- geniculado
- - lateral, 510
- - medial, 510
- hemorrágico, 1139
- humano, 1
- lúteo, 1120, 1139
- mamilares, 516
- residual, 75, 859

- ungueal, 161
- vertebral, 225
Cor pulmonale, 766
Corpúsculos
- bulbosos, 575
- de Barr, 1194
- de Meissner, 153, 575
- de Nissl, 422
- de Pacini, 150, 575
- de Ruffini, 575
- lamelares, 150, 575
- táteis, 153, 575
- tímicos, 851
Correlação das ondas do ECG com sístoles atriais e ventriculares, 747
Corrente, 432
- escura, 620
Córtex, 850
- auditivo primário, 517, 632
- cerebelar, 507
- cerebral, 432, 512
- da glândula suprarrenal, 671
- externo, 852
- gustativo, 520, 606
- interno, 852
- motor primário, 520, 586
- olfatório, 520, 603
- orbitofrontal, 520, 603
- ovariano, 1120
- pré-frontal, 521
- pré-motor, 520, 585
- renal, 1042
- somatossensorial primário, 517, 582
- visual primário, 517, 623
Corticosterona, 673
Corticotrofos, 657
Cortisol, 673
Cortisona, 673
Costelas, 232
- deslocadas, 235
- falsas, 232
- flutuantes, 233
- separadas, 235
- verdadeiras, 232
- vertebrocondrais, 233
Costocondrite, 233
Cotovelo
- da liga júnior, 293
- de golfista, 386
- de tenista, 293
Coxins endocárdicos, 759
Crânio, 205
Cranioestenose, 238
Craniotomia, 238
Cravo, 172
Creatina, 325
Creatinina plasmática, 1070
Creme leucocitário, 697
Crescimento, 8
- aposicional, 135, 186
- do molde de cartilagem, 185
- do pelo, 158
- e disseminação do câncer, 104
- em comprimento, 187
- em espessura, 188
- intersticial, 135, 186
- ósseo durante a primeira infância, infância e adolescência, 187
Cretinismo, 688
Cribriforme, 219

Criptas de Lieberkühn, 971, 982
Criptorquidia, 1109
Crise(s), 1035
- epilépticas, 457
- falciforme, 722
- hipertensiva, 838
- tireotóxica, 691
Crista(s), 205, 635
- da pele, 154
- gonadais, 1145
- mitocondriais, 87
- neural, 538, 685, 1169
- púbica, 253
- sacral
- - lateral, 229
- - mediana, 229
- urogenitais, 1077
Cristalino, 614
Cromátides, 90, 96
Cromatina, 89
Cromatólise, 456
Cromo, 1032
Cromossomo(s), 63
- homólogos, 95
- sexuais, 96, 1192
- X, 1145
- Y, 1145
Cruzamentos metabólicos, 1017
Culdoscopia, 1154
Cuneiformes, 260
Cúpula, 635
Curare, 325
Curetagem endocervical, 1154
Curvatura(s)
- anormais, 224
- - da coluna vertebral, 236, 237
- dos feixes pilosos das células ciliadas, 636
- maior, 958
- menor, 958
- normais da coluna vertebral, 222
- primárias, 224
- secundárias, 224

D

Dacriocistite, 608
Dálton, 33
Daltonismo, 618
- para vermelho-verde, 1193
Dano(s)
- causados pelo sol, 168
- e reparo no sistema nervoso periférico, 456
- muscular induzido por exercício, 340
- ocular, 691
Débito
- cardíaco, 751
- de oxigênio, 327
Decibéis, 629
Decídua, 1161
- basal, 1161
- capsular, 1161
- parietal, 1163
Decúbito
- dorsal, 14
- ventral, 14
Decussação, 580
- das pirâmides, 503
Defecação, 857, 941, 985
Defeito(s)
- cardíacos congênitos, 763
- congênito, 763, 1195

- de septo(s), 763
- - interatrial, 763
- - interventricular, 764
- do tubo neural, 539, 1168
Defensinas, 707
Deformação ou deformidade, 1195
Degeneração
- macular relacionada à idade, 612
- neuronal, 541
- walleriana, 456
Deglutição, 503, 954
Degradação
- de proteínas, 673
- enzimática, 449
- nos lisossomos, 75
Deiscência de ferida, 143
Deleção, 878
Delirium, 542
Demência, 542
Dendritos, 142, 422, 451
Densitometria óssea, 23
Dentes, 226, 950, 953
- caninos, 951
- decíduos, 951
- incisivos, 951
- - centrais ou laterais, 951
- - permanentes, 951
Dentições, 951
Dentina, 951
Depilatória, 158
Deposição óssea, 179, 190
Depressão(ões), 279, 280, 457
- das respostas imunes, 674
- maior, 457
- óticas, 641
Depuração plasmática renal, 1071
Derivação gástrica, 979
Dermatan sulfato, 127
Dermatite de contato, 172
Dermatóglifo, 154
Dermatologia, 149
Dermátomo, 338, 471
Derme, 150, 153
Dermomiótomo, 1169
Derrame (efusão) pleural, 904
Desaminação, 1015
Descarboxilação, 1003
Descolamento da retina, 614
Desenvolvimento, 1158, 1159
- da cavidade medular, 187
- da vesícula umbilical, 1165
- das placas ateroscleróticas, 760
- das vilosidades coriônicas e da placenta, 1171
- do âmnio, 1164
- do celoma
- - extraembrionário, 1166
- - intraembrionário, 1169
- do centro de ossificação, 184, 187
- do coração, 758
- do cório, 1166
- do disco embrionário bilaminar, 1164
- do encéfalo, 494
- do intestino médio e do intestino posterior, 989
- do periósteo, 184
- do sistema
- - cardiovascular, 1169
- - endócrino, 685
- - esquelético, 262, 263
- - nervoso, 536
- - respiratório, 930

- - urinário, 1077
- do tegumento comum, 166
- do trofoblasto, 1164
- dos centros secundários de ossificação, 187
- dos músculos, 338
- dos olhos e das orelhas, 638
- dos sinusoides, 1166
- dos sistemas genitais, 1145
- dos somitos, 1169
- dos tecidos linfáticos, 856
- dos vasos sanguíneos e do sangue, 836
- embrionário e fetal, 1177
- folicular, 1122
- funcional dos rins, 1101
- hereditariedade e homeostasia, 1158
- pré-natal, 1159
Desequilíbrios
- ácido-básicos, 1098
- homeostáticos, 13, 104, 144
Desfibrilação, 765
Desfibrilador(es), 765
- externos automáticos, 766
Desidratação, 1064, 1087
Desidroepiandrosterona, 674
Deslizamento, 276, 280
Deslocamento de cloreto, 923
Desmineralização, 196
Desmossomos, 113, 741
Desnaturação, 53
Desnutrição, 1036
Desoxirribonuclease, 963, 980
Desoxirribose, 56
Despertar do sono, 506, 592
Despolarização, 743
- atrial, 746
- rápida, 743
- ventricular rápida, 746
Dessincronose, 681
Destino
- da glicose, 1001
- das proteínas, 1015
- do ácido pirúvico, 1002
- dos lipídios, 1013
Desuso, 284
Desvantagem mecânica, 346
Desvio
- de septo nasal, 217
- radial, 278
- ulnar, 278
Determinação do sexo, 1145, 1192
Dexa Scan, 23
Dextrana, 990
Diabetes
- insípido, 687
- melito, 690
Diacilglicerol, 653
Diáfise, 177
Diafragma, 19, 369, 1144
- pélvico, 373
Diagnóstico
- de DAC, 761
- de doenças, 13
- dos desequilíbrios ácido-básicos, 1101
Diarreia, 985
- do viajante, 993
Diástole, 747
- atrial, 750
- ventricular, 750
Diencéfalo, 494, 509, 518, 538, 686, 1169
Diferença da pressão parcial dos gases, 919

ÍNDICE ALFABÉTICO

Diferenciação, 8
- sexual, 1145
Difusão, 68, 77, 449, 779
- facilitada, 68, 77
- - mediada por canais, 68
- - mediada por carreador da glicose, 70
- - mediada por carreadores, 69
- simples, 68, 77
Digástrico, 363
Digestão, 561, 941
- das proteínas, 974
- do coloide, 666
- dos ácidos nucleicos, 975
- dos carboidratos, 974
- dos lipídios, 974
- mecânica, 941
- - e química na boca, 951
- - e química no estômago, 960
- - no intestino
- - - delgado, 972
- - - grosso, 984
- química, 941
- - no intestino
- - - delgado, 974
- - - grosso, 984
Digitálicos, 74
Di-hidrotestosterona, 1111
Diminuição do risco de lesões, 351
Dinâmica da troca capilar, 781
Dinorfinas, 453, 454
Dinucleotídio
- de flavina adenina, 1000
- de nicotinamida adenina, 1000
Dipeptidase, 974
Dipeptídeo, 52
Diplegia, 488
Diplopia, 528
Direção
- anterógrada, 424
- retrógrada, 424
Diretrizes para uma alimentação saudável, 1030
Disartria, 536
Disautonomia, 566
Disco(s)
- articulares, 274, 287
- de Merkel, 151
- embrionário
- - bilaminar, 1164
- - trilaminar, 1167
- intercalados, 741
- intervertebrais, 224
- óptico, 612
- tátil, 151, 575
Disfagia, 363, 533, 534, 536, 993
Disfunção
- autônoma, 566
- da articulação temporomandibular, 216
- erétil, 1150
Dismenorreia, 1154
Dispareunia, 1154
Displasia, 106
- cervical, 1151
Dispneia, 936
Disposição e tensão dos músculos, 284
Dispositivo de assistência
- da musculatura esquelética, 757
- ventricular (DAV), 757
Disreflexia autônoma, 565
Dissacarídeos, 46, 47
Dissecção, 2

Distal, 16
Distância de difusão, 68, 919
Distensão, 301
- do músculo esfíncter anal, 929
- dos isquiotibiais, 406
- inguinal, 399
- muscular, 416
Distimia, 457
Distócia, 1186
Distresses, 683
Distribuição
- do sangue, 778
- dos nervos espinais, 470
- e recrutamento de diferentes tipos de fibras, 332
Distrofia
- muscular, 340
- - de Duchenne, 340
- simpática reflexa, 566
Distrofina, 314
Distúrbio(s), 13, 104, 144
- da glândula tireoide, 688
- da hipófise, 687
- da próstata, 1148
- das glândulas
- - paratireoides, 688
- - suprarrenais, 690
- das ilhotas pancreáticas, 690
- das valvas cardíacas, 738
- do sistema genital
- - masculino, 1148
- - nas mulheres, 1150
- do sono, 594
- dos núcleos da base, 591
- endócrinos, 688
Disúria, 1081
DIU, 1143
Diuréticos, 1068
Divergência, 454
Diversidade
- celular, 100
- dos receptores de antígenos, 864
- estrutural dos neurônios, 424
Diverticulite, 991
Divertículo(s), 991
- respiratório, 930
- tireóideo, 685
Diverticulose, 991
Divisão
- autônoma do sistema nervoso, 546, 547, 944
- celular, 95, 97
- - reprodutiva, 95, 99
- - somática, 95
- craniossacral, 550
- do sistema esquelético, 202
- motora, 420
- nuclear, 96
- parassimpática, 420
- sensitiva, 420
- simpática, 420
- toracolombar, 550
DNA
- *fingerprinting*, 58
- ligante, 90
- recombinante, 95
Doador(es)
- de prótons, 42
- universais, 719
Dobra(s)
- caudal, 1173
- cefálica, 1173

- juncionais, 322
- laterais, 1173
Dobramento embrionário, 1173
Doença(s), 13
- articular, 128
- autoimunes, 144, 883
- cardiovascular, 691
- da artéria coronária, 759
- das grandes altitudes, 919
- de Addison, 690
- de Alzheimer, 540
- de Crohn, 993
- de Graves, 688
- de Hodgkin, 884
- de Huntington, 591
- de Lou Gehrig, 588
- de Lyme, 301
- de Ménière, 642
- de Paget, 190
- de Parkinson, 591, 596
- de Tay-Sachs, 86
- degenerativas, 489
- diverticular, 991
- do nó sinusal, 766
- do refluxo gastroesofágico, 956
- falciforme, 52, 721, 1191
- fibrocística das mamas, 1135
- glomerulares, 1079
- hemolítica do recém-nascido, 720
- inflamatória
- - intestinal, 993
- - pélvica, 1154
- neuromuscular, 339
- pelo coronavírus 2019, 932
- periodontal, 271, 990
- por descompressão, 917
- pulmonar obstrutiva crônica, 934
- renal
- - diabética, 1081
- - policística, 1080
- ulcerosa péptica, 990
Dominância incompleta, 1191
Dopagem sanguínea, 706
- natural, 706
Dopamina, 452, 556
Dor, 929
- lenta, 576
- muscular de início tardio, 340
- rápida, 576
- referida, 576
- somática
- - profunda, 576
- - superficial, 576
- visceral, 576
Ducto(s), 1105
- alveolares, 905, 909
- arterial, 835
- biliares, 966
- cístico, 966, 967
- coclear, 626
- colédoco, 966
- coletor, 1046, 1048
- de Wirsung, 962
- deferente, 1075, 1113
- do epidídimo, 1113
- do sistema genital masculino, 1113
- dos testículos, 1113
- ejaculatório, 1113
- hepático(s)
- - comum, 966

- - direito e esquerdo, 966
- lacrimonasal, 608
- lactíferos, 1133
- linfático direito, 848
- mamários, 1133
- mesonéfrico, 1077, 1145
- pancreático, 962
- - acessório, 963
- papilares, 1043, 1046
- paramesonéfricos, 1145
- parotídeo, 947
- pronéfrico, 1077
- semicirculares, 626, 635
- sublinguais maior e menor, 947
- submandibulares, 947
- torácico, 848
- venoso, 835
Dúctulos
- biliares, 966
- eferentes, 1113
- excretores, 608
Duodeno, 969
Dupla-hélice de Watson-Crick, 56
Duração, 444
Dura-máter, 462, 494

E

Ecocardiografia, 761
Ectoderma, 166, 262, 536, 638, 685, 686, 1167
Eczema, 173
Edema, 781, 1093
- cerebral, 71
- do joelho, 298
- pulmonar, 935
Efeito(s)
- antagônicos, 654
- anti-inflamatórios, 674
- benéficos e prejudiciais da radiação, 32
- Bohr, 921
- calorigênico, 667, 1025
- da organização em fascículos, 346
- diabetogênico do GH, 660
- do estiramento, 752
- do tabagismo (cigarros) no sistema respiratório, 930
- Haldane, 923
- permissivo, 654
- pós-sinápticos para o mesmo neurotransmissor, 447
- sinérgico, 654
Eferente toracolombar, 550
Efetor(es), 11, 420, 425, 481, 563
- viscerais, 547
Efluxo
- craniossacral, 550
- parassimpático
- - craniano, 556
- - sacral, 556
Eicosanoides, 48, 51, 681
Eixo pélvico, 254
Ejaculação, 1119
- precoce, 1119
Ejeção
- de leite, 1187
- ventricular, 750
Elastase, 963, 980
Elasticidade, 154, 307
Elementos
- figurados, 137, 697, 699
- gustativos, 604

- principais, 30
- químicos, 30
- secundários, 30
Eletrocardiografia ambulatorial contínua, 747
Eletrocardiógrafo, 746
Eletrocardiograma, 746
Eletrodos, 435
Eletroencefalograma, 521
Eletrólise, 158
Eletrólito(s), 34, 699, 1087
- nos líquidos corporais, 1092
Eletromiografia, 319
Eletronegatividade, 35
Elétrons, 31
Elevação, 279, 280, 377
- da sobrancelha (browlift), 169
- do pescoço (necklift), 169
Eliminação dos invasores, 869
Embolia pulmonar, 716, 792
Êmbolos, 716
Embrião, 1159, 1161
- congelado, 1195
- criopreservado, 1195
Embrioblasto, 1161
Embriologia, 2, 1159
Êmese gravídica, 1195
EMG, 319
Emigração, 707
Eminência
- hipotenar, 391
- mediana, 510
- tenar, 391
Emissão, 1119
Emulsificação, 968
Encefalinas, 453, 454
Encefalite, 542
Encéfalo, 493, 494
Encefalomielite, 542
Encefalopatia, 542
- traumática crônica, 523
Enchimento ventricular, 750
Endarterectomia carotídea, 840
Endoblasto extraembrionário, 1165
Endocárdio, 730
Endocardite, 729
Endocitose, 74, 78
- de fase líquida, 75, 78
- mediada por receptor, 74, 78
Endocrinologia, 648
Endoderma, 685, 686, 930, 989, 1167
Endoderme, 641
Endodontia, 951
Endolinfa, 625
Endométrio, 1128
Endometriose, 1150
Endomísio, 309
Endoneuro, 469
Endorfinas, 453, 454
Endoscopia, 25
Endósteo, 179
Endotélio capilar, 907
Enemas, 1091
Energia, 37
- cinética, 37
- de ativação, 38
- potencial, 37
- química, 37
Enfisema, 934
Engenharia genética, 95

Enjoo
- de movimento, 636
- matinal, 1195
Enteroquinase, 964
Entorse, 128, 301
Enurese, 1081
- noturna, 1081
Envelhecimento, 197
- e articulações, 298
- e células, 103
- e homeostasia, 21
- - hidreletrolítica e ácido-básica, 1101
- e os sentidos especiais, 641
- e sistema(s)
- - circulatório, 837
- - digestório, 989
- - endócrino, 686
- - genitais, 1147
- - linfático, 879
- - nervoso, 539
- - respiratório, 931
- - urinário, 1078
- e tecido(s), 144
- - muscular, 339
- - ósseo, 196
- e tegumento comum, 166
Envenenamento
- por estricnina, 450
- por monóxido de carbono, 923
Enxerto(s)
- de pele, 152
- ósseo, 259
Enxofre, 30, 1032
Enzima(s), 53, 55, 65
- conversora de angiotensina, 673
- da borda em escova, 972, 980
Eosinófilos, 706
Epiblasto, 1164
Epicárdio, 729
Epicôndilo, 205
- lateral, 246
- medial, 246
Epidemiologia, 13
Epiderme, 150, 151, 857
Epidídimo, 1113
Epífises, 177
Epigástrio, 21
Epigênese, 1195
Epiglote, 897
Epilepsia, 457
Epimísio, 307
Epinefrina, 452, 556, 675, 676, 789
Epineuro, 470
Episiotomia, 373, 1131
Epistaxe, 936
Epitálamo, 512, 518
Epitélio, 942
- colunar
- - estratificado, 121
- - pseudoestratificado
- - - ciliado, 119
- - - não ciliado, 118
- - simples
- - - ciliado, 118
- - - não ciliado, 117
- cúbico estratificado, 121
- de revestimento, 114, 116
- de transição, 122
- e lâmina própria, 1075
- estratificado, 115

ÍNDICE ALFABÉTICO

- glandular, 114, 123
- olfatório, 600
- pavimentoso estratificado, 120
- pseudoestratificado, 115
- respiratório, 894
- simples, 115
Epítopos, 864
Eponíquio, 162
Equilíbrio, 633
- ácido-base, 42
- ácido-básico, 1096
- energético, 1023
- hídrico, 1087, 1091
- ventilação-perfusão, 907
Ereção, 1116
Eretor da espinha, 395, 396
Eritema, 155
Eritrócitos, 137, 697, 702, 1071
Eritropoese, 705
Eritropoetina, 682, 701
Eructação, 993
Escala de pH, 43
Escaleno(s), 396, 398
- anterior, 396, 398
- médio, 396, 398
- posterior, 396, 398
Escápula, 243
- alada, 474
- direita, 244
Escarro (expectoração), 936
Escavação
- retouterina, 1128
- vesicouterina, 1128
Esclera, 610
Esclerose
- lateral amiotrófica, 588
- múltipla, 457
Escleroterapia, 777
Esclerótomo, 338, 1169
Escoliose, 236
Escórias nitrogenadas, 1041
Escotoma, 642
Escroto, 1106
Esfigmomanômetro, 791
Esfíncter
- esofágico
- - inferior, 953
- - superior, 953
- externo da uretra, 374, 375
- externo do ânus, 375
- pré-capilar, 773
- uretrovaginal, 374, 375
Esforço, 346
Esmalte, 951
Esmegma, 1154
Esoapêndice, 982
Esôfago, 953, 956
- de Barrett, 993
Espaço(s)
- capsular, 1047
- intercostais, 372
- intervilosos, 1171
- morto anatômico, 915
- subdural, 462
Espasmo, 340
- vascular, 712
Espasticidade, 330
Espectro eletromagnético, 607
Espermátides, 1110
Espermatócitos

- primários, 1110
- secundários, 1110
Espermatogênese, 1106, 1109
Espermatogônias, 1107
Espermatozoide, 1107, 1110, 1159
Espermiação, 1110
Espermicidas, 1144
Espermiogênese, 1110
Espinha
- bífida, 236
- - cística, 236
- - com meningomielocele, 237
- - oculta, 236
- da escápula, 243
- dendríticas, 422
- ilíaca posterossuperior, 251
- isquiática, 251
Espinhos somáticos, 422
Espirograma, 915
Espirômetro, 915
Espirro, 914
Esplenectomia, 855
Esplenomegalia, 885
Esqueleto(s)
- apendicular, 202, 241
- axial, 201, 202
- de carbono, 44
- fibroso do coração, 734
Esquizofrenia, 591
Estabilização das posições corporais, 306
Estações retransmissoras, 580
Estado(s)
- absortivo, 1019
- basal, 1025
- confusional agudo, 542
- pós-absortivo, 1019
- vegetativo persistente, 594
Estágio
- de crescimento, 158
- de regressão, 158
- de repouso, 158
- placentário, 1185
Estenose, 738, 1081
- da coluna lombar, 238
- mitral, 738
- pilórica, 958
Estercobilibina, 704
Estercobilina, 968
Estereocílios, 627, 1113
Esterilização cirúrgica, 1142
Esterilização não incisiva, 1143
Esterno, 232
Esteroides, 48, 50
- anabolizantes, 334
Estertores, 936
Estilomastóideo, 219
Estimulação
- cerebral profunda, 596
- da ventilação pulmonar por proprioceptores, 928
- do anabolismo, 1112
- do receptor sensitivo, 570
- do sistema límbico, 929
Estímulo, 422, 570
- limiar, 438
- subliminar, 438
- supralimiar, 438
Estiramento
- dos isquiotibiais, 406
- dos músculos do jarrete, 406

- inguinal, 399
Estômago, 956, 957
Estomodeu, 989, 1173
Estrabismo, 358, 528, 642
- externo, 358
- interno, 358
Estreptoquinase, 716
Estresse, 878
- e doença, 685
Estressor, 683
Estria(s), 154
- gordurosa, 761
- medular do tálamo, 516
- terminal, 516
Estribo, 624
Estricnina, 450
Estrogênios, 197, 680, 682, 1136, 1181
Estroma, 128, 143
Estrutura(s)
- acessórias do olho, 607
- anexas da pele, 156
- da divisão simpática, 554
- da membrana plasmática, 64
- da pele, 149
- da produção da voz, 898
- das articulações sinoviais, 272
- dos átomos, 30
- dos ossos na articulação, 284
- dos vasos sanguíneos, 770
- óssea, 177
- primária, 52
- protetoras, 462
- quaternária, 53
- secundária, 52
- terciária, 52
Esvaziamento gástrico, 960
Etapas envolvidas na respiração, 890
Eupneia, 914
Eustresse, 683
Eutireoidismo, 688
Evaporação, 1027
Evasão microbiana da fagocitose, 858
Eventos
- do ciclo celular somático, 99
- no útero, 1137, 1138
- nos ovários, 1137
Eversão, 279, 280
Exame(s)
- das enzimas sanguíneas, 696
- de medula óssea, 700
- de sangue, 696, 1070
- de urina, 1070
- diagnósticos pré-natais, 1179
Exaustão, 683
- pelo calor, 1036
Excitabilidade elétrica, 142, 306, 422
Excitação, 592, 1141
Excitotoxicidade, 457
Excreção, 163
- de bilirrubina, 969
- renal de H^+, 1098
Exercício(s), 197
- aeróbicos, 755
- de Kegel, 373
- e gestação, 1184
- e tecido
- - muscular esquelético, 333
- - ósseo, 195
- físico(s)
- - e coração, 755
- - e sistema respiratório, 929

Exocitose, 74, 76, 78
Exoftalmia, 688
Éxons, 93
Exotropia, 642
Expiração, 912
- de dióxido de carbono, 1097
Explosão oxidativa, 859
Expressão gênica, 92
Extensão, 276, 280
- do gradiente de concentração, 68
Extensibilidade, 154, 307
Extensor(es)
- curto
- - do hálux, 411, 412
- - do polegar, 386, 390
- - dos dedos, 411, 412
- do antebraço, 382
- do dedo mínimo, 386, 390
- do indicador, 386, 390
- dos dedos, 386, 390
- longo
- - do hálux, 406, 410
- - do polegar, 386, 390
- - dos dedos, 406, 410
- radial
- - curto do carpo, 386, 390
- - longo do carpo, 386, 390
- ulnar do carpo, 386, 390
Exteroceptores, 572
Extrassístole ventricular, 764
Extrato
- neural (sensitivo) da retina, 612
- pigmentoso da retina, 612
Extremidade
- acromial, 243
- esternal, 243

F

Face
- anterior, 728
- auricular, 251
- de entrada, 83
- de saída, 83
- inferior, 728
- mediastinal, 905
Fadiga
- central, 327
- muscular, 327
Fagócitos, 75, 858
Fagocitose, 75, 78, 707, 858, 875, 969
Fagolisossomo, 859
Fagossomo, 75, 859
Falanges, 250, 260
Faringe, 895, 909, 953, 956
Faringite estreptocócica, 936
Farmacologia, 13
Fármacos, 761
Fáscia, 307
- renal, 1042
Fasciculação, 340
Fascículos, 467
- atrioventricular, 743
- da coluna posterior, 580
- grácil e cuneiforme, 503
- musculares, 307, 315, 346, 579
Fasciite plantar, 414
Fasciotomia, 414
Fase(s)
- aeróbica, 59
- anaeróbica, 59
- cefálica, 987
- da digestão, 986
- de despolarização, 438, 439
- de maturação, 165
- de platô, 1141
- de remodelamento ósseo, 192
- de repolarização, 438, 439
- do ciclo reprodutor feminino, 1137
- esofágica da deglutição, 954
- faríngea involuntária da deglutição, 954
- folicular, 1138
- G0, 96
- G1, 96, 99
- G2, 96, 99
- gástrica, 987
- inflamatória, 164
- intestinal, 988
- lútea, 1139
- menstrual, 1137
- migratória, 164
- mitótica, 96, 99
- pós-hiperpolarização, 438, 440
- pós-ovulatória, 1138
- pré-ovulatória, 1138
- proliferativa, 165, 1138
- reativa, 191
- reparativa, 192
- S, 96, 99
- secretora do ciclo uterino, 1140
- voluntária da deglutição, 954
Fator(es)
- de angiogênese tumoral, 104, 682, 770
- de coagulação, 713, 715
- de crescimento, 681
- - de fibroblastos, 682
- - derivado das plaquetas, 682, 712
- - dos nervos, 682
- - epidérmico, 153, 164, 456, 682
- - hematopoéticos, 701, 702
- - semelhantes à insulina, 197, 658
- - transformadores, 682
- de necrose tumoral, 867
- de risco para DAC, 760
- estimuladores de colônias, 702
- humoral tímico, 681
- inibidor da migração de macrófagos, 867
- na regulação da frequência cardíaca, 754
- que afetam o crescimento ósseo e o remodelamento ósseo, 190
- tecidual, 714
- tímico, 681
Fauces, 895, 946
Febre, 861, 1035
- puerperal, 1195
- reumática, 738
Fecundação, 1159
Feedback, 9
Feixe(s)
- de axônios, 429
- piloso, 635
- prosencefálico medial, 516
Fêmur, 255
Fenda(s)
- de filtração, 1053
- intercelulares, 775
- labial, 215
- palatina, 215
- palpebral, 607
- sináptica, 322, 445
Fenestrações, 1053
Fenilcetonúria, 1016, 1189
Fenômeno de Raynaud, 565
Fenótipo, 1189, 1190
Feocromocitoma, 690, 838
Ferritina, 704
Ferro, 30, 1032
Fertilização, 1159
- *in vitro*, 1194
Feto, 1159, 1175
Fezes, 941, 985
Fibra(s), 128
- A, 442
- autorrítmicas, 741
- B, 442
- C, 443
- colágenas, 128
- comissurais, 514
- contráteis, 743
- corticobulbares, 586
- corticomesencefálicas, 586
- corticopontinas, 586
- de associação, 514
- de cromatina, 90
- de projeção, 514
- de Sharpey, 179
- dietética, 985
- elásticas, 128
- glicolíticas rápidas, 332
- insolúvel, 985
- intrafusais, 577
- muscular(es), 315
- - brancas, 332
- - extrafusais, 578
- - vermelhas, 332
- nervosa, 422, 442
- oxidativas lentas, 332
- oxidativo-glicolíticas rápidas, 332
- perfurantes, 179, 182
- reticulares, 128
- solúvel, 985
- zonulares, 610
Fibrilação, 340, 764
- atrial, 764
- ventricular, 765
Fibrina, 714
Fibrinogênio, 697, 699, 761
Fibrinólise, 715
Fibrinolisina, 715
Fibroblastos, 126, 907
Fibromialgia, 307
Fibronectina, 127
Fibrose, 143, 165, 309
Fíbula, 256, 258
Fibular
- curto, 406, 410
- longo, 406, 410
- terceiro, 406, 410
Fígado, 964, 1077
Filamentos, 311, 315
- de ancoragem, 847
- deslizante, 316
- finos, 311
- grossos, 311
- intermediários, 78, 335
Filo terminal, 462
Filtração, 780
- glomerular, 1052, 1053
Fímbrias, 1125
Fisiologia, 2
- da audição, 630

ÍNDICE ALFABÉTICO

- da gustação, 604
- da lactação, 1187
- da medula espinal, 480
- da visão, 615
- do esôfago, 954
- do músculo liso, 336
- do olfato, 602
- do SNA, 560
- dos eritrócitos, 702
- renal, 1051
Fissura(s), 205
- corióidea, 639
- do cérebro, 512
- horizontal, 905
- mediana anterior, 464
- oblíqua, 905
- orbital inferior, 216
- transversa do cérebro, 507
Fixadores, 351
Flagelos, 80, 81
Flato, 993
Flebectomia ambulatorial, 777
Flebite, 840
Fleboextração, 777
Flebotomia, 723
Flebotomista, 723
Flexão, 276, 280
- dorsal, 279, 280
- lateral, 276, 277, 280
- plantar, 279, 280
Flexor(es)
- curto
- - do dedo mínimo, 391, 392, 411, 412
- - do hálux, 411, 412
- - do polegar, 391, 392
- - dos dedos, 411, 412
- do antebraço, 382
- longo
- - do hálux, 406, 411
- - do polegar, 386, 389
- - dos dedos, 406, 411
- profundo dos dedos, 386, 390
- radial do carpo, 386, 389
- superficial dos dedos, 386, 389
- ulnar do carpo, 386, 389
Flexura
- direita do colo, 982
- esquerda do colo, 982
Fluidez da membrana, 65
Fluoreto, 197, 1032
Flutter atrial, 764
Fluxo(s)
- de massa, 780
- de urina, 857
- plasmático renal, 1072
- sanguíneo, 782
- - cerebral, 496
- - renal, 1045
Foco na homeostasia, 265
Foice
- do cerebelo, 496
- do cérebro, 496
Folhas do cerebelo, 507
Folículo(s)
- da tireoide, 664
- ovariano(s), 1120
- - dominante, 1138
- - maduro, 1138
- - primário, 1123
- - primordial, 1122

- - secundário, 1123
- - terciário, 1120, 1123
- piloso, 156, 166
Fontanelas, 221
Fontes de ganho e de perda de água corporal, 1087
Fontículos, 221
- anterior, 221
- anterolaterais, 221
- ao nascimento, 221
- posterior, 221
- posterolaterais, 221
Forame, 205, 218
- da veia cava, 370
- do ápice do dente, 951
- incisivo, 216
- infraorbital, 216
- interventriculares, 498
- mandibular, 216
- mentual, 216
- nutrício, 183
- obturado, 252
- oval, 759, 835
Força
- de alavanca, 346
- e tensão dos ligamentos da articulação, 284
Formação
- armazenamento e liberação dos hormônios da tireoide, 664
- da cartilagem articular e da placa epifisária (crescimento), 187
- da imagem, 615
- da ligação covalente, 36
- das células sanguíneas, 700
- de acetil-CoA, 1002
- de glicose, 673
- - a partir de proteínas e gorduras, 1011
- de líquido cerebrospinal nos ventrículos, 498
- de trabéculas ósseas, 184
- de urina
- - concentrada, 1066
- - diluída, 1065
- de vesícula, 75
- do calo
- - de cartilagem fibrosa, 192
- - ósseo, 192
- do tampão plaquetário, 712
- dos ossos, 184
- e fluxo da linfa, 849
- óssea inicial em um embrião e no feto, 184
- reticular, 502, 505, 586, 589
Formato das células, 115
Fórnice, 516, 1130
Fosfatases, 975
Fosfato, 45, 1094, 1095
- de creatina, 325
Fosfodiesterase, 653
Fosfolipídios, 48, 50, 64
Fosforilação, 1001
- em nível de substrato, 1001
- oxidativa, 1001
Fósforo, 30, 1032
Fossa, 205
- coronóidea, 246
- do olécrano, 246
- infraespinal, 244
- oval, 730, 836
- poplítea, 406
- radial, 246
- subescapular, 244

- supraespinal, 244
Fotofobia, 642
Fotofosforilação, 1001
Fotopigmentos, 618
- de cone, 618
Fotorreceptores, 573, 618
Fotossensibilidade, 168
Fototransdução, 620
Fóveas, 205
- articulares inferiores, 226
- central, 614
- costais, 228
- - transversas, 228
Fovéolas gástricas, 959
Fração
- de ejeção, 766
- de filtração, 1053
Fratura(s), 191
- aberta, 193
- Colles, 194
- cominutiva, 193
- da coluna vertebral, 237
- da extremidade proximal do fêmur, 264
- das costelas, 235
- de clavícula, 243
- do boxeador, 249
- dos metatarsais, 260
- em galho verde, 193
- e reparo ósseo, 191
- impactada, 193
- luxações e separações das costelas, 235
- por estresse, 191
- Pott, 193
- vertebral por compressão, 194
Frênulo
- da língua, 949
- do lábio, 946
Frequência
- cardíaca, 751
- de estimulação, 328, 329
- respiratória, 1101
FSH, 1111
Fulcro, 346
Função(ões)
- da pele, 163
- das mitocôndrias, 88
- das principais partes do encéfalo, 518
- das proteínas, 51
- - de membrana, 65
- do citoesqueleto, 79
- do complexo de Golgi, 84
- do fígado e da vesícula biliar, 968
- do fotorreceptor, 618
- do líquido cerebrospinal, 497
- do núcleo, 89
- do retículo endoplasmático, 83
- do sangue, 696, 698
- do sistema
- - linfático, 845
- - nervoso, 420
- - urinário, 1041
- do tecido muscular, 306
- dos centrossomos, 80
- dos cílios e dos flagelos, 81
- dos leucócitos, 707
- dos lisossomos, 86
- dos ossos
- - e do sistema esquelético, 177
- - na homeostasia do cálcio, 194
- dos receptores hormonais, 649

- dos ribossomos, 82
- dos rins, 1041
- e espessura do miocárdio, 734
- e propriedades do sangue, 696
- integradora, 420
- integrativas do cérebro, 592
- motora, 420
- sensitiva, 420
Funcionamento
- das valvas atrioventriculares, 735
- das válvulas semilunares, 735
Fundo
- da vesícula biliar, 964
- do útero, 1126
- gástrico, 958
Funículos, 466
- anteriores, 466
- espermático, 1113
- laterais, 467
- posteriores, 467, 480
Fusão
- com o endossomo, 75
- espinal, 238
Fuso(s)
- mitótico e câncer, 97
- musculares, 482, 577

G

Gamaglobulina, 723, 885
Gametas, 1159
Gânglio(s), 422, 428
- aorticorrenal, 550
- autônomo, 549, 550
- celíaco, 550, 556
- cervical
- - inferior, 550, 554
- - médio, 550, 554
- - superior, 550, 554
- ciliar, 528, 550, 557
- do tronco simpático, 550, 554
- espiral, 531, 627
- geniculado, 530
- mesentérico
- - inferior, 550, 556
- - superior, 550
- ótico, 532, 550, 557
- parassimpáticos, 550
- pré-vertebrais, 550
- pterigopalatino, 530, 550, 557
- renal, 550
- sensitivo do nervo espinal, 464
- simpáticos, 550
- submandibular, 530, 550, 557
- superiores e inferiores, 532, 534
- trigeminal, 529
- vestibulares, 531, 626, 636
Gás, 651, 699
Gastrectomia vertical (em manga), 979
Gastrenterite, 993
Gastrenterologia, 958
Gastrina, 682, 988
Gastrocnêmio, 406, 410
Gastroscopia, 993
Gastrulação, 1167
Geladura, 173
Gêmeo(s)
- dizigóticos, 1160
- inferior, 399, 400
- monozigóticos, 1160
- siameses, 1160

- superior, 399, 400
Gene, 56, 63
- letal, 1195
- sincronizadores, 512
Genética, 1189
Gengivas, 950
Genoma, 89
Genômica, 89
Genótipos, 1189
Geração
- de calor, 306
- de impulsos nervosos, 570
Geriatria, 103
Gerontologia, 103
Gestação ectópica, 1163
Gigantismo, 191, 687
Ginecologia, 1119
Ginecomastia, 691
Gínglimos, 281, 282
Giro(s)
- denteado, 516
- do cérebro, 512
- do cíngulo, 516
- para-hipocampal, 516
- pós-central, 514
- pré-central, 513
Glande
- do clitóris, 1133
- do pênis, 1116
Glândula(s), 123
- acessórias do sistema genital masculino, 1105, 1115
- acinosas, 123
- bulbouretrais, 1075, 1116
- ceruminosas, 160, 624
- ciliares sebáceas, 608
- composta, 123
- cutâneas, 159
- de Bartholin, 1133
- de Bowman, 602
- de Brunner, 972
- de Cowper, 1075, 1116
- de Littré, 1075
- de Meibomio, 607
- duodenais, 972
- endócrinas, 123s, 647
- exócrinas, 123, 124, 647
- gástricas, 959
- holócrinas, 125
- intestinais, 971, 982
- lacrimais, 608
- linguais, 949, 953
- mamárias, 1133
- merócrinas, 125
- multicelulares, 123
- olfatórias, 602
- paratireoides, 668, 685
- parauretrais, 1133
- parótidas, 947
- pineal, 512, 680, 686
- salivares, 947, 953
- - maiores, 947
- - menores, 947
- sebáceas, 159, 166
- seminais, 1075, 1115
- simples, 123
- sublinguais, 947
- submandibulares, 947
- sudoríparas, 159, 166, 1077
- - apócrinas, 125, 160

- - écrinas, 159
- suprarrenais, 671
- tarsais, 607
- tireoide, 664, 685
- túbulo-acinosas, 125
- tubulosas, 123
- unicelulares, 123
- uretrais, 1075
- vestibulares
- - maiores, 1133
- - menores, 1133
Glaucoma, 641
- de tensão normal, 642
Glicerol, 49
Glicina, 451
Glicocálice, 65
Glicocorticoides, 671, 673, 676
Glicogênese, 1001, 1008, 1010
Glicogênio, 46, 1008
Glicogenólise, 1010
Glicólise, 77, 1002
- anaeróbica, 326, 1002
Gliconeogênese, 673, 1011
Glicoproteínas, 65
Glicosamina, 128
Glicosaminoglicanos, 127
Glicose, 1001, 1071
Glicose-6-fosfato, 1018
Glicosúria, 1059
Gliomas, 425
Globina, 702
Globo
- ocular, 610
- pálido, 514
Globulina(s), 697, 699
- transportadora de tiroxina, 666
Glomérulo, 603, 1046
Glomerulonefrite, 1079
Glomos
- caróticos, 788, 927
- para-aórticos, 788, 927
Glote, 897
Glucagon, 676, 679
GLUT4, 1021
Glutamato, 451
Glúteo
- máximo, 399, 400
- médio, 399, 400
- mínimo, 399, 400
GMP cíclica, 620, 653
- fosfodiesterase, 621
Gônadas, 680, 1105, 1159
Gonadotrofina(s), 657
- coriônica humana, 682, 1139
Gonadotrofos, 657
Gonfose, 270
Gonorreia, 1152
Gordura(s)
- monoinsaturadas, 49
- poli-insaturadas, 49
- saturada, 49
Gotículas lipídicas, 77
Grácil, 404
Gradiente(s)
- através da membrana plasmática, 67
- de concentração, 67
- elétrico, 67
- eletroquímico, 67, 432
- osmótico, 1066
Granulações aracnóideas, 498

ÍNDICE ALFABÉTICO

Granulisina, 870
Granulócitos
- basofílicos, 707
- eosinofílicos, 706
- neutrofílicos, 706
Grânulos
- de glicogênio, 77
- lamelares, 151, 152
Granzimas, 858, 870
Gravidade e a mandíbula, 359
Gravidez, 1159
- ectópica, 1163
Grelina, 988, 1026
Grupo(s)
- acetil, 1003
- fosfato, 56
- funcionais, 44
- iliocostal, 395, 396
- lateral, 510
- respiratório
- - dorsal, 925
- - pontino, 926
- - ventral, 925
- sanguíneo, 716
- - ABO, 717
- - Rh, 719
- ventral, 510
Guanilato ciclase, 620
Gustação, 603

H

Habituação, 594
Halitose, 993
Hálux valgo, 266
Hapteno, 864
Haste do pelo, 156
HDL, 1012
Hélice, 624
Helicotrema, 626
Hemácias, 702
Hemangioblasto, 836, 1169
Hemangioma, 173
Hematócrito, 697
Hematologia, 696
Hematoma da fratura, 191
Hematopoese, 177, 700
Heme, 702
Hemiartroplastia, 266
Hemidesmossomos, 113
Hemiplegia, 488
Hemisférios
- cerebrais, 513
- do cerebelo, 507
Hemissecção, 488
Hemocitoblastos, 700
Hemocromatose, 723
Hemodiálise, 1072
Hemodiluição normovolêmica aguda, 723
Hemodinâmica, 769, 782
Hemofilia, 722, 1194
Hemoglobina, 155, 702, 921
- do adulto, 923
- fetal, 923
Hemograma completo, 696
Hemólise, 71, 717
Hemopoese, 700
Hemorragia, 712, 723
Hemorroidas, 993
Hemospermia, 1116
Hemostase, 712

Hemotórax, 904
Heparina, 716
Hepatite, 991
- A, 991
- B, 991
- C, 991
- D, 991
- E, 991
- infecciosa, 991
Hepatócitos, 964
Herança, 1189
- completa, 1191
- complexa, 1191
- de múltiplos alelos, 1191
- ligada ao sexo, 1193
- poligênica, 1191
Hereditariedade, 1158, 1189
Hermafroditismo, 1154
Hérnia, 993
- de disco, 236
- de hiato, 370, 953, 993
- do esporte, 367
- inguinal, 367, 993
Herpes
- genital, 1153
- labial, 173
Herpes-zóster, 489
Hertz, 627
Heterozigoto, 1190
Hiato
- aórtico, 370
- esofágico, 370, 953
- sacral, 230
Hibridoma, 874
Hidratação
- excessiva, 1064
- normal, 1064
Hidrocarboneto, 44
Hidrocefalia, 499
Hidrocele, 1106
Hidrocortisona, 673
Hidrogênio, 30
Hidrólise, 41
- de ATP, 317
Hidronefrose, 1082
Hidrossolúveis, 651
Hidroxiapatita, 179
Hidroxila, 45
Hilo, 854, 905, 1119
- renal, 1042
Hímen, 1132
- imperfurado, 1132
Hiperacusia, 624
Hiperadrenocorticismo, 690
Hipercapnia, 927
Hiperêmese gravídica, 1195
Hiperesplenismo, 885
Hiperextensão, 277
Hiperidrose, 566
Hiperinsulinismo, 690, 691
Hipermetropia, 617
Hiperopia, 617
Hiperparatireoidismo, 690
Hiperplasia(s), 106, 337
- adrenal congênita, 675
- congênita da suprarrenal, 675
- prostática benigna, 1148
Hipersecreção, 687
- de aldosterona, 838
- de epinefrina e norepinefrina, 838

Hipersensibilidade tipo I, 883
Hipertensão
- arterial, 837
- - induzida pela gestação, 1184
- do jaleco branco, 840
- estágio 1, 838
- estágio 2, 838
- primária, 838
- secundária, 838
Hipertonia, 330
Hipertrofia, 106, 145, 309, 337
Hiperventilação, 927
Hipervitaminose, 1035
Hipoblasto, 1164
Hipocapnia, 927
Hipocinesia, 596
Hipocôndrio
- direito, 21
- esquerdo, 21
Hipocretina, 594
Hipoderme, 150, 307
Hipófise, 654
Hipogástrio, 21
Hipoglicemia, 691
Hiponíquio, 162
Hipoparatireoidismo, 688
Hiposmia, 603
Hipospadia, 1154
Hipossecreção, 687
Hipotálamo, 510, 518, 606, 654, 655
Hipotenar, 391
Hipotensão, 840
- ortostática, 784, 840
- postural, 840
Hipotermia, 754, 1028
Hipotireoidismo congênito, 688
Hipotonia, 330
Hipoventilação, 936
Hipovitaminose, 1035
Hipovolemia, 1093
Hipoxia, 740, 928
- anêmica, 928
- hipóxica, 928
- histotóxica, 928
- isquêmica, 928
Hip pointer, 251
Hirsutismo, 159, 691
Histamina, 860
Histerectomia, 1130
- parcial, 1130
- radical, 1130
- total, 1130
Histologia, 2, 111
- do esôfago, 953
- do estômago, 958
- do fígado e da vesícula biliar, 964
- do intestino
- - delgado, 970
- - grosso, 982
- do néfron e do ducto coletor, 1047
- do ovário, 1119
- do pâncreas, 963
- do tecido
- - muscular cardíaco, 741
- - ósseo, 179
- do útero, 1128
Histonas, 89
Homeostasia, 1, 9, 791
- e líquidos corporais, 9
- encéfalo, os nervos cranianos e a, 493

- química e, 29
- sentidos especiais e, 599
- sistema
- - digestório e, 939
- - endócrino e, 646
- - genitais e a, 1104
- - muscular e, 344
- - respiratório e, 889
- tecido muscular e, 305
- tegumento comum e, 148
- vasos sanguíneos, hemodinâmica e, 769
Homeostasia, 9
- esqueleto axial e, 201
- hidreletrolítica e ácido-básica, 1085
- mineral, 177
- sistema urinário e, 1040
- tecido ósseo e, 176
Homocisteína, 761
Homozigota, 1190
Homúnculo
- motor, 520, 586
- sensitivo, 517, 582
Hormônio(s), 190, 284, 647, 754
- adrenocorticotrófico, 657, 660, 661
- antidiurético, 663, 664, 789, 1065, 1091
- autócrinos, 649
- circulantes, 649
- da gravidez, 1181
- da paratireoide, 194, 197
- da tireoide, 197, 650, 666
- de outros tecidos e órgãos endócrinos, 681
- do crescimento, 197, 657, 658, 661
- do grupo das aminas, 650
- do sistema digestório, 988
- eicosanoides, 650
- esteroides, 650, 651
- foliculoestimulante, 657, 660, 661
- hidrossolúveis, 650
- hipotalâmicos de liberação e inibição, 454
- inibidores, 658
- - de prolactina, 658
- - do hormônio do crescimento, 658
- liberadores, 657
- - de corticotrofina, 657, 674, 1182
- - de gonadotrofina, 658, 1111
- - de prolactina, 657
- - de tireotrofina, 657
- - do hormônio do crescimento, 657
- lipossolúveis, 650
- locais, 649
- luteinizante, 657, 660, 661, 1111
- melanócito-estimulante, 657, 661
- ovarianos, 680
- parácrinos, 649
- peptídicos, 650
- proteicos, 650
- sexuais, 191, 197
- testiculares, 680
- tireoestimulante, 657, 660, 661
- tireoidianos, 651, 664, 668, 1028
- tróficos, 658
Humor
- aquoso, 9, 614
- vítreo, 9, 614

I
Icterícia, 155, 723, 967
Idade
- de fecundação, 1195
- gestacional, 1195

Identificação por DNA, 58
IgA, 874
IgD, 874
IgE, 874
IgG, 874
IgM, 874
Íleo, 970
Ilhas sanguíneas, 836
Ilhotas
- de Langerhans, 675
- pancreáticas, 675, 963
- sanguíneas, 1169
Ilíaco, 399, 400
Ílio, 251
Imagem médica, 22
Imobilização de bactérias, 874
Implantação, 1161
Implante autólogo de condrócitos, 273
Impressão(ões)
- digitais, 154
- do ligamento costoclavicular, 243
- genômica, 1190
Impulso nervoso, 422, 438, 439, 450
Imunidade, 845, 878
- adaptativa, 845, 862
- ativa adquirida
- - artificialmente, 877
- - naturalmente, 877
- celular, 862, 868
- conceito de, 845
- humoral, 872
- inata, 845, 857
- mediada por anticorpos, 862
- passiva adquirida
- - artificialmente, 877
- - naturalmente, 877
Imunocompetência, 862
Imunocompetentes, 850
Imunodeficiência combinada grave, 885
Imunogenicidade, 864
Imunoglobulinas, 697, 873
Imunologia, 862
Imunoterapia, 878
- e câncer, 878
Inanição, 1022
Inativação do cromossomo X, 1194
Incisura(s)
- cardíaca, 905
- claviculares, 232
- do acetábulo, 252
- fibular, 258
- isquiática
- - maior, 251
- - menor, 251
- jugular, 232
- radial, 246
- ulnar, 246
Incompetência, 738
Incontinência urinária, 1076
- de esforço, 373
- de estresse, 1076
- de fluxo constante, 1076
- de urgência, 1076
- funcional, 1076
Incretinas, 989
Indicadores do desequilíbrio de Na^+, 1093
Indução, 1169
Inervação
- do canal alimentar, 943
- dupla, 547

- recíproca, 483
Infarto agudo do miocárdio, 740
Infecção(ões)
- do sistema urinário, 1079
- por papilomavírus humano, 1153
- sexualmente transmissíveis, 1152
Inferior (caudal), 16
Infertilidade, 1194
Inflamação, 164, 859, 876
- aguda, 861
- crônica, 861
Influências
- corticais na ventilação pulmonar, 926
- na ventilação pulmonar, 929
Influenza (gripe) sazonal, 907
Infraorbital, 219
Infrarregulação, 649
Infundíbulo, 510, 655, 685, 1125
Ingestão, 859, 941
Inguinal
- direita, 21
- esquerda, 21
Inibição por contato, 164
Inibidor(es)
- da entrada ou da fusão, 882
- da integrase, 882
- da protease, 882
- da tripsina, 964
- dos pontos de checagem imunes, 878
- não nucleosídeos da transcriptase reversa, 882
- nucleosídeos da transcriptase reversa, 882
- seletivos da recaptação de serotonina, 458
Inibina, 680, 1112, 1137
Injeção(ões)
- de hormônio, 1143
- intracitoplasmática de espermatozoide, 1194
- intramusculares, 347
Inositol trifosfato, 604, 653
Inserção, 345
Insolação, 1036
Inspeção, 5
Inspiração, 890, 910
Insuficiência, 738
- adrenocortical crônica, 690
- aórtica, 738
- cardíaca congestiva, 766
- renal, 1079
- - crônica, 1079
- - terminal, 1080
- respiratória, 936
Ínsula, 514
Insulina, 197, 676, 679
Integração, 420
- do estímulo sensitivo, 570
- e controle das funções autônomas, 563
Integrase, 882
Integrinas, 113, 707
Interações hormonais, 654
Interespinais, 396, 398
Intérfase, 96, 99
Interferonas, 858, 867
Interior do bulbo ocular, 614
Interleucina, 702
Interleucina-1, 685, 867
Interleucina-2, 867, 868
Interleucina-4, 867
Interleucina-5, 867
Interleucina-6, 867
Intermediário, 16, 391
Interneurônios, 425

Interoceptores, 547, 572
Interósseos
- dorsais, 391, 392, 411, 412
- palmares, 391, 392, 412, 414
Intersecções tendíneas, 367
Intertransversários, 396, 398
Intervalo(s), 746
- P-Q, 746
Intestino
- anterior, 685, 989
- delgado, 969
- grosso, 981
- médio, 989
- posterior, 989
- primitivo, 989, 1173
Intolerância à lactose, 974
Intoxicação
- alimentar, 993
- hídrica, 1091
Íntrons, 92
Intubação
- durante a anestesia, 361
- endotraqueal, 361, 901
Intumescência
- cervical, 462
- lombossacral, 462
Invaginação, 1167
Inversão, 279, 280
Involução, 1186
Iodação da tirosina, 666
Iodeto, 1032
Íons, 33
- bicarbonato, 923
- e formação de uma ligação iônica, 34
- hidrogênio, 42
- hidróxido, 42
Ipsilateral, 16
Íris, 610
Irradiação, 1179
Irrigação sanguínea dos pulmões, 907
Irritação das vias respiratórias, 929
Isomerase retinal, 619
Isomerização, 619
Isômeros, 45
Isótopos, 32
- radioativos, 32
Isquemia, 740
- miocárdica silenciosa, 740
Ísquio, 251
Istmo, 664
- da tuba uterina, 1125

J

Janela
- da cóclea, 624
- do vestíbulo, 624
Jejum, 1022
Jejuno, 969
Jet lag, 681
Joanete, 266
Joelho
- de corredor, 256
- valgo, 256, 266
- varo, 266
Jugular, 219
Junção(ões)
- alternativa, 93
- celulares, 112
- comunicantes, 113, 445, 741
- de adesão, 112

- de oclusão, 112
- neuromuscular, 322, 323

K

Kwashiorkor, 1036

L

Lábio(s), 946
- articular, 274
- do acetábulo, 293
- glenoidal, 289
- maiores do pudendo, 1132
- menores do pudendo, 1132
Labirinto(s)
- etmoidais, 214
- membranáceo, 625, 641
- ósseo, 625
Laceração, 173, 523
Lacerado, 219
Lacrimejamento, 608
Lactação, 1135
Lactase, 974
Lactíferos, 848
Lactogênio placentário humano, 1182
Lactotrofos, 657
Lacuna(s), 136
- da cartilagem, 134
- ósseas, 180
- trofoblásticas, 1166, 1171
Lamelas, 136
- elásticas, 772
- ósseas
- - circunferenciais, 182
- - concêntricas, 180
- - intersticiais, 182
Lâmina(s)
- basal, 1053
- basilar, 626
- hepáticas, 966
- medular medial, 510
- muscular da mucosa, 942
- parietal, 138
- própria, 138, 942, 1073, 1074
- visceral, 138, 729
Laminectomia, 238
Lanugem, 158
Laqueadura tubária, 1142
Laringe, 895, 909
Laringite, 899
Laringofaringe, 895
LASIK, 617
Lateral, 16
- direita, 21
- esquerda, 21
Lateralização hemisférica, 521
Lavagem cerebral natural, 541
LDL, 1012
Lectinas, 876
Lei(s)
- da conservação de energia, 37
- de Boyle, 910
- de Dalton, 916
- de Frank-Starling do coração, 752
- de Henry, 916, 917
- de Starling dos capilares, 780, 781
Leiomiomas, 1154
Leite uterino, 1161
Leito
- capilar, 774
- ungueal, 162

Lemnisco
- lateral, 631
- medial, 503, 580
Lente, 614, 616
Leptina, 682, 1026
Lesão(ões)
- cerebral traumática, 523
- da articulação
- - do cotovelo, 293
- - do ombro, 291
- da medula espinal, 488
- do bulbo, 504
- do joelho, 298
- do levantador do ânus, 373
- do manguito rotador, 291, 381
- do(s) nervo(s)
- - femoral, 477
- - frênicos, 472
- - isquiático, 478
- - mediano, 474
- - obturatório, 477
- - que emergem do plexo braquial, 473
- - radial, 473
- - torácico longo, 474
- - ulnar, 474
- do plexo lombar, 477
- dorsais, 398
- em chicotada, 238
- encefálicas, 522
- intracraniana, 523
- nervosa, 691
- por esforço repetitivo, 416
- relacionada à prática de corrida, 414
- renal, 691
- traumáticas, 488
Letargia, 542
Leucemia, 104, 722
- linfoblástica, 722
- - aguda, 722
- mieloide, 722
- - aguda, 722
- - crônica, 722
Leucócitos, 126, 137, 697, 706
- agranulócitos, 707
- granulócitos, 706, 710
- polimorfonucleares, 706
Leucocitose, 707, 860
Leucopenia, 707
Leucorreia, 1154
Leucotrienos, 51, 650, 681, 860
Levantamento de peso, 398
Liberação
- de acetilcolina, 322
- de glicose, 1010
- de vasodilatadores locais, 792
Ligação(ões)
- covalente, 35
- - dupla, 35
- - não polar, 35
- - polar, 35
- - simples, 35
- - tripla, 35
- da miosina à actina, 318
- iônicas, 34
- peptídica, 52
- químicas, 33, 34
Ligamento(s), 273
- acessórios, 274
- acromioclavicular, 290
- anular do rádio, 292

- arterial, 836
- colateral
-- fibular, 296
-- radial, 292
-- tibial, 296
-- ulnar, 292
- coracoclavicular, 290
- coracoumeral, 288
- coronários, 964
- cricotireóideo, 897
- cricotraqueal, 897
- cruzado(s), 296
-- anterior, 297
-- posterior, 298
- da cabeça do fêmur, 293
- da patela, 295, 404
- de Cooper, 1133
- denticulados, 462
- esfenomandibular, 287
- estilomandibular, 287
- extracapsulares, 274
- falciforme, 944
- fundiforme do pênis, 1116
- glenoumerais, 288
- iliofemoral, 293
- inguinal, 367
- interósseo, 270
- intracapsulares, 274, 296
- isquiofemoral, 293
- largo, 1119, 1127
- lateral, 287
- periodontal, 950
- poplíteo
-- arqueado, 296
-- oblíquo, 296
- pubofemoral, 293
- redondo, 836, 964, 1127
- suspensores, 1119
-- da mama, 1133
-- do pênis, 1116
- transverso
-- do acetábulo, 293
-- do colo, 1127
-- do úmero, 288
- umbilicais mediais, 836
- útero ováricos, 1119
- uterossacrais, 1127
- venoso, 836
Ligantes, 65
Limiar, 438
- da dor, 597
- de odor e adaptação, 603
- e adaptação do paladar, 606
Linfa, 9, 137, 845
Linfadenopatia, 885
Linfangite, 885
Linfedema, 885
Linfócito(s), 707, 708
- B, 862, 879
-- de memória, 864, 872, 879
- T, 862
-- auxiliares, 862, 879
--- ativos, 864, 869
--- de memória, 864, 869
--- CD4, 862
--- CD8, 862, 869
-- citotóxicos, 862, 869, 879
--- ativos, 864, 869
--- de memória, 864, 869
-- de memória, 879

Linfoma, 104, 884
- não Hodgkin, 884
Linfonodos, 852
Linfotoxina, 870
Língua, 949, 953
Linguagem, 595
Linha(s), 205
- alba, 367
- arqueada, 251, 253
- de clivagem (tensão) e cirurgia, 154
- M, 312, 313
- mediana, 17
- pectínea do púbis, 253
- primitiva, 1167
- transversais, 229
- Z, 312, 313
Lipase(s), 1013
- gástrica, 961, 980
- lingual, 950, 980
- pancreática, 963, 980
Lipídios, 47, 49, 51, 1011
Lipoaspiração, 132
- assistida por *laser*, 132
- auxiliada por ultrassom, 132
- tumescente, 132
Lipofuscina, 422
Lipogênese, 1001, 1014
Lipólise, 659, 673, 1013
Lipoproteína, 48, 761, 1012
- lipase, 977
-- endotelial, 1012
Líquido(s)
- alveolar pulmonar, 906
- amniótico, 1164
- cerebrospinal, 9, 497
- corporais, 9, 1086
- extracelular, 9
- intersticial, 9, 696, 845, 1086
- intracelular, 9
- lacrimal, 608
- pericárdico, 729
- prostático, 1115
- seminal, 1115, 1116
- seroso, 138
- sinovial, 9, 138, 273
Lise, 71
Lisossomo, 85, 91
Lisozima, 608, 707, 857
Litotripsia por ondas de choque, 1079
Lobo(s), 905
- anterior, 507
- caudado, 964
- cerebrais, 513
- direito e esquerdo, 664
- frontal, 513
- hepático
-- direito, 964
-- esquerdo, 964
- inferior, 905
- límbico, 516
- médio, 905
- parietal, 513
- posterior, 507
- quadrado, 964
- renal, 1046
- superior, 905
- temporal, 514
Lóbulos, 624, 850, 905, 1106
- floculonodular, 507

Localização
- da dor, 576
- do coração, 727
Loções de autobronzeamento, 168
Longitudinal do cérebro, 513
Lóquios, 1186
Lordose, 236
Lúnula, 162
Lúpus eritematoso sistêmico, 144, 884
Luxação
- acromioclavicular, 291
- da articulação do ombro, 291
- da cabeça do rádio, 293
- da mandíbula, 302
- do joelho, 298
Luz visível, 607

M

Má
- absorção, 993
- oclusão, 993
- rotação dos rins, 1077
Macrófagos, 126, 707, 851, 858, 879
- alveolares, 907
- em repouso, 858
- errantes, 707, 858
- fixos, 707
Macromoléculas, 44
Mácula, 634
- densa, 1048
- lútea, 614
Magnésio, 30, 197, 1032, 1094, 1095
Magno, 219
Maléolo medial, 258
Maltase, 974
Mamografia, 23, 1150
Mamograma, 1150
Mamoplastia
- de aumento, 1135
- redutora, 1135
Mancha(s)
- em vinho do porto, 173
- senis, 155
Mandíbula, 216
Mandibular, 219
Manganês, 197, 1032
Manguito rotador, 381
Manobra
- de Heimlich, 936
- de Valsalva, 914
Manúbrio, 232
Manutenção
- da homeostasia, 164
- do pH, 43
Mão
- em garra, 474
- e punho, 249
Mapeamento do córtex somatossensorial primário, 581
Marasmo, 1036
Marca-passo, 741
- artificial, 743
Marcações da superfície óssea, 204, 205
Marcador(es), 32
- de identidade celular, 65
- tumoral, 106
Margem(ns)
- direita, 728
- esquerda, 728
- lateral, 243
- livre, 161

ÍNDICE ALFABÉTICO

- medial, 243
- oculta, 162
- pélvica, 254
Martelo, 624
Massa, 30
- atômica, 33
Massagem do seio carótico, 788
Masseter, 359
Mastectomia radical, 1150
Mastigação, 951
Mastócitos, 126
Mastoide, 219
Mastoidite, 207
Matéria, 30
Matriz
- do pelo, 157
- extracelular, 126
- - do tecido conjuntivo, 126
- mitocondrial, 87
- pericentriolar, 80
- ungueal, 162
Maturação
- dos espermatozoides, 1113
- dos linfócitos T e B, 862
Mau hálito, 993
Maxilas, 216
Meato(s), 205
- acústico externo, 624
- nasais superior, médio e inferior, 895
Mecanismos
- de ação dos hormônios, 652
- de contracorrente, 1066
- de controle homeostático, 715
- de deslizamento do filamento, 316
- de geração de ATP, 1000
- de transferência de calor, 1027
- de transporte, 1059
- miogênico, 1055, 1057
Mecanorreceptores, 573
Medial, 16
Mediastino, 18, 727
Medicamentos
- antirreabsortivos, 197
- para construção óssea, 197
Medicina eletrodiagnóstica, 319
Medula(s), 671, 852
- da glândula suprarrenal, 675
- do timo, 851
- espinal, 461, 462, 468
- - e os nervos espinais e a homeostasia, 461
- oblonga, 502
- óssea
- - amarela, 177
- - vermelha, 177, 700
- ovariana, 1120
- renal, 1042
Megacolo, 566
Meia-vida, 33
Meiose, 99
- I, 99
- II, 99, 100
Melanina, 151
Melanoblastos, 166
Melanócitos, 151, 166
Melanocortina, 1026
Melanoma, 104
- maligno, 169, 171
Melanossomo, 155
Melatonina, 512, 680

Melhoria
- da postura, 351
- do desempenho físico, 351
Membrana(s), 138
- apical, 1058
- basal, 114, 664
- - capilar, 907
- - epitelial, 907
- basolateral, 1058
- cloacal, 989, 1169, 1173
- cutânea, 138
- da fenda, 1053
- das cavidades torácica e abdominal, 19
- de filtração, 1053
- dos estatocônios (otolítica), 635
- epiteliais, 138
- fibrosa, 273
- interóssea, 246, 270
- mitocondrial
- - externa, 87
- - interna, 87
- nuclear, 88
- obturadora, 252
- orofaríngea, 1169
- plasmática, 63, 64, 90, 1086
- respiratória, 907
- serosa, 19
- sinoviais, 138
- tectória, 627
- timpânica, 624
- - secundária, 624
- tireo-hióidea, 897
- vestibular, 626
Membro
- inferior, 14, 202, 254
- superior, 14, 202, 245
Memória, 594
- de curto prazo, 594
- de longo prazo, 594
- declarativa, 594
- imunológica, 876
- procedimental, 594
Menarca, 1148
Meninges, 18, 462
- encefálicas, 462
- espinais, 462
Meningite, 490
Meniscectomia, 275
Menisco(s), 274, 298
- lateral, 298
- medial, 298
Menopausa, 1148
Menorragia, 1154
Menstruação, 1137
Mentual, 219
Mesencéfalo, 494, 504, 518, 538, 1169
Mesênquima, 129, 166, 263, 640
- cardiogênico, 758, 1171
- da esplancnopleura, 1169
- da somatopleura, 1169
- intermediário, 1169
Mesentério, 944
Mesoblasto extraembrionário, 1166
Mesocolo, 946
Mesoderma, 166, 262, 338, 685, 758, 836, 856, 930, 1167
- da placa lateral, 1169
- intermediário, 1077, 1145
- metanéfrico, 1077
- paraxial, 1169
Mesonefro, 1077

Mesotélio ovariano, 1119
Mesotelioma maligno, 935
Mesovário, 1119
Metabolismo, 8, 998, 999
- das proteínas, 968, 1015
- dos carboidratos, 968, 1001
- dos lipídios, 968, 1011
- durante o estado
- - absortivo, 1019
- - pós-absortivo, 1021
- durante o jejum e inanição, 1022
- muscular, 325
- nutrição e homeostasia, 998
Metacarpais, 250
Metacarpo, 250
Metáfase, 97, 99
Metáfises, 177
Metanefro, 1077
Metaplasia, 106
Metarteríola, 773
Metástase(s), 104, 852
- a distância, 852
- de câncer de mama pelo sistema linfático, 852
- linfogênica, 852
Metatarsais, 260
Metatarso, 260
Metencéfalo, 1169, 494, 538
Método(s)
- contraceptivos, 1142
- de barreira, 1144
- de controle da natalidade e aborto, 1141
- hormonais, 1143
- rítmico, 1144
- sintotérmico, 1144
Mialgia, 341
Miastenia *gravis*, 339
Micção, 1075
Micelas, 977
Micróbios, 1071
Microcefalia, 542
Microcirculação, 774
Microdermoabrasão, 168
Microfilamentos, 78
Micróglia, 427
Microtúbulos, 422, 79
Microvilosidades, 78, 972
- gustativas, 604
Midríase, 642
Mielencéfalo, 494, 538, 1169
Mielinização, 428, 442
Mielite, 490
Mifepristona, 1144
Migração dos fagócitos, 860
Miliequivalentes por litro, 1092
Minerais, 1031, 190
Mineralocorticoides, 671, 676
Mioblastos, 309
Miocárdio, 729
Miocardiopatia, 766
Miocardioplastia, 757
Miocardite, 729
Miofibrilas, 311, 315
Mioglobina, 309
Miograma, 328
Miologia, 306
Mioma(s), 341
- uterinos, 1154
Miomalácia, 341
Miomesina, 314
Miométrio, 1128

Miopia, 617
Miose, 642
Miosina, 312
Miosite, 341
Miótomo, 1169, 338
Miotonia, 341
Mistura, 42, 941
Mitocôndria, 91, 87
Mitose, 95, 96, 99
Mittelschmerz, 1138
Mixedema, 688
Modalidades sensitivas, 570
Modelo do mosaico fluido, 64
Modificação dos efeitos dos neurotransmissores, 453
Modíolo, 626
Modulação do movimento pelo cerebelo, 591
Mol(es), 42
- por litro, 42
Molaridade, 42
Molde de cartilagem, 185
Molécula(s), 3, 33
- anfipáticas, 65
- de adesão, 707
- de DNA, 57
Monoamina oxidase, 452, 559
Monócito, 707
Monofosfato
- de adenosina cíclico, 653
- guanosina cíclico, 653
Monômeros, 44
Mononucleose infecciosa, 884
Mononucleótido de flavina, 1006
Monoplegia, 488
Monossacarídeos, 46
Monóxido de carbono, 453
Monte do púbis, 1132
Morte súbita cardíaca, 766
Mórula, 1160
Motilidade, 941
Motilina, 989
Motor principal, 348
Movimento(s), 8
- angulares, 276
- da água entre os compartimentos de líquidos corporais, 1090
- da articulação
- - do cotovelo, 292
- - do joelho, 298
- - do ombro, 290
- - do quadril, 293
- - temporomandibular, 287
- da glicose no interior das células, 1001
- de força, 318
- especiais, 279
- - nas articulações sinoviais, 280
- oculares sacádicos, 589
Muco, 857
- cervical, 1129
Mucosa da vagina, 1131
Mudanças
- de estilo de vida para reduzir a hipertensão arterial, 838
- maternas durante a gestação, 1181
Multífidos, 396, 397
Multiplicação por contracorrente, 1066, 1067
Músculo(s)
- abaixador
- - do ângulo da boca, 356
- - do lábio inferior, 356

- aos movimentos, 367
- axiais, 378
- - que movimentam o úmero, 378
- bucinador, 353, 356
- bulboesponjoso, 374, 375
- cardíaco, 338
- centrais, 399
- ciliar, 610
- coracobraquial, 378, 381
- corrugador do supercílio, 357
- cremaster, 1106
- da boca, 356
- da cabeça que
- - movem a língua e auxiliam na mastigação e na fala, 359
- - movimentam os bulbos dos olhos, 355
- - produzem expressões faciais, 353, 354
- da coxa que movimentam o fêmur, a tíbia e a fíbula, 404
- da mastigação, 359
- da órbita e do supercílio, 357
- da palma da mão que movimentam os dedos, 391, 393
- da perna que movimentam o pé e os dedos dos pés, 406, 407
- da região
- - anterior do pescoço que auxiliam na deglutição e na fala, 362
- - glútea que movimentam o fêmur, 401
- dartos, 1106
- deltoide, 378, 381
- detrusor da bexiga, 1074
- digástrico, 362
- dilatador da pupila, 611
- do abdome que protegem as vísceras abdominais e movem a coluna vertebral, 366
- do antebraço que movimentam o punho, a mão, o polegar e os dedos, 385
- do assoalho pélvico que sustentam as vísceras pélvicas e funcionam como esfíncteres, 372
- do braço que movimentam o rádio e a ulna, 382
- do compartimento
- - anterior, 386
- - posterior, 386
- do couro cabeludo, 356
- do jarrete, 405, 406
- do períneo, 374
- do pescoço, 356
- - e do dorso que movimentam a coluna vertebral, 394
- - que movimentam a cabeça, 364
- do tórax
- - e do ombro que movimentam o úmero, 378
- - que auxiliam na respiração, 369
- - que movem o cíngulo dos membros superiores, 375
- dorsais do pé, 411
- eretor do pelo, 158
- escapulares, 378
- - que movimentam o úmero, 378
- esfíncter
- - da ampola hepatopancreática, 963
- - da pupila, 611
- - do piloro, 958
- - externo
- - - da uretra, 1074
- - - do ânus, 982
- - interno
- - - da uretra, 1074
- - - do ânus, 982

- espinal
- - da cabeça, 364, 366, 395, 396
- - do pescoço, 395, 396
- - do tórax, 395, 396
- esplênio, 396
- - da cabeça, 364, 366, 395, 396
- - do pescoço, 395, 396
- esquelético, 315, 345, 351, 353
- estapédio, 624
- esterno-hióideos, 362, 364
- esternocleidomastóideo, 364
- esternotireóideo, 364
- estilo-hióideo, 362, 363
- estiloglosso, 360, 361
- extrínsecos, 355
- - da língua, 360, 949, 953
- - da mão, 386
- - do bulbo do olho, 357, 608, 610
- flácido, 330
- genio-hióideo, 362, 363
- genioglosso, 360, 361
- grácil, 404
- hioglosso, 360, 361
- iliococcígeo, 372, 373
- iliocostal
- - cervical, 396
- - do lombo, região
- - - lombar, 395, 396
- - - torácica, 395, 396
- - do pescoço, 395
- iliopsoas, 399, 400
- infra-hióideos, 362, 363
- infraespinal, 378, 381
- intercostais, 372
- - externos, 369, 372
- - internos, 369, 372
- intrínsecos
- - da língua, 360, 949, 953
- - da mão, 391, 393
- - do pé que movimentam os dedos do pé, 411
- isquiocavernoso, 374, 375
- isquiococcígeo, 372, 373
- latíssimo do dorso, 378, 379
- levantador
- - da escápula, 376
- - da pálpebra superior, 358, 607
- - do ângulo da boca, 356
- - do ânus, 372, 373
- - do lábio superior, 356
- liso, 338
- longuíssimo
- - da cabeça, 364, 366, 395, 396
- - do pescoço, 395, 396
- - do tórax, 395, 396
- lumbricais, 392, 411, 412
- masseter, 359
- mentual, 356
- milo-hióideo, 362, 363
- oblíquo
- - externo do abdome, 366, 367
- - inferior, 358
- - interno do abdome, 366, 367
- - superior, 358
- obturador
- - externo, 399, 400
- - interno, 399, 400
- occipitofrontal, 353, 356
- omo-hióideo, 362, 363
- oponente
- - do dedo mínimo, 391, 392

- - do polegar, 391, 392
- orbicular
- - da boca, 356
- - do olho, 353, 357
- palatoglosso, 360, 361
- papilares, 733
- pectíneos, 730
- peitoral
- - maior, 378, 379
- - menor, 376
- plantares do pé, 411
- platisma, 356
- profundos do períneo, 375
- pronador(es)
- - do antebraço, 382
- - quadrado, 383, 385
- - redondo, 382, 385
- psoas maior, 399, 400
- pterigóideo
- - lateral, 359
- - medial, 359
- pubococcígeo, 372, 373
- puborretal, 372, 373
- quadrado lombar, 366
- que movimentam a mandíbula e auxiliam na mastigação e na fala, 359
- redondo
- - maior, 378, 381
- - menor, 378, 381
- reto(s)
- - do abdome, 366, 367
- - lateral e medial, 355
- - superior e inferior, 355
- risório, 356
- romboide
- - maior, 376
- - menor, 376
- sartório, 404, 405
- semiespinhal
- - da cabeça, 364, 366, 396, 397
- - do pescoço, 396, 397
- - do tórax, 396, 397
- semimembranáceo, 405, 406
- semitendíneo, 405, 406
- serrátil anterior, 376
- sóleo, 406, 410
- subclávio, 376
- subescapular, 378, 381
- superficiais do períneo, 375
- supinador, 383, 385
- supinador do antebraço, 383
- supraespinal, 378, 381
- supra-hióideos, 362, 363
- temporal, 359
- tensor do tímpano, 624
- tireo-hióideos, 362, 364
- torácicos
- - anteriores, 376
- - posteriores, 376
- transverso
- - do abdome, 366, 367
- - profundo do períneo, 374, 375
- - superficial do períneo, 374, 375
- trapézio, 376
- umbricais, 391
- ventre
- - frontal, 356
- - occipital, 356
- zigomático

- - maior, 356
- - menor, 356
Mutação, 1189

N

Na^+-K^+ ATPase, 73, 436
Nanismo, 191
- acondroplásico, 191
- desproporcional, 191
- hipofisário, 191, 687
- proporcional, 191
Não disjunção, 1190
Narcolepsia, 594
Narcose por nitrogênio, 917
Narinas, 892
Nariz, 892, 909
Nasofaringe, 895
Natriurese, 1090
Natureza química dos antígenos, 864
Náuseas, 994
Navicular, 260
Nebulina, 314
Necropsia, 8
Necrose, 99
Nefrologia, 1041
Néfrons, 1043, 1046
- corticais, 1046
- justamedulares, 1046
Nefropatia, 1082
Neoplasia maligna, 104
Nervo(s), 420, 429, 476
- abducentes, 504, 528
- aceleradores cardíacos, 753, 786
- acessórios, 504, 535
- axilar, 473
- cranianos, 420, 493, 524
- cutâneo femoral lateral, 476
- espinais, 420, 461, 462, 469, 554
- esplâncnico, 556
- - imo, 556
- - lombar, 556
- - maior, 556
- - menor, 556
- - para a medula suprarrenal, 556
- - para os órgãos abdominopélvicos, 556
- - pélvicos, 557
- faciais, 504, 530, 606
- femoral, 476
- fibular
- - comum, 479
- - profundo, 479
- - superficial, 479
- frênicos, 472
- genitofemoral, 476
- glossofaríngeo, 504, 531, 532, 606, 787
- hipoglossos, 504, 535, 536
- ílio-hipogástrico, 476
- ilioinguinal, 476
- intercostais, 471
- isquiático, 251
- mandibular, 530
- maxilar, 529
- mediano, 473
- mistos, 469, 524
- motores, 524
- musculocutâneo, 473
- obturatório, 476
- oculomotores, 505, 527
- oftálmico, 524, 529, 603
- óptico, 525, 622

- periarteriais cefálicos, 554
- radial, 473
- sensitivos especiais, 524
- simpáticos, 556
- - para o coração, 556
- - para os pulmões, 556
- trigêmeos, 504, 528
- trocleares, 505, 528
- ulnar, 473
- vagos, 504, 533, 606, 754, 786, 787
- vasomotores, 786
- vestibulococleares, 504, 530
Neuralgia, 490
- do trigêmeo, 529
Neurite, 490
Neuroblastoma, 458
Neurocrânio, 262
- cartilagíneo, 262
- membranáceo, 263
Neurofibrilas, 422
Neurogênese, 455
Neuróglia, 142, 425
- do SNC, 425, 427
Neuro-hipófise, 656, 661
Neurolema, 428
Neurologia, 420
Neurologista, 420
Neurônio(s), 142, 422
- adrenérgicos, 558
- aferentes, 425
- bipolares, 424
- cerebelares, 585
- colinérgicos, 558
- de associação, 425
- de primeira ordem, 580
- de segunda ordem, 580
- de terceira ordem, 580
- do circuito local, 584
- dos núcleos da base, 585
- eferentes, 425
- motor, 425, 481, 563
- - alfa, 578
- - gama, 578
- - inferior, 432, 584
- - somáticos, 322
- - superior, 432, 585
- multipolar, 423, 424
- pós-ganglionar, 549, 550
- pós-sináptico, 444
- pré-ganglionar, 549, 550
- pré-sináptico, 444
- pseudounipolares, 425
- sensitivos, 425, 481, 563
Neuropatia, 458
- autônoma, 566
- vagal, 534
Neuropeptídio(s), 453, 454
- Y, 454, 1026
Neurossífilis, 1153
Neurotransmissores, 322, 424, 451, 647
- de moléculas pequenas, 451
- e receptores do SNA, 557
Neurulação, 1169
Neutralização do antígeno, 873
Neutrófilos, 706, 708, 710, 858
Nêutrons, 31
Nevo, 155
- normal, 171
Nistagmo, 532, 642
Nitrogênio, 30

Nível(is)
- celular, 4
- de organização estrutural em proteínas, 52
- orgânico, 4
- organístico, 4
- químico, 3, 29
- sistêmico, 4
- tecidual, 4, 110
Nó
- atrioventricular, 743
- primitivo, 1167
- sinoatrial, 743
Nociceptores, 573, 576
Noctúria, 1081
Nodulectomia, 1150
Nódulos
- de Ranvier, 428
- linfáticos, 852, 856
- - agregados, 856, 972
- - solitários, 972
Nomenclaturas regionais, 14
Noradrenalina, 558, 675
Norepinefrina, 452, 556, 558, 675, 676, 789
Normalidades hormonais que afetam a altura, 191
Normotenso, 840
Notocorda, 1169
Novelos neurofibrilares, 541
Nucleases, 980
Núcleo(s), 31, 63, 88, 91, 429, 464, 503
- anterior, 510
- caudado, 514
- cocleares, 504, 631
- da base, 514
- - e controle do motor, 590
- do cerebelo, 507
- dorso lateral, 510
- dos nervos
- - acessórios, 637
- - cranianos, 637
- geniculado
- - lateral, 623
- - medial, 631
- grácil e cuneiforme, 503
- gustativo, 606
- gustatório, 504
- habenulares, 512
- intralaminares, 510
- lateroposterior, 510
- lentiforme, 514
- mamilares, 510
- mediais, 510
- mediano, 510
- motores
- - autônomos, 466
- - somáticos, 466
- olivar
- - inferior, 503
- - superior, 631
- paraventriculares e supraópticos, 661
- pontinos, 504
- pré-tectais, 623
- pulvinar, 510
- reticular do tálamo, 510
- rubros, 505, 586, 589
- salivatório
- - inferior, 949
- - superior, 949
- septais, 516
- ventral
- - anterior, 510

- - lateral, 510
- - posterior, 510, 637
- vestibulares, 504, 586, 589, 636
Nucléolos, 88
Nucleosidases, 975
Nucleossomo, 89
Nucleotídios, 56
Número
- atômico, 31
- de massa, 31, 32
Nutrição, 998, 1030
Nutrientes, 699

O
Obesidade, 1036
Obtenção de amostras das vilosidades coriônicas, 1180
Ocitocina, 661, 662, 664
- e parto, 662
Oclusão, 840
Oftalmologia, 607
Óleo, 49
Olfação, 600
Olfato, 600
Olho(s), 638
- emetrópico, 617
- roxo, 206
- vermelho, 642
Oligodendrócitos, 426
Oligoelementos, 30, 31
Oliva, 503
Omento
- maior, 944
- menor, 944
Oncogenes, 105
Oncologia, 104
Onda(s)
- alfa, 521
- beta, 521
- cerebrais, 521
- delta, 521
- dicrótica, 750
- P, 746
- sonoras, 627
- T, 746
- teta, 521
Oócitos, 1120
- primários, 1122
- secundários, 1124, 1159
Ooforectomia, 1154
Oogênese, 1122
Oogônias, 1122
Oótide, 1124
Oposição, 280
Opsina, 619
Opsonização, 875
Ora serrata, 610
Órbitas, 217
Orelha(s), 640
- externa, 624, 638
- interna, 625, 638
- média, 624, 638
Organelas, 63, 79, 91
Organismo, 4
Organização
- das proteínas de membrana, 65
- do sistema nervoso, 3, 420, 421
- dos gânglios do tronco simpático, 554
- funcional do córtex cerebral, 517
Organogênese, 1173

Órgão(s), 4
- circunventriculares, 512
- de Corti, 626
- digestórios acessórios, 940
- do sistema digestório, 834
- espiral, 626
- e tecidos linfáticos, 849
- linfáticos primários, 850
- otolíticos, 634
- retroperitoneais, 944
- tendinosos, 484, 578
Orgasmo, 1141
Origem, 345
Orofaringe, 895
Orquite, 1154
Ortodontia, 190, 951
Ortopedia, 202
Osmolaridade, 1042
Osmorreceptores, 573, 663
Osmose, 70, 77
Ossículos auditivos, 624
Ossificação, 184
- endocondral, 184, 185
- intramembranosa, 184, 185
Osso(s), 177
- chatos, 204
- compacto, 136
- curtos, 204
- da cavidade craniana, 205, 206
- da concha nasal inferior, 215
- da coxa, 255
- da mão, 246
- da perna, 256
- do antebraço, 246
- do braço, 245
- do pé, 260
- do quadril, 250
- do sistema esquelético adulto, 202
- esfenoide, 210, 212
- esponjoso, 136
- etmoide, 213
- faciais, 205, 215
- frontal, 206
- hioide, 222
- irregulares, 204
- lacrimais, 215
- longos, 204
- metatarsais, 260
- nasais, 215
- occipital, 209
- palatinos, 215
- parietais, 206
- sesamoides, 204
- suturais, 204
- tarsais, 260
- temporais, 206
- zigomáticos, 216
Osteoartrite, 198, 301
Osteoblastos, 179
Osteócitos, 136, 179
Osteoclastos, 179
Osteologia, 177
Osteomalacia, 198
Osteomielite, 198
Ósteon, 136, 180
Osteopenia, 198
Osteoporose, 196
- prematura, 1139
Osteossarcoma, 198

ÍNDICE ALFABÉTICO

Óstio(s)
- anatômico interno do útero, 1126
- da vagina, 1132, 1133
- do útero, 1126
- externo da uretra, 1075, 1115, 1116, 1133
- ileal, 970, 982
- interno da uretra, 1074
Otadores, 397
Otalgia, 643
Otite média, 642
Otólitos, 635
Otorrinolaringologia, 624, 890
Otoscópio, 624
Oval, 219
Ovários, 680, 1119
Ovulação, 660, 1120, 1138
Oxidação, 40, 1000
- do iodeto, 666
Oxidantes fortes, 707
Óxido nítrico, 452, 650, 703
Óxido nítrico-sintase, 453
Oxigenação hiperbárica, 917
Oxi-hemoglobina, 920
Oxigênio, 30

P

Padrões ventilatórios e movimentos ventilatórios modificados, 914
Painel
- das lipoproteínas, 696
- metabólico básico, 696
Paladar, 603
Palato, 946
- duro, 216, 946
- mole, 895, 946
Palidez, 155
Palidotomia, 596
Palmar longo, 386, 389
Palpação, 5
Pálpebras, 607, 640
Palpitação, 766
Pâncreas, 675, 685, 962
Pancreatite
- aguda, 964
- e câncer de pâncreas, 964
Papila(s)
- dérmicas, 153, 157
- filiformes, 604
- folhadas, 604
- fungiformes, 604
- linguais, 604, 949
- maior do duodeno, 962
- mamária, 1133
- renal, 1043
- valadas, 604
Pápula, 173
Parada cardíaca, 766
Paralisia, 416, 585
- cerebral, 597
- de Bell, 354, 531
- de Erb-Duchenne, 473
- do nervo
- - mediano, 474
- - ulnar, 474
- dos músculos esternocleidomastóideo e trapézio, 535
- espástica, 330, 585
- facial, 354
- flácida, 330, 585
- oculossimpática, 556

Paraplegia, 488
Paratormônio, 194, 197, 668, 671, 1065
Parede alveolar, 907
Parênquima, 143, 1043
Parestesia, 490
Paroníquia, 162
Parte(s)
- abdominal da aorta, 798, 807
- ascendente da aorta, 798, 799
- de uma célula, 63
- de uma vértebra característica, 224
- de um neurônio, 422
- distal, 656
- do néfron, 1046
- encefálica das meninges, 494
- esponjosa da uretra, 1114
- inferior do sistema respiratório, 895
- intermédia, 656
- laríngea da faringe, 895, 909
- membranácea da uretra, 1114
- nasal da faringe, 895, 909
- nervosa, 656
- oral da faringe, 909
- pilórica, 958
- prostática da uretra, 1114
- superior do sistema respiratório, 892
- torácica da aorta, 798, 804
- tuberal, 656
- vestibular do nervo vestibulococlear, 636
Partículas subatômicas, 31
Patela, 255, 258
Patência do sistema respiratório, 909
Patógenos, 845
Patologista, 111
Pé
- calcaneovalgo, 478
- cavo, 262
- equinovaro, 478
- plano, 262
- torto, 266
Pectíneo, 400, 404
Pedicelos, 1053
Pedículo(s)
- de conexão, 1166
- ópticos, 639
Pedúnculos cerebelares, 504, 507
- inferiores, 507, 637
- médios, 507
- superiores, 507
Peeling químico, 168
Pele(s), 149
- azuladas ou cianóticas, 155
- e cor da membrana mucosa, 155
- espessa, 152, 162
- fina, 151, 162
Pelo(s), 156
- e hormônios, 159
- terminais, 158
Pelve
- falsa, 253
- maior, 252, 253
- menor, 252, 253
- óssea, 250, 251
- renal, 1045
- verdadeira, 253
Pelvimetria, 254
Pênis, 1116
Pepsina, 960, 980
Peptidases, 974
Peptídeo(s), 52, 651

- insulinotrópico dependente de glicose, 682, 972, 988
- liberador de gastrina, 989
- natriurético atrial, 682, 789, 1057, 1064, 1065, 1091
- opioides, 453
- semelhante ao glucagon, 988
Percepção, 517, 570
Percussão, 5
Perda
- de água insensível, 1028
- de cabelo, 158
- de sal urinário, 1088
- do revestimento, 75
- urinária de água, 1088
Perforina, 858, 870
Perfuração do tímpano, 624
Perfusão pulmonar, 929
Pericárdio, 19, 138, 728
- fibroso, 728
- seroso, 729
Pericardite, 729
- crônica, 729
Pericôndrio, 134, 185
Periderme, 166
Perilinfa, 625
Perimétrio, 1128
Perimísio, 307
Períneo, 374, 1133
Perineuro, 469
Período
- de contração, 329
- de latência, 329
- de relaxamento, 329, 750
- embrionário, 1159
- fetal, 1159, 1175
- refratário, 329, 440, 444, 745, 1141
- - absoluto, 440
- - relativo, 440
Periodontia, 951
Periodonto, 950
Periósteo, 177, 187
Peristaltismo, 954
- de massa, 984
Peritônio, 19, 138, 944
- parietal, 944
- visceral, 944
Peritonite, 946
Permeabilidade
- da membrana, 66
- seletiva, 66
Permuta (*crossing-over*), 100
Peroxissomos, 86, 91
Persistência do canal arterial, 763
Pescoço, 14
Peso, 30
- molecular, 920
Pesquisa de células-tronco, 1162
pH, 42, 780
Pia-máter, 462, 494
Pielonefrite, 1079, 1082
Piercing corporal, 155, 156
Piloro, 958
Pilorospasmo, 958
Pinealócitos, 680
Pinocitose, 75, 666
Piolhos, 173
- da cabeça, 173
- púbicos, 173
Piorreia, 990

Piotórax, 904
Pirâmides, 502
- renais, 1042
Piriforme, 399, 400
Pirimidinas, 56
Pirógeno, 1035
Pirose (azia), 956, 994
Pituícitos, 661
Placa(s)
- ateroscleróticas, 760
- cribriforme horizontal, 213
- das mãos, 263
- de metáfase, 97
- de Peyer, 972
- de proteína beta-amiloide, 541
- dentária, 990
- dos pés, 263
- epifisária, 187, 188
- motora, 322
- neural, 536, 1169
- orbitais, 214
- perpendicular mediana, 214
Placenta, 682, 834, 1171
- prévia, 1172
Placentação, 1171
Placoide
- da lente, 638, 1173
- ótico, 640, 1173
Plano(s), 17
- coronal, 17
- mediano, 17
- oblíquo, 17
- paramediano, 17
- sagital, 17
- transverso, 17
Plantar, 406, 410
Plaquetas, 137, 697, 709
Plasma
- rico em plaquetas, 709
- sanguíneo, 9, 136, 697, 1086
Plasmina, 715
Plasminogênio, 715
Plasmócitos, 126, 864, 872, 879
Plasticidade, 455, 595
Platô, 745
Pleura, 19, 138, 904
- parietal, 904, 931
- visceral, 904, 931
Pleurisia, 904
Plexo(s), 470
- autônomos, 550
- braquial, 470, 473
- capilar do infundíbulo, 661
- cardíaco, 554
- celíaco, 554
- cervical, 470, 471
- coccígeo, 471, 478l, 479
- corióideos, 498
- da raiz do pelo, 158, 575
- de Auerbach, 943
- de Meissner, 943
- entéricos, 420, 547
- hipogástrico, 554
- lombar, 470, 476
- mesentérico
- - inferior, 554
- - superior, 554
- mioentérico, 943
- primário do sistema porta-hipofisário, 658
- pulmonar, 554
- renal, 554
- sacral, 470, 478
- secundário do sistema portal-hipofisário, 658
- submucoso, 943
- venosos palmares, 820
Pneumócitos do tipo
- I, 905
- II, 905
Pneumoconiose dos mineiros de carvão, 936
Pneumologista, 903
Pneumotórax, 904
Podócitos, 1047
Polaridade, 444
Policitemia, 697
Polímeros, 44
Poliomielite, 489
Polipeptídio, 52
- intestinal vasoativo, 989
- pancreático, 676, 679
Pólipos, 991
- no colo, 982
Polirribossomo, 95
Polispermia, 1160
Polissacarídeos, 46
Poliúria, 1082
Polpa
- branca, 855
- do dente, 951
- vermelha, 855
Ponte(s), 504, 518
- cruzada, 318
- de hidrogênio, 35, 37
Ponto(s)
- cego, 614
- de fixação muscular, 345
- lacrimais, 608
- próximo de visão, 617
Poplíteo, 406, 411
Porção muscular periférica do diafragma, 369
Porcentagem, 42
Poro(s)
- gustatório, 604
- nucleares, 88
Portadores, 1190
Pós-carga, 752
Posição(ões)
- anatômica, 14, 15
- do corpo, 14
- prona, 14
- supina, 14
Postectomia, 1117
Posterior (dorsal), 16
Postura anteriorizada da cabeça, 227
Potássio, 30, 1032, 1093, 1095
Potenciação de longo prazo, 595
Potencial
- de ação, 306, 431, 438
- - e contração das fibras contráteis, 743
- - muscular, 431
- - nervosos, 142, 431
- de marca-passo, 743
- de membrana, 67, 432
- - em repouso, 432, 434
- graduados, 430, 436
- - de despolarização, 436
- - de hiperpolarização, 436
- pós-sináptico, 445, 446
- - excitatório, 447
- - inibitório, 447
- receptor, 571

PPSE, 450
PPSI, 450
Pré-carga, 752
Pré-doação, 723
Pré-eclâmpsia, 1184
Preenchedores dérmicos, 168
Pré-mRNA, 93
Prega(s)
- circulares, 972
- de mucosa, 1074
- gástricas, 958
- mucosas, 967
- neurais, 536, 1169
- uretrais, 1147
- vestibulares, 898
- vocais, 898
Prepúcio, 1116
- do clitóris, 1133
Presbiacusia, 641
Presbiopia, 617
Preservativo
- feminino, 1144
- masculino, 1144
Pressão(ões), 575
- alveolar, 911
- arterial, 782, 791, 929
- - diastólica, 782, 791
- - elevada, 838
- - média, 782
- - normal, 838
- - sistólica, 782, 791
- coloidosmótica do sangue, 780, 1054
- de entrada efetiva, 780
- de filtração efetiva, 780, 1054
- de pulso, 791
- hidrostática, 70
- - capsular, 1054
- - do líquido intersticial, 780
- - glomerular do sangue, 1054
- intraocular, 614
- intrapleural, 911
- osmótica, 70
- - do líquido intersticial, 780
- parcial
- - de dióxido de carbono, 921
- - de oxigênio, 921
Pressurização da orelha média, 914
Priapismo, 1119
Primeira semana de desenvolvimento, 1159
Primeiro(s)
- corpúsculo polar, 1124
- dentes molares permanentes, 951
- e segundo
- - molares decíduos, 951
- - pré-molares, 951
- mensageiro, 652
- trimestre, 1159
Primórdio, 1195
Principais articulações do corpo, 284
Princípio
- de difusão, 68
- do tudo ou nada, 439
Procarboxipeptidase, 964
Procedimentos comuns de imagem médica, 23
Processamento
- de antígenos, 865
- - endógenos, 866
- - exógenos, 865
- do estímulo visual na retina, 621
Processo(s), 225

- articulares superiores, 230
- ativos, 67, 72
- ciliares, 610
- coracoide, 244
- de sensibilidade, 570
- espinhoso, 205
- estiloide, 246
- laterais da cartilagem do septo nasal, 892
- notocordal, 1167
- odontoide, 226
- palatino, 216
- passivos, 67, 68, 77
- que formam as articulações, 205
- temporal, 216
- transversos, 232
- vitais básicos, 8
- xifoide, 232

Proctodeu, 989, 1173
Proctologia, 981
Produção
- de ATP, 1001
- - em fibras musculares, 325
- - no músculo cardíaco, 745
- - para a contração muscular, 326
- de células sanguíneas, 177
- de eritrócitos, 705
- de hormônios, 510
- de movimentos corporais, 306
- de urina diluída e concentrada, 1065
- do potencial de ação muscular, 322
Produtos, 37
- de degradação, 699
- químicos vasodilatadores e vasoconstritores, 789
- tópicos, 168
Proelastase, 964
Proeminência do coração, 1173
Proeritroblasto, 705
Prófase, 96, 99
Profilaxia
- pós-exposição, 883
- pré-exposição, 883
Profundo (interno), 16
Progênie, 106
Progesterona, 680, 682, 1136, 1181
Progressão para a AIDS, 882
Prolactina, 657, 660, 661, 1187
Prolapso
- de valva mitral, 738
- uterino, 1127
Promontório
- do sacro, 253
- sacral, 230
Promotor, 92
Pronação, 279, 280
Pronefro, 1077
Pronúcleo
- feminino, 1160
- masculino, 1160
Propagação de potenciais de ação, 440
Propranolol, 560
Propriedades
- do tecido muscular, 306
- térmicas da água, 41
Propriocepção, 577
Proprioceptores, 572, 577, 753
Propulsão, 941, 960
Prosencéfalo, 538, 1169
Prosopagnosia, 542
Prostaciclina, 716

Prostaglandinas, 51, 650, 681, 860
Próstata, 1075, 1115
Prostatite
- aguda, 1148
- crônica, 1148
Protease, 882
Proteassomo(s), 87, 91
Proteção, 163, 177, 696
Proteína(s), 51, 651, 1015
- antimicrobianas, 858
- C
- - ativada, 716
- - reativa, 761
- completa, 1015
- de adesão, 127
- de ligação do ferro, 858
- de transporte, 650
- fibrosas, 53
- G, 602, 653
- globulares, 53
- incompleta, 1015
- integrais, 65
- ligadora de androgênio, 1111
- motoras, 312
- musculares, 312
- periféricas, 65
- plasmáticas, 697, 699
- receptoras olfatórias, 601
- sincronizadoras, 512
- transmembrana, 65
Proteinoquinase, 653
- dependentes da ciclina, 97
Proteoglicanos, 127
Proteoma, 92
Proteômica, 106
Protetores solares, 168
Prótons, 31
Protração, 279, 280
Protuberância labioescrotal, 1147
Prova(s)
- cruzada, 721
- de esforço, 747, 761
- de função hepática, 968
Provitaminas, 1031
Proximal, 16
Prurido, 173, 575
Pseudópodes, 75, 859
Psiconeuroimunologia, 878
Psoríase, 153
PTH, 1065
Ptose, 528, 643
Puberdade, 1147
Púbis, 252
Pudendo feminino, 1132
Puerpério, 1186
Pulmões, 834, 903, 909, 1077
Pulso, 790
Punção
- lombar, 464
- venosa, 840
Pupila, 610
Purinas, 56, 452
Pus, 860

Q

Quadrado
- de Punnett, 1189
- femoral, 399, 400
- plantar, 411, 412

Quadrante, 21
- inferior
- - direito, 21
- - esquerdo, 21
- superior
- - direito, 21
- - esquerdo, 21
Quadríceps femoral, 404
Quarta semana de desenvolvimento, 1173
Quarto ventrículo, 497
Queda
- do pé, 478
- do punho, 474
Queimadura(s), 169, 171
- de primeiro grau, 169
- de segundo grau, 169
- de terceiro grau ou de espessura total, 169
Queloide, 173
Queratan sulfato, 127
Queratina, 151
Queratinização e crescimento da epiderme, 153
Queratinócitos, 151
Querato-hialina, 152
Queratose, 172
Quiasma óptico, 622
Quilocaloria, 1024
Quilomícrons, 977, 1012
Química, 30
Quimiorreceptores, 573, 753, 788, 927, 943
- centrais, 927
- periféricos, 927
Quimiosmose, 1006, 1008
Quimiotaxia, 707, 858
Quimioterapia, 97, 158
Quimo, 960
Quimotripsina, 963, 980
Quimotripsinogênio, 964
Quinase da cadeia leve de miosina, 336
Quinta a oitava semanas de desenvolvimento, 1175
Quiropraxia, 238

R

Rabdomiossarcoma, 416
Radiação, 1027
- eletromagnética, 607
- ópticas, 623
Radicais livres, 33, 104, 740
Radículas, 464
Rádio, 246, 247
Radiografia, 23
Rafe do escroto, 1106
Raios X com contraste à base de bário, 23
Raiva, 458
Raíz(es), 464
- anterior, 464
- do pelo (ou cabelo), 156
- do pênis, 1116
- posterior, 464
Ramo(s), 470
- anterior, 470
- ascendente
- - da alça de Henle, 1046
- - delgado, 1047
- - espesso, 1047
- bronquiais, 805
- cinzentos comunicantes, 554
- circunflexo, 738, 799
- coclear, 531
- comunicante(s), 470

- - branco, 554
- descendente da alça de Henle, 1046
- esofágicos, 805
- helicinos, 1128
- interventricular
- - anterior, 738, 799
- - posterior, 738, 799
- marginal, 799
- - direito, 740
- mediastinais, 805
- meníngeo, 470
- pancreáticos, 807
- parietal, 809
- pericárdicos, 805
- posterior, 470
- radiais, 1128
- retos, 1128
- vestibular, 531
- viscerais
- - ímpares, 807
- - pares, 808
Ramos do pênis, 1116
Rampa
- do tímpano, 626
- do vestíbulo, 626
Raquitismo, 198
Reabilitação cardíaca, 766
Reabsorção, 780
- e secreção
- - na parte terminal do túbulo contorcido distal e no ducto coletor, 1062
- - no túbulo contorcido proximal, 1059
- - tubulares, 1057
- facultativa de água, 1059
- na alça de Henle, 1061
- na parte inicial do túbulo contorcido distal, 1062
- obrigatória de água, 1059
- óssea, 179, 190
- paracelular, 1058
- transcelular, 1058
- tubular, 1052
Reações
- acrossomal, 1160
- alérgicas, 883
- da cadeia transportadora de elétrons, 1002
- de decomposição, 39
- de desidrogenação, 1000
- de liberação das plaquetas, 712
- de oxidação-redução, 40
- de oxirredução, 1000
- de permuta, 39
- de resistência, 683
- de síntese, 39
- - por desidratação, 41
- do ciclo de Krebs, 1002
- do tipo
- - II, 883
- - III, 883
- - IV, 883
- endergônicas, 38
- exergônicas, 38
- metabólicas, 999
- no estado
- - absortivo, 1019
- - pós-absortivo, 1021
- químicas, 37
- redox, 1000
- reversíveis, 40
Reagentes, 37

Reanimação cardiopulmonar, 729
Reatividade, 864
Receptor(es), 10, 65
- adrenérgicos, 558
- agonistas e antagonistas, 560
- alfa, 558
- beta, 558
- cinestésicos articulares, 579
- colinérgicos, 558
- de acetilcolina, 322
- de adaptação
- - lenta, 573
- - rápida, 573
- de antígenos, 862, 864
- de calor, 575
- de frio, 575
- de linfócitos
- - B, 872
- - T, 868
- de neurotransmissores, 446, 447
- ionotrópico, 446, 447
- metabotrópicos, 446, 447
- muscarínicos, 558
- nicotínicos, 558
- sensitivo, 420, 425, 481, 563, 570, 571, 573
- universais, 719
Reciclagem dos receptores para a membrana plasmática, 75
Recombinação genética, 100, 865
Recrutamento de unidade motora, 330
Rede(s)
- de condução subendocárdica, 743
- do testículo, 1113
- venosas dorsais da mão, 820
Redondo, 219
Redução, 40, 192, 1000
- aberta, 192
- da dor muscular, 351
- fechada, 192
Reflexo(s), 481
- aquileu, 486
- autônomos, 481
- - viscerais, 563
- barorreceptores, 787
- craniano, 481
- cutâneo abdominal, 486
- da aorta, 787
- da defecação, 985
- de ejeção do leite, 1187
- de estiramento, 481, 483
- de flexão plantar, 486
- de insuflação, 928
- - de Hering-Breuer, 928
- de micção, 1075
- de retirada e extensor cruzado, 485
- do engasgo ou vômito, 533
- do seio carótico, 787
- e arcos reflexos, 481
- e diagnóstico, 486
- em massa, 566
- espinal, 481
- extensor cruzado, 486
- faríngeo, 533
- flexor, 485
- gastrocólico, 984
- gastroileal, 984
- ipsilateral, 482
- patelar, 486
- plantar extensor, 486

- posturais, 589
- quimiorreceptores, 788
- somáticos, 481
- tendinoso, 483, 484
Refração de raios de luz, 615
Regeneração, 455, 619
- das células cardíacas, 741
- do tecido muscular, 337
- e reparo do tecido nervoso, 455
- tecidual, 143
Região(ões)
- abdominopélvicas, 21
- constante, 873
- da coluna vertebral, 225
- da dobradiça, 873
- da haste, 873
- e quadrantes da cavidade abdominopélvica, 22
- olfatória, 909
- respiratória, 909
- variáveis, 873
- vertebrais, 225
Registros de pressão, 827
Regra
- do octeto, 34
- dos noves, 171
Regulação
- autônoma da frequência cardíaca, 753
- da frequência cardíaca, 753
- da ingestão de alimentos, 1026
- - sólidos e líquidos, 511
- da perda de água e de solutos, 1088
- da taxa de filtração glomerular, 1057
- da temperatura corporal, 1027
- da ventilação pulmonar por quimiorreceptores, 926
- de padrões emocionais e comportamentais, 511
- de processos não motores, 591
- do centro respiratório, 926
- do ganho corporal de água, 1087
- do metabolismo durante o estado
- - absortivo, 1020
- - pós-absortivo, 1022
- do tônus muscular, 591
- do volume sistólico, 752
- dos ritmos circadianos, 511
- homeostática da reabsorção e da secreção tubulares, 1063
- hormonal, 1057
- - da pressão arterial, 788
- - da TFG, 1056
- - do ciclo reprodutivo feminino, 1135
- neural, 1057
- - da pressão arterial, 787
- - da TFG, 1056
- química da frequência cardíaca, 754
Rejeição
- de enxertos e tipagem de tecido, 871
- do enxerto, 871
Relação
- comprimento-tensão, 320
- heterossexual, 1119, 1141
Relaxamento isovolumétrico, 750
Relaxina, 680, 1137
Remoção
- do neurotransmissor, 447
- do pelo, 158
Remodelamento
- e ortodontia, 190
- ósseo, 176, 190
Renina, 673, 682, 789, 1063

ÍNDICE ALFABÉTICO

Reparo
- do joelho, 299
- do quadril, 299
- tecidual, 143
Replicação do DNA, 97
Repolarização, 745
- ventricular, 746
Repouso, 561
Reprodução, 8
Reserva
- cardíaca, 752
- de nutrientes, 1019
Reservatório
- de pressão, 772
- de sangue, 163, 779
Resfriado, 907
- comum, 907
Resistência
- ao estresse, 673
- nas vias respiratórias, 913
- vascular, 783
- - sistêmica, 783
Resolução, 1141
Respiração, 890
- aeróbica, 327, 1002
- celular, 87, 1001, 1008
- - anaeróbica, 326
- de Cheyne-Stokes, 936
- diafragmática, 914
- externa, 890, 917
- interna, 890, 919
- torácica ou alta, 914
Responsividade, 8
Resposta(s)
- ao estresse, 683
- de luta ou fuga, 560, 683
- homeostáticas ao choque, 792
- miogênica, 789
- parassimpáticas, 561
- primária, 876
- secundária, 876
- sexual humana, 1141
- simpáticas, 560
Ressonância magnética, 24
Restauração da homeostasia, 143
Resurfacing a *laser*, 168
Retardo sináptico, 445
Retenção urinária, 1082
Retículo
- endoplasmático, 82, 83, 91
- - liso, 82
- - - e tolerância a fármacos, 83
- - rugoso, 82
- - sarcoplasmático, 311, 329
Reticulócito, 705
Retina, 611
Retináculo(s), 386
- dos músculos extensores, 386
- dos músculos flexores, 250, 386
- inferior dos músculos extensores, 406
- medial e lateral da patela, 295
- superior dos músculos extensores, 406
Retinal, 619
Retinoblastoma, 643
Retinopatia diabética, 643, 770
Reto, 982
- femoral, 404
- inferior, 358
- lateral, 358
- medial, 358
- superior, 358

Retocolite, 994
- ulcerativa, 993
Retorno venoso, 752, 783
Retração, 279, 280
- do coágulo, 715
- elástica, 912
Retroalimentação (*feedback*)
  tubuloglomerular, 1056, 1057
Retroflexão, 1127
Retropulsão, 960
Reumatismo, 301
Revestimentos
- de tecido conjuntivo dos nervos espinais, 469
- protetores do encéfalo, 494
Ribonuclease, 963, 980
Ribonucleoproteínas nucleares pequenas, 93
Ribose, 57
Ribossomos, 82, 91
Rigidez, 330
Rigor mortis, 321
Rima
- da glote, 897
- do vestíbulo, 898
Rinite, 936
Rinoplastia, 892
Rins, 834, 1042, 1076
- ectópico, 1077
- em ferradura, 1077
Riso, 914
Ritidectomia (*facelift*), 168, 169
Ritmo
- circadiano, 511, 592
- sinusal normal, 764
RNA
- de transferência, 92
- mensageiro, 92
- polimerase, 92
- ribossômico, 92
Rodopsina, 618
Rombencéfalo, 538, 1169
Rosácea, 168
Rotação, 278, 280
- lateral (externa), 279
- medial (interna), 278
- nas articulações sinoviais, 279
- para baixo, 378
- para cima, 377
Rotadores, 396
RU 486, 1144
Rubor sexual, 1141
Rugas vaginais, 1131
Ruptura(s)
- da barreira hematencefálica, 497
- de cartilagem e artroscopia, 275
- do baço, 855
- do lábio glenoidal, 291
- dos meniscos, 275
- muscular, 416

S

Sacarase, 974
Saciedade, 1026
Saco(s)
- alveolares, 905
- lacrimal, 608
- linfáticos, 856
- - jugulares, 856
- - posteriores, 857
- - retroperitoneal, 856
- vitelino, 1165

Sacro, 222, 229, 231
Saculações do colo, 982
Sáculo, 625, 634
Sais inorgânicos, 42
Sal, 42
Saliva, 857, 980
Salivação, 949
Salpingectomia, 1154
Sangue, 136, 137, 695, 696, 1077
- desoxigenado, 917
- do cordão umbilical, 711
- e homeostasia, 695
- oculto, 985
- oxigenado, 917
- total, 723
Sarcolema, 309
Sarcoma, 104
- osteogênico, 104
Sarcômero, 311, 312, 313
Sarcoplasma, 309
Sardas, 155
Saturação percentual da hemoglobina, 921
Sebo, 159
Secções, 17, 18
Secreção, 115, 941
- de hormônio(s)
- - antidiurético, 792
- - tireoidianos, 666
- tubular, 1052, 1057
- vaginais, 857
Secretina, 682, 971, 988
Secundinas, 836, 1172
Segmentações, 972
Segmentares, 396
Segmento(s)
- anterior, 614, 616
- broncopulmonar, 905
- inicial, 422
- S-T, 746
Segunda semana de desenvolvimento, 1164
Segundo(s)
- corpúsculo polar, 1124
- dentes molares permanentes, 951
- mensageiro, 652
- trimestre, 1159
Seio(s)
- caróticos, 787
- cavernosos, 817
- coronário, 740, 794, 815
- lactíferos, 1133
- medulares, 854
- paranasais, 219, 220
- renal, 1045
- reto, 817
- sagital
- - inferior, 817
- - superior, 498, 817
- sigmóideos, 817
- subcapsular, 852
- trabeculares, 854
- urogenital, 1077
- venoso, 759, 776, 855
- - da esclera, 610
Seleção
- clonal, 862, 863
- negativa, 878
- positiva, 877
Selênio, 1032
Seletividade, 570
Semanas restantes do período embrionário, 1167

Sêmen, 1116
Sensação(ões)
- de dor, 575
- do membro fantasma, 575
- térmicas, 575
Sensibilidade, 570
- cutânea, 163, 574
- proprioceptivas, 577
- somática, 574
- tátil, 574
- térmica, 575
Sensibilização, 594
Sentidos
- especiais, 570, 599
- gerais, 570
- somáticos, 570
- viscerais, 570
Separação entre miosina e actina, 318
Septicemia, 723
Septo(s)
- do escroto, 1106
- interatrial, 730
- interventricular, 733
- nasal, 217, 892
- pelúcido, 497
Serotonina, 452
Sibilos, 936
Sífilis, 1152
Símbolo químico, 30
Simportadores, 74
- de Na^+, 1059
- de Na^+-Cl^-, 1062
- de Na^+-glicose, 1059
- de Na^+-K^+-$2Cl^-$, 1061
Sinal(is), 13
- de Babinski, 486
- - ausente, 486
- elétricos produzidos por células excitáveis, 444
- e sintomas do choque, 792
Sinalização elétrica dos neurônios, 430
Sinapse(s), 100, 322, 423
- axoaxônicas, 444
- axodendrítica, 444
- axossomáticas, 444
- elétricas, 445
- neuromuscular, 322
- químicas, 445
Sinciciotrofoblasto, 1164
Sincondroses, 272
Síncope(s), 784
- do seio carótico, 788
- induzida por fármacos, 784
- situacional, 784
- vasodepressora, 784
Sincronização, 445
Sindesmose(s), 270
- dentoalveolar, 270
- tibiofibular, 258
Síndrome(s)
- alcoólica fetal, 1178, 1195
- compartimental, 414
- da dor regional complexa tipo 1, 566
- da fadiga crônica, 885
- da metafêmea, 1195
- de Angelman, 1190
- de angústia respiratória, 913
- de compulsão alimentar-purgação, 993, 1036
- de Cushing, 690
- de disfunção de múltiplos órgãos (SDMO), 1079
- de dor femoropatelar, 256

- de Down, 1195
- de Guillain-Barré, 458
- de Horner, 556
- de Klinefelter, 1195
- de morte súbita infantil, 935
- de Prader-Willi, 1190
- de Reye, 542
- de Tourette, 591
- de Turner, 1196
- do calcanhar doloroso, 414
- do desfiladeiro torácico, 474
- do estresse tibial, 408
- do impacto, 380
- do intestino irritável, 994
- do túnel do carpo, 391
- nefrótica, 1079
- pós-poliomielite, 489
- pré-menstrual, 1150
- respiratória aguda grave, 935
Sinergistas, 351
Sinestesia, 597
Sínfise(s), 272
- púbica, 250, 252, 253
Singamia, 1160
Sinostose, 270
Sinóvia, 273
Sinoviócitos, 138
Sinovite, 302
Síntese
- de aminoácidos, 1001
- de glicogênio, 1001
- de proteínas, 92
- de sais biliares, 969
- de tireoglobulina, 666
- de triglicerídios, 1001
- de vitamina D, 164
Sintomas, 13
Sinusite, 220
Sinusoides maternos, 1166
Sistema(s), 4
- ázigo, 823
- circulatório, 6, 695, 696, 726, 769
- complemento, 858
- de alavanca, 346
- de ativação reticular no despertar, 592
- de condução do coração, 741
- de Havers, 136
- de retroalimentação, 9
- - negativa, 11
- - positiva, 11
- digestório, 7, 939, 940, 1077
- do corpo humano, 4
- endócrino, 6, 646
- esquelético, 4, 176, 177, 201, 241
- fibrinolítico, 715
- genital, 7, 1104
- feminino, 1119
- masculino, 1105
- imune, 862
- límbico, 516, 606
- linfático, 845
- - e imunidade, 6, 844
- - resistência a doenças e homeostasia, 844
- muscular, 5, 344, 345
- musculoesquelético, 202
- nervoso, 5, 420
- - autônomo, 420, 547, 549
- - central, 420
- - e endócrino, 647
- - entérico, 943

- - parassimpático, 547
- - periférico, 420
- - simpático, 547
- - somático, 420, 547, 549
- porta, 775
- portal-hipofisário, 658
- renina-angiotensina-aldosterona, 789, 1063
- respiratório, 6, 889, 890
- sensitivos, motores e integrativos, 569
- tampão
- - ácido carbônico-bicarbonato, 1097
- - de fosfato, 1097
- - de proteínas, 1096
- tegumentar, 4
- urinário, 7, 1040, 1041
Sistema-tampão, 43, 1099
- de ácido carbônico-bicarbonato, 43
Sístole, 747
- atrial, 750
- ventricular, 750
Sítio
- A (aminoacil), 93
- ativo, 53
- E, 93
- P (peptidil), 93
Sobrecarga
- de ferro e dano tecidual, 705
- sensitiva, 506
Sódio, 30, 1032, 1093, 1095
Solubilidade dos gases, 920
Solução, 40, 42
- ácida, 43
- básica, 43
- hipertônica, 71
- hipotônica, 71
- intravenosas, 71
- isotônica, 71
Soluços, 503, 914
Soluto(s), 40
- hidrofílicos, 41
- hidrofóbicos, 41
Solvente, 40
Somação, 437
- de ondas, 329
- espacial, 449
- temporal, 449
Somatocrinina, 657
Somatomamotrofina coriônica humana, 682, 1182
Somatostatina, 676, 679, 989
Somatotrofina, 657
Somatotrofos, 657, 659
Somitos, 338
Sono, 506, 592
- nREM, 592
- paradoxal, 593
- REM, 593
Sonograma, 1179
Sons
- altos e danos às células ciliadas, 630
- de Korotkoff, 791
Sopros cardíacos, 751
Soro, 712
Stent, 762
Subluxação, 302
Substância
- antimicrobianas, 857
- branca, 429
- - cerebral, 514
- cinzenta, 429, 464
- fundamental, 126

- inibidora mülleriana, 1145
- negra, 505
- odoríferas, 601
- P, 453, 454, 989
- químicas e medicamentos, 1178
- reguladoras, 699
Substrato, 53
Suco
- gástrico, 959, 980
- intestinal, 972
- pancreático, 963, 980
Sudorese
- emocional, 160
- termorreguladora, 159
Sulco(s), 205, 512, 730
- central, 513
- coronário, 730
- de clivagem, 97
- do nervo radial, 246
- faríngeo, 641, 1173
- interlobares, 512
- intertubercular, 246
- interventricular
- - anterior, 730
- - posterior, 730
- lateral do cérebro, 514
- mediano posterior, 464
- neural, 1169
- ópticos, 638
- parietoccipital, 514
- uretral, 1147
Sulfato de condroitina, 127, 128
Sulfidrila, 45
Supercílios, 608
Superficial (externo), 16
Superfície(s)
- apical, 114
- basal, 114
- laterais, 114
Superior (cefálico ou cranial), 16
Supinação, 279, 280
Suplementação de creatina, 325
Suplementos vitamínicos e minerais, 1035
Suporte para a insuficiência cardíaca, 756
Supraorbital, 219
Suprarregulação, 649
Supressão de movimentos indesejados, 591
Suprimento sanguíneo
- do fígado, 967
- e inervação dos rins, 1045
- e nervoso dos ossos, 183
Surdez, 630, 642
- de condução, 642
- de palavras, 596
- neurossensorial, 642
Surfactante, 906, 913
Suscetibilidade, 845
Suspensão, 42
Suspiro, 914
Sustentação, 177
Sutura(s), 218, 270, 285
- coronal, 219
- escamosas, 219
- frontal, 270
- lambdóidea, 219
- sagital, 219

T

T3 (tri-iodotironina) e T4 (tiroxina), 668
Tabagismo, 1179

Tálamo, 509, 518, 606
Talassemia, 721
Talipes equinovaro, 266
Tálus, 260
Tamanho do lúmen, 783
Tampão(ões), 43
- corporais, 1077
- plaquetário, 713
Taquicardia, 534, 754, 764, 790
- paroxística, 766
- supraventricular, 764
- ventricular, 765
Taquipneia, 936
Tarsais, 260
Tarso, 260, 607
Tato, 574
Tatuagem, 155
Taxa
- de filtração glomerular, 1055
- metabólica, 1025, 1101
- - basal, 666, 1025
- - total, 1025
Teca
- externa, 1123
- folicular, 1123
- interna, 1123
Tecido, 4, 111
- adiposo, 131
- adiposo e energia química armazenada, 1026
- conjuntivo, 111, 113, 126
- - areolar, 130
- - de suporte, 129
- - denso, 129, 132
- - - não modelado, 133
- - elástico, 133
- - embrionário, 128, 129
- - frouxo, 129
- - líquido, 129, 136
- - maduro, 128, 129
- - mesenquimatoso e mucoso, 129
- - mucoso, 130
- - propriamente dito, 129
- - reticular, 131
- de granulação, 143, 165
- e homeostasia, 110
- epitelial, 111, 113, 114, 116
- linfático, 845
- linfoide associado a mucosa, 856, 942
- muscular, 111, 140, 305, 306
- - cardíaco, 141, 306, 334, 741
- - esquelético, 140, 306, 307
- - liso, 141, 306, 335, 336
- - - multiunitário, 335
- - - visceral, 335
- nervoso, 111, 142, 419
- ósseo, 136, 176, 179
- - compacto, 136, 180
- - esponjoso, 136, 182
- - sanguíneo, 136
Técnicas
- de imagem médica, 22
- de lipoescultura, 132
- diagnósticas não invasivas, 5
Tegumento comum, 148, 149
Tela
- subcutânea, 150, 307
- submucosa, 943
Telangiectasias, 777
Telencéfalo, 494, 512, 538, 1169
Telodendros, 423

Telófase, 97, 99
Telômeros, 103
Temperatura, 38, 68, 1027
- corporal, 922, 929
- interna, 1027
- superficial, 1027
Tempestade tireoidiana, 691
Tempo de circulação, 784
Temporal, 359
Tenar, 391
Tendão, 309
- central, 370
- do calcâneo (de Aquiles), 309, 406
- do quadríceps, 404
Tênias do colo, 982
Tenossinovite, 302
Tensão
- muscular, 416
- superficial, 35
- - do líquido alveolar, 913
Tensor da fáscia lata, 399, 400
Tentório do cerebelo, 496, 507
Terapia
- a *laser* de baixa intensidade, 132
- antirretroviral, 882
- celular adotiva, 878
- com citocinas, 868, 878
- com plasma rico em plaquetas, 709
Teratógenos, 1178
Terceira
- bolsa faríngea, 857
- semana de desenvolvimento, 1167
Terceiro(s)
- dentes molares permanentes, 951
- trimestre, 1159
- ventrículo, 497
Terçol, 608
Terminações nervosas
- encapsuladas, 571
- livres, 153, 571
Terminador, 92
Terminais axônicos, 322, 423, 451
Término da atividade da ACH, 322
Terminologia anatômica básica, 14
Termogênese, 306, 559
- da atividade sem exercício, 1026
- induzida pelos alimentos, 1025, 1026
Termorreceptores, 573, 575
Termorregulação, 159, 163, 1028
Termos direcionais, 14, 16
Termostato, 511
- hipotalâmico, 1028
Teste(s)
- de histocompatibilidade, 871
- de Papanicolaou, 123
- de velocidade de condução nervosa, 319
- de Weber, 642
- eletrofisiológico, 766
- ergométrico, 761
- pré-natais não invasivos, 1180
- rápidos de gravidez, 1182
Testículos, 680, 1106
Testosterona, 197, 680, 1111, 1145
Tetania, 690
Tétano
- completo, 329
- incompleto, 329
Teto do mesencéfalo, 504
Tétrade, 100
Tetralogia de Fallot, 764

Tetraplegia, 488
Tíbia, 256
Tibial
- anterior, 406, 410
- posterior, 406, 411
Timo, 680, 681, 686, 850
Timopoetina, 681
Timosina, 681
Timpanotomia, 642
Tinea
- *corporis*, 173
- *cruris*, 173
- *pedis*, 173
Tinha, 173
Tinido, 532, 643
Tipagem
- de tecidos, 871
- e prova cruzada do sangue para a transfusão, 719
- sanguínea ABO, 720
Tipos
- de câncer, 104
- de células
- - nas ilhotas pancreáticas, 675
- - no tecido ósseo, 180
- de choque, 791
- de dor, 576
- de energia, 37
- de fibras musculares esqueléticas, 332
- de leucócitos, 706
- de movimentos nas articulações sinoviais, 276
- de ossos, 204
- de pele, 162
- de reações químicas, 38
- de tecidos, 111
- e causas de hipertensão, 838
- sanguíneos, 716
Tique, 340, 416
Tireócitos C, 664, 667
Tireócitos T, 664
Tireoglobulina, 666
Tireotrofina, 657
Tireotrofos, 657
Tirosinase, 155
Tiroxina, 664
Titina, 314
Tolerância à dor, 597
Tomografia
- computadorizada, 24
- - por emissão de feixes de elétrons, 761
- por emissão de pósitrons (PET), 25
Tomossíntese digital, 1150
Tonicidade, 71
Tonômetro, 643
Tonsilas, 856
- faríngea, 856, 895
- linguais, 856, 895
- palatinas, 856, 895
Tonsilectomia, 856, 895
Tonsilite, 856
Tônus
- autônomo, 560
- da musculatura lisa, 336
- muscular, 330, 482, 507, 577
- vasomotor, 786
Tópico, 173
Toque retal, 1148
Toracocentese, 905
Tórax, 232
Torcicolo, 416
Torpor, 542

Tosse, 503, 914
Toxina botulínica ou botox, 168, 324
Trabalho de parto, 1184
- falso, 1185
- verdadeiro, 1185
Trabéculas, 136, 850, 852
- cárneas, 733
- ósseas, 182
Traço falciforme, 1191
Tracoma, 643
Tradução, 93
Transaminação, 1017
Transcitose, 76, 78, 780
Transcrição, 92, 93
Transdução
- do estímulo, 570
- olfatória, 602
- sonora, 631, 632
Transducina, 621
Transecção, 488
Transferência
- de embriões, 1194
- de energia, 1000
- - nas reações químicas, 38
- intratubária de gametas, 1195
Transferrina, 704
Transfusões, 717
- pré-operatória autóloga, 723
Translocação, 1190
Transmissão
- de sinal em uma sinapse química, 446
- do HIV, 880
- sináptica, 444
Transpiração
- insensível, 159
- sensível, 159
Transplante(s)
- autólogo
- - de condrócitos, 273
- - de pele, 152
- cardíaco, 756
- de córnea, 643
- de gordura, 168
- de medula óssea, 709
- de órgãos, 871
- de sangue de cordão umbilical, 711
- entre animais de espécies diferentes, 885
- renal, 1081
- tecidual, 145
Transportadores de glicose, 1021
Transporte
- ativo, 72, 78
- - primário, 72, 78, 1059
- - secundário, 73, 78, 1059
- através da membrana plasmática, 67
- axônico
- - lento, 424
- - rápido, 424
- de dióxido de carbono, 920, 923
- de hormônios no sangue, 650
- de lipídios por lipoproteínas, 1011
- do oxigênio, 920
- máximo, 1059
- no sangue, 666
- vesicular, 74, 78
Transtorno(s)
- afetivo sazonal, 458, 681
- alimentar, 1139
- bipolar, 457
- de déficit de atenção e hiperatividade, 542

- de estresse pós-traumático, 685
- disfórico pré-menstrual, 1150
- obsessivo-compulsivo, 591
Transudação, 1141
Transversoespinais, 397
Traqueia, 899, 909
Traqueostomia, 901
Tratamento(s)
- a *laser*, 158
- da DAC, 761
- da infecção pelo HIV, 882
- de canal, 950
- de fraturas, 192
- do câncer, 105
- farmacológico da hipertensão arterial, 840
Trato(s), 429, 467
- corticonucleares, 481, 586
- corticospinais, 586
- - anterior, 481, 586
- - lateral, 481, 586
- espinocerebelar
- - anterior, 582
- - posterior, 582
- espinotalâmico, 480, 580
- gastrintestinal, 940
- hipotálamo-hipofisial, 661
- iliotibial, 399
- mamilotalâmico, 516
- motores, 467
- olfatórios, 524, 603
- ópticos, 525, 623
- reticulospinal
- - lateral, 481, 589
- - medial, 481, 589
- rubrospinal, 481, 589
- sensitivos, 467, 480
- tetospinal, 481, 589
- trigeminotalâmico, 581
- vestibuloespinal, 481, 589, 637
Treinamento
- aeróbico, 330
- anaeróbico, 330
- com intervalos, 330
- de força, 334
Tremor, 340, 596, 1028
Tri-iodotironina, 664
Tríade
- infeliz, 298
- portal, 966
Tríade da mulher atleta, 1139
Tríceps
- braquial, 382
- sural, 406, 410
Tricomoníase, 1152
Triglicerídeos, 48, 49
Trígono
- anal, 374
- anterior, 366
- da bexiga, 1074
- femoral, 399
- posterior, 366
- urogenital, 374
Trimestres, 1159
Tripeptídeo, 52
Triplete (trinca) de bases, 92
Tripsina, 963, 980
Tripsinogênio, 964
Troca(s)
- capilar, 779
- de cloreto, 923

ÍNDICE ALFABÉTICO

- de oxigênio e de dióxido de carbono, 916
- entre os meios externo e interno, 10
- gasosa sistêmica, 919
- por contracorrente, 1068
Trocador por contracorrente, 1068
Trocanter, 205
Tróclea do úmero, 246
Trofoblasto, 1161
Trombectomia, 840
Trombina, 714
Trombo, 716
Trombocitopenia, 723
Trombócitos, 697
Tromboflebite, 840
Trombopoetina, 701
Trombose, 712, 716
- venosa profunda, 840
Tromboxano, 681
Trompas de eustáquio, 895
Tronco(s), 14, 473
- arterial, 759
- braquiocefálico, 800
- broncomediastinais, 848
- celíaco, 807
- e ductos linfáticos, 848
- encefálico, 494, 502, 518
- intestinal, 848
- jugulares, 848
- linfáticos, 848
- lombares, 848
- pulmonar, 832
- subclávios, 848
Tropomiosina, 314
Troponina, 314
Tuba(s)
- auditiva, 625
- faringotimpânica, 625
- uterinas, 1125
Túber isquiático, 251
Tubérculo, 205, 228
- conoide, 243
- genital, 1147
- maior, 245
Tuberculose, 934
Tuberosidade, 205
- da ulna, 246
- do rádio, 246
- ilíaca, 251
- para o músculo deltoide, 246
- sacral, 230
Tubo(s)
- cardíaco, 759, 1171
- de regeneração, 456
- endocárdicos, 758
- - primordiais, 1171
- neural, 494, 536, 1169
Tubular simples
- espiralada, 125
- ramificada, 125
Tubulina, 80
Túbulo(s)
- contorcido
- - distal, 1046
- - proximal, 1046
- dentinários, 951
- renal, 1048
- secundários, 1133
- seminíferos, 1106
- - retos, 1113
- T, 309

Túbulo-acinosa composta, 125
Tubulosa
- composta, 125
- simples, 125
Tumor(es), 104
- benigno, 104
- do tecido conjuntivo, 198
- encefálicos, 541
- maligno, 104
Túnel do carpo, 250, 386
Túnica(s)
- adventícia, 954, 1074, 1075
- albugínea, 1106, 1116, 1120
- conjuntiva, 608
- externa, 772
- fibrosa, 610
- interna, 611, 616
- íntima, 770
- média, 770
- mucosa, 138, 857, 942, 1073, 1074, 1075
- muscular, 943, 1073, 1074, 1076
- serosa, 138, 943, 1075
- vaginal, 1106
- vascular, 610, 616

U

Úlceras, 861, 990
- de pressão, 172
- pépticas, 990
Ulna, 246, 247
Ultrassonografia, 24, 132, 1150
- com Doppler, 24, 840
- fetal, 1179
Umbigo, 21, 1172
Umbilical, 21
Úmero, 245
Unhas, 161, 166
Unidades
- formadoras de colônias, 701
- motoras, 328
Ureia sanguínea, 1070
Uremia, 1082
Ureteres, 1073, 1076
Uretra, 1075, 1076, 1113
Uretrite, 1079
Urina, 1041
Urinálise, 1070
Urobilina, 704
Urobilinogênio, 704, 1071
Urografia excretora, 23, 1082
Urologia, 1041
Urologista, 1041
Urotélio, 1073, 1074
Urticária, 173
Útero, 1125
Utrículo, 625, 634
Úvula, 946

V

Vacinas contra o câncer, 878
Vagina, 1130
Vaginite, 1151
Vagotomia, 566
Valva(s)
- atrioventricular, 735
- - direita, 733
- - esquerda, 733
- cardíacas, 734
- da aorta, 733
- do tronco pulmonar, 733

Válvulas, 733, 776
- semilunares, 735
- venosas, 776
Vantagem mecânica, 346
Varfarina, 721
Variações na herança dominante-recessiva, 1190
Varicocele, 1113
Varicosidades, 424, 828
Vasectomia, 1142
Vasocongestão, 1141
Vasoconstrição, 772, 1028
Vasodilatação, 772, 859
Vasopressina, 661, 1063, 1088
Vasos
- dos vasos, 772
- linfáticos, 847
- - aferentes, 852
- - eferentes, 854
- sanguíneos, 769
- sinusoides, 775
- - hepáticos, 966
Vasto
- intermédio, 404
- lateral, 404
- medial, 404
Veia(s), 776, 778
- anastomóticas, 776
- anteriores do ventrículo direito, 740
- arqueadas, 1046
- axilares, 820
- ázigo, 823
- basílicas, 820
- braquiais, 820
- braquiocefálicas, 817, 820, 823
- cardíaca(s), 738
- - magna, 740
- - parva, 740
- cava
- - inferior, 794, 815, 825
- - superior, 794, 815
- cefálicas, 820
- - acessórias, 820
- central, 966
- - da retina, 612
- da cabeça e do pescoço, 817
- da circulação sistêmica, 815
- digitais
- - dorsais, 820, 828
- - palmares, 820
- - plantares, 828
- do abdome e da pelve, 825
- do coração, 740
- do tórax, 823
- dos membros
- - inferiores, 827
- - superiores, 819
- epifisárias, 184
- esplênica, 825, 832
- femorais, 827
- - profundas, 827
- frênicas inferiores, 825
- gástrica
- - direita, 825
- - esquerda, 825
- gonadais, 825
- hemiázigo, 823
- - acessória, 823
- hepáticas, 825, 832, 966
- hipofisárias, 658, 661
- ilíacas

- - comuns, 825, 827
- - externas, 826, 827
- - internas, 826
- intercostal posterior
- - direita, 823
- - esquerda, 823
- interlobares, 1046
- interlobulares, 1046
- intermédias
- - do antebraço, 820
- - do cotovelo, 820
- interventricular posterior, 740
- jugular
- - externa, 817
- - interna, 817
- lombar ascendente, 825
- - direita e subcostal direita, 823
- - esquerda e subcostal esquerda, 823
- mesentérica
- - inferior, 825
- - superior, 825, 832
- metafisárias, 184
- metatarsais
- - dorsais, 828
- - plantares, 828
- nutrícias, 184
- ováricas, 825
- periosteais, 184
- plantar medial e plantar lateral, 828
- poplíteas, 827
- porta do fígado, 825, 827, 831
- profundas, 778, 820, 827
- pulmonares, 833
- radiais, 820
- renais, 825, 1046
- safenas
- - magnas, 828
- - parvas, 828
- subclávias, 817, 820
- superficiais, 778, 820, 828
- suprarrenais, 825
- - direita, 825
- - esquerda, 825
- testiculares, 825
- tibiais
- - anteriores, 828
- - posteriores, 828
- ulnares, 820
- umbilical, 835
- uterinas, 1128
- varicosas, 777
- vertebrais, 817
Velocidade
- de propagação, 442
- do fluxo sanguíneo, 784
Velos, 158
Venissecção, 723
Ventilação
- alveolar, 916
- minuto, 916
- pulmonar, 890, 910, 913
Ventilador mecânico, 901
Ventre, 346
- frontal, 353
- occipital, 353
Ventrículo(s), 497, 730
- da laringe, 898
- direito, 733
- esquerdo, 733
- lateral, 497

- primitivo, 759
Vênulas, 770, 775
- musculares, 776, 778
- pós-capilar, 774, 776, 778
Verificação da circulação, 790
Verme do cerebelo, 507
Vermelhidão, 608
Verniz caseoso, 166
Verruga(s), 173
- genitais, 1153
Vértebras, 222
- cervicais, 222, 225, 226
- coccígeas, 222, 229
- lombares, 222, 229, 230
- sacrais, 222, 229
- torácicas, 222, 228
Vertigem, 532, 643
Vesículas, 67, 74
- biliar, 964
- da lente, 639
- de membrana, 85
- de transferência, 84
- encefálicas
- - primárias, 494, 538, 1169
- - secundárias, 494, 538, 1169
- ópticas, 638
- óticas, 641
- secretoras, 84
- sinápticas, 322, 424
- umbilical, 1166
Vestíbulo(s), 625
- da boca, 946
- da laringe, 896
- da vagina, 1133
- do nariz, 892, 894, 909
Via(s)
- alternativa, 876
- anterolateral, 580, 584
- auditiva, 631
- circulatórias, 794, 831, 832
- - circulação fetal, 834
- clássica, 876
- coluna posterior lemnisco medial, 580, 583
- comum, 714
- corticonuclear, 586, 590
- corticospinal, 586
- - anterior, 590
- - lateral, 590
- da lectina, 876
- da medula espinal até os gânglios do tronco simpático, 554
- de processamento dos antígenos, 865
- de reabsorção, 1058
- do equilíbrio, 636
- do funículo posterior-lemnisco medial, 503
- dos gânglios do tronco simpático até os efetores viscerais, 554
- espinocerebelares anteriores e posteriores, 584
- extrínseca, 714
- gustativa, 606
- intrínseca, 714
- motoras
- - diretas, 481, 586, 586
- - indiretas, 481, 589
- olfatória, 603
- reflexas do canal alimentar, 944
- renina-angiotensina-aldosterona, 671
- reticulospinais laterais e mediais, 590
- rubrospinal, 590
- sensitivas somáticas, 580, 582

- tetospinal, 590
- trigeminotalâmica, 581, 584
- vestibulospinal, 590
- visual, 622
Vibração, 575
Vigilância imunológica, 870
Vigília, 592
Vilosidades
- coriônicas, 1171
- intestinais, 972
Virilismo, 675
Vírus
- da imunodeficiência humana, 880
- e endocitose mediada por receptor, 75
- oncogênicos, 105
Visão, 606
- binocular, 618
Vísceras, 19
Viscerocrânio
- cartilagíneo, 263
- membranáceo, 263
Viscosidade do sangue, 783
Vitamina(s), 190, 1031
- A, 197
- antioxidantes, 1031
- B_{12}, 191
- C, 197
- D, 197
- hidrossolúveis, 1031
- K, 197, 715
- lipossolúveis, 1031
Vitiligo, 155
VLDL, 1012
Voltímetro, 435
Volume
- corrente, 915
- de reserva
- - expiratório, 916
- - inspiratório, 916
- expiratório forçado em 1 segundo, 916
- mínimo, 916
- residual, 916
- sistólico, 750, 751
- - final, 750
Vômer, 215
Vômitos, 503, 857, 961
Vulva, 1132

X

Xenoenxerto, 885
Xenotransplante, 145

Z

Zigoto, 1124, 1125, 1160
Zinco, 1032
Zona(s)
- de cartilagem
- - calcificada, 187
- - em proliferação, 187
- - em repouso, 187
- - hipertrófica, 187
- de condução, 890
- de gatilho, 422
- de sobreposição, 312
- fasciculada, 671
- glomerulosa, 671
- pelúcida, 1123, 1160
- respiratória, 890
- reticular, 671
Zônulas de adesão, 113
Zumbido, 643